肿瘤内科原理与实践

PRINCIPLE AND PRACTICE OF MEDICAL ONCOLOGY

主编 ｜ 石远凯

人民卫生出版社
·北 京·

图书在版编目（CIP）数据

肿瘤内科原理与实践 / 石远凯主编 . —北京：人民卫生出版社，2023.7

ISBN 978-7-117-33943-8

Ⅰ. ①肿… Ⅱ. ①石… Ⅲ. ①肿瘤 —内科 —诊疗 Ⅳ. ①R73

中国版本图书馆 CIP 数据核字（2022）第 203262 号

人卫智网	www.ipmph.com	医学教育、学术、考试、健康，
		购书智慧智能综合服务平台
人卫官网	www.pmph.com	人卫官方资讯发布平台

肿瘤内科原理与实践

Zhongliu Neike Yuanli yu Shijian

主　　编：石远凯

出版发行：人民卫生出版社（中继线 010-59?

地　　址：北京市朝阳区潘家园南里 19 号

邮　　编：100021

E - mail：pmph @ pmph.com　　　　0-65264830

购书热线：010-59787592　　010-59787

印　　刷：三河市宏达印刷有限公?

经　　销：新华书店

开　　本：889 × 1194　1/16

字　　数：2194 千字

版　　次：2023 年 7 月第?

印　　次：2023 年 9 月第 8

标准书号：ISBN 978-7-

定　　价：468.00 元

打击盗版举报电话　　491　E-mail: WQ @ pmph.com

质量问题联系电　　7234　E-mail: zhiliang @ pmph.com

数字融合服务电　　8166　E-mail: zengzhi @ pmph.com

主编简介

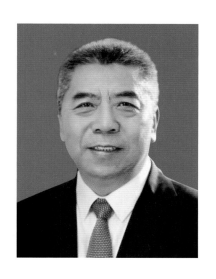

石远凯

肿瘤学博士,主任医师,中国医学科学院北京协和医学院长聘教授,博士研究生导师。

1992年8月开始在中国医学科学院肿瘤医院肿瘤研究所工作,历任内科副主任(1992年8月——2005年3月)、内科主任(2005年4月——2013年2月),中国医学科学院肿瘤医院肿瘤研究所党委副书记(1998年6月——2001年5月)、副院所长(2001年5月——2021年5月),国家癌症中心副主任(2015年7月——2021年2月),中国医学科学院肿瘤医院药物临床试验研究中心副主任(2010年8月至今),抗肿瘤分子靶向药物临床研究北京市重点实验室主任(2012年5月至今)。

兼任中国医师协会肿瘤医师分会第一届和第二届会长(2010年12月至今),中国抗癌协会肿瘤临床化疗专业委员会第三届和第四届主任委员(2007年7月——2016年12月)、中国抗癌协会淋巴瘤专业委员会第五届主任委员(2019年3月——2022年6月),中国药学会抗肿瘤药物专业委员会第一届和第二届主任委员(2014年8月——2020年11月),中国医疗保健国际交流促进会肿瘤内科分会第一届主任委员(2018年6月——2020年11月),中国癌症基金会第八届理事长(2021年3月至今),雄安新区医学会第一届会长(2022年5月至今),国家药品监督管理局药品注册审评专家咨询委员会委员(2017年12月至今),上海证券交易所科技创新咨询委员会第一届和第二届委员(2019年4月至今),第十一届国家药典委员会委员(2017年1月——2022年9月),第十二届国家药典委员会执行委员和医学专业委员会主任委员(2022年9月至今),《中华医学杂志》第二十八届编辑委员会副总编辑(2017年8月至今),*The Lancet Oncology* 国际咨询委员会委员(2017年11月——2020年12月),*Asia-Pacific Journal of Clinical Oncology* 主编(2015年11月——2021年12月),*Asia Clinical Oncology Society* 副主席(2010年

9 月——2018 年 2 月),《中国肿瘤临床与康复》第六届编辑委员会主编(2022 年 11 月至今),*Cancer Pathogenesis and Therapy* 创刊主编(2022 年 12 月至今),雄安新区癌症中心首任主任(2023 年 7 月至今)。

长期从事淋巴瘤、肺癌、头颈部肿瘤、消化道肿瘤、泌尿男性生殖系统肿瘤、软组织肿瘤和乳腺癌等肿瘤的内科治疗,创建肿瘤内科治疗新方案、淋巴瘤个体化治疗体系和Ⅳ期非小细胞肺癌精准治疗体系。进行抗肿瘤药物及相关临床研究 400 余项,作为主要研究者完成了聚乙二醇化重组人粒细胞刺激因子(商品名:津优力)、西达本胺(商品名:爱谱沙)、信迪利单抗(商品名:达伯舒)、利妥昔单抗(商品名:汉利康)、伏美替尼(商品名:艾弗沙)、贝伐珠单抗(商品名:博优诺)、瑞帕妥单抗(商品名:安平希)、依鲁阿克(商品名:启欣可)和拓培非格司亭(商品名:珮金)等国产新药和生物类似药的关键注册临床试验,使这些药物上市。以第一和 / 或通讯作者(含共同)在 *The Lancet Oncology* 等国内外期刊上发表文章 400 余篇,其中英文文章 200 余篇,主编主译著作 20 余部,包括《临床肿瘤内科手册》(第 5 版、第 6 版、第 7 版)《淋巴瘤》《肺癌诊断治疗学》和 *Cancer Medicine*(第 8 版、第 9 版)等。作为专家组组长牵头制定国家卫生和计划生育委员会《中国恶性淋巴瘤诊疗规范(2015 年版)》《中国原发性肺癌诊疗规范(2015 年版)》国家卫生健康委员会《淋巴瘤诊疗规范(2018 年版)》《淋巴瘤诊疗指南(2022 年版)》等诊疗规范、指南和专家共识 20 余部。作为负责人承担"重大新药创制"科技重大专项等国家各级各类科研课题 40 余项。获得国家科学技术进步奖一等奖(第 2 完成人)1 项、国家科学技术进步奖二等奖(第 1 完成人)1 项、省部级科技成果奖 9 项、国家级学术组织科技成果奖 7 项、国家发明专利 13 项。培养博士研究生 45 名、硕士研究生 20 名。

序

内科治疗不仅是肿瘤多学科综合治疗中不可或缺的重要组成部分,而且是当前最活跃的研究领域,学科发展十分迅速。

我国肿瘤内科治疗专业始于 20 世纪 50 年代。中国医学科学院肿瘤医院(当时称中国医学科学院日坛医院)成立之初由于开展综合治疗的需要,在 1959 年建立了肿瘤内科专业,2019 年是科室建立 60 周年。60 多年来大家克服种种困难和干扰,经过艰苦的努力,我国肿瘤内科从无到有,特别是在改革开放以后,学科在全国不断发展壮大,成为临床肿瘤学中发展最快、取得创新成果最多的学科。

2008 年国家设立"重大新药创制"科技重大专项,之后又出台了一系列政策,支持国产创新药物的研发,很多在国外学有所成的学者回国创业,再加上我国多年培养出来的具有高水平临床研究能力专家的努力,我国药物研发进入了快速发展的历史新时期。自主研发的抗肿瘤新药在完成临床试验后越来越多地上市,进入临床应用。"十五"期间走出了重组人血管内皮抑素,"十一五"期间走出了盐酸埃克替尼和聚乙二醇化重组人粒细胞集落刺激因子,"十二五"期间走出了阿帕替尼和西达本胺,开始受到国际上的广泛关注。"十三五"以来,仅 2018 年下半年到 2019 年 11 月,我们就已经陆续上市了安罗替尼、吡咯替尼、呋喹替尼 3 个靶向新药,3 个抗程序性死亡受体 1(programmed cell death protein 1,PD-1)新药——特瑞普利单抗、信迪利单抗和卡瑞利珠单抗,还有自主研发的抗 CD20 单抗汉利康(HLX01)。特别令人鼓舞的是最近我国自主研发的 Bruton 酪氨酸激酶(Bruton tyrosine kinase,BTK)抑制剂泽布替尼通过美国食品药品监督管理局(Food and Drug Administration,FDA)加速批准,用于治疗既往接受过至少一项疗法的套细胞淋巴瘤患者。这标志着泽布替尼成为第一款完全由中国企业自主研发、在 FDA 获准上市的抗癌新药,实现了中国原研新药出海"零的突破"。创新已经引导我国进入快速自主研发抗肿瘤药物的快车道,并正在通向国际。

2017 年我国正式加入原来只有欧美和日本组成的互相承认临床试验数据的组织,即国际人用药品注册技术协调会(International Council for Harmonisation of Technical Requirements for Pharmaceuticals for Human Use,ICH),成为医药创新国家的成员。2019 年,新任美国 FDA 主任 Richard Padzur 在美国癌症研究协会(American Association for Cancer Research,AACR)年会的报告中特别提出应当把我国的抗 PD-1/ 程序性死亡配体 1(programmed death-ligand

1,PD-L1)新药引入美国。

内科肿瘤学进入了一个新时代,不但有内分泌治疗、化疗,还有分子靶向治疗和免疫治疗,在临床上的地位也越来越重要,我们正在拥抱我国抗肿瘤药物发展的新时代,希望大家更加努力,在此领域内取得更加优异的成绩,给全球肿瘤患者带来裨益,使得肿瘤患者的生存率有一定程度提高。

石远凯教授主编的《肿瘤内科原理与实践》全面系统地介绍了肿瘤内科的发展历史、肿瘤内科治疗的基本原理、常见肿瘤内科治疗的原则和实施治疗的方案,特别是肿瘤内科领域研究的新进展,是近年来一部肿瘤内科治疗领域高水平的专著。

为了介绍、推广这一学科,中国医学科学院肿瘤医院早在 1965 年由吴桓兴院长主编了《肿瘤学界进展——化学治疗》,1966 年由周际昌、张莉、蒋秉东主编了《肿瘤化学治疗的临床应用》,2001 年由孙燕组织国内外专家编写了《内科肿瘤学》,1987 年首次出版的《临床肿瘤内科手册》也即将迎来第 7 版的发行。根据工作需要,中国医学科学院肿瘤医院还组织翻译了世界卫生组织(World Health Organization,WHO)和国际抗癌联盟(Union for International Cancer Control, UICC)的教材和手册,为国家卫生部、国家卫生和计划生育委员会、国家卫生健康委员会、人力资源和社会保障部编写指定的专科考试教材和习题。

石远凯教授是我国肿瘤内科领域新一代学科带头人。本书的出版无疑是对我国内科肿瘤学发展的传承,为我国肿瘤内科及相关领域提供了一本系统的内科治疗参考书,将会对我国肿瘤内科知识的普及和提高起到积极的推动作用、为我国肿瘤内科治疗的规范化开展和年青一代肿瘤内科专业人员的健康成长发挥积极的作用。

我也深知,由于学科发展太快和临床实践经验的不足,加以纸质图书的出版因为"时间差"总会存在一定缺憾。本书不足之处和错误在所难免,敬请同道们批评指正。

孙燕

2022 年 10 月

前　言

人类用药物治疗肿瘤的历史可以追溯到几千年前，1946 年氮芥治疗淋巴瘤的成功标志着现代肿瘤药物治疗的开始。经过 70 多年的不懈努力，肿瘤内科治疗体系不断发展壮大，与外科治疗和放射治疗一起成为临床肿瘤学的组成部分和肿瘤治疗的三大手段。

我国肿瘤内科治疗专业开始于 20 世纪 50 年代，1959 年中国医学科学院肿瘤医院的前身中国医学科学院日坛医院成立的第二年就建立了我国第一个肿瘤内科专业科室，虽然那时候科室的规模很小、基础薄弱，但是前辈们凭着对肿瘤内科事业的热爱和发展我国肿瘤内科事业的使命责任，1960 年就开始了我国自主研发的抗肿瘤新药 N- 甲酰溶肉瘤素的临床试验，并开始招收来自全国各地的进修医生。经过几代人的不懈努力，特别是改革开放之后的 40 多年，我国肿瘤内科得到了空前的繁荣发展，成为临床肿瘤学中发展最快的学科领域。2008 年国家设立"重大新药创制"科技重大专项，为我国抗肿瘤药物研发提供了前所未有的历史机遇，我国抗肿瘤药物研发从仿制向原始创新过渡，自主研发的抗肿瘤新药不断在完成临床试验后获批上市，显著提高了我国肿瘤内科的研究和治疗水平，为肿瘤患者提供了新的治疗选择，改善了患者的治疗效果。

肿瘤内科是一个庞大的学科体系，从细胞毒药物治疗、分子靶向药物治疗，到近几年发展起来的免疫治疗和细胞治疗，随着人类对肿瘤本质认识的不断深入，治疗理念不断更新和发展，治疗体系不断丰富。与此同时，肿瘤的镇痛治疗、营养支持治疗和姑息治疗、针对抗肿瘤药物不良反应的治疗、肿瘤患者的心理治疗、抗肿瘤新药临床试验如何进行等都是肿瘤内科治疗体系的重要组成部分。

肿瘤内科治疗在肿瘤多学科综合治疗中的地位、在肿瘤多学科综合治疗体系中如何将内科治疗与其他治疗手段合理有序地安排和应用，以期根据每位患者的疾病特点和体能状态，最大限度地实现个体化治疗，取得最好的治疗效果，是我们在临床工作中必需面对和回答的问题。

有鉴于此，我们编写了《肿瘤内科原理与实践》。本书系统、全面地介绍了肿瘤内科的发展历史、肿瘤内科治疗的基本原理、常见肿瘤内科治疗的原则和实施治疗的方案、肿瘤内科领域的研究进展，使同道们对肿瘤内科有一个全面的了解，对大家的临床和研究工作有所帮助。

本书力图最大限度地系统介绍肿瘤内科治疗理念和方法,书稿虽然经过所有作者和编者的多次修订和校对,但是由于水平所限,错误和不足在所难免,敬请读者们不吝赐教,批评指正。

　　衷心感谢我的老师孙燕院士为本书作序,衷心感谢参加本书编写的各位专家同道在百忙之中付出的心血和宝贵经验。

石远凯

2022 年 10 月 28 日

目　录

第一篇　总　　论

第二篇 各 论

第一篇
总　论

第1章 肿瘤多学科综合治疗原则

多学科综合治疗（multi-disciplinary treatment，MDT）是根据患者肿瘤的病理组织学类型、分期、分子生物学特征、免疫状态，综合应用外科治疗、放射治疗、化学治疗、内分泌治疗、分子靶向治疗、免疫治疗、细胞治疗和支持治疗等现有的治疗手段，结合患者的体能状态和基础疾病，制订最合理的治疗计划，以最大限度提高肿瘤治愈率、延长患者生存时间、改善患者生活质量。多学科综合治疗的实施需要多学科团队（multi-disciplinary team，MDT），通常主要由病理科、影像诊断科、肿瘤外科、放射治疗科、肿瘤内科医师构成，根据患者体能状态和基础疾病的不同，还需要邀请相关科室参加。本章将从肿瘤综合治疗的学科组成及发展历程、基本原则、治疗模式、治疗现状及发展趋势等方面进行介绍。

一、人类对肿瘤认识的发展历史

（一）基础肿瘤学的发展

肿瘤多学科综合治疗理念的建立经历了漫长的历程。"cancer"（癌症）一词来源于古希腊医生希波克拉底（Hippocrates，公元前460—公元前370年）对恶性肿瘤的描述，由于肿瘤浸润性的生长方式，希波克拉底分别用"karkinos"和"karkinomas"代表没有溃疡形成和有溃疡形成的肿瘤，在希腊语中"karkinos"代表螃蟹的意思。后来罗马医生凯尔苏斯（Aulus Cornelius Celsus，公元前25—公元50年）将其分别翻译为"carcinos"和"carcinoma"，在拉丁语中"carcinos"意为螃蟹。15世纪40年代随着人体解剖学的发展，人们开始意识到可以通过手术切除肿瘤，肿瘤学进入组织水平时代。1590年荷兰眼镜商詹森（Janssen）父子制作了第一台光学显微镜，1665年罗伯特·胡克（Robert Hook）首次用光学显微镜观察到细胞，19世纪中叶被誉为"细胞病理学之父"的德国病理学家鲁道夫·魏尔肖（Rudolf Virchow）创立了细胞病理学，成为现代肿瘤学的开端，肿瘤学的发展进入细胞水平时代。1889年西伦敦和大都会医院（The West London and Metropolitan Hospital）的外科医生斯蒂芬·佩吉特（Stephen Paget）提出了引起癌症转移的"种子和土壤"假说，认为肿瘤细胞可以通过血液和淋巴系统播散到其他组织。1890年德国病理学家大卫·保罗·冯·汉泽曼（David Paul von Hansemann）提出了肿瘤是一种遗传性疾病的概念。1909年，德国科学家保罗·埃利希（Paul Ehrlich）提出了最初的癌症免疫假说，在生长发育过程中难免会产生异常细胞，但鲜有人因此罹患癌症，这一切都归功于免疫系统的保护。1911年病理学家弗朗西斯·佩顿·劳斯（Francis Peyton Rous）发现了劳斯肉瘤病毒（Rous sarcoma virus），说明病毒感染可能与肿瘤发生有关。1915年阿比·拉斯罗普（Abbie Lathrop）和里奥·勒布（Leo Loeb）首次提出激素和肿瘤的发生有关。1937 年乌阿科布·福思（Uacob Furth）首次提出了肿瘤干细胞的概念，即肿瘤治疗后残留的肿瘤干细胞会导致肿瘤的复发。1939 年戈登·艾德（Gordon Ide）和他的同事在研究肿瘤周围的血管时发现肿瘤可能会产生一种血管生长刺激物质。1981 年发现了人类第一个癌基因 *RAS* 基因。1989 年提出了细胞周期和 DNA 损伤检查点等概念。肿瘤学进入分子水平时代。

（二）肿瘤诊断学的发展

现代诊断学的进步促进了肿瘤学的发展。1938 年德国物理学家恩斯特·奥古斯特·弗里德里希·鲁斯卡（Ernst August Friedrich Ruska）等研制出世界上第一台电子显微镜，对阐明组织细胞的结构和功能起到了巨大的作用。其他诊断技术如免疫组织化学（immunohistochemistry）、流式细胞术（flow cytometry）等也在逐渐发展。免疫组织化学是通过带有显色剂标记的特异抗体与相应抗原产生的抗原抗体反应以及显色反应，定性、定位、定量地测定相应抗原的一种技术。其中免疫荧光技术于 1941 年开始应用，1971 年开始应用酶联免疫吸附测定（enzyme linked immunosorbent assay）技术，1975 年开始应用单克隆抗体技术。20 世纪 80 年代以后免疫组织化学技术日趋成熟，广泛用于恶性肿瘤的诊断、分型和预后判断等。

流式细胞术是应用流式细胞仪进行细胞定量和分类研究的技术，可精确定量 DNA 含量，有效发现癌前病变。1934 年发现细胞在显微镜载物台的毛细管中流过，1949 年发现流动的悬浮粒子计数方法，1980 年制作出了完善的流式细胞仪。

分子诊断技术同样促进了肿瘤学发展。1977 年 DNA 测序技术可检测核苷酸是否存在突变，1980 年核型分析技术成为研究染色体的常规细胞遗传学方法，1990 年纳米技术用于恶性肿瘤的诊断和治疗。

影像学的发展在恶性肿瘤的诊断、临床分期和疗效评价中发挥了重要作用。肿瘤解剖学成像方法包括 X 线、电子计算机断层扫描（computed tomography，CT）和磁共振成像（magnetic resonance imaging，MRI）等。X 线适用于肺、骨骼或消化道等部位疾病的诊断。CT 适用于呼吸、消化等系统疾病的诊断。随着高分辨 CT、三维成像、血管成像、灌注成像等新技术的发展，CT 在肿瘤的诊断中发挥了更大的作用。MRI 适用于神经系统、骨关节、肝胆胰、盆腔、心脏大血管肿瘤的诊断。正电子发射计算机断层显像（positron emission tomography computed tomography，PET-CT）在显示解剖结构的基础上还能显示肿瘤的代谢活性，因此其在肿瘤诊断和疗效评价中具有更高的灵敏度和特异度，在发现肿瘤转移病灶中起到重要作用。介入在影像诊断中同样发挥着重要作用，很多情况下需要通过介入技术对实质性器官上的可疑病灶进行组织活检以明确诊断。介入除了诊断外还可以治疗某些肿瘤，如通过椎体内注射骨水泥治疗椎体骨转移，以避免椎体塌陷或缓解疼痛；通过动脉药物栓塞治疗肝细胞癌等。

二、肿瘤外科治疗发展历史

肿瘤外科治疗的发展已经有将近 300 年的历史，是最早的根治肿瘤的方法。对于某些局限期肿瘤，单纯手术切除就可以获得治愈。肿瘤外科的发展经历了一系列变革，乳腺癌外科治疗的发展历史是肿瘤外科治疗发展的缩影。1850 年乳腺癌外科手术的术式是单纯肿块切除，但是很多接受单纯肿块切除的患者会出现复发转移。1894 年美国外科医生威廉·斯图尔特·哈尔斯特德（William Stewart Halsted）创立了乳腺癌根治术，提出了肿瘤根治性外科切除的概念，是肿瘤外科治疗观念的历史性变革。威廉·斯图尔特·哈尔斯特德认为乳腺癌治疗失败的主要原因是肿瘤细胞通过淋巴和血液转移的结果,并认为乳腺癌的转移模式是:局部浸润—淋巴转移—血行转移。如果能够阻断淋巴转移途径即可治愈肿瘤。威廉·斯图尔特·哈尔斯特德创立的乳腺癌根治手术的切除范围是肿瘤整块广泛切除,包括肿瘤及其周围软组织、筋膜、肌肉及完整的区域淋巴结。威廉·斯图尔特·哈尔斯特德建立的乳腺癌根治术一直是乳腺癌外科治疗的标准术式。根据这一概念,陆续建立了各类实体肿瘤的根治性外科手术的术式,包括头颈部肿瘤根治术、肺癌根治术、胃癌根治术、结肠癌根治术、直肠癌根治术、胰腺癌根治术等。根治性切除手术提高了恶性肿瘤的治愈率,但随之产生了一种错误的观念,认为肿瘤治疗就是最大范围地切除患肿瘤的器官,由此 20 世纪五六十年代出现了一些肿瘤的"超根治术",如乳腺癌超根治术、胃癌左上腹脏器联合切除术等,这些手术非但未能改善患者的生存,反而增加了患者手术相关并发症和死亡风险。由于手术对患病脏器的严重损伤,长期生存者的生活质量受到严重影响。因此人们开始反思,此后肿瘤外科治疗的手术切除范围逐渐缩小。20 世纪 60 年代逐渐开始进行乳腺癌改良根治术,分为保留胸大肌、切除胸小肌的 Patey 改良根治术和保留胸大、小肌的 Auchincloss 改良根治术。20 世纪 70 年代逐渐开展保乳手术,1994 年开始进行乳腺癌前哨淋巴结活检技术的研究,手术切除的范围越来越小、越来越精确。很多患者的肿瘤具有侵袭性生长的特征,并不能完全靠手术切除获得治愈,患者术后仍然会出现复发和远处转移。手术联合化疗或者放疗,降低了术后复发、转移的风险,使采取改良根治术或保留器官功能手术的肿瘤患者获得了长期生存。由于术后辅助化疗和放疗的实施,改良根治术后患者的治疗效果不仅没有下降,还得到了进一步的改善,同时由于最大限度地保留了患病器官的功能,患者的生活质量得到了保证。由此,多学科综合治疗的理念逐渐产生并在发展中不断成熟。

三、肿瘤放射治疗发展历史

肿瘤放射治疗已经有 100 多年的历史。1895 年德国物理学家威廉·康拉德·冯·伦琴(Wilhelm Konrad von Roentgen)发现了 X 线,1896 年法国科学家安东尼·亨利·贝克勒尔(Antoine Henri Becquerel)发现了铀,1898 年法国玛丽·居里(Marie Curie)和皮埃尔·居里(Pierre Curie)发现了镭。很快人们发现放射线能治疗恶性肿瘤,从而开创了放射肿瘤学,使其成为一个独立的学科。经过一个多世纪的发展,目前放射治疗与外科治疗、内科治疗一起构成肿瘤治疗的三大手段,约 60% 的肿瘤患者在其治疗的不同阶段需要接受放射治疗。近年来,放射肿瘤学有了迅速的发展,肿瘤放射治疗工作在硬件方面如质子回旋加速器或同步加速器、重离子加速器等设备不断更新,软件方面如三维适形放疗、调强放疗、立体定向放疗、影像引导的放射治疗等新技术的应用都取得了很大进展。放射治疗学科未来发展的方向是将高精准、低损伤的放疗优势技术与化学治疗、介入微创治疗、分子靶向治疗和免疫治疗等相结合,实现提高患者治疗效果、保全器官功能、改善生存质量的最终目标。

四、肿瘤内科治疗发展历史

肿瘤内科治疗是应用药物和生物技术等手段治疗和预防恶性肿瘤的学科,涉及领域广泛,包括化学治疗、造血干细胞移植、靶向治疗、免疫治疗、支持治疗和肿瘤的预防等。现代肿瘤内科治疗的历史虽然只有 70 余年,却是临床肿瘤学中发展最迅速的学科,尤其是近 30 年来,随着肿瘤分子生物学、遗传学和免疫学研究的不断深入、肿瘤转化性研究的兴起和临床研究的进步,有效的抗肿瘤新药和新的治疗理念不断进入临床,显著提高了抗肿瘤治疗的效果,也提升了内科治疗在肿瘤综合治疗中的地位。大量抗肿瘤新药正在进行临床试验,每年都有新药被批准上市应用于临床,造福肿瘤患者。在多数常见肿瘤的综合治疗中,内科治疗已经成为不可或缺的重要手段之一。

（一）化学治疗

化学治疗简称化疗。化疗药物是通过干扰肿瘤细胞的基本代谢过程杀伤肿瘤细胞的一类化合物。肿瘤化疗已有 70 余年的历史,1946 年艾尔佛列·古曼·吉尔曼（Alfred Goodman Gilman）和弗雷德里克·菲利普（Frederick S. Philips）首次在《科学》（*Science*）杂志上发表了 β- 氯乙胺药物（卤代烷基胺,氮芥）的化学、药理、毒理和动物实验结果,同年路易斯·S·古德曼（Louis S. Goodman）等人在 *The Journal of the American Medical Association*（*JAMA*）发表了卤代烷基胺治疗霍奇金病、淋巴肉瘤、白血病等共 64 例患者的临床结果,显示了良好的疗效,由此受到广泛关注,标志着近代肿瘤化学药物治疗的开始。20 世纪 50 年代,阿诺德·赫伯特（Arnold Herbert）等科学家合成了环磷酰胺,罗伯特·杜钦斯基（Robert Duschinsky）等科学家合成了 5- 氟尿嘧啶,这两种药物具有广谱抗肿瘤作用,至今仍是很多肿瘤治疗的基本和核心药物。20 世纪 70 年代顺铂和多柔比星（阿霉素）进入临床,化疗在睾丸生殖细胞肿瘤、滋养细胞肿瘤和儿童白血病取得了根治性的治疗效果,肿瘤内科的治疗目标从姑息转向根治。

按作用机制及来源,传统的抗肿瘤药物可分为烷化剂、抗代谢药物、抗生素、植物药、激素和其他（包括铂类、门冬酰胺酶等）六大类。烷化剂包括白消安、苯丁酸氮芥、环磷酰胺、异环磷酰胺、美法仑和氮芥等。抗代谢药物包括阿糖胞苷、氟尿嘧啶、巯嘌呤、甲氨蝶呤、羟基脲和吉西他滨等。抗生素包括放线菌素 D、多柔比星和表柔比星等。植物药包括长春碱、长春新碱、三尖杉酯碱和高三尖杉酯碱等。抗肿瘤药物按作用机制分为:①主要作用于 DNA 结构的药物,烷化剂（环磷酰胺、异环磷酰胺、氮芥类、亚硝脲类和甲基磺酸酯类）;铂类化合物。②主要影响核酸合成的药物,抗叶酸类如甲氨蝶呤和培美曲塞;抗嘧啶类如氟尿嘧啶、阿糖胞苷、卡培他滨和吉西他滨;抗嘌呤类如巯嘌呤和硫鸟嘌呤。③主要作用于核酸转录的药物,选择性作用于 DNA 模板,抑制 DNA 依赖性 RNA 聚合酶,从而影响 RNA 合成的药物,如放线菌素 D、阿克拉霉素、普卡霉素、多柔比星和表柔比星。④主要作用于微管蛋白合成的药物,如依托泊苷（鬼臼乙叉甙）、长春碱、长春新碱、三尖杉酯碱、高三尖杉酯碱、紫杉醇和多西紫杉醇。⑤其他,左旋门冬酰胺酶和维 A 酸类化合物等。

（二）内分泌治疗

内分泌治疗可应用于乳腺癌、前列腺癌、子宫内膜癌等肿瘤的治疗。内分泌治疗包括手术治疗、放射治疗及药物治疗。1896 年乔治·托马斯·比特森（George Thomas Beatson）等发现切除卵巢可以使晚期乳腺癌患者肿瘤得到控制,人们逐渐意识到手术切除内分泌腺体具有抗肿瘤作用。放射治疗是通过放射线照射破坏内分泌腺体,从而达到抗肿瘤作用。内分泌药物治疗是通过应用激素及激素拮抗剂,来发挥抗肿瘤作用。近年来,内分泌药物在乳腺癌及前列腺癌的治疗中取得了很大进展,显著延长了患者的生存期。

针对乳腺癌的内分泌治疗药物包括抗雌激素药物、芳香化酶抑制剂、促性腺激素释放激素类似物、雌激素等。抗雌激素药物包括三苯氧胺、托瑞米芬;芳香化酶抑制剂包括非甾体类的阿那曲唑和来曲唑、甾体类的依西美坦；促性腺激素释放激素类似物可竞争性结合促性腺激素释放激素受体，进而起到抑制卵巢功能的作用。雌激素受体（estrogen receptor，ER）和／或孕激素受体（progestrone receptor，PR）阳性的非转移性绝经前乳腺癌患者术后至少需要接受 5 年三苯氧胺辅助治疗；对于具有复发高危因素（如淋巴结阳性、年龄小于 35 岁、肿块大于 2cm 等）的绝经前乳腺癌患者术后可考虑卵巢功能抑制（ovarian function suppression，OFS）联合芳香化酶抑制剂或者联合三苯氧胺至少应用 5 年；对于初始治疗已满 5 年耐受良好的患者，如果存在复发高危因素可考虑延长内分泌治疗。对于激素受体阳性转移性乳腺癌患者如未出现快速进展或广泛内脏转移可首选内分泌治疗。

内分泌治疗同样是局部晚期或转移性前列腺癌患者的重要治疗方式，前列腺癌的内分泌治疗主要包括去势治疗及抗雄激素治疗。去势治疗包括手术去势及药物去势。药物去势主要包括促黄体生成素释放激素（luteinizing hormone-releasing hormone，LH-RH）激动剂和促性腺激素释放激素（gonadotropin-releasing hormone，GnRH）拮抗剂。抗雄激素药物主要包括类固醇类药物，如醋酸甲地孕酮；非类固醇类如比卡鲁胺等。醋酸阿比特龙为新型抗雄激素药物，可通过抑制雄激素合成关键酶细胞色素 P450 17 亚家族（cytochrome P450 subfamily 17，CYP17）起到抗雄激素作用。

（三）分子靶向治疗

20 世纪 90 年代，肿瘤内科治疗进入分子靶向治疗时代。分子靶向治疗是针对参与肿瘤发生、发展过程的细胞信号传导通路和其他生物学途径中特定分子靶点的治疗手段。分子靶向抗肿瘤药物是指靶向于特定分子的药物，这些分子或特异表达于肿瘤细胞，或相较于宿主正常细胞高表达。分子靶点包括激活基因突变和基因易位的产物、生长因子和受体、异常的信号转导和凋亡通路、控制肿瘤血管生成和微环境的因子、失调的蛋白质和 DNA 修复机制以及异常的表观遗传机制。分子靶向药物目前主要分为两类：小分子靶向药物和大分子单抗类药物，小分子靶向药物主要集中在蛋白酪氨酸激酶、蛋白酶和其他种类。蛋白酪氨酸激酶分为受体酪氨酸激酶和非受体酪氨酸激酶。受体酪氨酸激酶主要有表皮生长因子受体、血管内表皮细胞生长因子受体家族、血小板衍化生长因子受体家族和成纤维细胞生长因子受体家族。非受体酪氨酸激酶主要有 10 大家族，其中明确与恶性肿瘤发生密切相关的是四个家族：ABL 家族、JAK 家族、SRC 家族和 FAK 家族。蛋白酶和其他种类主要包括哺乳动物雷帕霉素靶蛋白（mammalian target of rapamycin，mTOR）抑制剂、蛋白酶体抑制剂等。

（四）免疫治疗

19 世纪末，美国骨外科医生威廉·布拉德利·科利（Wiliam Bradley Coley）报道在肉瘤中注入灭活的细菌可使肿瘤缩小，1893 年威廉·布拉德利·科利研制出了科利毒素（Coley's Toxins），成为肿瘤免疫治疗的鼻祖。近年来免疫检查点抑制剂的研究取得了巨大进展，显著推动了肿瘤治疗的进步。目前恶性肿瘤免疫治疗方法主要包括细胞因子、免疫检查点抑制剂、T 细胞改造等。细胞因子治疗是应用影响免疫细胞活性的细胞因子并发挥其下游功能在机体中的作用，如高剂量白细胞介素 2（interleukin 2，IL-2）静脉注射可用于治疗黑色素瘤和肾细胞癌。

免疫检查点抑制剂主要针对的是细胞毒性 T 淋巴细胞相关抗原 4（cytotoxic T-lymphocyte-associated protein 4，CTLA-4）、程序性死亡受体 1（programmed cell death protein 1，PD-1）和程序性死亡配体 1（programmed death ligand 1，PD-L1）。CTLA-4 于 1987 年被发现，可参与 T 细胞

活化的负性调节。CTLA-4 表达在 CD8$^+$T 淋巴细胞表面,它与抗原提呈细胞(antigen presenting cell,APC)上的共刺激受体 CD80/CD86 亲和力强于 T 细胞上的共刺激受体 CD28,反馈性抑制 T 细胞活性,生理性抑制 CD8$^+$T 细胞活化。抗 CTLA-4 抗体可以作用于 CTLA-4,解除其对 T 细胞激活的抑制,促进 CD8$^+$T 细胞活化。抗 CTLA-4 抗体可显著延长晚期黑色素瘤患者的生存时间,是首个获批上市的免疫检查点抑制剂。

PD-1 是在 T 细胞、B 细胞、NK 细胞上表达的跨膜蛋白。PD-1 的配体是 PD-L1 和程序性死亡受体配体 2(programmed death ligand 2,PD-L2)。PD-L1 在多种组织类型的细胞表面表达,如肿瘤细胞和造血细胞等。PD-L2 在造血细胞中表达。PD-1 与 PD-L1/PD-L2 结合能够抑制效应 T 细胞的功能,抑制抗肿瘤免疫效应。PD-1/PD-L1 抑制剂与相应靶点结合后可以阻断 PD-1/PD-L1 通路的信号转导,解除肿瘤细胞或调节性 T 细胞对效应 T 细胞的抑制,通过再次活化的效应 T 细胞发挥抗肿瘤作用。美国食品药品监督管理局(Food and Drug Administration,FDA)已批准 PD-1、PD-L1 单抗用于多种恶性肿瘤的治疗。此外,CTLA-4 和 PD-1 单抗联合应用治疗晚期黑色素瘤的疗效优于单药,但联合应用的 3/4 级不良反应发生率更高。

嵌合抗原受体(chimeric antigen receptor,CAR)T 细胞是通过利用患者自身的免疫细胞来清除癌细胞的疗法。嵌合抗原受体 T 细胞(chimeric antigen receptor T-cell,CAR-T)疗法的核心是构建 CAR。CAR 赋予 T 细胞非依赖人类白细胞抗原(human leukocyte antigen,HLA)的方式识别肿瘤抗原的能力,经过 CAR 改造的 T 细胞对比天然 T 细胞表面受体(T cell receptor,TCR)能够识别更广泛的目标。CAR 包括一个肿瘤相关抗原(tumor-associated antigen,TAA)结合区(通常来源于单克隆抗体抗原结合区域的 scFV 段)、一个胞外铰链区、一个跨膜区和一个胞内信号区。目标抗原的选择对 CAR 的特异性、有效性以及基因改造 T 细胞的安全性都是决定因素。CAR-T 疗法在复发难治的 B 细胞淋巴瘤和白血病中取得了良好的疗效。

治疗性肿瘤疫苗的研究也有一些进展,美国 FDA 已批准治疗性前列腺癌疫苗 sipuleucel-T 用于晚期前列腺癌的治疗。sipuleucel-T 是自体树突状细胞制剂,靶向作用于前列腺酸性磷酸酶,可以显著延长去势抵抗性前列腺癌患者的总生存期。

随着对免疫系统在肿瘤发生、发展过程中作用认识的不断深入,肿瘤免疫治疗进展迅速。免疫检查点抑制剂已经成为多种恶性肿瘤最重要的治疗手段,CAR-T 疗法在 B 细胞淋巴造血系统恶性肿瘤的治疗中取得了显著的临床疗效,治疗性肿瘤疫苗的研究也越来越引起人们的关注。

（五）支持治疗

肿瘤内科支持治疗包括改善患者营养状况、增加机体免疫力、止吐治疗、镇痛治疗、预防肿瘤化疗导致的骨髓抑制引起的感染、双膦酸盐治疗骨转移等。近年来有效止吐药物的出现及聚乙二醇化重组人粒细胞集落刺激因子的应用,有效地减少了肿瘤患者化疗导致的消化道反应和骨髓抑制的发生,使更多肿瘤患者能够按计划接受足量化疗。

五、肿瘤的预防

肿瘤内科治疗领域不断扩展,已经从姑息治疗走向根治治疗、从治疗提前到预防。世界卫生组织将肿瘤的预防划分为三级预防。肿瘤的一级预防也称病因学预防,是针对一般人群消除或降低致癌因素,促进健康,防患于未然。肿瘤的二级预防也称发病学预防,是针对特定高风险人群筛检癌前病变或发现早期肿瘤患者,抓住治疗的最佳时期,使患者得到及时治疗,二级预防的意义在于对肿瘤患者进行早期发现、早期诊断、早期治疗,从而降低肿瘤病死率。肿瘤的三级预防是针对现患肿瘤患者防止复发、防止致残、提高生存率并减轻由肿瘤引起的疼痛等并发症,提高生活质量,促进康复等措施。

随着人们对肿瘤重视程度的增加,对肿瘤发生、发展机制认识的不断深入,肿瘤预防被摆在了越来越重要的地位,特别是通过控烟、建立健康的生活方式等干预措施降低肿瘤的发病率、提高生存率的呼声与日俱增。对人类肿瘤进行预防已经不仅仅是一种愿望,而且是一种必然趋势。

人乳头瘤病毒(human papillomavirus,HPV)疫苗的研发是近些年肿瘤一级预防的重要进展。研究发现 99.7% 的宫颈癌都是因感染 HPV 造成的,HPV 疫苗接种有效地预防了 HPV 的感染,进而防止宫颈癌的发生。此外,乙型肝炎病毒疫苗的接种可以降低肝细胞癌的发生。

六、肿瘤多学科综合治疗原则

(一)治疗的目的要明确

肿瘤治疗的目的是最大限度地提高治愈率,延长生存时间,改善生存质量。要明确对于某一位特定患者的治疗目标是根治性治疗还是姑息性治疗。因此,为患者选择和制订治疗计划时应考虑到以下几个方面的因素。

1. **病理诊断** 病理诊断是决定肿瘤性质和选择治疗方案最重要的先决条件,是诊断肿瘤的"金标准",包括肿瘤的病理组织学类型、分化程度、基因和分子遗传学改变及表达情况等。对于手术切除的肿瘤标本,还应该明确肿瘤的浸润深度和范围、脉管和神经是否受侵、切缘是否有肿瘤残存以及淋巴结转移情况等。基于肿瘤分子靶点变化和免疫水平的个体化靶向治疗以及免疫治疗是肿瘤治疗的重要进展,根据临床需要进行分子靶点和免疫指标如 PD-L1 表达水平等的检测以指导分子靶向治疗和免疫治疗,是肿瘤病理诊断包含的新内容。

2. **分期** 在明确了肿瘤的病理诊断后,就应该明确患者疾病的分期,这是制订治疗方案的另一个重要的先决条件。TNM 分期是国际上普遍采用和遵循的肿瘤分期诊断标准,T(tumor)指肿瘤大小、N(node)指淋巴结转移情况、M(metastasis)指肿瘤远处转移情况。对于全身播散倾向明显,潜在转移风险大的肿瘤,如局限期小细胞肺癌,应考虑首先给予一定量的全身化疗,然后再行同步放化疗和后续化疗。此外,一些早期淋巴瘤,如 Ⅰ/Ⅱ 期霍奇金淋巴瘤(Hodgkin lymphoma,HL)、Ⅰ/Ⅱ 期弥漫大 B 细胞淋巴瘤(diffuse large B cell lymphoma,DLBCL)也应首先考虑全身化疗,再根据疗效评价情况决定是否给予放疗。已接受手术治疗的患者应根据术后病理诊断和 TNM 分期决定是否采取辅助治疗。

3. **体能状态** 美国东部肿瘤协作组(Eastern Cooperative Oncology Group,ECOG)体能状态(performance status,PS)评分越高的患者体能状态越差,越有利于肿瘤发展,而肿瘤又会进一步加重体能状态恶化。所以,肿瘤患者尤其是晚期患者体能状态和营养状态不佳是普遍存在的问题,需要根据患者的体能状态及对治疗的耐受程度采取合适的治疗方案。在进行抗肿瘤治疗的同时,需要保护患者的体能状态和重要脏器的功能。

4. **治疗给患者带来的获益和风险** 手术、放射治疗、化学治疗、靶向治疗和免疫治疗等肿瘤治疗方法都会给患者机体造成不同程度的副作用,年迈体弱、重要脏器功能不全的患者很难承受高强度治疗,如根治性手术、高剂量化疗和根治性放疗。所以要充分衡量每一种治疗方式可能给患者带来的获益和风险,不能按照治疗指南生搬硬套,以免使患者的治疗得不偿失,这是肿瘤个体化治疗理念的重要组成部分。

在提高肿瘤治疗效果的同时需要注意保护患者的器官功能和保证患者的生活质量。例如对于早期乳腺癌患者,乳腺癌根治术已经逐渐被保乳手术和放射治疗所替代;头颈部肿瘤的根治术也逐渐被保留器官功能的手术联合化疗和 / 或放疗所取代。

（二）治疗计划安排要合理

根据患者体能状态、肿瘤病理组织学类型和分子遗传学特征、病变累及范围及预后,应用现有的治疗手段,有计划地、合理地制订个体化治疗方案,是临床肿瘤学的核心要素。

合理的多学科综合治疗方案是衡量多学科综合治疗水平的关键,需要多学科医生的共同参与,在充分了解病情的基础上,经过充分讨论协商制订。局部控制是某些肿瘤治疗的主要目的。例如早期皮肤基底细胞癌手术切除或局部治疗即可治愈,没有必要再加用全身治疗手段,以免非但不能增加疗效反而增加治疗给患者带来的不良反应。对于乳腺癌等大多数实体肿瘤,即便进行了扩大切除术以及局部放疗,仍然有可能出现复发转移,所以全身治疗是必不可少的。对于一些全身播散趋势明显的肿瘤,如某些类型的淋巴瘤、小细胞肺癌,化疗是首选的治疗方法。除早期癌单纯根治切除就能取得很好的治疗效果之外,绝大部分Ⅱ～Ⅲ期实体肿瘤都要在手术切除之后进行辅助性化疗或者联合放疗,以提高生存率。肿瘤多学科综合治疗是一个完整的治疗体系,需要根据每位患者的具体情况选择合适的治疗策略和方法。

七、肿瘤多学科综合治疗模式

（一）新辅助化疗或放疗

新辅助化疗或放疗是针对局部晚期的肿瘤患者在手术前行化疗或放疗,待肿瘤缩小后再行手术切除。对于可切除肿瘤的患者,新辅助化疗或放疗可以使肿瘤缩小、最大限度地保全脏器功能;对于不能手术切除肿瘤的患者,新辅助化疗或放疗可以使肿瘤缩小、变为可手术切除。新辅助化疗或放疗是局部晚期头颈部鳞癌、乳腺癌、直肠癌和骨肉瘤等实体肿瘤的综合治疗策略。

（二）辅助化疗、放疗和靶向治疗

对于可手术切除的肿瘤患者,根据手术切除肿瘤标本的病理和基因检测结果决定是否进行术后辅助化疗、放疗和靶向治疗,以提高手术治疗的效果,改善患者预后。以可手术切除的非小细胞肺癌（non-small cell lung cancer,NSCLC）为例,美国癌症联合会（American Joint Committee on Cancer,AJCC）第 8 版 TNM 分期为Ⅰ期的患者不建议进行常规的辅助化疗、放疗和靶向治疗,但是对于肺神经内分泌肿瘤等低分化肿瘤（不包括高分化神经内分泌肿瘤）、肿瘤侵犯血管和淋巴管、楔形切除、肿瘤>4cm、肿瘤侵及脏层胸膜和淋巴结转移状态不明（N_x）的患者,建议进行辅助化疗;对于Ⅱ期和Ⅲ期的患者,建议进行常规的术后辅助化疗。对于表皮生长因子受体（epidermal growth factor receptor,EGFR）基因敏感突变阳性的ⅠB 期至ⅢA 期非小细胞肺癌患者,肿瘤切除术后应接受辅助 EGFR 酪氨酸激酶抑制剂（tyrosine kinase inhibitor,TKI）治疗。

（三）同步化放疗

同步化放疗是指放疗过程中联合应用化疗药物治疗恶性肿瘤。同步化放疗可以利用化疗的增敏作用增加放疗的疗效。同步化放疗能使不可手术切除的局部晚期肿瘤达到根治性治疗的效果,同时可以最大限度地保全脏器功能。同步化放疗应用于局限期小细胞肺癌、局部晚期头颈部鳞癌、非小细胞肺癌和直肠癌等的治疗。

（四）靶向治疗与化疗或放疗结合

分子靶向治疗在非小细胞肺癌、乳腺癌、胃癌、结肠癌、淋巴瘤、肾细胞癌以及黑色素瘤等肿瘤中都有令人瞩目的研究结果。分子靶向药物与化疗或放疗联合应用可以显著提高化疗或放疗的疗效，如针对 CD20 靶点的利妥昔单抗与化疗联合治疗 B 细胞淋巴瘤、针对 EGFR 的西妥昔单抗与化疗联合治疗晚期头颈鳞癌、针对血管内皮生长因子（vascular endothelial growth factor, VEGF）的贝伐珠单抗与化疗联合治疗晚期非鳞非小细胞肺癌以及晚期结肠癌等均在临床上广泛应用。

（五）化疗联合免疫治疗

近年来，免疫检查点抑制剂与化疗联合成为肿瘤治疗研究的热点。如 PD-1 单抗与化疗联合较单纯化疗可以显著提高晚期非小细胞肺癌患者的疗效。一项Ⅲ期临床研究结果显示，无论 PD-L1 表达水平如何，帕博利珠单抗联合化疗均可以显著延长患者的无进展生存期和总生存期。化疗联合免疫治疗患者 3 级或更高级别的不良反应发生率没有显著增加。美国 FDA 批准帕博利珠单抗联合卡铂（或顺铂）/ 培美曲塞一线治疗晚期非鳞非小细胞肺癌。目前更多探索化疗联合免疫治疗在多种实体肿瘤中应用的临床研究正在进行中。

八、常见肿瘤的多学科综合治疗策略

1. 非小细胞肺癌的治疗原则 Ⅰ期患者首选手术治疗。对于不愿手术或不能耐受手术的患者，可行单独放射治疗。完全性切除的ⅠA 期患者，术后不行辅助治疗；对于ⅠB 期患者，辅助化疗仍有争议，有高危因素的ⅠB 期患者可以考虑辅助化疗。Ⅱ期和ⅢA 期患者首选手术治疗，建议行术后辅助化疗。对于 EGFR 基因敏感突变阳性ⅠB 期至ⅢA 期非小细胞肺癌患者，术后应行 EGFR-TKI 辅助治疗。ⅢB 期和ⅢC 期患者应采取联合手术、化疗、放疗的多学科综合治疗策略。Ⅳ期患者应采取以化疗、靶向治疗或免疫治疗为主的多学科综合治疗。

2. 乳腺癌的治疗原则 乳腺癌的治疗不再仅仅依赖临床分期，还需要结合肿瘤分子分型、危险程度分级等因素决定多学科综合治疗方式。Ⅰ~Ⅲ期患者均应行手术治疗。满足以下条件之一的患者可以行术前新辅助治疗：①肿块较大（大于 5cm）；②腋窝淋巴结转移；③ HER2 阳性；④三阴性乳腺癌；⑤有保乳意愿但肿瘤体积较大难以保乳者。满足以下条件之一的患者需行术后辅助化疗：①腋窝淋巴结转移阳性；②三阴性乳腺癌；③ T_{1b} 以上的 HER2 阳性乳腺癌；④肿瘤>3cm；⑤组织学分级为 3 级。对行保乳手术、淋巴结转移数目多的患者可选择性地进行放疗。如果雌激素或孕激素受体阳性，则在化、放疗结束后进行内分泌治疗；HER2 阳性的患者给予曲妥珠单抗治疗。Ⅳ期患者采取以内科治疗为主的综合治疗。

3. 结肠癌的治疗原则 Ⅰ期患者以手术治疗为主，术后一般不需要行辅助化疗。Ⅱ期患者先手术治疗，有下列不良预后因素者应行术后辅助化疗：①淋巴结取样<14 个；② T_4（ⅡB 期）；③淋巴管 / 血管侵犯（脉管瘤栓）；④病理分化程度差；⑤分子生物学检测（如微卫星检测）有预后不良因素；⑥术前有穿孔或 / 和肠梗阻；⑦患者要求辅助治疗等。Ⅲ期患者术后应行辅助化疗。Ⅳ期患者采取以内科治疗为主的多学科综合治疗。

4. 淋巴瘤的治疗原则 以霍奇金淋巴瘤为例：不伴有巨大肿块的Ⅰ/Ⅱ期经典型霍奇金淋巴瘤（classical Hodgkin lymphoma, cHL）患者通常给予 2~4 周期 ABVD 方案化疗联合受累野放疗；伴有巨大肿块的Ⅰ/Ⅱ期 cHL 患者给予 4~6 周期 ABVD 方案化疗，后续巩固放疗；Ⅲ/Ⅳ期

cHL 患者以化疗为主,通常给予 6 周期 ABVD 方案化疗;增加剂量的 BEACOPP 方案可作为国际预后评分(international prognostic score,IPS)≥ 4 分的进展期高危患者的治疗选择;伴有大肿块的Ⅲ/Ⅳ期患者或治疗结束后 PET-CT 未达阴性的患者可给予巩固性放疗。Ⅰ期结节性淋巴细胞为主型霍奇金淋巴瘤患者可进行单纯受累野放疗,如不能耐受放疗可进行严密随诊观察;Ⅱ~Ⅳ期患者可以选择 ABVD 方案化疗。有研究表明,对 CD20 阳性霍奇金淋巴瘤患者可选择化疗联合利妥昔单抗治疗。

5. 头颈肿瘤的治疗原则　对于鼻咽癌以外的其他头颈鳞癌,Ⅰ期患者,手术或放疗是治愈性疗法,两者效果相似。为了尽可能保存器官功能、给患者比较满意的美容效果,可适当应用重建技术修复手术残缺,或者仔细地设计放射野。一般早期病变,单独采用手术或放疗,避免联合治疗,因为一种方法无效后,可用另一种方法解救。Ⅲ、Ⅳ期患者需要多学科综合治疗。对于局部晚期可手术切除的头颈鳞癌患者,可选择新辅助化、放疗后手术或术前/术后同步化放疗的治疗策略。对于局部晚期无法手术切除的患者可采用同步化放疗。有远处转移者,通常以化疗为主,辅以放疗或手术治疗。对于鼻咽癌患者,放射治疗是主要的治疗手段,早期患者单纯放疗可以取得很好的疗效,对于局部晚期或晚期患者,以同步化放疗或以化疗为主的多学科综合治疗已成为标准治疗模式。近年来,以 PD-1 单抗为代表的免疫检查点抑制剂在晚期头颈鳞癌治疗中取得了显著疗效。

九、总结与展望

近 50 年来肿瘤治疗步入了多学科综合治疗时代,循证、规范和个体化是肿瘤治疗的发展方向。近年来由于新药和新技术的不断发展,特别是分子靶向治疗和免疫治疗的迅速发展,使得肿瘤医生能够根据患者肿瘤的生物学特征选择合适的治疗方法,治疗效果有了显著改善。随着转化医学的发展与成熟,临床医生正在显著加快将研究成果应用于临床实践的速度。这些进展正迅速改变着肿瘤传统的诊断和治疗模式。

肿瘤多学科综合治疗理念的不断更新和发展,对肿瘤医师提出了更高要求。肿瘤医师在临床工作中必须遵循综合治疗的原则,才能使患者得到最好、最规范的个体化治疗。基于循证医学的规范化治疗是基础,只有按照已知的最好证据进行规范化治疗,才能期望得到最佳治疗效果。同时应该结合每位患者具体情况,寻找最切合该患者病情的依据,选择最适合该患者的治疗方案,这就是基于循证医学的个体化治疗。个体化治疗的意义在于使患者得到最合适的治疗。转化性研究是未来肿瘤治疗发展的必经之路,许多新的抗肿瘤药物、新的治疗方法正是通过临床试验从实验室走向临床应用,科学研究的很多问题也是从临床工作实践中提出来的。因此需要临床医生与科研工作者紧密合作,通过多学科临床医生和科研工作者的共同努力,实现肿瘤的规范化、个体化精准医疗。

肿瘤多学科综合治疗的不断进步为患者带来了显著的生存获益。以晚期非小细胞肺癌为例,20 世纪 70 年代没有有效治疗药物,患者的中位生存时间仅为 2~4 个月;20 世纪 80 年代铂类单药治疗使患者的中位生存时间延长到 4~6 个月;20 世纪 90 年代含铂两药联合化疗使患者中位生存时间延长到 6~10 个月;血管内皮抑素和贝伐珠单抗等抗血管生成药物在临床应用后患者的中位生存时间达到 10~12 个月。随着 EGFR-TKI 和间变性淋巴瘤激酶(anaplastic lymphoma kinase,ALK)TKI 的上市,基于分子分型的靶向治疗使得晚期非小细胞肺癌患者的治疗效果取得了跨越式的进步,应用上述分子靶向药物可以使患者中位生存时间延长到 3 年以上。

PD-1 单抗也可以使晚期非小细胞肺癌患者的生存期显著延长。历史上被认为是无药可治的晚期非小细胞肺癌患者,近年来治疗效果已经有了很大的改善,这是由于对肿瘤生物学认识的不断深入、抗肿瘤新药的研发以及多学科综合治疗不断发展的结果。

肿瘤多学科综合治疗步入了新的发展时期,新的治疗理念和治疗方法不断进入临床,日益丰富着治疗体系。如何在临床实践中更好地诠释和实施多学科综合治疗,使患者获得最好的治疗效果,是肿瘤医生永远追求的工作目标。

(石远凯 郝 博)

参考文献

[1] 孙燕,石远凯.肿瘤内科手册[M].6版.北京:人民卫生出版社,2015.

[2] 孙燕.临床肿瘤学高级教程[M].北京:人民卫生出版社,2011.

[3] NCCN Clinical Practice Guidelines in Oncology (NCCN Guidelines), Non-small Cell Lung Cancer, Version 4. 2018.[2018-09-15]. https://www. nccn. org/professionals/physician_gls/pdf/nscl. pdf.

[4] NCCN Clinical Practice Guidelines in Oncology (NCCN Guidelines), Breast Cancer, Version 3. 2018.[2018-09-15]. https://www. nccn. org/professionals/physician_gls/default. aspx#breast.

[5] NCCN Clinical Practice Guidelines in Oncology (NCCN Guidelines), Colon Cancer, Version 2. 2018.[2018-09-15]. https://www. nccn. org/professionals/physician_gls/pdf/colon. pdf.

[6] NCCN Clinical Practice Guidelines in Oncology (NCCN Guidelines), Hodgkin Lymphoma, Version 2. 2018.[2018-09-15]. https://www. nccn. org/professionals/physician_gls/pdf/hodgkins. pdf.

[7] NCCN Clinical Practice Guidelines in Oncology (NCCN Guidelines), Head and Neck Cancers, Version 1. 2018.[2018-09-15]. https://www. nccn. org/professionals/physician_gls/pdf/head-and-neck. pdf.

[8] 支修益,石远凯,于金明.中国原发性肺癌诊疗规范(2015年版)[J].中华肿瘤杂志,2015, 37 (1): 67-78.

[9] 石远凯,孙燕,刘彤华.中国恶性淋巴瘤诊疗规范(2015年版)[J].中华肿瘤杂志,2015, 37 (2): 148-158.

[10] 石远凯,孙燕,于金明,等.中国晚期原发性肺癌诊治专家共识(2016年版)[J].中国肺癌杂志,2016, 19 (1): 1-15.

[11] 中国医师协会肿瘤医师分会中国抗癌协会肿瘤临床化疗专业委员会.中国表皮生长因子受体基因敏感性突变和间变淋巴瘤激酶融合基因阳性非小细胞肺癌诊断治疗指南(2015版)[J].中华肿瘤杂志,2015, 37 (10): 796-799.

[12] 中国医师协会肿瘤医师分会.Ⅳ期原发性肺癌中国治疗指南(2020年版).中华肿瘤杂志,2020, 42 (1): 1-16.

[13] 中国医师协会肿瘤医师分会,中国医疗保健国际交流促进会肿瘤内科分会.Ⅳ期原发性肺癌中国治疗指南(2021年版).中华肿瘤杂志,2021, 43 (1): 39-59.

[14] 中国医师协会肿瘤医师分会,中国医疗保健国际交流促进会肿瘤内科分会.中国Ⅳ期原发性肺癌多学科团队诊疗实施指南.中华肿瘤杂志,2022. 44 (7): 667-670.

[15] 中华人民共和国国家卫生健康委员会.淋巴瘤诊疗规范(2018年版).2018-12-21. http://www. nhc. gov. cn/wjw/index. shtml.

[16] 中国抗癌协会淋巴瘤专业委员会,中国医师协会肿瘤医师分会,中国医疗保健国际交流促进会肿瘤内科分会.中国淋巴瘤治疗指南(2021年版).中华肿瘤杂志,2021, 43 (07): 707-735.

[17] 中国抗癌协会淋巴瘤专业委员会,中国医师协会肿瘤医师分会,中国医疗保健国际交流促进会肿瘤内科分会.中国淋巴瘤多学科诊疗模式实施指南.中华肿瘤杂志,2021, 43 (2): 163-166.

[18] 中华人民共和国国家卫生健康委员会.淋巴瘤诊疗指南(2022年版).2022-04-11. http://www. nhc. gov. cn/yzygj/new_index. shtml

[19] 石远凯,孙燕.中国抗肿瘤新药临床试验60年发展历程和主要成果(1960—2020年).中华肿瘤杂志,2021, 43 (6): 696-706.

第**2**章　肿瘤内科治疗原则

肿瘤内科（medical oncology）是应用药物和生物技术等手段预防和治疗恶性肿瘤的学科。内科治疗、外科治疗和放射治疗是肿瘤多学科综合治疗的 3 个主要手段，是临床肿瘤学的核心要素。肿瘤内科涉及的领域包括化学药物治疗、内分泌治疗、分子靶向治疗、免疫检查点抑制剂治疗、细胞治疗、抗肿瘤药物不良反应处理、支持治疗以及肿瘤的药物预防等。与外科肿瘤学和放射肿瘤学相比，内科肿瘤学是一门年轻的学科。

现代肿瘤内科治疗的历史虽然只有 70 余年，却是临床肿瘤学中发展最迅速的学科，尤其是近 30 年来，随着分子生物学、细胞生物学和免疫学研究的不断深入，有效的抗肿瘤新药和新治疗理念不断进入临床，显著提高了肿瘤治疗效果，大量抗肿瘤新药正在进行临床研究，每年都有新药获批上市，造福肿瘤患者，使内科治疗在肿瘤多学科综合治疗中的地位不断上升。内科肿瘤学已经成为肿瘤基础研究成果向临床研究转化的桥梁，引导着临床肿瘤学的发展方向。

一、肿瘤内科治疗的发展历史

现代肿瘤内科治疗的历史可以分为三大时期：基于细胞毒药物的化学治疗时期、基于驱动基因的分子靶向治疗时期和基于免疫检查点的免疫治疗时期。

（一）化学治疗时期——现代肿瘤内科治疗的开始

过去 70 年，人类见证了肿瘤化学药物治疗的一个个里程碑。半个多世纪以来，细胞毒抗肿瘤药物的发展可粗略地分为 3 个阶段：第一阶段是从 20 世纪 40 年代到 50 年代。1946 年艾尔佛列·古曼·吉尔曼（Alfred Goodman Gilman）和弗雷德里克·菲利普（Frederick S. Philips）首次在《科学》（*Science*）杂志上发表了 β- 氯乙胺药物（卤代烷基胺，氮芥）的化学、药理、毒理和动物实验结果，同年路易斯·S·古德曼（Louis S. Goodman）等人发表在 *The Journal of the American Medical Association*（JAMA）上的文章标志着现代肿瘤内科治疗的开始；建立了临床评价抗肿瘤药物疗效和毒性的方法，进行了氮芥等单一药物治疗霍奇金病、淋巴肉瘤、白血病的研究，取得了有效的结果，但是对实体瘤的治疗效果很差。第二阶段是从 20 世纪 50 年代到 70 年代。随着医药工业和肿瘤实验治疗学的发展，利用肿瘤的动物模型和细胞模型，对获得的种类丰富的化学实体进行抗肿瘤活性筛选。20 世纪 50 年代，环磷酰胺和 5- 氟尿嘧啶分别被合成，并成功应用于临床，这两个药物至今仍然在很多类型肿瘤的治疗中扮演着重要角色。将细胞动力学与药物代谢动力学的研究成果应用于临床化疗，并完善了化疗药物的临床随机对照评价体系，在白血病、淋巴瘤治疗方面取得了更好的效果。第三阶段是从 20 世纪 70 年代到 90 年代，在药物发展方面，顺铂与多柔比星等药物进入临床,适应证更广,疗效进一步提高。肿瘤化疗在睾丸生殖细胞肿瘤、滋养细胞肿瘤、霍奇金淋巴瘤和儿童白血病等肿瘤的治疗上取得了根治性疗效。20 世纪 90 年代紫杉类、拓扑异构酶抑制剂等作用机制新颖的抗肿瘤药物进入临床。

细胞毒性药物虽然显著改善了恶性肿瘤的治疗效果,但细胞毒抗肿瘤药物缺乏特异性,对机体正常组织细胞也会产生毒性和损伤;细胞毒药物治疗效果在不同恶性肿瘤之间差异显著,且存在耐药和复发的问题,疗效很难再有新的提高,限制了该类药物的广泛应用和进一步发展。随着药物基因组学研究的深入,已发现某些基因的表达水平和多态性与细胞毒药物的疗效和不良反应相关。

(二)分子靶向治疗时期——肿瘤内科治疗进入精准医学时代

随着分子生物学和细胞生物学的发展,对肿瘤发生、发展分子机制有了全新的认识,针对不同靶点的分子靶向药物迅速扩展着肿瘤内科治疗的领域,使抗肿瘤治疗理念不断更新。21 世纪的前 10 年,是分子靶向药物在临床上获得重大突破、开始取得丰硕成果的时期。在 21 世纪的第 2 个 10 年,随着肿瘤基因组学、转录组学、蛋白质组学、表观遗传学等的发展,靶向治疗成为肿瘤治疗的重要组成部分,在改善肿瘤患者生存的同时,革新了肿瘤治疗学的理念,推动了肿瘤学的发展。在此期间,我国自主研发的埃克替尼(icotinib)、阿帕替尼(apatinib)、西达本胺(chidamide)、安罗替尼(anlotinib)、吡咯替尼(pyrotinib)和呋喹替尼(fruquintinib)等药物分别于 2011 年、2014 年和 2018 年上市。

以我国发病率和病死率最高的肺癌为例,针对非小细胞肺癌(non-small cell lung cancer,NSCLC)的分子靶向治疗在过去 10 年间取得了显著进展,成为肿瘤分子靶向治疗的成功范例。由于分子靶向治疗的出现和发展,非小细胞肺癌的病理分型由传统的组织病理学分型逐步发展成为基于分子病理学的分型,并用以指导临床的分子靶向治疗。表皮生长因子受体(epidermal growth factor receptor,*EGFR*)和棘皮动物微管结合蛋白 4(echinoderm microtubule associated-protein like 4,*EML4*)与间变性淋巴瘤激酶(anaplastic lymphoma kinase,*ALK*)融合基因是非小细胞肺癌两个最常见的驱动基因。

2004 年托马斯·J·林奇(Thomas J Lynch)等人发现 *EGFR* 基因突变患者是 EGFR 酪氨酸激酶抑制剂(tyrosine kinase inhibitor,TKI)治疗的获益人群。IPASS 研究比较了吉非替尼与卡铂联合紫杉醇化疗方案一线治疗晚期肺腺癌患者的疗效和安全性,在 *EGFR* 基因敏感突变亚组患者中,吉非替尼(gefitinib)治疗组的无进展生存(progression-free survival,PFS)期明显长于卡铂联合紫杉醇化疗组,吉非替尼治疗组患者的生活质量较卡铂联合紫杉醇化疗组亦明显改善。随后的研究均显示了吉非替尼、厄洛替尼(erlotinib)、埃克替尼等 EGFR-TKI 在无进展生存期、生活质量及耐受性方面较传统化疗的显著优势,由此奠定了 EGFR-TKI 在 *EGFR* 基因敏感突变晚期非小细胞肺癌一线治疗中的地位。高加索人晚期肺腺癌患者中只有 5%~15% 的患者存在 *EGFR* 基因敏感突变;而中国患者则为 40% 以上。这意味着中国有更多患者可以从 EGFR-TKI 治疗中获益。

耐药是 EGFR-TKI 普遍存在的问题,*EGFR* T790M 突变是发生耐药最主要的原因。EGFR-TKI 耐药后的治疗不能一概而论,应根据不同耐药原因采取相应的治疗策略。奥希替尼(osimertinib)是针对 *EGFR* T790M 突变的第三代 EGFR-TKI,对 *EGFR* T790M 突变的非小细胞肺癌患者疗效显著,可以高选择性地抑制 *EGFR* 基因敏感突变和 T790M 突变,中枢神经系统(central nervous system，CNS）抗肿瘤活性显著。奥希替尼于 2017 年 3 月 24 日在中国上市，用于既往经 EGFR-TKI 治疗时或治疗后出现疾病进展，并且经检测确认存在 *EGFR* T790M 突变阳性的局部晚期或转移性非小细胞肺癌成人患者的治疗，2019 年 8 月 31 日国家药品监督管理局（National Medical Products Administration，NMPA）批准奥希替尼用于一线治疗 *EGFR* 基因敏感突变（外显子 19 缺失或外显子 21 L858R 突变）的转移性非小细胞肺癌患者。在 FLAURA 研究（NCT02296125）中，对于既往未接受任何抗肿瘤治疗的局部晚期或转移性 *EGFR* 基因敏感突变阳性的非小细胞肺癌患者，奥希替尼与一代 EGFR-TKI 相比，具有更好的疗效，中位无进展生存期为 18.9 个月，而对照组一代 EGFR-TKI（吉非替尼或厄洛替尼）的中位无进展生存期为 10.2 个月（风险比 [hazard ratio，*HR*]=0.46；95% 置信区间 [confidence interval，*CI*]0.37~0.57；*P*<0.001）。对于耐药机制的探究和针对耐药机制进行新药研发成为未来的研究热点。我们可以从非小细胞肺癌治疗的不断推进和发展中看到未来肿瘤内科治疗的缩影和发展方向。中国自主研发的第三代 EGFR-TKI 阿美替尼和伏美替尼，分别于 2020 年 3 月 17 日和 2021 年 3 月 3 日在中国上市，给中国非小细胞肺癌患者带来新的治疗选择。

克唑替尼（crizotinib）于 2005 年合成，是靶向 *c-MET* 和 *ALK* 的强效抑制剂。这是继 EGFR-TKI 之后，非小细胞肺癌分子靶向治疗发展历程中的又一个重要的里程碑。2007 年首次报道 2 号染色体短臂倒位造成 *EML4* 的 N- 端与 *ALK* 的激酶区融合，次年在 *ALK* 融合基因阳性的非小细胞肺癌患者中观察到克唑替尼的临床疗效，由此开启了克唑替尼治疗 *ALK* 融合基因阳性晚期非小细胞肺癌的临床进程。多个临床试验结果确认了克唑替尼的疗效和安全性，使克唑替尼成为 *ALK* 融合基因阳性晚期非小细胞肺癌的标准治疗选择。但克唑替尼同样存在耐药问题，其耐药机制复杂，已经发现的耐药机制包括 *ALK* 酪氨酸激酶结构域的突变，其中最常见的是 L1196M 突变，另外还有 *ALK* 拷贝数增加以及出现新的驱动基因变异（如 *EGFR* 和 *KRAS* 突变）等。2014 年 4 月 29 日，塞瑞替尼（ceritinib）作为第二代 ALK-TKI 被美国食品药品监督管理局（Food and Drug Administration，FDA）批准用于治疗 *ALK* 融合基因阳性、经克唑替尼治疗疾病进展或不能耐受的转移性非小细胞肺癌患者。与克唑替尼相比，塞瑞替尼不抑制 MET 激酶的活性，但可抑制胰岛素样生长因子 1（insulin-like growth factor 1，IGF-1）受体，其对初治和克唑替尼治疗失败患者的客观缓解率（objective response rate，ORR）分别为 66% 和 55%。另一个第二代选择性 ALK-TKI 是阿来替尼（alectinib）。与克唑替尼相比，阿来替尼是一种强效的选择性 ALK-TKI，其抑制效力比克唑替尼强 10 倍。已被美国 FDA 批准用于克唑替尼治疗后进展的 *ALK* 融合基因阳性非小细胞肺癌患者的治疗。洛拉替尼（lorlatinib）是第三代 ALK-TKI，2018 年 11 月 2 日美国 FDA 批准洛拉替尼用于治疗克唑替尼和至少一种其他 ALK 抑制剂（阿来替尼、塞瑞替尼）治疗后进展的 *ALK* 融合基因阳性转移性非小细胞肺癌患者。这一批准基于一项非随机、剂量递增、多中心 Ⅰ / Ⅱ 期临床研究（B7461001）的结果。该研究纳入了 215 例 *ALK* 融合基因阳性转移性非小细胞肺癌患者，其中 57% 的患者已经接受过不止一种 ALK-TKI 治疗，接受洛拉替尼治疗后的客观缓解率为 48%，值得一提的是，69% 的患者伴有颅内转移，治疗后颅内病灶缓解率为 60%。

除 *EGFR* 基因敏感突变、*EML4-ALK* 融合基因外，针对非小细胞肺癌其他基因变异的靶向治疗药物正在进行临床试验。

肿瘤治疗模式正在发生着革命性变化。正是基于 21 世纪前 10 年肿瘤分子靶向治疗和相关领域的研究成果,2011 年提出的"精准医学(precision medicine)"概念使患者能够在正确的时间获得正确剂量的正确药物治疗,达到疗效最佳、安全性最好、生活质量最优的效果,从而改变传统的肿瘤内科治疗模式。

（三）免疫治疗时期——肿瘤内科治疗的新起点

1. **免疫检查点抑制剂(immune checkpoint inhibitors,ICIs)** 是肿瘤免疫治疗家族最年轻的成员,自诞生之日起便为我们带来了源源不断的惊喜。美国免疫学家詹姆斯·P·艾利森(James P. Allison)和日本免疫学家本庶佑(Tasuku Honjo)更是因在免疫检查点治疗方面的贡献而获得 2018 年诺贝尔生理学或医学奖。

1987 年,法国科学家发现了一类表达于 T 细胞表面的蛋白——细胞毒性 T 淋巴细胞相关抗原 4(cytotoxic T lymphocyte-associated antigen-4,CTLA-4),接种了肿瘤细胞的小鼠在注射 CTLA-4 抗体后,体内的肿瘤完全消退。ICIs 的雏形由此诞生。

1992 年,日本京都大学本庶佑(Tasuku Honjo)发现了程序性死亡受体 1(programmed cell death protein 1,PD-1),1999 年耶鲁大学陈列平(Lieping Chen)发现了程序性死亡配体 1(programmed death-ligand 1,PD-L1),与 CTLA-4 一起构成了免疫检测点蛋白家族。这些免疫检查点被激活时能抑制 T 细胞的增殖和功能,使肿瘤细胞逃逸免疫细胞的监测和攻击。ICIs 的出现,有效阻断了效应 T 细胞活化抑制通路,从而杀伤肿瘤细胞。PD-1 抑制剂,包括 PD-1 抗体和 PD-L1 抗体,是一类免疫治疗的新药。PD-1/PD-L1 单抗与相应靶点结合后阻断 PD-1/PD-L1 通路信号转导,解除肿瘤细胞或调节性 T 细胞对细胞毒性 T 细胞和辅助 T 细胞的抑制,通过再次活化的细胞毒性 T 细胞和辅助 T 细胞发挥抗肿瘤作用。

继 CTLA-4 抑制剂伊匹木单抗(ipilimumab)进入临床之后,肿瘤免疫治疗进展迅速。针对 T 细胞共抑制受体 PD-1 信号通路的抑制剂迎来了研究热潮。基于一项 173 例黑色素瘤患者的非对照 I 期临床试验结果,2014 年 9 月 4 日美国 FDA 批准了第一个 PD-1 抑制剂帕博利珠单抗用于治疗晚期或无法手术切除的对其他药物无效的黑色素瘤患者。KEYNOTE-006 研究结果显示帕博利珠单抗二线治疗晚期黑色素瘤患者的无进展生存期、总生存期及客观缓解率均优于伊匹木单抗。基于 CheckMate-017 研究结果,2015 年 3 月 4 日美国 FDA 批准纳武利尤单抗用于肺鳞癌的二线治疗。CheckMate-017 研究结果显示,纳武利尤单抗对于肺鳞癌二线治疗的效果优于多西他赛,患者肿瘤组织中 PD-L1 的表达水平与纳武利尤单抗疗效呈正相关。CheckMate-057 研究结果显示,纳武利尤单抗对于非鳞非小细胞肺癌二线治疗的效果优于多西他赛,患者肿瘤组织中 PD-L1 的表达水平与纳武利尤单抗的疗效呈正相关。2018 年 6 月 15 日,基于 CheckMate-078 研究结果,纳武利尤单抗被 NMPA 批准用于治疗 *EGFR* 基因敏感突变阴性和 *ALK* 融合基因阴性、既往接受过含铂方案化疗后进展或不可耐受的局部晚期或转移性非小细胞肺癌成人患者,这是中国上市的第一个 PD-1 抑制剂。

PD-1 单抗是针对 PD-1 的人类单克隆 IgG 抗体,可以封闭患者细胞毒 T 细胞上的抑制性受体,重新激活肿瘤特异性 T 细胞,特别是那些被霍奇金里德 - 斯德伯格氏细胞(Hodgkin Reed-stainberg,HRS)细胞上的 PD-L1 和 PD-L2 抑制的 T 细胞。PD-1 单抗在复发 / 难治性经典型霍奇金淋巴瘤(classical Hodgkin's lymphoma,cHL)的治疗中显示出良好的疗效和安全性,开启了经典型霍奇金淋巴瘤治疗的新时代。一项应用纳武利尤单抗治疗维布妥昔单抗(brentuximab vedotin,BV)和自体造血干细胞移植(autologous hematopoietic stem cell transplantation,AHSCT)

后复发或进展的经典型霍奇金淋巴瘤的Ⅱ期临床试验（NCT02181738）结果显示，客观缓解率为 66%，9% 的患者达到完全缓解（complete response，CR），58% 的患者达到部分缓解（partial response，PR），6 个月的无进展生存率为 77%。2016 年 5 月 17 日美国 FDA 基于该研究结果，批准纳武利尤单抗用于经维布妥昔单抗和自体造血干细胞移植治疗后复发进展的经典型霍奇金淋巴瘤患者。帕博利珠单抗治疗成人或儿童复发 / 难治性经典型霍奇金淋巴瘤的Ⅱ期临床试验（NCT02453594）结果显示，中位随访 9.4 个月，在 210 例复发难治的成人经典型霍奇金淋巴瘤患者中，客观缓解率为 69%，其中完全缓解率为 22%，部分缓解率为 47%，缓解持续时间（duration of response，DoR）为 11.1 个月，2017 年 3 月 15 日美国 FDA 基于该研究结果批准帕博利珠单抗用于治疗难治性经典型霍奇金淋巴瘤或接受过 3 种或多种疗法后病情复发的经典型霍奇金淋巴瘤成人患者和儿科患者。PD-1 单抗在其他类型淋巴瘤的治疗上也进行了一些有意义的探索，纳武利尤单抗单药治疗多种类型复发 / 难治性恶性淋巴瘤的Ⅰ期临床试验中，纳武利尤单抗单药治疗滤泡淋巴瘤（follicular lymphoma，FL）和弥漫大 B 细胞淋巴瘤（diffuse large B cell lymphoma，DLBCL）患者的客观缓解率分别为 40% 和 36%，其中 5 例复发 / 难治性外周 T 细胞淋巴瘤（Peripheral T-cell lymphoma，PTCL）患者的客观缓解率为 40%。

国产 PD-1 抑制剂特瑞普利单抗（toripalimab）、信迪利单抗（sintilimab）、卡瑞利珠单抗（camrelizumab）、替雷利珠单抗（tislelizumab）、派安普利单抗（penpulimab）和赛帕利单抗（zimberelimab）均已上市。信迪利单抗治疗复发 / 难治经典型霍奇金淋巴瘤的疗效和安全性的多中心、单臂、Ⅱ期临床研究（ORIENT-1，NCT03114683），是迄今为止中国入组人数最多的 PD-1 抑制剂治疗复发 / 难治经典型霍奇金淋巴瘤的临床试验。该研究共招募了 96 例包括化放疗与自体造血干细胞移植在内的 ≥2 线治疗失败的中国经典型霍奇金淋巴瘤患者。研究结果显示，在纳入分析的 92 例患者中，74 例（80.4%）获得客观缓解，90 例（97.8%）获得疾病控制；其中，完全缓解 31 例（34%）、部分缓解 43 例（47%）、疾病稳定（stable disease，SD）16 例（17%）。ORIENT-1 研究结果显示了信迪利单抗治疗复发难治性经典型霍奇金淋巴瘤的疗效，同时也显示了该药物良好的安全性和耐受性。基于 ORIENT-1 研究结果，2018 年 12 月 24 日 NMPA 批准信迪利单抗上市，用于至少经过二线系统化疗的复发 / 难治经典型霍奇金淋巴瘤的治疗。该研究结果以封面文章的形式发表在《柳叶刀·血液病学》（The Lancet Haematology），该杂志同时发表述评文章，高度评价信迪利单抗的这项研究。

2. **嵌合抗原受体 T 细胞免疫疗法**　嵌合抗原受体 T 细胞（chimeric antigen receptor T cell，CAR-T）是一种激活细胞毒 T 细胞的治疗方法，通过基因工程技术转染患者细胞毒 T 细胞，使之表达可以识别患者自身肿瘤细胞特异性抗原的嵌合性受体，从而激活细胞毒 T 细胞对肿瘤细胞的杀伤作用。2017 年 8 月 30 日美国 FDA 批准 CAR-T 产品 Tisagenlecleucel（Kymriah）上市，用于治疗复发难治性大 B 细胞淋巴瘤成人患者，包括弥漫大 B 细胞淋巴瘤、高级别 B 细胞淋巴瘤和滤泡淋巴瘤转化的弥漫大 B 细胞淋巴瘤，这些患者经历过 2 种或更多的系统治疗，这是全球首个获批上市的 CAR-T 产品。2017 年 10 月 18 日美国 FDA 批准阿基仑赛（益基利仑赛）注射液（Yescarta、axicabtagene ciloleucel、Axi-Cel、FKC876）上市，用于复发难治性大 B 细胞淋巴瘤成人患者的治疗，包括弥漫大 B 细胞淋巴瘤非特指型、原发纵隔 B 细胞淋巴瘤、高级别 B 细胞淋巴瘤和滤泡淋巴瘤转化的弥漫大 B 细胞淋巴瘤。这是全球第 2 个上市的 CAR-T 产品；2021 年 6 月 22 日，中国 NMPA 批准该药上市，与美国 FDA 批准的适应证相同，这是中国首款获批上市的

CAR-T 产品。2021 年 9 月 3 日中国 NMPA 批准瑞基奥仑赛注射液（relma-cel）上市，用于治疗经过二线或以上系统性治疗后成人患者的复发难治性大 B 细胞淋巴瘤。这是中国第 2 款获批上市的 CAR-T 产品，也是中国首款 1 类生物制品的 CAR-T 产品。

（四）过去 10 年中国肿瘤内科的发展

过去 10 年是中国抗肿瘤药物研发从仿制向原始创新过渡的关键时期，是中国抗肿瘤新药临床试验平台建设的关键时期。为了提高药品临床试验的质量和水平，中国政府对中国抗肿瘤新药临床试验平台和技术体系建设高度重视，"九·五"期间设立"1035"工程，整体布局中国药物研发体系建设，包括药物临床试验平台和能力建设；"十五"期间设立"863"重大科技项目，支持药物临床试验平台技术和能力建设；"十一五""十二五"和"十三五"期间设立"重大新药创制"科技重大专项，抗肿瘤药物临床试验平台建设是其重要的组成部分。这些努力都极大地推进了中国抗肿瘤新药临床评价体系的科学化和正规化建设，中国抗肿瘤新药临床试验进入快速蓬勃发展时期，开展了更多、更规范的抗肿瘤新药临床试验和国际多中心临床试验。抗肿瘤新药的临床试验越来越多，并且从过去的仿制药物、单中心临床试验，向创新药物、多中心临床试验转变。1983 年中国医学科学院肿瘤医院和中山医科大学肿瘤防治中心成为第一批国家卫生部指定的抗肿瘤药物临床药理基地。20 世纪 90 年代，"药物临床试验质量管理规范（good clinical practice，GCP）"的概念逐步引入我国，1996 年中国医学科学院肿瘤医院成立中国第一个抗肿瘤药物临床试验 GCP 中心，2001 年中国医学科学院肿瘤医院和中山医科大学肿瘤防治中心成为国家科学技术部认可的国家级药物（抗肿瘤药物）临床试验研究（GCP）中心。中国医学科学院肿瘤医院于 1995 年率先在中国举办第一届全国抗肿瘤药物临床研究 GCP 规范及新进展培训班，至 2021 年已经举办了 14 届，为全国培养了大批相关的专业人才。中国医学科学院肿瘤医院内科实验室于 2012 年被评为"抗肿瘤分子靶向药物临床研究北京市重点实验室"，并于同年获得中国合格评定国家认可委员会（China National Accreditation Service for Conformity Assessment，CNAS）17025 认证。中国医学科学院肿瘤医院进行了大量抗肿瘤新药临床试验工作，其科研成果"抗肿瘤新药临床评价研究技术平台的建立与推广应用"分别获得教育部 2014 年高等学校科学研究优秀成果科技进步一等奖、2014 年中华医学会科技奖一等奖、2014 年中国药学会科学技术奖一等奖及 2014 年华夏医学科技奖一等奖。

进入 21 世纪后，中国原创抗肿瘤新药开始逐渐进入临床，重组人血管内皮抑制素（恩度）、埃克替尼、聚乙二醇化重组人粒细胞集落刺激因子（津优力）、阿帕替尼、西达本胺分别于 2006 年 7 月 23 日、2011 年 6 月 7 日、2011 年 10 月 17 日、2014 年 12 月 13 日、2014 年 12 月 23 日被中国政府批准上市。安罗替尼、吡咯替尼、呋喹替尼、特瑞普利单抗和信迪利单抗均于 2018 年在中国上市。"血管抑制剂抗肿瘤新药的药物设计、千克级制备技术及临床应用"获 2008 年国家技术发明奖二等奖，"小分子靶向抗癌药盐酸埃克替尼开发研究、产业化和推广应用"获得 2015 年国家科学技术进步奖一等奖，"聚乙二醇定点修饰重组蛋白药物关键技术体系建立及产业化"获得 2020 年国家科学技术进步奖二等奖，"国家 1 类新药全人源 PD-1 抑制剂信迪利单抗注射液的研究开发及产业化"获得 2020 年中国药学会科学技术奖一等奖。

进入 21 世纪后，中国肿瘤内科治疗由传统的化学治疗向分子靶向治疗过渡。利妥昔单抗（rituximab）、伊马替尼（imatinib）、吉非替尼（gefitinib）分别于 2000 年 4 月 21 日、2002 年 4 月 17 日和 2005 年 2 月 25 日在中国上市，标志着中国肿瘤内科治疗进入靶向治疗时代。

随着国内外研究结果的不断问世,肿瘤治疗也在不断进步。2006 年,以孙燕院士为首的中国专家团队将美国国立综合癌症网络(National Comprehensive Cancer Network,NCCN)非小细胞肺癌和乳腺癌临床指南引进中国,之后的几年间又引进了其他中国常见肿瘤的临床指南,为推动中国肿瘤诊治与国际规范化水平接轨起到了积极的促进作用。

2010 年,卫生部组织中国临床肿瘤专家制订了包括肺癌、食管癌、胃癌、结直肠癌、肝癌、胰腺癌、乳腺癌及宫颈癌等 8 种主要癌症的诊疗规范。2015 年国家卫生与计划生育委员会颁布了《中国原发性肺癌诊疗规范(2015 年版)》,并且首次制订了《中国恶性淋巴瘤诊疗规范(2015 年版)》,2018 年国家卫生健康委员会颁布了 2018 版 18 个肿瘤诊疗规范,包括原发性肺癌、甲状腺癌、食管癌、胃癌、胰腺癌、乳腺癌、宫颈癌、子宫内膜癌、卵巢癌、肾细胞癌、前列腺癌、膀胱癌、淋巴瘤、黑色素瘤、成人急性淋巴细胞白血病、成人急性髓系白血病、成人慢性粒细胞白血病和脑胶质瘤诊疗规范。这些诊疗规范推进了我国肿瘤规范化治疗的进程。

二、肿瘤内科治疗的适应证

随着肿瘤内科治疗领域的拓展、治疗措施的多样化,其适应证也在不断增加。

(一)化学药物治疗

化学药物治疗(简称:化疗)在生殖细胞来源和淋巴造血系统肿瘤中可以取得较好的疗效,部分患者可以获得根治。化疗可以延长部分无法手术切除的晚期实体肿瘤患者的生存期,如晚期乳腺癌、非小细胞肺癌、结直肠癌等。辅助化疗可以延长部分可手术切除的实体瘤患者的生存期,如乳腺癌、结直肠癌、非小细胞肺癌、胃癌等。新辅助化疗可应用于局部晚期头颈部鳞癌、乳腺癌、结直肠癌和胃癌等。同步化放疗主要应用于小细胞肺癌、头颈部鳞癌、局部晚期非小细胞肺癌的治疗。

(二)内分泌治疗

对起源于性腺的肿瘤,如乳腺癌、卵巢癌、前列腺癌等,可以根据性激素及其受体表达情况,选择接受性激素类似物/拮抗剂(药物去势)或手术切除非病灶性腺(手术去势)治疗。例如,对于雌/孕激素受体表达阳性的患者,可以选择雌激素受体拮抗剂他莫昔芬治疗;由于前列腺癌属于典型的激素依赖性肿瘤,使用促性腺激素释放激素激动剂(gonadotropin releasing hormone agonist,GnRHa)戈舍瑞林、手术切除睾丸等可以有效地改善患者预后。

(三)分子靶向治疗

对于特异性表达分化抗原或依赖特定细胞信号转导通路发生发展的肿瘤,如弥漫大 B 细胞淋巴瘤、头颈部肿瘤、结直肠癌、肺腺癌、慢性粒细胞白血病等,可使用靶向特定分子的单抗或酪氨酸激酶抑制剂治疗。例如,由于某些弥漫大 B 细胞淋巴瘤特异性表达分化抗原 CD20,故可以采用抗 CD20 单抗利妥昔单抗联合化疗的治疗方案;由于部分头颈部肿瘤和结直肠癌的生长依赖于表皮生长因子受体(epidermal growth factor receptor,EGFR)信号通路,故可采用靶向 EGFR 的西妥昔单抗治疗;对于驱动基因变异引起相关细胞信号转导通路异常活化的肿瘤,如 *EGFR* 基因敏感突变阳性和 *ALK* 融合基因阳性等的肺腺癌、费城染色体阳性的慢性粒细胞白血病以及 *c-Kit* 基因突变阳性的胃肠道间质瘤患者,可以给予相应的酪氨酸激酶抑制剂——EGFR-TKIs(吉非替尼、厄洛替尼、埃克替尼、阿法替尼、达可替尼、奥希替尼、阿美替尼、伏美替尼)、ALK-TKIs(克唑替尼、塞瑞替尼、阿来替尼、恩沙替尼、布格替尼、洛拉替尼)、

BCR-ABL/c-Kit-TKIs 伊马替尼治疗；由于肿瘤的发展与新生血管密切相关，靶向血管生成的药物可以辅助其他抗肿瘤药物发挥疗效或用于维持治疗，如靶向血管内皮生长因子（VEGF）的贝伐珠单抗、靶向血管内皮生长因子受体（vascular endothelial growth factor，VEGFR）胞外配体结合区的雷莫芦单抗、靶向 VEGFR 胞内酪氨酸激酶区的索拉非尼、舒尼替尼、阿帕替尼、安罗替尼、伦伐替尼等。

（四）免疫检查点抑制剂治疗

在一些临床试验中，PD-L1 高表达患者可以从 PD-1/PD-L1 单抗治疗中获益，但能够使患者获益的 PD-L1 表达界值，在各个研究并不一致，应依据具体的研究结果和患者具体情况选择是否给予 PD-1/PD-L1 单抗治疗。另一些临床试验的结果显示，PD-1/PD-L1 单抗联合细胞毒药物、抗血管生成药物或另一类免疫检查点抑制剂治疗可以使患者获益，临床应用时应根据已有的临床试验结果和患者具体情况而定。

（五）基因和过继细胞免疫治疗

对于复发难治性淋巴造血系统肿瘤，如弥漫大 B 细胞淋巴瘤、原发纵隔 B 细胞淋巴瘤、高级别 B 细胞淋巴瘤和滤泡淋巴瘤转化的弥漫大 B 细胞淋巴瘤等，可以选择 CAR-T 治疗。

（六）支持治疗

主要包括化学药物治疗、内分泌治疗、分子靶向治疗、免疫检查点抑制剂治疗和过继细胞免疫治疗等治疗导致的不良反应的预防和治疗、肿瘤并发症和肿瘤急症的预防和处理、癌性疼痛治疗、营养治疗、心理治疗、中医药治疗等。

（七）肿瘤的药物预防

针对病因明确的恶性肿瘤，如人乳头状瘤病毒（human papillomavirus，HPV）导致的宫颈癌、乙型肝炎病毒（hepatitis B virus，HBV）导致的肝细胞肝癌，采取针对相应病原体的干预措施，可以阻止相应肿瘤的发生，例如接种 HPV 疫苗、HBV 疫苗。

三、肿瘤内科治疗的原则

肿瘤内科医师在临床工作中必须遵循治疗原则，以提高患者治疗效果，减少不良反应发生，使患者得到最好的治疗。

（一）规范化治疗

首先需要强调的是基于循证医学的规范化治疗。诊疗规范、治疗指南和专家共识是既往知识和经验的总结，其基础是目前已有的循证医学证据，只有按照已知的最好证据进行规范化治疗才能期望得到最佳的治疗效果。内科抗肿瘤治疗在多数情况下，适应证的选择、治疗时机的把握、疗程安排、化疗药物及其剂量等都有原则可循。给药剂量不足或过早停药难以达到应有的治疗效果，剂量过大或无休止的治疗非但不能提高疗效，还会带来不必要的不良反应。对于绝大部分肿瘤，初始治疗或辅助治疗都有标准或公认的治疗方案，随意自创方案难以保证疗效。而对于目前尚无标准治疗或标准治疗疗效仍不满意的患者，应该鼓励参加合适的临床试验。

（二）个体化治疗

尽管临床试验确定了方案中各化疗药物的标准剂量，但患者的个体差异很大，临床应用时需要根据每位患者的具体情况确定个体化给药方案，包括药物剂量、给药间隔时间、用药顺序、不同方案的交替治疗、维持治疗和巩固治疗等，即使在同样的情况下也可能有多种治疗方式或方案可供选择。因此,循证医学并不是简单的按图索骥,而是应该结合每位患者的具体情况,寻找最符合该患者病情的相关依据,从而选择最适于该患者的治疗方案,这就是基于循证医学的个体化治疗。个体化治疗的核心内容是评估在具体情况下治疗的收益/风险比,例如,预先选择出更可能从辅助治疗中获益的患者,不仅可以提高辅助治疗的整体疗效,同时可以避免治疗给其他患者身体带来的损伤。个体化并不是随意化,内科治疗必须有充分的理论和实践依据,这对肿瘤内科医师提出了更高的要求,同时也是肿瘤内科医师最重要的价值体现。

（三）联合治疗

充分利用各种内科治疗手段的优势,争取达到最佳疗效和最小代价的平衡。例如化疗虽然可以使晚期非小细胞肺癌达到部分缓解甚至完全缓解,但却无法根治;配合靶向治疗可能进一步减少肿瘤负荷,改善患者体能状态,但仍无法根治;如果再加入免疫治疗等,积极调动自身的抗肿瘤免疫机制,消灭最后的少量残存肿瘤则是有可能的。

（四）新治疗策略和治疗药物的探索

医学进步离不开基础理论的支持,肿瘤靶向和免疫治疗的突破是基础理论向临床实践转化最为典型的例子。肿瘤内科医师是实现这种转化的重要桥梁,许多新型抗肿瘤药物正是在肿瘤内科医师的努力下通过临床试验从实验室成功走向临床应用,同时许多科学问题也是从临床实践中总结提出的。因此,肿瘤内科医师应在对疾病病因、病理和病理生理机制、药物作用机制以及药物效应动力学和药物代谢动力学特点等相关知识熟悉掌握的基础上,积极探索更为有效的治疗策略。

四、肿瘤内科的工作程序和要点

相对于其他学科,肿瘤内科治疗的效果在很多情况下是有限的,并且不少药物都具有明显毒性,一旦过量或误用将对患者身体造成严重损害。因此,从事肿瘤内科治疗的医师必须经过严格的专业训练,而治疗方案的制订则必须由具有肿瘤内科临床工作经验的医师完成。肿瘤内科工作可按以下程序进行:

（一）评估肿瘤情况和患者身体状况

通过病理和细胞学明确疾病的病理类型以及对治疗有提示意义的指标(如乳腺癌患者的激素受体状态、*HER2*基因是否扩增等);通过病史、体格检查、影像学检查等明确疾病的范围、发展趋向;结合功能性检查了解疾病对机体的影响,如是否损害重要脏器功能、是否造成肿瘤急症、是否造成治疗后肿瘤溶解综合征等急症的风险增高等;同时对患者的一般状况进行正确评估,明确基础疾病及其严重程度,预测患者对治疗的耐受性,评估患者体能状态(performance status,PS)评分,特别是心、肺、肝、肾和骨髓功能。

（二）与患者及家属沟通

向患者及其家属充分交代疾病的诊断、预后、不同治疗方法可能达到的疗效和可能发生的不良反应或风险,对不良反应发生风险较大的治疗方案、价格昂贵的疗法、应用时间不长而远期毒性尚待进一步认识的新药等,更应着重说明。了解患者及家属的心理状况、经济承受能力以及治疗意愿等。

（三）制定治疗计划

综合上述因素,权衡利弊,明确治疗目的是根治还是姑息,制定合适的治疗方案。一般认为患者需要满足以下条件才能耐受化疗:体能状态良好、白细胞计数 $\geqslant 4 \times 10^9$/L、中性粒细胞绝对值 $\geqslant 1.5 \times 10^9$/L、血小板计数 $\geqslant 80 \times 10^9$/L、血红蛋白水平 $\geqslant 100$g/L,主要脏器功能无明显异常。以下情况时禁用化疗或需要谨慎考虑化疗药物的种类与剂量:高龄、体能状态差、心肺肝肾等脏器功能异常、明显的造血功能不良(贫血,中性粒细胞或血小板计数减少)、骨髓转移或多发骨转移、既往接受过多程化疗或大面积放疗、既往化放疗后骨髓抑制严重、存在感染等并发症、存在胃肠道出血或穿孔风险、肿瘤与血管关系密切、化疗后可能发生肿瘤溶解综合征等。

（四）治疗前的准备

向患者及其家属交代具体治疗方案的可能疗效和对身体造成的损伤,请患者或其签署过授权委托书的家属签署抗肿瘤治疗同意书。

（五）治疗方案的实施

填写化疗前计划、化疗观察表,核实上文提及的化疗前诸项准备工作已就绪。开就化疗处方及用药医嘱,核实重要的化疗毒性解救药物的剂量和使用时间,并确认药物已经到位。

（六）不良反应的监测

医师必须熟悉治疗方案可能产生的不良反应及其处理原则。在化疗期间,一般每周查血常规 2~3 次,每周期至少查肝肾功能 1 次,必要时增加检查次数。心功能检查等其他检查按需进行。如果应用重组人粒细胞集落刺激因子,至少应在化疗药物停止用药 48 小时后才能开始,并且在化疗药物应用期间不能给药。

（七）用药剂量的调整或停止用药

化疗过程中需要根据化疗产生的不良反应及时调整用药剂量。治疗中出现以下情况时需停止用药,并采取相应措施:3 级以上的非血液学毒性(脱发除外)、4 级血液学毒性、化疗所致的心肌损伤、肝损伤、肾损伤、化学性肺炎或肺纤维化、感染性发热、胃肠道出血或穿孔、血栓栓塞、休克等严重并发症。另外,部分药物如蒽环类、博来霉素等到达药物累积限制剂量后不能继续应用。

（八）疗效评价与方案更改

辅助治疗的患者一般缺乏近期疗效评价指标,因此评价疗效需要随访以确定生存时间,辅助治疗失败时需要采用新的治疗方案治疗。对于晚期肿瘤患者,直接反映疗效的指标是肿瘤缩小的情况、疾病的控制时间和生存期。患者症状和体征的改善、血液肿瘤标志物的变化等可作为疗效评价的间接指标加以参考。其中近期疗效指标与本阶段治疗方案调整的关系最为密切,常根据肿瘤大小的变化综合判断,一般在 2~3 个周期化疗后进行疗效评价(短期内迅速明确进展患者除外),完全缓解或部分缓解者至少在 4 周后进行疗效确认。对于晚期患者的姑息性治疗,只要未进展就可维持原方案,但对可治愈性疾病如果一定周期后未达完全缓解,则需要更换化疗方案。

（九）中止化疗

就辅助治疗和部分肿瘤(如非小细胞肺癌)的姑息治疗而言,达到规定疗程即可停止治疗。身体状况不能耐受进一步治疗的患者也应中止或暂缓治疗。对于多疗程抗肿瘤治疗后复发或进展的晚期患者,若无更好的治疗方法,最佳的支持治疗也是一种治疗的选择。

（十）治疗后随访

肿瘤患者治疗后的长期随访对评价疗效是非常重要的,随访时除确定肿瘤是否复发外,还应关注治疗的远期毒性及患者生活质量。

五、总结与展望

由于抗肿瘤药物的增多,肿瘤内科治疗的理论和经验不断丰富,例如肿瘤细胞增殖动力学、肿瘤的负荷和异质性、肿瘤的根治、肿瘤耐药、剂量强度和剂量密度等理论和概念的建立和发展,为肿瘤的内科治疗提供了越来越多理论基础。新的细胞毒药物、靶向药物和免疫治疗药物的出现,不仅延长了晚期肿瘤患者的生存期,也改变着肿瘤内科治疗的格局。常见肿瘤的辅助化疗、新辅助化疗、同步化放疗的地位日益明确。治疗技术的进展取决于对肿瘤病因和发病机制等相关研究的突破,靶向药物的研发和临床应用提高了肿瘤内科治疗水平,拓展了肿瘤内科治疗领域,更开辟了肿瘤内科治疗研究的新思路。肿瘤耐药基因的研究、疗效预测指标和预后指标的研究,为肿瘤内科的个体化治疗提供了依据。多中心大规模的随机临床试验和荟萃分析,为内科肿瘤学家提供了循证医学的理论依据,指导和规范了肿瘤的内科治疗。长期的经验积累已经使我们找到了一些预防药物毒性反应的方法,辅助用药提高了患者的耐受性,有利于发挥更好的疗效。

但是,肿瘤内科的发展依然存在许多需要解决的问题。回顾肿瘤内科的发展历程,在内科可治愈的肿瘤中,大部分在数十年前地位就已确立,尽管如今新的抗肿瘤药物层出不穷,不少肿瘤的治愈率得到了提高,生存期得到了延长,但单纯通过内科治疗而治愈的肿瘤种类并没有增加。靶向药物是近年来的研究热点,其在淋巴瘤、非小细胞肺癌、结直肠癌、乳腺癌、肾透明细胞癌、慢性粒细胞白血病和胃肠间质瘤等多种肿瘤中都取得了令人鼓舞的治疗效果,但是目前单纯依靠靶向治疗并不能彻底治愈肿瘤,同时也存在着其他问题,如耐药、最佳用法、治疗费用过高等。在常见肿瘤的根治性治疗中,内科治疗虽取得了一定进展,但仍处于从属地位。在毒性方面,化疗可能引起患者身体短期的不适或功能障碍,也可能造成远期的损害,如第二肿瘤的发生、生殖毒性等,不良反应严重时可能导致患者死亡,这是化疗疗效进一步提高的主要限制;靶向治疗的不良反应不容忽视,在关注用药过程中不良反应的同时,随着患者用药和生存时间的不断延长,对于药物的长期毒性也要给予足够关注;免疫治疗的不良反应更应给予关注,包括近期不良反应和远期不良反应,特别是威胁患者生命的严重不良反应。保证患者治疗过程中的安全是肿瘤内科医生必须面对的临床问题。

我们相信,随着多学科协作研究的发展,特别是肿瘤转化性研究的不断深入,肿瘤内科治疗水平会不断提高,使越来越多的肿瘤患者从肿瘤内科治疗中获益。

（石远凯　杨　晟）

参考文献

［1］孙燕, 石远凯. 临床肿瘤内科手册 [M]. 6 版. 北京: 人民卫生出版社, 2015.

［2］孙燕. 内科肿瘤学 [M]. 北京: 人民卫生出版社, 2011.

［3］孙燕. 肿瘤药物治疗百年回顾与展望 [J]. 中华肿瘤杂志, 2004, 26 (11): 701-703.

［4］GILMAN A, PHILIPS F S. The biological actions and therapeutic applications of the B-chloroethyl amines and sulfides [J]. Science, 1946, 103 (2675): 409-415.

［5］GOODMAN L S, WINTROBE M M, DAMESHEK W, et al. NITROGEN MUSTARD THERAPY: Use of

Methyl-Bis (Beta-Chloroethyl) amine Hydrochloride and Tris (Beta-Chloroethyl) amine Hydrochloride for Hodg-kin's Disease, Lymphosarcoma, Leukemia and Certain Allied and Miscellaneous Disorders [J]. JAMA, 1946; 132 (3): 126-132.

［6］ HERBST R S, BAJORIN D F, BLEIBERG H, et al. Clinical Cancer Advances 2005: major research advances in cancer treatment, prevention, and screening: A report from the American Society of Clinical Oncology [J]. J Clin Oncol, 2006, 24 (1): 190-205.

［7］ SHI Y, ZHANG L, LIU X, et al. Icotinib versus gefitinib in previously treated advanced non-small-cell lung cancer (ICOGEN): A randomized, double-blind phase 3 non-inferiority trial [J]. Lancet Oncol, 2013, 14 (10): 953-961.

［8］ CAMIDGE D R. Icotinib: Kick-starting the Chinese anticancer drug industry [J]. Lancet Oncol, 2013, 14 (10): 913-914.

［9］ LI J, QIN S, XU J, et al. Apartinib for chemotherapy-refractory advanced metastatic gastric cancer: Results from a randomized, placebo-controlled, parallel-arm, phase Ⅱ trial [J]. J Clin Oncol, 2013, 31 (26): 3219-3225.

［10］ DONG M, NING Z Q, XING P Y, et al. Phase Ⅰ study of chidamide (CS055/HBI-8000), a new histone deacety-lase inhibitor, in patients with advanced solid tumors and lymphomas [J]. Cancer Chemother Pharmacol, 2012, 69 (6): 1413-1422.

［11］ ZHAO B, HE T. Chidamide, a histone deacetylase inhibitor, functions as a tumor inhibitor by modulating the ratio of Bax/Bcl-2 and P21 in pancreatic cancer [J]. Oncol Rep, 2015, 33 (1): 304-310.

［12］ SHI Y, DONG M, HONG X, et al. Results from a multicenter, open-label, pivotal phase Ⅱ study of chidamide in relapsed or refractory peripheral T-cell lymphoma [J]. Ann Oncol, 2015, 26 (8): 1766-1771.

［13］ LYNCH T J, BELL D W, SORDELLA R, et al. Activating mutations in the epidermal growth factor receptor underlying responsiveness of non-small-cell lung cancer to gefitinib [J]. N Engl J Med, 2004, 350 (21): 2129-2139.

［14］ ZHOU C, WU Y L, CHEN G, et al. Erlotinib versus chemotherapy as first-line treatment for patients with advanced EGFR mutation-positive non-small-cell lung cancer (OPTIMAL, CTONG-0802): A multicentre, open-label, randomized, phase 3 study [J]. Lancet Oncol, 2011, 12 (8): 735-742.

［15］ ROSELL R, CARCERENY E, GERVAIS R, et al. Erlotinib versus standard chemotherapy as first-line treatment for European patients with advanced EGFR mutation-positive non-small-cell lung caner (EURTAC): A multi-centre, open-label, randomized phase 3 trial [J]. Lancet Oncol, 2012, 13 (3): 239-246.

［16］ YANG J C, HIRSH V, SCHULER M, et al. Symptom control and quality of life in LUX-lung 3: A phase Ⅲ study of afatinib or cisplatin/pemetrexed in patients with advanced lung adenocarcinoma with EGFR mutations [J]. J Clin Oncol, 2013, 31 (27): 3342-3350.

［17］ SHI Y, AU J S, THONGPRASERT S, et al. A prospective molecular epidemiology study of EGFR mutations in Asian patients with advanced non-small-cell lung cencer of adenocarcinoma histology (PIONEER)[J]. Thorac Oncol, 2014, 9 (2): 154-162.

［18］ JANNE P A, YANG J C, KIM D W, et al. AZD9291 in EGFR inhibitor-resisitant non-small-cell lung cencer [J]. N Engl J Med, 2015, 372 (18): 1689-1699.

［19］ THRESS K S, PAWELETZ C P, FELIP E, et al. Acquired EGFR C797S mutation mediates resistance to AZD9291in non-small cell lung cancer harboring EGFR T790M [J]. Nat Med, 2015, 21 (6): 560-562.

［20］ SOLOMON B J, MOK T, KIM D W, et al. First-line crizotinib versus chemotherapy in ALK-positive lung cancer [J]. N Engl J Med, 2014, 371 (23): 2167-2177.

［21］ SHAW A T, ENGELMAN J A. Ceritinib in ALK-rearranged non-small-cell lung cancer [J]. N Engl J Med, 2014, 370 (13): 1189-1197.

［22］ SETO T, KIURA K, NISHIO M, et al. CH5424802 (RO5424802) for patients with ALK-rearranged advanced non-small-cell lung cancer (AF-001JP study): A single-arm, open-label, phase 1-2 study [J]. Lancet Oncol, 2013, 14 (7): 590-598.

［23］ ROBERT C, RIBAS A, WOLCHOK J D, et al. Anti-programmed-death-receptor-1 treatment with pembroli-zumab in iplimumab-refractory advanced melanoma: a randomized dose-comparison cohort of a phase Ⅰ trial [J]. Lancet, 2014, 3884 (9948): 1109-1117.

［24］ BRAHMER J, RECKAMP K L, BAAS P, et al. Nivolumab versus docetaxel in advanced squamous-cell non-

Small-Cell Lung Cancer [J]. N Engl J Med, 2015, 373 (2): 123-135.

［25］ DAVILA M L, RIVIERE L, WANG X, et al. Efficacy and toxicity management of 19-28z CAR T cell therapy in B cell acute lymphoblastic leukemia [J]. Sci Transl Med, 2014, 6 (224): 224r-225r.

［26］ NEW NRCU, DISEASE T O. Toward precision medicine: Building a knowledge network for biomedical research and a new taxonomy of disease [J]. Washington (DC): National Academies Press (US), 2011.

［27］ REARDON S. Precision-medicine plan raises hopes [J]. Nature, 2015, 517 (7536): 540.

［28］ 石远凯 , 孙燕 . 精准医学时代肿瘤内科治疗的发展方向 [J]. 中华医学杂志 , 2015, 95 (31): 2518-2521.

［29］ 石远凯 , 孙燕 . 中国抗肿瘤新药临床试验研究的历史、现状和未来 [J]. 中华医学杂志 , 2015, 95 (2): 81-85.

［30］ 石远凯 , 孙燕 . 中国抗肿瘤新药临床试验 60 年发展历程和主要成果 (1960—2020 年)[J]. 中华肿瘤杂志 , 2021, 43 (6): 696-706.

［31］ 王琴 , 石远凯 . 免疫检查点抑制剂在肿瘤治疗中的重大突破 [J]. 中华医学杂志 , 2016, 96 (28): 2281-2284.

［32］ YOUNES A, SANTORO A, SHIPP M, et al. Nivolumab for classical Hodgkin's lymphoma after failure of both autologous stem-cell transplantation and brentuximab vedotin: A multicenter, multicohort, single-are phase 2 trial [J]. Lancet Oncol, 2016, 17 (9): 1283-1294.

［33］ CHEN R, ZINZANI P L, FANALE M A, et al. Phase Ⅱ study of the efficacy and safety of pembrolizumab for relapsed/refractory classic Hodgkin lymphoma [J]. J Clin Oncol, 2017, 35 (19): 2125-2132.

［34］ LESOKHIN A M, ANSELL S M, ARMAND P, et al. Nivolumab in patients with relapsed or refractory hematologic malignancy: Preliminary results of a phase Ⅰb study [J]. J Clin Oncol, 2016, 34 (23): 2698-2704.

［35］ DAI H, ZHANG W, LI X, et al. Tolerance and efficacy of autologous or donor-derived T cells expressing CD19 chimeric antigen receptors in adult B-ALL with extramedullary leukemia [J]. Oncoimmunology, 2015, 4 (11): e1027469.

［36］ ENGERT A, RAEMAEKERS J. Treatment of early-stage Hodgkin lymphoma [J]. Semin Hematol, 2016, 53 (3): 165-170.

［37］ SHI Y, SU H, SONG Y, et al. Safety and activity of sintilimab in patients with relapsed or refractory classical Hodgkin lymphoma (ORIENT-1): A multicentre, single-arm, phase 2 trial [J]. Lancet Haematol, 2019, 6 (1): E12-E19.

［38］ 石远凯 , 孙燕 . 中国原研抗肿瘤新药的临床试验 [J]. 中华肿瘤杂志 , 2019, 41 (1): 68-72.

［39］ 石远凯 , 孙燕 , 刘彤华 . 中国恶性淋巴瘤诊疗规范 (2015 年版)[J]. 中华肿瘤杂志 , 2015, 37 (02): 148-158.

［40］ 中华人民共和国国家卫生健康委员会 . 淋巴瘤诊疗规范 (2018 年版). 2018-12-21. http://www. nhc. gov. cn/wjw/index. shtml.

［41］ 中国抗癌协会淋巴瘤专业委员会 , 中国医师协会肿瘤医师分会 , 中国医疗保健国际交流促进会肿瘤内科分会 . 中国淋巴瘤治疗指南 (2021 年版)[J]. 中华肿瘤杂志 , 2021, 43 (07): 707-735.

［42］ 中国抗癌协会淋巴瘤专业委员会 , 中国医师协会肿瘤医师分会 , 中国医疗保健国际交流促进会肿瘤内科分会 . 中国淋巴瘤多学科诊疗模式实施指南 [J]. 中华肿瘤杂志 , 2021, 43 (2): 163-166.

［43］ 中华人民共和国国家卫生健康委员会 . 淋巴瘤诊疗指南 (2022 年版). 2022-04-11. http://www. nhc. gov. cn/wjw/index. shtml.

［44］ 中国医师协会肿瘤医师分会 , 中国医疗保健国际交流促进会肿瘤内科分会 . 中国Ⅳ期原发性肺癌多学科团队诊疗实施指南 [J]. 中华肿瘤杂志 , 2022. 44 (7): 667-670.(尚未见刊)

［45］ 支修益 , 石远凯 , 于金明 . 中国原发性肺癌诊疗规范 (2015 年版)[J]. 中华肿瘤杂志 , 2015, 37 (01): 67-78.

［46］ 中国医师协会肿瘤医师分会 . Ⅳ期原发性肺癌中国治疗指南 (2020 年版)[J]. 中华肿瘤杂志 , 2020, 42 (1): 1-16.

［47］ 中国医师协会肿瘤医师分会 , 中国医疗保健国际交流促进会肿瘤内科分会 . Ⅳ期原发性肺癌中国治疗指南 (2021 年版)[J]. 中华肿瘤杂志 , 2021, 43 (1): 39-59.

第 3 章　细胞毒抗肿瘤药物分类和肿瘤化学治疗的理论基础

细胞毒抗肿瘤药物是指通过干扰肿瘤细胞的基本代谢过程以杀伤肿瘤细胞的一类化合物。由于细胞毒抗肿瘤药物可能杀伤机体正常细胞,引起较多不良反应,因此肿瘤内科医生必须对细胞毒抗肿瘤药物特性,包括药物代谢动力学特点、药物之间的相互作用、特异性毒性、变态反应等在内的多方面有全面了解。本章将介绍细胞毒抗肿瘤药物分类及肿瘤化学治疗(简称:化疗)理论基础。

一、细胞毒抗肿瘤药物分类

(一) 按抗肿瘤药物来源分类

分为烷化剂、抗代谢药物、抗生素、植物药和其他五大类。烷化剂有白消安、苯丁酸氮芥、环磷酰胺、异环磷酰胺、美法仑和氮芥等;抗代谢药物有阿糖胞苷、氟尿嘧啶、巯嘌呤、甲氨蝶呤、羟基脲和吉西他滨等;抗生素有放线菌素 D、多柔比星和表柔比星等;植物药有长春碱、长春新碱、三尖杉酯碱和高三尖杉酯碱;其他类有顺铂、卡铂、奥沙利铂、门冬酰胺酶和培门冬酶等。

(二) 根据作用部位分类

1. 主要作用于 DNA 结构的药物　烷化剂(环磷酰胺、异环磷酰胺、氮芥类、亚硝脲类、甲基磺酸酯类)和铂类化合物。

2. 主要影响核酸合成的药物　抗叶酸类,如甲氨蝶呤和培美曲塞;抗嘧啶类,如氟尿嘧啶、阿糖胞苷、卡培他滨、替吉奥和吉西他滨;抗嘌呤类,如巯嘌呤和硫鸟嘌呤。

3. 主要作用于核酸转录的药物　选择性作用于 DNA 模板,抑制 DNA 依赖性 RNA 聚合酶,从而影响 RNA 合成,如放线菌素 D、多柔比星和表柔比星等。

4. 主要作用于微管蛋白合成的药物　依托泊苷、长春碱、长春新碱、三尖杉酯碱、高三尖杉酯碱、紫杉醇和多西紫杉醇。

(三) 根据作用时相分类

细胞动力学是细胞毒抗肿瘤药物研究的重要依据,细胞动力学研究的对象是细胞群体生长、繁殖、分化、游走、死亡等各种运动变化的规律,既适用于正常细胞,也适用于肿瘤细胞。增殖中的细胞均需经过 DNA 合成前期(first gap,G1)、DNA 合成期(synthesis,S)、DNA 合成后期(second gap,G2)、细胞分裂期(mitosis,M),使其本身一分为二,部分细胞可以继续分裂进行周期循环。部分细胞进入 G0 期,G0 期为脱离细胞周期暂时停止分裂的阶段。根据不同细胞毒抗肿瘤药物对细胞增殖周期各时相的作用,分为以下两类:

1. **细胞周期非特异性药物(cell cycle nonspecific agents)** 即时相非特异性药物。此类药物可杀伤处于包括 G0 期在内的各种增殖状态的细胞,主要包括抗肿瘤抗生素(放线菌素 D、多柔比星、表柔比星、司莫司汀、卡莫司汀和洛莫司汀)、烷化剂(白消安、苯丁酸氮芥、环磷酰胺、异环磷酰胺、美法仑和氮芥)、铂类(顺铂、卡铂、奥沙利铂)、硝基脲类(卡莫司汀、洛莫司汀)、丙卡巴肼、达卡巴嗪等。

2. **细胞周期特异性药物(cell cycle specific agents)** 即时相特异性药物。此类药物只能杀伤处于增殖周期中各时相的细胞。主要包括作用于 M 期的药物(长春碱、长春新碱、长春瑞滨、紫杉醇)、作用于 G1 期的药物(门冬酰胺酶、肾上腺皮质激素)、作用于 G2 期的药物(博来霉素、平阳霉素、依托泊苷)、作用于 S 期的药物(阿糖胞苷、吉西他滨、氟尿嘧啶、巯嘌呤、甲氨蝶呤、羟基脲)。

细胞周期非特异性药物能迅速杀死肿瘤细胞,浓度是其发挥作用的主要因素,剂量 - 效应曲线接近直线,药物剂量增加 1 倍,杀灭肿瘤细胞的能力可增加数倍至数十倍。在机体能够耐受的毒性限度内,其杀伤能力随剂量的增加而增加。细胞周期特异性药物需要一定时间才能发挥其对肿瘤细胞的杀伤作用,时限是其发挥作用的主要因素,剂量 - 效应曲线是一条渐近线,药物在低剂量时的作用类似于直线,达到一定剂量后不再上升。因此,为发挥药物的最大作用,细胞周期非特异性药物一般采用一次静脉注射,而细胞周期特异性药物则采用缓慢静脉滴注或肌内注射;细胞周期特异性药物和细胞周期非特异性药物组成的化疗方案能够发挥更好的疗效。

二、肿瘤化学治疗的理论基础

(一)细胞增殖、细胞周期动力学

细胞周期是细胞分裂及增殖的一个连续、复杂的过程,对控制肿瘤细胞的增殖和研发有效的抗肿瘤药物有重要意义。

肿瘤细胞增殖动力学是研究肿瘤细胞生长、增殖、分化、丢失和死亡规律的学科。肿瘤细胞的异常增殖与肿瘤生长、侵袭和转移密切相关,是其生物学行为的基础。肿瘤细胞与正常体细胞一样,都是由 1 个细胞分裂成 2 个子代细胞,这一过程称为细胞周期。细胞周期时间是指一次有丝分裂结束至下一次有丝分裂结束的时间。肿瘤细胞的增殖包括 5 个时相,即 G1 期、S 期、G2 期、M 期及 G0 期。G1 期即第一间隙期,也叫 DNA 合成前期,位于 M 期和 S 期之间,进行 RNA 及蛋白质合成,并准备 DNA 合成。G1 期实际上包括 G0 期,即细胞不在细胞周期内,不进行任何复制活动。G0 期细胞可休止一段时间并可根据机体需要重新进入 G1 期。因此,实际上 G0 期细胞并不意味着细胞死亡,而是细胞的储备。这些细胞不仅可以继续合成 DNA 和蛋白质,进行细胞分化,也可以进行细胞储备,待条件合适时会开始新的细胞周期。处在 G0 期的细胞对正常启动 DNA 合成的信号无反应。化疗对 G0 期细胞不敏感,G0 期细胞是导致肿瘤耐药的原因之一。S 期又称 DNA 合成期,DNA 复制是 S 期细胞的主要活动,在 S 期 DNA 含量显著增加,为细胞分裂提供遗传物质,正常细胞与肿瘤细胞的 S 期长短不同。许多细胞毒抗肿瘤药物可在 S 期引起 DNA 损伤并引起细胞死亡,一般 S 期持续 10~30 小时。G2 期是第二个间隙期,也叫 DNA 合成后期,DNA 合成在此时已经完成,此时细胞继续进行 RNA 及蛋白质合成并准备进入有丝分裂。在此期内出现有丝分裂所需要的纺锤体。一般此期持续 1~12 小时。M 期为有丝分裂期,显微镜下明显可见前、中、后及末期,在此期间 DNA 和蛋白质形成染色体,染色体平均分配到两个细胞中去。一个细胞一分为二,变成两个子细胞。每个子细胞各含相同数量的染色体,一般 M 期持续 0.5~1 小时。部分细胞在 M 期完成后进入 G1 期继续进行成熟、分裂,部分细胞进入 G0 期,休止待命。大多数情况下,从 S 期开始到 M 期完成所需时间相当恒定,G1 期时间在不同肿瘤细胞中变异较大,因此细胞增殖的速率实际上是由 G1 期时间的长短决定的。

处于细胞增殖周期的肿瘤细胞占所有肿瘤细胞的比例叫作肿瘤的生长分数(growth fraction,GF)。GF 越高,肿瘤的恶性程度越高、生长越快,对化放疗越敏感;GF 越低,肿瘤的恶性程度越低、生长越缓慢,对化放疗的敏感度越低。在没有经过治疗的情况下,导致肿瘤死亡的原因包括供应血管缺血以及遗传学不稳定等。恶性肿瘤的细胞生长速度快于丢失的速度,生长速度与丢失速度不平衡。肿瘤细胞数量增加、体积增大,导致肿瘤的快速生长。肿瘤细胞分裂和死亡对肿瘤体积的影响可通过肿瘤的倍增时间(doubling time,DT)来反映,即肿瘤体积增大 1 倍所需的时间。不同病理类型的肿瘤倍增时间差别很大,倍增时间短的肿瘤生长速度快、对化放疗敏感;倍增时间长的肿瘤生长速度较慢、对化放疗敏感度较差。

细胞毒抗肿瘤药物对正常细胞和肿瘤细胞都有杀伤作用,引起细胞的不可逆损伤而死亡。但是细胞毒抗肿瘤药物对肿瘤细胞的杀伤作用要远强于对正常细胞的杀伤作用,肿瘤化疗正是利用了上述差别得以临床应用。

(二)肿瘤细胞生长曲线模型

肿瘤持续增长主要依赖于细胞的增殖,内科治疗通过杀灭肿瘤细胞而达到减慢肿瘤生长的作用。肿瘤细胞自然生长时或接受治疗时数量随时间变化的规律可以通过数学模型来表示出来。

1. Skipper-Schabel-Wilcox 模型 Skipper 等建立了肿瘤细胞的指数生长模型和对数杀伤(log-kill)模型。他们对小鼠 L1210 白血病细胞的研究发现,几乎所有肿瘤细胞都在进行有丝分裂,而且细胞周期时间是一定的。细胞数量以指数形式增长,当细胞数量增加到 10^9 时,体积增加到 $1cm^3$,小鼠死亡。在 L1210 白血病细胞的生长过程中,细胞倍增时间是恒定的。在该模型中,肿瘤细胞数量呈指数生长,肿瘤的倍增时间和生长分数是恒定的。如果把肿瘤细胞数量的变化随时间的变化用图形表示出来,在半对数图上呈现出一条直线。如果以纵坐标表示肿瘤细胞绝对数时,则呈现出一条对数曲线。这说明肿瘤细胞在很短的时间内可以迅速增殖。即使仅有很少量的肿瘤细胞增殖,通过有丝分裂以 2 的乘方增殖也可以在很短的时间内使肿瘤细胞增殖到很多的数目,使肿瘤体积增大。因此荷瘤小鼠终末期肿瘤细胞绝对数不断增加、肿瘤负荷快速增大,肿瘤进展迅速。从该模型中也可以看出诊断时肿瘤的负荷越大,达到致死肿瘤细胞数量的时间越短,患者的预后越差,生存期越短。

对数杀伤模型提示,恶性肿瘤细胞呈指数生长,细胞毒抗肿瘤药物杀伤恶性肿瘤细胞符合一级动力学原则。即药物的某一剂量通常可杀伤一定百分比而不是一定绝对数量的恶性肿瘤细胞。因此治疗时需反复给药,以最大限度地减少肿瘤细胞数量,治疗后残留的恶性肿瘤细胞数取决于前次治疗效果、两次给药的间隔时间以及恶性肿瘤细胞的倍增时间。例如,一个肿瘤病灶有 100 万个恶性肿瘤细胞,治疗可杀灭 90% 的细胞,则此次治疗后可残余 10 万个恶性肿瘤细胞。反复治疗将可使恶性肿瘤的细胞数量减少到 10^3~10^4,免疫治疗可消灭这些少量残存的恶性肿瘤细胞。Skipper 认为理想的化学药物治疗应该杀灭 99.9% 的恶性肿瘤细胞,因此第一个周期化疗后可以使部分肿瘤显著缩小,但之后肿瘤的缩小速度逐渐减慢。

对数杀伤模型在指导化疗药物的合理应用方面具有重要意义:①药物剂量与对数杀伤肿瘤细胞的比例相关,因此在应用细胞毒抗肿瘤药物治疗恶性肿瘤时需要保证足够的药物剂量。为了保证治疗效果,在保证患者不良反应可耐受的情况下应尽可能提高细胞毒抗肿瘤药物的剂量。随着重组人粒细胞集落刺激因子等支持治疗的应用,化疗药物的剂量强度得到了保障。②需要通过多周期化疗达到根治肿瘤的目的。肿瘤细胞可以不断增殖,但是化疗对人体正常组织也有很大毒性,因此使用化疗药物后需要待正常组织毒性恢复后才能进行下一周期化疗。肿瘤细胞在给药间歇期仍然会继续增殖,假设 1 个周期化疗能使肿瘤细胞数量由 10^{11} 减少到 10^6,在化疗间歇期间肿瘤细胞又由 10^6 增殖到 10^9,因此经过 1 个周期化疗后肿瘤细胞数减少 2 个对数级,经过 6 个周期化疗后肿瘤细胞数减少 12 个对数级,此时仍存活的肿瘤细胞数量小于 1,必须采取多个周期化疗才能达到根治的效果,因此化疗需要足够的周期。这说明肿瘤负荷越大,需要的化疗周期数越多。肿瘤细胞数量减少到 10^9 以下时影像学上检测不到肿瘤,此时可称为临床完全缓解,但完全缓解后残存的肿瘤细胞仍可以不断增殖导致肿瘤复发,因此对于某些肿瘤,需要维持治疗数个周期达到根治肿瘤的目的。

根据 L1210 白血病细胞建立的 log-kill 模型更适用于白血病和淋巴瘤,但是肿瘤细胞需满足一定的条件才能够应用该模型。肿瘤细胞簇中所有肿瘤细胞需要具有一致性,具有相同的细胞周期时间和化疗敏感性,在化疗过程中肿瘤细胞对细胞毒抗肿瘤药物的敏感性不发生变化。但是在临床上,由于肿瘤细胞异质性的存在,大多数肿瘤患者的治疗都很难满足上述要求。

2. Gompertz 模型　多数肿瘤的生长并不符合 Skipper-Schabel-Wilcox 模型,Gompertz 模型可以很好地反映肿瘤的生长变化。在一开始,肿瘤细胞呈指数生长,但随着时间的延长肿瘤细胞数量逐渐增加,倍增时间变长、生长分数减低,最终肿瘤细胞数量达到平台期。对于部分肿瘤,导致患者死亡的细胞数量小于达到平台的理论细胞数量,这些患者可能尚未达到平台期即发生死亡。在该模型的起始阶段,虽然生长分数高,肿瘤细胞倍增时间短,但肿瘤体积小,肿瘤细胞绝对数增加较少。在曲线中部,尽管生长分数和总细胞数都不是最大,但它们的乘积是最大的,肿瘤数量增长的绝对值最大。在曲线末端,肿瘤细胞数量很大,肿瘤倍增时间逐渐延长,生长分数低,肿瘤生长速度逐渐减慢。

随着肿瘤的生长,倍增时间逐渐延长,这主要是由于肿瘤细胞增殖逐渐减慢所导致的。肿瘤组织中均含有一定比例的 G0 期细胞,这些细胞并不进行有丝分裂。G0 期细胞的比例随着肿瘤体积的增加逐渐增多,因此肿瘤增长减缓。一些研究对 Gompertz 生长曲线的原因进行了探索,有研究认为随着肿瘤增大,肿瘤内部供血不足,导致肿瘤缺血坏死,也有观点认为肿瘤生长缓慢与细胞间质微环境的变化相关。

Gompertz 模型指出肿瘤细胞的生长速度与肿瘤负荷相关,当经过治疗使肿瘤体积缩小后,肿瘤细胞的生长速度会加快。因此,在临床上如果肿瘤没有得到根治,治疗后残存的肿瘤细胞会继续生长增殖,且生长速度增快,这也是一些肿瘤治疗后可以明显缩小,但无进展生存期和总生存期却没有得到显著延长的原因。这为临床治疗提出了一个问题,那就是使肿瘤病灶缩小容易,但延长无进展生存期和总生存期却很困难。

3. Norton-Simon 模型　该模型指出,细胞毒抗肿瘤药物杀伤肿瘤细胞的比例是不恒定的,会随时间的变化而变化。与处在某一时间段 Gompertz 生长曲线上的生长速率成正比,在

Gompertz 生长曲线上,随着肿瘤细胞数量的不断增加,肿瘤细胞生长速率逐渐变小。因此在 Norton-Simon 曲线上,细胞毒抗肿瘤药物对体积较小肿瘤的杀伤比例要高于对体积较大肿瘤的杀伤比例。因此肿瘤体积越大有效率越低,肿瘤体积越小有效率越高。当肿瘤体积变小时,细胞增殖速度加快,对化疗敏感度更高。因此,Norton-Simon 模型为术后辅助化疗提供了理论依据。手术切除后肿瘤体积明显变小,对化疗也将更加敏感。相同的道理,在 1 周期化疗后,肿瘤体积变小,肿瘤细胞生长速度加快,在此时如果缩短化疗药物的间隔时间尽快开始下 1 个周期化疗,也可以提高部分肿瘤的疗效。

4. Goldie-Coldman 模型 log-kill 模型提示只要化疗的周期足够,肿瘤细胞的数量最终会降到 1 个以下,肿瘤达到治愈。但在临床上,很多肿瘤是不能治愈的,因为肿瘤细胞存在异质性,部分肿瘤细胞对于化疗耐药。肿瘤细胞具有遗传不稳定性,肿瘤细胞在增殖过程中可能出现基因突变,可由对某种化疗药物敏感的细胞变为耐药的细胞。Goldie 和 Coldman 提出了耐药发生率与肿瘤细胞数量以及肿瘤细胞突变函数关系的模型,对肿瘤细胞基因突变和耐药的关系进行了描述。

Goldie-Coldman 模型指出肿瘤体积较小时耐药细胞出现的概率更小,因此应尽早对肿瘤进行治疗以避免耐药的发生。该模型提出肿瘤体积和疗效密切相关,肿瘤体积越大越难以治愈。随着肿瘤细胞的不断增殖,对化疗敏感的肿瘤细胞可以在很短时间内变为对化疗不敏感的细胞。肿瘤细胞在每次有丝分裂时,耐药性突变的发生率为 $10^{-7} \sim 10^{-3}$,而当肿瘤细胞数量达到 10^9 时,现有的影像学检查手段可以发现肿瘤,这说明肿瘤在诊断时可能已经存在耐药细胞。

Goldie-Coldman 模型指出,化疗应在肿瘤体积较小时尽早进行。在化疗开始时对细胞毒抗肿瘤药物耐药的肿瘤细胞可能占的比例较少,通过化疗杀伤敏感肿瘤细胞仍可能使肿瘤达到缓解。但化疗后敏感细胞逐渐减少,耐药细胞不断增殖,其在肿瘤组织中占的比例越来越大,最终导致肿瘤进展或复发。耐药细胞可能在增殖过程中发生其他耐药突变而对其他药物发生耐药,如何克服肿瘤细胞耐药是化疗面临的重要挑战。

5. 生长曲线模型面临的挑战 上述生长曲线模型从不同角度反映了肿瘤的生长规律,对我们探索有效化疗方案具有重要意义。但是上述模型均存在一定局限性,并未包含所有肿瘤的生长规律,也不能指导所有药物的临床应用。上述模型均是反映细胞毒抗肿瘤药物治疗肿瘤过程中肿瘤细胞的变化规律,但是并没有反映出分子靶向药物对肿瘤细胞的作用。细胞毒抗肿瘤药物对肿瘤细胞有杀伤作用,而分子靶向药物是通过作用于信号通路的靶点发挥作用,这对肿瘤细胞生长曲线模型提出了新的挑战。多项研究表明,分子靶向药物与化疗药物有协同作用。细胞毒抗肿瘤药物在细胞通路中的作用以及细胞毒抗肿瘤药物和分子靶向药物的相互作用,是细胞增殖动力学的研究面临的新问题。

（三）药物代谢动力学

化疗时如何在获得最大抗肿瘤效果的同时保证患者治疗安全是两项重要任务。目前的抗肿瘤药物对肿瘤细胞杀伤作用的选择性都不够强,在杀灭肿瘤细胞的同时,不可避免地会损伤机体的正常细胞,有时甚至导致患者死亡。因此,应该基于药物代谢动力学的基本原则,根据不同抗肿瘤药物的药物代谢动力学特征,设计并不断改进给药方法和给药剂量,以期最大限度地发挥抗肿瘤作用,并且避免出现不可恢复的不良反应。

药物代谢动力学（pharmacokinetic）是定量研究药物在生物体内吸收、分布、代谢和排泄规律,并运用数学原理和方法阐述血药浓度随时间变化的规律的一门学科。体内投药后经过吸收、分布、代谢及排泄四个过程,药物血中浓度测定时常用如下参数:血药浓度 - 时间曲线下面积(area under the curve of a plasma concentration versus time profile,AUC)、分布容积(volume of distribution,V_d)、药物清除率(clearance,Cl)、体内生物半衰期(biological half-life,$T_{1/2}$)、消失速度常数(K)、稳态下血中浓度(concentration at steady state,C_{ss})、房室模型(compartment model)。房室模型中最简单的是一室模型,此时药物在血中的浓度呈单相性衰减;二室模型是将机体看作由中央室及末梢室两大部分组成,药物快速进入血液后再缓慢地进入末梢区,此时测得的血中浓度代表中央室内的浓度。

一般情况下,抗肿瘤药物的药物代谢动力学参数与其不良反应的关系较与药效学的关系更为密切。

1. 与血液毒性的关系　一些细胞毒抗肿瘤药物,如多柔比星、依托泊苷、氟尿嘧啶、长春新碱,血中浓度的曲线下面积及稳态下血中浓度与中性粒细胞减少及血小板减少有密切关系。

2. 与非血液毒性的关系　某些细胞毒抗肿瘤药如伊立替康、白消安、顺铂,血中浓度的曲线下面积与肝、肾毒性及致腹泻作用有关。

3. 与抗肿瘤作用的关系　有报道甲氨蝶呤的稳态下血中浓度与其治疗儿童急性淋巴细胞白血病的疗效有关,依托泊苷的稳态下血中浓度与其治疗小细胞肺癌的疗效有关。

（四）肿瘤细胞耐药的生物学基础

探索肿瘤细胞耐药的发生机制及如何克服耐药是肿瘤药理学研究的重要内容之一,对逆转耐药或防止耐药发生有重要的理论及实际意义。

1. P- 糖蛋白　P- 糖蛋白(P-glycoprotein,P-gP)是一种分子量 170kD 的跨膜糖蛋白(P170),它具有能量依赖性"药泵"功能。P-gP 既能与药物结合,又能与 ATP 结合,ATP 供能,使细胞内药物泵出细胞外,降低了细胞内的药物浓度,使细胞产生耐药。人体有两个相近似的多药耐药(multiple drug resistance,MDR)基因,即 *MDR1* 及 *MDR2*,但只有 *MDR1* 与多药耐药有关。*MDR1* 基因的产物是 P-gP,肿瘤细胞中 P-gP 表达增高是导致多药耐药的原因之一。多种细胞毒抗肿瘤药物如紫杉醇、依托泊苷、长春新碱和多柔比星等都是 P-gP 的底物,P-gP 将这些药物从细胞内泵出,导致肿瘤细胞的多药耐药。

20 世纪 60 年代,Kessel 等最先注意到 P388 小鼠白血病细胞对长春碱耐药后,对放线菌素 D、柔红霉素及其他长春花生物碱呈交叉耐药。药物在白血病细胞内积聚减少,其降低程度与耐药程度平行。20 世纪 70 年代,Biedler 和 Riehm 报道对放线菌素 D 耐药的中华仓鼠肺细胞对长春花生物碱、柔红霉素及丝裂霉素也交叉耐药。Victor Lin 等用中华仓鼠卵巢细胞(Chinese hamster ovary cell,CHO)做了类似观察,发现对秋水仙碱耐药的 CHO 细胞,对许多不相关的化合物如柔红霉素及长春碱也发生交叉耐药。此外,这些细胞也显示药物在细胞内减少,而且减少的程度与其耐药程度相关。他们还发现这些耐药细胞的 P-gP 过度表达,而原来的 CHO 敏感细胞株没有 P-gP 表达,并且 P-gP 的表达与耐药程度呈平行关系。这说明 P-gP 的作用是调节控制耐药细胞中的药物积聚水平。此后 MDR 的研究迅速发展,这些耐药细胞株的一个共同特点是都有 P-gP 表达。上述显示 MDR 的细胞株都对长春碱、蒽环类、鬼臼毒类化合物、紫杉醇及放线菌素 D 耐药。但它们一般仍保持对烷化剂及抗代谢物的敏感性。这些细胞株的耐药性是继发于能量依赖性药物从细胞的排出增加,导致细胞中药物的积聚减少。1986 年 Victor Lin 等阐明了 P-gP 的全部 cDNA 结构,这对新型抗肿瘤药的开发和克服多药耐药策略的研究具有重要意义。

2. 上皮细胞间质转化　上皮细胞间质转化(epithelial-mesenchymal transition,EMT)是上皮细胞转化为具有间质表型细胞的生物学过程。发生 EMT 的肿瘤细胞常可获得凋亡抵抗,导致细胞毒抗肿瘤药物耐药。EMT 在多种肿瘤的细胞毒抗肿瘤药物耐药中发挥重要作用,如非小细胞肺癌细胞 EMT 改变与其对紫杉醇和顺铂耐药相关,胰腺癌细胞 EMT 改变与其对吉西他滨耐药相关,乳腺癌细胞 EMT 改变与其对紫杉醇耐药相关,卵巢癌细胞 EMT 改变与其对顺铂耐药相关。

3. 细胞色素 P450　细胞色素 P450(cytochrome P450,CYP450)是一类亚铁血红素,参与内源性物质和外源性物质的代谢。肺癌、乳腺癌、食管癌、胃癌等多种肿瘤细胞表达 CYP450 及亚型,并且与多种肿瘤的耐药相关。CYP450 介导的药物代谢多发生在肝脏,而很多细胞毒抗肿瘤药物都通过肝脏代谢,部分药物导致肝损伤,使得肝脏 CYP450 减少,影响细胞毒抗肿瘤药物在肝脏的代谢,进而发生严重不良反应。*CYP450* 的基因突变及基因多态性会导致其表型变异并影响药物代谢动力学,因此 *CYP450* 基因变异及多态性与多种药物毒性及耐药相关。

多种抗肿瘤药物如环磷酰胺、他莫昔芬、紫杉醇、伊立替康等均通过肝脏 CYP450 代谢出活性产物而发挥抗肿瘤作用。环磷酰胺和异环磷酰胺主要通过 CYP286 和 CYP3A4 代谢,生成有活性的四羟基衍生物。CYP286 存在多个基因多态性,这些基因多态性导致氨基酸被替代,从而影响 CYP450 的活性。不同药物间的相互作用可能改变 CYP3A4 的代谢活性,从而抑制 CYP450 的活性。他莫昔芬通过 CYP450 活化生成拮抗激素的活化产物治疗激素受体阳性乳腺癌。CYP3A、CYP2D6、CYP2C9、CYP2C19 和 CYP286 等多种 CYP450 亚型参与他莫昔芬的代谢活化,不同 CYP450 亚型可能影响他莫昔芬代谢。不同亚型基因的变异也可能影响他莫昔芬的疗效,如 CYP2D6 等位基因变异型患者他莫昔芬在体内代谢较慢,可能会影响其疗效。伊立替康通过 CYP3A4 转换成非活性代谢产物,接受伊立替康治疗患者的 CYP3A4 活性受抑制后,会生成更多的毒性产物。

逆转 MDR 的策略包括使用无交叉耐药的抗肿瘤药物、应用新型药物递送系统、高剂量化疗联合自体造血干细胞移植等。

三、细胞毒抗肿瘤药物的联合应用

联合用药是肿瘤化学治疗的重要原则。由于肿瘤细胞存在异质性,单一药物不能有效杀伤所有肿瘤细胞,增加药物种类可以降低耐药细胞的比例,杀伤更多肿瘤细胞,降低肿瘤负荷,延缓多药耐药发生。多数细胞毒药物剂量和疗效呈正相关,临床推荐的使用剂量接近患者最大耐受剂量。尽管如此,单药治疗的疗效仍然有限,多种药物联合是提高治疗效果的有效途径。多药联合方案组成的原则包括:①选择作用机制不同的药物;②所选药物单用有效,联用有协同或相加效应;③所选药物不良反应谱尽量不重叠,且联合用药可以降低每种药物的用量;④经临床试验验证联合方案有效。

细胞毒抗肿瘤药物联合应用时,根据药理作用的不同,合理安排药物的给药顺序可提高疗效、减少不良反应。其依据的基本原则:①药物的不同抗瘤谱;②肿瘤细胞增殖动力学规律,对倍增时间短、生长速度快的肿瘤,可首先给予针对 S 期或 M 期的周期特异性药物,之后再给予周期非特异性药物,对于倍增时间长、生长速度慢的肿瘤,由于存在较多 G0 期细胞,可首先给予周期非特异性药物,杀灭 G0 期及增殖期细胞,再给予周期特异性药物;③药物的药理学特征;④联合化疗时选择不良反应没有叠加的药物组成化疗方案,同时需要从药物代谢动力学角度降低药物毒性。以下是几种常用细胞毒抗肿瘤药物联合应用的给药顺序。

（一）紫杉醇与顺铂联用

紫杉醇主要在肝脏通过 CYP450 代谢,顺铂可调节 CYP450 活性,如果先用顺铂后用紫杉醇会降低紫杉醇的清除率,导致更严重的骨髓抑制,因此应该先用紫杉醇后用顺铂。

（二）顺铂与异环磷酰胺联用

顺铂与异环磷酰胺均有肾毒性,如果先用顺铂会加重异环磷酰胺肾毒性和骨髓抑制等不良事件,因此应该先用异环磷酰胺后用顺铂。

（三）亚叶酸钙与 5- 氟尿嘧啶联用

亚叶酸钙是叶酸在机体内的活化形式,机体内四氢叶酸浓度的增加会使脱氧胸苷酸合成酶与 5- 氟尿嘧啶结合更加牢固,具有协同作用,因此应该先用亚叶酸钙后用 5- 氟尿嘧啶。

（四）环磷酰胺与长春新碱联用

长春新碱是细胞周期特异性药物,作用于 M 期,可以使细胞在 M 期同步化,细胞在 M 期停滞约 6~8h 同步进入 G1 期,环磷酰胺的杀伤作用在 G1 期最强,因此应先用长春新碱,6~8h 后再用环磷酰胺。

（五）多柔比星与紫杉醇联用

多柔比星与紫杉醇代谢途径相似,如果先用紫杉醇,紫杉醇会与多柔比星代谢途径相竞争,使得多柔比星清除率降低,加重其心脏毒性。如果后用紫杉醇则对多柔比星代谢影响较小,因此应先用多柔比星后用紫杉醇。

四、总结与展望

细胞毒抗肿瘤药物是肿瘤内科治疗的基石,即使在分子靶向治疗和免疫治疗蓬勃发展的今天,细胞毒抗肿瘤药物的地位依然不可取代。细胞毒抗肿瘤药物与分子靶向药物和免疫治疗药物的联合应用使患者的治疗手段越来越多,治疗效果不断提高。高效低毒细胞毒抗肿瘤药物的持续研发和药物剂型的改进,将会改善治疗效果和患者的耐受性,合理有效支持治疗的实施也会进一步保证患者的生活质量。

（郗　博　石远凯）

参考文献

［1］孙燕 , 石远凯 . 肿瘤内科手册 [M]. 6 版 . 北京 : 人民卫生出版社 , 2015.
［2］孙燕 . 临床肿瘤学高级教程 [M]. 北京 : 人民卫生出版社 , 2011.
［3］JIN M S, OLDHAM M L, ZHANG Q, et al. Crystal structure of the multidrug transporter P-glycoprotein from Caenorhabditis elegans [J]. Nature, 2012, 490 (7421): 566-569.
［4］CHOI Y H, YU A M. ABC transporters in multidrug resistance and pharmacokinetics, and strategies for drug development [J]. Curr Pharm Des, 2014, 20 (5): 793-807.
［5］SUI H, ZHU L, DENG W, et al. Epithelial-mesenchymal transition and drug resistance: Role, molecular mecha-

第
3
章

nisms, and therapeutic strategies [J]. Oncol Res Treat, 2014, 37 (10): 584-589.

［6］AKIYAMA K, MAISHI N, OHGA N, et al. Inhibition of multidrug transporter in tumor endothelial cells enhances antiangiogenic effects of low-dose metronomic Paclitaxel [J]. Am J Pathol, 2015, 185 (2): 572-580.

［7］CHOI Y H, YU A M. ABC transporters in multidrug resistance and pharmacokinetics, and strategies for drug development [J]. Curr Pharm Des, 2014, 20 (5): 793-807.

第4章 肿瘤分子靶向治疗原则和理论基础

20世纪80年代以来,随着肿瘤细胞生物学、分子生物学、基因组学、蛋白质组学等学科的发展,脱氧核糖核酸(deoxyribonucleic acid,DNA)重组、杂交瘤、体内外大容量细胞培养、高通量测序等技术的研发和应用,肿瘤防治进入靶向治疗时期,完成了从传统经验治疗模式向依据生物标志物的个体化治疗模式的转变。这些都极大地推动了肿瘤分子靶向治疗和新药研发的进程。

分子靶向治疗是一种基于分子生物学和细胞生物学的治疗方法,以参与肿瘤细胞发生发展的分子为靶点,使用大分子单克隆抗体(monoclone antibody,mAb,以下简称"单抗")、小分子酪氨酸激酶抑制剂(tyrosine kinase inhibitor,TKI)及靶向非酪氨酸激酶的小分子药物发挥抗肿瘤作用。不同于传统的细胞毒药物,分子靶向治疗选择性杀伤靶点表达细胞,而对正常细胞损伤较低或无损伤;此外,分子靶向治疗的不良反应谱与传统的细胞毒药物不同,因此在临床试验中不一定要达到剂量限制性毒性(dose-limiting toxicities,DLT)和最大耐受剂量(maximum tolerated dose,MTD)。

从1997年11月26日美国FDA批准单克隆抗体利妥昔单抗(rituximab)治疗B细胞淋巴瘤开始,已有多种分子靶向药物获批上市,用于实体肿瘤和血液系统肿瘤的治疗。分子靶向治疗一方面可以提高肿瘤患者5年生存率,如全反式维甲酸(all-trans-retinoic acid,ATRA)、、利妥昔单抗(rituximab)、曲妥珠单抗(trastuzumab)和伊马替尼(imatinib)等;另一方面可以延缓肿瘤进展,实现肿瘤患者的"长期带瘤生存",如吉非替尼(gefitinib)、厄洛替尼(erlotinib)、埃克替尼(icotinib)、克唑替尼(crizotinib)、阿来替尼(alectinib)、西罗莫司(sirolimus)、西妥昔单抗(cetuximab)、拉帕替尼(lapatinib)、索拉非尼(sorafenib)、舒尼替尼(sunitinib)、贝伐珠单抗(bevacizumab)、重组人血管内皮抑制素注射液(endostrar)、阿帕替尼(apatinib)、安罗替尼(anlotinib)和呋喹替尼(fruquintinib)等。随着分子靶向治疗药物的研发和临床试验的进行,其临床价值得到进一步的充实和拓展,本章将阐述肿瘤分子靶向治疗的原则和理论基础,并介绍截至2021年10月31日获批上市的分子靶向治疗药物。

第 1 节 肿瘤分子靶向治疗基本原则

一、根据肿瘤类型及其分子机制选择治疗药物

分子靶向药物特异性强,针对特定肿瘤细胞的标志物或影响肿瘤发生发展的关键分子,通过相应途径发挥抗肿瘤作用。有些分子靶点局限于特定类型的肿瘤,如慢性粒细胞性白血病的费城染色体(Philadelphia chromosome,Ph)和 B 细胞淋巴瘤的 CD20;有些分子靶点在多种肿瘤中表达,如表皮生长因子受体(epidermal growth factor receptor,EGFR);还有适用于几乎所有实体瘤的分子靶点,如血管内皮生长因子(vascular endothelial growth factor,VEGF)等。此外,分子靶向治疗要根据不同的肿瘤发生机制、驱动基因和分子标志物选择相应的药物,由于分子靶点在不同病理类型和亚型的肿瘤中表达各异,所以在临床实践中需要通过"伴随诊断"试剂以及相应的检测方法检测分子靶点的基因变异或蛋白表达情况,以合理选用靶向药物,并有利于疗效预测和预后评价。

二、联合传统治疗方法合理制订治疗方案

分子靶向药物特异性地抑制或杀灭敏感的肿瘤细胞,但一段时间后会出现耐药。有效地把握靶向药物治疗时机,并与传统治疗方式相联合,是分子靶向药物临床应用的研究方向。要全面了解分子靶向药物及化疗药物的作用机制和特点,充分考虑不同靶向药物与不同化疗药物联合的效应,结合患者体能状态评分,确定合理的联合治疗方案、最适合的给药时机和最佳的给药顺序,遵循循证医学证据。同一个靶点,靶向药物联合方式不同,疗效存在差异。

三、遵从循证医学原则

多中心大样本随机对照临床试验是临床应用的重要前提和依据。新的分子靶向药物不断出现,但大多数处于临床试验阶段,其应用范围、方案和选择的有效人群尚需不断探索。许多临床前研究的发现与临床试验结果完全相反。所以,分子靶向治疗要遵照循证医学原则,必须进行设计严谨的前瞻性临床试验,而不能将临床前研究的结果直接应用于临床实践中。

第 2 节 肿瘤分子靶向治疗的理论基础和药物

抗肿瘤分子靶向治疗药物根据其结构和作用机制,主要分为大分子单抗类药物、小分子酪氨酸激酶抑制剂和靶向非酪氨酸激酶的小分子药物,下文将依照此分类介绍临床常用分子靶向治疗药物。

一、单抗类药物

根据单抗药物的抗原结合片段（fragment of antigen binding,Fab）识别抗原类别,可分为CD20 单抗、EGFR 单抗、VEGFR 单抗、VEGF 单抗等;根据单抗药物的 Fab 识别抗原种类,可分为单特异性单抗和双特异性单抗;根据单抗药物的人源化程度差异,可分为鼠源单抗、人鼠嵌合型单抗、人源化单抗和全人源单抗;根据单抗药物的单抗 IgG 重链铰链区结构的差异可分为IgG1 亚类单抗、IgG2 亚类单抗和 IgG4 单抗。

（一）分化抗原簇 20（cluster of differentiation,CD20）单抗

此类药物的抗肿瘤作用机制主要与抗体可结晶片段（crystallizable fragment,Fc）的功能有关。由于 CD20 仅表达于特定发育阶段 B 细胞和 B 细胞淋巴瘤细胞的表面,CD20 单抗与CD20 结合后可以引发抗体依赖的细胞介导的细胞毒性作用（antibody-dependent cell-mediated cytotoxicity,ADCC）和补体依赖的细胞毒性作用（complement dependent cytotoxicity,CDC）,进而裂解 CD20 表达阳性的肿瘤细胞发挥抗肿瘤作用。CD20 单抗根据其人源化程度等结构差异可以分为三代,第一代 CD20 单抗包括替伊莫单抗（鼠源单抗）、托西莫单抗（鼠源单抗）以及利妥昔单抗（人鼠嵌合型单抗）等;第二代 CD20 单抗包括维妥珠单抗（人源化单抗）、奥法木单抗（全人源单抗）等;第三代 CD20 单抗包括奥妥珠单抗（Fc 糖基化的人源化单抗）等。

1. 利妥昔单抗　利妥昔单抗（rituximab）是一种人鼠嵌合型 IgG1 亚类单抗。1997 年 11月 26 日美国食品药品监督管理局（Food and Drug Administration,FDA）批准利妥昔单抗上市,用于 CD20 表达阳性的复发难治性低级别或滤泡性 B 细胞非霍奇金淋巴瘤的治疗;2006 年 2月 10 日美国 FDA 批准利妥昔单抗联合 CHOP 方案（环磷酰胺、阿霉素、长春新碱和泼尼松）或其他含蒽环类药物的化疗方案用于 CD20 表达阳性的弥漫大 B 细胞淋巴瘤的一线治疗;2010年 2 月 19 日美国 FDA 批准利妥昔单抗联合 FC 方案（氟达拉滨和环磷酰胺）用于 CD20 表达阳性的既往未治疗或复发难治性慢性淋巴细胞白血病的治疗;2011 年 1 月 31 日美国 FDA 批准利妥昔单抗用于既往对利妥昔单抗联合化疗有效的晚期滤泡淋巴瘤的维持治疗,随后批准利妥昔单抗与 CVP 方案（环磷酰胺、长春新碱和泼尼松）联合用于 CD20 表达阳性的既往未治疗的滤泡淋巴瘤的治疗以及部分缓解或完全缓解后患者的利妥昔单抗维持治疗;2014 年 7月 23 日美国 FDA 批准利妥昔单抗联合艾代拉利司（idelalisib）用于复发性慢性淋巴细胞白血病的治疗;2017 年 6 月 22 日美国 FDA 批准利妥昔单抗联合透明质酸酶用于 CD20 表达阳性的成人滤泡淋巴瘤、弥漫大 B 细胞淋巴瘤或慢性淋巴细胞白血病的治疗;2020 年 4 月 21 日美国 FDA 批准利妥昔单抗联合伊布替尼用于成人慢性淋巴细胞白血病或小淋巴细胞淋巴瘤的一线治疗;2020 年 5 月 29 日美国 FDA 批准利妥昔单抗联合来那度胺用于既往接受过治疗的滤泡淋巴瘤和边缘区淋巴瘤的治疗。2000 年 4 月 21 日中国国家药品监督管理局（State Drug Administration,SDA）批准利妥昔单抗上市,用于 CD20 表达阳性的复发难治性中心型滤泡淋巴瘤的治疗;2005 年中国国家食品药品监督管理局（State Food and Drug Administration,SFDA,原 SDA）批准利妥昔单抗与化疗联合构成的 R-CVP 方案用于 CD20 表达阳性的既往未接受治疗的滤泡淋巴瘤的治疗,随后批准利妥昔单抗与化疗联合构成的 R-CHOP 方案用于 CD20 表达阳性的弥漫大 B 细胞淋巴瘤的治疗;2019 年 12 月 11 日中国国家药品监督管理局（National Medical Products Administration NMPA,原 SFDA）批准利妥昔单抗用于初治滤泡淋巴瘤经

R-CVP 方案治疗后达完全缓解或部分缓解后的维持治疗,并且于同日批准利妥昔单抗与化疗联合构成的 FCR 方案用于 CD20 表达阳性的既往未治疗或复发难治性慢性淋巴细胞白血病的治疗。

2. 替伊莫单抗 替伊莫单抗(ibritumomab)是一种鼠源 IgG1 亚类单抗,与放射性同位素 ^{111} 铟或 ^{90} 钇结合。替伊莫单抗的抗肿瘤机制除 ADCC 和 CDC 作用外,还包括单抗与肿瘤细胞表面的 CD20 分子结合后放射性同位素的杀伤作用。2002 年 2 月 19 日美国 FDA 批准替伊莫单抗上市,用于 CD20 表达阳性的复发难治性滤泡淋巴瘤的治疗,但需要在专门的核医学部门使用。截至 2021 年 10 月 31 日,替伊莫单抗尚未获得中国 NMPA 批准上市。

3. 托西莫单抗 托西莫单抗(tositumomab)是一种鼠源 IgG2 亚类单抗,与放射性同位素 ^{131} 碘结合。托西莫单抗的抗肿瘤机制与替伊莫单抗类似,包括 ADCC 作用、CDC 作用和放射性杀伤作用。2003 年 6 月 27 日美国 FDA 批准托西莫单抗上市,用于 CD20 表达阳性的复发难治性滤泡淋巴瘤的治疗,亦需要在专门的核医学部门使用。截至 2021 年 10 月 31 日,托西莫单抗尚未获得中国 NMPA 批准上市。2014 年由于商业原因,托西莫单抗被停止生产和销售。

4. 奥法木单抗 奥法木单抗(ofatumumab)是一种全人源 IgG2 亚类单抗。2009 年 10 月 26 日美国 FDA 批准奥法木单抗上市,用于氟达拉滨和阿仑珠单抗治疗无效的顽固性慢性淋巴细胞白血病的治疗;2014 年 4 月 17 日美国 FDA 批准奥法木单抗联合苯丁酸氮芥用于不适合氟达拉滨治疗或既往未治疗的慢性淋巴细胞白血病的治疗;2016 年 1 月 19 日美国 FDA 批准奥法木单抗用于既往接受过二线及以上治疗且达到部分或完全缓解的复发进展性慢性淋巴细胞白血病的延长治疗;2016 年 8 月 31 日美国 FDA 批准奥法木单抗联合 FC 方案用于复发性慢性淋巴细胞白血病的治疗。截至 2021 年 10 月 31 日,奥法木单抗尚未获得中国 NMPA 批准上市。

5. 维妥珠单抗 维妥珠单抗(veltuzumab)是一种人源化 IgG1 亚类单抗。美国 FDA 曾授予维妥珠单抗治疗天疱疮以及特发性血小板减少性紫癜的孤儿药资格。目前也有多项关于维妥珠单抗治疗 CD20 阳性非霍奇金淋巴瘤的临床试验正在进行中,但截至 2021 年 10 月 31 日,维妥珠单抗尚未获得美国 FDA 和中国 NMPA 批准上市。

6. 奥妥珠单抗 奥妥珠单抗(obinutuzumab)是一种人源化 IgG1 亚类单抗。2013 年 11 月 1 日美国 FDA 批准奥妥珠单抗上市,联合苯丁酸氮芥用于既往未治疗的慢性淋巴细胞白血病的治疗;2016 年 2 月 26 日美国 FDA 批准奥妥珠单抗联合苯达莫司汀后奥妥珠单抗维持用于既往接受过利妥昔单抗治疗且无效的复发性滤泡淋巴瘤的治疗;2017 年 11 月 16 日美国 FDA 批准奥妥珠单抗联合化疗后奥妥珠单抗维持用于既往未治疗的成人 Ⅱ 期大肿块、Ⅲ 期或 Ⅳ 期滤泡淋巴瘤的治疗;2019 年 1 月 28 日美国 FDA 批准奥妥珠单抗联合伊布替尼用于既往未经治疗的慢性淋巴细胞白血病和小淋巴细胞淋巴瘤的治疗。2021 年 6 月 3 日中国 NMPA 批准奥妥珠单抗上市,联合化疗用于既往未接受治疗的滤泡淋巴瘤的治疗,同日批准奥妥珠单抗联合苯达莫司汀用于既往接受过利妥昔单抗或含利妥昔单抗方案治疗无缓解或疾病进展的滤泡淋巴瘤的治疗。

(二) CD52 单抗

目前研发较为成功并上市的 CD52 单抗是阿仑珠单抗(alemtuzumab)。阿仑珠单抗是一种人源化 IgG1 亚类单抗,通过靶向 CD52 分子,引发抗体依赖的细胞介导的细胞毒性作用和补体依赖的细胞毒性作用,进而裂解 CD52 表达阳性的肿瘤细胞发挥抗肿瘤作用。2001 年 5 月 7 日美国 FDA 批准阿仑珠单抗上市,用于慢性 B 淋巴细胞白血病的治疗。截至 2021 年 10 月 31 日,阿仑珠单抗尚未获得中国 NMPA 批准上市。

（三）CD30 单抗

目前研发较为成功并上市的 CD30 单抗是维布妥昔单抗(brentuximab vedotin)。维布妥昔单抗是一种由人鼠嵌合型 IgG1 亚类单抗与细胞毒药物单甲基奥瑞他汀 E(monomethyl auristatin E,MMAE)结合而成的抗体偶联药物。维布妥昔单抗与细胞表面的 CD30 分子结合后可被细胞内吞,随后在细胞内释放单甲基奥瑞他汀 E 干扰细胞内微管的生物学功能,影响细胞周期的进行并最终导致细胞凋亡。2011 年 8 月 19 日美国 FDA 批准维布妥昔单抗上市,用于高剂量治疗联合自体造血干细胞移植(high-dose therapy followed by autologous hematopoietic stem cell transplantation,HDT/AHSCT)治疗失败的 CD30 表达阳性霍奇金淋巴瘤或既往接受过两种及以上化疗方案且不适合接受 HDT/AHSCT 治疗的 CD30 表达阳性霍奇金淋巴瘤的治疗,同日批准了维布妥昔单抗用于既往接受过 1 次及以上多药联合化疗失败的 CD30 表达阳性系统性间变性大细胞淋巴瘤的治疗;2015 年美国 FDA 批准维布妥昔单抗用于接受自体造血干细胞移植后有复发或进展高风险的 CD30 表达阳性的经典霍奇金淋巴瘤的巩固治疗;2017 年 11 月 9 日美国 FDA 批准维布妥昔单抗用于既往接受过全身治疗的、CD30 表达阳性的原发皮肤间变性大细胞淋巴瘤或成人蕈样肉芽肿的治疗;2018 年 5 月 20 日美国 FDA 批准维布妥昔单抗联合 AVD 方案(阿霉素、长春新碱和达卡巴嗪)用于 CD30 表达阳性Ⅲ或Ⅳ性经典霍奇金淋巴瘤的一线治疗;2018 年 11 月 16 日美国 FDA 批准维布妥昔单抗联合 CHP 方案(环磷酰胺、阿霉素和泼尼松)用于既往未接受过治疗的 CD30 表达阳性成人系统性间变性大细胞淋巴瘤、血管免疫母细胞性 T 细胞淋巴瘤和非特指型外周 T 细胞淋巴瘤的治疗。2020 年 5 月 14 日中国 NMPA 批准维布妥昔单抗上市,用于治疗复发难治性 CD30 表达阳性的霍奇金淋巴瘤或系统性间变性大细胞淋巴瘤的治疗;2021 年 4 月 16 日中国 NMPA 批准维布妥昔单抗用于 CD30 表达阳性的既往接受过系统性治疗的原发性皮肤间变性大细胞淋巴瘤或成人蕈样肉芽肿的治疗。

（四）CD33 单抗

目前研发较为成功并上市的 CD33 单抗是吉妥珠单抗 - 奥唑米星(gemtuzumab ozogamicin)。吉妥珠单抗 - 奥唑米星是一种由人源化 IgG4 亚类单抗与细胞毒药物卡奇霉素(calicheamicin)结合而成的抗体偶联药物。吉妥珠单抗 - 奥唑米星与细胞表面的 CD33 分子结合后可被细胞内吞,随后在细胞内释放卡奇霉素促进细胞 DNA 断裂,导致细胞死亡。由于 CD33 分子在 80% 以上的急性髓系白血病细胞上表达,故该药可应用于急性髓系白血病的治疗。美国 FDA 曾于 2000 年 5 月 17 日批准吉妥珠单抗 - 奥唑米星上市,用于 CD33 表达阳性的复发老年急性髓系白血病的治疗,然而 SWOG(S0106)研究未能继续证实该药的疗效,且试验结果显示出较高的死亡率,故辉瑞公司于 2010 年 6 月 22 日主动将吉妥珠单抗 - 奥唑米星撤下市场。经过调整吉妥珠单抗 - 奥唑米星剂量并补充更多临床试验数据后,吉妥珠单抗 - 奥唑米星的收益 - 风险比获得认可,美国 FDA 于 2017 年 9 月 1 日批准吉妥珠单抗 - 奥唑米星用于治疗 CD33 表达阳性的新诊断成人急性髓系白血病的治疗和 2 岁及以上 CD33 表达阳性难治复发性急性髓系白血病的治疗;2020 年 6 月 16 日美国 FDA 批准吉妥珠单抗 - 奥唑米星用于年龄 1 个月及以上新诊断 CD33 阳性的儿童急性髓系白血病的治疗。截至 2021 年 10 月 31 日,吉妥珠单抗 - 奥唑米星尚未获得中国 NMPA 批准上市。

（五）CD22 单抗

目前研发较为成功并上市的 CD22 单抗是奥英妥珠单抗和帕西妥莫单抗,这两个药物均属于抗体偶联药物,与细胞表面的 CD22 分子结合后可被细胞内吞,随后在细胞内释放细胞毒药物导致细胞死亡。由于 CD22 分子是一种谱系限制性 B 细胞抗原,仅表达于慢性 B 淋巴细胞白血病、毛细胞白血病、急性 B 淋巴细胞白血病和伯基特（Burkitt）淋巴瘤的肿瘤细胞表面,故可以发挥特异性杀伤肿瘤细胞的作用。

1. 奥英妥珠单抗　奥英妥珠单抗（inotuzumab ozogamicin）是一种由人源化 IgG4 亚类单抗与细胞毒药物卡奇霉素（calicheamicin）结合而成的抗体偶联药物。2017 年 8 月 17 日美国 FDA 批准奥英妥珠单抗上市,用于复发难治性成人前体 B 细胞急性淋巴细胞白血病的治疗。截至 2021 年 10 月 31 日,奥英妥珠单抗尚未获得中国 NMPA 批准上市。

2. 帕西妥莫单抗　帕西妥莫单抗（moxetumomab pasudotox）是一种由人鼠嵌合型 IgG1 亚类单抗与细胞毒药物假单孢菌外毒素结合而成的抗体偶联药物。2018 年 9 月 13 日美国 FDA 批准帕西妥莫单抗上市,用于既往接受过两种及以上全身性治疗（包括嘌呤核苷类似物）的复发性或难治性成人毛细胞白血病的治疗。截至 2021 年 10 月 31 日,帕西妥莫单抗尚未获得中国 NMPA 批准上市。

（六）CD38 单抗

此类药物可与细胞表面 CD38 分子结合,通过抗体依赖的细胞介导的细胞毒性作用、补体依赖的细胞毒性作用、抗体依赖性细胞吞噬作用等机制裂解 CD38 过表达的肿瘤细胞,从而发挥抗肿瘤作用。

1. 达雷妥尤单抗　达雷妥尤单抗（daratumumab）是一种人源化 IgG1 亚类单抗。2015 年 11 月 16 日美国 FDA 批准达雷妥尤单抗上市,单独用于既往接受过三种治疗（包括一种蛋白酶体抑制剂和一种免疫调节剂）的成人多发性骨髓瘤的四线治疗;2016 年 11 月 21 日美国 FDA 批准达雷妥尤单抗联合来那度胺或硼替佐米、地塞米松适用于既往接受过一种治疗的成人多发性骨髓瘤的二线治疗;2017 年 6 月 16 日美国 FDA 批注达雷妥尤单抗联合泊马度胺和地塞米松用于既往接受过两种治疗的成人多发性骨髓瘤的三线治疗;2018 年 5 月 7 日美国 FDA 批准达雷妥尤单抗联合硼替佐米、马法兰和泼尼松用于不适合自体造血干细胞移植的初诊成人多发性骨髓瘤的一线治疗;2019 年 6 月 27 日美国 FDA 批准达雷妥珠单抗联合来那度胺和地塞米松用于不适合自体造血干细胞移植的初诊成人多发性骨髓瘤的一线治疗;2019 年 9 月 26 日美国 FDA 批准达雷妥尤单抗联合硼替佐米、沙利度胺和地塞米松用于适合自体造血干细胞移植的初诊成人多发性骨髓瘤的一线治疗;2020 年 5 月 2 日美国 FDA 批准达雷妥尤单抗皮下注射制剂用于新诊断或复发难治性成人多发性骨髓瘤的治疗;2020 年 8 月 20 日美国 FDA 批准达雷妥尤单抗联合卡非佐米和地塞米松用于复发难治性成人多发性骨髓瘤的四线治疗。2019 年 7 月 5 日中国 NMPA 批准达雷妥尤单抗上市,用于既往接受过一种蛋白酶体抑制剂和一种免疫调节剂治疗且最后一次治疗时出现疾病进展的、复发难治性成人多发性骨髓瘤的治疗。

2. 伊沙妥昔单抗　伊沙妥昔单抗（isatuximab）是一种人源化 IgG1 亚类单抗。2020 年 3 月 2 日美国 FDA 批准伊沙妥昔单抗上市,联合泊马度胺和地塞米松用于既往至少接受过两种治疗（包括一种蛋白酶体抑制剂和来那度胺）的成人多发性骨髓瘤的三线治疗;2021 年 3 月 31 日美国

FDA 批准伊沙妥昔单抗联合卡非佐米和地塞米松用于既往接受过一线至三线治疗的成人复发难治性多发性骨髓瘤的四线治疗。截至 2021 年 10 月 31 日,伊沙妥昔单抗尚未获得中国 NMPA 批准上市。

（七）表皮生长因子受体（epidermal growth factor receptor，EGFR）单抗

此类药物的抗肿瘤作用机制主要与抗体 Fab 段的功能有关。EGFR 可表达于正常上皮细胞表面,也可过表达于某些肿瘤细胞表面。EGFR 单抗与 EGFR 结合后可以阻断 EGFR 信号转导通路,从而抑制 EGFR 过表达肿瘤细胞的活跃增殖并促进肿瘤细胞凋亡,发挥抗肿瘤作用,而对正常增殖的上皮细胞的影响较小。

1. 西妥昔单抗 西妥昔单抗（cetuximab）是一种人鼠嵌合型 IgG1 亚类单抗。2004 年 2 月 12 日美国 FDA 批准西妥昔单抗上市,与伊立替康联合用于既往接受过含伊立替康的化疗且治疗失败的 EGFR 表达阳性的转移性结直肠癌的治疗,同日批准西妥昔单抗用于不能耐受含伊立替康的化疗的、EGFR 表达阳性的转移性结直肠癌的治疗;2006 年 3 月 1 日美国 FDA 批准西妥昔单抗单药或联合放疗用于 EGFR 表达阳性的局部晚期头颈部鳞癌的治疗;2011 年 11 月 7 日美国 FDA 批准西妥昔单抗与化疗联合用于 EGFR 表达阳性的复发转移性头颈部鳞癌的一线治疗;2012 年 7 月 6 日美国 FDA 批准西妥昔单抗联合 FOLFIRI 方案（5- 氟尿嘧啶、亚叶酸钙和伊立替康）用于 EGFR 表达阳性、Kirsten 鼠肉瘤病毒基因同系物（Kirsten rat sarcoma viral oncogene，KRAS）基因野生型的转移性结直肠癌的一线治疗;2020 年 4 月 8 日美国 FDA 批准西妥昔单抗联合康奈非尼（encorafenib）用于快速加速纤维肉瘤 B（rapidly accelerated fibrosarcoma B，BRAF）基因 V600E 突变阳性转移性结直肠癌的治疗。2005 年 12 月 30 日中国 SFDA 批准西妥昔单抗上市,用于 EGFR 表达阳性、KRAS 基因野生型的转移性结直肠癌的治疗;2019 年 9 月 18 日中国 NMPA 批准西妥昔单抗用于 EGFR 表达阳性、KRAS 基因野生型的转移性结直肠癌的一线治疗;2020 年 3 月 2 日中国 NMPA 批准西妥昔单抗与氟尿嘧啶和铂类药物联合用于复发转移性头颈部鳞状细胞癌的一线治疗。

2. 尼妥珠单抗 尼妥珠单抗（nimotuzumab）是一种人源化 IgG1 亚类单抗。2004 年美国 FDA 认证了尼妥珠单抗晚期神经胶质瘤孤儿药资格。2008 年 6 月中国 SFDA 批准尼妥珠单抗上市,联合放疗用于 EGFR 表达阳性的Ⅲ/Ⅳ期鼻咽癌的治疗。

3. 帕尼单抗 帕尼单抗（panitumumab）是一种全人源 IgG2 亚类单抗。2006 年 9 月 27 日美国 FDA 批准帕尼单抗上市,联合化疗用于既往接受过含 5- 氟尿嘧啶、奥沙利铂和伊立替康的化疗方案后病情仍然进展或转移的 EGFR 表达阳性的结直肠癌的治疗;2014 年 5 月 23 日美国 FDA 批准帕尼单抗联合 FOLFOX 方案（奥沙利铂、5- 氟尿嘧啶和亚叶酸钙）用于 KRAS 基因野生型转移性结直肠癌的一线治疗;2017 年 6 月 29 日美国 FDA 批准帕尼单抗联合 FOLFOX 方案用于 KRAS 基因野生型且神经母细胞瘤 RAS 病毒原癌基因同系物（neuroblastoma RAS viral oncogene homolog，NRAS）基因野生型转移性结直肠癌的一线治疗,同日批准帕尼单抗用于既往接受过 5- 氟尿嘧啶、奥沙利铂和含伊立替康方案化疗且疾病进展的 KRAS 基因野生型且 NRAS 基因野生型转移性结直肠癌的治疗。截至 2021 年 10 月 31 日,帕尼单抗尚未获得中国 NMPA 批准上市。

（八）人表皮生长因子受体 2（human epidermal growth factor receptor 2，HER2）单抗

此类药物的抗肿瘤作用机制并非干扰表皮生长因子（epidermal growth factor，EGF）与受

体 HER2 的结合,而是通过与 HER2 蛋白胞外段结合,干扰 HER2 蛋白同源或异源二聚化,阻断 HER2 信号通路,发挥抗肿瘤效应。此类药物可以与细胞毒药物结合构成抗体偶联药物(如恩美曲妥珠单抗、维迪西妥单抗),通过单抗的引导,使偶联的细胞毒药物发挥靶向抗肿瘤作用。

1. **曲妥珠单抗** 曲妥珠单抗(trastuzumab)是一种人源化 IgG1 亚类单抗。1998 年 9 月 25 日美国 FDA 批准曲妥珠单抗上市,用于既往接受过治疗的 HER2 高表达转移性乳腺癌的治疗,或与紫杉醇联合用于既往未经治疗的 HER2 过表达转移性乳腺癌的治疗;2006 年 11 月 16 日美国 FDA 批准曲妥珠单抗联合化疗用于 HER2 过表达早期乳腺癌的术后辅助治疗;2010 年 10 月 20 日美国 FDA 批准曲妥珠单抗联合顺铂和 5- 氟尿嘧啶用于 HER2 阳性的转移性胃癌或胃食管交界处腺癌的一线治疗;2012 年 6 月 8 日美国 FDA 批准曲妥珠单抗联合帕妥珠单抗和多西他赛用于既往未接受过抗 HER2 疗法或化疗的转移性乳腺癌的一线治疗;2013 年 9 月 30 日美国 FDA 批准曲妥珠单抗联合帕妥珠单抗和化疗用于 HER2 过表达早期乳腺癌的术前新辅助治疗;2017 年 12 月 20 日美国 FDA 批准曲妥珠单抗联合帕妥珠单抗和化疗用于复发风险较高的 HER2 过表达早期乳腺癌的辅助治疗;2020 年 4 月 17 日美国 FDA 批准曲妥珠单抗联合图卡替尼(tucatinib)和卡培他滨用于既往接受过一种或多种抗 HER2 治疗、晚期不可切除或转移性 HER2 过表达成人乳腺癌的治疗。2002 年 9 月 5 日中国 SFDA 批准曲妥珠单抗上市,单药或与紫杉类联合用于 HER2 过表达乳腺癌的治疗;2012 年 10 月 13 日中国 SFDA 批准曲妥珠单抗用于 HER2 过表达转移性胃癌的一线治疗;2018 年 12 月 17 日中国 NMPA 批准曲妥珠单抗联合帕妥珠单抗和化疗用于具有高复发风险的 HER2 过表达早期乳腺癌的术后辅助治疗;2019 年 8 月 16 日中国 NMPA 批准曲妥珠单抗联合帕妥珠单抗和化疗用于 HER2 过表达局部晚期、炎性或早期乳腺癌的术前新辅助治疗;2019 年 12 月 10 日中国 NMPA 批准曲妥珠单抗联合帕妥珠单抗和多西他赛用于既往未接受抗 HER2 治疗或化疗的 HER2 过表达转移性乳腺癌的一线治疗。

2. **帕妥珠单抗** 帕妥珠单抗(pertuzumab)是一种人源化 IgG1 亚类单抗。2012 年 6 月 8 日美国 FDA 批准帕妥珠单抗上市,联合曲妥珠单抗和多西他赛用于既往未接受过抗 HER2 疗法或化疗的转移性乳腺癌的一线治疗;2013 年 9 月 30 日美国 FDA 批准帕妥珠单抗联合曲妥珠单抗和化疗用于 HER2 过表达早期乳腺癌的术前新辅助治疗;2017 年 12 月 20 日美国 FDA 批准帕妥珠单抗联合曲妥珠单抗和化疗用于复发风险较高的 HER2 过表达早期乳腺癌的辅助治疗。2018 年 12 月 17 日中国 NMPA 批准帕妥珠单抗上市,联合曲妥珠单抗和化疗用于具有高复发风险的 HER2 过表达早期乳腺癌的术后辅助治疗;2019 年 8 月 16 日中国 NMPA 批准帕妥珠单抗联合曲妥珠单抗和化疗用于 HER2 过表达局部晚期、炎性或早期乳腺癌的术前新辅助治疗;2019 年 12 月 10 日中国 NMPA 批准帕妥珠单抗联合曲妥珠单抗和多西他赛用于既往未接受抗 HER2 治疗或化疗的 HER2 过表达转移性乳腺癌的一线治疗。

3. **恩美曲妥珠单抗** 恩美曲妥珠单抗(trastuzumab-DM1,T-DM1)是一种由曲妥珠单抗与抗微管药物美坦新结合而成的抗体偶联药物。2013 年 2 月 22 日美国 FDA 正式批准恩美曲妥珠单抗上市,用于既往接受过曲妥珠单抗和 / 或紫杉烷类化疗后进展的 HER2 过表达转移性乳腺癌的治疗;2019 年 5 月 3 日美国 FDA 批准恩美曲妥珠单抗用于紫杉烷类联合曲妥珠单抗新辅助治疗后存在残存病灶的 HER2 过表达早期乳腺癌的术后辅助治疗。2020 年 1 月 21 日中国 NMPA 批准恩美曲妥珠单抗上市,用于接受了紫杉烷类联合曲妥珠单抗为基础的新辅助治疗后仍残存侵袭性病灶的 HER2 过表达早期乳腺癌的术后辅助治疗;2021 年 6 月 23 日中国 NMPA 批准恩美曲妥珠单抗用于既往接受过紫杉烷类和曲妥珠单抗治疗的 HER2 过表达不可切除的局部晚期或转移性乳腺癌的治疗。患者应具备以下任一情形:既往接受过针对局部晚期或转移性乳腺癌的治疗,或在辅助治疗期间或完成辅助治疗后 6 个月内出现疾病复发。

4. 维迪西妥单抗　维迪西妥单抗(disitamab vedotin)是一种由人源化 IgG1 亚类单抗与细胞毒药物单甲基奥瑞他汀 E(monomethyl auristatin E,MMAE)结合而成的抗体偶联药物。2018 年 9 月美国 FDA 认证维迪西妥单抗胃癌孤儿药资格;2020 年 9 月美国 FDA 授予维迪西妥单抗治疗 HER2 过表达局部晚期或转移性尿路上皮癌的突破性疗法认定和快速审批通道资格。2021 年 6 月 9 日中国 NMPA 批准维迪西妥单抗上市,用于至少接受过两种化疗的 HER2 过表达局部晚期或转移性胃癌(包括胃食管结合部腺癌)的治疗。

5. 伊尼妥单抗　伊尼妥单抗(inetetamab)是一种国产人源化 IgG1 亚类单抗。截至 2021 年 10 月 31 日,伊尼妥单抗尚未获得美国 FDA 批准上市。2020 年 6 月 17 日中国 NMPA 批准伊尼妥单抗上市,联合化疗用于 HER2 过表达晚期乳腺癌的治疗。

（九）血管内皮生长因子(vascular endothelial growth factor,VEGF)及血管内皮生长因子受体(vascular endothelial growth factor receptor,VEGFR)单抗

此类药物可以与 VEGF 或 VEGFR 结合,阻断血管生成信号转导通路,干扰肿瘤新生血管形成,发挥抗肿瘤效应。

1. 贝伐珠单抗　贝伐珠单抗(bevacizumab)是一种人源化 IgG1 亚类单抗,通过与 VEGF 结合干扰 VEGF 与 VEGFR 结合。2004 年 2 月 26 日美国 FDA 批准贝伐珠单抗上市,联合 5- 氟尿嘧啶、伊立替康和亚叶酸钙用于转移性结直肠癌患者的一线或二线治疗;2006 年 10 月 11 日美国 FDA 批准贝伐珠单抗联合卡铂和紫杉醇用于不能切除、局部进展、复发转移性非鳞非小细胞肺癌的一线治疗;2008 年 2 月 25 日美国 FDA 批准贝伐珠单抗联合紫杉醇用于 HER2 阴性转移性乳腺癌的治疗,但是于 2011 年 11 月 18 日撤销贝伐珠单抗的这项适应证;2009 年 5 月 6 日美国 FDA 加速批准贝伐珠单抗用于成人复发性胶质母细胞瘤的二线治疗;2009 年 8 月 3 日美国 FDA 批准贝伐珠单抗联合干扰素 α 用于转移性肾细胞癌的治疗;2013 年 1 月 23 日美国 FDA 批准贝伐珠单抗用于既往接受过含贝伐珠单抗方案一线治疗的晚期结直肠癌的二线治疗;2014 年 8 月 14 日美国 FDA 批准贝伐珠单抗联合紫杉醇、顺铂或拓扑替康用于晚期宫颈癌的治疗;2014 年 11 月 14 日美国 FDA 批准贝伐珠单抗联合紫杉醇、拓扑替康或聚乙二醇化脂质体阿霉素用于铂耐药复发性上皮性卵巢、输卵管、原发性腹膜癌患者的治疗;2016 年 12 月 6 日美国 FDA 批准贝伐珠单抗联合卡铂、紫杉醇或卡铂、吉西他滨用于铂类药物敏感复发性上皮性卵巢、输卵管或原发性腹膜癌的治疗;2017 年 12 月 5 日美国 FDA 完全批准贝伐珠单抗用于成人复发性胶质母细胞瘤的二线治疗;2018 年 6 月 13 日美国 FDA 批准贝伐珠单抗联合卡铂、紫杉醇用于首次手术后的晚期(Ⅲ 或 Ⅳ 期)卵巢癌的治疗;2018 年 12 月 6 日美国 FDA 批准贝伐珠单抗联合阿替利珠单抗、紫杉醇和卡铂用于 *EGFR* 基因突变阴性、*ALK* 融合基因阴性的转移性非鳞非小细胞肺癌的一线治疗;2020 年 5 月 8 日美国 FDA 批准贝伐珠单抗联合奥拉帕利用于对一线铂类化疗获得完全或部分缓解的乳腺癌易感基因(breast cancer susceptibility gene,*BRCA*)突变阳性和 / 或基因组不稳定的成人晚期上皮性卵巢癌、输卵管癌或原发性腹膜癌的一线维持治疗;2020 年 5 月 29 日美国 FDA 批准贝伐珠单抗联合阿替利珠单抗用于既往未经治疗的不可切除

或转移性肝细胞癌的一线治疗；2021 年 10 月 13 日美国 FDA 批准贝伐珠单抗联合帕博利珠单抗和化疗用于 PD-L1 表达阳性［综合阳性评分（combined positive score，CPS）≥ 1］的持续、复发转移性宫颈癌的治疗。2010 年 2 月 26 日中国 SFDA 批准贝伐珠单抗上市，联合化疗用于转移性结直肠癌的治疗；2015 年 7 月 9 日中国国家食品药品监督管理总局（China Food and Drug Administration，CFDA，原 SFDA）批准贝伐珠单抗联合卡铂和紫杉醇用于晚期、转移性或复发性非鳞非小细胞肺癌的一线治疗。

2. 雷莫芦单抗 雷莫芦单抗（ramucirumab）是一种人源化 IgG1 亚类单抗，通过与 VEGFR2 结合干扰 VEGF 与 VEGFR 结合。2014 年 4 月 21 日美国 FDA 批准雷莫芦单抗上市，用于既往接受过含 5- 氟尿嘧啶或铂类药物化疗后进展的晚期胃癌或胃食管结合部腺癌的治疗；2014 年 11 月 5 日美国 FDA 批准雷莫芦单抗联合紫杉醇用于既往接受过 5- 氟尿嘧啶或铂类药物化疗后进展的晚期胃癌或胃食管结合部腺癌的治疗；2014 年 12 月 12 日美国 FDA 批准雷莫芦单抗联合多西他赛用于转移性非小细胞癌的治疗；2015 年 4 月 24 日美国 FDA 批准雷莫芦单抗联合 FOLFIRI 方案（5- 氟尿嘧啶、亚叶酸钙和伊立替康）用于既往接受过一线贝伐珠单抗、奥沙利铂和 5- 氟尿嘧啶联合治疗且治疗中或治疗后进展的转移性结直肠癌的二线治疗；2019 年 5 月 13 日美国 FDA 批准雷莫芦单抗用于甲胎蛋白＞400ng/ml、既往接受过索拉非尼治疗的肝细胞癌的治疗；2020 年 5 月 29 日美国 FDA 批准雷莫芦单抗联合厄洛替尼用于 *EGFR* 基因 19 外显子缺失或 21 外显子 L858R 突变的转移性非小细胞肺癌的一线治疗。截至 2021 年 10 月 31 日，雷莫芦单抗尚未获得中国 NMPA 批准上市。

（十）血小板衍生生长因子受体（platelet derived growth factor receptor，PDGFR）单抗

目前研发较为成功并上市的 PDGFR 单抗是奥拉妥单抗（olaratumab）。奥拉妥单抗是一种全人源 IgG1 亚类单抗，通过靶向 PDGFR 分子，干扰血小板衍生生长因子（platelet derived growth factor，PDGF）与 PDGFR 结合并促使细胞下调 PDGFR 分子的表达，从而使肿瘤细胞不能通过 PDGF-PDGFR 信号通路增殖，发挥抗肿瘤作用。2016 年 10 月 19 日美国 FDA 加速批准奥拉妥单抗上市，联合多柔比星用于放疗和手术无法治愈的适合接受蒽环类药物化疗的软组织肉瘤的治疗。值得注意的是，由于后续临床试验结果显示奥拉妥单抗未能提高患者生存率，礼来公司于 2019 年 4 月 25 日宣布将奥拉妥单抗撤出市场。截至 2021 年 10 月 31 日，奥拉妥单抗尚未获得中国 NMPA 批准上市。

二、酪氨酸激酶抑制剂

酪氨酸激酶抑制剂（tyrosine kinase inhibitor，TKI）属于小分子抗肿瘤药物，与大分子单抗的抗肿瘤机制不同，酪氨酸激酶抑制剂主要通过与具有酪氨酸激酶活性的蛋白分子结合，通过影响其酪氨酸激酶活性干扰细胞信号转导，进而引起肿瘤细胞增殖受限和凋亡，发挥抗肿瘤作用。根据酪氨酸激酶抑制剂结合的分子类别，可分为 BCR-ABL-TKI、EGFR-TKI、VEGFR-TKI 等。根据酪氨酸激酶抑制剂作用靶点的分子的种类，可分为单靶点 TKI 和多靶点 TKI。

（一）断裂点簇集区 - 艾贝尔逊白血病病毒（breakpoint cluster region-Abelson leukemia virus，BCR-ABL）酪氨酸激酶抑制剂

在一些种类的白血病细胞中，22 号染色体长臂与 9 号染色体长臂发生易位形成了变异的 22 号染色体，即费城染色体。与此同时，定位于 9 号染色体长臂 3 区 4 带（9q34）上的原癌基因 *ABL*

转位至 22 号染色体长臂 1 区 1 带(22q11)上的 *BCR* 基因,从而形成 *BCR-ABL* 融合基因,该融合基因的产物 BCR-ABL 蛋白具有较强的酪氨酸激酶活性,能够通过激活下游信号通路促进细胞癌变。BCR-ABL 酪氨酸激酶抑制剂可以通过抑制 BCR-ABL 蛋白的酪氨酸激酶活性,发挥抗肿瘤作用。BCR-ABL 酪氨酸激酶抑制剂大致可分为三代:①第一代:伊马替尼;②第二代:达沙替尼、尼洛替尼、伯舒替尼、氟马替尼等,用于对伊马替尼耐药或不能耐受的患者;③第三代:帕纳替尼等,用于对第一代和第二代 BCR-ABL 酪氨酸激酶抑制剂耐药、具有 *BCR-ABL* 融合基因 T315I 突变的患者。

1. **伊马替尼**　伊马替尼(imatinib)是一种 2- 苯基胺嘧啶衍生物,除可以靶向 BCR-ABL 蛋白外,还可以抑制 CD117 分子(即 c-KIT)和 PDGFR 分子的酪氨酸激酶活性,属于多靶点酪氨酸激酶抑制剂。伊马替尼是全球第一个上市的酪氨酸激酶抑制剂,2001 年 5 月 10 日美国 FDA 批准伊马替尼上市,用于晚期费城染色体阳性的慢性髓系白血病的治疗;2002 年 2 月 1 日美国 FDA 批准伊马替尼用于 CD117 表达阳性的转移性或不可手术切除胃肠道间质瘤的一线治疗;2002 年 12 月 23 日美国 FDA 批准伊马替尼用于慢性髓系白血病的一线治疗;2003 年 5 月美国 FDA 批准伊马替尼用于费城染色体阳性的儿童慢性髓系白血病的治疗;2006 年美国 FDA 批准伊马替尼联合化疗用于费城染色体阳性的急性淋巴细胞白血病的一线治疗;2008 年 12 月 22 日美国 FDA 加速批准伊马替尼用于 CD117 表达阳性的成人胃肠道间质瘤的术后辅助治疗;2012 年 1 月 31 日美国 FDA 正式批准伊马替尼用于 CD117 表达阳性的成人胃肠道间质瘤的术后辅助治疗;2013 年 1 月 25 日美国 FDA 批准伊马替尼用于既往未接受过治疗的、费城染色体阳性的儿童急性淋巴细胞白血病的治疗。2002 年 4 月 17 日中国 SDA 批准伊马替尼进口,后陆续获批用于费城染色体阳性的慢性髓系白血病和 CD117 表达阳性胃肠道间质瘤的治疗。

2. **达沙替尼**　达沙替尼(dasatinib)可以靶向 BCR-ABL 蛋白、CD117 蛋白和 PDGFR 蛋白等,属于多靶点酪氨酸激酶抑制剂。2006 年 6 月 28 日美国 FDA 加速批准达沙替尼上市,用于对既往治疗(包括伊马替尼)不能耐受或耐药的各期(慢性期、加速期和急变期)成人慢性髓系白血病的治疗,同日正式批准达沙替尼用于对既往治疗不能耐受或耐药的费城染色体阳性的成人急性淋巴细胞白血病的治疗;2007 年 11 月 9 日美国 FDA 正式批准达沙替尼用于对既往治疗(包括伊马替尼)不能耐受或耐药的慢性期成人慢性髓系白血病的治疗;2009 年 5 月 26 日美国 FDA 正式批准达沙替尼用于对既往治疗(包括伊马替尼)不能耐受或耐药的各期(慢性期、加速期和急变期)成人慢性髓系白血病的治疗;2010 年 10 月 28 日美国 FDA 批准达沙替尼用于初诊费城染色体阳性慢性期慢性髓系白血病的治疗;2017 年 11 月 10 日美国 FDA 批准达沙替尼用于费城染色体阳性慢性期儿童慢性髓系白血病的治疗;2019 年 1 月 2 日美国 FDA 批准达沙替尼联合化疗用于初诊费城染色体阳性的一岁及以上儿童急性淋巴细胞白血病的治疗。2011 年 9 月 7 日中国 SFDA 批准达沙替尼上市,用于对既往治疗(包括伊马替尼)不能耐受或耐药的费城染色体阳性的各期(慢性期、加速期和急变期)成人慢性髓系白血病的治疗。

3. **尼洛替尼**　尼洛替尼(nilotinib)可以靶向 BCR-ABL 蛋白、CD117 蛋白和 PDGFR 蛋白等,属于多靶点酪氨酸激酶抑制剂。2007 年 10 月 29 日美国 FDA 批准尼洛替尼上市,用于对既往治疗(包括伊马替尼)不能耐受或耐药的、危及生命的、费城染色体阳性慢性髓系白血病的治疗;2010 年 6 月 18 日美国 FDA 批准尼洛替尼用于初诊费城染色体阳性慢性期慢性髓系白血病的治疗;2018 年 3 月 22 日美国 FDA 批准尼洛替尼用于费城染色体阳性慢性期 1 岁及以上儿童慢性髓系白血病的治疗。2009 年 7 月 28 日中国 SFDA 批准尼洛替尼上市,用于对既往治疗(包括伊马替尼)不能耐受或耐药的费城染色体阳性成人慢性髓系白血病的治疗;2016 年 7 月 12 日中国 CFDA(原 SFDA)批准尼洛替尼用于初诊费城染色体阳性成人慢性期慢性髓系白血病的治疗;2019 年 11 月 20 日中国 NMPA(原 CFDA)批准尼洛替尼用于费城染色体阳性 2 岁以上儿童慢性髓系白血病的治疗。

4. 伯舒替尼 伯舒替尼(bosutinib)主要靶向 BCR-ABL 蛋白,也可以靶向 SRC 家族激酶,属于多靶点酪氨酸激酶抑制剂。2012 年 9 月 4 日美国 FDA 批准伯舒替尼上市,用于对既往治疗(包括伊马替尼)不能耐受或耐药的、费城染色体阳性慢性髓系白血病的治疗;2017 年 12 月 19 日美国 FDA 批准伯舒替尼用于新诊断的费城染色体阳性慢性髓系白血病的一线治疗。截至 2021 年 10 月 31 日,伯舒替尼尚未获得中国 NMPA 批准上市。

5. 氟马替尼 氟马替尼(flumatinib)是中国自主开发的抗肿瘤 1 类新药,可以靶向 BCR-ABL 蛋白、CD117 蛋白等,属于多靶点酪氨酸激酶抑制剂。截至 2021 年 10 月 31 日,氟马替尼尚未获得美国 FDA 批准上市。2019 月 11 月 26 日中国 NMPA 批准氟马替尼上市,用于费城染色体阳性慢性期成人慢性髓系白血病的治疗。

6. 帕纳替尼 帕纳替尼(ponatinib)可以靶向 BCR-ABL 蛋白、CD117 蛋白和 PDGFR 蛋白、VEGFR 蛋白、成纤维细胞生长因子受体(fibroblast growth factor receptor,FGFR)蛋白等,属于多靶点酪氨酸激酶抑制剂。2012 年 12 月 14 日美国 FDA 批准帕纳替尼上市,用于成人慢性髓系白血病和费城染色体阳性急性淋巴细胞白血病的治疗;2013 年 10 月 11 日美国 FDA 发布帕纳替尼致严重及致死性血凝块和严重血管狭窄相关报告明显增加的警示信息;2013 年 10 月 31 日美国 FDA 要求 ARIAD 公司主动暂停帕纳替尼的上市许可并停止销售和使用;2013 年 11 月 5 日美国 FDA 为接受帕纳替尼治疗获益大于风险的患者提供了详细的帕纳替尼使用说明和注意事项;2013 年 12 月 20 日美国 FDA 提出了多项针对帕纳替尼的安全控制措施以重点警示其致死性血凝块和严重血管狭窄风险;2020 年 12 月 18 日美国 FDA 批准优化给药剂量和方案的帕纳替尼(旨在降低动脉闭塞事件的风险)用于既往接受过两种及以上酪氨酸激酶抑制剂治疗且不耐受或耐药的慢性期成人慢性髓系白血病的治疗。截至 2021 年 10 月 31 日,帕纳替尼尚未获得中国 NMPA 批准上市。

(二)表皮生长因子受体(epidermal growth factor receptor,EGFR)酪氨酸激酶抑制剂

EGFR 基因位于 7 号染色体短臂 1 区 1 带(7p11),由 28 个外显子构成,所编码的 EGFR 蛋白表达于细胞表面,属于受体酪氨酸激酶。在生理状态下,表皮生长因子与 EGFR 结合后启动下游信号通路,发挥促进细胞增殖的功能,在上皮细胞的损伤修复过程中发挥作用。在病理状态下(如某些非小细胞肺癌细胞中),*EGFR* 基因的 18~21 号外显子发生变异(如 18 号外显子 G719X 突变、19 号外显子缺失突变、20 号外显子 T790M 突变、20 号外显子插入突变、21 号外显子 L858R 突变等),使得 EGFR 蛋白胞内段的酪氨酸激酶结构域发生改变,在无表皮生长因子结合的情况下 EGFR 蛋白具有了持续的酪氨酸激酶活性,从而导致 EGFR 信号转导通路持续活化,引起不可控的细胞增殖,发生细胞癌变。EGFR-TKI 可以通过结合 *EGFR* 基因变异产生的异常 EGFR 蛋白胞内段酪氨酸激酶结构域以阻断异常 EGFR 蛋白的活性,从而发挥抗肿瘤作用。EGFR-TKI 可以分为三代。①第一代:吉非替尼、厄洛替尼和埃克替尼。均以喹唑啉作为母环,通过作用于异常活化的 EGFR 蛋白三磷酸腺苷(adenosine triphosphate,ATP)结合位点,抑制异常 EGFR 蛋白磷酸化酪氨酸残基的形成,但这种抑制作用是可逆的。第一代 EGFR-TKI 靶向的

EGFR 基因变异主要是 19 号外显子缺失突变和 21 号外显子 L858R 突变。②第二代：阿法替尼和达可替尼。仍以喹唑啉作为母环，除作用于异常活化的 EGFR 蛋白 ATP 结合位点外，还与异常 EGFR 蛋白结合口袋开口处附近所特有的氨基酸残基发生烷基化作用或共价键结合，进而实现对异常 EGFR 蛋白的不可逆抑制。第二代 EGFR-TKI 靶向的 *EGFR* 基因变异主要是 19 号外显子缺失突变和 21 号外显子 L858R 突变。③第三代：奥希替尼、阿美替尼和伏美替尼。其药物分子结构与第一代和第二代 EGFR-TKI 不同，不再采用喹唑啉母环结构，这样可以克服第一代和第二代 EGFR-TKI 治疗后的耐药突变——T790M 突变。*EGFR* T790M 突变能够引起 EGFR 蛋白空间构象的改变，增加变异 EGFR 蛋白与 ATP 的亲和力，最终导致耐药发生。第三代 EGFR-TKI 治疗后亦会出现耐药突变，如 20 号外显子 C797S 突变。

　　1. 吉非替尼　吉非替尼（gefitinib）是一种第一代 EGFR-TKI，靶向 *EGFR* 基因敏感突变所产生的变异蛋白，属于单靶点酪氨酸激酶抑制剂。2003 年 5 月 5 日美国 FDA 加速批准吉非替尼上市，用于既往接受过铂类药物或多西他赛治疗后疾病进展的晚期非小细胞肺癌的治疗；后续临床试验由于没有根据 *EGFR* 基因突变状态筛选患者，结果显示吉非替尼不能延长非小细胞肺癌患者的总生存期，2005 年 6 月美国 FDA 撤回吉非替尼的适应证批准许可；2015 年 7 月 13 日美国 FDA 批准吉非替尼用于 *EGFR* 基因 19 号外显子缺失突变或 21 号外显子 L858R 突变的晚期非小细胞肺癌的一线治疗。2004 年 12 月中国 SFDA 批准吉非替尼上市，用于既往接受过治疗的晚期非小细胞肺癌的治疗；2011 年 2 月 22 日中国 SFDA 批准吉非替尼用于 *EGFR* 基因敏感突变阳性的局部晚期或转移性非小细胞肺癌患者的一线治疗。

　　2. 厄洛替尼　厄洛替尼（erlotinib）是一种第一代 EGFR-TKI，靶向 *EGFR* 基因敏感突变所产生的变异蛋白，属于单靶点酪氨酸激酶抑制剂。2004 年 11 月 18 日美国 FDA 批准厄洛替尼上市，用于既往接受过治疗的局部晚期或转移性非小细胞肺癌的治疗；2005 年 11 月 2 日美国 FDA 批准厄洛替尼联合吉西他滨用于进展期胰腺癌的一线治疗；2010 年 4 月 18 日美国 FDA 批准厄洛替尼用于既往接受过 4 个周期含铂一线化疗后未进展的局部晚期或转移性非小细胞肺癌的维持治疗；2013 年 5 月 15 日美国 FDA 批准厄洛替尼用于 *EGFR* 基因敏感突变阳性转移性非小细胞肺癌的一线治疗；2020 年 5 月 29 日美国 FDA 批准厄洛替尼联合雷莫芦单抗用于 *EGFR* 基因 19 号外显子缺失突变或 21 号外显子 L858R 突变的转移性非小细胞肺癌的一线治疗。2006 年 4 月 6 日中国 SFDA 批准厄洛替尼上市，用于既往接受过二线及以上化疗且失败后的局部晚期或转移性非小细胞肺癌的三线治疗；2017 年 3 月 10 日中国 CFDA（原 SFDA）批准厄洛替尼用于 *EGFR* 基因敏感突变阳性的局部晚期或转移性非小细胞肺癌的一线治疗。

　　3. 埃克替尼　埃克替尼（icotinib）是一种第一代 EGFR-TKI，是中国第一个具有完全自主知识产权的小分子靶向抗癌新药，靶向 *EGFR* 基因敏感突变所产生的变异蛋白，属于单靶点酪氨酸激酶抑制剂。截至 2021 年 10 月 31 日，埃克替尼尚未获得美国 FDA 批准上市。2011 年 6 月 7 日中国 SFDA 批准埃克替尼上市，用于晚期非小细胞肺癌的二线或三线治疗；2014 年 11 月 13 日中国 CFDA（原 SFDA）批准埃克替尼用于 *EGFR* 基因敏感突变阳性晚期非小细胞肺癌的一线治疗；2021 年 6 月 3 日中国 NMPA（原 CFDA）批准埃克替尼用于 *EGFR* 基因敏感突变阳性 Ⅱ~ⅢA 期非小细胞肺癌的术后辅助治疗。

　　4. 阿法替尼　阿法替尼（afatinib）是一种第二代 EGFR-TKI，可以靶向 *EGFR* 基因敏感突变所产生的变异蛋白，也可以靶向 HER2、HER4 蛋白，对 HER3 蛋白的转磷酸化也有抑制作用，属于多靶点酪氨酸激酶抑制剂。2013 年 7 月 12 日美国 FDA 批准阿法替尼上市,用于 *EGFR* 基因 19 号外显子缺失突变或 21 号外显子 L858R 突变转移性非小细胞肺癌的一线治疗;2016 年 4 月 15 日美国 FDA 批准阿法替尼用于既往接受过含铂药物化疗且进展的晚期肺鳞癌的治疗;2018 年 1 月 16 日美国 FDA 批准阿法替尼用于 *EGFR* 基因 18 号外显子 G719X 突变、20 号外显子 S768I 突变或 21 号外显子 L861Q 突变转移性非小细胞肺癌的一线治疗。2017 年 2 月 21 日中国 CFDA 批准阿法替尼上市,用于 *EGFR* 基因敏感突变阳性转移性非小细胞肺癌的一线治疗,同日批准阿法替尼用于晚期肺鳞癌的二线治疗。

5. **达可替尼** 达可替尼(dacomitinib)是一种第二代 EGFR-TKI,可以靶向 *EGFR* 基因敏感突变所产生的变异蛋白,也可以靶向 HER2、HER4 蛋白,属于多靶点酪氨酸激酶抑制剂。2018 年 9 月 27 日美国 FDA 批准达可替尼上市,用于 *EGFR* 基因 19 号外显子缺失突变或 21 号外显子 L858R 突变转移性非小细胞肺癌的一线治疗。2019 年 5 月 15 日中国 NMPA 批准达可替尼上市,用于 *EGFR* 基因 19 号外显子缺失突变或 21 号外显子 L858R 突变的局部晚期或转移性非小细胞肺癌的一线治疗。

6. **奥希替尼** 奥希替尼(osimertinib)是一种第三代 EGFR-TKI,靶向 *EGFR* 基因敏感突变以及 20 号外显子 T790M 突变所产生的变异蛋白,属于单靶点酪氨酸激酶抑制剂。2015 年 11 月 13 日美国 FDA 加速批准奥希替尼上市,用于既往接受过 EGFR-TKI 治疗且于治疗中或治疗后出现疾病进展、存在 *EGFR* 基因 20 号外显子 T790M 突变的局部晚期或转移性非小细胞肺癌的治疗;2017 年 3 月 31 日美国 FDA 正式批准奥希替尼用于既往接受过 EGFR-TKI 治疗且于治疗中或治疗后出现疾病进展、存在 *EGFR* 基因 20 号外显子 T790M 突变的局部晚期或转移性非小细胞肺癌的治疗;2018 年 4 月 18 日美国 FDA 批准奥希替尼用于 *EGFR* 基因 19 号外显子缺失突变或 21 号外显子 L858R 突变晚期或转移性非小细胞肺癌患者的一线治疗;2020 年 12 月 21 日美国 FDA 批准奥希替尼用于 *EGFR* 基因 19 号外显子缺失突变或 21 号外显子 L858R 突变非小细胞肺癌的术后辅助治疗。2017 年 3 月 24 日中国 CFDA 批准奥希替尼上市,用于既往接受过 EGFR-TKI 治疗且于治疗中或治疗后出现疾病进展、存在 *EGFR* 基因 20 号外显子 T790M 突变局部晚期或转移性非小细胞肺癌的治疗;2019 年 8 月 31 日中国 NMPA(原 CFDA)批准奥希替尼用于 *EGFR* 基因 19 号外显子缺失突变或 21 号外显子 L858R 突变晚期或转移性非小细胞肺癌患者的一线治疗;2021 年 4 月 14 日中国 NMPA 批准奥希替尼用于 *EGFR* 基因 19 号外显子缺失突变或 21 号外显子 L858R 突变非小细胞肺癌的术后辅助治疗。

7. **阿美替尼** 阿美替尼(almonertinib)是一种国产第三代 EGFR-TKI,靶向 *EGFR* 基因敏感突变以及 20 号外显子 T790M 突变所产生的变异蛋白,属于单靶点酪氨酸激酶抑制剂。截至 2021 年 10 月 31 日,阿美替尼尚未获得美国 FDA 批准上市。2020 年 3 月 18 日中国 NMPA 批准阿美替尼上市,用于既往接受过 EGFR-TKI 治疗且于治疗中或治疗后出现疾病进展、存在 *EGFR* 基因 20 号外显子 T790M 突变局部晚期或转移性非小细胞肺癌的治疗。

8. **伏美替尼** 伏美替尼(furmonertinib)是一种国产第三代 EGFR-TKI,靶向 *EGFR* 基因敏感突变以及 20 号外显子 T790M 突变所产生的变异蛋白,属于单靶点酪氨酸激酶抑制剂。截至 2021 年 10 月 31 日,伏美替尼尚未获得美国 FDA 批准上市。2021 年 3 月 3 日中国 NMPA 批准伏美替尼上市,用于既往接受过 EGFR-TKI 治疗且于治疗中或治疗后出现疾病进展、存在 *EGFR* 基因 20 号外显子 T790M 突变的局部晚期或转移性非小细胞肺癌的治疗。

（三）棘皮动物微管结合样蛋白 4- 间变淋巴瘤激酶（echinoderm microtubule associated-protein like 4-anaplastic lymphoma kinase，*EML4-ALK*）酪氨酸激酶抑制剂

ALK 基因编码的蛋白属于胰岛素受体超家族的一种受体酪氨酸激酶，定位于 2 号染色体短臂 2 区 3 带（2p23）。在肿瘤细胞中 *ALK* 基因发生的最常见的变异类型是基因融合，即 *ALK* 基因断裂后与其他基因发生融合。形成的融合基因翻译产生的变异蛋白的磷酸化功能异常，从而影响下游信号通路，最终引起细胞增殖失控，导致肿瘤的发生。*ALK* 融合基因的致癌性与 *ALK* 基因的融合伴侣有关，目前已经发现的 *ALK* 融合基因形式包括 *EML4-ALK* 融合基因（多见于非小细胞肺癌）、核磷蛋白 1（nucleophosmin 1，*NPM1*）-*ALK* 融合基因（多见于间变性大细胞淋巴瘤）等。ALK-TKI 可以作用于 ALK 融合蛋白的胞内段酪氨酸激酶结构域，阻断细胞信号转导，抑制肿瘤细胞增殖，从而发挥抗肿瘤作用。ALK-TKI 可以分为三代：①第一代，克唑替尼；②第二代，塞瑞替尼、阿来替尼、布格替尼和恩沙替尼；③第三代，洛拉替尼。

1. 克唑替尼　克唑替尼（crizotinib）是一种第一代 ALK-TKI，靶向 ALK 融合蛋白，也可以靶向 v-ROS 鸟类 UR2 肉瘤病毒致癌基因同源物 1（v-Ros avian UR2 sarcoma virus oncogene homolog 1，ROS1）蛋白和间质上皮转换因子（mesenchymal epithelial transition factor，MET）蛋白，属于多靶点酪氨酸激酶抑制剂。2011 年 8 月 26 日美国 FDA 批准克唑替尼上市，用于 *ALK* 融合基因阳性局部晚期和转移性非小细胞肺癌的治疗；2016 年 3 月 11 日美国 FDA 批准克唑替尼用于 *ROS1* 融合基因阳性晚期非小细胞肺癌的治疗；2021 年 1 月 14 日美国 FDA 批准克唑替尼用于 *ALK* 融合基因阳性的 1 岁及以上儿童和青年复发难治性系统性间变大细胞淋巴瘤的治疗。2013 年 1 月 22 日中国 SFDA 批准克唑替尼上市，用于 *ALK* 融合基因阳性局部晚期和转移性非小细胞肺癌患者的治疗；2017 年 9 月 23 日中国 CFDA（原 SFDA）批准克唑替尼用于 *ROS1* 融合基因阳性晚期非小细胞肺癌的治疗。

2. 塞瑞替尼　塞瑞替尼（ceritinib）是一种第二代 ALK-TKI，靶向 ALK 融合蛋白，也可以靶向 ROS1 融合蛋白等，属于多靶点酪氨酸激酶抑制剂。2014 年 4 月 29 日美国 FDA 加速批准塞瑞替尼上市，用于既往接受过克唑替尼治疗且耐药或不耐受的 *ALK* 融合基因阳性转移性非小细胞肺癌的治疗；2017 年 5 月 26 日美国 FDA 批准塞瑞替尼用于 *ALK* 融合基因阳性转移性非小细胞肺癌的一线治疗。2018 年 5 月 31 日中国 NMPA 批准塞瑞替尼上市，用于既往接受过克唑替尼治疗且耐药或不耐受的 *ALK* 融合基因阳性局部晚期和转移性非小细胞肺癌的治疗；2020 年 5 月 28 日中国 NMPA 批准塞瑞替尼用于 *ALK* 融合基因阳性局部晚期和转移性非小细胞肺癌的一线治疗。

3. 阿来替尼　阿来替尼（alectinib）是一种第二代 ALK-TKI，靶向 ALK 融合蛋白，也可以靶向转染重排（rearranged during transfection，RET）融合蛋白，属于多靶点酪氨酸激酶抑制剂。2015 年 12 月 11 日美国 FDA 批准阿来替尼上市，用于既往接受过克唑替尼治疗且耐药或不耐受的 *ALK* 融合基因阳性转移性非小细胞肺癌的治疗；2017 年 11 月 6 日美国 FDA 批准阿来替尼用于 *ALK* 融合基因阳性转移性非小细胞肺癌的一线治疗。2018 年 8 月 15 日中国 NMPA 批准阿来替尼上市，用于 *ALK* 融合基因阳性转移性非小细胞肺癌的一线治疗。

4. 布格替尼　布格替尼（brigatinib）是一种第二代 ALK-TKI，靶向 ALK 融合蛋白，也可以靶向 EGFR 蛋白等，属于多靶点酪氨酸激酶抑制剂。2017 年 4 月 28 日美国 FDA 加速批准布格替尼上市，用于既往接受过克唑替尼治疗且耐药或不耐受的 *ALK* 融合基因阳性转移性非小细肺癌的治疗;2020 年 5 月 22 日美国 FDA 批准布格替尼用于 *ALK* 融合基因阳性转移性成人非小细胞肺癌的一线治疗。2022 年 3 月 22 日中国 NMPA 批准布格替尼上市,用于 *ALK* 融合基因阳性局部晚期和转移性非小细胞肺癌的一线治疗。

5. 恩沙替尼　恩沙替尼(ensartinib)是一种国产第二代 ALK-TKI,靶向 ALK 融合蛋白,也可以靶向 ROS1 融合蛋白等,属于多靶点酪氨酸激酶抑制剂。截至 2021 年 10 月 31 日,恩沙替尼尚未获得美国 FDA 批准上市。2020 年 11 月 19 日中国 NMPA 批准恩沙替尼上市,用于既往接受过克唑替尼治疗且耐药或不耐受的 *ALK* 融合基因阳性局部晚期和转移性非小细胞肺癌的治疗;2021 年 7 月 13 日中国 NMPA 批准恩沙替尼用于 *ALK* 融合基因阳性局部晚期和转移性非小细胞肺癌的一线治疗。

6. 洛拉替尼　洛拉替尼(lorlatinib)是一种第三代 ALK-TKI,靶向 ALK 融合蛋白,也可以靶向 ROS1 融合蛋白等,属于多靶点酪氨酸激酶抑制剂。2018 年 11 月 2 日美国 FDA 批准洛拉替尼上市,用于既往接受过克唑替尼和至少一种其他 ALK-TKI 治疗后疾病进展的 *ALK* 融合基因阳性转移性非小细胞肺癌的治疗,同日批准洛拉替尼用于既往接受阿来替尼或塞瑞替尼作为一线治疗且疾病进展的 *ALK* 融合基因阳性转移性非小细胞肺癌的治疗;2021 年 3 月 3 日美国 FDA 批准洛拉替尼用于 *ALK* 融合基因阳性转移性非小细胞肺癌的一线治疗。2022 年 4 月 29 日中国 NMPA 批准洛拉替尼上市,用于 *ALK* 融合基因阳性局部晚期和转移性非小细胞肺癌的一线治疗。

(四) v-ROS 鸟类 UR2 肉瘤病毒致癌基因同源物 1(v-Ros avian UR2 sarcoma virus oncogene homolog 1,ROS1)酪氨酸激酶抑制剂

ROS1 基因位于 6 号染色体长臂 2 区 2 带(6q22),该区域的非随机重排与胶质母细胞瘤、肝内胆管癌和肺腺癌等肿瘤的发生相关。*ROS1* 基因的编码产物是胰岛素受体超家族中的一种受体酪氨酸激酶,当 *ROS1* 基因发生融合后可导致下游细胞生长和增殖相关信号通路持续活化,最终发生癌变。ROS1-TKI 可以阻断 *ROS1* 融合基因产生融合蛋白的酪氨酸激酶活性,从而抑制肿瘤细胞过度增殖,发挥抗肿瘤作用。由于 *ROS1* 基因与 *ALK* 基因具有较高的同源性,故许多 ALK-TKI 也可以抑制 *ROS1* 融合基因阳性肿瘤细胞的增殖,发挥抗肿瘤作用。在这里主要介绍恩曲替尼(entrectinib),其他 ROS1-TKI 见 ALK-TKI 部分。恩曲替尼可以靶向 ROS1 融合蛋白、ALK 融合蛋白和原肌球蛋白相关激酶(tropomyosin related kinase,TRK)融合蛋白(TRK 融合蛋白由神经营养受体酪氨酸激酶[neurotrophic receptor tyrosine kinase,*NTRK*]融合基因编码),属于多靶点酪氨酸激酶抑制剂。2019 年 8 月 15 日美国 FDA 批准恩曲替尼上市,用于 *ROS1* 融合基因阳性成人转移性非小细胞肺癌的治疗,同日加速批准恩曲替尼用于无已知获得性耐药基因突变的、*NTRK* 融合基因阳性的 12 岁以上成人及儿童手术风险高的实体瘤或转移性实体瘤的替代治疗。截至 2021 年 10 月 31 日,恩曲替尼尚未获得中国 NMPA 批准上市。

(五) 间质上皮转换因子(mesenchymal epithelial transition factor,MET)酪氨酸激酶抑制剂

MET 基因位于 7 号染色体的长臂 3 区 1 带(7q31),其编码的 MET 蛋白又被称为肝细胞生长因子受体(hepatocyte growth factor receptor,HGFR),属于受体酪氨酸激酶,可以与配体肝细胞生长因子(hepatocyte growth factor,HGF)结合,激活下游信号通路,促进细胞的增殖、分化、迁移。当 *MET* 基因发生变异时,HGF-MET 信号通路发生异常,进而导致细胞增殖失控,发生癌

变。*MET* 基因变异主要包括以下四种形式：① *MET* 融合基因的产生；② *MET* 基因发生激活突变；③ *MET* 基因拷贝数扩增；④ *MET* 基因在转录水平上过表达。目前的 MET-TKI 大多数只能对上述四种变异中的 *MET* 基因激活突变和 *MET* 拷贝数扩增有效。此处主要介绍靶向 *MET* 基因 14 号外显子跳跃突变的酪氨酸激酶抑制剂。

1. **卡马替尼**　卡马替尼（capmatinib）单一靶向 MET 蛋白，属于单靶点酪氨酸激酶抑制剂。2020 年 5 月 6 日美国 FDA 批准卡马替尼上市，用于 *MET* 基因 14 号外显子跳跃突变阳性的成人转移性非小细胞肺癌的治疗。截至 2021 年 10 月 31 日，卡马替尼尚未获得中国 NMPA 批准上市。

2. **特泊替尼**　特泊替尼（tepotinib）单一靶向 MET 蛋白，属于单靶点酪氨酸激酶抑制剂。2021 年 2 月 3 日美国 FDA 批准特泊替尼上市，用于 *MET* 基因 14 号外显子跳跃突变阳性的成人转移性非小细胞肺癌的治疗。截至 2021 年 10 月 31 日，特泊替尼尚未获得中国 NMPA 批准上市。

3. **赛沃替尼**　赛沃替尼（savolitinib）是一种国产 MET-TKI，单一靶向 MET 蛋白，属于单靶点酪氨酸激酶抑制剂。截至 2021 年 10 月 31 日，赛沃替尼尚未获得美国 FDA 批准上市。2021 年 6 月 22 日中国 NMPA 批准赛沃替尼上市，用于 *MET* 基因 14 号外显子跳跃突变阳性的成人转移性非小细胞肺癌的治疗。

（六）转染重排（rearranged during transfection，RET）酪氨酸激酶抑制

RET 基因位于 10 号染色体长臂 1 区 1 带（10q11），包括 21 个外显子。*RET* 基因编码一种跨膜的酪氨酸激酶受体 RET 蛋白，可调节细胞生长和分化。在甲状腺乳头状癌、非小细胞肺癌等肿瘤均发现有 *RET* 融合基因，如卷曲螺旋结构域 6（coiled-coil domain containing 6，*CCDC6*）-*RET* 融合基因、驱动蛋白家族成员 5B（kinesin family member 5B，*KIF5B*）-*RET* 和三结构域家族成员 33（tripartite motif containing 33，*TRIM33*）-*RET* 融合基因，这些 *RET* 融合基因所产生的 RET 融合蛋白可以不依赖配体而持续活化，引起细胞增殖失控。此外，*RET* 基因突变可以引起细胞癌变。RET-TKI 可以抑制 *RET* 融合基因以及 *RET* 基因突变所产生的变异蛋白的酪氨酸激酶活性，发挥抗肿瘤作用。

1. **塞尔帕替尼**　塞尔帕替尼（selpercatinib）是一种 RET-TKI，靶向 RET 变异蛋白，也可以靶向 VEGFR 蛋白，属于多靶点酪氨酸激酶抑制剂。2020 年 5 月 8 日美国 FDA 批准塞尔帕替尼上市，用于 *RET* 融合基因阳性成人转移性非小细胞肺癌的治疗，同日批准塞尔帕替尼用于需要全身治疗的放射性碘难治性、*RET* 融合基因阳性、12 岁及以上成人及儿童晚期甲状腺癌的治疗和需要全身治疗的 *RET* 基因突变阳性、12 岁及以上成人及儿童晚期甲状腺髓样癌的治疗。截至 2021 年 10 月 31 日，塞尔帕替尼尚未获得中国 NMPA 批准上市。

2. **普拉替尼**　普拉替尼（pralsetinib）是一种 RET-TKI，靶向 RET 变异蛋白，也可以靶向 VEGFR 蛋白，属于多靶点酪氨酸激酶抑制剂。2020 年 9 月 4 日美国 FDA 批准普拉替尼上市，用于 *RET* 融合基因阳性成人转移性非小细胞肺癌的治疗；2020 年 12 月 1 日美国 FDA 批准普拉替尼用于需要全身治疗的放射性碘难治性、*RET* 融合基因阳性、12 岁及以上成人及儿童晚期甲状腺癌的治疗，同日批准普拉替尼用于需要全身治疗的 *RET* 基因突变阳性、12 岁及以上成人及儿童晚期甲状腺髓样癌的治疗。2021 年 3 月 24 日中国 NMPA 批准普拉替尼上市，用于既往接受过含铂化疗的 *RET* 融合基因阳性成人局部晚期或转移性非小细胞肺癌的治疗。

（七）成纤维细胞生长因子受体（fibroblast growth factor receptor，FGFR）酪氨酸激酶抑制剂

FGFR 基因家族包括定位于 8 号染色体短臂 1 区 1 带（8p11）的 *FGFR1* 基因、定位于 10 号染色体长臂 2 区 6 带（10q26）的 *FGFR2* 基因、定位于 4 号染色体短臂 1 区 6 带（4p16）的 *FGFR3* 基因和定位于 5 号染色体长臂 3 区 5 带（5q35）的 *FGFR4* 基因。*FGFR* 基因家族编码产生受体酪氨酸激酶，在配体成纤维细胞生长因子（fibroblast growth factor，FGF）的作用下，FGFR 下游信号转导通路活化促进细胞增殖。在部分尿路上皮癌、胆管细胞癌等肿瘤细胞中 *FGFR* 基因发生变异（如基因融合、基因突变等），FGFR 信号通路持续活化，引起细胞不可控增殖。FGFR-TKI 可以阻断变异 FGFR 蛋白的酪氨酸激酶活性，发挥抗肿瘤作用。

1. 厄达替尼　厄达替尼（erdafitinib）可以靶向 FGFR 蛋白、RET 融合蛋白、PDGFR 蛋白等，属于多靶点酪氨酸激酶抑制剂。2019 年 4 月 12 日美国 FDA 批准厄达替尼上市，用于既往接受过含铂化疗后进展的 *FGFR3* 或 *FGFR2* 基因变异阳性的成人局部晚期或转移性膀胱癌的治疗。截至 2021 年 10 月 31 日，厄达替尼尚未获得中国 NMPA 批准上市。

2. 佩米替尼　佩米替尼（pemigatinib）可以靶向多种 FGFR 蛋白，属于多靶点酪氨酸激酶抑制剂。2020 年 4 月 17 日美国 FDA 批准佩米替尼上市，用于既往接受过治疗的 *FGFR2* 融合基因阳性成人局部晚期或转移性胆管细胞癌的治疗。截至 2021 年 10 月 31 日，佩米替尼尚未获得中国 NMPA 批准上市。

3. 英菲格拉替尼　英菲格拉替尼（infigratinib）可以靶向多种 FGFR 蛋白，属于多靶点酪氨酸激酶抑制剂。2021 年 5 月 28 日美国 FDA 批准英菲格拉替尼上市，用于既往接受过治疗的 *FGFR2* 融合基因阳性局部晚期或转移性胆管细胞癌的治疗。截至 2021 年 10 月 31 日，英菲格拉替尼尚未获得中国 NMPA 批准上市。

（八）血管内皮生长因子受体（vascular endothelial growth factor receptor，VEGFR）酪氨酸激酶抑制剂

VEGFR 基因家族包括定位于 13 号染色体长臂 1 区 2 带（13q12）的 *VEGFR1* 基因、定位于 4 号染色体长臂 1 区 2 带（4q12）的 *VEGFR2* 基因和定位于 5 号染色体长臂 3 区 5 带（5q35）的 *VEGFR3* 基因。*VEGFR* 基因家族可以编码受体酪氨酸激酶，在配体 VEGF 的作用下 VEGFR 下游信号转导通路活化促进血管内皮细胞增殖迁移和新生血管的形成。肿瘤微环境中新生血管一方面为体积迅速增加的肿瘤提供养分，另一方面也为肿瘤细胞进入血液循环发生远处转移提供了便利条件。VEGFR-TKI 可以抑制 VEGFR 的酪氨酸激酶活性，阻断血管生成信号转导通路，干扰肿瘤新生血管形成，从而发挥抗肿瘤效应。

1. 帕唑帕尼　帕唑帕尼（pazopanib）是一种 VEGFR-TKI，可以靶向 VEGFR 蛋白、PDGFR 蛋白、FGFR 蛋白等，属于多靶点酪氨酸激酶抑制剂。2009 年 10 月 19 日美国 FDA 批准帕唑帕尼上市，用于晚期肾细胞癌的治疗；2012 年 4 月 26 日美国 FDA 批准帕唑帕尼用于既往接受过化疗的晚期软组织肉瘤的治疗。2017 年 2 月 22 日中国 CFDA 批准帕唑帕尼上市，用于晚期肾细胞癌的一线治疗。

2. 阿昔替尼　阿昔替尼（axitinib）是一种 VEGFR-TKI，可以靶向多种 VEGFR 蛋白、PDGFR 蛋白等，属于多靶点酪氨酸激酶抑制剂。2012 年 1 月 27 日美国 FDA 批准阿昔替尼上市，用于晚期肾细胞癌的治疗；2019 年 4 月 22 日美国 FDA 批准阿昔替尼联合帕博利珠单抗用于晚期肾

细胞癌的一线治疗;2019 年 5 月 14 日美国 FDA 批准阿昔替尼联合阿维单抗(avelumab)用于晚期肾细胞癌的一线治疗。2015 年 5 月 12 日中国 CFDA 批准阿昔替尼上市,用于既往接受过一种酪氨酸激酶抑制剂或细胞因子治疗失败的成人进展期肾细胞癌的治疗。

3. 阿帕替尼　阿帕替尼(apatinib)是一种国产 VEGFR-TKI,可以靶向 VEGFR 蛋白、PDGFR 蛋白等,属于多靶点酪氨酸激酶抑制剂。截至 2021 年 10 月 31 日,阿帕替尼尚未获得美国 FDA 批准上市。2014 年 10 月 17 日中国 CFDA 批准阿帕替尼上市,用于既往接受过至少两种化疗后进展或复发的晚期胃腺癌或胃食管结合部腺癌的三线治疗;2020 年 12 月 31 日中国 NMPA(原 CFDA)批准阿帕替尼用于既往接受过至少一线系统性治疗后失败或不可耐受的晚期肝细胞癌的治疗。

4. 安罗替尼　安罗替尼(anlotinib)是一种国产 VEGFR-TKI,可以靶向 VEGFR 蛋白、PDGFR 蛋白、FGFR 蛋白等,属于多靶点酪氨酸激酶抑制剂。截至 2021 年 10 月 31 日,安罗替尼尚未获得美国 FDA 批准上市。2018 年 5 月 8 日中国 NMPA 批准安罗替尼上市,用于既往接受过至少两种系统化疗后复发或进展的局部晚期或转移性非小细胞肺癌的治疗;2019 年 6 月 26 日中国 NMPA 批准安罗替尼用于腺泡状软组织肉瘤、透明细胞肉瘤以及既往接受过含蒽环类药物的化疗后进展或复发的其他晚期软组织肉瘤的治疗;2019 年 8 月 30 日中国 NMPA 批准安罗替尼用于小细胞肺癌的三线治疗;2021 年 1 月 31 日中国 NMPA 批准安罗替尼用于无法手术的局部晚期或转移性甲状腺髓样癌的治疗。

5. 呋喹替尼　呋喹替尼(fruquintinib)是一种国产 VEGFR-TKI,可以靶向多种 VEGFR 蛋白,属于多靶点酪氨酸激酶抑制剂。截至 2021 年 10 月 31 日,呋喹替尼尚未获得美国 FDA 批准上市。2018 年 9 月 4 日中国 NMPA 批准呋喹替尼上市,用于既往接受过氟尿嘧啶类、奥沙利铂和伊立替康为基础的化疗以及既往接受过或不适合接受抗 VEGF 治疗、抗 EGFR 治疗的 *RAS* 基因野生型转移性结直肠癌的治疗。

（九）人表皮生长因子受体 2（human epidermal growth factor receptor 2，HER2）酪氨酸激酶抑制剂

HER2 基因定位于 17 号染色体长臂 1 区 2 带(17q12),所编码的 HER2 蛋白表达于细胞表面,属于受体酪氨酸激酶。HER2 蛋白胞外段没有配体结合结构域,因此 HER2 蛋白的激活主要是通过与 EGFR 蛋白等其他 HER 家族蛋白发生同源或异源二聚化以启动下游信号通路,发挥促进细胞增殖的功能。在病理状态下(如某些乳腺癌细胞中),*HER2* 基因过表达,产生过多的 HER2 蛋白,导致 HER2 信号转导通路活性增强,引起不可控的细胞增殖,发生细胞癌变。HER2-TKI 通过结合 HER2 蛋白胞内段酪氨酸激酶结构域阻断 HER2 蛋白的活性,从而发挥抗肿瘤作用。

1. 拉帕替尼　拉帕替尼(lapatinib)可以同时靶向 HER2 蛋白和 EGFR 蛋白,属于多靶点酪氨酸激酶抑制剂。2007 年 3 月 13 日美国 FDA 批准拉帕替尼上市,联合卡培他滨用于既往接受过蒽环类药物、紫杉醇和曲妥珠单抗治疗且进展的 HER2 过表达阳性晚期或转移性乳腺癌的治疗;2010 年 1 月 29 日美国 FDA 批准拉帕替尼联合来曲唑用于既往接受过激素治疗的 HER2 过表达阳性、激素受体阳性转移性乳腺癌的治疗。2013 年 1 月 22 日中国 SFDA 批准拉帕替尼上市,联合卡培他滨用于既往接受过蒽环类药物、紫杉醇和曲妥珠单抗治疗且进展的 HER2 过表达阳性晚期或转移性乳腺癌的治疗。

2. **奈拉替尼** 奈拉替尼(neratinib)可以同时靶向 HER2 蛋白、HER4 蛋白和 EGFR 蛋白,属于多靶点酪氨酸激酶抑制剂。2017 年 7 月 17 日美国 FDA 批准奈拉替尼上市,用于 HER2 过表达阳性早期乳腺癌的延长辅助治疗;2020 年 2 月 26 日美国 FDA 批准奈拉替尼联合卡培他滨用于既往接受过两种及以上抗 HER2 治疗的 HER2 过表达阳性成人晚期或转移性乳腺癌的治疗。2020 年 4 月 27 日中国 NMPA 批准奈拉替尼上市,用于 HER2 过表达阳性早期乳腺癌的延长辅助治疗。

3. **图卡替尼** 图卡替尼(tucatinib)可以同时靶向 HER2 蛋白和 HER3 蛋白,属于多靶点酪氨酸激酶抑制剂。2020 年 4 月 17 日美国 FDA 批准图卡替尼上市,联合曲妥珠单抗和卡培他滨用于既往接受过一种及以上抗 HER2 治疗的 HER2 过表达阳性成人晚期不可切除或转移性乳腺癌的治疗。截至 2021 年 10 月 31 日,图卡替尼尚未获得中国 NMPA 批准上市。

4. **吡咯替尼** 吡咯替尼(pyrotinib)是一种国产 HER2-TKI,可以同时靶向 HER2 蛋白、HER4 蛋白和 EGFR 蛋白,属于多靶点酪氨酸激酶抑制剂。截至 2021 年 10 月 31 日,吡咯替尼尚未获得美国 FDA 批准上市。2018 年 8 月 14 日中国 NMPA 批准吡咯替尼上市,联合卡培他滨用于既往接受过蒽环类药物和紫杉醇治疗且进展的 HER2 过表达阳性晚期或转移性乳腺癌的治疗。

(十)原肌球蛋白相关激酶(tropomyosin related kinase,TRK)抑制剂

NTRK 基因家族包括定位于 1 号染色体长臂 2 区 3 带(1q23)的 *NTRK1* 基因、定位于 9 号染色体长臂 2 区 1 带(9q21)的 *NTRK2* 基因和定位于 15 号染色体 2 区 5 带(15q25)的 *NTRK3* 基因。*NTRK1* 基因编码的原肌球蛋白相关激酶 A(tropomyosin related kinase A,TRKA)蛋白可以与神经生长因子(nerve growth factor,NGF)结合;*NTRK2* 基因编码的原肌球蛋白相关激酶 B(tropomyosin related kinase B,TRKB)蛋白可以与脑源神经营养因子(brain derived neurotrophic factor,BDNF)结合;*NTRK3* 基因编码的原肌球蛋白相关激酶 C(tropomyosin related kinase C,TRKC)蛋白可以与神经营养因子 3(neurotrophin 3,NTF-3)结合。这些配体与 TRK 受体结合后可以通过受体的酪氨酸激酶活性磷酸化下游分子,发挥促进细胞增殖的功能。在病理状态下,*NTRK* 基因与其他基因发生融合,产生 *NTRK* 融合基因,如分化抗原簇 74(cluster of differentiation,*CD74*)-*NTRK1* 融合基因、三结构域家族成员 24(tripartite motif containing 24,*TRIM24*)-*NTRK2* 融合基因、BTB 结构域蛋白 1(BTB domain containing 1,*BTBD1*)-*NTRK3* 融合基因等。这些 *NTRK* 融合基因产生的 TRK 融合蛋白将处于不依赖配体的持续活化状态,引发永久性的信号级联反应,导致细胞增殖失控和癌变。TRK-TKI 可以阻断 TRK 融合蛋白的酪氨酸激酶活性,发挥抗肿瘤作用。目前研发成功并上市的 TRK-TKI 有恩曲替尼、卡博替尼(cabozantinib)和拉罗替尼(larotrectinib),恩曲替尼已经在 ROS1-TKI 中介绍,卡博替尼将在多靶点酪氨酸激酶抑制剂中介绍,此处主要介绍拉罗替尼。拉罗替尼可以靶向多种 TRK 融合蛋白,属于多靶点酪氨酸激酶抑制剂。2018 年 11 月 26 日美国 FDA 加速批准拉罗替尼上市,用于无已知获得性耐药基因突变的 *NTRK* 融合基因阳性成人及儿童手术风险高的实体瘤或转移性实体瘤的替代治疗。截至 2021 年 10 月 31 日,拉罗替尼尚未获得中国 NMPA 批准上市。

(十一)Bruton 酪氨酸激酶(Bruton tyrosine kinase,BTK)抑制剂

BTK 基因位于 X 染色体长臂 2 区 2 带(Xq22),编码的 BTK 蛋白是 B 细胞受体(B-cell receptor,BCR)信号传导通路中的关键蛋白分子。活化的 BTK 蛋白可激活下游信号转导通路,

在正常 B 淋巴细胞的成熟及 B 细胞淋巴瘤生长和增殖中发挥重要作用。BTK 抑制剂可以与 BTK 蛋白结合并抑制其酪氨酸激酶活性,抑制下游信号转导通路的激活,从而抑制肿瘤细胞黏附、迁移、归巢,促进肿瘤细胞凋亡,发挥抗肿瘤作用。

1. 伊布替尼　伊布替尼(ibrutinib)靶向 BTK 蛋白,属于单靶点酪氨酸激酶抑制剂。2013 年 11 月 13 日美国 FDA 批准伊布替尼上市,用于既往接受过治疗的套细胞淋巴瘤的治疗;2014 年 2 月 12 日美国 FDA 批准伊布替尼用于既往接受过治疗的慢性淋巴细胞白血病的治疗;2014 年 7 月 28 日美国 FDA 批准伊布替尼用于既往接受过治疗的 14 号染色体短臂缺失的慢性淋巴细胞白血病的治疗;2016 年 3 月 4 日美国 FDA 批准伊布替尼用于慢性淋巴细胞白血病的一线治疗;2016 年 5 月 9 日美国 FDA 批准伊布替尼用于小淋巴细胞淋巴瘤的一线治疗;2017 年 1 月 19 日美国 FDA 批准伊布替尼用于既往接受过至少一种抗 CD20 单抗治疗的需要全身治疗的复发难治性边缘区淋巴瘤的治疗;2019 年 1 月 28 日美国 FDA 批准伊布替尼联合奥妥珠单抗用于既往未经治疗的慢性淋巴细胞白血病和小淋巴细胞淋巴瘤的一线治疗;2020 年 4 月 21 日美国 FDA 批准伊布替尼联合利妥昔单抗用于成人慢性淋巴细胞白血病或小淋巴细胞淋巴瘤的一线治疗。2017 年 8 月 24 日中国 CFDA 批准伊布替尼上市,用于既往接受过治疗的套细胞淋巴瘤、慢性淋巴细胞白血病和小淋巴细胞淋巴瘤的治疗。

2. 阿卡替尼　阿卡替尼(acalabrutinib)靶向 BTK 蛋白,属于单靶点酪氨酸激酶抑制剂。2017 年 10 月 31 日美国 FDA 批准阿卡替尼上市,用于既往接受过治疗的套细胞淋巴瘤的治疗;2019 年 11 月 21 日美国 FDA 批准阿卡替尼用于慢性淋巴细胞白血病和小淋巴细胞淋巴瘤的治疗。截至 2021 年 10 月 31 日,阿卡替尼尚未获得中国 NMPA 批准上市。

3. 泽布替尼　泽布替尼(zanubrutinib)是一种国产 BTK 抑制剂,可以靶向 BTK 蛋白,属于单靶点酪氨酸激酶抑制剂。2019 年 11 月 14 日美国 FDA 批准泽布替尼上市,用于既往接受过治疗的套细胞淋巴瘤的治疗;2021 年 9 月 15 日美国 FDA 批准泽布替尼用于既往接受过至少一种抗 CD20 单抗治疗的需要全身治疗的复发难治性边缘区淋巴瘤的治疗。2020 年 6 月 3 日中国 NMPA 批准泽布替尼上市,用于既往接受过治疗的套细胞淋巴瘤、慢性淋巴细胞白血病和小淋巴细胞淋巴瘤的治疗。

4. 奥布替尼　奥布替尼(orelabrutinib)是一种国产 BTK 抑制剂,可以靶向 BTK 蛋白,属于单靶点酪氨酸激酶抑制剂。截至 2021 年 10 月 31 日,奥布替尼尚未获得美国 FDA 批准上市。2020 年 12 月 26 日中国 NMPA 批准奥布替尼上市,用于复发难治性慢性淋巴细胞白血病、复发难治性小淋巴细胞淋巴瘤以及复发难治性套细胞淋巴瘤的治疗。

(十二)多靶点酪氨酸激酶抑制剂

1. 索拉非尼　索拉非尼(sorafenib)可靶向 VEGFR 蛋白、PDGFR 蛋白、CD117 蛋白等,属于多靶点酪氨酸激酶抑制剂。索拉非尼还可以抑制快速加速纤维肉瘤(rapidly accelerated fibrosarcoma,RAF)蛋白、丝裂原活化细胞外信号调节蛋白激酶(mitogen-activated extracellular signal regulated kinase,MEK)蛋白的丝氨酸 / 苏氨酸激酶活性。2005 年 12 月 20 日美国 FDA 批准索拉非尼上市,用于晚期肾细胞癌的治疗;2007 年 11 月 19 日美国 FDA 批准索拉非尼用于不可切除的肝细胞癌的治疗;2013 年 11 月 22 日美国 FDA 批准索拉非尼用于局部复发或转移的进展性放射性碘难治性分化型甲状腺癌的治疗。2006 年 9 月 12 日中国 SFDA 批准索拉非尼上市,用于晚期肾细胞癌的治疗;2008 年 7 月 18 日中国 SFDA 批准索拉非尼用于不可切除的肝细胞癌的治疗;2017 年 3 月 13 日中国 CFDA(原 SFDA)批准索拉非尼用于局部复发或转移的进展性放射性碘难治性分化型甲状腺癌的治疗。

2. 舒尼替尼 舒尼替尼(sunitinib)可靶向 VEGFR 蛋白、PDGFR 蛋白、CD117 蛋白等,属于多靶点酪氨酸激酶抑制剂。2006 年 1 月 26 日美国 FDA 批准舒尼替尼上市,用于晚期肾细胞癌的治疗,同日批准舒尼替尼用于既往接受过伊马替尼治疗且进展或不能耐受伊马替尼的胃肠道间质瘤的二线治疗;2011 月 5 月 20 日美国 FDA 批准舒尼替尼用于转移性胰腺神经内分泌癌的治疗;2017 年 11 月 16 日美国 FDA 批准舒尼替尼用于高复发风险的成人肾细胞癌的术后辅助治疗。2007 年 10 月 30 日中国 SFDA 批准舒尼替尼上市,用于晚期肾细胞癌的治疗,同日批准舒尼替尼用于既往接受过伊马替尼治疗且进展或不能耐受伊马替尼的胃肠道间质瘤的二线治疗;2012 年 11 月 21 日中国 SFDA 批准舒尼替尼用于转移性胰腺神经内分泌癌的治疗。

3. 凡德他尼 凡德他尼(vandetanib)可靶向 EGFR 蛋白、VEGFR 蛋白和 RET 融合蛋白等,属于多靶点酪氨酸激酶抑制剂。2011 年 4 月 6 日美国 FDA 批准凡德他尼上市,用于不可切除的局部晚期或转移性甲状腺髓样癌的治疗。截至 2021 年 10 月 31 日,凡德他尼尚未获得中国 NMPA 批准上市。

4. 瑞戈非尼 瑞戈非尼(regorafenib)可靶向 VEGFR 蛋白、PDGFR 蛋白、CD117 蛋白等,属于多靶点酪氨酸激酶抑制剂。瑞戈非尼还可以抑制 RAF 蛋白的丝氨酸 / 苏氨酸激酶活性。2012 年 9 月 27 日美国 FDA 批准瑞戈非尼上市,用于既往接受过治疗且进展的转移性结直肠癌的治疗;2013 年 2 月 25 日美国 FDA 批准瑞戈非尼用于既往接受过伊马替尼和舒尼替尼治疗且失败的局部晚期不可切除或转移性胃肠道间质瘤的治疗;2017 年 4 月 27 日美国 FDA 批准瑞戈非尼用于既往接受过索拉非尼治疗且失败的肝细胞癌的治疗。2017 年 3 月 24 日中国 CFDA 批准瑞戈非尼上市,用于既往接受过以氟尿嘧啶、奥沙利铂和伊立替康为基础的化疗以及既往接受过或不适合接受抗 VEGF 治疗或抗 EGFR 治疗的 *RAS* 基因野生型转移性结直肠癌的治疗,同日批准瑞戈非尼用于既往接受过伊马替尼及舒尼替尼治疗的局部晚期不可切除的或转移性胃肠道间质瘤的治疗;2017 年 8 月 25 日中国 CFDA 批准瑞戈非尼用于既往接受过索拉非尼治疗的肝细胞癌的治疗。

5. 卡博替尼 卡博替尼(cabozantinib)可以靶向 MET 蛋白、VEGFR 蛋白、ROS1 融合蛋白、RET 融合蛋白、TRK 融合蛋白、CD117 蛋白等,属于多靶点酪氨酸激酶抑制剂。2012 年 11 月 29 日美国 FDA 批准卡博替尼上市,用于转移性甲状腺髓样癌的治疗;2016 年 4 月 25 日美国 FDA 批准卡博替尼用于既往接受过抗血管生成治疗的晚期肾细胞癌的二线治疗;2017 年 12 月 19 日美国 FDA 批准卡博替尼用于晚期肾细胞癌的一线治疗;2019 年 1 月 14 日美国 FDA 批准卡博替尼用于既往接受过索拉非尼治疗的晚期肝细胞癌的治疗;2021 年 1 月 22 日美国 FDA 批准卡博替尼联合纳武利尤单抗用于晚期肾细胞癌的一线治疗。截至 2021 年 10 月 31 日,卡博替尼尚未获得中国 NMPA 批准上市。

6. 仑伐替尼 仑伐替尼(lenvatinib)可靶向 VEGFR 蛋白、PDGFR 蛋白、CD117 蛋白、FGFR 蛋白等,属于多靶点酪氨酸激酶抑制剂。2015 年 2 月 13 日美国 FDA 批准仑伐替尼上市,用于放射性碘难治性晚期分化型甲状腺癌的治疗;2016 年 5 月 13 日美国 FDA 批准仑伐替尼联合依维莫司用于既往接受过抗血管治疗的晚期肾细胞癌的治疗;2018 年 8 月 16 日美国 FDA 批准仑伐替尼用于不可切除的肝细胞癌的一线治疗;2019 年 9 月 17 日美国 FDA 加速批准仑伐替尼联合帕博利珠单抗用于既往接受过全身治疗后出现疾病进展、不适合手术或放疗、非微卫星不稳定性高或错配修复缺陷的晚期子宫内膜癌的治疗;2021 年 7 月 22 日美国 FDA 正式批准仑伐替尼联合帕博利珠单抗用于既往接受过全身治疗后出现疾病进展、不适合手术或放疗、非微卫星不稳定性高或错配修复缺陷的晚期子宫内膜癌的治疗;2021 年 8 月 11 日美国 FDA 批准仑伐替尼联合帕博利珠单抗用于成人晚期肾细胞癌的一线治疗。2018 年 9 月 4 日中国 NMPA 批准仑伐替尼上市,用于不可切除肝细胞癌的一线治疗;2020 年 11 月 9 日中国 NMPA 批准仑伐替尼用于放射性碘难治性晚期分化型甲状腺癌的治疗。

7. 瑞普替尼　瑞普替尼(ripretinib)可靶向 VEGFR 蛋白、PDGFR 蛋白、CD117 蛋白等,属于多靶点酪氨酸激酶抑制剂。2020 年 5 月 15 日美国 FDA 批准瑞普替尼上市,用于既往接受过包括伊马替尼在内的三种及以上激酶抑制剂治疗的晚期成人胃肠道间质瘤的治疗。2021 年 3 月 31 日中国 NMPA 批准瑞普替尼上市,用于既往接受过包括伊马替尼在内的三种及以上激酶抑制剂治疗的晚期成人胃肠道间质瘤的治疗。

8. 阿伐替尼　阿伐替尼(avapritinib)可靶向 PDGFR 蛋白、CD117 蛋白等,属于多靶点酪氨酸激酶抑制剂。2020 年 1 月 9 日美国 FDA 批准阿伐替尼上市,用于 *PDGFRA* 基因 18 号外显子突变阳性(包括 D842V 突变)的成人不可切除或转移性胃肠道间质瘤的治疗;2021 年 6 月 16 日美国 FDA 批准阿伐替尼用于 *CD117* 基因 17 号外显子 D816V 突变阳性的成人晚期系统性肥大细胞增多症(包括侵袭性肥大细胞增多症、伴有相关血液肿瘤的肥大细胞增多症和肥大细胞白血病)的治疗。2021 年 3 月 31 日中国 NMPA 批准阿伐替尼上市,用于 *PDGFRA* 基因 18 号外显子突变阳性(包括 D842V 突变)的成人不可切除或转移性胃肠道间质瘤的治疗。

9. 替沃扎尼　替沃扎尼(tivozanib)可靶向 VEGFR 蛋白、PDGFR 蛋白、CD117 蛋白等,属于多靶点酪氨酸激酶抑制剂。2021 年 3 月 10 日美国 FDA 批准替沃扎尼上市,用于既往接受过两种及以上全身治疗的复发难治性成人晚期肾细胞癌的治疗。截至 2021 年 10 月 31 日,替沃扎尼尚未获得中国 NMPA 批准上市。

三、靶向非酪氨酸激酶的小分子药物

(一)鼠肉瘤病毒基因同系物(rat sarcoma viral oncogene,RAS)抑制剂

RAS 基因家族主要包括定位于 12 号染色体短臂 1 区 2 带(12p12)的 Kirsten 鼠肉瘤病毒基因同系物(Kirsten rat sarcoma viral oncogene,*KRAS*)基因、定位于 1 号染色体短臂 1 区 3 带(1p13)的神经母细胞瘤 RAS 病毒原癌基因同系物(neuroblastoma RAS viral oncogene homolog,*NRAS*)基因和定位于 11 号染色体短臂 1 区 5 带(11p15)的 Harvey 鼠肉瘤病毒基因同系物(Harvey rat sarcoma viral oncogene homolog,*HRAS*)基因。*RAS* 基因家族编码产生 RAS 蛋白,属于小鸟嘌呤核苷酸结合蛋白(guanine nucleotide binding protein),也被称为小 G 蛋白,具有水解三磷酸鸟苷(guanosine triphosphate,GTP)的活性。RAS 蛋白存在两种状态,即结合 GTP 的活化状态和结合二磷酸鸟苷(guanosine diphosphate,GDP)的静止状态。当上游信号通路,如 EGFR 信号通路的活化信号传导至 RAS 蛋白时,RAS 蛋白脱去 GDP 而与 GTP 结合,RAS 蛋白从静止状态转变为活化状态,激活下游信号通路,引起细胞增殖。在生理状态下,RAS 蛋白可以发挥 GTP 水解功能,使得 GTP-RAS 蛋白(活化状态)转变为 GDP-RAS(静止状态),使得信号通路转导及时被终止;在病理状态下,*RAS* 基因发生变异,导致 RAS 蛋白失去 GTP 水解酶活性不能水解自

身结合的 GTP 分子而一直处于活化状态(GTP-RAS 蛋白),下游信号通路持续激活导致细胞增殖失控和癌变。当发生这种导致 RAS 蛋白持续活化的基因变异时,即便肿瘤细胞的上游信号通路存在药物敏感靶点(如 *EGFR* 基因敏感突变阳性),相应的上游信号抑制剂也不能阻止细胞增殖失控的发生,因此 *RAS* 基因变异的患者常不能在其他靶向药物治疗中获益。同时,由于 RAS 蛋白属于小 G 蛋白,且分子近乎呈球形,很难找到药物作用靶点,故 RAS 蛋白曾经一度被认为是不可靶向的。近期一款靶向 RAS 蛋白的新药索托拉西布(sotorasib,AMG510)改变了 RAS 蛋白无药可靶的状态。2021 年 5 月 28 日美国 FDA 批准索托拉西布上市,用于 *KRAS* 基因 G12C 突变的成人局部晚期或转移性非小细胞肺癌的治疗。截至 2021 年 10 月 31 日,索托拉西布尚未获得中国 NMPA 批准上市。

(二)快速加速纤维肉瘤(rapidly accelerated fibrosarcoma,RAF)抑制剂

RAF 基因家族包括定位于 X 染色体短臂 1 区 1 带(Xp11)的 *ARAF* 基因、定位于 7 号染色体长臂 3 区 4 带(7q34)的 *BRAF* 基因和定位于 3 号染色体短臂 2 区 5 带(3p25)的 *CRAF* 基因。*RAF* 基因家族编码丝氨酸 / 苏氨酸蛋白激酶,是 RAS/RAF/MEK/ 细胞外调节蛋白激酶(extracellular regulated protein kinases,ERK)信号转导通路的组成部分,调控包括细胞增殖、分化、血管生成和细胞凋亡在内的多个生理过程。在病理状态下,*RAF* 基因发生变异,产生不依赖 RAS 蛋白信号的持续活化 RAF 变异蛋白,引起下游信号通路持续活化,导致细胞增殖失控和癌变。*RAF* 基因家族的变异以 *BRAF* 基因 V600E 突变和 V600K 突变最常见。RAF 抑制剂可以阻断 RAF 蛋白的丝氨酸 / 苏氨酸蛋白激酶活性,发挥抗肿瘤作用。

1. 维拉非尼 维拉非尼(vemurafenib,也称维罗非尼、维莫非尼)是一种 RAF 抑制剂,属于单靶点丝氨酸 / 苏氨酸激酶抑制剂。2011 年 8 月 17 日美国 FDA 批准维拉非尼上市,用于 *BRAF* 基因 V600E 突变阳性不可切除或转移性黑色素瘤的治疗;2015 年 11 月 10 日美国 FDA 批准维拉非尼联合考比替尼(cobimetinib)用于 *BRAF* 基因 V600E 或 V600K 突变阳性不可切除或转移性黑色素瘤的治疗;2017 年 11 月 6 日美国 FDA 批准维拉非尼用于 *BRAF* 基因 V600E 突变阳性成人 Erdheim-Chester 病的治疗。2017 年 3 月 13 日中国 CFDA 批准维拉非尼上市,用于 *BRAF* 基因 V600E 突变阳性不可切除或转移性黑色素瘤的治疗。

2. 达拉非尼 达拉非尼(dabrafenib)是一种 RAF 抑制剂,可以靶向 RAF 蛋白、盐诱导激酶 1(salt inducible kinase 1,SIK1)蛋白等,属于多靶点丝氨酸 / 苏氨酸激酶抑制剂。2013 年 5 月 29 日美国 FDA 批准达拉非尼上市,用于 *BRAF* 基因 V600E 突变阳性不可切除或转移性黑色素瘤的治疗;2014 年 1 月 9 日美国 FDA 批准达拉非尼联合曲美替尼(trametinib)用于 *BRAF* 基因 V600E 或 V600K 突变阳性不可切除或转移性黑色素瘤的治疗;2017 年 6 月 22 日美国 FDA 批准达拉非尼联合曲美替尼用于 *BRAF* 基因 V600E 突变阳性转移性非小细胞肺癌的治疗;2018 年 4 月 30 日美国 FDA 批准达拉非尼联合曲美替尼用于 *BRAF* 基因 V600E 或 V600K 突变阳性、累及淋巴结、手术完整切除病灶黑色素瘤的术后辅助治疗;2018 年 5 月 4 日美国 FDA 批准达拉非尼联合曲美替尼用于 *BRAF* 基因 V600E 突变阳性不可切除或转移性甲状腺未分化癌的治疗。2019 年 12 月 18 日中国 NMPA 批准达拉非尼上市,联合曲美替尼用于 *BRAF* 基因 V600E 或 V600K 突变阳性不可切除或转移性黑色素瘤的治疗;2020 年 3 月 6 日中国 NMPA 批准达拉非尼联合曲美替尼用于 *BRAF* 基因 V600E 或 V600K 突变阳性、累及淋巴结、手术完整切除病灶黑色素瘤的术后辅助治疗。

3. **康奈非尼**　康奈非尼（encorafenib）是一种 RAF 抑制剂，可以靶向 RAF 蛋白和细胞周期蛋白 D1（cyclin D1），属于多靶点抑制剂。2018 年 6 月 27 日美国 FDA 批准康奈非尼上市，联合比美替尼（binimetinib）用于 *BRAF* 基因 V600E 或 V600K 突变阳性不可切除或转移性黑色素瘤的治疗；2020 年 4 月 8 日美国 FDA 批准康奈非尼联合西妥昔单抗用于 *BRAF* 基因 V600E 突变阳性转移性结直肠癌的治疗。截至 2021 年 10 月 31 日，康奈非尼尚未获得中国 NMPA 批准上市。

（三）丝裂原活化细胞外信号调节蛋白激酶（mitogen-activated extracellular signal regulated kinase，MEK）抑制剂

MEK 基因家族成员众多（*MEK1~MEK7*），目前药物研发主要集中在定位于 15 染色体长臂 2 区 2 带（15q22）的 *MEK1* 基因和定位于 19 号染色体短臂 1 区 3 带（19p13）的 *MEK2* 基因。*MEK* 基因家族编码丝氨酸/苏氨酸蛋白激酶，是 RAS/RAF/MEK/ERK 信号转导通路的组成部分，调控包括细胞增殖、分化、血管生成和细胞凋亡在内的多个生理过程。在病理状态下，*MEK* 基因或上游的 *EGFR*、*RAS*、*RAF* 基因发生变异，导致 RAS/RAF/MEK/ERK 信号转导通路持续活化，从而使细胞增殖失控和癌变。MEK 抑制剂可以阻断 MEK 蛋白的丝氨酸/苏氨酸蛋白激酶活性，发挥抗肿瘤作用。

1. **曲美替尼**　曲美替尼（trametinib）可以靶向 MEK1 蛋白和 MEK2 蛋白，属于多靶点丝氨酸/苏氨酸蛋白激酶抑制剂。2013 年 5 月 29 日美国 FDA 批准曲美替尼上市，用于既往未接受过 RAF 抑制剂治疗、*BRAF* 基因 V600E 或 V600K 突变阳性不可切除或转移性成人黑色素瘤的治疗；2014 年 1 月 9 日美国 FDA 批准曲美替尼联合达拉非尼用于 *BRAF* 基因 V600E 或 V600K 突变阳性不可切除或转移性黑色素瘤的治疗；2017 年 6 月 22 日美国 FDA 批准曲美替尼联合达拉非尼用于 *BRAF* 基因 V600E 突变阳性转移性非小细胞肺癌的治疗；2018 年 4 月 30 日美国 FDA 批准曲美替尼联合达拉非尼用于 *BRAF* 基因 V600E 或 V600K 突变阳性、累及淋巴结、手术完整切除病灶黑色素瘤的术后辅助治疗；2018 年 5 月 4 日美国 FDA 批准曲美替尼联合达拉非尼用于 *BRAF* 基因 V600E 突变阳性不可切除或转移性甲状腺未分化癌的治疗。2019 年 12 月 18 日中国 NMPA 批准曲美替尼上市，联合达拉非尼用于 *BRAF* 基因 V600E 或 V600K 突变阳性不可切除或转移性黑色素瘤的治疗；2020 年 3 月 6 日中国 NMPA 批准曲美替尼联合达拉非尼用于 *BRAF* 基因 V600E 或 V600K 突变阳性、累及淋巴结、手术完整切除病灶黑色素瘤的术后辅助治疗。

2. **考比替尼**　考比替尼（cobimetinib）靶向 MEK1 蛋白，属于单靶点丝氨酸/苏氨酸蛋白激酶抑制剂。2015 年 11 月 10 日美国 FDA 批准考比替尼上市，联合维拉非尼用于 *BRAF* 基因 V600E 或 V600K 突变阳性不可切除或转移性黑色素瘤的治疗。截至 2021 年 10 月 31 日，考比替尼尚未获得中国 NMPA 批准上市。

3. **比美替尼**　比美替尼（binimetinib）靶向 MEK1 蛋白和 MEK2 蛋白，属于多靶点丝氨酸/苏氨酸蛋白激酶抑制剂。2018 年 6 月 27 日美国 FDA 批准比美替尼上市，联合康奈非尼用于 *BRAF* 基因 V600E 或 V600K 突变阳性不可切除或转移性黑色素瘤的治疗。截至 2021 年 10 月 31 日，比美替尼尚未获得中国 NMPA 批准上市。

4. **司美替尼**　司美替尼（selumetinib）靶向 MEK1 蛋白和 MEK2 蛋白，属于多靶点丝氨酸/苏氨酸蛋白激酶抑制剂。2020 年 4 月 13 日美国 FDA 批准司美替尼上市，用于 2 岁及以上儿童

Ⅰ型神经纤维瘤的治疗。截至 2021 年 10 月 31 日,司美替尼尚未获得中国 NMPA 批准上市。

（四）磷脂酰肌醇 3 激酶（phosphoinositide 3-kinase,PI3K）抑制剂

PI3K 是一种磷脂酰肌醇激酶,可分为 3 类,其中研究最广泛的为Ⅰ类 PI3K。Ⅰ类 PI3K 由一个调节亚基和一个催化亚基组成。调节亚基即磷脂酰肌醇 3 激酶调节亚单位（phosphoinositide 3-kinase regulatory subunit,PIK3R）又称 p85,共有 6 种,由 *PIK3R1~PIK3R6* 基因编码产生；催化亚基即磷脂酰肌醇 -4,5- 二磷酸 3- 激酶催化亚单位（phosphatidylinositol-4,5-bisphosphate 3-kinase catalytic subunit,PIK3C）又称 p110,共有 p110α、p110β、p110δ、p110γ 四种,分别由 *PIK3CA*、*PIK3CB*、*PIK3CD* 和 *PIK3CG* 编码产生。PI3K 能特异性磷酸化磷脂酰肌醇的 3 位羟基,产生第二信使肌醇类物质磷脂酰肌醇 -3,4,5,- 三磷酸（phosphatidylinositol3,4,5-triphosphate,PIP3）,而 PIP3 可以把信号传导至蛋白激酶 B（protein kinase B,PKB 又称 AKT）。PKB 具有丝氨酸 / 苏氨酸蛋白激酶活性,可以磷酸化哺乳动物雷帕霉素靶蛋白（mammalian target of rapamycin,mTOR）。mTOR 也具有丝氨酸 / 苏氨酸蛋白激酶活性,可通过激活核糖体激酶调节细胞增殖。当 *PIK3CA* 等基因发生变异后,PI3K/AKT/mTOR 通路将处于持续活化状态,导致细胞增殖失控和癌变。PI3K 抑制剂可以阻断 PI3K 变异蛋白的磷脂酰肌醇激酶活性,发挥抗肿瘤作用。

1. 艾代拉利司 艾代拉利司（idelalisib）仅靶向 PI3K-δ 激酶,属于单靶点激酶抑制剂。2014 年 7 月 23 日美国 FDA 批准艾代拉利司上市,联合利妥昔单抗用于复发性慢性淋巴细胞白血病的治疗,同日批准艾代拉利司用于既往接受过两种及以上全身治疗的复发性滤泡金淋巴瘤和复发性小淋巴细胞淋巴瘤的治疗。截至 2021 年 10 月 31 日,艾代拉利司尚未获得中国 NMPA 批准上市。

2. 库潘尼西 库潘尼西（copanlisib）可以靶向 PI3K-α 和 PI3K-δ 两种激酶亚型,属于多靶点激酶抑制剂。2017 年 9 月 14 日美国 FDA 加速批准库潘尼西上市,用于既往接受过两种及以上全身治疗的成人复发性滤泡淋巴瘤的治疗。截至 2021 年 10 月 31 日,库潘尼西尚未获得中国 NMPA 批准上市。

3. 杜韦利西布 杜韦利西布（duvelisib）可以靶向 PI3K-δ 和 PI3K-γ 两种激酶亚型,属于多靶点激酶抑制剂。2018 年 9 月 24 日美国 FDA 批准杜韦利西布上市,用于成人复发难治性慢性淋巴细胞白血病和小淋巴细胞淋巴瘤的治疗,于同日加速批准杜韦利西布用于既往接受过两种及以上全身治疗的成人复发性滤泡淋巴瘤的治疗。截至 2021 年 10 月 31 日,杜韦利西布尚未获得中国 NMPA 批准上市。

4. 阿培利司 阿培利司（alpelisib）仅靶向 PI3K-α 激酶,属于单靶点激酶抑制剂。2019 年 5 月 24 日美国 FDA 批准阿培利司上市,联合氟维司群用于既往接受过内分泌治疗且进展、*PIK3CA* 基因突变阳性、激素受体阳性、HER2 过表达阴性的绝经后女性和男性晚期或转移性乳腺癌的治疗。截至 2021 年 10 月 31 日,阿培利司尚未获得中国 NMPA 批准上市。

5. 厄布利塞 厄布利塞（umbralisib）靶向 PI3K-δ 和酪蛋白激酶Ⅰ亚型 ε（casein kinaseⅠisoform epsilon,CK1ε）,属于多靶点激酶抑制剂。2021 年 2 月 5 日美国 FDA 批准厄布利塞上市,用于既往接受过至少一种抗 CD20 单抗治疗的成人复发难治性边缘区淋巴瘤的治疗,同日批准厄布利塞用于既往接受过至少三种全身治疗的成人复发难治性滤泡淋巴瘤的治疗。截至 2021 年 10 月 31 日,厄布利塞尚未获得中国 NMPA 批准上市。

（五）哺乳动物雷帕霉素靶蛋白（mammalian target of rapamycin，mTOR）抑制剂

MTOR 基因定位于 1 号染色体短臂 3 区 6 带（1p36），编码的 mTOR 蛋白具有丝氨酸 / 苏氨酸蛋白激酶活性，通过激活核糖体激酶调节细胞增殖。mTOR 抑制剂可以阻断 mTOR 蛋白的激酶活性，抑制细胞增殖，发挥抗肿瘤作用。西罗莫司（sirolimus）又称雷帕霉素，是从链球菌属中分离出的一种大环内酯类抗生素，可以特异性抑制 mTOR 的功能，作为免疫制剂常用于器官移植，于 1999 年和 2007 年分别被美国 FDA 和中国 SFDA 批准上市。近年来西罗莫司及其同系物逐渐被应用于抗肿瘤治疗中。

1. **替西罗莫司**　替西罗莫司（temsirolimus）是特异性靶向 mTOR 的药物，属于单靶点激酶抑制剂。2007 年 5 月 30 日美国 FDA 批准替西罗莫司上市，用于晚期肾细胞癌的治疗。截至 2021 年 10 月 31 日，替西罗莫司尚未获得中国 NMPA 批准上市。

2. **依维莫司**　依维莫司（everolimus）是特异性靶向 mTOR 的药物，属于单靶点激酶抑制剂。2009 年 3 月 30 日美国 FDA 批准依维莫司上市，用于既往接受过舒尼替尼或索拉非尼治疗且失败后的晚期肾细胞癌的治疗；2010 年 11 月 1 日美国 FDA 批准依维莫司用于不可切除的结节性硬化症相关性室管膜下巨细胞星形细胞瘤的治疗；2011 年 5 月 5 日美国 FDA 批准依维莫司用于不可切除局部晚期或转移性胰腺神经内分泌癌的治疗；2012 年 4 月 26 日美国 FDA 批准依维莫司用于结节性硬化合并肾血管平滑肌脂肪瘤的术前新辅助治疗；2012 年 7 月 20 日美国 FDA 批准依维莫司联合依西美坦用于激素受体阳性、HER2 过表达阴性的绝经后女性晚期乳腺癌的治疗；2012 年 8 月 29 日美国 FDA 批准依维莫司用于儿童室管膜下巨细胞星形细胞瘤的治疗；2016 年 2 月 26 日美国 FDA 批准依维莫司用于不可切除、分化良好、非功能性成人局部晚期或转移性肺或胃肠道来源的神经内分泌肿瘤的治疗；2016 年 5 月 13 日美国 FDA 批准依维莫司联合仑伐替尼用于既往接受过抗血管治疗的晚期肾细胞癌的治疗。2013 年 1 月 22 日中国 SFDA 批准依维莫司上市，用于既往接受过舒尼替尼或索拉非尼治疗且失败后的晚期肾细胞癌的治疗；2014 年 2 月 13 日中国 CFDA（原 SFDA）批准依维莫司用于不可切除的局部晚期或转移性胰腺神经内分泌癌的治疗，同日批准依维莫司用于不可切除的成人和儿童结节性硬化症相关性室管膜下巨细胞星形细胞瘤的治疗；2016 年 11 月 29 日中国 CFDA 批准依维莫司用于结节性硬化合并肾血管平滑肌脂肪瘤的术前新辅助治疗。

（六）细胞周期蛋白激酶（cyclin-dependent kinase，CDK）抑制剂

细胞周期是指连续分裂的细胞从一次有丝分裂结束到下一次有丝分裂完成的序贯过程。在这个过程中细胞依次经历了 G1、S、G2、M 期的有序运转，实现细胞增殖。细胞内调控细胞周期进程的分子主要包括周期蛋白（cyclin）、细胞周期蛋白激酶（属于丝氨酸 / 苏氨酸激酶）和细胞周期蛋白激酶抑制因子三类。不同的周期蛋白和细胞周期蛋白激酶可以组成不同的周期蛋白激酶复合体，调控细胞周期进程，如 G1 期的 cyclin D-CDK4/6 与 cyclin E-CDK2，具有活化转录因子并帮助细胞跨越 G1 期检查点的作用；S 期的 cyclin A-CDK2，具有启动 DNA 复制，阻止已复制 DNA 再次复制的功能；G2 与 M 期的 cyclin A/B-CDK1，又称为有丝分裂促进因子，参与细胞有丝分裂的多个过程。在病理状态下，细胞周期失调，导致细胞增殖失控和癌变。目前的细胞周期蛋白激酶抑制剂主要是 CDK4/6 抑制剂，可以选择性抑制 CDK4/6 的丝氨酸 / 苏氨酸激酶活性，阻止细胞从 G1 期进入 S 期，发挥抗肿瘤作用。

1. **哌柏西利**　哌柏西利（palbociclib）靶向 CDK4 和 CDK6，属于多靶点激酶抑制剂。2015

年 2 月 3 日美国 FDA 加速批准哌柏西利上市,联合来曲唑用于既往未接受过内分泌治疗、激素受体阳性、HER2 过表达阴性的绝经后女性转移性乳腺癌的一线治疗;2016 年 2 月 19 日美国 FDA 批准哌柏西利联合氟维司群用于既往接受过内分泌治疗且进展、激素受体阳性、HER2 过表达阴性的绝经后女性转移性乳腺癌的治疗;2017 年 3 月 31 日美国 FDA 正式批准哌柏西利联合来曲唑用于既往未接受过内分泌治疗、激素受体阳性、HER2 过表达阴性的绝经后女性转移性乳腺癌的一线治疗;2019 年 4 月 4 日美国 FDA 批准哌柏西利联合氟维司群或芳香化酶抑制剂用于激素受体阳性、HER2 过表达阴性的男性转移性乳腺癌的治疗。2018 年 8 月 2 日中国 NMPA 批准哌柏西利上市,联合芳香化酶抑制剂用于既往未接受过内分泌治疗、激素受体阳性、HER2 过表达阴性的绝经后女性转移性乳腺癌的一线治疗。

2. 瑞博西尼　瑞博西尼(ribociclib)靶向 CDK4 和 CDK6,属于多靶点激酶抑制剂。2017 年 3 月 13 日美国 FDA 批准瑞博西尼上市,联合芳香化酶抑制剂用于既往未接受过内分泌治疗、激素受体阳性、HER2 过表达阴性的绝经后女性转移性乳腺癌的一线治疗;2018 年 7 月 18 日美国 FDA 批准瑞博西尼联合芳香化酶抑制剂用于既往未接受过内分泌治疗、激素受体阳性、HER2 过表达阴性的绝经前或围绝经期女性转移性乳腺癌的一线治疗,同日批准瑞博西尼联合氟维司群用于激素受体阳性、HER2 过表达阴性的绝经后女性转移性乳腺癌的一线和二线治疗。截至 2021 年 10 月 31 日,瑞博西尼尚未获得中国 NMPA 批准上市。

3. 玻玛西尼　玻玛西尼(abemaciclib)靶向 CDK4 和 CDK6,属于多靶点激酶抑制剂。2017 年 9 月 28 日美国 FDA 批准玻玛西尼上市,联合氟维司群用于既往接受过内分泌治疗且进展、激素受体阳性、HER2 过表达阴性的转移性乳腺癌的治疗,同日批准玻玛西尼用于既往接受过内分泌治疗或化疗且进展、激素受体阳性、HER2 过表达阴性的转移性乳腺癌的治疗;2018 年 2 月 26 日美国 FDA 批准玻玛西尼联合芳香化酶抑制剂用于既往未接受过内分泌治疗、激素受体阳性、HER2 过表达阴性的绝经后女性转移性乳腺癌的一线治疗;2021 年 10 月 13 日美国 FDA 批准玻玛西尼联合内分泌治疗(如他莫昔芬或芳香化酶抑制剂)用于激素受体阳性、HER2 过表达阴性、淋巴结阳性、复发风险高、Ki-67 指数 ≥ 20% 的早期乳腺癌的术后辅助治疗。2020 年 12 月 29 日中国 NMPA 批准玻玛西尼上市,联合芳香化酶抑制剂用于既往未接受过内分泌治疗、激素受体阳性、HER2 过表达阴性的绝经后女性转移性乳腺癌的一线治疗,同日批准玻玛西尼联合氟维司群用于既往接受过内分泌治疗且进展、激素受体阳性、HER2 过表达阴性的转移性乳腺癌的治疗。

4. 曲拉西利　曲拉西利(trilaciclib)靶向 CDK4 和 CDK6,对 CDK2、CDK5、CDK7 和 CDK9 也有抑制作用,属于多靶点激酶抑制剂。2021 年 2 月 12 日美国 FDA 批准曲拉西利上市,用于广泛期小细胞肺癌因接受依托泊苷联合铂类化疗或拓扑替康化疗出现的骨髓抑制(中性粒细胞减少)的治疗。截至 2021 年 10 月 31 日,曲拉西利尚未获得中国 NMPA 批准上市。

(七)组蛋白去乙酰化酶(histone deacetylase,HDAC)抑制剂

组蛋白去乙酰化酶抑制剂可增强核心组蛋白的乙酰化,削弱组蛋白 -DNA 的相互作用,增加抑癌基因的转录,从而抑制肿瘤细胞的生长。

1. 伏立诺他　伏立诺他(vorinostat)靶向 HDAC1、HDAC2、HDAC3 和 HDAC6,属于多靶点抑制剂。2006 年 10 月 6 日美国 FDA 批准伏立诺他上市,用于既往接受过两次系统性治疗的持久性或复发性晚期皮肤 T 细胞淋巴瘤皮肤表现的治疗。截至 2021 年 10 月 31 日,伏立诺他尚未获得中国 NMPA 批准上市。

2.**罗米地辛**　罗米地辛（romidepsin）靶向 HDAC1、HDAC2、HDAC4 和 HDAC6,属于多靶点抑制剂。2009 年 11 月 5 日美国 FDA 批准罗米地辛上市,用于既往接受过至少一种全身治疗的皮肤 T 细胞淋巴瘤的治疗;2011 年 6 月 17 日美国 FDA 批准罗米地辛用于既往接受过至少一种全身治疗的外周 T 细胞淋巴瘤的治疗。截至 2021 年 10 月 31 日,罗米地辛尚未获得中国 NMPA 批准上市。

3.**贝利司他**　贝利司他（belinostat）靶向多种 HDAC（泛 HDAC 抑制剂）,属于多靶点抑制剂。2014 年 7 月 3 日美国 FDA 批准贝利司他上市,用于复发难治性外周 T 细胞淋巴瘤的治疗。截至 2021 年 10 月 31 日,贝利司他尚未获得中国 NMPA 批准上市。

4.**西达本胺**　西达本胺（chidamide）是一种国产 HDAC 抑制剂,靶向 HDAC1、HDAC2、HDAC3 和 HDAC10,属于多靶点抑制剂。截至 2021 年 10 月 31 日,西达本胺尚未获得美国 FDA 批准上市。2014 年 12 月 30 日中国 CFDA 批准西达本胺上市,用于既往接受过至少一次全身化疗的复发难治性外周 T 细胞淋巴瘤的治疗;2019 年 11 月 20 日中国 NMPA（原 CFDA）批准西达本胺联合芳香化酶抑制剂用于既往接受过内分泌治疗且复发或进展,激素受体阳性、HER2 过表达阴性的绝经后女性局部晚期或转移性乳腺癌的治疗。

（八）聚腺苷二磷酸核糖聚合酶（poly adenosine diphosphate-ribose polymerase,PARP）抑制剂

此类药物利用合成致死（synthetic lethality）原理发挥抗肿瘤作用:BRCA 基因胚系突变（germline mutation）患者体内的肿瘤细胞存在 DNA 修复功能缺陷,因此对同样能阻碍 DNA 修复的 PARP 抑制剂尤其敏感。当常规 DNA 修复功能不能正常进行时,细胞运用其他 DNA 修复方法通常会引入大规模基因重组,导致细胞死亡。

1.**奥拉帕利**　奥拉帕利（olaparib）靶向 PARP1、PARP2 和 PARP3,属于多靶点抑制剂。2014 年 12 月 19 日美国 FDA 加速批准奥拉帕利上市,用于既往接受过三种及以上化疗的 BRCA 基因突变阳性晚期卵巢癌的治疗;2017 年 8 月 17 日美国 FDA 批准奥拉帕利用于既往接受过铂类化疗且完全缓解或部分缓解、BRCA 基因突变阳性或阴性的成人晚期复发性上皮性卵巢癌、输卵管癌或原发性腹膜癌的二线维持治疗,同日正式批准奥拉帕利用于既往接受过三种及以上化疗的 BRCA 基因突变阳性的晚期卵巢癌的治疗;2018 年 1 月 12 日美国 FDA 批准奥拉帕利用于既往接受过化疗、BRCA 基因突变阳性、HER2 过表达阴性转移性乳腺癌的治疗,同日批准奥拉帕利用于既往接受过内分泌治疗或不适合内分泌治疗、BRCA 基因突变阳性、激素受体表达阳性转移性乳腺癌的治疗;2018 年 12 月 19 日美国 FDA 批准奥拉帕利用于既往接受过一线铂类化疗且完全缓解或部分缓解、BRCA 基因突变阳性的成人晚期上皮性卵巢癌、输卵管癌或原发性腹膜癌的一线维持治疗;2019 年 12 月 30 日美国 FDA 批准奥拉帕利用于既往接受过一线铂类化疗且至少 16 周未疾病进展、BRCA 基因突变阳性的成人转移性胰腺腺癌的维持治疗;2020 年 5 月 8 日美国 FDA 批准奥拉帕利联合贝伐珠单抗用于既往接受过一线铂类化疗且完全缓解或部分缓解、BRCA 基因突变阳性和 / 或基因组不稳定的成人晚期上皮性卵巢癌、输卵管癌或原发性腹膜癌的一线维持治疗;2020 年 5 月 20 日美国 FDA 批准奥拉帕利用于同源重组修复基因突变阳性、去势治疗抵抗性的转移性前列腺癌的治疗。2018 年 8 月 23 日中国 NMPA 批准奥拉帕利上市,用于既往接受过铂类化疗且完全缓解或部分缓解、BRCA 基因突变阳性或阴性的成

人晚期复发性上皮性卵巢癌、输卵管癌或原发性腹膜癌的二线维持治疗;2019 年 11 月 29 日中国 NMPA 批准奥拉帕利用于既往接受过一线铂类化疗且完全缓解或部分缓解、*BRCA* 基因突变阳性的成人晚期上皮性卵巢癌、输卵管癌或原发性腹膜癌的一线维持治疗;2021 年 6 月 16 日中国 NMPA 批准奥拉帕利用于同源重组修复基因突变阳性、去势治疗抵抗性的转移性前列腺癌的治疗。

2. **芦卡帕利** 芦卡帕利(rucaparib)靶向 PARP1、PARP2 和 PARP3,属于多靶点抑制剂。2016 年 12 月 19 日美国 FDA 加速批准芦卡帕利上市,用于既往接受过两种及以上化疗的 *BRCA* 基因突变阳性的晚期卵巢癌的治疗;2018 年 4 月 6 日美国 FDA 批准芦卡帕利用于既往接受过铂类化疗且完全缓解或部分缓解、*BRCA* 基因突变阳性或阴性的成人晚期复发性上皮性卵巢癌、输卵管癌或原发性腹膜癌的二线维持治疗;2020 年 5 月 15 日美国 FDA 批准芦卡帕利用于 *BRCA* 基因突变阳性、去势治疗抵抗性的转移性前列腺癌的治疗。截至 2021 年 10 月 31 日,芦卡帕利尚未获得中国 NMPA 批准上市。

3. **尼拉帕利** 尼拉帕利(niraparib)靶向 PARP1 和 PARP2,属于多靶点抑制剂。2017 年 3 月 27 日美国 FDA 批准尼拉帕利上市,用于既往接受过铂类化疗且完全缓解或部分缓解、*BRCA* 基因突变阳性或阴性的成人晚期复发性上皮性卵巢癌、输卵管癌或原发性腹膜癌的二线维持治疗;2019 年 10 月 23 日美国 FDA 批准尼拉帕利用于既往接受过三种及以上化疗、*BRCA* 基因突变阳性和 / 或基因组不稳定的成人晚期卵巢癌、输卵管癌或原发性腹膜癌的后线治疗;2020 年 4 月 29 日美国 FDA 批准尼拉帕利用于既往接受过一线铂类化疗且完全缓解或部分缓解、*BRCA* 基因突变阳性或阴性的成人晚期上皮性卵巢癌、输卵管癌或原发性腹膜癌的一线维持治疗。2019 年 12 月 27 日中国 NMPA 批准尼拉帕利上市,用于既往接受过铂类化疗且完全缓解或部分缓解、*BRCA* 基因突变阳性或阴性的成人晚期复发性上皮性卵巢癌、输卵管癌或原发性腹膜癌的二线维持治疗;2020 年 9 月 10 日中国 NMPA 批准尼拉帕利用于既往接受过一线铂类化疗且完全缓解或部分缓解、*BRCA* 基因突变阳性或阴性的成人晚期上皮性卵巢癌、输卵管癌或原发性腹膜癌的一线维持治疗。

4. **他拉唑帕利** 他拉唑帕利(talazoparib)靶向 PARP1 和 PARP2,属于多靶点抑制剂。2018 年 10 月 16 日美国 FDA 批准他拉唑帕利上市,用于 *BRCA* 基因突变阳性、HER2 过表达阴性局部晚期或转移性乳腺癌的治疗。截至 2021 年 10 月 31 日,他拉唑帕利尚未获得中国 NMPA 批准上市。

5. **氟唑帕利** 氟唑帕利(fluzoparib)是一种国产 PARP 抑制剂,靶向 PARP1 和 PARP2,属于多靶点抑制剂。截至 2021 年 10 月 31 日,氟唑帕利尚未获得美国 FDA 批准上市。2020 年 12 月 14 日中国 NMPA 批准氟唑帕利上市,用于既往接受过二线及以上化疗、*BRCA* 基因突变阳性的铂敏感复发性卵巢癌、输卵管癌或原发性腹膜癌的治疗;2021 年 6 月 22 日中国 NMPA 批准氟唑帕利用于既往接受过铂类化疗且完全缓解或部分缓解、*BRCA* 基因突变阳性或阴性的成人晚期复发性上皮性卵巢癌、输卵管癌或原发性腹膜癌的二线维持治疗。

6. **帕米帕利** 帕米帕利(pamiparib)是一种国产 PARP 抑制剂,靶向 PARP1 和 PARP2,属于多靶点抑制剂。截至 2021 年 10 月 31 日,帕米帕利尚未获得美国 FDA 批准上市。2021 年 5 月 7 日中国 NMPA 批准帕米帕利上市,用于既往接受过二线及以上化疗、*BRCA* 基因突变阳性的复发性晚期卵巢癌、输卵管癌或原发性腹膜癌的治疗。

（九）蛋白酶体（proteasome）抑制剂

蛋白酶体是细胞内降解蛋白质的一种细胞器，分为参与细胞内蛋白质代谢循环的组成性蛋白酶体、参与内源性抗原提呈的免疫蛋白酶体和参与 T 淋巴细胞成熟的胸腺蛋白酶体。组成性蛋白酶体主要由 2 个 19S 的多亚基复合物"帽"和一个 20S 的多亚基复合物"核心"构成。其中，20S 多亚基复合物"核心"由 2 层蛋白酶体 α 亚基（proteasome subunit alpha，PSMA）构成的"外环"和 2 层蛋白酶体 β 亚基（proteasome subunit beta，PSMB）构成的"内环"组合而成。位于内环的 PSMB5、PSMB6 和 PSMB7 亚基具有蛋白水解酶活性，外环不具有蛋白水解酶活性。在干扰素 γ（Interferon gamma，IFN-γ）的作用下，2 个 19S"帽"被 2 个 11S 多亚基复合物取代，20S 核心的 PSMB5、PSMB6 和 PSMB7 亚基分别被 PSMB8、PSMB9 和 PSMB10 亚基取代，形成免疫蛋白酶体。免疫蛋白酶体可以防止抗原肽被从中切断，得到完整的可被提呈的抗原肽。胸腺蛋白酶体的催化亚基为 PSMB9、PSMB10 和 PSMB11，在 T 细胞阳性选择中起重要作用。在生理状态下，新生蛋白质不断合成，旧的蛋白质或细胞合成的异常蛋白质则被泛素标记后进入蛋白酶体降解，从而维持细胞的正常工作。在病理状态下，如多发性骨髓瘤细胞产生大量异常蛋白质影响肿瘤细胞的增殖，因此多发性骨髓瘤细胞内的蛋白酶体活性较高。当蛋白酶体抑制剂与蛋白酶体结合后，蛋白酶体的功能受到抑制，对异常蛋白的清除能力下降，细胞内堆积的大量异常蛋白质将影响肿瘤细胞生存，导致肿瘤细胞死亡。

1. **硼替佐米**　硼替佐米（bortezomib）靶向 PSMB5、PSMB6 和 PSMB9 亚基，属于多靶点抑制剂。2003 年 5 月 13 日美国 FDA 批准硼替佐米上市，用于既往接受过两种及以上治疗且疾病进展的复发难治性多发性骨髓瘤的治疗；2006 年 12 月 8 日美国 FDA 批准硼替佐米用于既往接受过至少一种治疗的复发难治性套细胞淋巴瘤的治疗；2007 年 10 月 15 日美国 FDA 批准硼替佐米在肾功能受损或需要透析的多发性骨髓瘤治疗时无须调整剂量；2008 年 6 月 20 日美国 FDA 批准硼替佐米用于既往未接受过治疗的多发性骨髓瘤的一线治疗；2014 年 8 月 9 日美国 FDA 批准硼替佐米用于既往接受过硼替佐米治疗且有效、在完成最后一次硼替佐米治疗后至少 6 个月后病情复发的多发性骨髓瘤的再治疗。2005 年 9 月 21 日中国 SFDA 批准硼替佐米上市，用于复发难治性多发性骨髓瘤的治疗；2009 年 7 月中国 SFDA 批准硼替佐米用于复发难治性套细胞淋巴瘤的治疗，随后批准硼替佐米联合美法仑和泼尼松用于既往未经治疗、不适合高剂量化疗和骨髓移植的多发性骨髓瘤的一线治疗。

2. **卡非佐米**　卡非佐米（carfilzomib）靶向 PSMB5、PSMB6、PSMB7、PSMB8、PSMB9 和 PSMB10 亚基，属于多靶点抑制剂。2012 年 7 月 20 日美国 FDA 加速批准卡非佐米上市，用于既往接受过两种及以上治疗（包括硼替佐米和免疫调节治疗）的多发性骨髓瘤的治疗；2015 年 7 月 24 日美国 FDA 批准卡非佐米联合来那度胺和地塞米松用于既往接受过 1~3 线治疗的多发性骨髓瘤的治疗；2016 年 1 月 21 日美国 FDA 批准卡非佐米联合地塞米松和 / 或来那度胺松用于既往接受过一线至三线治疗的复发难治性多发性骨髓瘤的治疗，同日批准卡非佐米用于既往接受过一种或多种治疗的复发难治性多发性骨髓瘤的治疗；2020 年 8 月 20 日美国 FDA 批准卡非佐米联合达雷妥尤单抗和地塞米松用于复发难治性成人多发性骨髓瘤的四线治疗；2021 年 3 月 31 日美国 FDA 批准卡非佐米联合伊沙妥昔单抗和地塞米松用于既往接受过一线至三线治疗的成人复发难治性多发性骨髓瘤的四线治疗。截至 2021 年 10 月 31 日，卡非佐米尚未获得中国 NMPA 批准上市。

3. **伊沙佐米**　伊沙佐米（ixazomib）特异性作用于 PSMB5 亚基，属于单靶点抑制剂。2015年 11 月 20 日美国 FDA 批准伊沙佐米上市，联合来那度胺和地塞米松用于既往接受过至少一种治疗的多发性骨髓瘤的治疗。2018 年 4 月 13 日中国 NMPA 批准伊沙佐米上市，联合来那度胺和地塞米松用于既往接受过至少一种治疗的多发性骨髓瘤的治疗。

第 3 节　肿瘤分子靶向治疗的展望

理论上，多靶点小分子酪氨酸激酶抑制剂能够同时阻断多条与肿瘤发生、发展相关的信号通路，较单一靶点药物具有更明显的优势，代表着抗肿瘤药物发展的方向。在临床前研究和Ⅰ、Ⅱ期临床研究中都表现出显著的抗肿瘤活性，但在大型Ⅲ期临床研究中大多数多靶点药物未给患者带来明显的临床获益，反而比单靶点药物表现出更多的不良事件，因此筛选出明确的多靶点药物疗效预测生物标志物和获益人群、寻找合理的联合用药方案，是未来多靶点药物临床应用需要解决的问题。

与传统化疗、放疗等肿瘤治疗方法相比较，分子靶向治疗具有显著的优点，如用药量较低，人体对药物的耐受性好，特异性强，不良事件的程度较低。近年来，越来越多的肿瘤靶向治疗药物正处于临床前及临床研究阶段，多种靶向治疗药物被批准上市，展现出比传统化疗更好的疗效。与其他种类的药物相比，分子靶向治疗药物的疗效得到了公认。但是由于大多数肿瘤分子靶向药物上市时间不长，药物潜在的不良事件，特别是长期用药患者的远期毒性是未来需要特别注意的问题。靶向治疗也存在局限性，主要是肿瘤细胞可能会因其自身基因的变异而产生耐药。探索耐药机制，不断寻找解决耐药的办法是未来的重要工作。随着对药物作用机制研究的深入，将不断丰富更精准的肿瘤个体化靶向治疗。

（马　丽　谢同济　唐　乐　范光裕　代丽源　高茹云　陈馨蕊　谢祖成　石远凯）

参考文献

［1］HUANG L, JIANG S, SHI Y. Tyrosine kinase inhibitors for solid tumors in the past 20 years (2001-2020)[J]. J Hematol Oncol, 2020, 13 (1): 143.

［2］石远凯，孙燕. 临床肿瘤内科手册 [M]. 6 版. 北京：人民卫生出版社，2015.

［3］汤钊猷. 现代肿瘤学 [M]. 3 版. 上海：复旦大学出版社，2011.

［4］曾益新. 肿瘤学 [M]. 3 版. 北京：人民卫生出版社，2012.

［5］魏于全，张清媛. 肿瘤学概论 [M]. 2 版. 北京：人民卫生出版社，2017.

［6］孙燕. 内科肿瘤学 [M]. 北京：人民卫生出版社，2005.

［7］TSIMBERIDOU A M, KURZROCK R, ANDERSON K C. Targeted therapy in translational cancer research [M]. Chichester, West Sussex: Wiley Blackwell, 2015.

［8］蒋萌，王慧萍. 药物临床试验机构管理实践 [M]. 北京：科学出版社，2018.

［9］DRUKER B J, SAWYERS C L, KANTARJIAN H, et al. Activity of a specific inhibitor of the BCR-ABL tyrosine kinase in the blast crisis of chronic myeloid leukemia and acute lymphoblastic leukemia with the Philadelphia chromosome [J]. N Engl J Med, 2001, 344 (14): 1038-1042.

［10］ CIARDIELLO F, TORTORA G. EGFR antagonists in cancer treatment [J]. N Engl J Med, 2008, 358 (11): 1160-1174.

［11］ HOLASH J, DAVIS S, PAPADOPOULOS N, et al. VEGF-Trap: A VEGF blocker with potent antitumor effects [J]. Proc Natl Acad Sci U S A, 2002, 99 (17): 11393-11398.

［12］ FINN O J. Human tumor antigens yesterday, today, and tomorrow [J]. Cancer Immunol Res, 2017, 5 (5): 347-354.

［13］ AHMED S, SAMI A, XIANG J. HER2-directed therapy: Current treatment options for HER2-positive breast cancer [J]. Breast Cancer, 2015, 22 (2): 101-116.

［14］ CUNNINGHAM D, HUMBLET Y, SIENA S, et al. Cetuximab monotherapy and cetuximab plus irinotecan in irinotecan-refractory metastatic colorectal cancer [J]. N Engl J Med, 2004, 351 (4): 337-345.

［15］ HURWITZ H, FEHRENBACHER L, NOVOTNY W, et al. Bevacizumab plus irinotecan, fluorouracil, and leucovorin for metastatic colorectal cancer [J]. N Engl J Med, 2004, 350 (23): 2335-2342.

［16］ ASATI V, MAHAPATRA D K, BHARTI S K. PI3K/Akt/mTOR and Ras/Raf/MEK/ERK signaling pathways inhibitors as anticancer agents: Structural and pharmacological perspectives [J]. Eur J Med Chem, 2016, 109: 314-341.

［17］ BECK J T, ISMAIL A, TOLOMEO C. Targeting the phosphatidylinositol 3-kinase (PI3K)/AKT/mammalian target of rapamycin (mTOR) pathway: An emerging treatment strategy for squamous cell lung carcinoma [J]. Cancer Treat Rev, 2014, 40 (8): 980-989.

第
4
章

第5章 肿瘤免疫治疗

进入 21 世纪,免疫治疗成为肿瘤治疗领域最重要的突破,主要集中在免疫检查点抑制剂(immune checkpoint inhibitors,ICIs)。临床研究结果显示免疫检查点抑制剂对多种恶性肿瘤均有效,多款 ICIs 已被美国食品药品监督管理局(Food and Drug Administration,FDA)批准用于多种恶性肿瘤的治疗。截至 2021 年 8 月 5 日,中国国家药品监督管理局(National Medical Products Administration,NMPA)已经批准 7 款程序性死亡受体 -1(programmed cell death protein 1,PD-1)单克隆抗体和 2 款程序性死亡配体 -1(programmed death ligand 1,PD-L1)单克隆抗体上市。

肿瘤免疫治疗通过激活人体自身免疫机能杀灭肿瘤细胞,增加肿瘤免疫原性、抑制肿瘤免疫逃逸。免疫治疗包括:①非特异性免疫治疗,如抗肿瘤免疫刺激剂干扰素 α2a(interferon alpha 2a,IFN-α2a),白细胞介素 -2(interleukin-2,IL-2);②过继性免疫细胞疗法,如嵌合抗原受体 T 细胞(chimeric antigen receptor T-cell,CAR-T)疗法;③以抗体为基础的免疫疗法:如 ICIs、抗体偶联药物等;④肿瘤疫苗;⑤免疫基因疗法:如把细胞因子、共刺激分子等基因导入肿瘤细胞,增强免疫反应。如果按照对患者免疫功能的影响可分为两类:①增强抗肿瘤免疫的疗法,如 IFN、IL-2、细胞毒性 T 淋巴细胞相关抗原 4(cytotoxic T-lymphocyte-associated antigen 4,CTLA-4)单抗、肿瘤疫苗和 CAR-T 疗法等;②抗肿瘤免疫正常化的疗法,如 PD-1/PD-L1 单抗。

第 1 节　肿瘤免疫治疗的理论基础

生理状态下,T 淋巴细胞通过表达一系列正性(促进 T 细胞分化增殖)和负性(抑制 T 细胞分化增殖)调控因子来调控免疫平衡,这样既保证了机体完成免疫应答,又不会由于过度免疫而造成机体的自我损伤。在肿瘤组织中,负性调控因子或其配体往往过表达,抑制 T 细胞活化增殖或者诱导 T 细胞凋亡,从而导致免疫抑制性肿瘤微环境形成,使肿瘤细胞逃避机体的免疫监控和杀伤。T 细胞负性调控因子主要有 PD-1、PD-L1、CTLA-4 等。这些负性调控因子称为免疫检查点(immune checkpoint)。

免疫系统和免疫微环境对肿瘤发生起到重要作用。由于基因和表观遗传学差异,肿瘤细胞抗原的表达不同于宿主正常细胞抗原表达。免疫系统清除肿瘤细胞的前提是能够识别肿瘤细胞,随后肿瘤细胞及其他抗原提呈细胞把抗原提呈给 T 细胞,使得 T 细胞被激活,最终 T 细胞杀灭肿瘤细胞。

免疫逃逸是肿瘤发生发展过程中的重要过程,使得肿瘤细胞逃避免疫系统的的识别和杀伤,其机制如下:

一、抗原调变

肿瘤细胞之间的免疫原性存在差异,高免疫原性的肿瘤细胞被免疫细胞杀灭,低免疫原性的肿瘤细胞能够逃脱免疫监视而选择性地增殖,这一过程被称为免疫选择。随着免疫选择的不断进行,肿瘤细胞的免疫原性越来越弱、肿瘤相关抗原越来越少,逐渐不能够引起有效的免疫应答,这个过程被称为抗原调变。除了免疫系统的选择作用外,肿瘤细胞上肿瘤相关抗原表达减少的另一重要原因在于肿瘤细胞自身基因的变异使得低免疫原性肿瘤细胞产生,如基因突变、基因重排、DNA 甲基化等。

二、T 细胞识别障碍

肿瘤细胞表面主要组织相容性复合体(major histocompatibility complex,MHC)以及共刺激分子的表达下调,使得 T 细胞活化过程中的第一信号(由自身 MHC 分子 - 抗原肽复合物与 T 细胞受体 -CD3 复合物介导)及第二信号(由共刺激分子及其相应配体介导)缺乏,细胞毒性 T 细胞(cytotoxic T lymphocytes,CTLs)不能充分活化并有效地对肿瘤细胞产生免疫应答,进而发生肿瘤细胞的免疫逃逸。

三、免疫抑制分子的表达和释放

肿瘤释放的细胞因子在调节肿瘤细胞与免疫系统间复合物的相互作用中发挥重要作用,如血管内皮生长因子(vascular endothelial growth factor,VEGF)、白细胞介素 -10(interleukin-10,IL-10)、前列腺素 E2(prostaglandin E-2,PGE2)、白细胞介素 -6(interleukin-6,IL-6)、转化生长因子 -β(transforming growth factor-β,TGF-β)等。肿瘤细胞可以产生和释放抑制性因子,参与宿主的免疫抑制,这些抑制因子在肿瘤局部聚集,形成一个较强的免疫抑制区,使进入其中的免疫细胞失去功能。

四、抗原提呈加工障碍

各种肿瘤细胞损伤将导致人类白细胞抗原(human leucocyte antigen,HLA)Ⅰ类抗原的表达缺失或下调,通常发生在宫颈癌、乳腺癌和结直肠癌中。不同的分子改变可能与 HLA Ⅰ类抗原表达相关。此外,肿瘤组织中树突细胞(dendritic cell,DC)分化成熟障碍及免疫抑制性髓样细胞大量积累,是肿瘤免疫逃逸的主要原因之一。CAR-T 疗法是分离提取患者的外周血 T 细胞,在体外通过基因工程技术使 T 细胞表面表达特定受体,这些受体能够特异性识别肿瘤抗原,形成嵌合抗原受体 T 细胞,使得 T 细胞对肿瘤抗原的识别避开抗原递呈及 MHC 限制性,最大限度地活化 T 细胞并使其产生抗肿瘤作用,目前已成功应用于复发难治性 B 细胞淋巴瘤和白血病的治疗。但其在实体瘤的效果正在探索中,主要原因是实体肿瘤异质性高于血液肿瘤,同时还容易出现脱靶现象(具体参见第 6 章第 2 节内容)。

五、免疫检查点

如前所述,T细胞介导的免疫应答受到激活和抑制信号的双向调节。免疫协同刺激分子主要包括CD28、CD137、糖皮质激素诱导肿瘤坏死因子(glucocorticoid induced tumor necrosis factor receptor,GITR)、OX-40等。免疫协同抑制分子发挥免疫检查点的作用,能够防止免疫系统过度激活,主要包括CTLA-4、PD-1、PD-L1、T淋巴细胞免疫球蛋白黏蛋白3(T cell immunoglobulin domain and mucin domain-3,TIM3)、淋巴细胞激活基因3(lymphocyte activation gene-3,LAG-3)、杀伤细胞免疫球蛋白受体(killer cell immunoglobulin receptor,KIR)等。正常生理状态下,这些免疫检查点能够保护机体免于自身免疫和过度炎症反应的伤害。在肿瘤患者体内,肿瘤细胞以及调节性T细胞(regulatory T cells,T-regs)等表面的免疫协同抑制分子表达增高,导致免疫耐受,使肿瘤细胞产生免疫逃逸。

(一)细胞毒性T淋巴细胞相关抗原4

细胞毒性T淋巴细胞相关抗原4(cytotoxic T-lymphocyte-associated antigen 4,CTLA-4)又称为CD152,是由 *CTLA-4* 基因编码的一种跨膜蛋白质,表达于活化的CD4+T细胞和CD8+T细胞。CTLA-4在抑制T细胞活性中发挥重要作用。CTLA-4单抗通过阻断CTLA-4/B7-1信号通路,解除肿瘤细胞或调节性T细胞对CD8+T细胞的活性抑制,从而使得CD8+T细胞发挥抗肿瘤作用。

(二)程序性死亡受体-1和程序性死亡配体-1

CD4+T细胞和CD8+T细胞、T-regs、B淋巴细胞和NK细胞上均表达程序性死亡受体-1(PD-1)。已知的PD-1配体包括程序性死亡受体配体-1(PD-L1,或称为CD274、B7-H1)和程序性死亡受体配体-2(PD-L2,或称为CD273、B7-DC),可表达于肿瘤细胞表面。PD-L1与受体PD-1结合,抑制T细胞的活化或诱导T细胞凋亡,而PD-1单抗或PD-L1单抗可以恢复T细胞免疫应答功能。

第2节 已获批上市的免疫检查点抑制剂

本节介绍截至2018年10月31日,美国FDA批准上市的1款CTLA-4单抗、2款PD-1单抗及3款PD-L1单抗,中国NMPA批准上市的2款PD-1单抗获批的主要适应证和临床研究结果。

一、伊匹木单抗

伊匹木单抗(ipilimumab)是一种CTLA-4单克隆抗体,2011年3月25日被美国FDA批准上市,是首个治疗黑色素瘤的免疫检查点抑制剂。

最早的 I / II 期临床试验确立了伊匹木单抗3mg/(kg·3周)的用药剂量,显示了其治疗晚期黑色素瘤的有效性。Hodi等开展了首个伊匹木单抗治疗黑色素瘤的III期临床试验(NCT00094653),纳入676例HLA-A*0201阳性、既往治疗进展、无法手术的III / IV期黑色素瘤患者,按 3∶1∶1 的比例随机分为 3 组,分别接受伊匹木单抗联合糖蛋白 100 肽疫苗、单药伊匹木单抗、单药糖蛋白 100 肽疫苗,每 3 周用药 1 次为 1 个周期,共 4 个周期,其中伊匹木单抗每次 3mg/kg,主要研究终点为总生存期。3 组患者分别中位随访 21.0 个月、27.8 个月和 17.2 个月,中位总生存期分别为 10.0 个月(95% 置信区间[confidence interval,CI]8.5~11.5 个月)、10.1 个月(95% CI 8.0~13.8 个月)、6.4 个月(95% CI 5.5~8.7 个月),与单药糖蛋白 100 肽疫苗组相比,伊匹木单抗联合糖蛋白 100 肽疫苗组、单药伊匹木单抗组总生存期均显著延长(HR=0.68,P<0.001; HR=0.66,P=0.003),多因素分析结果显示这种总生存期的差异与性别、年龄、分期及既往是否接受 IL-2 治疗均无关,联合组与单药伊匹木单抗组相比总生存期差异无统计学意义(HR=1.04, P=0.076)。伊匹木单抗联合糖蛋白 100 肽疫苗组、单药伊匹木单抗组与单药糖蛋白 100 肽疫苗组患者的 1 年总生存率分别为 43.6%、45.6% 和 25.3%,2 年总生存率分别为 21.6%,23.5% 和 13.7%,3~4 级免疫相关不良事件(immune-related adverse events,irAEs)发生率分别为 10.2%、14.5% 和 3.0%。另一项Ⅲ期临床试验比较单药达卡巴嗪与伊匹木单抗联合达卡巴嗪治疗初治晚期转移性黑色素瘤的疗效。502 例既往未接受任何治疗的黑色素瘤患者随机分组接受达卡巴嗪联合安慰剂或达卡巴嗪联合伊匹木单抗治疗,主要研究终点为总生存期。结果显示,达卡巴嗪联合安慰剂组与达卡巴嗪联合伊匹木单抗组的中位总生存期分别为 9.1 个月和 11.2 个月,1、2、3 年总生存率在达卡巴嗪联合安慰剂组为 17.9%、20.8% 和 12.2%,在达卡巴嗪联合伊匹木单抗组为 47.3% 和 36.3%、28.5%,两组生存率差异有统计学意义(HR=0.72,P<0.001)。3~4 级不良事件发生率分别为 27.5% 和 56.3%(P<0.001);irAEs 发生率分别为 6.0% 和 41.7%。

截至 2018 年 10 月 31 日,伊匹木单抗尚未获得中国 NMPA 批准上市。

二、纳武利尤单抗

(一)黑色素瘤

PD-1 抑制剂纳武利尤单抗(nivolumab)分别于 2014 年 7 月 4 日、2014 年 12 月 24 日和 2015 年 6 月 22 日被独立行政法人日本医药品及医疗器械综合机构(Pharmaceuticals and Medical Devices Agency,PMDA)、美国 FDA 和欧盟药品局(European Medicines Agency,EMA)批准用于治疗晚期黑色素瘤(melanoma)。2015 年 9 月 30 日,美国 FDA 批准纳武利尤单抗联合伊匹木单抗一线治疗 BRAF 基因野生型晚期黑色素瘤患者。

MDX-1106 研究是第一项纳武利尤单抗治疗黑色素瘤的Ⅰ期临床试验,在剂量爬坡阶段发现纳武利尤单抗对于黑色素瘤具有显著的治疗效果,并确定了纳武利尤单抗 3mg/(kg·2 周)的用药剂量,常见不良事件为乏力、皮疹和腹泻。CheckMate 037 研究是第一项纳武利尤单抗治疗黑色素瘤的Ⅲ期临床试验,主要终点是客观缓解率。405 例既往伊匹木单抗或 BRAF 抑制剂(针对 BRAF 基因突变的患者)治疗进展的无法手术切除或晚期黑色素瘤患者,按 1∶2 的比例随机分组接受化疗或纳武利尤单抗 3mg/(kg·2 周)治疗,直至疾病进展或出现不可耐受的毒性。化疗和纳武利尤单抗治疗组的客观缓解率分别为 10.6%(95% CI 3.5%~23.1%)和 31.7%(95% CI 23.5%~40.8%),治疗相关不良事件发生率分别为 79% 和 68%,3~4 级不良事件发生率分别为 31% 和 9%。纳武利尤单抗组最常见的不良事件包括乏力、瘙痒和腹泻。2014 年 12 月 24 日美国 FDA 基于该研究结果批准纳武利尤单抗用于伊匹木单抗或 BRAF 抑制剂(针对 BRAF 基因突变的患者)治疗进展后无法手术切除或晚期黑色素瘤患者的治疗。CheckMate 066 研究评价了纳武利尤单抗治疗 BRAF 基因野生型初治晚期黑色素瘤患者的疗效。418 例患者随机接受纳武利尤单抗 3mg/(kg·2 周)联合达卡巴嗪安慰剂每 3 周重复或者达卡巴嗪 1 000mg/(m²·3 周)联合纳武利尤单抗安慰剂每 2 周重复,主要研究终点为总生存期,两组分别中位随访 8.9 个月和 6.8 个月,纳武利尤单抗组与达卡巴嗪组 1 年总生存率分别为 72.9%(95% CI 65.5%~78.9%)和 42.1%(95% CI 33.0%~50.9%;HR=0.42,99.79% CI 0.25~0.73,P<0.001),中位无进展生存期分别为 5.1 个月和 2.2 个月(HR=0.43,95% CI 0.34~0.56,P<0.001),客观缓解率分别为 40.0% 和 13.9%(HR=4.06,P<0.001)。基于 PD-L1 表达状态(>5% 的肿瘤细胞染色定义为阳性)、性别、年龄、美国东部肿瘤协作组(Eastern Cooperative Oncology Group,ECOG)体能状态(performance status,PS)评分、基线乳酸脱氢酶水平的亚组分析结果显示,纳武利尤单抗组与达卡巴嗪组疗效的差异与这些因素均无明显相关性。纳武利尤单抗组最常见的不良事件包括乏力(19.9%)、皮肤瘙痒(17%)和恶心(16.5%),3~4 级不良事件发生率为 11.7%。

多项研究探讨了 CTLA-4 单抗与 PD-1 单抗联合治疗黑色素瘤的疗效是否优于两个药物单独应用。Ⅰ期临床研究通过剂量爬坡确定了纳武利尤单抗和伊匹木单抗两药联合应用的最大安全剂量为纳武利尤单抗 1mg/(kg·3 周)联合伊匹木单抗 3mg/(kg·3 周)。CheckMate-067 研究比较了纳武利尤单抗联合伊匹木单抗应用的疗效是否优于两个药物单独应用,945 例初治晚期黑色素瘤患者按 1∶1∶1 比例随机分组,分别接受纳武利尤单抗 1mg/(kg·3 周)联合伊匹木单抗 3mg/(kg·3 周)、单药伊匹木单抗 3mg/(kg·3 周)或单药纳武利尤单抗 3mg/(kg·3 周)治疗。中位随访 12.2~12.5 个月,中位无进展生存期分别为 11.5 个月、2.9 个月和 6.9 个月,纳武利尤单抗联合伊匹木单抗组明显优于单药伊匹木单抗组(HR=0.42,99.5% CI 0.31~0.57,P<0.001)或单药纳武利尤单抗组(HR=0.57,99.5% CI 0.43~0.76,P<0.001)。在 PD-L1 阳性患者中,纳武利尤单抗联合伊匹木单抗组和单药纳武利尤单抗组的中位无进展生存期均为 14.0 个月;在 PD-L1 阴性患者中,纳武利尤单抗联合伊匹木单抗组和单药纳武利尤单抗组的中位无进展生存期分别为 11.2(95% CI 8.0~ 尚未达到)个月和 5.3(95% CI 2.8~7.1)个月。在 BRAF 野生型患者中,纳武利尤单抗联合伊匹木单抗组中位无进展生存期明显长于伊匹木单抗组(11.24 个月 vs 2.8 个月,HR=0.41,95% CI 0.32~0.53)。常见不良事件是腹泻(三组发生率分别为 8.3%、4.5% 和 1.9%)和结肠炎(三组发生率分别为 8.3%、7.7% 和 0.6%),三组 3~4 级不良事件的发生率分别为 55.0%、27.3% 和 16.3%。

(二)非小细胞肺癌

2015 年 3 月 4 日和 2015 年 10 月 9 日,美国 FDA 分别批准纳武利尤单抗用于肺鳞癌含铂方案耐药后和所有晚期非小细胞肺癌含铂方案耐药后的二线治疗。

CheckMate-063 研究纳入 117 例二线或三线治疗后进展的非小细胞肺癌(non-small cell lung cancer,NSCLC)患者接受纳武利尤单抗治疗,1 年总生存率为 41%,中位总生存期为 8.2 个月。肺鳞癌患者中 PD-L1 表达水平与纳武利尤单抗疗效无明显相关性,而非鳞非小细胞肺癌患者中 PD-L1 表达水平与纳武利尤单抗疗效明显相关。CheckMate-017 研究比较了纳武利尤单抗与多西他赛二线治疗晚期鳞状非小细胞肺癌的疗效和安全性,272 例既往含铂方案一线治疗后进展的鳞状非小细胞肺癌患者按 1∶1 比例随机分组,分别接受纳武利尤单抗 3mg/(kg·2 周)或多西他赛 75mg/(m²·3 周)治疗,直至病情进展或出现无法耐受的不良事件,主要研究终点是总生存期。所有患者最短随访时间 11 个月,两组中位总生存期分别为 9.2 个月和 6.0 个月,纳武利尤单抗组较多西他赛组死亡率下降了 41%(HR=0.59,95% CI 0.44~0.79,P<0.001),两组 1 年总生

存率分别为 42% 和 24%。两组患者的客观缓解率分别为 20% 和 9%（$P=0.008$），中位无进展生存期分别为 3.5 个月和 2.8 个月（$HR=0.62$，95% CI 0.47~0.81，$P<0.001$）。PD-L1 表达水平与纳武利尤单抗的疗效无明显相关性。两组患者 3~4 级治疗相关不良事件的发生率分别为 7% 和 55%。CheckMate-057 研究比较了纳武利尤单抗与多西他赛二线治疗晚期非鳞非小细胞肺癌疗效和安全性，582 例既往含铂方案化疗失败的患者按 1∶1 比例随机分组，分别接受纳武利尤单抗 3mg/（kg·2 周）或多西他赛 75mg/（m²·3 周）治疗，直至病情进展或出现无法耐受的不良事件，主要研究终点为总生存期。中期分析时所有患者最短随访时间 13.2 个月，两组中位总生存期分别为 12.2 个月和 9.4 个月，纳武利尤单抗组较多西他赛组死亡率降低了 27%，1 年总生存率分别为 51% 和 39%。继续随访患者，最短随访时间 17.2 个月，两组中位总生存期分别为 12.2 个月和 9.4 个月，纳武利尤单抗组死亡风险降低了 28%（$HR=0.72$，95% CI 8.1~10.7），两组 18 个月总生存率分别为 39% 和 23%。

（三）肾透明细胞癌

基于 CheckMate-025 研究，2015 年 11 月 28 日美国 FDA 批准纳武利尤单抗用于晚期肾透明细胞癌（clear cell renal cell carcinoma）患者的二线治疗，直至疾病进展或出现不可耐受的不良事件。CheckMate-025 研究共纳入 821 例既往接受过一线或二线抗血管生成治疗的晚期肾透明细胞癌患者，按 1∶1 比例随机分组，分别接受纳武利尤单抗 3mg/（kg·2 周）或依维莫司 10mg/d 治疗，主要研究终点为总生存期。纳武利尤单抗组和依维莫司组患者的中位总生存期分别为 25.0 个月和 19.6 个月（$HR=0.73$，98.5% CI 0.57~0.93，$P=0.002$），客观缓解率分别为 25% 和 5%（$HR=5.98$，95% CI 3.68~9.72，$P<0.001$），中位缓解持续时间分别为 23 个月和 13.7 个月。纳武利尤单抗和依维莫司治疗的最常见不良事件分别是乏力（2%）和贫血（8%），两组患者 3~4 级治疗相关不良事件发生率分别为 19% 和 37%。

（四）霍奇金淋巴瘤

基于 CheckMate-205 研究，2016 年 5 月 17 日美国 FDA 批准纳武利尤单抗用于治疗自体造血干细胞移植（autologous hematopoietic stem cell transplantation，AHSCT）和维布妥昔单抗（Bentuximab Vedotin，BV，SGN-35）治疗后复发难治性经典型霍奇金淋巴瘤（classical Hodgkin lymphoma，cHL）。CheckMate-205 研究是一项 Ⅱ 期临床试验，该研究纳入了自体干细胞移植治疗无效、维布妥昔单抗治疗后复发或无效的复发性经典型霍奇金淋巴瘤成人患者。患者接受纳武利尤单抗静脉输注 60min，剂量为 3mg/kg，每 2 周一次，直至疾病进展、死亡、出现不可耐受的不良事件或退出研究，主要研究终点是客观缓解率。在接受治疗的 80 例患者中，既往治疗的中位线数为 4。在中位随访 8.9 个月，80 例患者中的 66.3%（$n=53$，95% CI 54.8~76.4）达到客观缓解。最常见的药物相关不良事件（发生率 ≥15%）包括疲乏（25%［$n=20$］）、输液相关反应（20%［$n=16$］）和皮疹（16%［$n=13$］）。最常见的药物相关 3 级或 4 级不良事件为中性粒细胞减少（5%［$n=4$］患者）和脂肪酶浓度升高（5%［$n=4$］）。最常见的严重不良事件（任何级别）为发热（4%［$n=3$］患者）。3 例患者在研究期间死亡，这些死亡均被判定为与治疗无关。

（五）头颈部鳞癌

基于 CheckMate-141 研究，2016 年 11 月 10 日欧盟 EMA 批准纳武利尤单抗用于治疗在铂类化疗期间或铂类化疗后疾病进展的头颈部鳞状细胞癌（head and neck squamous cell cancer，HNSCC）患者，直至疾病进展或出现不可耐受的不良事件。CheckMate-141 研究对比了纳武利尤单抗与其他药物,包括甲氨蝶呤、多西他赛或西妥昔单抗治疗对铂类化疗耐药的复发性或转移性头颈部鳞状细胞癌患者的疗效,共纳入361例患者,按2:1比例随机接受纳武利尤单抗3mg/(kg·2周)(240例)或上述其他药物(121例)治疗。两组患者客观缓解率分别为13.3%和5.8%。纳武利尤单抗组中位总生存期为7.5个月,接受其他药物治疗的患者中位总生存期是5.1个月,纳武利尤单抗治疗使患者的死亡风险降低30%(HR=0.70,97.73% CI 0.51~0.96,P=0.01)。两组患者1年总生存率分别为36.0%和16.6%。

（六）尿路上皮癌

大约1/2的转移性尿路上皮癌(metastatic urothelial carcinoma,mUC)患者对一线治疗无效,只有10%~15%的患者对二线化疗有效,尿路上皮癌患者可选择的治疗方案较少。基于CheckMate-275研究,2017年2月2日美国FDA批准纳武利尤单抗用于治疗尿路上皮癌,适应证是含铂类药物一线治疗、辅助治疗、新辅助治疗失败的局部晚期或转移性尿路上皮癌患者,用量:240mg/2周,直至疾病进展或出现不可耐受的不良事件。CheckMate-275研究是一项II期临床试验,该研究纳入了270例接受过至少1种含铂化疗方案后进展或复发的、不能手术切除的局部晚期或转移性尿路上皮癌患者。所有患者接受纳武利尤单抗3mg/(kg·2周)治疗。265例可评价疗效,客观缓解率为19.6%,部分缓解46例、完全缓解6例。该研究结果显示,纳武利尤单抗对任何PD-L1表达水平的患者都能起效,PD-L1表达≥5%的患者有效率为28.4%(23/81),PD-L1表达≥1%的患者有效率为23.8%(29/122),PD-L1表达<1%的患者有效率为16.1%(23/143)。

（七）肝细胞癌

基于CheckMate-040研究,2017年9月22日美国FDA批准纳武利尤单抗用于既往接受索拉非尼治疗后耐药的肝细胞癌(hepatocellular carcinoma,HCC)患者的治疗,也是首个在肝癌治疗上获美国FDA批准的ICIs。CheckMate-040是一项I/II期临床试验,结果显示,使用纳武利尤单抗治疗的患者具有较好的肿瘤缓解率和缓解持续时间。治疗组超过50%的患者存活超过15个月,疾病控制率为65%,客观缓解率为20%。

在分析纳武利尤单抗的获益人群时发现,基于PD-L1表达的分层对客观缓解率并无明显影响,考虑到总体有效率仍较低,寻找真正的获益人群至关重要。DNA错配修复缺陷(deficient mismatch repair,dMMR)/微卫星不稳定性高(microsatellite instability high,MSI-H)、肿瘤突变负荷(tumor mutation burden,TMB)等疗效预测指标的价值仍需探索,因此PD-1单抗治疗肝细胞癌的疗效预测生物标志物尚不明确。

（八）结直肠癌

基于CheckMate-142研究,2018年7月10日美国FDA批准纳武利尤单抗3mg/kg联合伊匹木单抗1mg/kg,用于既往接受3种标准化疗方案治疗后疾病进展的MSI-H或dMMR转移性结直肠癌(colorectal cancer,CRC)12岁以上的儿童和成人患者的治疗。这是第一种被批准用于此类结直肠癌的ICIs治疗联合疗法。CheckMate142研究是一项多中心、开放的II期临床试验,2014年3月至2016年3月,该研究纳入了74例dMMR/MSI-H转移性结直肠癌患者,大多数患者年龄小于65岁,既往接受过三线甚至多线系统治疗,有4例患者既往仅接受过辅助治疗而在转移阶段未接受过治疗,29例(39%)患者为$BRAF$、$KRAS$野生型,12例(16%)患者为$BRAF$突变型。研究数据截至2017年1月,有36例(49%)患者仍在接受治疗。23例患者获得了客观缓解,51 例患者在接受纳武利尤单抗治疗 12 周时疾病得到了控制。患者对纳武利尤单抗出现缓解的中位时间为 2.8 个月,疾病缓解及稳定的时间都很持久,仅有 3 例患者在初始治疗疾病缓解后出现了疾病进展,在研究数据截止时,中位疾病缓解持续时间尚未达到,并且所有疾病得到缓解的患者均未发生死亡,有 8 例患者的疗效持续时间长于 1 年。当出现了 36 个疾病进展事件后,本研究的中位无进展生存期为 14.3 个月,12 个月无进展生存率为 50%,12 个月总生存率为 73%,中位生存期未达到。

（九）中国获批适应证情况

纳武利尤单抗是在中国上市的第一个 PD-1 单抗,于 2018 年 6 月 15 日获得中国 NMPA 批准用于 *EGFR* 基因突变阴性和 *ALK* 融合基因阴性、既往接受过含铂方案化疗后疾病进展或不可耐受的局部晚期或转移性非小细胞肺癌成人患者的治疗。

三、帕博利珠单抗

（一）黑色素瘤

2014 年 9 月 4 日,PD-1 抑制剂帕博利珠单抗（pembrolizumab）被美国 FDA 批准用于伊匹木单抗治疗后进展或 *BRAF* 基因突变但 BRAF/MEK 抑制剂耐药的晚期黑色素瘤患者的治疗。

Ⅰ 期临床试验 Keynote-001 研究结果显示,帕博利珠单抗对于晚期黑色素瘤患者具有显著疗效,不良事件多为 1~2 级,常见不良事件包括乏力、皮疹、瘙痒和腹泻。Keynote-002 研究是一项 Ⅱ 期临床试验,540 例伊匹木单抗耐药或既往 BRAF/MEK 抑制剂无效（*BRAF* V600 突变阳性）的黑色素瘤患者随机接受帕博利珠单抗 2mg/(kg·3 周)（180 例）、帕博利珠单抗 10mg/(kg·3 周)（181 例）或化疗（179 例）治疗,中位随访 10 个月,中位无进展生存期帕博利珠单抗 2mg/kg 组对比化疗组（$HR=0.57$,95% CI 0.45~0.73,$P<0.000\ 1$）、帕博利珠单抗 10mg/kg 组对比化疗组（$HR=0.50$,95% CI 0.39~0.64,$P<0.000\ 1$）均明显延长,3~4 级不良事件在帕博利珠单抗 2mg/kg 组、帕博利珠单抗 10mg/kg 组和化疗组的发生率分别为 11%、14%、26%。Keynote-006 研究比较了帕博利珠单抗与伊匹木单抗治疗晚期黑色素瘤的疗效和安全性,834 例患者（2/3 为初治）按 1∶1∶1 比例随机分组,分别接受帕博利珠单抗 10mg/(kg·2 周)（279 例）、帕博利珠单抗 10mg/(kg·3 周)（277 例）或伊匹木单抗 3mg/(kg·3 周)（278 例）治疗,帕博利珠单抗用药至疾病进展、出现无法耐受的不良事件或治疗满 2 年,伊匹木单抗用药共 4 周期。主要研究终点是无进展生存期和总生存期。中位随访 7.9 个月,3 组患者的 6 个月无进展生存率分别为 47.3%、46.4%、26.5%,帕博利珠单抗 10mg/(kg·2 周)组（$HR=0.58$,95% CI 0.46~0.72,P<0.001）和帕博利珠单抗 10mg/(kg·3 周)组（$HR=0.58$,95% CI 0.47~0.72,P<0.001）均明显优于伊匹木单抗组,帕博利珠单抗组患者无进展生存期的获益与 *BRAF* 基因状态、治疗线数或 PD-L1 表达状态（>1% 为阳性）均无相关性。预计 12 月总生存率分别为 74.1%、68.4% 和 58.2%,帕博利珠单抗 10mg/(kg·2 周)组（$HR=0.63$,95% CI 0.47~0.83,$P=0.000\ 5$）和帕博利珠单抗 10mg/(kg·3 周)组（$HR=0.69$,95% CI 0.52~0.90,$P=0.003\ 6$）均明显优于伊匹木单抗组。另外,帕博利珠单抗 10mg/(kg·2 周)组（33.7% vs 11.9%,P<0.001）和帕博利珠单抗 10mg/(kg·3 周)组（32.9% vs 11.9%,P<0.001）客观缓解率也均优于伊匹木单抗组。3~5 级不良事件发生率,帕博利珠单抗 10mg/(kg·2 周)组和帕博利珠单抗 10mg/(kg·3 周)组分别为 13.3% 和 10.1%,均低于伊匹木单抗组的 19.9%。帕博利珠单抗 10mg/(kg·2 周)和帕博利珠单抗 10mg/(kg·3 周)组最常见的不良事件是乏力（分别为

20.9% 和 19.1%)、腹泻(分别为 16.9% 和 14.4%)、皮疹(分别为 14.7% 和 13.4%)和瘙痒(分别为 14.4% 和 14.1%)。美国 FDA 基于 Keynote-006 研究的结果,批准帕博利珠单抗用于晚期黑色素瘤患者的一线治疗。

2018 年 7 月 26 日,中国 NMPA 批准帕博利珠单抗用于经一线治疗失败的不可切除或转移性黑色素瘤患者的治疗,这是中国第一个获批用于治疗晚期黑色素瘤的 PD-1 单抗,标志着中国黑色素瘤治疗迈入免疫治疗时代。

（二）非小细胞肺癌

Keynote-001 和 Keynote-010 研究分别是探索帕博利珠单抗治疗晚期非小细胞肺癌疗效和安全性的 I 期和 II/III 期临床试验。2015 年 10 月 2 日,美国 FDA 批准帕博利珠单抗治疗经治的 PD-L1 阳性[肿瘤细胞阳性比例分数(Tumor Proportion Score,TPS)≥ 1%]的所有组织学类型的晚期非小细胞肺癌患者。

Keynote-001 研究纳入了 495 例晚期非小细胞肺癌患者,接受帕博利珠单抗 2mg/(kg·3 周)、10mg/(kg·3 周)或 10mg/(kg·2 周)方案治疗,直至疾病进展、无法耐受或死亡。结果显示,3 组患者的有效性和安全性无明显差异。所有患者客观缓解率为 19.4%(95% CI 16.0%~23.2%),中位缓解持续时间为 12.5 个月;中位无进展生存期为 3.7(95% CI 2.9~4.1)个月,其中传统化疗后进展的患者中位无进展生存期为 3(95% CI 2.2~4.0)个月,初治患者的中位无进展生存期为 6(95% CI 4.1~8.6)个月;所有患者中位总生存期为 12(95% CI 9.3~14.7)个月,其中传统化疗后进展的患者中位总生存期为 9.3(95% CI 8.4~12.0)个月,初治患者的中位总生存期为 16.2(95% CI 16.2~ 尚未达到)个月。最常见的不良事件包括疲乏(19.4%)、皮肤瘙痒(10.7%)和食欲下降(10.5%),3 级及以上不良事件发生率为 9.5%,最常见的免疫相关不良事件是甲状腺功能减退(6.9%)、肺炎(3.6%)和输注相关不良事件(3.0%)。研究发现表达 PD-L1 肿瘤细胞比例在 50% 以上的患者对治疗更敏感,中位无进展生存期为 6.3(95% CI 2.9~12.5)个月,而 50% 以下的患者中位无进展生存期为 3.3(95% CI 2.1~4.1)个月。Keynote-001 研究结果显示帕博利珠单抗对晚期非小细胞肺癌展现出良好的抗肿瘤活性,并推荐采用 PD-L1 表达水平作为预测患者是否获益的生物标志物。Keynote-010 研究是一项国际多中心的随机开放 II/III 期临床试验,将 1 034 例含铂化疗后进展的肿瘤细胞 PD-L1 表达 1% 以上的晚期非小细胞肺癌患者按 1:1:1 的比例随机分组给予帕博利珠单抗 2mg/(kg·3 周)(标准剂量组,345 例)、帕博利珠单抗 10mg/(kg·3 周)(高剂量组 346 例)或多西他赛 75mg/(m² ·3 周)(343 例),其中表达 PD-L1 肿瘤细胞比例在 50% 以上的患者被分为 PD-L1 强阳性亚组,主要研究终点为总生存期。结果显示,帕博利珠单抗 2mg/kg 组和帕博利珠单抗 10mg/kg 组中位总生存期分别为 10.4 个月(HR=0.71,95% CI 0.58~0.88,P=0.000 8)和 12.7 个月(HR=0.61,95% CI 0.49~0.75,P<0.000 1),显著优于多西他赛组的 4.0 个月,帕博利珠单抗 2mg/kg 组、帕博利珠单抗 10mg/kg 组和多西他赛组的中位无进展生存期分别为 3.9 个月、4.0 个月和 4.0 个月,帕博利珠单抗 2mg/kg 组对比多西他赛组(HR=0.88,95% CI 0.74~1.05,P=0.07)和帕博利珠单抗 10mg/kg 组对比多西他赛组(HR=0.79,95% CI 0.66~0.94,P=0.004)差异均无统计学意义。在 PD-L1 表达阳性肿瘤细胞比例超过 50% 的亚组中,帕博利珠单抗 2mg/kg 组和帕博利珠单抗 10mg/kg 组的总生存期(HR=0.54,95% CI 0.38~0.77,P=0.000 2;HR=0.50,95% CI 0.36~0.70,P<0.000 1)和无进展生存期(HR=0.59,95% CI 0.44~0.78,P=0.000 1;HR=0.59,95% CI 0.45~0.78,P<0.000 1)均显著优于多西他赛组,三组患者的中位

总生存期分别为 14.9 个月、17.3 个月和 8.2 个月,中位无进展生存期分别为 5.0 个月、5.2 个月和 4.1 个月。总体来看,帕博利珠单抗治疗组与多西他赛组相比均将进展或死亡风险降低了约 41%($P<0.000\ 1$)。不良事件与 Keynote-001 研究是一致的,而且帕博利珠单抗 2mg/kg 组和帕博利珠单抗 10mg/kg 组 3~5 级不良事件均低于多西他赛组,三组发生率分别为 13%、16% 和 35%。

Keynote-024 研究是一项开放的随机对照Ⅲ期临床试验,使用帕博利珠单抗对比含铂两药方案化疗一线治疗 PD-L1 高表达(TPS ≥ 50%)的非小细胞肺癌患者,排除了 *EGFR* 基因敏感突变和 *ALK* 融合基因阳性的非小细胞肺癌患者,本研究从 16 个国家纳入 350 例患者,按 1∶1 随机给予帕博利珠单抗(200mg/3 周)或化疗。如果化疗组患者出现进展可交叉使用帕博利珠单抗,主要研究终点为无进展生存期,次要研究终点为总生存期、客观缓解率和安全性。结果显示,帕博利珠单抗与化疗相比,主要研究终点无进展生存期帕博利珠单抗组为 10.3 个月,化疗组为 6.0 个月($HR=0.50$,95% CI 0.37~0.68,$P<0.001$),次要研究终点总生存期帕博利珠单抗组第 6 个月的预计生存率为 80.2%,化疗组为 72.4%($HR=0.60$,95% CI 0.41~0.89,$P=0.005$),帕博利珠单抗治疗组患者与化疗组患者相比有更高的客观缓解率(44.8% vs 27.8%)和更长的缓解持续时间(未达到 vs 6.3 个月),而 ≥3 级的不良事件发生率更低(26.6% 和 53.3%)。Keynote-024 研究结果显示,对于 PD-L1 高表达(TPS ≥ 50%)晚期非小细胞肺癌患者一线治疗,帕博利珠单抗疗效显著优于化疗。2016 年 10 月 24 日,美国 FDA 批准帕博利珠单抗用于 PD-L1 高表达(TPS ≥ 50%)非小细胞肺癌患者的一线治疗。

2018 年 8 月 23 日,美国 FDA 基于 Keynote-021G 队列的研究结果批准帕博利珠单抗联合培美曲塞和铂类一线治疗无 *EGFR* 基因敏感突变和 *ALK* 融合基因的转移性非小细胞肺癌。这是通过美国 FDA 的"实时肿瘤学评估"(real-time oncology review,RTOR)试点项目批准的,RTOR 试点项目是美国 FDA 简化审批程序改革的一部分。2018 年 10 月 30 日,美国 FDA 批准帕博利珠单抗联合卡铂和紫杉醇或白蛋白紫杉醇一线治疗转移性鳞状非小细胞肺癌。这是抗 PD-1 疗法第一次获得批准作为一线疗法治疗鳞状非小细胞肺癌,而且不需考虑肿瘤细胞 PD-L1 表达水平。这一批准是基于 Keynote-407 研究的结果。在这项随机双盲、含安慰剂对照的多中心Ⅲ期临床试验中,不考虑肿瘤细胞的 PD-L1 表达水平,帕博利珠单抗联合化疗组与单纯化疗组相比,患者总生存期显著延长,死亡风险降低 36%($HR=0.64$,95% CI 0.49~0.85,$P=0.001\ 7$)。同时,患者的无进展生存期和客观缓解率也得到显著改善。

(三)霍奇金淋巴瘤

在 Keynote-087 研究中,210 例复发难治性经典型霍奇金淋巴瘤患者接受帕博利珠单抗 200mg,每 3 周一次治疗,患者客观缓解率为 69%,完全缓解率为 22.4%,最常见不良事件是发热、咳嗽、疲劳,治疗耐受性良好,帕博利珠单抗还获批治疗儿童复发难治性经典型霍奇金淋巴瘤。基于 Keynote-087 研究,2017 年 3 月 14 日美国 FDA 批准帕博利珠单抗治疗至少经过三线治疗的复发难治性经典型霍奇金淋巴瘤。

(四)微卫星不稳定性高或错配修复基因缺陷亚型实体瘤

肿瘤细胞的抗原性在免疫细胞杀灭肿瘤过程中起着至关重要的作用,预测肿瘤免疫治疗疗效的一个新生物标志物是肿瘤突变负荷(tumor mutation burden,TMB),代表肿瘤细胞的抗原性。肿瘤突变负荷提供了肿瘤基因组编码区突变碱基总数的定量估计。具有较高水平肿瘤突变负荷的肿瘤细胞可能被免疫系统识别,因此可能对免疫检查点抑制剂有更好的治疗效果。具有微卫星不稳定性高或错配修复基因缺陷的患者对 DNA 在复制过程中发生的错误失去了修复能力，导致肿瘤细胞内累积了大量没有得到修复的错误 DNA，一个重要标志就是被称为"微卫星（microsatellite）"的 DNA 序列高度不稳定，微卫星不稳定意味着较高的肿瘤突变负荷。帕博利珠单抗治疗其他治疗失败的晚期实体瘤患者，微卫星不稳定阳性的患者有效率为 40%，20 周无进展生存率为 78%；而微卫星不稳定阴性的患者，有效率为 0%，20 周无进展生存率为11%。86 例微卫星不稳定阳性的 12 种癌症患者，均接受帕博利珠单抗治疗，有效率是 53%，其中完全缓解率为 21%，疾病控制率为 77%。基于以上研究结果，2017 年 5 月 23 日美国 FDA 批准帕博利珠单抗作为首个免疫检查点抑制剂治疗具有微卫星不稳定性高 / 错配修复缺陷实体瘤患者。

（五）肝细胞癌

Keynote-224 研究是一项非随机、开放标签、多中心的 Ⅱ 期临床试验，在这项临床试验中，104例既往接受过索拉非尼治疗的肝细胞癌患者接受了帕博利珠单抗治疗。结果显示，帕博利珠单抗治疗后患者客观缓解率为 17%，完全缓解率 1%，部分缓解率 16%，疾病稳定率 44%。基于Keynote-224 研究结果，2018 年 7 月 11 日美国 FDA 批准帕博利珠单抗治疗既往接受过其他疗法的肝细胞癌患者。

（六）宫颈癌

Keynote-158 研究入组了 98 例复发性或转移性宫颈癌患者，接受每 3 周一次的帕博利珠单抗（200mg）治疗。77 例（79%）表达 PD-L1（综合阳性评分［combined positive score，CPS］≥1）的患者中，客观缓解率为 14.3%（95% CI 7.4%~24.1%），完全缓解率为 2.6%。中位缓解持续时间尚未达到，有 91% 的患者缓解持续时间超过半年。在 PD-L1 CPS<1 的患者中，帕博利珠单抗没有展现出效果。基于 Keynote-158 研究结果，2018 年 6 月 12 日美国 FDA 批准帕博利珠单抗用于化疗期间或化疗后疾病进展的复发性或转移性宫颈癌患者，患者需 PD-L1 表达阳性。

（七）原发性纵隔大 B 细胞淋巴瘤

原发性纵隔大 B 细胞淋巴瘤（primary mediastinal large B-cell lymphoma，PMBCL）总体预后良好，但复发难治性原发性纵隔大 B 细胞淋巴瘤患者预后并不理想，2 年总生存率仅为20%~30%。Keynote-170 研究是一项多中心、开放标签、单臂 Ⅱ 期临床试验，该研究入组了 53 例复发难治性原发性纵隔大 B 细胞淋巴瘤患者。患者接受每 3 周一次 200mg 帕博利珠单抗治疗，直至病情进展或出现不可耐受的毒性。全组患者既往已接受过的化疗方案中位数为 3（范围：2~8）。所有患者均接受了含利妥昔单抗方案的一线治疗。研究的主要终点是客观缓解率和缓解持续时间。中位随访 12.5 个月，客观缓解率为 45%（24 例，95% CI 32%~60%），完全缓解率为13%。在 24 例获得缓解的患者中，中位缓解持续时间尚未达到（1.1~22.0+ 个月），中位无进展生存期为 5.5（95% CI 2.8~12.1）个月。12 例（23%）患者发生 3~4 级治疗相关不良事件，最常发生的不良事件为中性粒细胞减少（13%）。基于 Keynote-170 研究，2018 年 6 月 13 日美国 FDA 批准帕博利珠单抗用于治疗经两次以上治疗后疾病仍进展的难治性原发性纵隔大 B 细胞淋巴瘤成人和儿童患者。

（八）胃癌

Keynote-059 研究是一项开放标签、多中心、非比较、多队列临床试验，该研究入组了 259例胃癌或食管胃结合部腺癌患者，研究的主要终点为客观缓解率和安全性。在 259 例患者中,客观缓解率为 11.6%(95% *CI* 8.0%~16.1%;30/259),完全缓解率为 2.3%(95% *CI* 0.9%~5.0%;6/259)。中位缓解持续时间为 8.4(1.6 + 至 17.3 +)个月。PD-L1 阳性(CPS ≥ 1 分)和 PD-L1 阴性(CPS<1 分)肿瘤患者的客观缓解率分别为 15.5%(95% *CI* 10.1%~22.4%;23/148)和 6.4%(95% *CI* 2.6%~12.8%;7/109),中位缓解持续时间分别为 16.3(1.6 + 至 17.3 +)个月和 6.9(2.4~7.0 +)个月。46 例患者(17.8%)发生 1 起或多起 3~5 级治疗相关不良事件。2 例患者(0.8%)因治疗相关不良事件而停药,2 例死亡者被认为与治疗相关。基于 Keynote-059 研究结果,2017 年 9 月 22 日美国 FDA 批准帕博利珠单抗用于治疗复发性局部晚期或转移性胃癌 / 食管胃结合部腺癌,且肿瘤存在 PD-L1 表达、经过 2 种及以上前线治疗方案(包括含氟尿嘧啶和含铂类化疗方案)后疾病进展的患者。

（九）头颈部鳞癌

Keynote-012 研究是一项多中心非随机Ⅰb 期临床试验,来自头颈部鳞状细胞癌队列的疗效数据显示,帕博利珠单抗单药治疗(2mg/kg,每 3 周一次)的客观缓解率为 18%(95% *CI* 8%~32%),完全缓解率为 5%;中位缓解持续时间为 12.2 个月。客观缓解率和缓解持续时间与人类乳头状瘤病毒感染状态无关。基于 Keynote-012 研究结果,2016 年 8 月 5 日美国 FDA 批准帕博利珠单抗治疗含铂化疗后出现局部进展的复发或转移性头颈部鳞状细胞癌。

（十）中国获批适应证情况

2018 年 7 月 25 日,中国 NMPA 批准帕博利珠单抗用于经一线治疗失败的局部晚期或转移性黑色素瘤患者的治疗。

四、阿替利珠单抗

（一）非小细胞肺癌

阿替利珠单抗是一种 PD-L1 单抗,OAK 研究是一项开放标签、多中心、随机对照 III 期临床试验,该研究入组了 850 例既往接受过一种或两种细胞毒化疗方案治疗的非鳞状非小细胞肺癌患者,按照 1∶1 随机分组,分别接受阿替利珠单抗(*n*=425)或多西他赛(*n*=425)治疗,主要研究终点为意向治疗(ITT)人群和 PD-L1 表达人群的总体生存期,研究结果显示,阿替利珠单抗组和多西他赛治疗组的总体生存期分别为 13.8(95% *CI* 11.8~15.7)个月和 9.6(95% *CI* 8.6~11.2)个月(*HR* = 0.73,95% *CI* 0.62~0.87,*P* = 0.000 3)。POPLAR 研究是一项多中心、开放标签、随机对照Ⅱ临床试验,该研究入组了 287 例含铂方案化疗后进展的非小细胞肺癌患者,按照 1∶1 随机分组,分别接受阿替利珠单抗(*n*=144)或多西他赛(*n*=143)治疗,主要研究终点为发生 173 例死亡事件时意向治疗人群和 PD-L1 亚组的总体生存期,研究结果显示,阿替利珠单抗和多西他赛治疗的总体生存期分别为 12.6(95% *CI* 9.7~16.4)个月和 9.7(95% *CI* 8.6~12.0)个月(*HR* = 0.73,95% *CI* 0.53~0.99,*P* = 0.04)。阿替利珠单抗最常见的不良事件为疲劳、食欲不振、呼吸困难、咳嗽、恶心、肌肉骨骼疼痛和便秘。最常见的 3~4 级不良事件为呼吸困难、肺炎、缺氧、血钠降低、疲劳、贫血、肌肉骨骼疼痛、肝转氨酶水平增高、吞咽困难和关节疼痛。与免疫相关的不良事件包括肺炎、肝炎、结肠炎和甲状腺疾病。基于 OAK 和 POPLAR 两项临床研究结果,2016 年 10 月 18 日美国 FDA 批准阿替利珠单抗用于治疗在含铂化疗期间或之后病情恶化的转移性非小细胞肺癌,若患者存在 *EGFR* 或 *ALK* 基因变异,相关分子靶向药无效后再用阿替利珠单抗,用量:1 200mg/3 周,直至疾病进展或出现不可耐受的毒性。

（二）中国获批适应证情况

截至 2018 年 10 月 31 日，阿替利珠单抗尚未获得中国 NMPA 批准上市。

五、avelumab

（一）转移性默克尔细胞癌

avelumab 是一种 PD-L1 单抗，JAVELIN Merkel 200 研究是一项单臂、Ⅱ期临床试验，入组了 88 例转移性默克尔细胞癌的患者，他们既往至少接受了一次化疗，均接受 avelumab 10mg/（kg·2 周），直至疾病进展或出现不可耐受的毒性。中位随访 10.4 个月，全部接受治疗的患者客观缓解率为 31.8%（95% *CI* 2.19%-43.1%），其中，完全缓解 8 例，部分缓解 20 例，有效时间超过半年的患者为 92%（95% *CI* 70%-98%）。3 级不良事件包括淋巴细胞减少（2 例）、血肌酸磷酸激酶水平升高（1 例）、血氨基转移酶水平升高（1 例）、血胆固醇水平升高（1 例），并未出现 4 级不良事件或治疗相关死亡。基于 JAVELIN Merkel 200 研究结果，2017 年 3 月 23 日美国 FDA 批准 avelumab 治疗转移性默克尔细胞癌（Merkel cell carcinoma，MCC）的成人及 12 岁以上儿童患者，既往未经化疗的患者也同样适用。avelumab 是美国 FDA 批准的首个治疗这一疾病的疗法。

（二）尿路上皮癌

JAVELIN Solid Tumor 研究是一项开放标签的Ⅰb 临床试验，其中两个扩展队列入组了 249 例既往接受过治疗的晚期 / 转移性尿路上皮癌患者，每 2 周接受一次 avelumab 10mg/kg 治疗直至疾病进展、出现不可耐受的毒性或患者退出，研究终点包括最佳总体缓解和无进展生存期。研究结果显示，在 242 例可评价疗效的患者中，中位随访 31.9（24~43）个月，中位治疗持续时间为 2.8（0.5-42.8）个月，客观缓解率为 16.5%（95% *CI* 12.1%~21.8%），完全缓解率 4.1%，部分缓解率 12.4%。中位缓解持续时间为 20.5（95% *CI* 9.7~ 尚未达到）个月，中位无进展生存期为 1.6（95% *CI* 1.4~2.7）个月，12 个月无进展生存率为 16.8%（95% *CI* 11.9%~22.4%）。中位总生存期为 7.0（95% *CI* 5.9~8.5）个月，24 个月总生存率为 20.1%（95% *CI* 15.2%~25.4%）。最常见的治疗相关不良事件为输注相关反应［73 例（29%）；均为 1~2 级］和疲乏［40 例（16%）］。249 例患者中有 21 例（8%）发生 ≥3 级治疗相关不良事件，其中最常见的是疲乏［4 例（2%）］以及虚弱、脂肪酶升高、低磷血症和非感染性肺炎［各 2 例（1%）］。249 例患者中有 19 例（8%）发生与 avelumab 治疗相关的严重不良事件，发生 1 例与治疗相关的死亡（肺炎）。基于 JAVELIN Solid Tumor 研究结果，2017 年 5 月 9 日美国 FDA 批准 avelumab 用于局部晚期或转移性尿路上皮癌患者的治疗，这些患者在含铂化疗期间或之后病情进展，或在 12 个月内接受过新辅助或辅助含铂化疗后疾病复发。

（三）中国获批适应证情况

截至 2018 年 10 月 31 日，avelumab 尚未获得中国 NMPA 批准上市。

六、度伐利尤单抗

（一）尿路上皮癌

度伐利尤单抗（durvalumab）是一种 PD-L1 单抗。1108 研究（NCT01693562）是一项Ⅰ/Ⅱ期临床试验，截至 2016 年 10 月 24 日，该研究入组了 191 例一线治疗进展或拒绝化疗的局部晚期 / 转移性尿路上皮癌患者，其中 99.5% 的患者先前接受过抗肿瘤治疗，95.3% 的患者接受过含铂方案化疗。结果显示,客观缓解率为 17.8%(34/191,95% *CI* 12.7%~24.0%),其中 7 例获得完全缓解。患者在治疗早期即出现疾病缓解(达到缓解的中位时间为 1.41 个月),中位缓解持续时间尚未达到。中位无进展生存期为 1.5(95% *CI* 1.4~1.9)个月,中位总生存期为 18.2(95% *CI* 8.1~ 尚未达到)个月。1 年总生存率为 55%(95% *CI* 43.9%~64.7%)。此外,在 PD-L1 高表达(TPS ≥ 25%)组(*n*=98)和 PD-L1 低表达(TPS<25%)或无表达亚组(*n*=79)中,均有疾病缓解的患者,客观缓解率分别为 27.6% 和 5.1%。3~4 级治疗相关不良事件发生率为 6.8%;4 例患者发生 3~4 级免疫相关不良事件,其中 2 例患者因免疫相关不良事件(急性肾损伤和自身免疫性肝炎)而中断治疗。基于 1108 研究结果,2017 年 5 月 1 日美国 FDA 批准度伐利尤单抗用于已接受标准铂类药物化疗后疾病进展的转移性或不可进行手术切除的尿路上皮癌患者的治疗,推荐剂量为 10mg/(kg·2 周),持续用药至出现疾病进展或不可耐受的毒性。

（二）非小细胞肺癌

PACIFIC 研究是一项随机、双盲Ⅲ期临床试验,纳入了 713 例接受同步化放疗后未发生疾病进展的局部晚期不可手术切除非小细胞肺癌患者,以 2 : 1 的比例随机分配到度伐利尤单抗治疗组(10mg/kg,静脉给药)或安慰剂治疗组,每 2 周 1 次,最多持续 12 个月。结果显示,度伐利尤单抗巩固治疗未发生疾病进展的无法手术切除的局部晚期(Ⅲ期)非小细胞肺癌患者,中位无进展生存期为 16.8 个月,相比安慰剂(中位无进展生存期为 5.6 个月)延长超过 11 个月。度伐利尤单抗组的客观缓解率显著高于安慰剂组(28.4% vs 16.0%,*P* < 0.001)。在接受度伐利尤单抗治疗后出现缓解的患者中,72.8% 的患者在 12 个月和 18 个月时仍在持续缓解,而在安慰剂组,12 个月和 18 个月时仍在持续缓解的比例分别为 56.1% 和 46.8%。值得关注的还有,无论化放疗前 PD-L1 的表达水平如何,度伐利尤单抗均带来无进展生存期获益,在 PD-L1 TPS<25% 的亚组中,*HR*= 0.59(95% *CI* 0.43~0.82);在 PD-L1 TPS ≥ 25% 的亚组中,*HR*= 0.41(95% *CI* 0.26~0.65)。基于 PACIFIC 研究结果,2018 年 2 月 16 日美国 FDA 批准度伐利尤单抗用于局部晚期不可手术非小细胞肺癌患者同步放化疗后的巩固治疗。

（三）中国获批适应证情况

截至 2018 年 10 月 31 日,度伐利尤单抗尚未获得中国 NMPA 批准上市。

七、未来发展方向

从 2018 年 10 月 31 日之后,本章涉及的免疫检查点抑制剂有一些新的适应证获批,另有一些新的免疫检查点抑制剂,如国产免疫检查点抑制剂特瑞普利单抗(toripalimab)、信迪利单抗(sintilimab)、卡瑞利珠单抗(camrelizumab)、替雷利珠单抗(tislelizumab)、派安普利单抗(penpulimab)和赛帕利单抗(zimberelimab)上市,请读者关注最新进展。

PD-1/PD-L1 以及 CTLA-4 单抗在临床的成功应用使针对免疫检查点的单克隆抗体愈发受到肿瘤学研究的关注,在过去二十年里,科研人员在确定替代靶点和开发肿瘤治疗的新型特异性药物方面进行了深入探索,并取得了显著进展,其中一些新型免疫检查点被确定为治疗靶点,如多种 LAG-3 单抗和 T 细胞免疫球蛋白和免疫受体酪氨酸抑制基序结构域蛋白(T cell immunoreceptor with immunoglobulin and immunoreceptor tyrosine-based inhibitory motif domain, TIGIT)单抗以及同时含有 2 种特异性抗原结合位点的双特异性抗体(bispecific antibody)的临床试验已经在进行中。

第3节　免疫检查点抑制剂常见毒性及处理措施

欧洲肿瘤内科学会(European Society for Medical Oncology, ESMO)就免疫检查点抑制剂(immunocheckpoint inhibitors, ICIs)的毒性管理发布了诊疗和随访指南。下面简要介绍指南中关于常见免疫相关不良事件的处理建议。

一、免疫相关皮肤毒性

对于1~2级皮肤不良事件的患者,继续应用(至少1周)免疫检查点抑制剂。如果出现瘙痒,则开始应用外用润肤剂、抗组胺药和/或低强度糖皮质激素乳膏。当不良事件 ≤ 1级时重新开始应用免疫检查点抑制剂。对于3级皮肤不良事件的患者,暂停免疫检查点抑制剂,并立即应用外用润肤剂、抗组胺药和高强度的糖皮质激素乳膏。对于4级皮肤不良事件的患者,永久停用免疫检查点抑制剂,考虑收患者入院,并立即与皮肤科医生会诊。开始应用经静脉给药的糖皮质激素(1~2mg/kg泼尼松),并根据不良事件的缓解情况逐渐减量。

二、免疫相关内分泌疾病

对于有症状的甲状腺功能亢进(通常为1级或2级)患者,停用免疫检查点抑制剂,并应用β受体阻滞剂(普萘洛尔或阿替洛尔/美托洛尔)治疗,症状消失后重新开始免疫检查点抑制剂治疗。对于甲状腺功能减退(>2级罕见)的患者,根据严重程度开始应用激素替代疗法(hormone replacement therapy, HRT)(50~100ug/d),增加剂量直至甲状腺刺激素(TSH)恢复正常。对于甲状腺炎的患者,口服泼尼松1mg/kg,根据临床症状的恢复情况逐渐减量,当出现症状时考虑中断免疫检查点抑制剂治疗。对于垂体炎患者(>2级罕见),当出现头痛、复视或其他神经系统症状时,开始口服甲泼尼龙1mg/kg,于2~4周内逐渐减量。根据受影响的激素轴,开始HRT。对于3~4级的Ⅰ型糖尿病[酮症酸中毒(浅)昏迷]患者,立即住院并开始新诊断的1型糖尿病的治疗。糖皮质激素在预防胰岛素生成细胞完全损坏方面的作用尚不清楚,不推荐应用。

三、免疫相关肝毒性

对于2级肝炎,停用免疫检查点抑制剂并密切监测天门冬氨酸氨基转移酶(aspartate aminotransferase, AST)/丙氨酸氨基转移酶(alanine aminotransfease, ALT)水平(1~2次/周)。当1周以上无改善时,开始应用甲泼尼龙(0.5~1mg/kg)。在密切监测AST/ALT和胆红素的前提下于几周内逐渐减量。对于3级肝炎,停用免疫检查点抑制剂,并立即开始甲泼尼龙1~2mg/kg。如果2~3天内无改善,加用吗替麦考酚酯(mycophenloate mofetil, MMF)。在密切监测AST/ALT和胆红素的前提下于4~6周内逐渐减量免疫抑制剂。对于4级肝炎,永久停用免疫检查点抑制剂,收患者入院并静脉应用泼尼松2mg/kg。如果2~3天内未观察到改善,加用MMF。如果在应用两种免疫抑制剂的情况下无改善,会诊肝病科医生。其他可考虑的免疫抑制剂为抗胸腺细胞球蛋白(anti thymic globulin, ATG)和他克莫司(tacrolimus)。请有经验的医疗机构会诊或将患者转院至有经验的医疗机构。在密切监测肝功能的前提下于 6 周内逐渐减量。

四、免疫相关肺炎

对于 1 级和 2 级肺炎,暂停免疫检查点抑制剂治疗,尝试排除感染,并开始口服泼尼松 1~2mg/kg。于 4~6 周内逐渐减量。对于 3 级和 4 级肺炎,永久停用免疫检查点抑制剂,收患者入院,必要时收入重症监护病房,并立即开始应用大剂量甲基泼尼松 2~4mg/kg 静脉给药。如果激素治疗过程中病情恶化,加用英夫利昔单抗、MMF 或环磷酰胺(cyclophosphamide,CTX),于 4~6 周内逐渐减量。

五、免疫相关神经毒性

如果出现轻度免疫相关神经系统不良事件,停用免疫检查点抑制剂,并进行检查[磁共振成像(magnetic resonance imaging,MRI)、腰椎穿刺]以确定神经毒性的性质。如果病情恶化或出现重度神经症状,收患者入院,并开始给予口服或静脉甲泼尼龙 1~2mg/kg。如果出现吉兰 - 巴雷综合征(Guillain Barré syndrome)或肌无力样症状(myasthenia-like symptoms),考虑加用血浆置换或静脉免疫球蛋白。

六、免疫相关心脏毒性

怀疑心肌炎时,收患者入院并立即开始应用大剂量甲泼尼龙(1~2mg/kg)。如果病情恶化,考虑加用另一种免疫抑制剂(MMF 或他克莫司)。

七、免疫相关风湿毒性

对于轻度关节痛,开始应用非甾体抗炎药(nonsteroidal anti-inflammatory drugs,NSAIDs),如果无改善,考虑应用小剂量激素(10~20mg 泼尼松)。对于重度多发性关节炎,将患者转诊或会诊风湿科医生,并开始应用泼尼松 1mg/kg。有时为了改善关节炎,需要应用英夫利昔单抗或另一种抗肿瘤坏死因子 α(tumor necrosis factor-α,TNF-α)药物。

八、免疫相关肾毒性

如果出现肾炎,首选要排除可导致肾衰竭的其他病因。根据肾功能损害的严重程度,暂停或永久性停用免疫检查点抑制剂。停用其他有肾毒性的药物。开始应用甲泼尼龙 1~2mg/kg。考虑进行肾活检来明确诊断。

总之,免疫检查点抑制剂对多种肿瘤有效,不同种类免疫检查点抑制剂联合或免疫检查点抑制剂与传统治疗方案(如放化疗)联合疗效优于免疫检查点抑制剂单药,提示化放疗极可能具有一定的免疫调节潜能。免疫检查点抑制剂在取得显著疗效的同时,仍有一些问题有待解决,例如如何降低或控制免疫相关不良事件,能否找到准确预测疗效的生物标志物。总体来说,免疫检查点抑制剂是肿瘤免疫治疗的一大突破,随着研究的不断深入,免疫治疗会在肿瘤治疗体系中发挥越来越大的作用。

(王琴　朱豪华　谢同济　谢祖成　陈馨蕊　唐乐　石远凯)

第5章

参考文献

[1] ANSELL S M, LESOKHIN A M, BORRELLO I, et al. PD-1 blockade with nivolumab in relapsed or refractory Hodgkin's lymphoma [J]. N Engl J Med, 2015, 372(4): 311-319.

[2] BRAHMER J R, DRAKE C G, WOLLNER I, et al. Phase I study of single-agent anti-programmed death-1 (MDX-1106) in refractory solid tumors: Safety, clinical activity, pharmacodynamics, and immunologic correlates [J]. J Clin Oncol, 2010, 28: 3167-3175.

[3] BRAHMER J, RECKAMP K L, BAAS P, et al. Nivolumab versus docetaxel in advanced squamous-cell non-small-cell lung cancer [J]. N Engl J Med, 2015, 373(2): 123-135.

[4] BORGHAEI H, PAZ-ARES L, HORN L, et al. Nivolumab versus docetaxel in advanced nonsquamous non-small-cell lung cancer [J]. N Engl J Med, 2015, 373(17): 1627-1639.

[5] FARINA M S, LUNDGREN K T, BELLMUNT J, et al. Immunotherapy in Urothelial cancer: Recent results and future perspectives[J]. Drugs, 2017, 77(10):1077-1089.

[6] GARON E B, RIZVI N A, HUI R, et al. Pembrolizumab for the treatment of non-small-cell lung cancer [J]. N Engl J Med, 2015, 372(21): 2018-2028.

[7] HARRINGTON K J, FERRIS R L, BLUMENSCHEIN G J R, et al. Nivolumab versus standard, single-agent therapy of investigator's choice in recurrent or metastatic squamous cell carcinoma of the head and neck (CheckMate 141): Health-related quality-of-life results from a randomised, phase 3 trial[J]. Lancet Oncol, 2017, 18(8):1104-1115.

[8] HERBST R S, BAAS P, KIM D W, et al. Pembrolizumab versus docetaxel for previously treated, PD-L1-positive, advanced non-small-cell lung cancer (KEYNOTE-010): A randomised controlled trial [J]. Lancet, 2016, 387(10027):1540-1550.

[9] HODI F S, O'DAY S J, MCDERMOTT D F, et al. Improved survival with ipilimumab in patients with metastatic melanoma[J]. N Engl J Med, 2010, 363(8): 711-723.

[10] KORMAN A J, PEGGS K S, ALLISON J P. Checkpoint blockade in cancer immunotherapy [J]. Adv Immunol, 2006, 90: 297-339.

[11] KAUFMAN H L, RUSSELL J, HAMID O, et al. Avelumab in patients with chemotherapy- refractory metastatic Merkel cell carcinoma: A multicentre, single-group, open-label, phase 2 trial [J]. Lancet Oncol, 2016, 17(10):1374-1385.

[12] HAMID O, ROBERT C, DAUD A, et al. Safety and tumor responses with lambrolizumab (anti-PD-1) in melanoma [J]. N Engl J Med, 2013, 369:134-144.

[13] LARKIN J, CHIARION-SILENI V, GONZALEZ R, et al. Combined nivolumab and ipilimumab or monotherapy in untreated melanoma [J]. N Engl J Med, 2015, 373(1): 23-34.

[14] LE D T, URAM J N, WANG H, et al. PD-1 Blockade in tumors with mismatch-repair deficiency [J]. N Engl J Med, 2015, 372(26):2509-2520.

[15] MOTZER R J, ESCUDIER B, MCDERMOTT D F, et al. Nivolumab versus everolimus in advanced renal-cell carcinoma [J]. N Engl J Med, 2015, 373(19): 1803-1813.

[16] PARDOLL D M. The blockade of immune checkpoints in cancer immunotherapy [J]. Nat Rev Cancer, 2012, 12(4): 252-264.

[17] RIBAS A. Tumor immunotherapy directed at PD-1 [J]. N Engl J Med, 2012, 366(26): 2517-2519.

[18] RIZVI N A, MAZIÈRES J, PLANCHARD D, et al. Activity and safety of nivolumab, an anti-PD-1 immune checkpoint inhibitor, for patients with advanced, refractory squamous non-small-cell lung cancer (Check-Mate 063): A phase 2, single-arm trial [J]. Lancet Oncol, 2015, 16(3): 257-265.

[19] RECK M, RODRÍGUEZ-ABREU D, ROBINSON A G, et al. Pembrolizumab versus chemotherapy for PD-L1-positive non-small-cell lung cancer [J]. N Engl J Med, 2016, 375(19):1823-1833.

[20] RIBAS A, PUZANOV I, DUMMER R, et al. Pembrolizumab versus investigator-choice chemotherapy for ipilimumab refractory melanoma (KEYNOTE-002): A randomised, controlled, phase 2 trial [J]. Lancet

Oncol, 2015, 16:908-918.

［21］ ROBERT C, THOMAS L, BONDARENKO I, et al. Ipilimumab plus dacarbazine for previously untreated meta-static melanoma[J]. N Engl J Med, 2011, 364(26): 2517-2526.

［22］ ROBERT C, LONG G V, BRADY B, et al. Nivolumab in previously untreated melanoma without BRAF muta-tion [J]. N Engl J Med, 2015, 372:320-330.

［23］ ROBERT C, SCHACHTER J, LONG G V, et al. Pembrolizumab versus ipilimumab in advanced melanoma [J]. N Engl J Med, 2015, 372: 2521-2532.

［24］ SHARMA P, RETZ M, SIEFKER-RADTKE A, et al. Nivolumab in metastatic urothelial carcinoma after plat-inum therapy (CheckMate 275): A multicentre, single-arm, phase 2 trial [J]. Lancet Oncol,2017,18(3):312-322.

［25］ SEETHARAMU N, PREESHAGUL I R, SULLIVAN K M. New PD-L1 inhibitors in non-small cell lung cancer-impact of atezolizumab [J]. Lung Cancer (Auckl),2017 ,8:67-78.

［26］ SNYDER A, NATHANSON T, FUNT S A, et al. Contribution of systemic and somatic factors to clinical response and resistance to PD-L1 blockade in urothelial cancer: An exploratory multi-omic analysis [J]. PLoS Med, 2017, 14(5):e1002309.

［27］ WEBER J S, D' ANGELO S P, MINOR D, et al. Nivolumab versus chemotherapy in patients with advanced melanoma who progressed after anti-CTLA-4 treatment (CheckMate 037): A randomised, controlled, open-label, phase 3 trial [J]. Lancet Oncol, 2015, 16:375-384.

［28］ WOLCHOK J D, KLUGER H, CALLAHAN M K, et al. Nivolumab plus ipilimumab in advanced melanoma [J]. N Engl J Med, 2013, 369: 122-133.

［29］ EL-KHOUEIRY A B, SANGRO B, YAU T, et al. Nivolumab in patients with advanced hepatocellular carcinoma (CheckMate 040): An open-label, non-comparative, phase 1/2 dose escalation and expansion trial[J]. Lancet, 2017, 389(10088):2492-2502.

［30］ ZHU A X, FINN R S, EDELINE J, et al. Pembrolizumab in patients with advanced hepatocellular carcinoma previously treated with sorafenib (KEYNOTE-224): A non-randomised, open-label phase 2 trial[J]. Lancet Oncol, 2018, 19(7):940-952.

［31］ HAANEN JBAG, CARBONNEL F, ROBERT C, et al. Management of toxicities from immunotherapy: ESMO Clinical Practice Guidelines for diagnosis, treatment and follow-up. Ann Oncol, 2018, 29(Suppl 4):iv264-iv266.

第
5
章

第6章 肿瘤的生物和基因治疗

第1节 细胞免疫治疗

　　细胞免疫治疗可分为干细胞免疫治疗和体细胞免疫治疗,干细胞免疫治疗包括外周血干细胞、骨髓干细胞、脐带血干细胞、间充质干细胞、脂肪干细胞、神经干细胞等;体细胞免疫治疗一般是指免疫细胞治疗。本节所涉及的细胞免疫治疗也就是通常所说的肿瘤过继细胞免疫治疗(adoptive cellular immunotherapy,ACI),是指向肿瘤患者体内输注一定量的具有抗肿瘤活性的免疫细胞,通过直接杀伤肿瘤细胞或者激发患者免疫系统杀伤肿瘤细胞,从而达到治疗肿瘤目的的治疗方法。ACI通常通过以下步骤发挥特定的抗肿瘤免疫作用:①分离循环或者肿瘤浸润的淋巴细胞;②体外T淋巴细胞的选择/扩增/活化;③重新输注至患者体内(通常联合淋巴细胞消减预处理和免疫调节剂应用)。ACI按其作用机制分两种类型:①非特异性杀伤肿瘤细胞,包括淋巴因子激活的杀伤细胞(lymphokine activated killer cells,LAK)、细胞因子诱导的杀伤细胞(cytokine-induced killer cells,CIK)和自然杀伤细胞(natural killer cells,NK细胞),其介导的肿瘤消退是主要组织相容性复合体(major histocompatibility complex,MHC)非限制性的;②特异性杀伤肿瘤细胞,包括肿瘤浸润淋巴细胞(tumor infiltrating lymphocytes,TIL)、细胞毒性T淋巴细胞(cytotoxic T lymphocyte,CTL)和嵌合型抗原受体T细胞(chimeric antigen receptor T cells,CAR-T),其杀伤肿瘤细胞需要识别肿瘤细胞上由MHC分子递呈的特异性抗原,但CAR-T的嵌合型抗原受体可直接识别肿瘤抗原,不受MHC限制。理想的ACI活性细胞的必备条件是:对肿瘤细胞有特异性的选择性杀伤活性而对正常细胞无明显作用;不产生移植物抗宿主病(graft versus host disease,GVHD),无排斥;宿主能够耐受;细胞来源丰富且能在体内增殖;无致热原及致病原。ACI的实现依赖于免疫细胞治疗技术的发展。免疫细胞治疗技术是通过采集人体自身免疫细胞进行体外培养,使其成千倍扩增、靶向性杀伤功能增强,然后回输到患者体内,从而杀灭血液及组织中的病原体、肿瘤细胞、突变细胞等,具有杀瘤谱广、不良事件发生率低、无耐药性等优点,成为传统的手术治疗、化学治疗、放射治疗之后最具有前景的研究方向之一。目前已经在临床上应用的ACI细胞类型有TIL、树突状细胞(dendritic cells,DC)、CIK、NK以及CAR-T。由于CAR-T疗法细胞制备技术、杀伤肿瘤细胞机制等与传统的细胞免疫治疗不同,将在下一节中重点介绍,本节主要介绍前几种细胞免疫治疗,同时对可能提高这些细胞治疗的策略进行探讨。

一、肿瘤浸润淋巴细胞

肿瘤浸润淋巴细胞（tumor infiltrating lymphocytes，TIL）是存在于肿瘤间质内的、以淋巴细胞为主的异质性细胞群体，多聚集在肿瘤周围或其间质呈套状围绕癌巢；其主要成分是存在于肿瘤间质中的 T 淋巴细胞，少部分为 MHC 非限制性 NK 细胞。TIL 保持有肿瘤抗原的特异性，具有识别递呈的 MHC-Ⅰ/T 细胞受体（T cell receptor，TCR）- 抗原肽的作用。TIL 的制备是从刚切除的新鲜肿瘤组织中分离，在体外与白细胞介素 2（Interleukin 2，IL-2）共培育扩增，介导肿瘤细胞溶解；其主要效应细胞为 CD8$^+$ 细胞，加用 IL-2 后其抗肿瘤活性明显提高。

1982 年美国国立卫生研究院国立癌症研究所外科主任 Steven A.Rosenberg 博士首先在转移性黑色素瘤患者中应用 TIL 治疗，但早期临床应用其疗效并不满意，直到 2002 年应用淋巴细胞清除性方案预处理后再回输 TIL 才可获得较好的临床疗效。在该研究中，93 例标准治疗方案失败的、具有可测量病灶的转移性黑色素瘤患者在应用淋巴细胞清除性预处理方案治疗后输注自体 TIL 联合 IL-2，应用实体瘤疗效评价标准（response evaluation criteria in solid tumors，RECIST）评价疗效，其客观有效率为 49%~72%，有 20 例患者达到完全缓解（22%），开启了实体瘤有效 T 细胞治疗的新时代。

近年来在免疫治疗领域的进展，为提高 TIL 的临床疗效提供了更为切实可行的手段：①应用白细胞介素 7（Interleukin 7，IL-7）和白细胞介素 15（Interleukin 15，IL-15）替代 IL-2 可以有效阻断调节性 T 细胞（regulatory T cells，Tregs）扩增；抗 CD25 单抗可导致 CD25$^+$ Treg 细胞的持久清除；②通过促进 T 细胞黏附至肿瘤相关血管内皮细胞、外渗浸润入肿瘤内，从而增加肿瘤内部 TIL 数量，也可提高 TIL 治疗的疗效。肿瘤坏死因子（tumor necrosis factor，TNF）具有破坏肿瘤血管内皮细胞，增加内皮通透性的作用；基因工程合成的天冬酰胺 - 甘氨酸 - 精氨酸肿瘤坏死因子融合蛋白（Asn-Gly-Arg tumor necrosis factor，NGR-TNF）具有短暂增强肿瘤血管通透性的能力，在淋巴瘤、黑色素瘤、散发性前列腺癌鼠模型中，在不增加 TNF 相关全身毒性反应的情况下，可促进化疗药物进入肿瘤部位；目前正在肿瘤患者中进行 NGR-TNF 的多个临床研究。极低剂量的 NGR-TNF（5ng/kg）即可诱导肿瘤血管内皮细胞上血管细胞黏附分子 1（vascular cell adhesion molecule 1，VCAM-1）和细胞内黏附分子 2（intracellular adhesion molecule 2，ICAM2）表达及在肿瘤微环境中的释放，促进 T 细胞捕获和趋化因子的释放。肿瘤微环境的快速短暂调节可增加在可移植的黑色素瘤和前列腺癌中活化的内源性或过继输注的 T 细胞浸润，在不增加毒性反应的基础上，增加肿瘤疫苗和过继免疫治疗的疗效；NGR-TNF 通过使黏附连接疏松对内皮细胞屏障功能进行短暂调节，而后者有利于 T 细胞溢出，另外它还可短暂降低肿瘤乏氧区域，有利于 TIL 的增殖和存活。这些都有利于 TIL 发挥抗肿瘤效应。

TIL 抗肿瘤治疗存在以下缺点：①时间和金钱的花费大；②肿瘤部位分布的 TIL 数量少，体外分离和扩增困难；③ TIL 细胞中的 CD4$^+$CD25$^+$ T 细胞可下调 TIL 的抗肿瘤活性，体外培养过程中加入的 IL-2 也可刺激 Treg 细胞的扩增；④在黑色素瘤患者中仅有 50% 左右的 TILs 可产生抗肿瘤活性，而其他类型的肿瘤不能分离足够的抗肿瘤活性淋巴细胞进行体外扩增培养；⑤淋巴细胞清除治疗的预处理方案需要患者有较好的体能状态和脏器功能。

二、树突状细胞

树突状细胞（dendritic cells，DC）由美国洛克菲勒大学免疫学教授 Ralph Steinman 于 1973 年发现,因其成熟时伸出许多树突样或伪足样突起而命名。DC 具有以下特征:①在持续抗原暴露区域优先聚集;②有效摄取大量胞外物质、经过加工并递呈给具有相应抗原表位的 T 淋巴细胞和 B 淋巴细胞;③感受内外源性损伤信号;④成熟为在表型和功能上不同的亚型。DC 是目前已知的机体内功能最强的抗原递呈细胞,其最大特点是能够刺激初始 T 细胞进行增殖,是机体免疫应答的始动者,在免疫应答的诱导中具有独特地位,具有桥联天然免疫和适应性免疫的特性。未成熟 DC 除表达 MHC-Ⅱ类分子(主要在晚期内体表达)外,共刺激分子表达水平下降(如 CD40,CD70,CD86,OX40L),并且表达特殊亚型的趋化因子受体;在缺乏适当的成熟刺激信号时,未成熟 DC 在抑制性信号作用下将抗原递呈给 T 细胞,引起外周耐受。这种免疫抑制反应至少依赖两种机制:抗原特异性 T 细胞克隆删除(克隆清除)和 $CD4^+CD25^+FOXP3^+$ Treg 细胞扩增。有几种刺激剂可促进未成熟 DC 成熟,包括病原相关分子模式(pathogen-associated molecular patterns,PAMPs)、损伤相关分子模式(damage-associated molecular patterns,DAMPs)、免疫复合物以及多种细胞因子。成熟 DC 通常具有强大的抗原提呈功能,其吞噬抗原的能力下降,但是细胞表面 MHC-Ⅱ分子表达水平升高,由于其表达特异性趋化因子受体[如半胱氨酸 - 半胱氨酸基序细胞因子受体 7(C-C Motif Chemokine Receptor 7,CCR7)],具有朝向淋巴结迁移的能力,并且分泌大量细胞因子 / 趋化因子;因此成熟 DC 在激发适应性免疫方面比其他抗原提呈细胞(包括 B 细胞和巨噬细胞)更加高效。值得注意的是,DC 的免疫刺激潜能并不局限于引发细胞免疫,而且也影响体液免疫。因此成熟 DC 与治疗和适应性免疫反应相关。伴随着将 DC 识别作为多样化反应的中枢调节剂诱导外周耐受和激发强大的抗原特异性免疫,研究者和临床工作者对 DC 的热情从观察性研究进入干预性研究阶段,因此,设计了上百种策略利用 DC 的免疫潜能治疗人类疾病,包括感染性疾病、自身免疫性疾病、恶性疾病和哮喘。这些研究的进步在 2010 年达到高峰,2010 年 4 月 29 日,美国食品药品监督管理局(Food and Drug Administration,FDA)批准首个以 DC 为主的用于治疗肿瘤的疫苗——Provenge(sipuleucel-T),用于治疗无症状的或症状轻微的转移性、内分泌治疗失败的前列腺癌患者。

DC 为基础的抗肿瘤干预根据其潜在的治疗原理可归纳为四类:①输注未负载抗原的 DC;②输注体外负载有不同肿瘤相关抗原(tumor associated antigen,TAA)的 DC;③体内 DC 应用 TAA 负载;④输注来自外来体的 DC。DC 可在体外适当的成熟信号下、通过不同方式用 TAA 负载:①将未成熟 DC 暴露于自体肿瘤细胞裂解液;②将未成熟 DC 与重组肿瘤相关抗原共培养;③应用从恶性肿瘤细胞、TAA 编码的 RNA 或表达 TAA 载体的 RNA 转染 DC;④应用未活化的肿瘤细胞与 DC 融合形成所谓的"树突状体"。同样,目前将 TAA 导入 DC 的方法也有多种:①将 TAA 与 DC 表面标志的特异性抗体[如淋巴细胞抗原 LY75、CD209、C- 型凝聚素结构域家族 4(C-Type Lectin Domain Family 4,CLEC4)和 C- 型凝聚素结构域家族 9(C-Type Lectin Domain Family 9,CLEC9)]融合;②封装在 DC 靶向免疫脂质体的 TAA 的应用。为预防外周耐受的出现,体内 DC 靶向的策略需要同时给予足够量的成熟信号;这些常规和特异性策略均有特定的优势与不足之处。尽管这些策略各不相同,但是所有以 DC 为基础的抗肿瘤干预模式都在于诱发新的或增强已存在的抗肿瘤免疫反应,从而达到实际上的抗肿瘤治疗的临床模式。然而抗肿瘤反应的抗原特异性在应用未负载抗原的 DC 时并不能控制,一个或多个 TAA 可特异性靶向 TAA 负载的 DC 和 DC 源性外来体。

近年来在 https://clinicaltrial.gov 注册的验证 DC 为主的抗肿瘤治疗的安全性与疗效的临

床研究有上百个；这些研究绝大多数是体外在一种或多种重组 TAA 或多肽存在下扩增的自体 DC 的应用，负载 v-erb-B2 红白血病病毒癌基因同系物 2（v-erb-B2 erythroblastic leukemia viral oncogene homolog 2，ERBB2）、癌胚抗原（carcino-embryonic antigen，CEA）或纽约食管鳞状细胞癌 1（New York Esophageal Squamous Cell Carcinoma 1，NY-ESO-1）源性多肽的 DC 在乳腺癌、结直肠癌、黑色素瘤或其他实体瘤中进行临床研究，这些 DC 可作为免疫治疗干预剂应用（NCT01730118；NCT01885702）。体外应用非特异 TAA 或 TAA 源性多肽冲击的自体 DC 联合 toll 样受体 3（toll-like receptors 3，TLR3）激动剂，在多形性恶性胶质瘤患者（NCT01759810）、乳腺癌或肺癌脑转移患者（NCT01782274；NCT01782287）中进行造血干细胞联合细胞毒性 T 淋巴细胞的安全性和疗效的临床研究。评价包括 sipuleucel-T 在内的 DC 为主抗肿瘤治疗的安全性和有效性，尤其是 sipuleucel-T（主要在晚期内分泌治疗失败的前列腺癌患者）联合一个广泛免疫干预剂的应用，包括：①不同形式的放疗（NCT01807065；NCT01833208；NCT01818986）；②抗细胞毒性 T 淋巴细胞相关抗原 4（cytotoxic T lymphocyte-associated antigen-4，CTLA-4）单抗伊匹木单抗（ipilimumab）（NCT01804465；NCT01832870）；③糖基化的重组人 IL-7（NCT01881867）；④ DNA 为主的抗癌疫苗联合重组人粒细胞 - 巨噬细胞集落刺激因子（recombinant human granulocyte-macrophage colony stimulating factor，rhGM-CSF）（NCT01706458）。另外还有评价自体 DC 安全性和有效性的临床研究，涉及体外（在适当的成熟信号而不是基因修饰信号下）扩增的 DC 单独或联合 TLR3 激动剂在不可切除的胰腺癌（NCT01677962）或其他实体瘤（NCT01734564；NCT01882946）中的应用；基因工程表达 GM-CSF- 碳酸酐酶Ⅸ融合蛋白或外源性 CD40 活化变异体的 DC 疗效等。这些 DC 要么单独应用，要么联合 CD40 活化剂在转移性肾细胞癌（NCT01826877）和内分泌治疗失败前列腺癌（NCT01823978）患者中进行研究。

伴随着临床研究的深入，科研人员在阐述 DC 免疫生物学和病理生理学及治疗的相关性方面做了大量努力，包括：① DC 是怎样调节细胞和体液免疫反应的；②哪一特定的 DC 亚群促进免疫耐受的确立以及通过什么样的细胞和分子系统进行；③哪个信号调节 DC 的持久性和成熟；④怎样进行交叉递呈以及 DC 的其他功能（尤其是抗原递呈、胞内捕获和吞噬体降解）怎样进行相互作用和调节；⑤哪种细胞前体和何种细胞内外信号在不同 DC 亚型发育过程中是必需的；⑥鼠和人不同亚型 DC 在表型和功能上的差异如何；⑦未成熟 DC 和成熟 DC 是怎样从组织迁移到淋巴结的；⑧ DC 是怎样启动自身免疫性糖尿病、人类免疫缺陷病毒（human immunodeficiency virus，HIV）感染的发生以及肿瘤患者怎样对化疗和免疫治疗进行反应的。然而目前对于这些机制仍不十分清楚。

三、细胞因子诱导的杀伤细胞

细胞因子诱导的杀伤细胞（cytokine-induced killer cells，CIK）是一群异质性细胞，由 CD3$^+$CD56$^+$、CD3$^+$CD56$^-$ 和 CD3$^-$CD56$^+$ 细胞组成。CD3$^+$CD56$^+$ 细胞来源于 CD3$^+$CD56$^-$ 细胞，又称自然杀伤 T 细胞（natural killer T cell，NKT），主要负责 MHC 非限制的抗肿瘤效应，这种细胞还表达 CD2、TCRαβ 和 CD8，不表达 CD16；CD3$^+$CD56$^+$ 细胞为终末分化的细胞群，具有 CD27$^-$CD28$^-$ 或 CD27$^-$CD28$^-$ 表型；而 CD3$^+$CD56$^-$ 细胞受到早期分化的影响主要表达 CD27$^+$CD28$^+$ 和 CD62L 表型，同时还表达 CD4、CD8 和 TCRαβ；CD3$^-$CD56$^+$ 细胞具有传统 NK 细胞特征，表达经典的 NK 细胞受体。除以上这些标志外，CIK 细胞还表达 CD45RA、CCR7、

第 6 章

CD11a、巨噬细胞炎性蛋白 1a、穿孔素和 Fas 配体（Fas ligand,FASL）。已有较多研究表明 CIK 细胞表现出较强的增殖活性、体内外对多种肿瘤细胞均具有较强的抗肿瘤细胞毒作用。越来越多的资料表明,CIK 细胞的抗肿瘤效应依赖于穿孔素/颗粒酶为主的机制和 FAS-FASL 之间的相互作用;CIK 细胞还具有不被免疫抑制性药物所抑制的特性,这使其成为肿瘤治疗的理想细胞选择。理论上,CIK 细胞为主的 ACI 可能是癌症的治愈性策略,在过去 20 年相关治疗方案已有很多的临床研究结果发表,证实 CIK 细胞在肿瘤患者中是安全有效的。

CIK 细胞不论是否有肿瘤细胞刺激均可表达不同的细胞因子,在缺乏肿瘤细胞刺激的情况下分泌 γ 干扰素（interferon gamma,IFN-γ）、高表达细胞因子受体 IL2-Rβ、IL-2Rγ、IL10-Rα 和 IL-10Rβ;当受到肿瘤细胞刺激后细胞因子（包括 IL2、IFN-γ、TNF-α、GM-CSF 和 IL-4）以及细胞因子受体 IL-2R、IL-4R、IL-12R 和 IL-15R 的表达上调。越来越多来自动物模型的研究表明 CIK 细胞与传统的 T 细胞一样,具有迁移至肿瘤区、肿瘤引流淋巴结区和脾组织的能力。CIK 细胞的分布和流动顺序与这种细胞的免疫特性、血液供应以及肿瘤表达的特定趋化因子和趋化因子受体相关;CIK 细胞运输的详细机制和疗效可能与以下因素有关:①上调肿瘤或肿瘤引流淋巴结的特定受体或配体,促进 CIK 细胞的归巢、黏附和浸润;② CIK 细胞表达的趋化因子、趋化因子受体、选择素和黏附素分子参与 CIK 细胞通过内皮的迁移。CIK 细胞可以有效对抗 FasL 阳性恶性细胞或多药耐药肿瘤细胞,有研究观察到输注 CIK 细胞 72 小时后至 9 天内在肿瘤部位均可检测到一定量的 CIK 细胞,小鼠移植肿瘤细胞可以被这些 CIK 细胞明显破坏。

已有较多研究表明,CIK 细胞可以有效杀伤多种肿瘤细胞的活性,如人类白血病、卵巢癌、肺癌、肝癌、宫颈癌和结直肠癌等。在 CIK 细胞中,CD3$^+$CD56$^+$ 细胞具有最强的 MHC 非限制性细胞毒作用。CIK 细胞杀伤肿瘤细胞的机制包括:①效应细胞-靶细胞通过 CIK 细胞表面的黏附分子淋巴细胞功能相关抗原 1（lymphocyte function-associated antigen 1,LFA-1）与多数敏感肿瘤细胞表面的 LFA-1 配体结合发生相互作用,引起杀伤肿瘤细胞的细胞毒作用;②参与 NK 细胞受体与其配体结合和活化的细胞信号途径,引起 CIK 细胞活化,发挥杀伤肿瘤细胞的脱颗粒和细胞毒作用;③通过 Fas-FasL 途径诱导肿瘤细胞凋亡,动物模型发现在输注 CIK 细胞后体内发生针对不同血液系统肿瘤和实体瘤的抗肿瘤效应;存在严重免疫缺陷的小鼠注射人淋巴瘤细胞后再接受 CIK 细胞输注,生存期可明显延长。

输注 CIK 细胞后基本上无严重不良事件发生,常见的不良事件通常比较轻微,包括低热、寒战、疲乏和 GVHD。在一项 I 期临床试验中,10 例患者中有 3 例出现了发热,发热患者在接受 *IL-2* 基因电穿孔的自体 CIK 细胞后自行消退,发热可能是转染的 *IL-2* 基因造成的。Chung 等报道在 20 例晚期胰腺癌患者接受自体 CIK 细胞治疗后,仅有 2 例患者出现虚弱、1 例患者出现血小板减少。另一项 I 期临床试验结果显示,10 例既往接受根治性肾切除的肾细胞癌患者,接受输注自体 CIK 细胞治疗,不良事件包括轻度关节痛、喉部水肿、疲乏,3 例患者在 CIK 细胞输注过程中出现低热。这些不良事件可以对症处理或自行消退。

CIK 细胞治疗恶性肿瘤的第一个临床试验是应用 *IL-2* 基因修饰的 CIK 细胞治疗 10 例转移性结直肠癌和淋巴瘤患者,其中 1 例获得完全缓解。在 Han 等的研究中,应用自体 CIK 细胞治疗 2 例复发难治的急性髓细胞白血病患者,在 4 个月内输注 4 次 CIK 细胞。结果显示,1 例患者外周血中的白血病负荷明显下降。除血液系统肿瘤外,也有报告 CIK 细胞治疗实体肿瘤的研究结果。在一项研究中,156 例胃癌术后患者被分成 2 组,75 例接受 CIK 联合化疗,81 例仅接受化疗。结果显示,仅接受化疗组和 CIK 联合化疗组的术后中位无瘤生存时间分别为 18.0 个月和 45.0 个月(P=0.001),术后中位总生存期分别为 27.0 个月和 49.0 个月(P=0.001),差异均有统计学意义。重复输注 CIK 细胞的研究发现其不良事件发生率低,在部分恶性肿瘤患者中达到与基因修饰 ACI 同样的治疗效果。CIK 细胞为主的 ACI 为肿瘤治疗提供了新的研究思路,然而存在以下问题:① CIK 细胞制备过程的统一性和制备临床治疗剂量 CIK 细胞数量的统一性。这一问题的解决有助于 CIK 细胞疗效评价遵循统一的标准;②目前报道的 CIK 细胞临床研究多数为小样本、回顾性研究,需要大样本随机对照的前瞻性研究来确定 CIK 细胞的疗效;③ CIK 细胞治疗的最大优势是个体化治疗,但是这使得 CIK 细胞治疗花费大、耗时长,很难开展大样本前瞻性随机对照试验。总之,以 CIK 细胞为主的 ACI 治疗已经进行了一些探索,但是仍然有很多问题需要深入研究,需要进行设计良好的大规模、前瞻性、多中心随机对照临床试验,以客观评价这一疗法的有效性、安全性,确立在肿瘤综合治疗中的地位。

四、自然杀伤细胞

自然杀伤细胞(natural killer cells,NK 细胞)是表型为 $CD3^-CD56^+$ 的淋巴细胞,可以 MHC 非限制的方式快速裂解特定的靶细胞,NK 细胞的细胞毒作用主要依赖于活化信号和抑制信号之间的平衡。NK 细胞一旦活化,即可发挥抗转化细胞的效应功能。近年来对 NK 细胞生物学功能理解的进展将其带入临床治疗领域,其中一个观点是通过调节 NK 细胞与其微环境的相互作用来调节 NK 细胞的活化。应用 NK 细胞治疗肿瘤的策略可分为三种:①通过调节 NK 细胞活化性或抑制性受体之间的平衡调节 NK 细胞的效应功能;②通过单克隆抗体阻断 NK 细胞的抑制性信号;③应用促进 NK 细胞增殖、活化的细胞因子。NK 细胞的抑制性受体包括杀伤细胞免疫球蛋白样受体(killer cell immunoglobulin-like receptor,KIR)和 CD94/NKG2A/B,可以特异性靶向表达 MHC- Ⅰ 类分子的绝大多数正常细胞,引起 NK 细胞活化抑制。NK 细胞可通过靶细胞 MHC- Ⅰ 类分子表达下调而活化,从而发挥裂解靶细胞的功能。因此,逃脱免疫监视的表达低水平 MHC- Ⅰ 类分子的肿瘤细胞,是 NK 细胞发挥抗肿瘤效应的理想效应细胞。

治疗用的 NK 细胞可从以下途径获得:自体 NK 细胞、异体 NK 细胞、NK 细胞系、基因修饰的 NK 细胞、造血干细胞以及诱导的多能干细胞。自体 NK 细胞通过细胞因子刺激转化为 LAK 细胞,表现出较强的抗肿瘤细胞的细胞毒活性。在 1985 年,Steven A.Rosenberg 等将 LAK 细胞应用于对常规治疗耐药的转移性黑色素瘤患者,在 25 例患者中 11 例获得肿瘤的客观消退,包括 1 例完全缓解达 10 个月。这一研究结果开启了对肿瘤过继免疫治疗的探索。然而后来应用 LAK 细胞联合 IL-2 的 Ⅱ、Ⅲ 期临床试验结果表明其有效率仅为 15%~20%,并不优于单用 IL-2 治疗,这种有效率低被认为与肿瘤细胞表达抑制性受体阻止 LAK 细胞对其杀伤有关。在急性髓细胞白血病患者中,供者和患者 KIR 配体错配的异源性 NK 细胞可以克服这种障碍,表现出较强的杀瘤活性,且无 GVHD;在实体瘤中,异源性 NK 细胞也表现出治疗作用,且副作用比较轻微。Ⅰ 期临床试验结果表明,输注应用 IL-15 和氢化可的松活化和扩增的异基因 NK 细胞在晚期非小细胞肺癌患者中是安全的,且与化疗联合有协同作用。由于 MHC 错配,KIR 错配的异基因 NK 细胞可产生免疫介导的清除。与自体或异基因 NK 细胞相比,NK 细胞系可以在符合药品生产质量管理规范(Good Manufacturing Practice,GMP)的实验室扩增,产生足够量的 NK 细胞供临床应用,并且培养过程简单方便;在 NK 细胞系中,NK-92 细胞是唯一一个经美国 FDA 批准可应用于恶性黑色素瘤和肾细胞癌患者的细胞系。此外,其他 NK 细胞系如 KHYG-1 细胞系和 NKL 细胞系也表现出较强的抗肿瘤效应,具有治疗前景。

基因修饰 NK 细胞是增强其抗肿瘤效应的另一个策略,基因修饰方式包括转基因细胞因子表达、上调活化性受体、沉默抑制性受体以及通过嵌合肿瘤抗原特异性受体重新引导 NK 细胞。近来发现组织特异性 NK 细胞表达不同表型,根据其所在器官的不同而发挥不同的免疫作用,比如肝脏的 NK 细胞具有杀伤肝脏肿瘤细胞的作用,而脾脏 NK 细胞对肝脏肿瘤细胞则不具有杀伤作用。因此,基因修饰的组织特异性 NK 细胞可应用于不同器官来源肿瘤的治疗。

在造血干细胞移植患者中 NK 细胞也具有较好的应用前景。多数患者在接受造血干细胞移植(hemopoietic stem cell transplantation,HSCT)后复发。为减少 HSCT 后复发,可应用供者淋巴细胞输注(donor lymphocyte infusion,DLI)诱导潜在的移植物抗肿瘤(graft versus tumor,GVT)效应。由于 DLI 可引起 T 细胞诱导的 GVHD,为最大限度减少 GVHD 发生的风险,可应用 T 细胞清除性 DLI。T 细胞清除的供者淋巴细胞含有同种异体反应的 NK 细胞,通过减少 GVHD 增加 GVT,进而改善患者生存。在单倍体 HSCT 患者中应用纯化的供者 NK 细胞进行 DLI 有利于移植物植入,在不增加 GVHD 的情况下增强 GVT 效应。GVT 效应可通过供者源性 NK 细胞或供者造血干细胞源性 NK 细胞来获得。因 NK 细胞可以杀死"缺失自我"的靶细胞(细胞表面 MHC Ⅰ类分子表达下调或缺失),对表达异源性 MHC-Ⅰ的靶细胞有反应,同种异体活化的 NK 细胞在 HSCT 中具有有益作用。同种异体 NK 细胞活化的先决条件是受者缺乏一种或多种供者 NK 细胞的 KIR 配体。利用 NK 细胞的同种异体活化特性,异体 NK 细胞可与 HSCT 联合抑制 GVHD 并促进 GVT。从人类白细胞抗原(human leukocyfe antigen,HLA)错配供者来源的异基因 NK 细胞,通过杀伤受者体内抗原提呈细胞(如 DC)降低 GVHD 的发生。而且,异基因 NK 细胞可直接杀伤供者 T 细胞,有利于移植物植入。Velardi 的研究小组起初发现在急性髓细胞白血病中供者抗受者的同种异体活化的 NK 细胞可阻止白血病复发,同时并不增加单倍体 HSCT 患者 GVHD 发生的风险。此外,研究还指出输注 KIR 配体错配的异基因 NK 细胞可以提高患者生存,降低急性髓细胞白血病患者单倍体 HSCT 后的复发。其他研究也证实输注 KIR 配体错配的 NK 细胞有降低复发率和延长生存期的作用。

到目前为止,应用 NK 细胞的 ACI 主要在造血系统肿瘤中表现出较好前景,而在实体瘤中的作用仍不理想。例如在一项临床研究中,8 例转移性黑色素瘤或肾细胞癌患者在进行淋巴细胞消减性化疗后回输 NK 细胞,尽管外周血中高水平 NK 细胞可持续数月之久,但在这 8 例患者中均未见到肿瘤缩小。在回输到患者体内前 NK 细胞的活化可能起重要作用,例如对 NK 细胞应用 IL-12/1L-15/IL-18 而不是 IL-2 预处理,可快速产生高水平 IFN-γ,从而诱导较强的抗肿瘤效应。

五、提高过继细胞免疫治疗治疗疗效的策略

过继细胞免疫治疗(adoptive cellular immunotherapy,ACI)治疗的主要缺陷是部分肿瘤的抗原性弱,造成肿瘤特异性高亲和力的 T 细胞缺乏,或者患者化疗后体内残存的 T 细胞缺乏肿瘤特异性。为解决上述问题,需要将 ACI 与其他肿瘤治疗模式结合起来进行联合治疗。

(一)过继细胞免疫治疗联合化疗

对于化疗敏感的肿瘤,在化疗基础上联合 CIK 细胞治疗,化疗导致肿瘤细胞坏死或凋亡,释

放的肿瘤抗原对 CIK 细胞迁移和归巢具有引导作用,使更多 CIK 细胞进入肿瘤区域增强其抗肿瘤疗效;释放的肿瘤抗原可以进入区域淋巴结或血液循环,发挥抗肿瘤作用。

(二)过继细胞免疫治疗联合放疗

放疗是控制局部肿瘤的有效手段之一,放疗可以促进肿瘤相关抗原的释放,启动适应性免疫。已经在鼠肿瘤模型中观察到,与常规 24Gy/12f 相比,5 次 10Gy 放疗可使远处肿瘤消退。Rosenberg 报道在转移性黑色素瘤患者中,全身照射联合过继 T 细胞治疗具有协同作用;该研究中的 93 例患者中,接受 12Gy 全身照射的患者 40% 获得持久完全缓解,而未接受全身照射患者仅有 12%;说明过继 T 细胞治疗联合放疗比任何单一模式的疗效都好。

(三)过继细胞免疫治疗联合分子靶向治疗

有报道指出索拉非尼具有正向免疫调节作用,可以减少肾细胞癌患者外周血及肿瘤组织内 Treg 细胞数量。髓系来源抑制性细胞(myeloid-derived suppressor cell,MDSC)具有抑制效应,而 Treg 细胞和 MDSC 是肿瘤微环境中重要的免疫抑制细胞,抑制这两种细胞能有效提高免疫治疗疗效。在肝细胞癌患者中,索拉非尼可以选择性地增加效应 T 细胞活化并抑制 Treg 细胞功能。索拉非尼具有上调肿瘤细胞上 NK 细胞活化受体 NKG2D 配体作用,因此索拉非尼与 NK 细胞或 CIK 细胞联合应用可能具有协同作用。

(四)过继细胞免疫治疗联合免疫检测点抑制剂

免疫检测点抑制剂是新的免疫治疗药物,主要针对的是细胞毒性 T 淋巴细胞相关抗原 4(CTLA-4)、程序性死亡受体 1(PD-1)和程序性死亡受体配体 1(PD-L1)。免疫检测点抑制剂与相应靶点结合后可以阻断 PD-1/PD-L1 通路或 CTLA-4/B7 信号转导,解除肿瘤细胞或调节性 T 细胞对效应 T 细胞的抑制,通过活化的效应 T 细胞发挥抗肿瘤作用。CIK 细胞可以进入肿瘤微环境中,分泌一系列细胞因子如 IL-2 等,从而有利于免疫系统发挥抗肿瘤效应;这些细胞因子还可以上调肿瘤细胞免疫抑制分子 PD-L1 等的表达,所以从理论上讲抗 PD-1 治疗与 CIK 细胞治疗联合应用具有协同抗肿瘤作用。

六、过继细胞免疫治疗存在的问题

尽管对过继细胞免疫治疗进行了有意义的探索,但仍存在一些问题:①由于肿瘤细胞的不均一性及效应细胞的异质性,造成疗效的不确定性;②体外大量扩增过继免疫细胞技术有待开发;③输注的细胞向肿瘤组织的聚集性弱;④体内过继免疫机制有待进一步明确;⑤ ACI 与其他抗肿瘤治疗方法的有机整合需要进一步研究;⑥缺乏统一的能指示临床转归的免疫检测指标。随着肿瘤免疫学及细胞免疫学的发展,希望这些问题会逐步得到解决。

第 2 节　嵌合抗原受体 T 细胞疗法

嵌合抗原受体(chimeric antigen receptor,CAR)T 细胞疗法是近年来发展非常迅速的一种新的细胞免疫治疗技术,自 Gross G、Waks T 和 Eshhar Z 等 1989 年首次提出这一概念至今,CAR-T 技术已经发展到第四代,在血液系统恶性肿瘤的治疗方面取得了显著疗效。本节旨在介绍 CAR-T 细胞疗法的研究进展及临床应用。

一、CAR-T 细胞疗法简介

(一) CAR 的基本结构及功能

CAR 由 T 细胞受体(T cell receptor,TCR)的胞外抗原结合区、铰链区、跨膜区和胞内信号转导区四部分组成,胞外区具有抗体单链可变区片段功能即识别特定肿瘤抗原的功能。CAR 的特异性由其胞外区决定,胞外区源于抗体的抗原结合基序,通常由肿瘤相关抗原特异性单克隆抗体的重链可变区(variable region of heavy chain,VH)与轻链可变区(variable region of light chain,VL)通过多肽接头(Linker)连接而成,称为单克隆抗体的单链可变区(single chain fragment variable,scFV),这一区域决定了 CAR 的抗原特异性。根据受体与配体高亲和性结合的特性,CAR 的胞外区也可以是非 scFV 的配体结构域,例如 IL-13 突变蛋白、血管内皮细胞生长因子(vascular endothelial growth factor,VEGF)、抗整合素肽、自然杀伤细胞受体(NKG2D)等配体和受体蛋白。铰链区多采用 CD4、CD8、IgG4 分子的铰链区或 IgG 的 Fc 段,灵活、适宜长度的铰链区是 scFv 吸附靶抗原的必要条件。跨膜区由亲脂性的氨基酸序列组成,主要由 CD3ζ、CD4、CD8、CD28 或 FcεRIγ 的跨膜区段组成。一旦与抗原结合,CAR 就会通过跨膜区蛋白结构域的下游信号发挥作用。胞内信号转导区传导 T 细胞活化信号,其结构一直是 CAR 研究的重点。根据构造的不同,CAR 可以大致分为 4 代。第一代 CAR 通过 CD3 或 FcεRI 的免疫受体酪氨酸活化基序(immunoreceptor tyrosine-based activation motifs,ITAMs)介导 T 细胞活化。CD3 为 T 细胞活化提供第一信号,导致靶细胞裂解、少量 IL-2 分泌以及抗肿瘤作用,但由于其缺乏共刺激信号分子,常因 T 细胞体内扩增能力受限、体内生存时间短而疗效不理想。肿瘤的有效清除有赖于肿瘤细胞表面表达的共刺激分子,然而,共刺激分子表达缺失往往是肿瘤细胞发生免疫逃逸的重要机制。为了提高 T 细胞的活化信号并克服第一代 CAR 的局限性,研究者在 CD3ζ 分子的近胞膜端加入 1 个共刺激因子,如 CD28、CD137(4-1BB)、CD134(OX40)、CD27、可诱导共刺激分子(inducible co-stimulator,ICOS)、CD244 等,形成了第二代 CAR。第二代 CAR 双信号区的协同作用提高了 T 细胞的增殖和细胞因子分泌能力、降低了活化诱导的细胞死亡,尤其以 4-1BB 作为胞内信号区的第二代 CAR 可以通过延长 T 细胞在体内的生存时间、增强 T 细胞对肿瘤的定位,增强其体内抗肿瘤效应。为了进一步改善 T 细胞功能,将 2 个或 2 个以上共刺激因子同时插入到 CAR 的胞内信号区,形成了第三代 CAR。由于同时激活了 2 个共刺激因子,第三代 CAR 具有更强的细胞因子分泌能力和杀伤能力,如将 4-1BB 或 OX40 与 CD28 同时插入 CAR 的胞内信号区,形成第三代 CAR。第四代 CAR 在第二代 CAR 的基础上增加了一个或多个可以编码 CAR 及其启动子的载体,该载体可通过某些细胞因子如 IL-12 成功激活 CAR 的信号通路。通过局部释放细胞因子调节微环境、募集效应免疫细胞,对逃脱了 CAR-T 细胞识别的肿瘤细胞进行杀伤。通用细胞因子杀伤重定向 T 细胞(T cells redirected for universal cytokine killing,TRUCKs)是一种第四代 CAR-T 细胞,为实体肿瘤的过继细胞治疗提供了新思路。

(二) CAR 转导及 CAR-T 细胞治疗流程

1. CAR 转导 将 CAR 基因整合到 T 细胞基因中使其成功表达于 T 细胞表面需要借助特殊的方法,如使用病毒载体、电穿孔、转座子、启动子等,还有尝试直接转入 mRNA 或蛋白。目前应用最多的是以病毒作为载体。其中慢病毒载体是以人类免疫缺陷 I 型病毒为基础发展起来的基因治疗载体,可有效感染包括干细胞、肿瘤细胞、神经细胞在内的多种细胞,对处于细胞周期中任一时期的细胞都有很强的感染能力。同时慢病毒可避免逆转录病毒带来的插入突变,还可以自身失活,这些优势都使得它成为"明星"载体。作为基因工具,"睡美人(sleeping beauty,SB)"转座系统在基因治疗和基因标签方面都发挥了非常重要的作用,SB 转座子系统能随机整合到人类 T 细胞基因组中。Piggybac(PB)转座子系统在用于 CAR 修饰中不仅可以长期稳定地表达外源基因,还可装载长达 18kb 的基因片段,从而替代 Cre/loxP 成为又一理想的载体。体外转录编码 CAR 的 RNA 是转导的另一个选择,RNA 体外转导可在较短时间内刺激更多 CAR 的表达,而且在细胞治疗前期的动物实验中也证实了 mRNA 介导的 CAR-T 细胞能够积极对抗肿瘤细胞,但短期内 CAR 的表达只能刺激少量 T 细胞的分化,进而影响治疗效果。RNA 转导无法保证 CAR-T 细胞在体内的存留时间和记忆效果。质粒载体在基因治疗中占据着非常重要的地位,与病毒载体相比,质粒载体的构建花费较少,而且不会整合到宿主基因组上,安全性有一定保证。但是,质粒载体的构建需要花费更多时间,其抗性基因以及未甲基化的序列会影响基因的表达,而且人类的体液和细胞免疫会对质粒载体的抗性基因产生免疫反应。此外,基因组编辑技术规律成簇的间隔短回文重复(clustered regularly interspaced short palindromic repeats,CRISPR)和 CRISPR 相关蛋白(CRISPR-associated protein,Cas)是一种快速、高效、可靠的用于定点构建基因敲除的新方法,在动物模型中应用前景非常广阔,或将成为细胞免疫治疗中基因转导方法的新选择。

2. CAR-T 细胞治疗流程　CAR-T 技术应用于临床包括特异性抗肿瘤细胞的制备及回输,具体流程分为以下步骤:①在细胞治疗前,患者需进行全面的实验室及影像学检查。从患者外周血单个核细胞中分离出淋巴细胞。②利用基因工程将 CD3ζ 链或 FcεR Iγ 的胞内部分与其他结构在体外偶联为一个嵌合蛋白,通过基因转导的方法转染患者 T 细胞,使其表达 CAR。患者 T 细胞被"重编码"后,生成大量肿瘤特异性 CAR-T 细胞。③ T 细胞体外培养,大量扩增 CAR-T 细胞至治疗所需数量。④ CAR 的表达量、T 细胞纯度和无菌检测等质量控制。⑤进行 CAR-T 细胞回输之前清除患者体内的免疫抑制细胞,减少肿瘤负荷,从而起到增强疗效的作用。⑥回输 CAR-T 细胞,观察疗效并严密监测不良反应,包括可能的恶心、头痛、心悸、胸闷、气促等症状。⑦对接受 CAR-T 细胞治疗的患者进行长期随访,关注患者原发疾病的状态、患者免疫系统及其他各系统功能状况。定期进行电子计算机断层扫描(computed tomography,CT)、骨髓免疫组化检测淋巴细胞增殖情况、流式细胞检测外周血淋巴细胞表面标志等。

（三）**CAR-T 细胞的优势**

CAR-T 疗法是利用基因工程技术给 T 细胞加入一个能识别肿瘤细胞,同时激活 T 细胞杀伤肿瘤细胞的嵌合抗体,从而靶向杀伤肿瘤细胞。其优势主要体现在:①精准杀伤肿瘤细胞。CAR-T 细胞是应用基因修饰患者自体的 T 细胞,利用抗原抗体结合的机制,克服肿瘤细胞下调 MHC 分子表达并降低抗原递呈等免疫逃逸,让肿瘤细胞无所逃遁。②多靶向杀伤肿瘤细胞。CAR 既可以利用肿瘤蛋白质类抗原,亦可利用糖脂等非蛋白质类抗原,扩大了肿瘤抗原的靶点范围。③杀伤范围广。鉴于很多肿瘤细胞表达相同的肿瘤抗原,针对某一种肿瘤抗原的 CAR 基因一旦构建完成,便可以被广泛应用。④杀瘤效果持久。新一代 CAR 结构中加入了促进 T 细胞增殖与活化的基因序列,保证进入体内的 T 细胞能够持续增殖,同时 CAR-T 细胞具有免疫记忆功能,可以在体内长期存活。

二、CAR-T 细胞治疗的临床应用

目前 CAR-T 细胞治疗血液系统恶性肿瘤和实体肿瘤的临床试验主要包括构建靶向 CD19、CD20、CD33、B 细胞成熟抗原、CD22、CD23、CD30、CD38、CD44v6、ROR1、κ 轻链、Lewis Y 抗原、NKp30、TAG-72、CD70、碳酸酐酶 -9(carbonic anhydrase-9,CA-IX)、HER2、双唾液酸神经节苷脂 GD2(Disialoganglioside GD2)、GD3、L1CAM(CD171)、VEGF-R2、EGFR、MUC-1、MUC-16、前列腺特异性膜抗原(prostate-specific membrane antigen,PSMA)、前列腺干细胞抗原(prostate stem cell antigen,PSCA)5T4 oncofetal antigen(h5T4)、NCAM、间皮素、成纤维细胞激活蛋白(fibroblast activating protein,FAP)、叶酸受体 -α、NKG2D、IL-11 受体 α 链、CEA、IL-13 受体 α2 和肝细胞肿瘤产生的促红细胞生成素(erythropoietin-producing hepatocellularcarcinoma A2,EphA2)等的 CAR 来修饰的 T 细胞,其中靶向 CD19 的 CAR-T 细胞治疗疗效尤为突出。

(一)CAR-T 细胞治疗在血液系统恶性肿瘤中的应用

CD19 特异性表达于恶性 B 细胞、正常成熟 B 细胞、前体 B 细胞以及浆细胞,而造血干细胞和非造血细胞则不表达 CD19。因此,目前靶向 CD19 的 CAR-T 细胞治疗在临床上研究较多。在美国血液学会(American Society of Hematology,ASH)第 55 届年会上,3 个研究团队分别报道了抗 CD19 的 CAR-T 细胞在治疗慢性、急性淋巴细胞白血病以及 B 细胞淋巴瘤的早期临床试验结果。研究者构建了不同结构的 CAR-T 细胞,如 FAP 特异性 CAR-T 细胞、抗 PSMA-CAR-T 细胞、EGFRv-ICOS-CAR-T 细胞、GD2-CAR-T 细胞。美国国家癌症研究所(National Cancer Institute,NCI)使用抗 CD19-CAR-T 细胞治疗 15 例难治性晚期 B 细胞恶性肿瘤患者,取得了较好的疗效。15 例患者中,9 例为弥漫大 B 细胞淋巴瘤(diffuse large B cell lymphoma,DLBCL),2 例为惰性淋巴瘤,4 例为慢性淋巴细胞白血病(chronic lymphocytic leukemia,CLL)。其 CAR 由逆转录病毒编码,加入 CD28,CD3ζ 链,组成第二代抗 CD19-CAR-T 细胞。CAR-T 细胞输注前,15 例患者均给予环磷酰胺(cyclophosphamide)和氟达拉滨(fludarabine)预处理。在输注的抗 CD19-CAR-T 细胞中,CAR-T 细胞所占比例约为 70%。CAR-T 细胞输注后,血液中 B 淋巴细胞缺如可持续 3 个月;12 例达到完全缓解(complete response,CR)或部分缓解(partial response,PR),其中 1 例 DLBCL 患者曾使用 3 种不同化疗方案治疗后均复发,但经抗 CD19 CAR-T 细胞治疗后持续 CR19 个月;在其余 3 例没有缓解的患者中,2 例 DLBCL 患者病情稳定(stable disease,SD),另 1 例 DLBCL 患者在 CAR-T 细胞回输 16 天后因未知病因死亡。不良反应主要表现为发热、低血压和谵妄,持续时间约为 3 周,大部分患者不良反应持续时间的延长与血清中 IL-6 和 IFN-F 水平升高有关。纽约纪念斯隆 - 凯特琳癌症中心(Memorial Sloan Kettering Cancer Center)采用抗 CD19 CAR-T 细胞治疗了 16 例复发难治的急性淋巴细胞白血病(acute lymphocytic leukemia,ALL)患者,其中 14 例患者出现 CR,缓解率为 88%;即便是费城染色体阳性的高危患者,仍能取得同样的效果。部分接受抗 CD19 CAR-T 细胞治疗的患者出现急性不良反应,这些不良反应通常与血清中炎性细胞因子水平升高有关。在多种血液肿瘤的临床试验中,抗 CD19 CAR-T 细胞表现出持久的体内存活及识别、杀伤肿瘤细胞的能力,可清除残留病灶,防止疾病复发,尤其是在患者中观察到的抗原特异性活性,表明输注抗 CD19 CAR-T 细胞可能成为部分复发难治性 B 细胞肿瘤患者的标准治疗。

应用靶向 CD19 CAR-T 细胞治疗非霍奇金淋巴瘤(non-Hodgkin lymphoma,NHL)患者显示出较好的疗效,但与治疗 ALL 患者的疗效相比仍有待改进。美国国立卫生研究院(National Institutes of Health,NIH)的 Kochenderfer 等报道,一部分滤泡淋巴瘤(follicular lymphoma,FL)患者应用含 CD28 的靶向 CD19 CAR-T 细胞治疗后可达 PR,随后该研究团队将靶向 CD19 CAR-T 细胞治疗应用于 DLBCL 患者,在 7 例患者中 4 例达 CR,2 例达 PR,4 例 CR 患者中 3 例持续缓解 9~22 个月。宾夕法尼亚大学肿瘤学家 Stephen J.Schuster 等主导的应用靶向 CD19 CAR-T 细胞治疗复发难治性 NHL 患者的 Ⅱa 期临床试验结果显示,12 例 DLBCL 患者客观缓解率为 50%,6 例 FL 患者客观缓解率为 100%,中位随访 6 个月患者的无进展生存率为 59%。应用靶向 CD20 的第 3 代 CAR-T 细胞治疗的一项 Ⅰ 期临床试验结果显示,4 例复发的惰性 B 细胞淋巴瘤和套细胞淋巴瘤患者显示了较好疗效,2 例患者无进展生存期分别为 12 个月和 24 个月,均耐受良好,无明显不良反应。

2021 年 6 月 22 日,NMPA 批准益基利赛注射液上市,成为中国第一个上市的 CAR-T 细胞治疗产品,用于治疗二线或以上系统性治疗后复发或难治性大 B 细胞淋巴瘤成人患者,包括 DLBCL 非特指型、原发纵隔大 B 细胞淋巴瘤(primary mediastinal large B-cell lymphoma,PMBL)、高级别 B 细胞淋巴瘤和滤泡淋巴瘤转化的 DLBCL。

(二) CAR-T 细胞治疗在实体肿瘤中的应用

目前 CAR-T 细胞在实体肿瘤中的研究大多仍处于动物实验阶段,但有一些小样本的临床试验和病例报道显示出较好的疗效。如在黑色素瘤、神经母细胞瘤、肉瘤、间皮瘤、胰腺癌等肿瘤中的临床研究均有报道。应用靶向人黑色素瘤标志物 T 细胞识别的黑色素瘤抗原 1(melanoma antigen recognized by T cell-1,Mart-1)的 CAR-T 细胞治疗 17 例转移性黑色素瘤患者,2 例肿瘤完全消退,其余患者病情稳定。人腺癌中过表达 HER2,应用抗 HER2 的 CAR-T 细胞治疗 19 例 HER2 阳性的肉瘤患者,未见明显与输注剂量相关的 CAR-T 细胞毒性,中位生存期为 10.3 个月,其中 4 例患者维持 SD 3~14 个月。应用间皮素特异性 mRNA-CAR-T 细胞治疗间皮素高表达的 1 例恶性胸膜间皮瘤和 1 例转移性胰腺癌患者,也取得了较好的疗效。此外,肿瘤血管新生与肿瘤生长和转移密切相关,应用靶向新生血管中过表达的血管内皮生长因子受体 2(vascular endothelial growth factor receptor 2,VEGFR-2)的 CAR-T 细胞能够抑制不同小鼠肿瘤的生长,且对正常组织无明显损伤,间接发挥抗肿瘤作用。

(三) 实体肿瘤 CAR-T 细胞治疗面临的挑战

在体外实验中,CAR-T 细胞一般会表现出较强的细胞增殖能力、细胞因子释放活性以及细胞毒作用,但是当 CAR-T 细胞输注到实体肿瘤患者体内后,这些抗肿瘤活性可能受到很大限制。输入体内的 CAR-T 细胞需要在体内扩增并渗透到肿瘤组织,最终在肿瘤微环境中增殖并通过分泌细胞因子等方式清除肿瘤细胞。因此,CAR-T 细胞在实体肿瘤中能否发挥其全部功效,需要全面考虑其可能的影响因素。

1. CAR 靶点的选择　早期将 CAR-T 细胞用于治疗实体瘤的研究指出,在选择 CAR 的靶向蛋白时,需要考虑 CAR-T 细胞识别表达在正常组织细胞上的靶蛋白产生的毒性,也称"脱靶效应(on-target off-tumor toxicity)"。目前已经有多种方法用来克服这种安全顾虑:①构建特异性 CAR 的同时导入融合的自杀基因;②选择只针对肿瘤细胞表面表达的靶蛋白;③设计一种瞬时表达的 CAR 或"精准"的 CAR,这种设计"精准"的 CAR 需要一个协同共刺激信号才能激活。在治疗相关的不良事件中,使用自杀基因[例如单纯性疱疹胸苷激酶(herpes simplex virus-thymidine kinase,HSV-tk)和半胱天冬酶 -9]作为一种治疗策略,可以选择性清除体内受基因调节的 CAR-T 细胞。如表达 HSV-tk 的工程化 T 细胞在抗病毒药物更昔洛韦作用下会发生凋亡,表达半胱天冬酶 -9 和 FK 融合结构域的 CAR-T 细胞在接触 AP1903(一种小分子二聚体药物)时也会发生凋亡。上述方法都能够及时消除体内基因修饰过的 T 细胞。

CAR-T 细胞治疗需要选择一种最佳肿瘤相关抗原作为靶点,理想的肿瘤相关抗原是在所有肿瘤细胞表面高表达而在重要的正常组织中不表达或微量表达。目前,大约有 30 余种实体肿瘤抗原应用在 CAR-T 细胞治疗中,这些抗原包括一些新生抗原(例如由于基因序列突变生成的肿瘤新生抗原),一些癌胚抗原或肿瘤特异性抗原等。值得注意的是,单链抗体可变区基因片段与肿瘤特异性抗原的亲和活性很重要。此外,免疫编辑以及随后引起的免疫表位缺失会导致肿瘤免疫逃逸。

CAR-T 细胞治疗靶点的选择主要集中于仅在实体肿瘤细胞上表达的新生表面抗原。人们已经意识到,大多数新生抗原可能由肿瘤细胞特异性突变产生,这些新生抗原具有高度个体差异性,若以此为靶点制备 CAR 不具有普遍适用性。因而需要不断鉴定出一些能够通用的新生抗原,以表皮细胞生长因子受体(epidermal growth factor receptor,EGFR)为靶点的 CAR-T 细胞治疗就是例证,在多数恶性胶质瘤均有表达的 EGFR Ⅲ型突变体(EGFRvⅢ),因其只表达在恶性肿瘤细胞表面,以此靶抗原构建的 EGFRvⅢ CAR 应用在治疗恶性胶质瘤的动物模型中,显示出较好的治疗效果。目前采用人源化 EGFRvⅢ CAR 针对恶性胶质瘤患者的临床试验正在进行(NCT02209376,NCT01454596)。在许多肿瘤中会发生细胞外黏蛋白 1(mucin1,MUC1)糖基化反应异常,以 MUC-1 为靶向的 CAR-T 细胞治疗 MUC1 过表达乳腺癌的研究结果显示,该方法能够明显减缓肿瘤进展。此外,以黏蛋白 16(mucin16,MUC16)为靶点的 CAR-T 细胞治疗卵巢癌也具有相似结果。CEA 是一种在生长发育过程中表达的抗原,其在正常成人组织和转化细胞中的表达是有限的。已有证据表明 CEA-CAR-T 细胞能够消除小鼠体内的肿瘤。一项使用以 CEA 为靶点的 CAR-T 细胞治疗的 Ⅰ期临床试验结果显示:3 例转移性结直肠癌患者中有 1 例获得客观缓解,其肺及肝脏转移灶有明显消退,但 3 例患者均出现了一过性结肠炎。此外,病毒感染引起的肿瘤(例如人乳头瘤病毒导致的宫颈癌)可能会表达一定的病毒产物,且这些产物不表达在正常组织中,因此可能作为有效的治疗靶点。

随着基因修饰技术的迅速发展,重新设定细胞的生物学行为已经成为现实。作为一种提高 CAR-T 细胞识别靶向抗原治疗安全性的方法,研究者为 T 细胞设计了一套逻辑通路,需要有两个不同的信号才能使其激活。例如,通过抗原结合其中一个受体而激活 CAR,使其表达识别第二个抗原的受体。另外,也可以使用跨膜信号的策略设计双特异性抗原 CAR-T 细胞,其中一个 CAR 与 T 细胞的活化信号(如:CD3ζ 链)关联,另一个 CAR 则与协同共刺激结构域(如:CD28)相关联。在这种方法中,T 细胞的激活和协同刺激信号彼此分离,其结果是细胞活性的发挥需要同时有两个 CAR 靶分子的刺激。这种策略构建的 CAR 能够发挥与第二代 CAR(将单个 CAR 与 CD3ζ、CD28 信号结构域融合在一起的)相同的功效。但此种传递信号的方法能够使 CAR-T 细胞对仅表达一种 CAR 信号的正常组织细胞毒性最小化。因而,可以有效提高其安全性。但这种双靶点 CAR-T 细胞可能会对由于免疫逃避机制造成的抗原丢失更为敏感,通常情况下靶细胞丢失任何一种靶分子,就能够逃避被 CAR-T 细胞清除的命运。而构建包含两种二代 CAR 的双特异 CAR-T 细胞,可能会避免这种抗原免疫逃避的发生。Duong 等在 2011 年发表了类似的方法,结果表明表达 2 种不同 CAR 的 T 细胞可以有效增强机体对靶细胞的免疫反应。Kloss 等构建了针对前列腺特异性膜抗原和前列腺干细胞抗原的双靶抗原受体,表达双抗原受体的 T 细胞可以有效杀灭肿瘤细胞,而表达单抗原受体的 T 细胞只能影响肿瘤细胞的生长。综上所述,在设计 CAR-T 细胞用于实体肿瘤治疗时,不仅需要考虑 CAR 靶点的选择,同时需要综合考虑其安全性和疗效。

2. CAR-T 细胞在实体肿瘤中的聚集 在许多实体肿瘤中,促进 CAR-T 细胞进入并在肿瘤部位聚集是有效发挥其抗肿瘤活性的前提。根据 T 细胞在肿瘤组织中的浸润程度可以对实体肿瘤进行分类,那些 T 细胞容易浸润的肿瘤类型对于免疫疗法能够产生更好的疗效。T 细胞聚集到实体肿瘤依靠多种因素,主要包括:①能够诱导 T 细胞进入肿瘤组织的趋化因子;②T 细胞能够穿过内皮组织进入肿瘤组织;③基质,主要包括细胞外基质蛋白和一些非肿瘤细胞,这些基质成分可能限制 T 细胞进入肿瘤组织。所有的这些因素都可能会影响 CAR-T 细胞转移到实体肿瘤中,因此找到规避这些障碍的方法对于促进 CAR-T 细胞进入肿瘤组织具有重大意义。

三、CAR-T 细胞治疗的不良反应

CAR-T 细胞治疗是一种免疫治疗,尽管其为部分晚期肿瘤患者带来治愈的希望,但在治疗过程中具有一定的不良反应,并且部分不良反应对机体的危害较大。因此在开展 CAR-T 细胞治疗时,一定要优先考虑到其可能引起的不良反应。

（一）脱靶效应

CAR-T 细胞定向的肿瘤抗原大多数为肿瘤相关抗原(TAA),该类抗原如果也表达于正常组织细胞,就会导致对正常组织和细胞的免疫攻击,即上文提及的"脱靶效应"(on-target off-tumor toxicity)。可采取以下措施预防和治疗脱靶效应:①选择仅表达于肿瘤细胞而在正常细胞不表达的肿瘤特异性抗原(tumor specific antigen,TSA);②研发与靶抗原具有特定亲和力的 CAR;③输注丙种球蛋白治疗靶向 CD19 的 CAR-T 细胞引起的 B 细胞缺乏等。

（二）细胞因子释放综合征

CAR-T 细胞大量杀伤肿瘤细胞的同时可能产生大量细胞因子(如 IFN-γ、IFN-α、TNF-α、IL-1、IL-6 和 IL-12 等)进入血液循环,形成细胞因子释放综合征(cytokine release syndrome,CRS),引起患者急性呼吸窘迫综合征(acute respiratory distress syndrome,ARDS)和多器官衰竭(multiple organ dysfunction syndrome,MODS)。诊断为 CRS 之后,面临的挑战是如何选择一种适当的治疗方法,既能够减轻这种未得到控制的炎症,同时又不降低 CAR-T 细胞的抗肿瘤疗效。全身给予皮质类固醇激素已被证实可以迅速逆转 CRS 症状,同时不影响 CAR-T 细胞的初始抗肿瘤疗效。但是长期使用(如>14 天)高剂量皮质类固醇激素会导致 CAR-T 细胞耗竭,可能会限制其长期抗肿瘤疗效的发挥。作为一种有效的替代选择,使用美国 FDA 批准的托珠单抗(tocilizumab)阻滞白细胞介素 6 受体(intertleukin 6 receptor,IL-6R)可以达到迅速逆转 CRS 症状的效果。因此,IL-6R 阻滞剂作为 CAR-T 细胞输注后 CRS 的一线治疗药物已被普遍接受。

（三）恶性转化

插入 T 细胞中的外源 DNA 片段造成了 T 细胞结构改变,从而有一定的致瘤风险。但是到目前为止,尚未报告输注 CAR-T 细胞后发生 T 细胞恶性转化的病例。

（四）基因毒性

转染方式的选择也限制了其临床应用。电穿孔转染效率低、失败率高，造成时间的浪费。最具有临床应用前景的慢病毒法虽然转染效率高，但是仍有一定基因毒性。

（五）免疫逃逸

若肿瘤细胞下调表面抗原的表达，会影响 CAR-T 细胞治疗效果。由于肿瘤细胞异质性较高，即使是同种类型的肿瘤也可能表达不同抗原，进而导致疗效不佳。

美国重组 DNA 咨询委员会（Recombinant DNA Advisory Committe，RAC）于 2010 年针对 CAR-T 细胞在临床试验中出现的问题提出了以下建议：①引入自杀基因的人工调控开关，诱导转染自杀基因并识别靶抗原的 T 细胞凋亡，以此减轻相关毒性反应。②严格按照 I 期临床试验进行治疗，采用剂量爬坡的适量方法，把细胞剂量由小到大分几次回输至患者体内，防止速发的细胞毒性反应。③在 T 细胞中同时导入抑制性的 CAR，构建双靶抗原 CAR-T 细胞。抑制性的 CAR 将与效应 T 细胞的激活产生拮抗作用。④在使用第 2 代或者第 3 代 CAR-T 细胞治疗时，不用或者谨慎使用 IL-2，进而降低潜在的细胞毒性。⑤采用低剂量、多次输注 CAR-T 细胞的方法，建立免疫记忆的潜能，增加 CAR-T 细胞的抗肿瘤特异性，减少对正常组织的损伤。

四、小结

随着细胞治疗技术的不断发展，CAR-T 细胞治疗越来越受到人们的关注。作为一种"活的药物"，尽管其在复发难治性 B 细胞淋巴瘤和白血病的治疗上展现了良好的疗效，但仍需要不断提高其临床应用的安全性和有效性，在提高 CAR-T 细胞特异性杀伤肿瘤细胞的同时，规避各种风险。对于实体肿瘤的 CAR-T 细胞治疗，还有很多问题需要深入研究。

第 3 节　肿 瘤 疫 苗

肿瘤免疫治疗是继手术切除、放疗、化疗、靶向治疗之外的第五种抗肿瘤治疗方式，被《科学》（*Science*）杂志评选为 2013 年科技突破。肿瘤疫苗作为肿瘤免疫治疗的一个重要组成部分，近年来也取得了长足的发展，在基础研究和临床研究领域均有较显著的成果。从临床应用角度，肿瘤疫苗可以分为两种：预防性疫苗和治疗性疫苗。

世界卫生组织 / 国际癌症研究署（World Health Organization，WHO/The International Agency for Research on Cancer，IARC）开展的一项有关全球肿瘤归因风险的研究报告显示，全球恶性肿瘤的新发病例中有 16% 是由可防治的感染因子引起的，欠发达国家（22.9%）是发达国家（7.4%）的 3 倍。WHO/IARC 与中国医学科学院肿瘤医院开展的归因风险研究结果显示：中国人群肿瘤死亡的 29.7% 由慢性感染引起，其中男性为 31.7%，女性为 25.3%。乙型肝炎病毒（hepatitis B virus，HBV）或丙型肝炎病毒（hepatitis C virus，HCV）、人乳头瘤病毒（human papillomavirus，HPV）、幽门螺杆菌（Helicobacter pylori，Hp）和 EB 病毒（Epstein-Barr virus，EBV）是最常见的感染致癌因子，分别对肝癌、宫颈癌、胃癌和鼻咽癌的发生具有重要作用。预防性肿瘤疫苗主要是预防某特定病原体入侵与感染而达到预防与之相关的肿瘤发生的效果。已证明有效的预防性肿瘤疫苗有 HBV 疫苗、HPV 疫苗和 Hp 疫苗：HBV 预防性疫苗通过预防 HBV 感染预防乙型肝炎，从而间接预防了肝癌的发生；HPV 预防性疫苗虽然是通过预防 HPV 感染预防宫颈癌的发生，但却是第一个直接以预防癌症为目的而研发的疫苗；Hp 预防性疫苗是通过预防 Hp 感染，从而间接预防胃癌的发生；EBV 疫苗目前处于临床研究阶段。通过 HBV 预防性疫苗、HPV 预防性疫苗和 Hp 预防性疫苗的免疫接种，可使我国近 1/4~1/3 肿瘤的免疫预防得以实现。

一、肿瘤预防性疫苗

（一）HBV 疫苗

1. 流行病学

肝癌是世界上最常见的恶性肿瘤之一，2012 年 GLOBOCAN 数据显示，全球新发病例约 78.2 万例，死亡病例约 74.6 万例，我国新发病例 39.5 万，死亡病例 38.3 万，占世界新发和死亡病例的 50%。2015 年我国新发和死亡病例分别上升至 46.6 万和 42.2 万。流行病学及实验室研究结果已表明，大约 80% 的肝癌与 HBV 感染和 / 或 HCV 感染有关，乙型肝炎病毒携带者发生肝癌的风险比正常人群高出近 200 倍。据估计，全球约 2.4 亿乙型肝炎病毒慢性感染者，1.3 亿 ~ 1.5 亿丙型肝炎病毒慢性感染者。我国约有 9 000 万乙型肝炎病毒慢性感染者，850 万丙型肝炎感染者。预防 HBV 和 HCV 感染，是预防肝癌的有效手段。目前还没有针对丙型肝炎有效的预防性疫苗，而针对乙型肝炎的预防性疫苗，已应用多年。

2. HBV 疫苗种类

HBV 疫苗的研发之路始于 1960 年乙型肝炎病毒表面抗原（HBsAg）的成功发现，随后国际社会研发出 HBV 疫苗并于 1981 年率先在美国注册上市。我国国产 HBV 疫苗于 1986 年研发成功。乙型肝炎疫苗分为血源乙型肝炎疫苗和基因重组乙型肝炎疫苗两种，均为三剂注射接种。血源疫苗是将从慢性 HBV 感染者的血浆中获得的 HBsAg 经纯化、灭活后制备的。基因重组 HBV 疫苗使用在酵母或哺乳动物细胞中合成的 HBsAg。其中，基因重组乙型肝炎疫苗又可分为哺乳动物表达的疫苗和重组酵母疫苗，目前我国多采用基因重组乙型肝炎疫苗，该种疫苗是利用现代基因工程技术，构建含有 HBsAg 基因的重组质粒，植入酵母。酵母在繁殖过程中产生 HBsAg，随后酵母菌体破碎，HBsAg 释放，经纯化、灭活和加氢氧化铝后制成疫苗。

从免疫原性、效力和保护时效来看，这两类疫苗并无差异。它们的热稳定性也很相似：两类疫苗均须在 2~8℃ 下贮运；严禁冷冻，因为冷冻可以导致 HBsAg 抗原蛋白从铝佐剂中游离出来。两类疫苗都可耐受高达 45℃ 的温度一周，耐受 37℃ 一个月，其免疫原性（或反应原性）不会发生改变。这两类疫苗可互换使用。

美国最先开展了面向新生儿和学龄儿童的 HBV 疫苗国家免费接种行动，效果显著。正是这次成功的经验，催生了 WHO 对抗乙型肝炎的全球战略。1992 年，WHO 推荐全球所有国家将 HBV 疫苗纳入国家计划免疫范畴内。截至 2014 年，184 个 WHO 成员国将为婴儿接种 HBV 疫苗作为免疫规划的一部分，82% 的儿童接种了 HBV 疫苗。此外，截至 2014 年，共有 96 个成员国为刚出生的婴儿接种第一剂 HBV 疫苗。

HBV 疫苗在我国从研发成功到新生儿免费接种，经历了漫长曲折的道路。早在 1986 年，我国国产 HBV 疫苗已经研发成功，并陆续在国内开展接种项目，但是由于疫苗的供应不足等问题，到 1988 年为止，HBV 疫苗也仅在大陆有限地区的 HBsAg 阳性母亲所分娩的新生儿中开展免疫接种。1992 年,响应 WHO 的号召,中国开始将 HBV 疫苗纳入计划免疫管理,要求所有新生儿接种 HBV 疫苗,但是疫苗和接种费用由家长支付,无政府或医疗保险支持。因经济收入等原因的影响,该阶段 HBV 疫苗的接种率在城市和农村分布极不均衡,农村明显低于城市,所以 1999 年我国 HBV 疫苗的覆盖率也仅从 1992 年的 30% 上升到 70.7%。2002 年,HBV 疫苗被正式纳入计划免疫,疫苗免费,但家长仍需支付少量接种费,随之 2003 年 HBV 疫苗接种率大幅提升至 90%。2005 年,我国政府决定对全国所有新生儿实行全部免费的 HBV 疫苗接种。2009 年,中国政府要求在 2009—2011 年对 15 岁以下青少年未免疫人群实施乙型肝炎疫苗补接种项目,进一步降低人群乙型肝炎病毒感染率和乙型肝炎病毒表面抗原携带率。此外,为降低乙型肝炎病毒携带者的心理负担和社会歧视,2010 年国家三部委联合发文,免除了学校和入职体检中的乙型肝炎病毒检验,成为中国乙型肝炎防控史上的又一座里程碑。截至 2012 年,我国 95% 以上的新生婴儿于 24 小时内及时接种了第一剂 HBV 疫苗。HBV 疫苗全程接种率上升至 99.7%,首针及时接种率也上升至 95.7%。2014 年,WHO 赞扬我国在减少乙型肝炎和持续开展医疗卫生改革等方面所取得的公共卫生显著成就。

3. HBV 疫苗有效性

HBV 疫苗通过有效预防 HBV 感染,继而预防肝癌的发生。HBV 疫苗的保护效力与抗 HBs 抗体的诱导直接相关。基础免疫最后一针注射后 1~3 个月测得抗体效价 ≥ 10mIU/ml 可视为机体已对 HBV 感染具备了立即的和长期的抵御能力。完成全程三剂疫苗免疫可在 95% 的婴儿、儿童和年轻成人中诱导达到保护性的抗体水平。如受接种者年龄超过 40 岁,初种后达到保护性抗体水平的比例降至 90%;到 60 岁时,仅有 65%~75% 的受接种者可达到保护性抗体水平。一项在美国阿拉斯加州开展的长达 22 年的队列研究结果显示,493 位 6 个月以上的儿童接种了 HBV 疫苗,在 22 年后,298 位(60%)血清 HBs 抗体水平 ≥ 10mIU/ml,所有参与者未发生急性或慢性 HBV 感染事件。这一研究结果证实了 HBV 疫苗的长期保护效果。一项在意大利南部肝炎流行区开展的研究发现,实施 HBV 疫苗接种后,HBV 在乙型肝炎病毒相关的慢性病中的检出率由 1982 年的 48.2% 下降至 1997 年的 18.2%。这从另一方面证实了 HBV 疫苗的有效性。我国自 1992 年开展新生儿接种 HBV 疫苗以来,取得了显著成效:2006 年开展的全国 HBV 血清流行病学调查结果显示:我国人群乙型肝炎病毒表面抗原携带率已由 1992 年的 9.75% 降低到 7.18%,尤其是我国 0~4 岁婴幼儿的 HBsAg 携带率已经降至 0.96%,因此我国由乙型肝炎高度流行区转为中度流行区。此外,5 岁以下儿童的慢性乙型肝炎病毒感染率从 9% 下降至 1% 以下,19 岁以下青少年的肝癌死亡率下降了 95%。

4. HBV 疫苗安全性

自 1982 年以来,全世界共接种了 10 多亿剂乙型肝炎病毒疫苗。在安全性方面,HBV 疫苗保持着卓越的纪录。在安慰剂对照的研究中,除局部疼痛外,接种组中报告的不良事件(如肌痛和一过性发热)与安慰剂组无统计学差异。有关严重变态反应的报告非常罕见。1991—1996 年,意大利组织实施了数百万剂 HBV 疫苗的接种,出现了极个别可能与免疫系统相关的接种后不良事件:7 例感觉异常,3 例臂丛神经病变,2 例吉兰 - 巴雷综合征(Guillain-barre syndrome)和 1 例抽搐。

5. 其他

5%~10% 的健康成年人在基础免疫接种 3 剂疫苗后并未达到诱导产生保护性抗体水平。可以增加接种剂数或延长第 2 剂与第 3 剂之间的接种间隔,一般两个剂次间推荐的最小间隔为

4 周。较长的剂次间隔可能有助于增加最终的抗 HBs 抗体滴度,但无助于提高病毒的血清阳转率。

HBV 疫苗既有单价配方,也有和其他疫苗(如 DTwP、DTaP、Hib、甲型肝炎病毒疫苗和 IPV)固定配方的联合疫苗。如在出生时接种针对 HBV 的疫苗,应仅使用单价 HBV 疫苗,联合疫苗中出现的其他抗原目前尚未获准在出生时使用。

(二) HPV 疫苗

1. 流行病学

宫颈癌是女性常见的恶性肿瘤之一,2020 年数据显示,全世界新发宫颈癌病例共 60.4 万,死亡 34.2 万。大约 85% 的宫颈癌发生在发展中国家。2012 年我国宫颈癌新发病例约为 6.2 万例,占全球新发病例的 12%,死亡病例约 3.0 万例,占全球死亡病例的 11%。2015 年我国宫颈癌新发病例、死亡病例分别上升至 11.1 万、3.4 万例。国际上已经明确高危型人乳头瘤病毒(high risk human papillomavirus,hrHPV)感染是宫颈癌及其癌前病变的主要病因,全球范围内不同国家和地区女性 HPV 标化感染率范围为 1.6%~41.9%。一项汇总在我国 9 个省市开展的 17 项以人群为基础的纳入超过 3 万名妇女的宫颈癌筛查研究显示,我国女性人群 hrHPV 粗感染率为 17.7%,世标率为 16.8%。农村和城市的 hrHPV 感染率略不同,城市地区 hrHPV 粗感染率为 18.0%(世标率 16.3%);农村地区粗感染率为 15.2%(世标率 16.0%)。预防 HPV 感染是预防宫颈癌的有效手段。

2. HPV 疫苗种类

WHO/IARC 明确的可导致宫颈癌的致癌型 HPV 有 13 种,包括 HPV16/18/31/33/35/39/45/51/52/56/58/59/68,其中约 70% 的宫颈癌由 HPV16/18 引起。目前无论哪种 HPV 疫苗,均覆盖 HPV16/18,其他低危型别主要引起生殖器疣等良性病变,如 HPV6/11。

20 世纪 80 年代初,德国病毒学家 Harald Zur Hausen 首次提出 HPV 感染与宫颈癌密切相关的假设,从而开启了 HPV 预防性疫苗的研发之路。HPV 疫苗作为全球第一个对抗癌症的疫苗,目前国际上已上市的 HPV 预防性疫苗均为重组 L1 类病毒颗粒(virus-like particle,VLP)基因工程疫苗:针对 HPV6/11/16/18 型的四价疫苗 Gardasil(Merck)在 2006 年获得美国 FDA 批准上市;针对 HPV16/18 型的二价疫苗 Cervarix(GSK)在 2007 年获得欧盟(European Medicines Agency,EMA)批准上市;针对 HPV6/11/16/18/31/33/45/52/58 型的九价疫苗 Gardasil9(Merck)在 2014 年获得美国 FDA 批准上市;针对 HPV16/18 型的二价国产疫苗馨可宁(Cecolin)在 2021 年获得 WHO 预认证(表 6-1)。这四种疫苗均是通过将 HPV L1 基因片段与酵母菌、杆状病毒、大肠杆菌等载体基因重组,随载体基因一起复制表达,翻译形成 L1 单体,并组装形成病毒样颗粒,从而诱导机体产生特异性抗体。四种疫苗均为三剂接种,均可预防由 hrHPV 引起的相关肿瘤如宫颈癌、外阴癌、阴道癌及其癌前病变。此外,四价疫苗和九价疫苗还可用于预防 HPV6 或 11 引起的女性和男性生殖器疣。2010 年 12 月,美国 FDA 批准 Gardasil 用于预防 9~26 岁人群的肛门癌。2007 年 7 月,澳大利亚成为世界上首个在全国 12~26 岁女性中开展免费 HPV 疫苗接种的国家。WHO、欧洲疾病预防控制中心(European Centre for Disease Prevention and Control,ECDC)、美国疾病控制预防中心免疫咨询委员会(Advisory Committee on Immunization Practices,ACIP)均建议将未成年女性 HPV 疫苗接种纳入国家免疫规划。已有 110 余个国家 / 地区采纳此建议。HPV 疫苗被世界卫生组织列为预防宫颈癌和其他 HPV 相关疾病的一线疫苗。

表 6-1　预防性 HPV 疫苗的基本特征

	二价疫苗 （Cervarix）	四价疫苗 （Gardasil）	九价疫苗 （Gardasil 9）	馨可宁 （Cecolin）
抗原	L1 类病毒颗粒	L1 类病毒颗粒	L1 类病毒颗粒	L1 类病毒颗粒
HPV 型别	16/18	6/11/16/18	6/11/16/18/31/33/45/52/58	16/18
表达系统	杆状病毒	酿酒酵母	酿酒酵母	大肠杆菌
抗原量	20μg HPV16, 20μg HPV18	20μg HPV6, 40μg HPV11, 40μg HPV16, 20μg HPV18	30μg HPV6,40μg HPV11, 60μg HPV16,40μg HPV18, 20μg HPV31,20μg HPV33, 20μg HPV45,20μg HPV52, 20μg HPV58	40μg HPV16, 20μg HPV18
佐剂	500μg 氢氧化铝和 50μg 3'- 单磷酸脂 A（AS04）	225μg 非晶形羟基磷 酸铝硫酸盐	500μg 非晶形羟基磷酸铝硫酸盐	208μg 氢氧化铝
接种方案	0、1、6 月	0、2、6 月	0、2、6 月	0、1、6 月
免疫方式	肌内注射	肌内注射	肌内注射	肌内注射

注：HPV：human papillomavirus，人乳头状瘤病毒。

　　2016 年 7 月 16 日，葛兰素史克公司宣布其研发的二价疫苗（Cervarix）获得中国食品药品监督管理总局（China Food and Drug Administration，CFDA）的上市许可，该疫苗经过历时近 8 年的中国人群Ⅲ期临床试验，成为国内首个获批上市的预防宫颈癌的 HPV 疫苗。在中国注册用于 9~25 岁女性的接种，采用 3 剂免疫接种程序。2018 年经过 CFDA 批准，该疫苗的接种对象年龄从 9~25 岁延长至 9~45 岁。默沙东公司研制的四价疫苗于 2017 年 5 月获得 CFDA 上市许可，注册用于 20~45 岁女性，2020 年 11 月，CFDA 批准将该疫苗的接种年龄扩展为 9~45 岁。九价疫苗于 2018 年 4 月获得 CFDA 的上市许可，适用于 16~26 岁女性。我国厦门大学自主研发的宫颈癌疫苗于 2019 年 12 月获得国家药品监督管理局（National Medical Products Administration，NMPA）上市许可，适用于 9~45 岁女性，成为我国首个自主研发上市的国产 HPV 疫苗。

3. HPV 疫苗有效性

　　HPV 疫苗的有效性数据主要来自Ⅲ期临床试验，HPV 预防性疫苗可以预防疫苗覆盖 HPV 型别的新发感染，继而预防覆盖 HPV 型别相关疾病，主要是宫颈癌。疫苗的Ⅲ期临床试验均采用随机双盲对照设计，选取有性行为的年轻女性为受试对象，但在临床终点选择、受试对象入选与排除标准、种群异质性及具体实施细节等方面均有所不同，如四价疫苗的两项临床试验受试对象均为性伴侣 ≤4 个，年龄分别为 16~24 岁和 15~26 岁；二价疫苗的临床试验受试对象为性伴侣 ≤6 个（芬兰除外），年龄为 15~25 岁；九价疫苗的临床试验受试对象对性伴侣个数未做要求，年龄为 16~26 岁。以上三种预防性疫苗开展的多项大规模临床试验研究结果均显示预防性疫苗有高度免疫原性，诱导机体产生较高的抗体效价，从而有效降低持续性 HPV 感染和宫颈、阴道、外阴等部位相关型别的疾病。

　　一项比较二价疫苗和四价疫苗免疫原性的研究结果显示：18~26 岁女性首次疫苗接种后第 7 个月，二价疫苗所诱导出的抗 HPV16 和抗 HPV18 的中和抗体分别比四价疫苗高 3.7 倍和 7.3 倍。在更大的年龄组中也观察到了类似的差异。在随访 48 个月后，各年龄段中二价疫苗所诱导出的抗体几何平均效价（Geometric Mean Titers，GMTs）持续高于四价疫苗：抗 HPV16 抗体的 GMTs 高 2.0~5.2 倍；抗 HPV18 抗体的 GMTs 高 8.6~12.8 倍。这些研究成果的临床意义尚不清楚，因为这两种疫苗均可诱导出远高于自然感染的抗体滴度，并有高保护效力。

　　针对二价疫苗开展的为期 4 年随访的 Ⅲ 期临床试验共纳入 14 个国家 135 个中心的研究数据，对既往无感染且无现感染 HPV16/18 的受试者注射该二价疫苗，数据分析发现：疫苗预防 HPV16/18 相关的 6 个月持续感染、宫颈鳞状上皮内瘤样病变（cervical interepithelial neoplasia，CIN）2+ 的效力分别为 90.3%、94.6%，对无现感染而既往有感染 HPV16/18 的受试者，预防 HPV16/18 相关的 6 个月持续感染、CIN2+ 的效力分别为 72.3%、68.8%。研究结果显示，疫苗对既往无感染且无现感染的受试者疫苗效力更强。针对二价疫苗的另一项为期 8.4 年的随访研究结果显示，预防 HPV16/18 一过性感染的效力为 95.1%，预防 HPV16/18 6 个月、12 个月持续感染的效力均为 100%，预防 HPV16/18 相关的 CIN2+ 的效力亦为 100%。在我国开展的纳入 6 051 位妇女的二价疫苗 Ⅲ 期试验随访 15 个月的结果显示：对 HPV16/18 引起的持续感染和 / 或宫颈轻度及以上病变（CIN1+）的预防效果均为 94.2%，且具有很好的免疫原性；随访 57 个月的结果显示，对 CIN1+ 和 CIN2+ 的保护率分别为 93.2% 和 87.3%。

　　针对四价疫苗开展的随访 3 年的 Ⅲ 期临床试验共纳入 13 个国家的 90 个中心 12 167 位 15~26 岁女性的研究数据，结果显示：预防 HPV16 和 HPV18 感染的效力分别为 97% 和 100%。预防 CIN2、CIN3 和原位癌的效力分别为 100%、97% 和 100%。针对四价疫苗的另一项随访 4 年纳入 17 622 位 16~26 岁女性的 Ⅲ 期临床试验结果显示，预防疫苗覆盖型别相关的 CIN1、外阴上皮内瘤样病变一级（vulvar intraepithelial neoplasia 1，VIN1）和阴道上皮内瘤变一级（vaginal intraepithelial neoplasia 1，VAIN1）的效力分别为 96%、100% 和 100%。

　　针对九价疫苗的 Ⅲ 期临床试验共纳入 14 215 位女性，试验组接种九价疫苗，对照组接种四价疫苗。研究结果显示，九价疫苗所诱导的抗体水平非劣效于四价疫苗，对于多出四价疫苗覆盖型别（HPV31/33/45/52/58）相关的宫颈、外阴和阴道病变的效力为 96.7%。

　　国产二价疫苗的 Ⅲ 期临床试验共纳入 7 372 位 18~45 岁女性，随访至 66 个月，结果显示二价疫苗针对 HPV16 和 / 或 18 感染相关的高度癌前病变的保护效力为 100%，针对 HPV16 和 / 或 18 持续感染（6 个月以上）的保护效力为 97.7%。

　　4. HPV 疫苗安全性

　　作为第一个以癌前病变为临床试验终点的疫苗，其成功研发举世瞩目。最常见的局部不良事件为接种部位疼痛、肿胀及全身不良事件（发热、恶心等）。接种疫苗组和对照组不良事件的发生情况相似，大部分不良事件症状轻微，持续时间短暂。截至 2020 年，全球已接种超过 2.7 亿剂 HPV 疫苗，大量监测数据证明了疫苗的长期安全性。2007 年，WHO 全球疫苗安全咨询委员会（Global Advisory Committee on Vaccine Safety，GACVS）审核认为，现有两种 HPV 疫苗（Gardasil 和 Cervarix）均具有良好的安全性。在疫苗安全性方面，GACVS 对 HPV 疫苗上市后的监测数据进行了定期审议，2014 年 3 月的评审结果认为两种 HPV 疫苗的安全性较好。GACVS 特别审查了日本报道的 24 例接种后出现慢性全身疼痛者，认为尚不能确认其与疫苗接种的相关性。国际妇产科联盟（Federation International of Gynecology and Obstetrics，FIGO）审查了现有数据后，也支持 HPV 疫苗在适用人群中持续使用。虽然目前尚无足够数据支持孕妇接种疫苗的安全性，但并非绝对禁忌证。

5. 其他

目前国际上还在继续积累和探索 HPV 疫苗接种的经验。在 Romanowski 等的研究中,对 9~14 岁基线时抗体阴性女性按 "0-6" 程序接种,结果显示 9~14 岁女性接种 2 剂后的免疫原性非劣效于 15~25 岁女性接种 3 剂后的免疫原性。2013 年 12 月欧洲药品管理局正式批准二价疫苗在 9~14 岁女性人群中按 "0-6" 两剂免疫程序接种。2016 年 10 月,美国疾病控制与预防中心(Centers for Disease Control and Prevention,CDC)也建议对于 15 岁以下的儿童接种两剂。接种 2 剂免疫程序不仅能降低接种费用,而且能提高依从性,扩大免疫覆盖率。

虽然二价疫苗和四价疫苗均有明确的 HPV 覆盖型别,但这两种疫苗均可以对未覆盖的 HPV 型别提供一定的交叉保护作用。二价疫苗可诱导出较强的针对 HPV31/33/45/52/ 的中和抗体,四价疫苗可诱导出针对 HPV31/33/52 的抗体。已有文献报道,二价疫苗产生的交叉保护比四价疫苗更广、更强,但这种交叉保护的临床意义和持续期目前尚不清楚。

研究结果显示,我国人民对 HPV 预防性疫苗的接受度较好,但 68% 的妇女能承受的疫苗价格仅为 500 元人民币。目前国际上 Gardasil 和 Cervarix 均售价 2 000 余元,巨大的价格差距可能成为 HPV 疫苗在中国大陆推广的障碍。我国厦门大学、厦门万泰沧海生物技术有限公司、北京万泰生物药业股份有限公司联合研发的重组 HPV16/18 型双价疫苗,是我国首支自主研发的宫颈癌预防性疫苗,是以大肠杆菌为载体的表达系统,能够以较低的成本获得制造 HPV 疫苗所需的病毒样颗粒,国产疫苗的上市促使 HPV 疫苗价格大幅降低。

HPV 预防性疫苗为我们提供了宝贵的肿瘤一级预防措施,但并不意味着接种疫苗的女性未来就不需要进行宫颈癌筛查。因为疫苗主要涵盖了 HPV16 和 18 型,其引起的宫颈癌约占 70%。一项关于中国宫颈癌组织中 HPV 型别分布的研究结果表明,我国 84.5% 的宫颈鳞癌是由 HPV16、18 型引起。因此,定期进行宫颈癌筛查仍有必要,在疫苗接种后时代,宫颈癌筛查的间隔应该是延长的。宫颈癌有相对完善的一级预防和二级预防措施,可根据各国或地区的实际情况建立其最佳防控模式。

(三) Hp 疫苗

1. 流行病学

胃癌是最常见的消化系统恶性肿瘤,2012 年数据显示,全球新发胃癌病例 95.2 万,死亡病例 72.3 万,70% 的胃癌发生在发展中国家,主要是东亚地区,特别是我国。2012 年我国胃癌新发病例 42.4 万,死亡病例 29.8 万。2015 年我国胃癌新发病例和死亡病例分别上升至 67.9 万和 49.8 万。我国面临着严峻的胃癌疾病负担。2005 年,澳大利亚科学家巴里·马歇尔(Barry J. Marshall)和罗宾·沃伦(J. Robin Warren)发现了导致胃炎和胃溃疡的细菌——幽门螺杆菌(Helicobacter pylori,Hp),获得了诺贝尔生理学或医学奖。Hp 在 1994 年被 WHO 列为第 I 类致癌因子,其与消化性溃疡、胃癌、胃黏膜相关淋巴组织淋巴瘤等有关。早在 1998 年 Watanabe 用 Hp 菌液直接诱发实验动物蒙古沙鼠发生胃癌,但对其他动物种属仅有协同作用。人群流行病学研究发现,大约 1% 的 Hp 感染者会发展为胃癌。

全世界约一半人口感染 Hp,对人群的大量血清流行病学调查结果显示,Hp 感染率随年龄上升。上升模式有两大类,第一类为儿童期易感型,儿童期为感染率剧增期,每年以 3%~10% 的速度急剧上升,至 10 岁有 40%~60% 人受感染,以后感染速度减慢,每年以 0.5%~1% 速度缓增,至 50 岁左右,感染率基本不增,进入平坦期,发展中国家属这一类型;第二类为感染均衡型,感染率随年龄增加的速度在儿童和成年期基本一致,以每年 0.5%~1% 速度上升,有些地区 50 岁以后感染率非但不进入平坦期,而且还明显增高,经调查证实这是出生队列现象,这些地区过去战乱时感染率高,这代人在儿童期受感染,把高感染率带到现在,发达国家属这一类型。我国是世界上 Hp 感染率最高的国家之一,每年约有 6 亿人口感染 Hp。故根除 Hp 尤为重要,但随着耐药 Hp 菌株的出现,发现应用广谱抗生素治疗后其复发率居高不下,将很快进入"感染—治愈—复发—再治疗—耐药"的恶性循环。所以,预防性 Hp 疫苗对于胃癌的防控具有重要意义。

2. Hp 疫苗种类

Hp 疫苗的研究可以追溯到 20 世纪 90 年代。2001 年,Kotloff 等首次报道了 Hp 疫苗的人体志愿者试验。Hp 疫苗的研究重点之一就是候选抗原的筛选。目前,经筛选并在动物模型中得到验证的 Hp 保护性抗原有数种,主要包括尿素酶、黏附素、空泡毒素、毒素相关抗原、过氧化氢酶、热休克蛋白及其他蛋白成分。据统计,选择尿素酶作为疫苗抗原的研究报道占 Hp 疫苗研究文献总数的 70% 以上,因此,尿素酶已成为 Hp 疫苗的首选亚单位抗原。

世界范围内 Hp 疫苗的研究处于激烈竞争的研发阶段,目前唯一研制成功的是我国历时 15 年自主研发的预防性"口服重组 Hp 疫苗"。该疫苗主要成分为基因工程技术制备的幽门螺杆菌尿素酶亚单位与免疫佐剂的融合蛋白,经纯化后,加入稳定剂冷冻干燥制成。接种疫苗后,可刺激机体产生抗 Hp 免疫力,用于预防 Hp 感染,从而预防其所致的相关疾病。

3. Hp 疫苗有效性

我国自主研发的 Hp 疫苗的 Ⅲ 期临床试验研究结果于 2015 年发表在国际顶尖杂志《柳叶刀》上 . 该研究采用随机双盲安慰剂对照设计,以预防幽门螺杆菌感染作为主要有效性评价指标,同时观察疫苗的免疫原性及其安全性。共纳入 4 464 位 6~15 岁从未感染过 Hp 的儿童,1:1 随机分配至试验组(2 232 位)和安慰剂对照组(2 232 位),共 4 403 位(99%)儿童完成了 3 剂疫苗接种。第一年随访时,共发现 64 例 Hp 感染者(试验组随访 2 074.3 人年,发现 14 例;对照组随访 2 089.6 人年,发现 50 例),疫苗预防 Hp 感染的保护效力为 71.8%(95% CI 48.2%~85.6%)。随访至第 3 年时,疫苗预防 Hp 感染的效力为 55.8%(95% CI 24.7%~86.2%)。在疫苗的保护效力方面,因为入组对象中包含感染率较高的儿童,存在高估疫苗效力的可能。进一步按照年龄分层分析结果显示,在随访第 2 年,10 岁以下儿童组的 Hp 疫苗保护效力为 60.1%(95% CI 8.8%~87.3%),10 岁以上儿童组的保护效力为 44.2%(95% CI −199.5%~88.0%)。在随访第 3 年,10 岁以下儿童组的 Hp 疫苗保护效力为 63.9%(95% CI −8.1%~89.9%),而 10 岁以上儿童组仅发生 1 例 Hp 感染,无法计算效力。因为样本量的限制,未能发现有统计学意义的差别。未来需要大样本长期随访研究,进一步评价 Hp 疫苗的保护效果,特别是对相关疾病的预防效果。

4. Hp 疫苗安全性

世界范围内报道的多种 Hp 疫苗在 Ⅰ 期、Ⅱ 期临床试验中均显示了良好的安全性。目前唯一报道了 Ⅲ 期临床试验安全性的疫苗即我国自主研发的 Hp 疫苗:试验组 157 人(7%)、对照组 161 人(7%)发生不良事件,严重不良事件在试验组共报告 5 例(<1%),在对照组共报告 7 例(<1%),两组之间差异无统计学意义。

5. 其他

我国自主研发的 Hp 疫苗,适用于 6~15 岁未感染幽门螺杆菌的易感人群。推荐在第 0、14 和 28 天各免疫接种 1 剂,共 3 剂的免疫程序。服用前,先须口服 80ml 胃酸中和液,然后立即口服 30ml 疫苗。目前,疫苗的持续保护时间、加强免疫的时间和剂量尚未确定。

（四）EBV 疫苗

爱泼斯坦 - 巴尔病毒（Epstein-Barr virus,EBV）是英国布里斯托大学的 Epstein 和伦敦大学的 Barr 于 1964 年首先从非洲伯基特淋巴瘤培养细胞中发现的。该病毒广泛存在于人群中,90% 以上的 EBV 感染者呈终生潜伏状态,不对机体造成伤害。EBV 除直接导致传染性单核细胞增多症外,还与霍奇金淋巴瘤、伯基特淋巴瘤以及我国南方高发的鼻咽癌相关。鼻咽癌在我国广东、广西地区尤其高发,发病率由南向北递减。我国的鼻咽癌疾病负担严重,分别占全球鼻咽癌发病和死亡的 38.29% 和 40.14%,发病以青壮年为主,死亡以中老年为主,但发病率和死亡率都是在 65 岁以上老年人中相对较高。EBV 阳性者发生鼻咽癌的风险是 EBV 阴性者的 22 倍。

EBV 预防性疫苗的主要目的在于诱导 EB 病毒中和抗体的产生。EBV 疫苗的设想最早可追溯到 1976 年,Epstein 首先提出用疫苗预防 EBV 相关恶性肿瘤或减少其发病率。EBV 预防性疫苗多以 EBV 膜抗原 gp350 为靶抗原,并尝试使用重组蛋白、亚单位疫苗以及痘苗病毒等不同的疫苗方式。EBV 的主要结构抗原是 gp350,在 EBV 感染的细胞中普遍存在,它能有效诱导 EBV 中和抗体的产生,gp350 特异的 T 细胞免疫应答在抑制肿瘤生长中起重要作用。

由于鼻咽癌的地域特殊性,我国科学家始终在探索有效的综合防控方法。其中针对 EBV 的鼻咽癌预防性疫苗是研究热点之一,但由于 EBV 在人群中感染普遍、种类繁多,具体导致鼻咽癌的 EBV 类型和该病毒如何参与鼻咽癌发病机制尚不清楚,因此在疫苗研发上面临挑战。我国 EBV 预防性疫苗已经获批进入 I 期临床试验,国际上未见其他国家针对鼻咽癌的 EBV 疫苗的研究,但针对传染性单核细胞增多症的 EBV 疫苗 I / II 期临床试验结果显示了良好的免疫原性和安全性。

肿瘤预防性疫苗作为人类战胜癌症的一级预防手段,其成功研发有划时代意义。目前的肿瘤预防性疫苗仍需进一步提高保护效力和保护时间。我国应该综合肿瘤的一级免疫预防、癌前病变筛查和癌症患者的治疗,制订和完善以降低慢性感染引起的肿瘤负担为核心的综合防控策略。

二、肿瘤治疗性疫苗

疫苗通常是正常人群接种并通过自身的免疫反应来预防某些特定疾病的生物制品。肿瘤疫苗的概念与之类似,但与传统疫苗不同的是,肿瘤疫苗是由肿瘤患者接种,通过肿瘤特异性抗原、肿瘤相关抗原、肿瘤多肽或抗特异性抗体、肿瘤细胞裂解产物等引发并激活机体对恶性肿瘤的适应性免疫反应,清除机体内的肿瘤细胞。肿瘤疫苗针对恶性肿瘤表达出的生物标志物,调动机体各项免疫机制来特异性杀伤并清除肿瘤细胞,尤其适用于手术、化疗、放疗等传统治疗方式均无法控制的晚期、复发性肿瘤。

肿瘤疫苗作为一个 20 世纪初提出并应用于临床的概念,是肿瘤生物治疗的一个方向。它包括预防性疫苗以及治疗性疫苗,预防性疫苗针对乙型肝炎病毒以及人乳头瘤病毒等病原体感染,预防肿瘤发生;治疗性疫苗主要通过激活患者自身的免疫系统,增强或提高其特异性主动免疫功能,诱导机体产生特异性抗肿瘤效应,杀灭肿瘤细胞,实现治疗肿瘤、预防肿瘤复发的效果。对于许多晚期肿瘤,治疗性肿瘤疫苗不失为一个可行的选择。自从美国 FDA 批准第一项治疗性肿瘤疫苗的临床研究并取得了令人信服的结果后,肿瘤治疗性疫苗的临床前研究和临床研究的数量迅速增加,这些研究不仅为抗肿瘤治疗提供了新的方向,还为未来肿瘤疫苗的研究提供了有益的借鉴。

1891 年,纪念斯隆 - 凯特琳癌症中心(Memorial Sloon-Kettering Cancer Center)的前身纽约癌症医院(New York Cancer Hospital)的外科医生威廉·科利(William Coley)观察到少数患有肉瘤的患者在感染丹毒后,其肿瘤会自发消退。基于这个现象,威廉·科利对一位肿瘤患者进行了瘤内注射灭活的化脓性链球菌苗和黏质沙雷氏菌苗,以期激活患者免疫系统并改善患者体能状态,这是最早进行肿瘤疫苗的临床实践。尽管在当时威廉·科利的想法受到了科学界的广泛质疑,但是随着时间推移,现代医学理论不断发展,科学技术水平不断提高,目前已经能够通过精密复杂的设计研发出肿瘤疫苗,从现在的观点来看,威廉·科利的理念是正确的。

尽管肿瘤疫苗的理念在一百多年前威廉·科利时代就已经被提出,但是肿瘤疫苗在相当长一段时间内发展是十分缓慢的。幸运的是,肿瘤疫苗在这几年看到了长足发展的希望。近年来,美国 FDA 批准了两款预防性疫苗上市,均为针对人乳头瘤病毒(human papilloma virus,HPV)的疫苗:Cervarix 是针对 HPV 16 及 18 的二价疫苗,Gardasil 9 是九价 HPV 疫苗,可预防 90% 以上的宫颈癌。肿瘤治疗性疫苗的研发方面也有着令人振奋的进展,基于免疫细胞的疫苗 Sipuleucel-T 可以明显改善去势抵抗性前列腺癌患者的总生存期(overall survival,OS),2010 年 4 月美国 FDA 批准 Sipuleucel-T 上市,这是肿瘤疫苗研发和应用的极大突破。尽管在研发肿瘤疫苗的过程中有着理论、技术上的重重困难,但目前在进行临床试验的肿瘤疫苗仍不胜枚举,并且在许多临床试验中,可以见到肿瘤疫苗的良好疗效。

(一) 分类

肿瘤疫苗可以分为不同类型。根据肿瘤疫苗的不同成分,可分为细胞疫苗(肿瘤细胞或免疫细胞)、蛋白质 / 肽类疫苗以及基因疫苗(DNA、RNA 和病毒)。

1. 细胞疫苗　肿瘤细胞疫苗以细胞作为疫苗,能涵盖机体免疫中几乎所有的成分,是目前使用较多、效果较理想的一类肿瘤疫苗。肿瘤细胞疫苗包括自体肿瘤细胞疫苗、异基因肿瘤细胞疫苗和免疫细胞疫苗等。

(1)自体肿瘤细胞疫苗:自体肿瘤细胞疫苗是分离来自患者自身或同种异体的肿瘤细胞,在体外制备成疫苗,再接种给肿瘤患者。自体肿瘤细胞疫苗在许多类型的肿瘤中均开展过临床试验,例如肺癌、结直肠癌、黑色素瘤、前列腺癌和肾细胞癌等。自体肿瘤细胞疫苗的优势在于将此类肿瘤的全部肿瘤相关抗原谱均暴露于机体免疫系统,因而机体免疫系统能够识别并清除表达任何一类肿瘤相关抗原的肿瘤细胞。而且自体肿瘤细胞疫苗不需要进行抗原鉴定、筛选、纯化的过程,因而制备流程较其他肿瘤疫苗更简单。其缺陷是肿瘤细胞表达抗原的免疫原性比较弱,无法刺激机体产生足够强的免疫反应,所以在制备自体肿瘤细胞疫苗的过程中需要足够量的肿瘤组织,而对于肿瘤患者而言往往无法满足这一要求,因而限制了其发展与应用。目前主要通过基因修饰技术提高此类疫苗的免疫原性,以期诱导更强的免疫应答。

(2)异基因肿瘤细胞疫苗:异基因肿瘤细胞疫苗能很好地解决自体肿瘤细胞疫苗面临的困境。异基因肿瘤细胞疫苗包括了 2~3 类肿瘤细胞抗原,目前有规范且颇具规模的生产线,也有一定的理论基础。GVAX 是一个典型的异基因肿瘤细胞疫苗,可用于复发性前列腺癌、乳腺癌以及胰腺癌。GVAX 用于前列腺癌的 Ⅱ 期临床试验取得了令人满意的结果,然而 GVAX 联合化疗治疗转移性前列腺癌的 Ⅲ 期临床试验结果并不让人满意,GVAX 与细胞毒 T 淋巴细胞相关抗原 4

（cytotoxic T-lymphocyte associated protein 4，CTLA-4）单抗联合用于前列腺癌治疗的临床研究正在进行中。另一种异基因肿瘤细胞疫苗 belagenpumatucel-L 是针对非小细胞肺癌的肿瘤治疗性疫苗，主要通过抑制转化生长因子 β2（transforming growth factor-beta 2，TGF-β2）来实现其效应。在 belagenpumatucel-L 的 Ⅱ 期临床试验中，纳入了 Ⅱ～Ⅳ 期非小细胞肺癌患者，每月接种三阶梯剂量的 belagenpumatucel-L，共 16 次接种，结果发现试验组和对照组之间存在着剂量相关的生存率差异，belagenpumatucel-L 展现了良好的应用前景。

（3）免疫细胞疫苗：抗原的识别、提呈以及免疫效应细胞的致敏、激活都有赖于抗原提呈细胞（antigen presenting cells，APCs）发挥作用，其中，树突状细胞（dendritic cell，DC）是效应最强的 APC 之一，可摄取、处理外周组织中的抗原。激活的 DC 表面将表达高水平的 MHC-Ⅰ、MHC-Ⅱ 和细胞黏附分子等，并将抗原提呈至淋巴器官中的 T 淋巴细胞。DC 将先天性免疫和获得性免疫关联起来，由于 DC 在免疫过程中的生物学作用，许多肿瘤免疫治疗策略都是以此细胞为靶点，直接或间接增强特异性抗肿瘤免疫反应。

DC 疫苗包括肿瘤抗原致敏的 DC 疫苗和基因修饰的 DC 疫苗。

DC 疫苗的第一个临床试验是治疗转移性前列腺癌的研究，患者接种自体 DC 疫苗后出现了抗原特异性细胞反应以及前列腺特异抗原（prostate specific antigen，PSA）水平下降。DC 疫苗在前列腺癌、黑色素瘤、肾细胞癌、脑胶质瘤的治疗中都有相应的临床试验开展。美国 FDA 2010 年批准 Sipuleucel-T（Provenge™）上市，该疫苗以前列腺酸性磷酸酶（prostatic acid phosphatase，PAP）融合粒细胞 - 巨噬细胞集落刺激因子（granulocyte macrophage colony-stimulating factor，GM-CSF）孵育外周血单核细胞（peripheral blood mononuclear cells，PBMCs），从其中分离出相应的 APC 制备而成，用于治疗无症状转移性去势抵抗性前列腺癌（metastatic castrate-resistant prostate cancer，mCRPC）。Sipuleucel-T（Provenge™）制备的关键技术是需要进行白细胞去除取得 PBMCs，其后对 PBMCs 进行处理，与一类 PAP-GM-CSF 融合蛋白 PA2024 共培养，由此分离 APCs 制备而成的 Sipuleucel-T 将回输至患者体内，此过程需每两周重复一次，一共三次。其他 DC 疫苗的制备以及处理流程与上述大同小异。临床试验结果显示，DC 疫苗 Sipuleucel-T 可以改善去势抵抗性前列腺癌患者的总生存期，不良反应较传统治疗方法的发生率低。然而繁复的细胞培养、复杂的流程以及对于技术的高要求，大大限制了 DC 疫苗在临床上的广泛应用。

2. 蛋白质 / 肽类疫苗 由于获得患者的肿瘤组织样本比较困难，且制备个体化疫苗过程繁杂，细胞肿瘤疫苗的应用受到了限制。基于明确的肿瘤相关抗原（tumor-associated antigens，TAAs）研制的重组蛋白疫苗应运而生，且有着显著的优势。蛋白疫苗大多是由免疫调节因子和辅料构成，成分清晰，制备工艺成熟，性价比较高，具有广泛的研究与应用空间。

明确的肿瘤相关抗原是重组蛋白疫苗研发的重要前提，它为疫苗提供了可供设计的治疗靶点。随着对肿瘤相关抗原的认识不断深入，肿瘤相关抗原的数量和类型也不断增加，根据抗原的表达情况，将肿瘤相关抗原分为以下几种类型：

（1）肿瘤 - 睾丸抗原（cancer-testis antigen，CTA）：如黑色素瘤相关抗原（melanoma-associated antigen，MAGE）、纽约食管鳞状细胞癌 1（New York esophageal squamous cell carcinoma 1，NY-ESO-1）、滑膜肉瘤 X 断裂点基因（Synovial Sarcoma Xbreakpoint，SSX-2）等。这些蛋白质的基因在正常组织中不表达，而在肿瘤细胞中会被重新激活并进行转录。

（2）分化抗原（differentiation antigen）：此类抗原的基因在正常组织细胞和肿瘤细胞中均可表

达,代表抗原是黑色素瘤中的 gp-100、Melan-A/Mart-1 与激酶,前列腺癌中的 PSA、PAP,乳腺癌中的乳腺球蛋白 -A。与分化相关抗原相似的其他肿瘤抗原,如 CEA、MUC-1、HER2/Neu、P53、人端粒酶逆转录酶(human telomerase reverse transcriptase,hTERT)以及特定的抗凋亡蛋白在肿瘤组织中比在正常组织中水平要高出许多。特定的肿瘤特异性抗原往往指的是突变的原癌基因如 *ras*、*B-raf* 等的产物。选择这些激活肿瘤发生发展的肿瘤特异性抗原作为靶点,是肿瘤疫苗的作用基础。针对 *RAS* 突变研发的肿瘤疫苗治疗结直肠癌和胰腺癌的临床试验正在进行中。

然而在筛选候选特异性抗原过程中,需要进行大量的前期工作。这妨碍了这类疫苗广泛的临床应用。识别每个个体肿瘤细胞中独特的突变点和框架,也是相当困难的一件事情。肿瘤抗原在体内需要被降解为短肽,并与 MHC- Ⅰ 类或 MHC- Ⅱ 类分子结合,形成短肽 - 组织相容复合物,被 T 细胞识别后方能激活相应的细胞免疫反应。能同时引发抗原特异性 CD8$^+$ 细胞毒性 T 细胞(cytolytic T cells,CTL)和抗原特异性 CD4$^+$ 辅助 T 细胞(helper T cells,Th)反应是评价肿瘤疫苗有效性的重要指标,前者可以引起肿瘤细胞溶解死亡,后者可以分泌细胞因子增强 CTL 的作用。蛋白疫苗和多肽疫苗通过设计,与 MHC 分子结合的能力更强,能够形成更加有效的复合物,加强免疫反应。Stimuvax 等多肽类疫苗同时包含 CD4 和 CD8 表型,大部分蛋白类疫苗也同时包含 CD4 和 CD8 表型。目前正在进行临床研究的蛋白质 / 多肽类疫苗主要是依据肿瘤 - 睾丸抗原、分化抗原或者特定的癌胚抗原(oncofetal antigen)进行设计,如 CEA、MUC-1。尽管这些疫苗都可以引发抗原特定的 T 细胞反应,临床试验的结果却不都尽如人意。Hodi 等进行的伊匹木单抗治疗Ⅲ/ Ⅳ期黑色素瘤的Ⅲ期临床试验发现,伊匹木单抗组与伊匹木单抗联合gp-100 组的总生存期并没有差别。Schwartzentruber 等针对Ⅳ期或局部进展的Ⅲ期皮肤黑色素瘤的随机对照临床试验是第一个显示肿瘤疫苗在黑色素瘤治疗过程中有临床获益的研究,该试验将患者随机分为 IL-2 单药治疗组和联合治疗组(gp100+Montanide ISA-51+IL-2),与 IL-2 组相比,联合治疗组无进展生存期显著延长(2.2［95% *CI* 1.7~3.9］个月 vs 1.6［95% *CI* 1.5~1.8］个月,*P*=0.008)。联合治疗组的总生存期也比 IL-2 组长(17.8 个月［95% *CI* 11.9~25.8］vs 11.1 个月［95% *CI* 8.7~16.3］,*P*=0.06)。

3. 基因疫苗 将抗原转入体内的另一个策略是利用携带相关抗原的病毒或者 DNA 质粒的转染能力,将编码抗原蛋白的基因直接导入宿主细胞,经过宿主细胞的转录、翻译,合成抗原蛋白,再通过一系列抗原提呈反应,诱发机体对抗原的免疫反应。在注射基因疫苗后,病毒或者质粒可转染至肌细胞、角质细胞等躯体细胞,这些受染细胞又可以将病毒或质粒转染给周围组织细胞,表现为接种疫苗后的炎症反应,炎症反应可以导致后续级联反应或者直接引起抗原提呈。基因疫苗的优势在于一次注射可以呈递多种类型的抗原,并且可以激活多级免疫反应。目前研发的基因疫苗集中在 DNA 疫苗、RNA 疫苗和病毒疫苗。

DNA 疫苗主要是应用细菌质粒构建有功能的系统以传递和表达肿瘤抗原,引起相应的细胞或体液免疫。信使 RNA(messenger RNA,mRNA)疫苗主要由自身肿瘤组织中制备而成,也可用于减少特异性 CTL 反应。接种 RNA 疫苗可以引起免疫反应,对抗多种肿瘤抗原,以减少肿瘤免疫逃逸。与 DNA 疫苗不同的是,RNA 疫苗很少引起副作用或者自身免疫疾病,因为 RNA 通常可以很快地被降解和清除。尽管从理论上讲 DNA 疫苗、RNA 疫苗都是可行的,临床前研究也得到了令人信服的证据,但是早期临床试验的结果并不让人满意。DNA 疫苗、RNA 疫苗的作用模式没有完全探索清楚,仍需要对它的结构、制备以及产生的效应进行深入研究。

将病毒作为疫苗载体的原理是基于病毒感染后常引起受染细胞产生 MHC 限制性的病毒特异性肽类。低致病能力以及低固有免疫原性的病毒载体是最常应用的,可以利用生物工程技术设计,编码 TAA 或 TAA 联合免疫调节分子。最常用的病毒载体是痘病毒,痘病毒能够容纳大量外源 DNA 插入,因此可以携带多种基因。因为痘病毒的转录与复制严格地在细胞质中进行,因此发生宿主插入性突变的风险比较小。一些临床前研究发现,肿瘤相关抗原的基因插入痘病毒后,能够产生更强的免疫原性,这可能和病毒引起局部组织发生炎症反应有关。

目前有试验证据支持疗效的病毒疫苗为 PROSTVAC。这种疫苗包含着转录 PSA 以及 3 种共刺激因子(CD80、CD54 和 CD58)的基因,在一项双盲、安慰剂对照的 II 期临床试验中,PROSTVAC 显示出良好的疗效,与对照组相比,能有效延长前列腺癌患者的总生存期(25.1 个月 vs 16.6 个月,$P=0.006$)。另一个 PROSTVAC 的单臂 II 期临床试验也得到了相似的结果,III 期临床试验正在进行中。

4. 肿瘤疫苗佐剂　在肿瘤疫苗中除了主要起抗肿瘤效应的分子之外,肿瘤疫苗佐剂对于产生有效的免疫反应是一个至关重要的环节。过去一个世纪中,铝盐作为最常用的佐剂,在促进产生有效的体液免疫方面取得了巨大成功,但在细胞免疫反应方面,铝盐的效果并不好。

佐剂如何促进适应性免疫是过去数十年一直探讨的问题。在 Charles Janeway 阐述了适应性免疫的基本过程后,这一问题也得到了回答。病原和病原相关的分子模式(pathogen-associated molecular patterns,PAMPs)通过模式识别受体(如 toll 样受体[toll-like receptors,TLR])协调先天性免疫以及获得性免疫,以对抗微生物病原体或者受感染的细胞。TLR 介导激活 DC 等抗原提呈细胞的过程,是其中一个关键步骤。事实上,目前许多已通过审批或者仍在进行临床试验的肿瘤疫苗就是以 PAMPs 为基础的。将这些功能和结构都清晰的分子作为佐剂,极大地提高了疫苗的效能。如,卡介苗(bacillus calmette guerin,BCG)能激活 TLR2 和 TLR4,膀胱内灌注卡介苗是治疗膀胱肿瘤的选择之一,卡介苗作为佐剂也可用于其他肿瘤的治疗。单磷酸酯 A(monophosphoryl lipid A,MPLA)是化学合成的一类内毒素,生物学作用类似于脂多糖(lipopolysaccharide,LPS),属于 TLR4 的配体,它的毒性在合成过程中被大大削减,但是保留了类似于 LPS 的免疫刺激作用,作为疫苗佐剂可刺激机体产生相应的免疫反应。美国 FDA 批准上市的预防性疫苗 Cervarix 是由 MPLA 和铝盐组成,主要用于预防 HPV 感染。Imiquimod 是一类 TLR7 受体激动剂,与 GVAX 瘤苗混合后,在治疗肺癌和结肠癌模型的临床前实验中,发现肿瘤体积缩小明显,DC 和 IL-1 等免疫调节成分均有明显升高。Imiquimod 可用于治疗表浅的基底细胞癌和射线角化病(actinic keratosis)。

(二)肿瘤疫苗的临床应用

肿瘤疫苗作为肿瘤免疫治疗的手段之一,逐渐成为临床研究的热门,美国 FDA 批准上市的肿瘤疫苗见表 6-2。

表 6-2　美国 FDA 批准上市的肿瘤疫苗

疫苗名称	疫苗类型	针对的肿瘤类型	上市时间/年
Gardasil	预防性疫苗	宫颈癌	2009
Sipuleucel-T	治疗性疫苗	前列腺癌	2010
Cervarix	预防性疫苗	宫颈癌	2014

注:FDA:Food and Drug Administration,食品药品监督管理局。

尽管近些年开展了许多肿瘤疫苗相关的临床试验,但目前美国 FDA 批准的真正意义上的治疗性肿瘤疫苗只有 Sipuleucel-T 一种,用于去势抵抗性转移性前列腺癌的治疗。

治疗前列腺癌的肿瘤疫苗可以作为肿瘤疫苗研发和应用的模板,这源自前列腺癌本身的一些特点。首先,肿瘤生长特性适宜采取肿瘤疫苗进行治疗。由于肿瘤疫苗需要诱导并建立有效的自身免疫反应,因此起效较慢。而前列腺癌恰恰是一个发展缓慢的恶性肿瘤,生长和转移速度都较为缓慢;其次,前列腺癌有明确的肿瘤特异性抗原;最后,前列腺癌有明确的疗效评价指标,血清 PSA 可以用来评估患者的治疗反应。Sipuleucel-T 的 Ⅲ 期临床试验结果显示,Sipuleucel-T 疫苗组与对照组相比,患者总生存期显著延长(25.8 个月 vs 21.7 个月,P=0.032)。目前还有一类肿瘤疫苗针对前列腺癌的临床试验正在进行中。PROSTVAC 是一类病毒疫苗,每个病毒载体包含 PSA 转录基因以及 3 种协同刺激因子,CD80、细胞内黏附分子 1(intercellular cell adhesion molecule-1,ICAM1)和淋巴细胞功能相关抗原 -3(lymphocyte function-associated antigen-3,LFA-3)。全球 43 个中心的 Ⅱ 期随机对照临床试验招募了 125 例非转移性去势抵抗性前列腺癌患者,试验结果和 Sipuleucel-T 的研究结果类似,与对照组相比,疫苗并没有明显延长无进展生存期,但明显延长了总生存期(25.1 个月 vs 16.6 个月,P=0.006)。与传统治疗方式相比,Sipuleucel-T 以及 PROSTVAC 的另一个优势在于可以提高患者的生存质量,副作用更少。

还有另外一些疫苗虽未被批准上市,但目前也处于 Ⅲ 期临床试验阶段,有的已经显示了良好的结果。gp-100 肽类疫苗联合佐剂 Montanide ISA-51 是针对 Ⅲ/Ⅳ 期皮肤黑色素瘤研制的肿瘤疫苗,临床研究采用 gp-100 肽类疫苗联合佐剂 Montanide ISA-51 联合标准高剂量 IL-2 对比单用高剂量 IL-2,联合组的客观缓解率明显高于 IL-2 单药组(16% vs 6%,P=0.03),无进展生存期也显著延长(2.2 个月 vs 1.6 个月,P=0.008)。还有一些正在进行中的 Ⅲ 期临床试验,未来有望能在肿瘤治疗中发挥一定作用,包括针对非小细胞肺癌的 Stimuvax 疫苗、Lucanix 疫苗。前者是肽类疫苗,后者是细胞疫苗;针对非小细胞肺癌以及黑色素瘤的蛋白类疫苗 MAGE-A3。

除了肿瘤疫苗之外,目前仍有许多免疫治疗的新方法被批准或者正在进行研发,如治疗性抗体拮抗原癌基因通路,引发抗体依赖的细胞毒性和细胞自噬;针对活化 T 细胞受体、抗原提呈细胞及癌细胞相应配体的免疫调节因子等。联合使用不同作用机制的抗肿瘤方法可以取得长久、有效的治疗结果,因此联合肿瘤疫苗和其他免疫治疗是一个可行的新思路。近期研究发现,联合针对 CEA 的 DNA 肿瘤疫苗和多种协同刺激分子(B7-1、ICAM-1、LFA-3 以及 GM-CSF)可以增强 T 细胞反应并极大地提高抗肿瘤效果。肿瘤疫苗和细胞因子(如 IL-7、IFN-α)联合应用,可以增强对 DC 和 T 细胞的免疫刺激,减少 Treg 介导的免疫抑制,提高抗肿瘤免疫效能。用于转移性黑色素瘤治疗的抗细胞毒性 T 淋巴细胞相关抗原 4 抗体伊匹木单抗联合 gp-100 肽类疫苗的 Ⅲ 期临床试验正是免疫检测点抑制剂和疫苗治疗的联合应用。尽管在这项 Ⅲ 期临床试验中,伊匹木单抗组和伊匹木单抗联合 gp-100 组之间总生存期没有明显差别,但在其他临床前实验和临床试验中,伊匹木单抗都显示出提高 T 细胞活性的效应,当和 gp-100 疫苗联合应用时能增强抗肿瘤效应。评价在治疗不同类型肿瘤时伊匹木单抗与不同类型疫苗联合应用疗效的临床试验正在进行中。其他用于提高肿瘤疫苗疗效的免疫相关分子包括抗程序性死亡受体 1(programmed cell death protein 1,PD-1)、程序性死亡受体配体 1(programmed death ligand 1,PD-L1)、T 淋巴细胞免疫球蛋白黏蛋白 3(T cell immunoglobulin domain and mucin domain-3,TIM3)、淋巴细胞激活基因 3(lymphocyte activation gene-3,LAG-3)、CD40 以及 TGF-β 等。

许多临床前实验和临床试验的结果显示,肿瘤疫苗联合放疗、化疗等传统治疗能获得更好的治疗效果。研究发现,之前接受较少化疗以及距末次化疗时间较长的患者对肿瘤疫苗的反应更好。对于传统治疗方式而言,治疗剂量越大,肿瘤细胞被杀灭的数量越多,出现剂量相关的毒性反应也越大。而肿瘤疫苗则不同,它较少出现毒性反应,肿瘤疫苗的效应产生于患者机体对抗原的免疫反应,机体免疫能力越强,疫苗诱导产生的免疫效应就越强,这提示肿瘤负荷较低的患者比起采用传统治疗方式,采用肿瘤疫苗治疗能够受益更多。多柔比星等细胞毒药物可以引发免疫原性肿瘤细胞凋亡,增强肿瘤相关抗原特异性 T 细胞抗击肿瘤的免疫能力。低剂量环磷酰胺和多柔比星可以增强 GM-CSF 的疗效。

局部放疗不仅减轻肿瘤负荷,还会产生炎症微环境,促进 DC 释放肿瘤相关抗原,引发后续的 T 细胞级联反应。放疗使得肿瘤细胞能被肿瘤特异性细胞毒性 T 细胞发现并进行攻击。放疗联合前列腺特异抗原疫苗治疗前列腺癌患者显示出良好的肿瘤杀伤能力和有效的 T 细胞反应。临床前实验和临床试验结果显示对于前列腺癌患者,激素联合疫苗治疗具有潜力。PROSTVAC 疫苗联合抗雄性激素药物尼鲁米特(nilutamide)治疗能延长非转移性前列腺癌患者的生存期。

三、挑战与展望

(一) 肿瘤疫苗的疗效评价

肿瘤疫苗的原理是激活机体免疫系统,疫苗的有效性取决于许多因素,包括 T 细胞、B 细胞识别与处理肿瘤相关抗原的能力、肿瘤相关抗原表达水平、肿瘤组织肿瘤相关抗原表达特异性等。建立起有效的免疫反应是一个缓慢的过程,所以肿瘤疫苗可以减缓肿瘤生长的速度,延长总生存期,但可能会出现患者肿瘤负荷增加和复发进展的风险。许多临床试验的结果也证明了这一点,肿瘤疫苗可以延长总生存期,但绝大多数对疾病进展时间无明显影响。

这样的局面提示,传统的疗效评价标准对于肿瘤疫苗而言可能并不适用。传统的实体瘤疗效评价标准(response evaluation criteria in solid tumors,RECIST)用于评价实体瘤对化疗的反应,而肿瘤疫苗属于免疫治疗,随着肿瘤免疫治疗的不断发展,如何建立免疫反应评价标准,寻找有效、具有诊断价值的生物标志物,对实体瘤的免疫治疗进行客观、有效的疗效评价,将对肿瘤疫苗的临床研究起到促进作用。

(二) 肿瘤免疫抑制的问题

肿瘤在发生发展过程中,会形成特定的肿瘤微环境,肿瘤微环境包含了一系列炎性分子和免疫抑制细胞,包括髓系来源抑制性细胞(myeloid-derived suppressor cells,MDSCs)、肿瘤相关巨噬细胞(tumor-associated macrophages,TAMs)以及调节性 T 细胞(regulatory T cells,Tregs)。对不同类型的肿瘤患者外周血单核细胞(peripheral blood mononuclear cell,PBMCs)进行分析,发现 MDSCs 和 Tregs 水平高低与肿瘤免疫抑制的强弱有关。这些免疫抑制细胞、肿瘤细胞和基质共同构成了肿瘤微环境,肿瘤微环境释放一系列免疫抑制分子,包括 TGF-β、IL-10、吲哚胺 -2,3 双加氧酶(indoleamine 2,3-dioxygenase,IDO)、半乳凝集素、血管内皮生长因子(vascular endothelial growth factor,VEGF)等,这些分子建立了肿瘤免疫抑制状态。在肿瘤微环境中,肿瘤可以诱发免疫抑制机制,导致免疫逃逸,进一步造成肿瘤复发。Schreiber 等对这一现象用"免疫编辑"理论进行阐述。在这个理论中,逃脱免疫监察的肿瘤细胞可以实现免疫系统的监察平衡,当机体的免疫反应被抑制,或者静止的肿瘤细胞抗原或抗原决定簇丢失,就会出现肿瘤免疫逃逸和肿瘤复发。肿瘤细胞可以通过丢失肿瘤抗原、诱发抗凋亡机制来对抗肿瘤疫苗激活的抗原处理机制。肿瘤微环境下的免疫抑制机制是造成肿瘤疫苗失效的重要原因。研究发现在病毒疫苗或者GVAX疫苗治疗过程中,Tregs增多并降低疫苗疗效。研究发现抗CTLA-4抗体可以减少肿瘤微环境中的Tregs,从而减低Tregs介导的疗效抑制作用。应用TLR拮抗剂和PD-1拮抗剂可以提高对Tregs的抑制效应,但在MDSCs以及其他途径介导的肿瘤抑制方面仍然需要探索,以便提高肿瘤疫苗的疗效。

肿瘤疫苗的研发历史虽然很长,但是失败率很高,研发成本高昂。这不仅使许多研究者望而却步,也极大限制了肿瘤疫苗的临床应用。如何筛选有效的肿瘤特异性抗原、如何以更加简便的流程制备肿瘤疫苗、如何有效地评价肿瘤疫苗的疗效等,都是未来需要不断努力解决的问题。

(赵玲娣 周生余 张莉 赵方辉 邢镨元 石远凯)

参考文献

［1］ MET Ö, JENSEN K M, CHAMBERLAIN C A, et al. Principles of adoptive T cell therapy in cancer. Semin Immunopathol, 2019, 41 (1): 49-58.

［2］ LIN B, DU L, LI H, et al. Tumor-infiltrating lymphocytes: Warriors fight against tumors powerfully. Biomedicine & Pharmacotherapy, 2020, 110873.

［3］ DUDLEY M E, YANG J C, SHERRY R, et al. Adoptive cell therapy for patients with metastatic melanoma: Evaluation of intensive myeloablative chemoradiation preparative regimens. J Clin Oncol, 2008, 26 (32): 5233-5239.

［4］ ELIA A R, GRIONI M, BASSO V, et al. Targeting tumor vasculature with TNF leads effector T cells to the tumor and enhances therapeutic efficacy of immune chekpoint blockers in combination with adoptive cell therapy. Clin Cancer Res, 2018, 24 (9): 2171-2181.

［5］ GREGORC V, SANTORO A, BENNICELLI E, et al. Phase Ⅰb study of NGR-hTNF, a selective vascular targeting agent, administered at low doses in combination with doxorubicin to patients with advanced solid tumours. Br J Cancer, 2009, 101 (2): 219-224.

［6］ GIOVANELLI P, SANDOVAL T A, CUBILLOS-RUIZ J R. Dendritic cell metabolism and function in tumors. Trends Immunol, 2019, 40 (8): 699-718.

［7］ SABADO R L, BALAN S, BHARDWAJ N. Dendritic cell-based immunotherapy. Cell Res, 2017, 27 (1): 74-95.

［8］ WANG R F, WANG H Y. Immune targets and neoantigens for cancer immunotherapy and precision medicine. Cell Res, 2017, 27 (1): 11-37.

［9］ VAN WILLIGEN W W, BLOEMENDAL M, GERRITSEN W R, et al. Dendritic cell cancer therapy: Vaccinating the right patient at the right time. Front Immunol, 2018, 9: 2265.

［10］ GARDNER A, RUFFELL B. Dendritic cells and cancer immunity. Trends Immunol, 2016, 37 (12): 855-865.

［11］ HUBER A, DAMMEIJER F, AERTS JGJV, et al. Current state of dendritic cell-based immunotherapy: Opportunities for in vitro Antigen Loading of Different DC Subsets？. Front Immunol, 2018, 9: 2804.

［12］ MENG Y, YU Z, WU Y, et al. Cell-based immunotherapy with cytokine-induced killer (CIK) cells: From preparation and testing to clinical application. Hum Vaccin Immunother, 2017, 13 (6): 1-9.

［13］ INTRONA M. CIK as therapeutic agents against tumors. J Autoimmun, 2017, 85: 32-44.

［14］ SCHMIDT-WOLF I G, FINKE S, TROJANECK B, et al. Phase Ⅰ clinical study applying autologous immunological effector cells transfected with the interleukin-2 gene in patients with metastatic renal cancer, colorectal cancer and lymphoma. Br J Cancer, 1999, 81 (6): 1009-1016.

［15］ SCHMEEL F C, SCHMEEL L C, GAST S M, et al. Adoptive immunotherapy strategies with cytokine-induced killer (CIK) cells in the treatment of hematological malignancies. Int J Mol Sci, 2014, 15 (8): 14623-14648.

［16］ CHUNG M J, PARK J Y, BANG S, et al. Phase Ⅱ clinical trial of ex vivo-expanded cytokine-induced killer cells therapy in advanced pancreatic cancer. Cancer Immunol Immunother, 2014, 63 (9): 939-946.

［17］ KIM J H, LEE Y, BAE Y S, et al. Phase Ⅰ / Ⅱ study of immunotherapy using autologous tumor lysate-pulsed dendritic cells in patients with metastatic cell carcinoma. Clin Immunol, 2007, 125 (3): 257-267.

［18］ LEE D A. Cellular therapy: Adoptive immunotherapy with expanded natural killer cells. Immunol Rev, 2019, 290 (1): 85-99.

［19］ WANG Y, BO J, DAI H R, et al. CIK cells from recurrent or refractory AML patients can be efficiently expanded in vitro and used for reduction of leukemic blasts in vivl. Exp Hematol, 2013, 41 (3): 241-252.

［20］ JIANG J T, WU C P, SHEN Y P, et al. Influence of co-stimulatory molecules B7-H4 expression on the prognosis of patients with gastric cancer treated with cytokine-induced killer cells adoptive immunotherapy. Zhonghua Wei Chang Wai Ke Za Zhi, 2010, 13 (5): 366-370.

［21］ BECKER P S, SUCK G, NOWAKOWSKA P, et al. Selection and expansion of natural killer cells for NK cell-based immunotherapy. Cancer Immunol Immunother, 2016, 65 (4): 477-484.

［22］ CHENG M, CHEN Y, XIAO W, et al. NK cell-based immunotherapy for malignant diseases. Cell Mol Immunol, 2013, 10 (3): 230-252.

［23］ SUCK G, ODENDAHL M, NOWAKOWSKA P, et al. NK-92: An ‘off-the shelf therapeutic’ for adoptive natural killer cell-based cancer immunotherapy. Cancer Immunol Immunother, 2016, 65 (4): 485-492.

［24］ REZVANI K, ROUCE R, LIU E, et al. Engineering natural killer cells for cancer immunotherapy. Mol Ther, 2017, 25 (8): 1769-1781.

［25］ RODDIE C, PEGGS K S. Donor lymphocyte infusion following allogeneic hematopoietic stem cell transplantation. Expert Opin Biol Ther, 2011, 11 (4): 473-487.

［26］ CHANG Y J, ZHAO X Y, HUANG X J. Strategies for enhancing and preserving anti-leukemia effects without aggravating graft-versus-host disease. Front Immunol, 2018, 9: 3041.

［27］ PARKHURST M R, RILEY J P, DUDLEY M E, et al. Adoptive transfer of autologous natural killer cells leads to high levels of circulating natural killer cells but does not mediate tumor regression. Clin Cancer Res, 2011, 17 (19): 6287-6297.

［28］ TEITZ-TENNENBAUM S, LI Q, DAVIS M A, et al. Radiotherapy combined with intratumoral dendritic cell vaccination enhances the therapeutic efficacy of adoptive T-cell transfer. J Immunother, 2009, 32 (6): 602-612.

［29］ KAMIYA T, CHANG Y H, CAMPANA D. Expanded and activated natural killer cells for immunotherapy of hepatocellular carcinoma. Cancer Immunol Res, 2016, 4 (7): 574-581.

［30］ HÜBBE M L, JAEHGER D E, ANDRESEN T L, et al. Leveraging endogenous dendritic cells to enhance the therapeutic efficacy of adoptive T-cell therapy and checkpoint blockade. Front Immunol, 2020, 11: 578349.

［31］ 蒋敬庭, 吴昌平, 沈月平, 等. 共刺激分子 B7-H4 表达对细胞因子诱导的杀伤细胞治疗胃癌患者预后的影响 [J]. 中华胃肠外科杂志, 2010, 13 (05): 366-370.

［32］ 周生余, 石远凯. 嵌合抗原受体修饰 T 细胞在实体肿瘤免疫治疗中的展望 [J]. 中华肿瘤杂志, 2018, 40 (07): 490-492.

［33］ GROSS G, WAKS T, ESHHAR Z. Expression of immunoglobulin-T-cell receptor chimeric molecules as functional receptors with antibody-type specificity [J]. Proc Natl Acad Sci U S A, 1989, 86 (24): 10024-10028.

［34］ CHMIELEWSKI M, HOMBACH A A, ABKEN H. Of CARs and TRUCKs: chimeric antigen receptor (CAR) T cells engineered with an inducible cytokine to modulate the tumor stroma [J]. Immunol Rev, 2014, 257 (1): 83-90.

［35］ MONTINI E, CESANA D, SCHMIDT M, et al. Hematopoietic stem cell gene transfer in a tumor-prone mouse model uncovers low genotoxicity of lentiviral vector integration [J]. Nat Biotechnol, 2006, 24 (6): 687-696.

［36］ BARRETT D M, ZHAO Y, LIU X, et al. Treatment of advanced leukemia in mice with mRNA engineered T cells [J]. Hum Gene Ther, 2011, 22 (12): 1575-1586.

［37］ KREBS K, BÖTTINGER N, HUANG L R, et al. T cells expressing a chimeric antigen receptor that binds hepatitis B virus envelope proteins control virus replication in mice [J]. Gastroenterology, 2013, 145 (2): 456-465.

［38］ DAVILA M L, RIVIERE I, WANG X, et al. Efficacy and toxicity management of 19-28z CAR T cell therapy in B cell acute lymphoblastic leukemia [J]. Sci Transl Med, 2014, 6 (224): 224-225.

［39］ PORTER D L, LEVINE B L, KALOS M, et al. Chimeric antigen receptor-modified T cells in chronic lymphoid leukemia [J]. N Engl J Med, 2011, 365 (8): 725-733.

［40］ KOCHENDERFER J N, DUDLEY M E, FELDMAN S A, et al. B-cell depletion and remissions of malignancy along with cytokine-associated toxicity in a clinical trial of anti-CD19 chimeric-antigen-receptor-transduced T cells [J]. Blood, 2012, 119 (12): 2709-2720.

［41］ STEPHEN J, SCHUSTER J S, SUNITA D N, et al. Phase Ⅱa trial of chimeric antigen receptor modified T cells directed against CD19 (CTL019) in patients with relapsed or refractory CD19 + lymphomas [J]. J Clin Oncol, 2015, 33 (15_suppl): 8516-8516.

［42］ TILL B G, JENSEN M C, WANG J, et al. CD20-specific adoptive immunotherapy for lymphoma using a chimeric antigen receptor with both CD28 and 4-1BB domains: pilot clinical trial results [J]. Blood, 2012, 119 (17): 3940-3950.

［43］ MORGAN R A, DUDLEY M E, WUNDERLICH J R, et al. Cancer regression in patients after transfer of genetically engineered lymphocytes [J]. Science, 2006, 314 (5796): 126-129.

［44］ LOUIS C U, SAVOLDO B, DOTTI G, et al. Antitumor activity and long-term fate of chimeric antigen receptor-positive T cells in patients with neuroblastoma [J]. Blood, 2011, 118 (23): 6050-6056.

［45］ AHMED N, BRAWLEY V S, HEGDE M, et al. Human epidermal growth factor receptor 2 (HER2)-specific chimeric antigen receptor-modified T cells for the immunotherapy of HER2-positive sarcoma [J]. J Clin Oncol, 2015, 33 (15): 1688-1696.

［46］ BEATTY G L, HAAS A R, MAUS M V, et al. Mesothelin-specific chimeric antigen receptor mRNA-engineered T cells induce anti-tumor activity in solid malignancies [J]. Cancer Immunol Res, 2014, 2 (2): 112-120.

［47］ WILKIE S, PICCO G, FOSTER J, et al. Retargeting of human T cells to tumor-associated MUC1: the evolution of a chimeric antigen receptor [J]. J Immunol, 2008, 180 (7): 4901-4909.

［48］ CHEKMASOVA A A, RAO T D, NIKHAMIN Y, et al. Successful eradication of established peritoneal ovarian tumors in SCID-Beige mice following adoptive transfer of T cells genetically targeted to the MUC16 antigen [J]. Clin Cancer Res, 2010, 16 (14): 3594-3606.

［49］ CHMIELEWSKI M, HAHN O, RAPPL G, et al. T cells that target carcinoembryonic antigen eradicate orthotopic pancreatic carcinomas without inducing autoimmune colitis in mice [J]. Gastroenterology, 2012, 143 (4): 1095-107.

［50］ PARKHURST M R, YANG J C, LANGAN R C, et al. T cells targeting carcinoembryonic antigen can mediate regression of metastatic colorectal cancer but induce severe transient colitis [J]. Mol Ther, 2011, 19 (3): 620-626.

［51］ KENTER G G, WELTERS M J, VALENTIJN A R, et al. Vaccination against HPV-16 oncoproteins for vulvar intraepithelial neoplasia [J]. N Engl J Med, 2009, 361 (19): 1838-1847.

［52］ MORSUT L, ROYBAL K T, XIONG X, et al. Engineering customized cell sensing and response behaviors using synthetic notch receptors [J]. Cell, 2016, 164 (4): 780-791.

［53］ LANITIS E, POUSSIN M, KLATTENHOFF A W, et al. Chimeric antigen receptor T Cells with dissociated signaling domains exhibit focused antitumor activity with reduced potential for toxicity in vivo [J]. Cancer Immunol Res, 2013, 1 (1): 43-53.

［54］ HEGDE M, CORDER A, CHOW K K, et al. Combinational targeting offsets antigen escape and enhances effector functions of adoptively transferred T cells in glioblastoma [J]. Mol Ther, 2013, 21 (11): 2087-2101.

［55］ DUONG C P, WESTWOOD J A, BERRY L J, et al. Enhancing the specificity of T-cell cultures for adoptive immunotherapy of cancer [J]. Immunotherapy, 2011, 3 (1): 33-48.

［56］ KLOSS C C, CONDOMINES M, CARTELLIERI M, et al. Combinatorial antigen recognition with balanced signaling promotes selective tumor eradication by engineered T cells [J]. Nat Biotechnol, 2013, 31 (1): 71-75.

［57］ TUMEH P C, HARVIEW C L, YEARLEY J H, et al. PD-1 blockade induces responses by inhibiting adaptive immune resistance [J]. Nature, 2014, 515 (7528): 568-571.

［58］ FERLAY J, SOERJOMATARAM I, ERVIK M, et al. GLOBOCAN 2012 v1. 0, Cancer Incidence and Mortality Worldwide: IARC Cancer Base No. 11 [DB/OL].[2014-12-26]. Lyon, France: International Agency for Research on Cancer, 2013. http://globocan. iarc. fr.

［59］ CHEN W, ZHENG R, BAADE P D, et al. Cancer statistics in China, 2015. CA Cancer J Clin, 2016, 66 (2): 115-132.

[60] MCMAHON B J, DENTINGER C M, BRUDEN D, et al. Antibody levels and protection after hepatitis B vaccine: results of a 22-year follow-up study and response to a booster dose [J]. J Infect Dis, 2009, 200 (9): 1390-1396.

[61] WAIT S, CHEN D S. Towards the eradication of hepatitis B in Chinese Taiwan [J]. Kaohsiung J Med Sci, 2012, 28 (1): 1-9.

[62] ZHAO F H, LEWKOWITZ A K, HU S Y, et al. Prevalence of human papillomavirus and cervical intraepithelial neoplasia in China: A pooled analysis of 17 population-based studies [J]. Int J Cancer, 2012, 131 (12): 2929-2938.

[63] Human papillomavirus vaccines. WHO position paper [J]. Wkly Epidemiol Rec, 2009, 84 (15): 118-131.

[64] SZAREWSKI A, POPPE W A, SKINNER S R, et al. Efficacy of the human papillomavirus (HPV)-16/18 AS04-adjuvanted vaccine in women aged 15-25 years with and without serological evidence of previous exposure to HPV-16/18 [J]. Int J Cancer, 2012, 131 (1): 106-116.

[65] ROTELI-MARTINS C M, NAUD P, DE BORBA P, et al. Sustained immunogenicity and efficacy of the HPV-16/18 AS04-adjuvanted vaccine: Up to 8. 4 years of follow-up [J]. Hum Vaccin Immunother, 2012, 8 (3): 390-397.

[66] FUTURE II Study Group. Quadrivalent vaccine against human papillomavirus to prevent high-grade cervical lesions [J]. N Engl J Med, 2007, 356 (19): 1915-1927.

[67] SCHILLER J T, CASTELLSAGUÉ X, GARLAND S M. A review of clinical trials of human papillomavirus prophylactic vaccines [J]. Vaccine, 2012, 30 Suppl 5: F123-F138.

[68] PAAVONEN J, NAUD P, SALMERÓN J, et al. Efficacy of human papillomavirus (HPV)-16/18 AS04-adjuvanted vaccine against cervical infection and precancer caused by oncogenic HPV types (PATRICIA): final analysis of a double-blind, randomised study in young women [J]. Lancet, 2009, 374 (9686): 301-314.

[69] ROMANOWSKI B, SCHWARZ T F, FERGUSON L M, et al. Immunogenicity and safety of the HPV-16/18 AS04-adjuvanted vaccine administered as a 2-dose schedule compared with the licensed 3-dose schedule: results from a randomized study [J]. Hum Vaccin, 2011, 7 (12): 1374-1386.

[70] JOURA E A, GIULIANO A R, IVERSEN O E, et al. A 9-valent HPV vaccine against infection and intraepithelial neoplasia in women [J]. N Engl J Med, 2015, 372 (8): 711-723.

[71] ZENG M, MAO X H, LI J X, et al. Efficacy, safety, and immunogenicity of an oral recombinant Helicobacter pylori vaccine in children in China: A randomised, double-blind, placebo-controlled, phase 3 trial [J]. Lancet, 2015, 386 (10002): 1457-1464.

[72] LI J X, ZENG M, MAO X H, et al. Helicobacter pylori vaccination-authors'reply [J]. Lancet, 2016, 387 (10020): 749.

[73] COHEN J I, MOCARSKI E S, RAAB-TRAUB N, et al. The need and challenges for development of an Epstein-Barr virus vaccine [J]. Vaccine, 2013, 31 (Suppl 2): B194-B196.

[74] DUDLEY M E, YANG J C, SHERRY R, et al. Adoptive cell therapy for patients with metastatic melanoma: Evaluation of intensive myeloablative chemoradiation preparative regimens [J]. J Clin Oncol, 2008, 26 (32): 5233-5239.

[75] STEINMAN R M, COHN Z A. Identification of a novel cell type in peripheral lymphoid organs of mice. I . Morphology, quantitation, tissue distribution [J]. J Exp Med, 1973, 137 (5): 1142-1162.

[76] STEINMAN R M, HAWIGER D, NUSSENZWEIG M C. Tolerogenic dendritic cells [J]. Annu Rev Immunol, 2003, 21: 685-711.

[77] DUDZIAK D, KAMPHORST A O, HEIDKAMP G F, et al. Differential antigen processing by dendritic cell subsets in vivo [J]. Science, 2007, 315 (5808): 107-111.

[78] PULENDRAN B, SMITH J L, CASPARY G, et al. Distinct dendritic cell subsets differentially regulate the class of immune response in vivo [J]. Proc Natl Acad Sci U S A, 1999, 96 (3): 1036-1041.

[79] KANTOFF P W, HIGANO C S, SHORE N D, et al. Sipuleucel-T immunotherapy for castration-resistant prostate cancer [J]. N Engl J Med, 2010, 363 (5): 411-422.

[80] LU P H, NEGRIN R S. A novel population of expanded human CD3+CD56+ cells derived from T cells with potent in vivo antitumor activity in mice with severe combined immunodeficiency [J]. J Immunol, 1994, 153 (4): 1687-1696.

[81] WANG Y, BO J, DAI H R, et al. CIK cells from recurrent or refractory AML patients can be efficiently

第
6
章

expanded in vitro and used for reduction of leukemic blasts in vivo [J]. Exp Hematol, 2013, 41 (3): 241-252.

［82］ EDINGER M, CAO Y A, VERNERIS M R, et al. Revealing lymphoma growth and the efficacy of immune cell therapies using in vivo bioluminescence imaging [J]. Blood, 2003, 101 (2): 640-648.

［83］ NISHIMURA R, BAKER J, BEILHACK A, et al. In vivo trafficking and survival of cytokine-induced killer cells resulting in minimal GVHD with retention of antitumor activity [J]. Blood, 2008, 112 (6): 2563-2574.

［84］ SCHMIDT-WOLF I G, FINKE S, TROJANECK B, et al. Phase Ⅰ clinical study applying autologous immuno-logical effector cells transfected with the interleukin-2 gene in patients with metastatic renal cancer, colorectal cancer and lymphoma [J]. Br J Cancer, 1999, 81 (6): 1009-1016.

［85］ SCHMEEL F C, SCHMEEL L C, GAST S M, et al. Adoptive immunotherapy strategies with cytokine-induced killer (CIK) cells in the treatment of hematological malignancies [J]. Int J Mol Sci, 2014, 15 (8): 14632-14648.

［86］ CHUNG M J, PARK J Y, BANG S, et al. Phase Ⅱ clinical trial of ex vivo-expanded cytokine-induced killer cells therapy in advanced pancreatic cancer [J]. Cancer Immunol Immunother, 2014, 63 (9): 939-946.

［87］ ZHANG Y, WANG J, WANG Y, et al. Autologous CIK cell immunotherapy in patients with renal cell carcinoma after radical nephrectomy [J]. Clin Dev Immunol, 2013, 2013: 195691.

［88］ ZHAO M, LI H, LI L, et al. Effects of a gemcitabine plus platinum regimen combined with a dendritic cell-cytokine induced killer immunotherapy on recurrence and survival rate of non-small cell lung cancer patients [J]. Exp Ther Med, 2014, 7 (5): 1403-1407.

［89］ JIANG J T, SHEN Y P, WU C P, et al. Increasing the frequency of CIK cells adoptive immunotherapy may decrease risk of death in gastric cancer patients [J]. World J Gastroenterol, 2010, 16 (48): 6155-6162.

［90］ MILLER J S. The biology of natural killer cells in cancer, infection, and pregnancy [J]. Exp Hematol, 2001, 29 (10): 1157-1168.

［91］ CHENG M, CHEN Y, XIAO W, et al. NK cell-based immunotherapy for malignant diseases [J]. Cell Mol Immunol, 2013, 10 (3): 230-252.

［92］ SPEAR P, WU M R, SENTMAN M L, et al. NKG2D ligands as therapeutic targets. Cancer Immun, 2013, 13: 8.

［93］ BESSER M J, SHOHAM T, HARARI-STEINBERG O, et al. Development of allogeneic NK cell adoptive transfer therapy in metastatic melanoma patients: In vitro preclinical optimization studies. PLoS One, 2013, 8 (3): e57922.

［94］ TERME M, ULLRICH E, DELAHAYE N F, et al. Natural killer cell-directed therapies: moving from unex-pected results to successful strategies. Nat Immunol, 2008, 9 (5): 486-494.

［95］ ILIOPOULOU E G, KOUNTOURAKIS P, KARAMOUZIS M V, et al. A phase I trial of adoptive transfer of allogeneic natural killer cells in patients with advanced non-small cell lung cancer. Cancer Immunol Immuno-ther, 2010, 59 (12): 1781-1789.

［96］ SELVAN S R, DOWLING J P. "Adherent" versus other isolation strategies for expanding purified, potent, and activated human NK cells for cancer immunotherapy. Biomed Res Int, 2015, 2015: 869547.

［97］ CURTI A, RUGGERI L, PARISI S, et al. Larger size of donor alloreactive Nk cell repertoire correlates with better response to nk cell immunotherapy in elderly acute myeloid leukemia patients. Clin Cancer Res, 2016, 22 (8): 1914-1921.

［98］ NI J, MILLER M, STOJANOVIC A, et al. Toward the next generation of NK cell-based adoptive cancer immu-notherapy. Oncoimmunology, 2013, 2 (4): e23811.

［99］ CAMPHAUSEN K, MOSES M A, MÉNARD C, et al. Radiation abscopal antitumor effect is mediated through p53. Cancer Res, 2003, 63 (8): 1990-1993.

［100］ TAKEUCHI Y, NISHIKAWA H. Roles of regulatory T cells in cancer immunity. Int Immunol, 2016, 28 (8): 401-409.

［101］ WIMBERLY H, BROWN J R, SCHALPER K, et al. PD-L1 expression correlates with tumor-infiltrating lymphocytes and response to neoadjuvant chemotherapy in breast cancer [J]. Cancer Immunol Res, 2015, 3 (4): 326-332.

［102］ NEMUNAITIS J, DILLMAN R O, SCHWARZENBERGER P O, et al. Phase Ⅱ study of belagenpumatucel-L, a transforming growth factor beta-2 antisense gene-modified allogeneic tumor cell vaccine in non-small-cell lung cancer [J]. J Clin Oncol, 2006, 24 (29): 4721-4730.

［103］ KANTOFF P W, SCHUETZ T J, BLUMENSTEIN B A, et al. Overall survival analysis of a phase Ⅱ random-

第
6
章

ized controlled trial of a Poxviral-based PSA-targeted immunotherapy in metastatic castration-resistant prostate cancer [J]. J Clin Oncol, 2010, 28 (7): 1099-1105.

[104] GULLEY J L, ARLEN P M, MADAN R A, et al. Immunologic and prognostic factors associated with overall survival employing a poxviral-based PSA vaccine in metastatic castrate-resistant prostate cancer [J]. Cancer Immunol Immunother, 2010, 59 (5): 663-674.

[105] HIGANO C S, SCHELLHAMMER P F, SMALL E J, et al. Integrated data from 2 randomized, double-blind, placebo-controlled, phase 3 trials of active cellular immunotherapy with sipuleucel-T in advanced prostate cancer [J]. Cancer, 2009, 115 (16): 3670-3679.

[106] KANTOFF P W, SCHUETZ T J, BLUMENSTEIN B A, et al. Overall survival analysis of a phase Ⅱ randomized controlled trial of a Poxviral-based PSA-targeted immunotherapy in metastatic castration-resistant prostate cancer [J]. J Clin Oncol, 2010, 28 (7): 1099-1105.

[107] SCHWARTZENTRUBER D J, LAWSON D H, RICHARDS J M, et al. Gp100 peptide vaccine and interleukin-2 in patients with advanced melanoma [J]. N Engl J Med, 2011, 364 (22): 2119-2127.

[108] GROSENBACH D W, BARRIENTOS J C, SCHLOM J, et al. Synergy of vaccine strategies to amplify antigen-specific immune responses and antitumor effects [J]. Cancer Res, 2001, 61 (11): 4497-4505.

第
6
章

第7章 肿瘤药物耐药

以药物作为主要治疗手段的肿瘤内科治疗是恶性肿瘤治疗的主要方式之一。经过多年发展,肿瘤内科治疗模式在不断发生转变。近年来随着分子生物学技术和药物研发技术的进步,分子靶向治疗和免疫治疗的出现使个体化治疗成为现实,并逐渐向精准医疗模式迈进。这些新的治疗方式不仅丰富了肿瘤内科治疗的内涵,也提高了肿瘤内科治疗的效果。但无论是对细胞毒药物还是对分子靶向药物或免疫检查点抑制剂而言,耐药问题已成为影响治疗效果的最大障碍。

肿瘤可以通过多种方式耐药,根据肿瘤对药物治疗的反应可以将肿瘤耐药分为原发性耐药(也称为先天性耐药)和继发性耐药(也称为获得性耐药),前者是指肿瘤对药物自始至终均无反应,药物使用前耐药因素已经存在;后者是指治疗初期患者对治疗反应良好,后期反应性降低,耐药的发生是在药物不断作用下逐渐呈现出来的,治疗过程中发生基因变异可以导致耐药,通过多种适应性调整,改变药物摄取、活化、转运及代谢机制,降低药物治疗靶点的表达和/或激活旁路代偿性信号通路等也可以导致耐药发生。肿瘤的高度异质性导致肿瘤内原始存在的小部分耐药亚克隆细胞,在药物作用下被不断选择而导致耐药。肿瘤耐药机制复杂多样,彻底明确不同肿瘤药物耐药的主要机制并针对不同耐药机制寻找新的治疗策略是使患者不断从药物治疗中获益的关键。

第1节　细胞毒药物耐药

在肿瘤综合治疗中,化学治疗(简称:化疗)是重要的治疗手段,导致化疗失败的原因之一是肿瘤细胞产生多药耐药(multi-drug resistance,MDR)。MDR 是指肿瘤细胞对某种抗肿瘤药物耐药后,对其他分子结构和作用机制完全不同的抗肿瘤药物产生的交叉耐药。探讨 MDR 机制和逆转 MDR 措施是克服肿瘤化疗耐药的关键所在。

一、肿瘤多药耐药机制

(一)膜转运蛋白介导的多药耐药

膜转运蛋白的功能是将进入肿瘤细胞内的细胞毒药物排出到细胞外,降低细胞内药物浓度,从而产生耐药,这是细胞毒药物产生耐药的最重要机制。与 MDR 有关的膜转运蛋白主要有

P- 糖蛋白(P-glycoprotein,P-gP)、多药耐药相关蛋白(multidrug resistance associated protein,MRP)、乳腺癌耐药蛋白(breast cancer resistance protein,BCRP)和肺耐药相关蛋白(lung resistance-related protein,LRP)等。

1. **P- 糖蛋白(P-glycoprotein,P-gP)** Juliano 等于 1976 年首先发现在秋水仙碱耐药的中华仓鼠卵巢细胞膜上存在一种可调控药物通透性的高分子糖蛋白,即 P-gP。P-gP 是一种分子量 170kD 的跨膜糖蛋白,属于三磷酸腺苷结合盒(adenosine triphosphate binding cassette,ABC)转运蛋白超家族成员,也称为三磷酸腺苷结合盒亚家族 B 成员 1(adenosine triphosphate binding cassette subfamily B member 1,ABCB1),由人类 *MDR* 基因家族成员 *MDR1* 编码,定位于人类 7 号染色体长臂(7q21.1),具有能量依赖性"药泵"功能。P-gP 分子上存在 2 个三磷酸腺苷(adenosine triphosphate,ATP)结合位点和 2 个跨膜结构域,经 ATP 供能,将细胞内的细胞毒药物"泵"至细胞外,降低细胞内药物浓度至能够杀灭肿瘤细胞浓度阈值之下,使肿瘤细胞产生多药耐药。P-gP 介导的肿瘤多药耐药机制被称为经典 MDR 机制。受 P-gP 外输泵作用的药物多为天然来源和疏水性药物,如多柔比星和长春花生物碱等,也包括米托蒽醌等部分化学合成药物。

2. **多药耐药相关蛋白(multidrug resistance associated protein,MRP)** MRP 由 Cole 等于 1992 年在研究对多柔比星耐药的小细胞肺癌细胞株 H69AR 过程中筛选得到。MRP 位于人 16 号染色体短臂(16p13.1),是分子量为 190kD 的糖蛋白。MRP 与 P-gP 同为 ABC 转运蛋白超家族成员,也被称为三磷酸腺苷结合盒亚家族 C 成员 1(adenosine triphosphate binding cassette subfamily C member 1,ABCC1),主要分布于细胞膜。MRP 通过将药物从细胞内排出导致肿瘤细胞群耐药。MRP 介导的 MDR 与谷胱甘肽(glutathione,GSH)密切相关。细胞毒药物进入细胞后与谷胱甘肽合成酶(glutathione synthase,GSH-S)结合形成耦合物,并被 MRP 识别和转运,降低细胞内药物浓度或改变药物分布,进而发生肿瘤细胞多药耐药。

3. **乳腺癌耐药蛋白(breast cancer resistance protein,BCRP)** Doyle 等于 1998 年首先在人乳腺癌耐药细胞株 MCF-7/Adr/Vp 中发现了 BCRP。*BCRP* 基因定位于人 4 号染色体长臂(4q22.1),编码分子量为 72.6kD 的跨膜蛋白,由一个疏水跨膜区和一个核苷酸结合区构成。BCRP 属于 ABC 转运蛋白家族中的半转运蛋白,也被称为三磷酸腺苷结合盒亚家族 G 成员 2(ATP binding cassette subfamily G member 2,ABCG2)。BCRP 存在于小肠、子宫、卵巢等多种人体正常组织中。生理状态下,BCRP 可能通过降低机体内潜在有毒物质经上述组织的吸收,发挥保护机体正常功能的作用。Litman 等的研究结果显示,BCRP 能通过特异性转运胞内米托蒽醌、多柔比星、拓扑替康等药物,使胞内药物浓度降低,诱导多药耐药的产生。

4. **肺耐药相关蛋白(1ung resistance-related protein,LRP)** Scheper 等于 1993 年在非小细胞肺癌细胞系多药耐药株 SW-1573/2R120 中分离得到了 LRP。LRP 是一种分子量为 110kD 的蛋白质,属于穹窿体主蛋白(major vault protein,MVP),其主要作用为调节细胞核及穹窿内外的物质分布。LRP 依赖 ATP 通过囊泡转运和胞吐形式将胞质内药物转运出细胞外,降低药物的核质分布比率,并降低药物绝对浓度,介导肿瘤耐药的发生。研究已证实 LRP 与多种类型肿瘤对长春新碱、多柔比星、依托泊苷耐药相关。

(二)酶系统介导的多药耐药

1. **谷胱甘肽 -S- 转移酶(glutathione-S-transferase,GST)** GST 是一组与细胞解毒相关的同工酶,其主要功能在于通过催化毒性物质的亲电子基团与还原型谷胱甘肽的巯基耦联,将体内有毒物质分解后排出体外,从而达到解毒的目的。肿瘤细胞可通过 GST 的过度表达,增强对抗肿瘤细胞毒药物代谢和排出的过程,从而产生保护作用。在人体内,GST 系统可使多种细胞毒药物如多柔比星、顺铂、环磷酰胺、苯丙氨酸氮芥失活,肿瘤细胞对上述药物的耐药与 GST 系统活性增高部分相关。Black 等的研究发现,肿瘤细胞中转染 GST 同工酶后,表现出对多柔比星和苯丙氨酸氮芥的显著耐药。

2. **拓扑异构酶**Ⅱ(topoisomerase,Topo Ⅱ)　Topo Ⅱ 是一种位于细胞核内催化 DNA 拓扑结构改变的酶,能引起 DNA 二级和三级结构改变,参与 DNA 复制、转录、重组和修复等重要功能。Topo Ⅱ 是多种细胞毒药物的靶酶,包括蒽环类和鬼臼毒素类药物。上述两类药物可以结合 Topo Ⅱ 并抑制其活性,通过干扰 DNA 的复制和转录导致肿瘤细胞死亡。肿瘤细胞内 Topo Ⅱ 表达水平或生物学活性降低,可使细胞对上述细胞毒药物产生多药耐药。

3. **蛋白激酶** C(protein kinase C,PKC)　PKC 是一组磷脂依赖性的丝氨酸 / 苏氨酸蛋白激酶。PKC 活化可通过使多种蛋白的丝氨酸、苏氨酸发生磷酸化,调节生长、增殖、分化、代谢、凋亡等细胞活动。PKC 也参与了 MDR 形成过程的调控。PKC 可通过使 P-gP、MRP 及 LRP 等耐药相关蛋白磷酸化,使其药物转运功能增强。另外,P-gP 药物外排泵与容积依赖性氯离子通道相关,而该通道的活化受到 PKC 调节。

4. **葡萄糖神经酰胺合成酶**(glucosylceramide synthase,GCS)　GCS 是一种膜蛋白,可以催化尿苷二磷酸葡萄糖上的糖基转运到神经酰胺,生成葡萄糖神经酰胺,后者是合成鞘糖脂的必要成分。鞘糖脂与肿瘤细胞的生物学行为密切相关,主要参与维持细胞正常结构、功能、增殖、分化和信号转导等。另外,鞘糖脂还参与对抗药物诱导的细胞凋亡。研究发现,GCS 与肿瘤 MDR 密切相关,GCS 可通过与 P-gP 的协同作用诱导 MDR。在多药耐药的乳腺癌、结肠癌、黑色素瘤、白血病细胞中,GCS 与 MDR1 过表达水平相一致。

（三）DNA 修复机制介导的多药耐药

许多抗肿瘤细胞毒药物将 DNA 作为作用靶点,通过多种途径介导 DNA 损伤。细胞内存在 DNA 损伤修复机制,当细胞内发生 DNA 损伤时,细胞内核酸内切酶和 DNA 连接酶等多种酶活性增强,完成 DNA 损伤修复。细胞 DNA 损伤修复能力与 MDR 关系密切,顺铂可引起 DNA 交联损伤和断裂,干扰 DNA 复制和转录,导致细胞死亡。X 射线修复交叉互补基因 1(X-ray repair cross-complementing group 1,*XRCC1*)、切除修复交叉互补基因 1(excision repair cross-complementation group 1,*ERCC1*)等 DNA 损伤修复相关基因的多态性及表达水平的改变,能够影响肿瘤细胞对铂类等药物的敏感性。多项研究发现,ERCC1- 着色性干皮病 F 基因(Xeroderma Pigmentosum,Complementation Group F,*XPF*)复合物通过修复 DNA 双链断裂损伤,引起肺癌细胞发生顺铂耐药。Arora 等的研究发现,通过下调 ERCC1-XPF 的表达,顺铂诱导的 DNA 修复能力显著降低。链内交联引起的 DNA 双链断裂在 ERCC1-XPF 缺失时持续存在,当 ERCC1-XPF 复合物受到抑制时,肿瘤细胞对顺铂的敏感性增加。

二、常见细胞毒药物的耐药分子机制

（一）抗代谢类药物耐药机制

抗代谢药是与正常代谢物结构相似的化合物,其主要作用是与合成正常代谢物所必需的酶相结合,干扰核酸合成,进而抑制肿瘤细胞的生长和增殖。主要的抗代谢药有抗叶酸、抗嘌呤及抗嘧啶类药物等,作用于细胞 S 期,均属于细胞周期特异性药物。

甲氨蝶呤或培美曲塞等抗叶酸类药物,主要由质子偶联的叶酸转运蛋白(proton-coupled folate transporter,PCFT/SLC46A1)选择性转运进入细胞。肿瘤酸性微环境促进了肿瘤细胞对抗叶酸类药物的摄取。但是,基因变异及表观遗传改变等因素可以导致肿瘤细胞中该转运蛋白表达降低,使对抗叶酸类药物的摄取降低,导致肿瘤细胞对抗叶酸类药物耐药。胸苷酸合成酶(thymidylate synthase,TS)和二氢叶酸还原酶等叶酸代谢酶的过表达、降低抗叶酸类药物亲和力的基因变异均可导致肿瘤细胞对抗叶酸类药物的敏感性降低。

胸苷酸合成酶是 5- 氟尿嘧啶(5-Fluorouracil,5-FU)、吉西他滨等嘧啶类似物的作用靶点,可以促进细胞内 2'- 脱氧尿苷 -5'- 单磷酸(2'-deoxyuridine 5'-monophosphate,dUMP)转变为 2'- 脱氧胸苷 -5'- 单磷酸(2'-Deoxythymidine-5'-monophosphate,dTMP)。该类药物主要通过抑制胸苷酸合成酶发挥抗肿瘤作用。胸苷酸合成酶功能的基因变异可以影响该类药物的毒性和疗效。*TS* 基因 5' 端增强子区含有一系列 28bp 重复序列,多为 2 次(2R)或 3 次重复(3R)。Sharp 等发现,与 2R 相比,3R 与胸苷酸合成酶的表达增高相关。Scartozzi 等的研究结果显示,*TS* 基因编码区突变可导致 5-FU 对胸苷酸合成酶的抑制程度降低。

二氢嘧啶脱氢酶(dihydropyrimidine dehydrogenase,DPD)是 5-FU 分解代谢的限速酶。肝内二氢嘧啶脱氢酶活性高,易使药物在到达肿瘤部位前就代谢失活或浓度降低。而肿瘤细胞内的二氢嘧啶脱氢酶会在 5-FU 形成活性代谢产物前使之分解失活。Ochoa 等发现 *DPD* 基因多态性可导致个体间 5-FU 系统清除及生物利用度的差异;Donnelly 发现 *DPD* 基因突变(包括 G62A 等)可能导致个体间二氢嘧啶脱氢酶活性的差异。

(二)铂类药物耐药机制

顺铂是肿瘤治疗常用的细胞毒药物。顺铂进入细胞中,由氯化物配合体形成的水合物可以与细胞大分子的亲核性位点相作用,并与细胞的 DNA 形成顺铂加合物,阻碍 DNA 合成和 RNA 转录,最终导致细胞凋亡。肿瘤细胞获得性或先天性耐药限制了顺铂在肿瘤化疗中的应用。

DNA 损伤修复反应使顺铂加合物被过度清除是导致顺铂耐药的主要机制之一。DNA 损伤修复主要包括直接修复、碱基切除修复(base excision repair,BER)、核苷酸切除修复(nucleotide excision repair,NER)、DNA 错配修复(mismatch repair,MMR)、DNA 双链断裂损伤修复、跨损伤修复(translesion synthesis,TLS)等。多项研究结果显示,顺铂耐药肿瘤细胞中 *ERCC1*、着色性干皮病 A 基因(Xeroderma Pigmentosum,Complementation Group A,*XPA*)、乳腺癌 1 型易感基因(breast cancer type 1 susceptibility gene,*BRCA1*)等 DNA 损伤修复基因的表达明显增高,DNA 加合物修复能力明显增强。*ERCC1* 过表达可使停滞在 G2/M 期细胞的 DNA 损伤得到迅速修复,更重要的是 *ERCC1* 能使顺铂诱导的 DNA 络合物清除增加,诱导顺铂耐药。Arora 等采用 RNA 干扰方法沉默非小细胞肺癌细胞 *ERCC1-XPF* 基因的表达,结果发现,顺铂介导的 DNA 损伤修复能力随 *ERCC1-XPF* 表达的下调而降低,进而使肿瘤细胞对顺铂的敏感性增加。

MMR 是细胞复制后的一种 DNA 修复机制,目前已发现人类有 9 种错配修复基因(human mismatch repair genes,*hMMR*),其中 *hMLH1* 和 *hMSH2* 的作用最为重要。MMR 主要功能是修复 DNA 的碱基错配损伤,以保证 DNA 忠实复制,避免基因变异,保持基因组完整性。体外研究发现,MMR 蛋白缺失的肿瘤细胞对顺铂和卡铂更加耐药。Kamal 等在临床研究中发现,在含铂方案化疗后的非小细胞肺癌患者中,MSH2 蛋白低表达的患者具有生存期延长的趋势。

细胞内富含巯基的多肽或蛋白如谷胱甘肽和金属硫蛋白等均能够使顺铂失活而介导耐药。谷胱甘肽能够清除自由基,维持细胞内氧化还原环境的平衡,从而保护细胞。谷胱甘肽表达升高时,细胞内氧化压力难以形成,无法发挥顺铂的细胞毒性作用,进而介导耐药的发生。随着研究的深入,人们发现不同肿瘤谷胱甘肽和谷胱甘肽 -S- 转移酶的表达与顺铂耐药的相关性也不同。

（三）抗微管类药物耐药机制

抗微管类药物是一类作用于细胞微管进而影响纺锤体形成,并抑制细胞有丝分裂的广谱细胞毒药物。目前常用的抗微管类药物主要有紫杉醇、多西紫杉醇、长春碱、长春新碱和长春瑞滨等。该类药物的耐药机制主要包括 P-gP 转运泵作用、抗凋亡通路的上调、β I 微管蛋白基因变异以及微管相关蛋白过表达等。

β I 微管蛋白是抗微管类药物的直接靶点。研究表明,微管基因变异可减弱肿瘤细胞对药物的敏感性。微管基因变异主要分为两类:①药物结合位点的变异,该类变异可影响抗微管类药物与微管蛋白的结合;②改变微管稳定性的变异,该类变异可使紫杉类药物稳定的微管蛋白解聚。微管基因变异多数是在治疗过程中形成的获得性变异,很难在治疗前检测到该变异,因此不能根据治疗前基因检测结果进行个体化治疗。β III 微管蛋白过表达是抗微管类药物发生耐药的另一个机制。β III 微管蛋白可以通过 Pim1-B 细胞淋巴瘤 / 白血病基因 2（B cell lymphoma/leukemia-2 gene, Bcl-2）线粒体途径抑制肿瘤细胞凋亡,导致细胞产生细胞毒药物耐药。Seve 等的研究结果显示,β III 微管蛋白过表达是紫杉类药物治疗患者不良预后的独立影响因子。除微管蛋白外,微管相关蛋白（microtubule associated proteins, MAPs）也可以通过影响微管动力学,干扰抗微管类药物结合而促进肿瘤细胞发生耐药。

（四）烷化剂的耐药机制

烷化剂的作用机制主要是与肿瘤细胞 DNA 结合,造成细胞 DNA 甲基化、氯乙基化等烷基化损伤,进而形成 DNA 交联,诱导细胞凋亡。DNA 烷基化修复是烷化剂耐药的重要途径。O6- 甲基鸟嘌呤 -DNA 甲基转移酶（O6-methylguanine-DNA methyltransferase, MGMT）主要通过不可逆地移除 O6- 甲基鸟嘌呤的烷化基团修复鸟嘌呤,使肿瘤细胞发生烷化剂耐药。除了移除烷化的鸟嘌呤碱基修复 DNA 外,肿瘤细胞还可以通过碱基切除修复、核苷酸切除修复、DNA 错配修复等途径进行 DNA 修复。有研究结果显示,碱基切除修复途径中的 XRCC1 基因多态性与含环磷酰胺方案化疗后患者的生存期相关。O6- 甲基鸟嘌呤 -DNA 甲基转移酶和 XRCC1 是烷化剂化疗后临床疗效的潜在预测因子,但需要进一步研究其预测价值。

三、耐药的逆转策略

化疗失败的主要原因是肿瘤细胞发生多药耐药。因此,逆转多药耐药是克服肿瘤细胞耐药,提高治疗效果的主要策略。近年来,人们针对多种细胞毒药物的不同耐药机制进行了一系列逆转耐药的基础和临床研究。目前认为,克服耐药的主要措施有化学药物逆转剂、生物及靶向治疗、基因治疗等。

（一）化学药物逆转剂

1. P- 糖蛋白抑制剂　P- 糖蛋白抑制剂通过抑制 P- 糖蛋白的药物转运功能,阻止细胞内药物外流,提高药物在肿瘤细胞内的浓度,逆转肿瘤细胞耐药。P- 糖蛋白抑制剂作为一种逆转肿瘤耐药的方法已被研究二十余年。目前,P-糖蛋白抑制剂主要分为三代:第一代包括维拉帕米(verapamil)和环孢菌素 A(ciclosporin A)等;第二代包括右维拉帕米(dexverapamil)和伐司扑达(valspodar,PSC833)等;第三代包括他立喹达(tariquidar,XR9576)和佐舒喹达(zosuquidar,LY335979)等。

第一代 P-糖蛋白抑制剂主要是竞争性拮抗 P-糖蛋白泵的外流功能,使多药耐药类药物在肿瘤细胞内累积。维拉帕米是最早进行临床试验的逆转多药耐药的药物,1991 年 Salmon 等报道应用 VAD 方案(长春新碱、多柔比星、地塞米松)联合静脉滴注高剂量维拉帕米治疗 22 例耐药性多发性骨髓瘤患者,其中 5 例患者达到了部分缓解,总有效率为 23%。Miller 等纳入了 18例接受含多柔比星和长春新碱方案化疗后 3 个月内复发的淋巴瘤患者,采用 CVAD 方案(环磷酰胺、吡柔比星、长春地辛、地塞米松)联合最高耐受剂量维拉帕米静滴治疗后,总有效率为 72%,其中 5 例(28%)患者达到完全缓解。Sonneveld 等进行了一项环孢菌素 A 联合 VAD 方案治疗耐药性多发性骨髓瘤的 Ⅱ/Ⅲ 期随机对照临床试验。81 例患者被随机分为环孢菌素 A 联合 VAD 组和单纯 VAD 组,研究结果显示环孢菌素 A 联合 VAD 组和单纯 VAD 组有效率分别为 53% 和 49%,中位无进展生存(progression-free survival,PFS)期分别为 8.6 个月和 5.8 个月,中位总生存(overall survival,OS)期分别为 13 个月和 14.6 个月。第一代 P-糖蛋白抑制剂的局限性在于其在体内尚未达到有效逆转耐药的浓度时即出现了严重不良事件,限制了其临床应用。

第二代 P-糖蛋白逆转剂是在第一代 P-糖蛋白抑制剂的基础上进行结构改造后的衍生药物,主要包括右维拉帕米、环孢菌素 A 的同系物伐司扑达和哌啶类衍生物 VX-710 等。相比于第一代 P-糖蛋白抑制剂,第二代 P-糖蛋白抑制剂具有较低的不良事件发生率,而逆转多药耐药的活性却明显增强。其中,化疗增敏作用最强的为伐司扑达。Visani 等报道伐司扑达联合 MEC 方案(依托泊苷、米托蒽醌、阿糖胞苷)治疗难治性急性髓细胞样白血病,研究结果显示 MEC 联合伐司扑达具有较好的耐受性,26%(6/23)的患者达到完全缓解。尽管伐司扑达在体内可以达到体外有效逆转多药耐药的血药浓度,但是伐司扑达具有抑制 CYP3A4 的作用,导致经该酶代谢的细胞毒药物在体内清除减慢,使患者体内细胞毒药物浓度升高而产生毒性反应。

第三代 P-糖蛋白抑制剂克服了第二代 P-糖蛋白抑制剂的不足,具有高度选择性,不是 CYP3A4 的底物,不改变联合应用的细胞毒药物的药物代谢动力学,代表性药物主要有他立喹达(tariquidar,XR9576)和佐舒喹达(zosuquidar,LY335979)等。佐舒喹达是迄今发现的最强的P-糖蛋白逆转剂之一。在 Dantzig 等的临床前研究中,佐舒喹达能够有效缩小荷瘤裸鼠的肿瘤体积。多项 Ⅰ/Ⅱ 期临床试验证明了佐舒喹达与细胞毒药物联合应用的安全性。

2. 谷胱甘肽/谷胱甘肽-S-转移酶逆转剂 目前与谷胱甘肽/谷胱甘肽-S-转移酶有关的体外逆转剂包括两类:①抑制谷胱甘肽的逆转剂,代表药物为丁硫氨酸亚砜胺(L-Buthionine-S-R-Sulfoximine,BSO)。丁硫氨酸亚砜胺是谷胱甘肽生物合成的抑制剂,通过抑制 γ-谷氨酸半胱氨酸合成酶(γ-glutamylcysteine synthetase,γ-GCS),使肿瘤细胞内谷胱甘肽浓度明显降低,增加肿瘤细胞对多柔比星、依托泊苷、长春新碱、表柔比星等细胞毒药物的敏感性。②逆转谷胱甘肽-S-转移酶的逆转剂,代表药物为依地尼酸(ethacrvnic acid,EA)。依地尼酸可通过抑制谷胱甘肽-S-转移酶活性,降低细胞内谷胱甘肽浓度,逆转烷化剂类细胞毒药物的耐药。研究结果显示,依地尼酸与丁硫氨酸亚砜胺联合应用比单用依地尼酸或丁硫氨酸亚砜胺逆转耐药作用更大。

3. 其他　拓扑异构酶 II 逆转剂能够稳定拓扑异构酶 II 与 DNA 形成的复合物,抑制 DNA 复制,逆转肿瘤细胞耐药。XR11576(MLN576)和 XR5944(MLN944)是新发现的拓扑异构酶 I 和拓扑异构酶 II 抑制剂。临床前研究发现,XR11576 在体外和体内实验中均显示了逆转肿瘤细胞多药耐药的作用。另外,蛋白激酶 C 抑制剂 NA-382 通过抑制蛋白激酶 C 活性可以部分逆转蛋白激酶 C 相关的多药耐药。

(二)生物及靶向治疗

生物及靶向治疗逆转多药耐药的基本原理是应用抗 P- 糖蛋白单克隆抗体与 P- 糖蛋白特异性结合,阻断 P- 糖蛋白的药物转运功能,抑制细胞内药物外流,进而逆转肿瘤细胞耐药。Matsuo 等发现,抗 P- 糖蛋白单克隆抗体 MRK-16 可以提高白血病耐药细胞株 K-562/ADM 对长春新碱的吸收,提示 MRK-16 具有逆转多药耐药的潜在作用。理论上,抗 P- 糖蛋白抗体能够逆转多药耐药,但是这种疗法的临床应用尚有许多问题需要解决。

单克隆抗体类药物与细胞毒药物联合应用可以产生协同作用。乳腺癌组织中人类表皮生长因子受体 2(human epidermal growth factor receptor-2,HER2)过表达提示患者预后较差,而且对 CMF 方案(环磷酰胺,甲氨蝶呤,氟尿嘧啶)化疗可能耐药。曲妥珠单抗(trastuzumab)联合化疗可以大幅提高治疗效果。Slamon 等的研究纳入 469 例晚期乳腺癌患者,随机分为 4 组,对未曾接受 AC 方案(多柔比星,环磷酰胺)治疗者,给予 AC 方案或 AC+H 方案(多柔比星,环磷酰胺、曲妥珠单抗);对曾接受 AC 方案治疗者,给予 T(紫杉醇)方案或 T+H 方案(紫杉醇、曲妥珠单抗)。研究结果显示,AC+H 方案或 T+H 方案的中位无进展生存期分别为 7.8 个月和 6.9 个月,总有效率分别为 55.9% 和 41.3%,优于单用 AC 方案或 T 方案(中位无进展生存期分别为 6.1 个月和 3.0 个月,总有效率分别为 42.0% 和 16.7%)。晚期非小细胞肺癌化疗后耐药是临床常见问题,非小细胞肺癌一线化疗方案联合贝伐珠单抗可以提高对非鳞非小细胞肺癌患者的有效率和生存期。

(三)基因治疗

近年来,基因治疗研究的进步使其在肿瘤耐药逆转方面发挥越来越重要的作用。目前基因治疗逆转多药耐药的研究主要集中在多药耐药基因 1(multi-drug resistance mutation 1,*MDR1*)等相关基因。Ren 等设计了 *MDR1* 反义寡核苷酸(antisense-oligodeoxynucleotide,AS-ODN)与多柔比星共价连接后作用于肿瘤耐药细胞,显著抑制了 P- 糖蛋白的信使 RNA(messenger RNA,mRNA)转录和蛋白表达。体内研究结果显示,AS-ODN- 多柔比星结合物组的细胞内多柔比星浓度比单用多柔比星组高 4.4 倍,比单用 AS-ODN 组高 2.2 倍;体外研究结果显示,AS-ODN- 多柔比星结合物组细胞内多柔比星浓度比单用多柔比星组高 3.5 倍,比单用 AS-ODN 组高 2.1 倍。另外,反义 RNA 可与多药耐药相关基因的 mRNA 形成二聚体而抑制 mRNA 翻译,提高细胞毒药物的敏感性,有效逆转肿瘤多药耐药。Li 等报道 *MDR1* 反义 RNA 转染肝细胞癌耐药细胞系 SMMC7721/ADM 后,可以下调 *MDR1* 和 P- 糖蛋白的 mRNA 表达水平,使多柔比星和柔红霉素对该细胞的 IC_{50} 分别下降 31.25% 和 62.96%。RNA 干扰(RNA interference,RNAi)是另一种逆转多药耐药的基因治疗方法。Kaszubiak 等发现腺病毒介导的 anti-MDR1/P- 糖蛋白短发夹 RNA(short hairpin RNA,shRNA)能够通过下调 MDR1/P- 糖蛋白的 mRNA 和蛋白水平,抑制 MDR1/P- 糖蛋白的泵活性,逆转多药耐药表型。

第2节 分子靶向药物和免疫检查点抑制剂耐药

分子靶向药物主要是依据肿瘤细胞在基因、信号传导及酶等分子生物学上与正常细胞的差异抑制肿瘤细胞的增殖并诱导其凋亡,从而发挥抗肿瘤作用,具有疗效确切、针对性强、副作用小等优点,在多种肿瘤的治疗中发挥越来越重要的作用。常见的靶向药物包括小分子化合物和大分子单克隆抗体(简称:单抗)两类:前者作用于肿瘤细胞的胞内区,通过抑制特定分子的激酶活性干扰肿瘤细胞的生物学功能;后者作用于肿瘤的胞外区,通过与生长因子竞争性结合细胞膜受体阻断信号传递。免疫检查点抑制剂属于单抗药物,通过重新活化细胞毒性 T 淋巴细胞发挥抗肿瘤作用。

目前已在临床上成功应用的小分子靶向药物主要包括表皮生长因子受体酪氨酸激酶抑制剂(epidermal growth factor receptor tyrosine kinase inhibitor,EGFR-TKI)、间变性淋巴瘤激酶酪氨酸激酶抑制剂(anaplastic lymphoma kinase tyrosine kinase inhibitor,ALK-TKI)、血小板衍生生长因子受体酪氨酸激酶抑制剂(platelet derived growth factor receptor tyrosine kinase inhibitor,PDGFR-TKI)等;单抗类靶向药物主要包括抗表皮生长因子受体单抗、抗人类表皮生长因子受体 2(human epidermal growth factor receptor-2,HER2)单抗、抗血管内皮生长因子(vascular endothelial growth factor,VEGF)单抗、抗 CD20 单抗、新兴的抗程序性死亡受体 1(PD-1)单抗及抗程序性死亡受体配体 1(PD-L1)单抗和抗细胞毒性 T 淋巴细胞相关抗原 4(cytotoxic T lymphocyte-associated antigen-4,CTLA-4)单抗等。尽管分子靶向药物和免疫检查点抑制剂治疗为肿瘤患者生存带来了极大益处,但并非所有患者均能从靶向治疗和免疫检查点抑制剂治疗中获益,耐药问题成为阻碍患者持续获益的最大障碍,如何防止和应对分子靶向药物耐药和免疫检查点抑制剂耐药是肿瘤治疗领域一个具有挑战性的研究内容。由于免疫检查点抑制剂的耐药机制还在研究中,本节内容将主要对目前研究相对成熟并已在临床广泛应用的分子靶向药物的耐药机制和耐药后应对策略进行阐述。

近年来的研究结果显示,分子靶向药物耐药机制复杂多样,包括:靶基因耐药性变异;信号传导的代偿、交叉与反馈;肿瘤干细胞休眠;肿瘤微环境改变;肿瘤细胞代谢异常;上皮间质转化(epithelial mesenchymal transition,EMT)及组织学转化等。基于分子靶向药物耐药的不同机制,克服耐药的基本策略主要包括个体化用药、联合用药、改造肿瘤微环境及研发新药等。

一、酪氨酸激酶抑制剂耐药机制和应对策略

(一)表皮生长因子受体酪氨酸激酶抑制剂耐药机制和应对策略

表皮生长因子受体(epidermal growth factor receptor,EGFR)酪氨酸激酶抑制剂(tyrosine kinase inhibitor,TKI)能与三磷酸腺苷(adenosine triphosphate,ATP)竞争性结合 EGFR 酪氨酸激酶区,通过抑制酪氨酸激酶活性阻止配体介导的受体自身磷酸化,继而阻断下游信号通路,抑制肿瘤细胞的增殖、侵袭、转移和血管新生,诱导肿瘤细胞凋亡,发挥抗肿瘤作用。尽管 EGFR-TKI 对携带 *EGFR* 基因敏感突变的非小细胞肺癌患者具有显著疗效,但仍有部分患者属于原发耐药,

且几乎所有患者在应用第一代 EGFR-TKI 一年左右后不可避免地发展为获得性耐药。

1. **原发性耐药** 绝大多数 *EGFR* 基因野生型非小细胞肺癌患者对 EGFR-TKI 治疗不敏感,可能与肿瘤细胞同时携带其他信号通路蛋白的编码基因变异有关。Kirsten 鼠肉瘤病毒基因同系物(Kirsten rat sarcoma viral oncogene, *KRAS*)基因突变能够编码异常蛋白,促进肿瘤细胞的增殖转移,且不受上游 EGFR 信号影响。*KRAS* 基因突变位点主要集中在 12、13 和 61 号密码子,超过 80% 的突变发生在 12 号密码子。*KRAS* 基因突变在非小细胞肺癌中的发生率为 15%~20%,多发生于腺癌、吸烟、*EGFR* 基因野生型患者中,在亚洲非小细胞肺癌患者中的突变率低于北美。治疗前存在 *KRAS* 基因突变是 EGFR-TKI 治疗耐药的重要预测因子。快速加速纤维肉瘤 B(rapidly accelerated fibrosarcoma B, BRAF)是 EGFR 下游信号通路因子,该基因突变在非小细胞肺癌中的发生率为 2%~3%,携带 *BRAF* 基因突变的非小细胞肺癌对 EGFR-TKI 治疗耐药。5% 的非小细胞肺癌携带间变性淋巴瘤激酶(anaplastic lymphoma kinase, *ALK*)融合基因,以与棘皮动物微管相关蛋白 4(echinoderm microtubule associated protein like 4, *EML4*)融合形成 *EML4-ALK* 最为常见,与 *KRAS* 和 *BRAF* 基因突变类似,*ALK* 融合基因多与其他驱动基因变异互斥,*ALK* 融合基因阳性患者对 EGFR-TKI 治疗不敏感。

除 *EGFR* 基因野生型外,部分 *EGFR* 基因突变的非小细胞肺癌对 EGFR-TKI 治疗原发耐药。*EGFR* 基因突变主要包括 19 号外显子缺失突变、21 号外显子点突变、18 号外显子点突变和 20 号外显子插入突变 4 种类型,其中以 19 号外显子缺失和 21 号外显子 L858R 点突变最为常见,两者均为 *EGFR* 基因敏感突变。但在 *EGFR* 基因敏感突变的患者中也存在原发耐药,如合并 *EGFR*-T790M 突变、*EGFR*-L747S 突变及存在促 B 细胞淋巴瘤 / 白血病基因 2 相互作用的细胞死亡中介物(B cell lymphoma/leukemia-2 gene interacting mediator of cell death, *BIM*)基因多态性(缺失 BH3 功能区)等均可表现为原发耐药。另外,*EGFR* 基因突变细胞中第 10 号染色体缺失性磷酸酶及张力蛋白同源基因(phosphatase and tensin homolog deleted on chromosome ten, *PTEN*)表达缺失与 EGFR-TKI 治疗抵抗相关。约 4% 的非小细胞肺癌患者携带 *EGFR* 20 号外显子的插入突变,该类患者表现为原发耐药。间质上皮转换因子(mesenchymal epithelial transition factor, *MET*)基因扩增不仅能够引起原发耐药,亦是获得性耐药的主要原因。

2. **获得性耐药** 除原发性耐药外,EGFR-TKI 获得性耐药更为常见且更具挑战性。EGFR-TKI 耐药机制错综复杂,目前 T790M 突变被认为是 EGFR-TKI 获得性耐药的主要原因,约占 50%。*MET* 基因扩增是 EGFR-TKI 获得性耐药的另一个重要原因,约占 20%。

(1)*EGFR* 基因二次突变:*EGFR* 基因中诱导 EGFR-TKI 耐药的最常见二次突变为 *EGFR* T790M(位于 *EGFR* 基因 20 号外显子),也称为门卫突变。T790M 突变是 *EGFR* 基因 20 号外显子第 790 位密码子苏氨酸被甲硫氨酸替代(2 369 位胞嘧啶突变成胸腺嘧啶),导致 EGFR 蛋白结构发生变化,增加其对天然底物 ATP 的亲和力,降低其对 ATP 竞争性激酶抑制剂 EGFR-TKI 的结合力而产生耐药。T790M 的产生可能与亚克隆的存在和突变的诱发 / 获得有关,尽管治疗前二次突变很少存在,但近一半经 EGFR-TKI 治疗的患者可发生二次突变。有实验证实,部分携带 T790M 突变未经 EGFR-TKI 治疗的肺癌细胞在 EGFR-TKI 暴露下,T790M 耐药克隆可不断被选择。T790M 突变可与 L858R 和 D761Y 等突变共存,增强磷酸化活性,促进肺癌细胞的生存,提示 T790M 突变实际上是一个致癌突变。另外,细胞周期蛋白 D1 和热休克蛋白 90(heat shock protein 90, Hsp90)也能通过抑制 EGFR 蛋白的降解和维持 *EGFR* 突变构象而参与携带 T790M

突变细胞的耐药,已有研究结果显示 Hsp90 抑制剂能够增强 EGFR-TKI 的抗肿瘤活性。除 T790M 突变外,其他与 EGFR-TKI 获得性耐药相关的 *EGFR* 基因二次突变包括 D761Y(19 号外显子)、L747S(19 号外显子)和 T854A(21 号外显子)等,但发生率较低,具体耐药机制尚不清楚。

(2)旁路激活:*MET* 是一种原癌基因,其编码的蛋白产物为肝细胞生长因子受体(hepatocyte growth factor receptor,HGFR),具有酪氨酸激酶活性,在细胞增殖、分化和运动中发挥重要作用,与多种肿瘤的发生和转移密切相关。未经 EGFR-TKI 治疗的非小细胞肺癌患者中 *MET* 基因扩增较为罕见,但约 20% 携带 *EGFR* 基因敏感突变的患者经 EGFR-TKI 治疗后,出现 *MET* 基因扩增或 MET 蛋白过表达,并且多独立于 T790M 突变存在。扩增的 *MET* 可以通过与人表皮生长因子受体 3(human epidermal growth factor receptor 3,HER3/ERBB3)结合旁路激活磷脂酰肌醇 3 激酶(phosphoinositide 3-kinase,PI3K)/蛋白激酶 B(protein kinase B,PKB)通路,绕过 EGFR-TKI 对 PI3K-AKT 通路的抑制作用产生耐药。MET 的配体肝细胞生长因子(hepatocyte growth factor,HGF)通过激活 MET-PI3K/促分裂素原活化蛋白激酶(mitogen-activated protein kinases,MAPK)信号通路介导 EGFR-TKI 耐药。除此之外,胰岛素样生长因子受体 1(insulin-like growth factor type 1 receptor,IGF-1R)通过旁路激活 PI3K 信号通路引起 EGFR-TKI 耐药。HER 家族成员分子尤其是 HER2 和 HER3 可通过形成同源二聚体或异源二聚体的形式旁路激活下游信号通路介导 EGFR-TKI 耐药。VEGF/VEGFR 和成纤维细胞生长因子(fibroblast growth factor,FGF)/成纤维细胞生长因子受体(fibroblast growth factor receptor,FGFR)通过旁路激活下游信号通路导致耐药的产生。*ALK* 等融合基因的发生是导致 EGFR-TKI 获得性耐药的原因之一。

(3)下游通路激活:PI3K/AKT 通路是 EGFR 一个重要的下游信号通路,该通路的异常活化对 EGFR-TKI 耐药有重要作用。磷脂酰肌醇 -4,5- 二磷酸 3- 激酶催化亚单位 α(phosphatidylinositol-4,5-bisphosphate 3-kinase catalytic subunit alpha,PIK3CA)基因编码 ⅠA 类 PI3K 的 p110α 催化亚基,*PIK3CA* 基因突变可持续激活 PI3K/AKT 信号。约 5% EGFR-TKI 获得性耐药的非小细胞肺癌患者存在 *PIK3CA* 突变,推测该突变通过持续激活 PI3K/AKT 信号导致 EGFR-TKI 耐药。PTEN 具有 PI3K 活性,能拮抗 PI3K 作用,通过催化磷脂酰肌醇 -3,4,5,- 三磷酸(phosphatidylinositol3,4,5-triphosphate,PIP3)的 3 位脱磷酸下调 PIP3 水平,进而负性调控 PI3K/AKT 通路,其表达缺失可使 AKT 过度活化,导致 EGFR-TKI 耐药。此外,*KRAS* 基因突变、*BRAF* 基因突变及神经纤维瘤病 1 型(neurofibromatosis type 1,NF1)蛋白表达缺失均可导致 EGFR-TKI 耐药。

(4)其他:上皮间质转化(epithelial mesenchymal transition,EMT)是指肿瘤细胞在发生发展过程中逐渐失去原有上皮细胞特征并获得间质细胞特征,与肿瘤转移和耐药密切相关,越来越受到临床重视。非小细胞肺癌细胞经历 EMT 之后,对 EGFR-TKI 的敏感性降低,推测是由于肿瘤细胞 EGFR 激酶的下游信号通路异常活化引起的。另外,Anexelekto(AXL)激酶作为 EMT 的重要介导分子参与 EGFR-TKI 耐药。Sequist 等对 37 例 EGFR-TKI 获得性耐药患者标本进行耐药机制分析,结果发现 5 例(14%)患者从非小细胞肺癌转化为了小细胞肺癌,且对小细胞肺癌的标准治疗方案有效。更为有趣的是,肿瘤细胞从非小细胞肺癌转化为小细胞肺癌时仍携带原有的 *EGFR* 基因突变,接受小细胞肺癌标准方案治疗后又可恢复对 EGFR-TKI 的敏感性。这些研究结果显示非小细胞肺癌向小细胞肺癌转化是 EGFR-TKI 耐药的另一个机制,并提示治疗过程中再次活检的必要性。

3. EGFR-TKI 耐药的治疗策略　研究显示,EGFR-TKI 耐药并不是某一机制的单独作用,可能存在2种或2种以上机制的联合作用。因此,治疗 EGFR-TKI 耐药的患者,应根据主要耐药机制并综合考虑临床因素后采取个体化治疗。以下几种治疗策略可供进一步探讨。

(1)第二代不可逆 EGFR-TKI:第二代不可逆 EGFR-TKI 的代表性药物阿法替尼(afatinib)是一种 ERBB 家族阻断药,能与 ERBB 家族受体(EGFR、HER2、ERBB3 和 ERBB4)不可逆结合,抑制肿瘤细胞增殖转移,促进肿瘤细胞凋亡。多项临床前研究结果证实,阿法替尼不仅对 EGFR 基因突变阳性的肿瘤有效,对 EGFR 基因野生型或 EGFR 基因 L858R/T790M 双突变的肿瘤也有效。LUX-Lung 3,6,7,8 研究结果均显示阿法替尼疗效不仅优于化疗,还优于第一代 EGFR-TKI。2013 年 7 月 17 日,美国食品药品监督管理局(Food and Drug Administration,FDA)批准阿法替尼一线治疗 EGFR 基因敏感突变阳性的转移性非小细胞肺癌患者。

(2)第三代、第四代突变选择性 EGFR-TKI:第三代 EGFR-TKI 能够靶向 EGFR 基因耐药突变 T790M,不靶向野生型 EGFR 蛋白。奥希替尼(osimertinib,Tagrisso,AZD9291)是一种不可逆的第三代 EGFR-TKI,作用于包括 EGFR T790M 突变在内的 EGFR 突变。基于奥希替尼两项 AURA Ⅱ 期临床试验(AURA 扩展研究、AURA2 研究)的结果,2015 年 11 月 13 日美国 FDA 批准奥希替尼用于治疗 EGFR T790M 突变或对其他 EGFR-TKI 耐药的晚期非小细胞肺癌患者,成为 EGFR-TKI 耐药后治疗方案探索的典范。AURA3 是一项开放、随机、Ⅲ期临床试验,旨在评价奥希替尼对比含铂双药联合化疗方案对接受 EGFR-TKI 治疗后疾病进展、EGFR T790M 阳性、局部晚期或转移性非小细胞肺癌患者的疗效和安全性。研究结果显示,与化疗组对比,奥希替尼组患者的无进展生存期显著延长(10.1 个月 vs 4.4 个月,$HR=0.3$,$P<0.001$)。此外,奥希替尼作为辅助治疗和转移性非小细胞肺癌患者包括脑转移患者的一线治疗及与其他药物联合应用的研究也正在进行中,期待这些研究结果能为非小细胞肺癌患者的治疗方案选择提供新的依据。奥希替尼于 2017 年 3 月 24 日获得中国国家食品药品监督管理总局(China Food and Drug Administration,CFDA)批准上市。中国自主研发的第三代 EGFR-TKI 阿美替尼和伏美替尼,分别于 2020 年 3 月 18 日和 2021 年 3 月 3 日获得中国国家药品监督管理局(National Medical Products Administration,NMPA)批准上市,给中国非小细胞肺癌患者带来新的治疗选择。其他第三代 EGFR-TKI 如 EGF816(nazartinib)、ASP8273、HM61713(olmutinib,BI 1482694)等处于临床试验阶段。已有研究结果显示第三代 EGFR-TKI 耐药的主要原因是出现 C797S 突变,针对该耐药突变的第四代 EGFR-TKI,如 EAI045、JBJ-04-125-02、BLU945、TQB3804 等正处于研究阶段。

(3)HGF/MET 抑制剂:目前处在临床试验阶段的 HGF/MET 抑制剂主要包括单克隆抗体和酪氨酸激酶抑制剂。MET 单抗 onartuzumab 的作用机制是抑制 HGF/MET 的结合及 MET 蛋白的二聚体化。HGF 单抗 ficlatuzumab 的作用机制是抑制 HGF/MET 的结合。MET-TKI 有 tivantinib、carbozantinib、INC280、克唑替尼(crizotinib)等,作用机制是抑制 MET 蛋白激活和自身磷酸化,这些抑制剂中目前最受关注的是克唑替尼。克唑替尼最初是针对 MET 开发的 TKI,能通过抑制 MET 激酶与 ATP 结合及自身磷酸化发挥抗肿瘤作用,后期发现其对 ALK 和 c-ros 原癌基因 1- 受体酪氨酸激酶(c-ros oncogene 1-receptor tryrosine kinase,ROS1)也有抑制作用,已被美国 FDA 批准用于 ALK 融合基因阳性和 ROS1 融合基因阳性晚期非小细胞肺癌患者的治疗,但其对 MET 阳性晚期非小细胞肺癌的作用仍在探索。体外实验证实克唑替尼对 MET 基因扩增阳性肺癌细胞具有显著抗肿瘤活性,已经有克唑替尼治疗单纯 *MET* 基因扩增非小细胞肺癌患者有效的报道。一项 Ⅰ 期临床试验(NCT00585195)旨在评价克唑替尼治疗 *MET* 扩增晚期非小细胞肺癌的疗效和安全性,2014 年美国临床肿瘤学会(American Society of Clinical Oncology, ASCO)年会上报道了该研究的部分结果,该研究结果显示 *MET* 基因扩增非小细胞肺癌患者普遍能够耐受克唑替尼 250mg,每日 2 次的剂量,不良事件在可接受范围内,该研究结果支持 *MET* 基因扩增非小细胞肺癌进行克唑替尼治疗的深入研究。2015 年 ASCO 会议上展示了克唑替尼治疗原发(de novo)MET 过表达晚期非小细胞肺癌临床试验的结果,提示克唑替尼也许是原发 MET 过表达非小细胞肺癌患者较好的治疗方法。其他 MET 抑制剂的研究已有报道,其确切疗效还有待进一步研究证实。

(4)其他:对于 EGFR-TKI 治疗后疾病缓慢进展特别是无症状缓慢进展的患者及原发病灶稳定仅有局部进展的患者建议继续使用 EGFR-TKI 治疗,对于疾病快速进展的患者,建议改用化疗等其他治疗策略。已有研究结果显示,组蛋白去乙酰化酶抑制剂(histone deacetylase inhibitor, HDACi)能够逆转 EMT,增强 EGFR-TKI 对非小细胞肺癌的抗肿瘤作用。索拉菲尼(sorafenib)等多靶点抑制剂对 *KRAS* 基因突变引起的 EGFR-TKI 耐药具有一定疗效,EGFR 依赖的下游信号通路中 RAS/RAF/MAPK、PI3K/AKT、JAK/STAT 的异常激活与 EGFR-TKI 耐药相关,因此联合针对这些通路的靶向抑制剂对克服 EGFR-TKI 耐药可能有一定帮助,但需开展相应临床试验探索这些联合方案的应用价值。非小细胞肺癌发生小细胞肺癌转化的分子机制尚不清楚,治疗方法的推荐也仅依据小样本临床实践获得的经验。EGFR-TKI 耐药机制错综复杂,应该根据不同的耐药机制给予患者合适的治疗选择。

(二)间变性淋巴瘤激酶酪氨酸激酶抑制剂耐药机制和应对策略

1. 间变性淋巴瘤激酶(anaplastic lymphoma kinase,ALK)酪氨酸激酶抑制剂(tyrosine kinase inhibitor,TKI)耐药机制　克唑替尼是一种口服的小分子 ATP 竞争性 ALK-TKI,2011 年 8 月 26 日被美国 FDA 批准用于治疗 *ALK* 融合基因阳性局部晚期或转移性非小细胞肺癌患者,成为全球第一个用于治疗 *ALK* 融合基因阳性晚期非小细胞肺癌患者的靶向药物。尽管克唑替尼为 *ALK* 融合基因阳性非小细胞肺癌患者的长期生存带来了新的希望,但并非所有患者均能从克唑替尼治疗中获益,耐药问题不容忽视。约 40% *ALK* 融合基因阳性非小细胞肺癌患者对克唑替尼原发耐药,初始反应敏感的患者也会在大约治疗 12 个月内出现获得性耐药。克唑替尼耐药机制错综复杂,主要分为"*ALK* 基因依赖"和"非 *ALK* 基因依赖"两种类型。其中"*ALK* 基因依赖"主要包括 *ALK* 基因耐药突变和 *ALK* 基因拷贝数增加,"非 *ALK* 基因依赖"主要包括旁路信号通路激活及其他机制。

(1)*ALK* 基因耐药突变:诱导克唑替尼耐药的 *ALK* 基因耐药突变主要为 L1196M 和 C1156Y。其中 L1196M 通过改变药物与 ATP 结合位点的空间结构导致耐药,与 EGFR-TKI 治疗中 *EGFR* 基因中 T790M 突变类似,也称为门卫突变。C1156Y 则通过改变 ALK 环状结构,影响克唑替尼与原有结合位点的亲和力导致耐药。ALK 激酶区其他耐药突变如 G1269A、S1206Y、L1152R、G1202R、1151Tins 等通过不同机制介导耐药。

(2)*ALK* 基因拷贝数增加:在非小细胞肺癌中 *ALK* 基因拷贝数增加是一个常见事件,在克唑替尼耐药后也会出现 *ALK* 基因拷贝数增加,*ALK* 拷贝数增加可以与耐药突变同时存在导致耐药。

（3）旁路激活：多数情况下 *ALK* 融合基因和其他驱动基因互斥，但是 *ALK* 融合基因可以与 *EGFR*、*KRAS*、*BRAF* 基因突变或 *MET* 基因扩增共存，致使 *ALK* 融合基因阳性患者对克唑替尼初始治疗无效。克唑替尼耐药出现后可以检测到 EGFR、KRAS 等信号通路的活化，c-KIT 信号通路活化也可通过旁路激活途径导致克唑替尼耐药的发生。

（4）其他：自噬上调、EMT、*ALK* 融合基因消失等都可以介导克唑替尼耐药的发生。

2. ALK-TKI 耐药的治疗策略

（1）新一代 ALK-TKI：已经被美国 FDA 批准上市的新一代 ALK-TKI 包括塞瑞替尼（ceritinib）、阿来替尼（alectinib）、布格替尼（brigatinib）、洛拉替尼（lorlatinib），中国国家食品药品监督管理局（National Medical Products Administration，NMPA）已经批准塞瑞替尼、阿来替尼、恩沙替尼（ensartinib）、布格替尼和洛拉替尼在中国上市，其他 ALK-TKI 均处在研发阶段。

塞瑞替尼是强效 ALK-TKI，对 ALK 及 ALK 激酶区的多种耐药突变均有抑制作用。一项国际多中心 I 期临床试验旨在探索塞瑞替尼对 *ALK* 融合基因阳性非小细胞肺癌的疗效和耐受性，试验共入组 130 例 *ALK* 融合基因阳性经标准治疗失败的进展期非小细胞肺癌患者，其中 59 例为剂量爬坡组，最大耐受剂量为 750mg/d。研究纳入 114 例患者每天至少接受塞瑞替尼 400mg，其客观缓解率为 58%，中位无进展生存期为 7 个月；既往接受和未接受克唑替尼治疗患者的客观缓解率分别为 56% 和 62%；塞瑞替尼对克唑替尼耐药及存在中枢神经系统转移病灶的患者亦有较好疗效。最常见的不良事件为恶心、腹泻、疲劳、脱水、丙氨酸氨基转移酶水平升高等，停药后都可恢复正常。基于上述研究结果，2014 年 4 月 29 日美国 FDA 批准塞瑞替尼用于治疗 *ALK* 融合基因阳性、经克唑替尼治疗疾病进展或不能耐受的转移性非小细胞肺癌患者。

阿来替尼是一种新型 ALK-TKI，可通过血脑屏障，对 ALK 激酶的抑制活性约是克唑替尼的 5 倍，不仅对存在 *ALK* 融合基因阳性的肿瘤细胞具有抑制活性，对已鉴定出的包括 L1196M 在内的多种 ALK 激酶区耐药突变也有抑制活性。 I 期临床试验结果显示，阿来替尼对克唑替尼耐药患者（*n*=45）的客观缓解率为 59%。阿来替尼治疗克唑替尼耐药 *ALK* 融合基因阳性非小细胞肺癌的一项单臂多中心 II 期临床试验结果显示，在中位随访 4.8 个月时，接受阿来替尼治疗患者的客观缓解率为 48%（33/69），不良事件多为 1 级或 2 级。全球 II 期临床试验结果进一步证实了阿来替尼对接受克唑替尼治疗后疾病进展的 *ALK* 融合基因阳性非小细胞肺癌患者有较好的临床疗效和耐受性。阿来替尼于 2015 年 12 月 11 日被美国 FDA 批准用于治疗 *ALK* 融合基因阳性、经克唑替尼治疗疾病进展或不能耐受的转移性非小细胞肺癌患者。已有研究报道阿来替尼耐药后克唑替尼也耐药，但塞瑞替尼和其他 ALK-TKI 可克服阿来替尼耐药，这提示多种 ALK-TKI 序贯使用的潜在价值。

布格替尼是 ALK/EGFR 双靶点抑制剂，能克服 *ALK* 激酶区 L1196M 等突变导致的耐药。临床前实验研究结果显示，布格替尼具有克服克唑替尼、塞瑞替尼和阿来替尼耐药的潜能。 I / II 期临床试验结果显示，无论之前是否接受过克唑替尼治疗，布格替尼对 *ALK* 融合基因阳性非小细胞肺癌患者均有较好疗效，既往接受过克唑替尼治疗患者的客观缓解率为 62%。

洛拉替尼是一种可逆的强效 ALK/ROS1 双靶点 TKI。2016 年 ASCO 会议上报告的洛拉替尼 I / II 期临床试验的结果显示，洛拉替尼对其他 ALK-TKI 耐药的非小细胞肺癌患者具有潜在的治疗价值。

新一代 ALK-TKI 是"*ALK* 基因依赖"型克唑替尼耐药后非小细胞肺癌的一种新的治疗选

择。其他 ALK-TKI 的研究正在进行中,如 TSR-011、ASP3026、CEP-28122、AZD3463、CT-707、WX-0593 和 CT-3505 等。

(2)选择其他药物或靶点:Hsp90 是促进 ALK 正确折叠和成熟的分子伴侣。临床前及临床研究结果均显示,Hsp90 抑制剂 ganetespib 对 *ALK* 融合基因阳性肿瘤细胞包括耐药细胞有一定的抑制作用。有研究报道显示 Hsp90 抑制剂能克服上皮间质转化引起的克唑替尼耐药,在一项 II 期临床试验中,Hsp90 抑制剂 retaspimycin 治疗 3 例经多线治疗后的 *ALK* 融合基因阳性非小细胞肺癌患者,其中 2 例部分缓解,1 例疾病稳定持续了 7.2 个月。一些联合治疗的研究也正在进行中,如克唑替尼联合 ganetespib、塞瑞替尼联合 AUY922 等。

ALK-TKI 耐药患者存在旁路激活、ALK 调节下游信号通路 RAF/MEK/ERK 和 PI3K/AKT/哺乳动物雷帕霉素靶蛋白(mammalian target of rapamycin,mTOR)等的异常活化,联合针对这些通路的靶向治疗药物对克服 ALK-TKI 耐药可能会有一定帮助,需要开展相应临床试验探索联合用药方案的价值。

(三)伊马替尼(imatinib)耐药机制和应对策略

血小板衍生生长因子受体(platelet derived growth factor receptor,PDGFR)除了 PDGFRα 和 PDGFRβ 之外,还包括集落刺激因子 1 受体(colony stimulating factor 1 receptor,CSF1R)、干细胞因子受体(stem cell growth factor receptor,SCFR)等。伊马替尼是全球第一个上市的 PDGFR-TKI,也是全球第一个上市的小分子酪氨酸激酶抑制剂,2001 年 5 月 10 日被美国 FDA 批准上市。伊马替尼能直接与断裂点簇集区 - 艾贝尔逊白血病病毒(Breakpoint cluster region-Abelson leukemia virus,BCR-ABL)、c-KIT 和 PDGFR3 中酪氨酸激酶的 ATP 位点特异性结合,阻止酪氨酸激酶活化,发挥抗肿瘤作用,在慢性髓系白血病(chronic myelogenous leukemia,CML)和胃肠道间质瘤(gastrointestinal stromal tumors,GIST)治疗中发挥着重要作用,但耐药是日益凸显的问题。

1. 伊马替尼的耐药机制

(1)靶基因二次突变:在伊马替尼治疗慢性髓系白血病的耐药机制中,以 *BCR-ABL* 点突变最为常见。*BCR-ABL* 点突变可发生在 p-loop 区(与 ATP 结合位点)和活化 loop 区(激活环)或两者之间的催化区及羧基末端。携带 *BCR-ABL* 点突变的耐药细胞可以引起 BCR-ABL 激酶结构改变,阻碍其与伊马替尼的结合,进而导致激酶活性被再度激活而产生耐药。*BCR-ABL* 突变种类繁多,以 T315I 位点(苏氨酸变为异亮氨酸)突变率最高。在伊马替尼治疗胃肠道间质瘤的耐药机制中,*KIT* 第 9 号外显子突变及 *PDGFRA* 第 18 号外显子 D842V 突变均导致胃肠道间质瘤对伊马替尼原发耐药,*KIT* 第 11 号外显子 557~558 密码子的缺失突变可以导致伊马替尼早期耐药,而 *KIT* 第 17、13、14 外显子突变与胃肠道间质瘤对伊马替尼继发耐药密切相关。

(2)靶基因扩增或表达增加:靶基因扩增或表达增加是很多靶向药物耐药的原因之一。伊马替尼治疗慢性髓系白血病耐药后 *BCR-ABL* 基因扩增,停药后扩增消失,提示 *BCR-ABL* 基因扩增可以导致伊马替尼耐药。在胃肠道间质瘤中,基因扩增介导的 KIT/PDGRF 表达上调可以导致胃肠道间质瘤患者发生伊马替尼耐药。

(3)不依赖靶基因的耐药机制:除上述耐药机制外,有部分耐药是由 MDR1 上调、P- 糖蛋白表达增加、血浆 α1- 酸性糖蛋白表达增高、蛋白激酶表达异常以及药物运载体减少引起的。白血病干细胞(leukemic stem cell,LSC)可以导致慢性髓系白血病原发性对伊马替尼治疗产生"静息"反应和不敏感,致使治疗失败。伊马替尼治疗胃肠道间质瘤时,部分肿瘤细胞进入静止期,成为耐药克隆的源头,最终导致耐药的发生。肿瘤细胞的自噬作用、JAK/STAT、RAS/MAPK 以及 PI3K/AKT 信号通路的异常活化也是伊马替尼耐药的原因。

2. 伊马替尼耐药的治疗策略

(1)增加伊马替尼用药剂量:对于 *BCR-ABL* 基因扩增或耐药性较弱的突变型慢性髓系白血病可以通过增加用药剂量来克服伊马替尼耐药。口服伊马替尼 400mg/d 的胃肠道间质瘤耐药患者,增加剂量至 800mg/d 后 1/3 患者能够继续获益,增加伊马替尼的给药剂量对 *KIT* 9 号外显子突变的胃肠道间质瘤患者效果更为显著。部分接受伊马替尼治疗时血药浓度过低的胃肠道间质瘤患者在增加伊马替尼给药剂量后,患者血药浓度能够维持在高水平,在一定程度上增加了药物作用效果并避免了耐药的发生。

(2)新一代 BCR-ABL-TKI:达沙替尼(dasatinib)、尼洛替尼(nilotinib)、伯舒替尼(bosutinib)均已被美国 FDA 批准用于治疗伊马替尼耐药或不能耐受的慢性髓系白血病。达沙替尼对 BCR-ABL、SRC 激酶家族、c-KIT、Ephrin 受体 A2(Ephrin type-A receptor 2,EPHA2)、PDGFR-β 等多种激酶均有抑制作用,活性是伊马替尼的 100~300 倍。达沙替尼能克服除 T315I 突变以外因 BCR-ABL 激酶突变而产生的耐药,并能够透过血脑屏障,对中枢神经系统受累的患者可能有效。达沙替尼可作为 *PDGFA* D842V 突变胃肠道间质瘤患者的治疗选择。尼洛替尼活性是伊马替尼的 20~50 倍,对表达 BCR-ABL 耐伊马替尼细胞(如 K562R、KBM5)和伊马替尼耐药的慢性髓系白血病原始细胞(激酶突变体表达阴性)有活性,对 *KIT* 基因 17 号外显子二次突变导致的伊马替尼耐药胃肠道间质瘤细胞磷酸化有明显抑制作用。伯舒替尼抑制 BCR-ABL 活性是伊马替尼的 30 倍,除抑制 SRC 与 ABL 家族外,还可抑制 EPHA2、Sterile20 的激酶(GCK-IV)、Trk 激酶家族、Tel 家族、AXL 家族。另外,舒尼替尼是 KIT/PDGFR-TKI,对伊马替尼耐药尤其对 *KIT* 基因野生型、第 9 号外显子突变及第 13 或 14 号外显子二次突变的胃肠道间质瘤患者有较好疗效。

(3)其他:伊马替尼耐药机制复杂,根据不同耐药机制制订个体化治疗方案是使患者不断治疗获益的最佳选择。联合用药、双通道激酶抑制剂、BCR-ABL 下游通路抑制剂、HDACi 及其他多靶点酪氨酸激酶抑制剂可能具有一定的治疗作用,需要进行更多的临床试验。

二、抗肿瘤单抗药物耐药机制和应对策略

(一)抗肿瘤单抗药物耐药机制

目前已在临床应用的抗肿瘤单抗药物一般分为非结合型单抗和偶联单抗,作用靶点主要包括 HER2(如曲妥珠单抗)、EGFR(如西妥昔单抗)、VEGF(如贝伐珠单抗)、CD20(如利妥昔单抗)及免疫检查点 CTLA-4(如伊匹木单抗)、PD-1(如纳武利尤单抗和帕博利珠单抗)及 PD-L1(如阿替利珠单抗、度伐利尤单抗和 avelumab)。其中免疫检查点抑制剂通过抑制 T 细胞抑制性受体,导致更强的 T 细胞免疫发挥抗肿瘤作用。针对其他靶点的单抗药物主要通过两种机制发挥抗肿瘤作用:①免疫机制,如激活抗体依赖的细胞介导的细胞毒作用(antibody-dependent cellular cytotoxicity,ADCC)、抗体依赖的吞噬作用(antibody dependent phagocytosis,ADPh)及补体依赖的细胞毒作用(complement-dependent cytotoxicity,CDC);②非免疫机制,直接阻断肿瘤发生的关键信号通路。

与酪氨酸激酶抑制剂一样,耐药问题是抗肿瘤单抗药物临床应用受限的重要原因,但其耐药

机制与酪氨酸激酶抑制剂不尽相同，主要包括以下两个方面：①免疫效应机制损伤，如患者体内补体数量低或存在抑制分子导致 ADCC 和 CDC 减弱、抗原抗体复合物的修饰或抗原脱落导致抗原表达下调、抗原表位发生突变或抗体结合位点封闭等；②信号通路异常活化，如下游信号通路持续活化、其他受体旁路启动下游信号通路及反馈抑制物功能失调导致信号通路异常活化等。

利妥昔单抗是人鼠嵌合型单抗，能与 B 淋巴细胞上的 CD20 抗原结合，通过 ADCC 和 CDC 引发 B 细胞溶解的免疫反应，并能直接诱导细胞凋亡发挥抗肿瘤作用。不论单药或联合化疗，利妥昔单抗都显著改善了 B 细胞淋巴瘤患者治疗的效果，但仍有部分患者疗效欠佳，也有部分利妥昔单抗治疗有效的患者短时间内复发。除个体间药物代谢动力学差异、血睾屏障或血脑屏障等因素影响治疗效果外，CD20 表达水平下调或缺失、结合区域结构改变、细胞膜脂筏功能异常、抗原调变及 CD20 突变均可影响利妥昔单抗与 CD20 的结合，进而影响治疗效果。FcγR 单核苷酸多态性（尤其是 CD16、CD32a 和 CD32b）和 FcγR 低表达均可通过影响 ADCC 功能导致耐药。C1q 单核苷酸多态性及膜补体调节蛋白（membrane complement regulatory proteins，mCRP）的表达水平可以通过影响 CDC 功能而影响治疗效果，抗凋亡因子过表达及细胞微环境改变等也可以导致耐药。总体而言，利妥昔单抗很大程度上是依靠宿主的免疫反应来杀伤肿瘤细胞的，因此免疫因素在利妥昔单抗耐药机制的研究中更受关注。

曲妥珠单抗是一种针对 HER2/neu 原癌基因产物的人鼠嵌合型单抗，能特异性靶向结合 HER2 蛋白的胞外区，通过触发 ADCC、抑制 PI3K/AKT、RAS/MAPK 等信号通路的传导，杀伤肿瘤细胞，诱导细胞凋亡，已被批准用于 HER2 过表达乳腺癌和胃癌的治疗。在 HER2 过表达的肿瘤细胞中，HER2 能与该家族其他成员相互作用，发生自身磷酸化和交互磷酸化，形成同源二聚体/异源二聚体，活化下游 PI3K/AKT、RAS/MAPK 等信号通路，形成交互网络效应。曲妥珠单抗是 HER2/HER2 同源二聚体化的有效抑制剂，不是异源二聚体化的有效抑制剂。因此，曲妥珠单抗治疗时可因受体封闭不彻底而出现治疗抵抗，这也表明多途径联合阻断 EGFR 家族效果可能优于单一 HER2 通路阻断。胰岛素样生长因子受体 1（insulinlike growth factor type 1 receptor，IGF-1R）是酪氨酸激酶受体家族成员之一，与 HER2 及其他 EGFR 有共同下游信号通路。IGF-1R 与配体结合后与 HER2 形成异源性二聚体，一方面旁路激活 RAS/MAPK 和 PI3K/AKT 通路，另一方面诱导 $p27^{Kip1}$（可阻滞细胞周期于 G1 期）降解，在一定程度上促进耐药的发生。值得注意的是，接近 50% 的 HER2 阳性乳腺癌患者雌激素受体（estrogen receptor，ER）表达阳性，当乳腺癌细胞 ER 表达阳性时，即使其他信号通路受抑制，信号仍可以经由 ER 信号通路传递，最终导致治疗失败。HER2 下游 PI3K/AKT/mTOR 信号通路异常活化是曲妥珠单抗耐药的另一重要机制，PTEN 蛋白表达缺失及 PIK3CA 基因突变均能够异常激活该信号通路而导致耐药。另外，HER2 蛋白脱落、HER2 基因变异、抗体与受体结合受阻、EMT 等均与曲妥珠单抗耐药相关。

西妥昔单抗是抗 EGFR 人鼠嵌合型单抗，与 EGFR 胞外段直接结合，抑制肿瘤细胞生长，并且与化疗及放疗有协同作用。西妥昔单抗单药或与伊立替康联用已被批准用于治疗含伊立替康方案治疗失败、KRAS 基因野生型、EGFR 表达阳性的转移性结直肠癌患者的治疗，西妥昔单抗对头颈部鳞癌也有治疗效果，但其耐药问题仍需重视。西妥昔单抗疗效与 KRAS 基因状态相关，KRAS 基因突变后会自发激活 RAS/RAF 传导通路，不再受 EGFR 调控，导致治疗失败。NRAS 基因突变、BRAF 基因突变、KRAS 和 PIK3CA 双突变、BRAF 和 PIK3CA 双突变、HER2 或 MET 高表达均可以导致下游或旁路信号通路异常活化，使患者对西妥昔单抗发生耐药。肿瘤细胞自噬、肿瘤微环境中 EGFR 配体如双调蛋白、上皮调节蛋白、转化生长因子 -α（transforming growth factor-α，TGF-α）等表达异常也与西妥昔单抗耐药相关。

贝伐珠单抗是一种人源化单抗，靶向结合 VEGF 阻断其与受体 VEGFR1 及 VEGFR2 结合，进而阻断血管生成信号的传导。贝伐珠单抗主要通过抑制肿瘤血管新生和再生，使已形成的异常肿瘤血管逐渐正常化，并使肿瘤血管出现退化而发挥抗肿瘤作用。贝伐珠单抗单独应用无明显抗肿瘤效果，与化疗联合应用能改善晚期结肠癌患者的生存。贝伐珠单抗除联合 5-FU 为基础的化疗方案用于一线转移性结直肠癌治疗外，还可用于不可切除的、局部晚期、复发或转移性非鳞非小细胞肺癌的治疗。在贝伐珠单抗治疗过程中，耐药常导致治疗失败。贝伐珠单抗的耐药可能与血管减少导致的肿瘤缺氧有关，缺氧可导致肿瘤的高侵袭性和血管新生，进而导致治疗失败。在 VEGF/VEGFR 信号通路介导的血管生成途径受抑制时，肿瘤血管内皮细胞可在受表皮生长因子（epidermal growth factor，EGF）及成纤维细胞生长因子（fibroblast growth factor，FGF）等替代性血管生成因子的作用下产生耐药，肿瘤细胞休眠及细胞自噬可以促进贝伐珠单抗治疗耐药的产生。

在肿瘤免疫治疗中，免疫检查点抑制剂疗法被认为是最有前景的治疗方式，并已取得了突破性进展。共刺激抑制分子包括 CTLA-4（伊匹木单抗）、PD-1（帕博利珠单抗、纳武利尤单抗）及 PD-L1（阿替利珠单抗、度伐利尤单抗、avelumab）的抗体已用于治疗晚期黑色素瘤、恶性间皮瘤、非小细胞肺癌及转移性膀胱癌等多种实体肿瘤。其中两个备受瞩目的 PD-1 抑制剂帕博利珠单抗和纳武利尤单抗均为人源化单抗，已分别凭借 Keynote-010、CheckMate-057 及 CheckMate-017 研究结果获得美国 FDA 批准非小细胞肺癌的二线治疗的适应证。2016 年欧洲肿瘤内科学会（European Society for Medical Oncology，ESMO）年会上，免疫治疗再次成为肿瘤领域，尤其是非小细胞肺癌治疗中令人瞩目的焦点，其中有多个 PD-1 抑制剂的研究结果公布。Keynote-024 研究的结果在该次大会上公布并同期发表在《新英格兰医学杂志》（*The New England Journal of Medicine*，NEJM）上，研究结果显示，对于 PD-L1 肿瘤细胞阳性比例分数（tumor proportion score，TPS）≥ 50% 的晚期非小细胞肺癌患者（包括鳞癌和非鳞癌）帕博利珠单抗一线治疗的疗效显著优于化疗。Keynote-021 研究结果显示，对于晚期非鳞非小细胞肺癌患者，在标准一线化疗基础上（卡铂联合培美曲塞）联合帕博利珠单抗，可显著提高患者的总体缓解率，延长无进展生存期，Keynote-189 研究验证了该研究结果。尽管免疫检查点抑制剂疗法可能改变多种肿瘤的治疗策略，但耐药问题仍无法避免。抗 PD-1 失败与其他非 PD-1/PD-L1 免疫检查点的上调相关，T 细胞免疫球蛋白黏蛋白分子 3（T cell immunoglobulin domain and mucin domain 3，TIM3）的选择性激活可导致免疫逃逸，进而引起耐药发生。这种继发性激活另一种免疫检查点分子导致耐药的方式与酪氨酸激酶抑制剂耐药中旁路激活机制存在一定的相似性。

（二）抗肿瘤单抗药物耐药的治疗策略

基于药物的耐药机制，耐药后应对策略主要包括以下几个方面。

1. 其他单抗药物　替伊莫单抗（ibritumomab）是一种携带放射线性核素 [111] 铟或 [90] 钇的抗 CD20 单抗，能与表达 CD20 的成熟 B 细胞和 B 系肿瘤细胞相结合，由其携带的放射线核素杀死这些细胞。替伊莫单抗于 2002 年 2 月 19 日被美国 FDA 批准上市，用于治疗利妥昔单抗耐药的、复发或难治性、低级或滤泡性非霍奇金 B 细胞淋巴瘤。帕妥珠单抗（pertuzumab）是一种靶向 HER2 受体胞外区结构域 II 区的重组人源化单抗，能够阻滞 HER2 与其他 HER 受体形成异二聚体,进而抑制受体介导的信号传导通路发挥抗肿瘤作用。2012 年 6 月 8 日帕妥珠单抗被美国 FDA 批准用于 HER2 阳性转移性乳腺癌的治疗。帕妥珠单抗与曲妥珠单抗作用机制不同,两种抗体联合应用具有协同效应,已有多项临床试验结果证实帕妥珠单抗与曲妥珠单抗联合应用能显著延长患者的无进展生存期和总生存期。恩美曲妥珠单抗(trastuzumab emtansine,T-DM1)是曲妥珠单抗与强效抗微管药物美登素(maytansine,DM1)通过硫醚键分子琥珀酰亚胺基 -4-(N- 马来酰亚胺甲基)环己烷 -1- 羧酸盐〔succinimidyl-4-(N-maleimidomethyl)cyclohexane-1-carboxylate,SMCC〕连接的抗体 - 药物偶联物,2019 年 5 月 3 日被美国 FDA 批准作为曲妥珠单抗治疗失败 HER2 阳性晚期乳腺癌患者的标准治疗方案。

2. **信号通路抑制剂** PI3K/AKT/mTOR 通路异常活化是曲妥珠单抗耐药的重要机制。多项临床前研究结果显示,PI3K、AKT 和 mTOR 抑制剂能够克服曲妥珠单抗耐药,已有多种靶向 PI3K/AKT/mTOR 通路的抑制剂正在进行研究,其中 mTOR 抑制剂依维莫司(everolimus)可以恢复肿瘤细胞对内分泌治疗的敏感性,并且在联合内分泌治疗时效果更为明显,于 2012 年 7 月 20 日被美国 FDA 批准用于 ER 阳性晚期乳腺癌的治疗。BOLERO-3 是一项随机、双盲、安慰剂对照的多中心Ⅲ期临床试验,研究结果显示依维莫司联合曲妥珠单抗联合长春瑞滨可以显著延长既往接受过紫杉类及曲妥珠单抗耐药的 HER2 阳性晚期乳腺癌患者的无进展生存期。研究者认为依维莫司联合每周给药的曲妥珠单抗联合长春瑞滨方案是曲妥珠单抗耐药晚期乳腺癌患者合理的治疗选择。拉帕替尼(lapatinib)是一种口服的 EGFR/HER2 双靶点酪氨酸激酶抑制剂,能够透过血脑屏障,联合卡培他滨治疗 HER2 过表达、接受过蒽环类、紫杉类与曲妥珠单抗治疗的晚期或转移性乳腺癌患者。拉帕替尼联合曲妥珠单抗对比曲妥珠单抗延长了 ER 阴性 /HER2 阳性患者的总生存期。拉帕替尼对 PTEN 缺失的 HER2 阳性细胞系具有抗肿瘤活性,提示拉帕替尼对 PTEN 缺失导致的曲妥珠单抗耐药可能具有一定的治疗作用。阿法替尼也是一种口服的 EGFR/HER2 双靶点酪氨酸激酶抑制剂,前期研究结果显示其对曲妥珠单抗治疗后复发患者具有一定疗效,但 LUX-Breast 1 研究结果显示曲妥珠单抗治疗后进展的患者,继续使用曲妥珠单抗联合长春瑞滨的疗效优于改用阿法替尼联合长春瑞滨,提示阿法替尼对曲妥珠单抗治疗后进展的乳腺癌患者的治疗价值需要更多的研究来回答。来那替尼(neratinib)是一种不可逆的 ERBB 受体(EGFR、HER2、HER3、HER4)多靶点酪氨酸激酶抑制剂,对曲妥珠单抗敏感和耐药乳腺癌患者均有一定作用。一项Ⅱ期临床试验结果显示来那替尼单药对 HER2 阳性晚期乳腺癌患者有较好疗效和耐受性。瑞戈非尼(regorafenib)是一种新型口服多激酶抑制剂,通过抑制多种促进肿瘤生长的蛋白激酶,抑制肿瘤增殖和肿瘤血管生成等。2012 年 9 月 27 日美国 FDA 批准瑞戈非尼用于治疗既往接受过或以氟尿嘧啶、奥沙利铂和伊立替康为基础的化疗、抗 VEGF 治疗,以及抗 EGFR(*KRAS* 基因野生型)的转移性结直肠癌患者。

3. **其他** 提高 CD20 表达水平、抑制膜补体调节蛋白(membrane complement regulatory proteins,mCRP)功能及增强肿瘤细胞的补体活化均有可能提高利妥昔单抗的治疗效果,但相关治疗策略仍需临床试验验证。体外实验发现,曲妥珠单抗可通过 ADCC 效应杀灭对曲妥珠单抗耐药的肿瘤细胞,多项临床试验发现曲妥珠单抗治疗进展后,继续给予曲妥珠单抗治疗仍可使患者继续获益,提示曲妥珠单抗耐药后保留曲妥珠单抗、调整化疗方案是可选择的治疗策略。Hsp90 抑制剂、EMT 逆转药物对曲妥珠单抗耐药有一定治疗效果,但仍需临床试验验证。PD-1/PD-L1 抑制剂可增强曲妥珠单抗的抗肿瘤活性,正在乳腺癌中开展临床试验;目前已有多项乳腺癌疫苗治疗晚期 HER2 阳性乳腺癌的临床试验正在进行,期待这些临床试验能为乳腺癌患者曲妥珠单抗耐药后的治疗选择提供更多参考。PD-1 抑制剂治疗耐药后继发出现另一种免疫检查点分子 TIM3 表达增加,该分子以类似 PD-1/PD-L1 抑制 T 细胞功能及促进 T 细胞衰竭的方式促进免疫逃逸。小鼠模型中发现,将 PD-1 抑制剂与 TIM3 抑制剂联合应用可以显著抑制肿瘤生长并延长小鼠生存时间,提示 PD-1 抑制剂治疗耐药后将 PD-1 抑制剂与 TIM3 抑制剂联合应用或许是未来抗 PD-1 耐药的一种有效治疗模式。

第 3 节　总结与展望

　　肿瘤治疗是一个长期、复杂、需要不同治疗方案协同的过程,肿瘤会对化疗和分子靶向治疗产生耐药,耐药机制错综复杂,同一种肿瘤对不同药物有不同的耐药机制,不同肿瘤对同一药物会产生不同的耐药机制,一种肿瘤对一种药物也会产生多种耐药机制。这些耐药因素可能在药物治疗前就已经存在,也可能在药物的选择压力下不断适应调整出现。针对不同药物、不同耐药机制产生了多种治疗方式,包括细胞毒药物耐药逆转剂、单靶点及多靶点新型靶向药物、新型免疫检查点抑制剂等,不同药物或治疗方式的联合应用推进了肿瘤精准治疗的发展,是研究的重点之一。药物使用顺序不同会导致治疗效果出现差异,信号通路间的相互作用可能会影响治疗效果。因此,更深入地了解肿瘤生物学和肿瘤耐药发生的分子机制,尝试从不同角度增强药物耐药后的治疗效应,将为克服抗肿瘤药物治疗导致的耐药提供更多选择。

(张宁宁　陶　丹　韩晓红　石远凯)

参考文献

［1］ JULIANO R L, LING V. A surface glycoprotein modulating drug permeability in Chinese hamster ovary cell mutants [J]. Biochim Biophys Acta, 1976, 455 (1): 152-162.

［2］ LOO T W, CLARKE D M. Location of the rhodamine-binding site in the human multidrug resistance P-glycoprotein [J]. J Biol Chem, 2002, 277 (46): 44332-44338.

［3］ COLE S P, BHARDWAJ G, GERLACH J H, et al. Overexpression of a transporter gene in a multidrug-resistant human lung cancer cell line [J]. Science, 1992, 258 (5088): 1650-1654.

［4］ DOYLE L A, YANG W, ABRUZZO L V, et al. A multidrug resistance transporter from human MCF-7 breast cancer cells [J]. Proc Natl Acad Sci U S A, 1998, 95 (26): 15665-15670.

［5］ LITMAN T, BRANGI M, HUDSON E, et al. The multidrug-resistant phenotype associated with overexpression of the new ABC half-transporter, MXR (ABCG2)[J]. J Cell Sci, 2000, 113 (Pt 11): 2011-2021.

［6］ SCHEPER R J, BROXTERMAN H J, SCHEFFER G L, et al. Overexpression of a M (r) 110, 000 vesicular protein in non-P-glycoprotein-mediated multidrug resistance [J]. Cancer Res, 1993, 53 (7): 1475-1479.

［7］ BLACK S M, BEGGS J D, HAYES J D, et al. Expression of human glutathione S-transferases in Saccharomyces cerevisiae confers resistance to the anticancer drugs adriamycin and chlorambucil [J]. Biochem J, 1990, 268 (2): 309-315.

［8］ SALEEM A, IBRAHIM N, PATEL M, et al. Mechanisms of resistance in a human cell line exposed to sequential topoisomerase poisoning [J]. Cancer Res, 1997, 57 (22): 5100-5106.

［9］ GOUAZÉ V, YU J Y, BLEICHER R J, et al. Overexpression of glucosylceramide synthase and P-glycoprotein in cancer cells selected for resistance to natural product chemotherapy [J]. Mol Cancer Ther, 2004, 3 (5): 633-639.

［10］ LIU Y Y, YU J Y, YIN D, et al. A role for ceramide in driving cancer cell resistance to doxorubicin [J]. FASEB J, 2008, 22 (7): 2541-2551.

［11］ AHMAD A, ROBINSON A R, DUENSING A, et al. ERCC1-XPF endonuclease facilitates DNA double-strand break repair [J]. Mol Cell Biol, 2008, 28 (16): 5082-5092.

［12］ ARORA S, KOTHANDAPANI A, TILLISON K, et al. Downregulation of XPF-ERCC1 enhances cisplatin efficacy in cancer cells [J]. DNA Repair (Amst), 2010, 9 (7): 745-753.

［13］ GONEN N, ASSARAF Y G. Antifolates in cancer therapy: Structure, activity and mechanisms of drug resistance [J]. Drug Resist Updat, 2012, 15 (4): 183-210.

［14］ SHARP L, LITTLE J. Polymorphisms in genes involved in folate metabolism and colorectal neoplasia: A HuGE review [J]. Am J Epidemiol, 2004, 159 (5): 423-443.

［15］ SCARTOZZI M, MACCARONI E, GIAMPIERI R, et al. 5-Fluorouracil pharmacogenomics: Still rocking after all these years？ [J]. Pharmacogenomics, 2011, 12 (2): 251-265.

［16］ OCHOA L, HURWITZ H I, WILDING G, et al. Pharmacokinetics and bioequivalence of a combined oral formulation of eniluracil, an inactivator of dihydropyrimidine dehydrogenase, and 5-fluorouracil in patients with advanced solid malignancies [J]. Ann Oncol, 2000, 11 (10): 1313-1322.

［17］ DONNELLY J G. Pharmacogenetics in cancer chemotherapy: Balancing toxicity and response [J]. Ther Drug Monit, 2004, 26 (2): 231-235.

［18］ KAMAL N S, SORIA J C, MENDIBOURE J, et al. MutS homologue 2 and the long-term benefit of adjuvant chemotherapy in lung cancer [J]. Clin Cancer Res, 2010, 16 (4): 1206-1215.

［19］ SÈVE P, MACKEY J, ISAAC S, et al. Class Ⅲ beta-tubulin expression in tumor cells predicts response and outcome in patients with non-small cell lung cancer receiving paclitaxel [J]. Mol Cancer Ther, 2005, 4 (12): 2001-2007.

［20］ SALMON S E, DALTON W S, GROGAN T M, et al. Multidrug-resistant myeloma: Laboratory and clinical effects of verapamil as a chemosensitizer [J]. Blood, 1991, 78 (1): 44-50.

［21］ MILLER T P, GROGAN T M, DALTON W S, et al. P-glycoprotein expression in malignant lymphoma and reversal of clinical drug resistance with chemotherapy plus high-dose verapamil [J]. J Clin Oncol, 1991, 9 (1): 17-24.

［22］ SONNEVELD P, SUCIU S, WEIJERMANS P, et al. Cyclosporin A combined with vincristine, doxorubicin and dexamethasone (VAD) compared with VAD alone in patients with advanced refractory multiple myeloma: An EORTC-HOVON randomized phase Ⅲ study (06914)[J]. Br J Haematol, 2001, 115 (4): 895-902.

［23］ VISANI G, MILLIGAN D, LEONI F, et al. Combined action of PSC 833 (Valspodar), a novel MDR reversing agent, with mitoxantrone, etoposide and cytarabine in poor-prognosis acute myeloid leukemia [J]. Leukemia, 2001, 15 (5): 764-771.

［24］ DANTZIG A H, SHEPARD R L, CAO J, et al. Reversal of P-glycoprotein-mediated multidrug resistance by a potent cyclopropyldibenzosuberane modulator, LY335979 [J]. Cancer Res, 1996, 56 (18): 4171-4179.

［25］ MATSUO H, WAKASUGI M, TAKANAGA H, et al. Possibility of the reversal of multidrug resistance and the avoidance of side effects by liposomes modified with MRK-16, a monoclonal antibody to P-glycoprotein [J]. J Control Release, 2001, 77 (1-2): 77-86.

［26］ SLAMON D J, LEYLAND-JONES B, SHAK S, et al. Use of chemotherapy plus a monoclonal antibody against HER2 for metastatic breast cancer that overexpresses HER2 [J]. N Engl J Med, 2001, 344 (11): 783-792.

［27］ REN Y, WANG Y, ZHANG Y, et al. Overcoming multidrug resistance in human carcinoma cells by an antisense oligodeoxynucleotide：doxorubicin conjugate in vitro and in vivo [J]. Mol Pharm, 2008, 5 (4): 579-587.

［28］ LI B, YE T, ZHAO L, et al. Effects of multidrug resistance, antisense RNA on the chemosensitivity of hepatocellular carcinoma cells [J]. Hepatobiliary Pancreat Dis Int, 2006, 5 (4): 552-559.

［29］ KASZUBIAK A, HOLM P S. Overcoming the classical multidrug resistance phenotype by adenoviral delivery of anti-MDR1 short hairpin RNAs and ribozymes [J]. Int J Oncol, 2007, 31 (2): 419-430.

［30］ PAO W, WANG T Y, RIELY G J, et al. KRAS mutations and primary resistance of lung adenocarcinomas to gefitinib or erlotinib [J]. PLoS Med, 2005, 2 (1): e17.

［31］ LIM S M, KIM H R, CHO E K, et al. Targeted sequencing identifies genetic alterations that confer primary resistance to EGFR tyrosine kinase inhibitor (Korean Lung Cancer Consortium)[J]. Oncotarget, 2016, 7 (24): 36311-36320.

［32］ WANG Y, WANG S, XU S, et al. Clinicopathologic features of patients with non-small cell lung cancer harboring the EML4-ALK fusion gene: A meta-analysis [J]. PLoS One, 2014, 9 (10): e110617.

［33］ TAKAHASHI T, SONOBE M, KOBAYASHI M, et al. Clinicopathologic features of non-small-cell lung cancer with EML4-ALK fusion gene [J]. Ann Surg Oncol, 2010, 17 (3): 889-897.

［34］ RIELY G J, POLITI K A, MILLER V A, et al. Update on epidermal growth factor receptor mutations in non-small cell lung cancer [J]. Clin Cancer Res, 2006, 12 (24): 7232-7241.

［35］ YASUDA H, KOBAYASHI S, COSTA D B. EGFR exon 20 insertion mutations in non-small-cell lung cancer: Preclinical data and clinical implications [J]. Lancet Oncol, 2012, 13 (1): e23-e31.

［36］ TURKE A B, ZEJNULLAHU K, WU Y L, et al. Preexistence and clonal selection of MET amplification in EGFR mutant NSCLC [J]. Cancer Cell, 2010, 17 (1): 77-88.

［37］ YUN C H, MENGWASSER K E, TOMS A V, et al. The T790M mutation in EGFR kinase causes drug resistance by increasing the affinity for ATP [J]. Proc Natl Acad Sci U S A, 2008, 105 (6): 2070-2075.

［38］ FUJITA Y, SUDA K, KIMURA H, et al. Highly sensitive detection of EGFR T790M mutation using colony hybridization predicts favorable prognosis of patients with lung cancer harboring activating EGFR mutation [J]. J Thorac Oncol, 2012, 7 (11): 1640-1644.

［39］ SUDA K, ONOZATO R, YATABE Y, et al. EGFR T790M mutation: A double role in lung cancer cell survival？ [J]. J Thorac Oncol, 2009, 4 (1): 1-4.

［40］ HONG Y S, JANG W J, CHUN K S, et al. Hsp90 inhibition by WK88-1 potently suppresses the growth of gefitinib-resistant H1975 cells harboring the T790M mutation in EGFR [J]. Oncol Rep, 2014, 31 (6): 2619-2624.

［41］ SMITH D L, ACQUAVIVA J, SEQUEIRA M, et al. The HSP90 inhibitor ganetespib potentiates the antitumor activity of EGFR tyrosine kinase inhibition in mutant and wild-type non-small cell lung cancer [J]. Target Oncol, 2015, 10 (2): 235-245.

［42］ COSTA D B, HALMOS B, KUMAR A, et al. BIM mediates EGFR tyrosine kinase inhibitor-induced apoptosis in lung cancers with oncogenic EGFR mutations [J]. PLoS Med, 2007, 4 (10): 1669-1679.

［43］ TOYOOKA S, DATE H, UCHIDA A, et al. The epidermal growth factor receptor D761Y mutation and effect of tyrosine kinase inhibitor [J]. Clin Cancer Res, 2007, 13 (11): 3431-3432.

［44］ BEAN J, RIELY G J, BALAK M, et al. Acquired resistance to epidermal growth factor receptor kinase inhibitors associated with a novel T854A mutation in a patient with EGFR-mutant lung adenocarcinoma [J]. Clin Cancer Res, 2008, 14 (22): 7519-7525.

［45］ BEAN J, BRENNAN C, SHIH J Y, et al. MET amplification occurs with or without T790M mutations in EGFR mutant lung tumors with acquired resistance to gefitinib or erlotinib [J]. Proc Natl Acad Sci U S A, 2007, 104 (52): 20932-20937.

［46］ ENGELMAN J A, ZEJNULLAHU K, MITSUDOMI T, et al. MET amplification leads to gefitinib resistance in lung cancer by activating ERBB3 signaling [J]. Science, 2007, 316 (5827): 1039-1043.

［47］ YANO S, WANG W, LI Q, et al. Hepatocyte growth factor induces gefitinib resistance of lung adenocarcinoma with epidermal growth factor receptor-activating mutations [J]. Cancer Res, 2008, 68 (22): 9479-9487.

［48］ MUELLER K L, MADDEN J M, ZORATTI G L, et al. Fibroblast-secreted hepatocyte growth factor mediates epidermal growth factor receptor tyrosine kinase inhibitor resistance in triple-negative breast cancers through paracrine activation of Met [J]. Breast Cancer Res, 2012, 14 (4): R104.

［49］ GUIX M, FABER A C, WANG S E, et al. Acquired resistance to EGFR tyrosine kinase inhibitors in cancer cells is mediated by loss of IGF-binding proteins [J]. J Clin Invest, 2008, 118 (7): 2609-2619.

［50］ PELED N, WYNES M W, IKEDA N, et al. Insulin-like growth factor-1 receptor (IGF-1R) as a biomarker for resistance to the tyrosine kinase inhibitor gefitinib in non-small cell lung cancer [J]. Cell Oncol (Dordr), 2013, 36 (4): 277-288.

［51］ ERJALA K, SUNDVALL M, JUNTTILA T T, et al. Signaling via ErbB2 and ErbB3 associates with resistance and epidermal growth factor receptor (EGFR) amplification with sensitivity to EGFR inhibitor gefitinib in head and neck squamous cell carcinoma cells [J]. Clin Cancer Res, 2006, 12 (13): 4103-4111.

第
7
章

［52］ BIANCO R, ROSA R, DAMIANO V, et al. Vascular endothelial growth factor receptor-1 contributes to resistance to anti-epidermal growth factor receptor drugs in human cancer cells [J]. Clin Cancer Res, 2008, 14 (16): 5069-5080.

［53］ WARE K E, MARSHALL M E, HEASLEY L R, et al. Rapidly acquired resistance to EGFR tyrosine kinase inhibitors in NSCLC cell lines through de-repression of FGFR2 and FGFR3 expression [J]. PLoS One, 2010, 5 (11): e14117.

［54］ AZUMA K, KAWAHARA A, SONODA K, et al. FGFR1 activation is an escape mechanism in human lung cancer cells resistant to afatinib, a pan-EGFR family kinase inhibitor [J]. Oncotarget, 2014, 5 (15): 5908-5919.

［55］ SEQUIST L V, WALTMAN B A, DIAS-SANTAGATA D, et al. Genotypic and histological evolution of lung cancers acquiring resistance to EGFR inhibitors [J]. Sci Transl Med, 2011, 3 (75): 75ra26.

［56］ JI W, CHOI C M, RHO J K, et al. Mechanisms of acquired resistance to EGFR-tyrosine kinase inhibitor in Korean patients with lung cancer [J]. BMC Cancer, 2013, 13: 606.

［57］ OHASHI K, SEQUIST L V, ARCILA M E, et al. Lung cancers with acquired resistance to EGFR inhibitors occasionally harbor BRAF gene mutations but lack mutations in KRAS, NRAS, or MEK1 [J]. Proc Natl Acad Sci U S A, 2012, 109 (31): E2127-E2133.

［58］ DE BRUIN E C, COWELL C, WARNE P H, et al. Reduced NF1 expression confers resistance to EGFR inhibition in lung cancer [J]. Cancer Discov, 2014, 4 (5): 606-619.

［59］ DE MELLO R A, MARQUES D S, MEDEIROS R, et al. Epidermal growth factor receptor and K-Ras in non-small cell lung cancer-molecular pathways involved and targeted therapies [J]. World J Clin Oncol, 2011, 2 (11): 367-376.

［60］ THIERY J P. Epithelial-mesenchymal transitions in tumour progression [J]. Nat Rev Cancer, 2002, 2 (6): 442-454.

［61］ THOMSON S, BUCK E, PETTI F, et al. Epithelial to mesenchymal transition is a determinant of sensitivity of non-small-cell lung carcinoma cell lines and xenografts to epidermal growth factor receptor inhibition [J]. Cancer Res, 2005, 65 (20): 9455-9462.

［62］ BARR S, THOMSON S, BUCK E, et al. Bypassing cellular EGF receptor dependence through epithelial-to-mesenchymal-like transitions [J]. Clin Exp Metastasis, 2008, 25 (6): 685-693.

［63］ ERCAN D, XU C, YANAGITA M, et al. Reactivation of ERK signaling causes resistance to EGFR kinase inhibitors [J]. Cancer Discov, 2012, 2 (10): 934-947.

［64］ ZHANG Z, LEE J C, LIN L, et al. Activation of the AXL kinase causes resistance to EGFR-targeted therapy in lung cancer [J]. Nat Genet, 2012, 44 (8): 852-860.

［65］ HUANG L, FU L. Mechanisms of resistance to EGFR tyrosine kinase inhibitors [J]. Acta Pharm Sin B, 2015, 5 (5): 390-401.

［66］ XU L, KIKUCHI E, XU C, et al. Combined EGFR/MET or EGFR/HSP90 inhibition is effective in the treatment of lung cancers codriven by mutant EGFR containing T790M and MET [J]. Cancer Res, 2012, 72 (13): 3302-3311.

［67］ PARK K, TAN E H, O'BYRNE K, et al. Afatinib versus gefitinib as first-line treatment of patients with EGFR mutation-positive non-small-cell lung cancer (LUX-Lung 7): A phase 2B, open-label, randomised controlled trial [J]. Lancet Oncol, 2016, 17 (5): 577-589.

［68］ SORIA J C, FELIP E, COBO M, et al. Afatinib versus erlotinib as second-line treatment of patients with advanced squamous cell carcinoma of the lung (LUX-Lung 8): an open-label randomised controlled phase 3 trial [J]. Lancet Oncol, 2015, 16 (8): 897-907.

［69］ YANG J C, WU Y L, SCHULER M, et al. Afatinib versus cisplatin-based chemotherapy for EGFR mutation-positive lung adenocarcinoma (LUX-Lung 3 and LUX-Lung 6): analysis of overall survival data from two randomised, phase 3 trials [J]. Lancet Oncol, 2015, 16 (2): 141-151.

［70］ YOSAATMADJA Y, SILVA S, DICKSON J M, et al. Binding mode of the breakthrough inhibitor AZD9291 to epidermal growth factor receptor revealed [J]. J Struct Biol, 2015, 192 (3): 539-544.

［71］ JÄNNE P A, YANG J C, KIM D W, et al. AZD9291 in EGFR inhibitor-resistant non-small-cell lung cancer [J]. N Engl J Med, 2015, 372 (18): 1689-1699.

［72］ YANG J C, CAMIDGE D R, YANG C T, et al. Safety, efficacy, and pharmacokinetics of almonertinib (HS-10296) in pretreated patients with EGFR-mutated advanced NSCLC: A multicenter, open-label, phase 1 trial [J]. J Thorac Oncol, 2020, 15 (12): 1907-1918.

［73］ SHI Y, ZHANG S, HU X, et al. Safety, Clinical activity, and pharmacokinetics of alflutinib (AST2818) in patients with advanced NSCLC with EGFR T790M mutation [J]. J Thorac Oncol, 2020, 15 (6): 1015-1026.

［74］ SHI Y, HU X, ZHANG S, et al. Efficacy, safety, and genetic analysis of furmonertinib (AST2818) in patients with EGFR T790M mutated non-small-cell lung cancer: A phase 2b, multicentre, single-arm, open-label study [J]. Lancet Respir Med, 2021, 9 (8): 829-839.

［75］ WALTER A O, SJIN R T, HARINGSMA H J, et al. Discovery of a mutant-selective covalent inhibitor of EGFR that overcomes T790M-mediated resistance in NSCLC [J]. Cancer Discov, 2013, 3 (12): 1404-1415.

［76］ WANG S, TSUI S T, LIU C, et al. EGFR C797S mutation mediates resistance to third-generation inhibitors in T790M-positive non-small cell lung cancer [J]. J Hematol Oncol, 2016, 9 (1): 59.

［77］ JIA Y, YUN C H, PARK E, et al. Overcoming EGFR (T790M) and EGFR (C797S) resistance with mutant-selective allosteric inhibitors [J]. Nature, 2016, 534 (7605): 129-132.

［78］ TANIZAKI J, OKAMOTO I, OKAMOTO K, et al. MET tyrosine kinase inhibitor crizotinib (PF-02341066) shows differential antitumor effects in non-small cell lung cancer according to MET alterations [J]. J Thorac Oncol, 2011, 6 (10): 1624-1631.

［79］ OU S H, KWAK E L, SIWAK-TAPP C, et al. Activity of crizotinib (PF02341066), a dual mesenchymal-epithelial transition (MET) and anaplastic lymphoma kinase (ALK) inhibitor, in a non-small cell lung cancer patient with de novo MET amplification [J]. J Thorac Oncol, 2011, 6 (5): 942-946.

［80］ WITTA S E, GEMMILL R M, HIRSCH F R, et al. Restoring E-cadherin expression increases sensitivity to epidermal growth factor receptor inhibitors in lung cancer cell lines [J]. Cancer Res, 2006, 66 (2): 944-950.

［81］ KWAK E L, BANG Y J, CAMIDGE D R, et al. Anaplastic lymphoma kinase inhibition in non-small-cell lung cancer [J]. N Engl J Med, 2010, 363 (18): 1693-1703.

［82］ CAMIDGE D R, BANG Y J, KWAK E L, et al. Activity and safety of crizotinib in patients with ALK-positive non-small-cell lung cancer: Updated results from a phase 1 study [J]. Lancet Oncol, 2012, 13 (10): 1011-1019.

［83］ KATAYAMA R, SHAW A T, KHAN T M, et al. Mechanisms of acquired crizotinib resistance in ALK-rearranged lung Cancers [J]. Sci Transl Med, 2012, 4 (120): 120ra17.

［84］ DOEBELE R C, PILLING A B, AISNER D L, et al. Mechanisms of resistance to crizotinib in patients with ALK gene rearranged non-small cell lung cancer [J]. Clin Cancer Res, 2012, 18 (5): 1472-1482.

［85］ CHOI Y L, SODA M, YAMASHITA Y, et al. EML4-ALK mutations in lung cancer that confer resistance to ALK inhibitors [J]. N Engl J Med, 2010, 363 (18): 1734-1739.

［86］ SASAKI T, KOIVUNEN J, OGINO A, et al. A novel ALK secondary mutation and EGFR signaling cause resistance to ALK kinase inhibitors [J]. Cancer Res, 2011, 71 (18): 6051-6060.

［87］ SALIDO M, PIJUAN L, MARTÍNEZ-AVILÉS L, et al. Increased ALK gene copy number and amplification are frequent in non-small cell lung cancer [J]. J Thorac Oncol, 2011, 6 (1): 21-27.

［88］ JI C, ZHANG L, CHENG Y, et al. Induction of autophagy contributes to crizotinib resistance in ALK-positive lung cancer [J]. Cancer Biol Ther, 2014, 15 (5): 570-577.

［89］ KIM H R, KIM W S, CHOI Y J, et al. Epithelial-mesenchymal transition leads to crizotinib resistance in H2228 lung cancer cells with EML4-ALK translocation [J]. Mol Oncol, 2013, 7 (6): 1093-1102.

［90］ KOGITA A, TOGASHI Y, HAYASHI H, et al. Hypoxia induces resistance to ALK inhibitors in the H3122 non-small cell lung cancer cell line with an ALK rearrangement via epithelial-mesenchymal transition [J]. Int J Oncol, 2014, 45 (4): 1430-1436.

［91］ MARSILJE T H, PEI W, CHEN B, et al. Synthesis, structure-activity relationships, and in vivo efficacy of the novel potent and selective anaplastic lymphoma kinase (ALK) inhibitor 5-chloro-N2-(2-isopropoxy-5-methyl-4-(piperidin-4-yl) phenyl)-N4-(2-(isopropylsulfonyl) phenyl) pyrimidine-2, 4-diamine (LDK378) currently in phase 1 and phase 2 clinical trials [J]. J Med Chem, 2013, 56 (14): 5675-5690.

［92］ SHAW A T, KIM D W, MEHRA R, et al. Ceritinib in ALK-rearranged non-small-cell lung cancer [J]. N Engl J Med, 2014, 370 (13): 1189-1197.

［93］ SHAW A T, GANDHI L, GADGEEL S, et al. Alectinib in ALK-positive, crizotinib-resistant, non-small-cell lung cancer: A single-group, multicentre, phase 2 trial [J]. Lancet Oncol, 2016, 17 (2): 234-242.

［94］ OU S H, AHN J S, DE PETRIS L, et al. Alectinib in crizotinib-refractory ALK-rearranged non-small-cell lung cancer: A phase Ⅱ global study [J]. J Clin Oncol, 2016, 34 (7): 661-668.

［95］ KATAYAMA R, FRIBOULET L, KOIKE S, et al. Two novel ALK mutations mediate acquired resistance to the next-generation ALK inhibitor alectinib [J]. Clin Cancer Res, 2014, 20 (22): 5686-5696.

［96］ PEREZ C A, VELEZ M, RAEZ L E, et al. Overcoming the resistance to crizotinib in patients with non-small cell lung cancer harboring EML4/ALK translocation [J]. Lung Cancer, 2014, 84 (2): 110-115.

［97］ GETTINGER S N, BAZHENOVA L A, LANGER C J, et al. Activity and safety of brigatinib in ALK-rearranged non-small-cell lung cancer and other malignancies: A single-arm, open-label, phase 1/2 trial [J]. Lancet Oncol, 2016, 17 (12): 1683-1696.

［98］ BONVINI P, GASTALDI T, FALINI B, et al. Nucleophosmin-anaplastic lymphoma kinase (NPM-ALK), a novel Hsp90-client tyrosine kinase: down-regulation of NPM-ALK expression and tyrosine phosphorylation in ALK (+) CD30 (+) lymphoma cells by the Hsp90 antagonist 17-allylamino, 17-demethoxygeldanamycin [J]. Cancer Res, 2002, 62 (5): 1559-1566.

［99］ SOCINSKI M A, GOLDMAN J, EL-HARIRY I, et al. A multicenter phase Ⅱ study of ganetespib monotherapy in patients with genotypically defined advanced non-small cell lung cancer [J]. Clin Cancer Res, 2013, 19 (11): 3068-3077.

［100］ SEQUIST L V, GETTINGER S, SENZER N N, et al. Activity of IPI-504, a novel heat-shock protein 90 inhibitor, in patients with molecularly defined non-small-cell lung cancer [J]. J Clin Oncol, 2010, 28 (33): 4953-4960.

［101］ DRUKER B J, TAMURA S, BUCHDUNGER E, et al. Effects of a selective inhibitor of the Abl tyrosine kinase on the growth of Bcr-Abl positive cells [J]. Nat Med, 1996, 2 (5): 561-566.

［102］ BUCHDUNGER E, ZIMMERMANN J, METT H, et al. Inhibition of the Abl protein-tyrosine kinase in vitro and in vivo by a 2-phenylaminopyrimidine derivative [J]. Cancer Res, 1996, 56 (1): 100-104.

［103］ LE COUTRE P, MOLOGNI L, CLERIS L, et al. In vivo eradication of human BCR/ABL-positive leukemia cells with an ABL kinase inhibitor [J]. J Natl Cancer Inst, 1999, 91 (2): 163-168.

［104］ GORRE M E, ELLWOOD-YEN K, CHIOSIS G, et al. BCR-ABL point mutants isolated from patients with imatinib mesylate-resistant chronic myeloid leukemia remain sensitive to inhibitors of the BCR-ABL chaperone heat shock protein 90 [J]. Blood, 2002, 100 (8): 3041-3044.

［105］ BRAGGIO E, BRAGGIO DDE A, SMALL I A, et al. Prognostic relevance of KIT and PDGFRA mutations in gastrointestinal stromal tumors [J]. Anticancer Res, 2010, 30 (6): 2407-2414.

［106］ HEINRICH M C, CORLESS C L, BLANKE C D, et al. Molecular correlates of imatinib resistance in gastrointestinal stromal tumors [J]. J Clin Oncol, 2006, 24 (29): 4764-4774.

［107］ CORLESS C L, SCHROEDER A, GRIFFITH D, et al. PDGFRA mutations in gastrointestinal stromal tumors: Frequency, spectrum and in vitro sensitivity to imatinib [J]. J Clin Oncol, 2005, 23 (23): 5357-5364.

［108］ LEE J H, KIM Y, CHOI J W, et al. Correlation of imatinib resistance with the mutational status of KIT and PDGFRA genes in gastrointestinal stromal tumors: A meta-analysis [J]. J Gastrointestin Liver Dis, 2013, 22 (4): 413-418.

［109］ LA ROSÉE P, DEININGER M W. Resistance to imatinib: Mutations and beyond [J]. Semin Hematol, 2010, 47 (4): 335-343.

［110］ VON BUBNOFF N, PESCHEL C, DUYSTER J. Resistance of Philadelphia-chromosome positive leukemia towards the kinase inhibitor imatinib (STI571, Glivec): A targeted oncoprotein strikes back [J]. Leukemia, 2003, 17 (5): 829-838.

［111］ ELRICK L J, JORGENSEN H G, MOUNTFORD J C, et al. Punish the parent not the progeny [J]. Blood, 2005, 105 (5): 1862-1866.

［112］ LIU Y, PERDREAU S A, CHATTERJEE P, et al. Imatinib mesylate induces quiescence in gastrointestinal stromal tumor cells through the CDH1-SKP2-p27Kip1 signaling axis [J]. Cancer Res, 2008, 68 (21): 9015-9023.

［113］ CALABRETTA B, SALOMONI P. Inhibition of autophagy: A new strategy to enhance sensitivity of chronic myeloid leukemia stem cells to tyrosine kinase inhibitors [J]. Leuk Lymphoma, 2011, Suppl 1 (Suppl 1): 54-59.

［114］ BRECCIA M, ALIMENA G. The current role of high-dose imatinib in chronic myeloid leukemia patients, newly diagnosed or resistant to standard dose [J]. Expert Opin Pharmacother, 2011, 12 (13): 2075-2087.

［115］ KANTARJIAN H M, TALPAZ M, O'BRIEN S, et al. Dose escalation of imatinib mesylate can overcome resistance to standard-dose therapy in patients with chronic myelogenous leukemia [J]. Blood, 2003, 101 (2): 473-475.

第
7
章

［116］ ZALCBERG J R, VERWEIJ J, CASALI P G, et al. Outcome of patients with advanced gastro-intestinal stromal tumours crossing over to a daily imatinib dose of 800 mg after progression on 400 mg [J]. Eur J Cancer, 2005, 41 (12): 1751-1757.

［117］ GEORGE S, TRENT J C. The role of imatinib plasma level testing in gastrointestinal stromal tumor [J]. Cancer Chemother Pharmacol, 2011, Suppl 1: S45-S50.

［118］ QUINTÁS-CARDAMA A, CORTES J. Therapeutic options against BCR-ABL1 T315I-positive chronic myelogenous leukemia [J]. Clin Cancer Res, 2008, 14 (14): 4392-4399.

［119］ WEISBERG E, MANLEY P W, COWAN-JACOB S W, et al. Second generation inhibitors of BCR-ABL for the treatment of imatinib-resistant chronic myeloid leukaemia [J]. Nat Rev Cancer, 2007, 7 (5): 345-356.

［120］ CARVALHO S, LEVI-SCHAFFER F, SELA M, et al. Immunotherapy of cancer: from monoclonal to oligo-clonal cocktails of anti-cancer antibodies: IUPHAR Review 18 [J]. Br J Pharmacol, 2016, 173 (9): 1407-1424.

［121］ SMITH M R. Rituximab (monoclonal anti-CD20 antibody): Mechanisms of action and resistance [J]. Oncogene, 2003, 22 (47): 7359-7368.

［122］ PÉREZ-CALLEJO D, GONZÁLEZ-RINCÓN J, SÁNCHEZ A, et al. Action and resistance of monoclonal CD20 antibodies therapy in B-cell Non-Hodgkin Lymphomas [J]. Cancer Treat Rev, 2015, 41 (8): 680-689.

［123］ HURWITZ H, FEHRENBACHER L, NOVOTNY W, et al. Bevacizumab plus irinotecan, fluorouracil, and leucovorin for metastatic colorectal cancer [J]. N Engl J Med, 2004, 350 (23): 2335-2342.

［124］ TEJPAR S, PRENEN H, MAZZONE M. Overcoming resistance to antiangiogenic therapies [J]. Oncologist, 2012, 17 (8): 1039-1050.

［125］ BLAGOSKLONNY M V. Antiangiogenic therapy and tumor progression [J]. Cancer Cell, 2004, 5 (1): 13-17.

［126］ CASCONE T, HERYNK M H, XU L, et al. Upregulated stromal EGFR and vascular remodeling in mouse xenograft models of angiogenesis inhibitor-resistant human lung adenocarcinoma [J]. J Clin Invest, 2011, 121 (4): 1313-1328.

［127］ RECK M, RODRÍGUEZ-ABREU D, ROBINSON A G, et al. Pembrolizumab versus chemotherapy for PD-L1-positive non-small-cell lung cancer [J]. N Engl J Med, 2016, 375 (19): 1823-1833.

［128］ LANGER C J, GADGEEL S M, BORGHAEI H, et al. Carboplatin and pemetrexed with or without pembro-lizumab for advanced, non-squamous non-small-cell lung cancer: a randomised, phase 2 cohort of the open-label KEYNOTE-021 study [J]. Lancet Oncol, 2016, 17 (11): 1497-1508.

［129］ SWAIN S M, KIM S B, CORTÉS J, et al. Pertuzumab, trastuzumab, and docetaxel for HER2-positive meta-static breast cancer (CLEOPATRA study): overall survival results from a randomised, double-blind, placebo-controlled, phase 3 study [J]. Lancet Oncol, 2013, 14 (6): 461-471.

［130］ SWAIN S M, BASELGA J, KIM S B, et al. Pertuzumab, trastuzumab, and docetaxel in HER2-positive meta-static breast cancer [J]. N Engl J Med, 2015, 372 (8): 724-734.

［131］ BLACKWELL K L, BURSTEIN H J, STORNIOLO A M, et al. Overall survival benefit with lapatinib in combination with trastuzumab for patients with human epidermal growth factor receptor 2-positive metastatic breast cancer: Final results from the EGF104900 Study [J]. J Clin Oncol, 2012, 30 (21): 2585-2592.

［132］ HOLMES F A, ESPINA V, LIOTTA L A, et al. Pathologic complete response after preoperative anti-HER2 therapy correlates with alterations in PTEN, FOXO, phosphorylated Stat5, and autophagy protein signaling [J]. BMC Res Notes, 2013, 6: 507.

［133］ HARBECK N, HUANG C S, HURVITZ S, et al. Afatinib plus vinorelbine versus trastuzumab plus vinorel-bine in patients with HER2-overexpressing metastatic breast cancer who had progressed on one previous trastuzumab treatment (LUX-Breast 1): An open-label, randomised, phase 3 trial [J]. Lancet Oncol, 2016, 17 (3): 357-366.

［134］ BURSTEIN H J, SUN Y, DIRIX L Y, et al. Neratinib, an irreversible ErbB receptor tyrosine kinase inhibitor, in patients with advanced ErbB2-positive breast cancer [J]. J Clin Oncol, 2010, 28 (8): 1301-1307.

第
7
章

第8章 抗肿瘤新药临床试验

第1节 抗肿瘤新药临床试验的历史回顾

药物临床试验是指在人体进行的药物系统性研究,目的是确定的疗效和安全性。数千年来,我国发展形成了以草药为主、经验医学的疾病诊疗体系。进入21世纪,新技术和新产业蓬勃兴起,全球药物研发快速发展,二代测序(next generation seqence,NGS)、循环肿瘤DNA(circulating tumor DNA,ctDNA)、表观遗传学等技术的进步推动了靶向治疗和免疫治疗等新型治疗手段的逐渐兴起,新药研发的数量、质量和效率显著增长,肿瘤治疗选择日益丰富,循证医学、诊疗规范化、精准医学的概念逐渐进入大众的视角。治疗手段的选择和规范化治疗体系的建立是临床试验的结果,我们逐渐脱离经验治疗模式,越来越多地依赖临床试验数据以及对数据的准确判断和分析。临床试验是为了研发新的治疗方法进行的程序化、科学化、基于人体的研究,主要目的是研究新药或新治疗方法的有效性和安全性。临床试验的历史已超过百年,抗肿瘤药物临床试验始于20世纪初期,将人类对抗肿瘤新药的渴望一次次变为现实,如今新药临床试验在全球范围内已成为抗肿瘤治疗不可缺少的一部分。

一、百年探索:新药临床试验的起源和发展

(一) 方法学发展

大约在10世纪,波斯医学家阿维森纳(Avicenna)在《医典》(*Canon of Medicine*)中便提出了新药用于动物和人类需遵循的7项基本规律,包括药物纯度高、观察时间需加以计算以排除自然自愈可能、药物疗效需在多项研究中进行验证、药物在人体内进行试验前需要在动物体内进行实验等,这些均折射出现代临床试验的缩影。1747年,被认为是现代临床试验之父的苏格兰海军军医詹姆斯·林德(James Lind)首先在临床试验中采用对照组。詹姆斯·林德发现柑橘果实可以预防坏血病,为了进行验证,他给在航海中患坏血病的英国船员提供了同样的餐食,并额外给他们不同的其他食物补充,例如苹果汁、海水、醋、肉豆蔻等,6天后,只有补充柑橘类的船员被治愈,这被认为是临床研究的雏形。直到1863年,第一个在治疗与安慰剂之间的比较性研究才真正开展,研究由美国医生奥斯汀·弗林特(Austin Flint)主导。他在13例风湿热的患者中用安慰剂对照一种被认为有效的药物,结果发现安慰剂和当时所认为的治疗药物间没有明显差别,而在第13个病例中发现

药物可能会减少风湿热相关的并发症。这项研究将药物干预和自然自愈的结果带到了大众的视线。此后,临床研究依然发展缓慢,1898 年丹麦医生菲比格(Fibiger)发表了血清治疗白喉的半随机对照临床试验结果,将随机临床试验这一方法带入人们的视野,当时人们就认可随机可以减少研究者可能存在的偏移。第一次在医学临床试验中应用随机方法是 1926 年 J. 伯恩斯·安伯森(J. Burns Amberson)在结核病患者中开展的研究,在这项研究中,24 例患者根据临床特征、X 线片和实验室检查被分为两个大致可比的组,随后通过投掷硬币来决定患者进入试验药物组或对照组。1948 年,英国医学研究委员会(British Medical Research Council,MRC)开展了第一个真正采用“正确”随机方法的临床试验,该试验旨在研究链霉素在结核病患者中的疗效,采用随机数字和密封的信封将患者分组为链霉素联合卧床休息组与单纯卧床休息组,盲法在其中也得到应用,整个试验过程中研究者和患者都不知道患者所接受的治疗,该研究为随机、对照、盲法的现代临床试验设计理念的建立奠定了基础。此后,大样本、多中心的随机对照临床试验取代了分散、个别的观察性研究和临床经验总结,形成了根据临床试验结果来制定诊疗规范的观念。

（二）伦理学的进步

虽然百年来临床试验方法在不断改进,但是对人体试验保护性研究的重视却是在第二次世界大战之后才发展起来的。打着科学旗号的虐待和屠杀,让人们认识到规范伦理势在必行,并迅速推动了临床研究伦理的进展。1948 年诞生的《纽伦堡法典》(Nuremberg Code)是一系列符合伦理的临床试验准则,它是对于打着科学旗号的暴行的呐喊和抗争。1964 年世界医学学会(World Medical Association,WMA)的《赫尔辛基宣言》(The Declaration of Helsinki)诞生,制定了人体医学研究的道德原则。《赫尔辛基宣言》的内容包括以人作为对象的生物医学研究的伦理原则和限制条件,是关于人体试验的第二个国际文件,象征着医学界在自我约束方面迈出了重要一步。该宣言前后经过多次修订,比《纽伦堡法典》更加全面、具体和完善。

（三）制度的完善

20 世纪 70~80 年代,国际上关于新药临床试验的方法逐渐统一。1977 年美国食品药品监督管理局(Food and Drug Administration,FDA)首先出台临床试验法案,此后各国药品临床试验规范化和法制化管理逐步形成。药品审评机构要求生产者提交药品安全性和有效性的评价证据,通过对临床试验数据的审核决定新药审批。临床试验方法的科学性、数据的可靠性以及伦理道德等方面的问题浮出水面,2006 年的“大象人事件”引起了社会的广泛关注,8 位英国男性健康受试者每个人为了赚取 2 000 英镑,作为药物临床试验的志愿者参加一个治疗风湿性关节炎、多种硬化症和白血病的新药“TGN1412”的首次人体试验,其中 6 位健康志愿者接受药物注射后不久出现了严重不良事件,多部位肿胀,形似“大象人”（“大象人”是德国影片 The Elephant Man 的主人公,头部畸形),对受试者和家人造成了沉重的打击。几十年来,各国先后制定和颁布了各自的药物临床试验质量管理规范,显示出政府对于临床试验风险的认识以及对于医药卫生领域法制化、规范化管理的决心。然而,这势必会导致不同国家的临床试验操作标准不同,而不同的审评标准会使新药进入各国市场的时间延长,从而导致医药企业耗资进一步增多。20 世纪 90 年代以来,随着全球经济一体化,制药公司和政府监管部门出于对新药研发成本、患者获益、医药支出的考虑,由美国FDA、美国制药工业协会(The Pharmaceutical Research and Manufacturers of America,PhRMA)、欧洲委员会(European Commission,EC)、欧洲制药工业协会(European Federation Pharmaceutical Industries Associations,EFPIA)、日本厚生省(现为厚生劳动省,ministry of health,labour and welfare)和日本制药工业协会（Japan Pharmaceutical Manufacturers Association，JPMA）共同发起成立的国际协调会议（International Conference on Harmonization，ICH）于 1991 年在比利时布鲁塞尔召开第一次会议，制定了关于人用药品注册技术的标准和指导原则，包括 ICH 药品临床试验质量管理规范（International Conference on Harmonisation Good Clinical Practice，ICH GCP），大会每两年召开一次。世界卫生组织（World Health Organization，WHO）制定了适用于各成员国的《世界卫生组织药品临床试验质量管理规范（World Health Organization Good Clinical Practice，WHO GCP）》，并于 1993 年颁布。卫生部于 1998 年 3 月 2 日颁布了中国《药品临床试验质量管理规范（试行）》，1998 年 8 月国家药品监督管理局（State Drug Administration，SDA）成立，SDA 先后颁布了《新药审批办法》《新生物制品审批办法》《进口药品管理办法》《仿制药审批办法》和《新药保护和技术转让的规定》。2017 年 6 月 1 日中国成为 ICH 正式成员，标志着中国药品监管进入国际化时代。

二、取得的成绩与反思：我国抗肿瘤新药临床试验历史回顾

近代肿瘤内科治疗已有 70 余年的历史，总结我国肿瘤内科治疗和抗肿瘤新药临床试验的发展，可以简单划分为三个阶段：探索期、初步规范期和临床试验质量管理规范期。

（一）探索期（1959—1977 年）

1959 年，我国第一个肿瘤内科专业科室在"中国医学科学院日坛医院"（现在的中国医学科学院肿瘤医院）建立，自建立之时起就开始了抗肿瘤药物临床研究，进行了中国第一个抗肿瘤新药 N-甲酰溶瘤素的临床试验，初步结果于 1962 年在《中华医学杂志》发表并在国际抗癌联盟（Union for International Cancer Control，UICC）第八届国际肿瘤大会上获得"药物治愈癌症的典范"的盛誉，随后中国医学科学院肿瘤医院又在《中华医学杂志》上发表了塞替派、环磷酰胺和氮芥等抗肿瘤药物临床试验的结果。后来由于历史原因和试验方法以及临床评价方法的不正确，出现了"神农丸"和"八匹马"等一些轰动一时却实则纯属巧合的"抗肿瘤神药"。受限于我国药品管理水平的局限性，此期间我国药品临床研究工作缺乏规范化，也缺少科学的、可操作性强的管理程序和标准来衡量、评价新药和新制剂。

（二）初步规范期（1978—1994 年）

改革开放后，临床试验的规范化和科学化受到重视，以仿制药为主的临床试验如雨后春笋般开展，其中不乏少量原创药物，基本解决了我国药品可及性的问题，但与原研产品质量及疗效的差距仍不可忽视，药品研发的基础条件、临床试验监查、药品技术审评仍处在摸索阶段。1973 年中国医学科学院肿瘤医院孙燕教授在全国抗癌药物会议上组织制定了常见肿瘤药物治疗的疗效指标，并于 1978 年进行修订，《抗肿瘤新药的临床试用方法》发表于《中华肿瘤杂志》1980 年第 2 卷第 2 期。1983 年中国医学科学院肿瘤医院和中山医科大学肿瘤防治中心成为第一批国家卫生部指定的抗肿瘤药物临床药理基地，国内上市的抗肿瘤药物明显增多，《中华医学杂志》发表了 5-氟尿嘧啶、肿瘤坏死因子等抗肿瘤药物及抗肿瘤辅助药物临床试验的结果。20 世纪 80 年代，我国开始了解国际上药品临床试验质量管理规范的发展动向，1992 年派员参加了世界卫生组织（World Health Organization，WHO）临床试验质量管理规范试验质量管理规范（Good Clinical Practice，GCP）定稿会议，为我国药品临床的发展奠定了坚实基础。

（三）临床试验质量管理规范期（1995 年至今）

随着 GCP 观念的传入以及我国政府的大力支持，我国逐渐迎来了临床试验质量管理规范

期(1995 年至今),抗肿瘤药物临床试验受试者的安全与权益得到切实保障,临床试验数据和质量得到监查,新药注册资料质量得到规范。1995 年 5 位临床药理专家(李家泰、桑国卫、诸骏仁、汪复、游凯)组成起草小组,以 WHO GCP 和 ICH GCP 为蓝本,结合我国国情起草了中国《药品临床试验质量管理规范(送审稿)》;1998 年 3 月 2 日卫生部颁布了《药品临床试验质量管理规范(试行)》,同年国家药品监督管理局(State Drug Administration,SDA)成立,1999 年 9 月 1 日国家药品监督管理局正式颁布并实施了《药品临床试验质量管理规范》。2003 年 9 月 1 日国家食品药品监督管理局(State Food and Drug Administration,SFDA)施行修订后的《药物临床试验质量管理规范》;2020 年 4 月 26 日,国家药品监督管理局(National Medical Products Administration,NMPA)发布了国家药品监督管理局会同国家卫生健康委员会组织修订的新版《药物临床试验质量管理规范》,并于 2020 年 7 月 1 日起正式施行。2012 年 5 月 15 日国家食品药品监督管理局正式颁布《抗肿瘤药物临床试验技术指导原则》。1979 年卫生部、国家医药管理局根据 1978 年《药政管理条例》的有关规定联合下发了《新药管理办法(试行)》;1984 年 9 月 20 日《中华人民共和国药品管理法》的颁布,标志着我国药品研发及临床试验得到法制保障,标志着中国药品注册法制化新阶段的开始;1985 年 7 月 1 日,卫生部根据 1984 年的《药品管理法》制定并正式颁布《新药审批办法》,第一个专门的药品注册法规就此诞生,标志着我国新药的管理审批进入了法制化阶段;1999 年 5 月 1 日,国家药品监督管理局正式颁布了《新药审批办法》并开始施行;2002 年 12 月 1 日《药品注册管理办法(试行)》开始执行;国家食品药品监督管理局颁布的《药品注册管理办法》于 2007 年 10 月 1 日起施行,并于之后进行多次修订;2020 年 1 月 22 日国家药品监督管理局颁布《药品注册管理办法》并于 2020 年 7 月 1 日起施行。抗肿瘤新药临床评价技术体系的科学化和规范化在这一期间建立并不断完善,人才培养得到重视。1995 年,中国医学科学院肿瘤医院孙燕教授举办第一届全国抗肿瘤药物临床试验 GCP 培训班,截至 2020 年,中国医学科学院肿瘤医院共举办了 14 届,为我国抗肿瘤药物临床试验的人才培养做出了应有的贡献。国家在"九五"设立"1035 工程"、"十五"设立"863 重大科研项目"、"十一五"至"十三五"设立"重大新药创制"科技重大专项,支持我国抗肿瘤新药临床试验平台建设,使得我国抗肿瘤新药临床试验逐渐与国际接轨。2001 年,中国医学科学院肿瘤医院和中山大学肿瘤防治中心成为国家科学技术部认可的第一批国家级药物(抗肿瘤药物)临床试验研究(GCP)中心。

中国医学科学院肿瘤医院内科在上述国家科研课题持续资助下,凝聚几代人心血,率先在我国建立了一个比较完整的抗肿瘤新药临床试验技术平台和体系,制定了抗肿瘤新药临床试验从临床试验方案设计、伦理审查到项目全程标准化管理和质量控制(包括立项、启动、执行、结束)的流程,进而保证客观、科学地评价受试药物的疗效和安全性;建立了专门服务于抗肿瘤新药临床试验的实验室,建立并完善了一系列实验室关键技术和标准操作规程,实现了抗肿瘤药物临床试验与转化研究一体化的研究体系。截至 2017 年,共完成 569 项抗肿瘤新药临床研究工作,共有 95 个新药 / 新适应证通过相应的临床研究上市,获得国家一类新药证书 8 项,为我国患者提供了更多、更新、更好的治疗选择,推动了抗肿瘤药物临床试验相关转化性研究的进程,为我国医疗卫生行业的健康发展提供了有力的技术支撑。我国抗肿瘤药物研发由仿制走向原始创新,已经上市的重组血管内皮抑素(YH-16,恩度)、盐酸埃克替尼、聚乙二醇化重组人粒细胞集落刺激因子(津优力)、西达本胺和甲磺酸阿帕替尼均是成功案例。2011 年由中国医学科学院肿瘤医院孙燕院士作为主要研究者牵头进行的 ICOGEN 研究结果显示,我国自主研发的表皮生长因子受体酪氨酸激酶抑制剂(epidermal growth factor receptor tyrosine kinase inhibitor,EGFR-TKI)埃克替尼治疗晚期非小细胞肺癌(NSCLC)疗效不劣于吉非替尼,不良事件更轻。该研究也是全球第一项直接头对头比较两种 EGFR-TKI 的多中心、随机、双盲、双模拟平行对照的 Ⅲ 期临床试验,全国 9 个城市的 27 家临床中心参与了该研究,开启了中国原创抗肿瘤分子靶向药物研发的新纪元,实现了我国小分子靶向抗癌药零的突破,成为 Citeline 出版的《药物研发年度报告》有史以来第一个收录的中国新药,向世界证明了我国新药创制和临床研究的水平。埃克替尼上市后又进行了多项临床研究,中国医学科学院肿瘤医院石远凯教授作为主要研究者牵头组织进行的 CONVINCE 研究的结果显示:埃克替尼单药对比培美曲塞联合顺铂后续培美曲塞维持一线治疗 *EGFR* 基因敏感突变的晚期 NSCLC,具有更好的疗效和安全性。抗肿瘤新药临床研究进入了快速蓬勃发展的新时期,若干领域接近或达到国际水平。

三、总结与展望

临床试验程序复杂、耗时长、耗费昂贵,需要详尽的准备、完备的计划以及多方面的通力合作,只有提高我国临床试验质量和效率才能将安全有效、性价比高的国产药物带给中国患者,适应医药产业快速发展的需要,为更多患者带来福利。ICH GCP 成为今后新药临床研发必须遵守的原则,同时也为我国临床试验提供了新的标准。"九五"期间我们在摸索和借鉴中走向规范,"十五"期间我们在实践和剖析中精益求精,"十一五"以来的努力则为我国抗肿瘤新药临床试验和审评审批带来了巨大的飞跃。

临床试验的发展推动药物的有效性、安全性以及患者的治疗结局不断改善。毋庸置疑,随着临床试验制度、流程、设计的优化,医药卫生体系将进一步成熟并适应新的挑战。人类的健康是我们永远的目标。

第2节　抗肿瘤新药临床试验的原则

肿瘤是严重威胁人类生命的疾病,多数中晚期肿瘤患者生存时间与期望值相差甚远、生活质量欠佳,急需开发更加安全有效的新药以解决未被满足的临床需要。抗肿瘤新药临床试验的目的是检测抗肿瘤新药在人体是否安全和有效。合理设计并严格执行的临床试验能用科学的方法回答临床问题,从而指导临床实践。

临床试验需要严格遵循以下原则:①选择合适的试验方法学,包括试验设计中的样本量计算、数据处理和统计分析方法;② GCP 是临床试验设计、实施、执行、监查、稽查、视察、记录、分析和报告的标准。在临床试验进行过程中需要遵循 GCP,确保数据和报告结果准确可信,同时确保临床试验受试者的权益和隐私得到保护。药物国际多中心临床试验要遵守国际通行的 GCP 原则和伦理要求。

在抗肿瘤药物的风险效益评估中,除遵循一般药物临床试验原则外,还应考虑其特殊性。本节将介绍抗肿瘤新药临床试验的基本原则。

一、国际协调会议药品临床试验质量管理规范

近年来,新药物研发日益趋于全球化。在这种背景下,国际协调会议药品临床试验质量管理规范(International Conference on Harmonisation Good Clinical Practice,ICH GCP)为临床试验提供了统一的标准,抗肿瘤新药临床试验均应采用统一的疗效和安全性评价标准,以促进各国健康主管机构(health authority,HA)在其权限内相互接受临床试验数据。

在抗肿瘤新药临床试验中,需要采用统一的标准来评价药物不良事件的严重程度。1981 年世界卫生组织(World Health Organization,WHO)颁布了标准化的抗肿瘤药物治疗报告,包括药物疗效和安全性以及报告临床试验结果的普适性原则。WHO 标准是评价抗肿瘤药物的经典标准。近年来,美国国家癌症研究所(National Cancer Institute,NCI)的不良事件通用术语标准(Common Terminology Criteria for Adverse Events,CTCAE)得到广泛使用。不良事件指的是与药物及诊疗程序有时间相关性的任何非预期的症状、体征或者疾病,不论该事件是否与药物或诊疗程序相关。CTCAE 分为 1~5 级,其中 5 级不良事件为致死性事件。

在疗效评价方面,WHO 标准发布后被广泛使用,然而在实际使用过程中,各临床试验协作组经常会修改标准以适应临床试验需求,缺乏统一标准往往会导致各临床试验结果解读混乱且难以比较。为了解决这个问题,2000 年欧洲癌症研究与治疗组织(European Organisation for Research and Treatment of Cancer,EORTC)、美国 NCI 和加拿大 NCI 在 WHO 标准基础上进行了修订和补充,制订了新的实体瘤疗效评价标准(Response Evaluation Criteria in Solid Tumours,RECIST),目前已修订为 RECIST1.1 版。此外,肿瘤患者治疗后生活质量(quality of life,QoL)的重要性也被高度重视,常常被列为评价终点之一。

二、临床试验的伦理学考虑

伦理学考虑是临床试验的首要原则。从临床试验规范的发展历史可以看出,《纽伦堡法典》和《赫尔辛基宣言》定义了临床试验的管理原则,提出了受试者需要知情同意并且自愿参加,临床试验需要独立伦理委员会(Independent Ethics Committee,IEC)批准,应选择合适的试验方法学,遵循在进行临床试验前需权衡可预见的危险和不便以及受试者和社会的获益,只有预期获益超过风险才能开始和继续临床试验等重要概念。在此基础上,ICH 确立了临床试验全球性的指导原则。这些临床试验规范强调了保护受试者的权利和安全。

在临床试验的各个阶段均需要符合伦理学要求。而保证受试者利益的重要措施是药物临床试验质量管理规范中规定的独立伦理委员会和患者知情同意书。

伦理委员会(Ethics Committee,EC)是由医疗专业人士、法律专家和非医疗专业人士(包括男性和女性)组成的独立组织,其职责是审查临床试验方案及附属文件是否符合道德,并为之提供公众保证,在整个临床试验过程中保护受试者的安全、健康和利益。伦理委员会的组成和一切活动不应受到临床试验组织和实施者的干扰和影响。

知情同意书(informed consent form)是每位受试者表示自愿参加某一临床试验的文字证明。研究者需要向受试者解释该临床试验的性质、研究目的、参与时间、观察步骤以及可预见的风险和获益、可供选择的其他治疗方法等相关事项。一定要告知受试者随时有不参加该临床试验的权利。表 8-1 列出了知情同意书的基本要素和增补要素。患者应充分了解该临床试验的必要信

第
8
章

息,并有机会向研究者提问以便做出决定。为了保证受试者的利益,一个未知临床疗效的抗肿瘤新药应该从常规治疗无效的患者开始进行临床试验。当在早期临床试验中观察到疗效后,才会逐渐在后续的临床试验中用于中晚期和/或早期患者。正由于Ⅰ期临床试验中新药的有效性尚不可知,出于伦理方面的考虑,Ⅰ期抗肿瘤新药临床试验不应该选择能够在常规治疗中获益的肿瘤患者,而应该选择标准治疗失败或者没有标准治疗的晚期肿瘤患者,因此Ⅰ期临床试验中伦理学问题尤其引人关注。在这种情况下,研究者需要注意不能过于强调参与临床试验的获益,而是应该用通俗易懂的语言向患者阐明Ⅰ期临床试验的目的是观察新药的人体耐受性,确定剂量限制性毒性(dose limiting toxicity,DLT)和最大耐受剂量(maximum tolerated dose,MTD),以确定下一步临床试验的给药方案。临床试验的分期将在相关章节进一步介绍。

表 8-1　知情同意书要素(基本要素和增补要素)

申明临床试验具有研究性质
①解释研究目的
②受试者预期参与临床试验的持续时间
③明确告知受试者预期参与的临床试验的性质和相关步骤
④描述可预见的受试者可能承受的风险或不适
⑤描述受试者可能从该临床试验中的获益
⑥披露受试者可能获益的其他治疗选择(如果存在)
⑦申明受试者信息的保密程度
⑧如果该临床试验存在一定风险,需要解释补偿条款,并说明如果受试者受到损伤是否能提供治疗,以及治疗方法
⑨指定该临床试验中回答相关问题的联系人,并指定受试者受到相关损伤后的联系人
⑩申明参加该临床试验是受试者自愿行为。受试者拒绝参与该临床试验不会有任何惩罚或者利益受损。受试者可随时退出该临床试验而不受到任何惩罚或利益损害
增补要素(如适用)
①告知受试者该临床试验的某些治疗或者相关检查可能会有不可预知的风险(或者如果受试者怀孕可能对胚胎或者胎儿有风险)
②在某些可预测的情况下,研究者可能会不需要受试者同意而中止受试者的试验治疗
③参与该临床试验可能产生的额外费用
④受试者在决定退出该临床试验后相关措施以及可能的后果
⑤申明该临床试验进行过程中,如果出现可能影响受试者继续参与该临床试验意愿的重大发现,受试者将会被告知
⑥该临床试验的样本量

三、临床试验方案设计

临床试验方案需叙述试验背景、理论基础和试验目的,并详细阐述试验设计、入组人群、试验方法和步骤、随访、试验终点、统计学方法等。临床试验的关键信息应该在试验方案中有明确定义,以利于试验结果解读并减少偏倚。不同类型临床试验方案中需考虑的因素不尽相同,这些将在下文中介绍。

（一）数据收集和质量控制

临床试验中数据来源包括数据采集表格，如纸质或电子病例报告表（case report form，CRF）、汇报严重不良事件（serious adverse event，SAE）及随访表格、调查问卷和监测患者日记等。此外，独立于临床试验外的其他数据也可能被用于该临床试验，如出院小结、死亡报告等。临床试验的关键数据指的是与临床试验方案中关于药物的获益和风险问题或假设的相关信息，包括基线信息、试验用药、伴随用药、终点变量以及不良事件等。临床试验中数据收集的主要问题集中在以下几个方面：①数据录入不及时；②数据遗失；③错误数据录入；④变异性太大影响数据的可重复性。

临床试验质量管理规范强调了临床试验数据收集和质量控制。准确有效的数据是临床试验的基石，因此数据管理是临床试验实施和执行中非常关键的一个部分。在过去数十年中，越来越多的人开始关注临床试验数据质量管理，并为改善临床试验数据质量做了大量工作。ICH GCP中对临床试验数据记录和分析有明确的规定，其他机构在 ICH GCP 的基础上进行了补充，制定了相应的机构标准。临床试验协会（The Society for Clinical Trials，SCT）于 1998 年发表了多中心临床试验指南。临床试验合理指南工作组（Sensible Guidelines Group for Clinical Trials）2007年发表了数据收集和质量控制指南。美国临床肿瘤学会（American Society of Clinical Oncology，ASCO）发表的临床试验指南和抗肿瘤新药儿童试验指南中也包含了临床试验数据采集规范。

在临床试验中应及时准确记录并合理处置和保存数据，以便能够准确报告、解释和核实该临床试验数据。

（二）抗肿瘤新药临床试验终点

临床试验终点是判断抗肿瘤药物疗效和主要不良事件最重要的观察指标，反映了研究要达到的目的或回答的问题。下面将简单介绍抗肿瘤药物临床试验中常见的终点。

1. **安全性终点**　不良事件指的是用药患者或临床试验受试者中发生的任何医疗事件，而不一定与治疗有因果关系。因此，一个不良事件（adverse event，AE）可以是与使用的试验药物在时间上相关的任何不利和非意求的征兆（包括异常的实验室发现）、症状或疾病，而不管其是否与试验药品有关。

目前临床试验中常用"不良事件通用术语标准"（Common Terminology Criteria for Adverse Event，CTCAE）来评价不良事件的等级。CTCAE 根据下面的一般准则对各个不良事件的严重程度（1~5 级）作了特定的临床描述。

1 级：轻度；无症状或轻微症状；仅为临床或诊断所见；无须治疗。

2 级：中度；需要较小、局部或非侵入性治疗；与年龄相当的工具性日常生活活动受限。

3 级：严重或者医学上有重要意义但不会立即危及生命；导致住院或者延长住院时间；致残；自理性日常生活活动受限。

4 级：危及生命；需要紧急治疗。

5 级：与不良事件相关的死亡。

日常生活活动（activities of daily living，ADL）：工具性日常生活活动指做饭、购买杂货或衣物、使用电话、理财等。自理性日常生活活动指洗澡、穿脱衣、吃饭、如厕、服药等，并未卧床不起。

在抗肿瘤新药临床试验中，不良事件是评价药物安全性的重要终点。绝大部分临床试验要求记录基线状态时受试者的症状以及尚未恢复的既往治疗引起的毒性反应。在试验过程中定期评价不良事件,包括程度、持续时间、与试验药物相关性等信息。在随机对照临床试验中,对比分析不同组间的各种不良事件发生率是评价药物毒性反应的重要环节。

2. **疗效终点** 不同疗效终点服务于不同的研究目的。临床试验中常用的疗效终点有:①生存期终点;②基于肿瘤测量的临床试验终点,包括无病生存(disease-free survival,DFS)、客观缓解率(objective response rate,ORR)、无进展生存(progression-free survival,PFS)等,这些终点的数据收集和处理均基于肿瘤的测量;③基于症状评价的临床试验终点,包括患者自评结果(patient reported outcome,PRO)和生活质量评分(quality of life,QoL)。表 8-2 列出了抗肿瘤新药重要临床试验终点的定义。

表 8-2 抗肿瘤新药重要临床试验终点

终点	定义
总生存(OS)	从随机分组开始到因各种原因导致患者死亡之间的时间
客观缓解率(ORR)	肿瘤体积缩小达到预先规定值并能维持最低时限要求的患者比例。缓解期通常是指从开始出现疗效直至证实出现肿瘤进展的这段时间。一般定义客观缓解率为完全缓解和部分缓解之和
无病生存(DFS)	患者从随机分组开始到出现肿瘤复发或由任何原因引起死亡之间的时间
至进展时间(TTP)	从随机分组开始到出现肿瘤客观进展之间的时间
无进展生存(PFS)	从随机分组开始到出现肿瘤客观进展或死亡之间的时间
患者自评结果(PRO)	直接来自患者的关于其健康状况的报告,可作为反映症状获益的恰当评价方法

注:OS:overall survival,总生存;ORR:objective response rate,客观缓解率;DFS:disease-free survival,无病生存;TTP:time to progression,至进展时间;PFS:progression-free survival,无进展生存;PRO:patient reported outcome,患者自评结果。

在传统的抗肿瘤药物研发过程中,早期临床试验的目的是评价药物的安全性和生物活性,如肿瘤缩小。后期的有效性研究通常评价药物能否提供临床获益。在 20 世纪 70 年代,通常以影像检查或体检等肿瘤评价方法测得的客观缓解率为依据批准抗肿瘤药物上市。在随后的数十年里,人们逐渐认识到抗肿瘤药物的审批应该基于更直接的临床获益证据,如患者生存期改善、生活质量提高、体能状态(performance status,PS)或肿瘤相关症状减轻等。这些临床获益很多时候并不能通过客观缓解率或与其相关的指标进行预测。美国 FDA 以生存期延长和症状改善两点作为批准药物上市的依据。

应该根据临床试验目的、期别选择合适的临床试验终点,用于抗肿瘤新药的临床试验疗效终点通常应当是反映临床获益的指标。在肿瘤领域,生存期改善被认为是评价某种药物临床获益的合理标准。当某种药物用于治疗严重或威胁生命的疾病、对现有治疗有明显改进或填补治疗空白时,在一定条件下可采用基于肿瘤测量的临床试验终点作为替代终点(surrogate end point)支持该药物的上市申请。这些终点包括无病生存期、客观缓解率、至进展时间(time to progression,TTP)、无进展生存期和治疗失败时间(time to treatment failure,TTF)。所有时间依赖性终点的数据收集和处理均基于间接的评价、计算或估算(如肿瘤的测量)。选择基于肿瘤测量的临床试验终点时,应针对该终点在该抗肿瘤药物临床获益评价中的不确定性和偏倚进行评价。在不同抗肿瘤药物临床试验中,研究者对肿瘤测量的精确性相差甚远。这些替代终点可能不同于生存期这类指标经过充分验证,但可能会合理预测临床获益。在这种情况下,申请人必须承诺进行上市后临床试验以确证该药物的实际临床获益。

无论肿瘤本身还是其治疗都会影响生活质量。生活质量是一个广泛的概念,也不易于测量。临床试验中常使用的是健康相关生活质量(Health-related Quality of Life,HRQOL),常用生活质量评分来评估与健康相关的生活质量。症状和体征的改善通常被认为是临床获益,如体重增加、体力改善、疼痛等肿瘤相关症状减轻或镇痛药用量减少等。应当注意,临床试验中生活质量改善可能是由于药物的抗肿瘤作用,也可能是这种药物相对其他药物毒性较小。当以症状和体征的改善作为支持抗肿瘤药物审批的主要终点时,应当区分是肿瘤相关症状的改善还是药物毒性的减小或缺失。患者自评结果是直接来自患者的关于其健康状况的报告,而非来自临床医生或其他任何人,可以作为反映临床获益的恰当评价方法,但具有一定局限性,研究者和受试患者报告中可能存在很大差别,问卷信息收集的时间点会对结果产生影响,语言因素会导致不能准确评价。设计适宜的详细的评估量表是准确评价药物作用的基础,不应只提供"出现或未出现"这样的数据。用于抗肿瘤药物临床试验效果评价的量表必须经过信度(reliability)和效度(validity)分析,量表中各项目的评价应尽可能采用定量或等级划分来反映观察项目变化的程度,应尽可能避免采用"是或否""出现或未出现"这样的二分类数据。因药物毒性或肿瘤进展而终止对受试者的评价,导致数据缺失,这种情况在抗肿瘤药物临床试验中较为常见。数据缺失会导致评价困难,因此在试验方案中应有相应的措施,尽可能避免或减少数据缺失。

尽管目前许多生物标志物已经作为临床观察肿瘤反应和进展的监测指标,比如甲胎蛋白(α-fetoprotein,AFP)用于肝细胞癌,前列腺特异性抗原(prostate specific antigen,PSA)用于前列腺癌,但仍需要进一步的研究证实现有测试方法的可靠性,确定生物标志物改善能否预测临床获益,因此目前生物标志物终点尚不能单独作为药物获批上市的依据。生物标志物还可以用于确定预后因素、患者选择以及在临床试验设计中需要考虑的分层因素。随着精准医学的概念在肿瘤领域蔚然成风,多项临床试验结果均证明某些生物标志物能够预测临床获益,如表皮生长因子受体(epidermal growth factor receptor,*EGFR*)基因敏感突变、间变性淋巴瘤激酶(anaplastic lymphoma kinase,*ALK*)融合基因阳性是非小细胞肺癌的驱动基因,所以 *EGFR* 基因敏感突变用于预测 EGFR 酪氨酸激酶抑制剂(tyrosine kinase inhibitor,TKI)的疗效,*ALK* 融合基因阳性用于预测 ALK-TKI 的疗效等。不断加强分子标志物指导下的临床用药,是靶向治疗时代追求的目标。

近年来,新药的经济学评价受到越来越多的关注。经济学评价包括从提高疗效和经济效益两方面来评价新药,医学中常用生活质量调整寿命年(quality-adjusted life years,QALY)来评价不同治疗方法的成本 - 效益比率,新药的经济学评价在制定合理医疗策略中发挥了不可忽视的作用。

四、临床试验分期

抗肿瘤药物的临床研究过程通常分为 Ⅰ ~ Ⅳ 期临床试验。Ⅰ 期临床试验是对药物的耐受性、药物代谢动力学(pharmacokinetics,PK)进行初步研究;Ⅱ 期临床试验是探索新药对不同类型肿瘤的有效性和安全性;Ⅲ 期临床试验是新药临床价值的确证性研究,为新药注册申请提供充分依据;Ⅳ 期临床试验是新药上市后在更广泛使用的条件下,对药物疗效和安全性的研究。

需要指出的是,这种临床研究的分期并不是固定的开发顺序。尽管一般来说 Ⅰ、Ⅱ 期临床试验为探索性研究,Ⅲ 期临床试验为确证性研究,但统计假设的建立和检验也可以成为 Ⅱ 期临床试验的一部分；部分探索性研究也可能成为Ⅲ期临床试验的一部分。

（一）Ⅰ期临床试验

Ⅰ期（phase Ⅰ）临床试验的主要目的是研究新药的 MTD 和 DLT，确定Ⅱ期临床试验的推荐给药剂量（recommended phase Ⅱ dose，RP2D）和方案。进行 PK/ 药物效应动力学（pharmacodynamics，PD）研究。抗肿瘤药物应当选择肿瘤患者进行临床试验，其中Ⅰ期临床试验应当选择标准治疗失败或没有标准治疗的晚期肿瘤患者。给药方案是决定药物疗效和安全性的关键因素之一，也是Ⅰ期临床试验需要考虑的重点。

多数抗肿瘤药物的治疗指数（therapeutic index，TI）很小，较高的起始剂量可能导致患者出现严重毒性反应甚至死亡，从而使得原本具有潜力的有效药物难以继续研发。但是如果选择过低的起始剂量，则有可能使得试验周期延长，同时使更多患者暴露于无效剂量之下，因此起始剂量的选择非常关键。细胞毒药物单次给药起始剂量推荐为啮齿类动物 MTD 剂量的 1/10 或非啮齿类动物 MTD 剂量的 1/6，单位为 mg/m^2。某些非细胞毒抗肿瘤药物单次给药起始剂量推荐采用非临床试验中非啮齿类动物未观察到不良效应剂量水平（no observed adverse effect level，NOAEL）的 1/5，或者更高。

多次给药起始剂量主要依据单次给药的临床试验结果确定，同时应该综合考虑临床前重复给药的毒理研究结果。

剂量递增方案的确定要考虑药物临床前研究的暴露量 - 效应 / 毒性曲线关系和个体差异。通常采用改良的斐波那契（Fibonacci）法设计剂量爬坡方案，即在初始剂量后，依次按 100%、67%、50%、33%、33% 递增。也可以采用其他剂量递增方案设计方法，但临床试验方案中应该阐明选择剂量递增方案的方法学和合理性，还应该详细说明 MTD 和 DLT 的具体定义。

对于细胞毒药物，剂量逐渐递增到 MTD 就可以停止爬坡。有些非细胞毒药物的毒性很小，可能在较高剂量下也不能观察到明显的 MTD。但即使药物作用的活性靶点已经饱和或在没有显著毒性的剂量水平时就观察到了明显疗效，也仍然建议进行更高剂量的研究，以便更好地明确化合物的安全性特点。如果剂量递增到可观察到疗效后，继续增加剂量疗效并没有相应增加，但毒性明显增加，则应该选择较低的剂量进行后续研究。

（二）Ⅱ期临床试验

Ⅱ期（phase Ⅱ）临床试验是在Ⅰ期临床试验明确了药物的毒性靶器官并认为药物的毒性基本在可接受范围内的基础上进行的探索性试验。Ⅱ期临床试验可以有不同的目的，如在不同类型的肿瘤中或某一拟定瘤种中进一步探索药物的抗肿瘤活性、给药剂量和给药方案等。

Ⅱ期临床试验能够获得以下几方面的信息：①判断药物是否具有抗肿瘤活性；②判断对药物敏感的瘤种以决定进一步开发；③判断对药物不敏感的瘤种从而停止对这些瘤种的开发；④判断给药剂量与方案的可行性等。一个有效的Ⅱ期临床试验可淘汰无效药物，选择敏感瘤种，为Ⅲ期临床试验的决策提供充分依据。

Ⅱ期临床试验是初步评价药物对目标适应证患者的治疗效果，为Ⅲ期临床试验的设计提供依据，同时观察药物安全性。Ⅱ期临床试验应预先设定终止临床试验的标准，以便对药物的疗效和安全性作出客观判断，为决定继续进行后续临床试验或终止该药物的开发提供依据。

根据研究目的的不同，Ⅱ期临床试验方案设计可采用多种形式，包括随机对照、多阶段、适应性设计（adaptive design）等方法。在探索单药治疗效果时，可采用单臂设计（single-arm design）

或剂量对照。但在有常规标准有效治疗方法时,应尽量采用随机对照设计,将常规标准有效治疗方法作为对照,以便检验出试验药物与已有治疗方案相比在疗效上是否具有优势,提高判断是否进入下一阶段临床试验的把握度。瘤种选择的主要依据是Ⅰ期临床试验的初步有效性结果和其他同类药物已有的抗肿瘤效果,同时参考体外肿瘤细胞敏感性研究结果。生物标志物为患者提供了精准治疗的选择,如针对 *EGFR* 基因突变,*ALK*、*ROS1* 融合基因的 1、2、3 代酪氨酸激酶抑制剂。

根据客观缓解率判断药物是否具有抗肿瘤活性,决定药物是否值得进一步研究开发或者应该淘汰,选出对药物最敏感和 / 或中等敏感的瘤种,作为推荐Ⅲ期临床试验的适应证。如果同时观察了生存期、生活质量和临床症状等方面的疗效评价指标,也应该尽可能一并进行总结。在Ⅱ期临床试验中,应该优选出最合理的给药方案作为推荐Ⅲ期临床试验的给药方案;总结药物毒性反应的特征,提出根据毒性反应进行药物剂量调整的原则,保证Ⅲ期临床试验患者的安全性。

（三）Ⅲ期临床试验

Ⅲ期(phase Ⅲ)临床试验是新药临床价值的确证性研究,确认新药对目标适应证患者的治疗价值和安全性,为新药注册申请提供充分依据。Ⅲ期临床试验应该是具有足够样本量的随机盲法对照试验。中期分析是Ⅲ期临床试验方案设计可以考虑的,以便有效检测疗效和安全性,中期分析的相关事宜必须事先在临床试验方案中确定。参与临床试验的人员不能直接参加中期分析,由独立的数据监查委员会(Data Monitoring Committee,DMC)告知研究者是否继续进行该临床试验或需要对该临床试验方案进行修改。DMC 一般至少由治疗领域临床专家、统计学专家组成,也可以根据需要增设其他领域专家。并非所有临床试验都必须设立 DMC,但对于以延长生存或减少重要不良事件风险为主要目标的大样本、随机对照、多中心临床研究,尤其是存在安全性担忧或伦理学担忧,需要进行中期分析时,建议申请人考虑设立 DMC。应事先制订 DMC 标准操作规程(standard operation procedure,SOP),按照相关章程实施其职责,并保留所有会议记录。

抗肿瘤新药重要临床试验终点指标比较见表 8-3。

表 8-3　抗肿瘤新药重要临床试验终点指标比较

终点	研究设计	优点	缺点
总生存	需随机研究; 盲法非决定性因素	直接反映了受试者获益,是广为接受的终点; 易于测量; 可精确测量	试验所需样本量大; 耗时较长; 易受到交叉治疗和后续治疗的影响; 包括了非肿瘤原因死亡
症状终点(基于患者报告临床结局:患者自评结果)	需随机盲法研究	患者临床获益的直接感受	肿瘤临床试验中盲法常难以进行; 收集数据困难较大,容易出现数据缺失或不完整; 无法准确反映较小的临床获益; 缺乏经过验证的测量工具
无病生存	需随机研究; 首选盲法研究; 推荐进行盲态审查	与生存研究相比,所需病例少而且所需随访时间较短	并非在所有瘤种中均能作为总生存期的替代终点; 非精确测量,存在评价偏倚,特别是在开放性试验中; 不同试验中定义可能不同

续表

终点	研究设计	优点	缺点
客观缓解率	单臂试验或随机研究均可用此终点；比较性研究中首选盲法；推荐进行盲态审查	可用于单臂试验；可用于早期试验，与生存研究相比所需病例少；有效性归因于药物而非疾病的自然进程	并非临床获益的直接测量方法；通常反映药物在少数受试者中的活性；与生存相比数据较混杂
完全缓解率	单臂试验或随机研究均可用此终点；比较性研究中首选盲法	可用于单臂试验；持续的完全缓解可反映临床获益；可用于早期试验，与生存研究相比所需病例少	并非临床获益的直接测量方法；较少药物达到高完全缓解率；与生存相比数据较混杂
无进展生存或疾病进展时间	需随机研究；首选盲法研究	与生存研究相比，所需病例少、所需随访时间较短	并非在所有瘤种中均能作为总生存期的替代终点；非精确测量，存在评价偏倚，特别是在开放性试验中；不同试验中定义可能不同；对于进展的标准/测量方法可能不同（影像学进展或者临床进展）；受疗效评价频率影响

Ⅲ期临床试验结果总结应该包括以下几点：①明确药物能否给患者带来确切的临床获益，即能否提高患者总生存期、能否延长肿瘤复发时间、能否延缓肿瘤进展、能否有效缩小肿瘤体积、能否改善临床症状、能否提高生活质量等；②说明药物的急性毒性、亚急性毒性、慢性毒性、蓄积毒性、罕见毒性，与药物相关毒性反应的发生率、严重程度、持续时间、是否可逆、临床后果以及处理方法等；③结合药物有效性和安全性进行风险-效益评估。

为了考察受试药物是否对某一特定人群有效，可以做进一步的分层分析。具体的分层方法必须事先在试验方案或统计分析计划中阐明。

（四）Ⅳ期临床试验

Ⅳ期（phase Ⅳ）临床试验是新药上市后在更广泛使用的条件下，对药物疗效和安全性的研究。

第3节　抗肿瘤细胞毒药物疗法的临床研发

细胞毒药物（cytotoxic drugs，CD）泛指对细胞具有毒性作用的药物。最早用于肿瘤治疗领域的细胞毒药物主要通过化学手段合成，因此使用此类药物治疗恶性肿瘤的疗法被称为化学治疗，简称化疗。从药物对细胞作用的角度来说，用于化疗的药物也称为细胞毒药物。虽然后来进入临床的细胞毒药物来源广泛，例如来源于自然界或基于自然界的物质进行人工半合成，但是"化疗"这一提法一直保留下来。

与外科手术治疗和放射治疗相比，医学界对化疗的探索起步晚了很多。作为系统性抗肿瘤治疗（systemic anticancer therapy）策略的化疗，是在基础理论支持下的探索和临床实践，是一个与时俱进的动态过程，细胞毒药物是支持、验证这种探索与实践的工具。本节将以人类对于恶性肿瘤的认识和抗肿瘤治疗手段的发展为切入点，介绍化疗的临床发展历程。文中的"化疗"即指"抗肿瘤细胞毒药物疗法"，"肿瘤"或"恶性肿瘤（malignancies）"即指"恶性实体瘤（malignant solid tumor）"和"血液系统恶性肿瘤（hematologic malignancies）"。

一、漫长的探索——人类和肿瘤相识已久

恶性肿瘤并非人类特有的疾病，动物也会发生。在古生物化石中就发现过疑似骨骼肿瘤的印记。西方历史中关于人类肿瘤的记载可以追溯到公元前 3000 年左右古埃及的莎草纸手稿中，在木乃伊身上也发现过骨肉瘤的痕迹。

"Cancer（癌症）"这个词来源于古希腊医生希波克拉底（Hippocrates）对恶性肿瘤的描述。后来另一位古希腊医生盖伦（Galen）使用 "oncos"（古希腊语意为"肿胀"）代表肿瘤，并基于体液学说认为过多的黑胆汁是导致肿瘤发生的原因，这一观点在之后近 2000 年的时间里主导着欧洲医学界。直到 15 世纪欧洲文艺复兴时期，各学科的技术进步促进了医学界对人体的研究，1761 年，意大利解剖学家乔瓦尼·巴蒂斯塔·莫干尼（Giovanni Battista Morgagni）开始通过尸检观察疾病与病理学改变之间的关系，由此开始了对肿瘤学的科学观察。18 世纪苏格兰著名外科医生约翰·亨特（John Hunter）首先提出了某些肿瘤可以通过外科手术切除而治愈，并提出如果肿瘤没有侵犯周围组织就可以考虑切除。

现代显微镜的雏形出现在 17 世纪的欧洲，1665 年英国科学家罗伯特·虎克（Robert Hooke）在显微镜下发现了细胞，这为细胞理论（cell theory）和现代病理学打下了基础。进入 19 世纪，德国生理学家西奥多·施旺（Theodor Schwann）和植物学家马蒂亚斯·雅各布·施莱登（Matthias Jakob Schleiden）于 1839 年建立了细胞理论，该理论促进了生物学的发展。在肿瘤研究方面，被称为细胞病理学奠基人的德国医生、病理学家鲁道夫·魏尔肖（Rudolf Virchow）开创了恶性肿瘤的现代病理学研究，并于 1863 年确认了肿瘤的细胞学来源。之后，英国外科医生斯蒂芬·佩吉特（Stephen Paget）于 1889 年提出了恶性肿瘤远处转移的"种子 - 土壤学说"（seed and soil theory）。20 世纪以前，医学界一直没有找到恶性肿瘤发生、发展的确切原因，肿瘤的病因仍然是一个"黑箱（black box）"。直到 20 世纪 40 年代，随着 DNA 的发现，恶性肿瘤发生发展的物质基础和作用机制才逐渐明朗。1944 年，微生物学家奥斯瓦尔德·西奥多·埃弗里（Oswald Theodore Avery、科林·麦克劳德（Colin MacLeod）和麦克林·麦卡蒂（Maclyn McCarty）在细菌中进行的 Avery-MacLeod-McCarty 实验发现并证实了细胞的遗传信息载体是 DNA。在当时，被广泛接受的观念是细胞通过蛋白质记录遗传信息。该实验结果为 1953 年詹姆斯·沃森（James Watson）和弗朗西斯·克里克（Francis Crick）发现 DNA 双螺旋结构指明了方向。5 年后，弗朗西斯·克里克提出了分子生物学中心法则（central dogma of molecular biology）。至此，经过上千年的探索，肿瘤学研究进入了分子生物学时代，并为临床治疗新疗法的出现提供了可能。

二、困顿中前行——化疗的前世今生

（一）冷热之间的选择

在 20 世纪以前，以化疗为代表的系统性抗肿瘤治疗并未受到关注。治疗肿瘤的医生更多认

为这一疾病是肿块局部的问题,切除是直接有效的治疗方式,例如古埃及手稿中关于肿瘤的描述就是出现在外科教科书当中。

到了18世纪,医学界逐渐明确了肿瘤是一种独立的疾病类型,并建立了专门的医疗机构治疗肿瘤病患。第一所肿瘤专科医院于1740年成立于法国兰斯(Rheims),英国于1851年在伦敦设立了第一所肿瘤专科医院,主要的治疗手段是外科手术和放射治疗。

随着麻醉剂和无菌观念在19世纪中叶和后期的建立和推广,外科手术,包括恶性肿瘤的切除术得以深入开展。其中经典的外科实践是1894年美国约翰·霍普金斯医院外科创始人威廉·斯图尔特·霍尔斯特德(William Stewart Halsted)提出的乳腺癌根治术。霍尔斯特德假设乳腺癌病情进展是由于肿瘤不断直接侵犯周围组织导致的,因此切除越彻底、治愈的可能性就越大。虽然70余年之后美国国家乳腺与肠道外科辅助治疗研究组(National Surgical Adjuvant Breast and Bowel Project,NSABP)基于动物实验结果开展的一系列临床试验证明了单纯扩大手术切除范围不能治愈乳腺癌,但在20世纪前半叶外科手术几乎是乳腺癌唯一有效的治疗手段。

20世纪50年代,放射治疗成为另一种治疗手段。放射治疗萌生于1895年威廉·康拉德·伦琴(Wilhelm Conrad Röntgen)发现X射线,1898年居里夫妇费雷德克里·约里奥·居里(Frederic Joliot-Curie)和伊伦·约里奥·居里(Irène Joliot-Curie)发现镭元素促进了放射科学的研究。1950年钴-60体外放射治疗的临床应用是现代放射治疗的开端,之后随着肿瘤影像学以及计算机技术的发展,放射治疗领域的进展主要依托于相关技术的进步。

20世纪前半叶是依赖手术、放射治疗等局部手段治疗肿瘤的时代。正如悉达多·穆克吉(Siddhartha Mukherjee)在《众病之王:癌症传》(Cancer:The Emperor of All Maladies)一书中所说,这一时期,肿瘤患者只能在热的射线和冷的手术刀之间进行选择(choice between the hot ray and the cold knife)。到了20世纪50年代,医学界逐渐意识到,即使手术切除再彻底、放射剂量再增加,多数患者的恶性肿瘤仍然无法治愈。

(二)20世纪以前抗肿瘤药物疗法的探索

在18世纪,肿瘤被认为是具有传染性的疾病,抗肿瘤药物治疗的策略有时会借鉴抗感染疗法。最早用于抗肿瘤的药物是含砷制剂,其历史可以追溯到古代波斯和印度的医学文献。在1796年,英国医生托马斯·福勒(Thomas Fowler)使用一种主要由三氧化二砷和碳酸氢钾配制的溶液——福勒溶液(Fowler's solution)治疗疟疾等病症。之后,福勒溶液成为多种疾病的标准疗法,其中包括肿瘤。1865年,德国医生海因里希·利绍尔(Heinrich Lissauer)尝试用福勒溶液治疗白血病,之后又用于淋巴瘤的治疗,使用福勒溶液治疗白血病的方法一直持续到20世纪30年代。进入20世纪,基于中国采用三氧化二砷治疗急性早幼粒细胞白血病的成功经验,美国FDA在2000年批准了相应的临床试验,目前该化合物已经成为这种白血病亚型的标准一线疗法。

(三)现代化疗方式的发展

进入20世纪,由于科学技术的发展,尤其是细胞生物学和肿瘤生物学领域的知识积累,使化疗的研究和实践逐渐步入现代化。最初的化疗是经验性治疗阶段,时间跨度从20世纪40年代中期到50年代中期。这一阶段的细胞毒性药物主要成果是烷化剂和抗代谢药物开始用于临床,但化疗方式通常为单药治疗。

从第二个阶段开始,肿瘤生物学理论研究的成果成为促进抗肿瘤药物治疗进步的催化剂。这一阶段大致以DNA双螺旋结构的发现为起点,持续到20世纪70年代后期,其成果不仅体现在发现了众多新的细胞毒药物,更在于化疗方式的探索和革新。第三个阶段主要基于不断发展的细胞毒药物抗肿瘤作用的基础理论,与之相对应,肿瘤内科的治疗策略也随之变化,这一阶段一直持续到 20 世纪 90 年代后期转向靶向治疗时代。

从 20 世纪 50 年代开始,系统性化疗的临床研究促进了细胞毒药物更有效、更安全地使用,综合运用化疗与其他治疗手段成为研究的重点。

1. 经验性治疗阶段　"化学治疗"这一概念来源于抗感染治疗领域。德国医生保罗·埃利希(Paul Ehrlich)在 20 世纪初提出使用化学合成的药物治疗疾病的概念,并称为化学治疗。他同时也开创了使用动物模型筛选化合物的先河。此外,他还提出了可以选择性定位到染病器官发挥治疗作用的"魔法子弹"(the magic bullet)这一猜想,但是埃利希并未专注于肿瘤诊断和治疗的研究。

现代细胞毒药物的研究在很大程度上得益于第二次世界大战(二战)期间多个美国政府支持的、与战争需求相关的项目。其中四个项目比较明显地促进了战后化疗的研究和发展。这四个项目分别涉及化学武器、营养供应、抗生素以及抗疟疾药物的研究。前三个项目分别发现了氮芥、抗代谢药物(叶酸拮抗剂)和放线菌素 D。抗疟疾药物项目没有直接产生抗肿瘤药物,但是该项目的成功实施让人们认识到汇集全国资源集中攻克某种疾病的优势和可能性。这为美国国家癌症研究所(National Cancer Institute,NCI)在二战后的壮大做了铺垫。

第一个涉及化学武器的项目要从第一次世界大战(一战)说起。一战期间,德国军队在 1915 年首次将氯气作为一种武器用于战场。之后,交战双方都开始使用更加致命的芥子气用于作战。据战后估计,一战期间共有约 120 万人遭受化学武器攻击,其中 9 万余人迅速死亡。75 例芥子气致死案例的尸检结果显示,死者的淋巴组织和骨髓造血组织遭到严重破坏。鉴于一战期间化学武器造成的巨大危害,1925 年通过的日内瓦公约禁止在战场上使用此类武器。但是各大国在二战期间仍然进行了相应的研究,包括如何防治化学武器造成的损伤。20 世纪 40 年代早期,两位参与军方研究的耶鲁大学药理学家阿尔弗雷德·古德曼·吉尔曼(Alfred Goodman Gilman)和路易斯·戈德曼(Louis Goodman)在淋巴肿瘤动物模型中观察到氮芥(nitrogen mustard)缩小肿瘤的效果。1943 年,他们说服胸外科医生古斯塔夫·林德斯科格(Gustaf Lindskog)将此化合物试用于一位出现严重气道梗阻的淋巴瘤患者,患者病情迅速缓解。虽然肿瘤缓解仅维持了几个星期,但这次尝试首次证明了应用化学药物的全身治疗可以治疗恶性肿瘤。

叶酸拮抗剂与氮芥的发现虽然有所不同,但两者都源自实践中观察到的现象。关于营养供应的研究开始于第二次世界大战期间,这些研究发现了对造血功能具有重要作用的叶酸。抗叶酸制剂的发现应该归功于西德尼·法伯(Sidney Farber),他在 20 世纪 40 年代后期观察到,在治疗儿童急性白血病过程中出现了一个现象:当使用叶酸制剂治疗白血病引起的贫血时,某些患者的白血病进程会呈现"加速现象"。继而西德尼·法伯想到,既然叶酸可以使白血病恶化,那么其拮抗剂就有可能抑制白血病的发展。随后西德尼·法伯尝试通过肌内注射氨基蝶呤(aminopterin)治疗儿童淋巴母细胞白血病,虽然药物毒性太大且疗效不持久,但是西德尼·法伯的尝试证明了可以通过药物治疗这一致死性疾病。

抗代谢药物的作用在 20 世纪 50 年代中后期得到确认。Li 和同事在 1958 年报道了使用甲氨蝶呤(methotrexate,MTX)和 6- 巯基嘌呤(6-mercaptopurine,6-MP)治疗滋养层细胞恶性肿瘤,他们治疗了 6 例女性绒毛膜癌和 5 例男性滋养层细胞恶性肿瘤患者。文章以个案报道的形式描述了 6 例女性患者的治疗效果非常喜人,而对另外 5 例男性患者则没有疗效。这是肿瘤学领域首次报道的细胞毒药物导致的恶性肿瘤消退（regression）。虽然新发现的细胞毒药物开创了抗肿瘤治疗的新领域，但化疗的效果并不理想，氮芥等药物的单独使用无法持久地控制病情，20世纪50年代的化疗领域弥漫着悲观的气息。

2. 在理论指导下的探索和实践　　直到进入20世纪60年代，医学界对于抗肿瘤药物的效果仍然充满怀疑，甚至某些医学工作者直接把抗肿瘤药物比作毒药。当时，肿瘤内科（medical oncology）尚无法成为一个独立的临床专业，在医院中从事化疗的医生也被同行认为低人一等。即使在最早发现抗肿瘤药物的耶鲁大学，作为化疗领域奠基人之一的保罗·卡拉布雷西（Paul Calabresi）也曾经因为参与了太多的药物早期测试而被迫离开研究岗位。

在化疗发展陷入困境的时候，DNA双螺旋结构的发现为肿瘤生物学研究指明了方向。这一细胞生物学领域的突破为细胞动力学和细胞毒药物作用机制的研究提供了理论依据。细胞动力学解释了使用细胞毒药物之后正常组织（尤其是骨髓和胃肠道）与肿瘤细胞之间修复速率不同，进而搭建起了抗肿瘤作用机制和药物毒性之间的桥梁。

（1）比例杀伤模型和周期化疗：在这一时期，现代化疗理论和实践的三大支柱得以建立：①不同药物间歇给药；②联合应用不同作用机制的药物；③恶性肿瘤是一种全身性疾病，因而化疗可以作为外科手术或放射治疗的有益补充，以期消灭潜在的微转移灶。

一项重要基础性理论研究成果是Skipper和同事基于对白血病细胞模型L1210的研究建立起来的比例杀伤模型（fractional cell-kill model）。该模型认为，同样剂量的药物能够杀灭同样百分比的肿瘤细胞，而与治疗开始前具体的肿瘤细胞数量无关。例如，一个给定的药物剂量可以将肿瘤细胞数量从10^9减少到10^8，那么同样的剂量也可以把肿瘤细胞从10^5减少到10^4。因此该模型也被称为对数杀伤（log-kill）模型。基于这一数学模型，药物治疗方式调整为给予多个周期（cycle）的化疗，希望能够持续按比例降低肿瘤细胞数量。细胞动力学研究显示容易受到细胞毒性药物损伤的机体正常组织的增殖比肿瘤细胞更快，因此按照周期间歇给药可以让具有快速增殖特性的正常组织有机会在两个化疗周期之间得到修复，使得下一个化疗周期仍然可以给予足量药物。

（2）多周期联合化疗：在化疗的经验治疗阶段，单一药物治疗不能获得持久疗效。临床肿瘤学家从抗结核治疗的多药联合治疗方式得到启发，开始探索细胞毒药物联合应用。当按周期间歇给药与多药联合化疗相互结合的时候，抗肿瘤药物治疗出现了转机，临床试验开始成为探索化疗安全性和疗效的重要手段。

Frei和同事于1958年在 *Blood* 上报道了最早的多中心、对照临床试验之一。65例儿童或成年急性淋巴细胞白血病或急性粒细胞白血病患者分成两组接受MTX和6-MP治疗，分为连续治疗组（33例）和间歇治疗组（32例）。两组中6-MP均为每日给药，连续治疗组的MTX为2.5mg，每日一次；间歇治疗组为每3天给予MTX 7.5mg。两组治疗均持续到出现治疗相关毒性，而不论是否获得缓解。试验结果显示，最常见的毒性是黏膜损伤。疗效分析结果显示，获得缓解的成年患者均为粒细胞白血病，而缓解的儿童患者均为淋巴细胞白血病。连续治疗组患者的缓解持续时间和生存期均显著延长。

1960年，Li和同事们进行的临床试验确立了多周期联合化疗在抗肿瘤治疗中的地位。他们采用烷化剂、抗代谢药物和/或放线菌素D组合成不同的方案治疗42例晚期睾丸癌患者。其中23例接受烷化剂、抗代谢药物和放线菌素D的三药联合方案治疗，其他患者接受两药联合治疗。三药联合方案组中有12例获得缓解。

受此鼓舞,众多临床肿瘤专家在多种恶性肿瘤中探索了不同联合化疗方案的疗效。例如 Frei 和同事在 1965 年报道的儿童急性白血病多中心临床试验,观察联合化疗在诱导和维持缓解中的作用。他们采用每日给药的泼尼松和 6-MP 诱导疾病缓解,获得完全缓解的患儿接受 6-MP 联合 MTX 的维持治疗。维持治疗分为三种给药方式,共纳入了 166 例患儿。诱导治疗获得了 82% 的完全缓解率,生存曲线显示三种维持治疗模式之间在缓解维持时间和生存期方面没有显著差异。

在淋巴瘤治疗方面,Devita 等在 1970 年报道了联合化疗治疗霍奇金淋巴瘤的研究结果。43 例晚期初治霍奇金淋巴瘤患者接受 4 个药物的联合化疗:长春新碱、丙卡巴肼、氮芥、泼尼松(MOPP 方案),其中 12 例应用环磷酰胺(cyclophosphamide,CTX)代替了氮芥。81% 获得了完全缓解,到复发的中位时间是 11 个月。在 MOPP 方案治疗霍奇金淋巴瘤的结果报道之后,多种以此方案为基础的联合化疗组合进入临床研究,例如 COP(环磷酰胺、长春新碱、泼尼松龙)、MVPP(氮芥、长春新碱、泼尼松龙、丙卡巴肼)、COPP(环磷酰胺、长春新碱、丙卡巴肼、泼尼松龙)、CVPP(环磷酰胺、长春碱、丙卡巴肼、泼尼松龙)、BCOP(卡莫司汀、环磷酰胺、长春新碱、泼尼松龙)、MACOP-B(甲氨蝶呤、多柔比星、环磷酰胺、长春新碱、泼尼松龙、博来霉素)。但均未显示出比 MOPP 更好的疗效。

意大利研究者詹尼·博纳多纳(Gianni Bonadonna)和同事分析了这些 MOPP 和以此为基础的方案治疗霍奇金淋巴瘤的研究结果之后发现,大量患者无法获得长期缓解。因此他们推测,如果有一种能够使霍奇金淋巴瘤病情获得长期控制的药物,那么该药物应该不在经典 MOPP 的组合当中,因此他们设计了 ABVD 方案(多柔比星、博来霉素、长春碱、达卡巴嗪)。该方案当中的多柔比星、博来霉素、达卡巴嗪三种药物和 MOPP 没有交叉耐药。他们希望该方案能够像 MOPP 一样有效,而且可以和 MOPP 序贯使用,延长患者无病生存期。1982 年他们发表了对比 MOPP 方案(41 例)和 ABVD 方案(35 例)的研究结果。两组的完全缓解率分别为 63% 和 71%。该文章同时总结了既往采用 ABVD 方案治疗 54 例 MOPP 方案耐药病例的结果,其中 32 例获得完全缓解(59%),认为 ABVD 方案可以作为 MOPP 方案失败之后的解救治疗方案。

虽然化疗可以治疗多种恶性肿瘤,但是能够通过单纯化疗达到治愈效果的肿瘤种类有限,主要包括绒毛膜上皮癌、睾丸癌、某些儿童急性白血病和霍奇金淋巴瘤。随着对于恶性肿瘤作为一种全身性疾病的认识深入人心,治疗策略逐渐从试图采用单一手段获得治愈转变为探索多学科综合治疗(multi-disciplinary treatment,MDT)。

(3)辅助化疗:20 世纪 50 年代,临床肿瘤学家从最常见的乳腺癌和结肠癌着手开始探索辅助化疗的作用。虽然早期研究的结果并不令人满意,但是经过多年临床研究和实践,目前认为能够从辅助化疗中获益的常见实体瘤包括乳腺癌、胃癌、结直肠癌和非小细胞肺癌等。此外,肉瘤〔包括骨肉瘤、尤因肉瘤(Ewing's sarcoma)和某些软组织肉瘤〕以及黑色素瘤也可获益。

1959 年 Mrazek 等报道了一项乳腺癌和结直肠癌完全切除术后采用氮芥单药治疗的对照研究。从 1956 年开始,研究者先后入组 74 例乳腺癌患者、32 例结肠癌患者和 30 例直肠癌患者,各瘤种病例按照 1∶1 随机接受氮芥治疗或观察,最长随访时间约 3 年。在 3 个瘤种中均未观察到治疗组和对照组在复发率方面有明显差异。

Fisher 和同事于 1975 年报道的乳腺癌术后辅助化疗临床试验的结果首次揭示了辅助化疗的效果。腋窝淋巴结阳性的乳腺癌患者在术后随机接受两年的左旋苯丙氨酸氮芥(L-Phenylalanine mustard hydrochloride,L-PAM)治疗或观察随访,随机化后 L-PAM 组 133 例

(103 例可评价),安慰剂组 136 例(108 例可评价),L-PAM 组的治疗失败时间(time to treatment failure,TTF)显著延长($P = 0.02$)。

鉴于联合化疗的疗效普遍优于单药化疗,詹尼·博纳多纳和同事在复发高危乳腺癌患者中开展了 CMF(环磷酰胺、甲氨蝶呤、5-氟尿嘧啶)方案术后辅助化疗的临床试验。1976 年报道的结果显示,相对于对照组(179 例),CMF 方案辅助治疗组(207 例)的治疗失败率显著降低(24% vs 5.3%,$P < 10^{-6}$)。

直到 20 世纪 80 年代,辅助化疗在结肠癌中的效果才得以证实。1989 年,Laurie 等发表了一项纳入了 401 例 Duke B 和 C 期结直肠癌患者的随机对照研究,对比三种术后处理方式对结肠癌复发的影响:左旋咪唑联合 5-氟尿嘧啶、左旋咪唑单药和对照组。结果显示和对照组相比,联合治疗组的复发率下降了 31%,左旋咪唑单药组下降了 27%。联合治疗对 Duke C 期患者延长无复发生存期和总生存期的效果似乎更明显。受此研究的启发,一项针对Ⅲ期结直肠癌患者术后辅助治疗的随机对照研究在 1995 年报告了最终结果,并进一步显示了以 5-氟尿嘧啶为基础的联合治疗的作用。929 例患者术后随机接受左旋咪唑联合 5-氟尿嘧啶(304 例)、左旋咪唑单药治疗(310 例)或随访观察(315 例)。中位随访 6.5 年,联合治疗组的复发率和死亡率分别降低了 40%($P < 0.000\ 1$)和 33%($P = 0.000\ 7$),而左旋咪唑单药组仅分别降低了 2% 和 6%。同一年报道的 IMPACT 研究结果确立了 5-氟尿嘧啶/亚叶酸作为结肠癌术后辅助治疗基础化疗方案的地位。

同样在 1995 年,非小细胞肺癌协作组(Non-small Cell Lung Cancer Collaborative Group,NSCLCCG)发表的荟萃分析中包含了 8 项化疗作为辅助治疗的临床试验结果的亚组分析。总体上能够确定以铂类为基础的联合辅助化疗能够使非小细胞肺癌的死亡风险降低 13%。之后有大量研究观察铂类药物辅助化疗的作用,最早显示出辅助化疗效果的临床试验是纳入了 1 867 例Ⅰ~Ⅲ期术后非小细胞肺癌患者的国际肺癌辅助化疗试验(International Adjuvant Lung Cancer Trial,IALT),铂类辅助化疗组比术后观察组的 5 年生存率提高了约 4%(44.5% vs 40.4%,$HR = 0.86$,$P < 0.03$)。之后的 JBR.10 研究在随访 9 年后报道的辅助化疗组具有 11% 的生存获益($P = 0.04$),后来的 ANITA 研究也显示了铂类辅助化疗的价值。但是现有研究结果显示,术后辅助化疗对延长ⅠB 期非小细胞肺癌生存期的作用不明显。

3. 理论指导实践的深化和拓展

(1)尽强、尽早(hit hard and hit early):虽然多周期联合化疗显著提高了多种恶性肿瘤的疗效,但是肿瘤耐药问题逐渐浮出水面。Skipper 的比例杀伤模型猜测可以通过多周期化疗彻底清除全部肿瘤细胞,但是耐药现象使得该设想在现实中无法实现。对于耐药的产生机制,抗感染领域的研究成果再次被借用。基于微生物的耐药理论,Skipper 以及后来的 Goldie 和 Coldman 提出一个假设,即肿瘤细胞群体会随机产生耐药个体。因此,为了控制耐药的发生,应该在治疗早期杀灭尽可能多的肿瘤细胞。这为后来的尽强、尽早(hit hard and hit early)的化疗方式提供了理论依据。

此外,由于 Skipper 提出的肿瘤细胞增殖模型与临床实践中观察到的很多肿瘤增殖情况不一致,Steel 等多位学者提出了冈珀茨假说(Gompertz's hypothesis)。该假说认为,随着肿瘤体积增大,肿瘤细胞增殖速度会相应下降,整体看来更加符合冈珀茨曲线(Gompertz curve)。这个模式和化疗的疗效变化趋势相似,由于细胞毒药物的疗效与细胞增殖速率有关,因此化疗初期的预期疗效比较好,后续周期的疗效下降。

冈珀茨假说同样支持尽强、尽早的化疗理论。基于此假说,Norton 和同事提出了剂量密度治疗(dose dense therapy)的概念,即在尽量短的时间内给予尽可能多的药物。由于能够采用造血干细胞移植来解救高剂量化疗导致的骨髓毒性,剂量密度治疗的方案设计重点选用具有骨髓毒性的细胞毒药物,总体剂量超过没有造血干细胞解救情况下的致死剂量,而低于造成非造血系统致死性毒性的剂量。

剂量密度治疗理论上的获益一直没有得到循证医学的完全认可。Lyman 等在 2012 年发表的荟萃分析比较了剂量密度化疗和常规强度化疗对乳腺癌、非霍奇金淋巴瘤和非小细胞肺癌的疗效,无法得出明确的结论。

(2)节拍化疗(metronomic chemotherapy):剂量密度治疗的一个重要目的是克服肿瘤细胞耐药。既往的假设之一是化疗会在没有被杀灭的肿瘤细胞中诱导出耐药细胞株,耐药细胞不断增殖,最终成为耐药的肿瘤组织。因此从对数杀伤(log-kill)假说开始,都是力争给患者使用最大可耐受剂量的化疗。为了使患者的正常组织有时间修复,按照周期给药、给药期间休息的治疗模式成为不得已的选择。临床实践证明,对于绝大多数恶性肿瘤,高强度化疗并未明显提高疗效,也无法真正克服肿瘤耐药,因此恶性肿瘤的系统性治疗呼唤新的指导思想。

世纪之交,医学界对肿瘤有了新的理解。2000 年,Fidler 和 Ellis 提出癌症是一种慢性疾病的观点。同年,瑞士联邦理工学院实验癌症研究所(Swiss Institute for Experimental Cancer Research,ISREC)的道格拉斯·哈纳汗(Douglas Hanahan)提出了节拍化疗的概念。与按照周期给药的方式相比,节拍化疗主要是指按计划持续给予小剂量细胞毒药物,不分周期,也没有间歇期。最早提出相关设想的研究者是美国哈佛大学朱达·福克曼(Judah Folkman)和加拿大多伦多大学罗伯特·科贝尔(Robert S.Kerbel),他们的实验室研究发现某些常用的细胞毒药物在小剂量、持续给药的情况下具有抗新生血管形成的作用,并猜测这样的治疗方式有可能用于治疗传统化疗耐药的肿瘤,其他可能的作用机制还包括激活机体免疫系统功能等。Biziota 等于 2017 年发表的综述讨论了节拍化疗的这两种作用机制。

2000 年之后,多项临床研究对节拍化疗在实体瘤和淋巴造血系统肿瘤中的疗效和安全性进行了探索。受试者包括成人和儿童,涉及的瘤种包括常见的乳腺癌、肺癌、前列腺癌、非霍奇金淋巴瘤等,也包括发病率较低的恶性胶质瘤、神经内分泌肿瘤等。Pasquier 等的综述和 Lien 等的研究总结了节拍化疗的临床疗效。节拍化疗研究最多的是晚期乳腺癌,Montagna 等于 2014 年做了相关系统综述。巴尼斯 - 帕卢乔夫斯基(Banys-Paluchowski)等在 2016 年一篇关于节拍化疗治疗乳腺癌的系统综述(systemic review)中提到,德国妇科肿瘤小组(German Gynecological Oncology Group,AGO)乳腺癌委员会在其指南中认为这种治疗方式可以用于激素受体阳性、人类表皮生长因子受体 2(human epidermal growth factor receptor-2,HER2)阴性、既往接受过紫杉类和蒽环类药物化疗的转移性乳腺癌患者。

(3)治疗性药物监测(therapeutic drug monitoring,TDM):这一时期的另一项进展是明确了药物代谢动力学(pharmacokinetic,PK)对细胞毒药物疗效的影响。在临床药理学发展的基础上衍化出了一个分支,即治疗性药物监测,主要用于治疗窗窄、PK 个体差异大的药物。大多数细胞毒药物符合这两个条件。

细胞毒药物 PK 指标中最重要的是血浆药物浓度随时间变化的曲线下面积(area under the curve,AUC)。例如卡铂的给药剂量就采用希望达到的 AUC 来计算(Calvert 公式)。细胞毒药物血药浓度监测的重要性最早体现在高剂量 MTX 治疗中的毒性预测。早在 1977 年,Stoller 等就明确指出监测 MTX 输注后 48 小时内的血浆药物浓度可以预测发生严重毒性反应的高危患者。Abelson 等在 1983 年的文章中叙述了高剂量 MTX 肾脏毒性与结束 MTX 输注后 24 小时内和 48 小时内血药浓度的关系。Treon 和 Chabner 于 1996 年发表的 "Concepts in use of high-dose methotrexate therapy" 一文中对 MTX 毒性和药物浓度的关系进行了总结。

另一个例子是指导 5- 氟尿嘧啶的给药方式。动物实验结果显示,5- 氟尿嘧啶对 RNA 和 DNA 起作用所需要的浓度不同:干扰 RNA 功能需要高浓度 5- 氟尿嘧啶(10~100μmol/L),抑制 DNA 合成只需低浓度(0.5~1.0μmol/L)。因此才有了不同的给药方式:快速静脉团注(bolus injection)和持续静脉输注(continuous infusion)。此外,药理学研究结果显示,5- 氟尿嘧啶是时间依赖性而非剂量依赖性药物,因此静脉团注给药不利于药效发挥,在许多临床试验中都观察到持续静脉输注方式的血液学毒性更低。

关于治疗性药物监测在细胞毒性药物中的作用,Pcai 等于 2014 年进行了系统性讨论。

(四)新药研发的艰辛历程

理论是战略,药物是武器。细胞毒性药物的研发投入巨大、耗时漫长、成功率低,即使投入大量资源,也有 90% 以上筛选出来的化合物无法成功投入临床应用。新药研发的一个特点是具有非常大的不确定性,或者说有时候获得成功需要一点好运气。紫杉醇、顺铂和吉西他滨的成功,从不同侧面体现了抗肿瘤药物研发的艰辛。

1. 第一个"靶向"治疗药物——5- 氟尿嘧啶及其衍生物的持续开发 对正常组织和肿瘤细胞增殖动力学差异进行的研究发现,在快速增殖正常组织包围下的肿瘤细胞获得的生存优势并非依靠更快的增殖速度,人们猜测肿瘤细胞可能具有特殊的生化特性。经过深入研究,在 20 世纪 50 年代中期发现肿瘤细胞能够比正常组织摄取更多的尿嘧啶。进而查尔斯·海德堡(Charles Heidelberger)和同事们针对肿瘤细胞的这一生化特点于 1957 年开发出了 5- 氟尿嘧啶,并于 1962 年进入临床。可以说 5- 氟尿嘧啶是第一个"靶向"治疗药物,尽管其针对的是细胞生化通路,而不是信号转导通路。

5- 氟尿嘧啶及其衍生物的持续开发建立了一种系列化、家族化的药物研发模式,类似的还有铂类、紫杉类等家族的化疗药物。5- 氟尿嘧啶是把嘧啶环第五位上的氢原子替换为氟原子,5- 氟尿嘧啶本身没有抗肿瘤活性,它的两个磷酸化代谢产物三磷酸氟尿嘧啶核苷(fluorouracil triphosphate nucleoside,FUTP)和 5- 氟脱氧尿苷酸(5-fluorodeoxyuridine,5-FdUMP)才能抗肿瘤:前者能够干扰 RNA 的功能;后者能够与还原型叶酸、胸苷酸合成酶(thymidylate synthase,TS)形成三元复合物,间接抑制 DNA 合成。药物代谢动力学、药理学和临床试验结果显示,与快速静脉团注相比,持续静脉输注的给药方式能够维持血液内长时间、较低浓度的 5- 氟尿嘧啶,因此持续静脉输注疗效更好。于是设想口服 5- 氟尿嘧啶可以达到与持续静脉输注类似的效果,但研究结果显示直接口服之后血药浓度很不稳定,而且血药浓度的变化速率类似静脉团注给药,因此从 20 世纪 60 年代开始,以 5- 氟尿嘧啶为基础的口服药物逐渐被研发出来。

Hiller 等在 1967 年合成了 5- 氟尿嘧啶的原药(pro-drug)替加氟(Ftorafur,FT)。在体内,替加氟被细胞色素 P450 家族 2 亚家族 A 成员 6(cytochrome P450 family 2 subfamily A member 6,CYP2A6)和胸苷磷酸化酶(thymidine phosphorylase,TP)转化为 5- 氟尿嘧啶。为了抑制二氢嘧啶脱氢酶(dihydropyrimidine dehydrogenase,DPD)对 5- 氟尿嘧啶的降解,Fujii 等在替加氟中以

替加氟：尿嘧啶为 1∶4 的比例加入尿嘧啶制成复合制剂优氟定（UFT）。尿嘧啶与 5- 氟尿嘧啶是二氢嘧啶脱氢酶的竞争性底物。二氢嘧啶脱氢酶更多地降解尿嘧啶，从而保护 5- 氟尿嘧啶。优氟定于 1984 年在日本上市。

5- 氟尿嘧啶抑制 DNA 合成的作用需要还原型叶酸参与对胸苷酸合成酶的抑制。但是肿瘤细胞内的还原型叶酸数量不足，通过补充亚叶酸（leucovorin，LV）可以提高细胞内还原型叶酸的数量，增强 5- 氟尿嘧啶的抗肿瘤活性。从 20 世纪 90 年代开始在美国进行的Ⅰ期和Ⅱ期临床试验观察了优氟定联合口服亚叶酸的疗效，Ⅱ期临床试验结果显示其对转移性结直肠癌患者的总有效率为 42%。

另外两种 5- 氟尿嘧啶衍生药物替吉奥（S-1）和卡培他滨的研发都是基于减轻消化道毒性的考虑。替吉奥是将替加氟和两种 5- 氟尿嘧啶调节剂吉美嘧啶（5-chloro-2,4-dihydroxypyridine，CDHP）和奥替拉西钾（potassium oxonate）按照 1∶0.4∶1 制成的复合制剂，吉美嘧啶与二氢嘧啶脱氢酶结合强度是尿嘧啶的 200 倍，可以更好地保护 5- 氟尿嘧啶不被降解；奥替拉西钾可以选择性抑制 5- 氟尿嘧啶在肠道内的磷酸化，从而减轻磷酸化产物导致的腹泻。应用更为广泛的口服制剂是卡培他滨，该药物以原型穿过胃肠道，在肝脏和肿瘤细胞中转化成为 5' 脱氧氟尿苷（5'-deoxyfluoruridine，5'-DFUR），最终在肿瘤部位通过胸苷磷酸化酶转化为 5- 氟尿嘧啶。

2. 稀缺、溶剂——紫杉醇　紫杉醇是目前应用最为广泛、销量最大的细胞毒药物之一，目前市场上销售的产品是半合成产物。它的发现要追溯到美国 NCI 在 1958 年发起的一个抗癌药物筛选项目，当时准备从 35 000 种植物中寻找具有抗癌活性的物质，该项目得到了美国农业部的合作。1962 年 8 月，植物学家亚瑟·巴克莱（Arthur S.Barclay）采集到短叶红豆杉的标本。1964年，三角研究所天然产物实验室（Research Triangle Institute's Natural Product Laboratory）的化学家蒙罗·沃尔（Monroe E.Wall）和曼苏克·瓦尼（Mansukh C.Wani）提取出一种具有抗肿瘤活性作用的物质。1964 年开始了困难的提纯工作，直到 1966 年才最终从 12kg 干燥树皮中获得 0.5g 纯品紫杉醇，产率 0.004%。从这时开始，紫杉醇来源困难的问题就一直困扰着化学界、医学界和制药工业。提纯之后对其分子结构的研究再次遇到巨大困难，直到 1971 年才获得突破。

1977 年，美国 NCI 在小鼠黑色素瘤 B16 模型中明确了紫杉醇的抗肿瘤活性，决定进入临床开发。同年，美国 NCI 资助苏珊·霍威茨（Susan Horwitz）对紫杉醇的作用机制进行研究，2 年后其机制被阐明。1983 年，美国 NCI 开始进行一系列针对不同种类肿瘤的Ⅰ期临床试验，但是并不顺利。紫杉醇不溶于水，需要使用溶剂才能静脉给药。溶剂引起的变态反应导致了部分Ⅰ期临床试验被迫终止，2 年后紫杉醇进入Ⅱ期临床试验。研究者在 1989 年报道了在晚期卵巢癌患者中获得了 30% 的缓解率，这是相当好的疗效。紫杉醇于 1992 年底获得的第一个适应证即为卵巢癌，而此时其来源困难的问题使临床试验和应用均无法大规模开展。

为了解决紫杉醇供不应求的问题，自从其结构阐明之时，全球有机化学界便开始了人工全合成紫杉醇的竞赛，其中不乏诺贝尔奖获得者。20 世纪 90 年代，这一全合成竞赛进入高潮时，国际有机化学合成界的重量级选手 K·C·尼古劳（Kyriacos Costa Nicolaou）也参与进来。最后，全合成的较量在 K·C·尼古劳和另一位名不见经传的化学家罗伯特·霍尔顿（Robert Holton）之间展开，后者曾经在 1988 年成功合成了紫杉类家族成员紫杉素（taxusin）。

1993 年罗伯特·霍尔顿（Robert Holton）的团队首先合成了紫杉醇，之后不久 K·C·尼古劳（Kyriacos Costa Nicolaou）的团队也成功了。二人分别向《美国化学学会杂志》（*Journal of*

American Chemical Society，JACS）和《自然》(*Nature*) 杂志投稿，结果 K·C·尼古劳的成果首先发表，直接原因是《自然》杂志的审稿周期较短。虽然人工合成已经成功，但是其步骤多、产量低、成本高昂，仍然不适合大规模推广。

在医学界、有机化学界和制药行业为其来源一筹莫展之时，一个重大发现带来了希望：1995年，在比较常见的南方红豆杉的针叶中发现了紫杉醇结构的核心成分，在此基础上通过添加侧链就可以人工半合成紫杉醇，自此紫杉醇开始了大规模生产。如果从 1962 年采集短叶红豆杉标本开始算起，到紫杉醇获得第一个适应证经历了 30 年，但是故事并未到此结束，下一步是需要解决紫杉醇水溶性差的问题。

紫杉醇难溶于水，标准剂型需要将其溶于有机溶剂当中。而溶剂的某些成分［主要是聚氧乙烯蓖麻油乳化剂（cremolphore emulsifier，CrEL）］可以引起变态反应，也可能与神经毒性有关。虽然用药前的抗过敏预处理可以预防大多数严重的变态反应，但仍有约 40% 的患者发生轻度反应，另有约 3% 的患者发生严重变态反应。同时，有机溶剂还会损害常用的聚氯乙烯（polyvinyl chloride，PVC）输液容器和管路。有机溶剂对紫杉醇疗效的影响尚无定论，有实验研究结果显示溶剂会阻断细胞周期运行，从而降低紫杉醇的疗效；然而，另有研究结果显示溶剂有可能抑制多药耐药糖蛋白。

为了克服紫杉醇水溶性差的弊端，研究者先后走了两条道路：修饰药物分子，增加亲水性基团，最终合成了多西紫杉醇；采用纳米技术改进剂型，开发出了白蛋白结合型紫杉醇。多西紫杉醇于 1995 年上市，曾经认为是与溶剂成分 CrEL 有关的变态反应和周围神经毒性同样出现在多西紫杉醇身上，因此认为周围神经病变是紫杉类药物本身的毒性。

白蛋白结合型紫杉醇没有溶剂，其研发始于 20 世纪 90 年代，并于 2005 年在美国上市治疗乳腺癌，在 2012 年和 2013 年分别获得批准治疗非小细胞肺癌和胰腺癌。该药物无须抗过敏预处理措施，可以在 30 分钟内输注完毕，而标准剂型的紫杉醇需要输注 3 小时。与白蛋白结合的紫杉醇可以更多更快地穿过内皮细胞进入肿瘤组织，由于能够更加深入地分布到组织内，白蛋白结合型紫杉醇在体循环中的高峰持续时间更短，其最大耐受剂量（maximum tolerated dose，MTD）比标准剂型紫杉醇高 71%~80%。白蛋白结合型紫杉醇剂量限制性毒性（dose limiting toxicity，DLT）包括中性粒细胞减少、周围神经病变、胃炎和浅表角膜病变等，其中神经毒性发生率与常规剂型类似。

乳腺癌的临床研究结果显示，无论是用于新辅助治疗还是晚期患者治疗，白蛋白结合型紫杉醇均可以使患者获益，尤其是作为早期三阴性乳腺癌或 HER2 阳性乳腺癌的新辅助化疗效果喜人。在 GeparSepto 研究中，白蛋白结合型紫杉醇与标准剂型紫杉醇相比，病理学完全缓解率分别为 48.2% 和 26.3%（$P < 0.001$）。

白蛋白结合型紫杉醇治疗非小细胞肺癌适应证的 III 期临床试验采用客观缓解率作为首要研究终点，结果显示鳞状细胞癌（41% vs 24%，$P = 0.001$）患者的客观缓解率获益更明显，而腺癌患者获益不明显。虽然鳞状细胞癌患者的客观缓解率提高，但是无进展生存期和总生存期的延长均没有显著性差异。

对于胰腺癌，在纳入了 842 例转移性胰腺癌患者的 IMPACT 研究中，对比吉西他滨单药治疗，白蛋白结合型紫杉醇联合吉西他滨治疗人群获得了更长的生存时间，联合治疗组的死亡风险降低了 28%（$HR = 0.72$，$P = 0.000\ 015$）。

3. 高效、高毒——顺铂 1965 年顺铂被发现之后，睾丸癌从致死性疾病转变为可以治愈的癌症类型。顺铂并不是肿瘤研究者首先发现的,1844 年意大利化学家米歇尔·派伦(Michele Peyrone)合成了顺铂,当时被称为派伦的氯化物,但是一个多世纪过去了,没有人发现其用途。

1965 年,生物学家巴内特·罗森伯格(Barnett Rosenberg)准备研究电场对细胞分裂的影响,考虑到重金属铂对细胞生理没有影响,因此将铂电极放入含有大肠杆菌的培养基。通电之后细菌停止分裂,不过长度增加了 300 倍;停止通电之后细菌重新开始分裂。当时他们认为这个实验验证了电场对细胞分裂的影响,然而经过进一步的研究,巴内特·罗森伯格发现那根本不是电场的作用,而是从电极上进入培养基的铂化合物抑制了细菌的分裂,并确定了起作用的化合物是顺铂。

巴内特·罗森伯格想到也许顺铂同样可以抑制肿瘤细胞分裂,于是在小鼠肉瘤模型上进行了实验,效果喜人。但是临床肿瘤学界对顺铂颇为抵触,主要原因是普遍认为重金属是有毒物质。好在美国 NCI 比较开明,同意资助巴内特·罗森伯格继续研究。在美国 NCI 的支持下,顺铂于 1972 年开始在睾丸癌患者中开展临床试验。1978 年美国 FDA 批准顺铂用于治疗睾丸癌、卵巢癌和膀胱癌。

顺铂的最大问题是其毒性:严重的恶心呕吐、血液学毒性、肾毒性。但这些毒性目前都有了应对措施。为了克服顺铂的毒性,研究者从 20 世纪 80 年代初开始寻找其他铂类药物。1981 年,在Ⅰ期临床试验中发现卡铂的疗效与顺铂类似,但是毒性比顺铂明显降低,最终卡铂于 1986 年上市。

另一条保留疗效、控制毒性的路径与白蛋白结合型紫杉醇类似,脂质体顺铂(Lipoplatin™)就是一个尝试。临床研究中发现脂质体顺铂在实体瘤组织中累积的浓度是周围正常组织中的 10~200 倍,在动物实验中还观察到其对肿瘤脉管系统的作用。在临床试验中,各种顺铂相关的毒性均明显降低,包括肾毒性、耳毒性、血液系统毒性、神经毒性以及恶心呕吐等。Ⅲ期临床试验结果显示了脂质体顺铂对肺腺癌和胰腺癌的良好疗效,但是目前尚未获得美国 FDA 和欧洲药品管理局(European Medicines Agency,EMA)的上市批准。

4. 疗效、价值——吉西他滨 1987 年开始的吉西他滨Ⅰ期临床试验观察到 1 例晚期胰腺癌患者用药后肿瘤相关症状减轻。Ⅱ期临床试验选择了 43 例既往未曾化疗的晚期胰腺癌患者,虽然 13% 的总有效率并不令人惊喜,但是大量患者的肿瘤相关症状得到缓解。肿瘤缩小和生存期延长是标准的细胞毒药物临床试验终点指标,但它们不一定能够真正体现药物是否能使患者获益。在 1997 年 Burris 报道的随机对照临床试验中,与 5- 氟尿嘧啶相比,吉西他滨组的至疾病进展时间和生存期的延长均有统计学意义。但是最为引人注目的优势在于"临床获益(clinical benefit response,CBR)",吉西他滨组显著优于 5- 氟尿嘧啶组(23.8% vs 4.8%,$P = 0.002\ 2$),但是两组总有效率(response rate)的差异却没有统计学意义。

由于选择了新的研究终点来判断疗效,吉西他滨成为晚期胰腺癌的标准治疗药物之一。这个例子告诉我们,药物疗效的评价要基于患者遇到的问题,能够解决问题的药物就有其临床价值。如果仍然根据肿瘤缩小程度来机械地判断吉西他滨治疗晚期胰腺癌"无效",那将是患者的重大损失。

(五)重装上阵——新技术时代的非传统细胞毒药物

1. 抗体药物偶联物(antibody-drug conjugate,ADC) 进入 20 世纪 90 年代后期,随着细胞生物学和信号转导通路的研究不断深入,抗肿瘤药物治疗的研发重点开始转向靶向治疗。2001 年美国 FDA 批准伊马替尼上市,开启了系统性抗肿瘤治疗的靶向时代。

传统细胞毒药物对肿瘤细胞选择性差,治疗指数低;单克隆抗体(简称:单抗)虽然针对性强,但是多数对肿瘤细胞的杀伤作用不强。如果能够将两者结合起来构成 ADC,就有可能降低对正常组织的毒性,增强对肿瘤细胞的直接杀伤作用。但是将这一简单的原理变成现实却遇到了很多挑战,主要涉及到 ADC 的稳定性、药物代谢动力学、控制免疫反应、在患病组织适时释放细胞毒性药物等方面。

早期的 ADC 主要基于已经用于临床的细胞毒药物,目的是增强它们的肿瘤组织特异性。第一代 ADC 的代表是 20 世纪 90 年代初开发的 BR96- 多柔比星,但并不成功。其靶点是广泛表达在癌细胞表面的路易斯 -Y 四糖(Lewis Y tetrasaccharide),由于该靶点也在胃肠道上皮细胞表达,导致 BR96- 多柔比星与普通多柔比星的毒性有很大不同。加之 I 期和 II 期临床试验中均未发现明显的抗肿瘤活性,遂停止继续开发。

之后的 ADC 主要选择肿瘤相关抗原作为其单抗的靶点。此类单抗需要被肿瘤细胞通过胞吞作用内化才能发挥作用,而且 ADC 需要克服很多物理和动力学方面的屏障才能被肿瘤细胞摄入。另一种策略则避开位于肿瘤细胞表面的肿瘤相关抗原,而选择结合到肿瘤新生血管,此时无须肿瘤细胞内化也能有效。不过针对新生血管的 ADC 有可能使挂载的细胞毒药物直接释放到体循环当中,杀伤肿瘤细胞的选择性不如针对肿瘤相关抗原的 ADC。

用于连接单抗和细胞毒药物的连接体(linker)是 ADC 研发中的一个重点和难点。不同类型的连接体在血浆中的稳定性不同,释放细胞毒药物的机制也不同。有些类型的连接体在生理条件下不能被切断,只有当 ADC 被细胞摄取并将单抗降解之后才能释放出携带的细胞毒药物。

比较成功的两个 ADC 药物是分别针对 CD30 和 HER2 的维布妥昔单抗(brentuximab vedotin,SGN-35)和恩美曲妥珠单抗(trastuzumab emtansine,T-DM1)。

维布妥昔单抗的单抗部分针对 CD30 抗原,细胞毒性药物是能够抑制微管聚合的单甲基奥瑞他汀 E(monomethyl auristatin E,MMAE)。两项关键性 II 期临床试验结果显示了维布妥昔单抗单药治疗 CD30 阳性的霍奇金淋巴瘤(Hodgkin lymphoma,HL)和间变性大细胞淋巴瘤(anaplastic large cell lymphoma,ALCL)的疗效。在治疗霍奇金淋巴瘤的 II 期临床试验中,102 例自体造血干细胞移植后复发或难治的霍奇金淋巴瘤患者中有 75% 获得缓解,完全缓解率为 34%,全组患者的中位无进展生存期为 5.6 个月。在一项纳入了 58 例间变性大细胞淋巴瘤患者的临床试验中,86% 获得缓解,完全缓解率为 57%,中位缓解持续时间为 12.6 个月。基于这两项 II 期临床试验结果,2011 年美国 FDA 批准维布妥昔单抗用于治疗自体造血干细胞移植治疗失败的霍奇金淋巴瘤和一线联合化疗失败的间变性大细胞淋巴瘤,2012 年 EMA 批准其有条件地用于复发、难治性霍奇金淋巴瘤和间变性大细胞淋巴瘤患者的治疗。后续的临床研究结果进一步支持了该药物的疗效,2017 年 11 月美国 FDA 批准的新适应证为原发性皮肤间变性大细胞淋巴瘤(primary cutaneous anaplastic large cell lymphoma,pcALCL)和 CD30 阳性的蕈样霉菌病(mycosis fungoides,MF)。临床使用的经验显示,患者对维布妥昔单抗的耐受性良好,可以在门诊用药。

恩美曲妥珠单抗是第一个用于乳腺癌的 ADC 药物,其单抗部分是针对 HER2 的曲妥珠单抗,细胞毒药物是依美他辛(emtansine,DM1),可以抑制微管合成。在 2010 年进行的首个 I 期临床试验中观察到 24 例既往多线化疗后的乳腺癌患者有 44% 获得缓解。2012 年在美国临床肿瘤学会(American Society of Clinical Oncology,ASCO)大会上报道了 EMILIA 研究的结果,991

例曲妥珠单抗和紫杉类治疗后进展的 HER2 阳性晚期乳腺癌患者 1∶1 随机接受 T-DM1 单药或拉帕替尼联合卡培他滨治疗。T-DM1 组的无进展生存期和总生存期分别延长了 3.2(9.6 vs 6.4，HR=0.65，P<0.001) 个月和 5.8(30.9 vs 25.1，HR=0.68，P=0.000 5) 个月。基于该研究观察到的良好疗效和耐受性，T-DM1 于 2013 年在美国上市。

ADC 药物的研发并不是一帆风顺，吉妥单抗(gemtuzumab ozogamicin，简称 GO，商品名：Mylotarg) 走过的曲折道路体现了其中的艰辛。

吉妥单抗是第一个在美国获批上市的 ADC 药物，其单抗部分是人源化的抗 CD33 单抗，细胞毒性药物是卡奇霉素(calicheamicin)。基于总共纳入了 142 例首次复发后急性粒细胞白血病(acute myeloid leukemia，AML)患者的三个单臂Ⅱ期临床试验(Study 201,202,203)的结果，142 例患者总体客观缓解率为 30%，GO 通过美国 FDA 快速审批通道在 2000 年 5 月获准用于 60 岁以上、不适合接受化疗的急性粒细胞白血病患者的治疗。值得注意的是，GO 挂载的细胞毒成分具有肝脏毒性，虽然这 142 例患者中的绝大多数都对 GO 耐受良好，但是有 45 例患者发生了不同程度的肝脏毒性，其中一例最终死于肝功能衰竭。上市后收集到的安全性数据更加堪忧，在获得美国 FDA 批准后的 6 个月内上报的严重不良事件集中在三类毒性：变态反应、肺毒性和肝毒性，其中包括致死性的肝静脉阻塞综合征(venoocclusive disease，VOD)。为满足美国 FDA 的要求，从 2004 年开始了 SWOG S0106 随机对照研究，观察 GO 联合化疗对比单纯化疗在一线或二线急性粒细胞白血病治疗中的疗效，主要终点为无事件生存时间(event-free survival，EFS)。该研究在入组 627 例患者之后，因为治疗组疗效不佳和早期死亡事件增多，治疗组 283 例患者的死亡率为 5.7%，单纯化疗组 281 例患者的死亡率为 1.4%(P=0.01)，于 2010 年提前终止试验。随后辉瑞公司主动从市场上撤回了 GO 的上市许可，之后辉瑞公司继续小规模生产 GO 以供研究使用。基于一项开放的Ⅲ期临床试验(ALFA-0701)和一个纳入了 3 300 余例患者的荟萃分析结果，美国 FDA 于 2017 年 9 月重新批准 GO 以罕见病用药(俗称孤儿药，orphan drug)的身份上市用于急性粒细胞白血病患者的治疗。

从上述几个 ADC 药物研发的案例中可以看出，目前成功的 ADC 药物以治疗淋巴造血系统肿瘤为主。比较新的一个药物是 2017 年 8 月美国 FDA 批准的奥英妥珠单抗(inotuzumab ozogamicin，CMC-544，商品名：Besponsa)用于治疗复发、难治性 B 细胞前体急性淋巴母细胞白血病，其单抗针对的是 CD22 抗原。但是鉴于 GO 的例子，CMC-544 的安全性和临床获益仍需观察。

2. 细胞毒药物靶向递送系统(targeted drug delivery system) 传统的药物递送系统(drug delivery system)就是口服和注射以后药物通过血液循环到达需要发挥作用的部位，但大部分药物都无法到达相应器官。药物靶向递送系统就是希望能够有针对性地向需要药物发挥作用的器官或者组织输送药物，同时降低无关脏器的暴露量。

药物靶向递送系统可以分为主动型和被动型，以单抗为基础的 ADC 是主动型的代表。此外，随着 20 世纪 90 年代纳米技术的进展，现在还可以通过纳米载体(nanocarriers)被动地向肿瘤组织递送细胞毒性药物，使得抗肿瘤药物有可能避开正常组织，在肿瘤细胞内积累更高的浓度。纳米载体还具有保护其携带的药物免遭降解、减少肾脏清除、增加溶解性、改善药物释放动力学等特征。

常见的纳米载体类型包括：脂质体(liposomes)、碳纳米管(carbon nanotubes)、树状高分子(dendrimers)、聚合物胶束(polymeric micelles)、聚合物缀合物(polymeric conjugates)、聚合物纳米

颗粒（polymeric nanoparticles）、生物可降解颗粒（biodegradable particles）和人工 DNA 纳米结构（artificial DNA nanostructures）。

20 世纪 90 年代得到较多研究的是多种包裹多柔比星的脂质体微粒,成功案例是聚乙二醇脂质体多柔比星:Doxil 于 1995 年获得美国 FDA 批准上市,1996 年获得了 EMA 批准上市(商品名:Caelyx)。数年之后又有多种脂质体药物上市:非聚乙二醇脂质体多柔比星(Mycet)、非聚乙二醇脂质体柔红霉素(DaunoXome)、非聚乙二醇脂质体阿糖胞苷(DepoCyt)、脂质体伊立替康(Onivyde)和纳米颗粒白蛋白结合型紫杉醇(nanoparticle albumin-bound paclitaxel,nab-paclitaxel,Abraxane)。这些药物的适应证见表 8-4。其中白蛋白结合型紫杉醇能够用于最常见的乳腺癌和非小细胞肺癌,也能够用于胰腺癌。其具体论述请参见紫杉醇研发章节。

表 8-4 常见纳米载体药物一览表

商品名	成分	适应证	首先批准上市的机构	首次获得批准的时间 / 年
Doxil	聚乙二醇脂质体多柔比星	卡波西肉瘤,乳腺癌,卵巢癌,多发性骨髓瘤	美国 FDA	1995
Caelyx	聚乙二醇脂质体多柔比星	卡波西肉瘤,乳腺癌,卵巢癌,多发性骨髓瘤	EMA	1996
Myocet	非聚乙二醇脂质体多柔比星	乳腺癌	EMA	2000
DaunoXome	非聚乙二醇脂质体柔红霉素	卡波西肉瘤	美国 FDA	1996
DepoCyt	非聚乙二醇脂质体阿糖胞苷	(鞘内注射)淋巴瘤脑膜炎	美国 FDA	1999
Onivyde	脂质体伊立替康	胰腺癌	美国 FDA	1996
Abraxane	纳米颗粒白蛋白结合型紫杉醇	乳腺癌,非小细胞肺癌,胰腺癌	美国 FDA	2005

注:FDA:Food and Drug Administration,食品药品监督管理局;EMA:European Medicines Agency,欧洲药品管理局。

三、思考——治愈还是管控(cure the cancer or control the cancer)

恶性肿瘤与人类自身有着千丝万缕的联系,但其生物学特性又大大地脱离了机体合理有序的调控。肿瘤不同于感染性疾病,也不同于心脑血管疾病等慢性病。医学界、公众、政府和社会都需要认真思考防治恶性肿瘤的目标和可持续性的策略。

(一)何谓肿瘤治愈

从 20 世纪 60 年代医学界和社会公众就开始追求治愈恶性肿瘤,但肿瘤不是由外来病原体导致的感染性疾病,那么应当如何定义治愈呢?

埃米尔·弗雷三世(Emil Frei Ⅲ)在 1985 年发表的《治愈性癌症化疗》(*Curative Cancer Chemotherapy*)一文中阐述了他的观点,他认为每一种治疗方式都可能失败,在治疗失败(肿瘤复发)之前会有一段无病生存期(disease-free survival,DFS)。他设想随着无病生存期的延长,治疗失败的风险逐渐下降,当经过了足够长的无病生存期之后,治疗失败的风险下降到 0(肿瘤不再复发),此时即可判断为治愈。

严格地说,只有患者的生存期和没有患该肿瘤的人群一样长的时候才能判断这种疗法可以治愈该肿瘤。但现实中恐怕很难操作,例如无法通过随访急性白血病患儿 60 年之后再评价某种疗法的效果。因此,埃米尔·弗雷三世建议使用长期无病生存来代表治愈,而长期无病生存可以通过观察无病生存期曲线是否进入平台期来判断。

随着医学界对恶性肿瘤的研究不断深入,如同抗结核那样的治愈概念已经不适用于恶性肿瘤的治疗。例如曾在 2003 年撰写过《治愈你的癌症》(*Cure Your Cancer*)一书的作者比尔·亨德森(Bill Henderson)在 2016 年接受采访时所说,肿瘤就是我们自己(cancer is us),控制肿瘤(control the cancer)的提法更加合理。

(二)个体治疗的目标和手段——清除还是控制

能不能彻底消灭恶性肿瘤? 似乎不能,因为肿瘤和我们自己同源;能不能有效控制肿瘤的危害? 很有可能,因为肿瘤是环境的产物。

从自然进化的角度来看,恶性肿瘤和各种生物体相类似,都是为了适应环境而不断做出适应性反应的进化产物。肿瘤组织并不是均质化的细胞群体,而是一个在空间和时间上高度异质性的器官样结构,其内部有相应的调节机制。

恶性肿瘤在机体中的生存环境并不友好,其内部缺氧、酸中毒、高渗透压等生理和物理特性与实验室培养条件下的肿瘤细胞群落存在巨大差异。这些特性也在一定程度上促成了肿瘤耐药。

以肿瘤细胞耐药为切入点,有基础研究结果显示,耐药细胞并非出现在化疗之后,而是在化疗前就已经存在,只不过其耐药表型在化疗之后得以显现。以导致多种药物耐药现象的 P- 糖蛋白(P-glycoprotein,P-gP)为例,在没有进行药物治疗的情况下肿瘤细胞不会表达 P-gP,其原因之一是表达 P-gP 并主动外排底物要消耗巨大能量,因此在没有化疗的情况下表达耐药表型不符合自然选择。所以在化疗之前,肿瘤组织中的耐药细胞株处于被抑制的状态,只有化疗大量杀灭非耐药细胞群体之后,耐药细胞株才会体现出它们的生存优势。

以此观点为依据,Gatenby 等在 2009 年提出了适应性治疗(adaptive therapy)的概念。其核心是给予最小有效剂量的药物,以控制肿瘤负荷,维持肿瘤组织内部非耐药和耐药细胞群体的动态平衡,通过非耐药细胞的增殖来抑制耐药表型的表达。适应性治疗的目的不再是用最大耐受剂量杀伤尽可能多的肿瘤细胞,而是用最小剂量、够用即可的药物追求肿瘤负荷的长期稳定,或者说是借助自然选择的力量,用容易控制的非耐药细胞来抑制难以控制的耐药细胞。

(三)群体抗癌政策的选择——兵来将挡还是未雨绸缪

美国是第一个将全民抗肿瘤上升到国家政策层面的国家。1971 年 12 月,美国总统尼克松签署了《1971 年国家癌症法案》(National Cancer Act of 1971)。该法案是"向癌症宣战"(war on cancer)的开始,当时乐观地将目标设定为到美国建国 200 周年时(1976 年)能够治愈癌症。但是现实的困境使得实现这个目标的时间不得不调整到 2000 年,之后又调整到 2015 年。

1986 年发表的一份研究报告显示,与 1962 年相比,1985 年美国的癌症相关死亡率居然上升了 8.7%。到了 2009 年,美国国家健康统计信息中心(National Center for Health Statistics,NCHS)发布的数据,与 1950 年相比,美国根据年龄调整的癌症相关死亡率下降了仅 5% 左右。而同期心血管疾病相关的死亡率降低了约 2/3。虽然美国在癌症治疗领域投资巨大,但实际效果并不尽如人意。

到了 2016 年 12 月,也就是宣布"向癌症宣战"(war on cancer)之后的整整 45 年,美国国会通过了《21 世纪治愈法案》(21st Century Cures Act),决定在未来 7 年内投资 18 亿美元支持癌症登月计划(Cancer Moonshot),希望通过精准医疗(precision medicine)实现治愈癌症的美好愿景。

相对于美国专注于肿瘤治疗领域的研究,其他发达国家走了一条不同的道路。澳大利亚开始关注恶性肿瘤防治也是受到"向癌症宣战"(war on cancer)的鼓舞,相对于治疗,他们更关注癌症早期筛查和预防的研究。例如通过一项国家乳腺癌筛查项目使得乳腺癌的 5 年生存率从1982—1987 年的 72% 提高到 2006—2010 年的 89%。

日本从 20 世纪 50 年代末开始的胃癌早期筛查也是降低相关死亡率的重要手段。以世界人口进行年龄调整的男性和女性胃癌死亡率从 20 世纪 60 年代的超过 70% 和接近 40% 分别下降到 21 世纪初的不足 20% 和不足 10%。

由此可见,对某些恶性肿瘤进行筛查可以有效降低整体国民的肿瘤负担,效价比好,可持续性强。

四、总结与展望

医学是跨界科技与人文的综合性学科,从技术角度来看,其"综合性"主要体现在医学的进步是建立在相关基础学科的发展之上。临床肿瘤学作为一个重要的研究领域,不仅得益于众多基础学科的进步,同时为许多新兴技术提供了用武之地。

以药物研发的方法论为例,统计学帮助医学研究进入了循证医学时代,以信息技术为基础的大数据和人工智能正在改变药物研发的传统思路。例如主要针对抗肿瘤药物 I 期和 II 期临床试验的伞式、篮式、平台设计(umbrella, basket and platform designs),以及政府和学界、企业界愈发重视的真实世界证据(real-world evidence, RWE)都是对循证医学的探索和实践。为此美国 FDA于 2018 年 8 月开始启动复杂创新型试验设计先导项目(complex innovative trial designs pilotprogram, CID pilot program)。引入 CID 的主要目的是理顺药物研发和审批流程,加速研发进度,但是与传统试验设计的优劣仍然有待观察。

作为工业化、城市化、老龄化社会必须面对的挑战,恶性肿瘤需要系统性的防控思路和综合性的治疗手段。作为系统性治疗策略的基石(backbone)之一,细胞毒药物会借助科技进步而推陈出新,为防控恶性肿瘤做出自己的贡献。

第 4 节 抗肿瘤分子靶向药物的临床试验

细胞毒性药物虽然能有效杀灭肿瘤细胞,但由于其针对性不强会同时损伤机体正常细胞,由此产生一系列不良事件。抗肿瘤治疗时如何将肿瘤细胞和正常细胞区分开,一直是肿瘤学探索的方向。随着分子生物学和细胞遗传学等领域的发展,人们对肿瘤的发生发展机制,包括染色体异常、癌基因扩增、肿瘤相关信号转导通路持续激活等的认识不断深入,为肿瘤内科治疗提供了丰富的理论基础,越来越多的针对不同靶点的分子靶向药物用于肿瘤治疗。分子靶向治疗可以相对选择性地作用于肿瘤细胞相关分子,相对减少了不良事件。分子靶向药物的出现,不仅提高了肿瘤内科的治疗水平,拓展了肿瘤内科治疗领域,更开阔了肿瘤内科治疗研究新思路。

与传统的细胞毒性药物相比,分子靶向药物的研究和开发有其自身特点。下面将讨论抗肿瘤分子靶向药物临床试验的特点、面临的挑战和未来发展的方向。

一、Ⅰ期临床试验

新开发的药物自首次进入人体试验，即开始了Ⅰ期临床试验。传统Ⅰ期临床试验主要研究目的是探索新药的安全性、耐受性以及最大耐受剂量（maximum tolerated dose，MTD），为此应纳入相当数量的标准治疗失败或没有标准治疗的晚期肿瘤患者。在分子靶向治疗时代，Ⅰ期临床试验方法学也在改变并适应新的药物特点和环境变化，以提高新药研发的效率。分子靶向治疗药物的Ⅰ期临床试验在剂量递增、患者选择和试验终点选择上有其自身特点。

（一）剂量递增方法

传统上，按照改良的斐波那契（Fibonacci）法 3+3 设计，考察在一定时间内（一般为 28~30 天）按预先设定的方法递增受试药物剂量过程中剂量限制性毒性（dose limiting toxicity，DLT）的发生率，每个剂量水平设定 3 例患者。3+3 试验由最低的起始剂量水平进行递增直至 MTD，对于靶向药物的临床研究而言，可能使大量患者接受的剂量低于有治疗意义的剂量水平，而且可能需要较长的时间才能达到 MTD。此外，每组人数过少，MTD 的测量也可能不准确。

细胞毒性药物的药物剂量、毒性反应以及疗效之间往往呈正相关，相对而言，这种试验设计比较适合细胞毒性药物。由于药物作用机制，不少分子靶向药物有延迟和累积性毒性反应，在设定的时间窗内不一定能观察得到 MTD，因此 3+3 试验设计对于分子靶向药物来说则未必适合。Dowlati 等在一篇回顾性研究中分析了 450 项Ⅰ期临床试验，其中 99% 的细胞毒性药物试验能测定到 MTD，与之相比，仅有 64% 的分子靶向药物Ⅰ期临床试验能测得 MTD。

为了克服标准剂量递增法的缺点，研究人员采用了新的策略，如加速滴定设计（accelerated titration design，ATD）和基于模型的试验设计。在 ATD 设计中，Simon 等根据美国国家癌症研究所（National Cancer Institute，NCI）的不良事件通用术语标准（common terminology criteria for adverse events，CTCAE）将毒性进一步分为两类：0~2 级毒性和 3 级及以上毒性。患者在 ATD 试验中至少接受 3 个周期治疗，包括起始加速阶段和标准的剂量递增阶段。在起始加速阶段，每个剂量水平下有 1 例患者。如果 1 例患者在第一周期出现 DLT 或者 2 例患者在第一周期中出现 2 级毒性则终止剂量递增，恢复成标准的 3+3 剂量递增设计。与标准剂量递增设计相比，ATD 试验所需样本量较少，持续时间也显著缩短。此外，由于 ATD 在每例患者中均采用了剂量滴定方案，可获得更多信息估算 MTD 的人群分布、累积毒性程度以及患者个体间差异。

基于模型的试验设计是估算 MTD 的创新方法。O'Quigley 等提出了连续重评估方法（continual reassessment method，CRM）通过连续的剂量谱估算 MTD。CRM 通过贝叶斯框架更新剂量 - 效应关系，根据统计模型生成的过去关于 MTD 的信息和这些试验中患者的累积信息，围绕可能达到预期目标毒性水平的剂量进行试验。采用 CRM，更多的患者能接受到有治疗意义的药物剂量水平，而且对 MTD 的估计也更准确。此外，迟发毒性也能被观察到。尽管存在这些优势，最初的 CRM 在抗肿瘤新药Ⅰ期临床试验中估算 MTD 也存在一些问题。如获得当前患者 DLT 结果后才能确定下一例患者的剂量水平，因此 CRM 完成试验时间长于传统的剂量递增设计。其次 CRM 设计中的起始剂量可能高于常用的最低剂量水平，且剂量可递增超过一个剂量水平，这可能导致更多患者接受较大的剂量水平治疗，并暴露于更大的风险之中。不同研究者对 CRM 提出了不同的调整和改善方法，以克服 CRM 存在的上述缺点。

（二）患者选择

随着肿瘤基础研究和临床研究的进展，人们越来越认识到大部分肿瘤并非由单一基因异常驱动。即使是同一种肿瘤病理类型，不同患者的肿瘤驱动基因可能并不一样，对特定治疗的反应性也不一样。

大部分情况下，一个特定的分子靶向治疗药物仅对具有某些生物标志物的患者有效。这些生物标志物可以是高表达的某种基因或蛋白，或者基因突变、扩增或易位。现在越来越多的抗肿瘤新药从Ⅰ期临床试验起就开始探索生物标志物以及可能获益的患者人群。设计得当的Ⅰ期临床试验能显著改善药物研发的效率。如在克唑替尼的Ⅰ期临床试验中即选择了携带分子标志物棘皮动物微管结合样蛋白 4- 间变淋巴瘤激酶（echinoderm microtubule associated-protein like 4-anaplastic lymphoma kinase，*EML4-ALK*）基因重排的非小细胞肺癌患者，这些患者获得了很好的疗效，研究结果显著加快了该药物的研发进程。

越来越多的抗肿瘤新药Ⅰ期临床试验采用基于生物标志物的患者选择方法，患者在筛选过程中需要测定分子标志物以决定是否入组，如果预设的分子标志物在患者人群中阳性率不高，可能需要筛选大量人群才能募集到需要的患者。值得注意的是，如果新药作用于多个靶点，则很难确定单一的生物标志物。此外大部分肿瘤有多种基因变异，患者对某种特定分子靶向药物的疗效受多种因素影响，这也使得确定准确的生物标志物更加不易。基于以上原因，临床试验中应谨慎采用基于生物标志物的患者选择方法。在目前的大部分抗肿瘤新药Ⅰ期临床试验中，分子标志物仅作为探索性目标。

（三）终点选择

在传统的抗肿瘤新药Ⅰ期临床试验中，主要终点为毒性反应而疗效仅作为次要终点。随着美国 FDA 颁布了新的突破性疗法指南以加速新药研发，在早期临床试验中获得疗效数据已经成为Ⅰ期临床试验的重要组成部分。越来越多的抗肿瘤新药Ⅰ期临床试验中加入了扩展组以进一步探索Ⅱ期临床试验推荐剂量（recommended phase Ⅱ dose，RP2D）水平药物的疗效和更多的安全性数据。

在分子靶向药物Ⅰ期临床试验中，研究者也在探讨毒性反应是否应作为确定 RP2D 剂量水平的主要决定性因素。与细胞毒药物不同，分子靶向药物的疗效与药物剂量水平和毒性反应不一定呈正相关。分子靶向药物作用于正常组织上相应靶点可能导致不良事件，尽管这些不良事件（比较常见的如皮疹、腹泻等）可能影响患者的依从性，但不常是剂量限制性毒性。对于分子靶向药物来说，反映靶点作用活性的终点，如最大生物学反应（biological response，BR）可能更能反映药物疗效。因此在分子靶向药物Ⅰ期临床试验中药物效应动力学（pharmacodynamics，PD）和药物代谢动力学（pharmacokinetics，PK）分析发挥了重要的作用。常见的相关性终点包括治疗前后肿瘤组织中靶点相关蛋白表达水平、血清蛋白、外周血单核细胞、影像学分子标志物等。循环肿瘤细胞（circulating tumor cell，CTC）和循环肿瘤细胞 DNA 水平（circulating tumor cell DNA，ctDNA）可能在未来的临床试验中发挥重要作用。设计良好的相关性终点能显著加快靶向药物的研发进程。

综上所述，尽管评价药物安全性仍然是Ⅰ期临床试验的主要目的之一，但在分子靶向治疗时代，疗效评价和 PD/PK 也是重要的Ⅰ期临床试验终点。这种转变强调了肿瘤组织获取和生物标志物分析、多学科支持治疗以及功能影像学的重要性。

抗肿瘤新药Ⅰ期临床试验是抗肿瘤新药临床研发的起点和基石。在分子靶向治疗时代,除了评价药物安全性外,Ⅰ期临床试验中往往需要收集更多信息来支持药物研发。在采用不同的剂量递增方法、基于分子标志物的患者选择以及靶点相关的临床终点后,合理设计并执行的Ⅰ期临床试验不仅能够为后续临床试验提供确切的 RP2D,而且还可以进一步验证概念、检测生物标志物并探索疗效。

二、Ⅱ、Ⅲ期临床试验

恶性肿瘤通常以多种分子异常为特征,这些分子异常决定了不同肿瘤特异性的生物学行为。随着分子生物学的发展,人们对肿瘤的发生、发展、转移等生物学行为有了更深刻的了解,抗肿瘤药物的研究也不断发展。近年来人们开始针对肿瘤可能存在的特异性靶点进行治疗,分子靶向治疗在抗肿瘤治疗中发挥了越来越重要的作用。同时,新型分子生物学技术的进展使得更多敏感和特异的生物标志物被确认。这些生物标志物不仅用于肿瘤的早期发现,还常常用于个性化治疗方案制订、疗效评价和不良事件监测。在过去 10 年中,大约有 40 种获批的抗肿瘤新药有其特定的分子标志物。与抗肿瘤新药Ⅰ期临床试验相比,分子靶向药物Ⅱ、Ⅲ期临床试验中能收集到更多的分子生物标志物以及药物的临床信息。越来越多的临床试验要求在治疗前后重复取活检,实时检测肿瘤组织生物标志物的变化,研究其与肿瘤缓解的关系。在试验设计方法学方面,新型的临床试验设计如适应性靶点富集设计、"伞式试验设计(umbrella trial design)"和"篮式试验设计(basket trial design)"也越来越多地应用于临床试验,强调了在临床试验中探索基于基因组检测设计治疗方案的必要性。此外,随着电子化数据采集的推广和数据库的建立,临床试验也面临着大数据时代的机遇和挑战:如何收集、维持、整合和最终应用这些数据,是分子靶向治疗时代临床试验发展过程中需要解决的重要问题。

(一)分子生物标志物

肿瘤的分子生物标志物是指存在于肿瘤细胞、间质、正常组织或者体液中的标记分子,可以辅助肿瘤的检测、诊断,并可评估预后及药物疗效。早期对肿瘤分子生物标志物的研究集中在早期检测肿瘤或者预测预后方面,多与肿瘤本身特性相关,如 Ki-67、癌胚抗原(carcino-embryonic antigen,CEA)和前列腺特异抗原(prostate specific antigen,PSA)等。生物标志物在临床应用和临床试验中另一个重要作用在于预测特殊肿瘤患者的特异性治疗效果。乳腺癌的一些分子生物标志物,如激素受体状态以及 HER2 过度表达状态与治疗直接相关。在本节中,我们更关注预测抗肿瘤治疗疗效和耐药反应的生物标志物。因为利用这些标志物,我们可以在整体人群中识别出对治疗出现反应可能性更大或者耐药的个体。分子生物学的发展、人类基因组序列相关研究的进一步完善、人类基因组单体型图(haplotype map of human genome,HapMap)研究的进展,都为新的分子生物标志物的发现与验证创造了更多机会。

从 20 世纪 80 年代起,限制性片段长度多态性(restriction fragment length polymorphism,RFLP)图谱逐渐完善,覆盖了整个人类基因组,随后它被微卫星图谱取代;随着更全面的单核苷酸多态性(single nucleotide polymorphism,SNP)图谱的发展,微卫星图谱也逐渐退出历史舞台;2005 年发表的第一代 HapMap 进一步提高了基因图和连锁分析工具的精密性。在此基础上,临床工作者可用人类基因组图谱探索不同表型之间的基因关联,发现与药物疗效相关的分子生物标志物。

目前仅有为数不多的基因组学研究成果可以简化临床实践过程,分子靶向治疗时代药物基因组学是临床实践成功应用的最佳案例。为了给临床实践选择正确的药物,要求我们能够识别靶点、发现对靶点有调节作用的合适药物。药物首先作用于假定靶点,进而调节下游区生物学进程,最终产生抗肿瘤效应。在这个过程中,优化用药的成功有赖于预测疗效生物标志物的发现。如果计划采用一个或多个生物标志物终点来指导药物研发,在启动临床试验前应对该生物标志物进行全面缜密的评估,以明确该标志物与治疗的关系。

临床试验中可以采取两种策略使用生物标志物:①可以采取靶点富集策略,招募该标志物阳性的患者,之后在更广泛的非选择性群体中对药物疗效进行测试;②在非选择人群中对药物疗效进行初始评价,之后在生物标志物阳性的患者群体中进行更深入的临床试验。这两种策略的选择主要取决于研究人员对生物标志物的自信程度。无论采取哪种策略,回答这些问题的Ⅱ期临床试验都需要更多的时间和资源。然而,在此基础上可以期待集中于靶点富集人群的Ⅲ期临床试验产生更高水平的疗效。精准治疗的基本前提是能够选择出治疗中获益最大的特定患者人群。因此与药物敏感性或耐药性相关的生物标志物在精准医学时代起到了基石作用,相关研究会进一步深入。如何使用方法简便、敏感并易于获取的样本进行生物标志物检测也是面临的一个挑战,患者对治疗过程中多次活检进行生物标志物检测的依从性是一个需要考虑的问题。循环肿瘤细胞分析、血浆蛋白谱、甲醛溶液固定后的免疫组化、石蜡包埋肿瘤组织检测技术,相对于新鲜肿瘤组织活检来说更易获得,有显著的优越性。检测技术的进步也能够不断推动精准治疗的发展。

(二)创新性临床试验设计

在传统的细胞毒性药物临床研发过程中,Ⅱ期临床试验旨在探索药物疗效,Ⅲ期临床试验则是确证疗效。在分子靶向治疗时代,为了解决临床试验中的实际问题,加速药物研发进程,近年来开发出了新的临床试验设计策略,如适应性靶点富集设计、"伞式试验设计"和"篮式试验设计"等,这些新型临床试验设计旨在为不同患者选择合适药物以达到精准治疗的目的。

1. 靶点富集临床试验设计 靶点富集临床试验设计是在筛选患者时仅纳入靶点阳性的患者,随机分配到试验药物组或者合适的对照组。在某些情况下,也可以是试验药物加上标准治疗对比安慰剂和标准治疗的组合。

靶点富集临床试验设计在同时研发新药和相应的诊断工具的Ⅲ期临床试验中已经使用:在维罗非尼(vemurafenib,也称维莫非尼、维拉非尼)治疗恶性黑色素瘤的临床试验中,在探索药物疗效的同时研发了检测 BRAF 基因点突变的伴随诊断方法;在克唑替尼的研发过程中也同时开发了检测 ALK 基因易位和融合的伴随诊断方法。

靶点富集临床试验设计招募的患者从分子靶向治疗中获益的可能性远高于一般患者人群,这种设计最大的优势是减少了试验所需的样本量。由于生物标志物阴性的患者被排除在外,靶点富集试验设计必须基于既往的Ⅱ期临床试验结果,主要适用于对特定的预测疗效生物标志物已经有了透彻的研究,并且有很强的证据证明该生物标志物阴性的患者不能获益。

对于某些靶向药物,如抗血管生成药物和免疫治疗药物,有时候很难在临床试验开展前就确定合适的生物标志物。有些临床试验为靶点富集试验设计了一个前驱期(run-in),研究者在前驱期检测药物效应动力学、免疫反应和/或早期疗效。前驱期收集到的生物标志物信息将被用于后续临床试验患者入组条件的设定,在前驱期后纳入的患者将被随机分配至试验药物组或者对照组。

此外,还有研究者探索了适应性靶点富集的临床试验设计。比如,在Ⅱ期临床试验中特定生物标志物的阳性界值没有能充分确定,此时可以用适应性临床试验设计,在临床试验开始阶段采用基于既往Ⅱ期临床试验结果的生物标志物界值,在中期分析时根据收集的临床试验数据再调整入组条件的设定。

2. 伞式试验设计　伞式试验设计把具有不同驱动基因的一类肿瘤,如 *KRAS*、*EGFR*、*ALK* 驱动的非小细胞肺癌,拢聚在同一平台上(即撑起一把大伞),将不同靶点的检测在同一时间内完成,根据不同的靶基因分配不同的精准靶向药物。伞式试验设计最重要的特点是在一个完善的连接各个临床试验中心的平台完成基因组学筛选,这一点对于在伞式试验设计平台上能有效开展分子靶向药物临床试验至关重要。伞式试验设计平台通常具有一定的灵活性,能根据正在进行的临床试验中收集的数据和积累的证据增减或修改平台上的分子靶向药物。可以将伞式试验设计看作基于一个平台的多个靶点富集试验的联合体,参与试验的患者能够在筛选期接受一系列分子标志物检测,根据每位患者肿瘤基因变异的特点,参加针对相应分子生物标志物的分子靶向药物的临床试验。

目前已经开展了 BATTLE、BATTLE-2、Lung MAP、ALCHEMIST、FOCUS4 等多项伞式试验设计的临床试验。以美国西南肿瘤协作组(Southwest Oncology Group,SWOG)发起的 Lung MAP(分子标志物指导下Ⅳ期肺鳞癌二线治疗临床试验,NCT02154490)研究为例,对伞式试验设计作进一步介绍。该研究计划筛查 10 000 例患者,具体试验流程如下:对一线治疗失败的肺鳞癌患者进行超过 200 个基因的检测,根据每位患者肿瘤不同的分子生物学特点,将患者分配至伞式框架内 6 个亚临床试验中的一个,其中 4 个亚临床试验采用了靶点富集临床试验设计,仅纳入携带特定异常基因的患者。如果患者不满足这 4 个亚临床试验中任一试验要求,则进入免疫治疗亚试验,每个亚试验均是Ⅱ/Ⅲ期关键性注册临床试验。这些Ⅱ/Ⅲ期临床试验设计允许在Ⅱ期阶段基于无进展生存期和客观缓解率评价临床试验药物的疗效,如果试验药物疗效不理想可以提前中止试验,药物疗效达到预设标准后则可进入Ⅲ期临床试验阶段,以无进展生存期和总生存期为复合主要终点。每个亚试验均采用标准化设计,比如Ⅱ期临床试验阶段观察到 55 个肿瘤进展事件即进入中期分析,如果进入到Ⅲ期临床试验阶段,观察到 256 个死亡事件后即进入最终分析。

总体而言,伞式试验设计的特点是能够在一个中心平台上整合多个检测不同机制的靶向药物疗效的亚临床试验,在这个平台上筛选和分配具有不同分子表型的同一病理类型的肿瘤患者。这种新型分子靶向药物临床试验设计无论对加速临床试验进程还是对确保每一位参加临床试验的患者获得精准治疗的机会,都具有特别意义。

3. 篮式试验设计　肿瘤驱动基因的发现和针对这些驱动基因的治疗所取得的成功显著影响了新药研发的方向。自此,抗肿瘤药物研发不再追求一种药物对所有患者都有效。现在的趋势是在发现部分患者对治疗有效后,通过分子生物标志物的研究寻找疗效背后的生物学机制,继而提出某些携带特定基因异常的患者能够从该治疗中获益的推测,最后在前瞻性临床试验中验证这种推测。在这种背景下出现的篮式试验设计是一种高效的临床试验设计方法,篮式试验设计是指将某种靶点明确的药物看作一个篮子,将带有相同分子表型或基因型的不同肿瘤放进一个篮子里进行研究,这是检测针对某一特定靶点的药物治疗具有该靶点的不同病理类型肿瘤的一种临床试验设计方法。篮式试验设计的一个重要前提是药物和治疗靶点要有很强的相关性，而且检测靶点的方法学应该精确可靠。

目前已经开展了 NCI-MATCH、IMPACT、NCI-MPACT 等多项篮式试验设计的临床试验。以 NCI-MATCH（基于分子分析的临床试验，NCT02465060）研究为例，对篮式试验设计做进一步介绍。这项临床试验旨在探索根据患者肿瘤基因异常进行针对性治疗的有效性，该试验计划筛选 6 000 例无标准治疗方案的难治性晚期实体肿瘤、淋巴瘤或多发性骨髓瘤患者。试验筛选阶段将分析患者肿瘤的基因型，如果患者携带了某些特定的基因异常且满足其他入组条件，则会被分配加入相应试验组进行针对性治疗。目前试验已经有 24 个治疗组，每组均可被视为一个独立的亚试验，计划募集 35 例患者。治疗组的药物既包括已有明确证据表明对特定驱动基因异常肿瘤有效的已上市药物，也有已经在其他临床研究中显示出一定疗效（达到无进展生存期或客观缓解率等终点）的针对某一特定靶点的新药。试验设计允许加入新的治疗组，因此如果在试验进行过程中有新的有效的靶向药物面世可能会增加新的试验组。

NCI-MATCH 试验的主要终点是客观缓解率，定义为达到完全缓解或部分缓解的患者比例。一旦治疗组客观缓解率达到 16%，则该治疗会被认为是有效的并可以进行进一步研究。这项试验的次要终点是 6 个月无进展生存率，定义为 6 个月疾病没有进展的患者比例。除此之外，研究者还将总生存期、进展时间以及安全性等列为次要终点指标。

（三）大数据

大数据指一种规模大到在获取、存储、管理和分析方面大大超出了传统数据库软件工具能力范围的数据集合。更进一步来说，大数据是需要新处理模式才能具有更强的决策力、洞察力和流程优化能力来适应的海量、高增长率和多样化的信息资产。大数据具有数据规模海量、数据流转快速、数据类型多样和价值密度低四大特征。

研究者可以基于大数据提出临床试验的假设，既往数据有助于统计检验的设定，还可以提高临床试验设计和患者的招募效率。然而大数据在抗肿瘤新药临床试验中的应用也受到医疗记录中的数据偏倚、可靠性较低以及技术问题等诸多因素的限制。此外，不同研究中心不同平台数据整合也是一个现实问题。

抗肿瘤新药临床试验的信息量呈指数增长，包括患者临床信息、病理资料、生物标志物、疗效和安全性分析、患者调查问卷等，处理和应用这些数据的技术却跟不上步伐。许多非医疗领域的组织和企业涉足了医疗大数据这一领域，随着强大的数据存储、计算平台和移动互联网的发展，大数据的整合和分析技术取得了进步。大数据将在提高临床试验质量、强化患者安全、降低临床试验风险和降低临床试验成本等方面发挥巨大作用。

三、总结与展望

分子标志物研究的进展、创新性临床试验设计、大数据等新工具的产生和使用背后的实质是精准医学理念的临床实践。随着对肿瘤分子表型和疾病易感基因变异研究的不断深入，根据基因变异特点对个体发病风险进行分层、对疾病亚型进行精准划分和靶向治疗已经逐渐成为现实。值得注意的是，临床实践中按照肿瘤分子表型选择合适的治疗药物仍然面临不少挑战，包括对不同信号转导通路相互作用的理解、改善患者对于多次重复活检的依从性、改善分子标志物检测技术的局限性、提高分子标志物对临床治疗决策的指导作用等，都需要更加深入的研究。

第 5 节　肿瘤临床试验设计的统计学

临床研究是现代循证医学(evidence based medicine)的基本组成部分。第一个肿瘤学的临床对照试验由美国国家癌症研究所(National Cancer Institute,NCI)资助,1954 年制订计划,于1955 年正式实施,主要研究内容为急性白血病的治疗。自此,随机对照临床研究(randomized controlled trial,RCT)成为评价新疗法有效性不可或缺的手段。在近 20 年,不断涌现出许多重要的创新疗法,进一步提高了我们对于肿瘤这一类疾病本身及其治疗的认识,肿瘤临床研究也因此同样面临着如何适应与创新的挑战。例如,随着以"组学"(omics)为基础的技术不断发展,不同类型的肿瘤不再单纯地、狭隘地以临床表现和病理特征作为分类的依据,取而代之的是基于生物的分子层面信息的"精准医学"变成现实。在肿瘤治疗过程中综合治疗的模式越来越多见,这种治疗模式需要肿瘤外科、肿瘤内科和放射治疗科医生通力协作。肿瘤内科医生也面对着细胞毒药物之外更多的治疗选择,新的抗肿瘤药物通常是基于抑制细胞生长的靶向治疗,以及最近发展起来的免疫治疗。这些新进展对各阶段肿瘤临床试验的设计和分析都提出了新的挑战。

一、肿瘤临床试验中的基础概念

(一)临床试验分期

用来评价新的肿瘤治疗方法的一系列步骤称为临床试验不同阶段或临床试验分期。如果一个新的治疗方法在一个阶段获得了理想的结果,那么就将进入下一个阶段,进行进一步评价。每一个临床试验阶段都是为了回答某些特定问题设计的,因此了解临床试验的阶段非常重要,不同临床试验阶段将会得到关于在研治疗方案的不同信息。在早期阶段(Ⅰ期或Ⅱ期临床试验),临床试验的任务主要为评价治疗方案是否安全、副作用有哪些以及治疗方案的最佳剂量范围,同样在这一阶段也需要证明在研治疗方案是存在获益的,比如能够减缓肿瘤生长等。在后期阶段(如Ⅲ期临床试验),临床试验的任务主要为探寻新疗法与现今的标准疗法相比是否具有更好的疗效,同样也将比较新疗法和标准疗法的安全性。Ⅲ期临床试验需要纳入大量患者以确保其结果的有效性。

(二)目的

从统计学角度来看,处于任何一个阶段的肿瘤临床试验都包括 5 个关键要素:①清晰明确的目的;②定义明确的终点;③严谨的研究设计;④合适的数据分析计划;⑤合理的样本量。忽略这 5 个要素中的任何一个都可能导致试验出现缺陷或试验结果无法解释。

(三)研究终点

为临床试验选择合适的终点是决定试验设计和分析合理性极为重要的一步。终点通常是指构成试验目标结果之一的疾病状态、临床表现或者实验室指标。研究终点必须定义明确,并且可以通过客观方法在个体受试者层面上进行测量。主要研究终点,如总生存期(overall survival,OS)或者某些关注的毒性反应,必须能够直接反映试验的主要目的,也取决于拟选择的指标。肿瘤临床试验常用的终点包括总生存期,总生存期被公认为是有效性终点的"金标准";基于肿瘤测量的肿瘤反应率或其他终点；复合终点，如无进展生存期（progression-free survival，PFS）及其他相似的终点，这些终点可以作为总生存期的替代终点；以患者报告为主的终点（如生活质量）；以及其他有希望用于定义终点的新方法（例如药物代谢动力学及药物效应动力学、影像学指标以及生物标志物）。为一个临床试验选择特定的终点取决于许多因素，包括试验阶段、试验成本、评价终点的可行性、随访计划以及其他因素。对研究终点的简单描述，对于定义该终点的具体方面以及通过该终点回答研究特定的目的是不够的。

（四）入选合格性

患者入选的合格性标准必须适合研究目的。制定合格性标准时需要考虑哪些患者可能会从治疗中获益以及结果预期的外推性。如果合格性标准非常局限，那么患者的同质性会很高，但会影响试验结果的外推性。如果标准太过宽泛，那么疗效将会被那些从试验中获益甚少的患者所掩盖。随着试验进入后期、试验的规模变大，合格性标准应该越来越宽泛。在精准医学时代，如何定义合适的患者入选合格性标准变得更重要。

（五）治疗分组

试验治疗的有效性通常通过与特定的对照组或与基于文献得到的预期结果相比较来评估。为了使评估有效，治疗组间除了进行比较的治疗方案外应尽可能相似。对于单臂试验，所有患者接受相同的治疗，试验结果与基于既往历史经验得出的预期结果进行对比评估。进入新研究的患者人群应与得出历史对比结果的患者人群有相似的特征、相似的标准治疗并且使用相同的诊断和筛查流程。另一方面，主要结果应该是客观且定义一致的，以便试验结果可以和历史对照进行相同的解读。然而，当前研究中用到的历史估计值可能无法获得，有时即使能拿到一个看起来是相同治疗、相同患者人群的历史值，但这个值实质上可能也发生了很大的变化。研究允许一个范围内有一定差别的患者进入试验，尽管有着相同的合格性标准，由于混杂因素的存在，单臂试验结果可能与其他同类研究不可比，这可能会对选择一个合适的值用于评价新疗法造成困难。因此，对于单臂试验而言，最理想的情况是用于对比的历史值是一个特征明确、一致性好、长期稳定的结果。随机试验可以包括一个或多个对照组（如标准治疗组），或者一个对照组以及一个或多个试验组。根据标准治疗的情况，对照组有可能是无处理、安慰剂或者包含/不包含安慰剂的标准治疗。关于随机试验的更多讨论将在下面的部分进行阐述。

（六）随机化

随机化能够保证分配到各处理组的患者在基线特征上没有系统差异，这是临床试验方法学的基础。随机化可以减少试验参与者有意识的偏倚，包括由临床医生造成的患者选择偏倚以及患者自己造成的选择偏倚。随机化也可以减少在试验执行过程中可能存在的无意识偏倚，引起这些偏倚的原因包括患者不合格、拒绝进入试验、患者的管理和评估以及其他未知的混杂因素。混杂因素是指那些可能影响处理和结局的因素，比如人口学特征、预后因素以及其他可以引起患者参与或退出试验的特征。因此，由于抽样出来的患者与其代表的人群具有相似的特征，故而可以提高外部有效性；同时，由于组间患者特征也类似，可以提高内部有效性，使混杂因素的影响减到最小。但随机化本身并不能确保试验会将患有此疾病的最具特点的样本包含在内。

需要说明的是，随机化本身并不能保证各处理组在患者特征方面保持平衡，除非样本量足够大。在中小型研究中重要的患者特征偶有不平衡的情况发生，并影响了研究结果的解释。

盲法、安慰剂对照试验用于减少由于知道治疗分配造成的偏倚。"双盲"意味着患者和临床医生都不知道患者的治疗分配，"单盲"通常是指只有患者不知道治疗分配。"安慰剂对照"是指所有治疗组的患者均接受外观相同的处理，但是某个治疗组的全部或者部分治疗是无活性的治疗。盲法、安慰剂对照是最严谨、最有说服力的随机试验类型，但这种设计昂贵，并且有时不可行。例如，有些阳性治疗有明显副作用或有些干预措施无法设盲（比如放射治疗或手术时无法使用盲法）。

（七）效应量与估计精度

尽管历史信息不能用于比较确定性的处理效应，但在确定样本量估计所需的假设时很有用。对终点特征的估计（最常见的是汇总统计量，如中位数、均数、标准差等）是需要的，就像对患者累积率的估计一样。同时也会做出一些其他假设，例如用于描述组间总生存期或无进展生存期差异的比例风险假设。值得思考的是对于在研的某种特定疾病，是否有足够证据支持做出这些一般性的假设，因为当假设不正确时，检验效能可能会下降。设计试验时，通常需要使研究具有足够的把握度以检验出具有临床意义的最小差异。

在研究设计时，如果把一个研究设计成为有很好的检验效能来发现不切实际的巨大差异的话，那么这个研究注定要失败。在实际中，试验通常设计为能够以足够的把握度检测出可负担的最小差异，而不是有意义的最小差异，所以在设计试验时要考虑这种可负担差异是否有足够的理由支持这项研究，因为进行一项几乎不能得出明确结论的试验是对资源的浪费。

（八）假设检验，Ⅰ类及Ⅱ类错误

在比较两种治疗方案的随机试验中，我们要基于数据来做关于目标人群的结论。

Ⅰ类错误（type Ⅰ error）概率，即 α 或显著性水平，是指在试验中得出组间有差异结论的概率，即使组间不存在差异（假阳性）。Ⅰ类错误的接受度在试验设计阶段就需要决定。最常见用于检验的显著性水平为 0.05。与检验的显著性水平 α 有关的一个概念是 P 值，P 值是在原假设的条件下出现与试验观察到结果相同或更极端的情况的概率。P 值越小，在原假设下出现观察到结果的可能性就越小。当在原假设下获得观察到的结果的可能性很小时，我们就可以认为原假设是不正确的。

我们可以预先直接决定试验假设检验的显著性水平（Ⅰ类错误 α），而假阴性的概率，即使两个治疗组间有差异，但得出了组间无差异结论的概率，亦即Ⅱ类错误（type Ⅱ error）概率 β，主要由以下因素决定：①样本量大小；②两个治疗组之间的真实差异；③检验的显著性水平。如果真实的差异非常大，即使样本量较小，我们也可以相对容易地发现很可能存在组间的差异。然而，即使组间不等，如果两个处理组之间的差异非常小，将会需要大量的患者来发现这一明确的组间差异。因此，如果一项小样本量的试验没有能够发现组间差异，并不能证明两个疗法是一样的，需要谨慎地报告结果（因为如果真实的差异不大，可能出现Ⅱ类错误或假阴性结果）。

检验特定备择假设的把握度定义为 1-β，也就是当差异真实存在时检验出差异的概率。理想情况下，我们总是希望能够有足够大的样本来保证检验真实且具有临床意义的差异时有较高的把握度。在设计临床试验时，对于临床医生和统计学家而言讨论出用于假设检验的有意义临床差异的大小是非常重要的，这便于设计一个错误率足够小的临床试验，使基于结果的结论更可信。

二、Ⅱ期临床试验中的统计学考虑

Ⅱ期临床试验通过筛选新药抗肿瘤活性以及通过试验新的治疗组合或方案，为后续确证性

Ⅲ期临床试验提供相关依据。近年来,Ⅱ期临床试验的重点有所转移,部分原因是靶向药物的开发,还有部分原因是随机Ⅱ期临床试验设计的流行。Ⅱ期临床试验设计的基本要素仍然包括:①有限的样本量和较短的研究周期;②适当降低对Ⅰ类及Ⅱ类错误的要求;③这些探索性试验不能够得出明确的临床结论。

(一) 单臂Ⅱ期临床试验

传统Ⅱ期临床试验使用单臂设计,仅用试验性治疗方案治疗患者。试验性疗法的疗效主要基于一些短期的终点,并与历史的标准疗法进行对比。肿瘤的Ⅱ期临床试验最常用的主要终点是肿瘤反应,通过治疗前和治疗期间肿瘤大小的变化来衡量。作为单一药物,较新的靶向治疗通常对肿瘤体积缩小影响很小,它们的主要效应似乎是稳定肿瘤,从而延长无进展生存期或者总生存期。因此,替代终点如6个月的生存率也许更加合适。原假设和备择假设的选择应基于目前的经验,尤其是如果对既往Ⅱ期临床试验结果的回顾表明情况随着时间发生变化。出于伦理的考虑,一旦有确凿的证据证明新药物无效时,应及时停止对患者使用新药物。所谓"二阶段设计"(two stage design)通常也是基于以上考虑。二阶段设计的思路:在第一阶段时,对 n_1 个患者进行治疗,当不足 a_1 个患者治疗有效果时($a_1 < n_1$),此试验则应该停止;反之,便可以进入第二阶段继续治疗 n_2 个患者。只有当在纳入的 $n_1 + n_2$ 个患者中有足够多的患者有疗效时我们才可以认为这个治疗是有希望的。出于实际的考虑,一般不考虑进行多于两个阶段的试验设计。另外,尽管某些多阶段的设计确实可以允许在看到优势和积极的结果时早期停止,但通常不推荐这样做。主要是考虑尽管早期结果显示有效,不存在增加更多有效治疗患者在伦理方面的问题,还可以为后续设计Ⅲ期临床试验收集尽可能多的数据。对于单中心、单臂试验结果的解释需要保持谨慎,比起多中心试验,这些试验可能会纳入更可能获益的患者、使用更加一致的治疗以及更加宽松的治疗反应定义。因此,这些单中心试验得出的疗效结果用于后续Ⅲ期临床试验设计时外推性和可靠性比多中心试验差。通常考虑Ⅰ类错误(显著性水平)为0.05,检验把握度为90%(即Ⅱ类错误为0.1)。

(二) 带有同期对照的随机Ⅱ期"筛选(screening)"设计

近年来,随着临床试验越来越少的应用肿瘤反应终点、标准治疗的不断更改以及越来越多的基于患者分子生物学信息的靶向治疗的诞生,对于没有同期对照组的临床试验的可靠性存在着越来越多的质疑。尽管人们对利用包括标准治疗作为对照的Ⅱ期临床试验来提供更多的保证非常感兴趣,但对于怎样适应增加的样本量和试验周期,同时保持以相当的假阳性概率(Ⅰ类错误)或假阴性概率(Ⅱ类错误)来检验特定结果改善仍然是值得关注的问题。

2005年,拉里·鲁宾斯坦(Larry Rubinstein)等主张更广泛的使用非确证性的随机对照Ⅱ期设计。他们认为当仔细选择Ⅰ类、Ⅱ类错误及目标治疗获益(效应量)时,随机设计相对于传统的单臂设计而言是一种好的多的"筛选"工具。为了保持较小的样本量以及适当的效应量,试验设计者需要考虑到较大的Ⅰ类及Ⅱ类错误(例如,10%~20%)。过大的Ⅰ类错误将会削弱Ⅱ期临床试验筛选能力,实际上可能将新疗法直接从Ⅰ期临床试验过渡到Ⅲ期临床试验,因为假阳性率基本抵消了筛选的效果。与此相反,过大的Ⅱ类错误将有终止一个潜在有用治疗方案的风险。类似的,一个过度乐观的效应量同样也可能会拒绝一个获益有限,但仍有临床意义的治疗方案。如何平衡这些互相冲突的需求,需要研究者、统计学家以及申办者之间一定程度的妥协以及全面透彻的思考。研究设计时,拉里·鲁宾斯坦等建议开始计划Ⅱ期临床筛选试验时,可以考虑以相同的Ⅰ类及Ⅱ类错误概率以及相对适中的效应量(如 *HR*=1.5 或者 20% 左右的反应率)作为起点。

一个"阳性"的Ⅱ期临床试验可能存在的陷阱在于研究者可能会将试验结果看作是结论性的,尤其是对于那些采用了更明确终点(如总生存期或者无进展生存期)的临床试验。需要强调的是,在这种Ⅰ类错误率很大的设计中,一个在名义显著性水平 0.05 时的"阳性"发现不足以得出确定性结论。此外,当进行相同治疗方案的多个Ⅱ期临床试验时,基于一个单独试验的名义 *p* 值得出试验治疗有效的总体假阳性率将会显著增加。也就是说,为了从随机Ⅱ期筛选临床试验中获得和随机Ⅲ期临床试验相似水平的证据,Ⅱ期筛选试验需要以类似于Ⅲ期临床试验中期分析的方式来看待,并且要基于更加严格的标准,如 Freidlin 等人 1999 年提出的 *P*<0.005。如果缺乏这个水平支持试验治疗方法有效的证据,则需要继续进行Ⅲ期临床试验以明确这个试验治疗方法的获益。

（三）随机Ⅱ期"选择（selection）"设计

在某些情况下,一个Ⅱ期临床试验并不是用于决定某种特定的疗法是不是应当继续研究,而是用于决定几种新疗法哪一个应该进入下一阶段的研究。在这种情况下,随机选择设计可以用于在这些备选的治疗方法中进行选择,例如,有一种共同核心治疗方案联用的多种治疗方案(X+A、X+B、X+C 等),或者同一个药物应用不同的剂量和治疗计划。需要注意的是,这个设计的目的并不是为了比较这些备选疗法,而是在相对确信选中的疗法并不比其他备选疗法差的情况之后,选择一些治疗方案进行进一步研究。因此,把随机Ⅱ期临床试验的选择设计用于试验药物或治疗方案与标准对照之间进行比较是不恰当的。选择设计的过程没有得出选定的方案优于未被选定方案的结论,只能够得出选定的方案是最适合进行进一步研究的方案。选择设计一个重要的特征是总是会选择一个治疗组,不管它是不是比其他备选方案或者标准方案更好。即使在试验治疗与标准治疗预期结果相同的情况下,选择设计有大约 50% 的概率选择试验方案而不是标准治疗方案,并且当并没有实际治疗效应的情况下,仍有可能观察到"令人印象深刻"的疗效证据(Liu et al. 1999)。因此,当没有先验的理由(例如,毒性或成本的显著差异)倾向于一种治疗而非另一种治疗时,选择设计适用于在两个试验方案中进行优先排序。对于选择设计可以做的一个调整是要求所选择的治疗方案或者说是"获胜组"需要在考虑进行后续的研究之前必须满足一些最低的要求,例如与一些历史信息相比的最低的改善。

（四）随机Ⅱ/Ⅲ期无缝设计

Ⅱ/Ⅲ期临床试验的无缝设计是指把临床试验的Ⅱ期部分和Ⅲ期部分整合在一个试验里,并使用Ⅱ期部分得到的数据来检验Ⅲ期部分的研究假设。

在 Thall 等人(1988)提出经典的Ⅱ/Ⅲ期设计的设置和一些后续的工作中,试验的Ⅱ期部分和Ⅲ期部分均使用了相同的终点。这些设计实际上可以看作是一个带有成组序贯设计期中无效分析的Ⅲ期临床试验。与无效边界对应的是新治疗方案的边际获益或最小获益,研究者会在继续Ⅲ期临床试验前想要观察到这些结果。Ⅲ期临床试验的Ⅰ类错误、把握度以及效应量用于确定样本量、界值以及进入Ⅲ期临床试验的决策规则,这些都要在方案中预先规定。通常来说,试验继续进行到结束的标准是在主要终点上观察到的相当程度的获益,并且维持研究整体把握度也是必要的。当中位总生存(overall survival,OS)期相对较长并且患者入组较快时,使用 OS 作为终点来进行这类设计可能会有问题。因此,为了维持整个试验的把握度,Ⅱ期临床试验的分析必须在信息充分(即达到足够数量的事件)时进行,而观察到足够的事件又经常会发生在入组完成之后,因此会失去一部分期中分析的好处。

在使用需要较长观察时间的终点时,如,试验的Ⅱ期和Ⅲ期部分都使用OS,为了使研究的时间尽量短以及招募的患者数尽量少,萨莉·汉斯伯格(Sally Hunsberger)等人(2009年)和帕特里克·罗伊斯顿(Patrick Royston)等人(2003年;2011年)提出Ⅱ期临床试验部分使用可以更早达到的终点,并且可以推定性地反映(不必是一个真正的替代终点)出临床获益,从而为进入Ⅲ期临床试验使用更确定的终点进行检验提供信心。这些能够较早达到的终点包括反应率、无进展生存期(progression-free survival,PFS)或者其他能够为在类似OS等更稳健的终点上获益提供信心的终点。

在进行临床试验Ⅱ/Ⅲ期无缝设计时,需要注意的是,Ⅱ期临床试验的终点不需要满足传统的替代终点的标准,但仍需要提供最终终点具有潜在获益的证据。例如,中间的终点反应或许是最终终点获益的一个"必要但不充分"的条件。从技术上讲,这样的设计可以认为是把一个随机Ⅱ期筛选试验(主要终点是肿瘤反应或无进展生存期)扩展成为继续招募患者入组的随机Ⅲ期临床试验。

在临床试验Ⅱ/Ⅲ期无缝设计中,需要进行一个或多个试验组的检验。Simon等(1985年)和Royston等(2003年)提出同时检验几个试验组而不是一次检验一个试验组。

只有那些在Ⅱ期临床试验阶段越过预先设定的有效性边界的组才会进入Ⅲ期临床试验阶段。就患者而言,多臂设计增加了被分配到有希望的新治疗的机会。然而,当涉及几个申办方时,由于利益冲突以及监管的问题,这样的设计可能在逻辑上会很复杂。此外,有许多情况下,多种药物是市售的,或者同一种药物不同给药方案值得研究。在所有这些情况下,同时评价几种治疗方法将加快发现新的、有益的治疗。

总而言之,Ⅱ/Ⅲ期无缝设计相对于单独的Ⅱ期或Ⅲ期研究具有一定的优越性(Van Glabbeke et al,2002)。这样的设计允许Ⅱ期临床试验的数据用于Ⅲ期临床试验的分析中,并且最大限度地缩短了完成Ⅱ期临床试验和开始Ⅲ期临床试验之间的延迟。同样,此种设计提供了选择反应率或者总生存期作为Ⅱ期成功衡量标准的灵活性,并且同时使用了随机平行对照设计增加了Ⅱ期比较的有效性。然而应用Ⅱ/Ⅲ期无缝设计作为筛选工具的作用有限。相对于传统的Ⅱ期研究这种设计的Ⅱ期部分的样本量比较大,进入Ⅲ期部分时,研究要采用相同的设计。使用Ⅱ/Ⅲ期无缝设计的一个实际的局限性是用于确定从Ⅱ期部分进入Ⅲ期部分时的终点应该在治疗开始后可以相对快速的确定。如果不是这种情况,那么研究可能需要暂停以等待Ⅱ期部分入组的患者发生足够数量的事件。

三、Ⅲ期临床试验中的统计学考虑

(一)分层随机和区组随机

分层随机通常在Ⅲ期临床试验中应用。在Ⅲ期临床试验中,分层因素通常与试验结果有明显的相关性。该随机方法用于避免由于随机化导致关键预后因素明显的不平衡,减少处理组之间差异估计值的变异度,从而使研究更有效率。如果参与研究的机构数较少,最好也能在这一因素上分层,因为不同机构可能有不同的诊疗标准。然而如果包括太多的因素,任何随机化方案都无法使组间平衡。因此为了避免过度分层,对于一个典型的肿瘤临床试验,应考虑最多三个分层因素。

排列区组随机法（permuted block randomization）是另一种用于实现组间平衡的方法。该随机法包括一系列区块，每个区块包含用随机序列预先设定的处理分配的数字，以便这种随机化方案能够在每个区块完成时处理组间是平衡的。

（二）设计参数的选择

显著水平（α）、检验把握度（1-β）以及待检验差异的选择是决定样本量的主要因素。关于显著水平的选择，标准的 0.05 通常是合理的。偶尔更保守显著水平的选择是很重要的，例如，对于存在很大争议或高毒性的治疗。Ⅱ 类错误（β）反映了我们愿意错过有效治疗的程度，考虑到在肿瘤研究中仅有少数新治疗能够显示出一定疗效，所以只要有可能，就应该考虑理想的 90% 的把握度。

OS 是 Ⅲ 期临床试验中最常用的主要终点，组间差异或效应量通常以风险比（hazard ratio，HR）来表示。样本量由预期死亡数而不是以累计的患者数决定。如果所有患者都随访至死亡，没有任何失访等损失，那么入组的患者数和预期死亡的患者数相同。因此，除了 α、β 和 HR 外，主要影响样本量的因素还包括随访患者的数量及其生存时间。只要死亡人数相同，一个规模相对较小、快速致死疾病的研究可能与一个死亡率较低、随访时间较短但规模很大的研究具有相同的检验效能。

选择单侧检验或者双侧检验常常让人困惑，有时候甚至会有争议。在实际应用中，选择哪种检验可能并不会对样本大小造成直接影响，因为可以选择显著性水平为 0.05 的双侧检验或者显著性水平为 0.025 的单侧检验。我们把选择哪种检验更多的看作是决策问题。如果试验是通过比较 "A+B" 和 "A" 来探索一个 "加载" 策略，则通常设置为单侧检验，如果组合方案不比当前的标准治疗更有优势的话，那么就不会被使用。另一方面，两种标准治疗方案的比较，如不同的放疗分割或不同模式，常常设置为双侧检验。在这种情况下，要做的决定是是否应该推荐其中一种标准治疗，或者两种标准治疗都能够接受。

（三）非劣效性试验

非劣效性试验目的是证明试验疗法在主要疗效终点上不比对照组差太多。这类研究的统计假设是在最差的情况下，疗效在有利于对照组的方向上组间的差异是少量的差异（如，界值）。也就是说，非劣效性的评估是通过评估在合理的置信度下，是否能够排除预先设定的劣效标准（界值）来进行的。估计治疗组和对照组之间效应差异的置信区间常常用于证实这一假设。

一般情况下，如果进行安慰剂对照试验不符合伦理，并且试验治疗在主要疗效终点不会优于对照组，但在次要终点上更好，或者更安全、更便宜、更易于给药时，则可以考虑非劣效性试验。

界值的选择是非劣效性试验中最具争议和最重要的部分。界值不能选择得太大以免大到可以接受研究不能接受的劣效性水平，包括不能排除试验治疗不比安慰剂更有效的可能；但同时也需要足够大，以防止样本量大到难以接受的程度。非劣效性检验的方法可以宽泛的分为固定边界法、综合法、贝叶斯法和安慰剂对照法。

通过在试验设计和执行过程中微妙的选择降低 "试验灵敏度"，从而（有意或无意的）稀释了治疗组之间的差异，继而会得出非劣效性的结论。稀释的潜在原因包括依从性差和治疗间交叉、不依从、失访和数据缺失、合并治疗、对终点的定义不佳、错误分类、测量错误等。所有这些因素都可能造成 "向无差异偏倚"（bias towards the null），即当这些缺陷存在时，可能无法检测到处理组间超出预设的非劣效界值的真正差异。因此对于非劣效性试验而言，高质量的试验执行过程变得更为重要。在试验设计阶段,建议方案设计人员前瞻性地计划如何处理这些潜在的缺陷,尤其是缺失数据。否则对于一个执行不力的研究,在实际上治疗组比对照组更差时,可以得出一个非劣效性的结论。换句话说,缺失数据和不依从等缺陷可能会使Ⅰ类错误膨胀。

需要强调的是,不拒绝原假设不等于接受原假设。p值中P是指在原假设成立的条件下,观察到当前(或更极端)结果的概率等于P。一个较小的p值意味着在两种处理相同时,观察到的结果不会经常发生;一个较大的p值意味着确实经常发生,但我们绝不能得出治疗是等同的结论。当我们在处理相同的原假设下获得了一个较大的p值,我们能够得到的结论是我们未能证明它们是不同的。

（四）意向性分析和符合方案分析

意向性分析是指在试验参与者随机分配之后,仍然保持其随机时的分组进行的分析,这样可以使处理组间的混杂影响降到最小。因此,研究结束时治疗组间的任何差异都将是由所接受治疗方案的差异引起的,而不是基线时处理组间的混杂因素造成的。一般而言,混杂因素的影响随着样本量的增加而减少。意向性分析提升了内部有效性,因为这个分析保证了处理组在基线特征上保持相似,因此会最大限度地减少混杂。意向性分析同样也提升了外部有效性,因为这是一种讲求实效的方法,旨在评估日常实践中干预的有效性。

符合方案分析排除了不符合方案的受试者。因为符合方案分析仅限于那些遵从试验要求的参与者,所以它反映了试验治疗方法的最大潜在获益。符合方案分析更常用于探索性分析,旨在衡量理想或实验条件下干预的效果。然而,符合方案分析可能会有偏倚。排除不依从者并不能保持随机分组后处理组间在基线特征上的可比性。如果处理组在基线特征上存在差异,可能会产生混杂。

（五）多重比较

当人们同时考虑一组统计推断时,就会出现多重比较或多重性问题。做出的推断越多,错误的推断就越有可能发生。例如,假设进行100个统计学检验,并且在所有检验的原假设都为真,仅由于偶然因素,预计会有大约5个检验在$P<0.05$的水平上是显著的。在这种情况下会得到5个具有统计学意义的结果,所有这些结果都是假阳性的。如果根据这些假阳性结果得出重要结论,时间、精力、甚至金钱方面的代价可能会非常高。

处理多重比较问题经典的方法是控制总Ⅰ类错误率(family-wise error rate,FWER)。可以使用0.05之外更小的界值作为显著性水平(α)的界值。如果所有检验的原假设都为真,那么在这个较低的显著性水平下得到一个有统计学意义的结果的概率为0.05。换句话说,如果所有的原假设都为真,整组检验中由于偶然因素导致一个或多个假阳性结果的概率是0.05。控制总Ⅰ类错误率最常用的方法是Bonferroni校正。

另一种方法是控制错误发现率(false discovery rate,FDR)。FDR指实际上是假的阳性"发现"(有统计学意义的结果)的比例。例如,进行一系列试验中总计有10个拒绝原假设,如果FDR控制在10%左右,那么平均来说,预计在这10个拒绝原假设的情况中可能有一次是假阳性。Simes(1986)简要提及了一种控制错误发现率的好方法,约阿夫·本杰明尼(Yoav Benjamini)和约瑟夫·赫希贝格(Yosef Hochberg)(1995年)进一步改进了这种方法,即Benjamini-Hochberg法。

在处理"家族"检验问题时,Benjamini-Hochberg法没有Bonferroni法敏感。如果增加检验的次数,并且新增检验中 P 值的分布和原检验中一样,Benjamini-Hochberg 法会产生相同比例的显著性结果。

(六) 亚组分析

亚组分析通常是指对由某基线特征定义的患者亚组中特定终点的处理效应进行的任何一种评估。亚组分析有时用于评估某种特征患者的治疗效果,这种评估经常被列为主要或次要研究目的。亚组分析也用于研究不同基线特征的患者子人群之间试验结论的一致性。

处理效应在基线变量不同水平上的异质性指的是处理效应在不同基线特征水平上呈现出差异的情况。

许多试验缺乏检验处理效应异质性的效能。因此,无法发现显著的交互作用不意味着总体上见到的处理效应适用于所有受试者。常犯的错误是对基线变量的每个水平进行独立的处理效应的检验,并基于此宣称试验具有异质性。

在实践中,通常会对几个(通常是很多个)基线特征中的每个进行亚组分析,或对几个终点中的每一个进行亚组分析,或者两种情况都有。当进行多个亚组分析时,假阳性发现的概率会大大增加。

Kent 和 Hayward 推荐一种基于多种而非单一基线特征形成亚组的具体方法。在他们的方法中,患者基于疾病结局的风险被分到不同的组,这些风险是通过预先设定的、外部验证的公式进行计算的,公式包括了多种基线特征。这种亚组分析的目的是评价不同风险患者的处理效应是否同质。通常而言,这种方法被认为有助于指导患者的个体化治疗。

(七) 期中分析

期中分析是指在计划的最终分析前进行的分析。如果发现一种治疗比另一种治疗好非常多,伦理上就应该终止这个研究。然而频繁的数据分析会严重影响试验,其中关键问题是作为多重比较结果的错误率膨胀。此外,由于随机变异的影响,不论什么样类型的设计,任何试验早期真实处理效应的估计都可能相当不稳定,这使基于极端阳性有偏的发现作出的早期终止的决定出现问题。另外,一旦出现早期终止,原设计估计值的精度和次要目的将不太可能实现,这反过来导致试验缺乏可信度以及无法影响医疗实践。因此,只有经过仔细计划的期中分析才能在保持试验设计完整性的同时进行适当的监控。

期中分析检验问题的统计学解决方案是应用允许早期终止但仍然保持总的假阳性结论的概率在一个期望水平(例如,0.05)的设计。成组序贯设计和分析已被广泛使用,并可能成为几乎所有随机Ⅲ期临床研究中严格监控的默认方法。实现这一点的方法是使用限制数据检验次数的设计,并且这种设计在期中分析时非常保守。这个设计不是在 p 值达到 0.05 时停止试验,而是仅当 p 值在几个预先设定的时间点上明显低于 0.05 时停止试验(Haybittle,1971 年)。最流行的方法是"消耗函数"法(Lan 和 DeMets,1989 年),它提供了一种在不预先指定检验时间点的情况下确定期中检验水平的方法。

当有非常显著的负面结果,或者有令人信服的证据表明试验方案不会有用,尤其是如果试验方案毒性更大时,我们也可以提前停止试验。也就是说,我们可能希望监控研究,寻找获益不足的早期证据,包括伤害和缺乏实际的获益。这种类型的监控和相关的分析被称为无效性分析。需要注意的是,在有效性分析和无效性分析之间,停止一个正在进行的试验所需的证据级别和相关过程是不同的。对于疗效监控,我们可能需要(很可能应该)一个极端的标准来声称新的治疗优于标准治疗。而对于无效性监控,我们通常不需要提供与优效性监控相同程度的证据。实际上,与显示新疗法获益相比,不太严格但强烈的证据证明新疗法获益不足对于早期无效终止试验通常可能是足够的。在适用的情况下,优效性和无效性监控之间这种不对称的关系应该在试验计划和执行过程中明确说明。

四、基于生物标志物的临床试验的统计学考量

自 21 世纪初以来,用于评估肿瘤和肿瘤复发风险的分子生物标志物和基因检测的开发进程一直在发展。传统的试验设计受到了挑战,尤其是当疾病可能由于潜在的基因组特征而具有异质性时。近期,应用基因标记(gene signatures)和生物标志物对肿瘤侵袭性进行评估的临床试验不断增加。尤其是在这个靶向治疗的时代,了解肿瘤的特征以及靶向药物如何与这些特征相互作用应该有助于实现患者的个体化治疗。如何将生物标志物整合到临床试验中,用于开发和确定新药的获益(可能是由生物标志物状态定义的患者子集)并不十分简单直接。例如,在一些乳腺癌研究中,假设通过应用新开发的基因标记工具能够识别对于辅助化疗有显著反应的患者亚组,未来的研究可以针对接受治疗的个体进行设计,一方面,可以避免大量治疗无反应的患者亚组的副作用;另一方面,可以明确什么是对患者的最佳治疗:化疗或激素治疗。

(一)生物标志物分析的有效性

在临床试验中明确评估生物标志物的潜在临床效用之前,确保其分析的有效性(准确性和精确性)非常重要。也就是说,生物标志物检查应该始终如一地记录应该测量的生物学特征。评估分析性能要考虑一些因素,包括:第一,生物标志物分析应该产生可重复性的结果。当使用不同的实验室或程序时,需要对可重复性进行评价,并应该对任何潜在的变异进行量化;第二,生物标志物应该按照测量目的被准确地测量;第三,生物标志物检查应该事先指定,并随着时间的推移能够保持一致。这些方面对于确定性临床检验尤其重要。具体分析需求取决于生物标志物在临床试验中的确切用途,例如,决定患者入组合格性、指导治疗或用于分层。

(二)预后和预测生物标志物

预后生物标志物是在不接受治疗或接受标准治疗或任何治疗时,可以区分结局相对较好的患者和结局相对较差的患者。接受单一治疗时,预后生物标志物可区分结局相对好和相对差的患者。当有多种治疗方案可以选择时,对于任何一种特定的治疗方案,预后生物标志物阳性患者与阴性患者的预后不同。预后生物标志物可在随机临床试验(randomized controlled trial,RCT)中作为有用的分层变量。如果它能识别出治疗反应很好不需要进一步治疗的患者亚组,或者治疗反应较差应该接受试验性治疗的患者亚组,那么它有时也可以直接指导临床工作。

预测性生物标志物把患者分成不同的亚组,其中一种特定治疗相对于另一种特定治疗的治疗获益根据生物标志物值而不同。从统计学上来说,预测性生物标志物表示治疗和生物标志物之间有交互作用。即对于特定的治疗,生物标志物和临床结局有关,但对于另一种治疗方案,生物标志物和结局没有关系。治疗和生物标志物状态之间的定性交互作用意味着治疗效果取决于生物标志物的状态朝着相反的方向发展。定量的交互作用意味着治疗效果因生物标志物状态而异,但方向相同,例如对于生物标志物阳性的患者治疗效果更好。

生物标志物可以同时作为预测性指标和预后性指标,一个生物标志物可以作为一种治疗的预测性指标,而对于另一种治疗却没有预测价值。例如在乳腺肿瘤细胞表面发现的雌激素受体,

缺乏该受体表明缺乏细胞调节且通常会导致更严重的病理异常,从而导致更差的结局。已经发现那些具有雌激素受体的肿瘤对于他莫昔芬治疗是有效的,他莫昔芬是可以阻断受体并抑制肿瘤细胞生长的雌激素样化合物。因此雌激素受体既是一种预后标志物,同时也是一种特异的靶向药物治疗反应的预测因子。重要的是分析按生物标志物状态分层的治疗特异性生存曲线(或其他适合的临床结局),以评价所看到的治疗效果是否足以使生物标志物可以在未来的临床试验中作为分层变量和 / 或用来指导患者的治疗。

(三)预测性生物标志物验证的试验设计

通过预测性生物标志物,人们不仅能够确定新的治疗比标准治疗效果更好,还可以识别出在哪个亚人群中有效。在设计Ⅲ期随机临床试验时,生物标志物区分受益子人群和不受益子人群能力的可信程度可能会有很大差异,因此选择合适的Ⅲ期临床试验设计,取决于生物标志物证据(biomarker credentials)的强度。在这里我们简单介绍 Mandrekar 和 Sargent(2009a,b)列出的三种前瞻性设计类型。

1. **靶向设计或富集设计** 靶向(富集)设计基于这样的范式,即并非所有患者都将从研究治疗中受益,而是受益将限于表达(或不表达)特定分子特征的患者亚组。对所有患者都进行某种生物标志物(或基因标记)筛查,只有那些具有(或不具有)某种特定分子学特征的患者被纳入试验。当生物标志物证据令人信服时,即有可靠的证据表明新治疗益处(如果有的话)只针对于某种生物标志物阳性的亚组人群时,可以考虑这种设计,这种设计适于把入组资格限制在该生物标志物定义的亚组人群。由于敏感的亚组人群中治疗效应大,所以富集设计通常需要的样本量相对较小。如果广泛的人群中生物标志物阳性率较低,则可能需要筛选大量患者以纳入所需数量的生物标志物阳性患者。

Romond 等(2005 年)采用富集设计进行了一项临床试验,纳入了只有人类表皮生长因子受体 2(human epidermal growth factor receptor-2,HER2)阳性的患者,该试验证明了曲妥珠单抗联合化疗显著提高了 HER2 阳性女性患者乳腺癌术后的无病生存期。后续来自于 NSABP B-31(Paik 等,2007 年;Perez 等,2007 年)的分析提高了曲妥珠单抗在更广泛的患者人群中获益的可能性。

2. **非针对性设计**(unselected design) 在非针对性设计中,所有达到入组合格性标准(不包括生物标志物特征的状态)的患者都被纳入试验。Mandrekar 和 Sargent(2009a,b)提出,对于这些设计,能够提供足够的组织、而不是特定生物标志物的检查结果是入组合格性标准之一。这些设计可以大致分为序贯检验策略设计、基于标志物的设计或混合设计(hybrid design),它们通过方案规定的方法相互区分,方案中预先规定Ⅰ类和Ⅱ类错误率(影响样本量)、分析计划(包括单独的假设检验、多重检验、或是序贯检验)以及随机计划。

当有足够有说服力的证据假设治疗在生物标志物阳性的亚组可能更有效、但是在生物标志物阴性的亚组中也不能排除会产生有临床意义的效果时,非针对性设计是适用的。如果有理由假设,当治疗在生物标志物阳性的亚组无效时,在生物标志物阴性的患者中也是无效,则生物标志物分层设计是优先方案(Freidlin 等,2010 年)。生物标志物分层设计将生物标志物阳性和阴性的患者随机分配到正在研究的各治疗组中。生物标志物的状态可以在随机前或随机后确定,如果在随机前确定了生物标志物的状态,那么它可以用于排除没有可评估的生物标志物状态的患者,并且可以在随机时作为分层因素。然而这种方法需要在开始治疗之前等待生物标志物评估的结果,并且在逻辑上可能很复杂。

生物标志物分层设计的目标是为每个生物标志物亚组的治疗效果提供可靠评价,以最大限度地提高仅向能在新治疗中获益的患者推荐新治疗的概率。有几种假设检验的策略可用于分析生物标志物分层试验。

3. 混合设计(hybrid design)　当有确凿的前期证据证明某一治疗对一个标志物定义的亚组有效,那么将具有该标志物状态的患者随机分配到其他治疗方案是不符合伦理的,因此标志物定义的其他亚组患者应接受标准治疗。在这种设计中,所有患者都需要筛查标志物状态。这种设计仅能为在标志物标记的亚组中发现结局之间的差别提供支持,在这个生物标志物标记的亚组中根据标志物状态随机选择治疗方案。采用混合设计的三个大型Ⅲ期标志物验证的试验已经启动:ECOG 5202 试验、TAILORx 试验和 MINDACT 试验。

4. 适应性设计　除了上述设计外,最近也提出了一些新颖的统计设计。Freidlin 和 Simon (2005)提出了一种适应性设计,用于在研究开始时无法通过检测或标记确定敏感患者的靶向药物的随机临床试验。这种设计把用于筛选敏感患者所使用的、以基因表达为基础标志物的前瞻性开发与整体效应检验的适当把握度结合在一起。Wang 等(2007 年)提出了一种累积适应性设计,阐述了基于期中无效分析对两个事先通过标志物定义的亚组进行适应性入组调整的策略。Jiang 等(2007 年)提出了一种类似序贯检验策略设计的生物标志物适应性阈值设计。

(四)验证弱证据(等级)的预测性生物标志物

在设计Ⅲ期临床试验时,有时没有明确的证据表明生物标志物可以区分敏感和不敏感亚组,也就是说这种治疗很有可能是广泛有效的。对于这些弱证据(等级)的生物标志物的情况,可以应用序贯检验总体人群和生物标志物阳性亚组的“回退”设计(George 2008 年,Simon 和 Wang 2006 年)。从正式的假设检验角度来看,这个分析策略类似于生物标志物分层设计中的标志物阳性/总体人群策略。然而和生物标志物分层设计不同的是,生物标志物分层设计用于具有强预测性证据(等级)的生物标志物,而回退设计基于的假设是治疗很可能对所有(或几乎所有)患者均有效。用于检验生物标志物阳性亚组的“回退”部分大概率不能提供对相对较小的生物标志物阳性亚组的治疗获益的支持。回退设计的主要目的是纳入足够数量的患者,以便在总体人群中检验有意义的治疗效应时能够有较好的把握度。相比之下,关注强预测性证据(等级)生物标志物的生物标志物分层设计的样本量考虑,通常由使生物标志物阳性的亚组具有足够把握度来驱动。

第 6 节　肿瘤临床研究的伦理审查

肿瘤临床研究与其他涉及人的生物医学研究一样,都需要遵循一般的伦理原则和伦理审查程序;同时在知情同意以及研究方案的受试者选择、对照组选择、安全评价等方面具有一定专业特殊性。本节首先参考《赫尔辛基宣言》、中国《涉及人的生物医学研究伦理审查办法》《药物临床试验质量管理规范》等内容,介绍临床研究的一般伦理原则和伦理审查过程,再介绍肿瘤临床研究伦理审查的特殊关注重点,并以案例形式具体解读肿瘤临床研究伦理审查过程中的常见问题。

　　总的来说,临床研究伦理问题的辨析和伦理审查意见的提出常常要"具体问题具体分析";不同个体(如不同医生、医生和患者、研究者和伦理委员)对于同一伦理问题持有的看法很可能存在差异,常常要"求同存异"。肿瘤临床研究由于研究对象的特殊性,上述特点更加突出。因此,唯有不断实践操作、积累经验,方能提高肿瘤临床研究的认知水平,提升发现伦理问题、开展伦理审查的能力。

一、临床研究的伦理原则

　　伦理原则是临床研究规范中最重要的原则,保护受试者的利益和安全是伦理审查的核心宗旨之一。在伦理性与科学性发生冲突时,受试者的权益、安全和健康必须凌驾于科学性和社会利益之上。所有临床研究均应遵循世界医学大会《赫尔辛基宣言》所确定的伦理准则。赫尔辛基宣言强调,对受试者利益的保护应优先于对科学和社会利益的考虑;只有研究目的的重要性远大于给研究对象所带来的危险和负担时方可合法开展;受试者必须得到当时最好的诊断与治疗;临床研究的受试者必须是自愿的知情同意;必须由独立的伦理委员会对研究项目进行伦理审查。

　　《赫尔辛基宣言》首次提出了医学研究"伦理审查"的概念,这一概念不断深化发展,在全球范围内形成规范并沿用至今,成为医学研究中保护受试者权益的重要措施。2020 年我国新版《药物临床试验质量管理规范》更明确指出,伦理委员会与知情同意书是保障受试者权益的重要措施。

二、伦理审查的一般流程

(一)伦理委员会

　　伦理委员会(ethic committee,EC)是指由医学、药学及其他背景人员组成的委员会,其职责是通过独立地审查、同意、跟踪审查试验方案及相关文件、获得和记录受试者知情同意所用的方法和材料等,确保受试者的权益、安全受到保护。

　　在我国,进行临床研究审查的伦理委员会以医疗机构下属的机构伦理委员会为主。根据2016 年颁布实施的《涉及人的生物医学研究伦理审查办法》,从事涉及人的生物医学研究的医疗卫生机构均应当设立伦理委员会,并采取有效措施保障伦理委员会独立开展伦理审查工作。伦理委员会的主要职责是保护受试者合法权益,维护受试者尊严,促进生物医学研究规范开展;对本机构开展涉及人的生物医学研究项目进行伦理审查,包括初始审查、跟踪审查和复审等;在本机构组织开展相关伦理审查培训。伦理委员会应当在所在机构的执业登记机关备案,接受所在医疗卫生机构的管理和受试者的监督。

　　伦理委员会的委员应当从生物医学领域和伦理学、法学、社会学等领域的专家和非本机构的社会人士中遴选产生,人数不得少于 7 人,并且应当有不同性别的委员,少数民族地区应当考虑少数民族委员。伦理委员会的组成和工作不应受任何参与试验者的影响。伦理委员会应当建立伦理审查工作制度或者操作规程,保证伦理审查过程独立、客观、公正。

(二)伦理审批程序

　　临床研究伦理审查的流程一般包括:审查申请、形式审查、正式审查(会议审查或快速审查等)、出具审查意见、意见传达。临床研究负责人作为伦理审查申请人,应当在临床试验开始前向伦理委员会提出伦理审查申请,经由伦理委员会办公室或委员形式审查,符合要求后根据临床研究的风险程度分配审查方式,然后进入正式审查阶段。

伦理委员会批准研究项目的基本标准是:坚持生命伦理的社会价值;研究方案科学;公平选择受试者;合理的风险和收益比例;知情同意书规范;尊重受试者权利;遵守科研诚信规范。所有涉及人体的试验方案均需经伦理委员会审议同意并签署批准意见后方可实施。在试验进行期间,试验方案的任何修改均应经伦理委员会批准;试验中发生严重不良事件,应及时向伦理委员会报告。对于已批准实施的研究项目,伦理委员会还应当进行跟踪审查,确保研究按照已通过伦理审查的研究方案进行、研究者没有擅自变更项目研究内容、严重不良事件或不良事件均已及时上报。如发现研究中受试者面临较大风险,伦理委员会可以随时做出暂停或者提前终止研究项目的决定。

(三)知情同意

知情同意原则,也称知情承诺原则,体现了对受试者人格、自主性和生命的尊重。知情同意书是知情同意原则的书面证明文件。它必须符合"完全告知"的原则,根据《赫尔辛基宣言》、我国临床试验质量管理规范设计临床试验方案,采用受试者能够理解的文字和语言,使得受试者能够真正"充分理解"和自主选择。知情同意书中,不应该包含要求或暗示受试者接受某种方案与研究的文字。

在受试者决定入组参加临床试验前,研究者或其指定的代表必须向受试者说明有关临床试验的详细情况。包括:受试者参加试验应是自愿的,且有权随时退出试验而不会遭到歧视或报复;参加试验及在试验中的个人资料均属保密;具体的研究方案,特别是受试者预期可能的受益和风险;试验期间受试者可随时了解与其有关的信息资料;如发生与试验相关的损害,受试者可以获得治疗和相应补偿。在随机对照研究的知情同意过程中,必须告知受试者可能被分配到试验的不同组别。

研究者做到充分告知后,必须给受试者充分的时间以便考虑是否愿意参加试验。特殊情况下,对无民事行为能力的受试者,应向其监护人提供上述介绍与说明,受试者或其监护人了解全部研究相关信息后同意参加临床研究,则应由受试者或其监护人在知情同意书上签字并注明日期,执行知情同意过程的研究者也需在知情同意书上签署姓名和日期。若受试者或者其监护人缺乏阅读能力,则应当有一位公正的见证人见证整个知情同意过程,并在知情同意书上签署姓名和日期。受试者参与研究期间,如发现涉及试验药物的重要新资料,必须将知情同意书作书面修改报送伦理委员会批准后,再次取得受试者知情同意。

三、肿瘤临床研究中的常见伦理问题

(一)受试者选择

2020 年我国新版《药物临床试验质量管理规范》中提到,伦理委员会的职责是保护受试者的权益和安全,应当特别关注弱势受试者,而弱势受试者又包含了无药可救疾病的患者。晚期标准治疗失败或无标准治疗的肿瘤患者属于弱势受试者,应当在伦理审查中获得额外关注。

抗肿瘤药物,特别是细胞毒抗肿瘤药物多数具有较大的毒性,为避免健康受试者遭受不必要的损害,抗肿瘤新药临床试验通常都选择患者作为受试对象。而在具有公认有效的标准治疗方法的情况下,肿瘤患者应当采用标准治疗方法治疗。因此出于伦理要求,新的抗肿瘤药物通常应首先在对标准治疗无效或失败的患者中进行临床试验,获得安全性结果和在上述患者群体的初步疗效后,再逐步向其他受试人群推进。

联合疗法是抗肿瘤治疗中的常用策略。从作用机制考虑,预期与一线治疗联合应用可获得协同作用的效果,可考虑选择初治患者进行标准治疗联合方案的联合试验;但在前期非临床研究基础不充分或者缺乏单药临床疗效和安全性数据的情况下,应谨慎考虑在初治患者中进行联合疗法的首次人体试验,最好仍选择标准治疗失败的晚期患者作为受试对象,先进行安全性和初步有效性研究。

(二)对照组选择

在需要设置对照组的抗肿瘤临床试验中,出于伦理考虑,应当选择目前公认的标准治疗方法作为对照组,原则上一般不主张单纯使用安慰剂对照。只有在受试对象无标准有效治疗方法时,可以考虑选择设立安慰剂对照组,但试验中必须为所有受试者提供最佳支持治疗。

由于不同瘤种、不同治疗线数的标准治疗与受试对象和对照组选择均密切相关,而且肿瘤的标准治疗因地因时不断变化,需要综合考虑诊疗指南、政策和受试对象状况,研究者和伦理委员应熟知相关瘤种的最新治疗指南、已获批的疗法以及上述治疗手段在本地的可及性。

(三)安全性评价

抗肿瘤疗法,特别是细胞毒药物一般具有较大的安全风险,但鉴于恶性肿瘤的致命性,伦理审查中对抗肿瘤疗法的安全容忍度相对较高。在不良事件可控的情况下,如果该药物具有抗肿瘤效果,不能因为不良事件轻易否定其临床治疗价值,而应仔细评估受试者的获益 / 风险比。因此肿瘤临床研究方案需要制定详细的、符合干预手段特点的安全随访程序,制定预期不良事件识别和处理的预案,详细说明相应的减量和停药处理原则。研究中出现不良事件特别是非预期不良事件时,应予以积极处理,并及时向伦理委员会及相关部门提供书面报告。

四、知情同意书和知情同意过程

肿瘤临床研究知情同意书的撰写需要遵循一般临床研究知情同意书的基本规范,但也有一些特殊要点:

(一)研究流程需要详细说明生物样本获取的相关内容

采集生物样本的目的属于常规医疗还是完全出于研究目的,是否属于研究的预筛选或筛选步骤;采集方式和采集的量,负责检测实验室的名称及地点,特别是在医疗机构外开展的中心化检测项目,是否存在额外的风险和经济负担;生物样本的存放地点、存放期限以及何时会被销毁;若样本将用于遗传学方面的研究,需明确告知。

(二)涉及组织样本获取需提供组织切片数量

不应当影响受试者后续的病理诊断;在无法提供切片或方案规定其他合理原因需要活检时,必须充分告知受试者活检费用承担者、活检检测地点、结果是否告知以及有无相应补偿等。

(三)全面说明已有的标准治疗手段,特别是对于晚期初治或可手术切除的肿瘤患者。

(四)对于肿瘤专科特殊治疗方法,如免疫检查点抑制剂(Immune checkpoint inhibitor,ICI)、嵌合抗原受体(chimeric antigen receptor,CAR)T 细胞疗法,应重点描述免疫相关不良事件,对于手术、放射治疗等局部治疗应根据具体实施部位和方式详细描述可能的风险;特殊检查或者操作,如组织活检、骨髓穿刺、核医学检查等也要说明可能的伤害;对于一些创新疗法、联合治疗,需要说明存在不可预知的额外风险。

（五）说明研究中止或结束后受试者的治疗措施，特别是对于仍有临床获益的受试者，应告知需要与研究医生讨论后续替代治疗方式，或者进入延伸给药阶段。

（六）涉及疾病进展后继续治疗的研究，需要告知继续治疗的目的、继续治疗的条件、可选择的其他治疗、随访方式以及继续治疗的相关风险，包括治疗无效的风险。

在知情同意过程中需要特别注意，晚期无标准治疗方案可用的肿瘤患者更容易受到经治医生对后续治疗建议的影响，处于相对"弱势"地位，此时研究人员更应注意客观描述治疗性临床试验的风险、获益和替代治疗措施，尊重受试者自主权。肿瘤患者家属或者监护人可能会要求研究人员向患者本人隐瞒所患疾病，对于具有完全民事行为能力的患者，研究人员仍应当了解本人诉求，与家属或者监护人沟通，以适当的方式让本人充分了解临床研究的全部必要信息。对于肿瘤领域非治疗性临床试验，如健康受试者的药物代谢动力学试验，或者在极低生物学效应剂量水平开展的新药耐受性研究，原则上应由受试者本人签署知情同意书。

利用既往临床诊疗或研究中获得的医疗记录和生物标本进行的肿瘤临床研究，还应当考虑和注意以下几点：①受试者的隐私和机密得到保护；②既往研究已获得受试者的书面同意，允许其他研究项目使用其病历或标本，本次研究符合原知情同意的许可条件；③患者或者受试者有权知道他们的病历或标本可能用于研究，若患者或者受试者先前已明确拒绝在将来的研究中使用其医疗记录和标本，相关医疗记录和标本只有在公共卫生紧急情况需要时才可以被使用；④受试者有对生物标本、病历或他们认为特别敏感的部分（如照片、影音资料）要求进行销毁或匿名的权利；⑤只要有可能，应在研究后的适当时候向受试者提供适当的有关信息。

五、肿瘤临床研究伦理代表性案例及分析

（一）研究者资质和实施研究的条件

案例描述：研究题目"术前新辅助放化疗联合手术对比围手术期化疗联合手术治疗 A 肿瘤的多中心、开放、随机对照研究"。

本研究为研究者发起的多中心、开放、随机对照临床试验，对比两种多学科治疗模式应用于局部晚期 A 肿瘤的有效性和安全性。开展本研究的研究团队成员均为 A 肿瘤专业的外科医生。

主要问题：多学科综合治疗临床试验的研究团队应包括各个学科的研究者。根据研究实施单位医务处规定，外科医生不具备开展放化疗的资质和实施放化疗的条件。

解决建议：医院、科室和研究者个人均应当具备开展研究相关医疗操作或诊疗项目的资质。多学科协作综合诊疗是肿瘤常规诊疗的特色，也是肿瘤临床研究的特色，在这类临床研究中，主要研究者个人通常不具备全部学科的诊疗资质，因此研究团队需要囊括各个学科的研究者；伦理委员会也应积极与医务处等职能科室沟通，熟悉各专业允许开展的业务范围。

本案例伦理委员会建议研究团队增加放射治疗科和肿瘤内科医生进行放射治疗和围手术期化疗。

（二）研究性质：观察性或者干预性

案例描述：研究题目"一项评价 A 药物用于晚期 B 肿瘤二线治疗疗效和安全性的观察性研究"。本研究为多中心临床研究，符合条件的一线治疗失败的晚期 B 肿瘤患者均口服 A 药物，直

至疾病进展或出现不可耐受的毒性；研究终点包括客观缓解率（objective response rate，ORR）、无进展生存（progression-free survival，PFS）期、安全性等。由于 A 药物已在国内上市，临床实践中也有部分患者采用类似治疗方式，申办方和研究者认为该研究是一项观察性临床研究，知情同意书描述"较常规医疗不会额外增加患者的风险"。

主要问题：非干预研究中受试者必须严格按照药品说明书、现行指南标准或临床实践常规进行诊疗；A 药物的说明书没有晚期 B 肿瘤适应证，国内外诊疗指南没有相关内容，临床实践也没有对晚期 B 肿瘤患者常规使用 A 药物治疗。参加研究可能对患者常规诊疗产生影响，因此本研究并非典型观察性临床研究，较常规医疗额外增加了受试者的风险。

解决建议：抗肿瘤药物普遍存在超说明书使用现象，药物超说明书用法的疗效与安全性探索是肿瘤临床研究的重要目的之一。但这一特点可能导致研究人员不能区分常规诊疗与临床研究的区别，个别患者接受超说明书用药后获得良好疗效，不代表这一用法是临床常规或被行业认可，亦不代表其具备充分的科学基础，在临床研究中扩大应用范围，有可能给患者带来很大风险。因此，临床研究各方均应当熟知临床研究分类，明确干预性和非干预性临床研究的基本概念和特点——干预性临床研究属于临床试验的范畴，对受试者通常有额外风险，伦理审查时需要特别关注。本案例伦理委员会建议申办方和研究者修改研究方案和知情同意书，直接开展干预性的单臂临床试验。

（三）研究的科学基础和受试对象

案例描述：研究题目"一项评价 A 药物联合 B 药物用于晚期 C 肿瘤患者一线治疗疗效和安全性的 Ⅱ 期单臂临床试验"，

本研究为已上市的化疗药物 A 与内分泌药物 B 首次联合应用，拟用于晚期初治 C 肿瘤患者的一线治疗，主要研究终点为客观缓解率。

主要问题：对于首次应用人体的抗肿瘤新药或联合治疗，应在具备联合用药理论基础（如作用机制协同、其他同类药物联合使用的临床获益证据等）的前提下，先观察耐受性和安全性，再探索初步疗效；另一方面，首次应用的抗肿瘤新药或联合治疗往往具有较大风险，而疗效却不能保证，晚期初治肿瘤患者一般具有风险获益可控的常规标准治疗方案，因此不太适合放弃标准方案，去参加这类以安全性为研究目的的临床试验。

解决建议：抗肿瘤药物临床试验应遵循基本的科学规律：以临床前研究的药理机制、药效学、毒理学研究为基础，先证实安全性，再开展有效性的初步探索和确证研究。尽管目前肿瘤临床试验分期越来越模糊，研究发起者仍应当按照上述规范设计药物临床试验，谨慎确定方案的骨架——研究终点和研究人群，不可轻易逾越其中的必要步骤。

本案例伦理委员会建议修改方案，先开展 A 联合 B 用于一线化疗失败晚期 C 肿瘤患者的临床试验，主要研究目的为联合方案的安全性。

（四）豁免知情同意

案例描述：研究者发起的病例分析研究，主要内容为收集 2012 年 1 月 1 日以后诊断为 A 肿瘤的患者既往病历资料中的诊疗信息，并随访患者结局直至死亡或失访。研究者向伦理委员会申请全部受试者知情同意豁免。

主要问题：《赫尔辛基宣言》提到："对于使用可识别身份的人体材料或数据的医学研究……医生们必须取得采集、储存和／或再利用的知情同意。也许有些例外的情况，获得这种研究的同意不可能或不可行。在这些情况下,只有在得到伦理委员会的批准后方可进行。"本研究中患者病历资料含有可识别身份的诊疗数据,研究者又需要主动随访受试者结局,对于接受随访的受试者来说进行知情同意是可能的,因此伦理委员会认为不能豁免全部受试者的知情同意。

解决建议:本案例伦理委员会建议研究者对主动随访的受试者进行知情同意,对于研究开始前已经死亡或失访的受试者可以考虑豁免知情同意。

肿瘤临床研究经常会涉及生物样本或数据的二次利用,按照严格伦理标准应当进行知情同意,但这类"事后知情同意"实施起来通常有一定困难,特别是对于一些样本量巨大的调查或登记研究。获取知情同意的不便并不能作为豁免知情同意的充分条件,研究人员和医学伦理专业人员一直在寻找恰当的方式在保护受试者权益的前提下更便捷地完成知情同意过程,泛化知情同意、电子知情同意等新形式近年来不断出现,这些新兴知情同意方式的使用目前仍存在争议,值得进一步制定行业规范。

（五）探索性研究的知情同意

案例描述:临床研究方案规定试验期间需要进行可选择的探索性生物标志物血样的采集,送至院外第三方中心实验室检测,用于抗肿瘤疗效预测标志物的回顾性分析,受试者是否同意采集该血样不影响其入选本项研究。知情同意书文本中只提及探索性血样采集,未描述检测的地点和目的,未提供复选框供受试者勾选。

主要问题:知情同意书文本和设计与研究方案内容不符,对可选择生物样本采集的告知不充分,可能诱导受试者在参加主研究的同时也参加探索性分析。可选择生物样本采集应在知情同意书中提供复选框或单独以副知情形式供受试者签署,同时应告知标本检测的地点和目的。

解决建议:随着《中华人民共和国人类遗传资源管理条例》的正式实施,对于采集、保藏和利用我国人类遗传资源开展研究的伦理审查也愈加重要。精准医疗时代,肿瘤临床研究常常涉及生物样本,研究各方均应当树立合理使用人类遗传资源的意识,在相关研究的知情同意书中充分告知受试者生物样本采集、检测的整个程序,尊重受试者自主选择的权利。

本案例伦理委员会建议修改知情同意书,告知可选择生物样本检测的地点和目的,提供复选框或单独以副知情形式供受试者自主选择是否参与。

第 7 节　临床试验的药品管理

临床试验是新药研发的决定性环节,决定新药成败。临床试验药物管理水平关系到整个试验的质量,是确保试验结果科学可靠、保障受试者权益的前提。试验药物尚未上市,其安全性和疗效尚不确定,因此它的管理应该更加严格和规范。试验用药品(investigational product)不仅仅是指用于临床试验中的试验药物,还包括试验中涉及的对照药品或安慰剂。其管理主要分为四部分:硬件设施情况、人员资质要求、软件制度建设、管理流程要求。

一、硬件设施情况

有整洁卫生、布局合理的专门储存药物的区域,其温湿度条件需要符合药物储存要求,例如因为环境和药物保存条件的原因,可以配备空调/除湿机/加湿器,能做到防火、防盗、防潮、防虫等。满足其他特殊要求,如避光等。有安全应急设施,如双路电/不间断电源(uninterrupted power supply,UPS)。有适合药物储存条件的常温储存柜、冷藏冰箱(2~8℃)或药物阴凉恒温柜(20℃以下)等,并且有年检报告,专锁专人保管;配备温湿度计,建议有中央24小时温湿度监测系统,并具备报警功能;温湿度监控设施/温湿度计需要每年进行校准并有相应报告。

二、人员资质要求

设立专人管理药物,需有临床试验质量管理规范(good clinical practice,GCP)相关法规的培训,并获得培训证书,必须经过主要研究者(principal investigator,PI)授权后方可开始药物管理工作;熟悉药物管理的相关要求和操作流程。试验开始前,接受项目相关培训,并有培训记录。

三、软件制度建设

建立一套完善、可行的试验用药品管理制度和标准操作规程(standard operation procedure,SOP)。

四、药物管理流程和具体操作

(一)药物的供应

申办方应向研究中心提供保证质量合格的试验药物、对照药品、安慰剂等,并按试验方案的需求进行包装,有"仅供临床研究使用"特殊标签,注明相关内容,如研究方案名称/编号、药物名称、药物编号、药物规格(具体到最小包装)、药物用法用量、药物储存条件、药物生产批号、药物生产日期和有效期、药物生产厂家、申办方等信息。申办方供应的临床试验药物的名称、规格、剂型等信息,需要与国家药品监督管理局批件中批准的内容一致,与试验方案中描述的一致。临床试验药物的制备,应当符合临床试验用药品生产质量管理相关要求。如果试验药物委托有相关资质的第三方生产厂家生产,需要提供相应的委托说明。

(二)药物的接收

供药需有药物运送记录单,内容完整,与实际接收的药物信息一致,双方签字确认。申办方提供相应的药检报告,并已在伦理委员会备案。有药物运输过程的温度监控记录,除非有相关文件足以证明无须监控。如运送过程中药物出现超温/超时/破损,需及时与申办方/供药方沟通决定是否拒收/隔离,有完整的处理记录和报告,被隔离的药物需要在符合其贮藏要求的条件下独立存放,解除隔离前不能被使用。

(三)药物的保存

有相对独立的药物存放处,并符合药物储存要求,有完整温湿度记录。如出现超出储存温湿度范围等应急事件时,需及时采取应急措施,隔离放置药物,暂停使用,尽快通知申办方和研究者,并有事件处理记录。如出现药物丢失、破损、变质、失效等情况,也需要隔离放置,并及时告知申办方,做好相关处理记录。

(四)药物的发放

试验用药物仅用于入组该试验的受试者,不得挪作他用,不得在市场上销售,其剂量与用法应遵照试验方案。试验项目授权的研究者才可开具处方／领药单,用药医嘱需要与试验方案一致。药物由专人保管,核对无误后发放,并有完整正确的药物发放领取记录,药物数量相互吻合。

(五)药物的使用

有完整正确的药物使用记录,如药物配制记录、输注记录、受试者用药日志卡等。按照试验方案的要求进行发放和使用药物,如用药剂量、给药方式、用药时间和用药间隔是否遵照方案等。

(六)药物的回收和返还

当受试者归还用后剩余药物和已用药物包装时,需有完整正确的回收记录,实际回收数量应与受试者用药日志或方案规定相吻合。按照常规医疗操作的要求,细胞毒药物不予回收。如果试验方案要求,需要将剩余药物或药物包装返还给申办方或委托方时,应有完整无误的返还记录,并且药物数量相互吻合。

(七)药物的销毁

药物在研究中心销毁时,应有完整无误的药物销毁记录,并要按照医疗机构医疗废物处理规定和试验方案的要求进行操作。药物返还申办方或其指定的第三方单位销毁时,需提供相关记录。

(八)药物记录资料的保存

合理保存完整的药物接收、发放、回收、返还或销毁等记录;试验结束时要清点核对记录,作为临床试验资料的一部分,按国家相关法律法规以及试验方案要求保存。

第8节　抗肿瘤新药临床试验的技术审评

一、抗肿瘤新药临床试验的审评管理

在我国开展新药临床试验都应遵照国家药品监督管理局(National Medical Products Administration,NMPA)颁布的《药品注册管理办法》程序进行申报。根据 2020 年 1 月 22 日颁布并于 2020 年 7 月 1 日起施行的现行管理办法,由药品审评中心(Center for Drug Evaluation,CDE)负责技术审评工作。新药申报主要分为新药临床试验(investigational new drug,IND)申请和新药上市(new drug application,NDA)申请。

(一)新药临床试验申请

IND 申请一般指尚未经过上市审批,正在进行各阶段临床研究的新药。第一次 IND 申请通常为完成临床前研究申请批准开展首次人体临床试验(first in human,FIH)。随着新药临床研发计划实施的深入和更多的可供分析的临床研究数据的积累,一般会选择进入不同瘤种的临床研究。例如,一个全新药物根据疾病发病机制和特定分子生物学特征拟定乳腺癌为第一个适应证,之后进一步选择卵巢癌等其他瘤种开展研究,整个研发阶段的所有申请均称为 IND 申请。

申办者提交 IND 申请之前需要对临床前的全部研究数据进行充分评估。评估要点主要包括:临床前安全性数据是否可以表明能够相对安全地开展人体临床试验;药效学研究数据是否提示期望的药理效应及药代特性支持成药性。一般而言,大约 80% 的候选药物在临床前研究阶段被淘汰。作为抗肿瘤药物,申办者通常关注的重点是药效学研究结果。实际上,保证首次人体试验的安全性更加值得关注。因此,利用已获得的临床前研究数据充分评估其安全性对于后续制订临床试验整体研发计划以及修订完善首次人体临床试验方案尤为关键。

针对 IND 申报事项,2018 年 7 月 27 日 NMPA 发布了《国家药品监督管理局关于调整药物临床试验审评审批程序的公告(2018 年第 50 号)》,其中明确临床试验申报执行默示许可,自受理缴费之日起 60 日内,未收到药审中心否定或质疑意见的,申请人可以按照提交的方案开展临床试验,加快了我国药物临床试验审评审批速度。

（二）新药上市申请

NDA 申请是指对于拟定适应证人群、确定的用法用量和治疗方案,提供系统可靠的临床试验数据用于安全性和有效性评价,从而支持新药上市的申请。众所周知,没有绝对安全的药品。安全性和有效性评价的关键在于:①评估其在特定患者中应用的获益与风险的比率是否获益大于风险;②相对于有效性而言,对于研究中已发现的安全性风险是否可以接受并能够控制。

新版《药品注册管理办法》实施后,申请人可以通过申请突破性治疗药物程序、附条件批准程序、优先审评审批程序和特别审批程序加快药品上市注册。

以突破性治疗药物程序为例,在药物临床试验期间,用于防治严重危及生命或者严重影响生存质量的疾病,且尚无有效防治手段或者与现有治疗手段相比有足够证据表明具有明显临床优势的创新药或者改良型新药等,申请人可以申请适用突破性治疗药物程序。此项审评制度与 2012 年 7 月 9 日美国 FDA《美国食品和药物管理局安全及创新法案》(Food and Drug Administration Safety and Innovation Act,FDASIA) 中的"突破性疗法"(breakthrough therapy designation) 可谓异曲同工。美国 FDA 对已实施的突破性治疗制度的产品进行回顾性分析表明,获得突破性治疗资格产品的审评时间显著少于常规审评,例如美国安进(Amgen)公司申报的用于治疗急性淋巴细胞白血病的双特异性抗体注射用贝林妥欧单抗(倍利妥®),由原常规审评 8 个月减少至 2.4 个月。目前已有多个药物纳入了突破性治疗药物程序,对纳入突破性治疗药物程序的药物优先配置资源进行沟通交流,加强指导并促进药物研发。

（三）临床研发过程中的沟通交流

抗肿瘤新药的研发进展十分迅猛。已由 20 世纪 70 年代的细胞毒性药物化疗进入分子靶向治疗和免疫治疗时代。各种新靶点、新作用机制的全新产品不断涌现,各种全新技术的应用也使创新层出不穷,例如抗体药物偶联技术、全新载药系统、双特异性抗体等。尤其是目前研究如火如荼的治疗性疫苗、细胞治疗、基因编辑技术等,以及不同治疗的联合应用,都使得抗肿瘤新药的临床研发不能拘泥于传统的设计思路和评价标准。因此,在研发过程中申办者、研究者和技术审评机构间的良好沟通交流的重要性不言而喻。

为保证沟通交流的规范性、有效性,NMPA 于 2020 年 12 月 10 日发布了《药物研发与技术审评沟通交流管理办法》。该办法适用于中药、化学药和生物制品研发过程和注册申请技术审评中的沟通交流。沟通交流会议分为 Ⅰ 类、Ⅱ 类和Ⅲ类会议。

Ⅰ 类会议系指为解决药物临床试验过程中遇到的重大安全性问题和突破性治疗药物研发过程中的重大技术问题,或其他规定情形,而召开的会议。此类会议一般安排在提出沟通交流后 30 日内召开。

Ⅱ 类会议指为创新药物在研发关键阶段而召开的会议,主要包括下列情形:

1. 新药临床试验申请前会议 为解决首次递交临床试验申请前的重大技术问题,对包括但不限于下述问题进行讨论：现有研究数据是否支持拟开展的临床试验；临床试验受试者风险是否可控等。申请人准备的沟通交流会议资料应包括临床试验方案或草案、已有的药学和非临床研究数据及其他研究数据的完整资料。

2. **Ⅱ期临床试验结束/Ⅲ期临床试验启动前会议**　为解决Ⅱ期临床试验结束后和关键的Ⅲ期临床试验开展之前的重大技术问题，对包括但不限于下述问题进行讨论：现有研究数据是否充分支持拟开展的Ⅲ期临床试验；对Ⅲ期临床试验方案进行评估。

3. **新药上市许可申请前会议**　为探讨现有研究数据是否满足药品上市许可的技术要求，对包括但不限于下述问题进行讨论：现有研究数据是否支持药品上市许可的技术要求。

4. **风险评估和控制会议**　为评估和控制药品上市后风险，在许可药品上市前，对药品上市后风险控制是否充分和可控进行讨论。

此类会议一般安排在提出沟通交流后 60 日内召开。抗肿瘤新药研发中涉及的风险评估沟通交流非常普遍，几乎每个抗肿瘤新药都会涉及，有的新药会涉及多个此类会议。

Ⅲ类会议系除Ⅰ类和Ⅱ类会议之外的其他会议。此类会议一般安排在提出沟通交流后 75 日内召开。

通过申办者、研究者与技术审评部门进行良好沟通和交流，既促进研究者理解技术标准，审评机构又能更好了解产品特性，从而能够针对研发中新发生的技术问题进行创新性研究和卓有成效的讨论，例如，在免疫治疗评价中的疗效评价时点和标准，针对明确分子分型的、发生率极低的患者人群如何采用单臂研究支持注册申请等。会议后形成的会议纪要经签字确认后归档，可作为后续研究和评价的书面性资料。

（四）其他管理要求

1. **在研发过程中的变更**　涉及新药的处方、工艺、剂型等重大变更时，可以通过补充申请提交变更研究数据，获得批准后，可采用变更后的新处方、工艺、剂型继续开展研究。通常新药研发中的新增规格无须进行申报。可通过药学年度报告将变更情况提交监管机构。

2. **研发中遵循的管理规范和技术要求**　药物研发全过程中，均应保证各项研究设计的科学性和合理性，数据的完整和真实以及过程的可靠和可溯源。总体上，开展新药临床前研究应遵循 NMPA 发布并实施的《药物非临床研究质量管理规范》；开展临床试验应遵循 NMPA 发布并实施的《药物临床试验质量管理规范》。近几年来，随着我国新药研发走向国际化的步伐加快，在总体技术标准上也与药品注册的国际技术要求趋同。在国际人用药品注册技术协调会（The International Council for Harmonisation of Technical Requirements for Pharmaceuticals for Human Use，ICH）的指导原则中，将新药研发的质量控制、非临床研究和临床试验的技术要求分为 Q、S 和 E 不同系列，并根据药品注册监管的需求增加了综合管理的 M 系列。上述指导原则文件基本涵盖了新药研发各个阶段和各个方面的国际通行的技术要求。

临床试验和评价方面的指导原则主要包括：E1~E2 新药安全性评价相关的要求，临床试验过程中的安全性数据报告、安全性数据管理、上市后的安全性数据管理要求、药物警戒计划；E3 临床试验报告的格式与内容要求；E4 新药的量效关系研究；E6 临床试验质量管理规范；E8 临床试验的一般考虑；E9 临床试验的统计学指导原则；E10 临床试验中对照组的选择。

针对抗肿瘤药物研发我国还发布了相应的技术指导原则，包括法律法规配套文件，如：《药品附条件批准上市技术指导原则（试行）》和《化学药品改良型新药临床试验技术指导原则》等；共性问题,如:《细胞毒类抗肿瘤药物非临床研究技术指导原则》《抗肿瘤药物临床试验技术指导原则》《抗肿瘤药物临床试验终点技术指导原则》《抗肿瘤药物上市申请临床数据收集技术指导原则》《抗肿瘤药临床试验影像评估程序标准技术指导原则》《抗肿瘤创新药上市申请安全性总结资料准备技术指导原则》《单臂试验支持注册的抗肿瘤创新药进入关键试验前临床方面沟通交流技术指导原则》《单臂试验支持上市的抗肿瘤药上市许可申请前临床方面沟通交流技术指导原则》《抗肿瘤药联合治疗临床试验技术指导原则》《药物临床试验适应性设计指导原则》和《用于产生真实世界证据的真实世界数据指导原则》等;疾病及个药指南,如:《晚期非小细胞肺癌临床试验终点技术指导原则》《晚期肝细胞癌临床试验终点技术指导原则》《急性淋巴细胞白血病药物临床试验中检测微小残留病的技术指导原则》和《利妥昔单抗注射液生物类似药临床试验指导原则》等。同时根据临床研发需要,翻译发布了《人体首剂最大安全起始剂量的估算》(2005 年 7 月美国 FDA 发布)、《抗非小细胞肺癌药物和生物制品批准的临床试验终点》(2015 年 4 月美国 FDA 发布)等国外指导原则。

二、抗肿瘤新药不同研发阶段的审评要点

安全有效和质量可控是监管机构批准产品上市的基本标准。技术审评工作需要按照《药品审评质量管理规范》(good review practice,GRP)的要求进行。审评管理规范的核心是质量、效率、明确性、透明性和一致性。

质量是指审评人员严格按照审评管理规范的要求开展审评,提高审评原则和标准尺度的稳健性和确定性,保证审评结论可靠性。效率是指通过建立审评流程的标准化,并逐步优化流程,提高审评效率;明确性是指审评流程(时间)和审评原则(技术要求)的明确性,使技术审评的过程和结论具有可预见性和稳定性。透明性是指保证申办者和公众可以通过适当的查询方式,了解审评程序和标准。一致性是指提供一致性方法,使得相对稳定的时间段内,不同审评团队和审评个体时间的审评标准、处理尺度相对一致,变异和偏差相对较小。

基于上述原则,通常依据建立统一的审评模板和审评要点开展技术审评。不但使得不同产品、不同审评人员之间能保持审评的明确性和一致性,同时还能提供给申办者和公众参考并增加透明性。以下就临床研发过程中几个关键节点的审评要点进行阐述。

(一) IND 阶段的审评要点

1. **首次人体试验**(first in human,FIH) 进入首次人体试验是新药具有跨越性的一个阶段。申办者是新药研发的第一责任人,首先需要对完成的临床前研究数据进行全面评价,综合新药药物效应动力学、药物代谢动力学、毒物代谢动力学以及整体安全性特征,评价其是否具有成药性潜力以及保证人体临床试验的基本安全性。在确定研发获益大于风险之后提交 IND 申请。作为技术审评机构,在该阶段的主要职责是保证受试者的安全性。评价内容主要是围绕临床试验受试者的安全性进行。申办者需要提交药学研究和临床前研究的详实研究数据和结果(本章节不作赘述)。用于临床方面评价的基本资料包括如下内容。

(1)品种概述:应提供药物名称或代号,阐明药物属于的作用类型。如属于第三代表皮生长因子受体(EGFR)酪氨酸激酶抑制剂(TKI);化学名、分子式和分子量;说明作用靶点和产生作用的机制;拟定的剂型和规格;此次申请的拟定适应证(通常分类为晚期实体瘤患者、晚期血液肿瘤患者,针对特定基因突变患者可以定义为特定患者人群,例如为 *EGFR* 敏感突变的晚期非

小细胞肺癌患者等);如申报的新药不是同类药物中的首次(first in class),则需要对同类药物在全球的研发进展情况进行描述,如已在国外开展过临床试验,不属于 FIH,则需要提供该新药在国外开展临床试验的总体情况;建议对专利保护情况进行说明;并说明是否申请进入特殊审评程序。

(2)立题假设及依据:重点阐明新药的研究思路,拟解决的临床问题以及国内外同类产品的研究进展。详细说明拟申请治疗适应证人群所患疾病的背景,包括疾病发病、预后相关的基础研究和流行病学资料,目前全球和我国的治疗现状,包括现有治疗标准情况及同类药物的研发情况,以及新药拟定解决的临床问题,包括目标患者人群,以及与同类产品比较的特点和可能带来的临床获益。

(3)临床前研究资料综述:首先说明已完成的新药药效学研究结果,包括体外和体内药效学研究数据和结果概要,通过对研究模型选择、研究设计、对照选择以及结果分析,说明新药可能的作用机制和药效作用程度情况。其次,提供已完成的药物代谢动力学研究结果,包括实验动物、给药途径和受试物,全面阐述药物代谢动力学研究和评价工作,对新药在非临床的吸收、分布、代谢和排泄,以及对酶的作用。最后,提供非临床安全性数据,包括研究类型(急性毒性试验和长期毒性试验),说明动物种属、给药途径、给药剂量、观察时间以及研究结果,结合动物研究数据明确新药的毒性特征(毒性靶器官、毒性作用类型等),暴露量与毒性的关系,并获得用于计算首个人体剂量的相关数据[不同种属动物的未观察到不良反应的剂量(no observed adverse effect level,NOAEL)]。针对临床前安全性研究发现的毒性靶器官和毒性特征,还需结合药理学数据和同类药物的临床经验,提出开展临床试验时应重点关注的安全性问题,供后续制订安全性风险控制计划参考。

(4)临床试验整体计划与具体方案

1)临床试验整体计划:应针对新药研发制订整体研究计划,此项计划包括各期研究和不同肿瘤的患者人群或同一瘤种不同线数人群的研究计划,并确定根据早期研究数据终止研发的标准(证明药物无效)以及进入的支持上市的关键研究的标准。同时还需要考虑其他非关键研究的内容与开始时间,例如特殊人群的研究(肝功能异常、肾功能异常、儿科人群等)以及其他研发过程中的临床药理学研究。

整体研究计划通常按照以说明书制订为导向的目标产品概要(target product profile,TPP)的思路来撰写。目标产品概要的撰写,可以使申办者对新药研发的理想概念和设想具体化,即申办者详细列出药物研发目标中预期的说明书的设想内容,并根据其内容要求,提供支持其设想的具体试验安排和内容。这样的整体计划既利于研发目标的规划,又利于审评机构、申办者和所有参与药物研发的利益相关方全面和系统了解产品特征和开发计划以及沟通交流。同时,预期收载入说明书中的相关内容本身对临床试验的设计、执行和结果分析也具有指导作用,可以使研发计划效率大幅提升。

2)具体研究方案:伴随整体研发计划,申办者需至少提交详细的首次人体临床试验方案。其中包括试验名称、研究目标、研究设计、剂量设计、剂量递增和递减的原则、起始剂量的确定原则和依据、主要观察指标、最大耐受剂量和剂量限制性毒性的定义、次要观察指标以及药物代谢动力学研究设计;安全性评价设计和方法;服药前后药效学指标改变;初步疗效;受试人群(主要入选标准和排除标准)等。

3）受试者的选择：由于早期抗肿瘤新药具有细胞毒性，首次人体研究选择的人群均为晚期无治愈性可能或缺乏标准治疗方法的肿瘤患者。随着不同作用机制的新型抗肿瘤药物的涌现，也有一些抗肿瘤药物的首次人体试验入组健康志愿者，例如：激素类药物、已知毒性谱的药物、评价靶向效应机制和对健康志愿者不大可能有毒性的药物。从受试者安全性风险控制的角度，存在如下风险要素时通常选择患者作为受试者：动物安全性数据中提示具有细胞毒性的特性；对生殖系统或遗传方面带来不可逆的影响；具有潜在的免疫毒性；存在长期或不可逆的药理作用；任何直接和潜在的长期毒性；非临床安全性测试的相关性低。当一种药物怀疑或已知有不可避免的毒性时，通常选择患者而不是健康志愿者。即使需要入组健康志愿者，也应该仅入组较低剂量，以获得药物的药物代谢动力学相关数据而确定最高安全剂量。剂量升高至可能出现毒性的时候，应改用患者开展研究。

在国外抗肿瘤新药研发中，有采用健康志愿者开展 0 期临床试验（phase-0 clinical trial），又称"微剂量"试验（microdosing studies），通过临床前毒理学研究获得的动物安全性数据而推导出的拟用于人体可能产生临床药理学作用剂量的 1/100，但最大剂量不超过 100μg。在健康志愿者中的"微剂量"研究可获得包含蛋白结合率、酶抑制率等的人体药物代谢动力学数据、包含与靶点的结合情况相关的药物效应动力学数据以及采用各种影像学研究手段获得人体组织分布情况，便于早期从一组候选化合物中确定最有研发价值的一个先导化合物进行 Ⅰ 期临床试验及后续的研发。

虽然健康志愿者的研究在抗肿瘤新药早期研究中具有一定地位，但这些研究不能取代肿瘤患者的研究。健康志愿者与肿瘤患者在毒性的耐受和药物代谢动力学方面可能存在很大不同，对后续研发的指导意义有限，还可能会延长临床研发的周期。因此，在设计抗肿瘤新药的首次人体试验时选用健康志愿者应十分慎重，除非其研究结果对设计肿瘤患者的研究至关重要。如在全面了解新药安全性特征基础上，采用健康志愿者进行临床药理学研究（例如食物影响、剂型变更等）是可行的。

4）研究目标：对抗肿瘤新药的临床试验历史的回顾性研究发现，药物剂量对细胞杀伤具有明确的正相关性。简言之，人体能耐受的最大剂量也是发挥抗肿瘤最大活性的剂量。Ⅰ 期临床试验通过剂量递增的方式确定人体最大耐受剂量，被认为毒性的最高耐受剂量也是临床的最佳有效剂量。鉴于毒性反应是主要研究目标，Ⅰ 期研究的主要评价标准为剂量限制性毒性反应。几乎所有的细胞毒性药物都是按照传统思路开展研究。

进入分子靶向药物和免疫治疗时代，需要重新考虑传统的临床试验设计原理和研究目标。Hunsberger 及其同事提出，分子靶向药物可能不同于传统的细胞毒性药物，该类药物的剂量 - 疗效曲线存在平台期，即剂量增加不一定能提高临床获益，但可能会增加毒性，特别是针对特定的经过选择的患者人群。另一方面，在已产生充分的临床获益的剂量下，并未出现不可接受的毒性，即未出现剂量限制性毒性，剂量未递增到最大耐受剂量水平。例如，免疫治疗药物纳武利尤单抗在达到 10mg/kg，表现出明显临床获益的情况下并未达到最大耐受剂量。但是对于分子靶向药物，是否需要在剂量探索中找到毒性耐受剂量一直存在争议，Postel-Vinay 及其同事回顾了最近 15 项不同的靶向药物单药治疗 Ⅰ 期临床研究的 135 例数据，将其剂量分为 3 组，用最终MTD 水平进行定义（A 组，0%~33%MTD；B 组，34%~66%MTD；C 组，>67%MTD），结果表明 3组的无进展生存率无显著差异。有意思的是，美国国家癌症研究所对全美多个机构发起的 53 项分子靶向药物临床试验的 1 908 例受试者数据进行了分析,结果表明潜在的临床获益(总缓解率、无进展生存率和总生存期)与给药剂量水平显著相关,以 MTD 或接近 MTD 剂量治疗的患者获益最大。所以,在分子靶向药物的研发中,剂量范围的探索研究仍需值得关注。

总之,Ⅰ期临床试验的目的是确定药物的安全性特征,并为Ⅱ期临床试验确定推荐剂量。应根据新药的药效作用特点、毒性特征、药物代谢行为特点共同确定研究目标。

5)起始剂量的确定:从动物实验进入人体临床试验时,计算和确定首个人体剂量十分重要。开展人体试验的首要目的是安全,选择安全的第一个人体最大安全起始剂量(maximum safe starting dose,MSRD)对于整个临床研发至关重要。虽然在临床前进行了充分的安全性研究,但进入人体后仍存在诸多不可预知的风险,因为非临床试验对人体反应预测存在一定局限性。通常,使用毒理学试验结果来预测临床毒性和指导临床试验时,啮齿类动物仅可预测 35%~40% 的临床毒性,非啮齿类动物可预测 45%~50% 的临床毒性,通过各种试验种属综合分析,共计可预测 65%~70% 的临床毒性。因此,在计算和确定 MSRD 时应十分谨慎。

2006 年在英国伦敦 Northwick Park 医院开展的 TGN1412 Ⅰ期临床试验,首个人体试验入组 8 位健康志愿者,其中 6 位接受试验药物的志愿者在药物注射后 90 分钟内都出现严重的全身炎症反应,在输注药物 12~16 小时内病情加重,出现多器官功能衰竭和弥散性血管内凝血,全部转入重症监护室(intensive care unit,ICU)接受治疗。虽然经抢救 6 位志愿者无 1 例死亡,但反应最严重的受试者即使在 ICU 住院治疗 3 个多月后,仍不得不因足趾和手指缺血坏死而接受全部足趾切除术和 3 个手指部分切除术。安慰剂组的 2 名志愿者没有出现任何不良反应。申办者最终停止了该产品的研发。

原则上,按照在最适合动物种属的受试动物中确定 NOAEL,再经 NOAEL 换算为人体等效剂量(human equivalent dose,HED)选择安全性系数,之后确定剂量。计算 MRSD 应当在分析毒性反应数据之后开始。虽然只有 NOAEL 直接用于计算 MRSD 的算法,但其他数据(暴露量/毒性反应关系、药理学数据或相关药物以往的临床经验)可影响最合适的动物种属、换算系数和安全性系数的选择。首先应当确认每种受试动物的 NOAEL,然后采用相应的换算系数换算为 HED。当资料提示某种动物对于评价人的风险相关性更大时,不论这种动物是否最敏感,这种动物的 HED 将被用于计算。这种情况更适用于生物药物,其中许多药物与人体靶蛋白有很高的选择性,而在毒性实验常用的动物中反应性有限。在这种情况下,应当在设计毒理研究之前开展体外结合和功能研究以选择合适的、相关的动物。之后再将一个安全系数用于 HED,以保证人体初始剂量不会导致不良反应。一般而言,考虑使用的安全系数应至少为 10。MRSD 是通过 HED 除以安全系数而得出的。当然,安全系数也应根据不同情况进行调整,例如,在最适合动物中或多种动物中显著的毒性反应呈现出斜率陡的剂量反应曲线时、动物出现严重毒性反应(中枢神经系统毒性)、动物中出现无先兆症状的毒性反应、生物利用度变异较大、动物中出现不可逆毒性反应、动物中不明原因的死亡;产生效应的剂量或血浆药物浓度有很大的差异、非线性药物代谢动力学、全新的治疗靶点、现有的动物模型预测率不足(生物制品中的免疫反应)等。

另外,临床起始剂量应在避免毒性反应的前提下,应选择能够快速达到Ⅰ期临床试验目标的剂量。抗肿瘤药物研究通常入选的受试者为目前无有效治疗的患者,尽快达到出现疗效的剂量范围非常重要,避免受试者过多地暴露在无效剂量水平。在确定人体最大推荐起始剂量时,应当考虑所有相关的临床前数据,包括化合物的药理活性剂量、完整的毒理学特点以及药物代谢动力学(吸收、分布、代谢和排泄)方面的信息。

6)剂量递增:"3+3"设计,剂量递增采用改良斐波那契(Fibonacci)方法,这是抗肿瘤新药Ⅰ期临床试验最常见的研究设计。在对各种公开发表的研究文献分析后,发现 95% 以上的Ⅰ期临床试验都是基于"3+3"的设计。因为它非常直观,而且它的实现并不需要计算机程序。研究医生可以在几乎没有统计成本的情况下采用"3+3"的剂量递增设计,而且基于"3+3"设计的试验方案能够快速通过机构伦理审查委员会和生物统计学的评审。然而,很少有模拟研究在匹配的样本量中比较"3+3"设计与基于模型设计的效能。事实上,目前常用的"3+3"设计存在明显的局限性:过多患者接受低剂量水平的治疗,增加剂量的步骤过多,花费很长时间,很少的患者能接近最大耐受量的治疗,没有考虑患者疾病的变异性。另一方面,虽然"3+3"设计所需要的样本量往往比基于模型设计所需要的样本量小几个数量级,但在绝大多数的文献中,"3+3"设计已经被证明在识别真正的最大耐受剂量方面具有劣势。因此,近年来出现了一些新的设计方法,例如:连续重新评估法、改良的毒性概率区间设计(modified toxicity probability intervals,mTPI)。研究表明,以匹配的样本量进行模拟研究,证明"3+3"设计将患者暴露于高于 MTD 的有毒剂量的风险大于 mTPI 设计,mTPI 设计是一种新开发的适应性方法。此外,与 mTPI 设计相比,"3+3"设计在识别正确的 MTD 时不会产生更高的概率,即使样本量匹配时也是如此。但是,mTPI 设计需要相当大的统计负担,统计学专业需要密切配合和全程参与等诸多限制,因此,虽然目前对临床医生开展研究带来挑战,但是也提示多学科密切合作的研究是未来创新药物研究的方向。

7)初步药效学指标的观察:Ⅰ期临床试验的主要目标是评价受试者的安全性,确定人体的安全范围。但以患者为受试者的Ⅰ期临床试验通常希望能观察药效学指标。药效学指标包括临床的有效性评估,例如缓解率,同时建议应根据新药的作用机制,对其产生作用过程的多个生物标志物进行观察和研究。例如,对于单靶点作用的靶向治疗药物,除观察该靶点特异的激酶磷酸化程度变化,还应观察相关通道上下游相关激酶的磷酸化程度变化;对多靶点药物则需观察更多指标。另外,还应对不同时间点的药物代谢动力学参数进行研究。综合药物代谢动力学、生物标志物(biomarker)、临床药效学、药物基因组学(pharmacogenetics)等参数以及安全性参数来共同评价新药的作用特征,为下一步研究打好基础。

8)安全性风险控制:在开始首次人体试验时,低剂量组受试者不会从治疗中获益,而非临床研究的结果又不能全面和准确地预见人体安全性风险,因此,无论受试者是患者还是健康志愿者,开展临床试验前应高度关注受试者安全性风险的控制,侧重点应放在保护受试者的安全上。对于如下情况,应特别关注临床安全性风险:涉及多信号通路的相关靶点(多效性作用靶点)作用方式的药物,例如可产生多种生理作用或者免疫或神经系统中常见的靶点;可能产生生物级联效应或细胞因子释放,包括可导致通过生理反馈机制(如免疫系统或凝血系统)可能无法充分控制的某种作用的放大效应;因化合物的药理作用或药物代谢动力学特征导致与主要靶点不可逆或长期结合的作用方式。例如:如果药理活性的持续时间与受体的再生有关,而与分子的药物代谢动力学特征无关。在分析安全性风险时,还应结合考虑如下内容:活性物质分子结构的新颖性;来自动物模型(如基因敲除、转基因或人源化动物)所出现的严重、药理学作用介导毒性的潜在风险证据;具有相似或相关作用方式的化合物的既往人体暴露情况(同类药物的安全性经验)。为确保受试者安全,对于一些安全性风险较高的新药,在开展Ⅰ期临床试验时,可成立独立的临床试验数据监察委员会(Data Monitoring Committee,DMC),定期独立地对安全性数据进行分析,对是否增加新的受试者和提高剂量等可能增加受试者安全性风险的情形进行判断,为研究者提供更为客观和理性的决策建议。

2. 完成早期研究申请进入支持上市的关键研究(pivotal study)　早期研究也称探索性研究,其中包括首次人体试验。早期研究的目的是通过对药物进入人体后产生的药物代谢动力学行为以及药物效应动力学行为的了解,从而明确药物产生量效关系的剂量范围,明确研究的最合适人群、给药剂量(可能是范围)/给药方案,为开展Ⅲ期确证性临床试验提供设计的依据。

(1)概念验证研究:早期研究中比较重要的研究是概念验证研究。概念验证(proof of concept,POC)研究通常是指在患者中开展的Ⅱa期临床试验,由于抗肿瘤新药研究通常从患者开始,且越来越多的研究将Ⅰ期和Ⅱ期融合在一起,更早达到完成早期探索性研究的目的。因此,Ⅰb或Ⅱa期临床试验均可认为是概念验证研究。该研究是通过小规模的患者临床试验,初步评价新药是否具有预想的疗效作用,理想的药物代谢动力学行为,不具有严重和不能接受的安全性问题,具有一定的成药性前景。由于早期研究不可能采用大规模和以疗效为临床终点的评价模式,因此,为更好地评价其是否具有成药性,需要采用合理的药效学评价指标,例如:分子生物学效应指标(肿瘤靶点抑制物的变化、下游信号活性的变化),功能影像效应(肿瘤血流变化、摄取葡萄糖的变化)等。将药效学研究数据、药物代谢动力学剂量与暴露关系以及抗肿瘤效应(根据RECIST标准获得的客观评价最佳疗效)结合,分析其暴露量与治疗效应的关系,从而明确是否达到新药研发的概念验证目的。

(2)剂量探索研究(dose finding)　剂量探索研究是早期研究极为重要的内容。对于不同类型的药物,其剂量研究的方式完全不同。

对于小分子细胞毒性药物,如前所述,由于其剂量与疗效具有非常明确的正相关性,因此,经过首次人体试验获得的人体最大耐受剂量即认为是最能产生最大抗肿瘤效应的剂量。但是通常情况下,细胞毒性药物都是联合用药,因此,在进入剂量探索之前,需要开展联合用药的研究,评价患者对于两药联合的耐受性情况和是否存在药物相互作用。

对于小分子靶向药物而言,目前有的药物在达到很高剂量和充分的信号通道抑制的情况下,仍未出现剂量限制性毒性,未找到明确的MTD,因此,并不是每个新药都必须到达MTD,但从现有的研究发现,超过一半的小分子靶向药物的最佳疗效出现在人体的MTD附近,因此建议研究设计时仍需要关注MTD的问题。

大分子的剂量探索和选择与小分子靶向药物显著不同,剂量研究和确定的考虑因素十分复杂。通常情况下,大分子的疗效与不良反应之间的安全窗较小分子更宽,两者的浓度差异更大。由于两者之间的差异,导致合理剂量选择的难度更大于小分子。在剂量选择的过程中,不仅要考虑药物代谢动力学的影响(基于患者各种影响药物代谢排泄的内在或外在因素、肿瘤对生物制剂的影响、合并用药的影响以及肿瘤作用部位的浓度和局部药代动力学特征),同时还要考虑受体结合的选择性(特异性)和程度(亲和力)、信号通路抑制的程度、基于靶点特异或适应证特异生物标志物的变化。通常采用建模的方式进行剂量探索和研究。例如,第一种模式采用目标靶浓度模式,首先从动物模型中获得异种移植物的肿瘤生长最大抑制作为目标浓度,然后应用建模与模拟来整合异种移植物的目标浓度与临床药物代谢动力学的关系,并将在人体上获得的谷浓度超过80%受试者的剂量作为选择剂量观察临床有效性和安全性。第二种模式为目标效应模式,通过小鼠PK/PD模型建立药物浓度与抗肿瘤效应间的关联性,然后通过种属差异的校正模拟人体

PK,并经校正种属间蛋白结合率和靶点结合率的差异,假设人体与动物具有相似的药物效应动力学,由此模拟出药物在人体的肿瘤生长抑制率(tumor growth inhibition,TGI)。研究发现,抗肿瘤药物的异种移植 TGI 与人体 PK 及临床疗效间存在良好的相关性,在临床前模型中,可能用于临床的暴露量若能使 TGI 高于 60%,则该药物有希望表现出较好的临床疗效。

免疫治疗药物是一个全新的领域。其剂量研究和探索的方式与大分子生物制品有相似之处,但又有其不同。通常可采用第三种模式,即应用建模与模拟来整合受体占领和临床药物代谢动力学来选择剂量,例如假设一个新药必须有 95% 的肿瘤受体被饱和才能获得疗效,根据荷瘤小鼠的结果,拟定一个目标药物浓度 X,然后再假设药物在肿瘤和血浆中的分配比为 0.3(根据药物在荷瘤小鼠肿瘤组织中的分布数据做保守估计),因此要求血药浓度必须大于 X/0.3,继续假设患者同时接受抗血管生成治疗时,药物的肿瘤组织穿透率减少 30%(既往数据),因此,要使药物在肿瘤组织中浓度达到 X/0.3,血药浓度必须高于 X/0.3/0.7,最终可将 X/0.3/0.7 作为特定瘤种的目标谷浓度来选择剂量。

(3)生物标志物的使用:生物标志物的使用已成为临床试验和临床用药的重要内容。生物标志物被定义为能被客观测量和评价,反映生理或病理过程,以及对暴露或治疗干预措施产生生物学效应的指标。生物标志物多来源于人体组织或体液,可涵盖生理、生化、免疫、细胞和分子等水平的改变。在肿瘤领域,生物标志物通常是由肿瘤细胞或非肿瘤细胞产生的、反映体内肿瘤细胞或非肿瘤细胞存在和变化的生物学物质,这是生物标志物的物质性。生物标志物还有它的计量性,即它是可以计量的。这种计量的变化紧密地与人体的生理条件,疾病发生和发展,健康状态等相关。可包括基因变异、蛋白受体异常表达或血液成分的变化等。根据功能特点,生物标志物分为诊断性生物标志物、预后生物标志物、预测性生物标志物、药效学生物标志物、安全性生物标志物和监测性生物标志物。特别是在临床研发过程中,生物标志物在发现药物靶点、作用机制的验证、剂量选择和优化、药物反应的监测以及合适的目标人群的选择等方面均发挥十分重要的作用。在临床研究设计和实施中,应从临床前研究开始,根据不同肿瘤的生物学特征,发现差异、提出假设,并研究和逐步验证检测方法,通过临床试验结果验证生物标志物的特异性、检测方法的敏感特异性和稳定性。

在早期临床试验中所测定的生物标志物通常是探索性的,生物标志物的分析方法不明确,并可能评估多个生物标志物。由于早期研究样本不足,缺乏严格的随机对照设计,多个标志物间也可能存在复杂的相互作用。因此,早期临床试验可能不会最终确定某种标志物可用于预测临床结果。但仍鼓励在早期临床试验过程中收集生物标志物信息,帮助了解药物及其作用机制的初始数据,评价生物标志物和临床结果的相关性,这有助于确定一个或多个标志物,应用于随后的确证性临床试验中。

在后期确证性临床试验阶段,作为支持注册的重要依据,生物标志物的检测对于患者的选择、药物反应的监测是决定性的,前瞻性的随机对照试验是生物标志物验证的试验 / 关键验证性试验的首选设计,生物标志物应当使用经过充分验证的方法进行检测。

(二)NDA 阶段的审评要点

由于晚期肿瘤患者的生存期短,对于目前无有效治疗的肿瘤或者经标准治疗失败的肿瘤患者,在获得一定数据支持其获益大于风险的抗肿瘤新药,监管机构也可能会采用附条件批准的方式优先批准上市。因此,在抗肿瘤新药获得早期数据,经过概念验证阶段,有明确成药性且显示出较现有治疗明显优势的情况下,可以与监管机构沟通,讨论选择合适的支持上市的关键研究设计策略,例如采用替代指标、期中分析和单臂研究等。

1. **研究设计** 临床试验的目的是通过良好的研究设计,评价药物的安全性和有效性。随机、双盲和平行对照是良好研究设计的重要组成部分。随机化概念是 20 世纪 20 年代早期才引入研究中的,Amerson 等最早提出在临床试验中患者随机接受治疗能减少可能的偏移,从而提高在检验具有临床意义的差异时的统计学把握度。1944 年全球首次发表多中心临床试验的结果时,人们才对临床试验的研究设计有了进一步认识。

药物的安全和有效性是相对的,在比较中获得结论。在比较性研究中,采用随机双盲平行对照,尽可能控制由于各种因素所带来的偏移和变异,使试验组和对照组处于同一个情形之下,结果具有可比性和稳健性。事实上,绝大多数关键临床试验都是采用上述研究设计的,最终可以对研究结果进行客观评价,得出科学和可靠的结论。随机、双盲、平行对照临床试验也一直被公认为是评价药物安全有效的良好设计的"金标准"。

单臂临床试验是指在临床试验设计时,不设立平行对照组,而仅采用外部对照,包括历史对照,将接受受试药物的一组患者与该研究以外的一组患者的结果进行比较。该研究设计是开放的,不涉及随机与盲法,此类设计通常用于药物研发的早期阶段,如 I b/ II a 期,尤其在抗肿瘤领域中运用较为广泛。针对在一些危重的、罕见的、目前尚无有效治疗手段的领域。当在早期研究中观察到令人鼓舞的临床获益且安全性风险可控时,也有监管机构依据单臂研究结果给予附条件性批准上市的案例。

如果采用单臂作为支持注册的临床试验,需要具有明确的疾病难治背景、极高的缓解率、很长的缓解持续时间,多数情况下采用生物标志物用于特定患者人群的筛选。即使完成单臂临床试验,还需要有随机对照临床试验作为条件性批准的研究,最终支持新药在特定人群中的有效性确证。

如采用单臂作为支持上市的依据,通常用于现有治疗无效或不能耐受的患者,由于患者的发病例数较少,可以采用客观缓解率作为治疗的疗效评价用于评价临床获益。因为单臂试验没有同期的平行对照,仅能采用历史对照,因此需要有相对稳健和明确的历史对照数据作为标准用于评价,而事实上,历史对照的选择存在诸多问题,例如,研究机构间的差异,如果新试验从不同的研究中心招募患者,历史数据可能会不同;患者人群方面,在有不同预后因素的患者中开展的历史研究;随着时间的推移,历史对照或标准治疗的预期结果可能会发生改变,原因包括支持性治疗的改善、更早期肿瘤检测、影像学评价技术的差异、后续治疗更多的可选择性等。另外,并不是所有的肿瘤都适合采用单臂进行评价。作为单臂研究的评价,还需要记录每一例患者的现有治疗方案(确保充分治疗);如果患者已经过充分治疗还存活足够长,是否代表恶性程度和难治水平等,可能受到质疑;缓解率由影像学进行评价,其可靠性如何保证;客观缓解率与临床获益是否存在明确的相关性;确定疗效的结果完全归因于治疗,而不需要引入时间终点进行评价,包括疾病的稳定和自然病程的变化。

2. **终点指标** 作为用于晚期肿瘤的治疗新药,临床试验中常用的疗效终点包括:总生存(overall survival,OS)期、至进展时间(time to progression,TTP)、无进展生存(progression free survival,PFS)期和客观缓解率(objective response rate,ORR)。其中,OS 因测量准确和可代表患者的直接临床获益,故为最佳终点。当 TTP 或 PFS 出现足够大的差异时,此种程度的 TTP

或 PFS 差异可被视为预测治疗获益有可能对 OS 产生良好影响的证据,以支持加速审批。相对于 TTP,由于 PFS 包含了死亡,更能反映疗效和转归,更适合作为晚期肿瘤的替代指标。目前,在一线非小细胞肺癌、一线乳腺癌、晚期肾癌的新药研究中,普遍采用 PFS 作为主要疗效指标用于评价有效性。同样地,我们认为具有临床意义的稳定 ORR 足以单独成为预测临床获益的替代终点,它已被用于晚期非小细胞肺癌、晚期尿路上皮癌等的加速审批。但解剖结构复杂、病理生理特征独特的肝细胞癌、胰腺癌等则不适合采用 ORR 评价疗效,PFS 也是不适合的替代终点。

终点指标的选择十分重要,对于研究设计、样本量计算等都起着决定作用。在完成早期研究决定进入关键研究的时候,申办者和研究者通常需要与监管机构就关键性研究的方案进行讨论,就人群选择(一线、二线、是否用生物标志物筛选患者)、剂量和给药方案、对照(有或无,对照选择、比例)、主要终点指标、样本量的计算方法和有效性评价标准等达成共识。

3. 伴随诊断　生物标志物的检测可能需要开发特定的试剂盒以检测生物标志物是否存在。伴随诊断(companion diagnostic)的试剂盒开发就成为药物开发的一个重要内容,应当及早开始。如果在关键试验中采用某一特定的诊断试剂盒或方法,该试剂盒专用于生物标志物的鉴定和量化,则有必要把专属性试验方法和生物标志物相关联,并反映在药品说明书标签中。如果生物标志物的鉴定方法是通用的,即不专属于某个生物标志物(如 CYP2D6 多态性的鉴定)时,不要求配备特定的诊断试剂盒,也无须在说明书中作出特殊要求。

三、加强新技术和新方法在抗肿瘤新药临床研发中的应用

随着抗肿瘤新药研发思路的不断扩展,越来越多新的研究模式和设计开始进入实践。从早期的生物标志物的发现、使用、验证,到伴随诊断的产品同步上市,以及采用建模和模拟的方法用于剂量选择和有效性预测,都为提高抗肿瘤药物研发的成功率发挥了重要作用,一些新的研究设计也使抗肿瘤药物的研发更有效率。

富集研究(enrichment design)是在随机对照临床试验中通过前瞻性利用患者特征(包括人口统计学特征、病理生理学特征、组织学、遗传学特征等)来确定试验的入组人群,从而使目标药物的有效性相对于未选择人群在该特定人群中更容易显现。通过富集可能的有效人群更快获得成功,目前的分子靶向药物大多通过这种模式获得批准上市。例如,克唑替尼(Crizotinib)是一种选择性小分子酪氨酸激酶抑制剂,针对间变性淋巴瘤激酶及肝细胞生长因子(hepatocyte growth factor receptor,HGFR;或 cellular-mesenchymal epithelial transition factor,c-Met)受体酪氨酸激酶。该药物于 2005 年开始启动临床前研究,2006 年进入第一个人体临床试验,2007 年研究者发现在非小细胞肺癌中有一种新的 *ALK* 与 *EML4* 的基因融合,并确认该基因是肿瘤的驱动因子。基于此,辉瑞公司采用富集人群的研究方法,从早期临床试验开始,就选择在 *ALK* 阳性的非小细胞肺癌患者中开展研究并获得显著的有效性数据而率先在美国被批准上市。该药物仅用了 5 年的时间批准上市,而针对 *EGFR* T790M 突变的奥希替尼从一开始研发就针对特定患者进行富集研究,从开始人体试验到批准上市仅用了 2.7 年。

目前"伞式设计(umbrella design)"和"篮式设计(basket design)"越来越多见。"伞式"设计就是将同一瘤种按照不同生物标志物分出不同小组,给予不同药物治疗,例如入组非小细胞肺癌患者后,根据不同的分子分型确定分组后同期开展临床试验。"篮式设计"则恰恰相反,将同一

分子分型的不同瘤种患者进入同一药物研究小组,例如将所有 *BRAF* 突变的非小细胞肺癌、结直肠癌、胰腺癌等患者均进入同一小组观察疗效。

适应性设计(adaptive design)在目前的探索性研究中采用得越来越多。适应性设计是指在不破坏临床试验整体性和有效性的前提下,以前期临床试验的结果为基础,调整后续临床试验方案,及时更正最初方案设计中的不合理之处。药物研发是一个动态过程,每个阶段不断有新的信息产生,随之产生有待解决的问题,药物研发人员需要不断在新的情形下做出复杂的决断。在临床试验中,要求试验设计具备可变动性,以便在试验过程中对其进行调整,由此而产生了"适应性设计"的理念。通常在研究过程中,需要通过不断分析新产生的数据来帮助辨别这个药物的最佳用药人群,及时调整方案,针对具有明确有效性信号的人群尽可能增加入组机会,尽早获得新药的有效性信号,并根据不同肿瘤的有效性以及当前治疗的需求,寻求更为科学合理的评价策略和模式,通过加快审评获得批准,使晚期肿瘤患者尽早得到新的有效治疗。

(石远凯　姜时雨　杨晟　施薇　牛奕　胡晨　单彬　周钰　吴大维　房虹　杨志敏)

参考文献

［1］ 孙燕. 50 年来我国抗肿瘤药物临床研究的进展 [J]. 中国新药杂志 , 2009, 18 (18): 1695-1700.

［2］ 孙燕. 肿瘤药物治疗百年回顾与展望 [J]. 中华肿瘤杂志 , 2004, 26 (11): 64-66.

［3］ STEPHANIE G, JACQUELINE B, JOHN C. Interdisciplinary statistics, clinical trials in oncology [M]. 2nd ed. Boca Raton: Chapman & Hall/CRC, 2002.

［4］ 石远凯 , 孙燕. 中国抗肿瘤新药临床试验研究的历史、现状和未来 [J]. 中华医学杂志 , 2015, 95 (2): 81-85.

［5］ 石远凯 , 孙燕. 中国抗肿瘤新药临床试验 60 年发展历程和主要成果 (1960—2020)[J]. 中华肿瘤杂志 , 2021, 43 (06): 696-706.

［6］ 石远凯 , 何小慧 , 郑博. 抗肿瘤新药临床试验的安全性评价 [J]. 中国新药杂志 , 2014, 23 (03): 313-316.

［7］ MILLER A B, HOOGSTRATEN B, STAQUET M, et al. Reporting results of cancer treatment [J]. Cancer, 1981, 47 (1): 207-214.

［8］ THERASSE P, ARBUCK S G, EISENHAUER E A, et al. New guidelines to evaluate the response to treatment in solid tumors. European Organization for Research and Treatment of Cancer, National Cancer Institute of the United States, National Cancer Institute of Canada [J]. J Natl Cancer Inst, 2000, 92 (3): 205-216.

［9］ EISENHAUER E A, THERASSE P, BOGAERTS J, et al. New response evaluation criteria in solid tumours: Revised RECIST guideline (version 1. 1)[J]. Eur J Cancer, 2009, 45 (2): 228-247.

［10］ Code of Federal Regulations, Title 45, Part 46-PROTECTION OF HUMAN SUBJECTS [EB/OL].(1984-03-04).[J]. JAMA, 2003, 290 (8): 1075-1082. https://www. hhs. gov/ohrp/sites/default/files/ohrp/policy/ohrpregulations. pdfA-GRAWAL M, EMANUEL EJ. Ethics of phase 1 oncology studies: reexamining the arguments and data

［11］ INTERNATIONAL COUNCIL FOR HARMONISATION OF TECHNICAL REQUIREMENTS FOR PHARMACEUTICALS FOR HUMAN USE (ICH), ICH HARMONISED GUIDELINE, INTEGRATED ADDENDUM TO ICH E6 (R1): GUIDELINE FOR GOOD CLINICAL PRACTICE E6 (R2)[EB/OL].(2016-09-09). https://database. ich. org/sites/default/files/E6_R2_Addendum. pdf. KNATTERUD G L, ROCKHOLD F W, GEORGE S L, et al. Guidelines for quality assurance in multicenter trials: A position paper [J]. Control Clin Trials, 1998, 19 (5): 477-493.

［12］ BAIGENT C, HARRELL F E, BUYSE M, et al. Ensuring trial validity by data quality assurance and diversification of monitoring methods [J]. Clin Trials, 2008, 5 (1): 49-55.

［13］ ZON R, MEROPOL N J, CATALANO R B, et al. American Society of Clinical Oncology Statement on minimum standards and exemplary attributes of clinical trial sites [J]. J Clin Oncol, 2008, 26 (15): 2562-2567.

［14］ DEVINE S, DAGHER R N, WEISS K D, et al. Good clinical practice and the conduct of clinical studies in pediatric oncology [J]. Pediatr Clin North Am, 2008, 55 (1): 187-209.

［15］ O'SHAUGHNESSY J A, WITTES R E, BURKE G, et al. Commentary concerning demonstration of safety and efficacy of investigational anticancer agents in clinical trials [J]. J Clin Oncol, 1991, 9 (12): 2225-2232.

［16］ Clinical Trial Endpoints for the Approval of Cancer Drugs and Biologics Guidance for Industry [EB/OL].(2018-12) https://www. fda. gov/media/71195/download

［17］ GOLD M, RUSSEL L, SIEGEL J, et al. Cost-effectiveness in health and medicine [M]. New York: Oxford University Press, 1996.

［18］ SHIH Y C, HALPERN M T. Economic evaluations of medical care interventions for cancer patients: How, why, and what does it mean? [J]. CA Cancer J Clin, 2008, 58 (4): 231-244.

［19］ 国家食品药品监督管理局 . 抗肿瘤药物临床试验技术指导原则 [EB/OL].(2012-05-15). http://samr. cfda. gov. cn/WS01/CL0844/72990. html.

［20］ 国家食品药品监督管理局 . 抗肿瘤药物临床试验终点技术指导原则 . http://samr. cfda. gov. cn/WS01/CL0844/72990. html.

［21］ LI M C, HERTZ R, BERGENSTAL D M. Therapy of choriocarcinoma and related trophoblastic tumors with folic acid and purine antagonists [J]. N Engl J Med, 1958, 259 (2): 66-74.

［22］ FREI E 3rd, HOLLAND J F, SCHNEIDERMAN M A, et al. A comparative study of two regimens of combina-tion chemotherapy in acute leukemia [J]. Blood, 1958, 13 (12): 1126-1148.

［23］ DOAN J, MBBS I V. 40 years after the war on cancer: How far have we come? [EB/OL].(2020-05-15). http://cancer. org. au

［24］ BONADONNA G, SANTORO A. ABVD chemotherapy in the treatment of Hodgkin's disease [J]. Cancer Treat Rev, 1982, 9 (1): 21-35.

［25］ GALMARINI D, GALMARINI C M, GALMARINI F C. Cancer chemotherapy: A critical analysis of its 60 years of history [J]. Crit Rev Oncol Hematol, 2012, 84 (2): 181-199.

［26］ jr DEVITA V T, ROSENBERG S A. Two hundred years of cancer research [J]. N Engl J Med, 2012, 366 (23): 2207-2214.

［27］ ENRIQUEZ-NAVAS P M, WOJTKOWIAK J W, GATENBY R A. Application of evolutionary principles to cancer therapy [J]. Cancer Res, 2015, 75 (22): 4675-4680.

［28］ CASI G, NERI D. Antibody-drug conjugates: Basic concepts, examples and future perspectives [J]. J Control Release, 2012, 161 (2): 422-428.

［29］ HILLS R K, CASTAIGNE S, APPELBAUM F R, et al. Addition of gemtuzumab ozogamicin to induction chemotherapy in adult patients with acute myeloid leukaemia: A meta-analysis of individual patient data from randomised controlled trials [J]. Lancet Oncol, 2014, 15 (9): 986-996.

［30］ CASTAIGNE S, PAUTAS C, TERRE C, et al. Effect of gemtuzumab ozogamicin on survival of adult patients with de-novo acute myeloid leukaemia (ALFA-0701): A randomised, open-label, phase 3 study [J]. Lancet, 2012, 379 (9825): 1508-1516.

［31］ THOMAS A, TEICHER B A, HASSAN R. Antibody-drug conjugates for cancer therapy [J]. Lancet Oncol, 2016, 17 (6): e254-e262.

［32］ SCOTT L J. Brentuximab vedotin: A review in cd30-positive Hodgkin lymphoma [J]. Drugs, 2017, 77 (4): 435-445.

［33］ STEPHEN M A. Brentuximab vedotin [J]. Blood, 2014, 124 (22): 3197-3200.

［34］ KANTARJIAN H M, DEANGELO D J, STELLJES M, et al. Inotuzumab ozogamicin versus standard therapy for acute lymphoblastic leukemia [J]. N Engl J Med, 2016, 375 (8): 740-753.

［35］ MRAZEK R, ECONOMOU S, MCDONALD G O, et al. Prophylactic and adjuvant use of nitrogen mustard in the surgical treatment of cancer [J]. Ann Surg, 1959, 150: 745-755.

［36］ BONADONNA G, BRUSAMOLINO E, VALAGUSSA P, et al. Combination chemotherapy as an adjuvant treatment in operable breast cancer [J]. N Engl J Med, 1976, 294 (8): 405-410.

［37］ MOERTEL C G, FLEMING T R, MACDONALD J S, et al. Fluorouracil plus levamisole as effective adjuvant therapy after resection of stage Ⅲ colon carcinoma: A final report [J]. Ann Intern Med, 1995, 122 (5): 321-326.

［38］ KIRKWOOD J M, TARHINI A, SPARANO J A, et al. Comparative clinical benefits of systemic adjuvant therapy for paradigm solid tumors [J]. Cancer Treat Rev, 2013, 39 (1): 27-43.

第
8
章

［39］ MARCHAL S, el HOR A, MILLARD M, et al. Anticancer Drug delivery: An update on clinically applied nano-therapeutics [J]. Drugs, 2015, 75 (14): 1601-1611.

［40］ MORRISON W B. Cancer chemotherapy: An annotated history [J]. J Vet Intern Med, 2010, 24 (6): 1249-1262.

［41］ ALDERDEN R A, HALL M D, HAMBLEY T W. The discovery and development of cisplatin [J]. J Chem Educ, 2006, 83 (5): 728-734.

［42］ MUGGIA F M, BONETTI A, HOESCHELE J D, et al. Platinum antitumor complexes: 50 years since Barnett Rosenberg's discovery [J]. J Clin Oncol, 2015, 33 (35): 4219-4226.

［43］ jr DEVITA V T, SERPICK A A, CARBONE P P. Combination chemotherapy in the treatment of advanced Hodgkin's disease [J]. Ann Intern Med, 1970, 73 (6): 881-895.

［44］ LYMAN G H, BARRON R L, NATOLI J L, et al. Systematic review of efficacy of dose-dense versus non-dose-dense chemotherapy in breast cancer, non-Hodgkin lymphoma, and non-small cell lung cancer [J]. Crit Rev Oncol Hematol, 2012, 81 (3): 296-308.

［45］ PEREZ-HERRERO E, FERNANDEZ-MEDARDE A. Advanced targeted therapies in cancer: Drug nanocarriers, the future of chemotherapy [J]. Eur J Pharm Biopharm, 2015, 93: 52-79.

［46］ LAMMERS T, KIESSLING F, HENNINK W E, et al. Drug targeting to tumors: Principles, pitfalls and (pre-) clinical progress [J]. J Control Release, 2012, 161 (2): 175-187.

［47］ SPITZER G, DICKE K A, LITAM J, et al. High-dose combination chemotherapy with autologous bone marrow transplantation in adult solid tumors [J]. Cancer, 1980, 45 (12): 3075-3085.

［48］ jr DEVITA V T, CHU E. A history of cancer chemotherapy [J]. Cancer Res, 2008, 68 (21): 8643-8653.

［49］ CRAWFORD S. Is it time for a new paradigm for systemic cancer treatment? : Lessons from a century of cancer chemotherapy [J]. Front Pharmacol, 2013, 4: 68.

［50］ BOULIKAS T. Clinical overview on Lipoplatin: A successful liposomal formulation of cisplatin [J]. Expert Opin Investig Drugs, 2009, 18 (8): 1197-1218.

［51］ FISHER B, CARBONE P, ECONOMOU S G, et al. 1-Phenylalanine mustard (L-PAM) in the management of primary breast cancer: A report of early findings [J]. N Engl J Med, 1975, 292 (3): 117-122.

［52］ PASQUIER E, KAVALLARIS M, ANDRE N. Metronomic chemotherapy: New rationale for new directions [J]. Nat Rev Clin Oncol, 2010, 7 (8): 455-465.

［53］ BANYS-PALUCHOWSKI M, SCHÜTZ F, RUCKHÄBERLE E, et al. Metronomic chemotherapy for metastatic breast cancer: A systematic review of the literature [J]. Geburtshilfe Frauenheilkd, 2016, 76 (5): 525-534.

［54］ LIEN K, GEORGSDOTTIR S, SIVANATHAN L, et al. Low-dose metronomic chemotherapy: A systematic literature analysis [J]. Eur J Cancer, 2013, 49 (16): 3387-3395.

［55］ STOLLER R G, HANDE K R, JACOBS S A, et al. Use of plasma pharmacokinetics to predict and prevent methotrexate toxicity [J]. N Engl J Med, 1977, 297 (12): 630-634.

［56］ ABELSON H T, FOSBURG M T, BEARDSLEY G P, et al. Methotrexate-induced renal impairment: Clinical studies and rescue from systemic toxicity with high-dose leucovorin and thymidine [J]. J Clin Oncol, 1983, 1 (3): 208-216.

［57］ TREON S P, CHABNER B A. Concepts in use of high-dose methotrexate therapy [J]. Clin Chem, 1996, 42 (8 Pt 2): 1322-1329.

［58］ PACI A, VEAL G, BARDIN C, et al. Review of therapeutic drug monitoring of anticancer drugs part 1: Cytotoxics [J]. Eur J Cancer, 2014, 50 (12): 2010-2019.

［59］ CANELLOS G P, ANDERSON J R, PROPERT K J, et al. Chemotherapy of advanced Hodgkin's disease with MOPP, ABVD, or MOPP alternating with ABVD [J]. N Engl J Med, 1992, 327 (21): 1478-1484.

［60］ BONADONNA G, ZUCALI R, MONFARDINI S, et al. Combination chemotherapy of Hodgkin's disease with adriamycin, bleomycin, vinblastine, and imidazole carboxamide versus MOPP [J]. Cancer, 1975, 36 (1): 252-259.

［61］ BRUFSKY A. Nab-Paclitaxel for the treatment of breast cancer: An update across treatment settings [J]. Exp Hematol Oncol, 2017, 6: 7.

［62］ KIM G. Nab-Paclitaxel for the treatment of pancreatic cancer [J]. Cancer Manag Res, 2017, 9: 85-96.

［63］ VILLARUZ L C, SOCINSKI M A. Is there a role of nab-paclitaxel in the treatment of advanced non-small cell lung cancer? : The data suggest yes [J]. Eur J Cancer, 2016, 56: 162-171.

［64］ von HOFF D D. There are no bad anticancer agents, only bad clinical trial designs—twenty-first Richard and Hinda Rosenthal Foundation Award Lecture [J]. Clin Cancer Res, 1998, 4 (5): 1079-1086.

［65］ PAZDUR R, HOFF P M, MEDGYESY D, et al. The oral fluorouracil prodrugs [J]. Oncology, 1998, 12 (Suppl 7): 48-51.

［66］ RANI K, PALIWAL S. A review on targeted drug delivery: Its entire focus on advanced therapeutics and diagnostics [J]. Sch J App Med Sci, 2014, 2 (1C): 328-331.

［67］ KANG J S, LEE M H. Overview of therapeutic drug monitoring [J]. Korean J Intern Med, 2009, 24 (1): 1-10.

［68］ CHABNER B A, jr ROBERTS T G. Timeline: Chemotherapy and the war on cancer [J]. Nat Rev Cancer, 2005, 5 (1): 65-72.

［69］ DAVIS A, GAO R, NAVIN N. Tumor evolution: Linear, branching, neutral or punctuated？ [J]. Biochim Biophys Acta Rev Cancer, 2017, 1867 (2): 151-161.

［70］ BROWN J M, GIACCIA A J. The unique physiology of solid tumors: Opportunities (and problems) for cancer therapy [J]. Cancer Res, 1998, 58 (7): 1408-1416.

［71］ BONADONNA G, SANTORO A. ABVD chemotherapy in the treatment of Hodgkin's disease [J]. Cancer Treat Rev, 1982, 9 (1): 21-35.

［72］ RENFRO L A, SARGENT D J. Statistical controversies in clinical research: Basket trials, umbrella trials, and other master protocols: A review and examples [J]. Ann Oncol, 2017, 28 (1): 34-43.

［73］ MAKADY A, de BOER A, HILLEGE H, et al. What is real-world data？: A review of definitions basedon literature and stakeholder interviews [J]. Value Health, 2017, 20 (7): 858-865.

［74］ DOWLATI A, MANDA S, GIBBONS J, et al. Multi-institutional phase Ⅰ trials of anticancer agents [J]. J Clin Oncol, 2008, 26 (12): 1926-1931.

［75］ SIMON R, FREIDLIN B, RUBINSTEIN L, et al. Accelerated titration designs for phase Ⅰ clinical trials in oncology [J]. J Natl Cancer Inst, 1997, 89 (15): 1138-1147.

［76］ O'QUIGLEY J, PEPE M, FISHER L. Continual reassessment method: A practical design for phase 1 clinical trials in cancer [J]. Biometrics, 1990, 46 (1): 33-48.

［77］ O'QUIGLEY J, SHEN L Z. Continual reassessment method: A likelihood approach [J]. Biometrics, 1996, 52 (2): 673-684.

［78］ YUAN Z, CHAPPELL R, BAILEY H. The continual reassessment method for multiple toxicity grades: A Bayesian quasi-likelihood approach [J]. Biometrics, 2007, 63 (1): 173-179.

［79］ GERDES M J, SOOD A, SEVINSKY C, et al. Emerging understanding of multiscale tumor heterogeneity [J]. Front Oncol, 2014, 4: 366.

［80］ HOLLEBECQUE A, POSTEL-VINAY S, VERWEIJ J, et al. Modifying phase Ⅰ methodology to facilitate enrolment of molecularly selected patients [J]. Eur J Cancer, 2013, 49 (7): 1515-1520.

［81］ KWAK E L, BANG Y J, CAMIDGE D R, et al. Anaplastic lymphoma kinase inhibition in non-small-cell lung cancer [J]. N Engl J Med, 2010, 363 (18): 1693-1703.

［82］ SCHRIEBER S J, PUTNAM W S, CHOW E, et al. Comparability considerations and challenges for expedited development programs for biological products [J]. Drugs R D, 2020, 20 (4): 301-306.

［83］ MANJI A, BRANA I, AMIR E, et al. Evolution of clinical trial design in early drug development: Systematic review of expansion cohort use in single-agent phase Ⅰ cancer trials [J]. J Clin Oncol, 2013, 31 (33): 4260-4267.

［84］ LORUSSO P M, BOERNER S A, SEYMOUR L. An overview of the optimal planning, design, and conduct of phase Ⅰ studies of new therapeutics [J]. Clin Cancer Res, 2010, 16 (6): 1710-1718.

［85］ MASTERS G A, KRILOV L, BAILEY H H, et al. Clinical cancer advances 2015: Annual report on progress against cancer from the American Society of Clinical Oncology [J]. J Clin Oncol, 2015, 33 (7): 786-809.

［86］ ANDRE F, MARDIS E, SALM M, et al. Prioritizing targets for precision cancer medicine [J]. Ann Oncol, 2014, 25 (12): 2295-2303.

［87］ CHAPMAN P B, HAUSCHILD A, ROBERT C, et al. Improved survival with vemurafenib in melanoma with BRAF V600E mutation [J]. N Engl J Med, 2011, 364 (26): 2507-2516.

［88］ SHAW A T, KIM D W, NAKAGAWA K, et al. Crizotinib versus chemotherapy in advanced ALK-positive lung cancer [J]. N Engl J Med, 2013, 368 (25): 2385-2394.

［89］ SIMON R, MAITOURNAM A. Evaluating the efficiency of targeted designs for randomized clinical trials [J].

Clin Cancer Res, 2004, 10 (20): 6759-6763.

［90］ HONG F, SIMON R. Run-in phase Ⅲ trial design with pharmacodynamics predictive biomarkers [J]. J Natl Cancer Inst, 2013, 105 (21): 1628-1633.

［91］ SIMON N, SIMON R. Adaptive enrichment designs for clinical trials [J]. Biostatistics, 2013, 14 (4): 613-625.

［92］ NCI-MATCH Trial (Molecular Analysis for Therapy Chioce)[EB/OL].[2017-02-01]. https://www. cancer. gov/ about-cancer/treatment/clinical-trials/nci-supported/nci-match.

［93］ SIMON R. Optimal two-stage designs for phase Ⅱ clinical trials [J]. Control Clin Trials, 1989, 10 (1): 1-10.

［94］ SEYMOUR L, IVY S P, SARGENT D, et al. The design of phase Ⅱ clinical trials testing cancer therapeutics: consensus recommendations from the clinical trial design task force of the national cancer institute investigational drug steering committee [J]. Clin Cancer Res, 2010, 16 (6): 1764-1769.

［95］ RUBINSTEIN L V, KORN E L, FREIDLIN B, et al. Design issues of randomized phase Ⅱ trials and a proposal for phase Ⅱ screening trials [J]. J Clin Oncol, 2005, 23 (28): 7199-7206.

［96］ SIMON R, WITTES R E, ELLENBERG S S. Randomized phase Ⅱ clinical trials [J]. Cancer Treat Rep, 1985, 69 (12): 1375-1381.

［97］ SARGENT D J, GOLDBERG R M. A flexible design for multiple armed screening trials [J]. Stat Med, 2001, 20 (7): 1051-1060.

［98］ INOUE L Y, THALL P F, BERRY D A. Seamlessly expanding a randomized phase Ⅱ trial to phase Ⅲ [J]. Biometrics, 2002, 58 (4): 823-831.

［99］ HUNSBERGER S, ZHAO Y, SIMON R. A comparison of phase Ⅱ study strategies [J]. Clin Cancer Res, 2009, 15 (19): 5950-5955.

［100］ ROYSTON P, PARMAR M K, QIAN W. Novel designs for multi-arm clinical trials with survival outcomes with an application in ovarian cancer [J]. Stat Med, 2003, 22 (14): 2239-2256.

［101］ ROYSTON P, BARTHEL F M, PARMAR M K, et al. Designs for clinical trials with time-to-event outcomes based on stopping guidelines for lack of benefit [J]. Trials, 2011, 12: 81.

［102］ SIMON R, WITTES R E, ELLENBERG S S. Randomized phase Ⅱ clinical trials [J]. Cancer Treat Rep, 1985, 69 (12): 1375-1381.

［103］ KORN E L, FREIDLIN B, ABRAMS J S, et al. Design issues in randomized phase Ⅱ/Ⅲ trials [J]. J Clin Oncol, 2012, 30 (6): 667-671.

［104］ ROTHMANN M D, WIENS B L, CHAN I S, et al. Design and analysis of non-inferiority trials [M]. London: Chapman and Hall/CRC, 2016.

［105］ KORN E L, FREIDLIN B. Interim monitoring for non-inferiority trials: Minimizing patient exposure to inferior therapies [J]. Ann Oncol, 2018, 29 (3): 573-577.

［106］ GAIL M H. Eligibility exclusions, losses to follow-up, removal of randomized patients, and uncounted events in cancer clinical trials [J]. Cancer Treat Rep, 1985, 69 (10): 1107-1113.

［107］ SIMES R J. An improved Bonferroni procedure for multiple tests of significance [J]. Biometrika, 1986, 73 (3): 751-754.

［108］ HOLM S. A simple sequentially rejective multiple test procedure [J]. Scand J Statist, 1979, 6 (2): 65-70.

［109］ BENJAMINI Y, HOCHBERG Y. Controlling the false discovery rate: A practical and powerful approach to multiple testing [J]. J R Stat Soc B, 1995, 57 (1): 289-300.

［110］ BRETZ F, MAURER W, BRANNATH W, et al. A graphical approach to sequentially rejective multiple test procedures [J]. Stat Med, 2009, 28 (4): 586-604.

［111］ WANG R, LAGAKOS S W, WARE J H, et al. Statistics in medicine: Reporting of subgroup analyses in clinical trials [J]. N Engl J Med, 2007, 357 (21): 2189-2194.

［112］ ROTHWELL P M. Treating individuals 2. Subgroup analysis in randomised controlled trials: importance, indications, and interpretation [J]. Lancet, 2005, 365 (9454): 176-186.

［113］ KENT D M, HAYWARD R A. Limitations of applying summary results of clinical trials to individual patients: The need for risk stratification [J]. JAMA, 2007, 298 (10): 1209-1212.

［114］ JENNISON C, TURNBULL B W. Group sequential methods with applications to clinical trials [M]. London: Chapman and Hall/CRC, 1999.

［115］ DEMETS D L, LAN K K. Interim analysis: The alpha spending function approach [J]. Stat Med, 1994, 13

(13-14): 1341-1352.

［116］ FREIDLIN B, KORN E L. Monitoring for lack of benefit: A critical component of a randomized clinical trial [J]. J Clin Oncol, 2009, 27 (4): 629-633.

［117］ HU C, DIGNAM J J. Biomarker-driven oncology clinical trials: Key design elements, types, features, and practical considerations [J]. JCO Precision Oncology, 2019, 1: 1-12.

［118］ MCSHANE L M, POLLEY M Y. Development of omics-based clinical tests for prognosis and therapy selection: The challenge of achieving statistical robustness and clinical utility [J]. Clin Trials, 2013, 10 (5): 653-665.

［119］ PENNELLO G A. Analytical and clinical evaluation of biomarkers assays: When are biomarkers ready for prime time? [J]. Clin Trials, 2013, 10 (5): 666-676.

［120］ MANDREKAR S J, SARGENT D J. Clinical trial designs for predictive biomarker validation: Theoretical considerations and practical challenges [J]. J Clin Oncol, 2009, 27 (24): 4027-4034.

［121］ ROMOND E H, PEREZ E A, BRYANT J, et al. Trastuzumab plus adjuvant chemotherapy for operable HER2-positive breast cancer [J]. N Engl J Med, 2005, 353 (16): 1673-1684.

［122］ CARDOSO F, van't VEER L J, BOGAERTS J, et al. 70-Gene signature as an aid to treatment decisions in early-stage breast cancer [J]. N Engl J Med, 2016, 375 (8): 717-729.

［123］ SPARANO J A, GRAY R J, MAKOWER D F, et al. Adjuvant chemotherapy guided by a 21-gene expression assay in breast cancer [J]. N Engl J Med, 2018, 379 (2): 111-121.

［124］ 国家卫生和计划生育委员会 . 涉及人的生物医学研究伦理审查办法 [EB/OL].[2016-10-12]. http://www. gov. cn/gongbao/content/2017/content_5227817. htm

［125］ 国家药品监督管理局，国家卫生健康委员会 . 药物临床试验质量管理规范 [EB/OL].[2020-04-23]. https:// www. nmpa. gov. cn/zhuanti/ypzhcglbf/ypzhcglbfzhcwj/20200426162401243. html

［126］ 王福玲 . 世界医学会《赫尔辛基宣言》：涉及人类受试者的医学研究的伦理原则 [J]. 中国医学伦理学，2016, 29 (3): 544-546.

［127］ Electronic code of federal regulations. 21 CFR 56. 102: 2019.

［128］ 蔡丹青，王佳坤，林冠，等 . 医院抗肿瘤药物超说明书使用调查分析 [J]. 中国药业，2019, 28 (11): 90-93.

［129］ STRECH D, BEIN S, BRUMHARD M, et al. A template for broad consent in biobank research: Results and explanation of an evidence and consensus-based development process [J]. Eur J Med Genet, 2016, 59 (6-7): 295-309.

［130］ U. S. Department of Health & Human Services. Use of Electronic Informed Consent: Questions and Answers [EB/OL].[2016-12] https://www. hhs. gov/ohrp/regulations-and-policy/guidance/use-electronic-informed-consent-questions-and-answers/index. html

［131］ 国务院 . 中华人民共和国人类遗传资源管理条例 (国令第 717 号). 2019.

［132］ 国家食品药品监督管理局 . 药品注册管理办法 [EB/OL]. http://www. sfda. gov. cn/WS01/CL0053/24529. html.

［133］ 国家食品药品监督管理局 . 关于印发新药注册特殊审批管理规定的通知 [EB/OL]. http://www. sda. gov. cn/WS01/CL0058/35157. html

［134］ 国家食品药品监督管理总局 . 国家食品药品监督管理总局关于药品注册审评审批若干政策的公告 (2015 年第 230 号)[EB/OL]. http://www. sda. gov. cn/WS01/CL0050/134665. html

［135］ Fact Sheet: Breakthrough Therapies [EB/OL]. https://www. fda. gov/RegulatoryInformation/Legislation/SignificantAmendmentstotheFDCAct/FDASIA/ucm329491. htm.

［136］ 国家药品监督管理局药品审评中心 . 关于发布《药物研发与技术审评沟通交流管理办法》的通告 (2020 年第 48 号)[EB/OL]. https://www. cde. org. cn/main/news/viewInfoCommon/b823ed10d547b1427a6906c6739fdf89

［137］ FDA. Good Review Practices (GRPs)[EB/OL]. https://www. fda. gov/drugs/guidancecomplianceregulatoryinformation/ucm118777. htm.

［138］ FDA. Target Product Profile-A Strategic Development Process Tool [EB/OL]. https://www. fda. gov/downloads/drugs/guidancecomplianceregulatoryinformation/guidances/ucm080593. pdf

［139］ YATES R A, DOWSETT M, FISHER G V, et al. Arimidex (ZD1033): A selective, potent inhibitor of aromatase in postmenopausal female volunteers [J]. Br J Cancer, 1996, 73 (4): 543-548.

［140］ FDA. Challenge and opportunity on the critical path to new medical products [EB/OL]. https://www. fda. gov/downloads/scienceresearch/specialtopics/criticalpathinitiative/criticalpathopportunitiesreports/ucm113411. pdf.

［141］ CHABNER B A, jr ROBERTS T G. Timeline: Chemotherapy and the war on cancer [J]. Nat Rev Cancer, 2005, 5 (1): 65-72.

第
8
章

［142］ HUNSBERGER S, RUBINSTEIN L V, DANCEY J, et al. Dose escalation trial designs based on a molecularly targeted endpoint [J]. Stat Med, 2005, 24 (14): 2171-2181.

［143］ POSTEL-VINAY S, ARKENAU H T, OLMOS D, et al. Clinical benefit in phase- I trials of novel molecularly targeted agents: Does dose matter? [J]. Br J Cancer, 2009, 100 (9): 1373-1378.

［144］ GUPTA S, ALQWASMI A, HUNSBERGER S, et al. 363 Dose of the molecularly targeted agents (MTA) in Phase 1 trials correlates with clinical benefit [J]. Ejc Supplements, 2010, 8 (7): 115.

［145］ EMA. Note for Guidance on the pre-clinical evaluation of anticancer medicinal products (CPMP/SWP/997/96) [EB/OL]. http://www. iss. it/binary/scf1/cont/CPMP_SWP_997_96. pdf

［146］ SUNTHARALINGAM G, PERRY M R, WARD S, et al. Cytokine storm in a phase 1 trial of the anti-CD28 monoclonal antibody TGN1412 [J]. N Engl J Med, 2006, 355 (10): 1018-1028.

［147］ ICH S. Preclinical safety evaluation of biotechnology-derived pharmaceuticals S6 [EB/OL]. http://www. ich. org/fileadmin/Public_Web_Site/ICH_Products/Guidelines/Safety/S6_R1/Step4/S6_R1_Guideline. pdf.

［148］ EMA. Guideline on strategies to identify and mitigate risks for first-in-human and early clinical trials with investigational medicinal products [EB/OL]. http://www. ema. europa. eu/docs/en_GB/document_library/Scientific_guideline/2016/11/WC500216158. pdf.

［149］ O'QUIGLEY J, PEPE M, FISHER L. Continual reassessment method: A practical design for phase 1 clinical trials in cancer [J]. Biometrics, 1990, 46 (1): 33-48.

［150］ JI Y, WANG S J. Modified toxicity probability interval design: A safer and more reliable method than the 3 + 3 design for practical phase I trials [J]. J Clin Oncol, 2013, 31 (14): 1785-1791.

［151］ FDA. Guidance for clinical trial sponsors establishment and operation of clinical trial data monitoring committees [EB/OL]. https://www. fda. gov/downloads/regulatoryinformation/guidances/ucm127073. pdf.

［152］ COOK T D, DEMETS D L, et al. Introduction to statistical methods for clinical trials [M]. Chapman & Hall/CRC, 2008.

［153］ ICH E. Biomarker related to drug or biotechnology product development: context, structure, and format of qualification submission [EB/OL]. http://www. ich. org/fileadmin/Public_Web_Site/ICH_Products/Guidelines/Efficacy/E16/Step4/E16_Step_4. pdf.

［154］ JOHNSON J R, NING Y M, FARRELL A, et al. Accelerated approval of oncology products: The food and drug administration experience [J]. J Natl Cancer Inst, 2011, 103 (8): 636-644.

［155］ FDA. Clinical trial endpoints for the approval of non-small cell lung cancer drugs and biologics [EB/OL]. https://www. fda. gov/downloads/drugs/guidancecomplianceregulatoryinformation/guidances/ucm259421. pdf.

［156］ FDA. Principles for codevelopment of an in vitro companion diagnostic [EB/OL]. https://www. fda. gov/downloads/medicaldevices/deviceregulationandguidance/guidancedocuments/ucm510824. pdf.

［157］ FDA. Enrichment strategies for clinical trials to support approval of human drugs and biological products [EB/OL]. https://www. fda. gov/downloads/Drugs/GuidanceComplianceRegulatoryInformation/Guidances/UCM332181. pdf.

［158］ ZHANG X, BLANCKMEISTER C A, YANG J, et al. Abstract 4504: Retrospective study of clinicopathologic factors associated with ALK rearrangement and survival outcome in Chinese patients with NSCLC [J]. Cancer Res, 2012, 72 (8 Supplement): 4504.

［159］ MULLARD A. NCI-MATCH trial pushes cancer umbrella trial paradigm [J]. Nat Rev Drug Discov, 2015, 14 (8): 513-515.

［160］ MENIS J, HASAN B, BESSE B. New clinical research strategies in thoracic oncology: Clinical trial design, adaptive, basket and umbrella trials, new end-points and new evaluations of response [J]. Eur Respir Rev, 2014, 23 (133): 367-378.

［161］ COFFEY C S, KAIRALLA J A. Adaptive clinical trials: Progress and challenges [J]. Drugs R D, 2008, 9 (4): 229-242.

第**9**章 抗肿瘤药物的给药方式

第1节 口 服 给 药

抗肿瘤药物的给药方法是内科抗肿瘤治疗方案的要素之一,是治疗方案实施的重要环节。当确定治疗方案中的药物种类、剂量与疗程后,临床医生应当按照恰当的方法给药,以便在一定时间段内,有效剂量的药物作用于肿瘤细胞,而正常细胞暴露于安全的药物剂量。

抗肿瘤药物的给药方法大体分为口服、静脉注射、肌内注射、皮下注射、腔内注射和动脉注射。

口服制剂因受到生物利用度的限制一直以来发展缓慢,既往抗肿瘤治疗的给药方式主要是静脉给药,以期快速抑制肿瘤生长。但是,近年来随着一批新的口服抗肿瘤药物(如卡培他滨片、替吉奥胶囊、阿那曲唑、吉非替尼等)的研制与开发,口服给药以其便利、有效、相对安全的特点,以及不需要住院且可长期维持治疗的优点,口服给药抗肿瘤方式的应用越来越广泛,并且也越来越重要。

口服是最方便经济的用药方法,药物口服后,可经过胃肠吸收进入血液而作用于全身。虽然受到胃肠吸收、肝肠酶代谢等因素的影响,但多数化疗药物如复方环磷酰胺片、卡培他滨片、依托泊苷胶囊等可达到与静脉给药等同的疗效。新型抗肿瘤口服药长春瑞滨胶囊(法国皮尔法伯公司)已于2015年4月在我国上市,不但与静脉制剂疗效相当,且避免了静脉给药带来的药物外渗造成组织缺血坏死等危险,同时免去了深静脉置管输液给患者带来的不便以及血栓等不良反应的风险。内分泌治疗药物有许多是口服给药。这类药物口服后吸收迅速而完全,生物利用度好,疗效显著,是乳腺癌、前列腺癌治疗中的重要手段。

随着医学模式的转变和精准医学的发展,分子靶向药物展现出巨大的应用前景。分子靶向药物的用药安全窗较大,使得口服成为可能。靶向药物由于其以肿瘤细胞或肿瘤细胞分子为靶点,应用某些能与这些靶点特异性结合的抗体或配体等达到直接治疗或导向治疗的目的,疗效显著而副作用相对轻,具有治疗优势,近年来发展迅速。目前分子靶向药物用于治疗乳腺癌、非小细胞肺癌、肾癌、肝癌以及胃肠间质肉瘤、血液病等,几乎在所有恶性肿瘤治疗中都取得令人瞩目的疗效,显著延长了肿瘤患者的生存时间,改善了生活质量。因此口服的分子靶向药物日益普遍。

口服抗肿瘤药物主要包括两大类:口服化学治疗药物(包括口服内分泌治疗药物)和口服靶

向治疗药物。

一、口服化疗药物

（一）抗代谢药物

1. 卡培他滨

2. 替吉奥（S-1）

3. 其他抗代谢口服剂 甲氨蝶呤、六甲蜜胺等。

（二）烷化剂

1. 环磷酰胺

2. 替莫唑胺

3. 其他烷化剂类口服抗肿瘤药 包括白消安、苯丁酸氮芥、美法仑等主要用于白血病等血液系统肿瘤的药物。

（三）抗肿瘤植物药

1. 依托泊苷胶囊

2. 酒石酸长春瑞滨软胶囊

（四）激素类抗肿瘤药物

1. 雌激素受体调节剂（selective estrogen receptor modulators，SERMs）

（1）他莫昔芬（三苯氧胺）

（2）托瑞米芬

2. 芳香化酶抑制剂

（1）来曲唑

（2）阿那曲唑

（3）依西美坦

二、口服分子靶向药物

（一）酪氨酸激酶抑制剂

目前这类靶向药物研究产出成果很多，在抗肿瘤领域发挥了巨大的作用。常用的有：伊马替尼、吉非替尼、厄洛替尼、埃克替尼、奥希替尼、吡咯替尼，其他类似的药物还有拉帕替尼、奈拉替尼等。间变性淋巴瘤激酶（anaplastic lymphoma kinase，ALK）酪氨酸激酶抑制剂：克唑替尼、塞瑞替尼等。

（二）抗肿瘤血管生成药物

1. 血管内皮生长因子（vascular endothlial growth factor，VEGF）抑制剂 代表药物有帕唑替尼、阿帕替尼等，用于肾癌、胃癌的治疗。

2. 直接的血管形成抑制剂 沙利度胺（反应停）。

（三）雷帕霉素受体（mammalian/mechanistic targets of rapamycin，mTOR）抑制剂

依维莫司等。

（四）细胞周期依赖激酶（cyclin D-dependentkinase，CDK）4/6 抑制剂

哌柏西利、阿贝西利等。

（五）聚腺苷二磷酸核糖聚合酶（poly adenosine diphosphate-ribose polymerase，PARP）抑制剂

奥拉帕利、帕米帕利等。

（六）组蛋白去乙酰化酶抑制剂

西达本胺。

三、口服抗肿瘤治疗的适应证

口服抗肿瘤治疗目前已经涵盖了抗肿瘤治疗的全阶段，包括肿瘤的术前新辅助治疗、术后辅助治疗、晚期肿瘤的治疗、维持治疗以及放疗增敏等。

口服抗肿瘤治疗的注意事项

1. 对血常规以及肝肾功能的要求同静脉化疗要求。

2. 对胃肠道有梗阻或进食困难或有穿孔倾向的患者不宜使用。

3. 对昏迷、抽搐、呕吐患者不适用。

4. 注意食物对药物代谢的影响　比如口服 CDK4/6 抑制剂就要避免吃葡萄柚或饮用葡萄柚汁，以免升高血浆药物浓度，增加毒性。另外，还应该注意药物之间的相互作用。

5. 重视副作用的观察　口服给药虽然简单、方便，但是由于个体差异，安全性是相对的。一些口服抗肿瘤药物会出现严重的不良反应，甚至危及生命，如急性肝衰竭、肺间质纤维化、消化道溃疡、高血压、心律失常、重度腹泻等。所以临床医师在使用口服抗肿瘤药物时，一定要重视个体差异，仔细观察不良反应，及时处理。

第2节　静 脉 给 药

静脉注射是最常用的给药方法。抗肿瘤药物在溶剂中存在相互作用，应按照规范的药物配伍原则由专业人员按照药品说明书进行配制，常用抗肿瘤药物的配伍禁忌见表 9-1。

表 9-1　常用抗肿瘤药物配伍与禁忌

抗肿瘤药物	配伍溶媒	配伍禁忌药物
顺铂	0.9% 氯化钠注射液	葡萄糖注射液、葡萄糖氯化钠注射液、哌拉西林钠 / 三唑巴坦钠、头孢噻吩钠、盐酸头孢吡肟、硫酸庆大霉素、去甲万古霉素、硫酸长春新碱、硫酸多柔比星、氟尿嘧啶钠、氨茶碱、苯巴比妥钠、呋塞米、盐酸雷尼替丁、氢氯噻嗪、碳酸氢钠、多柔比星
卡铂	5% 葡萄糖注射液、0.9% 氯化钠注射液（国产卡铂：5% 葡萄糖注射液）	碳酸氢钠、硝普钠、盐酸异丙嗪、氟尿嘧啶、美司钠、异丙嗪
奥沙利铂	5% 葡萄糖注射液	0.9% 氯化钠注射液、氟尿嘧啶、地西泮、碱性制剂
奈达铂	0.9% 氯化钠注射液	葡萄糖注射液、葡萄糖氯化钠注射液、抗肿瘤药、氨基酸注射液

续表

抗肿瘤药物	配伍溶媒	配伍禁忌药物
洛铂	5% 葡萄糖注射液	0.9% 氯化钠注射液
多柔比星	5% 葡萄糖注射液、0.9% 氯化钠注射液	青霉素钠（钾）、哌拉西林钠 / 三唑巴坦钠、头孢菌素类、更昔洛韦钠、氨茶碱、地塞米松、地西泮、氟尿嘧啶、辅酶 A、肝素钠、谷氨酸钠、磷酸甲泼尼龙、氢化可的松琥珀酸钠、顺铂、盐酸雷尼替丁、葡萄糖酸钙、盐酸哌替啶、三磷酸腺苷二钠、尿激酶、苯巴比妥钠、呋塞米、胞磷胆碱、维生素 K、别嘌醇、肾上腺素、苯巴比妥
多柔比星脂质体	5% 葡萄糖注射液	0.9% 氯化钠注射液
表柔比星	5% 葡萄糖注射液、0.9% 氯化钠注射液	氨苄西林钠、氨苄西林钠 / 舒巴坦钠、头孢类、硫酸阿米卡星、肝素钠、苯巴比妥钠、氨茶碱、呋塞米、盐酸异丙嗪、氢化可的松琥珀酸钠、地塞米松、甲泼尼龙琥珀酸钠、硫酸镁、氟尿嘧啶、甲硝唑
吡柔比星	5% 葡萄糖注射液	0.9% 氯化钠注射液
伊达比星	5% 葡萄糖注射液、0.9% 氯化钠注射液	氨苄西林 / 舒巴坦钠、阿昔洛韦钠、碱性药物、肝素
柔红霉素	0.9% 氯化钠注射液	美洛西林钠、哌拉西林钠 / 三唑巴坦钠、头孢唑啉钠、盐酸头孢吡肟、氨曲南、硫酸庆大霉素、磷酸克林霉素、地塞米松磷酸钠、肝素钠、地西泮、苯巴比妥钠、呋塞米、氨茶碱、碳酸氢钠、地塞米松磷酸钠、氟尿嘧啶
氟尿嘧啶	5% 葡萄糖注射液、0.9% 氯化钠注射液	乳酸环丙沙星、万古霉素、去甲万古霉素、头孢呋辛钠、头孢噻肟钠、头孢他啶、盐酸柔红霉素、甲氨蝶呤钠、阿糖胞苷、酒石酸长春瑞滨、卡铂、顺铂、奥沙利铂、多柔比星、亚叶酸钙、昂丹司琼注射液、盐酸利多卡因、盐酸维拉帕米、肝素钠、盐酸洛贝林、地西泮、氢化可的松、氢化可的松琥珀酸钠、盐酸吗啡、盐酸哌替啶、盐酸去甲肾上腺素、胺碘酮、异丙嗪、呋塞米、盐酸利多卡因、酚磺乙胺、维生素 B1、促皮质激素、林格氏液
阿糖胞苷	5% 葡萄糖注射液、0.9% 氯化钠注射液	青霉素钠（钾）、氨苄西林钠、苯唑西林钠、乳糖酸红霉素、磷酸克林霉素、去甲万古霉素、异烟肼、更昔洛韦钠、硫酸丝裂霉素、氟尿嘧啶、氨茶碱、苯巴比妥钠、地高辛、地西泮、地塞米松、呋塞米、氢氯噻嗪、氢化可的松、肝素钠、胰岛素、盐酸吗啡、维生素 C、盐酸洛贝林、氨基己酸、酚磺乙胺、马来酸氯苯那敏、盐酸苯海拉明、盐酸异丙嗪、催产素、促皮质激素、尼可刹米、甲泼尼龙
长春新碱	5% 葡萄糖注射液、0.9% 氯化钠注射液	青霉素钾（钠）、氨苄西林钠、盐酸头孢吡肟、盐酸林可霉素、磷酸克林霉素、氯霉素、去甲万古霉素、异烟肼、甘露醇、尿激酶、碳酸氢钠、氨茶碱、苯巴比妥钠、地高辛、地塞米松、地西泮、呋塞米、肝素钠、肝泰乐、辅酶 A、硫酸阿托品、硫酸罗通定、氯化钙、氯化钾、顺铂、三磷酸腺苷、普通胰岛素、尼克刹米、盐酸洛贝林、促皮质激素、催产素、氢化可的松琥珀酸钠、氢化可的松、马来酸氯苯那敏、氨基己酸、酚磺乙胺、盐酸异丙嗪

第 9 章

抗肿瘤药物	配伍溶媒	配伍禁忌药物
长春地辛	5% 葡萄糖注射液、0.9% 氯化钠注射液	未查到相关资料
长春瑞滨	0.9% 氯化钠注射液	哌拉西林钠、氨苄西林钠、头孢唑啉钠、头孢呋辛钠、头孢曲松钠、头孢哌酮钠、两性霉素 B、阿昔洛韦钠、更昔洛韦钠、氨茶碱、呋塞米、碳酸氢钠、氟尿嘧啶、丝裂霉素、甲泼尼龙琥珀酸钠、葡萄糖注射液、葡萄糖氯化钠注射液
羟喜树碱	0.9% 氯化钠注射液	葡萄糖注射液、葡萄糖氯化钠注射液、氨基酸注射液
甲氨蝶呤	5% 葡萄糖注射液、10% 葡萄糖注射液、0.9% 氯化钠注射液	青霉素、氯霉素、盐酸万古霉素、头孢曲松钠、亚安培南-西司他丁钠、氟尿嘧啶、胞磷胆碱、盐酸氯丙嗪、异环磷酰胺、盐酸利多卡因、硫酸博来霉素、氢化泼尼松、泼尼松龙磷酸钠、苯妥英钠、盐酸雷尼替丁
紫杉醇	5% 葡萄糖注射液、0.9% 氯化钠注射液	两性霉素 B、盐酸异丙嗪、盐酸羟嗪、甲泼尼龙琥珀酸钠、盐酸米托蒽醌
紫杉醇脂质体	5% 葡萄糖注射液	0.9% 氯化钠注射液
白蛋白结合紫杉醇	0.9% 氯化钠注射液	葡萄糖注射液、葡萄糖氯化钠注射液、氨基酸输液
多西他赛	5% 葡萄糖注射液、0.9% 氯化钠注射液	红霉素、环孢素
培美曲塞	0.9% 氯化钠注射液	葡萄糖注射液、葡萄糖氯化钠注射液、氨基酸输液、含有钙的溶媒
吉西他滨	0.9% 氯化钠注射液	呋塞米、甲氨蝶呤、哌拉西林 / 他唑巴坦、亚胺培南、葡萄糖注射液
氟达拉滨	0.9% 氯化钠注射液	葡萄糖注射液、葡萄糖氯化钠注射液、氨基酸输液
依托泊苷	0.9% 氯化钠注射液	头孢哌酮钠、甲硝唑、盐酸伊达比星、葡萄糖、盐酸塞替派、碳酸氢钠、尼可刹米、盐酸氯丙嗪、硝普钠、呋塞米、右旋糖苷、维生素 C、谷氨酸钠、硫酸镁、丝裂霉素、葡萄糖注射液、葡萄糖氯化钠注射液
替尼泊苷	5% 葡萄糖注射液、0.9% 氯化钠注射液	肝素钠、苯巴比妥
伊立替康	5% 葡萄糖注射液、0.9% 氯化钠注射液	神经肌肉阻滞药
托泊替康	5% 葡萄糖注射液、0.9% 氯化钠注射液	未查到相关资料
环磷酰胺	5% 葡萄糖注射液、0.9% 氯化钠注射液（国产环磷酰胺：0.9% 氯化钠注射液）	甲硝唑、硫酸妥布霉素、头孢哌酮钠、磺胺嘧啶钠、硫酸丝裂霉素、维生素 K3、地西泮、呋塞米、氢氯噻嗪、谷氨酸钾、盐酸雷尼替丁、硫酸阿托品、硫酸罗通定、氢化可的松、尿激酶、脑垂体后叶素、洋地黄、吗啡、紫杉醇
异环磷酰胺	5% 葡萄糖注射液、0.9% 氯化钠注射液	盐酸头孢吡肟钠、甲氨蝶呤钠、减毒活疫苗
卡莫司汀	5% 葡萄糖注射液、0.9% 氯化钠注射液	西咪替丁

第
9
章

抗肿瘤药物	配伍溶媒	配伍禁忌药物
尼莫司汀	5% 葡萄糖注射液、0.9% 氯化钠注射液	未查到相关资料
福莫司汀	5% 葡萄糖注射液	达卡巴嗪、注射用氯化钠
达卡巴嗪	5% 葡萄糖注射液	福莫司汀、减毒活疫苗、注射用氯化钠
丝裂霉素	灭菌注射用水	苯妥英钠、磺胺异噁唑、氯霉素、琥珀酸氯霉素、青霉素钠、哌拉西林钠 - 三唑巴坦钠、头孢唑啉钠、头孢噻肟钠、盐酸头孢吡肟、氨曲南、硫酸阿米卡星、硫酸庆大霉素、盐酸林可霉素、对氨基水杨酸钠、去甲万古霉素、利巴韦林、尼可刹米、地西泮、盐酸氯丙嗪、盐酸哌替啶、盐酸利多卡因、氢溴酸东莨菪碱、盐酸肾上腺素、氨茶碱、盐酸西咪替丁、甘露醇、硫酸博来霉素、酒石酸长春瑞滨、葡萄糖注射液
博来霉素	5% 葡萄糖注射液、0.9% 氯化钠注射液	青霉素钠(钾)、头孢唑啉钠、头孢噻吩钠、去甲万古霉素、磺胺嘧啶钠、丝裂霉素、甲氨蝶呤钠、长春新碱、阿糖胞苷、维生素 C、维生素 B_1、维生素 B_2、地西泮、氨茶碱、硫喷妥钠、肌醇、硫酸罗通定、氢氯噻嗪、利尿酸钠、呋塞米、氢化可的松琥珀酸钠、各种氨基酸注射液、葡萄糖注射液、葡萄糖氯化钠注射液
硼替佐米	0.9% 氯化钠注射液	葡萄糖注射液、葡萄糖氯化钠注射液
利妥昔单抗	5% 葡萄糖注射液、0.9% 氯化钠注射液	未查到相关资料
曲妥珠单抗	0.9% 氯化钠注射液	葡萄糖注射液、葡萄糖氯化钠注射液
西妥昔单抗	0.9% 氯化钠注射液	葡萄糖注射液、葡萄糖氯化钠注射液
尼妥珠单抗	0.9% 氯化钠注射液	葡萄糖注射液、葡萄糖氯化钠注射液
贝伐珠单抗	0.9% 氯化钠注射液	舒尼替尼、葡萄糖注射液、葡萄糖氯化钠注射液
重组人血管内皮抑制素	0.9% 氯化钠注射液	葡萄糖注射液、葡萄糖氯化钠注射液
帕博利珠单抗	5% 葡萄糖注射液、0.9% 氯化钠注射液	未查到相关资料
纳武利尤单抗	5% 葡萄糖注射液、0.9% 氯化钠注射液	未查到相关资料
信迪利单抗	0.9% 氯化钠注射液	葡萄糖注射液、葡萄糖氯化钠注射液
特瑞普利单抗	0.9% 氯化钠注射液	葡萄糖注射液、葡萄糖氯化钠注射液
卡瑞利珠单抗	5% 葡萄糖注射液、0.9% 氯化钠注射液	未查到相关资料

一、静脉化疗简介

静脉化疗指从静脉给予化疗药物,是目前治疗恶性肿瘤的重要手段和主要途径之一。静脉化疗按给药途径可分为外周静脉给药和中心静脉给药两种。前者指目前在全国各大医院广泛应用的外周静脉输液,需由穿刺技术熟练的护士完成。静脉留置针又称套管针,其特点是适用于短时、单次输注化疗药物,因其穿刺容易、方法简单、易于操作,在临床治疗中普遍使用。外周静脉输注化疗药物的缺点是静脉穿刺进针过程中容易刺破血管,造成化疗药物外渗,引起化学性静脉炎,多程化疗后,化疗药物对外周浅表静脉造成损伤,给日后的静脉输液造成不便,且外周静脉化疗不适用于血管刺激性药物及发疱性药物。

对于需持续静脉给药、对外周静脉刺激性大或发疱性的药物,建议选择中心静脉给药。中心静脉血流量大,药物进入后可得到迅速稀释,减少了药物对静脉的损伤。中心静脉通道主要有常规植入的中心静脉导管、经外周静脉植入的中心静脉导管、植入式静脉输液港等。

（一）中心静脉导管

中心静脉给药途径包括:常规植入的中心静脉导管(central venous catheter,CVC)是经皮穿刺颈内静脉、锁骨下静脉或股静脉,使穿刺导管尖端到达中心静脉(上下腔静脉)的方法,可用于输注刺激性化疗药物以及持续静脉化疗。因其价格低廉,适用范围广,目前使用较为广泛。CVC置管技术较为复杂,风险较大,必须由有经验的医生进行操作执行,穿刺过程中可能出现大血管穿孔、血气胸等严重并发症,危及患者生命。CVC在日常使用中感染发生率较高,且容易出现血栓,故只能短期使用。

（二）经外周静脉植入的中心静脉导管

经外周静脉植入的中心静脉导管(peripherally inserted central catheter,PICC)是长期维持静脉输液通道的有效途径之一,广泛应用于肿瘤静脉化疗和营养支持的患者。PICC是经肘正中静脉或贵要静脉穿刺置管,导管头端置于上腔静脉,此操作规范培训后由护士独立进行。PICC的日常维护是每周冲管一次,并用肝素生理盐水(0~10U/ml)封管,穿刺点每周换药1次。作为近年来普遍应用的中心静脉通道器材,PICC可有效减少化疗药物对血管的损伤,减轻患者痛苦,降低护理工作难度。PICC与CVC相比操作更加简单,减少了并发症,避免了颈部穿刺引起的血气胸等严重并发症,也减少了感染的发生率,利于长期使用。但因PICC置管后有一段导管暴露在体外,直接与外界相通,容易引起感染;且PICC管在血管内行经路线长,管腔较细小,加上置管侧手臂活动偏少,静脉回流受阻,容易发生患肢肿胀、局部红肿、静脉炎等并发症。与其他静脉置管输液方式相似,也有静脉血栓发生,应给予重视及预防。

（三）植入式静脉输液港

植入式静脉输液港(implantable venous access port,IVAP)也称植入式中央静脉导管系统(central venous port access system,CVPAS),是一种可植入皮下长期留置在体内的静脉输液装置,可用于长期反复静脉化疗,是目前临床静脉输液系统的最新技术。肿瘤患者常需要进行多程化疗,化疗药物可致静脉损伤,发生静脉炎甚至药液外渗,造成皮下组织坏死,植入式静脉输液港作为一种植入皮下,长期在体内能终身携带的静脉输液装置,可以减轻患者反复静脉穿刺的痛苦及化疗药物对血管壁的刺激,增加了患者日常活动的自由度,减轻了护士穿刺的难度,是患者静脉输液的永久性通道。与其他输液方式相比,植入式静脉输液港的结构更复杂,主要有两部分组成:一部分为注射座,其顶部为穿刺隔,由具有自动愈合功能的硅胶材料制成,被埋在皮下,需使用专门的无损伤针穿刺注射座;另一部分为不透X线的硅胶导管,其末端留在中心静脉内,头端连接于注射座。输液港(port)作为长期使用的输液装置,一般采用经皮穿刺导管植入法和切开式导管植入法,需在手术室中由专门培训的医生进行手术埋置,注射座留置于胸部或上臂,治疗结束后再手术取出。导管相关性感染是静脉输液港的主要并发症之一,如果不能有效冲洗导管,注射座的硅胶隔膜下会存在感染凝块聚集,且该处沉着物是输液港相关血行感染的来源。输液港完全植入皮下无外露部分,因此局部感染的发生率低。与其他长期静脉置管的输液方式一样,输液港在年老、动脉粥样硬化、恶性肿瘤患者等导致的高凝状态下容易形成静脉血栓,因此对于部分有血栓形成高危因素的患者应给予长期抗凝治疗,预防血栓形成。为预防导管堵塞,输液港使用后及定期维护时需要使用肝素生理盐水(100U/ml)冲封管。

总之,尽管输液港操作较为复杂,费用较高,但导管相关并发症少,更加安全有效,应用范围广;输液港使用期限长,按穿刺隔膜能让 19G 的无损伤穿刺针穿刺一千次,蝶翼针连续使用 7 天来计算,输液港可使用 19 年,因此性价比高;输液港平时维护简单,治疗间歇期每 4 周维护一次即可,能更好地提高患者生活质量,减少临床护理人员的工作量,所以值得在肿瘤患者静脉化疗中推广应用。

二、化疗泵

随着肿瘤化学治疗方案和药物使用方法的不断更新,某些细胞周期特异性药物如氟尿嘧啶(5-FU)属时间依赖性药物,血浆半衰期短(10~20 分钟),作用强度与其体内长时间稳定的血药浓度密切相关,宜采用持续、缓慢的静脉给药方式,一般一周期需持续输入药物 48~120 小时,使高浓度的化疗药物在患者体内维持恒定的血药浓度,提高疗效、增加抗癌活性。弹性收缩式化疗泵是一种轻便的、能随身携带的、不影响患者日常活动的输液装置,可匀速、精准、定量地将泵内药液输入人体内,实现有效控制血药浓度及输液时间的目的,弥补了药物半衰期短的缺陷,是临床使用持续静脉给药的最佳方式,在肿瘤化疗中得到广泛应用。

弹性收缩式化疗泵主要由无菌保护装置、外层保护鞘、微粒过滤器、弹性输液囊、流量限速器及延长管等部分组成,是一次性不可重复使用的器材。弹性收缩式化疗泵体积如奶瓶大小,液体囊内可容纳 250~300ml 药液,一般分为 2ml/h、5ml/h、10ml/h 三种型号,可根据化疗方案和速度要求而加以选择。一般输注 48 小时的化疗方案选择 5ml/h 的化疗泵,输注 120 小时的化疗方案选择 2ml/h 的化疗泵。建议使用 PICC 或 CVC 等中心静脉导管进行输注。

三、静脉化疗常见并发症和处理

与置管相关的并发症如穿刺时损伤肺可发生气胸,当穿刺针回抽时见到气体怀疑发生了气胸,胸部 X 线检查可以确诊。大多数患者发生气胸时没有症状,气体可自行吸收;对于有症状的大量气胸患者,应采取置管引流。置管过程中导管插入过深,前端会进入右心房和右心室,对心肌造成机械性刺激,诱发心律失常,此时需立即拔出导丝。穿刺时还可能因刺破较大动脉引发血胸,严重的需手术缝合破损动脉。穿刺过程中造成神经损伤时,可采用理疗恢复。穿刺过程中还可能发生导管异位,大多是导管进入颈静脉或对侧锁骨下静脉,可通过调整导丝位置、进针角度或患者体位等进行纠正。

静脉炎是留置 PICC 患者常见的并发症之一,其发生是由于各种原因导致血管壁内膜受损继发的炎症反应。静脉炎包括细菌性静脉炎、机械性静脉炎、血栓性静脉炎和化学性静脉炎。置管过程中严格遵守无菌操作规程,提高患者自身抵抗力是预防细菌性静脉炎的关键。既往有血栓病史和血液持续高凝状态的患者不宜置管。置管操作中动作轻柔,尽量减少对血管内膜的损伤,可以减少血栓性静脉炎的发生。

化学性静脉炎大多是经外周静脉输入刺激性和腐蚀性化疗药物,引起静脉内膜损伤而出现的一种无菌性炎症,是化疗常见的毒性反应。容易引起化学性静脉炎的细胞毒药物有蒽环类药物、长春碱类药物、氮芥、丝裂霉素等。采用外周静脉化疗时给予化疗药物前后和两种化疗药物之间应采用适量的生理盐水或5%的葡萄糖注射液充分冲管,以减少化疗药物对血管的刺激。化疗药物外渗是外周静脉化疗过程中由于输液不慎造成腐蚀性药物进入静脉管腔外的周围组织,导致正常组织损伤。中心静脉置管化疗时也可以因为导管发生移位、破损等情况出现药物外渗。发疱性化疗药物外渗后,患者往往主诉注射部位烧灼感、刺痛感,且患者注射部位会出现红肿、起疱、皮肤脱落、甚至是组织坏死。因此一旦出现外渗,必须立即停止化疗,积极采取应对措施。给予2%的利多卡因2ml + 地塞米松5mg + 生理盐水20ml进行局部扇形封闭。部分化疗药物如蒽环类、紫杉醇、氮芥等外渗后可予冷敷,在减轻疼痛的同时起到收缩局部血管、减少正常细胞对化疗药物的摄取、减轻组织细胞损害的作用。对于奥沙利铂及长春碱类药物则只可热敷,因冷敷会加重末梢神经毒性反应,还可以局部药物外敷,如:如意金黄散、多磺酸黏多糖软膏、湿润烧伤膏等。采用中心静脉置管或输液港进行静脉化疗可明显减少静脉炎的发生,是静脉化疗的新趋势。

静脉血栓形成大多是指深静脉血栓形成(deep venous thrombosis,DVT)是中心静脉导管植入后导管所在的深静脉或其邻近的深静脉内形成血栓。肿瘤患者发生静脉血栓的风险较正常人明显增加,化疗后形成血栓的风险更高。因为肿瘤细胞可通过组织因子和肿瘤促凝物质直接活化凝血系统,从而产生凝血酶。中心静脉置管时对静脉内膜造成损伤,置管后血管内血流通路变窄,致使血流缓慢,且患者本身的血液高凝状态,均可增加血栓的形成。深静脉血栓形成的临床表现包括上肢疼痛、皮肤红肿、体温升高、颈部水肿、颈肩部不适感等。临床上还有许多无症状的静脉血栓形成,是通过静脉造影诊断的。穿刺点上方或肩部疼痛往往是静脉血栓形成的最早表现。值得注意的是肺栓塞是深静脉血栓形成的最严重并发症,也可能是首发症状。当临床上怀疑有症状的深静脉血栓形成时,可采用血管超声的方法协助诊断,其准确率可高达90%,是目前最常用的诊断方法。静脉造影虽然是诊断深静脉血栓形成的金标准,但因价格昂贵,且有创伤性,故不作为常规诊断方法。其他如电子计算机断层扫描(computed tomography,CT)、磁共振成像(magnetic resonance imaging,MRI)也可用于诊断血栓的形成。当患者出现临床症状且影像学检查诊断为静脉血栓形成后,应及时给予抗凝溶栓治疗。如果患者治疗仍然需要该导管,可在抗凝治疗下继续保留导管,并正常用于临床治疗。

中心静脉导管堵塞,导致液体或药物输注受阻,可能与导管末端纤维蛋白鞘的形成或患者凝血机制异常发生凝血有关,也可能与冲管、封管液量不够,使用静脉高营养液后冲管不彻底等因素有关。当导管堵塞时,首先应判断导管是否出现打折、移位、滑出等机械性堵管的可能,当确认发生血凝性堵管时,应避免血凝块进入血液形成肺栓塞,可以采用肝素盐水回抽法或使用尿激酶负压溶栓技术,疏通导管。上述方法均无效时,可考虑拔除静脉导管。有时中心静脉导管无法抽回血,但可正常输液,出现导管的不完全阻塞,这可能与导管头端贴靠血管壁有关,可通过患者变换体位得以解决。

静脉置管相关性感染分为局部感染和血液感染。局部感染多发生在穿刺点附近皮肤或导管周围组织,表现为局部皮肤红肿、疼痛、管腔周围渗液,甚至出现脓性分泌物。发生原因多为出汗、渗液、渗血后未能及时更换潮湿的敷料,造成微生物滋生,引起局部感染。多数浅表的局部感染可以通过每日对感染部位进行消毒护理、根据指征应用抗菌药物得到控制,待控制感染后,导管可继续使用。如果局部处理后,症状未控,且感染加重,应立即拔除导管。血液感染表现为发热、寒战,伴或不伴有白细胞计数升高,且无明显的其他感染来源,导管细菌培养和静脉抽血的血液培养分离到相同的病原体,考虑发生菌血症,需及时拔除导管,同时根据血培养结果全身抗感染治疗。预防导管相关性感染的发生,应注意日常操作时防止医源性感染的发生,手卫生是预防相关血行感染的首要环节。由专业化培训的护士进行正规操作,保持输液连接处无菌状态,按时进行导管维护、更换敷料,且导管留置时间不宜过长。

化疗泵可能受到环境温度、患者体位及流量限速器的相对位置等因素影响,出现不能按照预期时间输完或提前输完的现象。输液时应注意储液囊和限速器避免接触热源,否则会出现输液速度过快;在冬季气温较低时应将化疗泵紧贴皮肤,或放在棉被里,以保持输液速度。输液过程中保持储液囊与静脉穿刺点处于同一水平,可确保输液速度的恒定。导管折叠可以造成液体流速过慢或停止,这时应该固定延长管,避免延长管的过度牵拉和受压。输注分子颗粒大的药物时,容易造成堵管,应适当增加冲管次数。

第3节 动 脉 给 药

一、动脉给药的历史

自肿瘤的化学治疗之始,人们就不断地寻找能够提高疗效降低毒性的方式方法。关于化疗药物动脉给药的尝试很早就已经开始,从 20 世纪 50 年代起即有研究通过将抗肿瘤药物注射到供应肿瘤的动脉内来减少全身性的不良反应。Klopp 等用氮芥间断动脉注射治疗了 10 例晚期肿瘤患者,其中 8 例出现了肿瘤缩小。这成为动脉化疗的开端。

我国 1960 年首次报道应用氮芥动脉注射治疗恶性肿瘤的结果,其后化疗药的动脉注射成为肿瘤化疗的一个重要分支。新的技术与药物不断涌现,随着介入影像技术的迅速发展,动脉介入治疗已经成为一门肿瘤治疗的新兴学科。

二、动脉给药的实施

化疗药物动脉给药的主要目的是提高肿瘤局部的药物浓度,在提高疗效的同时减低全身不良反应,使得相对局限的肿瘤得到控制,并进一步通过结合其他治疗手段提高治疗效果,改善患者症状。为达到以上目的,需考虑以下几个方面。

药物的选择 动脉给药具有高浓度、高剂量、一次性给药等特点,在选择药物的时候要考虑:①细胞周期非特异性药物,这类药物对处于不同细胞分裂周期内的肿瘤细胞均有作用;②对特定肿瘤敏感的药物;③联合用药,采用细胞周期非特异性药物与特定肿瘤敏感药物联合,可提高疗效。

常用药物 烷化剂作用时间短,与组织亲和力大,疗效比较肯定,是常用的动脉给药选择。同样为细胞周期非特异性的抗肿瘤抗生素也常用作动脉给药,但此类药作用时间长,一般认为连续滴注效果更好,同时毒性也比较大。铂类药物属于细胞周期非特异性药物,对敏感肿瘤有效。

植物类化疗药物作用于细胞增殖的 M 期,仅对增殖旺盛的肿瘤细胞有作用。抗代谢药物需要较长时间与肿瘤细胞作用才能达到抑制肿瘤的目的,最好采用连续滴注法给药。因为抗代谢药物有可靠的对抗药物,动脉高剂量灌注抗代谢药物同时全身应用对抗药物的方法取得了一定成功。

目前比较常见的动脉用化疗药物有氮芥、表柔比星、吡柔比星、丝裂霉素、顺铂、卡铂、氟尿嘧啶、亚叶酸钙、达卡巴嗪、依托泊苷等。近年来也有将干扰素、淋巴因子激活的杀伤细胞(lymphokine-activated killer cell,LAK cell)和肿瘤坏死因子用于动脉注射的例子,疗效尚待进一步观察总结。

多种常用化疗药物都曾运用于动脉注射,临床实践的经验表明并不是所有药物均适合用于动脉注射,应该根据具体的治疗需要来选择合适的药物。对于需要进入人体进行活化后才能起效的药物,如环磷酰胺,不适宜动脉给药。如果药物对肿瘤所在脏器的毒性较高,动脉注射会加重局部毒性,也需要特别留意,否则会导致严重的不良事件。很多药物与放射治疗有协同作用,对已经接受或者之后将要接受放射治疗的患者也要谨慎使用。

（一）适应证与禁忌证

化疗药物动脉注射适用于不能手术切除或手术切除有困难的原发性肝癌、支气管肺癌、头颈部肿瘤、胰腺癌、盆腔恶性肿瘤(包括卵巢癌、子宫颈癌、阴道癌等)、四肢恶性肿瘤、食管下段癌、胃癌、结直肠癌、乳腺癌、泌尿系统恶性肿瘤等。

对于病灶过大,不易手术的患者,可能通过介入治疗使肿瘤缩小再行二期手术切除,亦能运用于术后肿瘤局部复发的治疗。

对拟行动脉化疗的患者,要求肝肾功能、血常规、凝血功能基本正常,人体重要脏器(心、肝、肾)功能代偿较好。

人体重要脏器功能失代偿、黄疸、腹水、恶病质、肿瘤全身多部位转移、局部感染、所注射或插管的动脉有缺血性疾病、血栓形成或陈旧栓塞、心脏瓣膜病或先天性心脏病等是动脉化疗的禁忌证。

（二）给药方式

作用时间短的抗肿瘤药物最适宜用作动脉给药,药物可以在肿瘤所在区域发挥最大的治疗作用。而当药物回流到体外循环时,药物的作用已经有相当程度的减低,因此不良反应相对较少。然而目前常用于动脉给药的药物类型繁多,起效机制各异,有些适合一次性动脉推注,有些则适用于连续滴注或植入永久性动脉输液港(port)。

在化疗药物动脉给药的早期,曾采用过股动脉穿刺,将导管插入腹主动脉作为盆腔注药的方式,也曾采用过手术暴露下直接将导管缝在大动脉壁等方式给药,最常用的方法为经较小动脉分支将导管插入主要动脉等。

随着介入技术的发展,目前通过臂动脉或股动脉经皮穿刺插入导管做较远部位的动脉化疗和/或栓塞:如可插入椎动脉治疗脑肿瘤,插入肾动脉治疗肾癌,也可以经前臂静脉经右心插入肺动脉治疗肺癌,但这需要有经验的医师操作。现在各大医院多已成立了独立的介入科室,成为肿瘤多学科综合治疗的一个重要部分。

导管插入后需要用造影剂或染料确定其位置是否适宜,目前常用的方法有三种。①注入对比剂做动脉造影以确定动脉灌注的部位。在 X 线下显示多数肿瘤血管增多,血运较丰富。便于注射栓塞剂和抗肿瘤药物。②注入荧光剂。在紫外光下可于 1 小时内观察荧光分布区。颈外动脉插管则面部显示荧光,颈内动脉插管则眼眶区有荧光,下肢动脉插管则会阴部显示荧光等。

第9章

③注入亚甲蓝等显色剂以确定导管位置,一般多用于体表肿瘤或手术直视下。

（三）药物颗粒

介入治疗好的药物剂型是颗粒。这样,一方面具有栓塞的作用,另一方面栓塞的同时化疗药可以在局部缓慢释放,起到局部化疗的作用。经导管动脉化疗栓塞(transcatheter arterial chemoembolization,TACE)是目前比较理想的方法。TACE 的先决条件是所用微粒必须足够小,能够进入前毛细血管,使得药物能够在整个器官内形成均匀分布。经典的 TACE 常用的栓塞剂是超液态碘油(lipiodol)与各种化疗药物的混合乳剂,碘油携带化疗药物进入肿瘤内部发挥局部杀伤作用,但此类混合乳剂经常是不稳定的,化疗药物在数小时至数天内就会释放进入全身血液循环,稳定缓释的效果不够理想。更多更有效的载体还在不断的临床研究中。

（四）给药频率

1. **单次注射** 仅用一次药。可直接穿刺,也可通过导管插管进行。方法较简单,但疗效有一定限制。目前多数学者认为单次用药不符合肿瘤生物学特性,肿瘤细胞不可能全都处在有丝分裂的同一时期,此外单次用药药量也不宜提高,因此主张应用间断或连续注射。

2. **间断注射** 虽然也可选择多次动脉穿刺注射,但一般均采用保留插管,在数日或数周内多次间断将药物通过导管注入,操作较简单,易于掌握。每次用药后局部药物浓度较全身给药的药物浓度高,可以抑制敏感的肿瘤细胞;两次注射间有一定时间间隔,使化疗药敏感期以外的细胞进入敏感期,提高疗效。缺点是导管容易出现凝血堵塞,较长的导管不易固定。

3. **连续注射** 通过导管持续滴入,动脉内的药物浓度可以经常保持在高于体循环中的水平。抗代谢药物特别适用于连续滴注。Sullivan 等创用的动脉内连续滴注抗代谢药物,全身间断肌内注射其代谢底物称为“抗代谢药物 - 代谢物”方法,在方法学上有突出优点。并已证实对头颈部和盆腔晚期恶性肿瘤有相当好的治疗效果。

近年来,在持续滴注的器械和方法上又有了许多新的发明与改进。有通过气囊加压持续滴注的器械,也有通过提高输液瓶位置利用重力作用动脉滴注的方法,有通过电子装置微细螺旋推动药物缓慢持续输注的,也有通过渗透压可以便携持续输注的。从 24 小时输液 1 000ml 到 24 小时仅输注 3~5ml 的微量输液泵。新的技术还在不断地发展、进步。

（五）注意事项

对于多次或者连续用药的患者,要保留动脉导管一定时间,应特别注意避免汗液或排泄物污染导管开口。每次注药或更换器具都要在严格无菌操作下进行,注药前应用注射器回抽检查导管是否通畅,切勿盲目推药以免造成血栓脱落。注药宜缓慢进行,避免压力过大。注药后应用盐水冲洗导管并注入含肝素或枸橼酸钠的生理盐水,然后关紧导管外口,妥善固定于体表。如患者为持续滴注,更应注意避免将导管污染或滴注速度不均,患者休息时应同样处理导管口防止管内凝血,同时密切注意避免造成导管脱落或管口开放引起动脉出血。

治疗疗程结束时一般将导管拔出,局部压迫 10~20 分钟并加压包扎即可,必须密切观察有无出血。

三、动脉给药的并发症

（一）局部出血

直接穿刺较易造成局部血肿,插管造影病例造成血肿较直接穿刺少。另外,导管脱落也会造成出血。随着临床经验的积累,出血的病例已经比较少见。一般认为出血与患者的凝血功能和插管方法有关,直接在大动脉上插管易造成出血。

（二）一过性血管痉挛

多发生在操作时间过长、局部水肿、动脉硬化和血管损伤的患者。临床表现为肢体坏死、偏瘫和癫痫等。应立即给予罂粟碱、普鲁卡因或其他血管扩张药防止血栓形成。

（三）动脉栓塞

在导管口形成的血栓可以脱落引起栓塞,尤其在应用对血管内皮刺激性较强的药物时更容易发生。在颈内动脉插管时,可能引起严重的脑血管意外。为防止血栓,操作应当轻柔,警惕动脉壁损伤导致血栓栓塞的发生。一旦血栓栓塞发生,应即刻进行溶栓及血管扩张处理,必要时可考虑手术。

（四）导管位置不佳

多发生于经皮肤穿刺插入导管的病例,一般患者应在插管后做造影确定或调整导管位置。导管位置错误会引起严重后果,多数抗肿瘤药物对神经组织有毒性,如果注入脊髓动脉可导致截瘫。处理方式是及时给予激素和脱水药物如甘露醇以减轻水肿,同时给予解痉药物和血管扩张药物改善血供,之后给予大剂量维生素等神经营养药物并防止并发症。

（五）感染

动脉插管局部易有感染,一般情况下局部感染不严重,应用抗生素后大多可以控制,不必拔管。如果能够注意无菌操作,局部感染一般可以避免,只在必要时才需要用抗生素预防。

（六）药物外漏

药物外漏常可以引起局部组织坏死,但一般可以避免。如果发生,局部及时冷敷,注射普鲁卡因封闭稀释,局部涂可的松或中药如意金黄散等。

（七）局部组织损伤

氮芥等药物对中枢神经系统有一定毒性,在做颈内动脉注射时可能引起抽搐。因此剂量不能过大,并应在注射前予以镇静药。甲氨蝶呤等对肝脏有毒性的药物肝动脉注射会引起严重的肝功能损伤。抗代谢药物特别容易引起黏膜溃疡坏死。

（八）一般化疗药物引起的并发症

肿瘤出血、坏死、尿酸结晶、骨髓抑制并造成感染等亦可能发生,需密切观察对症处理。

四、动脉给药的临床应用

（一）肝癌

适应证:不能切除的中晚期肝癌及肿瘤位置不适合手术者、肝癌术后复发患者。影响疗效的因素:肿瘤病期、栓塞剂的选择、栓塞剂的剂量、侧支循环的建立、肝动脉超选择性插管。

（二）胰腺癌

适应证:不能手术切除的晚期胰腺癌,无黄疸或胰头癌减黄术后,胆红素降至正常水平者,对于不能手术的晚期胰腺癌患者,动脉化疗可能减轻症状、提高生活质量,是有意义的治疗手段。

（三）肺癌

适用于不能手术的中晚期肺癌,或病变部位不适宜手术切除的患者。肺癌不是单一动脉供血,动脉注射抗肿瘤药物的效果并不理想,但对有些不能手术切除的患者可以达到缩小肿物争取手术治疗的目的。

（四）消化道肿瘤

食管癌、胃癌、结直肠癌均有不能手术切除的病例接受动脉化疗给药的研究报道，疗效并不明确。在缓解症状方面有一定意义。

（五）盆腔肿瘤

不能手术切除的盆腔恶性肿瘤接受动脉化疗可以起到一定姑息疗效，缓解症状改善生活质量。

五、动脉给药的相关讨论

肿瘤区域动脉用药的理论基础是药物经动脉灌注时肿瘤局部药物浓度可以达到静脉给药的数倍到数十倍，个别药物甚至可以达到上百倍，化疗药物往往具有陡直的剂量反应曲线，相对于全身化疗，动脉化疗局部药物浓度的提高将大大提高局部抗肿瘤效果。

动脉化疗的最佳适应证是肿瘤局限于一个脏器或主要局限于一个脏器，如果全身广泛转移则不适合进行动脉化疗。对一个主要由单一动脉供血的肿瘤，如肝癌或下肢肿瘤，用动脉注射能够取得比较好的治疗效果。而对于有多支动脉供血的肿瘤，动脉注射取得的多半是姑息效果。

动脉用药的缺点也很明确：肿瘤并不一定按照动脉分布生长，很多肿瘤有多支动脉供血，动脉用药的全身毒性虽有减轻，但仍旧存在；局部组织的耐受性也有限度，注射区可能出现坏死；不可能无限制提高化疗药物剂量。

化疗药物的动脉用药在部分肿瘤已经比较成熟，对于不能手术切除的原发性肝癌动脉用药已经是首选的治疗方法；对于肢体肿瘤和肾癌，动脉化疗配合手术治疗可能提高疗效。但在头颈部肿瘤、肺癌、消化道肿瘤和妇科肿瘤，目前仍仅在一定条件下作为姑息治疗的手段。

第4节　肌　内　注　射

肌内注射是一种常用的药物注射方法，指将药液通过注射器注入肌肉组织内，达到治疗疾病的目的。

肌内注射主要适用于：不宜或不能做静脉注射，要求比皮下注射更迅速发生疗效时，以及注射刺激性较强或药量较大的药物时。

一、肌内注射部位

（一）肌内注射最常用的注射部位是臀大肌，其次是臀中肌、臀小肌、股外侧肌及三角肌。肌内注射很重要的是对注射部位的精确定位。

1. 臀大肌注射定位

（1）十字法：从臀裂顶点向左或右画一水平线，从髂嵴最高点向下做一垂直平分线，将臀部分为四个象限，其中外上象限避开内角为注射区。

(2)连线法：从髂前上棘到尾骨连线的外 1/3 为注射部位。

2. 臀中肌、臀小肌注射定位 该处血管、神经分布较少，且脂肪组织较薄，目前使用日趋广泛，定位方法有两种：

(1)以示指尖和中指尖分别置于髂前上棘和髂嵴下缘处，在髂嵴、示指、中指之间构成一个三角形区域。注射部位在示指和中指构成的角内。

(2)髂前上棘外侧三横指处。儿童患者应以其手指的宽度为标准。

3. 股外侧肌注射定位 位置为大腿中段外侧，一般成人可取髋关节下 10cm 至膝上 10cm 的一段范围，该处大血管、神经干很少通过，且部位较广，可供多次注射。

4. 上臂三角肌注射定位 上臂外侧，肩峰下 2~3 横指处。此处肌肉较臀部肌肉薄，只能做小剂量注射。

（二）可取坐位或卧位

1. 卧位 臀部肌内注射时，为使局部肌肉放松，减轻疼痛与不适，可采以下姿势。

侧卧位：上腿伸直、放松，下腿稍弯曲。

俯卧位：足尖相对，足跟分垂，头偏向一侧。

仰卧位：常用于危重患者及不能翻身的患者。采用臀中肌、臀小肌注射法较为方便。

2. 坐位 为门诊患者接受注射时常用体位。可选择和暴露上臂三角肌头，如注射用药为油剂或混悬液，需备较粗的针头。按医嘱备药液。

二、肌内注射操作程序和注意事项

（一）操作程序

1. 备齐用物排携床边，核对，向患者解释，以取得合作。

2. 帮助患者取适当体位，用 2% 碘酒和 70% 乙醇溶液或单独用 3% 络合碘消毒皮肤，待干。

3. 排尽抽取药物之注射器内空气。

4. 用左手拇指和示指分开皮肤，右手持针如握笔姿势，以中指固定针栓，针头和注射部位呈 90° 角快速刺入肌肉内。一般进针 2.5~3cm（针头的 2/3，消瘦者及儿童患者酌减）。

5. 松开左手，抽动活塞，如无回血，固定针头，注入药物。注射毕，用干棉签按压进针处，同时快速拔针。

6. 帮助患者卧于舒适体位。清理用物。

（二）在肌内注射中应注意下列问题

1. 需要两种药液同时注射时，应注意配伍禁忌。

2. 回抽无回血时，方可注入药物。

3. 注射部位适合于个体。2 岁以下婴幼儿不宜选用臀大肌注射，应选用臀中肌、臀小肌注射。因幼儿在未能独自走路前，其臀部肌肉一般发育不好，臀大肌注射有损伤坐骨神经的危险。

4. 定位准确，尤其是臀大肌注射应避免损伤坐骨神经。

5. 切勿将针头全部刺入，以防针头从衔接处折断。一旦针头折断，保持局部及肢体不动，迅速用血管钳夹住断端拔出。如断端全部进入肌肉，则行手术取出。

6. 需要长期肌内注射的患者，注射部位要经常更换，以防局部形成硬结。若出现硬结，则可采取热水袋或热湿敷、理疗等处理。

三、肌内注射传播途径

药品溶于组织液后,进入毛细血管网再汇入静脉,或者直接进入小静脉或者进入淋巴液再汇入大静脉,随静脉血入右心房、右心室,经肺循环后回到左心房、左心室,进入体循环,到达肝脏,代谢出活性成分,再随血流达到全身或病灶。若不需代谢即有活性,则不需进入肝脏就能直接到全身。

四、可用于肌内注射抗肿瘤药物

（一）博来霉素溶液　生理盐水,灭菌注射用水。

（二）平阳霉素溶液　生理盐水,灭菌注射用水。

（三）环磷酰胺溶液　生理盐水。

第 5 节　体腔内给药

恶性体腔积液是恶性肿瘤的常见并发症,最常表现为胸腔积液、腹水、心包积液等。恶性体腔积液在初期对患者病情及生活质量影响不大,但如果控制不佳,会导致病情迅速恶化甚至死亡,因此应在必要时采取对症治疗措施。下面将常见的体腔积液及其处理原则分别描述。

一、恶性胸腔积液

胸膜腔为壁层胸膜与脏层胸膜之间的生理性潜在腔隙,正常情况下存在少量液体,当液体生成过多或回流受阻,集聚在胸膜腔内,就会表现为胸腔积液。恶性胸腔积液由肿瘤侵犯胸膜、直接扩散侵透胸膜或血行播散而来,发病原因包括肿瘤细胞阻塞淋巴管、肿瘤血管通透性增加、上腔静脉压迫、肿瘤阻塞所致局部炎症、肿瘤所致全身低蛋白血症、肿瘤治疗相关并发症等。另有证据表明,血管内皮生长因子(vascular endothelial growth factor,VEGF)的上调在恶性胸腔积液发病机制中起着重要作用。引起恶性胸腔积液最常见的恶性肿瘤为肺癌(约占 35%),其次为乳腺癌(约占 20%)、血液系统肿瘤、胃肠道肿瘤等。

呼吸困难为恶性胸腔积液最常见的症状,其余症状包括咳嗽、咯血、胸痛、发热等。胸腔积液量过大可压迫纵隔移位,严重时可导致呼吸循环障碍,应紧急抽液解除压迫。体格检查可发现呼吸音减低、叩诊浊音、触觉语颤消失等。影像学检查在诊断胸腔积液中发挥重要作用,其中 X 线检查是最为方便快捷的方法。CT 的敏感性及特异性则要更好,可发现少量积液及胸膜增厚。正电子发射计算机断层显像(positron emission computed tomography,PET-CT)检查中恶性胸腔积液较普通胸腔积液有更高的标准摄取值(standard uptake value,SUV)。

尽管影像学检查敏感性及特异性均很高,但仍需胸腔穿刺取得积液以对其性质进行分析,部分少量或包裹性积液需要在超声引导下进行。多数恶性胸腔积液表现为渗出液,糖含量降低,蛋白含量升高,胸腔积液蛋白/血清蛋白>0.5,胸腔积液乳酸脱氢酶(lactate dehydrogenase,LDH)/血清 LDH>0.6;也有部分患者因肿瘤引起低蛋白血症导致的胸腔积液为漏出液性质。部分胸腔积液中可检测到肿瘤标志物的升高,如癌胚抗原(carcinoembryonic antigen,CEA)。恶性胸腔积液中通过细胞学检测发现肿瘤细胞的阳性率为 40%~90%,中位数为 65%,特异性为 97%。细胞免疫组织化学可以在部分情况下帮助对恶性肿瘤细胞类型进行区分,胸膜活检(包括影像引导下、胸腔镜下)可用于细胞学检测不能确诊的患者。

并非所有胸腔积液均需要局部治疗,大部分恶性肿瘤所致胸腔积液对系统性治疗较为敏感,患者预后主要取决于对全身治疗的反应。是否需要局部处理应根据患者有无症状、胸腔积液增加速度、对全身治疗的反应、一般状况等来决定。目前恶性胸腔积液的局部治疗方法包括胸腔穿刺引流、胸腔内置管引流、胸膜腔内化疗、胸膜固定、胸腔热灌注等。总的目的是缓解症状、改善患者生存质量,但对患者总生存无显著影响。

胸腔穿刺引流不仅是恶性胸腔积液的诊断方法,更是治疗手段。相关并发症包括气胸、感染、肺水肿等,一旦患者出现胸部不适、呼吸困难或咳嗽,应警惕肺复张导致的肺水肿,需停止穿刺。几乎所有恶性胸腔积液在单纯穿刺引流后均会复发,所以应该配合全身系统治疗或其他局部治疗。

胸腔置管引流具有较好的安全性和有效性,且几乎不影响肿瘤全身治疗,并发症包括导管相关性感染、导管阻塞、皮肤破裂、肿瘤经穿刺道播散等。目前尚无置管与胸膜固定在治疗胸腔积液效果方面的对比,但有研究曾比较胸腔置管与滑石粉胸膜固定对恶性胸腔积液所致呼吸困难的控制效果,治疗 42 天后两组患者症状改善无显著差异,6 个月后置管组改善更明显;生活质量两组相似,但滑石粉组住院时间更长,不良反应发生率更高。

胸腔内化疗目前应用已较为广泛,其优点是除可在两层胸膜间产生化学性炎症,导致胸膜粘连、胸膜腔闭塞、胸膜固定外,还具有局部抗肿瘤作用。腔内给药局部浓度高,全身不良反应较少,能较好地发挥抗肿瘤作用。但通常药物只能渗透到肿瘤的 1~3mm 深度,因此对大肿块效果不理想。常用化疗药物如下,①顺铂:每次 40~60mg,加生理盐水 50ml 胸腔内灌注。如顺铂用量较大,可适当水化。②多柔比星:每次 40~60mg。③丝裂霉素:每次 10mg,加生理盐水 50ml。④平阳霉素:每次 16mg。⑤博来霉素:每次 15mg。⑥ 5- 氟尿嘧啶:每次 750~1 000mg。具体操作:抽液 500~1 000ml 后,先用利多卡因 150mg + 生理盐水 50mg 注入胸腔,之后将药物加生理盐水稀释后注入,嘱患者卧床,并不断变换体位,使药物在胸腔内均匀分布,24 小时后穿刺抽液。如放置引流管,则应在适当排液后注入上述药物,24 小时后接持续引流装置,直到每日引流量小于 150ml 为止。

胸腔热灌注化疗技术是热疗与化疗相结合的综合治疗方式,在胸腔内直接杀伤肿瘤细胞,机械冲刷作用也能清除胸腔内的癌细胞,热动力效应增加化疗药物在肿瘤内部的浓度,增强化疗药物的有效性和敏感性。

胸膜固定术的原理为刺激脏层与壁层胸膜的腔内层,导致纤维素沉积、胸膜粘连、胸腔闭合。化学性胸膜固定的原理是使用硬化剂引起炎症,包括细胞因子、细菌产物、滑石粉、抗生素等,前面介绍的化疗药物也可包含其中。胸膜硬化可控制约 80% 的积液,其中滑石粉的控制率更高。一项荟萃分析显示,与其他药物相比,滑石粉固定胸膜的效果最好,其有效率约为 91%,常见并发症包括胸痛、发热、呼吸窘迫综合征、肺炎、肺不张等。机械性胸膜固定则是通过胸腔镜下胸膜脏层壁层间的机械磨损,诱导出血,引起炎症,最终导致纤维素沉积。部分研究显示机械性胸膜固定与化学性固定效果相当。

由于生物反应调节剂无骨髓抑制和消化道反应等,也常被应用于恶性胸腔积液的治疗,如白细胞介素 -2(interleukin-2,IL-2)、干扰素等。生物反应调节剂最常见的不良反应是发热,也有少数患者出现变态反应和胸痛,经对症处理后可缓解。常用药:①IL-2:胸腔内单独灌注 IL-2 或 IL-2 与其他化疗药物交替使用,常用剂量在 100 万 ~ 200 万 U,使用时用生理盐水 50ml 溶解,缓慢注入胸腔,每周 1~2 次,2~4 周为 1 个疗程。主要不良反应为发热,对血象及肝肾功能无明显影响。②干扰素:每次 600 万 U,每周 2 次,共 2 周。③短小棒状杆菌:每次 7~14mg 加入生理盐水 40~60ml 中。④假单胞菌菌苗:每次 2~6ml,悬浮于 10~20ml 生理盐水中。⑤肿瘤坏死因子:1 500 万 U,胸腔注入,每周 2~3 次,不良反应为轻微发热,胸痛。

由于 VEGF 在恶性胸腔积液的发生发展过程中起到重要作用,针对 VEGF 的靶向治疗成为可行的治疗选择。VEGF 抗体(如贝伐珠单抗)或其他抗血管生成药物(如重组人血管内皮抑素)被证实在控制包括肺癌、乳腺癌等多种恶性肿瘤胸腔积液中发挥作用,其不良反应较为轻微,如发热、胃肠道反应等。

[附]胸腔穿刺术

1. 操作方法

(1)嘱患者取坐位面向椅背,两前臂置于椅背上,前额伏于前臂上。不能起床者可取半坐位,患侧前臂上举抱于枕部。

(2)穿刺点选择胸部叩诊实音最明显部位进行,胸腔积液较多时一般常取肩胛线或腋后线第 7~8 肋间,有时也选腋中线第 6~7 肋间或腋前线第 5 肋间为穿刺点。包裹性积液可结合 X 线或超声检查确定穿刺方向与深度,穿刺点用甲紫在皮肤上标记。

(3)常规消毒皮肤,戴无菌手套,覆盖消毒洞巾。用 2% 利多卡因在下一肋骨上缘的穿刺点自皮肤至胸膜壁层进行局部浸润麻醉。

(4)术者以左手示指与中指固定穿刺部位的皮肤,右手关闭穿刺针的三通活栓再将穿刺针在麻醉处缓缓刺入,当针锋抵抗感突然消失时,转动三通活栓使其与胸腔相通,进行抽液。助手用止血钳协助固定穿刺针,以防刺入过深损伤肺组织。注射器抽满后,转动三通活栓使其与外界相通,排出液体。

(5)抽液结束后拔出穿刺针,覆盖无菌纱布,压迫片刻,用胶布固定后嘱患者静卧。

2. 注意事项

(1)操作前应向患者说明穿刺目的,交代穿刺过程及可能的风险。

(2)操作中应密切观察患者的反应,如有头晕、面色苍白、出汗、心悸、胸部压迫感或剧痛、晕厥等胸膜反应,或出现连续性咳嗽、气短等现象时,应立即停止抽液,并皮下注射 0.1% 肾上腺素 0.3~0.5ml,或进行其他对症处理。

(3)一次抽液不应过多、过快,诊断性抽液 50~100ml 即可;减压性抽液,首次不超过 600ml,以后每次不超过 1 000ml,以防一次大量迅速抽液后出现复张后肺水肿;如为脓胸,每次尽量抽尽。疑为化脓性感染时,用无菌试管留取标本,行涂片革兰氏染色镜检、细菌培养及药敏试验。检查瘤细胞时,为提高阳性检出率至少需 100ml,并应立即送检,以免瘤细胞自溶。

(4)严格无菌操作,防止操作过程中空气进入胸腔,始终保持胸腔负压。

(5)应避免在第 9 肋以下穿刺,以免穿透膈肌损伤腹腔脏器。

二、恶性腹水

腹水是指腹膜腔中的病理性积液。各种疾病引起的肝硬化是导致腹水最主要的原因,约占85%。恶性肿瘤引起的腹水约占总数的10%。引起恶性腹水的常见肿瘤包括胃癌、卵巢癌、肝癌、结直肠癌、子宫内膜癌、乳腺癌、肺癌、胰腺癌等,其中女性患者以卵巢癌最常见。恶性腹水的出现常预示疾病预后不佳。

恶性腹水产生的机制与胸腔积液类似,包括肿瘤血管的通透性增加、腹膜腔内液体的产生增加以及回流减少等。VEGF 可增加恶性肿瘤血管通透性并促进肿瘤血管生长。其他肿瘤细胞分泌的细胞因子如 IL-2、肿瘤坏死因子等也可增加肿瘤血管通透性。腹水导致循环血容量下降,激活肾素 - 血管紧张素 - 醛固酮系统最终引起水钠潴留,加重恶性腹水。此外,恶性肿瘤细胞堵塞淋巴管会导致液体回流减少。

诊断恶性腹水包括体格检查、影像学及有创性检查。大量腹水会出现腹部膨隆、移动性浊音阳性等体征,少量腹水则可通过超声、CT、MRI 等影像学检查发现。诊断性腹腔穿刺方便、快捷、相对安全,腹水可通过细胞学检查明确有无肿瘤细胞。约 97% 的腹膜转移患者在腹水中可检测到瘤细胞,因此这一检测也成为腹膜转移诊断的金标准。

腹腔穿刺抽液是控制恶性腹水常用且最为有效的手段,然而其疗效较为短暂,且大量频繁放液会引起血容量下降、电解质紊乱、蛋白丢失等,反复穿刺还会增加出血、感染等并发症发生的风险。因此,对于需要反复放液的患者,可在穿刺后放置腹腔引流管。感染是腹腔引流管最常见并发症。

腹腔内灌注细胞毒药物是控制恶性腹水的常用方法,其理论基础是灌注治疗可增加细胞毒药物在作用部位的局部浓度,同时减轻全身不良反应。化疗药物通过杀死促进腹水生成、阻塞淋巴管的肿瘤细胞,达到减少腹水的目的。此外,化疗药物还可以引起局部纤维化,减低血管渗透性,导致粘连,使腹腔内液体空间减少。其局限性在于药物分布不均,且会引起相关并发症。

顺铂是治疗恶性腹水最为有效的药物之一,其在胃癌引起的腹水中有效率可达 50%。其他化疗药物如氟尿嘧啶、博来霉素、多柔比星等也常被使用。腹腔内灌注细胞毒药物的治疗方法经过多次改进,可与减瘤术联合应用,包括术中使用化疗药物热灌注、术后进行腹腔内化疗等。以上治疗方法在妇科肿瘤中疗效最为突出且应用最为广泛。腹腔化疗的具体用法:在大量腹水引流完成、注入化疗药物后,再注入 1 500~2 000ml 等渗溶液。应避免药物注入腹壁或皮下组织。注药后 1~2 小时内,应每 15 分钟更换体位,以使药物在腹腔内分布均匀,注药后尽量在 24 小时内不引流腹水,以延长化疗药物在腹腔内的作用时间。

腹腔热灌注化疗技术应用也较为广泛,具体用法是:采用体腔热灌注治疗机,腹腔左右两侧穿刺置管,一侧作输入端,一侧作输出端,先给患者 5mg 地塞米松,然后将 2% 利多卡因 20ml 加入 2 500ml 生理盐水中与化疗药物混合。将液体注入一次性药袋并排出空气,自动加热并保持在 41~43℃的温度范围内,自动持续循环 2 小时。

除化疗药物外,干扰素、肿瘤坏死因子、链球菌制剂等生物制剂、抗血管生成药物等也广泛应用于腹水的治疗,其不良反应较灌注细胞毒药物轻微,常见的包括发热、恶心、呕吐等。

[附] 腹腔穿刺术

1. 操作方法

（1）术前须排尿以防穿刺损伤膀胱。嘱患者坐在靠背椅上，衰弱者可取半坐位、平卧位、侧卧位等。

（2）选择合适穿刺点：①反麦氏点，左下腹脐与髂前上棘连线中、外 1/3 交点，此处不易损伤腹壁动脉；②脐与耻骨联合连线中点上方 1.0cm、偏左或偏右 1.5cm 处，此处无重要器官且易愈合；③侧卧位，在脐水平线与腋前线或腋中线延长线相交处，此处常用于诊断性穿刺；④少量积液，尤其有包裹性分隔时，须在 B 超引导下定位穿刺。

（3）常规消毒，戴无菌手套，盖消毒洞巾，自皮肤至腹壁腹膜以 2% 利多卡因做局部麻醉。

（4）术者左手固定穿刺部皮肤，右手持针经麻醉处垂直刺入腹壁，待针锋抵抗感突然消失时，表示针尖已穿过壁腹膜，即可抽取腹水，并留样送检。诊断性穿刺，可直接用 20ml 或 50ml 注射器进行。

（5）放液后拔出穿刺针，覆盖消毒纱布，以手指压迫数分钟，再用胶布固定。大量放液后，需束以多头腹带，以防腹压骤降、内脏血管扩张引起血压下降或休克。

2. 注意事项

（1）术中应密切观察患者，如有头晕、心悸、恶心、气短、脉搏增快及面色苍白等，应立即停止操作，并作适当处理。

（2）放液不宜过快、过多，肝硬化患者一次放液一般不超过 3 000ml，过多放液可诱发肝性脑病和电解质紊乱；但在维持大量静脉输入白蛋白的基础上，也可大量放液，可于 1~2 小时内排 4 000~6 000ml，甚至放尽。如为血性腹水，仅留取标本送检，不宜放液。

（3）放腹水时若流出不畅，可将穿刺针稍移动或稍变换体位。

（4）术后嘱患者平卧，并使穿刺针孔位于上方以免腹水漏出；对腹水量较多者，为防止漏出，在穿刺时方法是当针尖通过皮肤到达皮下后，稍向周围移动穿刺针头，之后再向腹腔刺入。如仍有漏出，可用蝶形胶布粘贴。

（5）放液前、后应测量腹围、脉搏、血压、呼吸等，检查腹部体征，以监测病情变化。

有肝性脑病先兆、结核性腹膜炎腹腔粘连、棘球蚴病者禁忌穿刺。

三、恶性心包积液

心包由纤维性外膜和浆膜组成，浆膜的脏层直接覆盖于心脏表面，壁层贴于纤维膜内侧。脏层与壁层之间通常有 50~100ml 淡黄色液体。感染、肿瘤、出血等原因导致脏层与壁层浆膜间液体增加，形成心包积液。恶性肿瘤的心包转移、心脏或心包原发肿瘤等均可导致恶性心包积液。心脏原发肿瘤非常少见，大部分恶性心包积液由肿瘤转移所致。根据尸检报告，约 10% 的恶性肿瘤患者死亡时存在心脏转移，其中常见的包括肺癌、乳腺癌、血液系统肿瘤、恶性黑色素瘤等。

恶性心包积液常见症状包括呼吸困难、胸痛、咳嗽、心悸、水肿等，患者常常不能平卧，及时处理可明显改善症状。1/3 恶性心包积液患者最终死于心脏压塞。部分心包积液患者可无症状，仅在行影像学检查时发现。查体常见体征包括心音遥远、颈静脉充盈、心包摩擦音、奇脉等，心电图可表现为低电压。影像学方面：超声心动图是诊断恶性心包积液最常用的方法，可提供积液的位置、液体量及其对心功能的影响;X 线影像上心包积液表现为心界增宽;CT 及 MRI 也可诊断心包积液但不用于评估。

心包穿刺术用于恶性心包积液的诊断和治疗,是获得细胞学确证最常用的方法,其常见并发症包括心室穿孔、心律失常、气胸等,发生率为 5%~20%。在急性期,心包穿刺是最有效的治疗手段,可缓解心脏压塞,但单独采取这种措施仅有 1/3 的积液可得到控制,大部分积液均会复发。因此对于存在复发可能的患者,可留置引流管减少复发风险,同时留置引流管还能够促进心包腔黏合与闭合。引流几天后引流液少于 20~30ml/24h 时拔除引流管。

心包内注射硬化剂及化疗药是目前常用的处理恶性心包积液的方法。局部用药治疗恶性心包积液可达到更高的局部药物浓度,全身不良反应更少。博来霉素、多西环素、四环素可诱导炎症,引起硬化。其中博来霉素是最常用的硬化剂。但一项随机对照研究结果显示,引流心包积液后单纯观察对比灌注博来霉素在控制积液效果方面并无显著差异。灌注硬化剂相关的不良反应包括发热、疼痛、房颤、缩窄性心包炎等。除此以外,其他化疗药物也常被用于心包灌注,其中铂类药物应用最为广泛。一项临床研究结果显示,心包灌注顺铂的中位无积液时间为 223 天。与硬化剂相比,灌注化疗药物相关并发症发生率更低,风险更小。

［附］心包腔穿刺术

1. 操作方法

(1)患者取坐位或半卧位,叩出心浊音界,超声检查定位,选好穿刺点。常用心尖部穿刺点,一般在左侧第 5 肋间或第 6 肋间心浊音界内 2.0cm 左右;也可在剑突与左肋弓缘夹角处进针。

(2)常规消毒局部皮肤,术者戴无菌手套、铺洞巾,自皮肤及心包壁层以 2% 利多卡因作局部麻醉。

(3)术者持针穿刺,助手以血管钳夹持与其连接之橡皮管。在心尖部进针时,应使针自下而上,向脊柱方向缓慢刺入;剑突下进针时,应使针体与腹壁成 30°~40°,向上、向后并稍向左刺入心包腔后下部。待针锋抵抗感突然消失时,表示针已穿过心包壁层,同时感到心脏搏动,此时应稍退针少许,以免划伤心脏。助手立即用血管钳夹住针体并固定其深度,术者将注射器接于橡皮管上,尔后放松血管钳,缓慢抽液,记取液量,留标本送检。

(4)抽液结束后拔针,盖消毒纱布、压迫数分钟,用胶布固定。

2. 注意事项

(1)严格掌握适应证。心包腔穿刺术有一定危险性,应由有经验的临床医师操作或指导,并应在心电监护下进行穿刺,这样较为安全。

(2)术前须进行心脏超声检查,确定液平段大小与穿刺部位,选液平段最大、距体表最近点作为穿刺部位,在超声显像指导下进行穿刺抽液更为准确、安全。

(3)术前应向患者作好解释,消除顾虑,嘱其在穿刺过程中切勿咳嗽或深呼吸。术前半小时可服用地西泮 10mg 或可待因 0.03g。

(4)麻醉要完善,以免因疼痛引起神经源性休克。

(5)抽液量第一次不宜超过 100~200ml,以后逐渐增加到 300~500ml。抽液速度要慢,过快、过多可使大量血液回心导致肺水肿。

(6)如抽出鲜血,应立即停止抽液,并密切观察有无心脏压塞等症状的出现。

(7)术中、术后均需密切观察呼吸、血压、脉搏等生命体征变化。

第9章

第6节 肿瘤化疗的特殊给药方式

一、高剂量甲氨蝶呤和亚叶酸钙解救治疗

(一)概念与原理

高剂量(high-dose,HD)甲氨蝶呤(methotrexate,MTX)一般是指每次使用比常规剂量大100倍(20mg/kg 或 1.0g/次)以上的 MTX 静滴；一般点滴 4~6 小时，使一段时间内血液中药物浓度达到较高水平，达到 0.1mmol/L 以上的有效浓度，促使 MTX 进入细胞内的数量增加。高剂量MTX 或者指 1~12g/m^2 Ⅳ 3~24 小时，每 1~3 周使用一次。另一方面，血液中 MTX 浓度增加还可以扩散到血运较差的实体瘤中，并能通过血-脑、血-房水和血-生精小管等生理屏障，取得比一般剂量更高的疗效。

MTX 可以看作由叶酸中蝶啶基中的羟基被氨基取代后的叶酸衍生物，MTX 与叶酸(folic acid,CF)的结构类似，与二氢叶酸还原酶(dihydrofolate reductase,DHFR)又有高度亲和力，当两者结合后，阻止二氢叶酸(dihydrofolic acid,FH$_2$)还原为四氢叶酸(tetrahydrogen folic acid,FH$_4$)，也就影响了 DNA 的合成，又因 MTX 通过多种代谢产物和途径影响氨基酸代谢，使合成蛋白质也发生障碍。CF 是 FH$_4$ 的类似物，进入体内后，转变为亚甲基四氢叶酸和 N$_{10}$-甲烯四氢叶酸，可参与胸腺嘧啶脱氧核苷酸(deoxythymidylic acid,dTMP)的合成，所以外源给予 CF，可以越过 MTX 所阻断的部位，使正常的生化反应继续进行，即继续合成 DNA 及蛋白质，起到解救作用。

在胃肠外注射 MTX 后 0.5~2.0 小时内观察到血浆峰浓度，约 50% 的 MTX 可逆地与血清蛋白结合。MTX 广泛分布于体内各组织，也可分布在如腹水或胸腔积液之类的第三间隙积蓄的体液中并在其中滞留，造成半衰期延长和在药物代谢后期可能高于血浆 18~36 倍的局部血药浓度；因此有建议治疗前排空这些液体，疗中监测血药浓度并根据终末相半衰期来减量。高剂量时 MTX 的清除符合三相模式：第一相可能是 MTX 分布入器官中，第二相为 MTX 经肾脏排泄，第三相是将 MTX 排泄入肝肠循环。MTX 主要是通过肾脏排泄，大约 41% 在第一个 6 小时内以原型通过尿液排泄，24 小时内为 90%。少部分可能经由胆道，最后由粪便排出。MTX 的相应半衰期($t_{1/2\alpha}$)为 1 小时；半衰期($t_{1/2\beta}$)为二室型：初期为 2~3 小时；终末期为 8~10 小时。

(二)适应证与禁忌证

MTX 具有广谱抗肿瘤活性，可单独使用或与其他化疗药物联合使用；高剂量 MTX 主要适用于骨肉瘤、淋巴瘤、淋巴细胞白血病的治疗，还用于其他恶性肿瘤常规治疗耐药后的解救治疗，如头颈部癌、肺癌、乳腺癌、横纹肌肉瘤等。肾功能损害者禁用；有心功能不全、水肿、胸腹水、肝损害、卡氏评分(karnofsky performance scale,KPS)70 分者禁用或慎用。

(三)MTX 使用与解救措施

高剂量甲氨蝶呤叶酸解救(high-dose methotrexate folic acid rescue,HD-MTX-CF-R)是一种强烈的疗法，据报道在早期未行充分解救治疗时死亡率可达 16%，美国国家癌症研究所(National

Cancer Institute，NCI）的肾衰发生率经解救治疗可从 10% 下降至 1%。选用 HD-MTX-CF-R 疗法应注意以下几点。①使用时应严格选择适应证、遵循禁忌证。②注意合并疾病对药物的影响。③注意合并用药时药物间的相互作用。④治疗时严格遵循治疗计划，如落实成流程表确认画勾的形式。⑤个体差异：不同患者之间甚至同一患者不同周期即使在剂量强度相同的情况下血药浓度也存在明显的个体差异；有超过 10% 的患者存在延迟性排泄，而这与其他因素无明确相关，仅仅是个体差异。因此每次治疗后均应密切、持续监测化疗不良反应，以及血常规、肝肾功能、MTX 血药浓度等实验室指标，预防或减轻因化疗的延迟性不良反应如恶心、呕吐，以及 MTX 的蓄积性毒性造成的严重 MTX 延迟性毒性。

MTX 的使用剂量在不同瘤种各有不同，如在急性淋巴细胞白血病/淋巴母细胞淋巴瘤、侵袭性淋巴瘤中为 $1\sim3g/m^2$，在中枢神经系统淋巴瘤需要 $3g/m^2$ 以上，在骨肉瘤中为 $8\sim12g/m^2$。不同剂量水平的选择与是否存在生物屏障如血脑屏障、肿瘤组织中运输 MTX 跨膜的还原叶酸载体（reduced folate carrier，RFA）数量及二氢叶酸还原酶数量、历史治疗经验及各单位治疗经验等因素相关。MTX 的输注时间一般分为输注 $4\sim6$ 小时和输注 24 小时两种；有研究认为疗效与血药浓度峰值相关，一些研究方案中初始给予小部分 MTX 快速静脉滴注，以提高血药浓度峰值。

解救措施主要包括水化、碱化尿液及叶酸解救等，理论上应结合血药浓度检测指导解救。

1. 促使体内 MTX 尽快排出　一般提前 1 天至少 12 小时开始水化和碱化尿液，在尿量和尿 pH 达标后再开始使用 MTX，在用药后 $1\sim2$ 天内尤为重要。措施如下：

（1）水化：鼓励饮水、输液以增加 MTX 的排泄以及纠正由于胃肠道反应造成的脱水；尿量维持 3 000ml/24h 以上或 100ml/h 以上；保证尿量的同时尿量也不宜过大，如 5 000ml 以上时会由于血药浓度过低影响疗效。

（2）尿液碱化：口服及静脉输入碳酸氢钠，使尿 pH 保持在 6.5 或 7 以上，可行尿常规或 pH 试纸检测。其原理在于 MTX 及其代谢物在偏酸性尿液中易沉积造成肾小管损伤，尿液 pH 从 6 升高到 7 可以增加溶解度 $5\sim8$ 倍。也有研究认为同时可以在非沉积的情况下造成肾小管的直接损伤。若尿 pH 不满足目标值，每降低 0.5 可给予静脉碳酸氢钠 $20ml/m^2$ 以升高 pH。临床实践中给予碳酸氢钠片 2g，4 次/d，从化疗前 1 天至化疗第 3 天服用。由于使用 MTX 会引起尿酸增多，临床实践中可给予别嘌醇 200mg，3 次/d，从化疗前 1 日至化疗第 3 天服用；有高尿酸血症和痛风者可适当增加剂量。

2. 叶酸解救　叶酸解救一般在 MTX 开始后 24 小时内化疗后 $6\sim18$ 小时，最多不超过 42 小时，解救过晚正常细胞将发生不可逆损伤。一般剂量为 $6\sim15mg/m^2$ 肌内注射或静脉注射，也有临床研究方案和研究单位给予较高剂量叶酸 $50\sim100mg$ 解救；为预防口腔黏膜炎可在初始解救时同时给予叶酸盐水溶液漱口；由于口服叶酸吸收是可饱和的，其生物利用度被限制在绝对剂量 40mg 左右，且存在影响吸收的其他可能因素，因此初始解救不建议口服途径给予；叶酸使用频率一般为每 6 小时 1 次共 12 次，同时血药浓度达到安全阈值 $0.1\mu mol/L$ 以下时，方可停止解救。

目前没有证据说明现有的水化、碱化尿液、叶酸等解救方法会降低疗效。

（四）治疗药物血药浓度监测（therapeutical drug monitoring，TDM）

TDM 的目的是使 MTX 的血药浓度达到安全范围，在用药开始后 24 小时 $>10\mu mol/L$、48 小时 $>1\mu mol/L$、72 小时 $>0.1\mu mol/L$ 被认为存在排泄延迟，与不良反应密切相关，建议的相应浓度为 24 小时 1~10μmol/L 以下、48 小时 0.1~1μmol/L 以下、72 小时 0.1μmol/L 以下。监测时间点至少选取用药开始后 24、48、72 小时三个点；MTX 持续 24 小时输注者，可以开始于 30~36 小时或增加该时间点；对于骨肉瘤患者增加输注刚结束时及开始后 12 小时时间点，以便更好地观察血药浓度变化，从而预测疗效和调整剂量。当血药浓度不在安全范围时，叶酸使用可以增加剂量或增加频率来保证安全，如 72 小时血药浓度 0.5~5μmol/L 时，叶酸 10mg/m² 每 3 小时一次注射，血药浓度 5~10μmol/L 时叶酸 100mg/m² 每 3 小时一次注射，血药浓度 10μmol/L 以上时叶酸 1 000mg/m² 每 6 小时一次注射；也有部分研究者在初始解救时即给予较高剂量叶酸（50~100mg）以避免血药浓度超标。

TDM 的常用测定方法有高效液相色谱法（high performance liquid chromatography，HPLC）和荧光偏振免疫分析法（fluorescence polarization immunoassay，FPIA），在此基础上有不同的仪器、平台和试剂，两种方法各有其优缺点。HPLC 法可测定药物范围宽、可同时测定多种药物及其代谢物如 MTX 代谢产物 7-OH MTX、试剂相对廉价，缺点是需要熟练技术、需要样本量较免疫法大；FPIA 法周期短，特别适用于急诊、样本用量少、结果重现性好，缺点是不能同时测定几种药物、不能检测代谢物、价格较昂贵。

（五）常见毒性与剂量调整

HD-MTX 的常见毒性包括骨髓抑制、胃肠黏膜炎、以肾小管损伤为主要表现的肾功能损害、肝功能损害，中枢神经系统损伤以及肺炎、过敏等少见。毒性的发生与给药剂量、时长、途径等相关。

1. **肾脏毒性**　肾脏是 MTX 排泄的主要器官，MTX 及其代谢物沉积或直接损害造成肾小管损伤引发肾功能不全，毒性产生均与 MTX 清除率的延缓有关。根据肾功能情况所做的剂量调整结合文献与经验如下。

（1）开始时剂量的确定：有部分研究者认为肌酐清除率正常或要求至少 60ml/min 以上时方可开始给予 MTX。也有研究者认为可以结合肌酐清除率进行剂量调整，以 100ml/min 为基准根据差值进行减量，如在 60~80ml/min 时减至 70%。

（2）血清肌酐测定正常并不能保证排泄的正常，必须结合 TDM 检测结果。后续疗程剂量的调整根据上次使用 MTX 时的 48 小时血药浓度进行，1μmol/L＞TDM＞0.25μmol/L 时原剂量不变，＜0.25μmol/L 时增量 20%，＞1μmol/L 时减量 20%。

（3）肌酐清除率正常并不能代表肾脏排泄 MTX 正常，应该结合血药浓度监测。

（4）目前的调整方式作为参考，期待有明确的指南。

MTX 的高血药浓度与肾功能不全会互相促进，因此在同时出现的情况下应考虑及时给予高剂量叶酸治疗。有限的经验指出，TDM 在 100μmol/L 以上水平时叶酸可能无力挽救，可能会度过较长的支持治疗时期。48 小时 TDM 为 100μmol/L 以上，叶酸解救效果不定时，有很多别的解救方式被考虑：①血液透析及腹膜透析清除药量都是不佳的，分别为 40ml/min 和 5ml/min，即使在中度肾功能衰竭时肾脏的清除率仍是透析的 2 倍以上；血液透析还存在反弹问题，即在停止后迅速恢复到治疗前水平，考虑为深部药室进入血浆的结果。使用活性炭血液灌洗柱能消除血中 MTX，在个别患者中成功使用，但可导致血小板减少。②羧肽酶 G2（glucarpidase，Voraxaze）在 2012 年被美国 FDA 批准用于肾功能不全造成的 MTX 延迟性排泄，即 TDM＞1μmol/L。通过消除 MTX 的末端谷氨酸使其失去活性，从而破坏循环的 MTX，但对细胞内的 MTX 影响不大，剂量为 50U/kg,溶于生理盐水后在 5 分钟内静脉注射。其与叶酸有很高的亲和力,不建议在其使用前后 2 小时内使用叶酸。在其使用 48 小时内按既往计划给予相应剂量叶酸。48 小时后根据 TDM 结果使用叶酸。③肾脏排泄不足时经过肝肠循环排泄增加,这种情况下药物消胆胺或吸附剂活性炭、交换树脂可能增加非肾脏排泄。

2. 肝脏毒性　肝脏毒性主要表现为肝酶水平急剧升高,其毒性的化学基础不是十分明确,考虑存在肝细胞损伤。患者肝活检常发现脂肪浸润却没有肝细胞坏死、纤维化、硬化的证据,考虑可能是干扰胆碱合成引起类酯沉积。MTX 剂量调整建议:①单纯肝酶升高常在下次化疗前 10 天左右恢复正常者而无须减量;②同时存在转氨酶高于正常 3 倍上限与胆红素高于正常 2 倍上限者,尽量避免再次使用 MTX;③积极提前处理和排查治疗中可能合并的肝病问题,如病毒性肝炎、酒精肝、脂肪肝等。

3. 中枢神经系统毒性　在稳态时,MTX 的静脉内浓度与脑脊液浓度比大约是 30∶1。MTX 鞘内注射和全身用药后容易引起神经系统毒性,HD-MTX 鞘内化疗后导致的神经毒性更为严重。根据临床症状出现的时间分为急性、亚急性和迟发性。急性神经毒性如化学性蛛网膜炎,通常在鞘内注射后 12 小时内发生,有明显脑膜刺激症状。亚急性毒性在治疗的第二周或第三周出现,通常发生在活动性脑膜白血病患者,表现为四肢运动性麻痹、脑神经瘫痪、癫痫发作或昏迷。慢性神经毒性主要是引起坏死性脱髓鞘脑白质病,表现为惊厥、癫痫、言语障碍、肢体瘫痪、癫痫发作、痴呆、脑电图异常、全身抽搐、四肢无力、定向力障碍、尿失禁、认知功能障碍、嗜睡、恶心、头痛;另外也可以引起外周神经病变。目前认识到的毒性机制有个体差异造成的排泄延迟形成的局部高浓度,同时放疗可能使血脑屏障的通透性增加,MTX 相关的氧化应激导致的氧化磷酸卵磷脂浓度较高而导致神经系统的毒性,脑脊液中半胱氨酸、腺苷浓度增加等。诊断方法缺乏特异性,可以脑电图、CT、MRI 等辅助,脑损伤时 MRI 有一定的价值。预防治疗策略中考虑动态监测 TDM 并据此行叶酸解救;提高鞘注人员的技术水平;氨茶碱可竞争性拮抗神经毒性介质腺苷,给予氨茶碱 2.5mg/(kg·h)或者口服速释氨茶碱片,理想血药浓度 50~100μmol/L,有使用该药快速完全缓解者;有报道腰椎穿刺排出脑脊液与脑室腰椎灌注法同时使用,用于处理由于误操作等原因造成的药物过量。

4. 骨髓抑制与胃肠黏膜毒性　MTX 延长的给药方案或持续的毒性水平与骨髓抑制和胃肠黏膜炎相关,即使在小剂量情况下持续数天的毒性水平可能引起严重的骨髓、胃肠黏膜毒性。通常黏膜细胞表现的比骨髓细胞更敏感,在 0.005μmol/L 水平即受抑制而骨髓细胞在 0.01μmol/L 水平受抑制;黏膜炎通常在给药后 3~7 天出现,持续至白细胞计数开始下降后数天。除非排泄机制完全破坏,通常可在 2 周内逆转恢复。出现重度骨髓抑制和轻度胃肠黏膜炎的患者不是必须调整 MTX 使用剂量,不同研究者可能有不同的处理方式,可考虑加强解救、加强对症支持治疗等方式。

5. 其他少见毒性　有些患者表现为非典型自限性肺炎,如发热、咳嗽、间质性肺浸润,其中一些被推测可能是未知感染和过敏,其肺功能并未受到明显影响。这类患者没有特殊疗法,在急性期停止 MTX 治疗或可考虑使用皮质激素。变态反应罕见,症状和处理与其他过敏相仿。

（六）合并用药的注意事项

1. 非甾体抗炎药物（nonsteroidal antiinflammatory drugs,NSAIDs）的使用与 MTX 毒性有密切关系。有单一使用 MTX 的病例回顾研究发现致命毒性均与 NSAIDs 有关,考虑可能与继发前列腺素合成抑制或这两种药物的竞争性肾脏排泄减少有关。

2. 基于常识一些与 MTX 竞争肾脏排泄、竞争肝药酶的药物均应谨慎使用。如与铂类药物联合应用至少应相隔数天，待 MTX 基本排泄干净再使用顺铂。

3. MTX 与 5- 氟尿嘧啶同时使用，先用 MTX4~6 小时后再用 5- 氟尿嘧啶较为有益，同时应用或相反的使用顺序有拮抗作用。

4. 与左旋门冬酰胺酶（L-Asparaginase，L-ASP）合用后 L-ASP 对 MTX 毒性有拮抗作用，同时本身能耗竭门冬酰胺从而抑制 DNA 合成起到增效作用，反之有减效作用。因而建议先用 MTX，其后 24 小时内用 L-ASP 及 L-ASP 10 日后再用 MTX。

5. 长春新碱（vincristine，VCR）与 MTX 联合使用时，首先使用 VCR 可以减少 MTX 从细胞内溢出，起到增效作用，这种使用顺序被药品说明书和临床实践广泛采用，但也有实验观察到先用 MTX 却产生协同作用。总之，其使用顺序缺乏临床研究数据支持。

6. 阿糖胞苷与 MTX 同时使用，可增加阿糖胞苷活性代谢产物在肿瘤细胞残留，从而增加疗效，常在 MTX 前 24 小时或 MTX 后 10 分钟使用。

二、高剂量多柔比星持续静脉滴注

阿霉素，英文名多柔比星（doxorubicin），是蒽环类（anthracycline）抗生素的一种代表性药物。蒽环类抗生素是一类来源于波赛链霉菌青灰变种（*streptomyces peucetius var.caesius*）结构上以蒽并一个六元环为基础带有侧链和一个氨基糖的一大类化合物，不同蒽环类物质的配基或糖互有差异。多柔比星是第二代蒽环类药物，自 20 世纪 60 年代进入临床以来，因抗瘤活性强、抗瘤谱广成为多种肿瘤治疗的基石性药物，如乳腺癌、肺癌、消化道肿瘤、前列腺癌、肾上腺癌、间皮瘤、肉瘤、淋巴瘤及白血病等。

（一）多柔比星的心脏毒性

多柔比星的心脏毒性限制了其在临床上的广泛和长期使用。多柔比星标准剂量范围是静脉团注（bolus）方式注射 $45~90mg/m^2$，每 3 周间隔。当以这种形式给药时，多柔比星的累积剂量与心脏毒性具有相关性。Gottlieb 等发现，多柔比星剂量为 $400mg/m^2$ 时心衰发生率为 3%，$550mg/m^2$ 时发生率为 7%，$700mg/m^2$ 时发生率为 18%，通常建议多柔比星累积剂量不超过 $550mg/m^2$。当具有心脏损伤倾向的因素，包括既往心脏病史、高血压、纵隔放疗、年龄小于 4 岁、既往应用过蒽环类药物或与其他心脏毒性药物以及与其他化疗药物同用（紫杉类、曲妥珠单抗、环磷酰胺）时，累积剂量不超过 $450mg/m^2$。

蒽环类药物导致心脏毒性的机制仍未完全明了，现有的证据显示与其产生的自由基直接有关。有别于其抗肿瘤活性的机制，蒽环类药物引起心脏毒性的主要机制是铁介导的活性氧簇的产生，蒽环类药物螯合铁离子后触发氧自由基，尤其是羟自由基的生成，导致心肌细胞膜脂质过氧化和心肌线粒体 DNA 的损伤等。

蒽环类药物的急性心脏毒性是可逆的，临床症状包括：心动过速、低血压、心电图改变和心律失常。急性毒性通常发生在输入药物期间，通过降低多柔比星输入速率而减少心脏毒性的发生率。慢性心脏毒性是最常见的蒽环类药物的毒性，具有不可逆性。慢性心脏毒性发生高峰为药物应用的 1~3 个月，甚至是药物应用的 1 年后，以充血性心衰（congestive heart failure，CHF）为最常见，也是最具有重要临床意义的心脏毒性。

（二）降低多柔比星心脏毒性的策略

1. **多柔比星心脏毒性与药物峰浓度具有相关性**　Tsuchihashi 等和 Harashima 等在细胞水平证明多柔比星的峰浓度与毒性具有相关性,而不是曲线下面积(area under the curve,AUC)。Durand 等和 Morjani 等的研究均证明了这个结论。Nguyer 等发现短时间的高细胞外浓度能够增加药物对鼠肉瘤细胞的毒性,而长时间低浓度则能够降低毒性。Ishisaka 等利用计算机控制体外药物代谢动力学模拟系统和常规白血病细胞株细胞培养系统,测定细胞内 ATP 量和心跳细胞比例来定量心脏毒性。在白血病细胞中,当 AUC 值在模拟系统和常规细胞培养系统中一致时,模拟的输注时间和暴露时间延长组的毒性下降($P<0.05$ 和 $P<0.01$),细胞内 ATP 和心跳细胞比例也通过延长多柔比星暴露时间得到提高($P<0.05$ 和 $P<0.000\,1$)。结果显示抗白血病细胞活性和心脏毒性与药物峰浓度(peak concentration,C_{max})具有相关性,且具有剂量依赖性,与抗白血病效应相比,心脏毒性更倾向 C_{max} 依赖。这些结果显示,与抗白血病效应相比,持续输注治疗模式更具有减轻心脏毒性的临床优势。因此,多柔比星的心脏毒性风险与峰浓度,而不是 AUC 具有相关性。血浆峰浓度水平随着多柔比星剂量模式不同而改变(表 9-2),不同剂量输注模式可能改变心脏毒性风险。

表 9-2　血浆峰浓度水平随着多柔比星剂量模式不同而改变

剂量模式	血浆峰浓度 /($\mu g \cdot ml^{-1}$)	
	母体化合物	总荧光性
静脉注射	1.31	0.54
24 小时输注	0.14	0.26
48 小时输注	0.08	0.16
96 小时输注	0.06	0.14

2. **持续静脉输注可以降低多柔比星的心脏毒性**　24~96 小时持续输注的血浆峰浓度是标准团注输注方式给药的血浆浓度的 1/10,这种多柔比星持续输注的方式可能通过降低峰浓度而降低心脏毒性。Bert 等发现利用每周给药或者持续给药,能够降低蒽环类药物的心脏毒性,并通过心内膜活检证实了这点。Chlebowski 等进一步对 336 例肿瘤患者每周一次应用多柔比星治疗,31 例患者多柔比星剂量超过 $450mg/m^2$,16 例患者多柔比星剂量为 $450~550mg/m^2$,5 例患者多柔比星剂量为 $550~600mg/m^2$,10 例患者多柔比星剂量超过 $600mg/m^2$,无 1 例患者发生充血性心衰,肿瘤客观缓解率(overall response rate,ORR)与三周给药方式相似,这项研究结果显示多柔比星每周给药可以降低心脏毒性。Benjamin 等的研究结果显示,165 例患者分别接受多柔比星团注给药、24~48 小时持续给药和 96 小时持续给药三种模式治疗,累积剂量 500~1\,905mg/m²,接受 96 小时持续给药模式的患者心脏毒性最轻,55 例患者接受这种给药方式给药,在剂量<$800mg/m^2$ 时没有出现充血性心衰。Sewa 等前瞻性比较了多柔比星持续给药(48~96 小时,$n=21$)和团注给药(对照组,$n=30$)的心脏毒性,团注组多柔比星中位剂量为 $465mg/m^2$($290~680mg/m^2$),30 例患者中,14 例患者心肌活检显示严重心肌改变;持续给药组中位累积剂量是 $600mg/m^2$($360~1\,500mg/m^2$),明显高于对照组($P=0.002$),21 例患者中,2 例患者出现心肌改变($P<0.02$),平均病理评分 0.9,低于对照组的 1.6($P=0.004$),因此认为持续给药能够降低多柔比星的心脏毒性。

第
9
章

3. **多柔比星持续输注不影响抗肿瘤活性**　心脏毒性可以通过持续给药而减少,但是目前还没有充分的证据显示这种给药方式的抗肿瘤效应与团注方式给药是等效的。Muller 等发现,在白血病患者中,持续给药超过 96 小时和团注给药的 AUC 相似,团注给药的细胞内 AUC 是持续给药的 2.85 倍,细胞内峰浓度是持续给药的 3 倍,研究发现血浆浓度与细胞内浓度不成比例,不同给药方式 AUC 可能相同,细胞内 AUC 或者峰浓度则可能不同,提示血浆浓度不能预测抗肿瘤效应。而 Legha 等、Abraham 等和 Hortobagyi 等发现持续给药和团注给药两种方式的抗肿瘤效应是一样的。Doroshow 等认为没有证据证明这种给药方式的改变造成明显的抗肿瘤活性差异。尽管给药方式不同,但是临床疗效并不受影响。

（三）高剂量多柔比星持续静脉滴注在不同肿瘤中的应用

1. **晚期乳腺癌**　Hortobagyi 等于 1989 年在《癌症》(*CANCER*)发表了关于多柔比星持续静脉滴注治疗晚期乳腺癌的研究结果。共纳入既往未接受过任何细胞毒药物治疗的晚期乳腺癌患者 274 例,均接受 FAC 方案化疗,其中 133 例患者接受多柔比星团注静脉滴注方式的治疗,141 例患者接受多柔比星中心静脉持续静脉滴注 48 小时($n=79$)或 96 小时($n=62$)方式的治疗,接受多柔比星团注方法治疗的患者通常因多柔比星累积剂量达到 450mg/m² 而停药,而接受多柔比星持续静脉滴注的患者则因为疾病进展而停药,完全缓解(complete response,CR)率为 21%,部分缓解(partial response,PR)率为 59%。多柔比星团注静脉滴注与持续静脉滴注 48 小时或 96 小时患者的反应率、反应持续时间、生存时间没有差异,持续静脉滴注患者的中度和重度恶心和呕吐发生率更低($P<0.001$),但黏膜炎发生率更高($P<0.001$)。多柔比星持续静脉滴注模式的心脏毒性更低,当剂量 ≥450mg/m² 时,与团注静脉滴注方式相比,持续静脉滴注组能够减少充血性心衰发生率($P=0.004$),因此证明,多柔比星 48 小时或者 96 小时持续静脉滴注安全,耐受性更好。Legha 等治疗 27 例既往未接受多柔比星化疗的转移性乳腺癌患者,给予患者多柔比星 15mg/(m²·d)持续静脉滴注治疗 4 天,50% 的患者具有完全或部分缓解,与团注的注射方式相比,恶心、呕吐和脱发发生率明显减少,黏膜炎反应有所增加。

2. **肾上腺肿瘤**　米托蒽醌单药或联合是肾上腺肿瘤的常规治疗方案,然而客观缓解率通常较低,仅为 19%~22%,并且毒性较大。多柔比星单药或者联合化疗在肾上腺肿瘤治疗中显示了一定的抗肿瘤活性。Jame 等应用米托蒽醌(平均 4.6g/d)、多柔比星 10mg/(m²·d)持续静脉滴注 96 小时、依托泊苷 75mg/(m²·d)和长春瑞滨 0.4mg/(m²·d)方案治疗 35 个晚期肾上腺癌患者,8 例(22%)患者治疗有效,其中 1 例获得 CR,4 例获得 PR,3 例病灶略有缩小。中位缓解时间为 12.4 个月,对化疗没有缓解的患者中位生存时间为 11.6 个月,对化疗有效的患者中位生存时间为 34.3 个月。这个含多柔比星持续静脉滴注的联合方案虽不能证明优于单药米托蒽醌,但是对部分患者可能是一个很好的选择。

3. **软组织肉瘤**　多柔比星联合异环磷酰胺方案是适合于各种类型软组织肿瘤治疗的常用方案,单药抗肿瘤活性不超过 15%~25%,联合方案有效率可以提高,但是没有延长生存。研究结果显示,这些药物的疗效与剂量具有效应关系,在 I 期和 II 期临床试验中,给予高剂量治疗客观缓解率可达 40%~66%,使不可手术的患者变为可以手术患者,从而延长生存时间,中位生存时间可达到 24 个月。

瑞士肿瘤临床研究组织(swiss group for clinical cancer research,SAKK)7 个研究中心应用异环磷酰胺(10g/m²,持续静脉滴注 5 天)和高剂量多柔比星(总剂量 90mg/m²,持续静脉滴注 3 天)

治疗 46 例局部晚期或者转移性软组织肉瘤患者,每 21 天 1 周期,中位化疗周期是 4(1~6)周期。ORR 为 48%(3 例 CR,19 例 PR),中位生存时间为 19.6 个月,血液学毒性较大,3 级以上的中性粒细胞减少发生率为 59%,血小板减少发生率为 39%,贫血发生率为 27%,3 例患者发生 3 级神经毒性,1 例患者死于感染。这个研究的 CR、ORR、总生存与目前已发表的研究结果相似。

4. 儿童肿瘤　在成人,多柔比星持续静脉滴注不仅能够提高多柔比星的累积剂量,而且还可以通过降低多柔比星血浆峰浓度,不影响抗肿瘤效应,而达到预防多柔比星诱导的心肌病。然而,儿童应用多柔比星所发生的心脏毒性的机制与成人有所不同,儿童可以发生晚期心脏毒性,成人的多柔比星剂量模式不一定适用于儿童。丹娜法伯癌症研究院(Dana-Farber Cancer Institute)在 1991—1996 年共入组了 240 例具有高度风险的儿童急性淋巴细胞白血病(acute lymphoblastic leukemia,ALL)患者,最后参与统计分析的仅有 121 例患者,中位随访 17.8 个月(多柔比星团注组)和 18.4 个月(多柔比星持续静脉滴注组)。分别接受 30mg/m² 团注输注(超过 1 小时,$n=57$)和持续静脉滴注(超过 48 小时,$n=64$),每 3 周方案治疗,通过心电图进行心脏毒性评估,心脏 Z 评分基于健康人群来计算。两组年龄、性别、剂量和随访时间相似,治疗前,左心室结构和功能没有扩张型心肌病,两组心脏情况没有统计学差异。通过心电图随访,两组任何心脏特征没有明显不同,但是两组与基线和正常人群相比,均显示了明显的左心室结构和功能异常。如两组的平均左心室射血时间均降低两个标准差,左心室收缩力均下降(团注组平均 Z 评分 $=-0.70$ SD,$P=0.006$;持续静脉滴注 Z 评分 $=-0.765$ SD,$P=0.005$),两组均可见扩张型心肌病和不充分的左心室肥大,两组具有临床意义的心脏改变和无事件生存没有明显差异。10 年随访结果进一步证明,两组的无事件生存率相似,持续静脉滴注组 83%,团注组 78%,$P=0.24$。多柔比星持续静脉滴注的方式在儿童肿瘤治疗中的意义还有待探索。

三、高剂量阿糖胞苷

阿糖胞苷(Ara-C),化学式为 $C_9H_{13}N_3O_5$,即阿糖胞嘧啶,是一种 DNA 聚合酶抑制剂,为主要作用于细胞 S 增殖期的抗代谢细胞周期特异性药物,通过抑制细胞 DNA 合成,以干扰细胞增殖,对 RNA 和蛋白质合成的抑制作用较弱。阿糖胞苷主要用于急性白血病的诱导缓解期及巩固维持期、慢性粒细胞白血病的急变期患者的治疗,对淋巴瘤也有一定疗效。

阿糖胞苷进入人体细胞内,先经脱氧胞苷激酶催化磷酸化转变为有活性的阿糖胞苷三磷酸及阿糖胞苷二磷酸。这种反应有速度限制性,当细胞由 G1 期进入 S 期时,脱氧胞苷激酶增加数倍,这是其特异作用于 S 期的原因之一。再分别通过一磷酸胞苷激酶和二磷酸胞苷激酶转变为二磷酸阿糖胞苷(Ara-CDP)及三磷酸阿糖胞苷(Ara-CTP)。Ara-CTP 是 DNA 合成过程中一个关键酶——DNA 聚合酶的竞争性抑制剂。Ara-CTP 和 DNA 聚合酶的亲和力与正常底物三磷酸脱氧胞苷(dCTP)和 DNA 聚合酶的亲和力相近。当 Ara-CTP 和 DNA 聚合酶结合后,肿瘤细胞的 DNA 合成被阻断,S 期细胞遂死亡。阿糖胞苷亦能直接掺入 DNA 导致 DNA 片段不完全连接或不完全合成,产生细胞毒作用。阿糖胞苷在人体内的细胞毒活性决定于活化药物的激酶与降解药物的脱氨基酶两者之间的平衡。在不同组织细胞内,激酶和脱氨基酶的活性相差很大,导致 Ara-CTP 产生速率各不相同。基因突变致脱氧胞苷激酶缺乏或与阿糖胞苷活性代谢药物 Ara-CTP 具有竞争作用,并调节有关活化酶与降解酶活性的 dCTP 池扩增,均可导致细胞对阿糖胞苷耐药。阿糖胞苷对正在合成 DNA 的细胞有特异性作用,实验证明阿糖胞苷的抗肿瘤作用

第9章

强度,取决于瘤细胞内脱氧胞苷激酶和脱氧胞苷脱氨酶活力的比率,这两种酶系统的作用完全相反,前者可使阿糖胞苷活化为 Ara-CTP,后者则脱氨形成阿糖尿苷(Ara-U)而失效,高激酶及低脱氨酶有利于阿糖胞苷的抗肿瘤作用,低激酶及高脱氨酶则不利于其抗肿瘤作用。

阿糖胞苷极易被胃肠道黏膜及肝脏胞嘧啶脱氨酶作用而脱氨失去活性,故不宜口服。可以经静脉滴注、皮下注射、肌内注射、鞘内注射而吸收。阿糖胞苷静脉注射后能广泛分布于体液、组织及细胞内。在血中迅速消失,分布半衰期为 7~20 分钟,必须多次静脉注射给药或静脉滴注给药,以杀死从 G1 期进入 S 期的细胞。消除半衰期为 2.5 小时。静脉滴注药物可通过血脑屏障。药物在肝内主要由胞苷脱氧氨基酶催化脱氨基,转变为无活性的阿糖尿苷。在诱导缓解时,常用静脉滴注按体重 1~3mg/kg,1 日 1 次,连用 10 日。如无不良反应,剂量可加大至按体重 4~6mg/kg。在完全缓解后维持阶段,改用皮下注射维持剂量,按体重 1mg/kg,1~2 次/d,皮下注射,连用 7~10 日,该法较少应用。阿糖胞苷亦可以作为防治脑膜白血病的第二线药物鞘内注射,注射剂量为 $5mg/m^2$~$75mg/m^2$,联用地塞米松 5mg,用 2ml 生理盐水溶解,鞘内注射,最常见的用法为每 4 天应用 $30mg/m^2$ 至脑脊液正常,如为预防性鞘内注射则每 4~8 周一次。

阿糖胞苷长期用药可导致肿瘤细胞产生抗药性,耐药机制为:细胞膜转运阿糖胞苷的能力下降,细胞内阿糖胞苷浓度下降;癌细胞中脱氧胞苷激酶活力提高,代谢为阿糖胞苷活动型的量减少;瘤细胞中脱氧胞苷脱氨酶含量增加,大量阿糖胞苷代谢为 Ara-U 而失效;dCTP 库容增加,阻断其他脱氧核苷酸合成;细胞内 Ara-CTP 的半衰期缩短;Ara-CTP 与 DNA 聚合酶的亲和力下降;Ara-CTP 从 DNA 离解出来。克服阿糖胞苷抗药性的最有效措施是滴注高剂量阿糖胞苷,每 12 小时静脉滴注,每 3 小时 $3g/m^2$,一方面可提高阿糖胞苷进入瘤细胞的速度及量,胞内阿糖胞苷浓度可达 100μmol/L,停止滴注后血中浓度可下降到 1%;另一方面给予高剂量阿糖胞苷后,其脱氨化合物 Ara-U 亦可大量产生,高浓度 Ara-U 可延缓 S 期,增强脱氧胞苷激酶的活力,并可促使阿糖胞苷与 DNA 聚合酶的结合,从而加强阿糖胞苷的抗肿瘤作用。

当高剂量使用阿糖胞苷时,其优点是阿糖胞苷在人体血液中可通过自由扩散的方式进入细胞,明显提高细胞内药物浓度,充分发挥诱导细胞凋亡作用,克服细胞对传统剂量阿糖胞苷的耐药;阿糖胞苷进入机体后,在胞苷脱氨酶作用下迅速分解为无活性的 Ara-U,高浓度的 Ara-U 又竞争抑制胞苷脱氨酶,使肿瘤细胞停止于 S 期,从而提高化疗药物疗效;高浓度阿糖胞苷易通过血脑屏障,脑脊液中药物浓度可达到血浆浓度峰值的 10% 以上,脑脊液中浓度约为血浓度的 40%,因脑脊液中脱氨酶含量及活性低,其生物半衰期长达 2~11 小时,能较长时间维持阿糖胞苷浓度稳定,起到有效防治中枢神经系统白血病的作用;亦可通过血睾屏障,有效防治髓外白血病复发。谢晓恬等在 18 例初治儿童急性淋巴细胞白血病(acute lymphoblastic leukemia,ALL)和Ⅳ期非霍奇金淋巴瘤(non-Hodgkin lymphoma,NHL)在接受高剂量阿糖胞苷($2.0g/m^2$)和常规剂量阿糖胞苷治疗时于血药浓度高峰时采集脑脊液标本。结果显示应用高剂量阿糖胞苷治疗时,阿糖胞苷平均高峰血药浓度及 Ara-U 平均高峰血药浓度分别达到常规剂量阿糖胞苷治疗时血药浓度的近 50 倍和 25 倍。同时发现,Ara-U 浓度明显高于阿糖胞苷浓度;药物浓度也存在明显的个体差异。证明了应用高剂量阿糖胞苷治疗可以明显提高药物血浓度,脑脊液中也能维持较高的药物浓度水平,是达到显著临床疗效的药理学基础。

在急性白血病治疗方面,阿糖胞苷(Ara-C,A)联合柔红霉素(daunorubicin,D)组成的 DA 方案,能够使大约 80% 年轻人、60% 老年人获得完全缓解,这个标准方案至今已应用二十余年。以高剂量阿糖胞苷为主联合治疗方案,即指将阿糖胞苷剂量提高 1~3g/m²。这种疗法可以有效全面清扫体内残存的白血病细胞,从而取得缓解后显著的长期无病生存并提高缓解后的生活质量。目前,高剂量阿糖胞苷是治疗复发或难治性急性髓系白血病(acute myelocytic leukemia,AML)的基本方案。2006 年 Kern 等综合了来自澳大利亚白血病研究小组(Australia Leukocythemia Study Group,ALSG)、美国西南肿瘤协作组(Southwestern Oncology Group,SWOG)和德国急性髓系白血病协作组(acute myelocytic leukemia cooperative group,AMLCG)的 3 项随机对照临床研究结果,证实高剂量阿糖胞苷巩固治疗与标准剂量阿糖胞苷比较在提高患者无病生存(disease-free survival,DFS)率和总生存(overall survival,OS)率两方面均具有显著优势,因此推荐为标准巩固治疗方案。日本成人白血病研究组(Japan Adult Leukemia Study Group,JALSG)采用随机对照方法,研究比较了高剂量阿糖胞苷化疗组与培门冬酶 300mg/m² + 蒽环类药物联合化疗巩固方案的疗效,染色体核型预后中等组患者 5 年无病生存率分别为 38% 与 39%(P=0.400),5 年总生存率分别为 53% 与 54%(P=0.480),差异均无统计学意义;在染色体核型预后差的 AML 患者中,高剂量阿糖胞苷组 5 年无病生存率分别为 33% 和 14%(P=0.360),5 年总生存率分别为 39% 和 21%(P=0.380),但差异均无统计学意义。

为提高疗效,正在研究高剂量阿糖胞苷与多种化学药物联合应用。美国东部肿瘤协作组(Eastern Cooperative Oncology Group,ECOG)研究的 60 岁以下 AML 患者,结果表明,高剂量阿糖胞苷联合柔红霉素方案的 CR 为 72%,明显高于标准剂量的 57%。更重要的是,OS 也大大延长。Sarah 在美国血液学会(American Society of Hematology,ASH)会议上报告了采用新的序贯方法联合高剂量阿糖胞苷与米托蒽醌治疗复发或难治等高危 AML 的回顾性研究,其用法是阿糖胞苷 3g/m²,d1、d5,维持 4 小时静滴;米托蒽醌 30mg/m² 于阿糖胞苷滴完后立即滴注,维持 1 小时。结果患者耐受性好,总的缓解率为 55%,诱导相关死亡率为 9%,表明此方案可用于复发/难治 AML 的治疗。法国 ALFA-9802 研究结果显示,459 例 15~50 岁初治 AML 患者获得完全缓解后接受阿糖胞苷(3g/m² 每 12 小时 1 次,第 1、3、5 天)或阿糖胞苷(500mg/m² 持续静脉滴注,第 1~3 天)+ 米托蒽醌(12mg/m²,第 1~3 天)巩固治疗,细胞遗传学预后中等的两组 AML 患者 5 年无事件生存率(event free survival,EFS)分别为 49% 和 29%(P=0.020),高剂量阿糖胞苷组患者的复发率显著低于标准剂量化疗组。

由氟达拉滨(fludarabine)、高剂量阿糖胞苷和重组人粒细胞集落刺激因子(recombinant human granulocyte colony-stimulating factor,rhG-CSF)组成的 FLAG 方案已在国内外广泛用于治疗难治/复发的 AML,疗效也较肯定。为进一步提高难治/复发 AML 的缓解率,JALSG 报道了应用 FLAGM 方案治疗 41 例复发或难治性 AML 患者的 II 期临床试验成果。氟达拉滨 15mg/m² 每日 2 次,d1~4 + 阿糖胞苷 2g/m² 每日 2 次,d1~4+rhG-CSF 300μg/m² d1~4+ 米托蒽醌 10mg/m² d3~5。这项研究证实 FLAGM 方案治疗复发或难治性 AML 能达到 70% 的缓解率。尽管还需大量随机对照研究来证实,但是 FLAGM 方案不失为一个治疗复发或难治性 AML 的良好选择。

在淋巴瘤治疗方面,有大量临床证据表明,晚期 NHL 获得长期持续完全缓解(continuous complete remission,CCR)的关键是及时进行高剂量阿糖胞苷强化治疗。DHAP 方案(地塞米松、高剂量阿糖胞苷、顺铂)是治疗复发和难治性中、高度恶性 NHL 的有效解救治疗方案。1988 年美国 M.D Anderson 癌症中心 Velasquez 首次报道采用与 CHOP(环磷酰胺 + 阿霉素 + 长春新碱 + 泼尼松)方案无交叉耐药的 DHAP(地塞米松 + 顺铂 + 阿糖胞苷)方案治疗 90 例复发和难治性

NHL,总有效率为 58.5%,2 年总生存率为 25%。2001 年美国临床肿瘤学会(American Society of Clinical Oncology,ASCO)会议上波兰学者 Walekwi 等报道从 1989—1995 年用 DHAP 方案治疗 112 例复发和难治性淋巴瘤,其中 NHL 69 例,霍奇金病(Hodgkin's disease,HD)43 例,取得的疗效较前两位作者报道的低,总有效率 38%,其中完全缓解率 10%,中位缓解时间 6 个月,5 年总生存仅为 6.5%。DHAP 方案对经过多程、多方案化疗的复发和难治性中、高度恶性 NHL 仍存在完全缓解率不高,缓解期短和长期生存率低的缺点。

有报道显示 DHAP 方案联合利妥昔单抗(Rituximab,R)可进一步改善复发和难治性中、高度恶性 NHL 的生存率。2006 年 ASH 年会报告的随机对照研究结果表明,无论有效率还是无进展生存期(progression-free survival,PFS)、无病生存率、总生存率,R-DHAP 方案均优于 DHAP 方案,R-DHAP 组缓解患者自体造血干细胞移植(autologous hematopoietic stem cell transplantation,AHSCT)后 2 年 OS 高于 DHAP 组(62% vs 48%,P=0.03)。有学者采用 DHAOx ± R(地塞米松 + 阿糖胞苷 + 奥沙利铂 ± 利妥昔单抗)治疗 17 例复发难治性 NHL 患者,其中 10 例可评价疗效,总有效率为 60%,CR/ 不确定完全缓解率(unconfirmed CR,CRu)为 20%,显示 DHAOx 方案有效率较高,不良反应较轻。

2014 年欧洲肿瘤内科学会(European Society for Medical Oncology,ESMO)制定了第一个套细胞淋巴瘤(mantle cell lymphoma,MCL)的国际指南。该学会成员 Martin H.Dreyling 教授指出,对于<65 岁的套细胞淋巴瘤患者,标准治疗方案是含高剂量阿糖胞苷的强化治疗。在美国,比较常用的是 R-Hyper CAVD,欧洲推荐 R-CHOP 和 R-DHAP 交替使用,还有一种治疗方案就是造血干细胞移植。

由于高剂量阿糖胞苷可透过血脑屏障,所以在原发中枢系统淋巴瘤(primary central nervous system lymphoma,PCNSL)患者中,以高剂量甲氨蝶呤为主的化疗作为 PCNSL 的一线治疗,高剂量阿糖胞苷是最常联合的药物。一项多中心随机对照研究纳入了 79 例原发中枢系统淋巴瘤患者,随机分为两组,试验组给予"甲氨蝶呤 3.5g/m^2 d1+ 阿糖胞苷 2g/m^2 q12h d2~3"联合方案化疗,对照组给予甲氨蝶呤 3.5g/m^2 单药化疗,结果试验组完全缓解率较对照组提高 28%(46% vs 18%,P=0.006),3 年总生存率也有较对照组高的趋势(46% vs 32%,P=0.07),血液学毒性可以耐受,非血液学毒性少见。尽管该联合化疗方案在该研究中的完全缓解率不高,但仍成为原发中枢系统淋巴瘤治疗的一线方案。具体化疗方案见表 9-3。

使用高剂量阿糖胞苷,缺点是毒性反应随着剂量的增大而增加。白血病、淋巴瘤患者治疗初期可发生高尿酸血症,严重者可发生尿酸性肾病。造血系统通常会出现白细胞及血小板减少,严重者可发生再生障碍性贫血。较少见的不良事件有口腔炎、食管炎、肝功能损害、血栓性静脉炎。既往使用过 L- 门冬酰胺酶治疗的患者,在使用阿糖胞苷后有出现急性胰腺炎的报道。阿糖胞苷综合征多出现于用药后 6~12 小时,有骨痛或肌痛、咽痛、发热、全身不适、皮疹、眼睛发红等表现。有文献报道,采用中剂量或高剂量阿糖胞苷治疗时,部分患者可能发生严重的胃肠道及神经系统不良反应,如胃肠道溃疡、胃肠积气、坏死性结肠炎、腹膜炎、周围神经病变、大脑或小脑功能障碍如性格改变、肌张力减退、癫痫、嗜睡、昏迷、定向力障碍、眼球震颤、语音失调、步态不稳;还可出现出血性结膜炎、皮疹、脱发、脱皮、严重心肌病、肺脓肿、毒血症、行为和思维活动异常等神经毒性。阿糖胞苷可能会导致胎儿畸形发生率增加或不可逆损害,因此孕妇及哺乳期妇女忌用。

表 9-3　含高剂量阿糖胞苷的化疗方案

方案缩写	具体方案	适应证
FLAI	氟达拉滨(Fludarabine),阿糖胞苷(Ara-C),伊达比星(Idarubicin)	复发难治急性髓系白血病
FLAG	氟达拉滨(Fludarabine),高剂量阿糖胞苷(High-dose Ara-C),重组人粒细胞集落刺激因子(recombinant human granulocyte colony-stimulating factor)	复发难治高危急性髓系白血病
FLAGM	氟达拉滨(Fludarabine),阿糖胞苷(Ara-C),重组人粒细胞集落刺激因子(recombinant human granulocyte colony-stimulating factor),米托蒽醌(Mitoxantrone)	复发难治高危急性髓系白血病
CLAG-M	克拉曲滨(Cladribine),高剂量阿糖胞苷(High-dose Ara-C),米托蒽醌(Mitoxantrone),重组人粒细胞集落刺激因子(recombinant human granulocyte colony-stimulating factor)	早期复发难治急性髓系白血病
高剂量阿糖胞苷	高剂量阿糖胞苷(High-dose Ara-C)	复发难治急性髓系白血病
高剂量阿糖胞苷与米托蒽醌	高剂量阿糖胞苷(High-dose Ara-C),米托蒽醌(Mitoxantrone)	复发难治高危急性髓系白血病
BEAM	卡莫司汀(Carmustine),依托泊苷(Etoposide),高剂量阿糖胞苷(High-dose Ara-C),美法仑(Melphalan)	自体外周血干细胞移植
DHAP/R-DHAP	地塞米松(Dexamethasone),顺铂(Cisplatin),高剂量阿糖胞苷(High-dose Ara-C),利妥昔单抗(Rituximab)	复发难治霍奇金淋巴瘤/自体造血干细胞移植
OAD/ROAD	地塞米松(Dexamethasone),奥沙利铂(Oxaliplatin),高剂量阿糖胞苷(High-dose Ara-C),利妥昔单抗(Rituximab)	复发难治霍奇金淋巴瘤
DHAOx ± R	地塞米松(Dexamethasone),高剂量阿糖胞苷(High-dose Ara-C),奥沙利铂(Oxaliplatin),利妥昔单抗(Rituximab)	复发难治霍奇金淋巴瘤
ESHAP	依托泊苷(Etoposide),甲泼尼龙(Meprednisone),顺铂(Cisplatin),高剂量阿糖胞苷(High-dose Ara-C)	复发难治霍奇金淋巴瘤
FEAM	福莫司汀(Fotemustine),依托泊苷(Etoposide),高剂量阿糖胞苷(High-dose Ara-C),美法仑(Melphalan)	复发难治霍奇金淋巴瘤
Hyper-CVAD	A 方案:环磷酰胺(Cyclophosphamide),长春新碱(Vincristine),多柔比星(Adriamycin),地塞米松(Dexamethasone);B 方案:高剂量甲氨蝶呤(High-dose methotrexate),高剂量阿糖胞苷(High-dose Ara-C)	复发难治霍奇金淋巴瘤/急性淋巴细胞白血病

因此用高剂量阿糖胞苷治疗时,要注意联合其他支持药物,既保持疗效,又降低毒性。四氢尿苷可抑制脱氧酶,延长阿糖胞苷血浆半衰期,提高血药浓度,起增效作用。可适当增加患者液体摄入量,使尿液保持碱性,必要时可服用别嘌呤醇,防止血清尿酸增高及尿酸性肾结石形成。本品能阻止氟胞嘧啶的抗真菌作用,降低氟胞嘧啶的疗效,因此不应与 5- 氟尿嘧啶并用。

四、培美曲塞

培美曲塞是一种通过破坏细胞内叶酸代谢,抑制细胞复制,抑制肿瘤生长的抗肿瘤药物,其给药方式与作用机制、不良反应相关。

(一)作用机制

培美曲塞是一种含有吡咯嘧啶基团为核心结构的抗叶酸制剂,能够抑制胸苷酸合成酶

（thymidylate synthase，TS）、二氢叶酸还原酶（dihydrofolate reductase，DHFR）和甘氨酰胺核苷酸甲酰转移酶（glycinamide ribonucleotide formyl transferase，GARFT）的活性，这些酶都是合成叶酸所必需的酶，参与胸腺嘧啶核苷酸和嘌呤核苷酸的生物再合成过程。培美曲塞通过运载叶酸的载体和细胞膜上的叶酸结合蛋白运输系统进入细胞内。一旦培美曲塞进入细胞内，它就在叶酰多谷氨酸合成酶的作用下转化为多谷氨酸的形式。多谷氨酸存留于细胞内成为胸苷酸合成酶和甘氨酰胺核苷酸甲酰转移酶的抑制剂，多谷氨酸化在肿瘤细胞内呈现时间 - 浓度依赖性过程，而在正常组织内浓度很低。多谷氨酸化代谢物在肿瘤细胞内的半衰期延长，从而也就延长了药物在肿瘤细胞内的作用时间。

（二）临床前和临床研究

培美曲塞体外可抑制间皮瘤细胞系（MSTO-211H、NCI-H2052）的生长。间皮瘤细胞系MSTO-211H 的研究结果显示，培美曲塞与顺铂联合有协同作用。培美曲塞和顺铂联合用于恶性胸膜间皮瘤化疗；培美曲塞联合铂类用于非小细胞肺癌（non small lung cancer，NSCLC），尤其是非鳞癌（腺癌和大细胞癌）的标准一线化疗和辅助化疗；培美曲塞单药用于二线化疗，也可用于放化疗联合及单药维持治疗；培美曲塞为膀胱癌治疗的二线用药。

（三）预防药物

包括口服地塞米松（减少治疗相关的皮疹反应），补充口服叶酸和肌内注射维生素 B_{12}（减少治疗相关的血液学毒性和胃肠道毒性）。

1. 预服地塞米松（或相似药物）可以降低皮肤反应的发生率及其严重程度，而未预服皮质类固醇药物的患者，皮疹发生率较高。给药方法：地塞米松 4mg。口服每日 2 次，培美曲塞给药前1 天、给药当天和给药后 1 天，连服 3 天。

2. 培美曲塞治疗必须同时服用低剂量叶酸或其他含有叶酸的复合维生素制剂。服用时间：第一次给予培美曲塞治疗开始前 7 天至少服用 5 日叶酸，一直服用整个治疗周期，在给药后 21天可停服。叶酸给药剂量范围为 350~1 000μg，最常用的口服剂量是 400μg。

3. 补充维生素 B_{12} 应在第一次培美曲塞给药前 7 天内肌内注射维生素 B_{12} 一次，以后每 3个化疗周期肌注一次，以后的维生素 B_{12} 给药可与培美曲塞用药在同一天进行。维生素 B_{12} 剂量为 1 000μg。

（四）配药注意

如同其他有潜在毒性的抗癌药物一样，应谨慎处理和配制培美曲塞溶液。建议戴手套，如果培美曲塞溶液与皮肤接触，立即使用肥皂和水彻底清洗皮肤。如果黏膜接触到了培美曲塞，用清水彻底冲洗。对培美曲塞外渗无特别解毒药。到目前为止鲜有培美曲塞严重外渗的报道。培美曲塞外渗处理可按照对非起泡剂外渗处理的常规方法进行。

（五）溶解稀释

培美曲塞溶液必须用不含防腐剂的 0.9% 氯化钠注射液进一步稀释至 100ml，静脉输注 10分钟以上。

（六）溶液贮存

室温贮存。在冷藏或室温及光照条件下，重新溶解的培美曲塞溶液及输注溶液的化学和物理特性可在重新溶解后 24 小时内保持稳定，仅供一次使用。按上述要求配制的培美曲塞适用于聚氯乙烯（polyvinyl chloride，PVC）给药装置和静脉输液袋。

（七）配伍禁忌

培美曲塞与含钙稀释剂物理性质不相容,包括乳酸林格氏注射液和林格氏注射液,因此不应使用这些溶液。不推荐将培美曲塞与其他药物和稀释剂联用。

（八）剂量调整

在下一个治疗周期开始时,需根据既往治疗周期血细胞最低计数和最严重的非血液学毒性进行剂量调整。为了获得充分的恢复时间,可以延迟治疗。

1. 血液学毒性　待恢复后,若既往中性粒细胞绝对值$<0.5 \times 10^9/L$和血小板$\geq 50 \times 10^9/L$,培美曲塞(单药或与顺铂联合用药)的剂量调整到原来剂量的 75%;若血小板$<50 \times 10^9/L$,无论绝对中性粒细胞最低值如何,培美曲塞(单药或与顺铂联合用药)的剂量调整到原来剂量的75%;若血小板$<50 \times 10^9/L$伴有出血,无论绝对中性粒细胞最低值如何,培美曲塞(单药或与顺铂联合用药)的剂量调整到原来剂量的 50%。

2. 非血液毒性　若既往发生≥ 3级的非血液学毒性(不包括神经毒性),应暂停本品治疗,直至恢复到治疗前水平或稍低于治疗前水平。除黏膜炎之外的任何 3 级或 4 级毒性,培美曲塞(单药或联合用药)调整到原来剂量的 75%;需要住院的腹泻(不分级别)或 3 级、4 级腹泻,培美曲塞剂量调整到原来的 75%,若既往出现 3 级或 4 级黏膜炎,剂量调整到原来的 50%。

3. 神经毒性　若出现 0~2 级神经毒性,培美曲塞剂量不用调整,若出现 3/4 级神经毒性,应停止治疗。

4. 停药建议　如果患者经历 2 次减量后,再次发生了任何 3 或 4 级血液学或非血液学毒性,应中止培美曲塞治疗,如果发生了 3 或 4 级神经毒性,应立即停止治疗。

（九）肾功能损害

若肌酐清除率$\geq 45ml/min$,培美曲塞剂量不需要调整,若肌酐清除率$<45ml/min$,因治疗指数不足,不应进行培美曲塞给药。男性肌酐清除率:$(140- 年龄) \times 实际体重(kg)/ [72 \times 血清肌(mg/dl)=ml/mim]$;女性肌酐清除率:男性肌酐清除率估计值$\times 0.85$。

（十）肝功能损害

未发现转氨酶或胆红素异常与培美曲塞药物代谢动力学之间的关系。没有对肝损害患者进行专门的研究。

（十一）骨髓毒性

培美曲塞可以抑制骨髓造血功能,表现为中性粒细胞减少、血小板减少、贫血或全血细胞减少症,骨髓抑制通常为剂量限制性毒性。应根据前一个周期中的最低中心粒细胞绝对值、血小板计数和最严重的非血液学毒性来确定后续化疗周期的剂量调整。

（十二）肾功能下降

培美曲塞主要以原形经肾脏排泄。

1. 肾功能下降将会导致培美曲塞清除率下降和暴露量即曲线下面积(area under the curve,AUC)升高。在肌酐清除率$\geq 45ml/min$的患者中,不需要进行剂量调整。因临床试验中肌酐清除率 45ml/min 的患者数量有限,无法得出剂量建议。因此,肌酐清除率$<45ml/min$的患者不应接受培美曲塞治疗。

2. 轻、中度肾功能不全患者与非甾体抗炎药合用:对于肌酐清除率为 45~79ml/min 的轻、中度肾功能不全患者,联合用布洛芬与培美曲塞时应谨慎。也应慎用其他非甾体抗炎药。

（十三）第三间隙液体

尚不清楚培美曲塞对第三间隙液体的影响,如胸腔积液和腹水。在出现具有临床意义的第三间隙积液的患者中,应考虑在培美曲塞给药前进行积液引流。

（十四）其他

由于培美曲塞与顺铂联合给药的胃肠道毒性,曾经观察到重度脱水。因此,患者在接受治疗前和 / 或治疗后应当接受充分的镇吐药治疗以及适宜的水化治疗。培美曲塞临床试验期间很少报告严重的心血管事件,包括心肌梗死和脑血管事件,通常是在与另一种细胞毒药物联合给药时,报告这些事件的大多数患者已知存在心血管风险因素。在培美曲塞治疗前、治疗期间或治疗后接受放射治疗的患者中,曾经报告过放射性肺炎的病例。应特别注意这些患者,使用放射敏化剂时应当谨慎。在前几周或前几年接受放射治疗的患者中曾经报告过放射回忆性损伤病例。

（十五）特殊人群用药　包括妊娠、哺乳期妇女,儿童和老年人

1. **妊娠**　根据培美曲塞的作用机制,妊娠妇女接受培美曲塞时可能会导致对胎儿的伤害。如果在妊娠中使用培美曲塞,或如果在使用该药过程中妊娠,应向患者告知对胎儿的潜在危险。建议有生育可能的女性在培美曲塞治疗过程中使用有效的避孕措施以避免妊娠。

2. **哺乳期妇女**　由于许多药物会从乳汁中分泌,而且培美曲塞可能会对哺乳婴儿产生潜在的严重不良反应,在充分考虑药物对母亲的重要性后,应决定中止哺乳或中止药物。

3. **儿童用药**　尚未确定培美曲塞在儿科患者中的安全性和有效性。

4. **老年用药**　已知培美曲塞通过肾脏大量排泄,因此在肾功能损害患者中,发生药物不良事件的风险可能会升高。因为老年患者更可能会发生肾功能下降,应谨慎选择剂量。建议在培美曲塞给药时进行肾功能监测。除对所有患者给予的减量建议外,不需要在 65 岁或以上患者中降低剂量。

（十六）药物相互作用

1. **非甾体抗炎药**　布洛芬,尽管布洛芬(400mg,每日 4 次)可以降低培美曲塞的清除率,在肾功能正常(肌酐清除率 ≥80ml/min)的患者中可以将布洛芬与培美曲塞合用。与较高剂量的布洛芬合用需谨慎(>1 600mg/d)。在轻、中度肾功能不全(肌酐清除率 45~79ml/min)患者中合并使用布洛芬与培美曲塞时应谨慎。其他非甾体抗炎药在肾功能正常的患者中(肌酐清除率 ≥80ml/min),较高剂量非甾体抗炎药或阿司匹林与培美曲塞同时给药应当谨慎。轻、中度肾功能不全患者在接受培美曲塞给药前 2 天、给药当天和给药后 2 天中,应避免使用消除半衰期短的非甾体抗炎药。因为没有培美曲塞与半衰期较长的非甾体抗炎药潜在相互作用的资料,正在使用此类非甾体抗炎药的所有患者应在培美曲塞给药前至少 5 天、给药当天和给药后 2 天中断非甾体抗炎药给药。如果必须进行非甾体抗炎药伴随给药,应对患者进行密切的毒性监测,尤其是骨髓抑制、肾脏和胃肠道毒性。

2. **肾毒性药物**　培美曲塞主要以原形药物通过肾小球滤过和肾小管分泌而经肾脏清除。伴随使用肾毒性药物(如氨基糖苷、髓袢利尿药、铂类化合物、环孢素)可能会导致培美曲塞清除延迟。伴随使用经肾小管排泄的物质(如丙磺舒)也可能会导致培美曲塞的清除延迟。与上述药物联合用药时应谨慎,必要时应当密切监测肌酐清除率。所有细胞毒药物的常见相互作用由于肿瘤患者中血栓形成的风险增加,所以经常会使用抗凝治疗。决定使用口服抗凝药物治疗的患者,由于疾病期间抗凝状态的个体内可变性很高,并且口服抗凝药和抗肿瘤治疗之间可能存在相

互作用,所以需要增加国际标准化比值(international normalized ratio,INR)的监测频率。

3. 减毒活疫苗　癌症患者中免疫抑制状态较常见,因此,除了禁忌使用的黄热病疫苗外,也不建议同时接种减毒活疫苗,这可能导致全身性致命的疾病风险。

（十七）药物过量

培美曲塞过量的报道很少。报道的毒性包括中性粒细胞减少症、贫血、血小板减少、黏膜炎和皮疹。药物过量的预期并发症包括骨髓抑制,可表现为嗜中性粒细胞减少、血小板减少和贫血。此外,也可见到伴或不伴发热的感染、腹泻和黏膜炎。如果发生药物过量,治疗医生应根据需要采取常规的支持治疗措施。在临床试验中,允许使用亚叶酸治疗持续时间≥3天的4级白细胞减少、持续时间≥3天的4级中性粒细胞减少,如果发生4级血小板减少、3级血小板减少伴发热的出血或3、4级黏膜炎,应立即使用亚叶酸治疗。推荐静脉使用亚叶酸的剂量和方案:100mg/m^2 静脉给药一次,然后为亚叶酸50mg/m^2 每6小时静脉给药一次,治疗8天。尚不清楚培美曲塞是否能通过透析清除。

（十八）药物代谢动力学

1. 吸收:在426例不同实体肿瘤患者中,评估了培美曲塞单药剂量范围为0.2~838mg/m^2 10分钟以上静脉输注后的药物代谢动力学。培美曲塞的总全身暴露量即曲线下面积(area under the curve,AUC)和血浆峰浓度(peak concentration,C_{max})的升高与剂量成比例。经多个治疗周期后,培美曲塞的药物代谢动力学没有变化。

2. 分布:培美曲塞的稳态分布容积为16.1L。体外实验表明,培美曲塞的血浆蛋白结合率约为81%,且不受肾功能损害程度的影响。

3. 代谢和排泄:培美曲塞代谢程度不高,主要通过肾脏由尿清除,在给药后前24小时内,70%~90%的剂量以原形回收。当肾功能下降时,清除率下降,暴露量即曲线下面积升高。在肾功能正常(肌酐清除率90ml/min)的患者中,培美曲塞的总全身清除率为91.8ml/min,清除半衰期为3.5小时。在对照试验和单臂试验中的大约400例患者中,研究了特殊人群中的培美曲塞药物代谢动力学。

4. 没有观察到年龄、性别、种族对药物代谢动力学的影响。

5. 肝功能不全的影响:没有观察到肝功能不全对药物代谢动力学的影响。

6. 肾功能不全的影响:在培美曲塞的药物代谢动力学分析中包括了127例肾功能下降的患者。当肾功能下降时,培美曲塞的血浆清除率下降,并导致全身暴露量升高。与肌酐清除率为100ml/min的患者相比,肌酐清除率为45、50和80ml/min的患者的培美曲塞的全身总暴露量即曲线下面积分别升高65%、54%和13%。

（十九）儿童患者

在Ⅰ期临床研究中纳入的22例患者(13例男性和9例女性)中研究了培美曲塞单剂量(剂量范围:400~2 480mg/m^2)给药后的药物代谢动力学,这些患者的年龄范围为4~18岁(平均年龄12岁)。结果显示培美曲塞暴露量(AUC和C_{max})的增加与给药剂量呈比例关系。培美曲塞在儿童患者中的清除率[2.30L/(h·m^2)]和半衰期(2.3h)与成人具有可比性。

（二十）其他药物影响

1. 布洛芬的影响　在肾功能正常的患者中,布洛芬400mg,每日4次给药可使培美曲塞的清除率降低大约20%(AUC升高20%)。尚不清楚更高剂量布洛芬对培美曲塞药代动力学的影响。

2. 阿司匹林的影响　服用低、中剂量的阿司匹林（325mg 每 6 小时一次）不影响培美曲塞的药物代谢动力学。尚不清楚更高剂量的阿司匹林对培美曲塞药物代谢动力学的影响。

3. 顺铂的影响　顺铂不影响培美曲塞的药物代谢动力学，培美曲塞也不影响顺铂的药物代谢动力学。

4. 维生素的影响　合并使用口服叶酸或肌内注射维生素 B_{12} 不影响培美曲塞的药物代谢动力学。经细胞色素 P450（cytochrome P450，CYP）酶代谢的药物根据人肝微粒体体外试验结果预测，对于经 CYP3A、CYP2D6、CYP2C9 和 CYP1A2 代谢的药物的代谢性清除，培美曲塞不会产生具有临床意义的抑制作用。

（蔡锐刚　王海燕　陈莲珍　张昕　屈涛　兰波　张长弓　吕铮　宋立娜　王竞　石远凯）

参考文献

［1］陈亚红，耿宝琴，雍定国．口服抗肿瘤药的研究现状 [J]．国外医药（合成药、生化药、制剂分册），2002, 23 (1): 3-6.

［2］HU X, ZHANG J, XU B, et al. Multicenter phase Ⅱ study of apatinib, a novel VEGFR inhibitor in heavily pretreated patients with metastatic triple-negative breast cancer [J]. Int J Cancer, 2014, 135 (8): 1961-1969.

［3］DIETEL M, JÖHRENS K, LAFFERT M, et al. Predictive molecular pathology and its role in targeted cancer therapy: A review focussing on clinical relevance [J]. Cancer Gene Ther, 2013, 20 (4): 211-221.

［4］ANDRÉ F, O'REGAN R, OZGUROGLU M, et al. Everolimus for women with trastuzumab-resistant, HER2-positive, advanced breast cancer (BOLERO-3): A randomised, double-blind, placebo-controlled phase 3 trial [J]. Lancet Oncol, 2014, 15 (6): 580-591.

［5］田口铁男，孙燕．内科肿瘤学 [M]．北京：人民卫生出版社，2001.

［6］周际昌．实用肿瘤内科学 [M]．北京：人民卫生出版社，1999: 155-160.

［7］NEWTON H B. Intra-arterial chemotherapy of primary brain tumors [J]. Curr Treat Options Oncol, 2005, 6 (6): 519-530.

［8］刘萍，陈春林，曾北蓝，等．宫颈癌术前动脉化疗的组织病理学动态变化及临床结局 [J]．中国实用妇科与产科杂志，2006, 22 (2): 109-111.

［9］李国立，刘福坤，陈忠豪，等．胃癌术前选择性动脉化疗对组织和细胞结构的影响 [J]．中华外科杂志，1997, 35 (5): 259-261.

［10］商春雨，苏洪英，刘静，等．原发性肝癌肝动脉化疗栓塞术 (TACE) 预后多因素分析 [J]．现代肿瘤医学，2011, 19 (12): 2466-2469.

［11］顾晋，马朝来，叶颖江．结肠、直肠癌术前区域动脉灌注化疗的临床病理观察 [J]．中华外科杂志，1999, 37 (6): 333.

［12］李海平，曹觉，王小宜，等．原发性肝癌经动脉化疗栓塞疗效及预后影响因素分析 [J]．临床放射学杂志，2001, 20 (1): 66-69.

［13］顾建平，何旭，陈亮，等．超选择性支气管动脉栓塞化疗治疗肺癌 [J]．中华放射学杂志，2003, 37 (10): 908-911.

［14］周际昌．实用肿瘤内科学 [M]．2 版．北京：人民卫生出版社，2014.

［15］欧阳钦．临床诊断学 [M]．北京：人民卫生出版社，2005.

［16］JOHN E N. 临床肿瘤学 [M]．5 版．北京：人民军医出版社，2016: 864-875.

［17］BRUCE A C, DAN L L. Cancer chemotherapy and biotherapy principles and practice [M]. 5th ed. Philadelphia: Lipincott Williams & Wilkins, 2011: 108-141.

［18］VINCENT T D, THEODORE S L, STEVEN A R. Cancer: principles & practice of oncology [M]. 10th ed. Philadelphia: Lipincott Williams & Wilkins, 2015.

［19］ RAMSEY L B, BALIS F M, O'BRIEN M M, et al. Consensus Guideline for use of glucarpidase in patients with high-dose methotrexate induced acute kidney injury and delayed methotrexate clearance [J]. Oncologist, 2018, 23 (1): 52-61.

［20］ 石远凯, 巴一, 冯继锋, 等. 中国蒽环类药物特性专家共识 [J]. 中国肿瘤临床, 2018, 45 (03): 110-112.

［21］ 石远凯, 孙燕, 马军, 等. 中国蒽环类药物治疗淋巴瘤专家共识 [J]. 中国肿瘤临床, 2018, 45 (03): 113-116.

［22］ 胡夕春, 张剑, 陈德滇, 等. 中国蒽环类药物治疗乳腺癌专家共识 [J]. 中国肿瘤临床, 2018, 45 (03): 120-125.

［23］ VON HOFF D D, LAYARD M W, BASA P, et al. Risk factors for doxorubicin-induced congestive heart failure [J]. Ann Intern Med, 1979, 91 (5): 710-717.

［24］ LEFRAK E A, PITHA J, ROSENHEIM S, et al. A clinicopathologic analysis of adriamycin cardiotoxicity [J]. Cancer, 1973, 32 (2): 302-314.

［25］ HARASHIMA H, IIDA S, URAKAMI Y, et al. Optimization of antitumor effect of liposomally encapsulated doxorubicin based on simulations by pharmacokinetic/pharmacodynamic modeling [J]. J Control Release, 1999, 61 (1-2): 93-106.

［26］ DURAND R E, OLIVE P L. Flow cytometry studies of intracellular adriamycin in single cells in vitro [J]. Cancer Res, 1981, 41 (9 Pt 1): 3489-3494.

［27］ NGUYEN-NGOC T, VRIGNAUD P, ROBERT J. Cellular pharmacokinetics of doxorubicin in cultured mouse sarcoma cells originating from autochthonous tumors [J]. Oncology, 1984, 41 (1): 55-60.

［28］ ISHISAKA T, KISHI S, OKURA K, et al. A precise pharmacodynamic study showing the advantage of a marked reduction in cardiotoxicity in continuous infusion of doxorubicin [J]. Leuk Lymphoma, 2006, 47 (8): 1599-1607.

［29］ LUM B L, SVEC J M, TORTI F M. Doxorubicin: Alteration of dose scheduling as a means of reducing cardio-toxicity [J]. Drug Intell Clin Pharm, 1985, 19 (4): 259-264.

［30］ CHLEBOWSKI R T, PAROLY W S, PUGH R P, et al. Adriamycin given as a weekly schedule without a loading course: Clinically effective with reduced incidence of cardiotoxicity [J]. Cancer Treat Rep, 1980, 64 (1): 47-51.

［31］ LEGHA S S, BENJAMIN R S, MACKAY B, et al. Reduction of doxorubicin cardiotoxicity by prolonged continuous intravenous infusion [J]. Ann Intern Med, 1982, 96 (2): 133-139.

［32］ MULLER C, CHATELUT E, GUALANO V, et al. Cellular pharmacokinetics of doxorubicin in patients with chronic lymphocytic leukemia: Comparison of bolus administration and continuous infusion [J]. Cancer Chemother Pharmacol, 1993, 32 (5): 379-384.

［33］ LEGHA S S, BENJAMIN R S, MACKAY B, et al. Reduction of doxorubicin cardiotoxicity by prolonged continuous intravenous infusion [J]. Ann Intern Med, 1982, 96 (2): 133-139.

［34］ ABRAHAM R, BASSER R L, GREEN M D. A risk-benefit assessment of anthracycline antibiotics in antineo-plastic therapy [J]. Drug Saf, 1996, 15 (6): 406-429.

［35］ HORTOBAGYI G N, FRYE D, BUZDAR A U, et al. Decreased cardiac toxicity of doxorubicin administered by continuous intravenous infusion in combination chemotherapy for metastatic breast carcinoma [J]. Cancer, 1989, 63 (1): 37-45.

［36］ BA Chabner and DL Longo (Eds). Cancer Chemotherapy and Biotherapy: Principles and Practice [J]. 4thed. Philadelphia: Lippincott Williams & Wilkins, 2006.

［37］ ABRAHAM J, BAKKE S, RUTT A, et al. A phaseⅡtrial of combination chemotherapy and surgical resection for the treatment of metastatic adrenocortical carcinoma: Continuous infusion doxorubicin, vincristine, and etoposide with daily mitotane as a P-glycoprotein antagonist [J]. Cancer, 2002, 94 (9): 2333-2343.

［38］ O'BRYAN R M, LUCE J K, TALLEY R W, et al. Phase Ⅱ evaluation of adriamycin in human neoplasia [J]. Cancer, 1973, 32 (1): 1-8.

［39］ CERNY T, LEYVRAZ S, VON BRIEL T, et al. Saturable metabolism of continuous high-dose ifosfamide with mesna and GM-CSF: A pharmacokinetic study in advanced sarcoma patients. Swiss Group for Clinical Cancer Research (SAKK)[J]. Ann Oncol, 1999, 10 (9): 1087-1094.

［40］ REICHARDT P, TILGNER J, HOHENBERGER P, et al. Dose-intensive chemotherapy with ifosfamide, epiru-bicin, and filgrastim for adult patients with metastatic or locally advanced soft tissue sarcoma: A phase Ⅱ study

第 9 章

[J]. J Clin Oncol, 1998, 16 (4): 1438-1443.

［41］ MAUREL J, BUESA J, LóPEZ-POUSA A, et al. Salvage surgical resection after high-dose ifosfamide (HDIF) based regimens in advanced soft tissue sarcoma (ASTS): A potential positive selection bias: a study of the Spanish group for research on sarcomas (GEIS)[J]. J Surg Oncol, 2004, 88 (1): 44-49.

［42］ DE PAS T, DE BRAUD F, ORLANDO L, et al. High-dose ifosfamide plus adriamycin in the treatment of adult advanced soft tissue sarcomas: is it feasible？ [J]. Ann Oncol, 1998, 9 (8): 917-919.

［43］ LIPSHULTZ S E, GIANTRIS A L, LIPSITZ S R, et al. Doxorubicin administration by continuous infusion is not cardioprotective: The Dana-Farber 91-01 Acute Lymphoblastic Leukemia protocol [J]. J Clin Oncol, 2002, 20 (6): 1677-1682.

［44］ LIPSHULTZ S E, MILLER T L, LIPSITZ S R, et al. Continuous versus bolus infusion of doxorubicin in children with ALL: Long-term cardiac outcomes [J]. Pediatrics, 2012, 130 (6): 1003-1011.

［45］ 孙燕 . 抗肿瘤药物手册 [M]. 北京 : 北京大学医学出版社 , 2007.

［46］ MIYAWAKI S, OHTAKE S, FUJISAWA S, et al. A randomized comparison of 4 courses of standard-dose multi-agent chemotherapy versus 3 courses of high-dose cytarabine alone in postremission therapy for acute myeloid leukemia in adults: The JALSG AML201 Study [J]. Blood, 2011, 117 (8): 2366-2372.

［47］ 谢晓恬 , 李本尚 , 李莉 , 等 . 大剂量阿糖胞苷治疗时血浆和脑脊液中药物浓度测定的研究 [J]. 上海医学 , 2005, 28 (3): 220-223.

［48］ MIYAWAKI S, OHTAKE S, FUJISAWA S, et al. A randomized comparison of 4 courses of standard-dose multi-agent chemotherapy versus 3 courses of high-dose cytarabine alone in postremission therapy for acute myeloid leukemia in adults: The JALSG AML201 Study [J]. Blood, 2011, 117 (8): 2366-2372.

［49］ THOMAS X, ELHAMRI M, RAFFOUX E, et al. Comparison of high-dose cytarabine and timed-sequential chemotherapy as consolidation for younger adults with AML in first remission: The ALFA-9802 study [J]. Blood, 2011, 118 (7): 1754-1762.

［50］ 石远凯 , 韩晓红 , 何小慧 , 等 . 阿糖胞苷联合粒细胞集落刺激因子动员自体外周血干细胞效果的研究 [J]. 中华医学杂志 , 2002, 82 (7): 462-466.

［51］ VELASQUEZ W S, CABANILLAS F, SALVADOR P, et al. Effective salvage therapy for lymphoma with cisplatin in combination with high-dose Ara-C and dexamethasone (DHAP)[J]. Blood, 1988, 71 (1): 117-122.

［52］ ALZGHARI S K, SEAGO S E, CABLE C T, et al. Severe palmar-plantar erythrodysesthesia and aplasia in an adult undergoing re-induction treatment with high-dose cytarabine for acute myelogenous leukemia: A possible drug interaction between posaconazole and cytarabine [J]. J Oncol Pharm Pract, 2017, 23 (6): 476-480.

［53］ GUOLO F, MINETTO P, CLAVIO M, et al. High feasibility and antileukemic efficacy of fludarabine, cytarabine, and idarubicin (FLAI) induction followed by risk-oriented consolidation: A critical review of a 10-year, single-center experience in younger, non M3 AML patients [J]. Am J Hematol, 2016, 91 (8): 755-762.

［54］ MARTIN P. High-dose cytarabine in mantle cell lymphoma.[J]. Clin Adv Hematol Oncol, 2015, 13 (10): 646-649.

［55］ HOSTER E, GEISLER C H, DOORDUIJN J, et al. Total body irradiation after high-dose cytarabine in mantle cell lymphoma: A comparison of Nordic MCL2, HOVON-45, and European MCL Younger trials [J]. Leukemia, 2016, 30 (6): 1428-1430.

［56］ CHAMBERLAIN M C. High-dose cytarabine salvage therapy for recurrent primary CNS lymphoma [J]. J Neurooncol, 2016, 126 (3): 545-550.

［57］ UNGUR R, TEMPESCUL A, BERTHOU C, et al. ESHAP chemotherapy is efficient in refractory/relapsed primary central nervous system lymphoma: Report of four cases [J]. Onco Targets Ther, 2015, 8: 2771-2773.

［58］ JABBOUR E, SHORT N J, RAVANDI F, et al. Combination of hyper-CVAD with ponatinib as first-line therapy for patients with Philadelphia chromosome-positive acute lymphoblastic leukaemia: A single-centre, phase 2 study [J]. Lancet Oncol, 2015, 16 (15): 1547-1555.

［59］ HE H, LIU Z Q, LI X, et al. The influence of cytidine deaminase-33delC polymorphism on treatment outcome with high-dose cytarabine in Chinese patients with relapsed acute myeloid leukaemia [J]. J Clin Pharm Ther, 2015, 40 (5): 555-560.

［60］ AHMED T, HOLWERDA S, KLEPIN H D, et al. High dose cytarabine, mitoxantrone and l-asparaginase (HAMA) salvage for relapsed or refractory acute myeloid leukemia (AML) in the elderly [J]. Leuk Res, 2015,

第9章

39 (9): 945-949.

［61］ SZOCH S, SNOW KAISER K. Implementation and evaluation of a high-dose cytarabine neurologic assessment tool [J]. Clin J Oncol Nurs, 2015, 19 (3): 270-272.

［62］ KIM D S, KANG K W, LEE S R, et al. Comparison of consolidation strategies in acute myeloid leukemia: high-dose cytarabine alone versus intermediate-dose cytarabine combined with anthracyclines [J]. Ann Hematol, 2015, 94 (9): 1485-1492.

［63］ AMAKI J, ONIZUKA M, OHMACHI K, et al. Single nucleotide polymorphisms of cytarabine metabolic genes influence clinical outcome in acute myeloid leukemia patients receiving high-dose cytarabine therapy [J]. Int J Hematol, 2015, 101 (6): 543-553.

［64］ LINDER K, GANDHIRAJ D, HANMANTGAD M, et al. Complete remission after single agent blinatumomab in a patient with pre-B acute lymphoid leukemia relapsed and refractory to three prior regimens: hyperCVAD, high dose cytarabine mitoxantrone and CLAG [J]. Exp Hematol Oncol, 2015, 5: 20.

［65］ BECKER P S, MEDEIROS B C, STEIN A S, et al. G-CSF priming, clofarabine, and high dose cytarabine (GCLAC) for upfront treatment of acute myeloid leukemia, advanced myelodysplastic syndrome or advanced myeloproliferative neoplasm [J]. Am J Hematol, 2015, 90 (4): 295-300.

［66］ AZEVEDO M C, VELLOSO E D, BUCCHERI V, et al. Possible benefit of consolidation therapy with high-dose cytarabine on overall survival of adults with non-promyelocytic acute myeloid leukemia [J]. Braz J Med Biol Res, 2015, 48 (2): 178-185.

［67］ DUROT E, MICHALLET A S, LEPRÊTRE S, et al. Platinum and high-dose cytarabine-based regimens are efficient in ultra high/high-risk chronic lymphocytic leukemia and Richter's syndrome: Results of a French retrospective multicenter study [J]. Eur J Haematol, 2015, 95 (2): 160-167.

［68］ KONUMA T, KATO S, OIWA-MONNA M, et al. Single-unit cord blood transplant for acute lymphoblastic leukemia and lymphoma using an intensified conditioning regimen of total body irradiation, high-dose cytarabine and cyclophosphamide [J]. Leuk Lymphoma, 2015, 56 (4): 1148-1150.

［69］ SCHNETZKE U, FIX P, SPIES-WEISSHART B, et al. Efficacy and feasibility of cyclophosphamide combined with intermediate-dose or high-dose cytarabine for relapsed and refractory acute myeloid leukemia (AML)[J]. J Cancer Res Clin Oncol, 2014, 140 (8): 1391-1397.

［70］ SALAMOON M, HUSSEIN T, KENJ M, et al. High-dose methotrexate, high-dose cytarabine and temozolomide for the treatment of primary central nervous system lymphoma (PCNSL)[J]. Med Oncol, 2013, 30 (4): 690.

［71］ KATO M, KOH K, MANABE A, et al. No impact of high-dose cytarabine and asparaginase as early intensification with intermediate-risk paediatric acute lymphoblastic leukaemia: results of randomized trial TCCSG study L99-15 [J]. Br J Haematol, 2014, 164 (3): 376-383.

［72］ SCHAICH M, PARMENTIER S, KRAMER M, et al. High-dose cytarabine consolidation with or without additional amsacrine and mitoxantrone in acute myeloid leukemia: Results of the prospective randomized AML 2003 trial [J]. J Clin Oncol, 2013, 31 (17): 2094-2102.

［73］ REESE N D, SCHILLER G J. High-dose cytarabine (HD araC) in the treatment of leukemias: a review [J]. Curr Hematol Malig Rep, 2013, 8 (2): 141-148.

［74］ AOKI T, HARADA Y, MATSUBARA E, et al. Long-term remission after multiple relapses in an elderly patient with lymphomatoid granulomatosis after rituximab and high-dose cytarabine chemotherapy without stem-cell transplantation [J]. J Clin Oncol, 2013, 31 (22): e390-e393.

第
9
章

第**10**章 抗肿瘤药物相关不良反应及其处理

第1节 骨 髓 抑 制

一、中性粒细胞减少

中性粒细胞减少（neutropenia）是化疗最常见的毒性之一。作为多种药物和方案的剂量限制性毒性，严重的中性粒细胞减少会限制化疗的施行甚而影响疗效，增加感染风险甚而导致死亡，降低患者的生活质量并增加医疗费用。因此，对中性粒细胞减少的评估和防治在肿瘤内科临床实践中非常重要。本部分将介绍中性粒细胞减少的相关概念、病因和发病机制、临床表现及其处理。

（一）概念

中性粒细胞减少是指外周血中性粒细胞绝对计数（absolute neutrophil count，ANC）低于正常值下限（一般取 $2.0 \times 10^9/L$ 作为界值）。

持续或严重中性粒细胞减少时，发热的概率升高。肿瘤患者出现发热性中性粒细胞减少（febrile neutropenia，FN）时，需要及时合理治疗。发热性中性粒细胞减少的标准在不同研究和文献中略有差异，目前通常是指同时满足以下定义的发热与中性粒细胞减少：发热是指患者单次口内温度 $\geqslant 38.3\,℃$ 或 $\geqslant 38.0\,℃$ 且持续 1 小时以上，或腋温 $>38.5\,℃$ 持续 1 小时以上；中性粒细胞减少是指 ANC 低于 $0.5 \times 10^9/L$，或 ANC 低于 $1.0 \times 10^9/L$ 且预计在未来 48 小时内将降至 $0.5 \times 10^9/L$ 以下。

（二）病因和发病机制

1. **中性粒细胞的生成与调控** 生理状态下，健康成人平均每天产生约 $10^9/kg$ 体重的中性粒细胞，这些细胞从骨髓释放入外周血，补充每日的损耗，维持外周血中性粒细胞数目的稳定。在感染时，骨髓产生中性粒细胞的速度可以提升数倍，引起外周血中 ANC 增高。

中性粒细胞来源于造血干细胞（haematopoietic stem cell），在多种细胞因子作用下，依次经过髓系祖细胞（myeloid progenitor）、粒细胞-单核细胞前体细胞（granulocyte-monocyte precursor）、成髓细胞（myeloblast，亦称原始粒细胞）、前髓细胞（promyelocyte，亦称早幼粒细胞）、髓细胞（myelocyte，亦称中幼粒细胞）、后髓细胞（metamyelocyte，亦称晚幼粒细胞）、杆状核中性粒细胞（band neutrophil）、多形核中性粒细胞（poly-morphonuclear neutrophil）等阶段，在此过程中分化增殖并成熟,最终具有抗感染功能。这些细胞因子包括干细胞因子(stem cell factor,SCF)、白细胞介素 -6(interleukin-6,IL-6)、白细胞介素 -3(IL-3)、粒细胞集落刺激因子(granulocyte colony-stimulating factor,G-CSF)和粒细胞 - 巨噬细胞集落刺激因子(granulocyte-macrophage colony-stimulating factor,GM-CSF)等。

G-CSF 对中性粒细胞的调控起重要作用。健康人平均水平约为 25pg/ml,在感染时可上升 30 倍,感染性休克时上升 10 000 倍。

内源性 G-CSF 是一种分子量为 19.6kD 的酸性糖蛋白,可由多种细胞产生,包括单核细胞、巨噬细胞、内皮细胞、成纤维细胞、间充质细胞和骨髓基质细胞等。G-CSF 基因位于人类 17 号染色体长臂(17q21-q22),编码 5 个 mRNA 外显子和 4 个内含子,所产生蛋白的调控受转录和翻译水平的调节。最初的研究描述了人类 G-CSF 有两种剪接变异体,前者有 174 个氨基酸,后者较前者在 32 和 33 号氨基酸残基中多 3 个氨基酸;前者的活性较强。细菌脂多糖、IL-1β 和肿瘤坏死因子 -α(tumor necrosis factor-α,TNF-α)能上调 G-CSF 的表达。

G-CSF 受体(G-CSF receptor,G-CSFR,亦称 CD114),是 1 型细胞因子受体家族成员,由 813 个氨基酸构成。其编码基因位于人类 1 号染色体短臂(1p35-p34.3)。G-CSFR 并无内在激酶活性,需由 G-CSF 激活。G-CSFR 主要表达于成熟中性粒细胞及其前体细胞,在血小板、正常 B 细胞和 T 细胞也有分布。

G-CSF 以 2∶2 的比例与 G-CSFR 结合,两个 G-CSF 分子在两个 G-CSFR 间形成 X 形结构,使其桥接,导致两个 G-CSFR 构象发生变化,触发胞内信号级联,包括 JAK2/STAT3 通路、PI3K/AKT 通路和 SHC/RAS/MAP 通路等,引发一系列生物学功能。

G-CSF 主要作用于造血祖细胞,促进其分化和增殖,从而加速中性粒细胞的产生和成熟,并增强中性粒细胞的功能(包括趋化、吞噬、氧化反应和抗微生物作用),而抑制中性粒细胞的凋亡,还可促使造血祖细胞和中性粒细胞自骨髓进入外周血循环。有证据表明 G-CSF 对淋巴细胞、树突细胞和免疫效应细胞产生一系列直接或间接效应;但其对血液系统以外的组织,如心血管、神经组织并无显著效应。

中性粒细胞在抗感染免疫中发挥重要作用。无论因何种原因引起,显著的中性粒细胞减少都是危险的。G-CSF 或 G-CSFR 缺陷的小鼠,外周血中的 ANC 仍能保持非缺陷小鼠 20%~30% 的水平,未发生感染时,生存时间也与正常小鼠相似。而一旦发生感染,很快死亡,较 G-CSF 或 G-CSFR 正常的小鼠明显为早。尽管机体自身也可产生内源性的 G-CSF,但这一过程需要时间。对于发热性中性粒细胞减少这样的急症而言,早期给予充裕的外源性 G-CSF 可能是有益的。后续的研究,包括初级预防的研究,正是基于这一思路。

2. 化疗药物导致中性粒细胞减少的机制　化疗可直接损伤造血干细胞或干扰粒细胞增殖周期,从而引起粒细胞的生成减少。例如,烷化剂的烷化基团与核蛋白结合,破坏细胞染色体的正常结构与功能;抗代谢药物干扰核酸的正常代谢,阻断核酸合成;抗肿瘤抗生素直接作用于 DNA,抑制 DNA 的合成。

在几种主要血细胞中,中性粒细胞更新较快,所以中性粒细胞减少常先于红细胞和血小板减少而出现。

(三) 临床表现

当中性粒细胞轻度减少时,患者通常无明显症状,检查血常规时才发现中性粒细胞数目下

261

降。部分患者可出现非特异性症状,如疲乏、头晕、食欲减退和低热等。

当中性粒细胞明显减少且较为持久时,患者可出现反复感染。中性粒细胞减少越严重、持续时间越长,则感染的发生率越高。这些感染包括口腔炎、上呼吸道感染、中耳炎、皮肤感染、支气管炎、肺炎,以及肠道、泌尿系统和妇科感染等。当中性粒细胞严重减少时,感染往往较为严重,可发生乏力加重、畏寒、高热、周身不适;可出现上呼吸道、食管、肠道、肛门、阴道等处黏膜的坏死性溃疡或局部淋巴结肿大、重症肺炎、败血症、脓毒血症等,甚至导致患者死亡。严重中性粒细胞减少时,由于免疫力下降,不仅易发生全身播散,而且局部炎性反应轻,常缺乏明显的局部红、肿、热、痛等表现,有时在中性粒细胞回升时感染灶症状才得以凸显。严重中性粒细胞减少的患者,在同样接受抗生素治疗的情况下,疗效也往往较健康人更差。

(四)实验室检查

外周血检查表现为中性粒细胞数目下降,并可伴有形态变化,而淋巴细胞在白细胞中的比例增高。中性粒细胞减少时,外周血中性粒细胞绝对值低于 2.0×10^9/L,中性粒细胞核型左移或核分叶过多,胞质常有中毒颗粒和空泡等变性改变。

烷化剂主要作用于造血干细胞,此类药物所致的中性粒细胞减少往往较深沉而持久,并且如果长期大量使用可能造成不可逆的中性粒细胞减少。而其他一些药物,如抗代谢药引起的骨髓抑制通常是可逆的,恢复也相对较快。

化疗期间出现中性粒细胞减少时,少数情况下须检查骨髓。骨髓细胞学检查一般仅用于不能完全用化疗解释的中性粒细胞减少,如化疗前即已存在中性粒细胞减少者、化疗后长期不恢复者,以排查中性粒细胞减少的其他原因。例如,晚期肿瘤转移至骨髓时,可见骨髓中肿瘤细胞浸润。

(五)诊断

1. 确立化疗导致中性粒细胞减少的诊断　化疗导致的中性粒细胞减少一般根据病史和血常规检查即可明确诊断。化疗期间发生的中性粒细胞减少,多数情况下系由化疗引起,仅有少数情况下需要考虑其他原因的可能性,进行详细鉴别诊断。

应详细询问近期化疗史,尤其需要考虑近期化疗方案的中性粒细胞减少发生概率,本次中性粒细胞减少的发生时间是否与本方案化疗后中性粒细胞减少的规律相符,以及患者既往化疗后中性粒细胞减少史等。

确诊依据外周血检查。中性粒细胞减少患者可能并无症状或症状轻微,所以血常规检查是非常重要的。对于未开始化疗、放疗的患者,基线血常规检查有助于排除慢性中性粒细胞减少的基础疾病,保障抗肿瘤治疗的安全性。对于化疗期间的患者,无论有无相关症状,均应常规定期监测血常规,以早期发现骨髓抑制,及时处理。

2. 判断中性粒细胞减少的严重程度　化疗导致的中性粒细胞减少在临床上根据不良事件常用术语标准(common terminology criteria for adverse events,CTCAE)5.0 版分级。中性粒细胞减少在 CTCAE 5.0 版中的术语为中性粒细胞计数降低(neutrophil count decreased),分级如下:1 级,指 ANC＜正常下限且 $\geqslant 1.5 \times 10^9$/L;2 级,指 ANC＜$1.5 \times 10^9$/L 且 $\geqslant 1.0 \times 10^9$/L;3 级,指 ANC＜1.0 且 $\geqslant 0.5 \times 10^9$/L;4 级,指 ANC＜$0.5 \times 10^9$/L。

中性粒细胞减少患者如果出现发热,往往提示病情更为严重。

3. 预估中性粒细胞减少的相关风险　中性粒细胞减少最重要的近期风险是感染,尤其是严重感染,常表现为发热性中性粒细胞减少。初治肿瘤患者接受常用化疗方案后发热性中性粒细胞减少的发生率为 25%~40%。因实体瘤和恶性血液病接受化疗的儿童和青少年患者,40% 在中性粒细胞减少期间出现了发热,其中一半以上是由于感染引起,并且约 1/4 发生败血症。欧洲癌症研究与治疗组织(European Organisation for Research and Treatment of Cancer,EORTC)估算,在出现中性粒细胞减少并且新出现发热的患者中,至少有 60% 发生明确或隐匿的感染,约 20% 出现了菌血症。

中性粒细胞减少发生发热性中性粒细胞减少的风险与中性粒细胞减少的程度与持续时间呈正相关。既往文献显示,4 级中性粒细胞绝对计数减少每持续一天,发热的发生率升高 10%。

中性粒细胞减少的程度与持续时间主要取决于化疗方案,包括化疗药物的种类、剂量和时程(例如是否持续静脉输注)。表 10-1 中列出了部分欧美国家指南中发热性中性粒细胞减少的高中度风险化疗方案。由于各指南采纳文献中患者特征的不同,相同化疗的发热性中性粒细胞减少风险分组也不尽相同,临床实践中仍需结合本次给予的化疗方案的具体情况以及每例患者的特征进行个体化判断。

表 10-1　部分欧美国家指南中发热性中性粒细胞减少的高中度风险化疗方案

	ASCO	NCCN	EORTC
FN 风险 > 20%			
乳腺癌	TAC (DOC/ADM/CTX) (辅助 / 晚期一线)	TAC (DOC/ADM/CTX)	AC(ADM/CTX)→ DOC
	AT (ADM/DOC) (晚期一线)	DD AC(ADM/CTX)→ PTX	DOC → AC(ADM/CTX)
	DOC(转移二线)	TC(DOC/CTX) TCH(DOC/CBP+H)	ADM/DOC
			ADM/PTX
			TAC(DOC/ADM/CTX)
			DD/DDG FEC (5-FU/EPI/CTX)
			DDG ADM → PTX → CTX
			DDG ADM/CTX → PTX
			DDG EPI/CTX
小细胞肺癌	TPT(广泛期,复发)	TPT	TPT
	CAV (CTX/ADM/VCR) (广泛期,复发)		ACE (ADM/CTX/VP-16)
			ICE (IFO/CBP/VP-16)
			VICE (VCR/IFO/CBP/VP-16)
			DDG ACE (ADM/CTX/VP-16)

第10章

	ASCO	NCCN	EORTC
小细胞肺癌			DDG ICE （IFO/CBP/VP-16）
			DDG CAV（CTX/ADM/VCR）→ PE（DDP/VP-16）
非小细胞肺癌	–	–	DOC/CBP
			VP-16/DDP
			DDP/NVB/C-225
霍奇金淋巴瘤	–	增高剂量的 BEACOPP （BLM/VP-16/ADM/CTX/VCR/ PCZ/PDN）	BEACOPP （BLM/VP-16/ADM/CTX/VCR/PCZ/ PDN）
		BV+AVD （ADM/VLB/DTIC）	ABVD （ADM/BLM/VLB/DTIC）
			CEC （CTX/CCNU/VDS/MEL/PDN/EPI/ VCR/PCZ/VLB/BLM）
			IGEV （IFO/Mesna/GEM/NVB）
非霍奇金淋巴瘤	VAPEC-B（复发） （VCR/ADM/prednis- olone/VP-16/CTX/BLM）	ICE （IFO/CBP/VP-16）	DHAP （DXM/Ara-C/DDP）
	ESHAP（VP-16/MP/ Ara-C/DDP）（复发）	CHOP-14 （CTX/ADM/VCR/PDN）	ESHAP （VP-16/MP/Ara-C/DDP）
	DHAP（DXM/Ara-C/ DDP）（复发）	MINE （Mesna/IFO/MIT/VP-16）	R-ESHAP （R/VP-16/MP/Ara-C/DDP）
		DHAP （DXM/Ara-C/DDP）	CHOP-21 （CTX/ADM/VCR/PDN）
		HyperCVAD （CTX/VCR/ADM/DXM）+R	DD/DDG VAPEC-B （VCR/ADM/prednisolone/VP-16/CTX/ BLM）
		ESHAP （VP-16/MP/Ara-C/DDP）	DD/DDG ACVBP （ADM/CTX/VDS/BLM）
		DA-EPOCH （VP-16/PDN/VCR/CTX/ADM） CHP （CTX/ADM/PDN）+BV	Hyper CVAD（CTX/VCR/ADM/DXM） +R（Burkitt 淋巴瘤）
			ICE/R-ICE （IFO/CBP/VP-16）
			MOPPEB（HN2/VCR/PCZ/PDN/EPI/ BLM）-VCAD（VLB/CCNU/ADM/VDS）
			FC （FDR/CTX）
			FCR （FDR/CTX/R）

续表

	ASCO	NCCN	EORTC
卵巢癌	–	TPT	DOC
			PTX
		DOC	
尿路上皮癌	PTX/CBP ± rhG-CSF（可既往接受过辅助治疗）	DD-MVAC（MTX/VLB/ADM/DDP）	PTX/CBP
			MVAC（MTX/VLB/ADM/DDP）
			DDG MVAC（MTX/VLB/ADM/DDP）
生殖细胞肿瘤	VeIP（VLB/IFO/DDP）（复发）	VeIP（VLB/IFO/DDP）	VeIP（VLB/IFO/DDP）
		VIP（VP-16/IFO/DDP）	BOP（BLM/VCR/DDP）→ VIP-B（VP-16/IFO/DDP/BLM）
		TIP（PTX/IFO/DDP）	
结直肠癌	–	FOLFOXIRI（5-FU/LV/OXA/IRI）	5-FU/LV
			FOLFIRI（5-FU/LV/IRI）
			IRI（转移）
胃癌	–	–	LVFU（5-FU/LV）（转移）
			LVFU（5-FU/LV）-DDP（转移）
			LVFU（5-FU/LV）-IRI（转移）
			DCF（DOC/DDP/5-FU）（转移）
			TC（DOC/DDP）（转移）
			TCF（DOC/DDP/5-FU）（转移）
			ECF（EPI/DDP/5-FU）（转移）
头颈癌	–	TPF（DOC/DDP/5-FU）	TIC（PTX/IFO/CBP）
宫颈癌	–	–	PTX/DDP

续表

第 10 章

	ASCO	NCCN	EORTC
肉瘤	–	MAID（Mesna/ADM/IFO/DTIC）	MAID（Mesna/ADM/IFO/DTIC）
		ADM	
		AI（ADM/IFO）	
		VAI（VCR/ADM or DCT/IFO）VDC/IE（VCR/ADM or DCT/CTX-IFO/VP-16_DDP/ADMVDC（VCR/ADM or DCT/CTX）VIDE（VCR/IFO/ADM or DCT/VP-16）	
黑色素瘤	–	DTIC/DDP/VLB/IL-2/IFN-α	–
肾癌	–	GEM/ADM	–
胰腺癌		FOLFIRINOX（5-FU/LV/IRI/OXA）	–
多发性骨髓瘤	–	DT-PACE（DXM/THL/DDP/ADM/CTX/VP-16）± BTZ	
FN 风险 10%~20%			
乳腺癌	CA（CTX/ADM 60mg/m² ）（辅助）	DOC	AC（ADM/CTX）
	ADM（75mg/m² ）（转移一线）	AC（ADM/CTX）→ DOC（仅 DOC 阶段）	ADM/NVB
	AC（ADM/CTX）（转移一线）	PTX（Q3W）	DOC
	CAP/DOC（转移二线）		CAP/DOC
			CTX/MIT
			FEC-D（5-FU/EPI/CTX-DOC）
			FEC-100（5-FU/EPI/CTX-DOC）
			EPI/CTX
			CEF（CTX/EPI/5-FU）
小细胞肺癌	–	EC（VP-16/CBP）	EC（VP-16/CBP）
			CAV（CTX/ADM/VCR）
			TPT/DDP
			CODE（CTX/VCR/ADM/VP-16）
非小细胞肺癌	NVB/DDP（晚期，初治）	NVB/DDP	NVB/DDP
	PTX/DDP（24h）（晚期，初治）	PTX/DDP	PTX/DDP
	DOC/DDP（晚期，初治）	DOC/DDP	DOC/DDP

续表

	ASCO	NCCN	EORTC
非小细胞肺癌	DOC（75mg/m²）（复发，二线）	DOC	VIG（NVB/IFO/GEM）
		VP-16/DDP	
		PTX/CBP	
霍奇金淋巴瘤	–	–	Stanford V（HN2/ADM/VLB/VCR/BLM/VP-16/prednisolone）
非霍奇金淋巴瘤	R-CHOP（R/CTX/ADM/VCR/PDN）（初治）	CHOP（CTX/ADM/VCR/PDN）+R（包括用聚乙二醇脂质体多柔比星的方案）	R-CHOP-21（R/CTX/ADM/VCR/PDN）
		GDP（GEM/DXM/DDP）	ACOD（ADM/CTX/VCR/prednisolone）
		苯达莫司汀	Mega CHOP（CTX/ADM/VCR/PDN）-R-Arc-C CTX（MCL）
			DA EPOCH（VP-16/PDN/VCR/CTX/ADM）
			RGemP（R/GEM/MP）
			RGemOx（R/GEM/OXA）（老年）
			FM（FDR/MIT）
卵巢癌	TPT（解救）	DOC/CBP	TPT
子宫肉瘤	–	DOC	–
尿路上皮癌	MVAC（MTX/VLB/ADM/DDP）（晚期，初治）	–	–
生殖细胞肿瘤	–	EP（VP-16/DDP）	EP（VP-16/DDP）
		BEP（BLM/VP-16/DDP）	BEP（BLM/VP-16/DDP）→EP（VP-16/DDP）
结直肠癌	FL（5-FU/LV）（晚期）	FOLFOX（5-FU/LV/OXA）	FOLFOX（5-FU/LV/OXA）
	IRI（350mg/m²，q3w）（晚期，既往可接受过一线化疗）		IRI
			IFL（IRI/5-FU/LV）
胃癌	–	IRI/DDP	DOC-IRI（转移）
		ECF（EPI/DDP/5-FU）	FOLFOX-6（5-FU/LV/OXA）（转移）
		ECX（EPI/DDP/CAP）	

续表

		ASCO	NCCN	EORTC
食管癌		–	ECF （EPI/DDP/5-FU）	ECF （EPI/DDP/5-FU）
			ECX （EPI/DDP/CAP）	ECX （EPI/DDP/CAP）
			IRI/DDP	EOF （EPI/OXA/5-FU）
				EOX （EPI/OXA/CAP）
胰腺癌		–	–	GEM/IRI
头颈癌		DDP/DOC/5-FU（诱导）	–	
宫颈癌		–	TPT/DDP	–
			PTX/DDP	
			TPT	
			IRI	
原发灶不明 腺癌		–	GEM/DOC	
前列腺癌		–	cabazitaxel	–

注：1. 表中所列方案仅为举例说明，未涵盖相应 FN 发生率的所有方案。

2. 相同方案的实际 FN 发生率会随患者特征而变化，在患者存在高危因素时，FN 发生率会上升。

3. 5-FU：5-fluorouracil，5- 氟尿嘧啶；ADM：doxorubicin，多柔比星；AIDS：acquired immune deficiency syndrome，获得性免疫缺陷综合征；Ara-C：cytarabine，阿糖胞苷；ASCO：American Society of Clinical Oncology，美国临床肿瘤学会；BLM：bleomycin，博来霉素；BTZ：bortezomib，硼替佐米；BV：brentuximab vedotin，维布妥昔单抗；C-225：cetuximab，西妥昔单抗；CAP：capecitabine，卡培他滨；CBP：carboplatin，卡铂；CCNU：lomustine，洛莫司汀；CTX：cyclophosphamide，环磷酰胺；DA：dose adjusted，剂量调整；DCT：dactinomycin，放线菌素；DD：dose dense，剂量密集；DDG：dose dense with granulocyte colony-stimulating factor，剂量密集并粒细胞集落刺激因子支持；DDP：cisplatin，顺铂；DLBCL：diffuse large B cell lymphoma，弥漫大 B 细胞淋巴瘤；DOC：docetaxel，多西他赛；DTIC：dacarbazine，达卡巴嗪；DXM：dexamethasone，地塞米松；EORTC：European Organisation for Research and Treatment of Cancer，欧洲癌症研究与治疗组织；EPI：epirubicin，表柔比星；FDR：fludarabine，氟达拉滨；FN：febrile neutropenia，发热性中性粒细胞减少；rhG-CSF：recombinant human granulocyte colony-stimulating factor，重组人粒细胞集落刺激因子；GEM：gemcitabine，吉西他滨；H：trastuzumab，曲妥珠单抗；HN2：nitrogen mustard，氮芥；IFN-α：interferon-alpha，干扰素 -α；IFO：isophosphamide，异环磷酰胺；IL-2：interleukin-2，白介素 -2；IRI：irinotecan，伊立替康；IT：intrathecal injection，鞘内注射；LV：leucovorin，亚叶酸；MCL：mantle cell lymphoma，套细胞淋巴瘤；MEL：melphalan，美法仑；Mesna：美司纳；MIT：mitoxantrone，米托蒽醌；MP：methylprednisolone，甲泼尼龙；MTX：methotrexate，甲氨蝶呤；NCCN：National Comprehensive Cancer Network，美国国家综合癌症网络；NHL：non-Hodgkin lymphoma，非霍奇金淋巴瘤；NVB：vinorelbine，长春瑞滨；OXA：oxaliplatin，奥沙利铂；PCZ：procarbazine，丙卡巴肼；PDN：prednisone，泼尼松；Prednisolone：泼尼松龙；PTCL：peripheral T cell lymphoma，外周 T 细胞淋巴瘤；PTX：paclitaxel，紫杉醇；R：rituximab，利妥昔单抗；TLD：thalidomide，沙利度胺；TPT：topotecan，拓扑替康；VCR：vincristine，长春新碱；VDS：vindesine，长春地辛；VLB：vinblastine，长春碱；VP-16：etoposide，依托泊苷。

　　疾病特征与患者情况也会影响中性粒细胞减少情况下发热性中性粒细胞减少的发生率。具有以下因素时，中性粒细胞减少伴有发热的概率升高：年龄 ≥ 65 岁、肿瘤为晚期、既往出现过发热性中性粒细胞减少、未使用重组人粒细胞集落刺激因子（recombinant human granulocyte colony-stimulating factor，rhG-CSF）和未使用抗生素预防等。

4. 发热性中性粒细胞减少的诊断和风险评估

(1)确立发热性中性粒细胞减少的诊断:发热性中性粒细胞减少根据病史、体温测量和血常规结果可确诊。

如前所述,发热性中性粒细胞减少中有相当大比例的患者存在菌血症或败血症。在诊断发热性中性粒细胞减少后,需要及时留取血培养。

在确立发热性中性粒细胞减少的诊断后,应及早开始治疗,而不需要等待明确感染灶,也不需要等待血培养结果。

(2)感染灶的寻找:根据定义,发热性中性粒细胞减少伴随着较严重的粒细胞减少,此时不仅感染易向全身播散,而且局部炎性反应轻,局部红、肿、热、痛等表现症状轻微或缺乏,大大增加了病原学诊断和针对性选用抗生素治疗的难度。发热性中性粒细胞减少是严重的急症,而感染灶的寻找需要时间,因此发热性中性粒细胞减少的严重程度判断和风险评估需要与寻找感染灶同步进行。

感染灶的寻找应关注以下方面:

1)病史:应关注流涕、咳嗽、咳痰、咽痛;尿频、尿急、尿痛、尿液色泽变化;腹泻、腹痛、里急后重、肛周疼痛;任何部位的疼痛或其他不适等。还需要询问既往有无慢性感染史(此时可能加重)等。

2)体格检查:需要进行详尽的体格检查,尤其注意易出现感染或感染易隐匿的部位,如皮肤、甲周、口咽、肺部、腹部、伤口与手术部位、肛周、外阴等。尽量减少有创检查和操作,但对高度疑似的部位,必要时也应检查。局部炎症表现可能较轻,查体要求细致。对各种导管尤其应进行仔细检查,包括红肿、触痛、波动感、渗出等。导管抽血、输液困难也可能提示有感染性凝血。

3)实验室检查:包括血培养、尿、粪、痰液、咽拭子等。对可疑部位进行病原学检查,包括涂片、镜检、革兰氏染色、病原鉴定与药敏等。必要时重复检查。

4)影像学检查:对所有患者均应进行胸部 X 线检查,必要时行胸部电子计算机断层扫描(computed tomography,CT)检查,以及其他部位的影像学检查,包括超声、CT、磁共振成像(magnetic resonance imaging,MRI)等。

(3)判断发热性中性粒细胞减少的严重程度:在 CTCAE 中,发热性中性粒细胞减少的定义为 $ANC<1.0\times10^9/L$,并且:单次体温>38.3℃,或体温 ≥38℃持续 1 小时以上。其中未危及生命且不需要紧急干预时定为 3 级,危及生命或需要紧急干预时为 4 级,导致死亡者为 5 级。

(4)预判发热性中性粒细胞减少的相关风险:发热性中性粒细胞减少可能引发新的并发症或造成患者合并症的加重,甚至导致死亡。发热性中性粒细胞减少患者的死亡率平均为 5%~11%,而在高度风险或重大合并症的患者中可高达 24%~82%。发热性中性粒细胞减少住院患者的死亡率为 9.5%~12.5%。

对于发生发热性中性粒细胞减少的患者,可以用一些评分系统来分辨出现严重并发症的风险,例如多国癌症支持治疗协会(Multinational Association of Supportive Care in Cancer,MASCC)评分。MASCC 在恶性血液病和实体瘤发热性中性粒细胞减少患者中进行了一项多中心前瞻性观察性研究,确定了与发热性中性粒细胞减少患者转归相关的几个因素,并赋予相应分值,分数越高,则发生严重并发症或死亡的风险越小(表10-2)。分数 ≥ 21 的患者为低危患者,其余患者均为高危。

表 10-2 MASCC 评分

特征	分值
疾病负荷	
无症状或轻度症状	5
中度症状	3
无低血压	5
无慢性阻塞性肺疾病	4
实体瘤(含淋巴瘤);或血液系统肿瘤无既往真菌感染	4
无脱水	3
开始发热时为门诊患者	3
年龄<60 岁	2

注:疾病负荷的两项(无症状或轻度症状、中度症状)分值不可累加。MASCC:Multinational Association of Supportive Care in Cancer,多国癌症支持治疗协会

5. 导致肿瘤患者中性粒细胞减少的其他原因 少数情况下,肿瘤患者的中性粒细胞减少难以用化疗来解释,此时应鉴别其他原因所致。这些原因多种多样,既包括其他治疗(如放疗),也可能是肿瘤的并发症和合并症(例如骨髓浸润、脾功能亢进等)。按发生机制分类,可分为以下几类。

(1)其他原因导致中性粒细胞产生减少

1)其他抗肿瘤治疗:与化疗类似,放疗可直接损伤造血干细胞或干扰中性粒细胞增殖周期。放疗的骨髓抑制与照射野的部位、面积和照射剂量等因素相关。

2)合并用药:化疗之外的其他多种药物可能引起中性粒细胞减少,一般发生率较低,严重程度也较放疗、化疗所致者为轻。部分肿瘤患者因合并症而使用下面提到的药物,有时须考虑到这些药物导致中性粒细胞减少的可能性。这些药物包括解热镇痛药(保泰松、吲哚美辛、吡罗昔康、布洛芬等)、镇静药(地西泮等)、抗癫痫药(苯妥英钠、巴比妥类、卡马西平等)、磺胺类药(磺胺异噁唑、磺胺嘧啶等)、抗生素(头孢菌素类、氨苄西林、氯霉素等)、抗组胺药(苯海拉明、氯苯那敏、西咪替丁、法莫替丁等)、降血糖药(甲苯磺丁脲、氯磺丙脲等)、心血管病药(普萘洛尔、利血平、奎尼丁等)、利尿药(氢氯噻嗪等)、吩噻嗪类(氯丙嗪、氟奋乃静等)以及部分抗甲状腺药、抗结核药、铋剂、锑剂、砷剂、左旋咪唑、别嘌醇等。

3)营养障碍:叶酸或维生素 B_{12} 缺乏所致的巨幼细胞贫血,会出现骨髓中性粒细胞成熟和释放障碍,从而表现为中性粒细胞减少。

4)骨髓浸润:恶性肿瘤骨髓浸润时,侵占骨髓容积,影响正常骨髓基质功能,抑制正常造血,引发中性粒细胞减少。

5)感染等原因:病毒性肝炎等感染也可能造成中性粒细胞减少。

(2)中性粒细胞异常破坏或消耗:例如,在免疫因素作用下,机体产生抗白细胞的自身抗体。脾功能亢进时,大量中性粒细胞滞留在脾脏中,并可被吞噬和破坏。肿瘤细胞的脾浸润可造成继发性脾功能亢进。

(3)中性粒细胞分布紊乱:内毒素血症和异体蛋白反应时,大量中性粒细胞转移至边缘池,而

循环池的中性粒细胞减少,表现为转移性中性粒细胞减少,又称假性中性粒细胞减少。

(4)中性粒细胞释放障碍:如惰性白细胞综合征,在肿瘤患者中罕见。

因此,首先需充分了解病史,如大面积放疗史、慢性服药史、慢性疾病史等。还应全面体检,关注肿瘤负荷情况、有无感染灶或肝脾肿大等。骨髓检查可明确中性粒细胞增生、成熟情况,有无恶性肿瘤骨髓浸润等。

(六)发热性中性粒细胞减少的预防

中性粒细胞减少是内科抗肿瘤治疗的常见并发症,在部分情况下也是剂量强度的反映指标。在临床实践中,完全避免中性粒细胞减少的发生,既不现实、也没有必要。轻度而短暂的中性粒细胞减少,不是必须给予药物治疗的指证,重要的是尽量避免发热性中性粒细胞减少及其相关严重并发症的发生。中性粒细胞减少的预防与治疗,实质上是发热性中性粒细胞减少的预防。关于化疗导致的髓系造血功能抑制,多数防治指南和临床研究均围绕发热性中性粒细胞减少而展开。因此,本节不再将中性粒细胞减少的预防与治疗单独列出,而是以发热性中性粒细胞减少的处理为中心,梳理相关处理措施。

预防发热性中性粒细胞减少有几种选择,主要包括采用合适强度的化疗方案,合理使用抗生素,和预防性使用 rhG-CSF。

1. 采用合适强度的化疗方案　如果几个方案的疗效和其他不良反应类似,可考虑优先选用骨髓抑制较轻的化疗方案。当前一周期化疗已出现发热性中性粒细胞减少,本周期化疗需要采用原方案时,本周期可在减量和预防性使用 rhG-CSF 之间选择。当患者对此方案耐受性差,预期减量也很难耐受时,可考虑改换其他化疗方案,必要时权衡继续化疗的利弊,终止化疗。

2. 抗生素的使用　抗生素使用的意义在于预防感染发生,并不能预防中性粒细胞减少。并且此措施会增加细菌耐药的风险,因此仅在有限的情况下使用。例如,一些淋巴瘤和白血病的高强度方案,规定使用方案时应常规预防性使用抗生素。预防性使用的抗生素种类和剂量视化疗方案需要而定,多数选用抗菌谱较广者,但一般不会选用强效抗生素,尽量口服,持续时间不宜过长。预防性使用抗生素与应用 rhG-CSF 并不相互排斥,有时需要联合使用。

EORTC 的一项 Ⅲ 期对照临床研究证实了小细胞肺癌化疗期间预防性使用抗生素的效果。该研究采用了 2×2 的析因分析设计,一个因素是化疗方案,患者随机接受 CDE(环磷酰胺、多柔比星、依托泊苷)标准剂量方案或高强度 CDE 方案(剂量较标准量增加 25%,并预防性使用 rhG-CSF);另一个因素是抗生素使用,患者随机接受预防性口服抗生素(环丙沙星联合罗红霉素)或安慰剂。预防性使用抗生素组与安慰剂组的第 1 周期发热性中性粒细胞减少发生率分别为 25% 和 11%(P=0.010),所有周期发热性中性粒细胞减少的总发生率分别为 43% 和 24%(P=0.007)。预防性使用抗生素降低了革兰氏阳性菌感染率(12 例 vs 4 例)、革兰氏阴性菌感染率(20 例 vs 5 例)和临床有证据的感染率(38 例 vs 15 例),还降低了治疗性抗生素使用率,减少了发热性中性粒细胞减少所致住院的病例数(31 例 vs 17 例,P=0.013),且预防性使用抗生素组的死亡率也更低(0% vs 6%,P=0.022),但住院总天数在两组中类似(P=0.05)。在该研究中,高强度化疗方案时,尽管有 rhG-CSF 支持,预防性使用抗生素的获益较标准剂量组更为显著。研究表明,在发热性中性粒细胞减少风险类似该临床试验中使用的化疗方案时,应考虑预防性给予抗生素。

3. 髓系生长因子的应用　髓系生长因子包括 rhG-CSF 与重组人粒细胞 - 巨噬细胞集落刺

激因子(recombinant human granulocyte-macrophage colony-stimulating factor,rhGM-CSF)。此类药物问世后,极大改善了化疗的安全性,成为最主要的药物性预防手段。其中 rhG-CSF 应用更为广泛。

rhGM-CSF 在我国批准用于各种原因引起的白细胞或中性粒细胞减少症。在国外的适应证较窄,如美国食品药品监督管理局(Food and Drug Administration,FDA)仅批准其用于急性髓系白血病患者的辅助治疗,或造血干细胞移植及外周血干细胞动员。rhGM-CSF 因不良反应较 rhG-CSF 重,现已少用。故下文重点介绍 rhG-CSF。

(1)临床使用的 rhG-CSF 制剂种类:目前临床使用的 rhG-CSF 类药物系依据人 G-CSF 的结构,通过基因重组技术得到,故称为重组人粒细胞集落刺激因子(recombinant human granulocyte colony-stimulating factor,rhG-CSF)。不同公司产品的分子结构并不完全相同,目前国内已上市的传统制剂包括非格司亭和来格司亭,长效制剂为聚乙二醇化非格司亭。

如前所述,人类 rhG-CSF 有两种剪接变异体,其中由 174 个氨基酸构成者活性较强,因此在后续研究中将其作为基因重组药物的原型来开发。

非格司亭(filgrastim,Neupogen,商品名:惠尔血)由大肠杆菌表达,共有 175 个氨基酸,与人体天然产物相比,在 N 端多了一个蛋氨酸,而在一个苏氨酸上缺少糖基。原研产品由美国安进公司(Amgen Inc)与日本协和发酵麒麟株式会社(Kyowa Hakko Kirin Co.,Ltd.)联合开发。

来格司亭(lenograstim,Granocyte,商品名:格拉诺赛特)是由中华仓鼠卵巢细胞表达的糖基化 rhG-CSF,其 N 端无蛋氨酸。研究结果显示糖基化可抑制蛋白降解和聚合,延长半衰期。尽管体外实验中糖基化的 rhG-CSF 较非糖基化者生物效应更强,但动物体内实验提示两者活性相似。来格司亭的临床常用剂量较非格司亭略低。原研产品由日本中外制药株式会社(Chugai Pharmaceutical Co.,Ltd.)开发。

国内研发的 rhG-CSF 出自多个公司,成分均为非格司亭。

聚乙二醇化重组人粒细胞集落刺激因子(pegylated recombinant human granulocyte colony-stimulating factor,PEG-rhG-CSF)是 rhG-CSF 的长效制剂。目前在国内上市的产品均以非格司亭为母体药物,在其 N 端定点交联聚乙二醇分子。我国首家上市的 PEG-rhG-CSF(商品名:津优力)由石药集团百克(山东)生物制药股份有限公司研发,这是亚洲地区首家上市的 PEG-rhG-CSF,于 2011 年 10 月 17 日经国家食品药品监督管理局(China Food and Drug Administration,CFDA)批准上市;其后齐鲁制药有限公司的 PEG-rhG-CSF(商品名:新瑞白)和江苏恒瑞医药股份有限公司的硫培非格司亭(商品名:艾多)分别于 2015 年 8 月 26 日和 2018 年 5 月 8 日经 CFDA 批准上市。2021 年 5 月,鲁南制药集团山东新时代药业有限公司的聚乙二醇化人粒细胞刺激因子注射液(商品名:申力达)获批上市。国外同类产品由美国安进公司(Amgen Inc)开发,为聚乙二醇化非格司亭(pegfilgrastim,商品名:Neulasta),截止到 2021 年 8 月 20 日,尚未被中国国家药品监督管理局(National Medical Products Administration,NMPA)批准上市。

(2)G-CSF 的药效学与药代动力学特征

1)药效学特征:给予 rhG-CSF 后,外周血中性粒细胞绝对计数首先出现一过性下降,这是由于黏附到内皮细胞的中性粒细胞增多所致。这一下降持续数小时,然后出现短暂性中性粒细胞升高,这是因为中性粒细胞自边缘池释放。之后,随着骨髓造血祖细胞的增殖分化加速,新生中性粒细胞释放进入外周血,出现持续的中性粒细胞升高。rhG-CSF 的升中性粒细胞效应是剂量依赖性的。

在一项早期临床试验中,化疗前患者内源性 G-CSF 的血浆水平不足 30pg/ml,而在化疗后第 16 天此水平达峰值,约为 100pg/ml。3 例患者中,仅有 1 例在第 23 天中性粒细胞绝对计数超过 5×10^9/L。在化疗后 24 小时注射非格司亭的患者中,第 3 天开始血浆浓度超过 100pg/ml,在第 11~12 天达峰值,约 10 000pg/ml。接受非格司亭治疗的患者,在第 17 天中性粒细胞绝对计数恢复至超过 5×10^9/L 以上。rhG-CSF 在化疗第 8 天给予,或在发现中性粒细胞减少的第 1 天给予,中性粒细胞恢复均较依靠内源性 G-CSF 更加迅速。在化疗后第 1 天开始给予非格司亭,与第 8 天或发现中性粒细胞减少第 1 天给予相比,其严重中性粒细胞减少的持续时间最短。此外,与皮下注射相比,持续泵入 rhG-CSF 在升高中性粒细胞绝对计数方面更加有效,尽管皮下注射能够达到很高的血浆浓度。因此,早期给予 rhG-CSF 并且持续一定时间,对于提高疗效是重要的。

PEG-rhG-CSF 的药效与 rhG-CSF 相似,但用药后中性粒细胞的动态变化曲线与常规 rhG-CSF 有所不同,主要表现为低谷后的第二峰较低。PEG-rhG-CSF 还具有"自我调节"的药效学特点,这与其药物代谢动力学特点有关。

2)药物代谢动力学特征:rhG-CSF 在不同给药途径下的药效学特征类似,无论是静脉输注、皮下注射或肌内注射。皮下注射后可快速吸收,并在血浆中可检测到。

rhG-CSF 是较小分子量的蛋白,可较快被肾脏滤过。rhG-CSF 经两条途径清除,其一是经肾小球滤过,其二是经 G-CSF 受体清除。G-CSF 受体是 1 型细胞因子受体家族成员,主要存在于早幼粒细胞和成熟中性粒细胞表面。rhG-CSF 与 G-CSF 受体结合形成复合物,而后此复合物通过胞吞作用进入细胞内,继而 rhG-CSF 被降解。常规 rhG-CSF 主要经肾脏清除,肾脏的清除是线性过程,与血浆浓度相关。但由于部分药物通过中性粒细胞清除,rhG-CSF 的清除总体而言是非线性的。其中位半衰期为 3~4 小时,在中性粒细胞缺乏时,为 4.7 小时,而中性粒细胞较高时,小于 2 小时。因此,常规 rhG-CSF 需要反复注射。

PEG-rhG-CSF 的分子量增大,很难从肾脏清除,中性粒细胞介导的清除成为主要清除途径。这样,其半衰期较 rhG-CSF 显著延长。在中国医学科学院肿瘤医院进行的我国第一个 PEG-rhG-CSF(商品名:津优力)I 期临床试验中,单次皮下注射 PEG-rhG-CSF 30μg/kg、60μg/kg、100μg/kg 或 200μg/kg 后,平均峰浓度分别为(54.0 ± 10.8)ng/ml、(129.0 ± 20.9)ng/ml、(344.9 ± 73.4)ng/ml 和(828.9 ± 245.6)ng/ml;平均消除半衰期分别为(47.8 ± 7.3)小时、(49.8 ± 6.9)小时、(45.7 ± 9.6)小时和(44.6 ± 6.3)小时;平均清除率分别为(5.44 ± 0.86)ml/(kg·h)、(5.06 ± 0.69)ml/(kg·h)、(3.36 ± 0.35)ml/(kg·h) 和(3.31 ± 1.20)ml/(kg·h);平均药时曲线下面积(area under the curve, AUC)(0~432 小时)分别为(5 714 ± 786)h·ng/ml、(12 781 ± 1 745)h·ng/ml、(32 714 ± 6 486)h·ng/ml 和(85 142 ± 26 186)h·ng/ml。

PEG-rhG-CSF 主要由中性粒细胞介导清除,意味着其清除速度快慢与当时的中性粒细胞数目高低有关。这样,当化疗引起中性粒细胞减少时,中性粒细胞介导的清除减缓,所以 PEG-rhG-CSF 的清除减慢;而药物起效后,中性粒细胞数回升,中性粒细胞介导的 PEG-rhG-CSF 的清除作用增强,其血清浓度迅速下降,药效逐渐消失。这样,在中性粒细胞数较低时,PEG-rhG-CSF 可以持续发挥作用,而当中性粒细胞数增高时则被清除,使中性粒细胞维持在相对正常的水平,不至于过高。PEG-rhG-CSF 这种"自我调节"的药效学特点有助于简化给药方法,并避免中性粒细胞过高的潜在不良反应。

（3）预防性使用 rhG-CSF 的适应证：国内外大量研究结果表明，预防性使用 rhG-CSF 能够减少中性粒细胞减少的发生率、缩短中性粒细胞减少的持续时间、升高中性粒细胞的最低值，进而减少发热性中性粒细胞减少的发生率并减轻其引起的不良后果。因此，国内外药政管理部门均已批准在化疗后预防性使用 rhG-CSF，并且众多临床实践指南一致推荐在有指征的患者中预防性使用 rhG-CSF 或 PEG-rhG-CSF。

从第一个化疗周期开始预防性使用 rhG-CSF，称为初级预防；在之后周期进行的预防，称为次级预防。

1）初级预防

① rhG-CSF：一系列对照研究已经证明，与安慰剂相比，化疗后预防性使用 rhG-CSF 可以加速中性粒细胞的恢复，减轻中性粒细胞减少的严重程度，缩短中性粒细胞减少的持续时间，表现为 4 级中性粒细胞减少的发生率下降，部分研究降低了因感染导致的住院率、抗生素使用率和感染并发症的发生率。这些研究多采用骨髓抑制较强烈的化疗方案，在部分研究中限制了抗生素的使用。rhGM-CSF 的研究结果不如 rhG-CSF 充分，并且研究结果也不一致，一些研究观察到了预防发热性中性粒细胞减少的作用，另一些研究则是否定的，还有一些研究认为这一效果仅存在于第一周期。

非格司亭的关键性临床试验是一项随机双盲对照研究，研究的主要终点指标是发热伴中性粒细胞减少（fever with neutropenia），定义为体温 $\geqslant 38.2\,℃$ 并且 $ANC < 1.0 \times 10^9/L$。小细胞肺癌患者接受环磷酰胺 / 多柔比星 / 依托泊苷方案化疗 6 周期，化疗周期的第 1~3 天使用化疗药物，自第 4 天开始接受 rhG-CSF 或安慰剂皮下注射。其中 rhG-CSF 用量为 $230\mu g/m^2$，自化疗周期第 4 天开始，直到第 17 天或至第 12 天后 ANC 超过 $10 \times 10^9/L$。在化疗后，rhG-CSF 治疗的 24 小时内，中性粒细胞迅速上升，这是由于边缘池中的粒细胞释放所致。之后中性粒细胞减少，继而出现中性粒细胞的持续恢复，这是由于骨髓中的中性粒细胞加速产生与成熟释放。安慰剂组的发热伴中性粒细胞减少发生率为 77%，而试验组为 40%（$P < 0.001$）。4 级中性粒细胞减少的中位持续时间在安慰剂组为 6 天，而试验组为 1 天。在盲法治疗周期中，rhG-CSF 使静脉抗生素治疗天数、住院天数、确诊的感染率下降了约 50%。rhG-CSF 导致的轻中度骨疼痛发生率为 20%。

另一项确证性临床试验采用了类似的研究设计，包括相同的化疗方案和试验药物用法。在所有周期中，发热性中性粒细胞减少的发生率在试验组和对照组分别为 26% 和 53%（$P < 0.002$）；需要胃肠使用抗生素的比例在试验组和对照组分别为 37% 和 58%（$P < 0.02$）；化疗剂量至少 1 次降低至少 15% 的患者比例在试验组和对照组分别为 29% 和 61%（$P < 0.001$）；至少 1 个化疗周期延期 2 天或以上的患者比例在试验组和对照组分别为 29% 和 47%（$P < 0.04$）。预防性使用 rhG-CSF 显著降低了感染相关住院发生率。该研究中试验药物耐受性也良好。

之后在其他肿瘤患者中，采用其他化疗方案的对照研究也取得了类似的结果。

我国进行的临床研究也表明，rhG-CSF 可以明显减轻化疗过程中白细胞数下降和中性粒细胞数下降的程度，降低其发生率，缩短白细胞和中性粒细胞降至正常值以下的持续时间，有利于化疗如期进行，并且不良反应轻微。

② PEG-rhG-CSF：多项临床研究显示，一次使用 PEG-rhG-CSF 与连续多日使用非格司亭对

化疗后中性粒细胞减少的预防效果相似。

国内 PEG-rhG-CSF（商品名：津优力）的Ⅱ期和Ⅲ期临床试验均为多中心随机自身交叉试验，初治恶性肿瘤患者接受 2 个周期相同方案的化疗，其中试验周期给予 PEG-rhG-CSF 100μg/kg 皮下注射一次，对照周期每日一次皮下注射 rhG-CSF（商品名：津恤力）5μg/kg。研究结果一致表明，试验周期和对照周期中 4 级中性粒细胞绝对计数减少未发生率、发热性中性粒细胞减少发生率、抗生素使用率无显著差异（表 10-3），不良反应的种类、发生率和严重程度亦无显著差异。Ⅲ期研究数据还显示，患者接受 PEG-rhG-CSF（商品名：津优力）比 rhG-CSF（商品名：津恤力）的中性粒细胞绝对计数恢复更快（试验周期和对照周期的中位中性粒细胞绝对计数恢复时间分别为 8.99 天 ± 1.97 天和 9.64 天 ± 2.86 天，P=0.001）。综上所述，每个化疗周期预防性使用 PEG-rhG-CSF（商品名：津优力）一次，对中性粒细胞减少的预防作用不劣于多次注射 rhG-CSF（商品名：津恤力），不良反应同 rhG-CSF（商品名：津恤力）相仿，并且用药更为方便。

表 10-3　国产 PEG-rhG-CSF（商品名：津优力）和 rhG-CSF（商品名：津恤力）在Ⅱ期临床试验和Ⅲ期临床试验中的疗效比较

药物	Ⅱ期临床试验			Ⅲ期临床试验		
	PEG-rhG-CSF（商品名：津优力）	rhG-CSF（商品名：津恤力）	P	PEG-rhG-CSF（商品名：津优力）	rhG-CSF（商品名：津恤力）	P
例数	103	100		313	313	
4 级 ANC 减少未发生 /%	97（94.2）	96（96.0）	0.75	295（94.2）	295（94.2）	1.00
FN 发生率 /%	0（0）	0（0）	1.00	1（0.3）	0（0.0）	1.00
抗生素使用 /%	14（13.6）	13（13.0）	0.90	24（7.7）	35（11.1）	0.14

注：PEG-rhG-CSF：pegylated recombinant human granulocyte colony-stimulating factor，聚乙二醇化重组人粒细胞集落刺激因子；rhG-CSF：recombinant human granulocyte colony-stimulating factor，重组人粒细胞集落刺激因子；ANC：absolute neutrophil count，中性粒细胞绝对计数；FN：febrile neutropenia，发热性中性粒细胞减少。

国外原研 PEG-rhG-CSF（Neulasta）的大型随机对照临床试验有 2 项，均是比较 PEG-rhG-CSF（Neulasta）与 rhG-CSF（非格司亭）对接受多西他赛联合多柔比星方案化疗的高危乳腺癌患者骨髓抑制的防治作用（表 10-4）。rhG-CSF 均在化疗第 2 天给予 5μg/（kg·d），直至 ANC ≥ $1.0 × 10^9$/L，若给药 14 天仍未达上述标准则停药，PEG-rhG-CSF 在化疗周期的第 2 天给药。在 Green 等的研究中，PEG-rhG-CSF 用量为 6mg，而在 Holmes 等的研究中 PEG-rhG-CSF 用量为 100μg/kd。两个研究的主要终点指标都是第 1 周期 4 级中性粒细胞绝对计数减少的持续时间。两个研究中 rhG-CSF 与 PEG-rhG-CSF 组的第 1 周期 4 级中性粒细胞绝对计数减少的发生率和持续时间都相近。但在 Holmes 等的研究中，第 2~4 周期的严重中性粒细胞减少持续时间 PEG-rhG-CSF 组明显比 rhG-CSF 组短，发热性中性粒细胞减少的发生率也更低，且均有显著意义。这两项Ⅲ期临床研究的结果表明，每周期用 1 次 PEG-rhG-CSF 对中性粒细胞绝对计数的支持作用与每日应用 rhG-CSF 相仿或略优。Green 等的研究还表明，将 PEG-rhG-CSF 的剂量固定在 6mg，对体重在 80kg 以上的患者，疗效并不降低；对于体重在 60kg 以下的患者，耐受性也并不下降，这有助于进一步简化给药方法。

表 10-4 聚乙二醇化非格司亭(Pegfilgrastim,Neulasta)的 Ⅲ 期临床试验结果

研究者	Holmes 等		Green 等	
药物	非格司亭 (Filgrastim) 5μg/(kg·d)	聚乙二醇化非格司亭 (Pegfilgrastim,Neulasta) 100μg/kg	非格司亭 (Filgrastim) 5μg/(kg·d)	聚乙二醇化非格司亭 (Pegfilgrastim,Neulasta) 6mg
例数	149	147	77	80
4 级 ANC 减少发生率 /%				
第 1 周期	79	77	83	84
第 2~4 周期	55~60	37~45	49~53	51~57
4 级 ANC 减少平均 持续时间 /d				
第 1 周期	1.8	1.7	1.6	1.8
第 2~4 周期	1.1~1.3	0.6~0.9*	0.9~1.0	1.0~1.1
FN 发生率 /%				
第 1 周期	12	7	15	9
所有周期	18	9*	20	13
ANC 平均恢复时间 /d, 所有周期	9.7	9.3	9	9

注:*$P<0.05$。ANC:absolute neutrophil count,中性粒细胞绝对计数;FN:febrile neutropenia,发热性中性粒细胞减少。

Vogel 等进行的一项 Ⅲ 期临床试验评价了 PEG-rhG-CSF 对中等骨髓抑制风险化疗方案的支持作用。试验组在化疗第一周期和后续周期预防性使用 PEG-rhG-CSF,而对照组为安慰剂。乳腺癌患者接受多西他赛 100mg/m²,每 3 周重复,在多西他赛给药后 24 小时皮下注射 PEG-rhG-CSF 或安慰剂。安慰剂组和试验组的发热性中性粒细胞减少发生率分别为 17% 和 1%($P<0.001$),发热性中性粒细胞减少相关住院率分别为 14% 和 1%($P<0.001$),静脉抗生素使用率分别为 10% 和 2%($P<0.001$)。试验结果显示,对于发热性中性粒细胞减少发生风险中等的化疗方案,PEG-rhG-CSF 也有明确的预防作用。

Ozer 报道了一项基于社区的前瞻性研究,评价在接受骨髓抑制性化疗的患者中,自第 1 周期化疗开始预防性使用 PEG-rhG-CSF 对中性粒细胞减少及其相关事件的影响。研究对 2 112 例患者进行了分析,其中超过 1/3 的患者年龄>65 岁,超过半数患者为晚期肿瘤患者,有显著合并症的患者约 1/4,并且 1/4 的患者接受过化疗,17% 的患者接受过放疗。第 1 周期化疗中性粒细胞减少相关住院率为 2.9%,所有周期的发生率为 5.6%;第 1 周期化疗发热性中性粒细胞减少(定义为 ANC<$1.0×10^9$/L 并且体温 ≥ 38.2℃)的发生率为 3.6%,所有周期化疗发热性中性粒细胞减少的发生率为 6.3%。中性粒细胞减少导致的化疗减量和延期在第 2 周期化疗分别为 1.8% 和 0.9%,在所有化疗周期分别为 2.9% 和 2.1%。这些数据表明,在上述临床研究之外的更普遍人群中,预防性使用 PEG-rhG-CSF 能给患者带来临床获益。

③荟萃分析:一项荟萃分析纳入了 17 项随机对照临床试验,共 3 493 例患者,试验药物包括非格司亭、来格司亭和聚乙二醇化非格司亭。汇总后的数据显示,初级预防可降低发热性中性粒细胞减少风险 46%(风险比[risk ratio,RR]=0.54;95% 置信区间[confidence interval,CI]0.43~0.67;$P=0.000\ 1$)。在各项研究中,发热性中性粒细胞减少风险相较于基线降低 17%~78%。

在亚组分析中,无论是淋巴瘤或实体瘤,无论是低年龄组或高年龄组,无论研究是否预防性使用抗生素、是否盲法或是否在对照组中允许次级预防性使用 rhG-CSF 类药物,rhG-CSF 类药物支持组的发热性中性粒细胞减少风险都能显著降低。与对照组相比,预防性使用 rhG-CSF 类药物降低感染相关死亡 45%(RR=0.55;95% CI 0.33~0.90;P=0.018);降低早期死亡风险 40%(RR=0.60;95% CI 0.43~0.83;P=0.002),其中早期死亡定义为在化疗期间的所有原因导致的死亡。并且,rhG-CSF 类药物组的平均相对剂量强度显著更高(95.5% vs 88.5%,P<0.001)。在该荟萃分析中,非格司亭与来格司亭的疗效无显著差异,RR 分别为 0.61(95% CI 0.53~0.72)和 0.62(95% CI 0.44~0.88),而聚乙二醇化非格司亭的疗效优于非格司亭和来格司亭(RR=0.08;95% CI 0.03~0.18;P=0.000 1)。Cooper 等 2011 年的荟萃分析表明,与非格司亭组相比,聚乙二醇化非格司亭组的发热性中性粒细胞减少发生率更低(RR=0.66;95% CI 0.44~0.98)。

④临床使用推荐:由中国医师协会肿瘤医师分会、中国抗癌协会肿瘤临床化疗专业委员会制订的《中国重组人粒细胞集落刺激因子在肿瘤化疗中的临床应用专家共识(2015 年版)》推荐如下:

对于接受高发生发热性中性粒细胞减少风险化疗方案的患者,无论治疗目的是治愈、延长生存期还是改善疾病相关症状,均建议其预防性使用 rhG-CSF 或者 PEG-rhG-CSF。

对于接受中等发生发热性中性粒细胞减少风险化疗方案的患者,需进一步评估患者其他发热性中性粒细胞减少发生的因素。高龄患者(尤其是年龄>65 岁)、既往化疗或放疗过程中已发生过中性粒细胞减少症、肿瘤分期晚、肿瘤侵及骨髓、营养和体能状态差、肝肾功能不全、存在感染和开放性伤口以及人类免疫缺陷病毒感染等,都被认为是患者发生发热性中性粒细胞减少的危险因素。当化疗目的是姑息性时,如果患者具有发生发热性中性粒细胞减少的风险,可考虑预防性使用 rhG-CSF 或者 PEG-rhG-CSF;若风险由化疗方案引起,可降低化疗药物剂量。

对于接受低发生发热性中性粒细胞减少风险化疗方案的患者,不常规预防性使用 rhG-CSF 或者 PEG-rhG-CSF。但是,若患者正在接受治愈性化疗或术后辅助化疗,并且存在发热性中性粒细胞减少可能导致死亡等不良预后时,可以考虑预防性使用 rhG-CSF 或者 PEG-rhG-CSF。

当剂量密集或剂量增强方案化疗可以改善患者预后、减量化疗或延迟化疗可能导致预后不良时,应当考虑预防性使用 rhG-CSF 或者 PEG-rhG-CSF。当提高标准化疗方案中药物的剂量或给药密度均不能改善患者预后,尤其是化疗目的为姑息性时,若患者出现严重骨髓毒性,下周期化疗应该把减低化疗药物剂量作为主要措施。

国外相关指南的推荐与上述中国共识的原则相似。美国临床肿瘤学会(American Society of Clinical Oncology,ASCO)指南和 EORTC 指南将高风险定义为发热性中性粒细胞减少风险 ≥20%,美国国家综合癌症网络(National Comprehensive Cancer Network,NCCN)指南将其定义为>20%。此界值是综合考虑疗效和卫生经济学的结果而确定的。中等发热性中性粒细胞减少风险为 10%~20%,低度风险为<10%。这些指南推荐对于发热性中性粒细胞减少发生率 ≥20% 的化疗方案的患者,从第 1 个周期化疗开始预防性使用 rhG-CSF 类药物,包括 rhG-CSF 或 PEG-rhG-CSF;对于使用发热性中性粒细胞减少发生率<20% 的化疗方案的患者,一些患者因素可能导致发热性中性粒细胞减少发生率升高,故而可能需要使用 rhG-CSF 进行预防,此类因素包括年龄>65 岁、体能状态差、同步化放疗、既往出现过发热性中性粒细胞减少、既往多程化疗、肿瘤广泛浸润骨髓以及其他合并症。如果改用其他骨髓抑制较轻的化疗方案而不损害疗效时,可改用其他化疗方案。

2)次级预防:既往出现过发热性中性粒细胞减少的患者,预防性使用 rhG-CSF 类药物,与安慰剂相比可降低发热性中性粒细胞减少的发生率。

在一项荟萃分析中,在第 1 周期开始预防性使用 rhG-CSF 类药物组,与在发生发热性中性粒细胞减少后交叉到预防性使用 rhG-CSF 类药物组相比,可以显著降低发热性中性粒细胞减少发生率(HR=0.26;95% CI 0.07~0.97)。也就是说,对于发热性中性粒细胞减少风险较高的化疗方案,次级预防的效果不及初级预防。

国内外指南均推荐:对于既往出现过发热性中性粒细胞减少,再次出现发热性中性粒细胞减少可能造成治疗延期,或降低剂量可能降低无病生存、总生存或生活质量的患者,应考虑次级预防。对于姑息性化疗,或其他情况下降低剂量强度不会影响长期结局时,应首选剂量降低或延期。

3)不伴发热的中性粒细胞减少时使用 rhG-CSF 预防发热性中性粒细胞减少:Hartmann 等的随机对照研究结果表明,在发生 4 级中性粒细胞减少但无发热时,再开始使用非格司亭,可以缩短中性粒细胞减少的持续时间,但不能降低住院率或缩短住院时间,也不能缩短胃肠外抗生素的使用时间或降低培养阳性感染的发生率。因此,在这种情况下常规使用 rhG-CSF 治疗中性粒细胞减少似乎并不能带来临床上的实际获益。

目前我国临床上有时依据药品说明书,在出现 3 级及以上白细胞减少或中性粒细胞减少时开始使用 rhG-CSF,是对 3/4 级中性粒细胞减少的治疗,也可以认为是预防发热性中性粒细胞减少用法的折中,其使用时机晚于预防性使用的标准用法,又较上述临床研究的开始用药时间更早一些。

4)rhG-CSF 支持下的剂量强度和剂量密度治疗:在 rhG-CSF 支持下,化疗剂量可以达到一定程度的提高。但在无造血干细胞支持下,单纯使用 rhG-CSF 支持所能提高的剂量幅度是有限的。仅在少数肿瘤中,通过 rhG-CSF 类药物支持可达到疗效提高。例如,在德国霍奇金淋巴瘤研究组的 HD9 研究中,rhG-CSF 支持下提高剂量的 BEACOPP 方案(博来霉素、依托泊苷、多柔比星、环磷酰胺、长春新碱、泼尼松、丙卡巴肼)相对常规剂量的 BEACOPP 方案,能显著提高无治疗失败率和总生存率。但在大多数情况下,提高剂量对于提高疗效的意义并不明确。

尽管不是多数研究的主要终点,临床研究仍显示预防性使用 rhG-CSF 可以提高化疗按时足量给予的比例。非格司亭在欧洲进行的注册临床试验中,小细胞肺癌患者使用环磷酰胺、多柔比星和依托泊苷联合方案,非格司亭预防组中有 29% 的患者因骨髓抑制降低了化疗药物剂量,而在安慰剂对照组中这一比例高达 61%(P<0.05);两组的中位剂量强度与计划剂量强度的比值分别为 96% 和 88%。

一项荟萃分析希望回答在淋巴瘤患者中 rhG-CSF 和 rhGM-CSF 的支持作用是否可以改善剂量强度、肿瘤缓解率和总生存率。该研究纳入了 13 项临床试验,共 2 607 例患者。在这些研究中,试验组接受 rhG-CSF 或 rhGM-CSF,对照组接受安慰剂或无预防性用药,两组均接受同样方案的化疗。尽管 rhG-CSF 或 rhGM-CSF 支持显著降低了严重中性粒细胞减少的相对风险、发热性中性粒细胞减少风险和感染风险,但以下指标的改善均未达到统计学意义:减少需要静脉输注抗生素的患者数和降低感染相关死亡率。重要的是,在疗效方面未显示出提高完全缓解率,也未改善总生存率或无治疗失败(free from treatment failure,FFTF)率。

另一种治疗策略是缩短给药间隔,采用剂量密集型化疗。剂量密集型方案是在保障患者安全的前提下,尽量缩短给药的间隔时间,给予适宜剂量的治疗。例如,将3周完成的化疗方案在2周内完成,而用药剂量不变。剂量密集型方案的原理是通过缩短给药间隔时间,减少给药间歇期的肿瘤再增殖,从而提高杀伤肿瘤细胞的效果。根据Norton-Simon模型,化疗后肿瘤负荷减小,间歇期的肿瘤再增殖会加速,因此用药间歇期的长短可能对疗效产生重要影响。预防性使用rhG-CSF可以缩短骨髓毒性的持续时间,提高了剂量密集型方案的可行性。剂量密集型方案在结直肠癌、乳腺癌和淋巴瘤中都取得了较好的疗效。

在CALGB 9741研究和NCIC MA.21研究中,剂量密集型方案用于乳腺癌的术后辅助化疗,分别改善了无病生存和无复发生存。但在意大利的一项对照研究中,将FEC方案(5-氟尿嘧啶、表柔比星、环磷酰胺)由3周缩短为2周重复却并未显著提高疗效。

德国高度恶性非霍奇金淋巴瘤研究组在老年侵袭性淋巴瘤患者中进行的B2研究结果表明,CHOP-14方案与CHOP-21方案相比,无事件生存与总生存均未显著提高。

在结直肠癌患者的化疗方案中,双周方案是常用的方案,但多数情况下不需要常规rhG-CSF支持。

对于大多数肿瘤,剂量密集型方案的获益并未明确。临床实践中是否使用剂量密集型方案,需要参照相应疾病的治疗指南。

(4)rhG-CSF制剂的临床用法

1)rhG-CSF:美国FDA批准的非格司亭用法,是在化疗后至少24小时开始使用,每日1次,注射5μg/(kg·d)(皮下注射、短时间静脉输注或持续静脉输注均可),连续多日,直到中性粒细胞低谷结束。根据中性粒细胞绝对值计数减少的持续时间和中性粒细胞绝对值计数最低值的严重程度,可在下一周期以5μg/kg为单位增量。应给予rhG-CSF直至中性粒细胞绝对值计数在预期的中性粒细胞绝对值计数最低值后恢复至10×10^9/L或以上,或至多14天(以先发生者为准)。

非格司亭在国内由多个公司生产,各个产品的说明书中用法并不完全统一。较早期的各个产品的说明书中,用法用量为:化疗后,中性粒细胞绝对值计数降至1×10^9/L(白细胞计数2×10^9/L)以下者,在开始化疗后2~5μg/kg,每日1次皮下或静脉注射给药。当中性粒细胞绝对值计数回升至5×10^9/L(白细胞计数10×10^9/L)以上时,停止给药。亦有一些较新批准的rhG-CSF明确给出了预防性使用的具体用法,为化疗药物给药结束后24~48小时使用。临床使用非格司亭时须参照对应产品的说明书。

我国批准了来格司亭预防性使用的适应证:预防抗肿瘤化疗药物引起的中性粒细胞减少症及缩短中性粒细胞减少症的持续时间。具体用法为:抗肿瘤化疗药物给药结束后次日开始,皮下注射2μg/kg,每日1次;当有潜在出血风险时,可静脉注射5μg/kg,每日1次。

临床实践中常将按体重计算出的剂量约略到最接近的安瓿剂量,皮下注射是最常用的给药方法。一些相对小样本量的临床试验尝试推迟rhG-CSF给药的开始时间,未发现明显不良影响。国外指南推荐在化疗用药结束后第2~4天用药,ASCO等指南推荐基于临床经验和费用考虑,可以在ANC<10×10^9/L时考虑停用,但需要确认中性粒细胞绝对值计数已经超过最低点。2015年中国专家共识推荐:通常化疗结束后24~72小时开始用药,rhG-CSF给药后中性粒细胞绝对值计数出现的第一个高峰是骨髓中成熟中性粒细胞被释放进入外周血造成的,此时不宜停药,待中性粒细胞绝对值计数降到最低点后再次逐渐上升至>2.0×10^9/L后可停药,一般情况下应持续给药 1 周以上。

2）PEG-rhG-CSF：我国批准的用法为化疗药物给药结束后 48 小时皮下注射，推荐的使用剂量为皮下注射 100μg/kg，每个化疗周期注射一次。100μg/kg 的剂量不能用于婴儿、儿童和体重低于 45kg 的未成年人。

临床实践中可将按体重计算出的剂量略为最接近的安瓿剂量。

（5）rhG-CSF 类药物的不良反应及其处理：非格司亭、来格司亭和聚乙二醇化非格司亭三者的不良反应类似。最常见的不良反应为骨骼或关节肌肉疼痛，发生率 10%~30%，多为轻度，一般持续 1~7 天。停药后一般可迅速缓解，必要时可使用解热镇痛药。

偶有血丙氨酸氨基转移酶、天冬氨酸氨基转移酶、乳酸脱氢酶、血肌酐、尿素氮升高；偶有乏力、发热、头晕、心悸和变态反应等。罕见的严重不良反应包括脾破裂、急性呼吸窘迫综合征、严重变态反应（皮肤、呼吸系统与心血管系统）、肺毒性（使用含博来霉素方案时）、肺泡出血和咯血等。镰状细胞病患者使用此类药物后可能发生镰状细胞危象。

4. **一般性措施** 在中性粒细胞减少时，可采取一些措施减少环境中的致病原，以避免发生感染。这些措施包括保持患者的生活、医疗环境相对洁净，限制患者进入人群聚集的公共场合如商场、影剧院等，限制病房人员的数量，减少患者和其他患者、医护人员不必要的接触，以降低交叉感染概率，并嘱患者戴口罩；紫外线消毒房间空气；对于中性粒细胞缺乏的患者，有条件可安置患者住在"无菌室"中，采取较严密的消毒隔离措施，室内用具、食品、药品均需消毒或灭菌。此外，也可对容易发生感染的部位采取必要的预防措施，例如注意口腔、鼻腔、外耳道、皮肤、会阴的卫生，加强护理。

5. **其他药物** 皮质激素类、雌激素类药物可以升高白细胞，但作用强度或起效时间不及 rhG-CSF，且有一定不良反应，不可长期使用，故现临床应用已较少。其他药物如鲨肝醇、利可君（利血生）和盐酸小檗胺（升白胺）等，疗效均较弱，一般用于轻度中性粒细胞减少者。

浓缩中性粒细胞输注疗效不肯定，且有明显副作用，临床上已不再使用。

（七）发热性中性粒细胞减少的治疗

1. **及时合理使用抗生素** 出现发热性中性粒细胞减少时，应早期给予足量强效广谱抗生素。由于发热性中性粒细胞减少是严重的急症，在病原培养和药敏结果报告出来之前就应开始经验性抗生素治疗。微生物检查结果回报后，可结合临床情况决定是否调整抗生素。必要时需使用万古霉素、抗真菌药等。

2. **感染病灶的局部处理** 在感染病灶明确时，应注意其局部处理。例如，对于导管相关感染的患者，必要时应拔除导管；对于引流不畅的感染灶，可加强引流。

3. **髓系生长因子的应用** 对照研究表明，发生发热性中性粒细胞减少后，在抗生素治疗的基础上加用非格司亭，与安慰剂相比，可以加速中性粒细胞的恢复，缩短发热性中性粒细胞减少的持续时间。

Maher 等的对照研究评价了化疗导致发热性中性粒细胞减少后，在接受抗生素治疗的同时加用非格司亭是否能加速化疗所致中性粒细胞减少伴感染的恢复。这项随机对照研究共纳入 218 例患者，均有化疗后发热（体温>38.2℃）和中性粒细胞减少（ANC<1.0×10⁹/L）。患者随机接受非格司亭［12μg/（kg·d）］或安慰剂，两者均在经验性使用妥布霉素和哌拉西林 12 小时内开始使用。与安慰剂相比，非格司亭可缩短中性粒细胞减少的中位时间（4 级 ANC 减少的中位时

间分别为 3.0 天和 4.0 天；$P=0.005$）、加速发热性中性粒细胞减少的恢复（至发热性中性粒细胞减少缓解的时间分别为 5.0 天和 6.0 天；$P=0.01$），但对以下指标无明显改善：发热天数（两组均为3.0 天）、抗生素使用率（分别为 46% 和 41%；$P=0.48$）、中位住院时间（均为 8.0 天；$P=0.09$）。非格司亭降低长时间住院风险（$RR=2.1$，95% CI 1.1~4.1；$P=0.02$）。在探索性亚组分析中，似乎对于有证据的感染患者和 $ANC < 0.1 \times 10^9/L$ 的患者，使用非格司亭的获益最大。

另一项在高危患者中进行的随机对照研究显示出了更好的疗效。研究纳入了 210 例接受化疗后的实体瘤患者，这些患者存在 4 级中性粒细胞减少伴发热，并且具有以下至少一项高危因素：严重中性粒细胞减少（$ANC < 0.1 \times 10^9/L$），前一化疗周期后的潜伏期短（< 10 天），发病时有败血症或有临床证据的感染、严重合并症、美国东部肿瘤协作组（Eastern Cooperative Oncology Group，ECOG）体能状态（performance status，PS）评分 3~4 或之前住院。患者随机至 rhG-CSF组和无 rhG-CSF 的对照组，两组均接受头孢他啶和阿米卡星治疗。主要终点指标为住院时间。结果表明使用 rhG-CSF 组 4 级中性粒细胞减少的中位持续时间显著更短（2 天 vs 3 天；$P=0.000\ 4$）、中位抗生素治疗时间显著更短（5 天 vs 6 天；$P=0.013$）、中位住院时间显著更短（5 天vs 7 天；$P=0.015$）。新发严重内科并发症的发生率在 rhG-CSF 组和对照组分别为 10% 和 17%（$P=0.12$），其中每组死亡 5 例。与对照组相比，rhG-CSF 组降低中位住院费用 17%（$P=0.01$）和中位每次住院总费用 11%（$P=0.07$）。

Berghmans 等于 2002 年报道的荟萃分析未能显示治疗性使用 rhG-CSF 或 rhGM-CSF 降低发热性中性粒细胞减少所致死亡率（$RR=0.71$；95% CI 0.44~1.15），rhG-CSF 亚组 $RR=0.66$（95% CI 0.39~1.13），而 rhGM-CSF 亚组 $RR=0.97$（95% CI 0.34~2.79）。由于原始文献中数据不足，对下列指标未能汇总分析：感染相关死亡率、住院时长、发热持续时间、4 级中性粒细胞减少持续时间、抗生素调整和毒性反应等。

Clark 等对 13 项研究的荟萃分析结果表明，与经验性使用抗生素联合 rhG-CSF 类药物，可以缩短住院时间（$HR=0.63$；95% CI 0.49~0.82；$P=0.000\ 6$）和中性粒细胞绝对值计数恢复时间（$HR=0.32$；95% CI 0.23~0.46；$P<0.000\ 01$），但对总死亡率无显著影响［比值比（odds ratio，OR）= 0.68；95% CI 0.43~1.08；$P=0.1$］；对减少感染相关死亡率有统计学边缘意义（$OR=0.51$；95% CI 0.26~1.00；$P=0.05$）。

在 Mhaskar 等 2014 年发表的荟萃分析中，分析了在标准抗生素治疗基础上加用 rhG-CSF或 rhGM-CSF 对于化疗所致发热性中性粒细胞减少的疗效和安全性。研究纳入了 14 项对照研究的 1 553 例患者，与单纯抗生素治疗相比，加用 rhG-CSF 或 rhGM-CSF 并未改善总死亡率（$HR=0.74$；95% CI 0.47~1.16；$P=0.19$；13 项随机对照研究；1 335 例；低质量证据）和感染相关死亡（$HR=0.75$，95% CI 0.47~1.20，$P=0.23$；10 项随机对照研究；897 例；低质量证据）。接受rhG-CSF 或 rhGM-CSF 和抗生素治疗的患者住院超过 10 天的概率更低（$RR=0.65$，95% CI 0.44~0.95，$P=0.03$；8 项随机对照研究；1 221 例；低质量证据），而中性粒细胞绝对计数恢复快的患者更多（$RR=0.52$，95% CI 0.34~0.81，$P=0.004$；5 项随机对照研究；794 例；中等质量证据）。接受rhG-CSF 或 rhGM-CSF 联合抗生素治疗患者的中性粒细胞减少持续时间更短［标准化均数差（standardized mean difference，SMD），-1.70，95% CI -2.65~0.76，$P=0.000\ 4$；9 项随机对照研究；1 135 例；中等质量证据），发热恢复更快（SMD -0.49，95% CI -0.90~0.09，$P=0.02$；9 项随机对照研究；966 例；中等质量证据），抗生素使用时间更短（SMD -1.50，95% CI -2.83~0.18，$P=0.03$；3 项随机对照研究;457 例;低质量证据)。rhG-CSF 治疗组深静脉血栓的发生率无显著升高(RR=1.68, 95% CI 0.72~3.93, P=0.23;4 项随机对照研究;389 例;低质量证据),而骨关节疼痛或流感样症状的发生率升高(RR=1.59, 95% CI 1.04~2.42, P=0.03;6 项随机对照研究;622 例;低质量证据)。

因此,对于高危的发热性中性粒细胞减少患者,应考虑治疗性使用 rhG-CSF。2015 年中国专家共识推荐:对于接受预防性使用 rhG-CSF 的患者出现发热性中性粒细胞减少后,应继续使用 rhG-CSF 治疗;对于未接受预防性使用 rhG-CSF 的患者,如果存在不良因素应考虑使用 rhG-CSF 治疗。不良因素包括:重度中性粒细胞减少(ANC<1.0 × 10⁹/L)或持续时间较长的中性粒细胞减少(>10 天)、年龄>65 岁、原发肿瘤控制不佳、肺炎、败血症、侵袭性真菌感染或其他临床感染、治疗期间或既往治疗过程中发生过中性粒细胞减少等。

4. 其他药物与支持措施 对于重症感染者,可给予大剂量丙种球蛋白静脉注射,尤其是对于免疫球蛋白水平低下者(例如含利妥昔单抗方案治疗后的患者)有一定疗效。

（八）结语

中性粒细胞减少是化疗的常见并发症,有时会造成严重后果。因其诊断依赖于实验室检查,患者接受化疗后的血常规定期监测非常重要。轻度化疗相关中性粒细胞减少,在化疗间歇期多可自行恢复,预防与药物治疗并非必须。但中性粒细胞减少如果严重或持续,则可能导致发热性中性粒细胞减少,增高治疗风险、影响治疗计划顺利执行并降低患者生活质量,须尽量避免并积极处理。因此,在开始化疗前,应根据化疗方案和患者特征等因素,动态评估发热性中性粒细胞减少的发生风险,并结合治疗目的,决定是否预防性给予 rhG-CSF。一旦发生发热性中性粒细胞减少,应及时给予综合治疗措施,尤其是广谱强效抗生素。

基于化疗时代的众多研究,中性粒细胞减少及发热性中性粒细胞减少的处理原则已较为明晰。这一领域的研究仍在持续进行中,例如,非格司亭的生物类似物、创新结构的长效 rhG-CSF、作用于中性粒细胞生成过程新靶点的药物等。这些研究都有望在不远的将来,丰富肿瘤患者的治疗选择,提高抗肿瘤治疗的安全性,甚而有助于提高疗效。

二、血小板减少

（一）肿瘤化疗所致血小板减少

血小板减少是肿瘤患者经常遇到的临床问题,其病因可以是化疗、放疗或疾病本身。肿瘤化疗所致血小板减少(chemotherapy-induced thrombocytopenia, CIT)是指抗肿瘤化疗药物对骨髓产生抑制作用,尤其是对巨核细胞产生抑制作用,从而导致外周血中血小板计数<100 × 10⁹/L。肿瘤化疗所致血小板减少是临床常见的化疗药物剂量限制性毒性反应,可造成化疗延迟、化疗药物剂量降低、化疗终止等,最终加速疾病进展,影响患者生存和临床疗效,增加医疗费用。血小板减少本身也可引起一系列临床症状,甚至危及患者生命。当血小板计数<50 × 10⁹/L 时,皮肤或黏膜可出现出血点、紫癜、瘀斑等,与此同时,患者将不能接受穿刺等有创操作,更不能接受手术治疗;当血小板计数<20 × 10⁹/L 时,患者有高危的自发性出血倾向;当血小板计数<10 × 10⁹/L 时,则患者有极高危的自发性出血可能。因此,明确肿瘤化疗所致血小板减少的发生机制、分级、治疗及预防,对肿瘤内科医师来说,是非常重要的。

（二）肿瘤化疗所致血小板减少的病理生理机制

化疗药物引起血小板减少的机制不尽相同,因此,了解血小板减少的病理生理过程是非常重要的。

1. 血小板的生成受多种因子调节　血小板是最小的血细胞,无细胞核,呈双面微凸的圆盘状,直径为 2~3μm。正常人外周血液中血小板计数为 100~300 × 10⁹/L。血小板本质上是从骨髓成熟的巨核细胞裂解、脱落下来的具有生物活性的小块胞质。造血干细胞首先分化为巨核系祖细胞,然后再分化为原始巨核细胞,再经过幼巨核细胞而发育为成熟巨核细胞。骨髓窦壁外成熟的巨核细胞胞质伸向骨髓窦腔,并脱落成为血小板,进入血液。一个巨核细胞可产生 200~700 个血小板。从原始巨核细胞到释放血小板进入外周血,需 8~10 天。进入血液的血小板,2/3 存在于外周循环血液中,其余的储存在脾脏和肝脏内。

人体血小板数最重要的调控因子是血小板生成素(thrombopoietin, TPO)。TPO 的促血小板生成作用是通过其受体 C-Mpl 实现的。剔除 *TPO* 基因或其受体 *c-mpl* 基因的小鼠,其巨核细胞和血小板的数量仅为正常动物的 10% 左右。TPO 是由 332 个氨基酸组成的糖蛋白,质谱分析测定其分子量为 57.5kD。TPO 能够促进造血干细胞的存活和增殖,刺激造血干细胞向巨核系祖细胞分化,并特异地促进巨核系祖细胞增殖和分化,以及巨核细胞的成熟与释放血小板。TPO 的生成速率并不受血小板数目的影响。无论血小板数目是否正常,肝脏的 TPO 都以恒定的速率生成并释放。血小板膜上具有高亲和力的 TPO 受体,该受体可与 TPO 结合而将 TPO 从循环中清除。当外周血的血小板计数正常时,血浆中大量的 TPO 结合于血小板上而被清除,以维持正常的血浆 TPO 浓度。当外周血的血小板计数降低时,血浆中 TPO 的清除减少,使血浆中 TPO 的浓度增高,进而促进骨髓血小板的生成。临床试验结果显示,重组人血小板生成素(recombinant human thrombopoietin, rhTPO)可有效促进血小板的生成。

血小板进入外周血液后,其寿命为 7~14 天,但血小板只在最初两天具有生理功能。血小板具有黏附、释放、聚集、收缩和吸附等多种生理特性,其主要功能为维持血管内皮的完整性和发挥生理止血作用。未在生理止血过程中消耗掉的血小板会进入程序性细胞死亡,即细胞凋亡过程。这一过程有赖于 B 细胞淋巴瘤 / 白血病 -x L(B-cell lymphoma/leukemia-x L, Bcl-x L)蛋白的存在。该蛋白能抑制凋亡前蛋白 Bcl-2 相关 X 蛋白(Bcl-2 associated X protein, Bax)和 Bcl-2 同源拮抗剂(BCL2 homologous antagonist/killer, Bak)的产生。当 Bcl-x L 水平下降时,Bax 和 Bak 的活性增加,从而激活血小板凋亡程序。衰老的血小板主要在脾脏中被吞噬、破坏。据测定,30%~55% 的衰老血小板被阻滞在脾脏内,30%~45% 被阻滞在肝脏,3%~15% 被阻滞在骨髓及其他部位。

2. 不同化疗药物引起血小板减少的机制不同　不同化疗药物对巨核细胞和血小板产生通路的不同环节造成影响,最终导致血小板减少的发生。烷化剂,如白消安能影响多能造血干细胞的产生,而多能造血干细胞含有丰富的乙醛脱氢酶,因此环磷酰胺无法对其产生影响,反而影响了更后期的巨核系祖细胞。硼替佐米对造血干细胞和巨核系祖细胞均无影响,但是抑制了核因子 -κB(nuclear factor-kappa B, NF-κB),该因子是血小板脱落环节重要的调控因子,这也从某种程度上解释了为什么硼替佐米的血小板抑制时间相对较短。

另一方面,并不是所有化疗药物都是通过抑制血小板的产生造成肿瘤化疗所致血小板减少的,有一些药物则是促进了血小板的凋亡。正在研发过程中的抗肿瘤新药 ABT-737,就是通过减弱 Bcl-x(L)的活性,使得血小板凋亡程序被极大地激活。研究发现,给予单次剂量的 ABT-737 后,血小板水平可在 2 小时内下降至基线水平的 30%,6 小时内下降至 5%,24 小时内下降至

10%,72 小时血小板可恢复至基线水平。在这个过程中,细胞凋亡蛋白酶(caspase)介导的细胞凋亡程序被激活,大量磷脂酰丝氨酸(phosphatidylserine)迅速出现在血小板表面,然后被肝脏中的网状内皮细胞迅速清除,造成血小板水平下降。依托泊苷也是通过此种途径对血小板产生抑制作用的。

最后,化疗药物还可增强免疫系统对血小板的清除。在许多类型淋巴瘤的治疗过程中,多达4.5% 的患者在接受单药氟达拉滨治疗后出现自身免疫性血小板减少性紫癜,而这种血小板减少对利妥昔单抗能够产生应答。

3. 常见引起血小板减少的化疗药物 不同化疗方案造成血小板减少的发生率、严重程度和持续时间不一致。大部分标准化疗方案出现剂量限制性血小板减少的情况相对较少,且持续时间较短(4~6 天)。一项研究总结了 43 995 例肿瘤患者出现血小板减少的情况,这些患者曾接受过 62 071 个化疗方案的治疗。研究发现,接受铂类治疗的患者出现 3 级和 4 级肿瘤化疗所致血小板减少的比例分别是 6.5% 和 4.1%。接受蒽环类药物治疗的患者出现 3 级和 4 级肿瘤化疗所致血小板减少的比例分别是 3.0% 和 2.2%。接受吉西他滨为基础的化疗方案的患者出现 3 级和4 级肿瘤化疗所致血小板减少的比例分别是 7.8% 和 3.4%,而接受紫杉类为基础的化疗方案的患者,该数据分别是 1.4% 和 0.5%。由此可见,吉西他滨、铂类均为常见的引起血小板减少的化疗药物,其他药物还包括异环磷酰胺、蒽环类药物等。

(三)肿瘤化疗所致血小板减少的诊断和分级

1. 肿瘤化疗所致血小板减少的诊断标准

(1)外周血中血小板计数 $< 100 \times 10^9/L$。

(2)发病前曾确切地应用过某种能引起血小板减少的化疗药物,且停药后血小板计数可逐渐上升或恢复正常。

(3)排除了其他可能导致血小板减少的原因,如急性白血病、再生障碍性贫血、免疫性血小板减少性紫癜、特发性血小板减少性紫癜、脾功能亢进等。

(4)排除了其他能引起血小板减少的药物使用史,如磺胺类药物等。

(5)患者伴或不伴出血倾向,如皮肤上有瘀点、瘀斑、紫癜或不明原因的鼻出血等表现,甚至出现更加严重的内脏出血迹象。

(6)重新使用该化疗药物后再次出现血小板减少。

2. 肿瘤化疗所致血小板减少的分级 根据血液学检查,进行外周血的血小板减少严重程度分级(表 10-5)。

表 10-5 CTCAE v 5.0 血小板减少程度分级

血小板减少程度	血小板数目
1 级	$75 \times 10^9/L \leqslant$ 血小板 $< 100 \times 10^9/L$
2 级	$50 \times 10^9/L \leqslant$ 血小板 $< 75 \times 10^9/L$
3 级	$25 \times 10^9/L \leqslant$ 血小板 $< 50 \times 10^9/L$
4 级	$< 25 \times 10^9/L$
5 级	死亡

注:CTCAE:Common Terminology Criteria for Adverse Events,常见不良事件评价标准;v 5.0:version 5.0,5.0 版。

（四）肿瘤化疗所致血小板减少的治疗

肿瘤化疗所致血小板减少的治疗应根据每位患者的病情制订个体化治疗方案,如目的为治愈的患者或接受最佳支持治疗的患者、正在使用抗凝药物的患者等,他们的治疗目标不应完全一致。对患者进行风险评估,综合考虑患者病情、治疗手段和整体治疗布局,才能取得更好的疗效。

总体来说,肿瘤化疗所致血小板减少的治疗应包括以下几个方面。

1. 如果情况允许,应治疗其他导致血小板减少的病因,如暂停抗生素的使用、控制感染、调整抗凝治疗方案等。

2. 如有必要,减少化疗药物的使用剂量和 / 或给药频率,或更改化疗方案等。

3. 肿瘤化疗所致血小板减少的支持治疗主要包括输注血小板和给予促血小板生长因子两大方面。促血小板生长因子又包括重组人白细胞介素 11(recombinant human interleukin 11,rhIL-11)、rhTPO、TPO 受体激动剂罗米司汀(Romiplostim)和艾曲波帕(Ehmmbopag)。目前,只有rhIL-11 和 rhTPO 被 CFDA 批准用于治疗肿瘤相关血小板减少。

(1)输注血小板:对于严重的血小板减少患者来说,最重要的支持治疗仍然是输注血小板。当血小板计数 $\leq 10 \times 10^9/L$ 时,特别是对于有出血危险的肿瘤,如白血病、黑色素瘤、尿路上皮癌、妇科肿瘤和结直肠癌等,需预防性输注血小板;当患者血小板计数 $\leq 20 \times 10^9/L$ 时,应考虑输注血小板。血小板计数还关系着患者能否进行手术或接受有创性操作。当进行开颅手术时,要求血小板计数 $\geq 100 \times 10^9/L$;进行其他有创性操作或是创伤手术时,要求血小板计数在 $(50{\sim}100) \times 10^9/L$。实体瘤患者血小板计数在 $(10{\sim}50) \times 10^9/L$ 时,根据临床是否有出血倾向或出血症状,可考虑输注血小板。这里特别要强调的一点是,不可滥用预防性输注血小板,防止产生同种免疫反应导致输注无效。

(2)促血小板生长因子

1)重组人血小板生成素(recombinant human thrombopoietin,rhTPO):rhTPO 是一种从中国仓鼠卵巢细胞中提取出的全糖基化促血小板生成蛋白,具有潜在的促血小板生成作用,半衰期约40 小时。在健康受试者中,给予单次剂量的 rhTPO 治疗后,第 3 天即可观察到巨核细胞成倍增长,第 5 天血小板计数开始增多,第 10~14 天血小板计数达到峰值,第 28 天血小板计数降回基线水平。研究发现 rhTPO 可减轻肺癌、淋巴瘤、乳腺癌和卵巢癌等实体肿瘤患者接受化疗后血小板下降的程度,并且缩短化疗引起的血小板减少的持续时间。

在应用 rhTPO 前,必须指出的是人们在实体瘤细胞中未发现 TPO 受体的表达。一项研究采用反转录聚合酶链反应(reverse transcription polymerase chain reaction,RT-PCR)技术检测了39 株人细胞系和 20 种人类的正常组织及原发恶性组织,所有巨核细胞系中均检测到了 TPO 受体的转录片段,而原发恶性肿瘤组织中均未检测到该受体的转录。另一项更大规模的研究采用微阵列芯片和实时定量聚合酶链反应(quantitative real-time polymerase chain reaction,qPCR)方法进行检测,结果显示 3%~17% 的恶性肿瘤组织(肺癌、乳腺癌和卵巢癌)中发现了少量 TPO 受体,然而进一步在蛋白质水平采用免疫组化进行检测,均未发现该受体的表达。将这些癌细胞系用 TPO 受体激动剂处理后,也未观察到任何肿瘤细胞的增殖。

rhTPO 的使用方法:在早期的临床研究中,人们发现皮下注射 rhTPO 可以导致抗体产生,从而影响疗效,因此目前 rhTPO 的给药方式为静脉给药。恶性肿瘤化疗时,预计化疗药物剂量可能引起血小板减少及诱发出血,需要升高血小板时,可于化疗药物输注结束后 6~24 小时内皮下注射 rhTPO,剂量为 300U/(d·kg),1 次 /d,连续应用 14 天。当化疗中出现中性粒细胞严重减少或贫血时,rhTPO 可分别与 rhG-CSF 或重组人促红细胞生成素(recombinant human erythropoietin, rhEPO)联合使用。对于上一个化疗周期发生过 3 级以上肿瘤化疗所致血小板减少的患者或出血风险较大的患者,建议更早使用。

rhTPO 用药注意事项:使用过程中应定期复查血常规,一般隔日 1 次,密切注意外周血的血小板计数变化,血小板计数达到所需指标时,应及时停药。在用药前、用药中及用药后,应监测血常规和外周血涂片。

2)重组人白细胞介素 -11(recombinant human interleukin 11, rhIL-11):rhIL-11 可以促进化疗后的血小板恢复,减少输注血小板次数,缩短血小板减少的病程。rhIL-11 治疗实体瘤化疗所致血小板减少,对于不符合血小板输注指征的血小板减少患者,应在血小板计数($25\sim75$)$\times 10^9$/L 时应用 rhIL-11。有中性粒细胞减少的患者必要时可合并 rhG-CSF。

rhIL-11 的用药方法:推荐剂量为 $25\sim50\mu g$/kg,皮下注射,1 次 /d,至少连用 $7\sim10$ 天,直至化疗所致的骨髓抑制作用消失。在下一个周期化疗开始前 2 天及化疗中不得用药。

rhIL-11 用药注意事项如下。①肾功能受损患者须减量使用。这是由于 rhIL-11 主要通过肾脏排泄。严重肾功能受损、肌酐清除率 <30ml/min 者,需将剂量减少至 $25\mu g$/kg。②老年患者,尤其有心脏病史者慎用。Xu 等报道,rhIL-11 会增加中老年患者心房颤动的发生率,且这一副作用与年龄呈正相关,40 岁以上的患者有可能发生心房扑动,65 岁以上患者心房颤动发病率有所提高。③美国肿瘤护理学会(oncology nursing society, ONS)指南重点指出,对于既往有体液潴留、充血性心力衰竭(即心衰)、房性心律不齐或冠状动脉疾病史的患者,尤其是老年患者,应慎重使用 rhIL-11。④蒽环类药物可以引起脱发、骨髓抑制和心脏毒性等不良反应。在给予蒽环类药物后的前几年中,有超过 50% 的患者发生左心室组织结构和功能的亚临床变化,这种变化虽然尚未引起临床症状,但在心脏超声中能够被观察到,而且随着治疗时间的延长损伤更加明显。因此,对于蒽环类药物引起的骨髓抑制,应慎用 rhIL-11。

3)肿瘤化疗所致血小板减少治疗注意事项:① rhTPO 停药指征:血小板计数 $\geqslant 100\times 10^9$/L 或至血小板计数较用药前升高 50×10^9/L。②需做手术者,应根据需要使用 rhTPO,将血小板计数提高到手术需要的水平。③对于既往有体液潴留、充血性心衰、房性心律不齐或冠状动脉疾病史的患者,尤其是老年患者,不推荐使用 rhIL-11。

（五）肿瘤化疗所致血小板减少的预防

二级预防用药是指对于出血风险高的患者,为预防下一个化疗周期再出现严重的血小板减少,可预防性应用 rhTPO,以保证化疗的顺利进行。二级预防的用药目的:预防化疗后血小板减少或保证化疗能够按照预定计划顺利进行。

1. 肿瘤化疗所致血小板减少出血的高风险因素

(1)既往有出血史。

(2)化疗前血小板计数 $<75\times 10^9$/L。

(3)接受含铂类、吉西他滨、阿糖胞苷、蒽环类等药物的化疗。

(4)肿瘤细胞骨髓浸润所造成的血小板减少。

(5)体能状态:ECOG PS 评分 $\geqslant 2$ 分。

(6)既往接受过放疗,特别是长骨、扁骨(如骨盆、胸骨等)接受过放疗。

2. 肿瘤化疗所致血小板减少的二级预防

（1）患者有出血高风险因素：化疗结束后 6~24 小时内开始使用 rhTPO 和 / 或 rhIL-11。

（2）患者无出血高风险因素：血小板计数<75×10^9/L 时开始使用 rhTPO 和 / 或 rhIL-11。

3. 肿瘤化疗所致血小板减少二级预防的注意事项

（1）对于上一个化疗周期血小板计数最低值<50×10^9/L、已知血小板最低值出现时间者，可在血小板计数最低值出现的前 10~14 天注射 rhTPO，300U/kg，每日或隔日 1 次，连续 7~10 天。

（2）rhTPO 最佳用药时机需要进一步探讨和尝试。对于采用吉西他滨联合卡铂或顺铂方案化疗的患者，上一个周期血小板计数最低值<50×10^9/L 者，可以在本周期化疗的第 2、4、6、9 天使用 rhTPO，300U/kg/ 次。

（六）结语

肿瘤化疗所致血小板减少是临床常见的化疗药物剂量限制性毒性反应，其原因是化疗药物对巨核细胞的抑制作用所导致的血小板生成不足及过度破坏。国内外研究结果显示，不同类的化疗药物对巨核细胞的抑制作用有一定差异。血小板输注是对严重血小板减少症患者最快、最有效的治疗方法之一，然而血小板输注可能造成传染性疾病的感染，如感染艾滋病、丙型肝炎等，以及其他血小板输注相关的并发症。患者可能产生血小板抗体而造成无效输注或者出现输注后免疫反应。针对肿瘤化疗所致血小板减少的治疗，在规范输注血小板的情况下，需要使用升血小板细胞因子来减少血小板输注带来的相关问题。rhIL-11 可以刺激造血祖细胞（巨核细胞、粒 - 巨噬细胞、红系细胞）的成熟分化，具有促进造血、抑制自身免疫、抗炎及保护黏膜上皮等作用。由中国医学科学院肿瘤医院报道的Ⅰ期和Ⅱ期临床试验结果表明，rhIL-11 治疗组的血小板计数最低值和化疗第 21 天血小板计数分别是安慰剂对照组的 3.04 倍和 2.43 倍。rhIL-11 可以降低肿瘤化疗所致血小板减少的发生，缩短其持续时间，其促进血小板计数的恢复作用维持时间较长。

rhTPO 是调节巨核细胞和血小板生成最重要的细胞因子，与分布于巨核细胞及其祖细胞表面的受体 c-mpl 结合，特异性刺激巨核系祖细胞增殖分化，进而促进巨核细胞成熟和血小板生成。rhTPO 用药周期化疗后血小板计数下降的最低值显著高于对照周期，用药周期化疗后血小板恢复的最高值显著高于对照周期。用药周期血小板计数<50×10^9/L 的持续时间（2.1 天 ± 3.5 天）短于对照周期（3.0 天 ± 4.6 天）。用药周期化疗后血小板计数恢复至 ≥75×10^9/L和 ≥100×10^9/L 所需时间均显著短于对照周期（$P<0.001$）。用药周期化疗后血小板输注次数及数量显著少于对照周期。

化疗药物导致的血小板计数最低值出现时间和降低幅度因所用化疗药物、剂量、是否联合用药以及患者个体差异和化疗次数而不同，优化用药时机可以提高肿瘤化疗所致血小板减少的疗效。rhTPO 对预防和治疗肿瘤化疗所致血小板减少有效。有研究结果显示，rhTPO 给药时机取决于化疗方案的长短和血小板计数最低值出现的时间；对于短程的化疗方案和 / 或较早出现的血小板计数最低值，采用化疗后给予 rhTPO；对于长程化疗方案和 / 或延迟的血小板计数最低值，需要在化疗前早期使用 rhTPO，优化 rhTPO 用药时机可提高肿瘤化疗所致血小板减少的治疗效果。综上所述，rhIL-11 和 rhTPO 均为国家药品监督管理局（National Medical Products Administration，NMPA）批准的升血小板细胞因子药物，应深刻认识及熟练掌握其用药规范，以确保更安全、有效、合理地应用。

三、贫血

贫血是指外周血中单位容积内红细胞(red blood cell,RBC)数量减少或血红蛋白(hemoglobin,Hb)浓度低于正常。目前国际上肿瘤相关贫血的严重程度分级主要依据美国国家癌症研究所(National Cancer Institute,NCI)常见不良事件评价标准(Common Terminology Criteria for Adverse Events,CTCAE)的贫血分级标准。根据中国人群的特点和临床实践,国内将贫血分为4级,与CTCAE分级方式基本相同(表10-6)。

表 10-6　肿瘤相关贫血的分级诊断标准

血红蛋白水平	中国	CTCAE
正常	男性>120g/L,女性>110g/L	男性>140g/L,女性>120g/L
轻度(1级)	90g/L~正常值	100g/L~正常值
中度(2级)	60~90g/L	80~100g/L
重度(3级)	30~60g/L	65~80g/L
极重度(4级)	<30g/L	<65g/L(危及生命)
死亡	–	死亡

注:CTCAE:Common Terminology Criteria for Adverse Events,常见不良事件评价标准。

约40%实体瘤患者会出现贫血,其中30%为轻度,9%为中度,1%为重度。血液系统肿瘤患者中贫血的发生率更高。54%接受化放疗的实体瘤患者会出现贫血,其中39%为轻度,14%为中度,1%为重度。在肺癌、淋巴瘤和生殖细胞肿瘤患者中,抗肿瘤药物相关贫血发生率最高,可达50%~60%。

肿瘤患者出现贫血的原因往往非常复杂,包含与患者、肿瘤和治疗相关的三方面因素。

肿瘤本身会引起贫血。例如,肿瘤细胞浸润骨髓后,会破坏骨髓微环境中造血干细胞、内皮细胞和基质细胞之间的相互作用,直接抑制造血过程,减少红细胞生成。脾脏增大或功能亢进,使红细胞破坏增加。肿瘤病灶局部存在黏膜破损,持续渗血导致红细胞数量减少等。

贫血也可能是由肿瘤患者同时存在的合并症引发的,包括出血、溶血、肾功能不全、营养不良等。有时患者体内红细胞数量及血红蛋白含量正常,因输液等原因导致血浆容量增加,也会出现血红蛋白浓度下降的"假象",此时并非真正意义上的贫血。

最常见的贫血病因与肿瘤治疗有关,尤其是抗肿瘤药物的应用。抗肿瘤药物可以直接损害骨髓中的造血过程,从而引起贫血;也可以因其肾脏毒性减少促红细胞生成素(erythropoietin,EPO)的产生来造成贫血。抗肿瘤药物应用2周之后通常是血红蛋白最低、最易出现贫血的时期。

患者发生贫血后,往往会出现乏力、运动后呼吸困难等症状,影响生活质量。患者症状轻重与贫血的严重程度、肿瘤类型和患者心肺功能等密切相关。更重要的是,贫血与肿瘤患者的不良生存预后密切相关。贫血增加了肿瘤微环境中的缺氧状态,这会增加肿瘤的侵袭性和抗凋亡能力,导致抗肿瘤治疗的疗效下降。

在抗肿瘤药物治疗后定期随访检测血红蛋白变化情况、及时诊断并治疗贫血,对肿瘤科医师来说非常重要。下面将从抗肿瘤药物导致贫血的机制、引起贫血的常见化疗方案以及贫血的处理方法三方面详细展开。

（一）抗肿瘤药物相关贫血的发生机制及相关药物

抗肿瘤药物引起贫血的机制非常复杂，包括抑制骨髓造血功能、影响造血生长因子合成、破坏成熟血细胞等。

1. **抑制骨髓造血**　细胞周期非特异性药物，如烷化剂，可以引起染色体异常从而使造血干细胞死亡，导致长期的骨髓抑制。药物累积剂量越大，患者年龄越大，这种效应越明显。拓扑异构酶Ⅱ抑制剂和烷化剂可引起骨髓异常增殖，从而导致贫血的发生。非清髓剂量的细胞周期特异性药物，如阿糖胞苷、甲氨蝶呤、蒽环类药物、依托泊苷和羟基脲等，会引起红细胞系的造血祖细胞死亡。这类药物引起贫血的发生时间相对较早，持续时间也较短。然而，随着化疗周期数的增加，贫血的持续时间和严重程度可能会恶化。清髓剂量的抗肿瘤药物治疗通常需要干细胞解救。这种高剂量化疗除了会损伤造血细胞外，还会造成急性骨髓基质损伤，伴有髓内浆液性纤维蛋白性渗出和出血，导致严重而持续的贫血。

2. **抑制造血生长因子**　抑制造血生长因子尤其是 EPO 合成，是抗肿瘤药物引起贫血的另一个重要机制。顺铂可诱发肾小管功能障碍，从而影响 EPO 合成；停药后，患者肾小管功能逐渐恢复，血中 EPO 水平随之上升，贫血也能得到逐渐缓解。

3. **溶血性贫血**　抗肿瘤药物还可能引起各种类型的溶血性贫血。长期应用丝裂霉素可能引起微血管病性溶血性贫血，造成致命的溶血性尿毒综合征。氟达拉滨用于治疗慢性淋巴细胞白血病时，可能造成免疫调节 T 细胞的功能紊乱，引发自身免疫性溶血性贫血。卡铂、奥沙利铂和替尼泊苷治疗肿瘤时，可使患者体内同时产生药物特异性抗体和自身抗体，从而引发抗体介导的免疫性溶血性贫血。

（二）引起贫血的常见内科治疗方案和药物

贫血的发生风险与严重程度与许多因素有关，包括肿瘤类型、化疗方案、治疗强度以及患者的骨髓储备功能。肺癌、卵巢癌和头颈部肿瘤患者常用到以铂类药物为基础的化疗方案，这些化疗方案往往同时对骨髓和肾脏具有毒性作用，因此更容易导致贫血的发生。使用作用机制类似的抗肿瘤药物治疗后，贫血的发生率不尽相同。比如文献报道，抗微管类药物多西他赛治疗后，3~4 级贫血的发生率为 9%，而同类药物卡巴他赛（cabazitaxel）以及雄激素受体拮抗剂恩杂鲁胺（enzalutamide）治疗后，贫血的发生率分别为 11% 和 0%。

抗肿瘤药物的骨髓抑制毒性会随着化疗周期的增加而不断累积，因此贫血的发生风险和严重程度也会随之增加。一项名为欧洲肿瘤贫血调查（European cancer anaemia survey）的前瞻性调查研究发现，贫血在第 1 周期化疗时的发生率为 19.5%，第 2 周期化疗时为 34.3%，到第 5 周期化疗时可达到 46.7%。随着化疗周期数的增加，2~3 级贫血所占比例也相应增加。

1. **非小细胞肺癌**　晚期非小细胞肺癌（non-small cell lung cancer，NSCLC）一线治疗通常采用以铂类药物为基础的两药联合化疗方案。在肺癌的姑息化疗和围手术期新辅助或辅助化疗中，铂类药物都占到非常重要的地位。因此，肺癌患者在接受治疗后往往都会出现贫血。

在晚期非小细胞肺癌一线化疗中，患者 3~4 级贫血的发生率在紫杉醇联合卡铂方案为 5%~7%、紫杉醇联合顺铂方案为 5%~23%、长春瑞滨联合顺铂方案为 24%、吉西他滨联合顺铂方案为 13%~28%。铂类药物的累积剂量越高，患者贫血的严重程度越高；化疗后因贫血需要输血的患者，其生存时间显著短于不需要输血的患者。

在靶向治疗方面,吉非替尼、克唑替尼等用药后贫血的发生率为 0%~1.8%,显著低于化疗药物。

2. **小细胞肺癌** 晚期小细胞肺癌(small cell lung cancer,SCLC)一线治疗常用两药联合方案。患者 3~4 级贫血的发生率在依托泊苷联合顺铂方案为 16%~55%、依托泊苷联合卡铂方案为 54%、拓扑替康联合多西他赛方案为 3%。

3. **乳腺癌** 转移性乳腺癌患者内科治疗常会用到的化疗药物包括多柔比星、环磷酰胺、氟尿嘧啶、紫杉醇等。在转移性乳腺癌患者的一线化疗方案中,紫杉醇联合多柔比星方案会使 78%~84% 患者出现 1~2 级贫血,8%~11% 患者出现 3~4 级贫血。对于接受过既往化疗的转移性乳腺癌患者,多柔比星联合环磷酰胺及氟尿嘧啶方案化疗后出现 1~2 级贫血的可能性为 55%,3~4 级贫血为 11%。

在靶向治疗方面,与单纯接受化疗的患者(21%)相比,化疗序贯使用曲妥珠单抗的患者(30%)发生各种程度贫血的风险更高;在曲妥珠单抗用药期间,3 级以上贫血的发生率不到 1%。

在内分泌治疗方面,长期服用抗雌激素药物他莫昔芬治疗的乳腺癌患者出现贫血的可能性为 0.02%。芳香化酶抑制剂来曲唑使 0.73% 患者出现缺铁性贫血,尤其是年龄>60 岁、服药时间超过 1 年、同时存在骨转移的女性乳腺癌患者。

4. **卵巢癌** 晚期卵巢癌患者的一线治疗通常采用以铂类药物为基础的双药方案,联合使用的抗肿瘤药物包括紫杉醇、拓扑替康等。一线采用铂类药物联合环磷酰胺方案治疗晚期卵巢癌患者,3 级及以上贫血的发生率为 2%~42%;铂类药物联合紫杉醇方案则为 2%~8%。总的来说,紫杉醇剂量越大、用药时间越长,患者的骨髓抑制越重,3 级及以上贫血的发生率越高。在一线含铂方案化疗进展后的晚期卵巢癌患者中,135~175mg/m² 紫杉醇 3 小时内输注会造成 62%~73% 患者出现 1~2 级贫血。拓扑替康造成各级贫血的发生率比紫杉醇更高。一项在复发的晚期卵巢癌患者中比较拓扑替康和紫杉醇疗效的 III 期临床研究发现,使用 1.5mg/m² 拓扑替康治疗后,3 级及以上贫血的发生率为 40%,显著高于 3 小时内输注 175mg/m² 紫杉醇的患者(6%)。

5. **淋巴瘤** 根据随机临床试验结果,多柔比星、博来霉素、长春碱、达卡巴嗪联合方案(doxorubicin、bleomycin、vinblastine、dacarbazine,ABVD)一线治疗晚期霍奇金淋巴瘤患者,1~2 级贫血的发生率为 5%,3~4 级贫血的发生率为 0%。环磷酰胺、多柔比星、长春新碱、泼尼松联合(cyclophosphamide,doxorubicin,vincristine,prednisone,CHOP)方案一线治疗非霍奇金淋巴瘤患者,1~2 级贫血的发生率为 49%,3~4 级贫血的发生率为 17%~79%。

在靶向治疗方面,弥漫大 B 细胞淋巴瘤患者接受利妥昔单抗联合 CHOP 方案治疗后,14% 患者出现 3~4 级贫血,而单纯 CHOP 方案治疗 3~4 级贫血发生率为 19%。

6. **结直肠癌** 氟尿嘧啶是结直肠癌患者化疗的基石,通常会与四氢叶酸合用。氟尿嘧啶单药用于晚期结直肠癌的一线治疗,约 50% 患者会出现 1~2 级贫血,5%~8% 患者出现 3 级及以上贫血;与四氢叶酸联用后,3 级及以上贫血发生率为 0%~5%。伊立替康用于结直肠癌患者的治疗时,1~2 级贫血的发生率为 49%~60%,3 级及以上贫血发生率为 8%~10%。

在靶向治疗方面,贝伐珠单抗可能因为消化道穿孔、出血等药物相关不良反应而导致贫血的发生。西妥昔单抗单药治疗伊立替康耐药的转移性结直肠癌患者时,3 级及以上贫血的发生率为 2.6%,与西妥昔单抗联合伊立替康治疗(4.7%)没有显著差异。

（三）贫血的处理方法

在抗肿瘤药物治疗后，如果患者出现头晕、头痛、眩晕、劳力性呼吸困难、胸痛、乏力等不适主诉，查体发现面色苍白等"贫血貌"表现，临床医生应警惕贫血的可能，进行全血细胞计数检查。除了根据血红蛋白水平进行贫血的分级诊断之外，还应关注网织红细胞数量和红细胞平均体积是否出现异常。同时结合病史及体格检查结果，注意排查消化道出血、溶血、营养缺乏（叶酸、维生素 B_{12}、铁）肾脏功能不全等问题。

使用重组人促红细胞生成素（recombinant human erythropoietin，rhEPO）或输注红细胞是临床常用的贫血治疗方法，均能有效提高患者血红蛋白水平。在选择采用哪种方法治疗贫血时，需要综合考虑患者的一般情况、肿瘤治疗及贫血严重程度等。终末期肿瘤患者预期生存时间可能相对较短，因此能够迅速缓解贫血症状的输血，较数周才能起效的 rhEPO，可能更适合贫血症状严重的患者。在血液制品供应紧张、病毒性肝炎或艾滋病等血液传播疾病患病率较高的地区，使用 rhEPO 的风险较输血可能更低。

综合国内外指南的建议，在抗肿瘤药物相关贫血的治疗中，对于重度及以上贫血患者、中度贫血伴有严重症状需要立即提高血红蛋白水平的患者、有明确治愈意图的患者（包括淋巴瘤、睾丸肿瘤、早期乳腺癌、早期肺癌等）以及既往 rhEPO 治疗无效的患者，可以考虑输血治疗；对于轻度贫血患者、中度贫血但不伴严重症状的患者、姑息性化疗同时需要改善轻中度贫血的患者以及既往有输血过敏史的患者，倾向于使用 rhEPO 治疗。

1. **输血**　输血可以迅速提高血红蛋白水平、缓解贫血症状，但也存在输血反应、循环负荷增加、病毒感染和铁过载等风险。同时，为了尽量减少异基因血液进入患者体内，应严格控制输血的总量。

判断肿瘤患者是否需要立即输注红细胞来治疗贫血，应综合考虑患者的贫血严重程度，以及心功能、肺功能、脑血管疾病等合并症的严重程度等。当然，对于抗肿瘤治疗后血红蛋白水平持续快速下降的患者，即使患者没有表现出明确的贫血症状也没有严重合并症，仍应做好输注红细胞的准备。在临床实际操作中，输注红细胞治疗贫血的指证通常为 Hb<60g/L，或临床急需纠正缺氧状态，或 rhEPO 治疗无效的症状持续存在的慢性贫血。

输血治疗贫血时通常采用纯红细胞进行输注，通过离心处理全血或利用血细胞分离技术浓缩获得。因此除了红细胞，这种血液制品中还会包含抗凝药甚至防腐剂。纯红细胞制品可以进行去除白细胞、γ 射线照射、冰冻或洗涤等进一步处理。1 个单位纯红细胞（300ml）含有血红蛋白的量通常为 42.5~80g，含有铁的量通常为 147~278mg。中等体型的成年人输注 1 个单位纯红细胞后，理论上血红蛋白可增加 10g/L；如果患者同时还在接受补液治疗，血红蛋白增加的程度会有所减少。

输注红细胞前应进行 ABO 血型及 Rh 血型交叉配型，以确保血型的匹配。对于可能需要反复多次输血的患者，采用去除白细胞的红细胞血液制品、在输血前使用对乙酰氨基酚和抗组胺药可以减少变态反应和发热性非溶血性输血反应的发生。

输血对肿瘤患者生存的影响现在还没有定论。有研究发现，在不能手术而接受放化疗治疗的食管癌患者中，输血与患者总生存改善有关。另一项在宫颈癌患者中进行的回顾性研究则指出，接受输血患者的生存率与未接受输血患者没有明显差别。

输血风险主要包括输血反应、循环容量增加、病毒感染和铁过载等。输血反应主要以发热为主,在血制品储藏前去除白细胞可以有效减少这一不良事件的发生。铁过载对心脏和肝脏均有毒性,常见于长年需要频繁多次输血的患者,如骨髓异常增殖综合征患者。铁过载的主要临床表现为乏力、皮肤颜色变深、关节疼痛、肝大、心肌病和内分泌紊乱等。在排除了活动性炎症、肝病、溶血和酗酒等因素的影响后,血清铁蛋白超过 1 000μg/L 可诊断为铁过载。抗肿瘤药物相关贫血患者需要输血的时期与需要化疗的时期是相匹配的,通常不会超过 1 年,因此这些患者很少发生铁过载的情况。

2. **重组人促红细胞生成素** 重组人促红细胞生成素(recombinant human erythropoietin, rhEPO)的临床应用在贫血治疗中具有里程碑式的意义。化疗患者出现贫血后接受 rhEPO 治疗,可使血红蛋白升高 14.6~18.0g/L,输注红细胞风险减少 36%。与输注红细胞相比,rhEPO 治疗贫血虽然起效相对缓慢,需要数周时间才能使血红蛋白有所上升;但是疗效持续时间较长,可在一段时期内维持血红蛋白水平。

rhEPO 用药的适应证为抗肿瘤药物治疗后出现有临床症状的贫血的成年实体瘤患者,用药的目的是通过提高血红蛋白水平、改善患者症状、减少输血。rhEPO 虽然可以有效提高患者血红蛋白水平从而缓解贫血症状、避免输血,但也存在血栓栓塞事件增加、可能影响肿瘤患者生存等负面作用。因此,临床上应注意把握使用 rhEPO 的时机。在应用 rhEPO 治疗抗肿瘤药物相关贫血前,应排除其他可纠正的引起贫血的原因,如消化道出血等。患者血红蛋白一般应<100g/L,且存在贫血的临床症状。rhEPO 治疗抗肿瘤药物相关贫血的血红蛋白目标值为 110~120g/L,当 Hb>120g/L 时应酌情减量或停止使用 rhEPO。

rhEPO 治疗抗肿瘤药物相关贫血的起始剂量通常为 150U/kg 每周 3 次或 36 000U 每周 1 次,皮下注射。一般在用药 2 周后,血红蛋白水平开始上升;在用药 4~6 周后可上升超过 10g/L。若血红蛋白上升较慢,可酌情添加铁剂补铁,调整 rhEPO 剂量为 300U/kg 每周 3 次或 36 000U 每周 2 次。已在美国上市的达贝泊汀(darbepoetin)是高度糖基化的具有更长半衰期的 rhEPO,与 rhEPO 在疗效和安全性方面基本相当。

在 rhEPO 用药 8~12 周后,15%~20% 患者仍需输注红细胞治疗贫血。可能的原因:①缺铁、肿瘤广泛浸润骨髓或者缺乏合成红细胞的必要原料;②肿瘤坏死因子 α、IL-6 等抗红细胞生成因子的存在;③抗 rhEPO 抗体的存在。对于 rhEPO 用药超过 8 周而血红蛋白上升<10g/L 的患者,应停止 rhEPO 的使用。

自 2007 年起,有 8 项在晚期乳腺癌、宫颈癌、非小细胞肺癌、头颈部肿瘤、淋巴瘤患者中应用 rhEPO 的随机对照临床试验发现,当患者血红蛋白目标值为 120g/L 以上时,rhEPO 对肿瘤患者的生存期和局部疾病控制率可能存在负面影响。这直接导致美国食品药品监督管理局(Food and Drug Administration, FDA)要求在说明书中注明 rhEPO 对肿瘤治疗可能的负面作用。之后有 5 篇荟萃分析研究了 51~91 项在肿瘤患者中应用 rhEPO 的随机临床试验,得出的结论是一致的:肿瘤患者以 Hb>120g/L 为目标值接受 rhEPO 治疗后,患者死亡率显著上升。最近有 3 篇荟萃分析纳入了 2006—2009 年进行的一系列临床研究,发现 rhEPO 的应用并没有使患者生存和疾病进展受到影响。可能的原因是,这个时期医生已经开始意识到 rhEPO 可能与肿瘤患者死亡率上升有关,因此患者随访、血红蛋白水平监测会更频繁,血红蛋白目标值也有所下降。综合各项研究结果,若要在抗肿瘤药物相关贫血治疗中使用 rhEPO,应在 Hb<100g/L 后方才开始 rhEPO 治疗,同时血红蛋白目标值不宜>120g/L。

对于静脉血栓栓塞事件的高危人群,rhEPO 用药应尤为谨慎。恶性肿瘤本身会让患者处于高凝状态。长期卧床,既往血栓栓塞病史,近期手术史,应用沙利度胺、多柔比星、激素等药物,化疗前血小板计数升高,这些都会增加患者的血栓风险。多个荟萃分析结果均证实,rhEPO 与血栓事件风险增加之间存在显著相关性,风险比为 1.48~1.69。

有荟萃分析指出,rhEPO 会增加肿瘤患者的高血压风险。未控制的高血压是 rhEPO 使用的禁忌证。rhEPO 可能会导致天门冬氨酸氨基转移酶、丙氨酸氨基转移酶升高,因此在肝脏功能受损的患者中应谨慎使用 rhEPO。rhEPO 用于肾衰竭患者治疗时,2.5% 患者在开始用药后 90 天内出现癫痫发作;在抗肿瘤药物相关贫血患者的治疗中,rhEPO 诱发癫痫的风险尚不清楚。rhEPO 相关的其他不良反应:①变态反应,表现为呼吸困难、皮疹或荨麻疹;②关节痛;③外周水肿;④注射部位疼痛等。

3. **补铁**　铁缺乏见于 32%~60% 肿瘤患者,这些患者大多同时存在贫血。功能性铁缺乏指的是患者铁储备并不低,但用于生成红细胞的铁含量不足。许多肿瘤患者都会出现功能性铁缺乏,因为其体内的慢性炎症状态阻断了铁向骨髓的转运。

临床研究结果证实,在既往化疗后需要输注红细胞治疗贫血的肿瘤患者中,静脉补铁可以有效提高血红蛋白水平,从而减少患者的输血需求。在用 rhEPO 治疗化疗后贫血的患者时,同时静脉补铁可以有效缩短 rhEPO 的起效时间、提高血红蛋白水平、减少输血。在与 rhEPO 联合用药的补铁治疗中,静脉用药提高血红蛋白水平的效果也优于口服给药。一项在妇科肿瘤患者中进行的随机对照临床试验结果显示,在化疗结束后预防性静脉给予蔗糖铁与口服铁剂相比,可以有效提高患者血红蛋白水平、减少输血需求。

铁缺乏的诊断主要通过血清铁、总铁结合力、血清铁蛋白等实验室检查帮助判断。患者血清铁蛋白水平越低,通常缺铁的程度也越严重。值得注意的是,肿瘤患者体内存在慢性炎症状态,可使铁蛋白水平出现假性升高,影响缺铁程度的判断。

铁蛋白 ≤30μg/L 且转铁蛋白饱和度<20% 称为绝对性铁缺乏,应补充铁剂。铁蛋白 30~800μg/L 且转铁蛋白饱和度 20%~50% 称为功能性铁缺乏,可以酌情考虑补充铁剂。对于铁蛋白>800μg/L 或转铁蛋白饱和度 ≥50% 的患者则不需要补充铁剂。

rhEPO 用药期间会刺激红细胞大量生成,网状内皮系统中储存的铁被大量转运至骨髓,在一定程度上消耗了铁储备,也会导致出现功能性铁缺乏状态;如果铁储备进一步降低,就可能出现绝对性铁缺乏。降低的铁储备无法支持 rhEPO 进一步的促进造血作用,会出现 rhEPO 疗效不佳的情况。在 rhEPO 开始治疗前,如果患者已经存在绝对性铁缺乏,应先进行铁剂补充,再开始 rhEPO 治疗。

对于采用 rhEPO 治疗抗肿瘤药物相关贫血的患者,如何适当补充铁剂一直是临床的一大挑战,因为目前缺乏鉴别患者是否存在缺铁性红细胞生成障碍的可靠检测指标。通常认为血清可溶性转铁蛋白受体在慢性病相关性贫血时处于正常水平,在缺铁性贫血时升高,可以用于鉴别。但是,这一指标会因 rhEPO 的使用而升高,也会因抗肿瘤药物的使用而发生波动,因此在抗肿瘤药物相关性贫血的治疗中,其鉴别意义有限。低色素红细胞百分比和网织红细胞血红蛋白含量,这两个指标不受慢性病的炎性环境和 rhEPO 或抗肿瘤药物使用的影响,有助于评价缺铁性红细胞生成障碍。受到经济和技术等原因限制,这两项指标在国内还没有得到广泛应用。

补充铁剂的途径分为口服和肠道外给药两种形式。在抗肿瘤药物相关贫血的补充铁剂治疗中,口服补充铁剂是临床常用的方法,但患者的胃肠道不良反应多见,影响了患者服药的依从性和生活质量。口服铁剂中硫酸亚铁和富马酸亚铁比较常用，其优点是使用方便；缺点是生物利用度相对较低，服用后仅有 10% 左右被人体吸收，同时胃肠道刺激症状比较严重。

肠道外铁剂主要用于对口服铁剂不耐受或无反应患者的缺铁治疗，也可用于接受 rhEPO 治疗的肿瘤患者。肠道外铁剂包括右旋糖酐铁和蔗糖铁等，其优点是能够被人体完全吸收，起效快。缺点是需要注射使用，同时存在低血压、恶心呕吐、腹泻、疼痛、高血压、呼吸困难、皮肤瘙痒、头疼、眩晕等不良反应。

口服铁剂通常建议为饭后服用以减少胃肠道刺激。以硫酸亚铁为例，常用剂量为每次 0.3g 口服，一天三次。肠道外铁剂多为静脉用药，因为肌内注射存在注射部位疼痛、皮肤色素沉着、吸收慢等问题。部分患者使用右旋糖酐铁后会出现变态反应，因此国内外指南均推荐使用风险更小的低分子量右旋糖酐铁。右旋糖酐铁用药前必须进行小剂量试验性给药，常用剂量为 25 mg 缓慢静脉推注，等待 1 小时观察是否出现变态反应，包括呼吸困难、低血压、胸痛、血管神经性水肿和荨麻疹等。若患者耐受良好，可给予每周 100mg 静脉滴注，连续应用 10 周，总剂量达到 1g。若出现变态反应，可使用肾上腺素、苯海拉明和糖皮质激素等药物治疗。蔗糖铁首次用药前也可进行类似的小剂量试验性给药，若患者耐受良好，可每 2~3 周给药一次，每次静脉滴注最大剂量 300~400mg。

第 2 节　消化道反应

消化道反应包括食欲减退、恶心、呕吐、腹泻、便秘等，是肿瘤患者治疗过程中最常见的不良反应。其中化疗导致的恶心呕吐（chemotherapy-induced nausea and/or vomiting，CINV），曾被化疗患者列为最害怕的毒性反应，总体发生率为 70%~80%。剧烈恶心呕吐可导致患者摄入不足、脱水、电解质紊乱、营养失衡，严重者可因低钾血症继发低钾性肠麻痹性梗阻、心律失常、低钠血症抽搐、昏迷，有时还可能导致吸入性肺炎等；同样，恶心呕吐引起患者体力与精神状态下降，使对化疗的依从性下降，影响治疗效果。化疗导致的恶心呕吐控制不佳可能导致化疗方案更改而达不到最佳治疗效果，甚至患者因恐惧心理拒绝化疗。因此，有效控制化疗导致的恶心呕吐有助于化疗的顺利进行并提高患者的生活质量。本节主要介绍恶心呕吐的处理。

一、化疗导致的恶心呕吐

（一）发生机制

化疗药物导致的恶心呕吐机制目前尚不明确。呕吐实质上是化疗药物及代谢产物直接作用于呕吐中枢或神经递质作用于呕吐中枢等一系列神经冲动。目前认为呕吐主要机制为以下几个方面。

1. 化疗药物及代谢产物可直接作用于呕吐中枢，发出神经冲动传递至呕吐中枢，另一方面可刺激胃和近段小肠黏膜诱导肠嗜铬细胞释放 5- 羟色胺（5-hydroxytryptamine，5-HT）等神经递质，激活 5-HT$_3$ 受体，然后将信号传入到背侧脑干，多数传递到孤束核，进一步投射到呕吐中枢，启动呕吐反射从而引起呕吐。

2. 化学感受触发区（chemoreceptor trigger zone，CTZ）位于第四脑室底尾端，该区域缺乏血脑屏障。化学药物或者其代谢产物可直接通过血液或脑脊液刺激化学感受触发区诱发呕吐，此外肠道分泌 5-HT、多巴胺、P 物质等多肽类神经递质可刺激化学感受触发区诱发呕吐。

3. 神经递质及受体作用

（1）5-HT$_3$ 受体主要与急性化疗导致的恶心呕吐有关。在迷走神经传入纤维、化学感受触发区及孤束核中均有多种 5-HT 受体，化疗药物及代谢产物损伤消化道黏膜，释放 5-HT，作用于迷走神经上的 5-HT$_3$ 受体，使迷走神经产生冲动传递至化学感受区发出神经冲动传递至呕吐中枢。

（2）P 物质是一种神经激肽，属于激肽家族的调节多肽，主要有神经细胞和胃肠道内分泌细胞产生，能与神经激肽（neurokinin，NK）-1 受体结合产生生物学效应，主要参与迟发性化疗导致的恶心呕吐。

（3）其他神经递质：与化疗导致的恶心呕吐关系密切的神经递质还有大麻素、乙酰胆碱、多巴胺等，主要与 M 受体或多巴胺受体（D2 受体）结合导致呕吐。

4. 感觉、精神因素　直接刺激大脑皮层及边缘区诱发呕吐，此类多见于预期性化疗导致的恶心呕吐。

5. 其他　化疗药物通过影响口腔黏膜和味蕾，使味觉损伤，口腔内的异味会引起呕吐。

（二）化疗导致的恶心呕吐的类型

化疗导致的恶心呕吐分为急性、迟发、预期性、突发性及难治性恶心呕吐 5 类。

1. 急性化疗导致的恶心呕吐　急性化疗导致的恶心呕吐主要与 5-HT 释放有关，化疗药物刺激胃肠道黏膜嗜铬细胞释放 5-HT 等神经递质，激活 5-HT$_3$ 受体，刺激呕吐中枢，启动呕吐反射。发生在使用化疗药物后 24 小时内，一般发生在给药数分钟至数小时，通常 5~6 小时达峰。此类呕吐多采用 5-HT$_3$ 受体拮抗剂联合糖皮质激素治疗。

2. 迟发性化疗导致的恶心呕吐　发生于化疗药物给药后 24 小时，持续时间较长。40%~50% 的恶心呕吐发生于给药后 24~48 小时，多见于顺铂、环磷酰胺、多柔比星等高致吐作用的化疗药物；顺铂引起的迟发性呕吐常于给药后 48~72 小时达最高峰，最长可持续 1 周。P 物质主要参与此类型呕吐。迟发性化疗导致的恶心呕吐持续时间较长，常影响患者进食及营养情况，精神上易导致患者恐惧甚至拒绝化疗，常导致化疗方案的更改，患者有时出现脱水和电解质紊乱，严重者并发低钾，甚至出现心律失常及低血糖、昏迷等，临床上应加以重视。治疗上可采用 NK-1 受体拮抗剂联合 5-HT$_3$ 受体拮抗剂及糖皮质激素三联治疗。

3. 预期性化疗导致的恶心呕吐　由条件反射引起，多发生于既往化疗时出现难以控制的化疗导致的恶心呕吐或恶心呕吐控制不良，导致患者恐惧心理或条件发射，在下 1 个周期化疗开始前即发生的恶心呕吐，可以出现在给药前、给药中和给药后。主要由精神、心理因素引起，年轻患者及女性患者多见，恶心较呕吐常见。因此，在首次化疗时应积极给予有效的止吐药物治疗，同时可联用苯二氮䓬类镇静药物。

4. 突发性化疗导致的恶心呕吐　是指尽管已对患者进行了预防性处理，但其仍然发生了严重的恶心呕吐，须行挽救性止吐治疗。

5. 难治性化疗导致的恶心呕吐　是指患者在既往预防性和挽救性止吐治疗失败之后再次出现的呕吐。

（三）抗肿瘤药物的致吐性分级

细胞毒药物致吐性分高度致吐风险、中度致吐风险、低度致吐风险和轻微致吐风险 4 个等级（表 10-7），分子靶向药物的致吐性等级分级见表 10-8。

表 10-7　细胞毒药物的致吐性分级

级别	药物		
	静脉给药		口服给药
高度致吐风险 (呕吐发生率>90%)	顺铂 AC方案(多柔比星或表柔比星+环磷酰胺) 环磷酰胺≥1 500mg/m² 卡莫司汀>250mg/m²	多柔比星>60mg/m² 表柔比星>90mg/m² 异环磷酰胺≥2g/m² 氮芥 达卡巴嗪	丙卡巴肼 六甲蜜胺
中度致吐风险 (呕吐发生率30%~90%)	白介素-2>1 200万~1 500万 IU/m² 阿米福汀>300mg/m² 苯达莫司汀 卡铂 卡莫司汀≤250mg/m² 环磷酰胺≤1 500mg/m² 阿糖胞苷>200mg/m² 奥沙利铂 甲氨蝶呤≥250mg/m²	多柔比星≤60mg/m² 表柔比星≤90mg/m² 伊达比星 异环磷酰胺<2g/m² α干扰素≥1 000万 IU/m² 伊立替康 美法仑 放线菌素D 柔红霉素	环磷酰胺 替莫唑胺
低度致吐风险 (呕吐发生率10%~30%)	阿米福汀≤300mg/m² 白介素-2≤1 200万 IU/m² 卡巴他赛 阿糖胞苷(低剂量)100~200mg/m² 多西他赛 多柔比星(脂质体) 依托泊苷 5-氟尿嘧啶 氟尿苷 吉西他滨 α干扰素>500万 IU/m²,<1 000万 IU/m²	依沙比酮 甲氨蝶呤>50mg/m²,<250mg/m² 丝裂霉素 米托蒽醌 紫杉醇 白蛋白紫杉醇 培美曲塞 喷司他丁 普拉曲沙 塞替派 拓扑替康	卡培他滨 替加氟 氟达拉滨 沙利度胺 依托泊苷 来那度胺
轻微致吐风险 (呕吐发生率<10%)	门冬酰胺酶 博来霉素(平阳霉素) 克拉屈滨(2-氯脱氧腺苷) 阿糖胞苷<100mg/m² 长春瑞滨	地西他滨 右雷佐生 氟达拉滨 α干扰素≤500万 IU/m²	苯丁酸氮芥 羟基脲 美法仑 硫鸟嘌呤 甲氨蝶呤

表 10-8　分子靶向药物的致吐性分级

级别	静脉给药	口服给药
高度致吐(呕吐发生率>90%)	–	–
中度致吐(呕吐发生率30%~90%)	阿仑珠单抗	伊马替尼
低度致吐(呕吐发生率10%~30%)	硼替佐米 西妥昔单抗 帕尼单抗 曲妥珠单抗	舒尼替尼 拉帕替尼 依维莫司
轻微致吐(呕吐发生率<10%)	贝伐珠单抗	吉非替尼 索拉菲尼 厄洛替尼

恶心呕吐常受化疗药物种类、给药剂量、化疗方案、给药途径及性别年龄的影响,可以分为药物性因素和非药物性因素。其中化疗药物、年轻、女性是发生化疗导致的恶心呕吐的独立危险因素。

药物性因素:与化疗药物致吐作用强弱、药物剂量、化疗方案、给药途径、既往化疗史以及既往化疗恶心呕吐治疗是否有效得当等有关。非药物性因素:年龄、性别、心理因素、饮酒史、基础疾病等。通常年轻及女性患者呕吐重,老年或儿童呕吐轻;既往化疗恶心呕吐控制不良的患者恶心呕吐的风险增大;常大量饮酒者呕吐轻。

(四)止吐药物作用机制和分类

细胞毒化疗药物引起恶心呕吐,曾被化疗患者列为最害怕的化疗毒性反应。1991 年强效止吐药 5- 羟色胺 -3(5-HT$_3$)受体拮抗剂昂丹司琼的问世,加上地塞米松及其他支持治疗措施,以及近年神经激肽 -1(NK-1)受体拮抗剂的问世,大大减少了化疗相关恶心呕吐,使化疗患者的生活质量得到了显著的改善。因此,强效止吐药物及方案,被 ASCO 评为 50 年来现代肿瘤学史上前5 项重大进展之一。

常见的止吐药按作用机制不同分为 5- 羟色胺 -3(5-hydroxytryptamine type 3,5-HT$_3$)受体拮抗剂、糖皮质激素、神经激肽 -1(neurokinin 1,NK-1)受体拮抗剂、苯二氮䓬类等。

1. 5-HT$_3$ 受体拮抗剂　5-HT$_3$ 受体拮抗剂对化疗药物导致的呕吐具有明显抑制作用,其既可以作用于中枢的受体,又可以作用于外周的 5-HT$_3$ 受体。体内 90% 的 5-HT 主要存在于胃肠道的嗜铬细胞中,化疗药物及代谢产物刺激消化道黏膜嗜铬细胞释放 5-HT,5-HT 与受体结合后将信号传导至呕吐中枢或作用于化学感受触发区,从而导致呕吐发生。5-HT$_3$ 受体拮抗剂高选择性地阻止 5-HT$_3$ 受体被激活,阻断化学感受触发区传入信号,产生强大的止吐作用。该类药物抑制恶心呕吐的效果好,患者耐受性好,主要用于控制急性化疗导致的恶心呕吐,控制延迟性化疗导致的恶心呕吐效果不如急性恶心呕吐好。因给药后 30 分钟起效,应于化疗药物给药前使用。临床上常用的 5-HT$_3$ 受体拮抗剂:①第一代 5-HT$_3$ 受体拮抗剂,包括昂丹司琼、格拉司琼、多拉司琼、托烷司琼、雷莫司琼、阿扎司琼等,对迟发性及预期性化疗导致的恶心呕吐的控制效果较差,半衰期 4~9 小时,每日可给药 2~3 次。对急性化疗导致的恶心呕吐控制率 52.9%~68.8%,高剂量顺铂完全缓解(complete response,CR)率 48%~73%,中度致吐风险化疗药物完全控制率为60%~85%。主要不良反应为头晕、头痛、便秘,部分患者腹泻、嗜睡,偶有氨基转移酶增高。②第二代 5-HT$_3$ 受体拮抗剂为帕洛诺司琼,帕洛诺司琼与第一代 5-HT$_3$ 受体拮抗剂相比,与 5-HT$_3$ 受体的亲和力更高、半衰期更长(40 小时),能更有效地控制迟发性化疗导致的恶心呕吐,Ⅲ期临床试验结果表明,帕洛诺司琼对中度致吐性化疗药物引起的急性呕吐完全控制率(81% vs 68.6%,$P<0.01$)和迟发性呕吐完全控制率(74.1% vs 55.1%,$P<0.01$)均优于昂丹司琼。2003 年美国FDA 批准帕洛诺司琼用于预防中、重度化疗导致的恶心呕吐,国内外指南均推荐帕洛诺司琼为预防化疗导致的急性高、中度恶心呕吐及迟发性中度恶心呕吐的首选 5-HT$_3$ 受体拮抗剂。应用此类药物可能出现头痛、面红、便秘、转氨酶升高;罕见锥体外系反应、惊厥、胸痛、心律失常、低血压;静脉给药速度过快可能出现视物模糊和头晕;肠梗阻患者慎用。5-HT$_3$ 受体拮抗剂类药物的比较见表 10-9。

表 10-9 各种 5-HT₃ 受体拮抗剂的比较

药物	给药途径	用药剂量 /mg	半衰期 /h	代谢途径
昂丹司琼	静注	8~16	4	肝脏、肾脏
	口服	16~24		
格拉司琼	静注	3	9	肝脏、尿液、粪便
	口服	2		
多拉司琼	口服	100	8	肝脏、尿液、粪便
托烷司琼	静注	5	7~8	肾脏
	口服	5		
帕洛诺司琼	静注	0.25	40	肝脏、肾脏
雷莫司琼	静注	0.3	5	肾脏
	口服	0.1		
阿扎司琼	静注	10	4.3	肾脏

注:5-HT₃:5-hydroxytryptamine type 3,5- 羟色胺 -3。

2. **糖皮质激素** 糖皮质激素类药物如地塞米松是治疗化疗导致的恶心呕吐常用药物及基本药物之一,是预防急性呕吐的有效药物和延迟性呕吐的基本用药。可联合 5-HT₃ 受体拮抗剂或 NK-1 受体拮抗剂用于高、中度致吐风险的患者,也可单独用于低致吐风险的化疗患者。其作用机制可能通过抑制中枢和外周的 5-HT 的产生和释放,改变血脑屏障对 5-HT 的通透性,降低血中 5-HT 作用于肠道化学感受器的浓度,发挥止吐作用。其生物半衰期为 190 分钟,组织半衰期为 3 天。临床给药方式有口服和静脉两种。可单独使用,也可联合用药,联合用药对于治疗高、中度致吐风险的患者疗效肯定。地塞米松预防高、中、低度致吐风险给药剂量及方案见表 10-10。

表 10-10 地塞米松预防高、中、低度致吐性化疗方案导致的恶心和呕吐的给药剂量及方案

地塞米松		剂量及方案
高度风险	急性呕吐	12mg 口服或静脉,每天 1 次(与阿瑞匹坦或福沙匹坦连用时,6mg 口服或静脉,每天 1 次)
	延迟性呕吐	8mg 口服或静脉,每天 1 次,连用 3~4 天(与阿瑞匹坦或福沙匹坦连用时,3.75mg 口服或静脉,每天 2 次,连用 3~4 天)
中度风险	急性呕吐 延迟性呕吐	12mg 口服或静脉,每天 1 次 8mg 口服或静脉,每天 1 次,或 4mg 每天 2 次,连用 2~3 天
低度风险	急性呕吐	4~8mg 口服或静脉,每天 1 次

应用糖皮质激素应注意:①与 NK-1 受体拮抗剂联合用药时,糖皮质激素应注意减量。因为 NK-1 受体拮抗剂能影响地塞米松的药物代谢动力学,两者联合用药有协同作用;如果化疗方案(如 CHOP 方案等)中已包括糖皮质激素,则不宜再采用此类药物防治化疗相关恶心呕吐。②糖皮质激素短期使用,可能出现胃肠道刺激症状及应激性溃疡,胃十二指肠溃疡患者慎用;长期使用糖皮质激素可能会出现肾上腺皮质功能不全、血压增高、骨质疏松、继发感染、创口愈合不良、电解质紊乱、血糖增高等副作用。高血压、糖尿病、手术后切口愈合不良、肺部基础疾病、年老体弱易感染等患者应慎用。

3. 神经激肽 -1 受体拮抗剂(neurokinin-1 receptor antagonists,NK-1 RA) P 物质(substance P,SP)是一种由 11 个氨基酸组成的神经多肽,主要分布于中枢和外周神经系统。SP 受体分 NK-1、NK-2、NK-3 三种亚型,其中 NK-1 受体是速激肽 P 物质的结合位点,位于脑干呕吐中枢和胃肠道,与 SP 结合力最强,两者结合后能激发呕吐、疼痛、抑郁、哮喘等病理生理过程。NK-1 受体拮抗剂通过特异性阻断 NK-1 受体与 SP 的结合,对各种致吐刺激具有广泛的止吐作用,预防或降低化疗导致的恶心呕吐的发生,尤其是对于延迟性呕吐有确切疗效。对于高度致吐风险化疗药物引起的呕吐,国内外多个指南推荐 NK-1 受体拮抗剂联合 5-HT$_3$ 受体拮抗剂、地塞米松三联防治化疗导致的恶心呕吐。目前已经上市或正在研发的 NK-1 受体拮抗剂包括阿瑞匹坦、福沙匹坦、奈妥匹坦、罗拉匹坦等。

(1)阿瑞匹坦:阿瑞匹坦(aprepitant)是第一个上市的 NK-1 受体拮抗剂。2003 年美国 FDA 批准阿瑞匹坦用于预防高度致吐化疗方案导致的恶心呕吐,2014 年美国国立综合癌症网络(National Comprehensive Cancer Network,NCCN)推荐阿瑞匹坦作为预防高、中度致吐化疗药物导致的恶心呕吐的首选药物。阿瑞匹坦的半衰期为 9~13 小时,主要在肝内代谢,与细胞色素 CYP3A4 和 CYP1A2 有关,是 CYP3A4 的抑制剂,有可能影响经 CYP3A4 代谢的药物血浆浓度。阿瑞匹坦能高选择性地与 NK-1 受体结合,可透过血脑屏障,对 5-HT$_3$ 受体、多巴胺受体等亲和力低。预防迟发性化疗导致的恶心呕吐疗效优于 5-HT$_3$ 受体拮抗剂。阿瑞匹坦单独使用效果欠佳,推荐与地塞米松和 5-HT$_3$ 受体拮抗剂联合使用。2006 年版的 NCCN 指南推荐阿瑞匹坦与地塞米松、5-HT$_3$ 三药联合治疗高、中度致吐化疗药物引起的急性化疗导致的恶心呕吐;对于迟发性化疗导致的恶心呕吐的预防,推荐使用阿瑞匹坦和地塞米松两药联合。临床研究结果表明,阿瑞匹坦、5-HT$_3$ 受体阻断剂和地塞米松联合应用,使急性呕吐控制率增加 20%、使延迟性呕吐控制率增加 30%~40%。用法:化疗前口服 125mg,化疗第 2、3 天各口服 80mg,化疗后发生呕吐再使用阿瑞匹坦效果不理想。阿瑞匹坦与昂丹司琼、地塞米松合用耐受性较好。常见不良反应有厌食、虚弱、疲劳、便秘、腹泻和恶心呕吐等,发生率在 10%~18%;少见不良反应有面色发红、上呼吸道感染、心动过速、肌无力、皮疹、低血钾、焦虑症等。

(2)福沙匹坦:福沙匹坦(fosaprepitant)是阿瑞匹坦的前药,静脉注射后可转变为阿瑞匹坦,15 分钟可转变 97%,125mg 阿瑞匹坦与 115mg 福沙匹坦等效。用药时可能会出现疲劳、呃逆、便秘、转氨酶水平升高,少见头晕、耳鸣、消化不良、腹痛、厌食等症状。

(3)奈妥匹坦 - 帕洛诺司琼(netupitantplus palonosetron,NEPA):奈妥匹坦(netupitant)是新一代 NK-1 受体拮抗剂,奈妥匹坦 - 帕洛诺司琼是奈妥匹坦与帕洛诺司琼的口服复合制剂(300mg 奈妥匹坦和 0.5mg 帕洛诺司琼),于 2014 年 10 月美国 FDA 批准用于治疗化疗导致的恶心呕吐。Ⅲ期临床试验结果显示,AC 方案(蒽环类药物 + 环磷酰胺)化疗患者,口服奈妥匹坦 - 帕洛诺司琼复方制剂组预防呕吐的完全缓解(complete response,CR)率显著高于单药帕洛诺司琼组(74% vs 67%,P=0.001)。Gralla 等进行的多中心双盲临床研究对比了奈妥匹坦 - 帕洛诺司琼与阿瑞匹坦联合帕洛诺司琼治疗高、中度致吐化疗方案的疗效,结果显示两者完全缓解率(无呕吐,无须解救治疗)差异无统计学意义(81% vs 76%);两组呕吐控制率相似,奈妥匹坦 - 帕洛诺司琼组 84%~92%,阿瑞匹坦组 81%~87%。美国临床肿瘤学会(American Society of Clinical Oncology,ASCO)2015 年 11 月 2 日对预防化疗相关呕吐指南进行了更新,指南推荐口服奈妥匹坦 - 帕洛诺司琼复方制剂联合地塞米松用于预防高致吐化疗药物导致的急性和迟发性化疗导致的恶心呕吐。

（4）罗拉匹坦：美国 FDA 于 2015 年 9 月 1 日批准盐酸罗拉匹坦（rolapitant）上市，用于与其他止吐药物联合应用，预防成人接受化疗导致的延迟性恶心和呕吐。盐酸罗拉匹坦是 NK-1 受体拮抗剂，通过阻断大脑内刺激呕吐反射物质而起到抑制作用。推荐罗拉匹坦与格拉司琼和地塞米松联用，每个化疗周期的第 1 天，在给予化疗药前 1~2 小时，口服罗拉匹坦 180mg。各种不同 NK-1 受体拮抗剂的比较见表 10-11。

表 10-11 各种 NK-1 受体拮抗剂比较

药物	给药途径	用药剂量	半衰期 /h	代谢途径
阿瑞匹坦	口服	125mg d1 80mg d2、3	9~13	肝脏
福沙匹坦	静注	150mg d1	–	肝脏
NEPA	口服	1 粒（300mg 奈妥匹坦 + 0.5mg 帕洛诺司琼）d1	–	–
罗拉匹坦	口服	180mg d1	180	–

注：NK-1：neurokinin-1，神经激肽 -1；NEPA：netupitantplus palonosetron，奈妥匹坦 - 帕洛诺司琼。

4. 多巴胺受体阻滞药

（1）甲氧氯普胺（胃复安）：甲氧氯普胺（metoclopramide）是临床常用的多巴胺受体阻滞药，是多巴胺 2（dopamine type 2，D_2）受体拮抗剂，同时对 5-HT_3 受体有轻度抑制作用。可作用于延髓催吐化学感受触发区中多巴胺受体而提高化学感受触发区的阈值，使传入自主神经的冲动减少，具有强大的中枢性止吐作用。外周可促进胃及上部肠段的运动、阻滞胃 - 食管反流、加强胃和食管蠕动、促进胃排空，从而加强止吐效应。半衰期为 4~6 小时，主要经肾脏排泄。口服起效时间 0.5~1 小时，静脉注射起效时间 1~3 分钟。临床上需注意长期使用甲氧氯普胺会引起肌肉震颤、发声困难等不良反应，一般甲氧氯普胺不作为化疗导致的恶心呕吐的首选药物。另外因甲氧氯普胺能阻断下丘脑多巴胺受体、抑制催乳素抑制因子、促进催乳素分泌，化疗或放疗的乳腺癌患者尽量避免使用。

（2）多潘立酮：多潘立酮（domperidone）为外周多巴胺受体阻滞药，直接作用于胃肠壁，可增加食管下部括约肌张力，防止胃 - 食管反流、增强胃蠕动、促进胃内容物排空、协调胃与十二指肠运动，抑制恶心呕吐，并能有效地防止胆汁反流，不影响胃液分泌。但多巴胺的抗催吐作用主要由于其对外周多巴胺受体及血脑屏障外的化学感受触发区多巴胺受体的双重阻滞作用。半衰期为 7~9 小时，主要经肝脏代谢。

5. 精神类药物
主要辅助用于阿瑞匹坦、5-TH_3 受体拮抗剂和地塞米松控制不理想的化疗导致的恶心呕吐患者，通常受心理因素影响，不能单独用于恶心呕吐的治疗。

（1）苯二氮䓬类药物：包括劳拉西泮（lorazepam）、地西泮（diazepam）、阿普唑仑（alprazolam）等。该类药物特异性地作用于大脑边缘系统，具有抗焦虑、镇静和催眠作用，可减轻肿瘤化疗患者的精神压力从而辅助化疗导致的恶心呕吐的治疗。此类药物大剂量给药具有诱导睡眠的作用，由于睡眠时的呕吐容易引起误吸，应注意。

劳拉西泮辅助用于预防化疗导致的恶心呕吐，0.5~2mg 口服或静脉用药，或每 4~6 小时舌下含服。口服吸收迅速，生物利用度高，半衰期大约为 12 小时。

地西泮：口服吸收快且完全，生物利用度约 76%。本品有肝肠循环，长期用药有蓄积作用。肌内注射后吸收不规则而慢。血浆半衰期为 20~50 小时，属长效药。经肝脏代谢，主要代谢酶为 CYP2C19，主要代谢产物为去甲西泮，还有替马西泮和奥沙西泮，仍有生物活性，故连续应用可蓄积。主要自肾脏排出，亦可从乳汁排泄。

阿普唑仑：用于预期性恶心呕吐，0.5~2mg 口服，每日 2 次。口服吸收迅速，血浆半衰期为 12~18 小时。

（2）奥氮平：奥氮平（olanzapine）是非典型抗精神病药，对 5-HT$_2$ 受体、5-HT$_3$ 受体、5-HT$_6$ 受体、多巴胺 D$_1$ 受体、D$_2$ 受体、D$_3$ 受体、D$_4$ 受体、D$_5$ 受体、D$_6$ 受体，肾上腺素和组胺 H$_1$ 受体具有亲和力。主要用于化疗所致恶心呕吐的解救性治疗。口服 2.5~5mg，每日 2 次。半衰期为 33 小时。

（3）丁酰苯类：丁酰苯类（butyrophenones）作用于呕吐中枢，拮抗化学触发带及脑室周围的多巴胺 2（D$_2$）受体，阻滞多巴胺对呕吐中枢的刺激，产生中枢性止吐作用，如氟哌利多（droperidol）、氟哌啶醇（haloperidol）。

氟哌啶醇：氟哌啶醇通过阻断脑内多巴胺受体发挥作用。主要为抗精神病、抗焦虑，同时具有较强的止吐作用，用于化疗导致的恶心呕吐的解救性治疗，口服 1~2mg 每 4~6 小时 1 次。半衰期为 21 小时。

6. 吩噻嗪类

（1）氯丙嗪：氯丙嗪（chlorpromazine）小剂量时抑制延髓催吐化学感受区的多巴胺受体，大剂量可直接抑制呕吐中枢，兼有镇静作用。化疗导致的恶心呕吐预防性治疗的剂量：4~6 小时口服或静推 10mg。化疗导致的恶心呕吐解救性治疗的剂量：每 12 小时 25mg 纳肛或每 4~6 小时 10mg 口服或静脉用。

（2）苯海拉明：苯海拉明（diphenhydramine）具有抗组胺效应，与组胺竞争效应细胞上的组胺 H$_1$ 受体，使组胺不能与受体结合，故可对抗组胺收缩胃肠平滑肌的作用。其对中枢神经系统发挥的抑制作用可能与阻断中枢 H$_1$ 受体、中枢抗胆碱作用有关。推荐剂量：4~6 小时口服或静脉给药 25~50mg。

（3）异丙嗪：异丙嗪（promethazine）通过抑制延髓的催吐化学感受触发区发挥止吐作用，兼有镇静催眠作用。化疗导致的恶心呕吐解救性治疗的推荐剂量：每 4 小时 12.5~25mg，口服、肌注或静脉给药。

各类止吐药物与相关受体的亲和力见表 10-12。

表 10-12 止吐药物与相关受体的亲和力

药物	多巴胺 D$_2$ 受体	M- 胆碱能受体	组胺 H$_1$ 受体	5-HT$_3$ 受体
5-HT$_3$ 受体拮抗剂	–	–	–	++++
多巴胺受体拮抗剂	+++	–	+	++
吩噻嗪类	++++	+/++	++/+++	–/+
丁酰苯类	++++	–	+	–/+
抗组胺药	+/++	+	++++	–

注：M- 胆碱能受体：muscarinic acetylcholine receptor，毒蕈碱型乙酰胆碱受体；5-HT$_3$ 受体：5-hydroxytryptamine type 3 receptor，5- 羟色胺 -3 受体。

（五）化疗导致的恶心呕吐的治疗

1. 化疗导致的恶心呕吐的治疗原则

（1）病因治疗

1）针对导致呕吐原因进行治疗，如出现脑转移、胃肠道梗阻、高钙血症、伴有焦虑和恐惧。

2）对于难以查明原因的患者，治疗应侧重于减轻和消除症状。注意治疗剧烈呕吐引起的上消化道出血、电解质紊乱。

（2）药物治疗

1）预防为主：恶性肿瘤患者在接受化疗或其他抗肿瘤治疗之前，应充分评估患者发生呕吐的风险，根据患者年龄、性别、既往治疗史，接受的化疗药物致吐风险等具体情况制订个体化的止吐方案。如对于接受高、中度致吐风险药物进行化疗的患者，恶心呕吐的风险持续 2~3 天，因此整个风险期均需要对呕吐进行防治。良好的生活方式可以缓解恶心呕吐，如饮食应均衡，不吃过于刺激的、不易消化的食物，合理膳食。化疗导致的恶心呕吐预防概要见表 10-13。

表 10-13 化疗导致的恶心呕吐预防概要

致吐风险	急性	延迟性	证据 / 推荐级别
静脉化疗			
高度	5-HT$_3$ RA+DXM+NK-1 RA ± 劳拉西泮 ± H$_2$ 受体拮抗剂或质子泵抑制剂	DXM+NK-1 ± 劳拉西泮 ± H$_2$ 受体拮抗剂或质子泵抑制剂	1
中度	5-HT$_3$ RA+DXM ± NK-1 RA ± 劳拉西泮 ± H$_2$ 受体拮抗剂或质子泵抑制剂	5-HT$_3$ RA+DXM ± NK-1 RA ± 劳拉西泮 ± H$_2$ 受体拮抗剂或质子泵抑制剂	2A
低度	DXM；甲氧氯普胺；丙氯拉嗪 ± 劳拉西泮 ± H$_2$ 受体拮抗剂或质子泵抑制剂	无常规预防	2A
轻微	无常规预防	无常规预防	2A
口服化疗			
高、中度	5-HT$_3$RA ± 劳拉西泮 ± H$_2$ 受体拮抗剂或质子泵抑制剂	无常规预防	2A
低度、轻微	无常规预防	无常规预防	2A

注：5-HT$_3$ RA：5-hydroxytryptamine type 3 receptor antagonists，5- 羟色胺 -3 受体拮抗剂；DXM：dexamethasone，地塞米松；NK-1 RA：neurokinin-1 receptor antagonists，神经激肽 -1 受体拮抗剂；H$_2$ 受体：histamine receptor 2，组胺受体 2。

2）止吐药物的选择：主要依据抗肿瘤治疗药物的致吐风险、既往抗肿瘤治疗史、患者年龄、性别、心理等因素。

3）对于含高致吐风险化疗药物的两药或多药联合化疗方案，选择止吐药时应按照高致吐风险选择。一般需要用多种止吐药联合应用，如 NK-1 受体拮抗剂联合 5-HT$_3$ 受体拮抗剂及地塞米松，必要时联合镇静类药物等。

4）应注意其他可能导致呕吐的干扰因素：如肠梗阻、电解质紊乱（高钙血症、低钠血症等）、脑转移、高血糖、尿毒症、妊娠、前庭功能障碍者等；患者同时口服阿片类镇痛药物等也可导致呕吐；焦虑等心理因素的影响。

2. 抗肿瘤药物导致的恶心和呕吐的预防

（1）化疗导致的急性、迟发性恶心呕吐

1）高度致吐性（>90%）化疗方案导致的恶心呕吐的预防：推荐含 NK-1 受体拮抗剂的至少

三药联合止吐方案(5-HT$_3$受体拮抗剂 + 地塞米松 +NK-1 受体拮抗剂 ± 质子泵抑制剂或组胺 H$_2$ 受体拮抗剂 ± 氯普唑仑或奥氮平),也可口服奈妥匹坦 - 帕洛诺司琼复方制剂 + 地塞米松。高致吐化疗方案 5-HT$_3$ 受体拮抗剂推荐帕洛诺司琼。

具体用法用量:

阿瑞匹坦:阿瑞匹坦 125mg 口服,d1,80mg 口服,d2~3,地塞米松 12mg 口服或Ⅳ d1,8mg 每日一次Ⅳ或口服 d2~4。

福沙匹坦:150mg Ⅳ 每疗程一次 d1,地塞米松 12mg 口服或Ⅳ d1,8mg 每日一次Ⅳ或口服,d2~4。

奈妥匹坦:奈妥匹坦 300mg/ 帕洛诺司琼 0.5mg 口服一次 + 地塞米松 12mg 口服 / Ⅳ一次 ± d2~4 8mg 口服 / Ⅳ一次

5-HT$_3$ 受体拮抗剂(任选其一):

昂丹司琼 8mg 每日 2 次;格拉司琼 3mg 每日 1 次;托烷司琼 5mg 每日 1 次;帕洛诺司琼 0.25mg 每日 1 次。

氯普唑仑 0.5~2mg,口服或Ⅳ 每 4 小时一次或每 6 小时一次,d2~4。

奥氮平 10mg 口服,每日 1 次,d1~3。

2)中度致吐性化疗药物(30%~90%)导致的恶心呕吐的预防:第 1 天,推荐 5-HT$_3$ 受体拮抗剂联合地塞米松;第 2、3 天:继续予以地塞米松。其中,对于如卡铂 ≥ 300mg/m^2、蒽环类药物和环磷酰胺联合化疗的中度致吐性化疗方案,推荐三药联合方案(5-HT$_3$ 受体拮抗剂、地塞米松、阿瑞匹坦)。

3)低度致吐性(10%~30%)化疗方案导致的恶心呕吐的预防:建议使用单一止吐药物,如地塞米松、5-HT$_3$ 拮抗剂或多巴胺受体拮抗剂单独使用。

4)极低致吐性(<10%):不必常规给予止吐药物;但患者如果发生呕吐,在后续的化疗中应提前给予高一个级别的止吐治疗方案。

5)多日化疗导致的恶心呕吐的预防:建议 5-HT$_3$ 拮抗剂联合地塞米松,主张在化疗期间每日使用,用至化疗结束后 2~3 天。对于高度致吐性或延迟性恶心呕吐的多日化疗方案,可考虑加入 NK-1 受体拮抗剂。

(2)预期性化疗导致的恶心呕吐:预期性化疗导致的恶心呕吐多由心理因素所致,并与既往化疗导致的恶心呕吐控制不良有关。在第一次化疗时采用最佳止吐治疗,减少突发性呕吐的发生。除了止吐药物的应用,医护人员还应注意加强医患沟通,嘱患者休息好,并指导患者通过阅读娱乐书籍、听舒缓音乐等转移注意力,以缓解精神压力。化疗期间多食用清淡、营养易消化的食物,保证蔬菜、水果等维生素的摄入。发生恶心呕吐者可适当给予镇静等治疗。常用药物阿普唑仑,治疗前一晚开始及治疗当天 0.5~2mg 口服,每日 3 次。

(3)突发性化疗导致的恶心呕吐:可增加 5-HT$_3$ 拮抗剂、地塞米松、镇静类药物等不同类型止吐药,若控制不理想可按高致吐风险药物治疗方案给药。

3. 解救性止吐治疗

(1)重新评估化疗方案的致吐风险及患者病情,注意排除电解质紊乱、脑转移、肠梗阻、非化疗药物导致的呕吐,可考虑更换止吐方案。

(2)针对致吐风险确定给予患者的最佳治疗方案。口服难以实现时,可考虑静脉给药或直肠给药,必要时多种药物联合。

(3)可考虑在治疗方案中加入劳拉西泮或阿普唑仑等辅助药物治疗。

(4)可考虑在治疗方案中加入奥氮平或者采用甲氧氯普胺替代 5-HT$_3$ 受体拮抗剂,或者加入一种多巴胺受体拮抗剂。

(5)支持治疗:注意纠正电解质紊乱及酸碱失衡。

二、放疗导致的恶心呕吐的治疗

放疗导致的恶心呕吐(radiotherapy induced nausea and vomiting,RINV)的发生率与放疗部位、照射面积、单次剂量、同期或以前接受的化疗、肿瘤自身原因以及患者自身素质等有关。放射部位不同,其发生率也不尽相同。全身照射(total body irradiation,TBI)后 90% 的患者在 30~60 分钟内发生呕吐;胃肠道在放疗照射野之内,可以直接刺激上消化道传入神经纤维而引起恶心呕吐,全腹腔常规照射(每次 1.5Gy)呕吐的发生率约为 60%。全脑照射时,放疗可引起脑组织水肿进一步加重颅内压而导致呕吐,必要时需予以降颅压治疗。此外,放疗的分割剂量越高,总剂量越大,受照射的组织越多,发生恶心呕吐的风险越高。不同放疗部位的致吐风险以及预防和治疗见表 10-14。

表 10-14 不同放疗部位的致吐风险以及预防和治疗

照射部位	致吐风险	防治方案	证据 / 推荐级别
TBI、TLI	高度致吐性风险	每次放疗前可预防性给予 5-HT$_3$RA,并可考虑加用 DXM	2A(加 DXM:3)
全腹照射、上腹部照射	中度致吐性风险	每次放疗前可预防性给予 5-HT$_3$RA,并可考虑加用 DXM	2A(加 DXM:3)
下胸部、盆腔(下腹部)、头颅、颅脊髓(背部)、头颈	低度致吐性风险	5-HT$_3$RA 作为预防治疗或补救治疗,一旦出现呕吐进行解救治疗后,建议预防性应用 5-HT$_3$RA 治疗直至放疗结束	3
四肢、乳腺	轻微致吐性风险	多巴胺受体拮抗剂或 5-HT$_3$RA 作为补救治疗	3

注:TBI:total body irradiation,全身照射;TLI:total lymphoid irradiation,全淋巴系统照射;5-HT$_3$ RA:5-hydroxytryptamine type 3 receptor antagonists,5- 羟色胺 -3 受体阻滞药;DXM:dexamethasone,地塞米松。

三、阿片类药物导致的恶心呕吐

阿片类药物导致的恶心呕吐(opioid-induced nausea and vomiting,OINV)与恶心呕吐发生的神经递质及受体有关,目前认为阿片类药物提高了前庭灵敏度,轻体主要阿片类药物可以通过激活前庭上皮细胞上的 μ 受体、δ 受体传导呕吐冲动,同时 H$_1$ 受体、AChM 受体通路也在其中发挥作用;再者,阿片类药物可以直接刺激化学感受触发区,化学感受触发区位于第四脑室前脚,该处缺乏血脑屏障,血液中的阿片类药物和其上的 μ 受体结合,产生呕吐冲动;第三,阿片类药物可以激活胃肠道平滑肌的 μ 受体,导致排空障碍,出现饱腹感和腹胀,肠道平滑肌功能改变导致便秘也可加重恶心呕吐。

由于阿片类镇痛药物可激动中枢及外周的 5-HT$_3$ 受体,因此 5-HT$_3$ 受体拮抗剂对阿片类药物导致的恶心呕吐有一定作用。吗啡能够导致中枢神经系统 P 物质增加,同时吗啡可以调节神经元上 NK-1 受体表达,因此 NK-1 受体拮抗剂对阿片类药物导致的恶心呕吐也有治疗效果。目前指南推荐 5-HT$_3$ 受体拮抗剂、地塞米松或氟哌啶醇中的一种或两种作为首选预防药;如果仍发生恶心呕吐,可加用其他类型止吐药物;对于顽固性恶心呕吐加用小剂量吩噻嗪类药物,或抗胆碱药物或阿瑞匹坦。

四、恶心呕吐的并发症及处理原则

恶心呕吐明显,持续时间较长,患者无法进食不能摄入,此时如补充不足,可导致电解质紊乱,如低钠、低钾、低氯。对于恶心呕吐的患者,定期监测电解质十分必要。处理方法:根据患者症状和监测电解质结果,予以纠正。当血清钾<3.5mmol/L 且伴有症状时,可给予 5% 葡萄糖液 1.0L 中加入 10% 氯化钾 10~20ml,缓慢静脉滴注,注意补钾原则:见尿补钾(尿量在 30ml/h),补钾浓度不超过 0.3%,不可静脉推注。恶心呕吐还可发生其他并发症,在临床上甚至见到恶心呕吐导致消化道穿孔的患者,所以应该高度重视恶心呕吐并发症的处理。

五、恶心呕吐防治药物的不良反应及处理原则

(一) 便秘

便秘是化疗及止吐药物常见不良反应之一。因此改善肿瘤患者的便秘问题十分关键。处理方法如下。①饮食健康教育:多食新鲜蔬菜、水果等富含高纤维的食物,多食豆类、谷类等粗粮,多饮水,病情允许时可饮蜂蜜水、酸奶等以促进消化吸收;②活动指导:鼓励患者适当增加活动量,促进肠道蠕动,预防便秘;③培养定期排便习惯:鼓励患者每日按时如厕,训练排便习惯,叮嘱患者注意保持肛周皮肤的清洁和干燥;④按摩:腹部按摩方向为由右向左依结肠走行方向做环状按摩;⑤针灸:针灸可以很好地调节胃肠道功能,针灸穴位主要有足三里、天枢、上巨虚、下巨虚、内庭等,根据患者辨证可随证加减穴位;⑥药物治疗:中药润肠通便剂:麻仁丸、芪蓉润肠口服液、四磨汤等;缓泻剂:石蜡油、山梨醇、硫酸镁、番泻叶等;灌肠或纳肛:开塞露、甘油栓以及肥皂条等。⑦对于顽固性便秘患者,可寻求中医师,予以中药汤剂口服或灌肠。

(二) 腹胀

腹胀是患者难以耐受的症状之一,有如下处理方法。①轻度腹胀:不需特殊处理,抑或自行给予腹部按摩;明显腹胀时需要予以禁食、必要时胃肠减压,不见好转,可考虑予以肛管排气,必要时予以解痉药物治疗;②中医药治疗:中药保留灌肠、针灸、按摩等,如患者无明显呕吐,可考虑口服中药理气汤剂治疗;③腹胀严重时导致肠麻痹,可根据患者情况,必要时予以肠外营养支持治疗,用生长抑素抑制消化液的丢失,改善症状。

(三) 头痛

头痛主要是 5-HT$_3$ 受体拮抗剂的不良反应。处理方法:①轻度头痛可予以热敷、转移注意力治疗;②中医治疗,按摩具有舒缓放松作用,可缓解局部神经刺激,按摩前额、按揉太阳穴、风池穴等;针灸,可针刺脑部局部穴位,改善头痛症状,如太阳、百会、风池、风府等;③药物治疗,给予解热镇痛药,不见缓解者,可考虑予以麦角胺咖啡因治疗。

(四) 锥体外系症状

锥体外系症状主要见于大量应用甲氧氯普胺(胃复安)的患者,发生率约 1%。主要表现为头后仰、颈部强直、眼上翻或凝视、发音困难、肢体颤动或抽搐、面肌紧张、流涎等。治疗上首先应

立即停药；急性肌张力障碍者，可肌注东莨菪碱、山莨菪碱、阿托品或苯海拉明或地西泮；对少数心肌损害患者，予以营养心肌治疗，如能量合剂、复方丹参注射液等。

第3节 变 态 反 应

一、定义和机制

变态反应（anaphylaxis）又称Ⅰ型超敏反应（type I hypersensitivity），因反应迅速，故又有速发型超敏反应（immediate hypersensitivity）之称。变态反应是变应原（抗原）进入机体后与附着在肥大细胞和嗜碱性粒细胞上的免疫球蛋白E（immunoglobulin E，IgE）分子结合，并触发该细胞释放生物活性物质，神经肽类如P物质（substance P，SP）、血管活性肠肽（vasoactive intestinal peptide，VIP）、生长激素释放抑制因子（somatostatin，SOM），引起平滑肌收缩、血管通透性增加、浆液分泌增加等临床表现和病理变化。过敏是临床免疫学方面最紧急的事件，常常是突发的、涉及多个靶器官，轻症可以仅表现为皮疹、瘙痒、鼻炎等，严重的可能危及生命，如引起过敏性休克，喉头水肿窒息、肺水肿甚至心肌炎、心衰等。过敏的发病率男性和女性基本相似。

任何途径包括口服、静脉、皮肤、局部应用、吸入和黏膜接触均可导致过敏。变应原的种类繁多，最常见的有：①食物：任何食物都可能诱发过敏，较常引起过敏的是牛奶、蛋清、豆类食物、坚果等少数几种食物；②外界环境吸入或皮肤接触的变应原，如花粉、粉尘等，胶布或化纤制品，寒冷亦可诱发过敏；③药物：各种疫苗如麻疹腮腺炎、流行性感冒疫苗引起不良反应的主要是疫苗中的禽蛋白以及在某些疫苗中的水解明胶、山梨醇和新霉素，各种抗生素尤其是β-内酰胺类、非甾体类抗炎药物阿司匹林最常见。

常见的过敏症状以及受影响的部位见表10-15。上述症状和体征既可单独存在也可联合出现。

表 10-15　变态反应常见受累器官和症状

受影响的器官和部位	症状
鼻	肿胀的鼻腔黏膜（过敏性鼻炎）等
鼻窦	过敏性鼻窦炎等
眼	发红和发痒的结膜（过敏性结膜炎）等
耳	疼痛、听觉受损等
皮肤	皮疹、湿疹和荨麻疹（风疹）等
胃肠道	腹痛、腹胀、呕吐、腹泻等
肝脏	转氨酶水平升高
上呼吸道（咽喉部）	喉水肿、窒息等
下呼吸道（肺）	哮喘、肺水肿、肺泡内出血荨麻疹/血管性水肿等
心血管	过敏性休克、心律不齐、心肌缺血、心脏停搏等
泌尿生殖系统	尿失禁、子宫收缩等
神经精神系统	焦虑、抽搐、意识丧失等

二、变态反应严重程度分级

根据变态反应发生的严重程度可以将其分成 5 级。目前主要采用美国国家癌症研究所（National Cancer Institute，NCI）常见不良事件评价标准（Common Terminology Criteria for Adverse Events，CTCAE）对变态反应进行分级。在 CTCAE 中，过敏相关的不良反应包括超敏反应、过敏性鼻炎、自身免疫反应、血清病、脉管炎、其他过敏相关不良反应。其中超敏反应的分级定义：1 级，为短暂的脸红或皮疹，药物热 < 38℃；2 级，皮疹、面红、荨麻疹、呼吸困难、药物热 ≥ 38℃；3 级，有症状的支气管痉挛，伴或不伴荨麻疹，需要非肠道用药，过敏相关的水肿 / 血管性水肿，低血压；4 级，超敏反应致休克；5 级，死亡。

三、预后

一般说来，大部分变态反应能自行或在药物干预后恢复，但也有一些会发生严重的后果，致残甚至致死。通常在抗原刺激后症状开始得越晚严重程度越轻，恢复也越快。可在数小时内恢复，有时需要几天，通常完全恢复。如曾发生严重的过敏性休克，则需严密监护。因此预防和及时处理极为重要。

四、化疗药物的变态反应

与抗生素一样，许多化疗药物会导致变态反应，临床表现可以从皮疹到过敏性休克。根据反应的发生率和严重程度大致可以分为三类：第一类，变态反应发生率不高而且症状轻微；第二类，虽然变态反应发生率略高，但症状往往较轻；第三类，比较常出现变态反应并且发生严重程度有可能较重。

总体处理原则：局部荨麻疹可以密切观察或好转后继续用药，如果出现全身变态反应，应立即停药，联合使用 H_1、H_2 受体拮抗剂，并根据病情变化适当使用糖皮质激素或升压药等。对于变态反应发生率高、程度较严重的化疗药物需要预防性抗过敏治疗。

（一）偶有变态反应的药物

大部分化疗药物属于此类。酸丙卡巴肼偶见过敏性皮疹，达卡巴嗪与磺胺类药物、呋塞米、布美他尼、碳酸酐酶抑制剂有交叉过敏。替莫唑胺的变态反应可能出现皮肤及黏膜反应（皮疹、风疹、黏膜疹）。也曾观察到低血压及心动过速现象。对其他含巯基化合物过敏者也可能对本药过敏。极少情形下可能会出现由急性变态反应诱发的低血压、心跳加快（> 100 次 /min）或短暂的肝脏丙氨酸氨基转移酶（alanine aminotransferase，ALT）和天冬氨酸氨基转移酶（aspartate aminotransferase，AST）升高等现象。拓扑替康罕见变态反应及血管神经性水肿；依托泊苷静脉滴注速度过快（每次给药时间少于 30 分钟），可出现皮疹、寒战、发热、支气管痉挛、呼吸困难等变态反应。变态反应常在静脉给药过快时发生。表柔比星偶尔发生发热、寒战及荨麻疹。铂类药物中，顺铂在用药后数分钟可出现颜面水肿、喘气、心动过速、低血压、非特异性丘疹类麻疹；卡铂可见皮疹、皮肤瘙痒等变态反应，偶出现喘鸣，通常于用药数分钟内出现。塞替派少见过敏，个别有发热及皮疹。培美曲塞可能有变态反应、过敏、多型红斑或荨麻疹。脱氧氟尿苷（doxifluridine）过敏表现为时有发痒或偶有对光过敏、湿疹、荨麻疹等过敏症状。甲氨蝶呤使用后出现皮肤发红、瘙痒或皮疹，后者有时为对本品的变态反应。

（二）变态反应发生率略高,但症状轻微的化疗药物

常见的是吉西他滨,约 25% 的患者可有皮疹,10% 的患者可出现瘙痒,通常皮疹轻度,不需要特殊处理。此不良反应为非剂量限制性毒性,局部治疗有效。另外,在静脉滴注吉西他滨过程中,不到 1% 的患者可发生支气管痉挛。

（三）可能产生严重变态反应的药物及预防措施

常见的有紫杉类、博来霉素、L-门冬酰胺酶。紫杉醇是抗微管药物,通过促进微管蛋白聚合,抑制解聚,保持微管蛋白稳定,抑制细胞有丝分裂,广泛应用于乳腺癌、肺癌、消化系统肿瘤、卵巢癌、头颈部肿瘤等。但紫杉醇存在一个严重影响其临床使用的问题,就是其水溶性很差,仅为 0.77mmol/L,这就需要使用增溶剂使其能溶解到葡萄糖水或生理盐水中,才能在人体随着血液循环分布到各组织和器官。目前最常用的溶剂是聚氧乙烯蓖麻油和无水乙醇,而聚氧乙烯蓖麻油是导致发生严重变态反应最主要的原因。这就是为什么新一代的以脂质体为溶剂的紫杉醇或白蛋白包裹的紫杉醇则鲜见变态反应的原因。聚氧乙基蓖麻油引起的变态反应发生率为 39%,其中严重变态反应发生率为 2%。多数为 1 型超敏反应。表现为支气管痉挛性呼吸困难,荨麻疹和低血压。往往发生在用药后最初的 10 分钟,严重反应常发生在 2~3 分钟内。

因此,在用药前需要全面了解患者的过敏史,酒精过敏者禁用普通溶剂的紫杉醇,并且在使用紫杉醇之前应严格按照说明书采取预防措施。①地塞米松 20mg:输注前 6、12 小时口服。②异丙嗪 25mg 或苯海拉明 40mg 肌注:输注前 30 分钟。③ H_2 受体拮抗剂西咪替丁 300mg 或雷尼替丁 50mg:输注前 30 分钟静脉输注。首次使用紫杉醇时应有医生在场,给予持续心电监测,一旦出现过敏性休克应立即给予肾上腺素、地塞米松、吸氧、补液、升压药等进行抢救。首次使用或过敏体质的患者,先配制 5% 葡萄糖 100ml 加入一支紫杉醇输入(30mg/ 支)试滴。

另一个紫杉类药物多西他赛也存在变态反应的可能性,但变态反应的发生率较低,轻度变态反应表现为瘙痒、潮红、红斑、药物热、寒战等,严重变态反应表现为低血压、支气管痉挛、荨麻疹和血管神经性水肿。

博来霉素:部分患者于博来霉素给药 3~6 小时后出现发冷、发热,部分患者在第 1~2 次给药时可出现高热、低血压、过敏性休克、瘙痒性红斑。L-门冬酰胺酶偶于用药后立即出现变态反应,表现为寒战、发热、心动过速、支气管痉挛、呼吸困难及低血压。L-门冬酰胺酶给药前需要做皮试。

五、抗肿瘤生物治疗药物的变态反应

生物药物是指运用微生物学、生物学、医学、生物化学等的研究成果,从生物体、生物组织、细胞、体液等,综合利用微生物学、化学、生物化学、生物技术、药学等科学的原理和方法制造的一类用于预防、治疗和诊断的制品。在肿瘤治疗领域涉及的生物药物既包括抗肿瘤的治疗性药物,也包括一些辅助的生物治疗药物如造血生长因子等。抗肿瘤生物治疗是继手术、放疗和化疗后的第 4 种重要治疗手段。它利用各种生物治疗制剂和手段来增强机体的免疫功能,以达到控制和杀灭肿瘤细胞的目的。广义的肿瘤生物治疗药物主要包括细胞因子、单克隆抗体及偶联物、与信号传导相关的酶抑制剂、肿瘤疫苗、抗新生血管生成药物等。其中单克隆抗体、酶抑制剂等随着分子生物学研究进展,发现它们以肿瘤细胞分子水平的特异性改变作为治疗靶点,又称靶向治疗。这些药物,由于合成过程可能比较复杂,涉及一些外源性微生物或生物学技术,可能也会发生变态反应。

（一）白细胞介素

干扰素可以引起少见的 I 型超敏反应，在一项接受顺铂和达卡巴嗪治疗研究的患者中，16 例同时接受白细胞介素 -2（intertleukin 2，IL-2）治疗的患者有 10 例出现了 I 型超敏反应，包括血管性水肿、荨麻疹、瘙痒症和低血压，再次使用出现同样的症状。而只接受化疗的患者未出现类似反应。可能的原因是 IL-2 刺激辅助 T 细胞的增殖，反过来，增加了 B 细胞合成 IgE。干扰素 α 能够导致荨麻疹样皮疹，偶见结节病（非干酪化肉芽肿）和接触性皮炎（Ⅳ型超敏反应），免疫介导的溶血性贫血发生率为 1%，另外还有血管性水肿、呼吸困难和弥漫性荨麻疹的散在报道，其发生变态反应的机制可能是针对干扰素 -α 的 IgG 抗体而非 IgE 介导。

（二）单克隆抗体

第一个治疗性的单克隆抗体出现在 1995 年，1997 年美国 FDA 批准了全球第一个单克隆抗体利妥昔单抗上市。此后，新的单克隆抗体不断出现，在抗肿瘤治疗中占据重要地位。

单克隆抗体主要发生与输注相关的超敏反应，尤其是在首次使用时。这种输液反应常常表现为发热、恶心、呕吐、呼吸困难、皮疹等，有时有低血压和呼吸困难。输注单克隆抗体前可预防性使用对乙酰氨基酚、苯海拉明或糖皮质激素，如果症状轻微，放慢输液速度症状通常能够得到缓解。文献显示输注曲妥珠单抗出现超敏反应的患者，84% 都可以完成再次输注。利妥昔单抗和阿伦单抗，不同于一般的单克隆抗体，其超敏反应与治疗后淋巴瘤细胞坏死释放大量细胞因子，如肿瘤坏死因子、白细胞介素 6（intertleukin 6，IL-6）相关，另一个可能的原因是对抗体中鼠源成分过敏。文献报道阿伦单抗的变态反应包括僵直（90%，其中 14% 为 3 级）、发热（85%，其中 20% 为 3 级或 4 级）、恶心（53%）、皮疹（33%）、呼吸困难（28%）、低血压（17%）、缺氧（3%）。

贝伐珠单抗是人源化的单克隆抗体，未见超敏反应的报道。西妥昔单抗是靶向表皮生长因子受体（epidermal growth factor receptor，EGFR）的人鼠嵌合性单克隆抗体，有 34% 的鼠源蛋白，常用于结直肠癌和头颈部肿瘤的治疗。18% 的患者可以出现输液反应，其中 3% 是严重输液反应，致死率不到 0.1%。如果出现严重反应需要立即停药，后续也不能再使用西妥昔单抗。如果患者在西妥昔单抗输注过程中出现 1 级或 2 级输注反应，输液速度要降低 50%。输液反应通常在第一次最常见，以后可以再重新使用。皮肤反应发生率为 76%~88%，常为痤疮样的，在治疗的第 1~3 周出现。在临床试验中，12%~17% 患者表现为严重的痤疮样皮疹。轻到中度的皮肤反应无须调整剂量，如果痤疮样皮疹严重，可以暂停西妥昔单抗，直至好转，如果再次出现严重反应需减量 20%。

（三）口服小分子靶向治疗药物

主要是酪氨酸激酶抑制剂，通常耐受良好，最常见的不良反应为皮疹和腹泻。不同药物有一些严重超敏反应的病例报道。伊马替尼曾有个案报道中毒性表皮坏死松解症、Stevens-Johnson 综合征、超敏反应性肺炎。索拉非尼有发生皮肤白细胞破碎性血管炎（cutaneous leukocytoclastic vasculitis，CLV）的个案报道；硼替佐米是蛋白酶体抑制剂，可致急性发热性中性粒细胞皮肤病（acute febrile neutrophilic dermatosis）又称为斯维特综合征（sweet syndrome）、坏死性血管炎（necrotizing vasculitis）和皮肤白细胞破碎性血管炎。

六、变态反应的处理

在处理之前，需要判断是否是真的超敏反应，或者说不良反应是否是免疫反应介导的。有时候判断起来非常困难,有些药物的毒性反应与免疫源性反应非常相似。有几个因素可以帮助判断:首先,既往药物的暴露史;其次,某些症状提示免疫反应,如荨麻疹、血管水肿、支气管痉挛等;再如,患者有过敏史。一旦判断患者为超敏反应后,按常规抗过敏处理,包括激素、抗组胺类药物等。

如果患者对抗肿瘤药物出现超敏反应,通常治疗需要停止(取决于反应的类型以及严重程度)。停药后能否再次使用取决于具体药物、肿瘤治疗的需求和变态反应的严重程度。任何出现严重变态反应导致的休克都不应该再继续使用这一药物,除非特殊情况。可选择替代的药物,如脂质体紫杉醇代替普通紫杉醇。如果反应不重,在采取预防措施的情况下可以再次使用。Greenberger 的研究曾经证实用抗组胺类药物和糖皮质激素类药物能够降低造影剂发生 I 型变态反应的发生率和严重程度。同样,类似措施也能降低紫杉醇发生严重变态反应的可能性。

七、小结

超敏反应在抗肿瘤药物不良反应不是最常见的,大部分较轻微,因此常常被忽视,但实际上有时候可能是很严重的,甚至致死的,或成为影响药物使用的限制性毒性,如紫杉类或奥沙利铂。对于这些常用的抗肿瘤药物提前预处理和在变态反应发生时及时的对症处理非常重要,有助于这些抗肿瘤药物真正发挥其抗肿瘤作用。

第4节 肝 毒 性

一、概述

目前,靶向治疗、免疫治疗等技术日新月异,在抗肿瘤全身治疗中具有显著疗效并获得一定地位。但迄今为止,系统性化疗仍是抗肿瘤治疗的主要手段之一,细胞毒药物仍是系统性治疗的基石。肝脏作为药物代谢的主要器官,大部分化疗药物的代谢经由肝脏。化疗所致肝功能损伤在临床中较为常见,一方面它在一定程度上限制了化疗药物剂量的提升,另一方面反复或持续的肝功能异常亦会影响化疗的如期实施。肝功能受损导致的不适、额外的治疗费用、化疗周期间隔延长等,对患者生活质量、治疗费用及疗效等具有潜在不利影响。因此识别高危人群,及时完善肝功能评估,做好肝毒性防治等工作十分必要。

抗肿瘤药物大部分经肝脏代谢,当药物原形及代谢产物超过肝脏代谢能力时,可通过多种途径对肝细胞造成直接或间接损伤,包括第一相代谢反应产生的活性代谢产物、免疫损伤及线粒体功能改变等。抗肿瘤药物急性肝毒性,主要表现为化疗过程中、化疗后 1 个月内(1 周内较为常见)出现一过性转氨酶或胆红素水平升高。病理上多表现为肝细胞坏死、炎性细胞浸润等。慢性肝毒性多因长期用药引起,主要病理表现为肝纤维化、脂肪变性、肉芽肿形成等。

对于既往患有肝脏疾病如病毒性肝炎、脂肪肝,或存在肝转移的患者,化疗可能使现有肝功能损伤雪上加霜。对于这部分患者,肝脏功能修复时间延长,部分患者可能出现不可逆性肝毒性。此外,肿瘤患者在化疗过程中接受止吐药物、镇痛药物、抗生素治疗及局部放疗等,这些药物及治疗手段亦可加重肝脏负担,在一定程度上加重化疗的肝毒性。肝血流量、白蛋白水平等也可对肝脏功能损伤造成影响。由于白蛋白水平降低及肝血流量减少,药物结合能力及肝脏药物清除率下降,相对于一般状态良好的患者,高龄、体弱者易出现体内化疗药物蓄积。低蛋白饮食可降低细胞色素 P450 酶活性,影响药物代谢。上述因素可增加肝毒性风险,化疗过程中应予以密切关注。

由于肿瘤患者病情复杂、治疗手段多样,肝脏功能可受到诸多因素影响。通常情况下,对于基线肝功能正常的患者,若在化疗过程中出现肝毒性相关表现及实验室检查异常,停药后上述异常可缓解,给药后再度出现,可考虑诊断化疗所致肝功能损伤。临床表现上,绝大部分患者无自觉不适,无症状性转氨酶水平升高最为常见。其他主要临床表现包括不同程度的食欲减退、乏力、恶心、腹痛、黄疸、皮疹、瘙痒,严重者可有出血倾向、腹水、肝性脑病等肝功能失代偿表现。极少数患者可出现暴发性肝功能衰竭、肝静脉闭塞病(hepatic veno-occlusive disease)等。静脉闭塞综合征主要表现为皮肤巩膜黄染、肝脏肿大伴疼痛、腹水、短期内体重迅速增加、高胆红素血症等。实验室检查方面,患者可出现丙氨酸氨基转移酶(alanine aminotransferase,ALT)、天门冬氨酸氨基转移酶(aspartate aminotransferase,AST)、碱性磷酸酶(alkaline phosphatase,ALP)、国际标准化比值((international normalized ratio,INR)等异常,胆红素水平升高且主要以直接胆红素为主,外周血中嗜酸性粒细胞可增多。对怀疑出现化疗肝毒性的患者,可完善肝酶、胆红素、凝血功能等实验室检查,对肝脏功能进行全面评估。对既往或怀疑有肝脏基础病变的患者可进行肝脏影像学检查以明确肝脏肿瘤、肝血管或胆道等情况。同时需要考虑是否存在免疫性、嗜肝病毒、遗传性等病因所致肝功能异常的可能,如需要可完善上述疾病相关检查协助排除其他可能病因。必要时肝脏活检可协助进一步诊断。

目前常用的肝功能损伤分级标准为美国国家癌症研究所(National Cancer Institute,NCI)的常见不良事件评价标准(Common Terminology Criteria for Adverse Events,CTCAE)不良反应分级。肝酶:1 级,血清 ALT、AST、γ- 谷氨酰转肽酶(γ-glutamyltransferase,GGT)>正常上限(upper limit of normal,ULN),且 ≤3×ULN;2 级,血清 ALT、AST、GGT>3×ULN 且 ≤5×ULN;3 级,血清 ALT、AST、GGT>5×ULN 且 ≤20×ULN;4 级,血清 ALT、AST、GGT>20×ULN;5 级,危及生命。胆红素:1 级,血清总胆红素(total bilirubin,TBil)>ULN 且 ≤1.5×ULN;2 级,血清 TBil>1.5×ULN 且 ≤3×ULN;3 级,血清 TBil>3×ULN 且 ≤10×ULN;4 级,血清 TBil>10×ULN;5 级,危及生命。

恶性肿瘤的治疗过程漫长而复杂,其进程受多种因素干扰,化疗等治疗所致肝功能受损即为临床常见的影响因素。部分患者因肝功能受损推迟或取消治疗,或接受药物减量,上述均会对疗效造成不容忽视的影响。同时随着靶向治疗的广泛开展,靶向药物相关肝损伤越来越受到重视。此外我国为乙型肝炎病毒(hepatitis B virus,HBV)感染高发区,HBV 感染者及 HBV 携带者化疗后病毒再激活等给我国肿瘤内科医师的临床工作带来了挑战。本节主要介绍临床常用化疗药物、靶向药物等所致肝脏毒性的表现及防治,以及 HBV 感染者及携带者化疗的临床管理,为广大肿瘤医师的临床工作提供参考。

二、细胞毒药物

(一)抗代谢药物

1. 嘌呤核苷合成酶抑制剂　6- 巯基嘌呤为嘌呤类似物,主要用于白血病的治疗,其对淋巴瘤、骨髓瘤也有一定疗效。6- 巯基嘌呤推荐剂量为每日 1.5mg/kg,其肝毒性主要表现为肝细胞损伤及肝内胆汁淤积,肝毒性为 6- 巯基嘌呤直接作用的结果。肝功能损伤通常发生于用药 1 个月后,当每日剂量超过 2mg/kg 时肝毒性发生率明显增高,停药后可缓解。常见临床表现为黄疸,胆红素、转氨酶及碱性磷酸酶水平升高,极少部分患者可出现暴发性肝功能衰竭。别嘌醇可抑制巯基嘌呤代谢,两者合用时可增加巯基嘌呤毒性,有增加肝毒性的风险。硫唑嘌呤,为 6- 巯基嘌呤衍生物,其肝毒性较少见,主要表现为胆汁淤积及肝功能损伤,器官移植患者长期应用可出现紫癜性肝病、肝静脉闭塞病、窦状腔隙扩张等,但十分罕见。硫鸟嘌呤主要用于治疗急性白血病,主要经肝代谢,其肝脏毒性表现为肝静脉闭塞病及紫癜性肝病,肝功能障碍者推荐予以减量。

2. 胸腺核苷合成酶抑制剂　氟尿嘧啶经代谢可阻断脱氧胸腺嘧啶核苷酸生成,抑制 DNA 合成从而起到抗肿瘤作用,被广泛应用于消化道肿瘤、乳腺癌及头颈部肿瘤的治疗。氟尿嘧啶主要经肝脏代谢,约 15% 在给药后 1 小时内经肾脏以原形排出。口服给药导致肝脏毒性较为少见,有少数报道称氟尿嘧啶长期静脉给药可导致肝脏毒性。在一项回顾性研究中,对接受氟尿嘧啶化疗患者的肝脏组织进行分析发现,10% 出现肝窦阻塞,35% 出现肝脂肪变性,16% 出现脂肪肝。

卡培他滨为氟尿嘧啶前体药物,肝毒性并不突出,主要表现为胆红素水平升高,多为可逆性。对于肝转移引起的轻度到中度肝功能损伤,患者无须调整起始剂量,但应密切监测。

3. DNA 聚合酶抑制剂　吉西他滨为胞嘧啶核苷衍生物,对肺癌、胰腺癌、乳腺癌、尿路上皮癌等多种实体瘤具有疗效。约 2/3 接受吉西他滨治疗的患者可发生转氨酶异常,但多为轻度,且为非进行性。肝功能衰竭十分罕见。但对于既往有肝转移或肝脏基础疾病的患者,出现肝功能异常时,应予以调整药物剂量。

4. 二氢叶酸还原酶抑制剂　甲氨蝶呤为最常见的二氢叶酸还原酶抑制剂,主要经肾脏代谢,部分经肝代谢转化为谷氨酸盐。接受高剂量甲氨蝶呤化疗的患者,其药物在肾脏与胆囊浓度最高,肝脏浓度为肾脏的 1/80。肾脏毒性经过充分水化及碱化可获得良好控制,但肝脏毒性起病隐匿,多为无症状性,虽然可通过保肝降酶等治疗措施予以纠正,但可能推迟治疗时间,部分患者甚至可因肝毒性无法完成既定治疗。有研究结果显示,在接受高剂量甲氨蝶呤治疗的患者中有 60%~80% 可出现肝功能异常,可伴有高胆红素血症,偶表现为急性肝炎。甲氨蝶呤肝毒性在病理学上有多种表现形式,长期接受小剂量甲氨蝶呤治疗的患者,肝损伤主要表现为纤维化、脂肪变性、肝门静脉炎,严重者可出现肝硬化。甲氨蝶呤的肝脏损伤程度与累积剂量相关,累积剂量 3~4.5g 时肝纤维化发生率约 2.6%,超过 5.6g 时发生率约为 8.2%。甲氨蝶呤可在胸腔积液、腹水等浆膜腔中蓄积并缓慢释放入血浆,导致末相半衰期延长,增加药物毒性蓄积风险,因此为规避包括肝毒性在内的甲氨蝶呤相关毒性,治疗前应尽可能充分引流胸腹水。

（二）烷化剂

目前常用的烷化剂包括氮芥、苯丁酸氮芥、环磷酰胺、异环磷酰胺、美法仑等。除环磷酰胺、异环磷酰胺外,通常情况下烷化剂肝脏毒性并不突出,即便对于有肝脏基础疾病的患者,接受烷化剂初始治疗时亦不需要减量。

环磷酰胺肝脏毒性较罕见,其主要通过肝脏细胞色素 P450 酶转化为活性代谢产物而发挥抗肿瘤作用。通常情况下环磷酰胺并不直接产生肝毒性,而是通过其他特殊效应对肝脏产生影响。在高剂量环磷酰胺联合白消安或全身放疗的骨髓移植患者中,约 38% 可出现肝静脉闭塞病,表现为肝脏肿大、腹水、胆红素升高等，部分患者可发展为肝性脑病。异环磷酰胺肝脏毒性较少见，肝毒性发生率约为 3%。美法仑肝脏毒性亦罕见，在高剂量化疗联合造血干细胞移植时，美法仑可导致短暂肝功能异常。但相对于肝功能异常，肝静脉闭塞病更常见。

（三）铂类

1. 奥沙利铂　奥沙利铂广泛应用于结直肠癌、胃癌、肝癌、胰腺癌等消化道肿瘤的治疗。奥沙利铂联合氟尿嘧啶类药物在结直肠癌术后辅助治疗，晚期结直肠癌一线化疗及转化治疗中占有重要地位。肝脏功能损伤为奥沙利铂常见毒性之一，临床上主要表现为 ALT、AST 等转氨酶水平升高，门静脉高压等，但相对于神经毒性、血液学毒性等少见。病理学上肝窦损伤最为常见，可出现肝静脉闭塞病，镜下表现为肝窦纤维化，肝小静脉壁增厚、管腔狭窄甚至闭塞。血管病变导致肝组织淤血，进而出现肝脏变色，称为"蓝肝综合征（blue liver syndrome）"。有研究结果显示，结直肠癌肝转移患者于术前接受以奥沙利铂为基础的化疗，在约 54% 患者中可出现中、重度肝静脉闭塞病，10.6% 出现紫癜性肝病，47% 出现窦周纤维化，24.5% 出现肝结节状再生性增生。目前奥沙利铂肝毒性的具体机制尚不明确，可能与氧化应激、活性氧产生过多等有关。

2. 卡铂　相对于骨髓抑制、肾毒性、神经毒性等，卡铂的肝脏毒性相对少见，主要表现为轻中度碱性磷酸酶及转氨酶水平升高，其中碱性磷酸酶异常更常见。常规剂量卡铂所致肝功能异常通常轻微，大部分可逆，但高剂量卡铂治疗或与其他具有潜在肝毒性药物联合使用时，极个别患者可出现严重肝功能损伤，如肝功能衰竭等。有报道称，1 例接受高剂量卡铂化疗的白血病患者曾于治疗过程中出现肝功能衰竭。卡铂肝脏毒性相对轻微可控，但当剂量超过单次推荐剂量 5 倍或以上时可出现严重肝毒性。

3. 顺铂　顺铂的主要剂量限制性毒性为肾毒性，肝毒性较为罕见。常规剂量顺铂肝毒性主要表现为轻度 AST 水平升高，胆汁淤积及脂肪变性。顺铂所致急性肝功能损伤常为剂量限制性，高剂量顺铂可导致明显的 ALT、AST 水平升高。

（四）植物类抗肿瘤药物

1. 紫杉醇　紫杉醇为新型抗微管制剂，主要经肝脏代谢。常见不良反应为变态反应、血液学毒性、神经毒性等。肝毒性不显著，主要表现为转氨酶水平升高。当紫杉醇剂量为 190mg/m^2 时，4%~17% 患者出现肝功能异常，其中胆红素水平升高占 8%，ALP 水平升高占 23%，ALT 或 AST 水平升高占 33%。当患者接受更高剂量紫杉醇化疗时，肝功能异常比例略有升高，占16%~37%。但在大部分研究中，紫杉醇肝毒性与剂量及给药时间的相关性并不明确，为非剂量累积性毒性。通过对 81 例接受紫杉醇治疗且基线肝功能正常的患者进行评估，给药后 24 小时以内，若胆红素水平升高 1.5mg/dl 以上或出现任何程度的 AST 水平升高，则考虑出现化疗相关性肝毒性，应予以减量。

2. 多西他赛　多西他赛作用机制与紫杉醇相似，同为抗微管类制剂。在肝中代谢，主要经胆道从粪便中排出。相对其他不良反应而言，肝毒性并不突出。当多西他赛单药剂量为 100mg/m^2 时，约 5% 的患者可出现转氨酶、ALP 及胆红素水平升高。对于肝功能异常患者，中性粒细胞减少、口腔黏膜炎及治疗相关死亡风险增加。对于出现转氨酶（ALT 及 AST）超过正常值上限 3.5 倍、胆红素超过正常值上限，同时伴随碱性磷酸酶升高超过正常值上限 6 倍时，除有严格使用指征，否则不应继续使用。与既往关于肝功能异常者需减量的观点不同，在一项乳腺癌肝转移的研究中，约 50% 初始肝功能异常的患者因化疗后肝转移好转、肝功能改善，提升了多西他赛的治疗剂量。寻找疗效与毒性的平衡点至关重要。

3. 长春碱类　长春新碱、长春瑞滨为经常应用的长春碱类药物，主要经肝内代谢，在胆汁中浓度最高，主要经胆道排出。具有一定肝毒性，主要表现为一过性转氨酶水平升高。长春新碱清除率与碱性磷酸酶水平具有一定相关性，碱性磷酸酶水平升高，长春新碱清除率降低，神经毒性发生风险增高。长春瑞滨与胆红素水平亦具有上述类似相关性。此外，对于肝功能异常的肝转移患者，接受长春瑞滨化疗可能增加胆红素水平升高的风险。

（五）抗肿瘤抗生素

1. 多柔比星　多柔比星主要由肝脏代谢，经胆汁排泄，伴有胆红素水平升高的患者可能出现药物血浆清除减慢，进而导致心脏毒性等全身毒性风险增加。有研究结果显示，基线肝功能异常的患者接受多柔比星治疗可出现危及生命的严重不良反应，根据胆红素水平予以调整剂量或减量可明显改善致命性不良反应发生率。推荐剂量调整方案如下，当胆红素水平升高至 $1.2\sim3.0$mg/dl 时，多柔比星减量 50%，胆红素水平升高超过 3mg/dl 时，多柔比星减量 75%，胆红素水平升高超过 5mg/dl 时停药。

2. 其他　达卡巴嗪是一种嘌呤类生物合成的前体，肝毒性较少见，可导致肝小血管损伤，主要肝毒性表现为肝静脉血栓形成及嗜酸性粒细胞浸润，肝功能损伤者慎用。博来霉素肝功能损伤发生率非常低，仅表现为轻度一过性转氨酶水平异常，停药后可恢复，通常无病理性改变。对于前期接受过局部放疗的患者，放线菌素 D 可导致一过性黄疸或转氨酶水平升高。极少部分患者可出现肝静脉闭塞病。丝裂霉素主要经肝代谢，但肝毒性罕见。在少部分高剂量化疗联合造血干细胞移植的患者中可出现肝静脉闭塞病及转氨酶水平升高。

（六）拓扑异构酶抑制剂

1. 伊立替康　伊立替康为拓扑异构酶 Ⅰ 抑制剂，被广泛应用于结直肠癌、肺癌、卵巢癌等恶性肿瘤的治疗。伊立替康主要在肝脏由羧酸酯酶代谢转化为活性代谢产物 SN38。对于肝功能不全的患者，伊立替康清除率下降，相对暴露于活性代谢产物 SN38 的时间延长，进而血液学毒性风险增加。有研究结果显示，约 25% 的患者可出现血清转氨酶及胆红素水平升高，且上述指标水平与伊立替康清除率具有一定相关性，胆红素及转氨酶水平升高，伊立替康清除率下降。基线胆红素或转氨酶异常的患者接受伊立替康化疗，中性粒细胞减少及腹泻等毒性的发生率升高，因此，对于这部分患者应予以减量。伊立替康单药 3 周方案，若胆红素水平升高至 $1.5\sim3$ 倍正常值上限，推荐剂量为 200mg/m²，若胆红素水平超过 3 倍正常值上限，在这部分患者中伊立替康单药每 3 周一次给药方案安全性不明确，故不推荐使用。伊立替康联合氟尿嘧啶类药物双周方案或伊立替康单药单周方案，根据其肝功能损伤分级及药物说明书相应内容予以剂量调整。随着结直肠癌肝转移转化治疗的广泛应用，研究发现术前应用伊立替康可导致脂肪性肝炎，增加术后死亡的风险。

2. 依托泊苷　依托泊苷为拓扑异构酶 Ⅱ 抑制剂，主要经尿液排出。主要应用于小细胞肺癌、淋巴瘤等恶性肿瘤的治疗。常规剂量依托泊苷肝毒性并不常见，高剂量依托泊苷可导致肝细胞损伤，表现为给药约 3 周后出现高胆红素血症，转氨酶及碱性磷酸酶水平升高，但常为自限性，数周后可恢复。有报道称由于血浆白蛋白降低，游离依托泊苷水平增高，进而导致低蛋白人群接受依托泊苷治疗后血液学毒性风险增加，故而推荐低蛋白血症患者应予以依托泊苷减量。

三、靶向药物

近年来小分子酪氨酸激酶抑制剂及单克隆抗体等靶向治疗发展迅速,在多种实体瘤中取得了良好疗效。同时因其与传统细胞毒药物相比,给药途径便捷,耐受性良好,得到了较为广泛的应用。但是靶向药物相关不良反应,特别是肝损伤受到了越来越多的关注。

(一)酪氨酸激酶抑制剂

酪氨酸激酶抑制剂肝毒性主要与细胞应激、免疫反应激活、线粒体功能损伤以及细胞色素 P450 酶多态性有关。可表现为不同程度肝功能损伤,但多数轻微可逆,无须停药。目前美国 FDA 将舒尼替尼、拉帕替尼、帕唑帕尼、帕纳替尼、瑞戈非尼增加黑框警告,提示可能存在潜在肝脏毒性风险。

1. 吉非替尼和厄洛替尼　吉非替尼、厄洛替尼为选择性表皮生长因子受体酪氨酸激酶抑制剂(epidermal growth factor receptor tyrosine kinase inhibitors,EGFR-TKIs),主要经肝脏细胞色素 P450 酶代谢。厄洛替尼所致肝功能异常多为轻至中度,呈一过性。肝功能衰竭较少见,主要与基础肝病或肝功能受损有关。高胆红素血症者厄洛替尼清除率下降,因此对于高胆红素血症或肝硬化的患者,在接受厄洛替尼治疗过程中应严密监测肝功能。OPTIMAL 研究结果显示,*EGFR* 基因突变的中国非小细胞肺癌患者接受厄洛替尼治疗,约有 37% 患者出现 ALT 水平升高,其中 3~4 级占 4%。吉非替尼药物代谢动力学研究结果显示,对于肝功能正常及不同程度肝损伤的患者,吉非替尼血浆清除率及稳态值相似。在 147 例接受吉非替尼治疗的非小细胞肺癌患者中,约 2% 出现 3 级以上 ALT 水平升高。

2. 舒尼替尼和索拉非尼　舒尼替尼应用于晚期肾细胞癌、胃肠道间质瘤(gastrointestinal stromal tumor,GIST)及胰腺神经内分泌肿瘤。舒尼替尼主要经肝脏代谢,具有肝毒性。严重者可导致肝功能衰竭,有报道显示舒尼替尼肝功能衰竭的发生率约为 0.3%,表现为黄疸、转氨酶和/或胆红素水平升高,可出现相关凝血异常、脑病等。治疗过程中应严密监测胆红素及转氨酶水平,当胆红素水平超过 3 倍正常值上限、转氨酶水平超过 5 倍正常值上限时,应停止应用舒尼替尼。索拉非尼主要应用于晚期肝细胞癌、肾细胞癌等恶性肿瘤的治疗。其肝毒性主要表现为肝细胞损伤,有索拉非尼相关肝功能衰竭的报道,但发生率较低。胆红素水平升高者,其药物暴露量随之提升,因此在索拉非尼治疗期间应严密监测转氨酶及胆红素水平。

3. 克唑替尼　克唑替尼为多靶点酪氨酸激酶抑制剂,主要用于间变淋巴瘤激酶(anaplastic lymphoma kinase,*ALK*)融合基因阳性的局部晚期或转移性非小细胞肺癌。克唑替尼主要经肝脏代谢,肝功能异常可能导致克唑替尼血浆浓度升高。克唑替尼肝毒性多表现为无症状性转氨酶水平升高,合并胆红素水平升高较少见。PROFILE 1001 及 PROFILE 1005 研究的合并分析结果显示,接受克唑替尼治疗后有 14% 的患者出现 ALT 水平升高、10% 的患者出现 AST 水平升高,其中 3~4 级毒性分别为 5% 及 2%。PROFILE 1007 研究结果显示,约 38% 的患者出现不同程度转氨酶水平升高,其中 3~4 级为 16%。对于肝功能异常的患者,接受克唑替尼治疗时应严密检测肝功能,对于出现 2 级以上 ALT 或 AST 水平升高同时伴有 2 级以上胆红素水平升高的患者应停止应用克唑替尼。

4. 伊马替尼　伊马替尼为断裂点簇集区 - 艾贝尔逊白血病病毒(Breakpoint Cluster Region-Abelson Leukemia Virus,BCR-ABL)酪氨酸激酶抑制剂,主要应用于慢性粒细胞白血病、胃肠道

第
10
章

间质瘤的治疗。伊马替尼在肝脏经细胞色素 P450 酶代谢,转氨酶水平升高较常见,接受伊马替尼治疗后约 20% 的患者可出现不同程度转氨酶水平升高,黄疸、高胆红素血症及肝功能衰竭或肝坏死少见。当转氨酶水平升高超过 5 倍正常值上限或胆红素水平升高超过 3 倍正常值上限时,应停止应用伊马替尼,待肝功能恢复至 1 级毒性以下时再减量使用。

5. **拉帕替尼**　拉帕替尼为人表皮生长因子受体 2(human epidermal growth factor receptor 2,HER2)及表皮生长因子受体抑制剂,主要用于 HER2 过表达的晚期或转移性乳腺癌的治疗。拉帕替尼主要经肝脏代谢,但肝毒性相对少见,3%~5% 的患者可出现 ALT 水平升高,严重肝功能损伤的患者约 0.2%。约 9% 的患者可出现无症状性胆红素水平升高,多为可逆性。

（二）单克隆抗体

单克隆抗体所致肝毒性较少见。相对于心脏毒性,曲妥珠单抗的肝毒性轻微且少见,约 12% 患者接受单药曲妥珠单抗治疗后出现不同程度肝功能异常,但 60% 肝毒性与肝转移瘤进展等肝脏疾病恶化有关。曲妥珠单抗肝毒性主要表现为肝细胞损伤,结节状再生性增生也有个别报道。利妥昔单抗单药可有轻微转氨酶水平升高,但其对肝功能的影响主要表现为乙肝病毒再激活,严重者可出现暴发型肝炎危及生命。因此在利妥昔单抗治疗前需进行乙肝病毒(hepatitis B virus,HBV)筛查。乙肝 e 抗原(hepatitis B e-antigen,HBeAg)或乙型肝炎核心抗体(hepatitis B core antibody,HBcAb)阳性者需进行恩替卡韦预防性抗病毒治疗,HBcAb 阳性的患者应进行病毒载量连续监测,活动性肝炎患者需进行抗病毒治疗。对于 HBV 携带者和具有乙型肝炎病史的患者在使用利妥昔单抗治疗期间及治疗后数月内,需密切监测 HBV 相关实验室指标。

四、免疫检查点抑制剂

免疫检查点抑制剂的肝脏毒性详见第 10 章第 9 节免疫治疗相关不良反应。

五、肝毒性的防治

控制肝脏毒性,降低肝毒性的发生率,重点在于预防。对于基线肝功能受损或既往化疗过程中出现肝功能损伤的患者,应根据肝功能损伤的程度调整抗肿瘤药物的剂量,并在治疗过程中及治疗后对肝功能进行严密监测。对有肝脏基础性疾病或肝转移的患者,应提高警惕,密切监测肝功能。轻中度肝损伤可通过抗肿瘤药物减量或联合 1~2 种保肝药治疗,待转氨酶等生化指标恢复正常后可逐渐停用保肝药。对于重度肝功能损伤患者应停用抗肿瘤药物并加用保肝药物。对于保肝治疗效果不佳的患者可更换抗肿瘤药物,一般不主张同时使用 3 种以上保肝药。对于肝功能衰竭者应尽早使用人工肝治疗,人工肝治疗失败者可进行肝移植。

保肝药物种类繁多,复方甘草酸苷具有保护细胞膜、抗炎、调节免疫、抑制病毒增殖、类固醇样作用,以降低转氨酶为主。退黄方面,腺苷蛋氨酸有助于防止肝内胆管淤积,熊去氧胆酸可降低胆酸水平、治疗瘙痒,阻断胆盐肝肠循环。还原型谷胱甘肽是一种肝细胞保护剂,可以清除化疗药物形成的氧自由基,具有抗氧化作用。硫普罗宁可以保护肝线粒体结构,改善肝功能,并对慢性甘油三酯蓄积导致的肝损伤有抑制作用。多烯磷脂酰胆碱可促进肝细胞膜再生,促进肝脏脂肪代谢等,具有一定解毒作用。化疗导致的肝损害发生后,可采用硫普罗宁、还原型谷胱甘肽、辅酶 A、腺苷蛋氨酸、果糖二磷酸钠等对症治疗。同时,可适当予以多烯磷脂酰胆碱、熊去氧胆酸、甘草酸类制剂、糖皮质激素等支持治疗。

目前,在酪氨酸激酶抑制剂导致的肝毒性的处理方面,相关研究较少,多为回顾性研究或个案报道,目前尚无共识对酪氨酸激酶抑制剂肝毒性进行预防或处理。对于基线肝功能异常的患者,部分酪氨酸激酶抑制剂血药浓度可能升高,进而增加肝毒性等不良反应,故应在治疗前充分评估患者肝功能,并对高危人群进行监测。在不影响疗效的前提下可通过药物减量缓解肝毒性,或更改为另一种酪氨酸激酶抑制剂治疗。

对于接受免疫检查点抑制剂治疗的患者,治疗前应进行充分的肝功能评估,并在治疗过程中严密监测肝功能。对于肝功能异常者,需完善全面检查,除外感染、其他非感染或肿瘤进展等因素导致的肝功能损伤。必要时完善抗核抗体(antinuclear antibody,ANA)、平滑肌抗体(smooth muscle antibody,SMA)等检测,并增加肝功能检查频率。电子计算机断层扫描(Computed Tomography,CT)及肝脏活检可协助诊断。2 级肝毒性可给予小剂量糖皮质激素对症处理,对于3 级以上肝功能受损者应停用免疫检查点抑制剂并给予甲泼尼龙 125mg 每日一次治疗,严重者可加用吗替麦考酚酯。

六、病毒性肝炎感染者及携带者的临床管理

我国为 HBV 感染高流行区,HBV 感染合并恶性肿瘤已成为我国肿瘤治疗面临的一项现实问题。化疗等抗肿瘤药物可诱发 HBV 再激活并进一步导致肝损伤。HBV 再激活可发生于抗肿瘤药物治疗过程中,亦可发生在停药后机体免疫功能恢复时。HBV 再激活可表现为无症状性HBV DNA 载量升高或 HBsAb 消失、HBsAg 转阳、转氨酶水平升高,严重者可出现活动性肝炎、急性重型肝炎甚至是肝功能衰竭。通常情况下将 HBV DNA 阴性转阳性,或 HBV DNA 升高 10倍以上,或其绝对值达到 10^9 拷贝 /ml 以上,定义为 HBV 再激活。因此对于 HBsAg 阳性的患者需进行 HBV DNA 检测和评估。

对于抗肿瘤治疗前即已存在活动性慢性乙型病毒性肝炎的患者,应在活动性肝炎得到控制后进行抗肿瘤治疗;对于 HBsAg 阴性、HBcAb 阳性者,建议行预防性抗病毒治疗;HBsAg 和HBcAb 均阴性,但其他抗体阳性者,应在化疗期间密切监测病毒学指标及 HBV DNA。

HBsAg 阳性的患者接受抗肿瘤治疗时,即使其 HBV DNA 低于正常值下限且 ALT 水平正常,也应在治疗前 2~4 周给予核苷类似物,如恩替卡韦等,进行预防性抗 HBV 治疗。若基线HBV DNA ≤ 5log10 拷贝 /ml,可根据情况于抗肿瘤治疗结束 6 个月后停用预防性抗 HBV 治疗。若 HBV DNA>5log10 拷贝 /ml,则应继续抗 HBV 治疗,停药标准同一般患者。预防性用药应选择作用迅速、耐药发生率较低的药物,如恩替卡韦或替诺福韦。对于预期疗程不足 12 个月的患者,可以选用拉米夫定或替比夫定。预防用药时间超过 12 个月,建议选用耐药发生率较低的药物,如恩替卡韦、替诺福韦或阿德福韦酯。

第 5 节　肺　毒　性

肺是抗肿瘤药物不良反应累及的主要器官之一。本节主要介绍细胞毒药物和分子靶向药物导致的肺损伤,免疫检查点抑制剂的肺毒性详见第 10 章第 9 节免疫治疗相关不良反应。

一、细胞毒药物的肺毒性

(一)烷化剂

1. 环磷酰胺(cyclophosphamide,CTX) 在造血干细胞移植预处理方案中,由于使用了高剂量强度的环磷酰胺,导致患者肺毒性相对高发。环磷酰胺能造成长期性肺纤维化,甚至在治疗后几十年才出现。

2. 亚硝基脲 亚硝基脲如卡莫司汀(carmustine,BCNU)导致的肺毒性被认为是其剂量限制性毒性,可以造成肺纤维化。卡莫司汀导致的肺损伤通常是慢性毒性,呈剂量相关性,而且与患者年龄相关。当累积用药剂量低于 $960mg/m^2$ 时,脑胶质瘤患者因卡莫司汀导致的肺纤维化非常罕见。当总剂量超过 $1\,500mg/m^2$ 时,则肺毒性的发生率高达 30%~50%。其他亚硝脲类药物肺损伤的发生偶有报道。由于亚硝脲类药物诱导的肺损伤具有不可预测性,且造成的肺纤维化激素治疗效果欠佳,因此限制了这类药物在抗肿瘤治疗中的使用。

(二)抗代谢药

1. 甲氨蝶呤(methotrexate,MTX) 高剂量甲氨蝶呤可以引起间质性肺炎,一般停药后可以恢复,严重者需要激素治疗。

2. 吉西他滨(gemcitabine,GEM) 吉西他滨单独应用时肺毒性很小,肺损伤发生率为0.20%~0.27%,偶尔会出现因毛细血管渗漏综合征导致的呼吸功能异常。但是,当吉西他滨与其他化疗药物联合使用时会导致明显的肺毒性,大约10%左右的患者会出现呼吸系统症状,支气管痉挛发生率为0.6%,但是极少数患者因为这些症状而中断治疗。吉西他滨联合同步放疗会增加放射性肺损伤的发生率,因此不推荐吉西他滨在同步放化疗中应用。另外,吉西他滨可能与放射记忆性肺炎相关。

3. 氟达拉滨(fludarabine) 氟达拉滨相关肺损伤的发生率为8.6%,皮质类固醇激素治疗有效,严重者可致死亡。

(三)抗肿瘤抗生素

1. 博来霉素(bleomycin,BLM) 博来霉素主要用于治疗霍奇金淋巴瘤、生殖细胞肿瘤和头颈部鳞癌等肿瘤,是最常见的可以导致药物性肺损伤的细胞毒药物,发生率在3%~40%。博来霉素引起的药物性肺损伤和放射性肺损伤有很多相似之处,其发病形式包括两种方式:肺炎和肺纤维化。在博来霉素用药后数周至数月,患者出现呼吸困难、咳嗽及发热等症状,影像学检查为弥漫性或局限于肺部基底的浸润和胸膜下结节样表现,需要与肿瘤进展相鉴别。肺功能检查提示肺一氧化碳弥散能力测试结果异常。博来霉素的累积剂量与肺损伤的发生呈正相关,但是对于博来霉素最大累积剂量并未形成共识,推荐300~400mg 为最大累积剂量。肾功能不全可能是导致博来霉素肺损伤的一个危险因素,因此与顺铂等药物联合使用时,需要密切注意可能发生的相关不良反应。激素治疗可能有效,部分患者可能发展为肺间质纤维化。

2. 蒽环类药物 蒽环类药物肺损伤的发生率相对较低,当多柔比星(doxorubicin,DOX)与胸部放疗联合使用时则具有较明显的肺毒性。高剂量胸部放疗后接受多柔比星化疗的患者,可能发生放射记忆性肺炎。淋巴瘤患者接受多柔比星治疗后,有出现机化性肺炎的风险。表柔比星(epirubicin,EPI)肺毒性表现在与其他细胞毒药物联合应用时。

3. 丝裂霉素(mitomycin,MMC) 丝裂霉素是一种潜在的肺毒性细胞毒药物,可引起非心源性肺水肿、肺炎和胸腔积液,导致限制性肺通气不足、肺泡炎和肺纤维化。其肺毒性难以预测,与累积剂量没有明确相关性,激素治疗有效。

（四）抗肿瘤植物药

1. **紫杉类**　紫杉醇(paclitaxel)和多西紫杉醇(docetaxel)均可导致肺毒性的发生。每周及双周方案肺毒性的发生风险高于三周方案;联合吉西他滨或伊立替康增加肺毒性发生的风险。

2. **喜树碱类**　伊立替康(irinotecan,CPT-11)和拓扑替康(topotecan)是拓扑异构酶Ⅰ抑制剂,均有肺损伤的报道。

（五）铂类抗肿瘤药物

奥沙利铂(oxaliplatin,OXA)有发生肺毒性的报道,在临床应用时需要注意。

二、分子靶向药物的肺毒性

分子靶向药物导致的肺毒性主要表现为急性支气管收缩、输液反应、肺泡出血、嗜酸性粒细胞性肺炎、过敏性肺炎、间质性肺病(interstitial lung disease,ILD;包括非特异性间质性肺炎,普通间质性肺炎和机化性肺炎)、非心源性肺水肿、急性呼吸窘迫综合征(acute respiratory distress syndrome,ARDS)(表 10-16)。

表 10-16　抗肿瘤药物导致肺毒性的临床综合征

症状	描述
急性支气管收缩	气流受限表现(如哮鸣、呼气相延长、FEV_1 减少)
输液反应	输液中或输液刚刚结束发生的症状急性发作(如血管性水肿、面部潮红、瘙痒、荨麻疹、关节痛、支气管收缩、呼吸困难、低血压、低氧血症、恶心、背部疼痛)。可能是因为全身性炎症反应引起肥大细胞/嗜碱性粒细胞激活或细胞因子释放所致
肺泡出血	呼吸困难,有时咯血,影像学表现为弥漫性实变影,低氧血症,支气管肺泡灌洗液显示出血证据
嗜酸性粒细胞性肺炎	呼吸困难,影像学表现为弥漫性肺部实变影,低氧血症,支气管肺泡灌洗液中嗜酸性粒细胞增多(嗜酸性粒细胞>20%),有时伴周围血中嗜酸性粒细胞增多
过敏性肺炎	因细胞介导的延迟变态反应(Ⅳ型)导致治疗后数小时或数天内出现呼吸困难,影像学表现为肺部实变影
间质性肺病(包括非特异性间质性肺炎,普通间质性肺炎和机化性肺炎)	呼吸困难、咳嗽,有时伴发热,影像学表现为弥漫性或局灶性实变影(如间隔增厚、磨玻璃影、实变),支气管肺泡灌洗液无特异性表现
非心源性肺水肿	缺乏心衰或左室压升高证据的肺水肿
急性呼吸窘迫综合征	非心源性肺水肿伴急性炎症(如发热、支气管肺泡灌洗液中中性粒细胞增多)

注:FEV_1:forced expiratory volume in one second,第一秒用力呼气量。

下面将具体介绍不同种类分子靶向药物抗肿瘤治疗导致的相关肺毒性的发生情况和临床表现。

（一）酪氨酸激酶抑制剂

1. **抗表皮生长因子受体酪氨酸激酶抑制剂(epidermal growth factor receptor tyrosine kinase inhibitor,EGFR-TKI)**　包括吉非替尼(gefitinib)、厄洛替尼(erlotinib)、阿法替尼(afatinib)

及奥希替尼(osimertinib)等。吉非替尼或厄洛替尼肺毒性的发生率约为 1%,奥希替尼肺毒性的发生率约为 3%。肺毒性通常在治疗最初的 2 周~3 个月内发生,既往吸烟或患有肺部基础疾病的患者发生肺毒性的风险增加。EGFR-TKI 导致肺毒性的机制并不明确,可能的原因包括:Ⅱ 型肺细胞表达 EGFR,并且参与肺泡壁的修复,因此 EGFR-TKI 可能通过损害肺泡壁的修复机制而导致肺毒性的发生。主要治疗手段是支持治疗,包括立即停药、吸氧、抗生素治疗,必要时给予机械通气,同时建议给予全身性激素治疗。

(1)吉非替尼(gefitinib):吉非替尼导致的间质性肺炎在亚裔人群中发生率为 2%~6%,在高加索人群中发生率为 0.2%~0.3%。31%~45% 的肺毒性反应可以导致患者死亡。发生肺毒性的高危因素:老年、体能状态差、吸烟、近期诊断非小细胞肺癌、既往存在慢性间质性肺病同时电子计算机断层扫描(CT)表现为广泛性浸润病变以及合并心脏病。既往患纤维性肺疾病或合并胸部放疗也可能会增加肺损伤风险。常见的临床表现为急性呼吸困难,可能伴咳嗽或低热。在短期内,症状会明显加重。日本研究发现,症状出现的中位时间为治疗后的 24~31 天;而美国患者,症状出现的中位时间为 42 天,1/3 的病例导致患者死亡。

(2)厄洛替尼(erlotinib):厄洛替尼导致的肺损伤发生率大约为 0.8%,有时可以致命。日本的 POLARSTAR 调查结果显示,间质性肺病发生率大约为 4%,但是死亡率高达 30%。有学者认为间质性肺病被人为低估了,原因是在抗肿瘤治疗期间,尽管出现了一些呼吸道症状,但是却被认为是肿瘤进展因而没有进行进一步检查加以证实;另外,有些进展迅速的肺部肿瘤与药物导致的肺损伤难以鉴别,最终导致无法明确间质性肺病的诊断。厄洛替尼联合细胞毒药物化疗是否会增加间质性肺病的发生风险并无定论。TRIBUTE 研究发现,治疗期间,厄洛替尼治疗组与安慰剂对照组呼吸困难和咳嗽的发生率相似;厄洛替尼治疗组 5 例出现间质性肺病,安慰剂组 1 例出现间质性肺病,所有发生间质性肺病患者均导致死亡。临床表现为典型的急性呼吸困难,可以伴咳嗽或低热,症状快速加重,需要住院治疗。患者发生间质性肺病中位时间为治疗后 47 天,治疗包括停药、激素治疗。

(3)阿法替尼(afatinib):LUX Lung 3 研究结果显示,在 230 例接受阿法替尼治疗的患者中,3 例出现间质性肺病;4 例死亡患者中,2 例死于呼吸系统并发症。LUX Lung 6 研究结果显示,在 242 例接受阿法替尼治疗的患者中,1 例出现Ⅳ级间质性肺病,经过抗生素及激素治疗后恢复。

(4)奥希替尼(osimertinib):接受奥希替尼治疗的患者中,间质性肺病/肺炎的发生率为 2%~3%,死亡率约 15%。当接受奥希替尼治疗的患者出现呼吸道症状(如咳嗽、呼吸困难及发热)加重时,停止使用奥希替尼;如果证实发生间质性肺病,则永久停药。在一项剂量爬坡试验中,253 例患者中 6 例出现肺炎症状,停药后所有患者均得以恢复。

2. 间变性淋巴瘤激酶酪氨酸激酶抑制剂(anaplastic lymphoma kinase tyrosine kinase inhibitor,ALK-TKI)抑制剂 克唑替尼(crizotinib)、塞瑞替尼(ceritinib)及阿来替尼(alectinib)都是 ALK-TKI,这三种药物都可以导致间质性肺病的发生。在临床试验中发现,克唑替尼的间质性肺病发生率约为 3%,严重甚至致命的肺炎发生率为 1.5%,通常在治疗后的 3 个月内发生。在对塞瑞替尼治疗的 255 例患者的分析中发现,肺炎的发生率为 4%,3~4 级肺炎的发生率为 3%,1 例患者死亡,其他患者经过停药及对症治疗后好转。阿来替尼临床研究发现,严重间质性肺病发生率仅为 0.4%。对于所有考虑 ALK-TKI 导致的间质性肺病患者,建议停药对症治疗。

3. **血管内皮生长因子酪氨酸激酶抑制剂**(vascular endothelial growth factor tyrosine kinase inhibitor，VEGF-TKI)　舒尼替尼(sunitinib)与索拉非尼(sorafenib)为 VEGF-TKI，用于治疗多种恶性肿瘤。接受舒尼替尼治疗的患者可以发生呼吸困难和咳嗽，在一篇舒尼替尼治疗胃肠道间质瘤或晚期肾细胞癌的综述中，19% 的患者出现严重呼吸困难，13% 的患者出现咳嗽。舒尼替尼可以导致肺栓塞的发生，有些是致命的。索拉非尼治疗患者几乎不会发生呼吸困难、咳嗽或发热。在索拉非尼治疗的晚期肾细胞癌或无法切除的肝细胞癌患者中，肺毒性的发生率仅为 0.44%。一旦考虑药物相关性肺损伤，首先停药，然后明确诊断，对症处理。

4. **断裂点簇集区 - 艾贝尔逊白血病病毒酪氨酸激酶抑制剂**(Breakpoint Cluster Region-Abelson Leukemia Virus tyrosine kinase inhibitor，BCR-ABL-TKI)

(1)伊马替尼(imatinib)：在伊马替尼治疗过程中发生的肺毒性大多数源于液体潴留，与胸腔积液、心包积液或肺水肿相比，外周水肿及眼周水肿更常见。急性肺炎极为罕见，可见亚急性间质性肺炎的报道。即使伊马替尼每日剂量降低为 100mg，也可能发生肺毒性。日本一项包含 27 例伊马替尼治疗相关性间质性肺病的研究发现，间质性肺病中位出现时间为治疗后 49 天(10~282 天)，最常见的临床表现为低热、干咳、进行性呼吸困难及低氧血症。影像学表现为双侧弥漫或灶状磨玻璃影、实变影及结节影。激素治疗后症状可缓解。当患者发生肺毒性后是否再次选择伊马替尼治疗取决于肺毒性的严重程度以及是否存在可选择的其他治疗方法。在上述研究中，11 例患者在肺毒性恢复后选择再次使用伊马替尼，结果 4 例再次发生肺毒性，因此不建议在发生肺毒性的患者中再次使用伊马替尼。

(2)达沙替尼(dasatinib)：在所有 Bcr-Abl-TKI 中，达沙替尼导致的肺损伤最为常见。与伊马替尼相比，接受达沙替尼治疗的患者中胸腔积液更为常见，10%~35% 的患者可以出现单侧或双侧胸腔积液。发生胸腔积液的中位时间为治疗后 11 个月(3.6~18.6 个月)。在 65 岁以上老年患者中，胸腔积液发生率为 60%；而 65 岁以下患者，胸腔积液发生率为 25%。出现胸腔积液以后，62% 的患者暂停给药；41% 的患者药物减量；47% 的患者接受利尿药治疗；32% 的患者接受糖皮质激素治疗；12% 的患者需要进行胸腔引流；6% 的患者因胸腔积液终止治疗。接受达沙替尼治疗的慢性粒细胞白血病患者偶尔会发生可逆性肺动脉高压，发生率约为 0.45%。一旦发生肺动脉高压，建议终止达沙替尼治疗。

5. **西罗莫司(雷帕霉素，rapamycin)类似物**

(1)替西罗莫司(temsirolimus)：替西罗莫司为西罗莫司酯化物，可以抑制西罗莫司(雷帕霉素)的活性。替西罗莫司导致的非剂量依赖性间质性肺炎的发生率为 1%~36%，50% 的患者没有症状，但在 CT 检查时表现为肺部磨玻璃影或实变影。

(2)依维莫司(everolimus)：依维莫司是西罗莫司(雷帕霉素)的衍生物。依维莫司肺炎的发生率为 8%~14%。在一项依维莫司治疗晚期肾细胞癌的临床研究中，肺炎的发生率为 14%(37 例)，其中 10 例为重症肺炎。最常见的症状为呼吸困难、咳嗽、乏力和发热。影像学表现为磨玻璃影或实变影。如果用药前患者影像学检查存在间质性肺病表现，则依维莫司用药后发生严重肺炎的风险增高。

(二)单克隆抗体

1. **血管内皮生长因子**(vascular endothelial growth factor，VEGF)**单抗**　贝伐珠单抗(bevacizumab)为抗 VEGF 单抗，导致的非鳞非小细胞肺癌患者的肺出血和咯血发生率为 2.3%、死亡率为 1.6%；肺鳞癌患者的严重咯血及肺出血的发生率为 31%；还可以导致气管 - 食管瘘的发生，并且增加深静脉血栓及肺栓塞的发生率。

2. 表皮生长因子受体（epidermal growth factor receptor，EGFR）单抗

（1）西妥昔单抗（cetuximab）：西妥昔单抗是直接作用于 EGFR 的单抗。西妥昔单抗严重急性输液反应的发生率为 2.5%~20%，可能导致支气管痉挛。在 2 006 例晚期结直肠癌接受西妥昔单抗治疗患者中，24 例出现药物相关性肺毒性，15 例比较严重，14 例患者接受了糖皮质激素治疗，10 例患者因药物相关肺毒性导致死亡。危险因素包括老年、既往伴随间质性肺病以及肺损伤发生时间过早（用药后 90 天之内出现）。

（2）曲妥珠单抗（trastuzumab）：曲妥珠单抗是人表皮生长因子受体 2（human epidermal growth factor receptor 2，HER2）单抗。在第一次使用曲妥珠单抗治疗的肿瘤患者中，20%~40% 会发生输液反应，症状包括呼吸困难、发热、寒战、恶心、头痛和腹部疼痛。大多数反应很轻微，仅有 0.3% 的患者会出现严重输液反应，症状包括支气管痉挛、低血压及血管水肿。有发生 ARDS、亚急性间质性肺炎及机化性肺炎的个案报道，发生率不足 1%。一旦患者出现肺炎或 ARDS，应立即停药并给予糖皮质激素治疗。

3. CD20 单抗 利妥昔单抗（rituximab）是 CD20 单抗，在初次给药 30~120 分钟内，超过 50% 的患者可发生输液反应，最常见的症状包括头痛、发热、寒战、出汗、皮肤红疹、呼吸困难、轻度低血压、恶心、鼻炎、荨麻疹、皮肤瘙痒、血管水肿等；发生支气管痉挛者不超过 10%。再次给药时输液反应的发生率明显降低。肺实质损伤的报道很少。一项随机临床试验结果显示，与单纯 CHOP 方案（环磷酰胺、多柔比星、长春新碱、泼尼松）相比，联合使用利妥昔单抗可以增加间质性肺病的发生率，两者分别为 0 和 14%。一旦发生药物相关肺毒性，应立刻停药，并给予糖皮质激素治疗，但是利妥昔单抗联合糖皮质激素治疗并不能预防肺损伤的发生。

三、治疗

由于缺乏特异性的症状和临床表现，药物相关性肺毒性没有明确定义。当治疗后短期内出现肺炎，又缺乏相应呼吸系统疾病可以解释时，停用相应抗肿瘤药物后给予糖皮质激素治疗病情迅速缓解，就可以得出药物相关性肺炎的诊断。

抗肿瘤药物相关性肺损伤的治疗总的讲是一种经验性治疗，首先停止使用导致肺损伤的抗肿瘤药物，没有比停止使用该药物更有效的特异性治疗可供选择。根据肺损伤的严重程度、恶化速度和转归决定糖皮质激素开始治疗的时间，治疗的持续时间和结束治疗的时间，并且根据是否存在并发症决定给予相应的治疗。

第 6 节 心 脏 毒 性

随着抗肿瘤新药研发的不断进步，肿瘤患者的总体生存获得显著改善。同时，临床医生对于抗肿瘤药物所导致的远期副作用也更为关注，尤其是药物相关性心脏毒性，其远期毒性常常会影响患者的长期生存。另外，人口老龄化使得肿瘤和心血管问题成为影响人类健康的两大重要问题。肿瘤和心脏病的发病率均随着年龄增长而升高；同时，存在心脏基础疾病也会显著增加抗肿瘤治疗心脏毒性的发生风险；因此老年肿瘤患者已成为心脏毒性的高发人群。目前已有多项针对经典抗肿瘤药和靶向新药相关性心脏毒性发生机制的研究，心脏病学家和肿瘤临床医生也展开了密切合作，"肿瘤心脏病学（onco-cardiology）"也是近年应运而生的新兴学科之一。

心脏毒性的定义为"影响心脏的毒性反应"，不仅包括药物对心脏的直接作用，还包括抗肿瘤治疗所导致的血流动力学改变以及血栓栓塞性事件。抗肿瘤治疗中最常见的心脏毒性包括心肌坏死导致的左心室功能不全（left ventricular dysfunction，LVD）或心力衰竭（heart failure，HF）、治疗相关性高血压、冠状血管栓塞或痉挛所导致的心绞痛或心肌梗死、心律失常（包括传导系统损伤和 QTc 间期延长），且少数情况下可致命。

一、蒽环类药物的心脏毒性

（一）蒽环类药物心脏毒性的概述

蒽环类抗肿瘤药物大约 50 年前被发现可用于治疗多种恶性肿瘤，包括淋巴瘤、白血病、乳腺癌、软组织肿瘤、胃癌、卵巢癌等。蒽环类药物来自于链霉菌（*Streptomyces bacterium*），是迄今为止最有效的抗肿瘤药物之一。目前用于临床的蒽环类药物包括多柔比星（阿霉素）、表柔比星（表阿霉素）、米托蒽醌、伊达比星、柔红霉素（道诺霉素）、吡柔比星（吡喃阿霉素）等。蒽环类药物主要通过以下机制发挥抗肿瘤作用：干扰 DNA 和 RNA 合成的方式包括嵌入碱基对形成稳定的复合物、抑制拓扑异构酶 Ⅱ 的活性，从而导致 DNA 断裂并抑制 DNA 连接酶的修复，使组蛋白去除从而抑制 DNA 修复，以及螯合铁离子后产生自由基破坏 DNA 和细胞膜。同时，蒽环类药物可以与其他化疗药物及分子靶向药物联合应用，并成为临床治疗的常用方案。

蒽环类药物是最常应用的细胞毒药物之一，疗效肯定，但是心脏毒性是临床应用中必须高度重视的问题，特别是有心脏基础疾病的患者。心力衰竭和左心室功能不全是蒽环类药物最严重的近期和远期并发症，发生率在 5%~23%，可导致运动功能下降和进行性心衰综合征。蒽环类药物相关性近期和远期心脏毒性风险与蒽环类药物的累积暴露剂量密切相关。当多柔比星累积剂量达到 $400mg/m^2$ 时，发生心力衰竭的风险为 5%；而当累积剂量达到 $700mg/m^2$ 时，心力衰竭的风险则升高到 25%。对于存在其他高危因素（表 10-17）的患者，如年龄处于两个极端（年龄<18 岁或>65 岁）、既往有心脏病史（高血压、左心室肥大、冠状动脉疾病）、糖尿病史或既往接受过放疗，为了降低左室功能异常的风险，多柔比星的推荐最大累积剂量则须降低到 $450mg/m^2$。即使在较低的累积剂量下，比如乳腺癌的标准剂量化疗方案，仍有大约 20% 的患者在化疗后最初 6 个月内会出现左心室收缩功能减低（即左室射血分数下降超过 10%）。因此，每一次蒽环类药物暴露都伴随着诱发心功能异常的风险。

（二）蒽环类药物心脏毒性的发生机制

目前，蒽环类药物导致心脏毒性的具体机制仍在探索之中，现有的证据猜测与蒽环类药物产生的自由基相关。蒽环类药物通过醌基的介导下产生过量自由基，并由此导致多种类型的心肌细胞和内膜细胞损伤。与其抗肿瘤活性的机制不同，其引起心脏毒性的机制是铁介导的活性氧簇（reactive oxygen species，ROS）的产生及促进心肌的氧化应激；蒽环类药物螯合铁离子后触发氧自由基，尤其是羟自由基的生成，导致心肌细胞膜脂质过氧化和心肌线粒体 DNA 的损伤等。

表 10-17　蒽环类化疗药物相关的心脏毒性危险因素

危险因素
累积剂量
女性
年龄
>65 岁
低龄患者（<18 岁）
肾功能不全
联合或者既往放疗累及心脏
联合应用他化疗药
烷化剂或者抗微管药
免疫治疗或靶向治疗
既往史
心脏疾病所致室壁张力增高
高血压
遗传素质

近期研究主要关注于拓扑异构酶Ⅱ（topoisomerase Ⅱ，Top2），它不仅是蒽环类药物发挥抗肿瘤效应的作用靶点，同时也是导致心脏毒性的原因之一。DNA 拓扑异构酶是在 DNA 转录、复制、遗传重组过程中发挥重要作用的催化酶。人体内表达两种 Top2：Top2α 和 Top2β。Top2α 在快速增殖的细胞中呈高表达，而 Top2β 则常在静止期细胞中表达，如心肌细胞。基础研究显示，*Top2β* 基因缺失的小鼠不会发生蒽环类介导的 DNA 损伤和心肌细胞死亡。最近一项研究显示维甲酸受体 γ 是蒽环相关性心脏毒性的易感基因，维甲酸受体 γ 的遗传变异可改变体外试验中 Top2β 的表达。这些研究提示，如果在蒽环类治疗中改变 Top2β 的表达或能够带来心脏保护作用。理论上看来，如能够使蒽环类药物特异性针对 Top2α 而不对 Top2β 起作用则亦能起到减轻心脏毒性的作用。因此，针对 Top2β 进行深入研究将有可能开启心脏保护的新途径。

其他机制包括产生药物毒性代谢产物，抑制核苷酸及蛋白合成，释放血管活性胺，降低特异性基因的表达，损害线粒体膜绑定过程，聚集肌酸激酶活性，诱导凋亡，干扰细胞内钙离子稳态以及呼吸链蛋白的改变，诱导一氧化氮合酶，提高线粒体细胞色素 C 释放等。还有研究表明蒽环类药物可以导致心肌细胞损伤，诱导心脏线粒体病以及慢性心肌病的线粒体 DNA 和呼吸链的损伤。

关于心脏比其他脏器或组织更容易遭受蒽环类药物导致的氧化应激损伤，目前认为有以下原因:(1) 相比于其他细胞，蒽环类药物具有亲心肌特性，且对心磷脂的亲和力较高，容易在心肌细胞停留，并进入线粒体，结合心磷脂并抑制呼吸链，同时心脏组织缺少过氧化氢酶，抗氧化活性较弱，因而容易受到蒽环类药物的影响(2)心肌细胞相比于其他组织细胞含有更多的线粒体，而线粒体则是产生 ROS 的场所，因而在心肌细胞中蒽环类药物经介导产生的大量 ROS 更可能对心肌细胞产生破坏

蒽环类药物的心脏毒性还与跨膜转运系统有关。跨膜转运系统可调节心肌细胞内药物浓度和蒽环类的暴露量，从而影响心脏毒性的发生风险。最近的研究表明，发生蒽环类相关心脏毒性的乳腺癌患者其多药耐药基因（multi-drug resistance，MDR，跨膜转运系统之一）mRNA 的表达水平仅为正常人群的一半。因此提示，对于同时使用其他 MDR 底物治疗，比如钙通道拮抗剂（维拉帕米、地尔硫䓬等）治疗的肿瘤患者，其心肌细胞内化疗药物的浓度可能增加，会增加潜在心脏

毒性的风险。

最近的研究还显示,使用蒽环类药物治疗可能减少心脏间充质祖细胞(cardiac mesenchymal progenitor cells)以及循环祖细胞的数目,由此会降低心脏在应激条件下的修复能力。这也可能解释迟发性心衰的发病原因,尤其是对于在儿童时期接受过蒽环类治疗的患者。尽管蒽环类药物在临床中的应用已经超过 50 年,针对其心脏毒性发病机制和应对策略的研究仍在持续进行。

（三）蒽环类药物心脏毒性的临床表现和特征

按照出现的时间分类,蒽环类药物导致的心脏毒性分为急性、慢性和迟发性心脏毒性。急性心脏毒性指:在给药后的数小时或数天内发生,常表现为心内传导紊乱和心律失常,极少数病例表现为心包炎和急性左心衰。慢性心脏毒性指:在化疗的 1 年内发生,常表现为左心室功能障碍,最终可导致心衰。迟发性心脏毒性指在化疗后数年发生,可表现为心衰、心肌病及心律失常等。部分患者在应用蒽环类药物后可较快地出现心肌损伤,且随着时间的延长愈加严重·而超过 50% 的患者会在使用蒽环类药物的数年后出现左心室组织和功能亚临床心脏超声变化,例如后负荷的增加或收缩能力的下降。蒽环类药物的慢性和迟发性心脏毒性与其累积剂量呈正相关(表 10-18、表 10-19)。常用蒽环类药物导致心脏毒性的剂量可以进行换算(表 10-20)。

表 10-18　常用蒽环和蒽醌类药物的最大累积剂量

蒽环和蒽醌类药物	推荐最大累积剂量
多柔比星（ADM）	550mg/m^2（放射治疗或合并用药,<350~400mg/m^2）
表柔比星（EPI）	900~1 000mg/m^2（用过 ADM,<800mg/m^2）
吡柔比星（THP）	950mg/m^2
柔红霉素（DNR）	550mg/m^2
去甲氧柔红霉素（IDA）	290mg/m^2
阿克拉霉素（ACM）	2 000mg（用过 ADM<800mg）
米托蒽醌（MIT）	160mg/m^2（用过 ADM 等药物,<120mg/m^2）

表 10-19　多柔比星累积剂量与心衰发生的关系

累积剂量 /(mg·m^{-2})	心衰发生率 /%	
	Von Hoff DD	Swain SM
400	3	5
550	7	26
700	18	48

表 10-20　蒽环类药物剂量换算表

蒽环类药物	转换系数	5% 发生心脏毒性的蒽环累积剂量 /(mg·m^{-2})
多柔比星	1	450
表柔比星	0.5	900
柔红霉素	0.5	935
去甲氧柔红霉素	2	225
米托蒽醌	2.2	200

近年来,一系列研究表明低剂量蒽环类药物也可能引起心脏毒性,在随访时人们发现一些接受低剂量多柔比星治疗的患者也会出现心功能的异常。同时,在患者使用蒽环类药物尚未达到最大累积剂量时,人们也可观察到相当比例的心脏损害,以多柔比星为例,当累积剂量为 $50mg/m^2$ 时患者出现了左心室收缩和舒张功能的障碍。因此,蒽环类药物没有绝对的"安全剂量",可能是因为患者之间的个体差异,即他们代谢蒽环类药物能力的差异,导致其对蒽环类药物的易感性不同。目前,越来越多的研究证实蒽环类药物对心脏的器质性损害从第 1 次应用时就有可能出现,且呈进展性和不可逆性。

(四)蒽环类药物心脏毒性的诊断

蒽环类药物心脏毒性的诊断需要结合患者的用药史,通常来说,我们可以参考抗肿瘤药物心脏毒性的常见表现,并根据患者的临床表现、体格检查以及部分实验室检查而诊断蒽环类药物的心脏毒性。抗肿瘤药物的心脏毒性一般包含下面的一项或多项表现:①左心室射血分数(left ventricular ejection fraction,LVEF)降低的心肌病,表现为整体功能降低或室间隔运动明显降低;②充血性心衰(congestive heart failure,CHF)相关的症状;③ CHF 相关的体征,如第 3 心音奔马律、心动过速,或两者都有;④ LVEF 较基线降低至少 5% 至绝对值<55%,伴随 CHF 的症状或体征;或 LVEF 降低至少 10% 至绝对值<55%,未伴有症状或体征。

药物性心脏毒性的主要临床表现可为胸闷、心悸、呼吸困难、心电图异常、LVEF 下降以及心肌酶谱的变化,甚至导致致命性的心衰,可以结合病史和临床表现,通过临床症状结合心电图、超声心动图以及同位素扫描等检查进行诊断。目前临床上主要是根据美国纽约心脏协会(New York Heart Association,NYHA)关于心脏状态的分类评估或不良事件评定标准(Common Terminology Criteria for Adverse Events Version 4.0,CTC AE 4.0)进行心脏毒性分级的评定。

目前,多种无创监测方法广泛应用于临床,主要用于监测心功能的变化,如超声心动图、核医心室功能检查(Multigated Blood Pool,MU-GA)等,但通常只有在后期才能检测到心脏毒性。心内膜心肌活检(endomyocardial biopsy,EMB)被公认为是评价蒽环类药物心脏毒性最敏感、最特异的方法,但由于其有创检查和技术要求高,临床应用受到很大限制。蒽环类药物所致心肌病的活检标本有特征性改变。光镜下病理改变为心肌水肿、心肌细胞消失、间质纤维化和肌浆网扩张。电镜下,心肌细胞内心肌纤维溶解,纤维束广泛消失,Z 线变形断裂,线粒体破裂,空泡形成。如果根据活检组织中细胞的受累程度对心脏毒性进行分级,1 分和 3 分分别代表<5% 和>35%的细胞受累。研究显示,多柔比星累积量与 EMB 分级之间具有良好的相关性。活检分级>1.5分的患者在继续治疗中发生心衰的危险>20%(表 10-21)。

表 10-21　肌病病理组织学评分标准(EMB 分级)

记分	评分标准
0	正常范围
1	5% 细胞有早期组织学改变,早期心肌纤维消失和 / 或胞质空泡化
1.5	5%~15% 细胞显著心肌纤维消失和 / 或胞质空泡化
2	16%~25% 细胞心肌纤维消失和胞质空泡化
2.5	26%~35% 细胞心肌纤维消失和胞质空泡化
3	>35% 细胞心肌纤维消失和胞质空泡化;收缩纤维完全消失,细胞器消失,细胞核变性

（五）蒽环类药物相关心脏毒性的防治

蒽环类药物导致的心脏毒性通常是进行性和不可逆的，且具有累积性，常影响抗肿瘤治疗和患者的生活质量，严重时甚至可能危及患者的生命，因此，早期监测和早期预防尤为重要。

1. 心脏毒性的监测 积极、有效地监测患者的心脏功能变化，有助于指导临床用药、优化治疗方案（化疗/靶向药物、剂量强度和密度等），并且可以在不影响抗肿瘤功效的情况下最小化心脏毒性的发生率和程度。目前，监测心脏毒性的方法很多，包括心电图、超声心动图、心内膜心肌活检、生化标志物等。心电图和心肌酶谱检测为目前临床常用的检测方法，但缺乏特异性。LVEF 和短轴缩短分数（fractional shortening，FS）是常用的监测方法，可以区分危险人群，对预防心力衰竭有重要意义；然而，LVEF 经常低估心脏损伤，那些 LVEF 正常的患者也可能有亚临床的心功能损伤，因此，LVEF 对早期亚临床心脏疾病的检测并不敏感。研究表明，舒张功能障碍是蒽环类药物所致心功能障碍的早期表现，因此多普勒超声心动图是早期监测心脏毒性的敏感方法。此外，心内膜心肌活检仍是一种高度特异性和敏感性的监测手段，但实施困难，仅在必要时应用。

近年来，心肌肌钙蛋白（serum cardiac troponin，cTn）和脑钠肽（brain natriuretic peptide，BNP）等生物标志物作为心脏毒性的生化检测指标受到广泛关注。心肌肌钙蛋白是肌钙蛋白复合体的多肽亚单位。肌钙蛋白是参与肌肉收缩的重要调节蛋白，由来源于不同基因的 3 个亚基组成：心肌肌钙蛋白 C（serum cardiac troponin C，cTnC）、心肌肌钙蛋白 T（serum cardiac troponin T，cTnT）和心肌肌钙蛋白 I（serum cardiac troponin I，cTnI）。当心肌发生变性坏死，细胞膜破损时，cTnI、cTnT 扩散到细胞间质，出现在外周血中。应用蒽环类药物患者的 cTnT/TnI 水平显著增高，CTnT/TnI 可以在 LVEF 发生显著变化之前检测到蒽环类药物如阿霉素引起的早期心脏毒性。BNP 浓度与心力衰竭程度相关，它是评估心力衰竭及其严重性的客观指标，可用于评估心脏功能。最近的研究还表明，肿瘤患者使用蒽环类药物治疗期间 BNP 的增加与左心室功能的损害相关。ESMO 关于药物心脏毒性的临床实践指南建议：在抗肿瘤化疗中，应定期监测 cTnI（化疗结束时，结束后 12、24、36、72 小时，结束后 1 个月）和 BNP（化疗结束时、结束后 72 小时），以降低心脏毒性风险。

应用蒽环类药物的患者在化疗前及化疗结束时均应评价心功能。如果存在收缩功能障碍或显著的心脏瓣膜病，应与肿瘤团队会诊，开始心衰治疗并考虑应用非蒽环类的化疗药。美国心脏协会（American Heart Association，AHA）推荐，应用蒽环类药物治疗时，应当密切监测、动态观察心功能变化；当 LVEF 降低超过 10% 时，则需要使用更灵敏的方法进行监测，例如动态监测肌钙蛋白等。

对于应用较大剂量蒽环类药物和高危患者，当多柔比星累积剂量达到 240mg/m² 时，需尽早进行心功能监测（表 10-22）。基线状态至少测量一种生物标志物——TnI/TnT 或者脑钠肽，蒽环类化疗者建议每个化疗周期监测高敏 TnI。心脏生物标志物水平可协助识别高危患者，且可使患者从中获益。

表 10-22 参照多柔比星快速输注法，其他蒽环类药物剂量的心衰风险

药物	相对心脏毒性	心衰风险 >5% 的累积剂量 /（mg·m⁻²）
多柔比星快速输注法	1	400
表柔比星	0.7	900
多柔比星	约 0.75	800
伊达比星	0.53	150

2. 心脏毒性的预防和处理 根据美国《ACC/AHA 成人慢性心力衰竭诊断治疗指南》,建议大多数心衰患者常规使用血管紧张素转化酶(angiotensin converting enzyme,ACE)抑制剂、血管紧张素受体拮抗剂(angiotensin receptor blocker,ARB)和 β 受体阻滞药三类药物治疗。由于蒽环类药物引起的心衰 / 心肌病伴有快速性心律失常,在治疗蒽环类药物引起的心衰中,临床上多采用 β 受体阻滞药对症治疗。

抗肿瘤化疗 / 靶向治疗患者的心脏毒性的预防尚未引起临床肿瘤医师的广泛关注。随着医学科技的进步,血液肿瘤和实体肿瘤的治疗已取得很大进展,客观疗效提高,生存期持续延长,患者的生活质量和长期生活条件也越来越受到重视。对于有高危因素的癌症患者,如有高血压病史者、既往有心血管疾病者、既往接受过蒽环类药物化疗或放射治疗、年轻患者、年龄>65 岁、非 - 美洲后裔、女性及唐氏综合征患者等,预防蒽环类药物的心脏毒性更加重要。

治疗前应充分评估心脏毒性的风险,酌情调整剂量或方案,加强心功能监测,采用其他剂型(如脂质体剂型)等。多中心、随机对照临床研究结果表明,右丙亚胺(dexrazoxane,DZR)可有效预防蒽环类药物相关的临床心脏毒性。右丙亚胺是螯合剂乙二胺四乙酸(ethylene diamine tetraacetic acid,EDTA)的类似物,容易穿透细胞膜,在细胞内发生酶促和非酶促水解反应,最终产物与部分中间体发生铁螯合,不仅能与游离铁离子螯合,还能从 Fe^{3+}- 蒽环类螯合物中提取 Fe^{3+},从而抑制 Fe^{3+}- 蒽环类螯合物诱导的自由基的产生,进一步抑制蒽环类药物的心脏毒性。此外,最近的研究还表明,DZR 在无铁无酶的情况下还具有清除自由基(超氧阴离子自由基、羟基自由基等)和抗氧化的作用。最新的研究显示右丙亚胺可能通过与 Top2β 结合而导致 Top2β 的降解,这可能也是右丙亚胺预防蒽环类心脏毒性的机制之一,未来需要进一步研究和证实。

美国《ACC/AHA 成人慢性心力衰竭诊断治疗指南》中指出,右丙亚胺对接受蒽环类药物化疗的患者具有心脏保护作用,但需要注意的是,右丙亚胺用于预防蒽环类药物心脏毒性,而不是用于治疗蒽环类药物诱发的心力衰竭和心肌病。另外,针对右丙亚胺是否会降低蒽环类的抗肿瘤作用目前仍然存在争议,此外,关于右丙亚胺具有潜在致癌性的争议也限制了右丙亚胺在临床中的广泛使用。

其他的心脏保护剂,包括辅酶 Q_{10}、左卡尼汀、N- 乙酰半胱氨酸、抗氧化剂(维生素 C 和维生素 E 等)以及其他的铁整合剂(如去铁敏和 EDTA)等也可能具有一定的心脏保护作用,但仍需进一步研究以预防和治疗蒽环类药物引起的心脏毒性。

还有其他措施可以降低蒽环类药物的心脏毒性。蒽环类药物的慢性及迟发性心脏毒性与其累积剂量相关,因此限制蒽环类药物的累积剂量可以降低心脏毒性的发生率。据报道,蒽环类药物的心脏毒性也可以通过持续静脉滴注代替静脉注射来降低,其机制可能是通过降低蒽环类药物的峰值浓度。然而,在一项随机试验中,我们发现48 小时的持续输注并不能获得比静脉推注(1 小时注射)更好的心脏保护效果。因此,改变给药方法能否很好地预防蒽环类药物的心脏毒性仍需进一步研究。此外,使用脂质体蒽环类药物可以降低蒽环类药物心脏毒性的发生率。目前,脂质体蒽环类药物有脂质体多柔比星和脂质体柔红霉素等。聚乙二醇脂质体阿霉素的半衰期更长,因为它不会被巨噬细胞和单核细胞吞噬。药物在心肌中的分布浓度减低,降低了毒素在心肌细胞内积累的趋势,因此,与传统的阿奇霉素相比,其心脏毒性降低,安全性提高。然而,此类药物仍然缺乏大样本的临床证据支持。

欧洲肿瘤内科学会（European Society for Medical Oncology，ESMO）推荐对心脏毒性高危患者进行连续的心功能检测，同时对 LVEF 降低者联合使用血管紧张素转换酶抑制剂（angiotensin converting enzyme inhibitor，ACEI）和 β 受体拮抗剂（beta blockers，BB），或者进行预防性使用。小样本研究显示 ACEI/BB 联合方案可改善化疗导致的心肌疾病、改善心功能。治疗蒽环相关心脏毒性的重要原则是及时开始抗心衰治疗。Cardinale 等的研究显示从化疗结束至开始抗心衰治疗的时间（至治疗时间），包括联合使用 ACEI 和 BB，对于治疗蒽环类所致心功能异常至关重要。

当未能早期发现蒽环相关心脏毒性，并未能早期进行抗心衰治疗时，有可能导致进行性终末期心衰。在过去的 20~30 年，因蒽环类相关心脏毒性而需要接受心脏移植的患者人数呈增加趋势。由于总体肿瘤死亡率逐年下降，并且新型抗肿瘤药物亦具有潜在心脏毒性，预计未来化疗所致心脏毒性导致的心脏移植也很可能不断增加。

二、分子靶向药物的心脏毒性

靶向治疗药物已广泛应用于临床。与细胞毒药物相比，靶向药物的不良反应发生率较低，但其对心血管的不良反应已经引起肿瘤学界的关注。在 2008 年美国临床肿瘤学会（American Society of Clinical Oncology，ASCO）年会上，靶向治疗药物的心血管不良反应成为大会讨论的专题之一。在题为"治疗肿瘤 - 保护心脏：现代肿瘤治疗的心血管毒性"的演讲中，美国学者 Swain 总结了各种已发表的相关文献，指出各种靶向药物引起心功能不全的发生率不同，其中贝伐珠单抗为 3%，舒尼替尼为 19%~28%，索拉非尼为 3%。因此，Swain 强调应重视靶向治疗药物的心脏毒性。心血管不良反应可发生于多种靶向药物中，包括曲妥珠单抗、贝伐珠单抗以及一些与血管内皮生长因子（vascular endothelial growth factor，VEGF）相关的酪氨酸激酶抑制剂（tyrosine kinase inhibitor，TKI），甚至已成为一些多靶点药物最常见的不良反应，主要包括高血压、心肌缺血 / 梗死（myocardial infarction，MI）、左室射血分数（LVEF）下降、慢性心衰（chronic heart failure，CHF）、QT 间期延长等。

（一）抗 HER2 靶向药物

化疗与抗体（曲妥珠单抗、帕妥珠单抗、曲妥珠单抗共轭复合物）或 TKIs（拉帕替尼）联合应用，改善了人表皮生长因子受体 2（human epidermal growth factor receptor 2，HER2）阳性乳腺癌患者的预后。对已有心脏病患者或有蒽环类药物应用史者，再予此类化疗药将增加心脏毒性风险（表 10-23）。

1. **曲妥珠单抗**　是靶向作用于人表皮生长因子受体 2（human epidermal growth factor receptor 2，HER2）的单克隆抗体，也是美国食品药物管理局（Food and Drug Administration，FDA）批准的首个针对 HER2 过表达乳腺癌的靶向药物。心脏毒性是曲妥珠单抗最主要的不良反应。曲妥珠单抗可引起无症状性心脏功能异常，少部分患者可导致症状性心衰。据报道，曲妥珠单抗的心功能障碍和心力衰竭的发生率高于预期，尤其是与其他具有心脏毒性的化疗药物联合应用时。此外，既往心脏病史、高龄、既往心脏毒性药物治疗史、胸部放疗史均可增加曲妥珠单抗心脏毒性的发生率。

表 10-23 抗 HER2 复合物和 VEGF 抑制剂相关心脏毒性的危险因素

药物	危险因素
抗 HER2 药物	
单克隆抗体 - 曲妥珠单抗 - 帕妥珠单抗 - 曲妥珠单抗共轭复合物 酪氨酸激酶抑制剂 - 拉帕替尼	既往或联合使用蒽环类治疗(近期使用蒽环类药物) 年龄>65 岁 BMI>30kg/mg^2 既往左室功能不全 高血压 既往放疗
VEGF 抑制剂	
单克隆抗体 - 贝伐珠单抗 - 雷莫芦单抗	既往心衰、严重的冠心病或者左心系统瓣膜病(如二尖瓣反流)、慢性缺血性心肌病 既往蒽环类治疗
TKI	
- 舒尼替尼 - 帕唑帕尼 - 阿西替尼 - 来那替尼 - 阿法替尼 - 索拉非尼 - 达沙替尼	高血压 既往心脏病

注:BMI:body mass index,体重指数;HER2 :humanepidermal growth factor receptor 2,人表皮生长因子受体 2 ;VEGF:vascular endothelial growth factor,血管内皮生长因子;TKI:tyrosine kinase inhibitor,酪氨酸激酶抑制剂。

临床研究报道,单独使用曲妥珠单抗时心脏毒性的发生率为 4%~7%;当与化疗药物联合使用时,心力衰竭的发生率明显增加,如联合紫杉醇治疗的发生率为 2%~13%,而联合蒽环类治疗的发生率高达 27%,其中纽约心脏协会(New York Heart Association,NYHA)心功能分级 3~4 级发生率为 16%。在近期一项关于曲妥珠单抗长期心脏耐受性的 MD 安德森癌症中心(MD Anderson Cancer Center,MDACC)研究中,心脏毒性的总发生率为 28%。曲妥珠单抗引起心肌病变(cardiomyopathy,CMP)的危险因素包括年龄>50 岁、治疗前 LVEF 为临界值、心血管病史、化疗序贯和既往接受过蒽环类药物治疗(累积剂量>300mg/m^2)。最近的研究表明,在曲妥珠单抗治疗前和治疗过程中监测患者的左心室功能,避免同时使用蒽环类等其他化疗药物,可以有效减少心脏毒性的发生。一般认为,此类心脏毒性与累积剂量无关,曲妥珠单抗中断后或开始心衰治疗后,其诱导的左室功能不全和心衰常可逆。

曲妥珠单抗引起的心脏毒性可能与抑制 HER2 有关。HER2 在正常心肌细胞的发育和维持正常心功能中有重要作用。*HER2* 基因敲除的小鼠可因心脏小梁发育不良而出现胚胎致死,而 *HER2* 基因缺失突变的小鼠可发生扩张型心肌病。这些结果表明曲妥珠单抗相关的心肌损害可能是直接抑制 HER2 靶向的结果。正常状态下,生长因子家族的神经调节蛋白(neuregulin)与 HER2 受体结合后激活的信号传导通路对于心肌细胞的正常生长、修复及维持稳态非常重要。抗 HER2 药物的使用可阻止这一信号通路作用,从而阻止心肌细胞的修复和稳态平衡,进而导致 LVEF 的降低。neuregulin/ERBB 信号传导通路还调节着心血管系统的其他功能,包括血管输缩性（vasomotor tone）和交感输出（sympathetic output）。研究显示乳腺癌患者在抗 HER2 治疗后可出现血中去甲肾上腺素水平的升高，伴有血压升高和心率加快。因此抗 HER2 治疗对心血管系统的影响可能还包括交感系统的慢性激活，交感活性增加而导致心血管系统功能改变。β 受体阻滞药是否能够用于减轻抗 HER2 治疗相关心脏功能异常还需要进一步的研究。

曲妥珠单抗对心血管系统的毒性在抗 HER2 治疗的结果中最为突出，其他 HER2 抑制剂也有类似的作用。然而，小分子 HER2 抑制剂拉帕替尼引起的 LVEF 降低并不明显，因此一些学者对曲妥珠单抗的心脏毒性机制提出了其他观点，一是曲妥珠单抗通过促发细胞内的结合反应，激活 Bcl-X 蛋白介导的线粒体凋亡途径抑制线粒体功能，心肌细胞需要大量的 ATP 来维持其收缩功能，线粒体功能受损，导致心肌细胞收缩功能障碍，也导致 LVEF 减少和 HF 的发生。

2. 拉帕替尼　Ⅰ～Ⅲ期临床试验证实拉帕替尼具有心脏毒性，心脏毒性定义为有症状（3/4 级 LVD）或无症状（与基线相比，LVEF 降低 ≥20%，且在正常值以下无临床症状）两种。在 3689 例患者中，60 例（1.6%）出现心脏毒性，包括 53 例（1.4%）无症状事件和 7 例（0.2%）有症状事件。在既往接受过蒽环类、曲妥珠单抗或两者均未使用的患者中，心脏事件的发生率分别为 2.2%、1.7% 和 1.5%，毒性出现的平均时间为 13 周。

3. 抗 HER2 药物相关心脏毒性的预防和治疗　患者在接受抗 HER2 治疗前常先应用蒽环类药物，因此应监测基线临床情况。根据当地流程和推荐制订标准筛查方案，在抗 HER2 期间每 3 个月及化疗结束时，行心脏常规监测。包括治疗前的基线评估、治疗中的定期动态监测和治疗后随访。监测是预防的主要措施。在曲妥珠单抗作为抗 HER2 化疗的辅助治疗期间，每 3 个月行肌钙蛋白和超声心动图追踪，有利于早期发现 LVEF 下降。对于基线存在高危因素的患者，应用曲妥珠单抗时，应在每个化疗周期测量肌钙蛋白。目前，加拿大指南推荐当 LVEF 降至 40% 以下时，应开始抗心衰治疗；如果 LVEF 下降到 <50% 且同基线相比下降 >10 个百分点，则可考虑开始对症治疗。

曲妥珠单抗联合蒽环类药物和环磷酰胺可导致严重的心力衰竭，接受这种联合治疗的乳腺癌患者心衰发生率高达 16%。通过改变用药方案、避免与蒽环类药物和环磷酰胺联用，可极大降低曲妥珠单抗的心脏毒性。采取适当措施，如停止用药、去除心脏危险因素、治疗左室功能障碍等，可逆转曲妥珠单抗相关的心肌病。这些原则也适用于以上讨论的任何心脏毒性，尤其是左心室功能障碍的治疗。一旦出现心力衰竭症状应停止用药，采用常规的心衰治疗措施加以处理。通过基于血管紧张素转换酶抑制剂和 β 受体阻滞药的积极治疗，大部分患者的心功能障碍可以得到明显改善，并可以接受持续治疗。如出现严重心功能障碍，则应永久性停药。

对其他心脏毒性，如心律失常、局部缺血、心包疾病等，应根据相应处方建议进行监测。运动应激试验、肌钙蛋白水平等可用来监测局部缺血心脏合并症的发生；24 小时动态心电图监护对监测和评估可疑性心律失常是非常有帮助的。目前，超声心动图已广泛用于肿瘤治疗相关的心脏疾病监测。LVEF 对于评价心功能有重要意义，肿瘤患者在治疗前应常规进行 LVEF 基线评估，特别是有心脏危险因素的患者，并在治疗过程中进行动态监测。

（二）抗血管内皮细胞生长因子（vascular endothelial growth factor，VEGF）/ 血管内皮细胞生长因子受体（vascular endothelial growth factor receptor，VEGFR）抑制剂及多靶点 TKI 药物

一些 VEGF 抑制剂可导致可逆性或不可逆的心脏不良反应，尤其在传统化疗后或联合传统化疗时发生。相对特异性 TKIs（阿西替尼）与非特异性 TKIs（舒尼替尼、索拉非尼、凡德他尼、帕

唑帕尼）相比,发生心衰的风险相似。VEGF 抑制剂常可引起高血压,并潜在影响心功能。如果患者发生心功能不全,严密的心衰治疗能使多数患者心功能逆转。

1. **贝伐珠单抗** 贝伐珠单抗作为一种人源化 VEGF 单克隆抗体,用于治疗转移性结肠癌和转移性非小细胞、非鳞状细胞肺癌。一项 meta 分析纳入 7 项随机对照临床研究（1 850 例患者）,分析了贝伐珠单抗治疗患者的高血压发生率、严重性和危险性的剂量依赖性。结果显示,贝伐珠单抗治疗的患者,在低剂量组（3、5 和 7.5mg/kg）和高剂量组（10 或 15mg/kg）中,贝伐单抗治疗患者的高血压发生率分别为 2.7%~32.0% 和 17.6%~36.0%,提示贝伐单抗可显著增加各级高血压的发生率。低剂量组发生高血压的相对危险度为 3.0（95% CI 2.2~4.2,$P<0.001$）,而高剂量组的相对危险度为 7.5（95% CI 4.2~13.4,$P<0.001$）。一项临床试验显示,在 1 459 名接受贝伐珠单抗治疗的患者中,有 24 名患者出现心力衰竭（1.7%）。另外两项 Ⅲ 期乳腺癌临床试验显示,接受贝伐珠单抗治疗的患者中,分别有 2.2% 和 3% 出现 3/4 级心力衰竭或心肌损害（CMP）。

血管生成抑制剂相关的心脏毒性机制尚不完全清楚,可能与药物抑制 VEGF 有关,VEGF 在维持正常血压方面起着重要作用。抗 VEGF 靶向药物最常见的心血管毒性是高血压,且高血压事件的发生呈剂量相关性,即使用高剂量抗 VEGF 抑制剂的患者其高血压发生率更高。VEGF 基因多态性与抗 VEGF 药物所致高血压发生率以及抗肿瘤效果存在相关性,因此高血压或许可以成为抗 VEGF 治疗效果的一个标志物。

临床前动物试验和体内试验均表明,VEGF 具有调节血压的作用。在一项 VEGF 治疗心肌缺血的临床研究中,观察到收缩压下降 22%。VEGF 诱导内皮细胞释放一氧化氮（NO）和前列环素（prostacyclin,PGI2）等物质,促进血管舒张。血管内皮细胞中 VEGF 受体的下游,磷脂酰肌醇 -3 激酶（phosphatidylinositol 3-kinase,PI3K）和丝裂原活化蛋白激酶（mitogen-activated protein kinaseMAPK）信号级联对内皮型一氧化氮合酶（endothelial nitric oxide synthase,eNOS）的诱导和 NO 的产生起重要作用。因此阻断 VEGFR 信号传导将会减少血管舒张剂的产生,导致血管阻力和血压升高。血管生成抑制剂阻断 MAPK 和 Akt 通路,导致血管或血管周围细胞的 PGI2 和 NO 释放减少,也可能直接引起高血压。

血管生成抑制剂引起高血压的机制可能不仅仅是由于血管舒张减少,也可能是由抑制血管生成后小动脉数目减少。众所周知,毛细血管和动脉密度的不适当下降可能会增加外周血管阻力,从而导致高血压。

外周血管阻力的增加类似于血容量超负荷,两者均可引起高血压和 LVEF 下降,均发生在 HF 之前。高血压和 LVEF 紧密相关。VEGF 信号传导可介导心脏对于高血压的适应性。贝伐珠单抗治疗中可观察到心脏收缩功能异常事件的发生,这一事件在舒尼替尼等多靶点 TKI 治疗中似乎更常见）。Yau 等确立了 VEGF 与血管生成的关系。他们研究了血管生成基因治疗的作用,发现表达 VEGF 和胰岛素样生长因子 1（insulin-like growth factors 1,IGF1）的 β 细胞能够通过增加心脏血管生成改善左室功能。这项研究和临床观察表明,血管生成抑制剂可以降低 LVEF。

血管生成抑制剂引起 QT 间期延长的确切机制尚不明确。最合理的假说是：这些药物的三维立体结构对人类 eag 基因编码的钾通道（human ether-a-go-go related gene K$^+$ channels,HERG K$^+$）有独特的作用,导致 QT 间期延长。患者 QT 间期延长的危险因素包括肿瘤患者的遗传性复极变异,存在合并疾病,患者存在潜在疾病或因肿瘤治疗导致 QT 间期延长的因素等。

VEGF 靶向治疗可导致血管血栓栓塞事件(卒中、一过性缺血事件、心肌梗死、心绞痛及其他血管事件)的发病风险升高 3 倍以上。血小板激活通常伴随 VEGF 的释放,从而调节血管内皮细胞功能和血管系统的修复。而抑制 VEGF 很可能会因此加速微血管的损伤和血栓形成。

2. 舒尼替尼　舒尼替尼是一种口服多靶点小分子 TKI,其处方信息中提到,有 11% 的患者,LVEF 下降到正常值下限(50%)以下。同仅针对 VEGF 受体的单抗药物相比,多靶点 TKI 所致心脏功能异常和 HF 的发生率更高。多靶点 TKI 可抑制多种酪氨酸激酶的功能,包括腺苷酸活化蛋白激酶(AMP-activated protein kinase,AMPK)和血小板衍生生长因子(platelet derived growth factor,PDGFR),这也解释了 TKI 类同贝伐珠单抗相比更高的心脏毒性。在一项治疗转移性肾细胞癌的临床试验中,中位治疗 6 周后,10% 的患者 LVEF 下降。Chu 等在 2007 年发表于《柳叶刀》(The Lancet)的研究表明,在接受舒尼替尼治疗的 75 例无伴发心脏病的胃肠道间质瘤(gastrointestinal stromal tumors,GIST)患者中,8 例(11%)出现心血管不良反应,6 例(8%)患者在中位治疗 33.6 周后出现 NYHA 3~4 级心衰。2008 年 2 月,美国斯坦福大学 Telli 在美国临床肿瘤学会(American Society of Clinical Oncology,ASCO)泌尿生殖高峰论坛上报告,在该大学综合癌症中心接受舒尼替尼治疗的 48 例患者中,有 6 名患者(12.5%)发展为症状性 3~4 级心衰,高于之前的报道。

舒尼替尼引起的高血压是心力衰竭的潜在诱因。在舒尼替尼联合干扰素一线治疗晚期肾癌的Ⅲ期临床研究(n=750)中,舒尼替尼组高血压的发生率为 24%,而对照组仅为 1%($P<0.05$)。舒尼替尼组 3 级高血压的发生率为 8%,而对照组仅为 1%($P<0.05$)。Rixe 等人报道舒尼替尼组 3 级高血压的发生率为 23%。在舒尼替尼治疗不可切除 GIST 的另一项Ⅲ期临床试验中,高血压发生率为 10%,3 级高血压发生率为 3%。

临床前研究表明,舒尼替尼及其活性代谢物 SU012662 与 HERG K^+ 相互作用。此外,舒尼替尼诱导体外浦肯野纤维动作电位持续时间延长和猴 QT 间期延长。在舒尼替尼的 TQTS 研究中,当药物浓度是治疗浓度的 2 倍时,即口服剂量为 150mg 时,QT 间期延长。目前,FDA 没有预防舒尼替尼引起 QT 间期延长的指南。Verheul 等人的动物研究结果表明,舒尼替尼可引起小鼠动物模型和培养大鼠心肌细胞的心肌线粒体损伤和心肌细胞凋亡,这可能是舒尼替尼降低 LVEF 和 HF 的机制。

目前尚未明确 TKI 类介导的心脏功能异常是否可逆。在舒尼替尼的相关临床试验中,心衰和 LVEF 异常均可通过停药和使用对症心内科治疗而获得缓解。但是在临床前研究中,舒尼替尼可导致类凋亡效应从而导致心肌细胞的不可逆损伤。在一些舒尼替尼治疗患者中也观察到持续性心脏功能异常。

3. 索拉非尼　索拉非尼是另一种多靶点 TKI。在晚期肾癌的Ⅲ期临床研究(TARGET 研究)中,索拉非尼组的高血压发生率为 17%,而安慰剂组为 2%。多数为 2 级高血压(10% vs 1%,$P<0.0001$)。索拉非尼组 3/4 级高血压的发生率为 4%,安慰剂组为 0.4%($P<0.01$)。此外,索拉非尼还会引起其他心血管不良反应。在 TARGET 研究中,索拉非尼组心肌缺血/心肌梗死的发生率高于安慰剂组(2.9% vs 0.4%);在中国医学科学院肿瘤医院等 4 家医院开展的Ⅱ期研究中,也有 1 例患者出现心肌梗死。近年来,Veronese 和同事们发现索拉非尼引起的高血压主要是由血管硬化引起,而与体液因素或容积扩张无关。在索拉非尼治疗过程中,高血压与所有调节血压的体液因素如儿茶酚胺和醛固酮的失调没有相关性。这些结果进一步支持了血管生成抑制剂

对血压的影响取决于血管本身的观点。到目前为止,还没有关于索拉非尼引起 QT 间期延长的证据。

4. VEGF/VEGFR 抑制剂相关心脏毒性的预防和治疗 应用 VEGF/VEGFR 抑制剂期间,还应特别注意血压的监测。但监测心脏毒性的时间点尚在探索中。基线血压过高,在 VEGF 抑制剂开始使用前,应给予标准抗高血压药物控制血压。贝伐珠单抗用药一般是每 14 天或 21 天为一个疗程,而其高血压的中位发生时间约为 100 天,因此,在每一疗程都应进行血压评价。然而,对于索拉非尼和舒尼替尼,除基线血压监测外,在治疗的前 6 周,应每周进行血压监测,并在随后的治疗期间进行定期检测。

基线评估后,部分患者在化疗的初始阶段即出现左室功能不全,而另一部分患者则在数月后才出现左室功能不全。基线高危者,开始靶向分子治疗后的第 2~4 周即考虑早期临床随访。有观察性研究显示,应用 VEGF 抑制剂治疗肾癌的患者,每 2~3 个月监测肌钙蛋白或者 N 末端脑钠肽前体(N-terminal pro-B-type natriuretic peptide,NT-proBNP)、超声心动图,33% 患者出现了心肌毒性。

在高血压的治疗中,如果基线血压过高,那么在 VEGF 抑制剂开始使用前,应给予标准的降压药物控制血压。出现恶性高血压时(收缩压>200mmHg,舒张压>120mmHg),应暂时中断治疗,进行标准降压治疗,直至血压得到控制。利尿药、β 受体阻滞药、血管紧张素 Ⅱ 受体拮抗剂、ACE 抑制剂、钙通道阻滞药、长效硝酸盐类等药物已被用于治疗血管生成抑制剂引起的高血压。如果不能有效控制血压,应停止使用 VEGF 抑制剂。

(三)其他靶向药物

1. 蛋白酶体抑制剂 硼替佐米和卡非佐米是临床常见的两种潜在引起心衰的药物。相比卡非佐米(心衰发生率达 25%),硼替佐米心衰发生率相对较低(4%),且心衰的风险有时会因联用激素而增加。在一项前瞻性临床试验中,669 例多发性骨髓瘤患者使用硼替佐米或大剂量地塞米松治疗后,心脏毒性的发生率分别为 15% 和 13%,心衰事件的发生率分别为 5% 和 4%。卡非佐米作为不可逆蛋白酶体抑制剂用于复发多发性骨髓瘤的二线治疗。虽然其疗效有显著优势,但其心脏事件的发生风险明显更高,包括心衰、突发性心源性死亡、急性冠脉综合征等。

2. 其他

达沙替尼:有研究显示,在接受达沙替尼治疗的 2 181 例白血病患者中,HF 或心脏功能障碍的发生率为 2%(3/4 度为 1%)。在 Ⅲ 期最佳剂量研究中,慢性髓性白血病慢性期患者心衰或 LVD 的发生率高达 4%,3/4 度心衰 /LVD 的发生率高达 2%。

断裂点簇集区 - 艾贝尔逊白血病病毒酪氨酸激酶抑制剂(Breakpoint Cluster Region-Abelson Leukemia Virus tyrosine kinase inhibitor,BCR-ABL-TKI):初步研究显示某些 BCR-ABL 激酶抑制剂,如伊马替尼、尼洛替尼和帕纳替尼,与心血管事件相关。

三、其他药物的心脏毒性

传统细胞毒药物具有不同的化学结构,通过不同的机制对组织和细胞造成不同程度的损伤。除了骨髓抑制、消化道反应、变态反应和脱发之外,还会引起心血管系统的不良反应。单一化疗或联合化疗都可引起对心脏的直接损伤,可表现为急性、慢性或迟发性心脏毒性。临床主要表现:心电图改变、心律失常、非特异性 ST-T 异常、局部缺血、心衰及延迟性进行性心肌病变等。

一般来讲,急性毒性可能是心肌组织损害或电生理紊乱的结果,患者可发生传导障碍(如传导阻滞)或心律失常(如室性心动过速)等,且急性心肌损伤常表现为心肌酶升高和局部缺血的心电图改变,可在用药期间进行定期监测。而慢性毒性主要表现为心衰的症状和体征。

（一）烷化剂

环磷酰胺致心衰的临床表现为无症状的心包积液、心衰和心包炎,通常在首次注射环磷酰胺后 1~10 天出现。心脏毒性风险与用药剂量相关[>150mg/kg,1.5g/(m² · d)],还与既往使用蒽环类药物、米托蒽醌和纵隔放疗有关。

异环磷酰胺:一项回顾性分析显示,异环磷酰胺联合化疗时,17% 的患者出现心脏毒性。在第一次注射异环磷酰胺后 6~23 天可观察到急性 HF,并且可能与剂量相关(剂量 ≥ 12.5g/m²)。

（二）抗代谢类药物

1. 氟尿嘧啶　5- 氟尿嘧啶(5-FU)的心脏不良反应的发生频率相对较低(2%~7%)。5-FU 可引起急性局部心肌缺血症状,以典型心绞痛为特征,偶尔可有急性心肌梗死的迹象。临床常表现为心肌缺血、心绞痛、胸痛、心电图改变(ST 段改变和 T 波异常)。对于伴有基础冠脉疾病的患者,5-FU 相关性心脏毒性的发生率为 4.5%,高于无此类基础疾病的患者(1.1%)。通常,再次使用氟尿嘧啶类药物时常常会再次发生心肌缺血症状 / 综合征。心脏毒性的发生通常较早(第 1~3 次给药期间),并且在给予高剂量氟尿嘧啶或者持续静脉输注给药方式中更常见。目前指南还没有针对氟尿嘧啶类药物心脏毒性的预防措施推荐,但小样本研究提示预防性使用钙通道阻滞药、抗血小板治疗或硝酸盐类药物可改善 5-FU 或卡培他滨治疗过程中的心绞痛症状。

5-FU 和卡培他滨的心脏毒性机制可能由多种因素组成:血栓栓塞导致的内皮损伤、代谢增加导致能量消耗和缺血、氧化应激导致的细胞损伤、冠状动脉痉挛导致心肌缺血、红细胞运输氧的能力下降等,均可导致心肌缺血。

总体而言,5-FU 和卡培他滨对于具有心脏疾病的患者可以使用,但需要告知可能出现的心脏症状和心血管不良反应。治疗期间需要肿瘤心脏病学的多学科支持和持续监测。

2. 其他

氯法拉滨:根据研究结果,在儿童急性淋巴细胞白血病患者中,氯法拉滨致 LVD 的发生率为27%。多数 LVD 是暂时的。

甲氨蝶呤:服用甲氨蝶呤的患者出现晕厥、心肌梗死,室性和室上性心律失常的病例报道较少。

阿糖胞苷:有较多心肌炎的病例报道,可进展为心包积液和心脏压塞,使用糖皮质激素可改善心肌炎症状。

（三）抗肿瘤植物类药物

1. 紫杉醇　紫杉醇的心脏毒性在临床症状和体征上并不典型,常表现为亚临床状态。可能发生一些急性心脏事件,如恶性心律失常,如室性心动过速、心室颤动、急性心肌缺血、心肌梗死及急性心衰等,并且可能仅在化疗后很长时间才出现心脏毒性反应。大多数心脏毒性是可逆和自限性的,只要及时监测和发现,大多数患者都能得到有效治疗。文献报道紫杉醇最常见的心脏不良反应是心动过缓,但也常报道其他心脏事件。

紫杉醇引起的 4~5 级心脏事件发生率是 0.5%,无症状心动过缓发生率最高,有心脏危险因素的患者心动过缓的发生率明显高于无心脏危险因素的患者。目前,对于存在缺血性心肌病、心肌梗死、心脏传导阻滞（如一级房室传导阻滞、束支传导阻滞）等心脏危险因素的患者，以及正在使用影响心脏的药物（如地高辛、β受体阻滞剂、钙通道阻滞剂等）的患者，使用紫杉醇是否会影响心脏，尚无明确结论，患者在接受治疗期间需要密切监测心脏事件。

紫杉醇为抗微管药物，而心肌细胞中微管密度很低，因此通常认为紫杉醇不影响心肌收缩功能。但是，小样本临床试验显示紫杉醇可能影响 LVEF。紫杉醇可影响 MAPK/Erk1/2 信号通路，而后者与心肌细胞维持正常稳态密切相关。此外，在临床治疗中紫杉醇常与其他抗肿瘤药物联合使用，如蒽环类联合紫杉醇时导致 HF 的累积剂量远低于单独使用蒽环类的累积剂量。

2. 其他

多西他赛：主要表现为心脏电传导异常、心衰和心绞痛，可增强蒽环类药物的心脏毒性。在一项研究的 1 491 例乳腺癌患者中，对比 TAC（多西他赛、多柔比星、环磷酰胺）与 FAC（氟尿嘧啶、多柔比星、环磷酰胺）方案，55 个月时心衰的发生率分别为 1.6% 和 0.7%；随访 70 个月时，两组心衰的发生率分别为 2.3% 和 0.9%。在另外一项乳腺癌试验中，多西他赛所引发的心衰发生率高达 8%。

长春碱类：长春碱类心脏毒性表现为高血压、心肌缺血或心肌梗死以及其他血管闭塞性疾病。

（四）铂类

铂类药物的心血管毒性也成为临床关注的问题。含顺铂方案治疗睾丸癌患者的重要远期毒性之一即为心血管毒性。主要包括高血压、血脂异常、粥样硬化斑块形成、冠状动脉疾病、雷诺综合征以及血栓栓塞事件。患者同时往往合并多种心脏高危因素，如肥胖、高血压、高脂血症、糖尿病等，则可能增加心血管事件的发生风险。

顺铂治疗结束后常常不能完全清除，有报道几年后血浆中仍然能检测出低浓度药物水平。顺铂的心血管毒性可能与长期小剂量顺铂对血管内皮细胞的作用有关，导致内皮功能紊乱和远期毒性反应。纤溶酶原激活物抑制物 1 型（plasminogen activator inhibitor type 1）基因的多态性与顺铂治疗后冠心病事件的发生风险相关。体外实验中，顺铂给药后可上调细胞内黏附分子 1、组织型纤溶酶原激活物、纤溶酶原激活物抑制剂 1 型在内皮细胞中的水平。另外，内皮细胞损伤标志物，如 von Willebrand 因子的水平也在顺铂给药后早期升高。

顺铂心脏毒性可表现为室上性心动过速、心动过缓、心电图 ST-T 改变、左束支传导阻滞、心肌缺血或梗死及缺血性心肌病等。其机制可能与顺铂的肾毒性继发电解质紊乱有关。目前临床研究中尚未发现顺铂导致的心脏收缩功能异常。但是在动物实验中观察到铂类可导致线粒体功能异常，从而诱发心肌细胞收缩减弱和左室射血功能异常等心脏毒性反应。

（五）芳香化酶抑制剂

芳香化酶是一种细胞色素 p450 酶复合体，广泛存在于卵巢、肝脏、肌肉、脂肪和肿瘤组织中，能够将雄激素的 A 环芳香化，催化雄烯二酮和睾酮等雄激素转化为雌酮和雌二醇。芳香化酶抑制剂（aromataseinhibitor, AI）能够通过抑制芳香化酶抑制剂而抑制雌激素的合成。两项头对头比较 AI 类和他莫昔芬（tamoxifen, TAM）临床研究的合并分析显示 AI 类与心血管疾病存在显著相关性（P=0.01）。对比 AI 类初始治疗和转换治疗的研究也提示 AI 类与心血管疾病之间显著相关（P=0.02）。由于他莫昔芬具有对 ER 受体的雌激素样作用，因此对心血管系统具有保护作用。TAM 对比安慰剂的荟萃分析也显示出 TAM 组心脏事件风险显著降低（HR=0.62；95% CI 0.41~0.93）。

因此 AI 同 TAM 对比时心脏事件增加是由于 TAM 存在保护作用还是 AI 具有不良影响,目前存在争议。非甾体 AI 类同安慰剂相比并不显著增加心脏不良事件发生率。阿那曲唑对比安慰剂预防治疗的 IBIS-Ⅱ研究中,尽管不增加心血管相关事件,但阿那曲唑组高血压的发生率显著更高(RR=1.64;95% CI 1.18~2.28)。

关于 AI 类对患者血脂方面的影响,近来也有不少资料报道,这也可能增加心血管事件的发病风险。BIG 1-98 试验在中位随诊 26 个月时,发现来曲唑组高胆固醇血症发生率高于 TAM。MA-17 试验还发现,与安慰剂相比,来曲唑用药 6 个月时显示出边缘性高密度脂蛋白差别(P=0.049);12 个月时可见低密度脂蛋白差异(P=0.033);24 个月时出现甘油三酯差别(P=0.036)。但使用来曲唑 36 个月后,随诊期 5 年时,两组血脂各项指标无差异,且两组患者心血管事件发生率无显著差异。关于依西美坦对血脂的影响,初步研究结果显示依西美坦虽然可轻度提高血脂水平,但影响很小。此外,辅助内分泌治疗常常伴随患者体重的增加,而肥胖、活动减少均是心血管疾病的高危因素,这也是内分泌治疗相关性心血管事件的诱因之一。

第 7 节　皮肤毒性及手足综合征

一、手足综合征

手足综合征(hand-foot syndrome,HFS)也称掌跖感觉丧失性红斑(palmoplantar erythrodysesthesia,PPE),是一种由抗癌药物引起的常见皮肤毒性,通常由化疗药物引起,如卡培他滨、脂质体多柔比星、阿糖胞苷、多西紫杉醇、长春瑞滨等,也可由某些靶向药物引起,如舒尼替尼、索拉非尼、伊马替尼。

(一)发生机制

药物引起手足综合征的机制尚不清楚。目前,关于卡培他滨引起手足皮肤反应的可能机制主要有以下方面:①皮肤的表皮基底细胞增生较快导致对药物毒性更加敏感,胸苷磷酸化酶和二氢嘧啶脱氢酶高表达导致卡培他滨代谢产物的蓄积,从而使手足综合征发生率增高;②手足综合征的发生是 5-FU 的代谢产物而非 5-FU 本身导致;③卡培他滨可能经由外分泌腺系统(汗腺)排出,而手和足部的外分泌腺体数量较多,在这些部位进行的卡培他滨的排泄可能是造成 HFS 的原因;④手和足部的血运丰富及局部压力、温度较高也或与手足综合征发生有关;⑤基于手足综合征的病理表现,考虑是一种炎性反应,可能和环氧化酶 2(Cyclooxygenase-2,COX-2)过表达有关。

药物导致 DNA 损伤继而引起皮肤细胞凋亡被认为是脂质体多柔比星引起手足综合征的机制。

靶向药物引起手足综合征的机制可能为血管内皮生长因子受体(vascular endothelial growth factor receptor,VEGFR)和血小板衍生生长因子受体(platelet-derived growth factor receptor,PDGFR)被阻断,导致血管修复机制损害,而手足部为压力承受区域,血管更易受损伤,一旦毛细血管被破坏后修复阻滞,药物逃逸至肢端皮肤,从而增加手足综合征发生率。有研究表明,夏季高温和多汗症可使舒尼替尼引起的手足综合征发生率大大增加。

（二）临床表现

手足综合征的临床表现是多样化的，通常表现为对称性感觉异常、脱屑性红斑和水肿。手足皮肤反应初期表现为手掌、足底、指跖末端的感觉异常、刺痛感、麻木、充血和红斑，可伴有皮肤的增厚、粗糙，继而出现疼痛、皲裂、脱屑和脱皮，严重者可出现水疱、实性溃疡伴重度疼痛，以至于显著影响日常活动。大多数情况下，手足综合征的发生呈对称性分布，但有报道称卡培他滨引起的手足综合征可以导致呈非对称性分布于掌趾，并有可能在未来引起感觉运动障碍。手足综合征通常发生在掌跖皮肤，但也可发生在男性阴囊和阴茎及女性外阴部，并且由于早期较难发现而使症状更易加重。手足皮肤反应多具有自限性，但再次给药后可反复出现。靶向药物引起的手足综合征与化疗药物基本相似，但手掌、足底和指跖皮肤的增厚和脱皮往往更为显著。

值得注意的是，化疗药物引起的手足综合征与真菌感染往往难以鉴别，它们都可引起皮肤疼痛、发痒以及皮疹，因此，当患者在化疗过程中出现新发的掌跖皮肤变化时，准确的诊断是非常重要的。此外，手足综合征还需与皮肤药物反应、红斑性肢痛症，移植物抗宿主病，化疗引起的雷诺综合征和多形性红斑相鉴别。手足皮肤反应的分级标准常参考世界卫生组织（World Health Organization，WHO）标准和美国国立癌症研究所 - 不良事件通用术语评价标准（National Cancer Institute-CommonTerminology Criteria Adverse Events，NCI-CTCAE）（表 10-24）。

表 10-24　手足皮肤反应的国际分级标准

WHO 分级标准		NCI-CTCAE 分级标准
分级	定义	定义
1 级	手足感觉迟钝感觉异常，麻刺感；可见红斑，组织学可见表皮网状组织血管扩张	麻木、感觉迟钝或感觉异常，无痛性肿胀和 / 或红斑，不影响日常生活
2 级	持物或行走时不适，无痛性肿胀或红斑，还可出现红肿	痛性肿胀和 / 或红斑，影响日常生活，但程度轻微
3 级	掌和跖部痛性红斑和肿胀，甲周红斑和肿胀，可见皮肤皲裂，组织学表皮见孤立坏死的角质细胞	湿性脱屑、溃疡、水疱和 / 或疼痛，严重影响日常生活
4 级	脱屑，溃疡，水疱，剧烈疼痛，可见水疱，组织学示表皮完全坏死	

注：WHO：World Health Organization，世界卫生组织；NCI-CTCAE：National Cancer Institute-Common Terminology Criteria Adverse Events，美国国立癌症研究所 - 不良事件通用术语评价标准。

（三）治疗和预防

1. **给药剂量调整**　药物减量或暂停治疗是减轻手足综合征最有效的方式。临床医生可以根据手足反应的严重程度及发生次数制订相应的策略（表 10-25）。

2. **一般护理及治疗措施**　穿戴宽松的鞋袜和手套，鞋子加用软垫以减少摩擦，避免反复搓揉手脚，避免暴露于过热和压力高的环境中，外出时避免长时间阳光直射。局部经常涂抹保湿的润滑乳液等可以起到预防作用。有研究表明，采用冰袋冷敷降低手足皮肤温度，对预防脂质体多柔比星和 5-FU 输注引起的手足皮肤反应有一定作用。将手足浸泡于凉水中有助于缓解疼痛，出现水疱和溃疡时及时请皮肤科医生处理。含激素的软膏局部涂抹对减轻红肿疼痛有一定帮助。

表 10-25　临床上较常采用的卡培他滨减量方法

HFS 分级	发生次数	治疗中的措施	下一周期减量措施
1 级		继续治疗	维持原剂量
2 级	1	暂停治疗,恢复至 0~1 级	维持原剂量
	2	暂停治疗,恢复至 0~1 级	减量 25%
	3	暂停治疗,恢复至 0~1 级	减量 50%
	4	停止治疗,不再使用	
3 级	1	暂停治疗,恢复至 0~1 级	减量 25%
	2	暂停治疗,恢复至 0~1 级	减量 50%
	3	停止治疗,不再使用	

3. 补充维生素 B_6　目前,维生素 B_6 被广泛应用于预防和治疗化疗相关的手足综合征,但其机制并未阐明。关于其机制有观点认为,由于维生素 B_6 的重要成分之一吡哆醇可以代谢为磷酸吡哆醛,而作为 P2X 嘌呤受体拮抗剂,磷酸吡哆醛可以加速皮肤屏障的修复和上皮细胞的增生,因此维生素 B_6 显示出一定的临床疗效。

研究表明,应用维生素 B_6 50~800mg/d 可以有效地治疗和预防 5-FU、紫杉醇、多柔比星和索拉非尼等药物相关的 HFS;维生素 B_6 300mg/d 可以有效治疗脂质体多柔比星诱导的 HFS;50 或 150mg/d 预防性应用维生素 B_6 可以有效延缓氟尿嘧啶相关的严重 HFS 的发生。

尽管目前并没有充分证据推荐应用吡哆醇治疗化疗相关的 HFS,但有医生尝试使用 400mg/d 吡哆醇治疗 HFS 患者,疗效乐观。

4. COX-2 抑制剂　由于 HFS 的发生可能与 COX-2 过表达相关,关于 COX-2 抑制剂(如塞来昔布)治疗 HFS 的研究也逐步开展。Macedo 等对预防手足综合征的研究进行了荟萃分析,结果表明,在塞来昔布、吡哆醇和尿素中,只有塞来昔布能有效减少 2 级与 3 级手足综合征的发生率,并且使 HFS 发生风险下降 53%。一项卡培他滨辅助治疗结直肠癌患者的Ⅲ期随机研究,150 例入组患者同时口服塞来昔布 200mg 每日 2 次,结果:1 级和 2 级 HFS 的发生率显著降低,但 3 级 HFS 的发生率无差别。未来,COX-2 抑制剂(如,塞来昔布)或将成为防治手足综合征最有效的药物之一。尽管如此,由于塞来昔布可能增加心脑血管事件风险,应用其预防 HFS 时,应充分权衡临床获益和风险。

5. 尿素 / 乳酸角质溶解剂　尿素具有去角质和保湿性能,广泛应用于多种皮肤病的治疗中,包括湿疹和皮肤干燥症。目前除了高剂量应用尿素时会出现皮肤刺激,非处方化妆品中,浓度为 5%~8%,与尿素同样被认为有去角质和保湿性能,高剂量乳酸具有化学性剥脱作用。HFS 常表现为皮肤角质化,这使得应用尿素 / 乳酸角质溶解剂治疗 HFS 成为可能,但目前尚待研究证实。

6. 其他　我国的中医中药对预防和治疗手足皮肤反应有较好的减轻症状和预防作用。中医对手足皮肤反应的辨证论治为"气虚血瘀,寒凝络阻",因此中医常采用"活血化瘀,温经通络"的方法治疗 HFS。据此制成配方颗粒,用温水溶解,外用浸洗手足,可以迅速减轻症状。

(四)预测

卡培他滨治疗的相关研究中,敲除胞苷脱氨酶上的等位基因 *rs3215400* 可以引起 E2F 位点的缺失从而导致胞苷脱氨酶表达增多,继而使得卡培他滨代谢产物 5-FU 增多,从而大大增加了

HFS 的发生率。因此有理由认为,rs3215400 是 HFS 的风险预测因子。一项关于索拉非尼诱导 HFS 的研究表明,当每日给药剂量不变时,给药频率越大,罹患 HFS 的风险越高。

与此同时,手足综合征的发生也是临床获益的预测因子。在联合应用卡培他滨和贝伐珠单抗治疗 HER2 阴性的转移性乳腺癌的研究中,HFS 的发生率是无进展生存期(progressive-free survival,PFS)和总生存期(overall survival,OS)延长的预测因子,相对于无 HFS 患者,发生 HFS 者肿瘤进展及死亡风险下降 50%。

二、皮疹

皮肤毒性是表皮生长因子受体抑制剂(epidermal growth factor receptor inhibitor,EGFRI)常见的不良反应。EGFRI 包括小分子酪氨酸激酶抑制剂(tyrosine kinase inhibitor,TKI)和单克隆抗体,部分已上市的 EGFRI 见表 10-26。

表 10-26　部分已上市的 EGFRI

药物	类型	地区	适应证	剂量 / 给药途径
吉非替尼	TKI	中国	吉非替尼单药用于铂类为基础化疗失败的局部晚期或晚期非小细胞肺癌的二、三线治疗	250mg/d,口服
		美国	吉非替尼单药用于以铂类为基础的方案以及多西他赛治疗失败的,既往使用吉非替尼有效的局部晚期或转移性 NSCLC 的持续治疗	
厄洛替尼	TKI	中国、美国及欧盟	厄洛替尼用于治疗既往至少一种方案化疗失败的局部晚期或转移性 NSCLC	NSCLC:150mg/d,口服
			厄洛替尼联合吉西他滨用于一线治疗局部晚期、无法手术的或转移性胰腺癌	胰腺癌:100mg/d,口服
西妥昔单抗	mAb	中国、美国及欧盟	西妥昔单抗联合伊立替康用于治疗伊立替康为基础的化疗耐药的 EGFR 阳性的转移性结直肠癌	首剂 400mg/m²,静脉注射,随后 250mg/m²,每周 1 次
			西妥昔单抗联合用于治疗局部或区域性晚期头颈部鳞状细胞癌;西妥昔单抗单药用于治疗既往以铂类为基础的治疗失败后的复发或转移性头颈部鳞状细胞癌	
			西妥昔单抗联合伊立替康用于治疗对伊立替康为基础的化疗耐药的 EGFR 阳性的转移性结直肠癌。西妥昔单抗单药用于治疗不能耐受以伊立替康为基础的化疗的 EGFR 阳性的转移性结直肠癌	
			西妥昔单抗联合用于治疗含伊立替康的细胞毒药物治疗失败后的 EGFR 阳性转移性结直肠癌西妥昔单抗联合放疗用于治疗晚期头颈部鳞状细胞癌	
帕尼单抗	mAb	美国	帕尼单抗用于治疗在氟尿嘧啶类、奥沙利铂以及伊立替康方案化疗时或化疗后疾病进展的 EGFR 阳性转移性结直肠癌	6mg/kg,静脉注射,每 14 天 1 次

注:EGFR:epidermal growth factor receptor,表皮生长因子受体;EGFRI:epidermal growth factor receptor inhibitor,表皮生长因子受体抑制剂;mAb:monoclonal antibody,单克隆抗体;NSCLC:non-small cell lung cancer,非小细胞肺癌;TKI:tyrosine kinase inhibitor,酪氨酸激酶抑制剂。

EGFRIs 皮肤不良反应常见的表现包括皮肤干燥、瘙痒、脱屑、指甲／甲周改变、毛发生长异常(通常为脱发、睫毛粗长或面部多毛)以及毛细血管扩张(通常表现为小血管膨胀及色素沉着),而丘疹脓疱型病变(即粉刺或痤疮样皮疹)是最常见的皮肤不良反应,发生率 60%~80%。其他不良反应在 10% 左右,不超过 40%。皮疹主要位于皮脂腺分布的部位,即颜面部、躯干上部,中位出现时间为 1~2 周,常在第 3~4 周达高峰。多组临床研究已经证实,皮疹的出现及其程度可能是 EGFRIs 临床获益的标志,尤其是在厄洛替尼治疗中,此种相关性得到研究的广泛证实。

(一) 病因与机制

EGFR 在表皮角化细胞、毛囊滤泡、上皮脂肪层、外分泌腺体、树突状抗原呈递细胞中均有表达,特别在增殖的未分化角质细胞中表达尤为丰富。表皮的基底层、基底部上层和毛囊的外根鞘部是未分化角质细胞较为集中的区域,这些部位是 EGFRI 作用的潜在靶点,也是皮疹发生的解剖基础。EGFRI 导致痤疮样皮疹的病理机制尚未完全明确,一般认为主要是影响了皮肤滤泡和间质细胞表皮生长因子(epidermal growth factor,EGF)信号通路。

在表皮层,EGF 具有重要的作用,能刺激表皮细胞生长、抑制分化、抵抗由紫外线引起的皮肤损伤、抑制炎症和加速创伤愈合。角质细胞是 EGFRI 介导皮肤毒性的作用靶点,EGFRI 对皮肤黑色素细胞和成纤维细胞均无作用,EGFRI 作用于增殖的未分化角质细胞,抑制终末分化标记如角蛋白 -1(keratin-1,KRT1)、KRT10 的表达。

药物对该信号通路的抑制改变了角质细胞增殖、分化、迁移和黏附的能力。皮肤角化细胞主要表达 EGFR,而人类表皮生长因子受体(human epidermal growth factor receptor,HER)家族的其他受体表达较少或不表达;EGFR 主要参与皮肤角化增殖,而 HER2 主要参与分化过程,所以痤疮样皮疹的发生一般仅见于 EGFRI 治疗者。通过对患者皮肤组织的活检发现,EGFRI 相关性皮疹表现在真皮上层(尤其在滤泡附近)卵泡破裂层和上皮棘层松解层呈现一种混合性炎性反应。免疫组化研究显示,在 EGFRI 治疗中,表皮一些关键标志物,包括磷酸化的 EGFR 和促分裂原活化蛋白激酶(mitogen-activated protein kinase,MAPK)的表达发生了改变。在正常的皮肤,磷酸化的 EGFR 表达于基底层和基底部上层,MAPK 表达于基底层。EGFRI 则阻止了表皮细胞层 EGFR 的磷酸化,同时减少了 MAPK 的表达。EGFRI 通过增加在基底层的细胞周期依赖性激酶抑制剂 P27、KRT1、信号转换和转录激活因子 -3 的表达,引起基底角质细胞生长停滞和过早成熟分化,同时伴有中性粒细胞的释放。中性粒细胞释放的某些酶导致角质细胞凋亡,凋亡的细胞积聚在真皮下导致皮肤进一步的损伤,最终形成触痛、丘疹脓疱和甲沟炎。皮肤组织标本活检发现,凋亡细胞为细菌的过度繁殖提供了条件,从而加重了炎性反应。另外,研究发现,*EGFR* 基因第 1 内含子的 CA 重复序列具有多态性,CA 重复序列结构的缩短往往与 *EGFR* 基因的高表达呈相关性,与长 CA 结构者相比,皮疹的发生率在短 CA 结构者中明显增高(17% vs 61%)。这一现象也曾在皮疹的皮肤活检病理中得到了证实。

(二) EGFRI 疗效与皮疹严重程度的相关性

多组临床研究已经证实,皮疹的出现及其程度可能是 EGFRI 临床获益的标志,尤其在厄洛替尼的治疗中,该相关性得到了广泛研究。

厄洛替尼治疗 57 例晚期非小细胞肺癌(non-small cell lung cancer,NSCLC)的 Ⅱ 期临床研究显示:无皮疹患者的中位 OS 为 1.5 个月;1 级和 2~3 级皮疹患者,中位 OS 分别为 8.5 个月和 19.6 个月($P<0.05$)。另外两项 Ⅲ 期临床试验即 BR.21 研究(厄洛替尼治疗含铂方案失败的晚期 NSCLC)

和 PA.3 研究(厄洛替尼联合吉西他滨一线治疗胰腺癌),进一步证实皮疹与 OS 的强相关性。BR.21 研究中,与无皮疹者相比,发生 1 级及 2 级以上皮疹者的 OS 明显延长($P<0.001$)。而在 PA.3 研究中,中/重度皮疹被认为是重要的预后因素,其发生与 OS 和 PFS 的延长显著相关($P<0.001$)。在比较西妥昔单抗联合(或不联合)伊立替康治疗转移性结直肠癌(CRC)的关键性随机Ⅱ期试验中,西妥昔单抗治疗后出现皮肤反应者的有效率(ORR)显著高于无皮肤反应者(联合组 ORR:25.8% 和 6.3%,$P=0.000\ 5$;单药组 ORR 为 13.0% 和 0)。一项比较西妥昔单抗联合顺铂治疗晚期头颈部鳞癌(HNSCC)的Ⅲ期临床研究显示,出现皮肤反应者的 OS 长于无皮肤反应者(但无显著性差异)。皮疹与 OS 的相关性仍有待更多前瞻性、多中心、大样本研究的证实。

但必须注意的是,治疗过程中无皮疹并不意味着 EGFRI 一定无效。

(三) 临床表现

丘疹脓疱型反应(即粉刺或痤疮样皮疹)是最常见的皮肤不良反应,发生率 60%~80%。文献报道 EGFR 单克隆抗体和 TKIs 最常见的皮肤不良反应为普通脓疱疹,发生率 45%~100%,且呈现剂量依赖性。在临床上常需与寻常痤疮相鉴别:其特点主要为普通脓疱疹,但与黑头粉刺并不相关,在病理学和流行病学上明显区别于寻常痤疮。皮疹常伴有瘙痒,但痤疮不同。它们的分布位置相同,多位于面部、上背部和胸部。其他皮肤不良反应发生率仅在 10% 左右,不超过 40%。指甲改变发生率为 10%~29%,常常在给药后期发生,多发生于初次治疗后 4~8 周。甲沟特别是拇指和指头发炎,严重者可导致化脓性肉芽肿。头发改变发生于 9% 的患者,治疗后 2~3 个月明显,其表现多为头发变脆、脱色、卷曲、颜色改变等。快速、弥漫和无瘢痕脱发与瘙痒有关,发生率为 50% 左右,与之相反面部汗毛和睫毛更浓密。睫毛粗重需要进行修剪或请眼科医师拔除,避免向内生长影响角膜引起溃疡和糜烂,或嘱患者戴眼镜。

(四) 临床分级

对 EGFRI 相关皮肤不良反应的准确分级是进行有效治疗干预的基础。美国国家癌症研究所 - 不良事件通用术语评价标准(National Cancer Institute-CommonTerminology Criteria Adverse Events,NCI-CTCAE)是目前临床试验中最常见的不良事件分级方法(表 10-27)。

表 10-27 NCI-CTCAE 皮肤不良事件分级方法

不良事件名称	1 级	2 级	3 级	4 级	5 级
皮肤干燥	无症状	有症状,但不干扰日常生活	有症状且干扰日常生活		
脱发(头发或体毛)	变稀或斑秃	全秃			
色素沉着	轻微或局灶性	明显或广泛性			
指甲改变	变色、脊皱、反甲孔浊样改变、凹甲	部分或整个指甲的缺失或伴甲床疼痛	干扰日常生活		
光敏性	无痛性红斑	痛性红斑	红斑伴脱皮	威胁生命或功能障碍	死亡
毛细血管扩张	少	中等量	多且融合		
皮疹/痤疮样	处理后消失	处理后仍存在	伴有疼痛、溃疡或脱皮	死亡	

续表

不良事件名称	1 级	2 级	3 级	4 级	5 级
皮疹 / 手足皮肤反应	轻微的皮肤改变(如红斑)或皮炎,不伴疼痛	皮肤改变(如脱皮、水疱、出血或水肿)或伴疼痛,不干扰功能	溃疡性皮炎、皮肤改变伴疼痛,干扰功能		
其他未分类	轻度	中度	严重	威胁生命或功能障碍	死亡

注:NCI-CTCAE:National Cancer Institute-CommonTerminology Criteria Adverse Events,美国国家癌症研究所 - 不良事件通用术语评价标准。

1. 简化的皮肤反应分级　目前专家一致认为,EGFRI 相关皮肤损害(丘疹脓疱型病变、皮肤干燥、瘙痒和脱屑)程度应在 NCI-CTCAE 3.0 版基础上进行简化,根据皮肤损害范围、有无主观症状、对日常生活的影响以及有无继发感染来确定,使之更好地指导临床分级治疗。

1 级(轻度):范围较局限(如丘疹脓疱型病变主要局限于头面部和上躯干部),几乎无主观症状,对日常生活无影响,无继发感染征象。

2 级(中度):范围较广泛,主观症状轻,对日常生活有轻微影响,无继发感染征象。

3 级(重度):范围广泛,主观症状严重,对日常生活影响较大,有继发感染的可能。

2. 指甲 / 甲周改变分级则按照 NCI-CTCAE 3.0 版确定。

1 级:指甲脱色、褶皱、点蚀。

2 级:指甲部分或完全脱落,甲床疼痛。

3 级:上述症状影响日常生活,有继发感染,甲沟炎。

(五)皮肤不良反应的有效处理

皮疹、皮肤干燥及瘙痒的处理方法:首先应确定病变程度,然后按照其严重程度逐级处理。

轻度毒性:患者可能无须任何形式的干预,亦可局部使用复方醋酸地塞米松软膏(皮炎平)、氢化可的松软膏(1% 或 2.5%)或氯林可霉素凝胶(10%)以及红霉素软膏。对皮肤干燥伴瘙痒者,可予薄酚甘油洗剂(每天 2 次)或苯海拉明软膏涂抹瘙痒局部。不应因轻度毒性而更改 EGFRI 的剂量。2 周后再次评估,若情况恶化或无明显改善则按中度毒性处理。

中度毒性:局部使用氢化可的松软膏(2.5%)或红霉素软膏,并口服氯雷他定。对皮肤干燥伴瘙痒者,可予苯海拉明软膏或复方苯甲酸软膏涂抹瘙痒局部。有自觉症状者应尽早口服米诺环素(美满霉素 100mg,每日 2 次)。2 周后再行评估,若情况恶化或无明显改善则按重度毒性处理。

重度皮疹:干预措施基本同中度皮疹,但药物剂量可适当增加。必要时可予冲击剂量的甲泼尼龙,并可减少 EGFRI 剂量;若合并感染,则选择合适的抗生素进行治疗,如头孢呋辛(250mg,每日 2 次)。若 2~4 周后不良反应仍未充分缓解,则考虑暂停用药或中止治疗。

EGFRI 减量或停药须作为 3 度皮肤不良反应治疗失败后的最后选择,厄洛替尼可减至 100mg/d,吉非替尼 250mg 隔天一次,西妥昔单抗则减至总剂量的 75%/ 周。只有皮肤反应持续 2~4 周无法清除才中断治疗。EGFRI 停药期间,对皮疹的治疗不能停止。因为皮疹可能持续很长时间。部分患者仅需暂时停药,待皮疹改善后即可继续用药。

一项随机双盲的试验表明,在开始使用西妥昔单抗的 1 个月之内预防性口服米诺环素能明

第 10 章

显降低痤疮样皮疹的严重程度,而局部使用他佐罗汀并无作用,且具有明显刺激性,不推荐使用。对伴二重感染的皮疹通常疼痛明显,可以口服镇痛药物,如果局部疼痛程度逐渐加重,要考虑蜂窝织炎可能。另外有小样本的临床观察显示胶态燕麦片洗剂治疗痤疮样皮疹,疗效显著,提示某些具有润肤功能的中草药也具有治疗该类皮疹的功效,并且无不良反应,值得尝试。中医根据辨证论治的原则,使用清热解毒、祛风燥湿药物为主的方剂外用或内服,也屡获一定疗效。

对指甲脱色和褶皱等改变,可不做特殊处理。一旦出现甲沟炎,则可应用金银花水泡足或手,莫匹罗星(百多邦)、环丙沙星(达维邦)或夫西地酸(立思汀)外涂。若症状无缓解,给予米诺环素或头孢呋辛口服,严重者可外科拔甲治疗。

(六)皮肤不良反应的预防及患者教育

1. 预防措施 由于小分子酪氨酸激酶抑制剂所致皮疹多属于光敏性,可致暴露于日光部分的皮疹更为严重,所以嘱患者减少日晒时间,注意避光,建议使用 SPF>18 的广谱防晒用品。每天保持身体清洁及干燥部位皮肤的湿润,避免接触碱性和刺激性强的洗漱用品,沐浴后涂抹温和的润肤露或硅霜、维生素 E 软膏以预防皮肤干燥。有趾甲倒刺(逆剥)者,在用药过程中可能出现甲沟炎及局部增生反应,因此其在接受 EGFRI 治疗期间需改变足部受力习惯,穿宽松、透气性好的鞋。EGFRI 治疗前 1 周用热温水泡足(在用药中继续)或食用盐 + 水 + 白萝卜片(或花椒)煮沸泡足后涂抹护肤物或硅霜以预防足部皮疹的发生。

2. 患者教育 加强与患者的沟通和交流,用药前医护人员即应告之可能发生的皮肤不良反应。正确解释皮疹严重程度与生存获益的关系,增强患者正确应对皮肤不良反应的信心。指导患者采取正确的预防措施。

第 8 节 神 经 毒 性

一、概述

抗肿瘤药物可引起神经毒性,对神经系统的结构及功能造成损伤,为临床常见的剂量限制性毒性。根据其损伤部位,可分为外周神经毒性、中枢神经毒性及感受器毒性。外周神经毒性最为常见,主要累及脑神经、末梢神经及自主神经,可表现为复视、面瘫、肢体感觉异常、肌肉关节疼痛、运动障碍、腱反射减弱、便秘、麻痹性肠梗阻、尿潴留等。中枢神经毒性可表现为脑膜刺激症状、认知障碍、脑白质病变等。现阶段肿瘤治疗手段日新月异,恶性肿瘤患者的生存得到了极大程度的改善。但随着治疗周期及生存期的延长,神经毒性的发生愈发普遍,与其相伴随的心理及生理损伤均严重影响患者的生存质量。同时在抗肿瘤治疗中,严重的神经毒性常使患者不得不接受药物减量甚至于停药,进而影响恶性肿瘤的治疗。有研究显示,在接受具有神经毒性药物化疗的患者中,20%~40% 出现化疗相关的外周神经毒性。肿瘤治疗与治疗相关副作用之间的矛盾愈加突出,因此妥善处理治疗相关神经毒性在改善肿瘤患者生存质量上具有重大意义。

神经毒性发生率增高有赖于多种因素。首先,由于疗效的改善,多种恶性肿瘤的生存期延长。病程延长、接受治疗次数增多,导致神经毒性等剂量限制性不良反应的发生率增高。其次,随着肿瘤综合治疗的普及,同步放化、放疗联合化疗等模式已成为肺癌、乳腺癌、结直肠癌等常见恶性肿瘤的常规治疗手段。有研究显示放化疗联合应用时,神经毒性发生率明显增加。对于原发中枢神经系统的淋巴结瘤患者,全脑放疗同步化疗较单纯放疗明显增加老年患者脑白质病变的发生率。一方面可能是由于化疗药物起到增敏作用,使放疗神经毒性进一步提高,另一方面放疗可能对血脑屏障产生影响,增加了化疗药物通透性,进一步加重神经毒性。此外,在支持治疗手段不断进步及多样化的基础上,化疗药物剂量较以往明显提高,骨髓抑制等副作用不再是限制化疗剂量的主要因素。然而因缺乏有效的预防及治疗措施,剂量限制性神经毒性的发生在肿瘤治疗过程中越来越突出。同时,包括生物反应调节剂在内的某些新药及某些直接作用于神经系统的治疗方式及给药手段,均可增加神经毒性的发生。

虽然神经毒性的发生率较以往明显增加,但在不同研究中其发病率却千差万别。神经毒性的发生率不仅与药物剂量强度、人种、年龄等因素相关,还与患者的遗传易感性相关。虽然神经毒性的发生越发普遍,但目前其发生机制仍不明确。有研究显示,相对于中枢神经系统,外周神经系统因缺乏血脑屏障的保护,更易受到神经毒性药物的影响。药物可直接作用于初级感觉神经元后根神经节的神经纤维或神经元细胞体,进而产生神经毒性。抑或可通过影响神经元代谢、影响神经递质功能、改变离子通道等方式对神经造成损伤。除上述感觉神经系统受累外,药物神经毒性亦可作用于运动系统或感觉运动系统,并伴有或不伴自主神经功能损伤。因此,由于药物作用靶点的不同,不同抗肿瘤药物可表现出不同临床症状。

恶性肿瘤治疗的进步与发展为患者带来生存获益的同时也带来了棘手的并发症及副作用。严重且长期存在的神经毒性在一定程度上影响肿瘤患者的治疗及生活质量。了解不同抗肿瘤药物神经毒性的特点,妥善处理及预防神经毒性,应引起广大临床肿瘤医生的重视。本章节主要介绍临床常用化疗药物及生物调节剂所致神经毒性的机制、表现及防治,为广大肿瘤医师的临床工作提供参考。

二、细胞毒药物

(一)铂类药物

自 20 世纪 70 年代铂类药物进入抗肿瘤治疗领域之后,铂类药物逐渐成为目前世界范围内应用最广的抗肿瘤细胞毒药物之一。全球每年有超过 580 万人罹患恶性肿瘤,而铂类药物在肺癌、乳腺癌、胃癌、结直肠癌、生殖系统肿瘤、泌尿系肿瘤及头颈部肿瘤等多种恶性肿瘤的治疗中发挥着举足轻重的作用。含铂方案已成为上述多种恶性肿瘤的一线首选治疗手段。

顺铂为一代铂类药物,二代主要包括卡铂、奈达铂、异丙铂、tetraplatin,三代主要有奥沙利铂、洛铂、heptaplatin、satraplatin 等。虽然不同铂类药物之间具有各自所特有的不良反应及毒性,但神经毒性为铂类药物普遍存在的常见不良反应。

1. 顺铂　外周神经病变为顺铂最常见的神经毒性。它主要累及调节振动觉及本体感觉的神经纤维。顺铂主要可引起脊神经后根神经节损伤,但目前其诱发神经病变的具体机制尚不明确。有研究显示,顺铂可通过形成链内加合物或链内交链改变 DNA 三级结构,进而促进细胞周期蛋白 D1 上调及 *Rb* 基因产物高度磷酸化,进一步使已分化的后根神经节神经元重新进入细胞周期,从而引起凋亡。同时,顺铂还可能通过引起氧化应激反应及线粒体功能障碍等诱发神经元细胞凋亡。DNA 损伤,*p53* 基因激活,线粒体 DNA 转录减少所致后根神经节神经元凋亡亦可能参与其中。此外,有研究显示,反复给药可致顺铂透过血脑屏障并沉积,进而导致脑白质脱髓鞘病变及空泡变性。

顺铂所致外周神经病变与药物剂量具有相关性。长期感觉异常的发生率与严重程度取决于顺铂的累积剂量及剂量强度,脊神经后根神经节中铂类药物浓度与外周神经毒性的程度呈正比。当累积剂量超过 $300mg/m^2$ 时,可观察到外周神经病变早期症状,如下肢振动觉减弱,足踝反射等腱反射消失,并可伴有手指或足趾麻木、刺痛或感觉异常等。长期治疗可使上述症状进一步加重。超过 $500\sim600mg/m^2$ 时,绝大多数患者可出现感觉神经异常表现,如深部腱反射缺失、振动觉减弱等。在部分感觉神经严重受损的患者中,本体感觉受损可导致感觉性共济失调,间接引起行走不稳等运动功能受限。此外糖尿病等慢性基础性疾病,联合紫杉醇等其他神经毒性药物等因素也在一定程度上对顺铂所致外周神经病变产生影响。除外周神经病变外,顺铂还可能引起脊髓后根神经节细胞退化或脊髓脊柱损伤,进而导致前核间型眼肌麻痹综合征(Lhermitte syndrome)。

顺铂对外周神经的损伤主要发生于化疗过程中,但其临床症状的出现多具有延迟性,约30%的患者在治疗结束后半年内逐渐出现外周神经损伤症状。其中,部分外周神经病变是可逆的,其持续时间与顺铂的累积剂量有关,其可逆性与外周神经受损程度相关,部分轻微受损者可完全恢复。

顺铂对耳蜗外毛细胞、螺旋神经节、血管纹等结构亦具毒性。顺铂可造成细胞内氧自由基过度产生,进一步导致上述结构细胞的不可逆性凋亡,进而导致听力下降。顺铂所致听力损伤,最初仅表现为高频听阈损伤,但随着损伤的持续及加重最终表现为广范围听阈受损。

鉴于顺铂的神经毒性,氨磷汀、二乙基二硫代氨基甲酸酯、谷胱甘肽、维生素 E、ORG2766 等药物被应用于神经毒性的防治中,但其疗效尚缺乏足够的数据支持。

2. 奥沙利铂 奥沙利铂为第三代铂类药物,被广泛应用于结直肠癌、胃癌、胰腺癌等肿瘤的治疗中。奥沙利铂的神经毒性主要表现为急性神经毒性及慢性神经毒性两方面。奥沙利铂的慢性神经毒性与药物累积剂量相关,其作用机制与顺铂相似。急性神经毒性产生的机制仍不明确,目前认为主要与急性离子通道病变相关。奥沙利铂代谢产物草酸盐可与钙离子及镁离子螯合,进一步影响电压门控离子通道,导致其功能紊乱。

奥沙利铂急性神经毒性主要表现为一过性口周及四肢末梢感觉异常、感觉迟钝或减退,多由寒冷诱发或加重,症状持续时间通常较短暂,可在数小时或数天内缓解。上述症状可发生于奥沙利铂输注过程中或用药后数小时以内。1%~2% 的患者可出现急性咽喉感觉障碍,表现为主观性呼吸困难或吞咽困难,但临床及查体上缺少缺氧、发绀、喉痉挛等表现。极少数患者有言语不清,行走时小腿肌肉痉挛或握拳不能松开等表现。奥沙利铂的慢性神经毒性主要表现为外周神经损伤,患者可出现四肢肢端感觉麻木等症状,严重者可影响日常生活,不能完成书写、持物、系扣子等精细动作,部分患者可因下肢感觉异常引起行走困难。急性神经毒性发生频率与给药次数相关。慢性神经毒性与药物剂量累积相关。当药物累积剂量超过 $540mg/m^2$ 时可观察到外周神经毒性,达到 $780\sim850mg/m^2$ 时约 15% 患者出现严重的慢性神经毒性,若累积剂量达 $1\,000mg/m^2$ 以上时,约半数患者表现出严重的外周神经毒性。慢性神经毒性约 80% 是部分可逆的,40% 的患者在治疗结束后 6~8 个月内可逐渐恢复,但也有少部分患者的神经损伤症状可持续存在。

虽然急性咽喉感觉障碍多可自行缓解,必要时仍可给予支气管扩张剂或抗组胺药物对症处理。此外,由于急性神经毒性多由寒冷诱发,对患者在奥沙利铂治疗过程中进行适当的宣教也是预防急性神经毒性发生的手段之一,如避免进食冷饮、避免冷水洗手等。在慢性神经毒性的预防及治疗上,卡马西平、加巴喷丁、谷胱甘肽、谷氨酰胺、氨磷汀、静脉输注钙盐及镁剂等具有一定疗效,但仍存在争议。

（二）紫杉类药物

紫杉醇及多西他赛为乳腺癌、卵巢癌、头颈部肿瘤、非小细胞肺癌、胃癌等恶性肿瘤常用化疗药物。主要作用于微管蛋白,促进微管蛋白解聚,抑制细胞有丝分裂。神经毒性为紫杉类药物常见的非血液学毒性。

紫杉类药物的神经病变主要累及感觉神经纤维,运动神经纤维受损相对较轻。其作用机制尚不明确,紫杉类药物可能通过作用于感觉神经元体细胞及轴突的纺锤体微管,干扰微管形成,进而影响轴突信号输送。同时可干扰脊神经后根神经节微管形成,降低轴突生长。通过损伤外周神经系统中神经细胞及非神经细胞引起神经毒性。

紫杉类药物的神经毒性主要表现为肢端手套袜套样感觉异常、麻木或疼痛,严重者可出现肢体远端对称性振动觉、位置觉减退及痛温觉缺失。部分患者可于用药后出现显著的周身疼痛,主要涉及下肢、臀部、腰骶部等部位。其毒性主要在给药后 24~72 小时出现,可持续数日甚至数月,大部分神经损伤表现可于数周内恢复。紫杉类药物所致神经毒性为剂量累积性。相对于多西他赛,紫杉醇所致外周神经毒性的发生率相对较高。紫杉醇累积剂量超过 $1\,000mg/m^2$,多西他赛累积剂量超过 $400mg/m^2$ 时,可引起严重的外周神经病变。给药间隔可能会对紫杉类药物的神经毒性产生影响,但仍存在争议。神经毒性总体上预后良好,但是对于接受联合其他神经毒性药物治疗的患者,其外周神经毒性发生率及严重程度明显增加。此外,对于已经产生紫杉类相关神经毒性的患者,持续紫杉类药物治疗,可进一步加重神经毒性,部分患者可发展为不可逆性损伤。

还原型谷胱甘肽、单唾液酸四己糖神经节苷脂、氨磷汀、谷氨酰胺、乙酰 -1- 肉碱、维生素 E、度洛西汀等药物可通过营养修复神经、镇痛镇静等,在一定程度上预防或缓解紫杉类相关神经毒性,但仍缺乏大样本量研究的证实及支持。

（三）长春碱类

长春碱类药物作用靶点为微管,主要抑制微管蛋白聚合,阻碍纺锤体微管形成,进而抑制细胞增殖。临床上常用的长春碱类药物包括长春新碱、长春碱、长春地辛、长春瑞滨等。长春碱类药物被广泛应用于血液系统恶性肿瘤、淋巴瘤、非小细胞肺癌、乳腺癌、绒癌、肉瘤等恶性肿瘤的治疗之中。因此其在神经方面的毒性已被广大临床工作者熟知,其中长春新碱的神经毒性尤为突出。

长春新碱的神经毒性发生率超过 40%,好发于 40 岁以上成年人,儿童耐受性较成年人好。主要累及外周神经,此外自主神经、脑神经、中枢神经系统亦可受到影响。其具体机制尚不明确,长春新碱可能通过作用于微管蛋白二聚体改变神经元细胞骨架,影响轴突运输等,进而引起脱髓鞘改变及轴索变性。

外周神经损伤最为常见。主要表现为深部腱反射减弱或消失,随着治疗的持续逐渐出现感觉异常。腱反射减弱多从远端逐渐开始,首先表现为跟腱反射减弱。感觉异常最常见部位亦为肢体远端,主要累及手指及足趾,手指比足趾更显著,主要为痛温觉受损,可表现为手指尖或足趾尖疼痛,受损部位的痛温觉阈值提高,呈手套袜套样痛温觉缺失。深感觉损伤发生晚且轻微,振

第
10
章

动觉损伤少见,但约 20% 的患者可通过检查发现振动觉受损,关节位置觉通常不受影响。运动受损主要累及手内侧肌群、踝背屈肌及足趾伸肌,严重时可发展为肌无力,出现下肢轻瘫、足下垂等。部分患者在用药时可出现肌痉挛,表现为肌肉疼痛,在大剂量化疗时较常见。

30% 以上患者可出现自主神经功能损伤,主要表现为便秘、腹部绞痛、性功能障碍、尿潴留,少数可出现肠梗阻、直立性低血压等。自主神经功能障碍多在给药后几天内出现,通常早于外周神经损伤症状的出现。

长春新碱可导致动眼神经、三叉神经、展神经、面神经、听神经等脑神经损伤。出现眼睑下垂、斜视、复视、面瘫等各神经损伤相对应的临床表现。中枢神经系统损伤十分罕见,可出现昏迷、癫痫发作、抗利尿激素异常分泌综合征等。

长春新碱的神经毒性为剂量累积性。神经病变产生的程度与化疗剂量及化疗周期数相关,多发生于接受治疗后 6~8 周。低剂量时相对安全,但累积剂量超过 $4mg/m^2$ 时大部分患者可出现腱反射减退或消失,$2\sim6mg/m^2$ 出现末梢感觉异常,超过 $8mg/m^2$ 可出现肌力下降及步态异常。大剂量长春新碱治疗可到导致神经性疼痛及肌痛。通常情况下,在停药 3 个月内神经毒性可逐步恢复,肌力下降的恢复相对较快,感觉神经恢复则需要一定时间,但是仍有小部分患者神经毒性持续存在。此外,值得注意的是跟腱反射一旦受损一般很难恢复。对于本身就患有外周神经病变的患者,低剂量长春新碱在治疗早期即可引起严重的外周神经病变。此外糖尿病、高龄、肝功能异常、营养状态等可能会对长春新碱的神经毒性产生一定影响。因此,在临床工作中医务工作者需甄选出具有神经毒性潜在危险因素的患者,规避严重神经毒性的发生。

有报道称谷氨酰胺、谷胱甘肽、氨磷汀、B 族维生素、神经生长因子、加巴喷丁、单唾液酸四己神经节苷脂、ORG2766 等药物或可对长春新碱所致神经毒性有所改善,但均缺乏临床试验数据支持,疗效上存在争议。目前尚无公认有效的药物可改善或预防长春新碱的神经毒性。基于神经毒性的剂量累积特性,可通过限制给药剂量,减少给要次数或停药等方式缓解长春新碱的神经毒性。目前推荐的长春新碱单次给药剂量为 $1.4mg/m^2$ 或单次最大给药量为 $2mg$。

（四）阿糖胞苷

阿糖胞苷为细胞周期特异性药物,作用于细胞增殖 S 期,通过抑制 DNA 多聚酶,影响细胞 DNA 合成,抑制细胞增殖。阿糖胞苷被广泛应用于血液系统恶性肿瘤、淋巴瘤、消化道肿瘤、卵巢癌等多种恶性肿瘤治疗之中。特别是儿童急性淋巴细胞白血病及晚期非霍奇金淋巴瘤（non-Hodgkin lymphoma,NHL）,大剂量阿糖胞苷治疗可显著提高治愈率。阿糖胞苷可透过血脑屏障,同时也被广泛应用于鞘内注射,因此其对神经系统,特别是中枢神经系统产生的毒性不容忽视。

阿糖胞苷在体内经过胞苷脱氨酶脱氨基等一系列活化代谢反应后发挥抗肿瘤作用。阿糖胞苷可透过血脑屏障,大剂量给药时脑脊液中药物浓度可达血浆中 40%,且脑脊液中胞苷脱氨酶含量低,脑脊液中阿糖胞苷及其代谢产物半衰期明显长于血浆中水平,其活性水平持续时间亦明显延长,可达 24 小时以上。因此阿糖胞苷易出现中枢神经系统毒性,其中以小脑损伤最为常见。其中不可逆性小脑损伤病理学组织检查可见浦肯野细胞受损,但具体机制尚不明确。

阿糖胞苷所致神经毒性为剂量累积性。常规剂量引起神经毒性者较少见,阿糖胞苷累积剂量小于 $24mg/m^2$ 时可无明显神经损伤表现。中等剂量或大剂量阿糖胞苷治疗时可对神经系统产生影响,当累积剂量超过 $48mg/m^2$ 时可出现不可逆性神经损伤。阿糖胞苷所致小脑毒性主要表现为眼球震颤、共济失调、轮替运动障碍、构音障碍等。急性小脑损伤在用药过程中即可出现,轻微患者于停药后 2~3 周小脑损伤症状可逐步缓解,少部分患者则可发展为不可逆性小脑功能受损。大剂量阿糖胞苷所致不可逆性小脑损伤发病率为 8%~20%。此外,中枢神经系统受损还可出现头疼、嗜睡、昏睡、淡漠,甚至癫痫发作等症状,多可在化疗结束后缓解。

鞘内注射为阿糖胞苷另一常用给药途径,是预防及治疗中枢神经系统白血病的重要手段之一。有研究显示鞘内注射阿糖胞苷可引起脊髓神经根病变,可能与化疗药物的直接损伤有关。上述脊髓神经根病变不常见,多发生于高剂量给药或联合鞘内给药,或合并全身大剂量化疗时。阿糖胞苷所致脊髓病变可于治疗后数分钟内发病,主要表现为进行性双下肢无力、感觉缺失、大小便失禁等,多数患者症状可逐渐改善或消失,少部分患者持续进展。此外,鞘内注射还可以引起化学性脑膜炎。

目前尚无明确药物可预防或治疗阿糖胞苷所致神经毒性。临床工作中应注意阿糖胞苷累积剂量,治疗过程中严密观察,一旦出现中枢神经系统受损表现时,应及时停药,并予以糖皮质激素处理。避免大剂量及联合鞘内给药,避免与大剂量化疗同时进行。此外,要及时处理治疗过程中的并发症及既往疾病等,如电解质紊乱、感染、肝肾功能异常等。

（五）埃坡霉素

埃坡霉素是一类非紫杉烷化类促微管蛋白聚合剂,对接受过紫杉醇治疗的晚期乳腺癌、卵巢癌、膀胱癌、非小细胞肺癌等有效。埃坡霉素与紫杉醇微管结合位点部分重叠甚至相同,因此两者神经毒可能相似。埃坡霉素主要包括伊沙匹隆、BMS-310705、埃坡霉素 D、patupilone、sagopilone。伊沙匹隆为第二代半合成埃坡霉素 B 类似物,具有较广泛的抗肿瘤谱,目前主要用于难治性乳腺癌的治疗。

伊沙匹隆所致神经毒性主要表现为外周感觉神经毒性,运动及自主神经损伤偶有报道,但相对少见。其神经毒性的神经电生理学研究非常有限。临床上主要表现为四肢的感觉异常、麻木及疼痛,肌无力相对少见。神经毒性的发病率与每周期伊沙匹隆给药剂量、给药持续时间及累积剂量相关。有研究显示伊沙匹隆 $40mg/m^2$,每 3 周给药,每次给药时间达 3 小时,3~4 级外周神经毒性发生率为 15%~24%。$50mg/m^2$ 给药时,给药时间达 3 小时,外周神经毒性发生率为 11%~33%,给药剂量不变,给药时间为 1 小时,外周神经毒性发生率为 7%~38%。当给药剂量相对较低,为 $32mg/m^2$,给药时间达 3 小时,3~4 级神经毒性发病率仅为 5%。有回顾性分析显示,对于治疗前已有基础性神经病变的患者,接受伊沙匹隆治疗后出现严重神经毒性的风险更高。特别是对于接受伊沙匹隆治疗的晚期乳腺癌患者,既往多接受过含紫杉类及蒽环类药物治疗,其治疗前很可能已存在外周神经损伤。此外糖尿病或为伊沙匹隆神经毒性高危因素,但仍存在争议。伊沙匹隆所致神经多数可逆,多数于数周内恢复,严重者中位恢复时间为 5~6 周。但是由于目前关于伊沙匹隆的研究数量有限,上述观点仍需论证。

三、蛋白酶体抑制剂硼替佐米

硼替佐米是一种合成的高选择性 26S 硼酸盐蛋白酶体抑制剂。主要用于多发性骨髓瘤及套细胞淋巴瘤的治疗。

硼替佐米所致外周神经毒性的机制尚不明确。硼替佐米可能通过阻断神经因子逆转录以及促使神经膜细胞钙离子稳态失衡等途径引起外周神经病变。此外,外周神经系统由脊神经后根神经节神经元轴突组成,硼替佐米可在脊神经后根神经节内蓄积,进而直接作用于后根神经节并引起相应的解剖结构及功能损伤,进一步导致外周神经病变。

硼替佐米所致外周神经毒性主要累及感觉神经,运动神经受累约占 10%。外周神经毒性主要表现为肢端神经性疼痛、感觉异常、麻木、感觉缺失、烧灼感,呈手套袜套样,下肢为著,可伴有腱反射减弱或消失,本体感觉受损等,自主神经受损可表现为直立性低血压,其中神经性疼痛最为突出。在接受硼替佐米治疗的患者中,约半数患者可表现出外周神经毒性。硼替佐米神经毒性主要为剂量累积性,多在用药后 5 周期内或累积剂量达到 $26mg/m^2$ 时出现,且随着累积剂量的增加神经毒性发生率逐渐增高。既往有基础神经病变的患者,其硼替佐米所致神经毒性发生率也相对较高。对于复发性骨髓瘤患者,约 75% 在接受硼替佐米治疗后出现 1~2 级外周神经毒性,然而初治患者中约 33% 出现轻度外周神经毒性。30% 复发性骨髓瘤患者出现 3~4 级外周神经毒性,在初治患者中则为 20%。多发性骨髓瘤本身亦会造成外周神经病变,20% 以上初治骨髓瘤患者有轻度运动感觉神经病变。故多发性骨髓瘤相关性神经损伤、既往基础性周围神经病变、既往神经毒性药物治疗史、糖尿病等因素可增加硼替佐米外周神经病变发生率。

硼替佐米所致神经毒性大多可逆,大多数患者在减量或停药后外周神经损伤症状可得到一定程度改善,停药 3~4 个月内可逐渐恢复,甚至完全缓解,部分患者恢复时间较长,达 1 年以上,少部分患者则出现不可逆性神经损伤。维生素 E、B 族维生素、乙酰左旋肉毒碱、谷胱甘肽、谷氨酰胺、阿片类及非甾体抗炎药、三环类抗抑郁药等多种药物可能在一定程度上改善硼替佐米所致外周神经毒性,但疗效不十分明确且存在争议。目前对硼替佐米所致外周神经毒性主要以预防为主,在治疗过程中密切监测患者临床表现,必要时完善神经电生理检查。合理对患者外周神经毒性程度及疗效进行综合评估,及时予以减量或停药等干预措施是缓解神经毒性的行之有效的方法。

四、沙利度胺

沙利度胺是一种人工合成的谷氨酸衍生物,具有抑制肿瘤血管生成、调节血管内皮黏附因子、诱导肿瘤细胞凋亡、调节 T 淋巴细胞功能等作用。对于多发性骨髓瘤、肝癌、非小细胞肺癌、神经胶质瘤、黑色素瘤等具有一定疗效。2006 年被美国 FDA 批准用于多发性骨髓瘤一线治疗。

沙利度胺所致外周神经毒性最常见,其发病机制不明,在不同报道中其发生率亦存在差异,为 10%~83%,严重神经病变发生率不到 10%。沙利度胺所致外周神经毒性主要累及感觉神经,主要表现为肢体末梢感觉异常、感觉迟钝及感觉缺失。30%~40% 的患者可发生不同程度的运动神经病变,大部分患者肌力不受影响,主要表现为轻微的震颤,腱反射特别是踝反射可出现减弱或消失。当沙利度胺与大剂量地塞米松联用时可出现并加重肌无力症状。自主神经损伤可表现为长期便秘。

沙利度胺所致神经毒性为剂量累积性,其神经毒性的发生与单次给药剂量、药物累积剂量及治疗持续时间有关。在一项包含了 1 629 名复发或难治性多发性骨髓瘤患者的 Ⅱ 期临床试验中,外周神经毒性发生率为 28%。其发生率与单次给药剂量相关,当沙利度胺每日平均用量为 50~200mg 时,神经毒性发生率为 12%,当每日用量超过 200mg 时,神经毒性发生率为 30%,明显升高。当沙利度胺累积剂量超过 20g 时,外周神经毒性发生率明显提高。此外,治疗持续时间亦影响神经毒性的发生,有研究显示对于晚期多发性骨髓瘤患者,沙利度胺剂量为 373mg/d 时,治疗持续 6 个月时其外周神经毒性发生率约为 38%,而当治疗持续 12 个月时,其外周神经毒性明显提升至 73%。由于沙利度胺所致外周神经毒性与给药剂量及药物暴露时间有关,为减少神经毒性的发生,沙利度胺推荐剂量每日不超过 200mg,作为自体干细胞移植后巩固及维持治疗,沙利度胺不超过 1 年。

目前尚无明确的药物或方法能预防或治疗沙利度胺所致神经毒性。药物减量或终止治疗是缓解神经毒性的主要方法。一般情况下神经毒性多在停药后逐渐恢复,但严重者恢复缓慢,仅有 25% 可完全恢复,若出现神经元受损时,神经毒性症状多不可逆。由于神经毒性发生率高,严重者症状不可逆,故及时发现神经毒性症状并减量或终止治疗十分必要,但上述措施需建立在充分权衡疗效与神经损伤的基础上。

五、免疫检查点抑制剂

新型抗肿瘤药物程序性死亡受体 1(programmed cell death-1,PD-1)单抗、程序性死亡配体 1(programmed cell death-ligand 1,PD-L1)单抗、细胞毒性 T 淋巴细胞相关蛋白 4(cytotoxic T-lymphocyte associated protein 4,CTLA-4)单抗等免疫检查点抑制剂在转移性黑色素瘤的治疗中显示出了明显优势。其中 PD-1 单抗及 PD-L1 单抗除在黑色素瘤领域外,在肺癌、肾细胞癌等多种恶性肿瘤的治疗亦具有显著疗效。免疫介导相关反应为其常见副作用,主要累及皮肤、胃肠道、肺、肝、内分泌系统等,神经系统受累亦有报道。其中 CTLA-4 单抗可引起一系列免疫相关神经系统不良反应,如垂体炎、脊髓炎、炎症性肌病、周围神经病变等,但相对少见。新型抗肿瘤药物的出现,为难治性晚期恶性肿瘤的治疗带来了希望,但与其相伴的不同与传统化疗药物及靶向药物的并发症又给临床工作者带来了新的挑战。

六、高危人群的识别及预防

药物神经毒性带来的感觉及运动功能障碍严重地影响了恶性肿瘤患者的生活质量。目前在神经毒性的治疗上尚缺乏公认的明确有效的药物,同时严重的神经损伤多不可逆,一旦发生将伴随患者终身。因此,在临床工作中识别高危人群,有效预防神经毒性的发生至关重要。对于既往患有基础性神经系统病变的患者,曾接受神经毒性药物治疗的患者,或具有糖尿病、高龄、营养状态差等危险因素的患者,在接受具有神经毒性的药物治疗时,需予以充分关注,警惕神经毒性的发生。对已出现轻微早期症状的患者,必要时进行神经电生理监测。谷胱甘肽、谷氨酰胺、氨磷汀、钙盐及镁剂、单唾液酸四己糖神经节苷脂、ORG2766、三环类抗抑郁药、非甾体抗炎药、维生素 E 及维生素 B 族等在缓解神经毒性症状中具有一定疗效,但存在争议,上述药物在神经毒性的预防上尚缺乏明确证据。

第 9 节　免疫治疗相关不良反应

免疫检查点抑制剂(immune checkpoint inhibitors,ICIs)是通过阻断免疫检查点,诱导抗肿瘤免疫反应的一类药物。正常情况下,免疫检查点主要包括细胞毒性 T 淋巴细胞相关蛋白 4(cytotoxic T-lymphocyte associated protein 4,CTLA-4)和程序性死亡受体 1(programmed cell death protein 1,

PD-1）途径，这两条途径均可以下调 T 细胞反应，保护机体免受可能导致损伤的免疫反应，如自身免疫疾病和过度的炎症反应。然而，肿瘤可以通过激活免疫检查点和抑制 T 细胞反应，劫持免疫下调反应系统，从而逃避免疫系统的监控。因此，通过干扰免疫检查点途径，可以诱导抗肿瘤免疫反应，达到治疗肿瘤的目的。

目前批准用于治疗肿瘤的 ICIs，均是针对 CTLA-4、PD-1 或程序性死亡配体 1（programmed death-ligant 1，PD-L1）的单克隆抗体。随着 ICIs 在临床实践中的应用日益广泛，免疫相关不良事件（immune-related adverse events，irAEs）显著增加。大多数 irAEs 与诱导了针对正常器官的过度免疫有关。ICIs 的总体安全性在一项包括了 36 项 Ⅱ/Ⅲ 期临床试验的荟萃分析中进行了评估，不良事件的整体发生率在 54%~76% 之间。irAEs 可发生在任何器官系统和任何时间，中位发病时间多在治疗开始后的 2~16 周内。通常，PD-1 和 PD-L1 抑制剂比 CTLA-4 抑制剂的耐受性更好，CTLA-4 抑制剂导致的严重 irAEs 的比例更高。结肠炎、垂体炎和皮疹在 CTLA-4 抑制剂中更常见；而肺炎、甲状腺炎、关节痛和白癜风更常见于 PD-1 抑制剂。ICIs 与传统化疗联合，或两种类型的 ICIs 的联合治疗，可能增加 irAEs 的发生率和严重程度。

一、irAE 的发生机制

虽然，CTLA-4 抑制剂和 PD-1 或 PD-L1 抑制剂均可诱导非特异性免疫通路的上调、提高效应 T 细胞活性和增殖能力、消减调节 T 细胞（regulatory T cell，Treg）功能和促进体液免疫反应，且两类不同免疫检查点抑制剂所致的 irAEs 具有相似性，但两者相关的 irAEs 在发生频率、受影响器官和严重性等方面有所不同，提示不同免疫检查点抑制剂导致 irAEs 发生的机制可能有所不同。

（一）T 细胞的激活与抑制

首先，CTLA-4 常规表达于 Treg 细胞膜上。Treg 细胞通过抑制效应 T 细胞增殖和细胞因子释放，下调免疫反应。CTLA-4 抗体可通过抗体依赖的细胞毒作用，影响 Treg 细胞的功能和存活，增加肿瘤微环境中效应 T 细胞与 Treg 细胞的比率，从而增强抗肿瘤反应。另外，PD-1 表达于效应 T 细胞，与广泛存在于抗原呈递细胞、肿瘤细胞和各种正常组织细胞上的配体 PD-L1 或 PD-L2 结合后，下调效应 T 细胞的活性；而 Treg 细胞同时表达 PD-1 和 PD-L1，该通路可能参与了辅助性 T 细胞 1（T helper 1，Th1）细胞向 Treg 细胞的分化。单克隆抗体对 PD-1 和 PD-L1 信号通路的抑制，可导致循环 Treg 细胞数量的减少。其次，CTLA-4 和 PD-1/PD-L1 抑制剂除了影响 T 细胞功能，还可导致包括肿瘤坏死因子（tumor necrosis factor，TNF）、干扰素 -γ 和白介素 -2 等细胞因子的分泌增加，进一步促进 T 细胞的增殖和活化。抗 TNF 药物可成功治疗部分 irAEs，提示 TNF 在 irAEs 发生中发挥作用。

（二）肿瘤与正常组织存在相似的 T 细胞可识别抗原

因肿瘤与健康细胞存在相似的抗原，导致抗肿瘤 T 细胞在杀伤肿瘤细胞的同时，损伤了健康细胞。例如 ICIs 治疗黑色素瘤时，患者出现的白癜风。还有在 ICIs 相关心肌炎患者中，发现了肿瘤组织与心肌细胞具有相同的 T 细胞识别的抗原。

（三）B 细胞介导的自身抗体生成

由于 ICIs 促进了 T 细胞活化，活化的 T 细胞与 B 细胞之间相互作用的增强，可致自身抗体的产生。生发中心的滤泡 T 细胞和 B 细胞之间的相互作用对体液免疫至关重要，异常的相互作用与自身免疫有关。部分发生 irAEs 患者的体内可以检测到自身抗体,如发生垂体炎的患者体内可检测出促甲状腺激素、促卵泡激素和促肾上腺皮质激素分泌细胞的自身抗体;发生甲状腺炎的患者中检测到抗甲状腺抗体;发生关节炎患者中发现类风湿因子和抗环瓜氨酸肽等。

（四）单克隆抗体的直接细胞毒性作用

由于腺垂体细胞同样强表达 CTLA-4 分子,CTLA-4 抗体可以通过补体或抗体依赖的细胞毒作用损伤腺垂体细胞,因此垂体炎主要见于 CTLA-4 单抗。

二、主要的器官相关毒性

（一）心脏

心脏毒性相对少见,发生率<3%,但可能是暴发性和致命性的。与 ICIs 有关的心脏毒性包括:心肌炎、心肌纤维化、心包炎、伴有 Takotsubo 样综合征的心肌病、急性心力衰竭和心律失常等。其中心肌炎最常见,且发病时间相对较早,大多数发生在给药后的 4 周内。临床表现根据心脏毒性的类型和程度的不同,可能出现呼吸困难、心悸、充血性心力衰竭症状（如液体潴留和水肿）和心前区疼痛等。疑似诊断时,应进行心电图、心脏血清生物标志物（包括肌酸激酶和肌钙蛋白）检查,超声心动图评估左室射血分数和心脏增强磁共振成像（magnetic resonance imaging, MRI）评估心肌炎等。心脏活检是诊断心肌炎的"金标准",如出现心肌免疫细胞浸润的特征性病理表现,支持诊断。

（二）皮肤

皮肤 irAEs 可表现为不同严重程度的皮肤病,包括白癜风、苔藓样皮炎、牛皮癣、大疱性类天疱疮、伴有嗜酸性粒细胞增多和全身症状的药疹（DRESS 综合征）、Stevens-Johnson 综合征和急性发热性嗜中性皮病（Sweet 综合征）等。大多数情况下,皮肤毒性发生较早,最常表现为斑丘疹和瘙痒。CTLA-4 抑制剂的皮肤毒性出现较早,一般在给药后 2~3 周出现,PD-1 抑制剂一般出现在给药后的 5~6 周。白癜风样色素脱失主要见于黑色素瘤患者。严重的 irAEs 相关皮肤病,应寻求皮肤科专家的意见。诊断相关检查包括体格检查和皮肤活检等。

（三）内分泌系统

较常见的内分泌系统 irAEs 包括垂体炎和甲状腺功能不全,1 型糖尿病的发病率较低。CTLA-4 抑制剂相关的更多见。在包括了 61 项临床试验的荟萃分析中,接受 CTLA-4 抑制剂治疗的患者,4.5% 出现垂体功能障碍,联合治疗组达到 7.7%,而接受 PD-1 或 PD-L1 抑制剂患者出现的比率<1%。垂体功能障碍的症状可以是非特异性的,包括疲劳、头痛、虚弱等,如导致垂体增大,可伴有视力改变。尿崩症和垂体后叶激素缺乏相关的多尿和多饮症状不常见。垂体炎可导致继发性促肾上腺皮质激素缺乏,并伴有继发性肾上腺功能不全,促性腺激素分泌不足和促甲状腺激素缺乏导致的继发性甲状腺功能减退。出现垂体炎相关症状时,应评估皮质醇、卵泡刺激素、促黄体生成激素、促甲状腺激素和游离四碘甲状腺原氨酸水平,以及男性的睾酮水平和绝经前女性的雌激素水平。出现视觉损伤的患者,应进行脑垂体 MRI 检查。

甲状腺功能障碍是最常见的 ICIs 相关内分泌疾病,PD-1 抑制剂比 CTLA-4 抑制剂更易发生。甲状腺功能异常通常属于轻症,主要包括甲状腺功能减退（表现为疲劳、畏寒、便秘或体重增加等症状）和甲状腺功能亢进（症状包括体重下降但不伴有食欲减退、心悸、易怒、心动过速或心律失常等）。随着时间的演进,甲状腺机能亢进可以恢复至正常,也可以发展为甲状腺功能减退。对于甲状腺功能不全,应鉴别原发性甲状腺功能不全［促甲状腺激素(thyroid stimulating hormone,TSH)水平高,T$_4$ 水平低］和垂体功能不全或垂体炎导致的继发性甲状腺功能不全(TSH 和 T$_4$ 水平均降低)。应在 ICIs 治疗开始前和治疗期间每 4~6 周监测一次甲状腺功能,治疗结束后每年或根据症状重复检测。

与垂体炎相关的继发性肾上腺功能不全相比,原发性肾上腺功能不全是一种较少见的 irAEs。在严重情况下,原发性和继发性肾上腺素分泌不足可致肾上腺危象而危及生命,症状包括低血压、电解质失衡(尤其是低钠血症)和脱水。血清低皮质醇水平提示有原发或继发性肾上腺功能不全,两者可通过动态促肾上腺皮质激素(adrenocorticotropic hormone,ACTH)缺乏试验进行区分。已发生的原发性和继发性肾上腺功能不全,可能需要终生类固醇替代治疗。

ICIs 相关的 I 型糖尿病多与 PD-1 或 PD-L1 抑制剂相关,发生率约 1%,CTLA-4 抑制剂少有报道。有可能出现需要紧急处理的状况,如酮症酸中毒和胰腺炎。空腹血糖增高是疑似新发高血糖症的首选诊断性指标,自身抗体(GAD65、IA-2、ICA-512、ZnT8 和胰岛素)检测阳性可以进一步明确诊断,但并非所有患者均可检测到自身抗体。

(四)消化系统

腹泻是最常见的消化系统 irAEs,应用 CTLA-4 抑制剂患者的发病率高于 PD-1 抑制剂。诊断 ICIs 相关结肠炎,应先除外感染性肠炎。电子计算机断层扫描(CT)检查可以评估肠炎的严重程度并排除肠穿孔等并发症。轻度结肠炎无须常规进行内镜检查,因腹泻的严重程度与内镜下结肠炎的严重程度之间的相关性很差。但对于严重、难治性或复发性结肠炎患者,内镜检查有助于发现溃疡性或面积广泛的高危患者,或通过活检确诊罕见的感染源。ICIs 相关性结肠炎的活检组织中同样可见中性粒细胞和淋巴细胞浸润,与其他病因相关的结肠炎病理特点相互重叠,难以有效鉴别。接受 CTLA-4 抑制剂治疗的患者中,约 1% 发生因重度结肠炎导致的肠穿孔,通常出现在高剂量 CTLA-4 抑制剂治疗、CTLA-4 抑制剂联合放疗或其他治疗的患者。

ICIs 相关肝炎最常见的表现为无症状性转氨酶升高,胆红素升高通常见于重症型或慢性病例。在开始 ICIs 治疗前和每次给药前需监测转氨酶和胆红素水平;如治疗中出现肝细胞酶升高,应加大检测频率,并排除病毒或其他疾病相关的肝功能异常。肝细胞酶显著增高的患者,应考虑肝脏活检,尽快确诊病因。但 ICIs 相关肝损伤的病理特征可能与急性肝炎重叠,类似于药物性肝损伤、急性病毒性肝炎或自身免疫性肝炎的表现。

(五)血液系统

血液系统 irAEs 相对少见,但可以是致命性的。常见 irAEs 包括中性粒细胞减少症、自身免疫性溶血性贫血、免疫性血小板减少症和再生障碍性贫血等。大多数患者并无症状,通过血常规检查发现。严重者可表现为疲劳、黄疸、紫癜、黏膜表面瘀伤和 / 或出血,或发热和反复感染等。

(六)神经系统

神经系统 irAEs 很少见,但如未能及时发现和治疗,可能导致严重并发症。报道的神经系统 irAEs 包括周围神经病变、重症肌无力、脊髓炎、脑膜炎、脑炎和格林 - 巴利综合征等。一些周围神经病变与 ICIs 有关,包括非长度依赖性多神经根神经病、小纤维 / 自主神经病变、多发性单神经炎、感觉神经病变和长度依赖性感觉运动轴突多神经病等。疑似神经病变的患者应鉴别其他原因导致的神经损伤,如药物、感染性、代谢、内分泌或血管疾病等。

重症肌无力表现为肌肉无力,通常影响面部肌肉。部分患者会出现伴有延髓症状和肌无力危象(严重肌无力需要呼吸通气),这些严重症状在 ICIs 相关性重症肌无力的病例中,较特发性重症肌无力更易观察到。

使用 ICIs 后如出现头痛、颈部僵硬和畏光(对光极端敏感)的患者应警惕无菌性脑膜炎。与脑炎不同,脑膜炎患者的精神状态不受影响。如果出现精神状态变化和癫痫发作,应疑诊为脑炎。腰椎穿刺、脑部 MRI 和脑电图等检查可用于鉴别。

（七）眼

眼部 irAE 包括葡萄膜炎、巩膜炎、结膜炎和眼眶肌病等,通常为轻度。症状包括畏光、眼眶区疼痛、干燥和视力模糊等。视力改变应在眼科医生的指导下进行视力测试,以评估视力、瞳孔反应性和眼底变化等。

（八）肺

肺 irAEs 可表现为肺实质的局灶性或弥漫性炎症,发生率不高,但部分可危及生命。最常见的临床表现为呼吸困难和咳嗽,也可以是发热或胸痛,部分患者无症状,仅有影像学异常。疑诊肺炎时,应监测静息和运动时的血氧饱和度,排除感染因素,并进行 CT 检查。ICIs 相关肺炎的 CT 表现是多种多样的,包括隐源性机化样、肺炎样、毛玻璃样阴影、间质伴小叶间隔增厚、过敏性伴毛细支气管炎样外观和树芽征等。支气管镜检查有助于确诊,尤其是病因鉴别。

（九）肾脏

肾 irAEs 通常表现为血肌酐升高,大多数发生在 ICIs 治疗开始后 6~12 周。建议对新出现的血肌酐增高患者避免应用肾毒性药物和造影剂。建议监测尿蛋白水平,必要时筛查自身免疫性抗体,包括抗核抗体、抗中性粒细胞胞质抗体、类风湿因子、抗双链 DNA 抗体和血清补体水平等。临床上不易发现潜在的肾损伤,大多数情况下,肾活检是确定肾损害类型和指导治疗的必要手段。肾脏 irAE 相关的病理特征包括急性肾小管间质肾炎、肉芽肿特征和血栓性微血管病等。

（十）关节

最常见的关节 irAEs 包括关节痛、关节炎(表现为关节炎症和疼痛)和风湿性多肌痛(表现为肩部和臀部僵硬和疼痛)。在随机对照的临床研究中,关节痛的发生率为 8%,95% 以上为轻度疼痛,而关节炎的报道为 1%。报道的关节 irAEs 中,80% 为血清学阴性,60% 为多发性关节炎。诊断明确的关节炎多为类风湿性关节炎和银屑病性关节炎。其他类型的关节炎,如脊柱关节病、反应性关节炎样、腱鞘炎、Jaccoud 关节病、RS3PE 综合征、附着点炎或骨坏死等仅有个案报道。接受 ICIs 治疗的患者应询问是否有关节不适症状,如疑诊为关节炎,应尽快转诊给风湿病学家诊治。相关检查包括超声、CT 或 MRI 等影像学检查,血清炎性标志物和自身免疫抗体等。

（十一）肌肉

肌肉 irAEs 可以表现为肌痛和肌炎,典型症状包括不同程度的肌无力和疼痛。随机对照临床研究中,肌痛的发生率为 4%,通常是轻度的,肌炎的发生率为 0.6%。大多数 ICIs 相关肌炎的报道,没有详细的临床特征、免疫学和组织病理学描述;明确诊断为皮肌炎和多发性肌炎的病例,多数检测到肌炎相关的自身抗体。ICIs 相关肌炎的患者,可同时伴有心肌炎、重症肌无力或肝炎。出现肌炎患者的死亡率较高,尤其在伴有心肌炎时。疑似炎性肌病诊断时,需进行血清肌酶和肌炎相关自身抗体的检测,肌肉受累情况应通过肌电图、影像检查等进行客观评估,必要时进行组织病理学检查。

第 10 章

355

（十二）肉芽肿性疾病

主要是结节病,日益被认识是与 ICIs 相关。一项研究报道了 23 例 ICIs 治疗后发生的结节病,出现在治疗开始后 3~36 周,主要累及淋巴结、肺和皮肤,也可以累及全身其他器官。疑似结节病诊断的患者,应做胸部 CT 检查。组织学诊断为非干酪性肉芽肿,同时排除了肿瘤进展或其他原因(尤其是传染性),建议诊断为 ICIs 相关肉芽肿性疾病。

三、自身免疫性疾病患者应用 ICIs 的安全性

由于 ICIs 可诱发 irAEs,因而临床研究往往排除了自身免疫性疾病患者。通过分析随机对照的临床研究,接受 ICIs 单药治疗的患者,约 5% 出现了干燥综合征,联合治疗患者的发生率约 10%。此外,也有发生系统性硬化、狼疮和抗磷脂综合征的个案报道。

自身免疫性疾病患者发生 irAEs 的风险增加。一项研究回顾性分析了 123 名自身免疫性疾病患者接受 ICIs 治疗后的 irAEs,结果显示 50% 的患者出现原自身免疫性疾病恶化,34% 出现新发的 irAEs,仅 16% 没有出现自身免疫症状。值得注意的是,处于活动期与非活动期自身免疫疾病的患者 irAEs 的发生率没有差异,而在免疫治疗开始时进行自身免疫疾病相关治疗的患者 irAEs 发生率低于未接受治疗的患者,分别为 59% 和 83%。来自法国 REISAMIC 数据库的登记数据显示,自身免疫性疾病患者 irAEs 的发生率为 44%,高于无自身免疫性疾病患者的 29%,其中 55% 的 irAEs 与相同的自身免疫性疾病有关,45% 为新发的 irAEs。该研究中,20 名出现 irAEs 的患者,仅 5 名停止了 ICIs 治疗。多数患者应用皮质醇激素可以控制 irAEs,且总生存率与未患有自身免疫性疾病者相同。由此可见,虽然自身免疫性疾病患者发生 irAEs 的风险更高,但如可以有效控制 irAEs,同样可以从 ICIs 治疗中获益。

四、自身免疫性抗体的筛查

自身免疫疾病最常见的易感因素之一是存在无临床症状的自身抗体。一些出现 irAEs 的患者可能存在亚临床的自身免疫性疾病,在 ICIs 治疗后发展为具有临床表现的自身免疫性疾病。没有理由建议所有接受 ICIs 治疗的患者,治疗前均接受自身抗体的全面筛查,因为即使自身抗体呈阳性,也不是 ICIs 治疗的禁忌症。然而,对于具有自身免疫性疾病家族史、已患有自身免疫性疾病或出现了提示存在潜在自身免疫性疾病症状和体征的个体,可考虑在开始 ICIs 治疗前筛查自身抗体,并在治疗中进行跟踪。

第 10 节 远 期 毒 性

恶性肿瘤治疗结束 6 个月后发生的不良反应事件,导致多器官、多系统的组织损伤,治疗诱发的第二原发癌,生长发育迟缓,出现过早衰老症状,一般认为属远期毒性。

随着肿瘤综合治疗的普及,在精准医学时代,靶向治疗及免疫治疗适用于越来越多的患者。但化疗仍为基石,化疗延长了恶性肿瘤患者的生存期,显著提高了儿童恶性肿瘤、霍奇金淋巴瘤(Hodgkin lymphoma,HL)和睾丸癌的治愈率,乳腺癌、非霍奇金淋巴瘤(non-Hodgkin lymphoma,

NHL)等的生存率也有一定程度地提高。大批恶性肿瘤患者预后的改善,对抗癌治疗远期并发症的研究需要引起重视。特别是年轻患者经过治疗后获得较好的疗效,但患者仍将面临抗肿瘤治疗导致的远期并发症的风险,甚至治疗后数十年出现。

化疗可能带来的远期副作用:男性女性化或女性男性化、骨质稀疏、库欣综合征、肺纤维化、心肌损害、高频性耳聋、白内障、精神障碍、闭经或无精子、不育症、致畸胎作用、致第二原发肿瘤作用等。远期毒性严重影响了患者生活质量,甚至会导致生存时间缩短,严重者死亡,因此,必须认识及重视抗肿瘤治疗带来的远期毒性。临床上常见化疗药物远期毒性如下。

一、心脏毒性

迟发性心脏毒性主要发生于化疗结束 1 年后,表现为迟发性心功能不全、心衰、传导障碍与心律失常,这些并发症通常是不可逆的,与药物的剂量有关。蒽环类药物相关的心肌病,迟发性临床表现可在用药后 5 年或 5 年以上出现,甚至在化疗结束后 6~20 年后出现,长期无临床症状,突然间发生心衰。迟发性心脏毒性的发生率与蒽环类累积量呈剂量依赖关系,纵隔放疗是加重心脏毒性的因素。随访发现,部分患者发生严重的心律失常,如室性心动过速、心室颤动及二度传导阻滞。通过对死于晚期心肌病的年轻患者活检及尸检,发现晚期心肌病的病理表现主要为纤维变性、肌细胞肥大和少量空泡变性。因此,接受蒽环类治疗的患者宜长期随访,治疗结束后1 年内进行非创伤性检查,如果出现心律失常伴有晕厥,必须进一步检查超声心动图。

迟发性心脏毒性的原因有多种,并互相影响,蒽环类药物剂量增加及用药时间的延长,线粒体 DNA 的缺失突变成比例增加。多柔比星与心肌卵磷脂结合后,酶链电子转移障碍,造成 ATP 和磷酸肌酸水平降低,导致心肌收缩力下降,多柔比星 - 心脂酶复合物促进电子通过多柔比星转移,形成多柔比星自由基,降低分子肽氧,产生 O_2^-,诱导产生羟自由基和过氧化氢,引起线粒体膜损伤,进一步导致酶呼吸链中断,产生大量脂肪过氧化物。自由基过氧化作用导致心肌细胞损害。

多柔比星累积剂量限制在 450~550mg/m^2,表柔比星累积剂量限制在 800~1 200mg/m^2,超过上述剂量范围时,临床上心功能不全的发生率大于 30%,心脏毒性可表现为收缩时间延长、心电图表现为 QRS 波电压降低或 ST-T 段改变。超声心动图对心脏收缩和舒张的变化具有重要意义,以收缩末期室壁应力及室壁应力与心肌环状纤维收缩速度的关系为指标,常用左室短轴缩短率,初期低累积剂量阶段左室短轴缩短率有下降趋势,预示蒽环类药物治疗末期累积剂量增加后心脏可能出现异常。其次,通过分析放射性核素射血分数的变化,调节蒽环类药物剂量。联合应用超声心动图和放射性核素射血分数,可以监测蒽环类药物的心脏毒性,特别是其达到累积剂量后心脏功能的监测和随访。其他的措施包括改变用药方案,如持续性静脉注射多柔比星,用药时间越长,血浆内峰值水平越低,等剂量药物用药 48 小时血浆内的药物峰值低于 24 小时,用药 96小时则更低。

心脏保护药物对化疗药物所致的心脏毒性具有保护作用,但对患者无明显的保护作用。临床常用药物包括辅酶 Q、维拉帕米、普尼拉明(心可定)及其他钙通道阻滞药。

二、肺毒性

肺毒性可以在化疗后若干年以后出现,环磷酰胺、卡莫司汀停用多年后发生肺纤维化。大剂量化疗后自体干细胞解救治疗乳腺癌和淋巴瘤,依托泊苷可导致肺毒性,临床常常表现为肺炎,主要是药物对肺部的直接毒性,其次,患者的自身免疫反应,毛细血管通透性增加间接导致了肺毒性的发生。除了博来霉素,部分化疗药物肺损伤的病理生理作用多不明确,可能通过激活中性粒细胞,形成活性氧代谢产物,如超氧阴离子、过氧化氢和羟基基团损伤肺组织。博来霉素与 Fe^{3+} 形成复合物产生活性氧自由基,损伤肺组织。活性氧基团可通过参与氧化还原反应和脂肪酸氧化产生直接毒性,导致细胞膜不稳定性。氧化剂还可引起肺内其他的炎性反应。细胞毒性药物也可以影响局部的免疫系统,肺脏接触大量激活其免疫系统的物质,并处于一种免疫耐受状态,这可能是效应细胞与抑制细胞达到平衡的结果,以防止产生过度反应。细胞毒性药物如博来霉素打破以上平衡导致肺损伤,影响胶原形成和溶解等肺内其他平衡系统,通过改变成纤维细胞的增生和表型,胶原过度沉淀可能发展为严重不可逆的肺纤维化。博来霉素通过直接作用于前胶原蛋白 α 启动因子中的 TGF-β 反应成分,激活转录了涉及细胞外 TGF-β 释放的自分泌环,上调纤维细胞中胶原蛋白的合成。

肥大细胞也参与炎症过程和纤维化过程,药物毒性反应与蛋白酶和抗蛋白酶的不平衡有关,博来霉素和环磷酰胺可产生灭活抗蛋白酶系统的物质,加强肺蛋白水解酶的活性。博来霉素同时可对纤溶系统产生明显的影响,使肺泡表面纤维蛋白沉积和纤维蛋白溶解失衡,导致纤维蛋白的沉积。

药物诱导的肺毒性组织病理主要在内皮细胞和上皮细胞内,血管损失的特点主要是内皮细胞水肿,间质内和肺泡内液体渗出,肺泡Ⅰ型上皮细胞坏死脱落,Ⅱ型上皮细胞脱层变和增生,常常发现单核细胞浸润和成纤维细胞增生纤维化。甲氨蝶呤、丙卡巴肼和博来霉素诱发明显超敏反应,其导致的肺损伤有嗜酸性细胞浸润。

博来霉素剂量超过 450~500mg 时毒性会急剧升高,研究发现输注顺铂后使用博来霉素的患者中,有 20% 发生肺毒性,因为顺铂导致的肾功能损伤使博来霉素蓄积,引起严重肺毒性,死亡率高达 67%,建议在顺铂之前使用博来霉素。12 例 NHL 患者,同时使用粒细胞集落刺激因子及 BACOP(博来霉素,多柔比星、环磷酰胺,长春新碱,泼尼松)治疗。4 例出现肺毒性,肺毒性的危险度升高;3 例死于进行性肺浸润和缺氧,无任何感染症状,可能系大量中性粒细胞在肺内激活和凝聚导致。

临床症状主要是呼吸困难、干咳、疲劳及不适等。影像学表现为网状结节样改变,呈局限性或弥漫分布,肺功能检查一氧化碳弥散能力下降和限制性通气障碍,肺毒性因其表现无特异性,故诊断时应以排除法除外其他肺部疾病,临床上高度怀疑药物性肺毒性需要肺活检进行诊断。血清中胶原蛋白Ⅲ型 N- 前肽可能有一定价值。乳腺癌患者大剂量化疗后,检查 TGF-β 增高,预示患者接受自体骨髓移植治疗后,有可能发生肺毒性。肺毒性诊断明确后,首先停用相关抗肿瘤药物,早期选择大剂量激素冲击治疗。治疗肺毒性最有效的手段是预防,肺移植可用于晚期肺纤维化患者。

三、生殖系统毒性

生殖毒性主要包括致畸和不育等。许多化疗药物,特别是烷化剂可直接损伤性腺,引起不育。成年男性主要是损害睾丸,睾丸萎缩,减少精子生成甚至导致无精,影响生育能力;女性患者则出现卵巢衰竭、卵巢中的初级卵泡丢失,引起排卵和内分泌功能失调,闭经,严重程度与药物总剂量及患者年龄有关。MOPP（氮芥、长春新碱、丙卡巴肼和泼尼松）治疗的男性 HL 患者，几乎都有不可逆的精子减少，ABVD（多柔比星、博来霉素、长春碱和达卡巴嗪）对精子生成的损伤较少。

对鼠和人类的研究发现，在细胞毒药物治疗后 1 年或更长的时期内，干细胞不能转化为具有分化功能的生殖细胞。细胞毒药物治疗导致的无精症可能是暂时的，也可能是永久的，主要取决于存活的精原干细胞的增生、分化功能及生精能力，生精能力又与细胞毒药物的性质和剂量有关。化疗药物不杀伤精原干细胞或不影响其生精功能，治疗后 3 个月内精子水平即可恢复正常，但化疗药物灭活精母干细胞，无精状态会持续较长的时间。低剂量化疗药，精子恢复至正常水平需 1~3 年；高剂量时，无精时间持续时间长，甚至是永久的。无精持续时间越长，生精恢复的可能性越小。细胞毒药物治疗后睾丸损害的发生率在老年男性较高，治疗淋巴瘤常用的联合化疗方案如 MOPP 或 MVPP、COPPD、MOPP/ABVD、IVPP、CHOP，可导致长期无精症。治疗肉瘤、白血病以及睾丸癌的联合化疗方案也可导致长期无精症。单药大剂量环磷酰胺（$19g/m^2$）导致 50% 的患者长期无精子。苯丁酸氮芥、环磷酰胺单独使用时可导致长期无精症，导致不育的药物多数是烷化剂和顺铂，其可诱导 DNA 内收和交叉。

细胞毒药物治疗消耗了年轻女性患者的原始卵细胞储备，导致卵巢功能早衰，接受细胞毒药物治疗的女性会出现早绝经，骨密度丢失加速，骨质疏松的风险增加。雌激素不足，发生心血管病的风险增加，其发病率和死亡率均增加。烷化剂导致女性永久性性腺损害，左旋苯丙氨酸氮芥、苯丁酸氮芥及丝裂霉素 C 可导致永久性卵巢功能衰竭，白消安可迅速诱发闭经。丙卡巴肼可能导致不孕，含丙卡巴肼的联合化疗方案，可造成永久性卵巢功能衰竭，COPP 方案中，尽管环磷酰胺剂量很小，也会造成卵巢功能衰竭。大剂量环磷酰胺治疗乳腺癌，可能导致卵巢功能衰竭。

化疗药物的生殖系统毒性尚无有效预防与治疗措施，为了保护生育功能，应对化疗方案优选，疗效相同，可根据其致不孕毒性作用选择用药，尽量减少最易导致不育药物的剂量，如治疗 HL 选择 ABVD，而不是 MOPP。治疗 NHL 是选择低剂量环磷酰胺的联合化疗方案，可以降低男性性功能衰竭的危险。对希望化疗后仍要求生育力的男性，建议选择精液冷冻保存。其他还有助孕技术，激素疗法等。对于卵巢功能较为旺盛的年龄的妇女，化疗的同时应用卵巢功能抑制的药物，如促性腺激素释放激素类似物，可减低化疗药对卵巢的损伤，起到卵巢保护作用。

致畸性抗癌药的毒性影响胚胎与胎儿的生长，动物实验证实化疗药物可导致动物胎儿的畸形。孕妇化疗后可能会娩出畸形婴儿。怀孕后 12 周致畸的危险性最高。许多抗癌药可引起动物和人类细胞 DNA 损伤，干扰 DNA 复制、修复及染色体分离，也可诱导动物生殖细胞发生突变从而导致遗传性疾病。单基因突变和染色体畸形变均可引起人类遗传性疾病。化疗药物对女性致突变的研究发现，丙卡巴肼对原始卵母细胞和精原干细胞皆能诱发特定位点突变。环磷酰胺、多柔比星、博来霉素及顺铂诱导卵母细胞发生显性致死性突变。建议化疗期间的育龄妇女避免怀孕，建议孕龄女性至少在化疗结束 3 个月后怀孕。

四、第二肿瘤

治疗肿瘤过程中的某些治疗方法诱发第二原发肿瘤的可能。在所有的远期并发症中，第二肿瘤最为严重，发病率和死亡率高。大部分继发性白血病对治疗不敏感。HL、NHL、睾丸癌、乳腺癌及儿童恶性肿瘤治疗后第二肿瘤的发病率高。

　　化疗导致第二原发肿瘤的机制不明,可能是许多化疗药物本身具有致癌性,同时化疗药物又可抑制机体免疫功能而导致肿瘤细胞逃避免疫监视,使机体丧失了清除突变细胞的能力,导致第二原发肿瘤发生率增高。抗癌药能够诱导机体突变,烷化剂能够引起非肿瘤细胞 DNA 的持续性改变,受损的细胞通过自动修复机制,常能够恢复,但 DNA 受损的细胞仍可能存活,在某些环境下过度增生,形成肿瘤。目前,肿瘤患者接受大剂量,强烈的化疗方案治疗,虽然改善了肿瘤患者的预后,生存期延长,但由化疗所致的第二原发肿瘤发病风险随之增加。MOPP 化疗的 HL 患者,发生白血病的机会比常人高 50~100 倍。接受长期化疗的患者,第二原发肿瘤发生率显著升高,以白血病、淋巴瘤及膀胱癌最为常见,此种毒性以烷化剂最为突出,通常发生于初次治疗的 2 年以后,5~10 年是高峰期。联合放疗时发生率则进一步增高。

　　化疗后 5~10 年后,化疗后导致的第二原发肿瘤效应显现。最常见的是烷化剂及拓扑异构酶 Ⅱ 抑制剂诱导的急性非淋巴细胞性白血病(acute non-lymphocytic leukemia,ANLL)。20 世纪 70~80 年代,原发恶性肿瘤,包括骨髓瘤、HL、NHL、卵巢癌、肺癌以及乳腺癌应用烷化剂治疗后,患者 ANLL 的发病危险上升。此类烷化剂包括氮芥、苯丁酸氮芥、环磷酰胺、米尔法兰、司莫司汀、洛莫司汀、卡莫司汀、泊尼莫司汀、白消安及二羟白消安。其致白血病作用的原因不清。环磷酰胺累积剂量的增加,与烷化剂有关的 ANLL 发病危险度随之增加。累积剂量是最强的危险因素。故使用大剂量烷化剂的患者,随访时要进行 ANLL 发病危险的检测。与烷化剂有关的 ANLL 发病因素中,第一次化疗及随后化疗期间血小板低的患者,ANLL 的发病危险度明显提高。NHL 患者大剂量化疗后自体骨髓移植时的血小板计数,可预测发生 ANLL。重度血小板减少,说明烷化剂的生物利用度增加,白血病发病的危险增加。烷化剂相关的白血病发病危险度在化疗开始后 2 年内开始增加,5~10 年后达高峰,随后逐渐下降。烷化剂治疗诱发的白血病患者中,50% 以上首先发展为骨髓增生异常综合征(myelodysplastic syndrome,MDS),大多数 MDS 患者在 1 年内发展成为 ANLL,ANLL/MDS 细胞遗传学研究发现不平衡性染色体畸变,主要为 5 号或 7 号染色体的整个丢失,或其长臂的不同部分丢失。形态学上,烷化剂相关的 ANLL,多为 FAB 分型系统(French-American-British classification systems)中的 M1(急性粒细胞白血病未分化型)和 M2(急性粒细胞白血病部分分化型),除 M3(急性早幼粒细胞白血病)外其他亚型均有发生。拓扑异构酶 Ⅱ 抑制剂,特别是表鬼臼毒素与 ANLL 的部分亚型有关,依托泊苷治疗睾丸癌及急性淋巴性白血病后 ANLL 的发病危险度增加,提示 ANLL 与治疗有关。表鬼臼毒素相关的 ANLL 诱导期短,中位数为治疗后 2~3 年,发病前无骨髓增生异常综合征期,特征是染色体 11q23 和 21q22 平衡易位。其染色体畸形与急性粒 - 单核细胞白血病或单核细胞白血病有关。蒽环类抗生素多柔比星和 4- 表柔比星,是嵌入性拓扑异构酶 Ⅱ 抑制因子,可诱导产生与表鬼臼毒素治疗后所导致的 ANLL 相似。鬼臼毒素,蒽环类抑制拓扑异构酶 Ⅱ 的 DNA 连接活性,拓扑异构酶 Ⅱ 抑制剂不影响该酶切断 DNA 的功能,但可通过稳定药物、酶和 DNA 三重共价复合物干扰 DNA 再连接过程,导致双链 DNA 的永久性断裂,并促进染色体重排,激活原癌基因导致白血病发生。

　　环磷酰胺与第二原发膀胱癌的发生有因果关系,随着环磷酰胺累积剂量的增加,膀胱癌的发病危险度明显增高。当累积剂量大于 50g 时,膀胱癌的发病危险增加 15 倍。许多化疗药物既是诱变剂又是致癌剂,例如化疗后骨肉瘤及肺癌的发病危险度增加。一项荟萃分析在汇总分析 6 292 例治疗后 HL 患者后指出相对危险度较大的是 ANLL（70 倍）、NHL（19 倍）、骨癌（7~12 倍）及肺癌（4 倍）。其他实体肿瘤包括胃癌、结肠癌、乳腺癌、甲状腺癌、口腔癌、喉癌及黑色素瘤的发病危险度（2 倍）。与一般人群比较，HL 患者第二原发肿瘤的超额危险度为 56/10 000 人年，白血病 17/10 000 人年，肺癌 14/10 000 人年，NHL 11/10 000 人年。随访发现，第二肿瘤发生与肿瘤部位有关。化疗后 2~4 年，白血病发病危险度开始上升，发病高峰在第一次治疗后 5~9 年。相对危险度在首次治疗后 15 年后仍有增加。一项随访 20 年的 11 241 例 HL 患者，治疗 15 年后白血病的发病危险度趋于稳定。NHL 的相对危险度在治疗后前 5 年明显升高。肺癌和其他实体肿瘤初治后 5 年开始逐渐上升。其他部位的肿瘤如乳腺癌、甲状腺癌超额危险度在治疗后 10~15 年明显增加。一项长期随访研究中发现，HL 治疗 20 年后，除皮肤基底细胞癌外，第二原发肿瘤的发病危险度为 20.0%（95% CI 16.6%~24.0%），一般人群为 5.3%，实体瘤 20 年累积危险度为 13.1%（95% CI 10.1%~16.9%），肺癌为 3.9%（95% CI 2.6%~5.5%），白血病为 4.0%（95% CI 2.9%~5.5%），NHL 为 4.1%（95% CI 2.6%~6.5%）。放疗与 HL 治疗后导致的白血病性相关性不大，但烷化剂的使用明显增加白血病的发病危险。MOPP 方案或类似 MOPP 方案方案化疗周期的增加，ANLL 的发病危险度明显上升。10~12 周期 MOPP 方案导致白血病的危险度是 6 个周期 MOPP 的 3~5 倍，氮芥累积剂量<110mg，ANLL 或 MDS 的发病危险度略增加，大剂量方案化疗后，与 HL 仅使用放疗比，ANLL 和 MDS 的发病危险度为 60~80 倍。因此，从 20 世纪 80 年代开始，已逐渐以 ABVD 方案代替 MOPP 方案，ABVD 方案导致的 ANLL 少见，与 MOPP 方案相比，ABVD 方案导致的 ANLL 的发病危险度明显降低，15 年累积危险度分别为 9.5% 及 0.7%（P=0.04）。MOPP/ABVD 方案序贯化疗，与 20 世纪 70 年代比，ANLL/MDS 的发生危险度降低，10 年累积危险度分别为 6.4% 及 2.1%（P=0.07）。

分析治疗 HL 的联合化疗方案，发现导致白血病的化疗药物包括氮芥、洛莫司汀、苯丙酸氮芥、丙卡巴肼、氮芥联合丙卡巴肼、环磷酰胺和丙卡巴肼联合化疗。应用以上药物，化疗次数增加，白血病发病危险增加。放疗是否增加化疗致白血病的危险尚无定论。ANLL 的发病危险度可能与治疗所致急性骨髓毒性及长期骨髓功能低下有关。HL 治疗后发生的 NHL 的超额危险度增加，可能与 HL 伴有免疫抑制有关。HL 治疗后实体瘤发病危险度增加，实体瘤的好发部位如肺、胃肠道、甲状腺、骨、结缔组织的放疗会增加其发病的危险度。一项对照研究证实，肺的照射面积与肺癌的发病危险有相关性，肺癌的发病危险度随放疗剂量的增加而升高。放疗剂量 ≥9Gy 时的危险度是 ≤1Gy 时的 9.6 倍。HL 患者化疗后 10~20 年导致的肺癌发病率较高，提示化疗有致癌作用。HL 患者化疗后 15 年，乳腺癌的发病率逐渐增加，885 例女性 HL 患者中，平均随访时间 10 年，25 例发生乳腺癌，与一般人群比较，放疗后 15 年或以上的女性患者，乳腺癌的发病危险度增加 13.6 倍。接受第一次放疗年龄越小，发生乳腺癌的危险度越高。首次放疗时年龄低于 20 岁，15 年后发生乳腺癌的危险度增加 38 倍，首次放疗时年龄 20~29 岁，15 年后发生乳腺癌的危险度增加 17 倍，首次放疗时年龄达 30 岁，发生乳腺癌的危险度不明显。另一组 483 例 HL 患者，16 岁以前接受放疗，平均随访 11 年，乳腺癌的发病危险度增加了 75 倍。大多数乳腺癌发生于放射野内或放射野边缘，斗篷野放疗时乳腺中心接受的方式剂量最大，HL 发生的乳腺癌多发生于乳腺中心部位，斗篷野的剂量增加，乳腺癌的发病危险度升高。

HL 治疗导致的第二肿瘤发病危险度，随生存时间延长而逐步增加，故所有患者需终生随访。特别是肺部接受放疗的吸烟患者，30 岁前接受斗篷野放疗的女性患者，主动脉旁及盆腔放疗的患者。HL 导致的白血病预后差。HL 患者应用标准 ABVD 方案化疗与含有烷化剂的 MOPP 方案相比,发生 ANLL/MDS 的风险明显较低。一组 1 659 例 HL 患者中,接受放疗、MOPP 方案化疗、MOPP 方案联合放疗的患者发生白血病的风险分别为 0.3%、2.8% 及 5.48%,ABVD 方案治疗的患者,随访 12 年无白血病的发生。因此,20 世纪 80 年代以后开始使用以含 ABV 方案的联合化疗,明显降低白血病的发病危险。限制放疗剂量及放射野的治疗方案,期望降低实体瘤的远期发病危险度。

NHL 化疗后导致的第二肿瘤发病危险度比 HL 患者低,可能与其发病时患者年龄大,预后差有关。第二肿瘤发病危险度明显增加的包括 ANLL、膀胱癌、肺癌、黑色素瘤、肾癌以及脑瘤。国外 6 171 例生存时间达 2 年的 NHL 患者,有 541 例发生第二肿瘤,各种实体瘤的发病危险度明显增加,总的危险度为 1.3,ANLL 的危险度为 4.8,黑色素瘤为 2.4,脑瘤为 2.3,肾癌为 2.1,膀胱癌为 1.8,肺癌为 1.4。NHL 确诊后 3~20 年发生第二肿瘤的累积危险度为 21%,对照人群为 15%。NHL 导致的白血病患者多发,特别是长期维持化疗、全身放疗、全身淋巴结放疗以及半身放疗的患者,ANLL 发病危险度明显增加(50~100 倍),迄今为止一项对 NHL 治疗后发病危险度的最大规模研究证实,11 386 例生存时间达 2 年的 NHL 患者中,35 例患者确诊为 ANLL 或 MDS,含环磷酰胺的化疗方案与 ANLL 的发病危险度性关系小(RR=1.8 ;95% CI 0.7~4.9),提示环磷酰胺累积剂量和治疗时间的增加,ANLL 的发病危险度并没有增加,因此认为环磷酰胺有低度致白血病作用,预测含低累积剂量环磷酰胺化疗 6 个月,10 年后 NHL 患者 10 000 人年发生 ANLL 的超额病例只有 4 例,因此目前仍采用环磷酰胺治疗 NHL。应用其他细胞抑制剂如尼莫司汀,MOPP 方案或 MOPP 类似方案治疗 NHL 时,ANLL 发病危险度明显增加。苯丁酸氮芥治疗 NHL 后,累积剂量达 1 300mg 后或以上者,白血病的发病危险度增高。6 171 例生存时间达 2 年的 NHL 患者,环磷酰胺剂量与膀胱癌肾癌的发病危险度的定量分析,31 例患者出现膀胱移行上皮细胞癌,17 例为肾细胞癌。环磷酰胺剂量的增加,膀胱癌的发病危险度也随之增加(P=0.004),累积剂量达 50g 或以上,其发病危险度增加 14.5 倍。放化疗同步进行,使用环磷酰胺 20g 以上的 NHL 患者,与仅使用放疗的患者比较,膀胱癌的发病危险度是后者的 8 倍,其原因主要由于两者在膀胱癌发生过程中的累加效应。预测每 100 例接受环磷酰胺治疗的 NHL 患者,累积剂量 20~50g,约 3 例患者 15 年后发生膀胱癌,累积剂量 50g 或以上,7 例发生膀胱癌。相同剂量环磷酰胺治疗后的 NHL 患者,膀胱癌的发病危险度明显高于白血病。高剂量化疗和放疗后自体骨髓移植(autologous bone marrow transplantation,ABMT)或自体外周血干细胞移植(autologous peripheral blood cell transplantation,auto-PBSCT)治疗 NHL 患者,ANLL/MDS 发病危险度明显增加。累积发病危险度在移植后 3 年为 9%±4.7%,治疗后 6 年为 18%±9%。进一步的研究发现 5 号及 7 号染色体上有明显的细胞遗传学异常,烷化剂导致的 ANLL 也有同样的改变。ABMT/auto-PBSCT 后的 ANLL 发病危险度增高原因不明,是否为 ABMT/auto-PBSCT 前初始治疗和补救治疗的累积剂量,ABMT/auto-PBSCT 前的预处理治疗或移植中的其他因素有关,目前尚不清楚。移植前的治疗可能发挥主要作用,大多数患者移植前接受多次不同化疗方案的治疗,已证实与 ANLL 发病危险度有关。异体骨髓移植患者以前未接受化疗,ANLL 的发病危险度很低,提示移植前的大剂量预处理治疗后,残留极少的受损宿主细胞存活,并有可能发展为 ANLL 的潜能。尽管 NHL 发病率低于 HL,但存活者发生第二肿瘤的危险度仍旧很高,ANLL 和膀胱癌的发生与 NHL 的治疗有关,首次治疗 5 年开始,注意大剂量环磷酰胺治疗后患者发生膀胱癌的危险,ABMT/auto-PBSCT 后发生白血病的危险,对评价 ABMT/auto-PBSCT 后发生白血病的危险因素,宜对 ABMT/auto-PBSCT 前的治疗、预处理的治疗方案及移植的程序进行大规模研究。自体造血干细胞移植与淋巴瘤患者的预后有一定的相关性。在 BMT 生存者研究(BMT Survivor Study,BMT-SS),血液系统恶性肿瘤患者接受自体造血干细胞移植后生存 2 年以上者,有 854 例随访中出现死亡(中位随访时间为 7.6 年)。在死亡的原因中,原发病的复发占 56%,第二肿瘤占 25%,心脏毒性占 6%,肺脏并发症占 5%,其他的一些原因占 13.5%。在导致死亡的第二肿瘤中,MDS/AML 占了 65%。

睾丸癌化疗后导致的第二肿瘤包括对侧睾丸癌(contralateral testicular cancer,CLTC)、白血病、胃肠道肿瘤,除 CLTC 以外的泌尿生殖系统肿瘤、肉瘤以及肺癌。随访期间,对侧睾丸癌发病超额危险度一直存在,发生胃肠道肿瘤以及泌尿生殖系统肿瘤的超额危险度主要见于存活时间达 10 年以上的患者。一项大规模研究对 1 909 例睾丸癌患者随访 7.7 年,78 例发生第二肿瘤,超额危险度均明显增加,相对危险度为 1.6(95% CI 1.3~2.1),与一般人群比,相对危险度为 35.7,全部胃肠道肿瘤,相对危险度为 2.6,胃癌,相对危险度为 3.7,白血病,5.1,CTLC 以外的泌尿系统肿瘤 1.7。存活时间达 10 年的患者中,胃癌超额危险度明显增高,相对危险度为 6.5,胰腺癌 6.0,肾癌 5.2,膀胱癌 4.4。睾丸癌确诊以后第二肿瘤 15 年的累积危险度为 9.8(95% CI 7.5%~12.8%),胃肠道肿瘤 15 年的累积危险度为 3.4(95% CI 2.1%~5.6%),CTLC 的累积危险度为 2.4(95% CI 1.4%~3.9%)。PVB 方案(顺铂、长春碱、博来霉素)化疗后导致的白血病发病危险度很低,一组 370 例患者使用 PVB 方案化疗,平均随访 6.1 年,只有 1 例发生白血病。80 年代开始,含依托泊苷治疗睾丸癌后,ANLL 发病危险度增加,已有证据表明依托泊苷有致白血病作用,依托泊苷的累积剂量与 ANLL 发病危险度密切相关。依托泊苷的累积剂量为 700~1 500mg/m²,ANLL 发病危险度增加,依托泊苷的累积剂量为 2 000mg/m² 以上时,ANLL 发病危险度则明显增加。儿童依托泊苷导致白血病与用药时间有关,可能存在时间依赖性效应。顺铂不是导致人类已知白血病的原因,顺铂对拓扑异构酶Ⅱ抑制剂致白血病过程有协同作用,顺铂是诱变剂,动物实验发现有致癌作用,但含顺铂化疗方案是否影响实体瘤的远期发病危险度还不清楚,尚需对顺铂治疗患者进行进一步长期的随访研究。

越来越多的乳腺癌患者采用辅助化疗、内分泌治疗、放疗以及联合治疗,随着治疗效果的提高,患者生存时间的延长,乳腺癌化疗后导致的第二肿瘤包括对侧第二原发乳腺癌、卵巢癌、子宫癌、肺癌、结直肠癌、结缔组织癌、甲状腺癌、黑色素瘤及白血病等的超额危险度也显著提高。对侧乳腺癌占乳腺癌患者第二肿瘤的 40%~50%,15 年累积危险度达 10%~13%。研究表明,45 岁以前接受放疗的女性,发生对侧乳腺癌的患者中,11% 由放疗引起。术后辅助化疗和放疗发生白血病,8 483 例患者中,43 例发生白血病和 MDS。联合治疗含烷化剂的乳腺癌患者中,导致 ANLL 的发病危险度增高,环磷酰胺累积剂量小于 20g,发病危险度增加 2 倍,其累积剂量达到 20g 或以上者。另外一项大规模病例对照研究,82 700 例女性乳腺癌术后患者中发现 90 例白血病或 MDS,与术后观察的患者比较,接受单纯化疗、单纯放疗及化疗联合放疗的 ANLL 发病危险度均明显增加。化放疗联合治疗的 ANLL 的发病危险度显著高于仅使用烷化剂的患者(环磷酰胺或美法仑)。ANLL 的发病危险度随烷化剂累积剂量的增加而增加,ANLL 发病危险度增加 5.7 倍。美法仑有很强的致白血病作用,使用美法仑的患者,ANLL 发病危险度是环磷酰胺的 10 倍。因此,对于可以手术切除的乳腺癌患者,已不再使用米尔法兰进行术后辅助化疗,环磷酰胺的累积剂量已减少,6 周期的 CMF(环磷酰胺、甲氨蝶呤、氟尿嘧啶)术后辅助化疗中,环磷酰胺的累积剂量约为 15g。一项 2 241 例乳腺癌患者,术后接受 CMF 辅助化疗,平均随访 12 年,发现 3 例 ANLL。发生 ANLL 15 年的累积危险度为 0.23%(±0.15%),与普通人群比较只增加了 2.3 倍,无显著性差异。该研究中环磷酰胺的累积剂量为 9.6~34g(平均 15.5g),根据其研究的危险度,10 000 例患者随访 10 年,预测 ANLL 的超额发病人数为 9 例。目前乳腺癌患者应用的大剂量环磷酰胺联合多柔比星或表柔比星,对其相关的 ANLL 发生危险度还未进行进一步定量分析。但有证据表明,联合应用蒽环类抗生素和烷化剂(包括顺铂)有致白血病作用。一项应用顺铂联合表柔比星治疗 74 例晚期乳腺癌患者,发现 3 例 ANLL,其具有潜伏期短,临床和遗传学特点与依托泊苷导致的 ANLL 相似,33 个月的累积危险度为 16%±10%。仅使用表柔比星治疗 203 例患者中无白血病发生,由此可知,顺铂联合表柔比星在导致白血病的诱因中可能有协同作用。表柔比星联合标准剂量环磷酰胺,不含顺铂,导致的 ANLL 危险性很小。目前大剂量化疗及骨髓支持治疗的应用,有必要重点检测 ANLL 发生的危险。

乳腺癌内分泌治疗常用药三苯氧胺(Tamoxifen,TAM)治疗后导致子宫内膜癌的发病危险度中度增加,TAM 治疗时间越长,子宫内膜癌的发病危险越增加。TAM 对子宫内膜癌具有雌激素样作用,提示其与子宫内膜癌的因果关系,国外的研究证实,接受 TAM 20mg 的治疗的女性,发生子宫内膜癌的危险度是安慰剂对照组的 7.5 倍。继发 TAM 治疗后发生的子宫内膜癌病理分化差,恶性度高,预后差。TAM 治疗后发生的肝癌少见,动物实验发现可诱发大鼠发生肝癌。TAM 治疗后发生的胃肠道肿瘤发病危险度增加(RR=1.9;95% CI 1.2%~2.9%),包括结直肠癌及胃癌,但不包括肝癌。

乳腺癌化疗后的远期不良反应,原发对侧乳腺癌,TAM 中度增加子宫内膜癌,特别是长期应用 TAM 治疗的女性患者的妇科症状,出现症状应及时进行妇科检查,以便及时进行治疗。

儿童恶性肿瘤化疗后导致的第二肿瘤的危险度较一般人群增加 15 倍,继发肿瘤的危险度依次为骨肿瘤、软组织肿瘤、甲状腺癌、胃肠道肿瘤及脑恶性肿瘤。其他发病危险度高的有白血病。视网膜母细胞瘤是最容易导致第二肿瘤的原发肿瘤,其次为肾母细胞瘤(Wilms 瘤)、HL、中枢神经系统肿瘤、尤因肉瘤、神经母细胞瘤和白血病。儿童恶性肿瘤患者中,只有部分第二肿瘤的超额发病危险度是由治疗引起的,多与放疗以及使用化疗药物表鬼臼毒素、环磷酰胺有关。儿童期发生的第二肿瘤大多预后差,因此需进一步甄选新的治疗方法,在不降低治愈率的前提下减少第二肿瘤的发生。

(杨 晟 李逸群 莫红楠 欧开萍 马 飞 樊 英 姜志超

林 琳 李 俏 王佳玉 秦 燕 王宏羽 石远凯)

参考文献

[1] LYMAN G H, DALE D C. Hematopoietic growth factors in oncology [M]. Boston: Springer, 2010.

[2] DEVITA V T, LAWRENCE T S, ROSENBERG, S A. Cancer: Principles and practice of oncology [M]. 9th ed. Philadelphia: Wolters Kluwer/Lippincott Williams & Wilkins, 2011.

[3] NIEDERHUBER J E, ARMITAGE J O, DOROSHOW J H, et al. Abeloff's clinical oncology [M]. 5th ed. Philadelphia: Elsevier Churchill livingstone, 2014.

［4］ HONG W K, BAST JR R C, HAIT W N, et al. 癌症医学 [M]. 8 版 . 黄洁夫 , 孙燕 , 石远凯 , 主译 . 北京 : 人民卫生出版社 , 2014.

［5］ CHABNER B A, LONGO D L. Cancer chemotherapy & biotherapy-principles & practices [M]. 4th ed. Philadelphia: Lippincott Williams & Wilkins, 2006.

［6］ PERRY M C. Perry's chemotherapy source book [M]. 5th ed. Philadelphia: Wolters Kluwer/Lippincott Williams & Wilkins, 2012.

［7］ 石远凯 , 孙燕 . 临床肿瘤内科手册 [M]. 6 版 . 北京 : 人民卫生出版社 , 2015.

［8］ 叶任高 , 陆再英 . 内科学 [M]. 5 版 . 北京 : 人民卫生出版社 , 2001.

［9］ 高文斌 , 王若雨 , 梁文波 . 肿瘤并发症的诊断与治疗 [M]. 北京 : 人民军医出版社 , 2009.

［10］ SMITH T J, KHATCHERESSIAN J, LYMAN G H, et al. 2006 update of recommendations for the use of white blood cell growth factors: An evidence-based clinical practice guideline [J]. J Clin Oncol, 2006, 24 (19): 3187-3205.

［11］ SMITH T J, BOHLKE K, LYMAN G H, et al. Recommendations for the use of WBC Growth factors: American Society of Clinical Oncology Clinical Practice Guideline Update [J]. J Clin Oncol, 2015, 33 (28): 3199-3212.

［12］ AAPRO M S, BOHLIUS J, CAMERON D A, et al. 2010 update of EORTC guidelines for the use of granulocyte-colony stimulating factor to reduce the incidence of chemotherapy-induced febrile neutropenia in adult patients with lymphoproliferative disorders and solid tumours [J]. Eur J Cancer, 2011, 47 (1): 8-32.

［13］ 中国医师协会肿瘤医师分会 , 中国抗癌协会肿瘤临床化疗专业委员会 ,《中华医学杂志》编辑委员会 . 中国重组人粒细胞集落刺激因子在肿瘤化疗中的临床应用专家共识 (2015 年版)[J]. 中华医学杂志 , 2015, 95 (37): 3001-3003.

［14］ WELTE K, GABRILOVE J, BRONCHUD M H, et al. Filgrastim (r-metHuG-CSF): The first 10 years [J]. Blood, 1996, 88 (6): 1907-1929.

［15］ RENWICK W, PETTENGELL R, GREEN M. Use of filgrastim and pegfilgrastim to support delivery of chemotherapy: Twenty years of clinical experience [J]. Bio Drugs, 2009, 23 (3): 175-186.

［16］ 莫红楠 , 石远凯 , 孙燕 . 重组人粒细胞集落刺激因子在肿瘤化疗中应用 20 年回顾 [J]. 中国新药杂志 , 2013, 22 (17): 2027-2032.

［17］ 石远凯 , 周际昌 , 冯奉仪 , 等 . 基因重组人粒细胞集落刺激因子对肿瘤化疗所致白细胞减少的临床疗效观察 [J]. 中华肿瘤杂志 , 1994, 16 (3): 207-210.

［18］ 石远凯 , 冯奉仪 , 孙燕 , 等 . 基因重组人粒细胞集落刺激因子防治肺癌患者化疗反应 [J]. 中华内科杂志 , 1994, 33 (11): 739-742.

［19］ 石远凯 , 孙燕 , 苏峒 , 等 . 基因重组人粒细胞 / 巨噬细胞集落刺激因子预防化疗所致白细胞减少症的临床疗效观察 [J]. 中华肿瘤杂志 , 1994, 16 (5): 356-359.

［20］ 石远凯 , 何小慧 , 杨晟 , 等 . 聚乙二醇化重组人粒细胞集落刺激因子预防化疗后中性粒细胞减少症的多中心随机对照 II 期临床研究 [J]. 中华医学杂志 , 2006, 86 (48): 3414-3419.

［21］ SHI Y K, CHEN Q, ZHU Y Z, et al. Pegylated filgrastim is comparable with filgrastim as support for commonly used chemotherapy regimens: A multicenter, randomized, crossover phase 3 study [J]. Anticancer Drugs, 2013, 24 (6): 641-647.

［22］ HOLMES F A, O'SHAUGHNESSY J A, VUKELJA S, et al. Blinded, randomized, multicenter study to evaluate single administration pegfilgrastim once per cycle versus daily filgrastim as an adjunct to chemotherapy in patients with high-risk stage II or stage III/ IV breast cancer [J]. J Clin Oncol, 2002, 20 (3): 727-731.

［23］ GREEN M D, KOELBL H, BASELGA J, et al. A randomized double-blind multicenter phase III study of fixed-dose single-administration pegfilgrastim versus daily filgrastim in patients receiving myelosuppressive chemotherapy [J]. Ann Oncol, 2003, 14 (1): 29-35.

［24］ 中国抗癌协会临床肿瘤学协作专业委员会 . 肿瘤化疗所致血小板减少症诊疗中国专家共识 (2014 版)[J]. 中华肿瘤杂志 , 2014, 36 (11): 876-879.

［25］ 姚泰 , 曹济民 , 樊小力 , 等 . 生理学 [M]. 2 版 . 北京 : 人民卫生出版社 , 2010.

［26］ FITCHEN J H, DEREGNAUCOURT J, CLINE M J. An in vitro model of hematopoietic injury in chronic hypoplastic anemia [J]. Cell Tissue Kinet, 1981, 14: 8590.

［27］ MCMANUS P M, WEISS L. Busulfan-induced chronic bone marrow failure: changes in cortical bone, marrow stromal cells, and adherent cell colonies [J]. Blood, 1984, 64 (5): 1036-1041.

第
10
章

［28］DEZERN A E, PETRI M, DRACHMAN D B, et al. High-dose cyclophosphamide without stem cell rescue in 207 patients with aplastic anemia and other autoimmune diseases [J]. Medicine (Baltimore), 2011, 90 (2): 89-98.

［29］ZHANG H, NIMMER P M, TAHIR S K, et al. Bcl-2 family proteins are essential for platelet survival [J]. Cell Death Differ, 2007, 14 (5): 943-951.

［30］LEACH M, PARSONS R M, REILLY J T, et al. Autoimmune thrombocytopenia: A complication of fludarabine therapy in lymphoproliferative disorders [J]. Clin Lab Haematol, 2000, 22 (3): 175-178.

［31］WU Y, ARAVIND S, RANGANATHAN G, et al. Anemia and thrombocytopenia in patients undergoing chemotherapy for solid tumors: A descriptive study of a large outpatient oncology practice database, 2000-2007 [J]. Clin Ther, 2009, 31 (Pt 2): 2416-2432.

［32］白春梅, 徐光勋, 赵永强, 等. 重组人血小板生成素治疗实体肿瘤患者化疗后血小板减少的多中心临床实验 [J]. 中国医学科学院学报, 2004, 26 (4): 437-441.

［33］VADHAN-RAJ S, MURRAY U, BUESO-RAMOS C, et al. Stimulation of megakaryoeyte and platelet production by a single dose of recombinant human thrombopoietin in patients with cancer [J]. Ann Intern Med, 1997, 126 (9): 673-681.

［34］ERICKSON-MILLER C L, PILLARISETTI K, KIRCHNER J, et al. Low or undetectable TPO receptor expression in malignant tissue and cell lines derived from breast, lung, and ovarian tumors [J]. BMC Cancer. 2012, 12 (1): 405.

［35］COLUMBYOVA L, LODA M, SCADDEN D T. Thrombopoietin receptor expression in human cancer cell lines and primary tissues [J]. Cancer Res, 1995, 55 (16): 3509-3512.

［36］马军. 重组人白细胞介素 -11 在血液病实体瘤血小板减少症合理应用的专家共识 [J]. 中华肿瘤杂志, 2010, 32 (12): 948-950.

［37］XU J, REN J F, MUGELLI A, et al. Age-dependem atrial remodeling induced by recombinant human interleukin-11: Implications for atrial flutter/fibrilation [J]. J Cardiovasc Pharmaeol, 2002, 39 (3): 435-440.

［38］储大同, 徐兵河, 宋三泰, 等. 重组人白细胞介素 11 (迈格尔) 对化疗引起骨髓抑制肿瘤病人的促血小板生成作用 [J]. 中国实验血液学杂志, 2001, 9 (4): 314-317.

［39］SCHRIJVERS D, de SAMBLANX H, ROILA F. ESMO Guidelines Working Group. Erythropoiesis-stimulating agents in the treatment of anaemia in cancer patients: ESMO Clinical Practice Guidelines for use [J]. Ann Oncol, 2010, 21 (Suppl 5): v244-v247.

［40］中国临床肿瘤学会肿瘤相关性贫血专家委员会. 肿瘤相关性贫血临床实践指南 (2015-2016 版)[J]. 中国实用内科杂志, 2015, 35 (11): 921-930.

［41］张之南, 沈悌. 血液病诊断及疗效标准 [M]. 3 版. 北京: 科学出版社, 2007.

［42］KNIGHT K, WADE S, BALDUCCI L. Prevalence and outcomes of anemia in cancer: a systematic review of the literature [J]. Am J Med, 2004, 116 (Suppl 7A): 11S-26S.

［43］GILREATH J A, STENEHJEM D D, RODGERS G M. Diagnosis and treatment of cancer-related anemia [J]. Am J Hematol, 2014, 89 (2): 203-212.

［44］LUDWIG H, van BELLE S, BARRETT-LEE P, et al. The European Cancer Anaemia Survey (ECAS): A large, multinational, prospective survey defining the prevalence, incidence, and treatment of anaemia in cancer patients [J]. Eur J Cancer, 2004, 40 (15): 2293-2306.

［45］CARSON J L, GROSSMAN B J, KLEINMAN S, et al. Red blood cell transfusion: A clinical practice guideline from the AABB [J]. Ann Intern Med, 2012, 157 (1): 49-58.

［46］CARSON J L, STANWORTH S J, ROUBINIAN N, et al. Transfusion thresholds and other strategies for guiding allogeneic red blood cell transfusion [J]. Cochrane Database Syst Rev, 2016, 10: CD002042.

［47］GROOPMAN J E, ITRI L M. Chemotherapy-induced anemia in adults: Incidence and treatment [J]. J Natl Cancer Inst, 1999, 91 (19): 1616-1634.

［48］TONIA T, METTLER A, ROBERT N, et al. Erythropoietin or darbepoetin for patients with cancer [J]. Cochrane Database Syst Rev, 2012, 12: CD003407.

［49］ROJAS C, SLUSHER B S. Pharmacological mechanisms of 5-HT3 and tachykinin NK1 receptor antagonism to prevent chemotherapy-induced nausea and vomiting [J]. Eur J Pharmacol, 2012, 684 (1): 1-7.

［50］COLON-GONZALEZ F, KRAFT W K. Phamacokinetic evaluation of fosaprepitant climeglumine [J]. Expeit Opin Drug Metab Toxicol, 2010. 6 (10): 1277-1286.

［51］ AAPRO M, RUGO H, ROSSI G, et al. A randomized phase Ⅲ study evaluating the efficacy and safety of NEPA, a fixed-dose combination of netupitant and palonosetron, for prevention of chemotherapy-induced nausea and vomiting following moderately emetogenic chemotherapy [J]. Ann Oncol, 2014, 25 (7): 1328-1333.

［52］ BASCH E, PRESTRUD A A, HESKETH P J, et al. Antiemetic American Society Clinical Oncology clinical practice guideline update [J]. J Clin Oncol, 2011, 29: 4189-4198.

［53］ MUNOZ M, COVENAS R. Safety of neurokinin-1 receptor antagonisis [J]. Expert Opin Drug Saf, 2013, 12 (5): 673-685.

［54］ ERICHSON B K, MARTIN J Y, SHAH M M, et al. Reason for failure to deliver National Comprehensive Cancer Network (NCCN) adherent care in the treatment of epithelial ovarian cancer at an NCCN cancer [J]. Gynecol Oncol, 2014, 133 (2): 142-146.

［55］ 张晓静, 张频. 肿瘤化疗所致恶心呕吐的发生机制和药物治疗的研究进展 [J]. 癌症进展, 2006, 4 (4): 348-354.

［56］ 冷芳. 肿瘤化疗所致恶心呕吐的药物治疗 [J]. 中国医药指南, 2016, 14 (2): 290-291.

［57］ 丁洁, 沈志忠, 张永俊. 乳房肿瘤切除术后恶心呕吐的原因分析及预防 [J]. 临床麻醉学杂志, 2003, 19 (6): 348-349.

［58］ 中国抗癌协会癌症康复与姑息治疗专业委员会, 中国临床肿瘤学会抗肿瘤药物安全管理专家委员会等. 肿瘤治疗相关呕吐防治指南 (2014 版)[J]. 临床肿瘤学杂志, 2014, 19 (3): 263-273.

［59］ GRALLA R, BOSNJAK S, HONTSA A, et al. A phase Ⅲ study evaluating the efficacy and safety of NEPA, a fixed-dose combination of netupitant and palonosetron, for prevention of chemotherapy-induced nausea and vomiting over repeated cycles of chemotherapy [J]. Ann Oncol, 2014, 25 (7): 1333-1339.

［60］ LAUREL J, YAHALOM S J. Section 5, Toxicity//DEVITA V T, LAWRENCE T S, ROSENBERG, S A. Cancer: Principles & practice of oncology [M]. 5th ed. Philadelphia: Lippincott-Raven Publishers, 1997: 2739-2750.

［61］ STOVER D E, KANER R J. Section 4, Pulmonnary Toxicity//DEVITA V T, LAWRENCE T S, ROSENBERG, S A. Cancer: Principles & practice of oncology [M]. 5th ed. Philadelphia: Lippincott-Raven Publishers, 1997: 2729-2736.

［62］ ENDO M, JOHKOH T, KIMURA K, et al. Imaging of gefitinib-related interstitial lung disease: Multi-institutional analysis by the West Japan Thoracic Oncology Group [J]. Lung Cancer, 2006, 52 (2): 135-140.

［63］ 石远凯, 巴一, 冯继锋, 等. 中国蒽环类药物特性专家共识 [J]. 中国肿瘤临床, 2018, 45 (03): 110-112.

［64］ 石远凯, 孙燕, 马军, 等. 中国蒽环类药物治疗淋巴瘤专家共识 [J]. 中国肿瘤临床, 2018, 45 (03): 113-116.

［65］ 胡夕春, 张剑, 陈德滇, 等. 中国蒽环类药物治疗乳腺癌专家共识 [J]. 中国肿瘤临床, 2018, 45 (03): 120-125.

［66］ MELSTRICH M L, VASSILOPOULOU-SELLIN R, LIPSHULTZ L I. Section 7, Gonadal Dysfunction// DEVITA V T, LAWRENCE T S, ROSENBERG S A. Cancer: Principles & practice of oncology [M]. 5th ed. Philadelphia: Lippincott-Raven Publishers, 1997: 2758-2770.

［67］ LEEUMEN F E. Second Cancers. Section 8//DEVITA V T, LAWRENCE T S, ROSENBERG S A. Cancer: Principles & practice of oncology [M]. 5th ed. Philadelphia: Lippincott-Raven Publishers, 1997: 2773-2792.

［68］ XU C, CHEN Y P, DU X J, et al. Comparative safety of immune checkpoint inhibitors in cancer: Systematic review and network meta-analysis [J]. BMJ, 2018, 363: k4226.

［69］ KHOJA L, DAY D, WEI-WU C, et al. Tumour-and class-specific patterns of immune-related adverse events of immune checkpoint inhibitors: a systematic review [J]. Ann Oncol, 2017, 28: 2377-2385.

［70］ WOLCHOK J D, CHIARION-SILENI V, GONZALEZ R, et al. Overall survival with combined nivolumab and ipilimumab in advanced melanoma [J]. N Engl J Med, 2017, 377: 1345-1356.

［71］ KHOJA L, DAY D, WEI-WU CHEN T, et al. Tumour-and class-specific patterns of immune-related adverse events of immune checkpoint inhibitors: A systematic review [J]. Ann Oncol, 2017, 28: 2377-2385.

［72］ SELBY M J, ENGELHARDT J J, QUIGLEY M, et al. Anti-CTLA-4 antibodies of IgG2a isotype enhance anti-tumor activity through reduction of intratumoral regulatory T cells [J]. Cancer Immunol Res, 2013, 1: 32-42.

［73］ LATCHMAN Y E, LIANG S C, WU Y. et al. PD-L1-deficient mice show that PD-L1 on T cells, antigen-presenting cells, and host tissues negatively regulates T cells [J]. Proc Natl Acad Sci USA, 2004, 101: 10691-10696.

［74］ FRANCISCO L M, SALINAS V H, BROWN K E, et al. PD-L1 regulates the development, maintenance, and function of induced regulatory T cells [J]. J Exp Med, 2009, 206: 3015-3029.

[75] GIANCHECCHI E, FIERABRACCI A. Inhibitory receptors and pathways of lymphocytes: The role of PD-1 in Treg development and their involvement in autoimmunity onset and cancer progression [J]. Front Immunol, 2018, 9: 2374.

[76] JOHNSON D B, BALKO J M, COMPTON M L, et al. Fulminant myocarditis with combination immune checkpoint blockade. N Engl J Med, 2016, 375: 1749-1755.

[77] de MOEL E C, ROZEMAN E A, KAPITEIJN E H, et al. Autoantibody development under treatment with immune-checkpoint inhibitors [J]. Cancer Immunol Res, 2019, 7: 6-11.

[78] IWAMA S, de REMIGIS A, CALLAHAN M K, et al. Pituitary expression of CTLA-4 mediates hypophysitis secondary to administration of CTLA-4 blocking antibody [J]. Sci Transl Med, 2014, 6: 230ra45.

[79] MAHMOOD S S, FRADLEY M G, COHEN J V, et al. Myocarditis in patients treated with immune checkpoint inhibitors [J]. J Am Coll Cardiol, 2018, 71: 1755-1764.

[80] HEINZERLING L, OTT P A, HODI F S, et al. Cardiotoxicity associated with CTLA4 and PD1 blocking immunotherapy [J]. J Immunother Cancer, 2016, 4: 50.

[81] ZIMMER L, GOLDINGER S M, HOFMANN L, et al. Neurological, respiratory, musculoskeletal, cardiac and ocular side-effects of anti-PD-1 therapy [J]. Eur J Cancer, 2016, 60: 210-225.

[82] BELUM V R, BENHURI B, POSTOW M A, et al. Characterisation and management of dermatologic adverse events to agents targeting the PD-1 receptor [J]. Eur J Cancer, 2016, 60: 12-25.

[83] GOLDINGER S M, STIEGER P, MEIER B, et al. Cytotoxic cutaneous adverse drug reactions during anti-PD-1 therapy. Clin Cancer Res, 2016, 22: 4023-4029.

[84] SIBAUD V. Dermatologic reactions to immune checkpoint inhibitors: Skin toxicities and immunotherapy [J]. Am J Clin Dermatol, 2018, 19: 345-361.

[85] LU J, LI L, LAN Y, et al. Immune checkpoint inhibitor-associated pituitary-adrenal dysfunction: A systematic review and meta-analysis [J]. Cancer Med, 2019, 8: 7503-7515.

[86] BARROSO-SOUSA R, BARRY W T, GARRIDO-CASTRO A C, et al. Incidence of endocrine dysfunction following the use of different immune checkpoint inhibitor regimens: A systematic review and meta-analysis [J]. JAMA Oncol, 2018, 4, 173-182.

[87] BYUN D J, WOLCHOK J D, ROSENBERG L M, et al. Cancer immunotherapy-immune checkpoint blockade and associated endocrinopathies [J]. Nat Rev Endocrinol, 2017, 13: 195-207.

[88] CHANG L S, BARROSO-SOUSA R, TOLANEYET S M, et al. Endocrine toxicity of cancer immunotherapy targeting immune checkpoints [J]. Endocr Rev, 2019, 40: 17-65.

[89] STAMATOULI A M, QUANDT Z, PERDIGOTO A L, et al. Collateral damage: Insulin-dependent diabetes induced with checkpoint inhibitors [J]. Diabetes, 2018, 67: 1471-1480.

[90] GEUKES FOPPEN M H. ROZEMAN E A, WILPE S, et al. Immune checkpoint inhibition-related colitis: Symptoms, endoscopic features, histology and response to management [J]. ESMO Open 3, 2018, e000278.

[91] EGGERMONT A M, CHIARION-SILENI V, GROB J J, et al. Adjuvant ipilimumab versus placebo after complete resection of high-risk stage Ⅲ melanoma (EORTC 18071): A randomised, double-blind, phase 3 trial [J]. Lancet Oncol, 2015, 16: 522-530.

[92] WEBER J, MANDALA M, del VECCHIO M, et al. Adjuvant nivolumab versus ipilimumab in resected stage Ⅲ or Ⅳ melanoma [J]. N Engl J Med, 2017, 377: 1824-1835.

[93] KLEINER D E, BERMAN D. Pathologic changes in ipilimumab-related hepatitis in patients with metastatic melanoma [J]. Dig Dis Sci, 2012, 57: 2233-2240.

[94] DELANOY N, MICHOT J M, COMONT T, et al. Haematological immune-related adverse events induced by anti-PD-1 or anti-PD-L1 immunotherapy: A descriptive observational study [J]. Lancet Haematol, 2019, 6: e48-e57.

[95] CUZZUBBO S, JAVERI F, TISSIER M, et al. Neurological adverse events associated with immune checkpoint inhibitors: Review of the literature [J]. Eur J Cancer, 2018, 73: 1-8.

[96] SATO K, MANO T, IWATA A, et al. Neurological and related adverse events in immune checkpoint inhibitors: A pharmacovigilance study from the Japanese Adverse Drug Event Report database [J]. J Neurooncol, 2019, 145: 1-9.

第
10
章

［97］　BITTON K, MICHOT J M, BARREAU E, et al. Prevalence and clinical patterns of ocular complications associated with anti-PD-1/PD-L1 anticancer immunotherapy [J]. Am J Ophthalmol, 2019, 202: 109-117.

［98］　NISHINO M, GIOBBIE-HURDER A, HATABU H, et al. Incidence of programmed cell death 1 inhibitor-related pneumonitis in patients with advanced cancer: A systematic review and meta-analysis [J]. JAMA Oncol, 2016, 2: 1607-1616.

［99］　MA K, LU Y, JIANG S, et al. The relative risk and incidence of immune checkpoint inhibitors related pneumonitis in patients with advanced cancer: A meta-analysis [J]. Front Pharmacol, 2018, 9: 1430.

［100］　WANCHOO R. KARAM S, UPPAL N N, et al. Adverse renal effects of immune checkpoint inhibitors: A narrative review [J]. Am J Nephrol, 2017, 45: 160-169.

［101］　RAMOS-CASALS M, et al. Immune-related adverse events induced by cancer immunotherapies: Big data analysis of 13, 051 cases (Immunocancer International Registry)[J]. Ann Rheum Dis, 2019, 78: 607-608.

［102］　CAPPELLI L C, BRAHMER J R, FORDE P M, et al. Clinical presentation of immune checkpoint inhibitor-induced inflammatory arthritis differs by immunotherapy regimen [J]. Semin Arthritis Rheum, 2018, 48: 553-557.

［103］　ANQUETIL C, SALEM J E, LEBRUN-VIGNES B, et al. Immune checkpoint inhibitorassociated myositis [J]. Circulation, 2018, 138: 743-745.

［104］　TOUAT M, MAISONOBE T, KNAUSS S, et al. Immune checkpoint inhibitor-related myositis and myocarditis in patients with cancer [J]. Neurology, 2018, 91: e985-e994.

［105］　GKIOZOS I, KOPITOPOULOU A, KALKANIS A, et al. Sarcoidosis-like reactions induced by checkpoint inhibitors [J]. J Thorac Oncol, 2018, 13: 1076-1082.

［106］　ABDEL-WAHAB N, SHAH M, LOPEZ-OLIVO M A, et al. Use of immune checkpoint inhibitors in the treatment of patients with cancer and preexisting autoimmune disease: A systematic review [J]. Ann Intern Med, 2018, 168: 121-130.

［107］　DANLOS F X, VOISIN A L, DYEVRE V, et al. Safety and efficacy of anti-programmed death 1 antibodies in patients with cancer and pre-existing autoimmune or inflammatory disease [J]. Eur J Cancer, 2018, 91: 21-29.

第
10
章

第**11**章 恶性肿瘤的疗效评价标准

第 1 节 实体瘤疗效评价的 WHO 标准

恶性肿瘤对人类健康构成了严重威胁,基础医学及临床科研人员一直致力于探寻更为有效和安全的药物或治疗方案,以延长患者生存时间、提高患者生活质量。抗肿瘤治疗的疗效评价是临床医师或研究人员决定患者当前治疗方案和药物临床试验是否继续进行的重要依据,因此如何对抗肿瘤治疗的疗效进行客观评价就显得至关重要。同时考虑到不同临床试验间的可比性以及经验交流的可行性,多项肿瘤疗效评价标准相继得到确立,并随着临床检查技术的提高和治疗方案的更新进行补充和修正。目前较为公认的肿瘤疗效评价标准包括世界卫生组织(World Health Organization,WHO)实体肿瘤疗效评价标准、实体肿瘤疗效评价标准 1.0 版(Response Evaluation Criteria in Solid Tumors version 1.0,RECIST v1.0)、欧洲肝脏研究协会(European Association for the Study of the Liver,EASL)标准、CHOI 标准以及修正后的 RECIST(modified Response Evaluation Criteria in Solid Tumors,mRECIST)标准等,本节着重介绍 WHO 标准。

一、WHO 标准的发展历史

随着肿瘤诊断和治疗水平的不断提高以及对疗效评价标准研究的不断深入,美国国家癌症研究所(National Cancer Institute,NCI)的戈登·朱布罗德(Gordon Zubrod)及其同事通过比较氮芥和塞替派的抗肿瘤疗效,于 1960 年首次提出了肿瘤化疗的疗效评价标准。在此基础上,戴维·卡尔诺夫斯基(David A.Karnofsky)于 1961 年进一步指出,疗效评价标准应该是客观的、能够定量和重复,并且应该能够替代已有的一些有意义的观测终点(如总生存期和无进展生存期)。戴维·卡尔诺夫斯基将治疗缓解的评价标准分为两类,即ⅠA 和ⅠB。ⅠA 类标准强调症状的改善,定义为一个明确的主观获益,同时伴随一个良好的客观改变(如肿瘤缩小,但未明确规定肿瘤缩小的程度),且时间 ≥ 1 个月。ⅠB 类指标强调肿瘤大小的变化,定义为肿瘤体积缩小 ≥ 50%,且时间 ≥ 1 个月,适用于相对无症状或症状较轻的患者。随着抗肿瘤治疗手段的进步,有越来越多无症状患者接受治疗,ⅠB 类标准在临床中得到了广泛应用。但随着影像学诊断技术的不断进步,这项公认的肿瘤测量方法的可信度也不断受到质疑,如 Moertel 等于 1976 年邀请了 16 位肿瘤学专家使用该标准对 12 位配对患者的肿瘤进行测量,结果发现:肿瘤大小缩减至 50% 时,同一测量者及不同测量者之间的测量差异分别为 7.8% 和 6.8%;如果肿瘤大小缩减至 25% 时,同一测量者及不同测量者之间测量差异的比例分别为 19% 和 25%。

基于以上问题,世界卫生组织分别于 1977 年和 1979 年在都灵和布鲁塞尔召开了两次国际性会议,对抗肿瘤治疗疗效评价标准进行了修订和完善,并作为 WHO 标准进行了公布,于 1981 年由 Miller 等发表在《癌症》(*Cancer*)杂志。此后,WHO 标准成为 20 世纪 80~90 年代肿瘤治疗领域遵循的疗效评价标准。WHO 标准为最基础的标准,研究人员在该标准之上可添加其他要求。

二、WHO 标准的内容

WHO 标准以治疗前后肿瘤的双径(最长径 × 垂直径,图 11-1)之乘积进行比较,将肿瘤的治疗效果分为完全缓解(complete response,CR)、部分缓解(partial response,PR)、疾病稳定(stable disease,SD)和疾病进展(progressive disease,PD)4 个等级,客观缓解包括 CR 和 PR。WHO 标准明显改善了不同研究队列间的可比性,对新药临床试验具有有明显的促进作用,极大地推动了疗效评价的规范化和科学化。

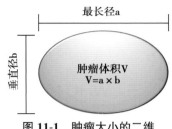

图 11-1　肿瘤大小的二维测量法(双径测量)

(一)肿瘤病灶的可测量性

根据肿瘤病灶是否可测量分为双径可测量、单径可测量以及不可测量但可评价。

1. 双径可测量　所有肿瘤测量的方法均采用公制(米制)记录,以最大直径及其与垂直径线的乘积(如转移肺结节、淋巴结、皮下包块)作为肿瘤大小的评价标准。其中,肺内病灶(X 线胸片 ≥ 10mm × 10mm 或 CT ≥ 20mm × 10mm)、肝内病灶(CT 或 B 超 ≥ 20mm × 10mm)。

2. 单径可测量　所有肿瘤测量的方法均采用公制(米制)记录,单径可测量病灶即只有一个可测量径,如纵隔淋巴结肿大、肝肿大和腹部包块等。对于纵隔和肺门恶性肿瘤,以胸部 X 线片测量到的大小减去纵隔或者肺门实际宽度作为病灶大小。

3. 不可测量但可评价　临床或影像学可见、但是不能用公制(米制)记录的病灶,如骨盆包块、腹部包块、淋巴转移、皮肤转移和多发肺结节转移。

在治疗过程中,化学参数值和生物标志物不能评价疗效,除非在方案中有明确规定。

(二)WHO 实体瘤疗效评价标准(可测量病灶)

完全缓解(complete response,CR),即所有肿瘤病灶全部消失,且至少维持四周。

部分缓解(partial response,PR),双径均可测量的病灶,各病灶两个最大垂直径乘积之和较前缩小 50% 以上,且至少维持 4 周;仅有单径可测量的病灶,各病灶最大径之和较前缩小 50% 以上,且至少维持 4 周。

无变化(no change,NC),双径均可测量的病灶,各病灶两个最大垂直径乘积之和较前缩小 <50%/ 增大 <25%,且至少维持 4 周;仅有单径可测量的病灶,各病灶最大径之总和较前缩小 <50%/ 增大 <25%,且至少维持 4 周(至少经 2 周期治疗后方可评价)。

疾病进展(progressive disease,PD),一个或多个病灶增大 >25%,或出现新病灶。

1. 可评价的不可测量病灶及不可评价病灶

完全缓解(CR),所有病灶全部消失,且至少维持 4 周。

部分缓解(PR),病灶估计缩小 50% 以上,至少维持 4 周。

无变化(NC),治疗 2 周期病灶无明显变化,至少 4 周无明显变化,估计病灶缩小不足 50%或增大不足 25%。

疾病进展(PD),估计病灶增大 25% 以上或出现新病灶。

2. 骨转移的疗效评价标准 对于骨转移有单独的判断标准。

完全缓解(CR),即 X 射线或骨扫描发现所有病灶完全消失,至少维持 4 周。

部分缓解(PR),骨溶解减少、钙化或成骨性病灶密度减低,至少维持 4 周。

无变化(NC),X 线片或骨扫描结果没有明显变化,由于骨病灶缓解较慢,所以至少观察 8 周才能评价 NC。

疾病进展(PD),X 线片或骨扫描结果显示病灶明显增大,或出现新病灶。

综上所述,总缓解标准判断:任何部位发生进展,尽管其他病灶客观缓解,总缓解标准应为 PD;如果 CR 和 PR 的病灶大于无变化的,那么总缓解标准为 PR(图 11-1)。

三、WHO 标准的局限与不足

WHO 标准由于其客观、简单、易行,20 世纪 80~90 年代在国内外得到广泛应用,但随着科学技术的发展,癌症治疗专家在临床实践中提出了越来越多的质疑。早在 1985 年,Warr 等研究就发现,采用二维测量法测量肿瘤大小的人为主观误差能够高达 5.0%~10.0%,从而对研究结果产生较大的影响。目前,WHO 标准存在的问题主要有:①由 WHO 确定的需要测量的病灶和需要评价的病灶互相之间没有明确的规定,均混为一体,导致各研究组间结果没有可比性;②对需要进行测量的最小病灶大小以及病灶数量也没有明确的规定;③对肿瘤负荷、特殊病灶、淋巴结以及非靶病灶和新发病灶均没有相应的说明;④PD 的定义模糊,未明确规定是测量单个肿瘤病灶还是所有肿瘤病灶的总和;⑤对于一些单个病灶体积较小,但数量较多的肿瘤,无法进行准确的疗效评价,误差较大;⑥随着新的诊断影像学技术如计算机断层扫描(CT)、磁共振成像(MRI)和正电子发射计算机体层显像(positron emission tomography and computed tomography,PET-CT)等在肿瘤诊断评价中的应用,对并未提及这些方面的 WHO 标准进一步产生冲击。因此,肿瘤界迫切需要在 WHO 标准的基础上产生新的疗效评价标准。

在 1991 年,Jame 等通过对肿瘤细胞数量的对数与肿瘤最大径和双径乘积之间的关系进行研究后发现:相对于肿瘤双径乘积,肿瘤细胞数量的变化与肿瘤最长径相关性更强。因此,美国和加拿大国家癌症研究所(National Cancer Institution,NCI)联合欧洲癌症研究和治疗组织(European Organisation for the Research and Treatment of Cancer,EORTC)于 2000 年共同提出了基于肿瘤单径测量的实体肿瘤疗效评价标准(response evaluation criteria in solid tumours,RECIST)。

RECIST 标准在肿瘤大小的测量方法上不同于 WHO 标准,RECIST 标准仅测量肿瘤病灶的单径,而 WHO 标准则需要测量肿瘤病灶两个相互垂直的直径。RECIST 标准对 WHO 标准中肿瘤缓解程度的分级进行了保留,两者均把所有肿瘤病灶完全消失作为 CR 的标准。不同的是,WHO 标准将肿瘤双径乘积之和较前缩小 50% 以上定义为 PR,RECIST 标准则将肿瘤最大单径之和较前缩小 30% 以上定义为 PR,研究证明两者在 CR 和 PR 上有很好的一致性。WHO 标准规定肿瘤双径乘积之和较前增大 25% 为 PD,RECIST 标准则规定肿瘤的最大单径之和较前增大 20% 以上为 PD,可以看出 RECIST 标准对 PD 的判定更为严格。

此外,针对肿瘤疗效评价的其他标准如 CHOI 标准、EASL 标准、mRECIST 标准也被广泛应用于临床实践中。

实体瘤评效标准在近 60 年的发展与变化中,从繁琐的双径测量逐渐简化为简便的单径测量,评价指标也由单纯考虑形态变化逐步发展为综合的功能评效,更加有利于在临床实践工作中应用。

第 2 节　RECIST 标准

肿瘤负荷变化评估是癌症治疗学临床评价的一个重要内容。作为抗肿瘤药物疗效的指标,肿瘤缩小(客观缓解)和疾病进展时间已成为临床试验的重要终点。然而,将客观缓解和疾病进展时间作为研究终点,需要有能够被广泛接受和容易应用的权威标准。1981 年,WHO 首次发表了肿瘤缓解标准,用于将"客观缓解"作为主要终点的试验,WHO 标准引入了通过总结二维病变测量结果进行肿瘤负荷总体评估的概念,并通过评价治疗期间自基线的变化确定治疗疗效。然而,在发表后的几十年中,应用 WHO 标准的协作组织和制药公司会经常对其进行"修改"以适应新技术或界定原文件中不明确的地方,导致试验结果解释混乱。事实上,相同方案应用不同疗效标准也会导致在疗效方面得出完全不同的结论。针对这些问题,20 世纪 90 年代中期成立了一个国际工作小组,以规范和简化疗效标准。新标准称为实体肿瘤疗效评价标准(response evaluation criteria in solid tumours,RECIST),发表于 2000 年。最初 RECIST 的关键指标包括可测量病灶最小尺寸的定义、追踪病变数量(最多 10 个;每个器官部位最多 5 个)的指导,以及使用一维而不是二维的方法对肿瘤负荷进行总体评价。这些标准随后被学术机构、协作团体和行业广泛用于主要终点为客观缓解或疾病进展的试验。针对该应用中发现的问题,该工作组于 2009 年对部分标准进行了修改,提出 RECIST 标准 v1.1.

一、肿瘤病灶的测量

(一)肿瘤病灶的定义

基线时需对肿瘤病灶及淋巴结的大小进行测量和记录。所有测量用公制为单位记录。需尽可能在接近治疗开始前进行所有的基线评估,基线评估时间不得超过治疗开始前的 4 周,并按如下标准分为可测量病灶及不可测量病灶:

1. 可测量病灶　至少有一条不小于仪器检测低限的径线,必须精确测量并记录该病灶的最长径。

对于不同的检测手段,病灶的最大径需满足以下要求:

(1)使用 CT 螺旋扫描(增强)时,最大径 ≥ 10mm(CT 扫描层厚度不能大于 5mm)。

(2)临床检查时,用卡尺测量的最大径 ≥ 10mm(卡尺不能准确测量的病灶应该记录为不可测量病灶)。

(3)使用胸部 X 线检查时,最大径 ≥ 10mm。

(4)恶性淋巴结:CT 检查中淋巴结短径必须 ≥ 15mm 才能判断为病理性淋巴结和可测量的

病灶（CT 扫描层厚度不能大于 5mm）。基线和随访时，只测量并记录淋巴结的短径。淋巴结短径<10mm 不认为是病理性的；10mm ≤ 短径<15mm 的病灶为非靶病灶。

2. 不可测量病灶　所有不满足上述要求的其他病灶（或疾病部位），包括小病灶（最长直径<10mm 或病理性淋巴结 10mm ≤ 短径<15mm）以及真正不能测量的病灶都被认为是不可测量病灶。软脑膜疾病、腹水、胸腔 / 心包积液、皮肤 / 肺淋巴管受侵、炎性乳房疾病、体格检查发现的腹部包块 / 腹部器官增大都被认为是不可测量的。

（二）病灶的测量

在基线时和随访过程中应当采用同样的技术和方法评估每个记录的病灶。

1. 临床病灶：只有体表（例如皮肤结节、可触及的淋巴结）的临床病灶才被认为是可测量的。对于皮肤病灶而言，建议对病灶及测量病灶的尺子拍照，用彩色照片作为记录，照片上附上测量病灶的比例尺。当病灶可用临床检查和影像进行评估时，应采取影像评估。

2. 胸部 X 线检查：与胸部 X 线检查相比，应优选胸部 CT，其在发现新病灶方面更加敏感。但如果胸部 X 线片上的病灶清晰明确时，则可以接受其作为可测量病灶。

3. CT/MRI：CT 是目前能够获得的、可重复性最好的方法。在部分情况下可接受 MRI（例如身体扫描）。CT 检查应当使用厚度为 5mm 或更小的层厚进行连续扫描。此方法可用于胸部、腹部和盆腔。头、颈以及四肢通常需要特殊的方案。对于厚度超过 5mm 的 CT 检查，原则上要求最小的病灶不应该小于 2 倍的扫描厚度。

4. 超声：超声不适用评估病灶大小，且结果依赖于检查者，因此不应作为测量的手段。如果在研究过程中通过超声发现新的病灶，建议用 CT 或 MRI 验证。如果顾虑 CT 的射线照射，可用 MRI 代替来检测待检病灶。

5. 内镜检查 / 腹腔镜检查：不建议利用这些技术对靶肿瘤进行评价。但通过这种方法取得的活检标本可用于确认病理组织上的完全缓解（pathological complete response，pCR）或用于在以"完全缓解或手术切除后复发"作为一个终点的试验中测定复发。

6. 肿瘤标志物：不能单独用来评估客观肿瘤反应。若治疗前标志物高于正常上限，治疗后评价 CR 时所有标志物需恢复正常。对于糖类抗原 125（carbohydrate antigen 125，CA125）（复发性卵巢癌）和前列腺特异抗原（prostate specific antigen，PSA）（复发性前列腺癌）在疗效评价中的标准参见相关指南。

7. 细胞学 / 组织学：这些技术可以用于鉴别少见病例的 PR 或 CR。例如，可用来区分生殖细胞瘤等类型肿瘤中的残余病灶的良恶性。若可测量病灶符合缓解或稳定型疾病的标准，对于在治疗中出现或加重的任何积液的肿瘤来源都必须进行细胞学确认，以区分疾病缓解（稳定）还是病情进展。

8. 骨扫描，正电子发射计算机体层显像（Positron Emission Tomography and Computed Tomography，PET-CT）或平片不被视为用来测量骨病灶的合适成像技术。然后，以上措施可以用于确认骨病灶的存在或消失。

二、肿瘤治疗疗效评价

（一）基线状态评估

1. **靶病灶**　最多可选 5 个，每个器官最多 2 个，能代表所有被累及的器官的病灶可以作为靶病灶并记录和测量其基线值。这 5 个病灶应当根据它们的大小(病灶最大径)及其测量的可重复性(通过影像学技术或临床)进行选择,应代表所有被涉及的器官。当最大径测量的重复性较差时,应该选择可重复测量的次大病灶。作为靶病灶的淋巴结:当被评估为可测量病灶的病理性淋巴结被选为靶病灶时,需将其短径记录入基线总和。

计算所有靶病灶的直径(非淋巴结病灶的最长径、淋巴结病灶的短径)总和,记录并报告为基线的直径最长径总和(sum of longest diameters,SLD)。若淋巴结被纳入总和中,那么按照上述说明,只把短径加入总和中。直径总和的基线值将用作进一步表示疾病可测量尺寸中的客观肿瘤缓解情况的参考。

2. 非靶病灶　包括病理淋巴结的所有其他病灶(或疾病部位)将被确认为非靶病灶并且也应在基线进行记录。

不要求对非靶病灶进行测量,但仍需在后续治疗中进行观察,并按照"存在""不存在""明确进展"(极少数情况)进行。此外,可以将相同器官的多发性非靶病灶作为一个单项在病历表中进行记录(例如"多发性肿大骨盆淋巴结"或"多发性肝转移")。

(二) 疗效评价

1. 靶病灶的疗效评价　研究中在基线记录的所有靶病灶都应该在随后的每次评估中记录它们的实际测量值,并计算总直径,通过与基线值进行比较,确定临床疗效。

(1)完全缓解(CR):所有的临床和影像学肿瘤(包括靶和非靶病灶)证据都消失。任何病理性的淋巴结(无论是否为靶病灶)的短径必须<10mm。因为正常的淋巴结的短径应<10mm。也就是说,当淋巴结被纳入靶病灶后,即使符合完全缓解的标准,靶病灶的"总和"也可能不为零。因此对于 CR 的病例应将作为靶病灶的淋巴结和其他病灶分别进行记录,以确定达到临床缓解。

(2)部分缓解(PR):以基线总直径作为参考,靶病灶的直径之和至少减少 30%。

(3)疾病稳定(SD):疾病的稳定状态。病灶既没有达到部分缓解的标准,也达不到病情进展的标准,以研究中直径总和的最小值作为参照。

(4)疾病进展(PD):以从基线开始,每次随访记录到直径总和的最小值为参考,靶病灶的直径之和百分比至少增加 20%,绝对值增加 5mm。出现新病灶即意味着病情进展。

对于 PR、SD 和 PD 的病例,将作为靶病灶的淋巴结短径计入靶病灶的总和中即可。

对于在治疗中因为缩小或 CT 检查时信号太弱,以至于无法精确测量的病灶,仍需在病例报告表中记下一个"测量值"。若放射科医师认为病灶可能消失了,那么应将测量值记为 0mm;若认为病灶仍然存在且依稀可见,但是由于过小而无法测量,则应使用 5mm 的默认值。

2. 非靶病灶的疗效评价

(1)完全缓解(CR):所有非靶病灶消失且肿瘤标志物的水平正常化。所有淋巴结在大小上必须是非病理性的(即短轴值<10mm)。

(2)未完全缓解(非 CR/ 非 PD):有一个或多个非靶病灶持续存在和 / 或肿瘤标志物维持在正常水平以上。

(3)疾病进展(PD):存在非靶病灶的明确进展(注:出现一个或多个新病灶也被认为是进展)。

对于仅有不可测量病灶的受试者,非靶病灶的恶化很难通过客观的定量评估进行判定。此时要判定患者是否疾病进展(PD)需考虑不可测量病灶的变化导致肿瘤总负荷的增加是否在强度方面与可测量疾病判定为 PD 所需的增加量具有可比性。(不可测量病灶)体积增加 73% 导致肿瘤负荷的增加量相当于可测量病灶半径增加 20% 所导致的肿瘤负荷增加量。若观察到"明确进展",则患者应被视作在那个时间点发生了疾病进展(PD)。

3.**总体疗效评价** 开始治疗后应严格按照试验方案中规定的随访时间点进行病灶的测量和评估,并根据上述标准进行疗效评价(详见表 11-1),仅有非靶病灶的患者疗效评价标准见表 11-2。若在相应随访时间点未做任何影像及临床评估,则该次的疗效应记录为无法评价(not evaluable,NE);如果仅测量了部分病灶,除非已测量病灶已达到 PD 标准,否则本次疗效仍需记录为 NE。

表 11-1　靶病灶和非靶病灶疗效评价

靶病灶	非靶病灶	新病灶	总体反应	此类最佳反应还需要
CR	CR	无	CR	4~6 周后确认
CR	非 -CR/ 非 -PD	无	PR	4~6 周后确认
CR	未评价	无	PR	4~6 周后确认
PR	非 -PD 或未全部评价	无	PR	4~6 周后确认
SD	非 -PD 或未全部评价	无	SD	从基线起至少一次>6 周
PD	任何	有或无	PD	–
任何	PD	有或无	PD	–
任何	任何	有	PD	–
未全部评价	非 -PD	无	无法评价	–

注:CR:complete response,完全缓解;PD:progressive disease,疾病进展;PR:partial response,部分缓解;SD:stable disease,疾病稳定。健康状况恶化需要终止治疗,但当时没有病情进展的客观证据的受试者应该报为"症状恶化"。应当尽全力记录客观的疾病发展,即使在治疗停止后。

表 11-2　仅有非靶病灶患者的疗效评价标准

非靶病灶	新病灶	总体反应	此类最佳反应还需要
CR	无	CR	4~6 周后确认
非 CR/ 非 PD	无	非 CR/ 非 PD[a]	–
不明确的 PD	有或无	PD	–
任何	有	PD	–

注:CR:complete response,完全缓解;PD:progressive disease,疾病进展;PR:partial response,部分缓解;SD:stable disease,疾病稳定。a. 对于非靶疾病,优先选择"非 CR/ 非 PD"而非"SD",因为 SD 越来越多地作为终点用于一些实验中的疗效评价,因此,不推荐在病灶无法进行测量时,使用该类型。

最佳总体疗效是指从治疗开始后到疾病进展之间历次随访评估所记录到的最佳疗效。该指标通常包括病灶大小的测量以及最佳疗效的确认。特别是在以"最佳疗效"作为主要研究终点的非随机研究中,必须在肿瘤首次达到 CR 或 PR 标准后,按照方案中规定时间(通常不少于 4周)重新测量并证实疗效,详见表 11-3。对于大多数随机(Ⅱ、Ⅲ期)临床研究,当以疾病稳定或进展或治疗后生存时间作为主要研究终点时,不需要再对 CR/PR 病例进行再次确认。

表 11-3　要求确认 CR 或 PR 时的最佳总体反应

总体反应第一时间点	总体反应随后的时间点	最佳反应
CR	CR	CR
CR	PR	SD,PD 或 PR[a]
CR	SD	符合 SD 持续时间的最小标准则为 SD,否则用 PD
CR	PD	符合 SD 持续时间的最小标准则为 SD,否则用 PD
CR	NE	符合 SD 持续时间的最小标准则为 SD,否则用 NE
PR	CR	PR
PR	PR	PR
PR	SD	SD
PR	PD	符合 SD 持续时间的最小标准则为 SD,否则用 NE
PR	NE	符合 SD 持续时间的最小标准则为 SD,否则用 PD
NE	NE	NE

注:CR:complete response,完全缓解;NE:not evaluable,不可评估;PD:progressive disease,疾病进展;PR:partial response,部分缓解;SD:stable disease,疾病稳定。a:若在第一个时间点达到 CR,那么任何在随后时间点看到的疾病,即使符合与基线相关的 PR 标准的疾病,将在此时间点产生 PD(因为该疾病必须在 CR 后重新出现)。最佳疗效将根据是否符合 SD 的最小持续时间而定。然而,当随后扫描表示小病灶可能存在时,有时可宣布已达到 CR;并且,实际上患者在第一个时间点时已经达到 PR,而并非 CR。在此情况下,原来的 CR 应转变为 PR,且最佳总体反应为 PR。

对于 SD 的病例,需达到方案规定的最短持续时间(通常不少于 6~8 周),否则需根据之后的评估情况确认最佳总体疗效。例,后续评价 PD 的患者,最佳总体疗效则为 PD;若后续未进行有效的评估,则该例患者需被判定为 NE。

缓解持续时间:从首次符合 CR/PR(无论先记录到谁)测量标准至客观记录到疾病复发或进展第一天的时间作为缓解持续时间。

疾病稳定持续时间:从治疗开始直至满足进展标准的时间作为疾病稳定持续时间,采用从治疗开始后所记录的最小测量值作为参考。

第 3 节　免疫相关反应评价体系

一、免疫相关反应评价体系的形成背景

WHO 标准和 RECIST 标准是通过评估肿瘤的大小及是否出现新病灶来评价药物治疗的疗效,其作为传统的实体瘤评估手段,提供了一个简单、标准的方法来评估药物治疗效果。

近几年,随着对机体免疫系统认识的不断深入及生物技术的迅猛发展,免疫治疗已成为肿瘤治疗的重要手段,在肿瘤综合治疗体系中具有越来越重要的地位。肿瘤免疫治疗有着与传统细胞毒药物治疗不同的作用机制和疗效表现形式。目前有充足的证据表明,传统的 RECIST 标准或低估了肿瘤免疫治疗效果,难以监测疾病进展后的治疗反应,限制了其在免疫治疗中的应

用。当肿瘤免疫治疗进入临床试验阶段后,以传统的 WHO 或 RECIST 评价体系去评价疗效,在临床实践中未得到预期试验结果,部分Ⅲ期随机对照设计的临床试验项目因肿瘤评价标准的原因,也最终宣告失败。Chiou 教授总结了 14 个细胞毒性 T 淋巴细胞相关抗原 4(cytotoxic T lymphocyte-associated antigen-4,CTLA-4)或者程序性死亡受体 1(programmed cell death protein 1,PD-1)抑制剂免疫治疗实体瘤的相关临床研究,共涵盖 1 126 例患者,其中 44 例(4%)患者出现免疫治疗特异性的反应模式,这一反应模式不能通过传统的 RECIST 标准进行评判。在其中一项研究中,这一比例高达 12%。

免疫治疗在临床试验中面临困境,使得国内外学者开始反思,全部套用传统的 WHO 或 RECIST 实体肿瘤治疗评价体系,在临床实践中不能准确地反应免疫治疗药物的效果,进而影响患者的生存获益评价。因此,建立并验证适用于肿瘤免疫治疗的疗效评价标准至关重要。

二、肿瘤免疫治疗的作用机制和疗效表现形式

肿瘤免疫治疗具有独特的作用机制和疗效表现形式。与传统肿瘤治疗(如化疗等)直接作用于肿瘤细胞本身不同,其诱导的抗肿瘤反应,如免疫应答,是肿瘤免疫治疗发挥作用的基础。肿瘤免疫治疗不直接攻击肿瘤细胞,而是通过激活免疫通路达到杀伤肿瘤细胞的目的。更重要的是,其通过作用于机体免疫系统,改善机体免疫应答,并最终影响患者生存期。免疫治疗发挥作用主要通过以下步骤:①治疗后立即出现的免疫细胞活化和 T 细胞增殖;②治疗后数周或数月后活化免疫细胞介导产生抗肿瘤效应;③在首次治疗后数月产生的免疫效应,对患者的生存期具有长远影响。

对于化学治疗等传统的系统治疗方式来说,常规在患者治疗完成后短时间内对疗效进行影像学评价。免疫治疗通过激活机体免疫反应而产生抗肿瘤效应,而这一过程(如活化 T 细胞、浸润到肿瘤局部、产生临床可测量的抗肿瘤效应)往往需数月甚至更长的时间。在一项有 487 例患者入组的抗 CTLA-4 单抗的多中心研究中,应用了以 WHO 或 RECIST 标准为基础的新型治疗疗效评价体系,其中共评价了 4 种形式的治疗效应:治疗结束时的反应、持续的 SD、肿瘤负荷增加后的反应、治疗后出现的新病灶的反应。前 2 种是传统的疗效评价指标,而后 2 种是新的适用于免疫治疗的疗效评价指标。其中 1 例患者在肿瘤负荷增加后(84 天)出现肿瘤消退(112 天),直至 CR(503 天)。在一项细胞因子诱导的杀伤细胞(cytokine-induced killer,CIK)的临床治疗中也发现了类似的现象,患者最初病情表现为稳定甚至进展,在一段时间后才出现临床疗效。因此,以传统的疗效评价体系评估肿瘤免疫治疗疗效,可能出现以下几种结果。①假性进展:多为免疫治疗初期的反应,由免疫细胞浸润或肿瘤坏死引起的已存在病灶的增大或新病灶的出现。通常以 12 周为分界线,分为早期 / 晚期假性进展。②延迟效应:免疫治疗引发的肿瘤缩小多半发生在肿瘤一过性增大后,甚至是在出现新病灶后,其原因可能是肿瘤体内伴有淋巴细胞浸润。例如黑色素瘤患者联合应用 CTLA-4、PD-1 抑制剂行免疫治疗,大部分患者在 8~16 周才出现肿瘤缓解,在有临床缓解的患者中大于 60% 转化为长期效应。③疗效持久:50%~70% 的缓解者表现为持续性缓解的疾病稳定状态(有些患者可发生缓慢稳定的肿瘤缩小)。

因此,对肿瘤的免疫治疗而言,疗效评价不应完全等同于细胞毒类药物,不仅需要更多的评价指标,还需要更长的观察时间,因此,尽快建立科学的评价体系对于肿瘤免疫治疗的发展和临床应用具有重要意义。

三、免疫反应客观评价面临的挑战

客观评价免疫反应是推动免疫治疗发展的重要因素之一,特别是寻找某些能衡量临床疗效和免疫反应关联指标。目前,现有临床实践证据的监测方法主要分为特异性和非特异性免疫反应监测两类。①特异性免疫反应监测主要包括:以迟发型超敏反应(delayed type hypersensitivity,DTH)检测患者治疗后体内是否存在抗原特异性 T 细胞;酶联免疫斑点测定(enzyme linked immune-spot assay,ELISPOT)和主要组织相容性复合体(major histocompatibility complex,MHC)- 肽复合物四聚体法检测特异性 T 细胞数量;此外,还可通过检测外周血淋巴细胞的体外杀伤活性等,检测抗原特异性 T 细胞的功能。②非特异性免疫反应监测法:流式细胞术检测外周血淋巴细胞亚群、流式磁珠阵列(cytometric beads array,CBA)法或酶联免疫吸附试验(enzyme linked immunosorbent assay,ELISA)检测血清细胞因子分泌水平等。

然而,缺少可作为金标准的质量控制方法,制约了将 T 细胞反应检测作为免疫治疗评价指标及其与疗效相关性的应用。Nijman 等在 p53 多肽疫苗治疗卵巢癌的 II 期临床试验中,用 ELISPOT 法检测 p53 特异性 T 细胞,结果未发现临床疗效与 T 细胞反应相关。而 Weiner 等在晚期恶性黑色素瘤应用肽疫苗联合粒细胞 - 巨噬细胞集落刺激因子 ± 干扰素 α2b 治疗的 II 期临床试验中发现,出现免疫治疗相关特异性反应患者,其总生存期(overall survival,OS)较未出现反应者显著延长。目前,在癌症免疫治疗协会(Association for Cancer Immunotherapy,CIMT)和癌症研究所癌症免疫治疗联合会(Cancer Immunotherapy Consortium of Cancer Research Institute,CIC-CRI)支持下,2005 年启动了两项国际多中心免疫反应监测质控研究,先后有 14 个成员国的 80 余个实验室加入。其目的在于为免疫治疗相关临床试验提供质量保证,并减小试验因评估标准不同造成的误差,这些研究为完善免疫反应监测技术体系和质控标准,最终建立用于免疫治疗评价的指标奠定基础。

可见,利用免疫反应结果作为临床试验的终点仍然存在局限性,更多的研究重点应瞄准免疫治疗疗效评价方法的建立和标准化,免疫治疗后应如何客观评价患者的免疫反应及其与临床疗效的相关性,尚需进一步研究,期望建立公认的标准。

四、免疫治疗疗效评价体系及主要评价指标

2014 年,在欧洲肿瘤内科学会(European Society for Medical Oncology,ESMO)大会上,实体肿瘤免疫治疗相关评价标准(immune-related Response Evaluation Criteria In Solid Tumors,irRECIST)被首次提出。该标准认为,传统 RECIST 标准在某些方面的表述仍可能存在一定歧义或模棱两可,而 irRECIST 标准是基于 WHO 标准、免疫相关反应评价标准(immune-related response criteria,irRC)、Nishino 等研究以及 2013 年以前所有靶向药物评价方面的最新进展修订而成,是针对实体肿瘤疗效评价的一个综合的改良标准。

在对肿瘤免疫治疗的疗效评价当中,应该采取何种评价方法、哪些指标应该作为主要的评价指标呢? 与传统化疗获益人群追求出现完全缓解(CR)或部分缓解(PR)等近期治疗反应不同,患者受益于免疫治疗常表现为生存期或疾病稳定时间延长、生活质量改善等,这也符合现代肿瘤治疗理念,即从"除恶务尽"转变为"带瘤生存"。因此,评价肿瘤免疫治疗的效果,应将患者的无进展生存期和总生存期作为免疫治疗评价最主要的指标。同时,CIC-CRI 目前已提出免

第11章

疫相关反应评价标准(irRC)体系,按照免疫相关性完全缓解(immune-related complete response, irCR)、免疫相关性部分缓解(immune-related partial response,irPR)、免疫相关性疾病稳定(immune-related stable disease,irSD)和免疫相关性疾病进展(immune-related progressive disease, irPD)来评价疗效。应用这一评价标准,如果出现新病灶而肿瘤负荷增加未达到 25%,不能视为 irPD;如果患者出现新病灶,而肿瘤负荷减小 ≥ 50% 为 irPR;肿瘤负荷减小 25%~50% 为 irSD (表 11-4)。

表 11-4 免疫相关反应评价标准(irRC)

肿瘤负荷	疗效评价
减少 100%	irCR
减少 ≥ 50%	irPR
减少 <50%~ 增加 <25%	irSD
增加 ≥ 25%	irPD

注:irCR:immune-related complete response,免疫相关性完全缓解;irPR:immune-related partial response,免疫相关性部分缓解;irSD:immune-related stable disease,免疫相关性疾病稳定;irPD:immune-related progressive disease,免疫相关性疾病进展;irRC:immune-related response criteria,免疫相关缓解评价标准。

此外,irRECIST 标准提出 3 个新的疗效定义:①irNN(irNon-CR/irNon-PD),基线水平无靶病灶被证实,且随访时该例患者不适用与 irCR 或 irPD 评价;②免疫相关性无法评估(immune-related not evaluable,irNE),适用于某些数据不充分的患者;③免疫相关性无疾病(immune-related no disease,irND),在辅助治疗中无新发病灶被检查出。

五、免疫治疗疗效评价时间点的选择

根据新的概念,所有关于肿瘤负荷的评价均与基线进行比较,如果总的肿瘤负荷保持稳定或减小,即使有新病灶出现也不能作为疾病进展的证据。用 irRC 评价疗效时,在疗效显现之前可能会出现疾病进展,所以在首次评价之后,仍需要在随后的一个合适的时间点再次进行评估。肿瘤负荷的评价均应与基线情况进行。其中 irPD 与 irCR、irPR 相同,须在两个连续的时间点进行验证,这是因为最初的肿瘤体积增加可能是淋巴细胞浸润所导致,故须行第二次影像学检查加以验证,两次检查至少间隔 4 周。多项免疫治疗随机对照研究结果均未得到预期效果,这也与疗效评价的时间点选择有关。斯莫尔(Small)等应用 T 细胞治疗晚期前列腺癌的研究显示:免疫治疗组与安慰剂组的 Kaplan-Meier 曲线在治疗后 8 个月才分离,即两组患者的生存率在该时间点才出现显著差异。CIC-CRI 在 2006 年分析了当时已报告的免疫治疗临床试验,发现治疗组与对照组的生存曲线常在 4~8 个月甚至更长时间后才出现分离,该时间点的选择因治疗方法和瘤种不同而有所差异。

六、不同实体瘤疗效评价体系的异同点

部分晚期黑色素瘤患者接受 PD-1 单抗帕博利珠单抗治疗后出现非典型的反应,该研究中,接受帕博利珠单抗治疗的患者共 655 例。327 例最少有 28 周以上的影像学随访,其中共有 24

例（7%）出现非典型的治疗反应，包括 15 例（5%）早期假性进展和 9 例（3%）迟发性假性进展。一项新的研究发现传统的实体肿瘤的疗效评价标准（RECIST v1.1）可能低估了药物在此类患者中的治疗效果。在该项研究中，生存时间>12 周患者共 592 例，根据 RECIST v1.1，有 84 例（14%）出现疾病进展，依据免疫相关反应评价标准（irRC）这些患者疾病均无进展。对于上述两种标准共同范围内的疾病无进展患者，2 年总生存率为 77.6%。对于 RECIST v1.1 认定的疾病进展而 irRC 的无进展患者，2 年总生存率为 37.5%。对于两种标准都确认的疾病进展患者，2 年总生存率为 17.3%。RECIST v1.1 疾病进展而 irRC 无进展的 84 例患者总生存期为 22.5 个月，比两个标准都认定的 177 例进展患者 8.4 个月的生存时间长，表明 RECIST v1.1 可能在大约 15% 的患者中低估了帕博利珠单抗的疗效。研究数据提示患者或许可忽略影像学提示的疾病进展，继续从免疫治疗中获益，同时该应在评估病情时使用以免疫相关反应类型为基础的评价标准。上述事例证实，临床医生如果意识到 RECIST 在评估肿瘤免疫疗效的局限，可以避免潜在有效治疗方式的过早终止。但尚不能因为新型药物与传统化疗药的治疗反应差异而放弃 RECISTv1.1，今后免疫抗肿瘤治疗的评价中需要将 irRC 和 RECIST v1.1 相结合（表 11-5）。

表 11-5　irRC 和 RECIST V 1.1 的异同点

项目	irRC	RECIST V 1.1
肿瘤负荷测量方法	双径	单径
靶病灶	15 个	最多 5 个
新发现可测量病灶（如 ≥ 5mm × 5mm）	需要纳入肿瘤总负荷评估	代表进展
新发现非可测量病灶（如小于 5mm × 5mm）	不定义为疾病进展	代表进展
CR	在间隔不少于 4 周的两次连续观察，所有靶病灶 / 非靶病灶消失，淋巴结短径<10mm	
PR	肿瘤负荷较基线下降 50%	所有可测量病灶直径较基线下降 30%，未见新发病灶或其他病变进展
PD	在至少间隔 4 周,肿瘤负荷较基线或二次基线或最低点增加 25%,或新发病灶	在任何一个观察点检测到病灶直径较基线至少增加 20%,或出现新发病灶或出现其他病变进展
SD	介于 PR 与 PD 之间	

注：CR：complete response，完全缓解；PD：progressive disease，疾病进展；PR：partial response，部分缓解；SD：stable disease，疾病稳定；irRC：immune-related response criteria，免疫相关反应评价标准；RECIST v1.1：response evaluation criteria in solid tumours version1.1，实体肿瘤疗效评价标准 1.1 版。

抗肿瘤治疗的疗效反应评价基于整体瘤负荷情况。对 irRC 标准而言，只有可测量的新病灶才被考虑在内（与传统的 WHO 标准不同，WHO 标准并不需要评估新发病灶或将瘤负荷的情况包括在内）。irRC 体系的提出可能为免疫治疗临床疗效评价提供了一种新工具，在抗 CTLA-4 单抗的相关临床试验中，已观察到免疫反应与患者生存期延长相关。这一评价体系可能会揭示一些 WHO 标准外的重要的临床反应形式，而该体系尚须进一步通过各种临床研究去验证。

七、免疫相关反应评价标准(irRC)的缺陷与展望

目前应用 irRECIST 标准进行疗效评价的相关临床试验有 9 个注册项目,其中 4 个处于试验研究阶段,其余 5 个项目还处于患者招募阶段。一项正在进行的随机对照试验,对比 CTLA4 抑制剂伊匹木单抗联合达卡巴嗪对比单药达卡巴嗪的临床研究,提供了一些应用 irRC 评估治疗效果的确定性证据。目前的研究提示:①除传统指标外,免疫反应也应被纳入免疫治疗的疗效评价体系。②传统 WHO 或 RECIST 标准并不适于免疫治疗疗效评价,须建立新的评价方法,并通过临床研究验证。③患者的生存期和无进展生存期是评价免疫治疗疗效的最重要指标之一;在随机对照试验中发现,免疫治疗表现出的较对照组更高的生存率,通常在治疗数个月后才出现。因此,肿瘤免疫治疗中临床试验设计和生存率分析的统计方法也需要相应改进。④在设计免疫治疗临床研究时,除考虑近期疗效外,更重要的是考虑远期疗效。对免疫治疗进行临床疗效评价,是该领域研究者必须面对的一个新课题,而建立科学的评价体系,对免疫治疗的发展和临床应用具有重要意义。

irRC 评价标准尚存在一定缺陷:患者细胞免疫效应的检测结果在不同实验室间可能具有很大的差异,限制了将其作为疗效评价指标的应用,应通过检测的标准化最大程度降低不同实验室间免疫效应检测的差异,建立一个评价免疫效应的、可重复性的生物标志物;此外,大多对于肿瘤免疫治疗的临床研究多为单臂试验,无法确定 irRC 检验肿瘤治疗结果的科学效能,例如如何区分病情的假性进展与真性进展、是否会造成延误病情、对患者的获益是否会延迟的评判等;此外,免疫治疗相关性反应的比例较低,真正获益的特异性人群尚无法明确评判,未来还需探索是否存在其他更合适的评价指标。

增强机体免疫细胞识别杀伤肿瘤的治疗药物 PD-1/PD-L1、CTLA-4 在血液系统肿瘤治疗方面的优秀表现,使我们有理由相信肿瘤患者免疫状态评价体系的建立是刻不容缓的医学发展速度的要求。免疫治疗药物的临床疗效评价是从事此领域研究的学者们必须面对的一个新课题,科学评价体系的建立对于肿瘤治疗的发展和临床应用具有重要的意义。避免有效病例因评估初期肿瘤的假性进展而停止治疗,制定特异性标准对于免疫治疗临床试验的设计、实施和中期分析均具有重要意义。伴随着肿瘤药物疗效评价体系的不断完善,肿瘤免疫治疗的疗效评价会反馈出更多元的信息,为患者的个体化诊疗带来新的启示。

第4节 淋巴瘤的疗效评价标准

淋巴瘤的治疗方案有效与否需要一个统一、有效、科学并且可行的标准进行评价。历史上,淋巴瘤的疗效评价标准借用实体瘤的疗效评价标准,但是在实际应用中发现由于淋巴瘤有其特殊性,实体瘤的疗效评价标准并不适用。在 1999 年以前,各个研究组和肿瘤中心发展出各自的疗效评价标准,但各个标准不尽相同,彼此间缺乏一致性和可比性。为了确保临床试验间具有可比性,促进研究者之间的交流,1999 年,一个由专门从事淋巴瘤诊断和治疗的临床专家、放射学家和病理学家组成的国际工作组(International Working Group,IWG)基于计算机断层显

像（computerized tomography，CT）扫描进行评价，提出了一套非霍奇金淋巴瘤疗效评价标准，即 IWG1999 标准。在这之后，随着正电子发射计算机体层显像（positron emission tomography and computed tomography，PET-CT）在淋巴瘤分期和疗效评价中的广泛应用，Cheson 等对 IWG1999 标准进行了修订，提出了 Cheson2007 标准。Cheson2007 标准提高了淋巴瘤疗效评价的准确性和可重复性，但是正电子发射断层显像（positron emission tomography，PET）评价标准不统一，因此 2011 年和 2013 年 Lugano 会议对 Cheson2007 标准进行了多次讨论及修订，提出了 PET-CT 评价的多维尔 5 分法（Deavuille Five-point Scale［5-PS］）评分系统，应用 5-PS 进行疗效评价。2014 年，临床肿瘤学杂志（Journal of Clinical Oncology，JCO）发表了 Lugano2014 标准。随着免疫检查点抑制剂在淋巴瘤治疗中的应用，美国纪念斯隆凯特琳癌症中心（Memorial Sloan-Kettering Cancer Center）Anas Younes 等报告了国际工作组淋巴瘤疗效评价标准共识［International Working Group consensus response evaluation criteria in lymphoma（RECIL 2017）］，用以评价淋巴瘤的治疗效果。

一、国际工作组疗效评价标准具体内容

1999 年，国际工作组（International Working Group，IWG）提出了一套基于 CT 检查的非霍奇金淋巴瘤疗效评价标准，即 IWG1999 标准，主要内容如下。

（一）诊断、分期和重新分期

1. **淋巴结活检**　对可疑淋巴结切除活检是淋巴瘤最初诊断所必需的，对于侵袭性淋巴瘤患者，粗针穿刺活检也许可以证实是否有疾病复发或受侵。在鉴别结节性与弥漫性淋巴瘤、存在纤维化或硬化的病变、T 细胞淋巴瘤与富于 T 细胞的 B 细胞非霍奇金淋巴瘤（Non Hodgkin Lymphoma，NHL），或侵及部分淋巴结的淋巴瘤时，取样标本不够会给疾病诊断带来困难。

2. **骨髓评价**　治疗前的骨髓评价对临床分期是非常重要的，多个研究组推荐将双侧骨髓活检用于 NHL 的疾病分期以及疗效评价。但即使双侧骨髓活检阴性，仍不能排除骨髓受侵可能。标本阳性率除了与活检样本数量相关外，也与活检标本大小相关，因此推荐骨髓活检样本总长度应不小于 2cm。骨髓穿刺细胞学与骨髓活检的结果判读缺乏一致性。在低度淋巴瘤患者中，鉴别骨髓受侵与良性淋巴样增生存在困难。对于淋巴瘤，骨髓报告不仅仅是描述阳性或阴性，还应描述淋巴瘤细胞的百分比和淋巴瘤的亚型。骨髓活检的结论包括以下三种：①阳性（positive）：明确恶性肿瘤的细胞学或组织学证据；②阴性（negative）：没有或仅有少量边界清晰的淋巴细胞聚集；③未确定（indeterminate）：淋巴细胞聚集的数量或范围增多增大，但无细胞学或组织学异型。

3. **正常淋巴结大小**　淋巴瘤患者的疗效评价是以增大的淋巴结及淋巴结肿块缩小为基础，因此关键是确定正常淋巴结大小的界值。通过对无恶性疾病患者的淋巴结活检、尸检和 CT 检查的大量研究，一般情况下正常淋巴结短径上限考虑为 1cm，但在不同的解剖部位如纵隔、腹部、盆腔是有差别的。在 NHL 患者治疗过程中，有时候难以凭借淋巴结大小的变化评价疗效，淋巴瘤肿块可存在于正常结构，如部分或全部受侵的单个淋巴结；有效治疗后缩小的肿块从形态学上看与正常淋巴结相似，但肿块并未消失；亦可因纤维化、坏死导致受侵淋巴结缩小，而正常淋巴结因炎症持续增大；此外，淋巴结融合形成的肿块治疗后可变成数个小淋巴结。基于一些淋巴结活检以及 CT 检查的数据，认为诊断 NHL 时淋巴结的最大横径超过 1cm 时应当考虑为淋巴结受侵。在霍奇金淋巴瘤（Hodgkin Lymphoma，HL）患者中，参考了英国 Cotswolds 会议确定正

常淋巴结标准为最大横截面直径≤1.5cm；若有直径≤1.5cm的异常淋巴结，其恢复为正常淋巴结的标准为直径≤1cm。在治疗后的随诊过程中，有残存的肿块并不总意味着有残存的肿瘤，尤其是腹部残存的肿块，其物理检查可以是正常的，临床和实验室检查也无异常结果，但影像学检查提示异常，对这些患者剖腹探查后发现仅有少部分患者有残存肿瘤。因此许多研究者认为，对于无其他可测量病灶的患者，如果腹部或纵隔大肿块缩小>50%且稳定2~4个月无变化，不妨碍其评价为完全缓解。

（二）疗效评价

疗效评价是基于临床查体、影像学及病理学（如骨髓）标准进行的（表11-6），CT检查是评价结节性疾病的标准。由于NHL复发或进展时新发病灶部位存在不确定性，因此即使治疗前没有疾病侵犯的证据，疗效评价时CT检查也应该包括胸部、腹部及盆腔。治疗结束后的疗效评价应在治疗结束后2个月内进行，治疗过程中的疗效评价频率依据治疗方案选择。骨髓穿刺细胞学或骨髓活检仅推荐用于疗前骨髓受侵的患者确定疗效评价是否为完全缓解时，或者当外周血细胞计数或外周血涂片提示新发生的异常时。具体疗效评价如下。

表 11-6 NHL 疗效评价标准

疗效分类	体格检查	淋巴结	肿块	骨髓
CR	正常	正常	正常	正常
CRu	正常	正常	正常	未确定
	正常	正常	缩小>75%	正常或未确定
PR	正常	正常	正常	阳性
	正常	缩小≥50%	缩小≥50%	不相干
	肝/脾缩小	缩小≥50%	缩小≥50%	不相干
RD/PD	肝/脾增大或有新病灶	新发病灶；原病灶增大	新发病灶；原病灶增大	再次出现阳性

注：NHL：Non Hodgkin Lymphoma，非霍奇金淋巴瘤；CR：complete response，完全缓解；CRu：complete response/unconfirmed，未确定的完全缓解；PR：Partial response，部分缓解；RD：relapsed disease，疾病复发；PD：progressive disease，疾病进展。

1. **完全缓解**（complete response，CR）①所有临床上、影像学上可发现的疾病及疗前与疾病相关的症状、生化异常（如乳酸脱氢酶升高）全部消失；②所有淋巴结及肿块必须缩小至正常（疗前最大横径>1.5cm者缩小至≤1.5cm），疗前最大横径1.1~1.5cm者缩小至≤1cm或两个最大垂直直径乘积之和（sun of the products of the greatest diameters，SPD）缩小>75%；③疗前CT检查脾增大者，必须回缩并查体不能扪及，影像学检查所示的各器官或组织中的病理性结节必须消退，疗前其他因淋巴瘤侵犯而增大的器官如肝、肾，必须有体积的减小；④疗前骨髓受侵，需重复同样部位的穿刺或活检以确定受侵消退，活检样本需足够，即长度≥20mm。流式细胞计数、分子学或细胞遗传学研究尚不常规作为疾病存在的依据。

2. **未确定的完全缓解**（complete response/unconfirmed，CRu）包括上述CR的①和③且具有如下1个或2个特征。①残存淋巴结肿块最大横径>1.5cm但SPD较疗前缩小>75%，单个淋巴结与疗前融合肿块相比SPD缩小>75%；②不确定的骨髓受侵（淋巴细胞聚集的数量或范围增多增大，但无细胞学或组织学异型）。

3. **部分缓解**（partial response，PR）①6个最大淋巴结或结节样肿块SPD缩小≥50%。

所选择的淋巴结或肿块应该是:a. 至少有 2 个垂直径能准确测量;b. 尽可能位于身体的不同部位;c. 若纵隔、腹膜后受侵,应包括这些部位;②其他部位淋巴结、肝、脾不增大;③脾、肝结节 SPD 缩小 ≥50%;④除脾、肝结节外,其他器官的受侵考虑为可评价但不能测量的病变;⑤骨髓受侵作为可评价和不能测量的病变,与判定 PR 无关,但需要标明侵犯的淋巴瘤细胞类型如大细胞淋巴瘤;⑥无新病灶。

4. **疾病稳定(stable disease,SD)**　病灶缩小既未达 PR,病灶增大又未达到疾病进展的标准。

5. **CR 或 CRu 后疾病复发(relapsed disease,RD)**　①任何新病变的出现或疗前受侵部位增大 ≥50%;②疗前短轴>1cm 的淋巴结其最长径增大 ≥50% 或一个以上淋巴结的 SPD ≥50%。

6. **PR 或未缓解(nonresponders)后疾病进展(progressive disease,PD)**　①任何疗前明确异常的淋巴结在 PR 或未缓解时的 SPD 最小值基础上增加 ≥50%;②治疗期间或治疗结束后出现新病灶。

（三）研究终点（end point）

临床试验的主要研究终点应包括:①无事件生存(event-free survival,EFS)或至治疗失败时间(time to treatment failure,TTF),包括任何原因引起的治疗失败或死亡;②无进展生存(progression-free survival,PFS);③至进展时间(time to progression,TTP)和总生存(overall survival,OS)。总生存和无失败生存(failure-free survival,FFS)应从进入临床试验开始计算,至任何原因引起的死亡、疾病进展或死亡。PFS 指从进入临床试验至疾病进展或 NHL 造成的死亡,与滤泡淋巴瘤相比,该研究终点在侵袭性 NHL 中的意义更重大、与生存相关性更强。次要研究终点包括缓解持续时间(response duration)、无病生存(disease-free survival,DFS)等。具体的评价方法及标准详见表 11-7。

表 11-7　临床试验研究终点标准

研究终点	适用范畴	定义	计时起点
总生存 (overall survival)	所有患者	任何原因引起的死亡	进入研究时
无事件生存 (event-free survival)	CR,CRu,PR	治疗失败或任何原因引起的死亡	进入研究时
无进展生存 (progression-free survival)	所有患者	疾病进展或淋巴瘤引起的死亡	进入研究时
无疾病生存 (disease-free survival)	CR,CRu	至疾病复发的时间	第一次评价为缓解
缓解持续时间 (response duration)	CR,CRu,PR	至疾病进展或复发的时间	第一次评价为缓解
至下次治疗时间 (time to next treatment)	所有患者	至需要新的治疗的时间	进入研究时
疾病相关死亡 (cause-specific death)	所有患者	与淋巴瘤相关的死亡	死亡

注:CR:complete response,完全缓解;CRu:complete response/unconfirmed,未确定的完全缓解;PR:Partial response,部分缓解。

（四）随诊

治疗结束后的随诊方式应当依据是否参加临床试验以及治疗的最终目的是治愈还是缓解而不同。在患者随诊过程中,良好的临床决策是非常重要的,大部分患者在检测出复发前已经出现临床症状。最敏感的监测方法是镓扫描、查体和血清乳酸脱氢酶(lactic dehydrogenase,LDH)水平,67% 患者疾病复发出现在新的部位。很多研究者推荐影像学扫描不应该仅局限在特定的区域,而且应当依据疾病复发的风险以及是否存在潜在的可治愈的机会来决定检查的频率。

对于参加临床研究的患者,监测疾病状态的时间点应当规范化。推荐治疗结束后,在初始 2 年内至少每 3 个月复查一次,其后 3 年内每 6 个月复查一次,再其后每年复查一次,持续 5 年。对于大细胞 NHL 患者,少有患者超出这个时间段后复发,但含有滤泡组织的淋巴瘤患者有持续的复发风险。随诊频率应根据治疗方案或特定的药物特性而定。随诊常规内容包括病史、物理检查淋巴结、腹部肿块、脏器的增大和包括血细胞计数、LDH 水平检测的血液学检查。

（五）特殊技术的应用

镓扫描、单光子发射断层扫描(single-photo emission computed tomography,SPECT)、正电子发射计算机体层显像(positron emission tomography and computed tomography,PET-CT)等新技术已用于判断残存的肿瘤,但仍需进行前瞻性研究。磁共振成像(magnetic resonance imaging,MRI)或免疫闪烁图(immunoscintography)可以提高检测骨髓受侵的准确性。

二、Cheson 标准

IWG 疗效评价标准一直广泛应用于临床,对临床研究以及新药研发提供了很大帮助。近些年,随着 PET-CT、免疫组织化学(immunohistochemical,IHC)以及流式细胞术的成熟和广泛应用,IWG 疗效评价标准逐渐显示出不足。因此在 2007 年召开了淋巴瘤国际协调项目(the International Harmonization Project in lymphoma)会议,对该评价标准进行了更新及修订。由于霍奇金淋巴瘤(Hodgkin lymphoma,HL)研究组业已采用上述 IWG 标准,新建议也应将这部分患者同时考虑在内。修订的 Cheson 标准(即 Cheson 2007 标准)将 PET、IHC 和流式细胞术纳入 NHL 与 HL 的疗效评价,取消了 CRu 的定义,对特殊类型淋巴瘤的疗效评价进行了具体阐述,同时规范了研究终点的定义。

（一）IWG 标准的修订

1. PET

正电子发射断层显像(positron emission tomography,PET)利用 ^{18}F- 氟代脱氧葡萄糖(^{18}F-fluorodeoxyglucose,^{18}F-FDG)进行功能显像,已经成为淋巴瘤分期、治疗后再分期以及评价疗效的有效手段。与 CT 或 MRI 等常规显像技术相比,PET 的优势在于能够识别治疗后常见的残余病灶是可增殖的肿瘤、坏死还是纤维化,而这一信息具有重要的临床意义。PET 技术提高了 CR 的检出率,去除了 IWG 疗效评价标准中 CRu 这一分类。但是该检查仍存在许多问题,首先,不同检测设备和报告医师之间均存在差异,一些良性病变如反应性胸腺增生、感染、炎症、结节病等可呈现假阳性,设备分辨率、操作技术和不同组织学亚型对 ^{18}F-FDG 亲和力的差异也可导致 PET 假阴性结果。其次,检测时机也非常重要,特别是应用造血生长因子治疗后常常出现骨髓弥漫性摄取增加,造成对疗效评价的影响。目前关于应用 PET 检查的建议涉及不同淋巴瘤亚型对 ^{18}F-FDG 的亲和力以及临床试验的相关终点(表 11-8)。

表 11-8　在淋巴瘤临床试验中推荐的 PET-CT 检查时间

淋巴瘤类型	治疗前	治疗中	疗效评价	治疗后监测
典型的 ^{18}F-FDG 高亲和性				
弥漫大 B 细胞淋巴瘤	是*	临床试验	是	否
霍奇金淋巴瘤	是*	临床试验	是	否
滤泡淋巴瘤	否†	临床试验	否†	否
套细胞淋巴瘤	否†	临床试验	否†	否
^{18}F-FDG 亲和性不定				
其他侵袭性 NHL	否†	临床试验	否†‡	否
其他惰性 NHL	否†	临床试验	否†‡	否

注：*推荐但非治疗前必需；†仅在 ORR/CR 是主要研究终点时推荐；‡仅在治疗前 PET 阳性时推荐；CR：complete response，完全缓解；ORR：objective response rate，客观缓解率；PET-CT：positron emission tomography and computed tomography，正电子发射计算机体层显像；^{18}F-FDG：^{18}F-fluorodeoxyglucose，^{18}F- 氟代脱氧葡萄糖。

（1）治疗前不同肿瘤中 PET 检查的推荐　由于不同类型淋巴瘤对 ^{18}F-FDG 的亲和力不同，所以 PET 对肿瘤病灶的敏感性不同，因此不同类型淋巴瘤的 PET 推荐强度不同。①对于典型的 ^{18}F-FDG 高亲和性、可能治愈的淋巴瘤，如弥漫大 B 细胞淋巴瘤（diffuse large B-cell lymphoma，DLBCL）、HL 患者，强烈推荐在治疗前给予 PET 检查以更准确地描述病变范围。然而，受医疗费用和设备普及所限，以上推荐并非强制性的。②对于不可治愈的、典型的 ^{18}F-FDG 高亲和性的惰性与侵袭性组织学类型，如滤泡淋巴瘤（follicular lymphoma，FL）和套细胞淋巴瘤（mantle-cell lymphoma，MCL），以及大多数 ^{18}F-FDG 亲和性不定的淋巴瘤，临床试验的主要终点通常包括 PFS、无事件生存（even-free survival，EFS）和 OS。除非缓解率是试验的主要终点之一，否则不推荐在治疗前进行 PET 检查。

（2）治疗中及治疗后 PET 检查对后续治疗的指导作用　对于 DLBCL 和 HL，由于需达完全缓解以期治愈，因此 PET 作为治疗后的评价手段是必需的。然而，对于其他不可治愈的类型，只有当治疗前 PET 阳性或缓解率是临床研究的主要终点时，才推荐进行 PET 检查。目前尚无充分数据推荐 PET 检查作为重新分期后的监测手段。

（3）治疗后 PET 检查时机　在多药化疗 1~4 周期后，通过 PET 检查可以预测疗效；但是目前还没有数据证明根据 PET 检查结果作出的治疗调整能够提高疗效，所以在确凿证据发表之前，仅限于在评价 PET 作用的临床试验中才能够依据 PET 检查结果进行治疗方案的调整。淋巴瘤患者单独化疗后的炎症反应可持续 2 周，放疗或放化疗后则可持续 2~3 个月或更长时间。为最大限度地降低这些可能因素对结果分析的影响，PET 检查应在治疗结束至少 3 周后进行，6~8 周更佳。

（4）PET 检查阳性的定义　目前认为通过肉眼评价足以判断 PET 检查结果是否为阳性，不必借助标准摄取值。淋巴瘤国际协调项目影像小组共识（Consensus of the Imaging Subcommittee of International Harmonization Project in Lymphoma）对 PET 分析进行了更详尽的描述。简而言之，PET 阳性被定义为，在不参照特定的标准摄取截断值的情况下，某部位出现异于其正常解剖或生理学特性的高于背景组织的局灶性或弥漫性 ^{18}F-FDG 摄取。同时必须排除其他原因引起的假阳性，包括①中等及以上大小肿块（如直径 ≥2cm）出现强度低于或等于纵隔血池的轻

度弥漫性 ^{18}F-FDG 摄取增加；②疗前无淋巴瘤肺部受侵，CT 检查发现新发肺部结节，其他部位淋巴瘤病灶均证实为 CR，无论肺部结节大小和 ^{18}F-FDG 摄取程度；③肝或脾残余肿瘤结节直径>1.5cm，^{18}F-FDG 摄取低于肝/脾周围组织；结节直径<1.5cm，^{18}F-FDG 摄取低于或等于肝/脾周围组织；④治疗后几周内骨髓弥漫性 ^{18}F-FDG 摄取增加等。PET 作为一种诊断性影像学技术，在肿瘤病灶的评价方面可以起到非常重要的作用。当结合 CT 检查图像时，无论是结内病灶还是结外病灶，都可以更好地识别淋巴瘤患者受侵病灶的范围，对患者的诊断和治疗发挥重要作用。但是由于不同类型淋巴瘤对 ^{18}F-FDG 亲和力不同，PET 在临床应用中的价值也不同。经过大量回顾性及前瞻性临床试验，目前参考 PET-CT 结果进行疗效评价在 HL 患者治疗中的意义得到了更加明确的认可。但是在其他类型淋巴瘤中，特别是惰性淋巴瘤中，其临床意义尚未得到支持。在 DLBCL 的治疗中参考 PET-CT 结果进行疗效评价，特别是在治疗过程中复查 PET-CT 对治疗的影响以及对患者预后的判断仍存在一些争议，争议主要集中在 PET-CT 评价的结果是否可以很好地判断不同患者的预后、治疗过程中何时进行 PET-CT 复查更为合适，以及 PET-CT 检查结果对患者后续治疗方案选择的影响。

2. 骨髓评价

骨髓检查常用于再分期时的疗效评价，鉴于缺乏统一标准，对于确定骨髓是否受侵可能存在困难。确定疗效的方法常依赖于骨髓活检的形态学评价以及在获得足够标本情况下的切块活检，而不太依靠一些辅助手段如免疫组织化学、流式细胞术与聚合酶链反应等方法。这些辅助方法不能直接对比，在检测有临床意义的隐匿病灶时，均缺乏敏感性和特异性，因此目前关于这些辅助方法的使用推荐及结果分析主要依赖于经验。

（1）流式细胞术 对于治疗后骨髓反应为骨髓组织学正常但流式细胞术检测到小部分（<2%）单克隆 B 细胞群的情况视为正常，这是因为尚无确切的临床研究证实这种情况的患者预后较差。

（2）免疫组织化学 免疫组织化学在初诊和治疗后重新分期时的骨髓评价中发挥显著作用。当抗体检测到表面抗原 CD20 和 CD3 的表达时，通常意味着形态学正常的骨髓有隐匿病灶。采用针对 CD5、细胞周期蛋白 D1、CD23、CD10、DBA44、κ 与 λ 轻链的亚型特异性抗体组合可提高检测的敏感性，这种方法特别适用于较少见且骨髓病变隐匿的淋巴瘤亚型，包括脾边缘区 B 细胞淋巴瘤和多数 DLBCL 亚型［如血管内大 B 细胞淋巴瘤和人类免疫缺陷病毒（human immunodeficiency virus，HIV）相关弥漫大 B 细胞淋巴瘤］。评价惰性 B 细胞淋巴瘤和慢性淋巴细胞白血病治疗后骨髓反应的难度更大，由于这些疾病往往混有反应性 T 细胞，因而对骨髓中的反应性淋巴细胞聚集和部分缓解的结节性病灶很难鉴别。与染色的 κ 与 λ 轻链可用于检测石蜡切块中细胞膜表面免疫球蛋白一样，采用抗 CD5 和 CD23 抗体的免疫组织化学检查有助于解决上述问题。与之类似，抗细胞周期蛋白 D1 和 CD10 抗体可分别用于识别套细胞淋巴瘤和滤泡淋巴瘤的轻微骨髓受侵。将来抗 Bcl-6 抗体可能提高对滤泡淋巴瘤隐匿性骨髓受侵的检出率，然而目前因技术问题而未能广泛应用。事实上，在评价骨髓标本时，许多常用的免疫组织化学试剂很难得出一致结论，这主要归因于固定方法及脱钙技术对检测结果的细微影响。

应谨慎分析治疗后残留病灶的活检结果。尽管广泛应用的商品制剂 CD20 抗体（L26）识别的是 CD20 细胞的胞质抗原表达，而非利妥昔单抗识别的胞膜抗原，但用利妥昔单抗检测 B 细胞残余病灶时可能产生假阴性结果。因此在这种情况下，利用另一种全 B 细胞抗体 CD79a 评价治疗后的标本可谓明智之举。对利妥昔单抗治疗数月后 CD20 流式细胞术检测的数据分析也需谨慎，因为此时细胞表面抗原可能已被阻断。免疫组织化学分析用于骨髓切片可排除脱钙的影响，这可能有助于对骨髓受侵的治疗后评价。

（3）分子遗传学分析　分子遗传学分析对疗效评价的作用目前难以定论。一方面，各实验室在检测技术及敏感性方面存在天壤之别，难以达成共识；另一方面，分子检测结果与形态学检测结果具有一定的差异。形态学无异常不能排除仍有残留的淋巴瘤克隆病灶［如，治疗后的胃黏膜相关淋巴瘤（mucosa associated lymphoid tissue，MALT）］，异常分子克隆的消失可能滞后于疾病形态学证据的消失，这可能意味着在活检形态学正常的淋巴瘤病灶中，仍可持续存在残留病灶或具有再增殖能力的淋巴瘤干细胞。因此，若要将分子遗传学分析作为骨髓受侵疗后的常规检测，特别是当检测结果影响治疗决策时，需要首先解决形态学与分子遗传学的这种差别。

应将灵敏先进的诊断方法如流式细胞术和 / 或分子遗传学分析纳入临床试验，以明确其相关性和潜在的指导治疗作用。但是在常规临床实践中并不推荐在没有形态学和免疫组织化学证据的情况下，仅根据流式细胞术和 / 或分子遗传学分析结果判定存在微小残留（<2% 门内细胞）的 B 细胞克隆，并据此作出临床决策。

（二）修订的疗效标准

1. 完全缓解（complete response，CR）

（1）在治疗前出现的所有可测量临床病灶和疾病相关症状完全消失。

（2）a. 典型的 ^{18}F-FDG 高亲和性淋巴瘤：治疗前未行 PET 检查或 PET 检查阳性者，治疗后 PET 为阴性，无论残留病灶大小；b. ^{18}F-FDG 亲和性不定或未知的淋巴瘤：治疗前未行 PET 检查或 PET 检查阴性者，治疗后 CT 显示所有淋巴结或结节样病灶须已缩至正常大小（对于治疗前 >1.5cm 的结节，其最大横径 ≤1.5cm）；治疗前长轴为 1.1~1.5cm，且短轴大于 1.0cm 的结节，治疗后其短轴须 ≤1.0cm。

（3）治疗前经体检或 CT 发现脾和 / 或肝肿大者，治疗后应体检不能触及，影像学检查显示大小正常，且淋巴瘤相关结节消失。然而，根据大小判断脾脏受侵并不完全可靠，因为正常大小的脾脏仍可能包含淋巴瘤，而增大的脾脏可能是解剖学差异、血容量变化、使用造血生长因子或淋巴瘤之外的其他原因造成的。

（4）如果治疗前骨髓受侵，重复骨髓活检时必须确认骨髓中病灶已被消除，且确诊的骨髓活检标本必须足够（单侧空心针活检组织 >20mm）。如果标本的形态学证据不充分，则其免疫组织化学检查须呈阴性。对于免疫组织化学结果阴性，但流式细胞术显示存在少量克隆性淋巴细胞的标本，在有资料证实其预后有明显不同之前，可视为 CR。

2. 部分缓解（partial response，PR）

（1）6 个最大淋巴结或结节样肿块的直径乘积之和（sum of the product of the diameters，SPD）至少缩小 50%。这些淋巴结或肿块应根据如下标准选择：至少有 2 个可以准确测量的垂直径线；尽可能位于身体不同的部位；若纵隔和腹膜后区域受侵，应将其包括在内。

（2）其他淋巴结、肝或脾无增大。

（3）肝、脾结节的 SPD 或单个结节的最大横径缩小 ≥50%。

（4）除肝、脾结节外，其他受侵器官通常可评价且未见可测量病灶。

（5）如果治疗前骨髓标本阳性，确定 PR 时可不涉及骨髓评价，但应明确骨髓阳性标本的浸润细胞类型(如大细胞淋巴瘤或小 B 细胞淋巴瘤);符合上述 CR 标准但形态学检测仍显示骨髓受侵的患者,应视为 PR;如果治疗前有骨髓受侵且临床达到 CR,但治疗后未行骨髓评价者,视为 PR。

(6)无新病灶。

(7)典型的 ^{18}F-FDG 高亲和性淋巴瘤:治疗前未行 PET 检查或 PET 检查阳性者,治疗后至少有一个疗前受侵部位的 PET 检查阳性。

(8)^{18}F-FDG 亲和性不定或未知的淋巴瘤:治疗前未行 PET 检查或 PET 检查阴性者,应通过 CT 检查来评价。

对于滤泡淋巴瘤或套细胞淋巴瘤患者,只有在 CT 显示一个或最多两个残留病灶缩小超过 50% 的情况下需进行 PET 检查;超过两个残余病灶者不太可能为 PET 阴性,应视为 PR。

3. 疾病稳定(stable disease,SD)

(1)患者未达 CR 或 PR,但不符合疾病复发或疾病进展的标准。

(2)典型的 ^{18}F-FDG 高亲和性淋巴瘤:治疗前病灶的疗后 PET 检查为阳性,且治疗后 CT 或 PET 检查未见新病灶。

(3)^{18}F-FDG 亲和性不定或未知的淋巴瘤:如果治疗前未行 PET 检查或 PET 检查为阴性,治疗后 CT 检查须显示治疗前病灶大小无改变。

4. 疾病复发(relapsed disease,RD)(CR 后)/ 疾病进展(progressive disease,PD)(PR 或 SD 后)

异常淋巴结是指长径>1.5cm 的任何淋巴结。若长径为 1.1~1.5cm,只有在短径>1.0cm 时视为异常。淋巴结 ≤ 1.0cm × 1.0cm 不作为代表疾病复发或进展的异常表现。

(1)在治疗中或治疗结束时出现任一径线>1.5cm 的新病灶,即使其他病灶缩小。对于 ^{18}F-FDG 摄取增高的治疗前未受侵部位,只有在用其他方法证实受侵后才能考虑为复发或进展。治疗前无肺部受侵的淋巴瘤患者,CT 检查发现的新发肺结节多为良性。因此,治疗决策不应单凭 PET 检查,必须有组织学证据。

(2)任何治疗前受侵淋巴结的 SPD、单个受侵结节或其他病灶(如肝、脾结节)的大小增加至少 50%。对于短径<1.0cm 的单个淋巴结,确定进展须短径增加 ≥ 50% 且大小达到 1.5cm × 1.5cm 或长径>1.5cm。

(3)任何治疗前受侵的短径>1.0cm 的单个淋巴结,其最长径增加至少 50%。

(4)典型的 ^{18}F-FDG 高亲和性淋巴瘤病灶或治疗前 PET 检查阳性病灶,在治疗后 PET 检查须为阳性,除非病灶太小以至于目前的 PET 系统不能测及(CT 检查显示长径<1.5cm)。

可测量结外病变的评价方法与淋巴结病变相似。推荐认为脾脏受侵属于淋巴结病变。不可测量病灶(如胸腔积液及骨病灶)仅记录为有或无,如果影像学或体格检查为阳性但组织学为阴性,则不认为是受侵病灶。

在临床试验中,当绝大多数患者无法进行 PET 检查,或 PET 检查不必要或不适宜时(如 MALT 淋巴瘤患者的临床试验),可以仅通过 CT 检查并采用上述标准进行疗效评价。但残留病灶不应归入 CRu,应考虑为 PR。

5. 原发中枢系统淋巴瘤(Primary CNS Lymphomas) 完全采用国际工作组(the International Workshop)推荐的原发中枢神经系统淋巴瘤评价方法。

　　6. 原发胃淋巴瘤（primary gastric lymphoma）　原发胃淋巴瘤特别是 MALT 淋巴瘤患者的疗效评价较困难，干扰因素在于长期临床缓解者可出现一过性的组织学和分子学复发，同时组织学缓解后单克隆 B 细胞可持续存在。尽管这些问题一直存在，反复活检仍然是基本的随诊程序。关于组织学缓解的定义尚缺乏统一标准，因此难以解释治疗后胃活检中残留的淋巴瘤细胞浸润。更早期的评价系统一直未被普遍采用。欧洲成人淋巴瘤研究组（Grouped' Etude des Lymphomes de l'Adulte，GELA）推荐的组织学分级系统可能比先前的评价系统更先进，但需进一步证实。

　　7. 随访　治疗后随访方式可以根据患者是否参加临床试验或治疗目的为根治性还是姑息性而异。准确的临床判断、仔细的病史询问及体格检查是治疗后监测患者的最重要环节。随访附加的检查应包括全血细胞计数（complete blood cell count，CBC）、含有 LDH 和其他血液指标的血生化以及有相关临床适应证的影像学检查。超过 80% 的疾病复发无须影像学检查即可确定，因此 CT 检查不作为常规监测手段，目前亦尚无充足证据推荐 PET 检查作为常规监测手段。

　　在临床试验中，有必要统一再评价方式以确保各研究中的主要终点，即 EFS、DFS 以及 PFS 具有可比性。举个明显的例子，即使至事件发生的实际时间一致，每 2 个月再评价 1 次与每年再评价 1 次将得到不同的结果。已有建议指出，对于参加临床试验的患者，在治疗结束后的前 2 年至少每 3 个月评价 1 次，在接下来的 3 年里每 6 个月评价 1 次，此后每年评价 1 次，至少 5 年。完成以上再评价过程后，DLBCL 或 HL 患者很少复发，但滤泡淋巴瘤与其他惰性淋巴瘤仍存在复发风险。随访间隔可因治疗的特殊性、治疗时间、方案或药物特性而不同。最近，美国国家综合癌症网络（national comprehensive cancer network，NCCN）发表了 HL 与 NHL 患者的随诊方案：HL 患者在初次 CR 后的前 1~2 年内每 2~4 个月进行 1 次病史回顾和体格检查，在接下来的 3~5 年里每 3~6 个月随诊 1 次，5 年后每年监测 1 次远期效应。对于滤泡淋巴瘤或其他惰性淋巴瘤患者，推荐在 CR 后的第 1 年内每 3 个月随诊 1 次，然后每 3~6 个月随诊 1 次。指南推荐的 DLBCL 患者随诊方案为每 3 个月随诊 1 次直至 24 个月，然后每 6 个月随诊 1 次直至 36 个月。

　　对于接受观察等待（watch and wait）治疗方式的滤泡淋巴瘤或低度恶性 NHL 患者，应监测疾病相关症状或器官受侵体征的进展。针对此类患者的随诊频率尚未达成共识，随诊间隔应在临床试验方案中详细说明。另外，影像学检查应根据病变部位和可触及病灶特点进行个体化选择。

表 11-9　临床试验病灶反应的定义

病灶反应	定义	结节样肿块	脾脏，肝脏	骨髓
CR	所有疾病证据消失	a. ^{18}F-FDG 高亲和性或疗前 PET 阳性→PET 阴性，无论肿块大小； b. ^{18}F-FDG 亲和性不定或疗前 PET 阴性→CT 显示肿块回缩至正常	不可触及，结节消失	重复活检病灶清除；形态学证据不足者，免疫组织化学结果应为阴性
PR	可测量病灶缓解，无新病灶	至多 6 个最大的主要肿块 SPD 缩小 ≥50%；其余结节无增大 a. ^{18}F-FDG 高亲和性或疗前 PET 阳性→至少一个治疗前病灶 PET 阳性； b. ^{18}F-FDG 亲和性不定或疗前 PET 阴性→CT 显示有缓解	结节 SPD 缩小 ≥50%（单个结节为最大横径缩小 ≥50%）；肝、脾无增大	疗前骨髓受侵则与疗效评价无关；应标明浸润细胞类型

续表

病灶反应	定义	结节样肿块	脾脏,肝脏	骨髓
SD	不符合 CR/PR 或 PD 标准	a. ^{18}F-FDG 高亲和性或疗前 PET 阳性→治疗前病灶 PET 阳性,CT 或 PET 检查无新病灶; b. ^{18}F-FDG 亲和性不定或疗前 PET 阴性→ CT 显示治疗前病灶大小无改变		
RD/PD	新发病变;在原病灶最小值基础上增大 ≥50%	新发病灶任一径线>1.5cm,多于一个结节 SPD 增大 ≥50%,或治疗前短径>1cm 的结节最长径增大 ≥50%;^{18}F-FDG 高亲和性淋巴瘤或疗前 PET 阳性→病变 PET 阳性	任何治疗前病变 SPD 在最小值的基础上增大>50%	新发骨髓受侵或病灶复发

注:CR:complete remission,完全缓解;^{18}F-FDG:^{18}F-fluorodeoxyglucose,^{18}F- 氟代脱氧葡萄糖;PET:positron emission tomography,正电子发射断层显像;CT:computed tomography,电子计算机断层扫描;PR:partial response,部分缓解;SPD:sum of the product of the diameters,直径乘积之和;SD:stable disease,疾病稳定;RD:relapsed disease,疾病复发;PD:progressive disease,疾病进展。

(三)研究终点

临床试验的主要研究终点应反映出涉及的组织学类型、患者的临床状态(如初治或挽救治疗)和研究目的(表 11-10),因此采用统一的研究终点定义至关重要,本篇内容包含了这些定义。

表 11-10 有效性终点

终点	患者	定义	起始时间
主要终点			
总生存 (Overall survival)	全部	任何原因引起的死亡	进入临床试验
无进展生存 (progression free survival)	全部	疾病进展或任何原因引起的死亡	进入临床试验
次要终点			
无事件生存 (event-free survival)	全部	治疗失败或任何原因引起的死亡	进入临床试验
至进展时间 (time to progression)	全部	至疾病进展或淋巴瘤引起的死亡	进入临床试验
无病生存 (disease-free survival)	达到 CR	至疾病复发或淋巴瘤 / 治疗的急性毒性引起的死亡	首次记录到 CR
疗效持续时间 (Response duration)	达到 CR 或 PR	至疾病复发或疾病进展	首次记录到缓解
淋巴瘤特异性生存 (Lymphoma-specific survival)	全部	至淋巴瘤引起的死亡	进入临床试验
至下次治疗时间 (time to next treatment)	全部	至新的治疗	首次治疗结束

注:CR:complete response,完全缓解;PR:partial response,部分缓解。

以肿瘤大小为基础的研究终点在很大程度上受疗效标准的影响。通常单臂临床试验和随机对照临床试验都能够准确评价总缓解率和完全缓解率。可是,缓解率并不一定影响淋巴瘤患者的整体临床获益或转归等其他结果,其重要性不及其他终点。除非在新药Ⅱ期临床试验中用于明确生物学活性,如果将完全缓解的持续时间作为临床获益指标之一,也可进行评价。

1. **总生存**(overall survival,OS)　总生存期虽然不是常用于淋巴瘤临床试验的最佳指标,但相对而言是定义最明确的终点。OS 是指从进入临床试验(Ⅲ期临床研究从随机分组算起)至任何原因导致死亡的时间。由于历史对照数据不可靠且易产生偏倚,生存期及其他时间因变量(PFS,EFS)应该通过随机试验来验证。生存期应在意向性治疗(intent-to-treat,ITT)群体中衡量,包括所有的甚至不符合入选标准的病例。整个方案的分析包括所有接受随机分组治疗的患者,治疗结果分析包括所有接受特殊治疗的病例。由于容易产生很大程度的偏倚,应谨慎解释这两类分析。

2. **无进展生存**(progression free survival,PFS)　无进展生存期指从进入研究至淋巴瘤进展或任何原因导致死亡的时间。PFS 常常被认为是淋巴瘤临床试验的首选研究终点,特别是那些无法治愈的组织学亚型的临床试验(如滤泡淋巴瘤、其他低度恶性淋巴瘤或套细胞淋巴瘤)。PFS 反映了肿瘤的生长情况,因此较 OS 能够更早地判断疗效,而且 PFS 不受后续治疗的影响。如果研究将治疗无效但疾病未进展作为考虑改换其他治疗方案的指征,在疾病进展分析时应在这一时间点上除去这类患者。PFS 延长在研究中是直接还是间接代表临床获益,取决于治疗的疗效和风险获益比的大小。与生存期不同,疾病进展的确切时间通常是未知的。PFS 可以定义为首次发现新病灶或旧病灶增大的时间,或放射学评价后立即就诊的时间。当资料不足时,可将检查的时间点规定为足以明确疾病进展的最近日期或预期外的重新抗淋巴瘤治疗的起始时间。

3. **无事件生存**(event-free survival,EFS)　无事件生存期(至治疗失败时间,time to treatment failure,TTF)是指从进入研究至任何治疗失败的时间,包括疾病进展或任何原因导致的停止治疗(如疾病进展、毒性反应、患者意愿、未明确进展但开始新的治疗或死亡)。通常不提倡使用该研究终点,因其混杂了有效性、毒性和患者退出等因素。但在评价一些毒性较大的治疗时,EFS 或许有用。

4. **至进展时间**(time to progression,TTP)　至进展时间是指从进入研究至明确疾病进展或因淋巴瘤死亡的时间。在 TTP 统计中,将其他原因导致死亡的病例在死亡时或更早期评价时去除,即研究的随机删失。TTP 的实用价值不及 PFS,除非研究中大多数死亡病例是由于治疗毒性和/或延长随访时间等非淋巴瘤因素导致的。

5. **无病生存**(disease-free survival,DFS)　无病生存期是指从到达无病状态或 CR 至疾病复发或因淋巴瘤或治疗的急性毒性导致死亡的时间。这一定义可因随访期间发生的与淋巴瘤无关的死亡而复杂化,关于此类死亡应视作统计事件还是在发生时即予以删失仍存在争议。尽管淋巴瘤相关死亡通常能够明确,但仍可能存在死因上的偏倚。

6. **疗效持续时间**(response duration)　疗效持续时间是指从达到治疗有效(即 CR 或 PR)标准起直至首次明确疾病复发或进展的时间。

7. **淋巴瘤特异性生存**(lymphoma-specific survival)　淋巴瘤特异性生存期(如疾病特异性生存期、病因特异性生存期)是指从进入研究至因淋巴瘤死亡的时间。因为确切死因往往难以确认,该终点可能产生偏倚。为了最大限度地减少偏倚,死亡事件应记录为淋巴瘤导致的死亡或药物毒性导致的死亡,死因不明的病例应归入治疗相关死亡。

8. **至下次治疗时间（time to next treatment）**　至下次治疗时间对于某些淋巴瘤临床试验可能很重要，是指从初始治疗结束至下次淋巴瘤新治疗方案开始治疗的时间。

9. **临床获益（clinical benefit）**　对于患者和进行药物审批的管理机构而言，临床获益是最重要的终点之一。临床获益可体现为生活质量改善、患者症状减轻、输液需求、感染频数或其他参数。至淋巴瘤相关症状复发或进展的时间（time to reappearance or progression of lymphoma-related symptoms）也可用于该研究终点。

Cheson 标准的修订旨在增强各研究间的可比性，同时有利于研发提高淋巴瘤患者疗效的新药。修订后的评价标准中引入了 PET、流式细胞术等检查的结果，同时对一些名词进行了更为明确的定义，更加方便临床应用。但是这些新技术在评价标准中的作用仍存在争议，临床应用中需要依据实际情况进行取舍，同时也需要更多的临床试验数据进行证实。

三、Lugano 标准

随着科技进步，更有效的淋巴瘤治疗方案和灵敏度、精确性更高的检测技术为疾病评价、分期、疗效评价等提供了强有力的支持。为了适应新的临床需求，2011 年 6 月举行的第十一届（the 11th International Conference on Malignant Lymphoma）和 2013 年 6 月在瑞士卢加诺举行的第十二届国际恶性淋巴瘤会议（the 12th International Conference on Malignant Lymphoma）上，国际工作组（International Working Group）在 Cheson2007 标准基础上制定了 Lugano 标准（Recommendations for Initial Evaluation，Staging，and Response Assessment of Hodgkin and Non-Hodgkin Lymphoma：The Lugano Classification），是临床试验中淋巴瘤治疗缓解/进展评价的标准。该标准正式将 ^{18}F-FDG PET-CT 用于 ^{18}F-FDG 高亲和性淋巴瘤的分期和疗效评价，并提出了多维尔标准（Deauville criteria）；采用了修订的安娜堡分期系统（revised Ann Arbor stage system）等。它消除了此前淋巴瘤临床试验疗效评价标准应用过程中的不明确性，更加与时俱进，并且为疗效数据的分析提供了统一标准，便于比较患者间的诊断和治疗结果。

（一）初始评价

1. **诊断**

根据 2008 年《造血和淋巴组织肿瘤的世界卫生组织分类》（WHO Classification of Tumours of Haematopoietic and Lymphoid Tissues.Geneva，Switzerland，WHO Press，2008），淋巴瘤病理学家推荐淋巴瘤的诊断依赖于形态学、免疫组织化学和流式细胞术，并在适当的情况下根据分子研究来准确分类。细针穿刺提供的组织量不足以支撑上述诊断性检测，切开或切除活检是首选。若无法进行切除活检或验证疾病复发时，可选择粗针穿刺活检；但对于不能明确诊断的样本必须进行切开或切除活检。推荐应保存剩余的石蜡包埋组织、新鲜冰冻组织及细胞混悬液，用于后续研究。

2. **患者评价**

（1）病史　临床评价需要全面的病史包括年龄；性别；有无发热（＞38.3℃）、寒战、夜间盗汗或半年内原因不明的体重下降＞10%；以及恶性病病史。HL 患者如果出现乏力、皮肤瘙痒、酒精诱导性疼痛等症状也需要特别关注。虽然这些因素很少直接指导治疗，但它们的重现可能提示疾病复发。

（2）体格检查　体格检查包括测量可触及的结节性病灶，测量脾脏和肝脏各自在锁骨中线肋缘下的大小。然而体格检查的敏感性往往因操作者而不同,因此脏器肿大的诊断依据为 CT 影像(表 11-11)。

表 11-11　受侵病灶的诊断标准

组织部位	临床表现	^{18}F-FDG 亲和性	检查	阳性诊断标准
淋巴结	可触及	高亲和性	PET-CT	^{18}F-FDG 摄取增加
		低亲和性	CT	原因不明的淋巴结增大
脾脏	可触及	高亲和性	PET-CT	弥漫性摄取,单发肿块,粟粒性病变,结节
		低亲和性	CT	垂直长度>13cm,肿块,结节
肝脏	可触及	高亲和性	PET-CT	弥漫性摄取,肿块
		低亲和性	CT	结节
中枢神经系统	症状,体征		CT	占位性肿块
			MRI	软脑膜浸润,肿块
			CSF 评价	细胞学,流式细胞术
其他(皮肤、肺、胃肠道、骨、骨髓)	取决于受侵部位		PET-CT*,活检	淋巴瘤浸润

注:CSF:cerebrospinal fluid,脑脊液;^{18}F-FDG:^{18}F-fluorodeoxyglucose,^{18}F- 氟代脱氧葡萄糖;PET-CT:positron emission tomography and computed tomography,正电子发射计算机体层显像;CT:computed tomography,电子计算机断层扫描;MRI:magnetic resonance imaging,核磁共振成像;*PET-CT 足以判断骨髓受侵,并可高度提示其他结外部位受侵,必要时可考虑组织活检。

(3)其他　记录用于确定不同淋巴瘤亚型预后指标、患者管理以及评价合并症所必需的实验室检查和其他检查

3. 组织学分期

历史队列和前瞻性临床试验一直采用 Ann Arbor 分期系统筛选入组患者和判断预后。目前,分期只是预后指标的一个组成部分,常用于治疗前风险分层和治疗选择。

PET-CT 检查已经成为大多数淋巴瘤疗效评价的标准,对于 HL 和 ^{18}F-FDG 高亲和性 NHL 亚型,相较于 CT 检查,PET 和 PET-CT 提高了对淋巴结和结外病变分期的精确性。PET-CT 改变了 10%~30% 患者的分期,多为分期升级,虽然少有导致治疗的改变,对总体结局无明显影响,但是提高分期精确性可以避免更多的患者治疗不足或过度治疗。PET-CT 对放疗前分期尤为重要。尽管大部分淋巴瘤为 ^{18}F-FDG 高亲和性,但对于 ^{18}F-FDG 亲和性不定或未知的淋巴瘤,由于 FDG 摄取的变异性较大,代谢显像并不可靠。套细胞淋巴瘤为典型的 ^{18}F-FDG 高亲和性肿瘤,但现有数据表明,PET-CT 判断肠道受侵的敏感性和特异性较低,不应取代其他检查方法。

(二) 分期标准的修订

PET-CT 已广泛应用于治疗前评价和临床分期,并被纳入疗效评价方法,其作为治疗前的基线测量,对于提高疗效评价的准确性至关重要。因此专家共识推荐 PET-CT 为 ^{18}F-FDG 高亲和性、结节性淋巴瘤[不包括慢性淋巴细胞性白血病 / 小淋巴细胞性淋巴瘤(chronic lymphocytic leukemia,CLL/small lymphocytic lymphoma,SLL)、淋巴浆细胞性淋巴瘤(lymphoplasmacytic lymphoma,LPL)/ 华氏巨球蛋白血症(Walden-strÖm's macroglobulinemia)、蕈样霉菌病(mycosis fungoides,MF)、边缘区非霍奇金淋巴瘤(marginal zone non-hodgkin lymphoma),除非怀疑这些类

型的淋巴瘤转化为侵袭性淋巴瘤]常规分期的金标准。

以下内容适用于原发性淋巴结受侵的淋巴瘤,但也适用于原发性结外 DLBCL。对于原发性结外淋巴瘤和皮肤淋巴瘤另有单独的分期标准。

1. 影像学

^{18}F-FDG 高亲和性淋巴瘤分期首选 PET-CT,尤其是在临床试验中;其他淋巴瘤分期首选 CT 检查。在临床试验中,增强 CT 可以更精确地测量病变结节大小、判断肠道是否受侵,也更适用于中心血管或纵隔血管受压或血栓形成的情况;由于精确度低于 CT,胸部 X 线检查不再用于淋巴瘤分期。

(1)PET-CT 分期 根据分布位置和 CT 特征,局灶性摄取符合淋巴瘤摄取值的淋巴结和结外区域为受侵病灶,包括脾脏、肝脏、骨、甲状腺等。

(2)CT 分期 ①应从患者不同身体区域中识别出多至 6 个最大淋巴结、淋巴结肿物或在最长径(longest diameter,LDi)和最短径(shortest diameter,SDi)可测量的其他淋巴瘤病灶,如果纵隔和腹膜后区域受侵,也应被包括在其中;②可测量结节的最长径须>1.5cm;③可测量的结外病灶(如肝结节)可能存在于上述 6 个代表性测量病灶中,其最长径须>1cm;④其他病变(淋巴结病变、结外病变和可评价病变)应作为不可测量病灶(如皮肤、胃肠道、骨和其他脏器病变,心包积液、胸腔积液、腹水等)予以随诊。

对于怀疑组织学不一致或存在恶性转化需要活检确认的患者,PET-CT 可以确定活检的最佳部位。

2. 肿瘤体积

(1)HL 与多发小结节不同,CT 检查发现任意胸椎节段直径 10cm 或大于胸廓直径三分之一的单个结节样肿块则认为是 HL 的巨大肿块,胸部 X 线与 CT 高度一致,故不用于检查胸部肿块。

(2)NHL 对 NHL 有不同的建议,有限的证据表明滤泡淋巴瘤的巨大肿块直径应为 6cm,对于利妥昔单抗时代的 DLBCL 巨大肿块为 6~10cm。

然而到目前为止,没有任何一种拟议的巨大肿块界值得到验证。因此对于 HL 和 NHL,推荐记录 CT 检查测量得到的最长径,不再使用 "X" 这一术语。

3. 脾脏受侵

脾脏大小与种族、体型和身高有关,关于其正常大小已多有报道。多种因素可导致脾脏增大,如血容量、使用造血生长因子或非淋巴瘤相关因素;而正常大小的脾脏也可能含有淋巴瘤病灶。诊断脾脏受侵首选 PET-CT,其特征可以是均匀的脾肿大、弥漫性浸润伴粟粒性病变、局灶性结节性病变或较大的孤立性肿块。脾脏大小是采用单次测量、多次测量还是体积测量,以及脾肿大的诊断界值,目前均尚无定论。大多数研究采用 10~12cm 作为脾脏垂直长度(vertical length)的正常值,Lugano 标准推荐脾脏肿大的界值>13cm。

4. 肝脏受侵

考虑到体质差异和其他疾病的影响,体检或 CT 检查的肝脏大小并不是衡量淋巴瘤肝脏受侵的可靠指标。与脾脏受侵类似,如果 PET-CT 显示弥漫性或局灶性摄取增加,则无论有无局灶性或播散性结节,均表示肝脏受侵。

5. 骨髓受侵

骨髓活检(bone marrow biopsy,BMB)一直是淋巴瘤分期的病理标准,但近来 PET-CT 检测骨髓受侵的高敏感性引起了人们对继续使用 BMB 的质疑。在一项 HL 的临床研究中，PET-CT 显示所有患者均为晚期（advanced stage），其中 18% 的患者 PET-CT 显示有局灶性骨骼受侵，但只有 6% 的患者 BMB 为阳性，BMB 结果不作为分配不同治疗组的依据。因此，如果行 PET-CT 检查，HL 患者在常规评价中则不再需要骨髓穿刺或活检。

在 DLBCL 中 PET-CT 也比 BMB 更敏感，但据报道，PET-CT 可能遗漏 10%~20% 的低体积弥漫性骨髓受侵。实际上，临床早期的淋巴瘤患者很少在 PET 阴性时出现骨髓受侵。因此 PET-CT 显示骨或骨髓受侵通常足以确定为晚期疾病，无需进行 BMB。患者 BMB 阳性通常提示为晚期或预后不良。如果骨髓受侵与临床试验或治疗决策相关，则 PET-CT 检查阴性的患者需要 BMB 来识别是否存在与确诊的淋巴瘤组织学类型不一致的淋巴瘤细胞骨髓浸润。

关于用 PET-CT 替代 BMB 作为骨髓受侵的判断依据，其他组织学类型的淋巴瘤尚缺乏数据支持，仍建议行 2.5cm 单侧 BMB，同时行免疫组织化学和流式细胞术检测。

（三）预后组和治疗分配

1. Ann Arbor 分期系统

随着治疗变得更加系统和多种方式，Ann Arbor 分期系统在治疗选择方面的指导价值降低。Lugano 标准对其进行了修订，根据解剖分布范围进行疾病评价（表 11-12）。然而无论分期是多少，淋巴瘤的治疗取决于患者为局限期（Ⅰ 期和 Ⅱ 期，非巨大肿块型）还是晚期（Ⅲ 期或 Ⅳ 期），Ⅱ 期巨大肿块型则根据组织学类型和一些预后因素分为局限期或晚期。该分期系统中 E 为结外病变（extranodal disease），是指无淋巴结受侵，局限性结外区域受侵（IE）或 Ⅱ 期患者结内病变侵及结外区域，对于晚期患者 E 病变不适用。

表 11-12 修订后的结内原发性淋巴瘤分期系统

分期	侵及部位	结外（extranodal, E）侵及
局限期		
Ⅰ 期	单个淋巴结或一组毗邻淋巴结	单个结外病灶，无淋巴结受侵
Ⅱ 期	横隔同侧 ≥ 2 个淋巴结或淋巴结群	Ⅰ 期或 Ⅱ 期伴邻近结外部位局限性受侵
Ⅱ 期巨大肿块型*	肿块直径 ≥ 7.5cm	不适用
晚期		
Ⅲ 期	横隔两侧淋巴结区域；横隔上部淋巴结区域和脾脏受侵	不适用
Ⅳ 期	出现非毗邻的结外部位受侵	不适用

注：病变程度由 PET-CT（^{18}F-FDG 高亲和性淋巴瘤）或 CT（^{18}F-FDG 低亲和性淋巴瘤）评价；扁桃体、咽淋巴环（韦氏环）和脾脏属于淋巴组织；* Ⅱ 期巨大肿块型根据组织学类型和一些预后因素分为局限期或晚期。PET-CT：positron emission tomography and computed tomography，正电子发射计算机体层显像；18F-FDG：18F-fluorodeoxyglucose，18F- 氟代脱氧葡萄糖；CT：computed tomography，电子计算机断层扫描。

Ann Arbor 分期系统根据疾病相关症状的无（abscence，A）或有（presence，B）将病人分组，然而这些特征通常并不准确可靠，根据国际预后指数（International Prognostic Index，IPI）、滤泡淋巴瘤国际预后指数（Follicular Lymphoma International Prognostic Index，FLIPI）、滤泡淋巴瘤国际预后指数 2（Follicular Lymphoma International Prognostic Index 2，FLIPI2）、套细胞淋巴瘤国际预后指数（Mantle Cell Lymphoma International Prognostic Index，MIPI）和国际预后评分（International

Prognostic Score,IPS),疾病相关症状不会导致预后不良。因此,只有 HL 患者需要根据是否存在疾病相关症状分为 A(无疾病相关症状)和 B(有疾病相关症状),并据此指导治疗。

2. 总结

(1)确诊首选切除活检,尽管在不可行的情况下可用粗针穿刺活检代替;

(2)临床评价包括详细的病史、相关实验室检查和疾病相关症状的记录;

(3)PET-CT 是 ^{18}F-FDG 高亲和性淋巴瘤的评价标准,CT 是 ^{18}F-FDG 低亲和性组织学类型淋巴瘤的评价标准;

(4)推荐使用 Lugano 修订版 Ann Arbor 分期系统,但需要根据预后和危险因素对患者进行治疗;

(5)后缀 A 或 B 仅适用于 HL;

(6)不再使用 "X" 表示巨大肿块(bulky disease),而是记录肿瘤的最大直径;

(7)对于已行 PET-CT 检查的 HL 患者,无需进行骨髓活检;对于 PET 阴性的 DLBCL 患者,只有当需要确认骨髓是否受侵以及浸润的淋巴瘤细胞与确诊的淋巴瘤组织学类型是否一致时才进行 BMB 检查。

(四) 疗效评价

1. 多维尔标准

采用 PET-CT 进行疗效评价更为准确,尤其是对放疗后 CRu 或 PR 的 HL、DLBCL、滤泡淋巴瘤患者,基于 PET-CT 的疗效评价标准去除了 CRu 这一研究终点,并提高了 PR 的预后价值。IWG/Cheson 标准对 PET-CT 检查结果的解读是以纵隔血池作为基线对比,Lugano 标准推荐使用多维尔标准(Deauville criteria),又称五分法(5-point scale,5PS),用于包括中期分析在内的临床试验和疗效评价(表 11-13)。但在定义 PET 阳性的界值上仍存在一些争议,一些研究者认为 4~5 分为阳性,另一些研究者认为只有 5 分才为阳性。

表 11-13　多维尔标准(Deauville criteria)

1	无摄取
2	摄取值小于或等于纵隔血池
3	摄取值介于纵隔血池与肝脏之间
4	摄取值略大于肝脏
5	摄取值显著大于肝脏和 / 或有新发病灶
X	与淋巴瘤相关性较弱的新发摄取区域

(1)1 分或 2 分代表中期和治疗结束后完全代谢缓解。

(2)化疗敏感的疾病在治疗期间 ^{18}F-FDG 摄取下降,在疗后获得完全代谢缓解的患者中,中期常出现残留 ^{18}F-FDG 摄取高于正常肝脏摄取的情况。近来许多数据也表明,在 HL、DLBCL 和滤泡淋巴瘤患者中,大多数摄取高于纵隔但低于或等于肝脏(评分为 3 分)的患者在标准治疗结束后预后良好。然而,在探索降级治疗的缓解 - 适应试验(response-adapted trials)中,首选的更谨慎的方法可能是将 3 分判定为不完全缓解以避免治疗不足,因此对 3 分的解读取决于评价时间、临床背景和治疗。

(3)中期评分为 4 分或 5 分提示为化疗敏感性疾病,前提是摄取已降至基线以下,也代表部分代谢缓解。在治疗结束后,即使残余病灶摄取已低于基线值,评分为 4 分或 5 分即代表治疗失败。在中期和治疗结束后评分为 4 分或 5 分,摄取强度与基线相比无变化或增加,并且 / 或有与淋巴瘤一致的新病灶,则代表治疗失败。

2. 疾病缓解时分裂的淋巴结或结外病变

如果一个融合的结节样肿块分裂成若干个离散的结节,将每个结节垂直直径的乘积(product of the perpendicular diameters,PPDs)相加表示分裂部分的 PPD;再将其与剩余病变的 PPD 相加以评价疗效。若任何一个或全部离散的结节增大,则以该结节的最小值来判断疾病进展(类似于每个结节在基线时都被选为靶病灶)。

3. 疾病进展时融合的淋巴结或结外病变

如果一组靶淋巴结融合,融合后肿块的 PPD 应与融合前各淋巴结的 PPD 总和比较,若较融合前增大>50%,则提示疾病进展,无需最长径和最短径来判断进展。

4. 附加的疗效评价指南

若影像学检查无阳性发现,患者有残留症状也可评价为 CR。当影像学检查出现闪烁反应(flare reaction)时,应注意区分为燃瘤反应还是疾病进展。建议进行活检或在两周内重新评价病灶,如果持续有证据表明肿瘤进展,疾病进展时间为治疗前的评价日期。

表 11-14　修订后的疗效评价标准

疗效和部位	PET-CT 评价	CT 评价
CR	完全的代谢缓解	完全的影像学缓解(满足以下所有条件)
淋巴结	5PS 评分为 1 分、2 分或 3 分,有或无残余肿块	靶结节 / 结节样肿块最长径缩小至 ≤1.5cm
结外病灶	韦氏环或具有生理性高摄取的结外部位或脾脏、骨髓内活化的结外部位(如在化疗或使用粒细胞集落刺激因子),摄取可能高于正常纵隔和 / 或肝脏。在这种情况下,如果初始病灶摄取不高于周围正常组织,即使该组织生理性摄取很高,也可诊断为完全代谢缓解	无结外病灶
不可测量病灶	不适用	消失
器官增大	不适用	恢复至正常
新病灶	无	无
骨髓	无证据表明骨髓内有 ^{18}F-FDG 高亲和性病灶	形态学正常,若形态学不确定,IHC 阴性
PR	部分代谢缓解	PR(满足以下所有条件)
淋巴结和结外病灶	评分为 4 分或 5 分,摄取低于基线,存在任何大小的残留肿块	至多 6 个可测量的靶结节和结外部位 SPD 缩小 ≥50%
	中期时,这些结果表明疾病缓解;	病灶在 CT 上小到无法测量时,记为 5mm × 5mm 不可见时,记为 0 × 0mm
	治疗后,这些结果提示疾病残留	当结节>5mm × 5mm 但小于正常时,根据实际测量值计算
不可测量病灶	不适用	消失或正常或减小,无增多

续表

疗效和部位	PET-CT 评价	CT 评价
器官增大	不适用	脾脏长度超过正常部分缩小>50%
新病灶	无	无
骨髓	残余摄取高于正常骨髓但较基线下降(与化疗允许的反应性变化相容的弥散性摄取)。如果在淋巴结缓解的情况下骨髓中存在持续的局灶性变化,应考虑行 MRI 或活检或间隔扫描以进一步评估。	不适用
无缓解 /SD	无代谢缓解	SD
靶淋巴结 /结节样肿块,结外病灶	评分为 4 分或 5 分,中期或治疗后 ^{18}F-FDG 摄取较基线无明显变化	至多 6 个主要的可测量结节和结外部位 SPD 较基线缩小<50%;未达到疾病进展标准
不可测量病灶	不适用	未达到疾病进展标准
器官增大	不适用	未达到疾病进展标准
新病灶	无	无
骨髓	与基线相比无变化	不适用
PD	疾病代谢进展	PD 至少满足以下一条 PPD 进展
单个淋巴结 /结节样肿块	评分为 4 分或 5 分,与基线相比摄取强度增加,和 / 或	异常的单个结节 / 病灶须满足:LDi>1.5cm,且 PPD 较最低值增加 ≥50%,且对于>2cm 的病灶,LDi 或 SDi 较最低值增加 1cm,对于 ≤2cm 的病灶较最低值增加 0.5cm
结外病灶	在中期或治疗后出现与淋巴瘤一致的 ^{18}F-FDG 高亲和性病灶	若已有脾肿大,脾脏长度较治疗前超过基线部分增大>50%(如 15cm 的脾脏至少增至>16cm),若既往无脾脏肿大,较基线至少增大 2cm;新发或复发的脾肿大
不可测量病灶	无	新发或既往存在的病灶明确进展
新病灶	新发 ^{18}F-FDG 高亲和性病灶,与淋巴瘤一致而非其他病因(如感染,炎症);若病因不明,可考虑活检或间隔扫描	已消退病灶再生;新发结节任一径线>1.5cm;新发结外病灶任一径线>1cm;若<1cm,须明确新发病灶与淋巴瘤相关;明确与淋巴瘤相关的任何大小的可测量病灶
骨髓	新发或复发 ^{18}F-FDG 高亲和性局限性病灶	新发或复发受侵病灶

注:5PS:5-point scale,五分法;CT:computed tomography,电子计算机断层扫描;CR:complete response,完全缓解;PR:partial response,部分缓解;PD:progressive disease,疾病进展;SD:stable disease,疾病稳定;^{18}F-FDG:^{18}F-fluorodeoxyglucose,^{18}F- 氟代脱氧葡萄糖;PET-CT:positron emission tomography and computed tomography,正电子发射计算机体层显像;IHC:immunohistochemistry,免疫组织化学;LDi:longest transverse diameter,最长横径;MRI:magnetic resonance imaging,核磁共振成像;PPD:cross product of the LDi and perpendicular diameter,最长横径与其垂直径的乘积;SDi:shortest axis perpendicular to the LDi,与最长横径垂直的最短径;SPD:sum of the product of the perpendicular diameters,最大垂直直径乘积之和。

(五)随诊

1. **内容及频率**　准确的临床判断、详细的病史及体格检查是随访的基础,IWG、NCCN、ESMO 联合发布了随诊建议,随诊检查应包括全血细胞计数、血生化、血 LDH,随诊方式取决于组织学类型（可治愈或不可治愈）、是否参加临床试验、是否采用标准治疗方案、疾病状态（初发或复发 / 难治性疾病；疗后 CR 或 PR）等。例如对于可治愈的组织学类型淋巴瘤如 HL 和 DLBCL，复发可能性随着时间的延长而减小，随诊频率也应随之递减，从治疗结束后前两年的每 3 个月一次减至后三年的每 6 个月一次，再减至每年一次。相反，对于滤泡淋巴瘤、套细胞淋巴瘤及其他无法治愈的组织学类型淋巴瘤，复发可能性不随时间改变甚至递增，应每 3~6 月随诊一次，具体频率取决于治疗前风险因素、是否在进行保守治疗、疗效是否达到 CR。

2. **影像学检查**　已发表的研究数据不支持也不建议进行常规的影像学监测。PET 检查的假阳性率 > 20%，会导致不必要的检查、辐射暴露、组织活检、花费和患者焦虑，因此应根据临床适应证进行后续的影像学检查。在包括时间依赖性研究终点（如 PFS、EFS）的临床试验中，CT 检查有指定的时间间隔。对于治疗后在腹腔内或腹膜后有残留病灶的惰性淋巴瘤患者，如果这些区域出现无症状的疾病进展，可考虑行影像学检查。在临床实践和临床试验中，应限制对患者的影像学检查次数。

3. **总结**

（1）PET-CT 用于 ^{18}F-FDG 高亲和性淋巴瘤的疗效评价，采用五分法；CT 用于 ^{18}F-FDG 低亲和性或亲和性可变的组织学类型淋巴瘤；

（2）PET-CT 显示完全代谢缓解，即使存在持续性肿块，也可评价为 CR；

（3）PR 要求为多至 6 个代表性结节和结外部位 SPD 缩小 ≥ 50%；

（4）CT 标准的 PD 仅要求单个结节的 PPD 增加 ≥ 50%；

（5）如果在治疗后发现结果不确定，可以考虑复查，但不建议在疾病缓解后进行常规影像学检查，尤其是 DLBCL 和 HL 患者。

（6）对于腹腔内或腹膜后有残留病灶的惰性淋巴瘤患者，可以考虑进行随访影像学检查。

（六）研究终点

与 Cheson 标准一致

四、国际工作组淋巴瘤疗效评价标准共识[International Working Group consensus response evaluation criteria in lymphoma（RECIL 2017）]

近年来可长期、安全地用于淋巴瘤患者治疗的药物数量大幅增加，其中许多新药评价在早期临床试验中进行，纳入了多种恶性肿瘤患者，包括实体肿瘤和淋巴瘤。既往的淋巴瘤疗效评价标准如 IWG 标准、Cheson 标准、Lugano 标准等主要基于专家共识，缺乏大规模数据分析的支持，且基于历史标准定义 PD 和 PR，可能无法充分反映每位患者个体的临床获益，对临床决策的指导价值有限。此外，许多新药物的 I/II 期临床试验包括实体瘤和淋巴瘤患者，但这两类肿瘤的疗效评价基于不同的标准，对疗效的解读存在差异。目前，淋巴瘤应用的疗效评价标准为 Lugano 标准，其基础是 ^{18}F-FDG PET-CT 检查的肿瘤代谢或 CT 检查上的肿瘤二维测量。而实体瘤疗效评价标准（Response Evaluation Criteria In Solid Tumors，RECIST）则是基于一维的肿瘤测量结果。此外，基因组测序技术的进步催生了新的"篮子"临床试验设计，即根据不同类型实体肿瘤和淋巴瘤的特定基因改变来筛选入组患者。在精准医学时代，促进淋巴瘤评价的重要一步就是使淋巴瘤的疗效评价标准与实体瘤的疗效评价标准（RECIST）保持一致。

为了协调使用 RECIST 标准评价淋巴瘤疗效时存在的问题，提高淋巴瘤疗效评价的准确性,来自学术中心、制药企业、影像医学专家和统计学家共同建立了一个合作组织,评价用一维或二维测量进行淋巴瘤疗效判定的效果。该组织的专家们假设一维测量在评价疗效时可以获得与 Lugano 标准相似的结果,并从 10 个多中心临床试验中入组 2 983 例成人和儿童淋巴瘤患者,分析了 47 828 份影像测量结果,制定了新的淋巴瘤疗效评价标准。在 2016 年 9 月 25 日美国圣地亚哥(San Diego)举行的国际非霍奇金淋巴瘤研讨会(International Workshop on non-Hodgkin lymphoma,iwNHL)上,介绍了这一新的淋巴瘤疗效评价标准并获得批准,这个新标准被称为国际工作组淋巴瘤疗效评价标准共识[International Working Group consensus response evaluation criteria in lymphoma(RECIL 2017)]。该标准证实在淋巴瘤临床试验中可以使用三个靶病灶最长直径之和来评价肿瘤负荷,同时提出了轻微缓解(minor response,MR)这一新的暂时分类。

（一）一维测量评价基线肿瘤负荷

Lugano 标准使用最长垂直直径乘积的总和(sum of the products of the longest perpendicular diameters,SPD)来评价肿瘤负荷,即将各个病灶的两条最长垂直直径相乘后相加;而 RECIST 1.1 使用的是靶病灶直径的总和(非结节病灶采用最长径,结节病灶采用短径)。对于 ^{18}F-FDG 低亲和性淋巴瘤,Lugano 标准为计算多至 6 个靶病灶的基线 SPD,并定时随访以评价疗效;RECIST 1.1 则至多计算 5 个靶病灶。但由于淋巴结的形状和大小随治疗而改变,且不同观察者之间也可能存在测量差异,进而导致研究者报告和中心审查的评价结果不一致。RECIST 标准采用的一维测量更易确定结果,可重复性较强。最近一项研究结果表明,滤泡淋巴瘤中淋巴结的肿瘤负担与最大受侵淋巴结的最长直径密切相关。

该标准推荐在淋巴瘤临床试验中可以采用最长径之和(sum of longest diameters,SLD)评价肿瘤负荷。对于有弥散性病变的患者,应该选择最多三个靶病灶用于疗效评价。最长的靶病灶有助于重复测量,但所选靶病灶应有代表性,能够代表多个发病部位或发病器官。在大多数病例中,如果淋巴结的最长直径 ≥ 15mm,则可考虑选为靶病灶;和 RECIST 1.1 类似,最长直径在 10-14mm 之间的淋巴结为异常淋巴结,但不可作为靶病灶;直径<10mm 的淋巴结考虑为正常淋巴结。非靶病灶则按照存在、不存在或明显进展进行评价。

（二）疗效评价

1. **完全缓解(complete response,CR)**

（1）CT 检查所有靶病灶完全消失;

（2）PET-CT 检查所有区域 ^{18}F-FDG 摄取完全正常(多维尔评分 1~3 分);

（3）骨髓活检阴性(对于基线阳性或未知的患者);

（4）疗前 PET 阴性者,长径>15mm 的淋巴结缩至<10mm;

（5）由于部分新型靶向药物可能会改变肿瘤的糖代谢,仅 PET-CT 显示的代谢正常不足以明确为 CR,病灶直径之和还须减少>30%。所以 CR 也可以定义为 CT 检查标准达到部分缓解(CT 成像上 SLD 减少>30%),并且 ^{18}F-FDG 高亲和性淋巴瘤的摄取恢复正常(多维尔评分 1~3 分)。若 SLD 减少 ≤ 30% 伴 PET-CT 阴性,且组织活检阴性,也可评价为 CR。

2. **部分缓解(partial response,PR)**

（1）SLD 减少 ≥ 30% 但不满足上述 CR 标准;

（2）一个或多个靶病灶增大,但其直径总和 ≤ 基线值的 30%,且未出现新病灶;

3. 轻微缓解（minor response，MR）

任何 PET-CT 检查结果，靶病灶 SLD 减少 ≥10% 但<30%，无新发病灶。

4. 疾病稳定（stable disease，SD）

（1）在包含 MR 为研究终点的特定淋巴瘤临床试验中：任何 PET-CT 检查结果，靶病灶 SLD 减少<10% 或增大 ≤20%，无新发病灶；

（2）在包含实体瘤和淋巴瘤的临床试验中，鉴于 RECIST 标准不含 MR：与 RECIST 标准类似，靶病灶 SLD 减少 ≤29% 或增大 ≤20%。

5. 疾病进展（progression of disease，PD）

（1）任何 PET-CT 检查结果，靶病灶 SLD 增大>20%，有或无新发病灶（淋巴结或软组织肿块最长径 ≥10mm）；

（2）若出现治疗前受侵的小淋巴结增大>20% 伴其他病灶缩小，特别是在新药临床试验开始时，可能代表燃瘤反应（tumor flare），不应评价为 PD，除非在后续影像学检查中淋巴结继续增大。

6. 首次缓解后的疾病进展（progression after an initial response）

（1）无新发病灶，靶病灶 SLD 增大>20%；

（2）已达 CR 的患者，至少有一个治疗前受侵的淋巴结较最小值增大 ≥5mm 且长径 ≥15mm。

表 11-15　RECIL2017：疗效评价标准

	CR	PR	MRª	SD	PD
较基线的变化程度（%*）	a. 所有靶病灶完全消失，所有淋巴结长径<10mm； b. PET-CT 阴性且靶病灶 SLD 减少 ≥30%	靶病灶 SLD 减少 ≥30% 但未达 CR 标准	靶病灶 SLD 减少 ≥10% 但未达 PR（<30%）	靶病灶 SLD 减少<10% 或增大 ≤20%	a. 靶病灶 SLD 增大>20%； b. 疗后直径<15mm 的淋巴结至少增大 5mm 且长径>15mm； c. 有新发病灶
PET-CT	代谢正常（多维尔评分 1~3 分）	阳性（多维尔评分 4~5 分）	任何情况	任何情况	任何情况
骨髓	未受侵	任何情况	任何情况	任何情况	任何情况
新发病灶	无	无	无	无	有或无

注：*% 为靶病灶 SLD 较最低值的变化程度；a：MR 为一个临时类别；CR：complete response，完全缓解；CT：computerized tomography，电子计算机断层扫描；PET-CT：positron emission tomography and computed tomography，正电子发射计算机体层显像；MR：minor response，轻微缓解；PD：progression of disease，疾病进展 PR：partial response，部分缓解；SD：stable disease，疾病稳定；SLD：sum of longest diameters，最长直径之和。

（三）免疫治疗后的疗效评价

除了嵌合抗原受体 T 细胞免疫疗法［chimeric antigen receptor T-cell（CAR-T）immunotherapy］，使用免疫调节剂如来那度胺以及新的免疫疗法如免疫检查点抑制剂均可出现一种"假性进展（pseudo-progression）"现象，这可能与免疫细胞募集到疾病部位有关。在活化 T 细胞初始募集后，肿瘤病灶在缩小之前可能会暂时增大。为了解释潜在的"假性进展"，避免此类治疗的过早终止，应采用免疫相关疗效评价标准，根据间隔 4 周以上的两次连续扫描结果来明确疾病进展情况，并且在肿瘤总负荷的评价中包括新病灶的测量内容。如果影像学检查证实肿瘤测量值的增加为 PD 而非假性进展，则疾病进展时间应为最初记录的 PD 扫描时间。

（四）动员肿瘤细胞入血的药物治疗后的疗效评价

一些药物如磷脂酰肌醇 -3- 羟激酶（phosphatidylinositol 3-kinase，PI3K）抑制剂和酪氨酸激酶（Bruton tyrosine kinase，BTK）抑制剂可以抑制肿瘤细胞粘附，导致其从淋巴结和 / 或骨髓重新分布到血液中。当淋巴结病灶因治疗而缩小时，血液中的肿瘤细胞数量增加，形成另一种形式的"假性进展"。随着治疗导致的肿瘤细胞死亡，血液中的淋巴细胞增多症（lymphocytosis）逐渐消退。因此在淋巴结缩小的情况下，血液淋巴细胞增多症不符合 PD，疗效评价的依据应为淋巴结和结外病灶的测量。淋巴细胞增多症可以作为注释，例如 PR 伴淋巴细胞增多症。

（五）新发的结外病灶

当新发的结外病灶最长直径 ≥1cm 时可明确为 PD。新发的较小但可疑的病灶，应被归类为"性质待定（equivocal）"，如果后来经 CT 或活检确诊为淋巴瘤所致，则记录的疾病进展日期应该为第一次诊断为"性质待定"的日期。

（六）靶病灶和非靶病灶疗效评价的整合

对于弥散性疾病，在最终的疗效评价形成之前，应该考虑非靶病灶的状态。关于靶病灶和非靶病灶疗效评价的推荐见表 11-16。

表 11-16　靶病灶和非靶病灶疗效评价的整合

靶病灶	非靶病灶	新发病灶	疗效评价
CR	CR	无	CR
	PR，MR 或 SD		PR[a]
	UE		UE
	无		CR
PR	UE	无	UE
	CR		PR
	PR，MR 或 SD		PR
	无		PR
MR	UE	无	UE
	CR		MR
	PR，MR 或 SD		MR
	无		MR
SD	UE	无	UE
	CR，PR 或 MR		SD
	SD		SD
	无		SD
PD	任何状态	有或无	PD
任何状态	PD	有或无	PD
	任何状态	有	PD

注：[a] 基于 CT 的 PR 伴 PET-CT 完全正常可评价为 CR。CR：complete response，完全缓解；MR：minor response，轻微缓解；PD：progression of disease，疾病进展；PR：partial response，部分缓解；SD：stable disease，疾病稳定；UE：unevaluable，不可评价。

（七）分裂病灶的测量

通常情况下有效治疗可能会使融合性肿块分裂为几个较小的淋巴结。在这种情况下，与

RECIST 一致,需要测量每个淋巴结并将其算入 SLD。但为了避免靶病灶数量的增加,建议创建 A、B、C 等子名称来特指分裂后的子病灶。

(八)脾脏的测量

每位健康个体的脾脏大小和形状有较大差异,通常不选择脾脏作为靶病灶。Lugano 标准将脾肿大定义为"垂直长度(vertical length)">13cm,该直径应为在冠状面中测量的垂直长度。此外,脾脏的垂直长度可以通过横断面 CT 图像的脾脏层数(number of spleen slices)与层厚(thickness of each slice)的乘积来计算。

(九)疗效评价的频率

对于既往接受过治疗的患者,在参加Ⅰ/Ⅱ期临床试验后,治疗第一年内应每 2~3 个月进行一次疗效评价;在没有新发症状或临床问题的情况下,第二年每 3~4 个月进行一次影像学评价,之后每 6 个月进行一次,持续时间取决于试验要求。在Ⅲ期临床试验中,新诊断的患者治疗期间及治疗后的影像学评价频率较低。

(十)总结

新提出的 RECIL 标准与 RECIST 标准一致,适用于成人和儿童淋巴瘤患者。其中大多数建议都得到了大数据分析的支持,但仍有一些是基于共识的建议,此外,RECIL 新提出的研究终点 MR 仍需要前瞻性研究的验证,以确定其在指导临床实践和临床研究中的作用。

由于淋巴瘤组织学亚型众多,临床表现与受侵器官部位和肿瘤负荷有关,该标准难以涵盖所有情况。因此在某些临床情况中可能需要对其稍加修改,然而 RECIL 标准的核心原则(包括使用最长直径的总和和包含最多三个靶病灶)应该保持不变。

未来的研究方向应该是评价分子深度缓解(微小残留病和循环 DNA)在预测疗效和疾病转归方面的作用,以及在更短的治疗间期内进行评价。

表 11-17　RECIST 1.1,Lugano 标准和 RECIL 标准的比较

	RECIST 1.1	Lugano	RECIL 2017
靶病灶的数目 / 个	≤ 5	≤ 6	≤ 3
测量方式	一维:非结节病灶的长径,淋巴结的短径	二维:垂直直径	一维:任何靶病灶的长径
结合 PET-CT 结果描述 CR	可能证实 CR 和 / 或根据检测的新发病灶判定为 PD	符合	符合
轻微缓解	无	无	有:病灶 SLD 减少 ≥10% 但 <30%
SD	−29%~+20%	−50%~+50%	减少 <10%,增大 ≤20%
PD	直径之和增大 20%	SPD 增 大 >50% 或任一病灶增大 >50%	SLD 增大 20%;CR 后复发者,至少有一处病灶长径 ≥2cm,无论 PET-CT 是否为阳性

注:CR:complete response,完全缓解;PD:progression of disease,疾病进展;SD:stable disease,疾病稳定;SLD:sum of longest diameters,最长直径之和;SPD:sum of the product of the perpendicular diameters,最大垂直直径乘积之和;PET-CT:positron emission tomography and computed tomography,正电子发射计算机体层显像;RECIST 1.1 :response evaluation criteria in solid tumours version1.1,实体肿瘤疗效评价标准 1.1 版。

(胡兴胜　冯宇　袁芃　王佳妮　康愫意　杨梦薇　韩颖　石远凯)

参考文献

［1］马建辉. 重视实体瘤疗效评价标准的变革: RECIST 概要 [J]. 中华泌尿外科杂志 , 2006, 27 (2): 77-79.

［2］KARNOFSKY D A. Meaningful clinical classification of therapeutic responses to anticancer drugs [J]. Clin Pharmacol Ther, 1961, 2 (6): 709-712.

［3］MOERTEL C G, HANLEY J A. The effect of measuring error on the results of therapeutic trials in advanced cancer [J]. Cancer, 1976, 38 (1): 388-394.

［4］MILLER A B, HOOGSTRATENT B, STAQUETM, et al. Reporting results of cancer treatment [J]. Cancer, 1981, 47 (1): 207-214.

［5］WARR D, MCKINNEY S, TANNOCK I. Influence of measurement error on response rates [J]. Cancer Treat Rep, 1985, 69 (10): 1127-1132.

［6］JAMES K, EISENHAUER E, CHRISTIAN M, et al. Measuring response in solid tumors: Unidimensional versus bidimensional measurement [J]. J Natl Cancer Inst, 1999, 91 (6): 523-528.

［7］PADHANI A R, OLLIVIER L. The RECIST (Response Evaluation Criteria in Solid Tumors) criteria: implications for diagnostic radiologists [J]. Br J Radiol, 2001, 74 (887): 983-986.

［8］THERASSE P, ARBUCK S G, EISENHAUER E A, et al. New guidelines to evaluate the response to treatment in solid tumors. European Organization for Research and Treatment of Cancer, National Cancer Institute of the United States, National Cancer Institute of Canada [J]. J Natl Cancer Inst, 2000, 92 (3): 205-216.

［9］EISENHAUER E A, THERASSE P, BOGAERTS J, et al. New response evaluation criteria in solid tumours: Revised RECIST guideline (version 1. 1)[J]. Eur J Cancer. 2009, 45 (2): 228-247.

［10］任秀宝. 关于肿瘤免疫治疗疗效评价的思考 [J]. 中国肿瘤生物治疗杂志 , 2011, 18 (1): 7-10.

［11］董坚. 实体肿瘤靶向药物疗效评价标准的现状和展望 [J]. 中国肿瘤生物治疗杂志 , 2015, 22 (4): 413-419.

［12］黄莹雯 , 高晨燕. 免疫法治疗肿瘤的疗效评价的思考 [J]. 中国临床药理学杂志 , 2015,(13): 1338-1340.

［13］LALCHANDANI U R, SAHAI V, HERSBERGER K, et al. A radiologist's guide to response evaluation criteria in solid tumors. Curr Probl Diagn Radiol. 2019, 48 (6): 576-585.

［14］任军. 肿瘤免疫治疗的现状与展望 [J]. 首都医科大学学报 , 2012, 33 (5): 597-601.

［15］任秀宝 , 于津浦. 肿瘤免疫治疗疗效评价的新标准 [J]. 中国肿瘤生物治疗杂志 , 2011, 18 (4): 351-354.

［16］HODI F S, HWU W J, KEFFORD R, et al. Evaluation of immune-related response criteria and RECIST v1. 1 in patients with advanced melanoma treated with pembrolizumab [J]. J Clin Oncol, 2016, 34 (13): 1510-1517.

［17］WOLCHOK J D, HOOS A, O'DAY S, et al. Guidelines for the evaluation of immune therapy activity in solid tumors: Immune-related response criteria [J]. Clin Cancer Res, 2009, 15 (23): 7412-7420.

［18］CHESON B D, HORNING S J, COIFFIER B, et al. Report of an International Workshop to standardize response criteria for non-Hodgkin's lymphomas [J]. J Clin Oncol, 1999, 17 (4): 1244.

［19］HOPPER K D, KASALES C J, VAN SLYKE M A, et al. Analysis of interobserver and intraobserver variability in CT tumor measurements [J]. AJR Am J Roentgenol., 1996, 167 (4): 851-854.

［20］van den BREKEL M W, CASTELIJNS J A, SNOW G B. Detection of lymph node metastases in the neck: Radiologic criteria [J]. Radiology, 1994, 192 (3): 617-618.

［21］GENEREUX G P, HOWIE J L. Normal mediastinal lymph node size and number: CT and anatomic study [J]. Am J Roentgenol, 1984, 142 (6): 1095-1100.

［22］LISTER T A, CROWTHER D, SUTCLIFFE S B, et al. Report of a committee convened to discuss the evaluation and staging of patients with Hodgkin's disease: Cotswolds Meeting [J]. J Clin Oncol, 1989, 7 (11): 1630-1636.

［23］JUWEID M, CHESON B D. Positron emission tomography (PET) in post-therapy assessment of cancer [J]. N Engl J Med, 2006, 354 (5): 496-507.

［24］CASTELLUCCI P, NANNI C, FARSAD M, et al. Potential pitfalls of ^{18}F-FDG PET in a large series of patients treated for malignant lymphoma: Prevalence and scan interpretation [J]. Nucl Med Commun, 2005, 26 (8): 689-694.

［25］JUWEID M E, STROOBANTS S, HOEKSTRA O S, et al. Use of positron emission tomography for response

第 11 章

assessment of lymphoma: Consensus recommendations of the Imaging Subcommittee of the International Harmonization Project in Lymphoma [J]. J Clin Oncol, 2007, 25 (5): 571-578.

［26］ BARRINGTON S F, QIAN W, SOMER E J, et al. Concordance between four European centres of PET reporting criteria designed for use in multicentre trials in Hodgkin lymphoma [J]. Eur J Nucl Med Mol Imaging, 2010, 37 (10): 1824-1833.

［27］ le ROUX P Y, GASTINNE T, le GOUILL S, et al. Prognostic value of interim FDG-PET-CT in Hodgkin's lymphoma patients treated with interim response-adapted strategy: comparison of International Harmonization Project (IHP), Gallamini and London criteria [J]. Eur J Nucl Med Mol Imaging, 2011, 38 (6): 1064-1071.

［28］ ABREY L E, BATCHELOR T T, FERRERI A J, et al. Report of an international workshop to standardize baseline evaluation and response criteria for primary CNS lymphoma [J]. J Clin Oncol, 2005, 23 (22): 5034-5043.

［29］ BERTONI F, CONCONI A, CAPELLA C, et al. Molecular follow-up in gastric mucosa-associated lymphoid tissue lymphomas: Early analysis of the LY03 cooperative trial [J]. Blood, 2002, 99 (7): 2541-2544.

［30］ THIEDE C, WUNDISCH T, ALPEN B, et al. Long-term persistence of monoclonal B cells after cure of Helicobacter pylori infection and complete histologic remission in gastric mucosa-associated lymphoid tissue B-cell lymphoma [J]. J Clin Oncol, 2001, 19 (6): 1600-1609.

［31］ COPIE-BERGMAN C, GAULARD P, LAVERGNE-SLOVE A, et al. Proposal for a new histological grading system for post-treatment evaluation of gastric MALT lymphoma [J]. Gut, 2003, 52 (11): 1656.

［32］ COPIE-BERGMAN C, WOTHERSPOON A C, CAPELLA, et al. Gela histological scoring system for post-treatment biopsies of patients with gastric MALT lymphoma is feasible and reliable in routine practice [J]. Br J Haematol, 2013, 160 (1): 47-52.

［33］ HOPPE R T, ADVANI R H, BIERMAN P J, et al. Hodgkin disease/lymphoma: Clinical practice guidelines in oncology [J]. J Natl Comp Cancer Net, 2006, 4 (3): 210-230.

［34］ ZELENETZ A D, ADVANI R H, BUADI F, et al. Non-Hodgkin's lymphoma: Clinical practice guidelines in oncology [J]. J Natl Comp Cancer Net, 2006, 4 (3): 258-310.

［35］ SWERDLOW S H, CAMPO E, HARRIS N L, et al. WHO Classification of tumours of haematopoietic and lymphoid tissues. Revised 4th edition, Geneva, Switzerland, IARC: Lyon2017

［36］ JUWEID M E, STROOBANTS S, HOEKSTRA O S, et al. Imaging Subcommittee of International Harmonization Project in Lymphoma. Use of positron emission tomography for response assessment of lymphoma: consensus of the Imaging Subcommittee of International Harmonization Project in Lymphoma. J Clin Oncol. 2007, 25 (5): 571-578.

［37］ CHESON B D, PFISTNER B, JUWEID M E, et al. International harmonization project on lymphoma. Revised response criteria for malignant lymphoma. J Clin Oncol. 2007, 25 (5): 579-586.

［38］ CHESON B D, FISHER R I, BARRINGTON S F, et al. Alliance, Australasian Leukaemia and Lymphoma Group; Eastern Cooperative Oncology Group; European Mantle Cell Lymphoma Consortium; Italian Lymphoma Foundation; European Organisation for Research; Treatment of Cancer/Dutch Hemato-Oncology Group; Grupo Español de Médula Ósea; German High-Grade Lymphoma Study Group; German Hodgkin's Study Group; Japanese Lymphorra Study Group; Lymphoma Study Association; NCIC Clinical Trials Group; Nordic Lymphoma Study Group; Southwest Oncology Group; United Kingdom National Cancer Research Institute. Recommendations for initial evaluation, staging, and response assessment of Hodgkin and non-Hodgkin lymphoma: the Lugano classification. J Clin Oncol. 2014, 32 (27): 3059-3068.

［39］ PAONE G, ITTI E, HAIOUN C, et al. Bone marrow involvement in diffuse large B-cell lymphoma: correlation between FDG-PET uptake and type of cellular infiltrate. Eur J Nucl Med Mol Imaging, 2009, 36 (5): 745-50.

［40］ YOUNES A, HILDEN P, COIFFIER B, et al. International Working Group consensus response evaluation criteria in lymphoma (RECIL 2017). Ann Oncol, 2017, 28 (7): 1436-1447.

第12章 自体造血干细胞移植

第1节 自体造血干细胞移植治疗的理论基础

一、自体造血干细胞移植的历史

高剂量治疗联合自体造血干细胞移植（high-dose therapy followed by autologous hematopoietic stem cell transplantation，HDT/AHSCT）技术是恶性肿瘤治疗的一项重要手段。1949 年 Jacobson 等通过动物实验发现啮齿类动物在屏蔽脾后接受致死剂量的 X 线照射后仍能存活，说明可能是由于经屏蔽保护的脾中的造血细胞通过血液进入骨髓而重建了造血功能。该实验奠定了造血干细胞移植（hematopoietic stem cell transplantation，HSCT）的理论基础。人类造血干细胞移植始于 20 世纪 50 年代，美国西雅图 Fred Hutchinson 癌症研究中心的 ED Thomas 等开展的以环磷酰胺（cyclophosphamide，CTX）和全身照射（total body irradiation，TBI）作为预处理方案的异基因骨髓移植和同基因骨髓移植，是现代人类造血干细胞移植的开始，不仅使 ED Thomas 获得了 1990 年诺贝尔生理学或医学奖，也开启了恶性肿瘤治疗领域的新篇章。1978 年，美国国家癌症研究所的 Appelbaum 等首次报道了高剂量治疗联合自体骨髓移植治疗伯基特淋巴瘤，可使部分既往常规化疗效果不佳的患者获得治愈。从此高剂量治疗联合自体造血干细胞移植治疗在恶性肿瘤治疗中的应用日益广泛，相关技术不断发展完善，成为 20 世纪人类恶性肿瘤治疗历史上最重要的突破性进展之一，并开展了大量的临床和实验室研究，使高剂量治疗联合自体造血干细胞移植的适应证更加明确，安全性和疗效不断提高。

二、自体造血干细胞移植的基本原理

20 世纪 40 年代以来，随着新药的不断问世和放疗技术的飞跃进展，恶性肿瘤的治疗水平有了长足进步，然而原发耐药和复发的肿瘤患者常规治疗的效果仍然不佳，需要新的治疗策略来改善患者预后。根据 Goldie-Coldman 假说，某些细胞周期非特异性细胞毒药物的剂量与对肿瘤细胞杀伤效果之间表现为一级动力学效应，即提高药物的剂量强度可以相应增加对肿瘤细胞的杀伤比例。基于这一理论，人们开始尝试通过提高化疗药物剂量来争取获得更好的肿瘤治疗效果。高剂量治疗可以杀灭对传统剂量化放疗部分耐药的肿瘤细胞，并能在短时间内快速杀灭肿瘤细胞，防止肿瘤细胞中耐药性克隆的出现。然而，由于骨髓抑制是细胞毒抗肿瘤药物的主要剂

量限制性毒性之一,高剂量治疗后骨髓造血和免疫功能的抑制限制了这一疗法的应用。自体造血干细胞移植的核心技术是首先采集患者自身的造血干细胞,进行体外冷冻保存,待患者经过高出常规剂量几倍甚至是十几倍的高剂量化疗或联合放疗[如全身照射或全淋巴结照射(total lymphoid irradiation,TLI)]后,再将体外冷冻保存的造血干细胞回输至患者体内,使患者的造血和免疫功能得以恢复和重建,从而在保证患者安全的前提下,最大限度地杀伤肿瘤细胞,提高治疗效果。自体造血干细胞移植技术的出现使高剂量治疗的应用成为现实。

三、造血干细胞的来源

自体造血干细胞移植按照造血干细胞的来源分为自体骨髓移植(autologous bone marrow transplantation,ABMT)、自体外周血造血干细胞移植(autologous peripheral blood stem cell transplantation,APBSCT)和自体脐带血移植(autologous cord blood transplantation,ACBT)。

骨髓是早期造血干细胞的主要来源。采集骨髓需于手术室在全身麻醉或者硬膜外麻醉下完成,不仅对患者创伤较大,麻醉相关不良事件也成为采集骨髓过程中主要的并发症。目前外周血造血干细胞已基本取代骨髓成为自体造血干细胞的主要来源。生理状态下,仅有极少量的造血干细胞进入外周血液循环并与骨髓中形成动态平衡,外周血中造血干/祖细胞仅占所有单个核细胞的 0.01%~0.1%,相当于骨髓中造血干细胞的 1%~10%。某些细胞因子和化疗药物可以改变造血干细胞表面黏附分子的表达,使其从骨髓脱落,进入外周血液循环,经动员后外周血造血干细胞的水平可达到或接近骨髓水平。通过药物干预,使造血干细胞由骨髓进入外周血的过程称为造血干细胞动员。足够数量的造血干细胞进入外周血液循环后即可通过血细胞分离机进行采集。与自体骨髓移植相比,自体外周血造血干细胞移植具有以下优势:①造血干细胞采集过程更简便,安全性更好,对患者损伤小,患者失血量少;②造血干细胞回输后造血和免疫功能恢复更快;③对于因肿瘤侵犯骨质破坏严重或放射治疗等原因不能进行骨髓采集时,仍然可以采集自体外周血造血干细胞,使自体造血干细胞移植能够进行。

第 2 节　自体造血干细胞移植的关键步骤和相关技术

一、自体外周血造血干细胞的动员、采集

外周血造血干细胞移植是 20 世纪 90 年代发展起来的新技术,它克服了骨髓移植的诸多不足,使该技术的应用更加广泛。同时,重组人粒细胞集落刺激因子(recombinant human granulocyte colony-stimulating factor,rhG-CSF)和重组人粒 - 巨噬细胞集落刺激因子(recombinant human granulocyte-macrophage colony-stimulating factor,rhGM-CSF)等造血因子的应用可以提高动员效果,使动员和采集过程更加有效和简便。其主要流程是:采用细胞毒化疗药物和 / 或 rhG-CSF/rhGM-CSF,促使骨髓中的造血干细胞大量快速地释放到外周血液循环中(即所谓的外周血干细胞动员),再通过血细胞分离机,对外周血干细胞进行富集与采集。采集到足够高质量

的外周血造血干细胞是移植成功的关键。

（一）造血干细胞动员

造血干细胞动员是一个多步骤的复杂过程,细胞与细胞间、细胞与基质间以及细胞内信号传导通路构成的网络途径调控造血干细胞的增殖、分化、迁移和凋亡。多种因素参与了造血干细胞动员的启动和调控。化疗损伤使外周血细胞数量减少,反馈性地刺激骨髓造血。硫酸葡聚糖等聚阴离子制剂可破坏储存池与周围循环池中造血干细胞的稳态与平衡,促进造血干细胞由骨髓向外周血释放。rhG-CSF 等集落刺激因子和白细胞介素等细胞因子通过促进静息期造血干细胞离开骨髓龛进入细胞周期的增殖分化状态。其他因素影响造血干细胞表面的黏附分子与骨髓基质配体之间相互作用,促进造血干细胞向外周血释放。

CD34 是临床上用于识别造血干细胞的细胞表面分子标志物,通过检测 CD34 阳性（$CD34^+$）细胞数目,可以计算造血干细胞的含量,评估动员效率。一般认为自体外周血造血干细胞移植时需要采集造血干细胞的数量下限是 $CD34^+$ 细胞数目达 2×10^6/kg（患者体重）。

1. 动员方案

目前动员造血干细胞的常用方法包括单纯化疗动员、单纯集落刺激因子动员以及化疗与集落刺激因子联用,后者又包括单药化疗与集落刺激因子联用和多药化疗与集落刺激因子联用。

rhG-CSF 能诱导骨髓造血干细胞增殖,并通过影响定植相关黏附分子表达来促使骨髓造血干细胞向外周血循环释放。动员效果与 rhG-CSF 的剂量和应用时间等因素相关。rhG-CSF 的推荐剂量为 $5\sim10\mu g$/（kg·d）,一般连续应用 $5\sim7$ 天。通常 rhG-CSF 应用后第 3 天外周血循环中造血干细胞的数目开始增多,第 5 天时达峰值。既往研究结果显示,皮下注射 rhG-CSF $2\sim4$ 小时后血药浓度达峰值,因此有研究者认为于采集当日应用 rhG-CSF 后 4 小时采集造血干细胞较为合适。近年来 rhG-CSF 的长效制剂聚乙二醇化重组人粒细胞集落刺激因子（pegylated-recombinant human granulocyte colony-stimulating factor,PEG-rhG-CSF）应用于造血干细胞动员,显示出了良好的动员效果和安全性。

高剂量环磷酰胺联合 rhG-CSF 是经典的单药化疗联合 $rhG-CSF^+$ 动员方案。然而,对于某些既往治疗过程中曾经应用过较多蒽环类药物或心功能不全的患者,高剂量环磷酰胺可能会进一步损伤心脏功能,因此需要寻找新的有效方案。有研究比较了依托泊苷（etoposite,VP-16）联合 rhG-CSF 与环磷酰胺联合 rhG-CSF 方案对淋巴瘤和生殖细胞肿瘤患者的动员效果,结果显示移植后两组患者均获得满意的造血功能重建,而环磷酰胺组采集次数多于依托泊苷组,初次采集的单个核细胞（mononuclear cells,MNC）和 $CD34^+$ 细胞数量以及累积 $CD34^+$ 细胞总量依托泊苷组优于环磷酰胺组。进一步探讨依托泊苷合适的给药剂量,发现 $1\,500mg/m^2$ 与 $1\,000mg/m^2$ 的依托泊苷均可获得满意的动员采集效果。阿糖胞苷（Ara-C）也是可供选择的动员化疗药物。在淋巴瘤患者中阿糖胞苷联合 rhG-CSF 的研究结果显示该方案也是一种安全、高效的动员方法。

2. 动员增效剂

（1）普乐沙福:CXC 趋化因子家族成员基质细胞衍生因子（stromal cell-derived factor-1,SDF-1）是造血干细胞动员的重要调节因子。骨髓基质细胞和内皮细胞分泌 SDF-1 对高表达 CXC 趋化因子受体 4（chemokine C-X-C motif receptor-4,CXCR4）的造血干/祖细胞具有趋化性,促进骨髓中造血干/祖细胞的归巢和定植。早期造血干细胞亚群 $CD34^+CD38^{-/Low}$ 及 $CD34^+Thy-1^+$ 细胞高表达 CXCR4。在动员过程初始,造血微环境中 $SDF-1\alpha$ 分泌增加,高水平 $SDF-1\alpha$ 激活破骨细胞并分泌过量基质金属蛋白酶 -2（matrix metalloproteinase-2，MMP-2）和基质金属蛋白酶 -9（matrix metalloproteinase-9，MMP-9），后者激活后可裂解多种细胞外基质成分，从而有利于造血干细胞穿越造血微环境中细胞外基质屏障。同时，活化的 MMP-2 和 MMP-9 持续灭活 SDF-1α 并降低其分泌水平，促使造血干细胞由骨髓释放至外周血循环中。随着对造血干细胞骨髓定植和释放机制的探索日益完善，新一代动员药物趋化因子受体拮抗剂与 rhG-CSF 联合进一步提高了动员效果。

普乐沙福（plerixafor）是 CXCR4 特异性拮抗剂，能有效阻断 SDF-1 与 CXCR4 结合，从而阻断 SDF-1/CXCR4 轴的生理功能。普乐沙福通过阻断 SDF-1/CXCR4 的相互作用与信号传递，协同下调黏附分子的表达，使骨髓微环境中高表达的 SDF-1 对造血干 / 祖细胞失去趋化性，造血干 / 祖细胞无法顺着 SDF-1 浓度梯度进行跨内皮移行迁移至骨髓龛，从而达到动员骨髓造血干 / 祖细胞进入外周血循环的效果。随机安慰剂对照临床试验结果显示，在非霍奇金淋巴瘤和多发性骨髓瘤患者中，普乐沙福与 rhG-CSF 联合与单用 rhG-CSF 相比，动员效率明显提高，此外，对于单用 rhG-CSF 动员失败的患者，再应用 rhG-CSF 联合普乐沙福的动员成功率显著提高。据此，美国食品药品监督管理局（Food and Drug Administration，FDA）于 2008 年 12 月 15 日批准普乐沙福在非霍奇金淋巴瘤和多发性骨髓瘤患者中与 rhG-CSF 联合应用动员自体造血干细胞。

（2）甲状旁腺素：造血干细胞的自我更新和多向分化与其赖以生存的造血微环境中的支持细胞及其释放的信号蛋白与细胞外基质密切相关。成骨细胞是构建骨髓微环境的主要基质细胞。动物实验显示，过度表达甲状旁腺素（parathyroid hormone，PTH）/ 甲状旁腺素相关蛋白受体（parathyroid hormone-associated protein receptor，PPR）的小鼠，其骨髓骨小梁和成骨细胞数目以及造血干细胞数量明显高于普通小鼠。激活 PPR 能刺激成骨细胞增殖并导致造血干细胞池扩大，从而使进入外周血循环中的造血干细胞数量增多。进一步研究显示联合应用 rhG-CSF 与甲状旁腺素可达到较好的动员效果，尤其是在既往动员失败的患者中能够提高动员成功率。

3. 影响动员效率的因素　细胞毒药物的剂量、骨髓抑制程度、抑制后骨髓和外周血细胞的恢复速度、化疗后应用的集落刺激因子的种类和剂量均与动员效率相关。无论应用何种动员方案，影响动员成功率的主要因素是被动员个体的造血功能储备情况，主要包括：①既往接受化 / 放疗的情况（化疗方案、周期数和放疗部位、剂量等）及疗后骨髓抑制程度；②骨髓受累情况及程度；③患者的年龄，年龄越大骨髓储备功能越差。

（二）造血干细胞的采集

外周血造血干细胞的采集方法是应用血细胞分离机分离采集外周循环血中的单个核细胞组分。确立合适的采集时机可以减少采集次数，节省费用和时间，减少造血干细胞大量冻存及回输引起的二甲基亚砜对人体的毒性。外周血造血干细胞一般在外周血白细胞（white blood cell，WBC）恢复期出现，可以根据外周血 WBC 计数及单核细胞计数指导造血干细胞的采集时机。一般认为 rhG-CSF 治疗后 WBC 迅速上升至 10×10^9/L、单个核细胞达 2×10^9/L 时是合适的采集时机。动态监测循环血中 CD34$^+$ 细胞含量变化是确定采集时机的可靠指标。中国的一项研究动态观察了动员、采集过程中外周血及造血干细胞采集物中淋巴细胞亚群和造血干细胞含量的变化，该研究发现外周血中 CD34$^+$ 细胞数量含量能准确地预测造血干细胞的数量，当该值 >1% 时开始采集，可一次采集到较多的造血干细胞，并且在第 1 次采集物中的造血干细胞数量最高。因此，通常将 CD34$^+$ 细胞含量 >1% 作为临床选择采集时机的最佳指标。

第12章

二、造血干细胞的净化与体外冷冻保存

（一）造血干细胞的净化

自体造血干细胞采集物中的肿瘤细胞污染是影响患者移植后长期生存的重要因素。一项研究以免疫球蛋白重链（immunoglobulin heavy chain，IgH）、T细胞受体γ（T cell receptor γ，TCRγ）基因克隆性重排和 BCL-2/IgH 融合基因为检测标志，检测淋巴瘤患者自体外周血造血干细胞标本中的微量肿瘤细胞。研究结果显示，24.2% 的患者造血干细胞标本中检测出微量肿瘤细胞，且肿瘤细胞阳性和阴性患者的移植后 3 年无疾病生存率具有明显差异。因此，如何进行高效低毒的造血干细胞净化成为关注的问题。造血干细胞净化利用肿瘤细胞与正常造血干细胞的生物学差异，选择性地最大限度清除肿瘤细胞，并尽可能保留移植物中足够量的正常造血干细胞。

体外净化的方法很多，包括物理学、药理学、免疫学及生物学等方法。依据细胞的选择方法可分为阴性选择和阳性选择，前者清除肿瘤细胞而保留造血细胞，后者则是选择 CD34$^+$ 细胞。物理学方法是利用细胞的大小、形态、密度及细胞表面电荷等物理性质的不同来区分肿瘤细胞与造血干细胞，但由于净化效果不佳或对正常造血细胞损伤过大，现已很少采用。利用药理学原理进行体外净化的药物需同时满足以下条件：①肿瘤细胞与正常造血干细胞对该药的敏感性差异较大；②在体外对造血干细胞毒性小；③净化后易于消除或灭活，或在回输时已稀释至无毒水平；④净化后的造血干细胞回输后无致癌作用。因此，目前体外净化的药物多用于实验研究，临床应用较少。免疫学方法是最常用的造血干细胞净化方法，包括补体依赖的细胞毒法、免疫磁珠法和 CD34 分离法等。生物学方法主要依据造血干细胞与肿瘤细胞在体外培养时所需的条件差异来选择性清除污染的肿瘤细胞，从而达到净化的目的。

由于体外净化方法烦琐昂贵，同时对采集的造血干细胞有一定损耗，并且不能保证完全清除采集物中的肿瘤细胞。因此，人们开始探索体内净化的方法。针对 CD20 抗原的单克隆抗体利妥昔单抗使 B 细胞淋巴瘤的体内净化成为可能。Galimberti 等报道了自体造血干细胞移植联合（或不联合）利妥昔单抗体内净化治疗滤泡淋巴瘤的疗效，结果显示体内净化组患者有 86% 的造血干细胞采集物中无肿瘤细胞污染，而非净化组仅为 14.3%；同时，所有采集物无肿瘤细胞污染的患者移植后均获得完全缓解，5 年无进展生存率显著高于有污染者，分别为 100% 和 41%。中国一项多中心前瞻性研究评估了利妥昔单抗体内净化联合自体造血干细胞移植治疗侵袭性 B 细胞淋巴瘤的安全性和疗效。入组患者于动员化疗前 1 天、动员化疗第 7 天、造血干细胞回输前 1 天和回输后第 8 天各给予 1 次利妥昔单抗治疗，剂量为 375mg/m^2。治疗后所有患者均达完全缓解，全组 4 年总生存率和无进展生存率分别为 75.0% 和 70.3%。国内外的临床研究结果均显示，B 细胞淋巴瘤患者自体造血干细胞移植过程中应用利妥昔单抗对自体造血干细胞的动员、采集和移植后造血功能重建没有造成不良影响，患者耐受性良好。

（二）造血干细胞的冷冻保存和回输

在自体造血干细胞移植实施过程中，是否能够高质量地保存采集到的造血干细胞是直接影响移植成败的另一个重要技术环节。造血干细胞的保存分为两大类：零上温度保存即非冷冻保存和零下温度保存即冷冻保存。非冷冻保存一般采用 4℃ 冰箱，通过降低温度使细胞代谢率降低，从而达到细胞保存的目的。其优点是：①设备简单，操作方便；②细胞不经过冷冻损伤，回输

后造血功能恢复快;③细胞中不含冻存保护剂,回输时无相关不良事件。但由于该方法保存时间短,一般要求在 72 小时内回输,临床应用受到限制。本节主要介绍冷冻保存。

冷冻保存是目前自体造血干细胞的常用保存方法,主要分为三个阶段:降温、保存和复苏回输。在上述过程中,细胞经历液态和固态之间的相互转化,由于细胞内外渗透压改变、pH 值变化、细胞内代谢异常以及氧自由基等因素,每一个环节都会造成细胞不同程度的损伤甚至死亡。冷冻保护剂和降温方式是减少在冷冻保存过程中造血干细胞损失的关键因素。

1. **冷冻保护剂**　冷冻保护剂可以稳定细胞内外水分子,减轻细胞多次相变过程中脱水皱缩和吸水肿胀的程度,从而保护细胞、降低细胞死亡率。常用的冷冻保护剂组合主要包括细胞内防冻剂、细胞外防冻剂、蛋白质和电解质溶液。

细胞内防冻剂,如二甲基亚砜、甘油和二甲基乙酰胺等,能透过细胞膜在细胞内外同时起到保护细胞的作用。二甲基亚砜是造血干细胞最常用的细胞内防冻剂,进入细胞后在细胞内稳定水分子并能与水分子形成氢键化合物,在降温时减轻细胞内水分子外流,在融化时减轻细胞外水分子内流,从而保护细胞。然而,二甲基亚砜具有细胞毒性并能降低细胞增殖能力,因此,目前应用于造血干细胞冻存的二甲基亚砜浓度均控制在 5%~10% 以内。

细胞外防冻剂,如羟乙基淀粉、羧甲基淀粉和右旋糖酐等,不能透过细胞膜,在细胞冷冻过程中能在细胞外形成一层保护层,阻止细胞内水分子外流,稳定细胞膜从而保护细胞。此外,在融化回输过程中,细胞外防冻剂也可减少由于长期冻存引起的细胞聚集和絮状物的产生。由于细胞外防冻剂不能穿透细胞膜,在降温过程中使细胞外渗透压升高,更易引起细胞脱水,因此,细胞外防冻剂必须与细胞内防冻剂联合使用。研究表明,二甲基亚砜与羟乙基淀粉联合应用优于单独使用一种保护剂。

蛋白质,如人血清白蛋白、血清和自体血浆,与维持细胞在冻融过程中的活力有关,有助于提高细胞的保存质量。电解质溶液可用于溶解稀释防冻剂、稀释采集样本以及维持防冻液酸碱度。

各移植中心采用的冻存保护剂组合和浓度不完全相同,其中,以二甲基亚砜、羟乙基淀粉和人血清白蛋白的组合最为常用。该冻存保护剂组合可以允许细胞不经过程控降温而直接保存于 -80℃。有研究探索了 3 组不同冷冻保护剂对不同细胞浓度的造血干细胞的冻存效果,进行冻存前后粒细胞 - 单核细胞集落生成单位(colony-forming unit granulocyte-monocyte,CFU-GM)集落形成能力、爆式红系集落形成单位(burst-forming unit-erythroid,BFU-E)集落形成能力、$CD34^+ CD38^-$ 细胞及复苏后细胞拒染率测定。研究结果显示,以 5% 二甲基亚砜 +6% 羟乙基淀粉 +4% 人血清白蛋白组成的冷冻保护剂冻存效果最佳,冻存细胞浓度可达 $4 \times 10^8/\text{ml}$。

2. **冷冻保存效果的鉴定**　鉴定造血干细胞冷冻保存效果主要的依据是检测保存前后造血干细胞的数量及质量,以及回输造血干细胞后患者造血功能的重建情况。主要的实验室检查方法包括体外半固体集落培养、细胞拒染率检测和单克隆抗体检测,各种方法均具有局限性,联合应用更有助于鉴定冷冻保存后存活造血干细胞的数量及质量。体外半固体集落培养是采用甲基纤维素或琼脂进行 CFU-GM 培养。研究发现移植后造血重建情况与输注的 CFU-GM 集落数量有关,输注 $(15~50) \times 10^4/\text{kg}$ 体重 CFU-GM 集落,可以使患者迅速重建造血功能。然而,该方法的不足之处在于集落培养的 CFU-GM 数目需在培养 10 天后方能确定,不能早期判断移植后的骨髓重建情况。细胞拒染率检测是鉴定细胞活率的直观、简便的方法,常用的染色方法为台盼蓝染色。该方法可以直接观察死亡或存活细胞的数目及形态,但无法区分冻存后损伤死亡的细胞为成熟血细胞还是造血干细胞。应用免疫组化、免疫荧光及流式细胞仪技术可将细胞进行标记分类,计算冷冻保存后各类细胞的回收率。CD34 是临床上用于识别造血干细胞的分子标志物,通常将 CD34$^+$ 细胞检测作为鉴定冷冻保存前后造血干细胞回收率的指标。然而,该方法只能检测移植物中造血干细胞的数量,无法区分损伤死亡的细胞和正常存活的细胞,因此需与其他检测方法联合应用。

三、预处理治疗

移植(即造血干细胞回输)前患者所接受的高剂量化疗或联合放疗的过程称为预处理。自体造血干细胞移植预处理的目的是:①最大限度地清除患者体内残存的肿瘤细胞和对常规剂量治疗耐药的肿瘤细胞;②清除患者体内导致自身免疫性疾病的异常免疫细胞。

高剂量的化疗或化 / 放疗方案称为预处理方案。在制订预处理方案时,通常选择以骨髓抑制为主要毒性且非血液学毒性交叉少的不同作用机制的化疗药物。博来霉素、长春碱类等非血液学毒性明显的药物不适用于预处理治疗。放疗的作用机制与细胞毒药物不同,并与化疗药物具有协同杀伤肿瘤的作用。因此,早期的自体造血干细胞移植预处理方案常包含放疗,如 TBI或 TLI,然而由于其明显的治疗相关不良事件,现已较少应用。以卡莫司汀为基础的高剂量化疗是目前最常用的移植预处理方案,如 CBV(环磷酰胺、卡莫司汀、依托泊苷)方案、BEAM(卡莫司汀、依托泊苷、阿糖胞苷、美法仑)方案、和 BEAC(卡莫司汀、依托泊苷、阿糖胞苷、环磷酰胺)方案等(表 12-1、表 12-2)。

表 12-1 常用高剂量化疗预处理方案

方案	药物	总剂量(/m²)	用法	适应证
CBV	环磷酰胺(Cyclophosphamide)	1 800mg	d-3,-2	淋巴瘤
	卡莫司汀(Carmustine)	450~800mg	d-7	
	依托泊苷(Etoposide,VP-16)	900~1 600mg	d-6~-4,q.12h.	
BEAM	卡莫司汀(Carmustine)	300mg	d-5	淋巴瘤
	依托泊苷(Etoposide,VP-16)	800mg	d-4~-2,q.12h.	
	阿糖胞苷(Cytarabine)	1 600mg	d-4~-2,q.12h.	
	美法仑(Melphalan)	140~160mg	d-6 p.o.	
BEAC	卡莫司汀(Carmustine)	300mg	d-5	淋巴瘤
	依托泊苷(Etoposide,VP-16)	800mg	d-4~-2,q.12h.	
	阿糖胞苷(Cytarabine)	1 600mg	d-4~-2,q.12h.	
	环磷酰胺(Cyclophosphamide)	1 800mg	d-6	
CECb	环磷酰胺(Cyclophosphamide)	1 800mg/(m²·d)	d-3,-2	生殖细胞瘤
	依托泊苷(Etoposide,VP-16)	900~1 600mg	d-6~-4,q.12h.	
	卡铂(Carboplatin)	800~1 200mg	d-6,-5	

表 12-2　常用含放疗的预处理方案

方案	药物 / 放疗方法	总剂量	用法	适应证
TBI/CTX	全身照射（total body irradiation）	800~900cGy	d-4,q.12h.	淋巴瘤
	环磷酰胺（Cyclophosphamide）	50~60mg/(kg·d)	d-3,-2	
TLI/VP-16/CTX	全淋巴结照射（total lymphoid irradiation）	900~1 200cGy	d-7,q.12h.	淋巴瘤
	依托泊苷（Etoposide,VP-16）	600~900mg/m^2	d-6~-4,q.12h.	
	环磷酰胺（Cyclophosphamide）	1 800mg/(m^2·d)	d-3,-2	
TBI/VP-16/CTX	全身照射（total body irradiation）	800~900cGy	d-7,q.12h.	淋巴瘤
	依托泊苷（Etoposide,VP-16）	750mg/m^2	d-6~-4,q.12h.	
	环磷酰胺（Cyclophosphamide）	1 800mg/(m^2·d)	d-3,-2	

全世界各移植中心所采用的预处理治疗方案并不统一,尚缺乏大型前瞻性随机对照研究比较不同预处理方案的有效性及安全性。因此,优化预处理方案一直是自体造血干细胞移植治疗恶性肿瘤领域关注的问题。

Jantunen 等对接受自体造血干细胞移植的 71 例非霍奇金淋巴瘤患者进行回顾性分析,比较 BEAC 方案和 BEAM 方案的有效性和安全性,结果显示:两组患者生存情况无统计学差异,而 BEAC 方案的安全性更好。2 级或 2 级以上黏膜炎的发生率在 BEAM 方案组为 63%,在 BEAC 方案组为 28%（P=0.009）;2 级或 2 级以上腹泻的发生率在 BEAM 方案组为 29%,在 BEAC 方案组为 8%（P=0.062）。Jo 等在 97 例非霍奇金淋巴瘤患者中按照国际预后指数（International Prognostic Index,IPI）评分进行匹配后发现,BEAM 方案组较 BEAC 方案组具有更显著的总生存期和中位无事件生存期（event free survival,EFS）;BEAM 方案组黏膜炎和腹泻的发生率也高于 BEAC 方案组。CBV 方案中卡莫司汀的剂量更高,多数研究报道为 600mg/m^2 或更高,因此肺毒性、黏膜炎及感染等治疗相关毒性和并发症也更多见于报道。Wang 等回顾性分析了 72 例接受 BEAM 方案或 CBV 方案预处理的患者资料,发现 BEAM 方案组（84%）的总生存期优于 CBV 方案组（60%）。其中,CBV 方案组卡莫司汀的剂量为 600mg/m^2,该组卡莫司汀剂量相关器官毒性的发生率也更高,尤其是肺毒性和肝毒性,尽管限于样本量较少,毒性差异未显示出统计学意义。Puig 等对 113 例淋巴瘤患者进行回顾性分析,结果显示:移植相关死亡率（treatment-related mortality,TRM）在 CBV 方案组（25%）显著高于 BEAM 方案组（7%）,肝窦阻塞综合征（sinusoidal obstruction syndrome,SOS）在 CBV 方案组的发生率为 11%,在 BEAM 方案组为 0%。值得注意的是,该研究 CBV 方案组中卡莫司汀的剂量为 800mg/m^2,更高的治疗相关毒性可能与提高了卡莫司汀剂量有关。

为了减少卡莫司汀治疗相关毒性,一些研究探索了替代卡莫司汀的移植预处理方案。2012年 Kim 等报道了 NEAM（米托蒽醌、依托泊苷、阿糖胞苷和美法仑）方案联合自体造血干细胞移植治疗非霍奇金淋巴瘤的研究,结果显示:中位无事件生存期为 17.9 个月,治疗相关死亡率为 2.9%,2 年总生存率为 64.2%。Visani 等报道了 BeEAM（苯达莫司汀、依托泊苷、阿糖胞苷和美法仑）预处理方案在复发 / 难治淋巴瘤中的初步结果,尽管中位无进展生存期和总生存期尚未达到,3 年的无进展生存率为 72%,治疗相关不良事件也在可耐受的范围。Musso 等报道 FEAM

（福莫司汀、依托泊苷、阿糖胞苷和美法仑）方案与BEAM方案非血液学毒性发生率相似，主要3~4级毒性为黏膜炎，移植后100天内治疗相关死亡率为2.4%。由于随访时间较短，上述方案是否带来生存获益尚需更长时间的随访和评估。

为了提高抗肿瘤效果，近年来许多研究者将关注点聚焦于在传统预处理方案中加入新型药物，包括单克隆抗体、放射免疫治疗和免疫调节药物等。一项前瞻性多中心研究评估了利妥昔单抗在移植预处理方案中应用的疗效和安全性。CD20阳性的非霍奇金淋巴瘤患者于移植前1天和移植后第8天分别接受利妥昔单抗375mg/m² 静脉输注。研究结果显示：患者治疗的耐受性良好，未发现利妥昔单抗相关的严重不良事件，4年总生存率和无进展生存率分别为75%和70.3%。Yttrium-90（^{90}Y）替伊莫单抗（ibritumomab）是近年来报道较多的应用于预处理方案的放射免疫治疗药物。Winter等报道了Z-BEAM（替伊莫单抗联和标准BEAM）方案的Ⅰ~Ⅱ期临床研究结果，3年总生存率和无进展生存率分别为60%和43%，非血液学毒性发生率与传统BEAM方案相似。随后的一项随机对照研究比较了Z-BEAM方案和BEAM方案，结果显示：Z-BEAM方案组有提高2年总生存率（91% vs 62%）和无进展生存率（59% vs 37%）的趋势。另一种放射免疫治疗新药是^{131}I-rituximab。在一项Ⅱ期临床研究中16例复发/难治非霍奇金淋巴瘤患者于自体造血干细胞移植前15天接受^{131}I-rituximab治疗，中位随访44（4~108）个月，无病生存（disease free survival，DFS）率为75%，患者耐受良好，移植后100天治疗相关死亡率为0。此外，一项Ⅰ/Ⅱ期临床研究探索了在BEAM方案中加入蛋白酶体抑制剂硼替佐米治疗复发的惰性非霍奇金淋巴瘤的安全性和疗效。研究中观察到与硼替佐米相关的3级周围神经毒性和胃肠道反应，与传统BEAM方案相比，硼替佐米-BEAM方案显示出提高5年无进展生存率（57% vs 43%）和总生存率（72% vs 50%）的趋势。

由于上述研究中样本量均相对较小、患者病理类型不统一以及随访时间较短等原因，目前尚不能得出何者为最佳预处理方案的结论。未来仍需大样本的前瞻性随机对照临床研究，以评估各种新预处理方案的应用价值。

四、自体造血干细胞移植后造血功能重建及免疫功能监测

自体造血干细胞移植后免疫功能的长期抑制是造成恶性肿瘤复发的重要原因之一，自体造血干细胞移植后免疫功能状态对清除体内残存肿瘤细胞和抗感染能力具有重要意义。临床上通常以外周血中性粒细胞计数和血小板计数作为自体造血干细胞移植后造血功能恢复的指标，而忽略了对免疫功能恢复的重视。

评价自体造血干细胞移植后患者免疫功能恢复和重建情况，通常依据以下指标：①B细胞功能的恢复；②胸腺及胸腺外T细胞的发育；③细胞毒性T细胞和自然杀伤（natural killer，NK）细胞功能的恢复；④提呈和处理抗原功能的恢复。自体造血干细胞移植后淋巴细胞的再生主要与以下途径有关：①预处理前残存在骨髓、淋巴结或脾中的淋巴细胞；②回输的淋巴细胞；③回输的造血干细胞分化而来的淋巴细胞；④患者体内残存的造血干细胞分化而来的淋巴细胞。

自体造血干细胞移植后B细胞和NK细胞恢复较为迅速，尤其是NK细胞，在移植后1个月其数目和质量即可恢复到移植前的状态；而T细胞的表型和功能异常通常要持续6~12个月，甚至更久，并且多数患者移植后出现CD4/CD8比值倒置和对特异性抗原刺激反应的缺失。有研究对自体造血干细胞移植后1 000天患者的免疫功能进行了监测，结果显示：自体造血干细胞移植

后外周血中 CD19 细胞水平恢复较快,CD4 细胞水平持续降低,CD8 细胞水平迅速回升,并高出基础值,导致外周血中 CD4/CD8 比值长期处于严重倒置状态,细胞免疫功能受到抑制;自体造血干细胞动员后第 70 天左右,CD4/CD8 比值开始恢复。另有研究选择自体造血干细胞移植后 2 个月内或自体造血干细胞移植后复发的病例进行免疫功能重建的探索研究,结果发现:除 CD4/CD8 比值持续倒置外,B 细胞在移植后 4 个月时基本恢复正常,但移植前用利妥昔单抗治疗的患者到移植后半年和 1 年,B 细胞比例仍只有 0 和 1%;此外,48.79% 的患者 1 型辅助 T 细胞(T helper type 1 cell,Th1)水平低于或处于正常低值,68.29% 患者 2 型辅助 T 细胞(T helper type 2 cell,Th2)水平高于正常,移植后给予干扰素 -α(interferon-alpha,IFN-α)治疗能使患者 Th1 细胞水平增高、Th2 细胞水平显著下降。因此,自体造血干细胞移植后患者的免疫功能较骨髓造血功能恢复缓慢,移植后多种免疫制剂联合治疗有助于提高细胞免疫功能,监测 Th1/Th2 能基本反映移植后患者的免疫状态。

第 3 节　自体造血干细胞移植的临床应用

自体造血干细胞移植已经成熟应用于淋巴瘤、多发性骨髓瘤和白血病等淋巴造血系统恶性肿瘤以及生殖细胞瘤和神经母细胞瘤等恶性实体瘤的治疗。对于某些非恶性疾病,如自身免疫性血细胞减少症、多发性硬化症、类风湿性关节炎、系统性红斑狼疮和克罗恩病(Crohn's disease)等自身免疫性疾病,自体造血干细胞移植也是重要的治疗方法。

一、自体造血干细胞移植治疗恶性肿瘤的适应证

治疗前需对患者和疾病情况进行全面和充分的评估。总体而言自体造血干细胞移植适用于对化 / 放疗尚敏感、年龄相对较轻且体能状态较好的某些恶性肿瘤患者的挽救性治疗或一线巩固治疗。

（一）对治疗敏感的恶性肿瘤（即患者经诱导或解救治疗后得到有效缓解）

（二）年龄

既往自体造血干细胞移植的年龄上限为 65 岁;随着采用非全身放疗为基础的预处理方案、外周血干细胞移植以及造血生长因子、广谱抗生素等支持治疗的进展,移植的治疗相关死亡率明显减低。目前认为自体造血干细胞移植可安全地用于治疗 70 岁以下、一般状况良好且无明显脏器功能异常和合并症的患者。

（三）体能状态

体能状态(performance status,PS)评分与患者对于治疗的耐受能力密切相关,通常认为美国东部肿瘤协作组(Eastern Cooperative Oncology Group,ECOG)PS 评分 2 分以下的患者能够耐受自体造血干细胞移植治疗。

（四）脏器功能

自体造血干细胞移植要求无严重心血管、肝、肾基础疾病或功能损害,并且无活动性感染。具体判定标准按照各移植中心的治疗经验而有所不同,能够接受自体造血干细胞移植的脏器

功能：①左室射血分数 ≥ 45%，无未控制的心动过速或快 - 慢综合征；②肺功能检查 1 秒用力呼气容积 ≥ 50% 和一氧化碳弥散量 ≥ 50%；③血清胆红素 ≤ 2mg/dl 或 ≤ 32μmol/L；④血肌酐 ≤ 2mg/dl 或 ≤ 132μmol/L 或肌酐清除率 ≥ 50ml/min；⑤无未控制的第二肿瘤；⑥无未控制的活动性感染。

（五）科学设计的临床研究

二、自体造血干细胞移植在淋巴瘤中的应用

（一）霍奇金淋巴瘤

自体造血干细胞移植是复发 / 耐药霍奇金淋巴瘤的标准治疗，众多前瞻性和回顾性研究已经肯定了其治疗价值，表 12-3 列举了一些主要的 Ⅱ、Ⅲ 期临床研究结果。

表 12-3　AHSCT 治疗复发 / 耐药霍奇金淋巴瘤的临床研究

主要作者	研究类型	病例数	治疗方式	生存时间 / 年	DFS/%	OS/%
Linch	Ⅲ期	20/20	AHSCT v.s 常规治疗	3	53 vs 10 (P=0.025)	78 vs 60 (P=0.318)
Schmitz	Ⅲ期	105	AHSCT v.s 常规治疗	2	56 vs 37 (P < 0.05)	–
Taghipour	Ⅱ期	139	AHSCT	5	44.7	49.4
Brice	Ⅱ期	280	AHSCT	4	60	66
Horning	Ⅱ期	119	AHSCT	4	48	52

注：AHSCT：autologous hematopoietic stem cell transplantation，自体造血干细胞移植；DFS：disease-free survival，无病生存；OS：overall survival，总生存。

自体造血干细胞移植治疗失败的霍奇金淋巴瘤患者预后往往不佳。Moskowitz 等总结了 202 例接受自体造血干细胞移植治疗的复发 / 难治霍奇金淋巴瘤患者，其中 71 例移植后疾病进展，移植后中位随访 26（18~124）个月，仅 23% 移植后进展的患者获得生存。一项包含 511 例自体造血干细胞移植后复发的霍奇金淋巴瘤患者的研究显示，与移植后长期生存相关的独立危险因素包括：①移植后早期复发（6 个月内）；②Ⅳ期；③大肿块；④体能状态差；⑤复发时年龄（大于 50 岁）。不伴上述危险因素和伴有 1 个及 2 个以上危险因素患者的 5 年总生存率分别为 62%、37% 和 12%。Porrata 等的研究发现，自体造血干细胞移植后第 100 天外周血中淋巴细胞绝对计数与单个核细胞绝对计数的比值（Day 100 ALC/AMC）可作为独立的预后指标，该数值 ≥ 1.3 的患者与 < 1.3 的患者相比，5 年总生存率（93% vs 35%）和无进展生存率（79% vs 27%）均存在显著差异（P < 0.000 1）。另外，Gentzler 等的研究肯定了移植前正电子发射计算机断层显像（positron emission tomography computed tomography，PET-CT）的预测价值，该研究中经典型霍奇金淋巴瘤患者接受全淋巴结照射联合自体造血干细胞移植治疗，移植前 PET-CT 评估达完全缓解患者的 5 年无进展生存率和总生存率分别为 85% 和 100%。

自体造血干细胞移植一线治疗具有预后不良因素霍奇金淋巴瘤的地位在 HD01 研究中就得出了比较明确的结论：自体造血干细胞移植组与传统化疗组相比，在 5 年无治疗失败生存率、无复发生存（relapse free survival，RFS）率和总生存率上的差异均无统计学意义。其后的研究也

得出了相似的结论。2008 年 Arakelyan 等报道了一项 Ⅱ 期前瞻性临床研究的结果：158 例初治高危的霍奇金淋巴瘤患者随机分入 3 周期 VABEM（长春地辛、多柔比星、卡莫司汀、依托泊苷和甲泼尼龙）方案联合低剂量淋巴结放疗组以及 4 周期 ABVD 方案联合自体造血干细胞移植组，5 年无治疗失败率分别为 79% 和 75%，5 年总生存率分别为 87% 和 86%，差异均无统计学意义。因此，对于具有预后不良因素的初治霍奇金淋巴瘤，常规治疗能获得较好预后，一线应用自体造血干细胞移植未能进一步提高疗效。

（二）非霍奇金淋巴瘤

非霍奇金淋巴瘤根据其生物学行为和临床表现，可分为惰性、侵袭性和高度侵袭性三大类。这三类疾病在治疗原则上各具特点，而自体造血干细胞移植在三者中的作用也各不相同。

1. **惰性淋巴瘤**　根据 2017 年世界卫生组织（World Health Organization，WHO）造血与淋巴组织肿瘤分类，惰性非霍奇金淋巴瘤主要包括滤泡淋巴瘤、慢性淋巴细胞白血病 / 小淋巴细胞淋巴瘤、边缘带淋巴瘤和黏膜相关组织结外边缘带淋巴瘤等病理亚型。惰性非霍奇金淋巴瘤进行自体造血干细胞移植的研究相对较少，各研究中病例选择、病理类型、预处理方案及支持治疗手段均存在差异，使治疗结果的比较很困难。表 12-4 列举了一些自体造血干细胞移植治疗惰性非霍奇金淋巴瘤的 Ⅱ 期临床研究结果。

表 12-4　AHSCT 治疗惰性非霍奇金淋巴瘤的 Ⅱ 期临床研究

作者	样本量	移植相关死亡率 /%	生存情况
Colombat 等	42	7	4 年 EFS 率 58%
Schouten 等	92	–	4 年 PFS 率 52%
Cervames 等	34	12	2 年 DFS 率 18%
Basion 等	60	8	2 年 FFS 率 53%
Bierman 等	100	8	4 年 FFS 率 44%
Stein 等	36	14	5 年 PFS 率 71%
Apostolidis	99	4	3 年 RFS 率 63%
Voso	111	5	44 个月 RFS 率 64%
IBMTR/ABMTR	161	–	3 年 OS 率 74%
Freedman 等	153	1	8 年 DFS 率 42%

注：ABMTR：Autologous Blood and Marrow Transplant Registry，自体血和骨髓移植登记处；AHSCT：autologous hematopoietic stem cell transplantation，自体造血干细胞移植；DFS：disease-free survival，无病生存；EFS：event-free survival，无事件生存；FFS：failure-free survival，无失败生存；IBMTR：International Bone Marrow Transplant Registry，国际骨髓移植登记处；OS：overall survival，总生存；PFS：progression-free survival，无进展生存；RFS：relapse-free survival，无复发生存。

滤泡淋巴瘤（follicular lymphoma，FL）占所有惰性淋巴瘤的 60%，病程呈慢性进展、反复复发，传统治疗很难治愈。基于 CUP 研究的结果，目前普遍认同自体造血干细胞移植是复发性滤泡淋巴瘤患者的标准挽救治疗。自体造血干细胞移植在滤泡淋巴瘤一线治疗中的地位一直未得到肯定，一项针对晚期滤泡淋巴瘤患者一线应用自体造血干细胞移植治疗的荟萃分析收集了 7 项前瞻性随机对照研究的结果，其中 3 项中等证据级别的研究（$n=701$）显示自体造血干细胞移植不能提高总生存期，而 4 项低证据级别的研究（$n=941$）显示自体造血干细胞移植能够改善无事件生存期。另一项多中心随机对照研究评估了全身照射联合利妥昔单抗体内净化的自体造血干细胞移植一线治疗滤泡淋巴瘤的效果,结果显示:自体造血干细胞移植较常规化疗能够显著提高 9 年无进展生存率(64% vs 39%;$P=0.004$),但由于移植后第二恶性肿瘤发生率增高,移植组未能获得总生存期的优势。该研究发现,移植组无进展生存期在 7 年后出现平台,提示部分患者可能通过一线自体造血干细胞移植获得治愈,而影响预后的因素仍需进一步研究确定。基于现有循证医学证据,目前仍不推荐自体造血干细胞移植作为滤泡淋巴瘤的标准一线治疗。

套细胞淋巴瘤(mantle cell lymphoma,MCL)是一种独特病理类型的淋巴瘤,其生物学行为和自然史具有侵袭性特征,而对治疗的反应类似惰性淋巴瘤,传统化疗难以治愈。自 1995 年 Stewart 首次报道自体造血干细胞移植治疗套细胞淋巴瘤的研究后,目前已有多项研究表明首次缓解后行自体造血干细胞移植可以提高套细胞淋巴瘤的治疗效果。欧洲一项前瞻性研究将 CHOP 样方案诱导缓解的套细胞淋巴瘤患者随机分入自体造血干细胞移植组和 IFN-α 组维持治疗,研究结果显示自体造血干细胞移植延长了患者的无进展生存期(39 个月 vs 17 个月,$P=0.108$),但两组间总生存期无差异。MD.Anderson 癌症中心的长期随访结果显示:初次化疗缓解后行自体造血干细胞移植的套细胞淋巴瘤患者预后良好,6 年无进展生存率和总生存率分别达 39% 和 61%;而对于复发难治患者,自体造血干细胞移植未能取得令人满意的治疗结果。Fenske 等对于最佳移植时机的探索研究也显示,对于化疗敏感的套细胞淋巴瘤患者,病程早期是最佳移植时机,首次完全缓解后行自体造血干细胞移植能获得最好的疾病控制和生存获益。美国国立综合癌症网络(National Comprehensive Cancer Network,NCCN)淋巴瘤数据库的一项前瞻性队列研究同样显示,对于年轻初治套细胞淋巴瘤患者,诱导化疗(R-hyperCVAD 方案或 R-CHOP 方案)序贯自体造血干细胞移植较单纯 R-CHOP 方案能显著延长无进展生存期。欧洲骨髓移植登记处(European Registry of Bone Marrow Transplantation,EBMT)的研究发现,对于 65 岁以上的套细胞淋巴瘤患者自体造血干细胞移植也是可行的治疗选择,经筛选的适合患者可以获得与年轻患者相似的疾病控制率与生存率。

2. **侵袭性淋巴瘤** WHO 分类中侵袭性非霍奇金淋巴瘤主要包括弥漫大 B 细胞淋巴瘤(diffuse large B-cell lymphoma,DLBCL)、外周 T 细胞淋巴瘤(periferal T cell lymphoma,PTCL)、结外 NK/T 细胞淋巴瘤、间变大细胞淋巴瘤(anaplastic large cell lymphoma,ALCL)等病理亚型的淋巴瘤。自体造血干细胞移植对于复发的侵袭性非霍奇金淋巴瘤的治疗价值由 1995 年报道的 PARMA 研究结果得以确立,自体造血干细胞移植成为 60 岁以下敏感复发的侵袭性非霍奇金淋巴瘤患者的标准治疗方式。

自体造血干细胞移植作为侵袭性非霍奇金淋巴瘤一线巩固治疗的地位尚无定论。2007 年 Greb 等发表了对其收集的 15 项前瞻性随机对照研究的荟萃分析结果,研究共纳入 2 728 例患者,结论是对于预后良好的侵袭性非霍奇金淋巴瘤无证据支持自体造血干细胞移植较传统化疗能改善生存,这一点已无须进一步研究;而对于高危患者,自体造血干细胞移植是否优于传统化疗仍存在争议。2010 年报告的 UKLG LY02 研究结果显示:传统 6~8 周期 CHOP 方案化疗与 3 周期 CHOP 方案继以自体造血干细胞移植治疗的 5 年无进展生存率分别为 38% 和 44%,5 年总生存率均为 50%,均无统计学差异。同年,Glass 等的研究结果显示:加入利妥昔单抗可以改善自体造血干细胞移植一线治疗年轻高危弥漫大 B 细胞淋巴瘤患者的预后,3 年无事件生存率(72.7% vs 47.2%,$P=0.013$)和总生存率(78.7% vs 55.0%,$P=0.045$)均得到显著提高。因此,随后的研究集中在评估利妥昔单抗时代自体造血干细胞移植能否较传统治疗显示出优势。

2011 年报告的法国 GOELAMS 075 研究发现,在年轻高危弥漫大 B 细胞淋巴瘤患者中,利妥昔单抗联合高剂量治疗/自体造血干细胞移植方案较 R-CHOP-14 方案未显示出优势。2012 年报告的德国 DSHNHL 2002-1 研究随机比较了 R-CHOEP-14 方案和 R-MegaCHOEP 序贯自体造血干细胞移植方案在 60 岁以下、年龄调整的国际预后指数(age-adjusted international prognostic index,aaIPI)为 2 分或 3 分的侵袭性 B 细胞非霍奇金淋巴瘤患者中的疗效,结果显示:在联合利妥昔单抗的情况下,自体造血干细胞移植较传统化疗并未提高无进展生存率(3 年无进展生存率 61.4% vs 69.5%),却增加了治疗相关毒性,因此 R-CHOEP-14 联合或不联合放疗为此类患者有效的治疗选择。上述研究对自体造血干细胞移植作为利妥昔单抗时代年轻高危侵袭性 B 细胞非霍奇金淋巴瘤的一线治疗地位提出了质疑。然而,2013 年 Stiff 等报道的 SWOG 9704 Ⅲ 期临床试验得出了不同的结果。该研究比较了 CHOP 或 R-CHOP 诱导缓解的侵袭性非霍奇金淋巴瘤患者(aaIPI 高危或高中危)继续给予 3 周期诱导化疗(对照组)或继续给予 1 周期诱导化疗后进行自体造血干细胞移植(移植组)的疗效,结果显示,移植组较对照组有无进展生存优势,2 年无进展生存率分别为 69% 和 55%(P=0.005)。然而,由于对照组中 47% 的复发患者接受了自体造血干细胞移植作为挽救治疗,该研究虽未显示早期移植较传统化疗有总体生存优势,但早期移植与晚期移植的总生存效应大体相似。亚组分析显示,在高危非霍奇金淋巴瘤患者中,两组的 2 年无进展生存率(75% vs 41%,P=0.001)和 2 年总生存率(82% vs 64%,P=0.01)均存在显著差异,其中 B 细胞非霍奇金淋巴瘤患者的生存差异与全组患者呈现出相似的规律,提示自体造血干细胞移植对高危弥漫大 B 细胞淋巴瘤患者有生存获益。

以 MYC 基因和 BCL-2(或 BCL-6)基因重排为特征的双打击淋巴瘤(double hit lymphoma,DHL)预后不良。Petric 等对 311 例双打击淋巴瘤患者移植治疗后的生存情况进行了多中心的回顾性分析,结果显示:中位随访 23 个月,全组中位无进展生存期和总生存期分别为 10.9 个月和 21.9 个月;其中,对于初次治疗达完全缓解(first complete response,CR1)的患者,移植未能提高总生存期(P=0.14)。因此,未来仍需大规模的前瞻性研究评估自体造血干细胞移植在高危弥漫大 B 细胞淋巴瘤患者一线治疗中的地位,同时寻找有效的预后影响因素以进一步筛选可能从一线自体造血干细胞移植中获益的患者。

外周 T 细胞淋巴瘤是一组具有很强异质性的疾病的总和,在全球范围内,约占非霍奇金淋巴瘤的 10%,亚洲发病率高于西方,在我国报道的一项 1 125 例非霍奇金淋巴瘤的临床研究中,外周 T 细胞淋巴瘤占非霍奇金淋巴瘤的 27.4%。外周 T 细胞淋巴瘤对常规化疗疗效较差,因此自体造血干细胞移植作为一线巩固治疗是其重要的治疗手段。2009 年德国 Reimer 等报道了自体造血干细胞移植治疗外周 T 细胞淋巴瘤的前瞻性多中心研究结果,55 例患者接受 4~6 周期 CHOP 方案化疗后继以自体造血干细胞移植,其中 48 例达完全缓解,7 例达部分缓解,3 年总生存率和无进展生存率分别为 48% 和 36%。另一项前瞻性研究评估了 62 例以 Ⅲ~Ⅳ 期为主的外周 T 细胞淋巴瘤患者接受自体造血干细胞移植巩固治疗的疗效。中位随访 76 个月,全组患者 12 年总生存率为 34%;其中,ALK 阳性间变大细胞淋巴瘤患者无论无事件生存率或总生存率都明显高于其他组织学亚型(10 年总生存率 63% vs 21%,P=0.005;10 年无事件生存率 54% vs 19%,P=0.006)。之后,北欧淋巴瘤研究组(NLG-T-01 研究)评估了除外 ALK 阳性间变大细胞淋巴瘤的 160 例初治外周 T 细胞淋巴瘤患者经 CHOEP-14 诱导治疗后继以自体造血干细胞移植的疗效。115 例(72%)诱导缓解后的患者接受了自体造血干细胞移植作为巩固治疗,5 年无进展生存率和总生存率分别为 44% 和 51%；各组病理亚型中，*ALK* 阴性间变大细胞淋巴瘤预后最好，5 年无进展生存率和总生存率分别为 61% 和 70%。2014 年，Gui 等回顾性分析了自体造血干细胞移植前不同缓解状态对外周 T 细胞淋巴瘤疗效的影响，结果显示一线治疗达完全缓解后接受自体造血干细胞移植作为巩固治疗的患者无论总生存率或无进展生存率都得到显著提高，5 年总生存率和无进展生存率分别达 89% 和 83%。亚组分析结果显示，即使除外预后较好的 *ALK* 阳性间变大细胞淋巴瘤患者，第一次达到完全缓解组患者的预后也好于其他患者（5 年总生存率 82% vs 37%，*P*=0.009；5 年无进展生存率 83% vs 33%，*P*=0.008）。同年，Yin 等对 21 项临床研究共 1 021 例外周 T 细胞淋巴瘤患者进行了荟萃分析，评估自体造血干细胞移植在外周 T 细胞淋巴瘤一线治疗中的价值，结果显示，与历史对照相比，自体造血干细胞移植具有改善生存的趋势（*HR*=0.81，95% *CI* 0.31~2.13）。预后分析显示，一线诱导化疗达完全缓解的患者具有显著的总生存期优势（*HR*=3.17，95% *CI* 0.92~5.42）；另外，根据国际预后指数（international prognostic index，IPI）评分对患者进行危险度分层，低危组与高危组的总生存期也存在统计学差异（*HR*=0.36，95% *CI* 0.22~0.60，I^2=49%）。上述研究结果显示，化疗敏感的初治外周 T 细胞淋巴瘤患者可以从自体造血干细胞移植一线巩固治疗中获益。

3. **高度侵袭性淋巴瘤** 高度侵袭性淋巴瘤主要包括淋巴母细胞淋巴瘤（lymphoblastic lymphoma，LL）、伯基特淋巴瘤（Burkitt lymphoma，BL）/ 伯基特样淋巴瘤（Burkitt-like lymphoma）及成人 T 细胞白血病 / 淋巴瘤（adult T cell leukemia/lymphoma，ATL），在成人中属于少见类型的淋巴瘤，临床研究报道少，疾病恶性程度高，预后差。由于其生物学行为呈高度侵袭性，细胞增殖快，既往以 CHOP 方案为主的传统非霍奇金淋巴瘤化疗方案的疗效并不理想。近年来，应用高剂量强度的类似治疗急性淋巴细胞白血病的化疗方案及联合自体造血干细胞移植或异基因造血干细胞移植（allogeneic hematopoietic stem cell transplantation，allo-HSCT）使成人高度侵袭性淋巴瘤的疗效得到改善。

淋巴母细胞淋巴瘤包括前驱 B 淋巴母细胞白血病 / 淋巴瘤（precursor B lymphoblastic leukaemia/lymphoblastic）和前驱 T 淋巴母细胞白血病 / 淋巴瘤（precursor T lymphoblastic leukaemia/lymphoblastic）分别是前体 B 或 T 淋巴母细胞来源的恶性肿瘤，与急性淋巴细胞白血病归为一类，在疾病发生、发展过程中常伴骨髓受侵。由于淋巴母细胞淋巴瘤的高度侵袭性，一线治疗后完全缓解率高，而完全缓解后的复发率亦较高，因此，自体造血干细胞移植或异基因造血干细胞移植支持下的高剂量巩固化疗成为国内外研究者进行探索的治疗选择。由于淋巴母细胞淋巴瘤发病率低，难以开展大样本随机对照研究，同时回顾性研究中存在病例选择偏倚导致自体造血干细胞移植在初治淋巴母细胞淋巴瘤治疗中的地位难以得到确切评估。Song 等报道了一项意向性分析研究，34 例淋巴母细胞淋巴瘤患者经非霍奇金淋巴瘤 / 急性淋巴细胞白血病混杂方案诱导缓解后，29 例接受移植巩固治疗（4 例异基因造血干细胞移植、25 例自体造血干细胞移植），移植后 4 年总生存率和无事件生存率分别可达 79% 和 73%。另一项前瞻性随机对照研究比较了类似治疗急性淋巴细胞白血病的化疗方案作为一线治疗达完全缓解后接受自体造血干细胞移植巩固治疗和常规维持治疗的结果。中位随访 37 个月，移植组和常规维持治疗组 3 年无病生存率分别为 55% 和 24%，总生存率分别为 56% 和 45%，差异均无统计学意义。然而，值得注意的是，该研究中自体造血干细胞移植巩固治疗可以减少 45% 的疾病复发风险，同时，以自体造血干细胞移植代替 2 年的维持治疗可以缩短治疗时间进而改善患者生活质量，但是骨髓受累的患者难以获益于自体造血干细胞移植,异基因造血干细胞移植是更具疾病控制优势的治疗选择。

4. 原发中枢神经系统淋巴瘤 原发中枢神经系统淋巴瘤(primary central nervous system lymphoma,PCNSL)是一种少见的、特殊类型的结外侵袭性非霍奇金淋巴瘤,发病率在非霍奇金淋巴瘤中不足 1%。原发中枢神经系统淋巴瘤属于化放疗敏感的恶性肿瘤,但由于血脑屏障的存在,常规剂量的化疗药物难以到达病变部位,疗效不佳。以高剂量甲氨蝶呤(high dose-methotrexate,HD-MTX)为基础的化疗联合全脑放疗(whole brain radiotherapy,WBRT)是目前的标准治疗,但脑白质病变、神经精神异常等全脑放疗相关的治疗并发症严重影响患者生存质量。一些研究的结果显示,在以高剂量甲氨蝶呤为基础的一线诱导化疗达有效缓解的原发中枢神经系统淋巴瘤患者中行自体造血干细胞移植,可以替代全脑放疗以减少治疗相关神经毒性的发生。其中,包含能通过血脑屏障的塞替派的移植预处理方案优于常规 BEAM 等方案。但该治疗策略的有效性尚待更多循证医学证据支持,最佳移植预处理方案也待进一步研究和探索。

5. 浆细胞肿瘤 造血干细胞移植在多发性骨髓瘤中的应用具体见第二十一章第 3 节。

三、自体造血干细胞移植在实体肿瘤中的应用

(一)男性生殖细胞肿瘤

生殖细胞肿瘤是 15~35 岁男性常见的恶性肿瘤,占男性恶性肿瘤的 1%。自体造血干细胞移植是预后不良的进展期男性生殖细胞肿瘤的重要治疗手段之一。含顺铂的联合方案,如 BEP(博来霉素、依托泊苷和顺铂)方案,是晚期卵黄囊瘤一线化疗的标准选择,总有效率>80%;对于一线治疗失败的复发患者,选择以异环磷酰胺 + 顺铂为基础,联合依托泊苷(VIP 方案)或紫杉醇(TIP 方案)或长春新碱(VeIP 方案)的化疗方案,仍可获得 50% 的长期生存。然而,对于常规含铂方案化疗耐药的患者,自体造血干细胞移植甚至是序贯多次的移植,成为提高治愈机会的选择。更有学者以序贯的高剂量化疗联合自体造血干细胞移植,作为预后差的非精原细胞瘤患者的一线强化巩固治疗。Bokemeyer 等针对预后差的非精原细胞瘤患者的研究中,147 例患者接受序贯自体造血干细胞移植支持下的高剂量 VIP 方案化疗,较接受常规剂量化疗的 309 例患者,其 2 年无进展生存率和总生存率分别为 82% vs 72%(P=0.056)和 75% vs 59%(P=0.018 4),均有显著提高。然而,在 Motzer 和 Di Nicola 等的Ⅲ期临床研究中,接受高剂量化疗联合自体造血干细胞移植的患者,并未获得生存优势。基于现有循证医学证据,目前仍不推荐自体造血干细胞移植作为男性生殖细胞肿瘤的标准一线化疗后的强化巩固治疗;对于铂类耐药的复发患者,自体造血干细胞移植可作为常规剂量解救化疗后获得缓解患者的强化巩固治疗。

(二)肺癌

肺癌是我国恶性肿瘤发病率和死亡率的首位,既往一些研究曾尝试在自体造血干细胞支持下,给予晚期肺癌患者高剂量化疗,以期进一步改善疗效,多数研究集中在小细胞肺癌上,虽然有部分研究结果报告,但疗效不尽如人意,未得到普遍认可。在非小细胞肺癌领域,国内外的研究都非常有限,仅有一些小宗的临床研究结果或个案报道。近年来由于非小细胞肺癌分子靶向治疗和免疫治疗的迅速进展,治疗已经迈向精准化和个体化,高剂量化疗联合自体造血干细胞移植在晚期非小细胞肺癌的治疗中已不再应用。

(三)乳腺癌

在靶向治疗时代之前,自体造血干细胞移植曾是广泛转移的Ⅳ期乳腺癌以及非广泛转移的

高危乳腺癌患者(如炎性乳腺癌、局部晚期或腋下淋巴结转移≥10枚的Ⅱ、Ⅲ期)的治疗手段之一。20世纪90年代,乳腺癌曾是欧美各国除淋巴瘤以外的实体瘤中接受自体造血干细胞移植最多的病种。近年来由于乳腺癌化疗及靶向治疗的迅速进展,自体造血干细胞移植已不再应用。

(四)其他实体瘤

国内外研究者对高剂量治疗/自体造血干细胞移植治疗其他恶性实体瘤(如尤因肉瘤、原始神经外胚层肿瘤、肾母细胞瘤)及一些儿童实体肿瘤等进行过探索,但由于病例数较少,尚无明确结论。

四、造血干细胞移植相关并发症

自体造血干细胞移植相关并发症按照其发生时间可分为移植早期并发症和移植远期并发症。移植早期并发症包括消化道反应、感染、口腔黏膜炎、出血性膀胱炎、间质性肺炎等;远期并发症包括生长发育障碍、性腺功能不全、移植后第二肿瘤等。其中,感染既可以发生在预处理后短期骨髓抑制期间,也可以发生在移植后长期的骨髓重建和恢复过程中。

(一)感染

由于患者在预处理到回输后骨髓重建期间需经历一段持续、深度的骨髓抑制和免疫抑制时期,感染成为最常见的移植相关并发症之一,发生率为50%~60%,也是移植相关死亡的主要原因。移植相关感染主要与预处理造成消化道黏膜屏障损害、骨髓抑制和深静脉置管等因素相关,可在预处理后短期粒细胞缺乏期间发生,也可在移植后1~2年的长期骨髓造血和免疫重建过程中发生。感染可发生在身体任何部位,常见感染部位包括口腔、肠道、呼吸道、肛周等,严重者可发生败血症,甚至危及生命。严重感染导致的死亡约占移植相关死亡的30%~50%。

主要致病病原体包括细菌、病毒和真菌。致病菌中常见的革兰氏阴性菌有大肠杆菌、铜绿假单胞菌和肺炎克雷伯杆菌等;近年来,表皮葡萄球菌、金黄色葡萄球菌等革兰氏阳性菌感染有增多趋势。常见病毒感染包括:水痘-带状疱疹病毒、巨细胞病毒以及乙型肝炎病毒再激活等。如未接受抗乙型肝炎病毒治疗,近2/3乙型肝炎病毒携带患者在移植后发生乙型肝炎病毒再激活。预处理后免疫功能抑制期间乙型肝炎病毒在肝细胞内大量复制,移植后免疫功能逐渐恢复,免疫细胞攻击受感染的肝细胞,导致严重肝脏损害,甚至发生急性重型肝炎。白色念珠菌、曲霉菌、隐球菌等是常见真菌病原体。

(二)口腔黏膜炎

口腔是化放疗相关毒性发生的常见部位,主要表现为消化道黏膜炎和继发感染。口腔黏膜炎(oral mucositis,OM)是移植后常见的近期并发症,发生率可达70%~100%。其发生主要与细胞毒药物代谢产生的自由基损伤口腔黏膜以及移植后中性粒细胞减少期间口腔黏膜局部感染相关。放疗造成唾液腺损害降低口腔自我防护作用,也是造成移植后口腔黏膜局部感染的重要原因。口腔黏膜炎的主要临床表现为口腔黏膜疼痛、进食减少等,严重者需肠外营养支持。为防止口腔并发症的发生,推荐预处理治疗前10~14天进行正式的口腔评估及牙科检查:龋齿的适当治疗、义齿的正确装配及出现严重牙周病时拔牙;在治疗期间保持口腔卫生,每日多次使用灭菌注射用水、生理盐水或碳酸氢钠溶液漱口,应用超软牙刷刷牙每天至少两次,以及在不造成创伤的情况下,建议有使用牙线技术经验的患者每天使用牙线。不推荐常规使用抗菌和杀菌药物预防口腔并发症。

（三）间质性肺炎

间质性肺炎（interstital pneumonia，IP）是以肺实质、肺泡炎和间质纤维化为病理改变，以活动性呼吸困难、胸片显示弥漫性阴影以及限制性通气功能障碍、弥散功能降低和低氧血症为主要临床表现的一种疾病。间质性肺炎是移植后早期严重的致死性并发症之一，多发生于移植后30~100天，发生率为10%~40%，如不及时治疗病死率可达85%~100%。与间质性肺炎相关的因素包括：①感染，特别是巨细胞病毒（cytomegalovirus，CMV）感染，其他少见致病原包括单纯疱疹病毒、带状疱疹病毒、腺病毒、念珠菌、曲霉菌或肺孢子菌；②移植物抗宿主反应；③强烈的放疗或化疗；④年龄较大；⑤巨细胞病毒血清学阳性或输注巨细胞病毒阳性的血液制品等。

间质性肺炎的临床表现无特异性，部分患者先有发热，早期无咳嗽或仅轻度咳嗽；部分患者突发干咳，继而胸闷、憋气，进行性呼吸困难。体格检查：双肺听诊常无干湿啰音，或偶可闻及少许干啰音。辅助检查：肺功能检查提示限制性通气功能障碍或弥散功能障碍；影像学表现为双肺间质性改变，最初于肺底及肺门最明显，可呈段、叶或弥漫性间质改变或结节性浸润，以弥漫性改变最为常见；血气分析显示低氧血症常早发现于影像学改变；肺活检提示肺间质水肿伴不同程度纤维化，以淋巴细胞为主的炎性细胞浸润，肺泡内有纤维蛋白渗出，感染性间质性肺炎还可以见到巨细胞病毒包涵体等病原学改变。

间质性肺炎的预防措施包括：预防巨细胞病毒感染、及早发现高危人群和早期给予预防性治疗。对于血清巨细胞病毒抗体阳性者静脉注射免疫球蛋白可以防止巨细胞病毒再激活。对巨细胞病毒有抑制作用的药物有高剂量无环鸟苷、丙氧鸟苷和膦甲酸钠，无环鸟苷剂量在 $500mg/(m^2 \cdot d)$ 时能降低或延迟巨细胞病毒感染的发生，且骨髓毒性较小，可以在造血干细胞移植后预防性应用。丙氧鸟苷和膦甲酸钠有明显的骨髓毒性，且膦甲酸钠有肾毒性，一般不建议预防性用于造血干细胞移植的患者。

（四）出血性膀胱炎

出血性膀胱炎（hemorrhagic cystitis，HC）是造血干细胞移植后常见的一种并发症，以血尿伴尿频、尿急和排尿困难为主要临床表现，尿细菌培养阴性。各移植中心报道的出血性膀胱炎发生率差异较大，文献报道为3%~35%，自体造血干细胞移植较异基因造血干细胞移植出血性膀胱炎发生率低，给予积极的预防措施可降低出血性膀胱炎的发生率。

造血干细胞移植过程中出血性膀胱炎的发生与预处理方案中应用环磷酰胺等化疗药物、移植后病毒感染等因素密切相关。按出血性膀胱炎发生的时间可分为早发型和迟发型：预处理后3天内发生为早发型，3天后发生为迟发型。早发型出血性膀胱炎主要与应用高剂量环磷酰胺有关，环磷酰胺代谢产物丙烯醛从肾脏分泌后直接作用于膀胱黏膜上皮造成损伤，环磷酰胺与白消安或全身照射联合应用可增加出血性膀胱炎的发生率。迟发型出血性膀胱炎多与巨细胞病毒等病毒感染以及异基因造血干细胞移植后移植物抗宿主反应相关。

根据血尿程度将出血性膀胱炎分为5级：0级，无血尿；Ⅰ级，镜下血尿；Ⅱ级，肉眼血尿；Ⅲ级，肉眼血尿伴血块；Ⅳ级，肉眼血尿伴血块和尿道梗阻。Ⅰ~Ⅱ级为轻度，Ⅲ~Ⅳ级为重度。

预处理过程中积极的预防措施能避免出血性膀胱炎的发生，预防措施包括：①水化、利尿、碱化尿液，一般在环磷酰胺输注前4小时至输注结束后24小时大量静脉补液，$2\,500$~$3\,000ml/(m^2 \cdot d)$；静脉或口服碳酸氢钠，维持尿pH在7~8；给予呋塞米利尿，同时注意补钾维持电解质平衡。②应用硫羟基复合物，如 α-巯基乙基磺酸钠盐（美司钠，Mesna）。美司钠静脉应用后快速从肾脏排出，进入膀胱与环磷酰胺代谢产物丙烯醛结合，形成稳定的硫醚，从而拮抗丙烯醛对膀胱黏膜的损伤。③预防巨细胞病毒等病毒感染。

轻度出血性膀胱炎经积极对症处理后大多能治愈，重度出血性膀胱炎应采取综合治疗措施，包括：①持续水化利尿，碱化尿液，保证平均尿量 150ml/h 以上；②应用止血药，血小板明显低下者输注血小板；③膀胱灌注冲洗，该方法操作简单、起效快，可在床旁进行，膀胱灌注前列腺素对于部分重度出血性膀胱炎有一定疗效，应在出血性膀胱炎症状一出现立即开始应用；④解痉镇痛对症治疗；⑤病毒性出血性膀胱炎发病迟、病情严重，在上述治疗基础上应同时积极抗病毒治疗；⑥对于极少数重度难治性出血性膀胱炎，可考虑膀胱镜下清除血凝块、电凝止血或膀胱切除术，但上述方法副作用大，不作为常规治疗选择，尤其是造血干细胞移植过程中伴有血小板减少、中性粒细胞减少的患者，不适合应用上述治疗方法。

（五）肝窦阻塞综合征

肝窦阻塞综合征（sinusoidal obstruction syndrome，SOS）又称肝静脉闭塞性病（hepatic veno-occlusive disease，HVOD），是造血干细胞移植后的一种严重的肝脏并发症。由于高剂量化 / 放疗等原因导致肝小叶中央静脉、小叶下静脉和血窦内皮细胞损伤，导致肝内小静脉和血窦的非血栓性狭窄闭塞，同时伴有小叶中心肝细胞的不同程度坏死。肝窦阻塞综合征的主要临床表现包括高胆红素血症、疼痛性肝肿大、体重增加、腹水，伴凝血功能异常和肝功能异常。严重者可发展成肝衰竭及多器官功能衰竭，病死率高，为 30%~80%。一项纳入 24 920 例造血干细胞移植患者的研究结果显示，肝窦阻塞综合征的中位发生率为 13.7%（0~62.3%），清髓性预处理异基因造血干细胞移植后肝窦阻塞综合征的发生率为 10%~15%，减低剂量强度预处理异基因造血干细胞移植或自体造血干细胞移植后肝窦阻塞综合征的发生率较低，为 <5%。

肝窦阻塞综合征的发生机制尚未完全明确，可能与预处理所致的血管内皮细胞损伤、细胞因子激活及凝血机制改变等因素有关。肝小静脉及窦状隙内皮经化 / 放疗损伤后在局部形成高凝状态，释放组织因子，激活外源性凝血途径。既往研究发现移植后肝窦阻塞综合征的发生涉及许多细胞因子的变化，其中以肿瘤坏死因子 -α（tumor necrosis factor-alpha，TNF-α）最显著。在自体造血干细胞移植过程中，细胞毒药物、放疗、感染等因素引起巨噬细胞和网状内皮细胞激活，释放大量 TNF-α、IL-1 等细胞因子，导致血管内皮通透性增加，同时 TNF-α 引起出血坏死，直接损伤内皮细胞，严重者导致多器官功能衰竭。

肝窦阻塞综合征的实验室检查无特异性指标，主要表现为肝功能和凝血功能异常，血清学和腹水 CA125 均升高。影像学检查对于诊断肝窦阻塞综合征特异性较低，但与其他临床表现结合有助于评估疾病的危险分层、严重程度及治疗反应。增强 CT 可见特征性改变：增强期肝动脉增粗扭曲，肝脏可有轻度不均匀强化；门脉期可见"地图状"改变、肝静脉显示不清，下腔静脉、门静脉周围"晕征"或"轨道征"；延迟期肝内仍可见斑片影及地图样低密度区。

肝窦阻塞综合征根据病程发展可分为急性期、亚急性期和慢性期。急性期：多有明显的肝损伤，黄疸和脾大较少见或轻度脾大；亚急性期：以肝肿大和腹水为主要表现，可伴急性发作；慢性期：以门静脉高压为主要临床表现，肝硬化、脾大明显，并伴有顽固性腹水。少数患者可出现食管胃底静脉曲张破裂出血、肝性脑病及肝肾综合征等严重并发症。

肝窦阻塞综合征根据严重程度可分为轻、中、重 3 级（表 12-5）。一般轻度肝窦阻塞综合征可继续观察；中度肝窦阻塞综合征可在进行适当液体平衡治疗并除外肝 / 肾毒性药物因素情况下观察 2 天,如果肝窦阻塞综合征临床表现持续或进展,则应开始治疗;重度肝窦阻塞综合征无论是否伴有多器官衰竭均应立即开始治疗。多数轻、中度肝窦阻塞综合征患者经 2~3 周治疗后病情可缓解,而重度肝窦阻塞综合征预后差,病死率高达 80%~90%。

表 12-5 肝窦阻塞综合征临床分级

指标	轻	中	重
胆红素 /(mg·dl^{-1})	<5.0	5.1~8.0	>8.0
转氨酶	<3 × ULN	3~8 × ULN	>8 × ULN
体重高于基线	<2%	2%~5%	>5%
肾功能	正常值	<2 × ULN	>2 × ULN
临床进展速度	慢	中	快

注:ULN:upper limit of normal,正常值上限。

早期发现、及时治疗是治疗肝窦阻塞综合征的关键。欧洲骨髓移植登记处(European registry of bone marrow transplantation,EBMT)推荐的一线治疗包括:①限制水钠摄入或应用利尿药;②通过输注白蛋白、血浆和红细胞(血细胞比容>30%)来维持血容量及肾灌注;③首选治疗推荐去纤维蛋白多核苷酸 Defitelio;④其他药物如重组纤溶酶原、抗凝血酶Ⅲ、前列腺素、糖皮质激素、谷胱甘肽/维生素 E、N- 乙酰半胱氨酸、重组人可溶性血栓调节蛋白等,由于相关研究样本较少或结论不统一,尚不推荐;⑤对症治疗措施:镇痛、抽吸胸/腹水、血液透析/超滤、机械通气;⑥部分重症患者可考虑经颈静脉肝内门腔静脉分流术(transjugular intrahepatic portosystemic shunt,TIPS)以及肝移植。

移植前肝功能异常、活动性肝炎、放化疗、抗生素治疗、铁负荷及预处理强度、合并症等均与肝窦阻塞综合征的发生有关。肝窦阻塞综合征发病具有一定遗传易感性,乙酰肝素酶(heparanase,HPSE)基因多态性与儿童异基因移植后肝窦阻塞综合征的发生相关。此外,亚甲基四氢叶酸还原酶(methylenetetrahydrofolate reductase,MTHFR)基因多态性、血色病 C282Y 等位基因杂合子、IL-1β-511 基因多态性均见报道与增加肝窦阻塞综合征发病风险相关。因此,在移植前进行相关基因型检测有助于评估肝窦阻塞综合征发病风险,必要时可给予高危患者预防性治疗措施。

其他移植相关肝脏毒性还包括预处理导致的药物性肝损伤和骨髓抑制期间发生感染性胆管炎等。几种肝脏疾病可同时发生,需要鉴别肝损伤的原因并给予相应治疗。

(六)移植相关血栓性微血管病

移植相关血栓性微血管病(transplantation associated thrombotic microangiopathy,TA-TMA)是以微血管性溶血性贫血、血小板减少、微血管血栓形成和多器官功能衰竭为主要临床表现的临床综合征,是造血干细胞移植后罕见的严重并发症之一。移植相关血栓性微血管病的发病率报道不一,总体发生率为 0.5%~76%,异基因造血干细胞移植和自体造血干细胞移植后移植相关血栓性微血管病的发生率分别为 5%~70% 和 3%~20%。其发生时间可在移植后早期,也可晚至移植后 8 个月。目前该病缺乏有效的治疗方案,病死率高达 60%~90%。移植相关血栓性微血管病主要与血管内皮细胞损害造成的溶血性贫血、微循环中血小板消耗和纤维蛋白沉积有关。在移植过程中,高剂量化疗、放疗、感染及移植物抗宿主反应等因素造成血管内皮细胞损伤,内皮微颗粒释放,激活血小板功能,导致微血栓形成,出现相关临床表现。

移植相关血栓性微血管病的临床表现存在高度异质性,可表现为无症状的亚临床状态,也可呈暴发性表现。主要表现为微血管病性溶血性贫血、外周血红细胞碎片、畸形红细胞增多以及消耗性血小板减少。典型者还有微血栓导致的脑和/或肾功能异常以及发热。实验室检查可发现凝血功能异常,如纤维蛋白原水平下降、纤维蛋白降解产物(fibrin degradation products,FDP)水平增高等;血生化可显示血清乳酸脱氢酶升高。

移植相关血栓性微血管病的诊断尚无统一标准,目前主要依据国际工作小组(international work group,IWG)标准和血液和骨髓移植临床试验网络(Blood and marrow transplant clinical trials network,BMT-CTN)毒性委员会共识标准。IWG 标准:①外周血破碎细胞>4%;②新出现的或进行性血小板减少症(血小板计数<50×10^9/L 或较前减少≥50%);③血清乳酸脱氢酶突然、持续升高;④血红蛋白下降或输血量需要增加;⑤血清结合珠蛋白减低。BMT-CTN 标准是:①外周血涂片中每高倍镜视野至少出现 2 个破碎红细胞;②血清乳酸脱氢酶升高;③无法用其他原因解释的肾功能异常(血肌酐升高为正常 2 倍以上或肌酐清除率减少 50%)和/或中枢神经系统异常;④直接、间接 Coombs 试验阴性。然而各研究标准均存在局限性,不同指标达到诊断标准的时间不同,若待全部指标均满足诊断标准后再给予以治疗,则可能延误最佳治疗时机,因此仍需要寻找具有早期诊断意义的生物标志物协助诊断。

移植相关血栓性微血管病缺乏公认的有效治疗手段,治疗性血浆置换(therapeutic plasmapheresis,TPE)、移植物抗宿主反应(graft-versus-host disease,GVHD)预防药物调整、去纤苷、利妥昔单抗和依库珠单抗(eculizumab)等是可以考虑的治疗方案。现有治疗对该病患者的总体预后均较差,早期诊断、尽早治疗,有助于改善预后。

(七)神经系统并发症

神经系统并发症常发生在移植后急性期,但也可以在移植后数月至数年内发生,包括中枢神经系统(central nervous system,CNS)并发症和周围神经系统并发症。前者包括脑血管病变、中枢神经系统感染、代谢性脑病、药物相关毒性反应和移植物抗宿主病等;后者包括神经根病、周围神经病和肌病等。既往研究结果显示,移植后一年内中枢神经系统并发症的发生率为8%~56%,而周围神经系统并发症的发生率小于 5%。化放疗毒性、骨髓抑制后继发感染、出血以及异基因造血干细胞移植等因素与移植后神经系统并发症密切相关。

1. 药物相关中枢神经系统并发症 造血干细胞移植过程中应用高剂量化/放疗预处理、免疫抑制剂和某些抗生素等药物可导致神经系统并发症。与中枢神经系统毒性相关的化疗药物包括环磷酰胺、阿糖胞苷、氟达拉滨和白消安等,环磷酰胺可致认知功能损害,阿糖胞苷可引起小脑功能障碍和行为异常,氟达拉滨可导致脑白质病变,白消安可透过血脑屏障导致癫痫发作。此外,顺铂、长春新碱和沙利度胺等药物常与周围神经毒性相关。

2. 脑血管病变 移植后常见的脑血管病变主要为颅内出血和脑梗死。回顾性研究结果显示,脑血管病变与移植后高死亡率相关。移植后血小板减少可引起颅内出血、出血性脑梗死;感染性疾病可导致动脉炎性损伤;高血压也是颅内出血相关的重要因素;此外,免疫功能紊乱、血栓栓塞性病变等均可导致脑血管意外的发生。既往研究发现,存在严重血小板减少的患者即使接受了足够的预防性血小板输注仍有可能出现颅内出血。

3. **中枢神经系统感染**　移植后中枢神经系统感染的发生率为 2.0%~4.9%,可发生在移植后全血细胞减少阶段或免疫功能恢复过程中,对于接受异基因造血干细胞移植的患者,还可发生于免疫抑制剂治疗或移植物抗宿主病的时期。致病微生物包括细菌、病毒、真菌和寄生虫。其中,常见的中枢神经系统病毒感染为疱疹病毒,尤其是人类疱疹病毒 6(human herpes virus type 6,HHV-6)多见于报道。常规预防性应用阿昔洛韦抑制潜在的巨细胞病毒活化,可显著减少巨细胞病毒脑炎的发生。此外,爱泼斯坦 - 巴尔病毒(Epstein-Barr virus,EBV)病毒相关的移植后淋巴增殖性疾病也可影响中枢神经系统。多数病毒性脑炎患者可出现精神状态改变,如意识障碍、嗜睡甚至昏迷,部分患者发生癫痫发作、行为障碍或局灶性神经功能缺失,特征性的磁共振成像(MRI)表现以及脑电图有助于诊断。中枢神经系统最常见的真菌感染是曲霉菌感染,其次为念珠菌感染和毛霉菌感染,仅依靠临床症状和影像学表现难以确诊和鉴别,明确诊断有赖于组织病理学检查和真菌培养。真菌性脑脓肿的治疗可选择伏立康唑或脂质体两性霉素 B 等。

4. **肿瘤相关中枢神经系统并发症**　移植后患者中枢神经系统并发症可与原发肿瘤颅内复发或第二肿瘤有关。患者常出现颅内占位引起的颅内高压症状,如头痛、呕吐等,也可出现意识改变或局灶性神经功能障碍,肿瘤破裂出血需与脑血管意外相鉴别,影像学检查有助于诊断,确诊依赖于组织活检病理。移植前是否有中枢神经系统受累可提供重要的病史依据。移植后长期生存者,尤其是预处理接受过全身照射的患者发现颅内占位需高度警惕第二肿瘤,如恶性胶质瘤、星形细胞瘤、脑膜瘤和淋巴造血系统肿瘤等。

神经系统并发症的早期发现与及时干预和治疗对于降低治疗相关死亡率,改善患者预后具有重要意义。除密切观察患者移植前后神经精神症状外,完善的辅助检查有助于明确诊断和指导治疗,主要包括:①血液检验:血常规、肝肾功能、电解质、血糖和病原微生物检测等;②脑脊液检验:常规、生化、细胞学和病原学检测等;③影像学:脑和脊髓 MRI、CT 和颅内血管造影等;④神经电生理检查:脑电图和肌电图等;⑤病理活检等。

(八)远期并发症

常见的移植相关远期并发症包括:移植后第二肿瘤、生殖毒性、心血管毒性、儿童生长发育障碍、甲状腺功能减低和无血管性骨坏死等。

1. **第二肿瘤**　移植后第二肿瘤主要为移植后淋巴增殖性疾病(post-transplant lympho-proliferative disorders,PTLD)、骨髓增生异常综合征(myelodysplastic syndromes,MDS)、白血病和实体瘤。多数移植后淋巴增殖性疾病发生在移植后最初的数月,而白血病和实体瘤则多于移植后数年才发生。与自体造血干细胞移植相比,异基因造血干细胞移植后患者第二肿瘤的发生率更高。来自多个造血干细胞移植中心的研究结果显示,82% 的移植后淋巴增殖性疾病发生在移植后 1 年内,高峰发生时间为移植后 1~5 个月,生存一年以上的患者第二肿瘤的发病率为 5/10 万。移植后继发第二肿瘤虽然发病率较低,但作为移植后远期并发症之一仍时有发生,影响患者的远期生存和生活质量,应引起重视。

2. **生殖毒性**　精子生成和卵泡生长成熟过程中进行高速有丝分裂使其对化疗敏感,因此许多化疗药物具有性腺毒性,影响患者疗后性功能及生殖能力,其中以高剂量烷化剂为著。高剂量化疗后的性腺功能减退取决于年龄、性别、预处理方案和既往接受过的治疗。对于男性而言,化疗过程中,由于快速分化的精原细胞受到细胞毒药物损伤而导致无精症风险及性腺发育不全风险增高。在女性中,高龄、含烷化剂的预处理方案及联合全身照射导致卵巢衰退的发生率升高。随着越来越多的移植后患者获得长期生存甚至治愈,生殖系统并发症对患者生活质量带来的影响越来越引起重视。生育保留技术和辅助生殖技术的发展使受治疗导致生殖毒性的患者仍有机会保留生育能力。

3. **心血管毒性** 造血干细胞移植后心血管并发症较为少见,通常应用蒽环类药物和纵隔放疗是抗肿瘤治疗引起心血管系统远期并发症的主要原因。已明确预处理方案中应用高剂量环磷酰胺与移植后心脏毒性风险升高相关。一些其他因素,例如移植早期液体超负荷和电解质紊乱,也增加心脏毒性的发生风险。既往研究发现,许多移植后患者进行运动负荷试验结果显示存在心脏功能不全;此外,接受造血干细胞移植的患者发生动脉系统血管意外的概率也较正常人群明显上升,可能与异基因造血干细胞移植后长期应用免疫抑制剂或移植后内分泌紊乱相关。移植前即存在的心血管事件高危因素,如肥胖、高血压、糖尿病、血脂异常等也增加晚期动脉系统血管意外事件的发生风险。因此,在造血干细胞移植治疗前应对患者进行心脏风险因素评估,移植后长期生存的患者也应密切监测心血管疾病的发生情况。

(史幼梧 韩晓红 石远凯)

参考文献

[1] 冯祥艳 , 冯四洲 , 郑以州 . 外周血干细胞动员研究现状 [J]. 中华血液学杂志 , 2011, 32 (2): 142-144.

[2] 蔡继兰 , 宗在伟 . 趋化因子受体拮抗剂普乐沙福研究进展 [J]. 世界临床药物 , 2013, 34 (6): 374-376.

[3] 黄慧强 , 管忠震 , 何友兼 , 等 . 环磷酰胺联合 G-CSF 动员外周血造血干细胞的实验和临床观察 [J]. 中国肿瘤临床 , 2001, 28 (11): 809-812.

[4] 石远凯 , 周生余 , 韩晓红 . 环磷酰胺联合重组人粒细胞集落刺激因子动员自体外周血干细胞 [J]. 中华血液学杂志 , 1998, 19 (8): 425.

[5] 石远凯 , 何小慧 , 韩晓红 , 等 . 环磷酰胺或足叶乙甙联合粒细胞集落刺激因子动员自体外周血造血干细胞的对照研究 [J]. 癌症 , 2003, 22 (12): 1311-1316.

[6] 石远凯 , 何小慧 , 韩晓红 , 等 . 足叶乙甙联合重组人粒细胞集落刺激因子动员自体外周血干细胞的临床研究 [J]. 中华肿瘤杂志 , 2004, 26 (6): 360-363.

[7] 石远凯 , 韩晓红 , 何小慧 , 等 . 阿糖胞苷联合粒细胞集落刺激因子动员自体外周血干细胞效果的研究 [J]. 中华医学杂志 , 2002, 82 (7): 462-466.

[8] 韩晓红 , 石远凯 , 何小慧 , 等 . 自体外周血造血干细胞移植过程中淋巴细胞亚群和 CD34$^+$ 细胞变化的动态研究 [J]. 中华肿瘤杂志 , 2003, 25 (1): 47-50.

[9] 韩忠朝 . 造血干细胞理论与移植技术 [M]. 河南 : 河南科学技术出版社 , 2000.

[10] 韩晓红 . 恶性淋巴瘤自体造血干细胞的体外净化 [J]. 国外医学 (输血及血液学分册), 1998, 21 (4): 222-224.

[11] 周爱萍 , 石远凯 , 冯奉仪 , 等 . 非霍奇金淋巴瘤自体外周血干细胞中肿瘤污染的临床研究 [J]. 中华肿瘤杂志 , 2002, 24 (5): 467-470.

[12] 石远凯 , 杨晟 , 韩晓红 , 等 . 利妥昔单抗联合高剂量治疗和自体外周血干细胞移植治疗侵袭性 B 细胞淋巴瘤的多中心前瞻性研究 [J]. 中华肿瘤杂志 , 2009, 31 (8): 592-596.

[13] 罗克桓 , 王奇璐 . 造血细胞冷冻保存的现状及前景 [J]. 国外医学输血及血液学分册 , 1991, 15 (5): 268-273.

[14] 罗克桓 , 石远凯 , 孙燕 , 等 . 以二甲亚砜及羟乙基淀粉为保护剂冻存骨髓细胞 [J]. 实验血液学杂志 , 1994, 2 (4): 435-436.

[15] 罗克桓 , 吴冠青 , 王奇璐 , 等 . 二甲基亚砜和羟乙基淀粉联合冷冻保护人骨髓造血细胞的实验研究 [J]. 中华器官移植杂志 , 1994, 15 (3): 125-127.

［16］ 石远凯 . 淋巴瘤 [M]. 北京 : 北京大学医学出版社 , 2007.

［17］ 石远凯 , 杨晟 , 韩晓红 , 等 . 利妥昔单抗联合高剂量治疗和自体外周血干细胞移植治疗侵袭性 B 细胞淋巴瘤的多中心前瞻性研究 [J]. 中华肿瘤杂志 , 2009, 31 (8): 592-596.

［18］ 张俊萍 , 石远凯 , 何小慧 , 等 . 不同冷冻保护剂对外周血干细胞保存的研究 [J]. 癌症 , 2001, 20 (10): 1078-1082.

［19］ 张会来 , 王庆华 , 郝希山 . 自体造血干细胞移植后的免疫重建研究进展 [J]. 中国肿瘤临床 , 2003, 30 (10): 755-758.

［20］ 黄慧强 , 蔡绮纯 , 史艳侠 , 等 . 恶性肿瘤患者自体造血干细胞移植后免疫重建初探 [J]. 癌症 , 2006, 25 (8): 1023-1028.

［21］ 周立强 , 孙燕 , 谭文勇 , 等 . 非霍奇金淋巴瘤 1125 例临床病理分析 [J]. 癌症进展杂志 , 2006, 4 (5): 391-397.

［22］ 秦燕 , 石远凯 , 何小慧 , 等 . 单纯 CHOP 样方案与 CHOP 样方案联合造血干细胞移植巩固治疗淋巴母细胞淋巴瘤的疗效分析 [J]. 中华肿瘤杂志 , 2009, 31 (6): 469-473.

［23］ 石远凯 , 潘峰 , 韩晓红 , 等 . 高剂量化疗联合自体造血干细胞移植治疗复发和高危乳腺癌 [J]. 中华医学杂志 , 1999, 79 (12): 890-893.

［24］ 厉海妮 , 张民 . 肝窦阻塞综合征的研究进展 [J]. 临床肝胆病杂志 , 2016, 32 (7): 1429-1432.

［25］ 吴德沛 . 我如何治疗造血干细胞移植后重度肝窦隙阻塞综合征 [J]. 中华血液学杂志 , 2016, 37 (8): 640-642.

［26］ 桑丽娜 , 孙玲 , 李英梅 , 等 . 造血干细胞移植术后出血性膀胱炎的临床观察 [J]. 中华血液学杂志 , 2014, 35 (8): 747-749.

［27］ 王彦华 , 李春富 , 吴学东 , 等 . 造血干细胞移植后出血性膀胱炎 [J]. 中华实用儿科临床杂志 , 2012 (3): 218-220.

［28］ 郭道远 , 刘林 . 造血干细胞移植术后出血性膀胱炎的诊治 [J]. 现代医药卫生 , 2016, 32 (16): 2510-2512.

［29］ 方建培 , 徐宏贵 . 干细胞移植后主要并发症及处理 [J]. 中国实用儿科杂志 , 2005, 20 (11): 655-658.

［30］ 陈欣 , 冯四洲 . 造血干细胞移植相关血栓性微血管病研究进展 [J]. 中华血液学杂志 , 2011, 32 (8): 560-563.

［31］ 叶逸山 , 胡永仙 , 黄河 . 移植相关血栓性微血管病的研究进展 [J]. 国际输血及血液学杂志 , 2016, 39 (1): 54-59.

［32］ 冯书贤 , 程坚 . 造血干细胞移植后的神经系统并发症及诊治进展 [J]. 东南大学学报 (医学版), 2015 (2): 285-290.

［33］ 陈静 , 董玉双 . 造血干细胞移植后中枢神经系统并发症 [J]. 中华实用儿科临床杂志 , 2015, 30 (3): 172-175.

［34］ APPELBAUM F R, DEISSEROTH A B, GRAW R J, et al. Prolonged complete remission following high dose chemotherapy of Burkitt's lymphoma in relapse [J]. Cancer, 1978, 41 (3): 1059-1063.

［35］ MAZIARZ R T, NADEMANEE A P, MICALLEF I N, et al. Plerixafor plus granulocyte colony-stimulating factor improves the mobilization of hematopoietic stem cells in patients with non-Hodgkin lymphoma and low circulating peripheral blood CD34+ cells [J]. Biol Blood Marrow Transplant, 2013, 19 (4): 670-675.

［36］ DOMINGUES M J, NILSSON S K, CAO B. New agents in HSC mobilization [J]. Int J Hematol, 2017, 105 (2): 141-152.

［37］ LI B, YANG J L, SHI Y K, et al. Etoposide 1. 0 g/m^2 or 1. 5 g/m^2 combined with granulocyte colony-stimulating factor for mobilization of peripheral blood stem cells in patients with malignancy: Efficacy and toxicity [J]. Cytotherapy, 2009, 11 (3): 362-371.

［38］ GALIMBERTI S, GUERRINI F, MORABITO F, et al. Quantitative molecular evaluation in autotransplant programs for follicular lymphoma: efficacy of in vivo purging by Rituximab [J]. Bone Marrow Transplant, 2003, 32 (1): 57-63.

［39］ LUO K, WU G, WANG Q, et al. Effect of dimethylsulfoxide and hydroxyethyl starch in the preservation of fractionated human marrow cells [J]. Cryobiology, 1994, 31 (4): 349-354.

［40］ LUO K H, SHI Y K, SUN Y, et al. A practical procedure for the cryopreservation of marrow cells intended for autotransplantation [J]. Leuk Lymphoma, 1995, 17 (5-6): 495-499.

［41］ NIU Y, SHI Y, ZHOU S, et al. Study of conditioning regimens with or without high-dose radiotherapy before autologous stem cell transplantation for treating aggressive lymphoma [J]. Int J Hematol, 2009, 89 (1): 106-112.

［42］ WATANABE N M, ISOBE K, TOGASAKI G, et al. Delayed renal dysfunction after total body irradiation in

第
12
章

pediatric malignancies [J]. J Radiat Res, 2014, 55 (5): 996-1001.

［43］ KRISHNAN A, PALMER J M, TSAI N C, et al. Matched-cohort analysis of autologous hematopoietic cell transplantation with radioimmunotherapy versus total body irradiation-based conditioning for poor-risk diffuse large cell lymphoma [J]. Biol Blood Marrow Transplant, 2012, 18 (3): 441-450.

［44］ JO J C, KANG B W, JANG G, et al. BEAC or BEAM high-dose chemotherapy followed by autologous stem cell transplantation in non-Hodgkin's lymphoma patients: Comparative analysis of efficacy and toxicity [J]. Ann Hematol, 2008, 87 (1): 43-48.

［45］ PATTI C, MAJOLINO I, SCIME R, et al. High-dose cyclophosphamide, etoposide and BCNU (CVB) with autologous stem cell rescue in malignant lymphomas [J]. Eur J Haematol, 1993, 51 (1): 18-24.

［46］ REECE D E, BARNETT M J, CONNORS J M, et al. Intensive chemotherapy with cyclophosphamide, carmustine, and etoposide followed by autologous bone marrow transplantation for relapsed Hodgkin's disease [J]. J Clin Oncol, 1991, 9 (10): 1871-1879.

［47］ ALESSANDRINO E P, BERNASCONI P, COLOMBO A, et al. Pulmonary toxicity following carmustine-based preparative regimens and autologous peripheral blood progenitor cell transplantation in hematological malignancies [J]. Bone Marrow Transplant, 2000, 25 (3): 309-313.

［48］ WANG E H, CHEN Y A, CORRINGHAM S, et al. High-dose CEB vs BEAM with autologous stem cell transplant in lymphoma [J]. Bone Marrow Transplant, 2004, 34 (7): 581-587.

［49］ PUIG N, de la RUBIA J, REMIGIA M J, et al. Morbidity and transplant-related mortality of CBV and BEAM preparative regimens for patients with lymphoid malignancies undergoing autologous stem-cell transplantation [J]. Leuk Lymphoma, 2006, 47 (8): 1488-1494.

［50］ KIM J W, LEE H J, YI H G, et al. Mitoxantrone, etoposide, cytarabine, and melphalan (NEAM) followed by autologous stem cell transplantation for patients with chemosensitive aggressive non-Hodgkin lymphoma [J]. Am J Hematol, 2012, 87 (5): 479-483.

［51］ VISANI G, MALERBA L, STEFANI P M, et al. BeEAM (bendamustine, etoposide, cytarabine, melphalan) before autologous stem cell transplantation is safe and effective for resistant/relapsed lymphoma patients [J]. Blood, 2011, 118 (12): 3419-3425.

［52］ VISANI G, STEFANI P M, CAPRIA S, et al. Bendamustine, etoposide, cytarabine, melphalan, and autologous stem cell rescue produce a 72% 3-year PFS in resistant lymphoma [J]. Blood, 2014, 124 (19): 3029-3031.

［53］ MUSSO M, SCALONE R, MARCACCI G, et al. Fotemustine plus etoposide, cytarabine and melphalan (FEAM) as a new conditioning regimen for lymphoma patients undergoing auto-SCT: A multicenter feasibility study [J]. Bone Marrow Transplant, 2010, 45 (7): 1147-1153.

［54］ ISIDORI A, CLISSA C, LOSCOCCO F, et al. Advancement in high dose therapy and autologous stem cell rescue in lymphoma [J]. World J Stem Cells, 2015, 7 (7): 1039-1046.

［55］ WINTER J N, INWARDS D J, SPIES S, et al. Yttrium-90 ibritumomab tiuxetan doses calculated to deliver up to 15 Gy to critical organs may be safely combined with high-dose BEAM and autologous transplantation in relapsed or refractory B-cell non-Hodgkin's lymphoma [J]. J Clin Oncol, 2009, 27 (10): 1653-1659.

［56］ SHIMONI A, AVIVI I, ROWE J M, et al. A randomized study comparing yttrium-90 ibritumomab tiuxetan (Zevalin) and high-dose BEAM chemotherapy versus BEAM alone as the conditioning regimen before autologous stem cell transplantation in patients with aggressive lymphoma [J]. Cancer, 2012, 118 (19): 4706-4714.

［57］ BRIONES J, NOVELLI S, GARCIA-MARCO J A, et al. Autologous stem cell transplantation after conditioning with yttrium-90 ibritumomab tiuxetan plus BEAM in refractory non-Hodgkin diffuse large B-cell lymphoma: results of a prospective, multicenter, phase II clinical trial [J]. Haematologica, 2014, 99 (3): 505-510.

［58］ KRUGER P C, COONEY J P, TURNER J H. Iodine-131 rituximab radioimmunotherapy with BEAM conditioning and autologous stem cell transplant salvage therapy for relapsed/refractory aggressive non-Hodgkin lymphoma [J]. Cancer Biother Radiopharm, 2012, 27 (9): 552-560.

［59］ WILLIAM B M, ALLEN M S, LOBERIZA F J, et al. Phase I / II study of bortezomib-BEAM and autologous hematopoietic stem cell transplantation for relapsed indolent non-Hodgkin lymphoma, transformed, or mantle cell lymphoma [J]. Biol Blood Marrow Transplant, 2014, 20 (4): 536-542.

［60］ LINCH D C, WINFIELD D, GOLDSTONE A H, et al. Dose intensification with autologous bone-marrow transplantation in relapsed and resistant Hodgkin's disease: results of a BNLI randomised trial [J]. Lancet, 1993,

341 (8852): 1051-1054.

［61］ SCHMITZ N, PFISTNER B, SEXTRO M, et al. Aggressive conventional chemotherapy compared with high-dose chemotherapy with autologous haemopoietic stem-cell transplantation for relapsed chemosensitive Hodgkin's disease: A randomised trial [J]. Lancet, 2002, 359 (9323): 2065-2071.

［62］ TAGHIPOUR G. High-dose therapy and autologous stem cell rescue for patients with Hodgkin's disease in first relapse after chemotherapy: results from the EBMT: Lymphoma Working Party of the European Group for Blood and Marrow Transplantation [J]. Bone Marrow Transplant, 1997, 20 (9): 745-752.

［63］ BRICE P, BOUABDALLAH R, MOREAU P, et al. Prognostic factors for survival after high-dose therapy and autologous stem cell transplantation for patients with relapsing Hodgkin's disease: analysis of 280 patients from the French registry. Société Française de Greffe de Moëlle [J]. Bone Marrow Transplant, 1997, 20 (1): 21-26.

［64］ CZYZ A, LOJKO-DANKOWSKA A, DYTFELD D, et al. Prognostic factors and long-term outcome of autologous haematopoietic stem cell transplantation following a uniform-modified BEAM-conditioning regimen for patients with refractory or relapsed Hodgkin lymphoma: A single-center experience [J]. Med Oncol, 2013, 30 (3): 611-619.

［65］ WILLIAM B M, LOBERIZA F J, WHALEN V, et al. Impact of conditioning regimen on outcome of 2-year disease-free survivors of autologous stem cell transplantation for Hodgkin lymphoma [J]. Clin Lymphoma Myeloma Leuk, 2013, 13 (4): 417-423.

［66］ MOSKOWITZ A J, PERALES M A, KEWALRAMANI T, et al. Outcomes for patients who fail high dose chemoradiotherapy and autologous stem cell rescue for relapsed and primary refractory Hodgkin lymphoma [J]. Br J Haematol, 2009, 146 (2): 158-163.

［67］ MARTINEZ C, CANALS C, SARINA B, et al. Identification of prognostic factors predicting outcome in Hodgkin's lymphoma patients relapsing after autologous stem cell transplantation [J]. Ann Oncol, 2013, 24 (9): 2430-2434.

［68］ PORRATA L F, INWARDS D J, ANSELL S M, et al. Day 100 peripheral blood absolute lymphocyte/monocyte ratio and survival in classical Hodgkin's lymphoma postautologous peripheral blood hematopoietic stem cell transplantation [J]. Bone Marrow Res, 2013, 2013: 658371.

［69］ GENTZLER R D, EVENS A M, RADEMAKER A W, et al. F-18 FDG-PET predicts outcomes for patients receiving total lymphoid irradiation and autologous blood stem-cell transplantation for relapsed and refractory Hodgkin lymphoma.[J]. Br J Haematol, 2014, 165 (6): 793-800.

［70］ FEDERICO M, BELLEI M, BRICE P, et al. High-dose therapy and autologous stem-cell transplantation versus conventional therapy for patients with advanced Hodgkin's lymphoma responding to front-line therapy [J]. J Clin Oncol, 2003, 21 (12): 2320-2325.

［71］ ARAKELYAN N, BERTHOU C, DESABLENS B, et al. Early versus late intensification for patients with high-risk Hodgkin lymphoma-3 cycles of intensive chemotherapy plus low-dose lymph node radiation therapy versus 4 cycles of combined doxorubicin, bleomycin, vinblastine, and dacarbazine plus myeloablative chemotherapy with autologous stem cell transplantation: Five-year results of a randomized trial on behalf of the GOELAMS Group [J]. Cancer, 2008, 113 (12): 3323-3330.

［72］ SCHOUTEN H C, QIAN W, KVALOY S, et al. High-dose therapy improves progression-free survival and survival in relapsed follicular non-Hodgkin's lymphoma: Results from the randomized European CUP trial [J]. J Clin Oncol, 2003, 21 (21): 3918-3927.

［73］ PETTENGELL R, SCHMITZ N, GISSELBRECHT C, et al. Rituximab purging and/or maintenance in patients undergoing autologous transplantation for relapsed follicular lymphoma: a prospective randomized trial from the lymphoma working party of the European group for blood and marrow transplantation [J]. J Clin Oncol, 2013, 31 (13): 1624-1630.

［74］ LENZ G, DREYLING M, SCHIEGNITZ E, et al. Moderate increase of secondary hematologic malignancies after myeloablative radiochemotherapy and autologous stem-cell transplantation in patients with indolent lymphoma: Results of a prospective randomized trial of the German Low Grade Lymphoma Study Group [J]. J Clin Oncol, 2004, 22 (24): 4926-4933.

［75］ DECONINCK E, FOUSSARD C, MILPIED N, et al. High-dose therapy followed by autologous purged stem-cell transplantation and doxorubicin-based chemotherapy in patients with advanced follicular lymphoma: A randomized multicenter study by GOELAMS [J]. Blood, 2005, 105 (10): 3817-3823.

[76] SEBBAN C, MOUNIER N, BROUSSE N, et al. Standard chemotherapy with interferon compared with CHOP followed by high-dose therapy with autologous stem cell transplantation in untreated patients with advanced follicular lymphoma: the GELF-94 randomized study from the Groupe d'Etude des Lymphomes de l'Adulte (GELA)[J]. Blood, 2006, 108 (8): 2540-2544.

[77] AL K M, de ALMEIDA J R, GUYATT G H, et al. Autologous stem cell transplantation in follicular lymphoma: A systematic review and meta-analysis [J]. J Natl Cancer Inst, 2012, 104 (1): 18-28.

[78] GYAN E, FOUSSARD C, BERTRAND P, et al. High-dose therapy followed by autologous purged stem cell transplantation and doxorubicin-based chemotherapy in patients with advanced follicular lymphoma: a random-ized multicenter study by the GOELAMS with final results after a median follow-up of 9 years [J]. Blood, 2009, 113 (5): 995-1001.

[79] PHILIP T, GUGLIELMI C, HAGENBEEK A, et al. Autologous bone marrow transplantation as compared with salvage chemotherapy in relapses of chemotherapy-sensitive non-Hodgkin's lymphoma [J]. N Engl J Med, 1995, 333 (23): 1540-1545.

[80] GREB A, BOHLIUS J, TRELLE S, et al. High-dose chemotherapy with autologous stem cell support in first-line treatment of aggressive non-Hodgkin lymphoma-results of a comprehensive meta-analysis [J]. Cancer Treat Rev, 2007, 33 (4): 338-346.

[81] LINCH D C, YUNG L, SMITH P, et al. Final analysis of the UKLG LY02 trial comparing 6-8 cycles of CHOP with 3 cycles of CHOP followed by a BEAM autograft in patients<65 years with poor prognosis histologically aggressive NHL [J]. Br J Haematol, 2010, 149 (2): 237-243.

[82] GLASS B, ZIEPERT M, REISER M, et al. High-dose therapy followed by autologous stem-cell transplantation with and without rituximab for primary treatment of high-risk diffuse large B-cell lymphoma [J]. Ann Oncol, 2010, 21 (11): 2255-2261.

[83] SCHMITZ N, NICKELSEN M, ZIEPERT M, et al. Conventional chemotherapy (CHOEP-14) with rituximab or high-dose chemotherapy (MegaCHOEP) with rituximab for young, high-risk patients with aggressive B-cell lymphoma: an open-label, randomised, phase 3 trial (DSHNHL 2002-1)[J]. Lancet Oncol, 2012, 13 (12): 1250-1259.

[84] STIFF P J, UNGER J M, COOK J R, et al. Autologous transplantation as consolidation for aggressive non-Hodgkin's lymphoma [J]. N Engl J Med, 2013, 369 (18): 1681-1690.

[85] PETRICH A M, NABHAN C, SMITH S M. MYC-associated and double-hit lymphomas: A review of pathobi-ology, prognosis, and therapeutic approaches [J]. Cancer, 2014, 120 (24): 3884-3895.

[86] PETRICH A M, GANDHI M, JOVANOVIC B, et al. Impact of induction regimen and stem cell transplantation on outcomes in patients with double hit lymphoma: a large multicenter retrospective analysis [J]. Blood, 2014, 124 (15): 2354-2361

[87] WILLIAMS M E, DENSMORE J J. Biology and therapy of mantle cell lymphoma [J]. Curr Opin Oncol, 2005, 17 (5): 425-431.

[88] STEWART D A, VOSE J M, WEISENBURGER D D, et al. The role of high-dose therapy and autologous hematopoietic stem cell transplantation for mantle cell lymphoma [J]. Ann Oncol, 1995, 6 (3): 263-266.

[89] DREYLING M, LENZ G, HOSTER E, et al. Early consolidation by myeloablative radiochemotherapy followed by autologous stem cell transplantation in first remission significantly prolongs progression-free survival in mantle-cell lymphoma: Results of a prospective randomized trial of the European MCL Network [J]. Blood, 2005, 105 (7): 2677-2684.

[90] TAM C S, BASSETT R, LEDESMA C, et al. Mature results of the M. D. Anderson Cancer Center risk-adapted transplantation strategy in mantle cell lymphoma [J]. Blood, 2009, 113 (18): 4144-4152.

[91] FENSKE T S, ZHANG M J, CARRERAS J, et al. Autologous or reduced-intensity conditioning allogeneic hematopoietic cell transplantation for chemotherapy-sensitive mantle-cell lymphoma: analysis of transplantation timing and modality [J]. J Clin Oncol, 2014, 32 (4): 273-281.

[92] LACASCE A S, VANDERGRIFT J L, RODRIGUEZ M A, et al. Comparative outcome of initial therapy for younger patients with mantle cell lymphoma: an analysis from the NCCN NHL Database [J]. Blood, 2012, 119 (9): 2093-2099.

第
12
章

［93］ REIMER P, RUDIGER T, GEISSINGER E, et al. Autologous stem-cell transplantation as first-line therapy in peripheral T-cell lymphomas: results of a prospective multicenter study [J]. J Clin Oncol, 2009, 27 (1): 106-113.

［94］ CORRADINI P, TARELLA C, ZALLIO F, et al. Long-term follow-up of patients with peripheral T-cell lymphomas treated up-front with high-dose chemotherapy followed by autologous stem cell transplantation [J]. Leukemia, 2006, 20 (9): 1533-1538.

［95］ D'AMORE F, RELANDER T, LAURITZSEN G F, et al. Up-front autologous stem-cell transplantation in peripheral T-cell lymphoma: NLG-T-01 [J]. J Clin Oncol, 2012, 30 (25): 3093-3099.

［96］ GUI L, SHI Y K, HE X H, et al. High-dose therapy and autologous stem cell transplantation in peripheral T-cell lymphoma: Treatment outcome and prognostic factor analysis [J]. Int J Hematol, 2014, 99 (1): 69-78.

［97］ YIN J, WEI J, XU JH, et al. Autologous stem cell transplantation as the first-line treatment for peripheral T cell lymphoma: Results of a comprehensive meta-analysis [J]. Acta Haematol, 2014, 131 (2): 114-125.

［98］ NATHWANI B N, DIAMOND L W, WINBERG C D, et al. Lymphoblastic lymphoma: A clinicopathologic study of 95 patients [J]. Cancer, 1981, 48 (11): 2347-2357.

［99］ KATZ O B, BEN B A, ABRAHAMI G, et al. Treatment of T cell lymphoblastic lymphoma in children and adolescents: Israel Society of Pediatric Hematology Oncology retrospective study [J]. Isr Med Assoc J, 2011, 13 (3): 161-165.

［100］ HOELZER D, GOKBUGET N, DIGEL W, et al. Outcome of adult patients with T-lymphoblastic lymphoma treated according to protocols for acute lymphoblastic leukemia [J]. Blood, 2002, 99 (12): 4379-4385.

［101］ THOMAS D A, O'BRIEN S, CORTES J, et al. Outcome with the hyper-CVAD regimens in lymphoblastic lymphoma [J]. Blood, 2004, 104 (6): 1624-1630.

［102］ SONG K W, BARNETT M J, GASCOYNE R D, et al. Primary therapy for adults with T-cell lymphoblastic lymphoma with hematopoietic stem-cell transplantation results in favorable outcomes [J]. Ann Oncol, 2007, 18 (3): 535-540.

［103］ SWEETENHAM J W, SANTINI G, QIAN W, et al. High-dose therapy and autologous stem-cell transplantation versus conventional-dose consolidation/maintenance therapy as postremission therapy for adult patients with lymphoblastic lymphoma: Results of a randomized trial of the European Group for Blood and Marrow Transplantation and the United Kingdom Lymphoma Group [J]. J Clin Oncol, 2001, 19 (11): 2927-2936.

［104］ EINHORN L H. Curing metastatic testicular cancer [J]. Proc Natl Acad Sci U S A, 2002, 99 (7): 4592-4595.

［105］ International Germ Cell Consensus Classification: A prognostic factor-based staging system for metastatic germ cell cancers. International Germ Cell Cancer Collaborative Group [J]. J Clin Oncol, 1997, 15 (2): 594-603.

［106］ BOKEMEYER C, NICHOLS C R, DROZ J P, et al. Extragonadal germ cell tumors of the mediastinum and retroperitoneum: Results from an international analysis [J]. J Clin Oncol, 2002, 20 (7): 1864-1873.

［107］ ABDULLAH N A, WANG P N, HUANG K G, et al. Sustainable complete remission in recurrence yolk sac tumor patient treated with tandem high-dose chemotherapy and autologous stem cell [J]. Eur J Gynaecol Oncol, 2013, 34 (2): 183-185.

［108］ HARTMANN J T, GAULER T, METZNER B, et al. Phase Ⅰ/Ⅱ study of sequential dose-intensified ifosfamide, cisplatin, and etoposide plus paclitaxel as induction chemotherapy for poor prognosis germ cell tumors by the German Testicular Cancer Study Group [J]. J Clin Oncol, 2007, 25 (36): 5742-5747.

［109］ MOTZER R J, NICHOLS C J, MARGOLIN K A, et al. Phase Ⅲ randomized trial of conventional-dose chemotherapy and autologous hematopoietic stem-cell rescue as first-line treatment for patients with poor prognosis metastatic germ cell tumors [J]. J Clin Oncol, 2007, 25 (3): 247-256.

［110］ di NICOLA M, NECCHI A, NICOLAI N, et al. High-dose sequential chemotherapy (HDS) versus PEB chemotherapy as first-line treatment of patients with poor prognosis germ-cell tumors: Mature results of an Italian randomized phase Ⅱ study [J]. Ann Oncol, 2015, 26 (1): 167-172.

［111］ HUDIS C A, MUNSTER P N. High-dose therapy for breast cancer [J]. Semin Oncol, 1999, 26 (1): 35-47.

［112］ COPPELL J A, RICHARDSON P G, SOIFFER R, et al. Hepatic veno-occlusive disease following stem cell transplantation: Incidence, clinical course, and outcome [J]. Biol Blood Marrow Transplant, 2010, 16 (2): 157-168.

［113］ CARRERAS E, DÍAZ-BEYÁ M, ROSIÑOL L, et al. The incidence of veno-occlusive disease following allo-

第
12
章

geneic hematopoietic stem cell transplantation has diminished and the outcome improved over the last decade [J]. Biol Blood Marrow Transplant, 2011, 17 (11): 1713-1720.

[114] CHAO N. How I treat sinusoidal obstruction syndrome [J]. Blood, 2014, 123 (26): 4023-4026.

[115] SEIFERT C, WITTIG S, ARNDT C, et al. Heparanase polymorphisms: Influence on incidence of hepatic sinusoidal obstruction syndrome in children undergoing allogeneic hematopoietic stem cell transplantation [J]. J Cancer Res Clin Oncol, 2015, 141 (5): 877-885.

[116] EFRATI E, ZUCKERMAN T, BEN-AMI E, et al. MTHFR C677T/A1298C genotype: A possible risk factor for liver sinusoidal obstruction syndrome [J]. Bone Marrow Transplant, 2014, 49 (5): 726-727.

[117] KALLIANPUR A R, HALL L D, YADAV M, et al. The hemochromatosis C282Y allele: A risk factor for hepatic veno-occlusive disease after hematopoietic stem cell transplantation [J]. Bone Marrow Transplantat, 2005, 35 (12): 1155-1164.

[118] ELBAHLAWAN L, MCARTHUR J, QUASNEY M W, et al. Association of IL-1β-511 polymorphism with severe veno-occlusive disease in pediatric-matched allogeneic hematopoietic stem cell transplantation [J]. J Pediatr Hematol Oncol, 2012, 34 (3): 175-179.

[119] LASKIN B L, GOEBEL J, DAVIES S M, et al. Small vessels, big trouble in the kidneys and beyond: Hematopoietic stem cell transplantation-associated thrombotic microangiopathy [J]. Blood, 2011, 118 (6): 1452-1462.

[120] CHOI C M, SCHMAIER A H, SNELL M R, et al. Thrombotic microangiopathy in haematopoietic stem cell transplantation: Diagnosis and treatment [J]. Drugs, 2009, 69 (2): 183-198.

[121] GEORGE J N, LI X, MCMINN J R, et al. Thrombotic thrombocytopenic purpura-hemolytic uremic syndrome following allogeneic HPC transplantation: A diagnostic dilemma [J]. Transfusion, 2004, 44 (2): 294-304.

[122] RUUTU T, BAROSI G, BENJAMIN R J, et al. Diagnostic criteria for hematopoietic stem cell transplant-associated microangiopathy: Results of a consensus process by an International Working Group [J]. Haematologica, 2007, 92 (1): 95-100.

[123] HO V T, CUTLER C, CARTER S, et al. Blood and marrow transplant clinical trials network toxicity committee consensus summary: Thrombotic microangiopathy after hematopoietic stem cell transplantation [J]. Biol Blood Marrow Transplant, 2005, 11 (8): 571-575.

[124] SIEGAL D, KELLER A, WEI X, et al. Central nervous system complications after allogeneic hematopoietic stem cell transplantation: Incidence, manifestations, and clinical significance [J]. Biol Blood Marrow Transplant, 2007, 13 (11): 1369-1379.

[125] UCKAN D, CETIN M, YIGITKANLI I, et al. Life-threatening neurological complications after bone marrow transplantation in children [J]. Bone Marrow Transplant, 2005, 35 (1): 71-76.

[126] SAIZ A, GRAUS F. Neurological complications of hematopoietic cell transplantation [J]. Semin Neurol, 2004, 24 (4): 427-434.

[127] KISHI Y S, KAMI M, IKEDA M, et al. Early central nervous system complications after reduced-intensity stem cell transplantation [J]. Biol Blood Marrow Transplant, 2004, 10 (8): 561-568.

[128] SIOKA C, KYRITSIS A P. Central and peripheral nervous system toxicity of common chemotherapeutic agents [J]. Cancer Chemother Pharmacol, 2009, 63 (5): 761-767.

[129] CHEN B T, ORTIZ A, DAGIS A, et al. Brain imaging findings in symptomatic patients after allogeneic haematopoietic stem cell transplantation: correlation with clinical outcome [J]. Eur Radiol, 2012, 22 (10): 2273-2281.

[130] NAJIMA Y, OHASHI K, MIYAZAWA M, et al. Intracranial hemorrhage following allogeneic hematopoietic stem cell transplantation [J]. Am J Hematol, 2009, 84 (5): 298-301.

[131] DENIER C, BOURHIS J H, LACROIX C, et al. Spectrum and prognosis of neurologic complications after hematopoietic transplantation [J]. Neurology, 2006, 67 (11): 1990-1997.

第
12
章

第 **13** 章　癌症患者的镇痛治疗

　　疼痛是与组织损伤或潜在的组织损伤相关联的不愉快的感觉或情绪体验。癌症相关性疼痛（又称为癌痛）是由癌症疾病本身、癌症相关性病变及抗肿瘤治疗引起的疼痛。约 1/4 新诊断的恶性肿瘤患者、1/3 正在接受治疗的恶性肿瘤患者和 3/4 晚期恶性肿瘤患者会伴有疼痛。疼痛是癌症患者最痛苦的症状之一，如果得不到缓解，将会极大影响他们的生活质量。

第 1 节　癌痛的病因和分类

一、癌痛的病因

　　癌痛的病因包括：①肿瘤直接侵犯，如肿瘤侵及或压迫骨、神经、皮肤、软组织、黏膜及脉管等；②肿瘤相关的诊断或治疗，如静脉穿刺、内镜检查、骨髓穿刺或活检、手术切口瘢痕、神经损伤、化疗相关性静脉炎，放疗后的损伤等；③肿瘤并发症或合并症，如压褥疮，肌痉挛等；④感染，如带状疱疹等。

　　与非癌性疼痛不同，癌痛的主要特点是：①通常比较剧烈；②持续时间比较长，反复发生、持续存在、不断加重；③如果得不到有效治疗，癌痛一旦出现就很难消失；④常伴有患者的心理变化，存在焦虑、抑郁；⑤重度癌痛属于肿瘤急症，需要立即治疗。

二、癌痛的分类

（一）按照癌痛病因可分为三类

1. 肿瘤相关疼痛。

2. 治疗相关疼痛。

3. 与两者均无关的疼痛。

（二）按照时间可分为两类

1. 急性癌痛。

2. 慢性癌痛。

（三）按照病理生理特点可分为两类

1. 伤害感受性疼痛，进一步分为伤害性躯体痛和伤害性内脏痛。

2. 神经病理性疼痛。

第2节　癌痛的全面评估

一、癌痛评估

癌痛的准确评估是合理治疗的前提，癌痛诊断需要遵循"常规、量化、全面、动态"的原则，对疼痛的性质和程度做出诊断，重点关注：①过去24小时中一般疼痛和最重疼痛的程度；疼痛的部位和性质，如牵涉痛、放射痛、躯体性、内脏性、神经病理性、持续性、间断性、暴发性等；静息和运动时的疼痛强度、活动对疼痛强度的影响；疼痛加重或缓解的诱发因素；既往镇痛治疗的疗效和不良反应；②患者对镇痛治疗的期望和目标，确保医患有效沟通，准确掌握患者的疼痛程度；③心理支持、患者及亲属宣教的重要性；④动态评估的重要性，评估和滴定需要贯穿整个癌痛治疗过程；⑤癌痛的多维度评估，包括生理、社会、心理和精神。

体格检查、实验室检查和影像学检查有助于明确疼痛的潜在病因。

二、癌痛的量化

患者主诉是疼痛强度评估的标准方法，0~10数字评分表、分类量表以及面部表情疼痛评分量表等图示量表是常用的评估方法。0~10数字评分量表将疼痛分为轻度疼痛（1~3）、中度疼痛（4~6）和重度疼痛（7~10）三类。面部表情疼痛评分量表对难以使用其他量表的患者更加有效，例如儿童、老年人、存在语言或文化差异等交流障碍的患者。如果患者暂时没有疼痛症状，可以在后续随访和需要时再次进行疼痛评估。

第3节　癌痛治疗原则和方法

一、癌痛治疗原则

世界卫生组织（World Health Organization，WHO）的三阶梯镇痛原则是经典的癌痛治疗指南，强调按阶梯给药、尽量口服给药、按时给药、给药个体化和注意具体细节等五项基本原则。三阶梯镇痛原则存在诸多不足，在临床实施过程中需要关注：①合理选择镇痛方案的前提是全面准确地评估疼痛；②掌握阿片类药物的使用原则和细节；③进行癌痛的多学科综合治疗；④积极预防和治疗镇痛药物的不良反应；⑤随访和疼痛的动态评估非常重要；⑥了解癌痛的社会、心理因素等。

二、癌痛治疗方法

合理的癌痛评估和治疗可以使 80% 以上癌痛患者的疼痛通过口服镇痛药物得到很好控制，大约 20% 的癌痛患者需要使用按摩、理疗等物理方式以及催眠、放松等认知方式控制疼痛，介入治疗也是控制癌痛的重要手段。通过上述治疗手段仍不能得到充分缓解的少数患者多伴有癌性神经病理性疼痛。

癌痛治疗的基石是包括阿片类药物、非甾体抗炎药和辅助镇痛药物在内的药物治疗。

（一）阿片类药物

阿片类药物与外周神经和位于脊髓背角胶状质感觉神经元上的阿片受体结合，通过抑制 P 物质释放阻止疼痛传入脑内，同时作用于大脑和脑干的疼痛中枢，发挥下行性疼痛抑制作用。按照药理作用机制阿片类药物分为：①激动药，包括吗啡、芬太尼和哌替啶等；②激动 - 拮抗药，包括喷他佐辛和纳布啡等；③部分激动药，丁丙诺啡；④拮抗药，包括纳洛酮、纳曲酮和去甲纳曲酮等。根据镇痛强度阿片类药物分为：①强阿片类药物，包括吗啡、芬太尼、哌替啶、舒芬太尼和瑞芬太尼；②弱阿片类药物，包括可待因和双氢可待因。

理想的阿片类药物剂量是充分镇痛且无不可耐受的不良反应，口服是最常用的给药途径，特殊情况下可考虑其他给药途径，如对于吞咽困难或阿片类药物吸收障碍的患者，可以经胃肠外输注、静脉或皮下给予阿片类药物。

阿片类药物转换原则：①计算出目前使用的 24 小时阿片类药物总量；②参照《阿片类药物换算表》（表 13-1），按照等效剂量换算出新阿片类药物的 24 小时总等效剂量；③如果疼痛已经有效控制，可将新药物减量 25%~50%，在第 1 个 24 小时内充分、快速滴定达到镇痛效果；如果疼痛没有得到有效控制，可按照 100% 等效剂量或加量 25% 给予新药；④将每天新阿片类药物剂量按所需给药次数平均分配。

表 13-1　阿片类药物换算表

阿片受体激动剂	肠外剂量	口服剂量 /mg	镇痛持续时间 /h	半衰期 /h
吗啡	10g	30	3~4	2~4
可待因	130mg	200g	3~4	2~4
芬太尼	100μg	–	1~3	3~4
氢可酮	–	3~45	3~5	–
氢吗啡酮	1.5mg	7.5	2~3	2~3
左吗喃	2mg	4	3~6	–
羟考酮	–	15~20	3~5	2~3
羟吗啡酮	1mg	10	3~6	9~11

将其他给药途径转换为芬太尼透皮贴剂的注意事项：①在使用贴剂前，先应用短效阿片类药物使疼痛达到较好的控制状态，对疼痛不稳定、需频繁调整剂量的患者不推荐使用贴剂；②贴剂的疗效持续时间为 72 小时，部分患者可能只维持 48 小时；③热灯或电热毯会加速药物释放，导致给药剂量变化；④需要同时给与吗啡或其他短效阿片类药物，在最初的 8~24 小时尤为必要；⑤根据 72 小时内阿片类药物的额外需要量增加贴剂剂量。

（二）非甾体抗炎药

非甾体抗炎药不具有躯体依赖性、耐受性或成瘾性,但其镇痛作用存在"天花板效应",在疗效达到平台后,即使再增加给药剂量也不能增加镇痛效果。非甾体抗炎药均有最大镇痛剂量,对乙酰氨基酚最大剂量为 2g/d,布洛芬最大剂量为 2.4g/d,塞来昔布最大剂量为 0.4g/d,当达到每日最大镇痛剂量,而镇痛效果仍然不理想时,应换用阿片类药物。非甾体抗炎药不宜长期、大量服用,一般连续用药不得超过 2 周,以避免发生毒性反应。非甾体抗炎药与弱阿片类药物联合应用需增加药物剂量时,只增加阿片类药物剂量。联合应用两种非甾体抗炎药不增加疗效,只增加不良反应,因此不推荐同时使用。非甾体抗炎药之间无疗效差异,联合阿片类药物的疗效优于任何一类药物单独应用。非甾体抗炎药对于炎性疼痛、骨痛、神经病理性疼痛、神经压迫、炎症和肠梗阻引起的疼痛以及与抗肿瘤治疗相关的疼痛均有效。需要高度重视非甾体抗炎药的不良反应,尤其是对乙酰氨基酚持续高剂量应用会引起肝肾功能损伤。应用非甾体抗炎药过程中要定期监测血压、尿素氮、肌酐、肝功能、血常规和大便隐血。肝功能异常,如转氨酶大于正常上限的 1.5 倍时,应该停用非甾体抗炎药。应注意非甾体抗炎药与其他药物的相互作用,如 β 受体阻滞药可降低非甾体抗炎药的疗效;抗凝剂可增加非甾体抗炎药的出血风险;非甾体抗炎药可增加洋地黄中毒的风险。化疗期间使用非甾体抗炎药镇痛,其潜在毒性风险比阿片类药物更高。

（三）辅助性镇痛药

1. **抗抑郁药**　抗抑郁药具有抗抑郁作用,也具有镇痛作用,常用于神经性疼痛等慢性疼痛的治疗,应缓慢停药,以避免戒断综合征的发生。三环类抗抑郁药阿米替林进行了较多治疗神经病理性疼痛的临床研究,从小剂量开始逐渐增量,镇痛比抗抑郁效果出现的早,特别适合伴有睡眠障碍的患者。阿米替林的不良反应包括口干、尿潴留、直立性低血压等。另一类抗抑郁药5- 羟色胺和去甲肾上腺素再摄取抑制剂度洛西汀和万拉法新具有镇痛效果。度洛西汀能够缓解多发性神经病理性疼痛,并且可以改善患者活动能力、情绪及乏力。度洛西汀是美国食品药品监督管理局（Food and Drug Administration,FDA）批准的首个用于治疗神经性疼痛的抗抑郁药。万拉法新抑制 5- 羟色胺再摄取作用较强,但抑制去甲肾上腺素再摄取的作用较弱,可用于治疗多发性神经性疼痛、糖尿病性神经病变引起的疼痛,万拉法新与非甾体抗炎药联合应用时胃肠道出血风险明显增加。

2. **抗癫痫药**　经典抗癫痫药有卡马西平、奥卡西平、苯妥英钠和丙戊酸钠,非经典抗癫痫药有加巴喷丁、普瑞巴林、拉莫三嗪和氯硝西泮。抗癫痫药可以降低神经兴奋性,是神经性疼痛常用的治疗药物。卡马西平、奥卡西平、苯妥英钠和拉莫三嗪降低钠离子通道的通透性,加巴喷丁下调钙通道亚单位的表达,抑制神经元异位放电而发挥作用。加巴喷丁是最常用于治疗神经病理性疼痛的抗惊厥药物,几乎不与其他药物发生相互作用,与阿片类药物联合应用对癌痛有协同镇痛作用,不良反应较卡马西平少而轻,缺点是生物利用度低,呈非线性药物代谢动力学特征,应逐渐增加剂量至有效剂量。

3. **糖皮质激素**　糖皮质激素能够缓解包括骨转移痛、肿瘤浸润或压迫神经引起的神经性疼痛、颅内压升高引起的头痛、淋巴水肿或肠梗阻引起的疼痛等癌痛症状。糖皮质激素的镇痛机制是减轻疼痛敏感部位水肿或释放假性神经递质。常用的糖皮质激素有地塞米松、泼尼松或甲强龙。

4. **双膦酸盐类药物和地诺单抗**　唑来膦酸和帕米膦酸等双膦酸盐类药物对骨源性疼痛有

治疗作用,特别适用于多发性骨髓瘤患者和伴有骨转移的肿瘤患者。地诺单抗是一种全人源单克隆抗体,通过与核因子 -κB 受体活化因子配体(receptor activator of nuclear factor kappa-B ligand,RANKL)相结合,抑制骨吸收,对骨痛有缓解作用。

三、镇痛方案的制订

(一)镇痛方案的制订原则

要详细了解每一位癌痛患者既往阿片药物的治疗史,并将患者分为未使用过阿片类药物或对阿片类药物耐受两大类。阿片类药物耐受者的定义为:用药持续 1 周或更长时间的口服吗啡 60mg/d、芬太尼透皮贴剂 25μg/h、口服羟考酮 30mg/d、口服氢吗啡酮 8mg/d、口服羟吗啡酮 25mg/d 或等效剂量或更高剂量的其他阿片类药物的患者。

需要给予患者个体化的镇痛方案,重视在未使用阿片类药物的疼痛患者中进行短效阿片药物的滴定治疗。未使用过阿片类药物的患者可以将 5~15mg 口服短效硫酸吗啡或 2~5mg 静脉短效硫酸吗啡作为起始剂量开始滴定;阿片类药物耐受的患者用前 24 小时所需药物总量的 10%~20% 作为起始剂量开始滴定。轻度疼痛患者进行短效阿片药物剂量滴定,重度疼痛患者进行快速短效阿片药物滴定,在 24 小时以内完成全面的疼痛再评估,根据再评估结果给予后续镇痛治疗。经过 2~3 次评估癌痛仍未被良好控制的患者可以采用皮下给药或静脉给药进行滴定,同时根据特殊疼痛状况进行专科会诊。阿片类药物剂量达到稳态后,可转换为控 / 缓释阿片类药物维持治疗,同时准备短效阿片类药物以针对暴发性疼痛进行解救治疗,如 24 小时暴发性疼痛 >3 次,需增加控缓释剂用量。疼痛稳定控制的患者可以将阿片类药物控释剂作为基础给药,备用短效阿片类药物,用于暴发性疼痛。

(二)阿片类药物的应用原则

1. 剂量滴定原则　疼痛数字评分法评分为 4 分的患者给予羟考酮缓释片 10mg,每 12 小时 1 次,1 小时后观察;疼痛数字评分法评分为 7 分的患者口服即释吗啡片 10~15mg。再次评分疼痛数字评分法为 4~6 分时应给予即释吗啡片 7.5~10mg;如再次评分降为 3 分,则不需给药。每 2~3 小时观察,给予吗啡处理的患者 1 小时后再次进行评分,根据疼痛控制情况给予上述处理。计算 24 小时羟考酮缓释片及即释吗啡片的使用剂量:吗啡总量除以 1.5 或 2,再加上羟考酮缓释片的用量即为 24 小时羟考酮总剂量,除以 2 即为第 2 天的羟考酮缓释片起始剂量。采用控缓释制剂滴定具有方便、减轻工作量的优点。

阿片类药物滴定的注意事项:①找到合适的镇痛剂量,既能充分镇痛又无不可耐受的不良反应;②根据前 24 小时阿片类药物的总剂量(包括按时给药剂量和按需给药剂量)计算增加剂量;③参照症状的严重程度决定按时给药剂量和按需给药剂量增加的速度;④如果患者疼痛评分 <4 分同时出现难治性不良反应,可考虑阿片类药物减量 25%,然后再评估镇痛效果,必要时更换阿片类药物种类或给药方式。

2. 维持治疗原则　①当 24 小时内阿片类药物的镇痛剂量比较稳定时,可以将短效阿片类药物更换为缓 / 控释阿片类药物;②持续性疼痛应按时给药,同时应用短效镇痛药物控制暴发痛;③无法通过缓 / 控释阿片类药物缓解的疼痛应给予解救剂量的短效阿片类药物进行治疗;④24 小时暴发性疼痛 >3 次,或按时给药剂量在给药结束时或峰效应时无法缓解的疼痛,应增加缓 / 控释阿片类药物的基础给药剂量;⑤镇痛治疗首选口服给药;⑥芬太尼贴剂应在短效阿片类药物较好控制癌痛的基础上使用,不建议用于经常需要调整剂量的不稳定疼痛;⑦阿片类药物转换的目的是在镇痛和不良反应之间找到更好的平衡;⑧不推荐用于癌痛治疗的药物有哌替啶、丙氧氨酚、部分激动剂、混合激动拮抗剂和安慰剂等。

3. 不良反应处理原则 阿片类药物的不良反应有便秘、呼吸抑制、恶心、呕吐、尿潴留、皮肤瘙痒、中枢神经毒性等。

便秘是阿片类药物最常见的不良反应,50% 以上的患者会出现便秘或便秘持续存在。阿片类药物导致便秘的处理原则是预防为主、防治结合,可使用缓泻剂,缓泻剂的剂量应该随着便秘的严重程度实时调整。防治便秘一般先选相对柔和的药物,疗效不佳时再更换作用稍强的药物,摄入足够的液体和膳食纤维、适当锻炼、避免新发不良反应对于防治便秘非常重要。明确便秘原因、严重程度,根据需要调整大便软化剂或泻药剂量,以保证每 1~2 天 1 次肠道非强制排便。需要考虑应用辅助镇痛治疗以减少阿片类药物的用量,以缓解便秘症状。

应当谨慎使用解救呼吸抑制的药物,在出现急性意识障碍或者呼吸异常时可以使用纳洛酮,但是纳洛酮会减弱阿片类药物的镇痛作用,并可能导致阿片类药物的戒断症状。

阿片类药物所致的恶心重点在于预防,特别是既往使用阿片类药物出现恶心的患者,在给予阿片类药物的同时联合使用止吐药;如果恶心持续 1 周以上不缓解可以考虑更换阿片类药物;如果恶心仍然存在,建议使用其他镇痛方法以尽量减少阿片类药物的使用剂量。

第4节 难治性癌痛

难治性癌痛是指癌痛的病因难以祛除或不能治愈,采用强效镇痛药物仍不能有效缓解的重度癌痛。

一、难治性癌痛的诊断

难治性癌痛具有下述特征:①持续疼痛;②重度疼痛;③疼痛导致运动受限;④疼痛影响了心率、血压和神经系统功能等;⑤疼痛病因不可祛除或不能治愈。

难治性癌痛主要包括:①常规给药途径下镇痛治疗有效,但因不能耐受的毒副作用导致镇痛药物增量困难,使癌痛不能被完全控制。常需采用中枢(鞘内或硬膜外)给药途径镇痛;②肿瘤压迫或浸润神经所致的癌性神经病理性疼痛。

二、难治性癌痛的治疗

绝大多数难治性癌痛需要介入治疗,疗效比较确切的介入治疗手段有以下 3 类:

1. 针对疼痛病因的介入治疗 针对疼痛病因的介入治疗通过阻滞或损毁有关神经或治疗压迫神经的肿瘤病灶发挥镇痛作用,具有创伤小、风险低、成功率高的特点,包括椎体转移病灶的成型技术、神经或神经丛的阻滞和损毁治疗以及放射性粒子植入技术等,应该在仔细权衡治疗费用与获益的基础上进行。

2. 鞘内植入药物输注系统 鞘内植入药物输注系统(implantable drug delivery system,

IDDS）是通过硬膜外、椎管内、神经丛等途径的给药系统,可降低阿片的使用剂量,具有高效率、创伤小的特点,避免了神经损毁治疗对神经功能的不可逆性损伤,不仅改善难治性癌痛的镇痛效果,还可延长生存期。常用的药物有吗啡、氢吗啡酮、芬太尼、齐考诺肽、可乐定、苏芬太尼等。鞘内植入药物输注系统由于价格昂贵且需要在有一定资质的医疗机构内进行,目前尚未普遍用于难治性癌痛的治疗。

（罗　扬）

参考文献

［1］李小梅 , 刘端祺 . 改进我国难治性癌痛的诊治现状 [J]. 中国疼痛医学杂志 , 2012, 18 (12): 709-712.

［2］陈小燕 , 洪若熙 , 罗健 . 癌症疼痛的诊治 [J]. 中国临床医生 , 2012, 40 (5): 11-15.

［3］王杰军 , 李睿 . NCCN 成人癌痛临床实践指南解读 [J]. 临床肿瘤学杂志 , 2009, 14 (1): 80-83.

［4］罗盛 . 美国 NCCN 成人癌痛指南解读 [J]. 中国处方药 , 2014,(1): 4-6.

第14章 肿瘤患者的心理治疗

第1节 肿瘤临床多维度痛苦筛查、评估及应答

一、引言

美国国立综合癌症网（National Comprehensive Cancer Network，NCCN）痛苦管理指南将痛苦（distress）定义为：由多种因素影响下的不愉快的情绪体验，包括心理上（认知/行为/情绪），社会上，和/或灵性层面的不适，可以影响患者有效应对癌症/躯体症状/临床治疗。痛苦症状是一个连续谱系，轻者可表现为正常的悲伤/恐惧，重者可表现为精神障碍，如焦虑/抑郁/惊恐发作/社会孤立感，以及生存和灵性的危机。痛苦的产生对于患者躯体及社会功能、家庭生活、以及职业和经济造成严重负面影响。另外，严重痛苦或达到精神障碍诊断标准可严重影响患者应对疾病，降低患者对临床治疗的依从性，从而影响患者最终的健康结局。目前多个国家已经将痛苦筛查纳入肿瘤治疗的相关指南与政府管理规范中，如 NCCN 痛苦管理指南、英国国家卫生与临床优化研究所（National Institute for Health and Clinical Excellence，NIHCE）、加拿大安大略省的姑息治疗整合项目（Provincial Palliative Care Integration Project，PPCIP）、美国外科医师协会肿瘤委员会（American College of Surgeons' Commission on Cancer）等建议将痛苦筛查纳入医疗机构诊疗规范中，作为评估医疗机构是否合格的重要标准。建议患者进行常规症状和心理痛苦筛查，筛查同时给予积极应答并转诊和治疗。

二、临床效果证据

Meijer 等 2013 年发表的一篇系统回顾纳入了 14 个痛苦干预的随机对照试验（randomized controlled trial，RCT），以及 1 项有关痛苦筛查效果的 RCT 研究，结果显示针对痛苦的各种干预措施效果为小到中等效果，而筛查效果的 RCT 研究显示其并未对患者的心理社会相关结局带来改善，由此认为实施常规痛苦筛查证据尚不充分。Bultz 及 Carlson 等对 Meijer 的系统回顾给予评述，痛苦筛查是建立在痛苦的患病率基础上的，痛苦体现在躯体、心理、实际问题等多个领域，且痛苦筛查项目包含所有涉及痛苦领域的评估和分级，而该文章反对广泛的筛查显然结论不严谨；另外该系统回顾纳入研究条件过度严格，所有在痛苦相关领域的筛查研究都应该纳入，并且有且只有一篇有关痛苦筛查效果的 RCT 研究，以此为结论也有所偏颇。其后多篇 RCT 研究及系统

444

综述支持痛苦筛查能够使临床获益，如改善患者焦虑 / 抑郁症状、加强医患沟通、有利于及时转诊等，因此推荐在肿瘤中心进行常规痛苦筛查以帮助患者降低痛苦水平，对一线临床医生及相关人员进行痛苦筛查培训，从而有效实施痛苦筛查。给予系统的筛查、评估以及后续的合理应答是保证痛苦筛查成功的关键。

三、肿瘤临床痛苦筛查工具选择

很多重要的研究报道了关于痛苦筛查工具的使用情况，目前筛查工具分为三大类：①症状筛查；②心理社会问题筛查；③痛苦来源筛查。美国医学研究所（Institute of Medicine，IOM）建议痛苦筛查工具应该能够综合识别引起痛苦的各种问题和担忧。所选筛查工具应该有效、稳定，并且对于临床工作人员来说简便易行，可以通过临界值来判断患者是否存在痛苦。能够同时评估患者是否存在躯体症状 / 情绪负担 / 社会问题等，且能评估患者上述症状的严重程度，这样能够动员其他专业的人员有效地对患者的痛苦状况做出应答，包括将痛苦且有心理社会支持需求的患者转诊给专业的心理治疗师 / 精神科医生 / 社工等。

（一）症状痛苦筛查的工具及方法

MD Anderson 症状量表（MD Anderson Symptom Inventory，MDASI）由 Cleeland 等于 2000 年制订，是针对患者报告结局的多维度筛查工具，同时还将症状对患者日常生活造成的影响纳入筛查条目中，适用于不同癌症类型患者的筛查。2004 年 Wang 等完成了中文版 MDASI 的翻译，测量学研究提示中文版 MDASI 在中国癌症患者症状筛查中应用有效且评估结果稳定可信，5~6 分为中度，7 分及以上为重度。纪念斯隆凯瑟琳癌症中心症状评估量表（memorial symptom assessment scale，MSAS）由 Portenoy 在 1994 年制订，包含 32 个躯体及心理症状，其中 24 条症状需评估症状的频率，严重程度和引起痛苦的程度，另外 8 条症状仅需评估严重程度和引起痛苦的程度。2009 年 Karis 等将 MSAS 翻译为中文并在香港的中国癌症患者中应用，测量学结果显示中文版 MSAS 具有较好的信度和效度，可以用于中国癌症患者，但由于条目较多且计算复杂，需专业人员操作，限制了其在临床筛查中的广泛应用。埃德蒙顿症状评估系统（Edmonton symptom assessment system，ESAS）于 1991 年由 Bruera 等制订，其在临床应用的优势在于可以短时间内对患者的躯体及情绪症状进行多维度评估。2015 年 Dong 等首次进行 ESAS 在中国患者中应用的效度和效度研究，结果显示 ESAS 中文版有较好的内部一致性、重测信度及共时效度。

（二）心理社会痛苦筛查的工具及方法

NCCN 推荐的痛苦温度计（distress thermometer，DT）是一个单条目的痛苦自评工具。0 分 = 没有痛苦，10 分 = 极度痛苦；得分 ≥ 4 分显示患者存在中度到重度痛苦。Tang 等将 DT 进行了中文版修订，临界值与 NCCN 推荐临界值吻合。由于简便易操作，目前 DT 已经在国内多家肿瘤中心或综合医院肿瘤科应用。医院焦虑抑郁量表（hospital anxiety depression scale，HADS）由 Zigmond 与 Snaith 于 1983 年制订。目前此量表广泛应用于综合医院患者焦虑和抑郁情绪的筛查以及心身疾病的研究中，其信度和效度也已经得到了验证。国内常用的中文版医院焦虑抑郁量表是由叶维菲等于 1993 年翻译并校对，建议 9 分为分界点。广泛性焦虑自评量表（general anxiety disorder-7，GAD-7）和 9 条目患者健康问卷（9-item patients health questionnaire，PHQ-9）是对患者精神障碍的初级自我评估，广泛应用于初级医疗机构对于精神健康状况的筛查。PHQ-9 是根据美国精神障碍诊断与统计手册，第Ⅳ版有关抑郁症状的条目设计的 9 个条目的自评量表,每个条目评分 0~3 分。量表制订者建议其轻度、中度、中重度及重度的临界值分别为 ≥ 5 分, ≥ 10, ≥ 15 分和 ≥ 20 分。目前 PHQ-9 在肿瘤患者中应用的测量学数据有待进一步证实。GAD-7 常与 PHQ-9 联合使用,包含 7 个条目,每个条目评分为 0~3 分;制订者推荐 ≥ 5 分、≥ 10 分、≥ 15 分分别代表轻、中和重度焦虑。PHQ-9 中条目 9 条"您是否有不如死掉或用某种方式伤害自己的念头?"可以用于对患者自杀观念的筛查。自杀筛查和评估是发现患者自杀观念最直接的方式,可以有助于降低患者自杀的比例和带来的后续负面影响。

(三)痛苦来源的筛查

NCCN 推荐使用的 DT 中包含问题列表(problem list,PL),包括围绕肿瘤患者出现的 5 个主要方面的问题:实际问题(经济 / 照顾家庭 / 交通等)、交往问题(与家属 / 朋友 / 邻居 / 医护人员等的沟通)、情绪问题(悲伤 / 注意力不集中 / 失眠等)、躯体问题(便秘 / 恶心 / 呕吐等常见临床症状)、宗教信仰问题。研究显示 PL 与 DT 得分密切相关,是 DT 在筛查痛苦程度之外的有效补充,且 PL 对于中重度痛苦患者转诊起到了重要的指导作用。

社会困难指对一个人的社会世界造成困扰的事件或问题,包括生活中、工作中、娱乐活动中以及与他人的关系中出现的问题。癌症患者的社会困难涉及癌症患者本人、癌症疾病本身及治疗相关因素,致残的程度、患者本人的当前状况、癌症治疗中所有人的情绪反应以及患者可行的支持网络等。Cull 等对英国 505 例癌症患者以及 51 例接受转诊至心理社会相关机构的癌症患者进行调查,结果显示社会困境在严重的情况下可加重患者的心理痛苦,降低患者整体生存状况。Wright 等 2005 年制订了社会困难问卷(the social difficulties inventory-21,SDI-21),此问卷共 21 个条目(各条目 0~3 分),包括三个经过效度检验的分量表:日常生活、经济问题、自我及周围其他人,总分 ≥ 10 分提示显著社会困难。

四、筛查、评估及应答流程

(一)简易版流程

为简化筛查过程,减少为肿瘤临床增加的工作负担,简易版筛查流程更加具有可操作性。与 MDASI 相比,ESAS-r 条目更加简短,本流程以 ESAS-r 为例进行说明。患者每次就诊或入院后即接受 ESAS-r 评估,可由护士或专门负责人在接诊患者时发放问卷并初次评估各个条目的得分。条目得分 0~3 分可由患者自己进行管理或调节。条目得分 4~6 分,多学科团队进行管理,如躯体症状需提示肿瘤科医生给予相应处理;如心理或精神科症状得分在 4~6 分,可由接受过心理社会培训的肿瘤临床医生或护士、社工等给予初步支持,并开始进一步的心理及精神科评估,如应用 GAD-7 及 PHQ-9,视患者评估后的严重程度转诊给精神科医生或心理治疗师。条目得分在 7 分以上,建议直接转诊给精神科医生或心理治疗师进行详细评估和专科治疗。因条目简短,建议患者每次就诊都应该进行一次筛查、评估及给予积极应答。

(二)复杂版流程

在患者入院及就诊时从躯体、心理、社会、灵性等四个维度对患者的痛苦进行详细评估需要纳入多个量表,如此操作优势是对痛苦的筛查更加详尽,而缺点则是患者填表负担较重,长期连续筛查将会出现患者脱失比例增加以及回收量表的有效性及真实性下降等情况。解决上述问题的方法:①将复杂版与简化版联合使用,疾病诊断初期或首次就诊时接受复杂版筛查完整流程,疾病关键点间断使用,但每次就诊时进行简化版筛查流程;②借助于电子化系统,如电脑 /

iPad/ 手机等智能软件,加入声音识别设备,增加筛查量表的趣味性并减轻患者填表负担。加拿大安大略省目前使用的痛苦评估及应答工具(distress assessment and response tool,DART)应用相对较成熟,纳入 ESAS-r、GAD-7、PHQ-9、加拿大版问题列表、美国东部肿瘤协作组(Eastern Cooperative Oncology Group,ECOG)的活动状态量表(performance status,PS)、SDI-21 等量表,制作成专业软件导入专用的 iPad 内供患者自行操作,填表结束即可打印结果,且患者多次筛查的结果均可记录在 iPad 中,经患者允许供数据分析使用。应答策略同简化版流程。

第 2 节　精神症状的控制与管理

一、失眠

失眠是影响癌症患者身心健康和生活质量的一个重要因素,在癌症患者的发生率为 17%~57%。癌症患者比健康成年人更易出现睡眠质量差、昼夜节律紊乱、生活质量降低。

(一)概述

失眠(insomnia)指患者对睡眠时间和 / 或质量不满足并影响白天社会功能的一种主观体验。国外研究中归纳癌症患者失眠的病因有三大类因素:①易感因素,包括性别尤其是女性、年龄、既往失眠史、失眠的家族史、焦虑或抑郁等精神障碍等;②诱发因素,包括手术、住院、放疗、化疗、疼痛、谵妄、内分泌治疗等;③维持因素,包括不良的睡眠行为及昼夜节律紊乱等。

(二)临床表现

1. **睡眠潜伏期延长**　入睡时间超过 30 分钟。
2. **睡眠维持障碍**　夜间觉醒次数 ≥ 2 次或凌晨早醒。
3. **睡眠质量下降**　睡眠浅、多梦。
4. **总睡眠时间缩短**　通常少于 6 小时。
5. **日间残留效应**　次晨感到头晕、精神不振、嗜睡、乏力等。

(三)诊断

根据 ICD-10 精神与行为障碍分类对非器质性失眠症的诊断标准如下。

1. 主诉或是入睡困难,或是难以维持睡眠,或是睡眠质量差。
2. 这种睡眠紊乱每周至少发生三次并持续 1 个月以上。
3. 日夜专注于失眠,过分担心失眠的后果。
4. 睡眠量和 / 或质的不满意引起了明显的苦恼或影响了社会及职业功能。

(四)治疗

癌症患者失眠的治疗首先是针对病因的治疗,在抗癌治疗的同时,积极处理引起失眠的病因,如疼痛、焦虑抑郁情绪等。失眠的干预措施主要包括药物治疗和非药物治疗。

1. **药物治疗**　癌症患者使用药物治疗失眠时常根据普通人群失眠患者的经验,缺少相关研究。对于急性失眠患者宜早期应用药物治疗,对于亚急性或慢性失眠患者,无论是原发还是继发,在应用药物治疗的同时应当辅助以心理行为治疗。

（1）镇静催眠药物

1）非苯二氮䓬类药物：主要包括唑吡坦、佐匹克隆等药物，仅有催眠而无镇静、肌松和抗惊厥作用。这一类药物由于半衰期短，可迅速被吸收，不产生蓄积，相对后遗作用少，对白天的影响微弱，且基本不改变正常的生理睡眠结构，并可改善患者的睡眠结构，不易产生耐受性、依赖性，一般不产生失眠反弹和戒断综合征。不良反应与剂量及患者的个体敏感性有关，主要为头痛、口苦、思睡等。

2）苯二氮䓬类药物：主要包括艾司唑仑、劳拉西泮、氯硝西泮等，可以缩短失眠者的睡眠潜伏期、增加总睡眠时间，不良反应包括日间困倦、头昏、肌张力减退、跌倒、认知功能减退等，长期使用在停药时可能会出现戒断症状。老年癌症患者常存在睡眠呼吸暂停，使用时需慎重，肺癌患者以及肺功能差的患者也要慎用，以免抑制呼吸。老年患者还应注意药物的肌松作用和跌倒风险。

（2）抗抑郁药物：具有镇静作用的抗抑郁药有时也用来改善睡眠，尤其患者有抑郁症状时，通常用曲唑酮、米氮平、阿米替林、多虑平等。米氮平能缓解抑郁患者的睡眠障碍症状。曲唑酮抗抑郁作用比较弱，但催眠作用比较强，可以治疗睡眠障碍，也可以用于治疗催眠药物停药后的失眠反弹。阿米替林改善神经病理性疼痛的同时改善患者的睡眠。

（3）其他药物：新型抗精神病药如奥氮平、喹硫平主要用于重度精神障碍的睡眠紊乱（如精神分裂症）。褪黑素参与调节睡眠 - 觉醒周期，可以改善时差症状和睡眠时相延迟综合征，不推荐作为催眠药物来使用。抗组胺药如苯海拉明偶尔会用于轻度失眠的患者。

2. 非药物治疗 非药物治疗通常包括睡眠卫生教育、刺激控制疗法、睡眠限制疗法、认知治疗和松弛疗法，这些方法或独立、或组合用于成人原发性或继发性失眠的治疗。研究表明认知行为治疗对于癌症患者的失眠是有效的，可以改善睡眠效率，缩短睡眠潜伏期，减少入睡后的觉醒时间，可持续有效至干预后 6 个月。2016 年美国医师协会发布的成人慢性失眠障碍管理指南强烈推荐所有成年慢性失眠患者均应接受针对失眠的认知行为治疗，作为慢性失眠的初始治疗。

二、焦虑

面对威胁生命的疾病，焦虑是一种正常的反应，它通常在 2 周内逐渐消失。若焦虑症状持续存在，则会发展为焦虑障碍。焦虑障碍患病率的范围在 10%~30%。焦虑障碍导致患者的医疗决策效率降低，躯体症状被夸大，癌症治疗受到干扰，严重影响患者的生活质量。

（一）概述

焦虑通常是一种处于应激状态时的正常情绪反应；焦虑状态是一组症状综合征，包括躯体性焦虑、精神性焦虑以及坐立不安等运动性焦虑症状；焦虑障碍即焦虑症，是一类疾病诊断，症状持续、痛苦，严重影响患者日常功能，并导致异常行为，需要治疗。

神经内分泌肿瘤如嗜铬细胞瘤、小细胞肺癌、甲状腺癌也可引起焦虑。一些抗癌治疗药物如干扰素可以导致焦虑和惊恐发作，化疗前常使用的类固醇激素可以引起情绪不稳和躁动不安，周期性化疗中会出现预期性焦虑、恶心或呕吐，突然停用大剂量酒精、麻醉性镇痛药、镇静催眠药会导致焦虑。

焦虑障碍可以按时间分为急性焦虑和慢性焦虑。急性焦虑最常见于刚得知癌症诊断时。

常规检查、疾病复发、疾病进展、癌症转移和应用新的治疗方法时,也会引发患者的焦虑。慢性焦虑常出现在病情平稳时,患者总担心癌症复发,不确定感和不安全感日渐增长,甚至出现惊恐发作。

焦虑包括心理症状和躯体症状。焦虑患者的心理症状为苦恼、担忧、悲伤和恐惧等负性情感。患者通常警觉性增高或过于警惕,情绪不稳。如果焦虑发展为惊恐发作,患者会有濒死感。躯体症状表现多种多样。心血管系统方面可有心悸、胸闷憋气等,呼吸系统方面可有咽部不适、呼吸困难等,消化系统方面可有吞咽困难、食欲减退、恶心等。还可有坐立不安、出汗、头晕等症状。

（二）诊断

目前精神障碍的诊断主要是症状学诊断,即依据临床诊断访谈,对患者进行诊断。常用的 DSM-5 及国际精神障碍统计分类手册（ICD-10）。惊恐障碍、广泛性焦虑障碍以及社交焦虑障碍都是焦虑障碍的亚型,它们可以出现在癌症之前、诊断癌症时或者接受治疗时。在终末期患者中,焦虑可能是抑郁或者谵妄的一种表现形式,要注意与抑郁和谵妄鉴别。

（三）治疗

1. **药物治疗**　对癌症患者的焦虑最有效的治疗是包括心理治疗和药物治疗的综合治疗。一般而言,通过焦虑症状的严重程度来决定是否使用药物来治疗焦虑。轻度焦虑患者可使用支持性治疗或行为治疗,对于持续恐惧和焦虑的患者需要药物治疗,药物治疗疗效显著且起效较快。应用抗焦虑药时必须考虑抗焦虑药物和癌症治疗药物之间可能的相互作用。从小剂量开始服用,如果耐受好再逐渐增加剂量。表 14-1 列出了常用于治疗癌症患者焦虑的药物。

表 14-1　常用于癌症患者的抗焦虑药

药物	剂量范围	备注
苯二氮䓬类		
劳拉西泮	0.25~2mg, p.o., q.4~12h.	无代谢方面副作用,可用于肝脏肿瘤或转移瘤,减轻恶心和呕吐
阿普唑仑	0.25~1mg, p.o., q.6~24h.	快速起效,快速耐受
奥沙西泮	7.5~15mg, p.o., q.8~24h.	无代谢方面副作用
地西泮	2~10mg, p.o./i.m., q.6~24h.	对慢性持续焦虑有效
氯硝西泮	0.5~2mg, p.o./i.m., q.6~24h.	对慢性持续焦虑、发作性焦虑或冲动行为有效
抗抑郁药		
帕罗西汀	20~40mg/d, p.o.	治疗惊恐障碍,镇静作用较强
艾司西酞普兰	10~20mg/d, p.o.	治疗惊恐障碍、社交焦虑障碍
文拉法辛	75~225mg/d, p.o.	治疗广泛性焦虑障碍
曲唑酮	50~100 mg/d, p.o.	治疗伴有抑郁的焦虑障碍
抗精神病药		
奥氮平	2.5~10mg/d, p.o.	镇静作用较强
喹硫平	25~50mg/d, p.o.	镇静作用较强

注:p.o.:peros,口服;i.m.:intramuscular injection,肌内注射。

2. **心理治疗**　在临床上,支持性心理治疗简单实用,是最常用的方法,可以由大多数临床肿瘤医生提供。真诚平等的医患关系对减轻患者的焦虑尤为重要。支持性心理治疗的关键是耐心倾听、有效沟通、教育患者。还可以采用认知行为治疗,通过患者的倾诉和交谈,确定患者存在的认知歪曲和不切实际的恐惧,通过理解、接纳和认知重构,帮助患者提高面对实际问题的能力,使焦虑得以缓解。行为治疗技术可以有效地治疗躯体症状,包括放松训练、自我催眠、意向引导训练等,帮助患者更好的应对疾病,减轻癌症及治疗引起的疼痛、恶心、呕吐等。

三、抑郁

肿瘤的发生发展与心理社会因素有着不可忽视的联系,其情绪反应以抑郁最为常见。研究显示,我国恶性肿瘤患者重度抑郁的患病率为 25.9%(21.9%~29.9%)。抑郁是伴随负性生活事件(如肿瘤诊断和治疗应激)的正常心理体验,但如果人们不能良好地应对肿瘤这个疾病,肿瘤就会明显影响他们的生活、工作和社会功能,从而导致抑郁障碍的发生。

(一) 诊断

1. **临床表现**　抑郁障碍的临床表现主要有核心症状和附加症状(包括心理症状群和躯体症状群)。核心症状包括心境或情绪低落、兴趣缺乏及乐趣丧失;心理症状群主要包括焦虑、自责自罪、精神病性症状(妄想或幻觉)、认知症状(注意力和记忆力下降)、自杀观念和行为、精神运动迟滞或激越等;躯体症状群主要包括睡眠障碍、食欲紊乱、性欲缺乏、精力丧失、晨重夜轻、非特异躯体症状(如全身疼痛、周身不适、胃肠功能紊乱、头痛、肌肉紧张等)。

2. **诊断标准**　目前临床上主要使用的诊断标准是国际疾病分类第 10 版(ICD-10)中精神和行为障碍的分类。根据 ICD-10,轻度抑郁发作的症状标准:满足 2 个核心症状和 2 个附加症状;中度抑郁发作的症状标准:满足 2 个核心症状和 3 个或以上附加症状;重度抑郁发作的症状标准:满足 3 个核心症状和 4 个或以上附加症状;病程标准:抑郁发作持续至少 2 周。

3. **筛查工具**　临床中常采用的筛查评估工具是医院焦虑抑郁量表(HADS),这是较完整的评估工具,具有良好的信效度。此外,贝克抑郁自评量表(BDI)广泛用于临床流行病学调查,它适用于不同类型及不同分期的恶性肿瘤患者,能更好地用于筛查恶性肿瘤患者的抑郁症状。

(二) 治疗

抑郁障碍的治疗包含精神药物治疗和心理治疗。对于轻到中度抑郁障碍可选择心理治疗,而重度抑郁障碍则首选药物治疗。大多数情况下,可选择两者联合治疗。

1. **药物治疗**　临床上,抗抑郁药已广泛用于治疗各种躯体疾病伴发的抑郁障碍。选择性 5- 羟色胺(5-HT)再摄取抑制剂是近年临床上广泛应用的抗抑郁药,主要药理作用是选择性抑制 5-HT 再摄取,使突触间隙 5-HT 含量升高而达到治疗抑郁的目的,具有疗效好、不良反应少、耐受性好、服用方便等特点。主要包括氟西汀、舍曲林、帕罗西汀、西酞普兰和艾司西酞普兰。此外,三环类抗抑郁药(如阿米替林)及新型抗抑郁药(如文拉法辛、度洛西汀、米氮平等)也被用于治疗肿瘤患者的抑郁症状。表 14-2 列出了肿瘤患者常用的抗抑郁药。

2. **心理治疗**　对于肿瘤患者的抑郁障碍,可采取个体心理治疗或团体治疗的方式。常用的心理治疗方法有:支持性心理治疗、认知行为治疗等。一般而言,支持性心理治疗可帮助患者减少孤独感,学习应对技巧;认知行为治疗可以缓解患者特殊的情绪、行为和社会问题,帮助患者减轻焦虑、抑郁和痛苦。

表 14-2　肿瘤患者常用的抗抑郁药物

药物	起始剂量	维持剂量	主要不良反应及作用
选择性 5-HT 再摄取抑制剂（Selective Serotonin Reuptake Inhibitors，SSRIs）			
舍曲林（sertraline）	25~50mg 早餐	50~150mg/d	恶心、镇静作用较强
氟西汀（fluoxetine）	10~20mg 早餐	20~60mg/d	恶心、性功能障碍
帕罗西汀（paroxetine）	20mg 早餐后	20~60mg/d	恶心、镇静作用较强
西酞普兰（citalopram）	20mg 早餐后	20~60mg/d	恶心、疲劳
艾司西酞普兰（escitalopram）	10mg 早餐后	10~20mg/d	恶心、疲乏
三环类抗抑郁药（tricyclic antidepressants，TCAs）			
阿米替林（amitriptyline）	6.25~12.5mg 睡前	12.5~25mg/d	强度镇静，抗胆碱能不良反应，主要用于神经病理性疼痛
其他药物			
文拉法辛（venlafaxine）	18.75~37.5mg	75~225mg/d	恶心、对神经病理性疼痛、潮热有效
度洛西汀（duloxetine）	20~30mg	60~120mg/d	恶心、对神经病理性疼痛有效
米氮平（mirtazapine）	15mg	15~45mg/d	镇静、促进食欲、止吐
曲唑酮（trazodone）	25~50mg	50~400mg/d	头晕、恶心
安非他酮（bupropion）	50~75mg	150~450mg/d	禁用于癫痫
哌甲酯（methylphenidate）	5mg（早上和中午各 2.5mg）	10~60mg/d	起效快，需监测血压

四、预期性恶心呕吐

预期性恶心呕吐（anticipatory nausea and vomiting，ANV）是一种常见的恶性肿瘤化疗的不良反应。其定义是：患者已经历 2 个以上周期化疗，在下一次化疗药物使用前即开始发生的恶心呕吐。ANV 通常会被一些与化疗相关的环境因素诱发，例如闻到医院的味道，看到装有化疗药物的治疗车，听到化疗药物的名称，甚至看到化疗期间为自己输液的护理人员都会发生恶心呕吐。

（一）成因

1. 经典条件反射假说　很多患者在接受化疗后都会发生恶心呕吐，因此化疗药物是导致患者发生恶心呕吐的非条件刺激。而患者化疗时所处的环境（如护士、病房或治疗室的一些细节、化疗药名称等）因反复与导致恶心呕吐的化疗药物同时出现便会建立起条件反射，成为诱导恶心呕吐的条件刺激，使患者发生 ANV。

2. 引发 ANV 的其他相关因素　很多心理因素与预期性恶心呕吐的发生有关，比如情绪和人格特质等。研究发现，焦虑、抑郁情绪与 ANV 的发生显著相关，特别是化疗前焦虑抑郁严重的患者更容易发生 ANV，而 ANV 的发生又会进一步加重患者在化疗前紧张、恐惧的心理，形成恶性循环。

（二）治疗

预期性恶心呕吐最有效的治疗方法是在每个抗肿瘤治疗周期中使用最佳止吐方案来阻止它的发生，包括心理干预和药物联合的治疗方案。

1. 心理干预　据报道，心理干预技术，特别是行为疗法能有效控制癌症患者的预期性恶心呕吐。系统脱敏疗法是行为疗法的一种,它最早是用来治疗恐怖症的,而 ANV 的发生机制和表现特征与恐怖症有很多相似之处,因此系统脱敏也广泛地被用于缓解 ANV。系统脱敏疗法包含渐进性肌肉放松训练及引导想象技术。使用系统脱敏疗法治疗 ANV 有 3 个步骤。

(1)找出所有引发患者出现恶心呕吐的事件,并对这些事件按引发恶心呕吐的严重程度从轻到重排序。

(2)渐进性肌肉放松训练,指导患者在柔和音乐的伴随下,从上至下随意放松全身肌肉,以消除紧张心理,多次练习直到熟练掌握,达到全身肌肉松弛的效果。

(3)系统脱敏练习:①想象脱敏训练。先让患者全身放松,自上至下随意放松全身肌肉,然后开始想象某一等级(从低级到高级)的刺激事件(例如药水的颜色、病房的味道等),当想象清晰且患者开始感到恶心时,停止想象并进行全身放松,反复重复以上过程,直到患者不再对想象中的刺激事件产生恶心的感觉为止即可进入现实脱敏阶段。②现实脱敏训练。让患者依次接触(从低级到高级)会引发恶心呕吐的刺激事件,当有恶心呕吐反应时即进行全身放松训练,直到患者不再对刺激事件产生恶心呕吐的反应为止。

此外,催眠、生物反馈、引导性想象疗法也常用于治疗 ANV。

催眠疗法是最早用于治疗 ANV 的心理干预方法。首先运用一定的技术诱导患者进入一种特殊的意识状态,协助患者取舒适的体位,放慢呼吸频率,放松全身肌肉,两眼凝视眼前物体,然后将医生的言语或动作整合入患者的思维和情感,借助暗示性的语言,帮助患者消除某些躯体或心理症状。

生物反馈疗法主要是利用现代生理科学仪器,通过人体内生理或病理信息的自身反馈,使患者在经过训练后,能有意识地控制自己身体的一些生理活动(如呼吸、心率、血压等),从而消除病理过程,恢复身心健康。

引导想象疗法是让患者取舒适坐位,闭眼,做深呼吸,放松后进行意念和想象,治疗师通过描述一些画面,将患者的注意力从输注化疗药物的场景中转移,聚焦一些积极的想象(如温暖的阳光、沙滩、草地等),感受全身各个器官健康、舒适的状态,从而达到一种放松状态,最后再回到对呼吸的意识状态,缓慢睁开眼睛即可。

2. 药物治疗　抗焦虑药劳拉西泮和阿普唑仑可以联合止吐药治疗预期性恶心呕吐。劳拉西泮的用法为在治疗前晚上和治疗当日清晨口服 0.5~2mg。阿普唑仑常用初始量是在治疗前晚开始口服 0.5~2mg,每日 3 次。对身体虚弱的老年人和活动性肝病患者,常用初始量是 0.25mg,每日 2~3 次。

第 3 节　肿瘤患者心理干预方法

随着医学人文在国内的发展,越来越多的医护人员已经将医学人文理念纳入自己的日常工作,关注患者的心理痛苦和精神问题,将癌症患者作为一个完整的人来看待。践行"有时去治愈,常常去帮助,总是在安慰"的格言。本章节旨在介绍癌症患者中最常用且有效的几种心理干预方式。

一、个体心理干预

（一）支持性心理治疗

支持性心理干预（supportive psychotherapy）是一种间断的或持续进行的治疗性干预，旨在帮助患者处理痛苦情绪，强化自身已存在的优势，促进对疾病的适应性应对。其在相互尊重和信任的治疗关系中，帮助患者探索自我，适应体象改变和角色改变，是肿瘤临床中最常用到的一种方式。

支持性心理干预能够有效地缓解恶性肿瘤患者的心理问题，缓解其焦虑和抑郁情绪，减少恐惧，提高生活质量，减轻疼痛。除了来自专业人员的支持，社区内或同伴支持也是非常重要的一部分。

癌症患者的全病程中都需要支持性心理干预，并且根据不同的疾病时期、患者的身体状况进行个体化的心理支持，这要求心理从业人员具备一定的医疗知识，了解患者的病情和治疗情况，有利于建立信赖关系和共感理解，并且可以适度地调整治疗关系界线。支持性心理干预是癌症患者心理关怀中最常用的方法，医护人员了解一定的支持原则和技巧有助于更好地开展临床工作。值得注意的是，在提供支持性心理治疗的时候，可以考虑对癌症患者的整个家庭进行干预。家庭对于患者来说是生命的重要部分，同时也是他们最易获得支持的地方。治疗师可以帮助患者的家庭来适应疾病和治疗以及结局，处理不良沟通等问题，让家庭成为癌症患者有力的支持。没有家庭支持的患者会更依赖于治疗师，治疗师也需要付出更多努力，这时寻找合适的宗教或者社区资源也是一个值得考虑的建议。

（二）认知行为治疗

认知行为治疗（cognitive behavior therapy，CBT）或者认知治疗（cognitive therapy，CT）是通过帮助患者识别自身的不合理信念和负性自动思维（negative automatic thoughts，NATs），并用他们自己或他人的实际行为来挑战这些歪曲信念和负性自动思维，以改善情绪并减少抑郁症状的心理治疗方法。目前有许多证据支持慢性疾病合并抑郁的患者首选 CBT 治疗，并且在癌症患者中同样适用，可以全面改善癌症患者的情绪、心理和社会功能，因为它对治疗抑郁、焦虑、恐惧、疲乏、疼痛、创伤后应激障碍（post traumatic stress disorder，PTSD）和创伤后应激综合征（post traumatic stress syndrome，PTSS）等症状有效。目前研究已经证实，认知行为治疗与精神药物同样有效，甚至优于药物治疗，尤其在抗抑郁的治疗中。

治疗师对患者的进行评估，根据患者的担心和类型不同，选择使用认知技术还是行为技术，制订治疗计划。采用认知技术进行干预时，应考虑"元认知"的作用（思维中的最重要主题）和核心信念的重要性，可以通过思维日记的方式记录和整理思想和行为过程，也可借助"错误思维"的小册子帮助识别负性自动思维和错误思维，典型的错误思维有"全或无思维""选择性注意""应该或应当""负性预测"等。采用行为技术时，不需要患者进行深度的内省和思考，通常可以较快速缓解症状。行为技术中较常用的有使用日记表来制订活动并与治疗师商讨如何回归正常生活，另一种方法是转移和分散注意力，学习如何注意到情绪的变化，进一步学习和控制不舒服的想法和行为。另外，总结和家庭作业的方法也适用于部分患者。

（三）放松疗法

Herbert Benson 在超冥想原理的基础上，提出了"放松反应"的概念，他们认为各种形式的冥想需要将注意力集中在一个重复的字、声音、短语或图像上，当注意力发生偏离时，需要被动地重新集中到注意物上，在此过程中，可以导致中枢神经系统内部和外部发生可测的生理变化，促使人感觉平静，这一现象称为"放松反应"。而放松疗法就是通过学习不同的方法来减少身体的压力反应，诱导"放松反应"。可测的生理反应包括降低心率、扩张外周血管、促进腹式呼吸、增加大脑 α 波活动、降低肌肉张力等。放松疗法可以帮助癌症患者提高心理健康应对能力、预防心理痛苦的发生、提高对治疗不良反应（如呕吐、疼痛、疲乏）的应对技巧，也可以用于干预继发性的痛苦（如与扫描检查相关的幽闭恐怖症、与化疗相关的恐惧和焦虑等），并且可以与其他治疗方法一起使用。

最常用的放松技巧之一是渐进式肌肉放松（progressive muscle relaxation，PMR），通过按顺序地收紧和放松主要的肌肉群（如手臂、腿部、面部、腹部、和胸部等），直到所有肌肉完全放松，在过程中感受紧张和放松时的区别。深呼吸训练可以有助于 PMR。经过持续练习后，患者可以自主放松肌肉。此外，还有冥想放松训练（meditation）、音乐放松训练、呼吸放松、想象放松、静坐放松等方式，专业人员可以根据不同患者的状态和需求进行选择。而且在使用想象引导患者进行放松时应慎重用于既往有过精神病史或目前患有精神疾病的患者，其中也包括有明显抑郁的患者。

（四）正念干预

正念（mindfulness）是指自我调整注意力到即刻的体验中，更好地觉察当下的精神活动，并对当下的体验保持好奇的、开放的和接纳的态度。这种集中意念的方式是"有目的的、关注当下时刻的、不加评判的"。正念减压训练已经是一项比较成熟的治疗方法，能够帮助患者纾解压力。患者需要做的就是自我体验和从认知上完完全全地接纳自己，所以这种治疗几乎适用于所有的癌症类型和分期的患者。

癌症患者的正念干预（mindfullness-based cognitive therapy for cancer，MBCT）是在正念减压训练和抑郁症患者的正念干预基础上发展而来的。通常采用团体形式进行，为期 8 周，每周一次，每次 2~2.5 小时。内容包括引入正念、身体扫描、正念冥想、正念瑜伽、正念呼吸、非正式正念、日常正念等。重点关注癌症患者的压力反应和不确定感引起的系列反应，通过训练，使患者能够采用正念的方式来处理压力事件，从而减轻因为不良反应产生的焦虑、抑郁、恐惧、矢志、过度敏感、疲乏、睡眠障碍、疼痛、生活质量下降等生理、心理社会等症状。

近年来，许多研究都证实正念干预在癌症患者中的作用，它可以有效地减少不确定感（uncertainty），改善心理状态，缓解心理痛苦，舒缓压力、减轻疲乏，增强积极应对，增强免疫力，提高生活质量。而来自澳大利亚的 Suzanne Chambers 等在一项针对晚期前列腺癌患者的正念干预研究中发现，这部分患者从干预中获益并不明显，可能原因是与性别和年龄有关，男性和年龄大的人群对这一干预的反应性会更差。所以，虽然正念干预在癌症患者中的有效性已经获得了大量证据支持，但是在使用的时候仍然需要考虑患者的自身特点。此外，正念干预针对不同问题和特点人群会有不同的变化形式，如正念艺术治疗、抑郁患者的正念干预等。

二、团体心理干预

（一）支持 - 表达团体治疗

支持 - 表达团体心理治疗（supportive-expressive group psychotherapy，SEGT）的目标是通过营造一个安全的、支持性的团体氛围，是帮助癌症患者面对生存危机，减轻癌症诊断带来的孤独感和恐惧感,促进他们的情感表达,帮助他们改善与家人的沟通,充分利用社会和家庭支持。

SEGT 最初是为进展期乳腺癌患者设计的,但事实上,几乎所有被诊断为癌症的患者,无论具体癌症种类或分期,都会体验到孤独感和对死亡的恐惧。因此 SEGT 可适用于所有癌症患者。

与其他团体治疗一样,一个 SEGT 团体最理想的工作人数是 8~10 人,因此建议每个团体在刚开始时有 10~12 人,越晚期的患者团体越需要在开始时多一点人数,以免中途有人因疾病状况请假或退出而导致团体人数过少。团体活动通常每周一次,每次 90 分钟,对于早期患者团体来说,最好是有时限性的,例如 8~12 次。治疗师在治疗中的角色主要是引导讨论,需要治疗师能够敏锐地觉察出患者内心隐藏的担忧和情绪,给予支持并促进团体内部支持性的互动,鼓励患者更开放地表达情感。

关于 SEGT 有效性的研究大部分是针对转移性乳腺癌患者的。有证据表明该 SEGT 能够减轻心境紊乱、抑郁、创伤应激症状,改善情绪控制和不良适应并提高患者的生活质量。

(二) 教育性团体治疗

教育性团体治疗通常是结构性的短程心理治疗(6~8 次),其目的是通过提供知识,行为训练,澄清患者对疾病的不良认知和错误信息,为患者提供支持,帮助患者减少内心的孤独感,和对治疗的不确定感和无助感。

该治疗适用于那些新诊断为癌症的患者、正在接受治疗的患者或首次复发的癌症患者,不适用于终末期的患者。

教育性团体中的关键技术包括教育(提供知识)、行为训练、应对技能训练和心理支持。其中,行为训练包括催眠、引导想象或形象化,放松训练和生物反馈疗法,而应对技巧训练通常由压力管理和问题处理和决策技巧组成,包括放松、澄清问题、头脑风暴,选择和实施恰当的决策方案,对决策方案的有效性评估。

教育性团体治疗的领导者可以是精神科医生、心理师、护士或社工,需要注意的是,除了认知技术、团体促进和支持性咨询的技术,团体的领导者还需要了解癌症及其治疗方面的知识。

研究发现教育性团体干预能够提升患者对康复的责任感和对治疗方案的依从性,提高患者的知识水平,并缓解患者的焦虑、抑郁、敌对的情绪。该治疗突出的优点在于很容易实施和重复,可以提升患者与疾病相关的重要问题解决能力,同时还增强了患者对于医疗决策和主动应对疾病的积极性。此外,如果教育性团体治疗能够在患者诊断期或开始治疗期就能作为全程治疗过程中的一个辅助部分实行,将更加有效且更容易为患者和医院员工所接受。

(三) 意义为中心团体治疗

意义为中心团体治疗(meaning-centered group psychotherapy,MCGP)的目的是帮助晚期患者应对生命终末期的存在主义危机,应对意义、价值和目标的缺失从而使患者的意义感增强,减少患者临近生命终点的绝望感。

MCGP 主要适用于预后不良但卡氏评分不低于 50 分且能够参加门诊性质团体心理治疗的患者。MCGP 的作用是改善患者的灵性幸福和意义感,并减少焦虑和对死亡的渴求,因此该干预项目对于感受到中等强度及以上心理痛苦的患者(如心理痛苦温度计评分大于 4 分,NCCN 临床实践指南——肿瘤篇),以及主要为情绪问题和灵性 / 信仰问题的患者尤为适用。

MCGP 是一个连续 8 周(每周 90 分钟)的团体治疗,其内容包括讲授、讨论和体验练习,并围绕着与意义和癌症晚期相关的特定主题而展开,主要包括:①关于意义概念的结构化教学;

②以巩固所学内容为目的的团体内的体验练习,以及家庭作业;③团体组长带领下的讨论,聚焦于强化与意义来源的再连接以及将其用作资源的重要意义。其他存在主义的议题,如自由、责任、真实、存在主义内疚、超越和选择,这些议题如果在团体中出现,也会被纳入讨论中。心理支持和情绪的表达是贯穿每一次团体活动的重要元素(但会受到 MCGP 聚焦于心理教育这一特点的限制)。

2015 年发表的一篇关于意义中心疗法的大样本随机对照研究显示,该疗法能够显著改善晚期恶性肿瘤患者的心理痛苦、生存痛苦和灵性痛苦,且干预效果显著优于支持性团体。

三、夫妻、家庭心理治疗

(一) 夫妻治疗

亲密关系和创造意义的夫妻治疗(intimacy and meaning-making couple therapy,IMMCT)是一种简单的夫妻治疗模式,该治疗的目的是促进夫妻之间沟通,增进亲密关系,帮助夫妻共同面对疾病带来的打击、困惑和不确定感,缓解晚期疾病带来的痛苦。

IMMCT 比较适合那些由于罹患癌症而双方饱受痛苦折磨的夫妻。治疗主要包括四次"核心"课程,前两次课程每周一节;后两次门课程分 2~3 周进行。课程之间的间隔期让夫妻巩固和强化在治疗中学到的内容。每隔 1~2 个月会有另外的两节"强化"课程,以确保夫妻能够取得进步,并回顾课程中遇到的障碍或没有解决的困扰。

课程内容安排如下。

课程 1:引导来访者讲述患癌的故事,了解疾病对本人和夫妻适应能力带来的影响,识别夫妻共同关注的焦点问题。

课程 2:进行心理家谱评估和生活关系的回顾,目的是识别从原生家庭传承而来的价值观和关系模式,识别夫妻关系中对失落的复原能力和适应能力,这些都能在夫妻经历的生活中体现出来。

课程 3:识别夫妻共同创造生存意义的资源,提高他们对困难话题的沟通能力,讨论怎样一起做一件有纪念意义的事。

课程 4:强化、回顾夫妻间互相支持的过程,预测将来的一些困难和挫折。

研究表明夫妻治疗能够增强患者配偶的应对能力,加强夫妻之间的情感纽带,提高夫妻关系质量并减少误解,并增进夫妻之间的相互支持。

(二) 姑息照护和居丧中的家庭治疗

以家庭为中心的哀伤疗法(family focused grief therapy,FFGT)干预的目的在于提高家庭成员的凝聚力,促进家人之间思想的和情感的沟通进而提高家庭解决冲突的能力,同时促进家庭成员分担哀伤和相互支持。

FFGT 的目标家庭是功能失调或功能中等的家庭。功能失调的家庭可分为两种模式:一种是敌对家庭,其特点是高冲突、低凝聚力和低表达力,往往拒绝帮助;另一种是沉闷家庭,这种家庭在沟通、凝聚力和解决冲突方面也存在障碍,但他们的愤怒是无声的,且他们寻求帮助。在功能失调家庭中,焦虑抑郁的发病率很高。姑息照护家庭中有 15%~20% 存在功能失调,这一比率在居丧阶段初期可提高到 30%。功能中等的家庭表现为适度的凝聚力,但在死亡和丧失亲人的压力下,家庭功能可能会趋于恶化。

FFGT 的理论基础是依恋理论、应对创伤的认知过程理论以及群体适应理论。活动次数和频率需要根据家庭的具体情况进行调整。可以在患者生命的最后六个月开始进行治疗。一般情况下，患者可以积极参与 4~5 次活动。在患者接近死亡的几天或几周内中，治疗师与其家庭成员保持定期的电话联系；为了配合治疗，治疗师会参加患者的葬礼。通常在患者死后的 1~2 个月恢复家庭治疗，然后持续 5~6 次活动直到治疗的目标全部达成且得到巩固。中度失调的家庭经过 6 次活动就可能恢复正常功能，而家庭功能严重失调的家庭要恢复正常功能需要大约 10 次活动。在 FFGT 中最有挑战性的是引导家庭对预后和死亡进行讨论，在治疗过程中治疗师会更多地用到循环提问例如循环提问每一位家庭成员"他人眼中泪水"意味着什么，以此培养家庭成员之间的共情交流。研究标明 FFGT 能够减轻居丧者哀伤和抑郁。

第 4 节　晚期癌症患者症状控制与临终关怀

一、谵妄

谵妄（delirium）是恶性肿瘤患者，特别是晚期恶性肿瘤患者常见的一种精神症状。它是一种短暂的、通常可以恢复的，以认知功能损害和意识水平下降为特征的脑器质性综合征，通常急性发作，多在晚间加重，持续时间数小时到数日不等。在住院的恶性肿瘤患者中，谵妄的患病率为 15%~30%，终末期患者则达到 85%，谵妄的发生将影响患者的疾病进程，延长住院时间，甚至会影响其生存期，增加死亡危险，并给家属造成沉重的护理负担和心理压力。

（一）病因学

在癌症患者中，谵妄十分常见，病因通常为多因素的，近 50% 的患者无法明确病因。一般谵妄被认为与很多危险因素有关，如年龄超过 80 岁，既往存在痴呆，患有严重疾病尤其是癌症晚期、感染、手术后，应用精神活性药物或者镇痛麻醉药，视觉损害、氮质血症、脱水、高热或体温过低等。

（二）临床表现

1. 注意力损害　谵妄的核心特征之一就是注意力的集中、保持和转移的能力下降。谵妄患者很容易因为环境中的变化而分散注意力，他们可能记不住指令而要求重复提出的问题。例如，医生在与谵妄患者进行晤谈时旁边有人走过，患者的注意力很可能会分散，会问医生，"你在问我问题吗？"

2. 记忆力损害和定向力障碍　谵妄损害记忆的摄取、保持和回忆等重要方面。由于注意缺陷或者知觉障碍，患者不能将事件存入记忆当中，所以，患者的即刻回忆和近事记忆是异常的。患者恢复后，对整个发作过程是遗忘的，或者仅能回忆一些孤立的片断事件。在病房，患者可能会说没有洗过澡或者没有换过床铺，但实际上这些事情可能早上都做了。患者常常丧失时间和地点的定向，却很少丧失对人物的定向，典型的例子是他们经常弄错熟知的周围环境和熟悉的人。患者常弄错时间，把晚上当作白天，认为下午是上午，不知道自己在医院，常会问"我为什么在这里"，有的患者错把病房认为是自己的家。患者失定向的程度随着谵妄的严重程度而波动。

3. **知觉障碍** 知觉障碍可以包含错觉或者幻觉。错觉是歪曲的知觉,是现实感觉刺激的错误解释,如将一条输液管看成是一条蛇。幻觉是虚幻的知觉,是在现实中并不存在某种事物的情况下,患者却感知到它的存在。幻视最常见,言语性幻听较为少见。幻视内容多生动而逼真,可以从简单的图形、光线、颜色到无生命的物体、昆虫、猛兽以及鬼怪等。据报道,40% 以上的谵妄患者会出现幻听,多是一些简单的声音、音乐或是言语。患者认为他们的错觉和幻觉是真实的,一些患者会伸手去摸、大声喊叫、与之对话或者试图逃跑,尽管这些行为会干扰他人,他们会坚信自己的生命受到威胁。在这些知觉障碍的影响下,患者多伴有紧张、恐惧等情绪反应和相应的兴奋不安、行为冲动,以致遭受骨折或者其他外伤。

4. **思维障碍** 在谵妄患者中,思维流、形式、内容的障碍突出。注意缺陷损害了信息的获得、组织和利用,导致思维变得无逻辑、无条理甚至不连贯。患者不能做出正确的决定,不能完成简单的任务,或者生活不能自理。谵妄伴发的妄想可能与定向力障碍、记忆损害有关,通常是短暂、模糊和不系统的。

5. **睡眠障碍** 睡眠障碍在谵妄患者中很常见。可表现为睡眠节律紊乱或颠倒,白天嗜睡,晚上清醒,到处活动,打扰他人。这种夜间环境下,加上意识错乱、定向力障碍,可能会使患者发生危险,如坠床,拔输液管、鼻胃管或者尿管。

6. **情绪不稳定** 患者可以有一种或多种情绪表现,如焦虑、悲伤或者哭泣、欣快、情感迟钝等。

7. **易激惹** 因定向力障碍和意识混浊,患者可能会变得易激惹。例如,有定向力障碍的患者误把医院当成自己的家,将护士误认为是家里的入侵者,于是患者会越过床栏杆试图逃下床,同样输液管和氧气管也会被认错,患者会拔掉它们。

(三)诊断标准

DSM-Ⅳ对谵妄的诊断标准如下。

1. 意识障碍(如对周围环境的意识清晰度降低),伴有注意的集中、保持或转移能力的下降。

2. 认知改变(如记忆缺陷、定向不良、言语障碍)或出现知觉障碍,而又不能用原先存在或正在进展的痴呆来解释。

3. 症状在短时期(通常数小时或数天)内发展起来,并在一天中有波动趋势。

4. 从病史、躯体检查或实验室检查有证据表明障碍是躯体情况的直接生理后果。

(四)谵妄的处理

1. **环境干预** 环境干预有助于治疗谵妄。将患者搬到离护士站近的房间,以便近距离观察。家人或者亲友的陪护同样有所帮助。对于较重的患者,需要一对一的 24 小时陪护。护士或家人让患者重新定向是很重要的,要经常提醒患者具体的时间、住院的原因以及医院的名字等,将日历、钟表、家庭照片放在患者所能看到的地方。应尽量避免夜间反复检查生命体征,因为这样会使患者睡眠剥夺,以致加重谵妄。使用躯体限制的办法也应该尽量避免,因为它会增加患者的激惹度并且增加外伤的风险。但如果其他的方法不能有效控制患者的行为,同时患者有自伤或伤人的行为,此时可以使用适当的躯体限制。

2. **药物治疗** 首先应尽可能纠正谵妄的病因,如抗感染治疗、纠正代谢紊乱、调整抗癌治疗方案等。

（1）抗精神病药物

1）氟哌啶醇：起始剂量多为 1~2mg/ 次，每日 2 次，必要时可以每隔 4 小时重复给药 1 次，给药形式可以通过口服（PO）、肌内注射（IM）、静脉注射（IV），静脉注射途径是口服途径药物作用的 2 倍。氟哌啶醇耐受性较好，但有静坐不能及锥体外系的副作用。老年患者应从小剂量开始，推荐 0.25~1mg/ 次，每日 2 次，必要时可以每隔 4 小时重复给药 1 次。

2）氯丙嗪：较氟哌啶醇的精神抑制作用更强，也可以同样的方式给药。通常，氯丙嗪给药剂量为每 6~12 小时口服或静脉注射 25~50mg。对于激越患者快速镇静时，予 50~100mg 肌内注射或静脉注射。

3）奥氮平：镇静作用较强，耐受性好于氟哌啶醇，但对淡漠型谵妄效果差。其优点在于其多受体作用，可能会改善患者焦虑、失眠等症状，对于癌症患者所发生的谵妄治疗具有特别意义与效果。奥氮平起始剂量为 2.5mg，可酌情加量至 5mg/d。

4）喹硫平：其优点在于，患者若同时服用其他多种药物时合用喹硫平安全性较高；另外，利氟哌啶醇治疗效果不佳时可尝试换用经不同代谢通道代谢的喹硫平。副作用较少，主要为过度镇静，与剂量相关。喹硫平起始剂量为 12.5mg，可酌情加量至 50mg/d。

（2）苯二氮䓬类药物：关于苯二氮䓬类药物对治疗谵妄的作用，目前仍有争议。建议在精神科医师的指导下使用。

二、临终关怀

（一）概述

临终关怀（hospice 或 hosepice care 或 palliative care）是指对生存时间有限（6 个月或更少）的患者及其家属提供全面的照护，包括医疗、护理、心理、精神等方面，以期临终患者的生命受到尊重，症状得到控制，心理得以安慰，生命质量得到提高，同时使患者家属的身心健康得到维护。其目的既不是治疗疾病或延长生命，也不是加速死亡，而是改善患者余寿的质量，它是一门新兴的边缘学科，涉及医学、心理学、社会学、护理学、伦理学等众多学科。

（二）临终关怀的内容

临终关怀的服务内容可分为两个层次。第一层是减轻躯体的痛苦。对患者而言，"对症治疗"是首要的，优于"对因治疗"。使用安全剂量的吗啡等阿片类药物、导泻药和精神类药物以达到"缓解症状、减轻疼痛"的目的。但必须明确药物的副作用不能给患者的生活带来不便。同时，营养师根据患者的病情制订合适的膳食营养方案，保证患者的营养和正常的活动。在此基础上，可以配合按摩、电疗等物理治疗和针灸、芳香疗法、反射疗法、催眠疗法等补充治疗，以减轻患者症状为主的化疗和外科手术也可开展。第二层是减轻心理痛苦。患者在病重时面临死亡的恐惧不安和孤独，医务人员为患者创造舒适的病房环境、照顾要细心和耐心、充分表示理解患者的痛苦、多进行床边交谈和倾听患者述说，并尽量增加家属与患者的相处时间、指导家属参与患者的生活护理，针对患者的心理状态给予不同的精神支持，进行正确的生死观辅导，使患者对死亡有充分的心理准备。同时，在确认患者进入临终状态至患者过世后的居丧期里，对患者家属给予心理辅导和精神支持，使家属能接受亲人过世的事实，并从丧亲的悲伤哀痛中振作起来，恢复正常的生活和工作。

（三）居丧悲伤和居丧关怀

作为临终者的家属，他们与临终者一样也需要加强关怀照顾，给予安抚。患者临终前后，亲属承受着巨大的痛苦和折磨,因此,全方位的临终关怀工作也包括安抚照顾患者的家属。

50%~80% 丧亲者的悲伤反应属正常范围,包括一系列复杂的、个体化的、时间长短不一的情绪心理反应和痛苦。正常悲伤反应大致分成 4 个阶段:麻木和不相信、分离痛苦、抑郁悲伤、恢复。多数人的痛苦基本在 6 个月内会达到高峰,随着时间推移,在丧亲后 6 个月 ~2 年悲伤反应会减轻或消失,少数人会持续数年之久。

10%~20% 丧亲者将出现复杂 / 延长的悲伤反应,这部分丧亲者表现为悲伤期或悲伤程度超过了正常反应,并对其社会、职业及其他领域的职能产生了具有临床意义的损伤。除了悲伤时间长、程度重以外,还有一些特征有助于提示存在复杂悲伤,比如:过度的孤独感、寻找死者、对将来感到无望、生活失去目标、感觉生命失去意义、世界观变得残缺(如没有安全感、失去信任等)等,这些症状源于不愿意或无法接受丧亲事实以及无法开始丧亲后的生活。

对居丧悲伤的干预手段:医务人员对家属 / 照护者的居丧支持;心理动力学干预,如人际心理治疗;认知行为治疗;团体治疗;以家庭为中心的悲伤治疗,基于网络技术的治疗;药物干预。对于正常居丧悲伤多数能够恢复正常并且研究发现干预结果并不一致,因此对正常的悲伤是否需要干预仍存在争议。对复杂悲伤的干预预测能让患者不同程度受益,复杂悲伤的治疗无统一方案。药物治疗研究显示地昔帕明、去甲替林、盐酸安非他酮等抗抑郁药物治疗能有效改善复杂悲伤患者的悲伤强度和抑郁症状,但悲伤强度的改善不如抑郁的改善明显。

(唐丽丽)

参考文献

［1］NATIONAL INSTITUTE FOR CLINICAL EXCELLENCE. Guidance on cancer services improving supportive and palliative care for adults with cancer [M]. London: National Health Service, 2004.

［2］GILBERT J E, HOWELL D, KING S, et al. Quality improvement in cancer symptom assessment and control: The Provincial Palliative Care Integration Project (PPCIP)[J]. J Pain Symptom Manage, 2012, 43 (4): 663-678.

［3］MEIJER A, ROSEMAN M, DELISLE V C, et al. Effects of screening for psychological distress on patient outcomes in cancer: A systematic review [J]. J Psychosom Res, 2013, 75 (1): 1-17.

［4］BULTZ B D, CARLSON L E. A commentary on "Effects of screening for psychological distress on patient outcomes in cancer: A systematic review" [J]. J Psychosom Res, 2013, 75 (1): 18-19.

［5］VELIKOVA G, BOOTH L, SMITH A B, et al. Measuring quality of life in routine oncology practice improves communication and patient well-being: a randomized controlled trial [J]. J Clin Oncol, 2004, 22 (4): 714-724.

［6］CARLSON L E, GROFF S L, MACIEJEWSKI O, et al. Screening for distress in lung and breast cancer outpatients: A randomized controlled trial [J]. J Clin Oncol, 2010, 28 (33): 4884-4891.

［7］CARLSON L E, WALLER A, MITCHELL A J. Screening for distress and unmet needs in patients with cancer: Review and recommendations [J]. J Clin Oncol, 2012, 30 (11): 1160-1177.

［8］CARLSON L E, WALLER A, GROFF S L, et al. Online screening for distress, the 6th vital sign, in newly diagnosed oncology outpatients: Randomised controlled trial of computerised vs personalised triage. Br J Cancer, 2012, 107 (4): 617-625.

［9］CHEN J, OU L, HOLLIS S J. A systematic review of the impact of routine collection of patient reported outcome measures on patients, providers and health organisations in an oncologic setting [J]. BMC Health Serv Res, 2013, 13: 211.

［10］MITCHELL A J. Screening for cancer-related distress: When is implementation successful and when is it unsuccessful? [J]. Acta Oncol, 2013, 52 (2): 216-224.

［11］ CLEELAND C S, MENDOZA T R, WANG X S, et al. Assessing symptom distress in cancer: The M. D. Anderson Symptom Inventory [J]. Cancer, 2000, 89 (7): 1634-1646.

［12］ WANG X S, WANG Y, GUO H, et al. Chinese Version of the M. D. Anderson symptom inventory, validation and application of symptom measurement in cancer patients [J]. Cancer, 2004, 101 (8): 1890-1901.

［13］ PORTENOY R K, THALER H T, KORNBLITH A B, et al. The memorial symptom assessment scale: An instrument for the evaluation of symptom prevalence, characteristics and distress [J]. Eur J Cancer, 1994, 30A (9): 1326-1336.

［14］ CHENG K K, WONG E M, LING W M, et al. Measuring the symptom experience of Chinese cancer patients: A validation of the Chinese version of the memorial symptom assessment scale. J Pain Symptom Manage, 2009, 37 (1): 44-57.

［15］ BRUERA E, KUEHN N, MILLER M J, et al. The Edmonton Symptom Assessment System (ESAS): A simple method for the assessment of palliative care patients [J]. J Palliat Care, 1991, 7 (2): 6-9.

［16］ TANG L L, ZHANG Y N, PANG Y, et al. Validation and reliability of distress thermometer in Chinese cancer patients [J]. Chin J Cancer Res, 2011, 23 (1): 54-58.

［17］ KROENKE K, SPITZER R L, WILLIAMS J B. The PHQ-9: Validity of a brief depression severity measure [J]. J Gen Intern Med, 2001, 16 (9): 606-613.

［18］ SPITZER R L, KROENKE K, WILLIAMS J B, et al. A brief measure for assessing generalized anxiety disorder: the GAD-7 [J]. Arch Intern Med, 2006, 166 (10): 1092-1097.

［19］ BEGLEY M, QUAYLE E. The lived experience of adults bereaved by suicide: A phenomenological study [J]. Crisis, 2007, 28 (1): 26-34.

［20］ ALEXANDER D A, KLEIN S, GRAY N M, et al. Suicide by patients: questionnaire study of its effect on consultant psychiatrists [J]. BMJ, 2000, 320 (7249): 1571-1574.

［21］ VANHOOSE L, BLACK L L, DOTY K, et al. An analysis of the distress thermometer problem list and distress in patients with cancer [J]. Support Care Cancer, 2015, 23 (5): 1225-1232.

［22］ LAURIA M M, CLARK E J, HERMANN J F, et al. Social work in oncology [M]. Atlanta: American Cancer Society, 2001: 27-43.

［23］ CULL A, STEWART M, ALTMAN D G. Assessment of and intervention for psychosocial problems in routine oncology practice [J]. Br J Cancer, 1995, 72 (1): 229-235.

［24］ WRIGHT E P, KIELY M, JOHNSTON C, et al. Development and evaluation of an instrument to assess social difficulties in routine oncology practice [J]. Qual Life Res, 2005, 14 (2): 373-386.

［25］ SUN J L, CHIOU J F, LIN C C. Validation of the taiwanese version of the athens insomnia scale and assessment of insomnia in taiwanese cancer patients [J]. J Pain and Symptom Manage, 2011, 41 (5): 904-914.

［26］ FERNANDES R, STONE P, ANDREWS P, et al. Comparison between fatigue, sleep disturbance, and circadian rhythm in cancer inpatients and healthy volunteers: Evaluation of diagnostic criteria for cancer-related fatigue [J]. J Pain Symptom Manage, 2006, 32 (3): 245-254.

［27］ 中华医学会神经病学分会睡眠障碍学组 . 中国成人失眠诊断与治疗指南 [J]. 中华神经科杂志 , 2012, 45 (7): 534-540.

［28］ SAVARD J, MORIN C M. Insomnia in the context of cancer: A review of a neglected problem [J]. J Clin Oncol, 2001, 19 (3): 895-908.

［29］ JOHNSON J A, RASH J A, CAMPBELL T S, et al. A systematic review and meta-analysis of randomized controlled trials of cognitive behavior therapy for insomnia (CBT-I) in cancer survivors [J]. Sleep Med Rev, 2016, 27: 20-28.

［30］ TRAEGER L, GREER J A, FERNANDEZ-ROBLES C, et al. Evidence-based treatment of anxiety in patients with cancer [J]. J Clin Oncol, 2012, 30 (11): 1197-1205.

［31］ 吴文源 , 魏镜 , 陶明 . 综合医院焦虑抑郁诊断和治疗的专家共识 [J]. 中华医学杂志 , 2012, 92 (31): 2174-2181.

［32］ 唐丽丽 , 王建平 . 心理社会肿瘤学 [M]. 北京 : 北京大学医学出版社 , 2012.

［33］ 中国抗癌协会肿瘤心理学专业委员会组织编写 . 中国肿瘤心理治疗指南 . 北京 : 人民卫生出版社 , 2016.

［34］ SCHNELL F M. Chemotherapy-induced nausea and vomiting: The importance of acute antiemetic control. Oncologist, 2003, 8 (2): 187-198.

第
14
章

［35］TYC V L, MULHERN R K, BARCLAY D R, et al. Variables associated with anticipatory nausea and vomiting inpediatric cancer patients receiving ondansetron antiemetic therapy. J Pediatr Psychol, 1997, 22 (1): 45-58.

［36］CAREY M P, BURISH T G. Anxiety as a predictor of behavioral therapy outcome for cancer chemotherapy patients [J]. J Consult Clin Psychol, 1985, 53 (6): 860-865.

［37］WATSON M, MEYER L, THOMSON A, et al. Psychological factors predicting nausea and vomiting in breast cancer patients on chemotherapy[J]. Eur J Cancer, 1998, 34 (6): 831-837.

［38］WATSON M. Anticipatory nausea and vomiting: Broadening the scope of psychological treatments. Support Care Cancer, 1993, 1 (4): 171-177.

［39］MOLASSIOTIS A, YUNG H P, YAM B M, et al. The effectiveness of progressive muscle relaxation training in managing chemotherapy-induced nausea and vomiting in Chinese breast cancer patients: A randomized controlled trial [J]. Support Care Cancer, 2002, 10 (3): 237-246.

［40］BURISH T G, SHARTNER C D, LYLES J N. Effectiveness of multiple muscle-site EMG biofeedback and relaxation training in reducing the aversiveness of cancer chemotherapy [J]. Biofeedback Self Regul, 1981, 6 (4): 523-535.

［41］KAMEN C, TEJANI M A, CHANDWANI K, et al. Anticipatory nausea and vomiting due to chemotherapy [J]. Eur J Pharmacol, 2014, 722: 172-179.

第
14
章

第 **15** 章　肿瘤患者的营养支持治疗

一、前言

2016 年 1 月,挂靠在中国医学科学院肿瘤医院的全国肿瘤防治办公室在《临床肿瘤杂志》(*CA:A Cancer Journal for Clinicians*)上发表文章,阐明我国 2015 年新发肿瘤患者 429 万,死亡 281 万。恶性肿瘤已成为我国居民第一位的死亡原因。

恶性肿瘤治疗技术和治疗方法的不断进步,延长了恶性肿瘤患者的生存时间,使得恶性肿瘤逐步成为一种可控可治的慢性疾病,因此,重视患者的生存质量应该成为现代肿瘤学的重要领域。肿瘤营养疗法(cancer nutrition therapy)是中国抗癌协会肿瘤营养与支持治疗专业委员会提出的新的肿瘤治疗方法理论,是与手术、化疗、放疗、生物治疗等肿瘤基本治疗方法并重的另外一种治疗方法,它贯穿于肿瘤治疗的全过程,融汇于其他治疗方法之中。营养疗法是在营养支持(nutrition support)的基础上发展起来的,当营养支持不仅仅是补充营养素不足,而是被赋予治疗营养不良、调节代谢、调理免疫等使命时,营养支持则上升为营养疗法。作为一种治疗手段,肿瘤营养疗法是以肿瘤患者为研究对象,以营养和代谢为研究内容,采用不同手段调节肿瘤患者正常细胞代谢、干预肿瘤细胞代谢,从而降低肿瘤发病率、延长生存时间、提高患者生活质量为目的的新兴交叉学科。

二、肿瘤营养相关概念

1. **营养风险**(nutritional risk)　指现存的或潜在的营养和代谢状况对疾病或手术相关的临床结局(感染有关的并发症、住院日等)发生负面影响的可能。

2. **营养不良**(malnutrition)　是指营养物质摄入不足、过量或比例异常,与机体的营养需求不协调,从而对细胞、组织、器官的形态、组成、功能及临床结局造成不良影响的综合征。包括营养不足和营养过剩两个方面,涉及摄入失衡、利用障碍、消耗增加三个环节。肿瘤营养不良特指营养不足。

3. **恶病质**　以持续性骨骼肌丢失(伴有或不伴有脂肪组织丢失)为特征,不能被常规营养支持完全缓解,逐步导致功能损伤的多因素综合征。

4. **营养筛查**(nutritional screening)　是快速、简便地评价是否存在营养风险的过程,由医疗机构或社区保健人员完成。

5. **营养支持**(nutrition support)　是指经口、肠道或肠外途径为患者提供较全面的营养素。

目前临床上包括肠内营养（enteral nutrition，EN）和肠外营养（parenteral nutrition，PN）。

6. **营养治疗（nutrition therapy）** 是指基于营养的临床治疗，通过评估个人营养状况，给予特殊医学用途食品以治疗某些疾病的医疗过程。包括改善患者营养状况和改善临床结局。

7. **肿瘤营养疗法（cancer nutrition therapy，CNT）** 是计划、实施、评价营养干预，以治疗肿瘤及其并发症或不良身体状况，从而改善肿瘤患者预后的过程，包括营养诊断（筛查/评估）营养干预、疗效评价（包括随访）三个阶段。

三、肿瘤营养流行病学及不良后果

1. **营养风险发生率** 浙江大学邵逸夫医院的潘宏铭教授在全国开展多中心的研究，对2 248例肿瘤患者进行营养风险筛查，入院初始营养风险发生率为24.6%，治疗后再评价营养风险发生率为40.2%，此研究表明抗肿瘤治疗增加了营养风险的发生率。北京协和医院于康教授等对恶性肿瘤住院患者进行营养风险研究，总体营养风险发生率为45.56%，其中胰腺癌占81.82%、贲门癌占65.52%、胃癌占60.82%。

2. **营养不良发生率** 由于营养不良（此指营养不足）的诊断标准未统一，诸多肿瘤患者营养不良相关研究显示的发生率数据有较大差异。我国潘宏铭教授在上述2 248例肿瘤患者的营养流行病学调查研究中使用的标准是，体重指数（body mass index，BMI）≤18.5kg/m² 或白蛋白（albumin，ALB）<35g/L 诊断为营养不良，其研究结果表明：入院初始营养不良发生率为19.7%，治疗后再评价为26.8%。法国一项17个肿瘤中心的调查研究，使用的标准是6个月内体重下降至少10% 或 BMI≤18.5kg/m² 诊断为营养不良，其发生率是30.9%。

在2015年的欧洲肠外肠内营养学会（European Society of Parenteral and Enteral Nutrition，ESPEN）专家共识中，提出了一个新的营养不良诊断标准：通过营养筛查（营养风险筛查简表（nutrition risk screening-2002，NRS-2002）、微型营养评定简表（short-form mini nutritional assessment，MNA-SF）或营养不良通用筛查工具（malnutrition universal screening tool，MUST）均可用于发现营养不良风险的患者，符合下述3条中的任何一条，均可以诊断为营养不良。①BMI<18.5kg/m²；②体重下降（与平时体重相比，任何时间的体重下降>10%；或3个月内体重下降>5%）及年龄特异性BMI下降（青年人<20kg/m²，70岁以上老年人<22kg/m²）；③体重下降（与平时体重相比，任何时间的体重下降>10%；或3个月内体重下降>5%）及无脂肪体重指数（fat free mass index，FFMI）降低（女性<15kg/m²，男性<17kg/m²）。目前尚缺乏应用新的共识标准发表的多中心肿瘤相关营养不良发生率研究报告。

肿瘤营养不良特指营养不足，其发病率具有如下特征：恶性肿瘤高于良性疾病，消化道肿瘤高于非消化道肿瘤，65岁以上老年人高于非老年人。根据不同的分型原则，营养不良有如下数种分型。据营养素摄入情况，将营养不良分为三型。①能量缺乏型：以能量摄入不足为主，表现为皮下脂肪和骨骼肌显著消耗和内脏器官萎缩，称为消瘦型营养不足，又称marasmus综合征；②蛋白质缺乏型：蛋白质严重缺乏而能量摄入基本满足者称为水肿型营养不足，又称Kwashiorkor综合征、恶性（蛋白质）营养不良，劣质奶粉（蛋白质不足）造成的大头婴是一种典型的Kwashiorkor症；③混合型：能量与蛋白质均缺乏者称为混合型营养不良，又称marasmic Kwashiorkor综合征，即通常所称的蛋白质-能量营养不良（protein-energy malnutrition，PEM），是最常见的一种类型。基于是否伴有炎症，将营养不良分为三类。①饥饿相关性营养不良

（starvation-related malnutrition，SRM）：通常称"单纯性饥饿"，此时机体处于慢性饥饿状态但没有炎症活动，如神经性厌食；②慢性疾病相关性营养不良（chronic disease-related malnutrition，CDRM）：此时机体有轻到中度的慢性炎症活动，如恶性肿瘤、结核病、获得性免疫缺陷综合征（acquired immune deficiency syndrome，AIDS）、炎性肠病；③急性疾病或损伤相关性营养不良（acute disease or injury related malnutrition，ADRM）：此时机体往往有严重的急性炎症活动，如严重感染、烧伤、创伤。中国抗癌协会肿瘤营养与支持治疗专业委员会提出对营养不良进行四维度分析，包括能量消耗、应激、炎症及代谢，从而将营养不良分为高能耗型营养不良及低能耗型营养不良、有应激的营养不良与无应激的营养不良、有炎症反应的营养不良及无炎症反应的营养不良、有代谢紊乱的营养不良及无代谢紊乱的营养不良（图 15-1）。

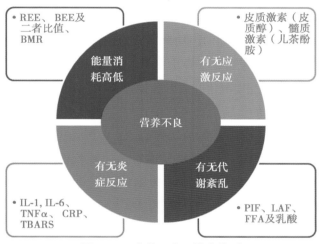

图 15-1　营养不良四维度分型

　　肿瘤相关营养不良主要表现为进行性消瘦、体重减轻或水肿、低蛋白血症，机体各项测量指标均低于正常，骨骼肌与内脏蛋白质下降，内源脂肪与蛋白质储备空虚，严重者影响心脏、肝脏、肾脏等器官功能，感染与其他并发症的发生率高，预后不良。营养不良对患者的影响包括生理及心理两个层面。生理层面上，营养不良削弱了机体对病原微生物的防御能力，增加了感染风险，延缓了伤口愈合，降低了肠道营养吸收，导致骨骼肌、脂肪及体重的丢失，引起重要生命器官萎缩及功能障碍。研究发现，体重丢失 15% 可以导致呼吸肌肉力量锐减，体重丢失 23% 可以导致体能下降 70%。心理层面上，肌肉力量下降 30%，抑郁发病率升高 30%，营养不良引起乏力、冷漠、厌食，进而延长了疾病恢复时间。

　　肿瘤患者的体重下降是不良预后的重要预测参数。与静态 BMI 相比，体重的动态变化更有意义。体重下降、营养不良者生存时间显著短于体重稳定、营养良好者；体重下降、营养不良者化疗反应率、体能状态评分低于体重稳定、营养良好者。术前平均营养预测指数（prognostic nutritional index，PNI）低的肿瘤患者（即营养不良）其 5 年生存率显著低于 PNI 高者，说明营养不良显著影响肿瘤患者的预后。营养不良的肿瘤患者预后差，死亡率高。

　　营养不良的肿瘤患者常常因躯体功能障碍、疲乏、疼痛、恶心、呕吐、呼吸困难、食欲减退等较差的健康状态，减少社会活动，从而明显影响其生活质量。研究发现，体重下降者的生活质量评分明显低于体重无下降者。

肿瘤相关性营养不良患者免疫功能降低,患者手术后恢复更慢,创口愈合延迟。营养不良患者对放疗、化疗的治疗反应降低,相关毒性并发症增加。体重下降的肿瘤患者尽管接受化疗的剂量更小,但是其剂量相关性不良反应更加频繁、更加严重,与体重无下降患者相比差异非常显著。营养不良的肿瘤患者化疗、放疗中断率增加,完成率降低,预期达到治疗效果减弱。

与营养良好的患者相比,营养不良患者手术后并发症如肺不张、肺水肿、肺部感染、手术部位感染、尿路感染、伤口裂开、吻合口瘘、再次手术等明显增加;营养不良患者的死亡率显著升高,住院时间明显延长。营养不良患者并存疾病增加,更加容易出现精神疾病。营养不良的患者放、化疗不良反应更多、更严重。

肿瘤相关性营养不良患者具有更高的死亡率。免疫功能下降、治疗并发症增加、治疗相关毒性增加同生存期缩短密切相关。研究显示,消瘦患者有更为严重的剂量相关性毒性,同生存期缩短、治疗反应差、降低生活质量和体力状态下降有关。

营养不良的肿瘤患者住院治疗时间延长,住院次数增加,占用医疗资源增加,从而导致医疗费用增加,给患者本人、家庭及国家带来了巨大的社会及经济负担。因此,必须将肿瘤营养提高到肿瘤治疗的战略层面,大力研究规范化肿瘤营养诊疗。

3. **恶病质** 多数肿瘤患者的病情进展过程中,往往表现为不可逆的食欲下降、体重丢失、营养状况恶化,直至最后患者死亡,这就是肿瘤恶病质。恶性肿瘤患者恶病质发病率高,60%~80%的进展期肿瘤患者会出现恶病质。关于恶病质的定义比较公认的是 Fearon 教授 2011 年在肿瘤恶病质国际共识中提出的定义:恶病质是以持续性骨骼肌丢失(伴有或不伴有脂肪组织丢失)为特征,不能被常规营养支持完全缓解,逐步导致功能损伤的多因素综合征。其病理生理改变为蛋白(特别是肌蛋白)过度分解,恶病质的核心表现是骨骼肌丢失。恶病质是营养不良的特殊形式,经常发生于进展期肿瘤患者。恶病质可以分为两类:①原发性恶病质,直接由肿瘤本身引起;②继发性恶病质,由营养不良或基础疾病导致。诊断标准:满足以下任意一项。①无节食条件,6 个月内体重下降>5%;②体重指数(body mass index,BMI)<20kg/m² (欧美地区)BMI<18.5kg/m²(中国)和任何程度的体重下降<2%;③四肢骨骼肌指数(appendicular skeletal muscle index)符合肌肉减少症标准(男性<7.26kg/m²,女性<5.45kg/m²)及任何程度的体重下降>2%。

该共识将恶病质分为三期:恶病质前期、恶病质期、恶病质难治期(图 15-2)。

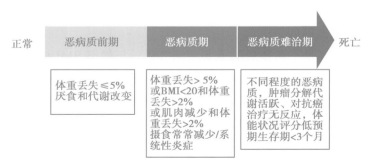

图 15-2　恶病质分期

在恶病质前期和恶病质期,营养支持不仅可以增加患者能量及各种营养素的摄入,改善患者营养状况,还可以调节肿瘤患者的异常代谢,有利于抗肿瘤治疗。从临床上来看,营养支持能提高患者生活质量,甚至延长生存期。而在恶病质难治期,尽管营养治疗可能无法完全逆转其体重丢失及代谢异常,且要考虑营养支持带来的风险和负担可能超过其潜在的益处,但部分营养的摄入可能改善患者生活质量,并给患者及家属带来安慰,且对难治性恶病质的识别有助于患者得到临终关怀团队的帮助。恶病质营养治疗的最终目标是逆转体重丢失和肌肉丢失;对难治性恶病质主要减轻恶病质相关症状、提高整体生活质量。

四、肿瘤患者营养物质代谢特点

肿瘤是机体各种致癌因素作用下,局部组织的某一个细胞在基因水平上失去对其生长的正常调控,导致其克隆性异常增生而形成的新生物。肿瘤细胞具有无限增殖的能力,并且丧失接触抑制,具备迁移能力。其侵袭性的生长方式、异常的代谢功能可以对机体造成很大的伤害。肿瘤一旦发生,不仅肿瘤细胞本身代谢异常,肿瘤宿主也会发生相应的代谢变化。这些变化涉及代谢的各个方面及不同环节,主要表现为能量消耗增加,糖异生、糖酵解增强,脂肪动员和氧化加速,蛋白质分解增多,分解代谢与合成代谢失衡。肿瘤细胞本身产生的代谢因子如脂肪动员因子(lipid mobilizing factor,LMF)、蛋白水解诱导因子(proteolysis_inducing factor,PIF),以及肿瘤诱导宿主免疫细胞产生的细胞因子如白细胞介素 -1(interleukins 1,IL-1)、白细胞介素 -6(interleukins 6,IL-6)、肿瘤坏死因子 α(tumor necrosis factor α,TNF-α)、干扰素 γ(interferon γ,IFN-γ)等,是介导代谢异常、引发恶病质的主要原因。研究发现,调节或干预肿瘤细胞及宿主的代谢,可望达到抑制肿瘤生长、改善生活质量、延长生存时间的目标。目前,肿瘤代谢调节治疗已经成为肿瘤治疗的一个新方向。

1. **能量代谢**　无限增殖的肿瘤细胞需要更多能量来驱动合成代谢和细胞分裂,所以,总体上说肿瘤是一种慢性消耗性疾病。细胞最重要的能源物质是三磷酸腺苷(adenosine triphosphate,ATP),正常细胞主要通过氧化磷酸化的方式获得 ATP,在乏氧的时候通过无氧糖酵解方式获得 ATP。肿瘤细胞即使在氧供充足条件下也进行活跃的糖酵解,肿瘤细胞相当比例(多达 50%)ATP 来自这种低产能效率的糖酵解。这一效应最早由德国科学家 Warburg 于 20 世纪 20 年代发现,为了区别缺氧条件下的无氧糖酵解,将肿瘤细胞这种有氧条件下的糖酵解称为有氧糖酵解,并命名为瓦博格效应(Warburg effect)。

2. **糖代谢**

(1)肿瘤细胞:最重要的代谢特征就是葡萄糖的有氧酵解,即瓦博格效应。肿瘤细胞的糖酵解能力是正常细胞的 20~30 倍。但是,不同肿瘤细胞的瓦博格效应活跃程度不尽相同。糖酵解增强与肿瘤生长速度成正比,与分化程度成反比,还与肿瘤的侵袭性生长密切相关。肿瘤细胞的瓦博格效应不仅成为肿瘤诊断的重要工具 PET-CT 的研发理论基础,也成为肿瘤代谢调节治疗的一个重要研究方向。研究发现,二氯乙酸(dichloroacetate,DCA)、维生素 B_1 均可促进葡萄糖有氧氧化、抑制糖酵解,可以促进肿瘤细胞凋亡、抑制肿瘤胞增殖,从而抑制肿瘤生长。

(2)肿瘤宿主:主要表现为一定程度的胰岛素抵抗和葡萄糖利用障碍。大约 30% 的肿瘤患者其血糖升高(空腹血糖>6.1mmol/L),30% 以上肿瘤患者的胰岛素敏感性和处理葡萄糖能力降低、糖耐量异常,肿瘤患者葡萄糖摄入诱导胰岛素分泌的幅度减少 40%~50%。同时,肿瘤患者的乳酸 - 葡萄糖循环(Cori 循环)增强,以使肿瘤细胞由瓦博格效应产生的大量乳酸异生为葡萄糖,从而为肿瘤细胞提供更多的葡萄糖,这是一个耗能的过程。糖酵解是产能很低的葡萄糖代谢方式,而 Cori 循环又消耗了能量,因此,肿瘤细胞这一代谢方式消耗机体大量的能量。葡萄糖利用效率明显下降是肿瘤患者消瘦的重要原因之一。

3. 蛋白质代谢

(1)肿瘤细胞:肿瘤细胞的蛋白质合成代谢及分解代谢均加强,合成代谢强于分解代谢。肿瘤细胞常增加一些氨基酸的摄取和代谢,包括谷氨酰胺摄取和分解代谢加强,蛋氨酸依赖性增强,支链氨基酸摄取和氧化分解增加,精氨酸需求增加而再合成能力下降等。研究发现,肿瘤细胞由于有氧糖酵解使三羧酸循环不能进行时,肿瘤细胞可以通过谷氨酰胺 - 谷氨酸盐,α- 酮戊二酸通路维持三羧酸循环的正常运行。因此,谷氨酰胺也可以成为肿瘤代谢调节治疗的一个靶点。

(2)肿瘤宿主:宿主的蛋白质以分解代谢增强为主要病理生理改变。临床表现为骨骼肌不断降解、瘦组织群(lean body mass,LBM)下降、内脏蛋白消耗和低蛋白血症。骨骼肌是机体的蛋白质库,机体 60% 的蛋白质都以各种形式储存于骨骼肌内。骨骼肌消耗是肿瘤患者的一个常见表现,恶病质患者体重下降 30% 时,其骨骼肌蛋白丢失达 75%,而且补充蛋白质不易逆转肌肉消耗。当肌肉消耗累及呼吸肌时,咳痰无力,从而导致坠积性肺炎。与此同时,肝脏急相反应蛋白合成增加,使机体总蛋白质转化率和净蛋白分解率增加,但白蛋白合成减少。

4. 脂代谢

(1)肿瘤细胞:主要表现是脂肪酸从头合成、磷脂和胆固醇合成增强,这可能与肿瘤细胞不断增殖、需要合成细胞膜脂质有关。肿瘤细胞的这种脂肪代谢变化,有利于分裂增殖,还与肿瘤细胞恶性表型(侵袭迁移等)有关。肿瘤细胞由于缺乏脂肪酸 β 氧化的关键酶,氧化利用外源性脂肪酸能力下降,因此不能成为肿瘤细胞的主要供能物质。

(2)肿瘤宿主:主要改变是外源性脂肪利用下降,脂肪动员(脂肪组织不断分解和释放脂肪酸和甘油),血浆脂蛋白、甘油三酯和胆固醇升高。脂代谢异常是肿瘤的一个早期改变,非侵袭性肿瘤、营养摄入没有减少时,其腹膜后储存脂肪即有严重下降。

五、肿瘤患者营养治疗模式:标准流程指引下的肿瘤营养治疗

肿瘤患者营养治疗的主要目的:①预防和治疗营养不良或恶病质,进而防止与之相关的并发症与死亡;②提高抗肿瘤治疗的顺应性和耐受性;③降低抗肿瘤治疗的不良反应发生率;④提高生活质量。

肿瘤营养治疗需要流程指引,以规避治疗不足或治疗过度。中国营养学会出版的营养科学词典中明确提出医学营养治疗的概念,是指临床条件下对特定疾病采取的营养治疗措施,包括对患者进行个体化营养评估(营养风险筛查及营养评定)诊断以及营养治疗方案的制订、实施及监测,这个定义中就明确阐明了营养治疗的流程。2010 年美国肠外肠内营养学会推荐了临床营养标准诊治流程,包括营养筛查、评估、制订营养支持计划、实施计划、患者监测、计划修改、治疗终止。从中可以看出,国内外的临床营养诊治流程基本相似,都是由营养诊断、营养干预及监测组成,而且强调适时调整方案,形成闭环。对于肿瘤营养治疗同样也遵循这一流程原则,国内石汉平于 2014 年推出肿瘤营养疗法(cancer nutrition therapy,CNT)的概念,是计划、实施、评价营养干预,以治疗肿瘤及其并发症或身体状况,从而改善肿瘤患者预后的过程,包括营养诊断(筛查/评估)、营养干预、疗效评价(包括随访)三个阶段。其中营养干预的内容包括营养教育和人工营养(肠内营养、肠外营养)。

有研究证实营养支持并不是对所有患者有益。1991 年,《新英格兰医学杂志》发表的一项随机对照研究发现,术前无营养不良的手术患者在接受胃肠外营养后,其临床结局并无改善,而且其发生感染并发症的概率更高。在有严重营养不良的患者中,接受胃肠外营养后非感染性并发症比对照组有明显减少,却并无感染性并发症的增加。该研究明确地将营养支持适应证与营养评价联系起来。而在最近的另一项荟萃分析也证实:有营养风险的患者接受营养支持有效(能够改善临床结局,如:减少并发症及缩短住院时间等),而给予没有营养风险的患者营养支持无效。

那么评价患者营养状态就十分重要,中国抗癌协会肿瘤营养与支持治疗委员会在国内外关于风险筛查及评估的研究基础上,提出了肿瘤营养评估的三级诊断体系,经过三级诊断后,按评估结果给予患者制订营养治疗计划并实施,在实施过程中密切监测,并适时调整,从而构成肿瘤营养的闭环式治疗模式。

1. **肿瘤营养评估**　三级诊断。

一级诊断(营养筛查):内容与传统的营养筛查有很大的差异,不再把主观整体评估(subjective global assessment,SGA)、患者主观整体评估(patient-generated subjective global assessment,PG-SGA)作为筛查工具。二级诊断(营养评估):特指采用评估量表对患者实施的营养评估。三级诊断(综合评定):是指传统营养评估方法中除营养评估量表以外的其他内容(表 15-1、表 15-2)。从而使营养不良的诊断思路更加明确,流程更加通畅,操作更加简便,具体内容见图 15-3。

表 15-1　营养不良三级诊断的内涵

项目	营养筛查	营养评估	综合评定
内容	营养风险、营养不良风险及营养不良筛查	营养不良及其严重程度的评估	营养相关多参数、多维度综合评定
时机	入院 24 小时内	入院 48 小时内	入院 72 小时内
实施人员	护士	营养护士、营养师或医生	不同学科人员
方法	简要营养相关病史＋体重(BMI), 如 NRS 2002、MUST、MST、MNA-SF 等	营养相关病史＋营养相关体格检查,如 SGA、PG-SGA	病史＋体格体能检查＋实验室检查＋器械检查,上述项目仍然是与营养和代谢相关
结果	定性	半定量	定量数据
目的	判断有无营养风险	明确有无营养不良及其严重程度	了解营养不良的原因、类型及后果(有无代谢紊乱)
诊断结论	有、无营养风险	有无营养不良、营养不良(轻、中、重度)	营养不良原因,类型,有无器官功能障碍
后续处理	制订营养计划,实施营养评估	实施营养干预,进行综合评定	综合治疗

注:BMI:body mass index,体重指数;MNA-SF:short-form mini nutritional assessment,微型营养评定简表;MST:malnutrition screening tool,营养不良筛选工具;MUST:malnutrition universal screening tool,营养不良通用筛查工具;NRS2002:nutrition risk screening2002,营养风险筛查简表;PG-SGA:patient-generated subjective global assessment,患者主观整体评估;SGA:subjective global assessment,主观整体评估。

表 15-2　营养不良第三级诊断(综合评定)的内容与方法

病史采集	体格体能检查	实验室检查	器械检查
现病史	体格检查	血液学基础	传统影像学检查
既往史	人体学测量	重要器官功能	人体成分分析
膳食调查	体能测定	激素水平	代谢测定
健康状况评分		炎症水平	功能影像学检查,如 PET-CT
生活质量评估		营养组合	
心理调查		代谢因子及产物	

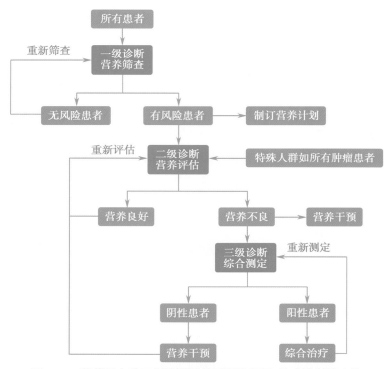

图 15-3　营养不良的三级诊断及其干预流程图　治疗计划及实施

2. **治疗计划与实施**　患者经过三级诊断后,确定需要营养干预的,应根据评估结果制订营养治疗计划,包括选择营养治疗方式(途径)及营养素。

(1)营养治疗:方式包括营养教育、肠内营养(口服营养补充、管饲营养)、肠外营养(补充性肠外营养、全肠外营养)。石汉平等推出营养不良五阶梯疗法:饮食 + 营养教育、饮食 + 口服营养补充、全肠内营养支持、部分肠内营养 + 部分肠外营养支持、全肠外营养支持。当下一阶梯不能满足目标需要量 60% 超过 3~5 天时,选择上一阶梯营养治疗方式。如果患者能够进流食,但由于疾病本身或治疗原因所致的摄入量不能满足目标需要量,可以给予营养教育联合口服营养素补充。研究表明,抗肿瘤治疗期营养教育可以改善患者预后,包括增加摄入量,减少治疗相关不良反应,提高患者生活质量。meta 分析表明,口服营养素补充可以增加住院患者的营养素摄入量和体重,降低并发症发生风险及死亡率,缩短住院时间,减少住院费用。如果患者经营养教育联合口服营养素补充仍不能满足目标需要量,需要进一步评价导致消化道功能障碍的原因,如严重的抗肿瘤治疗相关的消化道黏膜炎,或仅是由于上消化道梗阻而导致的摄入不足。前者需要尝试改善消化道功能的治疗,联合口服营养补充,仍不能达到目标摄入量时,给予补充性肠外营养;后者建议尽早植入胃或空肠营养管行管饲营养,可行胃镜引导下经鼻胃、空肠营养管植入,或经皮胃、空肠营养管植入。研究表明,管饲营养较口服营养素补充能够提供更高的营养素摄入量,改善由于消化道梗阻所致的摄入量降低,从而改善患者预后。如果患者不同意置管,建议补充肠外营养或全肠外营养支持。

(2)营养素:确定营养治疗方式后,需要进一步选择营养素,包括能量、液体量、蛋白质(氨基酸)、脂肪、碳水化合物、维生素、矿物质,要确定相应的营养素的质(选择什么样的营养素)和量。

1)能量:能量的确定方法包括直接或间接能量测定法、静息能量公式计算和经验法则。临床中对于大部分患者推荐使用经验法则计算能量,对于重症患者、严重营养不良或严重代谢紊乱患者可考虑前两种方法。ESPEN 推荐能量的供给:对于能够下床活动的患者,按 25~35kcal/(kg·d)(非肥胖患者实际体重)估算能量,对于卧床患者,按 20~25kcal/(kg·d)(非肥胖患者实际体重)估算能量。

2)蛋白质:恶性肿瘤患者早期即可出现蛋白过度降解,蛋白合成减少,表现为瘦组织群的丢失,降低抗肿瘤治疗的顺应性和耐受性,缩短生存时间。因此建议适当高蛋白饮食,一般可按 1~1.2g/(kg·d)(非肥胖患者的实际体重)给予,对于已经存在营养不足及恶病质患者按 1.2~2g/(kg·d)(非肥胖患者的实际体重)给予。蛋白质来源建议以优质蛋白为主,富含支链氨基酸的氨基酸配比对肿瘤患者对抗恶病质及改善食欲都有潜在益处。对于具有免疫营养功能的谷氨酰胺及精氨酸,在不同的代谢状态下,可以考虑补充应用。

3)脂肪和碳水化合物:由于肿瘤患者正常细胞氧化脂肪酸能力正常或增强,而肿瘤细胞氧化脂肪酸能力明显下降,同时,肿瘤细胞摄取葡萄糖能力较正常细胞强,正常细胞糖耐量受损,因此建议适当提高脂肪供能比,降低碳水化合物供能比,脂糖供能比可达到 1:1。当患者伴有高甘油三酯血症,或伴有厌油腻、恶心、腹泻等症状时,根据临床情况下调脂肪供能比。可适当增加 n-3、n-9 脂肪酸,以降低癌症相关慢性炎症反应。

4)水:水量一般遵循按生理需要量供给,按 30~40ml/(kg·d)给予,使每日尿量维持在 1 000~2 000ml,根据尿量调整摄入水量。对有心、肺、肾等脏器功能障碍的患者特别注意防止液体过多。

5)矿物质和维生素:由于癌症患者氧化应激的标志物升高,以及抗氧化水平的下降,可考虑提高抗氧化维生素的剂量,但同时过度抗氧化有可能降低一些抗肿瘤治疗方法的效果,目前关于补充抗氧化维生素及矿物质的补充是否临床获益的研究证据不足。因此,推荐维生素和矿物质的供给,按照推荐每日摄入量(recommended daily allowance,RDA)补充,如果患者饮食丰富多样,并且能够满足目标需要量,不需要额外补充维生素和矿物质。如果患者接受肠内营养或肠外营养治疗,要确定所采用制剂的矿物质及维生素含量,以确保合理补充。

3. **效果监测** 营养治疗方案实施后,要密切监测治疗效果,并实时调整,以达到良好的治疗效果。中国肿瘤营养指南推荐:不同参数对治疗发生反应的时间不一致,因此,不同参数复查的间隔时间也各不相同。根据时间长短分为 3 类:①快速反应参数,如体重、实验室检查、摄食量、代谢率等,每周检测 1~2 次;②中速反应参数,如人体学测量、人体成分分析、影像学检查、肿瘤病灶体积、器官代谢活性、生活质量、体能及心理变化,每 4~12 周复查 1 次;③慢速反应参数,生存时间,每年评估 1 次。考虑营养干预的临床效果出现较慢,建议以 4 周为一疗程。所有严重营养不良患者出院后均应定期(至少每 3 个月 1 次)到医院营养门诊复查或接受电话营养随访。

肿瘤营养治疗理念尚未被广大临床医师接受,临床营养治疗的过度和不足仍然普遍存在,因此推荐普及标准流程指引下的肿瘤营养治疗。

六、营养治疗并发症

包括代谢性并发症、感染性并发症、再喂养综合征。

1. 代谢性并发症

(1)糖代谢紊乱:体内葡萄糖代谢受激素及胰岛素/胰高血糖素比例的调节。外源性葡萄糖输入后 6 小时内,胰岛素分泌增加可高达 3~4 倍,以适应糖代谢的需要和维持血糖正常水平。感染、创伤患者的糖利用率明显下降,胰岛素作用明显减弱,此时糖代谢平衡往往难以自行调节。对有糖尿病,或存在隐性糖尿病患者实施肠外营养时,由于大量葡萄糖的摄入,更易发生糖代谢紊乱。

防治方法:包括血糖监测、应用胰岛素(按 4~8g 葡萄糖:1U 胰岛素)调控血糖于正常范围,<10mmol/L。胰岛素治疗方法:0.9% 氯化钠溶液 50ml 加入 50U 胰岛素,用静脉推泵经静脉缓慢泵入,同时密切监测血糖。

(2)氨基酸代谢紊乱:临床上有些情况可发生血浆氨基酸谱紊乱现象,如肾衰竭患者接受仅含必需氨基酸的氨基酸制剂时,尿素通过肠道中尿素酶的作用再循环吸收并在肝脏中转化成为非必需氨基酸,造成血浆氨基酸谱失衡。严重肝功能损害患者在摄入较高剂量的氨基酸后容易诱发肝性脑病,因为此时患者血浆中芳香氨基酸摄入可促进假神经递质的产生,导致肝性脑病的发生。因此,对于容易产生氨基酸不耐受的患者,应在短时间内改用特殊配方的氨基酸制剂,以预防相关并发症的发生。

(3)脂肪代谢紊乱:当脂肪的应用量或单位时间内输入体内的量超过人体代谢能力时,即可出现血清甘油三酯升高或脂肪超载综合征。

亚油酸和亚麻酸是人体必需的脂肪酸,人体无法合成,需要从外界摄入。因为长时间(一般超过 1~3 周)接受肠外营养支持患者,如营养液中不含有脂肪乳剂,则可能发生必需脂肪酸缺乏。患者可出现皮肤干燥、毛发脱落、伤口愈合延迟、肝肿大、肝功能异常、骨骼改变、血中花生三烯酸与花生四烯酸的比值升高、红细胞脆性增加、贫血以及前列腺素水平降低等表现。预防措施,最好的办法是每天补充脂肪乳剂,每日 2%~4% 的能量应由亚油酸提供,相当于每周 3 次提供 10% 脂肪乳剂 500ml 或 20% 脂肪乳剂 250ml,即可预防必需脂肪酸缺乏症。

肠外途径输注脂肪乳剂可损害机体免疫功能和血管的完整性,快速输注脂肪乳剂超过 0.12g 甘油三酯/(kg·h)可导致血中脂肪清除能力下降,损害单核巨噬细胞系统功能,影响肺通气功能。为减少这些不良反应,建议 20% 脂肪乳剂 250ml 输注时间不少于 8~10 小时,并且动态监测血脂或脂肪廓清情况,采用"全合一"肠外营养输注方式,减少脂肪乳的供给量。当血清三酰甘油值>4mmol/L 时,应暂停使用脂肪乳剂,直至廓清至正常水平。

(4)水、电解质紊乱:体液容量、渗透压及电解质的平衡是物质代谢和器官功能正常进行的基本保证。肠外营养时,水及电解质的需要量应根据患者疾病过程、体液及电解质状况、肾功能等因素而定,由于每日体液及电解质的丢失量不同,细胞内、外液之间水及电解质不断处于交换状态,因而,肠外营养的容量和成分每日也有所不同。

(5)维生素及微量元素缺乏:维生素是机体代谢过程中必需的营养素,肠外营养时应注意及时补充,否则可出现各种维生素缺乏,产生一系列的临床症状。禁食 1 个月以上者,可出现微量元素缺乏,最常见的是锌缺乏,其次是铜缺乏等。因此,凡长期行肠外营养治疗的患者,应每天补充微量元素。

(6)酸碱平衡紊乱:体液酸碱度适宜是机体组织、细胞进行正常生命活动的保证。肠外营养时酸碱平衡失调的原因很多,在物质代谢过程中,机体可不断摄入或产生酸性、碱性物质,并依赖体内的缓冲系统和肺、肾等器官的调节保持体液的酸碱平衡。但是,如果酸碱物质负荷超量,或调节功能障碍,则将导致酸碱平衡失调。此外,氨基酸代谢本身也可产生一些酸性产物,过量时可发生代谢性酸中毒。在一些机械通气患者,过高的碳水化合物摄入所致的二氧化碳产生增加,可产生过度通气,从而导致呼吸性碱中毒。

2. 感染性并发症　感染性并发症主要是指中心静脉导管相关感染,是肠外营养时最常见、较严重的并发症,其包括导管的局部感染或全身性感染。局部感染是发生在导管局部皮肤或周围组织的感染、腔隙感染及隧道感染,全身感染是指导管所致菌血症或败血症。临床局部感染常表现为局部皮肤红、肿、化脓等症状,部分患者会有发热或低体温。导管性菌血症或败血症患者常可出现寒战、高热、呼吸急促、低血压,严重者可出现意识模糊。实验室检查见白细胞计数及中性粒细胞计数增高。

当血培养与导管培养有相同微生物生长,导管感染的诊断成立。如果临床上表现为菌血症,但无明显感染部位时,应怀疑导管相应感染存在,此时应进一步作有关检测以明确诊断。

在肠外营养输注过程中若出现寒战、高热,又找不到其他感染灶可以解释时,则高度怀疑导管性败血症已存在。此时不必等待血培养或导管培养结果,可拔出导管,同时做血培养和导管尖端培养,改用外周静脉途径进行营养支持数天。多数情况下,拔管后体温即很快恢复正常,一般不需使用抗生素。若发热不退,且血培养阳性,则需根据药物敏感实验选用抗生素。

其发生的主要原因:穿刺置管时没有遵循严格无菌技术、导管护理不当、营养液配制过程或输注过程受污染制细菌快速繁殖、导管放置时间过长及本身的异物反应作用和患者存在有感染病灶等。严格的无菌操作及认真的护理可有效减少导管感染发生率。

肠源性败血症多见于长期静脉营养,尤其是危重患者,因肠黏膜萎缩,肠功能减退,肠菌移位,致使败血症发生率增加。防治方法包括早期肠内喂养、非营养性肠内喂养、提供益生菌/益生元等。

3. 再喂养综合征　再喂养综合征的定义是严重营养不良患者接受人工喂养(EN 或 PN)后可能发生的潜在致命的水电解质改变。这些改变由于喂养诱发的激素和代谢紊乱并可引起严重的临床并发症,包括心脏和神经系统紊乱。再喂养综合征典型的生化特征是低磷血症,可能还存在水钠平衡异常,糖、蛋白质和脂类的代谢改变,维生素 B_1 缺乏、低钾血症、低镁血症等。

再喂养综合征的风险增加了患者的营养损耗程度。对于 5 天进食最少量的患者,建议前两天的喂养不高于计算能量需求的一半。如果损耗严重,初始能量供给不超过 $5\sim10kcal/(kg \cdot d)$,然后 $4\sim7$ 天内缓慢增加能量摄入,至达到总需要量。密切监测液体量、液体平衡、心率和心律以及临床状况。在充分供给营养前和中间阶段,谨慎提供维生素 B_1 200~300mg/d 及平衡的微量元素混合剂。以下电解质也应该监测和补充,必要的话,通过口服、肠内肠外的途径:钾[需要量约

2~4mmol/（kg·d）]、磷［需要量 0.3~0.6mmol/（kg·d）］和镁［静脉供给需要量约 0.2mmol/（kg·d）或者口服 0.4mmol/（kg·d）]。

七、肿瘤患者居家营养的饮食指导

1. **谷类和薯类** 谷类包括米、面、杂粮，薯类包括马铃薯、甘薯、木薯等。主要提供碳水化合物、蛋白质、膳食纤维及 B 族维生素。保持每天膳食中有适量的谷类食物，每天应摄入200g~400g。谷类加工过于精细可导致其表层所含维生素、矿物质等营养素和膳食纤维大部分会流失。因此建议每天最好能吃 50g 以上的全谷物。粗细搭配有利于合理摄取营养素。在结直肠癌术后早期，为减少排便量，减少粗粮摄入。

此外，肿瘤引起胰岛素抵抗，以及放化疗治疗对机体的损伤导致相当一部分肿瘤患者发生糖尿病或糖耐量受损，全谷物较精细加工的碳水化合物类食物升糖指数更低，更有利于控制血糖。

2. **动物性食物** 包括肉、禽、鱼、奶、蛋等，是人类优质蛋白、脂类、脂溶性维生素、B 族维生素和矿物质的良好来源，是平衡膳食的重要组成部分。《中国居民膳食指导》推荐每日摄入量：鱼虾类 50g~100g，畜禽肉类 50g~75g，蛋类 25g~50g。对于放化疗过程中的患者，当伴有胃肠道损伤时，推荐制作软烂细碎的动物性食品，以降低胃肠道负担，促进吸收。

3. **豆类和豆制品** 豆类和豆制品是优质蛋白质、膳食纤维、维生素、矿物质和植物营养素（植物固醇）的重要来源，不含胆固醇。豆类与谷类一起食用，可通过蛋白互补作用从而增加蛋白的利用。目前市面上的豆制品种类很多，大体可分为传统豆制品、豆奶类豆制品和新型大豆蛋白类豆制品。豆制品加工过程中，能引起腹胀的棉籽糖和水苏糖等被除去，而大豆中的蛋白质、微量元素基本上都保留在豆制品中。同时，豆制品富含必需脂肪酸和磷脂，不含胆固醇，是肉类食品的良好替代物。

4. **蔬菜和水果** 为预防癌症和慢性病，世界卫生组织提出每天至少吃 5 份（至少 400g）不同种类的非淀粉类蔬菜和水果。世界癌症研究基金会发布的综述中提出，增加蔬菜和水果的摄入量可以对预防呼吸系统和消化系统的肿瘤可能有保护作用。国外研究结果显示，蔬菜水果对癌症预防的研究结论不尽相同。多吃蔬菜水果能降低女性癌症的发生率；多摄入黄绿色蔬菜和水果能降低癌症的死亡率；也有蔬菜水果的摄入量与癌症的风险没有明显关系的报道。

蔬菜水果的蛋白质和脂肪含量低，富含维生素 C、维生素 E、膳食纤维和重要的植物化学物等。目前对于肿瘤患者的维生素及矿物质摄入量推荐按正常人的每日推荐摄入量摄入，因此要摄入足量的蔬菜和水果。蔬菜和水果含有许多被认为是可预防癌症的成分，如有抗氧化功能的维生素 C、β- 胡萝卜素和硒。流行病学研究显示，增加膳食中富含维生素 C 的蔬菜和水果摄入量可以降低胃癌以及其他癌症的危险性，其机制可能与自由基清除和阻止某些致癌物的形成有关。

十字花科蔬菜，例如洋白菜、西兰花、花椰菜、大头菜等含有若干可能有抗癌作用的生物活性成分，能帮助保持甲状腺素的活性，从而对肿瘤患者有益。但这类蔬菜不应过度的烹煮。深色蔬菜和水果中含有的叶黄素、番茄红素等其他类胡萝卜素也有抗氧化作用。

推荐的蔬菜水果摄入尽量选择新鲜的。果汁含大量糖分但缺乏膳食纤维，因此一般情况不建议饮用果汁。饮料中果汁的百分比在包装上的标签中标示，如"含 25% 的果汁"或"100% 果汁"。有些标签说提供 100% 的营养，如"提供 100% 每日推荐的维生素 C"。但除非包装注明是

"100% 果汁",一般都不是 100% 的果汁。这些果汁饮料仅含有很少果汁,是含糖饮料而不是真正果汁。虽然 100% 的果汁是健康饮食的一部分,但它缺乏膳食纤维。食用过多果汁会增加热量的摄入。

5. **油脂**　丰富多种油脂来源,包括 n-6 多不饱和脂肪酸、n-3 多不饱和脂肪酸、单不饱和脂肪酸等,有利于维持肿瘤患者的炎症平衡,降低脂质过氧化反应,因此建议多种植物油交替使用,比如花生油、亚麻籽油、橄榄油交替使用。

6. **其他**　①避免酒精摄入:无论是啤酒、葡萄酒、烈性酒(白酒),还是其他含酒精饮料都应该避免饮用;②限制盐腌或咸的食物;避免用盐保存食物,限制烧烤(火烧、炭烧)烟熏的动物性食物:在明火上烧烤或烹调肉类能形成具有致癌作用的杂环胺和多环芳烃,导致胃癌发生的原因之一;③肿瘤患者出现明确的矿物质及维生素等营养素缺乏时,在寻求医学治疗的同时,可考虑膳食强化而补充部分营养素。

(丛明华)

参考文献

［1］ CHEN W, ZHENG R, BAADE P D, et al. Cancer statistics in China, 2015 [J]. CA Cancer J Clin, 2016, 66 (2): 115-132.

［2］ LOCHS H, ALLISON S P, MEIER R, et al. Introductory to the ESPEN Guidelines on Enteral Nutrition: Terminology, definitions and general topics [J]. Clin Nutr, 2006, 25 (2): 180-186.

［3］ 中国抗癌协会肿瘤营养与支持治疗专业委员会组织编写. 中国肿瘤营养治疗指南 [M]. 北京:人民卫生出版社, 2015.

［4］ FEARON K, STRASSER F, ANKER S D, et al. Definition and classification of cancer cachexia: An international consensus [J]. Lancet Oncol, 2011, 12 (5): 489-495.

［5］ 蒋朱明. 临床诊疗指南:肠外肠内营养学分册 (2008 年版)[M]. 北京:人民卫生出版社, 2008.

［6］ 石汉平. 肿瘤营养疗法. 中国肿瘤临床 [J], 2014, 41 (18): 1141-1145.

［7］ PAN H, CAI S, JI J, et al. The impact of nutritional status, nutritional risk, and nutritional treatment on clinical outcome of 2248 hospitalized cancer patients: A multi-center, prospective cohort study in Chinese teaching hospitals [J]. Nutr Cancer, 2013, 65 (1): 62-70.

［8］ 于康,周晓容,郭亚芳. 恶性肿瘤住院患者营养风险和营养不足发生率及营养支持应用状况调查 [J]. 肿瘤学杂志, 2011, 17 (6): 408-411.

［9］ PRESSOIR M, DESNE S, BERCHERY D, et al. Prevalence, risk factors and clinical implications of malnutrition in French Comprehensive Cancer Centres [J]. Brit J Cancer, 2010, 102 (6): 966-971.

［10］ CEDERHOLM T, BOSAEUS I, BARAZZONI R, et al. Diagnostic criteria for malnutrition: An ESPEN Consensus Statement [J]. Clinical Nutrition, 2015, 34 (3): 335-340.

［11］ GUEST J F, PANCA M, BAEYENS J P, et al. Health economic impact of managing patients following a community-based diagnosis of malnutrition in the UK [J]. Clin Nutr, 2011, 30 (4): 422-429.

［12］ 石汉平,赵青川,王昆华,等. 营养不良的三级诊断 [J]. 中国癌症防治杂志, 2015, 7 (5): 313-319.

［13］ 石汉平,许红霞,李苏宜,等. 营养不良的五阶梯治疗 [J]. 肿瘤代谢与营养电子杂志, 2015 (1): 29-33.

［14］ RAVASCO P, MONTEIRO-GRILLO I, VIDAL P M, et al. Dietary counseling improves patient outcomes: A prospective, randomized controlled trial in colorectal cancer patients under going radiotherapy [J]. J Clin Oncol, 2005, 23 (7): 1431-1438.

［15］ ROCK C L. Dietary counseling is beneficial for the patient with cancer [J]. J Clin Oncol, 2005, 23 (7): 1348-1349.

［16］ MILNE A C, POTTER J, VIVANTI A, et al. Protein and energy supplementation in elderly people at risk from

第 15 章

malnutrition [J]. Cochrane Database Syst Rev, 2009, 15 (2): CD003288.

［17］ PHILIPSON T J, SNIDER J T, LAKDAWALLA D N, et al. Impact of oral nutritional supplementation on hospital outcomes [J]. Am J Manag Care, 2013, 19 (2): 121-128.

［18］ 丛明华, 程国威, 李淑娈, 等. 管饲营养支持对于食管癌放化疗患者作用的研究 [J]. 中国肿瘤, 2014, 23 (12): 1029-1033.

［19］ ARENDS J, BODOKY G, BOZZETTI F, et al. ESPEN Guidelines on Enteral Nutrition: Non-surgical oncology [J]. Clin Nutr, 2006, 25 (2): 245-259.

第
15
章

第 16 章　中医在肿瘤治疗中的应用

第 1 节　中医对肿瘤的认识

一、癥积学说

"癥""瘕""积""聚"是中医学理论中有关肿物的四种病名,素有"五积""六聚""七癥""八瘕"之说。中医文献中有关癥积的记载,最早见于《内经》:"外中于寒,内伤忧怒,则气上逆,六俞不通,凝血蕴里不散,津液涩渗,著而不去,积乃成已"。中医认为,癥积内伤于气滞、外损于寒邪,日久形成癥积。

张从正《儒门事亲》说:"陈莝去而肠胃洁,癥瘕尽而营卫昌",说明须重视癥瘕的治疗,癥瘕不除,日久耗损正气,导致癥瘕恶变,成为不治之症,可见古代医家已认识到恶性肿瘤与免疫力的相关性,现代免疫医学也认证了中医这一理论。

二、痰湿学说

肿瘤的中医病因病机较为复杂,历代医家认识不一。中医文献和历代医家的学术思想,认为癌为有形之邪,多为痰阻、气滞、血瘀、热毒等相互搏结而成,其中痰浊内阻是肿块最终形成病机的关键。中医学中早已有"痰生百病""怪病责之于痰"及"无一病不关乎痰"等论述,痰为百病之源,怪病皆为痰生,与肿瘤等多种疑难重大疾病密切相关。历代对痰聚为瘤的学说都有支持者,《外科正宗》亦载:"又一种粉瘤……全是痰气凝结而成"。此外寒邪与痰湿的生成密切相关。寒为阴邪,其性凝滞,易导致气滞、痰凝、血瘀等病理结果,血瘀、痰凝日久,与癌毒胶结,形成肿块,发为肿瘤。

例如,噎嗝是"大抵气血亏损,复因悲思忧虑,则脾胃受伤,血液渐耗,郁气而生痰,痰则塞而不能,气由上而不下,妨碍道路,饮食难进,噎塞所由成也",提出了中医对食管癌、贲门癌的发病机制的认识,痰湿是其发病、进展的重要环节。

三、毒邪学说

毒邪致病,有其明显的致病特点:形体流窜性、形体腐败性、功能丢失性、隐匿性及危重性。以上致病特点恰与恶性肿瘤的以下特点相似:易复发转移、损伤机体组织器官、影响组织器官功能、难以早期发现及预后差、无法根治。由此可见,毒邪是导致恶性肿瘤发生的重要因素。

《华佗遗书》中以"轻粉、粉霜、朱砂、巴豆霜"四味制成"治积聚方",所用药物皆为有毒之品,体现了"以毒攻毒"的治疗原则,由此可以看出"毒邪"在积聚(即肿瘤)的发生发展中起重要作用。

四、虚损学说

人体自身及其与内、外环境之间,始终维持着动态平衡,即"阴平阳秘",是维持人体正常生理状态的基础。人体的正气虚损是各种疾病发生的内在条件,即所谓"邪之所凑,其气必虚"。

中医认为癌症的发生多与正气亏虚、情志失调、外感邪气、饮食失节有关。实质上,情志失调、外感邪气、饮食失节均可造成人体正气损伤。情志忧郁日久,必然会耗伤人体的气血阴精。外感风热之邪,可致肺胃津伤;感受暑热之邪,易耗津伤气;冬感寒,伏寒郁而化温之邪,可致肝肾真阴亏耗等。饮食失节(过食油炸、腌制、霉变之品),损伤脾胃之气阴,造成气血之亏虚,成为消化道肿瘤的隐患。

《外证医编》指出:"正气虚则成岩。"《妇人良方大全》亦指出:"肝脾郁怒,气血亏损,名曰乳岩。"《医宗必读·积聚篇》云:"积之成也,正气不足,而后邪气踞之",明确指出各种邪气,无论是六淫邪气,还是内伤七情、饮食劳倦等,只有通过正虚这一内因才能引起肿瘤的发生。通过以上古代医家的观点可以看出,正气不足、脏腑虚损是形成恶性肿瘤的主要内在因素。

第2节 中医治疗肿瘤的原则

一、整体观念

整体观念是中医的基本特点之一,贯穿中医诊疗的全部。整体观念指一个事物的统一性和完整性。具体来说,整体观包括两个层面:第一,人体的各个组织器官是有机的整体,生理上互相联系,病理上互相影响,诊断上应综合分析、治疗上需要整体考虑;第二,人体与自然界和社会是互相关联的,自然界四时变换、社会的人情冷暖,中医在疾病的评估和治疗上都需要顾及。

在肿瘤的中医治疗中,整体观念对治疗原则的建立起着至关重要的作用。首先,在控制肿瘤的层面上,既要有活血化瘀、清热解毒、以毒攻毒等抗癌治疗,也要有益气养血、健运脾胃、补养肝肾等药物扶正固本。正如《素问·五常政大论》中记载:"大毒治病,十去其六;常毒治病,十去其七;小毒治病,十去其八;无毒治病,十去其九。谷肉果菜,食养尽之,无使过之,伤其正也。"

中医肿瘤整体观也体现在情志与疾病的关系。"清心涤虑,带疾终天",这一理念与现代心理肿瘤学完全相同的哲学理念。

其次,从脏腑平衡的层面上,治疗上需要顾及肿瘤患者全身脏腑间的关系,肿瘤患者常常出现肝郁脾虚、心肾不交、肺肾气虚等相关表现。因此在中医治疗上,需要根据肿瘤的局部表现结合患者的全身症状,辨证地调整临床用药。

同时,站在"天人合一"的层面上,中药治疗肿瘤需要结合四季变化,如在辨病辨证的基础上,三伏天可加用祛暑利湿之品,三九天加用补肾温阳之品。在治疗肿瘤的基础上,改善患者的生活质量,预防疾病复发转移。

二、扶正祛邪

在中医理论中,正邪是两个对立面。正气指的是人体正常的生理功能和抗病康复的能力;邪气泛指各种致病因素。正如《黄帝内经·素问》所云"正气存内,邪不可干""邪之所凑,其气必虚",正气虚是疾病发生的内在依据,邪气是疾病发生的重要条件。因此在治疗上,扶正祛邪是基本原则。

中医治疗肿瘤,需要结合患者病情表现和疾病阶段,明确正邪两方的变化,从而决定治疗上扶正与祛邪的偏重。《黄帝内经·素问》中提到"邪气盛为实,正气衰为虚"。当肿瘤的表现以实证为主时,当以祛邪为主;以虚证为主要表现时,应该以补益为主。根据肿瘤的不同阶段,扶正与祛邪进行相应调整,以期达到"扶正不留邪,祛邪不伤正"的原则,以求达到提高生活质量,延长生存期的目的。

三、标本兼治

在中医理论中,本代指疾病的根本、本质;标引申为疾病的表象、现象。其中标本是一对相对概念,如以新病旧病而言,旧病为本、新病为标;从病因症状而言,病因为本、症状为标;从疾病的发展来看,证候为本,症状为标。在治疗上"急则治其标,缓则治其本",这个原则同样适用于指导肿瘤的综合治疗和应用。

肿瘤患者在疾病的不同阶段表现不一样。"急则治其标",即当肿瘤患者出现严重并发症,影响患者生活质量和治疗进行时,应以缓解症状为主要目标。"缓则治其本",即当肿瘤患者病情稳定时,将治疗重心放在调整脏腑功能上,以控制肿瘤为目标。其中治本需要注意益气养血、健脾补肾,脾为后天、气血生化之源,肾为先天、元阴元阳封藏之处,而且通过研究发现补益类中药具有调节免疫、稳定肿瘤、延长寿命的作用。

四、异病同治、同病异治

异病同治,是中医特有的治疗方法。即不同的病,出现了相同的证候,治法相同。其理论依据在于辨证论治,虽然不同疾病的病因、病位、症状不尽相同,但随着疾病不同阶段的变化,具有相同属性的临床症状可以归纳到一个中医证候。因此,根据同一个证型所制订相同的治疗原则称为异病同治。正如现代医学可根据同一个靶点治疗恶性肿瘤,例如吉非替尼类药物以表皮生长因子受体(epidermal growth factor receptor,*EGFR*)突变为靶点治疗肺癌、胃癌、食管癌;伊马替尼以CD117为靶点治疗血液病、胃肠间质瘤,这些现代医学证据诠释了中医这一智慧的理论,也成为当代中西医治疗肿瘤的相同指导思想。中医治疗癌症需要辨病和辨证相结合。不同种类的癌症患者,在临床上可有相同的表现。如许多癌症患者乏力、纳差、排便无力感,辨证为脾虚不运,治疗都以益气健脾为主。又如,肺癌的痰中带血与鼻咽癌的鼻涕中血,如果兼有口鼻干燥、心烦喜饮时,辨证为血热妄行,治疗都以清热凉血为主。因此运用"异病同治"方法治疗肿瘤,需要辨病辨证相结合、熟练运用中医理论,整体提高疗效。中医认为,同一个疾病因证型不同,可选用不同治法和方药治疗,这体现了中医辨证的哲学思想,也正如现代医学治疗同一种肺癌,因为靶点的不同,可选择多种靶向药物治疗。

五、未病先防

中医治未病包括两个方面:未病先防,既病防变。在肿瘤的防治中,预防比治疗更有意义。在现代生活方式中,倡导中医养生理论和方法,对预防恶性肿瘤的发生具有非常积极的作用。例如,在日常生活中,避免"以酒为浆、以妄为常、醉以入房……务快其心、逆于生乐、起居无节",倡导"食饮有节、起居有常、不妄作劳",同时调摄精神,保持心理与身体健康平衡。

在食管癌高发地区,食管癌癌前病变患者予以六味地黄丸的干预,结果显示,食管上皮细胞重度增生经过六味地黄丸治疗一年后,食管上皮细胞重度增生的好转率为 86.7%,证明六味地黄丸可有效阻断食管癌癌前病变的进展,从而可预防食管癌的发生。此外,中日友好医院中西医结合肿瘤科结合大数据、分子生物学等技术,通过传统的中医舌诊建立预测模型,确定肿瘤发生高危因素,进行了肿瘤癌前病变的预测,在欧美权威学术年会上发表了重要成果,可谓当代中医预防癌症的示范。

第 3 节　肿瘤的中医辨证论治

中医对恶性肿瘤的认识具有悠久的历史,中医肿瘤学在近 60 年逐渐形成完整的学科体系,其发展历程主要是在中医辨证施治指导下,对各种肿瘤及其常见并发症确立了理法方药诊疗体系。主要以本虚标实为恶性肿瘤发生发展的主要病机,以扶正祛邪为治疗原则。

一、正虚

中医认为正虚贯穿肿瘤发生、发展的全过程。因此,根据病情及治疗的不同阶段,扶正也应贯穿肿瘤治疗各个阶段。张元素《活法机要》曰:"壮人无积,虚人则有之,脾胃虚弱,气血两衰,四时有感,皆能成积。"故肿瘤临床的辨证需在辨别全身的阴阳气血虚损的基础上,根据各个内脏的不同特性,确立其中医证型和治法。

常见正虚表现:年高体虚,心慌气短,腰酸腿软,面色苍白,头晕目眩,疲乏,脉沉细,舌淡少苔。

常用药物:补气中药,黄芪、党参、白术、茯苓等;补血中药,熟地、当归、阿胶、白芍、枸杞子、女贞子等;养阴中药,生地、麦冬、天冬、北沙参、元参、石斛、黄精等;补阳中药,附子、肉桂、仙灵脾、肉从蓉等。临床常用的扶正补虚的中成药有参芪扶正注射液、贞芪扶正颗粒、健脾益肾颗粒等。

二、痰湿

《丹溪心法》云:"凡人身中有结核,不痛不红,不作脓者,皆痰注也。"可见痰湿与肿瘤的密切关系。随着现代人生活水平的提高,高热高脂的饮食结构使与痰湿密切相关的肿瘤,如结直肠癌、卵巢癌、甲状腺癌、食管癌、各种肉瘤等多见痰湿证型,发病率逐年上升。清代高锦庭说:"癌瘤者,非阴阳正气所结肿,乃五脏瘀血浊气痰滞而成。"《类证治裁》也指出:"痰核专由肝胆经气郁,痰结毒深固而成。"

常见痰湿表现:无名肿毒,不痒不痛,痰核瘰疬,乳腺包块,喘咳痰鸣,呕吐痰涎,癥瘕积聚,脉滑苔腻,舌质晦暗。

中医针对痰湿,治宜化痰散结。常用药物有:半夏、山慈菇、瓜蒌、浙贝母、夏枯草、昆布、海藻、生牡蛎、鳖甲、白芥子等。

三、瘀滞

清代唐容川《血证论》云:"瘀血在脏腑经络之间,则结为癥瘕。"王清任认为:"气无形不能结块,结块者,必有形之血也。"均指出癥瘕、结块的形成与瘀血有关。又如《金匮钩玄》云:"气不能作块,成聚块乃有形之物,痰与食积、死血,此理晓然。"常见瘀滞所致肿瘤有肝癌、前列腺癌、食管癌、乳腺癌。

临床症状常见局部肿胀,肿物痞块,痛有定处,舌质紫黯,或舌有瘀点瘀斑,脉象弦细或涩。治宜活血化瘀法。常用活血化瘀药物有桃仁、红花、赤芍、丹参、地龙、水蛭等,常用活血化瘀中成药有平消胶囊、榄香烯注射液、金龙胶囊等。此外,国医大师朱良春教授研制了"藻蛭散"用于治疗血瘀型食管癌。

四、热毒

毒聚,除肿块外,临床还常见兼有热、痰、瘀等表现,常见于炎性乳腺癌、头颈部肿瘤。治以解毒散结法。常用药物有半枝莲、半边莲、白花蛇舌草、土茯苓、土鳖虫、九香虫、露蜂房、猫爪草、山豆根等。常用中成药有片仔癀胶囊、西黄丸、复方苦参注射液、华蟾素注射液、鸦胆子油注射液等。

第4节 肿瘤围手术期的中医治疗

恶性肿瘤的手术治疗,是一种有效地杀灭肿瘤、减轻肿瘤负荷的治疗方法,是早中期肿瘤或肿瘤负荷较大患者的首选治疗方案。但手术不仅对于肿瘤病灶具有杀伤作用,对于患者本身也是一种创伤,会导致局部出血、疼痛、水肿及周身乏力、消瘦、感染发热等症状表现。同时,手术还会引起脏腑功能的障碍,和机体免疫功能的降低。中医药在肿瘤围手术期有广泛的应用,有助于患者术后的尽早康复。

一、脑瘤围手术期

脑瘤术后常见头痛、脑水肿、肢体肌力下降、活动不利等表现,中医认为属于积液内停、余毒未尽,治以活血利水、祛风散结。常用中药有中日友好医院中西医结合肿瘤科经验方加味慈桃丸。该方由山慈菇、茯苓、僵蚕、川芎等中药组成,并可根据不同症状,随症加减,如癫痫发作,可加用龙骨、牡蛎、全蝎;肌力降低,可加用茯苓等健脾利水中药。临床上还常用一些中成药,鸦胆子油乳注射液对于脑转移瘤术后患者,临床受益反应率达 70.8%,明显缩小脑水肿范围,为不能耐受化疗及放疗的老年患者及晚期患者提供了较好的治疗方法。与单独放疗相比,β- 榄香烯乳联合放疗可显著提高近期颅内病灶的缓解率[部分缓解(partial response,PR)+ 完全缓解(complete response,CR)](62.5% vs 18.2%,$P<0.05$),基础实验证实其能显著抑制胶质瘤细胞的增殖,促进其凋亡,其机制可能与调控 Bcl-2(B-cell lymphoma-2)和 Bax(BCL2-associated X protein)表达有关。

二、胸部肿瘤围手术期

胸部手术主要涉及的肿瘤包括肺癌、食管癌。中医理论认为,肺为娇脏,主气,司呼吸,同时,多条经络汇聚于胸中,外联乳腺,内入肺、食管等脏器。胸部手术会损伤局部脏腑功能和经络循行,造成人体局部"气"的运行障碍,导致气机的失调,肺失宣降,引起咳嗽、气短、喘息等症状。而气机升降出纳失常,又可导致全身气血津液运行输布障碍,痰湿内生,脉络受阻,血溢脉络之外,壅滞于肺,进而引发痰湿瘀血等病理变化,可见胸闷胸痛、咳嗽咳痰或痰中带血等症状。肺主气失职,呼吸失常,清气不入,宗气无以生成,不能贯心肺、行血脉,导致机体虚损。

肺脏手术后早期以实证为主,后期以虚证多见,动态变化呈现由实至虚的特点。痰饮为肺癌术后早期病因,故临床多以"益气化痰"为治法,常用方药为四君子汤合二陈汤。此后以"补益脾肺"为主要治法,采用百合固金汤能够提高肺癌术后患者淋巴细胞(T、B、NK 细胞)的数量和活性。

食管癌手术后,胃肠蠕动功能常会受到影响,香砂吴茱萸汤对改善食管癌术后胃排空障碍确有显著的疗效。应用中成药痰热清注射液可明显减少食管癌术后肺炎、肺不张的发生。食管癌患者因手术后,常会导致咳嗽、呃逆、反酸、胃灼热等食管反流症状。麦门冬汤对食管癌术后引起的咳嗽有较好疗效,旋覆代赭汤可治疗术后并发的呃逆症状。应用八珍汤联合早期肠内营养支持疗法可以有效地恢复和改善食管癌患者术后的免疫功能,尤其是在细胞免疫方面,更是优于单纯使用早期肠内营养,有助于术后并发症的预防。

三、腹部肿瘤围手术期

腹部肿瘤主要涉及胃肠、肝胆胰腺肿瘤、妇科肿瘤。胃肠道属于中医"六腑"的范畴,"六腑以通为用",手术治疗在切除肿瘤的同时,对正常脏腑和经络也造成损伤,常会引起脾的运化功能和胃的腐熟和降功能下降,因而造成肠胃功能紊乱,可见食欲减退、厌油腻、腹胀、腹痛、便秘等症状。此外,还可见肠粘连、肠梗阻等术后并发症。

腹部肿瘤围手术期的症候分析显示:术前多为虚实夹杂,术后早期以气虚、气滞致腑气不通为主,术后第 3 天左右开始出现以脾胃虚证或虚实夹杂为主的证候表现。同时,术后易导致肝郁、痰湿、瘀血。故腹部术后中医治法为健脾益胃或行气通腑,常用方药为香砂六君子汤和大承气汤,同时佐以疏肝解郁、祛痰化湿、活血化瘀。此外,采用隔姜艾灸神厥及足三里穴,可通过经络腧穴,达到温经通络、活血行气、益气扶正的作用,使胃肠蠕动有力而规律,有效促进腹部术后胃肠蠕动功能恢复,减少腹部术后腹胀、肠粘连等并发症。

妇科术后因气血亏损或肾阳虚衰而导致膀胱气化无权,或外伤术后络脉受损,气机逆乱,气滞血瘀,致膀胱气化不利而发生尿潴留。具体中药治法仍需辨证论治,对于湿热蕴结膀胱之排尿不畅,可用八正散清热利湿、通利小便;对于术后局部瘀血阻滞者,可予生化汤活血祛瘀化气。

针灸治疗对于尿潴留也有较好疗效,多以疏经通络、调理气血为原则,选取补肾益气、疏导通利的穴位进行刺激,常用穴位包括三阴交、阴陵泉、足三里、中极、气海、天枢、水道等。

第 5 节　中医药防治化疗不良反应

中医药对化疗常见不良反应,包括骨髓抑制、消化道反应、周围神经毒性、手足综合征等,具有独特的防治疗效,配合化疗的进行,可降低不良反应的发生率,辅助化疗计划的顺利实施,改善癌症患者的生活质量。

一、骨髓抑制

骨髓抑制当属于中医"虚劳""气血虚"等范畴,主要表现为神疲乏力、面色无华、舌质淡、脉细弱无力等。本病病机以脾肾亏虚为主,脾为气血生化之源,五脏六腑得以滋养;肾为先天之本,主骨生髓。故益气生血、温补脾肾是治疗化疗所致骨髓抑制的基本原则。

中医外治法如针灸、脐疗等在改善化疗后骨髓抑制、提高免疫力等方面有着较好的疗效。一项针刺治疗妇科肿瘤患者化疗后白细胞减少症的随机对照试验(randomized controlled trial,RCT)试验显示,与假针组相比,针灸治疗明显降低了 2~4 度化疗所致白细胞减少症的发生率(30% vs 90%,$P<0.02$),提高了化疗后白细胞计数水平。另外,中药脐疗(干姜 10g、肉桂 10g、血竭 5g、附子 10g、当归 5g、冰片 2g)治疗化疗致白细胞减少症也有显著疗效,且疗效优于口服药(65% vs 35%,$P<0.01$),有较好的依从性,对重组人粒细胞集落刺激因子治疗无效者仍有较好疗效。临床常用中成药升白口服液、生血丸、地榆升白片、复方阿胶浆、复方皂矾丸等均可辅助化疗减轻化疗所导致的骨髓抑制。

血小板减少也是化疗引起骨髓抑制的疑难病症,常伴有免疫功能低下,中医认为脾肾阳虚所致,在临床可采用补益脾肾、扶阳养阴为治法,主要方药:生黄芪 20g,女贞子 40g,炒白术 15g,菟丝子 15g,阿胶珠 6g,鹿角胶 6g,松节 30g,水煎服,每日 1 剂,一周为一疗程。

二、恶心呕吐

消化道反应是化疗药物所引起的最为常见的不良反应,其中以恶心呕吐最为突出,严重的恶心呕吐可引起水、电解质紊乱。中医认为化疗药物为外部毒邪,损伤脾胃而致脾胃虚弱,致脾失健运,脾胃升降功能失调,而发为恶心呕吐。

临床研究显示,加味橘皮竹茹汤联合镇止吐药,在降低消化道反应发生率上明显优于单用镇吐药,尤其对于重度消化道反应。动物实验发现,可能与加味橘皮竹茹汤能够降低体内 5- 羟色胺(5-hydroxytryptamine,5-HT)和胃泌素,减少呕吐反射有关。加味香砂六君子汤能提高胃癌术后化疗通过率,减轻化疗引起的消化道反应,提高 Karnofsky 评分。甘草泻心汤能减轻肿瘤患者化疗后消化道反应,改善全身状况,增强患者对化疗的耐受性。

此外,通过针刺中脘、足三里、内关、合谷、天枢等与脾胃功能关系密切的穴位,也可以缓解化疗后引起的恶心、呕吐等消化道反应。这体现了中医治疗的整体观,通过体表经络穴位影响五脏六腑的功能,应用更加便捷,且更加适宜因消化道反应口服用药困难的患者。

三、化疗周围神经病变

化疗周围神经病变(chemotherapy-induced peripheral neuropathy,CIPN)是由化疗药物直接损伤周围神经系统而导致的一种剂量限制性神经毒性病变,为化疗常见的神经系统不良反应。化疗周围神经病变属于中医学中"痹证""血痹"的范畴。

中日友好医院中西医结合肿瘤科在国内率先开展中医外治 CIPN 的研究,结合 CIPN 临床表现,明确了其病因病机为"寒凝络阻,筋脉失养",以"温经通络"为基本治法,形成以淫羊藿为君药的通络散洗剂(LC07)外治化疗周围神经毒性技术。并依托"十一五"国家科技支撑计划项目和省部级项目,采用多中心、随机、对照试验研究方法,针对奥沙利铂化疗后所引起的周围神经毒性,通络散洗剂(LC07)外治组与对照组比较,疼痛缓解有效率分别为 85.07% 和 44.12%($P<0.05$),周围神经毒性分级的疗效总有效率分别为 75.00% 和 35.29%($P<0.01$),治疗起效时间分别为(4.49 ± 0.25)天和(4.44 ± 0.18)天,证明了温络通洗剂(LC07)可有效降低神经毒性分级,改善手足麻木症状,减轻 CIPN 的疼痛程度,提高患者生活质量。一些经典方药,如补阳还五汤、黄芪桂枝五物汤、当归四逆汤等,在化疗的同时辅助应用,在改善 CIPN 表现上也都显示出了较好的效果。

四、手足综合征

手足综合征属于中医学中"血痹"的范畴。《素问·五脏生成》曰:"血凝于肤者为痹"。笔者所在团队经过多年临床实践总结,确定其总的病因病机是"气血亏虚,经络瘀阻",并研制了通络散洗剂(LC09)外用治疗化疗后手足综合征。通过选取卡培他滨化疗后出现手足综合征的患者,开展多中心随机对照临床研究,结果显示,通络散洗剂(LC09)外治组与对照组比较,手足综合征分级的疗效总有效率分别为 87.88%、20.59%($P<0.01$);疼痛缓解有效率分别为 90.91%、41.18%($P<0.05$),治疗前后的数字疼痛评分(numerical rating scale,NRS)试验组为(5.89 ± 1.97)分和(2.12 ± 2.20)分、对照组为(5.91 ± 1.76)分和(4.88 ± 2.38)分,组间差异有统计学意义。证明了中医外治可以显著提高手足综合征的疗效,降低疼痛、促进皮损愈合,改善患者的生活质量,且安全性良好,解决了目前西医尚未克服的难题。此外,中药内服也可降低手足综合征的发生率,多以"补益脾肾,温经通络"为治法,涉及的方剂有补阳还五汤、黄芪桂枝五物汤、当归四逆汤、黄芪生脉散等。

五、腹泻

化疗相关性腹泻(chemotherapy-induced diarrhea,CID)会导致癌症患者水电解质紊乱、血容量减少、休克,甚至继发感染,并危及生命。其在中医学中属"泄泻""下利"等病证范畴。多责之于化疗药物耗伤人体正气,伤脾败胃,使脾气虚弱,运化失职,脾失健运,胃失和降,水谷不归正化,生湿化热,水湿下趋大肠,大肠传导功能失常而发病。

耶鲁大学郑永奇教授通过临床试验,证明了黄芩汤(PHY906)具有降低伊立替康所致腹泻发生率的作用。并通过动物实验显示,黄芩汤能够促进肠干细胞的增生而保护肠上皮,减少了肠道炎性细胞的浸润而发挥治疗作用。

加味半夏泻心汤不仅预防了伊立替康延迟性腹泻,还改善了恶心呕吐症状,减轻了血液毒性的发生,从而提高了治疗的顺应性。研究已发现 *UGT1A*1 突变型人群应用伊立替康化疗所致迟发性腹泻的发生率明显高于 *UGT1A*1 野生型人群。对此,中日友好医院研究团队开展了对伊立替康化疗的癌症患者预防性给予生姜泻心汤的临床研究,把基因突变型和野生型分为两组,结果显示 *UGT1A1* 突变型患者与 *UGT1A1* 野生型患者的腹泻发生率差异无统计学意义(30% vs 40%,$P>0.05$),且推迟了首次腹泻发生的时间[(15.3 ± 0.6)天 vs(9.6 ± 1.3)天,$P<0.05$],从而证明了生姜泻心汤对伊立替康所致迟发性腹泻的高危人群(*UGT1A1* 突变型)有预防作用。动物实验发现,生姜泻心汤可有效降低伊立替康化疗后大鼠肠黏膜的损伤,促进肠道功能细胞的再生,抑制肠道细胞凋亡,从而保护肠黏膜屏障,并降低肠道中 β- 葡萄醛酸酶活性,减少肠道中 DNA 拓扑异构酶 I 抑制剂 7- 乙基 -10- 羟基喜树碱(7-ethyl-10-hydroxycamptothecin,SN-38)对肠道细胞的损伤,从而预防迟发性腹泻的发生。

艾灸是中医传统外治方法之一,通过艾灸关元、神阙、足三里 3 处穴位,辅助伊立替康化疗,也可明显降低伊立替康所致腹泻的发病率,且提高了化疗后 KPS 评分。

六、化疗的心肾毒性

1. 化疗的肾毒性　中医认为,其外因为化学药物所伤,内因为肾气亏虚,致肾阳不足,命门火衰,气不化水,或因中阳受损,气血不足,气不摄血,气血瘀滞,毒邪内蕴。治当补肾益气,扶正祛邪,根据临床验证,总结经验方如下:黄芪 15g、当归 20g、泽泻 15g、补骨脂 10g。针刺肾俞、中极、关元、血海、三阴交穴,采用平补平泻法,以出现酸胀为宜,得气后留针 15~20 分钟,每日 1 次,10 次为 1 疗程。也可应用济生肾气丸、百令胶囊、金水宝胶囊等中成药保护肾脏功能。此外,肾康注射液,作为一种预防肾功能损伤和保护肾脏作用的新药,已在临床试验中证实对非小细胞肺癌顺铂治疗后肾功能有较好保护作用。

2. 化疗的心脏毒性　是由化疗药物损伤人体正气,加之肿瘤患者体内瘤毒耗伤体内气血所致,久之心脉气血亏虚,血运不畅,瘀阻于心中,治当益气养血,化瘀安神,临床常以复方丹参滴丸、参芪扶正注射液等中成药治疗。一项应用参芪扶正液预防蒽环类化疗药物心脏毒性的随机对照试验显示,治疗组在急性心脏毒性发生率方面明显低于单用化疗对照组(2.5% vs 15%,$P<0.05$),同时对照组化疗后左室射血分数较治疗组下降了 27.9%,从而证实了参芪扶正注射液在蒽环类药物化疗过程中的心脏保护作用,有一定的心肌细胞保护作用。

第 6 节　中医药防治放疗不良反应

一、放射性肺损伤

急性放射性肺炎系由胸部放射治疗后,放射野内的正常肺组织发生的急性渗出性炎症,治疗后炎症吸收、消散,形成不同程度的进行性血管硬化及肺实质的纤维病变。中医学认为肺为娇脏,外合皮毛,主一身之气,司宣降,助脾胃,布精微,喜润恶燥。而放射线是一种热毒燥邪,容易导致肺络气血运行不畅,瘀热化火,更加灼伤肺脏,伤津耗气。且热邪伤肺,肺阴不足,虚热内盛,与体内瘀毒互结,灼耗津液,以致津灼肺焦,肺气不宣,清气不升,浊气不降。故临床所见放疗患者多为气阴两虚,瘀毒内结,出现干咳、胸闷憋气、口咽干燥、咳吐黄色黏痰、咳痰不畅或咯血等症状,从而严重影响肺癌患者生活质量。

平肺口服液是中日友好医院院内制剂,以养阴清肺、解毒散结为法,由百合、麦冬、五味子、白及、瓜蒌、鱼腥草、桑白皮、浙贝母等组成。临床研究、动物实验及离体细胞研究均证实平肺口服液对放射性肺炎有预防及治疗作用,改善患者生活质量。采用中成药痰热清、参麦注射液等治疗放射性肺损伤也取得了良好的疗效。

二、放射性皮肤损伤

放射性皮肤损伤是指各种类型射线,包括射线、粒子、电子、中子和质子引起的皮肤炎症。属中医学"疮疡"范畴。放射治疗属"火热毒邪",热能化火,灼伤皮肤,耗伤阴液,阴津不足,热毒郁结皮肤而发为疮疡。轻者出现红斑、色素沉着、脱毛和脱皮;重者出现溃疡、坏死。放射性皮炎发生的病因病机为热毒过盛,火毒蕴蒸于皮肤,热盛肉腐从而产生脱屑、溃疡,热入营血,血热互结,血失濡润,血行不畅而淤阻,经络阻塞而致灼痛,兼夹湿邪而溢液。

放射性皮肤损伤治疗以清热解毒为主要治则,并辅以活血化瘀、清利湿热、消肿镇痛等。临床研究表明,中药外涂患处可将 I 级 + II 级急性放射性皮炎发生率由 73.0% 降至 40.0%,III 级急性放射性皮炎发生率由 60.0% 降至 23.0%。采用中成药湿润烧伤膏、京万红烫伤膏等外涂患处,治疗放射性皮肤损伤也取得了良好的疗效。

三、放射性口腔黏膜炎

放射性口腔黏膜炎亦称放射性口咽炎或放射性口腔黏膜反应,是一种放射线电离辐射的急、慢性口腔黏膜损伤,属于头颈部放疗的并发症,其发生率为 46.0%~78.1%。放射性口腔黏膜损伤属于中医学中"口疮""口糜"等范畴。中医学认为,放射线属中医学之火毒之邪,最易伤津耗气,放射线直接照射口腔所致损伤,主要病机为热毒蕴结,伤阴灼津,灼伤脉络,而致咽干疼痛,口腔黏膜溃疡。

放射性口腔黏膜损伤中医治疗多以清热解毒、益气生津为原则。中日友好医院自制中药漱口液含漱,治疗后疼痛缓解率可达 95.0%,明显优于康复新液对照组的 69.0%。健民咽喉片、金果含片、西瓜霜等中成药含片口服、双花百合片、康复新液含漱,对缓解放射性口腔黏膜疼痛也具有一定疗效。

四、放射性食管炎

食管的复层扁平上皮对放射性物质比较敏感,因放射线所引起的食管损伤,称为放射性食管炎。典型症状为咽下疼痛或胸骨后疼痛,严重时可出现食管溃疡、食管穿孔或食管气管瘘,晚期可见食管狭窄。放射性食管炎属于中医古籍中"噎嗝""喉痹"等疾病范畴,放射线具有"火热"毒邪特点,作用于人体通过皮毛侵入体内。机体被辐射之热邪灼伤,造成体内热毒之邪过盛,邪气伤阴耗气、损伤机体津液,可造成机体微循环障碍,血液浓缩,黏滞性增加,血流缓慢,类似血瘀征象,加之癌症患者多正气不足、瘀血内结而致病。中医治疗以清热解毒、活血化瘀、养阴生津为法。中日友好医院研制的复方白及凝胶剂,由白及、地榆、玄参、生地、知母、大黄等组成。浓煎后,加入赋形基质,制成凝胶,少量频服。可以起到保护黏膜、抗溃疡、抗辐射、抗炎、镇痛等作用。另有经验方加味甘露饮(茯苓15g、白术12g、泽泻15g、官桂3g、石膏10g、猪苓15g、白及20g、当归尾20g、生黄芪30g、紫草10g、甘草6g)对放射性食管炎也有很好的临床疗效。此外,中成药金喉健喷雾剂喷于咽喉处,慢慢咽下,治疗放射性食管炎可起到消肿镇痛的作用。

五、放射性直肠炎

放射性直肠炎是盆腔部位肿瘤放射治疗常伴有的并发症。急性放射性直肠炎发生于开始放射治疗的1~2周后,主要表现为肠蠕动增强、肠痉挛,出现腹痛、腹泻、里急后重和便血等症状。慢性放射性直肠炎则出现于放疗结束后数月乃至数年,除了上述症状外,还可出现肠腔狭窄引起排便困难和不全肠梗阻等征象,甚至瘘管形成。放射性直肠炎当属中医学"痢疾""泄泻""肠风""脏毒""肠澼""便血""内痈"等范畴。放射性肠炎患者具有癌毒结聚之实,加之射线(热毒)侵犯肠道,致脾胃运化失常,水液代谢失调,毒邪内阻,郁而化热,湿热毒邪侵袭,肠络受损,湿热下注,腐肉败血,而致泄泻。放射性肠炎患者存在肿瘤正气亏虚之本,加之手术、化疗、放疗更伤正气,久病久泻所致水液丢失,伤津耗气,本虚乃成,故出现泄泻、倦怠乏力或仅少数出现便秘、完谷不化、口干不欲饮等脾胃虚弱之证。疾病后期,腹泻等迁延不愈,久病及肾,脾肾同病,出现命门火衰,火不暖土,脾失健运,肠失固涩,脾肾两虚,至五更泄泻,便溏腹痛。故放射性肠炎的病机总属本虚标实,虚实夹杂。初期以热毒内蕴,湿热下注,损伤肠道为主要病理变化,随着病情的进展,出现脾胃虚弱,水湿内盛,疾病后期出现脾肾两虚,肠失固涩的病理变化。

针对放射性直肠炎的病因、病机,治疗当以清热解毒、凉血止血、活血化瘀、敛疮生肌为主,兼以补气生血、健脾益气。中日友好医院肿瘤科采用四君子汤合四神丸加减治疗放射性直肠炎脾肾两虚证。证见:便溏腹痛,五更泄泻。葛根芩连汤合白头翁汤加减,治疗放射性直肠炎湿热毒蕴证。证见:腹痛腹泻,泻下急迫,大便色黄而臭,或痢下赤脓,里急后重,肛门灼热。槐花散合十灰散加减治疗放射性直肠炎热毒伤络证,症见:腹痛腹泻,大便次数增多,下利黏液脓血便,便血或下血不止。王晞星等应用经验方"肠瑞灌肠剂"(地榆30g、仙鹤草15g、三七6g、白及30g、阿胶12g、大黄10g、儿茶6g)治疗热毒伤络型放射性直肠炎,临床总有效率明显优于庆大霉素混合液对照组(90.91% vs 66.67%,$P < 0.05$),同时可明显改善肠镜下黏膜病变(87.9% vs 63.3%,$P < 0.05$),动物实验证实其可改善放射性直肠炎局部组织血液循环,抑制血小板活化,从而减轻炎症反应,促进肠黏膜修复。

第7节　中医药防治靶向药物不良反应

靶向治疗药物的应用使恶性肿瘤的治疗进入一个新的时代。分子靶向药物相关的不良反应包括皮疹、手足皮肤反应、腹泻等,严重影响患者生活质量,严重的不良反应导致靶向治疗药物减量或中断,从而减低抗肿瘤疗效。采用中医药防治靶向治疗药物相关不良反应,取得了良好的疗效。

一、皮疹

EGFR 抑制剂（epidermal growth factor receptor inhibitors，EGFRIs）相关痤疮样皮疹主要分布在皮脂腺丰富的头面部、颈部、前胸及后背等处。中医称为"肺风粉刺""风刺""粉刺"。表皮生长因子受体-酪氨酸激酶抑制剂（epidermal growth factor receptor-tyrosine kinase inhibitor，EGFR-TKI）类药物导致的痤疮样皮疹与常见的痤疮又有不同，伴有明显的瘙痒，具有"风邪"的特点，符合风热、湿热范畴。初期以针头至粟米大小淡红色丘疹为主，分布于颜面、鼻唇、颈项、胸背周围，此起彼伏，瘙痒明显，微触痛，自觉干燥，皮色红或不变，面色潮红，口干不明显，舌红苔薄黄。中期以脓疱性痤疮样皮疹为主，见于局部或全身，皮疹色红，触痛瘙痒明显，或抓之易破糜烂渗液，皮肤红，口臭，溲黄便秘，舌红苔黄腻。治疗上以清热、利湿、祛风为主要治法。崔慧娟教授研制的止痒平肤液（黄芩、苦参、白鲜皮等方药），适用于 EGFR-TKI 治疗相关的中、重度皮肤不良反应（包括痤疮或脓疱样丘疹、皮肤瘙痒等）。通过开展针对肿瘤靶向药物所引起的皮疹的随机对照临床研究，结果显示，与对照组红霉素软膏相比，止痒平肤液外用可有效降低皮疹分级（71.25% vs 17.50%），改善皮肤瘙痒（57.94% vs 28.61%）等症状。此外，采用经方四物消风散外用，枇杷清肺饮、沙参麦冬汤口服也取得了较好疗效。

二、皮肤干燥

EGFRIs 治疗相关皮肤干燥，表现为皮肤干燥、鳞屑、瘙痒、皲裂、疼痛，严重的可以有血性渗出。EGFR-TKI 属于中医的"风燥"范畴，燥邪伤阴耗液，阴虚火入，虚火上炎，以至燥症出现，患者周身皮肤干燥、菲薄，《素问·阴阳应象大论》曰"燥胜则干"，认为阴虚血燥为皮肤干燥的主要病机。证见皮疹稀疏，皮肤干燥，皮肤菲薄，有紧绷感，瘙痒，脱屑，皮色淡红，伴疲乏，口干眼干，粪便干，或牙龈肿痛，舌质红，苔少或光剥无苔，属阴虚燥热证。治疗上多采用滋阴清热，养血润肤之法。中医外治经验方滋燥养肤霜治疗 EGFR-TKI 相关皮肤干燥症的临床研究，结果显示。滋燥养肤霜在改善相关症状有效率方面均优于尿素软膏，其中皮肤干燥（57.86% vs 1.62%）、脱屑（60% vs 25%）、皮肤皲裂（91% vs 64%），且起效时间更快［(6.55±2.86)天 vs (9.65±4.48)天，$P<0.05$］，证明该药物有养血润肤的作用。

三、腹泻

靶向治疗药物相关腹泻属中医"泄泻"范畴。中医学认为，靶向治疗药物为有毒之品，其治疗肿瘤的同时，亦损伤机体正气，作用于中焦，损伤中焦阳气，致脾胃升降失调，清气不升，浊气不降，清浊不分，并走大肠，大肠传导失司而成泄泻。根据其病机，治疗必用辛开之品，辛开苦降，苦借辛开，燥湿之中可使湿不得伏而溃散；寒借辛散，清热之中可使热不得结而消散，辛温与苦寒相合，不仅可使苦寒之药充分发挥作用，更可使中焦气机调达畅和，促邪有出路而不得壅阻。正如《临证指南医案》所云："苦寒能清热除湿，辛通能开气泄浊。"可因病中有虚，专用苦寒辛温，苦易损气，寒易伤气，辛易散气，温易耗气。因此，在用苦寒辛温之品的同时，必用甘品以调之、益之，使祛邪之际兼顾扶正，并使苦寒辛温之品借正气以充分显示效应，以达愈疾之目的。脾虚湿泻者，证见泻下稀便或水样便，倦怠乏力，口淡，苔白腻或薄白，脉细；采用参苓白术散加减，功效为健脾益气、利湿止泻。湿热泻泄者，证见便下赤白，里急后重，口苦，苔黄或黄腻，脉数；采用生姜泻心汤加减,功效为清利湿热、健脾止泻。

四、手足皮肤反应

手足皮肤反应(hand-footskinreaction,HFSR)是多激酶抑制剂类(multitargeted kinase inhibitors,MKIs)靶向治疗后最常见也是最严重的不良反应。临床特征:手足的感觉迟钝、红斑肿胀、疼痛、水疱,皮肤变硬、起茧、发干、皲裂、脱屑,通常为双侧性,手足的受力区往往症状更严重。属于中医学中"毒疮"的范畴。中医认为手足皮肤反应总的病因病机是"气血亏虚,经络瘀阻",考虑靶向药物为有毒之品,恶性肿瘤患者化疗后药毒损伤气血,而出现气虚血瘀的表现,在全身可表现出乏力、气短、精神萎靡,气虚而推动无力,故血行不畅而成血瘀。

根据病因病机,临床中应以活血生肌、解毒通络为基本治法。笔者在辨证基础上采用外治方通络散(LC09)随症加减防治 HFSR:对于虚寒瘀阻型,症见手足皮肤色素沉着,指(趾)甲改变,暗红色斑疹,皮肤角化增厚或干裂脱皮或皮肤萎缩,加黄芪、淫羊藿、当归等;湿热毒结型,症见疼痛、麻木、瘙痒、胀感明显,皮肤整体呈鲜红色,皮肤水肿,鲜红色斑丘疹,水疱,或破溃流脓,可伴发于面颊,恢复期可见皮肤萎缩、变薄,加川乌、草乌、川椒目、羌活、威灵仙等;血虚风燥型,疼痛、瘙痒,皮肤干燥、粗糙、角化增厚,皮肤脱屑、皲裂,伴或不伴指(趾)甲增厚及颜色改变,加地肤子、五倍子、白鲜皮、刺蒺藜等。通络散治疗 HFSR 总有效率可达 85.71%,疼痛缓解率为 92.86%,均明显优于安慰剂对照组。此外,采用金银花外用浸洗、芦荟胶外涂、新癀片口服等方法防治 HFSR 也取得了一定疗效。

第8节　中医治疗肿瘤并发症及常见症状

一、恶性胸腔积液

恶性胸腔积液根据其临床表现属于中医"悬饮"范畴。中阳素虚,脏气不足,是发病的内在病理基础,病因病机多因肿瘤内结、癥瘕、积聚迁延日久,致肺、脾、肾三脏失调,升降失常,清浊相混,痰浊积聚而为饮,津液不布而成胸腔积液。

因为痰浊、水饮性皆属阴,非温药不能化散,故中医治疗恶性胸腔积液遵从"以温药和之"的原则,以温化散结、行气利水为法,又根据其病位、原发病灶、患者脏腑功能情况和胸腔积液的状况给予恰当处置。

由于恶性胸腔积液其特殊发病状态和发病部位,单纯口服药物往往效果有限,中医外治法作为中医疗法的重要组成部分,其在治疗恶性胸腔积液方面体现出的"局部用药,直达病所"的优势逐渐受到临床的重视。中日友好医院中西医结合肿瘤科依托 3 项国家中医药管理局专项课题,开展了多中心、随机、对照临床研究,研究结果显示抗癌消水膏外治组胸腔积液缓解总有效率明显高于对照组(63.89% vs 13.89%,$P<0.05$),且"胸闷、胀满、气短、疼痛"症状的中医症状评分在治疗后较治疗前有明显改善($P<0.05$),同时升高了胸腔积液中细胞因子白细胞介素 -2 (interleukin-2,IL-2)、白细胞介素 -8(interleukin-8,IL-8)、γ 干扰素(interferon-gamma,IFN-γ)的表

达。此外,中药油膏、悬饮贴、中药复方散积贴、解毒利水方等外用验方通过临床实践均表现出了较好的疗效。

目前常用的中成药制剂,除具有解毒抗癌作用外,其控制胸腔积液的作用也得到了临床的验证,包括康莱特注射液、艾迪注射液、榄香烯乳注射液、鱼腥草注射液等。

二、恶性腹水

恶性腹水在中医学中属于"痰饮""臌胀"的范畴,中医病机乃肝脾肾三脏俱损,三焦决渎无权,水液内聚而成鼓胀。究其本质乃是一种本虚标实,虚实相杂的病证,其本虚是肺、脾、肝、肾的亏虚;标实是湿浊、痰饮、瘀血内停。故治则治法为益气活血、渗湿利水。

与恶性胸腔积液同理,中医外治法在治疗恶性腹水上也具有明显的疗效。一项有关"实脾消水膏"外治恶性腹水的临床研究显示,中医外治组可有效缓解腹水(有效率:82.47% vs 58.69%,$P<0.05$),同时可缩小平均腹围、减少液性暗区深度、增加平均尿量,并可有效改善腹胀、食欲减退等临床症状,提升患者生活质量。中国中医科学院广安门医院孙桂芝教授研制的增效脐贴膏外贴于肚脐,临床实践显示可促进肠蠕动,患者有明显排尿现象。

此外,通过艾灸关元、神阙等穴,也可发挥温阳利水之效,促进腹水从下焦排出。

三、癌痛

中医并无系统和专门论述癌痛的著作,多散见于中医学各种病症名称中有关癌痛的论述。中医认为癌痛的病因病机分为"不通"和"不荣"两方面。肿瘤早中期以实痛为主,晚期以虚实夹杂为主,在临床中,由于患者个体差异,病情病期不同,可同时存在、相互影响、相互转化。

中日医院中西医结合肿瘤科研制的痛块消乳膏适用于癌症骨转移引起的中重度癌性躯体痛,尤其适用于阴寒内阻证。依托两项国家"十一五"科技支撑计划"中医外治特色疗法和外治技术示范研究"项目,采用多中心、随机、对照双盲研究方法证明,针对中重度骨转移癌痛,采用痛块消乳膏外治技术,与吗啡滴定给药方法相联合,疼痛缓解率与单用吗啡组等效的基础上,吗啡总用量减少 30.13% [(160.56 ± 142.41)mg vs(229.81 ± 188.10)mg,$P<0.05$],中医外治组的镇痛起效时间更快[(2.21 ± 0.64)小时 vs(2.57 ± 1.14)小时,$P<0.05$],且疼痛缓解持续时间显著延长。

中医外治法镇痛解决了中晚期肿瘤患者口服困难的难题,在临床上得到了重视和广泛应用,目前,已形成散剂、膏剂、酊剂、贴剂等多种外用剂型,而治法多以活血理气、消瘀镇痛为主。

四、上肢淋巴水肿

本病属于中医"水肿""痹证"范畴,由于手术及放疗损伤了局部脉络,脉络不通,气血津液运行不畅,导致气滞、血瘀、水湿停聚等病理改变,发为水肿。中医理论认为乳腺为肝经所布,乳腺癌的发生多与肝失疏泄、肝郁气滞有关,而乳腺手术及局部放疗同样也会损伤肝之经络。综上所述,我们认为乳腺癌术后上肢淋巴水肿的病机属于肝郁气滞,痰饮、瘀血相互搏结,痹阻经络而成。治疗上当以疏肝解郁、利水消肿、活血通络为原则。

目前西医对淋巴水肿的治疗以物理治疗改善局部循环,促进淋巴回流为主,疗效有限。对于局部的淋巴水肿,单纯口服利水消肿药物,收效甚微。而中医药通过外治疗法,可解除局部瘀滞,

第16章

疏通经络运行,川芎、桂枝、伸筋草等中药通过局部的熏洗,可有效减轻上肢淋巴水肿症状。

五、癌性发热

中医认为癌性发热属于"内伤发热"的范畴,为人体气血阴阳不足,脏腑功能失调,加之热、毒、痰、瘀相互为病。中医将癌性发热分为实证和虚证。实证常见热毒炽盛型、湿热蕴结型及肝经郁热型,建议处方分别为黄连解毒汤、三仁汤和小柴胡汤。虚证常见气虚型发热和阴虚型发热,分别处方用保元汤、青蒿鳖甲汤。

对于中晚期不适宜口服药物的恶性肿瘤患者,还可选用中药栓剂治疗癌性发热。通过临床试验,癌热宁栓剂能够降低患者血清中肿瘤坏死因子 -α(tumor necrosis factor-α,TNF-α)、白细胞介素 -1β(Interleukin-1β,IL-1β)内源性致热原的含量,可明显改善患者临床主要症状,提高患者生活质量,临床用药安全,对外周血象无明显影响,并未发现对心、肝、肾功能的损害。

第 9 节　中医药联合免疫治疗的研究进展

肿瘤免疫治疗(tumor immunotherapy)被《科学》杂志列为 2013 年度十大科学突破的首位。与传统的抗肿瘤疗法不同,其理论基础是免疫系统具有识别肿瘤相关抗原、调控机体攻击肿瘤细胞(高度特异性的细胞溶解)的能力,这与中医学"整体观念、扶正祛邪、辨证施治、标本兼治"等理论具有相似性,中医认为肿瘤是一种全身性疾病,强调"正气存内,邪不可干",正气不足是肿瘤发生发展的重要因素,而恶性肿瘤患者机体免疫功能与正气相关。中医药与免疫治疗的联合应用,值得进行探讨与研究。

一、中医药联合细胞治疗的研究进展

(一)中药复方联合细胞因子诱导杀伤细胞(cytokine-induced killer cell,CIK)治疗的临床研究

健脾益气中药联合 CIK 细胞生物治疗能够提高恶性肿瘤患者的免疫功能,并改善生活质量,与单纯西医治疗相比有进一步增高趋势。采用回顾性分析 100 例恶性肿瘤患者,以 CIK 细胞治疗作为基础,设为对照组(给予 CIK 细胞治疗)34 例、免疫组(CIK 细胞治疗联合胸腺肽类药物)30 例以及中药组(CIK 细胞治疗联合益气中药)36 例。结果显示:三组治疗后 CD4、CD4/CD8 较治疗前明显升高,CD8 降低,CD3 无明显变化;三组治疗前后 KPS 评分均有增高,但差异无统计学意义,从增高幅度看中药组增高趋势明显。本研究还发现恶性肿瘤患者的细胞免疫功能与年龄、性别无明显关系,而与机体的体力状况,是否有肿瘤负荷密切相关。体力状况差者 CD3、CD4 水平较体力状况佳者明显降低,有肿瘤负荷患者 CD3 水平明显低于无肿瘤负荷患者。因此肿瘤患者中体力状况差者及有肿瘤负荷者更为需要扶正治疗,能够提高正气,提高免疫力,使患者主观症状好转,从而增强战胜疾病的信心,最终达到预防肿瘤复发转移或带瘤长期生存的目的。

另一项研究观察了四君子汤加减结合 CIK 细胞治疗对消化道恶性肿瘤患者免疫机制的影

响。100例晚期消化道恶性肿瘤患者随机分为观察组和对照组,每组50例。观察组给予CIK细胞联合中药四君子汤加减治疗,对照组患者仅给予CIK治疗。结果显示:治疗后,观察组患者KPS评分显著提高,差异有统计学意义($P<0.05$)。观察组患者的气短、神疲、乏力和少言症状评分显著提高,差异有统计学意义($P<0.05$)。治疗后,观察组患者$CD3^+$和$CD4^+$水平显著提高,$CD8^+$水平降低,与治疗前比较,差异有统计学意义($P<0.05$)。研究认为:四君子汤加减结合CIK细胞治疗消化道恶性肿瘤,能有效改善患者的生活质量和症候评分,提高机体的免疫功能,值得临床推广应用。

(二)中药单体联合CIK细胞对机体免疫功能的调节作用

许多补益、活血、清热类中药均能活化巨噬细胞、调节T细胞亚群、诱生IL-2/TNF等细胞因子,共同杀伤靶细胞。黄芪多糖能增强人淋巴细胞的活化,有效成分F3促诱生IL-2,增强LAK细胞的攻击力,并协同IL-2促使肿瘤浸润淋巴细胞(tumor infiltrating lymphocytes,TIL)大量扩增,增强其抗肿瘤效应;灵芝多糖是灵芝的有效成分之一,主要影响T细胞及其亚群,增强细胞毒性T淋巴细胞的杀伤活性;半枝莲多糖体内能增加S180肉瘤小鼠免疫器官的重量,增强T淋巴细胞的百分数起到抗肿瘤作用。

研究显示,经黄芪多糖致敏过的树突状细胞(dendritic cells,DC)-CIK细胞,分泌IFN-γ和IL-12水平较DC-CIK明显提高,IL-12能诱导T细胞分泌IFN-γ,进一步活化CIK细胞和诱导Th1型免疫应答;IFN-γ可上调MCH-Ⅰ、MCH-Ⅱ类分子的表达以刺激免疫应答,也可通过多种凋亡相关因子,如Fas-FasL、bcl-2家族,促进肿瘤细胞凋亡,不仅对肿瘤细胞有直接抑制作用,还可通过调节机体免疫系统反应性间接杀伤肿瘤细胞。

(三)中药联合自体体外活化树突状细胞的临床研究

中日友好医院和舒迪安生物医药公司联合在国内首次开展基于中医体质优选中药联合自体体外活化树突状细胞与标准化疗治疗非小细胞肺癌的研究,旨在探讨中药联合自体体外活化树突状细胞(DCVAC/LuCa)与标准化疗治疗方案的有效性及安全性,该研究有望延长患者的生存期,并提高其生活质量。通过客观缓解率(objective response rate,ORR)评价参芪扶正注射液联合DCVAC/LuCa+标准化疗治疗复发转移或晚期(ⅢB或Ⅳ期)NSCLC的疗效;通过时间依赖性参数:缓解持续时间(duration of response,DoR)、无进展生存(progression-free survival,PFS)期和总生存期进一步评价参芪扶正注射液联合DCVAC/LuCa+标准化疗的疗效;评价治疗安全性及自研究基线至最大程度正常化的气虚体质评分变化。并检测患者的免疫反应(外周血中)和潜在生物标志物,以探讨其与疗效、安全性和气虚体质评分正常化的相关性。

二、中医药联合肿瘤干细胞治疗研究

恶性肿瘤的中医"伏毒"学说认为,"伏毒"是潜藏于人体的致病邪毒,在手术、放化疗等治疗手段后仍残余存在,具有伏而不觉、发时始显的病理特性,有较强的沿气血通道播散的能力,发病则毒性猛烈、病情危重或迁延难愈。这与现代医学的肿瘤干细胞(cancer stem cells,CSCs)导致恶性肿瘤转移的认识非常相似。此外,肿瘤干细胞作为肿瘤转移的起源与普通肿瘤细胞相比,可能具有更强的活化血小板、逃避免疫监视从而促进肿瘤血行转移的作用。

有研究受中医"伏毒"学说启发,观察基于中医"伏毒"学说的"扶正祛毒方"对4T1细胞系干细胞活化血小板、逃避免疫监视的干预作用,探索中医药特异性靶向调控肿瘤干细胞的理论依据。研究显示,扶正祛毒方对 4T1 或 4T1 干细胞诱导的血小板活化及免疫逃逸能够起到抑制作用,这种抑制作用的实现可能是:扶正祛毒方通过减少 4T1 或 4T1 干细胞表面 TF 表达,从而抑制了该细胞诱导的血小板活化和血小板释放转化生长因子 β1(transforming growth factor-β1,TGF-β1),进一步减轻了对自然杀伤细胞(natural killer cell,NK)的抑制。中药复方多靶点、多途径的作用模式是中药的一大特点,也是其研究难点,尚需进一步、更全面地挖掘其潜在的作用机制。

三、中医药联合程序性死亡受体 1(programmed cell death protein 1,PD-1)治疗

近年来,针对 PD-1 和 PD-L1 为靶点的治疗在抗肿瘤治疗领域取得了突破性进展。而有关中医药联合 PD-1 抗体治疗的研究也越来越受到研究人员的关注和重视。

一项动物实验观察了黄芪多糖对黑色素瘤荷瘤小鼠的体内作用,并从 PD-1/PD-Ls 表达调节的角度对黄芪多糖的抗肿瘤免疫调节机制进行了研究。结果显示,黄芪多糖可显著抑制黑色素瘤细胞在小鼠腋部皮下的生长;促进荷瘤小鼠外周 T 淋巴细胞的增殖和外周血 IL-2、IFN-γ 的分泌水平;抑制荷瘤小鼠脾组织 PD-1 和肿瘤组织 PD-L2 的表达水平。该实验探究了黄芪多糖抑制黑色素瘤生长的机制,可能与其调节 PD-1、PD-Ls 分子的表达及相互作用,进而增强小鼠 T 淋巴细胞抗肿瘤免疫活性有关。另一项研究则证实了"芪玉三龙汤"能够通过降低 PD-1/PD-L1 水平而抑制肺癌移植瘤的生长。与肺癌荷瘤小鼠模型组比较,中药高剂量组对肺癌移植瘤的抑瘤率为 23.86%,且能明显降低脾脏组织 PD-1 mRNA 及 PD-1 蛋白表达,抑制肿瘤组织 PD-L1 mRNA 及蛋白表达。此外,通过细胞实验显示,调节型 T 细胞(Treg)对细胞毒性 T 淋巴细胞(cytotoxic T lymphocyte,CTL)中细胞毒性 T 淋巴细胞相关蛋白 4(cytotoxic T-lymphocyte-associated protein 4,CTLA-4)、PD-1 蛋白的表达具有上调作用,而 β- 榄香烯、清毒栓均能够抑制这种上调作用,从而发挥逆转负性免疫调节的作用。

中药与免疫治疗在抗肿瘤方面有诸多类似之处,我们可以通过抓住它们作用的互补性做更深入的研究,如何将两者更好地联合运用,发挥两者的优势,使得抗肿瘤作用最大化,同时又对机体的损伤降到最低,这是个值得研究而又任重道远的创新性领域。

(贾立群)

参考文献

［1］李佩文. 带瘤生存不奇怪 [J]. 药物与人, 2011(9): 50.

［2］容志航. 北京市名老中医治疗肺癌的经验总结与临床研究 [D]. 北京: 北京中医药大学, 2013.

［3］袁尚华, 孙韬, 何秀兰. 中医标本理论对肿瘤预防及诊治的指导作用 [J]. 中华中医药杂志, 2007,(12): 863-865.

［4］于洁. 郁仁存老师学术思想、经验总结及健脾补肾法在肿瘤治疗中的应用 [D]. 北京中医药大学, 2011.

［5］马洪第, 卢芳汀, 陶艳艳, 等. 中药免疫调节作用的研究进展 [J]. 临床肝胆病杂志, 2011, 27 (5): 462-466.

［6］陈玉超. 肿瘤相关性病症中医药辨治研究 [D]. 南京: 南京中医药大学, 2009.

［7］李佩文, 贾立群, 朱世杰, 等. 肿瘤患者生存质量的中西医维护 [M]. 北京: 人民卫生出版社, 2006.

［8］陈慧华，杨兰平 . 中药鸦胆子油乳注射液治疗脑转移瘤 24 例疗效观察 [J]. 新中医，2011, 43 (9): 45-46.

［9］印红梅 . 放疗联用 β- 榄香烯乳治疗非小细胞肺癌脑转移近期疗效观察 [D]. 长春：吉林大学，2010.

［10］郭立彬，董秋峰，付宏亮，等 . β- 榄香烯对人脑胶质瘤 SHG44 细胞增殖及凋亡的影响 [J]. 现代生物医学进展，2016, 16 (6): 1039-1042.

［11］胡冬菊，韩燕，李媛媛 . 加味百合固金方治疗肺癌及对免疫功能的影响 [J]. 陕西中医，2007, 28 (4): 393-394.

［12］陈明 . 自拟香砂吴茱萸汤治疗食管癌术后胃排空障碍 30 例 [J]. 浙江中医杂志，2009, 44 (5): 330.

［13］张春盛，余兵，刘继辉，等 . 痰热清注射液防治食管癌术后肺部并发症的效果观察 [J]. 中国中医急症，2013, 22 (9): 1610-1611.

［14］贾潮英 . 旋覆代赭汤加味治疗食管癌术后并发呃逆 30 例 [J]. 中国民间疗法，2011, 19 (10): 38.

［15］张伟卫 . 八珍汤联合早期肠内营养（EEN）对食管癌患者术后免疫水平的影响 [D]. 福州：福建中医药大学，2011.

［16］曹立幸，孙娟，林小梅，等 . 腹部围手术期中医证候分布的临床研究 [J]. 辽宁中医杂志，2016, 43 (5): 970-975.

［17］王玉红，夏亲华 . 妇科术后尿潴留的中医药治疗现状 [J]. 中医药导报，2014, 20 (3): 133-135.

［18］赵琛 . 八正散干预治疗腰硬联合麻醉下术后尿潴留 98 例疗效观察 [J]. 中药药理与临床，2015, 31 (1): 317-318.

［19］韩书华 . 生化汤配合针灸对剖宫产术后泌尿及消化系统的影响 [J]. 四川中医，2014, 32 (7): 86-89.

［20］黄厚强，郑思琳，陈琪 . 针灸促进宫颈癌根治术后尿潴留康复的系统评价 [J]. 护理学杂志，2016, 31 (16): 90-94.

［21］LU W, MATULONIS U A, DOHERTY-GILMAN A, et al. Acupuncture for chemotherapy-induced neutropenia in patients with gynecologic malignancies: A pilot randomized, sham-controlled clinical trial [J]. J Altern Complement Med, 2009, 15 (7): 745-753.

［22］王海峰，刘亚利，张瑞锋，等 . 中药脐疗治疗化疗所致白细胞减少症临床研究 [J]. 中医学报，2011, 26 (12): 1415-1416.

［23］王羽，王佩，赵九红 . 中西医结合预防化疗引起消化道反应 86 例临床观察 [J]. 四川中医，2007, 25 (8): 73.

［24］邱敏，应坚，刘莉 . 加味橘皮竹茹汤防治化疗消化道反应的实验研究 [J]. 湖南中医杂志，2012, 28 (2): 104-106.

［25］韩瑞雪，马阳，李仁廷 . 加味香砂六君子汤缓解胃癌化疗消化道反应临床观察 [J]. 山西中医，2012, 28 (6): 11-12.

［26］李勇，程璐 . 甘草泻心汤治疗肿瘤化疗后消化道反应临床观察 [J]. 中医学报，2012, 27 (9): 1091-1093.

［27］娄彦妮，田爱平，张侠，等 . 中医外治化疗性周围神经病变的多中心、随机、双盲、对照临床研究 [J]. 中华中医药杂志，2014, 29 (8): 2682-2685.

［28］KUMMAR S, COPUR M S, ROSE M, et al. A phase I study of the chinese herbal medicine PHY906 as a modulator of irinotecan-based chemotherapy in patients with advanced colorectal cancer [J]. Clin Colorectal Cancer, 2011, 10 (2): 85-96.

［29］LAM W, BUSSOM S, GUAN F, et al. The four-herb Chinese medicine PHY906 reduces chemotherapy-induced gastrointestinal toxicity [J]. Sci Transl Med, 2010, 2 (45): 45r-59r.

［30］张梅，李平 . 加味半夏泻心汤预防伊立替康所致延迟性腹泻的临床研究 [J]. 安徽医药，2008, 12 (11): 1073-1074.

［31］郝志晔 . 中药对伊立替康所致迟发性腹泻高危人群的临床研究 [D]. 北京：北京中医药大学，2012.

［32］王娟，贾立群，谭煌英，等 . 生姜泻心汤对伊立替康化疗后大鼠肠黏膜损伤修复的影响 [J]. 中国中西医结合杂志，2015, 35 (10): 1236-1243.

［33］DENG C, DENG B, JIA L, et al. Preventive effects of a Chinese Herbal formula, ShengjiangXiexin decoction, on irinotecan-induced delayed-onset diarrhea in rats [J]. Evid Based Complement Alternat Med, 2017, 2017: 7350251.

［34］李倩，蔡小丽 . 艾灸防治化疗相关性腹泻的临床观察 [J]. 辽宁中医杂志，2014, 41 (2): 331-332.

［35］贾立群，马莉，李园，等 . 中西医防治肿瘤放化疗不良反应 [M]. 北京：中国中医药出版社，2015.

［36］顾晓怡，姜藻，董丽钧 . 参芪扶正液抗蒽环类化疗药物所致心脏毒性的作用 [J]. 东南大学学报（医学版），2008, 27 (5): 375-377.

［37］ 杨玲，曹舫，田云，等．四君子汤加减结合细胞因子诱导杀伤细胞对消化道恶性肿瘤患者免疫机制的影响 [J]. 中国肿瘤临床与康复，2016, 23 (10): 1183-1185.

［38］ 王红梅，姚小曼．黄芪的免疫调节作用研究进展 [J]. 中国食品卫生杂志，2000, 12 (3): 37-40.

［39］ 张秀娟，季宇彬．真菌多糖的免疫药理作用的研究 [J]. 哈尔滨商业大学学报（自然科学版），2002, 18 (1): 63-65.

［40］ 张秀娟，杨姗姗．半枝莲多糖体内抗肿瘤及其免疫调节作用的实验研究 [J]. 亚太传统医药，2008, 4 (2): 54-56.

［41］ 张嵩，牟晓燕，王红梅，等．黄芪多糖诱导的树突状细胞增强 CIK 细胞的杀伤作用 [J]. 中国免疫学杂志，2009, 25 (2): 140-142.

［42］ 王硕．扶正祛毒方对乳腺癌干细胞活化血小板逃避免疫监视的干预研究 [D]. 北京：北京中医药大学，2016.

［43］ 王洁茹，王金英，张婷婷，等．黄芪多糖调节黑色素瘤小鼠 PD-1/PD-Ls 分子表达的研究 [J]. 上海中医药大学学报，2014, 28 (5): 74-79.

［44］ 张星星，童家兵，李泽庚．芪玉三龙汤降低肺癌荷瘤小鼠程序性死亡蛋白 1 及配体 (PD-1/PD-L1) 的水平 [J]. 细胞与分子免疫学杂志，2016, 32 (6): 770-774.

［45］ 楼姣英，曹颖，金哲．中药对 SiHa-CTL-Treg 共培养体系中 CTL 细胞 CTLA-4、PD-1 蛋白的影响 [J]. 北京中医药大学学报，2014, 37 (4): 227-230.

［46］ 邹超．外用中药制剂治疗 EGFRIs 相关皮肤干燥的临床研究 [D]. 北京：北京中医药大学，2013.

第
16
章

第**17**章 肿瘤分子靶点检测技术临床应用

第1节 免疫组织化学技术

免疫组织化学（immunohistochemistry，IHC）技术是一种利用免疫学抗原抗体反应及组织化学相关技术和原理，对组织细胞样本中的多肽类或蛋白质等大分子物质进行定性、定位及定量的研究技术。一般来说，样本中可以作为抗原或半抗原的物质（如酶类、核酸、氨基酸等），都可以用相对应的特异性抗体检测，再加上可视化的标志物后即可被捕捉，IHC技术敏感性和特异性较好，根据不同的实验样本类型和目的其具体操作方法多样，可以满足不同检测需求，如免疫酶组织化学、免疫荧光组织化学等，因此在生物医学的各个领域IHC技术都得到了广泛的应用。

一、免疫组织化学基本原理

1. **直接检测法** 直接检测法利用酶或其他生物标志物标记的抗体直接与待测样本中的特异性抗原结合，利用酶和底物的相互作用产生有色产物并沉积在抗原抗体反应的部位，通过对产物或标示物的采集分析即可实现待测样本中抗原的定性定位以及定量研究。该方法特异性强，操作简单便捷，但由于没有进行有效的生物学放大，因此在样本中抗原含量较低（如样本量较少）时难以检测，敏感度较差。

2. **间接检测法** 间接检测法相比于直接法，由于采用了二抗（即抗抗体）对未经标记的一抗进行结合，通过层级显示从而放大了初始的抗原抗体反应，显著提高了检测的敏感度。使用一抗与样本中特异抗原结合，并将一抗作为"抗原"（一般采用与其种属相同的抗体Fc段）制备二抗（抗一抗抗体），此时再对二抗进行标示。按顺序依次用一抗和二抗处理样本，即可达到显示抗原抗体反应和同步放大的效果。

3. **亲和免疫组织化学检测法** 亲和免疫组织化学检测法是基于过氧化物酶-抗过氧化物酶复合物法（peroxidase-anti peroxidase complex method，PAP）进一步发展而来。利用一些特殊的酶和底物进行反应从而产生特异的颜色沉淀，帮助完成抗原抗体反应的定位和后续分析，常用的如辣根过氧化物酶（horseradish peroxidase，HRP）等。该方法结合了间接检测法中的双抗层级放大和特异的酶反应，从而在敏感性和特异性上都进一步提高。代表性检测方法如链霉菌抗生物素蛋白-过氧化物酶法（streptavidin-peroxidase method，SP），染色背景清晰，阳性反应物突出易于鉴别，因此是一种更为实用可靠的IHC技术。

二、免疫组织化学检测的实施和判读

常用的 IHC 检测方法多种多样,如链霉亲和素 - 生物素 - 过氧化物酶复合物技术(streptavidin-biotin-peroxidase complex method,SABC 法)、SP 法、EnVision、MaxVision 法等。这些方法基本步骤相似,根据样本的不同(石蜡切片、细胞培养样本、新鲜组织切片或冷冻切片)进行样本预处理(烤片脱蜡、晒片等),抗原修复,灭活内源性酶及封闭内源性生物素,封闭非免疫血清,孵育一抗,标记二抗并显色,复染,封片。具体的实验步骤可参考相关材料,操作细节按照要求进行(如成品化试剂盒标准操作流程)。

任何实验都有出现假阳性及假阴性结果的可能,因此对于不易判读或有疑问的结果应持审慎态度,必要时需要重复实验,以保证检测结果的准确性。IHC 结果判读需建立在组织染色阳性且阴性对照也成功的基础上,并结合特定的样本组织特点、结构、背景染色情况等。同时需要明确阴性染色结果不能认为一定是抗原不表达,有可能受检测方法敏感性、抗原含量等因素影响,且 IHC 只是一种辅助检测手段,并不能完全替代病理诊断,尤其是在临床诊疗决策中需要全面结合临床资料综合判断。

当需要在同一份样本中检测两种或更多的不同抗原时,需要采用双重染色,较为常用的方法是使用不同种属来源的抗体双重染色,以此确保抗原抗体反应的特异性。在此之前的预实验需要将一抗进行单独染色,确认抗体定位正确后再开始进行双染。双染操作过程中遇到两种抗原存在同一部位时(如均定位在细胞质),此时应先进行低浓度抗原染色,再进行高浓度染色,以免造成结果不准确。当然,双染实验中抗原的选取最好是定位在不同部位,以便后续实验的进行,这可以通过一抗的选择进行实现。

组织中抗原表达部位多样,包括细胞质如细胞角蛋白(cytokeratin,CK),细胞膜如 CD20,细胞核如 Ki-67、p53 蛋白等,这取决于特定的染色样本类型和待检测的抗原,不在抗原所在部位着色的阳性反应,都不视为阳性。对于阳性染色结果的定量判读方法多样,内容应包括定位、定性和定量三个方面,或根据具体研究目的而定。判读方法有计算免疫反应阳性细胞数量,染色强度和阳性检出率等,分别标示为弱阳性(+)、中等阳性(++)、强阳性(+++),具体方法也依待测目的抗原不同而有所变化。有一些新出现的 IHC 标志,可能并没有一定的标准判读标准,需要多中心大样本的数据来进一步确认。

1. 免疫荧光组织化学与免疫电镜技术

(1)免疫荧光组织化学技术:免疫荧光组织化学技术(immunofluorescence histochemistry)是用荧光作为标识物的一种 IHC 技术。借助荧光技术的发展和激光扫描共聚焦显微镜(laser scanning confocal microscope,LSCM)的应用,它可以在细胞及亚细胞水平上进行抗原检测,因此是一种更为精细的 IHC 检测手段。

免疫荧光组织化学技术分为直接法和间接法,区别在于是否使用二抗(即抗抗体),间接法由于层级的放大效应,其敏感性和准确性可以有所提高,因此得到广泛的应用。当然,免疫荧光组织化学技术也会出现非特异性荧光染色的问题,影响最终结果的判读。发生这种情况的原因很多,如标本预处理不好、荧光素不纯,部分荧光素自身聚合形成难以去除的混合物,样本中有和荧光素结合的非抗体蛋白成分等,在实验设计和实施过程中都需要注意,采用胰酶消化组织切片或稀释荧光抗体等方法可以帮助减少非特异性荧光染色。

在荧光染色的结果判读上,生物荧光显微镜可以利用特定波长的光激发样本内的荧光物质从而实现结果的获取和分析,LSCM 可以进一步对样本进行断层扫描和成像,其敏感度和分辨率较高,可以在组织、细胞及分子三个层面上进行分析和研究,在三维图形重建、细胞动力学参数分析和细胞通路研究等方面都能起到很大作用。组织芯片(tissue chip)技术是一种高通量的组织化学检测技术,它可以实现一次性检测成百上千来源不同的样本,具体做法是在固相载体如玻璃片或硅片上固定样本,用相同的反应条件进行 IHC 染色,显著优化了多样本检测的时间和空间成本,同时还能进行有效的条件质控,排除一些人为的干扰因素,对于肿瘤等复杂疾病的认识和研究都有很大益处。

(2)免疫电镜技术:免疫电镜(immunoelectron microscopy,IEM)技术是另一种高精度的 IHC 技术,它利用高电子密度或在 IHC 过程中可产生的高电子密度产物对抗体进行标记,从而能在超微结构水平上进行抗原抗体反应的定性定位分析。

在进行免疫电镜检查前,样本预处理比常规 IHC 要求更高。因为需要在更细微的结构层次进行观察和研究,需要兼顾保存组织样本的细胞超微结构和抗原性。一般常用的固定剂有过碘酸 - 赖氨酸 - 多聚甲醛液(periodate-lysine-paraformaldehyde,PLP)和 2% 多聚甲醛 -0.5% 戊二醛混合液。

常用的免疫电镜技术有多种,如免疫铁蛋白电镜技术、免疫酶电镜技术、免疫胶体金及免疫纳米金电镜技术。虽然名目多样,但基本都是用标志物(如铁蛋白、金颗粒等)和二抗结合,并用电镜观察,从而完成抗原抗体反应的定位定量研究。其中铁蛋白标记抗体分子量较大,适合细胞表面抗原定位。免疫胶体金技术可以通过不同直径的金颗粒进行二抗标记,从而研究多种抗原共存的情况,同时根据结合抗原的胶体量也能进行细胞抗原半定量分析。但胶体金标记的抗体易于形成凝集物,影响最终抗体的染色效果,随后出现的纳米金颗粒直径更小,用其标记的抗体结合更稳定,因此适用于蛋白多肽等经树脂包埋和高温聚合后的实验,在各研究领域都有广泛应用。

2. 免疫组织化学技术在肿瘤中的应用 随着靶向治疗和免疫治疗的兴起,肿瘤患者的生存期延长,生活质量也得到进一步改善。然而精准靶向治疗的前提是精确的生物标志物检测,包括基因突变、基因重排、基因拷贝数扩增、蛋白表达异常等,其检测手段也不尽相同。本节主要介绍一些应用 IHC 技术检测的生物标志。

(1)肺癌的免疫组织化学检测标志:肺癌是发病及死亡率都很高的肿瘤,病理类型多样,包括小细胞肺癌(small cell lung cancer,SCLC)和非小细胞肺癌(non-small cell lung cancer,NSCLC)。非小细胞肺癌又可以细分为鳞状细胞癌(squamous cell carcinoma,SCC)、腺癌(adenocarcinoma)、大细胞癌等,不同病理类型的肺癌患者治疗策略及预后差别很大,因此需要在诊断伊始就予明确鉴别。一般来说,在肺腺癌中,甲状腺转录因子 1(thyroid transcription factor-1,TTF-1)是较好的诊断标志,而 p63 和细胞角蛋白 5/6(cytokeratin5/6,CK5/6)是诊断肺鳞癌的标志,但这些 IHC 标志并非泾渭分明,有些研究也发现肺腺癌中有 p63 或 CK5/6 的表达,而鳞癌中 TTF-1 的表达也有报道。在一些分化较差的鳞癌中,有报道桥粒芯胶黏蛋白 3(Desmocollin-3)特异性较好。关于经典 IHC 标志和患者预后的相关性报道颇多,但目前并没有特别有效的预后标志,仍需要进一步研究。

(2)乳腺癌的免疫组织化学检测标志:乳腺癌是女性易罹患的恶性肿瘤中发病率最高的肿瘤,根据 IHC 标志可以将乳腺癌进行分类并指导后续的治疗甚至预测预后。已经成熟应用的标志如雌激素受体(estrogen receptor,ER)、孕激素受体(progesterone receptor,PR)、人表皮生长因子受体(human epidermal growth factor receptor 2,HER2)等在乳腺癌的亚型分类及治疗决策中都起到了重要作用。HER2 检测一般可采用 IHC 和荧光原位杂交(fluorescence in situ hybridization,FISH)技术进行,强阳性(+++)的 IHC 结果可以判定为阳性,但出现中等强度阳性(++)的染色结果时,需要进行 FISH 检测加以确认,以免误判。有研究报道,一些新型 IHC 标志如组蛋白去乙酰化酶 6(histone deacetylase 6,HDAC6)和雄激素受体(androgen receptor,AR)和乳腺癌的预后相关,相信随着对乳腺癌认识的不断发展,会有更多的 IHC 标志能进一步应用到临床实践。

(3)消化道肿瘤的免疫组织化学检测标志:消化道肿瘤包括食管癌(esophageal cancer,EC)、胃癌(gastric cancer,GC)、胃肠道间质瘤(gastrointestinal stromal tumors,GIST)和结直肠癌(colorectal cancer,CRC)等。其 IHC 标志多种多样,如 GIST 中 CD34,Ki-67 等和肿瘤的分期及预后密切相关,错配修复(mismatch repair,MMR)基因缺失(deficiency of mismatch repair,dMMR)是 Ⅱ/Ⅲ 期结肠癌患者根治术后预后良好的指标,然而有研究表明 dMMR 状态是患者无法从氟尿嘧啶为主的化疗中获益的生物标记,另有研究表明 MMR 状态和免疫治疗相关。因此,对于已有的经典 IHC 标志物进一步研究可能带来更多的认识,为患者制定治疗方案提供有益的帮助。

(4)淋巴瘤的免疫组织化学检测标志:淋巴瘤是常见的恶性肿瘤之一,其病理类型复杂多样,且治疗原则各有不同,IHC 检测在淋巴瘤的病理诊断中有重要应用,可以鉴别淋巴瘤细胞的免疫表型,如细胞来源是 B 或 T/NK 等,在肿瘤的分化程度判断中也有一定作用。霍奇金淋巴瘤(Hodgkin lymphoma,HL)诊断中常用的 IHC 标志有 CD15、CD45、PAX5、CD20 等。非霍奇金淋巴瘤(non-Hodgkin lymphoma,NHL)是一组异质性的淋巴细胞增殖性疾病,其中弥漫大 B 细胞淋巴瘤(diffuse large B-cell lymphoma,DLBCL)是最常见的一种,IHC 标志包括 CD19、CD20、CD79a、PAX5 等。滤泡淋巴瘤(follicular lymphoma,FL)是一种偏惰性淋巴瘤,常见的 IHC 标志有 CD19、CD20、CD79a、Bcl-2、CD21、Ki-67 等。边缘区淋巴瘤(marginal zone lymphoma,MZL)、套细胞淋巴瘤(mantle cell lymphoma,MCL)和伯基特淋巴瘤(Burkitt lymphoma,BL)的免疫表型也各有其特异性。IHC 标志在淋巴瘤的诊断分型和治疗决策中有重要意义。

IHC 在肿瘤的诊断和治疗中扮演了重要角色,很多靶向药物的应用也和 IHC 结果息息相关,如乳腺癌中曲妥珠单抗的使用和 HER2 表达相关。需要注意的是肿瘤是一种异质性很强的疾病,它的出现不仅是人体内环境中的搅局者,且肿瘤自身内部也不尽相同,有不同的细胞克隆来源,这些都催生了新型抗原的出现,而 IHC 可以通过其特定的抗原抗体反应进行定位和识别。但是真正能很好的符合临床实践的肿瘤标志还是欠缺,转化之路道阻且长,需要进行大量基础和临床结合的研究工作,希望在不久的将来,能有更多更有效的 IHC 标志应用于临床,让这一门略显陈旧的技术焕发不息的光彩。

第 2 节　荧光原位杂交技术

荧光原位杂交(fluorescence in situ hybridization,FISH)技术是一种非放射性分子遗传学实验技术,其基本原理是将荧光标记物标记的寡核苷酸探针与变性后的核酸按照碱基互补配对原则进行杂交,然后通过荧光系统检测,实现对待测 DNA 的定性、定量或相对定位分析。FISH 技术灵敏度高、结果判读简单直观、对染色体和基因的变异均可分析、适用各种类型标本(新鲜、冷冻、石蜡包埋标本)的检测等。

一、FISH 探针分类和应用

目前临床应用的 FISH 探针可分为染色体计数探针、位点特异探针及染色体涂染探针。染色体计数探针用来检测异倍体。位点特异探针通常检测染色体缺失、重复或基因的扩增、易位。染色体计数探针可以在中期染色体或间期核上检测到特定染色体数目的异常,例如在乳腺癌和膀胱癌中经常出现染色体扩增或丢失的现象。利用位点特异探针可以检测基因的扩增、缺失和重排等,例如乳腺癌中的 *HER2* 基因扩增,非小细胞肺癌中 *ALK* 基因、*ROS1* 基因重排。这些基因扩增和重排的检测在肿瘤精准治疗中起着非常重要的作用。

二、FISH 技术在肿瘤患者临床诊疗中的应用

FISH 技术已广泛应用于肿瘤患者的临床诊疗中。由于肿瘤本身经常存在染色体和基因异常状态,结合 FISH 技术本身的优势,在检测肿瘤染色体畸变或基因扩增、缺失、重排等方面具有重要的临床应用价值。

(一) FISH 技术在乳腺癌中的应用

HER2/neu 基因(*HER2* 基因)扩增存在于 20%~30% 的浸润性乳腺癌患者中,常见的扩增分为单纯的 *HER2* 基因扩增和 17 号染色体非整倍性导致的 *HER2* 基因拷贝数增加。HER2 为表皮生长因子受体蛋白 2,属于酪氨酸激酶受体家族成员,受体之间通过二聚体方式发生偶联,激活酪氨酸激酶活性,导致下游蛋白发生磷酸化,从而发挥调控血管生成以及细胞增殖等作用。正确地判断 *HER2* 基因状态,不仅可以准确地判断患者预后,而且可以指导临床用药的合理选择。

临床意义如下。

1. 筛选靶向治疗药物曲妥珠单抗获益的乳腺癌人群 对于具有 *HER2* 基因扩增的乳腺癌患者,曲妥珠单抗具有良好的治疗效果,而对于不扩增及 17 号染色体非整倍体导致的 *HER2* 基因数目相应增加的患者,其效果不佳。

2. *HER2* 扩增的乳腺癌患者预后更差 *HER2* 基因是一个重要的预后指标。具有 *HER2* 基因扩增的乳腺癌患者存在无疾病生存(disease free survival,DFS)期和总生存(overall survival,OS)期较短,肿瘤负荷更大,淋巴结转移率高,复发风险高的特点。

3. 指导内分泌治疗药物的选择 具有 *HER2* 基因扩增的乳腺癌患者,相比于无 *HER2* 基因扩增的患者,使用他莫昔芬(Tamoxifen,TAM)治疗后的死亡风险明显增高,提示 TAM 可能不适合作为具有 *HER2* 基因扩增的乳腺癌患者内分泌治疗的选择。

在 ER 阳性的绝经后乳腺癌患者中,*HER2* 阳性患者亚群来曲唑的疗效明显高于 TAM。而对于来曲唑疗效而言,*HER2* 阳性患者优于阴性患者;TAM 则相反,*HER2* 阳性患者的疗效明显低于阴性患者。

4. *HER2* 扩增乳腺癌患者化疗药物的选择 相比于标准剂量,*HER2* 扩增的乳腺癌患者对高剂量强度的蒽环类药物方案更敏感。对于紫杉醇化疗的反应性,*HER2* 阳性的乳腺癌患者明显好于阴性的患者。

5. FISH 技术是 *HER2* 检测的金标准 《2008 年 NCCN 乳腺癌临床实践指南(中国版)》《中

华抗癌协会乳腺癌诊治指南与规范(2007 版)》和《乳腺癌 HER2 检测指南》均指出,对于免疫组织化学(IHC)结果不明确的患者,都需要进行 FISH 检测来确定。虽然免疫组织化学检测 HER2 蛋白的水平能够预测曲妥珠单抗疗效,但是 FISH 技术与之相比具有优势:①当免疫组织化学判读结果是 1+ 或 2+ 时,可能存在一定比例的误判,而 FISH 能够准确判断是否存在 *HER2* 基因扩增;② FISH 能够直观判断 *HER2* 基因扩增和 17 号染色体的非整倍性扩增,二者均会导致 HER2 蛋白的过表达,17 号染色体非整倍性扩增的患者曲妥珠单抗治疗获益不明显。

(二)FISH 技术在非小细胞肺癌中的应用

中国非小细胞肺癌(non-small cell lung cancer,NSCLC)患者中间变性淋巴瘤激酶(anaplastic lymphoma kinase,*ALK*)基因融合的发生率为 3%~11%,与西方人群报道的阳性率无显著差异。其中,*ALK* 与棘皮动物微管相关蛋白样 4(echinoderm microtubule associated protein like 4,EML4)的融合基因 *EML4-ALK* 是其主要类型,被证明是 NSCLC 的一个驱动基因。其产物是一个嵌合蛋白,该蛋白通过 PI3K-AKT、MAPK 以及 JAK-STAT 通路使细胞持续活化。

c-ros oncogene 1(*ROS1*)基因是 NSCLC 中的另一个融合基因激酶抑制靶点。*ROS1* 融合基因表达阳性的肺癌患者例数较少,其在 NSCLC 中的发生率仅为 1%~2%,所以目前临床上关于 *ROS1* 融合基因表达特征的大样本资料较少。有研究显示,在 NSCLC 中,多个 *ROS1* 融合基因已经被发现,包括 *SLC34A2-ROS1*、*CD74-ROS1*、*EZR-ROS1*、*TPM3-ROS1* 和 *SDC4-ROS1*。

FISH 能特异和灵敏地检测出 *ALK* 融合基因,该方法也获批成为 ALK 抑制剂临床使用的伴随诊断方法。国内外权威指南均推荐对于病理组织学类型为腺癌、大细胞癌及组织学类型无法确定的 NSCLC 应采用 FISH 方法进行 *ROS1* 基因融合检测,同时对于肺鳞癌患者也可以考虑进行检测。

临床意义在于指导靶向药物的选择:多项临床研究证实,存在 *ALK* 融合基因或 *ROS1* 融合基因的非小细胞肺癌更易从相应的靶向药的治疗中获益。到目前为止,针对 *ALK* 基因重排的 ALK 酪氨酸激酶抑制剂(tyrosine kinase inhibitor,TKI)克唑替尼(crizotinib)、塞瑞替尼(ceritinib)、阿来替尼(alectinib)、布格替尼(brigatinib)、恩沙替尼(ensartinib)和洛拉替尼(lorlatinib)均已被美国食品药品监督管理局(Food and Drug Administration,FDA)和中国国家药品监督管理局(National Medical Products Administration,NMPA)批准上市,为改善晚期 NSCLC 患者的生存带来新的契机。美国 FDA 和中国 NMPA 也将克唑替尼适应证扩展到含有 *ROS1* 基因重排的转移性 NSCLC 患者。

(三)FISH 技术在宫颈癌中的应用

端粒酶由人类染色体端粒酶基因(human telomerase RNA component,hTERC)、人端粒酶逆转录酶(human telomerase reverse transcriptase,hTERT)和人端粒酶相关蛋白(human telomerase protein,hTP)组成。*hTERC* 基因定位于 3 号染色体(3q26.3)。宫颈细胞由非典型性发育异常向宫颈癌转变的过程中几乎都伴有 3 号染色体长臂扩增,*hTERC* 基因可能是最重要的基因。*hTERC* 基因扩增后通过阻止细胞凋亡,导致细胞癌变。宫颈上皮内癌变(cervical intra-epithelial neoplasia,CIN)是与宫颈浸润癌密切相关的一组癌前病变,通过检测患者 *hTERC* 基因状态,可以辅助临床区分高度、低度宫颈癌前病变,进一步提高细胞学及人乳头瘤病毒(human papilloma virus,HPV)检测筛查宫颈病变的敏感性和特异性。

临床意义如下。

1. 明确病理分级,采用合理治疗方案 FISH 技术能准确区分宫颈细胞高度癌前病变与低度癌前发育异常。运用 FISH 进行 *hTERC* 基因状态检测,可以将非典型鳞状细胞 - 意义不明确(atypicai squamous cells of unknown significance,Aus-US)/CIN1 级和 CIN2 级 /CIN3 级进行区分,帮助病理医生对 CIN1 级 /CIN2 级鉴别困难样本进行确认,可以达到 90% 以上的准确性。

2. 预测病情进展,提早干预 高危型 HPV 的持续性感染是宫颈癌的重要致病因素,但并不是导致癌变的充分条件。HPV 检测虽敏感性高,但特异性低,许多 HPV 阳性的患者在一定时间后可转阴,不会引发宫颈癌,也不需要采取过度的治疗措施;而发生 *hTERC* 基因扩增的患者向高级别病变发展的可能性超过 50%,需要及时治疗。结合 HPV 亚型、病毒载量及 *hTERC* 基因扩增情况,对宫颈病变患者给予最全面的诊断,选择最适宜的治疗方案。

(四) FISH 技术在膀胱癌检测中的应用

泌尿系统移行上皮细胞癌最常见的遗传学改变是泌尿系统移形上皮细胞 9 号染色体全部或部分(如 p16 位点)丢失,泌尿系统移行上皮细胞癌与染色体不稳定性紧密相关,尤其是与 3 号、7 号和 17 号染色体的非整倍性增加或缺失密切相关。FISH 技术通过尿液脱落细胞即可进行检测,是一种无创性检测方法。以上 4 个指标如果出现两个或两个以上异常,或者其中一个指标出现复杂异常,均可基本确定为泌尿系统移行上皮细胞癌。

FISH 技术用于诊断泌尿系统移行上皮癌的灵敏度和特异度分别为 86%~88% 和 96%~98%。临床意义如下。

1. 泌尿系统移形上皮癌早期诊断 3、7、17 号染色体数目及 *P16* 基因异常与泌尿系统移形上皮癌的发生、发展有重要关系,通过以上指标的检测可以对被覆移形上皮的肾盂癌、输尿管癌和膀胱癌进行诊断。

FISH 检测在泌尿系统移形上皮癌早期诊断中的优势是可以对于临床上不明原因血尿的患者进行筛选,以明确是否为恶性血尿。在其他方法学无法判断疾病性质的情况下,如果患者尿液检测结果为阴性,则不是泌尿系统移形上皮癌的可能性为 80% 以上;如果检测结果为阳性,则高度怀疑存在癌变,强烈提示需进行进一步检查。FISH 检测的灵敏度和特异度分别为 80% 和 96%。

2. 膀胱癌术后复发检测 浅表性膀胱癌是指包括 Tis 原位癌在内的从 TaG1 至 T1G3 的所有肿瘤。如果浅表性膀胱癌术后不采取进一步治疗措施,复发率为 70% 左右,因此预测膀胱癌术后患者的复发风险非常重要。

由于基因水平的改变早于形态学异常,通过对尿液进行 FISH 检测,可以提早在分子水平上发现膀胱癌的复发,并且不受灌注治疗的影响,对于高度怀疑复发的患者,可以提早给予警示或采取相应的预防性治疗。

3. 辅助鉴别诊断肾盂癌和肾癌 肾盂被覆移形上皮癌变会发生 3、7、17 号染色体数目或 *p16* 基因异常,这种改变与肾癌形成差异,因此可以应用 FISH 技术进行两种肿瘤的鉴别诊断,明确肿瘤来源及性质。

(五) FISH 技术在前列腺癌中的应用

FISH 技术在前列腺癌中的应用主要是进行 *TMPRSS2* 基因与 *ETS* 基因家族(如 *ERG*、*ETV1*、*ETV4*)融合的检测,为前列腺癌的诊断和预后评价提供依据。

临床意义如下。

1. 明确前列腺癌诊断 大约 80% 的前列腺癌患者存在 *TMPRSS2* 基因与 *ETS* 基因家族的融合,而这些改变并不存在于良性前列腺疾病中。相比前列腺特异抗原(prostate specific antigen，PSA）筛查和穿刺活检，FISH 检测可以为临床提供更为客观、准确的诊断。

2. 辅助判断前列腺癌患者预后　前列腺癌患者多为高龄，大多数死于并发症而非肿瘤进展，手术治疗并非适合于所有前列腺癌患者。缺乏 *ERG* 基因改变的前列腺癌患者具有较好的病因特异性生存，8 年生存率达 90%，但是具有 *ERG* 基因融合的患者预后差。FISH 检测可以为患者选择合理的治疗方式，提供预后判断依据。

（六）FISH 技术在血液肿瘤中的应用

FISH 技术在白血病方面应用较为广泛的是慢性粒细胞白血病（chronic myelocytic leukemia，CML）中 *BCR/ABL* 融合基因的检测。CML 是起源于多能造血干细胞的恶性血液病，9 号和 22 号染色体易位形成的 *BCR/ABL* 融合基因发生于 95% 的 CML 患者中，*BCR/ABL* 融合基因表达的产物酪氨酸激酶是分子靶向治疗药物伊马替尼的作用靶点，因此 *BCR/ABL* 融合基因是 CML 患者确诊和疗效判断的重要依据，另外位于 *ABL* 基因附近的 *ASS* 基因在疾病的发生、发展过程中也起着重要的作用，所以检测 CML 患者外周血或骨髓中的 *BCR/ABL* 融合基因非常重要。

临床意义如下。

1. 辅助确诊 CML　*BCR/ABL* 融合基因为抗凋亡基因，与费城染色体（Philadelphia chromosome，Ph）的形成关系密切，95% 以上的 CML 患者伴有 *BCR/ABL* 融合基因的存在。相比于 Ph，检测 *BCR/ABL* 融合基因可以为确诊 CML 提供更可靠的分子遗传学证据。

2. 检测　*BCR/ABL* 融合基因可以指导选择分子靶向治疗药物伊马替尼，*BCR/ABL* 融合基因的产物酪氨酸激酶是分子靶向治疗药物伊马替尼的作用靶点，可以根据 CML 患者是否存在 *BCR/ABL* 融合基因来选择性地使用靶向药物伊马替尼。

3. 辅助鉴别诊断急性淋巴细胞白血病（acute lymphoblastic leukemia，ALL）和急性髓系白血病（acute myeloid leukemia，AML）　*BCR* 与 *ABL* 基因的融合方式有两种类型：BCR 主要断裂融合方式和 BCR 次要断裂融合方式。一般情况下，80% 的 CML 患者为 BCR/ABL 主要断裂融合方式，而 10%~15% 的 ALL 患者和 5% 的 AML 患者为 BCR/ABL 次要断裂融合方式。因此，临床医生就可以结合患者的其他特征，更有效地对 AML 和 ALL 患者进行鉴别诊断。

4. 监测药物治疗效果　通过检测外周血或骨髓中肿瘤细胞（含有 *BCR/ABL* 融合基因的细胞）的百分比，可以监测药物治疗效果。

5. *ASS* 基因缺失的患者慢性期易急变，预后差　*ASS* 基因位于 ABL 附近，30% 的 CML 患者伴有 *ASS* 基因缺失，该基因缺失的 CML 患者慢性期易急变，预后差。

（七）展望

FISH 技术已经成为临床广泛应用的分子诊断技术手段之一，随着各种新型分子探针以及更为精密高端的仪器和分析系统的不断研发，应用领域越来越广，助力肿瘤精准医学发展。

第 3 节　第一代测序技术

第一代测序技术，即 Sanger 测序，又称双脱氧末端终止法测序，是一个 DNA 聚合反应，需要单链 DNA 模板、DNA 聚合酶、引物、4 种脱氧核糖核苷三磷酸（deoxyribonucleoside triphosphate， dNTP)以及 4 种双脱氧核糖核苷三磷酸(dideoxyribonucleoside triphosphate,ddNTPs)。当测序引物与 DNA 模板结合后,dNTP 在 DNA 聚合酶作用下延伸引物,合成与模板互补的新 DNA 链。Sanger 测序的核心原理是:在 4 种 dNTPs 基础上,加入了带有不同荧光标记的 ddNTPs。由于ddNTP 保留了 5′ 羟基,可以在聚合酶作用下加入到 DNA 链中,和上一个 dNTP 的磷酸基团连接形成磷酸二酯键;同时,ddNTP 缺乏 2′ 和 3′ 羟基,无法和下一个 dNTP 的磷酸基团连接,即终止了 DNA 的合成反应。因此可以得到一系列起始位置相同,并以 ddNTP 为结尾的长短不一的DNA 片段,且长度相邻的片段只相差一个碱基。通过高分辨率聚丙烯酰胺凝胶毛细管电泳,分离这些 DNA 片段,利用光学系统捕获 ddNTP 上的荧光信号,从而确定待测 DNA 片段的序列。Sanger 测序的发明和技术的不断进步,标志着人类基因组时代的开启。

一、第一代测序技术在肿瘤临床诊疗中的应用

肿瘤是由环境和遗传因素以协同或序贯的方式共同作用下形成的一种复杂疾病。正常体细胞中原癌基因和抑癌基因发生随机突变,加上凋亡调节基因和 DNA 修复基因的变异,获得更强的增殖能力和克隆选择,导致肿瘤的发生。因此,在肿瘤细胞中广泛存在着多种类型的基因变异。近年来肿瘤研究受到越来越广泛的关注,伴随着测序技术的发展,人类对肿瘤相关的基因变异进行了更加深入的探索,对肿瘤发生、发展的认识逐渐深入到分子层面,发现了多个与肿瘤诊断、疗效预测和预后判断相关的分子标志物,显著地改变了肿瘤诊断和治疗的传统模式。

(一)第一代测序技术在肺癌诊疗中的应用

表皮生长因子受体(epidermal growth factor receptor,EGFR)已经成为最受人们关注的肿瘤分子标志物之一,在非小细胞肺癌(non-small cell lung cancer,NSCLC)患者中,EGFR 既可以作为评价不良预后的指标,也可以作为 EGFR 酪氨酸激酶抑制剂(tyrosine kinase inhibitor,TKI)的疗效预测指标。检测 EGFR 基因突变状态,对于 NSCLC 患者的治疗方案选择和预后评价都具有十分重要的作用。检测 EGFR 基因突变状态的方法包括第一代测序技术、突变扩增系统(amplification refractory mutation system,ARMS)法、聚合酶链式反应(polymerase chain reaction,PCR)- 单链构象多态性分析、变性高效液相色谱法等,其中第一代测序技术和 ARMS 法是最常用的两种检测方法。中国研究者报道的用一代测序法检测 NSCLC 患者 EGFR 基因突变状态,结果显示 EGFR 基因的突变率为 16.7%~40%。应用第一代测序技术检测 EGFR 基因突变能够发现未知的突变类型,具有重要的临床意义。EGFR 基因突变阳性的病例中,检测到的突变类型包括:19 外显子缺失突变、21 外显子点突变 L858R、20 外显子插入突变、21 外显子点突变L861Q、18 外显子点突变 G719X、20 外显子点突变 S768I 和 T790M。PIONEER 研究是一项应用 ARMS 法检测中国晚期肺腺癌患者 EGFR 基因突变状态的大型前瞻性临床研究,结果显示,中国晚期肺腺癌患者的 EGFR 基因突变率为 50.2%。

Kinno 等应用第一代测序技术检测 2 001 例 NSCLC 患者鼠肉瘤病毒癌基因同源物 B1(V-raf murine sarcoma viral oncogene homolog B1,BRAF)基因突变情况,结果显示只有 1.3%(26 例)患者中检测到 BRAF 基因突变,其中 V600E 突变占 30.8%,其他检测到的突变位点包括 G469A、K601E 等;另外,携带 BRAF 基因 V600E 突变的患者中未检测到 EGFR 和 Kirsten大鼠肉瘤病毒同源癌基因(v-Ki-ras2 Kirsten rat sarcoma viral oncogene homolog,KRAS)基因突变。

（二）第一代测序技术在结直肠癌临床诊疗中的应用

在结直肠癌的靶向治疗中，两种 EGFR 单克隆抗体类药物——西妥昔单抗和帕尼单抗显示出了良好的疗效，显著改善了患者生存。然而，越来越多的临床研究结果显示 EGFR 下游分子：*KRAS* 和 *BRAF* 等基因突变会导致对 EGFR 单抗治疗耐药。因此在临床治疗中使用西妥昔单抗和帕尼单抗治疗转移性结直肠癌（metastatic colorectal cancer，mCRC）之前需要先检测这些基因的突变状态，从而为结直肠癌患者的个体化精准治疗提供依据。已经报道的西方人群中结直肠癌患者 *KRAS* 基因突变率范围为：26.7%~42.3%，*KRAS* 基因第 12 位密码子各突变类型所占比例从高到低依次为 G12D、G12V、G12C、G12S、G12A 和 G12R，而 *KRAS* 基因第 13 位密码子最常见的突变类型为 G13D，接着依次为 G13C 和 G13R。我国研究者利用一代测序技术检测 674 例 CRC 样本 *KRAS* 基因突变状态，结果显示 *KRAS* 基因突变的阳性率为 34.4%，该研究中发现 *KRAS* 基因第 12 位密码子各突变类型所占的比例高低依次为 G12D、G12V、G12A、G12C、G12S 和 G12R，*KRAS* 基因第 13 位密码子除发现 G13D 和 G13C 突变类型以外，还发现一种新的突变类型 G13S。研究同时发现，在女性患者中 *KRAS* 基因的突变率明显高于男性。另有研究利用第一代测序技术检测转移性结直肠癌患者样本 *KRA*S 基因突变状态，结果显示 *KRAS* 基因突变的阳性率为 32.3%（337/1 042）。

除 *KRAS* 基因突变以外，EGFR 下游分子 *BRAF* 基因突变也是一个指示 EGFR 单抗治疗耐药的重要分子标志。研究报道西方 CRC 患者中 *BRAF* 突变频率为 4.7%~13.9%。而应用第一代测序技术检测我国 CRC 患者 *BRAF* 基因突变状态，结果显示该基因突变率仅为 3.1%（23/674）。其中，*BRAF* 基因 15 号外显子 V600E 突变仅占 1.8%，显示中国结直肠癌人群 *BRAF* 基因突变率低，患者对靶向药物的获益比例较高。

作为 *KRAS* 和 *BRA*F 的下游分子，磷酸肌醇 3 激酶（Phosphotylinosital 3 kinase，*PIK3CA*）基因突变是 CRC 中常见的基因突变之一，同时也是导致信号通路异常活化的主要原因。中国研究者利用第一代测序技术在 228 例 Ⅱ~Ⅲ 期结肠癌样本中检测了 *PIK3CA* 基因热点区域突变情况，结果显示 *PIK3CA* 基因突变率为 13.18%（29/220），其中第 9 号外显子热点区域突变率为 10.45%（23/220），第 20 号外显子热点区域突变率为 2.7%（6/221）；第 9 号外显子最常见的突变类型为 E545K（9 例），其次为 E542K（7 例）；第 20 号外显子最常见的突变类型为 H1047R（5 例）。*PIK3CA* 基因突变和 *KRAS* 基因突变关联紧密，*KRA*S 基因突变型样本中的 *PIK3CA* 基因突变率较高（21.69% vs 8.09%，*P*=0.005），然而这种相关性只存在于 *PIK3CA* 基因第 9 号外显子中，第 20 号外显子和 *KRAS* 基因突变间相关性差异无统计学意义。

（三）第一代测序技术在胃肠道间质瘤临床诊疗中的应用

胃肠道间质瘤（gastrointestinal stromal tumor，GIST）是消化道最常见的间叶性肿瘤，绝大多数 GIST 表达干细胞生长因子受体（stem cell growth factor receptor，SCFR，又称为 c-Kit）编码的 Kit 蛋白以及血小板源性生长因子受体 α 多肽（platelet-derived growth factor receptor alpha，PDGFRα）。伊马替尼作为一种以 Kit 或 PDGFRα 为靶点的酪氨酸激酶抑制剂，已应用于转移性和无法手术切除的 GIST 患者的治疗。研究证明携带 c-Kit 基因 11 号外显子与 9 号外显子突变的患者与无突变的患者相比，对伊马替尼的客观缓解率明显提高，患者生存期延长。伊马替尼对 GIST 的疗效与 c-Kit 和 PDGFRα 的基因突变类型密切相关，检测 c-Kit 和 PDGFRα 基因突变具有重要的临床意义。中国研究者应用第一代测序技术检测 165 例 GIST 患者中 c-Kit 和

PDGFRα 基因突变情况,结果显示 119 例(72%)样本中检测到 *c-Kit* 突变,其中 105 例(64%)为 11 号外显子突变,11 例(7%)为 9 号外显子突变,仅 2 例(1%)为 13 号外显子突变,1 例样本存在 17 号外显子突变;11 号外显子突变形式包括:61 例缺失突变(58%)、32 例点突变(30%)、2 例伴有点突变的缺失突变(2%)和 10 例插入突变(10%)。另外,在 46 例未检测到 *c-Kit* 突变的 GIST 样本中有 6 例检测到 *PDGFRα* 突变,占总病例数的 4%(6/165)和无 *c-Kit* 突变病例的 13%(6/46)。

(四)第一代测序技术在乳腺癌临床诊疗中的应用

乳腺癌易感基因(breast cancer susceptibility gene,BRCA)是抑癌基因,其编码蛋白参与 DNA 修复。早期研究发现,*BRCA1* 和 *BRCA2* 基因的易感突变与乳腺癌和卵巢癌的发病相关。大约 0.1% 的人携带有突变的 *BRCA* 基因。目前已经报道的 *BRCA* 基因的不同突变类型有 200 多种,这些突变分布在这两个基因的全长序列,需要通过完整的直接测序才能排除一个突变。检测 *BRCA* 基因突变状态,具有重要的临床意义:对于携带 *BRCA1/2* 基因突变的女性,可以进行积极监测,从而达到预防或早期诊断乳腺癌的目的。Easton 等报道在 19 581 例有 *BRCA1* 基因突变的女性中,9 052 例(46%)被诊断为乳腺癌、2 317 例(12%)患卵巢癌、1 041 例(5%)同时患乳腺癌和卵巢癌、7 171 例(37%)未发现任何肿瘤;在 11 900 例 *BRCA2* 基因突变的女性中,6 180 例(52%)被诊断为乳腺癌、682 例(6%)患卵巢癌、272 例(2%)同时患乳腺癌和卵巢癌、4 766 例(40%)未发现任何肿瘤。

(五)第一代测序技术在脑胶质瘤临床诊疗中的应用

Parson 等在分析胶质母细胞瘤全基因组突变时,发现了异柠檬酸脱氢酶(isocitrate dehydrogenase,IDH)的突变。之后多项研究都证实在多数神经胶质瘤中均发现有 *IDH* 突变,并且与 *IDH* 野生型神经胶质瘤相比,*IDH* 突变型神经胶质瘤患者的预后更好。中国研究者应用第一代测序技术检测 55 例星形细胞瘤 *IDH* 基因 4 号外显子的突变情况,结果显示在 35 例低级别星形细胞瘤中检测到 24 例携带 *IDH1* 基因 R132H 突变(68.6%),而在毛细胞性星形细胞瘤和高级别星形细胞瘤中未检测到 *IDH1* 基因突变。另外,在 35 例低级别星形细胞瘤中,携带 *IDH1* 基因 R132H 突变患者的无复发生存时间比 *IDH1* 野生型患者更长。

(六)第一代测序技术检测 *UGT1A1* 基因多态性

伊立替康是晚期或转移性大肠癌的有效治疗药物,对小细胞肺癌、非小细胞肺癌、宫颈癌和卵巢癌亦有治疗效果,是最常用的化疗药物之一。然而,在采用以伊立替康为基础的联合化疗方案治疗的患者中,20% 的患者发生 3~4 级中性粒细胞减少及腹泻,不良事件是少数患者不能耐受伊立替康治疗的关键原因。伊立替康的毒性与其主要的药物代谢酶——尿苷二磷酸葡萄糖醛酸转移酶(uridine diphosphate glucuronosyl transferase 1A1,UGT1A1)活性有关,而其酶活性的高低又受 *UGT1A1* 基因多态性的影响。*UGT1A1* 基因启动子区具有一定多态性,主要集中在 TATA 序列以及 1 号外显子区的突变,包括 TA 重复序列的数量增加,以及 1 号外显子存在 211G>A 突变等。在伊立替康治疗中,随着 *UGT1A1* 基因 TA 重复序列数目的增加,UGT1A1 表达下降,引起活性代谢产物 SN-38 的显著增加,从而导致发生腹泻或中性粒细胞减少的概率显著增加。因此,应用第一代测序技术检测 *UGT1A1* 基因型的多态性,可用于预测接受伊立替康治疗的安全性。

二、总结和展望

第一代测序技术,即 Sanger 测序经过几十年的发展已经非常成熟、完善,在二代测序技术乃至三代测序技术迅速发展的今天,Sanger 测序仍然是基因检测的"金标准"。2016 年,中国将精准医疗纳入国家"十三五"规划。精准医学是通过综合评价个体的基因、环境和生活方式差异后,采取有针对性的疾病预防和治疗方法。由于肿瘤具有很强的异质性,相同类型的肿瘤患者之间生物学特征差异明显。因此,肿瘤的个体化治疗是"精准医学计划"的重要内容,而应用第一代测序技术检测分子标志物将为实现肿瘤患者的个体化精准治疗提供有力帮助。

第 4 节　第二代测序技术与液体活检技术

恶性肿瘤是一种高度异质性的复杂疾病,其发生主要源于基因的遗传性或体细胞改变,包括点突变、插入 / 缺失突变、重排、拷贝数变化以及表观遗传改变等,所以许多检测基因突变的基因组学新技术都应用到了恶性肿瘤的研究中。其中,第二代测序(next generation sequencing,NGS)技术是近年来在恶性肿瘤基础和临床研究中应用非常广泛的技术之一,该技术的快速发展使得我们对恶性肿瘤的基因组学有了更加全面的认识。

NGS 作为一种高通量测序技术,一次可以平行完成百万个测序反应,其技术流程主要分为以下基本步骤:①基因组 DNA 打断后与接头连接;②分选片段化基因组 DNA,然后进行扩增,使每个片段产生数千个拷贝;③扩增后的片段通过合成互补链进行测序;④检测掺入的碱基信号。测序数据由百万个短的 Reads(指由高通量测序仪产生的基因组上的一段碱基序列,70~400bp)产生,一次运行可以产生数百千兆(Gigabyte,GB)数据量。由于第二代测序技术的高通量特点和成本的降低,使得该技术被广泛应用于大规模基因组研究,进而使癌症基因组的异质性和复杂性得到更好的理解。

一、全基因组测序

由于 NGS 技术具有非常高的通量,能够对整个人类基因组进行测序并筛选和鉴定有意义的突变信息,所以该技术为癌症基因组研究提供了一个有力的工具。

Link 等对 1 例早发的乳腺和卵巢癌患者进行了全基因组测序,结果发现 *TP53* 基因的 7~9 号外显子杂合性缺失,进一步功能性研究推断该缺失很可能会导致较高的癌症易感性。Berger 等对 7 例高风险的原发前列腺癌患者进行了全基因组测序,结果发现了 *PTEN* 基因和 *MAGI* 基因重排,该重排改变了 PTEN 和相关蛋白的功能,严重影响了前列腺癌中 PI3K 信号通路的传导。胰腺癌的治疗是目前临床面临的一个巨大挑战,为了更深入和全面了解胰腺癌的基因组特征,Waddell 等对 100 例胰腺导管腺癌(pancreatic duct gland cancer,PDAC)患者进行了全基因组测序,结果发现染色体重排导致的基因破坏在胰腺癌患者中普遍存在,研究人员根据不同的结构变异模式将胰腺导管腺癌分为 4 个亚型:稳定型、局部重排型、零散型和不稳定型,这种分型将有助于指导患者的个体化治疗。

虽然利用全基因组测序方法可以成功筛选出癌症易感变异以及潜在的新型治疗靶点,但在临床诊断实践中并不是所有的肿瘤都必须要进行全基因组测序,对于大多数肿瘤来说,目前已经鉴定出很多驱动基因和治疗相关的靶基因,所以针对这些基因的编码区(外显子)或热点突变区域进行检测是更为简便可行的策略。

二、靶向测序

由于靶向测序方法只需对我们感兴趣基因的部分区域进行测序,所以显著降低了测序成本以及数据分析的工作量。靶向测序的基本原理如下:首先设计能够与目标区域杂交的探针,同时将待测 DNA 片段化,然后与设计好的探针杂交进而富集待测序的区域。目前,包括全外显子组测序在内的靶向测序方法已被广泛应用于癌症基因组研究。

Walsh 等设计了一个用于诊断原发卵巢癌、腹膜癌和输卵管癌的遗传检测 Panel——"BROCA"。该 Panel 共包含 21 个抑癌基因:*BRCA1*、*BRCA2*、*CHEK2*、*PALB2*、*BRIP1*、*TP53*、*RAD51C*、*RAD50*、*PALB2*、*NBN*、*MSH6*、*MRE11*、*CHEK2*、*BRIP1*、*MUTYH*、*PTEN*、*MLH1*、*MSH2*、*PMS1*、*PMS2* 和 *BARD1*。研究结果表明,"BROCA" 对乳腺癌、卵巢癌和输卵管癌的诊断具有很高敏感性,且费用较低。基于 Walsh 等的研究结果,目前已开发出乳腺癌筛查的商业化检测产品。Pritchard 等设计了一个名为 "Coloseq" 的靶向测序 Panel,该 Panel 可以鉴定出与林奇综合征(Lynch Syndrome)相关的所有类型的突变,其中包括 *MLH1*、*MSH2*、*MSH6*、*PMS2*、*EPCAM*、*APC* 和 *MUTYH* 基因上发生的所有致病性突变。研究结果表明,"Coloseq" 可以作为一种敏感性高、经济有效的方法用于林奇综合征的诊断。此外,越来越多的商业化靶向测序 Panel 已经被成功开发并用于肿瘤患者的用药指导。

除了上述针对部分基因的靶向测序方法以外,全外显子测序方法也经常被用于肿瘤的分子分型研究。Song 等利用全外显子组测序方法对 158 例食管鳞癌的配对样本进行检测,结果发现了 8 个重要的基因突变,包括 *TP53*、*RB1*、*CDKN2A*、*PIK3CA*、*NOTCH1*、*NFE2L2*、*ADAM29* 和 *FAM135B*。此外,该研究小组还发现组蛋白调控基因,如 *KMT2D*、*MT2C*、*ASH1L*、*SETD1B*、*CREBBP* 和 *EP300* 在食管鳞癌中突变频率也较高。Hao 等利用全外显子测序方法揭示食管鳞癌空间上的肿瘤异质性和时间上的克隆演进过程,为食管鳞癌发生和发展的研究提供了很重要的分子依据。Jamal-Hanjani 等通过对 100 例可手术切除非小细胞肺癌患者的原发病灶多点采样,利用全外显子测序分析,从时间和空间上进一步阐明了非小细胞肺癌的演进过程。Raphael 等利用全外显子测序方法对 150 例胰腺导管腺癌进行检测,结果发现 *KRAS*、*TP53*、*CDKN2A*、*SMAD4*、*RNF43*、*ARID1A*、*TGFβR2*、*GNAS*、*RREB1* 和 *PBRM1* 基因呈现高频突变。其中 *KRAS* 野生型的肿瘤,经常携带其他癌基因突变,如 *GNAS*、*BRAF*、*CTNNB1* 及其他 RAS 通路基因,这些数据为胰腺导管腺癌精准诊疗提供了分子生物学基础。

全外显子测序和靶向测序方法已经广泛应用于各种肿瘤的诊断和分型,包括非小细胞肺癌、食管癌、肝癌、胶质瘤、弥漫大 B 细胞淋巴瘤等。对于这些肿瘤发生、发展机制的探索、预后判断以及新治疗靶点的发现都提供了大量信息。

三、转录组测序

转录组简单定义为某个时刻细胞内的全部转录本,也称基因表达谱。在临床工作中,基因表达谱可用于肿瘤分型、预后评估和疗效预测。由于 NGS 技术可以在转录本水平上做进一步深度分析,同时能够鉴定新的基因融合、转录本和位点特异性表达,所以这项技术能够为肿瘤研究提供更加完整的转录组图谱。

Seo 等对 87 例肺腺癌和 77 例相匹配的对照样本进行了全外显子组和转录组测序,结果发现了 45 个框内融合的转录本,不仅包含已报道的 *EML4-ALK*、*KIF5B-RET*、*CD74-ROS1* 和 *SLC34A2-ROS1*,还包括 4 个新的融合 *CCDC6-ROS1*、*FGFR2-CIT*、*AXL-MBIP* 和 *SCAF11-PDGFRA*,这些融合都具有激活酪氨酸激酶功能。Eswaran 等利用转录组测序方法对三阴性乳腺癌、非三阴性乳腺癌和 HER2 阳性乳腺癌进行了检测,结果在每种类型乳腺癌中平均鉴定出 80 279 个转录本。基因表达差异分析结果显示,在三阴性和非三阴性乳腺癌中,有 2 617 个转录本呈现差异表达,其中 962 个转录本表达上调,1 655 个转录本表达下调。Bailey 等通过对 456 例胰腺癌组织的基因组和转录组测序分析,在分子水平上将胰腺癌分为四种亚型,即鳞状细胞型、胰腺祖细胞型、免疫原型和异常内分泌分化的外分泌型。不同亚型在遗传学特征、发病机制、生存期上呈现显著差异,这一分子分型结果为胰腺癌精准治疗提供了依据。

以上研究表明,NGS 技术不仅在鉴定新的基因融合方面有着强大的技术优势,同时还可以快速地阐明肿瘤组织中表达的所有转录本,这些信息对于肿瘤精确诊断和分型至关重要。

四、甲基化组测序

表观遗传是在不改变核苷酸序列的基础上改变基因表达的一种现象,包括 DNA 甲基化和组蛋白修饰等。表观遗传改变会影响染色质结构,进而影响转录。由于 DNA 甲基化对于调控基因表达非常重要,所以基因组甲基化状态波动会导致基因表达的改变。

Kim 等利用一项以第二代测序技术为基础的新型甲基化分析方法对 17 例前列腺组织进行了检测,其中包括 6 例良性癌旁组织、2 例正常组织、5 例原位前列腺癌组织、4 例转移性前列腺癌组织。结果发现各种类型组织中甲基化区域及甲基化类型均有明显的差异。为了验证观察到的这种甲基化差异,研究者对这些样本的转录组进行测序分析,结果发现癌组织中启动子区甲基化与基因的表达显著相关。由此可见,利用第二代测序技术为基础的甲基化分析方法有助于我们对癌症基因组的甲基化状态进行更深入的理解。

五、第二代测序技术与液体活检

液体活检是指通过血液、尿液等体液标本对恶性肿瘤等疾病做出诊断的一种无创检测技术。目前在临床研究中,液体活检的对象主要分为三种:循环肿瘤细胞(circulating tumor cell,CTC)、循环肿瘤 DNA(circulating tumor DNA,ctDNA)以及外泌体(exosome)。它们来源于肿瘤,存在于血液、尿液、胸腔积液、腹水、唾液、脑脊液等体液中。由于它们携带着来自肿瘤的信息,如:基因突变、插入、缺失、重排、拷贝数变异、甲基化改变、蛋白异常表达等,所以可以利用液体活检技术对这些指标进行检测,进而实现恶性肿瘤用药指导、复发监测和预后判断等。与现有检测方法相比,液体活检具有无创、灵敏、全面、动态的显著优势。目前研究比较多的三种液体活检标志物中:CTC 是最早的液态活检标志物,也被认为是真正"完整"的液态活检标志物,但是因为检测技术难度较大,所以争议很多,进展也比较缓慢。外泌体是最近研究的一个热点,由于缺少和临床的相关性数据支持,因此临床应用有限。相比于前两者,ctDNA 是近年最热的液态活检标志物,相对来说,ctDNA 的检测技术比较简单、统一,积累了较多的临床研究数据。

1947年,Mandel 和 Metais 发现了血浆中游离 DNA(cell free DNA,cfDNA)的存在。cfDNA 有的来自于正常细胞,有的来自肿瘤细胞,还有部分来自体内微生物等。其中由肿瘤细胞的坏死、凋亡、裂解等方式释放到血液中的 DNA,称为 ctDNA。由于 ctDNA 在外周血中含量极低,大约 1/4 患者为 0.1% 左右,因此 ctDNA 检测要求具有极高的敏感性。随着第二代测序技术的发展,可以利用前文介绍的靶向测序方法,通过增加测序深度提高 ctDNA 检测敏感性和特异性,实现 ctDNA 的定性和定量检测。这种基于肿瘤特异性基因的靶向测序方法与全外显子或是全基因组测序方法相比,在相同数据量水平上,能够获得更高的测序深度,有利于血浆中丰度极低的突变基因的检出。

ctDNA 检测在肿瘤的精细化管理中受到越来越多的关注,主要包括:肿瘤的辅助诊断、微小病灶残留(minimal residual disease,MRD)检测、复发监测、指导用药及疗效监测等。越来越多的研究发现,在分子水平上肿瘤呈现出高度异质性,这种异质性不仅存在于肿瘤组织内部,还存在于肿瘤组织之间以及原发灶和转移灶之间。此外,肿瘤细胞形成后基因组不是固定不变的,随着时间推移或接受相应的治疗(如:化疗、靶向治疗、免疫治疗等)之后,常常会发生克隆演进。因此单一的、甚至多组织取样都不足以全面反映个体肿瘤内的全部信息,需要有新的生物标志物帮助对肿瘤做出全面、实时监测。由于 ctDNA 来自全身肿瘤细胞释放,携带有较为全面的肿瘤信息,所以基于对 ctDNA 的检测可以在一定程度上克服肿瘤组织的异质性。此外,ctDNA 的获得只需要简单的抽取外周血,即可从血浆中提取到,很多晚期肿瘤患者无法获得肿瘤组织,同时对于治疗耐药需要实时动态监测,所以这种无创、灵敏、实时的检测手段显得尤为实用。基于 ctDNA 液体活检的早期、灵敏、全面、实时的特点,对于肿瘤的精准诊疗起到了很大的推动作用。

六、总结和展望

随着测序技术的不断发展和测序成本的不断降低,未来肿瘤患者不仅能够在基因组水平上检测遗传性或体细胞突变,而且能够检测所有转录组和表观遗传水平的改变。全面了解肿瘤患者的基因组图谱,帮助患者进行精准诊断、分型、个体化治疗,进而提高治疗效果。

第5节 未来测序技术

人类基因组计划(human genome project,HPG)2003 年顺利完成后,基因组测序技术得到迅速发展,不仅测序成本显著降低,测序的速度和数据量产出也得到了前所未有的提高。第二代测序(next-generation sequencing,NGS)技术的出现,带动了肿瘤基因组研究的不断深入,但其读长较短(每条 read 的长度在 35~700bp,低于 Sanger 测序),错误率偏高的缺点也亟待解决。

肿瘤作为一种多步骤多基因变异累积导致的复杂异质性疾病,其基因组变异存在很多复杂区域,这些变异与疾病的发生和进展都有很大关系,因此如何更精准的检测也是新测序技术重要的探索方向。

测序前沿技术分支较多,如针对基因组,宏基因组,表观遗传组,转录组等的研究,我们将选取有代表性的一些技术简要介绍。

一、长读长测序（long read sequencing）

肿瘤基因组内存在一些拷贝数扩增和结构变异，这些改变对我们理解肿瘤的生物学行为有很大帮助，一般的第二代测序技术由于读长限制，无法明确很多关键区域的基因组信息，而基于长度长测序技术的单分子测序（single-molecule long-read sequencing）可以很好地解决这个问题。该技术可以实现对模板中 DNA 分子进行单独测序，读长达到几千个碱基，跨越完整的 mRNA 转录本且不需要进行拼接，将基因组上很多复合物原件和大的变异结构进行覆盖，从而帮助人们更好理解肿瘤的基因组深层次信息。

目前应用最广范的长读长测序平台是单分子实时（single-molecule real-time，SMRT）测序。该技术使用成千上万的底部透明的皮升（picoliter）级微孔流动单元，即零模波导（zero-mode waveguides，ZMW）技术。不同于一般的测序方法，SMRT 中 DNA 聚合酶被固定在 ZMW 底部，而 DNA 链将逐步通过 ZMW，从而和带有荧光标记的 dNTP 进行碱基配对结合，通过激光及拍照系统记录结合在 ZMW 底部的结合碱基的发射光颜色和停留时间，从而对单分子进行实时测序。

单分子测序如 PacBioRS Ⅱ系统产出的单个读长长度可以达到 50kb 以上，足够跨越 DNA 链的多数区域，为解析很多大结构变异和复杂元件提供可能。但其不足之处在于单次检测中单碱基检测错误率较高（约 15%），由于错误碱基随机分布在 DNA 全长上，因此可以通过增加检测覆盖度，多次重复来进行错误矫正。

另一种由 Oxford Nanopore Technologies（ONT）推出的 MinION 测序仪也可以进行单分子测序。它采用纳米孔测序法（nanopore sequencing），利用电泳驱动单个核酸聚合物通过纳米孔，通过监测次级信号、光、颜色或 pH 等来进行碱基序列的读取，从而完成 DNA 链的测序。这些测序技术在揭示人类基因组复杂性、基因组组装分析、个体基因组单分子测序和某些肿瘤的研究中都起到了至关重要的作用。

二、单分子转录组全长测序

中心法则指出遗传信息从 DNA 到 RNA 再到蛋白质，完成遗传信息的转录和翻译过程。转录本结构改变对 DNA 信息传递可能会产生一定影响，与肿瘤的发生发展存在相关性。第二代测序技术由于读长受限，在转录本全长的获取上存在困难，因此如何解决读长问题，完整地对转录本进行检测和分析，成为该研究领域面临的主要问题。

基于 SMRT 的长读长测序技术，可以获得平均读长为 10~15kb 的检测结果，足以覆盖转录本全长，且省略了第二代测序技术短片段检测后拼接的问题，避免了错误拼接带来的误差，对于可变剪接、插入缺失（InDel）和融合基因等基因结构改变的鉴定更为精准。但该技术无法对表达水平进行分析，因此全面准确的解析需要结合转录组测序技术（RNA-sequencing）的表达数据，从而更好地解释转录组检测结果。

三、单细胞基因组测序技术

单细胞基因组测序技术是在单细胞水平上对其全基因组 DNA 进行提取、扩增并结合高通量测序技术进行检测，从而获得关于单细胞的基因组信息，帮助揭示细胞生命活动、生物学行为、生长分化以及进化等方面的深层次信息,为我们更好地理解肿瘤发生并寻找相关的解决方案提供思路。

由于单细胞基因组 DNA 量比常规基因组测序需求的起始量低,因此常规的扩增方法并不适用。目前应用最多的是多次退火环状循环扩增技术(multiple annealing and looping based amplification cycles,MALBAC)。该方法利用一种特殊引物,在扩增阶段使得扩增子结合成环,有效避免了常规聚合酶链式反应(polymerase chain reaction,PCR)造成的扩增偏倚,其单细胞扩增的均一性较好,因此在后续的高通量测序中可以无偏差地反映单细胞的基因组状态。在单细胞基因组扩增完成后,可以按照普通高通量测序流程建库,选择合适的方法进行检测,一般测序深度根据选取的检测方法有所不同。该方法可以在单个肿瘤细胞间进行差异比较,方便揭示肿瘤的起源和进展等信息,在生殖细胞、神经细胞等研究领域有很广阔的应用前景。

四、RNA 甲基化测序技术

甲基化修饰是一种不依赖于基因组碱基序列改变的表观遗传学修饰,出现在遗传信息传递的过程中,对基因转录调控、蛋白质表达和功能体现都有影响,目前在多种肿瘤中均发现了不同程度的甲基化,进一步研究表明甲基化和肿瘤的发生和发展存在相关性,因此对甲基化的研究有助于人们更深入地了解肿瘤。

RNA 分子腺嘌呤第 6 位氮原子的甲基化修饰(N6-methyladenosine,m6A)在真核细胞 mRNA 及一些长链非编码 RNA(long non-coding RNA,lncRNA)中出现,参与转录后调控和机体免疫反应等生物学过程。m6A 的主要分析方法是基于免疫沉淀(immunoprecipitation,IP)技术和 RNA 测序技术的结合即 MeRIP-seq 技术。通过特异结合甲基化 RNA 位点的抗体进行片段富集,随后进行测序获得 RNA 甲基化位点信息。但该方法无法在转录组全长水平上精确定位甲基化位点。一种称为 m6A 水平剪接异构体特征测序(m6A-level and isoform-characterization sequencing,m6A-LAIC-seq)的方法能在不同 RNA 剪接体之间明确 m6A 修饰的相互关系,同时还可以获得完整转录本,为该领域研究提供新方法和新思路。

五、外泌体高通量测序技术

外泌体是一种由多种细胞分泌的囊泡小体,包含 DNA、RNA 和蛋白质等多种成分,参与细胞间物质交换和信息交流等,对细胞生命活动调节起到重要作用。外泌体分布广泛,存在于血液、尿液、唾液、乳汁、羊水等体液中。肿瘤细胞分泌的外泌体参与肿瘤的发生和进展,其内部囊括的信息对于深刻了解肿瘤细胞起源和相互作用都有帮助。已经有很多研究在体液标本中富集和提取核酸物质,利用高通量测序技术检测外泌体中的核酸信息,尤其是 lncRNA 和环状 RNA(circRNA)作为新型肿瘤标志物,在肿瘤诊断、疗效评价和预后判断方面均存在一定相关性。

随着测序技术的不断发展,人们已经可以实现在单细胞中进行全基因组测序,也可以对单分子进行全长检测。高通量测序技术和表观遗传学的结合能够从更宏观的角度提供基因组修饰信息。当然,新的测序技术由于成本较高、通量较低,还无法实现大规模应用,然而其长读长、无须 PCR 扩增、能够检测基因组复杂结构的优势依然预示着其广阔的前景。宏基因组测序、单细胞检测等新技术是未来测序技术的研究热点,这些都将为肿瘤研究提供新的视野。

(沈胤晨 王建飞 王 帅 王莎莎 张 磊 罗蓉蓉 石远凯 韩晓红)

参考文献

［1］ SMITH I, PROCTER M, GELBER R D, et al. 2-year follow-up of trastuzumab after adjuvant chemotherapy in HER2-positive breast cancer: A randomised controlled trial [J]. Lancet, 2007, 369 (9555): 29-36.

［2］ 中国抗癌协会乳腺癌专业委员会 . 中国抗癌协会乳腺癌诊治指南与规范 (2007 版)[J]. 中国癌症杂志 , 2007, 17 (5): 410-428.

［3］ ELLIS M J, COOP A, SINGH B, et al. Letrozole inhibits tumor proliferation more effectively than tamoxifen independent of HER1/2 expression status [J]. Cancer Res, 2003, 63 (19): 6523-6531.

［4］ PRITCHARD K I, MESSERSMITH H, ELAVATHIL L, et al. HER-2 and topoisomerase Ⅱ as predictors of response to chemotherapy [J]. J Clin Oncol, 2008, 26 (5): 736-744

［5］ SODA M, CHOI Y L, ENOMOTO M, et al. Identification of the transforming EML4-ALK fusion gene in non-small-cell lung cancer [J]. Nature, 2007, 448 (7153): 561-566.

［6］ WONG D W, LEUNG E L, SO K K, et al. The EML4-ALK fusion gene is involved in various histologic types of lung cancers from nonsmokers with wild-type EGFR and KRAS [J]. Cancer, 2009, 115 (8): 1723-1733.

［7］ ZHANG X, ZHANG S, YANG X, et al. Fusion of EML4 and ALK is associated with development of lung adenocarcinomas lacking EGFR and KRAS mutations and is correlated with ALK expression [J]. Mol Cancer, 2010, 9: 188.

［8］ LI H, PAN Y, LI Y, et al. Frequency of well-identified oncogenic driver mutations in lung adenocarcinoma of smokers varies with histological subtypes and graduated smoking dose [J]. Lung Cancer, 2013, 79 (1): 8-13.

［9］ GO H, KIM D W, KIM D, et al. Clinicopathologic analysis of ROS1-rearranged non-small-cell lung cancer and proposal of a diagnostic algorithm [J]. J Thorac Oncol, 2013, 8 (11): 1445-1450.

［10］ DAVIES K D, LE A T, THEODORO M F, et al. Identifying and targeting ROS1 gene fusions in non-small cell lung cancer [J]. Clin Cancer Res, 2012, 18 (17): 4570-4579.

［11］ RIKOVA K, GUO A, ZENG Q, et al. Global survey of phosphotyrosine signaling identifies oncogenic kinases in lung cancer [J]. Cell, 2007, 131 (6): 1190-1203.

［12］ TAKEUCHI K, SODA M, TOGASHI Y, et al. RET, ROS1 and ALK fusions in lung cancer [J]. Nat Med, 2012, 18 (3): 378-381.

［13］ HESELMEYER-HADDAD K, JANZ V, CASTLE P E, et al. Detection of genomic amplification of the human telomerase gene (TERC) in cytologic specimens as a genetic test for the diagnosis of cervical dysplasia [J]. Am J Pathol, 2003, 163 (4): 1405-1416.

［14］ ANDERSSON S, WALLIN K L, HELLSTROM A C, et al. Frequent gain of the human telomerase gene TERC at 3q26 in cervical adenocarcinomas [J]. Br J Cancer, 2006, 95 (3): 331-338.

［15］ HOPMAN A H, THEELEN W, HOMMELBERG P P, et al. Genomic integration of oncogenic HPV and gain of the human telomerase gene TERC at 3q26 are strongly associated events in the progression of uterine cervical dysplasia to invasive cancer [J]. J Pathol, 2006, 210 (4): 412-419.

［16］ CARAWAY N P, KHANNA A, DAWLETT M, et al. Gain of the 3q26 region in cervicovaginal liquid-based pap preparations is associated with squamous intraepithelial lesions and squamous cell carcinoma [J]. Gynecol Oncol, 2008, 110 (1): 37-42.

［17］ HALLING K C, KING W, SOKOLOVA I A, et al. A comparison of cytology and fluorescence in situ hybridization for the detection of urothelial carcinoma [J]. J Urol, 2000, 164 (5): 1768-1775.

［18］ HAJDINJAK T. UroVysion FISH test for detecting urothelial cancers: meta-analysis of diagnostic accuracy and comparison with urinary cytology testing [J]. Urol Oncol, 2008, 26 (6): 646-651.

［19］ MARK H F, SOKOLIC R A, MARK Y. Conventional cytogenetics and FISH in the detection of BCR/ABL fusion in chronic myeloid leukemia (CML)[J]. Exp Mol Pathol, 2006, 81 (1): 1-7.

［20］ PELZ A F, KRONING H, FRANKE A, et al. High reliability and, sensitivity of the BCR/ABL1 D-FISH test for the detection of BCR/ABL rearrangements [J]. Ann Hematol, 2002, 81 (3): 147-153.

［21］ YANAGI M, SHINJO K, TAKESHITA A, et al. Simple and reliably sensitive diagnosis and monitoring of Philadelphia chromosome-positive cells in chronic myeloid leukemia by interphase fluorescence in situ hybridization of peripheral blood cells [J]. Leukemia, 1999, 13 (4): 542-552.

［22］ TOMLINS S A, RHODES D R, PERNER S, et al. Recurrent fusion of TMPRSS2 and ETS transcription factor genes in prostate cancer [J]. Science, 2005, 310 (5748): 644-648.

［23］ TOMLINS S A, MEHRA R, RHODES D R, et al. TMPRSS2: ETV4 gene fusions define a third molecular subtype of prostate cancer [J]. Cancer Res, 2006, 66 (7): 3396-3400.

［24］ PETROVICS G, LIU A, SHAHEDUZZAMAN S, et al. Frequent overexpression of ETS-related gene-1 (ERG1) in prostate cancer transcriptome [J]. Oncogene, 2005, 24 (23): 3847-3852.

［25］ SOLLER M J, ISAKSSON M, ELFVING P, et al. Confirmation of the high frequency of the TMPRSS2/ERG fusion gene in prostate cancer [J]. Genes Chromosomes Cancer, 2006, 45 (7): 717-719.

［26］ LINK D C, SCHUETTPELZ L G, SHEN D, et al. Identification of a novel TP53 cancer susceptibility mutation through whole-genome sequencing of a patient with therapy-related AML [J]. JAMA, 2011, 305 (15): 1568-1576.

［27］ BERGER M F, LAWRENCE M S, DEMICHELIS F, et al. The genomic complexity of primary human prostate cancer [J]. Nature, 2011, 470 (7333): 214-220.

［28］ WADDELL N, PAJIC M, PATCH A M, et al. Whole genomes redefine the mutational landscape of pancreatic cancer [J]. Nature, 2015, 518 (7540): 495-501.

［29］ WALSH T, CASADEI S, LEE M K, et al. Mutations in 12 genes for inherited ovarian, fallopian tube, and peritoneal carcinoma identified by massively parallel sequencing [J]. Proc Natl Acad Sci U S A, 2011, 108 (4): 18032-18037.

［30］ PRITCHARD C C, SMITH C, SALIPANTE S J, et al. ColoSeq provides comprehensive lynch and polyposis syndrome mutational analysis using massively parallel sequencing [J]. J Mol Diagn, 2012, 14 (4): 357-366.

［31］ SONG Y, LI L, OU Y, et al. Identification of genomic alterations in oesophageal squamous cell cancer [J]. Nature, 2014, 509 (7498): 91-95.

［32］ HAO J J, LIN D C, DINH H Q, et al. Spatial intratumoral heterogeneity and temporal clonal evolution in esophageal squamous cell carcinoma [J]. Nat Genet, 2016, 48 (12): 1500-1507.

［33］ JAMAL-HANJANI M, WILSON G A, MCGRANAHAN N, et al. Tracking the evolution of non-small-cell lung cancer [J]. N Engl J Med, 2017, 376 (22): 2109-2121.

［34］ Cancer Genome Atlas Research Network. Integrated genomic characterization of pancreatic ductal adenocarcinoma [J]. Cancer Cell, 2017, 32 (2): 185-203.

［35］ SEO J S, JU Y S, LEE W C, et al. The transcriptional landscape and mutational profile of lung adenocarcinoma [J]. Genome Res, 2012, 22 (11): 2109-2119.

［36］ ESWARAN J, CYANAM D, MUDVARI P, et al. Transcriptomic landscape of breast cancers through mRNA sequencing [J]. Sci Rep, 2012, 2: 264.

［37］ BAILEY P, CHANG D K, NONES K, et al. Genomic analyses identify molecular subtypes of pancreatic cancer [J]. Nature, 2016, 531 (7592): 47-52.

［38］ KIM J H, DHANASEKARAN S M, PRENSNER J R, et al. Deep sequencing reveals distinct patterns of DNA methylation in prostate cancer [J]. Genome Res, 2011, 21 (7): 1028-1041.

［39］ AARTHY R, MANI S, VELUSAMI S, et al. Role of circulating cell-free DNA in cancers [J]. Mol Diagn Ther, 2015, 19 (6): 339-350.

［40］ SIRAVEGNA G, MUSSOLIN B, BUSCARINO M, et al. Clonal evolution and resistance to EGFR blockade in the blood of colorectal cancer patients [J]. Nat Med, 2015, 21 (7): 795-801.

［41］ XU S, LOU F, WU Y, et al. Circulating tumor DNA identified by targeted sequencing in advanced-stage non-small cell lung cancer patients [J]. Cancer Lett, 2016, 370 (2): 324-331.

［42］ WAN J C M, MASSIE C, GARCIA-CORBACHO J, et al. Liquid biopsies come of age: Towards implementation of circulating tumour DNA [J]. Nat Rev Cancer, 2017, 17 (4): 223-238.

［43］ NICHOLSON A G, GONZALEZ D, SHAH P, et al. Refining the diagnosis and EGFR status of non-small cell lung carcinoma in biopsy and cytologic material, using a panel of mucin staining, TTF-1, cytokeratin 5/6, and P63, and EGFR mutation analysis [J]. J Thorac Oncol, 2010, 5 (4): 436-441.

［44］ MUKHOPADHYAY S, KATZENSTEIN A L. Subclassification of non-small cell lung carcinomas lacking morphologic differentiation on biopsy specimens: Utility of an immunohistochemical panel containing TTF-1, napsin A, p63, and CK5/6 [J]. Am J Surg Pathol, 2011, 35 (1): 15-25.

［45］KAUFMANN O, FIETZE E, MENGS J, et al. Value of p63 and cytokeratin 5/6 as immunohistochemical markers for the differential diagnosis of poorly differentiated and undifferentiated carcinomas [J]. Am J Clin Pathol, 2001, 116 (6): 823-830.

［46］SHEIKH H A, FUHRER K, CIEPLY K, et al. p63 expression in assessment of bronchioloalveolar proliferations of the lung [J]. Mod Pathol, 2004, 17 (9): 1134-1140.

［47］CAMILO R, CAPELOZZI V L, SIQUEIRA S A, et al. Expression of p63, keratin 5/6, keratin 7, and surfactant-A in non-small cell lung carcinomas [J]. Hum Pathol, 2006, 37 (5): 542-546.

［48］PELOSI G, FRAGGETTA F, PASINI F, et al. Immunoreactivity for thyroid transcription factor-1 in stage Ⅰ non-small cell carcinomas of the lung [J]. Am J Surg Pathol, 2001, 25 (3): 363-372.

［49］CONDE E, ANGULO B, REDONDO P, et al. The use of P63 immunohistochemistry for the identification of squamous cell carcinoma of the lung [J]. PLoS One, 2010, 5 (8): e12209.

［50］TSUTA K, TANABE Y, YOSHIDA A, et al. Utility of 10 immunohistochemical markers including novel markers (desmocollin-3, glypican 3, S100A2, S100A7, and Sox-2) for differential diagnosis of squamous cell carcinoma from adenocarcinoma of the Lung [J]. J Thorac Oncol, 2011, 6 (7): 1190-1199.

［51］CHEN W, ZHENG R, BAADE P D, et al. Cancer statistics in China, 2015 [J]. CA Cancer J Clin, 2016, 66 (2): 115-132.

［52］LI C, CAO L, XU C, et al. The immunohistochemical expression and potential prognostic value of HDAC6 and AR in invasive breast cancer [J]. Hum Pathol, 2018, 75: 16-25.

［53］WONG N A, YOUNG R, MALCOMSON R D, et al. Prognostic indicators for gastrointestinal stromal tumours: a clinicopathological and immunohistochemical study of 108 resected cases of the stomach [J]. Histopathology, 2003, 43 (2): 118-126.

［54］SARGENT D J, MARSONI S, MONGES G, et al. Defective mismatch repair as a predictive marker for lack of efficacy of fluorouracil-based adjuvant therapy in colon cancer [J]. J Clin Oncol, 2010, 28 (20): 3219-3226.

［55］LE D T, DURHAM J N, SMITH K N, et al. Mismatch repair deficiency predicts response of solid tumors to PD-1 blockade [J]. Science, 2017, 357 (6349): 409-413.

［56］BURRELL R A, MCGRANAHAN N, BARTEK J, et al. The causes and consequences of genetic heterogeneity in cancer evolution [J]. Nature, 2013, 501 (7467): 338-345.

［57］LIU L, LI Y, LI S, et al. Comparison of next-generation sequencing systems [J]. J Biomed Biotechnol, 2012, 2012: 251364.

［58］MCCARROLL S A, ALTSHULER D M. Copy-number variation and association studies of human disease [J]. Nat Genet, 2007, 39 (7 Suppl): S37-S42.

［59］STANKIEWICZ P, LUPSKI J R. Structural variation in the human genome and its role in disease [J]. Annu Rev Med, 2010, 61: 437-455.

［60］EID J, FEHR A, GRAY J, et al. Real-time DNA sequencing from single polymerase molecules [J]. Science, 2009, 323 (5910): 133-138.

［61］LEVENE M J, KORLACH J, TURNER S W, et al. Zero-mode waveguides for single-molecule analysis at high concentrations [J]. Science, 2003, 299 (5607): 682-686.

［62］CARNEIRO M O, RUSS C, ROSS M G, et al. Pacific biosciences sequencing technology for genotyping and variation discoveryin human data [J]. BMC Genomics, 2012, 13: 375.

［63］KOREN S, SCHATZ M C, WALENZ B P, et al. Hybrid error correction and de novo assembly of single-molecule sequencing reads [J]. Nat Biotechnol, 2012, 30 (7): 693-700.

［64］CLARKE J, WU H C, JAYASINGHE L, et al. Continuous base identification for single-molecule nanopore DNA sequencing [J]. Nat Nanotechnol, 2009, 4 (4): 265-270.

［65］CHAISSON M J, HUDDLESTON J, DENNIS M Y, et al. Resolving the complexity of the human genome using single-molecule sequencing [J]. Nature, 2015, 517 (7536): 608-611.

［66］BERLIN K, KOREN S, CHIN C S, et al. Assembling large genomes with single-molecule sequencing and locality-sensitive hashing [J]. Nat Biotechnol, 2015, 33 (6): 623-630.

［67］SMITH C C, WANG Q, CHIN C S, et al. Validation of ITD mutations in FLT3 as a therapeutic target in human acute myeloid leukaemia [J]. Nature, 2012, 485 (7397): 260-263.

［68］ MINOCHE A E, DOHM J C, SCHNEIDER J, et al. Exploiting single-molecule transcript sequencing for eukaryotic gene prediction [J]. Genome Biol, 2015, 16 (1): 184.

［69］ ZONG C, LU S, CHAPMAN A R, et al. Genome-wide detection of single-nucleotide and copy-number variations of a single human cell [J]. Science, 2012, 338 (6114): 1622-1626.

［70］ WANG Y, WATERS J, LEUNG M L, et al. Clonal evolution in breast cancer revealed by single nucleus genome sequencing [J]. Nature, 2014, 512 (7513): 155-160.

［71］ XU X, HOU Y, YIN X, et al. Single-cell exome sequencing reveals single-nucleotide mutation characteristics of a kidney tumor [J]. Cell, 2012, 148 (5): 886-895.

［72］ LU S, ZONG C, FAN W, et al. Probing meiotic recombination and aneuploidy of single sperm cells by whole-genome sequencing [J]. Science, 2012, 338 (6114): 1627-1630.

［73］ FU Y, DOMINISSINI D, RECHAVI G, et al. Gene expression regulation mediated through reversible m (6) A RNA methylation [J]. Nat Rev Genet, 2014, 15 (5): 293-306.

［74］ LICHINCHI G, GAO S, SALETORE Y, et al. Dynamics of the human and viral m (6) A RNA methylomes during HIV-1 infection of Tcells [J]. Nat Microbiol, 2016, 1: 16011.

［75］ DOMINISSINI D, MOSHITCH-MOSHKOVITZ S, SALMON-DIVON M, et al. Transcriptome-wide mapping of N (6)-methyladenosine by m (6) A-seq based on immunocapturing and massively parallel sequencing [J]. Nat Protoc, 2013, 8 (1): 176-189.

［76］ MOLINIE B, WANG J, LIM K S, et al. m (6) A-LAIC-seq reveals the census and complexity of the m (6) A epitranscriptome [J]. Nat Methods, 2016, 13 (8): 692-698.

［77］ SHI Y, LI J, XU J, et al. CMAB009 plus irinotecan versus irinotecan-only as second-line treatment after fluoropyrimidine and oxaliplatin failure in KRAS wild-type metastatic colorectal cancer patients: promising findings from a prospective, open-label, randomized, phase Ⅲ trial. Cancer Commun (Lond), 2019, 39 (1): 28.

第
17
章

第 **18** 章　抗肿瘤药物临床药物代谢动力学

药物代谢动力学是定量研究药物在机体内吸收(absorption)、分布(distribution)、代谢(metabolism)和排泄(elimination)随时间变化的动态规律(简称 ADME 过程),而这种复杂的动态规律可以用数学模型来描述。临床药物代谢动力学则是应用药物代谢动力学的基本原理,研究临床用药过程中人体对药物的处置过程。抗肿瘤药物临床药物代谢动力学并非独立的一门学科,它同样遵循临床药代动力学的规律。它的研究和发展对抗肿瘤新药的设计、改进药物剂型、制定合理的给药方案、提高临床治疗的安全性和有效性具有重要的实用价值。

第 1 节　药物分子的跨膜转运

药物在人体内吸收、分布、代谢和排泄的过程中,均需通过各种单层或多层细胞膜。细胞膜是一种主要由脂质和蛋白质组成的具有可塑性和流动性的镶嵌式脂质双层结构,大多数极性(离子化程度强)的药物难于通过脂质双层,而脂溶性药物可以通透。药物通过细胞膜的过程称为药物分子的跨膜转运。

一、药物转运方式

药物通过细胞膜的转运方式有被动转运(passive trasnport)、载体转运(carrier-mediated transport)和膜动转运(membrane moving transport)三大类型。

(一)被动转运

被动转运过程包括滤过和简单扩散两种方式,该过程中药物直接从高浓度侧向低浓度侧转运,因而不需要消耗能量,与主动转运相比,无竞争和饱和现象。

1. 滤过(filtration)　滤过又称水溶性扩散,生物膜上存在水通道或蛋白质分子孔,直径小于该孔径的水溶性极性或非极性药物分子借助细胞膜两侧的流体静压或渗透压可通过亲水孔道。体内大多数细胞膜的孔径较小,仅约 $4 \times 10^{-4} \mu m$,只允许分子量小于 100Da 的物质通过;肾小球及毛细血管内皮的细胞膜孔径则较大,可达 $4 \times 10^{-3} \mu m$,分子量 20 000~30 000Da 的物质也能通过。值得一提的是,脑内大部分毛细血管壁缺乏该孔径,药物不能以滤过方式通过毛细血管进入脑组织,这也是众多肿瘤患者在化疗过程中发生脑转移的原因之一。

2. **简单扩散（simple diffusion）** 简单扩散又称脂溶性扩散，指脂溶性药物顺浓度差通过细胞膜，是药物跨膜转运最常见的形式。其扩散速度与药物脂溶性（油／水分配系数）和膜两侧的浓度差相关，药物脂溶性越强、浓度差越大，扩散就越快。紫杉醇作为一种常用的抗肿瘤药物，具有高度亲脂性，由于不溶于水，临床所用的紫杉醇注射液（泰素）加入了一定比例的乙醇和聚氧乙烯蓖麻油以增加其在水中的溶解度。因此药物在具备脂溶性的同时，也应具有一定的水溶性，以便药物溶于体液到达细胞膜。

（二）载体转运

细胞膜的脂质双分子层中镶嵌有特殊的蛋白质，具有载体作用。这些载体在催化激活时，能够与药物结合，发生构型改变，将药物从细胞膜一侧转运至另一侧，然后载体恢复原状。药物载体分为两类：一类将药物从细胞外转运至细胞内；另一类将药物从细胞内转运至细胞外，通常与抗肿瘤药物的耐药相关，如 P- 糖蛋白、乳腺癌耐药蛋白、多药耐药蛋白等。

载体转运包括主动转运和易化扩散两种方式。

1. **主动转运（active transport）** 主动转运需要消耗细胞能量，因而可以逆浓度梯度或电化学梯度通过细胞膜。主动转运的特点是细胞膜载体对药物具有特异选择性；同一载体转运多个药物时，可以发生竞争性抑制；由于载体数量及转运能力有限，具有饱和性。

2. **易化扩散（facilitated diffusion）** 易化扩散作为载体转运的一种，不需要能量，药物的转运是顺浓度梯度进行的，同时也具有选择性、抑制竞争性及饱和性的特点。抗肿瘤药物甲氨蝶呤进入细胞即是以易化扩散的方式进行。

（三）膜动转运

膜动转运指某些大分子药物、脂溶性维生素及重金属通过膜的运动而转运，包括胞饮和胞吐。胞饮通过细胞膜的内陷形成吞饮小泡而进入细胞，胞吐则通过将大分子物质以外泌素囊泡的形式排出细胞的过程。

此外，某些静脉用靶向抗肿瘤药物发挥作用无须跨膜转运，如注射用曲妥珠单抗（赫赛汀），通过特异性地作用于人表皮生长因子受体 -2（human epidermal growth factor receptor 2，HER2）的细胞外部位，发挥抗肿瘤作用。

二、影响药物通透细胞膜的因素

（一）药物的解离度和体液的 pH

绝大多数抗肿瘤药物在体液中有不同程度的解离，分子型（非解离型）药物疏水而亲脂，易通过细胞膜；离子型药物极性高，不易通过细胞膜脂质层。药物的解离程度取决于体液 pH 和药物解离常数（K_a）。pK_a 是解离常数的负对数值，指药物解离 50% 时所在体液的 pH。pK_a 是药物的固有属性，与药物属于弱酸性或弱碱性无关。弱碱性药物在碱性环境下不易解离，在酸性环境下易解离；而弱酸性药物则相反。临床上高剂量甲氨蝶呤化疗时，常常通过碱化尿液加快甲氨蝶呤的消除。

（二）药物浓度差及细胞膜的通透性、面积和厚度

药物分子跨膜转运符合 Fick 定律，即药物通过细胞膜的速率与药物在膜两侧的浓度差（C_1-C_2）、细胞膜的面积和通透系数成正比，与厚度成反比。增加细胞膜外的药物浓度，可以提高药物的吸收。在高剂量或超高剂量甲氨蝶呤化疗时，其血药浓度显著增高，可使甲氨蝶呤扩散到血供

较差的实体瘤中,并能通过血脑屏障、血眼屏障和血睾丸屏障。药物在细胞膜表面积大的器官(如肺、小肠)通过的速率要远大于膜面积小的器官(如胃)。

（三）血流量

血流量改变可以影响细胞膜两侧的药物浓度差,药物被血流带走的速度影响膜一侧的药物浓度。当血流量丰富、流速快时,不含药物的血液能迅速取代含有较高药物浓度的血液,以维持很大的浓度差,加快药物跨膜转运速率。

（四）细胞膜载体的数量和功能

细胞膜载体的数量和功能受到机体营养状况和蛋白质摄入的影响,进而影响药物的跨膜转运。此外载体的功能还受到其编码基因的调控,如拓扑替康是转运蛋白乳腺癌耐药蛋白(breast cancer resistance protein,BRCP)的底物,*BRCP* 基因的单核苷酸多态性已被证实能够影响它所编码蛋白的表达和功能,进而影响拓扑替康的跨膜转运。

第 2 节　药物的体内过程

一、药物的吸收

药物由给药部位进入血液循环的过程称为吸收。不同给药途径,药物具有不同的吸收过程和特点。抗肿瘤药物的临床给药途径一般包括血管内给药和血管外给药(口服、肌内、皮下)两种,前者药物直接进入血管,无吸收过程,也是抗肿瘤药物最常见的给药途径。

（一）消化道内吸收

消化道内吸收的给药途径包括口服给药、舌下给药、直肠给药等,目前抗肿瘤药物消化道给药途径主要为口服给药。

口服给药的吸收部位为胃肠道。胃有丰富的血流供应,药物与胃黏膜上皮细胞具有充分的接触时间和接触面积,是药物吸收的重要场所。小肠除具有丰富的血管及淋巴管外,由于小肠上皮细胞是单层细胞,且含有丰富的绒毛及微绒毛,吸收面积远大于胃,因而是口服给药的主要吸收场所。影响药物胃肠道吸收的因素复杂,可分为药物和机体两个方面。

1. **药物方面**　药物的理化性质、剂型等因素均影响药物的吸收。前者包括脂溶性和解离度,一般脂溶性较强的药物更易透过细胞的脂质双层,药物的解离度受到胃肠道内 pH、胃肠内容物等因素的影响。后者包括药物粒径的大小、辅料的生产工艺等。

2. **机体方面**

（1）胃肠内 pH：胃液的酸性较强,pH 为 1.0~3.0,小肠液的 pH 为 7.0~7.2,因此弱酸性药物在胃液中基本以非解离型存在,容易被吸收,弱碱性药物更易在小肠中吸收。

（2）胃排空及肠蠕动功能：胃排空的速度影响药物在小肠内的吸收,肠蠕动增加可以促进固体制剂的崩解和溶解,进一步帮助溶解的药物与肠黏膜接触,增加药物吸收。

（3）胃肠内容物：胃肠内容物可以影响药物的吸收。例如,在健康受试者中高热量食物可以显著增加抗肿瘤药物埃克替尼的吸收,使达峰浓度(C_{max})增加 59%,曲线下面积(area under curve,AUC)增加 79%。

（4）血流量：血流量的改变可以影响细胞膜两侧的药物浓度差，血流速率越大，单位时间内转移的药物越多。高脂溶性的药物以被动转运为主，其吸收速率受血流量的影响更大。

（5）首关效应（first-pass effect）：首关效应是指药物在首次通过胃肠道或肝脏时，使药物吸收下降的现象，其原因包括胃肠道 pH 的影响或者药物被胃肠道黏膜及肝脏的酶所代谢。首关效应主要取决于酶的活性，呈剂量依赖性，因此增加给药剂量可以降低首关效应。但由于大多数抗肿瘤药物治疗指数低，增加剂量同时也会导致毒性增加。

（6）药物转运蛋白：近年来，随着口服抗肿瘤药物的研发加速，越来越多的研究表明药物转运蛋白是影响药物从胃肠道吸收的重要因素。根据转运方式的不同，可分为两类：一类是将药物从细胞外转运至细胞内；另一类是将药物从细胞内转运至细胞外。前者可促进药物的吸收，后者通常与抗肿瘤药物的耐药相关，如 P- 糖蛋白、乳腺癌耐药蛋白、多药耐药蛋白等。抑制 P- 糖蛋白的药物与其底物如拓扑替康同时应用可以显著增加拓扑替康的生物利用度。

（二）注射部位的吸收

皮下或肌内注射时，药物先沿着结缔组织扩散，再经毛细血管和淋巴管进入血液循环，具有吸收快、克服首关效应的优点。其吸收速率受药物的水溶性及注射部位血流量的影响，采用肌内注射的抗肿瘤药物有门冬酰胺酶、博来霉素等。

二、药物的分布

抗肿瘤药物的分布指药物经吸收后随血液循环到达各个组织器官及肿瘤组织中的过程。药物在各个器官的分布是不均匀的，并且呈现动态变化。药物在肿瘤组织的浓度越高，其效应越高，毒性越小。

（一）血浆蛋白结合

药物吸收入血后可以不同程度地与血浆蛋白结合，弱酸性药物与白蛋白结合，弱碱性药物与酸性糖蛋白或脂蛋白结合。由于结合型药物不能通过细胞膜，因而不具有药理活性。药物与血浆蛋白的结合率取决于游离型药物的浓度、血浆蛋白总量以及药物与血浆蛋白亲和力的大小。通常用血浆中结合型药物浓度与总药物浓度的比值来表示血浆蛋白结合率，比值 >0.9 为结合率高，<0.2 为结合率低。例如紫杉醇、多西紫杉醇、舒尼替尼、索拉菲尼的血浆蛋白结合率均 >95%，长春瑞滨的血浆蛋白结合率为 50%~80%。药物与血浆蛋白结合的特点和临床意义在于：

1. **饱和性**　血浆中能够与药物结合的蛋白数量有限，当药物浓度大于血浆蛋白结合能力时会导致游离型药物浓度急剧增加，进而增加毒性。而在某些病理生理状态下，血浆蛋白过少（如肝硬化、慢性肾炎、老年患者）或变质（如尿毒症），使与药物结合的血浆蛋白减少，容易发生药物的毒性反应。

2. **可逆性和竞争性**　药物与血浆蛋白的结合过程通常可逆，并处于动态平衡中。当两种血浆蛋白结合率高的药物同时给药，两者将竞争结合同一蛋白，结合率较高的药物可以置换结合率较低的药物，使后者在血中的游离型药物浓度增加，进而增加药物毒性。

（二）体内屏障

人体存在特定的屏障结构，包括血 - 脑屏障、胎盘屏障、血 - 眼屏障等，这些体内屏障使药物在脑、胎儿及眼等器官的分布明显低于血液。药物是否易于通过这些屏障主要取决于药物的脂溶性。对抗肿瘤药物的分布而言,影响最大的是血脑屏障。该屏障指血管壁与神经胶质细胞形成的血浆与脑细胞外液间的屏障和由脉络丛形成的血浆与脑脊液间的屏障。该屏障是众多抗肿瘤药物治疗后颅内复发或转移的原因之一,例如第一代间变性淋巴瘤激酶(anaplastic lymphoma kinase,ALK)抑制剂克唑替尼入脑能力较弱,*ALK* 阳性非小细胞肺癌患者在使用克唑替尼治疗时,对脑转移的预防和治疗效果不理想;而第二代 ALK 抑制剂色瑞替尼和阿来替尼由于入脑能力更强,对 *ALK* 阳性非小细胞肺癌患者的脑转移病灶具有更好的治疗效果。此外,对于中枢神经系统白血病的患者,临床通常以鞘内注射的方式给药,增加抗肿瘤药物在脑脊液中的浓度。

（三）药物与组织的亲和力

由于药物与组织的亲和力不同,导致药物在各器官的分布量是不均匀的。抗肿瘤药物毒性较大,过多地积聚于非靶器官将会增加其不良事件发生率。

（四）药物转运蛋白

转运蛋白不仅影响药物吸收,而且与药物的分布密切相关。例如 P- 糖蛋白广泛存在于脑毛细血管内皮细胞与血液循环接触的腔膜上,扮演药物外排泵的作用,进而改变药物的组织分布。

此外,药物分布还与器官组织的血流量、体液 pH、药物本身的理化性质等相关。紫杉醇由于高度不溶于水,需要使用助溶剂(如聚乙烯蓖麻油等),溶剂型紫杉醇促使体液循环中胶束的形成,将使紫杉醇困在血浆中。而紫杉醇(白蛋白结合型)利用独特的纳米技术使疏水性紫杉醇与白蛋白结合,可以通过白蛋白天然的独特转运机制(gp60- 窖蛋白 -SPARC 蛋白),使紫杉醇与肿瘤组织中富含半胱氨酸酸性分泌性蛋白(secreted protein,acid and rich in cysteine,SPARC)结合,更多分布于肿瘤组织,而在正常组织分布较少,达到更高的肿瘤细胞内浓度,提高疗效,降低不良事件发生率。

三、药物的代谢

药物进入体内后,经酶或其他作用使药物的化学结构发生改变,称为药物的代谢,也称为生物转化(biotransformation)。

（一）生物转化方式

药物的生物转化分为两种类型:Ⅰ相反应,即氧化、还原、水解过程。Ⅰ相反应可以使多数药物失去活性,也可以产生活性或毒性代谢产物,例如拓扑异构酶Ⅰ抑制剂伊立替康在大多数组织中被羧酸酯酶代谢为 SN-38,后者作用于提纯的拓扑异构酶Ⅰ的活性比伊立替康更强,并且随伊立替康的血药浓度增加而增加。Ⅱ相反应为结合反应,药物通过与体内的化学成分如葡萄糖醛酸、硫酸、甘氨酸、谷胱甘肽等结合形成水溶性复合物,易于从体内排出。

（二）生物转化的场所及主要酶系

肝脏是药物生物转化的主要部位,其次为胃肠道、肾、肺、皮肤、脑等器官。生物转化必须在酶的催化反应下进行。大多数代谢酶存在于肝脏或其他组织的内质网,称为微粒体酶,主要介导Ⅰ相反应,而细胞质内质网以外的代谢酶称为非微粒体酶,主要介导Ⅱ相反应。

微粒体酶是一类非专一性酶,是一种混合功能氧化酶,包括细胞色素 P450(cytochrome P450,CYP)、还原型烟酰胺腺嘌呤二核苷酸磷酸(nicotinamide adenine dinucleotide phosphate,NADPH)-CYP、细胞色素 b-5 还原酶、环氧化物水解酶等,其中 CYP 最为重要。因为 CYP 含有一种特殊蛋白质,在还原状态下能与一氧化碳结合,在 λ 为 450nm 有明显吸收峰而得名,主要存在于肝脏的内质网中。CYP 酶系是一个基因超家族,根据这些基因编码蛋白质的相似程度,划分为不同的家族和亚家族,其中最强的家族为 CYP1、CYP2 和 CYP3,每一个酶系家族又分为 A、B、C、D 和 E 五个亚家族,同一亚家族的同源性>55%。CYP 催化底物有一定特异性,不同 CYP 可以催化同一底物,而同一底物可被不同的 CYP 代谢。例如埃克替尼主要通过 CYP2C19 和 CYP3A4 代谢,因此,在与 CYP2C19 或 CYP3A4 的抑制剂或诱导剂合用时应注意潜在的药物相互作用。

（三）影响生物转化的因素

1. 遗传因素 不同种族和不同个体由于遗传因素的不同,对同一药物的代谢差异可以非常显著。根据人体对某些药物生物转化的强度与速度不同,可将人群分为强(快)代谢者与弱(慢)代谢者。即使是同为强(快)代谢者或弱(慢)代谢者,由于基因多态性可以引起药物代谢酶结构变异,进而导致代谢功能的改变。例如,中国学者在埃克替尼健康志愿者的 I 期临床药物代谢动力学研究中就发现 CYP2C19 基因型能够显著影响埃克替尼的药物代谢动力学,携带纯合子的快代谢者(CYP2C19*1/*1)相比杂合子的快代谢者(CYP2C19*1/*2 或 CYP2C19*1/*3)埃克替尼的清除率(CL/F)要高 1.5 倍。此外在亚洲人群中,UGT1A1*28 基因突变型发生率明显低于欧美高加索人群,而另一种基因多态性 UGT1A1*6(211G>A)基因突变型在亚洲人群相对较多。上述两种突变型在功能上相似,均可导致伊立替康在体内代谢减少,进而增加不良事件发生率。

2. 机体的生理及病理状态 年龄、性别、营养状态、病理生理状态不同可以导致机体的药物酶活性不同,如新生儿和儿童肝内代谢酶的活性较成人低,对药物的敏感性高,相同剂量化疗药物的毒性较成人更明显。对 353 例(2/3 为男性)不同年龄和不同剂量吉西他滨清除率和半衰期的测定研究结果表明,老年患者特别是女性老年患者的清除率较低,半衰期更长,使用时应当慎重降低剂量。营养状态不良和肝功能欠佳的患者对吉西他滨的代谢能力也会相对更低。

3. 代谢酶的诱导剂及抑制剂 肿瘤患者在化疗时常常合并多种疾病,需联合其他药物治疗,部分药物可以改变肝脏药物酶的活性,进而影响药物的代谢速率、作用强度和维持作用时间等。根据对药物代谢作用的增强或减弱分为酶诱导剂和酶抑制剂,药物与肝药酶诱导剂或抑制剂合用时,就可能出现药物间的相互作用,这种药物代谢性相互作用具有重要的临床意义。

（1）酶诱导剂:能使酶活性增强或加速肝脏药物酶合成的药物。如奥美拉唑、卡马西平、苯巴比妥、苯妥英钠、利福平和地塞米松等药物能诱导 P450 酶的活性,加速自身或其他药物的代谢,使药物效应减弱。连续应用可以因为自身诱导降低药效。抗肿瘤靶向药物吉非替尼、厄洛替尼、伊马替尼、舒尼替尼均由 CYP3A4 代谢,与上述酶诱导剂联合应用时可以显著提高清除率。

（2）酶抑制剂:能使酶活性减弱或减少肝脏药物酶合成的药物。如喹诺酮类、华法林、异烟肼、酮康唑、克林霉素、氯霉素、西咪替丁、吩噻嗪类等药物能够抑制 P450 酶的活性,降低其他药物的代谢,增强药物效应。该类药物与抗肿瘤药物联合应用时,将显著增加药物毒性。对药物相互作用的研究表明,先用顺铂会加重紫杉醇的主要不良事件,可能是由于顺铂对 P450 酶的调节作用,导致紫杉醇的血浆清除率降低。体外实验表明,埃克替尼对 CYP2C9 和 CYP3A4 有显著抑制作用,埃克替尼与 CYP2C9 和 CYP3A4 的底物联合应用时应注意潜在的药物相互作用。

四、药物的排泄

药物及其代谢物通过排泄器官被排出体外的过程称为排泄(excretion),是药物最终彻底消除的过程。

(一)肾排泄

肾脏是药物最主要的排泄器官,抗肿瘤药物奥沙利铂、吉西他滨、卡培他滨、拓扑替康、培美曲塞、替莫唑胺等均由肾脏排泄。肾脏疾病对药物的排泄影响较大。包括三种排泄方式:肾小球滤过、肾小管主动分泌和肾小管重吸收。

1. **肾小球滤过** 肾小球毛细血管壁有很多小孔,基底膜通透性较强,滤过压较高,除了血细胞、大分子物质以及与血浆蛋白结合的药物外,绝大多数非结合型药物及其代谢产物均可经肾小球滤过,进入肾小管管腔内。其影响因素主要为肾小球滤过率以及药物与血浆蛋白的结合程度,药物的血浆蛋白结合率高或者肾小球滤过率低均会导致抗肿瘤药物的肾小球分泌减少。

2. **肾小管主动分泌** 只有极少数药物可经肾小管主动分泌排泄,主要发生在近曲小管,由于药物是逆浓度梯度从毛细血管穿过肾小管膜至肾小管,因而具有主动转运特点。在肾小管上皮细胞内有两类主动分泌的转运系统,即有机酸转运系统和有机碱转运系统,分别转运弱酸性药物和弱碱性药物。分泌机制相同的两类药物联合应用时,可发生竞争性抑制,如丙磺舒可以抑制青霉素的主动分泌。

3. **肾小管重吸收** 某些身体必需的物质如葡萄糖、氨基酸、尿酸以及电解质可以通过主动转运的方式被肾小管重吸收,重吸收主要在近曲肾小管进行。另外一部分脂溶性高、结合型药物及其代谢产物可以经过肾小管远曲小管上皮细胞以被动扩散的方式重吸收进入血液。改变尿液pH可以影响药物的解离度,进而改变药物的重吸收程度。苯巴比妥、水杨酸等弱酸性药物中毒时,碱化尿液可以减少该类药物的重吸收,进而增加排泄,达到解毒的目的。

(二)胆汁排泄

药物在肝内代谢后,可生成极性大、水溶性高的代谢物(如与葡萄糖醛酸结合),从胆道随胆汁排至十二指肠,然后随粪便排出体外。如紫杉醇、多西紫杉醇、长春瑞滨、伊立替康、氨柔比星、索拉非尼、吉非替尼、埃克替尼等可大量从胆道排泄。

肝肠循环(hepato-enteral circulation)是指某些药物经肝脏转化为极性较大的代谢产物,并自胆汁排出后,又在小肠中被相应的水解酶转化成原型药物,再被小肠重新吸收进入体循环的过程。若中断肝肠循环,药物的半衰期和作用时间将缩短。

(三)肠道排泄

药物可以经过肠道排泄,主要包括:未被吸收的口服药物、随胆汁排泄到肠道的药物以及由肠黏膜主动分泌排泄到肠道的药物。

(四)其他排泄

许多药物可以随唾液、乳汁、汗液、泪液等排泄到体外,有些挥发性药物可以通过呼吸系统排出体外。乳汁的pH略低于血浆,所以弱碱性药物在乳汁中的浓度可能高于血浆,弱酸性药物则相反。由于胃液中酸度较高,某些通过静脉给药的生物碱可以向胃液扩散,所以该类药物中毒时的治疗可以通过洗胃达到清除药物的目的,同时通过分析胃液成分以明确中毒的诊断;由于药物可以自唾液排泄,唾液又易于采集,所以可用唾液代替血液标本进行血药浓度监测。

第3节　药物代谢动力学的基本原理

一、房室模型

房室模型是分析药物体内过程动态规律的一种数学模型,根据药物在体内转运速率的差异,将实验数据和理论计算相结合设置而得。房室模型将给药对象视为一个系统,系统内部按动力学特点分为若干个房室。房室是一个假设的空间,其划分与解剖学部位或生理学功能无关,只要体内某些部位药物的转运速率相同,均视为同一室。常见的有一室模型、二室模型和三室模型。

1. **一室模型**　一室模型又称为单室模型(one-compartment model),假设药物在进入机体循环的瞬间开始,药物立即在全身各部位达到动态平衡,这时将全身体液及各组织器官视为一个房室,药物以一定速率从该室消除。一室模型有不同的给药方式,以静脉注射最为简单,用血药浓度的对数对时间作图可得出一条直线,即药物以一级过程排出体外。

2. **二室模型**(two-compartment model)　由于药物在不同组织的分布速率不同,药物在进入人体后并不能在各部位迅速达到平衡。在实际给药过程中,药物首先进入血液循环灌注丰富的组织(如心、肝、脾、肾等),该类组织通常称为中央室,之后向血流较慢或血液供应较少的组织(如脂肪、皮肤、骨骼等)中分布,后者血药浓度达到动态平衡的时间往往较长,称为周边室,即二室模型。单次快速静脉注射的抗肿瘤药物吉西他滨、培美曲塞等,用血浆药物浓度的对数对时间做图可得出双指数衰减曲线。药时曲线的初始浓度下降很快,称分布相(α 相),主要反映药物自中央室向周边室的分布过程。分布平衡后,曲线进入衰减相对缓慢的消除相(β 相),主要反映药物从中央室消除的过程。

3. **三室模型**　某些药物的体内过程更为复杂,如多西紫杉醇、长春瑞滨、伊立替康等,常常呈现三室模型。这种模型除了中央室外有两个外周室,一为浅表房室(shallow compartment),另一为深部房室(deep compartment),浅表房室(脂肪)的血液循环比深部房室(神经组织)相对更丰富,与中央室达到平衡的速率也更快。三室模型的半对数曲线可以看到比较明显的三个相。

药物代谢动力学分析的关键是合理地选择房室模型,这与药物本身的性质及实验设计相关。目前由于实验数据误差及参数计算过程极为复杂,一般采用先进的药物代谢动力学专用计算软件进行分析。

二、药物清除动力学

1. **一级动力学过程**(first-order Kinetic process)　又称为一级速率过程,是指药物在某房室或某部位的转运速率与该房室或该部位的药物剂量或浓度的一次方成正比。描述一级动力学过程的公式如下。

$$\frac{\mathrm{d}X}{\mathrm{d}t} = -\mathrm{K_e} \cdot X$$

公式中,X 为体内药物剂量,K 为一级消除速率常数,单位是 $\mathrm{h^{-1}}$,它不表示单位时间内实际消除

的实际药物剂量,而是体内药物瞬时消除的百分率。将上述公式积分得:

$$X = X_0 \cdot e^{-Ket} = D \cdot e^{-Ket}$$

X_0 为给药后瞬间体内药物剂量,可以看作与给药量 D 相等。V_d 为表观分布容积,为体内药物剂量(X)与血浆中药物浓度(C)的比值,即 $Vd=X/C=D/C_0$。C_0 为初始药物浓度。以血药浓度表示与时间的关系,求解上述方程得:

$$C = C_0 \cdot e^{-Ket}$$

将上式改为自然对数式,则

$$\ln C = \ln C_0 \cdot -K_e \cdot t$$

将 t 时药物浓度的对数对时间作图,可得出一条直线,其斜率为 $-K/2.303$。而 t 时药物浓度与时间在普通坐标纸上作图可得出一条曲线。

药物在体内以被动扩散为主要方式通过生物膜,可用一级动力学过程描述,由于大多数药物都是简单扩散,故多数药物属于一级动力学过程。一级动力学过程属线性动力学过程,其 K、半衰期、总体清除率等药动学参数与剂量无关,故又称为剂量非依赖性速率过程,其特点如下:

(1)体内药物按瞬时血药浓度(或当时体内药物剂量)以恒定的百分比消除,单位时间内实际消除的药物剂量随时间递减。

(2)药物半衰期、总体清除率恒定,与剂量无关。一次给药,约经 5 个半衰期,药物基本消除完全;多次给药,约经 5 个半衰期血药浓度达稳态。

(3)一次给药的血药浓度 - 时间曲线下面积(area under the curve,AUC)与剂量成正比。

2. 零级动力学过程(zero-order Kinetic process) 又称为零级速率过程,是指药物在某房室或某部位的转运速率与该房室或该部位的药物剂量或浓度的零次方成正比。描述零级动力学过程的公式为:

$$\frac{\mathrm{d}X}{\mathrm{d}t} = -K_e \cdot X_0$$

公式中 K 为零级消除速率常数,以血药浓度表示与时间的关系,求解上述方程得:

$$C = C_0 \cdot -K_e\, t$$

将 t 时药物浓度的对数对时间作图,可得出一条曲线。而 t 时药物浓度与时间在普通坐标纸上作图可得出一条直线,其斜率为 $-K$。

部分药物的体内过程为主动转运,在吸收相受到转运蛋白、药物溶解度,分布相受到血浆蛋白结合率,代谢相受到代谢酶,排泄过程受到肾小球滤过、肾小管重吸收等诸多因素的影响,导致其药物代谢动力学特征为零级动力学过程。按照零级动力学过程消除的药物,在临床使用过程中增加剂量时,可以使血药浓度突然升高而引起药物中毒。其特点如下:

(1)体内药物的转运速度与血药浓度(或给药剂量)无关,即单位时间内实际消除的药物剂量恒定。但单位时间内转运的百分比是可变的。

(2)药物的半衰期、总体清除率不恒定,剂量增加,半衰期可以超比例延长,总体清除率可以超比例减小。

(3)一次给药的血药浓度 - 时间曲线下面积(area under the curve,AUC)与给药剂量不成正比,药物剂量增加,AUC 可以超比例增加。

3. 米 - 曼速率过程(Michaelis-Menten rate process) 由于药物体内的消除速率受酶活性

影响,在低浓度时表现为一级速率过程,而在高浓度时由于酶系统饱和,表现为零级过程。

零级动力学过程与米-曼速率过程又称为非线性动力学过程。该过程的半衰期、总体清除率等参数随药物剂量增加而改变,故又称为剂量依赖性速率过程。

三、药物代谢动力学的重要参数及意义

1. 消除速率常数(constant of elimination,K) 是药物代谢动力学的基本参数,表示单位时间内药物从体内的消除量与体内总量的比值。单位为时间的倒数,如 $K=0.5h^{-1}$,意味着每小时机体可消除体内当时药量的 50%。

2. 消除半衰期(half-life of elimination,$t_{1/2}$) 为体内药物消除一半所需要的时间。药物半衰期反映了药物在体内消除的速度,不同药物半衰期不同。如抗肿瘤分子靶向药物埃克替尼、吉非替尼等多次口服给药时,能够预计停药后药物从体内消除时间以及预计连续给药后达到稳态血药浓度的时间,是临床制订给药剂量、设计最佳给药间隔及给药次数的主要依据。

3. 表观分布容积(apparent volume of distrubution,V_d) 当药物在体内达到动态平衡后,体内药量(D)与血药浓度(C)的比值称为表观分布容积,代表房室的大小。其计算公式为 $V_d=D/C$,单位为 L 或 L/kg。V_d 并非房室的实际大小,主要反映药物在体内的分布程度和药物在体内的摄取程度。药物分布容积的大小与药物的血浆蛋白结合力、组织亲和力等相关。当药物对血浆以外的某一组织有较强亲和力时,血浆浓度 C 则远低于房室的平均药物浓度,V_d 相应变大。如果药物的血浆蛋白结合率高,则血药浓度较高,V_d 相应变小。

一般来说,V_d 为 3~5L 时,表示药物大部分分布于血浆;V_d 为 10~20L 时,表示药物分布于血浆和细胞外液;V_d 为 40L 时,表示药物广泛分布于血浆、细胞外液和细胞内液;$V_d>100L$ 时,表示药物集中分布至某个组织器官或大范围组织内。V_d 越小,药物排泄越快,在体内存留时间越短;分布容积越大,药物排泄越慢,在体内存留时间越长。

4. 药物浓度-时间曲线下面积(area under the curve,AUC) AUC 是血药浓度(纵坐标)对时间(横坐标)作图,所得曲线下面积,反映药物进入体循环的水平,是计算药物的生物利用度与生物等效性的重要参数。一般由积分计算而得,最简便的计算方法为梯形法。从给药开始到给药 t 时的面积用 AUC_{0-t} 表示;从给药开始到 $t=\infty$ 时的面积用 $AUC_{0-\infty}$ 表示。

5. 生物利用度(bioavailability,F) 生物利用度是指药物经血管外途径给药后吸收进入体循环的相对量。由于静脉注射药物直接进入体循环,其生物利用度为 100%。AUC 是评定生物利用度最可靠的指标,它直接与进入体循环的原形药量成正比。达峰浓度(C_{max})和达峰时间(T_{max})反映了药物进入体循环的吸收速度。

生物利用度可分为绝对生物利用度(absolute bioavailability,F_{ab})和相对生物利用度(relative bioavailability,F_{rel})。绝对生物利用度是指该药物经血管外途径给药时的 AUC 与静脉注射时 AUC 的比值;相对生物利用度则是对在同一给药途径下不同制剂的 AUC 进行比较,是衡量一些不同制剂剂型疗效的一个重要指标。绝对生物利用度和相对生物利用度的计算公式分别为:

$$F_{ab} = \frac{AUC_{ev} \times D_{iv}}{AUC_{iv} \times D_{ev}} \times 100\%$$

F_{ab}:绝对生物利用度,

AUC_{ev}:同一药物在血管外给药方式下的药-时曲线下面积,D_{ev}:同一药物在血管外给药方

式下的给药剂量，

AUC$_{iv}$：同一药物在血管内给药方式下的药 - 时曲线下面积，D_{iv}：同一药物在血管内给药方式下的给药剂量。

$$F_{rel} = \frac{AUC_T \times D_R}{AUC_R \times D_T} \times 100\%$$

F$_{rel}$：相对生物利用度，

AUC$_T$：研究药物在同一给药方式下的药 - 时曲线下面积，D_T：研究药物在同一给药方式下的给药剂量，

AUC$_R$：参照药物在同一给药方式下的药 - 时曲线下面积，D_R：参照药物在同一给药方式下的给药剂量。

6. 清除率（rate of clearance，CL）　为单位时间内机体清除表观分布容积中多少体积内的药物量，即单位时间内有多少毫升血浆中的药物被机体清除。以单位时间的容积（ml/min 或 L/h）表示。

7. 稳态血药浓度及平均稳态血药浓度　一些口服抗肿瘤药物按固定间隔给予固定剂量时，随着不断给药，血药浓度会逐渐增高，经 4~5 个半衰期可以达到稳定而有效的血药浓度，此时药物吸收速度与消除速度达到平衡，血药浓度相对稳定在一定水平，这时的血药浓度称为稳态血药浓度（steady-state concentration，C_{ss}），也称为坪值（plateau）。多次给药后药物达到稳态浓度的时间仅取决于药物的消除半衰期。提高给药频率或增加给药剂量时均不能使稳态浓度提前达到，而只能改变体内药物总量，即提高稳态浓度或峰浓度（peak concentration，$C_{ss,max}$）与谷浓度（trough concentration，$C_{ss,min}$）之差。

由于稳态血药浓度不是单一的常数值，当血药浓度达到稳态时，具有峰值和谷值两个状态，因此药物代谢动力学常采用平均稳态血药浓度（$C_{ss,av}$）来反映多次给药的血药浓度水平，该值不是峰值与谷值的算术平均值，而是两次给药间隔内的 AUC 除以给药间隔时间的商值，其计算公式为：

$$C_{ss,av} = \frac{AUC}{\tau} = \frac{FD}{K_e \tau V_d}$$

公式中，τ 为两次给药间隔，AUC 为血药浓度曲线下面积，F 为生物利用度，D 为给药剂量，K 为消除速率常数，V_d 为表观分布容积。

（李　宁　刘书霞　石远凯　韩晓红）

参考文献

［1］LIU D, JIANG J, ZHANG L, et al. Clinical pharmacokinetics of Icotinib, an anti-cancer drug: evaluation of dose proportionality, food effect, and tolerability in healthy subjects. Cancer Chemother Pharmacol,2014 (73): 721-727.

［2］石远凯，孙燕 . 临床肿瘤内科手册［M］. 6 版 . 北京：人民卫生出版社 , 2015.

［3］李俊，刘克辛，袁洪 . 临床药理学 [M]. 5 版 . 北京：人民卫生出版社 , 2013.

［4］杨宝峰，苏定冯 . 药理学 [M]. 8 版 . 北京：人民卫生出版社 , 2013.

［5］曾苏，刘克辛，卢炜 . 临床药物代谢动力学 [M]. 北京：人民卫生出版社 , 2007.

第**19**章 抗肿瘤药物基因组学和药效学

药物基因组学（pharmacogenomics）是研究 DNA 和 RNA 特征的变异与药物反应相关性的科学，即研究基因序列的多态性与药物效应多样性之间的关系。它是一门研究影响药物吸收、转运、代谢、清除、效应等个体差异的基因特性，是决定药物行为和敏感性的全部基因的新学科。主要阐明药物代谢、药物转运和药物靶分子的基因多态性与药物效应及不良反应之间的关系。

恶性肿瘤的发病率逐年上升，目前的肿瘤治疗以内科治疗、放射治疗和外科治疗为主，其中内科治疗是恶性肿瘤治疗的重要手段之一。据统计，近 70% 的肿瘤患者对于最初始的药物治疗方案并没有明显的临床获益。在其他医学领域也存在某些药物对于同类疾病患者的治疗有效率仅占 25%~60% 的现象。目前肿瘤治疗大多遵循治疗指南推荐的标准治疗方案，采用推荐的给药剂量。但在临床实践过程中，往往发现不同个体间的临床转归是不一致的，有的患者获得很好的治疗疗效，有的患者无效，有的患者产生严重的不良反应，进而严重影响患者健康和生活质量。因此标准剂量并不适用于所有患者，如何进一步区分患者，使患者能够接受合适的药物及剂量治疗，对实施肿瘤患者的精准治疗是十分必要的。

个体差异的原因可以包含多种因素，如性别、年龄、身高和体重等情况，随着人类基因组计划和高通量测序技术的发展，越来越多的研究表明，这些临床疗效的差异直接或间接地与药物代谢酶和转运体的多态性变异有关。因此，个体化药物基因组学孕育而生，药物基因组学成为指导个体化用药的重要工具。药物基因组的目标是将患者按照基因表型差异进行分类，进而筛选出针对某类药物治疗可能获益的人群，以及具有严重不良反应的高危人群。根据不同基因表型给予不同的治疗，使患者治疗的获益最大且风险降到最低。

第 1 节 药物代谢酶和药物作用靶点检测

药物基因组学研究已经进入快速发展的时代。过去的肿瘤基因组学研究主要集中在体细胞突变对于肿瘤发生发展的影响，现在的研究逐渐认识到患者胚系基因组的情况可能会影响药物的暴露量和不良反应的发生程度。美国食品药品监督管理局（Food and Drug Administration，FDA）批准的 160 余种药物的药品标签中增加了药物基因组学信息。

一、药物代谢酶

药物代谢是研究药物在机体内吸收（absorption）、分布（distribution）、代谢（metabolism）和排泄（elimination）随时间变化的动态规律的过程。药物代谢酶在药物代谢中起着重要的催化作用。药物进入人体后，一方面影响机体而产生药理作用，同时也被机体进行代谢处置，大多数药物主要通过代谢转化丧失其药理活性，并成为水溶性高的物质排出体外。药物代谢酶主要分为 Ⅰ 相代谢酶和 Ⅱ 相代谢酶。研究结果显示，Ⅰ 相代谢酶细胞色素 P450 酶（cytochrome P450，CYP）是药物代谢的主要酶系，其中，CYP3A4、CYP2D6、CYP2C9 等与抗肿瘤药物的药物代谢和药效密切相关；Ⅱ 相代谢酶中 UGTs、GST 也与抗肿瘤药物的药物代谢和药效相关。

1. **CYP3A4 代谢酶** CYP3A4 是人体中含量最丰富的 P450 酶，CYP3A4 主要在人的肝脏和肠道中表达，大约占人肝 CYP450 总含量的 30%，占肠道 CYP450 总含量的 70%。厄洛替尼是第一代表皮生长因子受体酪氨酸激酶抑制剂（epidermal growth factor receptor-tyrosine kinase inhibitors，EGFR-TKI），属于小分子喹唑啉类衍生物，主要用于治疗非小细胞肺癌（non-small cell lung cancer，NSCLC），在体内由 CYP3A4 代谢。研究结果表明，CYP3A4 的不同表型影响厄洛替尼多种药物代谢参数，进而影响药物在体内的暴露量。紫杉醇是由紫杉树干粗提物分离得到的具有抗肿瘤活性物质，用于乳腺癌、卵巢癌、NSCLC 等多种肿瘤的治疗，有研究发现 CYP3A4 的多态性与紫杉醇剂量限制性神经毒性相关。

2. **CYP2D6 代谢酶** CYP2D6 又称异喹胍 4′- 羟化酶，是 CYP 第二亚家族中的重要成员。他莫昔芬广泛应用于雌激素受体（estrogen receptor，ER）阳性乳腺癌患者的治疗。CYP2D6 是他莫昔芬的重要代谢活化酶，其基因多态性影响乳腺癌患者的治疗效果。其中 *CYP2D6*4* 表达为无活性蛋白，*CYP2D6*10* 表达为低活性蛋白，具有这两种基因多态性的乳腺癌患者应用他莫昔芬后无复发生存时间缩短、无病生存率下降。美国 FDA 已推荐在患者接受他莫昔芬治疗前进行 *CYP2D6* 基因分型检测。中国妇女中 *CYP2D6* 最常见的多态性是 *CYP2D6*10*（188C>T），一项研究分析了 293 例中国女性乳腺癌患者 *CYP2D6*10* 不同基因型与生存率之间的关系，在接受他莫昔芬治疗组的患者（152 人）中，携带纯合子变异体 T/T 基因型的患者体内 4- 羟基他莫西芬的血浆浓度低，且治疗效果差。而不接受他莫昔芬治疗组的患者（141 人）中，基因型与生存率之间差异没有统计学意义。

3. **CYP2C19 代谢酶** *CYP2C19*2*（rs4244285，c.681G>A）和 *CYP2C19*3*（rs4986893，c.636G>A）是中国人群中存在的 2 种导致 CYP2C19 酶缺陷的主要等位基因。中国自主研发的 EGFR-TKI 埃克替尼用于 NSCLC 患者的治疗，其主要是经过 CYP2C19 代谢，Ruan 等研究发现 CYP2C 代谢酶的基因型为 *CYP2C19*1/*2* 或者 *CYP2C19*1/*3* 时，埃克替尼单次口服给药的平均曲线下面积（area under curve，AUC）$_{0-\infty}$ 和达峰浓度（C_{max}）分别是 *CYP2C19*1/*1* 基因型受试者的 1.56 和 1.41 倍（$P=0.046$、0.047），平均清除率（CL/F）降低（28.42 vs 44.18L/h，$P=0.013$）。Chen 等研究发现，*CYP2C19*2* 基因型或 *CYP2C19*3* 基因型的药物暴露量要高于 *CYP2C19*1/*1* 基因型，体内埃克替尼血药浓度高的患者总生存期和疾病无进展生存期均有所延长（$P<0.05$），药物暴露量增加与患者的不良反应亦相关。

4. **CYP2C8 代谢酶** CYP2C8 代谢至少 1% 的经 Ⅰ 相代谢酶催化的药物，紫杉醇主要由 *CYP2C8* 和 *CYP3A4* 代谢，它可将紫杉醇代谢为活性较低的 6- 羟基紫杉醇。*CYP2C8*2* 仅在非洲裔美国人中发现,而 *CYP2C8*3* 在白种人中存在,后者与紫杉醇代谢效率下降有关。由 *CYP2C8*3* 突变型编码的酶活性仅为野生型基因编码酶活性的 15%。携带 *CYP2C8*3* 突变型的患者与携带纯合子野生型基因的患者相比,其体内紫杉醇的代谢活性更低。

5. **DPYD 代谢酶** 85% 的氟尿嘧啶(fluorouracil,5-FU)经二氢嘧啶脱氢酶(dihydropy-rimidine dehydrogenase,DPYD)代谢灭活。DYPD 酶活性低下的结肠癌和胃癌患者应用 5-FU、卡培他滨或替加氟后出现体内 5-FU 蓄积,引起严重黏膜炎、中性粒细胞减少症和神经系统症状,甚至死亡。约 40% 低 DPYD 酶活性的个体携带 *DPYD*2A* 等位基因,其中有 60% 患者应用 5-FU 治疗后出现 4 级粒细胞减少;而在 DPYD 酶活性正常患者中,5-FU 导致严重不良事件发生率仅为 10%。美国 FDA 已经批准在 5-FU 说明书中增加在用药前对 *DPYD* 多态性进行检测的建议。临床药物基因组学实施联盟(Clinical Pharmacogenetics Implementation Consortium,CPIC)指南也建议在应用 5-FU 前对 *DPYD* 多态性进行检测

6. **UGT1A1 代谢酶** 伊立替康是喜树碱类药物的前药,被广泛应用于结肠癌、肺癌、宫颈癌、卵巢癌等实体瘤的治疗。伊立替康在体内经羧酸酯酶代谢为活性代谢产物 7- 乙基 -10- 羟基喜树碱(7-ethyl-10-hydroxycamptothecin,SN-38)。SN-38 在肝脏中经尿苷二磷酸葡萄糖醛酸转移酶(UDP-glucuronosyltransferase,UGT1A1)葡萄糖醛酸化灭活,生成葡萄糖醛酸化 SN-38(SN-38G)。*UGT1A1* 基因具有多态性,最常见的是 *UGT1A1*28*,其突变纯合子(7/7)患者迟发性腹泻和中性粒细胞减少的发生率升高。在接受伊立替康治疗过程中,野生型 *UGT1A1*(6/6)基因型患者出现严重毒性的风险较低,*UGT1A1*28* 杂合子(6/7)和突变型纯合子(7/7)患者出现毒性的概率分别为 12.5% 和 50%。伊立替康毒性的发生风险增加与伊立替康导致的中性白细胞减少症有关,可使 4 级中性粒细胞减少症的发生率升高 3 倍。美国 FDA 已经批准对伊立替康药物说明书进行修改,明确规定在使用伊利替康前需进行 *UGT1A1* 基因型检测,以提高伊立替康的用药安全性。

尽管目前并没有针对不同 CYP450 表型患者的药物推荐剂量,但是需要注意的是在与 CYP450 酶抑制性药物联合应用时药物暴露量增加可能会增加毒性反应的风险,因此进行患者药物基因组学研究,为深入探索和实施个体化治疗提供依据是非常必要的。

二、药物作用靶点

随着基因组学、蛋白质组学、代谢组学等研究的快速进展,使靶向治疗登上了肿瘤治疗的大舞台。在延长肿瘤患者生存期、改善患者生活质量的同时,革新了肿瘤治疗学理念,推动了肿瘤学发展。以肺癌为例,针对 NSCLC 的分子靶向治疗在过去十年间已经取得了显著进展,成为肿瘤分子靶向治疗的成功范例。下文列举几个常见的药物作用靶点:

1. **表皮生长因子受体** *EGFR* 基因是 NSCLC 众多驱动基因中目前研究最透彻的一个分子靶点。*EGFR* 基因突变以 18,19,21 常见,又以 19 号外显子的缺失突变(Glu746Ala750)和 21 号外显子的 Leu858Arg 最常见。IPASS、WJTOG 3405、OPTIMAL、EURTAC 等大型临床研究结果表明,*EGFR* 基因敏感突变患者接受 EGFR-TKI 治疗的获益优于野生型患者,并且 EGFR-TKI 治疗的无进展生存期(progression-free survival,PFS)和疾病控制率均优于传统一线含铂两药方案化疗。分子流行病学研究结果表明,50.4% 的中国晚期肺腺癌患者具有 *EGFR* 基因突变,其中敏感突变占 46.7%,提示 *EGFR* 突变率在亚洲人群中要高于西方人群(17%),意味着中国 NSCLC

患者中有更多接受 EGFR-TKI 治疗的患者。尽管 EGFR-TKI 治疗 NSCLC 取得了令人瞩目的成绩，但其耐药问题日益突出。EGFR T790M 突变是发生耐药最主要的原因，MET 扩增或转化为小细胞肺癌等亦是耐药的原因，还有部分患者的耐药机制仍不清楚。耐药问题最受瞩目的是针对 EGFR T790M 突变的第三代 EGFR-TKI 药物。该类药物对于 EGFR T790M 耐药突变的肺癌患者疗效显著，中国自主研发的第三代 EGFR-TKI 已经被中国国家药品监督管理局（National Medical Products Administration，NMPA）附条件陆续获批上市，为这类患者提供了新的治疗选择。

2. **棘皮动物微管相关蛋白 - 间变性淋巴瘤激酶**（echinoderm microtubule-associated protein-like 4-anaplastic lymphoma kinase，EML4-ALK） EML4 属于棘皮动物微管蛋白相关类蛋白家族，由 N 端 Basic 区、HELP 域和 WD 重复区构成；ALK 属于胰岛素受体超家族，由细胞外配体结合区、跨膜区及胞内酪氨酸激酶区组成。ALK 蛋白通过活化下游的 STAT3 和 MARK 信号传导通路及激活 RAS/ERK、PI3K/AKT 等多条其他信号通路来调控细胞的增殖和凋亡。在 *EML4-ALK* 融合基因阳性的 NSCLC 患者中，一系列临床试验结果均证实了 ALK 抑制剂克唑替尼的疗效和安全性，使得克唑替尼成为 *ALK* 阳性晚期 NSCLC 的标准治疗选择。

3. **KRAS** *KRAS* 基因是 EGFR 信号通路中的重要分子之一。已发表的 CRYSTAL、OPUS 和 CELIM 等结直肠癌患者临床试验结果显示，*KRAS* 基因野生型患者使用西妥昔单抗治疗后中位生存期明显延长，而突变型患者的治疗效果则未见改善。随着研究的深入，大部分学者认为，*KRAS* 基因突变不是结直肠癌患者的独立预后因素，因为并不是所有 *KRAS* 野生型患者均能够从抗 *EGFR* 治疗中获益，寻找 *KRAS* 之外的其他疗效预测标志物便成为研究热点。

4. **HER2** EGFR 超家族成员人表皮生长因子受体 2（human epidermal growth factor，HER2）是曲妥珠单抗治疗乳腺癌的重要疗效预测分子。一项使用曲妥珠单抗治疗不能手术切除的局部晚期、复发和 / 或转移性 HER2 阳性胃癌患者的多中心随机对照Ⅲ期临床试验（ToGA 研究）结果显示，对于 HER2 表达免疫组织化学（Immunohistochemistry，IHC）2+/ 荧光原位杂交（fluorescence in situ hybridization，FISH）＋ 或 IHC3+ 的患者，曲妥珠单抗联合化疗治疗组的中位总生存期（overall survival，OS）为 16.0 个月，而单用化疗对照组仅为 11.8（*HR*=0.65，95% *CI*：0.51-0.83）个月。这项研究结果显示，在胃癌患者中检测 HER2 表达状态也是十分重要的。

第 2 节　药物基因组学检测方法

药物基因组学研究方法主要包括 DNA 测序技术、实时定量聚合酶链式反应（Polymerase Chain Reaction，PCR）和基因芯片等多种方法。不同检测手段都有各自的优缺点，需要根据检测目的选择合适的检测方法。

一、直接测序法

直接测序法又称为一代测序技术（Sanger 法测序），基于双脱氧核糖核酸（dideoxyribonucleoside triphosphate，ddNTP）末端终止法，根据核苷酸在某一固定点开始延伸，随机在某一特定碱基处终止,由于掺入的每个碱基都进行了荧光标记,因此产生了以 A、T、C、G 结束的四组相差一个碱基的不同长度的系列核酸片段;通过毛细管电泳分离这些片段后读取待测核酸的碱基序列。Sanger 法测序是 DNA 序列分析的经典方法。由于该方法可直接读取 DNA 序列,因此被认为是基因分型的金标准。该方法属于定性检测,优点是测序长度较长,可发现新的变异位点。主要不足是灵敏度较低,操作步骤多、易发生交叉污染等。

二、实时荧光 PCR 法

根据检测原理的不同,实时荧光 PCR 法可分为探针法和非探针法两种,探针法是利用与靶序列特异杂交的探针(Taqman 和分子信标)来指示扩增产物的增加,非探针法是利用荧光染料或特殊设计的引物来指示扩增产物的增加。实时荧光 PCR 法灵敏度高,分型准确,操作简便快捷,所用仪器容易普及,易于推广使用。但该方法通量不高,探针成本较高,单个位点的检测成本与样本量有关,样本量越小,成本越高。该方法主要适于对少量位点、大样本进行分型。NMPA 已批准 Her-2、KRAS、EGFR、CYP2C9 等基因多态性的实时荧光 PCR 检测试剂盒。

三、基因芯片法

基因芯片法是指以特定的寡核苷酸片段作为探针,将其有规律地排列固定于支持物上,然后将样品 DNA 通过 PCR 扩增、荧光标记等程序,按碱基配对原理与芯片杂交,再通过荧光检测系统对芯片上的荧光信号进行检测和分析,迅速获得个体的基因型信息。其主要优点是通量高,缺点是灵活度低,成本高,需要特殊的仪器设备。NMPA 已经批准多种基因芯片试剂盒用于药物代谢酶和药物作用靶点基因的检测,如 ALDH2、CYP2C9 多态性检测试剂盒等。

四、二代测序

二代测序(next generation sequencing,NGS)技术是一种高通量测序技术,可以一次性平行完成百万个测序反应。NGS 是将基因组 DNA 打断后与接头连接,分选片段化基因组 DNA,然后进行扩增,使每个片段产生数千个拷贝,扩增后的片段通过合成互补链进行测序,检测掺入的碱基信号。NGS 包括全基因组测序、全外显子测序和目标区域测序,其主要优点是通量高、时间短和信息量丰富,缺点是读长较短、错误率偏高。2017 年 11 月 15 日,美国 FDA 批准 MSK-IMPACT 用于肿瘤基因检测,MSK-IMPACT™ 是一种基于 NGS 的杂交捕获技术,可快速检测与癌症相关的 468 个独特基因上的所有蛋白质编码突变、拷贝数变异、启动子突变以及结构重排。紧接着,2017 年 11 月 30 日,FDA 又批准了 Foundation One CDx 用于非小细胞肺癌、黑色素瘤、乳腺癌、结直肠癌以及卵巢癌的临床诊疗,该检测分析实体瘤患者石蜡包埋组织样本的 324 个基因的多种突变及特定融合,并进一步分析两个基因组学特征 - 微卫星不稳定性和肿瘤突变负荷(tumor mutational burden,TMB),检测结果可用于指导 15 种靶向药物的临床使用,这是通过 FDA 最新颁布的突变性设备(Breakthrough Device)法案获得上市许可的第一个体外诊断试剂产品。

随着技术的不断提高,未来会有更多具有代表性的分子检测技术运用到药物基因组学分析中,这就要求我们不断了解各种分析技术的优缺点,选择最为合适的方法,实现更为精准的检测。

第 3 节　如何突破发展瓶颈

目前尽管已经获得了很多有意义的药物基因组相关生物标志物,但药物基因组学的临床转化和应用推广并不理想,面临的主要瓶颈问题是:①药物基因组学检测方法的标准化问题。②缺少大规模基因分型指导下的前瞻性随机对照临床试验用于验证药物基因组学研究结果。③缺乏对药物基因组学知识的了解和临床实际运用的经验。最近一项对于美国医师的调查结果表明,只有 12.6% 的医师熟悉药物基因组学知识,37% 的医师非常同意药物基因组学结果会影响药物治疗效果。④缺少临床药物基因组学的行业规范以及与此相关的收费标准。⑤检测费用高,同时大多数患者不确信检测结果会对治疗有益,进而不愿意进行药物基因组学检测。因此精准医学时代开展系统的新型临床试验、新技术的运用和电子化的管理模式等的探索研究,将对药物基因组学临床转化的发展起到至关重要的作用。

一、探索新型药物基因组学临床试验模式

应用于药物基因组学的临床研究方法有随机对照试验(randomized controlled trial,RCT)、病例对照研究和生物标本库研究等,各种临床试验都有各自的优缺点。随机对照试验是一种金标准临床设计模式,它将研究对象随机分组,对不同试验组实施不同的干预,以观察治疗效果的不同。该种试验设计能减少样本量选择所致的选择偏差,短期临床结局和毒性表型清晰明确。然而从科学角度来说,RCT 通过事先规定的入排标准选取特定人群,无法确定在真实临床实践中的可推广性,很难获得伴随疾病和伴随治疗的信息,试验中因患者不良反应引起的变化可导致数据分析困难。样本收集也可能引起偏差。另外这种传统的大型临床试验所需要的人力物力是十分昂贵的。病例对照研究是一种由果及因的研究方法。该种试验设计对于纳入试验组和对照组的样本量是可控的,同时可以研究多个因素与疾病的联系。但也存在样本选择偏倚和回忆偏倚的问题,需要花费很大精力收集数据。第三种是基于患者电子病例(electronic health record,EHR)标本库的新型研究,是一种前瞻性的观察性临床研究设计,研究可以从收集的样本中选择表型,可以跟随患者的持续治疗而全程跟踪,但研究设计受制于收集样本的时间和表型的种类。因此更为创新的临床试验模式探索,对于药物基因组学研究十分必要。

美国癌症研究学会在 2014 年的癌症进展里特别提出精准医学的创新性临床试验设计,一类称为 "篮子试验"(Basket Trial)。即将带有相同靶基因的不同类型肿瘤放在一起进行研究,就是观察一种药物对不同肿瘤的相同靶基因变异患者的治疗效果。2015 年《新英格兰杂志》发表了黑色素瘤治疗药物维罗非尼(vemurafenib, 也称为维莫非尼、维拉非尼)对具有 *BRAF V600* 突变的 15 种其他类型肿瘤的临床研究是首批 "篮子试验" 之一,对于该种试验设计的探索是十分有参考意义的。其研究结果显示在 19 例 NSCLC 患者中,中位 PFS 为 7.3 个月,66% 的患者达到初步 12 个月的总生存。而同年发表的另一项 Ⅱ 期临床试验结果显示,在同样携带 *BRAF V600* 突变的结直肠癌患者中,维罗非尼未能表现出治疗活性。可以看出,新型 "篮子试验" 设计也存在问题,驱动基因变异很关键,但癌细胞的组织来源同样重要,并不能一概而论。值得一提的是

2016 年美国临床肿瘤学会年会报道的 MyPathway 研究,是"篮子试验"的升级,是含有多个"篮子试验"的设计,再次肯定了篮子试验模式是可行的,但需要进一步的数据支持。第二类新型试验模式称为"雨伞试验"(Umbrella Trial),例如将肺癌 *KRAS*、*EGFR*、*ALK* 等不同的基因靶点检测在同一时间内完成,然后根据不同靶基因给予不同的靶向药物治疗。美国国家癌症研究所(National Cancer Institute,NCI)发起的 MASTER 试验入组Ⅳ期肺鳞状细胞癌患者,将其按照不同生物标志物分为 4 组,分别给予针对这 4 种生物标志物的靶向药物治疗。因此,未来基于基因组的治疗方案选择势必成为肿瘤治疗的新趋势,临床试验设计模式在不断探索中完善,在临床试验中应用更新更好的临床试验方法,对于肿瘤个体化精准治疗具有特别重要的意义。第三类新型试验模式为"平台试验"设计,"伞式试验"简单的说就是一个肿瘤疾病根据基因变异的不同选择不同的治疗方案,"篮式试验"就是不同类型的肿瘤因为有相同的变异靶点,而选用同一个试验药物。它们有个共同的特点就是使用一个主方案,除了"伞式试验"和"篮式试验"外,还有一种使用主方案的创新研究模式,称为平台型临床研究。平台型临床研究也是同病异治,是一项单一的组织学临床试验,涉及多种生物标志物和多种药物,在异质性患者人群中进行,采用专业的统计工具分配患者和分析结果。在临床试验过程中,可以停止和开设新的研究组。I-SPY2是一项正在进行的多中心Ⅱ期临床试验,采用贝叶斯自适应平台方法,旨在发现与标准乳腺癌新辅助化疗联合的多种用药策略,目标是发现与患者亚型相匹配的用药方案。采用病理完全缓解(pathological complete response,pCR)做为试验主要终点,基于 10 种生物标志物进行入组,计算模拟执行过程,可以计算试验过程中的成功率,修订各疾病亚型的随机化概率,进行研发早期有效性和安全性研究。自适应随机化基于定义的子类型生物标志物:①激素受体(hormone receptor,HR);②HER2 状态;③MammaPrint(MP)。预先计划了治疗方案,将在 10 个层次进行评价,目前已有几个药物进入到了关键Ⅲ期临床试验中。"平台试验"设计整体来看是一个动态设计的过程,与"篮式试验"或"伞式试验"对靶向药物的关注相比,"平台试验"更关注疾病本身,在研究过程中不只是对初始治疗药物进行评价,还包括药物的联合应用、量化不同亚组间的疗效差异以及确保纳入试验的患者可以得到最好的治疗。

二、药物基因组学检测新技术和新方法

目前常用的检测技术包括:测序法、荧光定量 PCR、基因芯片法等,每种检测方法都有其各自的优缺点,直接测序法灵敏度高,适用于小样本、低突变比例的体细胞突变的检测,但其通量低。全基因组测序和全外显子组测序等高通量检测灵敏度高,但检测费用昂贵。值得注意的是,2016 年 *JAMA Oncology* 刊登了一项研究结果,对比 2 家商业测序公司对 9 例患者进行基因检测结果一致性的分析,结果显示两个平台的基因检测结果中仅 22% 的变异相同。两个平台都是对临床样本进行测序,但是两者的检测方法有所不同,一家使用的是组织样本中 315 个癌症相关基因的外显子和 28 个重排相关基因的内含子进行测序,而另外一家是用血液样本游离 DNA 的 70 个基因进行测序。研究者分析导致两项结果不一致有很多潜在的原因,如肿瘤异质性、对于报道变异标准的差异以及检测所用样本来源的差异等。上述研究结果提示我们在新技术的选择上需要慎重,要选择适合临床目的的检测方法。对于肿瘤这种复杂疾病来说,需要综合考虑多种因素的影响,不能仅考虑单一遗传变异,还应顾及肿瘤异质性、罕见变异、常见和罕见变异的组合;基因 - 药物 - 环境三者之间的相互作用以及表观遗传学的联合应用等。

值得一提的是,2015 年 7 月,国家卫生和计划生育委员会个体化医学检测技术专家委员会制定并颁布了《药物代谢酶和药物作用靶点基因检测技术指南(试行)》和《肿瘤个体化治疗检测技术指南(试行)》。指南的颁布,从药物代谢酶和药物作用靶点基因出发,对个体化用药基因检测的适应人群、标本采集、运输、接收、处理、样本检测、结果报道与解释、室内室间质控需遵循的基本原则,以及可能出现的问题与应对措施等内容进行了规范,可为基于药物代谢酶和药物作用靶点的基因检测提供标准化指导。同时还需要加强对各种检测机构进行资质和能力考核。在大数据的时代,使检测数据处理、数据判读的标准化管理成为可能,今后可以开发出标准、简易的数据处理系统,这样有利于将大量的药物基因组学信息转化到临床应用。

三、临床医师相关知识的系统培训及大众的宣传教育

将药物基因组学知识的教学纳入临床医师的早期培训体系中,使其对药物基因组学的基本概念及知识点有所了解。形成电子化且临床导向化明确的教学资源,内容包括如何解读药物基因组学检测结果、相关药物推荐、最可能受到影响的人群亚组、提供基因检测机构的联系方式等,这样便于临床医师尽快获取信息。在临床医师了解程度提高的基础上,加强对大众相关知识的普及和宣讲,了解进行基因检测的重要性。

综上所述,在精准医学时代,需要各方联合整合多种资源,推动抗肿瘤药物的药物基因组学研究,使其更好更快地转化到临床运用,真正实现通过药物基因组学的检测结果区分患者,使每位患者都能够得到最适合的治疗,不断提高肿瘤的整体治疗水平,进一步改善患者预后。

(宋媛媛　石远凯　韩晓红)

参考文献

[1] CECCHIN E, STOCCO G. Pharmacogenomics and personalized medicine [J]. Genes (Basel), 2020, 11 (6): 679.

[2] 陈万青,郑荣寿,曾红梅,等. 2011 年中国恶性肿瘤发病和死亡分析 [J]. 中国肿瘤, 2015, 24 (1): 1-10.

[3] WILKINSON G R. Drug metabolism and variability among patientsin drug response [J]. N Engl J Med, 2005, 352 (21): 2211-2221.

[4] SPEAR B B, HEATH-CHIOZZI M, HUFF J. Clinical application of pharmacogenetics [J]. Trends Mol Med, 2001, 7 (5): 201-204.

[5] HERTZ D L, RAE J. Pharmacogenetics of cancer drugs [J]. Annu Rev Med, 2015, 66: 65-81.

[6] SAVONAROLA A, PALMIROTTA R, GUADAGNI F, et al. Pharmacogenetics and pharmacogenomics: Role of mutational analysis in anti-cancer targeted therapy [J]. Pharmacogenomics J, 2012, 12 (4): 277-286.

[7] WHIRL-CARRILLO M, MCDONAGH E M, HEBERT J M, et al. Pharmacogenomics knowledge for personalized medicine [J]. Clin Pharmacol Ther, 2012, 92 (4): 414-417.

[8] VERBEURGT P, MAMIYA T, OESTERHELD J. How common are drug and gene interactions？: Prevalence in a sample of 1143 patients with CYP2C9, CYP2C19 and CYP2D6 genotyping [J]. Pharmacogenomics, 2014, 15 (5): 655-665.

[9] SHAH R R, GAEDIGK A, LLERENA A, et al. CYP450 genotype and pharmacogenetic association studies: A critical appraisal [J]. Pharmacogenomics, 2016, 17 (3): 259-275.

[10] HODGSON K, TANSEY K, DERNOVSEK M Z, et al. Genetic differences in cytochrome P450 enzymes and antidepressant treatment response [J]. J Psychopharmacol, 2014, 28 (2): 133-141.

[11] HAMILTON M, WOLF J L, DROLET D W, et al. The effect of rifampicin, a prototypical CYP3A4 inducer, on

erlotinib pharmacokinetics in healthy subjects [J]. Cancer Chemother Pharmacol, 2014, 73 (3): 613-621.

［12］APELLÁNIZ-RUIZ M, LEE M Y, SÁNCHEZ-BARROSO L, et al. Whole-exome sequencing reveals defective CYP3A4 variants predictive of paclitaxel dose-limiting neuropathy [J]. Clin Cancer Res, 2015, 21 (2): 322-328.

［13］张燕青，王连生. 基因多态对他莫昔芬疗效影响研究进展 [J]. 中国药理学与毒理学杂志, 2012, 26 (03): 411-414.

［14］MWINYI J, VOKINGER K, JETTER A, et al. Impact of variable CYP genotypes on breast cancer relapse in patients undergoing adjuvant tamoxifen therapy [J]. Cancer Chemother Pharmacol, 2014, 73 (6): 1181-1188.

［15］XU Y, SUN Y, YAO L, et al. Association between CYP2D6*10 genotype and survival of breast cancer patients receiving tamoxifen treatment [J]. Ann Oncol, 2008, 19 (8): 1423-1429.

［16］RUAN C J, LIU D Y, JIANG J, et al. Effect of the CYP2C19 genotype on the pharmacokinetics of icotinib in healthy male volunteers [J]. Eur J Clin Pharmacol, 2012, 68 (12): 1677-1680.

［17］HU P, CHEN J, LIU D, et al. Development of population pharmacokinetics model of icotinib with non-linear absorption characters in healthy Chinese volunteers to assess the CYP2C19 polymorphism and food-intake effect [J]. Eur J Clin Pharmacol, 2015, 71 (7): 843-850.

［18］CHEN J, ZHENG X, LIU D Y, et al. Therapeutic effects and adverse drug reactions are affected by icotinib exposure and CYP2C19 and EGFR genotypes in Chinese non-small cell lung cancer patients [J]. Asian Pac J Cancer Prev, 2014, 15 (17): 7195-7200.

［19］LIU D, JI J, LI Z, et al. Clinical pharmacokinetics of Icotinib, an anti-cancer drug: Evaluation of dose propor-tionality, food effect, and tolerability in healthy subjects [J]. Cancer Chemother Pharmacol, 2014, 73 (4): 721-727.

［20］LEE M Y, APELLÁNIZ-RUIZ M, JOHANSSON I, et al. Role of cytochrome P450 2C8*3 (CYP2C8*3) in paclitaxel metabolism and paclitaxel-induced neurotoxicity [J]. Pharmacogenomics, 2015, 16 (9): 929-937.

［21］TERRAZZINO S, CARGNIN S, DEL R M, et al. DPYD IVS14+1G>A and 2846A>T genotyping for the prediction of severe fluoropyrimidine-related toxicity: A meta-analysis [J]. Pharmacogenomics, 2013, 14 (11): 1255-1272.

［22］CAUDLE K E, THORN C F, KLEIN T E, et al. Clinical Pharmacogenetics Implementation Consortium guide-lines for dihydropyrimidine dehydrogenase genotype and fluoropyrimidine dosing [J]. Clin Pharmacol Ther, 2013, 94 (6): 640-645.

［23］ONOUE M, TERADA T, KOBAYASHI M, et al. UGT1A1*6 polymorphism is most predictive of severe neutro-penia induced by irinotecan in Japanese cancer patients [J]. Int J Clin Oncol, 2009, 14 (2): 136-142.

［24］LYNCH T J, BELL D W, SORDELLA R, et al. Activating mutations in the epidermal growth factor receptor underlying responsiveness of non-small-cell lung cancer to gefitinib [J]. N Engl J Med, 2004, 350 (350): 2129-2139.

［25］RIELY G J, PAO W, PHAM D K, et al. Clinical course of patients with non-small cell lung cancer and epidermal growth factor receptor Exon 19 and Exon 21 mutations treated with Gefitinib or Erlotinib [J]. Clin Cancer Res, 2006, 12 (1): 839-844.

［26］CHEN X, LIU Y, RØE O D, et al. Gefitinib or erlotinib as maintenance therapy in patients with advanced stage non-small cell lung cancer: A systematic review [J]. Plos One, 2013, 8 (3): 404.

［27］JUHÁSZ E, KIM J H, KLINGELSCHMITT G, et al. Effects of erlotinib first-line maintenance therapy versus placebo on the health-related quality of life of patients with metastatic non-small-cell lung cancer [J]. Eur J Cancer, 2013, 49 (6): 1205-1215.

［28］KEEDY V L, TEMIN S, SOMERFIELD M R, et al. American Society of Clinical Oncology provisional clinical opinion: Epidermal growth factor receptor (EGFR) mutation testing for patients with advanced non-small-cell lung cancer considering first-line EGFR tyrosine kinase inhibitor therapy [J]. J Clin Oncol, 2011, 29 (15): 2121-2127.

［29］SHI Y, ZHANG L, LIU X, et al. Icotinib versus gefitinib in previously treated advanced non-small-cell lung cancer (ICOGEN): A randomised, double-blind phase 3 non-inferiority trial [J]. Lancet Oncol, 2013, 14 (10): 953-961.

［30］SHI Y, AU J S, THONGPRASERT S, et al. A prospective, molecular epidemiology study of EGFR mutations in Asian patients with advanced non-small-cell lung cancer of adenocarcinoma histology (PIONEER)[J]. J Thorac

536

Oncol, 2014, 9 (2): 154-162.

[31] JANNE P A, YANG J C, KIM D W, et al. AZD9291 in EGFR inhibitor-resistant non-small-cell lung cancer [J]. N Engl J Med, 2015, 372 (18): 1689-1699.

[32] SOLOMON B J, MOK T, KIM D W, et al. First-line crizotinib versus chemotherapy in ALK-positive lung cancer [J]. N Engl J Med, 2014, 371 (23): 2167-2177.

[33] BANG Y J, VAN-CUTSEM E, et al. Trastuzumab in combination with chemotherapy versus chemotherapy alone for treatment of HER2-positive advanced gastric or gastro-oesophageal junction cancer (ToGA): A phase 3, open-label, randomised controlled trial [J]. Lancet, 2010, 376 (9742): 687-697.

[34] 中华人民共和国国家卫生和计划生育委员会 . 药物代谢酶和药物作用靶点基因检测技术指南 (试行) 概要 [J]. 实用器官移植电子杂志 , 2015, 3 (5): 257-267.

[35] JOHANSEN TABER K A, DICKINSON B D. Pharmacogenomic knowledge gaps and educational resource needs among physicians in selected specialties [J]. Pharmgenomics Pers Med, 2014, 7: 145-162.

[36] GIBSON M L, HOHMEIER K C, SMITH C T. Pharmacogenomics testing in a community pharmacy: patient perceptions and willingness-to-pay [J]. Pharmacogenomics, 2017, 18 (3): 227-233.

[37] LUZUM J A, PAKYZ R E, ELSEY A R, et al. The pharmacogenomics research network translational pharmaco-genetics program: Outcomes and metrics of pharmacogenetic implementations across diverse healthcare systems [J]. Clin Pharmacol Ther, 2017, 102 (3): 502.

[38] RITCHIE M D. The success of pharmacogenomics in moving genetic association studies from bench to bedside: Study design and implementation of precision medicine in the post-GWAS era [J]. Hum Genet, 2012, 131 (10): 1615-1626.

[39] POLITI K, HERBST R S. Lung cancer in the era of precision medicine [J]. Clin Cancer Res, 2015, 21 (10): 2213-2220.

[40] HYMAN D M, PUZANOV I, SUBBIAH V, et al. Vemurafenib in multiple nonmelanoma cancers with BRAF V600 mutations [J]. N Engl J Med, 2015, 373 (8): 726-736.

[41] KOPETZ S, DESAI J, CHAN E, et al. Phase Ⅱ pilot study of vemurafenib in patients with metastatic BRAF-mutated colorectal cancer [J]. J Clin Oncol, 2015, 33 (34): 4032-4038.

[42] APELLÁNIZ-RUIZ M, LEE M Y, SÁNCHEZ-BARROSO L, et al. Whole-exome sequencing reveals defective CYP3A4 variants predictive of paclitaxel dose-limiting neuropathy [J]. Clin Cancer Res, 2015, 21 (2): 322-328.

[43] KUDERER N M, BURTON K A, BLAU S, et al. Comparison of 2 commercially available next-generation sequencing platforms in oncology [J]. JAMA Oncol, 2017, 3 (7): 996-998.

[44] CHAMBLISS A B, CHAN D W. Precision medicine: From pharmacogenomics to pharmacoproteomics [J]. Clin Proteomics, 2016, 13: 25.

[45] LU D Y, LU T R, XU B, et al. Pharmacogenetics of cancer therapy: Breakthroughs from beyond? [J]. Future Sci OA, 2015, 1 (4): FSO80.

第**20**章　恶性肿瘤患者长期随诊规范和实践

随诊是医院医疗、教学、科研活动中的一项重要工作。医务人员可以根据不同的随诊类别，采用不同的随诊方式、方法科学地积累随诊资料，从而全面系统地掌握各种疾病的发生、发展和转归的规律，达到提高医疗质量和发展医学科学的目的。通过随诊可以验证疾病诊断是否正确，治疗是否得当，可以观察患者的健康状况及近期、远期的治疗效果，给患者以治疗和康复的指导，进一步研究发病原因，追踪病情变化，探索疾病发生、发展的规律。

肿瘤是一种慢性的可控性疾病。肿瘤患者经过系统的综合治疗后，并不等于从根本上完成治疗任务，还需要随诊，对每一位患者恢复情况和健康状况进行跟踪监测，提醒其复查日期，预防疾病复发，经常提出康复意见。肿瘤患者的随诊工作尤其重要，做好随诊工作必须坚持以患者为中心，以病情为重点，以科学的方法和规范化的管理，对患者进行系统的病情监测和康复指导，进一步提高患者的健康水平和医疗技术水平。

一、肿瘤随诊工作的重要作用和意义

1. 检验医疗质量，交流医学经验。
2. 推动循证医学的经验积累和转化医学的发展进步。
3. 推动医疗机构的协作，加强资料整合和数据共享。
4. 坚持以患者为中心，提高患者健康水平。

随诊工作的开展通过定期与患者联系，了解患者治疗后的恢复情况和生活状态，提出康复指导。同时为科学研究提供资料，不断提高医疗水平。随诊工作是患者与医院联系的纽带，临床医生在随诊工作中起主导和核心作用，专职的随诊工作人员是患者的"通信保健员"。系统规范的随诊工作是患者和医务人员的良性互动，是医患双方共同防治肿瘤的平台，是收集大量研究资料、检验医疗质量、总结医疗经验的必由之路，也是进行肿瘤防治宣传的重要阵地。

二、随诊的分类

根据随诊在整个疾病不同阶段的目的作用不同，随诊工作可以分为医疗保健性随诊、预防性随诊、诊断性随诊、观察疗效性随诊。根据肿瘤患者的具体病情和健康状况随诊可以纵向分为以下几种形式。

1. **疗前随诊**　在门诊就诊的需要积极治疗的恶性肿瘤，可以通过查阅门诊记录的初步诊断以及诊疗意见，预约下一次就诊时间。未能按约定复诊者，就需要进行随诊，了解其病情状况和爽约原因。

2. 一般随诊　对于治疗后出院的患者根据常规的随诊周期进行门诊复诊。对于不能来院复诊者,需要通信随诊,在通信过程中需要了解患者病情的随诊内容外,建议复诊的项目要求和内容形式。

3. 问候随诊　问候随诊包括以下两种情况:一种情况是患者完全恢复健康,已无复发可能,没有复诊的必要,但在科学研究上需要继续了解其健康状况者;另一种情况是病情发展较严重,在目前条件下不能给予积极治疗,复诊意义不大,在临床研究上要观察其病程发展情况及最后结果者。前一种情况通信随诊比较简便易行,后一种情况则要注意方法和沟通技巧。

4. 查询随诊　对于不能通过常规的随诊方式与患者或家属取得联系者,可以通过查询的方式间接了解患者的病情和健康状况,是为查询随诊,常规查询随诊的顺序如下:

(1)患者的亲戚、朋友。

(2)患者的工作单位。

(3)患者居住地的公安机关。

(4)患者居住地的医疗机构。

5. 宣传随诊　为了普及肿瘤防治知识,正确认识肿瘤,科学防治,群防群治。通过发行科普读物、发放宣传材料、开展科普讲座和媒体宣传等手段,提高广大群众对肿瘤的认识,从根本上促进随诊工作的开展。

6. 拒绝治疗随诊　对于拒绝治疗患者的随诊可以达到检验医疗质量,总结经验,搜集资料具有重要的意义。

三、随诊的方式

根据肿瘤医院与患者诊疗的横向关系随诊方式可以分为主动随诊和被动随诊。

1. 主动随诊　是指患者主动向医疗机构提供个人的疾病和健康信息,如患者来院复诊时产生的检查结果和医疗记录等。

2. 被动随诊　是指医疗机构主动去收集患者的疾病和健康信息,并整理登记;这种随诊方法在法律上并未被认可,各随诊登记机构通过非自愿方式获得。在日常实践中,由于患者流动性大,系统规范的诊治很难一一贯之,主动随诊登记的形式也很难全面统一,加之全国的人口健康信息无法有效共享,随诊的质量和效率难以切实提高。据国外统计通过主动随诊形式获得的信息不足 1/3,约 34% 通过被动方式获得。

四、随诊的工作方法

随诊的工作方法有常规随诊和专题随诊两种。随诊工作开展的前提是根据医疗科研任务确定随诊的范围和周期。一方面,需要确定哪些疾病需要随诊;另一方面,需要确定随诊的期限问题,对于肿瘤患者应该终身随诊,至少也要 10 年以上,对于其他疾患就可以缩短一些,甚至治疗后几个月就可以停止随诊。

肿瘤随诊有别于其他疾病的随诊,肿瘤的随诊需要根据医疗机构内的具体工作实际开展。目前国际范围内并没有肿瘤患者随诊的规范化指南,但是要系统规范地开展随诊工作必须遵循以下原则。①强调规范化:肿瘤治疗后随诊重要的目的是确定有无复发(原发部位复发)转移

(其他部位)肿瘤治疗后随诊内容包括常规的复查,如患者的病史和体格检查。②体现个体化:肿瘤治疗后随诊应该个体化进行,根据肿瘤类型和患者所接受的治疗方法,以及患者的整体身体状况和治疗相关并发症确定随诊内容。统筹以临床医生为主的主动随诊工作和以专职随诊人员为补充的被动随诊相结合的工作方法,综合开展随诊工作。

（一）临床医生的主动随诊工作

肿瘤治疗后所有存活的肿瘤患者都应该进行随诊,随诊工作应该制订一个系统而科学的随诊计划。

1. **制订随诊计划** 随诊的频次应根据肿瘤的类型、患者所接受的治疗方法、患者的身体状况和治疗相关并发症个体化开展。总之,治疗后 2~3 年内每 3~4 个月复查 1 次,以后每年复查 1~2 次。所有肿瘤患者在治疗结束后均应制订一个周密的治疗总结和随诊计划。一旦治疗结束,向自己的经治医生咨询后续治疗情况和预后情况。具体包括以下内容。

(1)患者所患肿瘤的类型和分期。

(2)所接受的治疗方法和药物方案。

(3)常规复查的周期。

(4)接受治疗的近、远期副作用。

(5)肿瘤辅助治疗的方法。

(6)肿瘤复发的概率和发生其他肿瘤的概率。

(7)需要注意的症状以及出现症状后的处理方法。

(8)保持良好的心态。

(9)患肿瘤是否影响正常工作。

(10)能否寻求组织团体支持。

患者与医生商定随诊的计划和内容,虽然常规的随诊能否延长生存期和提高生活质量仍不确定,但是医生会建议相关检查来确定肿瘤是否复发和有无新发肿瘤,对于控制肿瘤和指导康复很有意义。

2. **患者应该向医生反馈的内容** 发现肿瘤复发并非通过常规随诊发现,大多数在日常的自我检查中发现。因此患者应注意自己的身体变化并及时向医生汇报,由医生判断该症状是否与肿瘤相关,接受治疗情况或不相关的身体异常。

(1)患者认为与肿瘤复发可能有关的症状。

(2)接受的治疗方法以及服用的药物。

(3)困扰患者的疼痛和影响日常生活的身体异常:包括乏力、排尿困难、胃肠功能紊乱、性功能障碍、情绪异常、注意力不集中、记忆力减退、睡眠困难、体重的明显变化。

(4)家族成员的患病情况,包括新发肿瘤患者。

3. **患者应该留存的医学资料** 由于随诊的医生和医疗机构可能会变动,因此保存完整的诊疗记录和相关资料很重要。主要的资料如下。

(1)确诊的肿瘤类型、时间及治疗情况小结。

(2)治疗的详细记录:包括接受治疗的时间地点(例如手术的时间和地点、所有的药物名称和剂量、放射治疗的部位和剂量等)。

(3)治疗过程中和治疗后的副作用及并发症。

（4）各项检查结果报告。

（5）支持治疗：包括疼痛和恶心的处理、营养支持和心理治疗。

（6）参加临床试验的，要记住临床试验的名称和编号。

此外，在随诊过程中还要涉及其他有益治疗和康复的建议，以及患者治疗后如何处理自己的情绪等。

随诊计划的制订以及随诊内容在具体的实践工作中有不同的实践经验总结。中国医学科学院肿瘤医院杨建良等，比较 277 例初治淋巴瘤患者获得完全缓解后不同的复查方式是否影响对肿瘤复发的及时诊断，探讨合理的随访策略。结果显示仅有 59 例（21.3%）患者必须依靠影像学检查才有可能发现复发，大部分淋巴瘤患者并未从规律的影像学复查中获益，提示淋巴瘤患者治疗后的随访中不宜单纯依赖影像学检查，应重视症状、体征等临床征象。在肺癌的随访中，较早的研究显示患者的自身症状是最敏感的发现转移的方法，而最新报道显示，大部分转移和第二原发肿瘤是无症状的，需要通过影像检查发现，可能与影像学检查技术的敏感性提高有关。也应根据不同的病理类型和治疗目的个体化开展随访工作：对于肺癌根治性治疗并发症的影像学随诊，推荐持续 3~6 个月，采用胸片或 CT；对于非小细胞肺癌根治性治疗后肿瘤和 / 或异时原发肺癌的随诊，推荐使用胸片或 CT，治疗后 2 年内每 6 个月复查 1 次，以后每年复查 1 次；对于小细胞肺癌根治性治疗后肿瘤和 / 或异时原发肺癌的随诊，推荐使用胸片或 CT，治疗后 2 年内每 3 个月复查 1 次，以后每年复查 1 次。此外，乳腺癌患者治疗后随访，医生在重视门诊病史询问、体格检查及钼靶摄影，并恰当使用乳腺超声、MRI 等作为补充手段，在推荐患者进行骨扫描、胸部 CT、PET-CT 或循环肿瘤标志物时，应该充分考虑上述检查的使用指征，针对患者病情，严谨科学选择。

总之，肿瘤的主动随诊工作的内容既要详细记录各项症状体征，也要科学规范地安排各项辅助检查，既要涵盖疾病本身的病情，也要兼顾患者的全部心理和社会问题。

（二）专职随诊人员的被动随诊工作

临床医生在门诊接访复诊患者，收集主动随诊资料和健康信息的同时，专职的随诊人员在整理登记随诊资料进行被动随诊也是随诊工作的必要补充。开展被动随诊前同样需要明确随诊的范围。

1. 中国医学科学院肿瘤医院从建院之初就明确制订了随诊的范围，凡需随诊病例应具有下列条件。

（1）病历内容书写准确完整。

（2）诊断确切，有病理、细胞学证实。

（3）有总结科研价值，并经有关人员标注"随诊"的。

（4）经过编目的病例。

2. 下列情况，随诊时要慎重考虑，不应计入常规随诊中。

（1）非计划治疗的病例。

（2）非根治的病例（是姑息、探查、诊断性治疗）。

（3）非治疗科室而要总结的病例（如病理、影像和检验等科室），随诊时要在病历中记载并写明随诊的目的和要求，事先与临床科室联系，患者就诊时，由临床科室医生检查并记录有关内容。

（4）外院根治术后或系统放化疗后来我院作补充巩固、姑息治疗的病例。

（5）拒治病例。

（6）侨居国外及外籍病例。

3. 通过以上条件筛选要进行随访的患者，由专职随诊人员负责制订常规随诊卡片和随诊年月活动卡片。常规随诊卡片按照病种和特殊治疗项目分类分区按照病案号顺序排列。随诊年月活动卡按照准备随诊的年、月时间顺序排列。在使用随诊卡片或系统的同时查阅病案，如果记录情况符合随诊要求，可以将其算作一次随诊，未能主动随诊者则由医务人员通过电话、信件等通讯方式与其取得联系，获取相关信息。由随诊系统生成随访信件进行随诊。其具体工作包括以下几项。

（1）随诊地址和联系方式的登记。

（2）随诊病种编码与诊疗方式登记：一般来说，根据已经确定的随诊范围，治疗完成后，即应开始随诊工作。一般在正规治疗后，病例在医院的编目登记系统内进行登记，生成随诊卡。

（3）随诊方法和随诊周期统筹定期随诊和不定期随诊：在患者完成治疗后就按照疾病的种类确定随诊日期。

（4）查阅病案，进行主动随诊信息采集登记归档。

（5）坚持按时按照系统登记的随诊卡进行主动随诊提示，询问病情和健康状况，做好与临床医生的沟通协调，并做好登记与归档。

（6）死亡病历登记归档。

（三）专题随诊

专题随诊是指在指定的时间内对某一课题或选定的病例进行随诊。专题随诊应该明确随诊的目的、范围和期限。设计好专题随诊表，表格内容应该切题明确，便于被调查者填报。随诊组所执行的专题随诊应经过有关领导审批同意后方可开展工作。

随着循证医学和转化医学的广泛开展，开展专题随诊的工作日新月异，专题随诊必须与常规随诊有机结合，实现信息资料的统一和互补。

五、随诊工作的中心环节

1. 随诊工作是一项需要长期坚持的重要工作，是全体医务人员的基本理念，也是随诊工作人员的基本理念。工作效果不是短时间能显现出来的，因缺乏有效的监督方法，需要工作人员具有较强的责任心。随诊工作是一项系统工程，应该齐心协力，共同维护，同保质量。

2. 借力现代化的手段，实现肿瘤编目登记和随诊登记一体化，提高数据采集的质量和效率。打造集规范化和个体化为一体的随诊系统平台，充分完善随诊平台的功能。进行全面的数据采集和数据挖掘工作，加强数据的整合，共享和解读。

3. 实行主动随诊和被动随诊有机结合，加强常规随诊和专题随诊的紧密结合，建立分区随诊制度和分病种随诊制度。

4. 临床医生与专职随诊人员密切配合，临床医生要遵守随诊工作的制度规定，随诊工作人员要学习基本的医疗常识和专业技能，坚持"有问必答，无问必嘱"的工作原则。

5. 广泛开展随诊宣传工作，提高医患双方乃至整个社会对随诊工作的了解与重视，争取各种社会组织尤其是卫生组织的大力协助。

六、随诊资料的统计

对随诊工作的统计是评价随诊工作数量与质量的依据，包括一定时期内各种随诊方式的例数和随诊率。随诊工作开展较好的医院,随诊率一般不低于 95%,某些疾病的随诊率可达 100%。对随诊疾病的统计,是评价疾病经过某种方法治疗及远期疗效的重要依据。进一步获得 患者生存率的信息资料。在国际会议和重要医学期刊在统计肿瘤生存率中,随诊率均应在 95% 以上,各项临床研究的随诊率也应在 95% 以上。

七、随诊工作的展望

美国 MD 安德森肿瘤中心 1944 年建立患者登记系统,登记信息包括人口学基线资料以及 疾病的信息。肿瘤登记部专门负责患者的编码和随访工作,建立数据库用于临床和流行病学研 究,这些数据可以和其他中心的数据做到共享。在常规的随诊工作统计中,该中心的患者有非常 好的复诊率,所以在随访工作中,约 3/4 的随访信息来源于电子病史系统的回顾。总体比例远远 超过了国内。

当前条件下,一些发展中国家尚未建立完善的死亡和健康登记系统,主动的肿瘤随访是最 主要的获得患者生存状况的途径,被动的随访难免有一定的误差,随访的标准化水平还有待于进 一步提高。在中国,系统性随诊工作相对起步比较晚。20 世纪 80 年代及以前开展随诊工作的 医疗机构保持相对较高的随诊率,90 年代呈下降趋势,进入 21 世纪,随着通信方式的日渐便利, 尤其是被动随诊的信函随诊为电话随诊所取代,计算机辅助随诊在一定程度上提高了随诊质量。 随着信息技术的飞速发展,以网络随诊平台为基础的现代化随诊工作进行了有益实践,但是规范 化和个体化的随诊体系亟须完善。需要建立一个集临床资料登记与医患沟通于一体的新型网络 平台,患者可以通过唯一的 ID 登录平台,通过操作性强的信息录入系统,在平台中填写随访信 息。此外,平台除了具有患者进行临床资料信息录入的功能以外,也可以在这个平台上向主诊医 生咨询病情和各种康复建议,进行有效互动。有了患者个人信息、疾病诊疗信息及随访数据的登 记,我们将统计出在诊疗患者的地域分布、病种构成、肿瘤的分期分型及生存情况,这些数据都可 以是流行病学和临床疗效分析的基础。通过系统的规范的随诊工作,将有效提高临床研究质量 和医疗技术水平,更好地服务于人民健康。

（林　华）

参考文献

［1］刘爱民.医院管理病案管理分册 [M].北京:人民卫生出版社,2003.
［2］杨建良,石远凯,何小慧,等.恶性淋巴瘤患者不同随访方式发现首次复发的效率 [J].中华肿瘤杂志, 2014, 36 (12): 933-938.
［3］石远凯.肺癌诊断治疗学 [M].北京:人民卫生出版社,2008.

第二篇
各　　论

第**21**章 淋巴瘤

第 1 节　霍奇金淋巴瘤

霍奇金淋巴瘤（Hodgkin lymphoma，HL）是一种好发于年轻人的恶性肿瘤，中国医学科学院肿瘤医院 2000 年至 2018 年诊断的霍奇金淋巴瘤患者的中位发病年龄为 30 岁（范围 14~83 岁）明显低于同期监测、流行病学和最终结果（The Surveillance，Epidemiology，and End Results，SEER）数据库患者的中位发病年龄（36 岁，范围 14~98 岁），均呈正偏态分布。年龄 ≥ 45 岁的霍奇金淋巴瘤患者在 SEER 数据库的比例为 35.3%，在中国医学科学院肿瘤医院的比例为 21.9%（$P<0.001$）；Ⅲ~Ⅳ 期霍奇金淋巴瘤患者在 SEER 数据库的比例为 41.2%，在中国医学科学院肿瘤医院的比例为 33.6%（$P<0.001$）。

一、病因学

霍奇金淋巴瘤的病因目前尚不清楚，可能与病毒感染、免疫功能缺陷、环境、遗传等危险因素有关，这些因素引起霍奇金淋巴瘤的发病机制亦尚未完全阐明。

（一）病毒感染

1. 爱泼斯坦 - 巴尔病毒　爱泼斯坦 - 巴尔病毒（Epstein-Barr virus，EBV）感染可能与霍奇金淋巴瘤发病机制相关。有研究发现在 30%~50% 的霍奇金淋巴瘤患者的里德 - 斯德伯格氏（Reed-Sternberg，R-S，简称里 - 施）细胞内可以用免疫荧光法检测到相对应的单克隆 EBV DNA 或其基因产物，电镜下可见 EBV 颗粒。

2. 人类免疫缺陷病毒　人类免疫缺陷病毒（human immunodeficiency virus，HIV）感染人群中霍奇金淋巴瘤的发病率比非感染人群高出许多（4.5% vs 0.7%），并且 HIV 相关霍奇金淋巴瘤的临床表现较一般霍奇金淋巴瘤复杂，常累及一些少见部位，如皮肤、骨髓、中枢神经系统。在进行正电子发射计算机体层显像（positron emission tomography and computed tomography，PET-CT）检查时，HIV 感染患者的 PET-CT 检查常可在已确定的病变之外发现 PET 阳性病灶。

3. 人类疱疹病毒　霍奇金淋巴瘤患者中人类疱疹病毒（human herpesvirus，HHV）的阳性率及抗体效价比正常人群要高，随着时间推移霍奇金淋巴瘤患者的 HHV-6 抗体效价逐步升高。

4. 麻疹病毒　有研究报道可以在霍奇金淋巴瘤患者肿瘤组织中发现麻疹病毒（measles virus，MV）抗原和 RNA，麻疹病毒阳性的霍奇金淋巴瘤患者预后更差。还有研究发现学龄前感染 MV 的儿童有更高的患霍奇金淋巴瘤的风险，这些都提示 MV 可能与霍奇金淋巴瘤具有一定相关性。

（二）免疫功能降低或缺陷

在下列疾病中，霍奇金淋巴瘤的发病率增高：①某些原发免疫缺陷性疾病患者，如联合免疫缺陷、高免疫球蛋白M综合征（高IgM综合征）、低γ球蛋白血症；②自身免疫病，如系统性红斑狼疮、干燥综合征、风湿性疾病、桥本氏甲状腺炎；③较长时间应用免疫抑制剂的患者，如器官或异基因骨髓移植。不良生活方式可以使机体免疫力下降，也是霍奇金淋巴瘤的发病诱因。

（三）环境因素

放射线、化学药物或工业制品、木材或木制品、除草剂、石棉、苯、砷等，均可导致霍奇金淋巴瘤患病风险增高。

（四）遗传因素

霍奇金淋巴瘤具有遗传易感性，可见家庭聚集现象。有霍奇金淋巴瘤患病家族史的人比无相应家族史的人患病风险要高。年轻成年患者同性别同胞患病风险增加9倍，非同性别同胞较非同胞患病风险增加约5倍。

二、病理学

霍奇金淋巴瘤的恶性细胞是里德-斯德伯格氏（Reed-Sternberg，R-S，简称里-斯氏）细胞及其变异细胞，形态呈现为散在分布的单核、多核或者对称双核肿瘤细胞，大小不一，一般较大，接近于小淋巴细胞，每个核内可见到包涵体样嗜酸性核仁，核仁大而明显，胞质为嗜双色性。R-S细胞是霍奇金淋巴瘤的诊断性细胞。肿瘤组织切取活检后，镜下可见多种非肿瘤性反应性炎症细胞和不同程度的基质纤维化作为背景，其间如果见到R-S细胞，便可确定霍奇金淋巴瘤的诊断。R-S细胞的单核变异型细胞也可在肿瘤组织中见到，但在缺乏典型的多核型细胞时，并不能作为诊断的依据。霍奇金淋巴瘤的病理学特点是，病理组织内肿瘤细胞占少数、背景细胞占多数。

免疫组织化学可以协助诊断霍奇金淋巴瘤，R-S细胞及其变异细胞可以表达CD30（Ki-1/Ber-H2）（75%~85%）和CD15（Leu-M1），而背景细胞不表达，借此可将恶性细胞区分出来。

1966年Rye分型（Rye Classification for Hodgkin Disease）按照肿瘤组织中淋巴细胞和R-S细胞的构成比例，将霍奇金淋巴瘤分为四种类型：①淋巴细胞为主型（lymphocytic predominance，LP）；②结节硬化型（nodular sclerosis，NS）；③混合细胞型（mixed cellularity，MC）；④淋巴细胞消减型（lymphocyte depletion，LD）。《2008年世界卫生组织造血和淋巴组织肿瘤分类》（World Health Organization Classification of Tumours of Haematopoietic and Lymphoid Tissues，2008）在Rye分型基础上，做出些许修改，将霍奇金淋巴瘤分为两类五型，是临床上广泛应用的病理类型划分标准（表21-1），这些类型的霍奇金淋巴瘤各有不同临床特点。

表21-1 《2008年世界卫生组织造血和淋巴组织肿瘤分类》霍奇金淋巴瘤部分

1. 结节性淋巴细胞为主型霍奇金淋巴瘤
2. 经典型霍奇金淋巴瘤 ①结节硬化型霍奇金淋巴瘤 ②淋巴细胞丰富型经典型霍奇金淋巴瘤 ③混合细胞型霍奇金淋巴瘤 ④淋巴细胞消减型霍奇金淋巴瘤

（一）结节性淋巴细胞为主型霍奇金淋巴瘤

结节性淋巴细胞为主型霍奇金淋巴瘤（nodular lymphocyte predominant Hodgkin lymphoma，NLPHL）的特点是在低倍镜下可以见到结节性或结节和弥漫性多形性增生结构，而其背景为非肿瘤性淋巴细胞密集聚集形成的结节样结构，与滤泡淋巴瘤相似。病变位于淋巴细胞和组织细胞比较集中的部位，呈红蓝斑状，淋巴细胞和组织细胞分化基本良好，有些稍大而不规则，核仁比较明显。尚能看到单核型和多核型 R-S 细胞。背景细胞主要为淋巴细胞，嗜酸性粒细胞、浆细胞和成熟中性粒细胞为数不多，基本找不到纤维。此型霍奇金淋巴瘤中常不能见到典型 R-S 细胞，而常见一类变异型 R-S 细胞，过去称为淋巴细胞性和 / 或组织细胞（lymphocytic and/or histocytic L/H cell），此类细胞与分叶状的组织细胞相似，细胞核较大，形态较规则，呈空泡状，核染色质较一致，核仁细而不显著，胞质稀少，高倍镜仔细观察可以发现此类细胞。因形似爆米花，被称为"爆米花细胞"，免疫组织化学检测此类细胞表达 B 细胞抗原（CD20$^+$、CD79α$^+$、BCL6$^+$、CD45$^+$、EMA$^\pm$），但典型 R-S 细胞抗原阴性（CD30$^-$，CD15$^-$）。

结节性淋巴细胞为主型霍奇金淋巴瘤占霍奇金淋巴瘤的 5%~6%，中位发病年龄为 30 岁，男女比例为 3∶1 或更高。常侵犯浅表淋巴结，较少见纵隔侵犯。此型霍奇金淋巴瘤为单克隆性 B 细胞肿瘤，诊断时常为 I 期或 II 期，预后较好，常无 B 症状，单纯放疗有效，后期可复发，可转化为 B 细胞非霍奇金淋巴瘤（non-Hodgkin Lymphoma，NHL）。

（二）经典型霍奇金淋巴瘤

经典型霍奇金淋巴瘤（classic Hodgkin lymphoma，cHL）患者肿瘤组织中常可发现典型形态学和免疫学表型的 R-S 细胞及其单核变异细胞（CD30$^+$、CD15$^+$、CD20$^-$、CD79α$^-$、CD45$^-$、BCL6$^-$、EMA$^-$、ALK-1$^-$、LMP-1$^{+/-}$）。按照背景中淋巴细胞、嗜酸性粒细胞、浆细胞、中性粒细胞、组织细胞、间质及 R-S 细胞形态学，cHL 又分为 4 个亚型。

1. **结节硬化型霍奇金淋巴瘤**　结节硬化型霍奇金淋巴瘤（nodular sclerosis Hodgkin lymphoma，NSHL）的组织学特点为镜下可见有较多的 R-S 细胞及其变异细胞。结节硬化型霍奇金淋巴瘤的变异细胞由于胞核扭曲变性，胞质浓缩，使得镜下所见细胞的两个或多个细胞核之间间距较远，看上去似乎形成了腔隙，称为"腔隙型 R-S 细胞"。背景中致密的硬化带将细胞分割成不等的结节，有至少一个结节被胶原束围绕。有部分结节硬化型霍奇金淋巴瘤在镜下可见 R-S 细胞及其变异细胞呈弥漫的片状分布，称为"合体变异型"。此种形态学特点易与大细胞非霍奇金淋巴瘤混淆，应注意区分。

结节硬化型霍奇金淋巴瘤是霍奇金淋巴瘤中最多见的亚型，占全部霍奇金淋巴瘤患者的 50%~70%，多见于青少年及年轻人，可见于任何年龄段，但多位于 20~40 岁，好发于女性。纵隔受累的比例较其他亚型高。结节硬化型霍奇金淋巴瘤诊断时常为 I 或 II 期，预后相对较好。

2. **淋巴细胞丰富型经典型霍奇金淋巴瘤**　淋巴细胞丰富型经典型霍奇金淋巴瘤（lymphocyte-rich classic Hodgkin lymphoma，LRCHL）多累及浅表淋巴结，组织形态背景中富含小淋巴细胞，缺乏中性粒细胞和嗜酸性粒细胞，可见 R-S 细胞及其单核变异细胞散在分布，数量较多。整体而言，淋巴细胞丰富型经典型霍奇金淋巴瘤在组织形态上与结节性淋巴细胞为主型霍奇金淋巴瘤相似。与结节性淋巴细胞为主型霍奇金淋巴瘤不同的是，淋巴细胞丰富型经典型霍奇金淋巴瘤的 R-S 细胞有经典霍奇金淋巴瘤形态学和免疫表型，周围的淋巴细胞为反应性 T 淋巴细胞。治疗上与其他类型的经典型霍奇金淋巴瘤相似，预后尚可。

3. **混合细胞型霍奇金淋巴瘤**　混合细胞型霍奇金淋巴瘤（mixed celluarity Hodgkin lymphoma，MCHL）的病变介于淋巴细胞丰富型经典型霍奇金淋巴瘤型和淋巴细胞消减型之间，镜下可见弥漫性或模糊的结节状混合性增生的细胞浸润背景中散布着 R-S 细胞及其单核变异型细胞。背景中混合性增生组织内存在多种细胞成分，包括不同比例的小淋巴细胞、大淋巴细胞、组织细胞、嗜酸性粒细胞、浆细胞、中性粒细胞等。

混合细胞型霍奇金淋巴瘤是第二常见的霍奇金淋巴瘤亚型，占全部霍奇金淋巴瘤的 25%~35%，多见于成人，儿童罕见，B 症状多见，任何部位淋巴组织均可受累，常常累及浅表淋巴结及脾脏，纵隔受累较少见。混合细胞型霍奇金淋巴瘤有播散倾向，预后较结节硬化型霍奇金淋巴瘤差。

4. **淋巴细胞消减型霍奇金淋巴瘤**　淋巴细胞消减型霍奇金淋巴瘤（lymphocyte depletion Hodgkin lymphoma，LDHL）在形态学上和混合细胞型霍奇金淋巴瘤类似，但病变组织中背景细胞减少，非肿瘤性淋巴细胞显著减少，可见到坏死和纤维化病灶。低倍镜下，病变淋巴结中细胞成分稀疏，与结节性淋巴细胞为主型霍奇金淋巴瘤及混合细胞型霍奇金淋巴瘤相比，肿瘤细胞比例较高，R-S 细胞及其单核变异细胞较多，呈多形性，片状分布。肿瘤细胞间变明显，常常伴有弥漫性纤维化或坏死。

淋巴细胞消减型霍奇金淋巴瘤是最少见的霍奇金淋巴瘤亚型，约占全部霍奇金淋巴瘤患者的 5%，多见于老年患者，可能与 HIV 及 EBV 感染有关。多具有 B 症状，就诊时多为 Ⅲ 期或 Ⅳ 期，常累及腹腔淋巴结、肝、脾及骨髓，较少累及浅表淋巴结。淋巴细胞消减型霍奇金淋巴瘤病程呈进展性，预后差，肿瘤组织中嗜酸性粒细胞增多与不良预后相关。

结节性淋巴细胞为主型霍奇金淋巴瘤和经典型霍奇金淋巴瘤在病理形态学、免疫表型、临床表现以及生物学行为等方面均有不同（表 21-2），所以在治疗方案选择以及预后方面也有不同。因此确定患者的病理类型，对霍奇金淋巴瘤患者的治疗和预后有指导价值。

表 21-2　NLPHL 与 cHL 的鉴别

	NLPHL	cHL
整体印象	结节性	弥漫性、混合性
肿瘤细胞	淋巴细胞和 / 或组织细胞（又称为爆米花细胞）	单核、多核或者对称双核 R-S 细胞
背景	非肿瘤性淋巴细胞密集聚集形成的结节样结构	淋巴细胞、嗜酸性粒细胞、浆细胞、中性粒细胞、组织细胞及间质
免疫表型	B 细胞抗原：CD20$^+$、CD79α$^+$、BCL6$^+$、CD45$^+$、EMA$^±$；典型的 R-S 细胞抗原：CD30$^-$、CD15$^-$	B 细胞抗原：CD20$^-$、CD79α$^-$、CD45$^-$、BCL6$^-$、EMA$^-$；典型的 R-S 细胞抗原：CD30$^+$、CD15$^+$
侵犯部位	浅表淋巴结	纵隔淋巴结、腹腔淋巴结、脾
B 症状	较少见	较常见
病程	起病隐匿，发展缓慢	比 NLPHL 侵袭性强

注：NLPHL：nodular lymphocyte predominant Hodgkin lymphoma，结节性淋巴细胞为主型霍奇金淋巴瘤；cHL：classic Hodgkin lymphoma，经典型霍奇金淋巴瘤；R-S：Reed-Sternberg，里德 - 斯德伯格氏。

三、临床表现

（一）淋巴结肿大

1. 浅表淋巴结肿大 浅表淋巴结肿大为霍奇金淋巴瘤常见的首发症状，可见于 60% 以上的患者。浅表淋巴结肿大多见于颈部及锁骨上淋巴结，占体表淋巴结肿大的 60%~70%，腋窝及腹股沟淋巴结肿大占 30%~40%。深部肿大的淋巴结中，纵隔淋巴结病变可见于 50%~60% 的患者。较少侵犯肺门淋巴结、主动脉旁淋巴结及髂血管旁淋巴结。霍奇金淋巴瘤患者肿大的浅表淋巴结多为表面光滑、无痛性肿块，质韧。早期可为散在的、大小不等的肿块，后期多可融合、与皮肤粘连形成固定的肿块或者破溃。累及咽 - 扁桃体淋巴组织者，可出现呼吸困难，就诊时可见扁桃体肿大、鼻腔肿物。

2. 深部淋巴结肿大 纵隔、腹腔等深部的淋巴结肿大可引起局部浸润及压迫症状。纵隔淋巴结肿大压迫食管、气管，可致吞咽困难、呼吸困难，压迫上腔静脉等大血管可引起上腔静脉综合征，还可引起肺不张、胸腔积液；腹主动脉旁淋巴结或肠系膜淋巴结等腹腔淋巴结肿大压迫血管可出现腹痛或腰背痛、腹部包块、血尿、肾盂积水、便秘、排尿困难、肠梗阻等症状；累及肠道黏膜下淋巴组织者，可出现腹痛、排便习惯改变、肠梗阻、肠穿孔等症状；硬膜外肿块压迫脊髓可产生脊髓压迫症。一般而言，霍奇金淋巴瘤的病程较长，淋巴结增长缓慢，可持续数月甚至数年。

（二）全身症状

1. 发热、盗汗、体重下降 霍奇金淋巴瘤的发热可以是不规则热型，也可以有一定规律性，呈现特征性的佩 - 埃热（Pel-Ebstein fever），这是一种周期性发热，即体温逐步上升至 38~40℃，持续数天之后又逐步下降到正常水平，经过数天的无热期，再次出现与之前类似的高热，高热期与无热期持续若干天后规律交替一次。发热、盗汗、6 个月内体重减轻 >10% 为 B 症状，与疾病的不良预后相关。

2. 其他全身症状 霍奇金淋巴瘤可见全身乏力，皮肤瘙痒在霍奇金淋巴瘤的患者中并不少见，常见于年轻女性患者。其他皮肤改变还包括表皮脱落、色素沉着、淋巴瘤侵犯导致的局部皮肤改变。饮酒痛是霍奇金淋巴瘤不常见但具有特征性的症状，表现为饮酒后出现受累骨骼和淋巴结部位的疼痛。此外，尚可见小脑变性、运动及感觉异常等神经系统病变，但发生率较低。

（三）脏器受累

霍奇金淋巴瘤患者常出现脾受累，可表现为脾大、脾功能亢进，累及肝脏和胃肠道的较为少见。一般脏器受累出现在淋巴结受累之后，独立的结外症状常提示非霍奇金淋巴瘤的可能而不是霍奇金淋巴瘤。

（四）血液系统改变

1. 红细胞 霍奇金淋巴瘤患者常出现轻中度贫血，为正细胞正色素性贫血，其原因可能包括造血功能减退以及血细胞被破坏增多。出现自身免疫性溶血性贫血者较少。

2. 白细胞 霍奇金淋巴瘤患者可见白细胞增高，少数患者可出现类白血病反应。白细胞中以中性粒细胞增高为主。嗜酸性粒细胞大多减少，部分可有嗜酸性粒细胞增高，淋巴细胞常常减少，嗜酸性粒细胞增高及明显的淋巴细胞减少与不良预后有关。

3. 血小板 霍奇金淋巴瘤可出现特发性血小板减少性紫癜。

4. 骨髓 霍奇金淋巴瘤患者骨髓涂片常见有核细胞活跃增生，发现 R-S 细胞的比例不高，活检可提高检出率。骨髓受侵时常呈现灶性或弥漫性骨髓浸润,同时骨髓内出现大片纤维增生病灶,因此骨髓受侵的霍奇金淋巴瘤患者可出现"干抽"征象,骨髓活检可证实是否存在骨髓浸润。

5. 血沉　霍奇金淋巴瘤患者可见血沉加快,血沉加快可作为疾病活动的指标,与疾病病程以及不良预后相关。

四、诊断与鉴别诊断

(一)诊断

霍奇金淋巴瘤的诊断主要依靠病史、体格检查以及详尽的辅助检查,病理学检查可以明确诊断,确定病理类型。

1. 病史采集　详尽的病史,是做出正确诊断的第一步,应特别注意患者有无 B 症状,这对分期及预后有重要意义。

2. 体格检查　应注意淋巴结查体包括咽淋巴结 - 韦氏环(Waldeyer's ring)区域,肝脾触诊和有无骨骼压痛也是体格检查的重点。

3. 实验室检查　应在治疗前完善血常规、血生化(包括电解质、乳酸脱氢酶、碱性磷酸酶、尿酸、β2- 微球蛋白)、肝肾功能、血沉等检查,有条件者应同时完善免疫功能检查,包括淋巴细胞亚群和免疫球蛋白定量检测等。乳酸脱氢酶升高的霍奇金淋巴瘤患者预后不良;碱性磷酸酶、血钙升高提示骨骼受侵;β2- 微球蛋白与肿瘤负荷有关。应进行 HIV 及乙型肝炎病毒检测,育龄女性治疗前应行妊娠试验。由于霍奇金淋巴瘤的后续治疗可能影响生育功能,建议烷化剂化疗或盆腔放疗之前实行生育保护措施(男性患者低温保存精液,女性患者低温保存卵巢组织或卵母细胞)。绝经前妇女如考虑盆腔放疗,应行卵巢固定术以保护其卵巢功能。

4. 病理检查　病理检查是确诊霍奇金淋巴瘤及确定霍奇金淋巴瘤分型的手段。若出现无痛性进行性淋巴结肿大,尤其是颈部及锁骨上淋巴结肿大者,应及早切除淋巴结进行病理学检查。仅在腹腔、纵隔等处出现淋巴结肿大者,在全面完成相关检查后,通过腔镜取得病变组织,以明确病理诊断。增大的淋巴结在进行抗炎、抗结核治疗后减小者应进行观察,若之后再次增大,应及时切除肿大的淋巴结进行病理组织学检查。

在进行肿瘤组织活检时应注意以下几点:①选择明显肿大、质韧、饱满且切取方便的淋巴结。有全身浅表淋巴结肿大者,尽量少选择腹股沟淋巴结,因其易受炎症影响,应选择受炎症干扰小的部位的肿大淋巴结,如颏下、颈部、锁骨上、腋下、滑车上等处。②应尽量完整切除整个淋巴结,避免单独进行细针穿刺活检(fine needle aspiration biopsy,FNAB),因细针穿刺活检获得的组织和细胞太少,难以确诊及分型,并且细针穿刺活检阴性的患者不能排除霍奇金淋巴瘤的诊断,所以应尽量避免选用细针穿刺活检。③不要挤压淋巴结,避免组织受到破坏。

取得的病变组织在进行病理组织形态学检查的同时,应进行免疫组织化学检查,以确定其病理分型。结节性淋巴细胞为主型霍奇金淋巴瘤的典型免疫表型是:CD20⁺、CD45⁺、CD79a⁺、BCL6⁺、PAX-5⁺;CD3⁻、CD15⁻、CD30⁻(阳性者很少)。经典型霍奇金淋巴瘤的典型免疫表型是:CD15⁺、CD30⁺、PAX-5⁺(弱);CD3⁻、CD45⁻、CD20⁻(>60%)、CD79a⁻。结节性淋巴细胞为主型霍奇金淋巴瘤表达上皮膜抗原,而经典型霍奇金淋巴瘤细胞通常不表达该抗原。可能需要进行更多的标志物检测以明确诊断,对诊断不明的病例尤是如此。

霍奇金淋巴瘤的骨髓受侵率较低,多见于晚期患者。在大多数情况下,如果 PET-CT 显示骨髓摄取均匀分布,则不需要骨髓活检,如果存在多灶性(三个或以上)骨骼 PET-CT 病变,或存在血细胞减少同时 PET 阴性,以及伴有 B 症状、巨块型病变、拟行自体造血干细胞移植(autologous stem cell transplantation,ASCT)或者复发的患者,都应该进行双侧骨髓穿刺活检以明确骨髓受侵情况。

5. **影像学检查** 根据患者病情选择不同的影像学检查手段,对疾病诊断、临床分期、制订治疗计划、预后判断、疗效评价、随访均有重要价值。

(1)X 线检查:胸部正侧位片多用于观察肺门、纵隔等处的淋巴结,同时也可观察肺内有无受侵。鼓励进行 X 线检查,尤其在有较大纵隔肿物时。典型 X 线征象为纵隔增宽和巨大的前纵隔分叶状肿块,而肺实质改变通常可见结节样或斑片样阴影,需注意与肺间质性疾病以及肺炎相鉴别。有胃肠道症状者可行胃肠道钡餐造影检查。有骨骼症状者可通过 X 线片观察骨骼改变,多数可见到成骨性或混合性改变,溶骨性改变者较少,有时还可见受侵骨周围的软组织病变。

(2)电子计算机断层扫描:电子计算机断层扫描(computed tomography,CT)比常规 X 线检查敏感性高,可以发现更小的病灶,临床应用更加广泛。胸部、腹部及盆腔 CT 可用于判断淋巴瘤的胸腹盆部原发和受累病灶,在疗效评价中显示其重要价值。胸部肿块的典型 CT 表现为巨大的纵隔肿块或前纵隔分叶状肿块。胸部 CT 还可发现肿块压迫引起的肺不张及胸腔积液。接受颈部放疗的患者应进行颈部 CT 检查。

(3)磁共振成像:磁共振成像(magnetic resonance imaging,MRI)在中枢神经系统、头颈部病变或软组织病变中有重要应用,也可用于腹腔病灶的检查。当怀疑中枢神经系统霍奇金淋巴瘤时,MRI 检查可以明确病变。

(4)正电子发射计算机体层显像:正电子发射计算机体层显像(positron emission tomography and computed tomography,PET-CT)在霍奇金淋巴瘤治疗前分期和治疗后疗效评价以及预后预测方面均优于常规 CT 检查,对于霍奇金淋巴瘤代谢活性的评价,正电子发射断层扫描(positron emission tomography,PET)的敏感性和特异性均较好,在发现脾及骨骼受累方面也有一定意义。推荐使用 PET 检查来确定病变程度,一般在化疗疗程结束后 6~8 周、放疗结束后 8~12 周进行检查。由于 PET 不能确定确切的病变部位和病灶大小,所以应结合 CT 检查结果对病变进行监测与评价。由于 PET 检查结果可因炎症而出现假阳性,因此如果在已确定病灶之外发现 PET 阳性部位,或者如果 PET 阳性病灶部位与霍奇金淋巴瘤常见临床表现不一致的时候,建议再追加临床或病理评价。

2009 年提出的多维尔标准(Deauville criteria)是一项基于 PET-CT 检查结果对淋巴瘤病灶进行评价的标准,通过对受累部位 ^{18}F- 氟代脱氧葡萄糖(^{18}F-fluorodeoxyglucose,^{18}F-FDG)摄取量的检测结果,来解释治疗中期和治疗末 PET 检查结果,用 5 分法(five-point scoring system,5-PS)来确定受累部位相对于纵隔和肝脏 ^{18}F-FDG 的摄取量。在 Deauville 标准中,PET 检查 Deauville 1~3 分被视为“阴性”,Deauville 4~5 分被视为“阳性”(表 21-3)。Deauville 标准目前主要用于 PET 进行的中期疗效评价及风险评估,以指导治疗。

(5)超声检查:超声检查可以作为其他影像学检查方法的补充,可用于检查肿大的浅表淋巴结,对于发现肝、脾等腹部实质性脏器的小病灶较为敏感。

表 21-3　5 分法（Deauville 标准）

评分	PET-CT 检查结果
1	无摄取
2	摄取 ≤ 纵隔
3	摄取 > 纵隔,但是 ≤ 肝
4	摄取程度较肝脏适度增加
5	摄取明显高于肝脏和 / 或新病灶
×	新的摄取区域不太可能与淋巴瘤相关

注:Deauville:多维尔;PET-CT:positron emission tomography and computed tomography,正电子发射计算机体层显像。

（6）内镜检查:除胃肠道钡餐造影外,胃、肠镜检查对有胃肠道症状者亦有着重要价值,在进行胃、肠镜检查的同时可以钳取可疑组织进行病理学检查,以明确诊断。对于有纵隔、腹腔病变者,可行纵隔镜或腹腔镜检查,同时行肿瘤组织活检,以明确病理诊断。内镜检查对霍奇金淋巴瘤的诊断、分型和治疗后的疗效评价有着重要价值。

6. 其他检查　对于有心脏病史以及大多数接受含蒽环类药物方案化疗的患者,建议进行超声心动图检查,以了解左心室射血功能。建议对计划进行斗篷野放疗或含博来霉素方案化疗的患者进行肺功能检查。

（二）鉴别诊断

对出现浅表淋巴结肿大的霍奇金淋巴瘤,应注意与以下疾病鉴别:病毒或细菌感染导致的非特异性淋巴结炎、恶性肿瘤淋巴结转移、淋巴结结核、传染性单核细胞增多症等。急性淋巴结炎通常有感染征象,淋巴结处可表现为红、肿、热、痛,给予抗炎治疗后淋巴结可缩小、感染征象可消失;慢性淋巴结炎的淋巴结肿大较淋巴瘤的淋巴结小,质地、活动度与淋巴瘤的肿大淋巴结不同。必要时行淋巴结切除活检进行鉴别。

非浅表淋巴结肿大者,若有纵隔、腹腔淋巴结肿大,应注意和恶性肿瘤淋巴结转移、结节病等鉴别。结节病多见于中青年人,常见全身多处淋巴结肿大,淋巴结直径多在 2cm 以内,质地较硬,可累及全身,病变组织病理检查可见非干酪样坏死性类上皮肉芽肿。恶性肿瘤淋巴结转移多有原发灶,一般可通过 CT、PET-CT 等全面检查发现原发病灶以进行鉴别。如难以鉴别,可行纵隔镜、腹腔镜检查,获取病变组织进行病理学检查明确诊断。

若患者无淋巴结肿大,仅见发热等全身症状,鉴别诊断较为困难,疑似为霍奇金淋巴瘤时应进行全面检查,与其他可以导致发热的疾病进行鉴别。

霍奇金淋巴瘤与非霍奇金淋巴瘤的临床表现、治疗原则及预后不同,需要进行鉴别,两种疾病的鉴别要点见表 21-4。

表 21-4　霍奇金淋巴瘤与非霍奇金淋巴瘤的鉴别

临床特点	霍奇金淋巴瘤	非霍奇金淋巴瘤
首发部位	浅表淋巴结	结外组织和器官常见
病变扩散方式	一组浅表淋巴结肿大后沿淋巴道向邻近淋巴结扩散	缺乏规律,呈跳跃式扩散,常表现为全身淋巴结普遍肿大

续表

临床特点	霍奇金淋巴瘤	非霍奇金淋巴瘤
病变发展速度	较慢	较快
病变特点	病变淋巴结质地软,活动性较好,与其他组织互不粘连	病变淋巴结质地硬,活动性较差,与周围组织甚至皮肤粘连
侵犯范围	局限	广泛
全身症状	发热、盗汗等症状多见	较少见
皮肤受侵	少见	多见
脏器受侵	脾受侵多见,胃肠道及中枢神经系统受侵少见	肝受侵多见,可见胃肠道及中枢神经系统受侵

第21章

五、临床分期

临床分期是确定霍奇金淋巴瘤治疗计划的前提,明确分期有利于制订合理的治疗计划,降低治疗引起的近期和远期毒性,因此在制订治疗方案前应该确定患者的临床分期。霍奇金淋巴瘤最早公认的分期系统是 1970 年在美国密歇根州安娜堡(Ann Arbor)会议上制订的,1989 年在英国科茨沃尔德(Cotswolds)会议上对 Ann Arbor 分期系统进行了修改,形成了目前广泛应用的 Ann Arbor-Cotswolds 分期系统(表 21-5),又按照有无全身症状将患者进一步分为 A 组和 B 组(表 21-6)。

表 21-5　霍奇金淋巴瘤 Ann Arbor-Cotswolds 分期

Ⅰ期	Ⅰ期:单个淋巴结区受侵
	Ⅰ$_E$ 期:单个淋巴结外器官或部位局部受侵
Ⅱ期	Ⅱ期:侵及横膈同侧两个或两个以上的淋巴结区
	Ⅱ$_E$ 期:局部侵及单个相关淋巴结外器官或部位及其区域淋巴结,伴或不伴横膈同侧其他淋巴结区受侵
Ⅲ期	Ⅲ期:横膈两侧均有淋巴结区受侵
	Ⅲ$_E$ 期:同时伴相关淋巴结外器官或部位局部受侵
	Ⅲ$_S$ 期:伴脾脏受侵
	Ⅲ$_{S+E}$ 期:同时伴相关淋巴结外器官或部位局部受侵及脾脏受侵
Ⅳ期	扩散性(多部位)一处或多处淋巴结外器官受侵,伴或不伴相关淋巴结受累,或孤立淋巴结外器官受侵伴远处淋巴结受侵(非孤立淋巴结外器官的引流淋巴结)

注:E:extralymphatic organ,淋巴结外器官;S:spleen,脾脏。病变部位可用下标记录于分期之后(如 Ⅱ$_E$)。

表 21-6　霍奇金淋巴瘤的 A 组与 B 组

A 组	未出现全身症状
B 组	①不明原因发热 >38℃,连续 3 天以上,排除感染; ②夜间盗汗,湿透被襟; ③诊断前 6 个月内体重下降 10% 以上。 上述三种情况出现任意一种即可诊断为 B 症状

六、治疗

化疗和放疗均为霍奇金淋巴瘤有效的治疗手段,需要根据疾病的临床分期及预后因素决定最佳的治疗选择。目前多采取多药联合方案化疗为主,结合放疗的综合治疗策略。

（一）经典型霍奇金淋巴瘤

经典型霍奇金淋巴瘤患者应按照临床分期及是否存在不良预后因素制订治疗策略。

1. Ⅰ～Ⅱ期经典型霍奇金淋巴瘤患者的治疗

（1）Ⅰ～Ⅱ期不伴有大肿块或不具有不良预后因素的经典型霍奇金淋巴瘤患者的治疗:该类患者既往常给予单纯标准放疗,完全缓解(complete response,CR)率可达90%。但大野放疗常引起心脏毒性和肺毒性,还会增加继发性肿瘤发生的风险,后来短疗程化疗联合受累部位放疗成为标准治疗。在PET-CT指导治疗时代,会有下述三种情况:①患者接受2周期ABVD(多柔比星＋博来霉素＋长春碱＋达卡巴嗪)方案初始化疗后行PET-CT检查,Deauville评分1~3分的患者可接受20Gy受累部位放疗(involved site radiotherapy,ISRT),或再接受1~2周期ABVD方案化疗后接受30Gy ISRT;②患者接受2周期ABVD方案初始化疗后行PET-CT检查,Deauville评分4分的患者,再接受2周期ABVD方案或剂量增强的BEACOPP(博来霉素＋依托泊苷＋多柔比星＋环磷酰胺＋长春新碱＋丙卡巴肼＋泼尼松)方案化疗后再行PET-CT检查,Deauville评分1~3分的患者接受30Gy ISRT或再接受2周期ABVD方案或剂量增强BEACOPP方案化疗;Deauville评分4~5分的患者建议活检,活检为阴性者接受30Gy ISRT或再接受2周期ABVD方案或剂量增强BEACOPP方案化疗,活检为阳性者参照复发难治经典型霍奇金淋巴瘤患者的治疗原则;③患者接受2周期ABVD方案初始化疗后行PET-CT检查,Deauville评分5分的患者,接受2周期剂量增强BEACOPP方案后再行PET-CT检查,Deauville评分1~3分的患者接受30Gy ISRT或再接受2周期ABVD方案或剂量增强BEACOPP方案化疗;Deauville评分4~5分的患者建议活检,活检为阴性者接受30Gy ISRT或再接受2周期ABVD方案或剂量增强BEACOPP方案化疗,活检为阳性者参照复发难治性经典型霍奇金淋巴瘤患者的治疗原则。

（2）Ⅰ～Ⅱ期伴不良预后因素但不伴大肿块的经典型霍奇金淋巴瘤患者的治疗:该类患者既往标准治疗是4周期ABVD方案或剂量增强BEACOPP方案化疗联合30Gy受累野放疗(involved-field radiation therapy,IFRT)。在PET-CT指导治疗模式下,会有下述两种情况:①患者接受2周期ABVD方案初始化疗后行PET-CT检查,Deauville评分1~3分的患者再接受2周期ABVD方案化疗后接受30Gy ISRT;②患者接受2周期ABVD方案初始化疗后行PET-CT检查,Deauville评分4~5分的患者再接受2周期剂量增强BEACOPP方案化疗后接受30Gy ISRT;Deauville评分5分的患者亦可直接活检,活检阴性者再接受2周期ABVD方案或剂量增强BEACOPP方案化疗后接受30Gy ISRT,活检阳性者参照复发难治性经典型霍奇金淋巴瘤患者的治疗原则。

（3）Ⅰ～Ⅱ期伴不良预后因素且伴大肿块的经典型霍奇金淋巴瘤患者的治疗:在PET-CT指导治疗模式下,会有下述三种情况:①患者接受2周期ABVD方案初始化疗后行PET-CT检查,Deauville评分1~3分的患者再接受2周期ABVD方案化疗后接受ISRT;②患者接受2周期ABVD方案初始化疗后行PET-CT检查,Deauville评分4分的患者,再接受2周期ABVD方案或剂量增强BEACOPP方案化疗后接受ISRT;③患者接受2周期ABVD方案初始化疗后行

PET-CT 检查,Deauville 评分 5 分的患者可再接受 2 周期剂量增强 BEACOPP 方案化疗后接受 ISRT,或接受活检,活检阴性者再接受 2 周期 ABVD 方案或剂量增强 BEACOPP 方案化疗后接受 ISRT,活检阳性者参照复发难治性经典型霍奇金淋巴瘤患者的治疗。ⅡB 期伴大纵隔病变或结外侵犯的患者也可参照Ⅲ~Ⅳ期经典型霍奇金淋巴瘤患者的治疗原则。

儿童或发育期患者以足量联合化疗为主,如需放疗时,则应给予根治剂量的半量,且给予对称性放疗,以减轻对儿童生长发育的影响。

2. Ⅲ~Ⅳ期经典型霍奇金淋巴瘤患者的治疗

(1)治疗原则:目前Ⅲ~Ⅳ期经典型霍奇金淋巴瘤患者的标准治疗方案为 6~8 周期 ABVD 方案化疗,化疗后对残存病变部位进行放疗。为提高一线治疗效果而采用的剂量增强的 BEACOPP 方案可以提高 60 岁以下患者的长期生存率,但导致较高的第二原发肿瘤的发生率。

(2)PET-CT 指导下Ⅲ~Ⅳ期经典型霍奇金淋巴瘤的治疗策略

1)患者接受 2 周期 ABVD 方案初始化疗后行 PET-CT 检查,Deauville 评分 1~3 分的患者再接受 4 周期 ABVD 方案或 4 周期 AVD 方案化疗。

2)患者接受 2 周期 ABVD 方案初始化疗后行 PET-CT 检查,Deauville 评分 4~5 分的患者再接受 2 周期剂量增强的 BEACOPP 方案化疗后行 PET-CT 检查:① Deauville 评分 1~3 分的患者再接受 2 周期 ABVD 方案或剂量增强的 BEACOPP 方案化疗联合或不联合 ISRT;② Deauville 评分 4~5 分的患者接受活检,活检阴性者再接受 2 周期 ABVD 方案或剂量增强的 BEACOPP 方案化疗联合或不联合 ISRT,活检阳性者参照复发难治性经典型霍奇金淋巴瘤患者的治疗。

3)患者先接受 2 周期 ABVD 方案初始化疗后行 PET-CT 检查,Deauville 评分 4~5 分的患者可考虑再接受 2 周期 ABVD 方案化疗后行 PET-CT 检查;或接受解救化疗(参照复发难治性经典型霍奇金淋巴瘤患者的治疗原则)。

另外,基于 ECHELON-1 研究结果,2018 年 3 月 21 日美国食品药物监督管理局(Food and Drug Administration,FDA)批准维布妥昔单抗(Brentuximab Vedotin,BV,SNG-35)联合 AVD 方案用于 CD30 阳性Ⅲ期或Ⅳ期经典型霍奇金淋巴瘤成人患者的一线治疗。

(二)结节性淋巴细胞为主型霍奇金淋巴瘤

与经典型霍奇金淋巴瘤相比,结节性淋巴细胞为主型霍奇金淋巴瘤进展缓慢,较少出现 B 症状及大肿块,大部分结节性淋巴细胞为主型霍奇金淋巴瘤为Ⅰ~Ⅱ期,远期复发较少。Ⅲ~Ⅳ期患者虽然较少见,但预后较差,在条件允许的情况下,治疗前应对适当部位进行活检,特别是近期增长迅速的病灶,以确认是否有大细胞转化。

1. ⅠA 期或ⅡA 期不伴大肿块的结节性淋巴细胞为主型霍奇金淋巴瘤患者的治疗 ISRT 可作为所有ⅠA 期或ⅡA 期不伴大肿块的结节性淋巴细胞为主型霍奇金淋巴瘤患者的首选治疗。已行孤立淋巴结完全切除的ⅠA 期患者亦可密切随诊观察。

2. ⅠA 期、ⅡA 期伴大肿块及ⅠB 期、ⅡB 期结节性淋巴细胞为主型霍奇金淋巴瘤患者的治疗 推荐化疗联合 ISRT,通常给予简短疗程的化疗(3~4 个月)联合放疗。结节性淋巴细胞为主型霍奇金淋巴瘤并没有首选的化疗方案,常选择 ABVD 方案或 CHOP 方案。CD20 阳性的患者亦可选择化疗联合利妥昔单抗治疗。

3. Ⅲ~Ⅳ期结节性淋巴细胞为主型霍奇金淋巴瘤患者的治疗 可采用化疗联合或不联合利妥昔单抗联合或不联合 ISRT 的治疗方案,Ⅲ期无症状患者可选择观察或利妥昔单抗治疗,局部放疗仅用于姑息治疗的患者以缓解症状。

（三）复发难治性霍奇金淋巴瘤

经过标准化疗，首次治疗不能达到完全缓解的患者为难治性经典型霍奇金淋巴瘤，此类患者通常预后不佳。难治性经典型霍奇金淋巴瘤以及可疑复发经典型霍奇金淋巴瘤都应在治疗前进行活检以重新明确组织学类型，并结合 PET-CT 分期进行评价。复发难治性经典型霍奇金淋巴瘤目前尚无研究支持某种治疗方式明显优于其他治疗方式，治疗应遵循个体化治疗的原则。

对于复发难治性经典型霍奇金淋巴瘤，二线化疗和高剂量治疗联合自体造血干细胞移植（high dose therapy/autologous hematopoietic stem cell transplantation，HDT/AHSCT）均为可供选择的方案。两项随机对照Ⅲ期临床试验的结果显示，与采用单纯传统化疗相比，HDT/AHSCT 治疗复发难治性经典型霍奇金淋巴瘤患者，其无事件生存（event-free survival，EFS）期、无进展生存（progression free survival，PFS）期和无治疗失败（freedom from treatment failure，FFTF）生存率均有显著改善，但总生存期无统计学差异，因此 HDT/AHSCT 可以作为治疗复发难治性经典型霍奇金淋巴瘤的选择。对于难治性经典型霍奇金淋巴瘤，可以在 HDT/AHSCT 之前进行二线化疗，可以对未曾放疗过的复发部位进行放疗。对于复发性霍奇金淋巴瘤，不管初始治疗缓解时间长短，二线化疗对所有复发患者都是合适的治疗选择。初始分期为ⅠA 期、ⅡA 期，初始治疗为单纯化疗且初始部位复发的患者，二线化疗联合或不联合 HDT/AHSCT 或 ISRT 是首选治疗方案。若复发病灶未曾接受过放疗，全淋巴结放疗（total lymphocyte irradiation TLI）可作为 HDT/AHSCT 的补充治疗方式。对单独进行放疗的病例应该严加选择，如果仅单独使用放疗作为二线治疗，适合采用常规受累野或扩大野放疗。而其他所有分期者，均应接受二线全身治疗。

复发难治性经典型霍奇金淋巴瘤患者应根据复发的形式和初始治疗方案来决定二线化疗方案：初始治疗时未曾接受过化疗者，一线化疗方案能取得满意的疗效；既往化疗取得完全缓解后＞12 个月复发者，继续使用既往一线化疗方案仍可能取得满意的疗效；既往化疗取得完全缓解后＜12 个月复发者，应选用非交叉耐药的化疗方案，包括 C-MOPP（环磷酰胺、长春新碱、丙卡巴肼、泼尼松）方案、DHAP（地塞米松、顺铂、高剂量阿糖胞苷）方案、ESHAP（依托泊苷、甲泼尼龙、高剂量阿糖胞苷、顺铂）方案、GCD（吉西他滨、卡铂、地塞米松）方案、GVD（吉西他滨、长春瑞滨、脂质体多柔比星）方案、ICE（异环磷酰胺、卡铂、依托泊苷）方案、IGEV（异环磷酰胺、吉西他滨、长春瑞滨）方案、Mini-BEAM（卡莫司汀、阿糖胞苷、依托泊苷、马法兰）方案、MINE（依托泊苷、异环磷酰胺、美司钠、米托蒽醌）方案等。

维布妥昔单抗（brentuximab vedotin，BV，SNG-35）是一种靶向 CD30 的抗体偶联药物，临床试验结果显示其对于 CD30 阳性复发难治性霍奇金淋巴瘤具有治疗效果。2011 年 8 月 17 日美国 FDA 批准维布妥昔单抗用于 HDT/AHSCT 治疗失败的霍奇金淋巴瘤患者或至少应用两种以上化疗方案且不适合接受 HDT/AHSCT 治疗的霍奇金淋巴瘤患者的治疗。2020 年 5 月 14 日中国国家药品监督管理局（National Medical Products Administration，NMPA）批准维布妥昔单抗用于复发难治性 CD30 阳性的霍奇金淋巴瘤或间变大细胞淋巴瘤患者的治疗。

免疫检查点抑制剂用于复发难治性经典型霍奇金淋巴瘤治疗的临床试验结果显示了良好的疗效和安全性。CheckMate-205 研究是一项评价免疫检查点抑制剂纳武利尤单抗（nivolumab）治疗自体造血干细胞移植（autologous stem cell transplantation，ASCT）后复发难治性经典型霍奇金淋巴瘤患者疗效和安全性的临床试验，共入组 243 例复发难治性经典型霍奇金淋巴瘤患者，结果显示全部患者的客观缓解率（objective response rate，ORR）为 69%，缓解持续时间（duration of response，DoR）为 16.6 个月，中位无进展生存期为 14.7 个月，耐受性良好。2016 年 5 月 17 日美国 FDA 批准纳武利尤单抗用于自体干细胞移植和维布妥西单抗治疗后复发难治性经典型霍奇金淋巴瘤患者的治疗。Keynote-087 研究评价了帕博利珠单抗（pembrolizumab）治疗复发难治性经典型霍奇金淋巴瘤患者的疗效和安全性，共入组 210 例复发难治性经典型霍奇金淋巴瘤患者，结果显示，全组患者 ORR 为 69.0%、完全缓解率为 22.4%，6 个月总生存率为 99.5%、无进展生存率为 72.4%，耐受性良好。2017 年 3 月 14 日美国 FDA 批准帕博利珠单抗用于复发难治性经典型霍奇金淋巴瘤患者的治疗。国产的免疫检查点抑制剂用于复发难治性霍奇金淋巴瘤治疗也显示出良好疗效和安全性。信迪利单抗用于复发难治性霍奇金淋巴瘤的 Ⅱ 期临床试验结果显示，全组患者 ORR 为 79.2%，整体安全性良好，2018 年 12 月 27 日中国 NMPA 批准信迪利单抗上市，用于经过二线系统化疗的复发难治性经典型霍奇金淋巴瘤患者的治疗。2019 年 5 月 29 日、2019 年 12 月 27 日、2021 年 8 月 5 日和 2021 年 8 月 30 日中国 NMPA 分别批准卡瑞利珠单抗、替雷利珠单抗、派安普利单抗和赛帕利单抗上市，用于二线系统化疗后复发难治性经典型霍奇金淋巴瘤患者的治疗。

结节性淋巴细胞为主型霍奇金淋巴瘤难治或疑似复发者，因为存在病理类型转化的风险，应再次活检，尤其是腹腔或脾脏病变，确定其当前的病理类型。若活检结果为侵袭性 B 细胞淋巴瘤，则应该按照弥漫大 B 细胞淋巴瘤进行治疗。若病理类型仍为结节性淋巴细胞为主型霍奇金淋巴瘤且有症状者，可选用化疗联合利妥昔单抗治疗和 / 或 ISRT。有的结节性淋巴细胞为主型霍奇金淋巴瘤患者呈缓慢惰性病程，可能并不需要积极的再治疗，这些无症状患者可选择随诊观察。

近几十年来，霍奇金淋巴瘤患者的治疗取得了明显进展，目前至少 80% 的患者可以被治愈，近 40 年来许多有效的治疗方案问世，霍奇金淋巴瘤的 5 年生存率已经有了明显改善。对于 Ⅰ～Ⅱ 霍奇金淋巴瘤而言，目前多数已经可以治愈，如何在保证目前治疗效果的基础上，减少治疗相关远期毒性，改善患者生存状态，是未来霍奇金淋巴瘤治疗研究的重点之一。

（四）治疗相关远期不良事件

1. 继发肿瘤　当放疗作为一线治疗方案时，继发肿瘤的发生风险最高，肿瘤多为实体瘤。有研究表明，初始治疗采用化放疗联合的治疗方案比单纯放疗发生继发肿瘤的风险低，初始治疗采用化放疗联合的治疗方案比单纯化疗发生继发肿瘤的风险略高。单纯化疗后继发肺癌、非霍奇金淋巴瘤和白血病的发病风险显著增高。

2. 心血管疾病　纵隔放疗和含蒽环类药物方案化疗是导致心血管疾病的重要因素，放疗引发的心脏毒性通常在治疗后 5~10 年表现出来。

3. 甲状腺功能减退　约 50% 曾接受颈部或上纵隔放疗的患者出现甲状腺功能异常，多数为甲状腺功能减退。

4. 骨髓抑制　骨髓抑制是化疗患者常见的不良事件。

5. 肺毒性　含博来霉素方案化疗的霍奇金淋巴瘤患者可见肺毒性，危险因素包括高龄、博来霉素累计剂量、肺部放疗以及既往肺病史。

七、预后因素

是否具有不良因素将影响霍奇金淋巴瘤患者的预后。是否有大肿块、血沉加快、B 症状、受侵淋巴结区数目、是否有脏器受侵、年龄等均为影响霍奇金淋巴瘤患者预后的因素。嗜酸性粒细胞增多、淋巴细胞明显减少、血红蛋白或血细胞比容降低、碱性磷酸酶增加与不良预后相关,可见于晚期患者。

对于Ⅰ~Ⅱ期霍奇金淋巴瘤,德国霍奇金淋巴瘤研究组(German Hodgkin Study Group,GHSG)提出的不良预后因素包括:①大肿块:纵隔肿块比(即肿块最大宽度 / 胸腔内最大直径)>1/3,或肿块 >10cm;②不伴有 B 症状的血沉 ≥ 50mm/h;③伴有 B 症状的血沉 ≥ 30mm/h;④受侵部位 ≥ 3 个;⑤结外受侵。欧洲癌症研究与治疗组织(European Organization for Research and Treatment of Cancer,EORTC)提出的不良预后因素包括:①大肿块:纵隔胸廓比(即纵隔肿块最大宽度 /T_{5-6} 水平胸腔内部最大直径)>35%;②不伴有 B 症状的血沉 ≥ 50mm/h;③伴有 B 症状的血沉 ≥ 30mm/h;④受侵部位 ≥ 4 个;⑤年龄 ≥ 50 岁。加拿大国家癌症研究所(National Cancer Institute of Canada,NCIC)提出的不良预后因素包括:①大肿块,纵隔肿块比(即肿块最大宽度 / 胸腔内最大直径)>1/3,或肿块直径 >10cm;②不伴有 B 症状的血沉 ≥ 50mm/h;③伴有 B 症状;④受侵部位 ≥ 4 个;⑤年龄 ≥ 40 岁;⑥混合细胞型或淋巴细胞消减型霍奇金淋巴瘤。2015 年美国国立综合癌症网络(National Comprehensive Cancer Network,NCCN)提出的不良预后因素包括:①大纵隔(纵隔肿块最大径 / 胸腔最大径 >0.33)病变或者巨大肿块(>10cm)病变;②不伴有 B 症状的血沉 ≥ 50mm/h;③伴有 B 症状;④受侵部位 ≥ 4 个。

对于Ⅲ~Ⅳ霍奇金淋巴瘤患者,目前通用的预后判断指标为国际预后评分(International Prognostic Score,IPS),包括:①白蛋白 <40g/L;②血红蛋白 <105g/L;③男性;④年龄 ≥ 45 岁;⑤Ⅳ期病变;⑥白细胞增多症(WBC ≥ 15.0×10^9/L);⑦淋巴细胞减少(淋巴细胞总数少于白细胞总数的 8% 和 / 或淋巴细胞总数 <0.6×10^9/L)。每项为 1 分。

中期 PET-CT 检查:2~3 个周期化疗后 Deauville 评分 1~3 分的患者预后明显优于 Deauville 评分 4~5 分的患者,PET-CT 对霍奇金淋巴瘤患者预后的预测价值明显优于 IPS。

第 2 节 非霍奇金淋巴瘤

淋巴瘤(lymphoma)也称为恶性淋巴瘤(malignant lymphoma),系人体淋巴细胞在不同分化、发育阶段的恶性增殖所形成的恶性肿瘤。1955 年 Gall 根据组织细胞学特点,将淋巴瘤正式划分为霍奇金淋巴瘤(Hodgkin lymphoma,HL)和非霍奇金淋巴瘤(non-Hodgkin lymphoma,NHL),前者又称为霍奇金病(Hodgkin disease,HD),为淋巴瘤的病理分类和临床治疗带来了划时代的进步。20 世纪 70 年代后,随着免疫学、遗传学、分子生物学的发展,人们对非霍奇金淋巴瘤的发生、发病机制的了解不断深入,非霍奇金淋巴瘤的分类在综合细胞形态、免疫表型、临床特征、分子生物学特点的基础上不断修正、补充并逐渐细化。本节将介绍非霍奇金淋巴瘤流行病学、病因学、病理分类、临床表现、诊断、鉴别诊断、分期、治疗和预后。

一、概述

(一)流行病学

淋巴瘤为常见恶性肿瘤,根据 GLOBALCAN 2020 数据,2020 年全球新发非霍奇金淋巴瘤

544 352 例,居全部恶性肿瘤新发病例的第 13 位;其中男性 304 151 例,居第 10 位;女性 240 201 例,居第 12 位。2020 年全球非霍奇金淋巴瘤死亡 259 793 例,居全部恶性肿瘤死亡的第 12 位;其中男性 147 217 例,居第 10 位;女性 112 576 例,居第 13 位。2020 年中国新发非霍奇金淋巴瘤 92 834 例,其中男性 50 125 例,女性 42 709 例;2020 年中国非霍奇金淋巴瘤死亡病例 54 351 例,其中男性 29 721 例,女性 24 630 例;男性非霍奇金淋巴瘤发病率和死亡率均居恶性肿瘤第 10 位;女性非霍奇金淋巴瘤发病率和死亡率均未进入全部恶性肿瘤的前 10 位。在过去 20 年中,中国非霍奇金淋巴瘤总体发病率趋势是男性高于女性,城市高于农村,这可能与诊断水平、艾滋病病毒流行、淋巴瘤分类方式改变、人口老龄化和职业等因素有一定相关性。

淋巴瘤发病率具有性别、地域、年龄差异,世界淋巴瘤分布图与世界人均国内生产总值分布图惊人的相似,中国城市发病率是农村的 2.31 倍,年龄标化后为 2.05 倍。此外,淋巴瘤的病理亚型也因地域不同而有所不同,欧美 B 细胞淋巴瘤占所有非霍奇金淋巴瘤的 90% 以上,而亚洲 B 细胞淋巴瘤占 72%~80%。作为最常见的非霍奇金淋巴瘤亚型,弥漫大 B 细胞淋巴瘤(diffuse large B cell lymphoma,DLBCL)占欧美成人非霍奇金淋巴瘤的 30%~40%,在中国这一比例为 35%~50%。滤泡淋巴瘤(follicular lymphoma,FL)是欧美最常见的惰性淋巴瘤类型,而中国滤泡淋巴瘤比例远远低于西方。慢性淋巴细胞白血病 / 小淋巴细胞淋巴瘤(chronic lymphocytic leukemia/small lymphocytic lymphoma,CLL/SLL)也常见于在欧美人群,美国慢性淋巴细胞白血病 / 小淋巴细胞淋巴瘤占非霍奇金淋巴瘤的 7%~10%,而包括中国在内的亚洲慢性淋巴细胞白血病 / 小淋巴细胞淋巴瘤的发病率较低,占非霍奇金淋巴瘤的 1%~3%。外周 T 细胞淋巴瘤非特指型(pheripheral T-celllymphoma,not otherwise specified,PTCL-NOS)是亚洲常见的淋巴瘤类型,占非霍奇金淋巴瘤的 15%~22%,而在欧美仅占非霍奇金淋巴瘤的 7%~10%。此外,中国黏膜相关淋巴组织(mucosal-associated lymphoid tissue,MALT)淋巴瘤发病率明显高于欧美,占所有淋巴瘤的 11.6%,这可能与中国幽门螺杆菌(Helicobacter pylori,Hp)感染率较高有关。作为发病率最高的 T 细胞淋巴瘤,中国自然杀伤 /T(Natural Killer/T,NK/T)细胞淋巴瘤占所有淋巴瘤的 21.38%,远高于欧美。此外,淋巴瘤发病与年龄的关系十分显著,发病率在 60~64 岁开始迅速上升,80~84 岁达到高峰,为 33.61/10 万。尽管大部分 B 细胞淋巴瘤中位发病年龄大于 70 岁,部分淋巴瘤显示出较明显的性别及年龄差异,例如伯基特淋巴瘤(Burkitt lymphoma,BL),主要发生在儿童和青年,男女之比为 2:1~3:1,滤泡淋巴瘤和原发纵隔大 B 细胞淋巴瘤中位发病年龄分别为 65 岁和 36 岁。套细胞淋巴瘤(Mantle cell lymphoma,MCL)的发病年龄最为集中,中位发病年龄为 74 岁。

（二）病因学

非霍奇金淋巴瘤病因至今未完全阐明。它被认为是在机体内外因素的共同作用下,不同发育阶段的淋巴细胞异常分化和增殖引起的疾病,尽管由于非霍奇金淋巴瘤病理类型多样,在一定程度度上限制了人们对非霍奇金淋巴瘤病因的认识,但宿主免疫功能、感染、环境因素等均是非霍奇金淋巴瘤发病的重要因素。

1. 免疫功能异常 在严重免疫功能异常的患者中非霍奇金淋巴瘤发病率增高。器官移植等医源性免疫抑制者非霍奇金淋巴瘤的患病风险增高 2~15 倍;艾滋病患者非霍奇金淋巴瘤的患病风险增加高达 60~100 倍;罹患类风湿性关节炎、系统性红斑狼疮、干燥综合征等自身免疫性疾病的患者非霍奇金淋巴瘤患病风险上升了数倍,其中桥本氏甲状腺炎与甲状腺淋巴瘤、干燥综合征与唾液腺淋巴瘤的关联性最强。这些疾病常伴随 T 细胞功能受损，进而影响机体对感染和恶变细胞的免疫应答。

2. 感染　爱泼斯坦 - 巴尔病毒（epstein-barr virus，EBV）、丙型肝炎病毒（hepatitis C virus，HCV）、人类 T 淋巴细胞白血病病毒 1 型（human T-cell lymphotropic virus type 1，HTLV-1）和人类疱疹病毒 8 型（human herpes virus 8，HHV-8）等多种病毒感染可能与非霍奇金淋巴瘤发病相关。EBV 感染除与地方性伯基特淋巴瘤的发病明确相关外，还与器官移植后或艾滋病患者的非霍奇金淋巴瘤发病相关。许多非霍奇金淋巴瘤亚型中都可以发现 EBV，在非霍奇金淋巴瘤诊断前很多年患者血中即存在 EBV，但尚不清楚 EBV 在非霍奇金淋巴瘤发病中的具体角色。丙型肝炎病毒血清学阳性与非霍奇金淋巴瘤的发生存在关联性，尤其是 B 细胞淋巴瘤。对于丙型肝炎病毒阳性但不需要立即进行抗肿瘤治疗的惰性非霍奇金淋巴瘤患者，干扰素联合或不联合利巴韦林治疗可使部分患者疾病得到控制。对于采用抗肿瘤治疗后达到疾病缓解的丙型肝炎病毒阳性非霍奇金淋巴瘤患者，后续抗病毒治疗可能会降低淋巴瘤复发风险。1980 年人们在成人 T 细胞白血病（adult T-cell leukemia，ATL）细胞中发现 HTLV-1，预示着该病毒参与成人 T 细胞白血病的发生。常发现原发体腔的淋巴瘤患者有 HHV-8 感染，其被认为与淋巴瘤发生有关，但由于此类淋巴瘤主要见于艾滋病患者并且总是伴有 EBV 感染，故与 HHV-8 感染的相关性亦不明确。细菌感染被认为与淋巴瘤发病相关，较为明确的是 Hp 与胃黏膜相关淋巴组织淋巴瘤的关系，90% 以上的胃黏膜相关淋巴组织淋巴瘤存在 Hp 感染。Hp 可能是通过刺激肿瘤区域内的 T 细胞，促使肿瘤细胞增长。

3. 遗传因素　遗传因素在非霍奇金淋巴瘤的发病中有一定作用，近亲中有某种血液系统恶性肿瘤疾病史者非霍奇金淋巴瘤发病风险增加 2~4 倍。

4. 环境因素　有机氯化物、化学与职业暴露，如溶剂、杀虫剂、除草剂和燃料油，生活方式如长期进食不饱和脂肪酸、接触染发剂和吸烟等，可能与非霍奇金淋巴瘤发病风险增高有关，但目前证据尚不充分。

（三）病理分类

20 世纪 70 年代以前，非霍奇金淋巴瘤的的病理分类以细胞形态为基础。近 20 年来，随着免疫学、细胞遗传学和分子生物学的发展，对淋巴瘤的认识不断深化，在 T、B 细胞淋巴瘤分类的基础上进一步认识了具有独特病理形态、免疫表型、基因特征和临床特点的新类型，这其中包括套细胞淋巴瘤、黏膜相关淋巴组织结外边缘区 B 细胞淋巴瘤、脾边缘区淋巴瘤、原发纵隔大 B 细胞淋巴瘤以及各种类型 T 细胞淋巴瘤，如间变性大细胞淋巴瘤等。1994 年国际淋巴瘤研究组提出了《修订的欧美淋巴瘤分类》（Revised European and American lymphoma classification，REAL），此分类综合了病理形态学、免疫表型、细胞遗传学特征、组织细胞来源和临床特点。REAL 分类的诞生意味着对于淋巴瘤的认识进入到一个新阶段：非霍奇金淋巴瘤是组织形态、免疫表型、基因特征、临床病程、预后等具有高度异质性的一组疾病，在 REAL 分类的基础上，2001 年世界卫生组织（Word Health Organization，WHO）制订了新的 WHO 造血和淋巴组织肿瘤分类，将淋巴瘤细分为来源于前体淋巴细胞的淋巴瘤及来源于成熟淋巴细胞的淋巴瘤，并根据免疫表型、遗传和临床特征对分类加以完善。2008 年 9 月 WHO 分类再次更新，加入了过去 10 年间发现的新的淋巴瘤亚型，并且基于最新进展更好地明确了一些过去不能明确分类的病理类型。2016 年国际癌症研究署（International Agency for Research on Cancer，IARC）联合 WHO 淋巴瘤组根据过去 8

年诊断及预后、治疗上的进步和发现,依据分子表型、遗传学特征新增了一些淋巴瘤的病理条目或诊断分类,例如伴有 *IRF4* 重排的大细胞淋巴瘤、伴有 1p36 缺失的滤泡淋巴瘤、伴有 11q 畸变的伯基特淋巴瘤和伴有 *MYC* 和 *BCL2* 和 / 或 *BCL6* 重排的高级别 B 细胞淋巴瘤等,发布了更新版的第四版《世界卫生组织造血和淋巴组织肿瘤分类》(World Health Organization Classification of Tumours of Haematopoietic and Lymphoid Tissues,the 4th edition)。此外,还发现 *ALK* 阴性的间变大细胞淋巴瘤和乳腺植入物相关、来源于胃肠道的惰性 T 细胞淋巴增殖性疾病等,但是该更新版本并没有新的独立分类产生。2017 年 WHO 对 2016 年版进行了更新修订,《世界卫生组织造血和淋巴组织肿瘤分类(2017 年修订版)》非霍奇金淋巴瘤部分见表 21-7。

表 21-7 《世界卫生组织造血和淋巴组织肿瘤分类(2017 年修订版)》非霍奇金淋巴瘤部分

前驱淋巴性肿瘤
  B 淋巴母细胞白血病 / 淋巴瘤,非特指型
  B 淋巴母细胞白血病 / 淋巴瘤伴频发基因异常
    B 淋巴母细胞白血病 / 淋巴瘤伴 t(9 ;22)(q34.1 ;q11.2);*BCR-ABL1*
    B 淋巴母细胞白血病 / 淋巴瘤伴 t(v;11q23.3);*KMT2A* 重排
    B 淋巴母细胞白血病 / 淋巴瘤伴 t(12 ;21)(p13.2 ;q22.1);*ETV6-RUNX1*
    B 淋巴母细胞白血病 / 淋巴瘤伴超二倍体
      B 淋巴母细胞白血病 / 淋巴瘤伴低二倍体
      B 淋巴母细胞白血病 / 淋巴瘤伴 t(5 ;14)(q31.1 ;q32.3);*IL3-IGH*
      B 淋巴母细胞白血病 / 淋巴瘤伴 t(1 ;19)(q23 ;p13.3);*TCF3-PBX1*
      B 淋巴母细胞白血病 / 淋巴瘤,*BCR-ABL1* 样
      B 淋巴母细胞白血病 / 淋巴瘤伴 iAMP21
  T 淋巴母细胞白血病 / 淋巴瘤
    早期 T 前驱淋巴母细胞白血病
  NK 淋巴母细胞白血病 / 淋巴瘤
成熟 B 细胞淋巴瘤
  慢性淋巴细胞白血病 / 小淋巴细胞淋巴瘤
  单克隆 B 淋巴细胞增多
  B 细胞幼淋巴细胞性白血病
  脾边缘区淋巴瘤
  毛细胞白血病
  脾脏 B 细胞淋巴瘤 / 白血病,未分类脾脏 B 细胞淋巴瘤 / 白血病,未分类
    脾弥漫性红髓小 B 细胞淋巴瘤
    毛细胞性白血病 - 变异型
  淋巴浆细胞性淋巴瘤
    Waldentrom 巨球蛋白血症
  意义未明的单克隆丙种球蛋白病,IgM 型
    μ 重链病
    α 重链病
    γ 重链病
  浆细胞肿瘤
    意义未明的单克隆丙种球蛋白病,非 IgM 型
    浆细胞骨髓瘤
      骨的孤立性浆细胞瘤
      骨外浆细胞瘤

单克隆免疫球蛋白沉积病

原发性淀粉样变性

轻链和重链沉积病

黏膜相关淋巴组织结外边缘区淋巴瘤

结内边缘区淋巴瘤

儿童结内边缘区淋巴瘤

滤泡淋巴瘤

原位滤泡肿瘤

十二指肠滤泡淋巴瘤

睾丸滤泡淋巴瘤

儿童型滤泡淋巴瘤

伴 IRF4 重排的大 B 细胞淋巴瘤

原发皮肤的滤泡中心淋巴瘤

套细胞淋巴瘤

原位套细胞肿瘤

弥漫大 B 细胞淋巴瘤，非特指型

生发中心 *B* 细胞型

活化 B 细胞型

富于 T 细胞 / 组织细胞的大 B 细胞淋巴瘤

原发中枢神经系统弥漫大 B 细胞淋巴瘤

原发皮肤弥漫大 B 细胞淋巴瘤，腿型

EBV 阳性弥漫大 B 细胞淋巴瘤，非特指型

EBV 阳性黏膜皮肤溃疡

慢性炎症相关性弥漫大 B 细胞淋巴瘤

纤维蛋白相关弥漫大 B 细胞淋巴瘤

淋巴瘤样肉芽肿病

原发纵隔（胸腺）大 B 细胞淋巴瘤

血管内大 B 细胞淋巴瘤

ALK 阳性大 B 细胞淋巴瘤

浆母细胞淋巴瘤

原发性渗出性淋巴瘤

HHV 相关淋巴增殖性疾病

多中心性 Castleman 病

HHV8 阳性弥漫大 B 细胞淋巴瘤，非特指型

HHV8 阳性亲生生发中心淋巴增殖性疾病

伯基特淋巴瘤

伴 11q 异常伯基特样淋巴瘤

高级别 B 细胞淋巴瘤

高级别 B 细胞淋巴瘤，伴 *MYC* 和 *BCL2* 和 / 或 *BCL6* 重排

高级别 B 细胞淋巴瘤，非特指型

介于弥漫大 B 细胞淋巴瘤与典型霍奇金淋巴瘤间的不能分类型 B 细胞淋巴瘤

成熟 T/NK 细胞淋巴瘤

T 细胞幼淋巴细胞性白血病

T 细胞大颗粒淋巴细胞性白血病

慢性 NK 细胞性淋巴细胞增殖性疾病

侵袭性 NK 细胞白血病

儿童 EBV 阳性 T 细胞和 NK 细胞淋巴增殖性疾病

    儿童系统性 EBV 阳性 T 细胞淋巴瘤

    T/NK 细胞型慢性活动性 EBV 感染,系统型

    种痘水疱病样淋巴组织增殖性疾病

    重度蚊虫叮咬性过敏症

成人 T 细胞白血病 / 淋巴瘤

结外 NK/T 细胞淋巴瘤,鼻型

肠道 T 细胞淋巴瘤

    肠病相关 T 细胞淋巴瘤

    单形性亲上皮性肠道 T 细胞淋巴瘤

    肠道 T 细胞淋巴瘤,非特指型

    胃肠道惰性 T 细胞淋巴组织增殖性疾病

肝脾 T 细胞淋巴瘤

皮下脂膜炎样 T 细胞淋巴瘤

蕈样霉菌病

Sézary 综合征

原发皮肤 CD30 阳性 T 细胞淋巴增殖性疾病

    淋巴瘤样丘疹病

    原发皮肤间变性大细胞淋巴瘤

原发性皮肤外周 T 细胞淋巴瘤,罕见亚型

    原发性皮肤 γ/δT 细胞淋巴瘤

    原发性皮肤侵袭性亲表皮 CD8 阳性细胞毒性 T 细胞淋巴瘤

    原发皮肤肢端 CD8 阳性的 T 细胞淋巴瘤

    原发于皮肤 CD4 阳性小 / 中 T 细胞淋巴增殖性疾病

外周 T 细胞淋巴瘤,非特指型

血管免疫母细胞 T 细胞淋巴瘤和其他 T 滤泡辅助细胞来源的淋巴结淋巴瘤

    血管免疫母细胞 T 细胞淋巴瘤

    滤泡性 T 细胞淋巴瘤

    结内外周 T 细胞淋巴瘤伴滤泡辅助 T 细胞表型

间变性大细胞性淋巴瘤,*ALK* 阳性

间变性大细胞性淋巴瘤,*ALK* 阴性

隆胸相关间变性大细胞性淋巴瘤

注:EBV:epstein-barr virus,爱泼斯坦 - 巴尔病毒;ALK:anaplastic lymphoma kinase,间变性淋巴瘤激酶;IRF4:interferon regulatory factor 4,干扰素调节因子 4;HHV8:human herpes virus 8,人类疱疹病毒 8。斜体字为暂定名。

(四)临床表现

由于类型和受累部位不同,非霍奇金淋巴瘤临床表现不尽相同,部分非霍奇金淋巴瘤以慢性进行性淋巴结肿大为主要表现,高侵袭性病变常表现出急性或亚急性增大的肿物和 / 或血清乳酸脱氢酶(lactate dehydrogenase,LDH)以及尿酸(uric acid,UA)升高。B 症状定义为:不明原因的发热(>38℃,且持续>3 天,排除感染)、体重下降(6 个月内体重减轻>10%)、盗汗(湿透被褥),上述三种情况出现任意一种即可诊断为 B 症状。

1. 局部表现 ①淋巴结肿大,无痛性浅表淋巴结进行性肿大,例如颈部、锁骨上、颌下、腋窝、滑车上、腹股沟、腘窝淋巴结肿大,受累淋巴结可为跳跃性,无一定规律。②压迫症状,淋巴结肿大可压迫临近器官,纵隔淋巴结肿大可出现咳嗽、胸闷、气促、肺不张及上腔静脉压迫综合征,压迫神经可出现神经痛,硬膜外肿块则可导致脊髓压迫症造成截瘫及感觉障碍等,腹膜后淋巴结

肿大可压迫输尿管,引起肾盂积水及腰痛等相关症状。

2. 全身表现 淋巴瘤患者可出现 B 症状,同时常常侵犯结外淋巴组织,如扁桃体、鼻咽部、肝脏、脾脏、胃肠道、皮肤,引起相应组织器官受损的症状:①消化道:胃肠道是淋巴瘤结外最常见的发病部位,以小肠、回肠受累最多,其次是胃,引起腹痛、腹泻、腹部肿块,常因肠梗阻或大出血手术后获得组织病理确诊;亦可表现为肝脏肿大、肝区疼痛、黄疸。原发于胃肠道的淋巴瘤以弥漫大 B 细胞淋巴瘤最常见,其次为黏膜相关组织淋巴瘤。②肾脏:可表现为肾肿大、高血压、肾功能不全及肾病综合征。③中枢神经系统:主要累及脑膜和脊髓,可出现局灶性症状及精神、神经功能异常,也可出现由于颅内压升高导致的恶心、呕吐和头痛等症状;软脑膜病变可导致头痛和非对称性脑神经功能异常。④肺:可表现为咳嗽、低热、乏力、盗汗等症状并呈渐进性加重,起病较缓,病程长而症状隐匿,影像学以结节、肿块最常见,少数可表现为肺炎、间质性或粟粒性改变。⑤骨骼:以侵及胸腰椎最多见,其次为股骨、肋骨、骨盆、头颅骨,导致骨痛、腰椎或胸椎破坏、脊髓压迫症等。⑥骨髓:少数患者出现骨髓受侵,形成淋巴瘤细胞白血病。

3. 其他特殊症状 少数患者咽淋巴环受侵,发生部位依次为软腭、扁桃体、鼻腔和鼻窦,引起吞咽困难、鼻塞、鼻出血和颌下淋巴结肿大,尤其多见于结外 NK/T 细胞淋巴瘤鼻型患者,其次为弥漫大 B 细胞淋巴瘤患者。眼内淋巴瘤则可表现为视力障碍、视野缺损等。

（五）诊断及鉴别诊断

1. 诊断 诊断非霍奇金淋巴瘤需要详细询问病史、全面体格检查、完善辅助检查、合格的病理标本和有经验的病理医师。

（1）病理:淋巴结和组织活检是确诊淋巴瘤的必需检查,诊断时要注意细胞形态学(细胞大小)、样式(弥漫性、结节性、滤泡性、套装、边缘区、鼻窦)、受累部位(淋巴结、结外、特殊部位)、免疫表型和分子病理特点。推荐采用切取或切除病变组织获取肿瘤组织标本,不推荐使用空芯针穿刺活检,除非空芯针穿刺活检是获取受检组织唯一安全的手段。细针穿刺(fine needle aspiration,FNA)活检虽然在恶性肿瘤诊断中广泛应用,但是由于淋巴瘤的诊断不仅基于形态学,也依赖于免疫表型,因此 FNA 无法单独作为诊断淋巴瘤的可靠工具,但近几年 FNA 与免疫组织化学(Immunohistochemistry,IHC)和流式细胞术相结合显著提高了淋巴瘤诊断的准确性。

（2）常规检查:常规检查包括血常规、血清乳酸脱氢酶、心电图、病毒检测和血生化,对于计划进行化疗的育龄期女性患者应进行妊娠试验。当治疗用药中含有蒽环类药物时,推荐进行超声心动图检查。对于接受 CD20 单抗治疗的患者应进行乙型肝炎病毒检测,包括乙型肝炎表面抗原(hepatitis B virus surface antigen,HBsAg)以及乙型肝炎病毒核心抗体(hepatitis B virus core antibody,HBcAb),对于检查结果阳性者应进行 HBV-DNA 定量检测以确定病毒载量,并在后续治疗过程中定期监测。患有脾边缘区淋巴瘤的患者需要进行丙型肝炎病毒检测。对于结外 NK/T 细胞淋巴瘤鼻型患者则应进行 EBV 定量检测,以便评估预后并进行疗效监测。

骨髓活检和 / 或穿刺是必要的治疗前检查项目,而脑脊液检查则在高危患者(存在鼻旁窦、睾丸、硬膜外、骨髓受侵或 HIV 相关淋巴瘤,或结外受累>2 处且有乳酸脱氢酶升高)中推荐进行,若疑有中枢神经系统受侵时,应在脑脊液常规、生化检测的基础上加做脑脊液流式细胞学检测,如淋巴瘤患者脑脊液中存在淋巴瘤细胞、蛋白和 / 或乳酸脱氢酶升高,即可确诊。

颈胸腹盆增强 CT 检查或 PET-CT 均是可供选择的影像学诊断和疗效评价方法,但增强 CT 需要警惕造影剂肾病的风险,因此对于基础肾功能不全的患者,推荐将 PET-CT 作为基线影像学诊断及疗效评价方法。荟萃分析结果表明,PET-CT 对淋巴瘤的疾病分期和治疗后再分期显示出很高的敏感性和特异性,^{18}F- 氟代脱氧葡萄糖(^{18}F-fluorodeoxyglucose,^{18}F-FDG)-PET 对霍奇金淋巴瘤、弥漫大 B 细胞淋巴瘤和滤泡淋巴瘤的诊断几乎普遍呈阳性结果,对大约 90% 的 T 细胞淋巴瘤和结内边缘区淋巴瘤的诊断呈阳性。但是 PET-CT 有其局限性,对于小于 1cm 的病灶不能可靠显示,对结外边缘区淋巴瘤的敏感性也较差。虽然 PET-CT 在淋巴瘤的疗效评价中有着极其重要的作用,但与增强 CT 相比,PET-CT 在淋巴瘤诊断及基线评价中仅改变了 15%~20% 患者的临床分期,其中仅 8% 的患者治疗相应进行了改变。

(3)其他检查:对于淋巴瘤患者疑似胃肠道、咽淋巴环受侵时,可进行消化道内镜检查以获取病变组织明确诊断,对于疑似胃黏膜相关淋巴组织淋巴瘤的患者进行胃镜检查时应常规检测幽门螺杆菌以指导治疗方案。必要时可采用超声内镜检查获得胃肠壁各层次的组织学特征及其周围临近脏器的超声图像,从而准确判断病变浸润深度。

2. 鉴别诊断

(1)与其他疾病鉴别:局部淋巴结肿大应除外淋巴结炎和恶性肿瘤转移。淋巴瘤以发热为主要表现:需要和结核、败血症、结缔组织病、坏死性淋巴结炎、恶性组织细胞病、传染性单核细胞增多症等鉴别。此外,卡斯尔曼病(Castleman disease)和假性淋巴瘤也是需要鉴别的疾病,主要鉴别手段依靠病理检查。

(2)非霍奇金淋巴瘤亚类鉴别:非霍奇金淋巴瘤的分型繁多,但病理上几乎都表现为淋巴结正常结构消失,受侵淋巴结结构不同程度破坏,整个淋巴结呈弥漫性,被不同分化程度的淋巴瘤细胞所代替,有的时候鉴别存在困难。但大多数非霍奇金淋巴瘤的瘤细胞形态基本上为不同分化阶段的淋巴细胞,往往以一种类型的细胞为主,在同一病灶中,由于淋巴细胞分化阶段不同,可以出现不同分化程度的瘤细胞,而正常淋巴细胞在其个体分化、发育、成熟的过程中,不同阶段产生不同的细胞表面分化抗原,所以临床上可以通过免疫组织化学方法来确定肿瘤细胞的来源和类型。常用的免疫组织化学标志包括 TdT、CD2、CD3、CD4、CD8、CD16、CD56、CD19、CD20、CD22 以及存在于 B 细胞和浆细胞表面的标志 CD38、CD79α 等,B 淋巴细胞分化过程及不同分化阶段发生恶性克隆性增殖产生的常见淋巴瘤(小淋巴细胞淋巴瘤 / 慢性淋巴细胞白血病、套细胞淋巴瘤、弥漫大 B 细胞淋巴瘤、滤泡淋巴瘤)的免疫表型有助于淋巴瘤的诊断、鉴别诊断及分类。然而,即使有经验的病理医生在凭借细胞形态和免疫组织化学进行病理诊断时仍会面对一些无法具体分型的淋巴瘤,此时便需要借助分子生物学进一步区分。90% 的淋巴瘤有染色体异常,很多与组织学亚型和免疫表型相关,并在一定程度上与临床诊断、治疗和预后相关。非霍奇金淋巴瘤最常见的染色体易位是 t(14;18)(q32;q21) 和 t(8;14)(q24;q32);90% 的伯基特淋巴瘤有 t(8;14)(q24;q32) 或其变异型易位;85% 的滤泡淋巴瘤有 t(14;18)(q32;q21);伯基特淋巴瘤因 8 号染色体 *MYC* 基因易位导致 *MYC* 基因过度表达、滤泡淋巴瘤中 t(14;18) 导致 *BCL-2* 基因过度表达等,应用聚合酶链式反应(polymerase chain reaction,PCR)检测这些基因,有助于诊断和鉴别诊断。

(六)分期

目前淋巴瘤分期采用 Ann Arbor-Cotswolds 分期系统(见表 21-5),此外,慢性淋巴细胞白血病、胃肠道淋巴瘤、皮肤淋巴瘤有单独的分期。

1. 小淋巴细胞淋巴瘤 / 慢性淋巴细胞白血病分期 小淋巴细胞淋巴瘤采用 Ann-Arbor 分期

系统,慢性淋巴细胞白血病采用 Rai(表 21-8)和 Binet 分期系统(表 21-9)。

表 21-8　慢性淋巴细胞白血病 Rai 分期

分期	临床特征
0 期	淋巴细胞增多,外周血单克隆 B 淋巴细胞计数>5×10⁹/L,且骨髓中淋巴细胞比例>40%
Ⅰ 期	0 期,伴淋巴结增大
Ⅱ 期	0~Ⅰ 期,伴脾肿大或肝肿大或两者均有
Ⅲ 期	0~Ⅱ 期,伴血红蛋白<110g/L 或血细胞比容<33%
Ⅳ 期	0~Ⅲ 期伴血小板计数<100×10⁹/L

表 21-9　慢性淋巴细胞白血病 Binet 分期

分期	临床特征
A 期	单克隆 B 淋巴细胞计数 ≥5×10⁹/L,血红蛋白 ≥100g/L,血小板计数 ≥100×10⁹/L,受累淋巴结区域<3 个*
B 期	单克隆 B 淋巴细胞计数 ≥5×10⁹/L,血红蛋白 ≥100g/L,血小板计数 ≥100×10⁹/L,受累淋巴结区域 ≥3 个*
C 期	单克隆 B 淋巴细胞计数 ≥5×10⁹/L,血红蛋白<100g/L 和 / 或血小板计数<100×10⁹/L,受累淋巴结区域不限

* 最多 5 个淋巴结区域,分别是颈部、腋窝、腹股沟(无论单双侧)、肝和脾。

2. 皮肤淋巴瘤分期　不同类型皮肤淋巴瘤及不同疾病分期预后大不相同,对于蕈样霉菌病(Mycosis fungoides,MF)和塞泽里综合征(Sézary syndrome,SS)的临床分期推荐采用基于皮损范围、淋巴结、内脏和外周血受侵情况的国际皮肤淋巴瘤协会(International Society of Cutaneous Lymphoma,ISCL)/ 欧洲癌症研究与治疗组织(European Organization for Research and Treatment of Cancer,EORTC)的 TNMB 分期系统(表 21-10、表 21-11)。对于除蕈样霉菌病和塞泽里综合征以外的皮肤淋巴瘤,采用一套独立的 ISCL/EORTC TNM 分期系统(表 21-12)。这一分期系统主要用于描述疾病受侵情况,没有指导预后的作用。

表 21-10　蕈样霉菌病和 Sézary 综合征 TNMB 分期

分期	定义
皮肤(T)	
T₁	局限性斑片、丘疹和 / 或斑块,<10% 体表面积
T₂	斑片、丘疹和 / 或斑块,≥10% 体表面积
T₃	一个或更多肿块形成(直径 ≥1cm)
T₄	融合性红斑 ≥80% 体表面积
淋巴结(N)	
N₀	无异常淋巴结;不需要活检
N₁	异常淋巴结;组织病理 Dutch 1 级或 NCI LN 0~2
N₂	异常淋巴结;组织病理 Dutch 2 级或 NCI LN 3
N₃	异常淋巴结;组织病理 Dutch 3~4 级或 NCI LN 4
Nₓ	异常淋巴结;无组织学确认

分期	定义
内脏（M）	
M_0	无内脏器官受侵
M_1	内脏受侵（须有病理学确诊和注明受侵器官）
M_x	内脏不正常；无组织学确认
血液（B）	
B_0	无明显血液受侵：异型细胞（Sézary 细胞）占外周血淋巴细胞比例 $\leq 5\%$
B_1	低负荷血液受侵：异型细胞（Sézary 细胞）占外周血淋巴细胞比例 $>5\%$，但未达到 B2 水平
B_2	高负荷血液受侵：异型细胞（Sézary 细胞）$\geq 1\,000/\mu l$ 或 $CD4^+/CD7^-$ 细胞比例 $\geq 40\%$ 或 $CD4^+/CD26^-$ 细胞比例 $\geq 30\%$

注：Sézary：塞泽里；NCI LN：National Cancer Institute Lymph Node，美国国家癌症研究所淋巴结分类。

表 21-11　蕈样霉菌病和 Sézary 综合征 TNMB 分期

分期	T 分期	N 分期	M 分期	B 分期
ⅠA	1	0	0	0,1
ⅠB	2	0	0	0,1
ⅡA	1,2	1,2	0	0,1
ⅡB	3	0~2	0	0,1
ⅢA	4	0~2	0	0
ⅢB	4	0~2	0	1
ⅣA1	1~4	0~2	0	2
ⅣA2	1~4	3	0	0~2
ⅣB	1~4	0~3	1	0~2

注：Sézary：塞泽里。

表 21-12　除蕈样霉菌病和 Sézary 综合征以外的皮肤淋巴瘤 TNM 分期

分期	定义
T	
T_1	孤立性皮肤病变
T_{1a}	孤立病灶直径 $<5cm$
T_{1b}	孤立病灶直径 $>5cm$
T_2	区域性皮肤病变：多发病灶限于 1 个体区或 2 个毗邻体区
T_{2a}	所有病灶位于直径 $<15cm$ 的圆圈内
T_{2b}	所有病灶位于 $15cm<$ 直径 $<30cm$ 的圆圈内
T_{2c}	所有病灶位于直径 $>30cm$ 的圆圈内
T_3	泛发性皮肤病变
T_{3a}	多发病灶，累及 2 个非毗邻的体区
T_{3b}	多发病灶，累及 ≥ 3 个体区

第 21 章

分期	定义
N	
N_0	无淋巴结受累的临床或病理学依据
N_1	侵犯 1 个外周淋巴结区,该淋巴结为目前或以前皮肤病灶的引流区
N_2	侵犯 2 个或者更多的淋巴结区,或者侵犯以前或目前皮肤病灶非引流淋巴结区
N_3	中央淋巴结受累
M	
M_0	无皮肤外非淋巴结病变证据
M_1	有皮肤外非淋巴结病变

3. 胃肠道淋巴瘤分期(表 21-13)

表 21-13　Lugano 胃肠淋巴瘤分期

分期	定义
I	病变局限于胃肠道,可表现为单个或多个肿物
I_1	侵及黏膜、黏膜下层
I_2	侵及固有肌层、浆膜层
II	病变扩散至腹腔
II_1	局部淋巴结受侵
II_2	远处淋巴结受侵
IIE	病变突破浆膜层侵及邻近器官或组织
IV	结外器官弥漫性受侵或横膈上淋巴结受侵

(七)预后评分

应在初次治疗之前完善预后因素的检查,以更好地制订治疗策略。

1. 侵袭性非霍奇金淋巴瘤预后评分　目前广泛应用的国际预后指数(International Prognostic Index,IPI)是基于 2 031 例侵袭性非霍奇金淋巴瘤患者的多因素回归分析建立的预后模型(表 21-14、表 21-15),年龄调整的 IPI(age adjusted IPI,aaIPI)适合年龄 ≤60 岁的患者(表 21-16、表 21-17)。

表 21-14　国际预后指数

风险因素	0 分	1 分
年龄 / 岁	≤60	>60
ECOG PS	0 或 1	2~4
临床分期	I 或 II	III 或 IV
结外受侵部位数目	<2	≥2
LDH	正常	升高

注:ECOG:Eastern Cooperative Oncology Group,美国东部肿瘤协作组;PS:performance status,体能状态;LDH:lactate dehydrogenase,乳酸脱氢酶。

表 21-15 国际预后指数风险分组与生存

风险分组	评分 / 分	5 年 RFS/%	5 年 OS/%
低危	0 或 1	70	73
低 - 中危	2	50	51
高 - 中危	3	49	43
高危	4 或 5	40	26

注:RFS:relapse-free survival,无复发生存;OS:overall survival,总生存。

表 21-16 年龄调整的国际预后指数

风险因素	0 分	1 分
ECOG PS	0 或 1	2~4
临床分期	Ⅰ 或 Ⅱ	Ⅲ 或 Ⅳ
LDH	正常	升高

注:ECOG:Eastern Cooperative Oncology Group,美国东部肿瘤协作组;PS:performance status,体能状态;LDH:lactate dehydrogenase,乳酸脱氢酶。

表 21-17 年龄调整的国际预后指数风险分组与生存

风险分组	评分 / 分	5 年 RFS/%	5 年 OS/%
低危	0	86	83
低 - 中危	1	66	69
高 - 中危	2	53	46
高危	3	58	32

注:RFS:relapse-free survival,无复发生存;OS,overall survival,总生存。

2. **滤泡淋巴瘤预后评分** 滤泡淋巴瘤国际预后指数(follicular lymphoma international prognostic index,FLIPI)有 FLIPI1(表 21-18、表 21-19)和 FLIPI2(表 21-20、表 21-21)两个评分系统,其中 FLIPI1 是回顾性分析利妥昔单抗上市前患者的生存情况得出的,FLIPI2 是前瞻性研究应用利妥昔单抗治疗后患者的生存情况得出的。

表 21-18 FLIPI1

风险因素	0 分	1 分
年龄 / 岁	<60	≥60
血红蛋白水平 / (g·L^{-1})	≥120	<120
临床分期	Ⅰ 或 Ⅱ	Ⅲ 或 Ⅳ
受侵淋巴结数目	<5	≥5
LDH	正常	升高

注:FLIPI1:follicular lymphoma international prognostic index 1,滤泡淋巴瘤国际预后指数 1;LDH:lactate dehydrogenase,乳酸脱氢酶。

表 21-19　FLIPI1 的风险分组与生存

风险分组	评分	患者比例 /%	5 年 OS/%	10 年 OS/%
低危	0 或 1	36	90.6	70.7
中危	2	37	77.6	50.9
高危	3~5	27	52.5	35.5

注:FLIPI1:follicular lymphoma international prognostic index 1,滤泡淋巴瘤国际预后指数 1;OS:overall survival,总生存。

表 21-20　FLIPI2

风险因素	0 分	1 分
年龄 / 岁	<60	≥60
血红蛋白水平 /(g·L⁻¹)	≥120	<120
淋巴结最长径 /cm	≤6	>6
β2 微球蛋白	正常	升高
骨髓	未受侵	受侵

注:FLIPI2:follicular lymphoma international prognostic index 2,滤泡淋巴瘤国际预后指数 2。

表 21-21　FLIPI2 的风险分组与生存率

风险分组	评分	5 年 PFS/%	5 年 OS/%
低危	0	79.5	98.0
中危	1 或 2	51.2	88.0
高危	3~5	18.8	77.0

注:FLIPI2:follicular lymphoma international prognostic index 2,滤泡淋巴瘤国际预后指数 2;PFS:progression-free survival,无进展生存;OS:overall survival,总生存。

3. **套细胞淋巴瘤预后评分**　相比国际预后指数,套细胞淋巴瘤国际预后指数(mantle cell lymphoma international prognostic index,MIPI)对于套细胞淋巴瘤预后的预测效果优于国际预后指数(表 21-22 和表 21-23)。

表 21-22　套细胞淋巴瘤国际预后指数

分值	年龄 / 岁	ECOG PS	LDH 值 / 正常值	WBC(×10⁹/L)
0	<50	0~1	<0.67	<6.700
1	50~59	–	0.67~0.99	6.700~9.999
2	60~69	2~4	1.0~1.49	10.000~14.999
3	≥70	–	≥1.5	≥15

注:ECOG:Eastern Cooperative Oncology Group,美国东部肿瘤协作组;PS:performance status,体能状态;LDH:lactate dehydrogenase,乳酸脱氢酶;WBC:white blood cell,白细胞。

表 21-23　套细胞淋巴瘤国际预后指数的风险分组与生存

风险分组	评分 / 分	中位 OS/ 个月
低危	0~3	未达到
中危	4~5	51
高危	6~11	29

注：OS：overall survival，总生存。

4. **外周 T 细胞淋巴瘤非特指型预后评分**　外周 T 细胞淋巴瘤非特指型预后指数（prognostic index for peripheral T-cell lymphoma，not otherwise specified，PIT）是应用最广泛的外周 T 细胞淋巴瘤非特指型预后评分系统（表 21-24），相应生存情况见表 21-25。

表 21-24　外周 T 细胞淋巴瘤非特指型预后指数

风险因素	0 分	1 分
年龄 / 岁	≤60	>60
骨髓受侵	无	有
ECOG PS	0 或 1	2~4
LDH	正常	升高

注：ECOG：Eastern Cooperative Oncology Group，美国东部肿瘤协作组；PS：performance status，体能状态；LDH：lactate dehydrogenase，乳酸脱氢酶。

表 21-25　外周 T 细胞淋巴瘤非特指型预后指数风险分组及生存

评分	5 年 OS/%	10 年 OS/%
0	62.3	54.9
1	52.9	38.8
2	32.9	18.0
3~4	18.3	12.6

注：OS：overall survival，总生存。

二、弥漫大 B 细胞淋巴瘤

（一）概述

弥漫大 B 细胞淋巴瘤（diffuse large B-cell lymphoma，DLBCL）是最常见的淋巴瘤亚型，临床表现多样，多表现为无痛性淋巴结肿大，但淋巴结外病变比例达 40%~60%，约 1/3 的患者伴有 B 症状，半数以上患者乳酸脱氢酶升高。中国医学科学院肿瘤医院 2005—2018 年诊断的 1 084 例 DLBCL 患者的中位年龄为 54 岁（范围：12~91 岁），2004—2017 年美国 SEER 数据库中 DLBCL 患者的中位年龄为 63 岁（范围：12~96 岁）。中国医学科学院肿瘤医院和 SEER 数据库患者的年龄均呈左偏态分布。≤60 岁的 DLBCL 患者在中国医学科学院肿瘤医院的比例为 65.68%，在 SEER 数据库的比例为 45.13%（P<0.001）。弥漫大 B 细胞淋巴瘤的主要病理特征是大的、弥漫性生长的异常淋巴样细胞增生，淋巴结结构基本被破坏。弥漫大 B 细胞淋巴瘤明确诊断后，需要进行分期，此外，可选择 Han's 模型或 Choi 模型分析肿瘤细胞起源，必要时增加 Bcl-2、Bcl-6、

C-myc 的免疫组织化学或荧光原位杂交(fluorescence in situ hybridization,FISH)检测,有助于判断预后和选择方案。

(二) 治疗

弥漫大 B 细胞淋巴瘤的治疗模式是以内科治疗为主的多学科综合治疗。内科治疗主要包括化疗、免疫治疗和细胞治疗,治疗策略应综合考虑年龄、IPI 评分、疾病分期、病理分子亚型等因素制订。弥漫大 B 细胞淋巴瘤的治疗包括 Ⅰ~Ⅱ 期患者的治疗、Ⅲ~Ⅳ 期患者的治疗和复发难治患者的治疗。对高肿瘤负荷患者,可以在标准剂量化疗开始前给予一个小剂量的诱导化疗,药物包括泼尼松±长春新碱,以避免肿瘤溶解综合征的发生。对乙型肝炎病毒(hepatitis B virus,HBV)携带或感染患者,应密切监测外周血 HBV-DNA 拷贝数,并选择适当的抗病毒治疗。对于 HBsAg 阳性并接受治疗的弥漫大 B 细胞淋巴瘤患者推荐采用恩替卡韦进行预防性抗病毒治疗;对于 HBsAg 阴性但 HBcAb 阳性的患者,抗病毒预防性治疗同样为首选方法。然而,若这些患者同时伴有高水平 HBsAb,可对其进行病毒载量连续监测,在病毒载量增加时给予前驱性抗病毒治疗。在治疗期间应当每个月对病毒载量进行检测,治疗结束后推荐每 3 个月进行一次病毒载量检测,建议至少持续到抗肿瘤治疗结束后 12 个月。对于特殊类型弥漫大 B 细胞淋巴瘤的治疗,我们将着重讨论原发中枢神经系统弥漫大 B 细胞淋巴瘤和原发纵隔大 B 细胞淋巴瘤,原发睾丸弥漫大 B 细胞淋巴瘤以及双打击或三打击弥漫大 B 细胞淋巴瘤。

1. Ⅰ~Ⅱ 期弥漫大 B 细胞淋巴瘤的治疗　Ⅰ~Ⅱ 期弥漫大 B 细胞淋巴瘤患者治疗的主要的问题集中在化疗的最佳周期数以及是否给予患者放疗。美国西南肿瘤协作组(Southwest Oncology Group,SWOG)0014 研究报道了 3 周期 R-CHOP 方案化疗联合受累野放疗(involved field radiotherapy,IFRT)的治疗结果,4 年无进展生存(progression-free survival,PFS)率为 88%,4 年总生存(overall survival,OS)率为 92%。MInT 研究结果显示,对于小于 60 岁的低危弥漫大 B 细胞淋巴瘤患者,6 周期 R-CHOP 方案与 6 周期 CHOP 方案相比可以显著提高患者的总生存率和无事件生存(event-free survival,EFS)率。这些研究中的大多数患者都是 Ⅰ~Ⅱ 期,对于肿块>7.5cm 以及结外病变的患者进行了受累野方案。虽然没有随机对照临床研究证明放疗在利妥昔单抗时代的作用,但是有一项回顾性研究发现对于已经接受 6~8 周期 R-CHOP 方案后完全缓解的患者,放疗可以改善患者总生存及无进展生存。因此,对于 Ⅰ~Ⅱ 期低危患者,预计放疗带来的毒性较小,可以 3~4 周期 R-CHOP 方案化疗序贯放疗,预估有潜在放疗风险或并发症(如严重口干、第二原发癌或心脏毒性)的患者,6 周期 R-CHOP 方案治疗更为适宜,对于有大肿块或结外受侵的患者,可选择 6 周期 R-CHOP 方案化疗联合或不联合方案。

2. Ⅲ~Ⅳ 期弥漫大 B 细胞淋巴瘤的治疗　推荐将 6~8 周期 R-CHOP 方案作为 Ⅲ~Ⅳ 期弥漫大 B 细胞淋巴瘤患者的初始治疗方案。虽然利妥昔单抗时代改变了治疗格局和患者整体预后,但是高危患者 R-CHOP 方案治疗的 5 年生存率仅为 50%~55%,研究者们试图通过优化利妥昔单抗给药方式、强化化疗方案、自体造血干细胞移植及新药研发等途径改善患者预后。

(1)优化利妥昔单抗给药方式:自利妥昔单抗地位巩固后,研究者们希望通过优化利妥昔单抗的给药方式来改善患者(特别是老年患者)的预后,优化方案主要是通过改变利妥昔单抗给药浓度和频率来实现的。两项 3 期随机对照研究比较了 R-CHOP-14 和 R-CHOP-21 在弥漫大 B 细胞淋巴瘤患者中的疗效,研究结果显示两种方案的疗效无显著差异。因此,R-CHOP-21 是 Ⅲ~Ⅳ 期弥漫大 B 细胞淋巴瘤患者治疗的标准方案。在既往临床研究中,老年男性弥漫大 B

细胞淋巴瘤患者的血液中利妥昔单抗浓度明显低于老年女性患者,且预后更差。2 期临床研究 SEXIE-R-CHOP-14 结果显示,当提高利妥昔单抗剂量为 500mg/m^2 时,男性弥漫大 B 细胞淋巴瘤患者的疗效优于历史对照组中接受利妥昔单抗剂量为 375mg/m^2 时患者疗效。

(2)强化化疗方案:癌症和白血病 B 组(The Cancer and Leukemia Group B,CALGB)50303 研究在初治的弥漫大 B 细胞淋巴瘤患者中对比了 DA-EPOCH-R(剂量调整的依托泊苷、泼尼松、长春新碱、环磷酰胺、多柔比星、利妥昔单抗)方案和 R-CHOP 方案的疗效。研究结果显示,两种方案的疗效相似,且 R-CHOP 方案的安全性和耐受性更好。

(3)自体造血干细胞移植:多项研究评价了自体造血干细胞移植(autologous stem cell transplant,ASCT)作为一线治疗后巩固治疗的疗效,结果显示,自体造血干细胞移植未改善患者的预后。虽然对于高危患者,自体造血干细胞移植与含利妥昔单抗的化疗方案相比可提高治疗效果,但这是基于回顾性小样本研究得出的结论。因此,自体造血干细胞移植作为弥漫大 B 细胞淋巴瘤一线治疗后的巩固治疗手段是存在争议的,目前在临床中不常规应用。

(4)新药在一线治疗中的探索:多项研究评价了 R-CHOP 方案联合新药(如伊布替尼、来那度胺、贝伐珠单抗、硼替佐米等)作为初始治疗方案(R-CHOP+X)治疗弥漫大 B 细胞淋巴瘤的疗效,研究结果显示,R-CHOP+X 方案和 R-CHOP 方案相比没有进一步提高治疗效果。PHOENIX 研究的亚组分析结果显示,伊布替尼联合 R-CHOP 方案与 R-CHOP 方案相比,改善了年龄小于 60 岁患者的无事件生存和总生存,改善了 MYC/BCL2 双表达患者的无事件生存,但这是基于亚组分析得到的结果,需要谨慎对待。

3. 复发难治性弥漫大 B 细胞淋巴瘤患者的治疗　复发难治性弥漫大 B 细胞淋巴瘤患者的治疗选择需要考虑既往治疗、患者年龄及合并疾病等。首先推荐患者参加合适的临床试验,若无合适的临床试验,治疗要根据患者是否可以行自体造血干细胞移植进行分层治疗。

(1)符合自体造血干细胞移植条件的复发难治性弥漫大 B 细胞淋巴瘤患者的治疗:符合自体造血干细胞移植条件的复发难治性弥漫大 B 细胞淋巴瘤患者,可以先接受二线解救化疗方案联合或不联合利妥昔单抗,化疗方案包括 DHAP(地塞米松、高剂量阿糖胞苷、顺铂)方案、DHAX (地塞米松、阿糖胞苷、奥沙利铂)方案、ESHAP(依托泊苷、甲泼尼龙、高剂量阿糖胞苷、顺铂)方案、GDP(吉西他滨、顺铂、地塞米松)方案、GemOx(吉西他滨、奥沙利铂)方案、ICE(异环磷酰胺、卡铂、依托泊苷)方案和 MINE(美司那、异环磷酰胺、米托蒽醌、依托泊苷)方案等。解救化疗达到完全缓解或部分缓解的患者,可进行高剂量化疗联合自体造血干细胞移植联合或不联合放疗,或参加临床试验;对于存在持续骨髓受侵或自体造血干细胞动员失败的患者可考虑异基因造血干细胞移植;对于解救化疗仅达部分缓解的患者也可进行 CD-19 嵌合抗原受体 T 细胞(chimeric antigen receptor T cell,CAR-T)治疗。2021 年 6 月 22 日中国国家药品监督管理局(Naitional Medical Products Administration,NMPA)批准首个 CAR-T 产品阿基仑赛注射液用于治疗二线或以上系统性治疗后复发或难治性大 B 细胞淋巴瘤成人患者,包括弥漫性大 B 细胞淋巴瘤非特指型、原发性纵隔 B 细胞淋巴瘤、高级别 B 细胞淋巴瘤和滤泡淋巴瘤转化的弥漫大 B 细胞淋巴瘤患者。解救治疗未达完全缓解或部分缓解的患者,可考虑参加临床试验、接受 CAR-T 治疗、接受其他药物(包括未使用的其他二线解救化疗方案、布鲁顿酪氨酸激酶抑制剂或来那度胺)联合或不联合利妥昔单抗、最佳支持治疗或姑息性放疗。

(2)不符合自体造血干细胞移植条件的复发难治性弥漫大 B 细胞淋巴瘤患者的治疗:不符

合自体造血干细胞移植条件的复发难治性弥漫大 B 细胞淋巴瘤患者首选参加临床试验,如无合适的临床试验可以给予二线解救方案治疗、姑息性放疗或最佳支持治疗。二线解救方案包括 GemOx 方案、CEPP(环磷酰胺、依托泊苷、泼尼松、达卡巴嗪)方案、CEOP(环磷酰胺、依托泊苷、长春新碱、泼尼松)方案、DA-EPOCH 方案、GDP 方案、吉西他滨联合长春瑞滨方案、布鲁顿酪氨酸激酶抑制剂、来那度胺或苯达莫司汀等,上述方案可联合或不联合利妥昔单抗。对于 CD30 阳性的弥漫大 B 细胞淋巴瘤患者,可选择维布妥昔单抗治疗。二线治疗后达到完全缓解的患者进入随访期(见随访部分),未达到完全缓解的患者可考虑参加临床试验、接受 CAR-T 治疗、更换其他药物、最佳支持治疗或姑息性放疗。

4. 特殊类型弥漫大 B 细胞淋巴瘤

(1)原发中枢神经系统弥漫大 B 细胞淋巴瘤:见第 32 章第 1 节。

(2)原发纵隔大 B 细胞淋巴瘤:原发纵隔大 B 细胞淋巴瘤多见于年轻的成年人,中位发病年龄 35 岁左右,常因前纵隔大肿块出现上腔静脉压迫综合征、心包积液和胸腔积液等症状。可选择的化疗方案包括 R-CHOP、DA-EPOCH-R(剂量调整的依托泊苷、泼尼松、长春新碱、环磷酰胺、表柔霉素、利妥昔单抗)、R-CHOP 续贯 R-ICE、VACOP-B(依托泊苷、多柔比星、环磷酰胺、长春新碱、泼尼松、博来霉素)或 MACOP-B(甲氨蝶呤、多柔比星、环磷酰胺、长春新碱、泼尼松、博来霉素)等,化疗后可以考虑序贯巩固放疗,但 PET-CT 阴性和无大肿块的患者可以不考虑放疗。采用 CT 评价常可见残存肿物影,无法鉴别是否为肿瘤残存,推荐化疗结束时采用 PET-CT 评价。对于年轻患者,治疗后经 PET-CT 或活检证实未达完全缓解患者,可以考虑强化治疗后序贯自体造血干细胞移植。

(3)原发睾丸弥漫大 B 细胞淋巴瘤:原发睾丸淋巴瘤占所有淋巴瘤的 1%~2%,弥漫大 B 细胞淋巴瘤是原发睾丸淋巴瘤中最常见的类型。原发睾丸弥漫大 B 细胞淋巴瘤多见于老年患者,临床上常表现为睾丸无痛性进行性增大的肿块。原发睾丸淋巴瘤侵袭性强,对侧睾丸及中枢神经系统是最常见的受侵复发部位。因此,针对该疾病需要局部治疗(患侧睾丸切除)+ 全身系统化疗(6 周期 R-CHOP 方案化疗)+ 预防对侧睾丸和中枢神经系统受侵。一线化疗后对侧睾丸切除或放疗可以降低对侧睾丸受侵风险。鞘内注射不能降低中枢神经系统受侵风险,推荐静脉给予高剂量甲氨蝶呤或阿糖胞苷预防中枢神经系统受侵。对于复发难治性原发纵隔大 B 细胞淋巴瘤患者,鼓励参加合适的临床试验,无合适临床试验的情况下,可根据复发范围选择放疗、更换二线治疗方案、CAR-T 治疗或程序性死亡受体 1(programmed cell death protein 1,PD-1)单抗治疗(见复发难治性弥漫大 B 细胞淋巴瘤患者的治疗)。纵隔大 B 细胞淋巴瘤由于程序性死亡配体 1(programmed death-ligand 1,PD-L1)表达水平较高,PD-1 单抗帕博利珠单抗治疗 74 例复发难治纵隔大 B 细胞淋巴瘤患者的客观缓解率为 46%,完全缓解率为 19%。2018 年 6 月 15 日美国 FDA 批准帕博利珠单抗用于治疗复发难治性原发纵隔大 B 细胞淋巴瘤的成人和儿童患者。另外一项 2 期临床试验结果显示,国产的 PD-1 单抗杰诺单抗(geptanolimab)也在复发难治性原发纵隔大 B 细胞淋巴瘤患者表现了良好的活性和安全性,客观缓解率为 64%。

(4)双打击或三打击弥漫大 B 细胞淋巴瘤:《世界卫生组织造血和淋巴组织肿瘤分类(2017 年修订版)》将双打击或三打击淋巴瘤定义为具有 *MYC* 和 *BCL2* 和 / 或 *BCL6* 重排的一组高级别 B 细胞肿瘤,对于这些患者,传统 R-CHOP 方案治疗的预后较差。Howlett 等比较 R-CHOP 方案、R-EPOCH(利妥昔单抗、依托泊苷、阿霉素、环磷酰胺、长春新碱 + 泼尼松)方案和剂量强化（dose-intensive，DI）［R-Hyper-CVAD（利妥昔单抗、环磷酰胺、长春新碱、阿霉素、地塞米松）/
R-MC（利妥昔单抗、甲氨蝶呤、阿糖胞苷）或 R-CODOX-M/IVAC（利妥昔单抗、环磷酰胺、阿霉
素、长春新碱、甲氨蝶呤与异环磷酰胺、依托泊苷、高剂量阿糖胞苷方案交替）］方案治疗双打击淋
巴瘤的疗效，结果显示 R-CHOP（n=180）、R-EPOCH（n=91）和 DI（n=123）组中位无进展生存期分
别为 12.1 个月、22.2 个月和 18.9 个月。一线采用 R-EPOCH 方案较 R-CHOP 方案可以显著降低
疾病进展风险。一项在 MYC 重排的侵袭性 B 细胞淋巴瘤患者中进行的 Ⅱ 期临床试验的初步结
果显示，DA-EPOCH-R 方案 48 个月的无事件生存率和总生存率分别为 71% 和 77%。双打击或
三打击淋巴瘤患者推荐进行中枢预防，但一线治疗后是否进行造血干细胞移植存在争议。

5. 弥漫大 B 细胞淋巴瘤患者治疗后的随访　若患者治疗结束后疗效评价为完全缓解，则进
入随访阶段，此后 2 年内每 3 个月复查 1 次，第 3~5 年每 6 个月复查 1 次，5 年后每年复查 1 次，
终身随访。当临床出现可疑复发征象时应立即检查，对于新出现的且临床高度怀疑为淋巴瘤的
病灶应尽量进行活检，明确病理诊断。

三、滤泡淋巴瘤

（一）流行病学

滤泡淋巴瘤（follicular lymphoma，FL）在欧美国家为第二常见淋巴瘤，占非霍奇金淋巴瘤的
22%。我国滤泡淋巴瘤发病率低于欧美国家，占中国非霍奇金淋巴瘤的 2.5%~6.6%。滤泡淋巴
瘤为惰性淋巴瘤，多见于老年人，中位发病年龄 58 岁，主要表现为淋巴结肿大，也可累及结外脏
器，初诊时 Ⅲ~Ⅳ 期患者多见。约 15% 的患者可以转化为弥漫大 B 细胞淋巴瘤，每年的转化率
为 2%~3%。

（二）病因学

滤泡淋巴瘤的病因尚不明确。有研究表明滤泡淋巴瘤的发生与吸烟、体质过敏、干燥综合
征等因素存在相关性。家族血液肿瘤病史可增加滤泡淋巴瘤的发病风险；基因遗传学异常是本
病重要因素，包括 t（14；18）易位及 B 细胞抗原受体（B-cell antigen receptor，BCR）信号通路异
常等。

（三）病理学

滤泡淋巴瘤是小 B 细胞淋巴瘤，起源于生发中心 B 细胞。肿瘤细胞形态似生发中心细胞
样 B 细胞，细胞单一，体积小到中等，胞质少，核不规则，呈多角形或有裂核，核仁不明显；部分肿
瘤细胞似中心母细胞样 B 细胞，细胞体积大、胞质少，核呈卵圆形、无裂、可见 1~3 个核仁、邻近
核膜。

1. 组织学　滤泡淋巴瘤常呈结节状生长，套区变窄或消失，生发中心扩大或融合，生发中心
内细胞较单一，无明暗区分布，星空样的巨噬细胞减少或消失。随着肿瘤进展，肿瘤细胞增生融
合成片或弥漫性生长。

2. 免疫组织化学　滤泡淋巴瘤表达一个或多个 B 细胞标记，包括 CD19$^+$、CD20$^+$、CD22$^+$、
CD79a$^+$ 和 PAX5$^+$；该肿瘤起源于生发中心 B 细胞，因此也表达 CD10 和 BCL6，不表达 MUM1；
CD5$^-$、CyclinD1$^-$ 和 CD23$^-$ 可以除外套细胞淋巴瘤与慢性淋巴细胞白血病/小淋巴细胞淋巴瘤；
CD21 和 CD23 可显示滤泡树突网络结构增生、不规则扩大或融合成片。肿瘤细胞表达 BCL2，
可以用来鉴别淋巴结反应性增生。

3. **遗传学** 滤泡淋巴瘤特征性的遗传学改变包括 t(14;18)(q32;q21)易位及 BCR 信号通路异常等。t(14;18)可引起 BCL2 蛋白过表达,抑制肿瘤凋亡;然而,仅有 t(14;18)异常不足以诱发淋巴瘤形成,还需要其他遗传学异常共同发挥作用,包括 *MLL2*、*EPHA7*、*TNFRSF14*、*BCL6*、*CREBBP*、*EZH2* 等。

《世界卫生组织造血和淋巴组织肿瘤分类(2016年版)》对滤泡淋巴瘤做了一些调整,提出"原位滤泡肿瘤""儿童型滤泡淋巴瘤""十二指肠滤泡淋巴瘤"及"伴干扰素调节因子4(interferon regulatory factor 4,*IRF4*)基因重排的大 B 细胞淋巴瘤",这几类亚型预后均较好。

(四)临床表现

滤泡淋巴瘤临床表现多无特异性,常见表现如下。

1. **全身症状** 可有发热、体重减轻、盗汗等 B 症状,亦可出现乏力、食欲减退等。

2. **淋巴结肿大** 多表现为无痛性淋巴结肿大。最常侵及的部位是颈部淋巴结,其次为腹股沟区和腋下淋巴结,亦可侵及扁桃体、脾、骨髓、皮肤、软组织、胃肠道等。

3. **淋巴结外受侵及压迫症状** 肿瘤体积较大时可能出现受侵器官压迫相应的症状及体征。骨髓受侵发生率约 50%,其他结外受侵少见。滤泡淋巴瘤可发生大细胞转化,如淋巴结增大速度突然加快、出现明显的 B 症状或乳酸脱氢酶明显升高时须注意发生病理类型转化的可能。

(五)诊断

滤泡淋巴瘤病理准确诊断是治疗的前提,首选淋巴结切除/切取活检,一般不建议穿刺活检;在病理组织形态学基础上需做相应的免疫组织化学检测和/或基因检测以协助诊断。

颈胸腹盆增强 CT、全身 PET-CT 及骨髓穿刺活检等临床检查常可用于明确临床分期、评价疗效及预后;血液学检查包括全血细胞分析、肝肾功能、乳酸脱氢酶及 β2 微球蛋白等,用于器官功能评估及国际预后指数评分;其他检查包括心电图、超声心动图等评估心脏功能;对于需要利妥昔单抗等免疫治疗的患者,还需检查乙型肝炎病毒、丙型肝炎病毒、人类免疫缺陷病毒等,以预防治疗时机体免疫功能受到抑制而导致的病毒激活。

(六)治疗

1. **滤泡淋巴瘤患者的初始治疗** 这里主要对 Ⅰ 级和 Ⅱ 级滤泡淋巴瘤的初始治疗进行讨论,ⅢA 级滤泡淋巴瘤的治疗原则存在争议,ⅢB 级滤泡淋巴瘤的治疗参照弥漫大 B 细胞淋巴瘤的治疗原则进行。Ⅰ~Ⅱ期滤泡淋巴瘤患者的初始治疗主要选择受累部位放疗,对于有不良预后因素的患者可选择 CD20 单抗联合化疗联合或不联合放疗的方式,部分患者可选择观察等待。Ⅲ~Ⅳ期滤泡淋巴瘤患者治疗选择包括观察等待、单药治疗以及多药联合治疗等,在选择化疗方案的时候须考虑患者年龄、合并症以及治疗意愿等。

(1)受累部位放疗:受累部位放疗(involved site radiotherapy,ISRT)是目前 Ⅰ~Ⅱ期滤泡淋巴瘤患者的标准治疗,放疗推荐剂量为 24~30Gy。斯坦福大学回顾性分析 177 例初治的 Ⅰ~Ⅱ期滤泡淋巴瘤患者,采用单纯放疗,5 年、10 年、15 年和 20 年的总生存率分别为 82%、64%、44% 和 35%。对于无症状、不适合放化疗的滤泡淋巴瘤患者可选择局部手术切除。

(2)放疗联合系统治疗:约 50% 的 Ⅰ~Ⅱ期滤泡淋巴瘤患者出现放射野外复发。多项回顾性研究结果显示放疗联合系统治疗(利妥昔单抗、利妥昔单抗联合化疗或单纯化疗)较单纯放疗可提高无进展生存率,但对总生存无改善。对于肿块较大(≥7cm)、受累淋巴结位置相隔较远、预计放疗对正常组织损伤过大的 Ⅰ~Ⅱ期滤泡淋巴瘤患者可首选利妥昔单抗 ± 化疗 ± 放疗。

（3）观察等待：滤泡淋巴瘤呈惰性临床过程，多项临床研究结果显示，Ⅲ~Ⅳ期滤泡淋巴瘤患者诊断后立即开始治疗并不改善预后，对于符合 d-Etude des 滤泡淋巴瘤研究组（Groupe d-Etude des Lymphomes Folliculaires，GELF）低肿瘤负荷标准（表 21-26）的患者，可选择观察等待、密切随访。对于某些局部淋巴结病灶切除后的患者，也可观察等待、密切随访。对于部分 Ⅰ~Ⅱ期滤泡淋巴瘤患者，如滤泡淋巴瘤国际预后指数评分 0~1 分、不伴有大肿块等因素，可采用观察等待的方式。

表 21-26　GELF 标准

符合以下任一条者视为高肿瘤负荷
(1) 任何结内或结外受侵病变最大径 >7cm
(2) 受累淋巴结区 ≥3 个，且直径 ≥3cm
(3) B 症状
(4) 脾肿大
(5) 胸腔积液或腹水
(6) 白细胞 $<1.0 \times 10^9$/L 和 / 或血小板计数 $<100 \times 10^9$/L
(7) 白血病样表现（外周血肿瘤细胞 $>5.0 \times 10^9$/L）

注：GELF：Groupe d-Etude des Lymphomes Folliculairesd-Etude，d-Etude des 滤泡淋巴瘤研究组。

（4）单药治疗：对于老年患者、体能状态差无法耐受较强化疗或预后较好的滤泡淋巴瘤患者可选择单药治疗，主要包括烷化剂、嘌呤类似物和 CD20 单抗等药物。

1）烷化剂：苯丁酸氮芥、环磷酰胺是治疗滤泡淋巴瘤的有效药物，烷化剂单药一线治疗的完全缓解率为 64%，但缓解期短。苯达莫司汀单药治疗复发的低度恶性非霍奇金淋巴瘤患者的客观缓解率与完全缓解率分别为 73% 和 11%，中位持续缓解时间为 16 个月，中位生存时间为 36 个月，主要毒性表现为骨髓抑制、感染、胃肠道反应及变态反应等。

2）嘌呤类似物：一项随机对照Ⅲ期临床试验共入组 381 例初治的晚期低度恶性非霍奇金淋巴瘤患者，随机给予氟达拉滨单药或 CVP（环磷酰胺、长春新碱、泼尼松）方案，研究结果显示，两组完全缓解率分别为 38.6% 和 15.0%，但两组的中位无进展生存期及总生存期无显著差异，3/4 级中性粒细胞减少在氟达拉滨组更常见，但感染发生率未显著增加。

3）CD20 单抗：虽然观察和等待是低肿瘤负荷、无症状Ⅲ~Ⅳ期滤泡淋巴瘤患者的首选治疗策略，但是由于利妥昔单抗良好的疗效和耐受性，它也成为治疗选择之一。Ardeshna 等的一项国际多中心开放性随机对照Ⅲ期临床试验结果显示，3 年无须治疗的患者在利妥昔单抗治疗组和观察等待组分别为 88% 和 46%。奥妥珠单抗（obinutuzumab）是 Fc 段经过修饰的Ⅱ型 CD20 单抗，与利妥昔单抗相比，奥妥珠单抗补体依赖的细胞毒性效应（complement dependent cytotoxicity，CDC）弱，但是抗体依赖细胞介导的细胞毒性作用（antibody-dependent cell-mediated cytotoxicity，ADCC）及抗体依赖性细胞吞噬作用（antibody-dependent cellular phagocytosis，ADCP）效应更强，并且具有更强的直接 B 细胞杀伤效应。

（5）联合治疗：对于有治疗指征的Ⅱ期伴有大肿块、Ⅲ~Ⅳ期滤泡淋巴瘤患者，初始治疗一般选择联合治疗方案，可选择 R-CHOP、R-CVP、BR（苯达莫司汀、利妥昔单抗）、R2（利妥昔单抗、来那度胺）等方案。FOLL05 研究结果显示，R-CHOP 方案 3 年的治疗失败率和无进展生存率要优于 R-CVP 方案。StiL NHL1 及 BRIGHT 研究结果均显示，BR 方案在无进展生存率方案优于 R-CHOP 方案,但长期随访结果显示,BR 方案和 R-CHOP 方案的总生存率无显著差异。RELEVANCE 研究结果显示,R2 方案和 R-CHOP 方案疗效相似。GALLIUM 研究对比了利妥昔单抗联合化疗方案与奥妥珠单抗联合化疗方案在初治 CD20 阳性滤泡淋巴瘤患者中的疗效,结果显示,与利妥昔单抗联合化疗方案相比,奥妥珠单抗联合化疗方案提高了滤泡淋巴瘤患者的 3 年无进展生存率(80.0% vs. 73.3%,P=0.001),奥妥珠单抗联合多药联合化疗方案是一线治疗选择之一。2021 年 6 月 3 日,NMPA 批准奥妥珠单抗联合化疗用于初治的 Ⅱ 期伴有巨大肿块、Ⅲ 期或 Ⅳ 期滤泡淋巴瘤成人患者的治疗,达到至少部分缓解的患者随后进行奥妥珠单抗单药维持治疗。

2. **复发难治性滤泡淋巴瘤患者的治疗** 复发难治性滤泡淋巴瘤患者治疗方案的选择是非常个体化的,需要综合多种因素,包括患者年龄、合并症、既往治疗情况及是否进行了巩固治疗(如造血干细胞移植)等。可选择的治疗方案包括:利妥昔单抗或奥妥珠单抗联合或不联合 CHOP、CVP、苯达莫司汀、来那度胺等方案,放射免疫治疗也是可选方案之一。对于特定患者,可选用奥妥珠单抗或来那度胺单药治疗。PI3K 抑制剂推荐用于二线治疗以后进展的滤泡淋巴瘤患者的治疗。

(1)放射免疫治疗:放射免疫治疗是将放射性核素与单克隆抗体偶联在一起,主要用于治疗复发或利妥昔单抗耐药的滤泡淋巴瘤。放射免疫治疗具有延迟性骨髓抑制毒性,治疗时需考虑患者的骨髓功能。替伊莫单抗(^{90}Y-ibritumomab-tiuxetan,^{90}YIT)是 CD20 单抗与 ^{90}Y 偶联的药物,一项 3 期临床试验入组了 143 例复发难治低级别滤泡淋巴瘤及转化的淋巴瘤患者,替伊莫单抗治疗的客观缓解率和完全缓解率分别为 80% 和 30%,而利妥昔单抗单药组的客观缓解率和完全缓解率仅分别为 56% 和 16%,中位随访 44 个月,两组的疾病进展时间(time to progression,TTP)分别为 17 个月和 11 个月。

(2)来那度胺:来那度胺单药治疗复发难治性滤泡淋巴瘤的有效率较低,一项临床研究结果显示,来那度胺联合利妥昔单抗治疗复发性滤泡淋巴瘤患者的客观缓解率和完全缓解率分别为 76% 和 39%,而来那度胺单药的客观缓解率和完全缓解率仅分别为 53% 和 20%。

(3)PI3K 抑制剂:PI3K 抑制剂艾代拉利司(idelalisib)、copanlisib 和 duvelisib 在滤泡淋巴瘤患者中显示出一定疗效。研究结果显示,PI3K 抑制剂治疗既往 2 线治疗失败后复发难治性滤泡淋巴瘤的客观缓解率为 42%~59%,完全缓解率为 1.2%~14%。常见的 3 级及 3 级以上不良反应包括中性粒细胞减少、血小板减少和腹泻等。

(4)高剂量化疗联合自体造血干细胞移植:高剂量化疗联合自体造血干细胞移植(high dose therapy and autologous hematopoietic stem cell transplantation,HDT/ASCT)可以延长复发难治性滤泡淋巴瘤患者的无进展生存期。CUP 研究入组了 89 例复发难治滤泡性淋巴瘤患者,随机分为 3 周期 CHOP 方案化疗组、未净化的自体造血干细胞移植组及净化的自体造血干细胞移植组,三组 2 年无进展生存率分别为 26%、58% 和 55%(P=0.003 7),4 年总生存率分别为 46%、71% 和 77%(P=0.79)。

(5)异基因造血干细胞移植:异基因造血干细胞移植(allogeneic hematopoietic stem cell transplantation,allo-SCT)的移植相关死亡率高,常常抵消了移植本身带来的生存获益,结果与 HDT/ASCT 的生存相当,因此 allo-SCT 可能仅适用于 HDT/ASCT 复发的滤泡淋巴瘤患者。来自欧洲血液和骨髓移植组的一项回顾性研究结果显示,降低剂量的异基因造血干细胞移植

（reduced-intensity conditioning allogeneic stem cell transplant，RIC allo-SCT）对 HDT/ASCT 后复发的滤泡淋巴瘤患者是一个有效的治疗措施，该研究入组了 183 例 HDT/ASCT 后复发的滤泡淋巴瘤患者，采用 RIC allo-SCT 治疗，5 年无进展生存率与总生存率分别为 48% 和 51%。

3. **维持治疗** 由于滤泡淋巴瘤具有进展缓慢、反复复发的特点，诱导或解救治疗获得缓解后采用维持治疗可以延长缓解期、降低复发率。目前用于维持治疗的药物主要为利妥昔单抗或奥妥珠单抗。

（1）利妥昔单抗一线维持治疗：PRIMA 研究入组了 1 217 例需要系统治疗的初治滤泡淋巴瘤患者，1 019 例诱导化疗达完全缓解或部分缓解的患者随机接受 2 年的利妥昔单抗维持治疗或观察等待，维持治疗组与观察等待组的 3 年无进展生存率分别为 74.9% 和 57.6%（$P<0.000\ 1$），但两组总生存率无差异，两组 3 级与 4 级不良反应发生率分别为 24% 和 17%（$P=0.002\ 6$）。

（2）利妥昔单抗用于复发难治性滤泡淋巴瘤患者的维持治疗：两项大宗随机对照临床试验结果显示，利妥昔单抗维持治疗延长了复发难治性滤泡淋巴瘤患者的无进展生存期。一项来自德国的随机对照Ⅲ期临床试验结果显示，给予 FCM（氟达拉滨、环磷酰胺、米托蒽醌）方案或 R-FCM（利妥昔单抗、氟达拉滨、环磷酰胺、米托蒽醌）方案治疗缓解后的患者随机分为利妥昔单抗维持治疗组和观察组，维持治疗组的持续缓解时间明显长于观察组，分别为未达到和 16 个月（$P=0.001$）；另一项随机对照临床试验将 CHOP 或 R-CHOP 方案化疗后缓解的患者随机分为利妥昔单抗维持治疗组和观察组，维持治疗组 3 年总生存率明显优于观察组（85% vs 77%，$P=0.011$）。

4. **组织学转化** 滤泡淋巴瘤可发生组织学转化，初次诊断后 15 年内每年以 2%~3% 的比例转化为侵袭性更强的淋巴瘤，转化后患者的中位生存期为 1.7 年，Ⅰ~Ⅱ期患者的 5 年生存率优于Ⅲ~Ⅳ期患者（66% vs 19%，$P<0.000\ 1$）。转化型滤泡淋巴瘤患者可选择放射免疫治疗、化疗 ± 利妥昔单抗、受累野放疗或最佳支持治疗，诱导治疗缓解后可考虑 HDT/ASCT 或 allo-SCT 作为巩固治疗。

滤泡淋巴瘤临床呈惰性过程，发展缓慢、反复复发及进展，中位总生存期高达 10 年；多数患者无明显临床症状，当出现症状就诊时多为Ⅲ~Ⅳ期。少数患者可转化为侵袭性淋巴瘤，转化后总生存期明显缩短。

四、套细胞淋巴瘤

（一）流行病学

套细胞淋巴瘤（mantle cell lymphoma，MCL）在欧美国家中发病率为 0.5/10 万，占非霍奇金淋巴瘤 2%~10%，主要见于老年人，中位年龄为 70 岁，男性多见（男女之比为 2.3∶1~2.5∶1）。85% 的套细胞淋巴瘤患者诊断时已为Ⅲ~Ⅳ期，肿瘤主要侵及淋巴结，同时还可侵及脾和骨髓等，侵及胃肠道约占 7%。

（二）病因学

套细胞淋巴瘤具体病因仍不清楚。有研究认为与博氏疏螺旋体（Borrelia burgdorferi）感染、血液病家族史及白介素 10（interleukin-10，*IL-10*）等基因异常相关。一级亲属罹患血液系统肿瘤时，套细胞淋巴瘤患病风险增加两倍（odds ratio，*OR*=1.99，95% *CI* 1.39~2.84）。还有研究表明套细胞淋巴瘤与某些职业及生活方式存在相关性，如农场生活、搬运设备操作员、电气和电子工人等。Hadzidimitriou 对 807 例套细胞淋巴瘤患者的免疫球蛋白受体进行了免疫遗传学分析，发现存在高度限制的免疫球蛋白基因及特定体细胞基因突变,提示抗原刺激在部分套细胞淋巴瘤发病过程中发挥重要的作用。

（三）病理学

1. **组织学**　经典型套细胞淋巴瘤体积小到中等,胞质少,核不规则,染色质呈颗粒状;其他亚型包括母细胞样亚型及多形细胞样亚型等。母细胞亚型肿瘤细胞似淋巴母细胞,且增殖活性高,核分裂象易见。多形细胞亚型表现为肿瘤细胞体积大小不一,通常可见显著核仁。组织学上,肿瘤增生可表现为套区增宽、结节状增生或弥漫性生长。

2. **免疫组织化学**　肿瘤细胞表达一个或多个 B 细胞标记,如 CD19⁺、CD20⁺、CD22⁺、CD79a⁺和 PAX5⁺;不表达生发中心相关标志物,如 CD10⁻ 和 BCL6⁻;BCL2 通常阳性。肿瘤细胞表达 CD5 和 CyclinD1,不表达 CD23,可以鉴别慢性淋巴细胞白血病 / 小淋巴细胞淋巴瘤。有研究发现,SOX11 在绝大部分套细胞淋巴瘤中表达,而在其他类型淋巴瘤及正常淋巴细胞中不表达;当套细胞淋巴瘤患者中 CyclinD1 阴性时,SOX11 可作为特异性抗体辅助鉴别诊断。

3. **遗传学**　套细胞淋巴瘤根据免疫球蛋白（immunoglobulin,Ig）重链和 SOX11 分为免疫球蛋白重链无突变 /SOX11 阳性经典套细胞淋巴瘤和免疫球蛋白重链高频突变 /SOX11 阴性白血病型套细胞淋巴瘤。免疫球蛋白重链无突变 /SOX11 阳性经典套细胞淋巴瘤基因组不稳定,存在有 TP53 等多条信号通路相关基因异常,临床上常呈侵袭性过程,可进展为母细胞样亚型及多形细胞亚型;而免疫球蛋白重链高频突变 /SOX11 阴性白血病型套细胞淋巴瘤基因组较稳定,临床上表现为惰性,但如果存在其他重要基因异常时,可演变为侵袭性套细胞淋巴瘤。同时,约55% 的 CyclinD1 阴性套细胞淋巴瘤可见 *CCND2* 基因重排。

（四）临床表现

套细胞淋巴瘤的临床表现无特异性,约 85% 的患者诊断时已为Ⅲ~Ⅳ期。大部分患者表现为全身淋巴结无痛性肿大,常侵及的结外器官包括外周血、骨髓及胃肠道,患者常伴有发热、盗汗、体重减轻等 B 症状,中枢神经系统受侵常为晚期症状之一。

（五）诊断

套细胞淋巴瘤的诊断主要依靠肿大淋巴结切除活检进行病理诊断,准确的病理诊断是套细胞淋巴瘤治疗的必要条件,细针穿刺不能满足病理诊断的要求。

为明确分期需行以下检查:影像学检查（包括 CT、MRI 或 PET-CT）、骨髓穿刺活检及腰椎穿刺,对于有胃肠道症状或Ⅰ~Ⅱ期的套细胞淋巴瘤患者,须行胃肠镜检查以除外消化道受侵。

其他检查项目包括外周全血细胞计数、乳酸脱氢酶、β₂ 微球蛋白及肝肾功能等,用于评估预后及脏器功能;超声心动图和心电图等评估心脏功能;乙型肝炎病毒、丙型肝炎病毒、人类免疫缺陷病毒等。

（六）治疗

套细胞淋巴瘤尚无标准化疗方案。现有的研究结果表明,当患者出现以下临床表现时可认为是惰性病程,包括无临床症状、肿瘤直径<3cm、Ki-67<30%、病理形态为非母细胞样亚型或非多形细胞样亚型、乳酸脱氢酶和 β₂ 微球蛋白处于正常水平,这部分患者可选择观察随访。其他套细胞淋巴瘤临床表现呈侵袭性过程,根据疾病分期、患者情况和疾病状态选择不同的治疗方案,目前认为Ⅰ~Ⅱ期套细胞淋巴瘤患者推荐采用化疗 ± 放疗的治疗模式,Ⅲ~Ⅳ期套细胞淋巴瘤患者主要采用化疗为主的治疗,高剂量化疗联合自体造血干细胞移植在套细胞淋巴瘤治疗中

第21章

也进行了探索。

1. **Ⅰ~Ⅱ期套细胞淋巴瘤的治疗**　推荐采用化疗±放疗的治疗模式。回顾性分析结果显示,放疗联合化疗优于单一的治疗模式,化疗方案见Ⅲ~Ⅳ期套细胞淋巴瘤治疗部分。Guru Murthy等回顾性分析了657例Ⅰ~Ⅱ期套细胞淋巴瘤患者的治疗结果,其中178例采用化疗联合放疗,479例采用单纯化疗,两组中位生存期分别为103个月和66个月($P=0.002$),多因素分析结果显示,初始治疗采用化疗联合放疗与低死亡风险相关,研究者认为化疗联合放疗可以改善Ⅰ~Ⅱ期套细胞淋巴瘤患者的生存。Gill等对2 539例Ⅰ~Ⅱ期套细胞淋巴瘤患者的临床数据进行回顾性分析,其中化疗组占70%,放疗组占11%,化疗联合放疗组占19%,三组患者的3年总生存率分别为67.8%、72.4%和79.8%($P<0.001$),因此研究者认为化疗联合放疗优于单纯放疗或单纯化疗。由于Ⅰ~Ⅱ期套细胞淋巴瘤病例数较少,目前缺乏大宗的前瞻性随机对照临床试验,放疗在Ⅰ~Ⅱ期套细胞淋巴瘤治疗中的地位尚需进一步研究。

2. **Ⅱ期伴有大肿块或Ⅲ~Ⅳ期套细胞淋巴瘤的治疗**　主要采用化疗为主的治疗模式,根据是否可行自体造血干细胞移植进行分层治疗。

(1)≤65岁无严重合并疾病、适合进行自体造血干细胞移植的患者:首选参加合适的临床试验,或选择含高剂量阿糖胞苷的方案诱导化疗,化疗联合利妥昔单抗可进一步使患者获益。诱导方案可选择R-DHAP(利妥昔单抗、地塞米松、顺铂、阿糖胞苷)、R-CHOP/R-DHAP交替、增加剂量R-CHOP方案与利妥昔单抗联合高剂量阿糖胞苷方案交替、R-hyperCVAD方案及利妥昔单抗联合苯达莫司汀序贯利妥昔单抗联合高剂量阿糖胞苷方案。化疗达到完全缓解后可选择自体造血干细胞移植作为巩固治疗,在自体造血干细胞移植后进行利妥昔单抗维持治疗可以进一步提高疗效。一项Ⅱ期临床试验入组了60例年龄≤65岁的初治Ⅲ~Ⅳ期套细胞淋巴瘤患者,给予3周期CHOP±R方案和3周期R-DHAP方案化疗,完成3周期CHOP±R方案治疗后客观缓解率为93%,完成R-DHAP方案治疗后客观缓解率为95%,5年总生存率为75%,中位无事件生存期为83个月,优于既往研究中不含利妥昔单抗化疗方案的无事件生存期(51个月)。Nordic MCL-2 Ⅱ期临床试验入组了160例≤65岁的初治Ⅲ~Ⅳ期套细胞淋巴瘤患者,给予增加剂量R-CHOP方案(R-maxiCHOP)与利妥昔单抗联合高剂量阿糖胞苷交替方案,缓解后进行自体造血干细胞移植,客观缓解率为96%,完全缓解率为54%,6年总生存率、无事件生存率和无进展生存率分别为70%、56%和66%。一项Ⅱ期临床试验结果显示,应用R-hyperCVAD方案治疗套细胞淋巴瘤的3年无失败生存(failure-free survival,FFS)率和总生存率分别为64%和82%;另一项临床试验结果显示,应用R-hyperCVAD方案治疗套细胞淋巴瘤的客观缓解率为83%,完全缓解率为72%,5年无进展生存率和总生存率分别为61%和73%。对于拟进行自体造血干细胞移植的患者,需谨慎应用含苯达莫司汀的方案,因为苯达莫司汀可能会影响自体外周血干细胞采集效果。

(2)>65岁伴有严重基础疾病、不适合进行自体造血干细胞移植的患者:推荐参加合适的临床试验,如果没有合适的临床试验建议采用相对缓和的化疗方案,包括BR(苯达莫司汀、利妥昔单抗)方案、R2(来那度胺、利妥昔单抗)方案、R-CHOP方案、改良的R-HyperCVAD方案、VR-CAP(硼替佐米、利妥昔单抗、环磷酰胺、多柔比星、泼尼松)方案和RBAC500(利妥昔单抗、苯达莫司汀、阿糖胞苷)方案等。在stil研究中,549例初治Ⅲ~Ⅳ期惰性淋巴瘤或套细胞淋巴瘤患者随机接受BR方案或R-CHOP方案化疗,研究结果显示,相比R-CHOP方案组,BR方案组的中位无进展生存期明显延长(69.5 个月 vs 31.2 个月,$P<0.000\,1$),且 BR 方案组患者的耐受性更好。一项对比 R-CHOP 方案或 R-FC(利妥昔单抗、氟达拉滨、环磷酰胺)方案作为 >60 岁不适合自体造血干细胞移植的初治套细胞淋巴瘤患者的诱导方案的随机对照临床试验结果显示,R-CHOP 方案优于 R-FC 方案,4 年总生存率分别为 62% 和 47%($P=0.005$),R-FC 方案组复发率为 14%,而 R-CHOP 方案组仅为 5%。一项将 R2 方案作为初治套细胞淋巴瘤诱导和维持治疗方案的 II 期临床试验结果显示,客观缓解率为 87%,3 年无进展生存率和总生存率分别为 80% 和 90%。另一项随机对照 III 期临床试验在不适合接受自体造血干细胞移植的初治套细胞淋巴瘤患者中对比了 VR-CAP 方案和 R-CHOP 方案的疗效和安全性,研究结果显示,VR-CAP 方案组的总生存期长于 R-CHOP 方案组(91 个月 vs 56 个月,$P=0.001$),前者 3 级以上的不良反应更多(93% vs 84%),但整体可控。

(3)维持治疗:对于不适合剂量增强方案化疗或自体造血干细胞移植的套细胞淋巴瘤患者,利妥昔单抗维持治疗可能提高疾病控制。一项 III 期随机对照临床试验入组了 560 例 ≥60 岁不适合剂量增强方案治疗的初治套细胞淋巴瘤患者,随机给予 R-CHOP 方案或 R-FC 方案化疗,患者缓解后随机给予利妥昔单抗或 α 干扰素维持治疗,在二次随机的 316 例患者中,利妥昔单抗维持治疗使复发或死亡风险下降 45%;R-CHOP 方案化疗后给予利妥昔单抗维持治疗显著提高总生存率,4 年总生存率为 87%,而 α 干扰素维持治疗组的 4 年总生存率仅为 63%。因此,对于老年套细胞淋巴瘤患者 R-CHOP 方案诱导化疗后进行利妥昔单抗维持治疗是有效的。华盛顿医学中心回顾性分析了自体造血干细胞移植后利妥昔单抗维持治疗的疗效和安全性,与非利妥昔单抗维持治疗组相比,利妥昔单抗维持治疗组显著延长了无进展生存期($HR=0.44$,$P=0.007$)和总生存期($HR=0.46$,$P=0.03$);在毒副反应方面,利妥昔单抗维持治疗组的 4 级中性粒细胞减少的发生率明显高于非维持治疗组(34% vs 18%,$P=0.04$)。

3. **复发难治性套细胞淋巴瘤的治疗** 复发难治性套细胞淋巴瘤尚无标准治疗方案,现有治疗方案的疗效有限,强烈推荐复发难治性套细胞淋巴瘤患者参加合适的临床试验。目前在套细胞淋巴瘤患者中进行了多种治疗方案的探索,包括 R-DHAP、R-hyper-CVAD/MA、GemOx-R(吉西他滨、奥沙利铂、利妥昔单抗)、R-FCM、苯达莫司汀、克拉屈滨等;新药包括硼替佐米、来那度胺、依布替尼、替西罗莫司(temsirolimus)等,这些药物疾病控制率仍较差。在 MD Anderson 癌症中心进行的一项开放性 II 期临床试验中,29 例复发难治性套细胞淋巴瘤患者采用 R-hyper-CVAD/MA 解救治疗,客观缓解率达 93%,完全缓解率为 45%,无治疗相关死亡,中位无失败生存期为 11 个月。对于合适的患者可进行自体造血干细胞移植或非清髓性异基因造血干细胞移植。此外,放射免疫治疗也是一个选择,包括替伊莫单抗(^{90}Y-ibritumomab-tiuxetan,^{90}YIT)和托西莫单抗(^{131}I-Tositumomab)等。硼替佐米是一种新型蛋白酶体抑制剂,可以抑制泛素蛋白酶体通路,导致细胞周期停滞及凋亡。硼替佐米单药治疗复发难治性套细胞淋巴瘤的客观缓解率为 29%~41%,完全缓解率为 4%~21%。PINNACLE 研究入组了 155 例复发难治性套细胞淋巴瘤患者,客观缓解率为 33%,其中完全缓解/未确定的完全缓解率为 8%,疾病无进展期为 6.2 个月,中位缓解期为 9 个月,中位随访 13.4 个月,总生存期未达到。基于该项临床研究结果,美国食品药品管理局(Food and Drug Administration,FDA)批准硼替佐米用于复发难治性套细胞淋巴瘤的治疗,此后的长期随访结果显示,中位随访 26.4 个月,中位总生存期为 23.5 个月。E1405 研究入组了 75 例初治套细胞淋巴瘤患者,给予利妥昔单抗、硼替佐米及改良的 hyper-CVAD(VcR-

CVAD）联合方案化疗，之后给予利妥昔单抗维持治疗或自体造血干细胞移植，客观缓解率和完全缓解率分别为 95% 和 68%，中位随访 4.5 年，3 年无进展生存率和总生存率分别为 72% 和 88%。依布替尼（Ibrutinib）是一种小分子布鲁顿酪氨酸激酶（Bruton's tyrosine kinase，BTK）抑制剂，BTK 是 BCR 信号通路的下游分子，对淋巴瘤增殖具有重要作用。一项 Ⅱ 期临床研究评价了依布替尼单药治疗复发难治性套细胞淋巴瘤的疗效和安全性，共入组 111 例患者，客观缓解率和完全缓解率分别为 68% 和 21%，毒副反应可耐受，既往接受含硼替佐米方案治疗的患者疗效不受影响，中位随访 15.3 个月，预计无进展生存期为 13.9 个月，中位总生存期未达到，预计 18 个月总生存率为 58%。基于该研究结果，2013 年 11 月 13 日美国 FDA 批准伊布替尼用于一线治疗失败的套细胞淋巴瘤患者的治疗。2017 年 8 月 30 日中国 NMPA 批准伊布替尼上市，用于既往至少接受过 1 种方案治疗的套细胞淋巴瘤患者的治疗。泽布替尼是中国自主研发的新一代 BTK 抑制剂，于 2019 年 11 月 15 日获得美国 FDA 批准上市，并在 2020 年 6 月 3 日获得中国 NMPA 批准上市，用于既往接受过至少 1 种方案治疗的成人套细胞淋巴瘤患者的治疗。该适应证的获批基于泽布替尼用于中国复发难治性套细胞淋巴瘤患者的关键性 Ⅱ 期临床试验（BGB-3111-206）结果。奥布替尼是中国研发的另一个 BTK 抑制剂，基于一项关键 Ⅱ 期临床试验结果，2020 年 12 月 23 日中国 NMPA 批准奥布替尼上市，用于既往接受过至少 1 种方案治疗的成人套细胞淋巴瘤患者的治疗。来那度胺是沙利度胺类似物，起到免疫调节剂作用，抑制肿瘤细胞与间质的交互作用；还可抑制新生血管生长，刺激 T 细胞和 NK 细胞活化，促进肿瘤细胞凋亡。一项 Ⅰ/Ⅱ 期临床试验结果显示，来那度胺联合利妥昔单抗是治疗复发难治套细胞淋巴瘤有效且可耐受的方案，44 例患者中客观缓解率和完全缓解率分别为 57% 和 36%，中位无进展生存期为 11.1 个月，中位总生存期为 24.3 个月。2013 年 6 月 5 日美国 FDA 批准来那度胺用于复发难治套细胞淋巴瘤患者的治疗。替西罗莫司是 mTOR 抑制剂，通过阻断 mTOR 信号传导通路抑制细胞增殖。研究结果表明，替西罗莫司单药治疗复发难治性套细胞淋巴瘤的有效率约为 41%，中位无进展生存期约为 6 个月。一项多中心 Ⅱ 期临床试验结果显示，依维莫司单药治疗复发难治性套细胞淋巴瘤的有效率为 20%，仅 2 例达完全缓解，中位无进展生存期和总生存期分别为 5.5 个月和 17.0 个月，研究者认为此类药物的未来研究方向主要在联合化疗或者维持治疗方面。一项 Ⅱ 期临床试验结果显示，替西罗莫司联合利妥昔单抗治疗复发难治性套细胞淋巴瘤是可行的，客观缓解率和完全缓解率分别为 59% 和 13%。其他新药如 CD20 单抗奥法木单抗（ofatumumab）、奥妥珠单抗（obinutuzumab）以及 Bcl-2 抑制剂等对复发难治性套细胞淋巴瘤均具有一定疗效。

（七）预后

套细胞淋巴瘤的临床过程通常呈侵袭性，中位生存期为 3~5 年，其中部分患者临床表现呈惰性过程，可长期生存。套细胞淋巴瘤国际预后指数（mantle international prognostic index，MIPI）是套细胞淋巴瘤最常用的预后评分系统。该指数评分项目包括年龄、ECOG PS 评分、乳酸脱氢酶及白细胞计数（见表 21-22）；MIPI 总分 0~3 为低危险组，4~5 为中危险组，6~11 为高危险组（见表 21-23），研究结果表明 MIPI 具有很好的预后分组作用。

五、伯基特淋巴瘤

（一）流行病学

伯基特淋巴瘤（Burkitt lymphoma，BL）是一种高度侵袭性的 B 细胞淋巴瘤，发病的中位年龄为 49 岁,男性多见,男女之比约为 2.6∶1。伯基特淋巴瘤可以分为三个亚型:散发性伯基特淋巴瘤、地区性伯基特淋巴瘤和免疫缺陷相关性伯基特淋巴瘤。散发性伯基特淋巴瘤主要见于发达国家,占成人非霍奇金淋巴瘤的 1%~5%,占儿童淋巴瘤 30%,发病率为 3/10 万;地区性伯基特淋巴瘤主要见于赤道附近非洲国家,占该地区儿童肿瘤的 30%~50%,发病率为 (3~6)/10 万,与 EBV 及地方性疟疾感染高度相关;免疫缺陷相关性伯基特淋巴瘤主要见于 HIV 感染人群或器官移植的患者。

（二）病因学

EBV 与伯基特淋巴瘤关系较密切,约 100% 的地区性伯基特淋巴瘤、30% 散发性伯基特淋巴瘤及 40% 免疫缺陷相关性伯基特淋巴瘤均可检测到 EBV 感染,这些均提示 EBV 在伯基特淋巴瘤的发生发展过程中具有重要作用。Mbulaiteye 等研究认为,老年伯基特淋巴瘤发病风险与丙型肝炎病毒感染相关。

伯基特淋巴瘤常见的遗传学改变为 *MYC* 基因重排,包括 t(8;14)、t(2;8) 和 t(8;22),t(8;14) 重排形成 *MYC/IG* 融合基因。Richter 等研究发现,约 68% 的 *MYC/IG* 融合的伯基特淋巴瘤伴有 *ID3* 基因突变,提示 *MYC* 和 *ID3* 在伯基特淋巴瘤的发生发展中具有协同作用。此外,40% 的伯基特淋巴瘤存在 *MYC* 基因突变。

（三）病理诊断

1. **组织学**　伯基特淋巴瘤细胞来源于生发中心或生发中心后 B 细胞,肿瘤细胞体积中等,胞质嗜碱,核呈椭圆形,核分裂象易见,可见凋亡,肿瘤细胞弥漫片状生长,其间散在吞噬细胞碎片的巨噬细胞,形成"满天星"现象。

2. **免疫组织化学**　伯基特淋巴瘤通常表达 B 细胞标记如 $CD19^+$、$CD20^+$、$CD22^+$、$CD79a^+$ 和 $PAX5^+$,不表达 T 细胞标记,如 $CD3^-$、$CD2^-$ 和 $CD7^-$ 等;表达生发中心相关的标志物,如 $CD10^+$ 和 $Bcl-6^+$;C-MYC 通常阳性;Bcl-2 通常为阴性;同时 $CD5^-$、$CyclinD1^-$ 和 $CD23^-$ 可以除外套细胞淋巴瘤和慢性淋巴细胞白血病 / 小淋巴细胞淋巴瘤。伯基特淋巴瘤不表达 TdT,可以除外 B 淋巴母细胞淋巴瘤。

3. **遗传学**　《世界卫生组织造血与淋巴系统肿瘤分类 (2016 年)》新提出"伴 11q 异常伯基特样淋巴瘤",其基因表达谱及临床特点与经典伯基特淋巴瘤类似,但无 *MYC* 基因异常,而是具有 11q 染色体改变。当伯基特淋巴瘤同时伴有 *MYC*、*BCL2* 和 / 或 *BCL6* 重排时,则从经典伯基特淋巴瘤类型中独立出来,归入"伴有 *MYC*、*BCL2* 和 / 或 *BCL6* 重排的高级别 B 细胞淋巴瘤"。

（四）临床表现

伯基特淋巴瘤发展迅速,常伴有发热、盗汗、体重减轻、乏力等全身症状,发生自发性肿瘤溶解综合征,骨髓受侵常见。但不同类型之间临床表现差异较大;地区性伯基特淋巴瘤患者年龄通常较小,常见下颌或面部肿块,可累及结外器官及中枢神经系统。散发性伯基特淋巴瘤患者常表现为腹腔内肿块,结外受侵常见。免疫缺陷相关性伯基特淋巴瘤患者常发生于 HIV 感染、器官移植后或先天性免疫缺陷患者。

（五）诊断

伯基特淋巴瘤的诊断主要依靠受侵部位肿瘤组织活检病理,结合免疫组织化学明确诊断,必要时行荧光原位杂交 (fluorescence in situ hybridization,FISH) 检测,如 *IgH*、*MYC*、*BCL6* 和 *BCL2*。为明确分期需行以下检查:骨髓穿刺活检、腰椎穿刺、影像学检查 (包括颈胸腹盆增强 CT 或全身 PET-CT)。外周血检验项目包括全血细胞分析、肝肾功能、乳酸脱氢酶及 β_2 微球蛋白等;

585

超声心动图和心电图等评价心脏功能；乙型肝炎病毒和丙型肝炎病毒检测，同时还要行 EBV 和 HIV 检测等。

（六）治疗

伯基特淋巴瘤是高度侵袭性淋巴瘤，对化疗敏感，肿瘤细胞倍增时间短、生长迅速，诊断后应尽早开始治疗，采用短疗程高强度多药联合化疗方案，并联合中枢神经系统预防，有治愈可能，同时要注意预防肿瘤溶解综合征的发生。即便是病变局限，伯基特淋巴瘤一般也不推荐放疗。乳酸脱氢酶正常、腹腔肿块完全切除或单个腹腔外肿块直径<10cm 的患者为低危组人群，其余均为高危组人群。CHOP 样方案用于治疗成人伯基特淋巴瘤效果不理想，2 年总生存率仅 38.8%，而采用剂量增强化疗方案治疗的患者 2 年总生存率为 69%~83%。可选择的诱导治疗方案包括 CODOX-M/IVAC（环磷酰胺、阿霉素、长春新碱 - 高剂量甲氨蝶呤 / 异环磷酰胺、依托泊苷、高剂量阿糖胞苷）联合或不联合利妥昔单抗、HyperCVAD 的 A 方案（环磷酰胺、长春新碱、阿霉素、地塞米松）与 B 方案（高剂量甲氨蝶呤联合阿糖胞苷）交替联合或不联合利妥昔单抗、EPOCH-R（依托泊苷、泼尼松、长春新碱、环磷酰胺、表柔霉素、利妥昔单抗）方案等。

CODOX-M/IVAC 方案（Magrath 方案）最早由美国国家癌症研究所提出，是目前伯基特淋巴瘤最常用的治疗方案，在成人与儿童患者中疗效相当，高危患者给予 CODOX-M/IVAC 方案交替共 4 周期，低危组患者给予 CODOX-M 方案治疗 3 周期，全组患者 2 年无事件生存率为 92%，该研究入组患者中位年龄为 24 岁，主要不良反应为骨髓抑制（3/4 级中性粒细胞减少的发生率接近 100%）、感染、黏膜炎、心脏毒性、神经毒性等，肝肾功能损害轻微。为了进一步评价该方案在成人伯基特淋巴瘤患者的疗效和安全性，英国淋巴瘤协作组开展了一项 Ⅱ 期多中心临床试验（LY06 研究），对 CODOX-M/IVAC 方案进行改良，该研究减少长春新碱用量，入组 52 例 HIV 阴性的 16~60 岁伯基特淋巴瘤患者，中位年龄 35 岁，2 年无事件生存率和总生存率分别为 64.6% 和 72.8%，低危组患者 2 年无事件生存率和总生存率分别为 83.3% 和 81.5%，高危组患者 2 年无事件生存率和总生存率分别为 59.5% 和 69.9%，仍可观察到严重不良反应，主要为骨髓抑制和黏膜炎。为了减少化疗毒性，一些学者对该方案进行调整，英国 LY10 研究减少甲氨蝶呤用量，入组 128 例患者（其中伯基特淋巴瘤患者 58 例），伯基特淋巴瘤患者 2 年无进展生存率为 64%，全组患者治疗相关死亡率 8%。

Dunleavy 等采用标准剂量 EPOCH 方案联合利妥昔单抗同时鞘内注射甲氨蝶呤治疗 HIV 阴性的散发性伯基特淋巴瘤患者，中位随访 86 个月，无进展生存率与总生存率分别为 95% 和 100%，无治疗相关死亡。MD Anderson 癌症中心采用利妥昔单抗联合 HyperCVAD 方案同时给予鞘内注射治疗初治伯基特淋巴瘤，该研究中近 1/3 患者年龄 ≥ 60 岁，3 年无事件生存率和总生存率分别为 80% 和 89%。一项 Ⅲ 期临床试验入组了 260 例年龄>18 岁 HIV 阴性的初治伯基特淋巴瘤患者，按照是否有骨髓及中枢神经系统受侵分成两组（无受侵组，有受侵组），两组随机给予化疗 ± 利妥昔单抗方案治疗，中位随访 38 个月，联合利妥昔单抗组患者的 3 年无进展生存率和总生存率分别为 75% 和 83%，均明显优于单纯化疗组（分别为 62% 和 70%），两组不良反应无明显差异。

由于免疫缺陷存在相关合并症，早期的一些学者认为该类患者须采用减低剂量的化疗；然而目前在有效的抗 HIV 治疗基础上，HIV 阳性伯基特淋巴瘤治疗发生了变化。

Dunleavy 等采用减低剂量 EPOCH 方案联合双倍剂量利妥昔单抗同时进行鞘内注射甲氨蝶呤治疗 11 例 HIV 阳性伯基特淋巴瘤患者，中位随访 73 个月，无进展生存率和总生存率分别为90%和100%,无伯基特淋巴瘤相关死亡病例。日本的一项回顾性研究分析了33例获得性免疫缺陷相关伯基特淋巴瘤,其中6例(18.2%)患者采用环磷酰胺、多柔比星、高剂量甲氨蝶呤、异环磷酰胺、依托泊苷、高剂量阿糖胞苷治疗,23例(69.7%)采用环磷酰胺、长春新碱、阿霉素、地塞米松、高剂量甲氨蝶呤和阿糖胞苷治疗,总体客观缓解率和完全缓解率分别为78.8%和72.7%,2年总生存率为68.1%,1例发生治疗相关性死亡,研究者认为该类患者给予高强度化疗亦可取得较高的客观缓解率和总生存率。

高剂量化疗联合自体造血干细胞移植在成人伯基特淋巴瘤患者的治疗作用存在争议。欧洲血液和骨髓移植协会(European society for blood and marrow transplantation,EBMT)的一项回顾性分析结果显示,高剂量化疗联合自体造血干细胞移植可用于治疗复发性伯基特淋巴瘤,3年总生存率在复发化疗敏感患者和初治患者中分别为37%和72%。国际骨髓移植研究中心(Center for International Blood and Marrow Transplant Research,CIBMTR)回顾性分析了1985—2007年采用造血干细胞移植(haematopoaetic stem cell transplantation,HCT)治疗的241例伯基特淋巴瘤患者,其中自体造血干细胞移植组113例,异基因造血干细胞移植组128例,自体造血干细胞移植组完全缓解和非完全缓解患者的5年总生存率分别为83%和31%,异基因造血干细胞移植组完全缓解和非完全缓解患者的5年总生存率分别为53%和20%,研究者认为高剂量化疗联合自体造血干细胞移植与高强度化疗相比无生存优势,异基因造血干细胞移植更适用于高危晚期或复发性伯基特淋巴瘤患者,但非复发相关死亡发生率高。

伯基特淋巴瘤虽然具有高度侵袭性,但通过高强度联合化疗,患者有治愈的可能。复发难治性患者预后极差,尚无标准治疗手段,化疗耐药的复发性伯基特淋巴瘤患者3年总生存率仅7%。新药在复发难治性伯基特淋巴瘤患者治疗中的探索包括C-MYC抑制剂、BCL2抑制剂以及细胞周期特异性药物等。

(七)预后

德国多中心成年人急性淋巴细胞白血病研究组(German Multicenter Study Group for Adult Acute Lymphoblastic Leukemia,GMALL)采用高强度化疗联合利妥昔单抗方案治疗伯基特淋巴瘤的研究结果表明,青少年(15~25岁)、年轻成人(26~55岁)和老年人(>55岁)5年总生存率分别为90%、84%和62%。目前尚无明确的预后指数,一般认为散发病例、成人、分期晚、乳酸脱氢酶升高、中枢神经系统受侵、骨髓受侵以及HIV阳性与不良预后相关。2013年Jorge分析了2 284例成人伯基特淋巴瘤患者的预后,中位年龄49岁,根据伯基特淋巴瘤预后评分(表21-27)分成4个危险分组:低危组(0~1分),低中危组(2分),中高危组(3分)和高危组(≥4分),5年相对生存率(relative survival,RS)分别为71%、55%、41%和29%(P<0.001)。

表 21-27 伯基特淋巴瘤预后评分

危险因素	分值
年龄40~59岁	1分
黑人	1分
年龄60~79岁	2分
Ⅲ~Ⅳ期	2分
年龄≥80岁	4分

六、结内边缘区淋巴瘤

（一）流行病学

边缘区淋巴瘤（marginal zone lymphomas，MZLs）是发生在滤泡边缘区的惰性 B 细胞淋巴瘤，包括结内边缘区淋巴瘤（nodal marginal zone lymphomas，NMZL）、黏膜相关淋巴组织结外边缘区淋巴瘤（extranodal marginal zone lymphomas of mucosa-associated lymphoid tissues）和脾边缘区淋巴瘤（splenic marginal zone lymphoma，SMZL），黏膜相关淋巴组织结外边缘区淋巴瘤是最常见的病理类型，边缘区淋巴瘤最常发生于胃、脾、眼附属器官、肺、皮肤和唾液腺。

（二）病因学

结内边缘区淋巴瘤病因学研究较少。有学者认为它可能与丙型肝炎病毒感染相关。Kojima 等报道了 3 例与干燥综合征相关的结内边缘区淋巴瘤，提示它可能与自身免疫及炎症相关。Bracci 等的研究结果显示，干燥综合征和系统性红斑狼疮患者发生结内边缘区淋巴瘤的风险增高。

（三）病理学

1. **组织学**　结内边缘区淋巴瘤主要发生于外周淋巴结，表现为淋巴结结构破坏，肿瘤细胞围绕滤泡周围增生呈结节状，滤泡周围边缘区增宽，可见“滤泡植入”现象；肿瘤细胞体积小、胞质少，呈单核样 B 细胞、中心细胞或浆样细胞分化。

2. **免疫组织化学**　结内边缘区淋巴瘤肿瘤细胞表达 B 细胞标记如 CD19$^+$、CD20$^+$、CD22$^+$、CD79a$^+$ 和 PAX5$^+$，不表达 T 细胞标记如 CD3$^-$、CD2$^-$ 和 CD7$^-$ 等；由于肿瘤细胞来源于生发中心后细胞，故不表达生发中心标记如 CD10$^-$ 和 BCL6$^-$。CD5、CD23 及 CyclinD1 阴性可以除外慢性淋巴细胞白血病/小淋巴细胞淋巴瘤和套细胞淋巴瘤。浆样分化的结内边缘区淋巴瘤需要与淋巴浆细胞淋巴瘤相鉴别，后者肿瘤细胞常同时表达浆细胞标志物如 CD138、CD38 及 vs38c 等，并存在 *MYD88* L265P 突变等。

3. **遗传学**　Arribas 等的研究结果显示，结内边缘区淋巴瘤患者 *CHIT1*、*TGFB1* 和 *TACI* 等高表达；Kanellis 等的研究结果显示，MNDA 在边缘区有较特异性的表达，可以用于鉴别结内边缘区淋巴瘤与滤泡淋巴瘤。

（四）临床表现

结内边缘区淋巴瘤主要表现为外周淋巴结肿大，脾通常不大。8%~15% 的患者出现 B 症状，19%~45% 的患者出现骨髓受侵，丙型肝炎病毒感染率为 3%~24%。约 62% 的患者为 Ⅲ~Ⅳ 期，约 0.9% 的患者可转化为弥漫大 B 细胞淋巴瘤。因此，当外周淋巴结突然快速增大时，需要警惕发生病理类型转化的可能。

（五）诊断

结内边缘区淋巴瘤诊断主要依靠肿大淋巴结的切除活检，结合免疫组织化疗及基因检测结果做出准确诊断；骨髓穿刺活检用于判断有无骨髓受侵。腹部超声用于检查是否存在脾大，以鉴别脾边缘区 B 细胞淋巴瘤侵及淋巴结；增强 CT 等影像学检查可用于明确全身淋巴瘤病变情况，并用于疗效评价及复发监测；外周血检测主要包括外周血细胞计数、血红蛋白、乳酸脱氢酶及 β2 微球蛋白等；乙型肝炎病毒、丙型肝炎病毒及 HIV 检测。

（六）治疗

结内边缘区淋巴瘤的治疗原则与滤泡淋巴瘤基本相同。Ⅰ~Ⅱ 期无大肿块患者可选择放疗，如果不能耐受放疗则可选择手术,如果肿瘤负荷低,也可选择观察等待;Ⅱ期伴大肿块或Ⅲ～Ⅳ期无症状、低肿瘤负荷的患者,选择观察等待,伴有全身系统性症状、大肿块、肿瘤负荷高、病情进展较快或肿瘤所致脏器功能受损的患者,建议选择利妥昔单抗联合化疗的全身治疗,可选择的方案包括 R-CVP、R-CHOP、BR、R2 等,治疗的客观缓解率超过 85%,3 年无进展生存率为60%～90%。有学者认为 R-CHOP 方案可能更适用于伴有大细胞转化的结内边缘 B 细胞淋巴瘤患者。

（七）预后

结内边缘淋巴瘤的中位总生存期为 8.3 年,5 年和 10 年总生存率分为 64.2% 和 44.3%;与脾边缘区 B 细胞淋巴瘤和黏膜相关淋巴组织结外边缘区淋巴瘤的预后相近。

七、黏膜相关淋巴组织结外边缘区淋巴瘤

（一）流行病学

黏膜相关淋巴组织结外边缘区淋巴瘤在 B 细胞淋巴瘤中占 5%～8%,在美国,成年人发病率为 1.59/10 万,主要发生于老年人,中位年龄为 67 岁,主要发生在胃、眼、小肠、肺及唾液腺等,其中发生在胃肠者约占 50%,病变相对局限,约 2/3 的患者诊断时为Ⅰ期,0.7% 的患者可发展为弥漫大 B 细胞淋巴瘤。

（二）病因学

黏膜相关淋巴组织结外边缘区淋巴瘤主要与机体受到抗原慢性刺激有关,包括感染和自身免疫性疾病。感染因素包括幽门螺杆菌、丙型肝炎病毒、空肠弯曲菌及博氏疏螺旋体等。幽门螺杆菌感染与胃黏膜相关淋巴组织淋巴瘤关系最密切,该菌抗原在胃黏膜内不直接引起肿瘤性 B细胞增殖,而是依赖于幽门螺杆菌特异性 T 细胞及其分泌因子,间接引起低级别的胃黏膜相关淋巴组织结外边缘区淋巴瘤形成。因此,利用抗生素治疗幽门螺杆菌,可以使低级别的胃黏膜相关淋巴组织结外边缘区淋巴瘤获得完全缓解。此外,有研究认为博氏疏螺旋体与皮肤黏膜相关淋巴组织结外边缘区淋巴瘤相关。除病原体外,自身免疫性疾病也是诱发黏膜相关淋巴组织结外边缘区淋巴瘤的一个重要因素,如桥本甲状腺炎和干燥综合征等,可继发相应器官的边缘区淋巴瘤。在遗传学方面,黏膜相关淋巴组织结外边缘区淋巴瘤主要涉及 NF-κB 信号通路异常;其常见的染色体异位主要包括 t(1；14)(p22；q32)/*BCL10-IGH*、t(14；18)(q32；q21)/*IGH-MALT1* 及t(11；18)(q21；q21)/*API2-MALT1* 等。这些融合基因可持续激活 NF-κB 信号通路,促进淋巴瘤的发生发展。

（三）病理学

1. **组织学**　黏膜相关淋巴组织结外边缘区淋巴瘤主要见于黏膜周围,边缘区增宽,可见残存缩小的生发中心,肿瘤细胞可增生并侵入滤泡,形成"滤泡植入"现象。当肿瘤细胞进入黏膜腺上皮破坏上皮的完整性时,可形成"淋巴上皮"病变。发生在胃肠道的黏膜相关淋巴组织结外边缘区淋巴瘤,肿瘤细胞可破坏黏膜肌或肌层,向下侵犯,严重者可侵犯消化道壁全层。肿瘤细胞通常较小,常呈中心细胞样、单核 B 细胞样及浆细胞样。

2. **免疫组织化学**　黏膜相关淋巴组织结外边缘区淋巴瘤通常表达 B 细胞标记如 CD19[+]、CD20[+]、CD22[+]、CD79a[+] 和 PAX5[+],不表达 T 细胞标记如 CD3[-]、CD2[-] 和 CD7[-] 等;生发中心相关标志物阴性如 CD10[-] 和 BCL6[-],可用于与滤泡淋巴瘤相鉴别;CD5、CD23 及 CyclinD1 均为阴

性,可用于与慢性淋巴细胞白血病 / 小淋巴细胞淋巴瘤及套细胞淋巴瘤相鉴别。

3. **遗传学** 黏膜相关淋巴组织结外边缘区淋巴瘤存在 *IgH* 基因单克隆重排,可与黏膜淋巴组织反应性增生相鉴别。同时,可用荧光原位杂交(fluorescence in situ hybridization,FISH)检测 t(11;18)/*API2-MALT1* 融合基因,以预测对抗生素治疗的疗效,如 t(11;18)/*API2-MALT1* 融合基因阳性,则提示抗幽门螺杆菌治疗疗效不佳。

(四)临床表现

黏膜相关淋巴组织结外边缘区淋巴瘤病变相对局限,临床表现依解剖部位而异,但均无特异性。发生在胃肠道的病变常表现为腹胀和消化不良,腹痛并不明显;发生在肺的患者可表现为咳嗽、胸痛及呼吸困难等。发生在眼附属器的病变可表现为眼睛酸涩伴异物感等。

(五)诊断

常规实验室检查主要包括血常规、血生化、肝肾功能、幽门螺杆菌检测等;影像学检查(包括 CT、MRI 及 PET-CT)可以用于明确全身淋巴瘤病变情况,并用于疗效评价及复发监测。

病理检查项目:①消化道内镜及活检,主要用于病变发生在消化道的患者,特别是胃;肿瘤病灶可呈平坦或溃疡灶,常多灶分布,内镜下表现无特异性,需要取活检以明确病理诊断。②手术切除活检,主要用于表浅部位及肺的病变,以明确病理诊断。③骨髓穿刺活检,约 10% 的黏膜相关淋巴组织结外边缘区淋巴瘤可侵及骨髓。

(六)分期(表 21-28)

表 21-28 黏膜相关淋巴组织结外边缘区淋巴瘤分期

Lugano 分期	Ann Arbor 分期	TNM 分期	累及部位
I$_1$	I$_E$	T1N0M0	黏膜及黏膜下层
I$_2$		T2N0M0	肌层
		T3N0M0	浆膜
II$_1$	II$_E$	T1-3N1M0	胃周淋巴结受侵
II$_2$		T1-3N2M0	远处淋巴结受侵
II$_E$		T4N0M0	浆膜外毗邻的组织与器官
IV	IV	T1-4N3M0	横膈两侧均出现淋巴结受侵
		T1-4N0-3M1	远处器官受侵(如骨髓等)

(七)治疗

1. **原发胃黏膜相关淋巴组织结外边缘区淋巴瘤患者的治疗**

(1) I 期和 II$_1$ 期胃黏膜相关淋巴组织结外边缘区淋巴瘤患者的治疗: I 期和 II$_1$ 期且 t(11;18)阴性或状态未知患者,首选抗幽门螺杆菌治疗 2 周。抗幽门螺杆菌治疗后 3 个月复查胃镜及幽门螺杆菌,若幽门螺杆菌阴性且肿瘤消退,则进入随访期,前 5 年每 3~6 个月随访 1 次,5 年后每年随访 1 次,根据临床需要行胃镜或影像学检查;若幽门螺杆菌阴性且肿瘤未消退,有症状患者行放疗,无症状患者可行放疗或 3 个月后复查胃镜,如果肿瘤持续存在,行放疗;若幽门螺杆菌阳性且肿瘤消退,二线抗幽门螺杆菌治疗;若幽门螺杆菌阳性且肿瘤未消退,如果肿瘤未进展,可二线抗幽门螺杆菌治疗,如果肿瘤进展或患者有症状,行二线抗幽门螺杆菌治疗联合放疗。存在 t(11;18)的患者一般抗幽门螺杆菌治疗对肿瘤无效,因此 I 期和 II$_1$ 期且 t(11;18)阳性,首选抗幽门螺杆菌治疗联合放疗,若放疗存在争议可考虑利妥昔单抗治疗。放疗或利妥昔单抗治疗结束后 3~6 个月复查幽门螺杆菌和胃镜,若幽门螺杆菌阴性且肿瘤消退,则进入随访期;若幽门螺杆菌阴性且肿瘤未消退,可参照结内边缘区淋巴瘤一线治疗方案,如 R-CVP、R-CHOP、BR、R2 等;若幽门螺杆菌阳性且肿瘤消退,则考虑二线抗幽门螺杆菌治疗;若幽门螺杆菌阳性且肿瘤未消退,可参照结内边缘区淋巴瘤一线治疗方案,如 R-CVP、R-CHOP、BR、R2 或利妥昔单抗单药等。

2004 年欧州的一项多中心前瞻性临床试验纳入了 90 例幽门螺杆菌阳性低级别胃黏膜相关淋巴组织结外边缘区淋巴瘤患者,采用三联疗法(奥美拉唑、克拉霉素和甲硝唑/阿莫西林)抗幽门螺杆菌治疗,获得完全缓解和部分缓解的患者比例分别为 62% 和 12%。2009 年瑞士的一项关于胃黏膜相关淋巴组织结外边缘区淋巴瘤的回顾性研究结果显示,全组患者共 156 例,其中 85 例患者存在幽门螺杆菌感染,经过抗生素治疗后,76% 的患者获得形态学缓解,获得完全缓解和部分缓解的患者比例分别为 65% 和 11%;5 年和 10 年总生存率分别为 92% 和 83%。

放疗是抗幽门螺杆菌治疗失败或幽门螺杆菌阴性的胃黏膜相关淋巴组织结外边缘区淋巴瘤患者有效的治疗方式,Ⅰ~Ⅱ期胃黏膜淋巴组织结外边缘区淋巴瘤放疗的完全缓解率可达 95% 以上,10 年总生存率为 75%~87%。

利妥昔单抗在幽门螺杆菌阴性及幽门螺杆菌治疗后病灶持续存在的患者中显示出一定治疗效果,利妥昔单抗单药治疗的客观缓解率为 73%~77%,完全缓解率为 46%~64%。因此,对于不适合放疗的幽门螺杆菌阴性或幽门螺杆菌治疗后病灶持续存在的Ⅰ~Ⅱ期胃黏膜相关淋巴组织结外边缘区淋巴瘤患者可考虑利妥昔单抗治疗。

(2)Ⅱ$_2$ 期、Ⅱ$_E$ 期及Ⅳ期胃黏膜相关淋巴组织结外边缘区淋巴瘤患者的治疗:如果无临床症状,可等待观察,密切随访;如果存在治疗指征,包括合适的临床试验、消化道出血、肿瘤相关症状、大肿块、器官损害、肿瘤进展及患者意愿等,可进行治疗,治疗方案包括 R-CVP、R-CHOP、BR、R2、利妥昔单抗单药或局部放疗等。

2. 非胃黏膜相关淋巴组织结外边缘区淋巴瘤患者的治疗

(1)Ⅰ~Ⅱ期非胃黏膜相关淋巴组织结外边缘区淋巴瘤患者的治疗:放疗是Ⅰ~Ⅱ期非胃黏膜相关淋巴组织结外边缘区淋巴瘤患者的首选治疗方法,对于特定部位的黏膜相关淋巴组织结外边缘区淋巴瘤,如肺、乳腺、甲状腺、结肠和小肠可考虑手术治疗,对特定患者如诊断性手术已经把淋巴瘤病灶完整切除的患者可选择观察随访,对放疗有争议的患者可选择观察等待或利妥昔单抗单药治疗。

(2)Ⅳ期黏膜相关淋巴组织结外边缘区淋巴瘤患者的治疗:可选择等待观察,当出现治疗指征时,可选择局部放疗或行全身系统治疗,如 R-CVP、R-CHOP、BR、R2 或利妥昔单抗单药等。

3. 复发难治性黏膜相关淋巴组织结外边缘区淋巴瘤患者的治疗 复发难治性黏膜相关淋巴组织结外边缘区淋巴瘤患者的治疗参照复发难治性滤泡淋巴瘤患者的治疗原则。

（八）预后

黏膜相关淋巴组织结外边缘区淋巴瘤的中位总生存期为 12.6 年,5 年和 10 年总生存率分别为 75.4% 和 58.0%。Maeshima 等的研究结果显示,8% 的黏膜相关淋巴组织结外边缘区淋巴瘤发生转化,发生转化的中位时间为 4 年,其中Ⅱ$_2$ 期、Ⅱ$_E$ 期及 Ⅳ 期患者转化风险更高、预后更差。

第21章

八、脾边缘区淋巴瘤

（一）流行病学

脾边缘区淋巴瘤是一种罕见类型的淋巴瘤,在 B 细胞淋巴瘤中约占 0.7%。在美国,成年人发病率为 0.25/10 万,主要发生于老年人,中位年龄为 69 岁。

（二）病因学

脾边缘区淋巴瘤病因仍不明确。约 20% 的脾边缘区淋巴瘤患者可检测出丙型肝炎病毒(hepatitis C virus,HCV),并且丙型肝炎病毒阳性的患者采用抗丙型肝炎病毒治疗,大部分可获得完全缓解,而对于丙型肝炎病毒阴性患者则无治疗效果。这些现象提示丙型肝炎病毒感染与脾边缘区淋巴瘤的发生发展存在一定的联系,但具体机制仍不明确。

（三）病理学

1. 组织学　形态上,脾结构破坏,白髓及红髓区可见增生的结节,结节中央为深染的小淋巴细胞,核圆形或椭圆形,染色质深;结节周围为增生的边缘带样细胞,呈单核样 B 细胞或浆样淋巴细胞,细胞体积小到中等,核圆形或略不规则,染色质中等。此外,肿瘤累及外周血时,部分淋巴瘤细胞表面可形成短的绒毛;这种绒毛状淋巴细胞需要与脾弥漫性红髓小 B 细胞淋巴瘤及毛细胞白血病 - 变异型相鉴别。脾弥漫性红髓小 B 细胞淋巴瘤细胞主要在红髓髓窦内弥漫性生长,白髓呈萎缩状态,可与之鉴别。

2. 免疫组织化学　脾边缘区淋巴瘤免疫表型与黏膜相关组织结外边缘区淋巴瘤类似,无特征性标记,需要排除其他小 B 细胞淋巴瘤才能做出诊断;肿瘤细胞表达 B 细胞标记如 $CD19^+$、$CD20^+$、$CD22^+$、$CD79a^+$ 和 $PAX5^+$,不表达 T 细胞标记如 $CD3^-$、$CD2^-$ 和 $CD7^-$ 等;肿瘤细胞不表达 CD5 和 CD23,可以鉴别慢性淋巴细胞白血病 / 小淋巴细胞淋巴瘤;肿瘤细胞 $CyclinD1^-$,可以鉴别套细胞淋巴瘤;肿瘤细胞 $CD10^-$ 和 $BCL6^-$,可以鉴别滤泡淋巴瘤;肿瘤细胞 $CD123^-$ 和 Annexin A1−,可以与毛细胞白血病相鉴别;肿瘤细胞 $CD103^-$,可以与毛细胞白血病 - 变异型相鉴别。

3. 遗传学　脾边缘区淋巴瘤涉及多个信号通路异常,包括 Notch2 信号通路(NOTCH2 和 NOTCH4),NF-κB 信号通路(TNFAIP3 和 BIRC3),BCR 信号通路(CARD11)和 Toll 样受体(Toll-like receptor,TLR)信号通路(MYD88)等。约 39% 的脾边缘区淋巴瘤发生染色体 7q 缺失,但是与预后没有相关性。2015 年剑桥大学的研究结果显示,42% 脾边缘区淋巴瘤存在 *KLF2* 突变,并且 *IGHV1-2* 重排与 7q 缺失主要出现在 *KLF2* 突变亚群中,而 *MYD88* 和 *TP53* 突变则主要存在于 *KLF2* 野生型亚群中,这些结果提示 *KLF2* 突变脾边缘区淋巴瘤可能有其独特的分子遗传学特征。

（四）临床表现

脾边缘区淋巴瘤是一种惰性淋巴瘤,主要表现为脾大及骨髓受侵,结外淋巴结受侵较少见,约 20% 的患者出现肝受侵、B 症状及白细胞减少,约 1/4 患者出现淋巴细胞减少及血小板减少。

（五）诊断

脾边缘区淋巴瘤的诊断需要完善相关辅助检查,如影像学检查及实验室检查等,且需要与其他疾病进行鉴别诊断。

1. 脾脏细针穿刺活检　由于解剖部位较深,因此采用细针穿刺活检,并结合免疫组织化学及基因检测等手段综合诊断,必要时需要再次活检。

2. 骨髓穿刺活检 绝大部分脾边缘区淋巴瘤患者存在骨髓受侵,因此需要进行骨髓穿刺活检以明确诊断。

3. 影像学检查 用于明确全身淋巴瘤病变情况、疗效评价及复发监测,影像学检查手段包括 CT、MRI 及 PET-CT。

4. 外周血检测 主要包括外周血细胞计数、血红蛋白、乳酸脱氢酶及 β2 微球蛋白等。

5. 病毒检测 检测乙型肝炎病毒、丙型肝炎病毒和 HIV。

（六）分期

脾边缘区淋巴瘤分期主要参考 Ann Arbor 分期。

（七）治疗

1. 初诊脾边缘区淋巴瘤患者的治疗 脾边缘区淋巴瘤是一种惰性淋巴瘤,对于无进行性血细胞减少、无症状的脾大、无全身症状或病情进展缓慢的患者,可选择观察等待。对于需要治疗的患者,要根据丙型肝炎病毒的状态选择治疗方案。

（1）丙型肝炎病毒阳性脾边缘区淋巴瘤患者的治疗:丙型肝炎病毒阳性脾边缘区淋巴瘤患者需对肝脏进行综合评估,如不存在抗丙型肝炎病毒治疗禁忌证,可给予以干扰素为基础的抗丙型肝炎病毒治疗。对于抗丙型肝炎病毒治疗无效或者有抗丙型肝炎病毒治疗禁忌证的患者,应该按照丙型肝炎病毒阴性脾边缘区淋巴瘤患者的治疗原则进行治疗。

（2）丙型肝炎病毒阴性脾边缘区淋巴瘤患者的治疗:丙型肝炎病毒阴性脾边缘区淋巴瘤患者可选择利妥昔单抗治疗,后续可选择维持或不维持治疗,利妥昔单抗单药药治疗脾边缘区淋巴瘤患者的完全缓解率可达 75%。对于利妥昔单抗治疗无效的患者,可行脾切除。

2. 复发难治性脾边缘区淋巴瘤患者的治疗 对于复发难治性脾边缘区淋巴瘤患者,无治疗指征者可观察等待,有治疗指征者可选择放疗或全身系统治疗,如 R-CVP、R-CHOP、BR、R2 或利妥昔单抗单药等。

（八）预后

脾边缘区淋巴瘤的总生存期为 8.6 年,5 年和 10 年总生存率分别为 67.9% 和 41.9%。然而,仍有 30% 左右患者呈侵袭性临床过程,在 4 年内死亡。Starr 等研究了 64 例利妥昔单抗治疗的脾边缘区淋巴瘤患者的疗效,中位总生存期为 13 年,中位无进展生存期为 4.4 年。Montalbán 等回顾性分析了 593 例脾边缘区淋巴瘤,研究结果显示,血红蛋白浓度、除脾门淋巴结外的淋巴结侵及和丙型肝炎病毒是脾边缘区淋巴瘤生存的独立预后因素。该研究还利用血红蛋白（hemoglobin,H）浓度、血小板（platelet,P）计数、乳酸脱氢酶（lactate dehydrogenase,LDH,L）水平及脾门外淋巴结侵及（extrahilar lymphadenopathy,L）建立了 HPLL 分级系统,将脾边缘区淋巴瘤分为低风险组、中风险组和高风险组,5 年淋巴瘤相关生存率分别为 96%、88% 和 44%,具有很好的预后预测作用。

九、T 淋巴母细胞淋巴瘤

T 细胞淋巴瘤包括前体 T 细胞肿瘤和成熟 T 细胞 /NK 细胞肿瘤。前体 T 细胞肿瘤来源于前体 T 淋巴细胞,比成熟 T 细胞 /NK 细胞肿瘤少见。NK 细胞免疫表型及功能和 T 细胞有相似之处,因此常将 NK 细胞淋巴瘤和 T 细胞淋巴瘤一起讨论。

T 淋巴母细胞淋巴瘤（T lymphoblastic lymphoma，T-LBL）为前体 T 细胞肿瘤，属于高度侵袭性淋巴瘤。T 淋巴母细胞淋巴瘤占所有淋巴母细胞淋巴瘤的 80% 以上，多见于儿童及青少年，在男性中多见。儿童淋巴母细胞淋巴瘤（1ymphoblastic lymphoma，LBL）预后明显好于成人。其他不良预后因素包括白细胞计数高、中枢神经系统受侵、达到完全缓解的时间长、诱导化疗结束后有残存病变等。某些基因异常与预后不良相关，如 t（9 ;22）、t（4 ;11）、t（8 ;14）、复杂核型、亚二倍体或近 3 倍体等，而 t（12 ;21）患者预后较好。

（一）临床表现

T 淋巴母细胞淋巴瘤的典型临床表现为前纵隔巨大肿块所致的咳嗽、气短，淋巴结病变以颈部、腋下和锁骨上淋巴结多见，可伴有淋巴瘤的全身症状，病变发展迅速，多数患者就诊时处于 Ⅲ~Ⅳ 期，易于侵犯结外器官，特别是骨髓和中枢神经系统。

（二）病理学

在 T 淋巴母细胞淋巴瘤中整个淋巴结的结构全部破坏，伴有被膜受侵，可见到"满天星"现象。在副皮质区部分受侵者可见残留的生发中心。T 淋巴母细胞淋巴瘤的淋巴母细胞通常末端脱氧核苷酸转移酶（terminal deoxynucleotidyl transferases，TdT）阳性，多数表达 CD1a、CD2、CD3、CD4、CD5、CD7 和 CD8。其中 CD7 和胞质 CD3 阳性，CD3 对于 T 淋巴细胞系是高度敏感和特异性的标志物，在 B 淋巴细胞系不表达。T 淋巴母细胞淋巴瘤的免疫表型为 CD3ε（+）或（-）、CD2（+）、CD4（+）、CD8（+）、CD1a（+）或（-）和 CD7（+）。尤其在纵隔肿物时，需要鉴别胸腺瘤，其标志物的选择非常重要。CD7、CD43 不能单独作为 T 淋巴细胞的标志物。

（三）治疗

无论是 Ⅰ 期还是 Ⅳ 期患者，均应按全身性疾病治疗。淋巴母细胞淋巴瘤患者应采用急性淋巴细胞白血病（acute lymphoblastic leukemia，ALL）的治疗方案。对于年轻成人患者，儿童急性淋巴细胞白血病治疗方案的疗效优于成人方案。初治高危和复发难治的患者，可以选择异基因造血干细胞移植。对无骨髓受侵的患者，可以考虑高剂量化疗联合自体造血干细胞移植。对于 t（9 ;22）/*BCR-ABL* 阳性患者可以联合伊马替尼治疗。

1. **常规化疗**　多种化疗方案包括非霍奇金淋巴瘤传统化疗方案、非霍奇金淋巴瘤改良化疗方案及急性淋巴细胞白血病样化疗方案均被尝试用于 T 淋巴母细胞淋巴瘤的治疗。CHOP 方案或以 CHOP 方案为主的非霍奇金淋巴瘤传统化疗方案疗效不佳。急性淋巴细胞白血病样方案的治疗效果明显优于 CHOP 及 CHOP 样方案。一项研究中，101 例儿童 T 淋巴母细胞淋巴瘤患者应用 BFM-90 方案治疗，5 年无事件生存率高达 90%。EORTCCLG 58881 研究入组了 121 例初治的儿童 T 淋巴母细胞淋巴瘤患者应用 BFM-95 方案治疗，6 年无事件生存率和总生存率分别为 77.5% 和 86%。有研究入组了 33 例成人淋巴母细胞淋巴瘤患者使用 hyper-CVAD（环磷酰胺、长春新碱、多柔比星、地塞米松与高剂量甲氨蝶呤联合阿糖胞苷交替）方案治疗，其中 80% 为 T 淋巴母细胞淋巴瘤，70% 的患者为 Ⅲ~Ⅳ 期，多数患者在 8 周期化疗后加用纵隔放疗，结果显示，客观缓解率为 100%，完全缓解率为 91%，3 年无事件生存率和总生存率分别为 66% 和 70%。但成人淋巴母细胞淋巴瘤与儿童淋巴母细胞淋巴瘤相比预后更差。

2. **自体和异基因造血干细胞移植**　T 淋巴母细胞淋巴瘤的高缓解率及高复发率提示自体和异基因造血干细胞移植的必要性。但是由于相关报道较少和患者选择的偏倚，造血干细胞移植在 T 淋巴母细胞淋巴瘤治疗中的作用很难得到确切评价。

Song 等在 25 例成人 T 淋巴母细胞淋巴瘤患者中行自体造血干细胞移植作为巩固治疗，4 年无病生存率为 69%，骨髓受侵是显著的不良预后因素，化疗敏感的患者在首次完全缓解后接受自体造血干细胞移植作为巩固治疗可获得较好的长期生存。Majhail 等报道了淋巴瘤患者接受自体造血干细胞移植后的长期随访结果，其中 70 例淋巴母细胞淋巴瘤患者的 10 年总生存率为 85%。复发是 T 淋巴母细胞淋巴瘤患者最常见的死亡原因，接受自体造血干细胞移植以后持续缓解 2 年以上的患者长期预后较好，但仍有晚期复发的风险。在欧洲一项前瞻性随机对照临床试验中，65 例应用 LSA212（长春新碱、多柔比星、柔红霉素、环磷酰胺、左旋门冬酰胺酶、泼尼松、甲氨蝶呤、阿糖胞苷）等急性淋巴细胞白血病方案治疗后首次获得完全缓解的淋巴母细胞淋巴瘤患者随机分为 2 组，31 例行自体造血干细胞移植，34 例未行自体造血干细胞移植，结果显示自体造血干细胞移植可以减少 45% 的复发风险，非移植组和移植组的 3 年无病生存率分别为 24% 和 55%（P=0.065），总生存率分别为 45% 和 56%（P=0.71），提示自体造血干细胞移植具有提高非复发生存的趋势，但是总生存无改善。

与自体造血干细胞移植相比，异基因造血干细胞移植虽然复发率低，但移植相关死亡率较高，未能提高总生存率。部分研究结果显示，诱导治疗后首次达到完全缓解的患者行自体造血干细胞移植和异基因造血干细胞移植后的长期无病生存率分别为 31%~77% 和 39%~91%，达到二次完全缓解的患者行自体造血干细胞移植和异基因造血干细胞移植后长期无病生存率分别为 36%~50% 和 14%~46%。但需考虑这些研究中潜在患者选择偏倚的影响，部分研究中仅将高剂量治疗应用于高危患者，但不同研究对高危的定义不一致。在一项国际骨髓移植登记处报道的大宗回顾性对照研究中，128 例淋巴母细胞淋巴瘤患者接受自体造血干细胞移植，76 例淋巴母细胞淋巴瘤患者行同胞全相合异基因造血干细胞移植，异基因造血干细胞移植患者 1 年和 5 年的复发率较低，但是移植相关死亡率较高，因此两组患者的 5 年无病生存率差异无统计学意义，分别为 36% 和 39%（P=0.82）。异基因造血干细胞移植在 T 淋巴母细胞淋巴瘤中的作用仍有待明确，但是对于具有高危复发风险的患者（如二次缓解、中枢神经系统或骨髓受侵）应考虑异基因造血干细胞移植。

3. 中枢神经系统预防　强化的预防性鞘内注射方案有利于降低中枢神经系统复发的风险，但是头颅照射作为预防措施的作用则不明确，常用的鞘内注射药物包括阿糖胞苷、甲氨蝶呤、皮质类固醇等。有研究发现在接受强化系统治疗及维持治疗的患者中，早期使用鞘内注射可降低中枢神经系统复发率。

4. 纵隔病变的治疗　T 淋巴母细胞淋巴瘤初始治疗失败与肿瘤发生于纵隔有关。纵隔放疗可降低纵隔复发率，但可导致许多不良反应，如心脏毒性、放射性肺炎等。由于诸多不良反应的发生，纵隔局部放疗在儿童淋巴母细胞淋巴瘤患者中的应用受到限制。有研究结果显示，通过高强度急性淋巴细胞白血病样化疗方案治疗儿童 T 淋巴母细胞淋巴瘤患者，不用局部放疗，即可获得较高的缓解率和总生存率。但成人 T 淋巴母细胞淋巴瘤患者经强化治疗后纵隔复发率仍较高，可采用纵隔巩固放疗。

（四）小结

T 淋巴母细胞淋巴瘤具有高度侵袭性，好发于青年男性，结外受侵率高，易发生纵隔大肿块及骨髓受侵，预后差。急性淋巴细胞白血病样化疗方案的疗效显著优于非霍奇金淋巴瘤样方案，化疗联合造血干细胞移植可进一步改善成人 T 淋巴母细胞淋巴瘤患者的预后、减少复发。

十、外周 T 细胞淋巴瘤

外周 T 细胞淋巴瘤（peripheral T-cell lymphoma，PTCL）又称为成熟 T 细胞淋巴瘤，是一组具有很强异质性的来源于成熟 T 细胞或胸腺后 T 细胞恶性疾病的总和。广义的外周 T 细胞淋巴瘤包括除前体 T 细胞淋巴母细胞淋巴瘤之外的所有 T 细胞淋巴瘤，包括外周 T 细胞淋巴瘤，非特指型（peripheral T-cell lymphoma，unspecified，PTCL-NOS）、间变性大细胞淋巴瘤（anaplastic large-cell lymphoma，ALCL）、血管免疫母细胞 T 细胞淋巴瘤（angioimmunoblastic T-cell lymphoma，AITL）、结外 NK/T 细胞淋巴瘤（extranodal NK/T-cell lymphoma，ENKL）、肠病相关 T 细胞淋巴瘤（enteropathy-associated T-cell lymphoma，EATL）、肝脾 T 细胞淋巴瘤（hepatosplenic T-cell lymphoma，HSTCL）和皮下脂膜炎样 T 细胞淋巴瘤（subcutaneous panniculitis-like T-cell lymphoma，SPTCL）、蕈样霉菌病（mycosis fungoides，MF）及成人 T 细胞白血病/淋巴瘤（adult T-cell leukemia/lymphoma，ATLL）等。中国外周 T 细胞淋巴瘤占非霍奇金淋巴瘤的 23%~27%，明显高于欧美国家。外周 T 细胞淋巴瘤总体预后较差，传统化疗方案对于外周 T 细胞淋巴瘤的疗效并不理想。随着一些新药及新药联合常规化疗的治疗方案不断进入临床研究，为提高外周 T 细胞淋巴瘤的治疗效果带来了希望。

（一）流行病学

国际 T 细胞淋巴瘤项目的研究结果显示，外周 T 细胞淋巴瘤，非特指型为外周 T 细胞淋巴瘤最常见的亚型，占 25.9%；血管免疫母细胞 T 细胞淋巴瘤占 18.5%，NK/T 细胞淋巴瘤占 10.4%，成人 T 细胞白血病/淋巴瘤占 9.6%，间变性淋巴瘤激酶（anaplastic lymphoma kinase，ALK）阳性及阴性的间变性大细胞淋巴瘤分别占 6.6% 和 5.5%，肠病相关 T 细胞淋巴瘤占 4.7%，其他类型外周 T 细胞淋巴瘤相对少见。

外周 T 细胞淋巴瘤各亚型发病率具有明显的地区和种族差异，外周 T 细胞淋巴瘤，非特指型为北美和欧洲最常见的病理亚型，而结外 NK/T 细胞淋巴瘤和成人 T 细胞白血病/淋巴瘤在亚洲多见。美国国家癌症研究所监测、流行病学和最终结果（Surveillance，Epidemiology，and End Results，SEER）数据库一项包含 13 107 例外周 T 细胞淋巴瘤患者的研究结果显示，非拉丁裔白人、非洲裔、亚裔/太平洋岛民、拉丁裔白人及美洲原住民外周 T 细胞淋巴瘤各病理类型发病率存在差异。与非拉丁裔白人相比，非洲裔外周 T 细胞淋巴瘤，非特指型、间变性大细胞淋巴瘤及成人 T 细胞白血病/淋巴瘤发病率更高，亚裔/太平洋岛民和拉丁裔白人血管免疫母细胞 T 细胞淋巴瘤及结外 NK/T 细胞淋巴瘤发病率更高，美洲原住民外周 T 细胞淋巴瘤，非特指型发病率更低。结外 NK/T 细胞淋巴瘤和成人 T 细胞白血病/淋巴瘤的发病与病毒感染有关；成人 T 细胞白血病/淋巴瘤好发于日本、加勒比等人类 T 淋巴细胞白血病病毒 I 型（human T-lymphotropic virus type I，HTLV-1）感染的地区；EBV 感染在结外 NK/T 细胞淋巴瘤患者中常见。

（二）临床特点

外周 T 细胞淋巴瘤，非特指型发病常见于中老年人，无明显性别差异，多表现为浅表淋巴结肿大，常伴 B 症状，结外部位常侵及皮肤及皮下组织、肝脾、消化道、甲状腺及骨髓等，诊断时多为Ⅲ~Ⅳ期。血管免疫母细胞 T 细胞淋巴瘤常表现为广泛性淋巴结肿大，伴有肝或脾肿大、高丙种球蛋白血症、嗜酸性粒细胞增多、皮疹和发热。间变性大细胞淋巴瘤分为三种亚型：*ALK* 阳性系统性间变性大细胞淋巴瘤、*ALK* 阴性系统性间变性大细胞淋巴瘤及原发皮肤间变性大细胞淋巴瘤。*ALK* 阳性间变性大细胞淋巴瘤的疗效和预后优于 *ALK* 阴性间变性大细胞淋巴瘤。多数间变性大细胞淋巴瘤为Ⅲ~Ⅳ期，常伴有全身症状和结外受累。原发皮肤间变性大细胞淋巴瘤常无 ALK 蛋白表达，表现为惰性病程，特点为病变通常局限于皮肤，频繁复发，但长期生存率高。结外 NK/T 细胞淋巴瘤大多表现为鼻或鼻咽部肿块。肠病相关 T 细胞淋巴瘤多表现为肠道肿块，常伴有肠梗阻或穿孔。皮下脂膜炎样 T 细胞淋巴瘤表现为皮下肿块。

（三）诊断

免疫组织化学检查对于外周 T 细胞淋巴瘤分型十分重要，常用免疫组织化学标志物包括 CD2、CD3、CD5、CD7、CD4、CD8、CD30、CD56、CD57、CDl0、CD20、CD21、CD23、ALK、EBER、Bcl-6 和 Ki-67。必要时进行 βF1、CD279/PD-l 和 CXCL-13 免疫组织化学检测用于确定淋巴瘤亚型。成熟 T 细胞表面均表达 CD3，但缺乏 TdT 蛋白的表达。与 B 细胞淋巴瘤不同的是，许多正常细胞抗原在 T 细胞淋巴瘤中表达减少，而异常表达其他类型抗原，其中 CD7 表达的缺失最为常见，其他重要标志物如 CD8、CD10、CD25、CD30 和 CD56 通常对某种亚型有所提示，如 CD30 与间变性大细胞淋巴瘤、CD25 与成人 T 细胞白血病/淋巴瘤、CD10 和 CXCL-13 与血管免疫母细胞 T 细胞淋巴瘤、CD56 与结外 NK/T 细胞淋巴瘤、CD8 与皮下脂膜炎样 T 细胞淋巴瘤和肠病相关 T 细胞淋巴瘤Ⅱ型。外周 T 细胞淋巴瘤，非特指型表达不同的 T 细胞相关抗原，而缺乏 B 细胞相关抗原。血管免疫母细胞 T 细胞淋巴瘤细胞表达 T 细胞相关抗原，通常为 CD4$^+$/CD8$^-$，检测 CXCLl3 表达有助于鉴别血管免疫母细胞 T 细胞淋巴瘤与外周 T 细胞淋巴瘤，非特指型。这些免疫组织化学标志物对于 T 细胞淋巴瘤亚型的诊断有所帮助，但却缺乏特异性。外周 T 细胞淋巴瘤常与 T 细胞受体（T cell receptor，TCR）基因的克隆性重排有关，检测 TCR 基因重排有助于诊断。

（四）治疗

因为外周 T 细胞淋巴瘤，非特指型、间变性大细胞淋巴瘤、血管免疫母细胞 T 细胞淋巴瘤及肠病相关 T 细胞淋巴瘤是常见的外周 T 细胞淋巴瘤亚型，且治疗方案相似，所以在此主要探讨这些类型外周 T 细胞淋巴瘤的治疗。

治疗原则：对于 *ALK* 阳性间变性大细胞淋巴瘤，Ⅰ~Ⅱ期患者可选择多药化疗 6 周期联合或不联合放疗或 3~4 周期多药化疗联合放疗，Ⅲ~Ⅳ期患者可选择多药化疗 6~8 周期。采用 CHOP 方案或 CHOEP 方案（环磷酰胺、多柔比星、长春新碱、依托泊苷、泼尼松）对 *ALK* 阳性间变性大细胞淋巴瘤具有良好的疗效，但这些方案在其他外周 T 细胞淋巴瘤组织学类型中疗效欠佳。除外 *ALK* 阳性间变性大细胞淋巴瘤，推荐其他类型外周 T 细胞淋巴瘤（包括外周 T 细胞淋巴瘤，非特指型、血管免疫母细胞 T 细胞淋巴瘤、肠病相关 T 细胞淋巴瘤及 *ALK* 阴性间变性大细胞淋巴瘤）患者参加合适的临床试验。如果没有合适的临床试验，一线治疗推荐采用多药化疗±放疗，多药化疗方案包括 CHOEP、CHOP-14、CHOP-21、剂量调整的 EPOCH、CHOP 继以 IVE（异环磷酰胺、依托泊苷、表柔比星）或 hyper-CVAD 方案，对于 CD30 阳性外周 T 细胞淋巴瘤患者可选择维布妥昔单抗联合 CHP（环磷酰胺、多柔比星、泼尼松）方案。经诱导治疗后缓解较好的患者可考虑高剂量化疗联合自体造血干细胞移植作为一线治疗后的巩固治疗。

对于复发难治性外周 T 细胞淋巴瘤，推荐参加合适的临床试验，如果没有合适的临床试验，适合进行造血干细胞移植的患者，可在二线化疗缓解后进行高剂量化疗联合自体造血干细胞移植或异基因造血干细胞移植。对于不适合接受造血干细胞移植的患者,可进行二线方案化疗或姑息性放疗。可供选择的二线化疗方案有 DHAP、ESHAP、GDP、GemOx 及 ICE 方案等。近年来,一些新药在复发难治性外周 T 细胞淋巴瘤中显示出一定的治疗效果。2009 年至今全世界已批准 7 种靶向药物用于复发难治性外周 T 细胞淋巴瘤的治疗,包括普拉曲沙(pralatrexate)、罗米地辛(romidepsin)、贝利司他(belinostat)、维布妥昔单抗单抗(brentuximab vedotin,SGN-35)、西达本胺(chidamide)、mogamulizumab(KW-0761)和 forodesine。

1. **一线化疗**　以蒽环类药物为基础的传统化疗方案在外周 T 细胞淋巴瘤一线治疗中的完全缓解率为 35.9%~65.8%,5 年总生存率为 37%。其他剂量强度更高的化疗方案,如 Hyper-CVAD、剂量调整的 EPOCH 方案等与 CHOP 方案相比能否进一步提高治疗效果,缺乏大型随机对照临床试验。一项针对 135 例 T 细胞淋巴瘤患者(其中外周 T 细胞淋巴瘤,非特指型 50 例,间变性大细胞淋巴瘤 40 例,血管免疫母细胞 T 细胞淋巴瘤 14 例)的回顾性分析结果显示,CHOP 方案和 Hyper-CVAD 方案化疗患者的 3 年总生存率分别为 62% 和 56%。*ALK* 阳性间变性大细胞淋巴瘤患者的 3 年总生存率高于 *ALK* 阴性间变性大细胞淋巴瘤患者(100% vs. 70%)。当除去间变性大细胞淋巴瘤亚型后,CHOP 方案和 Hyper-CVAD 方案化疗患者的 3 年无进展生存率分别是 43% 和 49%。德国高度恶性非霍奇金淋巴瘤研究组(German High-Grade Non-Hodgkin's Lymphoma Study Group,DSHNHL)的研究结果显示,CHOEP 方案治疗 *ALK* 阳性间变性大细胞淋巴瘤患者的 3 年无事件生存率和总生存率分别为 76% 和 90%;血管免疫母细胞 T 细胞淋巴瘤患者的 3 年无事件生存率和总生存率分别为 50% 和 67.5%;*ALK* 阴性间变性大细胞淋巴瘤患者的 3 年无事件生存率和总生存率分别为 46% 和 62%;外周 T 细胞淋巴瘤患者的 3 年无事件生存率和总生存率分别为 41% 和 54%。对于<60 岁的年轻患者,CHOEP 方案较 CHOP 方案有提高无事件生存期的趋势,但对于≥60 岁的患者,CHOEP 方案较 CHOP 方案未提高疗效,可能与 CHOEP 方案的较高不良反应有关。

ECHELON-2 研究纳入了 CD30 阳性初治外周 T 细胞淋巴瘤患者,维布妥昔单抗联合 CHP 方案组的中位无进展生存期为 48.2 个月,CHOP 方案组为 20.8 个月,差异具有显著统计学意义(P=0.011 0)。维布妥昔单抗联合 CHP 方案可作为 CD30 阳性外周 T 细胞淋巴瘤一线治疗的选择。

2. **一线治疗后的巩固治疗**　除外 ALK 阳性间变性大细胞淋巴瘤,传统化疗在外周 T 细胞淋巴瘤中疗效较差,在经诱导治疗缓解较好的患者中可考虑高剂量化疗联合自体造血干细胞移植作为一线治疗后的巩固治疗。自体造血干细胞移植能否改善患者生存尚缺乏大型前瞻性随机对照临床试验证实。但基于单臂的前瞻性或回顾性临床研究结果推荐患者进行自体造血干细胞移植。有研究结果显示,外周 T 细胞淋巴瘤患者经 CHOP 样方案化疗后进行自体造血干细胞移植巩固治疗的 3 年无进展生存率和总生存率分别为 58% 和 74%,而未行自体造血干细胞移植患者的 3 年无进展生存率和总生存率分别为 30% 和 53%,但两组患者 3 年总生存率差异无统计学意义。德国 Reimer 等报道了首个外周 T 细胞淋巴瘤应用自体造血干细胞移植的效果,83 例患者先接受 4~6 个周期 CHOP 方案化疗,客观缓解率为 79%,完全缓解率为 39%,其中 55 例患者(66%)接受移植,48 例达完全缓解,7 例达部分缓解,3 年无进展生存率和总生存率分别为 36% 和 48%。一项 Ⅱ 期临床试验结果显示,115 例外周 T 细胞淋巴瘤患者经 CHOEP 或 CHOP 两周方案一线化疗缓解后行自体造血干细胞移植的 5 年无进展生存率和总生存率分别为 44% 和

51%,治疗相关死亡为 4%,其中 *ALK* 阴性间变性大细胞淋巴瘤患者疗效最佳。中国医学科学院肿瘤医院对 45 例接受自体造血干细胞移植的外周 T 细胞淋巴瘤患者进行了回顾性分析,5 年无进展生存率和总生存率分别为 60% 和 64%,18 例在诱导化疗后达完全缓解的患者 5 年无进展生存率和总生存率分别为 83% 和 89%。

3. 复发难治性外周 T 细胞淋巴瘤患者的治疗 复发难治性外周 T 细胞淋巴瘤患者解救治疗达到完全缓解或部分缓解后可考虑进行造血干细胞移植。一项针对 36 例复发难治性外周 T 细胞淋巴瘤患者的回顾性研究结果显示,高剂量化疗联合自体造血干细胞移植后 3 年无事件生存率和总生存率分别为 37% 和 48%。在另一项回顾性研究中,24 例复发难治性外周 T 细胞淋巴瘤患者(不包括 *ALK* 阳性间变性大细胞淋巴瘤患者)接受高剂量化疗联合自体造血干细胞移植治疗,5 年无事件生存率和总生存率分别为 24% 和 33%。斯坦福大学 Chen 等对 53 例接受高剂量化疗联合自体造血干细胞移植的外周 T 细胞淋巴瘤患者进行的回顾性分析结果显示,首次达到部分缓解或完全缓解的患者、二线治疗后达到部分缓解或完全缓解的患者以及难治性外周 T 细胞淋巴瘤患者的 5 年无进展生存率分别为 51%、12% 和 0%,相应的 5 年总生存率分别为 76%、40% 和 30%。移植前疾病状态和既往接受的治疗方案数目是重要的预后因素。对 155 例西班牙淋巴瘤和自体移植注册数据的回顾性分析结果显示,其中 37 例一线治疗达完全缓解后接受自体造血干细胞移植的患者 5 年总生存率为 80%;一线治疗达部分缓解及二线或二线治疗以后达完全缓解再接受移植患者的 5 年生存率分别为 46% 和 54%。

另有回顾性研究结果显示,异基因造血干细胞移植后外周 T 细胞淋巴瘤患者 5 年无进展生存率为 40%,5 年总生存率为 50%~57%,其中血管免疫母细胞 T 细胞淋巴瘤患者获益最大,5 年总生存率为 66%~80%。但异基因造血干细胞移植风险较大,在一项研究中异基因造血干细胞移植的 5 年治疗相关死亡率高达 34%,这些患者的中位既往治疗线数为 2 线(范围 1~5 线),74% 的患者异基因造血干细胞移植前接受清髓性预处理。对于既往接受过 ≤2 线化疗的患者,5 年总生存率显著高于既往化疗>2 线的患者(73% vs 39%)。完全缓解或部分缓解后移植患者的 5 年总生存率也显著高于未达到部分缓解即进行移植的患者(69% vs 29%)。MD Anderson 癌症中心一项临床试验结果显示,196 例 T 细胞淋巴瘤患者(外周 T 细胞淋巴瘤,非特指型 61 例,间变性大细胞淋巴瘤 50 例,血管免疫母细胞 T 细胞淋巴瘤 19 例)中 119 例行自体造血干细胞移植,77 例行异基因造血干细胞移植(75% 的患者进行清骨髓预处理),接受自体造血干细胞移植的患者中位随访 39 个月,无进展生存率和总生存率分别为 30% 和 39%,接受异基因造血干细胞移植的患者中位随访 65 个月,无进展生存率和总生存率分别为 30% 和 43%。

复发难治性外周 T 细胞淋巴瘤患者还进行了降低剂量强度预处理方案对异基因造血干细胞移植作用的评估。在 Corradini 等进行的一项 II 期临床试验中,降低剂量强度预处理方案异基因造血干细胞移植治疗复发难治性外周 T 细胞淋巴瘤患者的预期 3 年无进展生存率和总生存率分别为 64% 和 81%。另一项回顾性分析结果显示,对复发难治性外周 T 细胞淋巴瘤患者进行降低剂量强度预处理预处理方案异基因造血干细胞移植,5 年无进展生存率和总生存率分别为 40% 和 50%,5 年无复发死亡率为 12%,5 年累积复发率为 49%。异基因造血干细胞移植(清髓或降低剂量强度预处理方案)在复发难治性外周 T 细胞淋巴瘤患者中的作用需要进一步研究。

4. 新药研究 新药研究对于提高外周 T 细胞淋巴瘤患者疗效尤为重要。目前新药研究主要集中于单药治疗复发难治性外周 T 细胞淋巴瘤患者,近年在外周 T 细胞淋巴瘤中开展临床研究的新药如下。

(1) 西达本胺：西达本胺(chidamide)是中国自主研发的组蛋白去乙酰化酶抑制剂。西达本胺治疗复发难治性外周 T 细胞淋巴瘤患者的客观缓解率为 28%，完全缓解率为 14%，中位无进展生存期和总生存期分别为 2.1 个月和 21.4 个月，其中血管免疫母细胞 T 细胞淋巴瘤患者的客观缓解率为 50%。最常见的 3 级及以上不良反应包括血小板减少(22%)、白细胞减少(13%)和中性粒细胞减少(11%)。西达本胺与普拉曲沙、罗米地辛及贝利司他的疗效相近。2014 年 12 月 23 日中国国家药品监督管理局(China Food and Drug Administration，CFDA)批准西达本胺上市，用于既往至少接受过一次全身化疗的复发难治性外周 T 细胞淋巴瘤患者的治疗。

(2) 罗米地辛：罗米地辛(romidepsin)是一种选择性组蛋白去乙酰化酶抑制剂。一项 Ⅱ 期临床试验纳入了 130 例 2 线及以上治疗后复发难治性外周 T 细胞淋巴瘤患者，结果显示罗米地辛单药治疗的客观缓解率为 25%，其中完全缓解 / 未确定的完全缓解率为 15%，中位缓解持续时间为 17 个月，中位无进展生存期与总生存期分别为 4.0 个月和 11.3 个月；在获得完全缓解 / 未确定的完全缓解的外周 T 细胞淋巴瘤患者中，中位无进展生存期为 29.0 个月。最常见的 3 级及以上不良反应包括血小板减少(24%)、中性粒细胞减少(20%)和感染(19%)；病理类型及既往治疗对缓解率无影响。2011 年 6 月 17 日美国 FDA 批准罗米地辛用于复发性外周 T 细胞淋巴瘤患者的治疗。

(3) 贝利司他：贝利司他(belinostat)是 Ⅰ、Ⅱ 和 Ⅳ 类组蛋白去乙酰化酶抑制剂。在 129 例复发难治性外周 T 细胞淋巴瘤患者中，贝利司他治疗的客观缓解率为 26.8%，完全缓解率为 10.8%，中位无进展生存期与总生存期分别为 1.6 个月和 7.9 个月。最常见的 3~4 级不良反应包括血小板减少(13%)、中性粒细胞减少(13%)、贫血(10%)、呼吸困难(6%)、肺炎(6%)和疲乏(5%)。2014 年 7 月 3 日美国 FDA 批准贝利司他用于复发难治性外周 T 细胞淋巴瘤患者的治疗。

(4) 普拉曲沙：普拉曲沙(pralatrexate)是一种二氢叶酸还原酶抑制剂，对还原型叶酸 1 型载体(reduced folate carrier type-1，RFC-1)蛋白具有较高亲和力，因 RFC-1 在肿瘤细胞中高表达，普拉曲沙可以在肿瘤细胞中选择性聚集。一项在 109 例复发难治性外周 T 细胞淋巴瘤患者中进行的前瞻性临床试验结果显示，普拉曲沙治疗的客观缓解率为 29%，其中完全缓解率为 11%，中位无进展生存期和总生存期分别为 3.5 个月和 14.5 个月，黏膜炎为普拉曲沙最常见的不良反应之一，3~4 级黏膜炎发生率为 22%。2009 年 9 月 25 日美国 FDA 批准普拉曲沙单药治疗复发难治性外周 T 细胞淋巴瘤。

(5) 维布妥昔单抗：维布妥昔单抗(brentuximab vedotin，BV)是一种 CD30 单抗 - 抗微管蛋白药物(monomethyl auristain E，MMAE)偶联物，通过与细胞表面的 CD30 结合，在细胞内释放抗微管药物。系统性间变性大细胞淋巴瘤患者的肿瘤细胞表达 CD30，维布妥昔单抗治疗复发难治性外周 T 细胞淋巴瘤的客观缓解率为 41%，完全缓解率为 24%。维布妥昔单抗治疗既往接受过治疗的 58 例 CD30 阳性复发难治性系统性间变性大细胞淋巴瘤患者的客观缓解率为 86%，完全缓解率为 66%，5 年无进展生存率和总生存率分别为 57% 和 79%。常见不良反应为血细胞减少和周围神经毒性(多为 1~2 级)。2011 年 8 月 19 日美国 FDA 批准维布妥昔单抗用于既往至少接受过 1 次多药联合化疗失败的 CD30 阳性系统性间变性大细胞淋巴瘤患者的治疗。2017 年 11 月 9 日美国 FDA 批准维布妥昔单抗用于既往至少接受过 1 次治疗的蕈样霉菌病和原发皮肤间变性大细胞淋巴瘤全身治疗。2021 年 4 月 16 日中国 NMPA 批准维布妥昔单抗用于治疗

CD30 阳性的既往接受过系统性治疗的原发皮肤间变性大细胞淋巴瘤或蕈样霉菌病成人患者。

（6）呋咯地辛：呋咯地辛（forodesine，BCX1777）是嘌呤核苷磷酸化酶（purine nucleoside phosphorylase，PNP）抑制剂。PNP 是嘌呤补救合成途径的关键酶之一，广泛存在于原核和真核生物中。forodesine 治疗 41 例复发难治性外周 T 细胞淋巴瘤的客观缓解率为 22%，完全缓解率为 10%，无进展生存期和总生存期分别为 1.9 个月和 15.6 个月。最常见 3~4 级不良反应为：淋巴细胞减少（96%）、白细胞减少（42%）、中性粒细胞减少（33%）、血小板减少（25%）和贫血（20%）。2017 年日本厚生劳动省（Ministry of Health，Labor and Welfare，MHLW）批准 forodesine 用于治疗复发难治性外周 T 细胞淋巴瘤。

（7）苯达莫司汀：苯达莫司汀是一种含嘌呤样苯并咪唑环的烷化剂。一项多中心 Ⅱ 期临床试验评价了苯达莫司汀治疗 60 例复发难治性外周 T 细胞淋巴瘤患者的疗效和安全性，结果显示其客观缓解率为 50%，完全缓解率为 28%，中位无进展生存期和总生存期分别为 3.6 个月和 6.3 个月。最常见的 3~4 级不良反应包括中性粒细胞减少（30%）、血小板减少（24%）和感染（20%）。

（8）来那度胺：来那度胺是一种免疫调节剂，作用机制主要与蛋白酶体泛素化相关。来那度胺治疗 54 例复发难治性外周 T 细胞淋巴瘤患者的研究结果显示，其客观缓解率为 22%，完全缓解率为 11%，中位无进展生存期及中位缓解持续时间为 3 个月和 4 个月。

（9）莫格利珠单抗：莫格利珠单抗（mogamulizumab，KW-0761）为人源化 CC 趋化因子受体 4（CC chemokine receptor 4，CCR4）单克隆抗体，其作用机制为抗体依赖的细胞毒性作用。CCR4 为 2 型辅助性 T 淋巴细胞或调节性 T 淋巴细胞的标志物，30%~65% 外周 T 细胞淋巴瘤患者表达 CCR4。在一项 Ⅱ 期临床试验中，37 例难治复发性 CCR4+ 外周 T 细胞淋巴瘤或皮肤 T 细胞淋巴瘤患者接受 mogamulizumab 治疗的客观缓解率为 35%，完全缓解率为 14%，中位无进展生存期为 3 个月，最常见的不良反应为血液学毒性和发热。2014 年日本批准 mogamulizumab 用于复发难治 CCR4+ 外周 T 细胞淋巴瘤患者的治疗。2018 年 8 月 8 日美国 FDA 批准 mogamulizumab 用于复发难治性蕈样霉菌病患者的治疗和 Sézary 综合征患者的治疗。

（10）免疫检查点抑制剂：免疫检查点抑制剂是通过调节 T 细胞活性来提高抗肿瘤免疫反应的治疗方法。免疫检查点抑制剂在复发难治性外周 T 细胞淋巴瘤的治疗中显示出了较好疗效和安全性。一项 Ⅱ 期临床试验共纳入 102 例至少一线化疗失败的外周 T 细胞淋巴瘤患者，杰诺利单抗（geptanolimab，GB226）单药的客观缓解率为 40.4%，完全缓解率为 14.6%，部分缓解率为 25.8%。2020 年 7 月 21 日杰诺利单抗治疗复发难治性外周 T 细胞淋巴瘤的的新药上市申请获 NMPA 受理。

（五）小结

外周 T 细胞淋巴瘤预后较差，美国 SEER 数据库研究中，非拉丁裔白人、非洲裔、亚裔 / 太平洋岛民、拉丁裔白人及美洲原住民外周 T 细胞淋巴瘤中位总生存期分别仅为 49 个月、24 个月、22 个月、28 个月和 36 个月。外周 T 细胞淋巴瘤各亚型预后也有一定的差异，国际 T 细胞淋巴瘤项目研究结果显示，外周 T 细胞淋巴瘤，非特指型和血管免疫母细胞 T 细胞淋巴瘤患者的 5 年总生存率均为 32%，成人 T 细胞白血病 / 淋巴瘤患者的 5 年总生存率仅为 14%；*ALK* 阳性间变性大细胞淋巴瘤较 *ALK* 阴性间变性大细胞淋巴瘤患者预后好，5 年总生存率分别为 70% 和 49%。结外 NK/T 细胞淋巴瘤，鼻型患者的 5 年总生存率为 42%，而鼻外 NK/T 细胞淋巴瘤、侵袭性或未分类的 NK 细胞白血病患者的 5 年总生存率仅为 9%。原发皮肤间变性大细胞淋巴瘤虽然少见,但 5 年总生存率可达 90%。

外周 T 细胞淋巴瘤对常规化疗疗效欠佳,预后差,治疗仍然是一个难题。近年来越来越多的研究开始探索外周 T 细胞淋巴瘤的信号传导通路和治疗靶点,随着研究不断发展和基础研究不断深入,各种新药得以研发并逐步进入临床。这些新药具有一定的疗效和安全性,为外周 T 细胞淋巴瘤患者的治疗提供了更多选择。在一线治疗中,新药联合常规化疗的治疗模式可能提高外周 T 细胞淋巴瘤疗效。如何为外周 T 细胞淋巴瘤患者选择确切有效的分子靶向药物及如何联合用药是未来的研究方向之一。

十一、结外 NK/T 细胞淋巴瘤,鼻型

结外 NK/T 细胞淋巴瘤,鼻型是一种侵袭性非霍奇金淋巴瘤。结外 NK/T 细胞淋巴瘤发病具有明显的地区和种族差异,亚洲、拉丁美洲和南美洲发病率明显高于欧美国家。在中国,结外 NK/T 细胞淋巴瘤占成熟 T 细胞和 NK 细胞淋巴瘤的 47%~57%,是中国发病率最高的 T 细胞淋巴瘤。结外 NK/T 细胞淋巴瘤尚无标准治疗方案,局限期患者可考虑单纯放疗或放化疗联合治疗,多药联合化疗是晚期患者的主要治疗手段。

原发于鼻腔的结外 NK/T 细胞淋巴瘤与 EBV 感染关系密切,EBV 是一种人 DNAγ 疱疹病毒,其编码的潜伏膜蛋白 -1(latent membrane protein-1,LMP-1)在细胞恶性转化过程的调控中起关键作用。80%~100% 的患者病灶内可检测到 EBV-DNA,EBV-DNA 拷贝数在结外 NK/T 细胞淋巴瘤患者体内明显增高,EBV-DNA 含量越高患者的预后越差,经过治疗后拷贝数可以下降。原发于鼻腔以外部位的结外 NK/T 细胞淋巴瘤的 EBV 感染率较低。

（一）临床表现

结外 NK/T 细胞淋巴瘤,鼻型好发于中年男性,中位年龄 40~50 岁。结外 NK/T 细胞淋巴瘤,鼻型好发于上呼吸道,包括鼻腔、鼻咽、鼻窦、口咽和喉头;也可原发或播散至鼻外,如皮肤、睾丸、胃肠道等。多数患者诊断时为 IE 或 IIE 期,肿瘤常局限于鼻腔或直接侵犯邻近结构或组织,较少有远处结外器官受侵。常见症状为鼻塞、鼻出血和面部肿胀,B 症状常见。主要体征为病变局部溃疡性新生物形成,覆以干痂或脓痂;疾病早期鼻腔可出现难治性溃疡,侵及鼻咽、腭部、鼻旁窦等处,造成局部骨质破坏肿胀、发热,疾病后期可发生扩散,主要侵及淋巴结外组织和器官。结外 NK/T 细胞淋巴瘤,鼻型可发生噬血细胞综合征,表现为高热、体重减轻、肝脾肿大、血细胞减少及肝损害等,患者多呈恶病质表现。一旦出现噬血细胞综合征多提示病情发展迅速,预后较差。

（二）病理学

结外 NK/T 细胞淋巴瘤,鼻型病理组织学特征是瘤细胞呈血管中心浸润和血管破坏以及凝固性坏死,且常可见大量炎性细胞。由于病变部位坏死严重,炎症成分多,有时需反复多次活检取材以明确诊断或进行鉴别诊断。免疫组织化学标志物包括 CD3ε、CD56、CD2、CD4、CD5、CD7、CD8、CD20、PAX5、TIA-1、granzyme B、Ki-67 等和 EBER 原位杂交。典型的免疫组织化学表型为 CD2(+)、CD3ε(+)、CD56(+)、TIA-1(+)、granzyme B(+) 和 EBER(+)。本病需要与未分化癌相鉴别,应增加 CK、EMA 检测。

（三）治疗

任何期别的结外 NK/T 细胞淋巴瘤,鼻型患者参加临床试验都是最佳选择。无危险因素的

Ⅰ期结外 NK/T 细胞淋巴瘤,鼻型患者可接受单纯放疗。有危险因素的Ⅰ期患者(年龄≥60 岁、ECOG PS≥2 分、乳酸脱氢酶升高、原发肿瘤局部广泛侵犯)或Ⅱ期患者,可采用序贯化放疗或同步化放疗。Ⅳ期结外 NK/T 细胞淋巴瘤,鼻型和任何期别的鼻外型结外 NK/T 细胞淋巴瘤患者可以采用左旋门冬酰胺酶或培门冬酶为基础的联合化疗±放疗,治疗后达到完全缓解的高危患者可考虑进行自体造血干细胞移植。

1. Ⅰ~Ⅱ期结外 NK/T 细胞淋巴瘤,鼻型患者的治疗

(1)单纯放疗:含蒽环类药物化疗方案对于结外 NK/T 细胞淋巴瘤,鼻型疗效不佳。这可能与 NK 肿瘤细胞高表达 P- 糖蛋白,从而对蒽环类药物产生耐药有关。结外 NK/T 细胞淋巴瘤,鼻型对放射线敏感,因此放疗是Ⅰ~Ⅱ期患者的主要治疗手段。研究表明,50Gy 左右的单纯放疗治疗Ⅰ~Ⅱ期结外 NK/T 细胞淋巴瘤,鼻型患者的客观缓解率为 77%~100%,完全缓解率为52%~100%。中国一项多中心回顾性研究结果显示,单纯放疗治疗Ⅰ~Ⅱ期低危患者的 5 年总生存率为 86.9%,放疗联合化疗并未使低危患者进一步获益,因此Ⅰ~Ⅱ期低危患者可考虑单纯放疗。对于Ⅰ~Ⅱ期高危患者,放疗后序贯化疗、化疗后序贯放疗及单纯放疗的 5 年总生存率分别为 72.2%、58.3% 及 59.6%。单纯放疗在Ⅰ~Ⅱ期结外 NK/T 细胞淋巴瘤,鼻型患者中疗效确切,但其全身复发率高达 25%~40%。Ⅰ~Ⅱ期高危患者,放疗联合化疗更为重要。

(2)同步放化疗:JCOG0211 研究入组了 33 例有危险因素(淋巴结受侵,B 症状和乳酸脱氢酶升高)的Ⅰ~Ⅱ期患者,给予 50Gy 放疗并同步给予 3 个周期 DeVIC(地塞米松、依托泊苷、异环磷酰胺、卡铂)方案化疗,其中 6 例患者接受放疗及 100% 剂量的 DeVIC 方案化疗,27 例接受放疗及 2/3 剂量的 DeVIC 方案化疗。在 26 例可评价疗效的患者中,客观缓解率为 81%,完全缓解率为 77%;2 年总生存率为 78%,对照该院单纯放疗 2 年总生存率的历史数据(45%)有明显提高。该研究中位随访 68 个月,5 年无进展生存率和总生存率分别为 67% 和 73%。远期不良反应可被治疗,仅包括 1 个 3 级不良反应(月经不调)和 1 个 4 级不良反应(鼻部皮肤穿孔)。韩国一项Ⅱ期临床试验报道了顺铂化疗同步放疗继以 3 个周期 VIPD(依托泊苷、异环磷酰胺、顺铂、地塞米松)方案化疗的疗效,30 例结外 NK/T 细胞淋巴瘤,鼻型患者初始化放疗后客观缓解率为100%,完全缓解率为 73%;经 VIPD 化疗后,完全缓解率提高至 80%,预期 3 年无进展生存率和总生存率分别为 85.19% 和 86.28%;6.6% 的患者出现局部和全身复发,同步化放疗过程中,仅 1例患者发生 3 级恶心,未见其他 3 级及以上不良反应;VIPD 方案化疗 3 级及以上白细胞减少及中性粒细胞减少发生率分别为 46.7% 和 60.0%,2 例患者因感染死亡。Ⅰ~Ⅱ期结外 NK/T 细胞淋巴瘤,鼻型患者进行同步化放疗是一种可行且有效的治疗,需注意患者耐受性。

(3)序贯化放疗:含左旋门冬酰胺酶 / 培门冬酶的化疗序贯放疗方案在Ⅰ~Ⅱ期 NK/T 细胞淋巴瘤,鼻型患者的治疗中显示出良好的治疗效果。一项Ⅱ期临床试验采用 2 或 3 周期 LVP(左旋门冬酰胺酶、长春新碱、泼尼松)方案化疗后放疗再行 LVP 方案化疗治疗Ⅰ~Ⅱ期 NK/T 细胞淋巴瘤,鼻型患者,结果显示 26 例患者客观缓解率为 88.5%,完全缓解率为 81%;5 年无进展生存率和总生存率均为 64%;治疗过程中患者耐受性较好,未见 4 级不良反应。另一项Ⅱ期临床试验评价了 GELOX(吉西他滨、左旋门冬酰胺酶、奥沙利铂)方案化疗继以受累野放疗治疗Ⅰ~Ⅱ期 NK/T细胞淋巴瘤,鼻型患者的疗效,客观缓解率为 96.3%,完全缓解率为 74.1%,5 年无进展生存率和总生存率分别为 74% 和 85%。33.3% 的患者出现了严重的白细胞减少,最常见的 3~4 级非血液学毒性为食欲降低及纤维蛋白原降低,发生率均为 14.8%。有研究进一步比较 GELOX 方案化疗联合放疗与 EPOCH(依托泊苷、长春新碱、多柔比星、环磷酰胺、泼尼松)方案联合放疗作为一线方案治疗 Ⅰ~Ⅱ 期结外 NK/T 细胞淋巴瘤,鼻型患者的疗效,结果 GELOX 方案疗效显著优于 EPOCH 方案,且 GELOX 方案较 EPOCH 方案毒性更低。在一项回顾性研究中,P-GEMOX(培门冬酶、吉西他滨、奥沙利铂)方案序贯放疗治疗 Ⅰ~Ⅱ 期结外 NK/T 细胞淋巴瘤,鼻型患者的客观缓解率为 94.3%,完全缓解率为 80%,2 年无进展生存率和总生存率分别为 77.1% 和 82.9%。

2. Ⅳ 期或复发难治性结外 NK/T 细胞淋巴瘤,鼻型患者的治疗 Ⅳ 期结外 NK/T 细胞淋巴瘤,鼻型患者预后往往很差,其原因主要是肿瘤在全身多部位扩散,肿瘤细胞对多种化疗药物耐药,含有蒽环类药物为基础的 CHOP 方案疗效不佳。近年来,以左旋门冬酰胺酶或培门冬酶为基础的化疗方案成为国内外研究热点。

左旋门冬酰胺酶能将血清中的门冬酰胺水解为门冬氨酸和氨,使肿瘤细胞不能从血中得到合成蛋白质所必需的门冬酰胺,抑制肿瘤细胞增殖。但左旋门冬酰胺酶易引起变态反应,并可引起胰腺炎和凝血功能异常等,在治疗中需密切监测不良反应。NK 细胞肿瘤研究组的一项 Ⅱ 期临床研究探讨了 SMILE(地塞米松、甲氨蝶呤、异环磷酰胺、左旋门冬酰胺酶、依托泊苷)方案的疗效及安全性,在新诊断的 Ⅳ 期和复发难治性结外 NK/T 细胞淋巴瘤,鼻型患者中,2 周期 SMILE 方案化疗后客观缓解率和完全缓解率分别为 79% 和 45%,1 年无进展生存率和总生存率分别为 53% 和 55%;但该方案不良反应发生率高,3~4 级白细胞减少、中性粒细胞减少及血小板减少的发生率分别为 100%、100% 及 64%,最常见的 3~4 级非血液学毒性为感染(61%)。随后亚洲淋巴瘤研究组的研究结果显示,SMILE 方案在新诊断和复发难治性结外 NK/T 细胞淋巴瘤,鼻型患者的客观缓解率为 81%,4 年无病生存率为 64%,5 年总生存率为 50%;最常见的 3~4 级不良反应为中性粒细胞减少(67%)及血小板减少(42%)。SMILE 方案不良反应发生率较高,限制了其在临床上的广泛应用。国内有研究比较了改良的 SMILE 方案与 CHOP 方案的疗效,结果显示改良的 SMILE 方案组患者比 CHOP 方案组获得了更高的完全缓解率、无进展生存率和总生存率。除外周围神经病变发生率,其他不良反应发生率无明显差异。一项多中心研究对 19 例复发难治性结外 NK/T 细胞淋巴瘤患者行 AspaMetDex(左旋门冬酰胺酶、甲氨蝶呤、地塞米松)方案化疗,3 个周期治疗后客观缓解率和完全缓解率分别为 78% 和 61%,中位无进展生存期和总生存期均为 1 年;3~4 级中性粒细胞减少及贫血发生率分别为 42.1% 及 21.1%。AspaMetDex 方案的剂量强度和毒副作用弱于 SMILE 方案。

培门冬酶是聚乙二醇和左旋门冬酰胺酶的共价结合物,是一种长效的新型门冬酰胺酶制剂。培门冬酶通过可溶性聚合物聚乙烯乙二醇对左旋门冬酰胺酶进行物理包埋和化学修饰,使得该药不仅保持了左旋门冬酰胺酶的生物活性,而且降低了外源性细菌蛋白质的免疫原性,延长了半衰期,降低了变态反应的发生率。其他毒副作用与左旋门冬酰胺酶相似,也可导致胆红素和转氨酶升高、急性胰腺炎、凝血功能异常等。国内学者采用 P-GemOx(吉西他滨、奥沙利铂、培门冬酶)方案治疗 Ⅳ 期或复发难治性结外 NK/T 细胞淋巴瘤,鼻型患者取得了较好的疗效和安全性,研究结果表明该方案客观缓解率为 80.0%,完全缓解率为 51.4%,3 年无进展生存率及总生存率分别为 38.6% 和 64.7%。国内亦有研究结果显示 DDGP(顺铂、地塞米松、吉西他滨、培门冬酶)方案在初治 Ⅳ 期结外 NK/T 细胞淋巴瘤,鼻型中具有较好的疗效和安全性。在一项针对初治 Ⅳ 期结外 NK/T 细胞淋巴瘤,鼻型患者的随机对照临床试验中,DDGP 方案与 SMILE 方案治疗组 2 年总生存率分别为 74% 和 45%,DDGP 方案疗效显著优于 SMILE 方案,而不良反应发生率

第21章

明显降低。

3. 造血干细胞移植 造血干细胞移植是治疗淋巴瘤的常用方法,在结外 NK/T 细胞淋巴瘤,鼻型患者的治疗中也有报道,采用造血干细胞移植治疗结外 NK/T 细胞淋巴瘤,鼻型仍处于探索阶段。

Lee 等分析了 47 例结外 NK/T 细胞淋巴瘤,鼻型患者进行高剂量化疗联合自体造血干细胞移植的疗效,并与 107 例非造血干细胞移植治疗历史对照患者比较,结果显示对于完全缓解的患者,移植治疗组患者 5 年无病生存率明显优于未移植组(87% vs 68%),移植获益主要体现在高危患者中。

异基因造血干细胞移植的优势是移植物抗肿瘤效应,但其治疗相关死亡风险高。Murashige 等对 22 例结外 NK/T 细胞淋巴瘤,鼻型患者行异基因造血干细胞移植,所有患者均为多线治疗后复发的患者,2 年无进展生存率和总生存率分别为 34% 和 40%。

4. 新药在结外 NK/T 细胞淋巴瘤,鼻型中的探索

(1)达雷妥尤单抗:达雷妥尤单抗(daratumumab)为人源化 CD38 单克隆抗体,可作用于过度表达 CD38 的肿瘤细胞,通过多种免疫介导机制诱导肿瘤细胞死亡。2020 年 5 月 1 日美国 FDA 批准达雷木单抗用于治疗多发性骨髓瘤。CD38 在部分结外 NK/T 细胞淋巴瘤,鼻型患者中过度表达,与不良预后相关。一项 2 期临床试验入组了 32 例复发难治性结外 NK/T 细胞淋巴瘤,鼻型患者,达雷妥尤单抗单药治疗的客观缓解率为 25%,无进展生存期为 53 天,总生存期为 141 天,3~4 级不良反应发生率为 59.4%。达雷妥尤单抗耐受性尚可,但疗效不佳。

(2)免疫检查点抑制剂:结外 NK/T 细胞淋巴瘤,鼻型细胞常表达 PD-L1。有研究结果表明,在结外 NK/T 细胞淋巴瘤,鼻型患者中,治疗后血浆中 PD-L1 水平高的患者预后较 PD-L1 水平低的患者更差。一项 2 期临床试验入组了 21 例复发难治性结外 NK/T 细胞淋巴瘤,鼻型患者,PD-L1 单抗 avelumab 单药的客观缓解率为 38%,完全缓解率为 24%。ORIENT-4 是一项多中心、单臂、2 期临床试验,评价了 PD-1 抑制剂信迪利单抗治疗 37 例经左旋门冬酰胺酶治疗失败(既往中位治疗线数为 3)的结外 NK/T 细胞淋巴瘤,鼻型患者的疗效,结果显示,客观缓解率为 75%,完全缓解率为 21.4%,中位随访 30.4 个月,2 年总生存率为 78.6%。

(四)小结

国际预后指数最常用于评估侵袭性淋巴瘤患者,然而在结外 NK/T 细胞淋巴瘤患者中国际预后指数的使用受到限制。结外 NK/T 细胞淋巴瘤,鼻型患者的不良预后因素包括:年龄 ≥ 60 岁;B 症状;ECOG PS 评分 ≥ 2;区域淋巴结受侵;局部组织受侵,如骨或皮肤;乳酸脱氢酶升高;高 Ki-67 指数;外周血 EBV-DNA 效价 ≥ 6.1 × 10^7 拷贝 /ml 等。亚洲淋巴瘤研究组建立了新的自然杀伤细胞淋巴瘤预后指数(prognostic index of natural killer lymphoma,PINK)评分,适用于非蒽环类为基础治疗的结外 NK/T 细胞淋巴瘤,鼻型患者。该模型中年龄>60 岁、远处淋巴结受侵、非鼻腔 NK/T 淋巴瘤及分期Ⅳ期均是影响患者总生存和无进展生存的独立危险因素。

Ⅰ~Ⅱ期结外 NK/T 细胞淋巴瘤,鼻型患者放疗联合化疗已取得了良好的疗效。对于Ⅳ期或复发难治性结外 NK/T 细胞淋巴瘤,鼻型患者,含左旋门冬酰胺酶或培门冬酶或吉西他滨方案可以提高治疗有效率。新药研究正处于探索阶段。

十二、原发皮肤淋巴瘤

(一)流行病学

原发皮肤淋巴瘤(primary cutaneous lymphomas,PCL)是指发生于皮肤,且至少在诊断后 6

个月内无皮肤外病变［除外蕈样霉菌病伴淋巴结受侵和有外周血侵犯的塞扎里综合征（Sézary syndrome，SS）］。原发皮肤淋巴瘤在西方国家的发病率约为 1/10 万，包括皮肤 T 细胞淋巴瘤（cutaneous T-cell lymphoma，CTCL）和皮肤 B 细胞淋巴瘤（cutaneous B-cell lymphoma，CBCL），以皮肤 T 细胞淋巴瘤多见，占所有原发皮肤淋巴瘤的 75% 以上，其中以蕈样霉菌病（mycosis fungoides，MF）最为多见。

（二）病理分类、诊断和治疗

原发皮肤淋巴瘤的诊断和分类是基于临床、组织学及免疫组织化疗分型的数据综合而定的，在皮肤或者外周血中单克隆 T 细胞受体或者免疫球蛋白基因重排的表达是辅助检查手段，但是临床和组织病理特征是诊断和治疗选择的最主要决定因素。原发皮肤淋巴瘤根据《世界卫生组织 - 欧洲癌症研究与治疗组织皮肤淋巴瘤分类（2018 版）》［World Health Organization-European Organization for Research and Treatment of Cancer Classification for Primary Cutaneous Lymphomas (2018)］的分类标准进行分类（表 21-29）。

表 21-29　世界卫生组织 - 欧洲癌症研究与治疗组织皮肤淋巴瘤分类（2018 版）

淋巴瘤类型
皮肤 T 细胞淋巴瘤
蕈样霉菌病（Mycosis fungoides，MF）
亲毛囊性蕈样霉菌病
Paget 样网状细胞增生症
肉芽肿性皮肤松弛症
Sézary 综合征
成人 T 细胞白血病 / 淋巴瘤
原发皮肤 CD30 阳性 T 细胞淋巴增殖性疾病
原发皮肤间变性大细胞淋巴瘤
淋巴瘤样丘疹病
皮下脂膜炎样 T 细胞淋巴瘤
结外 NK/T 细胞淋巴瘤，鼻型
慢性活动性 EBV 感染
原发皮肤外周 T 细胞淋巴瘤，罕见亚型
原发皮肤 γ/δT 细胞淋巴瘤
原发皮肤侵袭性亲表皮细胞毒性 T 细胞淋巴瘤
原发皮肤肢端 CD8 阳性 T 细胞淋巴瘤
原发于皮肤 CD4 阳性小 / 中 T 细胞淋巴增殖性疾病
原发皮肤外周 T 细胞淋巴瘤，非特指型
皮肤 B 细胞淋巴瘤
原发皮肤边缘区 B 细胞淋巴瘤
原发性皮肤滤泡中心淋巴瘤
原发性皮肤弥漫大 B 细胞淋巴瘤 / 腿型
EBV 阳性的黏膜皮肤溃疡
血管内大 B 细胞淋巴瘤

注：Sézary 综合征：SézarySyndrome，塞扎里综合征；EBV：epstein-barr virus，爱泼斯坦 - 巴尔病毒。斜体表示暂定名。

由于诊断依赖于临床病理学，而活检组织质量可能会影响染色、免疫组织化学以及 T 细胞受体基因重排的检测结果，故选择合适的皮肤组织进行活检至关重要。硬化的病变可以作为活检目标,如多种类型的皮肤病变同时存在,则推荐每种病变取组织做病理检查,这对于发现预后相关因素以及和其他类型皮肤 T 细胞淋巴瘤进行鉴别十分重要。组织标本的淋巴细胞浸润可能会因激素或者其他系统性免疫抑制剂的治疗而受影响,所以诊断前不建议使用,对正在接受治疗的患者建议停药至少两周后再进行皮肤活检。评价皮肤组织中克隆性 T 细胞受体基因重排(T-cell receptor gene rearrangement,TCR-GR)对于诊断也有重要意义,阳性结果支持蕈样霉菌病,但是 TCR-GR 克隆也可以出现在良性皮肤病中,所以该克隆的出现并不是恶性疾病的绝对提示。所有皮肤淋巴瘤患者应进行严谨的临床分期以排除原发病为非皮肤受侵的疾病侵及皮肤而致。分期除了需要完整的体格检查外还需要完善有针对性的其他辅助检查,包括血常规、血生化、适当的影像学检查(CT 和 / 或 PET-CT)。外周血流式细胞学检查在怀疑 Sézary 综合征的患者中必须进行。表现为中等或高度侵袭性的皮肤淋巴瘤患者需要进行骨髓穿刺活检。

原发皮肤淋巴瘤治疗的选择需要依据原发皮肤淋巴瘤的具体分类和疾病期别进行。由于原发皮肤淋巴瘤少见且具有异质性,相关的临床试验十分有限,治疗推荐多依赖于回顾性队列研究和来自于欧洲癌症研究与治疗组织皮肤淋巴瘤组、国际皮肤淋巴瘤协会(International Society Cutaneous Lymphoma,ISCL)、美国皮肤淋巴瘤联合会(United States Cutaneous Lymphoma Consortium,USCLC)和国际淋巴瘤放射学组(International Lymphoma Radiation Oncology Group,ILROG)共识会议的专家意见,专家共识为蕈样霉菌病 /Sézary 综合征和除蕈样霉菌病 /Sézary 综合征的原发皮肤淋巴瘤分别推荐了临床终点指标和治疗反应评判标准。

1. **蕈样霉菌病 /Sézary 综合征** 蕈样霉菌病是皮肤 T 细胞淋巴瘤中最常见的种类,在 1806 年由法国皮肤病学家 Alibert 描述,因皮肤肿瘤形状类似蘑菇而命名为蕈样霉菌病,实则和霉菌感染无关。根据《世界卫生组织 - 欧洲癌症研究与治疗组织皮肤淋巴瘤分类(2018 版)》,蕈样霉菌病变异型包括亲毛囊性蕈样霉菌病、Paget 样网状细胞增生症及肉芽肿性皮肤松弛症。根据美国国家癌症研究所监测、流行病学和最终结果(Surveillance,Epidemiology,and End Results,SEER)数据库统计,蕈样霉菌病占皮肤 T 细胞淋巴瘤患者的 53%~73%,美国年发病率约为 0.29/10 万,在每年新发病的非霍奇金淋巴瘤中不超过 1 000 例。蕈样霉菌病发病高峰年龄在 55~60 岁,男女比例为 2:1。

蕈样霉菌病自然病程长,皮损表现多种多样,初发皮损通常为非特异性、轻微鳞屑样斑块,可伴有瘙痒,此起彼伏,常常被误诊为湿疹、神经性皮炎或银屑病等,活检病理常阴性。当病变进展时,皮损可变成浸润性斑块,伴明显瘙痒,可出现典型的"狮面",进一步变成肿瘤结节或溃疡,同时侵及范围更广,可累及口腔黏膜。约 8% 的蕈样霉菌病患者在病程中转化为大细胞淋巴瘤,从诊断蕈样霉菌病到出现转化的中位时间为 21.5 个月,转化后病情加速,预后差,中位生存期为 2 个月。

1938 年 Sézary 等报道了由红皮病、外周血盘曲或脑回状核的不典型 T 细胞(Sézary 细胞)以及皮肤周围淋巴结中含有 Sézary 细胞所组成的三联征,即 Sézary 综合征。Sézary 综合征占皮肤 T 细胞淋巴瘤的 2.5%,临床表现为剥脱性、浸润性红皮病和广泛淋巴结肿大,手脚皮肤过度角化和增厚,常出现龟裂,皮肤奇痒也是特征之一。Sézary 综合征是一种侵袭性疾病,预后明显差于蕈样霉菌病,虽然被单独列为一种疾病类型,但常常由蕈样霉菌病发展而来,因此采用和蕈样霉菌病同样的组织学和分期标准。考虑到蕈样霉菌病 /Sézary 综合征的特殊性(包括皮肤病变、病理以及可能存在的血液受侵),蕈样霉菌病 /Sézary 综合征不同于非蕈样霉菌病 / 非 Sézary 综合征的皮肤 T 细胞淋巴瘤和皮肤 B 细胞淋巴瘤,有自己独特的分期系统。

(1)诊断和分期:2005 年 12 月国际皮肤淋巴瘤协会发表了早期蕈样霉菌病诊断标准,累计 4 分及以上可诊断蕈样霉菌病(表 21-30),这里的蕈样霉菌病特指经典蕈样霉菌病,不包括色素减退型蕈样霉菌病或 Sézary 综合征。此外蕈样霉菌病样的皮肤组织病理也可以出现在药物反应中,但大多数药物引起的皮肤病变不出现单克隆的 TCR-GR,如果有使用可疑的药物,需要停用可疑药物至少 2~3 个月后才考虑将病变归结于淋巴瘤。

表 21-30　蕈样霉菌病诊断标准

标准	2 分	1 分
A. 临床表现为持久和 / 或进行性加重的斑片 / 薄斑块。附加特征: 1. 非日光暴露区 2. 大小 / 形状可变异 3. 皮肤异色。满足基本条件后	≥2 条	1 条
B. 组织病理学上可以见到表浅的淋巴样浸润。附加特征: 1. 淋巴细胞的亲表皮现象 2. 淋巴样细胞的非典型性	2 条	1 条
C. 分子生物学:克隆性 TCR 基因重排阳性	–	符合任意 1 条
D. 免疫病理: 1. 浸润性 T 细胞中 CD2,CD3 和 / 或 CD5 阳性率低于 50% 2. 浸润性 T 细胞中 CD7 阳性率低于 10% 3. 相对于真皮而言,表皮内 T 细胞的 CD2、CD3、CD5、CD7 缺失	–	符合任意 1 条

注:TCR:T cell receptor,T 细胞抗原受体。

需要综合患者的临床特征、组织病理学、免疫病理学和分子生物学做出蕈样霉菌病的诊断。确诊蕈样霉菌病或 Sézary 综合征患者的初始检查包括全面皮肤检查以评估病变程度(即占体表面积百分比)、皮肤病变类型(如斑片 / 斑块、肿瘤、红皮病)以及对淋巴结或其他肿块的检查以评价淋巴结受侵或器官受侵情况(分期见表 21-9 和表 21-10)。实验室检查应包括血常规及 Sézary 细胞筛查、流式细胞技术评价增加的 $CD4^+$ 细胞数、$CD4^+/CD8^+$ 比值增高或免疫表型异常。初始实验室检查也应包括血生化和乳酸脱氢酶检查,若怀疑血液受侵,则建议检查外周血淋巴细胞 TCR-GR。具有不良特征(T2 期及以上,亲毛囊型蕈样霉菌病或大细胞转化,可扪及淋巴结肿大或实验室检查异常)的患者应进行胸腔、腹腔和盆腔 CT 或 PET-CT 检查,PET-CT 检查淋巴结受侵的敏感性高于单纯 CT 扫描,并可帮助直接活检。病变分期不需进行骨髓活检,但骨髓活检可能对疑有骨髓受侵患者(包括 B_2 期血液受侵)或存在无法解释的血液学异常患者的诊断有帮助。推荐对可疑淋巴结(即可扪及淋巴结直径>1.5cm 和 / 或质硬、不规则、成簇或固定淋巴结)进行活检并检测 TCR-GR 情况,阳性患者预后更差。

(2)治疗:蕈样霉菌病和 Sézary 综合征没有根治手段,也没有基因标志物能够提示患者对特定治疗有效,需要个体化治疗,治疗策略主要根据临床分期制定,治疗目的是降低肿瘤负荷,改善生活质量,延缓肿瘤进展。ⅠA~ⅡA 期患者主要采用皮肤定向疗法,包括局部药物应用、光疗、局部放疗和全皮肤电子束疗法(total skin electron beam therapy,TSEBT);ⅠB~ⅡA 期皮肤病变比较广泛、斑块病变为主、亲毛囊性蕈样霉菌病或大细胞转化,或皮肤定向疗法疗效不佳时,可采用皮肤定向疗法联合全身系统疗法;ⅡB 期及以上病变及难治性病变采用全身系统疗法为主的综合治疗。

1）皮肤定向疗法

a. 局部皮质类固醇激素：皮质类固醇激素局部涂抹对 T_1 斑片期和 T_2 期蕈样霉菌病患者的有效率可高达 94% 和 82%，皮质类固醇激素的作用机制为抑制细胞间的黏附及淋巴细胞与内皮细胞的结合，并可诱导淋巴细胞凋亡。激素局部涂抹的耐受性良好，但长期局部使用皮质类固醇激素可能伴随可逆的皮肤萎缩、肾上腺皮质功能的可逆性抑制、皮肤激惹和瘀斑、皮肤萎缩和/或紫纹。这种风险随着皮质类固醇激素剂量的增加而加大。在大面积皮肤表面使用高剂量皮质类固醇激素可能会引起全身性吸收。

b. 局部化疗：氮芥局部使用时可以制成软膏或水溶液，水溶液浓度为 10~20mg/dl。全身皮肤涂抹，每天一次，数周后，涂抹范围可局限于皮损部位，也可开始即涂抹皮损局部，同时严密监视其他部位有无新病灶出现，完全缓解后应予以维持治疗，斯坦福大学采用的维持治疗时间一般为 6 个月，如果显效缓慢，可以增加用药次数至每日两次，或增大氮芥浓度至 30~40mg/dl。氮芥局部治疗的主要不良反应是急性或迟发型变态反应，使用水溶液的变态反应发生率高于软膏（分别是 >30% 和 <5%），氮芥涂抹不会经皮肤吸收，因此不产生全身性不良反应如骨髓抑制。卡莫司汀也可用于局部治疗，虽然与氮芥疗效相似，但是由于它可以经皮肤吸收而产生血液学毒性，具有一定局限性。

c. 局部应用类视黄醇：贝沙罗汀（bexarotene）是人工合成的维 A 酸类化合物，能够选择性激活维 A 酸 X 受体，调节细胞增殖、分化和凋亡。2000 年美国 FDA 批准贝沙罗汀用于治疗常规疗法失败的早期皮肤 T 细胞淋巴瘤，对于初治 I A 和 II A 期皮肤 T 细胞淋巴瘤，采用 1% 贝沙罗汀软膏局部涂抹的总有效率为 63%，完全缓解率为 21%，对不能耐受常规治疗或经 2 种治疗失败的 I A 和 II A 期患者，贝沙罗汀的总有效率为 44%，完全缓解率为 8%。由于贝沙罗汀有皮肤刺激性毒性，一般用于局部的局限性病变。他扎罗汀对于早期及难治蕈样霉菌病有很好的治疗效果且耐受性良好。

d. 局部应用咪喹莫特：咪喹莫特（imiquimod）属于咪唑喹啉类化合物，是一种新的免疫调节药物，初始用于治疗尖锐湿疣，后来也被批准用于光化性角化病和浅表性基底细胞癌。2002 年有个案报道咪喹莫特局部应用对于早期蕈样霉菌病有效。Alexa Rose 团队总结了在蕈样霉菌病应用咪喹莫特的既往文献报道，20 例患者中 9 例患者达到完全缓解，7 例获得部分缓解。由于药物有皮肤刺激毒性，一般用于局限性病变。

e. 放疗：蕈样霉菌病对放射线敏感，放射治疗的方法包括局部放疗和全身皮肤电子束照射。局部斑块病变应用受累野放疗（单次给予 8-12Gy）客观缓解率可达 97%~100%，副作用低。全身皮肤电子束照射常采用 12~36 Gy（每周 4~6Gy）。对于皮肤病变广泛、负荷大的 I B~ II 期病变可采用全身皮肤电子束照射，辅以局部治疗或全身系统性治疗。

f. 光疗：光疗包括窄谱紫外线 B（ultraviolet B，UVB）疗法和补骨脂素（psoralen）联合紫外线 A（ultraviolet A，UVA）疗法（psoralen plus ultraviolet A1，PUVA/UVA-1）。紫外线 B 波长为 290~320nm，仅能穿过表皮和真皮乳头层，适合薄斑块病变，皮肤毒性相对较少。紫外线 A 波长 320nm~400nm，可达到皮下组织。补骨脂素进入人体后与 DNA 相互作用，在紫外线照射下形成光加成物，使 DNA 双链交联从而抑制其复制。PUVA 方法为：口服 8- 甲氧基补骨脂素 0.6mg/kg，2 小时后接受紫外线 A 照射，剂量可达 3J/cm²，照射时蒙蔽眼睛，起始阶段每周 3 次，病变完全消失后逐渐减少至每两周 1 次,维持治疗时间不超过 1 年,皮肤毒性相对较大,急性不良反应包括皮肤红斑、瘙痒、干燥和恶心,潜在的远期并发症包括皮肤癌和黑色素瘤的危险性增加,尤其是接受多种局部疗法治疗的患者,因此光疗法可能不适合有泛发性鳞状上皮增生性皮肤肿瘤、基底细胞癌以及黑色素瘤病史的患者。

2)全身系统治疗:联合化疗对皮肤 T 细胞淋巴瘤疗效欠佳,且毒性大,因此全身系统治疗主要选择可调节机体免疫功能的单药化疗、靶向药物或体外光分离置换疗法(extracorporeal photopheresis,ECP)等,如低剂量甲氨蝶呤、吉西他滨、脂质体多柔比星、环磷酰胺、维布妥昔单抗、组蛋白去乙酰化酶抑制剂、贝沙罗汀、普拉曲沙(pralatrexate)、莫格利珠单抗(mogamulizumab,KW-0761)、干扰素或 PD-1 单抗。

a. 体外光分离置换疗法:体外光分离置换疗法先将外周血白细胞分离出来,经紫外线照射后回输。特别适合用于已有血液受侵或血液受侵风险的患者(红皮病Ⅲ期或伴 Sézary 综合征的ⅣA 期病变)。在多项小型回顾性研究中,皮肤 T 细胞淋巴瘤采用体外光分离置换疗法治疗时间通常为 6 个月以上,客观缓解率为 50%~70%,完全缓解为 15%~25%;其中一项报道中位总生存期为 6~8 年,5 年总生存率为 80%。一项对 19 项研究(5 项研究单纯采用体外光分离置换疗法,14 项研究采用联合治疗)的荟萃分析纳入了 400 例以上皮肤 T 细胞淋巴瘤患者,结果显示所有期别皮肤 T 细胞淋巴瘤患者的总客观缓解率为 56%,18% 获得完全缓解。体外光分离置换疗法单药治疗的客观缓解率为 55.5%,15% 获得完全缓解。

b. 单药化疗:传统细胞毒药物全身化疗仅作为晚期(ⅡB~Ⅳ期)或大细胞转化患者的初始治疗,可以考虑作为局部和全身生物治疗无效的早期病变患者的二线治疗。采用低剂量甲氨蝶呤治疗早期蕈样霉菌病和 Sézary 综合征已有多年历史,而吉西他滨单药治疗的疗效已先后在晚期难治和初治皮肤 T 细胞淋巴瘤患者中得到了证实。另一核苷类似物喷司他丁单药治疗或与干扰素 α 联合治疗均显示对晚期蕈样霉菌病或 Sézary 综合征患者有效。虽然研究数据尚有限,烷化剂替莫唑胺口服对初治蕈样霉菌病患者也具有一定疗效。脂质体多柔比星单药治疗对既往接受过治疗、晚期或难治性皮肤 T 细胞淋巴瘤患者具有较好疗效。一项应用脂质体多柔比星治疗 25 例晚期或难治性蕈样霉菌病/Sézary 综合征患者的前瞻性临床试验结果显示,客观缓解率为 56%,完全缓解为 20%,中位总生存期为 44 个月。另一项Ⅱ期多中心临床试验在 49 例接受至少 2 次全身性治疗后无效或复发的晚期蕈样霉菌病患者(ⅡB、ⅣA、ⅣB 期)中评价了脂质体多柔比星的疗效,研究结果显示客观缓解率为 41%,完全缓解率为 6%,中位无进展生存期为 7 个月。

c. 靶向药物或免疫治疗药物

①贝沙罗汀:贝沙罗汀是一种合成维甲酸类似物,有两项多中心临床试验评价了贝沙罗汀治疗难治或顽固性早期和晚期皮肤 T 细胞淋巴瘤的疗效和安全性,在 28 例难治性早期(ⅠA~ⅡA 期)皮肤 T 细胞淋巴瘤患者中,贝沙罗汀耐受性良好,应用 300mg/(m²·d)的剂量可以获得 54% 的客观缓解率。应用同样剂量的贝沙罗汀治疗 56 例难治晚期皮肤 T 细胞淋巴瘤(ⅡB~ⅣB)患者,客观缓解率为 45%,将剂量提高至 >300mg/(m²·d)后客观缓解率升高至 55%,完全缓解率为 13%。维甲酸受体激动剂,如全反式维甲酸、13-顺维甲酸以及它们的合成类似物阿曲汀和异维甲酸联合干扰素治疗皮肤 T 细胞淋巴瘤由来已久,维甲酸受体激动剂治疗复发蕈样霉菌病或 Sézary 综合征和贝沙罗汀疗效相似。

②组蛋白去乙酰化酶抑制剂:组蛋白去乙酰化酶抑制剂是组蛋白去乙酰化、细胞周期阻滞

和凋亡的强效诱导剂。组蛋白去乙酰化酶抑制剂伏立诺他(vorinostat)和罗米地辛(romidepsin)治疗难治性皮肤 T 细胞淋巴瘤患者的疗效和安全性已在 II 期临床试验中得到证实。伏立诺他是首个获得美国 FDA 批准用于治疗接受两种全身治疗或之后的进展性、顽固性或复发性皮肤 T 细胞淋巴瘤患者的组蛋白去乙酰化酶抑制剂。在一项纳入 74 例进展性或难治性 I B~ IVA 期蕈样霉菌病 /Sézary 综合征患者的 IIb 期临床试验中,伏立诺他单药治疗的客观缓解率为 30%,中位疾病进展时间为 5 个月。晚期病变(IIB 期或更晚期)缓解者的中位疾病进展时间>10 个月。罗米地辛也已获得美国 FDA 批准用于治疗已接受至少一次既往全身治疗的皮肤 T 细胞淋巴瘤患者。一项纳入 135 例患者的临床研究结果显示,罗米地辛治疗的客观缓解率为 41%,完全缓解率为 7%,IIB 期及以上蕈样霉菌病患者客观缓解率为 42%,IA 患者客观缓解率为 58%。

③普拉曲沙:普拉曲沙(pralatrexate)是一种叶酸类似物,推荐的给药方案为 $15mg/m^2$,每周一次,持续 3 周,停药 1 周为一个周期,用药期间需要适当补充维生素 B_{12} 和叶酸。小剂量普拉曲沙被证实对经过多线治疗的皮肤 T 细胞淋巴瘤患者具有很好的疗效。

④维布妥昔单抗:维布妥昔单抗(brentuximab vedotin,BV)是一种 CD30 单抗和甲基澳瑞他汀 E(monomethyl auristatin E,MMAE)的偶联物。一项 III 期随机对照临床试验结果显示,在 CD30 阳性的蕈样霉菌病和原发皮肤间变性大细胞淋巴瘤患者中,维布妥昔单抗的疗效明显优于医生选择的药物(甲氨蝶呤或贝沙罗汀)。2017 年 11 月 9 日美国 FDA 批准维布妥昔单抗用于治疗既往至少接受过 1 次治疗的蕈样霉菌病和原发皮肤间变性大细胞淋巴瘤患者。2021 年 4 月 16 日中国 NMPA 批准维布妥昔单抗用于治疗 CD30 阳性的既往接受过系统性治疗的原发皮肤间变性大细胞淋巴瘤或蕈样霉菌病成人患者。

⑤莫格利珠单抗:莫格利珠单抗(mogamulizumab,KW-0761)为人源化 CC 趋化因子受体 4(CC chemokine receptor 4,CCR4)单克隆抗体,CCR4 为 2 型辅助性 T 细胞或调节性 T 细胞的标志物,30%~65% 的外周 T 细胞淋巴瘤患者表达 CCR4。在一项 II 期临床试验中,37 例复发难治性 CCR4 阳性外周 T 细胞淋巴瘤或皮肤 T 细胞淋巴瘤患者接受莫格利珠单抗治疗,客观缓解率为 35%,完全缓解率为 14%,中位无进展生存期为 3 个月,最常见的不良反应为血液学毒性和发热。2018 年 8 月 8 日美国 FDA 批准莫格利珠单抗用于治疗复发或难治性蕈样霉菌病的和 Sézary 综合征。

⑥阿伦单抗:阿伦单抗(alemtuzumab)为 CD52 单克隆抗体,对既往治疗过的蕈样霉菌病和 Sézary 综合征患者有很好的治疗效果,对红皮病期的 Sézary 综合征的疗效优于晚期蕈样霉菌病。

⑦PD-1 单抗:一项 II 期临床研究入组了 24 例 IIB~ IV 期既往至少接受过一种系统性治疗的蕈样霉菌病和 Sézary 综合征患者,帕博利珠单抗的客观缓解率为 38%,1 年无进展生存率为 65%,其中蕈样霉菌病患者的客观缓解率高于 Sézary 综合征患者。

⑧干扰素:干扰素 α 和干扰素 γ 治疗蕈样霉菌病和 Sézary 综合征已有多年历史,干扰素 α 单药治疗的客观缓解率>70%,完全缓解率>20%,干扰素 γ 已被证明对经干扰素 α 和其他局部或全身治疗效果不理想的各期皮肤 T 细胞淋巴瘤患者有效。

3)支持治疗

a. 瘙痒的治疗:瘙痒可见于近 90% 的皮肤 T 细胞淋巴瘤患者,影响患者生活质量。对于蕈样霉菌病和 Sézary 综合征患者,应在每次就诊时评估其瘙痒状况并排除可能引起瘙痒的其他潜在原因,应注意病变部位和局部瘙痒间的潜在关系。每日使用保湿剂和润肤剂有助于维护和保护皮肤屏障功能。对瘙痒症状的治疗需要优化使用作用于皮肤的局部和全身治疗。局部治疗推荐皮质类固醇激素,全身治疗包括抗组胺药、三环类抗抑郁药多虑平或抗惊厥药加巴喷丁,二线全身治疗可考虑选用神经激肽-1受体拮抗剂(如阿瑞匹坦)、四环类抗抑郁药米氮平或选择性 5-羟色胺再摄取抑制剂。若使用上述药物无效则可考虑口服阿片受体拮抗剂纳曲酮。

b. 感染的预防和治疗:感染性并发症常见于蕈样霉菌病和 Sézary 综合征患者,细菌血症/脓毒血症和细菌性肺炎是感染所致死亡的主要原因,预防感染的措施包括保护皮肤屏障(常规使用皮肤保湿剂和/或润肤剂)、采用漂白浴或浸泡(仅用于局部区域)、避免使用中央静脉导管(尤其红皮病患者)以及预防性使用莫匹罗星。

(3)预后:已确定的影响蕈样霉菌病患者生存率的最重要预后因素包括发病年龄、皮肤受侵程度和类型(T 分类)、分期、出现皮肤外病变和外周血受侵。一项 525 例蕈样霉菌病和 Sézary 综合征患者的回顾性研究的长期随访结果显示,患者年龄、T 分类以及出现皮肤外病变是独立预后因素。疾病进展、发生皮肤以外病变或蕈样霉菌病猝死风险与初始 T 分期有关。其他预后因素包括乳酸脱氢酶、亲毛囊性蕈样霉菌病、血液受侵程度、年龄。

2. 原发皮肤 CD30 阳性 T 细胞淋巴增殖性疾病　原发皮肤 CD30 阳性 T 细胞淋巴增殖性疾病是一类疾病,包括原发皮肤间变性大细胞淋巴瘤、淋巴瘤样丘疹病以及具有重叠临床和病理特征的“交界性”病例。原发皮肤间变性大细胞淋巴瘤约占皮肤淋巴瘤的 8%,临床主要表现为孤立性或局部结节,约 20% 的病例出现多灶性病变,淋巴瘤样丘疹病多表现为慢性、可自然消退性病程。原发皮肤间变性大细胞淋巴瘤和淋巴瘤样丘疹病预后都较好,10 年总生存率分别达90% 及接近 100%。

原发皮肤 CD30 阳性 T 细胞淋巴增殖性疾病的诊断结合形态和临床特征非常重要,不能仅根据病理学做出诊断。诊断需要与全身性淋巴瘤皮肤受侵以及其他 CD30 阳性皮肤淋巴瘤(蕈样霉菌病,尤其是转化性蕈样霉菌病、细胞毒性 T 细胞淋巴瘤)相鉴别,此外,需排除药物因素(如氨氯地平、卡马西平、头孢呋辛、缬沙坦)所致的皮肤病理改变。原发皮肤间变性大细胞淋巴瘤组织学表现为大型 CD30 阳性细胞弥漫性、粘结成片,呈间变性、多形性或免疫细胞外观。除了罕见病例外,原发皮肤间变性大细胞淋巴瘤均为间变性淋巴瘤激酶(anaplastic lymphoma kinase, ALK)阴性。

原发皮肤间变性大细胞淋巴瘤患者常表现为单发或局部结节,推荐放疗或手术切除,而部分表现为多灶皮肤病变的患者则和淋巴瘤样丘疹病患者一样推荐使用低剂量甲氨蝶呤,若病变仅为少数几个则可以采用放疗。手术或放疗无效、或多灶性病变或区域淋巴结受侵的患者考虑行全身系统性治疗联合或不联合皮肤定向疗法,系统性治疗包括低剂量甲氨蝶呤、普拉曲沙、维生素 A 酸类、贝沙罗汀、维布妥昔单抗和干扰素 α 等。仅在有皮肤外病变以及皮肤病变进展迅速的患者中使用多药联合化疗,多药联合化疗可考虑联合维布妥昔单抗。

淋巴瘤样丘疹病可自发性消退,无症状患者可随访观察,有症状患者最常用的方法是局部应用皮质类固醇激素,全身系统性治疗仅适用于病变广泛的患者。

3. 皮下脂膜炎样 T 细胞淋巴瘤　皮下脂膜炎样 T 细胞淋巴瘤是指表达 CD3$^+$/CD4$^-$/CD8$^+$免疫表型的 α/β 型 T 细胞侵犯皮下脂肪组织的淋巴瘤,预后较好,但若并发噬血细胞综合征则需要尽快临床干预。有研究结果显示,皮下脂膜炎样 T 细胞淋巴瘤在合并及不合并噬血细胞综合征患者中的 5 年总生存率分别为 91% 和 46%,推荐在不合并噬血细胞综合征的皮下脂膜炎样 T 细胞淋巴瘤患者中使用系统性皮质类固醇激素或其他免疫抑制剂,但是在单个或局部皮肤病变的患者中也可以考虑电子线照射,照射剂量没有明确推荐,但是一般采用 40Gy。贝沙罗汀可能有效,仅在免疫抑制治疗无效或合并噬血细胞综合征的患者中采用多药联合化疗。

4. 结外 NK/T 细胞淋巴瘤,鼻型 结外 NK/T 细胞淋巴瘤,鼻型与 EBV 感染关系密切,几乎都伴有 EBV 阳性,在亚洲和中南美洲发病率较高。皮肤是仅次于鼻腔 / 鼻咽部的最常见受侵部位,研究发现仅表现为皮肤病变的患者,中位总生存期为 27 个月,而同时表现有皮肤及皮肤外病变的患者仅为 5 个月,两组患者人群临床表现均呈现侵袭性,故皮肤是否为继发病变对治疗并没有指导意义。推荐在 I 期患者中进行放疗,在更晚期疾病中可考虑化疗,但这些淋巴瘤患者常常对化疗耐药。

5. 原发皮肤 B 细胞淋巴瘤 在原发皮肤 B 细胞淋巴瘤患者中,原发皮肤边缘区 B 细胞淋巴瘤和原发皮肤滤泡中心淋巴瘤为惰性皮肤 B 细胞淋巴瘤,10 年生存率达 90%,而皮肤弥漫大 B 细胞淋巴瘤,腿型好发于老年女性,病变以下肢为主,仅 10% 可以出现下肢以外的皮肤受侵,预后相对较差,5 年生存率不到 50%。诊断皮肤 B 细胞淋巴瘤需要对活检标本进行仔细的形态学和免疫组织化学分析以及进行全身检查,以除外为淋巴瘤皮肤受侵。

原发皮肤滤泡中心淋巴瘤可以通过检查 t(14；18)易位、免疫组织化学 Bcl-6 伴或不伴 CD10 表达以及 MUM-1/IRF-4 阴性来确诊。原发皮肤边缘区 B 细胞淋巴瘤细胞常常表达 Bcl-2,但不表达 Bcl-6 和 CD10；皮肤弥漫大 B 细胞淋巴瘤,腿型免疫组织化学可见 Bcl-2 高表达,但 t(14；18)无异常。通过上述检查和临床特点可以和原发皮肤滤泡中心淋巴瘤做出区分。

原发皮肤 B 细胞淋巴瘤的分期需要行包括病史、体格检查、实验室检查(包括乳酸脱氢酶水平)和影像学(胸腹盆 CT 或 PET-CT,必要时可包括头颈部)等检查,骨髓穿刺活检应该在皮肤弥漫大 B 细胞淋巴瘤,腿型患者中进行。目前在原发皮肤滤泡中心淋巴瘤和原发皮肤边缘区 B 细胞淋巴瘤患者中发现了一些独立预后因素,例如乳酸脱氢酶升高、超过 2 处皮肤病变和结节病变,这些因素共同组成了皮肤淋巴瘤国际预后评分(cutaneous lymphoma international prognostic index,CLIPI)。然而,皮肤淋巴瘤国际预后评分无法对患者进行总生存期的分层。在皮肤 B 细胞淋巴瘤中最重要的危险分层因素仍然是组织病理。

(1)惰性皮肤 B 细胞淋巴瘤:对于原发皮肤边缘区 B 细胞淋巴瘤和原发皮肤滤泡中心淋巴瘤的单发病变,低剂量放疗是高效且安全的,完全缓解率达 100%,在多发病变患者中,放疗效果也不劣于多药联合化疗,在一项北美开展的大型病例系列分析中发现,惰性皮肤 B 细胞淋巴瘤患者单用放疗的局部控制率为 98%,而 25% 局部手术切除的患者会出现局部复发。研究发现手术切除后局部复发后再进行放疗并不影响患者的总生存,因此完整切除、复发后放疗是一种治疗选择。也可以考虑病变内药物注射(例如皮质类固醇激素)或局部治疗,广泛皮肤受侵的患者可以选择单药利妥昔单抗。此外伯氏疏螺旋体相关原发皮肤边缘区 B 细胞淋巴瘤的初始治疗中推荐采用抗生素治疗。

(2)皮肤弥漫大 B 细胞淋巴瘤,腿型:皮肤弥漫大 B 细胞淋巴瘤,腿型的自然病程更接近于系统性弥漫大 B 细胞淋巴瘤,所以推荐在这些患者中采用 R-CHOP 方案,联合或不联合放射治疗。对于复发患者的处理参照复发活化 B 细胞型弥漫大 B 细胞淋巴瘤处理原则。皮肤原发 B 细胞淋巴瘤治疗推荐见表 21-31。

表 21-31　皮肤原发 B 细胞淋巴瘤治疗推荐

	病变程度	一线治疗	其他治疗选择
原发皮肤边缘区 B 细胞淋巴瘤	孤立 / 局灶性病变	局部放疗、手术切除	病灶内注射干扰素 α/ 利妥昔单抗 / 皮质类固醇激素
	多灶病变	观察等待、局部放疗、苯丁酸氮芥（其他用于低级别 B 细胞淋巴瘤的单药或联合治疗亦可考虑）、静脉使用利妥昔单抗	病灶内注射干扰素 α/ 利妥昔单抗,局部或病灶内注射皮质类固醇激素
原发皮肤滤泡中心淋巴瘤	孤立 / 局灶性病变	局部放疗、手术切除	病灶内注射干扰素 α/ 利妥昔单抗
	多灶病变	观察等待、局部放疗、静脉使用利妥昔单抗	R-CVP/R-CHOP 方案
皮肤弥漫大 B 细胞淋巴瘤,腿型	孤立 / 局灶性病变	R-CHOP 方案 ± 受累部位放疗	局部放疗、静脉使用利妥昔单抗
	多灶病变	R-CHOP 方案	静脉使用利妥昔单抗

第 3 节　浆细胞肿瘤

浆细胞肿瘤是指由具有免疫球蛋白分泌功能的浆细胞发生恶性转化后的一类肿瘤,其共同特征是可以分泌异常的单克隆免疫球蛋白,被称为 M 蛋白。浆细胞来源的肿瘤包括意义未明的单克隆丙种球蛋白病,非 IgM 型、浆细胞骨髓瘤、骨孤立性浆细胞瘤、骨外浆细胞瘤和因异常免疫球蛋白沉积所导致的病变,如单克隆免疫球蛋白沉积病、原发性淀粉样变性和轻链、重链沉积病等。另外还包括一种属于前期浆细胞肿瘤的类型,称为意义未明的单克隆免疫球蛋白血症（monoclonal gammopathy of underetmined significance,MGUS）。其他具有分泌单克隆免疫球蛋白功能的肿瘤,因同时包括浆细胞和淋巴细胞,如淋巴浆细胞样淋巴瘤,不列入本节内容。

一、多发性骨髓瘤

多发性骨髓瘤（multiple myeloma,MM）是一种浆细胞来源的恶性肿瘤,肿瘤细胞在骨髓中增殖、聚集,导致骨和骨髓功能损伤。多发性骨髓瘤可以分为无症状（冒烟型）骨髓瘤和有症状（活动性）多发性骨髓瘤两种（具体诊断见表 21-32）。

（一）流行病学

根据《2018 年中国肿瘤登记年报》公布的 2009 年中国肿瘤发病数据,多发性骨髓瘤占中国所有恶性肿瘤的 0.46%,中国人口标化的发病率为 1.72/10 万。随着年龄增高,发病率逐渐增加,40~44 岁人群发病率为 1.74/10 万,75~85 岁达到高峰,约 10/10 万。城市居民发病率高于农村地区,分别为 2.12/10 万和 0.98/10 万,男性略高于女性。

（二）病因学

与多发性骨髓瘤发病率增加的可能因素包括慢性感染、暴露于某些毒性物质和放射线照射等。反复的抗原刺激可致多种良性克隆生成,诱导恶性克隆转化。多数患者病因不明。

表 21-32　多发性骨髓瘤诊断标准

有症状（活动性）多发性骨髓瘤诊断标准（满足 1、2 和 3 中的任意 1 项）

1. 骨髓单克隆浆细胞比例 ≥ 10% 和 / 或组织活检证明有浆细胞瘤
2. 血清和 / 或尿出现单克隆 M 蛋白
3. 骨髓瘤引起的相关表现
  （1）靶器官损害表现
    1）校正血清钙>2.75mmol/L
    2）肌酐清除率<40ml/min 或血清肌酐>177μmol/L
    3）血红蛋白低于正常下限 20g/l 或 <100g/L
    4）影像学检查（X 片、CT 或 PET-CT）显示 1 处或多处溶骨性病变
  （2）无靶器官损害表现，但出现以下指标异常
    1）骨髓单克隆浆细胞比例 ≥60%
    2）受累 / 非受累血清游离轻链比 ≥ 100
    3）MRI 检查出现>1 处 5mm 以上局部骨质破坏

无症状（冒烟型）骨髓瘤诊断标准（满足 3 及 1 或 2）

1. 血清单克隆 M 蛋白 ≥30g/L，24h 尿轻链 ≥ 0.5g
2. 骨髓单克隆浆细胞比例为 10%~59%
3. 无骨髓瘤引起的相关表现（见活动性多发性骨髓瘤诊断部分）

（三）病理学

几乎所有的多发性骨髓瘤均从意义未明的单克隆免疫球蛋白血症发展而来。意义未明的单克隆免疫球蛋白血症的主要遗传学特征是基因组不稳定性，其诱因可能是抗原刺激。与正常浆细胞不同，骨髓瘤细胞系或原代骨髓瘤细胞广泛表达 Toll 样受体（Toll-like receptors，TLRs），Toll 样受体通常表达于 B 细胞，与抗原识别和 B 细胞激活有关。Toll 样受体的异常表达以及白细胞介素 -6 等的协同作用，持续激活浆细胞，出现有限克隆性增殖，即为意义未明的单克隆免疫球蛋白血症。

90% 以上意义未明的单克隆免疫球蛋白血症存在细胞遗传学改变，其中 50% 的遗传学改变与免疫球蛋白重链基因所在的 14q32 染色体易位有关，与其发生易位的伙伴染色体和基因包括 11q13（*CCND1* 基因）、4p16.3（*FGFR3* 和 *WHSC1* 基因）、6p21（*CCND3* 基因）、16q23（*MAF* 基因）和 20q11（*MAFB* 基因）等。约 45% 的细胞遗传学改变与三倍体有关，还有 50% 以上意义未明的单克隆免疫球蛋白血症患者可见 13 号染色体缺失。

意义未明的单克隆免疫球蛋白血症进展为多发性骨髓瘤或相关恶性肿瘤的风险大约为每年 1%，这是一个固定概率，不随时间而改变，表明恶性转变过程是随机的"多次打击"模式。导致恶性转化的"多次打击"可能包括 *RAS* 突变、*CDKN2A* 甲基化、*MYC* 基因家族异常、第二次染色体易位和 *TP53* 突变等。

在意义未明的单克隆免疫球蛋白血症向多发性骨髓瘤恶性转化过程中，骨髓微环境发生了明显改变，包括诱导血管生成、抑制细胞介导的免疫反应和细胞因子旁分泌环路形成，如白细胞介素 -6 和血管内皮生长因子（vascular endothelial growth factor，VEGF）环路等。诱导血管生成能力增强与进展为多发性骨髓瘤相关，从意义未明的单克隆免疫球蛋白血症、冒烟型骨髓瘤到有症状（活动性）骨髓瘤的发展过程中，血管增生程度逐步提高。

（四）临床表现

多发性骨髓瘤起病缓慢，乏力和骨痛是最常见的症状。骨损伤主要表现为溶骨性病变和 /

或压缩性骨折,可以通过 X 线、MRI、CT 或 PET-CT 发现。骨痛可以为持续性或活动性,通常位于下腰背部或骨盆。病理性骨折时可出现活动后突然疼痛,骨损伤可致神经根或脊髓压迫。70% 左右的患者诊断时伴有贫血,贫血是导致乏力的主要原因,50% 的患者有肌酐升高,25% 左右的患者出现高钙血症。

（五）诊断

采集病史和体检,评估患者属于无症状还是有症状多发性骨髓瘤,需完善的血液学检查包括血常规、电解质(包括血钙)、肝肾功能(包括白蛋白、乳酸脱氢酶和尿酸)、β_2 微球蛋白、C 反应蛋白、凝血功能、外周血涂片(包括浆细胞百分数)等。血尿素和血肌酐升高提示肾功能损伤,乳酸脱氢酶和 β_2 微球蛋白水平可以反映肿瘤负荷大小。

骨髓瘤特征之一是在血清和 / 或尿中存在单克隆免疫球蛋白,即 M 蛋白,通过综合应用多种血清和尿蛋白检测方法,可以更敏感的鉴别 M 蛋白。尿蛋白分析包括 24 小时尿蛋白测定、24 小时尿轻链测定、尿蛋白电泳(urine protein electrophoresis,UPEP)和尿免疫固定电泳(urine immunofixation electrophoresis,UIFE)等。血清蛋白分析包括对不同类型免疫球蛋白(IgG、IgA、IgM)的定量分析、血清蛋白电泳(serum proteinelectrophoresis,SPEP)(包括 M 蛋白含量)、血清免疫固定电泳(serum immunofixation electrophoresis,SIFE)(必要时加做 IgD)和血清游离轻链分析(free light chain,FLC)等。不同检测方法的敏感性有所不同,血清蛋白电泳是用于单克隆丙种球蛋白病筛检的常规方法。免疫固定电泳(immunofixation electrophoresis,IFE)比血清蛋白电泳敏感,可检测到低至 100~300mg/L 的单克隆免疫球蛋白。血清游离轻链分析具有更高敏感性,可检测到 1~30mg/L 浓度水平的轻链。联合血和尿蛋白检测,可以提高 M 蛋白检出率。目前仅有 1%~2% 的骨髓瘤患者通过以上检测方法未能发现 M 蛋白存在,这些患者属于真正的不分泌型骨髓瘤。

骨髓穿刺或活检可以定量和定性骨髓浆细胞异常情况,骨髓瘤患者通常浆细胞比例 >10%,进一步鉴别浆细胞是否具有单克隆性,可以通过流式细胞术或免疫组织化学方法检测 κ/λ 比值。典型骨髓瘤细胞的免疫表型是 CD38、CD56 和 CD138 阳性,细胞表面免疫球蛋白和 CD19 阴性,约 20% 的肿瘤细胞 CD20 阳性。形态上具有不成熟浆细胞(浆母细胞型)特点者预后较差。骨髓瘤细胞虽然在形态上具有相似性,但是通过进一步基因分析,有可能区分出不同预后亚型,如通过细胞遗传学核型分析和荧光原位杂交(fluorescence in situ hybridization,FISH)检测,可以发现特殊染色体易位、缺失或扩增,del 13、del 17p13、t(4;14)和 1q21 扩增等可能与预后差相关。

骨损伤的评价方法包括普通 X 线、CT、MRI、PET-CT 和骨扫描等。全身骨 X 线检查约可检出 80% 的溶骨性破坏,还可发现骨质疏松和骨折。极少数情况下,骨质破坏表现为成骨性。CT 和 MRI 的敏感性高于 X 线,在骨 X 线平片检查正常的无症状性多发性骨髓瘤患者中,MRI 还可发现 >50% 的患者具有下段椎体骨质异常。PET-CT 在评价骨损伤范围方面具有优势,并且可用于寡分泌性骨髓瘤的疗效评价。

心功能不全怀疑合并心脏淀粉样变性或轻链沉积病患者,应行心电图、心脏彩超、心肌酶、肌钙蛋白及 B 型钠尿肽等检查。

（六）分期和分型

多发性骨髓瘤具有很高异质性,患者生存期从数月至 10 年以上不等。Durie-Salmon 分期系统(Durie-Salmon staging system,DSS)1975 年开始应用于临床,为测定肿瘤负荷提供了一种较可靠的方法,但对骨病灶的判断不够准确。为克服 Durie-Salmon 分期系统的不足,国际分期系统(International Staging System,ISS)从 2005 年开始使用(表 21-33)。国际分期系统是分析了来自北美、欧洲和亚洲 17 个多发性骨髓瘤研究中心 10 750 例多发性骨髓瘤患者的资料,并与沿用已久的 Durie-Salmon 分期系统比较后总结出来的。该系统利用白蛋白、β_2 微球蛋白这两个临床常用的指标,把骨髓瘤分为 Ⅰ、Ⅱ 和 Ⅲ 期,易于临床推广使用。Ⅰ、Ⅱ 和 Ⅲ 期患者的中位总生存(overall survival,OS)期分别为 62 个月、44 个月和 29 个月。

表 21-33 多发性骨髓瘤分期系统

分期	国际分期系统	修订的国际分期系统
Ⅰ 期	血清 β_2 微球蛋白<3.5mg/L,血清白蛋白 ≥35g/L	国际分期系统分期 Ⅰ 期,无遗传学异常[*],乳酸脱氢酶水平正常
Ⅱ 期	非 Ⅰ 期或 Ⅲ 期	非修订的 Ⅰ 期或 Ⅲ 期
Ⅲ 期	血清 β_2 微球蛋白 ≥5.5mg/L	国际分期系统分期 Ⅲ 期,遗传学异常或乳酸脱氢酶水平异常

[*] 遗传学异常:间期荧光原位杂交检出 del(17p)、t(4;14)、t(14;16)。

通过间期染色体原位荧光杂交(interphase fluorescent in situ hybridization,iFISH)技术发现某些特定的染色体异常,具有预后评估价值。目前发现的高风险染色体易位包括 del(17p)t(4;14)(p16;q32) 和 t(14;16)(q32;q23)。另一项与预后相关的因素是乳酸脱氢酶增高,提示肿瘤细胞增殖速度快和肿瘤负荷大。2015 年在国际分期系统分期的基础上,提出了综合特定高风险染色体异常和乳酸脱氢酶增高两个不良预后因素的修订的国际分期系统。采用修订的国际分期系统,Ⅰ、Ⅱ 和 Ⅲ 期患者的 5 年总生存率分别为 82%、62% 和 40%,5 年无进展生存率分别为 55%、36% 和 24%。

根据 M 球蛋白的类型多发性骨髓瘤可分为 IgA 型、IgD 型、IgM 型、IgG 型、IgE 型、轻链型、双克隆型及不分泌型,根据 M 蛋白的轻链类型可分为 κ 型和 λ 型。

(七)疗效评价

1. 国际骨髓瘤工作组(International Myeloma Working Group,IMWG)传统疗效评价标准

(1)完全缓解:骨髓中浆细胞比例小于 5%,软组织中浆细胞瘤消失,如果患者仅靠血清游离轻链分析作为评价手段,还要求血清轻链的比值连续两次评价正常。

(2)严格意义的完全缓解(stringent complete response,sCR):除了满足完全缓解标准外,还需要血清游离轻链比值正常,以及免疫组织化学证实骨髓中无克隆性浆细胞,即连续两次 κ/λ>4:1 或<1:2,若无骨髓病理结果,可以用敏感性达到 10^{-4} 的流式细胞技术检测骨髓中有无浆细胞克隆。

(3)非常好的部分缓解(very good partial response,VGPR):血清蛋白电泳方法检测不到 M 蛋白,但血清和尿免疫固定电泳结果仍为阳性;或 M 蛋白水平降低 ≥90% 且尿 M 蛋白<100mg/24h;依靠血清游离轻链评价的患者,除了满足上述标准,还需连续 2 次受累和非受累血清游离轻链之间的差值缩小>90%。

(4)部分缓解:血清 M 蛋白减少 ≥50%,24 小时尿 M 蛋白减少 ≥90% 或降至 200mg/24h 以下;若血清或尿中检测不到 M 蛋白,需受累和非受累血清游离轻链之间的差值缩小 ≥50%;若血清或尿中 M 蛋白以及血清游离轻链不可测定,且基线骨髓浆细胞 ≥30%,则需骨髓中浆细胞减少 50% 及以上;除外以上标准,若基线时存在软组织浆细胞瘤,则需要可测量病灶最大垂直径乘积之和缩小 50% 及以上。

(5)微小缓解(minimal response,MR):血清 M 蛋白降低 25%~49% 且 24 小时尿轻链减少50%~89%;如存在软组织浆细胞瘤,需要可测量病灶最大垂直径乘积之和缩小 25%~49%,且溶骨性病变的数量和大小没有增加。

(6)进展(progression disease,PD):出现以下任何一种情况:①血清 M 蛋白升高 ≥25% 且升高绝对值 ≥5g/L 或当基线血清 M 蛋白 ≥50g/L 时 M 蛋白增加 ≥10g/L;②尿 M 蛋白升高 ≥25% 且绝对值 ≥200mg/24h;③若血清和尿中无法检测到 M 蛋白,需要受累与非受累血清游离轻链之间差值增加 ≥25% 且绝对值增加超过 100mg/L;④若血清和尿中检测不到 M 蛋白且血清游离轻链不可测定,需要骨髓浆细胞比例升高 ≥25% 且绝对值增大 ≥10%;⑤新发软组织浆细胞瘤病变;或可测量病灶最大垂直径乘积之和较缓解最佳水平增加 ≥50%,或原有 1cm以上病变长径增加 ≥50%;g. 循环浆细胞增加 ≥50%。

(7)稳定(stable disease,SD):不符合 CR、VGPR、PR、MR 及 PD 标准。

(8)临床复发:出现以下 1 个或多个表现:①新发骨病变;②已有的浆细胞瘤最大垂直径乘积之和增加 ≥50% 且绝对值 ≥1cm;③血钙>2.75mmol/L;④血红蛋白水平下降 ≥20g/L 且与骨髓瘤有关;⑤血肌酐水平上升 ≥176.8μmol/L 且与骨髓瘤有关;⑥血清 M 蛋白相关的高黏滞血症。

2. 国际骨髓瘤工作组微小残留病灶疗效评价标准 微小残留病灶是指恶性肿瘤经过治疗后体内残留极少量肿瘤细胞的状态,是肿瘤复发的原因,与多发性骨髓瘤预后密切相关,但还不能用于指导临床治疗。由于微小残留病灶水平低,需要敏感性和特异性高的方法进行检测,目前应用的手段主要包括二代流式细胞术和二代测序。

(八)治疗

1. 无症状(冒烟型)骨髓瘤 对于无治疗指征的冒烟型骨髓瘤,无须治疗。冒烟型骨髓瘤患者在未治疗情况下可持续数月至数年的慢性病程,但转化为活动性多发性骨髓瘤的风险终身存在,应每 3~6 个月对疾病进展状态进行一次随访监测。对高危的冒烟型患者,是否应单纯观察等待尚存争议。

随访时需监测的指标包括:血细胞计数;血清肌酐、白蛋白、乳酸脱氢酶、血钙和 β2 微球蛋白;血清免疫球蛋白定量、血清蛋白电泳、血清固定电泳和血清游离轻链分析测定;24 小时尿蛋白、尿蛋白电泳和尿免疫固定电泳。建议每年一次或有症状和体征时进行骨检查。当有临床指征时可进行骨髓穿刺或活检,以及 MRI、CT 和 / 或 PET-CT 检查,PET-CT 对发现活动性多发性骨髓瘤更加敏感,冒烟型骨髓瘤在 PET 扫描上呈持续阴性。

2. 有症状(活动性)多发性骨髓瘤 多发性骨髓瘤相关的靶器官损伤包括高钙血症、肾功能不全、贫血和骨质破坏,出现靶器官损伤时应开始治疗。当确认患者存在管型肾病时应开始治疗,如果尽快开始恰当治疗,多发性骨髓瘤导致的急性肾功能衰竭是可以恢复的。存在肾损伤的多发性骨髓瘤患者,如果治疗后病变缓解,预后与无肾损伤的患者无差别。

多发性骨髓瘤通常对很多细胞毒药物敏感,初始或复发治疗时均是如此,但遗憾的是,疗效通常短暂,至今尚无治愈方法,蛋白酶体抑制剂、免疫调节剂等新药使多发性骨髓瘤的疗效显著提高。随着对多发性骨髓瘤基因水平异质性和骨髓微环境改变的认识逐渐深入,未来将可能依据细胞遗传学和风险等级的不同选择个体化治疗,进一步改善患者预后。

多发性骨髓瘤至少对 7 大类药物有效,包括烷化剂(如苯丙氨酸氮芥、环磷酰胺)、皮质类固醇激素(如泼尼松、地塞米松)、蒽环类(多柔比星)、蛋白酶体抑制剂(硼替佐米、伊沙佐米)、免疫调节剂(沙利度胺、来那度胺、泊马度胺)、组蛋白去乙酰化酶抑制剂和达雷妥尤单抗等。

放疗通常用于药物治疗无效后的姑息性治疗和出现如脊髓压迫等急性并发症时的治疗。

(1)初治患者的治疗:初治方案的选择需根据患者体能状态、风险分层和是否适合进行自体造血干细胞移植治疗的适应人群进行区分。影响选择自体造血干细胞移植治疗的主要因素包括:年龄、体能状态和伴随疾病。年龄小于 65 岁,体能状态良好和无严重伴随疾病的患者可以考虑在初次诱导化疗后进行高剂量化疗联合自体造血干细胞移植。即使进行自体造血干细胞移植,仍不能达到治愈,但可以提高完全缓解率、延长无进展生存期和总生存期。不适合进行自体造血干细胞移植的患者在一线方案达到最佳疗效后进行维持治疗。

1)一线方案的选择:对于适合自体造血干细胞移植的患者,一线方案一般选择由免疫调节剂、地塞米松剂和蛋白酶体抑制剂组成的 3 药联合方案,尽量避免应用影响造血干细胞采集的药物如烷化剂。适合自体造血干细胞移植的诱导方案首选 RVd(硼替佐米、来那度胺、地塞米松)方案,其他可选择的方案包括 KRd(卡非佐米、来那度胺、地塞米松)方案、D-RVd(达雷妥尤单抗、硼替佐米、来那度胺、地塞米松)方案、PAD(硼替佐米、阿霉素、地塞米松)方案、BTD(硼替佐米、沙利度胺、地塞米松)方案、IRd(伊沙佐米、来那度胺、地塞米松)方案、RCD(来那度胺、环磷酰胺、地塞米松)方案、D-VCd(达雷妥尤单抗、环磷酰胺、硼替佐米、地塞米松)方案、D-VTd(达雷妥尤单抗、沙利度胺、硼替佐米、地塞米松)方案和达雷妥尤单抗联合卡非佐米联合来那度胺联合地塞米松方案,对存在急性肾功能不全的患者可选择 BCD(硼替佐米、环磷酰胺、地塞米松)方案,肾功能好转后可更换为 RVd 方案,存在肾功能不全和 / 或周围神经病变的患者,可选择 KCyd(卡非佐米、环磷酰胺、地塞米松)方案或 ICd(伊沙佐米、环磷酰胺、地塞米松)方案。

不适合自体造血干细胞移植的患者一线治疗首选 RVd 方案和 D-Rd(达雷妥尤单抗、来那度胺、地塞米松)方案,其他可选择的方案包括 KRd 方案、IRd 方案、Dara-VMP(达雷妥尤单抗、硼替佐米、马法兰、醋酸泼尼松)方案、D-VCd 方案、VD(硼替佐米、地塞米松)方案和 RCD 方案,存在急性肾功能不全的患者可选择 BCD 方案,肾功能好转后可更换为 RVd 方案,存在肾功能不全和 / 或周围神经病变的患者可选择 KCyd 方案,体能状况差的患者可选择来那度胺联合低剂量地塞米松持续治疗。

应用含来那度胺和沙利度胺治疗方案的患者深部静脉血栓的发生率增加。含有蛋白酶体抑制剂的方案,带状疱疹再激活率增加。硼替佐米皮下注射较肌内注射可以显著降低外周神经毒性,且未影响疗效。

2)造血干细胞移植

a. 自体造血干细胞移植(autologous stem cell transplantation, ASCT):多项随机对照研究结果显示,自体造血干细胞移植可以延长多发性骨髓瘤患者的无进展生存期和总生存期,虽然这些研究均在沙利度胺、来那度胺和硼替佐米等新药应用于临床之前,目前认为自体造血干细胞移植治疗对于年龄 65 岁以下且肾功能正常的患者仍是重要选择。通常在患者完成 3~4 个周期诱导治疗后,进行自体造血干细胞采集,可一次性采集出足够做两次移植的自体造血干细胞,可以选择连续进行两次自体造血干细胞移植或复发后再行自体造血干细胞移植。随着新药的应用,一些非高危、诱导化疗效果好的患者,可以推迟至病变复发时再行移植。但中高危患者早期序贯自体造血干细胞移植更重要。

b. 异基因造血干细胞移植:异基因造血干细胞移植的优势是避免了肿瘤细胞对采集的造血干细胞的污染,并且可以通过移植物抗肿瘤效应杀伤肿瘤细胞。少数多发性骨髓瘤患者在异基因造血干细胞移植后获得了长期无病生存,生存曲线出现平台期,说明异基因造血干细胞移植有可能治愈部分患者。但因多发性骨髓瘤的发病年龄较高,且存在异基因造血干细胞的来源问题,仅很少一部分患者适合进行异基因造血干细胞移植,而且由于移植物抗宿主反应,治疗相关死亡率高,患者整体获益有限。

3)维持治疗:移植后是否需要维持治疗存在争议,对于有危险因素的患者建议巩固治疗,巩固治疗一般先给予患者 2~4 周期有效诱导方案,之后给予维持治疗。维持治疗首选来那度胺,因其神经毒性低,总体耐受性好,但来那度胺维持治疗增加了重度中性粒细胞减少、感染、血小板减少、腹泻、血栓事件和第二肿瘤发生率,尤其是对于自体造血干细胞移植后及应用过含苯丙氨酸氮芥方案作为诱导治疗的患者。其他可考虑的维持治疗方案包括硼替佐米联合或不联合来那度胺或伊沙佐米。高危患者建议含硼替佐米的两药联合治疗方案。

多项随机对照临床试验评价了来那度胺作为维持治疗的疗效,结果均显示维持治疗可以显著延长无进展生存期,但仅一项研究观察到总生存期的延长。两项研究对比了自体造血干细胞移植后应用来那度胺维持治疗的疗效,其中一项研究维持治疗和安慰剂组的中位无进展生存期分别为 46 个月和 27 个月,第二肿瘤发生率分别为 8% 和 3%。另一项研究同样是自体造血干细胞移植后患者随机分为来那度胺维持治疗组和安慰剂组,中位随访 30 个月,两组的中位无进展生存期分别为 41 个月和 23 个月,第二肿瘤发生率分别为 10.4% 和 3.9%。因第二肿瘤发生风险明显增加,来那度胺维持治疗并不推荐用于所有患者,可能更适合诱导化疗或自体造血干细胞移植治疗后未达到完全缓解或非常好的部分缓解的患者。维持治疗时间最好不超过 2 年。

(2)解救治疗:几乎所有多发性骨髓瘤患者最终都会复发。每一次复发后解救治疗的缓解时间逐步缩短。对于来那度胺和硼替佐米耐药的患者,预后较差,中位生存期为 5~9 个月。解救治疗方案要考虑既往治疗及既往治疗缓解情况。首选推荐患者参加合适临床试验。无合适临床试验,若复发时间距离治疗结束 6 个月以上,可以继续应用原方案;若 6 个月内复发,更换新作用机制的药物治疗,选择 3~4 种药物的联合治疗方案。对于原发耐药患者,可参加合适的临床试验,或更换新治疗方案,如果疗效达到部分缓解及以上,可考虑进行造血干细胞移植。

(3)支持治疗

1)预防骨并发症:双膦酸盐和地舒单抗可以减少骨相关事件(如病理性骨折、需要放疗或手术、脊髓压迫等)。在一项随机对照的临床试验中,392 例有至少一处溶骨性病变的患者,在治疗 9 个月后,骨相关事件发生率在帕米膦酸组和安慰剂组分别为 24% 和 41%。唑来膦酸与帕米膦酸可能具有相似的有效性。双膦酸盐可以在第 1~2 年内每月给药一次,此后每 3~4 个月给药一次。双膦酸盐的主要远期不良事件是下颌骨坏死,发生下颌骨坏死的原因不清,可能是多因素的,但多数患者在发生骨坏死前有牙齿或口腔手术史。骨坏死发生概率与双膦酸盐类型和使用时间有关。有研究结果显示,应用唑来膦酸发生下颌骨坏死的概率是帕米膦酸的 9.5 倍。预防措施包括注意口腔卫生、在开始治疗前进行牙齿治疗或限制应用双膦酸盐的时间。应用双膦酸盐的患者应监测肾功能。与双磷酸盐相比,地舒单抗对肾功能影响相对较小。

2)贫血的治疗:需鉴别贫血是否与铁、叶酸或维生素 B_{12} 缺乏有关,如缺乏应给予相应补充。与多发性骨髓瘤和肾功能不全相关的贫血,可以给予促红细胞生成素,但需注意的是应用沙利度胺或来那度胺治疗的患者,使用促红细胞生成素可能增加静脉血栓形成风险。无法通过药物治疗改善的贫血可以输血。

3)预防感染:长期接受皮质类固醇激素治疗的患者,应给予预防性抗肺孢子菌肺炎治疗。采用以硼替佐米为基础治疗的患者,应常规进行带状疱疹病毒感染的预防。如患者反复出现因低免疫球蛋白血症所致的严重感染,可以输注免疫球蛋白。

(4)并发症的治疗

1)高钙血症:在有效抗多发性骨髓瘤治疗和等渗盐水充分水化的同时,通常帕米膦酸 60~90mg 或唑来膦酸 4mg 可以在 24~72 小时内使血钙水平恢复正常。对极少数急性重症高钙血症患者,需要应用降钙素。

2)骨损伤、骨折和脊髓压迫:需对已骨折或存在高骨折风险的部位进行局部固定。椎体成形术有可能减轻椎体骨折患者的疼痛。放疗可用于局部疼痛严重且药物治疗未能缓解的部位。对于出现严重背痛、无力、下肢感觉或排便异常的患者,可能存在脊髓或马尾压迫,应尽快给予皮质类固醇激素治疗、放疗或化疗及手术减压治疗。

3)肾功能不全:急性肾功能不全的主要原因是血清中显著增高的单克隆轻链导致的肾病。血清游离轻链水平大于 150mg/dl 时有发生肾病的危险,<50mg/dl 时通常不会发生。保持充足尿量(3L/d)对预防肾功能衰竭非常重要。已出现急性或亚急性肾功能衰竭的患者应该尽速开始有效治疗,以降低轻链生成。血浆置换可能避免不可逆的肾损伤。研究显示,尽快血浆置换联合有效治疗,可以逆转大部分肾功能衰竭。非甾体抗炎药、脱水、高钙血症、感染和造影剂等可能诱发急性肾功能不全,应尽量避免应用。

4)高黏血症:多发性骨髓瘤导致的高黏血症并不常见。血浆置换可以迅速缓解症状,无论血浆黏度水平如何,有症状的患者均应行血浆置换。

(九)预后

多发性骨髓瘤具有明显异质性,患者生存时间差异较大,预后与几个方面有关,包括患者体能状态、对治疗的耐受能力、肿瘤负荷(分期)、肿瘤细胞侵袭能力(生物学行为)和对治疗的敏感性等。患者体能状态、分期和生物学特点等可以在治疗前确定,对治疗的敏感性可以用治疗后缓解深度体现。

1. **患者因素** 患者年龄、体能状态和伴随疾病情况对于判断预后非常重要,因其直接影响治疗方案选择。在多数情况下,只有年龄小于 65 岁才被认为适合进行自体造血干细胞移植治疗。肾功能是否正常影响药物选择。

2. **分期** Durie-Salmon 分期系统虽然可以较准确评价肿瘤负荷,但是存在一些局限性,特别是对骨损伤的评价准确性低。国际分期系统不是一个真正的分期系统,因为会受到整体健康状态、合并疾病、肿瘤负荷和肾功能等因素的影响,可用于判断预后,对选择恰当的治疗方案意义不大。

3. **疾病生物学和风险分层** 17p13(*TP53* 基因所在位点)缺失导致 *TP53* 的杂合子丢失以及与免疫球蛋白重链相关染色体易位 t(4;14)(p16;q32)和 t(14;16)(q32;q23)等与预后差有关。

二、意义未明的单克隆免疫球蛋白血症

意义未明的单克隆免疫球蛋白血症属于浆细胞肿瘤的前期病变,部分患者最终可以发展为其他类型浆细胞肿瘤、B 细胞淋巴细胞或华氏巨球蛋白血症等。意义未明的单克隆免疫球蛋白血症诊断标准为:血浆中 M 蛋白浓度增高,但<30g/L;骨髓中单克隆浆细胞比例<10%;无相关终末器官功能损伤;不伴有 B 细胞淋巴瘤或其他可产生 M 蛋白的疾病。

在欧美国家,50 岁以上人群意义未明的单克隆免疫球蛋白血症发病率可达 3%,发病率随着年龄的增加而增加,男性多于女性。

意义未明的单克隆免疫球蛋白血症患者通常无症状或体征,无典型的与浆细胞骨髓瘤相关的实验室和影像学异常。往往在血浆蛋白电泳检测中意外发现 M 蛋白的存在,其中 IgG 型占约 70%,IgM 和 IgA 型少见。

意义未明的单克隆免疫球蛋白血症可以分为三个主要亚型:IgM 型、非 IgM 型和轻链型。IgM 型意义未明的单克隆免疫球蛋白血症具有发展为华氏巨球蛋白血症的风险,偶尔进展为 IgM 型多发性骨髓瘤。非 IgM 意义未明的单克隆免疫球蛋白血症是多发性骨髓瘤的前期病变。轻链型意义未明的单克隆免疫球蛋白血症表现为存在异常血清游离轻链比和相应轻链水平增高,轻链型意义未明的单克隆免疫球蛋白血症有发展为轻链型多发性骨髓瘤的风险。各型意义未明的单克隆免疫球蛋白血症均可以是系统性淀粉样变性的前期病变,κ 轻链型意义未明的单克隆免疫球蛋白血症倾向于发展为轻链沉积病。

意义未明的单克隆免疫球蛋白血症进展为浆细胞相关恶性疾病的可能性与 3 个危险因素有关:M 蛋白的量、免疫球蛋白类型和血清游离轻链分析比。同时具有 3 个危险因素的患者,即异常血清游离轻链比值异常、非 IgG 型和高血清 M 蛋白水平 ≥15g/L,20 年时进展为恶性浆细胞相关疾病的风险为 58%,有 2 个危险因素者为 37%,仅有一个危险因素者为 21%,无危险因素者为 5%。实际上,在整个生命周期中,如果加入其他可能导致死亡的竞争因素,进展为意义未明的单克隆免疫球蛋白血症的风险分别为 27%、18%、10% 和 2%。

意义未明的单克隆免疫球蛋白血症的标准治疗是观察随访,应定期监测 M 蛋白水平以及是否出现相关器官损害等。除非发展为骨髓瘤、症状性巨球蛋白血症或淋巴瘤,一般无须治疗。所有患者都应在首次诊断 6 个月后进行复查,以后可根据恶性转化的危险度调整随诊频率,低风险患者可在有症状时进行检查,其他患者可每年检查一次。

三、孤立性浆细胞瘤

孤立性浆细胞瘤是浆细胞肿瘤的早期阶段,介于冒烟型骨髓瘤和活动性多发性骨髓瘤之间,包括孤立性骨浆细胞瘤或髓外浆细胞瘤。诊断标准:孤立性骨或骨外病灶活检证实有单克隆浆细胞;骨髓中无单克隆浆细胞存在;骨外浆细胞瘤应无骨病变;不存在终末器官损伤(如高钙血症、肾功能不全、贫血或多发性骨病变)。需采用脊柱和骨盆 MRI 和 / 或 PET-CT 检查对骨骼进行筛查,约 1/3 的孤立性浆细胞瘤患者存在隐匿性骨病变。对于骨髓中存在单克隆浆细胞的孤立性浆细胞瘤患者,如浆细胞比例<10%,诊断为孤立性浆细胞瘤伴意义未明的单克隆免疫球蛋白血症;浆细胞比例 ≥10%,诊断为多发性骨髓瘤 I 期。

孤立性浆细胞瘤占浆细胞肿瘤的 3%~5%,男性常见,中位年龄 55~60 岁。

骨浆细胞瘤常见的受侵骨为椎体,其次为肋骨、颅骨、骨盆等造血活跃的骨骼,椎体中以胸椎最多见。髓外浆细胞瘤主要发生于上呼吸道(鼻腔、鼻窦、鼻咽和喉),约占80%,也可发生于胃肠道、中枢神经系统、泌尿系统、甲状腺、乳腺、睾丸、腮腺或淋巴结等。

孤立性浆细胞瘤治疗主要采用局部放疗,推荐剂量为40~50Gy。手术可用于局部骨损伤导致骨结构不稳定或畸形等情况,术后仍需局部放疗。放疗后是否需要辅助化疗存在争议,有研究认为辅助化疗可以降低发展为多发性骨髓瘤的比例,但未形成共识。

治疗前血清M蛋白水平及治疗后是否能够恢复至正常,与进展为多发性骨髓瘤的可能性相关。放疗前血清M蛋白>10g/L或放疗后持续阳性时间≥1年的患者,发展为多发性骨髓瘤的风险高。随访10年时,血清或尿M蛋白持续阳性的患者,29%未发生多发性骨髓瘤转变;而阴性患者中91%未发生转变。诊断时血清游离轻链分析比值异常或放疗后血清游离轻链分析持续异常,也是进展为多发性骨髓瘤的高风险因素。此外瘤组织中微血管密度增加,进展为多发性骨髓瘤的风险增高。孤立性髓外浆细胞瘤患者的预后可能优于骨浆细胞瘤患者,10年无进展生存率分别为70%~80%和25%~50%。

四、单克隆免疫球蛋白沉积病

单克隆免疫球蛋白沉积病(monoclonal immunoglobulin deposition diseases,MIDD)是一组因浆细胞异常增生,导致异常的免疫球蛋白轻链和/或重链生成过多,并在全身组织和脏器中沉积,导致器官功能损伤的疾病。此类疾病通常出现在浆细胞肿瘤负荷增大之前,因此诊断时通常无明显的多发性骨髓瘤临床表现。单克隆免疫球蛋白沉积病所表现的病理过程相似,但因沉积物的化学性质不同,临床表现有所差别。主要包括两大类:原发性淀粉样变性与单克隆轻链和重链沉积病。

(一)原发性淀粉样变性

原发性淀粉样变性(primary amyloidosis)是指因浆细胞肿瘤或少数淋巴浆细胞肿瘤所分泌的异常免疫球蛋白轻链,少数为重链,在不同组织与器官形成淀粉样蛋白沉积,并导致损伤的疾病。

原发性淀粉样变性中位发病年龄65岁,65%~70%为男性。约20%的患者伴有多发性骨髓瘤,多数伴有意义未明的单克隆免疫球蛋白增生症。约10%的多发性骨髓瘤患者可发生淀粉样变性。

原发性淀粉样变性可累及多种组织和器官,主要包括皮下脂肪、血管壁、结缔组织、胃肠道平滑肌、末梢神经、心肌及肝、肾等实质器官,可引起胃肠道出血、心力衰竭、肾功能衰竭导致患者死亡。早期表现包括眶周及面部紫癜、外周神经病变、腕管综合征和骨痛等。淀粉样蛋白在器官中的沉积可以导致器官肥大,如肝大和巨舌。出血较为常见,可能与淀粉样蛋白在管壁沉积,导致血管壁结构损伤有关。通过免疫固定电泳方法,可以在90%的患者血液和/或尿液中检测到M蛋白,如果进一步联合检测血清游离轻链比值,则可以在99%的患者中检测到M蛋白。

原发性淀粉样变性诊断依据:存在系统性淀粉样变综合征表现,如肾脏、肝脏、心脏、胃肠道或外周神经系统等多系统损害证据;活检组织(如脂肪、骨、骨髓或器官活检)中检测到刚果红染色阳性的淀粉样蛋白团块沉积;淀粉样变组织来源于免疫球蛋白轻链;存在克隆性浆细胞增殖性疾病证据(存在血清或尿M蛋白、异常轻链比或骨髓中单克隆浆细胞)。

原发性淀粉样变性的治疗可以参考多发性骨髓瘤的方案。

原发性淀粉样变性的预后与累及器官及器官数量相关,累及心脏者预后差。肌钙蛋白和 N 末端脑利钠肽前体水平增高与预后不良相关。可行自体造血干细胞移植治疗患者的预后优于不适合进行自体造血干细胞移植治疗的患者。

(二)单克隆轻链和重链沉积病

单克隆轻链和重链沉积病(monoclonal light and heavy chain deposition diseases)是由浆细胞肿瘤或少数淋巴浆细胞肿瘤分泌的异常单克隆免疫球蛋白轻链或重链,或轻重链混合物,未形成淀粉样变结构,沉积在组织或器官导致功能异常的病变,包括轻链沉积病、重链沉积病和轻重链沉积病。

本病罕见,通常与多发性骨髓瘤或意义未明的高免疫球蛋白血症有关。可累及多器官,肾脏最常见,其次为肝脏、心脏、神经、血管和关节。主要表现为异常免疫球蛋白在基底膜、弹性和胶原纤维的明显沉积。患者可以表现为多器官功能损伤,以肾病综合征或肾功能衰竭最常见,因肾外器官损伤而出现症状并不常见。

患者中位生存期为 4 年左右,与年龄、是否伴多发性骨髓瘤和肾外轻链沉积有关。

(石远凯　秦　燕　王　琴　周　钰　陶云霞　黄　昱　黄燕华　姜时雨　陈海珠　黄莉玲)

参考文献

[1] WEISS L M. Epstein-Barr virus and Hodgkin's disease [J]. Curr Oncol Rep, 2000,(2): 199-204.

[2] SILVERBERG M J, LAU B, ACHENBACH C J, et al. Cumulative incidence of cancer among persons with HIV in North America: A Cohort Study [J]. Ann Intern Med, 2015, 163 (7): 507-518.

[3] SIDDON A, LOZOVATSKY L, MOHAMED A, et al. Human herpesvirus 6 positive Reed-Sternberg cells in nodular sclerosis Hodgkin lymphoma [J]. Brit J Haematol, 2012, 158 (5): 635-643.

[4] BENHARROCH D, SHEMERAVNI Y, MYINT Y Y, et al. Measles virus: Evidence of an association with Hodg-kin's disease [J]. Brit J Cancer, 2004, 121 (2): 572-579.

[5] WILSON K S, FREELAND J M, GALLAGHER A, et al. Measles virus and classical Hodgkin lymphoma: No evidence for a direct association [J]. Int J Cancer, 2007, 121 (2): 442-447.

[6] GRUFFERMAN S. Epidemiology and hereditary aspects of Hodgkin and Non-Hodgkin lymphomas [M]. New York: Springer, 2013.

[7] SWERDLOW S H, CAMPO E, HARRIS N L, et al. WHO classification of tumours of haematopoietic and lymphoid tissues [M]. Lyon: International Agency for Research on Cancer (IARC) Press, 2008.

[8] 李小秋, 李甘地, 高子芬 . 中国淋巴瘤亚型分布 : 国内多中心性病例 10 002 例 [J]. 诊断学理论与实践, 2012, 11 (2): 111-115.

[9] 葛均波, 徐永健 . 内科学 [M]. 北京 : 人民卫生出版社 , 2013.

[10] HOPPE R T. Hodgkin lymphoma, version 2 [J]. J Natl Compr Canc Netw, 2015, 13 (5): 554-586.

[11] HASENCLEVER D, DIEHL V. A prognostic score for advanced Hodgkin's disease: International Prognostic Factors Project on Advanced Hodgkin's Disease [J]. N Engl J Med, 1998, 339: 1506-1514.

[12] ENGERT A, PLUTSCHOW A, EICH H T, et al. Reduced treatment intensity in patients with early-stage Hodg-kin's lymphoma [J]. N Engl J Med, 2010, 363: 640-652.

[13] ADVANI R H, HOPPE R T, BAER D, et al. Efficacy of abbreviated Stanford V chemotherapy and involved-field radiotherapy in early-stage Hodgkin lymphoma: mature results of the G4 trial [J]. Ann Oncol, 2013, 24: 1044-1048.

[14] MEYER R M, GOSPODAROWICZ M K, CONORS J M, et al. ABVD Alone versus radiation-based therapy in

limited-stage Hodgkin's lymphoma [J]. N Engl J Med, 2012, 366: 399-408.

[15] RAEMAEKERS J M M, ANDRE M P E, FEDERICO M, et al. Omitting radiotherapy in early positron emission tomography-negative stage Ⅰ/Ⅱ Hodgkin lymphoma is associated with an increased risk of early relapse: Clinical results of the preplanned Interim Analysis of the Randomized EORTC/LYSA/FIL H10 Trial [J]. J Clin Oncol, 2014, 32: 1188-1194.

[16] EICH H T, DIEHL V, GORGEN H, et al. Intensified chemotherapy and dose-reduced involved-field radiotherapy in patients with early unfavorable hodgkin's lymphoma: Final analysis of the German Hodgkin Study Group HD11 trial [J]. J Clin Oncol, 2010, 28: 4199-4206.

[17] HORNING S J, HOPPE R T, BRESLIN S, et al. Stanford V and radiotherapy for locally extensive and advanced Hodgkin's disease: Mature results of a prospective clinical trial [J]. J Clin Oncol, 2002, 20: 630-637.

[18] EDWARDS-BENNETT S M, JACKS L M, MOSKOWITZ C H, et al. Stanford V program for locally extensive and advanced Hodgkin lymphoma: The Memorial Sloan-Kettering Cancer Center experience [J]. Ann Oncol, 2010, 21: 574-581.

[19] GORDON L I, HONG F, FISHER R I, et al. Randomized phase Ⅲ trial of ABVD versus stanford Ⅴ with or without radiation therapy in locally extensive and advanced-stage Hodgkin lymphoma: An Intergroup Study Coordinated by the Eastern Cooperative Oncology Group (E2496). J Clin Oncol, 2013, 31: 684-691.

[20] ADVANI R H, HORNING S J, HOPPE R T, et al. Mature results of a phase Ⅱ study of rituximab therapy for nodular lymphocyte-predominant hodgkin lymphoma [J]. J Clin Oncol, 2014, 32: 912-918.

[21] SCHMITZ N, PFISTNER B, SEXTRO M, et al. Aggressive conventional chemotherapy compared with high-dose chemotherapy with autologous haemopoietic stem-cell transplantation for relapsed chemosensitive Hodgkin's disease: A randomised trial [J]. Lancet, 2002, 359: 2065-2071.

[22] SWERDLOW S H, CAMPO E, PILERI S A, et al. The 2016 revision of the World Health Organization classification of lymphoid neoplasms [J]. Blood, 2016, 127 (20): 2375-2390.

[23] 石远凯, 孙燕, 刘彤华. 中国恶性淋巴瘤诊疗规范 (2015 年版)[J]. 中华肿瘤杂志, 2015 (2): 148-158.

[24] 赫捷, 陈万青. 2012 中国肿瘤登记年报 [M]. 北京 : 军事医学科学出版社, 2012.

[25] CHAGANTI S, ILLIDGE T, BARRINGTON S, et al. Guidelines for the management of diffuse large B-cell lymphoma [J]. Br J Haematol, 2016, 174 (1): 43-56.

[26] MORRISON V A, HAMLIN P, SOUBEYRAN P, et al. Approach to therapy of diffuse large B-cell lymphoma in the elderly: The International Society of Geriatric Oncology (SIOG) expert position commentary [J]. Ann Oncol, 2015, 26: 1058-1068.

[27] CAIMI P F, HIll B T, HSI E D, et al. Clinical approach to diffuse large B cell lymphoma [J]. Blood Rev, 2016, 30: 477-491.

[28] HONG J Y, SUH C, KIM W S. Evolution of frontline treatment of diffuse large B-cell lymphoma: A brief review and recent update [J]. F1000Research, 2016, 5: 1933.

[29] MONTSERRAT E. Primary CNS lymphoma: in search of the evidence [J]. Lancet Haematol, 2015, 2 (6): e227-e228.

[30] THOMAS D A, OBRIEN S, CORTES J, et al. Outcome with the hyper-CVAD regimens in lymphoblastic lymphoma [J]. Blood, 2004, 104 (6): 1624-1630.

[31] SONG K W, BARNETT M J, GASCOYNE R D, et al. Primary therapy for adults with T-cell lymphoblastic lymphoma with hematopoietic stem-cell transplantation results in favorable outcomes [J]. Ann Oncol, 2007, 18 (3): 535-540.

[32] MAJHAIL N S, BAJORUNAITE R, LAZARUS H M, et al. Long-term survival and late relapse in 2-year survivors of autologous haematopoietic cell transplantation for Hodgkin and non-Hodgkin lymphoma [J]. Br J Haematol, 2009, 147 (1): 129-139.

[33] SWEETENHAM J W, SANTINI G, QIAN W, et al. High-dose therapy and autologous stem-cell transplantation versus conventional-dose consolidation/maintenance therapy as postremission therapy for adult patients with lymphoblastic lymphoma: Results of a randomized trial of the European Group for Blood and Marrow Transplantation and the United Kingdom Lymphoma Group [J]. J Clin Oncol, 2001, 19 (11): 2927-2936.

[34] LEVINE J E, HARRIS R E, LOBERIZA F R, et al. A comparison of allogeneic and autologous bone marrow transplantation for lymphoblastic lymphoma [J]. Blood, 2003, 101 (7): 2476-2482.

第
21
章

［35］ ESCALON M P, LIU N S, YANG Y, et al. Prognostic factors and treatment of patients with T-cell non-Hodgkin lymphoma: The M. D. Anderson Cancer Center experience [J]. Cancer, 2005, 103 (10), 2091-2098.

［36］ PFEUNDSCHUH M, TRUMPER L, KLOESS M, et al. Two-weekly or 3-weekly CHOP chemotherapy with or without etoposide for the treatment of young patients with good-prognosis (normal LDH) aggressive lymphomas: Results of the NHL-B1 trial of the DSHNHL [J]. Blood, 2004, 104 (3): 626-633.

［37］ DONG M, HE X H, LIU P, et al. Gemcitabine-based combination regimen in patients with peripheral T-cell lymphoma [J]. Med Oncol, 2013, 30 (1): 351.

［38］ REIMER P, RUDIGER T, GEISSINGER E, et al. Autologous stem cell transplantation as first-line therapy in peripheral T-cell lymphomas: Results of a prospective multicenter study [J]. J Clin Oncol, 2009, 27 (1): 106-113.

［39］ DAMORE F, RELANDER T, LAURITZSEN G F, et al. Up-front autologous stem-cell transplantation in peripheral T-cell lymphoma: NLG-T-01 [J]. J Clin Oncol, 2012, 30 (25): 3093-3099.

［40］ GUI L, SHI Y K, HE X H, et al. High-dose therapy and autologous stem cell transplantation in peripheral T-cell lymphoma: Treatment outcome and prognostic factor analysis [J]. Int J Hematol, 2014, 99 (1): 69-78.

［41］ KEWALRAMANI T, ZELENETZ A D, TERUYA-FELDSTEIN J, et al. Autologous transplantation for relapsed or primary refractory peripheral T-cell lymphoma [J]. Br J Haematol, 2006, 134 (2): 202-207.

［42］ CHEN A I, MCMILLAN A, NEGRIN R S, et al. Long-term results of autologous hematopoietic cell transplantation for peripheral T cell lymphoma: The Stanford experience [J]. Biol Blood Marrow Transplant, 2008, 14 (7): 741-747.

［43］ RODRIGUEZ J, CABALLERO M D, GUTIERREZ A, et al. High-dose chemotherapy and autologous stem cell transplantation in peripheral T-cell lymphoma: The GEL-TAMO experience [J]. Ann Oncol, 2003, 14 (12): 1768-1775.

［44］ le GOUILL S, MILPIED N, BUZYN A, et al. Graft-versus-lymphoma effect for aggressive T-cell lymphomas in adults: a study by the Société Francaise de Greffe de Moëlle et de Thérapie Cellulaire [J]. J Clin Oncol, 2008, 26 (14): 2264-2271.

［45］ DODERO A, SPINA F, NARNI F, et al. Allogeneic transplantation following a reduced-intensity conditioning regimen in relapsed/refractory peripheral T-cell lymphomas: long-term remissions and response to donor lymphocyte infusions support the role of a graft-versus-lymphoma effect [J]. Leukemia, 2012, 26 (3): 520-526.

［46］ CORRADINI P, DODERO A, ZALLIO F, et al. Graft-versus-lymphoma effect in relapsed peripheral T-cell non-Hodgkin's lymphom as after reduced-intensity conditioning followed by allogeneic transplantation of hematopoietic cells [J]. J Clin Oncol, 2004, 22 (11): 2172-2176.

［47］ DODERO A, SPINA F, NARNI F, et al. Allogeneic transplantation following a reduced-intensity conditioning regimen in relapsed/refractory peripheral T-cell lymphomas: long-term remissions and response to donor lymphocyte infusions support the role of a graft-versus-lymphoma effect [J]. Leukemia, 2012, 26 (3): 520-526.

［48］ SHI Y, DONG M, HONG X, et al. Results from a multicenter, open-label, pivotal phase II study of chidamide in relapsed or refractory peripheral T-cell lymphoma [J]. Ann Oncol, 2015, 26 (8): 1766-1771.

［49］ COIFFER B, PRO B, PRINCE H M, et al. Results from a pivotal, open-label, phase II study of romidepsin in relapsed or refractory peripheral T-cell lymphoma after prior systemic therapy [J]. J Clin Oncol, 2012, 30 (6): 631-636.

［50］ PIEKARZ R L, FRYE R, PRINCE H M, et al. Phase 2 trial of romidepsin in patients with peripheral T-cell lymphoma [J]. Blood, 2011, 117 (22): 5827-5834.

［51］ OCONNOR O A, PRO B, PINTER-BROWN L, et al. Pralatrexate in patients with relapsed or refractory peripheral T-cell lymphoma: Results from the pivotal PROPEL study [J]. J Clin Oncol, 2011, 29 (9): 1182-1189.

［52］ PRO B, ADVANI R, BRICE P, et al. Brentuximab vedotin (SGN-35) in patients with relapsed or refractory systemic anaplastic large-cell lymphoma: Results of a phase II study [J]. J Clin Oncol, 2012, 30 (18): 2190-2196.

［53］ DAMAJ G, GRESSIN R, BOUABDALLAH K, et al. Results from a prospective, open-label, phase II trial of bendamustine in refractory or relapsed T-cell lymphomas: The BENTLY trial [J]. J Clin Oncol, 2013, 31 (1): 104-110.

［54］ TOUMISHEY E, PRASAD A, DUECK G, et al. Final report of a phase 2 clinical trial of lenalidomide monotherapy for patients with T-cell lymphoma [J]. Cancer, 2015, 121 (5): 716-723.

［55］ENBLAD G, HAGBERG H, ERLANSON M, et al. A pilot study of alemtuzumab (anti-CD52 monoclonal antibody) therapy for patients with relapsed or chemotherapy-refractory peripheral T-cell lymphomas [J]. Blood, 2004, 103 (8): 2920-2924.

［56］ZINZANI P L, ALINARI L, TANI M, et al. Preliminary observations of a phase Ⅱ study of reduced-dose alemtuzumab treatment in patients with pretreated T-cell lymphoma [J]. Haematologica, 2005, 90 (5): 702-703.

［57］OGURA M, ISHIDA T, HATAKE K, et al. Multicenter phase Ⅱ study of mogamulizumab (KW-0761), a defucosylated anti-cc chemokine receptor 4 antibody, in patients with relapsed peripheral T-cell lymphoma and cutaneous T-cell lymphoma [J]. J Clin Oncol, 2014, 32 (11): 1157-1163.

［58］LESOKHIN A M, AASELL S M, ARMAND P, et al. Nivolumab in patients with relapsed or refractory hematologic malignancy: Preliminary results of a phase Ib study [J]. J Clin Oncol, 2016, 34 (23): 2698-2704.

［59］BARR P M, LI H, SPIER C, et al. Phase Ⅱ Intergroup Trial of Alisertib in Relapsed and Refractory Peripheral T-Cell Lymphoma and Transformed Mycosis Fungoides: SWOG 1108 [J]. J Clin Oncol, 2015, 33 (21): 2399-2404.

［60］FANALE M A, HORWITZ S M, FORERO-TORRES A, et al. Brentuximab vedotin in the front-line treatment of patients with CD30+ peripheral T-cell lymphomas: Results of a phase I study [J]. J Clin Oncol, 2014, 32 (28): 3137-3143.

［61］DUPUIS J, MORSCHHAUSER F, GHESQUIERES H, et al. Combination of romidepsin with cyclophosphamide, doxorubicin, vincristine, and prednisone in previously untreated patients with peripheral T-cell lymphoma: A non-randomised, phase 1b/2 study [J]. Lancet Haematol, 2015, 2 (4): e160-e165.

［62］ADVANI R H, ANSELL S M, LECHOWICZ M J, et al. A phase Ⅱ study of cyclophosphamide, etoposie, vincristine and prednisone (CEOP) alternating with pralatrexate (P) as front line therapy for patients with peripheral T-cell lymphoma (PTCL): Final results from the T-cell consortium trial [J]. Br J Haematol, 2016, 172 (4): 535-544.

［63］BINDER C, ZIEPERT M, PFREUNDSCHUH M, et al. CHO (E) P-14 followed by alemtuzumab consolidation in untreated peripheral T cell lymphomas: Final analysis of a prospective phase Ⅱ trial [J]. Ann Hematol, 2013, 92 (11): 1521-1528.

［64］WEIDMANN E, HESS G, CHOW KU, et al. A phase Ⅱ study of alemtuzumab, fludarabine, cyclophosphamide, and doxorubicin (Campath-FCD) in peripheral T-cell lymphomas [J]. Leuk Lymphoma, 2010, 51 (3): 447-455.

［65］KIM S J, YOON D H, KANG H J, et al. Bortezomib in combination with CHOP as first-line treatment for patients with stage Ⅲ/Ⅳ peripheral T-cell lymphomas: A multieentre, single-arm, phase 2 trial [J]. Eur J Cancer, 2012, 48 (17): 3223-3231.

第22章 头颈部恶性肿瘤

第1节 甲 状 腺 癌

甲状腺癌（thyroid carcinoma，TC）是一类生物学行为相对较慢、临床预后相对较好的恶性肿瘤，通过传统的规范化治疗及随访监测，绝大部分患者可以获得治愈或长期生存，即使复发也可通过有效的挽救性治疗手段获得良好效果。然而，基于病理类型、肿瘤大小、临床分期、年龄、分子特征等因素，预后存在较大差异。对于生物学侵袭性强、标准治疗后反复复发或转移的晚期甲状腺癌患者，有必要探索系统性有效的治疗手段和治疗药物。

甲状腺癌分为分化型甲状腺癌（differentiated thyroid carcinoma，DTC）、髓样癌（medulla thyroid carcinoma，MTC）和未分化癌（anaplastic thyroid carcinoma，ATC）。DTC 起源于甲状腺滤泡细胞，包括甲状腺乳头状癌（papillary thyroid carcinoma，PTC）、甲状腺滤泡状癌（follicular thyroid carcinoma，FTC）以及低分化甲状腺癌（poorly differentiated thyroid carcinoma，PDTC），占所有甲状腺癌的 90% 左右。MTC 是起源于甲状腺滤泡旁 C 细胞的一种分化较好的神经内分泌癌，占 5%~10%。ATC 占甲状腺癌的 5% 以下，是甲状腺癌中恶性程度最高的亚型，侵袭性强而发展迅速，易危及生命，可以由 DTC 去分化发展而成，也可以直接发生。

一、流行病学

甲状腺癌占全身恶性肿瘤的 1%~2%，占甲状腺疾病的 4%，是人体内分泌系统最常见的恶性肿瘤。甲状腺癌的发病年龄相对年轻，总体发病率随年龄的增长而上升。女性甲状腺癌发病明显高于男性，约是男性的 3 倍。近 30 年来发病率呈迅速上升趋势，最新数据显示，甲状腺癌发病率每年增加 5% 左右，引起了人们的广泛关注。

作为全球增长最快的恶性肿瘤之一，我国甲状腺癌发病率近年来总体亦呈明显上升趋势，并且城市和沿海经济发达地区上升趋势更为明显。2012 年中国肿瘤登记年报显示，全国肿瘤登记地区甲状腺癌发病率为 6.6/10 万，世界人口调整发病率为 4.8/10 万，略高于全球平均发病水平 4.0/10 万。天津市甲状腺癌发病率由 1981 年的 1.2/10 万增长至 2006 年的 4.1/10 万，女性从 1.8/10 万增加到 6.6/10 万，增长了 266.7%。广州市城区 2011 年的甲状腺癌发病率为 9.13/10 万，比 2000 年的 2.99/10 万上升了 204.73%。北京市的甲状腺癌发病率从 2003 年的 3.19/10 万人上升到 2013 年 15.74/10 万，增加了 393.42%，已成为北京市增长最快的恶性肿瘤。我国甲状腺癌发病具有明显地域差异,沿海高于内陆、东部高于中西部、城市高于农村。2012 年北京市卫生与人群健康状况报道显示,北京户籍居民甲状腺癌发病率为 11.0/10 万,世界人口调整发病率为 7.7/10 万,高于我国肿瘤登记地区平均水平。甲状腺癌好发于女性,而且发病年龄明显早于男性。2012 年我国甲状腺癌年龄标准化发病率 2.8/10 万,其中女性标准化年龄发病率为 4.4/10 万,居女性最常见恶性肿瘤第 9 位,男女比约为 1∶3.3。近年来随着我国经济发展、人口格局的变化,尤其是中国人口老龄化的加剧,无疑给甲状腺癌的发病提供了广泛的目标人群。

二、病因学

首先,放射线辐射是目前唯一确定的致甲状腺癌危险因素。原子弹爆炸、苏联切尔诺贝利核泄漏事故、日本福岛核泄漏等灾难性事件等,已证实导致甲状腺癌的发病率明显增加。儿童期接触诊断性放射线检查与成年后甲状腺癌发病、既往头颈部放射性接触史与甲状腺癌的发病均存在关联。霍奇金淋巴瘤患者接受放疗,40Gy 是潜在致癌剂量。流行病学调查发现,7%~9% 的患者是在接受 5~10Gy 的体外照射,最终发生甲状腺癌。其次,碘过量与不足均有可能导致甲状腺癌的高发。过量的碘摄入可能与甲状腺乳头状癌的增长有关,如冰岛和环太平洋地区。相反,碘缺乏地区可能与滤泡性甲状腺癌的高发有关。研究发现,许多因素致使乳头状癌发生率与碘摄入量之间关系存在一定的变数,种族、硒、致甲状腺肿因子和致癌物摄入等均是甲状腺癌发生的重要因素。再者,遗传性或获得性的基因改变近年来被越来越认为与甲状腺癌的发生有关。如乳头状癌可见于家族性腺瘤性息肉病、多发性内分泌腺瘤 2 型以及其亚型 Gardner 综合征患者。家族性非髓样甲状腺癌(familial non-medullary thyroid carcinoma,FNMTC)的定义是家族中两个或两个以上一级亲属诊断为乳头状甲状腺癌,并不伴有家族综合征,表现为常染色体显性行为伴不完全外显率和表现变异。连锁分析已经鉴定出集中 FNMTC 的候选基因,包括 *TCO1*、*MNG1* 和 *NMTC1*,但独立相关基因尚未确定。与散发乳头状癌相比,FNMTC 侵袭性更强,易局部侵犯、多中心和淋巴结转移。近年来一些分子改变如 *RET/PTC* 重排、*BRAF* 突变、*PAX8-PPARγ* 重排、*RAS* 突变等被发现与甲状腺癌的发生发展密切相关。当然,有研究认为还有一些因素如身体质量指数(body mass index,BMI)、既往疾病、职业暴露等也可能具有一定相关性。

三、分类及临床特点

根据起源细胞的不同,可将甲状腺癌分为滤泡上皮细胞癌和滤泡旁细胞癌(即髓样癌)两大类,而滤泡上皮细胞癌又包括乳头状癌、滤泡状癌及未分化癌。

甲状腺乳头状癌是甲状腺癌中最常见的病理类型,占所有 TC 的 80%,好发于 40 岁以下的年轻女性以及 15 岁以下的少年儿童。在外部射线所致的甲状腺癌中,85% 为乳头状癌。PTC 属低度恶性肿瘤,病变发展缓慢,病程较长,所以患者往往疏忽,延迟就诊,首次就诊时平均病程已有 5 年,个别可长达 10 余年。早期表现为逐渐肿大的颈部无痛性质硬肿块,肿瘤多为单发,少数为多发或双侧发病。随着病程的进展,晚期癌组织侵犯周围软组织、神经或软骨时,可出现不同程度的声音嘶哑、发音困难、吞咽困难和呼吸困难等。区域淋巴结转移有发生率高(可达 50%)、出现早、范围广、发展慢、囊性变等特点。只有约 5% 的患者发生血行转移,主要为肺转移,其次为骨(颅骨、椎骨、胸骨、盆骨等)转移。

甲状腺滤泡状癌是第二位常见的甲状腺癌,占 15%~20%,可发生于任何年龄,但中老年人较多,发病的高峰年龄为 40~60 岁。发病率女性多于男性,但与乳头状癌相比,男性患者相对较多。FTC 恶性程度高于 PTC,易出现血行转移(30%),骨、肺、脑为常见转移部位,其次为肝脏、膀胱、皮肤等。与 PTC 相比,FTC 较少发生颈部或纵隔区域的淋巴结转移(10% 左右)。

甲状腺未分化癌约占甲状腺癌的 5%,是甲状腺癌中恶性程度最高的亚型。发病以老年人居多,平均年龄在 60 岁以上。绝大部分患者表现为进行性增大的颈部肿块,发展非常迅速,常侵犯临近气管或食管,也可累及颈部的神经和血管,引起声音嘶哑、呼吸窘迫或吞咽困难等危及患者生命。诊断时超过 1/3 发生超甲状腺侵犯或区域淋巴结转移,40% 以上已发生远处转移。患者常常由于肿瘤生长迅速,远处转移快,死亡率高,常在半年内死亡。

甲状腺髓样癌约占甲状腺癌的 5%,起源于甲状腺滤泡旁 C 细胞,属于中度恶性的肿瘤。MTC 分为散发性(占 75%)和遗传性(占 25%)两类,男女发病率无明显差异。散发性以 40~50 岁为高发年龄,病灶常位于一侧腺叶;而遗传性常发生在双侧腺叶,且发病年龄也较前者年轻 10 岁左右。甲状腺髓样癌的临床表现多样,病程长短不一。大部分患者就诊时的主要表现为甲状腺的无痛性硬实结节,局部淋巴结肿大,有时淋巴结肿大成为首发症状。MTC 可分泌多种胺类和多肽类激素,导致部分患者出现顽固性腹泻,多为水样泻,但肠吸收障碍不严重,患者也可有面部潮红和多汗等症状。癌细胞可分泌大量降钙素,血清降钙素水平明显增高,这是该病的最大特点。在诊断 MTC 时有 60%~80% 的患者已有颈部或远处转移(肺肝骨),其中只有约一半的患者在手术后能达到根治肿瘤的效果。

四、诊断

甲状腺癌患者早期多无明显的症状,常常以颈部肿块或结节而就诊,有的肿块已存在多年而在近期才迅速增大,有的出现颈部淋巴结转移、病理性骨折、声音嘶哑、呼吸障碍、吞咽困难甚至霍纳综合征才引起注意。临床上有些患者的甲状腺块并不明显,而以颈、肺、骨骼的转移癌为突出症状。因此,当颈部、肺、骨骼有原发灶不明的转移癌时,应仔细检查甲状腺。

完善的病史和体格检查是诊断的基础。头颈部放射史、甲状腺癌家族史、肿块快速生长和声嘶等病史为疾病诊断提供了线索,查体发现结节质硬固定或同侧淋巴结肿大、声带麻痹等,需要考虑甲状腺癌可能。

除病史查体之外,还需要做进一步实验室检查,其目的主要是明确甲状腺的功能情况,为判断病变性质提供参考,并且能够协助追踪病情、监测疗效和预后分析。甲状腺功能检查一般包括血清促甲状腺激素(thyroid stimulating hormone,TSH)、总三碘甲状腺原氨酸(TT_3)、游离三碘甲腺原氨酸(FT_3)、总甲状腺素(TT_4)及游离甲状腺素(FT_4)的测定。血清甲状腺球蛋白(thyroglobulin,TG)在 70%~80% 的 DTC 患者中有异常升高(>10ng/ml),虽不能作为肿瘤标志物用于定性诊断,但有助于 DTC 的复发判断和疾病随访。MTC 患者血清降钙素(calcitonin,CT)常有升高,在未经刺激的情况下,血清降钙素>100pg/ml,则提示可能存在 MTC。对于处于临界值病例,可通过葡萄糖酸钙或五肽胃泌素兴奋试验来刺激 CT 分泌以助诊断。另外,50% 以上 MTC 患者癌胚抗原(carcinoembryonic antigen,CEA)水平升高,并有助于风险分级,CEA 高于 30ng/ml 则预示手术难以根治,高于 100ng/ml 则提示患者存在广泛淋巴结和远处转移可能。因此,CT 与 CEA 水平检测是 MTC 患者最有效的长期随诊指标。

细针抽吸活检(fine-needle aspiration biopsy,FNA)是评价甲状腺结节的金标准,超声引导能提高细针穿刺活检的准确度。FNA 细胞病理学 Bethesda 系统对 FNA 结果进行了分类,并作了相应恶性风险评估和处理措施的推荐,可供临床应用。然而,FNA 存在一定假阴性率(5% 左右)和局限性,因此,腺叶切除后的组织学检查可能是对滤泡或不确定病灶做出最终诊断的最好方式。

影像学的检查方法很多,包括 B 超、CT、PET-CT、MRI、核素显像等,每项检查均有其优缺点,临床医师应根据不同的情况灵活选择合适的项目。超声检查是甲状腺和颈部淋巴结的首选检查方法,其相关特点提示甲状腺结节的恶性可能,如结节呈混合性回声、结节内血流丰富、形状不规则、边界不清和细小钙化影。甲状腺核素显像显示"冷结节"应行 FNA 活检,20% 可能为恶性,全身核素显像也用来进行异位甲状腺或甲状腺癌转移灶的寻找。CT 扫描是检查甲状腺病变的有效手段,具有诊断甲状腺癌的特征性表现、有无侵犯相邻结构、发现肺骨转移等优势。PET-CT 无意中发现的阳性摄取甲状腺结节,应行 FNA 活检,因为 50% 可能为恶性甲状腺癌。

五、临床分期

甲状腺癌的分期方法很多,最常使用的方法和其他肿瘤的分期系统一样,建立在 TNM 分期的基础上,将癌肿的组织类型与分期结合在一起。正确判断病情的分期,有助于确定患者的预后,指导术后辅助治疗以及确定随访时间和频率。

影响甲状腺癌分期的有关因素首先是病理类型,其次是肿瘤的大小和淋巴结受侵犯程度,年龄则对分化型甲状腺癌的分期有重要影响。若肿瘤为多中心时,以最大的肿瘤为标准进行分期。

甲状腺癌 TNM 定义(注:所有的分类可再分为:①孤立性肿瘤;②多灶性肿瘤(其中最大者决定分期)T_x 原发肿瘤无法评估)

T_0　无原发肿瘤证据

T_1　肿瘤最大径 ≤ 2cm,局限于甲状腺内

　　T_{1a}　最大直径 ≤ 1cm

　　T_{1b}　最大直径 > 1cm, ≤ 2cm

T_2　肿瘤最大径 > 2cm,但 ≤ 4cm,局限于甲状腺内

T_3　肿瘤最大径 > 4cm,局限于甲状腺内或任何肿瘤伴有最小程度的甲状腺外侵犯(如:胸骨甲状肌或甲状腺周围软组织)

　　T_{4a}　肿瘤无论大小,超出甲状腺包膜,侵及皮下软组织、喉、气管、食管或喉返神经

　　T_{4b}　肿瘤侵犯椎前筋膜或包绕颈动脉或纵隔血管
　　　　　所有的未分化癌属 T_4 肿瘤

　　T_{4a}　局限于甲状腺腺体内的未分化癌——手术可切除

　　T_{4b}　甲状腺外侵犯的未分化癌——手术不可切除

区域淋巴结(N)

区域淋巴结为颈部正中部、颈侧和上纵隔淋巴结

N_x　区域淋巴结无法评估

N_0　无区域淋巴结转移

N_1　区域淋巴结转移

　　N_{1a}　Ⅵ组转移(气管前、气管旁和喉前淋巴结)

N_{1b} 转移至单侧、双侧或对侧颈部（Ⅰ、Ⅱ、Ⅲ、Ⅳ、Ⅴ区）、咽后或上纵隔淋巴结

远处转移（M）

M_x 远处转移无法评估

M_0 无远处转移

M_1 有远处转移

表 22-1 甲状腺癌预后分期表

分期	乳头状癌或滤泡状癌		髓样癌	未分化癌
	年龄 <45 岁	年龄 ≥45 岁	任何年龄	任何年龄
Ⅰ	任何 T 任何 N M_0	$T_1 N_0 M_0$	$T_1 N_0 M_0$	–
Ⅱ	任何 T 任何 N M_1	$T_2 N_0 M_0$	$T_2 N_0 M_0$	–
Ⅲ	–	$T_3 N_0 M_0$ 或 $T_{1\sim3} N_{1a} M_0$	$T_3 N_0 M_0$ 或 $T_{1\sim3} N_{1a} M_0$	–
Ⅳa	–	$T_{4a} N_{0\sim1a} M_0$ 或 $T_{1\sim4a} N_{1b} M_0$	$T_{4a} N_{0\sim1b} M_0$ 或 $T_{1\sim3} N_{1b} M_0$	T_{4a} 任何 N M_0
Ⅳb	–	T_{4b} 任何 N M_0	T_{4b} 任何 N M_0	T 任何 N M_0
Ⅳc	–	任何 T 任何 N M_1	任何 T 任何 N M_1	任何 T 任何 N M_1

六、治疗原则及预后

甲状腺癌的治疗方法包括手术治疗和非手术治疗，手术治疗是所有甲状腺癌的首选治疗方法，非手术治疗往往作为手术治疗后的辅助治疗或晚期复发转移的综合治疗手段得以应用。非手术治疗包括内分泌治疗、放射性碘治疗（radioactive iodine，RAI）、外照射放疗、药物治疗（化疗或靶向性药物治疗）。

分化型甲状腺癌的传统治疗方法包括根治性手术、内分泌治疗及放射性碘治疗（RAI）。大部分患者通过传统治疗都能获得良好的疗效，10 年疾病相关生存率达到 80%~95%，但仍有近 30% 患者发生疾病复发，10%~15% 出现远处转移。远处转移患者其 10 年疾病特异性生存率只有 40%，且 5% 远处转移会出现对放射性碘不吸收，这部分患者因为缺少有效的治疗方法，其 10 年生存率不到 10%。另外，PDTC 患者的预后不佳，5 年生存率不到 20%。

髓样癌（medulla thyroid carcinoma，MTC）约占甲状腺癌的 5%，但占所有甲状腺癌死亡原因 15%。手术切除是 MTC 唯一有可能达到根治的治疗手段，放射性碘治疗和内分泌治疗均对 MTC 无效，化疗亦不敏感。MTC 总的 10 年生存率约 65%，但远处转移性 MTC 的 5 年生存率约 25%，10 年生存率 10%。

甲状腺未分化癌（anaplastic thyroid carcinoma，ATC）是甲状腺癌中恶性程度最高的亚型。发病率不超过甲状腺癌的 5%，但病死率占甲状腺癌的 50%。目前对于 ATC 的治疗并没有标准的方案，单一治疗手段很难控制疾病的发展，临床上常予以手术、放疗和化疗结合的综合治疗。尽管如此，ATC 的中位生存期仍然少于 6 个月，1 年生存率 20%，5 年生存率不到 10%。

总体上，甲状腺癌预后较好，但基于病理类型、肿瘤大小、临床分期、年龄、分子特征等因素，预后差异明显。需要注意的是，15%~20% 最终发生碘抗拒（radioactive iodine-resistant，RAI-R）的 DTC、30% 晚期 MTC 及大部分 PDTC 和 ATC 患者，传统治疗效果很差或缺乏有效的治疗方

法,需要探索新的全身治疗手段。

甲状腺癌是一类生物学行为相对较慢、临床预后相对很好的恶性肿瘤,传统的规范治疗手段仍然是目前甲状腺癌治疗的基石。然而,对于晚期甲状腺髓样癌、手术不能治愈及碘难治性分化型甲状腺癌和未分化癌,其有效治疗手段少,肿瘤发展较快,预后相对较差,有必要探索系统性有效的治疗手段和治疗药物。

甲状腺癌的内科治疗包括系统性化疗和新型的靶向治疗。既往传统化学治疗由于整体疗效不佳,往往作为一种姑息控制手段被人们所采用。近年来,随着分子生物学的发展,分子靶向性治疗药物崭露头角并显示了较好的临床获益,但是否改变内科治疗地位,还需要权衡利弊并通过时间来检验。

(一) 系统性化疗

细胞毒药物化学治疗晚期甲状腺癌最早开始于 20 世纪 70 年代,主要是基于其对恶性淋巴瘤、睾丸肿瘤或乳腺癌精彩的治疗效果,然而对 TC 患者,至今予人们的印象并不理想——较低的疗效却较高的毒性。尽管如此,既往化疗多为回顾性小样本研究资料,往往 DTC、ATC、MTC 混杂入组,且缺乏现代疗效评价标准,因此缺乏说服力。

对晚期或难治 DTC 研究和应用最多的化疗药物为多柔比星 (doxorubicin,ADM) 单药或联合顺铂 (cisplatin,DDP),有效率 (effective rate,RR) 0%~22%,部分缓解 (partial response,PR) 或疾病稳定 (stable disease,SD) 疗效最多只能维持几个月。单药 ADM 早年最好疗效报道于 1974 年,难治性 DTC 患者 37%(11/30) 出现肿瘤缩小。然而后期的报道显示,PR 仅 3%~5%,维持 6 个月左右。唯一随机对照研究比较了单药 ADM 和 ADM 联合 DDP,尽管两组有效率差异无统计学意义 (26% 和 17%,P=0.1),但联合 DDP 提高了完全缓解 (complete response,CR) 率,分别为 12% 和 0%,然而联合组具有显著更高的毒性。其后多个 ADM 联合 DDP 的研究显示,联合方案疗效并不理想且毒性明显,最好疗效只有 PR。近年来也有极少量关于紫杉醇 (taxol,PTX)、吉西他滨 (gemcitabine,GEM) 治疗难治 DTC 的报道,未显示出有活性。有两项涉及难治 DTC 入组的关于培美曲塞的 Ⅰ 期临床研究值得关注。第一个为培美曲塞 (pemetrexed,PEM) 联合紫杉醇 (PTX),在爬坡较高剂量组有 15 例 DTC 患者入组,取得了 20%RR (3/15),其 Ⅱ 期临床推荐用于 DTC 患者的剂量为 PEM 500mg/m²,第 8 天;PTX 90mg/m²,第 1、8 天;21 天为 1 周期。第二个为培美曲塞 (PEM) 联合 enzastaurin (PKC 抑制剂),有 13 例转移性 DTC 患者入组,取得了 23%RR (3/13) 和 69%SD (9/13),无进展生存 (progression-free survival,PFS) 期为 6.7 个月,其 Ⅱ 期临床推荐用于 DTC 患者的剂量为 PEM 500mg/m²,第 1 天;enzastaurin 500mg,每天 1 次;21 天为 1 周期。因此,对于晚期难治的 DTC 患者,ADM 具有一定活性且最早被批准应用,培美曲塞也值得关注。

甲状腺髓样癌 (MTC) 是起源于甲状腺滤泡旁 C 细胞的一种分化较好的神经内分泌癌,其恶性程度介于分化型甲状腺癌与未分化癌之间,手术是目前唯一可治愈 MTC 的方法,化疗仅用作其他治疗 (体外照射、放射性核素治疗、放免治疗等) 无效的快速进展或有远处转移的 MTC 的姑息治疗。常用的化疗药物有多柔比星 (ADM)、顺铂 (DDP)、链脲霉素 (streptozocin,STZ)、达卡巴嗪 (dacarbazine,DTIC)、5- 氟尿嘧啶 (5-fluorouracil,5-FU) 等,多采用联合应用。早年研究表明,传统化疗反应率在 10%~20%,仅能达部分缓解,且持续时间短。20 世纪 80 年代以后,多个小样本研究采用以达卡巴嗪为主的联合化疗方案,如环磷酰胺 (CTX)+ 长春新碱 (vincristine,VCR)+ 达卡巴嗪 (DTIC) 或 5-FU+DTIC 等,对转移性 MTC 显示出相对较好的临床获益,30%~50% 可以获得疗效（PR 或 SD），疾病缓解或控制时间可达 1 年。替莫唑胺（temozolomide，TMZ）与卡培他滨（capecitabine，CAP）的联合，是近年来对胃肠胰腺神经内分泌癌研究较多且疗效肯定的新药组合，也有治疗 MTC 患者的报道，值得进一步探索。

甲状腺未分化癌（ATC）是所有甲状腺来源中恶性程度最高、致死率最强的肿瘤。ATC 病程发展迅猛，确诊时往往局部已侵犯周围的器官，如气管、食管、血管、肌肉等，约 50% 患者已有肺、骨、脑、肝等远处转移。因此，ATC 被认为是全身性疾病，美国癌症联合委员会（American Joint Committee On Cancer，AJCC）/ 国际抗癌联盟（Union for International Cancer Control，UICC）将所有甲状腺未分化癌都分为Ⅳ期，需要采用手术、放疗、化疗等多种治疗模式联合的方法才有可能控制其发展，改善患者的生存和预后。对于局部晚期 ATC 患者，内科化疗作为综合治疗手段，如诱导化疗、同步化放疗、辅助化疗，在提高局部控制及延长生存上体现出一定价值。然而，对于远处转移患者，虽有一定近期疗效，但尚无证据能延长患者生存。既往常用于甲状腺未分化癌的化疗药物主要有多柔比星、顺铂、博来霉素、依托泊苷（VP-16）和米托蒽醌等，其中蒽环类药物如 ADM 最为常用，单药有效率 20% 左右，联合化疗多以 ADM+DDP 为主。较新的化疗药物包括紫杉类（紫杉醇、多西他赛）、吉西他滨等，有报道紫杉醇单药有效率超过 50%，因此近年来的研究多采用以紫杉类药物为主的化疗方案，作为单纯化疗或同步化放疗的用药方案，并被认为可以延长ⅣB 期患者的总生存。目前美国国立综合癌症网络（National Comprehensive Cancer Network，NCCN）指南推荐 ATC 化疗可选择紫杉醇 + 卡铂、多西他赛 + 多柔比星、紫杉醇单药或多柔比星单药，采用每周或三周方案给药方式，同步放疗应用时，特别推荐每周方案。

（二）靶向治疗

近年来随着甲状腺癌分子生物学研究的快速发展，许多有效的药物分子靶标相继被发现，并且基于这些靶点研发出了许多有效的靶向治疗药物。靶向治疗为难治性甲状腺癌提供了新的治疗手段，显著改善了晚期甲状腺癌患者的生存期，呈现良好的发展和应用前景。

1. **理论基础** 甲状腺癌基因组图谱（The Cancer Genome Atlas，TCGA）显示，甲状腺癌的发生发展过程中涉及多个基因和表观遗传改变，尽管不必都当成驱动基因来考虑，但可以利用其作为靶向治疗的靶标。这些基因的异常包括基因突变、染色体重排、基因扩增或拷贝数的异常等，其中绝大多数基因异常涉及 MAPK（Ras/Raf/MEK/ERK）或 PI3K/AKT 通路。不同组织学类型常见基因突变见（图 22-1）。

在 PTC 患者中常见的基因异常是涉及 MAPK 信号通路的 *BRAF* 突变（45%）、*RAS* 突变（15%）以及 *RET/PTC* 染色体基因重排（20%），这些基因突变往往是排他性非重叠性的基因改变。*BRAF* 基因是 MAPK 信号转导通路中的重要一员，肿瘤细胞的增殖、分化和凋亡都受其调控。*BRAF* 基因突变（超过 90% 为 *BRAF* V600E）导致 BRAF 激酶持续活化，并上调其下游通路。研究显示，*BRAF* 突变与 PTC 患者甲状腺包膜外侵犯、淋巴结受累、远处转移、疾病复发进展以及不良预后相关，发生碘抗拒（RAI-R）的 DTC 患者常常具有 *BRAF* 突变。RET/PTC 染色体基因重排导致 *RET* 原癌基因激活，与年轻发病、典型乳头状癌、易淋巴结转移等相关。

与 PTC 患者稍不同，FTC 患者更常见 *RAS* 突变（包括 *HRAS*、*KRAS* 和 *NRAS*），与细胞的增殖和凋亡都有着密切的关系。40%~50%FTC 患者可检测到 *RAS* 基因突变。*PAX8/PPARγ* 重排是 FTC 患者另一个常见的基因异常，甲状腺特异性转录因子（配对盒基因 8，paired box 8，*PAX8*）

基因 DNA 结合区域与配体应答性核内受体型转录因子(过氧化物酶体增殖物激活受体 γ, peroxisome proliferators-activated receptor γ, *PPARγ*) 基因的 A~F 区域的融合,表达一种包括 PAX8 的前 8 个外显子及全长 PPARγ 在内的融合蛋白。*PAX8/PPARγ* 重排发生在 30%~35% 的 FTC。事实上,*PAX8/PPARγ* 重排与 *RAS* 突变很少共存于同一 FTC 患者,说明它们代表了两种截然不同的致病机制。另外,10%FTC 患者存在 PI3K/AKT 通路基因突变,包括 *RAS*、*PTEN*、*PI3KCA* 及 *AKT1* 的基因突变,使得 PI3K/AKT 通路持续活化。

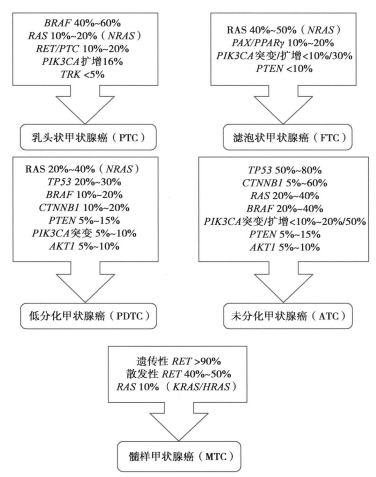

图 22-1 甲状腺癌不同组织学类型常见基因变异类型

对于 PDTC 及 ATC 患者,常见特异性突变包括 *TP53*、PI3K/AKT 通路基因突变、*CTNNB*1 外显子 3 突变等。有学者认为,*TP53* 失活性突变与甲状腺癌去分化显著相关,从分化型甲状腺癌发展到未分化癌是由于一个蛋白家族的突变(如 P53),该蛋白通常发挥着"刹车"的作用,防止癌细胞基因不稳定性的发生。由 *RET* 或 *Ras* 基因启动的肿瘤发生及向未分化癌的转归可能就是一些额外的基因突变和 *TP53* 突变引起的。15%~30%PDTC 和 50%~80% ATC 存在 *TP53* 突变,而分化良好 DTC 患者很少见。PI3K/AKT 通路基因如 *RAS* 突变、*PI3KCA* 突变或 *PTEN* 缺失等,导致 PI3K/AKT 通路持续活化,更常见于 PDTC 以及 ATC 患者,35% 的 PDTC 中和 50% 的 ATC 患者存在 *RAS*(特别是 *NRAS*)突变。近年研究显示,甲状腺癌中 *PI3KCA* 基因突变并不常见,而 *PI3KCA* 基因扩增更常见,被认为是导致 PI3K/AKT 通路活化的原因和甲状腺癌新的致病机制。也有研究显示,*CTNNB1* 外显子 3 突变(β-catenin 的活化突变)可以在 0%~20%PDTC 和 60%ATC 中发现,并与不良预后相关。

对于 MTC 而言,最常见的特异性突变为 *RET* 特异位点的点突变,超过 90% 的遗传性和 40%~50% 的散发性 MTC 患者有 *RET* 基因的突变(主要为 M918T),被公认为 MTC 的驱动基因。*RET* 基因的点突变可以增强 RET 蛋白的转化能力,激发酪氨酸激酶自动磷酸化,从而激活多条信号通路。*RET* 基因突变已经成为近年来的研究热点,目前已经发现了 50 多个 *RET* 基因突变位点。*RAS*(尤其是 *HRAS* 和 *KRAS*)基因突变对 *RET* 基因突变阴性的 MTC 患者仍具探索价值,有研究发现 17%*RET* 阴性散发性 MTC 患者存在 *RAS* 突变。

除了上述提到的分子改变,一些生长因子及其受体过表达、酪氨酸激酶受体(receptor tyrosine kinase,RTK)如 VEGFR、MET、EGFR、PDGFR、KIT 以及 PI3K/AKT 通路激酶的扩增和拷贝数的增加等,对甲状腺癌(无论 DTC 或 MTC)的发生发展恶化和疾病复发,都发挥了很重要的作用,尤其在 ATC 表现得更加明显。其次,血管生成是肿瘤生长和转移形成的关键因素,甲状腺恶性肿瘤中常见高水平的 VEGF 表达。另外,表观遗传的异常,由于癌基因和相关信号通路的异常活化导致甲状腺涉及碘代谢特异基因或抑癌基因的甲基化异常,导致 RAI-R、肿瘤生长迅速、更具侵袭性和远处转移。再者,细胞凋亡 NF-κB 通路在晚期 DTC、MTC 和 ATC 常常过度激活,从而导致肿瘤进展。

尽管如此,仍然有 5%~10% PTC、50%~60% MTCs、10% ATC 和 PDTC 并未找到明确的分子改变,需要进一步的研究。

2. **靶向治疗药物研究** 近 10 余年来,多种分子靶向药物被开发,并进行一系列针对治疗晚期甲状腺癌的临床研究,其中小分子酪氨酸激酶抑制剂(tyrosine kinase inhibitor,TKI)显示了较大的潜力,并已经有 4 种 TKI 被美国食品药品监督管理局(Food and Drug Administration,FDA)批准用于治疗晚期甲状腺癌。除此以外,还有一批新药在进行Ⅰ期、Ⅱ期或Ⅲ期的药物临床试验,有部分药物表现出了治疗晚期甲状腺癌的潜力,可能为将来晚期甲状腺癌的靶向治疗提供新的选择(表 22-2)。

表 22-2 甲状腺癌相关的分子靶向药物汇总

中文名	英文名	靶点	研究人群	进展
索拉非尼	sorafenib	RAF,VEGFR-1,-2,RET,PDGFR,cKIT	DTC MTC、ATC	FDA 批准 Ⅱ期
仑伐替尼	lenvatinib	VEGFR-1,-2,-3,PDGFR,RET,cKIT,FGFR-1,-2,-3,-4	DTC MTC	FDA 批准 Ⅱ期
凡德他尼	vandetanib	VEGFR-2,VEGFR-3,RET,EGFR	MTC	FDA 批准
卡博替尼	cabozantinib	VEGFR-1,-2,CMET,RET,c-Kit,FLT3,and TIE-2	MTC	FDA 批准
舒尼替尼	sunitinib	VEGFR-2,PDGFR,c-Kit,RET,CSF-1R,FLT3	DTC,MTC,ATC	Ⅱ期
瑞戈非尼	regorafenib	VEGFR-2,TIE	MTC	Ⅱ期

续表

中文名	英文名	靶点	研究人群	进展
莫替沙尼	motesanib	VEGFR-1,-2,-3,PDGFR,c-Kit	DTC,MTC,ATC	Ⅱ期
阿西替尼	axitinib	VEGFR-1,-2,-3,PDGFR,c-Kit	DTC,MTC,ATC	Ⅱ期
帕唑帕尼	pazopanib	VEGFR-1,-2,-3,PDGFR,c-Kit	DTC,MTC,ATC	Ⅱ期
维拉非尼	vemurafenib	BRAF	BRAF+ DTC	Ⅱ期
司美替尼	selumetinib	MEK	DTC	Ⅱ期
曲美替尼	trametinib	MEK	DTC	Ⅱ期
依维莫司	everolimus	mTOR	DTC,MTC,ATC	Ⅱ期
伊马替尼	imatinib	PDGFR,KIT,RET	DTC,MTC	Ⅱ期
吡格列酮	pioglitazone	PAX8-PPARγ	PAX8-PPARγ+ TC	Ⅱ期
塞瑞替尼	ceritinib	ALK	ATC	Ⅱ期
帕博利珠单抗	pembrolizumab	PD-1	ATC	Ⅱ期
替吡法尼	tipifarnib	FTase	HRAS+ TC	Ⅱ期

注：ATC：anaplastic thyroid cancer，甲状腺未分化癌；DTC：differentiated thyroid carcinoma，分化型甲状腺癌；FDA：Food and Drug Administration，美国食品药品监督管理局；MTC：medulla thyroid carcinoma，甲状腺髓样癌。

（1）多靶点酪氨酸激酶抑制剂

1）索拉非尼（sorafenib）：索拉非尼是首个口服的多靶点激酶抑制剂，能同时抑制包括 B-RAF、VEGFR、RET 及 PDGFR-β 多个靶点。一方面通过抑制 RAF 信号传导通路，直接抑制肿瘤生长；另一方面抑制 VEGFR，阻断肿瘤新生血管生成，间接抑制肿瘤生长。鉴于甲状腺癌发生发展过程中 B-RAF、VEGFR 和 RET 均起到重要的调节作用，一系列关于索拉非尼治疗甲状腺癌的临床试验也逐渐开展并取得令人振奋的成果。在多个研究治疗晚期 DTC 的 Ⅱ 期临床试验结果均发现索拉非尼可显著延长中位无进展生存（progression-free survival，PFS）期和部分缓解（partial response，PR）率。在此基础上，一项国际多中心研究"索拉非尼与安慰剂比较在治疗局部进展 / 转移性放射性碘难治性分化型甲状腺癌治疗中的有效性和安全性的 Ⅲ 期随机、双盲临床研究"（DECISION）在 2009 年开展。研究纳入 416 例患者，207 例纳入试验组服用索拉非尼，对照组 209 例服用安慰剂。结果显示，与安慰剂对比，索拉非尼将中位 PFS 提高了 5（10.8 vs 5.8，$HR=0.587$，$P<0.000\ 1$）个月；整体而言，索拉非尼组中 73% 的患者出现不同程度的肿瘤缩小，而安慰剂组仅为 27%，PR 率亦高于对照组（12.2% vs 0.5%），中位缓解时间达 10.2 个月（95% CI 7.4~16.6）；试验数据最终显示两组患者的总生存（overall survival，OS）期并没有明显差异，可能与对照组大部分患者出现疾病进展后服用开放标签的索拉非尼有关。DECISION 还分析了甲状腺癌标本中 *BRAF* 和 *RAS* 基因突变的情况，与对照组相比，发现试验组中野生型 *BRAF* 和 *RAS* 患者同样具有明显的疗效，说明是否突变在该研究中并不能预测索拉非尼的疗效。2013 年 11 月美国 FDA 正式批准索拉非尼用于治疗晚期碘难治性分化型甲状腺癌，是第一个用于治疗此类疾病的靶向药物。

索拉非尼早前被批准应用于肾细胞癌和肝细胞癌的靶向治疗,但在治疗难治分化型甲状腺癌时,不良反应显现得相对更重,并常常因此限制了药物用量。索拉非尼的常见不良反应包括手足综合征(hand foot syndrome,HFS)、皮疹、腹泻、乏力、厌食、体质量下降、高血压、关节痛等。在DECISION 研究中服用索拉非尼后最常见的不良反应为 HFS(76%),其中 20.3% 评为 3 级,但并未出现 4 级不良反应。HFS 常出现在治疗开始后的 6 周内,其发生率和严重程度与累计暴露剂量呈正相关,但随治疗时间延长而降低。腹泻(69%)是第二常见的不良反应,且在年轻和治疗时间长的患者中更多见,其中只有 5.3% 评为 3 级,0.5% 为 4 级。其他常见的不良作用包括脱发(67%)、皮疹(50%)、乏力(50%)、厌食、体重下降(47%)、高血压(41%)、厌食(32%)、黏膜炎(23%)、低钙血症(19%)、关节痛(14%)等。低钙血症中有 5.8% 为 3 级不良反应、3.4% 为 4 级不良反应。另外,索拉非尼还可导致肝脏转氨酶和血清促甲状腺激素(TSH)的升高,其中有 41% 患者出现TSH 不同程度的升高。所以在服用索拉非尼过程中建议每月均监测一次 TSH 以保证达到内分泌治疗的目标。虽然大多数不良反应均为 1 级或 2 级,但却有 64.3% 的患者需要减少索拉非尼剂量,并最终有 18.8% 患者因为不良反应而退出试验,上述两者与之前的 II 期试验结果均相似。DECISION 研究还应用了 EQ-5D 问卷和 FACT-G 两个量表评估及比较受试者的生活质量。结果显示,虽然试验组内不同治疗剂量下患者生活质量下降的差别很小,但是试验组的平均生活质量较对照组有明显下降。两组之间生活质量的区别最早可在接受治疗的第 2 周期开始出现。

2)仑伐替尼(lenvatinib):仑伐替尼是由卫才公司研发的多靶点酪氨酸激酶抑制剂,主要治疗靶点包括 VEGFR、FGFR、PDGFR、RET 和 KIT 信号通路,对 VEGFR-2/VEGFR-3 作用最强,IC_{50} 值分别为 4 nmol/L 和 5.2nmol/L。一项关于仑伐替尼治疗分化型甲状腺癌的随机、双盲、安慰剂对照的国际多中心 III 期临床研究(SELECT)共纳入了 392 例患者,随机以 2:1 的比例分成仑伐替尼试验组和安慰剂对照组,入组条件可接受曾行其他酪氨酸激酶抑制剂治疗史。该研究中试验组的疾病控制率约为 64.8%(CR 近 1%,PR 42%),而对照组的疾病控制率只有 1.5%。与安慰剂相比,试验组的中位 PFS 显著延长 14.7(18.3 vs 3.6)个月,是目前在 TKI 治疗甲状腺癌的对照临床试验中观察到最好的结果。对比之下,索拉非尼在 DECISION 研究中只能延长 PFS 约5 个月。仑伐替尼可延长 PFS 的疗效在所有接受治疗的患者中均可观察到,包括曾接受过 TKI治疗的患者、BRAF 或 RAS 野生型或突变的患者。在试验组中骨转移患者出现 PD 的比例要远低于对照组,这说明仑伐替尼对难治的骨转移灶亦有疗效。该试验的不足之处与索拉非尼的DECISION 研究一样,因为接受安慰剂治疗的大部分患者都交叉入组接受了仑伐替尼的治疗,可能导致仑伐替尼是否延长 OS 的数据未能获得。另外患者的生活质量信息亦未行评估。正因ZETA 研究令人鼓舞的试验结果及数据,仑伐替尼于 2015 年 2 月被 FDA 批准用于治疗晚期放射性碘难治性甲状腺癌,成为最新的治疗难治 DTC 的分子靶向药物。

仑伐替尼相关的不良反应发生率为 97.3%,其中 75.9% 被评价为 3 级及以上的不良反应,常见的有高血压、尿蛋白等,与其他 TKI 的不良反应亦大致相似。大部分不良反应均可通过标准干预或调整试验药物剂量来控制。试验组中约 41.8% 患者出现治疗相关的 3 级及以上的高血压,其中约有 19.9% 患者通过减少试验药物剂量或正确干预可继续治疗,而最终因高血压导致停止治疗的仅有 1.1%。由于仑伐替尼不良反应而停药的比例共有 14.2% 的患者。试验组中致死性不良反应多于安慰剂组,但特异性的致死性不良反应未观察到。建议仑伐替尼口服剂量为 24mg,每日 1 次,但是对于严重的肾功能或肝功能受损患者为 14mg,每日 1 次。

3）凡德他尼（vandetanib）：凡德他尼的治疗靶点主要包括 RET、VEGFR 和 EGFR，可有效抑制配体依赖性酪氨酸激酶的活性，并选择性抑制 RET 依赖性甲状腺肿瘤的生长，对治疗具有 *RET* 基因突变或异位等遗传学变化的肿瘤具有显著的抗肿瘤作用。一项关于凡德他尼治疗晚期碘难治性甲状腺癌的随机、安慰剂对照、双盲 Ⅱ 期临床试验，试验组 73 例，安慰剂对照组 72 例，采用 300mg/d 给药，结果显示该药中位 PFS 为 11.1 个月，而安慰剂组为 5.9 个月，然而近期有效率只有 8%，远低于其对 MTC 疗效。一项关于凡德他尼治疗 MTC 的国际多中心、随机、安慰剂对照、双盲 Ⅲ 期试验（ZETA）共纳入了 331 例晚期 MTC 患者，随机以 2∶1 的比例分成试验组和安慰剂对照组。结果显示，试验组的中位 PFS 比对照组延长了约 11（30.5 vs 19.3）个月；疾病控制率比对照组提高了 16%（87% vs 71%）；降钙素及 CEA 的 PR（较基线水平下降超过 50%）率在试验组中要明显高于对照组（分别为 69% vs 3% 和 52% vs 2%）；试验组发生肿瘤疼痛恶化的时间亦明显延后。凡德他尼的不良反应与其他 TKI 大致相同，最常见的为腹泻（57%）、手足综合征（53%）。57% 患者出现 3 级和 4 级不良反应，其中常见的有腹泻（11%）、高血压（9%）、QT 间期延长（8%）等。凡德他尼相关的严重不良反应包括 QT 间期延长、高血压、间质性肺病、缺血性心脑血管事件、可逆性白质脑病综合征和出血倾向。如果患者出现上述症状或体征则需停止治疗。2011 年 4 月凡德他尼被美国 FDA 批准为首个用于治疗不能手术的晚期甲状腺髓样癌的口服多靶点激酶抑制剂。

4）卡博替尼（cabozantinib）：卡博替尼是口服的多激酶的小分子抑制剂，它可抑制 RET、MET、VEGFR 和 KIT，对 RET 的亲和力比凡德他尼更强，而且能有效地阻断 *VEGFR-2* 和 *MET* 基因的表达，这些靶点的激活都被证实参与了 MTC 的发生和发展。部分患者常因有 *RET* 特殊位点的突变导致某种靶向药物治疗失效，如 *RET* 的 V804 突变会产生对凡德他尼的抗药性，但卡博替尼目前尚未发现有此类情况出现。Ⅰ 期临床试验显示，卡博替尼的（最大耐受剂量，maximum tolerated dose，MTD）是 175mg/d，35 例 MTC 具有可测量病灶患者，10 例 PR（29%），15 例 SD 至少维持 6 个月以上；值得注意的是，15 例具有 M918T 型 *RET* 突变患者，12 例获得 PR 或 SD。关于卡博替尼治疗晚期 MTC 最大的一个 Ⅲ 期随机、安慰剂对照、多中心研究（EXAM）共纳入了 330 例患者，入组条件可接受曾行其他酪氨酸激酶抑制剂治疗史。患者随机接受卡博替尼（口服，140mg/d，n=219）或安慰剂（n=111）处理，直至确定肿瘤发展或毒性不能耐受为止。结果显示，与安慰剂相比，卡博替尼将患者的中位 PFS 从 4.0 个月提高到 11.2 个月（*HR*=0.28，*P*=0.000 1），1 年无进展生存率亦从 7.2% 上升到 47.3%；中位 OS 试验组为 26.6 个月，安慰剂组 21.1 个月（*HR*=0.85，*P*=0.24）；试验组 PR 率达 28%（中位缓解时间 14.7 个月），而对照组为 0。亚组分析显示，具有 M918T 型 *RET* 突变共 126 例患者，卡博替尼组 81 例，安慰剂组 45 例，PR 率 34%，中位 PFS、OS 两组分别为 13.9 个月、44.3 个月和 4 个月、18.9 个月。试验中因为卡博替尼的不良反应使 79% 的患者需要药物减量，并且有 16% 的患者终止治疗退出试验；3 级和 4 级不良反应的发生率分别为 69% 和 33%，其中最常见的为腹泻（15.9%）和手足综合征（12.6%）。除 TKI 常见的不良反应外，卡博替尼还可能导致出血倾向（3%）及胃肠道穿孔（3%）或瘘管形成（1%），因此需要对服用卡博替尼的患者进行定期体检、监测，以排除或及早发现出血症状。若患者需要手术治疗，建议术前需至少停服卡博替尼 28 天以避免术后出血等并发症的发生。但与凡德他尼相比，卡博替尼的不良反应不包括 QT 间期延长。基于上述结果，2012 年 11 月被美国 FDA 批准用于治疗晚期甲状腺髓样癌。

5）舒尼替尼（sunitinib）：舒尼替尼是由辉瑞公司研制的一种多靶点 TKI，作用于 VEGFR、PDGFR、c-Kit、FLT3 和 RET/PTC。2010 年发表了一项 Ⅱ 期临床试验，纳入了 28 例 DTC 患者和 7 例 MTC 患者，采用 37.5mg/d 给药，结果显示，1 例 CR（3%），10 例 PR（28%），16 例 SD（46%），中位 PFS 为 12.8 个月。最常见的不良反应包括中性粒细胞减少（34%）、手足综合征（17%）和腹泻（17%）。而另一项研究采用 60mg/d 连用 4 周休 2 周的给药方式，共纳入了 37 例 DTC 患者，13% PR，68% SD，10% PD。最近发表的一项 Ⅱ 期临床试验显示，23 例晚期 DTC 患者（不管有无采用 I131 核素治疗），也采用 37.5mg/d 给药，中位 PFS 为 241 天，中位 OS 为 1 694 天，疾病控制率达 83%；采用 RECIST 1.1 评价标准，中位肿瘤体积变化最好疗效为 −17.2%；与既往研究相似，常见不良反应为 1 到 2 级，包括白细胞减少（83%）、血小板减少（57%）、乏力（52%）、腹泻（52%）、肌肉关节疼痛（43%）以及 HFS（39%）。

6）阿西替尼（axitinib）：阿西替尼是由辉瑞公司开发的二代多靶点 TKI，作用于 VEGFR1-3、PDGFR 和 c-Kit，尤其选择性对 VEGER-2 有较强的抑制作用。首个 Ⅱ 期临床试验发表于 2008 年，采用 5mg 每日 2 次给药，共入组 60 例患者（50% PTC、25% FTC、18% MTC、3% ATC），18 例（30%）获得 PR，23 例（38%）SD 并维持超过 16 周，中位 PFS18.1 个月；全组耐受性良好，最常见 3 级及以上不良反应为高血压（12%）。最近一项 Ⅱ 期多中心临床试验结果在 2014 年发表，该试验纳入了 52 例晚期 DTC 或 MTC 患者，其中有 18 例 PR（35%），有 18 例 SD 并持续 16 周以上；中位 PFS 为 16.1 个月，OS 为 27.2 个月，受试者的生活质量在阿西替尼治疗过程中并无明显下降。该研究结果显示了阿西替尼有潜力成为晚期甲状腺癌治疗的一个选择。

7）莫替沙尼（motesanib）：莫替沙尼是一种口服多靶点 TKI，作用于 VEGFR1-3、PDGFR 和 KIT。一项开放标签的 Ⅱ 期临床试验采用 125mg/d 给药，纳入 RAI-R 进展的局晚期或远处转移的 DTC 患者 93 例（61% PTC、18% HTC、16% FTC），13% PR 和 67%（42 例）SD，35% 维持 SD 超过 24 周；61 例患者出现甲状腺球蛋白降低。常见治疗相关的不良反应包括腹泻（59%）、高血压（56%）、乏力（46%）以及体重下降（40%）。关于莫替沙尼治疗 MTC 的 Ⅱ 期临床试验显示，91 例患者（84% 为散发型 MTC），与 DTC 不同，只有 2 例（2%）获得 PR，81% 为 SD，不良反应类似 DTC 患者。随后两个 Ⅱ 期研究合并分子标志物亚组分析显示，莫替沙尼靶点（KIT 和 VEGFR2）或其配体（PIGF 和 VEGF）的早期改变与其抗肿瘤疗效和预后相关，无论晚期 DTC 或 MTC 患者，PIGF 与 VEGFR2 水平在给药后早期改变可以预测莫替沙尼治疗疗效，而 VEGF 基线水平与患者 PFS 相关。

8）帕唑帕尼（pazopanib）：帕唑帕尼是由葛兰素史克公司开发的一种有效多靶点抑制剂，对 VEGFR1.2 和 3 抑制的 IC_{50} 值分别为 10.30nmol/L 和 47nmol/L，同时也对 PDGFR-α/β 和 c-Kit 有抑制作用。最早的 Ⅱ 期临床试验有 39 例转移性进展迅速的放射性碘难治性 DTC 患者参加，其中 37 例可评价疗效，采用帕唑帕尼 800mg/d 给药，18 例 PR（49%），66% 获得缓解的患者疗效持续时间超过 12 个月；亚组分析显示，FTC、HTC 以及 PTC 患者近期缓解率分别为 73%、45% 和 33%，但各组间不存在统计学差异；中位 PFS 为 11.7 个月，12 月 OS 率 81%；第一周期帕唑帕尼血浆浓度与其影像学疗效（RECIST 标准）显著相关。常见的不良反应事件包括乏力、腹泻、皮疹、低色素沉着、恶心，43% 的患者因为不良反应需要减少使用剂量。严重的不良反应较少，但 1 例下消化道出血（3 级）和 1 例颅内出血（4 级）；需要注意的是，2 例患者死亡可能与治疗相关，但患者本身存在相关的合并疾患。另外，也有采用帕唑帕尼治疗 ATC 或 MTC 的临床研究报道。

一项关于帕唑帕尼治疗 15 例 ATC 的 Ⅱ 期临床试验显示,近期缓解率为 0,中位 PFS 和 OS 分别为 62 天和 111 天,而且观察到的严重不良事件有高血压(13%)、咽喉疼痛(13%)、1 例患者死于肿瘤出血。因此,该研究显示单药帕唑帕尼对 ATC 无明显疗效,有研究者尝试紫杉醇联合帕唑帕尼取得了持久疗效。一项关于帕唑帕尼治疗晚期 MTC 的临床研究显示,35 例入组患者为研究前 6 个月内出现疾病进展,获得 PR 率为 14.3%,中位 PFS 和 OS 分别为 9.4 个月和 19.9 个月,常见的不良反应为高血压(33%),8.6% 患者因为严重不良事件需要停止给药,1 例患者可能因治疗相关的肠道败血症死亡。

(2)BRAF 抑制剂

1)维拉非尼(vemurafenib):维拉非尼是小分子 BRAF 抑制剂,对 *BRAF* V600E 突变具有高选择性抑制。Ⅰ 期临床试验显示,维拉非尼剂量由 240mg,每日 2 次递增到 360mg,每日 2 次再爬坡到 720mg 每日 2 次,3 例具有 *BRAF* V600E 突变的 PTC 患者,1 例 PR,2 例 SD 分别持续了 13.2 和 11.4 个月。Ⅱ 期临床试验针对有 *BRAF* V600E 突变的晚期碘难治性 PTC 患者共 51 例患者,起始剂量为 960mg 每日 2 次,既往未接受过 TKI 相比接受过 TKI 患者疗效更好,RR 35% 比 26%,中位 PFS 16.6 比 6.6 个月;常见不良反应为皮疹、乏力、味觉改变、脱发、体重降低等,11 例(22%)患者出现皮肤鳞癌,1 例患者出现气管鳞癌。来自 MD 安德森癌症中心的回顾性资料显示,17 例具有 *BRAF* V600E 突变的 PTC 患者(72% 存在远处转移),PR 47%,SD 43%,6 个月疾病控制率(PR+SD)为 67%。因不良反应停药、中断给药、药物减量的比例分别为 29%、76%、59%。

2)达拉非尼(dabrafenib):达拉非尼是另一个小分子 BRAF 抑制剂,对 *BRAF* V600E 突变具有更高选择性抑制效果。Ⅰ 期临床试验显示,达拉非尼剂量采用由 150mg 每日 2 次或 100mg 每日 3 次,13 例 DTC 和 1 例 ATC 患者,4 例(29%)PR,6 例(45%)SD,ATC 患者肿瘤缓解最佳;PFS11.3 个月;最常见不良反应有 1 级皮肤乳头状瘤(57%)、皮肤过度角化(36%)、脱发(29%),严重不良反应包括 4 级脂肪酶升高 1 例、3 级淀粉酶升高 1 例、乏力 1 例、粒缺性发热 1 例以及皮肤鳞癌 1 例。

关于 BRAF 抑制剂(维拉非尼或达拉非尼)治疗 ATC 方面也有报道。一项采用维拉非尼治疗非黑色素瘤的不考虑组织学类型的 Ⅱ 期"篮子试验"中包含 7 例 ATC 患者,1 例(14%)CR、1 例(14%)PR。而上述达拉非尼研究中 1 例 ATC 也获得精彩疗效。尽管近期疗效令人鼓舞,需要小心的是,ATC 患者往往富集了多个驱动性突变,上述维拉非尼 2 例 ATC 获得疾病缓解分别仅维持 3 个月和 11 周,而且患者都在第 11 个月死亡。这些结果说明,BRAF 抑制剂单药治疗 ATC 可以获得短期的疾病获益,早期联合治疗值得进一步探索。

BRAF 抑制剂具有另一方面有趣的特性,即能够诱导肿瘤的再分化和增加 RAI 摄取。小样本探索性研究发现,10 例 ^{131}I 全身扫描缺乏碘摄取的 RAI-R 难治 PTC 患者,给予达拉非尼 150mg 每日 2 次,25 天后,他们接受了促甲状腺素模拟 ^{131}I 全身扫描,结果发现新的 ^{131}I 摄取病灶,继续达拉非尼 17 天治疗后,再予 150mCi 的 ^{131}I 治疗,6 例(60%)患者全身扫描显示重新核素摄取,2 例 PR,4 例 SD。这些结果与 MEK 抑制剂司美替尼结果一致,说明 MAPK 通路在 RAI 摄取调节方面起关键作用,肿瘤再分化可能是一种有希望的治疗策略。

(3)丝裂原活化蛋白激酶(MEK)抑制剂:司美替尼(selumetinib)为口服的小分子 MEK1/2 抑制剂,同时也具有显著的抗血管生成作用。一项关于司美替尼治疗晚期碘难治性甲状腺乳头状癌的多中心的 Ⅱ 期临床试验纳入了 39 例患者,其中 1 例 PR(3%),21 例 SD(54%)和 11 例 PD

（28%），总中位 PFS 为 32 周；其中有 *BRAF* V600E 突变的患者的中位 PFS 比野生型的患者更长（33 周 vs 11 周）。虽然上述研究结果不够理想，但有学者发现在甲状腺癌小鼠模型中，选择性细胞分裂素活化蛋白激酶（MAPK）通路拮抗剂可增加碘化钠同向转运体的合成，并促进放射性碘摄取。然而这一效应能否在人类体内重现还不得而知。美国纽约 Memorial Sloan-Kettering 癌症中心的研究发现，对于放射性碘耐药性甲状腺癌亚群患者，司美替尼在增加碘摄取和滞留方面的效应具有临床意义；携带 *RAS* 基因突变的患者获益可能会更大。该研究旨在明确 MAPK 激酶1 和 2（MEK1 和 MEK2）抑制剂司美替尼能否逆转转移性甲状腺癌患者的放射性碘耐药性。首先使用促甲状腺素予以刺激，然后在司美替尼（75mg 每天 2 次）治疗前及 4 周后进行正电子发射计算机断层显像（positron emission tomography computed tomography，PET-CT）以明确剂量，如果二次 ^{124}I PET 研究显示投送至转移灶或肿瘤灶的 ^{131}I 剂量达到 2 000cGy 或更多，那么就可以在患者接受司美替尼治疗的同时给予治疗性放射性碘治疗。研究对经筛选的 24 例患者中的 20例给予评估。患者中位年龄为 61 岁（44~77 岁），9 例患者的肿瘤组织携带 *BRAF* 突变，5 例携带 *NRAS* 基因突变。研究发现，接受司美替尼治疗的 20 例患者中有 12 例 ^{124}I 摄取增加（9 例 *BRAF* 突变者中有 4 例，5 例 *NRAS* 突变者全部）。这 12 例患者中又有 8 例达到了放射性碘治疗的阈值，其中包括所有 5 例 *NRAS* 突变者。在放射性碘治疗的上述 8 例患者中，有 5 例出现部分应答，3 例病情稳定；所有患者的血清甲状腺球蛋白水平（平均下降 89%）均下降。研究未见司美替尼治疗引起的 3 级及以上毒性事件发生。在接受放射性碘治疗超过 51 周后，有一例患者诊断为骨髓增生异常综合征并进展至急性白血病。研究认为这种治疗策略的优点是，仅仅需要短的药物疗程就引起显著的临床疗效，最初的结果显示出 *RAS* 突变患者获益更大，但是还需更大规模的试验来证实司美替尼是否能对更宽范围的晚期甲状腺癌亚型有效。

（4）哺乳动物雷帕霉素靶蛋白（mammalian target of rapamycin，mTOR）抑制剂：依维莫司（everolimus）和替西罗莫司（temsirolimus）是哺乳动物雷帕霉素靶蛋白（mTOR）特异性抑制剂，依维莫司作用更强。一项依维莫司单药治疗局晚期或转移性晚期难治性甲状腺癌的 Ⅱ 期临床试验中，采用 10mg/d 给药，40 例（38 例可评价）TC 患者（40% PTC、20% FTC、22% MTC、15% ATC），5%（2 例）获得缓解，76% SD，PFS 为 47 周；常见不良反应包括黏膜炎（84%）、厌食（44%）、谷丙转氨酶（alanine aminotransferase，ALT）/ 谷草转氨酶（aspartate aminotransferase，AST）升高（26%）。一个独立评估依维莫司治疗 RAI 抗拒的甲状腺癌疗效 Ⅱ 期临床试验显示，PFS 为 16 个月，58%SD 并维持 6 个月。一项 Ⅱ 期临床试验 MTC 亚组分析显示，7 例患者中 4 例（57%）具有 RET 918T，5 例 SD（4 例 SD 持续超过 24 周），毒性可控且无 4 级及以上毒性。尽管 PI3K/mTOR 是甲状腺重要的致癌通路，然而上述结果并未达到预期，需要继续探索，特别是与其他药物联合。

3. **联合治疗** 靶向治疗无疑是治疗难治晚期甲状腺癌有效的治疗手段，然而单一靶向治疗后肿瘤逃逸和疾病进展是不可避免的现状，因此，研究者期待通过联合治疗来阻断不同通路并克服耐药性进展。采用索拉非尼联合法尼基转移酶抑制剂 tipifarnib 对 MTC 可获得 38%PR，但对 DTC 疗效有限（4.5%）。索拉非尼联合依维莫司对所有 TC 亚组相比单药索拉非尼疗效更好。靶向治疗药物除了自身有抗肿瘤作用外，还可与其他治疗方法起到协同作用治疗肿瘤。如司美替尼可使甲状腺癌细胞重新获得碘吸收性，可联合放射性碘治疗晚期碘难治性 DTC 患者；如帕唑帕尼联合紫杉醇后用于治疗甲状腺未分化癌时，可互相提高抗肿瘤效应。目前有多个联合治疗的研究正在进行中。

4. 药物的选择及耐药后治疗　对于晚期甲状腺癌而言,靶向药物治疗是长期性的治疗,且药物价格昂贵,不良反应较多,容易影响患者的生活质量。多个Ⅲ期试验数据显示试验组和安慰剂对照组的中位 OS 无明显区别,一定程度上说明了治疗开始时间的迟早可能并不影响最终疗效,但过早治疗却会降低患者的生活质量,增加其经济负担。因此,在临床工作中需要权衡各方面因素,在合适的时间给予合理干预及治疗,尽可能给患者带来最大的获益。另外,由于 TKI 类药物都是多激酶抑制剂,常见的治疗靶点包括 VEGF、FGFR、PDGFR、BRAF、RET、c-Kit 等多个位点。各种靶向药物之间既有部分重叠相同的靶点,同时亦各有特异的靶点,因此每种靶向药物会有不同的适应证、禁忌证、疗效及不良反应,实践中可以根据患者的基本情况及肿瘤特征综合考虑以选择最适合的药物。对于治疗晚期碘难治性 DTC 的 TKI,建议选择索拉非尼或仑伐替尼治疗。根据Ⅲ期临床试验结果,仑伐替尼试验组的中位 PFS 显著延长 14.7 个月,是目前在 TKI 治疗 DTC 的对照临床试验中观察到最好的结果。对于治疗晚期 MTC 的 TKI,目前经美国 FDA 批准的有凡德他尼和卡博替尼,根据上述两药的Ⅲ期临床试验结果,凡德他尼治疗较安慰剂延长的中位 PFS(30.5 个月,比对照组延长了 11.2 个月)要长于卡博替尼治疗组(11.2 个月,比对照组延长了 7.2 个月),但由于两个实验设计对照组的标准不同,所以并不能简单对比 PFS 来评估两药的疗效。通过试验组的中位 PFS 与对照组的中位 PFS 比率来评估两药的疗效,结果显示卡博替尼(2.80 倍)的疗效要优于凡德他尼(1.58 倍)。另外,卡博替尼因为没有凡德他尼可延长 QT 间期的不良反应,故更适用于有心血管疾病、心律不齐病史的患者。一项体外试验比较了 4 种 TKI(阿西替尼、舒尼替尼、卡博替尼和凡德他尼)治疗 MTC 的疗效,发现卡博替尼更适用于 MEN2A 型的 MTC,而凡德他尼则适用于 MEN2B 型的 MTC。其具体机制尚不清楚,可能与卡博替尼和凡德他尼在抑制 VEGF 和 RET 通路时作用不尽相同,且卡博替尼不能抑制 EGFR 有关。

曾接受过 TKI 治疗后再次 PD 的患者仍然推荐使用二线 TKI 治疗。甲状腺癌的生成及发展涉及多条信号通路及多个靶点,因各种靶向药物的靶点不尽相同,TKI 只能通过其靶点抑制所在的通路,让肿瘤细胞停止增长,随着治疗时间的延长,其他细胞通路可被激活促使肿瘤发展,使肿瘤细胞出现耐药性。在 SELECT 研究中发现,对于初次接受 TKI 治疗和曾接受 TKI 治疗的患者,仑伐替尼都能明显延长中位 PFS(18.7 个月 vs 15.1 个月),卡博替尼亦被证实了对曾接受过 TKI 治疗的患者同样有效。这些数据说明了由于各种 TKI 之间靶点的差异避免了交叉耐药性的产生。于是有学者开始研究一线 TKI 治疗后 PD 的患者予以二线靶向治疗患者是否可继续获益。一项回顾性资料包含 39 例 TC 患者(DTC 和 MTC),一线 TKI 进展后,19 例接受了二线治疗,结果二线靶向药物的转换带来了临床有意义的获益,包括生化获益(13.3%)和临床获益(83.3%),中位到再次治疗失败的时间为 4 个月,中位 PFS 为 4.6 个月,然而二线治疗相比一线治疗 PFS 获益相对少一些($PFS_2 < PFS_1$)。另一项回顾性研究分析了经索拉非尼治疗 DTC 后 PD 的 60 例患者有无使用二线 TKI 治疗对患者生存情况的影响,25 例接受了二线 TKI 治疗(舒尼替尼、帕唑帕尼、卡博替尼、仑伐替尼或维拉非尼),结果显示使用二线 TKI 治疗可明显延长患者的 OS(58 个月 vs 28 个月,$P=0.013$),但二线治疗中使用不同 TKI 的患者之间的 OS 并没有明显差异,说明了挽救性的二线 TKI 治疗仍然可让患者获益。

5. 治疗人群的合理选择　首先,碘抵抗性 DTC 患者是靶向治疗的经典人群。有下列情况之一的 DTC 可定义为碘抵抗性 DTC:①首次放射性碘(^{131}I)治疗即表现不摄碘的转移病灶;

②既往虽然能够摄碘,但现已丧失摄碘能力的肿瘤病灶;③肿瘤病灶中仅有一部分能够摄取 ^{131}I;④尽管肿瘤病灶能够摄取 ^{131}I,但仍持续进展;⑤^{131}I 累积治疗剂量已超过 600mCi,但 DTC 病灶仍未消失;⑥无法手术治疗的进展期 DTC。这组人群代表了 60% 诊断时即有远处转移 DTC 患者,他们往往难以通过 ^{131}I 获得治愈,不管是一开始还是随着时间推移出现 RAI-R。老年患者由于容易出现明显转移病变或 PDTC,经常表现为 RAI-R。另外,不管转移病变的摄碘能力,^{18}FDG-PET 扫描阳性 DTC 转移患者,其预后很差,也是合理的靶向治疗人群。其次,绝大部分局晚期或远处转移的 ATC 或 PDTC 患者也是合理的靶向治疗人群。这是因为肿瘤去分化导致对 ^{131}I 无效或极低疗效,对其他标准传统治疗如外照射(external beam radiation therapy,EBRT)或系统化疗也是如此。再者,30% 左右的 MTC 患者,特别是具有 *RET* 突变和远处转移的 MTC 患者,5 年生存难以超过 5~10 年,由于目前缺乏有效治疗手段,也是合理的靶向治疗人群。

尽管如此,单纯通过 RAI-R 本身来决定靶向治疗人群是不够的。众所周知,除了 ATC 患者,甲状腺癌特别是 MTC 或 DTC 往往生长缓慢,患者常常可以长期生存,许多还具有良好的生活质量。因此,只有晚期持续进展性患者可以考虑采用靶向治疗。专家推荐,合理的靶向治疗人群应该是 RAI-R 转移病灶经治疗前 12~14 个月有经影像学(RECIST 标准)证实的肿瘤进展。由于两个特异性标志物,如 MTC 的血清降钙素和 DTC 的甲状腺球蛋白,与肿瘤负荷密切相关,有人考虑通过它们的倍增时间来评估肿瘤进展。不管怎样,每 6~12 个月标准影像学检查并通过 RECIST 标准来评估肿瘤进展比率,才能最终证实疾病是否进展。只有少数情况可以不通过这个标准衡量,包括大肿瘤负荷、危害性的转移部位(脑、脊髓、气道等)、高 ^{18}FDG 摄取转移病灶,还有就是有明显症状或伴有副肿瘤综合征(如 MTC 并发库欣综合征)等。当然,靶向治疗前还应该考虑患者转移病变是否可以通过局部治疗手段控制,特别是转移数目少的患者。

（三）结语

肿瘤内科治疗包括系统性化疗和新型的靶向治疗,如何在兼顾患者生活质量的基础上,尽量减轻症状并控制肿瘤发展,最大限度延长患者生存,面临着机遇与挑战。系统性化疗,虽然于甲状腺癌整体疗效欠佳,但作为姑息手段,在其全程管理过程中,适当时机有条件的应用,有可能起到"刹车"作用并为患者获得其他治疗机会创造条件;同时,化学治疗与其他治疗协同或与靶向药物联合,值得进一步探索。近年来,随着分子生物学等相关学科的发展,分子靶向性治疗药物崭露头角并显示了较好的临床获益,但是否改变整体内科治疗地位,还需要权衡利弊并通过时间来检验。

第 2 节　鼻　咽　癌

鼻咽癌(nasopharyngeal carcinoma,NPC)是一种鼻咽部的恶性肿瘤,绝大多数都是起源于鼻咽侧壁尤其是咽隐窝的上皮细胞癌。鼻咽癌的发病具有明显的地域性差异、人种差异和家族聚集性,在东南亚地区,特别是马来西亚、印度尼西亚、新加坡、中国东南方发病率较高。鼻咽癌可发生在各个年龄组,但以中年多见,发病率男性高于女性。在传统上,放疗是鼻咽癌的主要治疗手段,并且随着放射技术的改进,部分早期鼻咽肿瘤患者疗效明显提高。然而因鼻咽癌早期临床症状的不明显,大部分患者在就诊时已是局部晚期或晚期,甚至有的患者伴有远处转移。对于这部分患者,放射治疗的进步并未带来长期生存率的明显改善,故而推荐内科、手术、放疗等的综合治疗模式。而且随着更多、更有效的抗癌药物的出现,尤其是铂类、分子靶向治疗、免疫治疗等抗癌药物的广泛应用,鼻咽癌的内科治疗不再仅仅是一种姑息治疗,而是已经成为根治性治疗措施的有机组成部分,在同步化放疗、辅助化疗、诱导化疗等方面均显示出了一定的疗效。

一、临床表现

(一)鼻咽局部症状

1. 涕血与鼻出血　大部分患者有此症状,其中约 1/3 患者以此为首发症状。常表现为回吸性血涕,重者可引起鼻咽大出血。

2. 鼻塞　大约一半患者有此症状,大多表现为单侧性鼻塞,且日益加重,一般不会出现好坏交替现象。

3. 耳鸣与听力下降　常表现为耳鸣、传导性耳聋,多伴有耳内闷塞感。

4. 头痛　确诊时大多数患者伴有头痛,主要表现为单侧颞顶部或枕部的持续性疼痛。

(二)脑神经损害的症状

人体的 12 对脑神经均可受鼻咽肿瘤的压迫或侵犯,其发生率在确诊时约占 1/3。脑神经受损会表现相应的症状,如眼睑下垂、复视、眼球固定、面麻、声嘶、言语障碍或吞咽困难等。

(三)颈部淋巴结转移

尽管只有不到 2/3 的患者因颈部肿块就诊,但绝大多数首诊患者体格检查发现有颈淋巴结转移,甚至有近一半的患者已发生双侧颈淋巴结转移。颈部淋巴结转移以颈深上二腹肌下淋巴结最为多见,其次是颈深中组淋巴结和副神经链淋巴结。

(四)远处转移

远处转移以骨转移最常见,其次为肺和肝转移。

二、辅助检查

应完善临床相关及头颈部全面检查,包括常规化验、EB 病毒(Epstein-Barr virus,EBV)特异性血清学检查(包括抗体效价、抗病毒荚膜抗原效价和血清学 EB 病毒 DNA 定量),EBV 与鼻咽癌的发展密切相关,血清学 EB 病毒对于检测鼻咽癌具有高度的敏感性和特异性;间接鼻咽镜检查及内镜检查;原发病灶及颈部淋巴结活检病理检查;影像学检查影像学上目前更倾向于 MRI 来评估局部病灶,但临床上还是常常用 CT 来替代;所有的患者都应完善胸部影像学检查;部分局部晚期患者还需要完善 PET 等检查明确是否有远处转移;最后还应完善牙齿吞咽功能等局部检查,以助后续对症支持治疗。

三、诊断及鉴别诊断

(一)诊断

根据患者的症状和体征、头颈部体格检查、实验室检查、鼻内镜检查、影像学检查及活检组织病理检查可作出诊断。完整的诊断应包括鼻咽癌的部位、组织学病理分型和临床分期。

（二）鉴别诊断

1. 恶性淋巴瘤 淋巴瘤患者临床表现以鼻咽症状或颈部肿物为主,同时伴有全身多处淋巴结肿大,但与鼻咽癌相比,头痛与脑神经麻痹的症状少见。确诊主要依靠病理活检鉴别。

2. 鼻咽纤维血管瘤 是鼻咽部最常见的良性肿瘤。该病好发于青少年男性,常见的症状为鼻咽反复出血,头痛和脑神经症状少见,常无淋巴结肿大。鼻咽纤维血管瘤极易出血,所以对怀疑本病患者钳取活检时应慎重,以免大出血,应在手术室活检或整体肿物切除手术,术后病理检查确诊。

3. 鼻咽结核 多见于青年人,临床表现常伴有午后低热、乏力、盗汗等全身症状,多无头痛及脑神经麻痹症状,同时有其他结核病灶或既往结核病病史。本类患者肿大的颈部淋巴结质地较硬,常与周围组织粘连,有时有触痛。确诊依赖于病理检查。

4. 鼻咽囊肿 好发于鼻咽顶壁,表现为表面光滑透明的圆形肿物,一般根据外观即可确诊。用活检钳压迫时有波动感,活检时可有乳白色液体流出。

5. 鼻咽增生性病变 多表现为鼻咽顶壁、顶后壁单个或多个淋巴滤泡样小结节,无头痛和颈部淋巴结肿大,可依靠病理确诊。

四、分期

目前国际上应用最广泛的鼻咽癌临床分期为 2010 年的第 7 版 AJCC 分期(表 22-3)。

表 22-3 鼻咽癌 AJCC 分期第 7 版

T		
	T_1	局限于鼻咽腔,或肿瘤侵犯鼻腔和 / 或口咽但不伴有咽旁间隙侵犯
	T_2	肿瘤侵犯咽旁间隙
	T_3	肿瘤侵犯颅底骨质和 / 或鼻旁窦
	T_4	肿瘤侵犯颅内和 / 或脑神经、下咽、眼眶或颞下窝 / 咀嚼肌间隙
N		
	N_0	无区域淋巴结转移
	N_1	锁骨上窝以上单侧颈部淋巴结转移,最大直径 $\leqslant$ 6cm,和 / 或单侧或双侧咽后淋巴结转移,最大直径 $\leqslant$ 6cm
	N_2	锁骨上窝以上双侧颈部淋巴结转移,最大直径 $\leqslant$ 6cm
	N_3	N_{3a}:颈部转移淋巴结的最大径>6cm N_{3b}:锁骨上窝淋巴结转移
分期		
	Ⅰ	$T_1N_0M_0$
	Ⅱ	$T_1N_1M_0$;$T_2N_{0\sim1}M_0$
	Ⅲ	$T_{1\sim2}N_2M_0$;$T_3N_{0\sim2}M_0$
	ⅣA	$T_4N_{0\sim2}M_0$
	ⅣB	$T_{1\sim4}N_3M_0$
	ⅣC	任何 T、任何 N、M_1

注:咽旁侵犯指肿瘤向后外侧方向浸润,突破咽颅底筋膜;锁骨上窝是指胸锁关节上缘、锁骨末端上缘和颈肩交界点组成的三角区域。

五、治疗原则

鼻咽的解剖结构复杂,并且鼻咽部手术后并发症较多,所以手术切除瘤组织并不是鼻咽癌的首选治疗方法。对于早期的患者,单纯放疗即可取得极好疗效,而且目前随着放疗技术的改进,适形调强放疗(intensity modulated radiation therapy,IMRT)已经取代了传统的放疗成为了鼻咽癌的标准治疗方式。IG0099 号研究表明对于晚期患者综合应用同步放化疗,辅助化疗、诱导化疗可以取得较好疗效,使其成为晚期鼻咽癌患者的标准治疗。

治疗前的评估项目包括血尿便三大常规、血生化、凝血功能、血型、传染病血清学检查、VCA-IgA、EA-IgA、血浆 EBV DNA 拷贝数、鼻内镜检查、鼻咽和颅底至锁骨增强 MRI 和 / 或 CT、胸部正侧位片、腹部超声、骨 ECT 等。Ⅲ~ Ⅳ期患者还建议完善胸腹部增强 CT 或 PET-CT 检查。根据 NCCN 指南(2016 年第 1、2 版),参考《头颈部鳞癌综合治疗:中国专家共识 2013 版》,以第 7 版 AJCC 分期为基础,根据不同的 T、N 组合,鼻咽癌的治疗原则如下。

1. $T_1N_0M_0$ **患者**　鼻咽根治性放疗和颈部的预防性放疗。

2. $T_2N_0M_0$ **患者**　NCCN 指南(2016 年第 1、2 版)推荐治疗方案同局部区域晚期鼻咽癌;《头颈部鳞癌综合治疗:中国专家共识 2013 版》推荐单纯根治性放疗。

3. $T_2N_1M_0$ **患者**　NCCN 指南(2016 年第 1、2 版)推荐治疗方案同局部区域晚期鼻咽癌;《头颈部鳞癌综合治疗:中国专家共识 2013 版》认为存在争议而不作推荐。

4. $T_1N_{1\sim3}$ **及** $T_{2\sim4}N_{0\sim3}$ **患者**　NCCN 指南(2016 年第 1、2 版)推荐优先同时期放化疗 + 辅助化疗的治疗模式(2A 类证据);单纯同时期放化疗不配合辅助化疗(2B 类证据);诱导化疗联合同时期放化疗(3 类证据),治疗后若临床反应较为完全好转,继续随访观察,若颈部仍有残留肿瘤病灶,可考虑手术。

5. $T_{1\sim4}N_{0\sim3}M_1$ **患者**　NCCN 指南(2016 年第 1、2 版)推荐临床综合治疗:以铂类为基础的联合化疗或同时期放化疗后配合对原发病灶及颈部病灶的根治性放疗或根据临床指征进一步行支持化疗或放疗。

以上所有类型的患者,若经过治疗后出现复发或难治性的肿瘤,则应按照晚期头颈部肿瘤治疗原则行系统综合治疗。

(一)非复发、残留、转移鼻咽癌的治疗

1. 放射治疗(放疗)

(1)适应证及禁忌证

1)适应证:鼻咽癌患者除有明显的放疗禁忌证,都可以给予放疗,但应根据患者的具体情况选择根治性或姑息性放疗。

2)禁忌证:出现以下情况的患者不适宜放疗,一般情况极差,有严重的难以缓解的合并症;多发性远处转移致恶病质;同一部位多程放疗后肿瘤未控、复发或再转移;需再放疗的部位已发生明显严重后遗症。

(2)常规二维放射治疗:面颈联合野 + 面颈部联合缩野 + 颈部后电子线野 + 下颈部前野为常规鼻咽癌放射的基本设计野方案。但在此基本方案上还应该根据每例患者的实际情况进行适合合理的个体化设计,有时候为了全面覆盖靶区,也可以根据具体需要增加辅助野来提高放射剂量。

（3）调强放疗（IMRT）：调强放疗（IMRT）在剂量学和放射生物效应方面较传统放疗技术更具优势，它能最大限度地将放射剂量集中在靶区内以杀灭肿瘤细胞，并使周围正常组织和器官少受或免受不必要的放射，从而在降低鼻咽癌远期放射毒性的基础上提高放射治疗的增益比，已成为鼻咽癌放射治疗的首选。

（4）鼻咽癌的颈部预防照射：鼻咽癌的颈部淋巴结转移风险较高，甚至对于 N0 期患者，其中隐匿性颈淋巴结转移概率亦较高，所以若不给予治疗，接近一半的患者会出现复发。所以鼻咽癌患者应行颈部治疗照射或预防照射。鼻咽癌的颈部淋巴结转移基本遵循沿着颈静脉链自上而下转移的规律，跳跃性现象少见，可为放射靶区制订提供依据。

2. 化学治疗（化疗）　放疗是鼻咽癌治疗的基本方法，但多项报道表明联合化疗会明显提高疗效。并且对于很多局部晚期或晚期的患者，单纯的放疗技术的进步并不能带来长期生存率的明显改善，而综合化疗，包括同步放化疗、诱导化疗、辅助化疗等，可明显改善预后。

（1）早期鼻咽癌患者是否需要放化综合治疗：Ⅰ期鼻咽癌患者单纯放疗的 5 年生存率很好，高达 90% 以上，而Ⅱ期特别是 $T_2N_1M_0$ 的患者单纯放疗的效果相对较差。我国中山大学肿瘤防治中心的 Chen 等针对Ⅱ期鼻咽癌患者开展了一项Ⅲ期随机对照临床试验，对比放疗联合顺铂（$30mg/m^2$，每周方案）同时期化疗与单纯放疗的疗效差异，结果显示同时期放化疗能显著提高患者 5 年总生存率（94.5% vs 85.8%，$P=0.007$）、无进展生存率（87.9% vs 77.8%，$P=0.017$）和无远处转移生存率（94.8% vs 83.9%，$P=0.007$）。然而，上述Ⅲ期临床试验所有患者接受的是常规二维放疗，且分期标准采用的是中国 1992 分期（包含部分 AJCC 第 7 版分期Ⅲ期的患者）。IMRT 的应用使早期患者的生存率得到提高，因此，在新的分期标准下以及 IMRT 时代，同时期化疗在Ⅱ期鼻咽癌患者的应用价值如何仍有待Ⅲ期随机对照临床试验的结果。

NCCN 2016 指南对于 $T_2N_0M_0$ 及 $T_{1\sim2}N_1M_0$ 患者推荐同期放化疗 + 辅助化疗是由于 Intergroup 0099 试验中入组病例中部分Ⅲ期患者（AJCC 第 4 版分期）降级为 AJCC 第 7 版分期的Ⅱ期患者（$T_2N_0M_0$、$T_{1\sim2}N_1M_0$）。鉴于早期鼻咽癌单纯放疗就可以取得较好的疗效，在《头颈部鳞癌综合治疗：中国专家共识 2013 版》中，对于 T1-2N0M0 的病例，建议行单纯放疗；对于 $T_{1\sim2}N_1M_0$ 是否需要化疗目前存在争议，单纯根治性放疗或同期放化疗 ± 辅助化疗均可采用，建议进行前瞻性临床研究明确化疗的作用。

（2）局部区域晚期（Ⅲ~Ⅳb 期）鼻咽癌的放化综合治疗策略：对于初诊的局部晚期鼻咽癌（$T_{3\sim4b}N_{0\sim3}M_0$）患者 NCCN 指南（第 1、2 版）推荐对于 PS 评分 0~1 分患者应选择同时期化疗（2A 类证据）或诱导化疗（3 类证据）+ 放疗 / 系统放化疗；PS 评分 2 分患者应选择限定性放疗 ± 同时期系统治疗；PS 评分 3 分的患者应选择姑息放疗或单系统治疗或最佳支持治疗；随后无论是 PS 评分为多少的患者在原发病灶控制的前提下并手术可行的基础上可行颈部残余肿瘤组织切除后进入随访阶段。

放化综合治疗的研究对象多选择有远处转移高危因素的局部区域晚期鼻咽癌。IG0099 号研究通过将 193 例登记入组中的 1 447 例患者随机分配到单独放疗组或同步放化疗组，研究结果显示同步放化疗组和单独放疗组相比，总生存期（78% vs 47%，$P=0.001$）和 3 年疾病无进展生存期（69% vs 24%，$P<0.001$）均有明显提升。由于这些数据受到了争议，所以随后又开展了多项研究，均证明同时期放化疗可明显提高疗效。法国学者开展的一项 meta 分析纳入了 19 个对比单纯放疗与放化综合治疗的随机对照临床试验，总共收集了 4 806 例局部晚期鼻咽癌患者，结果

显示化疗降低了 21% 的死亡风险,5 年生存获益提高 6.3%。不同的放疗和化疗联合模式对患者总生存影响存在明显差异,以同期放化疗 + 辅助化疗对总生存影响最显著(HR=0.65,95% CI 0.56~0.76),其次为同期放化疗(HR=0.80,95% CI 0.70~0.93),而放疗联合序贯化疗(诱导或辅助)在改善患者总生存上仍存在一定的争议。同期放化疗 ± 辅助化疗目前已成为局部区域晚期鼻咽癌的标准治疗模式。

1)同期放化疗:同期放化疗在提高局部晚期鼻咽癌局控率、无进展生存率及总生存率等方面显示了其增益作用。1998 年,Intergroup 0099 Ⅲ期临床试验结果显示采用同期放化疗 + 辅助化疗组与单纯放疗组相比,3 年总生存率、无进展生存率均显著提高(78% vs 47%,69% vs 24%)。这一研究使"3 疗程 DDP 同期放化疗 + 3 疗程 PF(DDP+5-FU)辅助化疗"方案成为北美地区治疗局部晚期鼻咽癌的标准治疗方案。随后,来自鼻咽癌高发区如中国大陆、中国香港及新加坡的Ⅲ期随机对照临床试验结果均证实了 Intergroup 0099 试验方案的疗效。此外,3 项随机对照临床试验发现,相对于单纯放疗,同期放化疗(无辅助化疗)仍能带来显著的总生存获益。2011 年,Lee 等开展了一项联合 NPC-9901 和 NPC-9902 的研究,同样支持同期放化疗可提高局部控制率及生存率,并发现联合铂类联合氟氧尿嘧啶的化疗方案有助于提高长期控制率。因此,同期放化疗 ± 辅助化疗目前是局部晚期鼻咽癌的标准治疗模式。

2)同期放化疗是否需要联合辅助化疗:Intergroup 0099 试验显示患者接受同期放化疗后再行 PF 方案辅助化疗耐受性差,仅约六成患者能按计划完成所有疗程的 PF 方案化疗。此外,同期放化疗同样能带来生存获益,那么辅助化疗是否必不可少? 2004 年,Kwong 等开展的一项研究提示同期放化疗 + 辅助化疗较单纯同期放化疗未见有明显优势。2011 年,Xu 等报道 N3 期鼻咽癌患者,其中 15 例同期放化疗 + 辅助化疗显示,较 37 例单纯同期放化疗患者更好的疗效(5 年总生存率 71% vs 51%),但该研究并不是一项随机临床试验,并且样本数量较少,仍需要更多的证据。2012 年,来自中山大学肿瘤防治中心的 Chen 等报道一项比较同期放化疗 + 辅助化疗与单纯同期放化疗治疗局部晚期鼻咽癌患者的Ⅲ期临床试验结果。与单纯同期放化疗组相比,同期放化疗 + 辅助化疗组患者的 2 年无治疗失败生存率未见显著提高(86% vs 84%,P=0.13),但该研究仍有待长期随访结果来进一步评价两组患者的生存情况。2013 年,Ouyang 等通过对 1 187 例患者的 5 组随机对照试验进行 meta 分析,发现同步放化疗联合辅助化疗可降低局部复发风险,但对总生存率及远处转移风险并无明显改善。目前研究热点集中在对辅助化疗人群的选择(例如治疗后血浆 EBV DNA 阳性)以及不同辅助化疗方案的选择。基于以上研究,NCCN 指南(2016 年第 1、2 版)对于Ⅲ~Ⅳb 期鼻咽癌患者推荐采用同期放化疗 + 辅助化疗的模式(2A 类证据),或单纯采用同期放化疗(2B 类证据)。在《头颈部鳞癌综合治疗:中国专家共识 2013 版》中,也推荐同期放化疗 ± 辅助化疗作为Ⅲ~ⅣB 期鼻咽癌的标准治疗方案,是否在同期放化疗的基础上加用辅助化疗可以根据不同患者的实际情况灵活采用。

3)诱导化疗 + 同期放化疗的应用价值:诱导化疗在晚期鼻咽癌的治疗中一直存在一定的争议。有学者认为诱导化疗耐受性好,且有可能降低远处转移率,对提高局部控制率和无瘤生存率也有一定作用,因此诱导化疗联合同期放化疗可能是一种更为可行、有效的新模式。一项入组 65 例局部晚期鼻咽癌病例的Ⅱ期临床试验中,实验组为 TP 方案诱导化疗 +DDP 同期放化疗,对照组为单纯同期放化疗。结果显示试验组 3 年生存率为 94.1%,而对照组为 67.7%(P=0.012)。近几年来,随着抗癌新药的上市,NCT01417390 和 NCT01872962 两项临床试验提示,对于局部

第 22 章

晚期鼻咽癌患者,以吉西他滨为诱导化疗方案 + 同期放化疗较单纯同期放化疗显示出更好的效果及安全性。但是仍有很多随机临床研究显示诱导化疗 + 同期放化疗相对同时期放化疗未能带来额外的生存获益。基于以上研究结果,NCCN 指南(2016 年第 1、2 版)将诱导化疗 + 同期放化疗作为局部区域晚期鼻咽癌的治疗选择的 3 类证据推荐。在《头颈部鳞癌综合治疗:中国专家共识 2013 版》中,将诱导化疗加同期放化疗作为 II B 类证据供局部晚期病例选择使用,并建议进行进一步前瞻性临床研究。然而最新的由我国中山大学肿瘤医院马骏教授团队牵头的一项三药联合化疗方案治疗局部晚期鼻咽癌的 III 期临床试验首次证明在原来最常用的 PF 双药基础上,加用化疗药物多西他赛构成 TPF 诱导化疗方案方法有效。该试验纳入 480 例病理确诊为非角化型鼻咽癌的 $T_{3\sim4}N_1M_0/T_xN_{2\sim3}M_0$ 患者,结果发现 TPF 诱导化疗联合同期放化疗将 3 年无瘤生存率从 72% 提高到 80%(P=0.034),3 年无远处转移生存率从 83% 提高到 90%(P=0.031),3 年总生存率从 86% 提高至 92%(P=0.029),此研究极大地推动了局部晚期鼻咽癌放化综合治疗进展,TPF 诱导方案有望被国际指南采纳,成为局部晚期鼻咽癌的标准治疗方案。

3. **局部区域晚期鼻咽癌的靶向治疗** 多项研究证明鼻咽癌肿瘤组织的缺氧与其进展、转移、局部复发及对放化疗的耐药成正相关,其原因可能与缺氧肿瘤内缺氧诱导因子 -1(hypoxia-inducible factor 1,HIF-1)及其相关基因(如 *CAIX*、*VEGF* 等)表达上调有关,所以针对肿瘤组织缺氧的靶向治疗是鼻咽癌治疗上的另一篇章。可以从以下三个方面进行:①对缺氧细胞组织行选择性细胞毒性治疗,如替拉扎明(tirapazamine,TPZ)可选择性杀伤缺氧的肿瘤组织;②直接针对缺氧诱导产生的蛋白治疗,如 HIF-1α siRNA、PX-478、YC-1 等可抑制 HIF-1 的生成,改善缺氧状况,CA IX RNAi 可降低 CA IX 水平,改善缺氧,VEGFR 拮抗剂,如索拉菲尼的应用可阻断 VEGF/VEGFR 途径,减少 HIF 蛋白的生成,缓解肿瘤组织的缺氧状况;③对缺氧的修饰靶向治疗,如输血、输入重组促红细胞生成素(erythropoietin,EPO)、联合应用烟碱等治疗。

除此之外,近来也有研究表明,表观遗传机制,如 DNA 甲基化、组蛋白修饰,在 EB 病毒基因组和宿主细胞中选择表达的 microRNAs 也可能是肿瘤发生和进展的基础。组蛋白的乙酰化和脱乙酰化作用分别受组氨酸酰基转移酶(histone acetyltransferase,HAT)和组氨酸脱酰基酶(histone deacetylases,HDACs)的调控,调节基因的表达和细胞的分化。HDACs 参与 EB 病毒的循环,所以 HDACs 抑制物 HDACi 可以保护机体 EB 病毒再活化,因此为治疗提供了新的靶向治疗方向,同时它可参与调控增强肿瘤杀伤细胞的能力,所以可以单独或联合其他抗肿瘤药物一起应用。

(1)放疗联合靶向治疗:靶向治疗目前已成为提高癌症患者疗效的新治疗手段,EGFR 单抗在头颈部鳞癌的疗效已得到多项研究证实。鼻咽癌细胞中 EGFR 表达率高达 80%~90%。一项表皮生长因子受体(epidermal growth factor receptor,EGFR)单抗尼妥珠加放疗同步治疗 137 例晚期鼻咽癌的多中心 II 期临床试验结果显示放疗 + 尼妥珠单抗较单纯放疗可提高 3 年总生存率(84.29% vs 77.61%,$P < 0.05$),并且药物不良反应轻微。靶向治疗在鼻咽癌的作用仍需 III 期临床试验的验证。

(2)同期放化疗联合靶向治疗:中国 ENCORE II 期临床研究显示同期放化疗联合西妥昔单抗治疗局部晚期鼻咽癌具有较好的近期疗效和耐受性,治疗后 3 个月的局部控制率 100%,中位随访时间为 330 天,4 例远处转移,5 例患者死亡,其中 2 例死于肿瘤进展。一项 30 例患者的西妥昔单抗联合同期放化疗治疗局部区域晚期鼻咽癌的 II 期临床试验显示 2 年无进展生存率为

86.5%，但是 3~4 级的口腔黏膜毒性高达 87%。同期放化疗联合 EGFR 单抗（如西妥昔单抗）的作用仍需要Ⅲ期临床试验的验证。

（二）复发、残留、转移鼻咽癌的治疗

1. 复发 / 残留鼻咽癌的治疗

（1）治疗原则

1）根治量放疗后的鼻咽残留病灶，视残留病灶大小和部位选择常规缩野推量、后装、X 刀、三维放疗、IMRT、手术切除和射频消融。并视病灶大小配合化疗。

2）颈淋巴结残留灶 ≥1cm，可即给予 β 线缩野推量，观察 3 个月以上仍不消失者，建议手术治疗。

3）鼻咽局部复发者，距第一次放疗在 1 年左右，可行第 2 程放疗，肿瘤范围较大者可配合诱导化疗和 / 或同期放化疗；时间尚短不宜放疗者，可先采用全身化疗，然后争取第二程放疗。复发鼻咽癌再程放疗时只照射复发部位，一般不作区域淋巴结的预防照射。局限性鼻咽复发灶，可选择手术治疗或外照射 + 后装。

4）放疗后颈部淋巴结复发者，首选挽救性手术；不能手术者应争取化疗、放疗及其综合治疗；对于淋巴结固定或大片皮肤浸润者，可先予化疗。

（2）手术治疗的适应证和禁忌证

1）鼻咽癌原发灶手术治疗：鼻咽癌放疗后残留或复发的病例，估计再次放疗弊大利少，可考虑手术治疗，但要严格掌握适应证和禁忌证。手术治疗主要是放疗后局限性残留或复发病灶（rT1 及部分 rT2 者）。手术禁忌证：肿瘤浸润颈动脉鞘区；肿瘤浸润颅底；发生远处转移；全身情况欠佳。可根据情况采用不同的手术进路或内镜下微创治疗。

2）颈部淋巴结的手术治疗：残留或复发的淋巴结再次放疗的效果欠佳，并可能引起严重的放射性损伤和后遗症。化疗难以彻底清除病灶，而恰当的手术能控制和挽救鼻咽癌放疗后颈部淋巴结残留或复发，提高患者的生存率，且可避免再放疗的并发症、后遗症，改善生存质量。手术治疗的适应证：①鼻咽原发灶经放疗后已消失，残留的颈部淋巴结观察 3 个月左右仍未完全缓解者，建议行淋巴结切除术；②放疗后颈部淋巴结复发者首选手术治疗，可根据患者复发范围行区域性或根治性颈淋巴结清扫术。手术禁忌证：颈部淋巴结复发或残留与颈深部组织广泛粘连，固定者；皮肤广泛浸润者；肿瘤侵犯经总动脉或颈内、外动脉；远处转移者。

2. 转移性鼻咽癌的治疗

（1）治疗原则

1）根据患者的特征（一般状况、治疗目的）选择个体化的化疗方案。

2）体能状态（performance status，PS）评分 0~2 分患者采用以铂类化疗为主的多学科综合治疗。

3）PS 评分为 3 分患者采用最佳支持治疗。

4）骨转移时局部病灶可行姑息放射治疗。

5）其他器官单个病灶可配合外科治疗、放射治疗或其他姑息治疗方法。

（2）初治转移（任何 T、任何 N、M_1 期）鼻咽癌的治疗：初治转移鼻咽癌患者，《头颈部鳞癌综合治疗：中国专家共识 2013 版》推荐首先采用以铂类药物为基础的联合化疗 ± 西妥昔单抗，若达到完全缓解、部分缓解或疾病稳定，可对鼻咽原发灶和颈部转移灶行根治性或姑息性放疗，或继续化疗。NCCN 指南(2016 年第 1、2 版)建议先采用化疗,根据转移灶控制情况给予原发灶和颈部转移灶放射治疗 ± 同期化疗或直接采用同期放化疗。近年来的一些临床研究显示,采取积极有效的综合治疗对提高 M_1 期患者生存期有重要意义。中山大学肿瘤防治中心的学者回顾性分析了不同的治疗策略对于新确诊的 234 例初治转移性鼻咽癌患者预后的影响,结果显示:接受化疗联合对原发灶放疗患者的 3 年生存率显著高于仅接受单纯化疗的患者(48.2% vs 12.4%,$P<0.001$),且放化疗综合治疗为患者的独立预后影响因素。

(3)根治性放疗后远处转移患者的治疗:鼻咽癌远处转移率高,是致死的主要原因。中国医学科学院肿瘤医院 1 379 例鼻咽癌放疗后已死亡的 959 例有随访记录的血行转移表现患者 463 例,占 48.2%。鼻咽癌远处转移的部位中,骨转移最常见,肺和肝转移次之,纵隔、腹膜后淋巴结、肾上腺等部位转移也有报道。大多数鼻咽癌转移患者预后较差,治疗多为姑息性,目的在于减轻症状、提高生存质量,或通过抑制肿瘤细胞的生长而延长患者的生存期。部分孤立性转移患者,如给予适当的治疗,患者可长期生存。化疗仍然是治疗转移性鼻咽癌的主要方法,小部分患者能长期生存。研究表明:强烈而有效的以铂类为基础的联合化疗可使 12%~22% 的远处转移鼻咽癌患者获得 CR,再通过综合应用手术或放疗,有小部分患者是可以长期生存的。

(4)铂类为基础的鼻咽癌姑息化疗方案:NCCN 指南(2016 年第 1、2 版)建议对于复发或转移性鼻咽癌患者的一线化疗方案包括顺铂或卡铂 + 多西他赛或紫杉醇、顺铂 +5-FU、吉西他滨 + 顺铂等。

GP 方案可以作为治疗复发或转移性鼻咽癌患者的标准一线治疗方案。我国中山大学肿瘤防治中心的学者近期报道了一项针对转移 / 复发鼻咽癌的多中心 Ⅲ 期临床试验结果,吉西他滨 + 顺铂(GP)较 5-FU+ 顺铂(FP)方案延长了患者的无进展生存期[7 个月 vs 5.6 个月,$HR=0.55$(95% CI 0.44~0.68),$P<0.000\ 1$],但是 GP 方案的 3~4 级血液学毒性明显高于 FP 方案,而 FP 方案的黏膜毒性较 GP 方案明显。

西妥昔单抗在晚期鼻咽癌一线化疗中的应用目前尚无大样本的前瞻性临床研究。复旦大学肿瘤医院对于 20 例头颈鳞癌患者采用西妥昔单抗联合放化疗的回顾性分析显示,其中 8 例复发或转移性鼻咽癌患者的缓解率达 87.5%。此外,香港进行的一项 Ⅱ 期临床研究采用西妥昔单抗 + 卡铂方案作为二线治疗晚期鼻咽癌也取得了一定的疗效。基于上述研究结果,在《头颈部鳞癌综合治疗:中国专家共识 2013 版》中,建议在有条件的复发或转移性鼻咽癌患者的一线化疗中,推荐加用西妥昔单抗(Ⅱ B 类证据),但仍需要进一步前瞻性临床研究。

3. 铂类方案失败的复发或转移性鼻咽癌的化学治疗 对于一线铂类方案失败的复发或转移性鼻咽癌,目前并无标准的二线方案。NCCN 指南(2016 年第 1、2 版)认为以下方案可能有效:西妥昔单抗 + 卡铂;吉西他滨单药或吉西他滨 + 长春瑞滨等方案。

中山大学肿瘤中心学者 Zhang 等报道采用吉西他滨单药作为二线治疗晚期鼻咽癌的有效率为 43.8%,中位肿瘤进展时间(time to progression,TTP)为 5.1 个月,中位 OS 为 16 个月。我国学者 Chen 等采用吉西他滨联合长春瑞滨方案治疗 61 例既往全部接受含铂类方案化疗后失败的转移性鼻咽癌患者,有效率为 37.7%,中位 PFS 为 5.2 个月,中位 OS 为 14.1 个月。西妥昔单抗 + 卡铂也可能对对铂类化疗无效的复发或转移的鼻咽癌有效。香港 Chan 等报道转移性鼻咽癌患者在接受含铂方案化疗后 12 个月内进展者接受西妥昔单抗联合卡铂[曲线下面积(area under the curve,AUC)=5,3 周重复]治疗。在可评价 59 例患者中,PR 为 11.7%,SD 为 48.3%,中位疾病进展时间为 81 天,中位生存时间为 233 天,且不良反应轻。

（三）鼻咽癌的免疫治疗

生物治疗技术的进步使鼻咽癌患者获得更多治疗机会,但是,鼻咽癌是地区性疾病,受到国际社会的关注程度有限,需要更多的循证医学证据来证实生物治疗对鼻咽癌的有效性。

1. **EB 病毒特异性细胞毒性 T 淋巴细胞(cytotoxic T lymphocyte,CTL) 治疗**　鼻咽癌与 EB 病毒的感染有密切关系,因而,针对 EBV 特异性多克隆免疫活性细胞毒性 T 淋巴细胞(CTL)研究成为目前的关注点。香港大学玛丽医院、美国贝勒医学院及意大利先后报道 EB 病毒特异性多克隆 CTL 治疗鼻咽癌患者,部分放化疗抗拒患者取得了完全缓解,没有明显不良反应。Straathof 等报道 6 例复发性 / 难治性鼻咽癌患者接受 EBV 特异性多克隆 CTL$(2 \times 10^7 \sim 2 \times 10^8/m^2)$后,CR 2 例,PR 2 例,SD 1 例,PD 1 例。新加坡的一项 GP(吉西他滨 + 卡铂)化疗联合 EBV-CTL 治疗 38 例转移 / 复发鼻咽癌的 II 期研究显示客观缓解率(objective response rate,ORR)为 71.4%,3 年生存率达到 37.1%,值得进一步随机对照临床研究。

肿瘤浸润淋巴细胞(tumor-infiltrating lymphocyte,TIL)是近年来抗肿瘤免疫治疗研究的热点,在多种肿瘤的基础研究和初步临床中均显示出了较好的治疗作用和良好的应用前景。中山大学肿瘤防治中心的一项 I 期临床试验显示,同时期放化疗辅助 TIL 免疫治疗对局部区域晚期鼻咽癌患者中具有较好的安全性和有效性。入组的 20 例患者接受 TIL 免疫治疗后毒性反应轻微,仅 1 例发生 3 级中心粒细胞下降,19 例患者在治疗后 3 个月达到 CR,18 例患者无病生存时间超过 1 年。

2. **树突状细胞(dendritic cells,DC)免疫治疗**　DC 是近年来抗肿瘤免疫治疗研究的热点,在多种肿瘤的基础研究和初步临床中均显示出了较好的治疗作用和良好的应用前景。Lin 等以 LMP-2 的限制性表位多肽负载鼻咽癌患者的 DC 后回输到体内,在 16 例患者中,9 例出现针对 LMP-2 多肽较强的 CTLs 活性,且有 2 例患者在 3 个月后肿瘤体积缩小。但研究数目较少,有待于进一步的临床研究。

3. **程序性死亡受体 1(programmed cell death protein 1,PD-1)单抗免疫治疗**　免疫检查点抑制剂 PD-1 及 PD-L1 单抗也成为目前肿瘤免疫治疗的热点。Hsu 等报道 PD-1 单抗帕博利珠单抗治疗既往化疗失败的 27 例 PD-L1 表达阳性的晚期转移性鼻咽癌患者的客观有效率为 22.2%,中位缓解期为 10.8 个月,疾病控制率 77.8%,中位 PFS 为 5.6 个月,研究中共有 2/3 患者的靶病灶出现不同程度的缩小。其他的一些针对鼻咽癌的 PD-1 单抗药物(如纳武利尤单抗)的临床研究正在进行中,结果值得期待。

尽管根据不同分期的患者不同的治疗方案使得其预后得以改善,但是还是有一定比例的患者带瘤生存,所以,治疗后的随访也是很重要的,常用的随访方法包括触诊体格检查、血清学检测、鼻咽内镜检查及活检、影像学(MRI/CT/PET 等)等检查。

六、并发症

鼻咽癌放疗并发症包括放射反应和放射性损伤。放射反应是射线的作用下出现的暂时性且可恢复的全身或局部反应。全身反应表现为失眠、头晕、乏力、恶心、呕吐、胃纳减退、味觉异常等;局部反应主要表现为皮肤、口腔黏膜和腮腺的急性反应,其反应的程度与分割照射方法和照射部位与照射面积有关。放射性损伤是射线的作用引起组织器官不可逆的永久性损伤。头颈部的放疗还可引起口腔干燥和唾液腺功能障碍,大幅增加龋齿风险及其后遗症的发生率,包括牙槽的感染和放射性骨坏死等。放疗相关龋齿及其他牙齿硬组织损伤可发生在放疗后的前 3 个月。化疗可使急性毒性发生率增加,Chan 的研究显示,与单独放疗相比,顺铂化疗加放疗显著增加了 3、4 级的白细胞减少症及卡他性炎,患者恶心呕吐等症状更加明显。所以 NCCN 指南(2016 年第 1、2 版)亦提出可以少量多次化放疗方案,尽可能减少治疗相关不良反应。

七、预后

目前资料表明,患者一般状况、年龄、性别、分子生物学(如血浆 EBV DNA 水平)、病理组织学类型、临床分期、治疗前血红蛋白、治疗相关因素等因素与预后密切相关。

[附]鼻咽癌常用的化疗方案

铂类是治疗头颈部肿瘤最有效的药物,单药缓解率可达 40%,鼻咽癌以铂类药物为主的联合方案疗效最好。

1. 顺铂 +5- 氟尿嘧啶(PF)方案(每3周重复,使用 2~3 疗程)

顺铂(cisplatinum,DDP)DDP:80~100mg/m^2 i.v. drip d1(化疗前需水化)或 DDP 20mg/m^2,d1~5。

5- 氟尿嘧啶(5-fluorouracil,5-FU)5-FU:750~1 000mg/m^2 i.v. drip d1~5 持续静脉灌注(120 小时 c.i.v.)

2. 多西他赛 + 顺铂(TP)方案(每3周重复)

多西他赛(docetaxel):75mg/m^2 i.v. drip(1 小时)d1

顺铂(cisplatinum,DDP)DDP:75mg/m^2 i.v. drip d1

3. 多西他赛 + 顺铂 +5- 氟尿嘧啶(TPF)方案(每3周重复)

多西他赛(docetaxel):60~75mg/m^2 i.v. drip(1h)d1

顺铂(cisplatinum,DDP)DDP:60~75mg/m^2 i.v. drip d1

5- 氟尿嘧啶(5-fluorouracil,5-FU)5-FU:600~750mg/m^2 i.v. drip d1~5 持续静脉灌注(120 小时 c.i.v.)

4. 顺铂 + 表柔比星 + 紫杉醇(DDP+EPI+PTX)方案(每3周重复)

紫杉醇(paclitaxel,PTX):175mg/m^2 i.v. drip(1 小时)d1

表柔比星(epirubicin,EPI):75mg/m^2 i.v. drip d1

顺铂(cisplatinum,DDP):75mg/m^2 i.v. drip d1

5. 吉西他滨 + 顺铂(GP)方案

吉西他滨(gemcitabine)1 000mg/m^2 i.v. drip d1、8

顺铂(cisplatinum,DDP)80mg/m^2 i.v. drip 分 3 天静点。

第 3 节　其他头颈部肿瘤

头颈部肿瘤是指自颅底到锁骨上、颈椎以前这一解剖范围内的肿瘤,以恶性肿瘤为主,主要包括头面部软组织、耳鼻咽喉、口腔、唾液腺、颈部软组织、甲状腺等部位的肿瘤,通常不包括颅内、颈椎肿瘤及眼内肿瘤。其中甲状腺癌和鼻咽癌在前文有专属章节,因此本章范围仅限于除甲状腺癌和鼻咽癌以外的其他头颈部恶性肿瘤。

一、流行病学

GLOBOCAN 2012 显示头颈部恶性肿瘤在全球的发病率居于所有恶性肿瘤发病率的第七位,年新发病例数超过 60 万,死亡病例数超过 37 万。

一项来自全国 72 个肿瘤登记处的流行病学调查结果显示:2009 年全国肿瘤登记地区口腔和咽喉恶性肿瘤(除外鼻咽癌)的发病率为 3.28/10 万,中国人口标化率为 1.72/10 万,世界人口标化率为 2.23/10 万;城市发病率比农村高 86.96%,年龄标化后高 68.38%。同期口腔和咽喉恶性肿瘤的死亡率为 1.37/10 万,城市比农村高 72.83%,年龄标化后高 50.00%。

头颈部恶性肿瘤的发病率随着年龄的增加而逐渐升高,多数发生于 60 岁及以上人群;男性发病率明显高于女性。

二、病因学

病因学研究表明,吸烟及嗜酒是头颈部鳞癌的常见危险因素。在某些地区,口腔癌的发生与嚼食槟榔有关。此外,紫外线与电离辐射、慢性刺激与损伤等均有可能与发病相关。近年来研究发现,人乳头状瘤病毒(human papilloma virus,HPV)感染与某些头颈部鳞癌尤其是口腔癌的发生密切相关,而且 HPV 相关头颈部鳞癌具有独特的临床表现和分子特征,其预后远优于非 HPV 相关性头颈部鳞癌。

三、病理学

头颈部解剖结构复杂,组织来源于三个胚叶。因此头颈部恶性肿瘤的病理类型多样,其中 90% 以上为鳞状上皮细胞癌,其次为各种腺癌,肉瘤少见。常见的发病部位为口腔、下咽和喉。

四、临床表现

头颈部肿瘤由于肿瘤起源部位以及侵犯范围的不同,可出现不同的症状。多数症状与原发部位或侵犯范围相关:耳部肿瘤常见症状为耳道溢液、耳痛、听力减退、面神经麻痹、眩晕和耳鸣等;鼻部肿瘤常见症状为血性或脓性分泌物、鼻塞、嗅觉改变、疼痛、面部肿胀、鼻外形改变或眼球移位等;唾液腺肿瘤常见症状为肿块、疼痛、面部麻木等;口腔肿瘤常见症状为肿块、溃烂、出血、疼痛等;咽喉肿瘤常见症状为咽部不适、异物感、声音嘶哑、吞咽疼痛或咳嗽等。约 10% 患者以颈部淋巴结肿大为首发症状。

五、诊断

诊断需要明确肿瘤性质以及侵犯范围。前者依靠病理诊断,后者依靠体格检查以及影像学诊断。侵犯范围包括原发灶的浸润范围及深度、有无区域淋巴结转移以及有无远处转移。首先是头面部包括眼、耳、鼻、口腔、咽喉、颌面部以及颈部的体格检查;其次是影像学检查包括 X 线、B 超、CT、MRI 以及 PET-CT 等。内镜下活检或穿刺活检是重要的明确病理诊断的方法。

六、分期（根据 AJCC 肿瘤分期第 8 版）

1. 口腔癌（包括唇癌）

原发肿瘤（T）

T_x 原发肿瘤无法评估

T_{is} 原位癌

T_1 肿瘤 $\leqslant$ 2cm，浸润深度（DOI）$\leqslant$ 5mm

T_2 肿瘤 $\leqslant$ 2cm，DOI$>$5mm 且 $\leqslant$ 10mm；

或肿瘤$>$2cm 且 $\leqslant$ 4cm，DOI$\leqslant$ 10mm

T_3 肿瘤$>$4cm，或 DOI$>$10mm 且 $\leqslant$ 20mm

T_4

T_{4a} 肿瘤侵犯临近结构（如穿破骨皮质、侵及上颌窦或面部皮肤）或侵犯双侧舌体和 / 或 DOI$>$20mm

T_{4b} 肿瘤侵犯咀嚼肌间隙、翼板、颅底和 / 或包绕颈内动脉

注：牙龈原发肿瘤仅浅表侵蚀骨、牙槽窝不足以归为 T_4

区域淋巴结（N）

临床分期（cN）

N_x 区域淋巴结无法评估

N_0 无区域淋巴结转移

N_1 同侧单个淋巴结转移，最大径 $\leqslant$ 3cm，ENE（$-$）

（ENE：淋巴结包膜外侵犯）

N_2

N_{2a} 同侧单个淋巴结转移，最大径$>$3cm 但 $\leqslant$ 6cm，ENE（$-$）

N_{2b} 同侧多个淋巴结转移，最大径均 $\leqslant$ 6cm，ENE（$-$）

N_{2c} 双侧或对侧淋巴结转移，最大径均 $\leqslant$ 6cm，ENE（$-$）

N_3

N_{3a} 转移淋巴结最大径$>$6cm，ENE（$-$）

N_{3b} 任何淋巴结转移，伴随临床上明显的 ENE（$+$）

病理分期（pN）

N_x 区域淋巴结无法评估

N_0 无区域淋巴结转移

N_1 同侧单个淋巴结转移，最大径 $\leqslant$ 3cm，ENE（$-$）

N_2

N_{2a} 同侧单个淋巴结转移，最大径 $\leqslant$ 3cm，ENE（$+$）；或同侧单个淋巴结转移，最大径$>$3cm 但 $\leqslant$ 6cm，ENE（$-$）

N_{2b} 同侧多个淋巴结转移，最大径均 $\leqslant$ 6cm，ENE（$-$）

N_{2c} 双侧或对侧淋巴结转移，最大径均 $\leqslant$ 6cm，ENE（$-$）

N_3

N_{3a}　转移淋巴结最大径>6cm,ENE(−)

N_{3b}　同侧单个淋巴结转移,最大径>3cm,ENE(+);或多个同侧、对侧或双侧淋巴结转移,ENE(+);或对侧单个淋巴结转移,ENE(+)

远处转移(M)

M_0　无远处转移

M_1　有远处转移

组织学分级(G)

G_X　无法评估分级

G_1　高分化

G_2　中分化

G_3　低分化

分期

0 期	T_{is}	N_0	M_0
Ⅰ 期	T_1	N_0	M_0
Ⅱ 期	T_2	N_0	M_0
Ⅲ 期	T_1,T_2	N_1	M_0
	T_3	N_0,N_1	M_0
ⅣA 期	T_1	N_2	M_0
	T_2	N_2	M_0
	T_3	N_2	M_0
	T_{4a}	N_0,N_1,N_2	M_0
ⅣB 期	任何 T	N_3	M_0
	T_{4b}	任何 N	M_0
ⅣC 期	任何 T	任何 N	M_1

2. 口咽癌(p16−)和下咽癌

原发肿瘤(T)

口咽癌(p16−)

T_x　原发肿瘤无法评估

T_{is}　原位癌

T_1　肿瘤最大径 ≤2cm

T_2　肿瘤最大径>2cm 且 ≤4cm

T_3　肿瘤最大径>4cm 或侵及会厌舌面

T_4

　　T_{4a}　肿瘤侵犯喉、舌外肌、翼内肌、硬腭或下颌骨

　　T_{4b}　肿瘤侵犯翼外肌、翼板、鼻咽外壁、颅底或包绕颈内动脉

下咽癌

T_x　原发肿瘤无法评估

T_{is}　原位癌

T_1 肿瘤局限于下咽的一个解剖亚区和／或肿瘤最大径≤2cm

T_2 肿瘤侵犯超过下咽的一个解剖亚区或侵犯临近部位，或肿瘤最大径>2cm 且≤4cm 且无半喉固定

T_3 肿瘤最大径>4cm 或半喉固定或侵犯食管

T_4

 T_{4a} 肿瘤侵犯甲状／环状软骨、舌骨、甲状腺、食管或中央区软组织（包括喉前带状肌和皮下脂肪）

 T_{4b} 肿瘤侵犯椎前筋膜、包绕颈动脉或侵及纵隔结构

区域淋巴结（N）

临床分期（cN）

N_x 区域淋巴结无法评估

N_0 无区域淋巴结转移

N_1 同侧单个淋巴结转移，最大径≤3cm，ENE（－）

N_2

 N_{2a} 同侧单个淋巴结转移，最大径>3cm 但≤6cm，ENE（－）

 N_{2b} 同侧多个淋巴结转移，最大径均≤6cm，ENE（－）

 N_{2c} 双侧或对侧淋巴结转移，最大径均≤6cm，ENE（－）

N_3

 N_{3a} 转移淋巴结最大径>6cm，ENE（－）

 N_{3b} 任何淋巴结转移，伴随临床上明显的 ENE（＋）

病理分期（pN）

N_x 区域淋巴结无法评估

N_0 无区域淋巴结转移

N_1 同侧单个淋巴结转移，最大径≤3cm，ENE（－）

N_2

 N_{2a} 同侧单个淋巴结转移，最大径≤3cm，ENE（＋）；或同侧单个淋巴结转移，最大径>3cm 但≤6cm，ENE（－）

 N_{2b} 同侧多个淋巴结转移，最大径均≤6cm，ENE（－）

 N_{2c} 双侧或对侧淋巴结转移，最大径均≤6cm，ENE（－）

N_3

 N_{3a} 转移淋巴结最大径>6cm，ENE（－）

 N_{3b} 同侧单个淋巴结转移，最大径>3cm，ENE（＋）；或多个同侧、对侧或双侧淋巴结转移，ENE（＋）；或对侧单个淋巴结转移，ENE（＋）

远处转移（M）

M_0 无远处转移

M_1 有远处转移

组织学分级（G）

G_X 无法评估分级

G_1　高分化

G_2　中分化

G_3　低分化

G_4　未分化

分期

0 期	T_{is}	N_0	M_0
Ⅰ期	T_1	N_0	M_0
Ⅱ期	T_2	N_0	M_0
Ⅲ期	T_3	N_0	M_0
	T_1	N_1	M_0
	T_2	N_1	M_0
	T_3	N_1	M_0
ⅣA 期	T_1	N_2	M_0
	T_2	N_2	M_0
	T_3	N_2	M_0
	T_{4a}	N_0,N_1,N_2	M_0
ⅣB 期	任何 T	N_3	M_0
	T_{4b}	任何 N	M_0
ⅣC 期	任何 T	任何 N	M_1

3. 口咽癌（p16+）

原发肿瘤（T）

T_0　无原发病灶

T_1　肿瘤最大径 ≤2cm

T_2　肿瘤最大径>2cm 且 ≤4cm

T_3　肿瘤最大径>4cm 或侵及会厌舌面

T_4　肿瘤侵犯喉、舌外肌、翼内肌、硬腭或下颌骨及以外结构

区域淋巴结（N）

临床分期（cN）

N_x　区域淋巴结无法评估

N_0　无区域淋巴结转移

N_1　单个或多个同侧淋巴结转移,最大径 ≤6cm

N_2　对侧或双侧淋巴结转移,最大径 ≤6cm

N_3　转移淋巴结最大径>6cm

病理分期（pN）

N_x　区域淋巴结无法评估

N_0　无区域淋巴结转移

pN_1　淋巴结转移 ≤4 个

pN_2　淋巴结转移>4 个

远处转移（M）

M_0　无远处转移

M_1　有远处转移

组织学分级（G）

HPV 导致的口咽癌无组织学分级

分期

临床分期

Ⅰ期	T_0,T_1,T_2	N_0,N_1	M_0
Ⅱ期	T_0,T_1,T_2	N_2	M_0
	T_3	N_0,N_1,N_2	M_0
Ⅲ期	T_0,T_1,T_2,T_3	N_3	M_0
	T_4	N_0,N_1,N_2,N_3	M_0
Ⅳ期	任何 T	任何 N	M_1

病理分期

Ⅰ期	T_0,T_1,T_2	N_0,N_1	M_0
Ⅱ期	T_0,T_1,T_2	N_2	M_0
	T_3,T_4	N_0,N_1	M_0
Ⅲ期	T_3,T_4	N_2	M_0
Ⅳ期	任何 T	任何 N	M_1

4. 喉

原发肿瘤（T）

T_x　原发肿瘤无法评估

T_{is}　原位癌

声门上型

T_1　肿瘤局限于声门上一个亚区，声带活动正常

T_2　肿瘤侵犯声门上一个以上的邻近亚区、侵犯声门区或声门上区以外（如舌根、会厌谷、梨状窝内侧壁黏膜），无喉固定

T_3　肿瘤局限于喉，声带固定和/或侵犯以下结构：环后区、会厌前间隙、声门旁间隙和/或甲状软骨的内侧骨皮质

T_4

　　T_{4a}　肿瘤穿透甲状软骨的外侧骨皮质和/或侵犯喉外组织（如气管、颈部软组织包括深部舌外肌、带状肌、甲状腺或食管）

　　T_{4b}　肿瘤侵犯椎前间隙、包绕颈动脉或侵犯纵隔结构

声门型

T_1　肿瘤局限于声带（可以侵及前联合或后联合），声带活动正常

　　T_{1a}　肿瘤局限于一侧声带

　　T_{1b}　肿瘤侵犯双侧声带

T_2　肿瘤侵犯声门上区和/或声门下区和/或声带活动受限

T_3 肿瘤局限于喉,声带固定和 / 或侵犯声门旁间隙和 / 或甲状软骨的内侧骨皮质

T_4

　　T_{4a}　肿瘤穿透甲状软骨的外侧骨皮质和 / 或侵犯喉外组织(如气管、颈部软组织包括深部舌外肌、带状肌、甲状腺或食管)

　　T_{4b}　肿瘤侵犯椎前间隙、包绕颈动脉或侵犯纵隔结构

声门下型

T_1　肿瘤局限于声门下区

T_2　肿瘤侵犯声带,声带活动正常或受限

T_3　肿瘤局限于喉,声带固定和 / 或侵犯甲状软骨的内侧骨皮质

T_4

　　T_{4a}　肿瘤侵犯环状软骨或甲状软骨和 / 或侵犯喉外组织(如气管、颈部软组织包括深部舌外肌、带状肌、甲状腺或食管)

　　T_{4b}　肿瘤侵犯椎前间隙、包绕颈动脉或侵犯纵隔结构

区域淋巴结(N)

临床分期(cN)

N_x　区域淋巴结无法评估

N_0　无区域淋巴结转移

N_1　同侧单个淋巴结转移,最大径 ≤ 3cm,ENE(−)

N_2

　　N_{2a}　同侧单个淋巴结转移,最大径>3cm 但 ≤ 6cm,ENE(−)

　　N_{2b}　同侧多个淋巴结转移,最大径均 ≤ 6cm,ENE(−)

　　N_{2c}　双侧或对侧淋巴结转移,最大径均 ≤ 6cm,ENE(−)

N_3

　　N_{3a}　转移淋巴结最大径>6cm,ENE(−)

　　N_{3b}　任何淋巴结转移,伴随临床上明显的 ENE(+)

病理分期(pN)

N_x　区域淋巴结无法评估

N_0　无区域淋巴结转移

N_1　同侧单个淋巴结转移,最大径 ≤ 3cm,ENE(−)

N_2

　　N_{2a}　同侧单个淋巴结转移,最大径 ≤ 3cm,ENE(+);或同侧单个淋巴结转移,最大径>3cm 但 ≤ 6cm,ENE(−)

　　N_{2b}　同侧多个淋巴结转移,最大径均 ≤ 6cm,ENE(−)

　　N_{2c}　双侧或对侧淋巴结转移,最大径均 ≤ 6cm,ENE(−)

N_3

　　N_{3a}　转移淋巴结最大径>6cm,ENE(−)

　　N_{3b}　同侧单个淋巴结转移,最大径>3cm,ENE(+);或多个同侧、对侧或双侧淋巴结转移,ENE(+);或对侧单个淋巴结转移,ENE(+)

远处转移（M）

M_0 无远处转移

M_1 有远处转移

组织学分级（G）

G_X 无法评估分级

G_1 高分化

G_2 中分化

G_3 低分化

分期

0 期	T_{is}	N_0	M_0
Ⅰ期	T_1	N_0	M_0
Ⅱ期	T_2	N_0	M_0
Ⅲ期	T_3	N_0	M_0
	T_1	N_1	M_0
	T_2	N_1	M_0
	T_3	N_1	M_0
ⅣA 期	T_1	N_2	M_0
	T_2	N_2	M_0
	T_3	N_2	M_0
	T_{4a}	N_0,N_1,N_2	M_0
ⅣB 期	任何 T	N_3	M_0
	T_{4b}	任何 N	M_0
ⅣC 期	任何 T	任何 N	M_1

5. 鼻腔和鼻窦

原发肿瘤（T）

T_X 原发肿瘤无法评估

T_{is} 原位癌

上颌窦

T_1 肿瘤局限于上颌窦黏膜，无骨质侵蚀或破坏

T_2 肿瘤导致骨质侵蚀或破坏，包括侵犯硬腭和 / 或中鼻道，不包括侵犯上颌窦后壁和翼板

T_3 肿瘤侵犯以下任一部位：上颌窦后壁骨质、皮下组织、眶底或眶内侧壁、翼窝、筛窦

T_4

    T_{4a} 肿瘤侵犯眶内容前部、颊部皮肤、翼板、颞下窝、筛板、蝶窦或额窦

    T_{4b} 肿瘤侵犯以下任一部位：眶尖、硬脑膜、脑组织、颅中窝、除上颌神经（V2）以外的其他脑神经、鼻咽部或斜坡

鼻腔和筛窦

T_1 肿瘤局限于一个亚区，伴或不伴骨质侵蚀

T$_2$　肿瘤侵犯单一区域内的两个亚区或累及鼻筛窦复合体内的一个邻近结构,伴或不伴骨质侵蚀

T$_3$　肿瘤侵犯眼眶内侧壁或眶底、上颌窦、腭或筛板

T$_4$

　　T$_{4a}$　肿瘤侵犯以下任一部位:眶内容前部、鼻部或颊部皮肤,对前颅窝、翼板、蝶窦或额窦的小范围侵犯

　　T$_{4b}$　肿瘤侵犯以下任一部位:眶尖、硬脑膜、脑组织、颅中窝、除上颌神经(V2)以外的脑神经、鼻咽部或斜坡

区域淋巴结(N)

临床分期(cN)

N$_x$　区域淋巴结无法评估

N$_0$　无区域淋巴结转移

N$_1$　同侧单个淋巴结转移,最大径≤3cm,ENE(−)

N$_2$

　　N$_{2a}$　同侧单个淋巴结转移,最大径>3cm 但≤6cm,ENE(−)

　　N$_{2b}$　同侧多个淋巴结转移,最大径均≤6cm,ENE(−)

　　N$_{2c}$　双侧或对侧淋巴结转移,最大径均≤6cm,ENE(−)

N$_3$

　　N$_{3a}$　转移淋巴结最大径>6cm,ENE(−)

　　N$_{3b}$　任何淋巴结转移,伴随临床上明显的 ENE(+)

病理分期(pN)

N$_x$　区域淋巴结无法评估

N$_0$　无区域淋巴结转移

N$_1$　同侧单个淋巴结转移,最大径≤3cm,ENE(−)

N$_2$

　　N$_{2a}$　同侧单个淋巴结转移,最大径≤3cm,ENE(+);或同侧单个淋巴结转移,最大径>3cm 但≤6cm,ENE(−)

　　N$_{2b}$　同侧多个淋巴结转移,最大径均≤6cm,ENE(−)

　　N$_{2c}$　双侧或对侧淋巴结转移,最大径均≤6cm,ENE(−)

N$_3$

　　N$_{3a}$　转移淋巴结最大径>6cm,ENE(−)

　　N$_{3b}$　同侧单个淋巴结转移,最大径>3cm,ENE(+);或多个同侧、对侧或双侧淋巴结转移,ENE(+);或对侧单个淋巴结转移,ENE(+)

远处转移(M)

M$_0$　无远处转移

M$_1$　有远处转移

组织学分级(G)

G$_x$　无法评估分级

G_1　高分化

G_2　中分化

G_3　低分化

分期

0 期	T_{is}	N_0	M_0
Ⅰ期	T_1	N_0	M_0
Ⅱ期	T_2	N_0	M_0
Ⅲ期	T_1	N_1	M_0
	T_2	N_1	M_0
	T_3	N_0,N_1	M_0
ⅣA 期	T_1	N_2	M_0
	T_2	N_2	M_0
	T_3	N_2	M_0
	T_{4a}	N_0,N_1,N_2	M_0
ⅣB 期	任何 T	N_3	M_0
	T_{4b}	任何 N	M_0
ⅣC 期	任何 T	任何 N	M_1

6. 原发灶不明的颈部淋巴结转移癌

区域淋巴结（N）

临床分期（cN）

N_x　区域淋巴结无法评估

N_0　无区域淋巴结转移

N_1　同侧单个淋巴结转移，最大径 ≤ 3cm，ENE（−）

N_2

　　N_{2a}　同侧单个淋巴结转移，最大径>3cm 但 ≤ 6cm，ENE（−）

　　N_{2b}　同侧多个淋巴结转移，最大径均 ≤ 6cm，ENE（−）

　　N_{2c}　双侧或对侧淋巴结转移，最大径均 ≤ 6cm，ENE（−）

N_3

　　N_{3a}　转移淋巴结最大径>6cm，ENE（−）

　　N_{3b}　任何淋巴结转移，伴随临床上明显的 ENE（+）

病理分期（pN）

N_x　区域淋巴结无法评估

N_0　无区域淋巴结转移

N_1　同侧单个淋巴结转移，最大径 ≤ 3cm，ENE（−）

N_2

　　N_{2a}　同侧单个淋巴结转移，最大径 ≤ 3cm，ENE（+）；或同侧单个淋巴结转移，最大径>3cm 但 ≤ 6cm，ENE（−）

　　N_{2b}　同侧多个淋巴结转移，最大径均 ≤ 6cm，ENE（−）

N_{2c} 双侧或对侧淋巴结转移,最大径均≤6cm,ENE(−)

N_3

$\quad$ N_{3a} 转移淋巴结最大径>6cm,ENE(−)

$\quad$ N_{3b} 同侧单个淋巴结转移,最大径>3cm,ENE(+);或多个同侧、对侧或双侧淋巴结转移,ENE(+);或对侧单个淋巴结转移,ENE(+)

远处转移(M)

M_0 无远处转移

M_1 有远处转移

分期

Ⅲ期	T_0	N_1	M_0
Ⅳ A 期	T_0	N_2	M_0
Ⅳ B 期	T_0	N_3	M_0
Ⅳ C 期	T_0	任何 N	M_1

7. 大唾液腺(腮腺、颌下腺、舌下腺)

原发肿瘤(T)

T_x 原发肿瘤无法评估

T_0 无原发肿瘤

T_{is} 原位癌

T_1 肿瘤最大径≤2cm,无腺体外实质侵犯

T_2 肿瘤最大径>2cm 且≤4cm,无腺体外实质侵犯

T_3 肿瘤最大径>4cm 和/或有腺体外实质侵犯

T_4

$\quad$ T_{4a} 肿瘤侵犯皮肤、下颌骨、耳道和/或面神经

$\quad$ T_{4b} 肿瘤侵犯颅底和/或翼板和/或包绕颈动脉

区域淋巴结(N)

临床分期(cN)

N_x 区域淋巴结无法评估

N_0 无区域淋巴结转移

N_1 同侧单个淋巴结转移,最大径≤3cm,ENE(−)

N_2

$\quad$ N_{2a} 同侧单个淋巴结转移,最大径>3cm 但≤6cm,ENE(−)

$\quad$ N_{2b} 同侧多个淋巴结转移,最大径均≤6cm,ENE(−)

$\quad$ N_{2c} 双侧或对侧淋巴结转移,最大径均≤6cm,ENE(−)

N_3

$\quad$ N_{3a} 转移淋巴结最大径>6cm,ENE(−)

$\quad$ N_{3b} 任何淋巴结转移,伴随临床上明显的 ENE(+)

病理分期(pN)

N_x 区域淋巴结无法评估

N_0　无区域淋巴结转移

N_1　同侧单个淋巴结转移,最大径≤3cm,ENE(−)

N_2

　　N_{2a}　同侧单个淋巴结转移,最大径≤3cm,ENE(+);或同侧单个淋巴结转移,最大径>3cm 但≤6cm,ENE(−)

　　N_{2b}　同侧多个淋巴结转移,最大径均≤6cm,ENE(−)

　　N_{2c}　双侧或对侧淋巴结转移,最大径均≤6cm,ENE(−)

N_3

　　N_{3a}　转移淋巴结最大径>6cm,ENE(−)

　　N_{3b}　同侧单个淋巴结转移,最大径>3cm,ENE(+);或多个同侧、对侧或双侧淋巴结转移,ENE(+);或对侧单个淋巴结转移,ENE(+)

远处转移(M)

M_0　无远处转移

M_1　有远处转移

分期

Ⅰ期	T_1	N_0	M_0
Ⅱ期	T_2	N_0	M_0
Ⅲ期	T_3	N_0	M_0
	T_0,T_1,T_2,T_3	N_1	M_0
ⅣA期	T_0	N_2	M_0
	T_1	N_2	M_0
	T_2	N_2	M_0
	T_3	N_2	M_0
	T_{4a}	N_0,N_1,N_2	M_0
ⅣB期	任何 T	N_3	M_0
	T_{4b}	任何 N	M_0
ⅣC期	任何 T	任何 N	M_1

七、治疗

头颈部鳞状细胞癌(鳞癌)占所有头颈部恶性肿瘤的 90% 以上。虽然从解剖学而言,头颈部鳞癌是一组发生于头颈部不同部位的疾病,但是由于各解剖部位的发病率相对较低,而在病因学、病史及治疗上又具有一定的相似性,所以近年来多数临床试验将头颈部鳞癌归为一类。因此本节仅探讨头颈部鳞癌(除鼻咽癌外)的治疗。

多学科综合治疗是大多数恶性肿瘤的治疗原则,而头颈部鳞癌的解剖学特点、生理功能和治疗要求决定了采用多学科综合治疗的必要性。手术治疗、放疗及内科系统治疗这三大治疗手段在头颈鳞癌的治疗中都占据了十分重要的地位。在各科室的协同下,根据肿瘤的发生部位、分期、一般情况以及合并症等多种因素共同决定综合治疗方案,从而保证最大可能地提高治愈率并改善患者的生活质量。

早期头颈部鳞癌的治疗以根治性治疗手段（手术或放疗）为主，结合诱导化疗、同步化放疗或辅助化放疗等治疗方案，达到根治目的，其远期生存率可达 70%~90%。局部晚期头颈部鳞癌根据是否能手术切除、是否需要保留器官功能采用不同的综合治疗方案：对于可切除的局部晚期患者，术后的辅助性同步化放疗可以显著提高远期生存；对于可手术切除却会导致严重功能缺失的局部晚期患者，术前的诱导化疗有助于器官功能保留；对于不可切除的局部晚期患者，同步化放疗是目前的标准方案。局部复发或远处转移性头颈部鳞癌患者以内科治疗为主。

（一）内科治疗在早期或局部晚期头颈部鳞癌中的应用

1. 诱导化疗　头颈部鳞癌的诱导化疗是指在局部治疗（包括手术或放疗）前进行的全身化疗，其意义：①使可切除病例达到器官保全的目的；②使不可切除病例提高局部控制率；③预防远处转移，提高生存率。

诱导化疗的原理：①手术和放疗前病灶的血供未受影响；②诱导化疗较同步化放疗剂量更大，化疗药物更易起效；③患者对化疗的耐受性更好；④采用诱导化疗可以更早清除远处的微转移。PF 方案是头颈部鳞癌诱导化疗的经典方案，2009 年的一项荟萃分析表明，PF 方案诱导化疗能使头颈部鳞癌患者的 5 年生存率提高 5%（$P<0.01$）。此后的多项临床研究表明，在 PF 方案基础上加用紫杉类药物能够进一步改善近期疗效和远期生存。

欧洲 GORTEC 2000-01 研究将需全喉切除的喉癌或下咽癌患者随机分入 TPF 组（$n=110$）或 PF 组（$n=103$），诱导化疗缓解的患者接受根治性放疗，而未缓解的患者接受全喉切除。中位随访 36 个月，3 年喉保全率分别为 70.3% 和 57.5%（$P=0.03$），总缓解率分别为 80.0% 和 59.2%（$P=0.002$）。TPF 组中 2 级脱发、4 级中性粒细胞减少症、发热性中性粒细胞减少的发生率更高，而 PF 组 3 级和 4 级黏膜炎、血小板减少症和 4 级肌酐上升的发生率更高。研究表明，在 PF 基础上加用 TXT 可提高诱导化疗的疗效。2016 年发表的长期随访结果进一步证实了这一结论。

TAX323 是一项多中心Ⅲ期随机临床研究，评价了 TXT、DDP 和 5-FU 联合化疗方案作为诱导化疗方案在局部晚期不可切除的头颈部鳞癌患者中的有效性和安全性。研究采用 TPF（TXT 和 DDP 第 1 天，5-FU 第 1~5 天）或 PF 方案，3 周为 1 周期，进行 4 周期化疗。化疗结束后疾病无进展者在 4~7 周内行放疗。共入组 358 例患者，TPF 组 177 例，PF 组 181 例。两组缓解率分别为 67.8% 和 53.6%（$P=0.006$）。中位随访 32.5 个月，TPF 组 PFS 为 11 个月，PF 组为 8.2 个月，TPF 诱导治疗可使死亡风险下降 27%（$P=0.02$）。中位总生存期 TPF 组为 18.8 个月，PF 组为 14.5 个月（$P=0.02$）。TPF 组 3 或 4 级白细胞和中性粒细胞减少发生率明显升高，但由于预防性抗生素的使用，发热性中性粒细胞减少的发生率仅为 5.3%。PF 组 3 或 4 级血小板减少、恶心、呕吐、胃炎以及听力损害发生率高。治疗相关死亡率 TPF 组为 2.3%，PF 组为 5.5%。TPF 组的生活质量亦显著优于 PF 组。研究表明，TPF 方案在生存期、缓解率和毒性方面均显著优于 PF 方案。

TAX324 研究亦是在头颈部鳞癌患者中进行的Ⅲ期随机临床试验，比较 TPF 和 PF 作为诱导治疗不能切除的Ⅲ期或无远处转移的Ⅳ期患者的疗效。共入组 501 例患者（均为不能切除的Ⅲ期或无远处转移的Ⅳ期患者，或者是由于器官保留需要而不能切除者），TPF 或 PF 治疗结束后给予同步化放疗（常规放疗模式，CBP 为每周给药），主要研究终点为总生存期。至少随访 2 年（69% 患者随访超过 3 年），TPF 组比 PF 组生存率高，3 年时预计总生存在 TPF 组为 62%，而 PF 组为 48%；中位生存期分别为 71 个月和 30 个月（$P=0.006$），3 年 PFS 率在 TPF 组为 49%，PF 组为 37%（$P=0.004$）；TPF 组局控率亦高于 PF 组（$P=0.04$）；两组远处转移率分别为 5% 和 9%，但差异无统计学意义（$P=0.14$），中性粒细胞减少和中性粒细胞减少性发热在 TPF 组更高，而由于血液学毒性反应推迟化疗的患者在 PF 组更多。研究再次表明，在 PF 基础上加用 TXT 可提高诱导化疗的疗效。

基于 TAX323 和 TAX324 这两个Ⅲ期研究结果，FDA 批准 TPF 方案作为头颈部鳞癌诱导化疗方案，对于晚期不能手术切除或由于器官保留需要以及其他原因不能手术的头颈部鳞癌患者可给予 TPF 方案进行诱导化疗。2008 年以后的美国国家综合癌症网络（NCCN）头颈部肿瘤临床实践指南指出对于头颈部鳞癌推荐的诱导化疗方案为 TPF（1 类证据）。

Hitt 等的Ⅲ期研究比较紫杉醇 / 顺铂 / 氟尿嘧啶与顺铂 / 氟尿嘧啶方案作为诱导治疗。诱导治疗有效的患者接受同步化放疗。入组人群包括可切除与不可切除病例。共 382 例患者随机，其中 CF 组 193 例，PCF 组 189 例。CF 与 PCF 组的 CR 率分别为 14% 和 33%（$P<0.001$），中位至治疗失败时间分别为 12 个月和 20 个月（$P=0.006$）；中位 OS 分别为 43 个月和 37 个月（log-rank test，$P=0.06$；Tarone-Ware，$P=0.03$）。OS 的差异在不可切除患者中更为明显，中位 OS 分别为 36 个月和 26 个月（log-rank test，$P=0.04$；Tarone-Ware，$P=0.03$）。

诱导化疗不仅可以提高疗效，还有助于判断肿瘤的化疗敏感性、为后续的治疗提供指导。但与单纯放疗相比，诱导化疗增加治疗毒性，化疗无效可能延误放疗的时机。因此，应提倡多学科紧密配合，并注重临床医师的经验，诱导化疗时应尽量避免推迟开始放疗的时间；如果患者对化疗的耐受性差，应放弃诱导化疗而改为放疗，如果患者一般状况好、局部晚期或区域淋巴结受侵（如 T_3、T_4、N_{2b}、N_{2c} 或 N_3），给予诱导化疗是合理的。

2. **同步化放疗**　同步化放疗是指在放疗过程中加入化疗药物进行治疗。与诱导化疗相比，同步化放疗在理论上具有以下优势：利用药物对放疗的增敏作用；在短期内完成整个治疗，从而减轻耐药和肿瘤再增殖。其缺陷：毒性增加，并且因此常常减少放疗、化疗的剂量，可能降低各自的疗效。具有放射增敏作用且能与放疗同步进行的药物有 DDP、5-FU、甲氨蝶呤（methotrexate，MTX）、丝裂霉素（mitomycin，MMC）、博来霉素（bleomycin，BLM）和新药 PTX、多西紫杉醇（taxotere，TXT）、长春瑞滨（vinorelbine，NVB）及靶向药物西妥昔单抗、吉非替尼、厄洛替尼。同步化放疗一般用于三种情况下，即不可切除病例的根治性治疗、可切除病例的器官保全，以及术后患者的治疗。

（1）不可手术切除病例的根治性治疗：对于不可手术切除的头颈鳞癌患者，同步化放疗在有效率、无病生存和总生存方面均优于单纯放疗。2000 年含 3 727 例患者的 meta 分析表明，与单独放疗相比同步化放疗可以提高 5 年生存率 8%，2004 年更新的数据结果相同。治疗的近期有效率可达到 75%~100%，2 年生存率 35%~45%。一项Ⅲ期临床研究对顺铂 /5-FU 同步放化疗与单纯放疗治疗 163 例不可手术切除的局部晚期喉癌患者进行了比较，结果显示同步放化疗组 2 年生存率明显延长（37.8% vs 20.1%）。另一项多中心Ⅲ期临床研究（SAKK 10/94）对超分割放疗联合顺铂同步放化疗与单纯超分割放疗进行了比较，10 年随访结果提示同步放化疗局部控制率与无转移生存期较单纯放疗均明显延长，两组 3/4 度毒性无明显差别。用于同步化放疗的药物包括 5-FU、BLM 和 DDP 等，而以 DDP 的研究最为充分。早期采用低剂量 DDP 的研究并未取得成功，其后采用高剂量 DDP 的研究表明，采用 DDP 进行同步化放疗相对于单纯放疗可显著改善无进展生存和总生存。在同步化放疗中采用联合化疗，较单纯放疗相比，也能提高局部控制率和生存率，常用的联合方案为 5-FU 联合铂类。但联合化疗是否优于单药尚不明确。

近年来分子靶向药物与放疗同步应用的研究取得了令人瞩目的结果。一项多中心随机对照Ⅲ期临床试验在局部晚期头颈部癌中比较单独放疗与放疗联合西妥昔单抗治疗的临床疗效,主要研究终点为疾病局部控制时间,次要研究终点为 PFS、OS、RR 和安全性。研究共入组 424 例患者,单独化疗组 213 例,化疗 211 例,平均随访 54 个月,中位 OS 联合治疗组和对照组分别为 49 个月与 29.3 个月($P=0.03$),中位 PFS 分别为 17.1 个月与 12.4 个月($P=0.006$)。5 年总生存率西妥昔单抗治疗组较单纯放疗组提高 9.2%(45.6% vs 36.4%,$P=0.02$),2 年的局部控制率提高 8%(56% vs 48%,$P=0.02$),中位局部控制时间分别为 24.4 个月和 14.9 个月。除皮疹和输液反应的发生率在西妥昔单抗组高外,其他的 3 或 4 级包括黏膜炎在内不良反应的发生两组之间无明显差异。值得注意的是发生 2 级皮疹的患者总生存期较 1 级皮疹或无皮疹的患者显著延长。这一研究表明,放疗过程中加入西妥昔单抗可延长总生存期、局部晚期头颈部癌的局部控制率、降低死亡率而不增加放疗相关的常见毒性反应的发生率。TREMPLIN 研究对 153 例患者行多西他赛联合顺铂诱导化疗后顺铂同步放疗或西妥昔单抗同步放疗进行了比较,结果显示,两者的局部进展率相当,但西妥昔单抗同步放疗组耐受性更好,毒性反应较轻。因此西妥昔单抗同步放疗更适于身体状况较差,不能耐受同步化放疗的患者。而对于其他患者,目前仍推荐同步化放疗。亦有研究评价西妥昔单抗联合细胞毒药物与放疗同步治疗局部晚期头颈部癌。RTOG0522 研究是对比西妥昔单抗联合 DDP 同步放疗与 DDP 同步放疗的随机Ⅲ期对照研究。未联合 C-225 组与联合 C-225 组的以下指标均差异无统计学意义:30 天死亡率、3 年 PFS 率(61.2 vs 58.9%,$P=0.76$)、3 年 OS 率(72.9 vs 75.8%,$P=0.32$)、局部区域失败率(19.9 vs 25.9%,$P=0.97$)和远处转移率(13.0 vs 9.7%,$P=0.08$)。与 p16 阴性口咽癌相比,p16 阳性口咽癌的 3 年 PFS 率和 OS 率更高。吉非替尼联合放疗治疗局部晚期不能手术的头颈部鳞癌的临床研究亦有报道,Chen 等进行的 Ⅰ 期临床研究,在初治的局部晚期头颈部鳞癌患者中观察吉非替尼联合放疗或同步化放疗的安全性和不良反应,结果表明吉非替尼联合加速放疗或同步化放疗(每周给予 DDP 方式)耐受性好,延长吉非替尼 250mg/d 用至 2 年也可较好耐受。

NCCN 指南推荐不可切除的头颈部鳞癌采用同步化放疗(1 类证据),方案为放疗通常使用传统的分割方法:2.0g/ 分割,7 周内达 70Gy 或以上,加上每 3 周 100mg/m² 的顺铂同步化疗 2~3 周期。同步化放疗能明显提高疗效,但毒性较单纯化疗或单纯放疗也显著增加,因此必需注重支持和对症治疗,远期的毒性如下咽和近段食管狭窄、口腔干燥、喉功能异常也需要引起重视。

(2)可切除患者的器官保全:Adelstein 的对照研究表明,同步化放疗与单纯放疗相比,可改善无复发生存率(62% vs 51%,$P=0.04$)和原发部位保全的总生存率(42% vs 34%,$P=0.004$)。两组中可用手术进行解救治疗的比例分别为 73% 和 63%。

RTOG 91-11 研究比较了Ⅲ、Ⅳ期可切除病例中使用诱导化疗、诱导同步化放疗进行喉保全的优劣。研究纳入 547 例,随机分为先诱导化疗后放疗(I+RT)、同步化放疗(chemoradiotherapy,CRT)、放疗(radiotherapy,R)三组进行保喉治疗,手术作为解救治疗。诱导化疗组采用的方案为DDP/5-FU,同步化放疗组采用的方案为 DDP 单药。中位随访 3.8 年时,2 年喉保护率在 CRT 组为 88%,明显好于 I+RT 组 75%($P=0.005$)或 R 组 70%($P<0.001$)。局控率同步组明显好于另两组($P<0.01$)。DFS 在 I+RT 组(52%,$P=0.02$)或 CRT 组(61%,$P=0.006$)较 R 组(44%)明显好。但 3 组的 2 年总生存率无明显区别,分别为 I+RT 76%、CRT 74% 和 R 75%。研究中同步化放疗组的毒性不容忽视。3~4 级急性毒性占 77%,1 年后仍有 23% 的患者存在吞咽障碍。2013 年研

究组报道了长期随访的结果。共 520 例患者纳入分析,生存患者中位随访时间为 10.8 年。含化疗的两组均明显提高了无喉切除生存率:I+RT vs R 的风险比(hazard ratio,HR)为 0.75(95% *CI* 0.59~0.95;*P*=0.02);CRT vs R 的 *HR* 为 0.78(95% *CI* 0.78~0.98;*P*=0.03)。三组的总生存差异无统计学意义,但 CRT 组有可能较 I+RT 组更差(*HR*=1.25;95% *CI* 0.98~1.61;*P*=0.08)。CRT 组的喉保全率显著高于 I+RT 组(*HR*=0.58;95% *CI* 0.37~0.89;*P*=0.005),也高于 RT 组(*P*<0.001),而 I+RT 组并不优于 RT 组(*HR*=1.26;95% *CI* 0.88~1.82;*P*=0.35)。3 组的晚期效应无明显差异,但非喉癌或治疗所致死亡在 CRT 组(30.8%)高于 I+RT 组(20.8%)和 RT 组(16.9%)。

一项Ⅲ期临床研究对 450 例可手术切除的局部晚期喉癌或下咽癌患者化疗序贯放疗或化疗交替放疗进行了比较。在交替治疗组,4 周期顺铂 /5-FU 化疗与放疗交替进行。在序贯放疗组,2 周期顺铂 /5-FU 化疗后肿块缩小 50% 的患者再进行 2 周期顺铂 /5-FU 化疗后行放疗。研究结果显示二组患者无论是保喉率、总生存期还是早期或晚期不良反应均无明显差别。

(3)术后辅助治疗:既往一些较小的随机对照研究表明术后同步化放疗有望提高局部控制率与生存率,并且高危患者更有可能受益。两项Ⅲ期随机对照临床研究(EORTC22931,RTOG9501)比较术后单纯放疗与术后同步化放疗对高危患者(高危是指具有以下情况之一者:切缘阳性、淋巴结外播散、周围神经受侵以及多个淋巴结受侵)的疗效,两项研究采用了相似的放疗方案(分别为 66Gy,60~66Gy),相同的化疗方案(DDP 100mg/m² d1、22、43)。RTOG9501 结果表明与单独放疗相比,术后同步化放疗可明显降低局部复发风险;EORTC 22931 结果表明术后同步化放疗可使患者 PFS 和 OS 延长。这两项随机对照研究确立了术后同步化放疗用为具有高危因素的头颈部鳞癌患者标准治疗方案的地位。对这两项研究的数据进行汇总,表明淋巴结包膜外侵犯、手术切缘镜下受侵的患者从术后化放疗中获益最大。

综上所述,在头颈部鳞癌的综合治疗中,不同治疗阶段的同步化放疗推荐的化疗方案各不相同:当同步化放疗作为初始治疗时,推荐的同步方案包括高剂量顺铂(首选)、西妥昔单抗、卡铂 /5-FU、5-FU/ 羟基脲、顺铂 / 紫杉醇、顺铂 /5-FU、卡铂 / 紫杉醇、顺铂每周方案等;当诱导治疗序贯同步化放疗时,推荐的同步方案为卡铂每周方案或西妥昔单抗;当同步化放疗作为术后辅助治疗时,推荐的同步方案为顺铂。

3. **辅助化疗**　辅助化疗在头颈部癌中的作用尚有待于进一步证实。对Ⅲ和Ⅳ期晚期及高危头颈部癌的患者术后行辅助化疗理论上可能会带来收益,但目前且缺少充分的循证医学证据。有学者采用的辅助化疗的适应证:①切缘阳性或肿瘤周围切除不足;②2 个或 2 个以上区域淋巴结转移;③包膜外侵犯。化疗方案可采用 DDP 联合 5-FU、MTX 联合 5-FU 或 BLM 联合 MTX。虽然部分研究的亚组分析中显示部分患者可能受益,但这些结果还需要在前瞻性的随机对照研究中进行验证。美国学者报道对 448 例术后患者随机分为术后放疗和术后化疗 - 放疗两组,随访 4 年,显示高危组患者(包括切缘不净,多发颈淋巴结转移和包膜外侵犯)化疗显示局部控制率及生存率均明显提高,而对低危组患者术后辅助化疗无益处。1995 年对 54 个随机对照研究进行的 meta 分析表明,辅助化疗可增加总生存 6.5%(95% *CI* 3.1%~9.9%)。2000 年的另一项 meta 分析汇总了 8 个随机对照研究共 1 854 例患者,结果表明增加生存 1%(*P*=0.74)。

(二)晚期头颈部鳞癌的内科治疗

1. **含铂类 / 紫杉类 / 西妥昔单抗的联合治疗方案**　EXTREME 研究是一项在初治的复发或转移性头颈部鳞癌中进行的Ⅲ期临床研究,比较西妥昔单抗联合 DDP(或 CBP)和 5-FU 的化疗方案对比 DDP 联合 5-FU 的标准化疗方案的疗效。共 442 例患者入组，其中试验组 222 例，对照组 220 例，化疗的疗程数最多为 6 周期，试验组在完成 6 周期化疗后若疾病稳定继续给予西妥昔单抗至疾病进展或首次出现不可耐受的毒性。中位 OS 在试验组为 10.1 个月，对照组 7.4 个月，总生存延长近 3 个月，死亡风险降低 20%（$P=0.04$）；中位 PFS 分别为 5.6 个月和 3.4 个月，疾病进展风险降低 46%（$P<0.001$）；RR 分别为 36% 和 20%（$P<0.001$）。最常见的不良反应为贫血、中性粒细胞减少和血小板减少。该研究是 30 多年来首个在晚期 / 转移性头颈部鳞癌一线治疗中证实总生存期显著延长的Ⅲ期临床研究，西妥昔单抗联合含铂方案已成为复发转移性头颈部鳞癌患者一线治疗的新标准。另一项Ⅲ期研究比较了西妥昔单抗联合顺铂和顺铂单药一线治疗头颈部鳞癌，结果显示缓解率分别为 26% 和 10%（$P=0.03$），中位 PFS 分别为 4.2 个月和 2.7 个月（$P=NS$），中位 OS 分别为 9.2 个月和 8.0 个月（$P=0.21$）。Hitt 等使用西妥昔单抗联合每周方案紫杉醇一线治疗复发 / 转移性头颈部鳞癌，总缓解率为 54%，完全缓解率 22%，疾病控制率 80%；中位 PFS 为 4.2 个月，中位 OS 为 8.1 个月。GORTEC 2008-03 研究中，西妥昔单抗联合多西他赛 / 顺铂在一线治疗中的缓解率为 44.4%，中位 PFS 为 6.2 个月，中位 OS 为 14 个月。

2. 含铂方案进展后的治疗选择

（1）免疫治疗：免疫逃逸与头颈鳞癌的发生发展相关。包括免疫检查点抑制剂在内的免疫治疗药物已经在多种实体瘤中取得了较好疗效。免疫检查点抑制剂治疗头颈部鳞癌的研究也取得了令人鼓舞的结果。

1）纳武利尤单抗：CheckMate-141 是一项旨在比较纳武利尤单抗和研究者选择方案（西妥昔单抗、甲氨蝶呤或多西他赛）对含铂方案失败的复发或转移性头颈部鳞癌的疗效的Ⅲ期研究，其主要终点为总生存。研究共纳入 361 例患者，按 2∶1 的比例随机接受纳武利尤单抗和研究者选择方案（西妥昔单抗，甲氨蝶呤或多西他赛）的治疗。结果表明，试验组的中位总生存明显优于对照组（7.5 个月 vs 5.1 个月，$HR=0.70$；97.73% CI 0.51~0.96；$P=0.01$），试验组和对照组的 1 年生存率分别为 36.0% vs 16.6%，RR 分别为 13.3% vs 5.8%，但是两组的 PFS 没有显著差异（2.0 个月 vs 2.3 个月）。进一步扩展分析显示，纳武利尤单抗治疗带来的 OS 获益主要表现在肿瘤 PD-L1 表达高于 1% 的人群（$n=149$）中（8.7 个月 vs 4.6 个月；$HR=0.55$；95% CI 0.36~0.83），而在肿瘤 PD-L1 表达低于 1% 的人群（$n=111$）中试验组与对照组的 OS 差异无统计学意义（5.7 个月 vs 5.8 个月；$HR=0.89$；95% CI 0.54~1.45）。在安全性方面，试验组的 3~4 级不良事件发生率（13.1%）显著低于对照组（35.1%）。上述结果表明，与传统的研究者选择方案相比，纳武利尤单抗治疗含铂方案失败的复发或转移性头颈部鳞癌的患者能够获得更好的生存。基于 CheckMate-141 研究的结果，美国 FDA 于 2016 年 11 月批准纳武利尤单抗用于含铂方案失败的复发或转移性头颈部鳞癌患者。

2）帕博利珠单抗：另一个抗 PD-1 抗体帕博利珠单抗最初在头颈部鳞癌的Ⅰb 期研究（Keynote-012）中采用的剂量是 10 mg/（kg·2 周），主要终点指标为安全性和总缓解率。研究纳入 60 例患者，23 例（38%）为 HPV 阳性，37 例（62%）为 HPV 阴性。结果表明，3~4 级药物相关性不良反应发生率为 17%（10/60），其中最常见者为 ALT 升高、AST 升高、低钠血症（均为 2/60），1 例患者出现 3 级药物相关性皮疹，45%（27/60）的患者发生了严重不良事件，无药物相关性死亡。总缓解率为 18%（8/45；95% CI 8%~32%），HPV 阳性组缓解率为 25%（4/16；95% CI 7%~52%），HPV 阴性组为 14%（4/29；95% CI 4%~32%）。基于这一初步结果，Keynote-012 的扩展研究采用了 200mg/3 周的剂量，继续纳入 132 例患者。结果表明，6 个月的 OS 率为 59%，PFS 率为 23%，客观缓解率(objective response rate,ORR)为18%,PD-L1表达阳性(≥1%)组的疾病缓解率明显高于阴性组(22% vs 4%,P=0.021),而HPV状态与疾病缓解率之间没有明显相关性。仅有9%的患者出现3/4级不良反应,较常见的不良反应是乏力、食欲减退、呼吸困难,临床明显的免疫相关不良反应包括肺炎、结肠炎、肝炎、肾上腺功能不全、糖尿病、皮肤毒性、肌炎、甲状腺功能紊乱等。基于Keynote-012的研究结果,2016年8月美国FDA批准帕博利珠单抗用于治疗含铂方案失败的复发或转移性头颈部鳞癌。Ⅱ期研究Keynote-055中,171例铂类和西妥昔单抗治疗失败的头颈部鳞癌患者接受了帕博利珠单抗的治疗,总有效率是16%(95% CI 11%~23%),中位缓解时间8个月,15%的患者出现3/4级不良反应,1例治疗相关死亡。上述研究中,PD-L1的表达与免疫检查点抑制剂的疗效存在一定的相关性,而HPV+及HPV-患者均能从免疫检查点抑制剂的治疗中获益。

通过上述2个药物(纳武利尤单抗和帕博利珠单抗)的研究开发,免疫治疗已经成为复发转移头颈部鳞癌解救治疗的新选择,而其与化疗、靶向药物以及其他免疫检查点抑制剂如抗细胞毒性T淋巴细胞相关抗原4(cytotoxic T-lymphocyte-associated protein 4,CTLA-4)单抗的联合治疗研究正在进行中,其结果值得期待。其他的免疫治疗策略也在研究中。同时,免疫治疗与放射治疗或多种治疗模式相结合的研究也正在进行。免疫治疗为头颈部鳞癌的治疗发展提供了一个令人鼓舞的前景。

(2)西妥昔单抗:多项研究评价了西妥昔单抗治疗含铂方案失败的复发或转移性头颈部鳞癌的疗效和不良反应。对于含铂方案失败的复发或转移性头颈部鳞癌,西妥昔单抗单药的PR率为12%,CR率为5%,总缓解率为17%;西妥昔单抗联合紫杉醇的缓解率为38%,中位PFS为3.9个月,中位OS为7.6个月;西妥昔单抗联合多西他赛的缓解率为11%,中位PFS为3.1个月,中位OS为6.7个月;西妥昔单抗联合卡铂/紫杉醇方案的缓解率为56%,中位TTP为5.0个月,中位OS为8.0个月。

(3)阿法替尼:LUX-Head & Neck 1是一项Ⅲ期研究,比较了阿法替尼与甲氨蝶呤二线治疗含铂方案失败的复发或转移性头颈部鳞癌的疗效。主要研究终点为无进展生存期。研究纳入483例,按2:1随机,阿法替尼组322例,甲氨蝶呤组161例。结果表明,阿法替尼组的中位PFS明显优于甲氨蝶呤组(2.6个月 vs 1.7个月,P=0.03)。阿法替尼组的耐受性较好,3~4级药物相关性不良事件中,阿法替尼组皮疹或痤疮(10%)、腹泻(9%)更常见,MTX组中性粒细胞减少更常见。研究表明,阿法替尼二线治疗复发或转移性头颈部鳞癌的疗效优于甲氨蝶呤。

一项Ⅱ期研究比较了阿法替尼和西妥昔单抗治疗含铂方案失败的复发或转移性头颈部鳞癌的疗效。研究分为2个阶段。首先,患者随机分为两组,分别接受阿法替尼单药(50mg/d)和西妥昔单抗(负荷量400mg/m²,其后250mg/(m²·周),直至疾病进展或不良事件不可耐受(第1阶段)。之后,患者可以交叉接受另一药物治疗或停止治疗(第2阶段)。在第1阶段,61例患者接受了阿法替尼治疗,60例接受了西妥昔单抗治疗;阿法替尼组和西妥昔单抗组的客观缓解率分别为8.1%和9.7%(P=0.78),疾病控制率分别为50%和56.5%(P=0.48),中位PFS分别为13.0周和15.0周(P=0.71)。最常见的3级及以上药物相关性不良事件为皮疹(18% vs 8.3%)腹泻(14.8% vs 0%)和口腔炎/黏膜炎(11.5% vs 0%)。药物相关性不良事件导致治疗停止的比例分别为23%和5%。在第2阶段,32例患者由阿法替尼组交叉到西妥昔单抗治疗,36例由西妥昔单抗组交叉到阿法替尼治疗。第2阶段中,经阿法替尼治疗患者和经西妥昔单抗治疗患者中,疾病控制率分别为33.3%和18.8%,中位PFS分别为9.3个月和5.7个月(P=0.08)。此研究结果表明,阿法替尼与西妥昔单抗疗效相近，但是阿法替尼组有更高的药物相关性不良事件导致治疗停止的比例（23% vs 5%）。并且，第 2 阶段的治疗仍对部分患者有效，提示阿法替尼与西妥昔单抗间不存在完全交叉耐药，将两种药物序贯使用是可行的治疗策略。）

（4）其他治疗选择

1）帕尼单抗（panitumumab）：是一个人源化的 EGFR 单抗。SPECTRUM 试验是比较顺铂 / 氟尿嘧啶方案联合或不联合帕尼单抗的 Ⅲ 期研究，主要终点指标为总生存。帕尼单抗联合顺铂 / 5-FU 方案与单纯顺铂 /5-FU 化疗方案的中位 OS 分别为 11.1 个月（95% CI 9.8~12.2）和 9.0 个月（95% CI 8.1~11.2）（P=0.140 3），中位 PFS 分别为 5.8 个月（95% CI 5.6~6.6）和 4.6 个月（95% CI 4.1~5.4）（P=0.003 6）。在预先设定的亚组分析中，HPV 阴性患者试验组中位总生存较对照组更长，分别为 11.7 个月和 8.6 个月（P=0.011 5）。该研究并未重复出 EXTREME 研究延长总生存的结果，尚不明确其原因是药物之间的不同还是研究设计的差异。

2）其他 EGFR-TKI：一项 Ⅱ 期临床试验中，对复发或转移性头颈部鳞癌的患者分别给予吉非替尼 500mg/d、250mg/d 口服，结果提示治疗效果有剂量依赖性（500mg/d 组中位 PFS 为 3.4 个月，中位 OS 为 8.1 个月，而 250mg/d 组中位 PFS 为 1.8 个月，中位 OS 为 5.5 个月），药物治疗相关毒性反应主要为皮疹和腹泻，患者耐受性好。IMEX 研究中，比较 250mg 及 500mg 的吉非替尼和 MTX 在头颈部鳞癌的二线治疗中的疗效，RR 分别为 2.7%、7.6% 及 3.9%，500mg 吉非替尼组有效率较另外 2 组高，但中位 OS 却无明显延长。Soulieres 等 38 对 115 例复发或转移性头颈癌患者应用起始剂量为 150mg/d 的厄洛替尼治疗，根据耐受情况，剂量逐渐增加至 250mg/d。结果显示，4% 患者的肿瘤获缓解，中位 PFS 与中位 OS 分别为 3.8 个月和 6 个月。

3）其他靶向治疗药物：包括多种作用于不同靶点的药物，如抗血管生成（索拉非尼、舒尼替尼、贝伐珠单抗、重组人血管内皮抑制素、凡德他尼）、C-MET（foretinib）、胰岛素样生长因子受体 1（insulin like growth factor-1 receptor，IGF-1R）（figitumumab、cixutumumab）、PI3K/Akt/mTOR 通路（BKM120、BYL719、PX-866、perifosine、替西罗莫司、伊维莫司）、STAT 通路（dasatinib、saracatinib）、蛋白酶体（硼替佐米）、组蛋白去乙酰化酶（romidepsin、vorinostat）、CDK 4/6 抑制剂（palbociclib）、多靶点 TKI（pazopanib）等。部分药物正在进行 Ⅰ 期和 Ⅱ 期临床试验，结果值得期待。

（周生余　何小慧　赵　喆　陈闪闪）

参考文献

[1] 万德森 . 临床肿瘤学 [M]. 3 版 . 北京 : 科学出版社 , 2010.

[2] 中华医学会 . 临床诊疗指南 (肿瘤分册)[M]. 北京 : 人民卫生出版社 , 2005.

[3] 高黎 , 徐国镇 . 鼻咽癌 [M]. 北京 : 北京大学医学出版社 , 2007.

[4] LANG J, GAO L, GUO Y, et al. Comprehensive treatment of squamous cell cancer of head and neck: Chinese expert consensus 2013 [J]. Future Oncol, 2014, 10 (9): 1635-1648.

[5] LEE N, HARRIS J, GARDEN A S, et al. Intensity-modulated radiation therapy with or without chemotherapy for nasopharyngeal carcinoma: Radiation therapy oncology group phase Ⅱ trial 0225 [J]. J Clin Oncol, 2009, 27 (22): 3684-3690.

[6] LIANG S B, SUN Y, LIU L Z, et al. Extension of local disease in nasopharyngeal carcinoma detected by magnetic

resonance imaging: Improvement of clinical target volume delineation [J]. Int J Radiat Oncol Biol Phys, 2009, 75 (3): 742-750.

［7］ CHEN Q Y, WEN Y F, GUO L, et al. Concurrent chemoradiotherapy vs radiotherapy alone in stage Ⅱ nasopharyngeal carcinoma: Phase Ⅲ randomized trial [J]. J Natl Cancer Inst, 2011, 103 (23): 1761-1770.

［8］ BLANCHARD P, LEE A, MARGUET S, et al. Chemotherapy and radiotherapy in nasopharyngeal carcinoma: An update of the MAC-NPC meta-analysis [J]. Lancet Oncol, 2015, 16 (6): 645-655.

［9］ AL-SARRAF M, LEBLANC M, GIRI P G, et al. Chemoradiotherapy versus radiotherapy in patients with advanced nasopharyngeal cancer: Phase Ⅲ randomized Intergroup study 0099 [J]. J Clin Oncol, 1998, 16 (4): 1310-1317.

［10］ WEE J, TAN E H, TAI B C, et al. Randomized trial of radiotherapy versus concurrent chemoradiotherapy followed by adjuvant chemotherapy in patients with American Joint Committee on Cancer/International Union against cancer stage Ⅲ and Ⅳ nasopharyngeal cancer of the endemic variety [J]. J Clin Oncol, 2005, 23 (27): 6730-6738.

［11］ CHEN L, HU C S, CHEN X Z, et al. Concurrent chemoradiotherapy plus adjuvant chemotherapyversus concurrent chemoradiotherapy alone in patients with locoregionally advanced nasopharyngeal carcinoma: A phase 3 multicentre randomised controlled trial [J]. Lancet Oncol, 2012, 13 (2): 163-171.

［12］ HUI E P, MA B B, CHAN A T, et al. Randomized phase Ⅱ trial of concurrent cisplatin-radiotherapy with or without neoadjuvant docetaxel and cisplatin in advanced nasopharyngeal carcinoma [J]. J Clin Oncol, 2009, 27 (2): 242-249.

［13］ FOUNTZILAS G, CIULEANU E, BOBOS M, et al. Induction chemotherapy followed by concomitant radiotherapy and weekly cisplatin versus the same concomitant chemoradiotherapy in patients with nasopharyngeal carcinoma: A randomized phase Ⅱ study conducted by the Hellenic Cooperative Oncology Group (HeCOG) with biomarker evaluation [J]. Ann Oncol, 2012, 23 (2): 427-435.

［14］ TAN T, LIM W T, FONG K W, et al. Concurrent chemo-radiation with or without induction gemcitabine, Carboplatin, and Paclitaxel: A randomized, phase 2/3 trial in locally advanced nasopharyngeal carcinoma [J]. Int J Radiat Oncol Biol Phys, 2015, 91 (5): 952-960.

［15］ SUN Y, LI W F, CHEN N Y, et al. Induction chemotherapy plus concurrent chemoradiotherapy versus concurrent chemoradiotherapy alone in locoregionally advanced nasopharyngeal carcinoma: A phase 3 multicentre randomised controlled trial [J]. Lancet Oncol, 2016, 17 (11): 1509-1520.

［16］ MA B B, KAM M K, LEUNG S F, et al. A phase Ⅱ study of concurrent cetuximab-cisplatin and intensity-modulated radiotherapy in locoregionally advanced nasopharyngeal carcinoma [J]. Ann Oncol, 2012, 23 (5): 1287-1292.

［17］ LEE N Y, ZHANG Q, PFISTER D G, et al. Addition of bevacizumab to standard chemoradiation for locoregionally advanced nasopharyngeal carcinoma (RTOG 0615): A phase 2 multi-institutional trial [J]. Lancet Oncol, 2012, 13 (2): 172-180.

［18］ CHAN A T, HSU M M, GOH B C, et al. Multicenter phase Ⅱ study of cetuximab in combination with carboplatin in patients with recurrent or metastatic nasopharyngeal carcinoma [J]. J Clin Oncol, 2005, 23 (15): 3568-3576.

［19］ ZENG L, TIAN Y M, HUANG Y, et al. Retrospective Analysis of 234 nasopharyngeal carcinoma patients with distant metastasis at initial diagnosis: Therapeutic approaches and prognostic factors [J]. PLoS One, 2014, 9 (9): e108070.

［20］ ZHANG L, HUANG Y, HONG S, et al. Gemcitabine plus cisplatin versus fluorouracil plus cisplatin in recurrent or metastaticnasopharyngeal carcinoma: A multicentre, randomised, open-label, phase 3 trial [J]. Lancet, 2016, 388 (10054): 1883-1892.

［21］ ZHANG L, ZHANG Y, HUANG P Y, et al. Phase Ⅱ clinical study of gemcitabine in the treatment of patients with advanced nasopharyngeal carcinoma after the failure of platinum-based chemotherapy [J]. Cancer Chemother Pharmacol, 2008, 61 (1): 33-38.

［22］ CHEN C, WANG F H, WANG Z Q, et al. Salvage gemcitabine-vinorelbine chemotherapy in patients with metastatic nasopharyngeal carcinoma pretreated with platinum-based chemotherapy [J]. Oral Oncol, 2012, 48: 1146-1151.

［23］CHIA W K, TEO M, WANG W W, et al. Adoptive T-cell transfer and chemotherapy in the first-line treatment of metastatic and/or locally recurrent nasopharyngeal carcinoma [J]. Mol Ther, 2014, 22 (1): 132-139.

［24］LI J, CHEN Q Y, HE J, et al. Phase Ⅰ trial of adoptively transferred tumor-infiltrating lymphocyte immuno-therapy following concurrent chemoradiotherapy in patients with locoregionally advanced nasopharyngeal carcinoma [J]. Oncoimmunology, 2015, 4 (2): e976507.

［25］SHYAMASUNDAR S, DHEEN S T, BAY B H. Histone modifications as molecular targets in nasopharyngeal cancer [J]. Curr Med Chem, 2016, 23 (2): 186-197.

［26］ZHONG G, LIANG Z, CHEN L, et al. Progress and challenges in chemotherapy for loco-regionally advanced nasopharyngeal carcinoma [J]. Asian Pac J Cancer Prev, 16 (12), 4825-4832.

［27］BO H, MASUMI H, EDWIN P H, et al. Targeting tumor hypoxia in nasopharyngeal carcinoma [J]. Head Neck, 2013, 35 (1): 133-145.

［28］NG W T, CHANG A T, LEE S W, et al. Chemotherapy for nasopharyngeal cancer: Neoadjuvant, concomitant, and/or adjuvant [J]. Curr Treat Options in Oncol, 2015, 16 (9): 44.

［29］FERLAY J, SOERJOMATARAM I, DIKSHIT R, et al. Cancer incidence and mortality worldwide: Sources, methods and major patterns in GLOBOCAN 2012 [J]. Int J Cancer, 2015, 136: E359-E386.

［30］O'RORKE M A, ELLISON M V, MURRAY L J, et al. Human papillomavirus related head and neck cancer survival: A systematic review and meta-analysis [J]. Oral Oncol, 2012, 48 (12): 1191-1201.

［31］AMIN M B, EDGE S B, GREENE F L, et al. American joint committee on cancer (AJCC) cancer staging manual [M]. 8th ed. New York, NY: Springer, 2017.

［32］PIGNON J P, le MAITRE A, MAILLARD E, et al. Meta-analysis of chemotherapy in head and neck cancer (MACH-NC): An update on 93 randomised trials and 17, 346 patients [J]. Radiother Oncol, 2009, 92 (1): 4-14.

［33］JANORAY G, POINTREAU Y, GARAUD P. Long-term results of a multicenter randomized phase Ⅲ trial of induction chemotherapy with cisplatin, 5-fluorouracil, ± docetaxel for larynx preservation [J]. J Natl Cancer Inst, 2015, 108 (4): djv368.

［34］VERMORKEN J B, REMENAR E, van HERPEN C, et al. Cisplatin, fluorouracil, and docetaxel in unresectable head and neck cancer [J]. N Engl J Med, 2007, 357 (17): 1695-1704.

［35］POCNER M R, HERSHOCK D M, BLAJMAN C R, et al. Cisplatin and fluorouracil alone or with docetaxel in head and neck cancer [J]. N Engl J Med, 2007, 357 (17): 1705-1715.

［36］HITT R, LOPEZ-POUSA A, MARTINEZ-TRUFERO J, et al. Phase Ⅲ study comparing cisplatin plus fluo-rouracil to paclitaxel, cisplatin, and fluorouracil induction chemotherapy followed by chemoradiotherapy in locally advanced head and neck cancer [J]. J Clin Oncol, 2005, 23 (34): 8636-8645.

［37］LANGENDIJK J A, LEEMANS C R, BUTER J, et al. The additional value of chemotherapy to radiotherapy in locally advanced nasopharyngeal carcinoma: A meta-analysis of the published literature [J]. J Clin Oncol, 2004, 22 (22): 4604-4612.

［38］BONNER J A, HARARI P M, GIRALT J, et al. Radiotherapy plus cetuximab for squamous-cell carcinoma of the head and neck [J]. N Engl J Med, 2006, 354 (6): 567-578.

［39］ANG K K, ZHANG Q, ROSENTHAL D I, et al. Randomized phase Ⅲ trial of concurrent accelerated radiation plus cisplatin with or without cetuximab for stage Ⅲ to Ⅳ head and neck carcinoma: RTOG 0522 [J]. J Clin Oncol, 2014, 32 (27): 2940-2950.

［40］ADELSTEIN D J, LAVERTU P, SAXTON J P, et al. Mature results of a phase Ⅲ randomized trial comparing concurrent chemoradiotherapy with radiation therapy alone in patients with stage Ⅲ and Ⅳ squamous cell carci-noma of the head and neck [J]. Cancer, 2000, 88 (4): 876-883.

［41］FORASTIERE A A, GOEPFERT H, MAOR M, et al. Concurrent chemotherapy and radiotherapy for organ preservation in advanced laryngeal cancer [J]. N Engl J Med, 2003, 349 (22): 2091-2098.

［42］FORASTIERE A A, ZHANG Q, WEBER R S, et al. Long-term results of RTOG 91-11: A comparison of three nonsurgical treatment strategies to preserve the larynx in patients with locally advanced larynx cancer [J]. J Clin Oncol, 2013, 31 (7): 845-852.

［43］COOPER J S, PAJAK T F, FORASTIERE A A, et al. Postoperative concurrent radiotherapy and chemotherapy for high-risk squamous-cell carcinoma of the head and neck [J]. N Engl J Med, 2004, 350 (19): 1937-1944.

［44］BERNIER J, DOMENGE C, OZSAHIN M, et al. Postoperative irradiation with or without concomitant chemo-

第
22
章

therapy for locally advanced head and neck cancer [J]. N Engl J Med, 2004, 350 (19): 1945-1952.

［45］ VERMORKEN J B, MESIA R, RIVERA F, et al. Platinum-based chemotherapy plus cetuximab in head and neck cancer [J]. N Engl J Med, 2008, 359 (11): 1116-1127.

［46］ FERRIS R L, BLIMENSCHEIN G J R, FAYETTE J, et al. Nivolumab for recurrent squamous-cell carcinoma of the head and neck [J]. N Engl J Med, 2016, 375 (19): 1856-1867.

［47］ SEIWERT T Y, BURTNESS B, MEHRA R, et al. Safety and clinical activity of pembrolizumab for treatment of recurrent or metastatic squamous cell carcinoma of the head and neck (KEYNOTE-012): An open-label, multi-centre, phase 1b trial [J]. Lancet Oncol, 2016, 17 (7): 956-965.

［48］ BAUML J, SEIWERT T Y, PFISTER D G, et al. Pembrolizumab for platinum-and cetuximab-refractory head and neck cancer: Results from a single-arm, phase Ⅱ study [J]. J Clin Oncol, 2017, 35 (14): 1542-1549.

［49］ MACHIELS J P, HADDAD R I, FAYETTE J, et al. Afatinib versus methotrexate as second-line treatment in patients with recurrent or metastatic squamous-cell carcinoma of the head and neck progressing on or after plat-inum-based therapy (LUX-Head & Neck 1): An open-label, randomised phase 3 trial [J]. Lancet Oncol, 2015, 16 (5): 583-594.

［50］ SEIWERT T Y, FAYETTE J, CUPISSOL D, et al. A randomized, phase 2 study of afatinib versus cetuximab in metastatic or recurrent squamous cell carcinoma of the head and neck [J]. Ann Oncol, 2014, 25 (9): 1813-1820.

［51］ VERMORKEN J B, STOHLMACHER-WILLIAMS J, DAVIHENKO I, et al. Cisplatin and fluorouracil with or without panitumumab in patients with recurrent or metastatic squamous-cell carcinoma of the head and neck (SPECTRUM): An open-label phase 3 randomized trial [J]. Lancet Oncol, 2013, 14 (8): 697-710.

第
22
章

第**23**章　胸部肿瘤

第 1 节　肺　　癌

一、流行病学

世界卫生组织（World Health Organization, WHO）国际癌症研究机构（International Agency for Research on Cancer, IARC）发布的 2020 年全球肿瘤流行病学统计数据（GLOBOCAN 2020）显示：2020 年全球癌症新增病例约 1 930 万，死亡人数达 1 000 万，其中肺癌新发病例为 220 万，占全部新增病例的 11.4%，仅次于乳腺癌（230 万，占全部新增病例的 11.7%）排在第二位；癌症死亡病例中肺癌排在第一位，死亡病例为 180 万，占全部死亡病例的 18%。其中中国肺癌新发病例为 815 563 例，占全部新增病例的 17.9%；死亡病例为 714 699 例，占全部死亡病例的 23.8%，均排在第一位。

《2019 中国肿瘤登记年报》发布的癌症统计数据显示：2016 年中国肿瘤发病率为 291.13/10 万，死亡率为 177.05/10 万，其中肺癌发病率最高，为 20.75%；肺癌死亡率也位列第一，为 27.35%。据《2012 中国肿瘤登记年报》发布的数据，2009 年中国肿瘤发病率为 285.91/10 万，死亡率为 180.54/10 万，其中肺癌发病率最高，为 18.74%；肺癌死亡率也排在第一位，为 25.24%。

从上述流行病学统计数据可以看出，无论是全世界还是中国，在癌症发病和死亡人数逐年增加的同时，肺癌都是最主要的恶性肿瘤，并且发病和死亡都呈逐年上升的趋势。

二、病因学

（一）吸烟

大约三分之一的癌症与吸烟有关，特别是肺癌、喉癌、口腔癌、食管癌，吸烟还可致膀胱癌、胰腺癌和肾癌，在此之中最致命的是肺癌和胰腺癌。十几个国家参与的 30 多次流行病学回顾性调查及前瞻性研究均证实，吸烟是罹患肺癌的重要危险因素。据美国国家癌症研究所统计，约 85% 的肺癌与烟草有关。流行病学研究结果显示，肺癌的发生概率与每日吸烟量呈正相关，因此提出了吸烟指数的概念，即：每天吸烟支数乘吸烟年数，此指数大于 400 的个体被列入肺癌高危人群。

烟草中含有 300 多种化学物质，其中 40 多种被证实为致癌相关物质，如间苯二甲胺

（m-xylylenediamine，MXDA）、多环芳烃（polycyclic aromatic hydrocarbons，PAH）、尼古丁、4-N- 甲基亚硝胺基 -1-3- 吡啶基 -1- 丁酮（4-（N-Nitrosomethylamino）-1-（3-pyridyl）-1-butanone，NNK）和 N- 亚硝基降烟碱（N'-nitrosonornicotine，NNN）。在动物模型中，MXDA 可以诱导 Kirsten 鼠肉瘤病毒基因同系物（Kirsten rat sarcoma viral oncogene，*KRAS*）基因突变、上调肺泡细胞 DNA 甲基化转移酶活性；PAH 可以诱导肿瘤蛋白 53（tumor protein 53，*TP53*）基因突变。尼古丁、NNK 和 NNN 与烟碱型乙酰胆碱受体（nicotinic acetylcholine receptors，nAChRs）具有高亲和力。nAChRs 的 α7 亚基可以刺激兴奋性神经递质合成和释放，进而促进细胞增殖、迁移、血管生成，抑制细胞凋亡。"二手烟"是导致肺癌的又一重要因素。在美国每年新发的 17 万例肺癌患者中约 3 000 例从未有过吸烟史，而是由于被动吸烟造成的。非吸烟肺癌患者中约有 25% 是由于被动吸烟导致的。烟草和其他物理因素具有促肺癌发生的协同效应，例如氡。

（二）环境因素

随着工业化的进步，致癌性工业原料及污染废弃物不断增加、大气污染程度逐渐加重、汽车尾气排放量逐年增多；煤炭、木材、柴草、秸秆等燃烧不全会造成空气污染，这些均是诱发肺癌的重要因素。女性非吸烟患者肺癌的发生与厨房油烟排放不畅有关。不符合标准的建筑材料所含的放射性元素如氡、铀、钍等，都是导致肺癌的重要因素。无机砷、石棉纤维、铬、镍、煤焦油以及二氯甲醚和氯甲基甲醚等亦是重要的致癌因素。

1. **无机砷** 美国国家癌症研究所报道，暴露于三氧化二砷的工人肺癌死亡率是对照组的 3 倍，工作 15 年以上组是对照组的 8 倍。砷引起的肺癌多半分化程度差，且鳞癌多于腺癌。

2. **石棉纤维** 石棉纤维被吸入并沉积在肺部后，会造成肺部疾病，如肺石棉沉着症。10%~30% 的肺石棉沉着症患者会发展为肺癌或胸膜间皮瘤，石棉工人罹患肺癌的概率是普通人群的 15 倍。

3. **铬** 金属铬毒性较小，而六价铬化合物或其盐类毒性很大。美国、英国、日本从事铬酸盐生产的工人肺癌的发病率约是普通人群的 5~25 倍。铬酸盐引起肺肿瘤的接触时间为 2~47 年。

4. **镍** 英国人在 1933 年发现，镍蒸汽工人患鼻腔、鼻旁窦及肺部肿瘤的概率明显高于普通人群。镍业工人肺肿瘤死亡率为普通人群的 6 倍。大鼠和豚鼠长期吸入金属镍颗粒，可诱发癌前病变及肺癌。

5. **煤焦油** 煤焦油中含有苯吡类的多环芳烃，1937 年英国人首先注意到煤气和沥青工人肺癌患病率高于普通人，其后在美国、日本、加拿大也证实了这种发现。WHO 将煤焦油列为肯定致癌物质之一。

6. **二氯甲醚和氯甲基甲醚** 二氯甲醚和氯甲基甲醚的职业暴露导致暴露人群罹患小细胞肺癌增多，这两种化学物质也成功诱导构建了肺癌动物模型。

（三）感染因素

人类免疫缺陷病毒（human immunodeficiency virus，HIV）感染者肺癌的发病率显著高于普通人群；人乳头瘤病毒（human papilloma virus，HPV）感染与支气管肺癌密切相关，尤其是鳞癌和腺癌，HPV 亚型中与肺癌致病性有关的主要是 HPV16 和 HPV18 型；爱泼斯坦 - 巴尔病毒（Epstein-Barr virus，EBV）感染与肺癌发生相关。除病毒外，细菌、支原体、衣原体感染也与肺癌有关。

（四）遗传易感性

肺癌存在家族聚集现象，提示肺癌发生与遗传易感性有关。遗传易感性可能导致个体对致癌物的敏感性和对损伤修复能力的不同,从而导致肺癌的发生。遗传易感性包括基因组不稳定与多态性、DNA 修复能力等。

1. 基因组不稳定与多态性

(1)微卫星不稳定性:微卫星是人类基因组中以少数几个核苷酸为单位多次串联重复的 DNA 序列。微卫星不稳定性(microsatellite instability,MSI)是指由于 DNA 复制错误引起的简单重复序列改变,当错配修复(mis-match repair,*MMR*)基因功能缺陷时就容易造成这种核苷酸水平遗传的不稳定。多个研究表明,肺癌的发生与 MSI 有关,在肿瘤组织中 MSI 明显增高。目前临床上 MSI 的检测主要利用免疫组织化学(immunohistochemical,IHC)染色或聚合酶链反应(polymerase chain reaction,PCR)方法,检测项目有 MLH1、MSH2、MSH6 和 PMS2。

(2)染色体不稳定性:染色体不稳定性(chromosome instability,CIN)是染色体水平产生的遗传不稳定性,包括染色体结构异常和数目异常。相对于正常细胞,肿瘤细胞经常出现 CIN,可表现为染色体结构、染色体数目的异常,可以通过染色体畸变率、染色体脆性部位、姐妹染色体交换等反映。CIN 主要与参与 DNA 复制及损伤修复的酶、调控分子等的异常密切相关。

(3)基因多态性:基因多态性是指在 DNA 水平的变异,可分为 3 大类:DNA 片段长度多态性、DNA 重复序列多态性和单核苷酸多态性。基因多态性涉及多种功能的基因及基因家族:代谢酶基因,如 *CYP40* 家族、*GST* 家族、*NAT* 家族多态性;修复酶基因,如 *XRCC1*、*OGG1* 基因多态性;抑癌基因如 *TP53*、*RAS* 等多态性。这些基因的个体携带者具有较高的患肺癌风险,且各危险因素之间具有联合作用,可显著增加肺癌发生的概率。

2. DNA 修复 DNA 修复是细胞对 DNA 损伤产生的反应,通过一系列生物学过程恢复 DNA 序列正常结构并维持遗传信息相对稳定。多个基因的产物参与 DNA 修复,当这些基因发生变异时,细胞 DNA 修复能力下降或缺陷,个体肿瘤易感性增高。

(五)其他因素

饮酒、肺部疾病史、饮食习惯、营养状况、心理等因素也是影响肺癌发生发展不可忽视的因素。

三、病理学

原发性支气管肺癌简称肺癌,起源于支气管黏膜上皮及肺泡。近年来,肺癌的诊断和治疗进展迅速,本节以《2015 年世界卫生组织肺、胸膜、胸腺和心脏肿瘤分类》为基础编写,对肺癌的病理形态学、免疫表型、基因检测及与新治疗手段相关的生物标志物检测进行简要介绍,以期有助于临床医师加深对肺癌病理分型的正确认识。

(一)肺癌病理组织学分型

1. 腺癌 腺癌(adenocarcinoma)包括浸润前病变、微小浸润癌及浸润癌,浸润前病变包括非典型性腺瘤样增生和原位腺癌;浸润癌包括附壁为主型、腺泡型、乳头型、微乳头型以及实体型 5 个亚型和浸润性黏液腺癌、胶样癌、胎儿型腺癌以及肠型腺癌 4 个变异型。

(1)非典型性腺瘤样增生和原位腺癌:非典型性腺瘤样增生(atypical adenomatous hyperplasia,AAH)通常发生于肺叶外周,大小常在 0.5cm 以内,组织学表现为肺泡结构完好、大小一致的肺泡上皮细胞有轻度非典型性增生,增生细胞呈立方形或矮柱状,其核仁缺乏或模糊。原位腺癌(adenocarcinoma in situ,AIS)指的是肿瘤直径 ≤3cm、单纯贴壁生长模式的局灶性腺癌结节。原位腺癌大多数为非黏液型,极少数为黏液型,没有间质、脉管及胸膜侵犯,没有腺泡状、乳头状、实性或微乳头状等浸润性生长。

(2) 微小浸润性腺癌:微小浸润性腺癌(minimally invasive adenocarcinoma,MIA)是一个孤立的、直径≤3.0cm的小腺癌,绝大部分呈附壁型结构,浸润性成分范围≤0.5cm(图23-1),无脉管、神经及胸膜侵犯,无气道扩散及肿瘤性坏死。微小浸润性腺癌大多数为非黏液型,完全切除术后患者的预后非常好。

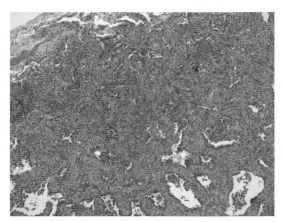

图 23-1 微小浸润性腺癌(minimally invasive adenocarcinoma) HE×40

(3) 浸润性腺癌:浸润性腺癌(invasive adenocarcinoma,IA)包括以下5个亚型。

1)附壁型:附壁型腺癌(lepidic adenocarcinoma)是肿瘤生长方式以非黏液性附壁成分为主,存在>5mm浸润性病灶的浸润性腺癌(图23-2a)。浸润性病灶是指腺泡型、乳头型、实体型和微乳头型成分,肿瘤间质可见肌纤维母细胞反应,可以存在血管、淋巴管或胸膜侵犯,或有肿瘤细胞气道内播散。

2)腺泡型:腺泡型腺癌(acinar adenocarcinoma)是肿瘤生长方式以腺样结构为主,肿瘤细胞环绕排列,中央可见圆形或卵圆形腔隙(图23-2b),腔内和肿瘤细胞胞质内可见黏液分布。目前将筛状结构亦归为腺泡型腺癌(图23-2c),但此类型腺癌预后明显较差。

3)乳头型:乳头型腺癌(papillary adenocarcinoma)是腺样分化的肿瘤细胞围绕纤维血管轴心的间质生长,间质和肿瘤细胞分支呈乳头状(图23-2d),间质是否有肌纤维母细胞反应不作为诊断标准。附壁型腺癌由于切面原因造成的假性乳头不包含在这一型中。

4)微乳头型:微乳头型腺癌(micropapillary adenocarcinoma)是肿瘤排列呈无纤维血管轴心的微小乳头状结构(图23-2e),常有血管、淋巴管和间质侵犯,并可见砂粒体形成。该亚型腺癌侵袭性较强,通常可见脉管瘤栓或淋巴结转移,属预后较差的腺癌类型。

5)实体型:实体型腺癌(solid adenocarcinoma)是由成片的多角形肿瘤细胞组成,没有腺泡、小管和乳头结构(图23-2f)。实体型腺癌表达肺泡上皮细胞标记,需要借助免疫组化与非角化型鳞状细胞癌和大细胞癌鉴别。

(4) 浸润性腺癌变异型:浸润性腺癌包括以下4个变异型。

1)浸润性黏液腺癌:浸润性黏液腺癌(invasive mucinous adenocarcinoma)即《2004年世界卫生组织肿瘤分类:肺、胸膜、胸腺和心脏肿瘤的病理学和遗传学分类》〔The World Health Organization classification of tumors.Pathology and genetics.Tumours of the lung,pleura,thymus and heart(2004)〕中的黏液型细支气管肺泡癌类型(图23-3)。癌细胞表达细胞角质蛋白7(cytokeration 7,CK7)、细胞角质蛋白20(cytokeration 20,CK20),较少表达甲状腺转录因子1(thyroid transcription factor,TTF-1)和Napsin-A。浸润性黏液腺癌中 KRAS 基因突变率可高达90%。

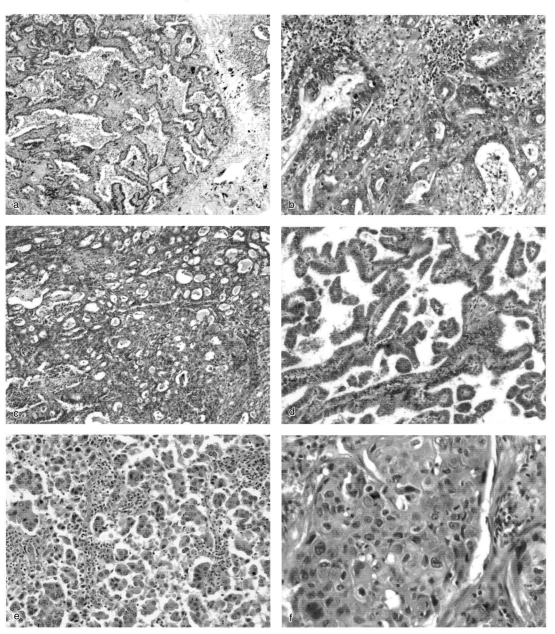

第
23
章

图 23-2　浸润性腺癌(invasive adenocarcinoma)

a. 浸润性腺癌(invasive adenocarcinoma)- 附壁型腺癌(lepidic adenocarcinoma),癌细胞沿肺泡壁生长　HE×40 ;b. 浸润性腺癌(invasive adenocarcinoma)- 腺泡型腺癌(acinar adenocarcinoma),肿瘤主要呈腺腔样结构　HE×100 ;c. 浸润性腺癌(invasive adenocarcinoma),肿瘤主要成筛状结构　HE×40 ;d. 浸润性腺癌(invasive adenocarcinoma)- 乳头型腺癌(papillary adenocarcinoma),乳头轴心为纤维血管组织　HE×200 ;e. 浸润性腺癌(invasive adenocarcinoma)- 微乳头型腺癌(micropapillary adenocarcinoma),无纤维血管轴心　HE×100 ;f. 浸润性腺癌(invasive adenocarcinoma)- 实体型腺癌(solid adenocarcinoma),实性癌巢内有黏液细胞　HE×400。

2) 胶样腺癌：胶样腺癌（colloid adenocarcinoma）的组织学特征是肿瘤组织内见大量细胞外黏液并形成黏液池，肿瘤细胞由杯状细胞和柱状细胞组成，细胞常无明显异型性，可附壁样生长，也可漂浮在黏液池中（图23-4）。肿瘤细胞表达CK20、黏蛋白2（mucin 2，MUC2）和尾型同源盒转录因子2（caudal type homeobox transcription factor 2，CDX2），可弱表达或局部表达TTF-1、CK7和Napsin-A。

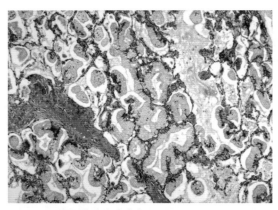

图23-3 浸润性黏液腺癌（invasive mucinous adenocarcinoma），由含黏液的杯状细胞组成 HE×200

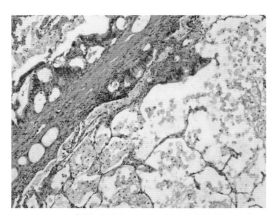

图23-4 胶样腺癌（colloid adenocarcinoma），可见大量细胞外黏液形成 HE×200

3) 胎儿型腺癌：胎儿型腺癌（fetal adenocarcinoma）是由富含糖原的无纤毛细胞形成的小管组成，类似于胎儿肺小管，可有核上及核下糖原空泡，类似于子宫内膜的组织形态。分为低级别和高级别两种亚型。免疫表型与其他腺癌类型相似，可表达TTF-1。

4) 肠型腺癌：肠型腺癌（enteric adenocarcinoma）具有结肠腺癌的组织学特点和免疫表型，且这样的成分必须占到全部肿瘤细胞50%以上（图23-5）。肠型腺癌细胞表达结肠腺癌的标记CDX2、CK20和MUC2，同时约50%肠型腺癌细胞表达CK7和TTF-1。

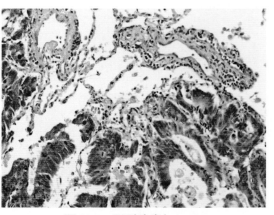

图23-5 肠型腺癌（enteric adenocarcinoma） HE×200

2. **鳞状细胞癌** 鳞状细胞癌（squamous cell carcinoma）是一种恶性上皮性肿瘤，分为角化型鳞状细胞癌（keratinizing squamous cell carcinoma）（图23-6）、非角化型鳞状细胞癌（nonkeratinizing squamous cell carcinoma）（图23-7）和基底样型鳞状细胞癌（basaloid squamous cell carcinoma）（图23-8）三种亚型。鳞状细胞癌的癌前病变是高级别上皮内瘤变，包括既往分类中的鳞状上皮中度不典型增生、重度不典型增生及原位癌等一系列病变。大约1/3的病例可见菊形团结构，需要与小细胞癌鉴别。支持鳞状细胞癌的免疫组织化学标记有细胞角质蛋白5/6（cytokeratin 5/6，CK5/6）阳性、P40阳性和TTF-1阴性。

3. **神经内分泌癌** 神经内分泌癌（neuroendocrine carcinomas）分为类癌（包括典型类癌和非典型类癌）、大细胞神经内分泌癌（包括复合性大细胞神经内分泌癌）、小细胞癌（包括复合性小细胞癌）。

（1）类癌：类癌（carcinoid tumors）包括典型类癌和非典型类癌。

1）典型类癌：典型类癌（typical carcinoid）常见器官样、小梁状及缎带样结构（图23-9）。肿瘤细胞染色质细腻，核仁不明显。典型的间质背景为高度富于血管。核分裂<2个/2mm²，缺乏坏死。免疫组织化学推荐分化抗原簇56（cluster of differentiation 56，CD56）、嗜铬粒蛋白A（chromogranin A，CgA）、突触素（synaptophysin，Syn），大部分病例TTF-1阴性。

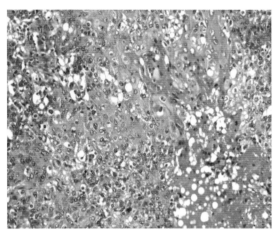

图23-6 角化型鳞状细胞癌（keratinizing squamous cell carcinoma），可看到明显角化形成 HE×200

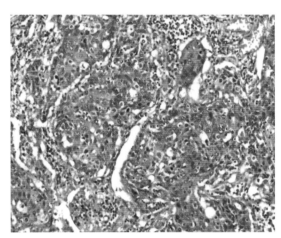

图23-7 非角化型鳞状细胞癌（non-keratinizing squamous cell carcinoma），无角化珠形成，但可见细胞内角化和细胞间桥 HE×200

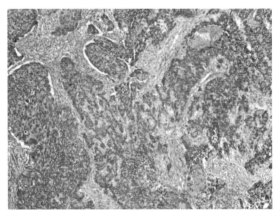

图23-8 基底样型鳞状细胞癌（basaloid squamous cell carcinoma），癌巢周边呈栅栏状排列 HE×40

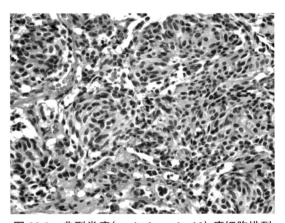

图23-9 典型类癌（typical carcinoid），癌细胞排列成梁索状或缎带状，细胞无明显异形性 HE×200

2）非典型类癌：非典型类癌（atypical carcinoid）组织学特征与典型类癌相似。核分裂象2~10个/2mm²，缺乏坏死或伴灶状/点状坏死（图23-10）。由于这些特征为局灶性改变，因此对于完整切除的手术标本来说，广泛取材和仔细镜检才能得出准确诊断。免疫组织化学推荐CD56、CgA和Syn，大部分病例TTF-1阴性。

（2）大细胞神经内分泌癌：大细胞神经内分泌癌（large cell neuroendocrine carcinoma）是一种具有神经内分泌病理形态及分化特征的非小细胞肺癌。肿瘤细胞体积较大，多大于3个静止期淋巴细胞，染色质粗糙，核仁明显（有助于和小细胞肺癌鉴别）（图23-11），常伴有广泛坏死。核分裂象>10个/2mm²（通常是75个/2mm²），很少低于30个/2mm²。Ki-67指数一般在40%~80%

间。免疫组织化学表达 CD56、CgA 和 Syn；TTF-1 阳性率约 50%。复合性大细胞神经内分泌癌为大细胞神经内分泌癌伴有腺癌、鳞癌、梭形细胞癌或巨细胞癌。

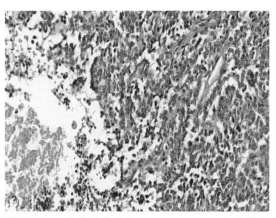

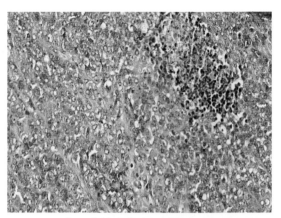

图 23-10　非典型类癌（atypical carcinoid），癌巢内可见小灶状坏死　HE×100

图 23-11　大细胞神经内分泌癌（large cell neuroendocrine carcinoma），癌细胞胞质丰富，核仁明显　HE×200

（3）小细胞癌：目前认为小细胞癌（small cell carcinoma）是一种来源于呼吸道干细胞的恶性上皮性肿瘤，由胞质稀少的小细胞构成。肿瘤细胞通常小于 3 个静止期淋巴细胞直径，染色质细而弥散呈粉尘状，核仁不明显（图 23-12a、图 23-12b），坏死广泛，核分裂象很高（至少>10 个/2mm²，通常>60 个/2mm²）。Ki-67>50%，通常 ≥80%。免疫组织化学特征为 CK 呈点状阳性，表达 CD56、CgA 和 Syn。TTF-1 在 90%~95% 的病例中为阳性。复合性小细胞癌（combined small cell carcinoma）为小细胞癌伴腺癌、鳞癌、大细胞癌或大细胞神经内分泌癌，少见类型是梭形细胞癌或巨细胞癌。由于大细胞神经内分泌癌和小细胞癌在形态学上具有连续性，当两种高级别神经内分泌癌同时存在时，至少有 10% 的大细胞成分才能诊断复合性小细胞癌；而小细胞癌与其他非小细胞癌成分复合存在时则无成分含量要求，即在小细胞癌中出现小灶状腺癌、鳞状细胞癌或其他非小细胞癌时均可称之为复合性小细胞癌，只是需要在病理报告中给出组织类型和成分含量等信息。由于存在此种病理改变，应谨慎使用"小细胞癌与非小细胞癌转化"的概念。

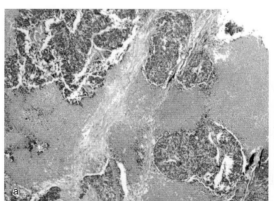

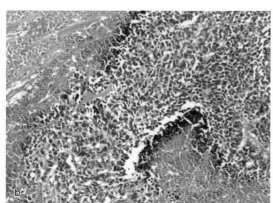

图 23-12　小细胞癌（small cell carcinoma）

a. 小细胞癌（small cell carcinoma），肿瘤有大片坏死　HE×40；

b. 小细胞癌（small cell carcinoma），可见腺样或菊形团样结构　HE×100。

4. **腺鳞癌**　腺鳞癌（adenosquamous carcinoma）在所有肺癌中仅占 0.6%~2.3%，腺癌和鳞状细胞癌两种成分可相互独立或者混合存在（图 23-13）。在 WHO 分类原则中，腺癌或鳞状细胞癌成分在肿瘤中的占比至少达到 10% 时才能诊断为腺鳞癌。

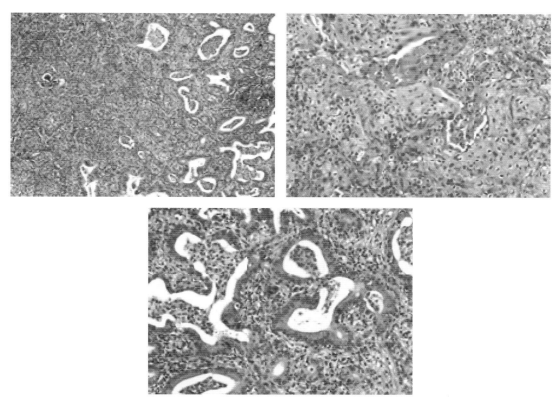

图 23-13　腺鳞癌（adenosquamous carcinoma），肿瘤由角化型
鳞状细胞癌和腺泡型腺癌混合组成　HE×200

5. **肉瘤样癌**　肉瘤样癌（sarcomatoid carcinoma）少见（0.3%~1.3%），分化较差，是一类含有肉瘤或肉瘤样成分（梭形和 / 或巨细胞样）的非小细胞癌。肉瘤样癌可分为 3 种亚型，包括多形性癌（pleomorphic carcinoma）（图 23-14）、梭形细胞癌（spindle cell carcinoma）（图 23-15）和巨细胞癌（giant cell carcinoma）（图 23-16）。在《2004 年世界卫生组织肿瘤分类：肺、胸膜、胸腺和心脏肿瘤的病理学和遗传学分类》中肉瘤样癌还包括癌肉瘤（carcinosarcoma）和肺母细胞瘤（pulmonary blastoma）2 个亚型。多形性癌为分化差的非小细胞癌中出现至少 10% 的梭形或巨细胞癌成分；梭形细胞癌为大体形态类似肉瘤的显微镜下全部表现为梭形细胞成分的肿瘤；巨细胞癌则完全由高度多形性和多核瘤巨细胞组成，中性粒细胞浸润是其特征；癌肉瘤为非小细胞癌合并真性肉瘤，如软骨肉瘤、骨肉瘤、肌源性肿瘤等的一组肿瘤；肺母细胞瘤由原始上皮和间叶成分组成，前者类似胎儿性腺癌，后者则为幼稚间叶成分。

6. **大细胞癌**　大细胞癌（large cell carcinoma）是未分化的非小细胞肺癌，缺乏腺癌、鳞状细胞癌以及神经内分泌癌的组织学特征（图 23-17）和免疫表型（裸型）。因此大细胞癌的诊断只能在手术切除肿瘤做出，不适用于小活检标本和细胞学，是真正意义上的非小细胞癌未分化型。此类型应是肺癌类型中最为少见的组织类型，目前尚无准确发生比例。

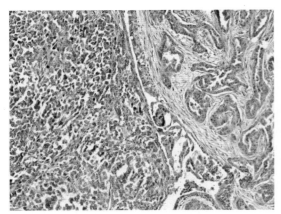

图 23-14　肉瘤样癌（sarcomatoid carcinoma）-多形性癌（pleomorphic carcinoma）　HE×100

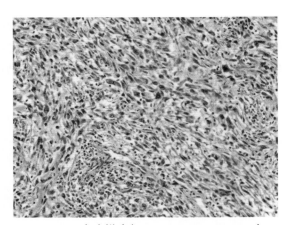

图 23-15　肉瘤样癌（sarcomatoid carcinoma）-梭形细胞癌（spindle cell carcinoma）　HE×100

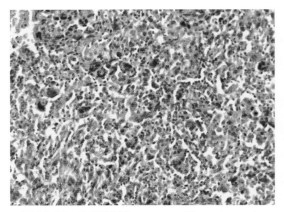

图 23-16　肉瘤样癌（sarcomatoid carcinoma）-巨细胞癌（giant cell carcinoma）　HE×100

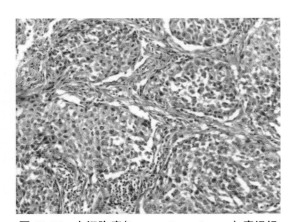

图 23-17　大细胞癌（large cell carcinoma），癌组织排列成巢团状，无明显腺或鳞状分化　HE×200

7. 唾液腺型肿瘤　唾液腺型肿瘤（salivary gland-type tumours）包括黏液表皮样癌、腺样囊性癌、上皮 - 肌上皮癌。

（1）黏液表皮样癌：黏液表皮样癌（mucoepidermoid carcinoma）包括鳞状细胞、黏液分泌细胞和中间型细胞。依据形态和细胞学特点分为低级别和高级别两种类型（图 23-18）。缺乏 TTF-1 和 NapsinA 表达，*CRTC1-MAML2* 融合基因在低级别黏液表皮样癌和高级别黏液表皮样癌中均可发生，但在低级别黏液表皮样癌中更常见。

（2）腺样囊性癌：腺样囊性癌（adenoid cystic carcinoma）组织结构特点可排列成筛状、小管或实性巢状。最典型的是筛状结构（图 23-19）。核分裂象不多见。肿瘤细胞具有导管上皮和肌上皮细胞的免疫表型，包括 CK、CD117、SMA、Calponin、S-100、P63 和 GFAP 阳性。

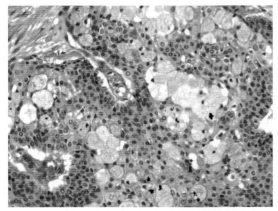

图 23-18　黏液表皮样癌（mucoepidermoid carcinoma）　HE×200

（3）上皮-肌上皮癌：上皮-肌上皮癌（epithelial-myoepithelial carcinoma）是一种低度恶性的上皮性肿瘤，由形成内层腺管结构的上皮细胞和围绕在腺管外层的肌上皮细胞构成。几乎无核分裂象和坏死。免疫组织化学上皮细胞 CK 阳性、S100 阴性，肌上皮细胞 CK、CD117 和 GFAP 弱阳性，S100 和 SMA 强阳性，CEA 和 HMB45 阴性。无 *KRAS* 或 *EGFR* 基因突变，*HRAS* 基因的 p.Q61R 和 p.Q61K 突变在头颈部上皮-肌上皮癌中已有报道。病变整体呈惰性过程，仅个别病例报道有转移，治疗通常采取手术切除。

8. 其他少见类型肺癌

（1）睾丸核蛋白癌：睾丸核蛋白癌（nuclear protein in testis carcinoma，NUT carcinoma）是一种罕见、侵袭性强且细胞分化差的癌，分子遗传学以睾丸核蛋白（nuclear protein in testis，*NUT*）基因重排为特征。好发于儿童及青年人，绝大部分发生于膈肌以上的中线器官（纵隔/头颈）。该类型肺癌是《2015 年世界卫生组织肺、胸膜、胸腺和心脏肿瘤分类》中添加的一个类型，组织学特点是由低分化或未分化肿瘤细胞构成。免疫组织化学特点为>50% 的肿瘤细胞核弥漫阳性表达 NUT 蛋白。分子遗传学出现 *BRD 4-NUT* 基因（70%）、*BRD 3-NUT* 基因（6%）及其他未知基因融合。NUT 癌侵袭性强、预后差，中位生存时间仅 7 个月，目前尚无特异性治疗方法。

（2）淋巴上皮瘤样癌：淋巴上皮瘤样癌（lymphoepithelioma-like carcinoma）是一种罕见（0.92%）且类型独特的癌，与 EB 病毒感染有关。组织学类似未分化的鼻咽癌（图 23-20）。EBER 原位杂交显示肿瘤细胞阳性。预后好于非小细胞肺癌患者，大量 CD8+ T 淋巴细胞浸润及 *TP53* 和 *EGFR* 基因缺失是预后好的因素。早期病变完整切除可以治愈，但是局部晚期患者需要接受新辅助化疗或放疗。

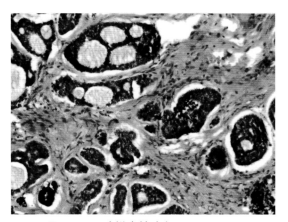

图 23-19　腺样囊性癌（adenoid cystic carcinoma）　HE×200

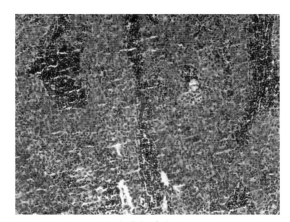

图 23-20　淋巴上皮瘤样癌（lymphoepithelioma-like carcinoma）　HE×100

（3）肌上皮肿瘤/肌上皮癌：肌上皮肿瘤（myoepithelial tumours）是一种罕见、主要或仅显示肌上皮分化的肿瘤。恶性肌上皮肿瘤即为肌上皮癌，组织学与免疫组织化学特征与唾液腺肿瘤相同，分子遗传学特征性改变为 *EWSR1* 基因重排。良性肿瘤通过外科切除即可治愈，恶性肿瘤可转移至其他部位。在肌上皮癌中，低核分裂可能是一种预后好的因素。

（二）免疫组织化学检测在肺癌组织学分型和鉴别诊断中的作用

1. 形态学不明确的肺癌　小活检标本中使用 1 个腺癌标志（TTF-1 或 NapsinA）或 1 个鳞状

细胞癌标志（P40,CK5/6 或 P63）可以解决大部分非小细胞肺癌的分型问题,尤其是对于晚期肺癌活检标本,原则上需审慎地考虑使用免疫组织化学(immunohistochemistry,IHC)染色,以便保留足够组织进行后续的分子检测。

手术切除标本:①使用包括 TTF-1、NapsinA、P40 和 CK5/6(P63)的标志物鉴别腺癌和鳞状细胞癌;②当出现神经内分泌的形态特征时,使用 CD56、CgA、Syn、TTF-1、CK 和 Ki-67 进行证实,超过 10% 的肿瘤细胞出现至少一种标志物阳性,即可作出诊断;③对于缺乏腺样分化或有特定病因时(如非吸烟患者或年轻患者)的低分化癌,需进行 NUT 蛋白检测,以确定是否为肺NUT 癌。

2. 肺癌与其他肿瘤的鉴别诊断

(1) 免疫组织化学用于原发肺腺癌和恶性胸膜间皮瘤的鉴别诊断:Wilms 瘤 1(Wilms Tumor 1,WT1)、calretinin、D2-40、CK5/6 和 HBME-1 是间皮瘤敏感和特异标志物;癌胚抗原(carcinoembryonic antigen,CEA)、TTF-1 和 NapsinA 为肺腺癌特异标志物。

(2) 一些标志物有助于原发肺腺癌与转移癌的鉴别诊断,并辅助判断肿瘤来源:如 TTF-1 和 NapsinA 为肺原发性腺癌特异性标志物;雌激素受体(estrogen receptor,ER)、孕激素受体(progesterone receptor,PR)、GATA3、巨囊性病液体蛋白 15(gross cystic disease fluid protein 15,GCDFP-15)和 Mammoglobin 为乳腺癌标志物;配对盒基因 8(paired box gene 8,PAX8)和 CD10 为肾细胞癌标志物;PAX8 等为卵巢浆液性癌标志物;CDX2 和 Villin(肠型腺癌亦可阳性)为胃肠道腺癌标志物;PSA 和雄激素受体(androgen receptor,AR)等为前列腺癌标志物。

(三)酪氨酸激酶抑制剂治疗相关生物标志物检测

1. 基本原则

(1) Ⅰ 期、Ⅱ 期和Ⅲ A 期非小细胞肺癌手术后应用手术切除的肿瘤组织标本进行分子检测,对于非鳞非小细胞肺癌患者进行表皮生长因子受体(epidermal growth factor receptor,*EGFR*)基因突变检测。

(2)Ⅲ B~ Ⅳ 期非小细胞肺癌患者组织学诊断后需保留足够组织进行分子检测。

(3) 所有含腺癌成分的非小细胞肺癌,无论其临床特征如何(如吸烟史、性别、种族和其他等),都常规进行 *EGFR*、间变性淋巴瘤激酶(anaplastic lymphoma kinase,*ALK*)、v-ROS 鸟类 UR2 肉瘤病毒致癌基因同源物 1(v-Ros Avian UR2 sarcoma virus oncogene homolog 1,*ROS1*)基因检测。

(4)*EGFR* 基因突变检测采用反转录聚合酶链反应(reverse transcription polymerase chain reaction,RT-PCR)/ 突变扩增阻滞系统(amplification refractory mutation system,ARMS)方法,组织标本有限或不足以进行分子生物学检测时,可利用血浆循环游离脱氧核糖核酸(circulating cell-free deoxyribonucleic acid,cfDNA)ARMS 法检测 *EGFR* 基因突变;*ALK* 融合基因检测首选 Ventana 免疫组化方法;*ROS1* 融合基因采用 RT-PCR 检测。

(5) 非小细胞肺癌的必检基因为 *EGFR*、*ALK* 和 *ROS1*,扩展基因为 v-Raf 小鼠肉瘤病毒致癌基因同系物 B1(v-raf murine sarcoma viral oncogene homolog B1,*BRAF*)、间质上皮转化因子(mesenchymal epithelial transition factor,*MET*)、人类表皮生长因子受体 2(human epidermal growth factor receptor-2,*HER2*)、*KRAS*、转染重排(rearranged during transfection,*RET*);可采用下一代测

序（Next Generation Sequencing，NGS）或多基因 RT-PCR 同时检测必检基因和扩展基因，或者在常规检测 *EGFR*、*ALK* 和 *ROS1* 之后，再应用高通量平台检测扩展基因。

（6）对于第一代、第二代表皮生长因子受体酪氨酸激酶抑制剂（epidermal growth factor receptor tyrosine kinase inhibitors，EGFR-TKIs）耐药的患者，建议二次活检进行 *EGFR* T790M 检测，选择敏感性高的检测方法；对于无法获取肿瘤组织或者肿瘤组织量不足的患者，可以采用循环肿瘤脱氧核糖核酸（circulating tumor deoxyribonucleic acid，ctDNA）进行 *EGFR* T790M 检测，常用方法包括数字聚合酶链反应（digital polymerase chain reaction，dPCR）、Super-ARMS 及 NGS 等。

2. 必须检测的生物标志物

（1）*EGFR* 基因敏感突变

1）*EGFR* 基因敏感突变在高加索肺腺癌患者中约占 10%，而在亚裔肺腺癌患者中约占 50%。

2）常见的 *EGFR* 基因体细胞突变包括 7 种类型，分别是 L858R、19 外显子缺失、G719X、L861Q、20 外显子插入、S768I 和 T790M；其中 19 外显子缺失突变及 21 外显子 L858R 点突变最为常见，19 外显子缺失突变、21 外显子 L858R 点突变、21 外显子 L861Q 点突变和 18 外显子 G719X 点突变，均对 EGFR-TKI 治疗敏感。

3）原发性 EGFR-TKI 耐药与 *KRAS* 基因突变及 *ALK*、*ROS1* 基因重排相关；获得性耐药的原因包括 A763_Y764insFQEA 以外的 *EGFR* 20 外显子插入突变、*EGFR* T790M 突变以及上皮-间质转化（epithelial mesenchymal transition，EMT）等。

4）对于第一代、第二代 EGFR-TKI 耐药的患者，建议进行二次活检检测 *EGFR* T790M。

（2）*ALK* 基因融合

1）*ALK* 基因融合在非小细胞肺癌患者中的发生率为 2%~7%，而在肺鳞癌患者中仅 0~1%，检测方法主要包括免疫组织化学、RT-PCR 和荧光原位杂交技术（fluorescence in situ hybridization，FISH）。

2）在肺腺癌中，ALK Ventana 免疫组织化学 D5F3 是 FISH 的有效替代检测方法，被我国和多个国家或地区批准为 ALK-TKIs 治疗的伴随诊断；大部分 *ALK* 基因融合能够被 NGS 和 RT-PCR 检出。

3）*ALK* 最常见的融合类型为棘皮动物微管相关蛋白 4- 间变淋巴瘤激酶（echinoderm microtubule associated protein like 4 anaplastic lymphoma kinase，*EML4-ALK*）基因融合。

（3）*ROS1* 基因融合

1）发生率为 1%~2%，常发生在腺癌，从不吸烟、年轻女性，以及 *EGFR* 基因突变阴性、*KRAS* 基因突变阴性及 *ALK* 基因融合阴性（即"三阴"）的患者。

2）免疫组织化学是 *ROS1* 基因融合的筛选方法，阳性患者需用 FISH、RT-PCR 或 NGS 等方法加以证实，常见的 *ROS1* 融合分子有 CD47、溶质载体 34 家族成员 2（Solute Carrier Family 34 Member 2，SLC34A2）、卷曲螺旋结构域 6（coiled-coil domain containing 6，CCDC6）和 fused in glioblastoma（FIG）。

（四）免疫检查点抑制剂治疗相关生物标志物检测

与免疫检查点抑制剂治疗相关的生物标志物包括免疫组织化学方法检测肿瘤组织程序性死亡配体 -1（programmed death ligand 1，PD-L1）表达、微卫星不稳定性（microsatellite instability，

MSI)等,NGS 方法检测肿瘤突变负荷(tumor mutation burden,TMB)、肿瘤新抗原等。检测样本可选择新鲜或石蜡包埋肿瘤组织标本,应用的抗体类型包括 28-8、22C3、SP142 和 SP263 四种,可单独评估肿瘤细胞或同时评估肿瘤细胞与免疫细胞。判读标准只计数肿瘤细胞膜表达(除了腺体基底膜以外),或免疫细胞膜或浆表达,无论其表达强度。迄今为止的临床药物试验显示不同抗体所采用的临界值不同,每种药物都有相应的抗体和检测平台,因此准确检测 PD-L1 表达对于程序性死亡受体 -1(programmed cell death protein 1,PD-1)/PD-L1 单抗药物治疗有重要指导意义或参考价值。

由于 MSI 在肺癌中的发生率较低,而 TMB 检测技术尚未得到统一认可,有关技术应用也受到限制。另外,肿瘤新抗原检测、宿主微环境检测包括菌群检测、外泌体 PD-L1 检测等均在探索中。

四、临床表现

肺癌临床表现复杂,大致可归纳为原发肿瘤引起的症状体征、肺外胸内蔓延引起的症状体征、胸外转移引起的症状体征和副肿瘤综合征等。

(一)原发肿瘤引起的症状体征

1. **咳嗽** 咳嗽是肺癌的早期症状,多表现为刺激性干咳,肺泡细胞癌可有大量黏液痰,伴有继发性感染时可表现为多痰或脓痰。

2. **咯血** 肿瘤向气道腔内生长时可出现间歇或持续性痰中带血,当肿瘤表面糜烂或破溃时可导致咯血,当肿瘤侵蚀大血管时可大量出血甚至危及生命。

3. **呼吸困难** 肿瘤向气道腔内生长、肺门及纵隔的转移淋巴结肿大并压迫气道均可引起气道部分阻塞,此时可出现喘息或呼吸困难。肺部听诊可闻及局限的哮鸣音。

4. **发热** 肿瘤坏死或肿瘤导致的阻塞性肺炎均可以引起发热,若出现同一部位反复发生的肺炎或抗生素疗效不佳,应警惕肺癌导致的阻塞性肺炎的可能。

5. **消瘦** 晚期肺癌患者常出现体重下降,严重者可导致恶病质。

(二)肺外胸内蔓延引起的症状体征

1. **胸痛** 肿瘤引起的局部炎症累及胸膜或部分胸壁可引起胸痛,肿瘤侵犯胸膜、胸壁或压迫肋间神经可引起局部钝痛或隐痛,呼吸或咳嗽时加重;肿瘤侵犯椎骨或肋骨时可引起持续性疼痛,与呼吸或咳嗽无关,查体局部可有压痛点。

2. **声音嘶哑** 肿瘤或转移性癌性淋巴结压迫喉返神经时可导致声音嘶哑,多见于左侧喉返神经受压时。

3. **胸腔积液** 肿瘤累及胸膜或者肺部淋巴回流受阻时可产生胸腔积液。

4. **吞咽困难** 肿瘤或食管旁转移性癌性淋巴结压迫或侵犯食管时可引起吞咽困难,肿瘤侵犯食管还可以导致气管 - 食管瘘。

5. **上腔静脉综合征** 上腔静脉综合征(superior vena caval syndrome,SVCS)是指右上肺肿瘤直接压迫或侵犯或 / 和转移性癌性淋巴结压迫或侵犯或 / 和腔静脉内癌栓阻塞引起的上腔静脉回流障碍所产生的综合征,临床上表现为头面部和上半身淤血水肿、颈部肿胀、颈静脉扩张、前胸壁静脉扩张并形成侧支循环。

6. **霍纳综合征(Horner syndrome)** 肺上沟瘤或 Pancoast 瘤等肺尖部肿瘤压迫交感神经

干,使患侧眼睑下垂、瞳孔缩小、眼球内陷、额部和胸壁无汗或少汗;如肿瘤压迫臂丛神经,会引起以患侧腋下为主、向上肢内侧放射的烧灼样疼痛。

(三)胸外转移引起的症状体征

肺癌胸外转移部位包括脑、骨、消化道、消化腺、肾上腺和淋巴结等。

1. 脑转移 肺癌脑转移可引起颅内压增高,表现为头痛、恶心、呕吐、精神异常、癫痫、小脑功能异常、定向力和语言功能障碍及偏瘫等。

2. 骨转移 肺癌骨转移大多表现为溶骨性病变,少数为成骨性病变。骨痛和病理性骨折是常见的临床表现,转移至脊柱时可引起脊髓局部压迫症状。

3. 消化道、消化腺、肾上腺转移 肺癌可转移至胃肠道、肝脏、胰腺和肾上腺等,多无相应的临床表现,依靠影像学检查明确。

4. 淋巴结转移 肺癌常见的淋巴结转移部位是锁骨上淋巴结,腹腔及腹膜后淋巴结也会发生转移,但多无临床症状。

(四)副肿瘤综合征

与肿瘤侵犯或转移不直接相关的症状和体征称为副肿瘤综合征(paraneoplastic syndrome),副肿瘤综合征常影响全身多个脏器功能,有时是肺癌患者的初始临床表现,主要表现如下:

1. 神经肌肉表现 肺癌导致的神经肌肉表现常见于小细胞癌、鳞癌和大细胞癌等。主要表现为重症肌无力综合征、小脑退行性病变、运动神经病变、感觉神经病变、自主神经功能异常、萎缩性肌病或多发性肌炎等。

2. 类癌综合征 肺癌导致的类癌综合征(carcinoid sydrome)主要是由肿瘤组织释放的血管活性物质引起的,如5-羟色胺、缓激肽和组织胺等,典型临床表现包括皮肤异常(皮肤潮红、瘙痒、感觉异常)、胃肠道功能异常(腹泻、腹痛)、呼吸功能异常(喘息、哮喘)和心血管功能异常(心动过速、右心瓣膜病变、肝大)等。

3. 库欣综合征 肺癌导致的库欣综合征(Cushing sydrome)常见于小细胞癌,通常不出现紫纹增多和向心性肥胖等症状,而表现为色素沉着、高血压、水肿、严重低钾血症和肌无力等。

4. 肺性肥大性骨关节病 肺癌导致的肺性肥大性骨关节病(pulmonary hypertrophic osteoarthropathy,PHOA)常侵犯上下肢长骨远端,表现为杵状指(趾)、关节疼痛和关节腔积液等。

5. 抗利尿激素分泌异常综合征 抗利尿激素分泌异常综合征(syndrome of inappropriate secretion of antidiuretic hormone,SIADH)表现为厌食、恶心、呕吐伴神经症状,特点是严重低钠(<135mmol/L)伴血浆渗透压下降(<280mOsm)。

五、诊断

(一)鉴别诊断

肺癌需要与其他相关疾病鉴别。

1. 肺结核 肺门淋巴结结核易与中央型肺癌相混淆,急性粟粒型肺结核应与弥漫性肺泡细胞癌相鉴别。肺结核可出现乏力、盗汗、午后低热等中毒症状,辅助检查主要通过纤维支气管镜活检、痰脱落细胞学检查以及其他组织病理学或细胞学检查进行鉴别。

2. 肺炎 对于无中毒症状、抗生素治疗后肺部阴影吸收缓慢或同一部位反复发生的肺部炎症时,应考虑到肺癌导致的阻塞性肺炎的可能。

3. 肺脓肿 肺脓肿起病急,中毒症状严重,影像学检查肺野内可见均匀的大片状炎性阴影,空洞内可见较深液平,而癌性空洞继发感染也会出现全身症状,应结合纤维支气管镜活检和痰脱落细胞学检查进行鉴别。

(二)辅助检查

1. 影像学检查

(1)胸部X线片:胸部X线(X-ray)片是一种简便、经济的胸部疾病检查方法。

(2)胸部电子计算机断层扫描:胸部电子计算机断层扫描(computed tomography,CT)是肺癌诊断、分期、疗效评价和随访的常规检查方法;胸部低剂量CT(low dose computed tomography,LDCT)是肺癌筛查和早期诊断的重要手段;CT引导下肺内肿物穿刺活检是获取病理组织、明确诊断的重要手段之一。

(3)正电子发射计算机体层显像:正电子发射计算断层显像(positron emission tomography and computed tomography,PET-CT)能够根据病灶对氟[^{18}F]-氟代脱氧葡萄糖(^{18}F-fluorodeoxyglucose,^{18}F-FDG)的摄取情况对病灶性质进行分析,同时结合病灶大小、形态和密度对肺内及转移病灶进行综合判断,具有较高的灵敏性和特异性,但PET-CT分辨率低于CT、具有放射性,费用也高于CT检查。

(4)超声:超声检查主要用于明确腹部脏器及淋巴结有无肺癌转移。在出现胸腔积液时,超声检查可以进行胸腔积液定位。同时对于转移灶进行超声引导下穿刺活检也是获取病理组织、明确诊断的重要手段之一。

(5)磁共振成像:磁共振成像(magnetic resonance imaging,MRI)常用于明确是否存在颅脑、肝脏、椎骨及肋骨的转移,对于肺癌的诊断、分期和疗效评价具有一定价值。

(6)骨扫描:骨扫描(bone scan)是明确肺癌患者是否存在骨转移的检查方法之一,对于肺癌诊断和分期有重要意义。

2. 病理学检查 病理学检查是肺癌诊断的金标准,是制订治疗计划的依据,包括手术切除术中冰冻病理学和术后病理学检查、胸腔积液脱落细胞学检查、痰脱落细胞学检查、纤维支气管镜肿瘤组织活检、经皮穿刺肺活检、淋巴结切取活检或穿刺活检。对于腺癌或含腺癌成分的其他类型非小细胞肺癌,应在诊断的同时常规进行*EGFR*、*ALK*、*ROS1*、*BRAF*、PD-L1等生物标志物的检测。

(1)痰或胸腔积液脱落细胞学检查:痰脱落细胞学对于中央型肺癌诊断率较高,对于周围型肺癌诊断能力较差。对于具有胸腔积液的患者,收集胸腔积液进行脱落细胞学检查可以明确病变性质。

(2)纤维支气管镜活检:通过纤维支气管镜(fiberoptic bronchoscopy,FOB)进行灌洗、刷检、穿刺得到的标本可以用于病理或细胞学诊断、明确病变范围和手术范围。将纤维支气管镜和超声检查结合起来的支气管内超声引导下针吸活检(endobronchial ultrasound guided tranbronchial needle aspiration,EBUS-TBNA)和荧光支气管镜(autofluorescence bronchoscopy,AFB)是获取肺癌组织进行病理或细胞学诊断的重要手段。EBUS-TBNA可以在实时超声引导下进行肿瘤组织针吸活检,搭载电子凸阵扫描的彩色多普勒可以同时帮助确认血管位置,防止误穿血管。AFB实时采集支气管镜下图像,通过细胞自发性荧光和电脑图像分析技术,更加准确地判断肿瘤组织,提高对包括原位癌在内的肿瘤早期诊断率。

(3)经皮穿刺肺活检：经皮穿刺肺活检（percutaneous transthoracic lung biopsy，PTLB）常在超声或者 CT 引导下进行。穿刺对象主要是肿大的淋巴结和肺组织，对于周围型肺癌具有诊断价值，多点穿刺可以提高诊断率。经皮穿刺肺活检常见的并发症为气胸，大多数可自行吸收。

六、分期

肿瘤的 TNM 分期系统（TNM classification）最早由法国学者 Pierre Denoix 提出，经过几十年的发展和演变，现在已经被学界广泛接受并推荐用于肿瘤的临床诊断和治疗。美国癌症联合委员会（American Joint Committee on Cancer，AJCC）和国际抗癌联盟（Union for International Cancer Control，UICC）于 1987 年统一了 TNM 分期系统的方法并推广应用，本章简要介绍 AJCC 及 UICC 推荐的肺癌第 8 版 TNM 分期。

TNM 分期根据肿瘤的解剖学范围进行划分和定义，其中 T：primary tumor，代表原发肿瘤的范围；N：regional lymph nodes，代表是否存在区域淋巴结转移及范围；M：distant metastasis，代表是否存在远处转移（表 23-1）。

第 8 版肺癌 TNM 分期（表 23-2）于 2017 年 1 月 1 日起正式执行

表 23-1 肺癌 TNM 分期描述定义

原发肿瘤（T）分期		区域淋巴结（N）分期		远处转移（M）分期	
T_x	原发肿瘤大小无法测量；或痰脱落细胞、支气管冲洗液中找到癌细胞，但影像学检查和支气管镜检查未发现原发肿瘤	N_x	淋巴结转移情况无法判断		
T_0	没有原发肿瘤的证据	N_0	无区域淋巴结转移	M_0	无远处转移
T_{is}	原位癌 原位鳞癌 原位腺癌：以贴壁为主，并且最大径 ≤3mm				
T_1	原发肿瘤最大径 ≤3cm，局限于肺和脏层胸膜内，未累及主支气管	N_1	同侧支气管周围和/或同侧肺门淋巴结和肺内淋巴结转移，包括直接侵犯	M_1	远处转移
T_1mi	微浸润腺癌：肿瘤最大径 ≤3cm，以贴壁为主，并且浸润灶最大径 ≤5mm				
T_{1a}	原发肿瘤最大径 ≤1cm。浅表、任何大小、局限于支气管壁（可延长至近主支气管）的肿瘤也可归为 T1a，但罕见			M_{1a}	对侧肺叶孤立性癌结节；胸膜或心包结节，恶性胸腔或心包积液
T_{1b}	原发肿瘤最大径 >1cm，≤2cm			M_{1b}	胸外单个器官单发转移（包括单个非区域淋巴结的转移）

续表

原发肿瘤（T）分期		区域淋巴结（N）分期		远处转移（M）分期	
T_{1c}	原发肿瘤最大径>2cm，≤3cm			M_{1c}	多个器官或单个器官多发转移灶
T_2	原发肿瘤最大径>3cm，≤5cm；或具有以下任一种情况:(1)累及主支气管但未累及隆突(不考虑距隆突的距离);(2)累及脏层胸膜(侵及弹力胸膜层［PL1］或脏层胸膜表面［PL2］);(3)累及肺门的部分或全肺阻塞性肺炎或肺不张	N_2	同侧纵隔和/或隆突下淋巴结转移		
T_{2a}	原发肿瘤最大径>3cm，≤4cm				
T_{2b}	肿瘤最大径>4cm，≤5cm				
T_3	肿瘤最大径>5cm，≤7cm，或直接侵犯以下任一器官:壁层胸膜(PL3)、胸壁(含肺上沟瘤)、膈神经、心包;或同一肺叶出现孤立性癌结节	N_3	对侧纵隔,对侧肺门,同侧或对侧前斜角肌或锁骨上区淋巴结转移		
T_4	肿瘤最大径>7m,或无论大小侵及以下任一或多个器官:横膈、纵隔、心脏、大血管、气管、喉返神经、食管、椎体或隆突;同侧肺不同肺叶出现孤立性癌结节				

表 23-2 肺癌 TNM 分期的预后分组

	T（原发肿瘤）	N（区域淋巴结）	M（远处转移）
隐匿性癌	T_x	N_0	M_0
0 期	T_{is}	N_0	M_0
ⅠA1 期	T_1mi	N_0	M_0
	T_{1a}	N_0	M_0
ⅠA2 期	T_{1b}	N_0	M_0
ⅠA3 期	T_{1c}	N_0	M_0
ⅠB 期	T_{2a}	N_0	M_0
ⅡA 期	T_{2b}	N_0	M_0

续表

	T（原发肿瘤）	N（区域淋巴结）	M（远处转移）
ⅡB 期	T_{1a}	N_1	M_0
	T_{1b}	N_1	M_0
	T_{1c}	N_1	M_0
	T_{2a}	N_1	M_0
	T_{2b}	N_1	M_0
	T_3	N_0	M_0
ⅢA 期	T_{1a}	N_2	M_0
	T_{1b}	N_2	M_0
	T_{1c}	N_2	M_0
	T_{2a}	N_2	M_0
	T_{2b}	N_2	M_0
	T_3	N_1	M_0
	T_4	N_0	M_0
	T_4	N_1	M_0
ⅢB 期	T_{1a}	N_3	M_0
	T_{1b}	N_3	M_0
	T_{1c}	N_3	M_0
	T_{2a}	N_3	M_0
	T_{2b}	N_3	M_0
	T_3	N_2	M_0
	T_4	N_2	M_0
ⅢC 期	T_3	N_3	M_0
	T_4	N_3	M_0
ⅣA 期	任一 T	任一 N	M_{1a}
	任一 T	任一 N	M_{1b}
ⅣB 期	任一 T	任一 N	M_{1c}

国际肺癌研究协会（International Association for the Study of Lung Cancer，IASLC）是全球最大的肺癌研究组织，从 1996 年开始对 AJCC/UICC 肿瘤分期系统进行合作改进，第 8 版肺癌分期系统是基于全球 16 个国家 35 个中心的 94 708 例患者的临床资料，确诊年限为 1999 年至 2010 年，87% 的患者接受了手术治疗（联合或不联合其他治疗），其中约 49% 是欧洲患者，44% 为亚洲患者。因此该分期系统存在一定局限性，例如纳入的患者人群代表性不足、非手术患者信息资料单薄等。当然，该分期系统利用了美国国家癌症数据库（National Cancer Database，NCDB）进行了外部验证，该数据库包含了大量非手术患者信息，因此在实践中也可以很好地用于美国患者及非手术患者。

新的肺癌分期系统面临诸多挑战，尤其是在肺癌治疗日新月异的今天，如何建立一个合理规范的全球性肺癌分期系统存在着很多潜在问题，需要在临床实践中不断探索。

七、治疗

（一）小细胞肺癌

1. 综合治疗原则　按照分期进行治疗是小细胞肺癌（small cell lung cancer,SCLC）的综合治疗原则。能够进行手术的患者仅占全部小细胞肺癌患者的 5% 左右，并且都是早期病变，大多是在手术前没有明确肿瘤病理诊断的情况下进行了肿物切除，术后病理诊断是小细胞肺癌。化疗、放疗是小细胞肺癌的主要治疗手段，局限期小细胞肺癌患者的标准治疗是放化疗联合，广泛期患者的标准治疗是化疗联合 PD-L1 单抗。预防性全脑照射（prophylactic cranial irradiation,PCI）能够改善小细胞肺癌患者的预后。

2. 局限期小细胞肺癌患者的治疗　确诊为小细胞肺癌的患者治疗前需要明确分期。TNM分期为 $T_{1\sim2}N_0M_0$ 的小细胞肺癌的患者，可选择手术切除术。肿瘤完全切除术后无淋巴结转移者进行 4~6 周期化疗，化疗可选择依托泊苷（etoposide）联合顺铂（cisplatin）的 EP 方案。

除 $T_{1\sim2}N_0M_0$ 以外的其他局限期患者，如果体能状态好，美国东部肿瘤协作组（Eastern Cooperative Oncology Group,ECOG）体能状态（peformance status,PS）评分 0~2 分，首选化疗联合同步胸部放疗。肿瘤导致的体能状态较差的患者先化疗，然后序贯或不序贯放疗，非肿瘤所致体能状态较差的患者则选择个体化治疗，包括最佳支持治疗（best supportive care,BSC）。

（1）早期小细胞肺癌的手术切除治疗原则：诊断为早期小细胞肺癌的患者不足 5%。临床分期为 Ⅰ 期（$T_{1\sim2}$,N_0）的小细胞肺癌，经过标准分期评估（包括颈胸腹盆 CT、全身骨扫描、脑 MR，或者 PET-CT）后可考虑手术切除，术前应充分排除纵隔淋巴结转移的可能。术后均需常规化疗，没有淋巴结转移的患者单纯化疗，有淋巴结转移的患者需要在化疗的基础上进行放疗。纵隔侵犯者预后一般较差，推荐进行术后化疗联合胸部放疗。对于术后辅助化疗后完全缓解的小细胞肺癌患者进行预防性全脑照射具有积极意义，但是对于体弱或者神经认知功能受损的患者不推荐进行预防性全脑照射。

（2）局限期小细胞肺癌患者的放疗原则：放疗方案有两种：①1.5Gy/ 次，每日 2 次，间隔至少 6 小时，放射总量为 45Gy；②1.8~2.0Gy/ 次，每日 1 次，放射总量 60~70Gy。推荐化放疗同步进行，或者放疗在第 1 周期化疗或第 2 周期化疗期间开始。放疗靶区设定以制订放疗计划时的 CT 检查结果为准，参考化疗前的 CT 检查结果，把最初转移的淋巴结包括在放射野内；合适患者优先同步化放疗，序贯治疗为次选；局限期小细胞肺癌预防性全脑照射推荐剂量为 25Gy/10 次或 30Gy/15 次。

（3）常用一线化疗方案

1）EP 方案：依托泊苷（etoposide,VP-16）120mg/m^2 d1、2、3，顺铂（cisplatin,DDP）60mg/m^2 d1；或依托泊苷 100mg/m^2 d1、2、3，顺铂 80mg/m^2 d1。21 天为 1 周期，共用 4~6 周期。

2）EC 方案：依托泊苷 100mg/m^2 d1、2、3，卡铂（carboplatin,CBP）AUC=5~6 d1。21 天为 1 周期，共用 4~6 周期。

（4）疗效评价原则：接受辅助化疗或同步化放疗的患者应在辅助化疗或同步化放疗完成时进行疗效评价，治疗期间不重复检查进行疗效评价。对于接受单独化疗或化疗联合序贯放疗的患者，每两个化疗周期和治疗结束时进行全身系统的影像学检查以进行疗效评价。

3. 广泛期小细胞肺癌患者的治疗　全身化疗是广泛期小细胞肺癌患者的一线标准治疗。

体能状态好、无局部症状、无脑转移的广泛期小细胞肺癌患者应选择联合化疗。一线化疗方案推荐 EP、EC、伊立替康(irinotecan,CPT-11)联合顺铂(IP)或伊立替康联合卡铂(IC)。ECOG PS 评分 3 分及极度虚弱者选择个体化治疗,包括支持疗法。无症状的脑转移患者,可先化疗后放疗;伴有症状的脑转移患者应在全脑放疗后化疗(除非化疗必须先行,否则先放疗后化疗)。伴有上腔静脉综合征、阻塞性肺不张或骨转移者选择化疗 ± 症状区放疗,骨转移患者可选择双膦酸盐治疗,伴有脊髓受压者应行局部放疗。

(1)常用化疗方案

1)一线化疗

① EP 方案:VP-16 80mg/m², d1、2、3, DDP 80mg/m², d1;或 VP-16 100mg/m², d1、2、3, DDP 75mg/m², d1;或 VP-16 100mg/m², d1、2、3, DDP 25mg/m², d1、2、3。21 天为 1 周期, 共用 4~6 周期。

② EC 方案:VP-16 100mg/m², d1、2、3, CBP AUC=5~6, d1。21 天为 1 周期, 共用 4~6 周期。

③ IP 方案:CPT-11 60mg/m², d1、8、15, DDP 60mg/m², d1, 28 天为 1 周期, 共用 4~6 周期;或 CPT-11 65mg/m² d1、8, DDP 30mg/m², d1、8, 21 天为 1 周期, 共用 4~6 周期。

④ IC 方案:CPT-11 50mg/m² d1、8、15, CBP AUC=5, d1。28 天为 1 周期, 共用 4~6 周期。

⑤阿替利珠单抗联合 EC 方案:阿替利珠单抗(atezolizumab)1 200mg d1, VP-16 100mg/m², d1、2、3, CBP AUC=5~6, d1。输注顺序依次为阿替利珠单抗、CBP、VP-16, 21 天为 1 周期, 共用 4 周期, 之后阿替利珠单抗 1 200mg 维持治疗, 21 天为 1 周期, 直至疾病进展或出现不可耐受的毒副反应。

⑥度伐利尤单抗联合 EP 方案:度伐利尤单抗(durvalumab)1 500mg d1, VP-16 80~100mg/m², d1、2、3, DDP 75~80mg/m², d1。输注顺序依次为度伐利尤单抗、DDP、VP-16, 21 天为 1 周期, 共用 4 周期, 之后度伐利尤单抗 1 500mg 维持治疗, 28 天为 1 周期, 直至疾病进展或出现不可耐受的毒副反应。

⑦度伐利尤单抗联合 EC 方案:度伐利尤单抗(durvalumab)1 500mg d1, VP-16 80~100mg/m², d1、2、3, CBP AUC=5~6, d1。输注顺序依次为度伐利尤单抗、CBP、VP-16, 21 天为 1 周期, 共用 4 周期, 之后度伐利尤单抗 1 500mg 维持治疗, 28 天为 1 周期, 直至疾病进展或出现不可耐受的毒副反应。

2)二线及以上化疗:优先考虑参加临床试验。

① 6 个月内复发, ECOG PS 0~2 分的患者:拓扑替康、伊立替康、紫杉醇、多西他赛、替莫唑胺、长春瑞滨、依托泊苷、吉西他滨、环磷酰胺 / 长春新碱、蒽环类药物、苯达莫司汀。

② 6 个月后复发:一线化疗应用过的方案。

对于 ECOG PS 2 分的患者可给予减量化疗。

3)三线及以上治疗:2019 年 8 月 30 日, 安罗替尼获得中国国家药品监督管理局(National Medical Products Administration, NMPA)批准, 用于治疗接受过至少二线化疗的小细胞肺癌患者。

(2)疗效评价原则:化疗期间, 每 2~3 个化疗周期和治疗结束时进行全身系统的影像学检查以进行疗效评价。无症状脑转移的患者在全脑放疗前进行化疗, 每 2 个化疗周期和治疗结束时进行脑 MRI(优先推荐)或增强 CT 检查。对于二线及以上化疗的患者, 每 2~3 个化疗周期进行全身系统的影像学检查进行疗效评价。

（3）支持治疗原则：戒烟；在同步化放疗期间，不应用重组人粒细胞刺激因子（recombinant human granulocyte colony stimulating factor，rhG-CSF）。对于伴有病理性抗利尿激素分泌异常综合征（syndrome of inappropriate antidiuretic hormone secretion，SIADH）的患者应限制液体量，有症状者输注盐水，给予地美环素（demeclocycline）及抗肿瘤治疗。库欣综合征（Cushing syndrome）患者考虑应用酮康唑（ketoconazole）。尽量在抗肿瘤治疗开始前控制软脑膜病变、疼痛、恶心呕吐及心理社会压力。

（二）非小细胞肺癌

1. 综合治疗原则　非小细胞肺癌的治疗应遵循综合治疗与个体化治疗相结合的原则，根据患者肿瘤的病理组织学类型、分子遗传学改变、生物标志物特征、病变范围、患者体能状态和主要脏器功能，有计划、合理地应用手术、化疗、放疗、分子靶向治疗、抗血管生成治疗、免疫治疗以及支持治疗等现有的有效治疗手段，最大限度地延长患者生存时间、有效控制肿瘤进展、改善患者生活质量。

2. Ⅰ期、Ⅱ期、ⅢA期以及可切除ⅢB期非小细胞肺癌的治疗

（1）手术治疗：手术切除是Ⅰ期、Ⅱ期、ⅢA期以及可切除ⅢB期非小细胞肺癌最重要的治疗手段。对于由于内科因素不能手术或者拒绝手术的Ⅰ期患者，推荐立体定向放疗（stereotactic body radiotherapy，SBRT）。完全切除的Ⅱ期和ⅢA、ⅢB期非小细胞肺癌患者推荐术后辅助治疗，具有高危因素的ⅠB期患者可以考虑选择性地进行术后辅助治疗。

（2）辅助治疗：非小细胞肺癌患者的辅助治疗旨在通过化疗、放疗、靶向治疗等方式消除手术不能切除的微小残存病灶，以期最大限度控制肿瘤复发，提高患者生存获益。

1）化疗：多个荟萃分析对辅助化疗可能带来的获益进行了分析，LACE荟萃分析共纳入了5项大型临床试验，结果显示，辅助化疗组与术后观察组相比，死亡风险下降11%（HR 0.89，P=0.005），5年生存率提高5.4%。非小细胞肺癌协作组（Non-Small Cell Lung Cancer Collaborative Group，NSCLCCG）-非小细胞肺癌辅助化疗荟萃分析共纳入了26项临床试验，比较了手术与手术联合术后辅助化疗的5年总生存（overall survival，OS）率，结果显示，辅助化疗显著提高了患者的总生存率（HR 0.86，P<0.001）。

基于以上研究结果，欧洲肿瘤内科学会（European Society for Medical Oncology，ESMO）、美国临床肿瘤学会（American Society of Clinical Oncology，ASCO）、美国国家综合癌症网络（National Comprehensive Cancer Network，NCCN）、中国国家卫生和计划生育委员会《中国原发性肺癌诊疗规范（2015年版）》、中国国家卫生健康委员会《原发性肺癌诊疗规范（2018年版）》等指南和诊疗规范均推荐ⅡA、ⅡB和ⅢA期非小细胞肺癌患者手术以后进行以铂类为基础的辅助化疗；ⅠA期患者不推荐辅助化疗；ⅠB期患者是否进行术后辅助化疗存在争议。NCCN指南推荐具有高危因素的ⅠB期患者进行术后辅助化疗，这些高危因素包括低分化（包括除高分化神经内分泌肿瘤以外的其他肺神经内分泌肿瘤）、血管侵犯、肿瘤直径>4cm、楔形切除以及淋巴结状态不能判断。ESMO指南推荐肿瘤直径≥4cm的ⅠB期可考虑辅助化疗。中国国家卫生和计划生育委员会《中国原发性肺癌诊疗规范（2015年版）》推荐具有高危险因素的ⅠB期患者可以考虑选择性地进行辅助化疗，高危因素包括：分化差、神经内分泌癌（除外分化好的神经内分泌癌）、脉管受侵、楔形切除、肿瘤直径>4cm、脏层胸膜受累和淋巴结清扫不充分等。ASCO指南和中国国家卫生健康委员会《原发性肺癌诊疗规范（2018年版）》则不推荐ⅠB期患者进行术后辅助化疗。

含铂两药方案是非小细胞肺癌术后辅助化疗方案。

肿瘤侵犯神经、肿瘤坏死、肿瘤侵犯血管或淋巴管以及肿瘤细胞核分裂指数高可能与非小细胞肺癌的高复发风险以及较差预后密切相关,但尚无指南或诊疗规范把上述特征作为患者进行术后辅助化疗的指征。

2)放疗:目前尚缺乏非小细胞肺癌术后放疗(postoperative radiotherapy,PORT)的大型随机对照临床试验,Burdett 等对 8 项临床试验进行荟萃分析,显示 PORT 对Ⅰ期和Ⅱ期非小细胞肺癌未显示益处,还可能造成不必要的不良事件。PORT 最常见的不良事件是轻度食管炎,吞咽困难和食欲减退。最常见的肺部毒性是需要类固醇激素治疗的咳嗽和肺炎。因此,ASCO 指南均不推荐ⅠA、ⅠB、ⅡA 和ⅡB 期患者行 PORT。中国国家卫生和计划生育委员会《中国原发性肺癌诊疗规范(2015 年版)》和中国国家卫生健康委员会《原发性肺癌诊疗规范(2018 年版)》均推荐术后切缘阳性(R1 或 R2 切除)、外科探查不够或手术切缘近的患者进行术后放疗。

3)靶向治疗:2020 年 12 月 19 日和 2021 年 4 月 14 日美国 FDA 和中国 NMPA 基于 ADAURA 研究的结果先后批准奥希替尼(osimertinib)用于治疗手术切除后的 *EGFR* 基因 19 外显子缺失或 21 外显子 L858R 突变非小细胞肺癌患者。ADAURA 研究纳入了 682 例接受过根治性手术的 *EGFR* 基因突变阳性非小细胞肺癌患者,按照 1∶1 的比例分别接受奥希替尼和安慰剂辅助治疗,主要研究终点为Ⅱ~ⅢA 期患者的 2 年无病生存(disease free survival,DFS)率,结果显示,奥希替尼辅助治疗较安慰剂显著改善了Ⅱ~ⅢA 期患者的预后,2 年无病生存率分别为 90% 和 44%($P < 0.001$)。

Evidence 研究同样纳入了根治性手术切除后的 *EGFR* 基因突变阳性非小细胞肺癌患者,322 例Ⅱ~ⅢA 期患者随机接受埃克替尼治疗或辅助化疗,结果显示,与接受术后辅助化疗的患者相比,埃克替尼辅助治疗患者的预后明显改善,两组中位无病生存期分别为 47.0(95% 置信区间[confidence interval,*CI*]36.4~ 未达到)个月和 22.1(95% *CI* 16.8~30.4)个月(风险比[hazard ratio,*HR*]=0.36;95% *CI* 0.24~0.55;$P < 0.000\ 1$),3 年无病生存率分别为 63.9%(95% *CI* 51.8%~73.7%)和 32.5%(95% *CI* 21.3%~44.2%)。基于上述结果,2021 年 6 月 3 日 NMPA 批准埃克替尼用于Ⅱ~ⅢA 期 *EGFR* 基因突变阳性非小细胞肺癌患者的术后辅助治疗。

一项随机、对照、多中心、开放标签的Ⅲ期临床试验(NCT03456076)正在评估阿来替尼(alectinib)对比含铂药物化疗在 *ALK* 融合基因阳性ⅠB~ⅢA 期非小细胞肺癌患者根治术后辅助治疗中的疗效和安全性。

4)其他:抗血管生成治疗和免疫治疗。目前尚无证据表明抗血管生成药物贝伐珠单抗联合化疗能提高非小细胞肺癌患者术后的无病生存率和总生存率。截至 2020 年 12 月 31 日,PD-1/PD-L1 抑制剂在辅助治疗中的疗效也无研究结果公布。

3. 晚期非小细胞肺癌的治疗 晚期非小细胞肺癌指的是不可手术切除的Ⅲ期和Ⅳ期非小细胞肺癌,内科治疗是此类患者的主要治疗手段,目的是最大限度地控制肿瘤发展、延长生存时间、减少治疗带来的不良反应、保证患者的生活质量。此类患者常伴有广泛的多脏器转移,预后差,需要根据患者的具体情况判断治疗的必要性、治疗效果以及预后。

(1)化疗:化疗是晚期非小细胞肺癌治疗的基石。需要考虑的因素包括:①体能状态(performance Status,PS),体能状态评分是晚期非小细胞肺癌患者的重要预后指标,Finkelstein

等分析了 893 例Ⅳ期非小细胞肺癌患者化疗后体能状态与预后的关系，美国东部肿瘤协作组（Eastern Cooperative Oncology Group，ECOG）PS 0、1 和 2 分的患者 1 年生存率分别为 36%、16% 和 9%（$P<0.001$）；②体重下降，治疗前患者体重下降通常不被认为是明确的预后指标，但部分研究有不同结果；③性别，性别是晚期非小细胞肺癌患者重要的预后因素，多数研究认为女性患者治疗后生存时间比男性患者长 1~2 个月；④年龄，很难确定年龄对于预后的判断价值，部分研究结果显示高龄患者可能生存时间短，但不是所有研究都持有相同观点，甚至有研究结果显示年龄大的患者生存时间更长一些；⑤肿瘤分期，早期肿瘤患者的预后普遍较晚期患者好，肿瘤转移广泛、侵犯脏器越多的患者预后越差，一些回顾性研究结果显示肿瘤局限在肺内的晚期非小细胞肺癌患者的预后相对较好，而具有肝脏、骨转移的患者预后差；⑥病理分型，虽然肺腺癌与肺鳞癌的临床表现不同，但并没有可靠的循证医学证据证实晚期非小细胞肺癌患者组织学差异会导致预后的不同；⑦生化指标，乳酸脱氢酶正常、白蛋白高、碱性磷酸酶低是晚期非小细胞肺癌预后良好的指标；⑧化疗，多项临床试验结果显示患者是否能够接受化疗是比较明确的预后相关因素。

与最佳支持治疗相比，以铂类药物为基础的化疗能够显著延长患者生存时间，减轻肿瘤相关症状，改善患者生存质量。含铂两药方案是晚期非小细胞肺癌患者标准的一线化疗方案，中国国家卫生和计划生育委员会《中国原发性肺癌诊疗规范（2015 年版）》、中国国家卫生健康委员会《原发性肺癌诊疗规范（2018 年版）》和中国医师协会肿瘤医师分会和中国医疗保健国际交流促进会肿瘤内科分会《Ⅳ期原发性肺癌中国治疗指南（2021 年版）》均推荐长春瑞滨、吉西他滨、多西他赛、紫杉醇或培美曲塞联合铂类药物作为一线化疗方案的药物组成。对于非鳞非小细胞肺癌患者，培美曲塞联合顺铂方案的总生存期明显优于吉西他滨联合顺铂方案，且耐受性更好。2014 年 5 月 4 日，中国国家食品药品监督管理总局（China Food and Drug Administration，CFDA）批准紫杉醇（白蛋白结合型）联合卡铂一线治疗晚期非小细胞肺癌。Ⅲ期临床试验结果显示，对于晚期肺鳞癌患者紫杉醇（白蛋白结合型）联合卡铂方案的总有效率明显高于紫杉醇联合卡铂方案，而对于非鳞非小细胞肺癌患者两个方案的总有效率相似。亚组分析结果显示，对于年龄>70 岁的老年患者，与紫杉醇联合卡铂方案比较，紫杉醇（白蛋白结合型）联合卡铂方案显著延长了总生存期。对于 ECOG PS 2 分、高龄患者可以考虑选用细胞毒性较低的单药方案。一般情况下，体能状态差的 ECOG PS 3 分或 4 分的患者不能从化疗中获益，应采取最佳支持治疗。

1）靶向治疗时代化疗的价值：21 世纪以来，非小细胞肺癌进入了分子靶向治疗时代，根据分子标志物筛选特定的非小细胞肺癌患者，取得了比传统细胞毒药物化疗更好的疗效和安全性，最早进入临床的是 EGFR-TKI，随后是 ALK-TKI 和 ROS1-TKI，新近上市的分子靶向药物包括 MET-TKI、BRAF 抑制剂、RET-TKI、KRAS-TKI 和神经营养性受体酪氨酸激酶抑制剂（neurotrophin receptor kinase tyrosine kinase inhibitors，NTRK-TKI）等。虽然 EGFR-TKI 和 ALK-TKI 已经有一代、二代和三代药物上市，但是如何克服耐药是分子靶向治疗需要解决的问题，化疗是一个重要的选择。对于没有驱动基因变异的患者，化疗仍然是标准的一线治疗选择。

2）免疫治疗时代化疗的价值：随着肿瘤免疫学的不断发展，科研人员逐渐认识到除了细胞自身分子水平的改变，肿瘤细胞还需要逃避免疫系统的识别和杀伤才能不断增殖，最终发展成为临床水平的疾病。从 2011 年 3 月 25 日细胞毒性 T 淋巴细胞相关抗原 4（cytotoxic T-lymphocte-associated protein-4，CTLA-4）单克隆抗体伊匹木单抗获得美国 FDA 批准用于晚期黑色素瘤患者的治疗开始,包括抗 PD-1 和 PD-L1 单抗在内的众多免疫检查点抑制剂如纳武利尤单抗、帕博利珠单抗、阿替利珠单抗和度伐利尤单抗相继获得美国 FDA 和中国 NMPA 批准用于多种类型肿瘤的治疗,国产 PD-1 单抗信迪利单抗、特瑞普利单抗、卡瑞利珠单抗和替雷利珠单抗也相继获得中国 NMPA 的批准。尽管免疫检查点抑制剂在临床上取得了前所未有的成功,部分肿瘤患者的生存时间得到明显延长,但大部分患者仍然无法获得有效缓解。越来越多的临床和临床前证据表明,化疗药物可能引起抗肿瘤免疫反应,使其具有免疫原性,反映肿瘤微环境或患者免疫功能的指标对于多数化疗药物的临床疗效也有预测作用。更早的研究曾报道包括蒽环类、奥沙利铂和紫杉烷类在内的化疗药物,在具有免疫活性小鼠模型中的疗效远高于免疫缺陷的小鼠模型,并且以远低于最大耐受剂量或根据节拍方案给药时,这种差异尤其显著。因此研究人员通过将免疫检查点抑制剂与化疗药物联合,实现了更为广泛和持久的临床疗效,已经成为包括肺癌在内多种类型肿瘤患者的一线治疗选择(详见下文免疫治疗部分内容)。

总之,虽然进入靶向治疗和免疫治疗时代,但化疗作为晚期非小细胞肺癌患者最广泛治疗方法的地位和作用仍无法被取代。如何选择合适时机进行多种治疗方式的联合,是研究者关注的重要问题。

(2)靶向治疗

1)EGFR-TKI:PIONEER 研究结果显示,亚裔和我国晚期肺腺癌患者中 *EGFR* 基因敏感突变率分别为46.3% 和 46.7%,EGFR-TKI 在这些患者中显示出比传统化疗更好的疗效。

①第一代 EGFR-TKI: 吉非替尼、厄洛替尼和埃克替尼均为第一代 EGFR-TKI。IPASS、OPTIMAL、CONVINCE 研究的结果显示,对于 *EGFR* 基因敏感突变的晚期非小细胞肺癌患者,吉非替尼、厄洛替尼、埃克替尼比标准一线化疗具有更好的疗效和安全性。因此吉非替尼、厄洛替尼和埃克替尼是 *EGFR* 基因敏感突变晚期非小细胞肺癌患者标准的一线治疗方案。中国 CFDA 分别于 2011 年 2 月 22 日、2014 年 11 月 13 日和 2017 年 3 月 10 日分别批准吉非替尼、埃克替尼和厄洛替尼用于 *EGFR* 基因敏感突变晚期非小细胞肺癌患者的一线治疗。

对于 *EGFR* 基因敏感突变的晚期非小细胞肺癌患者,如果一线化疗后病情没有进展,可以选择 EGFR-TKI 进行维持治疗。

INTEREST 研究比较了吉非替尼和多西他赛二、三线治疗晚期非小细胞肺癌患者的疗效和安全性;BR21 研究比较了厄洛替尼和安慰剂二、三线治疗晚期非小细胞肺癌患者的疗效和安全性;ICOGEN 研究比较了埃克替尼与吉非替尼二、三线治疗晚期非小细胞肺癌患者的疗效和安全性。这些研究结果确立了吉非替尼、厄洛替尼和埃克替尼在晚期非小细胞肺癌二、三线治疗中的地位。因此 *EGFR* 基因敏感突变的非小细胞肺癌患者,一线治疗和维持治疗时如果没有应用第一代 EGFR-TKI,二线治疗时应优先应用。

②第二代 EGFR-TKI:阿法替尼和达可替尼是第二代 EGFR-TKI。Ⅲ期临床试验 LUX-Lung 3 研究的结果显示,与一线培美曲塞联合顺铂化疗相比,阿法替尼可以显著延长 *EGFR* 基因敏感突变晚期非小细胞肺癌患者的无进展生存期(11.1 个月 vs 6.9 个月;*HR*=0.58;95% *CI* 0.43-0.78;*P*=0.001)。LUX-Lung 7 研究是一项Ⅱb 期临床试验,对比了阿法替尼与吉非替尼一线治疗 *EGFR* 基因敏感突变晚期非小细胞肺癌患者的疗效和安全性,结果显示阿法替尼治疗组患者无进展生存期明显延长(11.0 个月 vs 10.9 个月;*HR*=0.73;95% *CI* 0.57-0.95,*P*=0.017),但阿法替尼组治疗相关不良事件发生率更高(13% vs 1%)。2013 年 7 月 12 日和 2017 年 2 月 21 日美

国 FDA 和中国 CFDA 批准阿法替尼用于 EGFR 基因敏感突变晚期非小细胞肺癌患者的一线治疗。ARCHER1050 研究对比了达可替尼与吉非替尼一线治疗 EGFR 基因敏感突变(19 外显子缺失突变或 21 外显子 L858R 突变)晚期非小细胞肺癌患者的疗效和安全性,结果显示达可替尼治疗组和吉非替尼治疗组患者中位无进展生存期分别为 14.7 个月和 9.2 个月 (HR=0.59 ;95% CI 0.47~0.74 ;P<0.000 1),但达可替尼组治疗相关不良事件发生率高于吉非替尼组(9% vs 4%)。2018 年 9 月 27 日和 2019 年 5 月 15 日美国 FDA 和中国 NMPA 批准达可替尼用于治疗具有 EGFR 基因 19 外显子缺失和 21 外显子 L858R 突变的转移性非小细胞肺癌患者。

③第三代 EGFR-TKI:第一代和第二代 EGFR-TKI 的获得性耐药机制复杂,主要是 EGFR 基因 20 外显子 T790M 点突变、间质上皮转化因子(mesenchymal epithelial transition factor,MET)基因扩增、磷脂酰肌醇 -4,5- 二磷酸 3- 激酶催化亚单位 α(phosphatidylinositol-4,5-bisphosphate 3-kinase catalytic subunit alpha,PIK3CA)基因突变、EGFR 基因扩增以及发生小细胞癌转化等,其中最主要的是 EGFR T790M 突变。但仍有患者耐药机制不清楚,因此患者在第一代、第二代 EGFR-TKI 治疗后发生疾病进展时应该进行肿瘤组织活检并进行病理组织学和基因检测,如果不能肿瘤组织活检,也可以抽取患者外周血进行 ctDNA 或 cfDNA 检测,以明确耐药性质并指导治疗。第三代 EGFR-TKI 可以抑制 EGFR 基因敏感突变和 EGFR T790M 耐药突变。

第一个上市的第三代 EGFR-TKI 是奥希替尼,AURA3 研究对比了奥希替尼与顺铂 / 培美曲塞方案治疗一线吉非替尼、厄洛替尼或阿法替尼治疗后进展的 EGFR T790M 突变晚期非小细胞肺癌患者的疗效和安全性,结果显示,奥希替尼治疗组(n=279)无进展生存期为 10.1 个月,明显优于化疗组(n=140)的 4.4 个月 (HR=0.30 ;95% CI 0.23~0.41 ;P<0.001);在 144 例存在中枢神经系统转移的患者中,奥希替尼治疗组(n=93)无进展生存期长于化疗组(n=51),分别为 8.5 个月和 4.2 个月 (HR=0.32 ;95% CI 0.21~0.49);奥希替尼组和化疗组 3 级及以上不良事件发生率分别为 23% 和 47%。美国 FDA 和中国 CFDA 分别于 2015 年 11 月 13 日和 2017 年 3 月 24 日批准奥希替尼用于既往 EGFR-TKI 治疗时或治疗后出现疾病进展,并且存在 EGFR T790M 突变的局部晚期或转移性非小细胞肺癌患者的治疗。FLAURA 研究为一项 III 期临床试验,对比了奥希替尼和第一代 EGFR-TKI 一线治疗 EGFR 基因敏感突变晚期非小细胞肺癌患者的疗效和安全性,结果显示,奥希替尼组(n=279)无进展生存期较吉非替尼 / 厄洛替尼组(n=277)明显延长(18.9 个月 vs 10.2 个月 ;HR=0.46 ;95% CI 0.37~0.57 ;P<0.001);在 116 例存在中枢神经系统转移的患者中,奥希替尼组(n=53)无进展生存期较吉非替尼 / 厄洛替尼组(n=63)明显延长(15.2 个月 vs 9.6 个月 ;HR=0.47 ;95% CI 0.30~0.74 ;P<0.001)。奥希替尼组 3 级及以上不良事件发生率为 34%,吉非替尼或厄洛替尼组为 45%。美国 FDA 和中国 NMPA 分别于 2018 年 4 月 18 日和 2019 年 8 月 31 日批准奥希替尼用于 EGFR 基因敏感突变晚期或转移性非小细胞肺癌患者的一线治疗。BLOOM 研究结果显示奥希替尼对脑膜转移(leptomeningeal metastases,LMs)EGFR 基因敏感突变患者有良好的疗效,盲态中心独立影像学(blinded central independent review,BICR)评估的脑膜转移客观缓解率(leptomeningeal metastases objective response rate,LM ORR)和缓解持续时间(duration of response,DoR)分别为 62%(95% CI 45%~78%)和 15.2(95% CI 7.5~17.5)个月,研究者评估的中位无进展生存期为 8.6(95% CI 5.4~13.7)个月,中位总生存期为 11.0(95% CI 8.0~18.0)个月,不良事件与奥希替尼既往报告的一致。

阿美替尼(almonertinib)是第一款上市的国产第三代 EGFR-TKI,I 期临床试验结果显示,在

94 例 *EGFR* T790M 突变非小细胞肺癌患者中,研究者评价的客观缓解率和疾病控制率分别为 52% 和 92%,中位无进展生存期为 11.0 个月,最常见的 3 级及以上治疗相关不良事件为肌酸激酶升高(10%)和丙氨酸氨基转移酶升高(3%)。中国 NMPA 于 2020 年 3 月 31 日批准阿美替尼用于治疗既往 EGFR-TKI 治疗时或治疗后进展的 *EGFR* T790M 突变局部晚期或转移性非小细胞肺癌患者。伏美替尼(furmonertinib)是第二款上市的国产第三代 EGFR-TKI,一项 Ⅱ 期临床试验评价了其在第一代或第二代 EGFR-TKI 治疗后进展或原发 *EGFR* T790M 突变局部晚期或转移性非小细胞肺癌患者中的疗效和安全性,结果显示,该研究共入组 220 例患者,伏美替尼的客观缓解率为 74%,其中 11% 的患者发生了 3 级及以上治疗相关的不良事件,包括 γ - 谷氨酰转移酶升高、天冬氨酸氨基转移酶升高、丙氨酸氨基转移酶升高、低钠血症和高血压等。2021 年 3 月 3 日中国 NMPA 批准伏美替尼上市,用于治疗既往 EGFR-TKI 治疗后进展的 *EGFR* T790M 突变局部晚期或转移性非小细胞肺癌患者。另一款国产第三代 EGFR-TKI 瑞泽替尼(rezivertinib,BPI-7711)在 Ⅰ 期临床试验中也显示出初步疗效,该研究共入组 119 例既往第一代、第二代 EGFR-TKI 治疗后进展且 *EGFR* T790M 突变的非小细胞肺癌患者,研究者评价的客观缓解率和疾病控制率分别为 55.4% 和 92.1%,3 级及以上治疗相关不良事件的发生率为 8.4%。

EGFR 基因 20 外显子插入突变的发生率仅次于 19 外显子缺失突变和 21 外显子 L858R 突变,由于特殊的空间位阻效应导致其对既往上市的 EGFR-TKI 治疗敏感性较低,总体缓解率不足 10%。Amivantamab 是一款针对 EGFR 和 MET 的人源化双特异性抗体,一项针对既往接受过含铂方案化疗非小细胞肺癌患者的 Ⅰ 期临床试验结果显示,在 81 例可评价疗效的患者中,amivantamab 的客观缓解率为 40%,中位缓解持续时间为 11.1 个月,中位无进展生存期为 8.3 个月,3-4 级不良事件发生率为 21%。莫博替尼(mobocertinib)是一款能够靶向 *EGFR* 20 外显子插入突变的 TKI,一项 Ⅰ / Ⅱ 期临床试验结果显示,28 例 160mg 剂量组患者的客观缓解率为 43%,中位缓解持续时间为 14 个月,中位无进展生存期为 7.3 个月,3 级及以上不良事件发生率为 40%。美国 FDA 分别于 2021 年 5 月 21 日和 2021 年 9 月 16 日批准 amivantamab 和莫博替尼用于既往含铂方案化疗进展的 *EGFR* 20 外显子插入突变局部晚期或转移性非小细胞肺癌患者的治疗。

2)ALK-TKI:*ALK* 融合基因是非小细胞肺癌另一个重要的驱动基因,约占非小细胞肺癌患者的 5%。

①第一代 ALK-TKI:克唑替尼是第一个上市的 ALK-TKI,PROFILE1001、PROFILE1005、PROFILE1007、PROFILE1014 和 PROFILE1029 研究结果均显示克唑替尼对于 *ALK* 融合基因阳性晚期非小细胞肺癌患者良好的疗效和安全性。美国 FDA 和中国 CFDA 分别于 2011 年 8 月 26 日和 2013 年 1 月 22 日批准克唑替尼用于 *ALK* 融合基因阳性局部晚期和转移性非小细胞肺癌患者的治疗。

②第二代 ALK-TKI:对于克唑替尼治疗后进展的患者,可选择塞瑞替尼(ceritinib)、阿来替尼(alectinib)、布格替尼(brigatinib)和恩沙替尼(ensartinib)。塞瑞替尼对于既往无论是否接受过克唑替尼治疗的 *ALK* 融合基因阳性晚期非小细胞肺癌患者都具有良好的疗效和安全性,美国 FDA 和中国 NMPA 分别于 2014 年 4 月 29 日和 2018 年 5 月 31 日批准塞瑞替尼上市,用于克唑替尼耐药或不能耐受的 *ALK* 融合基因阳性晚期非小细胞肺癌患者的治疗,2017 年 5 月 26 日和 2020 年 5 月 28 日美国 FDA 和中国 NMPA 批准塞瑞替尼用于 *ALK* 融合基因阳性晚期非小细胞

肺癌患者的一线治疗。阿来替尼是第二个上市的第二代 ALK-TKI,阿来替尼对于既往接受过克唑替尼治疗的 *ALK* 融合基因阳性晚期非小细胞肺癌患者具有良好疗效,对于脑转移病灶同样具有良好疗效。2015 年 12 月 11 日阿来替尼被美国 FDA 批准上市,用于克唑替尼耐药或不能耐受 *ALK* 融合基因阳性晚期非小细胞肺癌患者的治疗,2017 年 12 月 6 日美国 FDA 批准阿来替尼用于 *ALK* 融合基因阳性非小细胞肺癌患者的一线治疗,2018 年 8 月 14 日中国 NMPA 批准阿来替尼上市,用于 *ALK* 融合基因阳性非小细胞肺癌患者的一线治疗。布格替尼(brigatinib)是第三个上市的第二代 ALK-TKI,布格替尼对于既往无论是否接受过克唑替尼治疗的 *ALK* 融合基因阳性晚期非小细胞肺癌患者都具有良好疗效,对于脑转移病灶同样具有良好疗效,美国 FDA 于 2017 年 4 月 28 日批准布格替尼用于克唑替尼耐药或不能耐受的 *ALK* 融合基因阳性晚期非小细胞肺癌患者的治疗,2020 年 5 月 22 日批准布格替尼用于 *ALK* 融合基因阳性晚期非小细胞肺癌患者的一线治疗。国产第二代 ALK-TKI 恩沙替尼也显示出对 *ALK* 融合基因阳性非小细胞肺癌及脑转移患者的良好疗效,2020 年 11 月 20 日获得中国 NMPA 批准上市,用于既往克唑替尼治疗后进展或对克唑替尼不耐受的 *ALK* 融合基因阳性局部晚期或转移性非小细胞肺癌患者的治疗。2019 年欧洲肿瘤内科学会年会上报告的一项 I 期临床试验的初步结果显示,国产第二代 ALK-TKI 依鲁阿克(iruplinalkib,WX0593)在 *ALK* 融合基因阳性非小细胞肺癌患者中具有良好疗效,总体客观缓解率为 65.9%,其中既往未接受过克唑替尼治疗患者的客观缓解率为 81%。

③第三代 ALK-TKI:相较于克唑替尼,洛拉替尼(lorlatinib)能够显著延长患者的无进展生存期,且对中枢神经系统病灶具有良好疗效。一项入组 276 例 *ALK* 融合基因阳性晚期非小细胞肺癌患者的 II 期临床试验结果显示,在 198 例既往接受过 ALK-TKI 治疗的患者中,洛拉替尼的客观缓解率为 47.0%,81 例具有脑转移患者的颅内客观缓解率为 63.0%,2018 年 11 月 2 日美国 FDA 批准洛拉替尼用于 *ALK* 融合基因阳性非小细胞肺癌患者的二线或三线治疗。一项 III 期临床试验结果显示,在 296 例 *ALK* 融合基因阳性晚期非小细胞肺癌患者中,一线应用洛拉替尼(*n*=149)和克唑替尼(*n*=147)的 12 个月无进展生存率分别为 78%(95% *CI* 70%~84%)和 39%(95% *CI* 30%~48%),*HR*=0.28(95% *CI* 0.19~0.41),*P*<0.001,客观缓解率分别为 76% 和 58%,2021 年 3 月 3 日美国 FDA 批准洛拉替尼用于 *ALK* 融合基因阳性非小细胞肺癌患者的一线治疗。

3)ROS1-TKI:*ROS1* 是非小细胞肺癌另一个驱动基因。克唑替尼治疗 *ROS1* 融合基因阳性晚期非小细胞肺癌患者的 PROFILE 1001 研究结果显示,应用克唑替尼治疗的 53 例患者的客观缓解率为 72%,中位缓解持续时间为 17.6(95% *CI* 14.5~ 未达到)个月,中位无进展生存期为 19.2(95% *CI* 14.4~ 未达到)个月,2016 年 3 月 11 日和 2017 年 9 月 23 日美国 FDA 和中国 CFDA 分别批准克唑替尼用于 *ROS1* 融合基因阳性的转移性非小细胞肺癌患者的治疗。对三项 I / II 期临床试验数据综合分析的结果显示,53 例 *ROS1* 融合基因阳性非小细胞肺癌患者接受恩曲替尼(entrectinib)治疗的客观缓解率为 77%,中位缓解持续时间为 24.6(95% *CI* 11.4~34.8)个月,中位无进展生存期为 19.0(95% *CI* 12.2~36.6)个月,2019 年 8 月 16 日美国 FDA 批准恩曲替尼用于 *ROS1* 融合基因阳性的转移性非小细胞肺癌患者的治疗。一项入组 69 例 *ROS1* 融合基因阳性晚期非小细胞肺癌患者的 I / II 期临床试验结果显示,洛拉替尼在初治和既往已接受过克唑替尼治疗患者中的客观缓解率分别为 62%(13/21)和 35%(14/40),颅内缓解率分别为 64%(7/11)和 50%(12/24),最常见的 3 级及以上不良事件包括高甘油三酯血症(19%,13/69)和高胆固醇血症(14%,10/69)。依鲁阿克的 I 期临床试验初步结果显示其在 *ROS1* 融合基因阳性非小细胞肺癌患者中的客观缓解率为30%,由于该试验仅入组了10例 *ROS1* 融合基因阳性患者,有待进一步探索。

4)BRAF抑制剂:达拉非尼(dabrafenib)是 *BRAF* V600E突变的抑制剂,曲美替尼(trametinib)是 *BRAF* V600E突变和MEK抑制剂。达拉非尼和曲美替尼均可以抑制RAS/RAF/MEK/ERK通路的激酶。一项Ⅱ期临床试验结果显示,达拉非尼联合曲美替尼对于化疗后进展的 *BRAF* V600E突变晚期非小细胞肺癌患者具有良好疗效,客观缓解率为63%,严重不良事件的发生率为56%。另一项Ⅱ期临床试验结果显示,达拉非尼联合曲美替尼一线治疗 *BRAF* V600E突变晚期非小细胞肺癌患者的有效率为64%,中位无进展生存期为10.9(95% *CI* 7.0~16.6)个月,严重不良事件的发生率为69%。2017年6月22日美国FDA批准达拉非尼联合曲美替尼用于 *BRAF* V600E突变转移性非小细胞肺癌患者的治疗。达拉非尼单药也可以用于不能耐受达拉非尼联合曲美替尼治疗的 *BRAF* V600E突变晚期非小细胞肺癌患者的治疗。

5)MET-TKI:Ⅰ期临床试验PROFILE 1001研究扩展队列入组了69例 *MET* 基因14外显子跳跃突变的晚期非小细胞肺癌患者,结果显示,在65例可评价疗效的患者中,克唑替尼的客观缓解率为32%,中位缓解持续时间为9.1(95% *CI* 6.4~12.7)个月,中位无进展生存期为7.3(95% *CI* 5.4~9.1)个月,最常见的治疗相关不良事件是水肿(51%)、视觉障碍(45%)、恶心(41%)、腹泻(39%)和呕吐(29%),多为1~2级。2018年5月29日美国FDA批准克唑替尼用于含铂药物化疗后进展的 *MET* 基因14外显子跳跃突变晚期非小细胞肺癌患者的治疗。一项Ⅱ期临床试验入组了364例 *MET* 基因扩增或14外显子跳跃突变的晚期非小细胞肺癌患者接受卡马替尼(capmatinib)治疗,结果显示,卡马替尼在既往接受过系统治疗和初治的携带 *MET* 基因14外显子跳跃突变患者中的客观缓解率分别为41%和68%,中位缓解持续时间分别为9.7(95% *CI* 5.6~13.0)个月和12.6(95% *CI* 5.6~ 未达到)个月;在既往接受过系统治疗和初治的携带 *MET* 基因扩增患者中的客观缓解率分别为29%和40%。2020年5月6日美国FDA批准卡马替尼用于 *MET* 基因14外显子跳跃突变阳性转移性非小细胞肺癌患者的一线治疗。一项Ⅱ期临床试验入组了152例 *MET* 14外显子跳跃突变阳性非小细胞肺癌患者,结果显示,特普替尼(tepotinib)的客观缓解率为46%,中位缓解持续时间为11.1个月,2021年2月3日美国FDA批准特普替尼用于具有 *MET* 14外显子跳跃突变转移性非小细胞肺癌成人患者的治疗。国产MET-TKI赛沃替尼(savolitinib)在一项Ⅱ期临床试验中也显示出良好的疗效和安全性,该试验共入组70例具有 *MET* 14外显子跳跃突变的晚期非小细胞肺癌患者,客观缓解率为42.9%,32例(46%)患者发生了3级及以上治疗相关不良事件。2021年6月22日中国NMPA批准赛沃替尼用于 *MET* 14外显子跳跃突变晚期非小细胞肺癌患者的治疗。

6)RET-TKI:塞尔帕替尼(selpercatinib)和普拉替尼(pralsetinib)是选择性RET-TKI,在Ⅰ/Ⅱ期临床试验中均显示出良好的疗效和安全性。LIBRETTO-001研究结果显示,塞尔帕替尼在105例既往已接受过含铂方案化疗的 *RET* 基因重排阳性非小细胞肺癌患者中的客观缓解率为64%,中位缓解持续时间为17.5(95% *CI* 12.0~ 未达到)个月,最常见的3级及以上治疗相关不良事件是高血压、血清转氨酶升高、低钠血症和淋巴细胞减少。ARROW研究是一项针对普拉替尼的Ⅰ/Ⅱ期临床试验,共入组233例具有 *RET* 基因重排的局部晚期或转移性非小细胞肺癌患者,初步分析(截至2019年7月11日入组的121例患者)结果显示,已接受过含铂方案化疗(*n*=92)和初治(*n*=29)患者的客观缓解率分别为61%和70%,并且两组分别有5例(6%)和3例(11%)患者获得了完全缓解,3级及以上治疗相关不良事件主要是中性粒细胞减少、高血压和贫血。2020 年 5 月 8 日和 2020 年 9 月 4 日美国 FDA 分别批准塞尔帕替尼和普拉替尼用于具有 *RET* 基因重排转移性非小细胞肺癌成人患者的治疗。

7）NTRK-TKI：对三项 Ⅰ/Ⅱ 期临床试验数据的综合分析结果显示，在 31 例具有 *NTRK* 融合基因的局部晚期或转移性非小细胞肺癌患者中，恩曲替尼（entrectinib）的客观缓解率为 57%，中位缓解持续时间为 10.4（95% *CI* 7.1~未达到）个月，中位总生存期为 11.2（95% *CI* 8.0~14.9）个月，2019 年 8 月 15 日美国 FDA 批准恩曲替尼用于具有 *NTRK* 融合基因的成人和儿童（12 岁及以上）实体瘤患者的治疗。针对拉罗替尼（larotrectinib）的三项 Ⅰ/Ⅱ 期临床试验共入组 55 例 17 种不同类型的 *NTRK* 融合基因阳性肿瘤患者，结果显示，拉罗替尼独立评审委员会评价的客观缓解率为 75%，研究者评价的客观缓解率为 80%，2018 年 11 月 26 日美国 FDA 批准拉罗替尼用于具有 *NTRK* 融合基因成人和儿童实体瘤患者的治疗。

8）KRAS-TKI：索托拉西布（sotorasib）在 *KRAS* G12C 突变的晚期非小细胞肺癌患者中已显示出具有前景的抗肿瘤活性，一项 Ⅱ 期临床试验共入组 126 例具有 *KRAS* G12C 突变的晚期非小细胞肺癌患者，大部分已经接受过含铂化疗方案和 PD-1/PD-L1 单抗治疗，结果显示，在 124 例可评价疗效的患者中，索托拉西布的客观缓解率为 37.1%，疾病控制率为 80.6%，中位缓解持续时间为 11.1（95% *CI* 6.9~未达到）个月，中位无进展生存期为 6.8（95% *CI* 5.1~8.2）个月，中位总生存期为 12.5（95% *CI* 10.0~未达到）个月，治疗相关不良事件发生率为 69.8%。2021 年 5 月 28 日美国 FDA 批准索托拉西布用于具有 *KRAS* G12C 突变局部晚期或转移性成人非小细胞肺癌患者的治疗。

（3）抗血管生成治疗：肿瘤生长的血管依赖理论早在 20 世纪 70 年代就被提出，新生血管被认为是肿瘤的特征之一，对于肿瘤增殖、浸润和转移至关重要，针对肿瘤血管生成的靶向治疗已成为肺癌治疗的重要组成部分。血管内皮生长因子（vascular endothelial growth factor，VEGF）是刺激肿瘤新生血管生成的重要因子，可以和血管内皮生长因子受体（vascular endothelial growth factor receptor，VEGFR）结合，激活下游信号传导，促进血管内皮细胞增殖、迁移和新生血管形成。肺癌抗血管生成治疗的主要策略是阻止 VEGF-VEGFR 结合、抑制 VEGFR 信号传导。

1）单克隆抗体

①贝伐珠单抗　贝伐珠单抗（bevacizumab）是一种人源化 IgG1 亚类单克隆抗体，与 VEGF 结合抑制 VEGF 与 VEGFR 结合，继而发挥抑制血管生成、内皮细胞迁移与存活的作用。贝伐珠单抗是第一个被美国 FDA 批准上市的重组人源化抗 VEGF 单克隆抗体，也是第一个被美国 FDA 批准的应用于非小细胞肺癌治疗的抗血管生成药物。贝伐珠单抗联合化疗一线治疗 ⅢB/Ⅳ 期或复发非小细胞肺癌患者的 Ⅱ 期临床试验开始于 1998 年，99 例患者随机接受贝伐珠单抗 7.5mg/kg 或 15mg/kg 联合卡铂和紫杉醇（PC）方案或单纯 PC 方案治疗，单纯 PC 方案化疗组患者在疾病进展后可以交叉接受贝伐珠单抗治疗，研究结果显示，与既往 Ⅲ 期临床试验中 PC 方案患者的总生存期相比，本试验全部患者的总生存期更长，特别是 PC 方案对照组达到 14.9 个月，可能的原因是 59% 的患者交叉接受了贝伐珠单抗治疗。该试验中 6 例发生咯血的患者中 5 例均发生在贝伐珠单抗 7.5mg/kg 剂量组，多因素分析结果显示贝伐珠单抗治疗及病理学亚型为鳞癌是发生咯血的独立危险因素。出于安全性考虑，在此之后，非鳞非小细胞肺癌成为贝伐珠单抗安全风险可接受的肺癌亚型。

基于上述 Ⅱ 期临床试验结果，美国东部肿瘤协作组开展了针对晚期非鳞非小细胞肺癌患者的 ECOG 4599 研究,研究结果显示在 PC 方案基础上加用贝伐珠单抗显著提高了晚期非鳞非小细胞肺癌患者的生存期,总生存期从对照组单纯化疗的 10.3 个月延长到 12.3 个月,无进展生存期从 4.5 个月延长到 6.2 个月。2006 年 10 月 11 日美国 FDA 基于这项研究结果批准贝伐珠单抗联合 PC 方案用于晚期非鳞非小细胞肺癌患者的一线治疗。在欧洲进行的 AVAIL 研究结果显示了贝伐珠单抗联合吉西他滨和顺铂(GP)方案应用于ⅢB/Ⅳ期非鳞非小细胞肺癌患者的临床疗效。这两项Ⅲ期临床试验确立了贝伐珠单抗在非鳞非小细胞肺癌治疗中的地位。

BEYOND 研究结果显示了贝伐珠单抗联合 PC 方案在中国晚期非鳞非小细胞肺癌患者中的疗效和安全性。贝伐珠单抗联合 PC 方案组的中位无进展生存期为 9.2 个月、单纯 PC 方案化疗组为 6.5 个月($P<0.000\ 1$),中位总生存期分别为 24.3 个月和 17.7 个月($P=0.015\ 4$)。基于该研究结果,中国 CFDA 于 2015 年 7 月 9 日批准贝伐珠单抗联合以铂类为基础的化疗用于晚期、转移性或复发性非鳞非小细胞肺癌患者的一线治疗。2019 年 12 月 6 日中国 NMPA 批准首个国产贝伐珠单抗生物类似药 QL1101 的上市申请,主要用于晚期、转移性或复发性非小细胞肺癌和转移性结直肠癌患者的治疗,2020 年 6 月 17 日和 2021 年 4 月 30 日中国 NMPA 相继批准贝伐珠单抗生物类似药 IBI305 和 LY01008 用于晚期、转移性或复发性非小细胞肺癌和转移性结直肠癌的治疗,临床试验结果显示上述生物类似药与第一个上市的贝伐珠单抗(商品名:安维汀)药效和安全性高度相似。

在结直肠癌患者中已有临床研究结果支持贝伐珠单抗跨线应用,但是在肺癌中则仍有争议。WJOG5910L 研究纳入一线贝伐珠单抗联合化疗后进展的患者,二线采用贝伐珠单抗联合多西他赛对比多西他赛单药治疗,主要研究终点为无进展生存期,结果显示,联合治疗延长了患者中位无进展生存期(4.4 个月 vs 3.4 个月,$P=0.058$),达到预先设定的研究终点($P<0.2$),但是中位总生存期未明显延长。AvaALL 研究纳入了 485 例初治的非鳞非小细胞肺癌患者,一线给予含铂两药联合贝伐珠单抗并且序贯贝伐珠单抗维持治疗,病情进展后再随机接受标准治疗或标准治疗联合贝伐珠单抗治疗,该研究结果没有达到主要终点,而以阴性结果告终。

在 ECOG 4599 研究中,化疗后给予贝伐珠单抗维持治疗直至疾病进展或者患者出现不能耐受的不良事件。回顾性分析发现,与单纯化疗相比,贝伐珠单抗联合化疗和后续贝伐珠单抗维持治疗组患者的无进展生存期和总生存期更长,无进展生存期分别为 4.4 个月和 2.8 个月($P<0.001$),总生存期分别为 12.8 个月和 11.4 个月($P=0.030$)。为了进一步明确贝伐珠单抗维持治疗是否有临床获益,AVAPERL 研究比较了顺铂和培美曲塞(DP)方案联合贝伐珠单抗治疗后序贯培美曲塞单药或培美曲塞联合贝伐珠单抗作为维持治疗。结果显示,与培美曲塞单药维持治疗相比,贝伐珠单抗联合培美曲塞两药维持治疗方案的无进展生存期明显延长(7.4 个月 vs 3.7 个月,$P<0.001$),但是两组总生存期差异无统计学意义。PRONOUNCE 研究则比较了培美曲塞单药维持与贝伐珠单抗单药维持的疗效,结果显示临床获益无明显差异。因此,目前关于贝伐珠单抗单药维持治疗的临床获益是否优于培美曲塞尚无定论。

EGFR-TKI 是 *EGFR* 基因敏感突变非小细胞肺癌患者的标准一线治疗方案。多中心单臂Ⅱ期临床试验 BELIEF 研究探索了一线厄洛替尼联合贝伐珠单抗是否可改善 *EGFR* 基因敏感突变患者的无进展生存期,结果显示厄洛替尼和贝伐珠单抗联合治疗的 1 年无进展生存率为 55%、中位无进展生存期为 13.2 个月,主要研究终点仅在 *EGFR* T790M 突变的患者中达到,对于这类患者厄洛替尼联合贝伐珠单抗的疗效更优,1 年无进展生存率为 68%,中位无进展生存期为 16.0 个月。随机对照多中心Ⅱ期临床试验 JO25567 研究评价了贝伐珠单抗联合厄洛替尼对比厄洛替尼单药一线治疗 EGFR 基因敏感突变晚期非小细胞肺癌的疗效和安全性,结果显示,在 154 例患者中,厄洛替尼单药治疗组中位无进展生存期为 9.7 个月,贝伐珠单抗联合厄洛替尼治疗组为 16.0 个月(P=0.001 5),疾病进展或死亡风险下降 46%。基于 JO25567 研究结果,2016 年 6 月欧盟批准贝伐珠单抗联合厄洛替尼用于具有 EGFR 基因敏感突变不可切除的晚期、转移性或复发性非鳞非小细胞肺癌成年患者的一线治疗。

为了研究贝伐珠单抗在伴有脑转移的非小细胞肺癌患者中的安全性,Ⅱ期临床试验 PASSPORT 研究入组了 115 例伴有脑转移的非小细胞肺癌患者,结果显示贝伐珠单抗不会增加非小细胞肺癌脑转移患者的出血风险。前瞻性平行对照Ⅱ期临床试验 BRAIN 研究评价了 PC 方案联合贝伐珠单抗一线治疗与厄洛替尼联合贝伐珠单抗二线治疗用于初治伴有脑转移的非小细胞肺癌患者的疗效和安全性。在参加 BRAIN 研究的 91 例患者中,仅有 1 例患者出现非致死性颅内出血,联合贝伐珠单抗的治疗效果显著,特别是一线 PC 方案联合贝伐珠单抗治疗组,中位无进展生存期为 6.7 个月,中位总生存期为 16.0 个月。一项总结贝伐珠单抗用于脑转移患者安全性的荟萃分析结果显示,对于初治、无症状脑转移的晚期非鳞非小细胞肺癌患者,一线贝伐珠单抗联合化疗的疗效和安全性良好。此外,有数据显示贝伐珠单抗能够有效治疗恶性脑肿瘤放疗后的放射性脑坏死,可使血脑屏障达到相对正常化,并可减少激素的使用剂量。

Du 等入组了 72 例具有恶性胸腔积液的非小细胞肺癌患者,患者随机被分配到贝伐珠单抗联合顺铂组和顺铂单药组,贝伐珠单抗胸腔内给药的方法是待胸腔穿刺将胸腔积液引流干净后,向胸腔内注射 300mg 贝伐珠单抗联合 30mg 顺铂,每 2 周给药 1 次,连用 3 次,在治疗前后分别收集胸腔积液检测其癌胚抗原和 VEGF 水平。结果显示贝伐珠单抗联合顺铂组胸腔积液客观缓解率(完全缓解 + 部分缓解)为 83.3%,显著高于顺铂单药组的 50.0%(P<0.05),且联合治疗显著降低了胸腔积液中 VEGF 的水平。另外,多项贝伐珠单抗治疗非小细胞肺癌导致的恶性胸腔积液临床试验结果均显示,贝伐珠单抗对恶性胸腔积液患者安全有效。

使用贝伐珠单抗主要的不良事件是高血压、蛋白尿、血栓栓塞及出血性事件。与非亚裔患者相比,亚裔患者 3 级出血和血栓发生率低,蛋白尿发生率高。贝伐珠单抗相关高血压,推荐常规口服降压药物治疗;贝伐珠单抗相关出血重点在于预防,即正确选择患者以降低 3 级以上出血发生的风险;贝伐珠单抗相关蛋白尿,推荐在开始贝伐珠单抗治疗前进行基线尿蛋白检查,并在用药过程中监测尿蛋白,当 24 小时尿蛋白达 2g 时需要暂缓贝伐珠单抗治疗,直至 24 小时尿蛋白低于 2g 再开始应用贝伐珠单抗。

贝伐珠单抗在可手术切除非小细胞肺癌患者辅助治疗的研究结果显示,在非小细胞肺癌术后辅助化疗中加用贝伐珠单抗未增加患者生存获益,而不良事件较单纯化疗增加,所以国内外非小细胞肺癌诊疗规范和指南均不推荐在术后辅助治疗时应用贝伐珠单抗。

②雷莫芦单抗　雷莫芦单抗(ramucirumab)是一种人源化 IgG1 亚类单克隆抗体。与贝伐珠单抗结合 VEGF 不同,雷莫芦单抗与 VEGF 竞争性结合细胞外 VEGFR-2 片段,从而抑制肿瘤新生血管的形成。Doebele 等于 2015 年开展的Ⅱ期、随机、开放标签临床试验评价了雷莫芦单抗联合培美曲塞和卡铂(或顺铂)(PC)方案一线治疗非鳞非小细胞肺癌患者的疗效和安全性,研究结果显示雷莫芦单抗联合 PC 方案组的无进展生存期为 7.2 个月,PC 方案组的无进展生存期为 5.6 个月(P=0.132)。随后进行的 REVEL 研究比较了多西他赛联合或不联合雷莫芦单抗二线治疗

晚期非小细胞肺癌的疗效与安全性。REVEL 研究入组了 1 252 例鳞状非小细胞肺癌和非鳞非小细胞肺癌患者。结果显示,雷莫芦单抗和多西他赛联用使鳞状非小细胞肺癌和非鳞非小细胞肺癌患者获益相似,雷莫芦单抗联合多西他赛组的中位总生存期为 10.5 个月,多西他赛单药组的中位总生存期为 9.1 个月($P<0.023$),主要不良事件是发热性中性粒细胞减少、疲劳和高血压。基于 REVEL 研究结果,雷莫芦单抗成为美国 FDA 批准上市的第一个同时应用于鳞状非小细胞肺癌和非鳞非小细胞肺癌患者的抗血管生成药物。

2)重组人血管内皮抑素:重组人血管内皮抑素(recombinant human endostatin,YH16,商品名:恩度,ENDOSTAR)是血管抑制类生物制品,其作用机制是通过抑制血管内皮细胞迁移进而抑制肿瘤新生血管的生成。恩度的 Ⅱ 期临床试验采用多中心、随机、开放的研究方法,发现 7.5mg/m² 剂量组和 15mg/m² 剂量组的临床疗效及安全性类似,故选择 7.5mg/m² 作为临床常规使用剂量。随后进行的随机、双盲、安慰剂对照、多中心 Ⅲ 期临床试验入组了 493 例晚期非小细胞肺癌患者,比较了长春瑞滨/顺铂(NP)方案联合或不联合恩度的疗效及安全性。研究结果显示,NP 方案联合恩度治疗组的客观缓解率为 35.4%,NP 方案组的客观缓解率为 19.51%($P=0.003$);NP 方案联合恩度治疗组的疾病控制率为 73.29%,NP 方案组的疾病控制率为 64.02%($P=0.035$);NP 方案联合恩度治疗组的中位总生存期为 14.87 个月,NP 方案组的中位总生存期为 9.9 个月($P<0.001$)。亚组分析结果显示,在初治和复发患者的治疗中,NP 方案联合恩度治疗组的客观缓解率、疾病控制率、总生存期均优于 NP 方案组,两组间生活质量和安全性没有统计学差异。2005 年 9 月 12 日中国国家食品药品监督管理局(State Food and Drug Administration,SFDA)批准恩度上市,与 NP 方案联合治疗 Ⅲ/Ⅳ 期非小细胞肺癌患者。恩度是中国第一个上市的抗血管生成药物,也是全球第一个上市的重组人血管内皮抑素。

3)酪氨酸激酶抑制剂:国产一类新药安罗替尼(anlotinib)是一种新型的小分子多靶点酪氨酸激酶抑制剂,对包括 VEGFR、PDGFR、FGFR、c-Kit 等多个靶点具有较强的抑制作用,具有抗肿瘤血管生成和抑制肿瘤生长作用。

ALTER-0303 研究评价了安罗替尼三线及后线治疗晚期非小细胞肺癌的疗效和安全性。ALTER-0303 研究的主要终点是总生存期,该研究共入组了 437 例既往至少接受过两种全身系统化疗方案治疗的晚期非小细胞肺癌患者,患者随机接受安罗替尼($n=294$)或安慰剂($n=143$)治疗,直至疾病进展或出现不可耐受的毒性。研究结果显示,安罗替尼组的中位总生存期为 9.6 个月,安慰剂组的中位总生存期为 6.3 个月($P=0.001\ 8$);安罗替尼组的中位无进展生存期为 5.4 个月,安慰剂组的中位无进展生存期为 1.4 个月($P<0.000\ 1$);安罗替尼组的疾病控制率为 81%,安慰剂组的疾病控制率为 37%($P<0.000\ 1$)。两组患者的不良事件发生率相似,无治疗相关死亡。基于 ALTER-0303 研究结果,2018 年 5 月 8 日中国 NMPA 批准安罗替尼上市,用于既往至少接受过两种系统化疗后复发或进展的局部晚期或转移性非小细胞肺癌患者的治疗。

(4)免疫治疗:近 10 年来,随着人类对肿瘤免疫逃逸机制了解的不断深入,肿瘤进入了免疫治疗时代,免疫检查点抑制剂(immune checkpoint inhibitors,ICIs)成为肿瘤药物治疗的重要进展。免疫检查点抑制剂通过共抑制或共刺激信号调节 T 细胞活性以提高抗肿瘤免疫反应,细胞毒性 T 淋巴细胞相关抗原 4(cytotoxic T-lymphocte-associated protein-4,CTLA-4)、程序性死亡受体 1(programmed cell death protein 1,PD-1)和程序性死亡配体 1(programmed death-ligand 1,PD-L1)是目前研究最多的免疫检查点。

CTLA-4 可以与 CD28 竞争结合 B7 以调节 T 细胞活性。CTLA-4 主要表达在活化后的 T 细胞表面,通过与 B7 结合抑制 T 细胞活性。在生理状态下,CTLA-4 的抑制信号有利于免疫反应适时地被终止;在肿瘤微环境中,肿瘤细胞可以利用 CTLA-4 的抑制信号使 T 细胞凋亡,从而发生免疫逃逸。

PD-1、PD-L1 是免疫抑制分子,PD-1 和 PD-L1 结合后抑制了 CD4+T 细胞和 CD8+T 细胞增殖和活性,形成肿瘤免疫抑制微环境,导致肿瘤免疫逃逸,促进肿瘤细胞生长。

CTLA-4 单抗、PD-1/PD-L1 单抗可阻止各自配体与受体的结合,恢复抗肿瘤 T 细胞活性,使 T 细胞发挥免疫功能,抑制肿瘤细胞生长。美国 FDA 批准 CTLA-4 单抗伊匹木单抗(ipilimumab),PD-1 单抗纳武利尤单抗(nivolumab)和帕博利珠单抗(pembrolizumab),PD-L1 单抗阿替利珠单抗(atezolizumab)和度伐利尤单抗(durvalumab)用于肺癌的治疗。

1)纳武利尤单抗:纳武利尤单抗是一种人免疫球蛋白 G4(immunoglobulin G4,IgG4)单抗。在非小细胞肺癌患者二线治疗的 Ⅱ/Ⅲ 期临床试验中,纳武利尤单抗与多西他赛相比显著延长了总生存期。2015 年 3 月 4 日美国 FDA 批准纳武利尤单抗用于鳞状非小细胞肺癌含铂两药方案耐药后的二线治疗,2015 年 10 月 9 日美国 FDA 批准纳武利尤单抗用于所有非小细胞肺癌含铂两药方案耐药后的二线治疗。

CheckMate 063 研究是一项 Ⅱ 期临床试验,117 例二线或三线治疗后进展的鳞状非小细胞肺癌患者接受纳武利尤单抗治疗,客观缓解率为 14.5%,中位总生存期为 8.1 个月。CheckMate 017 研究是一项 Ⅲ 期随机对照临床试验,272 例既往接受含铂两药方案一线治疗进展的鳞状非小细胞肺癌患者被随机分到纳武利尤单抗治疗组和多西他赛治疗组。研究结果显示,纳武利尤单抗治疗组的中位总生存期为 9.2 个月,多西他赛治疗组的中位总生存期为 6.0 个月($P<0.001$);纳武利尤单抗治疗组的 1 年总生存率为 42%(95% CI 34%~50%),多西他赛治疗组的 1 年总生存率为 24%(95% CI 17%~31%);纳武利尤单抗治疗组较多西他赛治疗组死亡风险下降 41%;纳武利尤单抗治疗组的中位无进展生存期为 3.5 个月,多西他赛治疗组的中位无进展生存期为 2.8 个月($P<0.001$);纳武利尤单抗治疗组的客观缓解率为 20%,多西他赛治疗组的客观缓解率为 9%($P=0.008$);3~4 级治疗相关不良事件纳武利尤单抗治疗组发生率为 7%、多西他赛治疗组发生率为 55%。基于 CheckMate 017 研究结果,美国 FDA 批准纳武利尤单抗用于含铂两药方案化疗后进展的鳞状非小细胞肺癌患者的二线治疗。

在 CheckMate 057 研究中,既往含铂方案化疗失败后的晚期非鳞非小细胞肺癌患者按 1∶1 随机分组,分别接受纳武利尤单抗或多西他赛治疗至进展或无法耐受。该研究共入组 582 例患者,主要研究终点是总生存期。研究结果显示,纳武利尤单抗治疗组的中位总生存期为 12.2 个月,多西他赛治疗组的中位总生存期为 9.4 个月($P=0.002$);纳武利尤单抗治疗组的 18 个月总生存率为 39%(95% CI 34%~45%),多西他赛治疗组的 18 个月总生存率为 23%(95% CI 19%~28%);纳武利尤单抗治疗组的客观缓解率为 19%,多西他赛治疗组的客观缓解率为 12%($P=0.02$);纳武利尤单抗治疗组较多西他赛治疗组死亡风险降低 27%;3~4 级不良事件纳武利尤单抗治疗组发生率为 10%、多西他赛治疗组为 54%。基于 CheckMate 057 研究结果,美国 FDA 批准纳武利尤单抗用于非鳞非小细胞肺癌患者的二线治疗。

纳武利尤单抗是在中国上市的第一款 PD-1 单抗,2018 年 6 月 15 日中国 NMPA 批准用于 *EGFR* 基因敏感突变和 *ALK* 融合基因阴性、含铂方案化疗后进展或不可耐受局部晚期或转移性非小细胞肺癌患者的治疗。CheckMate 078 研究是一项主要针对中国人群的 Ⅲ 期临床试验,504 例既往接受含铂方案化疗进展的 *EGFR* 基因敏感突变和 *ALK* 融合基因阴性非小细胞肺癌患者按照 2∶1 随机分组,分别接受纳武利尤单抗(*n*=338)或多西他赛(*n*=166)治疗,主要研究终点是总生存期。研究结果显示,纳武利尤单抗组与多西他赛组患者的中位总生存期分别为 12.0(95% *CI* 10.4~14.0)个月和 9.6(95% *CI* 7.6~11.2)个月,*HR*=0.68(95% *CI* 0.52~0.90),客观缓解率分别为 17% 和 4%,中位缓解持续时间分别为未达到和 5.3 个月,3 级及以上治疗相关不良事件发生率分别为 10% 和 48%。

CheckMate-026 研究是一项 Ⅲ 期临床试验,比较了纳武利尤单抗单药与研究者选择的化疗方案在晚期非小细胞肺癌患者一线治疗中的疗效和安全性,共入组 541 例患者,主要终点是 PD-L1 表达 ≥5% 患者的无进展生存期。在 423 例 PD-L1 表达 ≥5% 的患者中,纳武利尤单抗治疗组的无进展生存期为 4.2 个月,化疗组的中位无进展生存期为 5.9 个月(*P*=0.25);纳武利尤单抗治疗组的总生存期为 14.4 个月,化疗组的总生存期为 13.2 个月(*HR*=1.02 ;95% *CI* 0.80~1.30)。化疗组中 60% 的患者交叉至纳武利尤单抗治疗组接受后续治疗。所有治疗相关不良事件以及 3~4 级不良事件纳武利尤单抗治疗组发生率分别为 71% 和 18%、化疗组发生率分别为 92% 和 51%。纳武利尤单抗一线治疗非小细胞肺癌相比标准化疗未能延长患者生存期。

CheckMate 227 研究分别有 396 例和 397 例 PD-L1 表达 ≥1% 的Ⅳ期或复发性非小细胞肺癌患者接受了纳武利尤单抗联合伊匹木单抗治疗和化疗,结果显示,纳武利尤单抗联合伊匹木单抗治疗组和化疗组患者的中位总生存期分别为 17.1(95% *CI* 15.0~20.1)个月和 14.9(95% *CI* 12.7~16.7)个月(*P*=0.007),2 年总生存率分别为 40.0% 和 32.8%,中位缓解持续时间分别为 23.2(95% *CI* 15.2~32.2)个月和 6.2(95% *CI* 5.6~7.4)个月,3~4 级治疗相关不良事件的发生率分别为 32.8% 和 36.0%。2020 年 5 月 15 日美国 FDA 批准纳武利尤单抗联合伊匹木单抗用于 *EGFR* 基因敏感突变或 *ALK* 融合基因阴性且肿瘤 PD-L1 表达 ≥1% 的转移性非小细胞肺癌的一线治疗。

CheckMate 9LA 研究入组了 719 例初治的 Ⅳ 期或复发性非小细胞肺癌患者,按 1∶1 随机分组,分别接受纳武利尤单抗和伊匹木单抗联合 2 周期含铂两药方案化疗或仅接受 4 周期含铂两药方案化疗,研究的主要终点为总生存期,结果显示,联合治疗组和单纯化疗组患者的中位总生存期分别为 14.1(95% *CI* 13.2~16.2)个月和 10.7(95% *CI* 9.5~12.4)个月(*HR*=0.69 ;96.71% *CI* 0.55~0.87 ;*P*=0.000 65),两组患者 3 级及以上不良事件的发生率分别为 47% 和 38%。2020 年 5 月 26 日美国 FDA 批准纳武利尤单抗在联合伊匹木单抗的基础上再联合 2 周期含铂两药方案化疗用于 *EGFR* 基因敏感突变或 *ALK* 融合基因阴性转移性非小细胞肺癌(不限 PD-L1 表达水平和组织学类型)患者的一线治疗。

2)帕博利珠单抗:2015 年 10 月 2 日美国 FDA 批准帕博利珠单抗单药治疗作为在含铂方案化疗后肿瘤进展并且至少有 1% 的肿瘤细胞表达 PD-L1 的转移性非小细胞肺癌患者的二线治疗。Keynote-001 是探索帕博利珠单抗治疗晚期非小细胞肺癌疗效和安全性的 Ⅰ 期临床试验,495 例晚期非小细胞肺癌患者分别接受帕博利珠单抗 2mg/(kg·3 周)、10mg/(kg·3 周)或 10mg/(kg·2 周)方案治疗。结果显示,三组患者的有效性和安全性无明显差异。所有患者客观缓解率为 19.4%,中位缓解持续时间为 12.5 个月;所有患者中位无进展生存期为 3.7(95% *CI* 2.9~4.1)个月,中位总生存期为 12(95% *CI* 9.3~14.7)个月。最常见的不良事件为疲乏(19.4%)、皮肤瘙痒(10.7%)和食欲下降(10.5%),3 级及以上不良事件发生率为 9.5%。较常见的免疫相关不良事件是甲状腺功能减退(6.9%)、肺炎(3.6%)和输注相关事件(3.0%)。另外,研究发现 50% 以上肿瘤细胞表达 PD-L1 的患者对治疗更敏感,中位无进展生存期为 6.3(95% *CI* 2.9~12.5)个月。该研究显示帕博利珠单抗对晚期非小细胞肺癌展现出良好抗肿瘤活性,并推荐采用 PD-L1 表达水平作为判断患者是否获益的生物标志物。Keynote-010 研究是一项对比帕博利珠单抗和多西他赛治疗含铂方案化疗后进展的晚期非小细胞肺癌的随机开放 Ⅱ / Ⅲ 期临床试验,在 24 个国家 202 个中心入组 1 034 例患者。1% 以上肿瘤细胞表达 PD-L1 的晚期非小细胞肺癌患者按 1∶1∶1 随机分组接受帕博利珠单抗 2mg/(kg·3 周)(345 例)、帕博利珠单抗 10mg/(kg·3 周)(346 例)或多西他赛 75mg/(m² ·3 周)(343 例)治疗,其中 50% 以上肿瘤细胞表达 PD-L1 的患者被分为 PD-L1 强阳性亚组,主要研究终点为总生存期。结果显示,帕博利珠单抗 2mg/kg 组、10mg/kg 组及多西他赛组患者的中位总生存期分别为 10.4(95% *CI* 9.4~11.9)个月、12.7(95% *CI* 10.0~17.3)个月和 8.5(95% *CI* 7.5~9.8)个月,中位无进展生存期分别为 3.9(95% *CI* 3.1~4.1)个月、4.0(95% *CI* 2.7~4.3)个月和 4.0(95% *CI* 3.1~4.2)个月,帕博利珠单抗组患者的总生存期均显著优于多西他赛组,而无进展生存期差异无统计学意义。在 PD-L1 表达超过 50% 的亚组中,帕博利珠单抗 2mg/kg 组、10mg/kg 组及多西他赛组患者的中位总生存期分别为 14.9(95% *CI* 10.4~ 未达到)个月、17.3(95% *CI* 11.8~ 未达到)个月和 8.2(95% *CI* 6.4~10.7)个月,中位无进展生存期分别为 5.0(95% *CI* 4.0~6.5)个月、5.2(95% *CI* 4.1~8.1)个月和 4.1(95% *CI* 3.6~4.3)个月,前两组患者总生存期和无进展生存期均显著优于多西他赛组。3 组患者 3 级及以上不良事件发生率分别为 13%、16% 和 35%。

2016 年 10 月 24 日美国 FDA 批准帕博利珠单抗用于至少 50% 肿瘤细胞表达 PD-L1 的转移性非小细胞肺癌患者的一线治疗,2019 年 4 月 11 日美国 FDA 进一步批准帕博利珠单抗单药用于 *EGFR* 基因突变和 *ALK* 融合基因阴性且 PD-L1 阳性(≥1%)的转移性非鳞非小细胞肺癌患者的一线治疗,2019 年 9 月 29 日中国 NMPA 批准帕博利珠单抗用于 PD-L1 表达阳性的 *EGFR* 基因敏感突变和 *ALK* 融合基因阴性局部晚期或转移性非小细胞肺癌患者的一线治疗。Keynote-024 研究是一项 Ⅲ 期临床试验,使用帕博利珠单抗或铂类化疗作为一线方案分别治疗 PD-L1 高表达(≥50%)的非小细胞肺癌患者,按 1∶1 随机分组,分别接受帕博利珠单抗治疗或化疗,如果化疗组患者出现进展可交叉至帕博利珠单抗治疗组,该研究排除了 *EGFR* 基因突变和 *ALK* 融合基因阳性的患者,主要终点为无进展生存期。中位随访 11.2 个月后,帕博利珠单抗治疗组与化疗组患者的中位无进展生存期分别是 10.3(95% *CI* 6.7~ 未达到)个月和 6.0(95% *CI* 4.2~6.2)个月,帕博利珠单抗治疗组和化疗组患者 6 个月预计生存率分别为 80.2% 和 72.4%(*P*=0.005),客观缓解率分别为 44.8% 和 27.8%,3 级及以上不良事件发生率分别为 26.6% 和 53.3%。为扩大获益人群,Keynote-042 研究探索了帕博利珠单抗单药在 PD-L1 ≥1% 患者中的疗效。结果显示,不管对于 PD-L1 ≥50%、20% 或 1% 的患者,帕博利珠单抗单药较化疗均能够显著延长总生存期。

2017 年 5 月 10 日美国 FDA 批准帕博利珠单抗联合培美曲塞和卡铂用于晚期非鳞非小细胞肺癌(无论是否表达 PD-L1)患者的一线治疗,2019 年 3 月 28 日中国 NMPA 批准帕博利珠单抗联合培美曲塞和铂类用于 *EGFR* 基因敏感突变和 *ALK* 融合基因阴性的转移性非鳞非小细胞肺癌患者的一线治疗。Keynote-021 研究是一项 Ⅱ 期临床试验,初治的非鳞非小细胞肺癌患者随机接受免疫治疗联合化疗或单纯化疗治疗,共 60 例患者接受帕博利珠单抗联合培美曲塞和卡铂治疗,63 例接受单纯培美曲塞和卡铂化疗,帕博利珠单抗联合化疗组的客观缓解率为 55%,单独化疗组的客观缓解率为 29%,两组患者中位无进展生存期分别为 13(95% *CI* 8.3~ 未达到)个月和 8.9(95% *CI* 4.4~10.3)个月。基于该结果进行的 Keynote-189 研究是一项Ⅲ期临床试验,共入组 616 例初治的 *EGFR* 基因敏感突变或 *ALK* 融合基因阴性的转移性非鳞非小细胞肺癌患者,按照 2∶1 随机分组后分别接受帕博利珠单抗或安慰剂联合培美曲塞和铂类药物治疗,主要研究终点为总生存期和无进展生存期,结果显示,无论 PD-L1 表达如何,帕博利珠单抗联合化疗的客观缓解率、无进展生存期和总生存期均显著优于化疗组。在中位随访 10.5 个月时,帕博利珠单抗和安慰剂联合治疗组患者的 12 个月总生存率分别为 69.2% 和 49.4%(*HR*=0.49,95% *CI* 0.38~0.64,*P*<0.001),两组患者的中位无进展生存期分别为 8.8 个月和 4.9 个月(HR=0.52,95% *CI* 0.43~0.64,*P*<0.001),两组患者 3 级及以上不良事件的发生率分别为 67.2% 和 65.8%。

2018 年 10 月 30 日和 2019 年 11 月 22 日,美国 FDA 和中国 NMPA 分别批准帕博利珠单抗联合紫杉醇和卡铂一线治疗转移性鳞状非小细胞肺癌。Keynote-407 研究比较了帕博利珠单抗联合卡铂和紫杉醇或紫杉醇(白蛋白结合型)化疗与单纯化疗在晚期鳞状非小细胞肺癌患者中的疗效,结果显示,无论 PD-L1 表达如何,帕博利珠单抗联合化疗组患者的客观缓解率、无进展生存期和总生存期均显著优于单纯化疗组。截至 2019 年 5 月,中位随访 14.3 个月,单纯化疗组的总生存期为 11.6(95% *CI* 10.1~13.7)个月,帕博利珠单抗联合化疗组的中位总生存期为 17.1(95% *CI* 14.4~19.9)个月,死亡风险降低 29%(*HR*=0.71;95% *CI* 0.58~0.88);两组患者的无进展生存期分别为 8.0(95% *CI* 6.3~8.4)个月和 5.1(95% *CI* 4.3~6.0)个月(*HR*=0.57;95% *CI* 0.47~0.69)。

3) 阿替利珠单抗:2016 年 10 月 18 日,美国 FDA 批准阿替利珠单抗用于治疗在含铂方案化疗期间或之后病情进展的转移性非小细胞肺癌;若患者存在 *EGFR* 或 *ALK* 基因改变,则需相关分子靶向药物治疗进展后再应用阿替利珠单抗。POPLAR 研究是一项Ⅱ期临床试验,288 例既往含铂方案化疗后进展的非小细胞肺癌患者随机接受阿替利珠单抗(*n*=144)或多西他赛(*n*=143)治疗,结果显示,阿替利珠单抗治疗组和多西他赛治疗组患者的中位总生存期分别为 12.6(95% *CI* 9.7~16.4)个月和 9.7(95% *CI* 8.6~12.0)个月(*HR*=0.73;95% *CI* 0.53~0.99;*P*=0.04),3~4 级治疗相关不良事件发生率分别为 11% 和 39%。OAK 研究是一项Ⅲ期临床试验,850 例既往含铂方案化疗后进展的非小细胞肺癌患者随机接受阿替利珠单抗(*n*=425)或多西他赛(*n*=425)治疗,结果显示,阿替利珠单抗治疗组和多西他赛治疗组患者的中位总生存期分别为 13.8(95% *CI* 11.8~15.7)个月和 9.6(95% *CI* 8.6~11.2)个月(*HR*=0.73;95% *CI* 0.62~0.87;*P*=0.000 3),3~4 级治疗相关不良事件发生率分别为 15% 和 43%。

2020 年 5 月 18 日和 2021 年 4 月 27 日,美国 FDA 和中国 NMPA 分别批准阿替利珠单抗用于 PD-L1 表达肿瘤细胞比例 ≥50% 或肿瘤浸润淋巴细胞覆盖比例 ≥10%、*EGFR* 基因敏感突变或 *ALK* 融合基因阴性的转移性非小细胞肺癌患者的一线治疗。IMpower110 研究是一项Ⅲ期临床试验,572 例既往接受过化疗的鳞状或非鳞非小细胞患者随机接受阿替利珠单抗(*n*=285)或化疗(*n*=287)治疗,亚组分析结果显示,对于 PD-L1 表达肿瘤细胞比例 ≥50% 的患者,阿替利珠单抗治疗组和化疗组患者的中位总生存期分别为 20.2(95% *CI* 16.5~ 未达到)个月和 13.1(95% *CI* 7.4~16.5)个月(*HR*=0.59;95% *CI* 0.40~0.89;*P*=0.01),两组患者 3~4 级治疗相关不良事件发生率分别为 30.1% 和 52.5%。

2019 年 12 月 3 日和 2021 年 6 月 22 日,美国 FDA 和中国 NMPA 分别批准阿替利珠单抗联合卡铂和紫杉醇(白蛋白结合型)用于 *EGFR* 基因敏感突变及 *ALK* 融合基因阴性的转移性非鳞非小细胞肺癌患者的一线治疗。IMpower130 研究是一项Ⅲ期临床试验,共入组 723 例既往未接受过系统治疗的 *EGFR* 基因敏感突变及 *ALK* 融合基因阴性晚期非鳞非小细胞肺癌患者,按 2∶1 随机分组,分别接受阿替利珠单抗联合卡铂和紫杉醇(白蛋白结合型)(*n*=483)或单纯化疗(*n*=240)治疗,结果显示,阿替利珠单抗联合卡铂和紫杉醇(白蛋白结合型)治疗组患者较卡铂和紫杉醇(白蛋白结合型)治疗组患者的无进展生存期和总生存期显著延长。阿替利珠单抗联合卡铂和紫杉醇(白蛋白结合型)治疗组和卡铂和紫杉醇(白蛋白结合型)治疗组患者的中位无进展生存期分别为 7.0 个月(95% *CI* 6.2~7.3)和 5.5(95% *CI* 4.4~5.9)个月(*HR*=0.64;95% *CI* 0.54~0.77;*P*<0.000 1),总生存期分别为 18.6(95% *CI* 16.0~21.2)个月和 13.9(95% *CI* 12.0~18.7)个月(*HR*=0.79;95% *CI* 0.64~0.98;*P*=0.033),最常见的 3 级及以上治疗相关不良事件为中性粒细胞减少(32% vs 28%)和贫血(29% vs 20%)。阿替利珠单抗联合化疗应用于鳞状非小细胞肺癌暂时未获得美国 FDA 批准,但 IMpower131 研究结果显示出阿替利珠单抗联合化疗在鳞状非小细胞肺癌患者中应用的疗效和安全性,该Ⅲ期临床试验共入组 1 021 例未接受过化疗的Ⅳ期鳞状非小细胞肺癌患者,按照 1∶1∶1 随机分组后分别接受以下方案治疗:①阿替利珠单抗联合卡铂和紫杉醇(A+CP,*n*=338);②阿替利珠单抗联合卡铂和紫杉醇(白蛋白结合型)(A+CnP,*n*=343);③卡铂联合紫杉醇(白蛋白结合型)(CnP,*n*=340)。结果显示,A+CnP 组与 CnP 组患者的中位无进展生存期分别为 6.3 个月和 5.6 个月(*HR*=0.71,95% *CI* 0.60~0.85,*P*=0.000 1),并且阿替利珠单抗联合化疗可以显著改善 PD-L1 高表达(≥50%)鳞状非小细胞肺癌患者的总生存期(A+CnP 组 vs CnP 组:23.4 个月 vs 10.2 个月;*HR*=0.48;95% *CI* 0.29~0.81)。

2018 年 12 月 6 日,美国 FDA 批准阿替利珠单抗联合贝伐珠单抗、紫杉醇和卡铂用于 *EGFR* 基因敏感突变及 *ALK* 融合基因阴性的转移性非鳞非小细胞肺癌患者的一线治疗。Ⅲ期临床试验 IMpower150 研究结果表明,在贝伐珠单抗联合化疗的基础上进一步联合 PD-L1 单抗能够进一步延长非小细胞肺癌患者的生存时间,该研究共入组 1 202 例既往未接受过化疗的晚期非鳞非小细胞肺癌患者,分别接受阿替利珠单抗联合卡铂和紫杉醇(ACP,*n*=402)、贝伐珠单抗联合卡铂和紫杉醇(BCP,*n*=400)、阿替利珠单抗和贝伐珠单抗联合卡铂和紫杉醇(ABCP,*n*=400)治疗,结果显示 ABCP 组患者的预后明显优于 BCP 组,两组患者中位无进展生存期分别为 8.3(95% *CI* 7.7~9.8)个月和 6.8(95% *CI* 6.0~7.1)个月(*HR*=0.62;95% *CI* 0.52~0.74;*P*<0.001),中位总生存期分别为 19.2(95% *CI* 17.0~23.8)个月和 14.7(95% *CI* 13.3~16.9)个月(*HR*=0.78;95% *CI* 0.64~0.96;*P*=0.02),疾病恶化和死亡的风险分别降低 38% 和 22%,ACP 组患者的中位无进展生存期和总生存期较 BCP 组患者均有延长,但差异无统计学意义。

2019 年 3 月 18 日和 2021 年 2 月 13 日,美国 FDA 和中国 NMPA 分别批准阿替利珠单抗联合卡铂和依托泊苷用于广泛期小细胞肺癌患者的一线治疗。IMpower133 研究共入组 403 例广泛期小细胞肺癌患者,按 1∶1 随机分组,分别接受卡铂和依托泊苷联合阿替利珠单抗(*n*=201)或安慰剂(*n*=202)治疗,结果显示,卡铂和依托泊苷联合阿替利珠单抗明显改善了患者的预后,并且不良事件发生率没有明显增加,阿替利珠单抗和安慰剂联合治疗组患者的中位总生存期分别为 12.3 个月和 10.3 个月(*HR*=0.70;95% *CI* 0.54~0.91;*P*=0.007),无进展生存期分别为 5.2 个月和 4.3 个月(*HR*=0.77;95% *CI*,0.32~0.96;*P*=0.02),3 级及以上治疗相关不良事件发生率分别为 58.1% 和 57.6%。

4）度伐利尤单抗：2018年2月16日和2019年12月13日，美国FDA和中国NMPA分别批准度伐利尤单抗用于Ⅲ期不可切除且放化疗后未进展的非小细胞肺癌患者的治疗。PACIFIC研究是一项Ⅲ期临床试验，探索了同步放化疗后未发生疾病进展的局部晚期不可切除患者接受度伐利尤单抗巩固治疗的疗效。结果表明，度伐利尤单抗可显著改善局部晚期不可切除的非小细胞肺癌患者的无进展生存期。该试验共入组713例鳞状（$n=326$）或非鳞（$n=387$）非小细胞肺癌患者，按2∶1随机接受度伐利尤单抗或安慰剂治疗，最长12个月。度伐利尤单抗组和安慰剂组患者的中位无进展生存期分别为16.8（95% CI 13.0~18.1）个月和5.6（95% CI 4.6~7.8）个月（$HR=0.52$；95% CI 0.42~0.65；$P<0.001$）。度伐利尤单抗相比安慰剂组患者的客观缓解率（28.4% vs 16.0%；$P<0.001$）等次要研究终点也有显著改善。

2020年3月30日和2021年7月12日，美国FDA和中国NMPA分别批准度伐利尤单抗联合依托泊苷和铂类用于广泛期小细胞肺癌患者的一线治疗。CASPIAN研究是一项Ⅲ期临床试验，评价了度伐利尤单抗一线治疗广泛期小细胞肺癌的疗效和安全性，537例患者随机接受度伐利尤单抗联合依托泊苷联合顺铂或卡铂（$n=268$）或依托泊苷联合顺铂或卡铂（$n=269$）治疗。结果显示，度伐利尤单抗联合依托泊苷和铂类显著改善了患者的预后，度伐利尤单抗联合依托泊苷联合顺铂或卡铂组和依托泊苷联合顺铂或卡铂组患者的总生存期分别为13.0（95% CI 11.5~14.8）个月和10.3（95% CI 9.3~11.2）个月（$HR=0.73$；95% CI 0.59~0.91；$P=0.004\ 7$），18个月总生存率分别为34%和25%，两组患者3~4级不良事件发生率均为62%。

5）卡瑞利珠单抗：2020年6月19日中国NMPA批准卡瑞利珠单抗联合培美曲塞和卡铂用于$EGFR$基因突变和ALK融合基因阴性、不可手术的局部晚期或转移性非鳞状非小细胞肺癌患者的一线治疗。CameL研究是一项Ⅲ期临床试验，共入组412例$EGFR$基因突变和ALK融合基因阴性非鳞状非小细胞肺癌患者，随机接受培美曲塞和卡铂联合（$n=205$）或不联合（$n=207$）卡瑞利珠单抗治疗，并分别接受培美曲塞联合或不联合卡瑞利珠单抗维持治疗，结果显示，中位随访11.9个月，卡瑞利珠单抗联合化疗组患者的无进展生存期（11.3个月；95% CI 9.6~15.4个月）较化疗组患者（8.3个月；95% CI 6.0~9.7个月）明显延长（$HR=0.60$；95% CI 0.45~0.79；$P=0.000\ 1$）。

6）替雷利珠单抗：2021年1月13日中国NMPA批准替雷利珠单抗联合紫杉醇和卡铂用于不可手术切除的局部晚期或转移性鳞状非小细胞肺癌患者的一线治疗。一项Ⅲ期临床试验RATIONALE 307研究将入组的360例鳞状非小细胞肺癌初治患者按照1∶1∶1随机分组，分别接受替雷利珠单抗联合紫杉醇和卡铂（A组，$n=120$）、替雷利珠单抗联合紫杉醇（白蛋白结合型）和卡铂（B组，$n=119$）、紫杉醇联合卡铂（C组，$n=121$）治疗，结果显示，替雷利珠单抗联合治疗组患者的中位无进展生存期（A组7.6个月，B组7.6个月）较单纯化疗组患者（C组5.5个月）显著延长（$HR=0.524$；95% CI 0.370~0.742；$P<0.001$［A vs C］；$HR=0.478$；95% CI 0.336~0.679；$P<0.001$［B vs C］）。2021年6月22日中国NMPA批准替雷利珠单抗联合培美曲塞和铂类化疗用于$EGFR$基因突变和ALK融合基因阴性、不可手术切除的局部晚期或转移性非鳞非小细胞肺癌患者的一线治疗。RATIONALE 304研究是一项Ⅲ临床试验，共入组332例既往未接受过系统治疗的局部晚期或转移性非鳞非小细胞肺癌患者，均不携带$EGFR$基因敏感突变和ALK融合基因，按照2∶1随机接受替雷利珠单抗联合培美曲塞和铂类（$n=222$）或培美曲塞联合铂类（$n=110$）治疗，结果显示，中位随访9.8个月，替雷利珠单抗联合治疗组患者的中位无进展生存期较单纯化疗组患者明显延长，分别为9.7个月和7.6个月（$HR=0.645$；95% CI 0.462~0.902；

P=0.004 4)。

7)信迪利单抗:2021 年 2 月 3 日中国 NMPA 批准信迪利单抗联合培美曲塞和铂类用于未经系统治疗的 *EGFR* 基因突变和 *ALK* 融合基因阴性晚期或复发性非鳞非小细胞肺癌患者的治疗。一项Ⅲ期临床试验 ORIENT-11 共入组 397 例既往未接受过系统治疗、*EGFR* 基因敏感突变和 *ALK* 融合基因阴性的局部晚期或转移性非鳞非小细胞肺癌患者,按 2∶1 随机分组,分别接受信迪利单抗(n=266)或安慰剂(n=131)联合培美曲塞和铂类治疗,结果显示,中位随访 8.9 个月,信迪利单抗联合治疗组和安慰剂联合治疗组患者的中位无进展生存期分别为 8.9 个月和 5.0 个月(HR=0.482;95% CI 0.362~0.643;P<0.000 01),客观缓解率分别为 51.9% 和 29.8%(P=0.000 03)。2021 年 6 月 3 日中国 NMPA 批准信迪利单抗联合吉西他滨和铂类用于不可手术的晚期或复发性鳞状非小细胞肺癌患者的一线治疗。ORIENT-12 是一项Ⅲ期临床试验,357 例局部晚期或转移性鳞状非小细胞肺癌患者随机接受信迪利单抗(n=179)或安慰剂(n=178)联合吉西他滨和铂类治疗,结果显示,中位随访 12.9 个月,信迪利单抗联合治疗组和安慰剂联合治疗组患者的中位无进展生存期分别为 5.5 个月和 4.9 个月(HR=0.536;95% CI 0.422~0.681,P<0.000 01)。

八、总结与展望

20 世纪 70 年代在没有有效治疗药物的情况下,晚期非小细胞肺癌患者的中位总生存期仅 2~4 个月;20 世纪 80 年代铂类单药治疗的中位总生存期延长到 4~6 个月;20 世纪 90 年代,含铂两药联合化疗使中位总生存期提高到 6~10 个月;血管内皮抑素和贝伐珠单抗等抗血管生成药物上市后,中位总生存期可达到 10~12 个月。随着 EGFR-TKI 及 ALK-TKI 的上市,基于分子分型的靶向治疗使得 *EGFR* 基因敏感突变和 *ALK* 融合基因阳性的晚期非小细胞肺癌患者的治疗效果有了跨越式的进步,上述靶向治疗药物使患者中位总生存期延长到 3 年以上。更加令人鼓舞的是,近年来 PD-1 单抗及 PD-L1 单抗使晚期非小细胞肺癌患者的生存进一步显著延长。曾经被认为是无药可治的晚期非小细胞肺癌患者的治疗效果有了很大改观,这获益于人类对肿瘤认识的不断深入、综合治疗的不断发展以及抗肿瘤新药的持续研发。

肺癌治疗已经从传统化疗进入分子靶向治疗和免疫治疗时代,患者治疗方案的选择越来越个体化、精细化,越来越依赖于分子标志物。虽然过去几十年人类在肺癌治疗上取得了很多进展,但是晚期患者 5 年生存率的提高仍不显著,随着免疫治疗时代的到来,不同作用靶点和机制的新药不断进入临床,分子靶向药物和免疫检查点抑制剂耐药机制的研究,都会为肺癌患者提供新的治疗选择,晚期肺癌的治疗效果将会持续改善。

第 2 节 胸 腺 肿 瘤

胸腺(thymus)是重要的淋巴器官,位于前纵隔,是 T 淋巴细胞分化、发育、成熟的场所。此外,胸腺可以分泌激素类物质,具有内分泌功能。出生时,人胸腺重 12~15g,随年龄增长,胸腺继续发育,到青春期最大重量约 40g。此后胸腺逐渐退化,淋巴细胞减少,脂肪组织增多。

胸腺在妊娠第 6 周起源于第三咽囊,由鳃沟外胚层和咽囊内胚层的上皮发生而成,其早期原基是含有外胚层和内胚层的上皮组织;在淋巴干细胞迁入后,逐渐变为一种特殊的淋巴组织。小儿胸腺为薄片状粉红色软组织,分左右两叶,表面有薄层结缔组织被膜(capsule)。被膜结缔组织成片状伸入胸腺实质形成小叶间隔(interlobualr septum),将胸腺分成许多不完整的小叶。每个小叶分为皮质和髓质两部分。皮质内含较多胸腺细胞,髓质含较多的上皮细胞。小叶髓质常在胸腺深部相互连接。胸腺主要包括上皮细胞、退化的角化上皮细胞(Hassall's 小体)、肌样细胞和胸腺淋巴细胞(胸腺的淋巴细胞又称胸腺细胞)以及 B 淋巴细胞(形成罕见的生发中心)。胸腺主要参与淋巴细胞的加工与成熟,而一旦淋巴细胞释放到循环中便成为 T 淋巴细胞。

起源于胸腺的肿瘤有多种组织病理学类型,根据胸腺肿瘤的组织学表现,现广泛使用世界卫生组织(World Health Organization, WHO)对其进行的分类(表 23-3)。

表 23-3　胸腺肿瘤的分类

来源于胸腺上皮的肿瘤
胸腺瘤—A 型、AB 型、B1 型、B2 型、B3 型、小结节型胸腺瘤伴淋巴样间质、化生性胸腺瘤
胸腺癌—鳞癌、淋巴上皮瘤样癌、肉瘤样癌 / 癌肉瘤、透明细胞癌、基底细胞样癌、黏液表皮样癌、腺癌、睾丸核蛋白(nuclear protein in testis, NUT)癌、未分化癌
起源于胸腺的神经内分泌肿瘤
典型类癌、非典型类癌、大细胞神经内分泌癌、小细胞癌
生殖细胞肿瘤
精原细胞瘤、胚胎癌、卵黄囊瘤、绒毛膜癌、成熟 / 非成熟畸胎瘤、混合生殖细胞肿瘤等
淋巴瘤
原发纵隔的大 B 细胞淋巴瘤、淋巴母细胞淋巴瘤、霍奇金淋巴瘤等
软组织肿瘤
胸腺脂肪瘤、脂肪肉瘤、孤立纤维瘤、滑膜肉瘤、淋巴管瘤、血管瘤、血管肉瘤等
组织细胞及树突状细胞肿瘤
胸腺郎格罕细胞组织细胞增生症、郎格罕细胞肉瘤、组织细胞肉瘤等
髓系肉瘤和髓外急性髓系白血病

在本节中主要对胸腺瘤 / 胸腺癌展开讨论。

胸腺瘤 / 胸腺癌来源于胸腺上皮,不同于来源于非胸腺上皮来源的肿瘤,如淋巴瘤、精原细胞瘤、脂肪瘤等。其通常位于前上纵隔,然而纵隔的其他区域、颈部、肺门、甲状腺、肺或胸膜也可出现胸腺瘤。大多数胸腺瘤患者为 40~60 岁,中位发病年龄为 45 岁,男性患者略多。胸腺瘤占纵隔肿瘤的 20% 左右,多位于前上纵隔,约占成人前上纵隔肿瘤的 50%。

前纵隔位于胸骨后方和大血管、心包前方。正常情况下前纵隔内包括胸腺、内乳动脉、淋巴结、结缔组织和脂肪。

胸腺肿瘤往往与多种自身免疫综合征相关,如重症肌无力、单纯红细胞再生障碍性贫血。胸腔播散是胸腺肿瘤独特的生物学行为,且存在组织学异质性。目前主要治疗方法包括手术、放疗、化疗及靶向治疗。胸腺瘤的治疗以手术为主;不完全切除或者仅做活检的侵袭性胸腺瘤以放疗为主。30% 的患者确诊时即为进展期胸腺瘤,包括侵犯邻近脏器,向胸膜、心包播散,以及胸腔外脏器的转移。对于进展期胸腺瘤,化疗可降低肿瘤负荷为后续手术或放疗创造机会,减少远处转移,提高患者生存率。研究表明胸腺瘤对某些细胞毒性化疗药物较为敏感,而胸腺癌对这些药物的敏感性较胸腺瘤差。以铂类为基础的化疗有一定作用。近年来,随着胸腺瘤分子机制和免疫微环境研究的深入,研究者也在不断探索分子靶向治疗和免疫治疗在胸腺瘤中的应用。

一、病因学与分子发病机制

目前已知的可能病因包括以下因素。①病毒感染:McGuire 等发现部分胸腺瘤含有 EB 病毒基因,亦有个案报道显示人乳头瘤病毒(HPV)感染后可诱发胸腺瘤。近期有研究发现多瘤病毒 7 (HpyV7)与胸腺瘤可能相关。②有报道胸腺瘤可能与电离辐射有一定关系。③与遗传基因有关,有时胸腺瘤可伴随某些遗传性肿瘤综合征,如多发性内分泌腺瘤病 I 型或林奇综合征(Lynch syndrome)。Coppede 等研究显示,DNA 甲基转移酶 3B(DNMT3B)基因多态性与胸腺瘤的发生相关。在 A 型胸腺瘤中,多数遗传学没有改变,偶见 6 号染色体的改变;在 AB 型胸腺瘤中,可见单纯 6 号染色体缺失,部分导致环状染色体形成;AB 型胸腺瘤的遗传学改变在一定程度上与 B 型胸腺瘤相似;比如会出现常在 B 型胸腺瘤中可见的位于 5q21-22 的 APC 基因位点的杂合性缺失。在 B2、B3 型胸腺瘤和胸腺鳞癌的研究中,B2 和 B3 会出现重复性的染色体 5q21-22、7p15 和 8p11 的改变,提示在遗传学上至少部分 B3 型胸腺瘤是由 B2 型胸腺瘤演进而来。关于胸腺鳞状细胞癌的大样本遗传学研究显示,其与 B3 型胸腺瘤可见某些共同遗传学异常,如 6 号染色体缺失和 1 号染色体长臂的获得,这也可解释这两种成分有时在形态学上相互移行的现象。胸腺未分化癌中偶见 t(15;19)(ql5;p13)染色体易位产生 BRD4-NUT 融合基因,导致其生物学行为极其活跃,具有高度侵袭性。

二、病理学

(一)病理表现

肉眼观察下,多数胸腺瘤有完整包膜的局限性褐色硬质肿块。显微镜下,大多数胸腺瘤都被一层纤维包膜包绕,包膜可出现钙化。连接到包膜的厚胶原带将肿瘤分隔成不同大小的多个小叶。胸腺瘤由肿瘤性上皮细胞和非肿瘤性 T 淋巴细胞按不同比例混合而成。上皮成分可有多种形态学表现,最常见多边形、圆形或卵圆形细胞,以及梭形细胞。胸腺瘤可呈现席纹状排列(类似于纤维性组织细胞瘤)、鹿角形血管(类似于孤立性纤维性肿瘤的表现)、菊形团(类似于神经内分泌肿瘤)、腺样结构或乳头状生长形式。可能出现显著的浆细胞浸润、微囊结构和显著的肌样细胞(横纹肌型胸腺瘤)。约 70% 的胸腺瘤中可见明显的血管周围间隙扩张,这是一种典型的组织学特征。这种间隙充满浆液,并且可包含少量淋巴细胞、浆细胞或泡沫样巨噬细胞。这些间隙的中央常出现管壁透明的小血管。围绕这些间隙的肿瘤细胞可呈栅栏样排列。胸腺瘤的其他组织学特征包括哈氏(Hassall)小体(14%)、囊性变(19%)、"星空"图案和鳞状分化(10%)。淋巴细胞为主的胸腺瘤中有 2/3 以上的成分为淋巴细胞,上皮细胞为主的胸腺瘤中有 2/3 以上的成分为上皮细胞。在淋巴细胞为主型胸腺瘤中,胸腺上皮细胞不明显且可能难以识别,此类病例可被误认为小淋巴细胞淋巴瘤。使用角蛋白染色有助于识别上皮细胞的存在。上皮细胞为主型胸腺瘤可能与胸腺癌或来自其他部位的鳞状癌转移灶相混淆。

　　胸腺癌有独特的形态学和生物学表现。肉眼下胸腺癌是硬质浸润性大肿块,常有囊性变和坏死区。最多 15% 的此类肿瘤具有完整包膜。黏液表皮样癌中切面呈黏液样,部分黏液表皮样癌和基底细胞癌伴有多房性胸腺囊肿。镜下由高度异型的细胞构成,基质中可见许多淋巴细胞,包括 B 淋巴细胞、浆细胞和 T 淋巴细胞。胸腺癌中缺乏胸腺瘤中的未成熟 T 淋巴细胞,淋巴细胞呈现成熟 T 细胞表型（CD1a⁻、CD3⁺ 和 CD4⁺ 或 CD8⁺）。需要注意的是,在某些肿瘤中似乎存在从胸腺瘤演变为胸腺癌的连续分化。胸腺癌和胸腺瘤可能同时存在,或者胸腺瘤经过 10~14 年后逐渐演变出现胸腺癌。胸腺癌分为低级别和高级别组织学类型。大多数分化良好的肿瘤都是鳞状细胞癌,但此类肿瘤也包括分化良好的黏液表皮样癌和基底细胞癌。大多数高级别肿瘤都是淋巴上皮样癌（非角化性鳞状细胞癌）,但也可见分化不良的黏液表皮样癌、小细胞癌、透明细胞癌、肉瘤样癌和间变性 / 未分化癌。胸腺癌的组织学分级具有预后意义。有人根据肿瘤的组织学提出了一种分级系统,其中分化良好的鳞状细胞癌、基底细胞癌和分化良好的黏液表皮样癌属于低级别肿瘤,淋巴上皮瘤样癌、未分化癌、透明细胞癌和肉瘤样癌属于高级别肿瘤。鳞状细胞癌可能也具有较好的预后。与较差预后相关的形态学特征包括:浸润性肿瘤边缘、缺乏小叶状生长方式、存在高级别核异型和坏死,以及每 10 个高倍镜视野下有 10 个以上的核分裂。

　　胸腺癌表现出多种组织学亚型,反映了胸腺上皮具有多向分化的潜能。淋巴上皮瘤样癌由恶性多边形细胞和密集的淋巴样细胞浸润构成,美国一项迄今最大病例数的胸腺癌临床研究显示,淋巴上皮瘤样癌是最常见的组织学类型。其形态学表现与鼻咽淋巴上皮癌相似,且发病机制涉及 EB 病毒。低级别鳞状细胞癌由具有核异型和嗜酸性细胞质的多边形细胞巢构成,表现为角化伴或不伴角化珠形成,和 / 或细胞间桥。与肺癌或食管癌不同,细胞巢边缘周围的细胞很少呈栅栏状或放射状排列。非角化性鳞状细胞癌由伴鳞状分化的异型性细胞巢以细胞间桥和 / 或角化珠的形式构成,没有角化。肉瘤样癌（癌肉瘤）存在多种组织学来源性的成分（如横纹肌分化或软骨分化）,鉴别诊断包括纵隔的滑膜肉瘤,t(X;18)(p11.2;q11.2)、*SYT-SSX1* 或 *SYT-SSX2* 基因融合的识别有助于确诊滑膜肉瘤。透明细胞癌伴有小叶状生长方式,由核异型极小的均一透明细胞构成,可见糖原,但缺乏黏蛋白;在胸腺区域存在透明细胞癌的情况下,做出原发性胸腺病变的诊断前应排除甲状旁腺癌、转移性肾细胞癌和肺癌。基底细胞癌由多边形细胞和梭形细胞巢构成,周围细胞呈栅栏状排列,核质比高,缺乏角化,常伴有囊性变。黏液表皮样癌由中间型细胞（具有嗜酸性细胞质、较小的圆形细胞核和不明显核仁的多边形细胞）、鳞状细胞以及形成腺腔的产黏蛋白细胞构成;黏液表皮样癌可为低、中或高级别,并且常伴有多房性胸腺囊肿。然而,根据目前的 WHO 分类,"黏液表皮样癌"仅能应用于低级别分化良好的黏液表皮样癌。高级别的肿瘤最好归类于腺鳞癌,尽管 WHO 分类中尚未纳入腺鳞癌这一类别。乳头状腺癌是有乳头状结构和可能有砂粒体的胸腺肿瘤。未分化癌由排列成片状的未分化细胞构成,应通过免疫组织化学检查或电子显微镜检查证实其上皮性质,应排除生殖细胞肿瘤（germ cell tumors,GCT）和转移性恶性黑色素瘤。有 t(15;19) 易位的癌是一种伴局灶鳞状分化的未分化癌,起于年轻患者（5~34 岁）的纵隔及中线器官,患者多为女性,病因不明。该肿瘤极易发生肺、骨和淋巴结转移,平均生存期仅 18 周。此外,2 例病例报道描述了类似于肾横纹肌样肿瘤［表达角蛋白和上皮膜抗原（epithelial membrane antigen,EMA）］的横纹肌样癌。肿瘤细胞为多边形,伴独特的球形细胞质包涵体,该包涵体将细胞核推向外周。

　　胸腺癌与胸腺瘤可能难以鉴别。临床上胸腺癌通常不伴有副肿瘤综合征。显微镜检查时,胸腺癌中没有未成熟 T 淋巴细胞成分,不过在基质内可发现 B 淋巴细胞、浆细胞或成熟 T 淋巴细胞。胸腺瘤具有被厚纤维带分隔成小叶状的特征,而胸腺癌没有这种特征,但具有促结缔组织增生的基质。而且未在胸腺癌中发现典型的胸腺瘤组织学特征,如血管周围间隙、髓质分化和Hassall 小体。原发性胸腺癌罕见,其鉴别诊断包括累及纵隔淋巴结的转移性癌。因此,临床评估应包括寻找原发性肿瘤,尤其是肺癌。未在身体其他部位未发现原发病变是原发性胸腺肿瘤诊断的支持性证据。

胸腺瘤组织标本切面可见纤维组织分隔的小叶状,有时伴有广泛囊性变,此时应仔细地对囊壁进行取样,以搜寻肿瘤病灶。侵袭性胸腺瘤可能表现为镜下可见的微小侵袭或肉眼可见的侵袭,即包绕纵隔结构并扩散至胸膜和 / 或侵入肺部。外科医师和病理学医师之间有必要进行充分沟通,以便对切缘进行恰当评估,并充分识别出除胸腺之外还切除了哪些解剖学结构。多数临床研究显示肿瘤是否有侵袭性具有重要的预后意义,应在病理学报道中写明肿瘤是否侵犯包膜。肉眼评估时用墨水标记肿瘤包膜有助于确定切除的完全性。如前所述,外科医师与病理学医师之间对术中发现进行沟通是非常重要的环节,尤其是肿瘤侵犯肺、胸膜或纵隔中任何结构的时候。胸腺瘤可能与相邻结构粘连但未发生侵犯。在此类病例中,外科医师应在标本上标明粘连部位,以便病理学医师能小心地为该区域制作切片。炎症纤维性反应也可导致肿瘤侵袭的假象。为了进行分期,可将胸腺瘤分为包膜完整、侵袭性或转移性肿瘤。侵袭可通过肉眼或显微镜识别。尽管某个分期系统显示显微镜下包膜侵犯(但未穿透)具有预后意义,但一些研究组发现侵袭需要穿透包膜且对相邻纵隔组织产生显微浸润后才会影响结局。

(二)病理分类

由于胸腺肿瘤相对少见,因此很难对这类肿瘤的组织学分型和分期达成共识。胸腺瘤主要由胸腺上皮细胞和胸腺淋巴细胞这两种细胞成分组成。1961 年 Bernatz 根据胸腺细胞的形态和肿瘤中上皮细胞和淋巴细胞的比例将胸腺瘤分为四种类型,即 L-B 分类:①上皮细胞为主型,以上皮细胞增生为主,淋巴细胞数量少,散在于上皮细胞之间;②淋巴细胞为主型,以淋巴细胞增生为主,形成弥漫结节样增生,上皮细胞不多;③混合型,两种细胞均匀的增生,间质中结缔组织增生明显;④梭形细胞型。1978 年 Levine 等首次提出将胸腺瘤分为良恶性,肿瘤的浸润是诊断恶性的重要指标。Levine 等将恶性胸腺瘤分为 Ⅰ 型(恶性胸腺瘤),肿瘤有浸润,侵犯包膜或胸腺外组织器官; Ⅱ 型(胸腺癌),细胞形态显示恶性,可有不同的组织类型,大部分浸润明显。1985年 Muller-Hermelink 等按胸腺的组织发生学提出新的胸腺瘤分类,也就是 M-H 分类,将胸腺瘤分为髓质型、混合型、皮质为主型、皮质型和分化好的胸腺癌。此分类可提示临床恶性程度及预后。①良性:髓质型、混合细胞型,通常包膜完整,无浸润。②恶性:皮质为主型、皮质型及分化好的胸腺癌(WDTC),一般有包膜浸润或无完整包膜形成。1999 年 WHO 公布了新的分型方案,依据形态学和上皮、淋巴细胞比例的不同将胸腺肿瘤分为 6 个不同的亚型(A、AB、B1、B2、B3和 C)。

胸腺肿瘤的组织学表现,现广泛使用 WHO 系统对其进行分类。原发性胸腺肿瘤的亚型分类如下。

A 型(髓质型胸腺瘤):组织学上由非恶性的梭形细胞和少量淋巴细胞组成,镜下见梭形 / 卵圆形肿瘤上皮细胞均匀分布,缺乏核异型性。

AB 型(混合型胸腺瘤):肿瘤由具有 A 型胸腺瘤特征的局限小灶和富含淋巴细胞的局限小

灶混合而成。

B1 型(皮质为主型胸腺瘤):肿瘤表现为类似于正常功能胸腺样组织,即由与正常胸腺皮质无法区别的膨大区和与其相连的近似胸腺髓质的区域组成,镜下可见含空泡状核和小核仁的上皮细胞及丰富的淋巴细胞群。

B2 型(皮质型胸腺瘤):一种淋巴细胞为主型胸腺瘤,大量淋巴细胞背景中,散在分布着空泡状核的圆形细胞;镜下在可见饱满的带有囊状核及清晰核仁的肿瘤细胞,血管周围区域正常。

B3 型(分化良好的胸腺癌):肿瘤主要由圆形或多角形、轻中度异型的上皮细胞组成,其间夹杂少量淋巴细胞和鳞状化生灶。

C 型(胸腺癌):组织学呈恶性表现,由高度异型性细胞组成,其细胞结构特征与胸腺器官不同,而与其他器官中所见的癌类似。尽管其基质可见许多淋巴细胞,但它们是 B 细胞和成熟 T 细胞。胸腺癌缺乏胸腺瘤中存在的不成熟 T 淋巴细胞根据组织学形态的不同,分为鳞癌、淋巴上皮瘤样癌、肉瘤样癌(癌肉瘤)、透明细胞癌、基底细胞样癌、黏液表皮样癌、小细胞癌、鳞状小细胞癌、腺癌、腺鳞癌及类癌。

WHO 最新制订的胸腺组织学分型经多项研究表明该分型方法与临床特点具有相关性。最新 WHO 病理分型中 A 型及 AB 型,即髓质型及混合型为良性肿瘤,患者预后良好;而 B 型属于 I 型恶性胸腺瘤,患者复发率及转移率较高;C 型为 II 型恶性胸腺瘤,患者恶性程度及病死率很高。组织学分类有时较为困难,尤其是活检组织标本量有限的时候。此外,根据活检很难确定胸腺瘤是否具有侵袭性。过去胸腺瘤也同其他肿瘤一样,以肿瘤细胞的异型性来确定其良、恶性,但随着研究的深入发现,无异型性细胞的胸腺瘤也可以表现出恶性肿瘤的生物特性。目前认为,仅根据组织形态学改变,不能完全确定胸腺瘤的良、恶性,为克服病理学对胸腺瘤的良性、恶性诊断的困难,MAGGI 等建议以肿瘤大体标本包膜是否侵犯为依据,以侵袭性胸腺瘤和非侵袭性胸腺代替良性、恶性胸腺瘤的分类。

胸腺上皮细胞呈上皮细胞标志物(如角蛋白和上皮膜抗原)及 Leu-7 染色阳性;胸腺淋巴细胞呈白细胞共同抗原(leukocyte common antigen, LCA)、CD3、CD1 和 CD99(MIC2)染色阳性。髓质型胸腺瘤的未成熟(CD1$^+$)淋巴细胞往往较少而成熟(CD1$^-$)淋巴细胞较多,而皮质型胸腺瘤具有许多 CD1$^+$ 淋巴细胞。其他胸腺瘤常用的免疫组织化学标志物包括 PAX-8、FOXN1、CD205、P63,在各型胸腺瘤中均有表达,可用于鉴别其他前纵隔肿瘤;此外,胸腺皮质和髓质分化标志物包括 CD40、claudin4、AIRE、HLA calss II、thymoproteasome,常在 AB 型、B1 型、B2 型中表达。

三、临床分期

胸腺肿瘤(包括胸腺瘤和胸腺癌)的分期主要依赖于原发肿瘤的范围以及是否存在对毗邻结构的侵犯和 / 或播散。目前,胸腺瘤分期并没有官方的、统一的分期标准,过去提出过多种不同分期方法,这些分期方法都是基于小数据通过经验总结出,其中 Masaoka 分期系统是当今应用最广泛的分期标准。

1994 年 Masaoka 修订分期如下。

I 期:肉眼所见,完整的包膜,显微镜下,包膜未受侵。

II a 期:显微镜下见包膜受侵。

Ⅱb 期：肉眼所见，周围脂肪组织或纵隔胸膜受侵。

Ⅲ 期：肉眼所见，邻近器官受侵（如心包、大血管或肺）。

a 期：没有侵犯大血管。

b 期：侵犯大血管。

Ⅳa 期：胸膜和 / 或心包播散。

Ⅳb 期：淋巴系统或血行转移。

数项大型病例系列研究表明，使用 Masaoka 系统分期与生存率密切相关：Ⅰ 期 5 年总体生存率约为 94%~100%；Ⅱ 期 5 年总体生存率约为 86%~95%；Ⅲ 期 5 年总体生存率为 56%~69%；Ⅳ 期 5 年总体生存率约为 11%~50%。

2014 年国际胸腺肿瘤协作组织（International Thymic Malignancy Interest Group，ITMIG）和国际癌症研究协会（International Association for the Study of Lung Cancer，IASLC）组建了全球共 105 个研究机构的 10 808 例患者的全球数据库，根据不同 TNM 分期和预后的关系，提出了新的 TNM 分期系统（表 23-4）。在新的 TNM 分期系统中，T 分期根据肿瘤的浸润深度分为纵隔脂肪（T_{1a}）、纵隔胸膜（T_{1b}）、心包（T_2）和其他邻近器官（T_3 包括肺组织、无名静脉、上腔静脉、胸壁、膈神经、肺门、肺静脉，T_4 包括主动脉、肺动脉、心肌、气管、食管）。胸腺瘤中 T 分期具有重要意义，因为胸腺瘤以局部侵犯为主要表现，淋巴结及远处转移较胸腺癌少见。尽管该研究中病例数较多，可用于淋巴结及远处转移统计的例数较少，差异无统计学意义，所以将 N 分期根据淋巴结与胸腺距离关系分为：N_1 胸腺前或者周围淋巴结，N_2 胸内或颈部淋巴结。M 分期为 3 期，无远处扩散（M_0）、胸膜和心包结节（M_{1a}）和远处转移包括肺内转移（M_{1b}）。Ⅰ 期、Ⅱ 期、Ⅲa 期和Ⅲb 期主要根据 T 分期（肿瘤浸润程度）来进行分期，而Ⅳa 和Ⅳb 期主要根据有无淋巴结转移或 / 和远处转移来进行分期。

表 23-4　胸腺肿瘤 TNM 分期描述及预后分组

Ⅰ 期	$T_{1a,b}N_0M_0$（T_{1a}：肿瘤局限在胸腺内或浸润到前纵隔脂肪；T_{1b}：直接浸润纵隔胸膜）。
Ⅱ 期	$T_2N_0M_0$（T_2：肿瘤侵犯心包）。
ⅢA 期	$T_3N_0M_0$（T_3：肿瘤浸润邻近组织器官，如胸壁、上腔静脉，头臂静脉，膈神经及肺）。
ⅢB 期	$T_4N_0M_0$（T_4：肿瘤侵犯心包内动脉、心肌、主动脉、气管、食管）。
ⅣA 期	$T_{any}N_1M_0$，$T_{any}N_{0-1}M_{1a}$（N_1：胸腺前淋巴结；M_{1a}：孤立的心包或胸膜结节）。
ⅣB 期	$T_{any}N_2M_{0-1a}$，$T_{any}N_{any}M_{1b}$（N_2：胸腔内或颈部淋巴结；M_{1a}：肺实质内结节或远处脏器转移）。

遗憾的是，该分期系统未对胸腺瘤淋巴结转移建立有效的分期。鉴于此，来自日本的 Fukui 教授等开展了一项研究回顾性分析 154 例名古屋大学医学院连续接受完全手术切除的胸腺上皮源性肿瘤，提出了新的分期系统。新的分期系统相比 Masaoka-Koga 分期，随着分期的上升无复发生存率下降明显，而整体生存率并无明显差异。新的分期系统对胸腺恶性肿瘤在该研究中无法预测其对患者总生存期的影响，因为该研究中不同分期患者的比例极不平衡。然而，对于患者的临床病理特征和无复发生存率具有较好的预测作用。将来需要建立一个包括胸腺癌和胸腺类癌在内的所有胸腺恶性肿瘤的统一分期系统，且需要分析不同切除状态患者的预后和复发模式，不仅是接受手术切除的胸腺瘤患者。

中国胸腺协作组（Chinese Alliance for Research in Thymomas，ChART）根据新提出的 TNM

分期回顾性分析了中国胸腺瘤人群数据库,结果显示除了 N_0 和 $N(+)$ 或 M_0 和 M_1 之间有明显差异之外,未发现 N_1 和 N_2 或 M_{1a} 和 M_{1b} 之间的预后差异。在 T 分期中,T_{1a} 和 T_4 代表了预后的两个极端,而 T_{1b} 期至 T_3 期之间对比显示复发或总体生存率无统计学差异,这也说明了完全切除在胸腺肿瘤中的重要作用。

四、临床表现

胸腺瘤的临床表现各异,主要分为三种形式。

1. **患者无症状** 在体格检查行胸部影像学检查时偶然发现。多数胸腺瘤生长缓慢,30%~50% 的胸腺瘤患者可无症状,多在偶然的体检 X 线片检查时发现。

2. **局部(胸部)症状为主要临床症状** 胸腺瘤通常局限于胸腺及其周围器官,前纵隔肿块引起的胸部症状与肿瘤大小以及其对邻近器官的影响有关,常见的表现有咳嗽、胸痛、呼吸困难,也可见吞咽困难、声音嘶哑、喘鸣、霍纳综合征、上腔静脉综合征等。此外,肿瘤胸腔内播散导致的胸膜腔积液或心包积液亦可引起相关的局部症状。此外,少数侵袭性强的肿瘤还可引起全身症状,如发热、体重下降、食欲减退、盗汗等,胸腺癌往往比胸腺瘤更具侵袭性,大多数这类患者常常表现为纵隔结构侵袭的临床表现,可表现为咳嗽、胸痛、膈神经麻痹或上腔静脉综合征。胸腺瘤转移通常发生在胸腔内(胸膜、肺、心包),而胸腺癌转移则可能发生在远处(肝脏、骨、脑部、腹部)以及胸腔,约 7% 的患者在就诊时,有胸外转移的相关症状,常见转移的部位有肾脏、胸外淋巴结、肝脏、脑、肾上腺、甲状腺和骨。

3. **以副肿瘤综合征为主要表现** 胸腺瘤与多种副肿瘤性疾病有关,其中最常见的是重症肌无力,见于 30%~40% 的病例。

(1)重症肌无力:多达一半的胸腺瘤患者有符合重症肌无力的症状。重症肌无力常见于各型胸腺瘤,但在胸腺癌患者中罕见,男女比例差别不大。75% 的重症肌无力患者有胸腺异常:85% 患者存在胸腺增生,另有 15% 患者合并各种肿瘤(主要是胸腺瘤)。重症肌无力是一种自身抗体攻击肌肉乙酰胆碱受体所致的神经肌肉接头疾病,该病的典型症状为眼肌、延髓肌、四肢肌和呼吸肌不同程度的受累,出现肌无力表现。抗体介导的 T 细胞攻击作用于神经肌肉接头(乙酰胆碱受体和 / 或受体相关蛋白)的突触后膜蛋白,从而导致肌无力。症状包括复视、上睑下垂、吞咽困难、无力和疲乏。对于胸腺瘤合并重症肌无力的患者,胸腺切除后通常能减轻重症肌无力,但部分症状在大多数患者中持续存在。有观点认为,所有重症肌无力患者的胸腺中都存在产生乙酰胆碱受体抗体(AChR-Ab)的 B 淋巴细胞。

重症肌无力的症状包括眼睑下垂、复视、流口水、上楼梯困难、声音嘶哑和 / 或呼吸困难。如果患者有重症肌无力,他们应该在手术切除前,接受有重症肌无力治疗经验的神经病学专家的治疗。如果患者存在重症肌无力将接受正规的术前治疗,随后再进行胸腺瘤手术,较少术后肌无力危象的发生,良好而全面的术前评估和治疗可以降低术后重症肌无力危象的发生率。患者即使没有症状,术前应需要详细询问病史,行血清抗 AChR-Ab 检查,来确定他们是否有重症肌无力,以避免手术过程中出现呼吸衰竭。必要时还可完善其他相关抗体检查,进一步检查患者肌电图及神经传导功能。神经电生理学诊断检查是免疫学检查的重要补充,也可确诊重症肌无力。重复神经电刺激(repetitive nerve stimulation,RNS)检查和单纤维肌电图(single fiber lectromyography,SFEMG)对全身型肌无力的诊断敏感性分别为 75% 和 95% 左右。RNS 检查因为广泛可用,是重症肌无力最常用的电诊断检查。SFEMG 比 RNS 技术要求高,普及性也不及 RNS,但它是重症肌无力最敏感的诊断试验。95% 以上的全身型重症肌无力患者 SFEMG 为阳性。

患者的 AChR-Ab 效价与疾病严重程度无明显相关性。抗体低效价甚至抗体阴性的患者可能比抗体高效价患者的临床病情更加严重。然而,对于个体患者,通过成功的免疫治疗其抗体效价往往会下降,并且效价与临床改善一致。理想状态下,AChR-Ab 血清学检查应在开始重症肌无力免疫调节治疗之前进行,因为这种治疗有时会导致表面上的血清学阴性。在一个纳入了143 例血清学阳性患者的队列研究中,在治疗后临床缓解期再次检测时,9% 患者血清学转阴。此外,据报道约 15% 最初血清学阴性的重症肌无力患者在初次检测后 6~12 个月重复血清学检测,发现了血清学转阳。其他与胸腺瘤合并重症肌无力相关的抗体包括抗横纹肌抗体、肌联蛋白、ryanodine 受体、肌肉特异性受体酪氨酸激(muscle-specific receptor tyrosine kinase,MuSK)抗体抗体等。抗横纹肌抗体靶向异质性横纹肌蛋白,见于 30% 的重症肌无力患者,但在合并胸腺瘤的肌无力患者中占 80%。对于 20~50 岁的重症肌无力患者,这些抗体可能是有用的胸腺瘤标志物。在一项队列研究中,约 60% 抗横纹肌抗体的患者患者胸腺瘤,而在这些抗体阴性的患者中不到 2% 患有胸腺瘤。其假阳性率(有抗横纹肌抗体而无胸腺瘤)约为 10%,但对于 50 岁以上患者假阳性率上升到 50%。对于小于 20 岁的患者,胸腺瘤的可能性小。与抗横纹肌抗体相比,检测其他骨骼肌蛋白抗体,可能在预测胸腺瘤的存在和评估疾病预后方面更有帮助。一项研究显示,肌联蛋白(一种细胞内肌蛋白)抗体见于 95% 合并胸腺瘤的重症肌无力患者,但也见于 50% 无胸腺瘤的肌无力患者。这类抗体的阳性预测值仅为 39%,但阴性预测值为 99%。检测 ryanodine 受体抗体的敏感性较低(70%),但特异性(95%)和阳性预测值(70%)较高。相比之下,胸腺瘤 CT 扫描的敏感性、阳性预测值和阴性预测值分别为 73%、49% 和 65%。肌联蛋白抗体和 / 或 ryanodine 受体抗体主要见于迟发型重症肌无力。在这一患者群体中,存在这些抗体同时 AChR-Ab 阳性可提高胸腺瘤的临床可能性。换言之,无抗肌联蛋白抗体则不太可能存在胸腺瘤。一些数据表明,存在这些抗体预示疾病更为严重且胸腺瘤切除术后结局不佳。

胸腺瘤患者术前应与相关神经病学医生合作,共同评估患者情况,制订有效的治疗方案。除了胸腺切除术以外,重症肌无力的治疗主要包括以下三个方面。①对症治疗,以抗胆碱酯酶药物治疗为主,如乙酰胆碱酯酶抑制剂溴吡斯的明(mestinon),某些患者仅需这类药物即可充分控制症状。②长期的免疫调节治疗,以糖皮质激素以及其他免疫抑制剂,如环磷酰胺、硫唑嘌呤、环孢素、他克莫司、吗替麦考酚酯等;也可考虑生物制剂如利妥昔单抗。③快速免疫调节治疗,如血浆置换以及静脉给予免疫球蛋白(intravenous immune globulin,IVIG)。血浆置换术和 IVIG 属于快速免疫治疗,起效快但作用时间短。两者通常用于某些情况,如肌无力危象、胸腺切除术之前)。

(2)其他神经系统副肿瘤综合征:胸腺瘤还与许多其他累及中枢神经系统、外周神经或肌肉的副肿瘤综合征相关。

(3)纯红细胞再生障碍性贫血:纯红细胞再生障碍性贫血发生在 5%~15% 的胸腺瘤患者中,常见于年龄较大的女性。在组织病理学有梭形细胞形态的肿瘤更容易出现纯红细胞再生障碍性贫血。其病因是自身免疫介导的骨髓中红细胞前体增殖力低下。早期文献报道胸腺切除术可以使约 40% 的患者骨髓正常化,但近期临床研究结果提示,单纯手术切除后骨髓缓解不明显。尽管如此,如果发现纯红细胞再生障碍性贫血,通常还是会手术切除胸腺瘤。

(4)免疫缺陷疾病——低丙种球蛋白血症和纯白细胞再生障碍:出现在不到 5% 的胸腺瘤患者中,最常见于年龄较大的女性。然而,多达 10% 的获得性低丙种球蛋白血症患者伴有胸腺瘤(Good 综合征),通常为梭形细胞组织学。患者通常有反复感染、腹泻和淋巴结肿大。在一项纳入 51 例病例的回顾性研究中,19 例患者存在反复肺部感染、12 例假丝酵母菌病(包括 1 例假丝酵母菌菌血症)、7 例菌血症(包括 2 例弯曲杆菌属感染)、12 例巨细胞病毒感染(只有 5 例存在临床表现)、6 例腹泻以及各种其他感染(包括 3 例卡氏肺孢子菌肺炎),胸腺切除术后免疫球蛋白水平不一定会完全恢复正常。

(5)胸腺瘤相关的自身免疫综合征:已有数项病例报告报道了一种与移植物抗宿主病类似的胸腺瘤相关性多器官自身免疫综合征(thymoma-associated multiorgan autoimmunity,TAMA)。患者表现为麻疹样皮疹、慢性腹泻及肝酶异常等的不同组合,皮肤或肠黏膜的组织病理学与移植物抗宿主病中所见的类似。

五、评估和诊断

当发现纵隔肿块后,患者的年龄、病变的解剖位置和相关的症状常常会提示可能的诊断。患者的年龄和症状为可能的诊断提供了重要的信息,成年人中前纵隔胸腺瘤是最常见的纵隔肿块,其次是淋巴瘤和生殖细胞肿瘤。成人中仅 1/3 的病变是有症状的。该信息为后续诊断和治疗措施的制订提供指导。因此对疑似纵隔肿块的检查主要包括全面询问病史和体格检查,辅以影像学检查。在某些情况下,需要进行实验室检查和 / 或治疗前活检以确立诊断和制订相应的治疗策略。临床医生应全面询问病史及进行体格检查,并关注通常与纵隔肿块有关的体征和症状。因为不同的纵隔病变进展速度不同,可以缓慢生长数年,也可以迅速扩大,所以回顾整个病史,初步评估肿块进展速度,可有助于缩小诊断范围,提供诊断方向。对于恶性病变通常来说,症状可能更加明显;总体上约 25% 的纵隔肿块是恶性的。因为纵隔肿块既可以有局部症状,如直接累及或压迫纵隔正常结构而产生的多种不同的症状,包括咳嗽、喘息、气短、咯血、疼痛、吞咽困难、声音嘶哑、上腔静脉综合征导致的面部和 / 或上肢水肿、心脏压塞或心脏受压导致的低血压以及交感神经受累导致的霍纳综合征;又可以同时有全身症状,如发热、盗汗、副肿瘤综合征相关症状等,病史应包括全面的系统回顾,不应仅仅局限在纵隔病变相关症状上。体格检查通常重点关注与纵隔直接相关的区域,如血压测量和头部、颈部、上肢和胸部的体格检查。但是,同样需要完整的体格检查;尤其是包括对所有可证实淋巴结肿大的所有区域和对男性阴囊进行检查。

根据后前位和侧位胸片检查结果异常,通常可诊断或怀疑纵隔肿块。疑似胸腺瘤患者的初始评估应该包括胸部影像学检查(CT 和 / 或 MRI),通常用增强胸部 CT 评估胸部 X 线发现的异常,CT 可以确认存在纵隔肿块;偶尔,被认为是纵隔肿块的异常会被发现是其他疾病,如膈疝或主动脉瘤。CT 还能提供纵隔异常的详细信息,包括大小、位置、与其他结构的关系、组织特征以及有无钙化、液体或脂肪。任何累及或压迫其他纵隔结构的详细信息对诊疗计划、患者的术前准备工作都是非常关键的。如果在手术切除前确定累及了无法切除的结构,就可避免不必要的并发症。此外,邻近结构受累情况可有助于确定合适的手术方式,比如是选择开胸手术还是采用微创方式。在许多病例中,无须用 CT 以外的其他影像学方法评估纵隔肿块。其他影像学检查方法在部分经过筛选的病例中,可以帮助明确诊断或制订合理治疗计划。例如,胸部和 / 或心脏 MRI 对显示压迫和侵犯非常有帮助,尤其是巨大的前纵隔肿块,尤其是对于 CT 甚至增强 CT 检查后仍然难以明确的病例。胸部或脊柱 MRI 有助于对邻近脊柱的后纵隔肿块提供详细评估。对于确定肿块是否侵入神经孔或椎管,MRI 比 CT 更好,当考虑手术时该信息对计划切除非常关键。如果纵隔肿块疑似异位甲状腺组织或胸骨下甲状腺肿,可以通过扫描确认怀疑。[131I]间位碘代苄胍扫描有助于诊断纵隔嗜铬细胞瘤。所以,CT 可以明确显示胸腺瘤的瘤体形态、内部密度,对其恶性程度的判断有一定帮助。根据其影像学表现可以进行术前分期以判断预后、指导制订临床治疗策略。

影像学上,胸腺癌常常含坏死、囊性或钙化区域,肿瘤的轮廓往往不规则。良性胸腺瘤在 CT 上多表现为纵隔区密度均匀的肿块,呈圆形或椭圆形,轮廓光滑,增强扫描一般表现为均匀强化,但是个别病灶较大者,会呈现密度不均,有时伴有低密度囊变或液化坏死区,少数瘤体内可见点状钙化,CT 值跨度较大。胸腺瘤以直接压迫的方式向邻近组织生长,侵犯纵隔间隙,还可类似胸膜间皮瘤一样沿胸膜、心包生长,较少穿透胸膜侵犯肺组织,较少出现浅表淋巴结肿大。恶性胸腺瘤的 CT 表现:分叶状软组织肿块,多数密度不均匀,其中可见低密度区,肿块常较大,向中线两侧或偏一侧生长;其边缘不规则,境界不清楚,可推挤并侵犯邻近组织器官。CT 可直接显示肿瘤对周围结构的侵犯,存在脂肪层可排除侵犯,但肿块和纵隔结构之间的脂肪层消失并不一定表明存在侵袭性。病变与胸膜粘连而没有侵犯可引起与侵犯相似的 CT 表现。肿瘤和邻近结构之间边界不规则提示存在侵袭。强化扫描可以更好地显示心血管和心包是否受累及受累程度。分化较好的胸腺瘤在 PET 扫描上常常为阴性,胸腺癌则为高度阳性。胸腺瘤是来源于胸腺上皮的肿瘤,多为良性或间变性,其包膜完整,肿块多呈膨胀性生长,偏向一侧生长。因其多发生于前纵隔,需与下列病变相鉴别。①胸腺囊肿:单囊或多囊性肿块,边界清楚,囊壁薄,囊内呈水样密度;增强扫描囊内有时可见到分隔。②胸腺增生:胸腺弥漫性增大,密度可增高,但形态正常,诊断须结合患者的年龄和临床表现综合考虑。③胸腺脂肪瘤:内部可见脂肪和软组织密度影。脂肪性 CT 值为特征性。④畸胎瘤:含有 3 个胚层的组织,密度不均;存在牙齿、骨骼及脂肪成分为特征表现。⑤淋巴瘤:表现为前纵隔融合性淋巴结肿大。

影像学检查的信息对初始手术计划是非常关键的。当选择予患者进行手术切除时,术前必须请麻醉师明确地检查并评估纵隔肿块和上腔静脉以及气道的关系。如果有任何上腔静脉操作的可能,建议术前行股静脉置管,获得下肢中央静脉通路。如果怀疑有上腔静脉阻塞或压迫可能,进而影响经上肢或颈部静脉给药,外科医生必须积极与麻醉医师沟通,以确保所有重要的静脉输液都是从经下肢静脉通路进入。当存在纵隔肿块时,麻醉诱导和建立气道是有危险的,麻醉医师必须了解纵隔肿块与气道、肺、心脏的关系,且麻醉诱导时外科医师应当在场。纵隔病变可以导致限制性和阻塞性呼吸以及血流动力学损害,给予患者药物松弛时和由负压通气转为正压通气时,都可能出现呼吸和 / 或血流动力学衰竭,针对这种情况,可以取患者倾斜坐位时,采用清醒纤维支气管镜插管,这样通常是开始全身麻醉最安全的方法。对于可能出现气道阻塞或血流动力学不稳定的患者,应考虑体外循环支持。这种情况下,手术室内应当备有心肺转流(cardiopulmonary bypass,CPB)管路或体外膜氧合(extracorporeal membrane oxygenation,ECMO)管路。在这些病例中,应在所有麻醉操作前放置股静脉和股动脉导管,一旦出现严重气道问题,这些导管能迅速转换为需要的 CPB 或 ECMO 套管。虽然这种预防措施花费昂贵,难以实现,但在危机情况下可以挽救生命。

胸腺瘤或胸腺癌的确诊需要组织病理学诊断。如果临床和影像学特征提示胸腺瘤可切除（如患者有重症肌无力和 CT 上肿块特征），则手术活检没有必要。在胸腺瘤活检中应避免采取经胸膜的方法。小样本活检（细针或空心针穿刺活检）并不能提示肿瘤是否存在侵袭性。活检常用于没有根治性切除手术机会的患者，为了明确病理诊断，进行下一步的放化疗等。前纵隔肿块通常可在 CT 引导下进行活检。只要有可能，应进行空心针活检而不是细针抽吸，因为通过细针抽吸方式活检往往造成鉴别诊断的困难。即使是使用空心针经皮活检，当需要进行免疫组织化学和流式细胞术分析时，穿刺标本的组织量可能不够，尤其要对恶性肿瘤（如淋巴瘤）进行亚分型时。当经皮活检不可能或无法提供足够的组织以确定诊断时，可能需要进行侵袭性更大的手术：前纵隔切开术（也称 Chamberlain 术式）可能适用于紧靠在胸骨下方的病灶。前纵隔病变常常会导致正常结构组织从活检位置移位，因此进行活检时就不会进入胸膜腔，从而降低了术后气胸、胸腔积液和需要留置胸管的风险。前纵隔切开术通常都能获得足量的组织标本用于诊断，而且在门诊就能进行，术中应进行冷冻切片评估活检标本是否足够。如果没有侵袭性更小的方法，则可考虑电视辅助的胸腔镜手术（video-assisted thoracoscopic surgery，VATS），该方法通常是安全有效的。VATS 可以从任何一侧胸腔进行，只要计划得当，可以基本上从纵隔任何区域取得组织。因为 VATS 活检过程的可视性，使得即使异常组织紧邻如主动脉或其他大血管的结构时，也可以安全地进行组织活检。尽管 VATS 可在门诊进行，但多数外科医生会留置胸腔引流管，至少留院观察患者一天，这种方法相对于其他操作，患者更常出现术后疼痛。所以，通常仅将 VATS 活检用于其他方法无法获得病理标本进行诊断的患者。在许多情况下，患者可以在手术室进行侵袭性较小的操作，如纵隔镜下活检。如果确定侵袭性较小的方法可能不能获得足够组织标本，那么可在操作中转换为 VATS，这样可以避免患者接受二次麻醉。有时尽管活检已经取到了足够多的组织标本，但仍难以获得充分的组织病理学诊断。例如，在结节硬化型霍奇金淋巴瘤中，异常组织会以纤维化为主并缺少确定诊断需要的细胞。这些情况下，合理的方法是进行 PET 扫描，然后在 PET 的代谢最高的区域用合适的侵入性方法进行活检。如果这种情况下活检还不能完全确诊，必须根据临床、影像学和病理特征做出最可能的诊断后才能进行下一步治疗。

综上所述，评估纵隔肿瘤推荐的检查包括胸部增强 CT 和血液学检查。CT 上，胸腺瘤通常表现为胸腺中清晰的圆形或椭圆形肿块。如果患者不能耐受碘造影剂，胸部 MRI 可能是有用的。结合 PET-CT 可用于确定是否存在远处转移。PET-CT 较之单独 PET 能更好地提供解剖结构的相关性。AFP 和 β-hCG 水平检测可能排除生殖细胞肿瘤。所以怀疑胸腺瘤的患者初步评估包括影像学检测（增强 CT/MRI、PET-CT），实验室检查（包括血常规、肝肾功能、抗乙酰胆碱受体抗体、生殖细胞肿瘤标志物 β-hCG 和甲胎蛋白等）、甲状腺功能测定以及肺功能测定等，并需要肿瘤外科、放疗科、内科、影像科、神经科、呼吸科等多科室医生共同评估和制订治疗计划。

六、治疗

由于胸腺瘤和胸腺癌发病率较低，目前尚无足够随机临床研究提供证据明确指导胸腺瘤/胸腺癌的全程治疗和管理。根据回顾性病例系列研究的数据，美国国立综合癌症网络（National Comprehensive Cancer Network，NCCN）和加拿大安大略省 Kingston 肿瘤中心制订了相对系统的治疗指南。

初始治疗基于临床评估，总的治疗原则：①影像学评估后认为胸腺肿瘤可以完全切除的患者,首选治疗策略是手术切除,进而可以明确诊断;对于手术无法完全切除的患者,或由于并发症或者年龄因素而存在手术禁忌的患者,治疗前需进行穿刺或手术取得病理组织学标本,获得病理诊断。②对于术后患者,需要对切除标本进行组织病理学检查来明确分期和确定术后是否需要治疗。③对于晚期患者,手术前可使用新辅助化疗来增加完全手术切除的可能性。

（一）对于不同分期的患者的具体临床治疗策略

Ⅰ期:首选手术治疗。对于无包膜浸润的胸腺瘤患者,根治术后复发的风险较低,术后无须行放疗或化疗。但该类患者需每年行胸部影像学检查(CT 或 MRI)来复查,定期随访以排除复发。

Ⅱ期:Ⅱ期定义为镜下(ⅡA)或肉眼可见(ⅡB)的肿瘤侵透包膜。术后治疗策略取决于手术切除的范围和有无其他高危因素。对于肿瘤完整切除且切缘阴性(R0)的患者,如果术后病理提示存在高危因素(病理分期为ⅡB 期、切缘较窄、WHO 分级病理类型为 B 型、肿瘤与心包粘连),为了降低复发风险,应该考虑术后放疗。ⅡA 期疾病且无其他高危因素的患者术后通常不需要任何治疗。但对于术后病理标本提示镜下(R1)或肉眼(R2)切缘不净的患者,需要术后辅助化疗。对于胸腺癌患者,虽然证据较弱,但可能要在放疗基础上联合全身化疗。

Ⅲ期:Ⅲ期定义为肿瘤侵犯心包或肺、伴或不伴大血管侵犯。Ⅲ期患者应该考虑多学科治疗,可能的治疗策略包括新辅助放化疗后手术,术后辅助化疗或术后放化疗。①对于Ⅲ期疾病患者,应该尽量争取手术机会。手术可在初诊时或新辅助治疗后进行,手术的目标是完全切除肿瘤且切缘阴性。由于存在复发的风险,完全切除后应进行辅助放疗。②如果术中发现无法完整切除,则应最大程度地减瘤然后行术后放疗。由于可能损伤呼吸功能,应该避免双侧膈神经切除。③新辅助化疗常用于提高完全切除的概率。新辅助化疗前,尽量完善穿刺活检明确病理诊断。尚不确定新辅助化疗的最佳时机、持续时间及药物。新辅助化疗后患者应该再次接受评估,以明确肿瘤是否可切除。如果病变可切除,患者应进行手术,可能要联合术后放疗。如果仍无法切除,可考虑放疗联合化疗。

Ⅳ期:对于有广泛胸膜和/或心包转移的患者及手术无法切除的患者,目前推荐内科治疗。但对于部分Ⅳa 期患者仍有根治性切除机会,术前可先行新辅助化疗,后续根据治疗效果选择合适的手术,具体治疗策略参见Ⅲ期患者。日本名古屋大学的 Yano 等进行了一项回顾性研究,发现扩大根治性性手术切除可使 Masaoka Ⅳa 期胸腺瘤患者获益,胸膜转移结节数影响其完全切除率。该回顾性研究共纳入了 1991—2010 年日本 32 家医院的 2 835 例胸腺瘤患者,其中 136 例出现胸膜转移并接受了手术切除。研究结果显示,少量胸膜转移结节(≤10 个)利于完全切除,且预后也较大量胸膜转移结节(>10 个)好,接受完整切除的患者预后也比姑息切除患者的预后好。所以如果胸膜是胸腺瘤的唯一转移部位,积极的多学科治疗仍然可行,并且可能实现疾病的长期控制。

复发性疾病:胸腺瘤复发可能延迟至初始治疗后许多年才出现。因此初次治疗后至少需要随访 10 年。例如,在一项纳入 126 例接受了胸腺瘤完全切除的患者的病例系列研究中,最终有 24 例复发。至复发的时间为 4~175 个月(平均 68 个月)。复发的部位分别是局部复发、胸膜转移或远处转移。对于经仔细挑选的局限性病变(特别是胸膜"点状"转移)患者,手术切除复发病灶可延长生存期。一项纳入 395 例患者的病例队列研究研究了手术切除在疾病复发中的作用,其中有 67 例患者肿瘤复发。复发患者中有 22 例(33%)进行了再次切除手术。二次手术后的生存率取决于原发肿瘤的组织病理学类型,WHO 分型为 B1 型、B2 型和 B3 型的 5 年生存率分别为 100%、56% 和 60%。对于初始手术切除后复发的病例,采取包括手术在内的多学科治疗是可行的,尤其是对于恶性胸腺瘤。

(二)胸腺瘤治疗流程

1. 可切除疾病 首先手术切除(全胸腺切除术和完整肿瘤切除)。

(1)R0 切除术后:病理提示胸腺瘤,包膜未侵犯、Ⅰ期→术后定期复查(前 2 年内每 6 个月复查 1 次 CT,之后 5 年每年复查 1 次 CT,如果是胸腺癌,则之后 10 年每年复查 1 次 CT);病理提示胸腺瘤或胸腺癌,包膜侵犯、Ⅱ~Ⅳ期→术后行辅助放疗。

(2)R1 切除术后:胸腺瘤→术后放疗;胸腺癌→术后放疗 ± 化疗;后续复查策略同上。

(3)R2 切除术后:胸腺瘤→根治性放疗 ± 化疗;胸腺癌→根治性放疗 + 化疗;后续复查策略同上。

2. 局部进展不可切除病变 首先行活检(避免经胸膜活检)。

(1)局部进展期:化疗→再次评估是否有手术机会;如果可手术,手术切除原发病灶和转移灶,术后放疗;如无手术机会,放疗 ± 化疗。

(2)孤立转移病灶或单侧胸膜转移:可直接手术,术后化疗或放疗;不可手术者可先行化疗然后评估是否有手术机会;如果可手术,手术切除原发病灶和转移灶,术后放疗;如无手术机会,放疗 ± 化疗。

(3)远处转移:化疗。

(三)手术治疗

胸腺瘤部分可能具有潜在恶性生物学行为,因此一经确诊应尽快接受手术治疗,手术切除是胸腺瘤最主要的治疗方式。中国胸腺肿瘤协作组(Chinese Alliance of Research for Thymomas,ChART)回顾性数据库显示我国胸腺肿瘤经手术治疗后的转归在过去 20 年间已有大幅改善:总体切除率上升(82.1% vs 88.1%),尤其是在胸腺癌患者(62% vs 83.3%,$P<0.05$)和Ⅲ期胸腺瘤患者中(73.9% vs 89.5%,$P<0.05$)。其次,胸腺手术中微创手术的使用率也有所上升,尤其是针对早期疾病。在过去的 10 年间,电视辅助胸腔镜手术(video-assisted thoracoscopic surgery,VATS;含机器人手术)已在Ⅰ期和Ⅱ期胸腺肿瘤的手术治疗中占据 1/4 的比例,并在 2010 年后攀升至40% 以上。对于病理分期为Ⅰ期和Ⅱ期胸腺肿瘤,VATS 切除后的 5 年 OS 率与开胸手术相近。

胸腺瘤手术应注意以下问题:①手术前应该对患者进行重症肌无力证据的评估,如果存在相关体征或症状,术前患者应接受相应的内科治疗。②目前标准治疗方法是经胸骨正中切口的开放性手术方法。微创手术(胸腔镜或机器人辅助)的价值尚待进一步研究。③能否完全切除胸腺瘤或胸腺癌由肿瘤的范围决定,包括肿瘤侵犯邻近结构和 / 或与之粘连的程度。远期存活的可能性取决于手术切除的完整性。为了实现组织学切缘阴性的完全切除,手术应尽可能最大限度地完全切除肿瘤及胸腺组织,以及受侵的胸膜、肺组织和心包等,并清除前纵隔脂肪组织。由于前纵隔脂肪组织中内含与原位胸腺相同的异位胸腺组织,因此患者容易复发,即使对于Ⅰ期的患者也有可能存在复发的风险。因此应尽量完整清除患者前纵隔脂肪组织,以减少肿瘤复发机会。④炎性纤维性反应可以类似于肿瘤浸润,肿瘤可能仅仅与邻近结构粘连而无侵犯。在这种情况下,外科医生应该在切除标本上标识粘连的部位,以便病理科医生能从相应部位切片时谨慎处理。⑤胸腺切除术时,应检查胸膜表面有无转移。在部分病例中,为实现肿瘤的完整切除而切除胸膜转移灶是合适的。⑥外科医生常常面临肿瘤沿一侧或双侧膈神经蔓延生长的情况,如果分离左、右侧膈神经会有损害呼吸功能的风险。所有患者都应该在术前进行肺功能检查,以便估计分离膈神经后呼吸功能损害的程度。如果可行,推荐切除一侧受累的膈神经,随后将另一侧膈神经与周围的肿瘤分离,以此来减少术后呼吸功能受损。然而,如果患者有重症肌无力,即使切除一侧膈神经也可能导致严重的呼吸问题。

对于非侵袭性胸腺瘤,手术治疗是首选的治疗方法;对于局部晚期(不可切除)和可切除的Ⅱ期及以上的患者应由多学科团队(包括外科、放疗科、内科、影像科等相关科室医生)进行讨论和评估。侵袭性胸腺瘤中约20%的患者,手术并不能达到根治,手术根治的患者10年生存率为75%~80%,而无法手术完全切除的患者10年生存率仅为35%~50%。日本一项纳入1 320例患者的多中心回顾性研究报道了患者术后的复发情况和远期生存。纳入研究的88%患者接受了完整切除,根据术后病理分期情况部分患者联合了放疗(radiotherapy,RT)或化疗。5年总生存率随分期的增高逐渐降低,分别是Ⅰ期:100%、Ⅱ期:95%、Ⅲ期:89%、ⅣA期:71%和ⅣB期:53%。

胸腺瘤手术方式及病理分期是影响其预后的主要因素,术后复发率约为10%~30%。局部复发的胸腺瘤可以考虑再次手术治疗。多项研究显示,如果患者能够再次手术仍可以取得良好疗效,二次手术R0切除复发胸腺瘤的5年生存率可高达64%~90%。因此,对于复发胸腺瘤患者如能采取手术治疗,可以达到与初治胸腺瘤相似的疗效,术后可根据病理分型和分期,以及患者一般情况给予辅助放疗和化疗。

(四)放射治疗

多数情况下,胸腺瘤对放疗敏感,各种组织学类型的肿瘤对放疗的敏感性无明显差别。

放疗在胸腺瘤/胸腺癌中的综合治疗中主要用于以下三种情况:①用于胸腺瘤或胸腺癌术后患者,作为手术切除后的辅助治疗;②对于初始不可手术的局部晚期患者,部分患者给予放疗可使肿瘤缩小,从而获得手术机会;③对于因年龄或并发症而不适合手术的Ⅰ、Ⅱ或Ⅲ期患者可用作根治性治疗。通过放疗,除了可能达到对疾病长期控制,还能明显缓解症状。

放疗的一般原则:①初诊时无法手术切除的患者,或是肿瘤在诱导化疗过程中进展的患者,或未完整切除的侵袭性胸腺瘤或胸腺癌患者应当予以放疗。②放疗科医生需要与外科医生沟通,详细了解手术过程和结果,进而确定有复发风险的目标靶区。同时还需与病理科医生共同探讨详细的组织病理学及肿瘤侵及范围,例如包膜外侵犯和手术切缘。③放射治疗的剂量和分割计划是根据放疗指征和手术全切除术后情况制订的。无法切除的病灶,放疗剂量为60~70Gy。作为术后辅助治疗,对于切缘清晰完整的,放疗剂量为45~50Gy,镜下切缘肿瘤残留的病灶,放射剂量为54Gy。对于术后有可见大体肿瘤残留的患者(类似不能手术切除的疾病),应给予60Gy或以上的总剂量。常规分割剂量为每日1.8~2.0Gy/次。④大体肿瘤体积应包括任何肉眼可见的肿瘤。术中应在肿瘤残留灶上标记金属夹以利于术后辅助放疗。临床靶区(CTV)进行术后放射治疗应包括整个胸腺(局部切除术病例)、手术夹和任何残留病灶。临床靶区应与胸外科医生进行探讨后划定。⑤目前不推荐广泛的选择性淋巴结照射(整个纵隔及双侧锁骨上淋巴结区),因为胸腺瘤不常转移至区域淋巴结。⑥计划靶区(PTV)应考虑目标运动和日常摆位误差,计划靶区定位应根据单个患者的运动,模拟技术(有无包含运动)。⑦推荐基于CT制订的放疗计划。CT扫描采取手臂抬高举过头顶的治疗体位。尽可能鼓励模拟靶区运动。CT扫描可在自然吸气,呼气结束时进行,在自然呼吸的时候,需要更复杂的技术支持,如 4-DCT,呼吸门控 CT。⑧辐射束应根据计划靶区的设定,确保给予靶区预定的高剂量,并尽可能减少相邻重要组织的辐射剂量。前 - 后位和后 - 前位放疗,以前野权重大(胸腺组织位于前纵隔)或组合楔形技术可以考虑。传统使用的 2-D 技术会对正常组织产生更高的剂量。肺、心脏和脊髓的剂量体积直方图在每个计划中均需要仔细计算校对。⑨放疗应使用三维适形技术以减少对周围正常组织的损伤(如心、肺、食管、脊髓)。逆向调强放疗(IMRT)可能进一步改善剂量分布和并降低周围正常组织辐射剂量。如果应用 IMRT 技术,应严格遵循 ASTRO/ACR IMRT 指南。⑩有关正常组织剂量限制除了参照非小细胞肺癌 NCCN 指南,推荐对于所有正常组织使用更为保守的剂量限制。考虑到这部分患者年纪较轻,大部分具有较长的预计生存期,心脏总剂量应限制 ≤ 30Gy。

对于术后辅助放疗患者,目前多数研究结果表明Ⅲ期胸腺瘤患者术后辅助放疗能降低肿瘤局部复发率,延长生存期。但回顾性研究显示,辅助放疗对于完全切除的Ⅰ期和Ⅱ期患者并不能提高生存率。对于完全切除病灶的Ⅲ期患者,放疗的作用尚不确定,小样本病例系列研究提示能降低复发率。Monde 等报道在未完全切除的Ⅳ期胸腺瘤患者中,放疗组与未放疗组相比降低了局部复发率(44% vs 75%)。用于辅助治疗的放射剂量存在差异,对于作为辅助治疗或因切缘较窄而接受 RT 的患者,在总共 5 周内给予瘤床和邻近的纵隔 45~50Gy,1.8~2.0Gy/d。如果术后存在镜下或肉眼可见的残余病变,可能需要更高的照射剂量。

对于初始不可手术的局部晚期患者,或因年龄或并发症而不适合手术的Ⅰ、Ⅱ或Ⅲ期患者,放疗总剂量通常给予 60Gy 或以上。一项病例系列研究表明诱导化疗后行放疗可在不行手术的情况下提供与手术切除类似的长期获益。在美国的一项协作组试验中,26 例不可切除的局部进展期疾病患者接受了 2~4 个周期的 PAC 化疗,随后对病情稳定或化疗取得客观缓解的患者进行了原发肿瘤和区域淋巴结的放疗(54Gy)。治疗耐受良好,70% 的患者经诱导化疗获得客观缓解。距离治疗失败的中位时间和中位生存期都是 93 个月,并且 5 年时有 53% 的患者仍存活。但新辅助化疗后加用放疗与新辅助化疗后手术切除的临床效果优劣仍然需要进一步大规模临床研究证实。

放疗相关不良反应包括食管炎、肺炎和肺纤维化、心包炎,以及非常罕见的情况下出现放射性脊髓炎。迟发的放疗不良反应包括肺部高剂量照射区的放射性肺纤维化;如果放射野涵盖了较大面积的心脏组织,有发生缩窄性心包炎的风险;还可能加重冠状动脉的病变,并增加心脏事件(如心肌梗死);此外,还可能增加放射野第二肿瘤的风险。在年轻患者和胸腺肿瘤治疗后预期生存时间较长的患者中,尤其要注意后两种延迟出现的放疗不良反应。利用三维适型调强放射治疗技术,可减轻不良反应;但根据需要照射的范围,部分毒性无法避免。随着放疗技术的不断进步,在保证安全性的前提下,可以给予更高剂量放疗,同时减少不良反应的出现。

(五)化疗

对于进展期胸腺瘤,化疗的作用有两点,第一是降低肿瘤负荷为后续手术或放疗创造机会,其次是减少远处转移,提高生存率。对于局部进展期胸腺瘤,化疗是治疗的重要组成部分,常采用化疗联合局部治疗的模式,如术前化疗后手术、手术联合术后化疗或同步放化疗。对于进展期或已发生远处转移的胸腺瘤患者,化疗是姑息性治疗,可改善肿瘤相关症状,延长肿瘤控制时间,以期延长患者生存期,提高患者生活质量。由于侵袭性胸腺瘤患者手术治疗后生存率较低,尤其是在次全切除术后或存在术后残留病灶的患者,即使接受纵隔放疗,疗效仍不令人满意;因此,化疗在侵袭性胸腺瘤治疗中所起的作用正日益受到重视。近来国外已开展将手术切除前、后辅以化疗作为胸腺瘤的治疗,有较高的疗效和完全缓解率。

1. **新辅助化疗**　对于有肿瘤局部侵犯或者有肿瘤体积较大、手术难以完整切除的患者,立即手术治疗,完整切除率较低,风险大。应首先给予化疗后行根治性切除术,术后酌情给予辅助放疗或化疗。目前已有多种化疗方案用于新辅助治疗,多数都以顺铂为基础。有两项单中心临床研究报道了新辅助化疗的有效率、手术的切除率和患者的长期生存情况。一项报道纳入了23例具有局部进展的不可切除性疾病的患者,他们接受了3个周期的顺铂、多柔比星加环磷酰胺(PAC)和泼尼松化疗,客观缓解率为77%(3例完全缓解,14例部分缓解)。在尝试切除的21例患者中,4例获得了病理学完全缓解或手术标本中肿瘤坏死超过80%。切除后给予术后放疗(50~60gy)和辅助化疗(3个周期,化疗方案与术前相同),19例患者完成了整个治疗过程。7年无病生存率和总生存率分别是77%和79%。在另一项纳入了18例Masaoka分期为ⅣA期胸腺瘤患者的单中心临床研究中,新辅助化疗(大多数病例使用PAC方案)后进行了手术。12例(67%)可行完全切除。4例患者由于广泛的胸膜受累需要胸膜外全肺切除术和术后放疗。中位随访32个月时,8例患者无病,7例带病存活,3例因病死亡。诊断后,4例患者存活了9年或更久。

2. **姑息性化疗**　化疗是不可切除性或转移性胸腺瘤或胸腺癌患者的首要姑息治疗方式。尽管顺铂(DDP)的单药有效率经ECOG组织的多中心随机研究观察仅10%,中位生存期仅76周,然而以顺铂(DDP)为基础的联合化疗能明显提高疗效.总有效率为84%,而不含DDP者为58%。疗效与DDP剂量相关,小剂量DDP($50mg/m^2$)疗效不明显。一线治疗可选择方案包括:环磷酰胺/多柔比星/顺铂、环磷酰胺/多柔比星/顺铂/泼尼松、环磷酰胺/多柔比星/长春新碱/顺铂、依托泊苷/顺铂、依托泊苷/异环磷酰胺/顺铂、紫杉醇/顺铂。二线治疗可选择的药物:依托泊苷、异环磷酰胺、培美曲塞、吉西他滨、紫杉醇、奥曲肽联合或不联合泼尼松。

虽然胸腺瘤和胸腺癌的起源肿瘤细胞相同,但胸腺癌更具侵袭性,化疗的效果也较差。研究显示,以铂类药物为基础的化疗方案治疗胸腺癌,约55%~90%的患者获得客观缓解,5年生存率为30%~55%。而对于铂类化疗失败的患者,目前仍没有标准治疗方案,常用于二线治疗的药物有很多,包括依托泊苷、异环磷酰胺、培美曲塞、奥曲肽、5-氟尿嘧啶加亚叶酸、吉西他滨和紫杉醇。

目前常用于治疗胸腺恶性肿瘤的一线化疗方案

(1)CAP(顺铂、多柔比星加环磷酰胺):第1天静脉给予顺铂$50mg/m^2$、多柔比星$50mg/m^2$及环磷酰胺$500mg/m^2$,每3周重复一次。

(2)CAP加泼尼松:顺铂(第1~3天静脉给予$30mg/m^2$),多柔比星[第1~3天持续输$20mg/(m^2\cdot d)$],环磷酰胺(第1天静脉给予$500mg/m^2$),以及在第1~5天给予泼尼松100mg/d,每3周一次。

(3)ADOC:顺铂(第1天静脉给予$50mg/m^2$),多柔比星(第1天静脉给予$40mg/m^2$),长春新碱(第3天静脉给予$0.6mg/m^2$),以及环磷酰胺(第4天静脉给予$700mg/m^2$),每3周重复一次

(4)PE:顺铂(第1天静脉给予$60mg/m^2$),依托泊苷(第1~3天静脉给予$120mg/m^2$),每3周重复一次。

(5)VIP:依托泊苷(第1~4天静脉给予$75mg/m^2$),异环磷酰胺(第1~4天静脉给予$1.2g/m^2$),顺铂(第1~4天静脉给予$20mg/m^2$),每3周重复一次。

（6）卡铂（AUC 6）及紫杉醇（225mg/m²，静脉给予）每 3 周一次。

通常胸腺癌的缓解率要低于胸腺瘤，但目前发表的临床研究仅纳入了很少的胸腺癌患者。目前认为治疗胸腺恶性肿瘤有效药物有：顺铂、多柔比星、环磷酰胺、异环磷酰胺、紫杉醇、皮质类固醇等。研究显示胸腺恶性肿瘤应用含铂类化疗方案的患者缓解率及远期生存率优于使用非铂类方案的患者。

（六）靶向治疗

近年来，一些研究报道了胸腺瘤中的分子转变，提示也许可以在有选择的患者中应用靶向治疗。生物靶向治疗以其针对性强、副作用小等优势，逐渐应用于晚期胸腺肿瘤的治疗，并使部分患者临床获益。与胸腺瘤相关的基因有表皮生长因子受体（epidermal growth factor receptor, EGFR）、KIT、KRAS、BCL2、VEGF 和肿瘤侵袭因子等，为靶向治疗提供了分子基础。

近年来，多项研究发现 KIT 基因在 60%~88% 的胸腺癌组织中高表达，而在胸腺瘤组织中表达率仅为 0~23%。KIT 属于生长因子受体类原癌基因，具有酪氨酸激酶活性。在胸腺癌中 KIT 过度表达较常见，但在胸腺瘤中较少见。有研究显示 20 例胸腺瘤及 15 例胸腺癌患者经免疫组化检测，其中 5%（1/20）胸腺瘤患者 c-Kit 阳性，73%（11/15）胸腺癌患者 c-Kit 阳性。伊马替尼是一种口服靶向抑制 c-Kit 等的多激酶抑制剂。Salter 等报道了一项伊马替尼治疗 c-Kit 或 PDGFR 表达阳性胸腺癌患者的前瞻性临床研究结果，共入组 11 例患者，无有效病例，3 例（27%）疾病稳定（stable disease，SD），中位疾病稳定时间为 6 个月。Giaccone 等报道了伊马替尼治疗 2 例 B3 型胸腺瘤和 5 例胸腺癌的临床试验，无有效病例，2 例（29%）SD，5 例疾病进展（progressive disease，PD）。中位疾病进展时间为 2 个月，中位生存时间为 4 个月。

目前，多项研究证实 EGFR 过度表达在胸腺瘤和胸腺癌中很常见，但 EGFR 突变很少见。而在胸腺瘤患者中 EGFR 的表达高于胸腺癌患者。EGFR 靶向药物的疗效往往与 EGFR 基因突变关系更为密切。由于胸腺肿瘤中 EGFR 突变的发生率很低，故而 EGFR 分子靶向药物（吉非替尼、厄洛替尼、西妥昔单抗等）在胸腺瘤中疗效不佳。Kurup 等报道了吉非替尼治疗 26 例患者（19 例胸腺瘤，7 例胸腺癌）的 Ⅱ 期临床研究，部分缓解（partial response，PR）1 例、SD 15 例，无完全缓解患者。中位肿瘤进展时间为 4 个月（1~17 个月）。Palmieri 等报道 2 例 EGFR 高表达的胸腺瘤患者应用西妥昔单抗治疗后近期疗效达 PR；Farina 等报道 1 例 EGFR 高表达的 B2 型胸腺瘤患者应用西妥昔单抗治疗 6 个月，近期疗效为 PR。

组蛋白去乙酰化酶（histone deacetylase，HDAC）参与组蛋白的翻译后修饰，从而影响 DNA 的包装和染色质重塑。HDAC 抑制剂通过改变基因表达模式，导致细胞分化、生长停滞，和／或肿瘤细胞凋亡。有报道 HDAC 抑制剂 Belinostat 在治疗转移性胸腺瘤患者中有效。Ⅱ 期临床研究显示，在 21 例可评价疗效的患者中，2 例 PR（均为胸腺瘤）、13 例 SD、6 例 PD。目前正在进行 Belinostat 联合化疗治疗晚期或复发的胸腺瘤的临床研究。

生长抑素（somatostatin，SST）受体属于 G 蛋白偶联受体超家族，在很多肿瘤中表达，包括胸腺上皮肿瘤。奥曲肽是一种八肽生长抑素类似物，对选择性的 SST 亚型受体（SST2）有高亲和力，可能通过阻断胰岛素样生长因子 1（insulin-like growth factor 1，IGF-1）或抑制 VEGF，发挥在胸腺上皮细胞中的体外抑制作用。东部肿瘤协作组（Eastern Cooperative Oncology Group，ECOG）进行的一项奥曲肽（或者联合泼尼松）治疗晚期、无法切除、奥曲肽显像阳性的胸腺肿瘤患者的 Ⅱ 期研究显示奥曲肽与泼尼松联合可作为治疗复发或转移的晚期胸腺瘤的新方法。38

例患者接受奥曲肽 0.5mg 皮下注射,每日 2 次,2 个月后如病情进展则退出治疗组,如治疗有效则继续奥曲肽单药治疗,如病情稳定则行奥曲肽联合泼尼松 0.6mg/kg 口服,每日 1 次治疗。接受奥曲肽单药治疗的 38 例患者中 4 例 PR 占 10.5%。其中 21 例行奥曲肽与泼尼松联合治疗,2 例达完全缓解(complete response,CR),6 例部分缓解(partial response,PR)。全组总的有效率为 31.6%(12/38)。联合治疗组的患者无进展生存(progression-free survival,PFS)期较好,患者获得了更好的生活质量和更长的生存期。

胸腺癌与胸腺瘤患者中 IGF-1 受体(IGF-1 receptor,IGF-1R)有较高表达水平,cixutumumab 是一种人源化的抗体,通过高亲和性地结合于 IGF-1R 阻断受体及有效介导受体内化和降解,抑制受体活化和信号转导,从而抑制肿瘤生长。Rajan 等报道了 cixutumumab 治疗 49 例胸腺上皮肿瘤(37 例胸腺瘤,12 例胸腺癌)的 II 期临床研究结果:37 例胸腺瘤患者中 5 例 PR、28 例 SD、4 例 PD。12 例胸腺癌患者中无 PR、5 例 SD、7 例 PD。

胸腺癌患者血清中可检测到高浓度的 VEGF 和碱性成纤维细胞生长因子(b-Fibroblast growth factor,b-FGF)。据报道,80% 的胸腺癌中发现 KIT 过表达,10% 这类病例携带编码该受体的基因突变型。胸腺上皮细胞可见 PDGF 和 PDGFRα 的过表达。有研究曾经提示,以 VEGF、KIT 和 PDGF 为治疗靶点的药物可能对胸腺上皮癌有疗效。Strobel 等报道了舒尼替尼治疗 4 例胸腺癌患者,其中 3 例有效。有记录显示胸腺上皮肿瘤患者出现一定程度的免疫功能障碍,免疫监视异常可能导致肿瘤发生和肿瘤进展。据报道,舒尼替尼可调节免疫细胞从而提高 T 细胞功能,并且逆转免疫抑制作用。

Thomas 等进行了舒尼替尼治疗胸腺上皮肿瘤的 II 期临床试验,旨在探讨舒尼替尼对于接受过至少一种铂类药物化疗后疾病进展的胸腺上皮肿瘤患者的疗效。这项试验开展于 2012 年 5 月 15 日 -2013 年 10 月 2 日,入选患者既往接受过至少一种含铂类方案的药物化疗后疾病进展,患者每日一次口服 50mg 舒尼替尼,6 周为一周期(即治疗 4 周停药 2 周),服药直到肿瘤进展或出现不可耐受的毒性反应。该研究共入组 41 例患者,其中胸腺癌 25 例,胸腺瘤 16 例。1 例胸腺癌入组后经确认未符合入选标准,故没有按方案进行治疗。1 例接受治疗的患者由于死亡而未能评价。试验的中位随访期为 17 个月。23 例能够进行评估的胸腺癌中,6 例部分缓解,15 例疾病稳定,2 例进展。16 例胸腺瘤中,1 例部分缓解,12 例疾病稳定,3 例进展。常见的 3、4 级治疗相关不良反应为淋巴细胞减少症(8 例)、乏力(8 例)和口腔黏膜炎(8 例)。5 例患者出现左心室射血分数(LVEF)下降,其中 3 例为 3 级不良反应。治疗期间死亡患者 3 例,其中 1 例患者死于心搏骤停,可能与治疗相关。研究认为,舒尼替尼在胸腺癌治疗中表现出抗肿瘤活性,需要进一步研究以确定可能的有关生物标志物。该研究系首个靶向治疗对复治胸腺癌患者能够产生持久肯定疗效的临床试验。在胸腺癌患者中的客观缓解率达到 26%,中位缓解持续时间为 16.4 个月,由于本研究大多数胸腺癌患者之前接受了多线治疗,其中 58% 的患者治疗无效,因此本研究的结果意义深远。

另一项研究发现,p53 在胸腺癌中的表达高于胸腺瘤,并且 p53 的高表达与晚期及不可切除两个因素相关。90% 的混合型和淋巴细胞型胸腺瘤为 CD20 阳性,因此采用利妥昔单抗(rituximab)治疗胸腺瘤也将是令医生感兴趣的课题。此外,原肌球蛋白受体激酶(tropomyosin receptor kinase,Trk)、细胞周期蛋白依赖性激酶(cyclin-dependent kinase,CDK)A 抑制剂和类固醇受体辅活化子(steroid receptor coactivator,Src)抑制剂等用于治疗难治性胸腺瘤或胸腺癌患者的研究也已开展。

七、预后和随访

(一) 预后

胸腺瘤通常生长缓慢,存在侵犯是一种重要的不良预后标志。胸腺癌侵袭性更强并且预后更差。影响预后的主要因素为疾病分期和肿瘤是否完整切除。肿瘤组织病理学诊断对于预后判断的价值尚存争议,主要是因为 WHO 肿瘤组织病理学分型的诊断难度较大,可重复性存在一定困难。一般而言,包膜完整的肿瘤(WHO 分型 A 型和 AB 型)相当于 Ⅰ 期或 Ⅱ 期疾病。相比之下,WHO 分型为 B1、B2 和 B3 的肿瘤及胸腺癌(C 型)更常侵犯邻近器官或出现远处转移(Ⅲ 和Ⅳ 期)。

2004 年来自德国乌兹堡大学 Ströbel 等的一项回顾性研究总结了肿瘤分期与组织病理学之间的关系,以及它们对预后的影响。该研究共入组了 228 例胸腺瘤 / 胸腺癌患者,包括:93% 患者为 WHO 分型为 A 型和 AB 型,疾病分期为 Ⅰ 期或 Ⅱ 期,其中有 88% 的患者仅接受了手术治疗;13 例患者为 WHO 分型 B1 型,疾病分期为 Ⅰ 期或 Ⅱ 期,除 2 例之外其余患者均仅接受了手术治疗;WHO 分型 B2 型胸腺瘤患者中,48% 存在 Ⅲ 期或 Ⅳ 期疾病,91% 采用了手术加放疗和 /或化疗;WHO 分型为 B3 型胸腺瘤患者中,50% 存在 Ⅲ 期或 Ⅳ 期疾病,只有 7 例(25%)仅接受了手术治疗;11 例 C 型胸腺瘤患者中,其中 7 例为 Ⅲ 期或 Ⅳ 期疾病,治疗后中位随访 5 年,该组人群的预后与初始手术切除范围明显相关:Ⅰ 期(包膜完整、无包膜侵犯)和 Ⅱ 期(镜下侵犯包膜或周围组织)疾病患者的总体预后非常好,在接受完整手术切除的 110 例患者中观察到 3 例(3%)复发。虽然 Ⅱ 期疾病患者的预后仍总体较好,但在部分患者中观察到手术 10 年后有肿瘤相关死亡。22 例 Ⅲ 期疾病(肉眼可见侵犯其他纵隔器官)患者,即使手术完全切除后,预后仍欠佳,有 6例患者(27%)出现复发;对于手术不完全切除的患者,37 例中有 23 例(62%)出现肿瘤复发。对于 Ⅲ 期疾病患者,10 年生存率为 83%。而 Ⅳ 期疾病患者,10 年生存率为 47%。A 型、AB 型或B1 型患者中无肿瘤相关死亡。在 B2 型、B3 型或胸腺癌患者中,肿瘤引起的死亡率分别为 9%、19% 和 17%。

2014 年另一项来德国曼海姆大学 Cleo-Aron Weis 等的回顾性研究分析了不同人群和地理分布差异对胸腺瘤预后生存和复发因素的影响。该研究根据 WHO 胸腺瘤组织学分型,纳入了1983—2012 年共 4 221 例胸腺瘤患者。通过单因素和多因素分析。研究结果提示 B2 型胸腺瘤是最常见的,占 28%;A 型胸腺瘤最少见,仅占 12%。与亚洲人群相比,A 型、B2 型胸腺瘤在欧美人群中更加常见。与其他类型胸腺肿瘤比较,A 型和 AB 型明显易发于高龄人群,发病年龄平均为 64 岁和 57 岁。然而,胸腺肿瘤的发病率无性别差异。此外,发现时 A 和 AB 型分期一般较早,90% 为 Ⅰ~Ⅱ 期;B1~B3 型胸腺瘤分期较晚,38% 的 B3 型胸腺肿瘤为 Ⅲ 期。单因素分析结果显示,Ⅰ / Ⅱ 期肿瘤复发率较低,A 型和 AB 型复发率为 1%~2%;B1~B3 型胸腺瘤复发率为2%~7%。多因素分析表明,年龄、分期和切除情况对患者的生存和复发有影响;然而,仅组织学类型对其复发率有显著影响。该研究表明:分期和组织学类型影响胸腺瘤患者复发的情况和生存期。

中国治疗胸腺恶性肿瘤的远期预后与世界各地报道的数据是相似的。随访结果表明,患者的 5 年和 10 年 OS 分别为 85.3% 和 76.4%。手术切除后仅 17% 的肿瘤出现复发,且临床分期越晚,肿瘤的复发率相对越高(Ⅰ 期:3.1%;Ⅱ 期:7.3%;Ⅲ 期:30.7%;Ⅳ 期:48.5%);此外,病理学恶

第
23
章

性程度越高,复发率也更高(A/AB 型:2.9%;B1~B3 型:14.9%;C 型:39.7%)。多因素分析显示,肿瘤分期、组织学类型和切除状态均为独立预后因素,而是否合并 MG 或辅助治疗方式则与生存状况的改善无关。

(二)随访

虽然没有临床试验提供监测能够带来获益的证据,但鉴于胸腺瘤术后患者发生第二恶性肿瘤的风险,早期干预可能给患者带来更大获益,需要每年进行规律的胸部影像学检查来监测复发。根据既往文献报道,17%~28% 的胸腺切除术后患者会发生第二肿瘤。美国一项临床研究纳入了 849 例来自 SEER(Surveillance,Epidemiology and End Results)数据库的胸腺瘤患者,研究结果胸腺瘤患者发生 B 细胞非霍奇金淋巴瘤、胃肠道癌症和软组织肉瘤的风险显著增加(SIR 分别为 4.7、1.8 和 11.1,与一般人群中预期病例数量相比)。目前尚无临床研究比较采用 CT 扫描还是胸部 X 线来监测更好。CT 更敏感,能够早期发现较小的病灶,特别是纵隔或胸膜的病变,但具有更大的辐射暴露风险。临床上需要与患者充分讨论,交代不同检测方法的获益和使用这些方法使患者遭受辐射暴露的潜在远期效应。最初可使用 CT 扫描,后过渡至胸部 X 线监测。

八、小结

目前胸腺肿瘤的发病原因尚不清楚,手术完整切除是最主要的治疗方式。在复发和局部晚期无法手术切除的患者中,放疗、化疗和分子靶向治疗发挥着重要的作用。由于胸腺恶性肿瘤发病率低,化疗至今尚无大宗报道,从目前研究显示胸腺肿瘤的化疗适应证:手术不能完全切除的侵袭性患者,Ⅲ、Ⅳ期或术后、放疗后复发、转移的患者。有效的化疗方案有 CAP、PE、COAP、PACE 等。对术前肿瘤太大而难以手术切除者术前化疗可能有利于手术完整切除。对于化疗后复发的患者可考虑其他方案再次化疗,仍有望缓解。随着对胸腺肿瘤分子生物学研究的日益深入,分子靶向药物在胸腺肿瘤的个体化治疗中有着广阔的研究前景。今后在提高胸腺肿瘤化疗和靶向治疗疗效、探索一些新的治疗方式以及准确地预测肿瘤的恶性程度等方面仍需进一步的研究。

第3节　恶性胸膜间皮瘤

恶性胸膜间皮瘤(malignant pleural mesothelioma,MPM)也称弥漫性恶性胸膜间皮瘤(diffuse malignant mesothelioma),是源自胸膜间皮细胞的一种较为罕见的恶性肿瘤,在胸膜表面呈弥漫生长。其主要病因是石棉暴露,约 70% 的胸膜间皮瘤发生被证实与石棉暴露相关。发病率占全身肿瘤的 0.02%~0.4%,整个胸膜肿瘤的 5%,胸膜原发肿瘤的 80%。由于恶性胸膜间皮瘤起病隐匿,临床表现缺乏特异性,容易误诊、漏诊,除此之外该病的预后非常差,未经治疗的患者中位生存期是 4~13 个月,进行治疗的患者的中位生存期是 6~18 个月。

一、流行病学

关于恶性胸膜间皮瘤相关病例,在 20 世纪 50 年代前鲜有报道。1943 年德国 Wedler 报道了 1 例与石棉暴露相关的间皮瘤病例。1960 年 Wagner 等报道了在西北开普省（Northwestern Cape Province，South Africa）青石棉矿所在地区发现的 33 例恶性胸膜间皮瘤病例，其中 32 例有石棉暴露史。从此以后，人们开始研究石棉暴露与恶性胸膜间皮瘤的相关关系。

恶性胸膜间皮瘤的男性发病率显著高于女性。在 2008 年 Pass 等的研究显示所有恶性胸膜间皮瘤患者中大约 80% 为男性。曲宸绪等在 2004 年分析来自我国部分城市和农村人口登记或医院登记的资料，结果显示我国男女之比约为 2∶1。这种性别差异可能与石棉接触史的差别相关，随着石棉的广泛开采和应用，男女发病率的差异将不断扩大。研究显示 2/3 的 MPM 患者年龄在 50~70 岁。

不同国家和地区的发病率差别很大，如在西澳大利亚、北爱尔兰发病率就明显高于其他国家和地区，而在希腊及以色列发病率则相对较低。这种差异，目前认为主要与石棉的生产、应用的数量及石棉的类型相关。

从最初的石棉暴露到恶性胸膜间皮瘤发病，这之间有长达 30~40 年的潜伏期。美国从 20 世纪 70 年代开始强制实行石棉粉尘控制措施，从此美国的石棉使用量逐年下降，随之恶性胸膜间皮瘤的发病率增长减慢，并且在 2008 年达到了峰值发病率，此后美国间皮瘤发病率逐渐下降。而英国对石棉的使用采取限制较美国晚，石棉应用量从 20 世纪 80 年代初开始减少，因此英国的峰值发病率发生在 2015 年。但对于全世界范围来讲，恶性胸膜间皮瘤的发病率仍将上升。

二、病因与发病机制

石棉暴露是随后发生胸膜间皮瘤最重要的危险因素，且世界范围内胸膜间皮瘤大部分归因于石棉暴露，但也有一些胸膜间皮瘤病例无石棉接触史。因此，除石棉外，还存在其他的致癌危险因素。

1. **石棉**　石棉是一种天然产生的具有纤维状结晶结构的无机硅酸盐矿物的总称，主要包括青石棉（crocidolite）、铁石棉（amosite）和温石棉（chrysotile asbestos）。曾有统计结果示青石棉致癌能力 10 倍于铁石棉，而铁石棉则 10 倍于温石棉。世界范围内生产和应用的石棉中约 95% 是温石棉。

由于石棉具有耐热性及阻燃性等特征，广泛用于水泥、天花板和水池瓷砖、汽车刹车片以及造船业。从事与石棉有关的工人的恶性胸膜间皮瘤发生的风险升高。Newhouse 等研究发现石棉暴露时间长短和暴露严重程度与恶性胸膜间皮瘤的发病率和死亡率呈正相关，并且石棉工人发生间皮瘤的终生风险高达 10%。在澳大利亚一座生产温石棉但不直接参与开采和制造的城市中的 4 956 例研究对象的调查报道显示，间皮瘤的发病率随着环境暴露的增加而显著上升。长期居住在石棉矿区的居民的肺内石棉纤维浓度显著增高，并且石棉工人的家人也面临石棉暴露的风险。

石棉纤维被吸入肺内和胸膜腔内形成含氧化小体，它不能被吞噬细胞消化，移位至间皮细胞，间皮细胞对于石棉纤维的直接细胞毒性反应的敏感性是支气管上皮的 10 倍，石棉纤维可直接作用于间皮细胞。石棉纤维在被巨噬细胞吞噬的过程中产生的炎症因子、生长因子、氧自由基也可作用于间皮细胞。石棉纤维本身的毒性效应和氧自由基损伤间皮细胞 DNA，造成 DNA 点突变。石棉纤维可以在正常细胞分裂期间损伤有丝分裂纺锤体，有丝分裂的破坏导致非整倍体的可能性增加,细胞分裂期间染色体的不均匀分布,导致染色体结构和数目异常。另一个可能在石棉相关致癌作用中起作用的因素是抑癌基因野生型 *TP53* 的失活或表达降低。恶性间皮细胞也可能增加白细胞介素 -6 的分泌,潜在地诱导血管内皮生长因子,进而促进血管形成,为肿瘤细胞的生长提供营养物质。以上可能的多方面的因素作用下导致间皮细胞恶性转化。

2. **猿猴病毒 40(simian virus,SV40)** SV40 是一种 DNA 病毒。据报道 SV40 对啮齿类动物有致癌作用,更有动物实验将 SV40 经胸膜腔注入仓鼠,发现引起了仓鼠间皮瘤发生。Carlone 等通过聚合酶链反应在 48 例人类间皮瘤冰冻标本中发现了 29 例有 SV40 样 DNA 序列。有研究认为 SV40 可抑制抑癌基因 *TP53* 和 *RB1*,*SV40* 和 *TP53* 形成一个复合体,从而抑制 *TP53* 正常功能,造成肿瘤的产生和进展。但 Strickery 等经过 30 年随访,并未发现接种被 SV40 污染疫苗的婴儿较未接种污染疫苗者的恶性胸膜间皮瘤的发病率有显著升高。Strickery 等回顾分析全美肿瘤登记的相关调查资料,结果未提示恶性间皮瘤的发病率与污染疫苗的接种率有相关性。所以 SV40 在恶性胸膜间皮瘤中的致癌作用尚有争议。

3. **电离辐射(ionizing radiation)** 电离辐射暴露可能是间皮瘤的危险因素。曾有报道指出对霍奇金淋巴瘤及非霍奇金淋巴瘤、睾丸癌患者施行放疗后,生存者发生间皮瘤的风险增高。

4. **癌基因与抑癌基因** 在动物实验中,曾有实验结果显示 *c-fos*、*c-jun*、*k-ras* 及 *c-Myc* 等基因可能为恶性胸膜间皮瘤相关的癌基因。

在人间皮瘤细胞系多为野生型 *TP53*。Rb 蛋白抑制损伤细胞进入有丝分裂 S 期,但研究未显示其在人间皮瘤细胞系中有异常表达。*CDKN2* 基因产物 P16^{ink4} 抑制 Rb 磷酸化,其丢失可导致肿瘤进展,有研究提示原发性间皮瘤细胞中存在 *P16* 缺失,并且 *P16* 表达完整者生存优势显著。

5. **遗传因素** 核去泛素化酶 *BAP1* 的失活与恶性胸膜间皮瘤相关。*BAP1* 似乎可调节与肿瘤发生相关的关键组蛋白及转录因子。有数据显示 *BAP1* 体细胞突变可能存在于高达 60% 的间皮瘤中。另外,在间皮瘤高发病率的两个家族中发现存在 *BAP1* 胚系突变。*BAP1* 缺失可能使得石棉暴露后发生癌症风险增加;通过检测该基因突变或许可识别能行早期干预的高危患者。

6. **其他** 毛沸石(erionite)被认为是引起恶性胸膜间皮瘤的潜在原因,而氟浅闪石在无职业暴露的情况下与间皮瘤的发生也有相关性。吸烟不是间皮瘤的危险因素。然而,吸烟和接触石棉的患者肺癌的风险增加。此外,应该鼓励患者戒烟,因为吸烟阻碍治疗(例如手术后延迟伤口愈合)。目前也有 MPM 发生慢性腹膜炎的报道,MPM 的风险升高与饮食中蔬菜的摄入量少有关。碳纳米管与石棉有相似的大小及化学特性,这些颗粒在腹膜内注射后可诱导易感品系小鼠发生类似间皮瘤样改变,是否亦为恶性胸膜间皮瘤的潜在病因还有待进一步研究。

三、病理和分类

1. **大体病理** 早期恶性胸膜间皮瘤表现为多发性小结节,壁胸膜处更明显为特征,但也可累及脏胸膜。随着肿瘤的进展,这些结节融合形成一个增厚的肿瘤壳,将壁胸膜和脏胸膜联合在一起。在更晚期阶段,肿瘤通常包围整个肺,并沿着叶间裂延伸。该肿瘤厚壳的直径可达至少数厘米,但其下的肺实质仅有极少的浸润。肿瘤的质地从坚硬到凝胶状不等。

肿瘤在早期阶段即可累及邻近结构,侵犯胸壁、心包和膈。尸检显示,70% 的患者存在纵隔淋巴结转移。血行转移也较常见,尤其是转移至肝、肺、骨和肾上腺。

2. 组织学 恶性胸膜间皮瘤组织学上可分为上皮样型、肉瘤样型、双相型(混合型)以及促结缔组织增生性,分别占 50%~60%、20%~25%、20% 以及 1%~5%。

上皮样型最常见,典型组织学表现包括管状乳头状、腺泡(腺体)状、腺瘤样和实体上皮样。

肉瘤样间皮瘤由恶性梭形细胞构成,该亚型可类似恶性间叶细胞瘤,如平滑肌肉瘤或滑膜肉瘤。

双相或混合型间皮瘤具有上皮样和肉瘤样特点,但是可能需要多个组织切片或者更大的样本才能够显示这两种组织成分。

促结缔组织增生性间皮瘤由致密胶原纤维间质分割的大小一致的肿瘤细胞构成,被认为可能是肉瘤样间皮瘤的一种亚型。

3. 免疫组织化学 免疫组织化学是诊断恶性间皮瘤的重要依据,但尚没有敏感性和特异性足够高的单一标志物可用于诊断恶性间皮瘤,因此目前多采用一组标志物联合辅助诊断或者鉴别诊断恶性胸膜间皮瘤。广谱细胞角蛋白染色在间皮瘤的诊断中非常有价值,绝大多数的间皮瘤都会被染色,有些罕见的肉瘤样间皮瘤的细胞角蛋白染色呈阴性。

对于上皮样间皮瘤,可支持恶性间皮瘤诊断的常见阳性免疫组织化学标志物包括钙视网膜蛋白、CK5/6、Wilms 瘤-Ⅰ(Wilms'tumor-Ⅰ,WT1)抗原(细胞核染色)和 D2-40(肾小球足突细胞膜黏蛋白)。

对于肉瘤样或双相型间皮瘤,D2-40 和钙视网膜蛋白是间皮瘤最可靠的标志物,特别是当 D2-40 和钙视网膜蛋白与细胞角蛋白的强阳性反应都存在时,有助于确诊肉瘤样间皮瘤。

4. 电子显微镜 在诊断恶性间皮瘤"金标准"方面,免疫组织化学已在很大程度上取代了传统的电子显微镜。当免疫组织化学结果不明确时,电子显微镜仍有助于高到中分化的上皮样肿瘤的诊断。电子显微镜下,恶性间皮瘤主要的上皮样形式的构成包括多边形细胞,伴大量长的表面微绒毛、突出的桥粒和大量张力微丝。

间皮瘤的诊断较为困难,尤其是标本量小的情况下不易与其他疾病相鉴别。

四、恶性胸膜间皮瘤临床分期

应用最广泛的分期系统为 TNM 分期系统,见表 23-5 和表 23-6。在 TNM 分期系统中,Ⅰ期和Ⅱ期疾病累及胸膜,可能包括膈肌或肺实质受累,但无远处转移或局部进展性不可切除病变。Ⅲ期间皮瘤包括累及局部淋巴结的病变。Ⅳ期包括局部进展性不可切除病变、对侧淋巴结受累、锁骨上淋巴结受累或远处转移的病变。也有其他分期系统被用于部分医疗中心。例如,Brigham 分期系统期。

五、临床表现

恶性胸膜间皮瘤的临床表现缺乏特异性,其中约 60% 的 MPM 患者具有呼吸困难、胸壁疼痛、发热、咳嗽、消瘦、疲劳、胸壁肿块和肋间隙狭窄的表现。MPM 可出现症状较为严重的胸痛,且不因胸腔积液的增加而减轻,主要原因为肿瘤侵犯胸膜中的末梢神经。晚期 MPM 可能进一步出现肺炎和恶病质。当肿瘤生长和侵犯其他组织和器官时可致血胸、上腔静脉综合征或霍纳综合征等。在罕见病例中,患者可能因副肿瘤综合征而就诊或具有副肿瘤综合征症状合并肺部疾病表现。

表 23-5　恶性胸膜间皮瘤 TNM 分期描述定义

T 肿瘤原发灶	
T_x	原发肿瘤无法评估
T_0	无原发肿瘤证据
T_1	肿瘤局限于同侧壁层胸膜,有或无脏层胸膜、纵隔胸膜、横膈胸膜受侵
T_{1a}	肿瘤未侵犯脏层胸膜
T_{1b}	肿瘤累及脏层胸膜
T_2	肿瘤累及肿瘤累及同侧胸膜表面一个部位(壁层 / 脏层胸膜、纵隔胸膜横膈胸膜),同时具有以下至少一项:
	—肿瘤累及膈肌
	—肿瘤侵及脏层胸膜下的肺实质
T_3	局部晚期但有潜在切除可能,肿瘤累及同侧胸膜表面的所有部位
	(壁层、脏层、纵隔和横膈胸膜),同时具有以下至少一项特征:
	—侵及胸内筋膜
	—侵及纵隔脂肪
	—孤立的、可完整切除的胸壁浸润灶
	—非透壁性心包浸润
T_4	局部晚期肿瘤,手术不能切除,肿瘤累及同侧胸膜表面的所有部位(壁层、脏层、纵隔、横膈胸膜),同时具有以下至少一项特征:
	—胸壁的弥漫性浸润或者多个病灶,伴或不伴肋骨破坏
	—直接经膈肌侵及腹腔
	—直接侵及对侧胸膜
	—直接侵及纵隔器官
	—直接侵及脊柱
	—累及脏层心包,伴或不伴心包积液,或累及心肌
N 区域淋巴结	
N_x	淋巴结转移情况无法评估
N_0	无区域淋巴结转移
N_1	转移至同侧支气管、肺、肺门或纵隔淋巴结
N_2	转移至对侧纵隔、同侧或对侧锁骨上淋巴结
M 远处转移	
M_0	无远处转移
M_1	有远处转移

表 23-6 恶性胸膜间皮瘤 TNM 分期的预后分组

ⅠA	T_1	N_0	M_0
ⅠB	T_{2-3}	N_0	M_0
Ⅱ	T_{1-2}	N_1	M_0
ⅢA	T_3	N_1	M_0
ⅢB	T_{1-3}	N_2	M_0
	T_4	任何 N	M_0
Ⅳ	任何 T	任何 N	M_1

副肿瘤现象：发热；血小板增多；恶性肿瘤相关性血栓形成；低血糖；罕见情况下可出现 Coombs 阳性溶血性贫血。

常见的体征由肺部病变引起,包括单侧肺底叩诊浊音、受累侧呼吸音减低以及呼吸过程中胸壁扩张不对称。晚期患者中可能存在可触及的胸壁肿块及朝向恶性肿瘤侧的脊柱侧凸。

六、影像学及其他检查

1. 胸部 X 线 是恶性胸膜间皮瘤最简便、实用的影像学检查方法,但缺乏特异性,诊断定性困难。胸膜间皮瘤常表现为单侧胸腔渗出性病变,大量胸腔积液常将肿瘤遮盖而不能显像发现。抽液后注入气体有助于肿瘤显影。

2. B 超 超声检查对胸腔积液极其敏感,甚至可以检测出 10~30ml 的胸腔积液。胸膜间皮瘤在超声下通常表现为局限不规则的结节状或斑块状胸膜增厚,但多数认为胸膜增厚超过 1cm 时才高度提示恶性。B 超引导下细针穿刺是临床常用的辅助诊断手段,其阳性率在 50% 左右。但超声在胸膜肿块的诊断与鉴别诊断价值有限。

3. 胸部 CT CT 是临床上常用,对于恶性胸膜间皮瘤来说也是最重要、必不可少的检查方法。高分辨 CT 还能观察到整个病变侵犯的范围(如胸壁、纵隔、横膈、心包及肺等)。MPM 在 CT 图像上的表现主要是胸膜广泛增厚呈不规则状或者结节状,往往同时合并胸腔积液。Tamer 等针对恶性胸膜间皮瘤患者的 CT 研究显示,90% 表现为胸膜增厚,其中弥漫性增厚占 63%,结节性增厚占 22%,胸膜肿物占 7%；79% 患者发现胸腔积液,25% 发现淋巴结肿大。胸膜不规则增厚、胸膜多发强化结节及大量胸腔积液可能为恶性胸膜间皮瘤的特征性表现。另外,CT 对于肋骨、椎体受累亦有观察优势。对于恶性胸膜间皮瘤来讲,胸膜钙化相对少见。

4. MRI MRI 软组织分辨率高,在判断胸膜局部增厚和叶间胸膜病变方面有优势,除此之外,在评价肿瘤胸膜内筋膜、横膈、心包、胸壁侵犯及判断是否可切除时或优于 CT,是临床上胸膜间皮瘤重要的辅助检查手段。

5. 正电子发射计算机断层显像(positron emission tomography computed tomography,PET-CT) PET-CT 在良、恶性胸膜间皮瘤的鉴别诊断,恶性胸膜间皮瘤的分期,评价治疗的早期反应等方面均有一定帮助。PET 中氟脱氧葡萄糖(fluorodeoxyglucose,FDG)摄取增加可能是鉴别恶性胸膜间皮瘤与良性间皮瘤的一个有用指标。PET 和整合 PET-CT 可能在评估纵隔淋巴结方面也有一定的作用。在一项病例系列研究中 17 例间皮瘤患者中有 15 例 FDG 摄取增加,而 14 例良性胸膜病变患者中无一例升高。PET-CT 亦是 MPM 的重要补充检查。

6. **实验室检查** 在某些患者中,透明质酸、CA-125、α-甲胎蛋白、癌胚抗原以及间皮素、Fibulin-3、骨桥蛋白的水平可升高,这些指标的升高经常与疾病进展有关。然而,这些肿瘤标志物的特异性均较低,对于确诊 MPM 价值不大。其中间皮素、Fibulin-3、骨桥蛋白或许更值得关注。

(1)Fibulin-3 :Fibulin-3 是由含表皮生长因子的 Fibulin 样细胞外基质蛋白 1(epidermal growth factor-containing fibulin-like extracellular matrix protein 1,EFEMP1)基因所编码的细胞外糖蛋白。在鉴别胸膜间皮瘤患者与其他恶性肿瘤或胸腔积液的良性病因方面,Fibulin-3 血浆水平升高具有高敏感性和特异性(分别为 97% 和 96%)。在接受手术切除的患者中,Fibulin-3 水平下降。目前尚待进一步研究确定 Fibulin-3 作为生物标志物在早期诊断及监测已接受治疗的患者方面的作用。

(2)间皮素:是一种表达于正常间皮细胞表面的糖蛋白,在恶性间皮瘤中高度过表达。可溶性间皮素相关肽(soluble mesothelin-related peptide,SMRP)被认为是间皮素裂解的肽片段或是间皮素的异常变体,它们不能与细胞膜结合,存在于血清中。间皮素及其相关肽片段作为间皮瘤的肿瘤标志物似乎具有一定价值,但仅限于上皮样亚型和双相性亚型。目前已有市售的酶联免疫法试剂盒(Mesomark ™试剂盒)可用于测量间皮瘤患者血清中的 SMRP 的水平,但敏感性和特异性不高,对于已被确诊的患者,将 SRMP 的血清水平作为疾病活动度的一个指标可能更加有用。

(3)骨桥蛋白:是一种介导细胞-基质相互作用的糖蛋白,在多种癌症中过度表达。在一项纳入了 190 例患者的研究中,恶性间皮瘤患者的骨桥蛋白水平(133ng/ml)高于石棉相关非恶性胸膜病患者(30ng/ml)及无石棉接触史的患者(20ng/ml)。胸腔积液中骨桥蛋白水平也可能有助于鉴别恶性间皮瘤。

(4)其他实验室检查:包括嗜酸性粒细胞增多,血小板增多,慢性疾病性贫血,以及可能的维生素 B_{12} 和叶酸缺乏等。

7. **胸腔穿刺和胸膜活检** 胸膜间皮瘤的确诊有赖于组织学或细胞学的病理诊断。胸腔穿刺由于操作相对简单、安全,是肺部疾病常用的诊断方法。然而,对于恶性胸膜间皮瘤而言,胸腔穿刺诊断率不高,目前并不推荐选用该方法进行诊断。而 CT 引导下胸膜活检可以有相对较高的诊断率,但由于所取标本较少,诊断仍旧困难。

8. **胸腔镜检查术** 胸腔镜检查是目前诊断恶性胸膜间皮瘤较为可靠的方法。胸腔镜检查术大大改进了胸膜取样大小和取样部位的选择,可为确诊提供足够的组织。其他如剖胸活检术、纵隔镜检查术亦有类似优势。但是比较之下,胸腔镜活检较剖胸活检术创伤小,而纵隔镜常用于恶性胸膜间皮瘤的临床分期。

七、诊断与鉴别诊断

1. **诊断** 恶性胸膜间皮瘤的诊断困难,需要包括石棉暴露史在内的完整病史,高质量的放射影像学检查和正确的放射影像学评估,以及最重要的组织病理学检查,才能做出诊断。

2. **鉴别诊断** 鉴别诊断包括良性和恶性疾病,鉴别有赖于组织病理学检查。

炎症反应(如慢性机化脓胸)常可引起与间皮瘤特征相似的致密壁胸膜和脏胸膜增厚伴大量胸腔积液。

若根据肉眼及组织学所见,上皮样间皮瘤非常难与其他部位转移至胸膜的肿瘤相鉴别。其他可能的原发病灶包括但不仅限于肺、乳房、胃、肾、卵巢、胸腺及前列腺。

肉瘤(如纤维肉瘤)及恶性纤维组织细胞瘤可表现出与间皮瘤相似的特征,且侵袭方式类似于肉瘤样间皮瘤。

间皮瘤的混合细胞类型在组织学上类似于肉瘤样癌及滑膜肉瘤。

八、治疗

1. 外科治疗 外科手术是目前唯一有可能根治部分恶性胸膜间皮瘤患者的方式,分为姑息性手术以及根治性手术两大类。

(1)姑息性减瘤术:①胸腔置管引流术和胸膜固定术。恶性胸膜间皮瘤最常见的症状是因胸腔积液引起的呼吸困难,而胸腔置管引流术操作简便,能够迅速缓解症状。胸膜固定术是使用化学制剂造成无菌性粘连性胸膜炎,该方法同样对原发病不会产生影响,但可以缓解症状。滑石粉是目前最常用有效的材料。使用滑石粉行胸膜固定术后主要不良反应包括疼痛和发热。②隧道式胸腔导管。当恶性胸膜间皮瘤患者肺广泛受压时,不宜使用胸膜固定术,此时可通过插入隧道式胸腔导管(tunneled pleural catheters,TPCs)引流胸腔积液减轻症状,但常见导管口或管道的种植转移。在控制恶性胸腔积液方面更优于胸膜固定术,并且可用于因受压迫而肺不张的 MPM 患者。

(2)减瘤根治术:包括胸膜切除术/胸膜剥脱术(pleurectomy/decortication,P/D)和胸膜外肺切除术(extrapleural penumonectomy,EPP)。P/D 只切除肉眼所见肿瘤,不切除肺、膈肌与心包等毗邻器官组织,手术死亡比例较低。EPP 切除范围包括完全切除同侧胸腔内的胸膜、肺、膈肌及心包,手术死亡率较 P/D 高。不管何种术式,均应去除所有可见或可触及的肿瘤,实际上,不论哪种术式均做不到完全切除。NCCN 指南指出 EPP 手术仅适用于有较好 PS 评分、无其他并发症、Ⅱ~Ⅲ期、上皮型、无纵隔淋巴结转移(N₂)患者。高危风险患者,如肉瘤型或混合型病理分型,不推荐接受 EPP 手术。对于可手术的早期患者(Ⅰ期、无 N₂ 淋巴结转移),首选 P/D 手术;分期为Ⅱ~Ⅲ期的 MPM 患者,P/D 手术更合适。P/D 手术也适用于不能接受 EPP 手术的晚期 MPM 患者。建议患者接受 EPP 或 P/D 手术之前行纵隔淋巴结活检。NCCN 指南小组不推荐Ⅳ期或肉瘤型患者接受手术治疗,建议行化疗。除非需进行某些临床试验,否则 N2 患者不推荐行手术治疗。一项纳入 34 项研究共 2 462 例患者的荟萃分析显示,EPP 术后中位生存 9.4~27.5 个月,中位 DFS 为 7~19 个月,围手术期病死率为 0~12%。据统计,与 EPP 相比,P/D 手术具有更低的手术死亡比例(1.5%~5.0%),术后患者恢复较快,中位生存时间为 10~17 个月,术后局部复发率为2.5%~5.9%,但 P/D 手术无法提高患者的远期生存率。

2. 放射治疗 由于 MPM 沿胸膜弥漫性、环绕肺组织生长,并且周围临近食管、脊髓、心脏和肝脏,并且所需辐射剂量大,而周围组织射线耐受性差,所以限制了放疗在 MPM 中的应用。在恶性胸膜间皮瘤患者中,放疗可以作为综合治疗的一部分,但目前并不推荐单独使用放射治疗。放疗可考虑用于缓解胸痛、支气管或食管阻塞或其他与恶性胸膜间皮瘤相关的症状,还可用于如骨、脑等部位转移的姑息治疗。放疗可明显缓解一半以上患者的胸痛症状,总剂量为20~40Gy,但不久后胸痛会再次复发。对于在胸腔穿刺点、胸腔镜活检部位以及手术口引流区域的预防性放疗可以减少肿瘤种植的概率。有研究显示对于 EPP 术后的患者行辅助放疗可提高局部控制率。具体辐射剂量因治疗目的不一而不同。如 EPP 术后若切缘阴性推荐 50~54Gy 照射 4~5 周，而若切缘阳性推荐 54~60Gy 照射 5~6 周；若患者胸壁疼痛可 20~40Gy 照射 1~2 周；骨转移或脑转移患者放疗可 30Gy 照射 2 周。但对于没有行肺切除术的患者行高剂量放疗或许并不能带来益处，反而可造成严重的放射相关性损伤。放疗对于部分恶性胸膜间皮瘤患者能改善疗效，对部分患者有姑息治疗作用。但在放疗的同时也应注意对正常组织的防护。

3. 化学治疗 化疗是 MPM 目前最重要的治疗方式。培美曲塞是第一个被美国 FDA 批准的用于晚期 MPM 的一线化疗药物。目前 NCCN 指南推荐可作为一线方案的药物包括：培美曲塞联合顺铂、培美曲塞联合卡铂、吉西他滨联合顺铂、单药培美曲塞、单药长春瑞滨等。

（1）培美曲塞联合顺铂：培美曲塞联合顺铂是目前 MPM 的标准一线化疗方案，可延长生存期、改善预后。在单盲 EMPHACIS 试验中，456 例患者采用顺铂（75mg/m²）治疗，并随机分配至接受培美曲塞（500mg/m²）或安慰剂治疗，每 3 周给药 1 次。结果显示联合治疗组的中位生存期更长（12.1 个月 vs 9.3 个月），至疾病进展时间也显著延长（5.7 个月 vs 3.9 个月），并且客观有效率显著更高（41% vs 17%）。并且在治疗期间接受了叶酸和维生素 B_{12} 补充的患者的生存期差异最显著。此外，补充叶酸和维生素 B_{12} 的患者的治疗相关毒性显著更少。研究表明较低的胸苷酸合成酶水平与疾病进展时间和总生存期的延长相关。胸苷酸合成酶或可作为培美曲塞治疗中预测标志物。

（2）培美曲塞加卡铂：卡铂已用于代替顺铂来联合培美曲塞进行治疗，以减少毒性。有一项纳入 1 704 例化疗处治的 MPM 患者，结果显示，卡铂联合培美曲塞组缓解率低于顺铂联合培美曲塞组，但至疾病进展时间相近。国内相关研究显示顺铂联合培美曲塞组的中位生存期略高于卡铂联合培美曲塞组。

（3）雷替曲塞加顺铂：雷替曲塞属于喹唑啉叶酸盐类似物，是一种腺苷合成酶抑制剂。对于既往未进行治疗的晚期间皮瘤患者，雷替曲塞联合顺铂治疗可比单纯顺铂治疗延长生存期。也有研究示雷替曲塞加顺铂相比培美曲塞联合顺铂来说治疗反应率、总生存期和无进展生存期无明显差异，而前者更为经济实惠。

（4）吉西他滨加顺铂：已有人采用吉西他滨联合铂类化合物治疗，包括顺铂、卡铂和奥沙利铂。这些联合方案得到的缓解率为 15%~48%，中位 OS 在 13~15 个月。毒性在可接受水平。一项多中心 II 期试验阐释了吉西他滨加顺铂方案的潜在价值，在该试验中，106 例既往未经治疗的患者采用吉西他滨加顺铂治疗，然后将其随机分配至接受贝伐珠单抗或安慰剂治疗。试验显示，两个治疗组的中位生存期大约为 15 个月，与培美曲塞联合顺铂治疗方案的结果一致。

（5）其他方案：II 期试验中也将顺铂联合多种化疗药物进行治疗，包括蒽环类药物（多柔比星、表柔比星）、氟尿嘧啶联合丝裂霉素加依托泊苷方案，以及甲氨蝶呤联合长春碱。但相比于顺铂联合培美曲塞或吉西他滨治疗，这些研究的结果并未显示出顺铂联合上述其他化疗药物的方案有任何优势。

目前并没有标准二线治疗方案，NCCN 指南推荐可选用作为二线化疗方案的药物有培美曲塞、长春瑞滨或吉西他滨。一项针对 243 例曾接受过培美曲塞治疗的初治患者的研究结果显示，二线单药培美曲塞治疗组较最佳支持治疗组患者有较高的疾病控制率和较长的中位 PFS，但 OS

未见明显差异。另一项研究显示,一线培美曲塞化疗再次二线给予培美曲塞(单药或者联合铂类)患者仍可受益,尤其一线方案治疗时 PFS 延长的患者受益大。一线培美曲塞化疗失败的患者应用长春瑞滨或可受益。

4. **靶向治疗** 靶向治疗为 MPM 的治疗提供了新的方向。一项大型Ⅲ期试验显示,培美曲塞加顺铂加贝伐珠单抗相比于培美曲塞联合顺铂治疗的方案,延长了患者的无进展生存期和总生存期。在 MAPS 试验中,448 例患者随机分至培美曲塞、顺铂加贝伐珠单抗治疗或单纯的培美曲塞加顺铂治疗(该试验仅纳入了不适合进行根治性手术的胸膜间皮瘤患者)。顺铂(75mg/m²)和培美曲塞(500mg/kg)在每个为期 21 天的周期的第 1 天给药,一共 6 个周期。贝伐珠单抗在每个周期的第 1 天给予 15mg/kg,并在完成 6 个周期化疗后每 3 周给药 1 次作为维持治疗。这项试验的结果在 2015 年 ASCO 会议上进行了报道:中位随访 39 个月,贝伐珠单抗联合组的无进展生存期显著长于单纯的培美曲塞加顺铂治疗组(中位无进展生存期为 9.6 个月 vs 7.5 个月)。联合贝伐珠单抗治疗组的总生存期也显著延长(中位总生存期为 18.9 个月 vs 16.1 个月)。

虽然 MPM 中的上皮亚型中高度表达 EGFR,但既往 EGFR 酪氨酸酶抑制剂靶向治疗 MPM 的相关实验结果却差强人意。如 Garland 等在 MPM 患者中进行单药口服厄洛替尼的Ⅱ期试验,共纳入 63 例患者(75% 的患者 EGFR 高度表达),结果显示中位总生存期为 10 个月,1 年生存率为 43%,中位无进展生存期为 2 个月。而另一项Ⅱ期试验单药口服吉非替尼,入组的 32 例患者中,一年生存率为 32%。Mathy 等给 25 例 MPM 患者单药口服甲磺酸伊马替尼,得出中位生存期为 398 天,而中位进展时间为 63 天,未见显著疗效。

BAP1 基因突变是 MPM 中常见的突变,其突变可导致 DNA 损伤修复能力缺陷,诱发基因组不稳定,导致肿瘤的发生发展。然而,研究显示不同 *BAP1* 基因状态的 MPM 细胞却对治疗同源重组修复通路缺陷合成致死的 PARP 抑制剂疗效无明显区别。与此同时,研究发现 *BAP1* 突变 MPM 细胞却对 EZH2 抑制剂敏感,正在进行中的Ⅱ期临床试验 NCT02860286 初步结果表明,*BAP1* 突变的复发性 MPM 患者接受 EZH2 抑制剂 Tazemetostat 治疗效果良好,安全性可。其他三项泛 HDAC 抑制剂治疗 MPM 的临床试验也在进行中(NCT00365053、NCT00128102 及 NCT00535951)。

5. **免疫治疗** 免疫治疗最初在 MPM 的二线治疗中进行探索。多中心、随机、非对照Ⅱ期临床试验 IFCT-1501 MAPS2 评估了纳武利尤单抗 ± 伊匹木单抗二线治疗 MPM 的疗效。结果表明,联合治疗组患者中位 OS 为 15.9 个月,1 年生存率为 58%;而纳武利尤单抗单药治疗组患者中位 OS 为 11.9 个月,1 年生存率 49%。研究总体表明,PD-L1 高表达与疗效呈正相关,尤其以 PD-L1 ≥ 25% 最为明显。虽然双免疫联合治疗较单药治疗提高了疗效,但是也增加了免疫治疗不良事件发生率,联合用药组不良事件明显高于单药组(26% vs 14%)。INITIATE 研究同样采用纳武利尤单抗联合伊匹木单抗治疗复发性 MPM,结果显示用药 12 周后 29.4%(10/34)患者疾病缓解,38.2% 患者(13/34)疾病稳定,DCR 为 68.6%。但是约 94% 的患者出现了免疫治疗不良事件,3 级不良事件发生率为 34%。KEYNOTE-028 研究首次探索了帕博利珠单抗单药二线治疗 MPM 的疗效,入组的 25 例患者均为 PD-L1 阳性表达,88% 既往接受过含铂化疗。研究提示,5 例患者疗效部分缓解,DCR 为 72%(18/25),中位 PFS 为 5.4 个月,中位 OS 为 18 个月,1 年生存率为 62.6%。首项针对复发性 MPM 的Ⅲ期 CONFIRM 随机对照临床试验对比了纳武利尤单抗对比安慰剂治疗既往一线治疗失败的 MPM 患者,结果显示,对比安慰剂,纳武利尤单抗明显提高了患者的 PFS(中位 PFS 分别为 3.0 个月 vs 1.8 个月,$HR=0.61$,$P<0.001$)及 OS(中位 OS 分别为 9.2 个月 vs 6.6 个月,$HR=0.78$,$P=0.018$)。纳武利尤单抗治疗组 1 年 OS 率为 39.5%,安慰剂组为 26.9%。且在本研究中,上皮样间皮瘤 OS 获益最明显,试验组与对照组中位 OS 分别为 9.4 及 6.6 个月($HR=0.71$,$P=0.021$),1 年 OS 率分别为 40% 及 26.7%。

而在一线治疗 MPM 领域,多中心、随机Ⅲ期 CheckMate-743 临床试验首次证实了一线纳武利尤单抗联合伊匹木单抗双免疫治疗对比培美曲塞/铂类标准化疗显著改善了晚期不可手术切除 MPM 患者的生存。结果表明,相对于标准化疗,一线纳武利尤单抗联合伊匹木单抗免疫治疗将不可手术 MPM 患者的死亡风险下降了 26%,且免疫联合治疗组的中位 OS 为 18.1 个月,显著高于化疗组的 14.1 个月($HR=0.74$,$P=0.002$)。亚组分析结果表明,非上皮样 MPM 和 PD-L1 阳性(表达 ≥1%)患者的 OS 获益更加明显。在不良事件方面,双免疫治疗组相较于化疗组,不良事件发生率更低,任意级别治疗不良事件发生率分别为 79% 及 82%,3~4 级治疗相关不良事件发生率分别为 30% 及 32%。此外,多中心、Ⅱ期 DREAM 研究也首次探索了 PD-L1 抑制剂 Durvalumab 联合含铂化疗一线治疗 MPM 的疗效,结果表明,6 个月 PFS 率为 57%,客观缓解率为 48%。相比单纯化疗,PD-L1 免疫检查点抑制剂联合化疗延长了 MPM 患者 6 个月的 PFS 率及缓解率,同时不良反应可耐受。

6. 其他治疗方法 理论上新辅助化疗能够使更多的患者受益,但具体结果有待进一步研究。新辅助化疗在提高治愈性手术切除率,降低术后复发率等方面或有积极作用。一般而言,分为Ⅰ~Ⅲ期、有手术指征、较好的 PS 评分为综合治疗的筛选条件。一项瑞士的多中心研究纳入 61 例 MPM 患者,结果显示缓解率为 74%,R0~R1 切除率为 37%,其中 36% 的患者完成了上述综合治疗,OS 为 19.8 个月,验证了顺铂联合吉西他滨 3 个周期新辅助化疗 + 手术 + 辅助放疗的可行性和有效性。Federico 等进行了一项Ⅱ期临床研究,采用培美曲塞联合顺铂 +EPP 手术及半胸放疗,结果显示,中位 PFS 为 8.6 个月,中位 TTP 为 4.8 个月,常见恶心、贫血、高血压等不良反应。

腔内化疗,一项纳入 92 例患者的研究,在胸膜外肺切除术后予腔内热灌注顺铂化疗,结果 51% 的患者胸膜间皮瘤复发。腔内化疗的治疗价值有待进一步研究证实。

中医中药治疗,目前仅用于辅助治疗手段。

九、预后

整合了疾病程度及全身性因素的预后评分系统可能提供更有用的预后评价信息。CALGB 指数和 EORTC 指数为目前应用最广泛的 2 种评分系统。

1. CALGB 指数 胸膜受累、血清乳酸脱氢酶>500U/L、一般状况和日常生活活动能力较差、胸痛、血小板计数>400×10^9/L、组织类型为非上皮型以及年龄>75 岁共同预示了生存时间短。

2. EORTC 指数 一般状况和日常生活活动能力较差、白细胞计数高、男性、肉瘤样间皮瘤及诊断的确定性,通过这 5 项因素可以分为预后良好组和预后不佳组,其 1 年生存率分别为 40% 和 12%。

MPM 主要通过局部侵袭而导致并发症和死亡。大多数受累患者死于局部扩散和呼吸衰竭。

肿瘤扩展至膈以下可导致小肠梗阻或者肿瘤侵袭心脏或心包以致心律失常、心力衰竭或脑卒中均是 MPM 患者的潜在致死因素。MPM 恶性程度高,起病隐匿,目前治疗疗效差,多学科协同综合治疗或可增加疗效,但具体实施方案有待进一步研究。

（石远凯 赵凤仪 林冬梅 周钰 沈胤晨 张宁宁 陶丹 李宁 郏博 朱豪华

许建萍 杨广建 王亚磊 王燕）

参考文献

［1］赫捷,赵平,陈万青. 2012 中国肿瘤登记年报 [M]. 北京:军事医学科学出版社,2012.

［2］石远凯,孙燕. 临床肿瘤内科手册 [M]. 北京:人民卫生出版社,2015.

［3］韩仁强,郑荣寿,张思维,等. 1989—2008 年中国肺癌发病性别、城乡差异及平均年龄趋势分析 [J]. 中国肺癌杂志,2013, 16 (9): 445-451.

［4］廖美琳,陈智伟,郑莹,等. 中国上海人群肺癌发病的时间趋势及预后因素 [J]. 中华医学杂志,2007, 87 (27): 1876-1880.

［5］万德森. 吸烟与癌症 [M]. 广州:广东科技出版社,2009.

［6］孙德宇,何文贵,邱雪杉,等. 肺癌组织中微卫星 DNA 序列不稳定性研究 [J],肿瘤学杂志,2005, 11 (3): 191-192.

［7］王娟,厉善波. XRCC1、GSTM1 基因多态性与肺癌易感性的相关性 [J]. 中国老年学杂志,2016, 36 (24): 236

［8］朱文,周清华. 肺癌病因学和遗传易感性研究进展 [J]. 中国肺癌杂志,2005, 8 (5): 385-386.

［9］刘志强,何斐,蔡琳. 吸烟、被动吸烟与肺癌发病风险的病例对照研究 [J]. 中华疾病控制杂志,2015, 19 (2): 472.

［10］武珊珊,刘吉福. 室内氡污染与肺癌. 现代预防医学 [J]. 2009, 36 (7): 1229-1231.

［11］夏英,杨梅英,张守志,等. 高氡暴露地区居民肺癌组织已知基因和相关基因分析研究 [J]. 中国预防医学杂志,2004, 5 (1): 13-15.

［12］陈志霞,陈水平,张林忠,等. 某石棉矿接尘工人恶性肿瘤 10 年回顾性调查 [J]. 中国职业医学,2008,(5): 391-393.

［13］邓茜,兰亚佳,王绵珍. 30 年队列研究:接触石棉粉尘与石棉肺发病的剂量 - 反应关系 [J]. 现代预防医学,2009, 36 (11): 2027-2028.

［14］吕学英,奉水东,刘艳,等. 人乳头瘤病毒感染与肺癌关系的 meta 分析 [J]. 国际呼吸杂志,2017, 37 (18): 1369-1373.

［15］杨占秋,余宏. 临床病毒学 [M]. 北京:中国医药科技出版社,2000.

［16］陈灏珠,林果为,王吉耀. 实用内科学 [M]. 14 版. 北京:人民卫生出版社,2013.

［17］葛均波,徐永健. 内科学 [M]. 8 版. 北京:人民卫生出版社,2013.

［18］石远凯,孙燕. 临床肿瘤内科手册 [M]. 6 版. 北京:人民卫生出版社,2015.

［19］中国医师协会肿瘤医师分会,中国医疗保健国际交流促进会肿瘤内科分会. Ⅳ期原发性肺癌中国治疗指南 (2021 年版). 中华肿瘤杂志,2021, 43 (01): 39-59.

［20］FERLAY J, SOERJOMATARAM I, DIKSHIT R, et al. Cancer incidence and mortality worldwide: Sources, methods and major patterns in GLOBOCAN 2012 [J]. Int J Cancer, 2015, 136 (5): E359-E386.

［21］CHEN W, ZHANG R, ZHANG H, et al. Annual report on status of cancer in China [J]. Chin J Cancer Res, 2015, 27 (1): 2-12.

［22］CHEN W, ZHENG R, BAADE P D, et al. Cancer statistics in China [J]. CA Cancer J Clin, 2016, 66 (2): 115-132.

［23］CHEN T, SUN Y, JI P, et al. Topoisomerase Ⅱ α in chromosome instability and personalized cancer therapy [J]. Oncogene, 2015, 34 (31): 4019-4031.

［24］DARBY S, HILL D, AUVINEN A, et al. Radon in homes and risk of lung cancer: Collaborative analysis of individual data from 13 European case-control studies [J]. BMJ, 2005, 330 (7485): 223.

[25] SCHULLER H M. Is cancer triggered by altered signalling of nicotinic acetylcholine receptors [J]. Nat Rev Cancer, 2009, 9 (3): 195-205.

[26] CHANGEUX J P. Nicotinic receptors and nicotine addiction [J]. C R Biol, 2009, 332 (5): 421-425.

[27] DASGUPTA P, RIZWANI W, PILLAI S, et al. Nicotine induces cell proliferation, invasion and epithelial-mesenchymal transition in a variety of human cancer cell lines [J]. Int J Cancer, 2009, 124 (1): 36-45.

[28] BRUSE N, PEREZ-PADILLA R, ALBALAK R. Indoor air pollution in developing countries: a major enviri-mental and public health challenge [J]. Bull World Health Organ, 2000, 78 (9): 1078-1092.

[29] KO Y C, CHENG L S, LEE C H, et al. Chinese food cooking and lung cancer in women nonsmokers [J]. Am J Epidemol, 2000, 151 (2): 140-147.

[30] BOWER M, POWLES T, NELSON M, et al. HIV-related lung cancer in the era of highly active antiretroviral therapy [J]. AIDS, 2003, 17 (3): 371-375.

[31] KLIGERMAN S, WHITE C. Epidemiology of lung cancer in women: Risk factors, survival, and screening [J]. AJR Am J Roentgenol, 2011, 196 (2): 287-295.

[32] ZHAN P, SUO L J, QIAN Q, et al. Chlamydia pneumoniae infection and lung cancer risk: a meta-analysis [J]. Eur J Cancer, 2011, 47 (5): 742-747.

[33] DETTERBECK F C, BOFFA D J, KIM A W, et al. The 8th Edition Lung cancer stage classification [J]. CHEST, 2017, 151 (1): 193-203.

[34] KRIS M G, GASPAR L E, CHAFT J E, et al. Adjuvant systemic therapy and adjuvant radiation therapy for stage I to ⅢA completely resected non-small-cell lung cancers: American Society of Clinical Oncology/Cancer Care Ontario Clinical Practice Guideline Update [J]. J Clin Oncol, 2017, 35 (25): 2960-2974.

[35] PARK K, TAN E-H, O'BYRNE K, et al. Afatinib versus gefitinib as first-line treatment of patients with EGFR mutation-positive non-small-cell lung cancer (LUX-Lung 7): A phase 2B, open-label, randomised controlled trial [J]. Lancet Oncol, 2016, 17 (5): 577-589.

[36] SEQUIST L V, YANG J C-H, YAMAMOTO N, et al. Phase Ⅲ study of afatinib or cisplatin plus pemetrexed in patients with metastatic lung adenocarcinoma with EGFR mutations [J]. J Clin Oncol, 2013, 31 (27): 3327-3334.

[37] WU Y-L, CHENG Y, ZHOU X, et al. Dacomitinib versus gefitinib as first-line treatment for patients with EGFR-mutation-positive non-small-cell lung cancer (ARCHER 1050): A randomised, open-label, phase 3 trial [J]. Lancet Oncol, 2017, 18 (11): 1454-1466.

[38] MOK T S, WU Y-L, AHN M-J, et al. Osimertinib or platinum-pemetrexed in EGFR T790M-positive lung cancer [J]. N Engl J Med, 2017, 376 (7): 629-640.

[39] SORIA J-C, OHE Y, VANSTEENKISTE J, et al. Osimertinib in untreated EGFR-mutated advanced non-small-cell lung cancer [J]. N Engl J Med, 2018, 378 (2): 113-125.

[40] YANG J C H, KIM S-W, KIM D-W, et al. Osimertinib in patients with epidermal growth factor receptor muta-tion-positive non-small-cell lung cancer and leptomeningeal metastases: The BLOOM Study [J]. J Clin Oncol, 2020, 38 (6): 538-547.

[41] YANG JC-H, CAMIDGE D R, YANG C-T, et al. Safety, efficacy, and pharmacokinetics of almonertinib (HS-10296) in pretreated patients with EGFR-mutated advanced NSCLC: A multicenter, open-label, phase 1 trial [J]. J Thorac Oncol, 2020, 15 (12): 1907-1918.

[42] SHI Y, HU X, ZHANG S, et al. Efficacy, safety, and genetic analysis of furmonertinib (AST2818) in patients with EGFR T790M mutated non-small-cell lung cancer: A phase 2b, multicentre, single-arm, open-label study [J]. Lancet Respir Med, 2021, 9 (8): 829-839.

[43] SHI Y, FANG J, SHU Y, et al. OA01. 08 A phase I study to evaluate safety and antitumor activity of BPI-7711 in EGFRM+/T790M+ advanced or recurrent NSCLC patients [J]. J Thorac Oncol, 2019, 14 (11): S1126-S1127.

[44] PARK K, HAURA E B, LEIGHL N B, et al. Amivantamab in EGFR exon 20 insertion-mutated non-small-cell lung cancer progressing on platinum chemotherapy: Initial results from the CHRYSALIS Phase I Study [J]. J Clin Oncol, 2021, 39 (30): 3391-3402.

[45] RIELY G J, NEAL J W, CAMIDGE D R, et al. Activity and safety of mobocertinib (TAK-788) in previously treated non-small cell lung cancer with EGFR exon 20 insertion mutations from a phase I/Ⅱ Trial [J]. Cancer Discov, 2021, 11 (7): 1688-1699.

［46］ DRILON A, SIENA S, DZIADZIUSZKO R, et al. Entrectinib in ROS1 fusion-positive non-small-cell lung cancer: Integrated analysis of three phase 1-2 trials [J]. Lancet Oncol, 2020, 21 (2): 261-270.

［47］ HORN L, WANG Z, WU G, et al. Ensartinib vs crizotinib for patients with anaplastic lymphoma kinase-positive non-small cell lung cancer: A randomized clinical trial [J]. JAMA Oncol, 2021, 7 (11): 1617-1625.

［48］ SHAW A T, BAUER T M, MARINIS F, et al. First-line lorlatinib or crizotinib in advanced ALK-positive lung cancer [J]. N Engl J Med, 2020, 383 (21): 2018-2029.

［49］ WOLF J, SETO T, HAN J-Y, et al. Capmatinib in MET exon 14-mutated or MET-amplified non-small-cell lung cancer [J]. N Engl J Med, 2020, 383 (10): 944-957.

［50］ PAIK P K, FELIP E, VEILLON R, et al. Tepotinib in non-small-cell lung cancer with MET exon 14 skipping mutations [J]. N Engl J Med, 2020, 383 (10): 931-943.

［51］ LU S, FANG J, LI X, et al. Once-daily savolitinib in Chinese patients with pulmonary sarcomatoid carcinomas and other non-small-cell lung cancers harbouring MET exon 14 skipping alterations: A multicentre, single-arm, open-label, phase 2 study [J]. Lancet Respir Med, 2021, 9 (10): 1154-1164.

［52］ DRILON A, WANG L, HASANOVIC A, et al. Response to cabozantinib in patients with RET fusion-positive lung adenocarcinomas [J]. Cancer Discov, 2013, 3 (6): 630-635.

［53］ DRILON A, REKHTMAN N, ARCILA M, et al. Cabozantinib in patients with advanced RET-rearranged non-small-cell lung cancer: An open-label, single-centre, phase 2, single-arm trial [J]. Lancet Oncol, 2016, 17 (12): 1653-1660.

［54］ LEE S H, LEE J K, AHN M J, et al. Vandetanib in pretreated patients with advanced non-small cell lung cancer-harboring RET rearrangement: A phase clinical trial [J]. Ann Oncol, 2017, 28 (2): 292-297.

［55］ DRILON A, OXNARD G R, TAN D S W, et al. Efficacy of selpercatinib in RET fusion-positive non-small-cell lung cancer [J]. N Engl J Med, 2020, 383 (9): 813-824.

［56］ GAINOR J F, CURIGLIANO G, KIM D-W, et al. Pralsetinib for RET fusion-positive non-small-cell lung cancer (ARROW): A multi-cohort, open-label, phase 1/2 study [J]. Lancet Oncol, 2021, 22 (7): 959-969.

［57］ SKOULIDIS F, LI B T, DY G K, et al. Sotorasib for lung cancers with KRAS p. G12C Mutation [J]. N Engl J Med, 2021, 384 (25): 2371-2381.

［58］ DRILON A, LAETSCH T W, KUMMAR S, et al. Efficacy of larotrectinib in TRK fusion-positive cancers in adults and children [J]. N Engl J Med, 2018, 378 (8): 731-739.

［59］ DOEBELE R C, DRILON A, PAZ-ARES L, et al. Entrectinib in patients with advanced or metastatic NTRK fusion-positive solid tumours: Integrated analysis of three phase 1-2 trials [J]. Lancet Oncol, 2020, 21 (2): 271-282.

［60］ DU N, LI X, LI F, et al. Intrapleural combination therapy with bevacizumab and cisplatin for non-small cell lung cancermediated malignant pleural effusion [J]. Oncol Rep, 2013, 29 (6): 2332-2340.

［61］ ZHONG W Z, WANG Q, MAO W M, et al. Gefitinib versus vinorelbine plus cisplatin as adjuvant treatment for stage Ⅱ - ⅢA (N1-N2) EGFR-mutant NSCLC (ADJUVANT/CTONG1104): A randomised, open-label, phase 3 study [J]. Lancet Oncol, 2018, 19 (1): 139-148.

［62］ ANTONIA S J, VILLEGAS A, DANIEL D, et al. Durvalumab after chemoradiotherapy in stage Ⅲ non-small-cell lung cancer [J]. N Engl J Med, 2017, 377 (20): 1919-1929.

［63］ BRAHMER J, RECKAMP K L, BAAS P, et al. Nivolumab versus docetaxel in advanced squamous-cell non-small-cell lung cancer [J]. N Engl J Med, 2015, 373 (2): 123-135.

［64］ BORGHAEI H, PAZ-ARES L, HORN L, et al. Nivolumab versus docetaxel in advanced nonsquamous non-small-cell lung cancer [J]. N Engl J Med, 2015, 373 (17): 1627-1639.

［65］ PAZ-ARES L, CIULEANU T-E, COBO M, et al. First-line nivolumab plus ipilimumab combined with two cycles of chemotherapy in patients with non-small-cell lung cancer (CheckMate 9LA): An international, randomised, open-label, phase 3 trial [J]. Lancet Oncol, 2021, 22 (2): 198-211.

［66］ HELLMANN M D, PAZ-ARES L, BERNABE CARO R, et al. Nivolumab plus ipilimumab in advanced non-small-cell lung cancer [J]. N Engl J Med, 2019, 381 (21): 2020-2031.

［67］ GARON E B, RIZVI N A, HUI R, et al. Pembrolizumab for the treatment of non-small-cell lung cancer [J]. N Engl J Med, 2015, 372 (21): 2018-2028.

［68］ HERBST R S, BAAS P, KIM D W, et al. Pembrolizumab versus docetaxel for previously treated, PD-L1-positive, advanced non-small-cell lung cancer (KEYNOTE-010): A randomised controlled trial [J]. Lancet, 2016, 387 (10027): 1540-1550.

第
23
章

[69] RIZVI N A, MAZIERES J, PlLANCHARD D, et al. Activity and safety of nivolumab, an anti-PD-1 immune checkpoint inhibitor, for patients with advanced, refractory squamous non-small-cell lung cancer (Check-Mate 063): A phase 2, single-arm trial [J]. Lancet Oncol, 2015, 16 (3): 257-265.

[70] RECK M, RODRIGUEZ-ABREU D, ROBINSON A G, et al. Pembrolizumab versus chemotherapy for PD-L1-Positive non-small-cell lung cancer [J]. N Engl J Med, 2016, 375 (19): 1823-1833.

[71] LANGER C J, GADGEEL S M, BORGHAEI H, et al. Carboplatin and pemetrexed with or without pembroli-zumab for advanced, non-squamous non-small-cell lung cancer: A randomised, phase 2 cohort of the open-label KEYNOTE-021 study [J]. Lancet Oncol, 2016, 17 (11): 1497-1508.

[72] HANAHAN D, WEINBERG R A. Hallmarks of cancer: The next generation [J]. Cell, 2011, 144 (5): 646-674.

[73] JOHNSON D H, FEHRENBACHER L, NOVOTNY W F, et al. Randomized phase II trial comparing beva-cizumab plus carboplatin and paclitaxel with carboplatin and paclitaxel alone in previously untreated locally advanced or metastatic non-small-cell lung cancer [J]. J Clin Oncol, 2004, 22 (11): 2184-2191.

[74] SANDLER A, GRAY R, PERRY M C, et al. Paclitaxel-carboplatin alone or with bevacizumab for non-small-cell lung cancer [J]. New Engl J Med, 2006, 355 (24): 2542-2550.

[75] ANTONIA S J, VILLEGAS A, DANIEL D, et al. Durvalumab after chemoradiotherapy in stage III non-small-cell lung cancer [J]. N Engl J Med, 2017, 377 (20): 1919-1929.

[76] BRAHMER J, RECKAMP K L, BAAS P, et al. Nivolumab versus docetaxel in advanced squamous-cell non-small-cell lung cancer [J]. N Engl J Med, 2015, 373 (2): 123-135.

[77] BORGHAEI H, PAZ-ARES L, HORN L, et al. Nivolumab versus docetaxel in sdvanced nonsquamous non-small-cell lung cancer [J]. N Engl J Med, 2015, 373 (17): 1627-1639.

[78] GARON E B, RIZVI N A, HUI R, et al. Pembrolizumab for the treatment of non-small-cell lung cancer [J]. N Engl J Med, 2015, 372 (21): 2018-2028.

[79] HERBST R S, BAAS P, KIM D W, et al. Pembrolizumab versus docetaxel for previously treated, PD-L1-posi-tive, advanced non-small-cell lung cancer (KEYNOTE-010): A randomised controlled trial [J]. Lancet, 2016, 387 (10027): 1540-1550.

[80] RIZVI N A, MAZIERES J, PLANCHARD D, et al. Activity and safety of nivolumab, an anti-PD-1 immune checkpoint inhibitor, for patients with advanced, refractory squamous non-small-cell lung cancer (Check-Mate 063): A phase 2, single-arm trial [J]. Lancet Oncol, 2015, 16 (3): 257-265.

[81] RECK M, RODRIGUEZ-ABREU D, ROBIOSON A G, et al. Pembrolizumab versus chemotherapy for PD-L1-positive non-small-cell lung cancer [J]. N Engl J Med, 2016, 375 (19): 1823-1833.

[82] LANGER C J, GADGEEL S M, BORGHAEI H, et al. Carboplatin and pemetrexed with or without pembroli-zumab for advanced, non-squamous non-small-cell lung cancer: A randomised, phase 2 cohort of the open-label KEYNOTE-021 study [J]. Lancet Oncol, 2016, 17 (11): 1497-1508.

[83] PAZ-ARES L, CIULEANU T-E, COBO M, et al. First-line nivolumab plus ipilimumab combined with two cycles of chemotherapy in patients with non-small-cell lung cancer (CheckMate 9LA): An international, randomised, open-label, phase 3 trial [J]. Lancet Oncol, 2021, 22 (2): 198-211.

第 24 章 乳腺癌

第 1 节 流 行 病 学

乳腺癌发病率自 20 世纪 80 年代以来呈持续上升趋势,位居女性恶性肿瘤发病首位。GLOBOCAN 2020 数据显示,乳腺癌已经超过肺癌,成为发病率第一的癌症。2020 年全球女性乳腺癌年龄标化发病率为 47.8/10 万,2020 年约有 226.1 万新发病例,占所有恶性肿瘤的 11.7%。2020 年全球约有乳腺癌死亡病例 68.5 万例,年龄标化死亡率为 13.6/10 万,居女性癌症死因的第一位,但死亡率较前略有下降趋势,主要归功于早期筛查,早期诊断及综合治疗方案的提高。从全球范围来看,发达地区的发病和死亡率均高于欠发达地区,2020 年澳大利亚 / 新西兰的乳腺癌发病率最高,年龄标化发病率为 95.5/10 万,西欧国家的乳腺癌死亡率最高,年龄标化死亡率为 15.6/10 万。与欧美国家相比,我国女性乳腺癌的发病率和死亡率处于全球较低水平,年龄标化发病率为 37.4/10 万,年龄标化死亡率为 11.4/10 万。近年来我国乳腺癌发病率不断上升,死亡率趋于平稳或较前略有下降趋势。我国 2018 年肿瘤登记年报数据显示,2014 年我国女性乳腺癌年龄标化发病率为 41.82/10 万,居女性恶性肿瘤发病首位,年龄标化死亡率为 9.9/10 万,居癌症死因的第 5 位。不同国家和地区乳腺癌的发病高峰年龄有明显的差异,欧美地区女性乳腺癌的发病率随着年龄的增长而持续升高,欧美女性乳腺癌的发病高峰年龄在 60~70 岁,而我国女性乳腺癌的发病高峰为 50~54 岁,55 岁以后呈下降趋势。

第 2 节 病 因 学

乳腺癌的发病原因尚不清楚,乳腺癌的发生发展是体内外多种因素共同作用的结果。

①家族史与乳腺癌相关基因 10%~15% 的乳腺癌患者具有肿瘤家族史。一级亲属患乳腺癌的美国女性,其罹患乳腺癌的风险是无家族史的女性的 2~3 倍,若一级亲属中有两人患乳腺癌或有一人在绝经前罹患乳腺癌,其相对风险则更高,因而乳腺癌家族史是重要的危险因素。遗传性乳腺癌约占全部乳腺癌的 5%~10%,其发生常与某一或某些明确的基因突变相关。例如,Li-Fraumeni 综合征的年轻女性患者抑癌基因 *TP53* 发生了突变,其罹患乳腺癌或其他恶性肿瘤风

险明显升高。一般而言,大部分遗传性乳腺癌具有家族聚集性,属于家族性乳腺癌,即常表现为父系或母系中至少有 3 个亲属患乳腺癌,有双侧乳腺癌或同时有乳腺癌和卵巢癌家族史。目前研究最多的是 *BRCA1/2* 基因突变相关的乳腺癌,在欧美国家,携带 *BRCA1/2* 胚系突变的女性终身患乳腺癌的风险为 50%~80%。解云涛等总结了 5 931 例中国女性乳腺癌的资料,发现我国女性乳腺癌携带 *BRCA1/2* 基因突变的概率约为 5%,40 岁以前诊断为乳腺癌且具有肿瘤家族史的患者 *BRCA1/2* 基因突变的发生率则为 28%,而且携带此类突变的患者的一级亲属患乳腺癌的风险是非携带者的一级亲属的 3.7~4.4 倍。

②民族与种族 不同民族和种族的乳腺癌发病率不同,依次为白种人妇女>黑种人妇女>西班牙裔和亚裔妇女。另外一些民族存在 *BRCA1/2* 基因种系突变。如在犹太人群中检测 3 个 *BRCA1/2* 基因的始祖突变,发现在未选择的犹太人群中其发生率为 1/40,这可能是犹太人乳腺癌发病率较高的原因之一。而我国所有少数民族乳腺癌死亡率都很低,以藏族妇女的乳腺癌发病率最低。

③生殖因素 女性的乳腺发育随每月体内雌激素水平性及妊娠期体内雌激素水平的变化而发生增生性改变。因而乳腺癌的发生与多种生殖因素有着密切的联系。初潮年龄早(<12 岁)、停经年龄晚(>55 岁)、月经周期短(<26 天)、初次足月妊娠年龄较大(>35 岁)、生育少或不生育均是公认的乳腺癌危险因素。根据美国的经验,初潮年龄推迟 1 岁,乳腺癌的危险度降低 20%,而停经时间每推迟 1 年乳腺癌的风险则增加 3%。那些在 45 岁以前即行人工绝经(手术或放疗卵巢去势)的女性,乳腺癌风险仅为自然绝经者的一半。生育次数多对 40~54 岁女性具有明确的保护作用,而对 20~39 岁女性则没有显著影响,每次足月妊娠可以将乳腺癌风险降低 7%。同时多项研究表明,长时间母乳喂养可减少乳腺癌的发生,妇女每增加 12 个月哺乳时间,其乳腺癌风险降低 4.3%。

④既往乳腺疾病和其他疾病 乳腺增生性疾病是育龄期妇女常见的乳腺疾病,1998 年曾有学者总结既往研究结果显示经活检证实为乳腺上皮异常增生的女性乳腺癌风险显著增加,其中证实为不典型增生的患者乳腺癌风险增加 5 倍。另外,一侧患乳腺癌,对侧发病风险也较正常人升高。据报道其他疾病如 2 型糖尿病也会增加乳腺癌的危险性,而口服二甲双胍或可能降低糖尿病患者罹患乳腺癌风险。

⑤外源性激素与药物 西方绝经后妇女较多使用激素替代疗法缓解更年期综合征,但许多研究发现补充外源性雌激素会增加患乳腺癌的风险。一般认为,妇女使用激素替代疗法 5 年后会使乳腺癌风险增加 35%,而停止此疗法 5 年后,风险则降至正常。口服避孕药是否增加乳腺癌风险一直是广受关注的问题。Kahlenborn 的荟萃分析纳入 34 项研究,结果显示口服避孕药可能会增加绝经前女性乳腺癌风险,特别是初产前即口服避孕药超过 4 年的患者,风险比为 1.52。2017 年 12 月《新英格兰医学杂志》发表的丹麦一项前瞻队列研究报告指出目前或者最近使用避孕药的女性(大部分使用不足 5 年)与既往从未使用避孕药的女性相比,乳腺癌风险轻微增高。但是 2015 年日本一项病例对照研究纳入 12 000 余名女性,则发现口服避孕药并未增加乳腺癌风险,另外避孕药服用的时限可能与乳腺癌发生风险相关。烷化剂等细胞毒性药物可诱发包括乳腺癌等多种实体瘤,而其他药物如利血平、甲基多巴、甲氧氯普胺等则可能会增加泌乳素的分泌,从而增加乳腺癌风险。

⑥电离辐射 在长崎及广岛原子弹爆炸时幸存者在 10 年后开始出现乳腺癌病例,并在随

后几十年来发病率有增高趋势；因其他疾病曾接受胸部放疗的患者，特别是 30 岁之前接受过放疗，乳腺癌的发病率亦升高。

⑦生活方式与饮食习惯　减少饮食中脂肪的摄取能会显著降低体内雌二醇水平，从而有可能降低乳腺癌风险，但是美国一项随访达 20 年的前瞻性研究并不支持此假说。对于绝经后妇女，肥胖可显著增加乳腺癌风险，而绝经前妇女则不然。肥胖可能通过雌激素生物利用度和脂代谢来影响乳腺细胞。摄入富含抗氧化剂的蔬菜可使女性乳腺癌发病风险有所下降，维生素 D 衍生物及视黄醇可通过胰岛素样生长因子 -1 加速细胞凋亡，亦可能降低乳腺癌风险。据报道，每日饮酒 3 次以上的妇女其乳腺癌的危险度增加 50%~70%。吸烟尽管不是乳腺癌的确切危险因素，但吸烟可使乳腺癌患者死亡风险增高。另外乳腺癌可能是一种与运动关系密切的癌症，久坐和缺乏运动对女性伤害远高于男性，与久站和积极运动者相比乳腺癌的风险增加 2.4 倍。

⑧乳腺癌发病风险预测模型　研究者试图通过运用风险评估工具个体化评估女性罹患乳腺癌风险。风险评估工具包括 Gail 模型、Claus 模型、BOADICEA 模型（评估发生和携带乳腺及卵巢疾病的算法分析等），这些工具可以在美国国家癌症研究所（NCI）的网站 http://www.cancer.gov/bcrisktool/ 上获得。例如 Gail 模型，通过工具输入患者的年龄、种族、绝经初潮年龄、初次生育年龄、既往乳房活检次数、因非典型增生病变活检、家庭一级亲属是否患乳腺癌共 7 项信息，即可计算出该女性今后 5 年的乳腺癌预期发生率及一生中乳腺癌预期发生率。

第 3 节　病　理　学

乳腺肿瘤的组织学分类方法较多，国际上比较常用的是 WHO 的组织学分类。目前普遍采用的是 2012 年制订的第四版。大多数乳腺癌是上皮来源，新版分类的突出变化是认为乳腺浸润性癌的发生与演变都有特定的细胞起源及细胞信号途径，因此 WHO（2012）乳腺肿瘤分类将浸润性导管癌更名为浸润性癌，不再强调导管来源。其他来源的乳腺肿瘤包括肌上皮病变、间叶性肿瘤、纤维上皮性肿瘤、乳头部肿瘤、淋巴造血系统肿瘤、转移性肿瘤和男性乳腺肿瘤。这里着重介绍乳腺上皮性肿瘤，它可以还可进一步分为以下几个主要类别。

1. 微小浸润性癌

2. 浸润性乳腺癌

（1）非特殊型浸润性癌

1）多形性癌

2）伴破骨细胞样间质巨细胞的癌

3）伴绒毛膜癌特征的癌

4）伴黑色素特征的癌

（2）浸润性小叶癌

1）经典型小叶癌

2）实性小叶癌

3）腺泡状小叶癌

4）多形性小叶癌

5）管状小叶癌

6）混合性小叶癌

（3）小管癌

（4）筛状癌

（5）黏液癌

（6）伴髓样特征的癌

1）髓样癌

2）非典型髓样癌

3）伴髓样特征的非特殊型浸润性癌

（7）伴大汗腺分化的癌

（8）伴印戒细胞分化的癌

（9）浸润性微乳头状癌

（10）非特殊型化生性癌

1）低级别腺鳞癌

2）纤维瘤病样化生性癌

3）鳞状细胞癌

4）梭形细胞癌

5）伴间叶分化的化生性癌

① 软骨样分化

② 骨样分化

③ 伴其他间叶组织分化

6）混合性化生性癌

7）肌上皮癌

（11）少见类型

1）伴神经内分泌特征的癌

① 神经内分泌肿瘤，高分化

② 神经内分泌癌，低分化（小细胞癌）

③ 伴神经内分泌分化的癌

2）分泌性癌

3）浸润性乳头状癌

4）腺泡细胞癌

5）黏液表皮样癌

6）多形性癌

7）嗜酸细胞癌

8）富于脂质的癌

9）富于糖原的透明细胞癌

10）皮脂腺癌

11）涎腺/皮肤附属器型肿瘤

① 圆柱瘤

② 透明细胞汗腺腺瘤

3. 上皮-肌上皮肿瘤

（1）多形性腺瘤

（2）腺肌上皮瘤

伴癌的腺肌上皮瘤

（3）腺样囊性癌

4. 前驱病变

（1）导管原位癌

（2）小叶肿瘤

1）小叶原位癌

① 经典型小叶原位癌

② 多形性小叶原位癌

2）非典型小叶增生

5. 导管内增生性病变

（1）普通型导管增生

（2）柱状细胞病变（包括平坦型上皮非典型性）

（3）非典型导管增生

6. 乳头状病变

（1）导管内乳头状瘤

1）导管内乳头状瘤伴非典型增生

2）导管内乳头状瘤伴导管原位癌

3）导管内乳头状瘤伴小叶原位癌

（2）导管内乳头状癌

（3）包裹性乳头状癌

包裹性乳头状癌伴浸润

（4）实性乳头状癌

1）原位

2）浸润性

7. 良性上皮性病变

（1）硬化性腺病

（2）大汗腺腺病

（3）微腺管腺病

（4）放射性瘢痕/复合硬化性病变

（5）腺瘤

1）管状腺瘤

2）泌乳腺瘤

3）大汗腺腺瘤

4）导管腺瘤

乳腺癌的分化程度与预后有关,常以肿瘤的细胞学分级或组织学分级来表示,目前最广泛应用的是经 Eiston-Ellis 修改的 Scarff-Bloom-Richardson 分级系统评分(9 分三级分类法),主要根据腺管的形成、细胞异型性和核分裂象来划分(表 24-1)。

表 24-1 乳腺癌的组织病理学分级

	经 Eiston-Ellis 修改的 Scarff-Bloom-Richardson 分级系统评分 / 分
腺管形成 [1]	
大量（>75%）	1
中等量（10%~75%）	2
少量或无（<10%）	3
细胞核的异型性 [2]	
细胞核小、规则	1
细胞核中等大小及异型性	2
细胞核明显异型性	3
核分裂象计数 [3]	
0~5	1
6~10	2
>10	3

注：肿瘤的分级由形态特点决定,包括腺管形成的程度、细胞核的异型性和核分裂计数。1. 腺管形成计分必须观察肿瘤总形态。2. 核的异型性的评价参考邻近的乳腺组织的正常上皮细胞的一般核大小和形态。核形态的不规则性和核仁的数目和大小的增加在确定核异型性评分时是有用的辅助性特征。异型性计分选择肿瘤异型性最明显的区域。3. 核分裂象计数要求标准化,要在一个固定的视野区或使用网格系统,计数 10 个高倍视野的核分裂总数,选着核分裂象最活跃的区域,视野的选择要随机的迂回在选择的区域里。浓染的和固缩核忽略不计,因为它们更像凋亡而不是增生。根据评定标准,3~5 分为一级(G1),6~7 分为二级(G2),8~9 分为三级(G3),而无法评估则为 Gx。

第 4 节 临 床 表 现

早期乳腺癌通常没有明显的症状和体征,多在体检或无意中触碰后发现,而具有典型症状的乳腺癌则多不属于早期。典型的症状与体征如下。

①乳房肿块 乳房肿块是乳腺癌最常见的体征,约 65% 的乳腺癌患者在临床体检时表现为乳房肿块。肿块多无痛性、进行性生长,单发,质地硬,边缘不规则,活动度差。乳腺外上方是乳腺癌好发部位,占所有乳腺癌约 35%。单侧乳房肿块较常见,同时出现双侧乳房肿块的比例在 5% 以下。

②乳头改变 乳头溢液的性质可为乳汁样、水样和血性,一般为良性病变,常见于导管内乳头状瘤、乳腺增生、乳腺导管扩张症。国外资料显示,乳腺癌伴有乳头溢液的比例仅为 2.4%。但

对 50 岁以上女性,有单侧乳房血性溢液者,应高度警惕乳腺癌的可能。正常乳头双侧对称,直向前方并略向外下。若肿瘤位于乳晕附近或者肿瘤位于乳腺深部侵犯较广,使大导管抽缩固定,则造成乳头回缩,或两侧乳头不在同一平面上。有的患者出现乳头瘙痒、脱屑、糜烂、结痂等湿疹样改变是乳腺佩吉特病的表现。

③乳房皮肤的改变 乳腺肿瘤侵犯皮肤的 Cooper 韧带或与皮肤粘连,使肿瘤的表面皮肤形成凹陷,形如酒窝,即"酒窝征"。当肿瘤细胞堵塞皮下淋巴管时,可引起皮肤水肿,使毛囊处表现为点状凹陷,形成"橘皮征"。若皮下淋巴管充满癌栓,导致癌性淋巴管炎,临床表现为乳房明显增大、皮肤充血水肿、皮温升高。肿瘤侵入皮内淋巴管时,则会在肿瘤周围形成新的癌灶,从而形成卫星结节。当卫星结节融合成片状分布,甚至延伸至背部和对侧胸壁,形成铠甲胸。晚期乳腺癌患者甚至会出现皮肤溃疡。

④乳房疼痛 乳腺癌期初期多为无痛性肿块。当乳腺癌发展到一定阶段,会有不同程度的疼痛。表现为持续性、阵发性刺痛,隐痛不适,部分患者表现为患侧上肢和肩部牵拉痛。

⑤区域淋巴结肿大 乳腺癌细胞随淋巴回流至区域淋巴结,同侧腋窝和内乳区是乳腺淋巴引流的第一站。临床上腋窝淋巴结转移最为常见,发生率为 50%~60%。内乳淋巴结位于乳内动静脉周围,该区域淋巴结转移率为 25%。当原发癌在乳腺内侧,腋窝淋巴结阳性时,内乳淋巴结转移率为 50%。锁骨上淋巴结是乳腺癌淋巴转移的第二站,属于颈深组最下方的淋巴结,直径不大时不易触及。而隐匿性乳腺癌患者临床仅表现为腋窝淋巴结肿大,乳房内原发灶很小,临床上常需要借助其他辅助检查手段帮助确诊。肿大淋巴结多质硬,无压痛,随着病情进展,逐渐由可推动变得融合固定,甚至可在对侧腋窝和锁骨上触及转移的淋巴结。

⑥肿瘤出现远处转移所引起的症状 5%~10% 的患者初次就诊时就发现远处转移。常见的转移部位依次为骨、肺、肝、胸膜等,因此出现受累器官的相应症状,如骨痛、咳嗽、呼吸困难、肝功能异常,以及乏力、消瘦等全身症状。

第5节 诊 断

乳腺癌的诊断应结合患者的病史、临床表现、体格检查、实验室检查、影像学检查及细胞或组织病理学检测等多个方面。

一、病史

详细了解患者完整的医疗史,特别是与乳腺癌相关的疾病,患者的月经史、婚育史以及家族史等,可提高我们对高危患者的警惕性。应仔细查找乳腺癌的相关危险因素如乳腺癌、卵巢癌家族史,月经初潮早,绝经晚,未生育,肥胖,长期高脂饮食等。

二、临床表现与体格检查

详细询问患者症状,包括有无乳腺肿块、乳房皮肤改变、乳头溢液、区域淋巴结肿大等。体格检查应依次进行乳腺肿块的评估,双侧腋下和锁骨上淋巴结的评估,并仔细查找其他器官受累的证据,如是否伴有肝转移引起的肝脏肿大等。

三、实验室检查

肿瘤标志物是指肿瘤细胞合成和释放的生物活性物质或机体对肿瘤组织反应产生的物质。目前临床常用于诊断乳腺癌的标志物包括癌胚抗原(CEA)、癌抗原(cancer antigen)125(即CA125)以及 CA15-3 等,在乳腺癌的诊断和疗效评估中起到了一定的参考作用。CEA 是一种糖蛋白,为广谱性的肿瘤标志物,CEA 升高表明肿瘤进展风险和肿瘤负荷增加。CEA 升高还可见于结直肠癌、胃癌、肺癌以及心血管疾病、糖尿病、非特异性炎症等。乳腺癌患者血清 CA125 阳性率约为 20%,当其进行性升高时,有助于评估患者预后,CA125 升高亦常见于卵巢癌及胃肠道肿瘤。CA15-3 是外周血 MUC-1 蛋白抗体,它是诊断乳腺癌较为特异性的肿瘤标志物之一。但是同 CEA 一样,CA15-3 对乳腺癌的敏感性也很低,联合分析 CEA 和 CA15-3 对监测乳腺癌复发帮助可能更大。

HER2 基因是乳腺癌的独立预后因素,其产物胞外端脱落入血即为血清中 HER2。血清 HER2 水平与肿瘤负荷呈正相关,在转移性乳腺癌中高于早期乳腺癌,且与组织中 HER2 水平有显著相关性,血清 HER2 的检测或可弥补组织学的不足,协助诊断乳腺癌。

2007 年美国肿瘤协会针对肿瘤标志物曾指出:不是所有的乳腺癌患者肿瘤标志物会升高,即使是肿瘤负荷较大的患者。目前没有一种可靠的肿瘤标志物可用于临床乳腺癌的筛查和早期诊断,需要将各种肿瘤标志物联合起来分析或者寻找新的标志物。循环 miRNA 用以诊断乳腺癌的研究多有报道,但研究结果各异,没有定论。目前研究较热的是动态监测血清中循环肿瘤细胞或循环肿瘤 DNA 等,用以预测复发或疗效,对乳腺癌的诊断的是否有帮助有待于进一步的验证。

四、影像学检查

(一)乳腺癌 X 线表现

筛选乳腺癌最常用的影像学检查是乳腺 X 线摄影检查即乳腺钼靶。乳腺 X 线摄影于 1960 年首先在美国应用于临床,至今已有 60 余年历史。乳腺腺体密度是影响乳腺 X 线摄影准确性的重要因素。绝经前女性乳腺腺体更为致密,在月经周期第 2 周(即卵泡期)检查,可提高乳腺 X 线检查的敏感性,它是年龄>35 岁的女性或脂肪丰富的乳腺腺体的首选评估手段。常规应进行双侧乳腺检查,且应包括头尾位和内外侧斜位摄影,以发现隐匿性病灶。

肿块是最常见的 X 线征象,因肿瘤生长速度快慢不一,其形态不规则,边缘可见毛刺、星芒状或分叶状,常提示恶性肿瘤。在年轻且又致密的乳房中,肿块显示率低。小叶癌、导管内癌、炎性乳癌也常见不到肿块。当良性病变与乳腺癌共存且以前者更为显著时,也难以发现乳腺癌肿块。钙化是乳腺癌诊断的另外一个重要征象,约 30%~50% 乳腺癌可以看到钙化。它不仅可以帮助诊断乳腺癌,有时甚至是诊断乳腺癌的唯一阳性证据。钙化颗粒多是导管内乳腺癌细胞变形坏死后钙盐沉积或肿瘤分泌异常所致,也可能是癌细胞堵塞导管的管腔所致。如发现细小的沙砾样不均匀钙化、不规则线样连续钙化,多提示恶性病变。部分患者由于肿物很小不易发现,但其成纤维反应牵拉邻近组织,导致局部结构扭曲、紊乱,应仔细对照双侧乳腺的结构,注意与活检或术后瘢痕、硬化性腺病及局限性纤维化相鉴别。局灶性致密是乳腺癌的特殊 X 线征象,包括非对称性管状结构、乳腺内淋巴结、球形不对称或者局灶性不对称,但多系乳腺发育不对称或激素治疗的后果,有时仅在一个投照位置显示。异常血管影是乳腺癌常见的一个合并征象,由于恶性肿瘤生长过程中分泌肿瘤血管因子,肿瘤内血管增粗,异常血管增多。其他的合并征象包括乳腺皮肤和乳头凹陷、皮肤增厚、腋下淋巴结肿大等。

（二）乳腺癌超声表现

尽管 X 线检查筛查乳腺癌灵敏度较高,但仍有 10% 左右的乳腺癌 X 线表现为阴性。乳腺超声由于操作简便,价格低廉且无放射性,用于所有可疑乳腺病变的患者,是评估 35 岁以下妇女以及妊娠和哺乳期妇女乳腺病变的首选影像学手段。乳腺癌声像图像上常表现为低回声结节,往往回声不均,边缘不规则,呈毛刺状或蟹足状,肿物可有或无声影,中心有液化坏死时,可见无回声暗区,后方回声衰减。采用超声多普勒血流显像技术可提供肿瘤内部的血供情况,有助于良恶性的鉴别。超声对囊性和实性病变的区分的准确度很高,但对微小钙化为唯一病变的乳腺癌则容易漏诊。对于深部组织的显示欠佳,且易受操作者的影响。研究显示,超声与乳腺 X 线摄影联合可以增加乳腺癌诊断的准确性,能够发现更多早期的病变。

（三）乳腺癌的 MRI 表现

MRI 最佳检测时间在月经后 1 周。MRI 能够清楚显示乳腺内正常解剖结构及病变的细微结构,可获得 X 线显像和超声所不能提供的信息。它能够更加准确地评价肿瘤的范围,在常规影像学检查低估或高估肿瘤范围时,起补充作用。因而乳腺 MRI 在对隐匿性乳腺癌,多灶性及多中心性乳腺癌,腋窝淋巴结的诊断具有不可低估的优势。但由于各医疗机构所使用的设备和磁场强度不同,难以定制统一的 MRI 检测方法,但是必须遵循一些原则:乳腺 MRI 必须在大于 1.5T 的高场设备中进行;必须有乳腺专用线圈,除常规平扫外必须采用对比剂行动态增强;采用三维快速梯度回波成像技术以满足对空间和时间高分辨率的要求。MRI 常见的扫描序列有自旋回波序列、三维梯度回波成像技术、脂肪抑制脉冲序列、平扫等,常选用顺性造影剂（Gd-DTPA）进行动态扫描。乳腺癌在 T1 加权像上常呈低信号,T2 加权像上肿瘤的信号异常不均匀,多为中等信号,肿块的边缘不光滑、外形不规则。此外邻近皮肤收缩或者乳头内陷移位,有的可以表现为部分边缘光滑;经静脉注入对比剂后乳腺内增强灶可分为结节状、弥漫点状、树枝状或片状。增强扫描不仅能使病灶显示的更清楚,还可以通过增强后的时间 - 信号曲线来评估病变的良恶性。多数乳腺癌在增强扫描后显示为"平台型"或"流出型"的强化曲线。MRI 对乳腺检查的阳性符合率达到 96%,其准确度及敏感度是其他检查手段无可比拟的,但是 MRI 检查存在用时长、费用高及钙化显示不敏感等缺点。

现在可通过磁共振灌注成像、磁共振频谱分析（MRS）及磁共振弥散加权成像（DWI）用来鉴别乳腺良恶性肿瘤:磁共振灌注成像显示恶性肿瘤在注药后 15~20 秒,信号强度最大下降幅度超过 20%,之后信号缓慢恢复,而良性肿瘤和正常腺体无快速下降峰或下降幅度很小,良性肿瘤信号强度最大下降幅度在 9% 左右;MRS 显示人类乳腺癌胆碱水平比良性肿瘤和正常组织明显提高（正常的乳腺组织不含胆碱）,胆碱的检出可能对恶性病变的诊断提供依据,^{1}H-MRS 在 3.22PPM 处复合胆碱峰诊断乳腺癌的灵敏度为 80%,特异度为 86%;乳腺癌在 DWI 上常表现为高信号,而肿瘤表观弥散系数（ADC）值明显低于正常组织及良性病变,ADC 值已经成为 MRI 鉴别实性乳腺肿瘤中的一个重要参数。

（四）乳腺癌的 CT 检查

CT 由于辐射剂量较大,一般不作为早期乳腺癌的首选影像学检查手段。但 CT 能提供乳腺癌局部解剖结构的详细资料,对于靠近胸壁肿物的显示优于 X 线,对于皮肤增厚、胸肌受侵、乳头及乳晕改变也优于 X 线,也能够较好地评估腋下、胸骨周围淋巴结的情况。结合螺旋 CT 后处理技术,可以三维重建立体显示病灶,获取更多信息,利于乳腺癌的精准临床分期并指导乳腺癌治疗方案。

（五）其他检查手段

乳腺导管内镜检查主要用于发现乳头溢液的患者,可直接观察放大的乳腺大、中导管内壁、腔内及小导管开口处的病理变化,同时获取标本或导管内冲洗液细胞学检查及活检标本进行病理学确认。正电子发射计算机断层显像(PET-CT)主要用于局部晚期和转移性乳腺癌患者及隐匿性乳腺癌患者。PET-CT 能探测发现原发乳腺癌和复发转移灶,同时发现腋窝、锁骨上、纵隔、肝、骨等转移灶,对于早期诊与分期,以及预后的判断具有重要的临床

（六）乳腺影像学 BI-RADS 分级

BI-RADS(Breast imaging reporting and data system)是 1992 年由美国放射学会(ACR)提出并推荐采用的"乳腺影像报告和数据系统",不仅被应用于指导乳腺 X 线诊断,也被扩展应用于乳腺超声和 MRI 诊断,目的是对乳腺作为一个整体器官的所有影像学正常与异常情况的诊断报告进行规范,使用统一的专业术语、标准的诊断归类及检查程序。经多次修订,目前最新的版本为 2013 年更新的 BI-RADS 5,其分级包括 0~6 级(表 24-2)。

表 24-2 乳腺影像学 BI-RADS 分级

分级	临床意义	可能疾病
0 级	评估不完全,需要进一步行其他影像学检查诊断	有乳头溢液、皮肤及乳头改变、超声无征象者;或临床触及肿块而超声无征象者,需通过其他手段
1 级	乳腺影像检查显示乳腺结构清楚而没有病变显示,可以有把握判断为未见异常或正常	乳腺囊性增生症、小叶增生、腺病,乳内淋巴结等
2 级	可以肯定的乳腺良性肿块,建议定期随访(如每年一次)	纤维腺瘤、多发的分泌性钙化、含脂肪的病变、乳腺内淋巴结、血管钙化/植入体、有手术史的结构扭曲等
3 级	良性疾病可能,但需要缩短随访周期(如 3~6 个月一次),这一级恶性的比例小于 2%。经过连续 2 至 3 年的复查可将原先的 3 级(可能良性)改为 2 级(良性)	纤维瘤、多发性复杂囊肿或簇状小囊肿、瘤样增生结节等
4 级	考虑恶性病变可能,需要活检明确。恶性的比例为 2%~95%	
4a 级	需要介入处理但恶性度较低的病变。其病理报道不期待是恶性的,恶性的比例为 2%~10%	可扪及的、部分边缘清楚的实体性肿块,如超声提示纤维腺瘤、可扪及的复杂性囊肿或可疑脓肿
4b 级	中等拟似恶性的病变,部分可进行良性随访。但是乳头状瘤则需要切除活检,恶性的比例为 10%~50%	边界清楚,部分边界模糊的肿块可能是纤维腺瘤或脂肪坏死
4c 级	中等稍强拟似恶性的病变,尚不具备象 5 级那样的典型恶性特点,恶性的比例为 50%~95%	此类包括例如边界不清、不规则形的实体性肿块或者新出现的微细的多形性成簇钙化。此类病理结果往往是恶性的
5 级	用来表述几乎肯定是乳腺癌的病变。具有 95% 的恶性可能性。建议手术活检。规范的活检而没有发现典型恶性的病变归于 4 级	
6 级	这一分级用在病理活检已证实为恶性但还未进行治疗的影像评价上	

目前乳腺超声和乳腺 X 线摄像检查诊断乳腺疾病是一种普遍采用的方法,BI-RADS 分级标准逐步应用以规范对乳腺疾病的影像学诊断,这对乳腺癌筛查及诊断也十分重要。

五、病理学诊断

病理学诊断是乳腺癌诊断的金标准,影像学发现高度可疑病灶,可通过介入手段进行病理学诊断。首先可通过乳头溢液涂片,乳房刮片或穿刺活检等进行细胞学检查进行初步明确。B 超引导下空心针穿刺是最常用的手段,有淋巴结肿大或者远处占位的患者可通过淋巴结切取或者远处占位的穿刺明确分期。组织活检有时获得的标本量较少,有时可能遗漏小病灶。手术切除标本活检是乳腺癌的最佳方法,诊断敏感性几乎为 100%。

完整的病理学诊断应包括肿物的组织学类型、分级、大小、切缘情况、是否存在淋巴结转移和脉管侵犯等情况,从而明确分期。进一步行分子生物学标志物和基因检测可指导乳腺癌的分子病理分型,为乳腺癌的个体化治疗提供参考。

六、鉴别诊断

乳腺癌鉴别诊断主要包括三方面。

（一）与乳腺良性疾病的鉴别

1. **乳腺纤维腺瘤** 大多在 20~30 岁。肿块圆形或扁圆形,单发或多发,质坚韧,表面光滑或结节状,分界清楚,无粘连,触之有滑动感。肿块无痛,生长缓慢,有恶变发生的可能性。

2. **纤维腺囊性增生病** 多发于 25~40 岁女性,为乳腺异常增殖症的一个病变阶段,乳腺呈周期性疼痛,病程缓慢,肿块易多发,有时呈索条状结节,边界不清晰,属于癌前病变。而硬化性腺病常在乳腺内有界限不清的硬结,体积较小,临床上常难以与乳腺癌相区别,需通过多种检查手段来鉴别。

3. **乳房囊肿** 是由于各种原因引起乳腺小叶小管及末梢乳腺导管高度扩张与囊性变形成,包括单纯性乳腺囊肿、积乳囊肿和复杂性囊肿。单纯性囊肿是乳腺纤维囊性增生的一部分,囊肿内常含有棕黄色或者深褐色的粘稠液体,边界清楚,可见包膜,超声多表现为圆形的均质无回声区;积乳多见于哺乳期或妊娠期妇女,根据病史和体征不难诊断。

4. **急性乳腺炎** 与炎性乳癌易混淆。几乎所有患者都是产后哺乳的患者,初产妇多见。乳房胀痛出现硬块,乳房表面皮肤红肿发热,随着病情进展,疼痛可转为搏动性,感染严重时,可出现脓肿破溃,甚至并发败血症,B 超检测可见不规则的液性占位区,穿刺可抽出脓液,抗感染治疗有效。

5. **浆细胞性乳腺炎** 也称非哺乳期乳腺炎,常由于各种原因引起乳腺导管阻塞,导致乳管内脂性物质溢出,进入管周组织而造成无菌性炎症,极少见,多有急性发作史,可有疼痛、发热等,但经抗感染治疗后很快消退。当病变局限急性炎症消退时,乳内有肿块,且可与皮粘连,也易误诊为乳腺癌。急性期突然乳痛、红肿、乳头内陷、腋淋巴结可肿大,易被误诊为炎症乳腺癌。

6. **乳头状瘤** 可单发,也可多发。多见于经产妇,40~50 岁为多,50% 有血性溢液。单发者多近乳头、乳晕下大导管内,多发者呈弥漫性结节,无明显肿块。此瘤可恶变。

（二）与乳腺其他恶性肿瘤的鉴别

1. **癌肉瘤或肉瘤** X 线显示肿瘤瘤体较大,呈分叶状,边缘清楚或模糊。其患者比例约为乳腺癌患者总人数的 1%。与普通的浸润性导管癌相比,乳腺癌肉瘤患者的预后情况很差、死亡率极高。术前诊断为恶性不困难,但明确诊断则需术后病理确认。

2. 乳腺恶性淋巴瘤　较罕见,好发年龄为 50~60 岁,可原发于乳房或者继发于其他系统,X线表现为弥漫性密度增高,与炎性乳腺癌相仿。女性多见,临床表现常为迅速增大的肿块,有时可占据整个乳房,肿块呈巨块或结节状、分叶状,边界清楚,质韧,有弹性,与皮肤及乳房等无粘连。肿块巨大时表面皮肤菲薄、血管扩张,并引起破溃。腋淋巴结亦可同时受累。临床诊断常较困难。X线片常与其他恶性肿瘤不易区分,需经病理切片才能明确。

3. 乳腺转移癌　由于乳腺富于纤维组织、血运差,因而乳腺继发肿瘤极少见。易发生乳腺转移的乳腺外原发恶性肿瘤包括恶性淋巴瘤、恶性黑色素瘤、肉瘤、胃癌、肺癌和卵巢癌。转移瘤多为迅速生长的无痛性结节,皮肤改变和血性溢液很少见。好发于外象限,呈圆形轮廓光滑的结节,最终均需通过病理诊断进行确诊。

第6节　分　　期

为了更准确恰当地评估病情,乳腺癌患者应该明确疾病的临床分期和病理分期。对患者进行分期有助于有效地选择局部或全身治疗手段,使不同研究所和临床试验之间的结果能够进行比较,并提供基线的预后信息。美国癌症联合委员会(AJCC)成立于 1959 年 1 月 9 日,由美国外科医师学会、美国放射学会、美国病理医师学会、美国内科医师学会、美国癌症学会以及美国国家癌症研究所共同发起创办。AJCC 在 1976 年召开肿瘤分类和分期的国际会议,经过反复的讨论和研究,最终在 1977 年发行了第 1 版 AJCC 癌症分期系统。AJCC 分期每 6~8 年更新一次,是世界范围内癌症诊治的共同语言和基础。自 1977 年起,AJCC 分期系统共更新了 8 次。第 8 版AJCC 乳腺癌分期的主要变化见表 24-3 和表 24-4。

①小叶原位癌(LCIS)从分期系统删除　第 8 版分期将 LCIS 归为良性疾病,从 pTis 分期中删除。LCIS 现在被认为是一种增生性疾病,虽有发展成为乳腺癌的风险,但并不具有致转移的恶性侵袭性。LCIS 有多种亚型,其中多形性亚型可有明显的核仁和核分裂象,有时可见中心坏死或钙化。多形性 LCIS 的病理组织特点部分与导管原位癌(DCIS)重叠,包括有可能通过乳腺钼靶发现钙化灶等。专家小组经过讨论认为,目前的证据还不足以支持将多形性 LCIS 纳入pT_{is}。如果同时存在 DCIS 和 LCIS,可以归入 pT_{is}(DCIS)。另一种归为 pT_{is} 的早期病变应为单纯Paget's 病,不包含任何浸润或非浸润性癌。但是,如果 Paget 病伴有罕见的乳腺实质 LCIS,可算做 pT_{is}。

②微小浸润癌界值定义为 1mm　第 7 版 AJCC 乳腺癌分期系统将肿瘤大小以 mm 为单位进行四舍五入,这会影响微小浸润癌的判断。在第 8 版分期中,明确微小浸润癌均 ≤1.0mm(pT_1mi),将最大径 1.0~1.9mm 的浸润癌记录为 2.0mm(pT_{1a})。

③浸润癌最大径的界定　第 8 版分期继续使用 TNM 系统来估算肿瘤总体积,其中肿瘤最大径(T)可作为评估肿瘤总体积的合理手段。如果同时具有多个原发病灶,只算最大者的直径,原发灶周围的镜下微病灶不计入肿瘤最大体积。

表 24-3　AJCC TNM 分期（第 8 版）

原发肿瘤（T）		
T_x		原发肿瘤无法评价
T_0		未发现原发肿瘤
T_{is}		原位癌
	T_{is}（DCIS）	导管原位癌
	T_{is}（Paget's）	与非浸润性癌（DCIS 和 / 或 LCIS）或浸润性癌无关的乳头佩吉特病 注：伴有肿块的乳头佩吉特病按肿块大小进行分期，并对佩吉特病加以注明
T_1		肿瘤最大径 ≤2cm
	T_1mi	微小浸润性癌，最大径 ≤0.1cm
	T_{1a}	肿瘤最大径 >0.1cm，≤0.5cm
	T_{1b}	肿瘤最大径 >0.5cm，≤1cm
	T_{1c}	肿瘤最大径 >1cm，≤2cm
T_2		肿瘤最大径 >2cm，≤5cm
T_3		肿瘤最大径 >5cm
T_4		任何大小的肿瘤直接侵犯胸壁（a）或皮肤（b）（不包括仅有真皮浸润）
	T_{4a}	侵犯胸壁，单纯的胸肌受累不在此列
	T_{4b}	乳房皮肤水肿（包括橘皮样改变）、溃疡或限于同侧乳房皮肤的卫星结节（没有达到炎性乳癌诊断标准）
	T_{4c}	以上两者（T_{4a} 和 T_{4b}）同时存在
	T_{4d}	炎性乳癌
区域淋巴结（N） **临床（cN）**		
N_x		对区域淋巴结不能作出估计
N_0		无区域淋巴结转移
N_1		同侧腋窝能触及活动的转移淋巴结
N_2		同侧腋窝淋巴结转移，互相融合或与其他组织固定，或临床无证据显示腋窝淋巴结转移的情况下，存在临床明显的内乳淋巴结转移
	N_{2a}	同侧腋窝淋巴结转移，互相融合或与其他组织固定
	N_{2b}	临床无证据显示腋窝淋巴结转移的情况下，存在临床明显的内乳淋巴结转移
N_3		同侧锁骨下淋巴结转移伴有或不伴有腋窝淋巴结转移；或有临床证据显示腋窝淋巴结转移的情况下，存在临床明显的内乳淋巴结转移；或同侧锁骨上淋巴结转移，伴或不伴腋窝淋巴结或内乳淋巴结转移
	N_{3a}	同侧锁骨下淋巴结转移
	N_{3b}	同侧内乳淋巴结和腋窝淋巴结转移
	N_{3c}	同侧锁骨上淋巴结转移

第24章

病理（pN）	
pN$_x$	对区域淋巴结不能做出评估（手术未包括该部位或过去已切除）
pN$_0$	无区域淋巴结转移，未对孤立肿瘤细胞（ITC）另行检查
注：孤立肿瘤细胞（ITC）定义为不超过 0.2mm 的孤立或小灶瘤细胞，或者单张组织切片中肿瘤细胞数量不超过 200 个。一般可由常规病理或免疫组化（IHC）方法检测。仅有 ITC 的淋巴结不计入阳性淋巴结计数，但计入评估的淋巴结总数	
pN$_0$(i–)	无区域淋巴结转移，IHC 阴性
pN$_0$(i+)	区域淋巴结中恶性细胞不超过 0.2mm（包括 ITC）
pN$_0$(mol–)	无区域淋巴结转移，分子生物学检测（RT-PCR）阴性
pN$_0$(mol+)	组织学或免疫组化检测未发现区域淋巴结转移，但分子生物学检测（RT-PCR）阳性
pN$_1$	微小转移，或 1~3 个腋窝淋巴结转移，和 / 或前哨淋巴结解剖发现的内乳淋巴结的镜下转移灶，而临床不明显
pN$_1$mi	微小转移（最大直径>0.2mm 或超过 200 个细胞，但 ≤2mm）
pN$_{1a}$	1~3 个腋窝淋巴结转移，并且至少一个>0.2mm
pN$_{1b}$	前哨淋巴结解剖发现的内乳淋巴结的镜下转移灶，而临床不明显
pN$_{1c}$	1~3 个腋窝淋巴结转移和前哨淋巴结解剖发现的内乳淋巴结的镜下转移灶，而临床不明显（如伴有 3 个以上的腋淋巴结转移，内乳淋巴结转移归入 pN3b）
pN$_2$	4~9 个腋窝淋巴结转移，或临床明显的内乳淋巴结转移而无腋窝淋巴结转移
pN$_{2a}$	4~9 个腋窝淋巴结转移（至少一个>2.0mm）
pN$_{2b}$	临床明显的内乳淋巴结转移而无腋窝淋巴结转移
pN$_3$	≥10 个腋下淋巴结转移，或锁骨下淋巴结转移，或临床明显的同侧内乳淋巴结转移伴有 ≥1 个腋窝淋巴结转移；或 ≥3 个腋下淋巴结转移伴有临床阴性但镜下转移的内乳淋巴结；或同侧锁骨上淋巴结转移
pN$_{3a}$	≥10 个同侧腋窝淋巴结转移（至少一个转移灶>2.0mm），或锁骨下淋巴结转移
pN$_{3b}$	临床明显的同侧内乳淋巴结转移伴有 ≥1 个腋窝淋巴结转移；或 ≥3 个腋窝淋巴结转移伴有临床阴性但镜下转移的内乳淋巴结
pN$_{3c}$	同侧锁骨上淋巴结转移
远处转移（M）	
M$_0$	无远处转移的临床或影像学证据
cM$_0$(i+)	无远处转移　无任何转移性临床症状或体征，无远处转移的临床或影像学证据，但可以通过分子检测手段或其他在循环血液、骨髓或其他非区域淋巴结组织中发现肿瘤细胞或 ≤0.2mm 的微小转移灶
M$_1$	有远处转移的临床或影像学证据，或者病理学证实转移灶超过 0.2mm

注：AJCC：American Joint Committee on Cancer，美国癌症联合委员会。新辅助治疗后的原发肿瘤（ypT）：治疗前的肿瘤大小（cT）决定于临床和影像学所见，而治疗后的 T（ypT）决定于病理学大小，应测量浸润癌的最大径，针对多灶病变需要标注 m。瘤床内纤维化组织不计入肿瘤大小。新辅助治疗后的区域淋巴结（ypN）：需要参照治疗前的 N 分期；如果治疗后仅行前哨淋巴结解剖，标注 "sn"；如果治疗后没有行前哨或腋窝淋巴结解剖，可以定义为 ypN$_x$。新辅助治疗后的远处转移（ypM）：需要参照治疗前的临床分期；治疗前为 M$_0$，治疗后出现远处转移（ypM$_1$）应定义为疾病进展；如果新辅助治疗前存在远处转移（M$_1$），无论疗效如何，该患者始终属于 M$_1$。

表 24-4 乳腺癌的临床分期

0 期	T_{is}	N_0	M_0
I A 期	T_1	N_0	M_0
I B 期	T_0	N_1mic	M_0
	T_1	N_1mic	M_0
II A 期	T_0	N_1	M_0
	T_1	N_1	M_0
	T_2	N_0	M_0
II B 期	T_2	N_1	M_0
	T_3	N_0	M_0
III A 期	T_0	N_2	M_0
	T_1	N_2	M_0
	T_2	N_2	M_0
	T_3	N_1	M_0
	T_3	N_2	M_0
III B 期	T_4	N_0	M_0
	T_4	N_1	M_0
	T_4	N_2	M_0
III C 期	任何 T	N_3	M_0
IV 期	任何 T	任何 N	M_1

注:T_1 包括 T_1mi;T_0 或 T_1 伴有淋巴结微小转移(N_1mi)从 II A 期归入 I B 期;M_0 包括 M_0(i+)。如果患者新辅助治疗前属于 M_1（IV 期），治疗后无论缓解程度如何,均仍然属于 IV 期。

④ T_{4b} 的界定　第 7 版分期中,T_{4b} 定义为患侧乳房皮肤水肿（包括橘皮样变),溃疡或卫星状结节;而在第 8 版分期中,T_{4b} 除了包括患侧乳房皮肤水肿（包括橘皮样变）和溃疡外,经病理证实为侵犯皮肤的卫星状结节需合并溃疡或水肿才能定义为 T_{4b}。

⑤ pN 的界定　第 8 版分期中 N 分期的变化不大,但淋巴结转移的病理标准更加清晰。单个最大连续性转移淋巴结纳入病理 N 分期(pN),而淋巴结区域内连片多个转移灶总面积不影响 pN。

⑥ M 的界定　第 8 版分期系统没有对 M 分期进行修改,但详细阐述了使用规则:pM_0 不是一个有意义的分期,病理阴性不应作为 pM_0;所有患者均应划分为 cM_0 或 cM_1;如果 cM_1 随后经病理确诊,则为 pM_1。cM_0(i+)定义为无任何转移性临床症状或体征,无远处转移的临床或影像学证据,但可以通过分子检测手段在循环血液、骨髓或其他非区域淋巴结组织中发现肿瘤细胞或 ≤ 0.2mm 的微小转移灶。

⑦新辅助治疗后 TNM 测量　在第 8 版分期中,新辅助治疗后的 ypT 评估应基于最大残留病灶（如果存在),最大径不包含治疗后形成的纤维组织或坏死成分。如果治疗后肿瘤呈多灶性,则引入 ypT 修正因素。病理报告应加入新辅助治疗后残留肿瘤大小的描述,作为 ypT 的分期基础。如果可能,也应该记录治疗前的 cT 分期。淋巴结的最大残留转移应用 ypN 分期;同理 ypT,淋巴结治疗后的纤维组织和坏死成为不计入 ypN 分期。新辅助治疗后的残留 DCIS 应作为 ypT_{is}。不论肿瘤是否对治疗产生反应（即使达到 pCR),治疗前为 M_1,治疗后仍然还是 M_1。

⑧多基因检测工具的临床应用价值　同时,第 8 版分期也建议多基因检测进入临床实践,辅

助预后分层,主要包括 Oncotype Dx、Mammaprint、EndoPredict、PAM50 和 Breast Cancer Index,其中 21 基因检测 Oncotype Dx 作为Ⅰ类证据推荐。目前国内多基因检测还在探索阶段,缺少统一标准和临床应用经验。

⑨ CTC 的临床价值 第 8 版 AJCC 乳腺癌分期肯定了循环肿瘤细胞(CTC)的价值。CTC 是从实体肿瘤上脱落进入体内循环系统的肿瘤细胞,它的出现提示患者预后较差:临床晚期乳腺癌外周血 CTC ≥ 5 个 /7.5ml,早期乳腺癌外周血 CTC ≥ 1 个 /7.5ml 提示预后不良,证据水平为Ⅱ级。

美国癌症联合委员第八版乳腺癌 TNM 分期修订版是由多学科乳腺癌专家团队制订的。委员会认识到将肿瘤分级、增殖率、雌激素、孕激素受体表达、*HER2* 表达及预后相关多基因检测等生物因素与分期体系结合的必要性。委员会认为,为了维护其通用性,肿瘤分期应该遵循解剖学 TNM 分期。但是,考虑到分级、激素受体表达及 *HER2* 扩增的影响,应该将其纳入分期系统。肿瘤生物标志物及低 Oncotype DX 多基因检测复发风险评分可以改变预后及分期,期望这些更新能够使得分期系统更加精准可行。AJCC 的第八版 TNM 分期根据患者生物标志物及多基因预后 panel 数据对传统解剖学的分期进行了改进和加强(表 24-5)。

表 24-5 第 8 版 AJCC 乳腺癌预后分期

T	N	M	分级	HER2	ER	PR	预后分期
T_{is}	N_0	M_0	1~3	任何	任何	任何	0
T_1	N_0	M_0	1	+	任何	任何	Ⅰ A
T_1	N_0	M_0	1~2	−	+	+	Ⅰ A
T_1	N_0	M_0	2	+	+	+	Ⅰ A
T_1	N_0	M_0	3	+	+	任何	Ⅰ A
T_{0-1}	N_1mi	M_0	1	+	任何	任何	Ⅰ A
T_{0-1}	N_1mi	M_0	1~2	−	+	+	Ⅰ A
T_{0-1}	N_1mi	M_0	2	+	+	+	Ⅰ A
T_{0-1}	N_1mi	M_0	3	+	+	任何	Ⅰ A
MuitiGene Panel-Oncotype Dx 复发评分小于 11 分							
T_{1-2}	N_0	M_0	1~3	−	+	任何	Ⅰ A
T_1	N_0	M_0	1	−	+	−	Ⅰ B
T_2	N_1	M_0	1	−	+	+	Ⅰ B
T_2	N_1	M_0	2	+	+	+	Ⅰ B
T_{0-2}	N_2	M_0	1~2	+	+	+	Ⅰ B
T_3	N_{1-2}	M_0	1	+	+	+	Ⅰ B
T_3	N_{1-2}	M_0	2	+	+	+	Ⅰ B
T_1	N_0	M_0	1	−	−	+	Ⅱ A
T_1	N_0	M_0	2	−	−	−	Ⅱ A
T_1	N_0	M_0	3	−	+	+	Ⅱ A

续表

T	N	M	分级	HER2	ER	PR	预后分期
T_1	N_0	M_0	3	−	−	+	ⅡA
T_1	N_0	M_0	3	−	−	−	ⅡA
$T_{0\sim2}$	N_2	M_0	1	−	+	+	ⅡA
$T_{0\sim1}$	N_1	M_0	2	−	−	−	ⅢA
T_2	N_0	M_0	2	−	−	−	ⅢA
T_2	N_0	M_0	3	−	+	−	ⅢA
T_2	N_0	M_0	3	−	−	任何	ⅢA
任何	N_3	M_0	1	−	+	+	ⅢA
T_2	N_1	M_0	1~2	−	−	−	ⅢB
T_2	N_1	M_0	3	−	+	−	ⅢB
T_2	N_1	M_0	3	−	−	任何	ⅢC
$T_{0\sim2}$	N_2	M_0	3	−	−	−	ⅢC
$T_{0\sim2}$	N_2	M2	3	−	+	−	ⅢC
$T_{0\sim2}$	N_2	M_0	3	−	−	任何	ⅢC
T_3	$N_{1\sim2}$	M_0	2	−	−	−	ⅢC
T_3	$N_{1\sim2}$	M_0	3	−	+	−	ⅢC
T_3	$N_{1\sim2}$	M_0	3	−	−	任何	ⅢC

注:HER:human epidermal growth factor receptor-2,人表皮生长因子受体-2;ER:estrogen receptor,雌激素受体;PR:progesterone receptor,孕激素受体。

第7节 治 疗

一、乳腺癌的治疗原则

乳腺癌一种全身的慢性疾病,其治疗手段包括手术、化疗、放疗、内分泌治疗、靶向治疗及免疫治疗等的综合治疗。20世纪90年代以来,全球乳腺癌发病率呈上升趋势,但是死亡率却呈下降趋势。这要归功于早期诊断技术的提高和综合治疗手段的不断进步。随着精准治疗的观念在临床的逐步渗透,分子分型指导下的诊断和治疗为患者提供了更多的选择和机会。手术仍然是根治乳腺癌的重要手段,术后辅助化放疗和内分泌治疗可进一步提高无病生存及总生存,而以曲妥珠单抗为代表的靶向治疗联合化疗,则明显改善了HER2阳性乳腺癌的预后。对于0~Ⅱ期且无手术禁忌证的患者,首选手术治疗,手术后根据病理情况选择合适的治疗手段。对于Ⅲ期乳腺癌,新辅助化疗(术前化疗)已得到普遍认可,术后再行相应辅助治疗。而对于晚期患者,内科治疗为主的综合治疗则是优先推荐。

二、乳腺癌内科辅助治疗

乳腺癌的内科辅助治疗主要包括化疗、靶向治疗和内分泌治疗。

目前认为,乳腺癌是一种异质性很强的疾病,术后是否需要辅助治疗应根据患者的身体状况、肿瘤情况及拟使用的药物进行综合考虑。首先,应根据患者的年龄、合并疾病、重要器官功能等情况进行初步考虑。对于 70 岁以上老年患者,由于绝大多数临床研究将这一群体排除在外,其治疗多参照 70 岁以下人群的治疗,并根据患者的个体情况进行调整。其次,应根据患者的病理类型及传统的预后风险评价指标,如肿瘤大小、淋巴结状态、组织学分级、有无脉管瘤栓等选择初步治疗手段,并权衡治疗给患者带来的风险 - 受益比,争取患者的受益最大化。近年来,除根据以上因素指导临床治疗外,分子分型在临床决策上发挥了越来越重要的作用。国际乳腺癌组织根据患者病理免疫组化结果将患者初步分为 4 种分子亚型:LuminalA 型、LuminalB 型、HER2过表达型及三阴性乳腺癌,并制订 St.Gallen 共识,特别强调分子分型指导下的乳腺癌内科治疗(表 24-6)。

表 24-6　乳腺癌分子分型及辅助治疗

分子分型	病理学定义	建议治疗
LuminalA	ER 阳性且 PR ≥ 20% 阳性	内分泌治疗
	HER2 阴性	
	Ki-67 低(<14%)	
LuminalB		
LuminalB HER2 阴性 *	ER 和 / 或 PR 阳性	内分泌治疗 ± 化疗
	HER2 阴性	
	Ki-67 高(≥14%)	
LuminalB HER2 阳性	ER 和 / 或 PR 阳性	化疗 + 抗 HER2 治疗 + 内分泌治疗
	HER2 阳性	
	Ki-67 任意	
HER2 过表达型	ER 和 / 或 PR 阴性	化疗 + 抗 HER2 治疗
	HER2 阳性	
三阴性	ER 和 PR 阴性	化疗
	HER2 阴性	

注:HER:human epidermal growth factor receptor-2,人表皮生长因子受体 -2;ER:estrogen receptor,雌激素受体;PR:progesterone receptor,孕激素受体。*不论 ER 及 Ki-67 表达与否,PR<20% 可划分为 Luminal B 型乳腺癌;ER,雌激素受体;PR,孕激素受体;HER2,人表皮生长因子受体 2。

(一)乳腺癌辅助化疗

1. **辅助化疗**　乳腺癌的辅助化疗始于 20 世纪 70 年代。意大利医生 Bonadonna 于 1976 年首次发表了 CMF(环磷酰胺 + 甲氨蝶呤 + 氟尿嘧啶)方案的辅助治疗结果,该实验在随访 28.5 年后,辅助 CMF 能分别使复发和死亡风险降低 34%(P=0.005)与 22%(P=0.04)。该研究确立了乳腺癌辅助化疗的作用和地位。从 20 世纪 70 年代的 CMF 方案,到 80 年代蒽环类为主的方案,再到 90 年代的紫杉类方案,直至当前化疗联合靶向治疗,大量临床试验已经证实,化疗能够提高早期乳腺癌患者的长期存率。EBCTCG 组织从 1985 年开始,每 5 年就会将所有能检测到的乳腺癌的治疗手段能否带来生存获益以及获益程度进行荟萃分析(表 24-7)。在所有研究年龄组,多药联合辅助化疗的生存获益及获益程度均是明确的,ER 阴性的患者从辅助化疗中获益更多,且腋窝淋巴结阴性或者阳性的患者均能从化疗中获益。联合化疗优于单药,而接受 1 年或者更长时间的辅助化疗的获益并不优于短时间化疗(6 个月)。但是生存获益的程度是有限的,不能盲目扩大相应需要接受化疗的人群,鉴于治疗可能带来的毒性以及花费,临床必须慎重考虑个体化的治疗获得的绝对获益。

表 24-7　辅助治疗改善患者总生存相关研究

辅助治疗及确诊年龄	乳腺癌患者每年死亡率的风险比(治疗组 vs 对照组)		乳腺癌患者 15 年死亡率(M)的风险比和绝对获益 治疗组 vs 对照组					
			M=12.5 (如低风险,淋巴结阴性)		M=25 (淋巴结转移阴性)		M=50 (淋巴结转移阳性)	
	风险比	下降比(%)	风险	绝对获益	风险	绝对获益	风险	绝对获益
在 ER 阴性或阳性的患者中仅用化疗 *								
无治疗(任何年龄)	1	–	12.5	–	25	–	50	–
蒽环类 #(<50 岁)	0.62	38	7.9	4.6	16.3	8.7	34.9	15.1
蒽环类(50~69 岁)	0.80	20	10.1	2.4	20.6	4.4	42.6	7.4
蒽环类(≥70 岁)	?	?	?	?	?	?	?	?
ER 阳性患者使用内分泌治疗或化疗								
无治疗(任何年龄)	1.0	–	12.5	–	25	–	50	–
他莫昔芬(任何年龄)	0.69	31	8.8	3.7	18.0	7.0	38.0	12.0

注:ER:estrogen receptor,雌激素受体。*ER 阴性的乳腺癌患者相对于 ER 阳性患者 5 年死亡率较高,但是 15 年死亡率相似。# 蒽环类药物指以蒽环类药物为基础的辅助化疗方案。

近年研究表明,对于淋巴结阴性的患者,术后 5 年生存率、复发率及死亡率分别为 70%~85%、25%~30% 和 15%~30%,10 年分别为 75%、40%~45% 和 25%~30%,即 70% 患者仅通过手术就能治愈,仅仅 30% 的患者能从化疗中获益。因而对于淋巴结阴性的患者,应掌握适应证,根据预后指标判断,有针对性地对有复发风险较高的患者进行术后辅助化疗。迄今比较明确的预后指标包括肿瘤大小、组织学分级、受体状态、DNA 倍体或含量及癌基因扩增等。一般认为患者年龄<35 岁、肿瘤直径>2cm、核分级为Ⅲ级、脉管瘤栓、ER 阴性、HER2 基因过表达及 S 期细胞比例明显增高的患者应考虑术后辅助化疗。低风险的患者常接受耐受性较好的方案,如 CMF 或 AC(多柔比星联合环磷酰胺),当患者淋巴结阴性且 ER 强阳性时可仅考虑内分泌治疗。美国国家综合癌症网络(NCCN)在 2008 年乳腺癌治疗指南中,建议使用乳腺癌 21 基因检测(Oncotype DX),在 ER+/HER2– 的淋巴结阴性的患者中筛选出需要化疗的患者。Oncotype DX 通过检测乳腺癌肿瘤组织中 21 个不同基因的表达水平,包含 16 个乳腺癌相关基因和 5 个参考基因,计算出复发风险评分(RS),从而提供个体化的治疗效果预测和 10 年复发风险的预测。NSABP B20 研究是一项在 ER 阳性、淋巴结转移阴性的乳腺癌患者中展开的回顾性研究,研究分析认为,RS 评分较高(≥31)的患者可以从 CMF 化疗方案中显著获益（RR 0.26,95% CI 0.13-0.53）,而 RS 评分较低（<18）的患者则不能从化疗中获益。2013 年 St.Gallen 共识也提出对于 Luminal A 型乳腺癌,如果 21 基因评估高 RS 的患者则需要化疗。但是其中仍有 30% 左右的患者最终得出的评分为中间复发分数（18~31 分）,这部分患者即是前瞻性研究 TAILORx 研究（NCT00310180）的研究对象,旨在对比内分泌治疗加或不加化疗的疗效。在 2018 年 ASCO 大会上对该研究结果进行了首次报道,在 RS 11-25 分患者中,单独使用内分泌治疗的患者 9 年无病生存率为 83.3%,而联合化疗的患者为 84.3%,单独使用内分泌治疗并不比联合化疗组差（P=0.26）。亚组分析显示,对于年龄>50 岁 RS 11~25 分的患者,辅助化疗并未带来进一步获益。

对于淋巴结转移阳性的患者,即使是内分泌反应性肿瘤,其复发风险仍然很高,故一般考虑化疗,特别是对于绝经前患者,首选辅助化疗。

（1）辅助化疗常用方案:表 24-8 列出了早期乳腺癌常用的化疗方案。INT 0102 对 2 691 例淋巴结阴性的高危患者评价了 6 周期 CAF 与 CMF 方案的疗效,结果表明,CAF 稍优于 CMF,5 年无病生存率（DFS）和总生存率（OS）分别为 85% vs 82%（P=0.03）与 93% vs 90%（P=0.03）。一项荟萃分析综合 11 项临床试验,结果显示,与 CMF 方案相比,含蒽环类药（多柔比星或表柔比星）方案能使年复发风险进一步降低 12%、死亡风险降低 11%;绝对受益分别增加 3.2% 与 2.7%。以上研究奠定了蒽环类药在乳腺癌辅助化疗中的地位。

表 24-8 早期乳腺癌常用的化疗方案

化疗方案	具体剂量	化疗周期
CMF 方案	CTX 100mg/m², 口服,第 1~14 天	
	MTX 40mg/m²,静注,第 1、8 天	
	5-FU 600mg/m²,静滴,第 1、8 天	q.28d. × 6 周期
FAC 方案	5-FU 500mg/m²,静滴,第 1、8 天	
	ADM 50mg/m²,静注,第 1 天	
	CTX 500mg/m²,静注,第 1 天	q.21d. × 6 周期
EC 方案	EPI 90mg/m²,静注,第 1 天	
	CTX 600mg/m²,静注,第 1 天	q.21d. × 4~6 周期
TAC 方案	TXT 75mg/m²,静注,第 1 天	
	ADM 50mg/m²,静注,第 1 天	
	CTX 500mg/m²,静注,第 1 天	q.21d. × 6 周期
AC-T 方案	ADM 50mg/m²,静注,第 1 天	
	CTX 600mg/m²,静注,第 1 天	q.21d. × 4 周期后
	序贯 PTX 175mg/m²,静注 3 小时,第 1 天	q.21d. × 4 周期
FEC 方案	5-FU 400mg/m²,静滴,第 1、8 天	
	EPI 50mg/m²,静注,第 1、8 天	
	CTX 500mg/m²,静注,第 1、8 天	q.28d. × 6 周期
TC 方案	TXT 75mg/m²,静滴,第 1、8 天	
	CTX 600mg/m²,静注,第 1、8 天	q.21d. × 4 周期

续表

化疗方案	具体剂量	化疗周期
含曲妥珠单抗的联合方案化疗		
AC-THP 方案	ADM 50mg/m²,静注,第 1 天	
	CTX 600mg/m²,静注,第 1 天	q.21d.×4 周期后
	序贯 PTX 175mg/m²,静注 3 小时,第 1 天 曲妥珠单抗首次 8mg/kg　之后 6mg/kg 帕妥珠单抗首次 840mg　之后 420mg 与 PTX 同时开始,每 3 周 1 次,共 1 年	q.21d.×4 周期
TCH 方案	TXT 75mg/m²,静滴,第 1 天	
	CBP AUC 6,静滴,第 1 天	q.21d.×6 周期
	曲妥珠单抗首次 8mg/kg　之后 6mg/kg,每 3 周 1 次,共 1 年	
TCHP 方案	TXT 75mg/m²,静滴,第 1 天	
	CBP AUC 6,静滴,第 1 天	q.21d.×6 周期
	曲妥珠单抗首次 8mg/kg　之后 6mg/kg 帕妥珠单抗首次 840mg　之后 420mg 每 3 周 1 次,共 1 年	

注:5-FU:5-fluorouracil,5- 氟尿嘧啶;ADM:doxorubicin,多柔比星;CBP:carboplatin,卡铂;CTX:cyclophosphamide,环磷酰胺;EPI:epirubicin,表柔比星;MTX:methotrexate,甲氨蝶呤;PTX:paclitaxel,紫杉醇;TXT:docetaxel,多西紫杉醇。

但并不是所有的含蒽环类方案都优于 CMF 方案,如 NSABP B-15 试验发现 4 周期 AC 方案的疗效与 6 周期 CMF 方案的疗效相当,只有 6 周期含蒽环类的三药联合方案(联合氟尿嘧啶和环磷酰胺)或蒽环序贯 CMF 方案的疗效优于 6 周期 CMF。也有研究显示含蒽环方案对比 CMF 方案的优势主要体现在 HER2 阳性人群中,而多项研究表明拓扑异构酶 Ⅱ 基因(位于 17 号染色体上)突变阳性或可预测蒽环类药物的疗效。

紫杉烷类药物是一种新型抗微管药物,自 20 世纪 90 年代以来广泛应用于乳腺癌的术后化疗。国际多中心研究 CALGB9344 试验结果表明,在 AC 方案的基础上加用紫杉醇能使复发率和病死率分别降低 17% 与 18%。美国乳腺与肠道外科辅助治疗研究组的 NSABP B-28 试验结果显示,与单用 AC 方案相比,4 周期 AC 序贯 4 周期紫杉醇能使复发风险降低 17%(HR=0.83,P=0.008)。国际乳腺癌研究组的 BCIRG001 研究是有关多西他赛的临床试验。它比较了含多西他赛的 TAC(多西他赛 / 多柔比星 / 环磷酰胺)方案(75/50/500mg/m²,3 周一次,共 6 次)与不含多西他赛的 FAC(氟尿嘧啶 / 多柔比星 / 环磷酰胺)方案(500/50/500mg/m²,3 周一次,共 6 次)方案辅助治疗淋巴结阳性乳腺癌的疗效。其中 745 例随机分人 TAC 组,746 例分入 FAC 组。其结果显示,含多西他赛的 TAC 组患者 4 年和 5 年 DFS 分别为 80% 与 75%,而 FAC 方案则分别为 71% 与 68%。TAC 组患者 4 年和 5 年 OS 率分别为 89% 与 87%,FAC 方案分别为 85% 与 81%。上述临床试验奠定了紫杉类药物在乳腺癌辅助治疗中的地位。

BCIRG005 研究则比较 AC-T 与 TAC 方案的疗效及耐受性。共入组 3 298 例腋淋巴结阳性、HER2 阴性的可手术患者进入临床研究,随机给予 TAC×6 周期(75/50/500mg/m²,3 周一次)或 AC×4(60/600mg/m²,3 周一次)序贯 T×4(100mg/m²,3 周一次)方案化疗,入组患者中位随诊 60 个月,TAC 与 AC-T 两组 DFS 率分别为 78.9% 和 78.6%($HR=1.002$,$P=0.98$),OS 率分别为 88.1% 和 88.9%($HR=0.91$,$P=0.37$),且受体状况及腋淋巴结阳性数目多少均未影响两组结果。因此,研究者认为两组方案疗效相当,可根据患者个体化应用。也有观点认为虽然 AC-T 增加了剂量强度但仍未进一步改善 DFS 和 OS,且化疗时间更长,可能影响到患者生活质量,故建议在预防性使用人粒细胞集落刺激因子(G-CSF)和患者可耐受的前提下,首选考虑 TAC 方案。

随着紫杉烷类药物的疗效及安全性得到越来越多的数据支持,以及人们对蒽环类药物远期的心脏毒性的担心,那紫杉类可否替代蒽环类药物呢? US9735 研究旨在比较 AC($60/600\text{mg/m}^2$,3 周一次)× 4 与 TC($75/600\text{mg/m}^2$,3 周一次)× 4 方案的有效性和安全性,随访长达 7 年时间,两组 DFS 分别为 75% 和 81%,OS 分别为 82% 和 87%,TC 组优于 AC 组,差异均有统计学意义。因而研究者建议 TC 可以替代 AC 作为中低度复发风险或不宜使用蒽环类药物患者的辅助化疗方案。

2007 年早期乳腺癌试验协作组(EBCTCG)发布的荟萃分析显示,与不做术后辅助化疗相比,CMF 方案可使 10 年乳腺癌特异性死亡率绝对值下降 6.1%(27.6% → 21.5%),含蒽环类方案可使 10 年死亡率进一步下降 4.1%(24.1% → 20.0%),而蒽环联合紫杉烷类的应用又可使 8 年死亡率进一步降低 2.8%(23.9% → 21.1%)。

(2)化疗方案的优化

1)剂量强度:乳腺癌是一种化疗敏感的肿瘤,这类肿瘤的剂量 - 效应曲线为线性,剂量越高,疗效越好,因而设想通过提高剂量强度来提高疗效。

多柔比星和表柔比星的疗效与剂量相关,对此进行了一系列优化多柔比星和表柔比星剂量的临床试验。CALGB 在一组 1 572 例淋巴结阳性患者的前瞻性随机分组试验中,将患者随机分为高剂量 CAF × 4($60/60/600\text{mg/m}^2$,3 周一次)、中剂量 CAF × 6($40/40/400\text{mg/m}^2$,3 周一次)与低剂量组 CAF × 4($300/30/300\text{mg/m}^2$,3 周一次)。高剂量组的剂量强度是低剂量组的两倍,中和高剂量组的总剂量相同,但剂量密度不同。结果表明,在随访 3 年后,高剂量与低剂量治疗组患者的 DFS 和 OS 分别为 75% vs 64%($P<0.000\ 01$)和 92% vs 84%($P<0.004$),而高、中剂量组之间则差异无统计学意义。CALGB9344 临床试验结果则表明,60、75 和 90mg/m^2 多柔比星组患者的 DFS 相似。这些临床试验结果确立了多柔比星的最佳用量为 $40\sim60\text{mg/m}^2$。减少剂量会降低疗效,增加剂量并不提高疗效。特别是有高危复发转移因素者,化疗剂量应足量但不宜过量。

1988 年 Antman 发表了第一篇乳腺癌造血干细胞支持下大剂量化疗(HDCT)的报道,此后相继开展了针对乳腺癌术后高危患者进行 HDCT 辅助治疗的研究。2005 年,Peters 报道了 874 例淋巴结转移 ≥ 10 个因而对乳腺癌患者,先经过 CAF 方案常规化疗后,随机分组至 HDCT 组或中剂量化疗加 G-CSF 支持组,中位随访时间 7.3 年后,两组 5 年 DFS 率分别为 61% 和 58%,5 年 OS 分均为 71%,且均无统计学意义。美国 MD Anderson 肿瘤中心报道了 78 例腋窝淋巴结转移 ≥ 10 个的高危患者和腋窝淋巴结转移 ≥ 4 个的局部晚期患者,经过 8 个周期 CAF 联合方案化疗后,随机分为 HDCT 组和观察组,长期随访结果显示,高剂量化疗未能提高患者的长期生存。2011 年一项涵盖 6 210 例乳腺癌患者(HDCT 组 3 118 例;对照组 3 092 例)的荟萃分析显示高剂量化疗可能会延长患者的 DFS($HR=0.87$,95% CI 0.81~0.93;$P=0.001$),但对于 OS 没有显著影响($HR=0.94$,95% CI 0.87~1.02;$P=0.13$)。临床上目前并不建议在临床试验以外常规使用高剂量化疗联合干细胞移植治疗乳腺癌。

2）剂量密度：CALGB 9741 试验依据 Norton-Simon 理论设计，即肿瘤生长动力学的数学模型显示每 2 周给药较常规 3 周给药对肿瘤细胞的杀伤作用最大，且肿瘤细胞不易恢复正常生。CALGB9741 临床试验改变了传统的化疗观点。该试验比较了双周的剂量密集与常规化疗辅助治疗乳腺癌的疗效。中位随访 62 个月的结果显示，在标准 AC 方案中加入紫杉醇时，与标准的 3 周给药方法相比，剂量密集方案组 5 年 RFS 和 OS 均明显优于常规 3 周方案治疗组，使得疾病复发和死亡风险分别下降了 28% 和 24%，且差异有统计学意义，而每 3 周同时给药与序贯给药方案患者的 DFS 和 OS 无显著差异。研究结果表明含紫杉醇的 2 周剂量密度方案的疗效优于传统的 3 周方案。2 周方案加用 G-CFS 支持，不仅能显著提高疗效，而且由于使用了 G-CSF 支持，中性粒细胞下降等反而较对照组更低。

E1199 是探究紫杉醇和多系他赛用于术后辅助治疗的剂量密度的临床试验。患者先用 4 周期 AC 方案后采用 2×2 析因设计随机分入 4 组：① P3，紫杉醇 ×4（$175mg/m^2$，3 周一次）；② P1，紫杉醇 ×12（$80mg/m^2$，1 周一次）；③ D3 多西他赛 ×4（$100mg/m^2$，3 周一次）；④ D1 多西他赛 ×12（$35mg/m^2$，1 周一次）。2007 年的初步分析显示，4 组患者的 DFS 分别为 76.9%、81.5%、81.2% 与 77.6%，P1 和 D3 组患者的 5 年 DFS 优于其他组；4 组患者的 OS 分别为 86.5%、89.7%、87.3% 与 86.2%，P1 组患者的 OS 也优于其他组（差异均有统计学意义）。而经过中位 12.1 年的随访，分析发现，与当时标准的紫杉醇 3 周治疗组比较，DFS 显著改善及 OS 临界改善只发生在 P1 组（$HR=0.84$，$P=0.011$；$HR=0.87$，$P=0.09$）和 D3 组（$HR=0.79$，$P=0.001$；$HR=0.86$，$P=0.054$）。因而目前临床上紫杉醇推荐每周疗法优于三周疗法，而多西他赛则推荐三周疗法。

2. 三阴性乳腺癌的辅助治疗　三阴性乳腺癌是一种侵袭性较强的乳腺癌，绝大多数早期三阴性患者为中高危复发风险的患者，术后主要治疗手段就是化疗。EBCTCG 研究亚组分析显示激素受体阴性的乳腺癌患者更能从辅助化疗中获益。目前三阴性乳腺癌患者的辅助化疗首选方案依然是蒽环类和紫杉烷类为基础的联合化疗方案，即上述的 TAC 方案、AC-T 方案等，同时三阴性乳腺癌也是最有可能从紫杉醇单周疗法和双周方案中获益的亚组。

由于约 20% 的三阴性乳腺癌携带 *BRCA1/2* 基因突变，此类患者肿瘤细胞基因和 DNA 的修复能力减弱，因而更容易被损伤 DNA 的药物所杀灭，这就是铂类药物用于三阴性乳腺癌的理论基础。近年来多项临床研究表明，铂类可以显著改善三阴性乳腺癌患者的预后。但既往研究多局限于新辅助治疗和晚期治疗阶段域。中国医学科学院附属肿瘤医院的袁芃教授在 2016 年 ASCO 上报道了首个评价铂类用于三阴性乳腺癌辅助治疗的临床研究结果。这是随机对照非劣效性研究，共入组 318 例病理证实的三阴性早期乳腺癌患者。按 1：1 随机分为研究组（6 周期 TP：多西他赛 $75mg/m^2$ 或紫杉醇 $175mg/m^2$，卡铂 AUC 5，3 周一次）或对照组（EC-T：4 周期表柔比星 $90mg/m^2$，环磷酰胺 $600mg/m^2$，序贯 4 周期多西他赛 $75mg/m^2$ 或紫杉醇 $175mg/m^2$，3 周一次）。中位随访时间为 31 个月。EC-T 组和 TP 组 3 年无复发生存率分别为 86.4% 和 88.2%（$HR=1.11$，95% CI 0.56~2.18，$P=0.764$）；3 年总生存率分别为 97.2% 和 95.3%（$HR=0.75$；95% CI 0.17~3.36；$P=0.707$）。相比之下，EC-T 组患者不良事件发生率如 3/4 级中性粒细胞下降、1~4 级外周神经毒性等均显著高于 TP 组。而血小板下降则更多见于 TP 组。本研究表明紫杉类联合卡铂也是三阴性乳腺癌辅助治疗的一种选择，且不良事件发生率相对较低。目前多项研究正在进行中探究携带 *BRCA1/2* 基因突变的患者辅助治疗行含铂方案是否具有更好的疗效。

卡培他滨是一种口服化疗药，是 5-FU 的一种衍生物，口服耐受性好。FinXX 研究是一项前瞻性、随机、开放、多中心的Ⅲ期临床试验,是第一项探索卡培他滨(xeloda,X)联合蒽环/紫杉类作为早期乳腺癌辅助治疗有效性的研究。入组患者为淋巴结阳性或肿瘤直径>2cm且PR阴性的高危患者。患者被随机分至试验组:XT(卡培他滨+多西他赛)方案每3周1次,共3个周期,序贯CEX方案每3周1次,共3个周期(XT→CEX);或对照组:多西他赛每3周一次,共3个周期,序贯CEF方案每3周1次,共3个周期(T→CEF)。主要终点为无复发生存(RFS),次要终点为OS和安全性。随访10年的数据显示,对于三阴性以及淋巴结转移数>3个的乳腺癌患者,与FEC-T组相比,XEC-XT组,TNBC患者的RFS及总OS均有显著获益,但在其他亚组未见明显差异。三阴性乳腺癌亚组中可见XEC-XT持续的生存优势,但由于亚组样本量小,因而还需进一步验证。

由复旦大学附属肿瘤医院邵志敏教授团队主持的CBCSG010临床试验是一项针对TNBC患者辅助化疗方案的大规模Ⅲ期临床研究。该研究一共纳入了全国35家中心,筛选了636例早期三阴性乳腺癌术后患者,在标准蒽环及紫杉方案基础上加用卡培他滨的新方案(XT→CEX)与标准方案(T→CEF)相比,其安全性及耐受性均较好,随访30个月的结果显示联合卡培他滨能降低43%的复发风险。其最终结果显示新方案的5年DFS率为86.3%,标准方案为80.4%,HR为0.66(95% CI 0.44~0.99,P=0.044);新方案的5年OS率为93.3%,标准方案为90.7%,但二者不具有统计学意义差异。

节拍化疗是一种新的抗肿瘤治疗模式,采用小剂量的细胞毒药物(相当于常规剂量的1/10~1/3),缩短给药频次,主要作用机制是抑制肿瘤新生血管形成,克服耐药,不仅可以降低化疗的不良事件发生率,还可以提高疗效。IBCSG 22-00试验在1 086例患者中比较术后标准辅助化疗后口服环磷酰胺+甲氨蝶呤维持治疗1年(节拍组),与辅助治疗后观察组(对照组)患者的生存率及复发风险,发现5年DFS率节拍组与对照组相比有延长趋势,尤其是其中三阴性乳腺癌患者814例(78.7% vs 74.6%,HR=0.80,95% CI 0.60~1.06),然而差异并无统计学意义。由于三阴性乳腺癌术后肿瘤负荷小,复发风险高,尚无其他有效手段,而口服卡培他滨节低毒,耐受可,越来越多研究着手研究辅助治疗后加用卡培他滨节拍化疗用于三阴性乳腺癌的疗效。

既往研究表明贝伐珠单抗联合化疗可显著改善转移性乳腺癌患者的无进展生存,并改善接受新辅助化疗患者的病理完全缓解率,因而研究者对其是否能用于三阴性乳腺癌的辅助治疗进行了进一步的探索。BEATRICE是一项开放性的多中心的Ⅲ期临床研究,研究人员将2 591例可手术的原发性三阴性乳腺癌患者随机至4个或更多周期蒽环类或紫杉类为基础化疗联合或不联合1年贝伐珠单抗治疗组。在中位随访32个月时,接受辅助化疗加贝伐珠单抗治疗1年的女性3年DFS与接受单纯化疗的女性几乎相同(83.7% vs 82.7%,HR=0.87,95% CI 0.72~1.07,P=0.18),但并没有统计学意义。而且贝伐珠单抗联合化疗将会导致3级或更严重高血压、左心室功能不全和充血性心力衰竭风险升高。目前普遍认为辅助治疗联合贝伐珠单抗不改善三阴性乳腺癌患者预后。

（二）乳腺癌辅助抗 HER2 治疗

1. 曲妥珠单抗在辅助治疗中的应用　HER2阳性乳腺癌占所有乳腺癌患者中约占20%左右,HER2过表达是乳腺癌明确的预后因子。靶向药物出现之前,此类患者被认为是预后较差的一类。曲妥珠单抗是一种重组DNA衍生的人源化的单克隆抗体,选择性地作用于HER2的细胞外区,抑制HER2过度表达的肿瘤细胞的增殖。作为第一个靶向HER2的人源化单克隆抗体,曲妥珠单抗的问世显著改变了 HER2 阳性乳腺癌患者的预后,自 1998 年在美国获批上市以来,已改变了乳腺癌的诊治模式。

5 项大型临床研究(NSABP B-31 试验、NCCTG N9831 试验、HERA 试验、BCIRG 006 试验和 FINher 试验)共入组超过 13 000 例患者,比较了应用与不应用曲妥珠单抗辅助治疗的差别,同时还比较了应用曲妥珠单抗 1 年与 2 年的差别,及曲妥珠单抗与化疗同步或序贯应用的差别。

HERA 试验是乳腺癌国际组的一项国际多中心 Ⅲ 期随机临床试验。该试验对 HER2 阳性的早期乳腺癌患者,在完成局部治疗和最低 4 个周期化疗后,随机分为 3 组:第 1 组接受曲妥珠单抗治疗 2 年(1 694 例),第 2 组接受曲妥珠单抗治疗 1 年(1 694 例),第 3 组为观察组(1 693 例)。中位随访 2 年时,与对照组相比,曲妥珠单抗 1 年组校正后 RFS 的风险比为 0.66(95% CI 0.47~0.91,P=0.012),OS 的风险比是 0.64(95% CI 0.54~0.76,P<0.001)。中位随访 8 年时,与对照组相较,曲妥珠单抗 1 年组校正后无病生存率的风险比为 0.76(95% CI 0.67~0.86,P<0.001),总生存率的风险比也为 0.76(95% CI 0.65~0.88,P<0.001),而与曲妥珠单抗 2 年组相较,两组无复发生存风险比为 0.99(95% CI 0.85~1.14,P=0.86),差异无统计学意义,且曲妥珠单抗 2 年组 3~4 级心脏不良事件显著增加。HERA 研究随访结果也显示,对于术后一开始未接受曲妥珠单抗治疗的 HER2 过表达乳腺癌,择期延迟使用曲妥珠单抗辅助治疗也可以获益,因此辅助化疗已经结束,但仍处于无病状态的患者依然可以使用 1 年曲妥珠单抗。

NSABP B231 和 N9831 临床试验比较了使用 AC 方案 4 个周期后再用 T(紫杉醇)4 个周期,加或不加曲妥珠单抗治疗 1 年的疗效。随访在 3 年时,两组 DFS 的绝对差异为 12%,治疗组死亡风险降低 33%(P=0.015)。NSABP B-31 和 N9831 试验中 3~4 级充血性心衰或死于心脏病的病例数分别为 1% 与 2.9%。2007 年 ASCO 会议报道了 5 年累积心脏事件发生率为 0.9%~3.8%,明确使用曲妥珠单抗辅助治疗的患者,其心脏事件的发生率不随时间增加。

BCIRG006 试验在 HER2 阳性的乳腺癌患者中,比较了 4 周期 AC 序贯 4 周期 T(多西他赛)、4 周期 AC 序贯 4 周期 T 同时 1 年曲妥珠单抗(H)与 TCH(多西他赛 + 卡铂 + 1 年曲妥珠单抗)的疗效,主要研究终点为 DFS。2006 年 12 月美国圣安东尼奥乳腺癌年会报道了第 2 次中期结果。4 年 DFS 分别为 77%、83% 与 82%,OS 分别为 86%、92% 与 91%。3~4 级 CHF 发生例数分别为 4、20 和 4 例,后两组相比差异有统计学意义(P=0.002);LVEF 相对降低>10% 的比率分别为 10%、18% 与 8.6%;AC-TH 与 AC-T 相比,TCH 与 AC-T 相比,差异均有统计学意义(P均<0.001),而 TCH 与 AC-T 相比差异无统计学意义(P=0.500)。而历经长达 10 年的随访数据也同样支持上述结果。

既往研究中纳入试验的患者,肿瘤直径一般大于 1cm,肿块小于 1cm 的 HER2 阳性小肿瘤是否能从曲妥珠单抗中获益呢? 有研究显示肿块最大直径在 0.5~1.0cm 的肿瘤治疗都可以获益,但是特别小的肿瘤由于样本数较少,P 值无统计学意义。2013 年一项 Ⅱ 期临床研究 APT 研究证实了曲妥珠单抗在 HER2 阳性小肿瘤早期乳腺癌患者中的必要性和有效性,12 周紫杉醇 +1 年的曲妥珠单抗,3 年 DFS 为 98.7%,7 年 DFS 为 93.3%;其中激素受体阳性(HR+)患者 7 年 DFS 为 94.6%,HR– 患者 7 年 DFS 为 90.7%,7 年 OS 为 95.0%(95% CI 92.4~97.7)。结果超出预期。TH 方案已被 NCCN 指南作为一个备选方案。

所有关于乳腺癌术后辅助治疗的临床研究都提示,与单纯手术相比,手术加抗 HER2 治疗药物曲妥珠单抗能提高患者 DFS,降低死亡风险。目前在 HER2 阳性且直径大于 0.5cm 的乳腺癌患者或者淋巴结转移阳性的患者中,均推荐在辅助治疗阶段联合使用或序贯使用曲妥珠单抗。但曲妥珠单抗的心脏毒性应得到进一步的重视。临床研究结果显示:曲妥珠单抗会增加心脏毒性的风险,尤其在年龄大,既往接受过蒽环类药物治疗的患者。曲妥珠单抗在辅助治疗阶段,发生严重的充血性心力衰竭的风险最高约4%,约14%的患者不能完成1年的曲妥珠单抗的标准治疗,尽管曲妥珠单抗的心脏毒性是可逆的,然而其产生的远期影响仍不清楚。

在临床试验之外的患者人群中,治疗与风险又如何呢? 2012年发表于《国家癌症中心杂志》($Journal\ of\ the\ National\ Cancer\ Institute$, $JNCI$)的一项研究回顾性地分析了"真实世界"的12 500名妇女的数据,纳入从1999年1月1日到2007年12月31日期间被诊断为浸润性乳腺癌的患者。在所有患者中,46.5%没有接受化疗,29.6%仅接受了以蒽环类为基础的化疗,0.9%接受了以曲妥珠单抗为基础的治疗而没有接受蒽环类,3.5%接受蒽环类联合曲妥珠单抗治疗,19.5%接受了其他化疗方案。中位随访时间为4.4年时,研究人员发现发生心脏衰竭的风险在接受蒽环类药物的患者中比在不接受化疗的患者中要增高(HR=1.40,95% CI 1.11~1.76),而在临床试验的结果中两者的风险程度是相似的。接受蒽环类化疗比其他方案化疗的危险也是同样增加的;接受蒽环类序贯曲妥珠单抗的心脏衰竭风险要明显高于临床研究的报道结果(HR=4.12,95% CI 2.30~7.42);接受蒽环类联合曲妥珠单抗的风险更高(HR=7.19,95% CI 5.00~10.35)。总的来讲,接受蒽环类治疗,心脏风险5年累计发生率为4.3%,但是对于接受蒽环类联合曲妥珠单抗的患者,5年发生率为20.1%。这与临床研究的结果基本一致。

由于蒽环类药物心脏毒性通常是不可逆的,因而目前一般认为,蒽环类药物不宜与曲妥珠单抗同时使用,但是可以与非蒽环类化疗药物、内分泌治疗及放疗同期使用。辅助化疗结束后,仍处于无病状态的患者可以使用1年曲妥珠单抗。

临床实践中建议在治疗前即进行既往史、体格检查、心电图、超声心动图LVEF基线评估,然后再开始应用曲妥珠单抗。如LVEF<50%,则不宜开始使用。使用期间应该每3个月监测心脏彩超,特别是LVEF。若患者有无症状性心功能不全,监测频率应更高(如每6~8周1次),当LVEF较治疗前绝对值下降≥16%,或LVEF低于该检测中心正常范围并且LVEF较治疗前绝对值下降≥10%时,应停止曲妥珠单抗治疗至少4周,并每4周检测1次LVEF,4~8周内LVEF回升至正常范围或LVEF较治疗前绝对值下降≤15%,可恢复使用曲妥珠单抗。若LVEF持续下降超过8周,或者3次以上因心脏毒性而停止曲妥珠单抗治疗,应永久停止使用曲妥珠单抗。

目前常用的联合曲妥珠单抗的化疗方案如下:

AC-TH:多柔比星(或表柔比星)联合环磷酰胺,每21天为1个周期,共4个周期,然后序贯紫杉醇或多西他赛4个周期,同时曲妥珠单抗周疗2mg/kg(首剂4mg/kg),或3周1次6mg/kg(首剂8mg/kg),共1年。

不适合蒽环药物的患者可以用TCH:多西他赛75mg/m^2,卡铂AUC 6,每21天为1个周期,共6个周期,同时曲妥珠单抗至1年。

标准化疗后单用曲妥珠单抗治疗1年,曲妥珠单抗6mg/kg,(首剂8mg/kg),每3周方案,治疗时间为1年。

2. 其他可用于辅助阶段的抗HER2治疗 尽管曲妥珠单抗在HER2阳性乳腺癌辅助治疗发挥着极为重要的作用,仍不断有学者挑战曲妥珠单抗1年的地位,如新型单克隆抗体帕妥珠单抗以及小分子酪氨酸激酶抑制剂(TKI)如拉帕替尼和来那替尼等在辅助治疗阶段的应用。

拉帕替尼通过氢键与 EGFR 和 HER2 的胞内区 ATP 位点结合,形成轻微可逆的无活性结构,从而抑制两个酪氨酸激酶的磷酸化,抑制肿瘤细胞增殖。在晚期乳腺癌的临床研究中,单药拉帕替尼的有效率为 30%,对曲妥珠单抗耐药的患者仍有一定的有效率。ALTTO 是 2014 年 ASCO 公布的重要的临床试验的结果之一。这是一项针对 HER2 阳性早期乳腺癌的国际多中心、随机、开放的Ⅲ期临床研究。该研究比较了拉帕替尼单药治疗、曲妥珠单抗单药治疗、曲妥珠单抗序贯拉帕替尼和曲妥珠单抗联合拉帕替尼联合辅助治疗(1 年)HER2 阳性早期乳腺癌的疗效。主要试验终点是 DFS。8 381 例患者在辅助化疗后或化疗中被随机分配到曲妥珠单抗单药治疗组(n=2 097)、拉帕替尼单药治疗组(n=2 100)、曲妥珠单抗序贯拉帕替尼治疗组(n=2 091)或曲妥珠单抗 + 拉帕替尼治疗组(n=2 093)。中位随访 4.5 年的中期分析结果显示:与曲妥珠单抗单药治疗相比,拉帕替尼 + 曲妥珠单抗序贯或同时辅助治疗 HER2 阳性早期乳腺癌没有明显的生存优势,三组患者的 4 年 DFS 相似:曲妥珠单抗组 86%,拉帕替尼 + 曲妥珠单抗同时治疗组 88%,序贯治疗组 87%。与曲妥珠单抗单药治疗相比,联合治疗的某些不良事件的发生率更高,例如腹泻、皮疹和肝病。该试验的另一个主要发现是,严重的心脏相关不良事件的发生率极低。鉴于拉帕替尼未显示优势,ALTTO 研究的拉帕替尼单药组被叫停。

来那替尼((neratinib)是一种不可逆的泛 ErbB 受体酪氨酸激酶抑制剂,能有效抑制 HER2 和 EGFR 的酪氨酸激酶活性。ExteNET 研究是第一项证明接受联合抗 HER2 辅助治疗的早期乳腺癌患者可显著的带来 DFS 获益的Ⅲ期随机试验,其随访结果发表于 *Lancet Oncology* 上。这项研究入组了 2 840 例接受过 1 年曲妥珠单抗 + 化疗辅助治疗且无乳腺癌病灶的患者,随机接受来那替尼(n=1 420)或安慰剂(n=1 420)。来那替尼每天给予 240mg 持续 12 个月。两组中均有将近 62% 的患者接受的是曲妥珠单抗同步化疗的辅助治疗,38% 为序贯治疗。曲妥珠单抗治疗结束到实验入组的间隔时间大约 4.5 个月。研究结果显示,曲妥珠单抗经治的早期 HER2 阳性乳腺癌患者接受来那替尼的 2 年 DFS 达到了 93.9%,意味着比安慰剂组复发风险下降了 33%。在所有亚组患者中,来那替尼均表现出浸润性 DFS 获益。获益趋势更大的亚组为 35 岁以下的患者(n=101,*HR*=0.43,95% *CI* 0.14~1.17)及接受序贯辅助治疗的患者(n=1 070,*HR*=0.48,95% *CI* 0.28~0.81)。总体来讲,95.4% 的来那替尼组患者出现腹泻(39.9% 为 3/4 级)。安慰剂组 35.4% 的患者出现腹泻,但是 3/4 级腹泻发生率仅为 1.6%。腹泻可能是来那替尼治疗方案最大障碍。

帕妥珠单抗是新一代人源化单克隆抗体类药物,通过与 HER2 胞外受体结构域 Ⅱ 区的结合,特异性地抑制 HER2 受体二聚化。帕妥珠单抗联合曲妥珠单抗能够更全面地阻断 HER2 的信号转导。APHINITY 研究纳入 4 805 例患者以比较帕妥珠单抗加曲妥珠单抗加化疗治疗乳腺癌与曲妥珠单抗加化疗的疗效。2017 年 ASCO 上首次公布了第一次中期分析(中位随访 45.4 月)数据,帕妥珠单抗组 171 例患者(7.1%)疾病复发,安慰剂组 210 例患者(8.7%)疾病复发(*HR*=0.81,95% *CI* 0.66~1.00;*P*=0.045),与单纯接受曲妥珠单抗的患者相比,帕妥珠单抗联合曲妥珠单抗可进一步降低 19% 的浸润性乳腺癌复发风险。

(三)辅助内分泌治疗

乳腺癌是一种激素依赖性疾病,1896 年由 Beatson 首次报道 3 例晚期及复发性乳腺癌采用卵巢切除术后,其中 2 例患者的肿瘤明显缩小,乳腺癌的内分泌治疗从此拉开序幕。此后 100 多年来,人们对乳腺癌的了解逐步加深,20 世纪 50~60 年代,人们较多应用外科手术切除内分泌器官(卵巢、肾上腺、垂体)或放射方法来治疗晚期乳腺癌,但这种方法存在手术风险且不良事件较严重,目前已很少使用。20 世纪 60~70 年代,ER 的发现和分离,以及他莫昔芬的应用,推动了内分泌药物在乳腺癌治疗中的应用进程,20 世纪 90 年代,芳香化酶抑制剂(AIs)的出现则为绝经后患者提供了优选方案,目前内分泌治疗主要是指药物治疗,可供选择的内分泌治疗药物包括:抗雌激素制剂、孕酮制剂、AIs、促黄体激素释放激素类似物和雄性激素等。

1. **乳腺癌内分泌治疗的作用机制** 人乳腺正常上皮细胞即表达 ER 和 PR 受体,在多种性激素的刺激下,促进乳腺发育成熟。当乳腺癌变后,部分乳腺癌细胞仍然保留全部或部分激素受体并具有功能。雌激素与肿瘤细胞核膜的 ER 结合后,形成 ER 同源二聚体,从而激活受体,作用于雌激素受体反应元件,调控下游的转录因子,促进肿瘤细胞的增殖分化。对于绝经前女性,雌激素主要由卵巢产生,而绝经后女性卵巢萎缩,雌激素主要由外周组织将肾上腺分泌的雄激素前体经芳香化酶转变而成。而雌激素的水平受下丘脑 - 垂体 - 卵巢轴以及下丘脑 - 垂体 - 肾上腺轴的反馈与调节。结合雌激素的形成和作用机制,内分泌治疗药物根据作用机制分为:①减少雌激素的合成如 AIs;②雌激素受体调节剂(SERMs)如他莫昔芬、托瑞米芬和雷诺昔芬;③雌激素受体降解剂(SERD)如氟维司群等,通过抑制雌激素依赖的乳腺癌细胞的生长,使肿瘤退缩。约有 70% 的患者为 ER 或 PR 阳性,是辅助内分泌治疗的适用对象。

2. **绝经前女性的内分泌治疗** 绝经前女性的雌激素主要来源于卵巢,因而绝经前女性可选择的内分泌治疗为 SERMs 联合或不联合卵巢去势,AIs 联合卵巢去势。

他莫昔芬属于 SERMs,其结构式与雌激素相似,可竞争性地与含高水平 ER 的肿瘤细胞质内 ER 结合,形成他莫昔芬 - 受体蛋白复合物,阻断细胞核内雌激素生成基因的转录,延缓细胞分裂,从而抑制乳腺癌的发生发展。作为一种前体药物,他莫昔芬进入体内后必须在肝脏内经过细胞色素 P450(CYP450)酶代谢活化为活性型 endoxifen 才能更好发挥抗雌激素作用,由 P450 *CYP2D6* 基因的多态性可以判断患者体内他莫昔芬的代谢活性,但这一信息对临床的指导效用目前并不十分明确。有研究提示 *CYP2D6*10* 基因型的患者,辅助治疗接受他莫昔芬的效果较差,而托瑞米芬的疗效则不受影响。但相较于其他应用于乳腺癌的内分泌治疗药物,他莫昔芬有着时间最长的随访资料。它既可以用于绝经前的患者,也可用于绝经后的患者。口服他莫昔芬也可降低高危患者罹患乳腺癌的风险,同时也能降低导管原位癌患者保乳术后浸润性癌的发生风险,是我国首个批准用于乳腺癌辅助治疗的内分泌治疗药物。EBCTCG 组织于 1998 年发表了含 55 项共 37 000 例随机临床试验的荟萃分析结果。口服他莫昔芬 5 年能显著提高 ER 阳性患者的 10 年无瘤生存率和总生存率。对淋巴结阳性和阴性患者,能使绝对复发率和死亡率分别降低 15.2% 与 10.9% 以及 14.9% 与 5.6%(P 均 <0.000 01),并能使对侧乳腺癌发生风险降低一半。口服他莫昔芬 2 年的疗效优于 1 年,5 年优于 2 年。从而奠定了 5 年他莫昔芬的在内分泌治疗中的地位。而 ER 阴性的患者并不能从内分泌治疗中获益(复发风险和对侧乳腺癌风险均无显著下降)。

何时开始内分泌治疗呢?是序贯辅助化疗抑或同时给药? Albain 代表西南肿瘤协作组(SWOG)报道了美国一项乳腺癌大规模Ⅲ期前瞻性随机临床试验结果。该研究结果表明,序贯性而不是同时给予 CAF(环磷酰胺、多柔比星和氟尿嘧啶)加他莫昔芬治疗能显著提高乳腺癌患者的 DFS。该试验入组 1 477 例,随机分为 3 组:① 361 例单用他莫昔芬组;② 550 例 CAF 加他莫昔芬同时给药组;③ 566 例分入 CAF 化疗后再给他莫昔芬组(序贯组)。结果表明,序贯、同时、单用他莫昔芬组患者 8 年 DFS 分别为 67%、62% 与 55%,OS 分别为 73%、71% 与 67%。与单用他莫昔芬相比,序贯给药使化疗效果增加 50%;同时给药组患者的 4 年 DFS 和 7 年 OS 高于单用他莫昔芬组患者,而序贯给药组的 DFS 在 8 年后显著高于同时给药组患者。因此他莫昔芬辅助内分泌治疗目前推荐在辅助化疗结束后开始。

HR+ 的乳腺癌患者即使经过 5 年他莫昔芬辅助内分泌治疗后,仍然处于肿瘤复发和转移的危险中,且近 50% 的复发出现在 5 年辅助内分泌治疗结束后(即远期复发)。因而研究者设想通过延长辅助内分泌治疗的时间来进一步降低肿瘤复发和转移的危险。

延长他莫昔芬的治疗时限能否进一步获益,早些年间展开一些小规模研究,如 NSABP B-14 等,但并未得到有意义的结果。英国牛津大学学者 2012 年在圣安东尼奥乳腺癌会议上报道了大规模的临床试验 ATLAS 的结果。该研究入组了 1996—2005 年 36 个国家入组的 6 846 例 Luminal 型乳腺癌患者,所有患者均接受了他莫昔芬 5 年治疗,此后随机划分为继续接受 5 年他莫昔芬组或不再继续治疗组。发现在诊断后第二个 10 年,接受 10 年他莫昔芬的患者比较接受 5 年治疗的患者,复发率降低 25%,乳腺癌相关死亡率降低 29%,不过 10 年子宫内膜癌的发生率为 0.4%,相比增加了 1 倍。2013 年 3 月 aTTom 临床试验也肯定了延长他莫昔芬辅助治疗至 10 年的疗效。2014 年 NCCN 指南开始推荐 10 年他莫昔芬作为乳腺癌术后远期复发风险较高的患者的辅助治疗。

他莫昔芬使用方法为 20mg/d,分两次或一次口服,服药过程中可能会出现胃肠道反应、皮疹、脱发、体重增加、肝功能异常等,由于其抗雌激素作用,会出现面部潮红、外阴瘙痒、月经失调、闭经、白带增多、阴道出血及血栓风险,血钙升高,少数患者可有一过性白细胞和血小板减少。另外,由于他莫昔芬的对子宫内膜具有选择性的类雌激素样作用,可增加子宫内膜癌的发生率。因而在治疗期间应每 6~12 个月进行妇科检查及盆腔 B 超检查以确定子宫内膜厚度。

托瑞米芬作用机制与他莫昔芬相似,目前有 9 项前瞻性的 Ⅲ 期临床研究比较他莫昔芬和托瑞米芬在辅助治疗阶段的疗效,共涵盖约 5 500 例名乳腺癌患者,研究提示托瑞米芬和他莫昔芬的疗效相当,但因其雌激素样作用比他莫昔芬弱,引起子宫内膜癌的概率很小,可考虑作为他莫昔芬的替代药物。

对绝经前激素受体阳性的高危复发病例,联合使用内分泌治疗能否使患者进一步获益呢?特别对于年轻女性,雌激素主要来源于卵巢,降低雌二醇水平,消除瘤细胞赖以生存的激素环境,最有效的方法即为卵巢去势。不同于北欧北美国家,其乳腺癌的发病多为绝经后,而且随着年龄增长,发病率逐渐增高,75~85 岁达到最高。在我国乳腺癌的发病高峰年龄段为 40~49 岁,比西方国家早 10~15 年,据统计我国绝经前女性乳腺癌患者占全部乳腺癌的 62.9%,发病时年龄<50 岁者占 57.4%,因而我国乳腺癌患者偏年轻化,长期存活过程中复发风险更高。而相对于老年女性,更多研究认为,小于 35 岁患者更能从内分泌治疗中获益。因而绝经前女性的内分泌治疗亟待优化。

卵巢去势的手段包括双侧卵巢切除、放疗和药物去势。但由于手术的不良事件以及对患者心理的影响,放疗亦不能完全抑制卵巢功能,目前应用下丘脑促性腺激素释放激素类似物(LHRHa)进行的药物去势在临床得到了很好的应用。应用药物性卵巢去势,克服了手术或放疗的不足,同时具有可逆性,更能为年轻患者所接受,其作用机制是通过竞争性地结合垂体的 LHRH 受体,封闭 LHRH 受体,而使 LH、FSH 的生成和释放呈一过性增强,但这种刺激的持续存在,会使受体吞噬、分解增多,导致受体下调,抑制 LH-RH 分泌,从而减少抑制促卵泡激素(FSH)

及黄体生成素(LH)的生成,阻断卵巢功能。目前认为药物卵巢去势与手术去势效果相当,且是可逆的。药物去势包括包括戈舍瑞林、亮丙瑞林、曲普瑞林等。

戈舍瑞林是一个人工合成的 10 肽,脉冲性注射戈舍瑞林一过性刺激 FSH 和 LH 血浓度,但两周后即可将其降至绝经后水平。Matusumoto 等报道,28 例绝经前女性给予戈舍瑞林 3.6mg,皮下注射,每 28 天一次,持续 1 年,随访发现,78.6% 患者可恢复月经,且大多可在最后一次治疗后 6 个月内恢复。

IBCSG V Ⅲ 试验设计是针对绝经前淋巴结转移阴性的乳腺癌患者,随机分为 3 组:CMF 方案 6 周期、戈舍瑞林 2 年、CMF 方案 6 周期 + 戈舍瑞林 18 个月。结果显示,患者 5 年无复发生存率分别为 81%、81% 和 86%,化疗后加用戈舍瑞林组较其他两组 DFS 有所提高,但不具有统计学差异,亚组分析显示,序贯戈舍瑞林可改善 ER+ 患者的 DFS,且此获益在年龄小于 40 岁的亚组中更为显著。ZEBRA 试验入组 1 640 例患者,比较戈舍瑞林和 CMF 方案 6 周期化疗对绝经前淋巴结阳性患者的无复发生存和总生存,其结果表明两者疗效相当,且戈舍瑞林组的生活质量明显优于化疗组。因而研究者认为戈舍瑞林同 6 周期 CMF 方案疗效相当。2007 年,Cuzick 在《柳叶刀》杂志发表的一篇荟萃分析,共纳入 16 项研究的 11 906 例患者,其中 HR+9 022 例(75.8%),结果提示 2~3 年 LHRHa 联合他莫昔芬或化疗可使复发风险降低 12.7%(P=0.02),死亡率下降 15.1%(P=0.03),亚组分析显示年龄 ≤40 岁患者获益更显著,至此奠定了卵巢去势在绝经前乳腺癌辅助治疗的地位。

然而上述荟萃分析纳入的大部分研究中,药物去势的时间为 2~3 年,而非贯穿整个内分泌治疗过程,延长药物去势时间是否使患者获益呢? 药物去势后患者处于绝经状态,对于绝经后激素受体阳性乳腺癌,AIs 辅助治疗已被证实优于他莫昔芬,那么对于这类患者能否常用 AIs 联合卵巢功能抑制呢?

近年来开展多项有关卵巢功能抑制联合 AIs 应用于绝经前激素依赖性乳腺癌的国际大型临床研究。一项比较依西美坦 + 卵巢功能抑制(OFS)方案和他莫昔芬 +OFS 方案辅助治疗于绝经 HR+ 的早期乳腺癌的关于 TEXT 与 SOFT 研究的联合分析在 2014 年 ASCO 大会上进行了结果汇报。SOFT 和 TEXT 均为优效设计的前瞻性Ⅲ期随机临床试验,目的均为确定绝经前期早期乳腺癌患者最佳内分泌治疗方案。两个试验共入组 5 738 例绝经前期 ER 阳性的早期乳腺癌患者,其中 TEXT 研究 2 672 例,SOFT 研究 3 066 例。TEXT 将术后 12 周内的患者随机分配到依西美坦 +OFS 组或他莫昔芬 +OFS 组,治疗 5 年(可以同时联合化疗)。SOFT 试验将术后 12 周内(如果不打算化疗)或完成(新)辅助化疗 8 个月内的患者随机分配到依西美坦 +OFS 组、他莫昔芬 +OFS 组或他莫昔芬单药治疗组,同样也治疗 5 年。主要研究终点是 DFS。因为终点事件发生率低,于 2011 年对 TEXT 和 SOFT 试验进行联合分析。中位随访 5.7 年,依西美坦 +OFS 组患者的 5 年 DFS 率为 91.1%,他莫昔芬 +OFS 组患者的 5 年 DFS 率为 87.3%,依西美坦 +OFS 组可降低复发风险 28%。两组次要终点无乳腺癌复发时间(BCFI)和无远处复发时间(DRFI)在依西美坦 +OFS 组均优于对照组。两组 OS 结果相似。两组 3~4 级不良事件的发生率几乎相同,并且与以往报道的 AIs 类药物相似。

LHRH 类似物的不良事件发生较早,包括潮热、性欲下降、情绪不稳定及骨密度下降等。在用药前应该进行骨密度检测和记录 T- 评分,目前尚未找到治疗卵巢功能抑制引发的骨质疏松的方法,建议患者补充钙与维生素 D,必要时使用双膦酸盐。

3. **绝经后女性的辅助内分泌治疗** 由于绝经后女性雌激素主要来源于脂肪、肌肉和肝脏等外周组织。周围组织中,肾上腺合成的雄性激素在芳香化酶的作用下转变为雌激素,由于此过程不受垂体的控制,没有反馈环对抗 AIs 的作用,故可单独应用于绝经后乳腺癌。AIs 能阻断 95%~98% 的芳香化酶活性,从而降低体内雌激素水平。第一代 AIs 的代表药物是氨鲁米特,该药能抑制肾上腺分泌所有类固醇激素,起到药物性肾上腺切除的作用,因此不良事件非常严重,第二代 AIs 的代表药物为福美司坦,它选择性作用于芳香化酶,副作用小,但是疗效与他莫昔芬无差别。20 世纪 90 年代,新一代 AIs 的出现,使绝经后乳腺癌患者的内分泌治疗进入了一个新时代。目前可用的药物包括甾体类不可逆抑制药依西美坦和和非甾体可逆抑制药如来曲唑和阿那曲唑。多项研究证实,绝经后女性口服 AIs 效果优于他莫昔芬。

ATAC 试验共入组 9 366 例绝经后受体阳性患者,随机分为阿那曲唑组、他莫昔芬组以及阿那曲唑联合他莫昔芬组,三组患者均口服上述药物 5 年。结果表明,在中位随访 3 年时,联合给药组与单用他莫昔芬组疗效相似。而阿那曲唑组和他莫昔芬组患者的 DFS 分别为 89.4% 与 87.4%。中位随访 68 个月,与他莫昔芬相比,阿那曲唑可明显延长无病生存(阿那曲唑组事件数 575 个,他莫昔芬组 651 个,$P=0.101$)和复发时间(402∶498,$P=0.05$),而且显著减少了远处转移(324∶375,$P=0.04$)和对侧乳腺癌的发生(35∶59,$P=0.01$),ATAC 试验经过 100 个月的随访显示了阿那曲唑在无瘤生存(DFS)上的优势。

国际乳腺组(BIG)1-98 试验是关于来曲唑作为绝经后早期乳腺癌辅助治疗与他莫昔芬单药或序贯用药对比的Ⅲ期临床试验,入组患者 8 028 例,随机分为 4 组:A 组他莫昔芬;B 组来曲唑;C 组他莫昔芬 2 年序贯来曲唑 3 年;D 组来曲唑 2 年序贯他莫昔芬 3 年。经过 26 个月的中位随访,无病生存事件风险来曲唑组比他莫昔芬组降低 19%。当统计中去除非癌死亡时,其结果更加显著(21%),阿那曲唑耐受性较好,与 TAM 相比,极少发生血栓栓塞和阴道出血事件。

IES031 是一项随机、双盲的对照试验。共纳入 4 742 例绝经后受体阳性的乳腺癌患者,在手术后先用他莫昔芬 2~3 年(口服 20mg/d),然后随机分为两组,一组(2 362 例)改用依西美坦治疗(口服 25mg/d),另一组(2 380 例)继续接受他莫昔芬治疗 2~3 年。主要研究终点为无瘤生存期。中位随访 91 个月结果显示与他莫昔芬组相比,换用依西美坦不仅可显著改善 DFS 和降低局部和远处复发风险,更值得关注的是,依西美坦显著延长了 ER 阳性/不明患者的 OS($HR=0.83$,95% CI 0.69~0.99,$P=0.04$)。

TEAM 研究是一项比较他莫昔芬和依西美坦治疗绝经后激素受体阳性乳腺癌患者疗效和安全性的多中心、随机、开放大型临床研究,共纳入 9 775 例患者。研究最初设计的主要终点为 5 年的 DFS,基于 IES031 结果证实他莫昔芬治疗 2~3 年后改为依西美坦治疗,可显著改善患者 DFS,显著降低对侧乳腺癌危险。出于伦理学考虑,全球指导委员会对 TEAM 研究进行调整,他莫昔芬组患者在治疗 2.5~3 年后换用依西美坦,同时研究主要终点也改为 2.75 年时 DFS 和 5 年时 DFS。TEAM 研究随访 2.75 年的结果显示,依西美坦与他莫昔芬相比可使复发和远处转移的风险显著降低,但 DFS 风险的降低无显著性($P=0.12$)。经过对数据的分析发现,排除他莫昔芬停药、早期换药以及从未接受治疗的患者(96 例),根据实际用药情况分析 DFS,则依西美坦治疗可使 DFS 事件危险显著降低 17%($HR=0.83$,95% CI 0.71~0.97;$P=0.022$)

那么延长内分泌治疗时限能否使绝经后患者进一步获益呢？ MA-17 试验将他莫昔芬治疗 5 年且无疾病复发的患者随机分入来曲唑组和安慰剂组。这个试验在中位随访时间为 2.4 年时被终止，因为此时发现来曲唑组的无疾病生存率显著高于对照组（*HR*=0.58，95% *CI* 0.45~0.76，*P*=0.000 1），但是总生存未见显著差异。类似地 ABCSG-6a、NSABP B-33 分别比较了 5 年他莫昔芬治疗后序贯阿那曲唑、依西美坦和安慰剂对照的疗效。结果显示，与安慰剂相比，他莫昔芬 5 年后序贯阿那曲唑、依西美坦能够显著提高无病生存率，但总生存率的提高均没有统计学意义。

因而目前指南推荐起始选择 AIs 5 年或 AIs 2~3 年后转换为他莫昔芬共 5 年或 2~3 年他莫昔芬后转换成 AIs 治疗共 5 年，但仍然缺乏起始使用 AIs 患者是否要延长内分泌治疗时间的研究证据，在第 52 届 2016 年 ASCO 年会上，由加拿大癌症试验组（CCTG）发起的 MA.17R 研究结果为此提供依据。在 MA.17R 研究结果公布前，绝经后患者使用 AIs 治疗 5 年以上的获益和安全性数据缺乏。MA-17R 研究为 Ⅲ 期研究，入组了已经完成 4.5~6 年 AIs 辅助内分泌治疗（AIs 或他莫昔芬序贯 AIs）的 ER 阳性和 / 或 PR 阳性、绝经后早期乳腺癌患者，中位预计存活时间超过 5 年。2004 年 10 月—2009 年 5 月，共纳入 1 918 例，来曲唑组与安慰剂组各 959 例。主要研究终点为 DFS。平均随访 6.3 年，结果发现延长来曲唑治疗至 10 年进一步显著改善无病生存（*P*=0.01），降低了 34% 的复发风险，同时可以预防对侧乳腺癌发生。次要研究终点生活质量（QoL）的研究结果提示，来曲唑组和安慰剂组采取 SF-36 总分评估总体 QOL，结果发现两者差异无统计学意义，来曲唑组的血管舒缩性症状和性功能下降略增多。

那么是否所有激素受体阳性乳腺癌的内分泌治疗都需要 10 年呢？答案显然是否定的。例如 NSABP B-14 临床试验入组了 1 172 例 ER 阳性但淋巴结没有转移的乳腺癌患者，结果显示 10 年内分泌治疗并不优于 5 年，提示对于低危患者来说，5 年内分泌治疗可能就已足够。如何优选需要延长时限的内分泌治疗的患者呢？基因表达谱检测乳腺癌的复发已广泛应用于临床，一些基因检测手段如 PAM50 ROR 评分，乳腺癌指数（breast cancer index）及 EndoPredict 等均具有预测复发时间的潜在价值。整合临床病理特征与基因表达谱所构建的预测模型将会更加准确的预测远期复发。

AIs 可以使绝经后患者体内的雌激素水平降低 90% 以上，所以它的不良事件主要是雌激素减少引起的。AIs 没有他莫昔芬的血栓性疾病和子宫内膜癌风险。但是在很多临床试验中能观察到潮热，而且关节炎、关节肌肉痛明显增加，大约在服药半年后，这些反应会逐渐缓解。AIs 治疗会加快骨丢失，引起骨质疏松，增加骨折发生率。为解决上述问题，中国抗癌协会召开乳腺癌内分泌治疗多学科管理专家共识会，制订《应用 AIs 的绝经后乳腺癌患者骨丢失和骨质疏松的预防诊断和处理共识（2015 版）》。共识认为，AIs 引起的骨丢失、骨质疏松重在预防，建议以双能 X 线吸收法测定的骨密度来对 AIs 治疗的绝经后乳腺癌患者进行危险分层，由于甾体类 AIs 具有独特的类雄激素样结构，与非甾体 AIs 相比，导致骨丢失较少，所以对骨丢失 / 骨质疏松发生风险为中高危的患者可选择对骨丢失影响更小的依西美坦治疗，对于中危患者可结合危险因素考虑适时使用药物干预治疗，如常规摄入钙剂和维生素 D、加强体育锻炼等。高危患者强烈建议给予双膦酸盐干预治疗。大型临床研究 Z-FAST 和 ZO-FAST 系列研究探讨了长期使用 AIs 患者同时应用双膦酸盐制剂唑来膦酸对骨密度的影响。结果显示应用唑来膦酸组患者骨密度明显高于不用唑来膦酸组，且骨折发生率低。近几年，针对新的骨代谢通路研发出新的药物地诺单抗，是一种特异性靶向核因子 - κB 受体活化因子配体（RANKL）的单克隆抗体，能够抑制破骨细胞活性，诱导破骨细胞凋亡。与安慰剂比较，地诺单抗能够明显改善乳腺癌患者骨密度。

AIs 也会影响血脂代谢，BIG 1-98 研究证实，来曲唑组对比他莫昔芬组，增加了高胆固醇血症的发生率;MA27 研究则表明,依西美坦组与阿那曲唑组疗效相当,但依西美坦组发生高脂血症(甘油三酯血症和血胆固醇过多症)的患者比例均更低。这可能也与依西美坦的类雄激素样结构相关。

4. 绝经的判断 鉴于 AIs 的作用机制,这类药物只能用于绝经后的患者,严禁用于绝经前女性。据报道 AIs 的存在会降低雌激素对下丘脑和垂体的负反馈,导致促性腺激素的分泌和卵巢功能恢复,甚至发生妊娠。因而在给患者推荐该药物时,必须明确患者处于绝经状态。绝经是指卵巢功能的衰竭,月经状态受多种因素的影响,简单的停经并不能认为是绝经。NCCN 指南绝经标准推荐双侧卵巢切除术、年龄 ≥60 岁可界定绝经。如果年龄<60 岁,只有自然闭经 ≥12 个月且(卵泡刺激素)FSH、雌激素水平处于绝经期范围,才可界定绝经。2011 年中国抗癌协会乳腺癌专家组制订我国绝经前女性乳腺癌患者辅助治疗后绝经判断标准专家共识,共识认为年龄,辅助治疗后停经时间,雌二醇和 FSH 是判断月经状态的主要指标。子宫完整者: ≥50 岁者,闭经>12 个月,E_2、FSH 水平至少连续三次均达到绝经后水平;45~50 岁,闭经>24 个月,E_2、FSH 水平至少连续三次均达到绝经后水平;<45 岁,卵巢功能恢复概率较大,原则上不适用本标准。绝经后参考值原则上暂推荐:FSH>40U/L 且 E_2<110pmol/L(或 30pg/ml)。但是一些患者月经状态受到其他因素的干扰无法判断是否绝经,如正在接受 LHRH 激动剂或拮抗剂治疗的患者无法判定是否绝经;已在接受辅助化疗的绝经前妇女,停经不能作为判断绝经的依据。尽管患者在化疗后会停止排卵或出现停经,但卵巢功能仍可能正常或恢复正常。对于化疗引起停经的妇女,如果考虑 AIs 作为内分泌治疗药物,则需要进行卵巢切除或连续多次监测促卵泡激素和/或雌二醇浓度以确保患者处于绝经后状态。对于仍然难以确定是否绝经的患者仍然推荐使用 SERMs 联合或不联合卵巢去势,或者 AIs 联合卵巢去势。

(四)新辅助治疗

新辅助治疗包括新辅助化疗和新辅助内分泌治疗。以下将分别进行阐述。

1. 新辅助化疗 新辅助化疗又称术前化疗,是指非转移性肿瘤在局部治疗前进行的全身细胞毒性治疗。乳腺癌新辅助化疗开展于 20 世纪 70 年代,Hagensen 和 Stout 最早提出了新辅助化疗这一概念,当初是作为不可手术局部晚期乳腺癌(LABC)和炎性乳癌(IBC)的诱导化疗。其后更多新辅助化疗研究覆盖了可手术浸润性乳腺癌。新辅助化疗在乳腺癌临床总体疗效达到 60%~90%,这使乳腺癌患者的保乳机会明显增加,使不能切除的患者变为可切除;对可手术乳腺癌,手术使肿块缩小,降低分期,可增加保乳手术机会,缩小手术范围,改善患者的生活质量;采用新辅助化疗,可以观察到化疗前后肿瘤大小,病理学及分子生物学指标的变化,直观了解肿瘤的药敏性;由于乳腺癌容易发生血行散播,初诊的患者中已有半数患者存在全身微小转移灶。从理论上讲,对尚无临床征状的微转移进行积极早期治疗,可能提高远期疗效。

但是新辅助化疗亦有其缺点:新辅助化疗初始诊断依靠空芯针活检,不能全面反映肿瘤异质性;仅仅凭影像学及临床体征评估,造成对腋窝分期不准确;新辅助化疗可能导致多灶性肿瘤残留、增加降期保乳手术同侧乳房复发风险;新辅助化疗后的病理结果不能明确指导患者的后续辅助治疗;对于在化疗中进展的患者,可能会贻误病情,甚至丧失手术的机会。据统计,约有不到 5% 乳腺癌患者会在新辅助化疗期间进展。因而应慎重筛选患者进行新辅助化疗。

(1)新辅助化疗是否优于辅助化疗:从 20 世纪 80 年代中期开始,一系列前瞻性随机对照研究在循证医学水平上验证新辅助化疗的疗效,其中最著名的试验为 NSABP B-18。

NSABP B-18 临床研究比较了 1 523 例可手术乳腺癌术前或术后化疗的区别。试验有 3 个目的:①多柔比星 + 环磷酰胺(AC)术前新辅助化疗与术后辅助化疗相比,能否提高患者的 DFS 和 OS;②肿瘤对新辅助化疗的反应是否与预后相关;③新辅助化疗能否提高保乳率。16 年随访结果显示,两组 DFS 率和总生存 OS 率均差异无统计学意义。但是新辅助化疗中获得病理完全缓解(pCR)患者的预后优于非 pCR 患者;对于随机前就准备进行保乳手术的患者,新辅助化疗能提高这部分患者的保乳率,但是因化疗后肿瘤缩小而有条件接受保乳手术的患者,其同侧乳腺复发率显著高于原计划保乳患者。

对 11 项临床试验共 3 946 例患者进行的荟萃分析结果也表明新辅助化疗与辅助化疗相比,并不能提高患者的 DFS、OS 及无远处转移生存率,反而增加了局部复发的风险($RR=1.22$,95% CI 1.04~1.43)。研究者认为这可能与纳入的临床研究中获得临床完全缓解(cCR)的部分患者未行手术相关。

(2)紫杉烷类药物的联合:蒽环类药物是新辅助治疗的基石,但仅纳入了含蒽环类的方案,pCR 率在 4%~29%,紫杉类药物(T)的加入能否进一步提 pCR 率呢?

NSABP-B27 的研究目标为评价新辅助化疗在 AC 的基础上加用 T 能否提高可手术乳腺癌的 DFS 和 OS。试验入组 2 411 例乳腺癌患者,随机分为 3 组:AC 新辅助化疗后手术,AC 序贯多西他赛新辅助化疗后手术组,AC 新辅助化疗后手术并继续多西他赛辅助化疗组。中位随访 8.5 年的研究结果显示,AC 方案序贯多西他赛较单独 AC 方案组的 cCR 率(63.6% vs 40.1%)、客观缓解(ORR)(90.7% vs 85.5%)均显著提高($P<0.001$),pCR 率提高近 1 倍(26.1% vs 13.7%,$P<0.001$)。但这依然不能改善总体患者的 DFS 和 OS。但是获得 pCR 的患者能够获得更长的 DFS。

Aberdeen 报道 CVAP(环磷酰胺 + 多柔比星 + 长春新碱 + 泼尼松)×4 个疗程方案有效的患者序贯单药多西他赛 4 个周期比继续 CVAP×4 个周期的 pCR 率明显提高(30.8% vs 15.4%),而且 3 年 DFS 和 OS 也有所改善,但是对于 CVAP×4 个周期无效者序贯 4 个周期多西他赛其pCR 率仅为 1.8%,并不能提高疗效和改善生存期。

一项荟萃分析纳入了 7 个随机研究,共 2 455 例患者,比较在含蒽环类方案中加入紫杉类药物的效果。分析结果显示,新辅助化疗中加入紫杉烷类药物可以提高保乳率,绝对值增加 3.4%,仅在序贯使用紫杉烷类组发现 pCR 率有所提高。鉴于在蒽环类药基础上加用紫杉类药可进一步提高 ORR 和 pCR 率,2009 年 St Gallen 会议专家共识推荐,新辅助化疗首选含紫杉类和蒽环类的化疗方案。2010 版《NCCN 临床实践指南》推荐的新辅助化疗方案包括 TAC、AC 序贯 T、FEC 序贯 T 等。

(3)新辅助化疗的周期数:德国的前瞻性研究 GeParTrio 试验中,入组 2 090 例乳腺癌患者,根据 TAC 方案的疗效采取不同的策略。如果 2 周期 TAC 方案后患者获得有效者(PR/CR),随机分组后再行 4 个周期或 6 个周期的 TAC 方案治疗。1 390 例 TAC 有效患者被随机分为 TAC×4周期或 TAC×6 周期;HER2 阳性患者均未接受曲妥珠单抗治疗。无论是 TAC 方案 6 个周期或 8 个周期,两者 pCR 没有差异,但 TAC×8 方案的患者 DFS 显著延长($HR=0.79$,$P=0.026$),OS 有获益趋势($HR=0.76$,$P=0.061$)。6 个周期化疗和 8 个周期化疗患者的 pCR 率分别为 21.0% 和 23.5%($P=0.27$),差异无统计学意义,且治疗 8 个周期患者化疗推迟的比例明显较高,分别为42.3% 和 19.8%,多数与毒性增加或患者耐受性降低有关。

ABCSG-14 试验显示新辅助 ED 方案(表柔比星 + 多西他赛)从 3 周期增加到 6 周期,pCR

率从 7.7% 提高到 18.6%（P=0.004 5），后者淋巴结阴性率也高（56.6% vs 42.8%，P=0.02）。Han 等的研究显示，ED 方案从 4 周期增加到 6 周期，ORR 从 72% 提高到 82%，pCR 从 11% 提高到 24%（P=0.047）。

因而目前认为过少的化疗周期可降低 pCR 率，不足 4 个周期 pCR 率<10%，故 4~6 周期化疗是适宜的；如果患者耐受性好且肿瘤敏感，应尽量完成 6 周期化疗以争取 pCR。而增加疗程至 6~8 个周期以上，其疗效和生存并不显著改善。

（4）新辅助化疗不敏感是否需要更换化疗方案：在前述的德国的研究 GeParTrio 试验中，对于 2 周期 TAC 方案后疗效为 SD（无效者），随机分组给予 4 个周期 TAC 方案或 4 个周期长春瑞滨 + 卡培他滨（NX）。共 622 例无效患者纳入研究。结果表明：对 2 周期 TAC 无效的患者，继续 TAC 原方案，采用最佳手段评估的总体有效率（CR + PR）仍可达到 69.5%，pCR 率为 5.3%；而换药为 NX 后总体有效率为 62.5%，pCR 率为 6%，两者没有统计学差异。在保乳率方面两者也没有差异。这个结果表明：对于初始治疗无效的患者，如果继续原方案仍有有效的可能，但是即使换成没有交叉耐药的方案，依然无法改善疗效。

另一项在英国进行的有关新辅助化疗药敏试验的前瞻性研究 Aberdeen 试验中，共入组 162 例局部进展期乳腺癌，所有受试者先接受 4 个周期 CVAP 后，有效者随机分成多西他赛或者继续 CVAP 化疗 4 个周期，无效者换成多西他赛，然后进行手术。结果表明：对于初始治疗有效的患者，一直使用 CVAP，pCR 为 16%，而换用多西他赛组 pCR 达 34%（P=0.035），且 3 年 DFS 和 OS 也明显改善，也就是说，原方案有效的患者，换成其他方案后可能更有效；而 CVAP 失败的患者，即使换成多西他赛，pCR 率仍只有 1.8%，这与 GeParTrio 的结果相一致。

因此 3~4 个周期新辅助化疗无效更换其他方案，其疗效和生存并不改善。一些早期患者如果新辅助化疗不敏感而疗程过长有延误手术治疗的风险，经 4~6 周期化疗后对治疗中度敏感或难达 pCR 者或已达治疗目的者，应及时手术，以避免过度化疗所致不良事件。

（5）剂量密集型新辅助化疗：剂量密集方案在乳腺癌辅助治疗中可显著延长患者无病生存期，由于 G-CSF 的支持，安全性也在可控范围内，但其在新辅助化疗阶段的临床研究中结果并不一致。

Untch 等对表柔比星联合紫杉醇（ET）方案剂量密集与常规给药进行了比较。剂量密集组予表柔比星每 2 周为 1 个周期，序贯紫杉醇，每 2 周为 1 个周期，共 6 个周期，同时 G-CSF 支持；常规组予表柔比星联合紫杉醇，每 3 周为 1 个周期，化疗 4 个周期，所有患者术后均接受 3 周期 CMF 方案。结果显示双周 ET 方案可提高 pCR 率（18% vs 10%，P=0.008），并且 5 年 DFS 获益（70% vs 59%，P=0.011），5 年 OS 也获益（83% vs 77%，P=0.041），剂量密集方案可能是更有效的新辅助化疗方案，尽管非血液学毒性较常规化疗严重，但粒细胞减少及感染并无差异。而 GeParDuo（n=904 例）和 PREPARE（n=733 例）试验均显示剂量密度方案与传统 3 周方案相比能改善 pCR 率，但 OS 和 DFS 无差异。剂量密集化疗在新辅助治疗中应慎重选择患者。

（6）联合抗 HER2 治疗的新辅助化疗：HER2 阳性乳腺癌新辅助化疗应用曲妥珠单抗后 pCR 率明显提高，一般为 18%~65%。Ⅲ期临床研究 NOAH 试验比较了 HER2 阳性局部进展期和炎性乳腺癌新辅助化疗联合或不联合曲妥珠单抗的疗效，曲妥珠单抗组 pCR 率显著提高（19.5% 提高至 38.5%），3 年无事件生存时间有显著获益，总生存有获益趋势。目前对于 HER2 阳性的局部晚期乳腺癌患者，化疗联合曲妥珠单抗是标准的治疗方案。NeoALLTO 研究结果显示化疗联合拉帕替尼和曲妥珠单抗组 pCR 率显著优于单药的曲妥珠单抗组或拉帕替尼组(51.3% vs 29.5% vs 24.7%,$P<0.001$)。NSABP B-41 研究则显示化疗联合拉帕替尼和曲妥珠单抗组较单药组不能显著提高 pCR 率,但联合组 pCR 率在仍在 50% 左右。目前的临床研究提示拉帕替尼联合曲妥珠单抗的新辅助治疗方案争议较大,尚需进一步探讨。Ⅱ期临床研究 NeoSPhere 试验显示多西他赛联合帕妥珠及曲妥珠单抗组 pCR 率显著优于多西他赛联合曲妥珠单抗组,且联合帕妥珠单抗不增加心脏毒性。因而双靶向 HER2 联合新辅助治疗也是可供选择的方案。

一项单臂Ⅱ期 TBCRC 006 临床研究,术前予 12 周曲妥珠单抗加拉帕替尼,不予常规化疗,研究发现患者的 pCR 率为 27%。这表明,HER2 阳性乳腺癌患者在单独给予双靶向 HER2 治疗时甚至可能不需要常规化疗。对于无法接受化疗的患者靶向 HER2 的新辅助治疗前景非常值得期待。

在上述的研究中,我们更多的关注于 pCR 率。乳腺癌治疗的终极目标应该是提高 OS,但是 OS 的随访需要十几年甚至几十年的时间,在新辅助化疗中,pCR 可作为 OS 的替代指标呢?事实上,在新辅助的大部分研究中,pCR 并不能转化成 OS 获益,更进一步的分析显示,对于恶性程度高的乳腺癌,如三阴性、HER2 阳性型、Ki-67 指数高的乳腺癌,pCR 具有预测预后的意义,而对于 Luminal A、Luminal B 乳腺癌,新辅助化疗时应根据疗效及时调整治疗方案,不应一味追求 pCR。

目前,新辅助化疗适应证为局部晚期乳腺癌,主要是指 LABC。LABC 指临床分期ⅡB 期(T_3N_0)、ⅢA 期($T_{0-2}N_2$ 或 T_3N_{1-2}),ⅢB 期(T_4 任何 N)和ⅢC 期(N_3 任何 T)的乳腺癌。

(7)新辅助化疗注意事项:新辅助化疗前必须对原发灶进行针穿活检明确组织学检查及免疫组化检查,一般要求必须对区域淋巴结肿大者行细针穿刺细胞学检查明确诊断后方可开始新辅助化疗。

新辅助化疗期间应每两个周期进行一次临床评估,若 2 个周期之后,肿瘤无明显变化或者增大,则更换化疗方案,或直接采用手术。对于部分缓解的患者,可以继续 2~4 个周期的原方案化疗后,再次评估后考虑是否手术。新辅助化疗完成后,即使在临床上肿瘤完全消失,也应该继续行既定的手术治疗,并根据术后病理结果决定后续辅助治疗方案。

2. 新辅助内分泌治疗 内分泌治疗最初多应用于局部晚期乳腺癌患者,其目的是避免手术,而非用作新辅助治疗以提高手术成功的概率。但新辅助内分泌治疗由于不良事件轻,耐受性好,疗效确切,已逐渐成为绝经后激素受体强阳性,疾病进展较慢的老年患者的治疗选择。目前认为第三代 AIs 如阿那曲唑、来曲唑、依西美坦是早期或进展期绝经后乳腺癌患者的标准新辅助内分泌治疗方案,优于他莫昔芬。如Ⅲ期随机对照研究 PROACT,共入组 452 例 ER 或 PR 阳性的局部晚期乳腺癌患者,分为两组,一组口服阿那曲唑,一组口服他莫昔芬,3 个月后根据疗效决定是否手术,结果发现两组客观缓解率为 39.5% vs 34.5%,$P=0.29$,而两组的保乳率则有显著差异(43.0% vs 30.8%,$P=0.04$)。荟萃分析表明 AIs 与他莫昔芬相比,在临床相关不良事件方面无明显区别。对于新辅助内分泌治疗联合 OFS 来说,绝经前女性 AIs 联合 OFS 优于或至少等同于他莫昔芬联合 OFS。大部分临床研究中提出的新辅助内分泌治疗疗程为 3~4 个月,但其他研究中的证据表明这一疗程不足以最大程度地减小肿瘤体积。一项西班牙的研究中,新辅助内分泌治疗获得最佳疗效的中位时间为 4.2 个月,约 1/3 的患者在 6 个月后肿瘤最大程度退缩。目前尚不明确如果新辅助治疗疗程超过 12 个月,疗效是否还有改善。但对于新辅助内分泌治疗的

Luminal 型乳腺癌患者来说 pCR 这一指标意义不大,新辅助内分泌治疗与新辅助化疗相比较的研究数据有限,但现有的研究表明 AIs 与化疗相比在临床有效率、病理学完全缓解方面无统计学差异。而对于三阳性乳腺癌(即激 Luminal 型 HER2 阳性),WSG-ADATP 研究和 NSABP-B52 研究提示新辅助内分泌治疗与靶向治疗及化疗联合使用均不能显著提高 pCR 率。

（五）辅助治疗的新策略

随着人们对乳腺癌生物学行为的深入了解,及越来越多新药的问世,乳腺癌的辅助治疗有了更多治疗选择。双膦酸盐可通过抑制破骨细胞活性来抑制骨吸收,主要用于治疗恶性肿瘤骨转移患者的骨质破坏。临床前研究表明,含氮双膦酸盐如唑来膦酸可以抑制肿瘤的浸润和黏附,促进肿瘤细胞凋亡从而起到抗肿瘤作用。AZURE 研究的目的是探索在 Ⅱ / Ⅲ 期乳腺癌高危患者中辅助应用唑来膦酸降低复发的效果。研究入组 3 360 例患者,随机接受标准治疗联合唑来膦酸或安慰剂,唑来膦酸给药时间为 5 年,起初每 3-4 周接受一次唑来膦酸共 6 次,之后则改为每 3 个月一次,共 8 次,继之以每 6 个月治疗一次,共 5 次,治疗的总时间为 5 年,,观察至发生骨转移的时间和无病生存率。中位随访 84 个月,结果显示唑来膦酸对乳腺癌复发和整体存活率无影响。然而,亚组分析显示,对绝经后妇女(绝经 5 年以上)复发和生存有显著效果。同样 ABCSG-12 研究纳入 1 803 例激素受体阳性绝经前的早期乳腺癌患者,随机分组为标准内分泌治疗组和试验组,试验组在对照组的基础上加上辅助唑来膦酸治疗,每 6 个月一次。中位随访 94.4 个月的结果显示,唑来膦酸改善了患者 DFS（$HR=0.77$,95% CI 0.60~0.99,$P=0.042$）和 OS（$HR=0.66$,95% CI 0.43~1.02,$P=0.064$）。亚组分析显示,年龄<40 岁的患者加用唑来膦酸无显著获益,而 40 岁或以上患者增加唑来膦酸可降低乳腺癌复发风险 30%。尽管大部分研究均认为,唑来膦酸或在绝经后妇女乳腺癌中益处更明显,但这一结论均非研究初始设计目标,因此还不能支持唑来膦酸用于绝经后患者的标准辅助治疗。

近年来,乳腺肿瘤疫苗研发市场十分火热,肿瘤疫苗具有低毒而特异性高的特点,主要通过增强识别人体肿瘤特异性抗原的能力杀伤肿瘤细胞,因而有望用于仍有微小转移灶残存风险的患者,目前的疫苗多以 HER2 为靶点,初步的安全性已在 Ⅰ 期研究中得到证实,正在进一步探究中。

（六）晚期复发或转移性乳腺癌的治疗

约 75% 的乳腺癌患者复发转移发生在术后 5 年内,特别是激素受体阴性的患者,晚期转移性乳腺癌患者通常是不可治愈的,多数治疗是姑息性的,治疗后中位存活时间为 2~3 年。在过去的几十年,晚期乳腺癌通过有效的治疗,总体生存已明显延长,特别是 ER 阳性、无内脏转移的患者,经合理综合治疗后可获得较长的生存时间,并维持较好的生活质量,但激素受体阳性患者在 5 年以后仍有复发风险,甚至在诊断后 20~30 年仍有可能复发转移。

复发转移性乳腺癌的治疗常采用联合局部治疗、全身治疗及支持治疗的综合治疗。在部分选择性Ⅳ期患者中,可以进行原发肿瘤的手术切除。对于复发转移性晚期患者,治疗的主要目的是缓解症状,在提高生活质量的基础上延长生存,具体是选择内分泌治疗、细胞毒药物治疗还是靶向治疗,要根据受体状态、HER2 状态、既往治疗及其不良事件、无病生存时间或无进展生存时间、转移部位和数目、年龄、体力状态、伴随疾病和患者意愿等情况而定。抗 HER2 药物,例如曲妥珠单抗、帕妥珠单抗、拉帕替尼、吡咯替尼及 TDM1,可改善 HER2 阳性晚期乳腺癌患者的预后。双膦酸盐和地诺单抗的使用有助于减轻骨转移患者的骨相关事件。

1. **病情评估** 晚期复发或转移性乳腺癌患者的分期评估检查包括病史、体格检查、实验室检查、胸部 X 线或 CT、乳腺超声、腹部超声、骨扫描等。对疼痛或骨扫描异常患者行骨的 CT 或 MRI 检查，还可考虑腹部诊断性 CT 或 MRI、头颅 CT 或 MRI。通常不建议使用 PET-CT 对患者进行评估，在其他检查结果不确定或可疑时 PET-CT 是可选择的。NCCN 专家组建议肿瘤转移灶或第一复发灶的活检应作为晚期乳腺癌患者病情评估的一部分，ER、PR、HER2 状态在肿瘤原发灶和转移灶之间可能不一致，不一致的原因可能与肿瘤生物学性质的改变、肿瘤细胞对治疗方案的不同效应、肿瘤异质性或检测的准确性或可重复性有关，因此当获得肿瘤组织时，患者应进行 ER、PR、HER2 状态的重复确定。有研究报道，ER 阴性转为 ER 阳性的概率为 3.4%~60%，ER 阳性转为 ER 阴性的概率为 0.7%~11%。原发灶和转移灶生物标志物不一致时，应该根据哪个生物标志物结果进行治疗决策目前尚不确定。由于临床试验难以评价这种情况，因此专家组推荐：在原发灶和转移灶中至少有一个病灶阳性，就可依据这个阳性结果选择内分泌治疗和 / 或抗HER2 的治疗。但也有专家认为，如果原发灶和转移灶生物标志物不一致，对一线治疗的决策而言，转移灶测得的生物标志物可能更重要。

2. **单纯复发乳腺癌的治疗** 仅有局部复发的患者可分为 3 类，接受了全乳切除术的患者、接受了全乳切除术加放疗的患者和接受保乳手术加放疗的患者。保乳术后局部复发包括同侧乳房内复发和皮肤、胸壁的复发；全乳房切除后局部复发则指同侧胸壁或皮肤的复发。另外还有"局部 + 区域复发"的概念，区域复发指同侧腋窝淋巴结、锁骨上、锁骨下淋巴结和内乳淋巴结出现转移。

一项回顾性研究分析了接受全乳切除和辅助化疗但未接受放疗的乳腺癌患者的复发模式，发现最常见的局部复发部位为胸壁和锁骨上区域淋巴结。20 世纪 80 年代初期，欧洲癌症研究与治疗组织（European Organization for Research and Treatment of Cancer，EORTC）的乳腺癌协作组和丹麦乳腺癌协作组（Danish Breast Cancer Cooperative Group，DBCCG）开展了两项随机临床研究——EORTC10801 和 DBCG-82TM，旨在比较 Ⅰ、Ⅱ 期乳腺癌行全乳切除和保乳手术后局部复发和远处转移危险的差异。两项研究共入组 1 772 例患者，约 8% 的患者以局部复发为首发事件，两种术式的局部复发和远处转移率无显著性差异，而 35 岁以下患者保乳手术后局部复发危险是 60 岁以上患者的 9.24 倍。

（1）局部治疗：一般认为接受过全乳切除的患者应尽量行局部复发灶切除术加胸壁和锁骨上区域受累区域放疗。手术切除的意义在于局限性切除肿块以获得阴性切缘。对无法切除的胸壁复发灶，如果既往未接受过放疗则应给予放疗。保乳手术后局部复发的患者应接受全乳切除加腋窝淋巴结手术（如果既往未进行腋窝淋巴结清扫）。临床研究显示在既往接受过保乳手术加前哨淋巴结活检并出现局部复发的患者中，80% 能够再次成功进行前哨淋巴结活检。既往接受保乳手术和前哨淋巴结活检并出现局部复发的大部分患者，最佳手术治疗方式是全乳切除联合Ⅰ / Ⅱ级腋窝淋巴结清扫术。

（2）全身治疗：对于局部复发的患者进行个体化治疗尤为重要，有些患者单独采用局部治疗就足够，但多数情况下患者应考虑接受全身化疗或内分泌治疗。下列情况需要考虑全身治疗：局部区域病变较大或不可切除，但经全身治疗后病变缓解有可能变成可切除者；孤立的局部区域复发在得到有效的局部治疗后，巩固化疗有可能改善无病生存和总生存，尤其是复发病灶对内分泌治疗不敏感或无效者；激素受体阳性患者接受内分泌治疗可降低再次复发率；复发灶广泛乃至放射治疗难以覆盖完整的靶区,同期放化疗可以提高局部控制率;HER2阳性患者可以联合靶向治疗。局部复发与远处转移患者的治疗原则一致,应密切跟踪治疗方案的疗效,并适时调整治疗方案。

3. 复发转移性乳腺癌的治疗　复发转移性乳腺癌患者以全身治疗为主,主要目的是延长生存期,提高生活质量,而非治愈性,因此应优先选择毒性尽可能小的方案,并根据是否只存在骨转移、激素受体及HER2状态进行进一步分层,对于受体阳性的患者,在某些情况下,毒性较小的内分泌治疗优于细胞毒性治疗。

（七）晚期乳腺癌的内分泌治疗

乳腺癌属于激素依赖性肿瘤,内分泌治疗由于不良事件相对较轻,临床获益率高,因此对激素受体阳性复发或转移的患者可优先考虑内分泌治疗。激素受体检测情况不明或者既往检测结果为阴性的患者,应重新检测新近出现的复发病灶的激素受体状态,或重新测定以往病灶的表达情况,以排除假阴性结果或转移灶激素受体发生改变的情况,为内分泌治疗争取机会。

内分泌治疗起效缓慢,起效时间为2~3个月,但一旦有效,肿瘤的缓解期较长。因而,如果肿瘤无明显临床进展,应至少服药16周后再评价疗效。一般认为,联合用药的疗效并不优于单一用药。内分泌治疗的疗效受肿瘤转移部位(例如,软组织和骨转移比内脏转移效果好)和受体状况等因素影响。

激素受体阳性的晚期乳腺癌患,以下情况可首选内分泌治疗:①肿瘤进展缓慢;②无症状的内脏转移的患者,或转移灶仅局限于骨或者软组织;③既往内分泌治疗获益,包括辅助治疗足疗程结束后进展或辅助治疗中无病生存期较长(一般为大于2年),和复发转移治疗曾经获益的患者;④已有数据显示内分泌联合靶向治疗的疾病控制率和无进展生存期并不亚于化疗,因此,综合评估后对于一些肿瘤负荷较大的患者(如伴有内脏转移),内分泌联合靶向治疗(CDK4/6抑制剂、HADC抑制剂)等也可作为治疗选择;⑤对于进展较慢的激素受体阴性、仅有骨或者软组织局部肿瘤、无症状的内脏转移的乳腺癌患者也可试用内分泌治疗。内分泌治疗耐药、肿瘤快速进展、内脏广泛转移或症状明显,需要快速减轻肿瘤负荷的患者应该先给予化疗等更有效的治疗,在疾病得到有效控制后再给予内分泌维持治疗。

激素受体阳性晚期乳腺癌内分泌治疗的药物选择应遵循以下原则:①复发转移性乳腺癌选择一线内分泌治疗,需考虑患者的辅助治疗方案、无病间期及肿瘤负荷选择治疗方案。②未用抗雌激素治疗的绝经前患者,可以试用他莫昔芬或托瑞米芬治疗。③ 对于ER阳性的绝经前患者,首选卵巢抑制(戈舍瑞林或亮丙瑞林)或手术去势治疗,随后再遵循绝经后妇女内分泌治疗原则。④ 对于未经内分泌治疗或者他莫昔芬内分泌治疗失败的绝经后乳腺癌患者,第三代AIs或氟维司群可作为其首选药物。CDK4/6抑制剂联合AIs或氟维司群可作为其首选治疗方案。⑤晚期乳腺癌二线内分泌治疗的选择,应结合既往内分泌治疗用药及治疗反应情况,尽量不重复使用既往使用过并定义为耐药的药物。若一线未使用CDK 4/6抑制剂,二线CDK 4/6抑制剂联合内分泌治疗作为首选。⑥ AIs治疗后进展的绝经后乳腺癌患者,可以根据患者的实际情况,考虑以下几种治疗。a.非甾体AIs(来曲唑、阿那曲唑)治疗失败后,依维莫司联合依西美坦是有效的治疗方式;依维莫司也可以联合他莫昔芬或氟维司群。使用依维莫司治疗应权衡其疗效和不良事件。患者接受依维莫司治疗的主要不良事件是口腔溃疡和肺间质纤维化。b.大剂量氟维司群(500mg/4周)。c.可以换用另一类AIs。如非甾体AIs治疗失败后,可以考虑换为甾体类芳香化酶抑制依西美坦治疗,反之亦然。d. 若未证实存在他莫昔芬耐药的患者,也可选用他莫昔芬或托瑞米芬。e. 孕激素也可作为一种治疗选择。f. 接受内分泌治疗后获得肿瘤缩小或疾病长期稳定的乳腺癌患者在疾病进展时应接受序贯的内分泌治疗。g. 进展期乳腺癌患者化疗后的内分泌维持治疗,在临床实践中被广泛应用,是一个合理的选择。

1. 晚期乳腺癌内分泌药物分类

(1) ER 调节剂:通过与 ER 结合从而阻断雌激素发挥作用。代表药物:他莫昔芬(tamoxifen,TAM)、托瑞米芬、氟维司群(fulvestrant)、雷洛昔芬等。他莫昔芬作为一线药物首次用于晚期乳腺癌的有效率为 30% 以上,对年龄较大,ER 阳性的患者,有效率约为 60%,ER 与 PR 均阳性者疗效更好。对于晚期乳腺癌,可长期口服直至肿瘤进展。

托瑞米芬的化学结构与他莫昔芬相似,但雌激素样作用比他莫昔芬弱。临床疗效和他莫昔芬相近,对子宫内膜和血脂的影响低于他莫昔芬。托瑞米芬的剂量为 60mg,每日 1 次;有小样本 II 期研究报道,采用高剂量托瑞米芬(120mg/d)可提高疗效。

氟维司群:新型抗雌激素受体药物,主要机制为结合、阻断并下调雌激素受体。目前说明书推荐氟维司群每月 500mg(第一次给药后两周需再次给予 500mg)用于抗雌激素辅助治疗后或治疗过程中复发的,或是在抗雌激素治疗中病情进展的激素受体阳性绝经后局部晚期或转移性晚期乳腺癌的治疗。

(2) 促黄体激素释放激素(LHRH)受体拮抗剂:代表药物为亮丙瑞林和戈舍瑞林。II 期临床试验结果表明,LHRH 拮抗剂的总有效率为 40%(32%~50%)。此类药物主要用于治疗绝经前 MBC。戈舍瑞林(goserelin)用法:每 4 周深部肌内注射 3.6mg。亮丙瑞林(leuprolide)用法:每 4 周深部肌内注射 3.75mg。一般连续注射 4~6 次为一个疗程。

(3) 芳香化酶抑制剂:AIs 能够抑制肾上腺分泌的雄激素转变为雌激素过程中的芳香化环节,阻断雌激素的合成从而达到抑制乳腺癌细胞生长的作用。目前临床上常用的第三代 AIs 对于绝经后乳腺癌患者的治疗效果要明显优于他莫昔芬,在有效率、TTP、临床获益率方面均有明显优势,已成为绝经后受体阳性转移性乳腺癌的首选内分泌治疗。代表性药物:非甾体的来曲唑、阿那曲唑和甾体类的依西美坦。

(4) 孕激素类似物:孕激素类似物经负反馈调节抑制垂体产生黄体生成激素和促肾上腺皮质激素,或通过 PR 作用于乳腺癌细胞。适用于绝经后乳腺癌患者及复发转移性乳腺癌患者的解救治疗,代表药物:甲地孕酮(medroxyprogesterone acetate,MPA)、甲羟孕酮(megestrol acetate,MA)。Pannuti 报道 296 例 ER 状况不明的 MBC 用 MPA 治疗的有效率为 41%,其中以骨转移(53%)、软组织转移(37%)疗效较好,而内脏转移疗效较差(18%)。研究表明,MA 与 MPA 的疗效相似。两者的疗效与受体状况有关,ER 与 PR 均阳性者的有效率为 50% 左右,而 ER 与 PR 均阴性者的有效率仅为 25% 左右。随机分组试验表明,高剂量孕激素治疗能够提高客观有效率,但水钠潴留、血栓形成等副作用的发生率也相应增加。MA 和 MPA 尚有改善患者一般状况,保护骨髓造血功能等作用。孕激素的一般用法为:MPA 每次 500mg,每日 1~2 次;MA 每次 160mg,每日 1 次。

(5) 雄激素:雄激素对乳腺癌的作用存在争议,雄激素与靶器官上的雄激素受体(AR)结合后发挥其作用,已有文献报道,雄激素受体在乳腺癌中的表达率为 35%~90%。有研究发现雄激素可以通过 AR 直接抑制肿瘤细胞的生长,雄激素另一方面能直接与雌激素协同刺激乳腺癌细胞的生长。临床上雄激素可用于对雌激素治疗失败的乳腺癌。有研究显示雄激素作为雌激素的拮

第 24 章

抗物来治疗或预防对雌激素敏感的乳腺癌,与单独应用抗雌激素治疗比较,雄激素联合抗雌激素治疗可以获得更高的缓解率与更长的疾病进展时间。代表药物:氟甲睾酮。

2. 晚期乳腺癌患者内分泌治疗的药物选择

(1)绝经前晚期乳腺癌患者的内分泌药物选择:绝经前晚期乳腺癌患者内分泌治疗可选择:选择性 ER 调节剂(他莫昔芬或托瑞米芬);促黄体激素释放激素受体拮抗剂(亮丙瑞林和戈舍瑞林);外科手术或放射性卵巢切除;孕激素类似物(甲地孕酮、甲羟孕酮);雄激素(氟甲睾酮)和大量雌激素(乙炔基雌二醇)。对于既往接受过他莫昔芬治疗进展的绝经前患者,卵巢功能抑制或卵巢切除联合他莫昔芬或者 AIs 可获得更好的疗效。

对未接受过抗雌激素治疗的绝经前患者,初始治疗可选择抗雌激素药物,或者考虑卵巢功能抑制或切除后加用 AIs。对 45 岁以下、未绝经的患者,在给予药物性卵巢功能抑制加用 AIs 时要慎重,要检测激素水平(雌二醇、卵泡刺激素、促黄体生成素),如果卵巢功能不能被完全抑制,该疗法的效果不佳。

对于绝经前患者接受抗雌激素治疗 1 年内出现疾病进展的患者首选的二线治疗方案为卵巢功能抑制(促黄体生成素释放激素拮抗剂或放疗)或卵巢切除后加用 AIs。

(2)绝经后晚期乳腺癌患者的内分泌药物选择:绝经后晚期乳腺癌患者内分泌治疗可选择:非甾体 AIs(来曲唑和阿那曲唑);甾体类 AIs(依西美坦);选择性 ER 调节剂(他莫昔芬或托瑞米芬);ER 下调剂(氟维司群);孕激素类似物(甲地孕酮、甲羟孕酮);雄激素(氟甲睾酮)和大量雌激素(乙炔基雌二醇)。

绝经后的患者,一线内分泌治疗可以选择 AIs、氟维司群、他莫昔芬或托瑞米芬。通常第三代 AIs 可作为其内分泌治疗方案的首选,或者选用他莫昔芬序贯 AIs 的治疗方案。存在 AIs 治疗禁忌证、曾行 AIs 辅助内分泌治疗且无病生存时间短或因经济原因不能接受 AIs 治疗的患者,可考虑给予他莫昔芬或托瑞米芬。晚期一线内分泌治疗也可以推荐选择氟维司群。

对于绝经后激素受体阳性的晚期乳腺癌患者的一线治疗,第三代 AIs 可作为其内分泌治疗方案的首选。国际多中心的 P025 试验旨在比较第三代 AIs 和他莫昔芬作为绝经后乳腺癌一线治疗的可行性。结果显示来曲唑组的有效率、临床获益率和 TTP 均优于他莫昔芬组(两组的客观缓解率分别为 32% 和 21%,$P < 0.000\,2$;临床受益率分别为 50% 和 38%,$P < 0.000\,4$)。随机、双盲、多中心的北美研究(the North American trial)显示,与他莫昔芬相比,阿那曲唑可显著延长晚期患者的 TTP(11.1 个月 vs 5.6 个月),并且阿那曲唑组发生血栓栓塞事件(4.1% vs 8.2%)和阴道出血(1.2% vs 3.8%)的患者更少。TARGET 研究也显示,在激素受体阳性亚组,与他莫昔芬组相比,阿那曲唑组的 TTP 显著延长(8.9 个月 vs 7.8 个月)。阿那曲唑组的血栓栓塞事件(4.8% vs 7.3%)和阴道出血(1.2% vs 2.4%)的发生率比他莫昔芬组低。IES031 研究以及 027 研究显示,依西美坦相较于他莫昔芬作为绝经后晚期乳腺癌患者的一线治疗,依西美坦在提高患者 TTP 获益(与淋巴结情况或既往化疗无关)、降低死亡风险以及对侧乳腺癌发生风险方面均优于他莫昔芬。Robertson 等进行的 Ⅱ 期 FIRST 研究比较了氟维司群 500mg($n=102$)与阿那曲唑 1mg($n=103$)作为一线内分泌治疗在绝经后 ER 阳性晚期乳腺癌中的疗效。氟维司群组中位 TTP 显著长于阿那曲唑组(23.4 个月 vs 13.1 个月,$HR=0.66$,95% CI 0.47~0.92,$P=0.01$),疾病进展的风险降低了 34%。后续治疗的最佳总有效率和后续内分泌治疗的 CBR 两组相似,且氟维司群 500mg 并没有增加新的安全性问题。Ⅲ 期的 FALCON 研究证实,晚期未经内分泌治疗的患者,相比于阿那曲

唑,氟维司群显著延长了 PFS,中位 PFS 为 16.6 个月 vs. 13.8 个月(*HR*=0.797,*P*=0.048 6)。在亚组分析中,显示在无内脏转移的亚组中,氟维司群相对于阿那曲唑,延长了 PFS 达 9.5 个月(22.3 个月 vs. 13.8 个月;*HR*=0.59),降低进展风险 41%。而在有内脏转移患者中,两组之间无明显差异。上述研究显示氟维司群可以作为 MBC 一线内分泌治疗的选择。

多项研究探索了对于绝经后激素受体阳性的晚期乳腺癌患者的二线内分泌治疗的选择。由 Dombernowsky 等进行的随机、双盲、前瞻性的Ⅲ期临床试验 AR/BC2 研究,共有 551 例辅助治疗或他莫昔芬治疗后进展的晚期乳腺癌患者入组,结果表明在晚期乳腺癌的二线内分泌治疗中,第三代 AIs 的疗效明显优于甲地孕酮(来曲唑与甲地孕酮的有效率分别为 24% 和 16%,中位缓解期分别为 33 个月和 18 个月,临床获益持续时间分别为 24 个月和 14 个月)。氟维司群可作为他莫昔芬以及 AIs 治疗失败后的受体阳性晚期乳腺癌患者的优先选择,且耐受性好。氟维司群作为内分泌治疗后疾病进展的绝经后 ER 阳性 MBC 二线治疗方案的疗效在北美和欧洲进行的 0021(*n*=400)和 0020(*n*=451)两项Ⅲ期临床研究中得到证实。0021 和 0020 研究原本设计了氟维司群 250mg、氟维司群 125mg 和阿那曲唑 1mg 共 3 组进行比较,且试图证明氟维司群的疗效优于阿那曲唑。但在临床试验中发现,氟维司群 125mg 在 30 例患者治疗 3 个月后没有观察到显著疗效,因而终止了 125mg 组的研究。这两项研究均表明,氟维司群 250mg 在至疾病进展时间(TTP)、客观疗效(ORR)和临床获益率(CBR)等治疗终点方面与阿那曲唑相当,两者疗效差异无统计学意义。但在北美患者中,氟维司群组的缓解持续时间显著长于阿那曲唑组(*HR*=1.35,95% *CI* 1.10~1.67,*P*<0.01)。将两项研究合并后进行系统分析发现,氟维司群组关节不良事件发生率显著低于阿那曲唑组(*P*=0.003 6)。这些结果表明,氟维司群 250mg 在疗效上不差于阿那曲唑 1mg,耐受性略优于阿那曲唑。基于此研究结果,欧洲和北美批准了氟维司群 250mg 上市。CONFIRM 试验主要是针对不同剂量氟维司群在内分泌治疗失败的绝经后激素受体阳性晚期乳腺癌患者中的疗效对比。结果显示与氟维司群 250mg 相比,高剂量的氟维司群(500mg)可以使患者具有更高的生存获益,中位总体生存延长 4.1 个月,死亡风险降低 19%。500mg 与 250mg 氟维司群的中位总生存分别是 26.4 个月和 22.3 个月(*HR*=0.81,95% *CI* 0.69~0.96,*P*=0.016)。基于此研究结果,欧洲和北美批准了氟维司群 500mg 上市。

有学者们开展了氟维司群在 AIs 治疗失败的乳腺癌中的疗效,以及氟维司群与 AIs 联合治疗的疗效的相关研究。Mauriac 等报道了随机双盲多中心Ⅲ期 EFECT 研究结果,在非甾体 AIs 治疗后疾病进展的绝经后 MBC 患者中,比较了氟维司群组与 AIs 依西美坦组 25mg 的疗效和安全性。结果表明,氟维司群组(*n*=288)与依西美坦组(*n*=299)的 TTP 相同(均为 3.7 个月,*P*=0.65),OR 与 CBR 接近,氟维司群组中位肿瘤缓解期略优于依西美坦组(自首次评价肿瘤缓解期分别为 7.5 和 5.0 个月)。耐受性和安全性两组相似。研究结果表明,对于非甾体 AIs 治疗后进展的绝经后 MBC 患者,氟维司群与依西美坦同样有效。对于非甾体 AIs 治疗敏感的患者,后续氟维司群疗效可能优于依西美坦,但仍需研究验证。

在绝经后乳腺癌患者中联合使用内分泌治疗的方案已经在多项研究中进行了报道。在 FACT 研究中,氟维司群联合阿那曲唑并不比单独阿那曲唑治疗有优势(疾病进展时间 *HR*=0.99,95% *CI* 0.81~1.2;*P*=0.91)。另一项Ⅲ期临床研究(SWOGS0226),观察氟维司群联合阿那曲唑对比阿那曲唑单药一线治疗绝经后复发转移性乳腺癌的疗效,结果表明联合治疗组较阿那曲唑单药有明显优势,两组的中位无进展生存期分别是 15 个月和 13.5 个月(*HR*=0.81,95% *CI*

0.68~0.94，P=0.007）。

一项Ⅲ期临床研究对单独氟维司群或氟维司群联合阿那曲唑或依西美坦在晚期获得性非甾体 AIs 耐药的患者中治疗疗效进行了研究。单独氟维司群组、氟维司群联合阿那曲唑组、氟维司群联合依西美坦组的中位无病生存时间分别为 4.8 个月、4.4 个月和 3.4 个月。三组的总有效率、临床获益率和总生存率差异无统计学意义。该实验证明氟维司群联合 AIs 并不能提高对 AIs 耐药患者的治疗疗效（表 24-9）。

表 24-9　转移性乳腺癌的内分泌治疗

月经状况	治疗药物
绝经前	醋酸戈舍瑞林（goserelin acetate，zoladex） 醋酸亮丙瑞林（leuprolide acetate）
绝经后	阿那曲唑（anastrozole，Arimidex）， 来曲唑（letrozole，Femara）依西美坦（exemestane，Aromasin）、乙烯雌酚
各种年龄	他莫昔芬、激素（甲羟孕酮、甲地孕酮）、氟羟甲睾酮

（3）对激素受体阳性晚期乳腺癌患者的靶向联合内分泌治疗药物选择：研究表明，约有 30% 激素受体阳性患者存在内分泌治疗原发耐药，并且在初始治疗时有效的患者，在应用内分泌药物治疗一段时间后几乎都会出现继发性耐药的情况。原发性内分泌耐药是指术后辅助内分泌治疗 2 年内出现复发转移，或转移性乳腺癌内分泌治疗 6 个月内出现疾病进展。继发性内分泌耐药是指术后辅助内分泌治疗 2 年后出现复发转移，或在完成辅助内分泌治疗 12 个月内出现复发转移，或一线内分泌治疗 6 个月出现进展。根据目前所知的内分泌治疗抵抗的机制，即长期的雌激素剥夺会导致 ER 表达减少，可能与 PI3K/ 蛋白激酶 B（protein kinase B，Akt）通路过度活化相关，出现拮抗激素受体途径产生的治疗效应减弱；此外，协同转录活性因子，如 NCOA3、AP-1、SP-1 等过度表达或过度活化，增强了 ER 通路的活性，从而拮抗内分泌药物疗效，对内分泌治疗产生耐药。解决内分泌治疗抵抗的方法主要有两种：恢复 ER 表达和各种生物靶目标抑制剂的研发。P13K-AKT-mTOR 是乳腺癌中最常见的活化通路，PIK3CA 是激素受体阳性 HER2 阴性乳腺癌最常见的突变基因。近年来的研究表明 P13K-AKT-mTOR 通路的活化与激素受体阳性 HER2 阴性乳腺癌内分泌治疗耐药相关。研究显示服用他莫昔芬或 AIs 的患者，其丝裂原激活蛋白激酶（MAPK）、PI3K/Akt 通路异常活化，mTOR、HER2 等蛋白表达增加，而 MAPK 和 Akt 能直接激活 ER。依维莫司作为 mTOR 抑制剂的典型代表，临床前研究显示其联合来曲唑对 HR 阳性乳腺癌细胞有协同作用，可克服内分泌耐药。除了上述 mTOR 抑制剂以外，还有一些其他的抑制剂也能取得一定的疗效，如周期蛋白依赖性激酶（cyclin-dependent kinase，CDK）4/6 抑制剂。CDK4/6 抑制剂，能够选择性抑制 CDK4/6，恢复细胞周期控制，阻断肿瘤细胞增殖。细胞周期失控是癌症的一个标志性特征，CDK4/6 在许多癌症中均过度活跃，导致细胞增殖失控。CDK4/6 是细胞周期的关键调节因子，能够触发细胞周期从生长期（G1 期）向 DNA 复制期（S1 期）转变。在雌激素受体阳性乳腺癌中，CDK4/6 的过度活跃非常频繁，而 CDK4/6 是 ER 信号的关键下游靶标。临床前数据表明，CDK4/6 和 ER 信号双重抑制具有协同作用，并能够抑制 G1 期 ER 阳性乳腺癌细胞的生长。

palbociclib（Ibrance）是美国 FDA 批准的首个 CDK4/6 抑制剂，该药于 2015 年 2 月获美国 FDA

加速批准,联用来曲唑用于激素受体阳性 HER2 阴性晚期乳腺癌女性患者的一线治疗。美国 FDA 基于一项随机对照 Ⅱ 期研究(PALOMA-1)无进展生存期(PFS)的显著性获益加速批准了这一适应证。PALOMA-1 试验证实了 palbociclib 联合来曲唑治疗 ER+/HER2- 初治的局部晚期或转移性乳腺癌患者较单药来曲唑延长了患者 PFS,联合组患者中位 PFS 为 20.2 个月(95% CI 13.8~27.5),接受来曲唑单药治疗患者 PFS 为 10.2 个月(95% CI 5.7~12.6)。研究者评价的有可测量病灶患者中,接受 palbociclib 联合来曲唑治疗患者的总体缓解率显著高于来曲唑单药组(55.4% vs 39.4%)。

PALOMA-3 是一项全球性、随机双盲安慰剂对照临床研究,实验组为 palbociclib 联合氟维司群,对照组为安慰剂联合氟维司群,该研究比较两组在激素受体阳性 HER2 阴性内分泌耐药晚期乳腺癌患者中的疗效。与 PALOMA-1 侧重于绝经后乳腺癌患者不同,PALOMA-3 的研究对象不仅包括绝经前和围绝经期女性,还包括使用戈舍瑞林的女性。经过 8.9 个月中位随访时间,试验组的 PFS 达到了 9.5 个月,对照组为 4.6 个月(HR=0.461,95% CI 0.36~0.59,P<0.000 1)。研究显示 PFS 获益与绝经情况无关,且各预指定因子亚组获益一致。试验组与对照组的总缓解率分别为 24.6% 和 10.9%,缓解持续时间为 9.3 个月和 7.6 个月。由于 palbociclib+ 氟维司群组在延长 PFS 上效果显著,该研究被提前终止。常见不良事件:中性粒细胞减少症(83% vs 4%)、白细胞减少症(53% vs 5%)、感染(47% vs 31%)、乏力(41% vs 29%)、恶心(34% vs 28%)、贫血(30% vs 13%)、口腔炎(28% vs 13%)等。

CDK4/6 抑制剂 abemaciclib 单药治疗的 Ⅱ 期研究(MONARCH 1)结果于 2016 年 ASCO 年会报道。MONARCH 1 是一项评价 abemaciclib 单药用于既往内分泌治疗和化疗后疾病进展的 HR+/HER2- 转移性乳腺癌患者安全性与疗效的单臂 Ⅱ 期研究。共 132 例晚期乳腺癌患者接受了 abemaciclib 单药治疗,患者既往接受过针对晚期疾病的中位三线治疗,中位年龄是 58 岁,44.7% 的患者 PS 评分为 1,90.2% 的患者有内脏转移,85.6% 的患者有至少 2 个转移部位。结果显示 Abemaciclib 单药治疗的客观缓解率是 17.4%,临床获益率(CR+PR+SD ≥ 6 个月)是 42.4%,中位 PFS 是 5.7 个月。中期分析时有 22 例患者仍在接受研究治疗,13 例患者有客观缓解,9 例有 SD。5 种较常见的治疗后不良事件是腹泻、疲劳、恶心、食欲减退和腹痛。

MONARCH 2 研究招募 669 例 HER2 阴性、HR 阳性绝经后晚期乳腺癌患者,在一线内分泌治疗失败后分别使用氟维司群或氟维司群联合 abemaciclib,研究主要终点为 PFS。研究表明联合治疗组显著延长 PFS(14.8 个月 vs 9.3 个月,HR=0.55,P<0.001),ORR 分别为 48.1% 和 21.3%。

MONARCH 3 研究评价 abemaciclib 联合非甾体 AIs(来曲唑或阿那曲唑)对比非甾体 AIs 联合安慰剂用于绝经后、既往未接受针对复发或转移性肿瘤进行系统性治疗的晚期乳腺癌患者的疗效与安全性。结果表明,abemaciclib 联合阿那曲唑或来曲唑组的 PFS 明显长于单用阿那曲唑或来曲唑组(28.18 个月 vs 14.76 个月,HR 0.54,P<0.001);客观有效率分别为 61.0% 和 45.5%(P=0.003)。2022 年 ESMO 大会公布了研究的 OS 数据,两组的中位 OS 分别为 67.1 个月和 54.5 个月(HR=0.75,P=0.03),OS 绝对获益达 12.6 个月,但未达统计学差异(预设 P 值 ≤ 0.018)。

在 2016 年 ESMO 由来自美国 MD Adverson 癌症中心的 Gabriel Hortobalis 教授口头报道了 Ribocciclib(LEE011) 联合来曲唑对比来曲唑联合安慰剂用于晚期乳腺癌 Ⅲ 期研究(MONALEESA-2)分析结果:Ribociclib 联合来曲唑组较来曲唑联合安慰剂组显著延长 PFS(25.3 个月 vs 16.0 个月,HR=0.57,P<0.001),中位 OS 延长超过 12 个月(63.9 个月 vs 51.4 个月),死亡风险降低 24%(HR=0.76,93% CI 0.63~0.93,双侧 P=0.008)。在基线有可测量病灶的患者中,两组 ORR 分别为 53% vs 37%(P=0.000 28);CBR 分别为 80% vs 72%(P=0.02)。常见 3/4 级不良

事件（≥5%，联合治疗组对比来曲唑联合安慰剂组）：中性粒细胞计数降低（59% vs 1%）、白细胞计数降低（21% vs 1%）、高血压（10% vs 11%），丙氨酸氨基转移酶升高（9% vs 1%），淋巴细胞减少（7% vs 1%）和天冬氨酸氨基转移酶升高（6% vs 1%）。达尔西利是我国自主研发的高选择性 CDK 4/6 抑制剂。徐兵河教授牵头的 DAWAN-2 研究，入组了 456 例 HR 阳性，HER2 阴性局部晚期或转移性乳腺癌初治患者，按 2∶1 比例随机分为达尔西利联合来曲唑或阿那曲唑或安慰剂联合来曲唑或阿那曲唑，研究结果显示达尔西利组与安慰剂组研究者评估的中位 PFS 分别为 30.6 个月和 18.2 个月（HR=0.51，P<0.000 1），ORR 分别为 57.4% 和 47.7%。

除了 CDK4/6 抑制剂，已经有多项研究对 AIs 联合 m TOR 通路抑制剂进行了研究。2012 年 7 月 20 日，美国 FDA 基于Ⅲ期 BOLERO-2 研究的结果批准了依维莫司联合依西美坦用于非甾体 AIs 治疗失败的绝经后激素受体阳性、HER2 阴性的晚期乳腺癌患者。2009 年 6 月—2011 年 1 月，研究者从 24 个国家 189 家医疗中心招募对非甾体 AIs 耐药的女性激素受体阳性的乳腺癌患者，485 例患者随机接受依维莫司 + 依西美坦联合治疗（联合治疗组），239 例随机接受依西美坦 + 安慰剂治疗（依西美坦单药组）。患者的平均年龄为 62 岁，56% 有内脏受累，76% 已发生骨转移。既往治疗包括来曲唑或阿那曲唑（100%）、他莫西芬（48%）、氟维司群（16%）和化疗（68%）。2012 年 12 月美国圣安东尼奥乳腺癌会议公布的 BOLERO-2 研究的数据证实了依西美坦联合依维莫司治疗能为内分泌治疗失败 HR 阳性晚期乳腺癌患者带来临床获益。经过 18 个月的中位随访期，依维莫司联合依西美坦组的中位 PFS 为 7.8 个月，对比安慰剂联合依西美坦的 PFS 3.2 个月（HR=0.45，95% CI 0.38~0.54，P<0.000 1）。依西美坦联合依维莫司组与依西美坦联合安慰剂组的中位 OS 分别为 31.0 个月和 26.6 个月，差异没有统计学意义（HR=0.89，95% CI 0.73~1.10；P=0.142 6）。联合治疗组不良事件发生更频繁，与既往依维莫司和其他雷帕霉素类似物的相关报道相符，包括口炎、疲乏、无力、腹泻、咳嗽、发热和高血糖等。数据截止时，患者因为不良事件中止治疗的比例，依西美坦联合依维莫司组（29%）相比于依西美坦加安慰剂组（5%）更高；同样，在 3/4 级不良事件和严重的不良事件方面，依西美坦联合依维莫司组的比例（55%/33%）比接受依西美坦联合安慰剂组（29%/16%）更高。有 26 例患者治疗死亡：22 例为依西美坦联合依维莫司组，14 例死亡与乳腺癌进展相关，8 例为不良事件相关死亡（肺炎 2 例、败血症、葡萄球菌败血症、肿瘤出血、短暂性脑缺血发作、自杀和肾衰竭各 1 例）。4 例为依西美坦联合安慰剂组，3 例死亡与乳腺癌进展相关，1 例死亡与不良事件相关（肺炎）。在Ⅱ期 TAMRAD 研究中依维莫司显示出与内分泌药物联合使用的明显优势。该研究纳入 111 例 AIs 治疗失败的激素受阳性绝经后转移性乳腺癌患者，比较他莫昔芬联合依维莫司和单药他莫昔芬治疗效果的差异。结果显示，联合治疗组临床获益率（61% vs 8.42%）和 PFS（8.5 个月 vs 4.5 个月）均明显优于单药治疗组，且对 PFS 的分层分析结果表明，联合治疗组改善继发耐药效果更为显著（77.8% vs 44.8%）。mTOR 抑制剂在乳腺癌内分泌耐药治疗中的疗效在多项临床试验中得到了证实。BOLERO-2 研究具有划时代意义，实现了从耐药机制到临床实践的转化过程。为激素受体阳性 HER2 阴性晚期乳腺癌二线治疗提供了新的治疗思路。

另有研究显示 EGFR 可通过与 HER2 形成异源二聚体，从而激活下游 MAPK 信号通路以及促使 ERα 磷酸化而导致内分泌耐药机制，因此 MAPK 通路可能在介导 HER2 和 EGFR 诱导的内分泌耐药中发挥着主要作用。除此之外，还有 PI3K 抑制剂以及组蛋白去乙酰化酶抑制剂正在临床试验研究中。Ⅲ期 BELLE-2 研究比较了 PI3K 抑制剂 buparlisib 联合氟维司群在激素受体阳性内分泌抵抗晚期乳腺癌患者中的疗效。该研究发现，与总体患者相比，入组时 ctDNA 检测

到 *PI3K* 突变的患者可以从 buparlisib+ 氟维司群的治疗中取得更为显著的 PFS 临床获益。ACE 究结果表明,对于绝经后 HR+/HER2-,既往接受过他莫昔芬和 / 或非甾体类 AI 治疗失败的晚期乳腺癌患者,HDAC 抑制剂西达本胺联合依西美坦,较依西美坦可显著延长 PFS(7.4 个月 vs 3.8 个月),客观缓解率和临床获益率方面也明显优于依西美坦。西达本胺乳腺癌适应证已获批,西达本胺联合 AI 可用于治疗既往内分泌治疗失败的晚期乳腺癌。

(八)晚期乳腺癌的化学治疗

1. 化疗适应证   激素受体阴性的患者,有症状的内脏转移患者,激素受体阳性但对内分泌治疗耐药的患者。对于存在内脏危象、症状严重、进展迅速、明确存在内分泌治疗耐药的患者,如果其在内分泌治疗阶段出现疾病进展,可以首选化疗,以便快速减轻或缓解临床症状,控制肿瘤发展,改善生活质量。

2. 化疗方式及药物选择的一般原则   联合化疗和单药序贯化疗都是合理的选择。一般认为联合化疗的近期疗效(包括客观缓解率和疾病进展时间)优于单一药物治疗,但毒性较大,且总的生存获益与单药序贯治疗相比获益有限。对于病情进展迅速、存在内脏危象或需要迅速缓解症状、控制疾病进展的患者,可选择联合化疗,以耐受性和生活质量作为优先考虑因素的患者,首先选择单药化疗。治疗方案的选择原则:如果没有禁忌证,既往未接受过蒽环类或紫杉类药物辅助治疗的患者,通常选择蒽环类或紫杉类药物为基础的化疗方案;对蒽环类药物耐药或出现蒽环类药物的剂量累积毒性(如心脏毒性)而未用过紫杉类药物的患者,后续化疗通常选择以紫杉类药物为基础的方案,也可以选择紫杉类单药方案;辅助治疗中已用过紫杉类药物,在紫杉类辅助化疗结束后 1 年以上出现肿瘤进展者,复发转移后可再次使用紫杉类药物;其他可选择的药物有卡培他滨、长春瑞滨、吉西他滨、白蛋白结合型紫杉醇、脂质体多柔比星、铂类、艾日布林和优替德隆等,可以选择单药或联合方案;对于 HER2 阳性的局部晚期乳腺癌患者,建议序贯使用蒽环类药物与抗 HER2 药物,不建议同时联合使用;联合化疗有效之后的单药维持治疗,根据患者的毒性反应及耐受情况,选用原联合方案中的一个药物进行维持,也可以换用另外一种药物,首选方便、耐受性好的药物,如口服卡培他滨;节拍化疗方案更注重患者生活质量,口服耐受性好,可选方案包括口服的环磷酰胺、卡培他滨、依托泊苷(VP-16)胶囊、长春瑞滨胶囊等;TNBC 治疗上以化疗为主,化疗后容易产生耐药。近年来,研究的重点主要集中在 TNBC 的优势化疗方案的寻求上。国外指南推荐,既往未用过蒽环类和紫杉类药物治疗的三阴性晚期乳腺癌患者,可以首选蒽环类和紫杉类药物化疗。近年来关于含铂方案用于 TNBC 治疗的研究不断深入,对于乳腺癌易感基因(BRCA)与铂类药物的疗效相关性的研究焦点从基因层面拓展到 DNA 损伤修复层面。一项有关晚期 TNBC 的 Ⅲ 期临床研究结果显示,与吉西他滨联合紫杉醇比较,吉西他滨联合顺铂一线治疗晚期 TNBC 可使肿瘤进展风险降低 30.8%,该方案有望成为 TNBC 一线化疗的新选择。辅助治疗阶段曾接受蒽环类和紫杉类药物治疗的三阴性乳腺癌患者,如果不能入组临床试验,可以考虑接受以铂类药物为基础的治疗。一线需使用联合方案者,推荐含顺铂的联合方案,不能耐受顺铂的患者,可选卡铂治疗。

3. 单药化疗方案   在综合考虑药物疗效、毒性和用药方案的基础上,单药可分为首选单药和其他单药。首选的一线单药包括:蒽环类(多柔比星、表柔比星、多柔比星脂质体)、紫杉类(紫杉醇、多西他赛、白蛋白结合型紫杉醇)、抗代谢类(卡培他滨、吉西他滨)及非紫杉类微管抑制剂(长春瑞滨、艾日布林、优替德隆)。其他单药包括环磷酰胺、卡铂、顺铂、伊沙匹隆等。紫杉类药物是蒽环类化疗失败后较好的选择,一种紫杉类药物治疗失败后可以选择另一种紫杉类药物继续使用。卡培他滨是蒽环、紫杉类药物治疗进展后较好的治疗选择。单药序贯治疗可作为肿瘤负荷较小、无症状的内脏转移患者,尤其是高龄患者的首选治疗,不同化疗药物治疗乳腺癌的单药有效率见表 24-10。

表 24-10　转移性乳腺癌单药治疗的疗效

化疗药物	有效率 /%
卡培他滨	20~36
多西他赛	18~68
多柔比星	25~40
吉西他滨	14~37
紫杉醇	17~54
培美曲塞	19~33
长春瑞滨	25~47
白蛋白紫杉醇	33~54

4. 联合化疗　一般认为联合化疗的近期疗效(包括客观缓解率和疾病进展时间)优于单一药物治疗,但毒性较大且生存获益有限,适用于肿瘤负荷大、有症状的内脏转移的患者。联合化疗作为复发转移乳腺癌的一线治疗的有效率为 45%~80%,其中 CR 率为 5%~25%,中位缓解期 5~13 个月,有效病例的中位生存期 15~33 个月。对转移性乳腺癌的一线方案通常包括蒽环类或紫杉类,经典的方案有 AC、EC、FAC/CAF、FEC、AT、ET 等,有效率为 44%~75%,肿瘤进展时间为 4.2~8.7 个月,总生存期为 15.2~21 个月。多西他赛联合卡培他滨、吉西他滨联合紫杉醇、吉西他滨联合铂类的方案可作为蒽环类耐药的转移性乳腺癌的首选治疗。对于接受 2 个以上方案化疗的患者,可考虑参加适合的新药临床研究。

蒽环类药物 20 世纪 70 年代开始使用,相比不含蒽环类药物的化疗方案,含蒽环类药物的方案能提高有效率、延长中位持续有效时间及中位持续疾病控制时间。国际上多项随机临床试验及 meta 分析发现:含蒽环类药物的化疗方案优于 CMF 化疗方案。多柔比星脂质体是将多柔比星通过与甲氧基聚乙二醇的表面结合包封于脂质体中,这种工艺被称作为空间稳定或隐匿,可以保护脂质体免受单核巨噬细胞系统(MPS)识别,从而延长其在血液循环中的时间。有研究数据显示多柔比星脂质体与多柔比星有效率相当,但是药物不良相对较小。也有研究显示多柔比星脂质体对比多柔比星,不仅可以减少药物不良反应,而且可以提高总生存率和中位无进展生存期。

由于蒽环类的心脏毒性以及累积剂量的限制性,许多临床医生更青睐于选择紫杉类药物。紫杉醇分离自太平洋红豆杉,多西他赛分离自欧洲红豆杉,这两种药于 20 世纪 90 年代投入临床抗肿瘤使用。多西他赛和紫杉醇使用于未使用过蒽环类药物、使用过小剂量蒽环类药物以及蒽环类药物治疗失败的晚期乳腺癌患者。多项研究比较了紫杉醇方案三周方案与一周方案的疗效,研究结果显示紫杉醇方案一周方案疗效优于三周方案。新的紫杉醇类药物包括纳米白蛋白结合紫杉醇(abraxane/nab-paelitaxel),是利用专利纳米技术,把活性成分紫杉醇和纳米白蛋白颗粒结合在一起,不易溶解。白蛋白结合紫杉醇是第一个非溶解纳米白蛋白结合化疗药物,可以有效地利用白蛋白受体内在途径传输药物通过肿瘤新生血管内皮细胞壁。Williamro 等开展的一项 III 期临床研究数据显示:与紫杉醇相比,白蛋白结合紫杉醇治疗晚期转移性乳腺癌能进一步提高有效率(33% vs 19%;P=0.001),延长无进展生存期(23.0 周 vs 16.9 周;HR=0.75;P=0.006),而其比紫杉醇有更好的安全性。

卡培他滨是一种口服的 5-FU 类抗代谢类化疗药,针对晚期乳腺癌有很好的疗效。美国 FDA 批准的剂量为:1 250mg/m²,目前临床常用剂量为 1 000mg/m²,每日两次,连续服用第 1~14 日,每 3 周一个周期。主要的副作用包括粒细胞减少、恶心、呕吐、手足综合征以及疲劳。由于卡培他滨疗效高、安全性好,而且使用简单方便,所以通常和其他化疗药联合使用。在一项研究中,将 511 例患者被随机分为两组,一组给予卡培他滨(1 250mg/m²,口服,2 次 / 日,d1-14,每 3 周一次)联合多西他赛(75mg/m²)化疗,另一组给予多西他赛(100mg/m²)单药化疗,研究数据显示:卡培他滨联合多西他赛组的总有效率(42% vs 30%,P=0.006)、无进展生存期(HR=0.652,P=0.001)和总生存期(HR=0.77,P=0.012 6)明显优于单药多西他赛。但是,研究数据同时显示在化疗毒性方面,联合用药的 3 级及 4 级不良事件发生率均比单药高,分别为 71% vs 49%,31% vs 25%。

吉西他滨属于嘧啶类抗代谢类化疗药。一项Ⅲ期临床试验中,将 410 例患者分成两组,分别使用吉西他滨单药化疗和表柔比星单药化疗,研究结果显示:在无进展期、总生存期、总有效率方面,吉西他滨劣于表柔比星(PFS:3.4 个月和 6.1 个月,P=0.000 1;OS:11.8 个月和 19.1 个月,P=0.000 1;RR:16.4% 和 40.3%。P<0.001)。Albain 等开展的一项临床研究将 529 例患者分成两组,一组给予吉西他滨(1 250mg/m²,d1、8)联合紫杉醇(175mg/m²,每 3 周一次),另一组给予紫杉醇单药(175mg/m²,每 3 周一次)化疗,通过比较揭示了前者疗效优于后者(1 年生存率:70.7% vs 60.9%,P=0.019)。这些研究数据支持了目前将吉西他滨联合紫杉醇作为晚期乳腺癌的一线治疗方案,而将吉西他滨单药化疗作为二线和三线治疗方案。

铂类药物可以与双链 DNA 交联,阻滞 DNA 复制、转录并最终导致细胞死亡,因此铂类药物是晚期乳腺癌治疗的有效选择。Maisano 等开展的Ⅱ期试验入组了 31 例蒽环和紫杉类治疗后进展的三阴性乳腺癌患者,给予吉西他滨及卡铂(GC)一线治疗,中位随访时间 34 个月后,GC 方案治疗缓解率达 32%,中位 TTP 和 OS 分别为 5.5 个月和 11 个月。一项Ⅲ期临床试验,旨在比较吉西他滨联合紫杉醇与吉西他滨联合顺铂方案一线治疗晚期三阴性乳腺癌的 PFS,共有 236 例患者被纳入分析,两组的中位 PFS 期分别为 7.73 个月和 6.47 个月,PFS 的风险比(HR)为 0.692,非劣效性 P<0.000 1,优效性 P=0.009。因此,GP 组既非劣效于对照组又优于对照组。中国医学科学院肿瘤医院开展前瞻性、随机、对照临床研究,证实在转移性三阴性乳腺癌中,多西他赛联合顺铂方案对比联合卡培他滨标准方案,有效率由 15.4% 提高到 63.0%,中位生存期从 21.5 个月延长到 32.8 个月,证实含铂方案一线治疗三阴性晚期乳腺癌的临床前景,研究结果发表于 *Annals of Oncology*。

长春瑞滨是三代半人工合成的长春新碱类抗肿瘤药物,常应用于晚期乳腺癌患者的治疗。长春瑞滨是一种周期特异性药物,其抗癌机制是促进微管聚合成团块和成束使之稳定,从而抑制微管网重组,高浓度时诱导微管解聚、阻滞有丝分裂纺锤体的形成,较低浓度时能够阻止有丝分裂进程,主要是通过阻断 G2 与 M 期细胞的有丝分裂,导致进入间期或分裂后期的细胞死亡。研究发现长春瑞滨一线治疗晚期乳腺癌单药有效率可达到 35%~50%,以长春瑞滨为基础的联合化疗方案无论作为一线治疗,还是作为既往蒽环类、紫杉类药物治疗失败的乳腺癌患者的二线治疗,疗效均较佳,不良事件可以耐受,是一种有效可行的治疗药物。

艾日布林是一类微管抑制剂,通过直接与微管蛋白结合抑制微管生长,从而使 β - 微管蛋白成为无功能的聚合体并形成异常的有丝分裂纺锤体,最终导致细胞死亡。Ⅰ期和Ⅱ期临床试验证实了艾日布林对于既往使用过蒽环和紫杉类治疗的晚期乳腺癌患者安全有效。Ⅱ期临床试验首先入组既往接受蒽环和紫杉类治疗的患者,之后入组既往接受蒽环、紫杉类和卡培他滨治疗的患者。第 1 组和第 2 组患者接受艾日布林治疗后的相对危险度(*RR*)分别为 11.5% 和 9.3%,中位 OS 分别为 9.0 个月和 10.4 个月,临床获益率均为 17%。中性粒细胞减少是艾日布林最常见的剂量限制性不良事件。基于Ⅱ期临床试验结果,两项随机开放的Ⅲ期临床试验进一步评估了艾日布林单药治疗方案的疗效。其中国际多中心平行、对照、Ⅲ期临床研究 EMBRACE 将762 例既往接受过蒽环和紫杉类治疗的局部复发或转移乳腺癌患者按照 2∶1 随机分为艾日布林组和对照组。入组患者要求既往接受过至少两种方案用于治疗复发或转移性乳腺癌;对照组包括任何单药的化疗,其中 96% 的患者接受长春瑞滨、吉西他滨或卡培他滨化疗。与对照组相比,艾日布林明显改善了患者的中位 OS(13.1 个月 vs 10.6 个月,*P*=0.041)。独立性分析表明,艾日布林组的 ORR 更高(12% vs 5%,*P*=0.002),并具有改善 PFS 的趋势(3.7 个月 vs 2.2 个月,*P*=0.137)。EMBRACE 是首个证实晚期乳腺癌患者经多线治疗后接受单药化疗有生存获益的Ⅲ期临床试验。基于此项研究结果,艾日布林经 FDA 批准用于治疗至少接受过两种化疗方案(含蒽环和紫杉类化疗药物)的转移性乳腺癌患者。另一项研究比较艾日布林和卡培他滨疗效的Ⅲ期临床试验,入组了 1 102 例局部进展或转移性乳腺癌患者,既往均接受过包括蒽环和紫杉类药物的三线以内化疗方案,艾日布林组和卡培他滨组的 ORR 分别为 11.0% 和 11.5%,中位 PFS 分别为 4.1 个月和 4.2 个月(*P*=0.30),中位 OS 分别为 15.9 个月和 14.5 个月(*P*=0.056),该结果显示艾日布林和卡培他滨疗效相当。

埃坡霉素是一类大环内酯类化合物,最初是从黏细菌亚目的纤维素堆囊粘液菌株发酵液中分离鉴定出,其主要分为埃博霉素 A 和 B。作为新型的微管稳定药物,埃坡霉素具有类似紫杉醇促进微管蛋白聚合和抑制微管解聚的活性,且不受常见的紫杉类药物耐药机制 P- 糖蛋白介导的药物外排作用的影响。伊沙匹隆是天然埃坡霉素 B 的半合成衍生物,对紫杉醇敏感或耐药的肿瘤细胞株和肿瘤异种移植瘤均有抑制作用,是唯一一个经美国 FDA 批准上市的埃坡霉素类似物,作用于局部进展或转移性乳腺癌。多中心Ⅱ期临床试验表明伊沙匹隆单药治疗蒽环、紫杉类及卡培他滨耐药的晚期乳腺癌患者的客观缓解率约为 11.5%,中位 PFS 为 3.1 个月。

伊沙匹隆可与卡培他滨联用治疗对蒽环、紫杉醇类耐药的乳腺癌患者,亦可用于晚期乳腺癌对其他药物耐药后的治疗。临床研究证实伊沙匹隆($40mg/m^2$,3 周一次)单药或者联合卡培他滨对于既往接受过紫杉类治疗的晚期乳腺癌患者安全有效。随机Ⅲ期临床试验表明,乳腺癌患者在蒽环类和紫杉类治疗失败后,接受伊沙匹隆联合卡培他滨治疗优于卡培他滨单药方案。关键性随机Ⅲ期临床研究 CA163046 研究入组了 752 例对蒽环和紫杉类耐药局部晚期或转移性乳腺癌患者,患者被随机分为联合治疗组(*n*=375)和单药治疗组(*n*=377),分别接受伊沙匹隆($40mg/m^2$,d1,q.3 周.)+ 卡倍他滨(每日 2 000mg/m²,分 2 次口服,d1~d14,q.3 周.)或卡倍他滨单药治疗(每日 2 500mg/m²,分 2 次口服,d1~d14,q.3 周.)。相比卡培他滨单药组,伊沙匹隆联合卡培他滨显著提高总体的 ORR(35% vs 14%,*P*<0.000 1),延长了患者的中位 PFS(5.8 个月 vs 4.2 个月,*P*=0.000 3),降低了 25% 的疾病进展风险,但是并没有延长中位 OS(12.9 个月 vs 11.1 个月,*P*=0.19)。另一项Ⅲ期临床试验入组了 1 221 例既往接受蒽环和紫杉类治疗的晚期乳腺癌患者,其中 74% 的患者对蒽环敏感,52% 的患者对紫杉类敏感。相比单药卡培他滨,伊沙匹隆联合卡

培他滨治疗显著改善了患者的中位 PFS（6.2 个月 vs 4.2 个月，P=0.000 5），并提高了 ORR（43% vs 29%，P<0.000 1），但并没有观察到明显的总生存获益（16.4 个月 vs 15.6 个月，P=0.116）。伊沙匹隆最常见的不良事件为外周神经病变，通常是感觉异常，通过减少剂量或延迟给药一般可逆。I 期临床研究评估了伊沙匹隆联合蒽环类的安全性及疗效，13 例既往接受过紫杉醇治疗的进展期乳腺癌患者接受了伊沙匹隆联合多柔比星脂质体治疗，客观缓解率为 23.1%。

优替德隆（Utidelone）是一种埃坡霉素类似物，来自中国医学科学院肿瘤医院徐兵河教授的 BG01-1312L 研究结果显示，对于蒽环类和紫杉类治疗失败的晚期乳腺癌患者，优替德隆联合卡培他滨对比卡培他滨单药可使患者的 PFS 翻倍（8.57 vs 4.11 个月，HR=0.46），而且使 OS 显著延长了 5.2 个月（20.9 vs 15.7 个月，HR=0.69）。相对于其他埃坡霉素类似物，Utidelone 则具有较低水平的骨髓抑制及肝肾毒性。凭借优替德隆联合卡培他滨的良好治疗效果，该方案获得了国际、国内领域专家的认可，两次登上 ASCO 舞台，最终在我国上市，适应症为联合卡培他滨用于既往经蒽环类或紫杉类药物治疗的晚期乳腺癌患者，为晚期乳腺癌患者提供了更多治疗选择。

与内分泌治疗一样，化疗可以产生序贯性应答，为单药序贯化疗提供支持。E1193 是一项随机对照临床研究，评价单药序贯化疗对比联合化疗一线治疗转移性乳腺癌的疗效，共纳 739 例患者，被随机分为多柔比星联合紫杉醇治疗组、多柔比星治疗进展后序贯紫杉醇治疗组和紫杉醇治疗进展后序贯多柔比星治疗组三个组。结果显示，联合治疗组的客观有效率和中位至治疗失败时间均显著优于单药序贯治疗组（两种序贯治疗组间的差异无统计学意义），三组患者总生存时间的差异无统计学意义，但联合治疗组的不良事件发生率显著增高。

5. 化疗有效后的维持治疗 应该根据对每位患者具体情况的评估结果予以个体化的治疗，包括对每种方案持续时间（周期数）的评估和对患者能否接受多线化疗的评估。维持治疗是指患者完成既定的化疗周期数，并达到最大肿瘤缓解疗效后，继续采用有效的治疗；在尽量少的不良事件的情况下，治疗直至某个设定的时间点或出现疾病进展。维持治疗的理论基础认为早期使用非交叉耐药的药物，在耐药性产生之前增强杀死肿瘤细胞的功能。维持治疗的理论基础：①对化疗药物抵抗的肿瘤细胞会随着时间的延长而增加，所以早期使用具有不同耐药机制的治疗方案可以在细胞发生耐药之前杀死更多的肿瘤细胞，减灭微小转移灶；②当患者经过一线治疗以后，病情得到缓解或疾病稳定，此时肿瘤负荷和活性也较小，更有利于维持治疗的药物发挥疗效，减少复发和转移的机会；③部分化疗药物、内分泌治疗药物以及靶向药物疗效好，长期应用不良事件可耐受，可以作为维持治疗的药物。

乳腺癌的维持治疗开始于 20 世纪 90 年代，多项临床研究结果显示，维持治疗可改善乳腺癌患者生存时间和改善生活质量。维持治疗通常采用诱导化疗方案中的一种药物维持，或是与诱导化疗药物无交叉耐药的另一种药物维持，但所用的维持治疗药物的剂量相对较小。乳腺癌患者一线治疗获得客观缓解或疾病稳定后，充分评估病情，选择合适的人群，进行化疗维持、内分泌维持或分子靶向药物维持，从而延缓疾病进展、减轻疾病症状，使晚期乳腺癌患者获益。

Gennari 等开展的 MANT1 研究是一项随机 III 期对照临床试验，共纳入 459 例复发转移乳腺癌患者，采用一线蒽环类药物（多柔比星或表柔比星）或与紫杉类药物联合治疗 6~8 个周期后，病情缓解或疾病稳定的患者随机分为维持治疗组（紫杉醇 175mg/m²，每 3 周为 1 周期，共 8 个周期）和观察组。结果显示，紫杉醇维持治疗组和观察组 PFS 分别为 8 个月和 9 个月，差异无统计学意义；两组的中位生存时间分别为 28 个月和 29 个月，也无统计学差异，该研究表明紫杉醇在维持治疗中不能明显改善 PFS。KCSG-BR07-02 这项多中心随机Ⅲ期临床研究共入选 324 例患者,给予紫杉醇联合吉西他滨(GP)化疗 6 个周期后,231 例患者病情可评价,随机分为 GP 维持组(n=116)和观察组(n=115),中位随访 33 个月。结果显示维持组和观察组的 PFS 分别为 7.5 个月和 3.8 个月(P=0.026),OS 分别为 32.3 个月和 23.5 个月(P=0.047);维持组的不良事件主要为 3~4 级中性粒细胞减少。结果表明晚期乳腺癌患者经 PG 方案化疗 6 周期后病情缓解,给予 GP 方案维持治疗,明显改善患者的 PFS 与 OS。紫杉类药物在乳腺癌维持治疗中的作用,研究结果尚不一致。目前研究表明紫杉类药物联合分子靶向药物曲妥珠单抗、拉帕替尼、贝伐珠单抗治疗晚期乳腺癌取得了较好的结果,但仍需要大规模临床试验进一步探究紫杉类在乳腺癌维持治疗中的地位。对于晚期乳腺癌患者病情缓解后,给予卡培他滨维持治疗安全、有效并有较好的依从性,可以作为转移性乳腺癌维持化疗的药物之一。目前循证医学的证据显示,卡培他滨联合其他药物应用,能够显著延长患者生存时间并且提高治疗效果,还具有不良事件轻、经济等优点。

节拍化疗作为维持治疗的一种经典模式,是治疗转移性乳腺癌一种有效的治疗策略。节拍化疗的概念,是 Kerbel 等总结很多临床研究的基础上提出的,即采用小剂量化疗药物(通常为常规剂量的 1/10~1/3)和较频繁的给药途径抑制肿瘤新生血管形成。节拍化疗是以肿瘤内活化内皮细胞为治疗靶点的化疗模式,其机制通过凝血酶敏感蛋白诱导新生血管内皮细胞凋亡,抑制循环前体内皮细胞,调控血管相关生长因子的表达等方面来控制肿瘤组织和骨髓来源的血管内皮细胞形成,抑制肿瘤新生血管形成。特别对于乳腺癌肿瘤组织的血管内皮细胞产生持续作用,并诱导其凋亡,抑制肿瘤新生血管形成。节拍化疗作为转移性乳腺癌的维持治疗模式是安全、经济、有效的,其主要优势在于可以降低急性毒性,减轻化疗不良事件,耐受性好,便于长期给药;同时具有较好的抗肿瘤活性,一定程度上能克服耐药性。单纯卡培他滨节拍化疗抑制肿瘤血管生成的效果不佳,多采用联合治疗方式。卡培他滨联合其他药物进行节拍化疗,作为维持治疗的一种模式治疗晚期乳腺癌具有不良事件轻、经济和患者依从性好的特点。

(九)HER2 阳性晚期乳腺癌的抗 HER2 靶向治疗

在 20%~30% 的晚期乳腺癌的癌组织中有 HER2 受体过表达。HER2 阳性乳腺癌侵袭性高,预后差,对某些化疗药物和内分泌药物耐药。靶向治疗药物的特点是高效、低毒、患者耐受性好,能选择性地杀死肿瘤细胞,而对正常组织的影响较小。研究显示 HER2 阳性(经 FISH 证实阳性或 IHC3+)的患者可以从抗 HER2 靶向治疗中获益。近年来,随着吡咯替尼、拉帕替尼、帕妥珠单抗、T-DM1 等抗 HER2 新药的出现,HER2 阳性乳腺癌的治疗策略已得到新的发展。这些药物应用的一般原则:患者尽可能早的接受抗 HER2 治疗,除非有禁忌证。

1. HER2 阳性晚期复发转移性乳腺癌,首选治疗应该是含曲妥珠单抗为基础的治疗,根据患者激素受体状况、既往(新)辅助治疗用药情况,选择治疗方案,使患者最大受益。曲妥珠单抗单药治疗 HER2 阳性转移性乳腺癌有一定疗效,但更多临床研究显示,曲妥珠单抗与化疗药物联合效果更好。NCCN 指南推荐 HER2 阳性晚期乳腺癌一线治疗为帕妥珠单抗、曲妥珠单抗双靶向联合紫杉类药物。与曲妥珠单抗单用抗 HER2 治疗相比,帕妥珠单抗与曲妥珠单抗联合的双抗 HER2 一线治疗转移性乳腺癌可进一步提高患者的生存。曲妥珠单抗联合紫杉醇或多西他赛可以作为一线方案。曲妥珠单抗联合紫杉醇的同时也可加用卡铂进一步提高疗效。除联合紫杉醇、多西他赛以外,也可联合其他的化疗药物,如长春瑞滨、卡培他滨,吉西他滨、脂质体蒽环类等,也可联合节拍化疗。持续至少 6~8 个周期。

2. ER 阳性 /HER2 阳性的乳腺癌首选抗 HER2 治疗联合化疗。不适合化疗或进展缓慢者可考虑抗 HER2 治疗联合 AIs 治疗。无论是曲妥珠单抗还是拉帕替尼联合内分泌治疗都能显示出无进展生存时间的获益,特别是无化疗时间的延长。研究结果显示,曲妥珠单抗联合阿那曲唑一线治疗 HER2 阳性同时 ER/PR 阳性晚期乳腺癌,无进展生存期、临床获益率和至疾病进展时间均显著优于阿那曲唑单药。所以 HER2 与激素受体均阳性的绝经后转移性乳腺癌患者,在疾病发展缓慢或无内脏转移的患者中也可以采用曲妥珠单抗联合 AIs 等内分泌治疗药物。

3. 抗 HER2 治疗失败后抗 HER2 药物的选择研究显示对 HER2 通路的持续抑制是有益的。抗 HER2 治疗联合化疗或内分泌治疗失败后,患者通常会继续接受抗 HER2 的治疗,是继续使用同一种抗 HER2 的治疗,还是选择另一种抗 HER2 的治疗,要根据既往治疗方案和有效的时间而定。对于新辅助治疗有效或停用曲妥珠单抗至复发间隔时间 >12 个月者,首选曲妥珠单抗或曲妥珠单抗和帕妥珠单抗联合细胞毒药物,改变联合用药,如化疗或内分泌治疗;停用曲妥珠单抗至复发间隔时间 ≤ 12 个月者,可选二线抗 HER2 方案治疗,可以选择 T-DM1、吡咯替尼联合卡培他滨、拉帕替尼联合卡培他滨或曲妥珠单抗联合拉帕替尼。

4. 进展期乳腺癌抗 HER2 治疗的时间,尤其是疾病已经得到长期控制的患者,目前仍不明确。

5. 曲妥珠单抗通常不与蒽环类药物联合应用,因其会增加心脏毒性。

曲妥珠单抗是首个被用于临床、且被证实有效的抗 HER2 细胞外区域的单克隆抗体,其单药有效率为 15%~20%。曲妥珠单抗与铂类、多西他赛、长春瑞滨、多柔比星、紫杉醇等药物有协同抗肿瘤作用。Slamon 等进行的国际多中心临床研究结果表明,曲妥珠单抗联合化疗(235 例)与单纯化疗(234 例)组相比,曲妥珠单抗组的有效率(50.0% vs 32%)、中位肿瘤进展时间(7.4 个月 vs 4.6 个月)、中位缓解期(9.1 个月 vs 6.1 个月)、中位生存期(25 个月 vs 20 个月)均更优,提示与单纯化疗相比,化疗联合曲妥珠单抗能明显提高疗效。曲妥珠单抗和蒽环类联合组的心功能不全的发生率为 27%,因此建议避免此种联合的临床应用。基于该临床研究结果,曲妥珠单抗于 1998 年被美国 FDA 批准用于转移性乳腺癌的一线治疗。2002 年曲妥珠单抗在中国上市。

帕妥珠单抗(pertuzumab)为罗氏公司研制的 HER2 二聚体抑制剂,它与 HER2 受体胞外结构域 Ⅱ 区结合,抑制二聚体的形成,抑制受体介导的信号转导通路。帕妥珠单抗与曲妥珠单抗联合可以提高抗肿瘤活性。CLEOPATRA 试验比较了帕妥珠单抗联合曲妥珠单抗和多西他赛对比曲妥珠单抗联合多西他赛一线治疗 HER2 阳性转移性乳腺癌的疗效及安全性。该研究共纳入 808 名既往没有对转移性疾病行化疗或抗 HER2 治疗的转移性乳癌患者,将其随机分为两组:帕妥珠单抗 + 曲妥单抗 + 多西紫杉醇组($N=402$); 安慰剂 + 曲妥单抗 + 多西紫杉醇组($N=406$)。研究结果显示含帕妥珠单抗治疗组中位无进展生存期延长了 6.3 个月(18.7 个月 vs 12.4 个月,$P<0.001$),研究中位随访 30 个月后进行中期分析显示使用帕妥珠单抗治疗后,其总生存期明显改善,死亡风险降低了 34%($HR=0.66$;95% CI 0.52~0.84;$P=0.000\ 8$),中位随访 50 个月后,曲妥珠单抗联合多西他赛化疗组的中位总生存期为 40.8 个月,而曲妥珠单抗联合多西他赛基础上加用帕妥珠单抗组的中位总生存期为 56.5 个月($HR=0.68$,95% CI 0.56~0.84,$P=0.000\ 2$)。生存获益在所有亚组中保持一致,并且不以增加毒性或长期心脏安全性为代价。美国 FDA 基于 CLEOPATRA 研究的随访数据,于 2012 年 6 月批准帕妥珠单抗用于 HER2 阳性晚期乳腺癌的一线治疗。

　　经曲妥珠单抗治疗的 HER2 阳性晚期乳腺癌的治疗 NCCN 指南推荐经曲妥珠单抗联合化疗治疗进展后的患者优先选择 T-DM1 进行解救治疗。在不能获得该药物的情况下,可有下列治疗策略:①吡咯替尼联合卡培他滨:PHOEBE 研究显示,对曲妥珠单抗为基础的方案治疗失败的乳腺癌,吡咯替尼联合卡培他滨组的 PFS 优于拉帕替尼联合卡培他滨。②拉帕替尼联合卡培他滨:EGF100151 临床研究显示,对曲妥珠单抗为基础的方案治疗失败的乳腺癌,拉帕替尼联合卡培他滨比单用卡培他滨的至疾病进展时间延长。③曲妥珠单抗联合卡培他滨:GBG26 研究显示疾病进展后使用曲妥珠单抗联合卡培他滨较卡培他滨单药显著提高无疾病进展时间。④还可以考虑曲妥珠单抗联合拉帕替尼的方案,尤其对经多线治疗后的患者仍可能有效。⑤保留曲妥珠单抗,更换其他化疗药物:在传统细胞毒药物治疗中,出现疾病进展意味着需要更换治疗方案。但曲妥珠单抗由于其作用机制的不同,患者曾经治疗有效而其后出现疾病进展时并不一定需要停药。临床前研究显示,持续应用曲妥珠单抗抑制 HER2 表达有助于控制乳腺癌细胞生长,而停止曲妥珠单抗,肿瘤生长加快。多项研究显示,一线使用曲妥珠单抗疾病进展后,继续使用曲妥珠单抗比停止使用曲妥珠单抗治疗疗效更好。因此,HER2 阳性乳腺癌经曲妥珠单抗联合化疗治疗出现疾病进展后,可保留曲妥珠单抗继续使用,而换用其他化疗药物。一线含曲妥珠单抗治疗后发生疾病进展的 HER2 阳性转移性乳腺癌患者应继续阻滞 HER2 通路。该建议也适用于在辅助治疗和新辅助治疗阶段接受过曲妥珠单抗治疗但新诊断为转移性 HER2 阳性转移性乳腺癌患者。最新几项研究证实对于接受过含曲妥珠单抗方案治疗后进展的患者,继续使用曲妥珠单抗仍有获益。一项研究将曲妥珠单抗治疗后进展的 HER2 阳性晚期乳腺癌患者随机分为卡培他滨单药治疗组和卡培他滨联合曲妥珠单抗治疗组,中位随访 15.6 个月发现,联合组和单药组的疾病进展时间分别为 8.2 个月和 5.6 个月(P=0.03)、缓解率分别为 48.1% 和 27.0%(P=0.01),但中位随访 20.7 个月发现,联合组与单药组的总生存期的差异无统计学义(24.9 个月 vs 20.6 个月,HR=0.94,P=0.73)。

　　曲妥珠单抗 -DM1(trastuzumab-DM1,T-DM1)是罗氏公司研制的一种融合了 HER2 抗体和抗微管药的新型抗体偶联药物。抗体可将细胞毒药物特异性送到 HER2 阳性癌细胞内。I 期临床研究入组了 24 例患者,既往平均接受过 4 线药物治疗并有可观察病灶,T-DM1 剂量为 0.3~4.8mg/kg,每 3 周一次。结果显示,最大耐受剂量(MTD)为 3.6mg/kg,临床获益率为 73%,客观有效率为 44%。Ⅲ 期临床研究 EMILIA 研究比较了 T-DM1 和拉帕替尼联合卡培他滨方案在二线治疗中的疗效,研究结果证实 T-DM1 显著提高了 PFS 和 OS。T-DM1 组的中位 PFS 为 9.6 个月,而在卡培他滨 + 拉帕替尼组中仅为 6.4 个月(HR=0.65;95% CI 0.55~0.77;P<0.000 1。基于这一结果,研究者就总生存期开展了中期分析,T-DM1 也有效延长了患者的中位总生存期(没有达到 vs 23.3 个月;HR=0.62;P<0.000 5)。T-DM1 组 3 级或 3 级以上血小板减少(12.9% vs 0.2%)以及天冬氨酸转氨酶(4.3% vs 0.8%)和丙氨酸转氨酶(2.9% vs 1.4%)升高的发生率更高;另一方面,卡培他滨 + 拉帕替尼组腹泻(20.7% vs 1.6%)、手足综合征(16.4% vs 0%)和呕吐(4.5% vs 0.8%)的发生率更高。美国 FDA 于 2013 年 2 月正式批准 T-DM1 作为用于治疗已经接受过曲妥珠单抗和一线紫杉烷类化疗后进展的 HER2 阳性转移性乳腺癌患者。T-DM1 可以作为 HER2 阳性晚期乳腺癌二线治疗的首选方案。

　　拉帕替尼作为一种口服新型酪氨酸酶抑制剂,拉帕替尼同时抑制细胞内表皮生长因子受体 ErbB1(EGFR)、ErbB2(HER2)的 ATP 位点,阻止肿瘤细胞磷酸化和激活,阻断下调信号,2007

年 3 月首次在美国上市，同年 11 月在澳大利亚上市。目前获准的适应证为联合卡培他滨用于 HER2 过度表达、已接受过包括蒽环类、紫杉烷类药物和曲妥珠单抗治疗病情进展的晚期或转移性乳腺癌。一项国际多中心Ⅲ期临床试验（EGF100151）评价了拉帕替尼联合卡培他滨的疗效，入组曲妥珠单抗治疗失败、既往接受过含蒽环或紫杉类药物治疗的患者，将患者随机分为拉帕替尼和卡培他滨联合治疗组和卡培他滨单药治疗组；结果显示，拉帕替尼联合卡培他滨较单药卡培他滨显著延长了患者中位疾病进展时间（8.4 个月 vs 4.4 个月，$P<0.001$），并使局部复发风险降低了 51%，拉帕替尼联合卡培他滨在总生存期方面显示出了优势（75 周 vs 64.7 周，$P=0.206$）。拉帕替尼最常见的不良事件是腹泻、皮疹，在两组患者均有发生，而联合组更明显，但是两组因不良事件停药的患者比例相当。针对激素受体阳性、HER2 阳性绝经后转移性乳腺癌，2009 年 JCO 报道的一项Ⅲ期临床试验入组了 219 例患者，随机分为拉帕替尼联合来曲唑组及单药来曲唑组，观察终点为 PFS，该研究中拉帕替尼组同样显示更长的中位 PFS（联合组 8.2 个月 vs 单药组 3.0 月，$P=0.019$）。在另一项Ⅲ期临床研究中，将接受曲妥珠单抗治疗后进展的患者随机分为拉帕替尼单药治疗组和曲妥珠单抗联合拉帕替尼治疗组。研究结果显示，联合治疗组的 PFS 由 8.1 周延长到 12 周（$P=0.008$）。总生存的数据分析提示，联合治疗组的中位 OS 延长了 4.5 个月，联合治疗组患者的中位 OS 为 14 个月，单药治疗组的中位 OS 为 9.5 个月（$HR=0.74$；95% CI 0.57~0.97；$P=0.026$）。曲妥珠单抗治疗过程不能降低或可增加脑转移发生的风险，原因在于曲妥珠单抗不能透过血脑屏障，而拉帕替尼作为一种小分子物质，可弥补曲妥珠单抗的不足。一项Ⅱ期临床研究（LANDSCAPE）评估了 45 例拉帕替尼联合卡培他滨治疗 HER2 阳性存在尚未进行全脑放疗的脑转移乳腺癌患者的临床疗效，24 例（57%）患者达客观缓解，中位 TTP 与中位 OS 分别为 5.5 个月及 17.0 个月。

吡咯替尼是一种新型不可逆的小分子泛 ErbB 受体 TKI。吡咯替尼共价结合于 HER-1、HER-2 和 HER-4 胞内激酶区的 ATP 结合位点，抑制 HER 家族同源二聚体的形成，从而阻断下游信号通路激活，抑制肿瘤细胞生长。2018 年 8 月，CFDA 批准吡咯替尼联合卡培他滨治疗既往接受过蒽环类或紫杉类化疗的 HER-2 阳性晚转移性乳腺癌患者。在解救治疗方面，吡咯替尼表现出较好的疗效和耐受性。中国医学科学院肿瘤医院徐兵河、马飞教授等进行的Ⅰ期研究纳入 38 例 HER-2 阳性转移性乳腺癌患者，最终确定吡咯替尼剂量为 400mg/ 天。最常见的 AE 为腹泻（44.7%），其次是恶心（13.2%）、口腔溃疡（13.2%）、乏力（10.5%）和白细胞减少（10.5%）。最严重的 AE 为 3 级腹泻。吡咯替尼单药 RR 为 50.0%，中位 PFS 为 35.4 周。在进一步扩大样本量的 Ⅰ/Ⅱ期研究中，128 例之前使用蒽环类或紫杉类药物（包括辅助治疗或复发和转移治疗）的患者，随机分为吡咯替尼联合卡培他滨或拉帕替尼联合卡培他滨组。研究结果显示，吡咯替尼组 RR 为 78.5%（$n=51$），拉帕替尼组为 57.1%（$n=36$）。吡咯替尼联合卡培他滨显著延长患者的 PFS（18.1 个月 vs 7.0 个月）。Ⅲ期 PHOEBE 研究共纳入 HER2 阳性的转移性乳腺癌 266 例，随机分到吡咯替尼联合卡培他滨治疗组（吡咯替尼组，134 例）和拉帕替尼联合卡培他滨治疗组（拉帕替尼组，132 例），中期分析数据显示吡咯替尼组（12.5 个月）的中位无进展生存期显著长于拉帕替尼组（6.8 月）。在客观缓解率方面，吡咯替尼组（67.2%）较拉帕替尼组（51.5%）也明显提高。

（十）其他抗 HER2 靶向药物

在 HER2 阳性乳腺癌中新型的 HER2 靶向酪氨酸激酶抑制剂包括来那替尼和阿法替尼。

来那替尼和阿法替尼都是不可逆的表皮生长因子受体 EGFR 和 HER2 的双重酪氨酸激酶口服抑制剂,米那替尼能够有效抑制 HER2 和 EGFR 激酶活性,降低 MAPK 和 AKT 磷酸化,在体外增强诱导 p27 蛋白活性,和抑制体内 HER2 阳性肿瘤的生长。来那替尼与曲妥珠单抗、紫杉醇、长春瑞滨的联合用药具有显著抗肿瘤效应,据报道为 30%~70%。在一项开放的 Ⅱ 期临床研究中,纳入接受过曲妥珠单抗治疗的患者 66 例,未接受过曲妥珠单抗治疗的患者 70 例,给予来那替尼 240mg,1 次 /d。结果显示:16 周 PFS 率分别为 59% 和 78%,中位 PFS 分别为 22.3 周和 39.6 周,客观缓解率分别为 24% 和 56%。结果证明无论是否接受过曲妥珠单抗,来那替尼均有效,但未曾接受帕妥珠单抗的患者效果更好。来那替尼最常见的副作用为腹泻、恶心、呕吐和疲劳。

阿法替尼能抑制配体依赖的 HER3 的磷酸化,并对当前进行曲妥珠单抗治疗的 HER2 阳性乳腺癌患者具有显著的抗肿瘤作用。对于初次接受治疗的 HER2 阳性患者来说,无论是曲妥珠单抗还是拉帕替尼单药治疗,阿法替尼单一用药具有更高的总缓解率。2016 年 1 月 25 日,著名国际肿瘤学期刊 *Lancet Oncology* 在线发表了中国医学科学院肿瘤医院内科徐兵河教授作为通讯作者的一项国际多中心开放标签、随机Ⅲ期临床研究(LUX-Breast 1 研究)的结果。该研究比较了 HER2 阳性乳腺癌患者在辅助或一线曲妥珠单抗治疗进展后,阿法替尼 + 长春瑞滨对比曲妥珠单抗 + 长春瑞滨的疗效。结果显示,阿法替尼治疗组患者的无进展生存期(PFS)与曲妥珠单抗组相似,曲妥珠单抗组的 OS 显著高于阿法替尼组(*HR*=1.48,95% *CI* 1.13~1.95,*P*=0.004 8),且阿法替尼方案相关毒性更大。说明曲妥珠单抗治疗后进展的患者,继续使用曲妥珠单抗联合长春瑞滨的疗效反而优于改用阿法替尼联合长春瑞滨的疗效。

（十一）其他靶向治疗

在晚期乳腺癌的治疗中,除抗 HER2 的靶向治疗外,许多抗其他靶点的靶向治疗药物也体现出一定的治疗疗效。

1. **抗血管生成的靶向药物** 贝伐珠单抗是针对 VEGF-A 亚型的重组人源化单克隆 IgG1 抗体,通过抑制人类血管内皮生长因子的生物学活性而起作用。贝伐珠单抗联合化疗一线或二线治疗转移性乳腺癌,仅改善无进展生存时间,并没有改善总生存时间,且目前没有贝伐珠单抗疗效的预测因子。美国 FDA 先批准后又撤回了贝伐珠单抗用于乳腺癌的治疗。一系列临床研究探索了贝伐珠单抗联合化疗对于 HER2 阴性乳腺癌的疗效。代表性Ⅲ期临床试验为 E2100 研究、AVADO 研究和 RIBBON-1 研究。E2100 是一项开放性研究,其他两项为随机、双盲、安慰剂对照研究。三者在贝伐珠单抗剂量的使用互不相同,在 E2100 和 RIBBON-1 研究中贝伐珠单抗剂量分别为第 1、15 天 10mg/kg 和每 3 周 15mg/kg,而在 AVADO 研究中则采用了 2 个剂量组(分别为每 3 周 7.5mg/kg 和 15mg/kg)。另外在 E2100 研究中,疾病进展后不再继续使用贝伐珠单抗,而在 AVADO 和 RIBBON-1 研究中可作为二线治疗继续使用。E2100 研究将 722 例复发转移乳腺癌患者随机分为紫杉醇一线化疗联合或不联合贝伐珠单抗,该研究证实,紫杉醇联合贝伐珠单抗治疗的 PFS 优于紫杉醇单药组(11.8 个月 vs 5.9 个月;*HR*=0.60;*P*<0.001)。在 AVADO 研究,736 例患者随机分组接受多西他赛联合贝伐珠单抗或多西他赛联合安慰剂治疗,结果显示联合贝伐珠单抗治疗的 PFS 显著延长(10.1 个月 vs 8.2 个月;*HR*=0.77;*P*=0.006)。RIBBON-1 研究比较了贝伐珠单抗联合卡培他滨、多西他赛、白蛋白结合型紫杉醇或 EC/CAF/FEC/AC 与单用以上化疗方案的疗效。结果显示贝伐珠单抗联合卡培他滨或紫杉类或蒽环类的 PFS 显著

延长。Miles 等将以上 3 项研究进行荟萃分析,并在三阴性乳腺癌中进行亚组分析,结果发现化疗联合贝伐珠单抗治疗客观有效率提高 19%(42% vs 23%,$P<0.000\ 1$),并且可一定程度的延长 PFS。总生存(overall survival,OS)期虽延长 1.3 个月(18.9 个月 vs 17.5 个月),但差异无统计学意义($P=0.673\ 2$)。

维也纳医科大学的 Zielinski 教授开展了 TURANDOT3 期试验,比较了贝伐珠单抗分别联合紫杉醇或卡培他滨用于治疗 HER2 阴性既往未接受过针对局部复发或转移病灶治疗的晚期乳腺癌的有效性和安全性。患者被随机分为两组,分别予贝伐珠单抗联合紫杉醇或贝伐珠单抗联合卡培他滨,药物具体用量:紫杉醇组:贝伐珠单抗 10mg/kg,d1,15,紫杉醇 90mg/m² d1 d8 d15,4 周一次;卡培他滨组:贝伐珠单抗 15mg/kg d1,卡培他滨 1 000mg/m²,2 次 /d,d1~14,3 周一次。该试验对 564 例意向治疗患者随机分组,按计划方案治疗的患者共 531 例,其中 266 例为紫杉醇组,265 例为卡培他滨组。最终紫杉醇组的死亡人数为 183 例(69%),卡培他滨组为 201 例(76%);前者的中位生存期为 30.2 个月,后者为 26.1 个月。分层风险比为 1.02,显示非劣效性。最常见的 ≥3 级的不良事件为中性粒细胞减少、手足综合征、外周神经病变、白细胞减少、高血压。与贝伐珠单抗联合紫杉醇相比,贝伐珠单抗联合卡培他滨耐受性好且不影响总生存,是 HER2 阴性局部复发或转移性乳腺癌有效的一线治疗方案。尽管卡培他滨方案的无进展生存劣于紫杉醇方案,但该团队仍建议医生综合考虑到总生存的风险预测因素、患者意愿和治疗方案的安全性,最终选择个体化的治疗方案。贝伐珠单抗联合化疗一线或二线治疗转移性乳腺癌,仅改善无进展生存时间,并没有改善总生存时间。欧洲药品管理局人用医疗产品委员会目前批准的适应证:①贝伐珠单抗联合紫杉醇一线治疗转移性乳腺癌;②不适合紫杉类和蒽环类药物治疗的转移性乳腺癌,可考虑给予贝伐珠单抗联合卡培他滨一线治疗。因此,贝伐珠单抗仅可作为一线治疗或二线治疗的一种选择,并且不推荐其在二线以上的治疗中使用。

除了在 HER2 阴性晚期乳腺癌进行探索,还有一项研究探索了贝伐珠单抗在 HER2 阳性晚期乳腺癌与标准治疗联合对比标准治疗:AVEREL 研究。AVEREL 研究为一项Ⅲ期研究,探讨了对于 HER2 阳性复发转移性乳腺癌患者在多西他赛联合曲妥珠单抗的基础上加用贝伐珠单抗是否能带来进一步获益。患者被 1∶1 随机分配至多西他赛联合曲妥珠单抗组与多西他赛联合曲妥珠单抗及贝伐珠单抗组。经过中位随访为 26 个月,研究者评估的 PFS 风险比为 0.82($P=0.077\ 5$),中位 PFS 在不含贝伐珠单抗组及含贝伐珠单抗组分别为 13.7 个月和 16.5 个月)。研究结果显示在多西他赛与曲妥珠单抗的基础上加用贝伐珠单抗没有显著改善研究者判断的 PFS。

LEA 研究为一项多中心、随机、开放性Ⅲ期研究,评价对于激素受体阳性、HER2 阴性绝经后晚期乳腺癌患者在内分泌治疗(来曲唑或氟维司群)的基础上加用贝伐珠单抗(15mg/kg,3 周一次)的疗效与安全性。374 例患者纳入 ITT 分析(内分泌治疗组为 184 例,内分泌治疗联合贝伐珠单抗组为 190 例)。中位 PFS 在内分泌治疗联合贝伐珠单抗组有延长的趋势,但无统计学差异(中位 PFS 分别为 19.3 个月 vs 14.4 个月;$HR=0.83$,95% CI 0.65~1.06;$P=0.126$)。至治疗失败时间与 OS 在两组间是相似的。3 级或 4 级高血压、转氨酶升高及蛋白尿在联合治疗组显著性高发。对于激素受体阳性、HER2 阴性晚期乳腺癌患者,在一线内分泌治疗的基础上加用贝伐珠单抗没有显著改善 PFS 或 OS。在另一项Ⅲ期研究 CALGB 40503 中来曲唑联合贝伐珠单抗对比来曲唑用于一线治疗绝经后激素受体阳性晚期乳腺癌患者。患者 1∶1 随机分配至来曲唑组(2.5mg,每日口服)或来曲唑联合贝伐珠单抗(15mg/kg,3周一次)组。主要研究终点为PFS。2008年5月—2011年11月,共入组350例患者。患者中位年龄为58岁;62%的患者基线时有可测量病灶,45%的患者初诊时即为转移性乳腺癌。中位随访39个月,加用贝伐珠单抗后显著降低疾病进展风险,风险比为0.75(95% CI 0.59~0.96;P=0.016);中位PFS从15.6个月(来曲唑单用组)延长到20.2个月(联合治疗组)。OS没有显著性差异,风险比为0.87(95% CI 0.65~1.18;P=0.188);中位OS在来曲唑组与联合治疗组分别为43.9个月和47.2个月。联合治疗组与贝伐珠单抗相关的3或4级毒性为高血压(24% vs 2%)和蛋白尿(11% vs 0%)。对于绝经后激素受体阳性晚期乳腺癌患者,来曲唑联合贝伐珠单抗比来曲唑单用显著改善疾病无进展生存;但是3级或4级毒性反应也显著增加。尚需要预测疗效的生物标志物分析。

索拉非尼是一种多激酶抑制剂,具有抑制肿瘤细胞复制及肿瘤血管生成的作用。索拉非尼最初被认为具有抑制Raf激酶的作用,随后又发现该药也能够抑制血管内皮生长因子、血小板衍生生长因子13受体、类FMS酪氨酸激酶、c-Kit蛋白以及RET受体酪氨酸激酶。一项多中心的索拉非尼治疗乳腺癌的Ⅱ期开放研究,纳入对象为至少有一次化疗并且失败,56例患者入组,给予索拉非尼400mg,2次/d。54例可评价,结果1例PR,20例SD(37%)。ⅡB期随机双盲对照研究证明,索拉非尼联合紫杉醇一线治疗MBC优于紫杉醇联合安慰剂,PFS分别为8.1个月与5.6个月(P=0.017)。SOLTI-0701则评价卡培他滨联合索拉非尼或卡培他滨联合安慰剂治疗MBC的疗效,PFS分别为6.4个月与4.1个月(P=0.000 6)。扩大病例的Ⅲ期试验将确认索拉非尼联合化疗的疗效。索拉非尼的推荐剂量为400mg,每日2次。其最常见的不良事件包括手足皮肤反应、疲乏、腹泻、皮疹、高血压、脱发、瘙痒和恶心、食欲下降。但3级和4级不良事件发生率不超过5%。皮肤毒性和胃肠道反应是索拉非尼最常见的不良事件,是导致减量或中断治疗的常见原因。高血压常为轻到中度,用常规降压药即可控制。索拉非尼治疗过程中可出现低磷血症,但一般没有低磷血症的相关症状。已进行的临床试验中索拉非尼没有明显增加血栓形成和缺血性疾病的风险。

舒尼替尼为一种口服型多酪氨酸激酶受体(包括血管内皮生长因子受体、血小板衍生生长因子受体、KIT及集落刺激因子1受体)抑制剂。目前,舒尼替尼已被批准用于晚期肾细胞癌、对伊马替尼耐药的胃肠道间质瘤以及转移性胰腺神经内分泌瘤的治疗。舒尼替尼的许多靶点也与乳腺癌发病机制、微血管支持及转移进展存在关联。在一项针对乳腺癌骨转移的小鼠模型试验中,还发现舒尼替尼单药可抑制溶骨性肿瘤进展。有四项大型随机对照Ⅲ期研究证实舒尼替尼在晚期乳腺癌基本无治疗作用,无论一线还是二线治疗,无论单用还是与化疗联合。一项Ⅲ期研究研究主要针对曾接受蒽环类及紫杉醇类药物治疗的MBC患者,主要终点为无进展生存期,对比37.5mg/d舒尼替尼及2 000mg/m² 卡培他滨联合方案和2 500mg/m² 卡培他滨单药方案的疗效。结果发表于2013年7月15日在线出版的《临床肿瘤学杂志》(*Journal of Clinical Oncology*)上,共有442例患者纳入本项试验。研究人员发现,两组患者的无进展生存期并无显著差异,舒尼替尼联合卡培他滨组中位时间为5.5个月,卡培他滨单药组为5.9个月。两组在缓解率或总生存期方面也并无显著差异。此外,联合治疗组的毒性(除手足综合征外)较为严重。

MET是能在肝细胞生长因子(HGF)激活时促进细胞增殖、侵袭和存活的酪氨酸激酶受体。MET和HGF过表达与肿瘤缺氧,增加的侵袭性和转移相关,并且降低了静息性乳腺癌的存活。此外,MET表达在TNBC中不成比例地升高,并且与较差的预后相关。发现MET拷贝数在 14% 的 TNBC 中升高,而在激素受体阳性乳腺癌中只有 8% 的和在人表皮生长受体 2- 阳性 (HER2)乳腺癌中只有 7%。临床前研究表明 MET 表达驱动肿瘤分化成 TNBC 亚型。在小鼠乳腺肿瘤病毒启动子下携带活化突变 MET 敲入或突变 MET 转基因的小鼠能诱导成 TNBC,表明抑制 MET 信号传导可能是有希望的治疗方法。卡博替尼(XL184,Exelixis)是多种酪氨酸激酶的小分子抑制剂,包括 MET 和介导肿瘤血管生成的血管内皮生长因子受体 2(VEGFR2)。卡博替尼已经在晚期肾细胞癌和转移性甲状腺髓样癌中表现出功效。一项两阶段 II 期研究评估了卡博替尼在转移性 TNBC(mTNBC)患者中的疗效和安全性并检查了潜在的生物标志物。每日 60mg 的起始剂量,21 天为一个周期,根据需要,将剂量减少至每天 40mg 和 20mg。主要研究终点是 mTNBC 患者的客观缓解率(ORR),预定的次要终点包括无进展生存期(PFS)、毒性和疼痛。2013 年 1 月—2014 年 6 月,在 35 例 mTNBC 患者纳入分析,接受中位数为 3 个周期(9 周)的治疗。1 例患者在前 13 例患者中实现了 PR,所以研究继续到第二阶段。总共 3 例患者实现 PR (ORR 9%;95% CI 2~26)。20 例患者(57%)疗效达 SD,有 9 例 SD 持续超过 15 周。15 周时的临床获益率为 34%(95% CI 19%~52%),中位 PFS 为 2.0 个月。最常见的毒性有疲劳(77%)、腹泻(40%)、口腔黏膜炎(37%)和掌跖红斑(PPE;37%)。有 15 个 3 级不良事件,包括天冬氨酸氨基转移酶升高、脂肪酶升高和高血压。没发现 4 级毒性。12 例患者(34%)需要减少剂量,其中 4 例由于 PPE,8 例由于其他毒性。总体而言,32 例患者(91%)因疾病进展而停止治疗,3 例(9%)由于毒性终止。

2. **PARP 抑制剂** PARP 抑制剂通过抑制肿瘤细胞 DNA 损伤修复、促进肿瘤细胞发生凋亡,从而可增强放疗以及烷化剂和铂类药物化疗的疗效。在三阴性和 BCRA 缺陷的乳腺癌患者的细胞株中,表现出对 DNA 损伤药物的敏感性增强。奥拉帕利(olaparib)是一种选择性的 PARP1/2 抑制剂,一项 II 期临床研究结果显示 olaparib 治疗 BRCA 缺陷型转移性乳腺癌,每次 100mg,每日 2 次,有效率为 22%;当剂量增加到每次 400mg,每日 2 次时,有效率达 41%,且既往治疗对疗效无明显影响。该药对有 *BRCA1* 或 *BRCA2* 突变的难治性乳腺癌、卵巢癌及前列腺癌有较好效果,而无此基因突变的肿瘤患者中未显示任何抗肿瘤活性。针对 *BRCA* 突变乳腺癌患者的首个 PARP 抑制剂 III 期临床研究 OlgmpiAO 结果在 2017 年 ASCO 大会上报道:奥拉帕利用于 *BRCA* 突变的晚期乳腺癌患者相较于化疗将 PFS 从 4.2 个月延长至 7.0 个月,显著减低 42% 疾病进展风险。安全性方面,恶心、呕吐、贫血为最常见不良反应。

(十二)乳腺癌的免疫治疗

肿瘤免疫治疗已经成为肿瘤治疗的一个重要研究领域,2013 年 *Science* 杂志将肿瘤免疫治疗列为十大突破之首,让免疫治疗成为肿瘤治疗领域的"焦点"。目前有很多免疫治疗单药和联合用药显示较好的抗肿瘤活性,免疫治疗均有持续性和毒性小的特点,未来免疫肿瘤学会扮演重要的角色。

程序死亡受体 1(programmed cell deathprotein-1,PD-1)/ 程序性死亡配体 1(PD-L1,B7-H1)信号通路已经被证实是免疫逃逸的主要机制之一。近年来,一系列临床研究结果证实 PD-1/PD-L1 抑制性抗体对多种肿瘤具有抗肿瘤活性,以 PD-1/PD-L1 为靶点的免疫靶向治疗取得令人鼓舞的进展,在多种肿瘤类型中疗效显著。肿瘤细胞中高表达 PD-1 的配体 PD-L1,导致肿瘤微环境中 PD-1 通路持续激活。PD-1/PD-L1 抑制剂可以阻断 PD-1 与 PD-L1 的结合,阻断负向调控信号,使 T 细胞恢复活性,从而增强免疫应答。阿替利珠单抗是一种人源化 IgG4 抗体,旨在靶向肿瘤细胞和肿瘤浸润免疫细胞表面表达的 PD-L1 蛋白,阻止其与 T 细胞表面的 PD-1 结合,通过抑制 PD-L1,阿替利珠单抗能够使 T 细胞激活。Cimino-Mathews 等在 2015 AACR 年会上指出,MPDL3280A 在晚期三阴性乳腺癌中表现出了持久的疗效。研究共纳入 54 例转移性三阴性乳腺癌受试者,在 21 例可评估疗效的受试者中,总体有效率为 19%,其中完全缓解 2 例,部分缓解 2 例,24 周无进展生存为 27%。在 54 例可评估安全性的受试者中,MPDL3280A 耐受良好。2015 年美国圣安东尼奥乳腺癌大会上阿替利珠单抗治疗三阴乳腺癌的最新研究结果。GP28328(NCT01633970)研究是一项阿替利珠单抗联合白蛋白紫杉醇治疗晚期三阴乳腺癌的多中心 Ⅰb 期临床研究,旨在研究其安全性和疗效。安全性队列纳入了 32 例患者,结果显示无治疗相关死亡事件,56% 的患者观察到 3~4 级不良事件,主要为白细胞减少(41%)、血小板减少(9%)以及贫血(6%)。疗效队列纳入了 24 例患者,随访时间均大于 3 个月,9 例患者接受阿替利珠单抗联合白蛋白紫杉醇一线治疗,8 例患者接受二线治疗,7 例患者接受三线或以上治疗。结果显示,相比接受二线或以上治疗的患者,接受一线治疗的患者可获得更高的有效率。接受一线治疗时,11.1% 的患者获得完全缓解(CR),77.8% 的患者获得部分缓解(PR),11.1% 的患者获得稳定(SD),没有患者出现疾病进展(PD),客观缓解率(ORR)为 88.9%,连续两次以上有效率为 66.7%。本研究显示了阿替利珠单抗可接受的安全性和耐受性,以及良好的抗肿瘤活性。IMpassion130 研究是一项随机、双盲、安慰剂对照的国际多中心 Ⅲ 期研究,于共计入组 902 例未经治疗的转移性 TNBC 患者,按 1:1 随机分配给予白蛋白紫杉醇 + 阿替利珠单抗(试验组,$n=451$ 例)或安慰剂(对照组,$n=451$ 例)。初次报道的 ITT 人群中试验组和对照组的 PFS 期分别为 7.2 个月和 5.5 个月($HR=0.8$);而在 PD-L1 阳性的患者群体中,PFS 的差异更明显(7.5 个月 vs 5.0 个月,$HR=0.62$)。ITT 人群中试验组和对照组的中位 OS 分别为 21.3 个月和 17.6 个月,在 PD-L1 阳性人群中差异更加显著(25.0 个月 vs 15.5 个月)。

　　一项临床试验探索了了重组流感病毒颗粒为载体的抗 HER2 疫苗的疗效,结果显示患者特异性的抗体明显增高,该抗体可直接作用于 HER2/neu 蛋白,使细胞的免疫反应产物 IL-2、IFN-γ 和 TNF-α 明显增加,CD4[+]、CD25[+]、FOXP3[+] 调节 T 细胞在疫苗接种后明显减少。这表明以重组流感病毒颗粒为载体的抗 HER2 疫苗具有免疫增强作用,有望用于治疗对抗 HER2 疫苗免疫耐受的患者。

　　N-GGlycolil 神经节苷脂在乳腺癌细胞上表达,而在正常组织中很少表达或不表达,因此可作为乳腺癌特异性抗原。有关转移性乳腺癌患者接种 N-Glycolyl GM3/VSSP 疫苗的临床试验发现所有患者的血清中均检测到了特异性抗 N-Glycolyl GM3 IgM 抗体和 IgG 抗体。受试患者的疾病控制率达到 72.7%,中位生存期达 15.9 个月;将试验组患者分为 6 个剂量组,分别接种 150、300、600、900、1 200、1 500μg 的 N-Glycolyl GM3/VSSP 疫苗,与空白对照组相比,所有试验组患者的中位总生存期约为 6 年,900μg 作为生物实用剂量,可使患者的生存期至少达到 28.5 个月。

　　Globo H 是一种糖脂,在乳腺癌中高表达。两项 Ⅰ 期试验发现靶向糖脂类乳腺癌疫苗 OPT-822/OPT-821 主动免疫治疗,即 Globo H–KLH 结合,可诱导 Globo H 特异性抗体体外介导其与 Globo H 的结合及其细胞毒作用。Ⅱ/Ⅲ 期试验结果显示,在转移性乳腺癌总研究人群中中未见 PFS 的改善,但对 OPT-822/OPT-821 产生应答并在治疗期间 Globo H 特异性 IgG 效价持续 ≥1:160 的转移性乳腺癌患者,PFS 及 OS 显著提高,患者耐受良好,这一亚组的数据将被用于设计 Ⅲ 期试验。

晚期乳腺癌的治疗取得了许多新的进展,特别是抗 HER2 治疗、mTOR 抑制剂、CDK4/6 抑制剂、PARP 抑制剂、ADC 类药物及免疫治疗为更多患者,各种分子分型的患者均提供了继续治疗的可能性,期待未来有更多的药物可以帮助临床医生,并有更多突破性进展。

常用于转移性乳腺癌化疗方案

【单药方案用于转移性乳腺癌】

蒽环类

多柔比星 50mg/m^2,静滴,第 1 天,21 天为 1 个周期。

或多柔比星 20mg/m^2,静滴,每周一次

表柔比星 60~90mg/m^2,静滴,第 1 天,21 天为 1 个周期

脂质体多柔比星 30~50mg/m^2,静滴,第 1 天,21 天为 1 个周期

紫杉类

紫杉醇 175mg/m^2,静滴,21 天为一周期

或紫杉醇 80mg/m^2,静滴,每周一次

多西他赛 75mg/m^2,静滴,第 1 天,21 天为一周期

白蛋白结合型紫杉醇 100~150mg/m^2,静滴,第 1、8、15 天,28 天为一周期

或白蛋白结合型紫杉醇 260mg/m^2,静滴,第 1 天,21 天为一周期

其他微管类抑制剂

长春瑞滨 25mg/m^2,静滴,每周 1 次

艾日布林 1.4mg/m^2 i.v. 第 1、8 天,21 天为 1 个周期

伊沙匹隆 40mg/m^2,静滴,21 天为 1 个周期。

抗代谢类卡培他滨 1 000~1 250mg/m^2,口服,每日 2 次,第 1~14 天,21 天为一周期

吉西他滨 800~1 000mg/m^2,静滴,第 1、8、15 天　28 天为一周期

【联合方案用于转移性乳腺癌】

CMF 方案

CTX 100mg/m^2,口服,第 1~14 天

MTX 40mg/m^2,静注,第 1、8 天

5-FU 600mg/m^2,静滴,第 1、8 天　28 天为一周期

FAC 方案

5-FU 500mg/m^2,静滴,第 1、8 天

ADM 50mg/m^2,静滴,第 1 天

CTX 500mg/m^2,静滴,第 1 天,21 天为一周期

AC(EC)方案

ADM 60mg/m^2 或 EPI 90mg/m^2,静注,第 1 天

CTX 600mg/m^2,静滴,第 1 天　21 天为一周期

TAC 方案

TXT 75mg/m^2,静滴,第 1 天

ADM 50mg/m^2,静滴,第 1 天

CTX 500mg/m²,静滴,第 1 天,21 天为一周期

FEC 方案

　　5-FU 400mg/m²,静滴,第 1、8 天

　　EPI 50mg/m²,静滴,第 1、8 天

　　CTX 500mg/m²,静滴,第 1、8 天,28 天为一周期

AT 方案

　　多柔比星 50mg/m² 或表柔比星 75mg/m²,静滴,

　　紫杉醇 175mg/m² 或多西他赛 75mg/m²,静滴,

　　21 天为一周期

AT 方案(Ⅱ)

　　多柔比星 50mg/m²,静滴,第 1 天

　　多西他赛 75mg/m²,静滴,第 1 天

21d 为 1 个周期。XT 方案(多西他赛 / 卡培他滨)

　　多西他赛 75mg/m²,静滴,第 1 天

　　卡培他滨 1 000mg/m²,口服,每日 2 次,第 1~14 天

　　21 天为一周期

GT 方案

　　紫杉醇 175mg/m²,静滴,第 1 天

　　吉西他滨 1 000~1 250mg/m²,静滴,第 1、8 天(第 1 天在紫杉醇之后)

　　21 天为一周期

【含曲妥珠单抗的联合化疗方案】

PCH 方案

　　曲妥珠单抗

　　卡铂 AUC 6,静滴,第 1 天

　　紫杉醇 175mg/m²,静滴 3 小时,第 1 天,21 天为一周期

TCH 周疗方案

　　曲妥珠单抗

　　紫杉醇 80mg/m²,静滴 1 小时,第 1、8、15 天

　　卡铂 AUC 2 静滴,第 1、8、15 天,28 天为一周期

单药方案(与曲妥珠单抗联合)

　　紫杉醇 175mg/m²,静滴 3 小时,第 1 天,21 天为一周期

　　或紫杉醇 80~90mg/m²,静滴 1 小时,每周 1 次

　　多西紫杉醇 80~100mg/m²,静滴 30 分钟,第 1 天,21 天为一周期

　　长春瑞滨 25mg/m²,静滴,每周 1 次

曲妥珠单抗用法:4mg/kg,静滴 90 分钟,第 1 天;接着用 2mg/kg,静滴 30 分钟,每周 1 次。或者用 8mg/kg,静滴 90 分钟,第 1 天,接着用 6mg/kg,静滴 90 分钟,每 3 周 1 次。

第8节　其他类型乳腺癌的内科治疗

一、乳腺非浸润性癌

乳腺非浸润性癌包括小叶原位癌和导管原位癌,以下对两者分别进行介绍。

(一)小叶原位癌

1941 年,Foote 和 Steward 首先描述了一种局限于小叶和终端导管的非浸润性乳腺癌,称为小叶原位癌(LCIS),它被认为是侵袭性乳腺癌的危险因素。虽然本病部分会发生浸润,但绝大多数不会发生转移,甚至有些在绝经后消退,因而 LCIS 目前仍是一种比较有争议的组织学病变。一般认为,该病 90% 发生于绝经前,ER、PR 绝大多数是阳性,多中心性和双侧对称性,具有低癌变率、癌变周期长的特点。最近报道,多形性小叶原位癌是经典浸润性小叶癌的形态学变体,具有更强的侵袭性。对于一般小叶原位癌患者,乳房活检仅作为风险评估的一部分,无须治疗,可仅进行随访观察,每半年复查一次乳腺 X 线摄像即可。据文献报道,在确认 LCIS 15 年后,约有1/4~1/3 的患者会发展为浸润性癌,因而对不愿意冒着风险观察的患者,特别是对有乳腺癌家族史、*BRCA1/2* 突变等的患者,可以根据患者意愿考虑双侧全乳切除联合或不联合乳房重建术。多形性小叶原位癌临床进程更接近恶性,可能更需要接受肿瘤的 R0 切除。化疗和放疗对 LCIS 无肯定价值,但 NSABP P-1 研究表明,小叶原位癌患者口服 5 年他莫昔芬后其发生浸润性乳腺癌的危险较应用安慰剂者下降了 56%。NSABPP P-2 研究为比较雷诺昔芬和他莫昔芬在具有高危因素的绝经后妇女中的乳腺癌化学预防作用,高危因素包括前期确诊为小叶原位癌、低风险的血栓栓塞、白内障及子宫内膜癌。19 747 例患者随机分成他莫昔芬组(20mg/d)和雷洛昔芬组(60mg/d),服药持续 5 年。他莫昔芬组非侵袭性癌症发生率较低,发生率为 1.51/1 000,而雷洛昔芬组是 2.11/1 000,但这两组间差异无统计学意义。

(二)导管原位癌

乳腺导管原位癌(DCIS)的概念在 1960 年被提出,是指乳腺导管上皮细胞单克隆增生但不侵犯基底膜和周围间质的乳腺原位癌,部分病变向乳头蔓延则表现为 Paget's 病。DCIS 多由体检发现乳腺包块确诊,与小叶原位癌不同,几乎所有 DCIS 都由乳腺 X 线检查确诊,乳腺 X 线片上表现为簇状密集的微小钙化影。DCIS 是一种明确的癌前病变。未经治的 DCIS 患者,经过 10 年或更久的随访,20%~53% 发展为浸润性癌。结合生长方式和细胞核异型性,分为高级别、中级别和低级别三种。低级别 DCIS 为乳腺导管上皮细胞的惰性病变,极少发展为有显著临床意义的浸润性癌。有研究认为,不同级别 DCIS 会通过不同途径发展为浸润性癌,低级别途径与代谢及转运路径变异相关,而高级别途径则与细胞周期和信号通路有关。影响 DCIS 的预后的因素包括核分级,组织类型,肿瘤大小,ER 表达情况,切缘情况等。DCIS 伴有微小浸润或隐性浸润与 DCIS 的体积大小有关,是否对预后有影响目前仍不清楚,但在进行临床决策时应考虑到这一因素。

多数 DCIS 患者需要综合治疗。DCIS 可呈多中心性或多灶性,多中心灶的发生率各家报道不一,0~78%,平均 30%,这也是起初手术治疗 DCIS 时多采用全乳切除的原因。随着诊断技术的提高,病灶范围的定位更加精准,更多患者愿意接受保乳术,但外科医生必须确信切除后残余的乳腺无任何可疑病灶后才可向患者推荐保乳术。如果因为肿瘤分布弥漫性或多中心性或者乳腺比例失调而无法完全切除或者所有的病变时,则应该根据患者的意愿选取合适的局部治疗,如乳房单纯切除(有或无乳房重建)。保乳术后行全乳放疗可使同侧乳腺癌的发病率下降50% 左右。一项荟萃分析纳入了 3 925 例 DCIS 患者,经过 10 年的随访,保乳术联合放疗患者局部复发率为 13%,而仅行保乳术者,复发的比例高达 28%。但对低级别 DICS,其手术治疗后行局部放疗的是否可获得生存获益,低级别 DCIS 是否存在过度治疗仍有争议。近期的一项前瞻性随机Ⅲ期临床研究,RTOG 9804 研究,招募了 636 例低风险(低级别到中级别,0.3cm<肿块大小<2.5cm)的 DCIS 患者,随机分为广泛切除有或无放疗组,中位随访 7.7 年,放疗组 7 年治疗失败率为 0.9%,而观察组则为 6.7%。但是在 RTOG 9804 研究中 62% 的女性接受了 5 年他莫昔芬的内分泌治疗,因而内分泌治疗在 DCIS 的地位是值得探讨的问题。

他莫昔芬用于浸润性癌取得了很好的疗效。对于 ER 阳性的 DCIS 患者,口服他莫昔芬是否获益呢? NSABP B-24 研究进行了前瞻性探索,研究入选 1 804 例 DCIS 病例,一组进行局部切除加放疗,一组加上口服他莫昔芬,中位随访 163 个月,结果显示同时服用他莫昔芬组,同侧浸润性癌的发生率进一步下降 32%,绝对值下降 3%。另一项 2×2 因素的研究随机分配 1 701 例 DCIS 患者至乳腺肿瘤切除术后口服他莫昔芬组,他莫昔芬加放疗组,放疗或无后续治疗组,发现他莫昔芬虽可以降低 DCIS 的总复发率($HR=0.70, 95\% \ CI \ 0.51\~0.86$),但并未降低同侧侵袭性乳腺癌的发生率。对于绝经后的 DCIS 患者,NSABP 和 IBIS 研究组也独立评估了 AIs 在肿瘤切除和全乳放射治疗后的 DCIS 患者中的预防作用。IBIS-Ⅱ DCIS 研究是一个随机双盲对照的多中心临床研究,将 2 980 例绝经后患者按照 1:1 的比例随机分配至阿那曲唑组或他莫昔芬组,两组用药时间均为 5 年,中位随访 7.7 年,两组的复发风险无明显差异($HR=0.80, 95\% \ CI \ 0.64\~1.22$),但其副作用略有差异,他莫昔芬组血栓形成,子宫内膜癌风险增加,而阿那曲唑组骨相关事件的发生率则相应增加。因而对于绝经后女性,有他莫昔芬禁忌证的患者,阿那曲唑可以作为一种替代选择。

二、男性乳腺癌

男性乳腺癌发病率很低,国外报道其发病率与女性乳腺癌发病率之比低于 1:100。在我国男性乳腺癌多以病例报道的文献形式出现,具体发病率无相关统计。男性乳腺癌可发生在任何年龄,主要集中在 60~70 岁,比女性乳腺癌晚 5~10 年。最常见的临床表现为乳晕下无痛性肿块、乳头内陷和乳头的血性溢液,且多有局部皮肤的受累。由于男性早期乳腺癌并无明显症状,且男性本身对乳腺癌的认识严重匮乏,约一半患者发现时伴有腋窝淋巴结转移。男性乳腺癌的发病原因目前仍不清楚,一般认为,女性乳腺癌男性一级亲属中发生乳腺癌风险增加 2~3 倍,在对这些患者的研究中发现,*BRAC1* 和 *BRAC2* 基因突变对乳腺癌的发生起着重要的作用,在男性患者中,*BRAC2* 基因突变的概率更高一些,占 4%~16%。同女性一样,雌激素水平在发病中占有重要地位,任何引起体内雌激素水平增高均会使乳腺癌发病风险增加;本病还可能与放射性损伤、睾丸损伤、Klinefelter 综合征(先天性睾丸发育不全症)、肝病等因素有关。男性乳腺癌应与男性乳腺发育症相鉴别,乳腺发育症多见于青春期,肝病患者和老年肥胖者,常可触及两侧乳腺盘状肿物,有压痛,而乳腺癌则常见于老年人,为无痛性肿块,针吸活检可见癌。

由于男性的乳腺组织少,小叶癌的比例较低,仅占 1.5%,主要病理类型为导管癌,其中导管原位癌占 10% 左右。男性乳腺癌雌激素受体阳性率较女性高,约 90% 的男性乳腺癌 ER 和 PR 阳性,而 HER2 的表达则较低。

男性乳腺癌采取以手术为主的综合治疗,改良根治术是目前采用最多的术式,效果满意,对于局部晚期乳腺癌,可选择新辅助化疗。术后根据病理辅以放化疗疗和内分泌治疗。关于术后是否需行放疗的研究较少,目前的观点是由于男性乳癌患者乳头及皮肤易被侵及,胸壁和肿瘤间组织较少,术后复发机会大,倾向于术后完成化疗后常规放疗以防止局部复发。对切缘阳性,高级别浸润性癌获益可能性大。一系列回顾性研究显示,化疗可以降低复发的风险,化疗原则同女性,仍然推荐以蒽环和紫杉类为主的化疗。由于男性乳癌患者的雌激素受体和孕激素受体阳性率很高,有很高的激素依赖性,内分泌治疗占有很重要的地位。虽然男性乳腺癌患者体内雌激素环境与绝经后女性类似,但由于其发病率低,目前没有大型的前瞻性研究指导男性乳腺癌的内分泌治疗,治疗上仍然参照女性乳腺癌的治疗策略,但有较大争议。他莫昔芬作为一线药物沿用至今,国内外研究均显示他莫昔芬可降低男性乳腺癌复发风险。在绝经后女性性患者,AIs 的效果优于他莫昔芬,但这种优势在男性乳腺癌患者中却没有得到体现。使用 LHRH 类似物联合 AIs 在理论上可以降低患者体内雌激素水平,提高 AIs 类药物的疗效。Zagouri 则报道与单独使用 AIs 相较,AIs 联合 LHRH 类似物虽然可以提高临床反应率,但是并没有延长男性患者的无进展生存期和总生存。

三、妊娠期乳腺癌

妊娠期乳腺癌(PABC)是在妊娠期和产后 1 年内确诊的乳腺癌。每 10 000 例乳腺癌中 1~3 例妊娠期乳腺癌,每 5 000 名妊娠女性中就有 1 例乳腺癌患者。随着人们生活方式的改变和生育年龄的延迟,越来越多女性可能在妊娠期间面对乳腺癌的问题。由于妊娠和哺乳期乳腺细胞增生,乳房体积增大,不易触及乳房包块,极易掩盖恶性病变而延误病情。乳腺癌是一种激素依赖性肿瘤,而妊娠期,体内雌激素、孕激素等水平发生急剧升高,可能会加速肿瘤的生长,促进肿瘤的转移。因而 PABC 的诊断比一般情况下可能延迟 2~15 个月,约 80% 的 PABC 患者确诊时已发生腋窝淋巴结转移,进展迅速,预后差。病理学上,PABC 常为激素受体表达阴性的高级别肿瘤,*HER2* 常过表达。PABC 患者最常见的首发症状是无痛性肿块,乳腺 X 线摄像通常因妊娠乳腺增生而呈密度增高的片状背景,不易予以鉴别。乳腺超声和 MRI 是可供选择的检查手段,但目前还不清楚钆粉是否会影响胎儿。行组织学检查确诊时,由于妊娠期乳腺腺体的细胞学变化使细针抽吸的细胞学诊断变得困难,妊娠期乳腺癌患者组织活检最好选用粗针吸检查。妊娠期乳腺癌的生存期并没有因为妊娠的早期终止而延长,也没有报道说乳腺癌会损伤胎儿,因为乳腺癌细胞不会透过胎盘屏障,但妊娠期的治疗考虑到对胎儿可能产生的影响,因而必须慎重。通常仅在妊娠晚期行手术切除,在妊娠前 2 周,放疗可能引起自发性流产,在第 2~8 周,放疗则有致畸风险。在孕中期和晚期的放疗胎儿暴露剂量应根据胎儿发育的阶段而不同,目前一般不建议妊娠期间的放疗。化疗在妊娠早期也应当避免。有研究发现,在妊娠前 3 个月应用 CEF 方案的致畸率为 12.7%,而过了妊娠早期后,化疗似乎不增加致畸风险。MD Anderson 曾报道在 57 例孕中期和晚期患者使用 CAF 方案化疗,所有胎儿均存活,其中 3 例存在先天性畸形。但与一般人群相比,化疗与先天畸形的发生似乎无直接关系。2010 年欧洲产科协会推荐妊娠期乳腺癌可以使用的方案包括 FEC、CAF、AC 和 T 方案,一些特殊作用机制的药物如甲氨蝶呤则不推荐使用。内分泌治疗如他莫昔芬曾有个案报道认为他莫昔芬与新生儿生殖道发育畸形和颅面部发育缺陷有关,因而妊娠期也不推荐内分泌治疗。更多证据认为妊娠不影响患者预后,若早期患者因妊娠存在延误治疗的风险,则可选择性终止妊娠,若病情进展迅速,可根据患者意愿,在知情的前提下对妊娠进行选择。

四、老年乳腺癌

在美国,发病年龄>65 岁的患者几乎占所有乳腺癌的 60%,而中国也已经进入老龄化社会,老年乳腺癌的人数正逐渐增加。老年乳腺癌主要指的是 70 岁以上乳腺癌患者。老年乳腺癌多表现为恶性程度低,组织学分级低,ER/PR 阳性程度高,HER2 过表达率低等特点,预后好。尽管近年来随着诊疗技术的提高,年轻乳腺癌患者预后明显改善,但是老年乳腺癌患者从中的获益却未得到明显体现。由于老年乳腺癌患者多存在心脑血管疾病、糖尿病等各种合并症,与乳腺癌之间可能存在相互影响,很难对老年乳腺癌患者的肿瘤相关性死亡率做出真实的统计。与其他年龄段乳腺癌患者相比,老年乳腺癌患者对手术、麻醉、放疗、化疗药物等治疗耐受性均更差,治疗风险大,更多比例的患者不能接受“标准治疗”,甚至中断治疗。因而老年乳腺癌患者的治疗应兼顾老年病学和肿瘤学的治疗方案。事实上大多数大型临床研究并没能纳入 65 岁以上的患者,所以这些“标准治疗”直接应用于老年患者亦缺乏循证医学证据。迄今为止没有公认的针对老年乳腺癌临床治疗规范。2007 年国际老年肿瘤学会(SIOG)回顾性分析了 1990 年到 2007 年发表的论文和主要国际会议的摘要,综合正反两方面的证据制订了《老年乳腺癌治疗指南》,对于临床具有一定的指导意义。

年龄或不是老年乳腺癌手术安全性的障碍,已有证据表明,手术联合他莫昔芬与单独使用他莫昔芬相较可进一步降低复发风险,但术者仍须根据患者的具体病情和合并症情况慎重选择是否手术或具体术式。保乳术后的老年患者行放疗可使复发风险决对值降低 20%,而对改良根治术后的患者,一项回顾性分析总结了 11 594 名年龄大于 70 岁的患者的生存资料发现,放疗使淋巴结转移数目≥4 个的患者获益。

内科治疗方面,内分泌治疗由于低毒高效,在老年乳腺癌患者得到更多应用。新辅助内分泌治疗在近些年再次被提出,特别适用于并发症较多,预期寿命较短(小于 2~3 年)的患者,部分患者可以终生将疾病控制在稳定状态。他莫昔芬和 AIs 是最常用的内分泌治疗药物。两者不良事件有所差异。由于老年患者卵巢功能已经衰竭,骨质疏松在使用 AIs 的患者中更为明显,而他莫昔芬则会增加子宫内膜癌和血栓风险,需权衡利弊选择使用。

对于耐受性好,分期晚,激素受体阴性的老年患者可选择辅助化疗或新辅助化疗。尽管随着年龄的增加,辅助化疗的获益逐渐下降,EBCTCG 荟萃分析显示,60~69 岁患者辅助化疗使死亡率下降 10%。研究已证实含蒽环类方案优于 CMF 方案,但蒽环类药物的心脏毒性限制了它在老年患者中的应用。不含蒽环类药物的方案如 TC 方案可能是可供选择的。目前,更多新药和新的方案的使用正逐渐填补空白。如 CLGB 49907 研究在 65 岁以上的 Ⅰ~ⅢB 期乳腺癌患者中进行比较 CMF 或 AC 方案对比单药卡培他滨的非劣效性研究,差异有统计学意义($P<0.001$),但单药卡培他滨组患者生活质量优于 CMF 或 AC 组。更为温和的方案或单药化疗,如单周紫杉醇,以及单药吉西他滨、长春瑞滨等均在老年乳腺癌的治疗中表现出很好的疗效和耐受性。曲妥

珠单抗的加入在 HER2 阳性老年乳腺癌的治疗中的安全性也得到验证,未来需要更多的前瞻性研究,继续提高老年患者的生存期与生活质量。

第9节 预 后

病理类型、临床分期、组织学分级、有无脉管瘤栓、年龄以及分子标志物,如 ER、PR、HER2、Ki-67 的表达与否等均是公认的影响乳腺癌预后的重要因素。浸润性导管癌是最常见的病理类型,预后较好的病理类型包括小管样癌、浸润性筛样癌、黏液样腺癌,预后较差的类型是印戒细胞癌、富脂质癌、伴化生的乳腺癌。临床分期则由肿瘤大小,淋巴结转移数目及转移情况决定。长期随访发现,Ⅰ期患者,肿块小于 1cm,其 20 年无瘤生存期为 88%,肿块为 1~2cm 时则降至 68%。腋窝淋巴结阴性的患者 10 年无瘤生存率为 70%~80%,而腋窝淋巴结阳性者 10 年无瘤生存率则降到 50% 以下。而肿瘤大小与腋窝淋巴结及转移情况直接相关,因而临床分期能更好地预测生存。据统计,Ⅰ期患者 5 年生存率高达 95% 左右,Ⅱ期患者约 80%~90%,Ⅲ期患者约 40%~70%,而Ⅳ期患者极少数可以存活 5 年。ER/PR 表达阳性患者一般认为术后 5 年内预后优于阴性患者,但是 5 年后其复发风险却持续存在,甚至高于雌激素受体阴性的患者。HER2 过表达则是预后的不良因素,HER2 阳性患者经抗 HER2 治疗后,复发风险可下降一半左右。目前通过基因谱的检查如 21 基因检测预测复发风险也逐渐应用并指导临床,更多分子标记的发现与加入可以利于我们更好的评估预后。

(陈雪莲 王文娜 徐兵河)

参考文献

［1］ SUNG H, FERLAY J, SIEGEL R L, et al. Global Cancer Statistics 2020: GLOBOCAN Estimates of Incidence and Mortality Worldwide for 36 Cancers in 185 Countries [J]. CA Cancer J Clin, 2021, 71 (3): 209-249.

［2］ 赫捷, 陈万青. 中国肿瘤登记年报 2012 [M]. 北京: 军事医学科学出版社, 2012.

［3］ EDGE S B, BYRD D R, COMPTON C C, et al. American Joint Committee on Cancer (AJCC) cancer staging manual [M]. 7th ed. New York: Springer, 2010.

［4］ SPARANO J A, VRDOLJAK E, RIXE O, et al. Randomized phase Ⅲ trial of ixabepilone plus capecitabine versus capecitabine in patients with metastatic breast cancer previously treated with an anthracycline and a taxane [J]. J Clin Oncol, 2010, 28 (20): 3256-3263.

［5］ THOMAS E S, GOMEZ H L, LI R K, et al. Ixabepilone plus capecitabine for metastatic breast cancer progressing after anthracycline and taxane treatment [J]. J Clin Oncol, 2007, 25 (33): 5210-5217.

［6］ FINN R S, CROWN J P, LANG I, et al. The cyclin-dependent kinase 4/6 inhibitor palbociclib in combination with letrozole versus letrozole alone as first-line treatment of oestrogen receptor-positive, HER2-negative, advanced breast cancer (PALOMA-1/TRIO-18): A randomised phase 2 study [J]. Lancet Oncol, 2015, 16 (1): 25-35.

［7］ BONNETERRE J, THÜRLIMANN B, ROBERTSON J F, et al. Anastrozole versus tamoxifen as first-line therapy for advanced breast cancer in 668 postmenopausal women: Results of the Tamoxifen or Arimidex Randomized Group Efficacy and Tolerability study [J]. J Clin Oncol, 2000, 18 (22): 3748-3757.

［8］ NABHOLTZ J M, BUZDAR A, POLLAK M, et al. Anastrozole is superior to tamoxifen as first-line therapy for advanced breast cancer in postmenopausal women: Results of a North American multicenter randomized trial. Arimidex Study Group [J]. J Clin Oncol, 2000, 18 (22): 3758-3767.

［9］ PARIDAENS R J, DIRIX L Y, BEEX L V, et al. Phase Ⅲ study comparing exemestane with tamoxifen as first-line hormonal treatment of metastatic breast cancer in postmenopausal women: The European Organisation for Research and Treatment of Cancer Breast Cancer Cooperative Group [J]. J Clin Oncol, 2008, 26 (30): 4883-4890.

［10］ DI LEO A, JERUSALEM G, PETRUZELKA L, et al. Results of the CONFIRM phase Ⅲ trial comparing fulvestrant 250 mg with fulvestrant 500 mg in postmenopausal women with estrogen receptor-positive advanced breast cancer [J]. J Clin Oncol, 2010, 28 (30): 4594-4600.

［11］ MILLER K, WANG M, GRALOW J, et al. Paclitaxel plus bevacizumab versus paclitaxel alone for metastatic breast cancer [J]. N Engl J Med, 2007, 357 (26): 2666-2676.

［12］ MILES D W, CHAN A, DIRIX L Y, et al. Phase Ⅲ study of bevacizumab plus docetaxel compared with placebo plus docetaxel for the first-line treatment of human epidermal growth factor receptor 2-negative metastatic breast cancer [J]. J Clin Oncol, 2010, 28 (20): 3239-3247.

［13］ BASELGA J, CORTÉS J, KIM S B, et al. Pertuzumab plus trastuzumab plus docetaxel for metastatic breast cancer [J]. N Engl J Med, 2012, 366 (2): 109-119.

［14］ VERMA S, MILES D, GIANNI L, et al. Trastuzumab emtansine for HER2-positive advanced breast cancer [J]. N Engl J Med, 2012, 367 (19): 1783-1791.

［15］ CORTES J, O'SHAUGHNESSY J, LOESCH D, et al. Eribulin monotherapy versus treatment of physician's choice in patients with metastatic breast cancer (EMBRACE): A phase 3 open-label randomised study [J]. Lancet, 2011, 377 (9769): 914-923.

［16］ CRISTOFANILLI M, TURNER N C, BONDARENKO I, et al. Fulvestrant plus palbociclib versus fulvestrant plus placebo for treatment of hormone-receptor-positive, HER2-negative metastatic breast cancer that progressed on previous endocrine therapy (PALOMA-3): Final analysis of the multicentre, double-blind, phase 3 randomised controlled trial [J]. Lancet Oncol, 2016, 17 (4): 425-439.

［17］ 徐兵河. 乳腺癌 [M]. 北京：北京大学医学出版社, 2005.

［18］ 孙燕. 临床肿瘤学 [M]. 北京：人民军医出版社, 2011.

［19］ 孙燕. 临床肿瘤学 [M]. 北京：人民军医出版社, 2016.

［20］ YAO L, SUN J, ZHANG J, et al. Breast cancer risk in Chinese women with BRCA1 or BRCA2 mutations [J]. Breast Cancer Res Treat, 2016, 156 (3): 441-445.

［21］ KAHLENBORN C, MODUGNO F, POTTER D M, et al. Oral contraceptive use as a risk factor for premenopausal breast cancer: A meta-analysis [J]. Mayo Clin Proc, 2006, 81 (10): 1290-1302.

［22］ SPAK D A, PLAXCO J S, SANTIAGO L, et al. BI-RADS® fifth edition: A summary of changes [J]. Diagn Interv Imaging, 2017, 98 (3): 179-190.

［23］ 徐兵河. 改变乳腺癌临床实践的重要临床试验的回顾与评述 [J]. 中国癌症杂志, 2005, 2005 (05): 408-412.

［24］ COLLEONI M, GRAY K P, GELBER S, et al. Low-dose oral cyclophosphamide and methotrexate maintenance for hormone receptor-negative early breast cancer: International Breast Cancer Study Group Trial 22-00 [J]. J Clin Oncol, 2016, 34 (28): 3400-3408.

［25］ CAMERON D, BROWN J, DENT R, et al. Adjuvant bevacizumab-containing therapy in triple-negative breast cancer (BEATRICE): Primary results of a randomised, phase 3 trial [J]. Lancet Oncol, 2013, 14 (10): 933-942.

［26］ 徐兵河. 针对人表皮生长因子受体信号传导途径的乳腺癌分子靶向治疗新进展 [J]. 癌症进展, 2007, 2007 (03): 219-224.

［27］ BOWLES E J, WELLMAN R, FEIGELSON H S, et al. Pharmacovigilance Study Team. Risk of heart failure in breast cancer patients after anthracycline and trastuzumab treatment: a retrospective cohort study [J]. J Natl Cancer Inst, 2012, 104 (17): 1293-1305.

［28］ WAKS A G, TOLANEY S M. The evolving understanding of small HER2-positive breast cancers: Matching management to outcomes [J]. Future Oncol, 2015, 11 (24): 3261-3271.

［29］ CHAN A, DELALOGE S, HOLMES F A, et al. ExteNET Study Group. Neratinib after trastuzumab-based adjuvant therapy in patients with HER2-positive breast cancer (ExteNET): A multicentre, randomised, double-blind, placebo-controlled, phase 3 trial [J]. Lancet Oncol, 2016, 17 (3): 367-377.

第
24
章

［30］DAVIES C, PAN H, GODWIN J, et al. Adjuvant Tamoxifen: Longer Against Shorter (ATLAS) Collaborative Group. Long-term effects of continuing adjuvant tamoxifen to 10 years versus stopping at 5 years after diagnosis of oestrogen receptor-positive breast cancer: ATLAS, a randomised trial [J]. Lancet, 2013, 381 (9869): 805-816.

［31］MCCORMICK B, WINTER K, HUDIS C, et al. RTOG 9804: A prospective randomized trial for good-risk ductal carcinoma in situ comparing radiotherapy with observation [J]. J Clin Oncol, 2015, 33 (7): 709-715.

［32］DUNN B K, WICKERHAM D L, FORD L G. Prevention of hormone-related cancers: Breast cancer [J]. J Clin Oncol, 2005, 23 (2): 357-367.

［33］PATTEN D K, SHARIFI L K, FAZEL M. New approaches in the management of male breast cancer [J]. Clin Breast Cancer, 2013, 13 (5): 309-314.

［34］徐兵河 . 老年乳腺癌的临床特点及治疗策略 [J]. 中国中西医结合杂志 , 2008, 2008 (10): 874-875.

［35］LEE G E, MAYER E L, PARTRIDGE A. Prognosis of pregnancy-associated breast cancer [J]. Breast Cancer Res Treat, 2017, 163 (3): 417-421.

第**25**章 消化系统肿瘤

第1节 食 管 癌

一、流行病学

全球范围内,食管癌位居癌症发病顺位的第 8 位、癌症死因顺位的第 6 位。据 2020 年世界卫生组织(GLOBOCAN2020)的估计数据,全世界约有 60.41 万食管癌新发病例及 54.41 万死亡病例。新发病例数中,男性明显多于女性(约 2.25∶1)。全球食管癌的发病具有明显的地区差异,高发区和低发区的发病率可相差超过 20 倍,食管癌高发区包括东亚、非洲东部及南部等地。

我国是食管癌的高发国家。世界卫生组织的数据显示,2020 年我国食管癌新发病例和死亡病例数的估计值分别为 32.44 万和 30.11 万例,在所有癌症中分别位于第五位和第四位,且新发和死亡病例数均占全球病例数的一半以上,严重威胁国民生命健康,防控形势非常严峻。不论新发或死亡比例,男性均显著多于女性,比例约为 2∶1。我国食管癌的发病数据具有明显的地区差异,高发区为河南林州、太行山区、苏北地区、大别山区、川北地区、潮汕地区以及新疆哈萨克族聚居地区。在医疗资源匮乏的中西部农村高发区,食管癌仍是当地居民的主要疾病负担。

二、病因学

食管癌的病因尚未明确。目前认为,食管癌的发生系多因素、多阶段、多基因变异累积的复杂过程,是环境因素与个体遗传易感性共同作用的结果。

吸烟是较为肯定的食管癌发病的危险因素,且目前认为吸烟与食管鳞癌和腺癌的发生均有关联。吸烟者发生食管鳞癌的风险是不吸烟者的约 5 倍,而罹患食管腺癌的风险则是非吸烟者的 2.7 倍。可能的机制是烟草中的多环芳烃、苯并芘、亚硝基化合物等致癌物质引发食管上皮细胞损伤,或导致慢性炎症反应,从而诱发恶性肿瘤。

饮酒与食管癌的发生目前尚未达成共识。有研究提示食管鳞癌与酒精摄入之间存在量效关系,且饮酒与吸烟对食管癌的发生具有协同作用;但现有证据尚不支持饮酒与食管腺癌的发生具有明显相关性。

亚硝胺是公认的化学致癌物,其前体包括硝酸盐、亚硝酸盐等。中国医学科学院肿瘤研究所曾在食管癌高发区河南林州进行研究,发现胃液中亚硝胺的含量与受检者食管上皮病变程度呈明显正相关。此外,目前已成功用甲苄亚硝胺诱发大鼠的食管癌,并证实亚硝胺能诱发人食管鳞癌。

真菌对食物的污染也可能参与食管癌的发病。既往在食管癌高发区开展的研究曾在粮食中发现串珠镰刀霉、黄曲霉等真菌。除直接产生致癌物外,上述真菌还可能将硝酸盐转化为亚硝酸盐,并能促进亚硝胺的合成,增加食管癌的患病风险。

胃食管反流病与食管腺癌的发生有密切关系。反流的胃内容物频繁刺激食管黏膜,6%~14% 的胃食管反流病经反复刺激后会发生巴雷特食管(Barrett esophagus),该病是食管腺癌的癌前病变。丹麦的一项队列研究纳入 11 028 例巴雷特食管患者,该研究显示,与正常人群相比,巴雷特食管患者发生食管腺癌的风险增高约 11 倍。

肥胖也是较为明确的食管腺癌的危险因素。体重指数(body mass index,BMI)超过 25 时,食管腺癌的发病风险可升高约 2 倍。肥胖导致食管腺癌发病风险增高可能是两种机制共同作用的结果。肥胖可通过增高腹内压间接导致增加胃食管反流的风险;另一方面,脂肪细胞分泌的炎性介质可引起激素水平改变而参与肿瘤发生。

饮食温度过高可能是食管癌发生的危险因素。长期进烫食会造成局部的炎症和热刺激,可能是食管癌发生的促进因素,但该推论尚未取得高水平的证据支持。

遗传因素对食管癌的发生亦有影响,目前已经明确若干种遗传相关疾病或综合征会增加食管癌的发病风险。胼胝症(tylosis)是一种非常罕见的常染色体显性遗传病,由 *RHBDF2* 基因胚系突变引起,该病患者发生食管鳞癌的风险显著增加。家族性巴雷特食管与多个常染色体显性遗传的易感基因相关,目前已对潜在相关的基因进行了研究,但尚未得到完全证实。该病患者发生食管及食管胃结合部腺癌的风险明显增加。此外,尚有布鲁姆综合征(Bloom syndrome)、范科尼贫血(Fanconi anemia)等遗传疾病会增加食管鳞癌的发病风险。

三、病理学

(一)大体病理学

1. 早期食管癌的大体病理学分型　早期食管癌的大体病理学分型目前多采用巴黎分型,将早期食管癌分为隆起型(0-Ⅰ)、表浅型(0-Ⅱ)和凹陷型(0-Ⅲ)。其中隆起型又可分为有蒂隆起型(0-Ⅰp)和无蒂隆起型(0-Ⅰs)两类;表浅型又可分为表浅隆起型(0-Ⅱa)、表浅平坦型(0-Ⅱb)和表浅凹陷型(0-Ⅱc)。同时具有表浅隆起和表浅凹陷的病灶根据表浅隆起/表浅凹陷的比例,可分为表浅凹陷 + 表浅隆起型(0-Ⅱc+Ⅱa 型)和表浅隆起 + 表浅凹陷型(0-Ⅱa+Ⅱc 型)。凹陷和表浅凹陷结合的病灶根据凹陷/表浅凹陷的比例,可分为表浅凹陷 + 凹陷型(0-Ⅱc+Ⅲ型)和凹陷 + 表浅凹陷型(0-Ⅲ+Ⅱc 型)(图 25-1)。

2. 晚期食管癌的大体病理学分型

(1)髓质型:管壁明显增厚并向腔内外扩展,使癌瘤的上下端边缘呈坡状隆起。多数累及食管周径的全部或绝大部分。

(2)蕈伞型:瘤体呈卵圆形扁平肿块状,向腔内呈蘑菇样突起,故名蕈伞。隆起的边缘与其周围的黏膜境界清楚,瘤体表面多有浅表溃疡,其底部凹凸不平。

(3)溃疡型:瘤体的黏膜面呈深陷而边缘清楚的溃疡。溃疡的大小和外形不一,深入肌层,阻塞程度较轻。

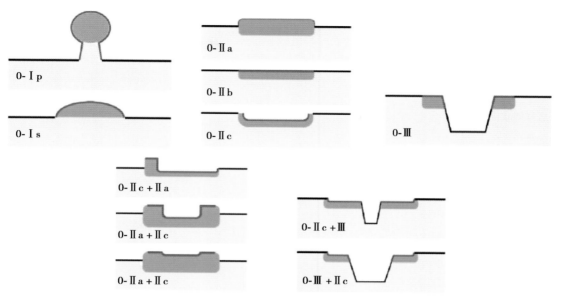

图 25-1 早期食管癌的巴黎分型

（4）缩窄型（也称硬化型）：瘤体形成明显的环行狭窄，累及食管全部周径，较早出现阻塞。

（5）腔内型：少见，此类型也可见于早期/表浅癌。病变像蘑菇样或大息肉样，有细蒂。

（二）组织病理学 食管癌的组织学分型以鳞状细胞癌和腺癌最为多见。其他类型包括腺鳞癌、腺样囊性癌、神经内分泌癌等（表 25-1）。自 20 世纪 70 年代开始，食管腺癌的发病率在欧美等西方国家显著上升，并逐渐超过食管鳞癌，成为发达国家食管癌的主要病理类型。与之相对，我国以鳞状细胞癌占绝对多数，超过 90%，腺癌占 5% 左右，其他组织学类型则非常少见。

四、临床表现

（一）早期食管癌的症状

1. **吞咽哽咽感** 是最常见的症状，一般对进食、进水无明显影响，可自行消失、反复发作。常与情绪波动相关，故有时被误认为功能性症状。

2. **胸骨后和剑突下疼痛** 疼痛可为烧灼、针刺或牵拉样，以吞咽粗糙、灼热或刺激性食物后为著。疾病早期一般为间歇性，当癌肿侵及附近组织或发生穿孔时，可有剧烈而持续的疼痛。

3. **食物滞留感和异物感** 进食或进水时，有食物下行缓慢并滞留的感觉，可伴有胸骨后紧缩感或食物黏附于食管壁等感觉，进食后可消失。

4. **咽喉部干燥和紧缩感** 咽下干燥粗糙食物尤为明显，该症状也常与情绪波动有关。

5. **其他症状** 部分患者可有胸骨后闷胀不适、嗳气等症状。

（二）进展期食管癌的症状

1. **吞咽困难** 进行性加重的吞咽困难是绝大多数食管癌患者就诊时的主要症状，而该症状往往提示疾病已达晚期。食管壁富有弹性，扩张性良好；因此当癌肿浸润超过食管周径的 2/3 时，才逐渐出现吞咽困难。如病情继续加重，则会出现由不能咽下固体食物逐渐进展至不能咽下半流食甚至液体。当肿瘤合并食管壁炎症、水肿、痉挛时，可加重吞咽困难。阻塞感的位置往往与癌肿的部位相符。

第 25 章

表 25-1 食管癌 WHO 组织学类型(参照 2010 版 WHO 消化系统肿瘤分类)

鳞癌
鳞状上皮内瘤变(非典型增生),高级别
鳞状细胞癌
基底样鳞状细胞癌
腺鳞癌
梭形细胞(鳞)癌
疣状(鳞)癌
未分化癌伴有鳞癌成分
腺癌
腺上皮不典型增生(上皮内瘤变),高级别
腺癌
腺样囊性癌
黏液表皮样癌
混合性腺神经内分泌癌
未分化癌伴有腺癌成分
其他类型
神经内分泌肿瘤(NET)G_1(类癌)
神经内分泌肿瘤(NET)G_2
神经内分泌癌
大细胞神经内分泌癌
小细胞神经内分泌癌

注释:NET:neuroendocrine tumor,神经内分泌肿瘤。

2. **食物反流** 常在吞咽困难加重时出现,反流量一般不大,内含食物与黏液,也可含血液与脓液。

3. **其他症状** 当肿瘤压迫喉返神经时可引起声音嘶哑;侵犯膈神经可引起呃逆或膈神经麻痹;压迫气管或支气管可出现喘憋和干咳;侵蚀主动脉则可导致大出血;并发食管-气管或食管-支气管瘘时,可于进食、饮水时出现剧烈咳嗽,可伴有咳痰、发热、有胸骨后疼痛或肩部牵涉性疼痛等症状。

(三) 体征

早期患者多无阳性体征。进展期时可出现消瘦、贫血、营养不良、失水或恶病质等体征。若有锁骨上或颈部淋巴结肿大或有肝大,提示有转移病灶的可能。

五、诊断

当患者出现前述食管癌相关的临床表现,应进一步完善辅助检查,以明确或除外食管癌。

(一) 实验室检查 目前无特异性实验室检查能诊断食管癌。随病情进展,患者可能因慢性出血、疾病消耗而发生贫血；因营养不良出现血清蛋白（白蛋白、前白蛋白和转铁蛋白）、胆固醇水平及白细胞计数降低。如患者出现肝功能异常（转氨酶、胆红素升高）、碱性磷酸酶升高或高钙血症，应当警惕肝脏或骨转移。

（二）X线检查　吞咽困难的患者应进行吞钡X线检查，可发现食管狭窄和病变的部位。早期食管癌的X线征象有黏膜不光滑、局部黏膜增粗或中断；有时可见单个或多个充盈缺损，可同时伴有大小不等的龛影；还可见局部管壁僵硬、不能扩张、蠕动消失等表现。晚期食管癌的X线征象包括不规则的肿块病灶、不规则的狭窄、黏膜皱襞明显破坏与充盈缺损、食管外形突然成角、近端有扩张和钡剂潴留等。与之相对，食管良性病变则常表现为黏膜光滑、对称均匀地狭窄，一般无成角、外压等表现。相较凹陷性病变，吞钡X线检查更易发现隆起性病灶。

胸部X线检查可显示肺部转移灶、气管移位、瘘、穿孔、吸入性肺炎等肺部病变。如有食管腔梗阻，在梗阻部位上方往往可见气液平面；如发现胸腔积液或纵隔肿块，则提示有纵隔淋巴结转移或胸膜腔播散。

（三）消化内镜检查及超声内镜检查　所有伴有异常X线征象的患者均应行上消化道内镜检查与活检，以评估肿瘤的范围，并明确组织病理学诊断。进展期食管癌在内镜下易于辨识，可在直视下观察到菜花状、结节状、溃疡状或息肉状病灶；肿物质硬，组织脆、易出血；同时可见管腔僵硬与不同程度的狭窄。早期食管癌局限于黏膜层，可有黏膜糜烂、粗糙、轻度出血、斑块样、蕈样或息肉样隆起等征象。由于早期食管癌的病变局限于黏膜，且一般较小，在内镜下识别有困难。为了提高检出率，对可疑病灶可配合甲苯胺蓝或Lugol碘液行黏膜组织染色。甲苯胺蓝对核酸物质具有亲和力，因此不典型增生或癌组织可被染成深蓝色。Lugol碘液可将富含糖原的正常复层扁平上皮染成棕褐色，而肿瘤组织缺乏糖原，不着色。两种染色法特异性并不理想，食管炎、良性溃疡、巴雷特食管等良性病变可能被误认为肿瘤组织。

超声内镜是在内镜检查时，通过微型高频率探头在食管腔内对病灶进行断层扫描，可较准确地判断食管癌在壁内的浸润深度、是否侵及食管周围器官、显示病变周围肿大的淋巴结、区分浅表型与非浅表型食管癌以及预测手术切除可能性等。超声内镜检查对肿瘤浸润深度（对应T分期）的判断优于CT。由于超声内镜探头的探测范围有限，且对淋巴结受累情况进行定性较为困难，因此对区域淋巴结转移情况（对应N分期）的判断作用有限。

（四）CT或PET-CT检查　一般用于明确病理学诊断后进行疾病分期。胸部CT检查可显示肿瘤的大小、累及的长度，并可测量食管壁的厚度；可显示食管壁与毗邻或周围器官（如纵隔、气管、支气管、心包、椎体、肝脏等）的关系，并可根据淋巴结的大小对是否存在转移进行初步估计；腹部CT检查可判断是否存在腹腔实质脏器及淋巴结转移。因此，CT检查对肿瘤的临床分期、术前判断手术切除的可能性均有很大帮助。全身PET-CT检查因包含了葡萄糖代谢情况，因而能更准确地对食管癌进行术前分期，并能更为全面地评估是否存在远处转移。

综上所述，对吞咽困难，疑诊食管癌的患者，应行食管吞钡X线检查初步鉴别。对于X线检查发现异常征象并高度怀疑食管癌的患者，可进一步行内镜检查，获取病灶组织学标本明确病理学诊断。如已明确病理学诊断，可选择完善CT或PET-CT、超声内镜等检查，进行临床TNM分期，指导综合治疗策略的制定。

（五）鉴别诊断

1. 食管良性肿瘤　最常见为平滑肌瘤，病程较长，无特异的临床症状与体征。X线吞钡检查显示突向管腔内的光滑圆形的附壁性充盈缺损,表面无溃疡。内镜表现常为一隆起型肿物,表面覆盖光滑、完整的黏膜。确诊需靠组织病理学证据。

2. **贲门失弛缓症**　病程较长,吞咽困难时轻时重,多呈间歇性发作;常伴胸骨后疼痛、反流症状,以进餐后为著。X 线吞钡检查典型的表现为食管下段呈光滑鸟嘴状或漏斗状狭窄,伴食管体部扩张。食管腔内压力测定可见下食管括约肌(LES)压力升高、LES 长度大于正常、吞咽后LES 松弛障碍等。内镜可见食管腔呈同心圆状狭窄,黏膜光滑,色泽正常或有充血、水肿、增厚,有时可见黏膜糜烂或浅小溃疡等。黏膜活检病理检查有助鉴别诊断。超声内镜可发现胃食管结合部和远端食管壁同心增厚,尤其是固有肌层增厚;而肿瘤浸润引起假性失弛缓症时,超声内镜下常表现为管壁偏心增厚,正常层次结构破坏,常侵犯邻近组织。

3. **食管良性狭窄**　因瘢痕狭窄所致的吞咽困难多有明确的诱因,一般为化学灼伤史(吞服强碱、强酸、特殊药物等)。患者常于吞服后立即发生严重的灼伤及不同程度的胸痛、吞咽困难、呕吐。X 线吞钡检查可见食管狭窄、黏膜消失、管壁僵硬等。内镜能在直视下评估食管灼伤的部位、范围及严重程度。

4. **巴雷特食管**　为食管腺癌的癌前病变。常见的症状为吞咽不适、胸骨后疼痛、胃灼热、反酸等。X 线吞钡检查可见滑动性裂孔疝、食管下段局限性环状狭窄、溃疡,还可见到黏膜网格状或颗粒状微细结构改变等。内镜可见食管贲门交界的齿状线上移,黏膜充血水肿、糜烂、狭窄或溃疡。内镜下向可疑部位喷洒 Lugol 碘液,柱状上皮不着色,在此取活检有助于提高诊断率。确诊依靠组织病理学检查。超声内镜可显示食管壁局灶性增厚,因可获得食管壁高分辨率的影像,目前认为是在巴雷特食管患者中发现早癌的有效方法。

5. **食管结核**　该病少见,常位于食管中段。病程进展慢,青壮年多见,一般有结核病史。该病缺乏特异性症状,可有不同程度的吞咽困难或疼痛、阻塞感,可伴低热、盗汗、体重减轻等全身症状。活检标本发现结核性肉芽肿和抗酸杆菌可确诊。

（六）分期

2016 年,美国癌症联合委员会(AJCC)发布了第 8 版分期系统,其中食管及食管胃结合部癌的 TNM 分期细则如下。

1. 原发肿瘤(T)的定义:适用于鳞癌及腺癌(表 25-2)。

表 25-2　T 分期

T_x	原发肿瘤不能确定
T_0	未发现原发肿瘤
T_{is}	高级别上皮内瘤变 / 不典型增生,具体定义:恶性细胞局限在上皮基底膜以内
T_1	肿瘤侵及固有层、黏膜肌层或黏膜下层
T_{1a}	肿瘤侵及固有层或黏膜肌层
T_{1b}	肿瘤侵及黏膜下层
T_2	肿瘤侵犯固有肌层
T_3	肿瘤侵犯外膜
T_4	肿瘤侵犯邻近组织
T_{4a}	肿瘤侵犯胸膜、心包、奇静脉、横膈或腹膜
T_{4b}	肿瘤侵犯其他邻近组织,如主动脉、椎体或气道

2. *区域淋巴结(N)的定义:适用于鳞癌及腺癌(表 25-3)。

表 25-3　N 分期

N_x	区域淋巴结转移情况不能确定
N_0	无区域淋巴结转移
N_1	1~2 个区域淋巴结转移
N_2	3~6 个区域淋巴结转移
N_3	7 个及以上区域淋巴结转移

*区域淋巴结具体包括:

　　右侧下颈段气管旁淋巴结,位于锁骨气管旁与肺尖之间

　　左侧下颈段气管旁淋巴结,位于锁骨气管旁与肺尖之间

　　右上气管旁淋巴结,位于头臂动脉的尾侧缘气管交叉点与肺尖之间

　　左上气管旁淋巴结,位于主动脉顶点与肺尖之间

　　右下气管旁淋巴结,位于头臂动脉的尾侧缘气管交叉点与奇静脉的头侧边缘之间

　　左下气管旁淋巴结,位于主动脉顶点与隆突之间

　　隆突下淋巴结,气管隆突下方

　　上胸段食管旁淋巴结,自肺尖至气管分叉处

　　中胸段食管旁淋巴结,自气管分叉处至下肺静脉尾侧缘

　　下胸段食管旁淋巴结,位于自下肺静脉尾侧缘至食管胃交界区

　　右下肺韧带淋巴结,在右下肺韧带内

　　左下肺韧带淋巴结,在左下肺韧带内

　　膈肌淋巴结,位于膈穹隆及膈脚后面或连接处

　　贲门旁淋巴结,紧邻胃食管交界区

　　胃左淋巴结,延胃左动脉走行分布

　　肝总淋巴结,位于近端肝总动脉

　　脾淋巴结,位于近端脾动脉

　　腹腔淋巴结,位于腹主动脉旁

　　颈部食管旁Ⅵ区淋巴结,即中央区淋巴结,为带状肌覆盖区域,上界为舌骨下缘,下界为胸骨上缘,两侧颈总动脉和颈内静脉为两边界,前界为深筋膜的浅层,后界为深筋膜的深层。

　　颈部食管旁Ⅶ区淋巴结,为胸骨上缘至主动脉弓上缘的上纵隔区。

　　颈部食管旁Ⅵ区和Ⅶ区淋巴结根据头颈部淋巴结区进行命名,可参阅头颈部肿瘤相关章节。

3. 远处转移(M)的定义:适用于鳞癌及腺癌(表 25-4)。

表 25-4　M 分期

M_0	无远处转移
M_1	有远处转移

4. 组织学分级(G)的定义(表 25-5)。

825

表 25-5 组织学分级

G_x	组织学分级不能确定
G_1	高分化
G_2	中分化
G_3	低分化或未分化

5. 肿瘤部位（L）的定义：肿瘤部位仅用于食管鳞癌的分期（表 25-6）。

表 25-6 食管癌肿瘤部位

X	肿瘤部位不能确定
上段	颈段食管癌，下界至奇静脉下缘
中段	奇静脉下缘至下肺静脉下缘
下段	下肺静脉下缘至胃，包括胃食管结合部

注：肿瘤部位的评判以食管肿瘤的中心点所在位置为依据。

6. 预后分组

（1）鳞癌的预后分组：临床分组（cTNM）见表 25-7，病理分组（pTNM）见表 25-8，新辅助治疗后病理分组（ypTNM）见 25-9。

表 25-7 食管鳞癌临床预后分组

cT	cN	cM	分组
T_{is}	N_0	M_0	0
T_1	$N_{0\sim1}$	M_0	I
T_2	$N_{0\sim1}$	M_0	II
T_3	N_0	M_0	II
T_3	N_1	M_0	III
$T_{1\sim3}$	N_2	M_0	III
T_4	$N_{0\sim2}$	M_0	IVA
任何 T	N_3	M_0	IVA
任何 T	任何 N	M_1	IVB

表 25-8 食管鳞癌病理预后分组

pT	pN	pM	G	L	分组
T_{is}	N_0	M_0	不适用	任何 L	0
T_{1a}	N_0	M_0	G_1	任何 L	I A
T_{1a}	N_0	M_0	$G_{2\sim3}$	任何 L	I B
T_{1a}	N_0	M_0	G_x	任何 L	I A
T_{1b}	N_0	M_0	$G_{1\sim3}$	任何 L	I B
T_{1b}	N_0	M_0	G_x	任何 L	I B

续表

pT	pN	pM	G	L	分组
T_2	N_0	M_0	G_1	任何 L	ⅠB
T_2	N_0	M_0	$G_{2\sim3}$	任何 L	ⅡA
T_2	N_0	M_0	G_x	任何 L	ⅡA
T_3	N_0	M_0	任何 G	下段	ⅡA
T_3	N_0	M_0	G_1	上段 / 中段	ⅡA
T_3	N_0	M_0	$G_{2\sim3}$	上段 / 中段	ⅡB
T_3	N_0	M_0	G_x	任何 L	ⅡB
T_3	N_0	M_0	任何 G	X	ⅡB
T_1	N_1	M_0	任何 G	任何 L	ⅡB
T_1	N_2	M_0	任何 G	任何 L	ⅢA
T_2	N_1	M_0	任何 G	任何 L	ⅢA
T_2	N_2	M_0	任何 G	任何 L	ⅢB
T_3	$N_{1\sim2}$	M_0	任何 G	任何 L	ⅢB
T_{4a}	$N_{0\sim1}$	M_0	任何 G	任何 L	ⅢB
T_{4a}	N_2	M_0	任何 G	任何 L	ⅣA
T_{4b}	$N_{0\sim2}$	M_0	任何 G	任何 L	ⅣA
任何 T	N_3	M_0	任何 G	任何 L	ⅣA
任何 T	任何 N	M_1	任何 G	任何 L	ⅣB

表 25-9　食管鳞癌新辅助治疗后病理预后分组

ypT	ypN	ypM	分组
$T_{0\sim2}$	N_0	M_0	Ⅰ
T_3	N_0	M_0	Ⅱ
$T_{0\sim2}$	N_1	M_0	ⅢA
T_3	N_1	M_0	ⅢB
$T_{0\sim3}$	N_2	M_0	ⅢB
T_{4a}	N_0	M_0	ⅢB
T_{4a}	$N_{1\sim2}$	M_0	ⅣA
T_{4a}	N_x	M_0	ⅣA
T_{4b}	$N_{0\sim2}$	M_0	ⅣA
任何 T	N_3	M_0	ⅣA
任何 T	任何 N	M_1	ⅣB

　　(2)腺癌的预后分组:临床分组(cTNM)见表 25-10,病理分组(pTNM)见表 25-11,新辅助治疗后病理分组(ypTNM)见表 25-12。

第
25
章

表 25-10 食管腺癌临床预后分组

cT	cN	cM	分组
T_{is}	N_0	M_0	0
T_1	N_0	M_0	I
T_1	N_1	M_0	II A
T_2	N_0	M_0	II B
T_2	N_1	M_0	III
T_3	$N_{0\sim1}$	M_0	III
T_{4a}	$N_{0\sim1}$	M_0	III
$T_{1\sim4a}$	N_2	M_0	IVA
T_{4b}	$N_{0\sim2}$	M_0	IVA
任何 T	N_3	M_0	IVA
任何 T	任何 N	M_1	IVB

表 25-11 食管腺癌病理预后分组

pT	pN	pM	G	分组
T_{is}	N_0	M_0	不适用	0
T_{1a}	N_0	M_0	G_1	I A
T_{1a}	N_0	M_0	G_X	I A
T_{1a}	N_0	M_0	G_2	I B
T_{1b}	N_0	M_0	$G_{1\sim2}$	I B
T_{1b}	N_0	M_0	G_X	I B
T_1	N_0	M_0	G_3	IC
T_2	N_0	M_0	$G_{1\sim2}$	IC
T_2	N_0	M_0	G_3	II A
T_2	N_0	M_0	G_X	II A
T_1	N_1	M_0	任何 G	II B
T_3	N_0	M_0	任何 G	II B
T_1	N_2	M_0	任何 G	III A
T_2	N_1	M_0	任何 G	III A
T_2	N_2	M_0	任何 G	III B
T_3	$N_{1\sim2}$	M_0	任何 G	III B
T_{4a}	$N_{0\sim1}$	M_0	任何 G	III B
T_{4a}	N_2	M_0	任何 G	IVA
T_{4b}	$N_{0\sim2}$	M_0	任何 G	IVA
任何 T	N_3	M_0	任何 G	IVA
任何 T	任何 N	M_1	任何 G	IVB

第25章

表 25-12　食管腺癌新辅助治疗后病理预后分组

ypT	ypN	ypM	分组
$T_{0\sim2}$	N_0	M_0	I
T_3	N_0	M_0	II
$T_{0\sim2}$	N_1	M_0	IIIA
T_3	N_1	M_0	IIIB
$T_{0\sim3}$	N_2	M_0	IIIB
T_{4a}	N_0	M_0	IIIB
T_{4a}	$N_{1\sim2}$	M_0	IVA
T_{4a}	N_x	M_0	IVA
T_{4b}	$N_{0\sim2}$	M_0	IVA
任何 T	N_3	M_0	IVA
任何 T	任何 N	M_1	IVB

六、治疗

（一）治疗原则　食管癌的治疗应当遵循抗肿瘤综合治疗的原则，在充分评估患者一般情况、掌握病理类型和分期的基础上，合理地制定治疗计划，以缓解症状、延长生存并提高生活质量。目前对于食管癌，常用的治疗策略包括内镜下治疗、手术切除、放疗及内科治疗。在有条件的医疗中心，推荐在制定治疗策略时，采用多学科综合团队（multidisciplinary team，MDT）查房的模式。食管癌多学科综合团队应包含富有经验的消化内镜、胸外科、放射治疗科、肿瘤内科、病理科、影像诊断科、营养支持、姑息治疗方面的专家。

1. 非转移性食管癌的治疗原则　对于原发肿瘤未累及黏膜下层，且无淋巴结及远处转移（临床分期为 $cT_{is\sim1a}N_0M_0$）的早期食管癌，可首选内镜下切除术，也可行食管癌根治术。

对于可手术切除的局部晚期食管鳞癌患者，包括 $cT_{1b\sim2}N+M_0$ 或 $cT_{3\sim4a}$ anyNM_0 期颈、胸段病变，可考虑行新辅助治疗（同步放化疗或单纯化疗）。可手术切除的局部晚期食管下段及胃食管结合部腺癌推荐围手术期化疗或新辅助化疗，包括 $cT_{1b\sim2}N+M_0$ 或 $cT_{3\sim4a}$ anyNM_0 期或可疑 cT_{4b} 期食管胃交界部腺癌。如局部病变较晚，无法直接行根治性手术，但有潜在切除可能，则可采取新辅助治疗（同步放化疗或单纯化疗）进行转化。如患者因存在手术禁忌证，或因其他原因无法接受手术，则首选同步放化疗，或可行单纯化疗。

食管鳞癌的术后辅助治疗应当充分考虑病理分期、切缘情况及患者一般情况等多项因素。当手术未达 R0 切除时，可行同步或序贯放化疗，如患者无法耐受放疗，也可行辅助化疗。当手术达到 R0 切除，后续的治疗存在争议。目前尚无大型随机对照研究明确提示术后辅助化疗、辅助放疗或化放疗能够明显改善根治性切除术后食管鳞癌患者的生存。而根据随机对照研究亚组分析结果、回顾性研究及国内指南的推荐，如术后病理证实淋巴结阴性，且无远处转移证据，术后可定期随访而无须辅助治疗；而当有淋巴结受侵，即病理分期为 $pT_{1\sim4a}N+M_0$ 时，可选择行辅助化疗或辅助放疗，也可行同步或序贯放化疗。

食管下段及胃食管结合部腺癌术后辅助化疗的证据来自于围手术期化疗的相关研究，对于术前行新辅助化疗并完成根治性手术的患者，术后可沿用原方案行辅助化疗。

对于术前接受过新辅助放化疗的食管癌和胃食管结合部癌（包括鳞癌和腺癌）患者，在根治术后如未达到病理完全缓解（pT$_0$N$_0$），接受免疫治疗（纳武利尤单抗）可显著延长无病生存。

2. 复发及转移性食管癌的治疗原则 食管癌术后出现局部复发的患者，应先评估复发病灶的可切除性。对于可根治性切除的病灶，首选手术切除；如患者因存在手术禁忌证或因其他原因无法接受手术，则可行同步放化疗。对于不可根治性切除的病灶，首选进行同步放化疗；如患者既往已接受过放疗，复发时因放疗剂量等原因无法再次放疗时，则应选择系统性药物治疗。

对于术后出现远处转移，或初次诊断食管癌时已有远处转移的患者，应根据患者的一般情况、病理类型、分子靶点及免疫治疗相关标志物检测结果等，给予相应的系统性药物治疗。

对于所有临床或病理期别的患者，在进行手术、放疗、化疗等抗肿瘤治疗前，均应评判患者的体力状况，并根据抗肿瘤治疗可能出现的不良反应，充分评估患者的耐受性、可能的获益和风险。如果患者体力状况不佳（ECOG PS 评分达 2 分或以上），在制订治疗计划时更应慎重。对于无法耐受积极抗肿瘤治疗的患者，应当考虑行最佳支持治疗。

在食管癌的治疗过程中，肿瘤内科主要负责对病变局限的患者行新辅助及辅助治疗，对转移性患者行姑息性化疗、分子靶向治疗及免疫治疗，以及对症支持治疗等。随着肿瘤内科的快速发展，新的研究成果不断涌现，肿瘤内科治疗在食管癌患者的全程管理中的角色也将越来越重要。

（二）食管癌的新辅助和辅助治疗 局限期食管癌的治疗原则以根治性切除为标准。但单纯手术切除的结局并不理想，25%~30% 的患者的病理标本存在显微镜下的阳性切缘，5 年生存率也很难超过 40%。因此，围绕提高根治性切除率、降低远期局部复发和远地转移风险等目标，已有一系列研究探索了新辅助治疗和辅助治疗对食管癌患者的意义，也取得了一些结果指导临床实践。

1. 新辅助化疗 在过去的 20 年间，国内外有多项随机对照研究试图说明新辅助化疗在食管癌患者中的价值。遗憾的是，大多数研究纳入的样本量较小，其结论的证据级别不高，说服力并不强。现将食管癌新辅助化疗联合手术治疗相关的大型随机对照研究简要介绍如下。

由美国国家癌症研究所（National Cancer Institute，NCI）发起的 INT0113 研究共入组 440 例 I~Ⅲ期食管癌鳞癌及腺癌患者，随机分配至新辅助化疗联合手术组和单纯手术组。新辅助化疗方案为顺铂联合 5- 氟尿嘧啶，具体：顺铂 100mg/m^2 d1，5- 氟尿嘧啶 1 000mg/（m^2·d）d1~5，每 28 天为一周期，共 3 个周期；若在新辅助化疗后疾病稳定或有效，则在术后继续原方案（顺铂剂量下调至 75mg/m^2）化疗两个周期（仅 38% 的患者进行了此项治疗）。该研究最终得到阴性结果。虽然联合治疗组手术切缘阳性率明显低于单纯手术组（4% vs 15%，P=0.001）；但两组的中位生存（14.9 个月 vs 16.1 个月，P=0.53）和 1 年、2 年、3 年生存率（59% vs 60%，35% vs 37%，23% vs 26%）以及无病生存（P=0.50）均无差异。两组术后并发症发生率也相似。

英国医学研究理事会（Medical Research Council，MRC）发起的 OE02 研究共入组 802 例 I~Ⅲ期可手术切除的食管鳞癌及腺癌患者。该研究采用的新辅助化疗方案同样是顺铂联合 5- 氟尿嘧啶，具体：顺铂 80mg/m^2 d1，5- 氟尿嘧啶 1 000mg/（m^2·d）d1~4，每 21 天为一周期，共 2 个周期。结果显示新辅助化疗组的术后病理完全切除（R0）率显著高于对照组（60% vs 54% P<0.000 1），总生存（OS）显著优于对照组（HR=0.79，95% CI 0.67~0.93；P=0.004），2 年生存率明显提高（43% vs 34%），而两组的术后并发症无差异。

上述两项Ⅲ期随机对照研究的设计有相似之处，结果却截然不同。分析两项研究的差异，有几个因素可能影响了 INT0113 试验的结果。首先,两项研究的化疗剂量强度不同。INT0113 研究中的药物剂量较高,导致不良反应增加、患者耐受性不佳。该试验中仅 84% 的患者完成 2 个周期以上术前化疗,而且几乎所有患者都在第 2 周期时进行了药物剂量下调。与之相对,OE02 研究有超过 90% 的患者完成了术前 2 周期的足量化疗。由此直接导致 INT0113 研究中入组的患者获得根治性手术的比例低于 OE02 试验(80% vs 92%),导致降低疗效。其次,两项研究的手术时机不同。INT0113 研究中,患者等待手术的时间较 OE02 研究明显延长(93d vs 63d)。拖延手术时间会导致部分对化疗不敏感的患者在术前出现远处亚临床转移灶。此外,两项研究中鳞癌和腺癌所占比例不同,也可能影响研究结果。INT0113 研究中腺癌、鳞癌约各占一半;而 OE02 研究中,腺癌患者占 2/3,而鳞癌仅 1/3。

日本临床肿瘤研究组(Japan Clinical Oncology Group,JCOG)开展的 JCOG9907 研究入组了 330 例 Ⅱ、Ⅲ 期(T4 除外)食管鳞癌患者,随机分配入新辅助化疗组及术后辅助化疗组。新辅助化疗组的方案为顺铂联合 5- 氟尿嘧啶,具体:顺铂 80mg/m^2 d1,5- 氟尿嘧啶 800mg/m^2 d1~5 连续泵注,每 21 天为 1 周期,共 2 个周期;化疗结束后 2~10 周进行手术。而 1 周期化疗后疾病进展的患者直接进行手术,术后不再化疗。术后辅助化疗组入组在术后 5 周内开始治疗,方案与新辅助组相同;术后病理 N0 者不进行辅助化疗。该研究的结果显示,新辅助化疗组比术后辅助化疗组化疗完成率更高(85.4% vs 75%,P=0.04),两组术后并发症无差异。新辅助化疗组与辅助化疗组相比,5 年总生存(OS)率显著提高(43% vs 55%,P=0.04,HR=0.73)。根据该研究的结果,顺铂联合 5- 氟尿嘧啶的新辅助化疗可作为 Ⅱ~Ⅲ 期食管鳞癌患者的标准治疗方案。

食管腺癌方面,MAGIC 研究(MRC Adjuvant Gastric Infusional Chemotherapy Trial)为围手术期化疗提供了高级别的循证医学证据。该研究共纳入 503 例 Ⅱ~Ⅲ 期可手术切除、无远处转移的患者,包括下段食管、食管 - 胃结合部及胃腺癌,随机分配到围手术期化疗组和单纯手术组。化疗组患者在手术前后分别行 3 个周期的表柔比星、顺铂联合 5- 氟尿嘧啶(ECF)方案化疗。结果显示手术联合化疗组的无病生存(disease free survival,DFS)明显优于单纯手术组(HR=0.66,95% CI 0.53~0.81,P=0.000 1),总生存(overall survival,OS)也明显改善(HR=0.75,95% CI 0.60~0.93,P=0.009),两组 5 年生存率分别为 36% 和 23%。不良反应方面,两组的术后并发症及治疗相关死亡率差异无统计学意义。值得一提的是,手术联合化疗组中有 86% 的患者完成了术前化疗,而仅 42% 的患者完成了术前和术后共 6 周期的化疗。

法国开展的 FFCD9703 研究纳入了 224 例可手术切除、无远处转移下段食管、食管 - 胃结合部及胃腺癌患者,不同的是,该研究采用顺铂联合 5- 氟尿嘧啶(CF)方案进行围手术期化疗。结果显示,围手术期化疗组 5 年生存率为 38%,显著优于单纯手术组的 24%(P=0.003);该研究中 48% 的患者完成了术后化疗。

德国研究者开展的 FLOT-4 试验评价了新的化疗方案用于胃及胃食管结合部腺癌的疗效。716 例临床分期 cT$_2$ 及以上和 / 或 cN$_+$ 的胃及胃食管结合部腺癌患者被随机分入围手术期 ECF/ECT 方案组(表柔比星、顺铂联合 5- 氟尿嘧啶输注或卡培他滨口服,即参照 MAGIC 研究中使用的方案)或 FLOT 方案组(多西他赛、奥沙利铂、四氢叶酸联合 5- 氟尿嘧啶输注)。主要研究终点是总生存。结果显示,ECF/ECX 组中,91% 受试者按计划完成术前 3 周期治疗,37% 受试者按计划完成术后 3 周期治疗;FLOT 方案组中,90% 受试者按计划完成术前 4 周期治疗,50% 受试者按计划完成术后 4 周期治疗。中位随访时间是 43 个月,共 369 例患者死亡(ECF/ECX 203 例,

FLOT 166 例）。FLOT 方案提高了总生存（ECF/ECX 中位生存时间 35 个月，FLOT 组中位生存时间 50 个月，HR=0.77，95% CI 0.63~0.94，P=0.012）；同时也提高了无进展生存（ECF/ECX 中位无进展生存 18 个月，FLOT 组中位无进展生存 30 个月，HR=0.77，95% CI 0.62~0.91，P=0.004）。而 ECF/ECX 方案和 FLOT 方案的围手术期并发症率分比为 50% 和 51%，无统计学显著差异。

以上三项随机对照Ⅲ期临床研究的结果使术前化疗在食管腺癌中的优越性得到了充分认可。

新辅助化疗的方案选择方面，在大型随机临床研究中采用的多是顺铂联合 5- 氟尿嘧啶（CF）方案，既往的研究结果报道该方案有效率在 40%~65%。而几项食管癌新辅助化疗Ⅱ期研究结果则提示，含紫杉醇的方案有效率相当，且不良反应可接受，也可作为新辅助化疗的备选方案。有两项Ⅱ期临床研究探索了对可手术切除的食管癌患者在术前应用以紫杉醇为基础的方案的疗效和不良反应。两研究应用紫杉醇分别联合顺铂和卡铂，结果显示，总有效率在 60% 左右，其中病理完全缓解（pCR）率为 11%~14%；不良反应方面，虽有约 70% 的患者出现了 3/4 级中性粒细胞减少，但仅有约 4% 的患者出现粒细胞减少性发热。

综上所述，对于可手术切除的食管鳞癌患者，可选择顺铂联合 5- 氟尿嘧啶方案行新辅助化疗；对于下段食管、食管胃结合部腺癌患者，可选择顺铂联合 5- 氟尿嘧啶双药或多西他赛、奥沙利铂、四氢叶酸联合 5- 氟尿嘧啶等方案行围手术期化疗；上述治疗能为患者带来生存获益。

2. 术后辅助化疗　目前对于未接受过术前放化疗的，R0 切除的食管鳞癌患者术后是否常规进行辅助治疗仍存在争议，在美国国立综合癌症网络（National Comprehensive Cancer Network，NCCN）、欧洲肿瘤内科学会（European Society for Medical Oncology，ESMO）等发布的具有国际影响力的治疗指南中，未被列入推荐的治疗策略。

日本临床肿瘤研究组（Japan Clinical Oncology Group，JCOG）先后发起了三项关于食管鳞癌术后辅助化疗的大型随机对照研究。JCOG8806 研究入组了 205 例 R0 切除术后的鳞癌患者，其中辅助化疗组 105 例，术后采用 2 周期顺铂联合长春地辛方案化疗；对照组 100 例，术后不行辅助治疗。结果显示，辅助化疗组 5 年生存率 48.1%，虽高于对照组的 44.9%，但无统计学意义（P=0.26）。研究者进一步对 151 例淋巴结阳性患者进行了分析，结果辅助化疗组 77 例与对照组 74 例的 5 年生存率差异也有统计学意义（43.7% vs 35.5%，P=0.15）。研究者认为此项阴性结果可能与该化疗方案对食管癌疗效欠佳有关。此后该研究组又发起了 JCOG9204 研究，入组 242 例手术后切缘阴性且无远处脏器转移的食管鳞癌患者，其中淋巴结阳性者占 82%，随机分入辅助化疗组及单纯手术对照组。辅助化疗组纳入 120 例，术后采用 2 周期顺铂联合 5- 氟尿嘧啶方案化疗；对照组入组 122 例，术后不行辅助治疗。中位随访时间 5 年，结果显示辅助化疗组较单纯手术对照组 5 年 DFS 有显著提高（55% vs 45%，P=0.037），而 5 年 OS 率虽由 52% 提高至 61%，但此差异无统计学意义（P=0.13）。第三项研究为 JCOG9907，结果显示顺铂联合 5- 氟尿嘧啶方案新辅助化疗较辅助化疗改善了Ⅱ~Ⅲ期食管鳞癌患者的生存，已在前文进行介绍，不再赘述。

除了Ⅲ期随机对照研究，还有若干项Ⅱ期及回顾性研究评估了食管鳞癌术后辅助化疗的价值。

韩国学者 Jeeyun Lee 等开展的前瞻性研究入组了 R0 术后淋巴结阳性的胸段鳞癌患者 40 例，术后采用 3 周期顺铂联合 5- 氟尿嘧啶方案辅助化疗；对照组为选择了 52 例单纯手术历史对照，中位随访时间 29.5 个月。研究设计与 JCOG0204 研究相似，也得到了类似的结果：辅助化疗组与对照组相比,将 3 年 DFS 率由 35.6% 提高至 47.6%(*P*=0.049),但两组总生存时间差异无统计学意义(*P*=0.228)。

复旦大学附属肿瘤医院的张杰等研究者回顾性分析了 66 例术后辅助化疗患者(包括 64 例鳞癌和 2 例腺癌)和与之匹配的 160 例单纯手术患者(包括 156 例鳞癌和 4 例腺癌)的生存情况。辅助化疗组的化疗方案为顺铂、5- 氟尿嘧啶联合亚叶酸钙,研究中有 73.3% 患者完成了 4 周期以上化疗。结果显示,辅助化疗组与对照组相比,并未提高整组患者的 DFS 及 OS,但可以提高有颈淋巴结转移、腹腔淋巴结转移亚组的 1 年 DFS 率及 3 年 OS 率。该亚组包括 18 例辅助化疗组患者及 26 例对照组患者。

中国医学科学院肿瘤医院的黄镜等研究者回顾性分析了 349 例左开胸食管鳞癌根治术后的患者,所有患者均存在病理学证实的淋巴结转移。143 例患者术后未行辅助治疗,154 例患者术后仅行辅助放疗,而余下 52 例患者仅接受了以紫杉醇为基础的术后辅助化疗。中位随访时间为 53.1 个月,结果显示,单纯手术组、术后放疗组和术后化疗组的 3 年总生存(OS)率分别 47.7%、44.0% 和 58.9%。术后化疗组与单纯手术组、术后放疗组在 OS 上的差异均有统计学意义。

综上所述,食管鳞癌术后辅助化疗的相关研究多采用氟尿嘧啶联合铂类的方案,化疗周期数一般在 3 周期以内。这类方案未能给患者带来额外的生存获益,可能仅对特定亚组的患者有效,且研究的循证医学级别较低,目前未被列为常规治疗。以紫杉醇为基础的术后辅助化疗方案对淋巴结阳性的食管鳞癌患者有改善生存的可能,但仍有待大样本量、前瞻性的研究进行证实。

食管腺癌术后辅助化疗的证据来自于前述 MAGIC 研究和 FFCD9703 研究,术前行 ECF 或 CF 方案新辅助化疗,术后可沿用原化疗方案。

对于包括食管鳞癌和腺癌在内的患者,如果术前接受过新辅助放化疗,且术后病理提示未达到完全缓解(pT0N0),免疫治疗在术后辅助治疗的价值已经得到了大型随机对照研究结果的支持。在 2020 年的 ESMO 年会上公布了 CheckMate-577 研究的结果。这是一项Ⅲ期、随机、多中心、双盲临床研究,旨在评估纳武利尤单抗作为辅助治疗用于新辅助同步放化疗后未达病理完全缓解的可切除食管癌及胃食管连接部癌患者的疗效与安全性。研究的主要终点为无病生存期(DFS),次要终点为总生存期(OS)。在接受新辅助同步放化疗和肿瘤完全切除术后,794 名患者被随机分配至安慰剂组(*N*=262)或纳武利尤单抗组(*N*=532),纳武利尤单抗患者接受纳武利尤单抗 240mg,每 2 周静脉滴注一次,连续用药 16 周后,序贯纳武利尤单抗 480mg,每 4 周静脉滴注一次,直至疾病复发、出现不可耐受的毒性,总治疗时间最长为 1 年。研究结果显示,与安慰剂组相比,术后接受纳武利尤单抗治疗的患者中位 DFS 延长一倍(22.4 个月 vs 11 个月,*HR*=0.69,*P*=0.000 3),而不良反应可控。因此,对于这部分患者,术后免疫治疗已可作为标准治疗。

3. 新辅助和术后放化疗 理论上新辅助放化疗能够降低手术分期、提高 R0 切除率、减少局部复发。近二十年来,新辅助同步放化疗的意义一直存在争议。有多项临床研究试图探究这一治疗模式能否为患者带来生存获益,但结论并不一致。

韩国学者 Jeeyun Lee 等发起了一项单中心研究,将 101 例Ⅱ~Ⅲ期食管鳞癌患者随机分入新辅助同步放化疗组(51 例)和单纯手术组(50 例)。术前辅助治疗方案为顺铂、5- 氟尿嘧啶联合总剂量为 45.6Gy 的同步放疗。结果显示,新辅助同步放化疗并未提高患者的 2 年无病生存率(49% vs 51%,*P*=0.93);两组的总生存也无显著差异(28.2 个月 vs 27.3 个月,*P*=0.69)。

澳大利亚一项Ⅲ期研究将 256 例局部晚期食管癌患者随机分配至新辅助同步放化疗组和单纯手术组，入组患者中鳞癌占 37%。术前辅助治疗方案为顺铂、5- 氟尿嘧啶联合总剂量为 35Gy 的同步放疗。结果提示，新辅助同步放化疗组完全切除率高（80% vs 59%，P=0.000 2）、淋巴结阳性率低（43% vs 67%，P=0.003），但无进展生存（19 个月 vs 13 个月）和总生存（22 个月 vs 19 个月）无显著差异。而在食管鳞癌亚组，新辅助同步放化疗组较单纯手术组显著延长了无进展生存（HR=0.47，95% CI 0.25~0.86，P=0.014），但总生存并未呈现出差异。

荷兰研究者开展的 CROSS 研究是一项Ⅲ期随机对照研究，纳入了 366 例局部晚期食管癌患者，其中鳞癌 84 例（23%）。所有患者随机分配到新辅助同步放化疗组（178 例）和单纯手术组（188 例），同步放化疗组采用卡铂、紫杉醇（PC）每周方案联合总量为 41.4Gy 的同步放疗。结果显示，新辅助治疗组的中位生存时间明显延长（48.6 个月 vs 24.0 个月，P=0.003）；且病理类型是鳞癌或腺癌者均有生存获益。值得注意的是，新辅助放化疗对鳞癌患者组的效果更好。虽然腺癌亚组也提示了总生存的优势（校正 HR=0.75 的 95% CI 0.56~1.01），并不支持作出确定结论（P=0.059）。因此，尽管新辅助放化疗可以延长部分腺癌患者的生存，但有相当数量的患者可能获益有限。

对于未达 R0 切除，也即未能行根治性切除的患者，术后同步放化疗是标准的挽救治疗。然而，对于已达到根治性切除的患者，术后辅助同步放化疗的意义尚未明确。大多数相关研究是单臂或非随机病例对照设计，前瞻性随机对照研究目前仅限少数Ⅱ期研究。

日本学者 Tachibana 等将 45 例根治术后胸段食管鳞癌患者随机分为术后同步放化疗组和单纯化疗组，结果显示两组总生存无显著差异。南京医科大学的曹秀峰等研究者入组 151 例Ⅱ~Ⅲ期胸段食管鳞癌术后患者，随机分配至术后放化疗组和单纯手术组；术后放化疗组采用紫杉醇联合顺铂方案，放疗总剂量 40Gy。结果显示，术后放化疗组的局部复发、远处转移率均低于单纯手术组，中位生存时间显著延长（53.5 个月 vs 37 个月，P<0.05），术后 3、5 和 10 年生存率也优于单纯手术组。该研究团队的另一项随机对照试验结果显示，术前与术后同步放化疗的总生存均优于单纯手术组，但术前和术后同步放化疗的总生存无显著差异，提示术后同步放化疗可能获得与术前同步放化疗相似的疗效。此外，多数研究的结论均认为术后同步放化疗相比单纯手术未明显增加不良反应。

综上所述，食管癌的术前同步放化疗能够带来生存获益已有大型随机对照研究支持，且已被列为推荐的治疗；但并非适用于所有可手术切除的患者，还需进一步的临床研究明确最佳获益人群。而术后同步放化疗目前推荐用于未达 R0 切除的患者；对于根治性切除术后的患者，术后放化疗的证据级别不高，尚不能作为常规治疗。

（三）晚期食管癌的系统性药物治疗

1. **化疗**　对晚期食管癌患者进行化疗的探索始于 20 世纪 60 年代末。对晚期食管癌有效的药物包括博来霉素、丝裂霉素和 5- 氟尿嘧啶等，有效率（response rate，RR）约 15%，无完全缓解（complete remission，CR）的报道。20 世纪 80 年代起，顺铂开始用于食管癌的治疗，其单药有效率提高到约 21%。目前顺铂已成为治疗食管癌的联合化疗方案中的主要药物之一，顺铂与 5- 氟尿嘧啶组成的联合方案将有效率进一步提高到 25%~35%。20 世纪 90 年代起，陆续有紫杉醇、多西他赛和伊立替康等单药被证实对食管癌有效，而与顺铂和 / 或 5- 氟尿嘧啶联合治疗晚期食管癌的有效率可达 50% 以上（表 25-13）。

表 25-13　既往临床研究中单药及联合化疗治疗晚期食管癌的疗效

研究者	病例数	化疗方案	客观有效率（ORR）	完全缓解（CR）率	中位总生存（mOS）
Polee MB，2002	51	紫杉醇联合顺铂	43%	4%	9 个月（2~29）
Huang J，2013	46	紫杉醇联合顺铂	56.5%	4.3%	17 个月
Heath EI，2002	22	多西他赛单药	18%	0	3.4 个月（1~26）
Muro K，2004	52	多西他赛单药	20%	0	8.1 个月
Kim JY，2010	39	多西他赛联合顺铂	33.3%	7.7%	8.3 个月
Muhr-Wilkenshoff，2003	9	伊立替康单药	22%	0	6.1 个月
Ajani JA，2002	38	伊立替康联合顺铂	58%	11%	9 个月（1~23+）

　　晚期食管鳞癌的一线化疗至今未确立标准方案。顺铂联合 5- 氟尿嘧啶持续静脉输注是联合化疗的基础。近 20 年来，多个 Ⅱ 期临床研究提示，在顺铂和 / 或 5- 氟尿嘧啶的基础上联合紫杉醇、多西他赛、伊立替康等药物显示出了较高的有效率，对经典的顺铂联合 5- 氟尿嘧啶方案提出了挑战。但因大多数结果证据级别不高，还有待大型随机对照研究进一步证实。

　　值得一提的是，英国的 Cunningham 等报道了一项 Ⅲ 期随机对照研究，纳入了 1 002 例食管、食管胃结合部及胃癌患者，其中腺癌约占 90%。该研究评价了以表柔比星联合顺铂及 5- 氟尿嘧啶（ECF）方案为基础，以卡培他滨（X）替代 5- 氟尿嘧啶（F）、以奥沙利铂（O）替代顺铂（C）的疗效，结果提示上述替代方案的有效率至少没有下降，初步显示了奥沙利铂和卡培他滨在晚期食管癌中的疗效。

　　在晚期食管癌的二线治疗方面，已有多项研究探索了单药或联合化疗的疗效和安全性。但此类研究也多为单臂的 Ⅱ 期研究或回顾性分析，随机对照研究非常少见。

　　二线单药化疗方案的选择上，伊立替康、替吉奥以及紫杉类药物（包括紫杉醇及多西他赛）最为常见，这些药物治疗经铂类化疗失败后的晚期食管癌的客观缓解率（objective response rate，ORR）为 15%~25%，中位无进展生存时间（mPFS）约 2 个月，中位总生存（mOS）不超过 10 个月。联合化疗的报道更为多见。在多西他赛基础上联合铂类药物（奈达铂、顺铂或卡铂）作为二线方案的客观缓解率为 25%~30%；多西他赛联合氟尿嘧啶类药物（卡培他滨或替吉奥）的有效率在 25% 左右；而联合应用这三类药物（多西他赛、顺铂联合 5- 氟尿嘧啶），则可以将客观缓解率提高到 35%，但并未带来额外的生存获益，中位总生存仅 8 个月，且 2/3 以上的患者出现 3 级以上的不良事件。如果在伊立替康基础上联合多西他赛作为二线治疗，客观缓解率为 12.5%~33%，但耐受较差，常需要不同程度的减量。有两项 Ⅱ 期研究探索了伊立替康联合口服卡培他滨或静脉泵注 5- 氟尿嘧啶作为二线方案治疗晚期食管癌的疗效，入组腺癌的比例均在 90% 以上。客观缓解率分别为 17% 和 29%，中位无进展生存 3 个月，中位总生存达 6 个月。中国医学科学院肿瘤医院的黄镜等研究者开展了伊立替康联合替吉奥方案用于食管鳞癌二线治疗的随机对照研究，该研究入组了既往使用含铂类或紫杉类药物失败后的食管鳞癌患者（n=102），将伊立替康联合替吉奥双周方案和单药替吉奥三周方案进行了比较，主要研究终点为无进展生存。结果显示联合用药组的无进展生存延长了 2 个月（3.9 个月 vs 1.8 个月，P=0.001 9，HR=0.56），且联合用药组的客观缓解率得到显著提高（28.3% vs 12.2%，P=0.045），不良反应均可耐受。该研究证实伊立替康联合氟尿嘧啶类药物二线治疗晚期食管鳞癌安全有效，可作为这类人群的治疗新选择。

2. **免疫检查点抑制剂治疗** 近年来,免疫检查点抑制剂在转移性食管癌中取得了许多突破性进展,彻底更新了晚期食管癌的药物治疗选择。

(1)免疫检查点抑制剂用于晚期食管癌的一线治疗:KEYNOTE-590是首个报道的关于免疫检查点抑制剂用于晚期食管癌一线治疗的随机Ⅲ期临床研究。该研究对比了帕博利珠单抗或安慰剂联合顺铂和5-氟尿嘧啶用于晚期食管癌(包括食管鳞癌及食管胃结合部Siewert 1型腺癌)一线治疗的疗效和安全性。研究的主要终点是OS和无进展生存(PFS)。结果显示,在意向治疗(intent-to-treat,ITT)人群中,帕博利珠单抗联合化疗组患者的OS和PFS均显著优于单纯化疗组(中位OS 12.4个月 vs 9.8个月,中位PFS 6.3个月 vs 5.8个月)。进一步分析显示,在PD-L1联合阳性评分(combined positive score,CPS)≥10的人群中(占ITT人群的51%),联合组的优势更为显著(中位OS 13.5个月 vs 9.4个月,中位PFS 7.5个月 vs 5.5个月)。亚组分析从组织学类型角度比较了两种治疗模式的差别,结果显示:对于食管鳞癌(占ITT人群的73%),联合组有显著优势(中位OS 13.9个月 vs 8.8个月,中位PFS 6.3个月 vs 5.8个月)。该研究的次要终点提示,联合组的客观有效率(ORR)较高(45.0% vs 29.3%),持续缓解时间也更长(8.3个月 vs 6.0个月)。

ESCORT-1st则是国产免疫检查点抑制剂卡瑞利珠单抗联合紫杉醇和顺铂对比紫杉醇和顺铂单纯化疗用于晚期食管鳞癌的一线治疗的Ⅲ期随机对照研究。该研究显示,与单纯化疗相比,卡瑞利珠单抗联合化疗可显著延长患者的中位OS(15.3个月 vs 12.0个月,*HR*=0.70,95% *CI* 0.56~0.88,*P*=0.001 0),同时也显著延长患者的中位PFS(6.9个月 vs 5.6个月,*HR*=0.56,95% *CI* 0.46~0.68,*P*<0.000 1)。卡瑞利珠单抗联合化疗组患者的ORR更高(72.1% vs 62.1%),持续缓解时间更长(7.0个月 vs 4.6个月,*HR*=0.34,95% *CI* 0.14~0.92)。安全性方面,两组中≥3级治疗相关的不良反应事件发生率相当(63.4% vs 67.7%)。

2021年的ASCO会议上报告了CheckMate-648研究的结果。研究入组了初治、不可切除的晚期或复发性食管鳞癌患者,无论患者的PD-L1表达水平。治疗分为三组,970例患者经随机分配,接受纳武利尤单抗联合顺铂和5-氟尿嘧啶,或纳武利尤单抗联合伊匹木单抗,或顺铂和5-氟尿嘧啶单纯化疗。结果显示:纳武利尤单抗联合化疗组、纳武利尤单抗联合伊匹木单抗组的OS获益均显著优于单纯化疗组,且不论PD-L1表达:纳武利尤单抗联合化疗组的中位OS为13.2个月,单纯化疗组为10.7个月(*HR*=0.74,99.1% *CI*:0.58~0.96,*P*=0.002 1);纳武利尤单抗联合伊匹木单抗组的中位OS为12.8个月,单独化疗组为10.7个月(*HR*=0.78,98.2% *CI* 0.62-0.98,*P*=0.011)。此外,纳武利尤单抗联合化疗组、纳武利尤单抗联合伊匹木单抗组的ORR(分别为47%、28%)显著优于和不劣于单纯化疗(27%)。

2020年的ESMO年会上公布了两项纳武利尤单抗联合化疗对比单纯化疗用于HER-2阴性晚期胃或食管胃结合部腺癌患者一线治疗的Ⅲ期随机对照研究的结果。CheckMate-649在全球百余家研究中心开展,联合组选择了纳武利尤单抗360mg联合奥沙利铂、卡培他滨(XELOX)每3周重复或纳武利尤单抗240mg联合FOLFOX每2周重复方案,对照组则单纯使用上述化疗。研究的主要终点是PD-L1 CPS≥5的患者的OS和PFS,次要终点包括PD-L1 CPS≥1及所有随机患者的OS。结果显示:对于肿瘤PD-L1表达CPS≥5的患者,纳武利尤单抗联合化疗对比化疗显著改善了OS(中位OS 14.4个月 vs 11.1个月,*HR*=0.71,*P*<0.000 1)和PFS(中位PFS 7.7个月 vs 6.0个月,*HR*=0.68,*P*<0.000 1)。此外,在次要终点方面,联合组相较单纯化疗组显著改善了PD-L1 CPS≥1的人群及所有随机患者的OS(PD-L1 CPS≥1人群:中位OS 14.0个月 vs

11.3 个月；所有随机患者：中位 OS 13.8 个月 vs 11.6 个月）。另外一项重要研究 ATTRACTION-4 在东亚地区开展，该研究选择的化疗方案为 XELOX 或 SOX（S-1+ 奥沙利铂）每 3 周重复，两组分别联合纳武利尤单抗 360mg 或安慰剂；主要研究终点为 PFS 和 OS。2020 年 ESMO 年会报告了该研究在 2018 年 10 月期中分析时的 PFS 结果和 2020 年 1 月最终分析时的 OS 结果：化疗联合纳武利尤单抗显著延长了患者的 PFS（中位 PFS 10.45 个月 vs 8.34 个月，$HR=0.68$，$P=0.000\,7$），但未能改善 OS（中位 OS 17.45 个月 vs 17.15 个月，$HR=0.90$，$P=0.257$）。

　　上述几项大型随机对照临床研究明确了免疫检查点抑制剂用于晚期食管癌一线治疗的价值。对于晚期食管癌和胃食管结合部癌（包括鳞癌和腺癌）的患者，一线治疗可在顺铂 + 氟尿嘧啶化疗方案的基础上联合帕博利珠单抗；对于 PD-L1 CPS ≥ 5 的晚期食管胃结合部腺癌患者，一线治疗可在奥沙利铂 + 氟尿嘧啶化疗方案的基础上联合纳武利尤单抗；对于晚期食管鳞癌患者，一线治疗可在紫杉醇 + 顺铂化疗的基础上联合卡瑞利珠单抗，或者在顺铂 + 氟尿嘧啶化疗方案的基础上联合纳武利尤单抗，也可以考虑纳武利尤单抗联合伊匹木单抗治疗。

　　（2）免疫检查点抑制剂用于晚期食管癌的二线治疗：KEYNOTE-181 是一项对比帕博利珠单抗与研究者选择的化疗（紫杉醇，或多西他赛，或伊立替康）用于晚期食管癌（包括食管鳞癌或食管胃结合部腺癌）二线治疗的Ⅲ期研究，该研究评估了在 PD-L1 CPS ≥ 10、食管鳞癌、ITT 人群这三类人群中，帕博利珠单抗对比研究者选择的化疗是否能够延长患者的 OS。研究的结果显示：在 PD-L1 CPS ≥ 10 的人群中达到了主要研究终点（中位 OS 9.3 个月 vs 6.7 个月，$P=0.007\,4$）；然而，在食管鳞癌和 ITT 人群中，帕博利珠单抗对比化疗未能显著延长患者的 OS。

　　2019 年 9 月，《柳叶刀·肿瘤学》（the Lancet Oncology）杂志在线发表了 ATTRACTION-3 研究的报告。该项Ⅲ期研究对比了纳武利尤单抗与研究者选择的化疗（紫杉醇或多西他赛）用于晚期食管鳞癌患者二线治疗的结果。在 ITT 人群中，纳武利尤单抗组的 OS 显著优于化疗组（中位 OS 10.9 个月 vs 8.7 个月，$HR=0.77$，$P=0.019$），因而达到了其主要研究终点。

　　中国医学科学院肿瘤医院的黄镜等研究者于 2020 年在《柳叶刀·肿瘤学》杂志发表了随机Ⅲ期 ESCORT 研究的结果，为免疫检查点抑制剂用于中国食管鳞癌患者的治疗提供了高水平的证据。该研究显示：在晚期食管鳞癌的二线治疗中，卡瑞利珠单抗与研究者选择的化疗（紫杉醇或伊立替康）相比，延长了患者的 OS（中位 OS 8.3 个月 vs 6.2 个月，$HR=0.71$，$P=0.001\,0$），达到了研究的主要终点。

　　上述大型Ⅲ期随机研究的结果提示，对于一线化疗失败的患者，免疫检查点抑制剂以其更好的疗效和安全性，已经成为新的标准治疗。

　　3. 分子靶向治疗

　　（1）EGFR-TKI：EGFR-TKI 类药物在转移性食管癌的二线治疗中的作用已得到Ⅲ期随机对照研究结果的证实，但患者获益并不理想。一项Ⅲ期随机安慰剂对照试验（COG 研究）共纳入 450 例一线化疗失败的晚期食管癌患者（鳞癌占 24%，腺癌占 76%），随机分配至吉非替尼治疗组（500mg/d）和安慰剂组。两组的总生存并无差异（3.73 个月 vs 3.67 个月，$P=0.29$），但是吉非替尼组的无进展生存较安慰剂组略有延长，且有统计学意义（1.57 个月 vs 1.17 个月，$P=0.02$）。最常见的 3/4 级不良反应为乏力和腹泻。这项研究虽未观察到非选择人群中总生存的差异具有统计学意义，但在接受吉非替尼治疗的个别患者中观察到了起效迅速以及长期的疾病缓解，提示具有某种特征的患者可能是吉非替尼治疗的潜在获益人群。基于此，研究者对 EGFR 信号通路和药物治疗疗效的关系进行了深入研究：采用免疫荧光杂交（fluorescent in situ hybridization，FISH）方法检测肿瘤标本的 *EGFR* 基因拷贝数（copy number），并将基因扩增和高多倍体定义为 EGFR-FISH 阳性。最终可检测的有效病例为 295 例，其中 EGFR-FISH 阳性比例为 20%（$n=59$），在该人群中接受吉非替尼治疗的患者中位总生存较安慰剂显著延长（$HR=0.59$；$P=0.05$），特别是在基因扩增的人群（7.2%）中，总生存的获益最多（$HR=0.21$，$P=0.006$）。而在 EGFR-FISH 阴性的人群中，接受吉非替尼或安慰剂治疗的中位总生存相似（$HR=0.90$，$P=0.46$）。同时，研究者也发现，不论 *EGFR*、*KRAS*、*BRAF* 以及 *PIK3CA* 突变与否，吉非替尼组和安慰剂组的中位总生存均无差异。

中国医学科学院肿瘤医院的黄镜等研究者报道了一项埃克替尼治疗一线化疗失败后、EGFR 过表达（免疫组化 3+）或 *EGFR* 基因扩增的 Ⅱ 期、多中心研究，该研究纳入了 54 例患者，结果显示客观缓解率为 16.7%（$n=9$），其中 1 例获得完全缓解（CR），疾病控制率为 46.3%，中位无进展生存为 52 天，中位总生存达 153 天。主要不良反应为 1/2 度的皮疹和腹泻。进一步分析发现，EGFR 过表达并同时伴基因扩增的患者的客观缓解率能提高到 23.5%，且有效的 9 例患者中，有 7 例为分化差的肿瘤，提示伴有 *EGFR* 基因扩增和肿瘤低分化的患者可能是埃克替尼治疗的潜在获益人群。

Tomislav Dragovich 等研究者报道了厄洛替尼单药治疗食管胃结合部及胃腺癌的 Ⅱ 期临床研究。该研究入组了 68 例患者，其中胃食管结合部腺癌占 43 例。治疗方案为厄洛替尼 150mg/d。中位随访时间 19 个月，胃食管结合部腺癌组的中位生存达 6.7 个月，优于胃腺癌组（3.5 个月）。胃食管结合部腺癌组有 1 例完全缓解、4 例部分缓解，疾病控制率 23.25%；而胃癌组仅 1 例疾病稳定，其余均进展。研究报道的主要的不良反应为乏力、皮疹、转氨酶升高及呕吐、腹泻，并有一例胃腺癌患者因进行性加重的肝功能异常而死亡。该研究的结果初步提示胃食管结合部腺癌患者可能能够从厄洛替尼治疗中获益。

（2）EGFR 单克隆抗体：西妥昔单抗应用于局部晚期食管鳞癌治疗的大型临床研究有两项：SOPE1 研究和 RTOG 0436 研究。SOPE1 研究是一项多中心 Ⅱ/Ⅲ 期随机临床试验，该研究共纳入 258 例局部晚期不接受手术治疗的食管癌患者（鳞癌 188 例、腺癌 65 例、未分化癌 5 例），随机分至西妥昔单抗联合同步放化疗组与单纯同步放化疗组。化疗方案为顺铂联合卡培他滨，同步放疗总剂量为 50Gy。该研究的主要终点是 6 个月时治疗无失败的患者比例（治疗无失败定义为内镜活检样本未发现残存的恶性肿瘤，或者 CT 扫描未发现放疗野以外疾病进展的证据，且患者仍存活）。结果显示，6 个月时治疗无失败的比例在西妥昔单抗组为 66.4%（79/119），低于单纯同步放化疗（CRT）组的 76.9%（93/121）。此外，西妥昔单抗组的中位无进展生存和总生存均低于单纯放化疗组，且西妥昔单抗组的 3~4 级非血液学不良反应多于单纯放化疗组。对不同病理类型的总生存进行的亚组分析显示了相似的结论：不论对鳞癌还是腺癌，西妥昔单抗组的总生存均低于单纯放化疗组。RTOG 0436 也为 Ⅲ 期随机对照研究，入组了 328 例不接受手术治疗的食管癌患者，分配至西妥昔单抗联合紫杉醇、顺铂方案同步放疗组和单纯紫杉醇联合顺铂方案同步放化疗组。结果显示，西妥昔单抗组在 1 年、2 年总生存率、临床完全缓解（cCR）率方面均无优势，且对不同病理类型的临床完全缓解率进行亚组分析，差异均无统计学意义。从上述两项研究的结果来看，西妥昔单抗联合同步放化疗（顺铂联合卡培他滨/紫杉醇方案）不能给局部晚期食管癌患者带来生存获益，甚至带来更多不良反应。

西妥昔单抗用于晚期食管鳞癌的治疗目前仅有Ⅰ/Ⅱ期临床研究,暂无大型随机对照临床研究结果。Lorenzen 等研究者开展的Ⅱ期随机临床试验对比了西妥昔单抗联合顺铂及 5- 氟尿嘧啶(CET-CF)与单纯 CF 方案治疗晚期食管鳞癌的疗效。研究共入组 62 例患者,结果显示西妥昔单抗治疗组和单纯化疗组的客观缓解率分别为 19% 和 13%(P=0.73),疾病控制率分别为 75%和 57%(P=0.18);中位无进展生存分别为 5.9 个月和 3.6 个月(P=0.21),中位总生存分别为 9.5 个月和 5.5 个月(P=0.32)。虽联合西妥昔单抗组的结果均优于单纯化疗组,但差异无统计学意义。因此,西妥昔单抗联合化疗在晚期转移性食管鳞癌一线治疗中的价值尚需进一步探索。

西妥昔单抗用于晚期食管胃结合部腺癌则有大型临床研究结果。德国 Lordick 等研究者开展的 EXPAND 研究入组进展期胃及胃食管结合部腺癌患者 904 例,随机分入卡培他滨、顺铂联合西妥昔单抗组合卡培他滨、顺铂联合安慰剂组,比较两组的生存差异。结果联合西妥昔单抗联合化疗组与单纯化疗组比较,中位无进展生存(PFS)分别为 4.4 个月和 5.6 个月,中位总生存(OS)分别为 9.4 个月和 10.7 个月,未达到延长 PFS 的主要终点。

帕尼单抗也是 EGFR 的单克隆抗体。REAL-3 研究纳入 553 例未经治疗的晚期或转移性食管、食管胃结合部和胃腺癌或未分化癌患者,随机分入标准剂量的表柔比星、奥沙利铂、卡培他滨(ECO)组或者降低剂量强度的 ECO 联合帕尼单抗组,结果联合帕尼单抗组与标准剂量 ECO 比,反而降低了总生存时间,得到阴性结果。

综上所述,目前的临床研究结果提示,EGFR 单抗联合化疗的模式不论在局部晚期或转移性患者,不论在食管鳞癌或腺癌患者,均无明确提示有效的循证医学证据。

(3)HER2 单克隆抗体:Van 等研究者发起的多中心的国际Ⅲ期临床研究,即 ToGA 试验,入组了 598 例 HER2 阳性的胃及胃食管结合部腺癌患者,随机接受曲妥珠单抗联合标准氟尿嘧啶/卡培他滨、顺铂组或单纯化疗组进行 6 周期治疗,此后曲妥珠单抗联合化疗组患者持续接受曲妥珠单抗直至疾病进展。结果显示,曲妥珠单抗联合化疗组较单纯化疗组将总生存延长了 2.7 个月。目前,曲妥珠单抗对于 HER2 阳性胃及胃食管结合部癌患者已是标准治疗方案。

(4)VEGF 单克隆抗体:Kang 等发起的Ⅲ期临床试验 AVAGAST 研究入组了 774 例初治的局部晚期或转移性胃癌及食管胃结合部腺癌患者,随机分成卡培他滨、顺铂联合安慰剂组和卡培他滨、顺铂联合贝伐珠单抗组。顺铂至少应用 6 周期,而卡培他滨、贝伐珠单抗或安慰剂则应用至疾病进展。结果显示,联合贝伐珠单抗组总生存较联合安慰剂组延长了 2.7 个月,但差异无统计学意义(P=0.100 2);无进展生存(PFS)则延长了 1.4 个月(P=0.003 7),总反应率提高了 9%(P=0.031 5),差异均有统计学意义。亚组分析则发现,在亚洲患者中几乎未观察到生存获益。

(5)VEGFR-TKI:阿帕替尼用于晚期胃和食管胃结合部腺癌的后线治疗已有随机Ⅲ期临床研究结果支持:该研究纳入 267 位既往接受过二线及以上化疗的转移性胃或食管胃结合部腺癌患者,以 2:1 的比例随机到阿帕替尼组(每天 1 次给予 850mg 阿帕替尼,N=176)或安慰剂组(N=91)治疗,研究的主要终点是 OS 和 PFS。结果显示,阿帕替尼相较安慰剂显著改善了这部分患者的 OS(中位 OS 6.5 个月 vs 4.7 个月,HR=0.709,95% CI 0.537~0.937,P=0.015 6)和 PFS(中位 PFS 2.6 个月 vs 1.8 个月,HR=0.444,95% CI 0.331~0.595,P<0.001)。因此,对于晚期食管胃结合部腺癌的三线及以后治疗,可考虑选择阿帕替尼。

对于晚期食管鳞癌,中国医学科学院肿瘤医院的黄镜等研究者开展了一项随机、对照、双盲Ⅱ期研究(ALTER1102),评估了安罗替尼用于既往化疗后进展的晚期食管鳞癌患者的安全性和有效性。研究共入组 165 例患者,以 2∶1 的比例随机分配到安罗替尼组和安慰剂组,主要研究终点为 PFS。安罗替尼的剂量为每次 12mg,口服,每日 1 次,d1~14,每 21 天重复。与安慰剂相比,安罗替尼可显著延长患者的中位 PFS,疾病进展风险降低 64%。安罗替尼组(n=109)和安慰剂组(n=55)的中位 PFS 分别为 3.02 个月(95% CI 2.63~3.65)和 1.41 个月(95% CI 1.38~1.41),P<0.001,HR=0.46(95% CI 0.32~0.66);安罗替尼组中 2 位受试者疗效评估达到完全缓解(CR),客观缓解率(ORR)为 7.3%,优于安慰剂组的 3.6%;安罗替尼组的疾病缓解率(DCR)显著提升(64% vs 18%,P<0.001);两组中位 OS 无显著差异(HR=1.18 [95% CI 0.79~1.75],P=0.426),可能受出组后治疗方案影响。该研究达到了预设的主要研究终点,提示安罗替尼单药可作为晚期食管鳞癌二线及以上治疗的一种选择。

第 2 节 胃 癌

一、流行病学

胃癌是中国及全球最常见的恶性肿瘤之一,国际癌症研究机构的统计数据显示 2012 年全球胃癌新发病例数约 95.1 万例,占所有肿瘤新发病例的 6.8%,发病率为 12.1/10 万,排在肺癌、乳腺癌、结直肠癌和前列腺癌之后,居第 5 位。胃癌死亡病例数约 72.3 万例,死亡率为 8.9/10 万,仅次于肺癌和肝癌,排在肿瘤死因的第 3 位。70% 以上的胃癌新发病例发生在发展中国家,其中半数以上的病例发生在亚洲东部。中国是胃癌高发国家,其发病例数和死亡例数分别占全球胃癌发病和死亡的 42.6% 和 45.0%

胃癌的发病率存在明显的地区差异。在世界范围内,东亚、中欧及东欧、南美洲胃癌发病率较高,而非洲、北美洲、大洋洲等发病率较低。在我国,农村的胃癌发病率和死亡率分别为城市的 1.89 倍和 2.06 倍。

胃癌的分布存在年龄、性别差异。世界范围内,胃癌的死亡率随年龄增长呈对数线性递增,35 岁以下较低,40 岁以后上升较快,55 岁以上人数最多,占总死亡的 70% 左右。男性胃癌发病率约为女性的 2.35 倍,死亡率约为女性的 2.25 倍。在我国,胃癌死亡率随年龄的增长而增加,尤其 40 岁以上增加迅速,于 80~84 岁年龄组达到高峰。在所有 ≥40 岁年龄别中,男性死亡率均显著高于女性。

尽管过去十几年中多数国家的胃癌发病率和死亡率都有下降趋势,但人口增长和人口老龄化使得每年仍有大量胃癌新发病例产生,且新发病例数呈上升趋势。2012 年,中国胃癌新发病例数高达 42.4 万例,发病率为 31.28/10 万,位于中国恶性肿瘤发病率第 2 位。因为相对高度侵袭性的生物学行为和相对较晚的首诊疾病分期,全年有 29.8 万人死于胃癌,死亡率为 22.04/10 万,仅次于肺癌,同样高居恶性肿瘤第 2 位。作为世界胃癌疾病负担最重的国家,胃癌的防治已成为我国癌症防治的重点之一。

二、病因和发病机制

研究表明胃癌的发生、发展是多因素作用,多基因参与,多阶段发展,长期渐变的过程,是外界环境因素和内在遗传因素共同作用的结果。但迄今为止,胃癌的病因和发病机制尚未完全阐明。Correa 提出肠型胃癌发展模式:慢性炎症—萎缩性胃炎—肠化—异型增生—癌变。饮食、不良环境、幽门螺杆菌(helicobacter pylori,Hp)感染、精神因素等多种因素长期作用可引起慢性胃炎,部分个体发生胃黏膜萎缩和肠化生,引起错配修复基因突变,某些癌基因如 *ras*、*c-myc*、*Bcl-2* 等活化,抑癌基因如野生型 *TP53*、*APC*、*DCC* 等受抑,胃黏膜上皮细胞增殖和凋亡间失去平衡。这些分子改变随时间逐步累积,最终发展为胃癌。

（一）外源性因素

1. 环境、饮食因素　胃癌的发生具有地理分布差异,提示环境因素可能与胃癌的发病相关,如我国西北和东部沿海地区胃癌的发病率较南方地区高。从胃癌低发区移民到高发区,其后代胃癌的发病率升高。环境相关的水质、土壤、微量元素等的差异可能影响胃癌的发病。

流行病学研究表明,饮食因素和胃癌的发生密切相关。高盐饮食、腌、熏、烧烤、油煎、霉变食品等饮食因素是胃癌发生的重要危险因素,而新鲜水果、蔬菜、绿茶等对胃癌的发生则具有保护作用。高盐摄入本身无促癌作用,但可损伤胃黏膜上皮,破坏黏膜屏障,延长胃排空时间,促进胃黏膜上皮细胞暴露于致癌物;烘、烤、熏、炸食品在加工过程中可产生大量具有致突变和致癌性的多环芳烃化合物,如 3,4- 苯并芘。新鲜蔬菜和水果因其含有丰富的维生素和抗氧化物质对胃癌的发生具有保护作用,如蔬菜水果中的维生素 C 有较强的阻断亚硝酸盐的作用,维生素 E 也有阻断亚硝酸胺合成的作用,β - 胡萝卜素具有抗氧化能力。蒜、葱类食物有降低胃癌风险的作用。不良的饮食方式和习惯与胃癌的发生有一定的相关性。如文献报道,暴饮暴食、进食快、喜食烫食、三餐不定时等均可能增加胃癌的发生风险。

2. 感染因素

（1）细菌:Hp 是一种微需氧革兰氏阴性菌,1994 年世界卫生组织国际癌症研究机构将其列为Ⅰ类致癌因子,是目前已知的最常见且作用力最强的胃癌危险因素之一。在胃癌高发国家,Hp 的感染率较高。高危人群干预性根除 Hp 可降低胃癌的发生率。目前,关于 Hp 感染促进胃癌发生的确切机制尚不明确。多数学者认为,Hp 感染造成胃黏膜损伤,对致癌物的易感性增加。Hp 可诱导慢性萎缩性胃炎、肠化、胃溃疡等的发生,可引起细胞增殖与凋亡失衡,损伤胃黏膜细胞的 DNA,诱导基因突变,最终促使胃癌发生。

（2）病毒:在约 10% 的胃癌和 35% 的残胃癌组织中发现 EB 病毒。研究发现少部分胃癌,特别是病理组织学上显示未分化型的胃癌,其发生可能与 EB 病毒感染相关。

3. 行为因素

一些行为因素如吸烟和饮酒与胃癌的发生发展密切相关。世界卫生组织国际癌症研究机构将酒精类饮料及内源性乙醇产生的乙醛列为Ⅰ类致癌因子。但目前对酒精和胃癌的关系报道不一,有些研究发现饮酒与胃癌的发生无显著相关,也有研究发现吸烟和饮酒的协同作用可增加胃癌发生的危险。大多数流行病学研究表明吸烟与胃癌呈正相关。Gammon 等认为吸烟者患胃贲门癌的危险性是非吸烟者的 2 倍左右。吸烟与胃癌的关系可能与烟草中含有亚硝胺、自由基等致癌物质有关。亚硝胺能够以共价健与细胞 DNA 结合,自由基可损伤细胞膜、破坏遗传基因等,这些物质长期作用可促进组织癌变。嗜烟者若同时饮酒,其发生胃癌的风险是对照组的 5 倍。

（二）遗传因素

与胃癌发生相关的内源性因素主要为遗传因素。约 10% 的胃癌有家族聚集倾向,家族

841

发病率为普通人群的 2~3 倍。这可能与家庭成员共有的环境因素相关,但 3%~5% 与遗传综合征相关。如遗传性弥漫性胃癌(hereditary diffuse gastric cancer,HDGC)是一种常染色体显性遗传综合征,复旦大学的研究显示,HDGC 占所有胃癌的 3.5%。有 30%~50% 的遗传性弥漫性胃癌家庭有抑癌基因 *CDH1*(编码细胞间的钙黏素黏附蛋白)的胚系突变。Lynch 综合征(Lynch syndrome),又称遗传性非息肉性结直肠癌,是一种常染色体显性遗传综合征,四个错配修复(mismatch repair,MMR)基因 *MLH1*、*MSH2*、*MSH6* 及 *PMS2* 中任何突变都可引起该综合征。胃癌是 Lynch 综合征中第二常见的肠外肿瘤,一般发病年龄较早,肠型为主。幼年型息肉症(juvenile polyposis syndrome,JPS)是一种罕见的常染色体显性遗传综合征,特点为青少年胃肠道多发息肉,可增加患消化道肿瘤的风险。其他如 Peutz-Jephers 综合征(Peutz-Jeghers's syndrome,PJS)和家族性腺瘤性息肉病(familial adenomatous polyposis,FAP)等也可发生遗传性胃癌。

(三)精神因素

流行病学调查发现精神压抑为胃癌的风险因素之一。原因可能为精神压抑可抑制副交感神经,减少乙酰胆碱释放,并可激活交感神经,促使肾上腺髓质激素释放,减少 T、B 细胞的数量,降低机体的免疫力,从而促进肿瘤发生发展。

(四)癌前状态

胃癌常在癌前变化的基础上发生。癌前变化分为癌前病变和癌前状态两类。

癌前病变指易转变为癌组织的胃黏膜病理组织学变化,如上皮内瘤变、肠黏膜化生。上皮内瘤变分为低级别和高级别上皮内瘤变。肠黏膜化生又称肠上皮化生,是指在胃黏膜内出现了肠型上皮,分为四种类型:完全性小肠化生;不完全性小肠化生;完全性结肠化生;不完全性结肠化生。肠上皮化生与胃癌的关系复杂,文献报道随访 10 年的癌变率约 1.9%。

癌前状态指一些发生胃癌危险性明显增加的胃良性病变,如:

1. **慢性萎缩性胃炎**　胃黏膜上皮和腺体萎缩,常伴幽门腺化生和肠腺化生,或有不典型增生,易发生癌变。

2. **慢性胃溃疡**　溃疡边缘的炎症、糜烂、再生、异型增生,增加细胞恶变的机会。

3. **残胃**　因各种原因进行胃切除的患者,可发生癌变,多发生于术后 10~15 年,发生率为 1% 左右。可能与术后低胃酸,肠液、胆汁反流等因素有关。

4. **胃息肉**　增生性(或炎症性)息肉恶变率很低,约 1%;腺瘤性息肉恶变率可达 40%~70%,直径 >2cm 息肉恶变率更高。

5. **胃黏膜巨大皱襞症**　恶变率约为 10%。

三、病理

胃癌的好发部位依次为胃窦(58%)、贲门(20%)、胃体(15%)、全胃或大部分胃(7%)。

(一)大体分型

1. **早期胃癌**　早期胃癌是指病灶局限于黏膜层或黏膜下层的胃癌,不论其范围大小、伴或不伴淋巴结转移。微胃癌是直径 0.5cm 以下的胃癌;小胃癌为直径 0.6~1.0cm 胃癌,两者统称为微小胃癌。原位癌是指未突破固有膜的癌灶,也属于早期胃癌。早期胃癌大体分型可分为 Ⅰ、Ⅱ、Ⅲ、Ⅳ型。早期胃癌经手术切除治疗,预后良好,术后 5 年生存率达 54.8%~72.8%。

（1）早期胃癌大体分型

Ⅰ型：隆起型，癌灶凸起于胃黏膜表面 ≥0.5cm。

Ⅱ型：浅表型。

Ⅱa：浅表隆起型，癌灶凸起于胃黏膜表面<0.5cm。

Ⅱb：浅表平坦型。

Ⅱc：浅表凹陷型，癌灶凹陷于胃黏膜表面<0.5cm。

Ⅲ型：凹陷型，有较深的溃疡，癌灶凹陷于胃黏膜表面 ≥0.5cm。

混合型：如Ⅱa+Ⅱc、Ⅱc+Ⅲ等。

（2）早期胃癌浸润深度：一般将浸润深度分为黏膜内（m）和黏膜下（sm），sm 又分为 sm1 和 sm2，前者指癌或肿瘤黏膜下层浸润深度 0.5mm，后者指超过 0.5mm。

2. 进展期胃癌　进展期胃癌指癌组织突破黏膜下层浸润肌层或浆膜层。根据肿瘤在黏膜面的形态和胃壁内浸润方式，常采用 Borrmann 分型将进展期胃癌的大体分型分为Ⅰ~Ⅳ型，临床以Ⅱ、Ⅲ型最为常见。

进展期胃癌 Borrmann 分型如下。

Borrman Ⅰ型：结节隆起型，肿块突向腔内。病变界限明显，此型生长缓慢，较晚发生转移。

Borrman Ⅱ型：局限溃疡型，肿瘤较局限，周围浸润不明显。组织学上多为分化型腺癌。

Borrman Ⅲ型：浸润溃疡型，溃疡基底较大，周围及深部浸润明显。

Borrman Ⅳ型：弥漫浸润型，癌组织在胃壁内呈弥漫浸润性生长，使得胃壁增厚变硬，黏膜变平，皱襞消失，若累及全胃，形成"皮革胃"。此型几乎均为低分化腺癌。

（二）组织病理学

1. 组织学分型

（1）WHO 分型：胃癌临床诊治中组织学分型常采用 WHO 分型，以规范病理诊断（表 25-14）。第 4 版 WHO 胃肠道肿瘤分类于 2010 年出版。WHO 分型是一种描述性分型，将胃癌分为 5 个主要类型和其他少见类型。胃癌多数为腺癌，5 个主要类型的腺癌为乳头状腺癌、管状腺癌、黏液腺癌、低黏附性癌（包括印戒细胞癌和其他亚型）、混合型腺癌。印戒细胞癌因肿瘤细胞在显微镜下显示含大量黏液，胞质丰富，核被挤压于胞质一侧，呈"印戒"样而得名，恶性程度高，往往预后差。少见类型癌约占整个胃癌的 5%，如腺癌中的腺鳞癌、髓样癌、肝样腺癌、鳞癌、未分化癌，其他类型如原发淋巴瘤、神经内分泌肿瘤、间质瘤及继发性肿瘤等。以下为几种常见及特殊类型分型。

管状腺癌：管状腺癌是大肠癌中最常见的组织学类型。癌组织由不同大小的腺管状结构组成。根据其分化程度可分为三级：高分化管状腺癌，中分化管状腺癌和低分化管状腺癌。

乳头状腺癌：胃乳头状腺癌是胃腺癌较常见类型之一。肿瘤内可见柱状或立方形上皮瘤细胞排列成指状突起，轴心为纤维脉管结缔组织。

黏液腺癌：镜下可见大量充满黏液的腺癌细胞。分为两个亚型，一种为黏液弥漫分布于间质，另一种为黏液弥漫分布于肿瘤细胞内。预后较差，容易发生种植转移。

差黏附性癌：指包括印戒细胞癌在内的一类瘤细胞，孤立或小团状散在分布。为低分化腺癌，恶性程度高，容易发生转移。

肝样腺癌：同时具有腺癌和肝细胞癌分化特点的一种胃癌，肿瘤不但形态学类似肝细胞肝癌,多数患者外周血可检测到甲胎蛋白。易发生血行转移,恶行程度较高。

髓样癌:呈低分化管状结构和不规则片状排列的多边形细胞,肿瘤间质有明显的淋巴细胞浸润,癌巢腺管状结构不明显。

小细胞癌:属于神经内分泌癌,许多癌细胞胞质中含有 Crimelius 染色阳性的嗜银颗粒,在免疫组化检测中 5- 羟色胺、生长抑素、胃泌素等呈阳性表达。此型肿瘤间质血管丰富,易发生血行转移。

表 25-14　胃肿瘤组织学 WHO 分类(2010 版)

上皮性肿瘤
癌前病变
腺瘤
上皮内肿瘤 -(不典型增生),低级别
上皮内肿瘤 -(不典型增生),高级别
癌
腺癌
乳头状腺癌
管状腺癌
黏液腺癌(包括印戒细胞癌及其变异型)
混合型腺癌
腺鳞癌
伴淋巴样间质癌(髓样癌)
肝样腺癌
鳞状细胞癌
未分化癌
神经内分泌肿瘤(NET)
NET G_1(类癌)
NET G_2
神经内分泌癌(NEC)
大细胞 NEC
小细胞 NEC
混合型腺 NEC
产生 5- 羟色胺 NET
产生胃泌素 NET(胃泌素瘤)
间叶性肿瘤
血管球瘤
颗粒细胞瘤
平滑肌瘤
丛状纤维黏液瘤
神经鞘膜细胞瘤
炎性肌纤维母细胞瘤
胃肠道间质瘤
Kaposi 肉瘤
平滑肌肉瘤
滑膜肉瘤
淋巴瘤
继发性肿瘤

注释:NET:neuroendocrine tumor,神经内分泌肿瘤。
　　　NEC:neuroendocrine carcinoma,神经内分泌癌。

（2）Lauren 分型：Lauren 分型中将胃癌分为肠型、弥漫型、混合型和不确定型。当肠型和弥漫型两种类型在肿瘤中所占比例相当时称为混合型，肿瘤分化太差而不能归入任何一型者则为未定型。Lauren 分型对临床流行病学研究和预后具有重要价值。

肠型：约占 53%。肠型胃癌的主要特征是由大小不等的腺管结构形成，以高、中分化腺体为主，组织学多为乳头状腺癌或腺管状腺癌。最多见于胃窦，一般发生于肠化的黏膜，常出现淋巴管和血管浸润。肠型胃癌的发生与 Hp 感染有关，多见于老年男性，分化较好，恶性程度较低，预后相对较好。

弥漫型：约占 33%。弥漫型胃癌的主要特征为肿瘤细胞弥漫性浸润胃壁，很少或无腺体形成，组织学上多为黏液癌及未分化癌，容易出现腹膜播散。部分弥漫型胃癌的发生与遗传性因素有关，受环境因素调节，多见于青壮年，分化较差，恶性程度较高，预后不佳。

2. **组织学分级**　胃癌组织学分级适用于原发性管状腺癌和乳头状腺癌。低级别代表高分化腺癌和中分化腺癌，高级别则代表低分化腺癌。

胃癌组织学分化程度如下。

G_x：分级无法评估。

G_1：高分化，由分化良好的腺样结构组成。细胞分化程度较好。

G_2：中分化，介于高分化腺癌与低分化腺癌之间。

G_3：低分化，由分化不规则的腺体构成，有时甚至难以分辨出腺体结构。

G_4：未分化

3. **分子分型**　病理诊断为胃腺癌或胃食管结合部腺癌，新辅助治疗后的病灶、复发或转移病灶，均应检测 HER2 蛋白表达和基因扩增状态，以指导制订治疗方案，评估预后和疗效。

HER2 阴性型：免疫组化染色（immunohistochemistry，IHC）结果为 0/1+，或 IHC 2+ 但原位杂交检测（in situ hybridization，ISH）显示无扩增。

HER2 阳性型：IHC3+，或 ICH2+ 且 ISH 显示扩增。

4. **残留疾病 R 分期**　R 分期评估仅适用于手术切除标本。

R0：无残余肿瘤证据，肿瘤完全切除且所有切缘阴性。

R1：显微镜下切缘有肿瘤残留，或切缘 1mm 内有肿瘤残留。

R2：切缘有肉眼可见的肿瘤残留，但无远处转移灶。

（三）侵袭与转移

1. **直接侵袭**　胃黏膜上皮癌变后首先在黏膜内蔓延扩散，突破黏膜肌层后可向外依次侵犯黏膜下层、浅肌层、深肌层、浆膜下层、浆膜层以及大小网膜、肝、胰腺、脾等临近脏器。胃底贲门癌常侵犯食管、肝及大网膜，胃体癌则多侵犯大网膜、肝及胰腺。胃癌在胃壁内浸润时，可侵入血管、淋巴管，形成癌栓。淋巴管有癌栓形成时容易伴发淋巴结转移，血管有癌栓则易导致血行转移。

2. **淋巴结转移**　胃壁各层均存在淋巴管网，沿淋巴道扩散是胃癌的主要转移途径。进展期胃癌的淋巴转移率高达 70% 左右，早期胃癌也可有淋巴转移。引流胃的区域淋巴结共有 23 组（表 25-15），胃癌细胞一般先转移到区域引流的淋巴结，但也存在"跳跃式"转移现象。晚期，癌细胞可经胸导管转移到锁骨上淋巴结，以左锁骨上淋巴结多见，称为 Vichow 淋巴结。胃癌淋巴结转移率除与病期密切相关外，还与大体类型、组织学类型相关，如 Borrmann Ⅲ、Ⅳ 型胃癌，组织类型为低分化腺癌、黏液腺癌及印戒细胞癌者较易发生淋巴结转移。

表 25-15 胃癌淋巴结分组

第 1 组（No.1） 贲门右淋巴结
第 2 组（No.2） 贲门左淋巴结
第 3 组（No.3） 小弯淋巴结
第 4sa 组（No.4sa） 大弯淋巴结左组（沿胃短动脉）
第 4sb 组（No.4sb） 大弯淋巴结左组（沿胃网膜左动脉）
第 4d 组（No.4d） 大弯淋巴结右组（沿胃网膜右动脉）
第 5 组（No.5） 幽门上淋巴结
第 6 组（No.6） 幽门下淋巴结
第 7 组（No.7） 胃左动脉淋巴结
第 8a 组（No.8a） 肝总动脉前上部淋巴结
第 8b 组（No.8b） 肝总动脉后部淋巴结
第 9 组（No.9） 腹腔动脉周围淋巴结
第 10 组（No.10） 脾门淋巴结
第 11p 组（No.11p） 脾动脉近端淋巴结
第 11d 组（No.11d） 脾动脉远端淋巴结
第 12a 组（No.12a） 肝十二指肠韧带淋巴结（沿肝动脉）
第 12b 组（No.12b） 肝十二指肠韧带淋巴结（沿胆管）
第 12p 组（No.12p） 肝十二指肠韧带淋巴结（沿门静脉）
第 13 组（No.13） 胰头后淋巴结
第 14v 组（No.14v） 沿肠系膜上静脉淋巴结
第 14a 组（No.14a） 沿肠系膜上动脉淋巴结
第 15 组（No.15） 结肠中动脉周围淋巴结
第 16a1 组（No.16a1） 腹主动脉周围淋巴结
第 16a2 组（No.16a2） 腹主动脉周围淋巴结
第 16b1 组（No.16b1） 腹主动脉周围淋巴结
第 16b2 组（No.16b2） 腹主动脉周围淋巴结
第 17 组（No.17） 胰头前淋巴结
第 18 组（No.18） 胰下淋巴结
第 19 组（No.19） 膈下淋巴结
第 20 组（No.20） 食管裂孔淋巴结
第 110 组（No.110） 胸部下食管旁淋巴结
第 111 组（No.111） 膈上淋巴结
第 112 组（No.112） 后纵隔淋巴结

3. **血行转移** 晚期胃癌常发生血行转移。最常经门静脉转移到肝脏，其次是肺、腹膜、及肾上腺，也可转移到肾、脑、骨髓等。

4. **种植转移** 当胃癌穿透浆膜后，癌细胞可自浆膜脱落并种植于腹膜、大小网膜或其他脏器表面，形成转移性结节。分化较差的黏液腺癌、印戒细胞癌以及未分化癌较易发生种植转移。由于重力作用，癌细胞易下沉到盆腔内，于直肠膀胱（子宫）陷凹内形成种植结节。如种植于卵巢，称为 Krukenberg 瘤。腹腔种植也是胃癌术后复发最常见的类型，多表现为腹水、癌性腹膜炎和不全肠梗阻。

（四）病理报告主要内容

1. 肿瘤所在部位、大小、大体类型。

2. 肿瘤组织学分类、分化程度、Lauren 分型、分级、浸润深度、神经内分泌状况；各切缘与肿瘤的距离,浸润性癌的浸润深度、脉管和神经侵犯等情况。

3. 阳性淋巴结数目 / 受检淋巴结,pTNM 分期。

4. 术前辅助治疗的根治术标本应报道肿瘤退缩分级与 ypTNM 分期。

四、临床表现

(一)胃癌临床表现

胃癌起病隐匿,日本学者的普查资料表明,40%~60% 的早期胃癌患者无自觉症状。即使出现症状,症状也不特异,与慢性胃炎、胃溃疡等良性疾病难以鉴别。早期胃癌可出现上腹部轻度疼痛、胀满不适、食欲下降、呕吐、呕血及黑便、吞咽困难、乏力等。进展期胃癌临床表现明显,可出现消瘦、腹痛、食欲减退、恶心、呕吐,吞咽困难、出血,腹块及腹腔内外转移表现,但仍有少数患者可无症状。

1. **腹痛**　为初发症状中最常见者,出现在 80% 以上的患者中,初始为上腹不适、沉重或饱胀感,难以与胃炎、消化性溃疡区别,予抑酸药可暂时缓解。随着病情进展,疼痛逐渐加重,可以表现为持续性疼痛,若胃癌蔓延至邻近器官,如肝、胆、胰、脾、结肠或网膜等处,可出现不同性质的疼痛,甚至因穿孔引起急腹症。

2. **体重下降**　60% 以上的晚期患者均有不同程度的体重下降。患者因厌食、恶心、腹痛、早饱、吞咽困难等症状限制饮食导致能量摄入不足,肿瘤晚期消耗也是引起体重下降的原因。

3. **恶心、呕吐**　发生率在 50% 以上,癌肿导致的胃腔狭窄或胃动力减弱可引起进食后饱胀、恶心。贲门癌可伴吞咽困难或反流,幽门受侵者则因梗阻而呕吐宿食。

4. **上消化道出血**　发生率约 30%,多发生在后期,也可在早期即出现呕血、大便隐血或黑便甚至引起贫血。胃癌出血多表现为持续少量出血,大出血的发生率约 7%。胃癌的出血往往在短期内反复发生,此与胃溃疡导致的出血不同,应警惕。

5. **上腹肿块**　30%~60% 的中晚期患者可于上腹部扪及质硬而不规则伴压痛的包块。

6. **其他**　因胃癌晚期转移部位不同而表现相应临床症状,如腰背部疼痛、骨痛、腹胀、黄疸等。

由于胃癌可以通过淋巴系统播散,体格检查时可能发现左锁骨上淋巴结肿大(Virchow 淋巴结),或可触及脐周淋巴结(Sister Mary Joesoh 淋巴结)或左侧腋窝淋巴结(Irish 淋巴结)肿大。腹盆腔播散可表现为卵巢增大(Krukenberg 瘤)或直肠检查时触及子宫直肠陷凹处的肿块(Blumer 瘤)。腹水也可能是胃癌腹膜转移的首个征象;可触及的肝脏肿块提示肝脏转移。

(二)副肿瘤综合征

胃癌副肿瘤综合征相关的全身表现可同时或先于胃癌出现,应引起重视,包括弥漫性脂溢性角化病、黑棘皮病、微血管病性溶血性贫血、膜性肾病以及高凝状态。

五、胃癌的诊断

(一)实验室检查

胃癌患者需进行的实验室检查项目主要为全血细胞计数、血液生化、凝血功能、便常规、血型、肿瘤标志物等。肿瘤学标志物如 CEA、CA19-9、AFP、CA242、CA125 等可能会升高,许多研究表明术前血清肿瘤标志物升高是预后的独立危险因素,肿瘤标志物的检测对于了解肿瘤负荷状况及治疗后病情变化具有重要的参考意义。然而,这些肿瘤标志物的敏感性和特异性均较低,不能作为胃癌的诊断性指标。实验室检查的主要目的是评估患者的基线状态及监测放、化疗过程中的不良反应和辅助性判断胃癌预后等。

(二)影像学检查

1. X 线钡剂造影检查 钡剂造影检查仍是目前诊断胃癌的主要方法之一,可发现恶性胃溃疡及浸润性病变,用以胃癌诊断及指导手术范围,有时亦可发现早期病变。但钡剂造影的假阴性率高达 50%,对早期胃癌的检出率更低,只有 14% 左右。因此,对于大多数怀疑胃癌的患者,上消化道内镜是首选的初始检查手段。但在患者出现"革囊胃"时,内镜下的表现可能相对正常,而 X 线钡剂造影等影像学检查更能发现胃的延展性下降。

2. 内镜检查 内镜活检组织病理学是胃癌确诊和治疗的依据。

(1)普通内镜检查:普通电子内镜是目前诊断胃癌最常用、最有效的方法,它可以直接观察胃内形态变化,了解病变的部位并可以获取病变组织活检病理以确诊胃癌。在内镜检查过程中发现的任何外观可疑的胃溃疡均应留取活检,内镜加组织活检诊断胃癌的敏感性约为 82%。

(2)超声内镜检查(endoscopic ultrasonography,EUS):超声内镜及超声内镜下细针抽吸或组织检查是目前发展很快、技术全面的检查方法,在早期胃癌诊断和术前分期中具有重要价值。超声内镜鉴别诊断进展期胃癌的准确率为 90% 左右,判断癌肿与胃壁各层关系时,准确率达 70%~80%,并且可以帮助判断周围淋巴结转移情况及部分腹腔内的转移病灶。

其他内镜检查手段还有色素内镜、放大内镜、荧光内镜、红外电子内镜、共聚焦激光显微等,这些技术提高了早期胃癌的检出率,将来有可能更多地应用于胃癌及其他胃黏膜病变的诊断。

3. 螺旋 CT 螺旋 CT 对胃癌的定位、定性、大体分型、肌层和浆膜受累情况、邻近器官等侵犯或淋巴结转移等,提供了更有价值的信息,是治疗前分期的基本手段,最适合用于评估肿瘤广泛转移病变,特别是淋巴结转移、腹水、肝脏或者附件转移等。CT 对 T 分期准确率为 75%~85%,N 分期准确率为 65% 左右,M 分期准确率为 80% 左右。CT 发现有内脏转移的患者可避免不必要的手术,但由于 CT 检查存在一定的假阳性率,且难以发现小于 5mm 的腹膜及血行性转移病灶,因此对于怀疑腹膜转移的患者,建议行腹腔镜检查或剖腹探查。建议腹部行增强 CT 检查,更利于胃癌原发灶分期和淋巴结的检出,如有 CT 增强扫描禁忌,建议行 MRI 或 EUS 检查。

4. 磁共振检查(magnetic resonance imaging,MRI) MRI 由于无 X 射线辐射、对软组织密度分辨力较高、检查序列多、可作任意切面成像等优点,在胃肠道疾病中广泛应用。在胃癌检测方面,MRI 可显示胃壁的不规则增厚,对判定肿瘤是否有胃外侵犯和肝脏转移,及对肿瘤复发的鉴别等方面有一定的作用。但目前 MRI 在胃部病变的检测中,其图像的空间分辨力尚不及 CT。目前可作为增强 CT 禁忌患者的替代检查方法以及疑诊肝转移时的备选手段。

5. PET-CT(positron emission tomography-computed tomography,正电子发射计算机断层显像) PET-CT 的影像是根据细胞对葡萄糖、氨基酸的代谢能力,氧的利用率,局部血流量的情况下诊断的。PET-CT 对胃部疾病检测有较高准确度,并能一次检测原发灶和转移灶,对于原发胃癌的诊断,尤其是对进展期胃癌的诊断价值较大,然而对早期胃癌诊断的敏感性只有 40%。PET-CT 的主要优点是在检测肿瘤远处转移时比 CT 更敏感。PET-CT 显像的不足在于,除了恶性肿瘤外,炎症、结核等可呈现假阳性结果;肿瘤体积较小、胃的某些类型肿瘤(如含有丰富的黏液的印戒细胞癌、黏液腺癌等)由于黏液丰富,有活性的胃癌细胞所占比例相对较少或肿瘤分化良好等引起 SUV 减低等可呈现假阴性结果。

6. 分期腹腔镜检查　腹膜转移是胃癌的特殊转移模式,早期无特异性变化,即使 PET-CT 扫描对于检测肿瘤腹膜转移的敏感性也仅为 50% 左右。然而判断是否发生了腹膜转移又对胃癌的临床分期及制订治疗计划起着至关重要的作用。腹腔镜检查具有能够直接观察肝脏表面、腹膜和局部淋巴结的优点。可以发现常规影像学技术难以发现的微小腹膜和大网膜转移灶,避免无意义的探查及姑息手术。现有循证医学证据不支持对所有初诊患者均进行腹腔镜下探查分期,一些专家建议仅对超声内镜判断为 T3 或 T4 的患者行腹腔探查分期,目前 NCCN 指南推荐:当临床分期为高于 T1b 的患者考虑术前放化疗或者手术时,行腹腔镜和细胞学检查评价腹膜播散情况。如考虑姑息性切除术,则无须行腹腔镜和细胞学检查。

（三）鉴别诊断

胃癌早期症状隐匿,不易察觉,随病情进展,逐渐才出现较为明显的症状,但由于症状不特意,容易与胃炎、胃溃疡等胃肠疾病混淆,因此临床中胃癌需要与下述疾病相鉴别:

1. 慢性胃炎　以长期消化不良症状为主,餐后常有饱胀感和烧灼感,少数伴有反酸、嗳气等症状,疼痛无节律性及周期性,与进食无关。胃镜检查或钡剂检查可明确诊断。

2. 消化性溃疡　反复发作上腹痛,疼痛具有明显的周期性和节律性。十二指肠溃疡以餐后痛为特点。幽门溃疡以空腹痛、夜间痛常见。碱性药物可缓解疼痛。钡餐、胃镜检查有特征性表现。

3. 食管贲门失弛缓症　以吞咽困难、胸骨后疼痛及食物反流为最常见的症状,病程长,症状反复,与食物及精神刺激相关。钡餐、造影显示食管下段呈“鸟嘴样”改变。

4. 胃的良性息肉　又称胃腺瘤,来源于胃黏膜上皮,大多由增生的黏液腺所组成的良性肿瘤。以 40 岁以上男性多见,较小的腺瘤一般无明显症状,较大者可引起上腹不适或隐痛、恶心、出血,患者可有贫血或粪隐血阳性。胃镜活检可帮助明确诊断。

5. 胃巨皱襞症　是由于胃黏膜的过度增生而使胃壁广泛增厚,患者表现为上腹痛、恶心、呕吐,有时有出血,多伴有白蛋白血症,X 线表现与胃癌不同,可行胃镜活检进一步确认。

6. 胃黏膜脱垂　由于异常松弛的胃黏膜逆行进入食管或脱入十二指肠导致胃黏膜脱垂,患者可有腹痛、上消化道出血、恶心、呕吐、消瘦、轻度贫血,腹痛呈周期性、节律性,通过 X 线钡剂检查、胃镜检查可以鉴别。

7. 胃平滑肌瘤（肉瘤）　起源于平滑肌组织的良性肿瘤（恶性肿瘤）,严重者可有出血、腹痛、腹胀、腹部包块等,通过胃镜及病理活检可鉴别。

8. 胃恶性淋巴瘤　是除胃癌外最常见的胃恶性肿瘤,大多数为非霍奇金淋巴瘤,多见于青壮年。临床表现主要为上腹痛、消瘦、腹部包块、贫血等,胃镜下组织活检可协助鉴别诊断。

以上是需要与胃癌相鉴别的几种主要疾病,此外,胃癌临近脏器转移常需与肝脏、胆囊、胰腺及横结肠等的疾病相鉴别。胃癌发生远处转移时引起其他脏器的症状,如脑转移发生的神经症状,肺转移的胸痛、咯血等,需注意鉴别诊断。

六、分期

目前国际上通用的胃癌分期系统主要为国际抗癌联盟（Union for International Cancer Control, UICC）及美国肿瘤联合会（American Joint Committee on Cancer, AJCC）颁布的 TNM 分期系统,该系统依据胃原发肿瘤浸润深度、淋巴结转移及是否伴有远处转移进行分期。2016 年

10 月,UICC/AJCC 颁布了第 8 版胃癌 TNM 分期系统(表 25-16~ 表 25-20)。新版分期将单一分期系统改为包括临床分期(cTNM)、病理分期(pTNM)及新辅助治疗后病理分期(ypTNM)的三标准综合分期系统,将为胃癌的临床决策及预后判断提供更精准的依据,临床医师可依据患者不同临床状况进行选择。对胃食管结合部及贲门癌分期标准的选择作出了更明确的定义,若肿瘤累及胃食管结合部(esophagogastric junction,EGJ)且癌灶中心在近端胃内不足 2cm(即远端距 EGJ ≤ 2cm),推荐采用食管癌分期方法;肿瘤累及 EGJ,且其中心位于近端胃内>2cm(即远端距 EGJ 大于 2cm),采用胃癌分期方法;未侵犯 EGJ 的贲门癌,采用胃癌分期方法。N_3 的两个亚组 N_{3a}、N_{3b} 作为独立组别参与分期,原Ⅲ期部分亚组的分期定义进行了一定范围的变更。

表 25-16　胃癌 AJCC/UICC 第 8 版 TNM 分期

原发肿瘤(T)

T_x:原发肿瘤无法评估

T_0:无原发肿瘤的证据

T_{is}:原位癌:肿瘤位于上皮内,未侵及固有层,高度不典型增生

T_1:肿瘤侵犯固有层,黏膜肌层或黏膜下层

　　T_{1a}:肿瘤侵犯黏膜固有层或黏膜肌层

　　T_{1b}:肿瘤侵犯黏膜下层

T_2:肿瘤侵犯固有肌层

T_3:肿瘤穿透浆膜下结缔组织,而未侵犯脏层腹膜或邻近结构

T_4:肿瘤侵犯浆膜(脏层腹膜)或邻近结构

　　T_{4a}:肿瘤侵犯浆膜(脏层腹膜)

　　T_{4b}:肿瘤侵犯邻近组织结构

区域淋巴结(N)

N_x:区域淋巴结无法评价

N_0:区域淋巴结无转移

N_1:1~2 个区域淋巴结有转移

N_2:3~6 个区域淋巴结有转移

N_3:7 个或 7 个以上区域淋巴结有转移

　　N_{3a}:7~15 个区域淋巴结有转移

　　N_{3b}:16 个或 16 个以上区域淋巴结有转移

远处转移(M)

M_0:无远处转移

M_1:有远处转移

注:①肿瘤侵及胃固有肌层达胃结肠韧带或肝胃韧带或大小网膜,但尚未穿透覆盖这些结构的脏层腹膜为 T_3;若穿透其脏层腹膜,则为 T_4。②T_{4b} 中肿瘤侵犯邻近组织结构包括膈肌、胰腺、肝脏、脾、腹壁、小肠、横结肠、肾上腺、肾脏以及后腹膜。经胃壁内扩展至十二指肠或食管的肿瘤不考虑为侵犯邻近结构,而采用这些部位的最大浸润深度进行分期。③N 分期应评估 16 枚或以上淋巴结。④远处转移包括腹腔种植、腹腔细胞学检测阳性以及非持续性延伸的大网膜肿瘤。

表 25-17　临床分期(cTNM)

0 期	T_{is}	N_0	M_0
Ⅰ 期	T_1	N_0	M_0
	T_2	N_0	M_0
Ⅱ A 期	T_1	$N_{1~3}$	M_0
	T_2	$N_{1~3}$	M_0

续表

ⅡB 期	T_3	N_0	M_0
	T_{4a}	N_0	M_0
Ⅲ期	T_3	$N_{1\sim3}$	M_0
	T_{4a}	$N_{1\sim3}$	M_0
ⅣA 期	T_{4b}	任何 N	M_0
ⅣB 期	任何 T	任何 N	M_1

表 25-18　病理分期（pTNM）

0 期	T_{is}	N_0	M_0
Ⅰ A 期	T_1	N_0	M_0
Ⅰ B 期	T_1	N_1	M_0
	T_2	N_0	M_0
Ⅱ A 期	T_1	N_2	M_0
	T_2	N_1	M_0
	T_3	N_0	M_0
Ⅱ B 期	T_1	N_{3a}	M_0
	T_2	N_2	M_0
	T_3	N_1	M_0
	T_{4a}	N_0	M_0
Ⅲ A 期	T_2	N_{3a}	M_0
	T_3	N_2	M_0
	T_{4a}	N_1	M_0
	T_{4a}	N_2	M_0
	T_{4b}	N_0	M_0
Ⅲ B 期	T_1	N_{3b}	M_0
	T_2	N_{3b}	M_0
	T_3	N_{3a}	M_0
	T_{4a}	N_{3a}	M_0
	T_{4b}	N_1	M_0
	T_{4b}	N_2	M_0
Ⅲ C 期	T_3	N_{3b}	M_0
	T_{4a}	N_{3b}	M_0
	T_{4b}	N_{3a}	M_0
	T_{4b}	N_{3b}	M_0
Ⅳ期	任何 T	任何 N	M_1

表 25-19　新辅助治疗后分期（ypTNM）

I 期	T_1	N_0	M_0
	T_2	N_0	M_0
	T_1	N_1	M_0
II 期	T_3	N_0	M_0
	T_2	N_1	M_0
	T_1	N_2	M_0
	T_{4a}	N_0	M_0
	T_3	N_1	M_0
	T_2	N_2	M_0
	T_1	N_3	M_0
III 期	T_{4a}	N_1	M_0
	T_3	N_2	M_0
	T_2	N_3	M_0
	T_{4b}	N_0	M_0
	T_{4b}	N_1	M_0
	T_{4a}	N_2	M_0
	T_3	N_3	M_0
	T_{4b}	N_2	M_0
	T_{4b}	N_3	M_0
	T_{4a}	N_3	M_0
IV 期	任何 T	任何 N	M_1

表 25-20　病理学、临床、新辅助治疗后 TNM 分期

病理学 TNM 分期（pTNM）		临床 TNM 分期（cTNM）	新辅助治疗后 TNM 分期（ypTNM）
0 期： $T_{is}N_0M_0$ I A 期： $T_1N_0M_0$ I B 期： $T_1N_1M_0$ $T_2N_0M_0$		0 期 $T_{is}N_0M_0$ I 期 $T_1N_0M_0$ $T_2N_0M_0$	I 期 $T_1N_0M_0$ $T_2N_0M_0$ $T_1N_1M_0$
II A 期 $T_1N_2M_0$ $T_2N_1M_0$ $T_3N_0M_0$	II B 期 $T_1N_{3a}M_0$ $T_2N_2M_0$ $T_3N_1M_0$ $T_{4a}N_0M_0$	II A 期 $T_1N_{1-3}，M_0$ $T_2N_{1-3}，M_0$ II B 期 $T_3N_0M_0$ $T_4aN_0M_0$	II 期 $T_3N_0M_0$ $T_2N_1M_0$ $T_1N_2M_0$ $T_{4a}N_0M_0$ $T_3N_1M_0$ $T_2N_2M_0$ $T_1N_3M_0$

续表

病理学 TNM 分期（pTNM）			临床 TNM 分期（cTNM）	新辅助治疗后 TNM 分期（ypTNM）
ⅢA 期	Ⅲb 期	Ⅲc 期	Ⅲ期	Ⅲ期
$T_2N_{3a}M_0$	$T_1N_{3b}M_0$		$T_3N_{1\sim3}, M_0$	$T_4N_1M_0$
$T_2N_{3b}M_0$			$T_{4a}N_{1\sim3}, M_0$	$T_3N_2M_0$
$T_3N_2M_0$	$T_2N_{3b}M_0$			$T_2N_3M_0$
$T_4N_{3b}M_0$				$T_{4b}N_0M_0$
$T_4N_1M_0$	$T_3N_{3a}M_0$			$T_{4b}N_1M_0$
$T_{4b}N_{3a}M_0$				$T_{4a}N_2M_0$
$T_{4a}N_2M_0$	$T_{4b}N_{3a}M_0$			$T_3N_3M_0$
$T_{4b}N_{3b}M_0$				$T_{4b}N_2M_0$
$T_{4b}N_0M_0$	$T_{4b}N_1M_0$			$T_{4b}N_3M_0$
	$T_{4b}N_2M_0$			$T_{4a}N_3M_0$
Ⅳ期			ⅣA 期	Ⅳ期
任何 T 任何 N M_1			T_{4b} 任何 NM_0	任何 T 任何 N M_1
			ⅣB 期	
			任何 T 任何 N M_1	

七、治疗

（一）治疗原则

1. 可手术切除胃癌　可手术切除的胃癌的治疗原则是采用综合治疗。迄今为止,手术为胃癌唯一的根治性手段。围手术期化疗对于进展期胃癌可进一步降低复发率,提高 5 年生存率。而目前的临床研究结果提示,术后辅助放疗总体上并不能改善胃癌患者的生存。

无远处转移的患者,如临床评估为可手术切除,可首选根治性手术治疗,术后根据病理分期决定辅助治疗策略。

Ⅰa 期（$T_1N_0M_0$）:不推荐术后辅助化疗。术后 5 年生存率 90% 以上。

Ⅰb 期（$T_2N_0M_0$ 和 $T_1N_1M_0$）:对于 $T_1N_1M_0$ 患者,虽然预后较好,但考虑到有淋巴结转移,通常建议术后行辅助化疗。对于 $T_2N_0M_0$ 患者,如果具有高危因素如肿瘤分化差、脉管瘤栓、神经侵犯以及年龄小于 50 岁等、手术清扫不够（D0 或 D1 式式）,建议术后行辅助化疗。

Ⅱ～Ⅲ期（$T_{3\sim4}N_1M_0$、$T_{2\sim3}N_1M_0$ 及 $T_{1\sim3}N_2M_0$）:均建议术后行辅助化疗。

对于手术清扫不够（D0 或 D1 式式）的患者,推荐术后在化疗基础上加同步放化疗。

对于 R1 和 R2 切除的患者术后推荐以氟尿嘧啶增敏的同步放化疗。

对符合适应证的早期胃癌可选择内镜下黏膜切除术（endoscopic mucosal resection,EMR）或内镜下黏膜剥离术（Endoscopic submucosal dissection,ESD）:<2cm 局限于黏膜内的病灶（cT_{1a}）,分化良好,无脉管侵犯的证据。

对于临床评估为 ≥T2 或有淋巴结转移的可手术胃癌,也可选择新辅助化疗 - 手术 - 术后化疗的综合治疗模式。

2. 转移性胃癌　转移性胃癌以全身药物治疗为主,目标是延长患者的生存并提高生活质量。HER2 阳性的晚期胃癌化疗联合曲妥珠单抗是目前的标准治疗,免疫治疗目前推荐用于晚期胃癌的后线治疗。不能耐受药物治疗的患者应给予最佳支持治疗。

（二）术后辅助化疗

亚洲的多项研究包括 ACTS-GC、CLASSIC 和 ARTIST 证实了术后辅助化疗可以降低胃癌术后的复发率,提高总生存。辅助化疗是胃癌根治性手术切除后的标准治疗。

日本的 ACTS-GC 试验比较了Ⅱ～Ⅲ期胃癌 R0 和 D2 淋巴结清扫术后 S1 单药辅助化疗 1 年与单纯手术的疗效。共入组 1 059 例患者。术后 S1 化疗 1 年组的生存显著优于单纯手术组,5 年无复发生存率分别为 65.4% 和 53.1%(HR=0.653);5 年生存率分别为 71.7% vs 61.1% (HR=0.669)。亚组分析表明,Ⅱ期和ⅢA 期患者的生存获益最显著,死亡风险分别下降 48% 和 33%,而ⅢB 期的获益不明显。S1 辅助化疗 1 年不仅降低了淋巴结转移的发生率,而且降低了腹膜转移的发生率。两组淋巴结转移的发生率分别为 5.7% 和 10.8%,腹膜转移的发生率分别为 14.6% 和 18.9%,血行转移的发生率差异不显著,分别为 11.5% 和 13.4%,局部复发的比例均很低分别为 2.1% 和 3.2%。S1 辅助治疗的安全性良好,最常见的 3/4 级不良反应为食欲减退(6%)和恶心 (3%),而 3/4 级的中性粒细胞和血小板减少的发生率仅为 1.2% 和 0.2%,所有分度的手足皮肤反应的发生率仅为 1.4%。基于这一研究,日本批准 S1 治疗 1 年为胃癌 D2 术后标准的辅助治疗。

ACGS-GC 研究中虽然 S1 治疗的耐受性良好,但完成 1 年治疗的患者比例仅为 65.8%。实际临床治疗中,治疗 1 年的依从性往往存在一定的困难。日本的 JCOG1104 研究则进一步考察了Ⅱ期胃癌患者 S1 单药辅助治疗 6 个月的疗效。2018 年 ASCO 会议上报道了这一研究的最终结果。共入组 590 例Ⅱ期 D2 根治术后的胃癌随机分组接受 6 个月或 12 个月的 S1 辅助治疗。结果,3 年 RFS 分别为 89.8% 和 93.1%(HR=1.84)。6 个月的辅助化疗未能证明非劣效于 12 个月。这一研究的结果提示,S1 单药辅助治疗的时间仍然应为 1 年,而不应缩短为 6 个月。

CLASSIC 研究考察了胃癌 D2 术后 XELOX 辅助化疗 8 周期的疗效和安全性。研究共入组了 1 035 例Ⅱ～Ⅲb 期胃癌 D2 术后患者。结果显示,与单纯手术组比较,XELOX 组患者的 5 年 DFS 率(68% vs 53%,P<0.000 1)和 OS 率(78% vs 69%,P=0.001 5)均优于单纯手术组。XELOX 组的Ⅱ(80% vs 58%,HR=0.55)、ⅢA(58% vs 44%,HR=0.61)和Ⅲb(52% vs 21%, HR=0.52)期患者的 5 年 DFS 均较单纯手术组显著提高。基于这一研究,XELOX 方案被批准用于胃癌术后的辅助化疗。

ARTIST 研究是一项比较胃癌术后卡培他滨联合顺铂(XP)方案辅助化疗和 XP+ 同步放化疗的Ⅲ期研究,旨在考察同步放化疗在胃癌术后辅助治疗中的作用。结果提示在 XP 辅助化疗基础上联合同步放化疗并不显著改善 3 年 DFS,分别为 78% 和 74%(P=0.086),而对于有淋巴结转移的患者,同步放化疗对 3 年 DFS 的提高有统计学差异,分别为 77.5% vs 72%(P=0.036 5)。两组的 5 年 OS 分别为 75% 和 73%(P=0.5)。同步放化疗组的局部复发率较单纯化疗组降低 (7% vs 13%,P=0.003 3),而两组的远处转移发生率无明显差别,分别为 24% 和 27%(P=0.556 8)。这一研究虽然未能证明同步放化疗在胃癌术后辅助治疗中的作用,但提示 XP 方案作为 D2 根治术后的胃癌的辅助治疗的疗效与 CLASSIC 研究相当。因此,XP 也被推荐作为胃癌术后辅助化疗的可选方案。

紫杉类药物在胃癌术后辅助治疗中的作用一直缺乏循证医学依据。2018 年 ASCO 会议上报道了 JACCRO-07 研究的结果,证实了Ⅲ期胃癌在 S1 基础上联合多西他赛可以进一步提高疗效。该研究共入组 913 例Ⅲ期 D2 术后患者。对照组为标准的 S1 单药,研究组在 1 年 S1 治疗的基础上加用了 6 个周期的多西他赛(40mg/m², 每 3 周 1 重复),两组的总治疗时间均为 1 年。

主要终点指标为 3 年 RFS。结果，多西他赛联合 S1 较 S1 单药显著提高了 3 年 RFS(65.9% vs 49.5%，P=0.000 7)。亚组分析表明，多西他赛对ⅢA、ⅢB 和ⅢC 期的患者均获益。多西他赛的加入进一步降低了腹膜(12.9% vs 9.3%)、血行(9.8% vs 5.3%)和淋巴结(11.3% vs 4.8%)转移，尤其是淋巴结转移的降低幅度最明显。多西他赛组 3/4 度中性粒细胞减少(38.1% vs 16.1%)和中性粒细胞缺乏性发热(4.7% vs 0.3%)显著高于 S1 单药组，但不良反应总体可控，值得注意的是，研究中多西他赛的剂量为 40mg/m²，每 3 周 1 次。

以上的研究证明了 D2 式根治手术后的胃癌患者术后辅助化疗的疗效。目前推荐的辅助化疗方案包括：XELOX 或 XP 方案 8 周期，或 S1 单药口服 1 年。最新的研究则支持对于Ⅲ期胃癌 S1 化疗 1 年基础上联合多西他赛 6 个周期。

(三) 术前新辅助化疗

对于 T2 和 T2 以上的进展期胃癌，术前新辅助化疗是可选择的策略之一。

新辅助化疗具有以下优点：首先可以使肿瘤降期，提高切除率和减少术中肿瘤的转移；其次，术前化疗可以杀灭微小转移灶；术前化疗还提供了体内考察药物敏感性的机会，以便术后更有针对性地选择药物。与其他非消化道肿瘤及胃癌术后辅助化疗相比，胃癌术前新辅助化疗还具有以下优势：由于不受术后胃肠道功能减弱和体力下降的影响，术前化疗的耐受性显著好于术后辅助化疗，患者可以接受更高剂量强度的化疗和完成更多疗程的治疗。

欧洲开展的 MAGIC 试验首先证明了可手术切除胃癌术前新辅助化疗显著降低 T 和 N 分期、提高切除率和生存。该研究共入组 503 例可手术的胃癌(74%)、低位食管腺癌(14%)和贲门癌(11%)，Ⅱ期或Ⅱ期以上。围手术期化疗采用 ECF 方案，术前和术后各 3 个周期。围手术期化疗组和单纯手术组接受手术的患者比例分别为 91.6% 和 96.4%，提示术前化疗并不降低手术的概率。术前辅助化疗组肿瘤显著缩小，两组 pT1/T2 的比例分别占 51.7% 和 36.8%(P=0.002)，切除率分别为 79.3% 和 70.3%(P=0.03)，但 R0 切除率无差别(分别为 68% 和 66%)。没有病理 CR 的患者。围手术期化疗组的复发风险较单纯手术组降低了 33%(P<0.001)，5 年生存率提高了 13%，分别为 36.3% 和 23%(P=0.009)。围手术期化疗不仅降低了局部复发率(14.4% vs 20.6%)，而且更大幅度地降低了远处转移率(24.4% vs 36.8%)。

另一个Ⅲ期随机对照的 FFCD 9703 试验，其设计和 MAGIC 试验基本相同。不同的是化疗采用了 DDP+5-FU 方案。共入组 225 例患者。结果，围手术期化疗组和单纯手术组的 R0 切除率分别为 84% 和 73%(P=0.04)，5 年无复发生存率分别为 34% 和 21%(P=0.003)，5 年总生存率分别为 38% 和 24%(P=0.02)。两组术后死亡率无差别。

鉴于这两个临床研究的结果，围手术期化疗在西方被推荐为可手术切除胃癌的标准治疗。

与晚期胃癌化疗不同的是，新辅助化疗追求较高的化疗有效率。MAGIC 研究中新辅助化疗采用的是 ECF 方案，临床和病理有效率仍不甚理想，尤其是病理 CR 率低。而 CF 方案的有效率只有 30% 左右，目前很少在新辅助治疗中实际应用。一些Ⅱ期研究表明，含紫杉类的新辅助化疗方案在客观有效率和病理 CR 上具有一定的优势。2017 年 ASCO 会议报道的德国开展的 AIO-FLOT3 Ⅲ期随机对照研究证实了 FLOT 方案(多西他赛、奥沙利铂和氟尿嘧啶，双周方案)作为进展期胃癌新辅助化疗的疗效优于传统的 ECF/ECX 方案。

研究入组了 716 例患者局部进展期胃癌($T_2 N_{any} M_0$ or $T_{any} N_+ M_+$)，FLOT 组术前和术后各化疗 4 周期。用法：奥沙利铂 85mg/m²；亚叶酸钙 200mg/m²；多西他赛 50mg/m²，氟尿嘧啶

2 600mg/m², 持续静脉输注 24 小时, 第 1 天。与 ECF/ECX 组比较, FLOT 组具有更高的 R0 切除率, 分别为 84% 和 77%(P=0.011), 术后化疗的完成率更高, 分别为 46% 和 37%。FOLT 组的 PFS(30 个月 vs 18 个月, P=0.004)和 OS(50 个月 vs 35 个月, P=0.012)均显著优于 ECF/ECX 组。化疗的 3/4 级不良反应上, FLOT 组的腹泻、中性粒细胞减少、感染和神经毒性的发生率更高, 而 ECF/ECX 组消化道反应、血小板减少和贫血的发生率高于 FLOT 组。总体上, 两组手术的并发症、二次手术率相当, FLOT 组不延长住院时间。FLOT 方案可望成为欧洲进展期胃癌围手术期化疗的新标准。

从以上研究的结果可以看出, 新辅助化疗可以提高可手术胃癌患者的生存。胃癌的新辅助化疗仍然存在多个问题有待临床研究回答, 如最佳的化疗方案, 最适合的周期数, 靶向药物的作用, 与术后辅助化疗比较的优劣。已有的数据表明, 含多西他赛的三药方案较传统的 ECF 进一步提高总生存, 是优选的方案之一。

(四) 晚期胃癌化疗的发展史

晚期胃癌有效的药物包括氟尿嘧啶类、蒽环类、铂类、紫杉类和伊立替康等。氟尿嘧啶类药物和铂类是晚期胃癌化疗的基本药物。氟尿嘧啶自 20 世纪 60 年代开始应用于胃癌, 是最早应用于胃肠道肿瘤治疗的经典化疗药物。20 世纪 90 年代前, 胃癌的化疗多采用以氟尿嘧啶为基础的方案, 如 FAM(氟尿嘧啶、多柔比星和丝裂霉素)、ELF(依托泊苷、醛氢叶酸和氟尿嘧啶)和 FAMTX(氟尿嘧啶、多柔比星和甲氨蝶呤)。这些方案的有效率都偏低, 其中以 FAMTX 方案的有效率稍高, 为 12%~ 41%, 中位生存期约 10 个月。1991 年发表在 JCO 的一项 EORTC 的 Ⅲ 期临床试验结果显示, FAMTX 方案较 FAM 方案有效率更高(P<0.001), 生存更好(P=0.004)。因此, FAMTX 被推荐为当时的标准方案。

20 世纪 80~90 年代, 顺铂逐渐应用于胃癌的治疗, 其与 5- 氟尿嘧啶组成的 CF 方案是美国和亚洲最常采用的基本方案。从 20 世纪 90 年代中期至 21 世纪初, 新一代的氟尿嘧啶类化合物如卡培他滨和替吉奥以及新一代的铂类如奥沙利铂问世, 快速应用于胃癌的治疗。21 世纪初, 拓扑异构酶 -1 抑制剂和紫杉类药物在消化道肿瘤中的地位逐渐得到确立。至此, 晚期胃癌化疗除了经典的顺铂 + 氟尿嘧啶(CF)方案外, 顺铂 / 奥沙利铂 + 卡培他滨 / 替吉奥更广泛地应用于临床。在此两药基础上, 联合蒽环类组成的 ECF(表柔比星, 顺铂和氟尿嘧啶)及其改良的三药方案, 以及联合紫杉类组成的 DCF 方案(多西他赛、顺铂和氟尿嘧啶)及其改良的三药方案成为另一类常用的方案。

近年来, 晚期胃癌的化疗疗效步入了平台期, 新的进展较少。系统治疗的进展聚焦于靶向和免疫治疗。

(五) 晚期胃癌的一线化疗

1. 铂类和氟尿嘧啶类的两药方案 铂类和氟尿嘧啶类药物组成的两药方案胃癌化疗的基石, 其经典的组合是顺铂联合氟尿嘧啶(CF)。多个研究中, CF 方案一线治疗晚期胃癌的有效率 27% 左右, 中位 PFS 4~5 个月, OS 8~10 个月。CF 方案的常规用法: 顺铂 80~100mg/m², 第 1 天, 氟尿嘧啶 1 000mg/m², 持续静脉滴注 24 小时, 第 1~5 天, 28 天重复。这一方案中的高剂量顺铂需大量输液水化, 其肾毒性和消化道反应是临床关注的问题, 氟尿嘧啶的持续静脉滴注需留置中心静脉导管, 给治疗带来了不便, 有增加血栓和感染的风险, 且这一方案的有效率偏低。因此进入 21 世纪后, 口服的氟尿嘧啶衍生物和新一代的铂类逐渐替代了氟尿嘧啶和顺铂。CF 方案常被作为Ⅲ期研究中的对照方案。

多项研究表明,以卡培他滨或替吉奥替代氟尿嘧啶与铂类组成的两药方案,或奥沙利铂替代顺铂与氟尿嘧啶类药物组成的两药方案治疗晚期胃癌,在客观有效率上较 CF 提高,但 OS 无明显改善。如在一项随机对照研究中,FOLFOX 较 CF 方案的客观缓解率有提高,分别为 34% 和 27%,但中位 OS 分别为 10.7 个月和 8.8 个月,差异无统计学意义。顺铂联合卡培他滨对照 CF 的Ⅲ期研究中,ORR 分别为 41% 和 29%,但中位 OS 相当,分别为 10.5 个月和 9.3 个月。与氟尿嘧啶相比,由于卡培他滨具有口服给药方便、安全性良好、不需留置中心静脉导管的优点,而与顺铂比较,奥沙利铂具有消化道反应减轻、肾和耳毒性小,因此临床上这两个药物的应用更为普遍。

S-1 是替加氟、吉美嘧啶和奥替拉西钾组成的复方制剂。吉美嘧啶选择性抑制二氢嘧啶脱氢酶(dihydropyrimidine dehydrogenase,DPD),从而减慢 5- 氟尿嘧啶的分解速度,提高其在体内的药物浓度和作用时间。奥替拉西钾口服后主要分布在消化道,可选择性抑制乳清酸磷酸核糖转移酶,减轻替加氟引起的胃肠道副作用。因此 S-1 比 5- 氟尿嘧啶有更强的抗肿瘤作用,而胃肠道副作用较轻。

日本开展的 SPIRITS 研究考察了 S-1 联合顺铂对比单药 S-1 一线治疗晚期胃癌的疗效和安全性。共有 298 例患者随机分组接受 S-1 联合顺铂或 S1 单药治疗。结果显示:联合治疗组较单药组的中位 OS 显著延长,分别为 13 个月和 11 个月($P=0.04$),无进展生存时间(PFS)分别为 6 个月和 4 个月($P<0.001$),客观缓解率也显著提高,分别为 54% 和 31%。但 SP 方案的不良反应方面也有所增加,以血液学毒性为主,包括 3~4 级中性粒细胞减少(40% vs 11%)、贫血(26% vs 4%)等。因此,S-1 联合顺铂在日本被批准为晚期胃癌的标准一线治疗方案。

石远凯等开展了一项比较 S-1 单药、S-1 联合 DDP 及 5- 氟尿嘧啶联合 DDP(CF)治疗不可切除的中国晚期胃癌的Ⅲ期临床试验,共入组 214 例患者。S-1 单药组:S-1 80mg/(m²·d),口服 4 周后休息 2 周为一个周期,S-1 联合 DDP 组:S-1 80mg/(m²·d),口服 3 周后休息 2 周为一个周期,DDP 60mg/m² 静脉滴注 d8;5- 氟尿嘧啶联合 DDP 组:5- 氟尿嘧啶 600mg/m²/d 持续静滴,DDP 20mg/(m²·d),静脉滴注 d1~5,28 天为一个周期。结果三组的客观缓解率分别为 24.7%、37.8% 和 19.2%;中位 OS 分别为 8.9 个月、14.4 个月和 10.3 个月;TTF 分别为 4.2、5.3 和 2.8 个月。顺铂联合 S1 组的有效率显著高于 CF 组($P=0.021$),OS 和 TTF 也显著优于 CF 和 S1 单药组。常见的 3/4 级血液学毒性三组分别为:贫血,2.5%、5.3% 和 5.4%;白细胞减少,1.3%、13.2% 和 9.5%;中性粒细胞减少,3.8%、17.1% 和 16.2%;血小板减少,0、6.6% 和 12.2%;恶心,0、2.6% 和 5.4%;呕吐,1.3%、6.6% 和 12.2%。这一研究结果中顺铂联合 S1 治疗中国晚期胃癌的 OS 达到了 14.4 个月,安全性良好。因此,顺铂联合 S1 成为中国晚期胃癌常用的化疗方案。

奥沙利铂作为第三代铂类化合物,与顺铂相比,其与 DNA 的结合速率及抑制 DNA 作用更强,因此有更强的细胞毒作用,且其消化道反应及耳毒性、肾毒性更低。研究表明,在晚期胃癌,奥沙利铂与顺铂的疗效相当。Yamada 等(G-SOX 研究,2015)报道了一项比较 SOX 方案(S-1 40mg/m²,2 次 /d,第 1~14 天 + L-OHP 100mg/m² iv 第 1 天,每 3 周重复)与 SP 方案(S-1 40mg/m²,2 次 /d 第 1~21 天 + DDP 60mg/m² iv 第 8 天,每 5 周重复)一线治疗转移性胃癌患者的疗效和安全性的Ⅲ期随机对照临床研究。在纳入的 685 例转移性胃癌患者中,主要终点无进展生存时间 SOX 方案组非劣于 SP 方案组(5.5 个月 vs 5.4 个月,$HR=1.004$,$P=0.004\ 4$),两组的 ORR(57.2% vs 53.4%)和 OS(14.1 个月 vs 13.1 个月)均无明显差别。毒性方面,相比 SP 方案,

SOX 方案 ≥ 3 级不良反应和治疗相关死亡率均显著减少；而由于各种原因停止治疗的患者比例，SP 组高于 SOX 组，其中 SOX 组因疾病进展而停止治疗的患者比例高于 SP 组。SOX 组住院时间甚至可以低至不到 1 天，不用住院，因为无须水化，也大大减少了医疗费用，提高了患者的依从性，成本效益更好。因此，SOX 方案可以作为 SP 的替代方案用于转移性胃癌的一线化疗。

卡培他滨和替吉奥均是口服的氟尿嘧啶类药物，两者最终都转化为氟尿嘧啶而发挥抗肿瘤作用。胸苷酸磷酸化酶是卡培他滨体内转化过程中的关键酶，由于肿瘤组织中胸苷酸磷酸化酶的含量显著高于正常组织，因此，卡培他滨对肿瘤组织具有更好的靶向选择性。已有的临床研究结果表明，卡培他滨或替吉奥与铂类组成的方案治疗晚期胃癌的疗效相当。Kim GM 等（2012）报道了一项 XELOX 方案对比 SOX 方案一线治疗转移性胃癌 Ⅱ 期随机对照研究，共 129 例患者入组，XELOX 方案为卡培他滨 2 000mg/m^2，d1~14 + L-OHP 130mg/m^2，静注，d1，每 3 周重复，SOX 方案为替吉奥 80mg/m^2，d1~14 + L-OHP 130mg/m^2，静注，d1，每 3 周重复。两组的有效率分别为 44% 和 40%，中位 OS 分别为 13.3 个月和 12.4 个月，两组主要的不良反应均以血液学毒性为主。卡培他滨的手足皮肤反应发生率高于替吉奥。因此该研究认为 XELOX 方案与 SOX 方案一线治疗转移性胃癌患者疗效相当，均可作为转移性胃癌的一线化疗方案。

2. 含紫杉类的两药方案　紫杉醇和多西他赛是作用于微管蛋白的细胞周期特异性药物，单药治疗转移性胃癌有效率 22%~24%。紫杉类药物与氟尿嘧啶类药物的毒性不叠加，其主要的剂量限制性毒性为中性粒细胞的减少。研究表明，紫杉类药物与氟尿嘧啶类药物组成的两药方案也是晚期胃癌可供选择的方案。

一项来自日本的 Ⅲ 期临床试验（START）对比了 S-1 联合多西他赛（多西他赛 40mg/m^2 d1 + S-1 80mg/m^2 d1~14，每 3 周重复）和 S-1 单药治疗（S-1 80mg/m^2 d1~28，每 5 周重复）治疗晚期胃癌的疗效，共纳入了 635 例转移性胃癌患者。结果显示在 S-1 的基础上添加多西他赛可显著改善 OS（12.5 个月 vs 10.8 个月，P=0.031 9）、PFS（5.3 个月 vs 4.2 个月，P=0.001）和 RR（38.8% vs 26.8%，P=0.005）。在不良反应方面，联合用药导致了部分血液学毒性增加，中性粒细胞减少是最常见的不良事件。总的来说，多西他赛联合 S-1 的方案为转移性胃癌的患者提供了一种新的治疗选择。

目前尚没有紫杉醇联合氟尿嘧啶类药物的方案作为转移性胃癌一线治疗的 Ⅲ 期临床试验报道。国内由北京大学肿瘤医院开展的以紫杉醇为基础方案（包括联合氟尿嘧啶、卡培他滨等）一线治疗转移性胃癌的 Ⅱ 期临床研究显示：ORR 40.8%，TTP 6.8 个月，OS 9.7 个月。其中 155 例患者接受了紫杉醇联合希罗达方案的治疗，PFS 6.9 个月，OS 达 15.2 个月。该方案的耐受性良好。

3. 三药联合方案　在顺铂和氟尿嘧啶（CF）基础上联合多西他赛或表柔比星分别组成了治疗晚期胃癌的 DCF 和 ECF 三药方案。如以奥沙利铂、卡培他滨 / 替吉奥替代 DCF 和 ECF 方案中的顺铂和氟尿嘧啶就组成了相应的改良方案，如 DCX（多西他赛、顺铂、卡培他滨）、DOF（多西他赛、奥沙利铂、氟尿嘧啶）、DOS（多西他赛、奥沙利铂、替吉奥）和 ECX（表柔比星、顺铂、卡培他滨）、EOX（表柔比星、奥沙利铂、卡培他滨）等。临床研究表明，与经典的 CF 方案相比，DCF 和 ECF 提高了疗效，但这些方案的毒性也显著增加。

REAL-2 研究以 ECF 为对照组，评估 EOF（奥沙利铂代替顺铂）、ECX（卡培他滨代替氟尿嘧啶）、EOX（奥沙利铂替代顺铂、卡培他滨替代氟尿嘧啶）的疗效和安全性。研究终点为总生存期，共入组 1 002 患者。结果显示在有效率上，ECF 方案有效率（41%）与 EOF 方案（42%）、ECX 方案(46%)与 EOX 方案(48%)差异无统计学意义。ECF、ECX 和 EOF 的 OS 无差异(分别为 9.9 个月、9.9 个月和 9.2 个月),而 EOX 的 OS 则优于 ECF(11.2 个月 vs 9.9 个月,$P=0.02$)。3~4 级的中性粒细胞减少和血栓发生事件在含奥沙利铂组和卡培他滨组更少出现。这一研究的结果提示,在 ECF 的三药方案治疗转移性胃癌时,奥沙利铂不劣于顺铂,卡培他滨不劣于氟尿嘧啶,并且奥沙利铂、卡培他滨和表柔比星组成 EOX 方案中,患者的顺应性较高,同时中心静脉置管的并发症较少。

TAX325 试验比较了 DCF 和 CF 方案一线治疗晚期胃癌的疗效和安全性。共有 457 名患者随机分组。DCF 方案:多西他赛 75mg/m^2,第 1 天,顺铂 75mg/m^2,第 1 天,氟尿嘧啶 750mg/m^2 持续静脉滴注 24 小时,第 1~5 天,21 天重复。CF 组:顺铂 100mg/m^2,第 1 天,氟尿嘧啶 1 000mg/m^2 持续静脉滴注 24 小时,第 1~5 天,21 天重复。结果显示,DCF 在 TTP(5.6 vs 3.7,$P=0.000\ 4$)、OS(9.2 个月 vs 8.6 个月,$P=0.02$)和 ORR(37% vs 25%,$P=0.011$)上均优于 CF 组。但 DCF 组的 3/4 度毒性反应也显著高于 CF 组(82% vs 57%)。DCF 组 3~4 级中性粒细胞减少的发生率高达 82.3% vs 57%,3/4 级腹泻的发生率分别为 19% vs 8%,中性粒粒细胞减少性发热的发生率达到 30%。基于上述结果,虽然 DCF 方案被批准用于晚期胃癌的一线治疗,但由于严重的毒性反应限制了其广泛应用。

多国学者对 DCF 进行了改良设计,包括下调药物的剂量、用口服的卡培他滨 / 替吉奥替代氟尿嘧啶、奥沙利铂替代顺铂,也有的学者将 3 周方案改良为 2 周方案,以改善这一方案的耐受性。在我国沈琳等开展的一项Ⅲ期研究中,将 DCF 方案中药物的剂量进行了下调:多西他赛 60mg/m^2,第 1 天,顺铂 60mg/m^2,第 1 天,氟尿嘧啶 600mg/m^2 持续静脉滴注 24 小时,第 1~5 天,21 天重复。与 CF 方案比较,DCF 组的 PFS(7.2 个月 vs 4.9 个月,$P=0.000\ 8$)、OS(10.2 个月 vs 8.5 个月,$P=0.031\ 9$)和 ORR(48.7% vs 33.9%,$P=0.024$)均显著提高,且安全性改善,3/4 度中性粒细胞减少的发生率为 60.5%,粒细胞减少性发热的发生率下降为 12.6%。

虽然 TAX325 研究证实了 DCF 方案的疗效优于经典的 CF 方案,但由于 CF 方案的有效率偏低,因此尚不能推断 DCF 或其改良方案的疗效也优于 XELOX、CS、SOX 或 FOLFOX。一些小样本的Ⅱ期研究表明,后两者之间的疗效无差别。2018 年 ASCO 会议上报道了 CS 对比 DCS 方案一线治疗晚期胃癌的Ⅲ期研究结果,结果表明 DCS 在客观缓解率(56% vs 58.4%,$P=0.5$)、PFS(6.5 个月 vs 7.4 个月,$P=0.092$)和 OS(15.3 个月 vs 14.2 个月,$P=0.47$)均无显著提高,但 3/4 度中性粒细胞减少的发生率显著增加,分别为 32.1% 和 58.5%。

因此,目前转移性胃癌的一线化疗多推荐以两药为主的方案。

(六)晚期胃癌的二线化疗

转移性胃癌患者接受一线化疗的无进展生存时间在 5~7 个月,此后多数患者产生耐药,需要进行二线治疗。目前对于一线化疗无效或疾病进展的转移性胃癌患者,尚无标准的二线化疗方案,多采用紫杉类或伊立替康单药为主的方案。治疗选择主要取决于之前的化疗方案及患者体能状况,原则上一线治疗未使用的药物均可作为二线治疗的选择。相比一线化疗,二线化疗药物有效率较低,而不良反应却有所增加。

目前已有多项Ⅲ期临床研究证实,与最佳支持治疗(best supportive care,BSC)相比,二线化疗能显著延长转移性胃癌患者的总生存期,为转移性胃癌临床应用二线化疗提供了依据。韩国 Kang 等(2012)报道了用多西他赛或者伊立替康对比单纯 BSC 治疗转移性胃癌的Ⅲ期随机对照临床研究。202 例转移性胃癌患者随机分入多西他赛(60mg/m^2,3 周一次)或者伊立替康(150mg/m², 2 周一次)组和单纯 BSC 组,研究结果表明化疗组中位生存期明显延长(5.3 个月 vs 3.8 个月,P=0.009),而多西他赛和伊立替康组的 OS 无差别,分别为 5.2 个月和 6.5 个月(P=0.114),ORR 分别为 8.3% 和 10.6%,两者的耐受性相似。而英国的 COUGAR-02 随机Ⅲ期临床试验显示,在纳入的 168 例 CF 方案一线化疗或辅助治疗短期失败的进展期食管、胃食管结合部及胃腺癌患者中,接受多西他赛和积极对症治疗的中位生存期发表为 5.2 个月和 3.6 个月(P=0.01),多西他赛组的 ORR 为 7%。不良反应方面,二线化疗组虽然毒性有所增加,但生活质量评分未见下降,且疼痛症状的控制好于支持治疗组。此外,在日本进行的Ⅲ期研究(WJOG4007)比较了每周紫杉醇(80mg/m², d1、8、15,每 4 周重复,n=108)和伊立替康单药(150mg/m² d1,每 2 周重复,n=111)在对 FP 方案耐药的转移性胃癌患者中的疗效,在有效率(20.9% vs 13.6%)、总生存(9.5 个月和 8.4 个月)和耐受性上无显著差异,而紫杉醇周疗可能更有优势。目前紫杉醇单药的每周方案常被作为转移性胃癌二线化疗Ⅲ期临床试验中的对照方案。

(七)靶向治疗

1. 针对 HER2 的靶向治疗　在目前众多临床研究的分子靶点中,抗人表皮生长因子受体 -2 (human epidermal growth factor receptor 2,HER2)是临床意义最明确、应用最成功的一个。HER2 是人表皮生长因素受体(human epidermal growth factor receptor,EGFR)家族蛋白的一员,作为酪氨酸激酶受体在调节细胞增殖、分化和生存等众多行为过程中发挥重要作用。胃癌中 HER2 阳性率约为 12%~20%。作为胃癌中最早被研究的信号传统通路,抗 HER2 靶向药物的应用开启了胃癌靶向治疗的大门。

曲妥珠单抗:曲妥珠单抗是第一个研发上市的靶向 HER2 通路的单克隆抗体,最初用于 HER2 阳性的乳腺癌的治疗。作为针对 HER2 受体细胞膜外部分的单克隆抗体,曲妥珠单抗通过与 HER2 细胞膜外Ⅳ区结合,阻断下游 PI3K/AKT 和 RAS/MEK 肿瘤细胞信号传导,发挥抗肿瘤作用。其次,通过抗体介导的细胞毒作用对肿瘤细胞起到杀伤作用。

1)曲妥珠单抗一线治疗:2010 年 TOGA 临床试验证实了曲妥珠单抗对 HER2 阳性胃癌的疗效。这是一项前瞻性、多中心、随机对照的Ⅲ期临床研究,共入组 594 例未经治疗的进展期 HER2 阳性胃 / 胃食管结合部腺癌患者,随机分组接受顺铂 / 氟尿嘧啶 / 卡培他滨或联合曲妥珠单抗的治疗。具体用药剂量和用法为:顺铂为 80mg/m²,静脉滴注第一天;卡培他滨 1 000mg/m² 分两次口服,连用 14 天休息 7 天,或氟尿嘧啶 800mg/m² 连续静脉滴注 5 天;曲妥珠单抗第 1 周期,8mg/kg 静脉滴注第一天,此后每周期 6mg/kg 静脉滴注第一天,以上用药每 3 周重复,共 6 个周期。研究结果证实在标准化疗(顺铂 / 氟尿嘧啶类)的基础上联合曲妥珠单抗,显著提高了治疗反应率(47% vs 35% P=0.001 7)、无进展生存期(6.7 个月 vs 5.5 个月,P=0.000 2)和总生存期(13.8 个月 vs 11.1 个月,P=0.004 6)。基于该项研究结果,曲妥珠单抗被批准用于治疗转移性 HER2 阳性的胃 / 胃食管结合部腺癌。

此后,多项研究证实曲妥珠单抗联合顺铂 / 氟尿嘧啶类药物以外的多个化疗方案均有良好的疗效。HerMES 研究是一项探讨曲妥珠在真实世界中应用的研究。该研究对 383 例接受一线曲妥珠单抗治疗的 HER2 阳性晚期患者进行分析,其中 28.7% 的患者接受了 5-FU/ 卡培他滨 + 顺铂的化疗方案,50.7% 的患者接受了其他方案化疗(如 5-FU+ 顺铂 + 亚叶酸钙方案占 14%、5-FU+ 奥沙利铂 + 亚叶酸钙方案占 13%、5-FU+ 奥沙利铂 + 多西他赛方案占 10%、卡培他滨单药占 6%、曲妥珠单抗单药占 3%、不含铂方案占 48%),全部患者的中位无进展生存期

(progression-free survival,PFS)达到 7.73 个月,与 ToGA 研究的 6.7 个月相似,且曲妥珠单抗治疗期间患者总体健康状态(EORTC QLQ-30<生活质量>)和角色功能评分均保持稳定。S-1+顺铂是亚洲地区局部进展期胃癌的标准治疗方案之一,在探讨曲妥珠单抗联合 SP 方案一线治疗疗效的 HERBIS-1 研究中,全部 56 例患者的中位总生存期、无进展生存期、疾病进展时间分别为 16.0、7.8 和 5.7 个月,提示曲妥珠单抗联合 SP 方案在 HER2 阳性转移性胃癌治疗中有良好的抗肿瘤活性。同样有效的联合方案还有曲妥珠联合 XELOX(奥沙利铂 + 卡培他滨)等。CGOG1001 研究中,51 例接受曲妥珠单抗联合 XELOX 方案化疗的 HER2 阳性胃癌患者,获得了高达 66.7% 的治疗有效率,和长达 9.2 个月的中位 PFS 与 19.5 个月的中位 OS。

2)曲妥珠单抗二线治疗:随着曲妥珠单抗在晚期胃癌一线治疗中的疗效不断得到证实,其在胃癌的二线治疗也在不断探索中。多中心 Ⅱ 期临床试验 JFMC45-1102 示,46 例 5-FU 治疗失败的 HER2 阳性晚期或复发胃癌患者接受曲妥珠单抗联合紫杉醇的二线治疗方案,治疗客观缓解率可达 37%,同时可获得长达 5.1 个月的中位 PFS 及 16.8 个月的中位 OS。戴广海等的回顾性分析表明,既往未接受过曲妥珠单抗治疗的 5-FU 治疗失败的患者二线应用曲妥珠单抗加紫杉类的方案治疗有效,ORR 可达 59.1%,中位 PFS 和 OS 分别为 6.8 个月及 16.0 个月。曲妥珠单抗 + 紫杉醇的联合方案是既往未接受曲妥珠单抗治疗的 5-FU 化疗难治性 HER2 阳性患者的治疗选择。

3)其他抗 HER2 治疗药物:其他针对 HER2 的靶向药物在晚期胃癌的治疗中均未获得成功,包拉帕替尼、TDM-1 和帕妥珠单抗。拉帕替尼是一种小分子酪氨酸激酶抑制剂(small-molecule tyrosine kinase inhibitor,TKI),可同时抑制 EGFR 和 HER2 通路,为继曲妥珠单抗后又一获批上市的 HER2 通路抑制剂。帕妥珠单抗是一种人源化 HER2 单克隆抗体。与曲妥珠不同,帕妥珠单抗结合于 HER2 受体胞外 Ⅱ 区,抑制 HER2 同源或异源二聚体形成,继而阻止下游信号传导。T-DM1(Trastuzumab emtansine)是曲妥珠单抗 - 细胞毒药物的偶联物(通过曲妥珠单抗的靶向与细胞表面 HER2 受体结合进而内吞进入细胞,进而通过细胞毒药物和曲妥珠单抗的共同作用发挥抗肿瘤效应。以上药物均已批准用于 HER2 阳性晚期乳腺癌的治疗。

TyTAN 研究评价了拉帕替尼二线治疗晚期 HER2 阳性胃癌的 Ⅲ 期临床试验,结果显示在紫杉醇基础上加用拉帕替尼未能延长患者的中位总生存期(11.0 个月 vs 8.9 个月,$P=0.104\,4$)。另一个 Ⅲ 期临床研究(LOGIC)发现,一线治疗中加用拉帕替尼相较于单纯化疗也未能给患者带来额外的生存获益(OS:12.2 个月 vs 10.5 个月,$HR=0.91$,95% CI 0.73~1.12)。探讨 T-DM1 联合紫杉醇与单纯紫杉醇治疗的 GATSBY 研究也未能取得阳性结果。在探索帕妥珠单抗或安慰剂联合曲妥珠单抗 / 顺铂 / 氟尿嘧啶治疗 HER2 阳性晚期胃癌疗效的 JACOB 研究中,尽管数值上有 3.3 个月的延长,但是与安慰剂组相比,加用帕妥珠单抗组的总生存期并未取得显著性差异(17.5 个月 vs 14.2 个月,$P=0.056\,5$)(NCT01774786)。

因此,目前在 HER2 阳性的晚期胃癌中,尚不推荐曲妥珠单抗以外的抗 HER2 靶向药物。

2. **抗血管生成靶向治疗**　肿瘤血管新生是恶性肿瘤十大特征之一。新生血管系统除了提供氧气和营养物质,还可以分泌血管内皮生长因子(vascular endothelial growth factor,VEGF),产生血管生成信号,可直接刺激邻近肿瘤细胞的生长。VEGF 和 VEGF 受体(vascular endothelial growth factor receptor,VEGFR)在胃癌组织中常高表达,因此阻断 VEGF 及 VEGFR 信号转导通路抑制肿瘤生长成为一种有效的抗癌治疗策略。

胃癌一线治疗中,与单纯化疗比较,针对 VEGF 的抗血管靶向药物联合化疗未能取得 OS 上的进一步获益。但在晚期胃癌的二线治疗中,两者的联合较单纯化疗有 OS 上的获益。在三线及以上治疗中,抗血管生成的靶向药物较安慰剂延长总生存。目前在临床研究以外,不推荐在晚期胃癌的一线治疗中应用抗血管生成药物,而在二线和后线治疗中抗血管生成已经成为晚期胃癌重要的治疗手段。

(1)贝伐珠单抗:贝伐珠单抗(bevacizumab)是一种特异性靶向 VEGF-A 的人源化单克隆抗体,目前应用于包括结直肠癌、非小细胞肺癌等多种实体肿瘤的治疗中。然而,贝伐珠单抗在晚期胃癌治疗中并未使患者获益。AVAGAST 是一项多中心、随机对照的Ⅲ期临床试验,旨在研究贝伐珠单抗联合卡培他滨及顺铂作为晚期胃癌一线治疗方案的临床疗效。774 例患者按 1:1 随机分为试验组和单纯化疗组,具体剂量和用法:顺铂 80mg/m^2,静脉滴注第 1 天,卡培他滨 1 000mg/m^2,分两次口服,连服 14 天休息 7 天;贝伐珠单抗 7.5mg/kg 静脉滴注第 1 天。以上用药每 3 周重复。结果显示贝伐珠单抗与安慰剂相比,提高了总反应率(46% vs 37.4%,$P=0.031\ 5$),并延长中位无进展生存期(6.7 个月 vs 5.3 个月,$P=0.003\ 7$),但是在总生存期上差异无统计学意义(12.1 个月 vs 10.1 个月,$P=0.100\ 2$)。进一步的亚组分析显示,贝伐珠单抗的治疗疗效具有地域区别,北美及拉丁美洲患者的 OS 获益较为明显($HR=0.63$,95% CI 0.43~0.94),而亚洲患者 OS 似乎并无明显获益($HR=0.97$,95% CI 0.75~1.21)。另一项类似 AVAGAST 研究的Ⅲ期 AVATAR 研究显示,和单纯化疗相比,中国晚期胃癌患者加用贝伐珠单抗并未改善整体患者的 OS 及 PFS(OS:11.4 个月 vs 10.5 个月,$P=0.56$,PFS:6.0 个月 vs 6.7 个月,$P=0.47$)。基于 AVAGAST 和 AVASTAR 研究结果,美国国立综合癌症网络(National Comprehensive Cancer Network,NCCN)和中国肿瘤临床学会(Chinese Society of Clinical Oncology,CSCO)的胃癌指南均不推荐在晚期胃癌患者的一线治疗中使用贝伐珠单抗。

(2)雷莫芦单抗(ramucirumab):靶向 VEGFR2 的雷莫芦单抗在晚期胃癌的二线治疗中有效。REGARD 和 RAINBOW 两项研究相继证实,无论雷莫芦单抗单用还是与紫杉醇联合,均有明显的生存获益。在 REGARD 研究中,355 例患者按 2:1 随机分组,分别接受雷莫芦单抗或安慰剂的二线治疗,用药方案为 8mg/kg,每两周静脉滴注 1 次。结果显示,相比于安慰剂,雷莫卢单抗治疗组的疾病控制率显著提高(49% vs 23%,$P<0.000\ 1$),中位 PFS(2.1 个月 vs 1.3 个月,$P<0.000\ 1$)、中位 OS(5.2 个月 vs 3.8 个月,$P=0.047$)显著延长,此结果经多因素校正后仍有统计学差异。基于该项研究,美国 FDA 于 2014 年 4 月批准雷莫芦单抗用于治疗化疗失败的晚期胃癌和胃食管结合部腺癌。Wilke 等报道的 RAINBOW 试验中,665 例一线治疗失败的胃癌患者接受了紫杉醇(80mg/m^2 静脉滴注第 1、8、15 天,每 28 天重复)联合安慰剂或雷莫芦单抗(用法同 REGARD)的治疗。结果显示和紫杉醇单药相比,联合治疗组的客观缓解率显著提高(28% vs 16%,$P=0.000\ 1$),中位 OS(9.6 个月 vs 7.4 个月,$P=0.017$)和 PFS 显著延长(4.4 个月 vs 2.9 个月,$HR=0.635$,$P<0.000\ 1$)。2014 年 11 月,FDA 批准雷莫芦单抗联合紫杉醇用于治疗一线含铂和 5-FU 治疗失败的进展期胃癌。目前,雷莫芦单抗联合紫杉醇是 NCCN 指南胃癌二线治疗的 1 类推荐方案,两者联合治疗的方案在我国晚期胃癌二线治疗的Ⅲ期注册研究(NCT02898077)正在进行中。

(3)阿帕替尼:抑制血管生成的多靶点 TKI 如索拉非尼、舒尼替尼、瑞格非尼和帕唑帕尼等,在胃癌治疗领域进行了诸多尝试,除瑞格非尼在Ⅱ期研究 INTEGRATE 中显示延长 PFS 外(瑞戈非尼 vs 安慰剂:2.6 个月 vs 0.9 个月,$P<0.001$),其他药物的临床试验多以失败告终。在晚期

胃癌三线治疗中,以 VEGFR2 为特异性靶点的我国原研的新药阿帕替尼显示了生存获益。在阿帕替尼治疗转移性胃癌患者的多中心、随机、双盲Ⅲ期研究中,267 例患者按 2∶1 随机分入阿帕替尼组和安慰剂对照组(850mg,每日两组分别口服阿帕替尼片和安慰剂片,可根据耐受情况进行不超过 3 次的剂量调整,最低剂量每日 375mg)。结果显示安慰剂组相比,阿帕替尼组患者疾病控制率显著提高(42.05% vs 8.79%,$P<0.001$)中位 PFS(2.6 个月 vs 1.8 个月,$P<0.001$)和 OS 显著延长(6.5 个月 vs 4.7 个月,$P=0.02$)。安全性方面,手足综合征、蛋白尿、高血压是导致药物减量的主要原因。3~4 级不良反应中,阿帕替尼组手足综合征的发生率显著高于对照组(8.5% vs 0%,$P=0.003\ 2$)。同样,阿帕替尼组高血压和蛋白尿的发生率也高于安慰剂组,但结果没有显著性差异(高血压:4.5% vs 0%,$P=0.054\ 2$;蛋白尿:2.3% vs 0%,$P=0.302\ 8$)。整体药物安全性可控。基于以上研究,2014 年 10 月国家食品药品监督管理总局批准阿帕替尼用于治疗二线失败后转移性胃癌。

（八）免疫治疗

免疫治疗作为抗肿瘤新兴疗法,显著提高了部分肿瘤患者的生存期。免疫检查点抑制剂是最受关注的免疫疗法,其中程序性死亡受体 -1(programmed cell death protein-1,PD-1)及其配体(programmed death ligand 1,PD-L1)是目前研究最充分的免疫检查点分子。PD-1 分子在激活型 T 细胞表面表达,其可与肿瘤细胞或抗原提呈细胞表面的 PD-L1 结合,抑制 T 细胞的活化,产生免疫逃逸。利用单克隆抗体定向阻断免疫检查点,能够有效激活 T 细胞,杀伤肿瘤细胞。抗 PD-1/PD-L 单克隆抗体已在黑色素瘤、肺癌、尿路上皮癌等肿瘤中成功应用。PD-1/PD-L1 抑制剂也已被批准用于晚期胃癌的三线治疗。

Keynote-059 研究是第一个探讨 PD-1/PD-L1 抑制剂在胃癌中的疗效的Ⅱ期临床研究。研究的队列 1 纳入了 259 例二线或二线以上治疗失败的胃癌或胃食管结合部癌患者,这些患者接受了 PD-1 抑制剂帕博利珠单抗(200mg,每三周静滴 1 次)的治疗。研究结果显示,帕博利珠单抗的整体 ORR 为 11.2%,其中 PD-1 阳性患者的 ORR 为 15.5%,阴性患者的 ORR 仅为 6%。整体人群的 PFS 和 OS 分别为 2.0 个月和 5.5 个月。PD-L1 阳性和 PD-L1 阴性患者的 PFS 分别为 2.1 个月和 2.0 个月,OS 分别为 5.8 个月和 4.6 个月。基于以上研究结果,2017 年 9 月 22 日,FDA 批准帕博利珠单抗(pembrolizumab,KEYTRUDA)用于治疗既往治疗后复发的 PD-L1 表达阳性(CPS ≥ 1)、二线化疗失败后的局部晚期或转移性胃癌或胃食管结合部(GEJ)腺癌。

ATTRACTION-2 是第一个评估 PD-1/PD-L1 抑制剂在胃癌治疗中的疗效的Ⅲ期临床试验。该研究共纳入了 493 例晚期二线及以上治疗失败的亚洲胃癌患者,按 2∶1 随机分为 PD-1 抑制剂,纳武利尤单抗,治疗组(3mg/kg,每 2 周静脉滴注 1 次)和安慰剂对照组。结果显示纳武利尤单抗治疗组的 ORR(11.2% vs 0,$P<0.000\ 1$)、PFS(1.61 个月 vs 1.45 个月,$P<0.000\ 1$)及 OS(5.32 个月 vs 4.14 个月,$P<0.000\ 1$)均显著优于对照组。纳武利尤单抗的安全性良好,最常见的不良反应依次为皮肤瘙痒(9%)、腹泻(7%)、皮疹(6%)、乏力(5%)、食欲减退(5%)、恶心(5%)、AST 升高(3%)、甲状腺功能减退(3%)、发热(3%)、ALT 升高(2%)。基于该治疗相关的严重不良反应发生率 7%,因不良反应终止治疗或剂量延迟的患者分别为 1% 和 5%。根据这一试验结果,日本已批准 nivolumab 用于治疗化疗耐药的晚期胃癌患者。

目前 PD-1/PD-L1 的抑制剂在胃癌中的适应证仅停留在三线及以上治疗中。2017 年 12 月,默沙东公司宣布帕博利珠单抗对比紫杉醇二线治疗晚期胃癌的Ⅲ期临床研究未能达到主要终点OS。目前 PD-1/PD-L1 单药及联合治疗在胃癌一线、二线治疗应用的多个Ⅲ期临床研究均在进行中,结果值得期待。

　　寻找有效的免疫治疗疗效标志物是胃癌免疫治疗研究的另一个方向。一些研究表明,PD-L1 表达水平可能是 PD-1/PD-L1 免疫治疗疗效预测因素。目前文献报道的 PD-L1 在胃癌中的表达阳性率从 12% 到 60% 不等。在 Keynote-059 试验中,PD-L1 阳性患者占所有患者的57.1%,PD-L1 阳性患者帕博利珠单抗治疗 ORR 高于阴性者。微卫星不稳定的晚期胃癌患者,帕博利珠单抗单抗的有效率达到 45% 左右。优势人群的探索和富集,是胃癌免疫治疗方面今后努力的方向。

　　[附]化疗方案
　　单药化疗
　　S1 单药
　　S-1 40mg/m^2,2 次 /d,d1~28
　　42 天重复
　　卡培他滨单药
　　卡培他滨 1 250mg/m^2,2 次 /d,d1~14
　　21 天重复
　　5-FU/CF 方案
　　CF 400mg/m^2 i.v. d1
　　5-FU 400mg/m^2 i.v. bolus d1
　　5-FU 1 200mg/m^2,c.i.v.24h d1、d2
　　每 14 天重复
　　紫杉醇单药
　　紫杉醇 80mg/m^2,i.v. d1、8、15
　　28 天重复
　　或:紫杉醇 135~175mg/m^2 i.v. d1
　　21 天重复
　　多西他赛单药
　　多西他赛 75mg/m^2 i.v. d1
　　21 天重复
　　伊立替康单药
　　伊立替康 150~180mg/m^2 i.v. d1
　　14 天重复
　　或:伊立替康 125mg/m^2 i.v. d1、8
　　21 天重复
　　CF 方案
　　DDP 75~100mg/m^2 i.v. d1
　　5-FU 750~1 000mg/m^2 c.i.v. 24h d1~5

每 28 天重复

mFOLFOX6 方案

oxaliplatin 85mg/m² i.v. d1

CF 400mg/m² i.v. d1

5-FU 400mg/m² IVP d1

5-FU 1 200mg/m² c.i.v. 24h d1~2

每 14 天重复

XP 方案

卡培他滨 1 000mg/m²,b.i.d.,d1~14

顺铂 60~75mg/m²　i.v. d1

21 天重复

CS 方案

S1 40~60mg,b.i.d.,d1~21

DDP 60mg/m²,i.v.,d8

28 天重复

XELOX 方案

奥沙利铂 130mg/m² i.v. d1

卡培他滨 1 000mg/m² b.i.d.,d1~14

SOX 方案

奥沙利铂 100mg/m² i.v. d1

S1 40mg/m² b.i.d.,d1~14

每 3 周重复

FOLFIRI 方案

Irinotecan 150~180mg/m²,i.v. d1

CF 400mg/m² i.v. d1

5-FU 400mg/(mg·m²) i.v. d1

5-FU 1 200mg/m² c.i.v.,24h,d1~2

每 14 天重复

S-1 联合多西他赛

多西他赛 40mg/m² i.v.,d1

S-1 40~60mg b.i.d.,d1~14

每 3 周重复

紫杉醇 +DDP 方案

紫杉醇 135~150mg/m² i.v. d1

DDP 75mg/m² i.v. d2

每 3 周重复

ECF 方案

EPI 50mg/m² i.v. d1

DDP 60mg/m^2 i.v. d1

5-FU 200mg/m^2 24 小时 c.i.v.（每日），d1~21

每 3 周重复

EOF 方案

EPI 50mg/m^2 i.v. d1

LOHP 130mg/m^2 i.v. d1

5-FU 200mg/m^2 24 小时 c.i.v. d1~21

每 3 周重复

ECX 方案

EPI 50mg/m^2 i.v. d1

DDP 60mg/m^2 i.v. d1

卡培他滨 625mg/m^2 b.i.d.，d1~21

每 3 周重复

EOX 方案

EPI 50mg/m^2 i.v.，d1

LOHP 130mg/m^2 i.v.，d1

卡培他滨 625mg/m^2，b.i.d.，d1~21

每 3 周重复

DCF 方案

多西他赛 75mg/m^2 i.v.，d1

DDP 75mg/m^2 i.v.，d1

5-FU 1 000mg/m^2 24 小时 c.i.v.，d1~5

每 3 周重复

mDCF 方案

多西他赛 60mg/m^2 i.v.，d1

DDP 60mg/m^2 i.v.，d1

5-FU 600mg/m^2 24 小时 c.i.v.，d1~5

每 3 周重复

FLOT 方案

多西他赛 50mg/m^2 i.v.，d1

LOHP 85mg/m^2 i.v.，d1

5-FU 1 200mg/m^2 24 小时 c.i.v. d1~2

每 2 周重复

XP+ 曲妥珠单抗方案

DDP 80mg/m^2 iv.gtt d1

卡培他滨　1 000mg/m^2 b.i.d.，d1~14

（或：5-FU 800mg/m^2 c.i.v. d1~5）

曲妥珠单抗 8mg/kg iv.gtt，d1 第 1 周期，以后 6mg/kg iv.gtt，d1

每 3 周期重复

雷莫芦单抗单药

雷莫芦单抗 8mg/kg,iv.gtt,d1

每 2 周重复

紫杉醇 + 雷莫芦单抗

紫杉醇 80mg/m^2 iv.gtt,d1、8、15

雷莫芦单抗 8mg/kg,iv.gtt,d1、15

每 2 周重复

阿帕替尼单药

阿帕替尼　850mg q.d.

帕博利珠单抗单药

帕博利珠单抗 200mg iv.gtt d1

每 3 周重复

纳武利尤单抗单药

纳武利尤单抗 3mg/kg iv.gtt,d1

每 2 周重复

第 3 节　结 直 肠 癌

一、流行病学特征

结直肠癌是人类主要恶性肿瘤之一,根据 2012 年 WHO GLOBOCAN 报道其发病率位于癌症发病率的第三位,全球每年约有 140 万例患者被确诊为结直肠癌,占癌症总发病人数的 9.7%。同时每年有超过 60 万例患者直接或间接死于结直肠癌。结直肠癌在欧洲、北美和大洋洲发病率较高,而在南亚、中亚及非洲则较低。2012 中国肿瘤登记年报显示我国新发肿瘤病例约为 312 万例,平均每天 8 550 人。全国肿瘤死亡率为 180.54/10 万,因癌症死亡病例达 270 万例。其中结直肠癌发病率和死亡率分别位于第三位和第五位,其粗发病率达到 29.44/10 万人口,仅次于肺癌和胃癌;其死亡率 14.23/10 万人口。

由于人口的老龄化,结直肠癌的粗死亡率全球均呈现上升的趋势,但是在去除年龄因素的标化发病率在全球主要发达国家和地区均呈现下降的趋势。与之相反,在上海市区近 30 余年来结直肠癌的死亡率呈现逐年上升的趋势,从 1973 年至 2007 年,结肠癌年龄标化死亡率以 2.42%(男性)和 2.48%(女性)的比例升高。从全国范围来看,直肠癌所占比例高于结肠癌,但是在中国相对发达地区,结肠癌的比例已经超过直肠癌。上海市区在 1984 年(男性)和 1980 年(女性)结肠癌的粗发病率已经超过直肠癌。男性和女性的结肠癌以标化后每年 3.44% 和 3.35% 的比例上升,而男性和女性直肠癌的标化发病率上升则为 1.53% 和 1.07%。随着我国人均期望寿命的提高及饮食习惯的改变,肠癌的发病率预期还会进一步升高。

二、病因学特征

结直肠癌（colorectal cancer，CRC）的发生是一个多因素、多阶段渐进的过程。引起结直肠癌发病的相关因素主要包括饮食结构不均衡、生活方式日益现代化、遗传疾病、相关病毒感染及年龄等。

（一）饮食不合理，营养不均衡

现代人类生活水平日益提高，饮食结构逐渐向精细化、高热量类型发展；另一方面食物还经常受到环境、农药、食品添加剂的影响。

1. 饮食结构以高脂肪、高蛋白食物为主、而忽略了纤维的摄取 大量研究表明，这样的饮食结构与结直肠癌的发病有关，尤其是经煎、炸、熏、烤制作后，是结直肠癌的高危险因素。当机体摄入高脂肪类食物后，因大量脂肪的存在而促进胆汁酸的合成，导致肠道对胆汁酸的重吸收受到抑制，使胆汁酸在结直肠中浓度过高。既往研究认为高浓度的胆汁酸具有促癌作用。相关机制：①胆汁酸会破坏肠道黏膜细胞和导致癌细胞增生；②引发基因水平的 DNA 损伤并干扰 DNA 代谢；③破坏肠黏膜固有层淋巴细胞所产生的免疫功能。与此同时，在肠道内高胆汁酸的环境中摄取高蛋白，其代谢产物氨基酸多数具有致癌性。而当机体摄入高膳食纤维后，可吸收大量水分，稀释粪便中致癌物浓度，吸附肠道有害物质，使致癌物与肠黏膜接触面积下降。

2. 维生素和微量元素的缺乏 维生素和微量元素有抗结直肠癌的作用。①维生素 A 可维持上皮正常形态，起到抑癌作用。国内有研究发现结直肠癌患者和肠腺瘤患者血清中的维生素 A 含量低于正常人。②亦有研究发现维生素 D 在老年、右半结肠和病期较晚的结直肠癌患者血清中含量明显降低，可能和结直肠癌发病有关。③叶酸作为一碳单位的载体，如果长期缺乏可导致胃肠道细胞核变形，进而出现癌前病变。④钙离子被证实影响结肠黏膜的增殖，可通过结合脂肪酸和胆汁酸，形成不溶性的复合物参与疾病发生。

3. 肠道菌群的失调 肠道菌群在维持人体健康方面起着重要作用，不仅参与营养、能量代谢，而且还可调控免疫功能。研究认为肠道菌群可能参与慢性炎症过程，刺激肠道黏膜促进结直肠癌发病；还可能通过调控酶与相关代谢产物致癌；此外，益生菌通过改善肠道菌群结构，调整肠道代谢，降低结直肠癌发病风险。

4. 亚硝酸盐类化合物 该类化合物中含有多种致癌物质，可诱发肿瘤。硝酸盐可在胃内被细菌还原成亚硝酸盐，进而生成致癌物亚硝胺，与多种消化系统恶性肿瘤的发病相关，与结直肠癌的发生具有正相关性。

（二）与结直肠癌发病相关的疾病因素及相关机制

目前认为与结直肠癌相关的良性疾病主要有炎症性肠病（溃疡性结肠炎、克罗恩病）、腺瘤、腺瘤病和大肠息肉等。癌变的形成历经"炎症 - 增生 - 癌变"等多个阶段同时伴随着 DNA 甲基化水平、生长因子调控异常等改变。随着细胞的分化和生长异常，具有了侵袭及转移能力。

1. DNA 的甲基化 结直肠癌的发生是多种因素共同作用的结果。癌基因的激活、抑癌基因的失活、表观遗传学的改变是其中的几个重要因素。基因沉默是表观遗传的一种重要形式，甲基化异常是基因沉默的原因之一，可能诱发肿瘤的发生。DNA 甲基化存在于结直肠癌发生的各个阶段，主要体现在基因组的低甲基化、癌基因的低甲基化，细胞周期、生长、分化有关的基因的高甲基化等现象。

2. **胰岛素样生长因子**（insulin-like growth factor，IGF） IGF-1 可抑制细胞凋亡、促进肿瘤扩散，从而参与了结直肠癌的发生、发展及转移等过程。对临床样本的研究中发现，胰岛素样生长因子结合蛋白 -2（insulin-like growth factor binding protein-2，IGFBP-2）在结直肠癌等多种消化道癌组织及患者体液中均有表达，具有肿瘤特异性，提示这表明 IGFBP-2 可能与结直肠癌的发生有关。

（三）Hp 感染

既往认为 Hp 感染是慢性活动性胃炎、消化性溃疡的最重要的原因，与胃癌、胃黏膜相关性淋巴组织淋巴瘤（mucosa associated lymphoid tumor，MALT 淋巴瘤）的关系密切。随着研究深入，还观察到 Hp 的感染与结直肠癌的发生具有相关性。

（四）不良的生活方式

生活方式是结直肠癌发病的重要因素之一。不良烟酒嗜好、现代人劳动习惯改变、持续久坐办公、宅家生活方式使得许多人严重缺乏体育锻炼。高热量饮食等带来的日益增多的肥胖、长时期不按时吃饭或熬夜造成胃肠道功能紊乱等因素，都被认为和结直肠癌发病相关。

（五）年龄及遗传因素

1. **年龄因素** 结直肠癌的高发年龄为 50~70 岁，随着年龄递增，发病率呈上升趋势。但是发病率较低的年龄 ≤40 岁的中青年结直肠癌患者的恶性度较高。

2. **遗传因素** 10%~15% 结直肠癌患者与遗传性相关，属常染色体显性遗传，主要见于家族性腺瘤性息肉病（familial adenomatous polyposis，FAP）和遗传性非息肉病性结直肠癌（hereditary non-polyposis colorectal cancer，HNPCC）。与遗传性结直肠癌相关的基因主要有 *APC*、*DCC*、*MCC*、*TP53* 等抑癌基因。通常一级亲属中有患病者，子一代则视为高危人群。目前最为明确的是 HNPCC，约占结直肠癌的 2%~4%，是由 DNA 错配修复基因（mismatch repair，MMR）缺陷导致基因组不稳定的常染色体显性遗传病。

三、结直肠癌病理特征

（一）病理大体分类

病理学家根据结直肠癌的宏观生长特征将结直肠癌的病理大体分类分为外生型和平坦型。该分类的主要目的是帮助判断肿瘤的相对预后，其中外生型主要为隆起型或息肉型，而平坦型主要包括溃疡型、浸润型及胶样型等。

1. **隆起型** 肿瘤呈结节状、息肉状、菜花状或蕈状向肠腔内突出，瘤体大，表面易形成溃疡出血，继发感染和坏死。相对于左侧结肠癌，右侧结肠癌更倾向于隆起型生长方式，组织学类型多表现为分化较成熟的中高分化腺癌，侵袭性低，预后相对较好。

2. **溃疡型** 肿瘤表面为较深较大的溃疡，外形如火山口，边缘坚硬隆起，底部不平伴有坏死，为肠癌最多见类型，占半数以上，多在右半结肠出现，恶性程度高，淋巴转移较早，多为低分化腺癌。

3. **浸润型** 肿瘤向肠壁各层弥漫浸润生长，病灶处肠壁局部增厚，表面黏膜皱襞增粗、不规则或消失变平，无明显溃疡或隆起，常累及肠管全周，伴纤维组织异常增生，肠管周径明显缩小，形成环状狭窄，常因纤维组织牵引形成缩窄环，容易引起梗阻，近端肠管扩张，易发生粪性结肠炎，引起腹泻和便秘交替的临床表现。此类型最常见于乙状结肠及直肠上部，恶性程度高，较早发生转移,多为分化较差的腺癌。

4. 胶样型 肿瘤组织形成大量黏液,剖面呈半透明胶状,见于黏液腺癌,此型外形不一,可见隆起肿块状,亦可形成溃疡或浸润型。

（二）结直肠癌组织学类型

根据世界卫生组织分类标准,结直肠癌的病理组织学分类主要包括腺癌、未分化癌、腺鳞癌、鳞状细胞癌等来源于上皮的恶性肿瘤和神经内分泌肿瘤。其中腺癌是最常见的类型,占 90% 以上,包括管状腺癌、乳头状腺癌、黏液腺癌、印戒细胞癌。

1. 乳头状腺癌 肿瘤组织全部或大部分呈粗细不等的乳头状结构,乳头中央为中心索,其向肠壁浸润的部分常可见乳头突出于大小不等的囊状腺腔中。乳头表面被覆的上皮多为单层,也可复层,癌细胞的分化程度不一。根据生长方式,乳头状腺癌可分为两种类型:一种为腺癌组织向黏膜表面生长呈绒毛状;另一种则为肿瘤深部腺腔扩大呈囊状,囊内呈乳头状增生。乳头状腺癌相对预后较好。

2. 管状腺癌 是结直肠癌中最常见的组织学类型,以癌组织呈腺管状结构为主要特征。根据癌细胞及腺管结构的分化和异型程度,将管状腺癌分为三级。①高分化腺癌:癌组织全部或绝大部分由大小不一的腺管构成,癌细胞分化较好,呈柱状或高柱状,排列整齐,细胞核大多位于基底部,胞质内有分泌现象。②中分化腺癌:癌组织大部分仍可见到腺管状结构,但细胞分化差,腺管外形不规则且大小形态各异,或呈分枝状,细胞大小不甚一致、呈假复层,细胞核大,排列不整齐,常直达胞质顶端。③低分化腺癌,癌组织中仅见少量不规则腺管样结构,癌细胞分化差,多形性,大小不一。核大,胞质少,容易找到核分裂。可形成不规则的细胞条索和癌巢。

3. 黏液腺癌 此型以癌组织中出现大量黏液并形成"黏液湖"为特征。黏液成分占全部癌组织的 60% 以上时,方能诊断为黏液腺癌,可分为两种类型:一种为扩大的囊状腺管状结构,囊内为大片黏液,囊状腺管内壁衬以分化良好的单层柱状黏液上皮,有的上皮因囊内充满黏液而呈扁平状,甚至脱落消失,此型黏液腺癌常可伴有部分乳头状腺癌或高分化管状腺癌;另一种组织学表现为大片黏液湖中漂浮着成堆的癌细胞,细胞分化较差,核较大且深染,可呈印戒状。黏液腺癌大概占结直肠腺癌的 10%~20%。

4. 印戒细胞癌 肿瘤由弥漫成片的印戒细胞构成,不形成腺管状结构。当肿瘤细胞内黏液形成较少时,细胞核可呈圆形,胞质呈粉红染色而缺乏印戒细胞的特征,但黏液染色可检出胞质内的黏液。印戒细胞癌可伴有少量细胞外黏液。有学者认为黏液腺癌和印戒细胞癌同属于黏液腺癌,上述两种类型黏液腺癌可分别命名为高分化和中分化黏液腺癌,而印戒细胞癌归属低分化黏液腺癌。黏液腺癌较多见于年轻结直肠癌患者,在 <30 岁结直肠癌患者中,黏液腺癌可占34.3%~47.7%,其中以印戒细胞癌更为多见,黏液腺癌预后相对较差,印戒细胞癌预后更差。

5. 未分化癌 肿瘤组织癌细胞弥漫成片,或呈团块状浸润性生长,不形成腺管状或其他组织结构,在结直肠癌中占 2%~3%。

6. 腺鳞癌 亦称为腺棘细胞癌,腺癌与鳞癌两种成分混杂相间存在,如果鳞状上皮成分分化成熟,则称腺癌伴鳞状分化,而不应该称为腺鳞癌。

7. 鳞状细胞癌 结直肠癌中以鳞状细胞癌为主要成分者颇为罕见,鳞癌多见于肛管,如发生于直肠下端,需排除肛管鳞状细胞癌累及直肠的可能。

8. 神经内分泌肿瘤 包括神经内分泌瘤和神经内分泌癌,常表达神经内分泌标志物突触素

（Syn）和嗜铬素 A（CgA）等神经内分泌肿瘤标志物，根据肿瘤核分裂象数或 Ki-67 阳性指数分为 G_1（低级别，核分裂象数 1/10 高倍视野或 Ki-67 指数 ≤ 2%）、G_2（中级别，核分裂象数 2~20/10 高倍视野或 Ki-67 指数 3%~20%）、G_3（高级别，核分裂象数>20/10 高倍视野或 Ki-67 指数>20%。G_1、G_2 预后较好，G_3 预后较差。

四、临床表现

结直肠是消化道的最末端器官，主要包括盲肠、结肠和直肠。结直肠癌常见的症状有便血、排便习惯改变、腹痛、食欲改变、体重减轻、虚弱乏力等；常见体征有腹部包块、严重贫血时的皮肤苍白、梗阻性黄疸时皮肤黄染等。在肿瘤出现远处转移时，还有不同转移带来的症状和体征，如肝转移所致的右上腹疼痛，腹腔播散转移所致的肠梗阻，肺转移所致的咯血、刺激性咳嗽、胸闷、憋气等，脑转移所致的头痛、恶心、呕吐、视物模糊、肌力异常、平衡异常等，骨转移所致的骨痛、压缩性骨折等。

结直肠癌常见的并发症有穿孔、感染、出血、梗阻和癌痛等。肠穿孔时有典型的急腹症的表现，穿孔原因可能有肿瘤坏死、破溃、脱离所致、肿瘤所致肠梗阻后肠管扩张穿孔，肿瘤侵犯周围脏器如膀胱、小肠、子宫、阴道等形成内瘘。结直肠癌患者特别是晚期患者，免疫力低下易发生感染，感染源可以来自胃肠道、呼吸道或泌尿系统，在肠梗阻时肠道中大量细菌入血成为常见感染源之一，若合并穿孔、内瘘等也容易形成感染。结直肠癌并发出血多为间断便血，急性大出血较少见，但肿瘤若侵犯血管所致出血往往比较凶险，出血量大，患者很快出现休克症状，常危及生命。结直肠癌所导致的肠梗阻约 70% 位于左半结肠，起病时会表现为急性肠梗阻的急腹症症状。结直肠癌的癌痛除与肿瘤本身有关外，还与肿瘤转移有关。原发肿瘤局部刺激可导致癌痛，肿瘤引起肠梗阻、肝转移、骨转移亦可出现明显癌痛。

对于结肠癌患者，需要详细询问患者的症状、仔细查体，病史询问时，一定要注意家族史的询问（详见家族遗传性筛查），有助于遗传性结直肠癌的诊断和风险评估及肿瘤筛查的指导。在查体时，一定要做直肠指诊，协助判断有无出血，对于低位直肠癌患者尚可协助判断局部狭窄情况及肠梗阻风险。目前恶性肿瘤发病年轻化，这些年轻患者常起病隐匿，症状不典型，特别对于急性肠梗阻、腹腔包块、反复便血的患者尤其需要进行肿瘤相关的筛查和鉴别诊断。

左右半结肠共同组成了结肠，但左右半结肠还是有很多的不同，其分解常以脾曲为界。左右半结肠不但胚胎起源、血供及淋巴回流等存在不同，解剖结构及功能也不同，导致发生恶性肿瘤后的症状、体征、并发症、病理类型、预后、相关分子生物学改变及对治疗特别是靶向药物的反应也有所不同。右半结肠多以腹痛、腹部包块或肠梗阻起病，而左半结肠、直肠多以便血或黏液脓血便为主，有时有排便习惯或大便变细，肿瘤较大时可能出现肠梗阻、腹部包块。右半结肠癌更多见黏液型、微卫星不稳定性（microsatellite instability，MSI）和 *BRAF* 基因突变。右半结肠癌早期症状不明显，误诊率较高，特别是年轻患者易与阑尾炎等疾病混淆。

五、诊断和鉴别诊断

结直肠癌的诊断包括了详细的病史询问、仔细的体格检查、精确的辅助检查及全面的实验室检查等。常见而重要的辅助检查有病理、分子病理及基因突变检测、肠镜、胸腹盆 CT（腹盆 CT 可用 MRI 替代）、超声及超声内镜、PET-CT、钡剂灌肠、腹腔镜及 X 线片等；常用的实验室检查有血肿瘤标志物、粪常规＋隐血、血常规、生化、血凝、分子检测等。影像学检查在结直肠癌的诊断、分期、治疗选择及监测随访中有重要作用。

（一）病理、分子病理及基因检测

准确的病理诊断是结直肠癌的定性诊断，术后的组织病理可以准确判断结直肠癌的分期，并可以据此联合其他一些指标指导抗肿瘤治疗，特别是高危 II 期结直肠癌中很多重要信息来自病理报告。2016 NCCN 指南指出结直肠癌的病理诊断原则如下：

内镜切除的恶性息肉定义为：肿瘤侵透黏膜层进入黏膜下层（pT_1），pTis 不认为是"恶性息肉"。恶性息肉预后良好的特征如下：1 或 2 级、无血管／淋巴管侵犯、切缘阴性（切缘阳性定义尚未达成一致，有以下 3 种定义：①距切缘＜1mm；②距切缘＜2mm；③切缘见肿瘤细胞）。不良预后特征：3 或 4 级、血管／淋巴管侵犯、切缘阳性。

对于可手术切除的结肠癌，以下参数需体现在报告中：肿瘤分级、浸润深度（T）、评估淋巴结数及阳性淋巴结数（N）、近端／远端和根治性切缘、淋巴管血管侵犯、神经侵犯（perineural invasion，PNI）、结外种植。II 期结直肠癌高危复发风险的危险因素如下：组织学分化差（除外 MSI-H）、淋巴管血管侵犯、神经侵犯、肠梗阻、穿孔、切缘阳性或切检淋巴结＜12 个。

在结直肠癌中一些基因的突变可用于指导抗肿瘤治疗并预测患者预后，目前比较明确的是 *RAS*、*BRAF* V600E 基因突变检测及错配修复基因的检测。多项研究证实，*RAS* 及 *BRAF* V600E 基因突变的晚期结直肠癌患者不能从抗 EGFR 单克隆抗体西妥昔单抗和帕尼单抗治疗中获益，且 *BRAF* V600E 基因突变与结直肠癌不良预后有关。*RAS* 基因包括 *KRAS* 及 *NRAS*，检测位点是第 2 外显子 12、13 密码子和非第 2 外显子突变，其中 *KRAS* 基因的第 2 外显子突变占 90%。微卫星不稳定和错配修复（mismatch repair，MMR）检测又可用于诊断 Lynch 综合征、鉴别高危 II 期结直肠癌及免疫治疗疗效的判断等。2016 年 NCCN 指南中推荐如下：在年龄 ≤ 70 岁的结直肠癌患者中，应进行 Lynch 综合征的筛查（免疫组化检测 MMR 或 PCR 检测 MSI），在年龄＞70 岁、满足 Bethesda 指南的结直肠癌患者也应进行该项检测。在 II 期结直肠癌中也应该进行 MMR 或 MSI 检测，因为 MSI-H 患者预后较好，且不能从 5-FU 单药辅助化疗中获益。在 MLH1 蛋白缺失、出现 *BRAF* V600E 突变时可以排除 Lynch 综合征的诊断。

（二）肠镜及超声内镜

肠镜检查：是集诊断、筛查、预防（息肉切除）及治疗为一体的检查方法，包括结肠镜和乙状结肠镜。在筛查方面，结肠镜目前是评估其他筛查方式的金标准，详见后续的结直肠癌的筛查部分内容。在诊断方面，肠镜可以直接取肿瘤组织用于病理检查和基因检测，除用于结直肠癌的确诊外，还可用于结直肠癌术后／化疗后的监测、随访，超声内镜有助于明确直肠癌分期。

（三）CT

CT 为恶性肿瘤患者提供了无创、精确的检查方式，可用于结直肠癌的诊断、精确分期、治疗疗效评估及随访，有助于指导肿瘤的多学科治疗，对抗肿瘤治疗疗效的评判有重要意义。特别是薄层 CT 有助于发现更小的病灶，CT 三维重建有助于更好地判断肿瘤及其与周围组织的立体关系。对于结直肠癌来说，即使晚期发生肝肺转移尚有根治性切除的可能，因此，转移病灶的定性和定位尤为重要。CT 有助于辅助判断转移病灶的性质、数目、位置及其与周围血管、其他脏器的

第 25 章

关系,评估是否有根治性切除的机会。CT 特别是强化 CT,是用于 RECIST 评估中可测量病灶判定的检查方法之一。

(四) MRI 成像(MRI)

MRI 在结直肠癌中主要用于肿瘤局部情况及转移的诊断,如直肠癌环周切缘、周围淋巴结及其与周围器官关系;肝转移灶数目及位置;抗肿瘤治疗后病灶变化的评估。相比较于突出结构、形态及解剖的 CT 检查,MRI 检查除了结构和解剖信息外,还可以提供功能情况。动态强化及弥散加权 MRI 常用于治疗后评估肿瘤的生物学和功能变化,特别在新辅助治疗时。一项纳入了 21 个研究的关于 MRI 检查在直肠癌 T 分期、淋巴结转移及环周切缘侵犯的诊断准确性的荟萃分析发现,MRI 在诊断环周切缘受累的特异性较 T 分期和淋巴结转移更高,分别为 94%、75% 和 71%。在判断肝脏病灶性质时,特别是结直肠癌可疑肝转移时,MRI 优于 CT 检查,特别是使用新的高度特异性的 MRI 肝脏显像剂钆塞酸。多中心随机研究发现,钆塞酸增强 MRI、普通 MRI 和增强 CT 检测结直肠癌可疑肝转移的诊断可信度不同,依次为 98.3%、85.7% 和 65.2%,因此而导致的术中手术计划改变比例也不同,分别为 28%、32% 和 47%。

(五) 超声

超声检查无创、无辐射,可用于恶性肿瘤的诊断、治疗、随访,还可以用于判断有无新发病灶从而判断抗肿瘤治疗是否失败。诊断方面,可用于判断有无肝、淋巴结等部位转移、浆膜腔积液及深静脉血栓,对肿瘤包块或可疑转移病灶行超声引导下穿刺活检。

由于超声检查是由人来操作的,所以难免有一定的主观性,与个人经验和操作手法有关。因此,超声不能作为实体瘤判效中靶病灶的测量方法,在发现可疑转移病灶时,需行 CT 或 MRI 检查确认。

(六) 正电子发射计算机断层显像(positron emission tomography/computed tomography and fluorodeoxyglucose(^{18}F),PET-CT)

将发射正电子的放射性核素(如 ^{18}F 等)标记到能够参与人体生命代谢中的物质葡萄糖上,注入人体后通过对于该物质在病灶中的摄取来反映生命代谢活动的情况,从而达到诊断的目的。当前各医院主要使用的物质是氟代脱氧葡萄糖,简称 FDG。该检查方法将提供功能与代谢等分子信息的 PET 与提供精确解剖定位的 CT 完美融为一体,具有灵敏、准确、特异及定位精确等特点,达到早期发现病灶和诊断疾病的目的。因此 PET-CT 在结直肠癌中主要用于确诊时的诊断、复发后被认为可切除结直肠癌的诊断及分期(主要是 N 和 M 分期),不常规推荐用于原发性结直肠癌的诊断。

(七) X 线片

X 线片在结直肠癌中的应用主要集中在肺转移、肠梗阻、肠穿孔及骨转移等的诊断。

(八) 高对比钡剂灌肠

钡剂灌肠是通过将人体不能消化吸收的制剂灌入结直肠内,然后通过射线查看制剂在体内形成的形态变化来确定是否有占位及溃疡性疾病的一种方法,包括单纯性钡剂灌肠和气钡双对比造影。它能观察黏膜表现和检出微小病变,除用于结直肠各种占位性病变的诊断外,还用于炎症性病变、憩室、肠气囊肿症、肠套叠以及先天性巨结肠等良性疾病的诊断。其禁忌证:急性结肠炎或憩室炎、近期息肉切除术及肠穿孔。

（九）腹腔镜检查

腹腔镜检查是一种有创的检查方式，可用于术前腹腔探查，术后患者可疑转移、复发时的探查等。腹腔镜在结直肠癌肝转移术前检查的研究发现，274 例患者中有 12 例（4.4%）发现了不可切除病灶。

（十）血肿瘤标志物

结直肠癌常用的肿瘤标志物有 CEA、CA199、CA724 和 CA242，可以用于辅助结直肠癌的诊断、治疗过程中及治疗后的监测随访。根治性切除术后患者的监测和随访中，对于 CEA 升高后导致的肿瘤复发的早期诊断是否延长生存尚存在争议。对于术后连续性 CEA 升高者推荐行体格检查、肠镜及胸腹盆 CT 检查，若无阳性发现，可行 PET-CT 检查或 3 个月后再次复查胸腹盆CT。若 CT、MRI 和 / 或活检提示转移，对于可切除病灶可行 PET-CT 确认。

（十一）粪常规 + 隐血试验

当出血量超过 5ml 即可出现便隐血阳性，这也成为结直肠癌筛查的手段之一。在抗肿瘤治疗时，也有助于判断是否有抗血管生成药物贝伐珠单抗的应用禁忌。留取粪便标本时还需要注意食物所致的假阳性反应及假阴性反应。

鉴别诊断：

1. **腹痛**　腹痛的原因很多，就部位来说除腹腔内的脏器外，还需考虑胸腔、心脏或腹壁原因所致的不典型腹痛。腹腔内脏器所致的腹痛需鉴别消化道穿孔、瘘、胆系或泌尿系结石、卵巢蒂扭转、急性肠疝、肠血管血栓性疾病等。就结直肠癌所致的腹痛还需要鉴别是肿瘤直接侵犯引起的癌痛，还是肠梗阻、感染等其他原因所致疼痛，分析鉴别疼痛原因对指导癌痛的镇痛治疗很重要，可以避免单纯给予镇痛药物治疗所有癌痛。

2. **腹部肿块**　良性疾病需与肠道结核、炎性肠病等鉴别，恶性疾病需与恶性淋巴瘤、间质瘤、腹腔其他脏器恶性肿瘤腹盆腔播散转移等鉴别。

3. **便血**　需与痔疮、肛裂、上消化道大出血等进行鉴别。

4. **贫血**　肠癌所致的贫血需与其他原因所致的贫血进行鉴别。

六、结直肠癌分期

结直肠癌分期最早采用由 1928 年 St Mark 医院提出的 Dukes 分期，最初该系统仅用于直肠癌，经过改进，其使用范围扩大到了结直肠癌，后期经过进一步修改。

A 期癌肿浸润深度限于直肠壁内，未穿出深肌层，且无淋巴结转移。

B 期癌肿侵犯浆膜层，亦可侵至浆膜外或肠外周围组织，但尚能整块切除，无淋巴结转移。

C 期癌肿侵犯肠壁全层或未侵犯全层，但伴有淋巴结转移：C1 期癌肿伴有癌灶附近肠旁及系膜淋巴结转移；C2 期癌肿伴有系膜根部淋巴结转移，尚能根治切除。

D 期癌肿伴有远处器官转移、局部广泛浸润或淋巴结广泛转移不能根治性切除。

该分期系统简单实用，易于掌握，但是该系统没有根据淋巴结转移的程度等做进一步分期。20 世纪 70 年代由美国癌症联合委员会（American Joint Committee on Cancer，AJCC）/ 国际抗癌联盟（Union for International Cancer Control，UICC）结直肠癌制订的 TNM 分期系统逐渐成为主流，目前是全球范围内通用的分期方法，已更新到第 7 版（表 25-21、表 25-22），它根据局部浸润深度（T 分期）、淋巴转移情况（N 分期）和是否有远端转移（M 分期）来进行分期，并根据分期情况来判断预后和决定治疗方案。

表 25-21　美国癌症联合委员会（AJCC）/ 国际抗癌联盟（UICC）结直肠癌 TNM 分期系统（第七版）

原发肿瘤（T）

　　T_x 原发肿瘤无法评价

　　T_0 无原发肿瘤证据

　　Tis 原位癌：局限于上皮内或侵犯黏膜固有层

　　T_1 肿瘤侵犯黏膜下层

　　T_2 肿瘤侵犯固有肌层

　　T_3 肿瘤穿透固有肌层到达浆膜下层，或侵犯无腹膜覆盖的结直肠旁组织

　　T_{4a} 肿瘤穿透腹膜脏层

　　T_{4b} 肿瘤直接侵犯或粘连于其他器官或结构

区域淋巴结（N）

　　N_x 区域淋巴结无法评价

　　N_0 无区域淋巴结转移

　　N_1 有 1~3 枚区域淋巴结转移

　　N_{1a} 有 1 枚区域淋巴结转移

　　N_{1b} 有 2~3 枚区域淋巴结转移

　　N_{1c} 浆膜下、肠系膜、无腹膜覆盖结肠 / 直肠周围组织内有肿瘤种植（TD, tumor deposit）无区域淋巴结转移

　　N_2 有 4 枚以上区域淋巴结转移

　　N_{2a} 4~6 枚区域淋巴结转移

　　N_{2b} 7 枚及更多区域淋巴结转移

远处转移（M）

　　M_0 无远处转移 M_1 有远处转移 M_{1a} 远处转移局限于单个器官或部位（如肝、肺、卵巢、非区域淋巴结），M_{1b} 远处转移分布于一个以上的器官 / 部位或腹膜转移

表 25-22　解剖分期 / 预后组别

期别	T	N	M	Dukes*	MAC*
0	Tis	N_0	M_0	–	–
I	T_1	N_0	M_0	A	A
	T_2	N_0	M_0	A	B_1
II A	T_3	N_0	M_0	B	B_2
II B	T_{4a}	N_0	M_0	B	B_2
II C	T_{4b}	N_0	M_0	B	B_3
III A	$T_{1~2}$	N_1/N_{1c}	M_0	C	C_1
	T_1	N_{2a}	M_0	C	C_1
III B	$T_{3~4a}$	N_1/N_{1c}	M_0	C	C_2
	$T_{2~3}$	N_{2a}	M_0	C	C_1/C_2
	$T_{1~2}$	N_{2b}	M_0	C	C_1

续表

期别	T	N	M	Dukes[*]	MAC[*]
ⅢC	T_{4a}	N_{2a}	M_0	C	C_2
	$T_{3\sim 4a}$	N_{2b}	M_0	C	C_2
	T_{4b}	$N_{1\sim 2}$	M_0	C	C_3
ⅣA	任何 T	任何 N	M_{1a}	–	–
ⅣB	任何 T	任何 N	M_{1b}	–	–

注：1. 临床 TNM 分期（cTNM）是为手术治疗提供依据，所有资料都是原发肿瘤首诊时经体检、影像学检查和为明确诊断所施行的病理活检获得的。病理 TNM 分期（pTNM）用来评估预后和决定是否需要辅助治疗，它综合了临床分期和病理学检查结果，被认为是最准确的预后评估标准。新辅助治疗后 TNM 分期（ycTNM 或 ypTNM）是指接受新辅助或术前放、化疗后做出的临床或病理分期，其目的是决定后续治疗策略并判断治疗效果。复发瘤 TNM 分期（rTNM）是当患者无瘤生存一段时间后，复发时所收集到的信息，是为进一步治疗作依据。

2. T_{is} 包括肿瘤细胞局限于腺体基底膜（上皮内）或黏膜固有层（黏膜内），未穿过黏膜肌层到达黏膜下层。

3. T_4 的直接侵犯包括穿透浆膜侵犯其他肠段，并得到镜下诊断的证实（如盲肠癌侵犯乙状结肠），或者位于腹膜后或腹膜下肠管的肿瘤，穿破肠壁固有基层后直接侵犯其他的脏器或结构，例如降结肠后壁的肿瘤侵犯左肾或侧腹壁，或者中下段直肠癌侵犯前列腺、精囊腺、宫颈或阴道。

4. 肿瘤肉眼上与其他器官或结构粘连分期为 cT_{4b}。但是，若显微镜下该粘连处未见肿瘤存在则分期为 pT_3。V 和 L 亚分期用于表明是否存在血管和淋巴管浸润，而 PN 则用以表示神经浸润（可以是部位特异性的）。

　　第七版较第六版 AJCC 癌症分期的更新主要基于分期对于结直肠癌预后的不同影响。在 T 分期中 T_4 被细分为了 T_{4a} 和 T_{4b}，由于结肠不同部位的解剖位置不同，T_{4a}、T_{4b} 的概念会有不同的理解，新的分期中也对这一点作出了解释。对于直肠而言，上段的直肠位于腹膜反折以上，因此这一部位 T_4 的概念等同于结肠。但是中下段的直肠位于腹膜反折以下，不再被覆浆膜而是被直肠系膜所围绕，对于这一部分的直肠肿瘤，新的分期中对于直肠肿瘤侵犯周围系膜仍然可以理解为 T_3。第七版分期对于 N 的精细分期是基于淋巴结数目影响预后的新研究数据，并且反映了原发肿瘤淋巴引流区域肿瘤种植的预后价值。

　　在结直肠癌的病理评价中还存在一些概念，虽然没有完全包含在 TNM 分期的概念中，但是对于患者术后的治疗，和预后的判断也产生一定的影响。

　　对于新辅助放疗效果的评价除了术后的 ypTNM 分期以外，也要考虑放疗后肿瘤退缩程度（tumor regression grading，TRG）的评级。

　　北美放射学会（Radiological Society of North America，RSNA）从影像学分期上推荐对于 T3 期直肠癌应该根据肿瘤侵犯超过固有肌层的最远距离进一步分为 T3a（<5mm）、T3b（5~10mm）和 T3c（>10mm），进一步指导新辅助治疗，但目前尚未达成共识。

　　周围神经侵犯（perineural invasion，PNI）已经证明与预后严重不良相关。对于结直肠癌的术后病理要求 PNI 作为正式报告的组成部分，但目前对于结直肠肿瘤 PNI 的定义并没有在全世界的范围内取得共识。

　　淋巴结外肿瘤种植（extranodal tumor deposit，ENTD）：指沉积于远离原发肿瘤边缘的结肠或直肠周围脂肪组织内的不规则肿瘤实性结节，已经没有了残留淋巴结组织的证据，但分布于肿瘤的淋巴引流途径上。多数种植结节源于淋巴血管浸润，或者比较罕见的是源于周围神经浸润。由于这些肿瘤种植灶与无病生存期和总生存期的缩短相关，因此在病理报告中应当对其数目进行记录，第七版 TNM 分期将存在淋巴结外肿瘤种植分为 pN_{1c}。

第
25
章

第七版 TNM 分期对于 T、N、M 较上一版分期都进行了更为精细的划分。虽然一些分期的改变并没有影响术后治疗手段的选择,但是所对应的预后还是有所不同。准确的分期是规范化治疗的前提,但是目前的分期仍不能完全满足临床个体化精准治疗的需求,随着相关研究的进一步深入,TNM 分期会不断地更新和完善,朝着更精细,更精准的方向发展。

七、结直肠癌治疗进展

(一)结直肠癌辅助治疗原则

手术是可切除结肠癌的主要治愈手段,根治术后仍有较大比例患者会复发。而术后辅助化疗有可能杀死患者体内残留的癌细胞,降低复发风险,提高生存率。但并非每一个患者都能从辅助化疗中获益,需要对患者的复发风险作出准确的评估,并遵循相应的原则。过去用于根治术后结肠癌的预后评估常规因素包括梗阻、穿孔、T_4、组织分化差、神经和脉管侵犯、淋巴结清扫不足 12 枚。现在 NCCN 和 ESMO 指南中还推荐应用微卫星不稳定性 / 错配修复基因进一步判断预后和指导辅助治疗策略。

dMMR/ 微卫星不稳定性高表达在 Ⅱ 期结直肠癌表达率为 21.3%~22%, Ⅲ 期为 10%~12%, Ⅳ 期为 3.5%。多项研究结果一致显示错配修复基因缺失或者微卫星不稳定性高表达的 Ⅱ 期结直肠癌患者预后良好。但一项研究显示 Ⅲ 期结肠癌 dMMR 并无预后价值。268 例根治术后的 Ⅲ 期患者中 dMMR 发生率为 12%,术后接受 FOLFOX 方案化疗。结果发现 MMR 状态不是预后因子,风险比 0.82(95% CI 0.64~1.07;P=0.14)。

结肠癌根治术后辅助治疗应遵循以下原则:①Ⅰ 期患者不需要术后辅助化疗。②Ⅱ 期患者如果具有前述高危复发因素之一,应给予术后联合方案化疗。但微卫星不稳定性高表达 / 错配修复基因缺失时组织分化差不作为高危因素。微卫星不稳定性低表达 / 微卫星稳定或错配修复基因无缺失且无其他高危复发因素的 Ⅱ 期患者应给予低强度的单药卡培他滨或氟尿嘧啶化疗。③Ⅲ 期患者应给予以奥沙利铂为基础的联合化疗。所有患者的治疗策略除了上述原则之外还应充分考量患者的年龄、体力状体、伴随疾病和个人意愿等因素进行个体化考量。靶向药物不推荐用于术后辅助治疗。

(二)局限期结直肠癌辅助治疗方案

结直肠癌术后辅助化疗方案主要由氟尿嘧啶类单药和氟尿嘧啶类联合奥沙利铂的化疗方案构成。MOSAIC 研究中 FOLFOX4 方案比 5 氟尿嘧啶更具生存优势,随访 9.5 年时,10 年 OS 率整体人群分别为 71.7% 和 67.1%(HR=0.85;P=0.043);Ⅱ 期患者分别为 78.4% 和 79.5%(HR=1.00;P=0.980);Ⅲ 期患者分别为 67.1% 和 59.0%(HR=0.80;P=0.016)。MOSAIC 研究奠定了 FOLFOX 及其改良方案在结直肠癌辅助化疗的地位。而另外一个方案奥沙利铂联合每周静脉推注 5-FU 的 FLOX 尽管也较 5-FU/LV 更具生存优势,但缺乏方便性和实用性,故在国内极少使用。NO16968 研究对比了 XELOX 方案(奥沙利铂联合卡培他滨)和静脉推注 5-FU/LV 治疗 Ⅲ 期结肠癌的疗效。结果显示 XELOX 方案的 DFS 和 OS 均优于 5-FU/LV。3 年 DFS 率分别为 70.9% 和 66.5%,7 年 DFS 率为 63% 和 56%(P=0.004)。虽然 5 年生存率差异未达统计学意义,但 7 年 OS 率显示出显著优势,分别为 73% 和 67%(P=0.04)。XELOX 的神经毒性、呕吐、手足综合征、3~4 级血液学毒性更多见。

尽管伊立替康和奥沙利铂在晚期结直肠癌具有相似的疗效,但是在辅助化疗却未能获得相应的成功。CALGB89803 研究比较了 IFL 方案(伊立替康联合 5FU/LV)和 5-FU/LV 在Ⅲ期结肠癌术后辅助治疗的疗效。1 264 例患者被随机分入每周静脉推注 5-FU/LV 组或伊立替康联合 5-FU/LV 组,两组基线特征均衡,DFS 和 OS 两组无明显差异,但伊立替康组不良反应更明显。另一项Ⅲ期研究纳入 873 例患者,随机分入 IFL 组或 5-FU/LV 组。总生存风险比分别为 0.88 和 0.86,DFS 风险比分别为 0.78 和 0.76,均差异无统计学意义。PETACC-3 研究中Ⅱ-Ⅲ期结肠癌患者在根治术后随机接受 de Gramont 方案(LV 200mg/m^2,5-FU 400mg/m^2,静注,后接 5-FU 600mg/m^2,持续静脉输注 22 小时,d1~2,每两周 1 次)或伊立替康联合 de Gramont 方案(FOLFIRI)。随访 66.3 个月,两组 5 年率 DFS 分别为 56.7% 和 54.3%,OS 率分别为 73.6% 和 71.3%。FNCLCC Accord02/FFCD9802 研究中 400 例术后病理证实为 N$_1$ 伴梗阻或穿孔,或者 N$_2$ 的结肠癌患者随机接受 de Gramont 方案或 FOLFIRI 方案辅助化疗 12 周期。结果显示 3 年 DFS 率分别为 60% 和 51%,差异无统计学意义。

基于上述关键性Ⅲ期临床研究结果,FOLFOX 和 XELOX 方案已经成为Ⅲ期结直肠癌术后辅助化疗的标准方案,不推荐伊立替康常规用于局限期患者术后辅助治疗。尽管缺乏循证证据,但是对于一些可以 R0 切除且既往奥沙利铂已经存在耐药的复发和转移性患者,在 R0 切除肿瘤前给予伊立替康为基础的化疗并且获得缓解,可以考虑在 R0 切除后继续给予伊立替康辅助化疗。

与Ⅲ期结直肠癌术后辅助治疗可以带来肯定的生存获益不同,Ⅱ期患者术后辅助化疗是否能获益一直存在争议,各项研究之间结果和结论并不一致。六项具有代表性的研究结果提示Ⅱ期结肠癌术后辅助化疗并不能延长生存,甚至其中一项研究显示即使是具有高危因素的Ⅱ期结肠癌亦不能从辅助化疗中获益。IMPACT 研究探索了氟尿嘧啶和亚叶酸钙在 DUKES B 和 C 期结肠癌的辅助治疗价值。该研究纳入 1 526 例来自 GIVIO、NCIC-CTG 和 FFCD 的三个研究的患者进行荟萃分析,氟尿嘧啶和亚叶酸钙使死亡风险降低 22%(95% *CI* 3%~38%;*P*=0.029),3 年 EFS 提高 9%,总生存提高 5%。然而随后的 IMPACT B2 研究显示 DUKES B2 期的患者根治术后氟尿嘧啶和亚叶酸钙辅助化疗并不能改善 EFS 和 OS。一项荟萃分析纳入来自 7 项随机对照研究的 3 302 例Ⅱ~Ⅲ期结肠癌患者,比较了氟尿嘧啶联合 CF 或左旋咪唑辅助化疗对比术后观察疗效。淋巴结阴性的患者化疗(DUKES B 期)无明显生存获益,而淋巴结阳性患者(DUKES C 期)化疗生存明显获益。一项 SEER 数据库的研究纳入 3 151 例 65~75 岁Ⅱ期结肠癌患者,所有患者均接受了根治术且没有高危因素,术后辅助化疗组和单纯观察组 5 年生存率分别为 78% 和 75%,进行组间校正后风险比为 0.91(95% *CI* 0.77~1.09)。另一项 SEER 数据库的研究则探索了具有高危因素(梗阻、穿孔、T$_4$、淋巴结不足 12 枚、组织分化差)的Ⅱ期结肠癌的化疗价值。24 847 例Ⅱ期结肠癌患者,75% 具有一个或以上高危因素,20% 患者接受了化疗。结果显示无论患者是否具有高危因素都不能从化疗中获益,低危患者 OS 风险比 1.02(95% *CI* 0.84~1.25),高危患者 OS 风险比 1.03(95% *CI* 0.94~1.13)。必须指出的是尽管该研究显示Ⅱ期患者无论是否具有高危因素生存均不能获益,但该研究中患者年龄均 ≥ 66 岁,且没有进行高危患者 DFS 的获益分析,并不能排除辅助化疗在此类人群 DFS 中的获益。而在氟尿嘧啶的基础上加入奥沙利铂也未能带来进一步的改善。NSABP-C07 研究纳入 2 409 例Ⅱ~Ⅲ期结肠癌患者,术后随机接受奥沙利铂联合方案或氟尿嘧啶化疗。在Ⅱ期结肠癌患者 OS 分别为 89.7% 和 89.6%,DFS 分别为 82.1% 和 80.1%,均无统计学意义。对于Ⅱ~Ⅲ期 70 岁以下患者给予奥沙利铂联合化疗可以带来更好的生存,OS 风险比 0.8(95% *CI* 0.68~0.96),DFS 0.76(95% *CI* 0.66~0.88),但 70 岁以上患者无获益。

与上述研究结果和结论不同，三项研究显示Ⅱ期结肠癌患者术后辅助化疗仍然具有一定的价值。QUASAR 研究纳入 3 239 接受了根治术的结直肠癌患者，91% 为Ⅱ期，71% 为结肠癌，随机分为氟尿嘧啶化疗组和观察组。结果显示化疗组死亡风险 0.82（95% *CI* 0.70~0.95；*P*=0.008），复发风险 0.78（95% *CI* 0.67~0.91；*P*=0.001），患者预期生存提高 3.6%。尽管Ⅱ期生存获益较小，但是数据明确。一项系统评价纳入 1985—2010 年间发表的 12 项随机对照临床试验，探索了其中根治术后Ⅱ期结直肠癌患者辅助化疗对比观察的疗效差异。结果显示术后辅助具有明显的生存获益，结肠癌 5 年总生存风险比为 0.81（95% *CI* 0.71~0.91），直肠癌为 0.72（95% *CI* 0.61~0.86），5 年 DFS 风险比结肠癌为 0.86（95% *CI* 0.75~0.98），直肠癌为 0.34（95% *CI* 0.22~0.51）。而在术后辅助化疗氟尿嘧啶基础上引入奥沙利铂有可能带来生存上的进一步获益。虽然 MOSAIC 研究首次公布结果显示奥沙利铂能在氟尿嘧啶和亚叶酸钙的基础上提高Ⅲ期结肠癌术后辅助无病生存，不能提高Ⅱ期患者生存。但在 MOSAIC 后续的回顾性分析中高危Ⅱ期患者使用 FOLFOX 辅助化疗 DFS 有获益趋势（82.3% vs 74.6%）。2012 年更新的结果再次显示 FOLFOX 方案的获益趋势。Ⅱ期患者 DFS 风险比为 0.84（95% *CI* 0.62~1.14），TTR 风险比 0.70（95% *CI* 0.49~0.99）。而近期公布的 MOSAIC 十年生存结果提示与氟尿嘧啶 / 亚叶酸钙相比，奥沙利铂仅在Ⅲ期患者提高生存，Ⅱ期患者无论低危或者高危人群均不能从奥沙利铂中获得进一步疗效。低危Ⅱ期 10 年 DFS 率分别为 77.4% 和 79.7%，OS 率分别为 81.2% 和 86.7%。高危Ⅱ期 10 年 DFS 率分别为 72.7% 和 67%，OS 率分别为 75.4% 和 71.7%，差异均无统计学意义。但是必须看到引入奥沙利铂在高危Ⅱ期患者 3 年、5 年和 10 年 DFS 率的绝对提高分别为 5%、7.7% 和 5.7%，尽管差异无统计学意义，但 DFS 率存在约 6% 的稳定差值，不能完全排除此类患者的受益。

目前有关Ⅱ期结直肠癌术后辅助化疗获益的大样本前瞻性随机对照极少，多为荟萃分析或系统评价。由于研究入组标准、治疗方案及患者的异质性导致结果和结论不一致。但综上所述可以确认Ⅱ期结肠癌患者术后辅助化疗整体获益较小，化疗获益更多来自具有高危复发因素的人群。同时，奥沙利铂有可能带来 DFS 的进一步延长。如何更好地找出值得化疗的人群有赖于复发风险的更精准的评估和分层。

虽然联合化疗疗效较好，但对于年老体弱的患者或者低复发风险患者单药化疗仍是一个更合适的选择。X-ACT 研究显示卡培他滨单药疗效不劣于 5-FU，两项荟萃分析均证实奥沙利铂联合卡培他滨或 5-FU 疗效优于氟尿嘧啶类单药。这些研究结果支持卡培他滨成为结直肠癌术后辅助化疗的又一重要选择。但值得注意的是 dMMR 或 MSI-H 的患者单药氟尿嘧啶类药物可能无效。

Ribic 的研究中发现 5-FU 联合亚叶酸钙或左旋咪唑辅助化疗不仅没有给 MSI-H 患者带来获益，生存绝对值更差，尽管差异未达统计学意义。而 Sargent 等的研究中 457 例患者 15% 为 dMMR，5-FU 联合亚叶酸钙或左旋咪唑辅助化疗提高 dMMR 患者的生存，但却损害了Ⅱ期 dMMR 患者的总生存，风险比为 2.95（95% *CI* 1.02~8.54；*P*=0.04）。Kim 等的研究也获得了相似的结论。尽管仍有两项研究认为 MMR 状态并不能预测 5-FU 的疗效，但这两项研究结论说服力并不强。Bertagnolli 等纳入 CALGB 9581 和 89803 研究中的 dMMR 的Ⅱ~Ⅲ期结肠癌患者，CALGB9581 研究中患者接受 edrecolomab 或观察，并非标准化疗的氟尿嘧啶类药物。因此目前所达成的共识是 dMMR 或者 MSI-H 患者不建议氟尿嘧啶类单药治疗。

与伊立替康在术后辅助治疗的失败相似，在晚期结直肠癌大获成功的抗血管生成和抗表皮生长因子受体单克隆抗体在术后辅助治疗也遭到了全面失败。NSABP C-08 研究纳入 2 672 例根治术后患者,随机给予 mFOLOFX6 或 mFOLFOX6 联合贝伐珠单抗治疗。随访 35.6 个月,贝伐珠单抗并没有带来进一步的 DFS 获益($HR=0.89$,95% CI 0.76~1.04,$P=0.15$)。后续随访 5 年时更新的结果 DFS 仍然没有获益。另一项研究 AVANT 中来自 34 个国家 330 个中心的 3 451 例结肠癌患者接受了根治手术,高危 Ⅱ 期和 Ⅲ 期患者随机分为三组,分别接受 FOLFOX4 方案、贝伐珠单抗联合 FOLFOX4 方案和贝伐珠单抗联合 XELOX 方案辅助治疗。相对于 FOLFOX4,贝伐珠单抗联合 FOLFOX4 和 XELOX 的 DFS 风险比分别为 1.17,(95% CI 0.98~1.39;$P=0.07$) 和 1.07(95% CI 0.9~1.28;$P=0.44$)。OS 风险比分别为 1.27(95% CI 1.03~1.57;$P=0.02$) 和 1.15(95% CI 0.93~1.42;$P=0.21$)。N0147 研究中纳入 2 070 例 Ⅲ 期结肠癌患者,术后随机给予 mFOLFOX6 或 mFOLFOX6 联合西妥昔单抗。$KRAS$ 野生型患者 3 年 DFS 分别为 74.6% 和 71.5%,突变型为 67.1% 和 65%,没有明显生存获益。PETACC-8 研究纳入 2 559 例 Ⅲ 期患者,1 602 例 $KRAS$ 野生。随机分入两组,FOLFOX4 联合西妥昔单抗组(791 例) 和 FOLFOX4 组(811 例)。随访 3.3 年,相对于 FOLFOX4 组,西妥昔单抗组风险比 1.05(95% CI 0.85~1.29),两组无明显差异。

基于上述阴性研究结果,靶向药物不推荐用于局限期结直肠癌术后辅助治疗。但是对于一些转化治疗后达到 R0 切除,转化治疗阶段使用化疗联合靶向并且获得成功转化,可以在 R0 切除后继续给予靶向药物辅助化疗。

高龄患者由于常常伴有其他疾病或者耐受性较差,导致化疗完成度欠佳和出现并发症,有可能影响化疗的疗效和结局。高龄患者能否与青年患者相似的辅助化疗效果是一个值得关注的问题。但是由于随机对照研究中高龄患者例数较少,也缺乏针对高龄患者辅助化疗的随机对照研究,因此目前大多数研究为荟萃分析或汇总分析。一项回顾性研究纳入来自四个数据库的 5 489 例 ≥ 75 岁的 Ⅲ 期结肠癌术后患者,并探讨了辅助化疗在高龄患者中的价值。结果显示按体力状态校验后生存风险比 SEER 数据库为 0.6(95% CI 0.53~0.68),NYSCR 数据库为 0.76(95% CI 0.58~1.01),CanCORS 数据库为 0.48(95% CI 0.19~1.21),NCCN 数据库 0.42(95% CI 0.17~1.03),提示在老年患者化疗同样可以获益。另一项 SEER 的研究纳入 7 263 例 ≥ 65 岁 Ⅲ 期结肠癌患者,其中 3 701 例接受了辅助化疗。患者根据淋巴结转移情况分组,N_1 或 N_2,淋巴结 >12 或 <12 枚,淋巴结转移比例 >75% 或 <75%。结果显示化疗可以带来结肠癌特异性生存获益,风险比为 0.7($P<0.001$),而且这种获益在各淋巴结分组中均稳定存在。这两项研究结果一致表明高龄患者可以从氟尿嘧啶类辅助化疗中获得与青年患者相似的疗效。但是氟尿嘧啶类联合奥沙利铂能否进一步提高生存结果和结论并不一致。一项纳入 4 个随机对照研究原始病例的汇总分析发现对于 ≥ 70 岁的患者在氟尿嘧啶/亚叶酸钙的基础上引入奥沙利铂能进一步延长生存,DFS 的风险比为 0.73(95% CI 0.61~0.87;$P=0.000 5$),OS 风险比为 0.76(95% CI 0.61~0.94;$P=0.012 2$)。同时奥沙利铂在 <70 岁和 ≥ 70 岁的患者获益相似,有或无伴随疾病患者获益也相似。与上述研究不同,4 项研究获得了相反的结果。ACCENT 研究分析了来自 7 项临床研究的 11 953 例 <70 岁和 2 575 例 ≥ 70 岁的 Ⅱ/Ⅲ 期结肠癌患者氟尿嘧啶类联合奥沙利铂的疗效。结果显示 ≥ 70 岁患者并不能从奥沙利铂中进一步获益,DFS 风险比为 1.05(95% CI 0.94~1.19),OS 风险比为 1.08(95% CI 0.95~1.23),TTR 风险比为 1.06(95% CI 0.93~1.22)。与之相反,<70 岁则可从奥沙利铂中获益。一项回顾性研究虽然显示辅助化疗可以在高龄患者获益,但引入奥沙利铂的联合化疗并没有带来明显获益。SEER 风险比为 0.84(95% CI 0.69~1.04),NYSCR 为 0.82(95% CI

0.51~1.33)。NCCN 数据库分析则完全无获益,3 年生存率分别为奥沙利铂化疗者 84%,无化疗者 88%。在 NSABP-C07 中对于 Ⅱ~ Ⅲ 期患者 70 岁以下患者给予奥沙利铂联合化疗可以带来更好的生存,但对 70 岁以上患者无获益。MOSAIC 研究中与氟尿嘧啶相比,奥沙利铂联合氟尿嘧啶在高危 Ⅱ 期患者有改善 DFS 和 TTR 的趋势,但是对于 70~75 岁的 Ⅱ 期结肠癌则没有任何提高,DFS 风险比为 0.93(95% CI 0.64~1.35),TTR 风险比为 0.72(95% CI 0.47~1.11),OS 风险比为 1.10(95% CI 0.73-1.65)。除了一项研究认为高龄患者在氟尿嘧啶基础上引入奥沙利铂可进一步提高生存外,其余 4 项研究结果均提示奥沙利铂不能带来额外获益。

综上所述,高龄结肠癌患者术后氟尿嘧啶类辅助治疗可以获得与青年患者相似的疗效已经可以肯定,但是在其基础上进一步联合奥沙利铂可能无法带来额外获益。唯一支持奥沙利铂使用的研究仅针对 Ⅲ 期结肠癌患者,而 Ⅱ 期包括高危 Ⅱ 期辅助化疗获益小于 Ⅲ 期。因此 Ⅱ 期高龄患者使用奥沙利铂联合方案辅助化疗无法获得额外收益亦较明确,对 Ⅲ 期患者可能需要个体化考量。对于一些虽然高龄但体质好,无明显伴随疾病的患者可以谨慎使用,但应与患者充分沟通并尊重其个人意愿。

（三）局限期直肠癌的辅助治疗。

直肠癌和结肠癌的胚层起源、供血系统和解剖结构不尽相同,因此辅助治疗也有所差别。腹膜反折以上的直肠癌的辅助治疗原则和策略与结肠癌基本一致,而腹膜反折以下中下段直肠癌的辅助治疗与结肠癌并不完全相同,放疗成为重要的辅助治疗手段之一。由于中低位直肠缺少腹膜覆盖,空间狭小,肿瘤与周围组织和器官距离近,手术难度大导致局部复发率高,而同步放化疗可以有效地降低局部复发率。

20 世纪 90 年代初 GITSG 的研究评价了直肠癌术后同步放化疗的价值,结果显示同步放化疗的局部控制最佳,局部复发率为 11%,术后观察、术后化疗及术后放疗组均高于 20%。Mayo/NCCTG 研究也获得了相似的结果:局限期直肠癌术后同步放化疗和单纯放疗的局部复发率分别为 14% 和 25%。这些研究结果奠定了局限期直肠癌术后同步放化疗在过去的标准治疗地位。然而这些研究中手术的质量受到了质疑,局部复发率接近 30%,而 20 世纪 90 年代后的直肠全系膜切除术(total mesorectal excision,TME)有更好的局部控制率,术后同步放化疗是否能在 TME 基础上提高局部控制率需要进一步证明。Kapiteijn 等完成了一项 Ⅲ 期随机对照研究,结果显示在 TME 的基础上同步放化疗仍能显著降低局部复发率(2.4% vs 8.2%)。NSABP-R02 研究的结果也证实了在更高质量手术的条件下,术后同步放化疗仍然可以进一步改善局部控制。

德国的 AIO-94 研究比较了术前同步放化疗和术后同步放化疗的差异。该研究纳入 823 例临床分期 T3~4 期或者淋巴结阳性的直肠癌患者,随机给予术前或术后 5-FU 联合放疗。5 年生存率分别为 76% 和 74%,无明显差异(P=0.80),但术前放化疗组局部复发率明显低于术后同步放化疗组,分别为 6% 和 13%(P=0.006)。尽管生存未见明显差异,但该研究仍让直肠癌术前同步放化疗成为首选治疗策略。

最先与放疗配伍的是静脉推注 5-FU,随着 GI INT 0144 研究结果的公布,静脉输注 5-FU 逐渐取代了推注 5-FU。该研究中 1 917 例患者被随机分入组 1(静脉推注 5-FU,持续静脉输注 5-FU+RT);组 2(单纯持续静脉输注 5-FU+RT,组 3(单纯静脉推注 5-FU+RT)。中位随访 5.7 年,DFS 和 OS 均无显著差异,3 年 DFS 率为 67%~69%,OS 率为 81%~83%。但是静脉推注 5-FU 组 3~4 级血液毒性更常见,发生率为 49%~55%,单纯静脉输注 5-FU 组仅 4%,显然静脉持续输注 5-FU 为更优选择。数项研究进一步比较了卡培他滨或 5-FU 同步放化疗的疗效差异,结果均显示卡培他滨同步放化疗疗效不劣于 5-FU 同步放化疗,并且卡培他滨相比静脉用药更为方便,目前已经成为临床上广泛采用的一种方案。

奥沙利铂和伊立替康联合氟尿嘧啶类在晚期结直肠癌获得广泛应用,并被证明优于单药氟尿嘧啶类,但是在直肠癌的新辅助治疗中联合方案是否优于单药氟尿嘧啶仍不清楚。数项 Ⅲ 期随机对照新辅助研究比较了奥沙利铂联合氟尿嘧啶类同步放化疗对比氟尿嘧啶类单药同步放化疗的差异。其中 4 项研究结果显示奥沙利铂的加入不仅没有提高生存,甚至 pCR 率也没有提高。AIO-04 研究显示奥沙利铂的加入使 pCR 率略有提高(16.5% vs 12.8%)。增效最明显的是中国的 Ⅲ 期随机对照研究 FORWARC 研究,FOLFOX 联合同步放疗将 pCR 率由 14% 提高到了 27.5%。其余四项阴性的 Ⅲ 期研究的同步放化疗方案奥沙利铂均为每周给药,这提示与放疗配伍的不同化疗方案可能导致不同的 pCR 率。另一项 Ⅱ 期研究显示氟尿嘧啶联合同步放疗后手术前给予 6 个 FOLFOX 方案化疗 pCR 率高达 38%。该结果再次提示传统的奥沙利铂每周方案可能不是最佳选择,而 FOLFOX 可能是一个更好的放疗配伍。必须指出的是,直至目前为止,没有任何一项直肠癌新辅助治疗研究证明奥沙利铂联合方案能带来更好的 OS。

除了奥沙利铂被广泛用于直肠癌术前新辅助同步放化疗研究,近年来伊立替康进行了一些初步探索。章真等探索了局部晚期直肠癌患者的每周伊立替康和卡培他滨联合新辅助放疗。uGT1A1 6/6 基因型患者中每周伊立替康最大耐受剂量为 $80mg/m^2$,6/7 基因型患者最大耐受剂量为 $65mg/m^2$。卡培他滨剂量固定为 $625mg/m^2$,2 次 /d,d1~5 每周。52 例患者入组,51 例完成放疗计划,42 例(81%)患者完成了大于 3 个周期伊立替康治疗,43 例(83%)患者接受 R0 根治性手术。在接受切除术的患者中,13 例患者观察到病理完全缓解,15 例有残余肿瘤微病灶。3/4 级白细胞减少 / 中性粒细胞减少发生率 21%,3 级腹泻发生率 17%。尽管该研究显示了良好的病理完全缓解率和可控的不良反应,但是这只是一个小样本研究,仍有待验证。同时伊立替康通过基因调整剂量是否能获得更好的安全性仍缺乏前瞻性随机对照证明,国内各中心也缺乏广泛应用该模式的经验,直肠癌新辅助同步放化疗(双药化疗)能否转化为更好的生存仍远未证明。因此该治疗模式的应用仍应谨慎。

靶向药物在结直肠癌术后辅助治疗全面失败,但在术前新辅助治疗仍尝试了一定的探索。EXPERT-C 研究在直肠癌 XELOX 新辅助同步放化疗中引入每周输注西妥昔单抗,对照组为 XELOX 同步放化疗。结果显示引入西妥昔单抗主要研究终点完全缓解率(包括病理完全缓解和临床完全缓解)并未提高,分别为 9% 和 11%,P=1.0。次要终点 PFS 也未能改善(HR=0.65;P=0.363)。但西妥昔单抗显著提高了客观缓解率(化疗阶段:71% vs 51%,P=0.038;同步放化疗后:93% vs 75%,P=0.028)和 OS(HR=0.27;P=0.034),同时西妥昔单抗带来更大的副作用。尽管另一项联合使用帕尼单抗同步放化疗的小样本研究显示帕尼单抗可以进一步提高缓解率,但能否提高生存仍未清楚。因此目前仍不推荐表皮生长因子抗体常规用于直肠癌术前同步放化疗。与 EGFR 单抗相似,在小样本的单臂研究中贝伐珠单抗也未能获得成功,增加了毒性,导致患者依从性欠佳,主要研究终点 PCR 率未达成。考虑到贝伐珠单抗术后辅助治疗研究结果均为阴性,亦不建议在术前新辅助治疗中联合使用贝伐珠单抗。

尽管放疗带来局部控制效果的提高,但是放疗无可避免地带来了更多的副作用。Peeters 等研究显示放疗可引起更高不良事件发生率,包括大便失禁、皮肤和黏膜受损。去除放疗是否能在减轻不良反应的同时仍有良好的疗效是一个值得关注的问题,我国的 FOWARC 研究对此进行了探索。研究中 495 例患者随机分为 3 个组:A 组 5 周期氟尿嘧啶化疗联合放疗,随后手术,术后 7 周期氟尿嘧啶;B 组 5 周期 mFOLFOX6 化疗联合放疗,术后 4~6 周期 mFOLFOX6;C 组术前 4~6 周期 mFOLFOX6 化疗,术后 6~8 周期 mFOLFOX6 化疗。三组病理完全缓解率分别为 14.0%、27.5% 和 6.6%。降期率分别为 37.1%、56.4% 和 35.5%。放疗组的不良反应和术后并发症发生率显著高于单纯化疗组。该研究目前尚未获得长期生存数据,但至少显示了几个重要信息,术前新辅助去除放疗可以明显减低毒性,同步放化疗的局部控制力强于单纯化疗,单纯化疗的 pCR 率最低,与既往研究不同奥沙利铂联合化疗可以提高 pCR 率。最终的生存结果令人拭目以待,如果单纯化疗的生存不劣于同步放化疗,则术前放疗的价值应予重新认识,同时将再次面临一个实体瘤新辅助治疗的困境,新辅助 pCR 率的提高未必能转化为生存获益。

(四)晚期和转移性结直肠癌的内科治疗

手术和局部治疗能给部分局限期或寡转移结直肠癌带来治愈的可能,但仍有近 50% 的患者疾病为广泛转移,无法治愈而只能以全身性系统治疗为主。尽管结直肠癌是消化肿瘤中对药物治疗较为敏感,疗效最好的病种,但其有效药物极为有限。奥沙利铂、伊立替康、氟尿嘧啶及其衍生物构成了结直肠癌化疗的基础方案,抗血管生成单抗和抗表皮生长因子受体单抗组成靶向治疗的主体。基于有效药物种类并不丰富,合理安排各种药物和治疗策略是获得良好疗效的关键。

1. 一线治疗

(1)奥沙利铂为基础的治疗方案:晚期结直肠癌一线化疗中,氟尿嘧啶 + 亚叶酸钙的基础上联用奥沙利铂可提高缓解率、延长生存期。一项Ⅲ期临床研究将 420 例初治的晚期结直肠癌患者随机分为奥沙利铂 + 氟尿嘧啶 + 亚叶酸钙组和氟尿嘧啶 + 亚叶酸钙组,两组缓解率分别为 50.7% 和 22.3%(P=0.000 1),PFS 分别为 9.0 个月和 6.2 个月(P=0.000 3)。虽然加用奥沙利铂组 OS 有一定的提高,但差异无统计学意义(16.2 个月 vs 14.7 个月,P=0.12)。FOLFOX 方案在一线治疗中的地位得到确定。

卡培他滨与奥沙利铂联用的 XELOX 在一线化疗中显示出一定的疗效。客观缓解率达到 55%。随访 24 个月,中位 TTP 及中位 OS 分别为 7.7 个月及 19.5 个月。XELOX 非劣效于 FOLFOX 方案。NO16966 研究中,XELOX 为基础的方案组与 FOLFOX4 为基础的方案组的中位 PFS 分别为 8.0 个月和 8.5 个月,中位 OS 分别为 19.8 个月和 19.5 个月。XELOX- 安慰剂组中位 OS 为 19.0 个月,FOLFOX4- 安慰剂组为 18.9 个月。FOLFOX4 组 3~4 级中性粒细胞减少及粒细胞缺乏伴发热的发生率高于 XELOX 组。而 XELOX 组 3 级腹泻及手足综合征发生率高。另一项Ⅲ期临床研究也为 XELOX 方案的非劣效提供了证据。XELOX 组与 FOLFOX 组的 ORR 分别为 42% 和 46%,中位 PFS 分别为 8.8 个月和 9.3 个月,中位 OS 分别为 19.9 个月和 20.5 个月。XELOX 组 3~4 级血小板减少及腹泻发生率高。

替吉奥与奥沙利铂联用的 SOX 方案非劣效于卡培他滨与奥沙利铂联用的 CapeOX。两组中位 OS 分别为 19.0 个月和 18.4 个月(P=0.19),中位 PFS 分别为 7.1 个月和 6.3 个月(P=0.10)。

多个临床研究探寻了在细胞毒性药物的基础上联合靶向药物在一线化疗中的效果。贝伐珠单抗联合奥沙利铂为基础的化疗可明显延长 PFS。在一项析因分析中,贝伐珠单抗联合化疗组与安慰剂联合化疗组的中位 PFS 分别为 9.4 个月和 8.0 个月(P=0.002 3)。但两组 OS 及 RR 的差异无统计学意义。而奥沙利铂 + 氟尿嘧啶基础上联用贝伐珠单抗并未增加总体毒性。在与贝伐珠单抗联用时,XELOX 与 FOLFOX 二者疗效仍相似(中位 OS 30.6 个月 vs 27.0 个月,P=0.281;中位 PFS 11.5 个月 vs 11.4 个月,P=0.337)。SOX+ 贝伐珠单抗非劣效于 FOLFOX+ 贝伐珠单抗(中位 PFS 11.7 个月 vs 11.5 个月,$P=0.014$)。在 SOX+ 贝伐珠单抗组,3 级以上食欲减退及腹泻发生率高(分别为 5% 和 9%),而 3 级以上白细胞减少及中性粒细胞减少发生率(分别为 2% 和 9%)则低于 FOLFOX+ 贝伐珠单抗组(分别为 8% 和 34%)。

西地尼布是一种血管内皮生长因子抑制剂。HORIZON Ⅱ 研究中,初治晚期肠癌患者随机接受 FOLFOX/CAPOX 联合西地尼布或安慰剂。结果显示化疗联合西地尼布组 PFS 长于对照组(两组中位 PFS 分别为 8.6 个月和 8.3 个月,$P=0.012\ 1$),但西地尼布的加入未提高 OS 获益(两组中位 OS 分别为 19.7 个月和 18.9 个月,$P=0.570\ 7$)。HORIZON Ⅲ 研究表明,晚期结直肠癌患者接受一线化疗时,在 PFS、OS、ORR 方面,mFOLFOX6 联合西地尼布或贝伐珠单抗的效果相似。mFOLFOX6/ 西地尼布组中位 PFS 及中位 OS 分别为 9.9 个月和 22.8 个月,mFOLFOX6/ 贝伐珠单抗组中位 PFS 及中位 OS 则分别为 10.3 个月和 21.3 个月,两组 ORR 分别为 46.3% 和 47.3%。

阿西替尼是一种 VEGFR 抑制剂。一项 Ⅱ 期临床试验表明,与 FOLFOX6+ 贝伐珠单抗相比,FOLFOX6+ 阿西替尼及 FOLFOX6+ 阿西替尼 + 贝伐珠单抗未提高 ORR、PFS 及 OS。阿西替尼组与贝伐珠单抗组 ORR 分别为 28.6% 和 48.8%($P=0.97$),中位 PFS 分别为 11.0 个月和 15.9 个月($P=0.57$),中位 OS 分别为 18.1 个月和 21.6 个月($P=0.69$)。阿西替尼 + 贝伐珠单抗组 ORR、中位 PFS 及中位 OS 分别为 39%、12.5 个月和 19.7 个月。

一项 Ⅱ 期临床研究显示,ramucirumab 可能会增强 mFOLFOX6 的有效性。共 48 人入组,中位 PFS 为 11.5 个月,中位 OS 为 20.4 个月,ORR 和 DCR 分别为 58.3% 和 93.8%。

Ⅱ 期临床研究 OPUS 中,对于 *KRAS* 野生型的患者,在 FOLFOX4 基础上联用西妥昔单抗提高了缓解率($P=0.002\ 7$),延长了 PFS($P=0.006\ 4$)。Ⅲ 期临床研究中,得到了相似的结果,FOLFOX+ 西妥昔单抗组与 FOLFOX-4 组 ORR 分别为 61% 和 37%($P=0.011$),降低疾病进展风险。而 NORDIC-V Ⅱ 研究未得到类似的结果,将患者随机分为 3 组:A 组 FLOX;B 组西妥昔单抗 +FLOX;C 组西妥昔单抗 + 间歇 FLOX。三组中位 OS 分别为 20.4 个月、19.7 个月和 20.3 个月。西妥昔单抗联合 FLOX 并未增加临床获益。

PRIME 研究表明,帕尼单抗联合化疗可为接受晚期一线治疗的 *KRAS* 野生型患者带来延长的 PFS、OS 及更高的客观缓解率。该研究将患者分为两组:帕尼单抗 +FOLFOX4(1 组)和 FOLFOX4(2 组)。*KRAS* 野生型患者中,1 组与 2 组的中位 PFS 分别为 10.0 个月和 8.6 个月($P=0.01$),中位 OS 分别为 23.8 个月和 19.4 个月($P=0.03$),ORR 分别为 57% 和 48%($P=0.02$)。

一项单臂 Ⅱ 期临床试验探究 necitumumab(EGFR 单克隆抗体)+ mFOLFOX6 在晚期结直肠癌中的疗效。ORR 为 63.6%,中位 OS 及中位 PFS 分别为 22.5 个月和 10.0 个月。*KRAS* 2 号外显子野生型患者预后要优于突变型,两组中位 OS 分别为 30.0 个月和 7.0 个月,中位 PFS 分别为 12.0 个月和 7.0 个月。

RESPECT 研究评估了索拉非尼在一线化疗中的作用。患者被随机分为两组,索拉非尼组:mFOLFOX6+ 索拉非尼;安慰剂组:mFOLFOX6+ 安慰剂。首要研究终点为 PFS。两组中位 PFS 分别为 9.1 个月和 8.7 个月($P=0.46$),中位 OS 分别为 17.6 个月和 18.1 个月。亚组分析中,*KRAS* 或 *BRAF* 无论是野生型还是突变型,索拉非尼组与安慰剂组 PFS、OS 的差异均无统计学意义。

(2)伊立替康为基础的治疗方案:伊立替康是晚期结直肠癌治疗中另一有效药物。一项临床研究结果显示,伊立替康 + 氟尿嘧啶 + 亚叶酸钙疗效优于氟尿嘧啶 + 亚叶酸钙(中位 PFS 7.0 个月 vs 4.3 个月,$P=0.004$;中位 OS 14.8 个月 vs 12.6 个月,$P=0.04$;缓解率 39% vs 21%,$P<0.001$)。另一项研

究亦支持了该结论,伊立替康 + 氟尿嘧啶 + 亚叶酸钙组与氟尿嘧啶 + 亚叶酸钙组中位 TTP 分别为 6.7 个月和 4.4 个月,$P<0.001$；中位 OS 分别为 17.4 个月和 14.1 个月,$P=0.031$；RR 分别为 49% 和 31%,$P<0.001$。

BICC-C 研究比较了三种伊立替康 + 氟尿嘧啶类方案的疗效,结果显示 FOLFIRI 及 FOLFIRI+ 贝伐珠单抗疗效优于其他给药方式,且相对安全。FOLFIRI 组、mIFL 组和 CapeIRI 组中位 PFS 分别为 7.6 个月、5.9 个月及 5.8 个月(FOLFIRI 组与其他两组比较 P 值分别为 0.004 和 0.015),中位 OS 分别为 23.1 个月、17.6 个月和 18.9 个月。CapeIRI 组严重的呕吐、腹泻、脱水发生率较高。FOLFIRI+ 贝伐珠单抗组与 mIFL+ 贝伐珠单抗组相比可明显改善预后($P=0.007$)。

替吉奥与伊立替康联用的 IRIS 方案有效,耐受性可,应用方便。一项 Ⅱ 期临床试验中,IRIS 方案的 CR 率及 PR 率分别为 13.2% 和 50.0%。中位 PFS 及中位 OS 分别为 10.0 个月和 29.1 个月。3~4 级毒性发生率为中性粒细胞减少 15.8%,白细胞减少 7.9%,食欲减退 15.8%,腹泻 10.5%。

一项纳入 209 例患者的 Ⅳ 期临床研究证实:FOLFIRI+ 贝伐珠单抗有效。中位 OS 达 22.2 个月,RR 为 53.1%,DCR 为 85.6%。

CRYSTAL 研究对比了 FOLFIRI+ 西妥昔单抗与 FOLFIRI 的效果。结果显示,FOLFIRI+ 西妥昔单抗较 FOLFIRI 降低了疾病进展风险($HR=0.85$,$P=0.048$)。肿瘤缓解方面,治疗方式与 *KRAS* 突变状态存在交互作用($P=0.03$)。仅 *KRAS* 野生型的人群可从西妥昔单抗中获益。化疗 + 靶向治疗组皮肤反应、输注相关反应及腹泻发生率要高于化疗组。该研究的后续分析显示,对于 *KRAS* 野生型人群,西妥昔单抗可带来明显的生存获益,FOLFIRI+ 西妥昔单抗与 FOLFIRI 组中位 OS 分别为 23.5 个月和 20.0 个月($P=0.001\ 2$),缓解率分别为 57.3% 和 39.7%($P<0.001$)。

贝伐珠单抗与西妥昔单抗在与伊立替康为基础的化疗联用时都表现出有效性。FIRE3 研究探讨了西妥昔单抗和贝伐珠单抗与一线化疗 FOLFIRI 联用的效果是否存在区别。对于 *KRAS* 2 号外显子野生型的患者来说,FOLFIRI+ 西妥昔单抗较 FOLFIRI+ 贝伐珠单抗更为合适。两组在 ORR 及 PFS 方面效果相似,西妥昔单抗组与贝伐珠单抗组 ORR 分别为 62.0% 和 58.0% ($P=0.18$),中位 PFS 分别为 10.0 个月和 10.3 个月($P=0.55$)。然而,在 OS 方面,西妥昔单抗组预后优于贝伐珠单抗组(28.7 个月 vs 25.0 个月,$P=0.017$)。

一线接受帕尼单抗 +FOLFIRI 的人群中,*KRAS* 野生型患者获益大于突变型。客观缓解率为 49%,*KRAS* 野生型(WT)与突变型(MT)人群中客观缓解率分别为 56% 和 38%。WT 组接受 R0 切除的患者多于 MT 组(8% vs 5%)。WT 组及 MT 组中位 PFS 分别为 8.9 个月和 7.2 个月。

奥沙利铂与伊立替康在晚期肠癌中的地位极为重要,多个临床研究比较了 FOLFIRI 与 FOLFOX 在晚期肠癌一线化疗中的区别。两者在缓解率及生存期方面效果相似(ORR 31% vs 34%,$P=0.60$；中位 TTP 7 个月 vs 7 个月；中位 OS 14 个月 vs 15 个月)。FOLFIRI 主要副作用为脱发、胃肠道功能紊乱；FOLFOX 主要副作用为血小板减少及周围神经毒性。FOLFIRI+ 贝伐珠单抗非劣效于 mFOLFOX+ 贝伐珠单抗。两组中位 PFS 分别为 12.1 个月和 10.7 个月(非劣效 $P=0.003$),中位 OS 分别为 31.4 个月和 30.1 个月,RR 分别为 64% 和 62%。对于 *KRAS* 野生型的晚期肠癌患者,化疗联合贝伐珠单抗或西妥昔单抗的 OS、PFS 及客观缓解率无明显差异。其中化疗方案为 mFOLFOX6 或 FOLFIRI。西妥昔单抗 + 化疗组与贝伐珠单抗 + 化疗组中位 OS 分别为 30.0 个月和 29.0 个月($P=0.08$),中位 PFS 分别为 10.5 个月和 10.6 个月($P=0.45$),客观缓解率分别为 59.6% 和 55.2%($P=0.13$)。

（3）奥沙利铂、伊立替康、氟尿嘧啶三药联合方案：GONO 临床研究比较了 FOLFOXIRI 和 FOLFIRI 在一线化疗中的疗效，三药联合化疗在缓解率及预后方面均优于双药组。FOLFOXIRI 和 FOLFIRI 两组 RR 率分别为 66% 和 41%（P=0.000 2），中位 PFS 分别为 9.8 个月和 6.9 个月（P=0.000 6），中位 OS 分别为 22.6 个月和 16.7 个月（P=0.032）。另一项研究也得到类似的结果，中位 PFS 9.8 个月 vs 6.8 个月（P<0.001）；中位 OS 23.4 个月 vs 16.7 个月（P=0.026）；5 年生存率 15% vs 8%。FOLFOXIRI 方案虽然副作用发生率高于 FOLFIRI，但仍在可控范围内。而 HORG 研究中，三药组虽然生存期有所延长、缓解率有所提高，但差异无统计学意义（中位 OS 21.5 个月 vs 19.5 个月（P=0.337）；中位 TTP 8.4 个月 vs 6.9 个月（P=0.17）；RR 43% vs 33.6%（P=0.168）。

一项 Ⅱ 期临床研究表明，COI（卡培他滨 + 奥沙利铂 + 伊立替康）+ 贝伐珠单抗方案在一线治疗中可行。ORR 达到 57%，中位 PFS 及中位 OS 分别为 10.3 个月和 22 个月。严重腹泻发生率为 31%，但是 3~4 级中性粒细胞减少及黏膜炎发生率低，分别为 6% 和 4%。

TRIBE 研究表明，FOLFOXIRI+ 贝伐珠单抗与 FOLFIRI+ 贝伐珠单抗相比可明显延长 PFS（12.1 个月 vs 9.7 个月，P=0.003）及 OS（29.8 个月 vs 25.8 个月，P=0.03），两组 ORR 分别为 65% 和 53%，差异具有统计学意义。

来自中国的一项研究回顾性分析了 138 名晚期结直肠癌患者的特点及预后，结果表明，FOLFOXIRI+ 贝伐珠单抗与 XELOX+ 贝伐珠单抗相比可明显延长生存期、提高缓解率。两组中位 PFS 分别为 13.5 个月和 10.4 个月（P=0.032），ORR 分别为 71% 和 52.2%（P=0.006）。

目前，缺少 *BRAF* V600E 突变人群的大型随机研究。一项 Ⅱ 期临床试验旨在探究 FOLFOXIRI+ 贝伐珠单抗在该人群中的疗效。首要研究终点为 6 月无进展生存率（6m-PFR）。中位随访时间为 25.7 个月，6m-PFR 为 73%。中位 PFS 及中位 OS 分别为 9.2 个月和 24.1 个月。ORR 及 DCR 分别为 72% 和 88%。三药联合 + 贝伐珠单抗可能为一种合理选择。

sunitinib 是一种靶向 VEGFR 及其他激酶的多靶点激酶抑制剂。CESAR Ⅱ 期临床研究中的治疗方案为 FOLFIRI+sunitinib，MRI 显示 21/22 患者的肝转移灶有所缩小，最佳缓解为 PR，17 例患者中有 8 例获得 PR。但因该方案的副作用，一线化疗中不推荐 FOLFIRI+sunitinib 37.5mg/d。

（4）其他探索：探索个体化治疗。一项 Ⅱ 期临床研究中，根据基因分型及免疫组化结果，决定患者一线治疗应用的方案，包括伊立替康、奥沙利铂、FOLFIRI、FOLFOX。38 例应用西妥昔单抗，29 例应用贝伐珠单抗。中位 PFS 为 8.3 月，12 个月 PFS 率为 36.5%（设定 12 个月 PFS 率为 ≥50% 有效）。本研究未观察到明显的 PFS 获益。

探索新的给药模式：TRICOLORE 是一项非劣效性 Ⅲ 期临床研究，对比 IRIS/ 贝伐珠单抗（实验组）与奥沙利铂为基础的标准治疗（mFOLFOX6/ 贝伐珠单抗或 CapeOX/ 贝伐珠单抗，对照组）。首要研究终点为 PFS。目前该研究正在进行。OBELICS Ⅲ 期临床研究将晚期结直肠癌患者随机分为 2 组：标准治疗 mFOLFOX/XELOX+ 贝伐珠单抗，贝伐珠单抗与奥沙利铂同一天给药；实验组化疗方案与对照组相同，改变贝伐珠单抗用药顺序，化疗 4 天前给药。首要研究终点为 ORR，次要研究终点为 OS、PFS、毒性及生活质量。

2. **二线化疗**

（1）奥沙利铂为基础的治疗方案：FOLFOX6 在氟尿嘧啶 + 亚叶酸钙治疗失败后有效。中位 PFS 达到 5.3 个月，中位 OS 达到 10.8 个月。

在 FOLFOX4 的基础上加用贝伐珠单抗延长了生存期。E3200 临床研究中,纳入伊立替康 + 氟尿嘧啶治疗失败的人群,随机接受 FOLFOX4+ 贝伐珠单抗,FOLFOX4,贝伐珠单抗。中位生存期分别为 12.9 个月、10.8 个月和 10.2 个月,中位 PFS 分别为 7.3 个月、4.7 个月和 2.7 个月。

（2）伊立替康为基础的治疗方案:氟尿嘧啶治疗失败后,在最佳支持治疗的基础上加用伊立替康可明显提高 1 年生存率。

IRIS 方案非劣效于 FOLFIRI。FIRIS 临床研究中,纳入人群为氟尿嘧啶联合或不联合奥沙利铂治疗失败的患者。FOLFIRI 组与 IRIS 组中位 PFS 分别为 5.1 个月和 5.8 个月,中位 OS 分别为 17.4 个月和 17.8 个月。既往接受过奥沙利铂的人群中,FOLFIRI 组与 IRIS 组中位 OS 分别为 12.7 个月和 15.3 个月。

伊立替康 + 贝伐珠单抗较 FOLFIRI+ 贝伐珠单抗的毒性小,但两者效果相似。一线奥沙利铂 + 氟尿嘧啶 + 贝伐珠单抗治疗失败后,二线应用伊立替康 + 贝伐珠单抗,中位 PFS 为 5.7 个月,中位 OS 为 11.8 个月,RR 为 6.7%,3~4 级不良反应包括白细胞减少（36.7%）、中性粒细胞减少（50%）、血小板减少（26.7%）、贫血（30%）、腹泻（3.3%）、食欲减退（6.7%）和高血压（3.3%）。

AXEPT Ⅲ期临床研究正在进行,旨在评估 XELIRI ± 贝伐珠单抗在二线治疗中的疗效。

VELOUR 临床试验探究了 aflibercept 在一线奥沙利铂治疗失败患者中的作用。FOLFIRI+aflibercept 组提高了生存获益。FOLFIRI+aflibercept 组和 FOLFIRI+ 安慰剂组的中位 OS 分别为 13.50 个月和 12.06 个月（$P=0.003\ 2$）,中位 PFS 分别为 6.90 个月和 4.67 个月（$P<0.001$）,RR 分别为 19.8% 和 11.1%。

ramucirumab 联合 FOLFIRI 可使患者获益。RAISE 研究纳入一线接受奥沙利铂 + 氟尿嘧啶 + 贝伐珠单抗治疗失败的患者,将其随机分为 FOLFIRI+ramucirumab 组和 FOLFIRI+ 安慰剂。两组中位 OS 分别为 13.3 个月和 11.7 个月（$P=0.021\ 9$）。

来自中国的一项 Ⅱ 期临床试验探究了 FOLFIRI+ 贝伐珠单抗 + 厄洛替尼在二线化疗中的效果。共有 122 例患者入组,中位 PFS 达到 7.1 个月,中位 OS 为 13.5 个月。24 例（19.6%）获得 PR,59 例（48.4%）获得 SD。最常见副作用为皮疹,3~4 级皮疹发生率为 54.1%。

EPIC Ⅲ期临床试验的研究对象是一线奥沙利铂 + 氟尿嘧啶化疗失败的晚期结直肠癌患者,随机接受伊立替康 + 西妥昔单抗或伊立替康单药化疗。西妥昔单抗提高了 PFS（4.0 个月 vs 2.6 个月,$P<0.000\ 1$）、RR（16.4% vs 4.2%,$P<0.001$）及生活质量。

一项 Ⅲ期临床研究旨在探讨西妥昔单抗在 FOLFIRI+ 贝伐珠单抗一线失败的 RAS 野生型患者的应用时机问题。A 组二线伊立替康 + 西妥昔单抗,三线 FOLFOX4 ;B 组顺序与 A 组相反。主要研究终点为 PFS。两组 PFS 差异无统计学意义（9.9 个月 vs 11.3 个月,$P=0.411$）。对于右半结肠患者,AB 两组中位 PFS 分别为 7.9 个月和 10.0 个月（$P=0.012$）,中位 OS 分别为 8.8 个月和 12.6 个月（$P=0.002$）;左半结肠中,两组 PFS 及 OS 差异无统计学意义（中位 PFS 10.8 个月 vs 13.6 个月,$P=0.412$;中位 OS 13.1 个月 vs 20.2 个月,$P=0.859$）。

对于 *KRAS* 野生型患者,帕尼单抗 + 伊立替康三周方案是安全、可行的。23% 患者达到 PR,41% 患者达到 SD。中位 PFS 及中位 OS 分别为 4.5 个月和 15.1 个月。缓解率与皮肤毒性分级相关（$P=0.003\ 2$）。PICCOLO 研究纳入对象为 *KRAS* 野生型、既往氟尿嘧啶 ± 奥沙利铂疾病进展的、不可手术的晚期肠癌患者,分为伊立替康组（对照组）和伊立替康 + 帕尼单抗组（IrPan）。IrPan 组 PFS 及反应率方面均优于对照组。两组在 OS 方面无差异,对照组中位 OS 为 10.9 个月,IrPan 组则为 10.4 个月(P=0.91)。

两项Ⅲ期临床研究均表明,帕尼单抗有益于 PFS 的延长,对 OS 却无影响。在一项旨在研究帕尼单抗与 FOLFIRI 联用方案的有效性及安全性的临床试验中,*KRAS* 野生型患者可从帕尼单抗中获益。帕尼单抗 +FOLFIRI 组较 FOLFIRI 组缓解率明显提高(36% vs 10%,P<0.000 1),中位 PFS 明显延长(6.7 个月 vs 4.9 个月,P=0.023),中位 OS 方面有延长趋势(14.5 个月 vs 12.5 个月,P=0.37)。

GERCOR 研究将患者随机分为 A、B 组,A 组一线治疗为 FOLFIRI,治疗失败后应用 FOLFOX6,B 组顺序相反。两组生存获益及治疗效果相似。AB 两组中位生存期分别为 21.5 个月和 20.6 个月(P=0.99)。A 组 FOLFIRI 与 FOLFOX6 的 RR 分别为 56% 和 15%,中位 PFS 分别为 8.5 个月和 4.2 个月。

(3)其他治疗:PEPCOL 研究在探索新型化疗药物(纳米脂质体伊立替康 PEP02)在二线化疗中的应用。该研究纳入对象为奥沙利铂治疗失败人群,对比了 FOLFIRI 与 FUPEP 方案(PEP02+ 氟尿嘧啶 + 亚叶酸钙)方案。首要研究终点为 2 月 RR,两组 2 月 RR 分别为 7.4% 和 10.7%。FUPEP 生活质量评分要高于另一组。

一项Ⅱ期临床试验探究了 selumetinib(一种小分子激酶抑制剂,靶向 MEK 激酶)在晚期肠癌中的作用。首要研究终点为 RR。研究人群为一线奥沙利铂为基础的化疗 + 贝伐珠单抗治疗失败的 *KRAS* 突变型患者。结果显示,9.7% 患者达到 PR,51.6% 患者达到 SD。中位 PFS 为 105 天,中位 OS 为 267 天。

一些研究探索个体化治疗顺序。STRATEGIC-1 研究纳入 *RAS* 野生型的患者,随机分为两组:A 组,一线 FOLFIRI+ 西妥昔单抗,二线奥沙利铂为基础的化疗 + 贝伐珠单抗;B 组,一线 OPTIMOX+ 贝伐珠单抗,二线伊立替康为基础的化疗 + 贝伐珠单抗,三线抗 EGFR 单克隆抗体 ± 伊立替康。主要研究终点为疾病控制期。

后续治疗:

目前,晚期肠癌二线治疗进展后无标准治疗方案。Jime'nez 等的研究显示,对于既往氟尿嘧啶、奥沙利铂、伊立替康治疗失败的晚期结直肠癌患者,吉西他滨 + 卡培他滨有效。3 个月客观缓解率及疾病稳定率分别为 6.72% 和 37.81%,中位 PFS 及中位 OS 分别为 2.87 个月和 6.53 个月。

Rafael 等研究证实,帕尼单抗与最佳支持治疗相比,可明显延长 PFS,两组中位 PFS 分别为 8 周和 7.3 周,平均 PFS 分别为 13.8 周和 8.5 周。其中,*KRAS* 基因为野生型患者 PFS 获益明显。ASPECCT 研究纳入 *KRAS* 2 号外显子野生型难治性晚期肠癌患者,得出结论:帕尼单抗非劣效于西妥昔单抗。两组 3~4 级副作用发生率亦相似。其中,3~4 级低镁血症发生率在帕尼单抗组高。帕尼单抗组与西妥昔单抗组中位 OS 分别为 10.2 个月和 9.9 个月,中位 PFS 分别为 4.2 个月和 4.4 个月。其中,既往曾接受贝伐珠单抗的患者中,帕尼单抗组 OS 长于西妥昔单抗组。

对于标准治疗后疾病进展的晚期肠癌患者,瑞戈非尼显示出一定疗效。CORRECT 研究纳入标准治疗中或治疗结束后 3 个月内疾病进展的患者。瑞戈非尼组中位 OS 为 6.4 个月,安慰剂组为 5.0 个月,差异有统计学意义(P=0.005 2)。在随机双盲安慰剂对照Ⅲ期临床研究 CONCUR 中,纳入对象为已接受二线以上治疗失败的亚洲人群。既往治疗包括氟尿嘧啶类联合奥沙利铂或伊立替康。晚期肠癌患者随机分为瑞戈非尼组和安慰剂组。主要研究终点为 OS。瑞戈非尼组与安慰剂组中位 OS 分别为 8.8 个月和 6.3 个月(P=0.000 16)。瑞戈非尼与安慰剂相比,可明显延长 OS。瑞戈非尼为难治性晚期肠癌患者提供了新的治疗方法。

一项Ⅲ期临床研究表明，TAS102可延长经过至少二线标准治疗后进展的晚期结直肠癌患者中的生存期，TAS102组与安慰剂组中位 OS 分别为 7.1 个月和 5.3 个月（$P<0.001$）。临床常见的与 TAS102 相关的副作用为中性粒细胞减少、白细胞减少，发生率分别为 38% 和 21%。

nintedanib（一种作用于血管内皮生长因子、血小板源性生长因子、成纤维细胞生长因子的小分子酪氨酸激酶抑制剂）对比安慰剂的Ⅲ期临床研究正在进行。

目前，对于其他靶点的药物亦进行了研究，如 MABp1（一种靶向 IL-1α 的抗体）。

3. 间歇化疗 间歇化疗（又称化疗假期）：①在一段时间内完全停用化疗；②维持治疗，即停用一种或几种药物，仍应用诱导化疗时的其他药物进行维持；③在某一段时期后、进展或残留毒性下降后，再次启用某一方案或药物。

（1）完全停药与持续化疗：多个临床研究表明，完全停药在减少化疗毒性的同时并未影响生存获益。一项临床研究将完成 8 周期伊立替康后疾病未进展的患者进行划分，分为完全停药组和继续化疗至疾病进展组。两组在至治疗失败生存时间（failure-free survival，FFS）及总生存期方面差异无统计学意义。另一项研究中，FOLFIRI 6 周期姑息化疗后，将未发生疾病进展的患者随机分为两组，一组继续 6 周期 FOLFIRI 化疗；一组停用化疗，直至疾病复发，再重启 6 周期 FOLFIRI 方案。持续化疗组与间歇化疗组中位 TTP 分别为 8 个月和 9 个月，两组中位 OS 分别为 21 个月和 15 个月，两组差异无统计学意义。COIN 研究将晚期结直肠癌患者分为三组，A 组方案为持续的奥沙利铂联合氟尿嘧啶，B 组方案为持续化疗加用西妥昔单抗，C 组间歇化疗。A 组与 C 组中位 OS 分别为 15.8 个月和 14.4 个月。间歇治疗组在 3 级及以上的神经毒性方面均优于持续治疗组（发生率分别为 5% vs 27%）。

（2）维持治疗与持续化疗：以下大型临床研究证实维持治疗非劣效于持续化疗，人们进一步探索了不同的维持方案在晚期结直肠癌中的疗效。OPTIMOX1 研究中将 620 例晚期结直肠癌患者按照随机原则接受不同方式的治疗，A 组接受 FOLFOX4 直至疾病进展，B 组接受 6 周期 FOLFOX 方案化疗，达到客观缓解或疾病稳定后进入至多 12 周期的维持治疗，再次重新启用 6 周期原方案。持续化疗组与维持治疗组中位 PFS 分别为 9.0 个月和 8.7 个月（$P=0.47$）；中位 OS 分别为 19.3 个月及 21.2 个月（$P=0.68$）。而维持治疗组 NCI-CTC3 级或 4 级神经毒性患者少于持续化疗组。

MACRO TTD Ⅲ期临床试验评估贝伐珠单抗为维持方案策略的安全性及有效性。持续化疗组与维持治疗组中位 PFS 分别为 10.4 个月和 9.7 个月（$P=0.38$），但未达到预先设定的非劣效性风险比。两组中位 OS 分别为 23.2 个月和 20.0 个月（$P=0.65$）。

NORDIC-V Ⅱ研究证明应用西妥昔单抗作为诱导治疗后的维持方案非劣效于持续化疗。FLOX 持续化疗组，FLOX+ 西妥昔单抗持续治疗组，FLOX+ 西妥昔单抗诱导化疗 + 维持治疗组的三组中位 PFS 分别为 7.9 个月、8.3 个月、7.3 个月；中位 OS 分别为 20.4 个月、19.7 个月、20.3 个月（$P>0.05$）。

CONcePT 临床试验旨在探究间歇应用奥沙利铂 ±Ca/Mg 对比持续应用奥沙利铂 ±Ca/Mg 的有效性及安全性。其中间歇奥沙利铂组以亚叶酸钙 + 氟尿嘧啶 + 贝伐珠单抗进行维持治疗。在 TTF 及 TTP 方面，间歇奥沙利铂组均明显优于持续化疗组（中位 TTF 5.7 个月 vs 4.2 个月，$P=0.002\,6$；中位 TTP 12.0 个月 vs 7.4 个月，$P=0.004\,7$）。

（3）维持治疗与单纯观察：OPTIMOX2 研究将接受一线的晚期结直肠癌患者分为维持治疗

组与单纯观察组,两组人群均接受三个月的 FOLFOX 方案化疗,维持方案为氟尿嘧啶与亚叶酸钙。维持治疗组中位疾病控制时间(DDC)分别为 13.1 个月和 9.2 个月(P=0.046)。中位 PFS 分别为 8.6 个月和 6.6 个月(P=0.001 7)。两组 OS 方面差异无统计学意义。本研究证明维持治疗在疾病控制时间及无进展生存期方面优于单纯观察。

SAKK 41/06 研究旨在探究仅以贝伐珠单抗作为维持方案的有效性。维持治疗组与单纯观察组中位至肿瘤进展时间分别为 4.1 个月和 2.9 个月(P=0.44);中位总生存期分别为 25.4 个月和 23.8 个月(P=0.19),两组间无统计学差异。然而,维持治疗可延长中位无进展生存期,两组分别为 9.5 个月和 8.5 个月(HR=0.75;95% CI 0.59~0.97;P=0.025)。

COIN-B 临床研究将西妥昔单抗作为维持方案。单纯观察组与维持治疗组中位无治疗失败时间分别为 12.2 个月和 14.3 个月,中位 PFS 分别为 3.1 个月和 5.8 个月。西妥昔单抗维持方案可延长无治疗失败时间及无进展生存期。

在 Ⅲ 期临床研究 CAIRO3 中,维持治疗方案为卡培他滨联合贝伐珠单抗。主要研究终点为无进展生存期 2(PFS2),定义为自随机至第二次疾病进展时间。与化疗后单纯观察相比较,维持治疗显著延长了 PFS2(11.7 个月 vs 8.5 个月,P<0.000 1)及 PFS1(8.5 个月 vs 4.1 个月,P<0.000 1)。虽然,维持治疗组手足综合征发生率升高,但该方案耐受性可。两组生活质量评分无明显区别。

来自中国的一项 Ⅲ 期临床研究证实了单药卡培他滨维持治疗的有效性。维持治疗可明显延长 PFS,两组中位 PFS 分别为 6.43 个月和 3.43 个月(P<0.001)。维持治疗组中位 OS 虽然长于单纯观察组,但差异无统计学意义(25.63 个月 vs 23.30 个月,P=0.224 7)。维持治疗组较观察组出现的常见 3 级或 4 级毒性反应为中性粒细胞减少、手足综合征及黏膜炎。

OPTIMOX3 研究中,以单一靶向药物或两种靶向药物为维持方案的治疗,靶向药物为贝伐珠单抗及厄洛替尼。双药维持组中位 PFS 为 10.1 个月,单药维持组为 9.3 个月(P=0.019);两组中位 OS 分别为 24.9 个月和 22.1 个月(P=0.035)。该研究表明了双靶向药联合维持治疗的有效性。然而,Nordic ACT2 研究未得到相同的结论。KRAS 野生型患者随机接受贝伐珠单抗 ± 厄洛替尼(wt-B 组,wt-BE 组),基因突变型患者随机进入贝伐珠单抗组或卡培他滨组(mut-B 组,mut-C 组)。wt-BE 组和 wt-B 组中位无进展生存期分别为 5.7 个月和 3.6 个月(P=0.787)。mut-B 组和 mut-C 组中位无进展生存期分别为 3.9 个月和 3.7 个月(P=0.501)。

免疫调节剂 MGN1703 在维持治疗中亦显示出一定疗效。一线标准化疗后得到疾病控制的人群随机接受 MGN1703 或安慰剂。MGN1703 组 PFS 明显延长(9.2 个月 vs 8.6 个月,P=0.03)。

4. 跨线治疗 在晚期结直肠癌中,抗血管生成治疗在发生耐药后,仍可发挥作用。

Ⅱ 期临床研究证明贝伐珠单抗在跨线治疗时仍有效。CCOG-0801 Ⅱ 期临床研究的人群为 mFOLFOX6 联合贝伐珠单抗一线化疗失败的患者,二线应用 FOLFIRI 联合贝伐珠单抗,首要研究终点为 PFS2(定义为入组至二线治疗后的疾病进展)。中位 PFS2 为 18.0 个月。GCOG 001 SILK Ⅱ 期临床研究纳入对象为一线接受 mFOLFOX6/FOLFIRI 联合贝伐珠单抗治疗失败的人群,首要研究终点为 RR。RR 为 16.2%。中位 PFS 为 150 天,中位 OS 为 417 天。

ML18147 研究中,将一线接受贝伐珠单抗 + 化疗 3 月以上进展的晚期结直肠癌患者随机分为 2 组,化疗 + 贝伐珠单抗组和化疗组,两组中位 OS 分别为 11.2 个月和 9.8 个月(P=0.062);中位 PFS 分别为 5.7 个月和 4.1 个月(P<0.000 1)。在疾病进展后,贝伐珠单抗联合标准二线化疗

仍可带来生存获益。BEBYP 研究中,患者在一线化疗 + 贝伐珠单抗治疗失败后,二线随机接受化疗联合或不联合贝伐珠单抗。继续应用贝伐珠单抗组中位 PFS 为 6.8 个月,单纯化疗组则为 5.0 个月,差异有统计学意义。ML18147 研究结果显示跨线治疗贝伐珠单抗可显著获益,该研究提早终止。

EAGLE 研究旨在探讨贝伐珠单抗跨线治疗时不同剂量组的有效性。FOLFIRI+ 贝伐珠单抗 10mg/kg 组与 FOLFIRI+5mg/kg 组相比,在 PFS(6.4 个月 vs 6.1 个月,$P=0.676$)和 TTF(5.2 个月 vs 5.2 个月,$P=0.967$)方面差异无统计学意义。

在特定的人群中,跨线应用西妥昔单抗可带来生存获益。来自意大利的一项 Ⅱ 期临床研究 CAPRI-GOIM 探索了西妥昔单抗在跨线治疗中的作用。纳入人群为 FOLFIRI+ 西妥昔单抗治疗失败的晚期肠癌患者,随机分为两组:A 组,FOLFOX+ 西妥昔单抗;B 组,FOLFOX。主要研究终点为 PFS。两组中位 PFS 分别为 6.4 个月和 4.5 个月($P=0.19$)。然而,对于 KRAS、NRAS、BRAF 及 PIK3CA 野生型的患者,A 组 PFS 明显延长(6.9 个月 vs 5.3 个月,$P=0.025$),OS 有延长趋势(23.7 个月 vs 19.8 个月,$P=0.056$)。

5. 转化治疗

(1)奥沙利铂为基础的方案:对于不可切除且仅有肝转移的患者,mFOLFOX6 方案安全,且缓解率较高(PR 率达到 50%,38.9% 患者接受手术治疗,R0 切除率占到 36.1%)。

化疗基础上加用靶向治疗在转化治疗中的有效性也得到证实。在 TORU BEPPU 等的 Ⅱ 期临床研究中发现,对于仅存在肝转移的患者,mFOLFOX6+ 贝伐珠单抗方案是安全有效的。肝切除率达到 40%(16/40),R0 切除率为 25%。ORR 为 30%,中位 PFS 及中位 OS 分别为 9.7 个月及 33.0 个月。另一项 Ⅱ 期临床研究也证明了 mFOLFOX6+ 贝伐珠单抗的有效性,研究 1 组中,化疗后可切除的患者比例由基线 36.1% 升至 47.2%。研究 2 组中,化疗后可切除的患者比例由基线 11.1% 升至 63.9%。

SOX+ 西妥昔单抗在转化治疗中显示出一定的疗效。一项研究纳入 KRAS 野生型的仅存在肝转移的患者,共 33 例。接受 4~6 周期 SOX+ 西妥昔单抗,ORR 为 63.6%,48.5%(16/33)的患者可切除肝脏,13 例达到 R0 切除。中位 OS 和中位 PFS 分别为 31.6 个月和 9.7 个月。(2015 SOX+ 西妥昔单抗转化)两周方案的 SOX+ 西妥昔单抗的 RR 达到 67%(12/18),其中,2 例达到 CR,10 例达到 PR。4 例接受肝脏切除(22.2%)。3~4 级不良反应发生率为 28%。

贝伐珠单抗及西妥昔单抗联合化疗在转化治疗中均有效,学者们进一步探寻更为个体化的方案。一项研究表明根据 KRAS 状态选择转化治疗方案有助于提高手术切除率。mFOLFOX6+ 西妥昔单抗者 22 例,突变型接受 mFOLFOX6+ 贝伐珠单抗者 12 例。两组 ORR 分别为 77.3% 和 41.7%($P=0.04$)。肝切除术患者占 58.8%,野生型与突变型转化率分别为 72.7% 和 33.3%($P=0.03$)。R0 切除率为 47.1%。

卡培他滨 + 奥沙利铂联合靶向药物在转化治疗中的效果也得到了证实。一项研究纳入结肠癌肝转移患者,接受帕尼单抗 +XELOX 方案治疗。总体 ORR 为 54%。KRAS 野生型患者中(35 例),ORR 为 65%,其中 15 例为不可切除的肝转移患者,经治疗后转变为可切除病灶。中位 PFS 及中位 OS 分别为 8.5 个月和 21.9 个月。肝转移手术治疗者 OS 长于仅姑息化疗者($P<0.001$)。(2013 帕尼单抗转化)对于高风险预后欠佳肝转移人群,CAPOX+ 贝伐珠单抗方案的 RR 达 78%,40%(12/30)不可手术切除的病灶转变为可切除。

对于转移灶不仅局限于肝脏的晚期结直肠癌患者,化疗后转移灶切除术亦可行,尤其是在接受以奥沙利铂为基础的化疗患者中。患者分别接受 IFL、FOLFOX4、IROX 方案化疗。24 例接受了转移灶的切除(16 例肝脏手术,6 例射频消融,2 例肺部手术),其中,22 人接受的是奥沙利铂为基础的治疗(FOLFOX 及 IROX 各 11 例)。中位 OS 为 42.4 个月,中位 TTP 为 18.4 个月。另一项研究中,对于 KRAS 野生型患者,帕尼单抗 +FOLFOX4 组及 FOLFOX4 组完全切除率分别为10% 和 8%。仅有肝转移的患者中,完全切除率分别为 28% 和 18%。

(2)以伊立替康为基础的方案:对于不可切除肝转移的结直肠癌患者,伊立替康 +5-FU/FA 新辅助化疗的 ORR 达到 47.5%,32.5% 的患者最终接受肝脏的切除术。在肝转移灶较大的人群中,化疗效果尤为明显。转移灶 >5cm 的患者中,手术率高达 50%。

靶向药物的加入不仅提高了手术切除率,亦带来生存获益。CELIM 研究中,纳入对象为不可切除和 / 或肝转移灶 ≥ 5 个的结直肠癌肝转移患者。A 组与 B 组接受的治疗分别为 FOLFOX/ 西妥昔单抗和 FOLFIRI/ 西妥昔单抗。两组在 OS 及 PFS 方面无差异($P>0.05$),化疗后 R0 切除患者的 OS 显著延长(53.9 个月 vs 21.9 个月,$P<0.001$)。关于该研究 KRAS 状态的回顾性分析显示,野生型患者的手术切除率因西妥昔单抗的加入由 32% 提高至 60%。另一项研究也为西妥昔单抗联合化疗可提高晚期结直肠癌患者的肝转移灶切除率提供了证据。A 组治疗方案为化疗(FOLFIRI 或 mFOLFOX)联合西妥昔单抗,B 组为单纯化疗。首要研究终点为肝转移切除转化率。A 组与 B 组肝转移灶 R0 切除率分别为 25.7% 和 7.4%($P<0.01$)。中位随访时间为 25 个月,A 组较 B 组的 3 年生存率及中位生存时间均显著提高。

(3)奥沙利铂、伊立替康、氟尿嘧啶三药为基础的方案:GONO 研究比较了 FOLFOXIRI 和 FOLFIRI 的效果,FOLFOXIRI 组转移瘤 R0 切除率明显提高(15% vs 6%,$P=0.033$),肝转移的患者中,FOLFOXIRI 和 FOLFIRI 两组 R0 切除率分别为 36% 和 12%。FOLFOXIRI 组中位 PFS 及中位 OS 亦明显延长,分别为 9.8 个月和 22.6 个月,两组间差异均有统计学意义。然而,HORG 研究并未得到相似的结果,虽然三药联合化疗组转移瘤切除率较双药组有所提高(10% vs 4%),但差异无统计学意义($P=0.08$)。

学者们对三药联合方案 + 不同靶向药物的效果进行了探索。OPAL 研究中,三药联合 + 贝伐珠单抗的 ORR 达到 64%,27% 的人接受了手术治疗,18% 为 R0 切除。接受手术治疗的人群中位 OS 为 36.9 个月,而非手术组中位 OS 为 22.6 个月。与双药(mFOLFOX6)+ 贝伐珠单抗相比,三药(FOLFOXIRI)+ 贝伐珠单抗切除率高(61% vs 49%)。R0 切除率在三药 + 贝伐珠单抗组可达到 49%,而另一组仅为 23%。来自中国的一项 II 期临床研究比较了不同的三药联合方案 + 贝伐珠单抗在转化治疗中的效果,FOLFOXIRI+ 贝伐珠单抗与 XELOXIRI+ 贝伐珠单抗的客观缓解率分别为 52.2% 和 71%($P=0.023$)。两组转移灶 R0 切除率差异无统计学意义(16% vs 11%,$P=0.462$)。

对于仅有肝转移的结直肠癌患者,西妥昔单抗联合 chrono-IFLO(伊立替康、氟尿嘧啶、亚叶酸钙、奥沙利铂)方案手术转化率可达 60%。中位 OS 为 37 个月,手术组与非手术组 2 年生存率分别为 80.6% 和 47.1%($P=0.01$)。减量前后 3~4 级腹泻的发生率为 93% 和 36%。

对于 KRAS、NRAS、HRAS、BRAF 均为野生型的患者,在接受 mFOLFOXIRI+ 帕尼单抗治疗后,43%(16 例)的患者接受了转移灶的二次手术,R0 切除率达到 35%,末次治疗至手术的时间为 34 天。对于仅有肝转移的患者,R0 切除率达到 75%。R0 切除的患者中有 23%(3 例)达到了pCR。

八、免疫治疗

（一）结直肠癌免疫治疗

结直肠癌的遗传学改变相较于黑色素瘤、肾癌及非小细胞肺癌更为复杂，从而导致其对免疫治疗的反应差异较大，临床研究也滞后于这些肿瘤。结直肠癌的免疫治疗主要分为主动免疫（细胞因子、免疫检查点抑制剂、协同刺激通路及瘤苗）和被动免疫（过继细胞治疗及单克隆抗体）。目前研究较热的是免疫检查点抑制剂和重塑 T 细胞疗法，给恶性肿瘤的免疫治疗及个体化免疫治疗开启了新的领域，但在结直肠癌中的应用还处于起步阶段，还有很多问题需要深入研究，除了最关注的治疗有效性之外，安全性、优势人群的筛选及耐药等问题都需要更多循证医学证据。

（二）免疫检查点抑制剂

免疫检查点抑制剂依靠激活肿瘤微环境中的 T 细胞发挥抗肿瘤作用，最新研究发现还可以增加肿瘤相关巨噬细胞的吞噬能力并延长生存。最早的免疫检查点抑制剂是针对细胞毒性 T 淋巴细胞相关抗原 4（cytotoxic T-lymphocyte-associated protein 4，CTLA-4）的伊匹木单抗，后出现了针对程序性细胞死亡受体 1（programmed cell death protein 1，PD-1）单抗（纳武利尤单抗和帕博利珠单抗）及其配体 PD-L1 单抗（阿替利珠单抗、avelumab 和度伐利尤单抗）。这些分子表达于 T 细胞表面保护机体免于过度活跃的免疫系统，肿瘤细胞也可以通过协同抑制分子、抑制性 T 细胞及巨噬细胞隐藏自己的表面分子，或表达抑制性 T 细胞分子而使肿瘤细胞对机体免疫逃逸。针对 CTLA-4、PD-1 和 PD-L1 的单抗可阻止这种免疫抑制，从而引起免疫识别和免疫应答。目前主要批准用于肾癌、黑色素瘤、肾癌及非小细胞肺癌等，在结直肠癌中尚没有大规模Ⅲ期临床研究结果，在Ⅰ、Ⅱ期临床研究中有了可喜的发现。

1. PD-1 单抗单用或联合应用　2010 年 JCO 发表了含 14 例结直肠癌的Ⅰ期临床研究结果，其中唯一一例 CR 患者为 67 岁男性，持续了超过 21 个月。2012 年 Suzanne 等含 19 例结直肠癌的研究发现不同剂量组的抗 PD-1 单抗治疗后均未见明显反应。其他研究结果发现结直肠癌中大量免疫细胞浸润的患者预后更佳，而大量免疫细胞浸润更多见于 dMMR 者。因此，为验证 dMMR 肿瘤患者对免疫检查点抑制剂的敏感性，Le 等于 2015 年在《新英格兰杂志》发表了Ⅱ期临床研究结果（NCT01876511）。共入组 41 例，其中结直肠癌 32 例，帕博利珠单抗用法是 10mg/kg，每 2 周重复。主要研究终点是：免疫相关的客观有效率及 20 周免疫相关 PFS 率。结果发现：dMMR 结直肠癌免疫相关有效率和 20 周 PFS 率分别为 40% 和 78%，而 pMMR 者分别为 0% 和 11%，dMMR 患者的中位 PFS 和中位 OS 分别为 2.2 个月和 5.0 个月。dMMR 的非结直肠癌患者与结直肠癌患者相似，免疫相关有效率和 20 周 PFS 率分别为 71% 和 67%。重要的是，通过全基因组测序发现 dMMR 肿瘤的平均突变基因数为 1 782 个，而 pMMR 者平均为 73 个。支持了研究的假设，提示高体细胞突变负荷与免疫检查点抑制剂疗效及生存有关。这是第一项应用基因特征指导肿瘤免疫治疗的研究，对于接受 PD-1 单抗治疗的 dMMR 肿瘤，基因学特征比组织学更重要，从此改变了以往的按照肿瘤类型个体化治疗的模式。2016 年 ASCO 会议对该研究扩大试验及结果更新进行了报道，入组患者均 ≥2 线以上化疗进展的结直肠癌患者，分为 A 组 dMMR 组（28 例）和 B 组 pMMR 组（25 例），主要终点为 20 周的 ORR 和 PFS，次要终点为 DCR、PFS、OS 及安全性。结果发现 dMMR 组在有效性及生存方面均有明显的优势。其中，dMMR 组的 ORR 和 DCR 分别为 50% 和 89%，而 pMMR 组分别为 0% 和 16%。pMMR 组的中位 PFS 和中位 OS 分别为 2.4 个月和 6 个月,dMMR 组中 21/28 仍在研究中,中位 PFS 及中位 OS 均未达到,24 个月的 PFS 率和 OS 率分别为 61% 和 66%。在 14 例有明显反应的患者中,只有 1 例在 4.6 个月的治疗后发生二次耐药伴脑转移。

　　PD-1 单抗与 CTLA-4 联用的结果也很让人惊奇,这项研究是由 Overman 等在转移性结直肠癌中进行的 Ⅱ 期临床研究(CheckMate-142)。入组患者为 PS 评分为 0~1, ≥1 线治疗不耐受/进展。主要研究终点是 MSI-H 患者的 ORR(标准为 RECIST v1.1),探索性终点为安全性、耐受性、PFS、OS、MSS 患者的 ORR 及生物标志物。治疗方案:纳武利尤单抗 3mg/kg 对比纳武利尤单抗 3mg/kg+ 伊匹木单抗 1mg/kg。2016 年 ASCO 会议汇报的中期结果显示确认 PR 率分别为 27% 和 15%,疾病控制率分别为 51% 和 80%,纳武利尤单抗 3mg/kg 组的中位 OS 为 16.3 个月,两药联合组尚未取得中位生存数据。2017 年 ASCO 会议更新了两药联合组的生存数据,ORR 和 DCR 分别为 41% 和 78%,中位反应时间为 2.7 个月,中位 DoR、PFS 和 OS 仍未达到。两药联合组不良反应发生率更高,3/4 级药物相关不良事件发生率高达 37%,导致治疗中断的不良反应为急性肾损伤、转氨酶升高、坏死性肌炎、结节病、呼吸困难及血小板减少症。纵然如此,CheckMate-142 在结直肠癌免疫治疗探索历程中还是有重要的价值,作为二线及以上治疗时有 4% 的完全缓解,有效率为二线化疗的 2 倍以上,这是在既往化疗从未达到的有效率和疾病控制率。

　　2. PD-L1 单抗　2012 年《新英格兰杂志》发表的含 18 例结直肠癌的多中心 Ⅰ 期临床研究中,至今这些患者对 PD-L1 单抗无明显反应。与肺癌或其他类型肿瘤相比,结直肠癌中免疫组化方法检测到 PD-L1 表达率更低。2017 年 ASCO 会议发布的研究:107 例结直肠癌,肿瘤细胞 PD-L1 阳性率为 14%,与 *RAS*、*TP53* 无突变相关,无突变与有突变者的阳性率分别为 31% 和 12%。目前一些 PD-L1 单抗正在进行 Ⅱ、Ⅲ 期临床研究,其中,AVETUS-CRC 研究(AIO KRK 0216,NCT:201600443426)是一项应用 FOLFOX 方案联合 avelumab 和 cetuximab 一线治疗转移性结直肠癌的 Ⅱ 期临床研究。Ⅲ 期临床研究(ATOMIC study,NCT02912559)则比较了阿替利珠单抗在 Ⅲ 期 dMMR 或 MSI 结肠癌辅助治疗中的价值,该研究为随机、对照研究,对比 FOLFOX 方案单用或联用阿替利珠单抗治疗后的 DFS,拟入组 700 例患者,如获得阳性结果将改变靶向治疗药物在术后辅助治疗中无用武之地的状况。

　　(三)优势人群的筛选

　　免疫治疗特别是检查点抑制剂的优势人群的筛选及精准治疗不依据于肿瘤的类型,那么结直肠癌中哪些人群更适合免疫治疗? dMMR 或 MSI 是不是免疫检查点起效的必须条件? PD-L1 表达是不是必要条件? MSS 的结直肠癌患者是否可能会有效?

　　2017 年 ASCO 会议若干针对免疫检查点抑制剂的研究进行了报道。其中,CheckMate-142 研究的更新提示了结直肠癌中免疫治疗更易获益人群,结果发现 PD-L1 表达 ≥1%、*BRAF/KRAS* 野生型及 Lynch 综合征者有效率更高。一项针对 430 例进展期胃肠道肿瘤、泌尿生殖系统肿瘤的研究结果,31.0% 结直肠癌中发现了 PD-L1 表达,而只有 4.0% 为 dMMR 表型,两者之间没有明显的相关性(P=0.267)。因此 PD-L1 表达并非结直肠癌免疫检查点抑制剂治疗的必须条件。至于 MSS 的结直肠癌是否会从免疫治疗中获益,2017 年 ASCO 报道了针对应用特异性甲基化抑制剂阿扎胞苷和帕博利珠单抗治疗 MSS 结直肠癌的 Ⅱ 期临床研究结果,主要研究终点是 ORR,次要研究终点是 PFS 和 OS。在 30 例 MSS 的结直肠癌中 1 例 PR,3 例 SD。ORR 为 3%,远低于 dMMR 人群中的有效率,中位 PFS 及中位 OS 分别为 2.1 个月及 6.2 个月。该治疗方法不良反应发生率高达 63%，大多数为 1~2 级。由此可见，dMMR 仍是优势人群筛选的重要条件，其原因可能是 dMMR 或 MSI 结直肠癌中更多的肿瘤抗原负荷。

为更好地理解结直肠癌的免疫治疗的优势人群，需了解最新的结直肠癌分子分型及免疫评分。2015 年《自然》的医学子刊（Nature Medcine 杂志）发表了结直肠癌的分子分型（consensus molecular subtypes，CMS），是由多国专家组成的 CRC 分型联盟通过各种参数开发的数学算法进行的分型，并描述了各亚型的关键生物学特征，整合了其他数据资源如基因突变、基因活性、免疫系统激活、细胞代谢、癌细胞类型以及向周围组织侵袭能力的分子学和临床数据，来评估这样的亚型分配与临床及患者预后是否相关。该分型已纳入 NCCN 指南（Version 1，2017），但尚未在临床实践中进行推荐。该分型共分为 CMS1~CMS4 四型及剩余约 13% 无法分型的过渡类型或非均质性类型。前四型分别有不同的遗传学、生物学特点及临床特点，最典型的是以 MSI 为特征的 CMS1 型和以间叶细胞基因高表达为特征的 CMS4 型。CMS1 型（MSI 免疫型，14%）特点：高突变性、微卫星不稳定性及过表达 DNA 损伤修复蛋白，具有强烈的免疫激活。生物学特征是与弥漫免疫浸润相关基因表达增多，主要是 TH1 和细胞毒性 T 细胞，与 MSI 结直肠癌呈现的强烈的免疫浸润通路激活一致，该型中 *BRAF* 基因突变更常见。临床特征是：常见女性、右半结肠癌、有较高的组织病理学分级。具有该分子特征的患者复发后生存很差。CMS2 型（经典型，37%）特点：更频繁的癌基因拷贝数增加及抑癌基因丢失，呈现上皮分化及 Wnt 和 MYC 信号通路的激活和下游靶点强烈上调。临床特征：主要位于左半结肠，复发后生存较好。CMS3 型（代谢型，13%）具有明显的代谢异常。与其他染色体不稳定肿瘤比较的不同是：更少的体细胞拷贝数变异，近 30% 与 MSI 重叠的高突变和更高的 CpG 岛甲基化表型。生物学特点是富集多种代谢特征，特定的突变是 *KRAS* 突变及过表达。CMS4 型（间质型，23%）生物学特征：上皮间质转化相关基因明显上调及 TGFβ 信号通路、血管生成、基质重塑通路及补体系统相关的特征。临床特征是：更多见于较晚期Ⅲ、Ⅳ期，总生存和 RFS 更差。该分型方法有助于鉴别结直肠癌的侵袭性、对治疗的反应，特别是对靶向药物及免疫治疗药物的反应具有指导价值，从遗传学及生物学特征可以看出只有 CMS1 和 CMS4 型高表达免疫特征。

记忆 T 细胞和 CD8+T 细胞高浸润的结直肠癌患者 PFS 和 OS 更长，基于此提出了免疫评分（immune score）的概念。免疫评分通过计算肿瘤中心及浸润边缘的 CD3/CD45RO，CD3/CD8 或者 CD8/CD45RO 两个细胞群阳性的细胞计数获得的，分为 0~4 分。2016 年 Giannakis 等通过对 619 例结直肠癌全基因组测序发现，更高的新抗原负荷与总淋巴细胞浸润、TIL、记忆 T 细胞及结直肠癌特异性生存正相关。如何通过提高新抗原负荷提高免疫治疗的疗效？目前有研究发现，免疫治疗联合化疗、放疗或靶向药物治疗均可以促进肿瘤中 TIL 细胞的数量，从而提高免疫治疗的疗效。具有抗血管生成作用的贝伐珠单抗也与结直肠癌患者的免疫有关。

鉴于目前研究结果的指南推荐情况：NCCN 指南（Version1，2017）中进行了更新：对于 dMMR 或 MSI-H 的晚期结直肠癌患者，纳武利尤单抗或者帕博利珠单抗可选择应用，推荐的用法：纳武利尤单抗 3mg/kg，每 2 周重复。帕博利珠单抗 2mg/kg，每 3 周重复。但目前仍不推荐用于Ⅱ期和Ⅲ期结肠癌的辅助治疗，除非是临床研究。在 2016 年更新的转移性结直肠癌的 ESMO 指南中提到：MSI 检测可以强烈地预测免疫检查点抑制剂的应用价值，因此 MSI 检测作为ⅡB 类证据推荐。

（四）免疫检查点不良反应及治疗费用

需要注意的是免疫检查点抑制剂的不良反应的问题,在于免疫检查点抑制剂对免疫细胞的解放不仅仅局限于肿瘤部位,因此,可能带来一系列全身性的、可控性差的免疫反应。该类药物严重的、由免疫介导的不良反应发生率高达 21%~41%,发生在皮肤、肝脏、肾脏、胃肠道等,应用帕博利珠单抗或纳武利尤单抗最严重的不良反应是肺炎,发生在 3%~7% 的患者中。2016 ASCO 会议上报道了对 5 666 例患者的评估发现纳武利尤单抗和帕博利珠单抗治疗实体瘤应用的不良反应情况,所有级别的不良反应及发生率分别为甲状腺功能减退 6.5%、皮疹 12.5%、肺炎 2.6% 和结肠炎 1%。荟萃分析结果显示 PD-1 和 PD-L1 抑制剂在老年患者中的有效性,以 65 岁为界两组没有显著的统计学差异。

免疫检查点抑制剂本身比较昂贵,不良反应发生率较高,因此治疗不良反应的费用也占相当比例。2016 年 ASCO 会议上报道了 627 例患者应用免疫检查点抑制伊匹木单抗、纳武利尤单抗和帕博利珠单抗的费用及治疗不良反应的费用情况,治疗费用分别是 101 290 美元、38 078 美元和 58 008 美元,治疗不良反应的费用分别为 8 216 美元、9 616 美元和 8 547 美元,比例分别为 6.3%、17.6% 和 16.0%。由此可见,治疗费用以伊匹木单抗最高,治疗相关毒性的平均费用及所占比例均以 PD-1 单抗更高。

（五）抗原修饰免疫细胞疗法

肿瘤细胞在体内存在免疫逃逸,不易被免疫细胞识别和杀伤,提高免疫细胞对肿瘤的识别和杀伤能力是免疫治疗很重要的途径之一。在经典细胞免疫治疗过程中发现,针对某些特定抗原的免疫细胞具有潜在的治疗效果,因此结合重组改造使细胞免疫治疗更具靶向性。目前在研究的主要有抗原修饰免疫细胞 T 细胞及 NK 细胞。嵌合抗原受体 T 细胞免疫疗法(chimeric antigen receptor T-cell immunotherapy,CAR-T)是重塑 T 细胞的途径之一,是利用嵌合抗原受体修饰 T 细胞,从而特异性地识别肿瘤相关抗原,改善肿瘤的免疫抑制微环境、打破宿主免疫耐受状态。与传统 T 细胞识别抗原的区别是 CAR-T 细胞无须主要组织相容性复合体(MHC)限制,有助于克服肿瘤细胞的免疫逃逸。研究早期主要用于血液系统恶性肿瘤,后逐渐用于实体瘤的免疫治疗。2015 年《柳叶刀》(LANCET)杂志发表了 CD19-CAR-T 细胞制作的可行性及有效性的研究结果,在 21 例复发耐药的急性淋巴细胞白血病或非霍奇金淋巴瘤中,治疗前均接受淋巴细胞清除性化疗,CD19-CAR-T 细胞分两个剂量组:1×10^6/kg 组和 3×10^6/kg 组,90% 患者成功产生了 CD19-CAR-T 细胞(2 例未达到指定浓度,其中一例达到了 CR,一例 SD)。疗效评估发现 CR 率高达 66.7%,无微小残留病灶者占 60%。这是一个很鼓舞人心的结果。目前的研究逐渐扩展到嵌合性抗原受体 NK(CAR-NK)细胞的研究,因为 NK 细胞杀伤活性高并以非特异性方式对肿瘤细胞进行杀伤。目前 CAR-T 技术在国内已有上海、南京等多家医院中开展,体现了国内医学紧跟国外的步伐。

九、结直肠癌随诊、家族遗传性筛查

（一）结直肠癌随诊

我们应该根据复发的风险和患者的功能状态(最初的 5 年非常重要)来指导临床监测。

1. I~Ⅲ期结直肠癌 患者接受根治性治疗(即无肿瘤残存)后,其基本监测包括定期病史采集、体格检查以及癌胚抗原检查,应每 3~6 个月进行一次,连续监测 2 年,之后每 6 个月一次直至术后 5 年。结肠镜检查推荐在手术切除后 1 年进行；若术前因为肠梗阻未行肠镜检查者，推荐在 3~6 个月时进行。术后 3 年可重复进行肠镜检查，然后每 5 年检查一次。若肠镜检查发现晚期腺瘤如绒毛状息肉，息肉>1cm 或高级别上皮内瘤变，则应在 1 年内重复肠镜检查。高危 Ⅱ 期及 Ⅲ 期患者推荐手术后的前 3 至 5 年每年进行胸部，腹部及盆腔部位的 CT 检查。5 年以后可不再常规进行 CEA 监测和 CT 扫描。目前尚不推荐将 PET-CT 作为常规随访监测的手段，临床研究除外。复发风险度较高的患者应增加检查的频率。Lynch 综合征患者在治疗后监测过程中结肠镜随访频率应该更高，至少每年一次肠镜检查。

2. **Ⅳ期结直肠癌** 若接受了以根治性治疗为目的手术以及随后的辅助治疗后，患者达到无肿瘤残留（NED）状态，其监测包括定期病史采集、体格检查以及癌胚抗原检查，应每 3~6 个月进行一次，持续监测 2 年，之后每 6 个月检查一次直至满 5 年。推荐结肠镜检查在手术切除后 1 年左右进行；若术前因为肠梗阻未行肠镜检查者，推荐术后 3~6 个月时进行。之后术后 3 年进行肠镜检查，然后每 5 年检查一次。若肠镜发现晚期腺瘤如绒毛状息肉，息肉>1cm 或高级别上皮内瘤变，则应该在 1 年内重复肠镜检查。在辅助治疗结束的前 2 年内每 3~6 个月行胸、腹、盆腔 CT 增强扫描一次，之后每 6~12 个月一次，总共 5 年；不推荐 PET-CT 作为随访监测的常规检查。

3. **推荐进行二级预防** 如保持健康的体重以及积极的生活方式。

（二）家族遗传性筛查

遗传性肿瘤在结直肠癌人群中占有重要比例，具有遗传性、高发性、多发性和多器官发生等特点。临床上依据患者有无多发性息肉病，将遗传性结直肠癌分为遗传性息肉病和遗传性非息肉病性结直肠癌（HNPCC）两大类，其分别约占结直肠癌的 5% 和 5%~15%。遗传性息肉病又可细分为遗传性腺瘤性息肉病和遗传性错构瘤性息肉病，前者包括家族性腺瘤性息肉病、Turcot 综合征等，后者包括 Peutz-Jeghers 综合征、家族性幼年性息肉病、Cowden 综合征、Bannayan-Ruvalcaba-Riley 综合征等。以上两类遗传性结直肠癌的遗传方式均为常染色体显性遗传。因此，应投入更多医疗资源，对每一位结直肠癌患者进行家族谱系调查，一旦确诊遗传性结直肠癌，应进行终生家系随访，以便早发现、早治疗。

1. **遗传性非息肉病性结直肠癌** 遗传性非息肉病性结直肠癌（hereditary nonpolyposis colorectal cancer, HNPCC）是一常染色体显性遗传性疾病。约占结直肠癌总数的 5%~15%。错配修复蛋白（MMR）基因胚系突变是发病的分子遗传学基础。该基因的突变可导致错配修复蛋白的截短或表达降低，使基因复制时错误增加，导致微卫星不稳定（MSI），最终引起肿瘤发生。1966 年 Lynch 等详细地描述了这类家系的遗传以及临床病理特征，又称 Lynch 综合征。根据基因测序来检测 MMR 基因是否发生了胚系突变可以确诊 Lynch 综合征。但患者之前通常会进行 2 轮的筛选：首先需要筛选家族史，其次是对肿瘤组织进行初步检测。可以通过免疫组化方法检测 MMR 蛋白表达，明确是否存在该蛋白表达缺失；进一步通过 PCR 方法分析 MSI，检测肿瘤组织中短 DNA 重复序列的数量来判定。若免疫组化提示 MLH1 基因缺失，需进一步检测 BRAF 基因。若 BRAF 突变则表明 MLH1 表达缺失是体细胞中 MLH1 基因的启动子甲基化引起，并非通过胚系突变导致。

家族史的诊断标准，最初是 Amsterdam 标准 I：①家族中至少 3 人经病理确诊为结肠癌，且其中 1 人为其他 2 人的直系亲属；②必须连续累及 2 代人；③至少有 1 人结直肠癌发病早于 50 岁；④排除家族性腺瘤性息肉病。由于该标准未考虑结直肠外恶性肿瘤的重要性，于是制订了

Amsterdam 标准Ⅱ：①家族中至少有 3 例以上患 HNPCC 相关癌（结直肠癌、子宫内膜癌、胃癌、卵巢癌、小肠癌、输尿管和肾盂癌、脑癌、胆管癌、皮肤癌）；②必须连续累及 2 代人；③至少有 1 人结直肠癌发病早于 50 岁；④排除家族性腺瘤性息肉病。

2. 家族性腺瘤性息肉病　家族性腺瘤性息肉病（familial adenomatous polyposis，FAP），又称家族性结肠息肉病（familial polyposis coli，FPC）、腺瘤性结肠息肉病（adenomatous potyposis coli，APC），是一种杂合性的常染色体显性遗传性结肠疾病。5 号常染色体上显性基因（*FAP*）的突变是该病的致病因素。男性和女性具有相同遗传性，外显率接近 100%。这些患者中约 75%~80% 有家族史，20%~25% 无家族史。若患者是新发的基因突变，其后代仍可表现为常染色体显性遗传。其主要临床表现为结直肠内生长的腺瘤性息肉可达 100 个以上。部分患者还可出现结肠外的病变。对于结肠多发息肉合并多发表皮样囊肿及多发性骨瘤者曾被称为 Cardner 综合征。FAP 是结直肠癌的前期病变，若不进行肠切除，几乎所有的患者在 40 岁以前均会发生息肉恶变，占所有结直肠癌的 5%。FAP 息肉常形成于 10~20 岁，20~30 岁时出现症状，自然病程约 10~20 年。最常见的症状为便血，癌变多发生于 30 多岁，若不进行积极治疗，平均死亡年龄约 42 岁，比散发型结直肠癌要早 20 年。对确诊本病的患者和家属必须进行密切随访和详细的遗传学咨询。FAP 的筛选检查可降低确诊时的癌症发生率。除基因筛选外，还可以采用结肠镜检查，气钡双重造影等，其中结肠镜筛选是非常重要的筛查手段。建议从 10~12 岁开始行结肠镜筛查，对于发现有肠外病变者，需高度重视，定期检查，持续到 50 岁左右。

十、结直肠癌内科治疗方案

（一）术前新辅助（T_{3+} 或 N_+ 的直肠癌，考虑术前新辅助联合放化疗）

1. mFolfox6

奥沙利铂　85mg/m²，d1

亚叶酸钙　400mg/m²，d1（若为左旋亚叶酸钙，则为 200mg/m²）

5-FU　400mg/m² 静滴 d1，然后 1 200mg/m²/d×2 天持续泵入（相当于总量 2 400mg/m² 持续泵入 46~48 小时）

每 2 周一周期，术前术后共化疗 6 个月

2. CapeOx

奥沙利铂　130mg/m²，d1

卡培他滨　1 000mg/m² b.i.d. 口服，d1~14，q.21d.

每 3 周一周期，术前术后共化疗 6 个月

3. sLVFU2

亚叶酸钙　400mg/m²，d1（若为左旋亚叶酸钙，则为 200mg/m²）

5-FU　400mg/m² 静滴 d1，然后 1 200mg/（m²·d）×2 天持续泵入（相当于总量 2 400mg/m² 持续泵入 46~48 小时）

每 2 周一周期，术前术后共化疗 6 个月

4. 卡培他滨

卡培他滨　625mg/m² b.i.d.，口服，d1~14 q.21d.

术前术后共化疗 6 个月

第25章

（二）术后辅助（高危Ⅱ期或Ⅲ期根治术后，不联合靶向治疗）

1. mFolfox6

奥沙利铂　85mg/m²，d1

亚叶酸钙　400mg/m²，d1（若为左旋亚叶酸钙，则为 200mg/m²）

5-FU　400mg/m² 静滴 d1，然后 1 200mg/（m²·d）×2 天持续泵入（相当于总量 2 400mg/m² 持续泵入 46~48 小时）

每 2 周一周期

2. CapeOx

奥沙利铂　130mg/m²，d1

卡培他滨　850~1 000mg/m²，bid，口服，d1~14

每 3 周一周期

3. 体质较弱者使用单药时方案

（1）sLV5FU2

亚叶酸钙　400mg/m²，d1（若为左旋亚叶酸钙，则为 200mg/m²）

5-FU　400mg/m² 静滴 d1，然后 1 200mg/（m²·d）×2 天持续泵入（相当于总量 2 400mg/m² 持续泵入 46~48 小时）

每 2 周一周期

（2）卡培他滨

卡培他滨　850~1 250mg/m²，b.i.d.，口服，d1~14

每 3 周一周期

注：高危Ⅱ期患者建议行 MMR 检测，MSI-H 的患者不能从氟尿嘧啶类药物中获益，可考虑不行此类药物化疗。2 周方案 12 周期，3 周方案 8 周期，均为半年的治疗时间。

（三）同步放化疗

1. **放疗 +5-FU 持续泵入**

放疗期间：5-FU 225mg/m²，持续泵入 24 小时，d1~5 或 d1~7，每周一次

2. **放疗 +5-FU/LV**

亚叶酸钙　20mg/m²，静滴，d1~4

5-FU　400mg/m² 静滴，d1~4，放疗第 1 周及第 5 周予化疗

3. **放疗 + 卡培他滨**

放疗期间：卡培他滨　825mg/m²，b.i.d.，口服，d1~5，每周一次

（四）晚期结直肠癌治疗

1. **化疗方案**

（1）mFolfox6

奥沙利铂　85mg/m²，d1

亚叶酸钙　400mg/m²，d1（若为左旋亚叶酸钙，则为 200mg/m²）

5-FU　400mg/m² 静滴 d1，然后 1 200mg/（m²·d）×2 天持续泵入（相当于总量 2 400mg/m² 持续泵入 46~48 小时）

每 2 周一周期

伊立替康 180mg/m², d1

亚叶酸钙 400mg/m², d1(若为左旋亚叶酸钙,则为 200mg/m²)

5-FU 400mg/m² 静滴, d1, 然后 1 200mg/(m²·d)×2 天持续泵入(相当于总量 2 400mg/m² 持续泵入 46~48 小时)

每 2 周一周期

(2) CapeOx

奥沙利铂 130mg/m², d1

卡培他滨 850~1 000mg/m² b.i.d., 口服, d1~14

每 3 周一周期

(3) FOLFOXIRI

奥沙利铂 85mg/m², d1

伊立替康 165mg/m², d1

亚叶酸钙 400mg/m², d1(若为左旋亚叶酸钙,则为 200mg/m²)

5-FU 1 600mg/m²/d×2 天持续泵入(相当于总量 3 200mg/m² 持续泵入 48 小时)

每 2 周一周期

注: 由于三药联合方案不良反应较大,可根据情况适当调整剂量(5-FU 使用剂量是基于欧洲研究的数据。很多患者往往对 5-FU 耐受的剂量较差。5-FU 初始计量推荐为和 FOLFOX 或者 FOLFIRI 一样)。

(4)体质较弱者使用单药时方案

1)sLV5FU2

亚叶酸钙 400mg/m², d1(若为左旋亚叶酸钙,则为 200mg/m²)

5-FU 400mg/m² 静滴 d1, 然后 1 200mg/(m²·d)×2 天持续泵入(相当于总量 2 400mg/m² 持续泵入 46~48 小时)

每 2 周一周期

2)卡培他滨

卡培他滨 850~1 250mg/m², b.i.d., 口服, d1~14

每 3 周一周期

注: 对于结直肠癌肝转移,有根治切除可能的患者,根据患者情况,可酌情考虑两药或三药联合方案或是否联合靶向治疗。

2. 靶向治疗

(1)贝伐珠单抗(与上述方案联合使用):5mg/kg 每 2 周一次;7.5mg/kg 每 3 周一次。

(2)西妥昔单抗(KRAS/NRAS 野生型)(可与 folfox、folfiri、伊立替康联合使用或单用):400mg/m²,第一次,之后 250mg/m²,每周一次或 500mg/m²,每 2 周一次。

(3)帕尼单抗(*KRAS/NRAS* 野生型)(可与 folfox、folfiri 联合使用或单用):6mg/kg,每 2 周一次。

(4)阿柏西普(可与 folfiri 联合用于晚期结直肠癌二线治疗):4mg/kg,每 2 周一次。

(5)瑞戈非尼(单用于晚期结直肠癌的三线治疗):160mg,qd,口服,d1~21 每 4 周重复。

第 4 节　胰　腺　癌

　　胰腺癌是世界范围难治性恶性肿瘤,预后极差,唯一有可能治愈胰腺癌的方法是手术,但是由于胰腺癌早期诊断极其困难,大部分胰腺癌患者都丧失了手术机会,而且绝大部分进行Whipple 手术的患者也将在 10 年内复发。毫无疑问,胰腺癌的治疗需要多学科合作,为患者提供个体化的治疗方案。

一、流行病学

　　（一）概述　　胰腺癌发病率占全身恶性肿瘤的 1%~4%,占消化道恶性肿瘤的 8%~10%,全球范围内每年新诊断的胰腺癌约为 27.87 万例,在癌症中排第十三位。60% 的胰腺癌患者生活在发达国家。2016 年在美国,胰腺癌已经超过乳腺癌成为美国癌症死亡率第三位的恶性肿瘤,尽管我们对基因组学和肿瘤微环境的研究不断深入,但目前来看胰腺癌的生存率并没有得到太大改观,5 年生存率仍然在 10% 以下。根据美国癌症协会的最新统计数据显示,2016 年美国胰腺癌预计新发病例数为 53 070 例,死亡病例数为 41 780 例,在恶性肿瘤病死率中排第 4 位,5 年生存率仅 8%。全世界范围来看,胰腺癌每年造成 138 100 名男性死亡和 127 900 名女性死亡。

　　（二）地域分布　　胰腺癌发病率在工业化程度高的发达国家和地区相对较高,且死亡率和发病率相近,而在非洲和亚洲某些地区发病率则偏低。2008 年全球统计资料显示,北方国家发病率是赤道国家的 3~4 倍,且随纬度升高而升高,发达国家高于不发达国家 3~4 倍。在中国,城市地区的胰腺癌死亡率与农村地区比值为 2.55∶1,而无论农村还是城市,都呈现东部高于中部,中部高于西部的趋势。

　　（三）人群分布

　　1. **年龄**　　发病率与年龄密切相关,老年化越重的国家发病率越高。美国 2005 年诊断胰腺癌的患者中位年龄为 72 岁,5%~10% 患者发病年龄小于 50 岁,80% 以上胰腺癌病例集中在60~80 岁年龄组。我国统计资料显示胰腺癌发病年龄在 50~60 岁最多,约 38%,年发病率男性80~84 岁年龄组高达 100/10 万,女性 80~84 岁年龄组年发病率 73/10 万。

　　2. **性别**　　胰腺癌男性发病率高于女性,男女比例通常为 1.1∶1~2.5∶1。

　　3. **种族**　　在美国,白种人男女性发病率低于黑种人和毛利族人,其中又以非洲裔美国人发病率最高。新西兰的毛利族人也是高危发病人群。值得注意的是胰腺癌低发病率出现在非洲,而非洲裔美国人发病率却是美国最高的。另外从全世界范围来看低发病率地区人种移入高发病率地区,其后代胰腺癌发病率升高,这就表明环境和生活方式的影响极有可能胜过遗传。目前我国尚无关于不同种族胰腺癌发病率的统计报道。

二、病因学

　　（一）吸烟　　与胰腺癌发病率升高明确相关,但其中导致胰腺癌的特殊致癌物质尚未完全确定。有研究表明诊断胰腺癌前吸烟史达 15 年以上的人群才具有发病风险。另有研究证实戒烟者在戒烟 10~15 年之后患病率会降到终生不吸烟者患病率水平。

（二）饮酒　根据美国 2007 年资料显示葡萄酒、啤酒、烈酒之间的胰腺癌发病风险无明显差别。另外 2010 年一项 meta 分析显示无论男性或是女性过度饮酒均可中度增加胰腺癌的发病风险,少量饮酒与胰腺癌无明显相关。关于剂量与胰腺癌的关系,认为每天饮酒超过 40g 可增加患病风险。

（三）饮食　胰腺不直接接触摄入的食物,任何一种影响都要通过改变胰腺代谢的内环境或者通过胰腺与血源性致癌物接触而发挥作用。同时由于许多营养物质之间存在高度共性,因此很难确定某种单一营养素对胰腺癌发病的影响。目前研究认为饮食和生活习惯与胰腺癌相关的支持依据是,低发病率人群移居到高患病率的地区后,其胰腺癌发病率也随之增多。有多项研究表明总能量摄取、饱和脂肪酸、动物蛋白与胰腺癌发病率呈正相关,而水果和蔬菜与胰腺癌发病率呈负相关。遗憾的是目前的饮食假说都来自经验性观察,而不具有明确的生物学机制。

（四）肥胖和体力劳动　一项对胰腺癌病例随访 6 年后进行的队列研究分析发现,体重指数（body mass index,BMI）>30m^2/kg 发生胰腺癌的危险性显著增高。同时有研究表明静坐类职业者发生胰腺癌危险性较其他职业升高。

（五）职业暴露　包括亚硝酸盐、金属镉、石油、清洗剂、磨光机剂、放射剂等多种化学和物理因素具有引发胰腺癌可能。

（六）血型　来自 the Nurses' Health Study 的研究表明 O 型血比非 O 型血人群胰腺癌患病率低,但血型与胰腺癌患病风险的确切机制有待进一步阐明。

（七）疾病史

1. **糖尿病**　目前多数研究认为糖尿病与胰腺癌发生关系密切,糖尿病患者发生胰腺癌的风险显著升高。另外有研究发现胰岛素在体外对胰腺癌细胞有直接、剂量依赖的促生长作用,所以认为接受胰岛素治疗的糖尿病患者是易感人群,也有学者认为胰腺肿瘤组织释放的细胞因子（如肿瘤坏死因子）在高浓度下可抑制胰岛素释放,所以糖尿病究竟是胰腺癌的早期症状或并发症,还是致病因素,一直存在争议。

2. **慢性胰腺炎**　由于慢性胰腺炎和胰腺癌两者的危险因素类同,故明确慢性胰腺炎是否是胰腺癌病因比较困难。现在一般认为慢性胰腺炎所导致的长期胰腺炎症很可能会促进胰腺癌的发生、发展,而且很可能受饮酒、吸烟、胆石症等因素的交互影响。

3. **胆囊切除和胃部分切除**　有研究表明胆囊切除术后体循环缩胆囊素水平升高,促进胰腺腺泡的增生和肥大,从而诱发胰腺癌。另外有观察发现胃大部切除后患者（尤其是术后 20 年以上）是胰腺癌的危险人群,有学者推断是由于胃切除后消化道 pH 升高导致致癌物质在消化道内增多。

4. **幽门螺杆菌**　有学者发现幽门螺杆菌在胃窦部种植后可导致 D 细胞数量减少,因此生长抑素释放减少,促使胃泌素释放增加,从而刺激胰腺组织增生。但这项假说的准确性有待进一步确认。

（八）遗传因素　流行病学研究证实胰腺癌有家族聚集的特点,下列几个家族性疾病很有可能与胰腺癌的发生有关,如 *TP16* 突变相关的家族性非典型多发性痣黑色素瘤综合征、*STK11* 突变相关的 Peutz-Jeghers 综合征、错配修复基因缺陷相关的遗传性非息肉性结直肠癌、*BRCA2* 突变相关遗传性乳腺癌和卵巢癌、阳离子胰蛋白酶原基因突变相关的家族性胰腺炎等。

三、分子致病机制

胰腺癌分子致病机制复杂,发现染色体重排导致的基因破坏在胰腺癌患者中普遍存在,常见影响导致胰腺癌发生的关键基因,如 *TP53*、*SMAD4*、*CDKN2A*、*ARID1A* 和 *ROBO2*,以及新发现的胰腺癌驱动因子,如 *KDM6A* 和 *PREX2*。在胰腺癌中可见到多种基因突变,一部分是胚系突变,一部分是体细胞突变,常见的突变类型大致可以划分为以下三类。

(一)原癌基因的激活 超过 90% 的胰腺癌发生了 *KRAS* 突变,*KRAS* 基因突变导致 KRAS 蛋白过度激活,进而导致由生长因子启动的信号过度传导。在老鼠身上的研究发现,*KRAS* 突变参与了胰腺上皮内瘤变的发生、发展为浸润性胰腺癌的过程。

(二)抑癌基因的失活 75%~85% 的胰腺癌发生 *TP53* 突变。大约 95% 的胰腺癌发生 *TP16* 突变,另外与 *TP16* 突变相关的家族性非典型性多发性痣黑色素瘤(familial atypical multiple mole melanoma,FAMMM)患者其胰腺癌发生风险也增加。

DPC4/Smad4DPC4 基因失活约在 50% 的胰腺癌患者中发生,Smad4 蛋白失去 C 末端保守序列后不能与 Smad3、Smad4 结合,导致肿瘤细胞对 TGF-β 的抑制信号丧失应答。

(三)错配修复基因的失活 *MSH2*、*MLH1* 基因突变大约出现在 4% 的胰腺癌患者中。含有这种基因突变的胰腺癌与遗传性非息肉病性大肠癌(hereditary non-polyposis colorectal cancer,HNPCC)综合征相同,都具有微卫星不稳定性,并且从目前研究来看,其对 5-FU 反应不佳,但比一般的导管腺癌预后要好。

另外 *STK11* 突变相关的 Peutz-Jeghers 综合征、*BRCA2* 突变相关遗传性乳腺癌和卵巢癌、阳离子胰蛋白酶原突变相关的家族性胰腺炎等家族性疾病都可增加胰腺癌的患病风险。

四、病理学

胰腺癌多数来自导管上皮,少数来自腺泡上皮。胰腺上皮性肿瘤分类见表 25-23。

在胰腺恶性肿瘤中最常见的是胰腺导管腺癌,其发病高峰在 50~70 岁,40 岁前极少见,占胰腺恶性肿瘤的 85%~90%,且一半以上发生在胰头,可产生黏液,故可用黏液卡红染色,并特征性表达细胞角蛋白,还可表达 CEA、CA19-9、EMA。另外 DPC4 在 55% 胰腺导管腺癌中失活,而在反应性或正常上皮无失活,所以 DPC4 免疫组化染色是 *DPC4* 基因失活非常敏感和特异的标志物,同时值得注意的是常见的导管腺癌无微卫星不稳定并且极少见野生型 *KRAS*。

五、临床表现

胰腺癌早期症状隐匿,缺乏特异性,诊断十分困难,所以应尽早关注胰腺癌的相关临床表现。

(一)临床症状 胰腺癌约 95% 来源于胰腺外分泌细胞,5% 源于胰岛细胞,且 70% 的胰腺癌位于胰头部,因此胰腺癌主要临床表现是肿块压迫引起的相关症状,并伴随内分泌或外分泌的改变,且症状的变化与肿块的大小和部位及有无转移有关。

1. 腹痛 是胰腺癌最常见的症状,往往早于黄疸出现,以中上腹多见。主要是由于癌肿压迫胰管,胰管不同程度的梗阻、扭曲及压力增高,出现上腹持续或间歇性疼痛。早期往往表现为饱胀不适或钝痛,常在进食后 1~2 小时加重,可因为饮酒或进食油腻食物而引发阵发性剧烈上腹部疼痛。典型的胰腺癌腹痛常在仰卧时加重,弯腰或屈膝时减轻,可能是因为癌肿浸润压迫腹腔神经丛。而胰体或胰尾的肿瘤更常出现腰背部的疼痛。

表 25-23 胰腺上皮性肿瘤分类

外分泌肿瘤	腺泡细胞肿瘤
浆液性囊腺瘤	腺泡细胞囊腺瘤
囊性浆液性囊腺瘤	腺泡细胞囊腺癌
实性浆液性囊腺瘤	腺泡细胞癌
VHL 相关性浆液性囊腺瘤	神经内分泌肿瘤
黏液性囊性肿瘤	神经内分泌微腺瘤(<0.5mm)
低级别或中级别异型性	高分化神经内分泌肿瘤
高级别异型性(原位癌)	神经内分泌癌
浸润癌	小细胞神经内分泌癌
导管内肿瘤	大细胞神经内分泌癌
导管内乳头状黏液性肿瘤	多项分化的上皮性肿瘤
低级别或中级别异型性	混合型腺泡 - 神经内分泌癌
高级别异型性(原位癌)	混合型腺泡 - 神经导管癌
浸润癌	混合型导管 - 神经内分泌癌
导管内嗜酸细胞性乳头状肿瘤	胰母细胞瘤
导管内管状乳头状肿瘤	分化方向不确定的上皮性肿瘤
低级别或中级别异型性	实性 - 假性乳头状肿瘤
高级别异型性(原位癌)	其他上皮性肿瘤
浸润癌	畸胎瘤
浸润性导管癌	淋巴上皮囊肿
管状腺癌	
腺鳞癌	
胶样腺癌	
肝样癌	
髓样癌	
印戒细胞癌	
未分化癌	
肉瘤样癌	
间变性癌	
伴破骨细胞样巨细胞分化的未分化癌	

2. **体重减轻** 虽然消化道肿瘤都可以引起体重减轻,但胰腺癌患者的体重下降最为突出,10% 患者往往以消瘦为首发症状,一般患者可在 1 个月内体重减轻 10kg 以上。

3. **黄疸** 不同部位的癌肿,黄疸的出现时间和严重程度各不相同。乳头壶腹癌 100% 有黄疸出现,90% 胰头癌患者在病程中出现黄疸,胰体、尾癌往往晚期才出现黄疸。黄疸的特征是肝外阻塞性黄疸,呈持续性进行性加重,尿色如浓茶,粪便呈陶土色,皮肤呈棕色伴瘙痒。

4. 其他消化道症状　包括上腹不适、食欲缺乏、脂肪泻、消化道出血等。

5. 其他表现　①发热:约 10% 患者病程中出现发热;可表现为低热、间歇热、不规则热。可能与癌组织坏死或癌细胞本身释放的内源性致热原因子有关;② 症状型糖尿病:体型消瘦、无糖尿病家族史的老年人突然出现糖尿病或原有糖尿病无明显原因突然加剧者,应警惕发生胰腺癌的可能,发生原因可能与癌肿破坏胰岛组织有关;③游走性血栓性静脉炎;④皮下脂肪坏死、结节样丘疹红斑、多发性关节疼痛多见于腺泡细胞癌患者(肿瘤释放脂肪酶所致)。

〔二〕体征　最重要的体征是胆囊肿大,多见于胰头癌伴肝外胆道梗阻患者。梗阻性黄疸伴有无痛性胆囊肿大称为库瓦西耶征,是诊断胰头癌的重要指征。而腹部包块、肝大、腹水、左锁骨上淋巴结肿大常见于胰腺癌晚期,多由于癌肿广泛浸润转移引起。

六、实验室检查

〔一〕一般化验检查

1. 血液学检查　早期多无异常,中晚期可出现红细胞和血红蛋白减少,当病变侵及肝脏时,可出现出血时间及凝血时间延长。

2. 尿常规　胰腺癌累及肝脏或胆道时,常可出现胆道梗阻,尿胆红素可变为强阳性。当胰岛受到胰腺癌细胞侵犯时,可出现尿糖阳性。晚期胰腺癌患者,由于免疫功能减弱,还可以出现泌尿系统感染。

3. 便常规　早期粪便检查无明显异常。中晚期患者由于出现胆道梗阻以及胰腺外分泌功能不足,粪便颜色可变浅,还可见消化道残渣,显微镜下可发现脂肪、淀粉颗粒、肌纤维等。

〔二〕血液生化检查

1. 肝功能　当胰腺癌累及肝胆,可发生肝脏转移或胆道梗阻。由于肝细胞受损,可出现转氨酶的升高;同时 γ- 谷氨酰转肽酶及碱性磷酸酶排泄受阻,逆流入血,也可明显升高;肝脏合成蛋白功能降低,可导致血清总蛋白、白蛋白降低;发生梗阻性黄疸时,血胆红素和直接胆红素明显升高。

2. 血糖和糖耐量　当胰腺肿瘤细胞破坏胰岛细胞时,可出现高血糖或糖耐量异常。

3. 酶学检查　正常情况下来自胰腺的多种酶可进入血液,并经肾脏排泄。而当胰腺发生肿瘤、炎症等病变时,胰酶可大量释放入血,使血和尿中的酶活性增加。当胰腺实质细胞大量破坏时,胰酶分泌减少,血和尿中酶活性也降低。

(1)淀粉酶:可来自胰腺,也可由唾液腺和十二指肠近端产生。胰腺癌早期,血尿淀粉酶升高,而当肿瘤大量破坏胰腺组织时,血尿淀粉酶可降至正常。

(2)脂肪酶:仅由胰腺产生,故对胰腺疾病的诊断有较高的特异性。部分胰腺癌患者在合并胰管梗阻时,血脂肪酶可以出现升高,而后期则降低。

(3)人胰弹力蛋白酶(HPE):在胰腺癌患者血中,人胰弹力蛋白酶水平可不同程度升高。20世纪 80 年代,Satake 等研究证实,当胰腺恶性肿瘤直径>2cm 时,HPE 即可出现增高。Magnan认为 HPE 对直径 ≤5cm 的胰腺癌敏感性高。当胰腺癌发生广泛浸润后,胰腺组织大量破坏,HPE 水平下降,HPE 对胰腺癌诊断敏感性降低。另外 HPE 对胰头癌诊断的敏感性较其他部位高,可能与胰腺头部血管丰富有关。

（4）胰蛋白酶 - 肌酐清除率比值：近年来研究发现，胰腺癌患者血清胰蛋白酶 - 肌酐清除率比值增加，这可能与癌肿阻塞胰管，导致亚临床胰腺炎有关。

（三）血清肿瘤标志物检查　检测血清肿瘤标志物是胰腺癌诊断的常规方法之一。近年来，许多学者对胰腺肿瘤标志物进行了大量的研究，其中以 CA19-9 最为深入。但是很遗憾至今仍然未找到一种胰腺癌高敏感性及特异性的肿瘤标志物，且早期诊断价值有限。

CA19-9 是一种糖类抗原，可在正常的胰腺、胆管、胃、结肠和唾液上皮细胞内表达。当细胞发生癌变时，可导致细胞表面的糖类结构发生变化，抗原性质发生改变。目前认为，这是应用最为普遍并敏感性相对较高的胰腺癌肿瘤标志物。但是，值得注意的是 CA19-9 是 Lewis 血型抗原的一部分，5%~10% 的人群不表达 *Lewis* 基因，所以对于不表达 *Lewis* 基因的人群，CA19-9 不能作为该人群筛查胰腺癌的指标。通常认为 CA19-9>37U/L 则为异常，此时诊断胰腺癌的敏感性和特异性分别为 77% 和 87%。而当以 70U/L 作为临界值时，敏感性和特异性分别为 72% 和 92%。另外 CA19-9 还可用于判断预后和复发，术前 CA19-9 水平低者预后相对较好，术后 CA19-9 降至正常其生存期相对较长。

七、影像学以及组织病理检查

（一）腹部超声　任何出现梗阻性黄疸或是上腹痛、体重减轻的患者，腹部超声通常是首选检查，因为超声对发现胆管扩张和胆管梗阻有很高的敏感性。胰腺癌通常表现为局部低回声、低血流信号、边缘不规则的肿块；同时大多数胰头癌压迫胆总管导致梗阻部位以上的胆管扩张，表现为胆总管扩张和胆囊增大；另外，胰管也可因为肿瘤部位不同而发生中断、移位扭曲，若肿瘤浸润胰管管壁也可出现胰管闭塞。当胰腺癌侵袭周围脏器和血管时，还会有不同表现。最常见的是淋巴结转移，胰腺周围、腹主动脉、肠系膜上动脉、下腔静脉等周围都可以见到椭圆形的低回声淋巴结，较大时可相互融合。如果肿瘤浸润胃壁，胃壁各层次可僵硬、消失。当发生肝转移时，肝内可出现多发低回声或等回声占位。腹部超声发现胰腺肿瘤的敏感性约为 89%，对大于 3cm 的胰腺癌敏感性更可以高达 95%，但是对小胰腺癌敏感性偏低。当然，超声检查也会受限于检查医师的技术水平。

（二）CT　CT 对于胰腺大于 2cm 的肿瘤，其敏感性可接近百分百。但对于<2cm 的肿块其敏感性只有 77%，所以对于尚未诊断胰腺癌的患者并不作为首选检查。随着多层螺旋 CT 技术的发展，胰腺三期扫描得以实现。对于胰腺癌的诊断，以胰腺期扫描价值最大，因为胰腺癌为少量供血的乏血管肿瘤，而正常胰腺血供丰富。胰腺期正常胰腺实质明显强化，与肿瘤密度相差最大，有利于癌肿的检出。同时对胰腺癌的分期评价，也有很高的价值。动脉期动脉血管强化最明显，有利于动脉血管受侵犯的判断，肝脏期肝实质强化明显，转移灶显示低密度，因此可检出肝转移。胰腺癌在平扫 CT 表现为等密度或稍低密度病灶，与正常胰腺组织界限欠清晰。而增强扫描即可见到典型表现：在胰腺期，病灶表现为明显低于周边正常胰腺组织的低强化区，并可见到胰周血管（腹腔动脉、肠系膜动静脉、门静脉）的挤压移位。通常而言，胰腺癌对上述血管的侵犯、包绕为手术的禁忌证。另一个征象是双管征，即胆总管和主胰管扩张。双管征出现在 70% 左右的胰腺癌病例，但并不能由此诊断胰头恶性肿瘤，因为有些良性的腺瘤和自身免疫性胰腺炎也可以出现这个征象。毫无疑问，由于 CT 可以判断胰腺癌对周围脏器、血管的侵犯程度，故为判断胰腺癌病灶能否手术切除的重要检查手段。

（三）PET-CT　PET-CT 是影像学领域的高端技术设备，集功能显像和解剖显像于一身，不仅能准确显示病灶的范围、大小以及与邻近组织器官的关系，还能鉴别肿瘤的良恶性，提供肿瘤生物学活性信息，有助于评估临床是否适宜进行手术治疗。但其本身还存在着局限性，如非特异性炎性假瘤或结核均会引起假阳性。所以在胰腺癌的诊断过程中，应结合患者的病史、症状、体征和其他辅助检查来提高诊断的准确性。

（四）ERCP（endoscopic retrograde cholangiopancreatogram，经内镜逆行性胰胆管造影术）　ERCP 的优势在于能清晰地显示胆管树和胰管，所以在检出肝外胆管阻塞方面是优于经腹超声和 CT，所以任何怀疑有胆总管结石的患者都可以进行 ERCP。在诊断胰腺癌方面，其敏感度是 92%，灵敏度是 96%，同时还可以在 ERCP 下吸取胰液进行细胞学检查或进行胰管活检。但在 ERCP 下进行细胞或组织学检查其敏感度明显低于 EUS 指导的细针穿刺活检。另外，由于 ERCP 是有创操作，在其操作过程中可能出现注射性胰腺炎、胆管炎、出血甚至死亡（致死率0.2%）。正因如此，ERCP 在胰腺癌治疗方面似乎作用更大，它可以解除因肿瘤压迫而发生的梗阻性黄疸。值得注意的是，如果患者的病灶可以手术切除，即使在术前发生黄疸，也不推荐术前进行胆道引流，除非患者因为严重的梗阻性黄疸而发生肝衰竭或是营养不良。

（五）MRCP（magnetic resonanced cholangio-pancreatography，磁共振胰胆管造影）　为无创检查，故在检查过程中不会发生内镜相关的并发症，患者依从性方面优于 ERCP，在诊断胰腺癌方面与 ERCP 有相同的敏感性。特别是对于已经进行消化道重建的患者首先推荐 MRCP 检查。

（六）EUS-FNA（endoscopic ultrasound/fine needle aspiration，超声内镜引导下细针穿刺活检术）　超声内镜指导下的细针穿刺活检是一种获得组织病理学诊断很好的方法，即使在其他影像学检查无法清晰显示病灶的时候。相对于超声引导下经皮细针穿刺组织学活检，EUS–FNA 发生腹膜种植转移的风险大大降低。EUS-FNA 对胰腺癌诊断的敏感性在 90%，特异性高达 96%。如果 FNA 取得的标本还无法诊断，在技术允许的条件下还可以进行超声内镜引导下的切割针穿刺活检。

八、诊断及分期

（一）胰腺癌早期诊断极其困难，若出现明显食欲减退、上腹疼痛、进行性消瘦和黄疸、上腹扪及肿块、影像学检查发现胰腺有占位时，诊断胰腺癌并不困难，但大部分属晚期且绝大多数已经丧失手术的时机。因此，对年龄 40 岁以上、近期出现下列临床表现者应给予重视：①持续性上腹不适，进餐后加重伴食欲下降；②不能解释的进行性消瘦；③不能解释的糖尿病或糖尿病突然加重；④多发性深静脉血栓或游走性静脉炎；⑤有胰腺癌家族史、大量吸烟、慢性胰腺炎者等。应对这些人群进行细致的体格检查、肿瘤标志物检查和影像学检查。

（二）分期（表 25-24）

表 25-24　2002 年胰腺癌 UICC/AJCC

T	原发肿瘤
	T_0 未见原发肿瘤
	T_{is} 原位癌
	T_1 肿瘤局限于胰腺，最大径 ≤2cm
	T_2 肿瘤局限于胰腺，最大径 >2cm
	T_3 肿瘤侵犯胰腺以外，但未侵犯腹腔动脉或肠系膜上动脉
	T_4 肿瘤侵犯腹腔动脉或肠系膜上动脉

续表

N	淋巴结		
	N_0 无局部淋巴结转移		
	N_1 有局部淋巴结转移		
M	远处转移		
	M_0 无远处转移		
	M_1 有远处转移		
0 期	T_{is}	N_0	M_0
ⅠA 期	T_1	N_0	M_0
ⅠB 期	T_2	N_0	M_0
ⅡA 期	T_3	N_0	M_0
ⅡB 期	T_{1-3}	N_1	M_0
Ⅲ 期	T_4	任何 N	M_0
ⅣA 期	任何 T	任何 N	M_1

九、胰腺癌的内科治疗

在胰腺癌的治疗中,内科治疗几乎参与所有胰腺癌患者的临床治疗,主要包括可手术切除胰腺癌的术后辅助化疗、交界性可切除胰腺癌的新辅助治疗和辅助治疗、不能手术切除的局部晚期或转移性胰腺癌的治疗和晚期胰腺癌患者的姑息性治疗。

（一）可手术切除胰腺癌患者的内科治疗 尽管手术是唯一可能根治胰腺癌的治疗方法,但是大量临床研究已经表明经过根治性切除的胰腺癌患者其中位生存期仍然不超过 2 年。所以许多学者将大量的精力投入到围手术期的辅助和新辅助治疗中。目前术后辅助治疗的效果已经被多项三期临床试验证实,但是术前新辅助治疗的效果仍存在争议。

1. 可切除胰腺癌的定义 目前判断是否能手术切除胰腺癌最重要的手段是螺旋 CT,能手术切除的标准是患者没有远处转移,没有肠系膜上静脉和门静脉的侵犯,腹腔干、肝动脉、肠系膜上动脉有清晰的脂肪平面。

2. 术后辅助治疗

（1）吉西他滨:CONKO-001 试验证明了吉西他滨在术后辅助治疗的重要地位,而这项试验也是有史以来第一个评价术后辅助化疗作用的三期临床试验。在 CONKO-001 试验中,入组了 368 例已经接受胰腺癌根治术的患者。这些患者随机分为两组,实验组接受 6 周期吉西他滨化疗（1 000mg/m², d1、8、15, 4 周为一个周期）,对照组仅进行术后观察。主要的研究重点是无病生存（disease-free survival DFS）期,次要的研究重点包括总生存（overall survival, OS）期、药物不良反应和生活质量。最终数据显示吉西他滨组在无病生存期方面较对照组有明显优势（13.4 个月 vs 6.9 个月,$P < 0.001$）,在总生存期方面吉西他滨组也有明显优势（22.8 个月 vs 20.2 个月,$P = 0.01$）。五年生存率方面,吉西他滨组是 20.7%,而对照组 10.4%,十年生存率方面,吉西他滨组 12.2%,对照组 7.7%。在治疗相关的不良反应反面,吉西他滨显示出较好的耐受性并且较少出现不良反应,吉西他滨组 3.8% 的患者出现 3~4 度的血液系统不良反应,3.1% 的患者出现 3~4 级度非血液系统的不良反应。在 CONKO-001 研究之后,又有欧洲学者进行了 ESPAC-3 的研究,此研究旨在比较吉西他滨和 5-FU 在术后辅助治疗的作用。吉西他滨组（1 000mg/m², d1、8、15, 4 周为一个周期）,5-FU 组（5-FU 425mg/m², 亚叶酸钙 20mg/m², d1~5, 4 周为一个周期）。最终数据显示,无论是 DFS 还是 OS 两

组都未体现出明显差别。在毒性反应方面,5-FU 组发生严重不良反应事件概率是 14%,而吉西他滨组是 7.5%;5-FU 组发生 3~4 级度消化道不良反应(黏膜炎、腹泻等)概率更高,而吉西他滨组发生 3~4 级血液系统毒性反应概率更高。目前来看,无论是 6 周期吉西他滨还是 5-FU 都可以作为术后辅助治疗的方案。

(2)替吉奥:日本 JASPAC01 临床试验旨在比较吉西他滨和替吉奥在术后辅助治疗中的作用。吉西他滨组(1 000mg/m^2,d1、8、15,4 周为一个周期),替吉奥组(80、100、120mg/d,取决于体表面积,d1~28,6 周为一个周期,共四个周期)。目前来看替吉奥组 2 年生存率高达 70%,吉西他滨组为 53%,从结果看替吉奥完全可以作为吉西他滨、5-FU 之外的术后辅助治疗方案,目前东亚地区已经将替吉奥单药作为胰腺癌术后辅助治疗的新选择。

(3)同步放化疗:目前来看,是否将同步放化疗加入到术后辅助治疗之中存在很大争议。对此,很多学者进行了多项的 RCT 试验,但尚未有令人信服的结果。美国的 GITSG 试验(43 例患者)发现试验组患者进行 5-FU 为基础的同步放化疗加上之后的 5-FU 维持治疗较术后观察的患者可明显获益。然而 EORTC 试验并未发现 5-FU 为基础的同步放化疗能使患者生存期明显延长。ESPAC-1 研究结果显示,相对于术后辅助化疗而言,术后同步放化疗并不能展现出短期生存优势,在长期生存方面甚至还不如术后辅助化疗。但是这些 RCT 临床试验在试验设计方面饱受质疑,所以这些试验的结果并不能令人信服。总的来说,美国的经验是术后同步放化疗能使特定人群收益(如淋巴结受侵犯的患者),然而欧洲普遍不采用术后同步放化疗方案。目前比较胰腺癌术后化疗和术后同步放化疗的 RTOG0848 试验尚在进行中,希望这项试验能给我们带来确定的答案。

3. 术前新辅助治疗 与术后辅助治疗相比,尚未有试验证明术前新辅助治疗在可切除胰腺癌中的作用。有一部分学者认为:如果在术前进行新辅助治疗可以使那些对新辅助治疗不敏感患者丧失根治性手术的机会。还有一部分学者认为:在可以进行手术切除的胰腺癌患者中,一部分人即使进行了根治性切除,在术后仍然很快就出现了全身的转移,这些患者很明显并没有从手术中获益。有学者认为这部分患者所患胰腺癌的侵袭性很高或者很有可能在手术切除之时就已经有了转移的征象,只不过目前的手段还无法将其检测出来。而新辅助治疗就是要将这些无法从手术获益的患者筛选出来,为手术挑选更合适的候选者。当然从另一方面来看,这些失去手术机会的患者也避免了手术所带来的并发症。毫无疑问,我们还将进行更多的临床研究来确定新辅助治疗是否能使可切除胰腺癌患者收益。

(二)交界性可切除胰腺癌的内科治疗

1. 交界性可切除胰腺癌的定义 评判是否为交界性可切除胰腺癌的标准:①无远处转移;②肠系膜上静脉和门静脉:与肿瘤邻近,伴或不伴管腔狭窄;或被肿瘤包绕但不累及邻近动脉;或管腔闭塞但受累血管近远端有足够长的距离适合做手术切除重建;③腹腔干、肠系膜上动脉、肝动脉:肿瘤包绕胃十二指肠动脉直至肝动脉起始部,但腹腔干不受累;肿瘤紧贴肠系膜上动脉但不超过管壁周径 180°。评价手段可有 CT、MRI、EUS。

2. 新辅助治疗的评价 目前新辅助治疗在交界性可切除胰腺癌中的地位已经得到大多数学者的认同,支持的理由:①新辅助治疗可使肿瘤降期,从而使患者获得 R0 切除或降低因血管重建所带来的手术复杂性;②可在治疗期间对个体的肿瘤生物学特征进行观察并对肿瘤进行重新分期,确定肿瘤播散范围,从而筛选出病情稳定、具备手术指征的患者,避免手术给已发生远处转移而无法实施根治性切除的患者带来的不必要的创伤和打击,进而提高患者短暂生存的生活质量;③对肿瘤微转移进行早期治疗有利于提高患者的整体治疗效果;④有利于在治疗早期评估肿瘤对放化疗的敏感性和疗效,为术后辅助治疗方案的选择提供参考依据。目前国际胰腺外科合作组(ISGPS)认为如果伴有静脉或邻近器官的侵犯但从手术中可以进行完整切除,那么直接进行手术的效果更好。而如果动脉受侵犯,新辅助治疗则可在术前应用,因为进行动脉切除和重建的患者往往从手术中获益很少。但是目前对新辅助治疗后判断是否能进行手术切除的评价标准争议很大。一项由 MD Andersdon 中心进行的研究发现,若是以影像学表现来判断是否能进行手术切除的话,只有大约 12% 的患者达到了 RECIST 中治疗有效的标准,虽然在最后施行手术的患者中有 95% 都达到了切缘阴性,但是目前来看判断新辅助治疗后是否能手术切除的标准是很主观的。有学者提出将 CA19-9 作为评价指标,但其准确性有待进一步确认。

3. 新辅助治疗的方案　传统上是用吉西他滨或 5-FU 为基础的同步放化疗方案,但随着FOLFIRINOX、吉西他滨 + 白蛋白紫杉醇的疗效得到临床试验的证实,传统的方法受到了极大地挑战。但目前尚未有三期临床试验证实这两种方案在新辅助治疗中的作用。

4. 术后辅助治疗　目前 NCCN 指南推荐如果术前已经进行了新辅助治疗,术后如果没有局部复发或转移的证据,可以考虑进行化疗,化疗方案的选择取决于患者对新辅助治疗的敏感性和疗效。如果术前尚未进行新辅助治疗,术后没有局部复发或转移的证据,术后可选择临床试验、化疗、吉西他滨或 5-FU 为基础的同步放化疗。单药辅助方面,2016 年日本科学家发表于 *Lancet* 一项 JASPAC01 研究显示,相比于传统吉西他滨辅助化疗,替吉奥在中位生存期(46.5 个月 vs 24.5 个月)和 5 年生存率(44.1% vs 24.4%)方面都显示出明显优势,所以替吉奥单药辅助治疗相比吉西他滨,也许更适合亚洲人群。联合化疗方面,一项 ESPAC-4 的 Ⅲ 期研究显示,对比于单药吉西他滨,联合卡培他滨方案无论在中位生存期(28.0 个月 vs 25.5 个月)还是 5 年生存率(28.8% vs 16.3%)方面均有优势,且相关不良反应两种方案无明显差别,故该联合方案(GEM+CAP)可成为可切除的胰腺癌术后辅助方案的优先选项。

放疗方面,一般认为辅助放疗对于淋巴结转移患者及切缘阳性患者有一定应用价值,故美国方面指南是赞成术后辅助放疗,但欧洲则不赞成。

(三)局部晚期不可切除胰腺癌的治疗

1. 局部晚期不可切除胰腺癌定义　①无远处转移;②肠系膜上静脉无血流信号和 / 或门静脉受侵犯并不可进行切除重建;③肝总动脉受侵犯或肠系膜上动脉受侵犯超过管壁周径 180°;④腹腔干受侵犯;⑤主动脉或下腔静脉受侵犯。

2. 治疗策略　①一般状况良好:ECOG 0~1 分,梗阻性黄疸基本解除,疼痛管理良好,充足的营养摄入。一线治疗可以是参加临床试验或者化疗(FOLFIRINOX 或吉西他滨 + 白蛋白紫杉醇或其他含吉西他滨联合化疗),或者同步放化疗后根据疗效和患者一般情况酌情继续化疗。一线治疗后复发患者首先推荐进行临床试验。②对于一般状况不好的患者可采用吉西他滨单药治疗或姑息治疗和最佳支持治疗。

3. 化疗 vs 同步放化疗　针对局部晚期不可切除胰腺癌,目前有五项比较同步放化疗与化疗疗效的随机试验,但很遗憾这些试验并没有得到一致的结论。一项研究局部晚期不可切除胰腺癌治疗方案的 FFCD-SFRO 试验结果显示,5-FU 为基础的同步放化疗在 OS 方面劣于吉西他滨单药组(8.6 个月 vs 13 个月,*P*=0.03),同时 3~4 级毒性反应在同步放化疗组更常见。ECOG 的 E4201

试验虽然只有 74 例患者入组,但最终数据显示吉西他滨为基础的同步放化疗 + 吉西他滨维持治疗在 OS 方面优于吉西他滨单药组(11.1 个月 vs 9.2 个月,P=0.04)。所以,就目前而言同步放化疗或是单独化疗都可以作为局部晚期不可切除胰腺癌的治疗方案。

4. 诱导化疗 + 同步放化疗　大约 30% 局部晚期胰腺癌患者在 3 个月内出现转移,若进行 3~4 个月的诱导化疗也许可以筛选出那些没有转移征象的患者,并使这部分患者从同步放化疗中受益。LAP07 试验共有 449 例局部晚期胰腺癌患者入组,入组的所有患者接受 4 个月的化疗,之后有 269 例患者没有出现疾病进展,接着又将 269 例患者随机分成两组,给予两个月的吉西他滨单药治疗或同步放化疗。虽然在总生存期方面,同步放化疗组与吉西他滨组未见明显差别(16.4 个月 vs 15.2 个月,P=0.8),但在无进展生存(progression-free survival,PFS)方面,同步放化疗组要明显优于吉西他滨组(6.1 个月 vs 3.7 个月,P=0.035)。所以,诱导化疗 + 同步放化疗在将来可能成为局部晚期胰腺癌的新的治疗方案。

5. 纳米刀技术的兴起　纳米刀又称不可逆电穿孔技术,是一项新的肿瘤消融技术。2015 年获批进入我国用于肝脏及胰腺等部位的软组织肿瘤消融,其可延长局部晚期胰腺癌的生存时间。原理是采用高压电脉冲使细胞脂质双分子层发生纳米级穿孔,细胞膜通透性增加,诱导靶细胞死亡。优点主要有:①消融过程中不产热;②不损伤血管、神经、胆管及骨骼;③治疗时间短,可在微秒到毫秒内有效导致组织死亡,节省治疗时间;④治疗后患者能够正常愈合。研究显示接受纳米刀联合化疗放疗可有效改善患者生存率,同时镇痛效果明显。

(四) 转移性胰腺癌的内科治疗

1. 治疗策略　①对于一般状况良好(ECOG PS 0~1 分,梗阻性黄疸基本解除,疼痛得到良好控制,充足的营养摄入)转移性胰腺癌患者,首选参加临床试验,其他 Ⅰ 类推荐的化疗方案包括 FOLFIRINOX,吉西他滨 + 白蛋白紫杉醇,吉西他滨 + 厄洛替尼,吉西他滨单药,ⅡA 类推荐有吉西他滨 + 卡培他滨、吉西他滨 + 顺铂。ⅡB 类推荐包括卡培他滨、5-FU 持续静脉输注、FOLFOX、吉西他滨 + 多西他赛 + 卡培他滨等。②对一般情况较差的患者,可选择吉西他滨单药、持续输注 5-FU 或姑息治疗和最佳支持治疗。

2. 一线治疗方案

(1) 吉西他滨单药(1 000mg/m^2,d1、8、15,给药时间 30 分钟,4 周为一个周期):1996 年,一项随机临床试验结果显示在总生存期方面,DNA 多聚酶抑制剂吉西他滨较 5-FU 显现出明显优势(5.6 个月 vs 4.4 个月,P=0.002)。这项临床试验也首次引入了临床受益反应(clinical benefit response,CBR)这一概念,其定义为下列至少一项指标好转持续 4 周以上,并且无任何一项指标恶化:镇痛药用药量减少 ≥50%;疼痛减轻 ≥50%;KPS 评分改善 ≥20 分;体重增加 ≥7% 且无体液潴留。吉西他滨组(1 000mg/m^2,>3 分钟)CBR 率为 23.8%,5-FU 组(400mg/m^2,>30 分钟)CBR 率仅为 4.8%,1997 年,FDA 批准吉西他滨用于晚期胰腺癌的化疗,并且之后的化疗临床试验需要将吉西他滨单药作为对照组。值得注意的是吉西他滨是一个前药,需要经人源平衡性核苷转运蛋白 1(hENT)协助在细胞内活化。令人可喜的是,我们已经可以用 SP120 兔单克隆抗 -hENT1 抗体进行标准化免疫组织化学分析,对 hENT1 表达进行检测。近年来有两项回顾性研究显示 hENT1 的表达可以作为评价对吉西他滨治疗反应的指标,即那些高表达 hENT1 的患者对吉西他滨治疗反应好,存活时间更长。一项最新随机对照的 Ⅱ 期临床试验(LEAP),在所招募的低表达 hENT1 患者中,若比较 OS,则接受脂质结合型吉西他滨(不需要 hENT1 协助活化)

治疗的患者较接受吉西他滨治疗的患者并不显现出优势。目前来看,是否将 hENT1 作为预后评价指标还存在争议。

(2)吉西他滨固定滴速(FDR)滴注给药(1 000mg/m²,d1、8、15,静滴 10mg/(m²·min),4 周为一个周期):吉西他滨是一个前药,必须在细胞内磷酸化之后才能显现出抗肿瘤活性。临床研究显示,吉西他滨固定滴速可使其细胞内磷酸化浓度达到最大。一项 III 期随机对照试验(ECOG-6201)研究结果显示:吉西他滨固定滴速较吉西他滨标准方案相比可明显延长生存时间(6.2 个月 vs 4.9 个月,$P=0.04$)。但是吉西他滨固定滴速不良反应发生率较高,所以目前 NCCN 指南仅把这一方案作为治疗晚期胰腺癌 IIB 类推荐。

(3)吉西他滨为基础的联合化疗方案:

1)吉西他滨 + 白蛋白紫杉醇(吉西他滨 1 000mg/m² 联合白蛋白紫杉醇 125mg/m²,连续用药三周、休息一周为一个周期)。FDA 根据 2012 年 MPACT 临床试验的结果,现已将吉西他滨 + 白蛋白紫杉醇作为转移性胰腺癌治疗的 I 类推荐。Von Hoff 等在进行一项 II 期临床试验时候发现,SPARC(secreted protein acidic and rich in cysteine)阳性的肿瘤患者可从吉西他滨 + 白蛋白紫杉醇治疗中明显受益。因此,研究者认为肿瘤基质中的 SPARC 可结合白蛋白紫杉醇分子,从而提高化疗药在肿瘤组织中的浓度。但是,从动物实验数据来看,SPARC 过度表达的小鼠胰腺肿瘤内白蛋白紫杉醇浓度并不比 SPARC 基因敲除的小鼠高。所以,白蛋白紫杉醇除了细胞毒性之外是否还具有特殊的肿瘤靶向作用还有待更多试验的证实。

但不管如何,国际多中心的 MPACT 研究显示出吉西他滨 + 白蛋白紫杉醇卓越的疗效,试验组患者中位生存期 8.5 个月,疾病控制率 67%。联合化疗组与吉西他滨单药组相比一年生存率(35% vs 22%),两年生存率(9% vs 4%),无进展生存(5.5 个月 vs 3.7 个月)均更具优势。不良反应方面也以联合化疗组更常见,主要为中性粒细胞减少(38% vs 27%),劳累(17% vs 7%),神经损害(17% vs 1%)。最新更新的 MPACT 试验数据显示,吉西他滨 + 白蛋白紫杉醇组有 3% 的患者存活超过 42 个月。经亚组分析显示,无肝转移和 KPS 评分高的转移性胰腺癌患者可从吉西他滨 + 白蛋白紫杉醇中获益更多。

2)吉西他滨 + 卡培他滨(吉西他滨 1 000mg/m²,d1、8、15,卡培他滨 1 000mg/m²,每日 2 次,餐后口服 d1~14,21 天为一个周期)。卡培他滨为选择性肿瘤内活化的氟尿嘧啶氨甲酸酯,口服经肝羧基酯酶脱羧为 5′-DFCR,经胞苷脱氨酶转化为 5′-DFUR,在肿瘤组织中经 TP(胸苷酸磷酸化酶)催化,转化为 5-FU,因为胸苷酸磷酸化酶在肿瘤组织中高于正常组织,所以卡培他滨对肿瘤具有一定的选择作用。Cunningham 发表了有关吉西他滨 + 卡培他滨的三期临床试验,吉西他滨 + 卡培他滨组在中位生存期方面较吉西他滨单药相比并未显示出优势(7.4 个月 vs 6.0 个月,$P=0.08$)。但在治疗缓解率(RR)和无进展生存方面(PFS)联合化疗组显示出明显的优势,同时经亚组分析后显示 KPS(90~100)分的患者从联合化疗方案中受益更多(10.1 个月 vs 7.4 个月,$P=0.014$)。

3)吉西他滨 + 卡培他滨 + 多西他赛。NCCN 指南目前将 GTX 方案作为一般状况良好的晚期胰腺癌患者的 2B 类推荐。在一项招募 35 例转移性胰腺癌患者的研究中,所有患者都接受了 GTX 方案治疗,29% 患者疗效为 PR,31% 患者疗效为 SD,所有患者的中位生存期 11.2 个月,而对于疗效 PR 的患者其中位生存期可达到 13.5 个月。但值得注意的是这项方案不良反应较大,14% 的患者出现了 3~4 级中性粒细胞减少,14% 的患者出现 3~4 级血小板较少,9% 的患者出现

3~4 级贫血。

4）吉西他滨 + 厄洛替尼（吉西他滨 1 000mg/m²，d1、8、15，厄洛替尼 150mg 餐后口服，每日一次，28 天为一个周期）以及吉西他滨 + 其他靶向药。在一些Ⅱ期临床试验中，吉西他滨与一些靶向药物联合（如贝伐珠单抗、西妥昔单抗等）对转移性胰腺癌患者有着较好的疗效。但是在经过三期试验之后，只有表皮生长因子受体抑制剂厄洛替尼被证明与吉西他滨合用能较显著延长转移性胰腺癌患者生存时间。PA.3 试验共有 569 例患者入组，随机分为吉西他滨 + 厄洛替尼组和吉西他滨单药组。中位生存期方面联合用药组较单药组略微延长（6.24 个月 vs 5.91 个月，P=0.038）。同时，联合用药组有 6 例患者发生与治疗相关的死亡，8 例患者发生肺间质疾病，所以许多研究者都对吉西他滨 + 厄洛替尼这一治疗方案的收益风险比产生了质疑。但值得注意的是，进行亚组分析之后，在发生 2 级以及以上皮疹的患者中，其中位生存期可达到 10.5 个月，1 年生存率可达到 43%，而那些联合化疗后没有发生皮疹的患者，其中位生存期只有 5.3 个月，1 年生存率只有 16%。德国的 S3 指南建议吉西他滨 + 厄洛替尼八周方案可以作为转移性胰腺癌的初始治疗方案，在此之后是否继续进行此项治疗取决于是否有皮疹发生。

5）吉西他滨 + 顺铂（吉西他滨 1 000mg/m²，d1.8.15，顺铂 25mg/m²，d1、2、3，21 天为一个周期）。三项三期临床试验结果显示吉西他滨 + 顺铂方案较吉西他滨单药方案在 OS 方面并未体现出明显优势，但经过亚组分析显示吉西他滨 + 顺铂两药联合方案可明显延长 KPS ≥ 80 分的患者生存时间。值得注意的是，一项关于大规模人群的回顾性研究显示，吉西他滨与铂类药物合用可使遗传性乳腺癌、卵巢癌、胰腺癌患者明显受益。

（4）FOLFIRINOX：该方案包括氟尿嘧啶、亚叶酸钙、伊立替康、奥沙利铂。在临床前的研究中发现这几种药物有协同抗胰腺癌的作用。因为 FOLFIRINOX 在Ⅰ期和Ⅱ期试验中取得了良好的治疗效果，Conroy 等进行了 PRODIGE 试验，这项临床试验入组条件较为严格，只有 ECOG 0~1 分、76 岁以下、一年内没有发生过心肌缺血、总胆红素低于正常高限的 1.5 倍的转移性胰腺癌患者才能入组。另外此项研究以总生存（OS）期作为主要研究终点，无进展生存（PFS）期、QoL、治疗缓解率（RR）和毒性作为次要的研究终点。共有 342 例患者入组，FOLFIRINOX 组患者接受奥沙利铂 85mg/m²，第一天；伊立替康 180mg/m²，第一天；亚叶酸钙 400mg/m²，第一天；5-FU 400mg/m²，第一天静脉推注，然后 5-FU 2 400mg/m² 持续 46 小时静脉泵入的联合方案治疗，每 2 周为一周期。FOLFIRINOX 治疗组的中位生存期为 11.1 个月，较吉西他滨单药组的 6.8 个月显现出明显的优势。FOLFIRINOX 的中位 PFS 为 6.4 个月，较吉西他滨单药组的 3.3 个月也表现出明显的优势。在治疗缓解率方面，FOLFIRINOX 为 31.6%，吉西他滨单药组则为 9.4%。但在不良反应方面，FOLFIRINOX 组不良反应发生率显著升高，在这个组中 45% 的患者发生中性粒细胞减少，5.4% 的中性粒细胞减少性发热率，9.1% 的血小板减少率，12.7% 的腹泻率，9.0% 的感觉神经损害率。目前来看，NCCN 指南将此项化疗方案用于一般情况较好的转移性胰腺癌患者。

另外日本的一项单臂的Ⅱ期研究纳入 69 例转移性胰腺癌患者，采用 mFOLFIRINOX（伊立替康剂量减少至 150mg/m²，取消原方案中 5-FU 静脉推注且所有患者均预防性使用 G-CSF），疗效较 FOLFIRINOX 无明显差异，中位 OS 11.2 个月，中位 PFS 5.5 个月，疾病控制率 78.3%。

（5）替吉奥：1999 年替吉奥在日本被批准用于晚期胃癌，2005 年被批准用于晚期胰腺癌。2011 年 ASCO 年会上报道了 834 例晚期胰腺癌分别接受吉西他滨单药、替吉奥单药、吉西他滨 +

替吉奥的 GEST 研究结果。中位 OS 分别为 8.8 个月、9.7 个月、10.1 个月,提示替吉奥单药治疗晚期胰腺癌在中位 OS 方面不差于吉西他滨单药,其与吉西他滨合用较吉西他滨单药相比可明显改善中位 PFS(9.7 个月 vs 4.1 个月)。进一步亚组分析显示,吉西他滨联合替吉奥可以改善 ECOG PS 1 分的晚期胰腺癌患者的生活质量($P<0.001$)。

3. 二线治疗方案

在 CONKO-003 研究中,有 168 例经吉西他滨治疗后进展的转移性胰腺癌患者入组,一组接受 5-FU+ 亚叶酸钙治疗,一组 FOLFOX 治疗。结果显示在中位生存期方面,FOLFOX 组显示出明显优势(5.9 个月 vs 3.3 个月,$P=0.010$)。GISGAD 研究招募 50 例在接受吉西他滨治疗后进展的患者,给予 FOLFIRI 方案的治疗,中位 PFS 和中位 OS 分别为 3.2 个月和 5 个月。脂质体伊立替康是在伊立替康之外包裹脂质体,这一结构可以避免伊立替康过早转化为其活性产物 SN-38,从而延长伊立替康在血液循环中的时间。一项全球的 III 期临床试验(NAPOLI-1)招募在经吉西他滨治疗后进展的转移性胰腺癌患者,并将其随机分成三组:氟尿嘧啶 + 亚叶酸钙、脂质体伊立替康、氟尿嘧啶 + 亚叶酸钙 + 脂质体伊立替康。脂质体伊立替康组在中位生存期方面与氟尿嘧啶 + 亚叶酸钙组相比无明显差异,脂质体伊立替康 + 氟尿嘧啶 + 亚叶酸钙在中位生存期方面较氟尿嘧啶 + 亚叶酸钙组显现出明显优势(6.1 个月 vs 4.2 个月,$P=0.012$)。不良反应方面,三药联合化疗组有 27% 的患者发生 3~4 级中性粒细胞减少,13% 的患者发生 3~4 级腹泻。目前 FDA 已经批准脂质体伊立替康 +5-FU+ 亚叶酸钙作为转移性胰腺癌二线治疗方案。目前一项(氟尿嘧啶 + 亚叶酸钙 + 脂质体伊立替康 vs 吉西他滨 + 白蛋白紫杉醇)的 II 期随机研究正在进行中。

4. 转移性胰腺癌治疗进展

(1)信号传导抑制剂——铂类和聚腺苷二磷酸 - 核糖聚合酶(poly ADP ribose polymerase,PARP)抑制剂:在所有的胰腺导管腺癌患者中,约有 10%~16% 的患者具有家族史。在这部分人群中,又有一小部分人有遗传性癌症综合征,包括家族性非典型性多发性痣黑色素瘤(familial atypical multiple mole melanoma,FAMMM)、Peutz-Jeghers 综合征、遗传性非息肉性结直肠癌、遗传性乳腺卵巢癌。*BRCA1/2* 和 *PALB2* 在同源染色体重组和 DNA 双链断裂修复中发挥重要作用,而 PARP 也是一种 DNA 修复酶。现在已经发现遗传性乳腺癌存在 *BRCA* 突变,在发生 *BRCA* 突变的癌细胞中,事实上其基因重组和 DNA 损伤修复能力已经降低,如果再利用 PARP 抑制剂一方面抑制癌细胞的 DNA 修复,另一方面增强铂类药物的疗效,则可通过双重作用杀伤肿瘤细胞。

Kaufman 等进行了一项 II 期临床试验,共有 298 例具有 *BRCA1/2* 胚系突变的遗传性乳腺癌或卵巢癌或胰腺癌患者入组。所有患者都接受了 PARP 抑制剂 olaparib 的治疗,总的治疗缓解率为 26%,针对胰腺癌的治疗缓解率为 21.7%。另外一项 II 期临床试验招募 23 例之前接受过其他治疗并具有 *BRCA1/2* 胚系突变的转移性胰腺癌患者入组,所有患者均给予 olaparib 治疗,最终有 1 例患者出现完全缓解,4 例患者出现部分缓解,6 例患者病情稳定。一项 Ib 临床试验结果显示吉西他滨 + 顺铂 +veliparib 对胰腺癌效果良好,目前尚有一项关于吉西他滨 + 顺铂 +veliparib 治疗伴胚系 *BRCA1/2* 突变胰腺癌的 II 期临床试验正在进行中。

(2)针对肿瘤微环境的治疗:多项研究已经发现肿瘤微环境在胰腺癌发生发展中伴有重要的角色,其中最重要的就是帮助肿瘤细胞逃避免疫监视。肿瘤相关的基质主要由成纤维细胞、免疫抑制性 T 细胞、髓系来源的抑制细胞、肿瘤相关的巨噬细胞和肥大细胞组成。胰腺癌细胞分泌趋化因子召集这些免疫抑制细胞进入肿瘤微环境使得机体免疫介导的肿瘤杀伤作用无法发挥,同时这些免疫抑制细胞还可以产生促肿瘤生长因子促进肿瘤的生长。毫无疑问,针对肿瘤微环境的治疗将成为未来治疗胰腺癌的新方向。

透明质酸(HA)是一类间质改良剂,作为一种黏多糖常常在肿瘤细胞周围聚集,可导致化疗药与肿瘤组织接触困难,对肿瘤进展有保护作用。PEGPH20 可减少肿瘤周围组织中透明质酸的含量,从而促进化疗药进入肿瘤组织中。一项 Ⅱ 期临床试验的结果显示,若在吉西他滨 + 白蛋白紫杉醇这一化疗方案中加入 PEGPH20,患者的 PFS 和 RR 较双药联合组有所提高。但在PEGPH20 治疗过程中应给予依诺肝素来预防血栓的发生。PEGPH20 治疗晚期胰腺癌的有效性需进一步证实:SWOG Ⅰ/Ⅱ 期研究(mFOLFIRINOX ± PEGPH)与一项 Ⅲ 期吉西他滨 + 白蛋白紫杉醇联合 PEGPH20(针对肿瘤高水平 HA 表达的患者)正在进行中。

肝素的抗凝血作用已被人们所熟知,但近年来研究发现肝素还具有抗肿瘤活性。necuparanib 是一种肝素衍生物,比肝素拥有更强的抗肿瘤活性,又因为其抗凝血作用较弱,可以进行较大剂量注射。一项 Ⅰ 期临床试验招募 16 例不可切除胰腺癌患者并全部给予吉西他滨 +白蛋白紫杉醇 +necuparanib 治疗,结果显示 9 例患者出现部分缓解,5 例患者病情稳定。目前尚有一项 Ⅱ 期随机对照双盲试验(NINJA)正在进行中,这项试验旨在研究吉西他滨 + 白蛋白紫杉醇 +necuparanib 方案在转移性胰腺癌的作用。

Bruton 酪氨酸激酶抑制剂 ibrutinib 作为一种信号传导抑制剂,已经在小鼠模型上证实可以减缓胰腺癌病灶的生长并且增强吉西他滨对肿瘤组织的疗效。ibrutinib 作用机制大概是通过减少肿瘤相关炎症细胞浸润和胶原的沉积从而抑制肿瘤细胞的增殖和增加肿瘤病灶对化疗药的反应。目前有多项关于 Bruton 酪氨酸激酶抑制剂治疗胰腺癌的临床试验正在进行中。

CCR2(C-C chemokine receptor type 2)是一种趋化因子受体,当 CCR2 被激活时,单核巨噬细胞就被召集从而在肿瘤细胞周围聚集,而这些单核巨噬细胞可以帮助肿瘤逃避免疫监视。PF-04136309 是一种 CCR2 拮抗剂,在动物模型上已经被证实可以增强免疫杀伤作用从而抑制肿瘤细胞的生长和转移。最近一项关于 FOLFIRINOX+CCR2 拮抗剂治疗交界性可切除胰腺癌的 Ib期临床试验取得了良好的结果,同时关于 CCR2 拮抗剂治疗转移性胰腺癌的试验正在设计之中。

Hedgehog 抑制剂(IPI-926)可消耗间质,一项关于 IPI-926 的 Ⅱ 期研究初步数据分析显示,IPI-926+ 吉西他滨的联合用药组较吉西他滨单药组预后更差,同时联合用药组具有更高的生物学毒性。

(3)免疫治疗

1)GVAX 瘤苗和 CRS-207:GVAX 瘤苗的成分是由分泌粒 - 巨细胞集落刺激因子(GM-CSF)转染的肿瘤细胞,它可以再体内激活树突状细胞,而树突状细胞又可以向 T 细胞进行肿瘤相关抗原的呈递从而使 T 细胞发挥肿瘤杀伤作用。故这种瘤苗可以促进机体产生特异性抗肿瘤免疫反应。CRS-207 是一种活的减毒的李斯特菌,并且已被改造可以表达肿瘤相关抗原间皮素(胰腺癌细胞高水平表达间皮素蛋白),故 CRS-207 可诱导体内的 T 细胞和 NK 细胞对间皮素蛋白生免疫应答。一项 Ⅱb 临床试验(ECLIPSE)招募一线治疗失败的晚期转移性胰腺癌患者,将其随机分成三组:GVAX+CRS-207、CRS-207、单药化疗组。结果显示三组患者在中位生存期方面并无明显差别。目前尚有一项正在进行的 STELLAR 研究,这项临床试验旨在评价

GVAX+CRS-207+nivolumab 在转移性胰腺癌中的治疗作用。

2）免疫检查点抑制剂（抗 CTLA-4 单抗、抗 PD-1 单抗、抗 PD-L1 单抗）：CTLA-4（cytotoxic T lymphocyte-associated protein-4，细胞毒性 T 淋巴细胞相关抗原 4）同 CD28 一样也是一种共刺激分子，它表达在 T 细胞表面，与抗原呈递细胞上的 CD80 和 CD86 结合。但与 CD28 相反的是，CTAL-4 传递的是抑制性信号。抗 CTAL-4 单抗就可以阻断免疫抑制信号的传递，而 ipilimumab 目前已经被 FDA 批准用于治疗转移性黑色素瘤。关于 ipilimumab 治疗转移性胰腺癌的临床试验 NCT02639026 正在进行之中。

PD-1（programmed cell death protein 1，程序性死亡受体 1）与肿瘤细胞表面的 PD-L1（程序性死亡配体 1，programmed death-ligand 1）或 PD-L2 结合之后可以抑制 T 细胞的激活。nivolumab 已经被 FDA 批准用于治疗黑色素瘤和肺癌。有临床试验发现，nivolumab+ipilimumab 较 nivolumab 单药相比并不能显著延长存活时间，但是对 PD-L1 阴性的肿瘤，在 PFS 方面两药治疗效果要明显优于单药。目前有多项关于 PD-1 抗体联合化疗治疗胰腺癌的临床试验正在进行中（NCT02309177.NCT01313416 等）。

3）IMM-101 热灭活奥布分枝杆菌（heat-killed Mycobacterium obuense）：它可激活 CD8+ T 细胞，与吉西他滨有协同作用；在欧洲 5 个国家开展的 IMAGE-1 Ⅱ期研究，纳入了晚期或局部晚期的胰腺癌共 110 例。患者按 2∶1 比例随机接受 IMM-101（10mg/ml）+GEM（1 000mg/m², n=75）或单药 GEM（n=35）静脉注射。IMM-101 联合 GEM 组对比 GEM 单药组治疗人群的中位 OS 分别为 6.7 个月 vs 5.6 个月（P>0.05），而在远处转移性亚组患者中（84%），中位 OS 分别为 7.0 个月 vs 4.4 个月（HR=0.54, P=0.01）。

4）TGF-β（transforming growth factor-β，转化生长因子-β）抑制剂 galunisertib：TGF-β1 是 25kD 的二聚体多肽，主要在内皮细胞、血细胞、结缔组织细胞和上皮细胞中表达。TGF-β1 作为生长因子，具有调节细胞增殖、分化和凋亡等多种生物活性。近年的研究表明，它具有刺激肿瘤血管生成、侵袭、转移、对宿主免疫抑制以及使肿瘤生长加速等多种作用。TGF-β1 对肿瘤血管生成的调控主要表现在影响内皮细胞血管生成。

一项关于 TGF-β 抑制剂联合吉西他滨治疗不可切除胰腺癌的 Ⅱ 期临床研究显示，联合方案（n=104）可较单药方案（n=52）提高晚期胰腺癌的 OS（9.1 个月 vs 7.59 个月）和 PFS（3.65 个月 vs 2.79 个月），并且治疗后 CA19-9 下降与 OS 正相关，另外 TGF-β 低的患者应用 galunisertib 的获益率更高。

（4）新型细胞毒性药物：溴化异环磷酰氮芥（靶向缺氧的烷化剂）。

溴化异环磷酰氮芥也称为 TH302。一项随机双盲的 Ⅲ 期 MAESTRO 临床研究，入组 693 例不可切除的局部晚期或转移性胰腺癌患者，分为溴化异环磷酰氮芥 + 吉西他滨（n=346）与吉西他滨单药组（n=347），主要以 OS 为试验终点。联合用药组在总生存方面对单药组并未显现出优势（8.7 个月 vs 7.6 个月，P=0.059），但在无进展生存方面联合用药组较单药组显现出优势（5.5 个月 vs 3.7 个月，P<0.05）。

5. 晚期胰腺癌的姑息治疗与营养支持

提高胰腺癌患者的生活质量是姑息治疗的重要目标。对于终末期患者应给予姑息治疗，其目的是减轻临床症状和提高患者生活质量。终末期肿瘤患者的症状大致分为两类，一类是疼痛，包括肿瘤引起的癌痛和器官累及引起的其他疼痛，如胆道梗阻引起的痉挛痛等；另一类是乏力相关症状,主要是由于营养摄入不足或代谢异常引起的营养不良。

疼痛是胰腺癌最常见的症状之一,在明确疼痛的原因和排除外科急症之后,要明确是否为癌痛。考虑癌痛者,根据 WHO 三阶梯镇痛的五大原则给予足量阵痛,若三阶梯镇痛仍不能获得很好效果可以考虑 EUS 指导下的腹腔神经节阻断术或姑息性放疗。

营养不良甚至恶病质在胰腺癌终末期患者中极为多见。应首先对患者进行恶病质的诊断与分期:恶病质前期,即体重下降 ≤ 5% 并存在厌食或糖耐量下降等;恶病质期,6 个月内体重下降 > 5% 或基础 BMI < 20kg/m² 者体重下降 > 2%;难治期,即预计生存 < 3 个月,PS 评分低。在判定全身营养状况和患者胃肠道功能状况基础上制订营养治疗计划。生命体征平稳而自主进食障碍者,具有胃肠道功能者以肠内营养为主;无胃肠道功能者可选择胃肠外营养,一旦肠道功能恢复,可停止胃肠外营养治疗。营养治疗同时应检测 24 小时出入量、水肿或脱水、血电解质等。生命体征不平稳和多脏器衰竭者原则上不考虑系统性营养治疗。糖皮质激素类药物和醋酸甲地孕酮能够增加食欲,鱼油不饱和脂肪酸可作为逆转恶病质异常代谢的代谢调节剂。

6. 二甲双胍在胰腺癌预防及治疗中的应用

(1)相关流行病学研究:一项 8 000 例样本的前瞻性队列研究表明,在糖尿病患者中,二甲双胍可降低多种消化道肿瘤的发生率,并发现二甲双胍的使用可明显降低胰腺癌的相对危险度(HR=0.15,95% CI 0.03~0.79)。另有关于二甲双胍使用与癌症发生率和病死率的 meta 分析也表明,二甲双胍可降低多种恶性肿瘤(肝癌、胰腺癌、结肠癌、肺癌等)的发生率和病死率,其中在降低胰腺癌的发生率和病死率方面的效果尤为明显(发生率的标准化相对危险度 SRR=0.54,95% CI 0.35~0.83;病死率的 SRR=0.48~0.86)。Sadegehi 对 362 例合并胰腺癌的糖尿病患者进行了回顾性研究,旨在证实二甲双胍可否是合并胰腺癌的糖尿病患者生存获益。结果显示,使用二甲双胍组(n=177)与未使用二甲双胍组(n=185)人口资料及主要临床特征的差异无统计学意义,使用二甲双胍的 2 年生存率为 30.1%,未使用二甲双胍组为 15.4%。

(2)相关机制研究

1)LKB-1-AMPK-mTOR 信号通路:此通路在调节细胞的代谢、生长、增殖和凋亡中发挥重要作用,*LKB1* 是一种抑癌基因,它的突变失活可导致 mTOR 信号通路的异常活化,从而促进肿瘤的发生和发展。

Karnevi 等发现正常血糖浓度下,在 MIA-PaCa-2、BxPC-3 和 PANC-1 胰腺癌细胞系(存在功能性 LKB1)中,二甲双胍显著减少了胰腺癌细胞的增殖并促进其凋亡,而在 AsPC-1 胰腺癌细胞系(LKB1 失活)中没有抑制增殖的作用。

2)胰岛素和胰岛素样生长因子:Karnevi 提出在正常血糖条件下,二甲双胍可抑制胰腺癌细胞(BxPC 细胞和 MIAPaCa-2 细胞)内 IGF 的激活并降低胰岛素受体底物的水平,进而抑制下游 PI3K-Akt 通路,从而影响蛋白质合成和细胞增殖。但在高血糖水平,IGF-1 信号转导通路可以减少二甲双胍引起的肿瘤细胞的生长抑制。

3)二甲双胍对细胞周期的影响:唐曦平等的研究表明,二甲双胍能显著抑制人胰腺癌细胞株 PANC-1 及 BxPC-3 的增殖,其主要机制与阻滞细胞周期及下调 CyclinD1 的表达有关,且随着二甲双胍浓度的增高(0、10、15、20mmol/L),G0/G1 期细胞比例逐渐增多,S、G2、M 期细胞比例逐渐减少,但二甲双胍对 PANC-1 及 BxPC-3 的凋亡无明显诱导作用。

4）对透明质酸的影响：对于服用二甲双胍进行治疗的超重或肥胖患者来说，其肿瘤样本中一种细胞外基质成分——透明质酸的含量比未服用二甲双胍的患者少30%。研究人员观察培养的细胞发现二甲双胍能够抑制胰腺星状细胞用于合成透明质酸和Ⅰ型胶原的信号通路，同时还会阻止肿瘤相关巨噬细胞的募集，从而抑制肿瘤的上皮间充质转化，降低肿瘤转移。

第5节　原发性肝癌

原发性肝细胞癌（简称肝癌，hepatocellular carcinoma，HCC）是临床上最常见的恶性肿瘤之一，高发于非洲东南部和亚洲，发病率已超过50/10万人，其死亡率在我国居第二位，世界第三位。我国是肝癌高发区，发病人数约占全球的55%，在肿瘤相关死亡中仅次于肺癌，并且与低发区相比，我国患者发病年龄较轻且病情进展较快。目前肝癌在治疗上强调综合治疗原则，包括手术切除、肝脏移植、局部消融、肝动脉栓塞、放疗、化疗、免疫治疗以及生物靶向治疗等，使肝癌治愈率不断提高。我国肝癌研究水平已达到国际领先地位，肝癌的治疗已进入多学科综合治疗时代。

一、病因

导致肝癌的危险因素主要有肝炎病毒感染、食物黄曲霉毒素污染、饮水污染、长期酗酒和遗传因素，其他例如营养不良、农药、性激素、肝吸虫、微量元素缺乏、吸烟等都可能与肝癌的发病相关（表25-25）。导致我国原发性肝癌最常见的高发因素是慢性乙型肝炎合并肝硬化。我国从20世纪70年代实施乙肝疫苗接种，并且注重改水、防霉，开展普查宣教，以实现早发现、早诊断、早治疗。

由病毒性肝炎导致的肝硬化是HCC的主要危险因素，而地理差异大多是由于乙型（hepatitis B，HBV）和丙型病毒性肝炎（hepatitis C，HCV）感染的流行病学差异造成的。在美国，HCC的发生率大约为3例/10万，并且呈逐渐增加的趋势，主要与HCV感染率增加有关，也与其他导致肝硬化增加的因素有关，例如与酒精和血色素沉着所致的肝硬化、自发性肝硬化和非酒精性脂肪性肝炎有关导致的肝硬化等有关。在北欧和西欧，HCC的病因主要也是HCV，其发生率<5例/10万。但在南欧和东欧，HCC的发生率接近10例/10万。虽然日本的HCV感染率与美国相近，但HCC的发生率却比美国高8~10倍，这可能是由于日本的HCV传播较早所致（日本的HCV传播比美国早20~30年）。这些数据都进一步支持未来几年美国和欧洲的HCC的发生率将继续上升的预测。东亚和撒哈拉以南的非洲地区是HBV的流行区域，HCC的发生率为（20~28例）/10万。在这些地区，10%~20%的HCC患者合并无肝硬化的慢性HBV感染。这可能是由于患者在生命早期就受到了HBV感染，并同时暴露于其他危险因素中，例如黄曲霉毒素。HCC在男性中较为常见（是女性的1.4~3.3倍），这种性别差异在HCC高风险国家表现更为显著。在高风险国家中，HCC患者的发病年龄（30~50岁）比低风险地区年轻（60~70岁）。

表 25-25 导致原发性肝癌的危险因素

危险因素	观察事项
慢性肝损伤	在北美与南美的肝癌患者中,22%~60% 与之有关
肝硬化	在亚洲和非洲的肝癌患者中,60%~90% 与之有关
慢性乙型病毒肝炎感染	增加发生肝癌的机会;在全世界肝癌患者中,20%~90% 有持续性病毒感染
黄曲霉毒素	与非洲和亚洲的肝癌病因学有关
酒精中毒	与肝癌病因有关,但两者关系不及酒精摄取与口腔、喉、食管等癌的密切关系,可能是乙型肝炎病毒的促癌物
慢性胆汁外流梗阻男性	非洲患者 20% 与之有关,并在日本病例中证实大多数肝癌病例见于男性,提示与内分泌有关

二、病理和分型

(一)分型

1. 大体分型

(1)巨块型:多见,此型易出现肝破裂、腹腔内出血等并发症。

(2)结节型:多见,常伴有肝硬化。

(3)弥漫型:少见,常因肝功能衰竭而死亡。

2. 组织学分型

(1)肝细胞型:多见,约占 90%。

(2)胆管细胞型:较少见且预后较好。

(3)混合型:较少见。

3. 临床分型

(1)单纯型:临床和实验室检查均无明显肝硬化表现。

(2)硬化型:临床和实验室检查均有明显肝硬化表现。

(3)炎症型:病情发展快,伴有持续性癌症高热或丙氨酸氨基转移酶持续增高一倍以上。

(二)分期(表 25-26~ 表 25-29)

表 25-26 TNM 分期(美国 AJCC 分期)

原发肿瘤(T)	
T_x	原发肿瘤无法评估
T_0	无原发肿瘤的证据
T_1	单发肿瘤无血管受侵
T_2	单发肿瘤有血管受侵或多发肿瘤最大者 ≤5cm
T_3	多发肿瘤直径>5cm 或肿瘤侵及门静脉或肝静脉的主干
T_4	肿瘤直接侵犯除胆囊外的邻近器官或穿透脏层腹膜

续表

区域淋巴结（N）			
N_x	区域淋巴结无法评估		
N_0	无淋巴结转移		
N_1	区域淋巴结转移		
远处转移（M）			
M_x	远处转移无法评估		
M_0	无远处转移		
M_1	有远处转移		

表 25-27　分期组合

Ⅰ 期	T_1	N_0	M_0
Ⅱ 期	T_2	N_0	M_0
ⅢA 期	T_3	N_0	M_0
ⅢB 期	T_4	N_0	M_0
ⅢC 期	任意 T	N_1	M_0
Ⅳ 期	任意 T	任意 N	M_1

表 25-28　BCLC 分期（巴塞罗那临床肝癌分期系统）

期别	PS 评分	肿瘤状态		肝功能状态
		肿瘤数目	肿瘤大小	
0 期：极早期	0	单个	<2cm	无门脉高压
A 期：早期	0	单个 3 个以内	任何 <3cm	Child-Pugh A~B Child-Pugh A~B
B 期：中期	0	多结节肿瘤	任何	Child-Pugh A~B
C 期：进展期	1~2	门脉侵犯或 $N_1.M_1$	任何	Child-Pugh A~B
D 期：终末期	3~4	任何	任何	Child-Pugh C

表 25-29　肝功能 Child-Pugh 分级

	评分 / 分		
	1	2	3
总胆红素 /（μmol·L^{-1}）	<34	34~51	>51
血清白蛋白 /（g·L^{-1}）	>35	28~35	<28
凝血酶原时间延长 /s	1~3	4~6	>6
腹水	无	轻度	中等量
肝性脑病 / 级	无	1~2	3~4

注：按积分法，5~6 分为 A 级，7~9 分为 B 级，10~15 分为 C 级。

三、临床表现

（一）症状

早期患者多无典型症状,可以有上腹闷胀、腹痛、乏力和食欲减退等慢性基础肝病的相关症状。一旦出现典型症状,往往已达中晚期,其主要表现：

1. 肝区疼痛　右上腹疼痛最常见,为本病的重要症状。常为间歇性或持续性隐痛、钝痛或胀痛,随着病情发展加剧。疼痛部位与病变部位密切相关,病变位于肝右叶为右季肋区疼痛,位于肝左叶则为剑突下区疼痛；如肿瘤侵犯膈肌,疼痛可放散至右肩或右背；向右后生长的肿瘤可引起右侧腰部疼痛,疼痛原因主要是肿瘤生长使肝包膜绷紧所致。突然发生的剧烈腹痛和腹膜刺激征,可能是肝包膜下癌结节破裂出血引起腹膜刺激。

2. 消化道症状　出现饭后上腹饱胀、消化不良、食欲减退、恶心、呕吐和腹泻等症状,因缺乏特异性,容易被忽视。

3. 消瘦、乏力　全身衰弱,少数晚期患者可呈现恶病质状况。

4. 发热　比较常见,多为持续性低热,37.5~38.0℃,也可呈不规则或间歇性、持续性或弛张型高热,表现类似肝脓肿,但是发热前无寒战,抗生素治疗无效。发热多为癌性热,与肿瘤坏死物的吸收有关；有时可因癌肿压迫或侵犯胆管而致胆管炎,或因抵抗力减低合并其他感染而发热。

5. 肝外转移灶症状　如肺转移导致咳嗽、咯血,胸膜转移出现胸痛、血性胸腔积液,骨转移出现骨痛、病理性骨折。

6. 晚期患者常出现黄疸、出血（牙龈、鼻出血、皮下瘀斑等）、肝性脑病以及肝肾衰竭。

7. 副肿瘤综合征　是指肝癌组织本身代谢异常或癌组织对机体产生的多种影响引起的内分泌或代谢紊乱的症候群。临床表现多样且缺乏特异性,常见有自发性低血糖、红细胞增多症、高脂血症、高钙血症等。

（二）体征

在肝癌早期,多数患者没有明显的相关阳性体征,仅少数患者查体可以发现轻度的肝大、黄疸和皮肤瘙痒,可以是基础肝病的非特异性表现。中晚期肝癌常见黄疸、肝脏肿大（质地硬、表面不平,伴或不伴结节、血管杂音）和腹水等。如果原有肝炎、肝硬化背景,可有肝掌、蜘蛛痣、腹壁静脉曲张及肝脾大等。

1. **肝大**　往往呈进行性肿大,质地坚硬、表面凹凸不平,有大小不等的结节甚至巨块,边缘清楚,常有程度不等的压痛。肝癌突出至右肋弓下或剑突下时,相应部位可见局部饱满隆起；如癌肿位于肝脏的横膈面,则主要表现为横膈局限性抬高而肝脏下缘可不肿大；位于肝脏表面接近下缘的癌结节最易触及。

2. **血管杂音**　由于肝癌血管丰富而迂曲,动脉骤然变细或因癌块压迫肝动脉及腹主动脉,约半数患者可在相应部位听诊到吹风样血管杂音,此体征具有重要的诊断价值,但对早期诊断意义不大。

3. **黄疸**　皮肤巩膜黄染,常在晚期出现,多是由于癌肿或肿大的淋巴结压迫胆管引起胆道梗阻所致,亦可因为肝细胞损害而引起。

4. **门静脉高压征象**　肝癌患者多有肝硬化背景,故常有门脉高压和脾大。腹水为晚期表现,一般为漏出液,血性积液多为癌肿向腹腔破溃所致,亦可因腹膜转移而引起；门静脉和肝静脉癌栓,可以加速腹水的形成。

(三) 浸润和转移

1. 血行转移　以肺转移最为多见,还可转移至胸膜、肾上腺、肾脏及骨骼等部位。

2. 淋巴转移　以肝门淋巴结转移最常见,也可转移至胰、脾和主动脉旁淋巴结,偶可累及锁骨上淋巴结。

3. 种植转移　可种植于腹膜、横膈及胸腔等处,引起血性腹水、胸腔积液;女性可发生卵巢转移,形成较大的肿块。

(四) 并发症

1. 上消化道出血　肝癌常有肝炎、肝硬化背景伴有门静脉高压,而门静脉和肝静脉癌栓可以进一步加重门脉高压,常引起食管中下段或胃底静脉曲张破裂出血。若癌细胞侵犯胆管可致胆道出血,部分患者可因胃肠黏膜糜烂、溃疡和凝血功能障碍而广泛出血,大出血可以导致休克和肝昏迷。

2. 肝性脑病　往往是肝癌终末期表现,常因消化道出血、应用大量利尿药、电解质紊乱以及继发感染等诱发。

3. 肝癌结节破裂出血　为紧急而严重的并发症。癌灶晚期坏死液化可发生自发性破裂,也可因外力而破裂,故临床体检触诊时宜手法轻柔,切不可用力触压。癌结节破裂可以局限于肝包膜下,引起急性疼痛,肝脏迅速增大,局部可触及软包块,若破溃入腹腔则引起急性腹痛和腹膜刺激征。少量出血可表现为血性腹水,大量出血则可导致休克甚至死亡。

4. 继发感染　肝癌患者因长期消耗及卧床,抵抗力减弱,尤其在化疗或放疗之后白细胞降低容易并发多种感染,如肺炎、肠道感染、真菌感染、败血症等。

5. 肝肾综合征　肝癌晚期尤其弥漫性肝癌,可以发生肾功能不全甚至衰竭,引起肝肾综合征,即功能性急性肾衰竭,主要表现为显著少尿、血压降低,伴有低钠血症、低血钾和氮质血症,往往呈进行性发展。

四、辅助检查

(一) 血液生化检查　ALT、AST、AKP、LDH 或胆红素升高,白蛋白降低,以及淋巴细胞亚群等免疫指标的改变。

(二) 肿瘤标志物检查　血清甲胎蛋白(alpha-fetoprotein,AFP)及其异质体是诊断肝癌的重要指标和特异性最强的肿瘤标志物,常用于肝癌的普查、早期诊断、术后监测和随访。对于 AFP ≥ 400μg/L 超过 1 个月,或 ≥ 200μg/L 持续 2 个月,排除妊娠、生殖系胚胎源性肿瘤和活动性肝病,应该高度怀疑肝癌;关键是同期进行的影像学检查(CT/MRI)是否具有肝癌特征性占位。AFP 对肝癌诊断的阳性率一般为 60%~70%,尚有 30%~40% 的肝癌患者 AFP 检测呈阴性,有时差异较大,强调需要定期检测和动态观察,并且要借助于影像学检查或超声导引下的穿刺活检等手段来明确诊断。

(三) 影像学检查

1. 腹部超声　因操作简便、直观、无创性,已成为肝脏检查最常用的重要方法。该方法可以确定肝内有无占位性病变,提示其性质,鉴别液性或实质性占位,明确癌灶在肝内的具体位置及其与肝内重要血管的关系,以用于指导治疗方法的选择及手术的进行,有助于了解肝癌在肝内以及邻近组织器官的播散与浸润。对于肝癌与肝囊肿、肝血管瘤等疾病的鉴别诊断具有较大参考价值。

2. CT 是目前肝癌诊断和鉴别诊断最重要的影像检查方法,用于观察肝癌形态及血供情况、肝癌的检出、定性、分期以及治疗后复查。通常在平扫下肝癌多表现为低密度占位,边缘清晰或模糊,部分有晕圈征,大肝癌常有中央坏死液化,可以提示病变性质和了解肝周围组织器官是否有癌灶,有助于放疗的定位;增强扫描除可以清晰显示病灶数目、形态和强化特征外,还可以明确病灶和重要血管之间的关系、肝门及腹腔有无淋巴结肿大以及邻近器官有无侵犯,为临床上准确分期提供可靠的依据,且有助于鉴别肝血管瘤。HCC 的影像学典型表现为动脉期呈显著强化,静脉期强化不及周边肝组织,而在延迟期则造影剂持续消退,具有高度特异性。

3. MRI 无放射性辐射,组织分辨率高,可以多方位、多序列成像,对肝癌病灶内部的组织结构变化如出血坏死、脂肪变性以及包膜的显示和分辨率均优于 CT 和超声。对良、恶性肝内占位,尤其与血管瘤的鉴别可能优于 CT;同时,无须增强即能显示门静脉和肝静脉的分支;对于小肝癌,MRI 优于 CT。

4. **选择性肝动脉造影(DSA)** 可以明确显示肝脏小病灶及其血供情况,同时可进行化疗和碘油栓塞等治疗。DSA 是一种侵入性创伤性检查,可用于其他检查后仍未能确诊的患者。此外,对于可切除肝癌,即使影像学上表现为局限性可切除,也有学者提倡进行术前 DSA,有可能发现其他影像学手段无法发现的病灶和明确有无血管侵犯。

5. PET-CT 既可由 PET 功能显像反映肝脏占位的生化代谢信息,又可通过 CT 形态显像进行病灶的精确解剖定位,并且同时全身扫描以了解整体状况和评估转移情况,达到早期发现病灶的目的,并可了解肿瘤治疗前后的大小和代谢变化。

6. ECT 全身骨显像有助于肝癌骨转移的诊断,可较 X 线和 CT 检查提前 3~6 个月发现骨转移癌。

(四)肝穿刺活检 对于明确诊断、病理类型、判断病情、指导治疗以及评估预后都非常重要。穿刺活检时,应注意防止肝脏出血和针道癌细胞种植;禁忌证是有明显出血倾向,患有严重心肺、脑、肾疾患和全身衰竭的患者。

五、诊断标准

(一)病理学诊断标准

肝脏占位病灶或者肝外转移灶活检或手术切除组织标本,经病理组织学和 / 或细胞学检查诊断为 HCC,此为金标准。

(二)临床诊断标准

在所有的实体瘤中,唯有 HCC 可采用临床诊断标准,主要取决于三大因素,即慢性肝病病史、影像学检查结果以及血清 AFP 水平,在同时满足以下条件中的①+②a 两项或者①+②b+③三项时,可以确立 HCC 的临床诊断:①具有肝硬化以及 HBV 和 / 或 HCV 感染(HBV 和 / 或 HCV 抗原阳性)的证据;②典型 HCC 影像学特征:a. 如果肝脏占位直径≥2cm,CT 和 MRI 两项影像学检查中有一项显示肝脏占位具有肝癌特征性表现即可;b. 如果肝脏占位直径为 1~2cm,则需要 CT 和 MRI 两项影像学检查都显示肝脏占位具有肝癌特征性表现;③血清 AFP≥400μg/L 持续 1 个月或≥200μg/L 持续 2 个月,并能除外其他引起 AFP 升高的原因包括妊娠、生殖系胚胎源性肿瘤、活动性肝病及继发性肝癌等。

六、治疗

(一) 不同分期肝癌治疗原则

1. 局部可切除（T_1、T_2、T_3 和部分 T_4、N_0、M_0）　病灶多为孤立的肿块局限于肝脏,可行全部肿瘤切除。肝功能通常正常或轻度异常,可伴有硬化或慢性肝炎。诊断时只有一小部分肝癌患者属于此病期。术前评价应包括 CT 或 MRI 以确认肿瘤是否侵犯多个叶、肝门或腔静脉。切缘应包含 1~2cm 正常肝组织。慢性肝炎及肝硬化患者应注意手术风险。

2. 局部不可切除（部分 T_2、T_3 和 T_4、N_0、M_0）　此类型肝癌病灶局限于肝脏,但因为肿瘤位置或合并症（例如肝硬化）无法手术切除。局部不可切除的肝硬化性肝癌可以考虑肝移植。对于其他患者,可以选择栓塞化疗。

3. 进展期（任何 T、N_1 或 M_1）　进展期肝癌是指肿瘤出现在肝的两叶或已有远处转移,中位生存期通常 2~4 个月。肝癌最常转移部位是肺和骨。肝内播散很普遍,尤其多见于伴有肝硬化或慢性肝炎的患者。栓塞化疗对没有肝外转移的患者有益。

由于我国大多数肝细胞癌继发于慢性乙型或丙型病毒性肝炎导致的肝硬化,患者的抗肿瘤治疗受到了肝脏基础疾病的制约。因此,在肝癌患者的整个治疗过程中,需针对病因进行抗病毒、抗炎治疗,并注重对症保肝治疗。对于 Child-Pugh C 级和部分 B 级（Child-Pugh 评分 8~9 分）患者,最主要的死亡原因是肝功能衰竭,可暂行抗病毒、抗炎和保肝治疗,不推荐进行任何有损肝功能的抗肿瘤治疗,对于早期肝癌,若符合肝移植标准,推荐行肝移植。

(二) 肝癌治疗流程

当患者被确诊为肝细胞肝癌后,根据是否伴有远处转移,应当选择不同的治疗策略:如存在远处转移应当选择支持治疗或全身系统治疗（符合条件者）;如未发现远处转移且肿瘤可切除,则根据实际情况选择姑息切除或是根治切除;对于不可切除且不能接受肝移植治疗或姑息切除患者,可以选择肝动脉栓塞化疗、射频消融、放疗等治疗策略。上述所有患者,不论是接受支持治疗或全身治疗、根治切除或姑息切除、肝动脉栓塞、肝移植等,在治疗后均应接受定期随访以动态追踪病情变化并调整治疗策略（图 25-2）。

(三) 手术治疗

早期肝癌最有效的治疗手段是手术切除,术后 1 年、3 年及 5 年生存率分别为 80%~92%、61%~86% 和 41%~75%。肝切除术包括根治性切除和姑息性切除。根治性切除需符合以下条件:患者的一般情况良好,无明显心、肺、肾等重要脏器器质性病变;肝功能正常、仅有轻度损害（Child-Pugh A 级）,或肝功能分级属 B 级,经短期护肝治疗后恢复到 A 级,或肝储备功能（如ICGR15）基本在正常范围以内;无明确肝外转移性肿瘤;单发肝癌,表面较光滑,周围界限较清楚或有假包膜形成,受肿瘤破坏的肝组织<30%,或受肿瘤破坏的肝组织>30%,但无瘤侧肝脏明显代偿性增大,达全肝组织的 50% 以上;多发性肿瘤,结节<3 个,且局限在肝脏的一段或一叶内。对于肿瘤过大而没有切除条件者,可先应用肝动脉介入化疗等局部治疗手段,待肿瘤缩小后再行手术,5 年生存率可达 30%~50%。而对于 3~5 个多发性肿瘤、超越半肝范围者,合并门静脉癌栓（PVTT）和 / 或腔静脉癌栓,合并胆管癌栓,合并肝硬化门脉高压等情况可行姑息性肝切除术。肝癌伴门静脉癌栓是中晚期肝癌的常见表现,在这部分患者中,若肿瘤局限于半肝,且预期

术中癌栓可取净,可考虑手术切除肿瘤并经门静脉取栓,术后再结合介入栓塞及门静脉化疗。肝癌侵犯胆管形成胆管癌栓也较常见,致使患者黄疸明显,经手术切除肿瘤并取净癌栓,可很快解除黄疸。

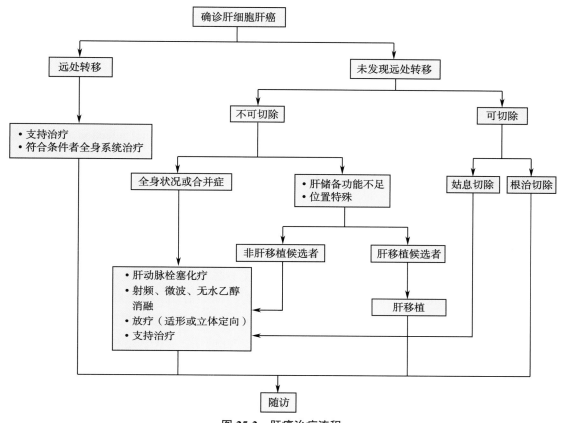

图 25-2　肝癌治疗流程

我国 85% 的肝癌患者继发于慢性肝炎肝硬化,肝脏弥漫性病变代偿能力差,因此肿瘤切除率仅 10%~40%,且术后约 50% 患者复发。对于肝硬化较严重的早期肝癌患者,肝移植是最佳的治疗选择。关于肝移植适应证,国际上主要采用米兰(Milan)标准,包括单个肿瘤直径不超过5cm;多发肿瘤数目 ≤ 3 个、最大径 ≤ 3cm;不伴有血管及淋巴结的侵犯。我国尚无统一标准,已有多家单位和学者陆续提出了不同的标准,包括杭州标准、三亚共识等。各家标准对于无大血管侵犯、淋巴结转移及肝外转移的要求都比较一致,但对于肿瘤的大小和数目的要求不尽相同。对于不满足现有肝癌肝移植标准,但无门静脉主干或下腔静脉等大血管侵犯、无远处转移的患者,可行降期治疗,包括局部消融治疗和 TACE 等。另外,中国肝癌肝移植受者 90% 以上与 HBV 感染相关,肝移植前 HBV 载量高以及肝移植后乙型病毒性肝炎复发的患者,肝癌复发的风险增加,因此对乙肝肝移植受者尽早行抗病毒治疗降低 HBV 水平有助于降低肝移植术后乙型肝炎复发率,提高受者长期生存率。

（四）局部治疗

尽管外科手术是肝癌的首选治疗方法,但是在确诊时大部分患者已达中晚期,往往失去了手术机会,据统计仅约 20% 的患者适合手术治疗。对于不具备外科手术条件的患者,应当考虑局部治疗。局部治疗也可以作为其他根治性治疗前的降期治疗。局部治疗手段主要分为消融治疗和肝动脉介入治疗两大类。

1. 局部消融治疗 局部消融治疗是借助医学影像技术的引导对肿瘤靶向定位,局部采用物理或化学的方法直接杀灭肿瘤组织一类治疗手段。物理消融是通过加热局部组织或冷冻局部组织灭活肿瘤病灶的治疗方法,主要有射频消融术(radiofrequency ablation,RFA)、微波固化术(microwave coagulation therapy,MCT)、冷冻治疗、聚焦超声消融(high intensity focused ultrasound,HIFU)、激光消融治疗等。通常适用于单发肿瘤,最大径≤5cm;或肿瘤数目≤3个,且最大直径≤3cm;无血管、胆管和临近器官侵犯以及远处转移;肝功能分级为 Child-PughA 级或 B 级经内科治疗达到该标准者。5 年生存率为 50%~75%,可作为不能接受手术切除小肝癌的治疗选择。化学消融则是指用化学的方法使局部组织细胞脱水、坏死、崩解,从而灭活癌细胞。目前肝癌的化学消融手段主要有瘤内无水乙醇注射(percutaneous ethanol injection,PEI)、瘤内无水乙酸注射(percutaneous acetic acid injection,PAI)。无水乙醇注射(PEI)适于直径≤3cm 的小肝癌及复发小肝癌的治疗,其对肝脏影响小,可使肿瘤细胞出现脱水,细胞内蛋白凝固,肿瘤血管血栓形成,从而促使癌细胞坏死、肿瘤组织纤维化,对超过 3cm 不适合手术的肝癌或复发灶,也有姑息治疗的作用。

2. 肝动脉介入治疗 对于不能手术切除的中晚期原发性肝癌患者,以及可以手术切除,但由于其他原因(如高龄、严重肝硬化等)不能或不愿接受手术的患者,肝动脉栓塞化疗(transcatheter arterial chemoembolization,TACE)是首选的标准治疗。由于肝脏的双重血液供应这一解剖结构学基础(绝大多数肝癌由肝动脉供血,而正常肝实质主要由门静脉供血),基于肝动脉的栓塞治疗在过去几十年迅猛发展,目前已于临床广泛应用。TACE 是利用减影技术和导管技术直接通过肝动脉达到肝癌病灶,有效阻断肝癌的动脉供血,同时持续释放高浓度的化疗药物打击肿瘤,使其缺血坏死并缩小,而对正常肝组织影响较小,从而达到控制肿瘤血供抑制肿瘤生长的目的。常用化疗药物有多柔比星、表柔比星、顺铂、5- 氟尿嘧啶、羟基喜树碱以及丝裂霉素。常用的栓塞剂包括超液化碘油、明胶海绵及海藻微球等。此外,TACE 治疗本身有一定局限性,主要表现:由于栓塞不彻底和肿瘤侧支血管建立等原因,TACE 常难以使肿瘤达到病理上的完全坏死;TACE 治疗后由于肿瘤组织缺血和缺氧,残存肿瘤的缺氧诱导因子(HIF)水平升高,从而使血管内皮生长因子(VEGF)高表达。这些因素可导致肝内肿瘤复发和远处转移。

除 TACE 外,其他常用的经肝动脉治疗方法包括单纯颗粒栓塞和药物洗脱微球化疗栓塞(drug-eluting beads,DEBs)。一项评价化疗栓塞、栓塞或最佳支持治疗(best supportive care,BSC)的随机对照试验,表明化疗栓塞更有生存优势,2 年生存率为 63%,而 BSC 组和栓塞组分别是27% 和 50%,显示与 BSC 相比,化疗栓塞有生存优势,栓塞组和化疗栓塞组的结果相比没有显著性差异。欧洲一项多中心随机试验 Precision V 试验比较了 DEBs 和传统的 TACE,结果显示两组间治疗反应没有差异,确立了 DEBs 的安全性和有效性,并且与 TACE 相比,肝脏和系统性毒性更小,因而可以被广泛用于经导管治疗肝癌。

除此之外,选择性 ^{90}Y 动脉内放射治疗、单层放射栓塞等新兴的技术均已被报道。在一项使用搭载 ^{90}Y 的树脂球放射性栓塞治疗肝癌的研究中,纳入 291 例患者接受了治疗,其中 Child-Pugh A 级患者中位生存期为 17.2 个月,Child-Pugh B 级患者中位生存期为 7.7 个月。虽然这项治疗是经动脉操作,但是栓塞效应较小,并且影像学治疗反应滞后。因为栓塞效果小,治疗比化疗栓塞或单纯栓塞更容易耐受。另一项纳入 245 例患者的回顾性研究显示,与传统 TACE 进行对比，^{90}Y 放射性栓塞治疗组患者毒性反应较轻，病情进展缓慢，两组间生存率没有显著差异，TACE 组中位生存期为 17.5 个月，^{90}Y 放射性栓塞治疗组为 17.2 个月。但由于放射性栓塞不能超过器官放射剂量限值，因此限制了其重复治疗。

（五）放疗

20 世纪 90 年代以前，由于放疗效果较差，且受到肝及其周围正常器官耐受剂量较低的限制，对 HCC 患者较少进行放疗。20 世纪 90 年代中期后，现代精准放疗技术发展迅速，包括三维适形放疗（3DCRT）、调强适形放疗（IMRT）和立体定向放疗（SBRT）等日益成熟并得到广泛应用。这些技术允许放射剂量有一个更高的适形性以达到规定的目标剂量，同时正常组织受到的剂量得到严格控制，为采用放疗手段治疗肝癌提供了新的机会。一般认为对于下述肝癌患者可考虑放疗：肿瘤局限；因肝功能不佳不能进行手术切除；肿瘤位于重要解剖结构，在技术上无法切除或患者拒绝手术。另外，对已发生远处转移的患者可行姑息治疗以控制疼痛或缓解压迫。

放疗联合 TACE 也取得了较好的疗效，可以杀灭 TACE 治疗后残存的癌细胞，目前已用于瘤栓的治疗。随着影像和治疗技术的提高，放疗在 HCC 治疗中的地位正不断提高，但仍然需要更多的临床研究提供更确切的证据。

（六）化疗

由于肝脏同时存在癌症和肝脏基础疾患，因此 HCC 的内科治疗较为棘手。多数情况下，肝癌确诊时已伴有不同程度的肝功能不全，对于严重肝功能不全（Child-Pugh C 级）患者，最佳支持治疗通常是唯一的选择。对于肝功能基本正常或接近正常（Child-Pugh A 级或 Child-Pugh B 级）而无外科手术治疗指征者，可行系统全身治疗。目前认为，对于没有禁忌证的晚期患者，系统化疗优于一般性支持治疗。

早在 20 世纪 50 年代起，系统性化疗药物包括多柔比星（ADM）、5- 氟尿嘧啶（5-FU）、顺铂（DDP）和丝裂霉素（MMC）等，都曾尝试用于治疗肝癌，但单药有效率较低，且没有改善生存。近年来一些新药例如卡培他滨、吉西他滨、伊立替康治疗肝癌取得了一定的成效，单药有效率 7%~18%。我国应用斑蝥制剂和三氧化二砷治疗肝癌也有一定的姑息作用。

细胞毒药物奥沙利铂的问世，推动了对于肝癌系统性化疗的研究，使肝癌不适合系统化疗的传统观念受到挑战和质疑。2010 年含奥沙利铂（OXA）的 FOLFOX4 方案与单药 ADM 对照用于不适于手术或局部治疗的晚期肝癌患者姑息性化疗的国际多中心 Ⅲ 期临床研究（EACH 研究）结果显示，我国患者 FOLFOX4 组和多柔比星组的中位 OS 和中位 PFS 分别为 5.9 个月 vs 4.3 个月（P=0.028 1），2.7 个月 vs 1.7 个月（P=0.000 3），3~4 级不良反应发生率分别为 41.01% 和 26.98%，两组均未出现治疗相关死亡。基于 EACH 研究，我国研究者进一步开展了大规模的 meta 分析，纳入患者均为使用过含 OXA 化疗方案的晚期肝癌，分析结果总体上和 EACH 研究结果一致。表明含 OXA 的联合化疗可以为晚期 HCC 患者带来较好的客观疗效，改变了晚期 HCC 系统化疗长期缺乏标准方案的现状，肝癌治疗观念得以改变。此外，有研究报道，吉西他滨联合 OXA 的方案部分反应率为 18%，56% 的患者疾病稳定，中位生存期为 11.5 个月。一项 Ⅱ 期临床研究评价了 OXA 联合卡培他滨的作用，部分反应率 6%，疾病稳定率 58%，中位生存期 9.3 个月。

总体来看，系统化疗对肝癌疗效不理想，但明显优于一般性支持治疗，其主要适应证有：合并肝外转移的晚期患者；虽为局部病变，但不适合手术治疗和肝动脉介入栓塞化疗者，如肝脏弥漫性病变或肝血管变异；合并门静脉主干或下腔静脉瘤栓者；多次行肝动脉栓塞化疗（TACE）后肝血管阻塞以及或介入治疗后复发的患者。

（七）分子靶向治疗

肝癌的发病机制十分复杂，其发生、发展和转移与多种基因的突变、细胞信号传导通路以及新生血管增生异常等密切相关，其中存在着多个关键性环节，正是进行分子靶向治疗的理论基础和重要的潜在靶点。近年来，分子靶向药物治疗肝癌已成为新的研究热点。主要包括西妥昔单抗（cetuximab）、贝伐珠单抗（bevacizumab）、依维莫司（everolimus，RAD001）、索拉非尼（sorafenib）、舒尼替尼（sunitinib）等。尤其是多靶点多激酶抑制剂索拉非尼是近年来研究的亮点。

1. 索拉非尼 索拉非尼是一种口服的多靶点、多激酶抑制剂，既可通过抑制血管内皮生长因子受体（VEGFR）和血小板源性生长因子受体（PDGFR）阻断肿瘤血管生成，又可通过阻断 Raf/MEK/ERK 信号传导通路抑制肿瘤细胞增殖，从而发挥双重抑制、多靶点阻断的抗 HCC 作用。

迄今为止，两项大型 Ⅲ 期国际多中心临床试验确立了索拉非尼在晚期肝癌治疗中的地位，一项是 SHARP 研究，即索拉非尼与安慰剂随机治疗晚期肝癌的欧美国家多中心 Ⅲ 期临床试验，该试验共入组 602 例患者，分别接受索拉非尼 400mg，2 次/d 或安慰剂口服，结果显示，索拉非尼与安慰剂组总生存率的风险比（HR）为 0.69（95% CI 0.5~0.87，P=0.000 6），即索拉非尼组较安慰剂组的生存改善了 44%；中位总生存（mOS）分别为 10.7 个月与 7.9 个月；中位至疾病进展时间（TTP）分别为 5.5 个月和 2.8 个月；疾病控制率（DCR，指肿瘤完全缓解、部份缓解及稳定后持续 28 天的患者）分别为 43% 和 32%，并且无论患者的一般状况评分如何，有无大血管侵犯，有无肝外转移及既往治疗情况如何均未影响上述索拉非尼的获益。在亚组分析中还显示，病期较早的患者 mOS 10.7 个月，而病期较晚的患者为 5.5 个月，提示晚期肝癌患者尽早使用索拉非尼获益更大。索拉非尼 3~4 级不良反应主要有腹泻（8%）、皮疹（8%）、高血压（2%），但与安慰剂组相比因不良反应导致的停药率相似。另一项 Oriental 研究是在亚洲进行的多中心 Ⅲ 期临床研究，中国近 20 家医院参与了此项研究，其临床设计与 SHARP 试验相同，入组病例共 226 例，按 2∶1 的比例随机接受索拉非尼单药或安慰剂治疗，结果显示，两组 mOS 分别为 6.5 个月与 4.2 个月（P=0.014），中位 TTP 分别为 2.8 个月与 1.4 个月（P<0.001），DCR 分别为 35% 与 16%，表明索拉非尼明显优于安慰剂的治疗。且亚组分析还显示，不论患者年龄大小，不论患者的一般状况评分高低、有无大血管侵犯、有无肝外转移及既往治疗情况如何，索拉非尼都显示出生存获益。尽管 Oriental 与 SHARP 临床试验相比，入组患者的病期更晚，一般情况更差，但两个实验在生存上的获益及耐受性方面却非常相似，显示出索拉非尼在不同人种及不同地域及不同的病期均有较好的获益。另外，有研究发现，肿瘤细胞磷酸化细胞外信号调节激酶（pERK）水平高者对索拉非尼的疗效较好，血清甲胎蛋白 ≥ 400μg/L，肝内巨块型肿瘤，肝功能 Child-Pugh B 或 C 级肝癌患者对索拉非尼治疗效果差，但上述指标目前尚没有推荐作为预测索拉非尼有效性的特异指标，还有待进一步的研究。

安全性方面，索拉非尼常见的不良反应包括腹泻、乏力、手足综合征等。值得注意的是，虽然 SHAPP 试验未报道血液学不良反应，然而在其他一些试验中，血液学毒性并不少见，且发生 3~4 级不良反应的比例较高。同时，与 SHAPP 试验不同，一些研究中观察到了一过性的肝功能损害，伴有出血、胰腺炎等严重的并发症，从而导致治疗的终止，可能与索拉非尼抑制 UGT1A1 或激活潜在的乙肝病毒复制有关。Ozenne 等则报道 CK19 阳性患者肝功能异常的发生率较高。另有

研究发现,应用索拉非尼出现不良反应的患者的疗效显著优于无不良反应者(84.6% vs 33.3%,
P=0.009)。GIDEON 研究是一项前瞻性研究,旨在评估肝功能不全的患者中应用索拉非尼的
耐受性。研究共纳入了 3 202 例患者,其中 1 968 例(61%)为 Child-Pugh A 级,666 例(21%)为
Child-Pugh B 级。结果发现在接受 800mg 索拉非尼初始剂量的患者中,Child-Pugh A 级和 Child-
Pugh B 级患者剂量减少率分别为 40% 和 29%,不良事件发生的类型和发生率在不同 Child-Pugh
分级的患者中基本一致,因不良事件导致停药的发生率在 Child-Pugh A 级和 Child-Pugh B 级患
者中相似(17% 和 21%)。在中位总生存期方面,Child-Pugh A 级和 Child-Pugh B 级患者分别为
13.6 个月和 5.2 个月。该研究结果表明,在临床实践中,索拉非尼在 Child-Pugh A 级和 B 级患者
中的安全性具有一致性,提示该药物在部分 Child-Pugh B 级患者中可以安全使用。基于以上充
分的研究证据,目前索拉非尼是国内外指南推荐的一线治疗晚期肝癌的唯一靶向药物。

　　2. 索拉非尼联合局部治疗　虽然以肝切除术为代表的外科治疗仍是肝癌首选治疗,但是目
前单一手段的疗效已经进入平台期,术后复发和转移等问题凸显,因此,肝癌需要多学科综合治
疗已经成为共识。传统治疗手段(例如 TACE 或手术)和靶向治疗密切结合,可以从不同层面着
手,提高肝癌治疗效果,预防复发,改善生存。

　　(1)手术联合索拉非尼:对于手术与索拉非尼联合,研究发现用于伴微血管侵犯
(microvascularinvasion,MVI)或门静脉癌栓(portal vein tumor thrombus,PVTT)的肝癌患者可减
少术后复发,提高总生存。一项双臂开放对照Ⅱ期研究共纳入 31 例根治性肝切除术后肝癌患
者,其中 14 例接受索拉非尼 400mg/d 治疗 4 个月(11 例合并 MVI),17 例未接受索拉非尼治疗
(7 例合并 MVI),中位随访时间 19 个月。结果发现:与单纯手术相比,肝癌患者术后联合索拉非
尼治疗显著延长了中位无复发生存时间长达 8 个月。Li 等 2016 年发表的一项研究入组 36 例
BCLC 分期 C 期肝癌患者(合并一级分支或门静脉主干癌栓),其中 12 例术后 30 天内应用索拉
非尼治疗,24 例未应用索拉非尼。中位随访时间 23 个月,术后联合索拉非尼治疗组复发时间
(time to progress,TTP)较单纯手术组显著延长(29 个月 vs 22 个月,P=0.004 1),中位总生存期也
显著延长(37 个月 vs 30 个月,P=0.010)。

　　(2)肝动脉介入治疗联合索拉非尼:TACE 通过阻断肿瘤血供,起到抑制肿瘤生长,促使肿
瘤细胞坏死、凋亡的作用。但是肿瘤组织缺血、缺氧可导致血管内皮生长因子水平升高,促进新
生血管形成,进而可能引起肿瘤进展、复发甚至转移。索拉非尼除抑制肿瘤生长外,还能阻断肿
瘤新生血管生成,因此在机制上能够与 TACE 互补。2011—2015 年,多项研究观察了 TACE 联
合索拉非尼用于中期肝癌的疗效和安全性,包括 FLORIDA 研究、COTSUN 研究、SPACE 研究、
SOCRATES 研究、START 研究等。目前已有多项研究证实,对于单用 TACE 治疗不能充分获益
的中期肝癌患者,索拉非尼治疗具有良好的生存获益。

　　START 研究是亚太多中心、单臂、前瞻性、开放性、Ⅱ期临床试验,纳入 192 例无法手术切除
的肝癌患者(ECOG PS 0~1、Child-Pugh 评分 ≤7、多结节或单个结节 >3cm、既往未接受 TACE 治
疗、BCLC 分期 A/B/C 分别占 16.9/81.5/1.6%)。患者在行 TACE 治疗后第 4 天(至第 7 天)开始
应用索拉非尼,并在下一次 TACE 前 4 天中止用药。两次 TACE 治疗间隔 6~8 周。结果显示,索
拉非尼和 TACE 联合治疗的总反应率为 69.5%,疾病控制率 93.7%,中位 TTP13.6 个月。中国患
者亚组(n=70)的中位 TTP 为 12.3 个月,中位 OS 25.1 个月。联合治疗还可以延长 TACE 间隔,
2 年观察期间 73.5% 患者只接受了 1~2 次 TACE 治疗,有利于保护肝功能,同时安全性良好。另

一项研究纳入 91 例伴 PVTT 的肝癌患者,发现索拉非尼联合治疗相比单独 TACE 显著提高疾病控制率(57% vs 13%,P<0.001),延长中位 TTP(6.0 个月 vs 3.0 个月,P<0.001)和中位 OS(11.0 个月 vs 6.0 个月,P<0.001)。索拉非尼联合治疗的一项 Ⅱ 期临床试验的数据结果显示,完全缓解率为 18/50(36%),部分缓解或疾病稳定为 30/50(60%),只有 2 人(4%)出现病情进展。国内有学者研究显示,相较于 TACE,索拉非尼联合 TACE 治疗中晚期肝癌能将中位 OS 显著延长(27 个月 vs 17 个月,P=0.001),并且相对安全。2016 年我国学者发表的一项多中心研究显示,中期肝癌患者(n=606)应用 TACE 联合索拉非尼应答组(n=75)较单纯 TACE 组(n=141)OS 显著延长(27.9 个月 vs 18.3 个月,P=0.046),中位 TTP 也显著延长(13.1 个月 vs 5 个月,P=0.014)。其中,应答者定义为在索拉非尼治疗 1 个月内出现 2 级或 3 级皮肤不良反应。除与安慰剂进行对比外,Yoo 等进行的一项临床试验中,与细胞毒药物 +TACE 对照组相比,索拉非尼 +TACE 联合治疗能显著延长患者 mOS(实验组与对照组:20.5 个月 vs 10.0 个月,P=0.008 9)。多因素分析结果也证实索拉非尼是独立的预后因素。总的来看,上述研究发现 TACE 联合索拉非尼用于中期肝癌患者可以使肿瘤控制率高;延长 TACE 治疗间隔,利于保护肝功能;延长 TTP 和 OS;并且耐受性良好。

对于无法行手术切除、肝移植、局部射频及 TACE 的患者,来自日本的学者将顺铂肝动脉灌注化疗与索拉非尼联用,开展了一项 Ⅱ 期对照研究,比较肝动脉灌注化疗(hepatic artery infusion chemotherapy,HAIC)+ 索拉非尼和单独索拉非尼治疗晚期肝癌的疗效和安全性,研究共入组 108 例晚期肝癌患者,随机 2:1 分配接受索拉非尼 + 顺铂 HAIC 或单药索拉非尼。到开始数据分析时,索拉非尼单药组死亡 37 例,索拉非尼联合顺铂 HAIC 组死亡 49 例。中位 OS 方面,索拉非尼 + 顺铂 HAIC 组为 10.6 个月,优于单药索拉非尼组的 8.7 个月(P=0.031);两组的中位至疾病进展时间分别为 3.1 个月 vs 2.8 个月;缓解率分别为 21.7% vs 7.3%。不良事件方面,索拉非尼联合顺铂 HAIC 组中性粒细胞减少、白细胞下降、血小板减少、血红蛋白升高、恶心及呃逆发生率均高于单药索拉非尼。治疗过程中两干预组各出现 1 例治疗相关死亡:索拉非尼联合 HAIC 组 1 例肝衰竭;单药索拉非尼组 1 例肺部感染。

(3)射频消融术联合索拉非尼:射频消融术(radiofrequency ablation,RFA)是目前临床受到广泛应用的肝癌局部物理消融疗法,RFA 具有创伤小、恢复快、安全性高等优点。体外实验已证实肿瘤细胞比正常细胞对热更敏感,射频治疗时温度在 90℃以上,持续 12 分钟可有效杀灭肿瘤及周边 2cm 以上的正常组织,即安全边缘。RFA 是不符合手术条件的早期肝癌患者有效的局部治疗手段,但对于大肿块,RFA 治疗的局部复发率明显增高,综合治疗是更优的选择。临床前研究中,索拉非尼可以促进 RFA 术后肝坏死。索拉非尼联合 RFA 可起到协同抑制肿瘤的作用。我国学者研究发现,相较于单用 RFA,联合索拉非尼可将进展期肝癌的中位 PFS 及 6 个月、12 个月的生存率显著提高,且安全有效。另有研究显示 RFA 联合索拉非尼给药组的肿瘤毁损面积显著大于安慰剂组,同样提示索拉非尼可显著增强 RFA 的疗效并且可以延长 2 次射频的间隔时间。但一项多国家参与的随机 Ⅲ 期临床试验(STORM 试验)的结果却是阴性。STORM 试验研究在已接受根治性切除或消融术的高复发风险肝细胞癌患者群中,索拉非尼 vs 安慰剂辅助治疗的效果。主要入选标准包括 Child-Pugh 评分 5~7 分,ECOG PS 评分 0 分,经 CT 或者 MRI 确认没有残留病灶;排除标准为复发性 HCC、腹水、肝外转移、大血管浸润和先前接受 HCC 系统治疗的患者。按照根治性治疗方式、地理区域、复发风险和 Child-Pugh 状态将患者进行分层,以 1:1 比例将 1 114 例患者分为接受索拉非尼 400mg 每日两次口服或者安慰剂,最长维持时间 4 年,主要研究终点是无复发生存期(relapse-free survival,RFS),次要终点是总生存期(OS)。两组患者的无复发生存差异无统计学意义:索拉非尼组 mRFS 为 33.4 个月,安慰剂组 mRFS 为 33.8 个月($HR=0.940$,95% CI 0.780-1.134;单侧 $P=0.26$);同样,在总生存方面两组也差异无统计学意义。该试验结果提示索拉非尼辅助治疗没有取得生存获益。同时,由于患者存在不同程度的肝损伤,索拉非尼辅助治疗表现出高发生率的毒性反应和不耐受情况:试验中索拉非尼组中位治疗时间仅 12.5 个月,安慰剂组则为 22.2 个月;索拉非尼组 24% 的患者由于毒性反应停药,而安慰剂组仅有 7%;索拉非尼组 90% 的患者要求调整剂量,安慰剂组不到 40%。与安慰剂组比较,索拉非尼组的不良反应主要是手足皮肤反应(28%)、高血压(7%)、腹泻(6%)。

3. 索拉非尼联合肝移植　肝移植是肝癌患者重要且有效的治疗手段之一,但由于肝移植术后需终生服用免疫抑制剂防治排斥反应,使得机体免疫与肿瘤的平衡失调,导致移植术后复发风险增高,复发后进展迅速影响疗效,我国肝癌肝移植的患者约占全部肝移植的 40%,术后复发是目前临床上急需解决的问题。国外有研究报道索拉非尼可预防 HCC 肝移植术后肿瘤复发。临床前研究显示,索拉非尼能够抑制肝癌肝移植术后大鼠肝脏内血管内皮生长因子(VEGF)的合成,降低肝脏内癌灶微血管密度(micro vessel density,MVD)、抑制癌灶微血管生成,对移植术后肿瘤的复发转移起到一定作用。另有临床研究结果显示,索拉非尼能延迟肝癌肝移植患者术后肿瘤的复发转移,在使患者的总生存显著延长的同时,不增加急性排斥反应的发生率,也未降低移植物存活率。

4. 索拉非尼联合其他药物　Abou-Alfa 等报道了索拉非尼联合多柔比星与多柔比星单药比较的随机、双盲临床试验结果。实验组给予 Child-Pugh A 级的肝癌患者索拉非尼 400mg 每日两次和多柔比星 60mg/m² d1,其中多柔比星每隔两周给药;对照组给予安慰剂和多柔比星 60mg/m² 每隔两周给药。共有 96 例患者被纳入,实验组 47 例,对照组 49 例。该研究达到了研究终点,中位 TTP 实验组为 8.6 个月,对照组为 5 个月;次要终点,6 个月的无进展生存(PFS)在实验组为 47%,而在对照组为 13%。实验组和对照组总生存分别为 13.7 个月和 6.5 个月。提示索拉非尼联合细胞毒化疗药物可能具有一定的协同作用。拜耳公司目前已在开展有关索拉非尼联合多柔比星对比安慰剂加多柔比星的 Ⅱ/Ⅲ 期临床试验,以确认分子靶向药物联合化疗是否可以进一步提高肝癌的疗效。另一项有关索拉非尼联合厄洛替尼(tarcrva,特罗凯)的 Ⅲ 期临床研究已正在进行中。相信上述各项研究成果将会为患者提供更好和更多的治疗选择。

目前索拉非尼尚缺少一系列在肝脏介入治疗、切除或移植之前的新辅助治疗研究,相信随着各项研究的开展,肝癌的治疗选择会越来越多。

5. 其他靶向药物　在索拉非尼之后,一线肝癌靶向药物的 Ⅲ 期临床研究均以失败告终,包括厄洛替尼、舒尼替尼、布立尼布、linifanib 与索拉非尼的头对头 Ⅲ 期临床研究均未证实其疗效优于索拉非尼,可能与药物不良反应严重、抗肿瘤作用不强等因素相关。

(1)抗血管生成药:HCC 是一种血管丰富的肿瘤,特点是新血管化和动脉灌注。血管形成是 HCC 恶性表型的一部分,与血管侵袭、转移和手术后的高复发率有关。HCC 的血管生成是由生长因子及其受体和信号转导组成的复杂网络。在众多调节 HCC 血管生成的生长因子中,VEGF 和成纤维细胞生长因子(bFGF)最受关注。但近年来肝癌领域多个抗肿瘤血管生成药物的临床研究中,除索拉非尼外,至今尚无药物取得成功,令人深思。

舒尼替尼（sunitinib,商品名 Sutent,索坦）是一个多激酶小分子化合物,可抑制 VEGFR（VEGFR1、VEGFR2 和 VEGFR3）和其他一些与肿瘤细胞增殖生长有关的酪氨酸激酶受体。2006 年 1 月,美国 FDA 批准索坦用于治疗晚期肾细胞癌,并且同年发起了一个Ⅱ期、多中心、欧洲/亚洲的临床研究,以评估舒尼替尼单药一线治疗晚期 HCC 患者的疗效和安全性。索坦每天 50mg 口服,连用 4 周,每 6 周为一个周期。37 例晚期肝癌患者的初步研究数据显示,中位 TTP 21 周,中位 OS 44 周,根据实体瘤疗效评价标准（RECIST）,仅 1 例患者到达确认的部分缓解（RP）,但在治疗 4~6 周后约 48% 的患者出现 ≥30% 的肿瘤坏死,提示对部分患者确实存在抗瘤活性。3~4 级不良反应包括血小板减少（35%）、中性粒细胞减少（24%）、中枢神经系统症状（22%）、衰竭（22%）和出血（22%）。第二个Ⅱ期临床试验是观察索坦每天 37.5mg 治疗晚期肝癌患者疗效和安全性,45 例患者中 1 例完全缓解（CR）,40% 患者病情稳定（SD）,12 周时 15 例患者（33%）依然存活并且病情没有进展,中位 TTP 3.2 个月,中位 OS 9.3 个月。3~4 级不良反应较少见,中性粒细胞减少（13%）、血小板减少（13%）、天冬氨酸氨基转移酶升高（19%）、丙氨酸氨基转移酶升高（6%）,提示索坦每天 37.5mg 的剂量安全性较好。根据上述舒尼替尼治疗晚期肝癌患者的Ⅱ期研究结果及索拉非尼的确切疗效,2008 年 Pfizer 公司开展了比较舒尼替尼与索拉非尼用于治疗晚期肝细胞癌的国际多中心、随机、开放、Ⅲ期临床研究,我国多家医院参与了该项临床试验,共入组 1 083 例晚期 HCC 患者（舒尼替尼组 529 例,索拉非尼组 544 例）,其结果在 2011 年的 ASCO 会议上公布,舒尼替尼组与索拉非尼组的中位 OS 分别为 8.1 个月和 10.0 个月（$P=0.002$）,中位 PFS 分别为 4.1 个月和 4.0 个月（$P=0.178\ 3$）;严重不良反应事件发生率分别为 44% 和 36%。由于疗效和安全性方面均无优势,该临床试验于 2010 年 4 月被迫提前终止。

brivanib 由百时美施贵宝公司研发,brivanib alaninate（BMS-582664）是活性成分 brivanib 的前体药物,是一种具有口服生物活性的 VEGFR 和 FGFR 的选择性双重抑制剂。临床前研究显示,brivanib 可减少 VEGFR-2 受体酪氨酸激酶磷酸化,增加细胞凋亡,降低微血管密度,抑制肿瘤细胞增殖,对人的肝细胞系和多种人类肝癌异种移植模型的生长均有明显抑制作用。几项已完成的小型的Ⅱ期临床研究显示,在 55 例无法切除的局部晚期或有远处转移的肝癌患者接受 brivanib 800mg,每日 1 次连续用药,中位无进展生存 2.7 个月,中位总生存 10 个月,在 45 例可评价客观疗效的患者中,5 例取得部分缓解。另一项 41 例的研究数据显示,在其中 38 例经索拉非尼治疗失败后仍有 2 例获得部分缓解。brivanib 较常见的 3~4 级不良反应包括乏力（16%）、转氨酶升高（19%）、低钠血症（41%）、高血压（7.3%）、腹泻（4.9%）和头痛（4.9%）。根据以上Ⅱ期临床试验结果,后续开展了 4 项 brivanib 治疗肝癌的Ⅲ期临床研究:第 1 项是 brivanib 对比索拉非尼一线治疗晚期 HCC 患者的随机、双盲、多中心Ⅲ期临床研究,主要研究终点为 OS;第 2 项是在索拉非尼无效或不能耐受的晚期 HCC 受试者中比较 brivanib 联合最佳支持治疗（BSC）和安慰剂联合 BSC 的随机、双盲、多中心Ⅲ期临床研究,按 2∶1 随机入组,主要研究终点为 OS;第 3 项是在亚洲人群中 brivanib 联合 BSC 对比安慰剂联合 BSC 治疗索拉非尼无效或不能耐受的晚期 HCC 患者的随机、双盲、多中心Ⅲ期临床研究,主要研究终点是 OS;第 4 项是无法手术的肝癌患者,TACE 后辅助 brivanib 对比安慰剂的随机、双盲、多中心Ⅲ期临床研究,主要研究终点为 OS。令人遗憾的是,上述 4 项研究已有 3 项因未达到预期目标而终止,亚洲患者的二线治疗结果则有待公布。

linifanib（ABT-869）是 VEGFR 和 PDGFR 抑制剂。一项Ⅱ期临床试验探索了 linifanib 对晚

期肝癌患者的疗效,对于入组的 38 例可评价疗效患者,有效率为 7.9%,中位 TTP 为 5.4 个月,中位 OS 为 10.4 个月,该研究结果初步显示出 linifanib 对肝癌患者的疗效。另一项Ⅲ期临床研究对比了 linifanib 与索拉非尼一线治疗晚期 HCC,按 1∶1 随机入组,研究主要终点为 OS,次要终点为 TTP、RR、PFS 和生活质量。遗憾的是,该研究因未能达到预期目标而宣告失败。

阿帕替尼是小分子 VEGFR 酪氨酸激酶抑制剂,其靶点包括 VEGFR-1、VEGFR-2、PDGFR、c-Kit 和 c-Src 等。阿帕替尼主要通过抑制肿瘤血管生成,从而抑制肿瘤生长,目前已被我国 SFDA 批准用于治疗二线化疗失败的晚期胃癌患者。一项阿帕替尼治疗晚期 HCC 的随机、开放、多中心Ⅱ期临床试验取得了令人鼓舞的结果,研究共入组 121 例患者,阿帕替尼 850mg 组与 750mg 组的中位 TTP 分别为 4.2 个月和 3.3 个月,中位 OS 分别为 9.7 个月和 9.8 个月,RR 分别为 8.6% 和 0%,DCR 分别为 48.6% 和 37.3%。阿帕替尼常见的不良反应有转氨酶升高、高血压、蛋白尿、手足综合征等,不良反应可控。基于这一研究结果,2014 年启动了一项甲磺酸阿帕替尼片二线治疗晚期 HCC 患者的随机双盲、平行对照、多中心Ⅲ期临床研究,计划入组 360 例患者,按 2∶1 随机入组,主要观察终点为 OS,目前正在入组中,预计 2016 年完成入组计划。

雷莫芦单抗(ramucirumab)是一种 VEGFR-2 拮抗剂。VEGF/VEGFR-2 是肿瘤血管生成的重要通路,雷莫芦单抗通过特异性结合 VEGFR-2,阻断 VEGFR 与其配体 VEGF-A、VEGF-C 和 VEGF-D 的结合,从而阻断 VEGFR-2 的激活,目前已被批准联合化疗治疗胃癌、非小细胞肺癌和结直肠癌。REACH 研究是一项全球、随机化、双盲Ⅲ期研究,对比雷莫芦单抗联合 BSC 与安慰剂联合 BSC 作为二线治疗既往索拉非尼一线治疗后进展的 HCC 患者,共入组 565 例患者。研究结果显示,雷莫芦单抗和安慰剂的中位 OS 分别为 9.2 个月和 7.6 个月(HR=0.866,95% CI 0.717~1.046,P=0.139),未见显著差异。但在预先设定的 AFP≥400ng/ml 亚组中,雷莫芦单抗表现出更优的生存获益,中位 OS 为 7.8 个月,而安慰剂组为 4.2 个月(HR=0.674,95% CI 0.508~0.895,P=0.006)。基于亚组分析结果,一项评价雷莫芦单抗治疗基线 AFP 升高的晚期肝癌患者的Ⅲ期临床试验(REACH-2 研究)正在进行中。

仑伐替尼是一种靶向 VEGFR-1、VEGFR-2、VEGFR-3、FGFR-1、FGFR-2、FGFR-3、FGFR-4、RET、KIT 和 PDGFR-β 的多靶点口服酪氨酸激酶抑制剂。一项日本与韩国进行的仑伐替尼治疗晚期 HCC 的Ⅱ期临床研究结果显示,ORR 34.8%,总人群中位 TTP 为 9.4 个月,中位 OS 为 18.3 个月。另一项评估仑伐替尼对比索拉非尼一线治疗不可切除的 HCC 患者的有效性与安全性的多中心、随机、开放性、Ⅲ期临床试验,根据地区、门脉浸润和肝外转移、PS 评分、体重进行分层,按 1∶1 随机分组为仑伐替尼组和索拉非尼组,主要研究终点为 OS,次要终点为 PFS、TTP、RR、安全性及生活质量等,结果有待公布。

瑞戈非尼也是一种多靶点抑制剂,靶点包括 c-RAF、野生型和突变型(V600E)b-RAF、VEGFR-2、VEGFR-3、Tie-2、PDGFR、FGFR-1、c-Kit、RET 以及 p38-α(属于丝裂原活化蛋白 MAPK 家族),能够抑制肿瘤细胞增殖和肿瘤血管生成。瑞戈非尼已被批准用于晚期结直肠癌和甲胃肠间质瘤的治疗。一项瑞戈非尼用于索拉非尼治疗失败的晚期 HCC 患者的临床研究结果显示,mTTP 为 131 天,3 个月、6 个月无进展生存率分别为 65%、44%,中位 OS 为 419 天,3 个月、6 个月的总生存率分别达 88%、79%。副作用主要为手足皮肤反应 19 例(53%)、甲状腺功能减退 15 例(42%)、厌食 13 例(36%)、高血压 13 例(36%)、恶心 12 例(33%)、便秘 9 例(25%)、头痛 7 例(19%)、蛋白尿 6 例(17%)、口腔黏膜炎 5 例(14%)、呕吐 5 例(14%)。此后进行的 RESORCE

研究显示,索拉非尼一线与瑞戈非尼二线序贯治疗可望进一步提高晚期肝癌的生存获益。RESORCE 研究是一项多中心、随机、安慰剂对照Ⅲ期临床研究,纳入 573 例索拉非尼治疗后进展的 BCLC B/C 期肝癌患者,随机至瑞戈非尼 160mg/d 组或安慰剂组,中位治疗时间 3.6 个月。结果显示瑞戈非尼较安慰剂使死亡风险降低 38%(HR=0.62;$P<0.001$),疾病进展或死亡风险降低 54%(HR=0.46;$P<0.001$)。依据现有循证依据,肝癌患者接受靶向药物(索拉非尼、瑞戈非尼)序贯治疗的预计总 OS 为 16.1 个月(GIDEON 研究一线治疗 TTP 5.5 个月 +RESORCE 研究二线治疗 OS 10.6 个月),该项研究结果预示瑞戈非尼将成为 HCC 第二个靶向药物。

多纳非尼,是由三氘代甲基取代了索拉非尼分子上的甲基。多纳非尼治疗肝癌的Ⅰ期和Ⅱ期临床试验已完成,目前正在开展Ⅲ期研究。

(2)mTOR 抑制剂:哺乳动物雷帕霉素靶蛋白(mTOR)是一类蛋白激酶家族,广泛存在于各种生物细胞参与细胞增殖与生长的调控。多种肿瘤细胞中常见 PI3K/AKT/mTOR 信号通路的异常表达,与肿瘤细胞的增殖和肿瘤血管生成密切相关。阻断该信号通路,特别是抑制 mTOR 的活化可能对抑制肿瘤细胞生长起到一定的作用。依维莫司是一种雷帕霉素的衍生物,是一种口服的 mTOR 抑制剂,已被美国 FDA 批准用于晚期肾癌的二线治疗以及乳腺癌和胰腺神经内分泌肿瘤的治疗。有研究显示,HCC 患者中有 15%~41% 存在 mTOR 过表达,Ⅱ期临床研究证实了依维莫司对该类患者展示出一定的疗效。随后开展了一项随机、双盲、Ⅲ期临床试验(EVOLVE-1),探索依维莫司对比安慰剂治疗索拉非尼经治的晚期 HCC 患者的疗效。研究结果显示,依维莫司组和安慰剂组中位 OS 无显著差异,没有改善该人群的整体生存情况,中位 OS 分别为 7.6 个月和 7.3 个月(P=0.675);依维莫司组的 DCR 更高,分别为 56.1% 和 45.1%(P=0.010)。依维莫司组与安慰剂组最常见的 3~4 级不良反应事件包括贫血(7.8% vs 3.3%)、乏力(7.8% vs 5.5%)和食欲减退(6.1% vs 0.5%)。依维莫司组有更高的乙型肝炎病毒再激活率(分别为 29 例和 10 例)。另有研究发现,相较于索拉非尼单药,依维莫司联合索拉非尼与亦未能延长 HCC 患者的中位 OS,PFS、TTP 及疾病稳定期均无明显改善。

(3)c-MET 抑制剂:MET 是一种原癌基因,其所编码的 c-MET 蛋白是受体酪氨酸激酶家族成员。胃癌、结直肠癌、胰腺癌、肺癌、前列腺癌及乳腺癌等多种肿瘤中都发现有 MET 过表达。c-MET 蛋白磷酸化后,通过激活一系列的下游信号通路导致细胞增殖及血管再生。研究表明,c-MET 在肝癌组织中高表达,并且与 HCC 的转移及预后有关。目前有多种 c-MET 抑制剂包括 cabozantinib、INC280 等处于临床试验阶段。

2016 年 ASCO 大会报道了一项 c-MET 抑制剂 tepotinib 治疗肝癌的开放标签的Ⅰb/Ⅱ期临床研究,Ⅰb 期主要确定新型 c-MET 小分子抑制剂 tepotinib 在晚期肝癌患者中的Ⅱ期推荐剂量,评价安全性、疗效和药代动力学,Ⅱ期主要对比 tepotinib 和索拉非尼作为一线治疗 c-MET 阳性晚期肝癌的疗效和副作用。不良反应方面,未发现剂量限制性毒性(DLT)。22 例患者有治疗相关突发不良反应(treatment-related treatment-emergent adverse events,TRTEAEs),大多数 ≤2 级,常见的为腹泻(10 例)、AST 升高(7 例)、恶心(7 例)、ALT 升高(6 例),3 级以上 TRTEAEs 包括脂肪酶水平升高(3 例)、腹泻(2 例)。在治疗反应反面,c-MET 阳性患者(7 例)中的最佳疗效(best overall response,BOR)是部分缓解(2 例)、疾病稳定(2 例)和疾病进展(3 例)。获得部分缓解的 2 例患者分别接受 500mg/d 和 1 000mg/d,治疗过程中 AFP 水平保持稳定。c-MET 阴性 18 例患者中 6 例疾病稳定、10 例疾病进展、2 例无法评估。该研究结果提示 tepotinib 在 1 000mg/d

时肝癌患者可以耐受，c-MET+ 患者似乎有更好的疗效，目前 Ⅱ 期临床研究仍在进行中。

卡博替尼是一种口服小分子多靶点抑制剂，靶点包括 c-MET、VEGFR 及 RET。该药于 2012 年被 FDA 批准用于不可手术切除的恶性局部晚期或转移性甲状腺髓样癌的治疗。肝癌方面，一项 Ⅱ 期临床研究纳入 41 例晚期 HCC 患者，接受卡博替尼治疗，研究结果显示，12 周的 DCR 为 68%，其中 2 例患者疗效 CR。该药二线治疗晚期 HCC 的 Ⅲ 期临床研究正在进行中。

tivantinib 是一种口服 c-MET 抑制剂，临床前研究显示其具有抗肿瘤增殖活性。一项多中心、随机、安慰剂对照、双盲的 Ⅱ 期临床研究探索了 tivantinib 在一线治疗失败的晚期 HCC 患者中的疗效。患者随机入组，分别接受 tivantinib 360mg 每日两次（38 例）、tivantinib 240mg 每日两次（33 例）及安慰剂（36 例）治疗。在 c-MET 高表达的患者中，tivantinib 组的中位 TTP 较安慰剂组显著延长（2.7 个月 vs 1.4 个月，$P=0.030$）。tivantinib 组最常见的 3 级或以上不良事件为中性粒细胞减少（14%）和贫血（11%）。2013 年 ASCO 年会上报道，已开展一项 Ⅲ 期临床试验探索 tivantinib 在标准治疗失败或无法耐受，且肿瘤组织免疫组化染色证实 c-MET 高表达患者中的疗效，研究按 2∶1 随机入组接受 tivantinib 或安慰剂治疗，研究终点为 OS，其最终结果有待公布。

foretinib 是 c-MET 和 VEGFR-2 的酪氨酸激酶受体抑制剂。一项 Ⅰ 期临床试验纳入 13 例晚期 HCC 亚裔患者接受 foretinib 治疗，其中 1 例 CR，2 例 PR，RR 为 22%，foretinib 最常见的副反应为高血压（54%）、腹泻（31%）、血小板减少（23%）及外周水肿（23%）。

INC280 是可逆、高度特异性的 c-MET 受体酪氨酸激酶小分子抑制剂。一项 Ⅰ 期临床研究共纳入 33 例 c-MET 阳性的实体瘤患者，其中 HCC 15 例，初步显示了对 HCC 的有效性，较常见的不良反应包括食欲下降（33%）、恶心（30%）、呕吐（27%）和乏力（27%）。一项 INC280 一线治疗晚期 c-MET 阳性 HCC 患者的 Ⅱ 期研究正在进行中。

MSC2156119J 是一种高度选择性的 c-MET 抑制剂，在 Ⅰ 期临床试验中显示出一定的抗肿瘤活性。目前一项 MSC2156119J 对比索拉非尼一线治疗肝功能 Child-Pugh A 级、c-MET 阳性晚期 HCC 患者的多中心、随机、Ⅰb/Ⅱ 期临床试验正在进行中。

（4）抗表皮生长因子受体（EGFR）药物

1）厄洛替尼：一项纳入 38 例不能切除的肝癌患者的研究表明单剂厄洛替尼（150mg，1 次 /d）对肝癌有疗效，这一点得到了 13 个月的中位 OS 试验的证实，中位 PFS 为 3.2 个月、6 个月、9 个月的疾病无进展率为 32% 和 29%，DCR（PR+SD）率为 59%，有 3 例部分缓解，完全缓解者 0 例。较常见的不良反应为皮疹、乏力和腹泻，61% 的患者发生 3/4 级毒性。其他不良反应包括皮肤瘙痒、皮肤干燥、脱发、恶心、呕吐、厌食、贫血、血小板减少及肝功能异常等。一项 Ⅱ 期临床试验对 40 例不能手术切除的肝癌患者予以厄洛替尼（每天 150mg），但这项研究因患者未受益被迫提前终止。

2）西妥昔单抗：是一种嵌合（人 / 鼠）单克隆抗体（IgGl），在肝癌的临床前研究中已显示出一定的作用。在 HepG2 细胞株中，时间和剂量依赖性生长抑制的发生与西妥昔单抗暴露相关。有学者报道了一项纳入 30 例肝癌患者的 Ⅱ 期研究的最终结果，患者接受单药西妥昔单抗 400mg/m² 第一周，此后 250mg/（m²·周），结果显示，完全缓解或部分缓解 0 例，mOS 为 9.6 个月，mPFS 为 1.4 个月，患者耐受性良好。另外几项 Ⅱ 期研究也未得到预期的良好效果。

（5）其他：阿可拉定（icaritin），又称淫羊藿素，为中药淫羊藿中提取分离得到的主要活性成分淫羊藿素经酶转化得到的新的有效单体，属于黄酮类化合物。临床前研究显示，阿可拉定可特异性结合雌激素受体亚型 ER-α36,下调雌激素受体,诱导肿瘤细胞凋亡,对乳腺癌、子宫内膜癌和 HCC 具有一定的效果。一项 Ib 期临床研究入组 28 例晚期肿瘤患者,包括 HCC20 例(其中 18 例为病理诊断,2 例为临床诊断)、胆管细胞癌 3 例、肺腺癌 1 例、乳腺癌 2 例和结肠癌 2 例。18 例 HCC 患者中,有 12 例接受阿可拉定 600mg/ 次,每日两次口服剂量组,有 6 例接受 800mg/ 次,每日两次口服剂量组。结果显示,600mg 组目前有 12 例可评价疗效的 HCC 患者,其中观察到 1 例(10%)PR、5 例(50%)SD 和 4 例(40%)PD;800mg 组有 3 例评价疗效的患者,其中 1 例(33.3%)SD、2 例(66.7%)PD。600mg 组和 800mg 组分别有 7 例(58.3%)和 5 例(100%)的 HCC 患者完成 ≤ 2 个周期的治疗。安全性数据显示与阿可拉定可能有关的不良事件报道 24 例,其中 19 例为Ⅰ级,5 例为Ⅱ级,未观察到Ⅲ级及以上的不良事件。常见的不良反应有白细胞计数减低(4 例)、中性粒细胞减少(4 例)、血小板降低(3 例)、盗汗(2 例)、腹泻(2 例)、腹胀(2 例)、皮疹(2 例),其他罕见不良反应包括乳酸脱氢酶、转氨酶升高及便秘、腹痛、过敏和多汗。基于以上研究结果,已开始一项针对晚期 HCC 患者进行阿可拉定治疗的Ⅱ期临床研究,主要研究目的是口服阿可拉定治疗至 PD 时间(TTP),次要研究目的包括 PFS、OS、ORR、DCR 和生活质量评估,期待最终研究结果发表。

(八)免疫治疗

肝癌是与炎症、免疫密切相关的肿瘤,不管是病毒感染还是脂肪性肝炎、酒精性肝炎、肝硬化、肝功能障碍,在这个过程中,免疫机制均发挥了重要作用,因此免疫治疗也应该在肝癌领域发挥重大作用。近年来,一些免疫治疗研究的发现正逐渐成为肝癌治疗的亮点。例如,HCC 微环境中的相对富集的 MDSC 及 M2 分化巨噬细胞提示,针对 CSFIR 的免疫检查点抑制剂以及抗 -TIM3 药物有望获得较好疗效,而 HBV 相关 HCC 中的库普弗细胞高表达 Galectin-9 也进一步验证了这一观点。此外,索拉非尼作为经典的分子靶向药物可直接或间接影响免疫微环境,也是免疫治疗的潜在方法。研究表明,索拉非尼在小鼠 HCC 模型中下调表达 TREG 及 PD-1 的 T 细胞,与抗 -PD-1 及抗 -CTLA-4 发挥协同作用。而作为 HCC 中最常受影响的信号通路,激活的 Wnt/β-catenin 在恶性黑色素瘤的肿瘤微环境中与 T 细胞耗竭密切相关,但是其在 HCC 中的作用、Wnt/β-catenin 抑制剂的应用价值,以及其他增强免疫检查点抑制剂疗效的治疗目前仍处于研究中。

tremelimumab 是一种抗细胞毒性 T 淋巴细胞抗原 4(CTLA-4)全人源化单克隆抗体,属于免疫检查点抑制剂。tremelimumab 通过结合表达于活化的 T 淋巴细胞表面的 CTLA-4 蛋白,激活机体免疫系统攻击肿瘤细胞。一项Ⅱ期研究纳入 20 例 HCV 阳性、标准治疗失败的晚期 HCC 患者,予 tremelimumab 治疗,结果显示部分缓解率为 17.6%,DCR 为 76.4%,中位 TTP 达 6.48 个月。

nivolumab 是一种完全人 IgG4 单克隆抗体 PD-1 的抑制剂,最初是在一项多递增剂量的 1/2 期肝癌研究中进行评估,在不同病因的晚期肝癌的跨线治疗中展示了很好的抗肿瘤活性和耐受性,为进一步开展规模更大的研究奠定了基础。在该项 1/2 期研究(CheckMate-040)中,组织学证实 Child-Pugh A 级的晚期肝癌患者被分为四组人群,分别给予 nivolumab 3mg/kg 剂量扩张治疗。四组人群包括未感染肝炎病毒的以往未接受过索拉非尼或索拉非尼不耐受患者\未感染肝炎病毒的给予索拉非尼进展患者、HCV 感染患者以及 HBV 感染患者。主要研究终点为总缓解率(ORR),次要终点包括 OS、PFS、疾病进展时间和生物标志物评估。该中期研究结果显示,这次剂量扩增试验共入组 206 例患者,其中 75% 的患者出现肝外转移,7% 的患者有血管浸润,且 64% 的患者之前接受过索拉非尼,整个研究队列的患者平均接受 5~6 个剂量周期。总共有 104 例(50%)患者出现治疗相关的不良反应(TRAEs),较常见的是疲劳(17%)和瘙痒(12%),3/4 级 TRAEs 则见于 28 例(14%);较常见的是 ALT 和 AST 升高(各 3%)。在 174 例可评价的患者中, 68 例(39%)出现肿瘤负荷减少。91 例(55%)随访时间超过 18 周,这些患者的 ORR 为 9%〔未 感染肝炎病毒的以往未接受过索拉非尼或索拉非尼不耐受患者为 14%(3/22),未感染肝炎病毒 的索拉非尼治疗进展患者 7%(2/27),HCV 感染患者为 14%(3/21),HBV 感染患者(0/21)〕,6 个月 的 OS 率为 69%(95% *CI* 0.43~0.85)。无论通过 IHC 测定 PD-L1 的水平如何,患者都观察到疾病 缓解,丙型肝炎病毒 RNA 和乙肝病毒表面抗原定量检测都有所下降,说明 HCV 或 HBV 感染患 者都出现了抗病毒反应。该研究中 nivolumab 出现的不良反应各组间一致,且与它在其他类型 肿瘤中观察到的相似。尽管该研究的结果还比较初步,可能低估了患者的缓解率,但这些数据显 示,nivolumab 在所有病因亚型和多线治疗中都显示了一定的抗肿瘤活性。在此基础上,BMS 公 司正在开展大规模的全球临床试验——CheckMate-459,中国将积极参加此试验入组,并且已经 开始启动。除 nivolumab 外,放射免疫靶向治疗也具有一定疗效,我国 SFDA 已批准 ^{131}I- 美妥昔 单抗注射液用于肝癌治疗。另外,如何将免疫治疗与化疗联合,免疫治疗与靶向治疗联合,都为 肝癌系统治疗提供了新的思路。

(九)生物治疗

一些小规模临床试验结果提示生物治疗对 HCC 患者有一定的疗效。研究显示,乙型病毒性 肝炎相关性 HCC 患者根治性切除术后辅助 INFα 治疗可降低复发率,同时具有一定的抗病毒 效果。肝癌过继性细胞免疫治疗的免疫活性细胞主要是细胞因子诱导的杀伤细胞(CIK)和特异 杀伤性 T 淋巴细胞(CTL),具有一定的抗肿瘤效果。肝癌疫苗例如树突状细胞(DC)疫苗目前正 在临床试验中。肝癌基因治疗包括抑癌基因治疗、自杀基因治疗及免疫基因治疗等也在研究中。 但由于循证医学证据还不充分,这些生物治疗暂不推荐作为常规治疗。

大多数晚期 HCC 患者血清甲胎蛋白(AFP)水平明显增高,可作为标志物应用至树突状细胞 (DC)疫苗治疗中。临床研究显示,将呈递 AFP 多肽的 DC 疫苗应用于肝癌患者后可针对肿瘤相 关抗原产生 T 淋巴细胞反应。

磷脂酰肌醇蛋白聚糖 3(GPC3)也是一种肝癌的特异性标志物,Ⅰ期临床试验结果表明 GPC3 靶向的 T 淋巴细胞对治疗 HCC 有一定的效果。另外,程序性死亡受体 1 抑制剂联合 GPC3 的肽疫苗也是 HCC 的潜在治疗手段。

在抑癌基因治疗中,一项经动脉插管化疗栓塞(TACE)联合注射重组腺病毒介导的 *TP53* 基 因治疗晚期肝癌的临床研究结果证实了 *TP53* 基因治疗晚期肝癌的有效性和安全性,TACE-p53 组和 TACE 组的有效率分别是 58.3% 和 26.5%,12 个月生存率分别为 36.98% 和 24.02%,并且联 合 *TP53* 基因治疗的胃肠道反应、骨髓抑制等不良反应小,对患者一般状态影响轻微。

在自杀基因治疗中,Sangro 等进行了一项应用瘤内注射腺病毒介导的胸苷激酶基因(Ad. TK)治疗晚期肝癌的研究,该病毒能选择性地感染肿瘤细胞而不影响周围正常肝组织。研究结 果显示,Ad.TK 注射治疗使得 60% 患者注射部位的肿瘤趋于稳定,其中 1 例接受高剂量注射的 患者经成像系统显示瘤内坏死,生存期长达 26 个月。

在免疫基因治疗中,临床研究主要包括肿瘤内注射重组腺病毒介导的 *IL-12* 基因治疗、肿瘤

内注射重组腺病毒介导的 IL-12 感染过的树突状细胞和肿瘤内注射重组腺病毒介导的 *HSV-TK*
基因治疗等。这些研究显示免疫基因治疗具有一定的有效性,不良反应可控,但仍有待更大规模
的临床研究验证疗效和安全性。

（十）其他治疗

HCC 患者多继发于乙型病毒性肝炎和 / 或丙型病毒性肝炎背景,整个抗肿瘤治疗过程中应
特别注意监测病毒载量(HBV-DNA/HCV-DNA),判断病毒性肝炎的活动性。现有的大多数抗肿
瘤治疗(包括 TACE、化疗、靶向治疗等)均有潜在的激活肝炎病毒的可能性,引起肝功能恶化,继
而导致抗肿瘤治疗的中断。对于乙型病毒性肝炎和 / 或丙型病毒性肝炎患者,建议抗肿瘤治疗
的全程予抗病毒治疗,可以选用核苷类似物、α - 干扰素及其长效抑制剂、胸腺肽 α1 等。此外,
加强对症支持治疗,包括保肝、利胆、改善营养状态、控制腹水等对于改善患者的生活质量、保障
抗肿瘤治疗的顺利实施起也到非常重要的作用。

第 6 节　胃肠道间质瘤

一、流行病学

胃肠间质瘤(gastrointestinal stromal tumors, GISTs)占软组织肉瘤的五分之一,是单个肉瘤
类型中最常见的肿瘤,也是胃肠道最常见的软组织肉瘤,占所有胃肠道肿瘤的 0.3%~1%,可发生
于胃肠道任何部位,最常见于胃(60%)和小肠(30%),少见于十二指肠(4%~5%)和直肠(4%),更
少见于食管(少于 1%)、结肠和阑尾(1%~2%)。发生于腹腔其他部位的 GISTs 占所有 GISTs 少于
5%,常见于网膜、肠系膜或腹膜后,称为胃肠道外 GISTs 或 E-GISTs,其中一部分可能是未被发现
的原发于胃肠道的 GISTs 转移而来。诊断时为局限性 GISTs 的患者中,约 40% 会发生转移,而
10%~20% 患者诊断时已伴有明显转移。转移部位常见于肝脏、网膜、腹膜后以及腹腔内其他部
位,腹腔外转移少见。

GISTs 可发生于任何年龄,80% 以上发生于 50 岁以上成人(中位年龄 63 岁)。发生于 20 岁
以下年轻人的 GISTs(约 0.4%)很少伴有症状。男女发生率相当。发生在儿童的 GISTs 很少见。
儿童 GISTs 是一个很特殊的亚型,女性儿童多见、无干细胞因子受体(*KIT*)或血小板衍生生长因
子 - α(platelet-derived growth factor receptor alpha, *PDGFRA*)突变、胃多中心性发生、容易发生淋
巴结转移。

GISTs 在欧洲的年发生率为 10/100 万人口,欧洲和美国的年龄调整发生率为 7/100 万。基
于人群数据的全球发病和死亡率不详,患病率约为 130/100 万。从年度分布来看,发病数在逐
渐增加,这可能与过去对 GISTs 认识不足,长期以来命名混淆,分类错误,影响诊断的正确性有
关。此外,这些数据仅包括了临床相关的 GISTs,而如果仔细检查,会发现存在更大数量的微小
GISTs。

直径小于 1cm 的 GISTs 被称为微小 GISTs,常在食管胃结合部切除标本中被偶然发现。日

本的一项研究中,仔细检查了 100 例胃癌切除标本,在其中 35 例肉眼观察为正常的标本中,发现了一个或多个微小 GISTs。之后的系列研究发现,中老年人群中,基于活检或外科手术标本,胃微小 GISTs 的诊断率为 10%~22.5%。大多数微小 GISTs 发生于食管胃结合部或近端胃,较少发生于胃肠道其他部位。微小 GISTs 细胞很少或无核分裂,常见细胞透明样变和钙化,常携带 *KIT* 或 *PDGFRA* 基因突变。这些提示人群中存在的大量微小 GISTs,其中一部分可能会发展成为大 GISTs,这个过程可能需要更多分子变异的积累。

二、危险因素

大多数 GISTs 为散发,无明确的危险因素。然而,某些 GISTs 发生于特异的肿瘤综合征。

（一）家族性 GISTs 　*KIT* 外显子 8、9、11、13 或 17 种系突变是发生一个或多个胃或小肠 GISTs 的高危因素,这些个体可以早在 18 岁即发生 GISTs。病理检查有时发现肿瘤伴明显的相邻肠壁的小肠 Cajal 间质细胞(interstitial cells of Cajal,ICCs)弥漫性增生。其他临床表现包括会阴、腋窝、手和脸部皮肤色素斑以及色素性荨麻疹。*PDGFRA* 外显子 12、14 胚系突变也有发生 GISTs 的风险,并常发生胃和小肠的炎性纤维性息肉(IFP)。

（二）Carney 三联征 　胃 GIST、副神经节瘤和肺软骨瘤,被称为 Carney 三联征。这是一种罕见的非遗传性综合征,主要见于女性儿童或年轻女性。Carney 三联征相关 GIST 不具有 *KIT* 或 *PDGFRA* 突变,但免疫组化(IHC)显示琥珀酸脱氢酶(SDH)亚单位 B(SDHB)表达缺失(SDH 缺失型 GIST)。该酶缺失的原因尚不清楚,也没有观察到编码 *SDHB* 的基因发生突变。但最近的一项报道发现,63 例 Carney 三联征患者中,6 例(9.5%)具有 *SDHA*、*SDHB* 或 *SDHC* 基因种系突变。

（三）Carney-Stratakis（也称 Carney-dyad）综合征 　SDH 的任何一个亚单位(*SDHA*、*SDHB*、*SDHC* 和 *SDHD* 基因)发生种系突变都有发生副神经节瘤和 GISTs 的风险。这些 GISTs 患者无 *KIT* 和 *PDGFRA* 突变,但免疫组化显示 SDHB 表达缺失(SDHA 突变患者中 SDHA 表达缺失)。

（四）Ⅰ型神经纤维瘤病（neurofibromatosis type Ⅰ,NF1） 　NF1 的一个亚组(von Recklinghausen's 神经纤维瘤病)将可能发生一个或多个 GISTs,主要发生于小肠。在一项对 70 例 NF1 患者的研究中发现,GISTs 的发生率约为 7%。这些肿瘤 KIT 免疫组化为强阳性,而 *KIT* 基因无突变,SDHB 无表达缺失。

三、病理学

（一）病理形态学 　GISTs 可能起源于胃肠道的 ICCs,或与之具有共同的干细胞。这些位于肠肌丛及环行肌黏膜下边缘的 ICCs 是胃肠道慢波活动的起搏器和传导者。GISTs 的形态学有三种分类:梭形细胞型、上皮样细胞型和混合型。这些形态学表现与消化道其他肿瘤可能不易鉴别,包括非 GISTs 肉瘤、肉瘤样癌甚至转移性恶性黑色素瘤,可通过 IHC 来进行鉴别诊断。KIT(即 CD117)和 DOG1(即 anoctamin1,ANO1)是 GISTs 最敏感和最特异的指标。95% 的 GISTs 表达 KIT,约 5%GISTs 无 KIT 表达,但其中许多表达 DOG1。DOG1 是钙依赖受体激活氯通道蛋白,其表达与 *KIT* 基因突变与否无关。这一点很重要。因为一些 KIT 表达阴性的 GISTs 也会对靶向 KIT 的药物敏感。其他标志物还包括 CD34 抗原(70% 阳性)、肌动蛋白(SMA,25%

阳性)和结蛋白(desmin,少于 5% 阳性)。

(二)分子病理学

1. *KIT* **突变 GISTs** KIT 是一个跨膜的 Ⅲ 型酪氨酸激酶受体,其基因定位于人染色体 4q12,与其配体干细胞因子(SCF)结合后形成同源二聚体而被活化。1998 年日本学者首先发现 GISTs 存在 *KIT* 基因互补 DNA 序列活化突变,其二聚化作用可在配体缺失情况下持续进行。活化的 KIT 进一步启动下游 RAS/MAPK、PI3K/AKT/mTOR 以及 JAK/STAT3 信号通路,参与细胞增殖分化的调控。69%~83% 的 GISTs 存在 *KIT* 基因突变。KIT 蛋白的表达与基因突变没有相关性。大多数 *KIT* 为体细胞突变,少部分家族性肿瘤中存在 *KIT* 种系突变。大多数突变为杂合性,在约 15% 野生型 GIST(WT GIST)中存在 *KIT* 等位基因丢失,表现为恶性生物学行为、核分裂活跃以及拓扑异构酶 Ⅱ 表达增加。

大多数 *KIT* 基因突变位点为外显子 11(编码受体的跨膜区,占 65%~70%),少数为外显子 9(编码受体的胞外区,占约 10.0%),罕见外显子 13 和 17(编码受体的胞内激酶区 Ⅰ 和 Ⅱ,分别占 1.7% 和 1.3%)。外显子 11 突变 GIST 可见于消化道任何部位,而外显子 9 突变更常见于小肠 GIST。*KIT* 突变类型以缺失突变、点突变、混合突变和插入突变为主,其中绝大多数为外显子 11 密码子 550~560 缺失突变或点突变。越来越多证据显示,*KIT* 的突变类型与临床预后紧密相关。

KIT 外显子 11 密码子 557~558 缺失突变占所有 GISTs 的 23.2%~27.7%。6.3%~7.5% 为孤立的 p.W557_K558 缺失,15.7%~21.4% 为较大片段缺失中的一部分。p.W557_K558 缺失突变 GIST 侵袭性强、易发生转移,生存预后差。其他类型突变还包括点突变(占 15.5%~19.7%,通常肿瘤小于 5cm,核分裂率低,生物学行为惰性、5 年无复发生存较缺失突变和重复突变者长)、重复突变(占 6.6%~7%,原发于胃和女性更多见,呈良性生物学行为)、内含子 10/ 外显子 11 结合部缺失突变(导致 p.K550_K558 缺失,约占 1.4%,常表现为侵袭性的生物学行为)、纯合 / 杂合性外显子 11 突变(占 4%,易早期发生转移,与恶性的生物学行为相关)或混合突变。

KIT 突变也可发生于受体胞外区,通常为外显子 9 发生 A502~Y503 密码子重复突变,占 7%~15%,特异地发生于小肠原发 GIST,侵袭性强,男性更多见。但也有报道约 20% 外显子 9 突变发生于胃和直肠 GIST,且与预后无明显相关。*KIT* 外显子 13 和 17 突变占 1%~2%,多为点突变。其病理形态绝大多数表现为单纯的梭形细胞型,罕见上皮样细胞型。小肠原发是胃原发的 2 倍。胃原发 *KIT* 外显子 13 突变 GIST 较其他胃原发突变类型肿瘤通常更大,复发风险更高,但小肠原发 *KIT* 外显子 13 或 17 突变 GIST 与小肠原发其他突变类型 GIST 预后相似。

2. *PDGFRA* **突变 GISTs** *PDGFRA* 也是一个 Ⅲ 型 TKR,编码基因定位于 4q12,与 *KIT* 可能有共同的前体。2003 年首先报道,在无 *KIT* 基因突变的 GISTs 中存在 *PDGFRA* 基因突变,通过与血小板衍生生长因子(PDGFs)(除 PDGF-DD 外)结合而活化,激活的下游信号通路与 KIT 相同。相比之下,PI3K/AKT/mTOR 通路比 RAS/MAPK 通路更重要。*PDGFR* 和 *KIT* 活化突变可产生相同的肿瘤,两者具有互斥性。

PDGFRA 突变率在针对晚期 GISTs 的 Ⅲ 期临床研究中占入组患者的 1.6%~2.7%,在登记性研究中占入组患者的 12.9%~14%。*PDGFRA* 突变 GIST 大多数(90%~93%)为胃原发,预后较好。最常见的突变类型为位于激酶区域 Ⅱ(外显子 18)的 p.D842V 点突变(占 60%~65%),还有很少一部分突变发生于跨膜区(外显子 12)及激酶区域 Ⅰ(外显子 14)。p.D842V 突变与外显子 18 其他类型突变相比无病生存(DFS)无差别。

3. *KIT/PDGFRA* **无突变** GIST　约 15% 成人 GISTs 无 *KIT* 或 *PDGFRA* 突变,这就是所谓的"野生型" GISTs(WT GISTs)。WT GISTs 实际并非一种准确命名,而是对形态学符合 GISTs,KIT 阳性或阴性表达,同时未能检测到 *KIT* 和 *PDGFRA* 基因突变的 GISTs 的统称。值得注意的是, *KIT* 和 *PDGFRA* 基因共 44 个外显子,目前推荐检测的仅限于 6 个位点,因此现有 KIT/PDGFRA WT GISTs 诊断中实际还存在一些少见突变("假"野生型 GISTs)。KIT/PDGFRA WT GISTs 可发生于消化道任何部位。一部分 WT GISTs 中仍可检测到磷酸化的 KIT,提示 KIT 活性在 WT GISTs 的病理生理过程中仍有重要作用。

约 50%WT GISTs 中存在 SDH 四个亚单位(SDHA、SDHB、SDHC、SDHD)中任何一个的失活突变,其中 *SDHA* 突变率最高,约占 SDH 缺失型 GIST 的 28%。大多数为种系突变。SDH 任何亚单位发生基因突变或其他未知的机制都可能导致 SDH 功能缺失,导致琥珀酸累积,乏氧诱导因子 α(HIF1α)上调,增加了胰岛素样生长因子 1 受体(IGF1R)和血管内皮生长因子受体 2(VEGFR2)信号通路的生长信号。所有 *SDH* 基因失活突变都可通过免疫组化(IHC)检测 SDHB 是否表达来确定,因此,SDHB-IHC 是 KIT/PDGFRA WT GISTs 可靠的检测方法。SDH 缺失型 GIST 中,还有约一半病例无 *SDH* 突变,而可能是由于 SDH 表观遗传沉默(基因高甲基化)所致。SDH 缺失型 GIST 更常见于儿童和青少年(儿童 GISTs 占所有 GISTs 的 1%~2%)。SDH 缺失型儿童 GIST 有特异的临床、病理形态和基因特点:肿瘤常发生于胃、呈多叶状 / 多结节状生长、常有淋巴 / 血管侵犯、淋巴结转移多见、大多为 *KIT/PDGFRA* 野生型。SDH 缺失的"儿童型" GISTs 占所有成人 GISTs 的 5%~7.5%,其预后不能单纯通过肿瘤大小和核分裂象来判断,因为即使小的、无核分裂的 SDH 缺失型 GISTs 也会发生转移。然而,即使发生转移,其行为也可能是非常惰性的,有时候数年或数十年仍维持疾病稳定状态。由于这些患者显著的组织学特点能够预测基因突变类型和临床生物学行为,具有"儿童型" GISTs 形态学的胃 GISTs 应行 SDHB-IHC 检测。最近的研究显示, *SDHA* 突变 GIST 的预后明显好于 *KIT/PDGFRA* 突变和 *KIT/PDGFRA* WT 但无 SDH 缺失的 GISTs。

SDH 表达阳性的 WT GISTs 可能存在下游信号通路基因的变异,包括 *BRAF* V600E、*HRAS*、*NRAS* 或 *PIK3CA* 基因突变。这些基因突变可导致 KIT 下游信号通路的活化。对 321 例 GISTs 中 70 例 WT GISTs 的 *BRAF* 突变情况分析发现,与其他 *BRAF* 突变肿瘤一样,GIST 的 *BRAF* 突变位点也是外显子 15 V600E,突变率为 13%,而 *KIT/PDGFRA* 突变 GISTs 中未检测到 *BRAF* 突变。*KIT*、*PDGFRA* 和 *BRAF* 均无突变的 GISTs 通常称为"三阴性" GISTs。

5%~25%NF1 患者发生 GISTs。KIT/PDGFRA WT GISTs 可能与有症状的 NF-1 有关,而 NF-1 是由于 *NF1* 基因失活导致 NF1 蛋白功能丧失所致。NF1 相关 GIST 继发于体细胞 *NF1* 基因突变,常为多中心发生,主要发生于小肠,无 *KIT/PDGFRA* 突变。大多数 NF1 相关 GIST 肿瘤小,核分裂象低,复发转移率低,预后好。发生于十二指肠的 NF1 相关 GIST 却具有侵袭性的生物学行为,肿瘤通常较大,核分裂数多,易发生转移。

有很少一部分 GISTs 无任何已知的 *KIT*(外显子 8、9、11、13、14、17)或 *PDGFRA*(外显子 12、14、18)突变,也无 RAS 通路包括 *BRAF*(外显子 11、15)、*RAS*(外显子 2、3)或 *NF1* 突变,且 SDH 无缺失(SDHB-IHC 阳性,无 SDH 突变),因而被称为"四联野生"型 GISTs(Q-WT GISTs)。最近报道在一个非胃的 Q-WT GISTs 亚组中发现了两种癌基因 *RTK* 的异位:2 例 ETV6-NTRK3 融合,1 例 FGFR1-TACC1 异位(此例为小肠 Q-WT GIST)。在其他恶性肿瘤中也发现了这两个异位基因,与 RTK 的激活有关。这些在 Q-WT GISTs 中发现的 *RTK* 异位基因似乎可以在非胃的 GISTs 中定义为一种新的生物学分类。这些融合基因可能是潜在的治疗靶点。如果在大宗病例中得到证实,就需要对 Q-WT GISTs 常规行 *RTK* 融合基因的检测。

染色体异常也与 GISTs 的生物学行为相关,包括 14q、22q、1p 和 9p 的缺失。染色体 9p 上一个重要的编码细胞周期调节剂的关键基因 *CDKN2A* 通常在 GISTs 中失活。8q 和 17q 染色体的获得与转移的生物学行为相关。

不同基因突变类型联合对预后的意义目前仍不清楚。对 451 例未治疗过的 GISTs 的 *KIT*、*PDGFRA* 和 *BRAF* 突变状态进行分析发现,突变状态与局限性未治疗的 GISTs 的总生存(OS)明显相关。*KIT* 突变 GIST 比 *PDGFRA* 突变或"三阴性"GISTs 预后差。采用多变量 Cox 回归模型,患者分为 3 种不同的分子预后亚组。Ⅰ组包括 *PDGFRA* 外显子 12、*BRAF* 和 *KIT* 外显子 13 突变,预后最好;Ⅱ组包括"三阴性"GISTs、*KIT* 外显子 17、*PDGFRA* 外显子 18 D842V 和 *PDGFRA* 外显子 14 突变,预后中等;Ⅲ组包括 *KIT* 外显子 9、11 和 *PDGFRA* 外显子 18 非 D842V 突变,预后最差。该研究明确了自然病程 GISTs 的基因突变状态对预后的重要作用。

四、临床表现

GISTs 的恶性潜能范围很广,包括具有良性生物学行为的小病灶到侵袭性的肉瘤。约 1/5 位于胃和小肠的 GISTs 无症状,在体检中偶然发现,或者在其他消化道手术标本中发现,10% 是尸检中发现。即使是在有症状的 GISTs 中,症状通常是模糊和非特异性的,包括胃肠道隐痛、恶心、早饱或胀满导致的腹部不适、腹腔内出血、消化道出血或贫血导致的疲乏。一些患者出现急腹症(如肿瘤破裂、消化道梗阻或阑尾炎样疼痛),可能需要立即治疗。肝转移和 / 或腹腔播散是晚期 GISTs 常见表现。淋巴结转移相当少见。肺和腹腔外其他部位转移仅见于晚期患者。

五、诊断

影像检查在 GISTs 中主要用于诊断、初始分期、疗效监测以及随访复发。GISTs 的转移很少发生于腹腔外,增强腹部和盆腔 CT 或 MRI 检查通常已足够。正电子发射计算机断层显像(PET)有助于鉴别活性肿瘤与坏死或无活性的瘢痕组织、良性与恶性病变、复发肿瘤与难以定性的良性病变。PET 的代谢活性改变通常早于 CT 解剖学变化,因此其价值明显优于标准的 CT 影像。但 PET 扫描并不能取代 CT。PET 可以用于 CT 或 MRI 不能确定的病变,也可用于转移性患者拟行手术前的全身评估。PET 可用于对 CT 造影剂过敏患者,尤其对于腹膜转移病变的诊断有优势。MRI 平扫或增强扫描对肝转移的诊断非常有利。PET-CT 扫描可同时进行解剖和功能评估。如果考虑用 PET 进行疗效的监测,应该在治疗之前留取基线 PET 扫描以利对比。

内镜超声对于评估大的胃、十二指肠或直肠的 GISTs 非常有价值。活检对于需要确认为原发 GISTs 并行术前治疗是非常有必要的。原发灶的超声内镜引导下细针穿刺活检(EUS-FNA)优于经皮穿刺活检,可降低肿瘤出血及腹腔内播散的风险。影像学引导下的经皮穿刺活检适用于确认转移性病灶性质。

获得足够的组织并在显微镜下对形态学仔细辨认是 GISTs 诊断的基础。病理报道需要包含肿瘤部位、大小、每 50 高倍镜(HPF)下的核分裂数。GISTs 的鉴别诊断应该考虑任何消化道起源的肉瘤以及腹腔内的肉瘤。免疫组化染色(KIT,DOG1,CD34)以及分子遗传学检测(*KIT*

及 *PDGFRA* 突变)有助于 GISTs 的诊断。然而,KIT 阳性本身并不足以确诊 GISTs,KIT 阴性也不能排除 GISTs 的诊断,*KIT* 及 *PDGFRA* 无突变也不能排除 GISTs 的诊断。*PDGFRA* 突变的 GISTs,PDGFRA 免疫组化染色有助于区分 KIT 阴性 GISTs,还是其他胃肠道间叶源性病变。KIT/PDGFRA WT GISTs 可通过检测 SDH 亚单位功能丢失性突变或 SDHB 蛋白表达来确定是否为 SDH 缺失型 GISTs。SDH 阳性表达的患者,可能需要进一步检测是否存在 *BRAF* 外显子 15 突变(V600E)。DOG1 表达在 *KIT/PDGFRA* 突变型和野生型 GISTs 之间无差异,但在 *KIT* 突变型和 *PDGFRA* 突变型之间有差异明显。*PDGFRA* 突变 GISTs 的 KIT 表达常为阴性,而 DOG1 表达常为阳性,这有助于 KIT 阴性 GISTs 的诊断。DOG1 免疫组化染色还有助于 KIT 表达阴性及 *KIT/PDGFRA* 无突变 GIST 的诊断。

六、分期

2010 年,美国癌症联合会(American Joint Committee on Cancer,AJCC)首次发布 GISTs 的 TNM 分期标准(AJCC 分期手册第 7 版)。该分期是基于 GISTs 的大样本回顾性数据而来。2016 年第 8 版继续沿用第 7 版分期(表 25-30~ 表 25-32)。酪氨酸激酶抑制剂(tyrosine kinase inhibitors,TKIs)时代之前,基因突变状态对预后的作用不清楚,因此并未将基因突变状态加入该分期系统。该分期系统也不适用于儿童 GISTs、家族性 GISTs 或肿瘤综合征的 GISTs 如 NF1、Carney 三联征或 Carney-Stratakis 综合征。

表 25-30　AJCC T、N、M 的定义

原发肿瘤(T)	
T_x	原发肿瘤无法评价
T_1	无原发肿瘤证据
T_2	肿瘤≤2cm
T_3	肿瘤>2cm,但≤5cm
T_4	肿瘤>5cm,但≤10cm
	肿瘤最大径>10cm
区域淋巴结(N)	
N_1	无区域淋巴结转移或区域淋巴结状态未知
N_2	有区域淋巴结转移
远处转移(M)	
M_1	M_0　无远处转移
M_2	M_1　有远处转移

表 25-31　有丝分裂率的定义

有丝分裂率	定义
低	有丝分裂数≤5 个 /5mm²,或 /50HPF
高	有丝分裂数>5 个 /5mm²,或 /50HPF

组织学分级（G）

表 25-32 GISTs 的组织学分级基于有丝分裂率

有丝分裂率	定义
低	有丝分裂数 ≤ 5 个 /5mm^2，或 /50HPF
高	有丝分裂数 >5 个 /5mm^2，或 /50HPF

预后分期分组

T、N、M 分期对所有 GISTs 适用，但由于胃和小肠 GIST 的预后不同，其分期分组有所不同。原发于网膜、肠系膜、食管、结肠和直肠的 GIST 资料较少。原发网膜 GIST 的分期分组按原发胃 GIST 进行（表 25-33），而原发其他部位 GIST 则按原发小肠 GIST 进行分期分组（表 25-34）。

表 25-33 胃和网膜 GIST

分组	T	N	M	有丝分裂率
ⅠA 期	T_1 或 T_2	N_0	M_0	低
ⅠB 期	T_3	N_0	M_0	低
Ⅱ 期	T_1	N_0	M_0	高
	T_2	N_0	M_0	高
	T_4	N_0	M_0	低
ⅢA 期	T_3	N_0	M_0	高
ⅢB 期	T_4	N_0	M_0	高
Ⅳ 期	任何 T	N_1	M_0	任何数
	任何 T	任何 N	M_1	任何数

表 25-34 小肠、食管、结直肠、肠系膜和腹膜 GIST

分组	T	N	M	有丝分裂率
ⅠA 期	T_1 或 T_2	N_0	M_0	低
Ⅱ 期	T_3	N_0	M_0	低
ⅢA 期	T_1	N_0	M_0	高
	T_4	N_0	M_0	低
ⅢB 期	T_2	N_0	M_0	高
	T_3	N_0	M_0	高
	T_4	N_0	M_0	高
Ⅳ 期	任何 T	N_1	M_0	任何数
	任何 T	任何 N	M_1	任何数

七、治疗

GISTs 的治疗需要多学科（包括病理、放疗、外科和肿瘤内科及内镜科、核医学专家等）团队合作。外科手术是局限性或潜在可切除 GISTs 的首选治疗，45%~60% 患者可以通过手术治愈。对于转移性 GISTs，一线全身治疗首选伊马替尼，手术则可用于局部晚期或之前不可切除、经伊马替尼治疗产生良好应答者,以及全身治疗后局部进展的患者。如果手术后仍有转移病灶或肉眼可见肿瘤残留,应在患者可耐受口服药物后尽快继续给予伊马替尼治疗。对不能耐受伊马替尼或对伊马替尼产生耐药的患者,可考虑舒尼替尼以及瑞戈非尼治疗。

〔一〕手术

直径小于 2cm 的 GISTs(小 GISTs)是否行手术治疗目前仍存在争议。对有症状的患者,手术切除是主要治疗方法。但对于内镜下偶然发现的小 GISTs 是否手术切除还缺乏能用于指导临床的足够证据。常规行 EUS 监测是否有用并不确定。对于小 GISTs 中无 EUS 高危特征(如边界不规整、异质性、溃疡和强回声)的亚组患者,可以考虑定期行 EUS 进行监测。

对所有病灶可切除(≥2cm)且无发生严重并发症风险的 GISTs 患者而言,主要的治疗手段是手术。手术的主要目标是将有完整假包膜的肿瘤完全切除(R0)。典型的 GISTs 通常较软、易碎,如果操作不当可导致假包膜破裂,因此术中尽量动作轻柔避免肿瘤破裂。

小宗病例的队列研究及回顾性分析显示,腹腔镜下切除或腹腔镜辅助手术切除 GISTs 不仅技术可行,而且具有较低的复发率、较短的住院时间及较低的死亡率。对 540 例行腹腔镜切除 GISTs 的汇总分析发现,术中和术后并发症发生率分别为 6.8% 和 7.7%。中位随访 2.5 年,473 例中,466 例(99%)达到 R0 切除,496 个肿瘤中 14 个(3%)复发。另一个对 19 项研究 1 060 例 GISTs 患者的荟萃分析发现,腹腔镜手术与剖腹手术比较,两组患者长期结果相同,但腹腔镜手术患者出血量更少,并发症发生率更低,住院时间更短。因此,在经过选择的某些特殊部位(胃大弯、胃前壁、空肠、回肠)GISTs,可考虑行腹腔镜下手术切除。其他解剖部位的肿瘤,如较小的直肠 GISTs,也可行腹腔镜下切除。但相比之下,其他部位 GISTs 腹腔镜下切除的资料有限。

肉眼切缘 1~2cm 就足以达到镜下阴性切缘。允许采用节段性或楔形切除获得阴性切缘。R1 切除是否对预后有影响目前仍不能确定,因此术后镜下切缘阳性并不是再次行手术切除的指征。对于镜下残存部位非常明确,而手术对患者不会造成大的创伤的情况下,可考虑再次手术。GISTs 罕见发生淋巴结转移(发生率约为 1%),因此不推荐行淋巴结清扫。但 SDH 缺失型 GISTs 淋巴结转移率高,为 20%~59%,应考虑切除病理性肿大的淋巴结。手术应尽量减少并发症和避免复杂的多器官联合切除。对于直肠或者食管胃结合部 GISTs,应分别考虑直肠括约肌保留手术或食管贲门保留手术。有病例报道显示,术前使用伊马替尼治疗可以增加实施器官保留手术的可能性,并改善直肠 GISTs 患者的预后。如果外科医生考虑需要进行复杂的手术切除,推荐行多学科讨论决定是否给予术前伊马替尼治疗。

〔二〕靶向治疗

1. 伊马替尼　GISTs 常表达多药耐药蛋白,传统化疗对 GISTs 无效。伊马替尼的问世使 GSITs 的治疗发生了革命性的飞跃,成为了 GISTs 的首选治疗。伊马替尼是 2- 苯氨嘧啶的衍生物,最初被设计用于靶向 BCR-ABL 融合蛋白酪氨酸激酶的 ATP 结合部位,抑制 ABL 激酶的活性,特异性地抑制 ABL 的表达和 BCR-ABL 细胞的增殖,其主要靶点包括各种 *ABL*、*KIT*、*PDGFR* 和集落刺激因子 1 受体(CSF-1R),2001 年 5 月被美国 FDA 批准用于治疗慢性粒细胞白细胞。

(1)伊马替尼的临床研究

1)Ⅰ期临床研究:临床前研究发现伊马替尼在表达 KIT 的细胞系中显示出能抑制 KIT 自身磷酸化,从而抑制下游信号通路的活化。2000 年 3 月开始在一例转移性 GIST 中进行了伊马替尼的预试验。患者口服伊马替尼 400mg/d 治疗后,肝转移瘤明显缩小,病灶密度降低,并且没有新发病灶。同时,除了轻微恶心之外,未发现更多不良反应。基于该项预试验令人振奋的结果,欧洲 EORTC 开始了一项 Ⅰ 期临床研究,共入组 36 例 GISTs、4 例非 GISTs 软组织肉瘤,给予伊马替尼 400mg/d,300mg,2 次 /d,400mg,2 次 /d 或 500mg,2 次 /d 治疗。36 例 GISTs 中,19 例(53%)部分缓解(PR)、7 例(19%)稳定(SD)、4 例(11%)进展(PD)。9 个月治疗后,29 例(80%)患者继续从治疗中获益。400mg bid 剂量水平时患者仍能较好耐受,但剂量继续升至 500mg,2 次 /d 水平时出现了明显的剂量限制性毒性(DLT)如恶心、呕吐、水肿和皮疹。

2)Ⅱ 期临床研究:基于伊马替尼的临床活性以及较好的耐受性,扩大样本的 Ⅱ 期研究对伊马替尼的剂量、安全性和临床疗效进行了进一步评价。研究包括美国 - 芬兰的 B2222 试验、欧洲的 EORTC 软组织和骨肉瘤组试验,以及日本的 B1202 试验。

B2222 试验是一个随机、多中心、Ⅱ 期临床研究,入组了 147 例 CD117 阳性的不可切除或转移性 GISTs 患者。经随机后分别接受伊马替尼 400mg/d(n=73)或 600mg/d(n=74)治疗。400mg/d 组患者治疗后疾病进展的患者被允许交叉进入 600mg/d 组。中位随访 71 个月,全组患者中 2 例(1.4%)完全缓解(CR),98 例(66.7%)PR,客观缓解率(ORR)为 68.1%(95% CI 59.8~75.5)。400mg/d 组和 600mg/d 组的 ORR(分别为 49.3% 和 58.1%)、无进展生存(PFS,分别为 24 个月和 20 个月)以及估计的 1 年生存率(OS,所有患者中为 88%)差异无统计学意义。中位随访 9.4 年时,疾病无进展率为 14%(达 CR 和 PR 者为 16%,达 SD 者为 17%),17.7% 的患者仍在接受治疗,全部患者的 9 年 OS 为 35%。EORTC 的 Ⅱ 期研究是一个单臂试验,共入组了 51 例晚期和 / 或转移性 GISTs 或其他软组织肉瘤患者,每天接受伊马替尼 400mg bid 治疗。27 例 GISTs 中,1 例 CR(4%),18 例 PR(67%),5 例 SD(19%),3 例 PD(11%)。伊马替尼总体耐受良好,最常见的不良事件(AEs)包括贫血(92%)、眶周水肿(84%)、皮疹(69%)、疲乏(76%)、恶心(57%)、粒细胞减少(47%)和腹泻(47%)。在持续治疗情况下,皮疹和眶周水肿常表现出自限性。基于 B2222 和 EORTC 的结果,2001 年 11 月欧盟 EMA、2002 年 2 月美国 FDA 批准伊马替尼 400mg/d 或 600mg/d 用于治疗转移性或不可切除 GISTs。

B1202 研究是在日本进行的一项 Ⅱ 期、随机、开放、多中心临床研究,其研究设计与美国的 B2222 试验相似,患者接受伊马替尼 400mg/d 或 600mg/d,治疗 400mg/d 组进展后可交叉进入 600mg/d 组。在 74 例(400mg/d 组 28 例,600mg/d 组 46 例)可评估的患者中,51 例(69%)PR,19 例(26%)SD。中位 PFS 为 96 周,估计的 3 年 OS 为 73.6%。两个剂量组之间疗效没有差别。与其他研究报道的相似,治疗相关的不良事件通常为轻度和可控的。常见的不良事件包括恶心(78%)、腹泻(70%)、皮疹(62%)、面部水肿(61%)、下肢水肿(58%)、呕吐(54%)和眼睑水肿(51%)。

(2)伊马替尼的剂量:关于伊马替尼的合适剂量一直在进行探索。有两个 Ⅲ 期随机对照研究对伊马替尼 400mg/d 标准剂量与增加剂量至 800mg/d 进行了对比。EORTC 62005 研究在欧洲和澳大利亚入组了 946 例晚期或转移性 GISTs 患者,随机分为伊马替尼 400mg/d 或 800mg/d 两组。400mg/d 组患者进展后被允许交叉进入 800mg/d 组。中位随访 760 天,800mg/d 组 PFS 更长(400mg/d 和 800mg/d 组的疾病进展率分别为 50% 和 56%,$P=0.026$),但两组 ORR 无差异(均为 CR5%、PR 47%、SD 32%)。两组耐受均好,但 800mg/d 组中更多患者需要减量(分别为 60% 和 16%)和中断治疗(分别为 64% 和 40%)。400mg/d 组中有 133 例患者进展后交叉进入 800mg/d 组,其中 29% 患者临床受益(PR 或 SD),中位 PFS 为 81 天,18.1% 患者的 PFS 超过了 1 年。

S0033 试验与 EORTC 研究的设计相似,在美国和加拿大 148 个中心随机入组了 746 例晚期或转移性 GISTs 患者(694 例可评价),分别接受伊马替尼 400mg/d 和 800mg/d 治疗。同样,研究允许 400mg/d 组进展后交叉进入 800mg/d 组。中位随访 4.5 年,两组中位 PFS(分别为 18 个月和 20 个月)、OS(分别为 55 个月和 51 个月)和 ORR 均没有差别。400mg/d 组进展后加量至 800mg/d 的患者中 31% 临床获益(PR 或 SD),而不良事件比初始即给予 800mg/d 治疗的患者更少。中位随访 10 年时,中位 OS 为 52 个月,22% 患者 10 年时仍生存。两剂量组 10 年 OS 无差别。长期生存的患者中,49% 持续接受单药伊马替尼治疗,其余患者还接受了舒尼替尼和 / 或索拉非尼、转移灶切除或放疗等后续治疗。

MetaGIST 是将上述两个 Ⅲ 期研究共 1 640 例患者中位随访 45 个月的数据进行的荟萃分析。结果发现,800mg/d 剂量组有小的但显著的 PFS 的延长(估计的 HR 为 0.89 ;95% CI 0.79~1.00 ;P=0.04),但并未转换成 OS 的差异(HR=1.00 ;P=0.97)。部分原因可能是 400mg/d 组进展后部分患者交叉进入了 800mg/d 组,且随着新药的出现,两组患者均接受了后续治疗。但也可能有其他原因(比如基因状态、肿瘤大小、原发部位和有丝分裂指数等不同)。

国内作者回顾性分析了 47 例可评估的晚期 GISTs 患者的疗效,这些患者均为初始采用 400mg/d 治疗后进展,加量至 600mg/d 继续治疗,如果再次进展,再加量至 800mg/d 治疗。结果,疾病控制率(DCR)为 40.4%,中位 PFS 17 周,中位 OS 81 周,1 年 OS 63.5%。不良事件包括水肿、疲乏、粒细胞减少和皮疹,但均可耐受。但其中 14 例增量至 800mg/d 的患者均 PD,且不良事件更严重。作者指出如果需要加量治疗,600mg/d 更适合中国人。

(3)伊马替尼治疗的持续时间:伊马替尼治疗是否一直持续也是一个不确定的问题。BFR14 研究是法国肉瘤组进行的一项 Ⅲ 期随机对照临床试验,目的是评估持续伊马替尼治疗(至疾病进展或出现不可耐受的毒性)与中断治疗后疾病进展时重新给予伊马替尼治疗的疗效与安全性。入组的晚期 GISTs 患者每天接受 400mg/d 治疗 1 年后疾病控制(非 PD)者,随机进入中断治疗组与持续治疗组。主要研究终点是两组的 PFS。共 58 例患者进行了随机并随访超过 1 年。中断治疗组 32 例中 26 例、持续治疗组 26 例中 8 例进展(P<0.000 1)。两组 PFS 分别为 6.1 个月和 18 个月(P≤0.000 1)。中断治疗组 26 例进展的患者中,重新给予伊马替尼治疗后 24 例再次有效。两组 OS 无差异。随机后 6 个月时评估生活质量两组无差异。该研究组采用同样的设计评估了治疗 3 年和治疗 5 年后中断治疗与持续治疗的疗效。结果认为,持续治疗优于中断治疗。治疗后影像学评估为 CR 的患者,治愈率并不比其他患者更高。疾病得到控制的患者中断治疗后会迅速进展。中断治疗组患者的中位 PFS 在治疗 5 年后中断者为 12.2 个月,优于治疗 1 年后中断者(PFS 为 5.7 个月)和治疗 3 年后中断者(PFS 为 6.3 个月)。研究也发现,中断治疗后进展的患者,再次给予伊马替尼同样有效,起效时间与初始治疗时相同。基于此,目前指南推荐晚期 GISTs 伊马替尼的治疗应是持续地,治疗至疾病进展或出现不能耐受的 AEs。

(4)伊马替尼疗效与基因突变的关系:KIT 和 PDGFRA 是否突变及突变类型能够预测伊马替尼的疗效。随机对照研究显示,原发 KIT 外显子 11 突变较外显子 9 突变和无突变患者有更好的 ORR、PFS 和 OS。

B2222 试验回顾性分析了 128 例患者的基因突变状态,发现原发 KIT 外显子 11 突变、外显子 9 突变、其他类型突变或无突变患者中位 OS 最长分别为 63 个月、44 个月和 26 个月,3 组之间差异显著(P=0.005)。PR 率分别为 83.5%、48% 和 0。原发 KIT 外显子 11 突变患者可使死亡风险降低 95% 以上,是最强的预后因子。EORTC62005 研究对 377 例患者的回顾性分析发现,原发 *KIT* 外显子 9 突变是一个很强的不良预后因子,而高剂量(800mg/d)比标准剂量伊马替尼治疗可获得更长的 PFS,可使疾病进展风险降低 61%(P=0.001 3)。此外,疾病进展时剂量从 400mg/d 增加至 800mg/d 的患者中,原发 *KIT* 外显子 9 突变患者的缓解率(57%)明显高于原发 *KIT* 外显子 11 突变患者的缓解率(7%)。S0033 研究证实了 B222 和 EORTC62005 的结果。原发 *KIT* 外显子 9 突变患者采用伊马替尼 800mg/d 治疗比 400mg/d 治疗的缓解率更高(分别为 67% 和 17%)。在 EORTC62005 研究中观察到 800mg/d 组治疗原发 *KIT* 外显子 9 突变患者具有更长的 PFS,但该结果没能在 S0033 研究中得到证实。MetaGIST 荟萃分析认为对原发 *KIT* 外显子 9 突变患者来说,高剂量组可获得更长 PFS。S0033 研究还发现,CD117 阴性患者与 CD117 阳性患者相比,TTP 相似,但 OS 更长。约 5%GISTs 不表达 CD117,但可能存在伊马替尼敏感的 *KIT* 或 *PDGFRA* 突变。因此,CD117 阴性的 GISTs 不能完全排除采用伊马替尼治疗,而应进一步做基因检测来确定。

临床研究发现,*PDGFRA* 突变(除 D842V 突变外)GISTs 对伊马替尼中度敏感(66%),而 D842V 突变则表现为耐药。近年最大宗病例的关于原发 *PDGFRA* 突变患者伊马替尼治疗疗效分析中共纳入 57 例患者,ORR 18%,中位 PFS 为 6.4 个月,不同剂量(400mg/d 和 800mg/d)之间没有差别。31 例可评价的原发 *PDGFRA* D842V 突变患者中无一例肿瘤缓解,21 例(68%)出现了疾病进展。D842V 突变和其他类型突变患者相比,PFS 分别为 2.8 个月和 28.5 个月。中位随访 46 个月时,中位 OS 分别为 14.7 个月和未达到。但最近的一项大的多中心观察性研究报道,一小部分 *PDGFRA* D842V 突变患者对标准剂量的伊马替尼治疗有反应。16 例患者中按 Choi 标准,最好的缓解为 PR 12.5%,PD 56.3%。中位 TTP 8.0 个月(0~42 个月)。作者提出对该类患者也不能完全放弃伊马替尼治疗。

一项只有 7 例转移性 NF-1 相关 GISTs 的研究中,4 例接受伊马替尼治疗患者,3 例原发耐药(均为野生型)。第 4 例患者存在 *PDGFRA* 外显子 18 突变,评价为 SD。这 4 例患者的中位 OS 为 21 个月。在 7 例转移性"儿童型"SDH 缺失的成人 GISTs 中,所有患者均对伊马替尼耐药。相反,最近的报道发现,5 例患者中 4 例达到超过 6 个月的 PFS,其中 2 例在 19 个月和 58 个月时仍持续缓解。提示在 IHC 确定为 SDH 缺失的 GISTs 可能需要常规检测 *SDH* 突变状态。

(5)术前伊马替尼治疗:对于可手术切除但有导致严重并发症风险的 GISTs,术前伊马替尼治疗可能有益。但术前伊马替尼治疗,可能会对术后复发风险评估的准确性产生影响。因此,只有当需要通过降期来降低手术并发症的情况下才考虑行术前伊马替尼治疗。治疗期间需要对患者进行密切监测,因为一些肿瘤可迅速转变为不可切除。少数前瞻性研究对术前伊马替尼 400mg/d 或 600mg/d 剂量方案进行了探讨。目前推荐的起始剂量为 400mg/d,如果可耐受,对原发 *KIT* 外显子 9 突变的患者增加剂量至 800mg/d 可能获益。

RTOG 0132/ACRIN 6665 是第一个前瞻性临床研究,评估有潜在可切除原发病灶(30 例)或潜在可切除复发 / 转移病灶(22 例)患者行术前伊马替尼(600mg/d)治疗的疗效。在有原发病灶的 GISTs 患者中,PR 和 SD 的患者分别为 7% 和 83%。在复发 / 转移性 GISTs 患者中,PR 和 SD 的患者分别为 4.5% 和 91%。所有患者中估计的 2 年 OS 率分别为 93% 和 91%、PFS 率分别为 83% 和 77%。MD Anderson 癌症中心的一项研究中,19 例原发(伴或不伴转移)及复发(局部复发或转移性)GISTs 被随机分为接受 3 天、5 天或 7 天术前伊马替尼治疗(600mg/d)。根据 FDG-

PET 及动态 CT 评估,PR 率分别为 69% 和 71%,手术及术后接受伊马替尼治疗的患者中位 DFS 为 46 个月。原发肿瘤大小可作为复发的预测因素。然而,在这项研究中,没有组织学证据证实术前 3~7 天的伊马替尼治疗可减灭肿瘤细胞。另一项前瞻性研究显示,在原发、不可切除以及可切除但手术并发症风险高的 GISTs 患者中,术前应用伊马替尼治疗提高了手术切除率、降低了手术并发症发生率。中位肿瘤缩小 34%,估计的 3 年 DFS 率为 77%(所有患者术后均继续接受了 2 年伊马替尼治疗)。此外,对 BFR14 研究中无转移的局部晚期原发 GISTs 患者的亚组分析发现,经中位 7.3 个月的术前伊马替尼治疗后,60%(15/25)患者获得 PR,36%(9/25)患者原发肿瘤获得了手术切除。所有手术患者术后均接受了伊马替尼治疗。所有手术患者的 3 年 PFS 率和 OS 率分别为 67% 和 89%。

上述这些研究中,术前伊马替尼治疗通常为 2~6 个月。这些研究多数缺乏对照组,且多数患者在手术后继续接受了伊马替尼治疗,因此无法解释术前伊马替尼治疗对生存的益处。但术前伊马替尼治疗后,大多数肿瘤缩小,血管减少,使手术切除变得容易实施,并可尽量保存器官。目前观点认为,对于原发局部晚期或复发 GISTs 患者,应根据具体情况决定是否给予术前伊马替尼治疗。如果肿瘤缩小后再手术可减少术后并发症,可考虑对选择的患者行术前伊马替尼治疗。同时,应尽量行肿瘤基因突变分析和系列影像检查以识别出哪些患者可能不能从术前治疗中获益。

(6)术后伊马替尼治疗:手术并不能治愈所有 GISTs。尽管近 85% 患者的原发肿瘤可以完整切除,但至少 50% 的患者在切除之后可能复发或转移,5 年生存率约为 50%。高危 GISTs 患者复发的中位时间约为术后 2 年。

1)随机对照研究:伊马替尼是唯一一个在 GISTs 中进行术后辅助治疗评估的药物。有两个随机对照研究。美国肿瘤外科学院的 COSOG Z9001 研究共入组 713 例接受了手术的 GISTs(肿瘤直径 ≥3cm)患者,随机分为伊马替尼 400mg/d 组或安慰剂组,分别治疗 1 年。中期分析发现结果已达到了预设的无复发生存(RFS)目标后,研究被提前终止。中位随访时间 19.7 个月。与安慰剂相比,伊马替尼提高了中位 RFS(1 年 RFS 率分别为 98% 和 83%;*HR*=0.35,95% *CI* 0.22~0.53;单侧检验 *P*<0.001)。OS 两组无差异(*HR*=0.66,95% *CI* 0.22~2.03)。中位随访 74 个月时,伊马替尼治疗组的 RFS 仍明显高于安慰剂组(*HR*=0.6,95% *CI* 0.43~0.75;*P*<0.001)。但 OS 两组仍未显示出差异。入组患者中,所有大小的肿瘤均能从伊马替尼治疗中获益,亚组分析显示,肿瘤 ≥10cm 的患者获益更多(*HR*=0.29,*P*<0.001)。进一步分析显示,原发 KIT 外显子 11 缺失突变患者伊马替尼治疗后可获得更长的 RFS,但肿瘤基因型在安慰剂组中未显示与 RFS 相关。

另一项来自欧洲斯堪的纳维亚肉瘤组的 SSGXV Ⅲ/AIO 研究共入组了 400 例有高危复发因素(根据美国国立癌症研究所 NIH 共识分类,肿瘤>10cm 且核分裂数>10/50HPF、肿瘤>5cm 且核分裂数>5/50HPF 或复发风险>50%)或肿瘤破裂的 GISTs 术后患者,随机分为伊马替尼辅助治疗(400mg/d)共 12 个月或 36 个月两组。分析时中位随访时间为 54 个月。36 个月组患者的中位 RFS 明显高于 12 个月组(5 年 RFS 分别为 66% 和 48%;*HR*=0.46,95% *CI* 0.32~0.65;*P*<0.000 1)。36 个月组患者的 OS 也更长(5 年 OS 分别为 92% 和 82%;*HR*=0.45,95% *CI* 0.22~0.89;*P*=0.019)。非胃的 GISTs 和核分裂象高的患者复发风险最高。

2)辅助治疗患者的选择:目前指南推荐具有中危或高危复发因素的患者应考虑行术后辅助治疗。根据美国武装部队病理研究院(AFIP)标准,约 36% 可切除的 GISTs 患者为中危组,22%

为高危组,估计的 10 年 RFS 分别为 46%~80% 和 9%~25%。根据改良的 NIH 标准,少数患者(14%)为中危组,更多(46%)为高危组,10 年 RFS 分别为 87% 和 36%。按照该标准,仅高危患者需要考虑行辅助治疗。手术时肿瘤破裂的患者,肿瘤细胞可能已经播散到腹膜腔,腹膜转移风险很高。这些患者应给予伊马替尼治疗。但治疗的持续时间尚不清楚,因为还不能确定这些患者是否应该按照真正的转移性患者来对待。

目前还不清楚的是,在晚期肿瘤中发现的具有疗效预测作用的基因变异是否可用于指导辅助治疗的用药。两个辅助治疗研究均没能证实特异的突变能预测更好的 RFS 和 OS。ACOSOG Z 9001 研究的多变量分析发现,肿瘤基因型并不显著与无复发生存(RFS)相关,但原发 *KIT* 外显子 11 缺失突变患者辅助治疗 1 年的 RFS 更长,安慰剂组 *PDGFRA* 突变患者有很长的生存,提示该组患者可能并不需要辅助治疗。德国的研究中,原发 *KIT* 外显子 11 突变患者治疗 3 年与 1 年相比,OS 更长,但原发 *KIT* 外显子 9 或 *PDGFRA* 突变或野生型(例数少)获益并不明显。这些患者的治疗仍存在争议。NF1 型 GISTs 不建议行伊马替尼辅助治疗,因为在晚期患者中未见获益。SDH 缺失的 WT GISTs 是否行辅助治疗目前尚未达成共识。该型的晚期 GISTs 患者对伊马替尼治疗不敏感,具有特殊的惰性自然病史,目前辅助治疗随机对照研究的亚组分析数据非常有限,不足以提供充足的辅助治疗的证据。

3)辅助治疗的持续时间:目前的选择是如果患者有复发的高危因素,且具有伊马替尼敏感突变,则给予 3 年的伊马替尼辅助治疗。还没有随机试验对治疗 3 年以上患者的疗效进行评估。

(7)伊马替尼的不良反应及处理:伊马替尼总体耐受好。较常见的不良反应包括液体潴留、腹泻、恶心、疲乏、肌肉抽搐、腹痛和皮疹。随治疗时间的延长,不良反应可能会增加。在辅助治疗研究中,ACOSOG Z9001 研究的安慰剂组 46 例(13%)、伊马替尼组 96 例(27%)患者分别因疾病进展以外的因素提前终止了治疗。SSGXV Ⅲ/AIO 研究的 12 个月组和 36 个月组终止治疗的患者分别为 25(13%)例和 51(26%)例。严重不良事件(SAE)如肝功能异常、肺毒性、血细胞计数下降和消化道出血等也有报道,多数在停药后好转。肝功能异常发生率小于 5%。白细胞计数下降很少见,罕见粒细胞减少性发热。ACOSOG Z9001 研究报道的 SAE 在伊马替尼组和安慰剂组分别有 104 例(31%)和 63 例(18%)。SSGXV Ⅲ/AIO 研究报道的 SAE 在 36 个月组和 12 个月组分别为 65 例(33%)和 39 例(20%)。

如果出现威胁生命的不良反应,并且经对症治疗不能纠正,可考虑停用伊马替尼,换用舒尼替尼。最近报道充血性心力衰竭(CHF)可能是伊马替尼的潜在的不良反应。但在一项对 219 例连续病例的回顾性分析发现,3 或 4 级心脏毒性发生率为 8.2%,经对症治疗可以纠正,很少需要减量或停用伊马替尼。心律失常、急性冠脉综合征或心衰并不常见,发生率低于 1%。作者认为伊马替尼的心脏毒性并不常见,即使发生心血管事件也容易被发现和治疗。伊马替尼治疗后出现的明显体液潴留应仔细进行评估。

2. 舒尼替尼　舒尼替尼是一个多激酶抑制剂,其靶点包括 KIT、PDGFRA 和 PDGFRB、血管内皮生长因子受体(VEGFR)1~3、胶质细胞源性神经营养因子受体(RET)、粒细胞集落刺激因子 1 受体(CSF-1R)以及 FMS 样酪氨酸激酶 3 受体(FLT3)。

(1)临床研究:证实舒尼替尼疗效的关键研究是一项Ⅲ期随机对照双盲试验。312 例对伊马替尼耐药或不能耐受的患者,以 2:1 的比例被随机分为舒尼替尼(50mg/d,连服 4 周停 2 周,每 6 周为 1 周期)或安慰剂治疗。两组的中位肿瘤进展时间(TTP)分别为 6.3 个月和 1.5 个月(*HR*=

0.33,95% *CI* 0.23~0.47 ;*P* < 0.001)。舒尼替尼组 PR 率为 7%,SD 为 58%。不良事件多为轻至中度,并且可以通过减量而控制。基于该项研究,2006 年美国 FDA 批准舒尼替尼用于治疗伊马替尼治疗后进展或不能耐受的 GISTs 的二线治疗。

一项开放、多中心、随机、Ⅱ期研究评估了每天持续给予舒尼替尼 37.5mg 治疗的疗效和安全性。60 例伊马替尼耐药或不能耐受患者按 1:1 比例随机分组,持续每天早上或晚上接受舒尼替尼 37.5mg 治疗,每 28 天为一周期。估计的中位 PFS 和 OS 分别为 34 周和 107 周。总的临床受益率(CBR)为 53%(PR 率为 13%,SD 维持 24 周为 40%)。较常见的治疗相关不良事件(腹泻、疲乏、恶心)与推荐的连 4 周停 2 周方案相似。治疗相关高血压和甲状腺功能减低(分别为 28% 和 12%)得到很好控制。该研究提示持续低剂量舒尼替尼治疗可作为间歇标准剂量治疗的替代治疗方法,患者耐受性很好。

最近报道了世界范围内进行的"真实世界"舒尼替尼的治疗结果。该研究入组了 1 124 例伊马替尼治疗后耐药或不耐受的患者,其中 599 例接受舒尼替尼连续 4 周停 2 周每 6 周重复的方案,525 例接受起始剂量每天 37.5mg 或根据个体情况给药。所有患者的中位 TTP 为 8.3 个月,中位 OS 为 16.6 个月,ORR 为 8%,但 SD 达 60%。其中,接受标准剂量治疗的患者 TTP 仅 5.2 个月,而根据个体化给药剂量的患者 TTP 为 12.7 个月。作者分析造成这种差别的部分原因,可能是由于药物的不良反应所致(标准剂量组 34%、个体化剂量组 26% 患者因毒性而终止治疗),提示通过调整剂量,可使患者接受更长时间的治疗,从而获得更长的 TTP。但该结果还需要前瞻性研究数据来证实。

(2)疗效与基因突变的关系:舒尼替尼二线治疗时,耐药后的继发突变类型与舒尼替尼疗效相关(见"伊马替尼和舒尼替尼耐药"部分),而原发基因突变类型与二线治疗的疗效也可能有关。原发 *KIT* 外显子 9 突变比外显子 11 突变患者可获得更高的 ORR(分别为 58% 和 34%)。原发 *KIT* 外显子 9 突变和无突变患者比外显子 11 突变患者的 PFS 和 OS 更长。4 例 *PDGFRA* 突变患者中,2 例为原发、1 例为继发 D842V 突变,均对舒尼替尼治疗无反应。原发 *KIT* 外显子 11 突变的患者中,继发 *KIT* 外显子 13 或 14 突变患者的 PFS 和 OS 明显长于继发外显子 17 或 18 突变患者。*SDH* 缺失型 GISTs 中,舒尼替尼比伊马替尼可能获得更高的 ORR。

(3)舒尼替尼的不良反应及处理:疲乏、恶心、呕吐是舒尼替尼的剂量限制性毒性。其他常见 AEs 包括血液学毒性(贫血、中性粒细胞降低)、腹泻、腹痛、黏膜炎、食欲下降、皮肤色素脱失。手足皮肤反应(HFSR)的发生风险较高。治疗中早期监测及处理 HFSR 很重要。常规应用润肤乳可预防 HFSR。如果症状明显可暂停舒尼替尼治疗,症状严重者,舒尼替尼可减量。

高血压是舒尼替尼的常见不良反应,但在 GISTs 中的发生率比在肾细胞癌的发生率低。要注意舒尼替尼长期应用可能导致的毒性,例如心脏毒性和甲状腺功能减低。一项Ⅰ/Ⅱ期研究的回顾性分析报道,11% 患者出现严重心血管事件,包括 8% 患者出现 CHF,28% 患者出现左心室射血分数(LVEF)降低。一项前瞻性观察性队列研究中,62% 患者出现血清促甲状腺素(TSH)浓度异常,治疗期间甲状腺功能减低的风险增加。因此,在接受舒尼替尼治疗期间,应密切监测高血压和 LVEF,尤其是有心脏疾病和心血管高危因素的患者。推荐常规(每 3~6 个月)监测血清 TSH。如果出现甲状腺功能减低,应给予甲状腺素替代治疗。密切监测血压,如果血压升高,应给予抗高血压药物治疗。

3. 伊马替尼和舒尼替尼耐药

(1)TKIs 治疗后的疗效评估:采用 CT 评价 TKIs 治疗 GISTs 的疗效时,Choi 标准(表 25-35)

比 RECIST 标准更好。Choi 标准在肿瘤大小的基础上,进一步考虑到肿瘤密度的变化进行综合评价。肝转移患者伊马替尼治疗有效者,典型 CT 表现为密度降低,有时呈囊状,并缩小。发现新病灶,或在之前的低密度病灶(治疗有效病灶)中出现新病灶应被视为进展。病灶密度的检测对疗效评价非常重要。CT 显示肿瘤缩小大于 10%,或密度降低大于 15%,与 PET 相比,具有 97% 敏感性和 100% 特异性。增强 CT 和 PET 评估的一致性高达 95%,增强 CT 仍被作为首选评价手段。然而,Choi 标准在多个 TKIs 治疗后的患者中未进行过验证,且在其他缺乏经验的中心是否容易操作也不清楚,因而没能被广泛应用。

表 25-35 GIST 靶向治疗疗效 Choi 评价标准

疗效	定义
CR	全部病灶消失,无新发病灶
PR	CT 测量肿瘤长径缩小 ≥ 10%,和 / 或肿瘤密度(Hu)减小 ≥ 15%;无新发病灶;无不可测量病灶的明显进展
SD	不符合 CR、PR 或 PD 标准;无肿瘤进展引起的症状恶化
PD	肿瘤长径增大 ≥ 10%,且 Hu 变化不符合 PR 标准;出现新发病灶;新的瘤内结节或已有瘤内结节体积增大

(2)伊马替尼耐药机制:伊马替尼的药代动力学在个体间存在差异,肿瘤进展有时是因为血浆中伊马替尼浓度太低。伊马替尼给药 4 周时血浆谷浓度低(<1 100μg/L)与短的 TTP 相关。在“真实世界”的患者中,血浆谷浓度高于 760μg/L 的患者有更长的 PFS。前 3 个月治疗后,伊马替尼相对生物利用度与基线相比降低约 30%,但治疗更长时间后血药浓度就变得稳定了。这一观察结果与伊马替尼随着治疗时间延长耐受性提高是相符的。伊马替尼生物利用度随时间延长而降低的机制不清楚。行次全胃或全胃切除患者的血浆伊马替尼谷浓度比切除范围更小的患者低。但并不推荐常规监测血药浓度。某些情况下检测药物浓度可能是有益的,比如患者曾行胃切除手术、怀疑依从性差、主观上报道的不良反应大、老年患者以及疾病进展的时候。治疗 3 个月后测血浆谷浓度低的患者增加伊马替尼剂量可能是合理的。

伊马替尼对大多数 GISTs(80%~85%)有效,持续时间为 12~36 个月。部分患者会发生耐药(40%~50%)。耐药的发生与分子机制有关。原发耐药(10%~15%)定义为伊马替尼开始治疗的 6 个月内出现疾病进展,最常见于原发 KIT 外显子 9 突变患者初始接受伊马替尼 400mg/d 治疗后、原发 *PDGFRA D842V* 突变或无 *KIT* 和 *PDGFRA* 活化突变(大多数为 SDH 缺陷型 GISTs)患者。

继发耐药定义为伊马替尼开始治疗后疾病缓解或稳定 6 个月后进展,较常见的原因是肿瘤中发生 *KIT* 和 *PDGFRA* 继发突变。影像学检查可发现克隆耐药(clonal resistance),即在原来有效或稳定的病灶中出现一个或更多区域血管形成。这些病灶可以出现于影像评估为 PD 前数月。在一项对伊马替尼治疗过患者的研究中,研究者检测了主要病灶中单个结节或同时存在的多个结节的基因突变状态,证实了这些结节内及结节间基因突变存在异质性。83% 标本至少存在一个继发突变,67% 在不同的标本中存在 2~5 个不同的继发突变,34% 在同一个克隆中存在 2 个以上继发突变。10 例中 2 例没有检测到继发突变,但 FISH 检测到了 *KIT* 扩增。*KIT/*

PDGFRA 野生型或 *KIT* 突变但有异常形态学和/或无 KIT 表达(IHC)患者中未发现 KIT 耐药突变。这些均提示伊马替尼耐药机制也存在异质性。因此,反复活检行基因突变分析可能与 GISTs 的治疗并无太大相关。对这些患者的治疗有很大的挑战性,因为针对单一靶点的新一代 TKI 可能对发生了伊马替尼多克隆性耐药的患者无效。

一项 Ⅰ/Ⅱ 期研究中,一半患者伊马替尼治疗进展时存在 *KIT* 继发突变。这些继发突变集中在 *KIT* 外显子 13、14 和 17。最常见的继发突变是外显子 13 V654A。2 例外显子 18 继发突变。1 例在不同的病灶有不同的继发突变,分别为外显子 13 V654A 和外显子 17 D816H。4 例原发 *PDGFRA* 突变的患者中,1 例为外显子 18 继发突变(原发外显子 12 突变),2 例无继发突变(都为原发 D842V 突变),第 4 例未能获得伊马替尼治疗后标本。而 8 例 *KIT/PDGFRA* 野生型 GISTs 的伊马替尼治疗后标本中,没有发现继发突变。继发突变更常发生于原发 *KIT* 外显子 11 突变 (73%),而原发外显子 9 突变发生继发突变者仅为 19%。可能的原因是 *KIT* 外显子 11 突变患者接受伊马替尼治疗时间更长,发生继发突变的概率更高。临床数据也发现,*KIT* 外显子 13 或 14 ATP 结合袋继发突变患者的 PFS 和 OS 明显比外显子 17 或 18 活化环继发突变的患者长。临床前体外试验发现舒尼替尼强力抑制具有伊马替尼继发耐药突变(如 *KIT* 外显子 13 V654A 和外显子 14 T670I)的 KIT 受体激酶的活性。其中,舒尼替尼对影响 KIT 活化环(外显子 17 或 18)的继发突变抑制作用不明显。对伊马替尼耐药 GISTs 细胞系进行的临床前研究发现,*KIT* T670I(看家基因)和 V654A 突变对舒尼替尼敏感,而 *PDGFRA* D842V(活化环)突变对舒尼替尼仍不敏感。

在无 *KIT/PDGFRA* 突变患者中,其他信号通路活化(如 *BRAF/RAS* 突变或 IGFR-1 表达)可能是导致伊马替尼原发耐药最常见的原因。*IGF1R* 扩增代表了另一种原发或继发耐药机制。IGF1R 在大多数 SDH 缺失的胃 GISTs 中过表达,而在 SDHB 阳性胃 GISTs 中仅 1% 过表达。

KIT 和/或 *PDGFRA* 基因扩增也被认为是潜在的原发或继发耐药的机制。一些无继发突变的患者显示 *KIT* 基因扩增,和/或原发 *KIT* 突变发生野生型 *KIT* 等位基因缺失形成的半合子和/或纯合子突变。

(3)伊马替尼和舒尼替尼耐药后的治疗

1)瑞戈非尼(regorafenib):瑞戈非尼是一个多激酶抑制剂,主要靶点包括 KIT、PDGFR 和 VEGFR。美国 FDA 批准其用于伊马替尼和舒尼替尼治疗失败的局部晚期不可切除或转移性 GISTs 的治疗。Ⅰ/Ⅱ 期临床试验显示了瑞戈非尼对 GISTs 患者的安全性和令人鼓舞的治疗活性,之后的一项 Ⅲ 期随机对照双盲研究证实了其对伊马替尼和舒尼替尼治疗后进展的 GISTs 的疗效。该研究入组了 199 例患者,以 2∶1 的比例随机进入瑞戈非尼组(160mg/d 连服 3 周停 1 周)和安慰剂组。疾病进展和揭盲后,几乎所有安慰剂组(85%)患者均接受了瑞戈非尼治疗。主要终点是 PFS。瑞戈非尼组的中位 PFS 为 4.8 个月,而安慰剂组为 0.9 个月,瑞戈非尼组的疾病控制率(DCR)明显高于安慰剂组(分别为 53% 和 9%),3 个月和 6 个月的 PFS 率在瑞戈非尼组分为 60% 和 38%,安慰剂组分别为 11% 和 0。但两组之间 OS 无明显差异($HR=0.77$,$P=0.199$),可能是由于约 85% 安慰剂组患者进展后接受了瑞戈非尼治疗的关系。几乎所有患者均发生了不良事件(瑞戈非尼组与安慰剂组发生率分别为 98% 和 68%),其中 3 级以上不良事件发生率分别为 61% 和 14%。瑞戈非尼较常见的 3 级以上不良反应包括高血压(23%)、手足皮肤反应(20%)和腹泻(5%)。瑞戈非尼组 72% 需要减量,由此对瑞戈非尼合适的初始剂量提出了疑问。

最近的研究认为,关于瑞戈非尼治疗 GISTs 研究的重点应是如何使剂量个体化,从而增加患者对治疗的依从性,使更多患者受益。

关于基因突变状态对瑞戈非尼三线治疗 GISTs 的疗效预测作用证据非常少。目前看来,瑞戈非尼对所有 GISTs 基因亚型都有效,包括原发 *KIT* 外显子 9 突变和 *PDGFRA* D842V 突变。

目前指南推荐,标准剂量伊马替尼治疗后疾病进展(局限进展或广泛进展且身体一般状况好)的患者可增加剂量至 800mg/d(口服 400mg,2 次 /d)或换用舒尼替尼治疗。在采用这些治疗之前,应对所有临床和影像数据,包括 CT 上病灶密度变化,以及患者对标准剂量伊马替尼治疗的依从性进行评估。如果患者对目前 TKIs 均产生耐药,可以考虑重新应用之前曾有效的且耐受好的 TKI 进行姑息治疗。近期的一项随机对照研究表明,对于伊马替尼和舒尼替尼治疗后进展的患者,重新应用伊马替尼治疗可明显提高 PFS 和 DCR。

2) 其他治疗 GISTs 的新药:除了目前临床应用的这三个 TKIs 外,正在研究的其他治疗 GISTs 的药物包括 KIT/PDGFRA 受体抑制剂(尼洛替尼 nilotinib、马赛替尼 masitinib、索拉非尼 sorafenib、多韦替尼 dovitinib、帕唑帕尼 pazopanib、帕纳替尼 ponatinib、达沙替尼 dasatinib、crenolanib、BLU-285 等)、靶向下游信号通路的药物、免疫检测点抑制剂和细胞周期依赖激酶抑制剂等。这些药物临床研究的数据都还不成熟,最终结果还需要等待。

尼洛替尼的体外试验发现其能抑制某些 *KIT* 耐药突变。回顾性分析显示尼洛替尼对 52 例经伊马替尼和舒尼替尼治疗后进展的患者治疗后的 ORR 为 10%,DCR 为 37%。中位 PFS 和 OS 分别为 12 周和 34 周。但在一项前瞻性随机对照Ⅲ期临床研究中,与最佳支持治疗(BSC,用或不用 TKI)比较,尼洛替尼组的 PFS 并不优于 BSC(109 天和 111 天,*P*=0.56)。后续亚组分析发现,继发 *KIT* 外显子 17 突变的患者更能从尼洛替尼治疗中获益。最近一项Ⅲ期研究在不可切除和晚期 GISTs 中对尼洛替尼与伊马替尼一线治疗的疗效进行了对比,中期分析时发现尼洛替尼无效而提前终止了研究。因此,尼洛替尼不能被推荐用于晚期 GISTs 的一线治疗,但可以考虑用于伊马替尼治疗失败后的解救治疗。

索拉非尼是一个针对 *KIT*、*VEGFR*、*PDGFR* 和其他激酶的多靶点 TKI。一项前瞻性多中心Ⅱ期研究中,38 例不可切除、KIT 阳性、伊马替尼和舒尼替尼治疗后进展的 GISTs 患者,索拉非尼治疗后 DCR 为 68%(PR 55%,SD 13%)。中位 PFS 和 OS 分别为 5.2 个月和 11.6 个月,1 年和 2 年 OS 率分别为 50% 和 29%。一项有 124 例伊马替尼和舒尼替尼治疗后进展的 GISTs 患者的回顾性研究评估了索拉非尼的疗效。中位随访 7.9 个月,60% 达到 SD,10% 达到 PR。中位 PFS 和 OS 分别为 6.4 个月和 13.5 个月。与其他 TKIs 相比,索拉非尼的耐受性好(皮肤毒性、疲乏和腹泻是最常见的副作用)。个体化调整剂量后患者对治疗的依从性更好,并且有增加疗效的趋势(调整者与未调整者的 PFS 分别为 7.5 个月和 5 个月,*HR*=0.69;*P*=0.15)。

帕纳替尼为针对 BCR-ABL1 和 KIT/PDGFRA 蛋白以及纤维细胞生长因子受体 -1(FGFR-1)的多靶点抑制剂。体外研究显示,帕纳替尼可抑制除继发 *KIT* 外显子 13 V654A 突变之外的几乎全部 *KIT* 继发突变类型;在一项针对多线治疗失败的外显子 11 突变 GIST 中,给予每天 45mg 帕纳替尼,16 周时的 CBR(CR+PR+SD)为 37%。德国正在进行另一项针对伊马替尼耐药患者的Ⅱ期研究(每天 30mg)。

达沙替尼已被临床前研究证实对 *PDGFRA* D842V 突变肿瘤有活性。一项入组了 50 例伊马替尼和舒尼替尼耐药的晚期 GISTs 患者的Ⅱ期研究显示,达沙替尼治疗的 PR 为 32%(15/47),

21% 患者 PFS 超过 6 个月（按 Choi 标准）。目前正在晚期 GIST 和其他肉瘤中进行一项 Ⅰ 期研究，对达沙替尼与伊匹木单抗（ipilimumab）联合治疗进行评估。

crenolanib 是 PDGFRA（包括 D842V 突变）和 FLT3 的特异性抑制剂。在一项 Ⅰ/Ⅱ 期研究中，16 例患者中 2 例 PR，3 例 SD，CBR 为 31%，7 例治疗后疾病控制超过 6 个月，1 例维持 1 年，1 例维持 2 年。耐受较好。目前，与安慰剂对比治疗 PDGFRA D842V 突变晚期 GISTs 的随机对照研究正在进行中。BLU285 是特异针对 KIT D816V 和 PDGFRA D842V 突变的 TKI。临床前研究发现其很好的抑瘤作用。目前 Ⅰ 期临床研究正在进行。

抑制下游信号通路的药物包括针对 PI3K、BRAF V600E、MEK、MET 的抑制剂，以及 IGF-1R 抑制剂（linsitinib）、FGFR 抑制剂、HSP90 抑制剂等目前也正在进行 Ⅰ 期或 Ⅱ 期研究。其中一些是针对野生型 GIST 的临床研究。免疫治疗在 GIST 领域仅处于起步阶段，抗 CTLA-4 单抗（伊匹木单抗）联合 KIT 抑制剂的临床前研究中显示出了疗效增强的现象；细胞周期蛋白依赖性激酶抑制剂的体内外研究初步显示了潜在的抗 GIST 的前景，最终的疗效尚需进一步的临床研究证实。

（4）转移灶手术：数个回顾性研究发现，手术切除"有限进展"的转移灶可获得大约 6 个月的 PFS，与舒尼替尼二线治疗的结果相似。但是，手术对"广泛进展"的转移灶的切除没有增加益处，不推荐对存在多个部位进展的 GISTs 进行手术，除非是为了缓解因肠梗阻导致严重的症状或阻止出血，因为多部位切除会导致较高的手术并发症，而 TTP 很少超过数月。肿瘤负荷小的患者经伊马替尼治疗后 PFS 最长，有一种假设是通过手术降低肿瘤负荷（减瘤）可能延长至耐药发生的时间。一项单中心研究显示，伊马替尼治疗后进行手术减瘤的患者术后 2 年 RFS 为 65%~69%，但该结果可能存在患者选择偏倚。EORTC 62063 研究是一项试图评估手术切除伊马替尼治疗有效后的残存病灶（手术减瘤）是否增加临床获益的 Ⅲ 期研究。不幸的是，由于入组速度太慢，该被迫提前关闭。同时面临还的问题是，这些患者接受了完整切除后，TKI 的治疗持续时间多久合适？终身服药还是与高危患者一样服用 3 年？目前尚没有答案。

（5）其他治疗：少量数据提示 GISTs 对放疗敏感。累积靶剂量 30~50Gy（每天 2~3Gy）的剂量可局部控制腹部转移和缓解症状，而急性不良反应很少。肝动脉栓塞或化疗栓塞、射频消融或 ^{90}Y 微球选择性内照射可对肝转移瘤进行有效的姑息治疗。也有报道采用肝移植进行治疗。

八、预后

（一）手术后的结局

对 10 个基于人群的数据中 2 459 例患者进行了汇总分析，单纯手术的 GISTs 患者，估计的 5 年和 15 年 RFS 分别为 70.5% 和 59.9%。第一个 10 年随访，仅少数肿瘤复发，提示大多数（约 60%）可手术 GISTs 患者可通过手术治愈。

GISTs 术后最重要的独立预后因素是核分裂象。免疫组化检测 Ki67 可作为核分裂计数的替代检查。此外，肿瘤大小、原发部位、术前或术中发生肿瘤破裂也是独立的复发预后因素。胃比非胃原发的 GISTs 复发风险低。非胃原发的 GISTs 中，发生于十二指肠、空肠、回肠、结肠或直肠者总体复发风险相似，而胃肠道外原发 GISTs 复发风险更高。常采用 NIH 共识标准，AFIP 标准和改良的 NIH 标准评估来 GISTs 术后复发风险。

2002 年的 NIH 共识标准根据肿瘤大小和核分裂数对危险因素进行分层。然而，单独应用这些参数难以准确预测 GISTs 的恶性潜能。对 1 765 例原发胃 GISTs 患者的长期随访发现，肿瘤大于 10cm 且核分裂数>5 个 /50HPF 的患者，发生转移的概率为 86%，而肿瘤大小相同但核分裂数<5 个 /50HPF 者，转移的概率仅为 11%。之后一项对 906 例小肠 GISTs 患者的研究显示，肿瘤大于 10cm 且核分裂数小于等于 5 个 /50HPF 者的转移概率为 50%，这与具有相似肿瘤参数但原发于胃的 GISTs 明显不同。因此，AFIP 标准中将肿瘤原发部位也加入了原发 GISTs 风险分层指南（表 25-36）。根据这些指南，原发胃的 GISTs 总体上生物学行为较为惰性，≤2cm 的胃 GISTs（不论核分裂象如何）甚至表现为良性生物学行为，而小肠原发与胃原发 GISTs 相比具有更强的侵袭性。直肠原发 GISTs 同样具有较强的侵袭性，肿瘤<2cm 且核分裂数>5 个 /50HPF 的肿瘤具有高的复发风险和恶性潜能。2008 年的改良 NIH 标准更进一步将肿瘤是否破裂（无论是自发破裂还是手术中发生的破裂）纳入预后因素的分析（表 25-37）。这些不同的标准对预后判断的准确性都相似。此外，有两个列线图被用于 GISTs 术后复发风险的评估。这些列线图也是基于原发肿瘤大小、核分裂计数、原发肿瘤部位以及是否肿瘤破裂等四个因素而形成的非线性模型热图和等高线图，其对 GISTs 术后复发风险评估的准确性略高于 NIH 标准、AFIP 标准和改良的 NIH 标准。

尽管一些特定的 KIT 及 PDGFRA 突变与肿瘤形态学表现出一定程度的相关，但突变状态与个体肿瘤的生物学行为并无明显相关。现有数据表明，KIT 突变可见于高级别肿瘤和较小的偶发 GISTs，也可见于具有良性病程的肿瘤。因此，KIT 突变状况未被用于原发 GISTs 的常规预后评估。但对 ConticaGIST 数据库中 1 056 例局限性 GIST 的分析显示，基因突变类型是独立的预后因素。KIT 外显子 9 重复突变、外显子 11 缺失突变、非胃原发、大的肿瘤、核分裂数目多者 DFS 短，预后差，而 PDGFRA 外显子 18 突变者预后好。与基因组复杂性相关的一个 67 基因的预后表达标签可预测 GIST 的复发。基因分型对临床进行预后判断以及疗效预测有重大作用。

表 25-36　判断 GIST 预后的 Miettinen 分级标准（AFIP 分级标准）

分组	肿瘤大小 /cm	核分裂象 /50HPF	恶性潜能（复发率,%）[a]			
			胃	空回肠	十二指肠	直肠
1	≤2	≤5	无(0)	无(0)	无(0)	无(0)
2	>2, ≤5	≤5	极低(1.9)	低(4.3)	低(8.3)	低(8.5)
3a	>5, ≤10	≤5	低(3.6)	中(24)	高(34)[b]	高(57)[b]
3b	>10	≤5	中(12)	高(52)		
4	≤2	>5	(0)[c]	(50)	–	高(54)
5	>2, ≤5	>5	中(16)	高(73)	高(50)	高(52)
6a	>5, ≤10	>5	高(55)	高(85)	高(86)[b]	高(71)[b]
6b	>10	>5	高(86)	高(90)		

注：[a] 基于 1 055 例胃 GIST、629 例小肠 GIST、144 例十二指肠 GIST 和 111 例直肠 GIST 的长期随访结果；[b] 由于样本量不足，遂将十二指肠 GIST 和直肠 GIST 中 3a 组与 3b 组以及 6a 组与 6b 组合并统计；[c] 由于例数太少不足以评价恶性潜能。

表 25-37　判断 GIST 预后的改良 NIH 标准

危险度分级	肿瘤大小 /cm	核分裂象 /50HPF	肿瘤原发部位
极低	<2	≤5	任何部位
低	2~5	≤5	任何部位
中等	2~5	>5	胃
	<5	6~10	任何部位
	5~10	≤5	胃
高	任何	任何	肿瘤破裂
	>10	任何	任何部位
	任何	>10	任何部位
	>5	>5	任何部位
	2~5	>5	非胃原发
	5~10	≤5	非胃原发

（二）转移性疾病的生存

伊马替尼时代之前,复发或转移性 GISTs 的中位 OS 为 10~20 个月,而在 TKIs 治疗后,这些患者的生存有了大幅提高。两项关于 GISTs 的研究中,入组患者的中位 OS 为 51~57 个月,估计的 9 年 PFS 和 OS 分别为 14% 和 35%。开始治疗时肿瘤负荷小的患者中,9 年 PFS 和 OS 率分别为 29% 和 58%。如果定期行 CT 随诊早期发现肿瘤转移,以及伊马替尼治疗失败后能得到有效的解救治疗,这些患者的 OS 可能会更长。基因突变及突变类型对指导 GIST 的治疗有重要作用,应该常规进行检测。

总之,伊马替尼可以使晚期 GISTs 从致死性疾病转变成可以长期生存的慢性疾病。目前存在的问题是如何治疗那些 TKIs 之后耐药的以及无 KIT 或 PDDGFR 突变的患者。由于 TKI 治疗后继发耐药具有异质性,重新活检行基因突变分析具有局限性。液体活检技术相比于组织活检,具有动态性、可重复性、可克服肿瘤异质性等优点,对于 KIT 基因继发突变的早期检测、监测病情变化、评估辅助治疗疗效、及时调整治疗策略具有重要的临床价值,未来有望常规用于临床实践。

第 7 节　腹　膜　癌

腹膜癌（peritoneal carcinomatosis,PC）是指在腹膜上发生和或发展的一类恶性肿瘤,包括原发性和继发性两种。前者的典型代表是原发性腹膜癌和腹膜恶性间皮瘤;后者的典型代表是各种肿瘤所形成的腹膜转移癌,如来自胃肠道肿瘤和妇科肿瘤的腹膜转移癌。

一、原发性腹膜癌

原发性腹膜癌（primary peritoneal carcinoma,PPC）是一种起源于腹膜的恶性肿瘤,腹膜多弥漫受累,而卵巢本身正常或仅浅表受累,其组织病理特点与卵巢浆液性乳头状癌相似。

　　病因　腹膜属间叶组织,为何发生上皮性癌?第二苗勒系统学说对此作出合适解释:女性腹膜与苗勒管上皮有共同点胚胎来源,即都是由体腔上皮及其下间质衍生而来,故具有向苗勒管上皮及其间质分化的潜能。故当腹膜发生癌变时,其组织结构及肿瘤的抗原性可与女性苗勒管发生的肿瘤一致。胎儿发育过程中男、女均发生过苗勒管,故该病虽绝大多数发生于女性,但也偶见于男性。另一部分认为发生于胚胎时期性腺迁移途径中遗留的卵巢组织恶变。目前为止,本病确切病因仍不明确,有学者认为原发性腹膜癌需要高促性腺激素长时间的刺激。妇女绝经后促性腺激素升高,绝经 5 年达到高峰,此时卵泡刺激素比生育期高 15 倍,黄体生成素高约 5 倍。大多数患者在绝经 10 余年后发病,长期高促性腺激素状态的影响不容忽视。从分子生物学看,有部分原发性腹膜癌患者雌激素受体(ER)或孕激素受体(PR)阳性,提示女性激素在本病发病中有一定作用,但尚需进一步研究。有研究表明,有家族性卵巢癌或乳腺癌史者以及存在 BRCA1 或 BRCA2 突变者,发生原发性腹膜癌的可能性增加。有研究指出 51% 的原发性腹膜癌患者有 WT1 基因表达的缺失,提示遗传因素在发病中有一定作用。

　　原发性腹膜癌在病理上与卵巢浆液性癌极为相似。因此,两者是否是同一种疾病的不同表现,是争论已久的问题。有人试图从分子生物学、免疫组化等方面加以分析,用免疫组化法测定原发性腹膜癌与原发性卵巢癌 4 个特征性的生物学标志物,HER2、p53、bcl-2 和 nm23,结果显示两者的表达基本相同,这说明了它们为什么有相似的临床过程、病理学特点和生物学行为,也支持女性腹膜与女性苗勒管上皮有共同点胚胎来源。但是两者的区别还是明显的:卵巢癌是单克隆起源,而原发性腹膜癌是多克隆起源。两者在流行病学上差异有统计学意义:与卵巢癌相比,原发性腹膜癌患者发病年龄晚,初潮年龄早,生育次数多,腹水出现率高,可触及的盆腔肿块少,平均生存时间短。已行卵巢切除的妇女也有发生本病者,说明本病并非由卵巢癌转移而来,而是原发于腹膜间皮的苗勒管源性的恶性肿瘤。两者鉴别的关键在于形态学及卵巢受累程度的不同,原发性腹膜多弥漫受累,病变呈多灶性,而卵巢正常或仅浅表受累。

　　1. **临床表现**　原发性腹膜癌患者多为女性,患者年龄 35~75 岁,较卵巢癌患者发病年龄晚 10 年左右。约 3/4 患者已绝经,平均在绝经后 17 年左右。这也符合本病的发生是受到长时间高促性腺激素刺激的结果。

　　本病多见于绝经后妇女,腹痛、腹胀、腹围增大是最常见三大症状,主要体征是腹部包块和腹水。腹水中可查到癌细胞,但特异性低,对辨别原发部位意义不大。90% 以上患者存在血清 CA125 升高,影像学检查常见征象有腹水、腹膜增厚、结节或肿块、网膜增厚或网膜结节等,大部分患者缺少明显的卵巢肿块。但该病早期症状、体征很不明显,直至病情发展到相当时期才被发觉。

　　2. **诊断**　本病的确诊要靠手术及病理,由于本病发病率低,且无特征性的症状、体征、血清 CA125、影像学检查、腹水细胞学等,术前误诊率可达 40%~100%。

　　本病的诊断标准目前仍采用 1993 年美国妇科肿瘤学组(The Gynecologic Oncology Group)制订的腹膜浆液性乳头状癌的诊断标准:①双侧卵巢大小正常,或由于良性病变增大。②卵巢外病灶体积必须大于双侧卵巢受累病灶。③镜下卵巢内病变必需有以下所见之一:a. 卵巢无肿瘤浸润;b. 肿瘤仅限于卵巢表面无间质浸润;c. 卵巢表面及间质受累,间质受累必须在 5mm × 5mm 以内;d. 无论卵巢是否受累,肿瘤侵犯卵巢组织的范围<5mm × 5mm × 5mm。④肿瘤的组织学和细胞学特征,必须是浆液性为主,与卵巢浆液性乳头状腺癌相似或相同,而分化程

度可不等。

3. **治疗**　本病 98% 的患者在发现时是晚期,治疗原则以手术为主,不能彻底切除者行肿瘤细胞减灭术,术后给予适当的化疗。

(1) 手术:手术前大多数已估计到是晚期肿瘤,术前应清洁肠道,放置尿管,预约外科和泌尿外科手术医师,有共同操作的可能,以保证手术的顺利。术中可见到全腹壁、脏层腹膜被覆大小疏密不同的结节,大网膜韧性增厚。病变分布以上腹部为重,横膈、肝、胆、胰、脾、胃和壁腹膜均被癌肿占据,结节大小不等,较大的结节融合紧密呈肿块,癌肿浸润大网膜呈韧性增厚是本病特征。卵巢未受累或仅有表层稀疏小结节,方能诊断为原发性腹膜癌。腹水量 500~1 000ml。首次手术留取腹水,切除双侧附件及大块瘤组织(尤其是厚饼状大网膜),根据冰冻病理结果,结合脏器受累情况,施行肿瘤细胞减灭术。肿瘤细胞减灭术包括全子宫、双附件、大网膜、阑尾切除以及其他部位肉眼可见肿瘤结节的切除,腹主动脉旁和盆腔淋巴结切除,以及受累肠段、脾、肝叶、胆囊等。晚期原发性腹膜癌患者,主动脉旁淋巴结及盆腔淋巴结累及率高(分别为 58% 和 58%),且行淋巴结切除能改善预后。故应将主动脉旁淋巴结及盆腔淋巴结切除列入标准手术中。本病的肿瘤细胞减灭术切除范围,既要注意切除 <2cm 的肿瘤,还应该考虑重要脏器切除后患者恢复到能接受规范化疗所需要的时间、术后患者的生理功能和生活质量。本病肿瘤细胞减灭术切除受累脏器越多越好的认识需要重新评价,避免过多的器官缺失者生存时间减少。手术力争残余瘤在 1cm 以内(最佳细胞减灭术)。必须强调双侧卵巢同时切除,以观察卵巢病变情况。晚期原发性腹膜癌最佳细胞减灭术成功率据报道为 39.3%~65.3%。一般认为,影响最佳细胞减灭术成功率的因素:组织类型,P53 表达,术前血 CA125 水平,腹水量和肿瘤分期。凡组织类型为非浆液型,P53 轻、中度表达,术前血 CA125<500IU/ml,腹水少于 1L,肿瘤分期 ≤ ⅢB 期者最佳细胞减灭术成功率相对较高。手术时加做更为广泛的上腹部脏器切除(包括横膈剥离或切除,脾切除,胰腺末端切除,肝切除,肝门肿瘤切除,胆囊切除),可将最佳细胞减灭术的成功率提高至 76%,且围手术期发病率及病死率并无升高,而普通手术组仅为 50%。但也有学者认为手术范围过大,不利于患者尽快恢复而争取时间进行规范化疗,故扩大手术范围的意义仍有待研究。

(2) 化疗

1) 术前化疗:术前化疗可以缩小肿瘤病灶,减少手术切除脏器的范围,改善生存时间。目前仅用于患者无法耐受手术或预计不能达到理想手术效果时。方案同术后化疗,常用 1~3 个疗程。晚期原发性腹膜癌患者是否均行术前化疗,目前尚无相关临床试验结果报道。术前辅助化疗可使肿瘤变小,同时也会对手术者术中对肿瘤良恶性及扩散范围的判断产生干扰。

2) 术中化疗:本病病变累及范围广,不能全部去除受累的腹膜和脏器。术中给予化疗药物,对残留及不能切除的病灶有一定的直接抑制作用。常用的方法有腹腔留置顺铂 50mg/m²。

3) 术后化疗:术后辅助化疗以铂类为主,常能取得较好疗效。一般认为联合化疗疗效会更好,如 CAP 方案(顺铂 + 多柔比星 + 环磷酰胺)、TP 方案(紫杉醇 + 顺铂或卡铂)。常用 6 个疗程。如肿瘤进展或复发,有条件者可再次手术或改用二线药物,如异环磷酰胺、拓泊替康、依托泊苷等。化疗间期要对患者进行随诊,内容包括症状、体格检查、影像学检查,肝、肾功能检测,其中血清 CA125 的监测尤为有指导意义。近年来有文献对本病肿瘤增殖状态及肿瘤生物学行为,通过免疫组化技术检测到肿瘤组织标本中的抑癌基因 *TP53*、细胞增殖标志物 Top2a、Ki-67 及原癌基因 *HER2* 的表达,研究了诸基因的表达程度与化疗效果的关系,以指导选择有效的化疗药物,延长生存时间。通过回顾性调查认为瘤细胞减灭术结合术后的腹腔热灌注化疗可能会提高原发性腹膜癌患者的远期生存时间。

原发性腹膜癌耐药或复发较常见,此类患者对再次化疗的敏感性与疾病的分级、程度、复发时病灶的大小及最初对铂类敏感性有关。以铂类治疗后半年病情无进展作为敏感的标志,对铂类敏感者,复发时仍使用以铂类为主的药物;对铂类耐药者,复发时使用新药,如泰素帝、脂质体多柔比星、喜树碱类等。近年来,已有许多用于耐药或复发 PPC 的新药的 Ⅱ 期临床试验:对紫杉醇耐药的 PPC 患者,用泰素帝 $75mg/m^2$ 或 $100mg/m^2$,21 天为一疗程,总有效率为 23%,中位疾病进展时间(median time to disease progression,TTP)为 4.9 个月,中位生存时间为 9.5 个月,患者以前对紫杉醇化疗效果及距末次紫杉醇化疗间隔时间长短可影响患者对泰素帝的治疗反应,若患者以前在紫杉醇治疗期间病情无进展,则距末次紫杉醇化疗时间越长,对泰素帝的治疗反应越好。对铂类耐药或复发的原发性腹膜癌患者,用依立替康 $300mg/m^2$,21 天为一疗程,总有效率为 17%,TTP 为 2.8 个月,中位生存时间为 10.1 个月。对铂类与紫杉醇耐药的 PPc 患者使用脂质体多柔比星 $40mg/m^2$,28 天一疗程,结果 9% 的患者有主观或客观的抗癌效应,有效率虽不高,但与标准剂量($50mg/m^2$)相比,皮肤、黏膜毒性反应轻,患者耐受性较好,故考虑到副作用对患者总体生存质量的影响,仍可使用。可将脂质体多柔比星($40mg/m^2$)加入一线化疗方案中。从上述可见,对复发或耐药性 PPC,新药单药有效率为 9%~23%,其中以泰素帝及依立替康的疗效相对较好,可能成为耐药或复发 PPC 首选的化疗药物,但需待 Ⅲ 期临床试验进一步证实,其与其他化疗药物的联合应用也还有待研究。对二线药物无效或再次复发者,可用三线化疗,如卡培他滨、六甲密胺、噻替哌、5- 氟尿嘧啶等,但一般认为对提高生存率有限。故在使用三线化疗时应对患者的选择、药物的效用、毒性反应等进行综合考虑。

4)分子靶向治疗:近年来,已有学者尝试对原发性腹膜癌行分子靶向治疗,原发性腹膜癌患者中 12%~34% 存在 HER2 的过度表达,用 HER2 的单克隆抗体曲妥珠单抗(trastuzumab)作为 HER2 过度表达的原发性腹膜癌的二线治疗,总有效率为 7.3%,中位 TTP 为 2 个月。若在治疗前检测 HER2 的表达,可提高有效率。

二、腹膜恶性间皮瘤

腹膜间皮瘤(peritoneal mesothelioma,PM)是唯一原发于腹腔浆膜的间皮和间皮下层细胞的肿瘤,是一种罕见病,1908 年 Miller 等首先报道该肿瘤,近年来有逐渐增多的趋势,发病年龄通常在 40~60 岁,国外报道男多于女,男女比例为 2∶1,总发病率为(1~2)/100 万,恶性腹膜间皮瘤占同期全部恶性肿瘤的 0.067%,约占间皮瘤的 1/5~1/3,其在所有间皮瘤中的比例正逐渐增大。由于起病隐匿,临床表现无特异性,该病误诊率高。

(一)发病因素

1. **石棉**　与其他部位间皮瘤一样,目前认为腹膜间皮瘤的发生与石棉粉有关。有报道石棉暴露引发腹膜间皮瘤的比例要比非接触者高出 6.6%。从石棉接触到肿瘤发生一般为 20~40 年,石棉暴露对人体的危害具有长期性,并发现使用石棉绝缘材料工人中的间皮瘤好发部位不是在胸膜,而是在腹膜。流行病学研究已确定,接触石棉是恶性腹膜间皮瘤的主要病因。目前虽尚未明确石棉是直接作用于间皮细胞还是通过形成活化氧(reactive oxygen species,ROS)和生长因子而间接发挥作用,但研究证实,石棉能够与有丝分裂中纺锤体相互作用,导致单倍体形成和某种形式的染色体损伤。在体内试验中发现,当过氧化氢和过氧化物与氢氧基发生反应时,青石棉纤维(富含铁)能够引起 ROS 的释放;石棉能够诱导 DNA 修复酶和脱嘌呤嘧啶内切核酸酶的表达以及酶活性,提示石棉产生的 ROS 与 DNA 的损伤有关,石棉引起的炎症反应产生多种细胞因子,这些细胞因子与石棉的局限性和全身性免疫抑制活性有关。石棉能够诱导表皮生长因子受体的自身磷酸化反应,增强 FOS 和 JUN 原癌基因的表达。该原癌基因可编码多种转录因子,而这些转录因子的活化与 DNA 合成启动的关键基因有关。

2. 非石棉因素 非石棉致病因素也多有报道,如氟石接触、结核性瘢痕、憩室、外照射、亚硝胺、玻璃纤维、病毒感染、慢性炎症等。具有霍奇金病史的患者发生间皮瘤的危险性亦增加。

(二)临床表现 腹膜间皮瘤起病隐匿,临床表现无特异性,症状多样化是本病的一个特点。本病以腹胀、腹痛、腹水及腹块最常见。局限型和弥漫型皆可形成腹水,而局限性少见。腹水一般为草黄色或血性,含丰富透明质酸和大量肿瘤脱落细胞,量多少不一,晚期脏壁层腹膜粘连,易形成包裹性积液。此外,消瘦、纳差、乏力、恶心、呕吐亦为常见症状。

一般认为腹膜间皮瘤沿腹膜表面生长,形成板状样物覆盖在腹腔脏器表面及壁腹膜上,极少浸润脏器深部及淋巴转移。但尸检病例 50%~70% 有淋巴及血行转移,腹膜间皮瘤可全身转移,腹腔外转移率 50%。因而可以认为沿腹膜表面匍匐生长是其一个重要的生物学特性,但高度恶性者与其他恶性肿瘤一样,可以局部浸润、种植转移、淋巴及血道转移。该肿瘤较少发生骨、脑或肝脏转移。

腹膜间皮瘤晚期腹腔脏壁层、肠腔广泛粘连,会引起肠梗阻,病变浸润空腔脏器深部引起溃疡或穿孔。

(三)诊断

1. 影像学诊断

(1)CT 诊断:因腹膜间皮瘤临床症状无特异性,难以与腹膜转移性肿瘤、结核腹膜炎、后腹膜肿瘤、胰腺肿瘤及肝硬化腹水相鉴别,临床误诊率极高。腹部 B 超和 CT 对确定腹膜间皮瘤病变的位置、大小、囊实型,腹水的多少及鉴别消化道和女性生殖道肿瘤,尤其是对鉴别卵巢癌有一定的帮助,同时能观察病情进展和疗效。最主要的表现是腹膜增厚、腹腔包块不均质性改变及腹水,但不具有特异性。早期腹膜病变 CT 显示比较困难,局限型腹膜间皮瘤 CT 表现具有一定的特征性:①腹腔盆腔或后腹膜腔内巨大囊实性肿块,以囊性为主伴多发囊腔形成,部分囊壁厚薄不均,可见壁结节;②肿瘤实质部分强化;③肿瘤可侵犯相邻脏器,一般无远处转移及腹水。

当腹膜大网膜和肠系膜广泛增厚时,CT 检查能显示其腹膜病变特征。国内腹膜间皮瘤的 CT 报道,弥漫型较多,腹水是最常见的 CT 表现,多为大量和中等量,当脏壁层腹膜广泛粘连时,腹水呈包裹性,造成穿刺抽吸困难。腹膜则主要表现为不规则增厚,CT 显示右膈下腹膜病变,腹膜腹壁结节少见,多发生在右上腹。脏器腹膜若严重受累,可使脏器变形、表面不光滑。若大网膜、肠系膜不规则增厚,正常脂肪组织被软组织密度的肿瘤组织所取代,大网膜病变融合呈"饼状"包块,肠系膜病变可表现"星状"或"皱褶状"包块,此表现也常见于卵巢癌等肿瘤腹腔转移。小肠浆膜易被肿瘤侵犯,但小肠梗阻少见,常发生在晚期。CT 检查判断小肠浆膜增厚比较困难,但可显示小肠聚拢,小肠与肠系膜和周围结构粘连、固定;而当肿瘤侵犯肠壁深层组织时,CT 可显示肠管增厚。盆腔肿块主要发生在腹膜反褶和子宫角区,CT 显示呈囊实性或实性。

(2)B 超诊断:对于腹膜间皮瘤的诊断,B 超是一种行之有效的方法。其诊断依据:①腹腔内可见到较大的形态不规则的、低回声为主、分布不均匀的肿块,肿块与腹膜相连,但与脏器无关,尤其是多处可见此征象时应考虑此病;B 超发现腹水伴腹膜脏层和壁层以及肠管壁广泛性的增厚可提示本病;②大网膜、前腹膜呈纸样、结节状增厚,伴腹水,其内可有弱光点或粘连光带;③伴随征象:肿瘤可推压肠曲,使肠曲分布异常,肠曲围绕肿瘤周缘,拥挤分布。如果肿瘤压迫严重,造成肠腔狭窄,可有不完全性肠梗阻,部分肠管尚可粘连固定,肠系膜可增厚。超声检查特别是用高频探头对腹膜间皮瘤的诊断有很大的实用价值,超声简便,重复性强,特别适用于间皮瘤尚多次反复检查才能确诊的病例。

而当怀疑腹膜间皮瘤时,超声引导下穿刺活检可获得确切的病理诊断,而避免患者剖腹探查之痛苦。

2. 腹水细胞学检查 腹水细胞学检查对腹膜间皮瘤的诊断有一定帮助,可尽力寻找肿瘤细胞。在抽腹水前让患者卧位翻转运动,可提高细胞学检查的阳性率,但脱落间皮瘤细胞需与反应性间皮细胞增生和转移瘤细胞鉴别。

3. 腹腔镜检查 局麻下取活检是腹膜间皮瘤简便快捷的有效诊断方法。创伤小,手术时间短,患者基本上无痛苦,对患者身体条件要求不高,除晚期衰竭明显的患者外,绝大多数均能耐受,且患者依从性好,但肉眼观察很难与腹膜转移癌及结核性腹膜炎鉴别,但可直接窥视整个腹腔及直视下活检。但如果取检组织少,常难断定转移性腺癌或恶性间皮瘤。

腹腔镜下表现的特点:腹膜壁层和胃肠浆膜面散在分布灰白色小结节,其大小不一,数量可多可少;数量越少越可能是腹膜间皮瘤,且患者均具有此特点;壁腹膜可见厚薄不均的胼胝样增厚;壁腹膜与腹腔脏器之间的粘连相对较轻;大网膜、肠系膜受累常见;多数患者腹腔内见大小不等的包块,包块充血、水肿明显,颜色较深;病变分布可呈局限性,也可呈弥漫性;可见浑浊腹水,呈黄色、砖红色、鲜红色或酱油色等。

4. 腹膜穿刺活检 腹膜穿刺活检是确诊腹膜间皮瘤的可靠方法之一。此法简便易行,创伤性小,为提高诊断率,可反复多次采取标本,或在 B 超、CT 引导下进行。以胸膜活检针行腹膜活检诊断本病,方法安全、方便、简单、价廉,适用范围广,尤其适宜基层医院,且对大量腹水、身体状态差、不适宜做腹腔镜及手术者,而临床考虑此病可能的宜首选该法。

5. 生化检查 文献报道血清和腹水中的透明质酸和 CA125 测定有助于诊断。有学者指出,恶性间皮瘤可分泌大量透明质酸(hgaluronic,acid HA),HA 是诊断腹膜恶性间皮瘤的特异性生化指标之一。

6. 剖腹探查 对可疑恶性腹膜间皮瘤无论是局限性还是弥漫性。若无手术禁忌证,均应剖腹探查,并尽可能切除肿瘤,有助于诊断和治疗。肉眼常观察到脏层腹膜被致密白色的肿瘤组织覆盖,使脏层变成"冰冻"状态,肿瘤组织与腹腔脏器特别是消化道相互粘连成一体;另一种罕见的情况是肿物在脏器腹膜表面呈结节状,有时多个结节融合成一团。取得肿瘤组织的病理对诊断极具帮助,特别是借助免疫组化或电镜等,能够确诊。

(四)病理

1. 病理分型 腹膜间皮瘤大体分型一般采用 1931 年 Khmper 和 Robin 提出的局限型和弥漫型,临床多为弥漫型,局限型少见,弥漫型多为恶性,局限型可为良性或恶性。大体病理可见腹膜表面广泛分布着大小不等、白色坚硬的肿瘤结节,直径从几毫米到几厘米,有时多个结节融合成较大肿块。晚期腹腔脏器常被白色坚硬肿瘤组织所覆盖,形成"冰冻腹腔"。可为实性、囊实性或多囊性,将其分为局限型、弥漫型、弥漫结节型、结节型及囊状型。

在组织学上采用 WHO 分类方法,分为上皮型、纤维型及混合型。①上皮型形态多样,可为管状乳头小细胞样,少见类型有腺样囊性癌样及印戒细胞样等;②纤维型个别病例有骨及软骨化生;③混合型或双向型为纤维及上皮成分兼有,并可找到两种细胞成分的移行或细胞形态介于两者之间。

国内以混合型为主,而国外以上皮型为主。一般认为石棉诱发的间皮瘤以混合型为多,而国内的病例基本没有石棉接触史,真正的原因需进一步探讨。

2. **组织起源** 间皮瘤的组织起源尚有争议,一些学者认为起源于间皮细胞,另一些学者认为上皮型起源于间皮细胞,纤维型起源于结缔组织细胞,还有学者认为起源于原始间叶细胞。近年来通过电镜观察及细胞培养,观点基本趋于一致,认为间皮瘤来源于多潜能的间叶细胞。

3. **免疫组化** 在间皮瘤的诊断上尚无高度敏感和特异的抗体,宜采用多种抗体联合。结合文献,目前认为使用 AEl/AE3、EMA、CK、Bet-Ep4、Vimentin 及 CEA 这一组抗体可有效地辅助诊断。Ber-Ep4 对腹腔原发或转移腺癌表达阳性,而对间皮瘤表达阴性;CEA 抗体,癌细胞染色强阳性,在间皮瘤中染色一般为阴性。一般恶性间皮瘤的 CEA(−)、Keratin(−)、Vimentin(+)、Ber-Ep4(−)、LeuMl(−)、Fibroneetin(+),而转移型腺癌 CEA(+)、Ber-Ep4(+)、Keratin(−)、Vimentin(−)、LeuMl(−)、Fibroneetin(−)。区分上皮性间皮瘤和腺癌最佳为 CEA、B72.3、LeuM1;CEA、B98、Ber-EP4。区分良恶性间皮瘤用 EMA、CEA、B72.3。以标志物 HBME、Calretinin、AMAD-2 的阳性和 CEA、B72.3、Ber-EP4 的阴性以及组织学特征提高间皮瘤诊断的准确率。

(五)治疗和治疗进展 对腹膜恶性间皮瘤目前尚缺乏有效的治疗,若为局限型,无论是良性还是恶性早期手术均为首选。前者预后较好,但有复发倾向,复发可再行手术切除。对弥漫型病变侵犯范围较广者,常常难以切除。目前,腹膜剥脱术和减瘤术后联合腹腔热灌注化疗等综合治疗能显著延长患者生存期。

腹腔内化疗的优点在于腹腔内用药可增加化疗药物的浓度并减弱其全身的毒性作用;顺铂等化疗药经腹膜吸收后,可使静脉内药物浓度升高。化疗药物在腹膜表面的自由扩散和经毛细血管吸收的联合作用。使这种治疗方法的疗效比单独静脉化疗更为有效。腹腔内应用顺铂的完全缓解率为 59%,但治疗后肿瘤再发迅速,提示单独应用顺铂并不能完全根除肿瘤病灶。美国国家癌症中心应用顺铂行腹腔内热灌注化疗的研究结果表明,患者 2 年生存率为 80%,肿瘤无进展性平均生存期为 26 个月。此外,联合化疗也有报道,顺铂联合丝裂霉素行腹腔内化疗后,5 年以上无病生存率为 10%。

文献报道手术切除加腹腔内温热灌注化疗可显著延长生存期,其中位生存期可达 31~34 个月,完全切除肿瘤辅以腹腔温热化疗其 2 年生存率可达 79%,即使未达到完全切除,术中及术后辅以腹腔温热化疗其 2 年生存率也达 44.7%。采用 DDP+MMC 或 DDP+ADM 腹腔内灌注化疗治疗腹膜间皮瘤,取得较好疗效,3 年生存率达 69%。

全身化疗也越来越受到重视,从大量胸膜间皮瘤治疗中推断及临床观察,培美曲塞联合顺铂被认为是对于不可手术的腹膜间皮瘤全身化疗的首选方案和标准方案。用该方案治疗 28 例腹膜间皮瘤,疾病控制率(CR+PR+SD)达 71.2%。其他细胞毒药物包括长春瑞滨和健择联合铂类药物进行化疗也有较好疗效,有研究提示健择联合顺铂治疗有效,治疗反应率大于 30%。手术和化疗,尤其是紫杉醇联合 DDP 化疗,可能对女性恶性腹膜间皮瘤有较好的疗效。

放疗包括外照射，或腹腔内注射放射性同位素 ^{32}P 进行内照射，适用于手术切除不彻底或无法切除者。一般来说，放疗对腹膜间皮瘤疗效不如胸膜间皮瘤，但有一定敏感性。

临床上部分医生对该病认识不足，加之恶性腹膜间皮瘤病情进展迅速，治疗后易复发，腹膜间皮瘤总的预后较差，多数学者认为生存期不超过 1 年，但有个别报道通过治疗生存期可达 7~15 年，甚至出现转移后仍可生存较长时间。

目前已开展及今后的临床研究，将继续探讨腹膜间皮瘤的有效治疗，以延长患者生存期。

三、腹膜转移癌

被定义为恶性肿瘤细胞经血管、淋巴管转移至腹膜腔或者直接腹膜种植所致的最常见的继发性腹膜肿瘤。卵巢癌、胃癌和结直肠癌最易发生腹膜转移，发生率分别为 71%、15%、10%。腹膜转移癌在临床并不少见。进展期胃癌侵及浆膜层常导致腹膜转移癌，15%~50% 患者初诊即存在腹膜转移癌，35%~50% 患者术后复发的主要形式为腹膜转移癌。约 10% 的结直肠癌患者初诊即发现腹膜转移癌，4%~19% 的患者在根治术后随访期发生腹膜转移癌，25%~35% 的复发患者以腹膜转移癌为唯一表现。ⅡB 期以上的卵巢癌均可发生腹膜转移癌。腹膜转移癌临床预后较差，中位生存期为 1~7 个月。腹膜假黏液瘤较罕见，多来源于阑尾，其临床病理过程也为典型腹膜癌。

（一）检查方法 目前，CT、MRI 和 PET-CT 已成为腹膜转移癌的主要影像检查手段。

1. CT 对腹膜转移癌的应用价值 CT 在腹膜转移癌诊断中的优势，MSCT 已被公认为腹膜病变最主要的影像诊断手段，具有空间分辨力高、扫描时间短、运动伪影少、薄层扫描、多维显像、应用范围广等优势。Yan 等对腹膜转移癌患者术前各种检查手段比较评价后总结出，MSCT 已成为腹膜转移癌患者术前的首选影像检查手段，联合增强扫描可明显提高微小病灶检出率，其敏感度提高 25%、特异度提高 78%。

国际医学界已成功召开了 9 届腹膜癌大会，统一了腹膜转移癌名称并把其作为一种区域性癌转移而不再是癌灶的广泛转移，用腹膜癌指数（peritoneal carcinomatosis index，PCI）作为判断腹膜转移癌程度的评判标准。公用 Sugarbaker 评分系统，对腹盆腔 9 个区域及 4 个小肠区域的病灶大小、位置和数量进行评估，PCI<20 的患者通过接受国际上最新的综合治疗新策略（CRS+HIPEC），病情可明显得到改善。术前 PCI 的评估对选择合适治疗方案有重要指导作用。

Esquivel 等通过研究临床结肠癌腹膜转移 CT-PCI 对比，证明术前 CT 与术中 PCI 的吻合度较高；梅列军等也将 CT 增强扫描加 MPR 应用于 PC 的术前评估中，提示能够提高微小病灶的分辨力、检出率，有效指导患者行 CRS+HIPEC 治疗。但是 CT 在腹膜转移癌诊断中的局限性但有研究表明，转移结节直径大小及位置主要影响 CT 检测的灵敏度，对术前 PCI 的评价较为重要，直径<5mm 的肿瘤在一些腹膜解剖位置上（脏器表面、左侧腹膜壁层及道格拉斯陷窝内等处）用 CT 检测灵敏度、敏感度和特异性也明显下降。Marin 等的研究已经证实，PC 对直径>5cm 的转移病灶，其灵敏度达 89%，<5mm 时显著降低为 43%。因此，对于转移灶直径<5mm 或一些特殊部位的病灶 MSCT 检出率较低。

腹膜转移癌的 CT 表现：由于腹膜腔的解剖位置和病变形式的复杂多样性，PC 的影像学表现一直被认为是难点。正常腹膜的基本结构显示为线状，只有发生病变时才有明显的异常改变，直接征象是不同范围和程度的壁腹膜不规则增厚超过 2mm，并表现为种植在腹膜腔的不同形态的软组织影。Iafrate 等将其分为实性、囊性及囊实性 3 种类型,增强扫描呈明显强化,在大网膜处形成典型的"网膜饼样"等特征性表现。腹膜转移癌最常见的伴随征象为腹水,大多数腹膜转移患者都伴大量腹水,但有时腹水可掩饰部分较小病灶的显示。董国礼等研究发现,腹膜转移癌患者发生腹水的概率高达 81%,其中分房腹水占 41.2%,表明在发现有局限性腹水时特别是伴有分房要警惕邻近部位是否有肿瘤种植转移。

2. MRI 在腹膜转移癌中的临床应用

(1)MRI 的诊断优势:MRI 可多参数、多方位、多序列成像,尤其是 DWI 在腹部影像诊断中的广泛应用,能明显提高腹膜病变的检出能力。已有文献证实,腹部常规扫描结合 DWI,能明显提高对腹膜转移癌的检出率,尤其对肝脏、脾周的肠系膜、肠管浆膜表面及腹膜肿瘤有更高的对比度。腹膜转移癌的 DWI 表现为病灶扩散受限呈明显高信号且对比明显。研究显示 DWI 与 MRI 增强扫描明显提高了肿物的检出率(16 个解剖位置识别 15 个),尤其对一些特殊的解剖位置(如小肠和结肠的肠系膜、浆膜及道格拉斯窝内),联合检查方法提高了检出率。国外学者也发现术前 DWI-PCI 与术中 PCI 对比无明显差异,与 CT-PCI 相比更能准确评估腹膜转移癌的范围。DWI 与 MRI 联合诊断 PC 可以弥补 CT 诊断的不足,特别对直径<1cm 转移结节的检出率明显提高。DWI 还能够通过 ADC 值定量测量。在 ADC 的定量参数图上,转移结节与正常组织相比表现为低 ADC 值及极低的信号强度。因此,DWI 与 ADC 图相结合,并且与常规平扫图像一起观察,有利于提高对恶性肿瘤及其解剖学位置的诊断敏感性。但腹膜转移解剖位置复杂、范围较广且病灶较小,给 ADC 值测量时 ROI 的选择带来了极大的困难,目前还未找到相关文献对腹膜转移癌的 ADC 的测量限定有所提示。

(2)DWI 在腹膜转移癌诊断中的局限性:研究表明,常规 MRI 联合 DWI 可明显提高 PC 的诊断敏感性及特异性。但 DWI 仍存在很多局限性,如背景信号过低、解剖细节分辨力及空间分辨力低,图像质量易受呼吸运动及磁敏感伪影的影响,导致 DWI 图像几何变形严重。囊肿和外科手术后的水肿会造成 DWI 上的高信号,主要由于 T2 的穿透效应 ADC 值较高,造成假阳性增高。且定量的 ADC 值选取与 b 值有关,高 b 值的 DWI 背景信号显示较好,可联合传统 MRI 为腹膜病变提供更多小病灶的细节显示,可提高 PC 患者术前诊断的敏感性和准确性。但目前国内外研究对 b 值的选择仍缺乏统一标准,以后研究的重点仍是统一扫描方法及数据分析标准化。

(3)PC 的 DWI 表现:研究表明,CT 及 DWI 联合检查能提供准确的术前腹膜转移的形态、位置、淋巴结肿大和腹水的情况。MRI 与 CT 表现基本相似:长 T1 长 T2 信号的腹水,壁层稍长 T1 等 T2 信号腹膜的增厚,可表现为不规则的带状、结节状、团块状;伴网膜及系膜污垢状、饼状或结节状改变;相对少见的腹腔内囊性或多囊性占位性改变。中等大小及较大的 PC 在脂肪抑制 T2WI 上呈中等或高信号,形态多样,可表现为结节状至肿块状,由于周围腹水的衬托可清晰显示。然而,小于 1cm 的 PC 或弥漫性肿瘤播散在 MRI 平扫上很难显示。

3. PET-CT 在 PC 中的临床应用

PET 通过注射同位素标记的葡萄糖类似物 ^{18}F-FDG 来显示肿瘤组织中高糖代谢状态,可敏锐地检测腹膜腔内微小病变的代谢改变。PET-CT 既能定性又能定位诊断,特别对腹腔内做不规则运动的器官脏器如胃肠道等显示较好,可发现壁层和脏层腹膜上微小的变化,总体上提高了弥漫性小病灶的发现率,诊断灵敏度显著高于 CT。PET 显像可显示 CT 和 MRI 不易发现的部位或不易定性的软组织影,如腹膜、腹腔、盆腔等,可提高患者生存率。PET-CT 显示 PC 时以盆腔、肝包膜周围和手术区附近显示居多,且炎性淋巴结也显示为高亮信号,造成小病灶较难显示及假阳性过高。PET-CT 由于价格高、检查过程繁杂、辐射及设备条件紧缺等原因,临床应用相对受限,只作为 CT 的补充检查。目前关于 PET-CT 的报道文献较少,偏倚较大,造成假阳性率过高,可能会高估 PET-CT 对 PC 的诊断价值。PC 术前影像学合理准确地评估不仅有利于选择治疗方案,且可避免不必要的手术。MSCT 检查虽然作为首选的腹膜病变的检查手段,但对 PC 的总体敏感度仅 25%~37%。MRI 软组织对比度较好、解剖分辨力高,对于较小腹膜肿瘤及腹膜播散的诊断能力明显优于 CT。常规腹部 MRI 结合 DWI 检查,能明显提高对 PC 的检出率。在 PC 检测方面 DWI 比 CT 有更高的检出能力。DWI 与 PET 的比较报道较少,结论仍然很有争议。研究发现,DWI 与 PET 相比有较高的检测能力和较低的假阳性率,DWI 有高的敏感性,PET 有高的特异性。

（二）治疗策略

1. 治疗原则:2014 年第九届腹膜表面肿瘤国际大会制订了最新的综合治疗新策略为:肿瘤细胞减灭术(cytoreductive surgery,CRS)联合腹腔热灌注化疗术(hyperthermic intraperitoneal chemotherapy,HIPEC),简称“阿姆斯特丹声明”(Amsterdam Statement)。位于阿姆斯特丹的荷兰国立癌症研究所在 2003 年就完成了全球第一项 CRS+HIPEC 治疗结直肠癌腹膜癌的 III 期随机对照临床研究。结果表明,采用该新疗法者的中位生存期达到 22.3 个月,采用标准全身化疗者为 12.6 个月,生存期至少延长 77%,这项重要研究发表在著名国际期刊《临床肿瘤学杂志》(*Journal of Clinical Oncology*)。正是这项划时代的研究,使得该治疗新技术迅速在欧美国家成功推广。目前这类患者的 5 年生存率在荷兰超过 50%,英国约为 25%,法国约 30%,澳大利亚约 35%,美国也在 30% 以上,因此该技术已经成为欧洲和澳洲多个国家治疗结直肠癌腹膜癌的标准疗法。

针对结直肠癌腹膜转移癌的新治疗方案层出不穷,但任何一种药物治疗方案均难以达到患者 5 年生存,仍属于“姑息治疗”的范畴。与之相比,CRS+HIPEC 这种内外科整合在一起的治疗方案,的确实现了将“不治之症”变成了“部分可治之症”,将“无长期生存者”变成了有“大量长期生存者”,属于“治愈性治疗”的范畴。

2. 阿姆斯特丹声明的核心内容:阿姆斯特丹声明是腹膜癌治疗领域的首个国际性纲领性文件,在治疗适应证、禁忌证、治疗机构的资质水平、治疗技术推广等方面制订了基本纲领。内容要点有 8 条:①肿瘤细胞减灭术(CRS)是指清除腹腔内和腹膜上可见的肿瘤,联合术中腹腔热灌注化疗(HIPEC),用于治疗腹膜黏液瘤和阑尾肿瘤的腹膜转移;②对于经过选择的腹膜间皮瘤患者和结直肠癌轻中度腹膜转移癌患者,CRS+HIPEC 应当是目前的标准疗法;③卵巢癌患者或晚期胃癌腹膜转移癌患者可从该治疗策略中获益,但需要继续在有经验的治疗中心开展合作研究,以获得更多证据;④对于胃癌腹膜癌患者,是否进行腹腔内 / 全身新辅助化疗联合 CRS+HIPEC 治疗,还需要更多证据;⑤对于肿瘤不能完全切除或接近完全切除的患者,或者由于共存疾病而不可能完全恢复的患者,应当避免实施 CRS+HIPEC 治疗;⑥对腹膜癌认识不足或治疗技术不足而不能实施完全性肿瘤细胞减灭术和安全实施围手术期化疗的机构,不能开展 CRS+HIPEC 治疗;⑦应当在有经验的中心实施 CRS+HIPEC 治疗,患者在这些中心治疗的病残率和病死率可以接受,治疗受益远远大于治疗风险;⑧初创型的治疗中心应当寻求治疗技术成熟的团队给予支持,从这些团队中学习技术经验,逐渐发展。

3. 关于结直肠癌患者行预防性 HIPEC 治疗的前瞻性随机对照研究 PSOGI 专家组认为,鉴于 CRS+HIPEC 技术治疗结直肠癌腹膜癌所取得的显著成就,目前已经形成较好的时机,对于有高风险发生腹膜癌的结直肠癌患者进行预防性 HIPEC 治疗,以降低腹膜癌形成的风险,同时也可以考察是否可以降低肝转移风险。专家组认为的高风险患者包括:术中发现肿瘤侵犯浆膜层或与周围组织有粘连者(即 T3/T4 期肿瘤),组织病理学为印戒细胞类型或黏液腺癌者,术中发现有腹水者。

意大利罗马 Sammartino 教授进行了一项关于 CRS+HIPEC 预防性治疗高危腹膜复发的结直肠癌的对照临床研究,其中 CRS+HIPEC 组 25 例,对照组 50 例。随访到 48 个月时,腹膜癌发生率是 4%、28%(P<0.03);患者的中位生存期是 59.5 个月、52.0 个月。多因素分析表明,预防性 HIPEC 治疗是延长总体生存期和无病生存期的独立因素。

意大利米兰的 Baratti 教授也进行了类似的对照临床研究,CRS+HIPEC 组 20 例,对照组 40 例。随访 5 年时腹膜癌的发生率是 5.3%,对照组为 57.8%(P=0.001);前者尚未得到中位生存期(81.3% 患者 5 年仍生存),后者的中位生存期是 66.4 个月(P=0.043);前者尚未得到无进展生存期(70.0% 患者 5 年无疾病进展),后者中位无进展生存期是 24.8 个月(P=0.01)。多因素分析也表明,预防性 HIPEC 治疗是降低腹膜癌发生率、延长总体生存期和无病生存期的独立因素。

以上两项研究为 PSOGI 提供了较好的依据,推动开展国际多中心前瞻性对照临床研究,对高危腹膜复发的结直肠癌患者行术中预防性 HIPEC 治疗,研究腹腔热灌注化疗预防结直肠癌腹膜复发的安全性和有效性。

4. CRS+HIPEC 技术治疗卵巢来源的腹膜癌:腹膜转移是中晚期卵巢癌的必然病理过程,大部分卵巢浆液性癌患者就诊时已处于Ⅲ期,这些肿瘤具有沿腹膜表面扩散的特点,可累及盆腔和腹腔腹膜,包括网膜、小肠和结肠表面、肠系膜、结肠旁沟、膈下、肝脏及脾脏表面的腹膜,2/3 的患者伴有腹水。这类患者是 CRS+HIPEC 的适应人群。

第 8 届国际腹膜癌会议上有两项病例对照研究结果证明了 CRS+HIPEC 的优势。西班牙的 Cascales-Campos 报道了对 87 例ⅢC/Ⅳ期卵巢癌患者进行的病例对照研究,52 例为 CRS+HIPEC 组,患者手术中采用紫杉醇 60mg/m^2、42℃热灌注化疗 60 分钟;35 例为 CRS 对照组。结果表明,两组的 1 年无病生存率分别为 81.0%、66.0%。3 年无病生存率分别为 63.0%、18.0%(P<0.05)。多因素分析表明,HIPEC 是影响生存的独立预后因素。以色列的 Safra 所进行的一项对照研究中,复发性卵巢癌患者按照 1∶3 比例纳入,CRS+HIPEC 组 27 例,单纯化疗组 84 例,两组中位无进展生存期分别为 15.6 个月(P<0.01)。5 年生存率分别为 79.0%、45.0%(P<0.05)。

更重要的是,希腊的 Spiliotis 等在复发性卵巢癌中进行了一项双盲前瞻性Ⅲ期临床研究,将 120 例首次手术加一线化疗失败的ⅢC/Ⅳ期上皮性卵巢癌患者分为 2 组,A 组 60 例接受 CRS+HIPEC 加全身化疗,B 组 60 例接受 CRS 加全身化疗。患者的中位生存期分别为 26.7 个月、13.4 个月(P<0.01),3 年生存率分别为 75.0%、18.0%(P<0.01)。在 HIPEC 治疗组中,铂类敏感性患者的中位生存期为 26.8 个月,铂类不敏感性患者为 26.6 个月,差异无统计学意义。

CRS+HIPEC 综合治疗策略是指联合 CRS 明显消减肿瘤负荷和 HIPEC 杀灭残余微癌灶的技术优势,彻底消灭腹腔内的原发瘤和转移灶。目前的临床研究已经积累了一定数量的循证医学证据,表明该疗法是治疗 PC 的有效策略。2014 年在荷兰阿姆斯特丹召开的第九届国际腹膜癌大会上,正式提出了《肿瘤细胞减灭术加腹腔热灌注化疗的国际建议》[International

Recommendations for Cytoreductive Surgery（CRS）and Hyperthermic Intraperitoneal Chemotherapy（HIPEC）]，将 CRS+HIPEC 治疗策略作为阑尾黏液癌、结直肠癌腹膜转移癌、恶性间皮瘤的标准治疗，作为卵巢癌、胃癌腹膜转移癌的推荐治疗，并强调有必要继续开展严格设计的前瞻性多中心大样本随机临床研究，进一步完善治疗技术，提高疗效，稳步推广。

第 8 节　少见的消化道恶性肿瘤

一、肝母细胞瘤

肝母细胞瘤（hepatoblastoma，HB）是一种少见的消化系统恶性肿瘤，主要发生在儿童，成人中非常罕见。该肿瘤是一种具有多种分化形式的恶性胚胎性肿瘤，由类似于胎儿上皮性肝细胞、胚胎性细胞以及分化的间叶成分（包括骨样基质、纤维结缔组织和横纹肌纤维）组成。

（一）流行病学

原发肝脏恶性肿瘤在儿童恶性肿瘤中不常见，大约仅占全部儿童恶性肿瘤 1%，但是大部分为肝母细胞瘤，其占儿童原发肝脏恶性肿瘤 80%~95%。目前国内尚无肝母细胞瘤在儿童中发病率的流行病学资料。美国 SEER 数据库表明在小于 15 岁的未成年人中，发病率为百万分之 0.5~1.5。尽管发病率较低，但是在过去的近 40 年中，肝母细胞瘤发病率每年增加 2.18%，远高于儿童肝脏恶性肿瘤每年 1.74% 的增长速度。在发病年龄方面，小于 5 岁的儿童中，91% 的肝脏恶性肿瘤诊断为肝母细胞瘤，而只有 4% 的肝母细胞瘤发病年龄大于 4 岁；肝母细胞瘤常见于 6 个月到 3 岁儿童，中位发病年龄 18 个月。在人群分布方面，白种人男性儿童更常见。

（二）病因学及发病机制

肝母细胞瘤的病因学目前不清楚，主要的原因在于其发病率极低。大多数的肝母细胞瘤呈散发性，但也可和某些家族性癌症综合征、代谢异常相关，也可能和早产儿及出生时低体重等因素相关。可能病因包括以下方面：在遗传易感性方面，比较明确的是家族性腺瘤病（FAP）可能和 HB 相关，在约翰霍普金斯腺瘤病登记中心发现 FAP 家族中肝母细胞瘤发病率是 SEER 数据库中整体发病率的 847 倍，可能和 *APC* 基因突变有关。另外，Beckwirh-Wiedemann 综合征的患者发生肝母细胞瘤是美国普通人群的 2 280 倍；其他约 5% 患者合并有先天异常，包括肾畸形，如马蹄肾、肾发育不良和双子宫、胃肠道畸形，如 Meckel 憩室、腹股沟疝、膈疝以及其他畸形，如缺乏肾上腺和异位肺组织；其他引起肝母细胞瘤发病率增加的综合征包括 18 三体综合征、21 三体综合征、无心畸形综合征、Goldenhar 综合征、Prader Willi 综合征以及 Ⅰ 型糖原贮积症。部分患者在细胞遗传学方面存在异常包括 2 号染色体全部或部分三体、20 号染色体三体和 11p 端粒体部分杂合性缺失（LOH）。其他因素包括出生时低体重认为和肝母细胞瘤发生关系密切，通常认为出生时体重小于 1 500g，发病风险为正常体重儿的 9.5~69 倍，国内研究提示为 26 倍。

目前关于肝母细胞瘤发病机制还不清楚，分子生物学研究提示肝母细胞瘤中存在多种信号通路异常，包括 IGF2/H19、Notch 和 Wnt/β - 连锁蛋白等通路。其中 Wnt/β - 连锁蛋白信号通路异常可能是其最重要的,该通路激活主要是由于 β - 连锁蛋白基因(*CTNNB1*)3 号外显子的突变或缺失导致;其他原因还包括通过 c-MET 激活 β - 连锁蛋白及下游信号通路。

（三）病理学

肝母细胞瘤病理类型复杂,具有多种组织学类型并且不同类型中各种组织所占比例各不相同。大致可以分为上皮型和混合型,上皮型又分为胎儿型(epithelial-fetal subtype)、胚胎型(epithelial-embryonal subtype)、巨梁型(epithelial-marcotrabecular subtype)、小细胞未分化型(small cell undifferentiated subtype)和胆管细胞样肝母细胞瘤(epithelial-cholangioblastic subtype),混合型分为含畸胎样组织(mixed epithelial and mesenchymal type,with teratoid features)和不含畸胎样组织的上皮间叶混合型(mixed epithelial and mesenchymal type,without teratoid features)。

1. **胎儿型（又称单纯胎儿型）** 该型约占 30%,胎儿型肝母细胞瘤是由发育过程中与胎儿肝细胞相似的小立方细胞构成,这些肿瘤细胞通常构成窄的小梁状。根据有丝分裂活跃程度及形态学特征进一步分为有丝分裂低的纯胎儿型(pure fetal hepatoblastoma with low mitotic activity subtype)、有丝分裂活跃的胎儿型(mitotically active fetal subtype)、含多形成分的胎儿型(pleomorphic component in epithelial hepatoblastoma)。

有丝分裂低的纯胎儿型肝母细胞瘤,又称分化良好胎儿型肝母细胞瘤。肿瘤细胞核小而圆,染色质细腻,核仁不明显;胞质内细颗粒状或透明,反应其糖原含量不同,并在低倍镜下形成"明暗"区域。2~3 层肿瘤细胞构成的小梁间可以看到毛细胆管,但很少有胆栓形成。在 400 倍高倍显微镜下每 10 个高倍视野有丝分裂小于 2 个。该型患者预后良好,单纯手术完全切除就可治愈,不需要全身化疗。遗憾的是通过活检小标本或化疗后标本很难确诊,因为该型要求标本在化疗前完整切除。目前主要问题在于活检标本仅占总体肿瘤 3/10 000,很难代替肿瘤全貌。仅有 8%~10% 能代替其余部分肿瘤的特征。而化疗后标本往往存在肿瘤细胞退化和坏死的改变,这种在细胞核的改变使得评估肿瘤细胞特征变得困难。这种改变包括细胞骨化、鳞状巢化、结缔组织增加、类似混合肝母细胞瘤以及胆管细胞分化,这些通常在治疗前的活检标本中很难发现。

有丝分裂活跃的胎儿型肝母细胞瘤,又称分化不良的胎儿型肝母细胞瘤:这种类型肿瘤特点是在高倍显微镜下每 10 个高倍视野有丝分裂大于 2 个。该型核浆比率增大,表现为集群样改变,细胞核突出,有丝分裂活跃。磷脂酰肌醇蛋白聚糖 3 免疫组化染色能将分化良好的胎儿型和其他胎儿型鉴别,通常在有丝分裂活动少的肿瘤细胞中呈现细小颗粒状染色。该型需要全身系统性化疗。

含多形成分的胎儿型不常见,通常见于化疗后的原发病灶和远处病灶。细胞保留了胎儿型和胚胎型的外观,具有丰富的嗜酸细胞质,但其特征在于细胞核的多形性,包括粗大染色体、不规则形态、大而突出的核仁等特征。当这些多形型细胞呈现粗大小梁生长方式时,很难和肝细胞癌进行鉴别。该种类型过去也被称为间变胎儿型或肝细胞癌样肝母细胞瘤,这种称呼混淆了肿瘤的生物学行为。因此多数病理学专家推荐其归类于胎儿型肝母细胞瘤。

2. **胚胎型** 该型约占全部病例的 20%,由胎儿型和成片或成簇的胚胎型上皮细胞构成。后者细胞卵圆形或多角状,胞质少,核染色质深。细胞黏附性差,形成假菊形团、腺样或腺泡状结构。这些蓝色小圆细胞与儿童肾母细胞瘤、神经母细胞瘤及其他胚胎性肿瘤中的母细胞相似。这些灶性胚胎型细胞虽然常混于胎儿型上皮中,但是由于缺乏糖原和脂质,因此可以通过 PAS

染色来鉴别。

3. 巨梁型　在胎儿型或胎儿型和胚胎型上皮肝母细胞瘤中,3% 的病例存在宽大的小梁(厚度为 6~12 个或更多的细胞)。该型仅指那些粗大的小梁是病变显著特征的病例。如果只是灶性存在,分类根据上皮或混合上皮 / 间叶成分来确定。

4. 小细胞未分化型　肝母细胞瘤完全由无黏附性片状小细胞构成,这些肿瘤细胞与神经母细胞瘤、尤因肉瘤、淋巴瘤和横纹肌肉瘤中的蓝色小细胞相似,占肿瘤的 3%。该型是肝母细胞瘤中最缺乏分化的一型。这一类型通常难于识别其肝来源,少量的糖原、脂质、胆色素及胞质内细胞角化都有助于与转移性小细胞肿瘤鉴别。

5. 胆管细胞样肝母细胞瘤　在肝母细胞瘤中有些恶性细胞分化成胆管细胞和小的胆管,这些细胞表达胆管细胞标志物 CK7 和 CK19,可能在肝细胞肿瘤周围和其中。在诊断上要和儿童胆管肿瘤和肝内胆管细胞癌相鉴别。

6. 不含畸胎样组织的上皮间叶混合型　该型通常在胎儿型和胚胎型上皮成分中伴有原始间叶以及间叶来源的组织。在这些混合性肿瘤中,80% 的病例除了可见上皮细胞外,常含有不成熟和成熟的纤维组织、骨样组织和软骨样组织以及其他成分。

7. 含畸胎样组织的上皮间叶混合型　该型约占混合型的 20%,除上皮成分还包含有横纹肌、骨、黏液上皮、复层扁平状上皮以及黑色素等成分。这些成分可以散在存在,也可与其他成分混合。注意将畸胎瘤样成分与真正畸胎瘤区别十分重要,后者没有胎儿型和胚胎型肝母细胞瘤区域。

(四)临床表现

由于该病绝大多数发生在婴幼儿,不能描述其症状,多数是由家长发现或医师查体发现。最常见情况是患儿腹部膨隆伴体重降低或食欲减退而引起父母或医师的注意。其他症状包括恶心、呕吐、腹痛、黄疸。极少数病例由于肿瘤细胞分泌 HCG,导致青春期早熟出现阴毛、生殖器增大以及声音变粗,主要见于男孩。患者常伴有贫血(70%)、血小板增多症(50%),其中 30% 患者血小板计数 $> 800 \times 10^9$/L。

成人平均发病年龄 41.5 岁,年龄跨度 19~84 岁;大多数患者由于有症状出现而就诊,仅有少数病例是在体检中无意发现。疼痛是最主要的症状,包括心口痛、右上腹疼痛、腹部及腰部疼痛;另外突出症状是发热以及消化系统症状,包括腹胀、食欲减退、恶心、呕吐,其他症状包括下肢肿胀、上消化道出血和腹泻。查体易发现腹部肿块、肝大、体重下降;其他还包括下肢水肿、黄疸和贫血等非特异性症状体征。成人肝母细胞瘤呈现大肿块,通常是在 5~15cm;可以累积肝左叶和右叶,大多数是单发。

(五)诊断

实验室检查主要包括 AFP、ALT、AST、LDH,乙肝、丙肝等筛查。婴幼儿肝母细胞瘤血清 AFP 的阳性率可高达 90%,而在成年人肝母细胞瘤 AFP 阳性率为 50%~65%,并且在增高幅度方面,儿童明显高于成年人;另外在成人肝母细胞瘤中约 30%~50% 乙肝病毒表面抗原阳性。影像学检查主要包括 B 超、CT、MRI 等检查。B 超通常表现为肝脏占位性病变,低回声或回声不均匀,部分病变内有小块强回声伴声影等;CT 检查主要表现为肝脏低密度混杂或均质、病变内条索分隔、囊性变及钙化等,增强 CT 扫描动脉期强化明显或可见环形强化,延迟期呈低密度,囊性变和钙化可能对诊断肝母细胞瘤有帮助。选择性腹腔动脉造影术证实肝母细胞瘤是富含血管生成的肿瘤。针吸活检阳性率较低,仅有 15% 能通过针吸活检诊断。病理组织学检查是最终确诊手段。

在鉴别诊断方面,需要和以下肿瘤鉴别:①婴儿型血管内皮瘤是肝最常见的良性肿瘤,表现为无症状性肿物,偶尔由于血液经肝快速分流而致充血性心力衰竭。MRI 和动脉造影对明确诊断很有帮助。②间叶性错构瘤是另一种良性病变,发生于 2~3 岁儿童,表现为快速增大的肿物,主要是由于位于病变间叶部分的囊腔内液体的堆积所致。CT 及 MRI 对识别病变的囊性特征很有价值。③局灶性结节性增生和结节性再生性增生可以见于低龄儿童,但更常见于年长的儿童。④肝细胞腺瘤:罕见于 5~10 岁患者,但是形态学上难以与单纯胎儿型肝母细胞瘤鉴别。

(六) 分期

目前没有公认的针对肝母细胞瘤的 TNM 分期。多种分期系统被临床应用,主要包括由国际儿童肝脏肿瘤策略组织(the International Childhood Liver Tumor Strategy Group,SIOPEL)制订的 PRETEXT 术前分期系统和由美国儿童肿瘤协作组(the Children's Oncology Group,COG)制订的 CCSG/POG 分期系统,以及参照原发性肝癌的 TNM 分期;以前两种应用广泛,并以分期为主结合其他因素,将肿瘤进行危险分层,进一步指导临床工作。

1. PRETEXT 分期系统

根据术前 B 超、CT、MRI 等影像学检查结果确定肿瘤的范围,随肿瘤累及象限增加分期增加。肝脏分为 4 个象限,包括左外叶(第 2、3 段)、左中叶(第 4 段)、右前叶(第 5、8 段)和右后叶(第 6、7 段)。

Ⅰ期,肿瘤只侵犯 1 个象限而不累及其他 3 个相邻的象限。

Ⅱ期,肿瘤累及 2 个相邻的象限而其他 2 个相邻的象限无肿瘤。

Ⅲ期,肿瘤累及 3 个相邻的象限或 2 个不相邻的象限,其他 1 个象限或 2 个不相邻的象限无肿瘤。

Ⅳ期,肿瘤累及所有 4 个象限,或疾病转移至肝外。

国际儿童肿瘤协会肝脏组(SIOP)根据患者和肿瘤特点进行危险分层,包括标准危险组:PRETEXT Ⅰ期、Ⅱ期和Ⅲ期,并且 VPERF 均为阴性;高危组:PRETEXT Ⅳ期,和 / 或 VPEFR 阳性和 / 或远处转移,和 / 或 AFP<100ng/ml。

静脉受侵(V)是指肝后下腔静脉受侵,或肝左静脉、肝右静脉、肝中静脉均受侵;门静脉受侵(P)是指门静脉受侵或肝左右静脉均受累;肝外受侵(E)是指和肝脏紧密结合器官受累,包括横膈、腹壁、胃、结肠等器官;F 是指多病灶肿瘤结节;R 是指肿瘤破裂。

2. CCSG/POG 分期系统

Ⅰ期:在诊断时可以将肿瘤完整切除并且切缘干净。

Ⅱ期:在初次诊断时肿瘤大体可以完整切除,但是显微镜下切缘可见肿瘤残留。

Ⅲ期:在初次诊断时仅能行穿刺活检或者大体切除有淋巴侵犯或者肿瘤大体残留或者有肝内卫星灶。

Ⅳ期:在初始诊断时就有远处转移。

在危险分层方面,COG 分为:极低危组,纯胎儿型、在切除时分期Ⅰ期和Ⅱ期;低危组,任何病理类型,预期可以获得 1cm 手术切缘,分期为Ⅰ期和Ⅱ期;中危组,包括小细胞未分化型在内的Ⅲ期肿瘤;高危组,初始诊断分期为Ⅳ期或 AFP<100ng/ml。

3. CHICS 危险分层系统

低危组:PRETEXT 分期 Ⅰ 期且 VPERF 均为阴性,或 PRETEXT 分期 Ⅱ 期并且同时满足 VPERF 均为阴性、年龄小于 3 岁,AFP 大于 1 000ng/ml。

中危组:PRETEXT 分期 Ⅱ 期并且同时满足 VPERF 均为阴性、年龄小于 3 岁、AFP 在 100~1 000ng/ml,或 PRETEXT 分期 Ⅲ 期并且同时满足 VPERF 均为阴性、年龄小于 3 岁、AFP 大于 1 000ng/ml。

高危组:PRETEXT 分期 Ⅰ 期且 VPERF 为阳性且年龄小于 8 岁,或 PRETEXT 分期 Ⅱ 期且年龄在 3~7 岁和 / 或 VPERF 为阳性,或 PRETEXT 分期 Ⅲ 期且年龄在 3~7 岁和 / 或 VPERF 为阳性和 / 或 AFP 在 100~1 000ng/ml,或 PRETEXT 分期 Ⅳ 期且 AP 大于 100ng/ml。

极高危组:有远处转移,或 PRETEXT 分期 Ⅰ 期、VPERF 阳性、年龄 ≥8 岁,或 PRETEXT 分期 Ⅱ 期、Ⅲ 期、Ⅳ 期 AFP 小于 100ng/ml 和 / 或年龄 ≥8 岁。

(七)治疗及预后

绝大多数肝母细胞瘤患者需要接受综合治疗,包括全身系统化疗、手术切除及其他治疗如肝移植、肝动脉化疗栓塞。在治疗决策方面,主要是根据患者初诊时危险分层来决定治疗方案。

1. 低危、中危组 患者能通过影像学检查确定肿瘤范围及周围组织解剖关系,进而达到完整切除肿瘤的目的。目前对于该部分患者是直接手术切除还是新辅助化疗后再手术切除存在争议。美国儿童肿瘤协作组(COG)和日本儿童肝脏肿瘤协作组(Japanese Study Group for Pediatric Liver Group,JPLT)建议直接手术,术后接受化疗;但是 SIOPEL 推荐先行术前新辅助化疗再考虑手术切除。无论哪种治疗模式都取得较好的疗效。化疗方案上采用顺铂单药、顺铂联合蒽环类药物(CD)或者顺铂联合 5-FU 和长春新碱(CFV)。在 1990—1994 年,国际儿童肝脏肿瘤治疗策略组(SIOPEL)开展了第一个协作研究(SLOPEL 1),采用术前顺铂联合多柔比星化疗 4 周期,手术切除联合术后化疗 2 周期的治疗模式,整体上 5 年无事件生存(EFS)和总生存(OS)率为 66% 和 75%,奠定了顺铂联合蒽环类的治疗地位。

在 INT-0098 研究中对顺铂联合 5-FU、长春新碱(CFV)和顺铂联合多柔比星(PLADO)进行头对头前瞻性比较。两组患者 5 年无事件生存(EFS)率分别 57% 和 69%(P=0.09,HR=1.54,95% CI 0.93~2.50),两组差异没有统计学意义。在 CFV 组疾病进展风险 39% 明显高于 PLADO 组 23%(P=0.02),然而在不良反应方面顺铂联合多柔比星明显高于联合 5-FU、长春新碱,治疗相关死亡两组分别为 5 例和 3 例。5 年 EFS 率在 Ⅰ 期(病理学类型不佳)、Ⅱ 期、Ⅲ 期和 Ⅳ 期分别是 91%、100%、64% 和 25%。亚组分析,Ⅰ 期、Ⅱ 期、Ⅲ 期患者,5 年 EFS 率两组差异无统计学意义,而在 Ⅳ 期患者中 5 年 EFS 两组分别为 14% 和 37%(P>0.05);在不良反应方面,无论是血液学毒性还是非血液学毒性,顺铂联合多柔比星明显高于 CFV 方案,在 3/4 级中性粒细胞减少症、血小板减少、贫血、黏膜炎、严重心脏时间及肾功能恶化方面,均为 CD 方案较严重。在 CD 治疗组,发生 2 例治疗相关性死亡。该研究认为对于大多数患者(病理学类型不佳 Ⅰ 期、Ⅱ 期、Ⅲ 期),顺铂联合 5-FU、长春新碱可能是个不错的治疗选择。

顺铂单药对比顺铂联合多柔比星研究:2010 年在《新英格兰杂志》上发表 Ⅲ 期 RCT 研究结果。该研究入组时间为 1998 年 6 月—2006 年 12 月,纳入年龄小于 16 周岁,初治标准危险患者,后期修改为 AFP 小于 100ng/ml 患者排除,因为该患者风险更高。首要研究终点是完全切除率,次要研究终点包括 3 年 OS 和 DFS 以及短期不良反应。顺铂单药组合顺铂联合多柔比星组两组客观有效率分别为 90.5% 和 94.6%，SD 患者 4.0% 和 2.3%，两组差异无统计学意义；完全切除率两组分别为 95.2% 和 93.8%。3 年总生存分别为 95% 和 93%，无事件生存分别为 83% 和 85%，随访期内复发转移分别 15.1% 和 11.6%，死亡率分别为 5.6% 和 6.2%，均差异无统计学意义。而在不良反应方面，顺铂联合多柔比星组明显高于单药顺铂组（74.4% 和 20.6%）。联合治疗组在粒缺性发热、3/4 度白细胞减少、黏膜炎等方面均明显高于单药顺铂治疗组；在减量及推迟治疗方面，联合治疗组也明显高于单药治疗组（61.2% vs 30.2%）。有 32% 患者有部分程度听力下降，在两组中没有差别。在心脏毒性主要是影响射血分数方面以及在肾脏毒性影响肾小球滤过率方面，两组没有差别。总体上来说，对于低危、中危患者，顺铂单药治疗是个非常好的推荐，疗效确切而不良反应可耐受。

2. **高危组**　高危组患者通常推荐先进行全身系统化疗，根据化疗疗效决定下一步治疗方案，包括肝脏肿瘤切除、肝移植、调整化疗方案等。化疗方案以联合方案为主，包括顺铂联合多柔比星（PLADO）、吡柔比星联合卡铂（CITA）、顺铂联合 5-FU 和长春新碱等方案。但是常规联合化疗方案疗效并不满意，新的治疗方案在提高疗效的同时也明显增加了不良反应。

剂量密集化疗方案在 SIOPEL 3HR 研究中取得很好的疗效。该研究首要终点是总体反应率及完整切除率，次要研究终点是总生存和无事件生存（EFS）。总体客观有效率为 78.7%，疾病稳定患者 6.7%，疾病进展患者 8.6%，另外还有 8 例患者疗效不能评价。对于初始治疗存在肺转移的患者中，CR 为 52.2%，PR 为 18.8%。在手术切除方面，有 84 例患者接受部分肝脏切除以及 31 例患者为原位肝移植，整体完整肝脏切除率为 76.2%，包括远处转移病变完整切除患者 70.2%。3 年 EFS 和 OS 分别为 65% 和 69%，获得完整切除患者 3 年 EFS 和 OS 分别为 83% 和 87%。在不良反应方面，3/4 级以上反应包括粒缺性发热 76.5%、感染 51.7%、贫血或血小板减少需要输注 88.7%、黏膜炎 8.7%、GFR 下降 $<60ml/(min \cdot 1.73m^2)$ 13.8%、左心室射血分数 $<28\%$、体力下降 1.2%，总体不良反应和之前研究大致类似，但是顺铂和多柔比星累积剂量要低于 SIPEL-1 研究剂量。该方案对于高危复发风险患者 3 年 EFS 由 SIOPEL 1 研究的 28% 提高到 56%，归因于剂量强度增加。对于仅有肺部转移化疗达到 CR 的患者，部分肝切除似乎比原位肝移植有更好的生存；对于初始病变为 PRETEXT Ⅳ 期患者也能该方案中获益。有 50% 的患者化疗后转变为可切除病灶，通过部分肝切除来治疗。

3. **极高危组**　这类患者预后差，常规治疗方案 5 年生存率不足 40%，因此在初始化疗时推荐进行剂量密集型化疗方案。推荐采用 SIOPEL4 研究方案。在疗效方面，ORR 98%，肿瘤完整切除率 79%，中位随访 52 个月，3 年 EFS 率 76%，3 年总生存率 83%；并且该方案能很好控制肺部转移病灶，即使是在肝移植患者中，也能获得长期稳定；如果化疗取得很好疗效能够进行肺转移灶切除，肺转移不是肝移植的禁忌证，肝移植依然可行。在不良反应方面，97% 患者有 3~4 级血液学毒性（白细胞减少、粒细胞减少和血小板减少），而 71% 患者至少经历 1 次粒细胞减少性发热，27% 患者有感染，35% 厌食和 11% 黏膜炎。1 例患者死于粒细胞减少性霉菌感染，中到重度耳毒性发生率 50%，在该研究中有 18 例 SAE，其中有 2 例为死亡。对于高复发风险，尤其合并远处转移的患者，SIOPEL 4 方案是可行有效的。

其他治疗方案包括采用日本 JPLT-2 治疗策略：顺铂 $80mg/m^2$ d1，吡柔比星 $30g/m^2$ d2~3，治疗 2 周期（CITA 方案），必要时联合肝脏化疗栓塞（吡柔比星 $30g/m^2$ d 联合卡铂 $200mg/m^2$，CITA-L）；如果该方案在治疗后无效，改为异环磷酰胺 $3g/m^2$ d1、2，+ 卡铂 $400mg/m^2$ d3+ 吡柔比星 30mg/m²,d4~5+ 依托泊苷 100mg/m²,d1~5,直到肿瘤切除。该方案 PRETEXT Ⅳ 非远处转移患者取得较好疗效,和既往 JPLT-1 研究相比,3 年 OS 率由 50.3% 提高到 78.3%;3 年 EFS 率由 47.1% 提升到 82.3%;但是对于初始治疗有远处转移患者疗效不佳,5 年 EFS 率仅 20.8%,OS 率 43.9%。

4. **肝移植在肝母细胞瘤中治疗地位**　完整肿瘤切除在肝母细胞瘤治疗非常重要,而对于不能完全切除的患者,可考虑肝移植。在美国,1989—1993 年,仅有 ≤2% 肝母细胞瘤和非肝母细胞瘤接受肝移植;而在 2010 年,大约 7.5% 肝母细胞瘤接受肝移植,而其他肝脏恶性肿瘤仅有 2.8% 接受肝移植。对于接受肝移植的患者 1 年、3 年和 5 年生存率分别为 84%、75.7% 和 73.1%。肝母细胞瘤肝移植后发生肝动脉栓塞风险明显高于非恶性肿瘤的肝移植;对于移植之前有肺转移患者更易出现肿瘤的复发转移。

5. **其他治疗方案及药物**　经动脉栓塞(transarterial embolization)是治疗肝母细胞瘤破裂出血的有效手段。经肝动脉的化疗栓塞(TACE)也是治疗肝母细胞瘤的手段,目前正在开展前瞻性研究。但是由于肝母细胞瘤患者绝大多数为儿童,TACE 需要全身麻醉,因此存在一定困难。其他有效的治疗肝母细胞瘤药物包括伊立替康、异环磷酰胺等药物。新型靶向药物 BH3 类似物在临床前研究中提示可以抑制肝母细胞瘤肿瘤细胞迁移、激活免疫系统、促进肿瘤细胞凋亡等方面发挥作用,有待进一步临床研究证实。

儿童肝母细胞瘤整体预后较好,5 年生存率超过 80%。常见影响预后因素包括 PRETEXT 分期、年龄、AFP 水平、是否合并有血管门脉胆管侵犯、肿瘤破裂、远处转移、多病灶、病理学类型、出生体重等。儿童预后明显优于成人,成人肝母细胞瘤诊断后中位生存时间仅为 2 个月,1 年生存率仅为 24%。成人肝母细胞瘤需要借鉴儿童肝母细胞瘤治疗成功的经验,强调以全身系统治疗为基础的综合治疗,有效的全身治疗不仅对于肿瘤降期提高手术切除率有帮助,而且通过全身治疗能提高无事件生存和总生存。

肝母细胞瘤常用的化疗方案

顺铂单药方案　顺铂 80mg/m² c.i.v. 24h　d1

14 天为一周期

PLADO 方案 A　顺铂 80mg/m² c.i.v. 24h　d1

多柔比星 60mg/m² c.i.v. 48h　d2~3

21 天为一周期

PLADO 方案 B　顺铂 90mg/m²(≥1 岁)或 3mg/kg(<1 岁)静脉滴注 6 小时 d1

多柔比星 20mg/(m²·d)c.i.v. 96h d1~4

21 天重复

CITA 方案　顺铂 80mg/m² c.i.v. 24h　d1

多柔比星 30mg/(m²·d)c.i.v. 48h　d2~3

21 天为一周期

CITA-L 方案　顺铂 40mg/m² CIV 24h　d1

多柔比星 15mg/(m²·d)c.i.v. 48h　d2~3

21 天为一周期

CFV 方案　顺铂 90mg/m²(≥1 岁)或 3mg/kg(<1 岁)静脉滴注 6 小时 d1

VCR 1.5mg/m^2 静脉推注　d2

5-FU 600mg/m^2 静脉推注　d2

21 天为一周期

SIOPEL-3HR 方案　　顺铂 80mg/m^2 c.i.v. 24h　d1

卡铂 500mg/m^2 静脉滴注 d15

多柔比星 60mg/m^2 c.i.v. 48h　d15、16

28 天为一周期

SIOPEL-4 方案　　顺铂 80mg/m^2 c.i.v. 24h d1

70mg/m^2 c.i.v. 24h d8、15、29、36、43、57、64

多柔比星 30mg/m^2　c.i.v. 24h d8、9、36、37、57、58

化疗后不能切除继续应用以下方案

多柔比星 25mg/(m^2·d)　c.i.v. 24h　d1~3,d22~24

卡铂　AUC 10.6 静脉滴注　d1、22

术后治疗方案

多柔比星 20mg/(m^2·d)　c.i.v. 24h d1~2

卡铂 AUC 6.6 静脉滴注 d1

21 天为一周期,治疗 3 周期

ITEC 方案　　异环磷酰胺 3g/m^2　静脉滴注 d1~2

卡铂 400mg/m^2　静脉滴注 d3

吡柔比星 30mg/m^2　静脉滴注 d4~5

依托泊苷 100mg/m^2 静脉滴注 d1~5

21 天为一周期

CATA-L 方案　　经肝动脉化疗栓塞常用方案

卡铂 200mg/m^2

吡柔比星 30mg/m^2

（张　博　黄　镜　周爱萍　钟巧凤　巴　一　黄鼎智　张弘纲　尼露排·阿布都热黑依木

邹子骅　李　青　母予馨　杨　林　崔成旭　秦　琼）

参考文献

［1］TORRE L A, BRAY F, SIEGEL R L, et al. Global cancer statistics, 2012 [J]. CA Cancer J Clin, 2015, 65 (2): 87-108.

［2］CHEN W, ZHENG R, BAADE P D, et al. Cancer statistics in China, 2015.[J]. CA Cancer J Clin, 2016, 66 (2): 115-132.

［3］杨文献, 陆士新, 刘桂亭, 等. 中国林州市食管癌高发区人群病因学预防效果观察 [J]. 中国肿瘤, 2008, 17 (7): 548-552.

［4］周脉耕, 王晓风, 胡建平, 等. 2004—2005 年中国主要恶性肿瘤死亡的地理分布特点 [J]. 中华预防医学杂志, 2010, 44 (4): 303-308.

［5］UMAR S B, FLEISCHER D E. Esophageal cancer: epidemiology, pathogenesis and prevention [J]. Nat Clin

Pract Gastroenterol Hepatol, 2008, 5 (9): 517-526.

[6] AJCC Cancer Staging Manual Eighth Edition. 2017 22-Nov-2017 [cited; Available from: https://cancerstaging. org/About/news/Pages/Updated-Breast-Chapter-for-8th-Edition. aspx.

[7] KELSEN D P, GINSBERG R, PAJAK T F, et al. Chemotherapy followed by surgery compared with surgery alone for localized esophageal cancer [J]. N Engl J Med, 1998, 339 (27): 1979-1984.

[8] MEDICAL RESEARCH COUNCIL OESOPHAGEAL CANCER WORKING GROUP. Surgical resection with or without preoperative chemotherapy in oesophageal cancer: A randomised controlled trial [J]. Lancet, 2002, 359 (9319): 1727-1733.

[9] ANDO N, KATO H, IGAKI H, et al. A randomized trial comparing postoperative adjuvant chemotherapy with cisplatin and 5-fluorouracil versus preoperative chemotherapy for localized advanced squamous cell carcinoma of the thoracic esophagus (JCOG9907)[J]. Ann Surg Oncol, 2012, 19 (1): 68-74.

[10] CUNNINGHAM D, ALLUM W H, STENNING S P, et al. Perioperative chemotherapy versus surgery alone for resectable gastroesophageal cancer [J]. N Engl J Med, 2006, 355 (1): 11-20.

[11] YCHOU M, BOIGE V, PIGNON J P, et al. Perioperative chemotherapy compared with surgery alone for resectable gastroesophageal adenocarcinoma: An FNCLCC and FFCD multicenter phase Ⅲ trial [J]. J Clin Oncol, 2011, 29 (13): 1715-1721.

[12] VARADHACHAR Y, GAURI R. ASCO 2017: Gastrointestinal cancer updates [J]. Oncology Times, 2017, 39 (15): 1.

[13] POLEE M B, TILANUS H W, ESKENS F A, et al. Phase Ⅱ study of neo-adjuvant chemotherapy with paclitaxel and cisplatin given every 2 weeks for patients with a resectable squamous cell carcinoma of the esophagus [J]. Ann Oncol, 2003, 14 (8): 1253-1257.

[14] KERESZTES R S, PORT J L, PASMANTIER M W, et al. Preoperative chemotherapy for esophageal cancer with paclitaxel and carboplatin: Results of a phase Ⅱ trial [J]. J Thorac Cardiovasc Surg, 2003, 126 (5): 1603-1608.

[15] LORDICK F, MARIETTE C, HAUSTERMANS K, et al. Oesophageal cancer: ESMO Clinical Practice Guidelines for diagnosis, treatment and follow-up [J]. Ann Oncol, 2016, 27 (suppl 5): v50-v57.

[16] ANDO N, ⅡZUKA T, KAKEGAWA T, et al. A randomized trial of surgery with and without chemotherapy for localized squamous carcinoma of the thoracic esophagus: The Japan Clinical Oncology Group Study [J]. J Thorac Cardiovasc Surg, 1997, 114 (2): 205-209.

[17] ANDO N, ⅡZUKA T, IDE H, et al. Surgery plus chemotherapy compared with surgery alone for localized squamous cell carcinoma of the thoracic esophagus: A Japan Clinical Oncology Group Study-JCOG9204 [J]. J Clin Oncol, 2003, 21 (24): 4592-4596.

[18] LEE J, LEE K E, IM Y H, et al. Adjuvant Chemotherapy with 5-Fluorouracil and cisplatin in lymph node-positive thoracic esophageal squamous cell carcinoma [J]. Ann Thorac Surg, 2005, 80 (4): 1170-1175.

[19] ZHANG J, ZHANG Y W, CHEN Z W, et al. Adjuvant chemotherapy of cisplatin, 5-fluorouracil and leucovorin for complete resectable esophageal cancer: A case-matched cohort study in east China [J]. Dis Esophagus, 2008, 21 (3): 207-213.

[20] LYU X, HUANG J, MAO Y, et al. Adjuvant chemotherapy after esophagectomy: Is there a role in the treatment of the lymph node positive thoracic esophageal squamous cell carcinoma？ [J]. J Surg Oncol, 2015, 110 (7): 864-868.

[21] LEE J L, PARK S I, KIM S B, et al. A single institutional phase Ⅲ trial of preoperative chemotherapy with hyperfractionation radiotherapy plus surgery versus surgery alone for resectable esophageal squamous cell carcinoma [J]. Ann Oncol, 2004, 15 (6): 947-954.

[22] BURMEISTER B H, SMITHERS B M, GEBSKI V, et al. Surgery alone versus chemoradiotherapy followed by surgery for resectable cancer of the oesophagus: A randomised controlled phase Ⅲ trial [J]. Lancet Oncol, 2005, 6 (9): 659-668.

[23] VAN H P, HULSHOF M C, VAN L J J, et al. Preoperative chemoradiotherapy for esophageal or junctional cancer [J]. N Engl J Med, 2012, 366 (22): 2074-2084.

[24] TACHIBANA M, YOSHIMURA H, KINUGASA S, et al. Postoperative chemotherapy vs chemoradiotherapy for thoracic esophageal cancer: A prospective randomized clinical trial [J]. Eur J Surg Oncol, 2003, 29 (7): 580-587.

第
25
章

［25］ 曹秀峰，吕进，朱斌，等．局部晚期食管鳞状细胞癌术后放疗和化疗的前瞻性研究［J］．中华肿瘤杂志，2010, 32 (6): 452-455.

［26］ POLEE M B, ESKENS F, BURG M et al. Phase Ⅱ study of bi-weekly administration of paclitaxel and cisplatin in patients with advanced oesophageal cancer [J]. Br J Cancer, 2002, 86 (5): 669-673.

［27］ HUANG J, ZHOU Y, ZHANG H, et al. A phase Ⅱ study of biweekly paclitaxel and cisplatin chemotherapy for recurrent or metastatic esophageal squamous cell carcinoma: ERCC1 expression predicts response to chemotherapy [J]. Med Oncol, 2013, 30 (1): 343.

［28］ HEATH E I, URBA S, MARSHALL J, et al. Phase Ⅱ Trial of docetaxel chemotherapy in patients with incurable adenocarcinoma of the esophagus [J]. Invest New Drugs, 2002, 20 (1): 95-99.

［29］ MURO K, HAMAGUCHI T, OHTSU A, et al. A phase Ⅱ study of single-agent docetaxel in patients with metastatic esophageal cancer [J]. Ann Oncol, 2004, 15 (6): 955-959.

［30］ KIM J Y, DO Y R, PARK K U, et al. A multi-center phase Ⅱ study of docetaxel plus cisplatin as first-line therapy in patients with metastatic squamous cell esophageal cancer [J]. Cancer Chemother Pharmacol, 2010, 66 (1): 31-36.

［31］ MÜHRWILKENSHOFF F, HINKELBEIN W, OHNESORGE I, et al. A pilot study of irinotecan (CPT-11) as single-agent therapy in patients with locally advanced or metastatic esophageal carcinoma [J]. Int J Colorectal Dis, 2003, 18 (4): 330-334.

［32］ AJANI J A, BAKER J, PISTERS P W, et al. CPT-11 plus cisplatin in patients with advanced, untreated gastric or gastroesophageal junction carcinoma: Results of a phase Ⅱ study [J]. Cancer, 2002, 94 (3): 641.

［33］ CUNNINGHAM D, RAO S, STARLING N, et al. Randomised multicentre phase Ⅲ study comparing capecitabine with fluorouracil and oxaliplatin with cisplatin in patients with advanced oesophagogastric (OG) cancer: The REAL 2 trial [J]. J Clin Oncol, 2006, 24 (18_suppl): 182S-182S.

［34］ BURKART C, BOKEMEYER C, KLUMP B, et al. A phase Ⅱ trial of weekly irinotecan in cisplatin-refractory esophageal cancer [J]. Anticancer Res, 2007, 27 (4C): 2845-2848.

［35］ AKUTSU Y, KONO T, UESATO M, et al. S-1 monotherapy as second-or third-line chemotherapy for unresectable and recurrent esophageal squamous cell carcinoma [J]. Oncology, 2013, 84 (5): 305-310.

［36］ SHIRAKAWA T, KATO K, NAGASHIMA K, et al. A retrospective study of docetaxel or paclitaxel in patients with advanced or recurrent esophageal squamous cell carcinoma who previously received fluoropyrimidine-and platinum-based chemotherapy [J]. Cancer Chemother Pharmacol, 2014, 74 (6): 1207-1215.

［37］ MIZOTA A, SHITARA K, KONDO C, et al. A retrospective comparison of docetaxel and paclitaxel for patients with advanced or recurrent esophageal cancer who previously received platinum-based chemotherapy [J]. Oncology, 2011, 81 (3-4): 237-242.

［38］ JIN J, XU X, WANG F, et al. Second-line combination chemotherapy with docetaxel and nedaplatin for Cisplatin-pretreated refractory metastatic/recurrent esophageal squamous cell carcinoma [J]. J Thorac Oncol, 2009, 4 (8): 1017-1021.

［39］ NAKAJIMA Y, SUZUKI T, HARUKI S, et al. A pilot trial of docetaxel and nedaplatin in cisplatin-pretreated relapsed or refractory esophageal squamous cell cancer [J]. Hepatogastroenterology, 2008, 55 (86-87): 1631.

［40］ OSAKA Y, TAKAGI Y, HOSHINO S, et al. Combination chemotherapy with docetaxel and nedaplatin for recurrent esophageal cancer in an outpatient setting [J]. Dis Esophagus, 2006, 19 (6): 473-476.

［41］ KANAI M, MATSUMOTO S, NISHIMURA T, et al. Retrospective analysis of 27 consecutive patients treated with docetaxel/nedaplatin combination therapy as a second-line regimen for advanced esophageal cancer [J]. Int J Clin Oncol, 2007, 12 (3): 224-227.

［42］ SHIM H J, CHO S H, HWANG J E, et al. Phase Ⅱ study of docetaxel and cisplatin chemotherapy in 5-fluorouracil/cisplatin pretreated esophageal cancer [J]. Am J Clin Oncol, 2010, 33 (6): 624.

［43］ TANAKA T, FUJITA H, SUEYOSHI S, et al. Second-line combination chemotherapy with docetaxel for cisplatin-pretreated refractory metastatic esophageal cancer: A preliminary report of initial experience [J]. Chemotherapy, 2007, 53 (6): 449-453.

［44］ LORDICK F, SCHILLING C V, BERNHARD H, et al. Phase Ⅱ trial of irinotecan plus docetaxel in cisplatin-pretreated relapsed or refractory oesophageal cancer [J]. Br J Cancer, 2003, 89 (4): 630-633.

［45］ HAWKES E, OKINES A F, PAPAMICHAEL D, et al. Docetaxel and irinotecan as second-line therapy for advanced oesophagogastric cancer [J]. Eur J Cancer, 2011, 47 (8): 1146-1151.

[46] ASSERSOHN L, BROWN G, CUNNINGHAM D, et al. Phase Ⅱ study of irinotecan and 5-fluorouracil/ leucovorin in patients with primary refractory or relapsed advanced oesophageal and gastric carcinoma [J]. Ann Oncol, 2004, 15 (1): 64.

[47] LEARY A, ASSERSOHN L, CUNNINGHAM D, et al. A phase Ⅱ trial evaluating capecitabine and irinotecan as second line treatment in patients with oesophago-gastric cancer who have progressed on, or within 3 months of platinum-based chemotherapy [J]. Cancer Chemother Pharmacol, 2009, 64 (3): 455-462.

[48] HUANG J, XU B, LIU Y, et al. Irinotecan plus S-1 versus S-1 in patients with previously treated recurrent or metastatic esophageal cancer (ESWN 01): A prospective randomized, multicenter, open-labeled phase 3 trial. Cancer Commun (Lond), 2019, 39 (1): 16. doi: 10. 1186/s40880-019-0359-7. PMID: 30940189; PMCID: PMC6444575.

[49] DUTTON S J, FERRY D R, BLAZEBY J M, et al. Gefitinib for oesophageal cancer progressing after chemo-therapy (COG): A phase 3, multicentre, double-blind, placebo-controlled randomised trial [J]. Lancet Oncol, 2014, 15 (8): 894-904.

[50] PETTY R D, DAHLESMITH A, DAJ S, et al. Gefitinib and EGFR gene copy number aberrations in esophageal cancer [J]. J Clin Oncol, 2017, 35 (20): 2279-2287.

[51] HUANG J, FAN Q, LU P, et al. Icotinib in patients with pretreated advanced esophageal squamous cell carci-noma with egfr overexpression or EGFR gene amplification: A single-arm, multicenter phase 2 study [J]. J Thorac Oncol, 2016, 11 (6): 910-917.

[52] DRAGOVICH T, MCCOY S, FENOGLIOPREISER C M, et al. Phase Ⅱ trial of erlotinib in gastroesophageal junction and gastric adenocarcinomas: SWOG 0127 [J]. J Clin Oncol, 2006, 24 (30): 4922-4927.

[53] CROSBY T, HURT C N, FALK S, et al. Chemoradiotherapy with or without cetuximab in patients with oesoph-ageal cancer (SCOPE1): A multicentre, phase 2/3 randomised trial [J]. Lancet Oncol, 2013, 14 (7): 627-637.

[54] SUNTHARALINGAM M, WINTER K, ILSON D, et al. Effect of the addition of cetuximab to paclitaxel, cisplatin, and radiation therapy for patients with esophageal cancer: The NRG Oncology RTOG 0436 Phase 3 Randomized Clinical Trial [J]. JAMA Oncol, 2017, 3 (1) :420-430.

[55] LORENZEN S, SCHUSTER T, PORSCHEN R, et al. Cetuximab plus cisplatin-5-fluorouracil versus cisplatin-5-fluorouracil alone in first-line metastatic squamous cell carcinoma of the esophagus: a randomized phase Ⅱ study of the Arbeitsgemeinschaft Internistische Onkologie [J]. Ann oncol, 2009, 20 (10): 1667-1673.

[56] LORDICK F, KANG Y K, CHUNG H C, et al. Capecitabine and cisplatin with or without cetuximab for patients with previously untreated advanced gastric cancer (EXPAND): A randomised, open-label phase 3 trial [J]. Lancet Oncol, 2013, 14 (6): 490-499.

[57] OKINES AFC, ASHLEY S E, CUNNINGHAM D, et al. Epirubicin, oxaliplatin, and capecitabine with or without panitumumab for advanced esophagogastric cancer: Dose-finding study for the prospective multicenter, randomized, phase Ⅱ/Ⅲ REAL-3 trial [J]. J Clin Oncol, 2010, 28 (25): 3945-3950.

[58] van CUTSEM E, KANG Y, CHUNG H, et al. Efficacy results from the ToGA trial: A phase Ⅲ study of trastu-zumab added to standard chemotherapy in first-line HER2-positive advanced gastric cancer [J]. J Clin Oncol, 2009, 27 (18)(suppl): LBA4509.

[59] KANG Y, OHTSU A, van CUTSEM E, et al. AVAGAST: A randomized, double-blind, placebo-controlled, phase Ⅲ study of first-line capecitabine and cisplatin plus bevacizumab or placebo in patients with advanced gastric cancer (AGC)[J]. J Clin Oncol, 2010, 28 (18_suppl): LBA4007-LBA4007.

[60] DOI T, PIHA-PAUL S A, JALAL S I, et al. Updated results for the advanced esophageal carcinoma cohort of the phase Ⅰb KEYNOTE-028 study of pembrolizumab (MK-3475)[J]. J Clin Oncol, 2016, 34 (suppl 4S): abstr 7.

[61] KUDO T, HAMAMOTO Y, KATO K, et al. Nivolumab treatment for oesophageal squamous-cell carcinoma: An open-label, multicentre, phase 2 trial [J]. Lancet Oncol, 2017, 18 (5): 631.

[62] HUANG J, MO H, WU D, et al. Phase Ⅰ study of the anti-PD-1 antibody SHR-1210 in patients with advanced solid tumors [J]. J Clin Oncol, 2017, 35 (suppl_15): e15572.

[63] BOSMAN F T, CARNCIRO F, HRUBAN R H, et al. World Health Organization classification of tumours of the digestive system. Lyon: IARC, 2010.

[64] DARBARI A, SABIN K M, SHAPIRO C N, et al. Epidemiology of primary hepatic malignancies in U. S.

children [J]. Hepatology, 2003, 38 (3): 560-566.

[65] ALLAN B J, PARIKH P P, DIAZ S, et al. Predictors of survival and incidence of hepatoblastoma in the paediatric population [J]. HPB (Oxford), 2013, 15 (10): 741-746.

[66] HADZIC N, FINEGOLD M J. Liver neoplasia in children [J]. Clin Liver Dis, 2011, 15 (2): 443-462.

[67] SPECTOR L G, BIRCH J. The epidemiology of hepatoblastoma [J]. Pediatr Blood Cancer, 2012, 59 (5): 776-779.

[68] GIARDIELLO F M, OFFERHAUS G J, KRUSH A J, et al. Risk of hepatoblastoma in familial adenomatous polyposis [J]. J Pediatr, 1991, 119 (5): 766-768.

[69] GIARDIELLO F M, PETERSEN G M, BRENSINGER J D, et al. Hepatoblastoma and APC gene mutation in familial adenomatous polyposis [J]. Gut, 1996, 39 (6): 867-869.

[70] DEBAUN M R, TUCKER M A. Risk of cancer during the first four years of life in children from The Beckwith-Wiedemann Syndrome Registry [J]. J Pediatr, 1998, 132 (3 Pt 1): 398-400.

[71] ANSELL P, MITCHELL C D, ROMAN E, et al. Relationships between perinatal and maternal characteristics and hepatoblastoma: A report from the UKCCS [J]. Eur J Cancer, 2005, 41 (5): 741-748.

[72] 蒲从伦, 郭春宝, 金先庆, 等. 肝母细胞瘤患儿及其母亲孕期特点回顾性分析 [J]. 中华肝脏病杂志, 2009, 17 (06): 459-461.

[73] FINE L S, SCHMIDT L S, ROD N H, et al. Hepatoblastoma in the Nordic countries [J]. Int J Cancer, 2012, 131 (4): E555-E561.

[74] PURCELL R, CHILDS M, MAIBACH R, et al. HGF/c-Met related activation of beta-catenin in hepatoblastoma [J]. J Exp Clin Cancer Res, 2011, 30: 96.

[75] LOPEZ-TERRADA D, ALAGGIO R, DAVILA M T, et al. Towards an international pediatric liver tumor consensus classification: Proceedings of the Los Angeles COG liver tumors symposium [J]. Mod Pathol, 2014, 27 (3): 472-491.

[76] HIYAMA E. Pediatric hepatoblastoma: diagnosis and treatment [J]. Transl Pediatr, 2014, 3 (4): 293-299.

[77] PERILONGO G, MAIBACH R, SHAFFORD E, et al. Cisplatin versus cisplatin plus doxorubicin for standard-risk hepatoblastoma [J]. N Engl J Med, 2009, 361 (17): 1662-1670.

[78] ORTEGA J A, DOUGLASS E C, FEUSNER J H, et al. Randomized comparison of cisplatin/vincristine/fluorouracil and cisplatin/continuous infusion doxorubicin for treatment of pediatric hepatoblastoma: A report from the Children's Cancer Group and the Pediatric Oncology Group [J]. J Clin Oncol, 2000, 18 (14): 2665-2675.

[79] MALOGOLOWKIN M H, KATZENSTEIN H M, KRAILO M, et al. Redefining the role of doxorubicin for the treatment of children with hepatoblastoma [J]. J Clin Oncol, 2008, 26 (14): 2379-2383.

[80] ZSIROS J, MAIBACH R, SHAFFORD E, et al. Successful treatment of childhood high-risk hepatoblastoma with dose-intensive multiagent chemotherapy and surgery: Final results of the SIOPEL-3HR study [J]. J Clin Oncol, 2010, 28 (15): 2584-2590.

[81] ZSIROS J, BRUGIERES L, BROCK P, et al. Dose-dense cisplatin-based chemotherapy and surgery for children with high-risk hepatoblastoma (SIOPEL-4): A prospective, single-arm, feasibility study [J]. Lancet Oncol, 2013, 14 (9): 834-842.

[82] HISHIKI T, MATSUNAGA T, SASAKI F, et al. Outcome of hepatoblastomas treated using the Japanese Study Group for Pediatric Liver Tumor (JPLT) protocol-2: report from the JPLT [J]. Pediatr Surg Int, 2011, 27 (1): 1-8.

第
25
章

第**26**章 泌尿系统和男性生殖系统肿瘤

第1节 肾 癌

肾癌是泌尿系统常见的恶性肿瘤之一,占肾实质恶性肿瘤的 80%~86%,占所有恶性肿瘤的 1%~3%。近年来,肾癌的发病率及死亡率呈逐渐上升趋势,本病大多发生在 40~70 岁,男女之比约为 (2~3):1,男性多发。无痛性血尿、腰痛、腰部或上腹部肿块均为肾癌的三大主要症状。其治疗一般首选手术切除,晚期肾癌以全身药物治疗为主。近些年来,多种小分子酪氨酸激酶抑制剂组成了晚期肾癌治疗的主要部分,使肾癌生存期显著延长。

一、流行病学

肾癌占成人恶性肿瘤的 2%~3%。2018 年全球癌症数据(Globocan 数据)显示,全球每年约有 403 000 人诊断为肾肿瘤,其中男性约 254 500 例,女性 148 800 例。2018 年有 17.5 万人死于肾癌,占全球癌症死亡人数的 1.8%。在流行病学上,肾癌发病具有明显地区、种族、性别以及年龄差异。发达国家较发展中国家高,其中北美、澳大利亚/新西兰、欧洲地区发病率较高(男性发病率 10/10 万以上),而非洲与太平洋岛国地区较低(不足 1.5/10 万)。城市人口高于农村人口,男性高于女性,非洲裔美国人比其他族裔发病率高 10%~20%。

根据 2012 年《中国肿瘤登记年报》,全国肿瘤登记地区肾及泌尿系统不明恶性肿瘤(简称肾癌)的发病率为 5.75/10 万,中国人口标化率为 3.03/10 万,世界人口标化率为 3.95/10 万;城市地区发病率高于农村,男性发病率高于女性。肾癌年龄别发病率在 35 岁前处于较低水平,35 岁后逐渐升高。男性发病高峰出现在 85+ 岁组,女性出现在 80- 岁组。农村地区男性发病高峰出现在 55- 岁组和 75- 岁组,女性出现在 60- 岁组和 80- 岁组。肾癌年龄别死亡率在 60 岁前处于较低水平,60 岁后逐渐升高,85+ 岁组死亡率最高。在城市地区,男、女性肾癌标化发病率最高的都是大连市(男性 8.47/10 万,女性 4.94/10 万),其次是厦门市区、北京市和丹东市;男、女性肾癌标化死亡率最高的是哈尔滨市南岗区(男性 2.66/10 万,女性 2.35/10 万),其次是铜陵市区、厦门市区、威武市凉州区和丹东市。在农村地区,男性肾癌标化发病率最高的是云梦县(4.48/10 万),其次是金湖县、嘉善县;标化死亡率最高的是景泰县(2.20/10 万),其次是上虞市、庄河市。女性肾癌标化发病率最高的是射阳县(2.45/10 万),其次是金湖县和延吉市;标化死亡率最高的是景泰县(1.73/10 万),其次是金湖县和四会市。

二、病因学

肾癌的病因未明。其发病与遗传、吸烟、肥胖、高血压及抗高血压治疗等有关,遗传性肾癌或家族性肾癌占肾癌总数的 2%~4%。不吸烟以及避免肥胖是预防肾癌的重要方法。非遗传因素引起的肾癌称为散发性肾癌。

（一）吸烟　多年的研究已证明吸烟是肾癌发病的高危因素。根据美国癌症研究学会（AACR）的统计,吸烟量越大,吸烟时间越长,肾癌发病风险越高,$OR=1.4\sim2.4$。2008 年美国 Theis 调查研究发现,不仅吸烟增加肾癌发病风险（$OR=1.35$）,环境吸烟（enviroental tobacco smoke）,尤其是在家或工作环境中被动吸烟同样增加肾癌发病风险。有 20 年以上家庭环境被动吸烟史与无家庭环境被动吸烟史比较,肾癌发病风险增加 2.18 倍;一生中有 30 000 小时以上暴露于环境吸烟,肾癌患病风险增加 2.37 倍。Parker 于 2008 年的调查研究发现吸烟肾癌患者与不吸烟的肾癌患者比死亡风险增加 31%,与曾有吸烟史或不吸烟的肾癌患者比更容易发生进展期肾癌。

（二）职业　一些职业,包括石油化工业、石棉工人、钢铁工人、印刷工人等长期暴露在工业环境,接触一些化学致癌物,增加了肾癌患病的危险性。

（三）肥胖　越来越多的研究发现,肥胖是肾癌的危险因素。于 1997 年 Prineas 对 Iowa 地区近 10 万绝经期妇女调查发现,体重和体重指数（body mass index,BMI）与肾癌相关。Setiawan 等研究发现肥胖者患肾癌的风险在男性增加 1.76 倍,女性增加 2.27 倍。Lowrance 等于 2009 年的报道认为肥胖者更易患肾透明细胞癌,BMI 是一个独立的透明细胞癌预测因素。

（四）遗传　肾癌分为散发性和家族性,与遗传相关的属家族性肾癌。家族性肾癌发病年龄早,易多发或双侧肾癌。家族性肾癌分为 3 类:常染色体显性型,染色体 3q 缺失、易位的非乳头状肾细胞癌;VHL（von Hippel-Lindau）病,肾癌占该病 28%~45%;常染色体显性型乳头状肾细胞癌。*VHL* 基因位于 3 号染色体,其突变和功能缺失导致体内多处发生良性和恶性肿瘤,包括肾细胞癌、肾囊肿、胰腺癌和囊肿、视网膜血管瘤、嗜铬细胞瘤、小脑和附睾等病变。

（五）高血压、糖尿病　近年来,越来越多的研究发现高血压与肾癌的关系。Setiawan 等报道与正常人比较,高血压患者的肾癌相关风险在男性是 1.42 倍,女性为 1.58 倍。另外,治疗高血压用药与肾癌发病密切相关,其中主要是利尿药。Schouten LJ 的研究发现,高血压与 *VHL* 基因突变相关,抗高血压药和利尿药的应用与非 *VHL* 基因突变的肾癌相关。曾经报道糖尿病与肾癌相关,但今年的研究报道并没有发现糖尿病与肾癌的显著相关性。

（六）饮酒　20 世纪 90 年代的研究多数认为饮酒与肾癌无相关性。最近的研究表明饮酒与肾癌发病有相关性。Hu 等（2008 年）和 Pelucchi 等（2008 年）分别对加拿大和意大利的饮酒与肾癌相关性的研究结果进行了报道,两个完全独立的研究同时发现男性和女性饮酒者的肾癌发病率明显低于非饮酒者。

三、病理学

自 1981 起,WHO 共推出 3 版肾脏肿瘤分类标准,1981 年 WHO 分类标准（第 1 版）,此分类标准中将肾细胞癌分为透明细胞癌、颗粒细胞癌、乳头状腺癌、肉瘤样癌、未分化癌 5 种病理类型。

1998 年 WHO 根据肿瘤细胞起源以及基因改变等特点制订了肾实质上皮性肿瘤分类标准(第 2 版),此分类将肾癌分为透明细胞癌(60%~85%)、肾乳头状腺癌或称为嗜色细胞癌(7%~14%)、嫌色细胞癌(4%~10%)、集合管癌(1%~2%)和未分类肾细胞癌。取消 1981 年传统分类中颗粒细胞癌和肉瘤样癌 2 种分型,根据形态学的改变肾乳头状腺癌分为Ⅰ型和Ⅱ型。

2004 年 WHO 对 1998 年的肾细胞癌病理组织学分类进行了修改(第 3 版)。保留了原有肾透明细胞癌、肾乳头状腺癌(Ⅰ型和Ⅱ型)、肾嫌色细胞癌及未分类肾细胞癌 4 个分型,将集合管癌进一步分为 Bellini 集合管癌和髓样癌,Xp11 易位性肾癌、成神经细胞瘤伴发的癌、黏液性管状及梭形细胞癌分型,并将传统分类中的颗粒细胞癌归为高分级的透明细胞癌,对各亚型中的未分化癌成分在肿瘤组织中所占比例进行描述。

2016 年 WHO 再次对肾肿瘤病理进行了修订,相比于 2004 年的版本,这一版本框架无大变化,但不再将遗传性肾细胞癌作为一个独立的章节在文中单独列出,而是在肾细胞肿瘤总论中进行概述,其原因是各类遗传性肾细胞癌的组织病理学形态与散发性肾细胞癌相似。同时,部分肾肿瘤的命名和亚型有更新和调整,并新增和删除了部分病理类型。此外,病理分级这一传统的预后因素在这一版本中也有更新,评价标准更为客观,操作性更强;还对一些罕见的肾肿瘤提出了建议分类,体现了系统的包容性。

(一)常见肾细胞癌亚型病理特点

1. **肾透明细胞癌** 肾透明细胞癌(clear cell renal cell carcinoma,CCRCC)是最常见的肾癌病理亚型,占肾癌的 60%~85%。既往曾用"肾颗粒细胞癌",因为在其他类型的肾癌亚型中也能见到胞质嗜酸性的细胞,胞质中的"颗粒"不再是肾颗粒细胞癌的专有特征,由于"肾颗粒细胞癌"中癌细胞核分级的级别高,现将它归为高分级的 CCRCC。

(1)大体检查:双侧肾脏发病率相等,少于 5% 的病例可呈多中心性发生或累及双侧肾脏;肾皮质内实性球形结节,与周围肾组织界限清楚,可见假包膜;因癌细胞中含有丰富的脂质,切面呈金黄色。肿瘤中常见坏死、出血、囊性变,切面可呈现多彩状,偶见钙化或骨化。

(2)组织病理学:癌细胞胞质透明或嗜酸性,胞膜清楚;组织中可见小的薄壁血管构成的网状间隔;肿瘤细胞呈巢状和腺泡状结构;呈肉瘤样结构的肿瘤成分中可见到瘤巨细胞,提示预后不良;部分肿瘤中可见坏死、纤维黏液样间质及钙化、骨化。

(3)常用的免疫组化抗体:CK8、CK18、Vimentin、CD10 和 EMA 阳性。

2. **肾乳头状腺癌**(papillary renal cell carcinoma,PRCC) PRCC 占肾癌的 7%~14%。国内有些专业书籍将其翻译成嗜色细胞癌。其发病年龄、性别、男女发病率比例、症状和体征与肾透明细胞癌相似。就诊时大多数病例处于Ⅰ期。大多数文献中报道肾乳头状腺癌患者预后良好。

(1)大体检查:病变累及双侧肾脏和多灶性者较透明细胞癌多见;大体多呈灰粉色,出血、坏死、囊性变多见。

(2)组织病理学:根据组织病理学改变将其分为Ⅰ型和Ⅱ型 2 个亚型。肿瘤细胞呈乳头状或小管状结构,乳头核心可见泡沫状巨噬细胞和胆固醇结晶;肿瘤细胞较小,胞质稀少(Ⅰ型)或肿瘤细胞胞质丰富嗜酸性,瘤细胞核分级高(Ⅱ型);可见大片坏死和肉瘤样区域,前者提示预后较好,而后者则是预后不良的指标。研究显示,Ⅰ型 PRCC 患者生存期长于Ⅱ型患者。

(3)常用的免疫组化抗体:与透明细胞性肾细胞癌相似,现有的研究认为,肾乳头状腺癌 CK7 呈阳性,且Ⅰ型较Ⅱ型阳性率为高。

3. **肾嫌色细胞癌**(chromophobe renal cell carcinoma,CRCC) CRCC占肾癌的4%~10%。平均发病年龄60岁,男女发病率大致相等。与其他肾癌亚型相比无特殊的临床症状和体征。影像学上多显示瘤体较大,肿瘤密度或信号均匀,无出血、坏死和钙化。

(1)大体检查:肿瘤无包膜但边界清楚,大小4~20cm,切面呈质地均一的褐色,可见有坏死,但出血灶少见。

(2)组织病理学:肿瘤呈实体性结构,可出现灶状钙化及厚纤维间隔;与透明细胞肾细胞癌不同,瘤体中的血管为厚壁血管,而非薄壁血管;瘤细胞体积大,呈多角形,胞质透明略呈网状,细胞膜非常清晰(嫌色细胞),亦可见嗜酸性胞质的瘤细胞,瘤细胞核的核周空晕是此型的特征之一,并可见双核细胞;Hale胶体铁染色示肿瘤细胞质呈弥漫阳性。

(3)常用的免疫组化抗体:CK阳性,Vimentin阴性,CMA弥漫阳性,Lectins和Parvalbumin阳性,肾细胞癌抗原弱阳性,CD10阴性。另外胞质呈Hale胶体铁阳性反应。

4. **合管癌** Bellini集合管癌(carcinoma of the collecting ducts of Bellini)是指来源于Bellini集合管的恶性上皮性肿瘤;肾髓质癌(renal medullary carcinoma)来源于近皮质区的集合管,患者几乎均伴有镰状细胞性血液病。集合管癌罕见,不到肾恶性肿瘤的1%。预后差,患者平均生存期约1年。

(1)大体检查:两者均发生于肾中央部分,切面实性,灰白色,边界不清,可见坏死。

(2)组织病理学:需要指出的是,Bellini集合管癌常为排除性诊断,肿瘤部位对于作出诊断很重要,组织学上可见不规则的小管状结构,细胞高度异型性;肾髓质癌镜下呈低分化的、片状分布的肿瘤,瘤细胞排列呈腺样囊性结构,瘤体内可见较多的中性粒细胞浸润,同时可见镰状红细胞。

(3)常用的免疫组化抗体:有关这方面的研究较少。Bellini集合管癌低分子量角蛋白、高分子量角蛋白(如34βE12、CK19)阳性,同时有Vimentin阳性,与前述几种类型的肾细胞癌不同,CD10阴性;肾髓质癌可表达低分子量角蛋白(CAM 5.2),但不表达高分子量角蛋白(34βE12等)。

(二)分级 以往最常用的是1982年Fuhrman四级分类。1998年WHO推荐将Fuhrman分级中的Ⅰ、Ⅱ级合并为一级即高分化,Ⅲ级为中分化,Ⅳ级为低分化或未分化。在2016版病理分级仍沿用Fuhrman四级分级系统,但有了新的变化,增加了客观评价标准,使之在实践中操作性更强,重复性更好。

四、临床表现

早期肾细胞癌常无临床症状,常因健康查体或其他疾病检查时B超或CT检查而发现。据1995—2005年国内文献报道,无症状肾细胞癌占13.8%~48.9%,平均为33%,而国外同期的无症状肾细胞癌占50%,也就是接近一半的患者没有任何临床表现。目前,既往经典血尿、腰痛、腹部肿块"肾癌三联征"临床出现率已经不到15%,这些患者诊断时往往为晚期。因临床表现就诊的肾细胞癌患者常常仅表现其中一个或两个症状,血尿最常见。

血尿临床上表现为肉眼全程血尿,可反复发作及自行缓解,初次血尿时患者常被忽视,但当间歇数天或数月后再次出现血尿,从而引起注意。血尿时可无其他不适,但血尿伴随血块引起输尿管梗阻时可出现腰部剧痛,或者出血量多时可伴有细长形的血条。肾细胞癌出现血尿表明肿瘤已侵犯肾盏或肾盂,往往不是早期肾细胞癌的信号。

腰部或上腹部肿块是肾细胞癌的另一常见症状,往往代表肾脏肿瘤较大或巨大,但当患者体瘦时,部分肾下极肿瘤虽不大时但也可扪及。患者体检时腰部或上腹部肿块一般无压痛,质硬,表面尚光滑,可随呼吸活动,但当肿瘤固定,意味着肿瘤已侵犯邻近脏器或组织。腰部疼痛较血尿和腰部或上腹部肿块少见,常为钝痛或坠痛,局限于上腹部或肾区,一般是由于肿瘤牵连肾被膜或瘤内出血所致,当肿瘤侵犯周围组织时常表现持续性疼痛,而侵犯腰椎或神经根时常为剧痛。

10%~40% 的患者出现副肿瘤综合征,表现为高血压、贫血、体重减轻、恶病质、发热、红细胞增多症、肝功能异常、高钙血症、高血糖、血沉增快、神经肌肉病变、淀粉样变性、溢乳症、凝血机制异常等改变。在肾细胞癌患者中,多达 1/3 病例其首发症状为发热、体重减轻和易疲劳,其中20%~30% 患者出现发热。高钙血症是最常见的副肿瘤综合征之一,13%~20% 的患者会出现高钙血症,但高钙血症的出现和程度与肿瘤的级别和存活率没有明显的联系。临床上,高钙血症具有广泛的征兆和多器官系统受累的症状。患者的主诉可以是昏睡无力、恶心、疲劳、虚弱和便秘等。肾细胞癌患者另外一个常见的副肿瘤综合征就是高血压。在年龄相关对照组高血压的发病率接近 20%,而在肾细胞癌患者中其发病率接近 40%,该高血压往往与低度恶性的透明细胞癌相关。

30% 为转移性肾癌,可由于肿瘤转移所致的骨痛、骨折、咳嗽、咯血等症状就诊。在转移性肾癌患者中转移的脏器发生率依次为肺脏转移 48.4%、骨转移 23.2%、肝脏转移 12%、肾上腺转移5.2%、皮肤转移 1.9%、脑转移 1.3%、其他部位 7.1%。其中 11.9% 的患者为多脏器转移。

五、诊断

(一)影像诊断

1. X 线平片及静脉尿路造影 平片对本病价值有限,只有在充分做好肠道准备后才能较清楚地显示肾轮廓及钙化,2%~15% 的肾癌可见钙化。静脉尿路造影能显示肾盏、肾盂的压迫、移位或破坏。静脉尿路造影还有助于评估肾功能。静脉尿路造影常不能鉴别肾肿物是囊性还是实性,且对肾癌术前分期的作用极为有限,故目前国内外许多医院已不将静脉尿路造影作为肾癌首选的检查方法。

2. 超声 超声经济简便,无创且不需使用造影剂,是检出肾肿物的重要手段。常作为首选的筛查方法。许多早期肾癌多由 B 超检查偶然发现。超声检查能准确鉴别囊实性肿物,彩色多普勒超声成像还能显示肿瘤的血供状态,但约 20% 的肾细胞癌为低血供,无明显肿瘤血管可见。彩超亦能评价瘤栓形成(肾静脉、下腔静脉等)。肾癌的声像图表现:①肾轮廓改变,特别是较大的肿瘤表现为肾表面局限性膨隆。②肾实质回声异常。肾癌肿块多呈低回声,少数(2%)可呈强或等回声,尤其多见于小肾癌,此时与肾血管平滑肌脂肪瘤不易鉴别。肾癌呈囊性改变时,其内部呈低回声或无回声,但囊壁厚薄不均,内壁不光整,可有分隔及壁结节。③肿瘤常无完整包膜,边缘清楚或不清楚。④肾窦回声变化,少数可出现肾盂、肾盏的扩张、积水。⑤静脉改变,当癌组织直接侵入或随血行转移至肾静脉和 / 或下腔静脉时,静脉内出现不规则的实性低回声团,尤以彩超显示更为明确。⑥肾门及腹膜后淋巴结肿大。⑦肿瘤侵及邻近脏器或转移征象。

3. CT 及 MRI

(1)典型肾癌:CT 扫描对肾癌定位诊断的准确率几乎可达 100%,且能清楚显示病变的范围及邻近脏器有无受侵,准确性高。CT 是目前肾癌诊断最可靠的影像学方法。

CT 平扫时,肿瘤的大小和位置可以引起肾脏正常轮廓的改变。与肾实质相比,肿瘤可呈低密度、等密度或高密度影,高密度区主要是肿瘤内出血引起,囊性肿瘤处可能是坏死液化或部分容积效应所致。多呈不定形或发生在中央,可见点状或线形钙化,团注双期增强扫描可以清楚地显示肾肿瘤正常肾实质之间的界限。几乎所有的肾肿瘤都有不同程度的强化,由于肿瘤供血不比正常肾实质丰富,所以不比肾实质强化明显。完全无强化的肾肿瘤非常罕见。较小的肿瘤可以表现为等密度病灶,而较大的肿瘤则表现为明显不均匀肿块。CT 检查是诊断肾脏肿瘤确定肿瘤分期的最有效方法,对 3cm 以下小肿瘤的检出率是 95%,对分期的准确率达到 92%,CT 对于确定病变范围、集合系统受累、淋巴结转移、肝脏转移、肾门周围脂肪层受累以及肾静脉或下腔静脉瘤栓均有重要作用。CT 对静脉瘤栓的检出敏感性约 75%。肿瘤的 CT 分期: i 期,肿瘤局限于包膜内; ii 期,肿瘤突破肾包膜,但仍局限于肾筋膜囊内; iii 期,肿瘤侵犯同侧肾静脉、淋巴结及下腔静脉; iv 期,远处转移或累及除同侧肾上腺外的其他器官。

(2)小肾癌的 CT 影像表现:①密度,大多数小肾癌的密度均匀,平扫时低于或等于肾实质,30~40Hu,边缘较清楚,若位于肾的外围部位,癌灶可隆起于肾轮廓外。只有少数小肾癌密度较高,结构不均匀,境界也欠清楚。增强后典型表现为早期一过性不均匀的增强,即于肾实质密度增强以前它先有一增强阶段,在动态扫描时,此现象表现明显,这反映小肾癌的多血供特点。②形态,多数小肾癌的外形光滑整齐,边缘清晰,结构均匀一致,只有少数小肾癌边缘不清,结构不均。小肾癌的境界清晰者多为分化较好、生长较慢的肿瘤,相反则为分化较差、生长较快的肿瘤。

(3)乳头状肾细胞癌的 CT 影像表现:肿瘤与周围肾组织界限清楚,呈圆形,包膜完整,较厚,本身组织疏松,易从包膜脱落,可有钙化,含铁血红蛋白沉积,坏死及囊性变等。钙化常常位于乳头顶部,出血也常常见到。平扫时肿物与肾实质呈等密度,圆形,包膜完整,界限清晰,增强后,肿物轻度强化,少血供无血管区改变,呈实性,增强扫描有助于肾癌的鉴别。乳头状肾细胞癌体积小时一般密度均匀、边界光整,增强后强化程度较肾实质明显偏低,但也可出现体积较大、强化明显、囊变坏死或周边侵犯及转移等表现。

(4)肾嫌色细胞癌影像学诊断要点:①即便体积很大,嫌色细胞癌亦通常表现为均质的肿瘤,很少伴发出血、坏死及囊性变;②与透明细胞癌比较,为乏血供肿瘤;③在 MRT2 加权呈边界清楚的均匀稍低信号,具有一定的特征性;④典型病例 CT 和 MRI 均表现为均匀强化;⑤近来有文献报道部分病灶中心出现"轮辐征"和星形瘢痕,这种征象在肾脏嗜酸性腺瘤也有出现。

(5)多房囊性肾细胞癌影像学诊断要点:①多房囊性肾细胞癌的 CT、MRI 典型影像学表现为多房囊性肿物,可见不均匀的间隔增厚,约 20% 可见囊壁或分隔钙化。②增强扫描囊壁及肿瘤内分隔有强化。多房性囊性肾细胞癌是一种特殊类型的肾细胞癌,少见,肿瘤完全由大小不等的囊腔构成,囊腔内壁衬有小灶状透明细胞,囊液可以是浆液性或伴有出血。与其他肾癌亚型不同,其病理诊断需要结合影像学与大体检查。多房囊性肾细胞癌预后很好,行根治性肾切除后,尚未有复发和转移的报道。

(6)Bellini 集合管癌和肾髓质癌影像学诊断要点:① CT 及 MRI 显示肿瘤呈浸润性生长的不

均质肿物,可伴发坏死、出血和钙化,经常伴发肾盏扩张,为乏血供肿瘤。②病变小时,其中心位于肾髓质;病变大时,难以与其他常见的肾癌亚型鉴别。③病变边界不清,呈浸润性生长,T2加权像通常为低信号,同时伴发广泛淋巴结转移及静脉瘤栓是其主要影像学特征。④文献报道就诊时淋巴结或远处转移比例高达 33%~83%,肾静脉或下腔静脉受侵比例 14%~33%。

Bellini 集合管癌和肾髓质癌均是罕见肾恶性肿瘤,不到肾恶性肿瘤的 1%,男女比例为 2:1,两者均发生于肾脏中央,且临床表现有一定的相似性,恶性程度较高。Bellini 集合管癌和肾髓质癌具有侵袭性生长的生物学行为,预后很差。不足 1/3 的 Bellini 集合管癌患者生存期超过 2 年,髓质癌的平均生存期只有 15 周。

(二)实验室检查 主要的实验室检查项目应包括肾功能(血清尿素氮、肌酐和肾小球滤过率)、肝功能、血钙、血糖、血沉、碱性磷酸酶和乳酸脱氢酶,此外,还应包括血常规、尿常规和凝血功能。对邻近或累及肾盂的肾肿瘤患者还需做尿细胞学检查。对孤立肾的肾肿瘤、双肾肿瘤、肾功能指标异常和存在使肾功能受损的疾病(如糖尿病、慢性肾盂肾炎、多囊肾、对侧肾结石等)患者需行核素肾图检查,了解肾功能情况。

六、鉴别诊断

(一)良性肾脏肿瘤

1. 血管平滑肌脂肪瘤 又称错构瘤,由血管、平滑肌和脂肪成分按不同比例组成。可以是单独疾病,也可以是结节性硬化症的一种表现。可以单灶或多灶,女性多见。多数为体检偶然发现,肿瘤内部出血可伴局部疼痛,较大肿瘤破裂时可伴腹内大出血、休克和急性腹痛。影像学诊断要点:①超声表现与肿瘤内脂肪成分的多少相关。脂肪成分多时,呈典型的高回声;脂肪成分少时,呈稍低回声,与肾细胞癌难以鉴别。肿瘤内有出血时,回声不均匀。② CT 的典型表现为肿物内部含有脂肪密度。增强扫描肿瘤内的非脂肪成分中等强化,脂肪成分无强化。肿瘤合并出血时,平扫呈稍高密度。肿瘤内脂肪成分较少时,因 CT 不能显示而诊断困难。③ MRI 检查,肿瘤内的脂肪成分在 T1WI 及 T2WI 均为高信号,脂肪抑制序列信号明显减低。肿瘤内脂肪成分较少时,T2W 病灶表现为均匀稍低信号;梯度回波正反相位序列,部分病灶内可见点状或斑片状信号减低,也可提示脂肪成分的存在。④典型病变呈楔形生长,与正常肾脏的交界面平直,病变的肾外部分柔软且呈受限性生长;肿瘤内偶可见粗大迂曲的血管。⑤肿瘤大小不一,可完全位于肾轮廓内,也可大部分位于肾外,仅与肾脏蒂状相连,偶可见粗大血管穿行于蒂状结构内,提示肿瘤来源于肾脏。

2. 上皮样血管平滑肌脂肪瘤 上皮样血管平滑肌脂肪瘤,是血管平滑肌脂肪瘤的罕见亚型。主要发生在肾,肝、胰、盆腔、卵巢、骨也有病例报道。WHO(2004 年版)泌尿系统和男性生殖器官肿瘤分类中将其单独分类,定义为一种具有潜在恶性的间叶肿瘤,肿瘤内以增生的上皮样细胞为主,同时具有经典的 AML 的三种成分。临床上,多见于成年人,以中老年女性居多,大多数患者无症状,而是在体检中发现;肿瘤体积较大时可出现腰痛、血尿、肿块等症状。肿瘤具有潜在恶性,可出现复发和转移。影像学诊断要点:①一般为界限清楚、有包膜、体积较大的实性肿块,质地不均匀,增强扫描呈不均匀强化;②边缘与邻近肾实质通常是推挤状生长而不是浸润关系;③与经典肾脏血管平滑肌瘤相比,其脂肪成分少,影像学检查很难发现;④肿瘤较大时,可伴有周围结构的浸润,甚至局部淋巴结转移和远处转移。

3. **嗜酸细胞腺瘤**　肾嗜酸细胞腺瘤是一种临床上较少见的良性肾脏肿瘤,占肾脏肿瘤的 3%~7%,男性较女性多见(男女比例约为 2∶1),肿瘤单侧的发生率为 82%~94%。临床多无症状,常为体检偶然发现,少数患者有腰部不适,也有血尿的报道。肿瘤生长缓慢,发现时多不大,通常包膜完整,较大肿瘤常见中央瘢痕,出血及血管侵犯少见。有作者认为其有潜在恶性,此观点尚存争论。影像学诊断要点:①超声表现为实性肿块,多呈等回声,边界清楚,回声均匀。瘤内星状瘢痕可呈星形高回声。②多数肿瘤 CT 平扫表现为等密度或稍低密度,增强扫描成中等强化,与肾细胞癌不同,其缺乏出血、坏死征象,但亦有 20% 左右的肾癌与之有类似的影像学表现。③肿瘤包膜完整,界限清晰,周围组织无受累征象。④中央星形斑痕是肾嗜酸细胞腺瘤的特征性改变,一般认为斑痕的形成是由于肿瘤生长缓慢、长期缺血所致,延迟扫描瘢痕处可见强化。⑤多数肿瘤 T1W 表现为稍低信号,少部分为等信号,T2W 表现为均匀稍低信号,中心星形瘢痕呈稍高信号。

(二) 恶性肾脏肿瘤

1. **肾母细胞瘤**　又称 Wilms 瘤,是一种混合性胚胎瘤,来源于胚胎性肾组织,瘤体内含有未分化的上皮和间皮组织多种成分。占小儿恶性肿瘤的 20%,是小儿泌尿系统最常见的恶性肿瘤,65% 发生于 3 岁以前。成人肾母细胞瘤罕见,约占成人肾脏肿瘤的 2.5%。多因发现腹部包块就诊。影像学诊断要点:①较大的圆形或椭圆形肿块,80% 以上就诊时直径大于 5cm;②多数情况下包膜完整,与相邻肾实质分界清楚;③ CT 扫描示密度不均匀,常出现坏死、出血、囊变,有时伴钙化;④不均匀中等强化,呈"新月形、半环形、多环形"边缘强化;⑤肿瘤血供不丰富,可借此与肾透明细胞癌鉴别;⑥可以侵犯相邻结构并伴淋巴结肿大。

2. **肾转移瘤**　除肺、肝、骨和肾上腺外,肾是第 5 个转移瘤的好发部位,原发肿瘤可以是肺癌、乳腺癌、食管癌、甲状腺癌、肾上腺皮质癌、睾丸精原细胞瘤等。50%~70% 肾转移瘤无临床症状或症状隐匿,偶有血尿、腰痛。肾转移瘤常常发生在已有广泛转移的病变,晚期多侵犯双肾及呈多灶性。肾转移瘤亦可单发。影像学诊断要点:①有肾外原发恶性肿瘤病史者,肾脏新出现单发或多发病灶时,应考虑转移瘤;②影像学表现无特征性,为肾脏单发或多发肿块;③增强扫描,其强化程度及方式与原发肿瘤相似;④无原发肿瘤病史者,不易与单发或多灶肾癌鉴别。

七、分期(第八版 AJCC 分期)(表 26-1、表 26-2)

表 26-1　肾癌分期(第八版 AJCC 分期)

T	原发肿瘤
T_x	原发肿瘤无法评估
T_0	无原发肿瘤的证据
T_1	肿瘤局限于肾脏,最大径 ≤7cm
T_{1a}	肿瘤最大径 ≤4cm
T_{1b}	4cm<肿瘤最大径 ≤7cm
T_2	肿瘤局限于肾脏,最大径 >7cm
T_{2a}	7cm<肿瘤最大径 ≤10cm
T_{2b}	肿瘤局限于肾脏,最大径 >10cm

续表

T_3	肿瘤侵及大静脉或肾周围组织,但未累及同侧肾上腺,也未超过肾周筋膜
T_{3a}	肿瘤侵及肾静脉或肾静脉分支的肾段静脉(含肌层静脉)或侵犯肾周脂肪和/或肾窦脂肪(肾盂旁脂肪),但是未超过肾周筋膜
T_{3b}	肿瘤瘤栓累及膈肌下的下腔静脉
T_{3c}	肿瘤瘤栓累及膈肌上的下腔静脉或侵犯下腔静脉壁
T_4	肿瘤侵透肾周筋膜,包括肿瘤直接侵及同侧肾上腺
N	区域淋巴结
N_x	区域淋巴结无法评估
N_0	没有区域淋巴结转移
N_1	区域淋巴结转移
M	远处转移
M_0	无远处转移
M_1	有远处转移

表 26-2 肾癌 TNM 分期

分期	T	N	M
Ⅰ期	T_1	N_0	M_0
Ⅱ期	T_2	N_0	M_0
Ⅲ期	T_1/T_2	N_1	M_0
	T_3	N_0 或 N_1	M_0
Ⅳ期	T_4	任何 N	M_0
	任何 T	任何 N	M_1

八、治疗

(一)治疗原则和综合治疗

1. **局限性肾癌(Ⅰ、Ⅱ期)** 外科手术是首选治疗方法。手术方式包括根治性肾切除、保留肾单位手术、腹腔镜下根治性肾切除术和腹腔镜下肾部分切除术。根治性肾切除的范围包括肾周筋膜、肾周脂肪、患肾、肾门淋巴结及髂血管分叉以上输尿管。可以视情况选择保留同侧肾上腺。

2. **局部进展性肾癌(Ⅲ期)** 首选根治性手术切除。但对转移的淋巴结或血管瘤栓需根据病变程度选择是否切除。术后辅助治疗:20%~30% 局限性肾癌患者会出现肿瘤复发,大多数发生于 3 年内,中位复发时间为术后 1~2 年。随机对照临床研究结果显示手术后采用辅助细胞因子治疗(IFN-α、IL-2)、放疗和化疗均不能降低患者复发率和转移率。至于接种自体肿瘤疫苗的研究,也未发现治疗后能使患者获益。虽然抗血管生成靶向药物在转移性肾癌的治疗中取得了良好效果,但对于局限性和局部进展性肾癌尚无证据表明术后接受该类药物治疗能够使患者获益。密切观察随访仍然是局限性和局部进展性肾癌术后的推荐方案,对于高危复发转移的患者可推荐积极参与临床试验。

3. **Ⅳ期和转移性肾癌** 以全身治疗为主。对原发灶未切除的患者如一般状况良好,可先行肾原发灶切除,对孤立的转移灶也可考虑手术切除。传统上,转移性肾癌的全身治疗以免疫治疗为主,生物化疗较单纯免疫治疗虽然提高客观有效率,但不能提高生存率。近年来,多个临床试验证实靶向药物的疗效优于免疫治疗,已成为晚期肾细胞癌的标准治疗手段。已批准用于转移性肾癌的靶向药物包括索拉非尼(sorafenib,多吉美)、舒尼替尼(sunitinib,索坦)、贝伐珠单抗(bevacizumab,安维汀)、替西罗莫司(CCI-779,temsirolimus)、依维莫司(evirolimus,RAD001)、帕唑帕尼(pazopanib)和阿西替尼(axitinib)。

（二）肿瘤内科治疗

1. **免疫治疗**　IFN-α 治疗转移性肾癌的客观有效率为 8%~15%,中位无进展生存时间为 5 个月左右,中位生存时间 8.5~13 个月。高剂量 IL-2 的客观有效率为 15%~20%,CR 为 7%。中位生存时间为 16.3 个月,其中 2%~3% 的患者可获得长期生存,中位缓解时间为 54 个月。高剂量 IL-2 是既往唯一被美国 FDA 批准用于治疗转移性肾癌的药物。但其不良反应严重,尤其是血管渗漏综合征,需在重症监护下进行,治疗相关死亡率高达 4%,因此,极大地限制了其普遍应用。低剂量 IL-2 的有效率为 10% 左右,毒性较低,总生存与高剂量 IL-2 无差别。但很少有患者获得 CR 和长期生存。

2. **生物化学治疗**　生物化学治疗转移性肾癌的有效率为 14.6%~33%,中位生存时间为 8~25 个月。虽然一些小的 II 期临床试验显示出较好的生存,但已发表的随机试验结果表明生物,与单纯免疫治疗比较,化疗并不能提高生存率。常用的方案包括 5-FU 类药物联合 IL-2 和 IFN-α,吉西他滨联合 IL-2 和 IFN-α。

3. **靶向药物**　约 70% 的散发性肾透明细胞癌有 *VHL* 基因的突变、杂合性缺失或甲基化,这一基因的失活最终导致包括 *VEGF/PDGF* 在内的缺氧诱导基因的过表达。而 VEGF 和 PDGF 是促进心血管形成最重要的两个生长因子。因此,肾透明细胞癌是最富血管生成的恶性肿瘤之一。这一特点使得针对 VEGF/VEGFR、PDGF/PDGFR 的抑制血管生成成为肾透明细胞癌靶向治疗最重要的策略。

此外,肾透明细胞癌往往有 PI3K-AKT-mTOR 信号传导通路的过度激活。而 PI3K-AKT-Mtor 是多种细胞生长因子共同的下游信号传导通路。Mtor 是这一通路中非常重要的激酶。因此,Mtor 是肾癌靶向治疗的又一重要靶点。

（1）一线治疗:推荐用于转移性肾癌一线治疗的靶向药物包括:索拉非尼、舒尼替尼、贝伐珠单抗、IFN-α、替西罗莫司和帕唑帕尼。

舒尼替尼:舒尼替尼是针对 VEGFR、PDGFR、FLT3、KIT 和 RET 的小分子多靶点受体酪氨酸激酶抑制剂,具有抑制血管生成和抗增殖的双重抗肿瘤作用。舒尼替尼一线治疗转移性肾细胞癌的中位生存时间超过 2 年。Motzer 等(2006,2007)开展的 III 期临床试验,入组 750 例初治的中低危转移性肾细胞癌,随机分组接受舒尼替尼或 IFN-α 治疗。舒尼替尼 50mg/d,口服,连用 4 周,休息 2 周,为 1 周期;IFN-α 每次 300 万 U,皮下注射,每周 3 次,第 3 周递增至 900 万 U。结果:舒尼替尼和 IFN-α 的有效率分别为 31% 和 6%($P<0.001$),中位无进展生存时间分别为 11 个月和 5 个月($P<0.001$),舒尼替尼组均显著优于 IFN-α 组。在中期分析后,允许 IFN-α 组进展的患者交叉接受舒尼替尼治疗,舒尼替尼组的总生存仍由于 IFN-α 组,分别为 26.4 个月和 20.0 个月($P<0.036\ 2$),而未接受交叉治疗患者的总生存分别为 28.1 个月和 14.1 个月($P<0.003\ 3$)。

索拉非尼:国外一项 II 期随机临床研究,入组 189 例初治的转移性肾癌患者随机分为索拉非尼组或 IFN-α 治疗组。结果中位无进展生存时间:索拉非尼组为 5.7 个月,IFN-α 组为 5.6

个月。结果表明索拉非尼一线治疗转移性肾细胞癌的疗效与 IFN-α 相同。我国国内开展的一项索拉非尼治疗转移性肾癌的单臂临床研究,显示了良好的疗效。共入组 62 例,57 例可评价疗效。最佳疗效:PR11 例,CR1 例,稳定 36 例,总缓解率按意向治疗人群计算为 19.4%(11/62),按符合可评价疗效人群计算为 21.1%(11/57)。中位无进展生存时间为 11.7 个月,中位生存时间为 23.5 个月。

贝伐珠单抗联合 IFN-α:贝伐珠单抗单药对转移性肾细胞癌的疗效有限,但与 IFN-α 联合应用疗效显著提高。在美国开展的一项Ⅲ期临床研究(CALJB90206),649 例初治的转移性肾细胞癌,随机分组接受贝伐珠单抗联合 IFN-α 或 IFN-α 单药治疗。结果,贝伐珠单抗联合 IFN-α 显著提高客观有效率,贝伐珠单抗联合 IFN-α 为 30.6%,IFN-α 单药治疗为 12.4%,并延长中位无进展生存时间,贝伐珠单抗联合 IFN-α 的中位无进展生存时间为 10.2 个月,IFN-α 单药治疗为 5.4 个月(P=0.000 1)。EORTC 开展的另一项设计类似的Ⅲ期研究结果得出与 CALJB90206 相同的结果。

替西罗莫司:即 CCI-779,是 mTOR 的抑制剂。研究表明,CCI-779 一线治疗高危的转移性肾透明细胞癌疗效优于 IFN-α。Hudes 等报道的Ⅲ期临床研究。626 例初治的高危转移性肾细胞癌随机接受替西罗莫司单药、IFN-α 单药或替西罗莫司联合 IFN-α 的治疗。替西罗莫司单药 25mg,静脉输注,每周 1 次。结果表明,替西罗莫司和 IFN-α 单药组的客观有效率分别为 8.6% 和 4.8%,中位无进展生存时间分别为 5.5 个月和 3.1 个月(P=0.008),中位总生存时间分别为 10.9 个月和 7.3 个月(P<0.001),而联合组与 IFN-α 单药组的疗效无明显差别。

培唑帕尼(pazopanib,曾用名:帕唑帕尼):也是多靶点受体酪氨酸激酶抑制剂,其主要靶点为 VEGFR1-3、PDGFRα-β 和 c-Kit。培唑帕尼治疗转移性肾癌的临床数据来源于其国际多中心Ⅲ期临床研究,结果显示培唑帕尼的中心 PFS 为 11.1 个月,客观缓解率为 30%,显著优于安慰剂对照组,最终生存分析显示中位 OS 为 22.6 个月。另外一项培唑帕尼与舒尼替尼对照用于非劣性设计比较一线治疗转移性肾癌的国际多中心Ⅲ期临床研究(COMPARZ 研究),国内多家中心参与了该临床试验,结果显示培唑帕尼与舒尼替尼的中位 PFS 分别为 10.5 个月与 10.2 个月,ORR 分别为 33% 与 29%,中位 OS 分别为 28.4 个月与 29.3 个月,即培唑帕尼的疗效不劣于舒尼替尼,同时在生活质量评分方面培唑帕尼优于舒尼替尼。该研究共纳入包含中国受试者在内的 367 例亚洲患者,亚组分析显示亚洲患者培唑帕尼治疗组中位 PFS 为 8.4 个月,与欧美人群相比无显著性差异。

阿昔替尼(axitinib):为新一代 VEGFR 多靶点酪氨酸激酶抑制剂,其与索拉非尼对照用于晚期肾癌一线治疗的Ⅲ期临床研究结果显示中位 PFS 达到 10.1 个月,优于索拉非尼对照组,但未达到研究设定的统计学差异。亚组分析显示阿昔替尼对于接受过肾切除术以及 ECOG PS 评分为 0 的患者优势更显著。

目前国内缺乏阿昔替尼一线治疗转移性肾癌的临床数据,因此基于国外临床研究数据,CSCO 肾癌专家委员会推荐阿昔替尼可以作为选择性晚期肾透明细胞癌患者的一线治疗(推荐分类为 2B 类),具体用法为 5mg,2 次/d。

(2)二线治疗:传统上,转移性肾癌免疫治疗失败后缺乏标准的二线治疗方案,中位肿瘤进展时间只有 2.5 个月左右。临床研究证实,索拉非尼和舒尼替尼可显著延长免疫治疗失败的转移性肾细胞癌的无进展生存和总生存时间。而依维莫司可用于小分子酪氨酸及酶抑制剂失败的患者。

索拉非尼：TARGET 试验证实索拉非尼用于免疫治疗失败的转移性肾细胞癌的二线治疗能显著延长生存时间。903 例经一次系统治疗失败的晚期肾透明细胞癌，随机分组接受和索拉非尼（451 例）或安慰剂（452 例）治疗。结果表明，两组的疾病控制率（CR+PR+SD）分别为84% 和 55%。索拉非尼组的无进展生存期较安慰剂组延长一倍，分别为 5.8 个月和 2.8 个月（$P<0.000\ 01$），生活质量较安慰剂组明显改善。虽然在中期分析后允许安慰剂组进展的患者交叉接受了索拉非尼的治疗，但索拉非尼组的总生存期仍明显优于安慰剂组（19.3 个月 vs 15.9 个月，$P=0.015$）。

舒尼替尼：在两个样本量相对较小单臂的Ⅱ期临床试验中，舒尼替尼治疗细胞因子失败后的转移性肾细胞癌取得了较好的客观有效率和无进展生存。这两个试验分别入组了 63 例和106 例，经免疫治疗失败的转移性肾细胞癌，客观有效率分别为 44% 和 40%，中位无进展生存时间分别为 8.7 个月和 8.3 个月，第一个试验中患者的中位生存时间为 16.4 个月。

依维莫司（everolimus）：即 **RAD001**，是另一个 mTOR 抑制剂。Motzer 等（2008）开展的一项Ⅲ期临床试验结果证实依维莫司（RAD001），对索拉非尼或舒尼替尼治疗失败的转移性肾细胞癌有效。400 例经舒尼替尼（或）索拉非尼治疗失败的转移性肾细胞癌，按 2：1 随机分组接受依维莫司或安慰剂治疗。依维莫司的用法：10mg，口服，每日 1 次，连续服用至肿瘤进展或不可耐受。结果，依维莫司组的中位无进展生存时间为 4.0 个月，明显优于安慰剂组的 1.9 个月。依维莫司的主要不良事件发生率：胃黏膜炎占 40%，皮疹占 25%，疲乏占 20%，肺炎占 8%。

阿昔替尼：一项阿昔替尼与索拉非尼比较治疗细胞因子或 TKI 制剂治疗后进展的转移性肾癌的随机对照多中心国际Ⅲ期临床试验（AXIS 研究），结果显示阿昔替尼治疗能显著延长中位PFS，达 6.7 个月，客观有效率为 19%，中位 OS 为 20.1 个月。分层分析显示既往一线接受舒尼替尼治疗的患者，阿昔替尼治疗组较索拉非尼对照组显著延长了中位 PFS，分别为 4.8 个月与 3.4个月。

一项亚洲转移性肾癌患者二线接受阿昔替尼治疗的注册临床研究，设计与 AXIS 类似，其中大部分为中国患者，结果显示阿昔替尼和索拉非尼对照组的中位 PFS 为 6.5 个月与 4.8 个月，客观有效率为 23.7% 与 10.1%。亚组分析显示既往接受舒尼替尼治疗患者二线接受阿昔替尼的中位 PFS 为 4.7 个月。

（三）非透明细胞型肾细胞癌的治疗　晚期非透明细胞癌患者的治疗研究，由于样本量少，缺乏相应的大宗随机对照临床试验。舒尼替尼、索拉非尼以及依维莫司的扩大临床研究以及小样本的Ⅱ期研究显示这些靶向药物治疗非透明细胞型肾癌有效，但其疗效要差于透明细胞型肾癌。

1. **TKI 制剂**　依维莫司与舒尼替尼比较用于晚期非透明细胞癌一线靶向治疗的随机对照Ⅱ期临床研究（ASPEN 研究），结果显示舒尼替尼治疗改善了患者生存状态，中位 PFS 为 8.3 个月，而依维莫司治疗组为 5.6 个月，中位 OS 分别为 31.5 个月与 13.2 个月。

国内一项索拉非尼与吉西他滨、顺铂联合一线治疗晚期肾集合管癌的国内多中心Ⅱ期临床研究，初步结果显示客观有效率为 33.3%，中位 PFS 为 10 个月。

2. **mTOR 抑制剂**　预后评分为高危的患者，替西罗莫司的Ⅲ期临床研究（ARCC）研究纳入72 例非透明细胞癌患者，结果显示替西罗莫司治疗优于 IFN-α 治疗。伴有肉瘤样分化的肾细胞癌患者，预后差。靶向治疗及细胞因子治疗失败的患者，可考虑化疗或化疗联合靶向治疗。化疗药物可选择吉西他滨、多柔比星。

（四）靶向药物的不良反应 靶向药物不仅可产生与细胞毒药物同样的消化道反应、骨髓抑制和脱发等，还可产生一些靶向药物特有的不良反应，如皮肤毒性、心脏毒性、内分泌异常、代谢紊乱、高血压和出血等。肾癌靶向药物常见的共同副作用包括疲乏、皮肤毒性（皮疹、瘙痒、脱屑和受阻综合征）以及消化道反应（恶心、呕吐、腹泻和食欲减退）。这些药物大多数对血液学和肝肾功能的影响较小，但舒尼替尼和 CCI-779 可以对血液学产生明显的抑制作用，舒尼替尼所致的中性粒细胞和血小板减少的发生率为 60%~70%，尤其在亚洲人群中 3.4 度血小板减少的发生率可高达 20% 以上。

以抗 VEGF 为基础的抗血管生成药物一个共同的突出副作用是高血压，舒尼替尼、索拉非尼和贝伐珠单抗高血压的发生率分变为 24%、17% 和 26%。索坦可以引起心脏射血分数下降，发生率约为 10%，其中 3、4 度不良反应为 2%。索坦和索拉非尼均可导致甲状腺功能减退，发生率可分别高达 60% 和 24%，但大多数为亚临床型，部分患者需激素替代治疗。

mTOR 的抑制剂如替西罗莫司和依维莫司均可引起间质性肺病。替西罗莫司间质性肺病的发生率可高达 34%。mTOR 抑制剂还可以引起代谢紊乱，包括高血糖、高胆固醇和高甘油三酯症，发生率均在 25% 左右，其中 3/4 级血糖升高的发生率为 11%。在大肠癌的临床试验中，贝伐珠单抗还可引起胃肠道穿孔和伤口愈合障碍。

因此，在应用这些分子靶向药物之前，全面评估患者可能出现的不良事件及其高危因素，以及治疗过程中严密监测相应的指标尤为重要。

九、预后影响因素

影响肾癌患者预后最重要的因素是病理分期，此外，组织学分级、患者的行为状态评分、症状、肿瘤中是否有组织坏死，以及某些生化指标异常和变化等因素也与肾癌预后有关。一般认为乳头状肾细胞癌和嫌色细胞癌预后好于透明细胞癌；乳头状肾细胞癌 I 型预后好于 II 型；集合管癌预后较透明细胞癌差。但一项有关细胞亚型与肾癌患者预后的多中心研究结果显示肿瘤分期、分级相同情况下肾癌各亚型之间没有显著性差异。

目前尚没有公认的、可实施的早、中期肾癌预后评估系统。转移性肾癌患者预后评分建议采用 NCCN《肾癌临床实践诊治指南》推荐的转移性肾癌预后的危险因素评分（表 26-3），患者体能状态评分标准参见表 26-4。

表 26-3 转移性肾癌预后的危险因素评分

影响因素	异常标准
乳酸脱氢酶	大于正常上限 1.5 倍
血红蛋白	女性<11.5g/L，男性<13g/L
血清校正钙	>10mg/dl
确诊原发癌至全身治疗时间	<1 年
Karnofsky 评分	≤70 分
转移器官数目	≥2 个

注：低危，0 个危险因素；中危，1~2 个危险因素；高危，≥3 个危险因素。

表 26-4　体能状态评分标准

Karnofsky 评分（KPS,百分法）		Zubrod-ECOG-WHO（ZPS,5 分法）	
体能状况	评分 / 分	体能状况	评分 / 分
正常,无症状和体征	100	正常活动	0
能进行正常活动,有轻微症状和体征	90	症轻状,生活自在,能从事轻体力活动	1
勉强可以进行正常活动,有一些症状或体征	80		
生活可自理,但不能维持正常生活工作	70	能耐受肿瘤的症状,生活自理,但白天卧床时间不超过 50%	2
生活能大部分自理,但偶尔需要别人帮助	60		
常需人照料	50	肿瘤症状严重,白天卧床时间超过 50%,但还能起床站立,部分生活自理	3
生活不能自理,需要特别照顾和帮助	40		
生活严重不能自理	30		
病重,需要住院和积极地支持治疗	20	病重卧床不起	4
重危,临近死亡	10		
死亡	0	死亡	5

第 2 节　肾母细胞瘤

一、流行病学

（一）发病情况

肾母细胞瘤是小儿最常见的肾脏肿瘤,占儿童原发性肾脏肿瘤的 90% 以上,在全部儿童恶性肿瘤中居第五位,约占 6%,15 岁以下儿童每年发病率约为每百万人 7.6 例。肾母细胞瘤近 20 年在全球范围内的发病率无明显变化;英国每年大约有 70 名儿童被诊断为肾母细胞瘤,美国每年的新发病例约 500 例。曾有研究表明该病在黑色人种和女童中的发病率相对较高,而最新的数据否定了其在性别、黑或白种人中的差异,该病在亚洲人中的发病率约为欧美黑、白种人的一半。

我国上海地区肿瘤登记资料显示,15 岁以下儿童肾肿瘤发病率为每百万人 5.2 例,其中主要为肾母细胞瘤。北京儿童医院 40 年间经病理诊断恶性肿瘤 2 492 例,其中肾母细胞瘤 326 例,占 13%,为第二位。另有数据统计我国六所儿童医院诊断的恶性实体瘤中,肾母细胞瘤占 24%。

肾母细胞瘤多发生于 2~5 岁儿童,发病的中位年龄为 3.5 岁,75% 的患儿于 5 岁前发病,仅个别病例见于 15 岁以上青少年和成人,小于 8 个月的婴儿发病亦罕见。欧洲国际儿童肿瘤学会（International Society of Pediatric Oncology,SIOP）最近 10 年的研究表明,发病年龄是影响疾病转归的重要因素,小于 2 岁发病通常提示预后良好,大于 4 岁是影响预后的不利因素。10 岁以上发病的儿童、青少年预后较差,5 年生存率仅 63%。

第
26
章

　　肾母细胞瘤绝大多数为单侧肾脏发病,左、右两侧发病率无明显差异,平均发病年龄为男童 42 个月,女童 47 个月。3%~8% 的患者为同时或相继双侧肾脏发病,发病年龄一般早于单发病 例,男、女童的平均发病年龄分别为 30 个月、33 个月。年龄较小的单侧肾母细胞瘤患者对侧再 发肿瘤的可能性大,要密切随访对侧肾脏 3~4 年。肾外部位发病少见,仅占 0.5%~1%,主要包括 腹膜后、腹股沟、后纵隔、盆腔后部、骶尾部。

　　(二)危险因素

　　肾母细胞瘤由于发病年龄早而被认为是先天性疾病,致病因素尚不明确。有回顾性病例对 照研究发现接触咖啡因、尼古丁、农药、电离辐射、染发剂,从事电焊、机械制造业,其后代发生肾 母细胞瘤的概率较高,但目前无大样本的数据支持此结果。

　　(三)伴发畸形

　　肾母细胞瘤伴发各种先天畸形的比例为 10%,可分为过度增长综合征和非过度增长综合 征。过度增长综合征主要有偏身肥大(见于 2.5% 的肾母细胞瘤患儿,以身体不对称为特征), Beckwith-Wiedemann 综合征(见于 1% 的肾母细胞瘤患儿,表现为脏器肥大、脐膨出、偏身肥大、 小头畸形、巨舌、智力发育迟缓)。非过度增长综合征主要有虹膜缺如(见于 1.1% 的肾母细胞瘤 患儿,呈散发性,一般人群中仅 0.01% 发生此症)、泌尿生殖器畸形(见于 4.4% 的肾母细胞瘤患 儿,常见肾发育不全、异位肾、融合肾、重复肾、多囊肾、尿道下裂、隐睾、假两性畸形)、WAGR 综合 征(肾母细胞瘤患儿虹膜缺如、泌尿生殖器畸形、智力发育迟缓)、Denys-Drash 综合征(肾母细胞 瘤患儿合并性腺异常和肾病)。

二、病因学

　　肾母细胞瘤是胚胎性肿瘤,与肾发育过程中肾原始细胞分化异常有关,致肿瘤在形态、分子 构成上与胚胎肾相似,因此认为肾母细胞瘤是"肾源性剩余"发展形成的。后肾胚基细胞分化停 滞,残余细胞构成肾源性剩余,绝大多数可退化消失,不消退者可能进展为肾母细胞瘤。研究表 明大约 40% 的肾母细胞瘤伴有肾源性剩余,而在双侧发病的病例中发生率为 100%,而在正常肾 脏中肾源性剩余的检出率仅为 1%。

　　肾发育受转录因子、多肽生长因子等信号传导分子的调控,通过结合细胞表面受体激活特异 性的细胞内活动,因此,基因的精确表达或失活对肾脏的发育和功能至关重要。肾母细胞瘤的发 生与基因突变相关,包括原癌基因(主要位于 Wnt 传导通路)、抑癌基因、控制合成 miRNA 的基 因,具有遗传异质性,多为散发,也存在家族遗传现象。在肾脏发育过程中,基因突变发生的时间 和位点不同,导致肾母细胞瘤不同的形态特点。

　　WT1 基因是第一个被确认与肾母细胞瘤有关的基因,位于 11 号染色体短臂 13 区域 (11p13),含有 10 个外显子,可转录 4 种 mRNA,编码 WT1 蛋白。WT1 蛋白是一个转录调节因 子,抑制 *N-myc* 等促癌基因的表达,抑制生长反应因子 I(EGR-I)、类胰岛素生长因子 II(IGF- II) 等细胞增殖因子,从而调控细胞生长,若功能丧失可导致细胞过度增殖而发生肿瘤。*WT1* 基因 在胚胎肾和后胚肾分化的过程中表达水平高,可检测到 WT1mRNA,在成熟肾组织中表达很低, 说明 *WT1* 基因具有促分化的重要功能,若表达失活,则分化停滞导致肾源性剩余。散发性肾母 细胞瘤中,*WT1* 突变率约为 20%,在 WAGR、Denys-Drash 综合征等遗传相关病例中,几乎全部发 生突变。另外,研究显示在 *WT1* 基因失活的肾母细胞瘤中可见 B 连环蛋白的突变,提示可能涉

及 Wnt 信号传导通路。

　　WT2 基因是与肾母细胞瘤有关的第二个基因,目前已被认为是散发性肾母细胞瘤最常发生突变的基因,位于 11 号染色体短臂 15 区域(11p15),Beckwith-Wiedemann 综合征基因也位于11p15 区域,因此该畸形常与肾母细胞瘤伴发,*BWS* 基因和 *WT2* 基因是同一基因还是连锁的不同基因,还有待研究。胰岛素生长因子Ⅱ(*IGF-Ⅱ*)基因、*H19* 基因同样位于 11p15 区域,IGF-Ⅱ蛋白在肿瘤组织中的表达是正常组织的 30 倍,可能与 Beckwith-Wiedemann 综合征、肾母细胞瘤中细胞的异常增殖相关,*IGF-Ⅱ* 基因突变已被认为是肾母细胞瘤表观遗传学最常见的改变之一。

　　WTX 基因是与肾母细胞瘤相关的新基因,位于 X 染色体 q11.1 区域,约 30% 的病例存在*WTX* 基因的突变失活,此类病例一般不发生 *WT1* 基因突变,而与 *WT2* 基因突变密切相关。与常染色体基因发生双等位基因突变不同的是,靶向男性患者单个 X 染色体、女性患者的活性 X染色体的"一次打击"事件可致 *WTX* 基因突变,提示 X 染色体对肿瘤发生的重要作用。研究发现,下调 *WTX* 基因可促进 Wnt 信号通路的表达。

　　位于 17p 的抑癌基因 *TP53* 与多种肿瘤的发生相关,但在肾母细胞瘤中的突变率较低。75%的间变型肾母细胞瘤发生 *TP53* 基因突变,提示该突变可能是发生组织间变的因素之一。尽管*TP53* 基因与肾母细胞瘤的发生关系不大,但其突变提示预后不良,在肿瘤进展、复发、转移中起重要作用。

　　CTNNB1 基因编码的 Β 连环蛋白具有调节细胞黏附和基因转录的双重功能,*CTNNB1* 基因突变和 Β 连环蛋白过表达与经典 Wnt 通路激活相关,在肝肿瘤、乳腺肿瘤、卵巢和子宫内膜肿瘤的发展中发挥重要作用。已有研究证实肾母细胞瘤的发生与 Wnt 信号通路过表达有关,尤其是在发生 *WT1* 基因突变的患者中。而正常细胞和肾源性剩余中未见 *CTNNB1* 基因突变和 Β 连环蛋白过表达,说明 *CTNNB1* 基因突变是在肿瘤形成的后期发生的。

　　研究发现肾母细胞瘤患者存在原癌基因 *MYCN* 扩增,通常与弥漫性间变相关,偶然见于未发生间变的病例。与神经母细胞瘤相比,肾母细胞瘤发生 *MYCN* 基因扩增的数量较少。另有研究发现,约 20% 的肾母细胞瘤存在 1p 36、16q21~24 区域等位基因的杂合性缺失,且存在该突变的病例预后较差,总生存率低,复发风险高,对化疗的反应差。提示位于 1p、16q 的特定基因与恶性肿瘤随后进展的步骤有关,1p、16q 染色体的杂合性缺失已被认为是肾母细胞瘤危险度分层的分子生物标志物。

　　肾母细胞瘤有家族性发病的现象,约 1.5% 的患者有一个或以上的家庭成员患病,目前认为与家族易感性有关的基因有位于 11p13 区域的 *WT1*、17q12~21 的 *FWT1*、19q13 的 *FWT2*。经分析,三者不存在连锁关系,但其基因产物是否互相影响尚未得知。

　　在肿瘤的发病机制上,"二次打击"理论同样适用于肾母细胞瘤,这个理论认为肿瘤的发生是细胞发生两次突变的结果。例如在遗传性肾母细胞瘤中,第一次突变发生在生殖细胞结合为合子之前,则受累细胞形成的新个体的所有细胞都携带一个突变的等位基因,作为肿瘤发生的始动因素,后来任一细胞在相同或不同位点发生的基因突变,可作为第二次突变导致肿瘤的形成。因此,遗传性肾母细胞瘤发生年龄较早,且常为双侧发病或多发。而散发性肾母细胞瘤的第一次突变往往发生在胚胎期的体细胞,第二次突变发生在同一细胞的概率较低,因此多为单侧发病且发病年龄较迟。

除了上文介绍的基因位点,现有的文献还报道了其他与遗传性和散发性肾母细胞瘤发病相关的基因或其所在的染色体区域:11p13(*PAX6* 基因),11p15(*H19* 基因、*p57kip2* 基因),5q14,22q12,Xp22,2p24,11q14,rs807624。由此可见,肾母细胞瘤的发生是个复杂的过程,是一系列的遗传变异或至少不同的遗传事件累积的结果,现有的研究认为 *WT1*、*WT2* 基因突变是肾母细胞瘤发生的基础和始动因素,其他基因如 *WTX*、*TP53*、*CTNNB1* 的突变促进了肿瘤的发展。最新的研究关注 B 连环蛋白介导的 Wnt 信号传导通路、microRNA 的合成、炎性微环境等在发病机制中的作用。

三、病理学

(一) 大体形态

肾母细胞瘤可发生于肾实质的任何位置,肾外发病一般位于腹膜后肾脏附近且不与肾脏相连。肾脏可因肿瘤占位和压迫发生外形改变和结构破坏,可累及肾盂、肾盏,向输尿管发展,导致血尿和尿路梗阻。肾母细胞瘤呈大小不一的实质性肿块,多为球形、卵圆形、大结节状,罕见不规则形。由纤维组织和挤压的肾组织形成一层薄而脆的被膜,与正常肾组织分界明显,当肿瘤的构成细胞主要为胚基细胞时,肿瘤呈浸润性生长而边界不清。除以间质成分为主的肿瘤外,肾母细胞瘤一般质软而脆,在手术过程中易破裂出血,导致播散。

肿瘤切面多呈灰白色、鱼肉状,常伴有出血和坏死,则呈黄褐色,大量出血时可表现为巨大的假性囊肿,真性囊肿少见。5% 的肿瘤存在组织钙化,常呈蛋壳样位于肿物边缘。大体标本常需与其他肿瘤鉴别,如中胚叶肾瘤,其切面类似子宫肌瘤;如切面存在多个小病灶,常提示为肾母细胞增生伴发或不伴发肾母细胞瘤。

(二) 组织学形态

肾母细胞瘤最显著的组织学特点就是组织结构的多样性,由于组织差异较大,有时像癌,有时像肉瘤,因此很难描述一个典型的组织学形态。肾母细胞瘤由后肾胚基的肾脏原始细胞分化而来,大多包括上皮、间质、胚基三种组织成分,每种成分的分化程度不同,还可能包括骨骼肌、软骨、立方上皮等正常肾脏中不存在的组织。在光学显微镜下,上皮成分组织学形态多样,类似胚胎肾发育,如花环样的原始上皮结构、不规则的腺样结构、分化程度不等的管样结构、肾小球样细胞团。间质成分多为幼稚的间叶组织,包括未分化的间质细胞和不同量的横纹肌、平滑肌、神经纤维、脂肪、软骨等组织,偶见骨质。胚基成分呈现较一致的细胞形态,为小至中等大小的幼稚细胞,核呈圆形或卵圆形,核仁不明显,核染色质深且常见核分裂象,胞质中等量,散在分布或排列紧密,呈巢状,具有向周围组织侵袭的特性。在活检标本少或肿瘤呈极度低分化时可用超微结构、免疫组化来进行病理诊断,在电子显微镜下,肾母细胞的形态特点为含有丰富的桥粒、隆突的纤毛、稠密的绒毛。免疫组化的目的主要是确定肿瘤的组织来源,尤其是与神经源性的神经母细胞瘤相鉴别,另外 ki-67 指数可判断肿瘤组织的增殖能力,研究发现间质成分的增殖指数较低,对化疗的反应不明显,而对增殖指数较高的上皮、胚基成分而言,化疗后的高 Ki-67 表达往往提示转移风险和预后不良。

(三) 组织学类型

根据上皮、间质、胚基三种成分在肿瘤组织中所占的比例,将肾母细胞瘤分为不同的组织成分类型。若某种成分占 65% 以上,即为上皮型、间质型、胚基型;若均未达到 65%,则为混合型;

如以囊肿为主要成分则为囊肿型;以上各型中具有间变者为间变型。以往认为肾母细胞瘤的预后与其组织成分有关,未发生间变的肿瘤预后较好,还有研究对肾母细胞瘤进行术前化疗发现胚基型肿瘤预后较差,但后来的研究否定了这些观点。

NWTSG 提出根据肾母细胞瘤的细胞分化程度进行分型更有利于指导临床治疗和反应肿瘤的预后,因此将肾母细胞瘤分为两种组织学类型,即预后良好组织学类型(FH)和预后不良组织学类型(UH)。

1. 预后不良组织学类型　此型包括间变型肾母细胞瘤、肾透明细胞肉瘤、肾横纹肌样瘤。虽在全部肾母细胞瘤病例中仅占 10%,却占该病死亡病例的 60% 以上,预后较差。

(1)间变型肾母细胞瘤:间变型约占 5%,确诊年龄多在 1~2 岁,黑人多见。对化疗反应差,局部复发和肺转移的发生率高,预后差。间变多发生于上皮和胚基成分,间变肿瘤细胞的细胞核直径比同类其他肿瘤细胞大 3 倍以上,细胞核染色质明显增多、染色加深,存在多极核分裂象。根据间变的范围可分为局灶性间变和弥漫性间变,前者指间变的肿瘤细胞局限在肿瘤组织的某一或几个界限清楚的部位,后者则散在分布于整个肿瘤组织,常伴有肾血管侵袭,易发生肾外或远处转移,预后尤其差,多见于年龄较大的儿童。

(2)肾透明细胞肉瘤:肿瘤细胞呈梭形,大小规则,多分布于血管网周围,核仁不明显,胞质少,胞质染色较淡,光镜下呈透明状,嗜酸程度不一。易发生早期远处转移,多至骨,也可至脑、软组织,男性多发,恶性程度高。

(3)肾横纹肌样瘤:肿瘤细胞为形态一致的大细胞,细胞核大,核仁单一而明显,嗜酸性胞质充满整个细胞,在光镜、电镜下均见不到横纹肌成分。多发于 1 岁以下婴儿,易发生早期脑转移,常伴发神经系统肿瘤,预后很差。

2. 预后良好组织学类型　此型占绝大多数,预后较好,包括无间变的典型肾母细胞瘤、囊性部分分化肾母细胞瘤、肾横纹肌肉瘤。小儿时期发生的肾多发囊肿为良性病变,但其分隔中常有胚基细胞存在,具有发展为肾母细胞瘤的潜能,这部分病例被独立为囊性部分分化肾母细胞瘤。肾横纹肌肉瘤与不良组织学类型中的肾横纹肌样瘤相似,鉴别特征是可见胚胎性横纹肌成分,是肾母细胞瘤的罕见类型。

(四)肾源性剩余

肾母细胞瘤是由肾源性剩余发展形成的,二者在组织形态上既有区别,也有相似之处。肾源性剩余同样由上皮、间质、胚基三种细胞组成,大小、形态各异,根据其发生的位置,分为小叶内型、小叶周型。小叶内型不常见,约占全部肾源性剩余的 10%,多为单发,可发生于皮质、髓质、肾窦、肾盏壁,以间质成分为主,与正常肾单位界限不清,发生 *WT1* 基因突变,与 WAGR 综合征、Denys-Drash 综合征相关,与之相关肾母细胞瘤的中位发病年龄约为 18.5 个月。小叶周剩余占全部肾源性剩余的 90%,位于小叶周边,通常多个,以上皮、胚基成分为主,与正常肾单位界限清楚,发生 *WT2* 基因突变,与 Beckwith-Wiedemann 综合征、偏身肥大有关,与之相关的肾母细胞瘤的中位发病年龄约为 35.5 个月。小叶内型发展为恶性的风险高于小叶周型,而小叶周型与双侧肾母细胞瘤的发生相关。尸体解剖中肾源性剩余的发生率是临床肾母细胞瘤发生率的 100 倍,可见绝大部分肾源性剩余可退化消失而不形成肿瘤,因而对肾源性剩余不提倡常规切除,尤其是多发或发生于双侧肾脏时。因此,密切、反复观察病变的生长特点,对避免切除良性肾源性剩余、保留足够肾单位维持肾功能正常具有重要意义。

（五）转移方式

肾母细胞瘤可发生局部播散和远处转移。发生局部播散最早和最常见的部位为肾窦、肾血管、肾淋巴管，也可累及肾盂、肾盏，进而阻塞输尿管，引起血尿和梗阻。远处淋巴结转移最常见的部位是肾门淋巴结、主动脉旁淋巴结。血行转移易通过肾静脉向下腔静脉延伸，至右心房，继而转移至全身，以肺转移多见，占远处脏器转移的 80%，伴或不伴肺转移的肝转移占 15%。

四、临床表现

（一）腹部肿块　90% 以上的患儿以腹部肿块为首诊原因，初起因肿块较小且无其他症状不易发现，绝大多数患儿是家人在给小儿洗澡或更衣时发现。肿块通常位于上腹季肋部一侧，向胁肋部突出，触诊其表面光滑、实性、略可活动，无压痛；大者超越腹部中线，可出现肿瘤压迫症状，如气促、食欲减退、消瘦、烦躁不安等。

（二）腹痛　为第二常见症状，可因肿瘤浸润、出血、坏死或压迫邻近组织器官引起，表现为隐痛或胀痛，多不严重。部分患者因肿瘤自发破溃或因外伤、触诊破裂表现为严重腹痛、腹腔内出血、休克等。

（三）高血压　部分患者可出现高血压，与肿瘤本身产生肾素、肾实质缺血、肾血管受压等引起的肾素升高有关，通常肿瘤切除后血压可恢复正常。

（四）血尿　约 30% 患者有镜下血尿，10%~15% 有肉眼血尿，严重者可有血凝块。血尿因肿瘤侵犯肾盂、肾盏继发出血所致，并非肿瘤晚期表现。

（五）红细胞增多症　肿瘤产生促红细胞生成素，导致红细胞增多。

（六）并发畸形　智力障碍、偏身肥胖、虹膜缺如、巨舌、巨体、肾发育不全、泌尿生殖器畸形、两性畸形等。

（七）晚期表现　15% 患者就诊时已存在远处转移，常见转移部位是肺、骨、肝和脑转移。晚期患者可出现发热、贫血、恶病质。发热多为低热，与肿瘤释放蛋白质有关，提示肿瘤进展较快；贫血多因肿瘤内出血。

五、诊断

发现患儿上腹部有较光滑肿块，应考虑肾母细胞瘤的可能，X 线、超声、CT、MRI、PET-CT 检查对诊断具有重要意义。初始治疗前应完善检查，明确肿瘤的大小、位置、血供、与周围组织器官的关系，明确肿瘤是否侵入周围血管、周围淋巴结是否肿大、是否存在其他部位转移、对侧肾脏是否存在病变、肾脏功能是否正常等。

（一）影像学检查

1. X 线检查　静脉肾盂造影是诊断肾母细胞瘤的主要方法。可了解患侧肾盂、肾盏是否受压变形以及对侧肾脏的形态与功能，但约 1/3 患者因大部分肾组织被压缩或肾血管栓塞而肾脏不显影，另外检查方法烦琐，因此其临床应用价值不如超声和 CT。腹部 X 线片：可显示肿块影以及肿瘤是否钙化。肾母细胞瘤的特征性钙化为蛋壳征，因陈旧性出血所致。胸部 X 线片：肾母细胞瘤常见转移部位是肺，胸部 X 线片可初步诊断是否存在肺转移。肾动脉造影仅在下列情况下应用：①不能肯定肿物在肾内；②肿物太小不能用其他办法确定；③疑双侧肾母细胞瘤、判断是否做半肾切除；④肾脏不显影，不能用其他办法做出诊断。

2. **超声**　首选的筛查方法,尤其对诊断静脉肾盂造影不显影的病变有价值。超声可显示肾脏实性肿块,中低回声为主,内部常见坏死囊性变;可显示肿瘤血供情况,当血管阻力指数(RI)>0.63 时有较高的诊断价值;可评价对侧肾脏、肾静脉、下腔静脉及右心房癌栓情况;此外,还可提示肿瘤侵犯程度、分期、判断治疗反应等。

3. **CT 或 MRI**　可显示肾原发肿瘤的位置、大小、血供,与主动脉、下腔静脉的关系,肾静脉及下腔静脉是否存在瘤栓,腹膜后是否存在肿大淋巴结,是否存在远处转移等,从而进行准确的分期。有研究显示,术前行 CT 检查估测肿瘤容量,可取代肿瘤重量作为预后指标。

4. **PET-CT**　可显示肾原发肿瘤和全身其他部位的转移情况,亦可进行治疗后的评估和随访。

（二）实验室检查

需常规检测血常规、肝肾功能、尿常规,因肾母细胞瘤可发展为获得性血管性血友病故需检测凝血功能;肾母细胞瘤至今尚无诊断性肿瘤标志物,但可检测 VMA、HVA、LDH、AFP、NSE 与神经母细胞瘤等肿瘤进行鉴别。

（三）病理学检查

肾穿刺活检可引起肿瘤种植和扩散,视为禁忌。但有时需要活检明确病理类型或制订治疗方案,如影像学检查不典型、无法立即手术或双侧肾母细胞瘤时,但目前仍存在争议。

六、鉴别诊断

（一）神经母细胞瘤　神经母细胞瘤起源于肾上腺,但侵犯肾脏时影像学往往难以与肾母细胞瘤鉴别。神经母细胞瘤肿块质地较硬,固定,表面结节状,常跨越中线到对侧。易早期转移至颅骨和肝,静脉尿路造影可见被肿瘤向下推移的正常肾脏,患者常有发热、贫血、骨痛。骨髓检查可发现神经母细胞瘤侵犯骨髓,尿儿茶酚胺和 VMA 升高有助于诊断。

（二）巨大肾积水　病程长,可有腹痛,并发感染时发热,可见脓尿。肿块光滑、囊性感,超声检查易于鉴别。

（三）腹膜后畸胎瘤　病程长,肿块光滑,部分呈囊性,腹部平片常有骨骼、牙齿影,静脉肾盂造影可见肾受压移位。良性者无远处转移,恶性者 AFP 升高。

七、分期

儿童肾母细胞瘤的分期不同于成人肿瘤的 TNM 分期。目前常用的是美国肾母细胞瘤研究组(National Wilms Tumor Study Group,NWTSG)和欧洲国际儿童肿瘤学会(International Society of Pediatric Oncology,SIOP)制订的分期。因手术时期不同而存在部分差异,前者是手术 - 病理分期系统,后者是先术前化疗、后行手术的术后分期。

（一）NWTSG-5/COG 分期

Ⅰ期:肿瘤局限于肾脏,可被完整切除;肾被膜完整;手术切除前没有破溃、活检,未累及肾窦;手术切缘净;淋巴结阴性。

Ⅱ期:肿瘤突破肾脏,仍可完整切除;肾窦或肾实质外血管有瘤栓或肿瘤侵犯。

Ⅲ期:局限于腹部的非血行转移性肿瘤:淋巴结转移,肿瘤破溃,手术切缘不净,肿瘤未完整切除,肿瘤穿透腹膜表面,有活检史。

Ⅳ期：发生血行转移至肝、肺、骨、脑等部位，或腹盆腔以外的淋巴结转移。

Ⅴ期：双侧肾脏受累，双侧肾脏病变最好分别确定分期。

（二）SIOP 分期

Ⅰ期：肿瘤局限于肾脏，如超出肾脏则存在纤维性假包膜；肾窦血管未受累。

Ⅱ期：肿瘤突破肾脏进入肾窦、肾周脂肪、邻近器官或下腔静脉等；完整切除，切缘净。

Ⅲ期：肿瘤未完整切除，腹腔淋巴结转移，肿瘤穿透腹膜表面；血管或输尿管切缘有瘤栓，术前或术中出现肿瘤破溃。

Ⅳ期：发生血行转移至肝、肺、骨、脑等部位，或腹盆腔以外的淋巴结转移。

Ⅴ期：双侧肾脏受累，双侧肾脏病变最好分别确定分期。

八、治疗

肾母细胞瘤对化疗和放疗都很敏感，经过以手术、化疗和放疗为主的综合治疗，儿童肾母细胞瘤的治疗有了很大进步，目前生存率提高到 90% 以上。

（一）手术治疗

手术治疗是主要的治疗手段。肾母细胞瘤确诊后不论是否存在转移均建议手术切除原发肿瘤。在术中仔细探查肿瘤的范围，如肝、主动脉周围、下腔静脉、淋巴结、对侧肾脏受浸润情况，以明确肿瘤扩散范围，做出确切的术后分期，指导进一步的放疗、化疗。不同于成人肾切除手术的腹膜后入路，儿童肾母细胞瘤采取腰肋部侧后切口，推荐采取脐上肋缘下横弧形经腹切口。这种术式能充分暴露手术视野，便于术中探查区域淋巴结，对可疑转移的淋巴结需切除行病理学检查。对晚期患者不宜过分追求完全切除，术后化疗、放疗通常可清除残余肿瘤。手术方式有根治性肾脏切除术和部分肾脏切除术。推荐行根治性肾脏切除术，切除范围包括患侧肾脏、淋巴结清扫、同侧肾上腺，目前认为术中肿瘤破溃或淋巴结清扫不足将影响生存，NWTSG 建议淋巴结清扫至少 7 枚以上；同侧肾上腺切除目前存在争议，有一项研究显示行同侧肾上腺切除并未提高 5 年生存率，而术中肿瘤破溃率升高。部分肾切除术多用于马蹄肾、孤立肾、同时性或异时性双侧肾母细胞瘤等。在单侧肾母细胞瘤中采用部分肾切除术存在争议，单侧肾母细胞瘤行部分肾脏切除术的指征较为严格，要求肿瘤局限于肾脏的一极，肿瘤小于肾实质的 1/3，没有肾血管和集合系统侵犯。而肾母细胞瘤在诊断时绝大多数为局部晚期，仅不到 5% 的病例有部分切除的机会。

（二）放射治疗

肾母细胞瘤对放疗十分敏感，常进行瘤床放疗、全腹放疗、全肺放疗。Ⅰ期和Ⅱ期预后良好型不需行放疗；Ⅲ、Ⅳ期预后良好型和Ⅱ、Ⅲ、Ⅳ期预后不良型均需行瘤床放疗；对于全腹播散者需行全腹放疗，推荐剂量 10.8Gy；对于肺转移者可行全肺放疗，推荐剂量 12Gy。目前对于评价肺转移的影像学检查手段存在争议。在一项回顾性研究中，仅有 CT 发现肺结节的病例，根据治疗情况分为两组：三药联合（ACTD+VCR+ADM）± 放疗组和两药组，5 年 EFS 率分别为 80%和 56%，差异具有显著性，但 5 年 OS 率没有明显差异，分别为 87% 和 86%。一项来自欧洲的研究采用 X 线评价肺转移病灶，234 例初诊Ⅳ期肺转移的肾母细胞瘤患者，首先接受 9 周术前化疗，然后评价肺转移灶对治疗反应，完全缓解者继续原方案化疗，5 年 OS 率为 88%；仍有肿瘤残存但可以手术切除者行手术治疗并行放疗，5 年 OS 率为 92%，仍有肿瘤残存但不可手术切除者需接受更强烈的方案化疗 9 周，如果完全缓解则继续化疗，若仍有残留则继续化疗至 34 周并给予放疗,5 年 OS 率为 48%;预后不良型即使给予强方案化疗,5 年 OS 率仅有 33%。COG-AREN0533 正在对仅有 CT 发现的肺转移的预后良好型肾母细胞瘤是否可以不行全肺放疗进行研究;入组患者接受 6 周的三药联合化疗,然后评价肺转移灶对治疗的反应。对于完全消失的病例不行全肺放疗,继续原方案化疗,对于仍有肿瘤残存的三药联合基础上加用环磷酰胺和依托泊苷,同时行全肺放疗,目前已完成入组,期待研究结果。

（三）化学治疗

目前专注于肾母细胞瘤研究的国际研究中心有美国肾母细胞瘤研究组(NWTSG,2001 年合并 COG 儿童肿瘤组)、欧洲国际儿童肿瘤学会(SIOP)、英国儿童癌症学组(UKCCSG)、德国儿科肿瘤学组(GPO)、意大利的儿童血液肿瘤协会(AIEOP)。其中 NWTSG/COG 和 SIOP 是最主要的两大组织。

NWTSG/COG 和 SIOP 对术前化疗存在争议。SIOP 认为术前化疗可缩小肿瘤,减少术中破溃,降低分期,利于肿瘤完整切除,减轻化疗和放疗的强度,消除或缩小腔静脉、右心房瘤栓,同时术前化疗的反应可提供有价值的预后信息,因此推荐治疗模式为术前化疗 + 手术 + 术后化疗 ± 放疗。NWTS 则认为术前化疗导致肿瘤细胞坏死,使病理组织学分型不准确;改变分期信息,使临床分期不准确,给术后治疗带来一定困难,术后治疗可能存在强度不足或治疗过度;存在漏诊双侧肾母细胞瘤和误诊的可能,例如在 SIOP-9 研究中,术前临床诊断肾母细胞瘤接受术前化疗的 511 例患者中 28 例术后证实为非肾母细胞瘤,误诊率为 5%,其中 1.8% 为肾脏良性病变,因此对于多数患者推荐治疗模式为手术 + 术后化疗 ± 放疗。不过双方均认为在下列情况下应进行术前化疗:①肿瘤巨大难以切除(肿瘤直径 ≥10cm),估计术中易破溃;②肿瘤边界不清,侵及临近器官,手术必须切除临近器官(例如脾脏、胰腺、结肠,肾上腺除外);③患者全身情况较差,难以耐受手术;④下腔静脉内瘤栓达肝静脉水平或以上;⑤Ⅳ期远处转移;⑥双侧肾母细胞瘤;⑦孤立肾;⑧马蹄肾。

1. SIOP-01 推荐的肾母细胞瘤治疗原则

Ⅰ期:术前 VA 方案化疗 4 周,手术切除肿瘤,术后 VA 方案化疗 4 周,不需接受放疗。

Ⅱ期:术前 VA 方案化疗 4 周,手术切除肿瘤,术后 VDA 方案化疗 27 周,淋巴结阴性者不需接受放疗,淋巴结阳性者腹部放疗,15Gy。

Ⅲ期:术前 VA 方案化疗 4 周,手术切除肿瘤,术后 VDA 方案化疗 27 周,腹部放疗 15Gy。

Ⅳ期:术前 VDA 方案化疗 6 周,手术切除肿瘤;9 周后达 CR 者 VDA 方案化疗 27 周,9 周后未达 CR 者 ICED 方案化疗 34 周;肺转移灶消失者无需放疗,肺转移灶未完全消失者 12Gy。

2. NWTSG/COG 推荐的术后辅助治疗策略　对于多数患者倾向于先做手术,后行辅助化疗。1969—2001 年,NWTSG 完成了 5 个阶段的临床研究。

Ⅰ期所有病理类型和Ⅱ期预后良好型的肾母细胞瘤,采用先手术切除,术后给予 EE-4A 方案,具体为放线菌素 D(ACTD)联合长春新碱(VCR)化疗 4.5 个月。NWTSG-5 对极低危组是否单纯手术治疗进行了研究。入选Ⅰ期、预后良好型、年龄小于 24 个月、肿瘤重量小于 550g 的肾母细胞瘤患者,行单纯手术治疗,中位随访 2.8 年时,75 例患者中 11 例复发转移,2 年 EFS 率为 86.5%,低于预期的 90%,研究提前终止;随访 8.2 年时,5 年 EFS 率为 84%,标准治疗组为 97%,而两种治疗方法的 5 年 OS 率无明显差异,分别为 98% 和 99%。进一步分析原因,考虑与单纯手术患者复发后通过挽救治疗仍可获得长期生存。因此极低危组单纯手术治疗目前不作为标准治疗,仍需临床研究验证。

Ⅲ、Ⅳ期预后良好型和Ⅱ、Ⅲ、Ⅳ期局灶间变型肾母细胞瘤,采用手术切除肿瘤和患侧肾脏,术后给予 DD-4A 方案化疗:ACTD+VCR+ 多柔比星(ADM)化疗 6 个月及术后放疗,放疗范围包括瘤床(即原发肿瘤和已切除的肾脏范围),肿瘤破裂导致严重污染腹腔或腹腔播散时行全腹放疗,肺转移患者可予全肺放疗。

Ⅱ、Ⅲ、Ⅳ期弥漫间变型肾母细胞瘤,手术切除肿瘤和患侧肾脏,术后化疗方案为 Regimen Ⅰ:VCR+ADM+CTX+VP-16 方案化疗 6 个月;术后配合腹部放疗,肺转移患者行全肺放疗。

3. NWTSG-5 推荐的化疗方案

(1)EE-4A 方案(18 周)

VCR:体重≤30kg,0.05mg/kg 从第 1 周开始,1 次 / 周,共 10 次;0.067mg/kg 于第 12、15、18 周各 1 次。

体重>30kg 1.5mg/m^2(最大 2mg)从第 1 周开始,1 次 / 周,共 10 次;2.0mg/m^2(最大 2mg)于第 12、15、18 周各 1 次。

Act-D:15μg/kg d1-5(或 45μg/kg d1)于第 0、3、6、9、12、15、18 周各 1 次。

(2)DD-4A 方案(24 周)

VCR:体重≤30kg,0.05mg/kg,从第 1 周开始,1 次 / 周,共 10 次;0.067mg/kg,于第 12、15、18、21、24 周各 1 次。体重>30kg,1.5mg/m^2(最大 2mg),从第 1 周开始,1 次 / 周,共 10 次;2.0mg/m^2(最大 2mg)于第 12、15、18、21、24 周各 1 次。

Act-D:15μg/kg d1~5(或 45μg/kg,d1)于第 0、6、12、18、24 周各 1 次。

ADM:1mg/kg d1,于第 3、9 周各 1 次;体重≤30kg,1.5mg/kg d1,第 15、21 周各 1 次;体重>30kg,45mg/m^2 d1,第 15、21 周各 1 次。

(3)Regimen Ⅰ方案(24 周)

VCR:体重≤30kg,0.05mg/kg,第 1、2、4、5、6、7、8、10、11 周各 1 次;0.067mg/kg,于第 12、13、18、24 周各 1 次。体重>30kg,1.5mg/m^2(最大 2mg)第 1、2、4、5、6、7、8、10、11 周各 1 次;2.0mg/m^2(最大 2mg),于第 12、13、18、24 周各 1 次。

ADM:1mg/kg d1 于第 0、6、12、18、24 周各 1 次。

CTX:体重≤30kg,14.7mg/(kg·d)d1~3,第 3、9、15、21 周各 1 次;14.7mg/(kg·d)d1~5,第 6、12、18、24 周各 1 次。体重>30kg,400mg/(m^2·d)d1~3,第 3、9、15、21 周各 1 次;400mg/(m^2·d)d1~5,第 6、12、18、24 周各 1 次。

VP-16:体重≤30kg,3.3mg/(kg·d)d1~5,第 3、9、15、21 周各 1 次。体重>30kg,100mg/(m^2·d)d1~5,第 3、9、15、21 周各 1 次。

NWTSG-5 研究发现肿瘤特异性复合染色体 1p 和 16q 杂合性缺失(LOH)与预后良好组织型肾母细胞瘤(FHWT)的不良转归具有相关性,接受 EE4A 方案治疗的无 LOH 的 Ⅰ/Ⅱ期患儿 4 年 EFS 率为 91.2%,伴 LOH 者为 74.9%;接受 DD4A 方案治疗的无 LOH 的 Ⅲ/Ⅳ期患儿 4 年 EFS 率为 83%,伴 LOH 为 65.9%。目前正在进行的 AREN0533/AREN0532 研究旨在评估增效治疗能否改善伴 1p/16q LOH 的 FHWT 患儿的 EFS,其中 Ⅰ/Ⅱ期患儿接受 DD4A 方案化疗,Ⅲ/Ⅳ期患儿接受 M 方案(VCR/DACT/DOX 交替环磷酰胺 / 依托泊苷)和放射治疗。2015 年 ASCO 发布的首轮研究显示与接受 DD4A 方案治疗历史对照组相比,M 方案可改善伴 LOH 1p/16q 的 Ⅲ/Ⅳ期 FHWT 患儿的 EFS。

(四)Ⅴ期或双侧肾母细胞瘤的治疗

Ⅴ期或双侧肾母细胞瘤累及双侧肾脏,可分为同时性和异时性两种;同时性患者占所有肾母细胞瘤的 4%~7%,其发病年龄早、中位发病年龄 2.3 岁,组织学预后不良型较单侧多见,常合并畸形如睾丸下降不全、尿道下裂、输尿管重复畸形等,预后差。双侧肾母细胞瘤患者因肾功能不全引起生活质量下降和需要肾移植的可能性更大,这就要求在治疗疾病的同时需保留尽可能多的肾组织并避免治疗相关的并发症。因此双侧肾母细胞瘤在诊断和治疗上不同于 I ~ Ⅳ 期病例。

诊断上,NWTS-5 研究建议初始活检,结合影像学检查明确两侧分期然后行术前化疗,但最终数据显示有相当一部分病例术前活检为预后良好型但术后病理证实为间变型。目前认为间变型通过活检很难诊断,且活检不会改变治疗反而可能使分期上升、增加局部复发风险,所以最近的 NWTSG/COG 研究推荐如果影像学表现符合肾母细胞瘤可以不行活检。

治疗上目前尚无标准推荐,在单侧肾母细胞瘤治疗策略上,欧洲国际儿科肿瘤学会 SIOP 与 NWTSG/COG 对是否进行术前化疗存在争议,但两者在双侧肾母细胞瘤治疗方案上意见一致,都建议先行全身化疗,待病灶缩小后行部分肾切除术。美国儿童肿瘤协作组给出的双侧肾母细胞瘤治疗方案是:新辅助化疗 6 周后进行影像学评估,肿瘤明显缩小、能够切除者立即手术;无化疗反应或反应轻微者,进行活检,明确诊断和组织学类型后调整化疗,无论再次化疗反应如何,均须在 12 周内手术。SIOP 给出的治疗方案是:放线菌素 D 联合长春新碱新辅助化疗 4 周后,行超声评估治疗反应,若肿瘤体积缩小 50% 以上,继续原方案治疗;若肿瘤无明显缩小或进展,在原两种药物的基础上增加多柔比星,若有效,则继续下一疗程的化疗。当影像学检查评估可行部分肾切除时,即接受保留肾单位的手术;如肿瘤大小无明显变化,影像学评估仍不可手术,需组织专家组会诊,进行强化化疗,后通过 CT 或 MRI 评估肿瘤是否可切除。术后化疗则根据两侧肿瘤最高的分期和最差的组织类型决定。

手术治疗通常采用部分肾脏切除术,主要根据肿瘤的大小、位置及对化疗的反应决定同时切除还是先后切除。

放疗在双侧肾母细胞瘤的应用越来越少,如在 NWTSG-2、3 研究中有 57% 接受放疗,在 NWTSG-4 中则只有 21.4% 接受放疗,主要因为对肾脏和瘤床的放疗可引起肾功能下降同时加重蒽环类药物的毒性,目前主要用于 Ⅱ、Ⅲ 期预后不良型。

预后:NWTSG-4 研究显示预后良好型双侧肾母细胞瘤的 8 年 EFS 率和 OS 率分别为 74%、89%,间变型双侧肾母细胞瘤 8 年 EFS 率为 40%,OS 率为 45%。NWTSG-5 研究中双侧肾母细胞瘤的 4 年 EFS 率和 OS 率分别是 61% 和 81%,而间变型 4 年 EFS 率和 OS 率分别是 44% 和 55%。SIOP-9 研究中 5 年 OS 率是 85%。

（五）复发性肾母细胞瘤治疗

肾母细胞瘤大多数复发发生在诊断后 2 年内。复发性肾母细胞瘤的治疗需考虑既往治疗、组织学类型、复发部位等因素。一般来说,分化良好型或低风险,初始分期 I 期 / Ⅱ 期,初始化疗方案中含长春新碱、放线菌素 D,距初诊大于 12 月,既往未行放疗的复发性肾母细胞瘤预后较好。在复发性肾母细胞瘤中,依托泊苷、卡铂、异环磷酰胺单药的有效率分别为 42%、52%、52%;两药联合方案如依托泊苷联合卡铂或异环磷酰胺有效率为 60%~70%;三药联合(依托泊苷、卡铂、异环磷酰胺)方案的有效率达到 80%,其中 CR 率为 27%。

九、预后

化疗、放疗及手术的综合应用显著改善了肾母细胞瘤患者的预后。肾母细胞瘤的预后因素包括组织学类型、分期、发病年龄及 1p/16q 杂合子缺失状态等。发病年龄与预后相关,对 SEER 数据库的资料进行分析提示成人肾母细胞瘤预后比儿童肾母细胞瘤差,可能与肿瘤生物学行为、误诊、不准确的分期、治疗不足等有关。在预后良好型肾母细胞瘤中大约 5% 合并染色体 1p 和 16q 杂合子缺失,这部分患者的复发和死亡风险明显升高。

第 3 节　尿路上皮癌

尿路上皮癌是泌尿系统常见的恶性肿瘤之一,可以发生于被覆尿路上皮的任何部位,主要包括肾盂、输尿管、膀胱癌、尿道和脐尿管,其中膀胱癌占绝大部分(85%~90%),肾盂癌约占 8%,输尿管癌和尿道癌约占 2%,脐尿管尿路上皮癌极少见。根据发生部位的不同可分为上尿路尿路上皮癌(肾盂和输尿管)和下尿路尿路上皮癌(膀胱、尿道和脐尿管)。

一、流行病学

2012 年 GLOBOCAN 统计全球共新发膀胱癌患者 429 793 例,死亡 165 084 例,发病率占恶性肿瘤的 9 位,死亡率占恶性肿瘤的第 13 位。其发病率具有地区差异、人种差异和性别差异。约 55% 的膀胱癌病例和 43% 的膀胱癌死亡病例发生在具有高人类发展指数(HDI)的占世界人口 20% 的国家中,相反,只有 5% 的膀胱癌病例发生在低 HDI 国家。在西南欧、北美、北非和西亚的男性中发病率最高。男性患者膀胱癌高发,是女性患者的 3~4 倍。故在高 HDI 国家的男性人口中发病率最高,达 16.7/10 万,而在低 HDI 国家的女性中发病率最低。年龄标准化率(ASR)的发病率和死亡率在北美和欧洲呈上升趋势,西亚和北非的一些国家也具有高发病率和死亡率,尤其是这些国家的男性人口中。相反,在中南美、撒哈拉以南非洲和东南亚发病率和死亡率均很低。例如发病率,西班牙 ASR 为 36.7/10 万,意大利 ASR 为 33.2/10 万,而波兰仅为 20.2/10 万。自 1990 年以来,西欧和北欧的发病率基本稳定或呈下降趋势,但南欧和中东欧却呈上升趋势。欧洲的膀胱癌死亡率在世界范围内也是最高的,东欧国家波兰 ASR 为 8.4/10 万,南欧国家西班牙 ARS 为 8.2/10 万,在大多数欧洲国家的男性中死亡率呈下降趋势。在亚洲,中亚和东亚的发病率和死亡率均较低,而西亚则两者均较高。例如,土耳其 ASR 为 26.4/10 万,以色列 ASR 为 25.1/10 万;而东亚发病率最高的日本和韩国 ASR 也仅为 9.6/10 万和 9.4/10 万。

根据 2019 年《中国肿瘤登记年报》,我国膀胱癌发病率为 6.61/10 万,位于常见肿瘤第 9 位。城市发病率为 8.11/10 万,高于农村发病率。男性发病率高于女性,男性发病率为 9.78/10 万位于常见肿瘤第 7 位,女性发病率在 10 位之外。同期膀胱癌的死亡率为 2.60/10 万,城市死亡率高于农村,男性死亡率高于女性。膀胱癌发病率在年轻人中处于较低水平,45 岁以后逐渐升高,85 岁左右达到峰值;农村发病高峰同样出现在 80 岁左右。膀胱癌死亡率在 60 岁前的患者中处于较低水平,60 岁以后的患者逐渐升高,85 岁左右死亡率最高。根据中国肿瘤死亡报道(全国第三次死因回顾抽样调查),我国男性和女性膀胱癌死亡率均呈上升趋势。2004 年至 2005 年我国膀胱癌死亡率为 1.41/10 万,中标率为 0.85/10 万,居恶性肿瘤死亡的第 14 位,占 1.04%,按性别统计,男性膀胱癌死亡率为 2.13/10 万,女性 0.66/10 万,男性中标率为 1.40/10 万,女性为 0.36/10 万,男性是女性的 3.9 倍。

二、病因学

（一）吸烟　膀胱癌患病的重要危险因素是吸烟,在吸烟人群患膀胱癌的风险是不吸烟者的 2~4 倍,戒烟后比持续吸烟患膀胱癌危险性降低 30%~60%。吸纸烟、雪茄、用烟斗吸烟和被动吸烟都会增加膀胱癌患病风险。在西方发达国家,吸烟对导致男性和女性膀胱癌的归因危险度百分比分别为 25%~60% 和 20%~33%。国内的一项研究发现上海市区男性膀胱癌患者的死亡率,吸烟者是不吸烟者的 1.91 倍,人群归因危险度为 33.4%。30%~50% 的膀胱癌患者曾吸烟,停止吸烟后患病风险下降。且患膀胱癌危险与烟草的类型、开始吸烟年龄、吸烟长短、吸烟量与吸烟深度等因素有关。吸黑色的烟草的危险度是吸黄色烟草的 3 倍,无过滤嘴香烟危险度增加 35%~50%。

在烟草中包含 60 多种致癌物,其中多是多环芳香烃（PAHS）,例如苯并芘和芳族胺及 2- 萘胺和 4- 氨基联苯等。另外,焦油和某些烟草烃也是膀胱癌的诱因。近年来,被动吸烟的危害也受到关注,Zeegers 等的一项前瞻性队列研究显示,被动吸烟者血、唾液和尿中尼古丁代谢产物可替宁的水平显著升高,且尿中水平还与暴露被动吸烟的量有关。

（二）职业接触　职业接触也是膀胱癌的主要危险因素。16%~24% 的膀胱癌患者有职业接触史。1895 年,在德国发现染料工人膀胱癌发病率升高,随后在欧美其他国家发现了同样的问题,动物实验也证实了 β - 萘胺和联苯胺增加癌症风险。另外,橡胶、制革、油漆等行业也会增加膀胱癌患病风险。1987 年国际癌症研究中心（IARC）已将联苯胺列为致癌物,膀胱癌也是第一种可由化学物质引起的人类肿瘤。

1. **芳香胺**　2- 苯胺是芳香胺中最强致癌物,其次是联苯胺、4- 氨基联苯、4- 硝基联苯和金胺等。常见于印染和橡胶轮胎公司。意大利的一项研究表明,染料厂接触芳香胺工人中死于膀胱癌的风险提高 46 倍。在我国的染料厂中统计,男性膀胱癌发病高于全国平均水平 4.1 倍。另一项研究中,生产和使用联苯胺工人中膀胱癌明显高发,是上海市居民 25.2 倍。并且发病与接触联苯胺的程度正相关。为此,β - 奈胺、4- 氨基联苯（4-ABP）和联苯胺在西方国家被禁止使用,相对危险度在接触停止后趋于降低,但是绝对危险度降低无统计学意义。

有研究发现染发剂有可能会导致膀胱癌患病风险增加,20 世纪 70 年代,长期使用染发剂（每月使用 ≥1 次）的女性在排除了吸烟等干扰因素后,患膀胱癌的风险增加 2.1 倍,在使用染发剂超过 15 年后风险增加至 3.3 倍。而从事洗发美容工作 10 年以上的美发师患膀胱癌的风险为 5 倍。

2. **多环芳烃（PAHs）**　与多环芳烃相关的职业主要有冶铁、冶铝、煤气、焦炭、煤焦油等生产。挪威一项回顾性队列研究显示,1953—1996 年在冶铝工厂工作的 11 103 名男性工人（多环芳烃暴露）比挪威全国的膀胱癌发病率危险性增高 1.3 倍（95% CI 1.1~1.5）,且有随着多环芳烃暴露程度增加而增高。一项 meta 分析汇总 40 篇关于铸造业工人膀胱癌流行病学研究的文献显示,冶金行业工人患膀胱癌风险提高 1.11 倍,其中铝熔炼工人多环芳烃暴露与膀胱癌之间存在正相关,

3. **油漆**　美国 4 万余名油漆工人的长达 15 年的队列研究的显示与美国一般人群相比,油漆工人患膀胱癌的风险提高 1.23 倍（95% CI 1.05~1.43）,瑞典的肿瘤登记资料显示男性油漆工和画家患膀胱癌的风险分别为普通人群 1.2 倍和 1.5 倍。

4. **铅**　铅对于膀胱癌的致病风险尚不明确,1987 年国际癌症研究中心认为铅有导致肿瘤的

动物实验证据,但人类致癌证据不充分,将无机铅及铅的化合物列为 2B 组。上海一项回顾性队列研究显示,有铅史且超过 20 年的工人患膀胱癌的风险提高 6.66 倍(95% *CI* 2.83~13.01)。然而其他一些研究认为职业接触铅与膀胱癌无关。

5. 尾气　尾气分为柴油机尾气和汽油机尾气,国际癌症研究中心分别将其一起列为 2A 组和 2B 组。一项针对白种男人膀胱癌患者的研究显示卡车司机中患膀胱癌的风险是普通人群的 2.1 倍,*P*<0.05),且工作时间越长,患病风险越高,并且柴油机卡车司机的患病风险更加明显。

6. 碳黑　碳黑和膀胱癌发病之间存在一定联系。一项意大利的研究显示搬运碳黑的男性工人膀胱癌标准化发病率明显升高(SIR=204,95% *CI* 112~343)。

（三）膳食因素　饮食与膀胱癌关系的研究显示多吃新鲜蔬菜、水果对避免膀胱癌有作用,而高脂肪、胆固醇、煎炸食物和红肉可能增加膀胱癌的危险。一项新加坡的队列研究显示豆制品可能增加膀胱癌的危险。有观点认为对膀胱癌而言,维生素 A、维生素 B_6、维生素 C、维生素 E 和锌有显著的保护作用美国加洲一项研究显示,维生素 A 和维生素 C 与膀胱癌患病风险呈负关联(分别为 *P*=0.004 和 *P*=0.02)塞尔维亚和日本的两项病例研究也显示多食用绿色蔬菜膀胱癌的患病风险减少,同时进食蛋类和肉类使膀胱癌患病风险增加。

（四）液体摄入　一项针对 4 万余名参与者的前瞻性调查,发现液体摄入总量与膀胱癌患病风险呈负相关。可能的原因是、排尿次数少、尿液浓缩使膀胱上皮与尿液中的致癌物质的接触增加,这一假设已得到动物实验的证实。国内报道饮用水中的氯可能是膀胱癌的危险因素。我国重庆的一项病例对照研究结果显示长期饮用含氯饮用水与膀胱癌发生有关,且随着饮水量及饮用年限增加而增大。摄入液体种类研究显示苏打水、咖啡和酒与膀胱癌患病相关;矿泉水、脱脂乳和酸奶可避免膀胱癌患病。

（五）性别与年龄　有研究显示,男性膀胱癌的发病率约为女性的 3~4 倍。年龄也是膀胱癌患病一个重要的因素,主要为老年人患病。平均患病年龄男性是 69 岁,女性为 71 岁,且随年龄增加而明显升高。

（六）药物　非那西汀可能与膀胱癌患病相关,而非阿司匹林类的非甾体抗炎药物可以降低膀胱癌的危险性。苯巴比妥可以降低膀胱癌的发病率。环磷酰胺的连续使用可使膀胱癌的患病风险提高 9 倍。

（七）遗传因素　膀胱癌的患病存在遗传倾向。膀胱癌患者的子女罹患膀胱癌的风险分别提高 35% 和 129%;荷兰一项研究显示,有尿路上皮癌家族史的患者占 8%,对照组仅 4%。

（八）尿路疾病　泌尿系慢性感染与膀胱癌的患病相关,美国一项研究显示,泌尿系感染史使膀胱癌患病增加 2 倍,反复感染大于三次的患者,其膀胱癌尤其是鳞状上皮癌的风险增加 4.8 倍,膀胱结石使膀胱癌患病风险增加 1.8 倍,国际癌症研究机构研究显示埃及血吸虫是膀胱癌的一个明确的病因,并且埃及血吸虫感染者膀胱癌的患病风险是非感染者的 5 倍。

（九）电离辐射　主要为医疗辐射。盆腔疾病接受放射线治疗的患者罹患膀胱癌的危险性增加 2~4 倍,且与放射量和照射时间有关。

三、病理学

（一）浸润性尿路上皮癌

1. 组织学特征　尿路上皮癌的组织学改变有所不同,多数 pT_1 期癌是低级别或高级别、乳头状的,而多数 pT$_2$~pT$_4$ 期癌为高级别、非乳头状的。根据细胞核间变程度和某些组织学结构的异常,可将这些癌分为低级别和高级别。

尿路上皮癌的最重要的评价指标是肿瘤有无浸润及浸润的范围。早期浸润性尿路上皮癌(pT$_1$)的局灶性浸润的特点是:在乳头轴心和 / 或固有层之内出现簇状细胞团、巢状或单个细胞。对 pT$_1$ 期的肿瘤必须注意浸润固有层的范围,其浸润深度是判断预后的重要指标。有助于判断固有层浸润的形态学标准包括:促纤维结缔组织增生的间质反应、收缩裂隙内的癌细胞和异常分化(在浸润的边缘可见具有丰富嗜酸性胞质的呈巢细胞)。

浸润性尿路上皮癌组织学表现为浸润性、有粘聚力的细胞巢,细胞具有中等量至大量的双嗜色性胞质和大的富含染色质的细胞核。在较大的癌细胞巢团边缘可看到栅栏状的细胞核。癌细胞核形状多样,常成角、形状不规则,数目多少不等,可具有多个或者单个小核仁,也可具有大的嗜酸性核仁,可见到具有奇异核或多形核的呈灶状分布的显著多形细胞。核分裂象常见,可见到数目不等的病理性核分裂象。在浸润性癌细胞巢之间通常可以发生促纤维结缔组织增生的间质反应,偶尔类似于恶性梭形细胞成分,如假肉瘤样间质反应。在癌细胞巢周围可出现收缩裂隙,类似于血管浸润,了解该特征可以避免将其误诊为血管浸润。在大多数病例中伴有多少不等浆细胞、淋巴细胞浸润。虽然炎症反应有时可以很严重、密集和广泛,但通常是轻中度和灶性的,中性粒细胞及嗜酸性粒细胞浸润不显著。常见灶状的鳞状和腺性分化,应该在诊断中注明。周围的尿路上皮常出现包括原位癌在内的上皮内肿瘤,偶尔可见黏液样胞质内包涵体。

2. **组织学变异**　尿路上皮癌有很多不同的变异型,最常见是鳞状分化,其次是腺性分化。在典型的尿路上皮癌中可以看到各种变异型按不同比例混合存在。显著的异常分化常属于高级别、高分期的尿路上皮癌,当存在小细胞分化时,即使这些细胞为灶性分布的,也提示预后不良,与尿路上皮癌有不同的治疗效果,应诊断为小细胞癌。

(1)浸润性尿路上皮癌伴鳞状分化:鳞状分化是指细胞存在细胞间桥或角化,该类型占膀胱尿路上皮癌的 21%、肾盂肿瘤的 44%,随着分级和分期增加,该成分可以增加。尿路上皮癌伴鳞状分化可具有不同比例的鳞状成分。鳞状细胞癌的诊断被限定为不包括尿路上皮成分(含尿路上皮原位癌)的单一性病变,只要存在任何尿路上皮成分都应被划分为浸润性尿路上皮癌伴鳞状分化。鳞状分化可表现为基底细胞样或透明细胞特征,细胞角蛋白 14(cytokeratin,CK14)和 L1 抗原可作为鳞状分化的免疫组织化学标志物。Uroplakins 可在尿路上皮癌中表达,但在鳞状分化中不表达。由于该病变与高级别肿瘤关联,鳞状分化可能是预后不良的指征。

(2)巢状变异型:尿路上皮巢状变异型是一种侵袭性肿瘤,多见于男性患者,70% 的患者在诊断后 4~40 个月内死亡。经常被描述为一种具有类似于 Brunn 巢浸润固有层的 "假良性" 外观的肿瘤。一些癌细胞巢可具有小管腔,细胞核小或无异型性,但肿瘤内总是含有灶状、明确的间变细胞,表现为核仁增大、核染色质粗,这些特征最长出现在肿瘤深部。有助于识别该病变恶性的指征是:病变深层的细胞间变性增加,具有浸润特征,常侵袭肌层。

(3)浸润性尿路上皮癌伴腺性分化:腺性分化不常见,仅占膀胱尿路上皮癌的 6%。腺性分化是指肿瘤内存在真性的腺性成分,这些成分可以是分泌黏液的小管或肠型腺管。其中一种胶样黏液类型可以特征性地表现为巢状细胞 "漂浮" 在细胞外黏液中,偶见印戒细胞癌。因坏死或人为现象引起的假腺样区不能被认为是腺样分化,在 14%~63% 典型尿路上皮癌中,出现含有胞质内黏液的细胞也不能被认为是腺性分化。腺癌的诊断被限定为具有单一腺性成分的肿瘤,如存在腺性与尿路上皮分化的混合性肿瘤则属于浸润性尿路上皮癌伴腺性分化,同时应该估算腺性成分的比例。MUC5AC-apomucin 可作为该肿瘤的免疫组织化学标志物。腺性分化、黏液阳性的尿路上皮癌的临床意义尚不明确。

(4)微囊变异型:偶尔尿路上皮癌可出现明显的囊状结构,囊的大小从镜下可见到直径 1~2mm,囊腔为圆形或椭圆形,有时可以拉长,其内可充满坏死物或粉色分泌物,囊内衬上皮可缺乏。

(5)微乳头变异型:一种类似于卵巢浆液性乳头状腺癌的尿路上皮癌独特变异型,男性多见,发病年龄为 50~90 岁,临床最常见的症状是血尿。微乳头可表现为两种不同的形态学特征:以血管为轴心的纤细乳头和纤维状结构常出现在肿瘤的表面,横截面表现为肾小球样外观,而典型的浸润性部分由瘤细胞构成小巢状或纤细的乳头状,包含在类似于淋巴间隙的组织收缩裂隙中。构成微乳头的单个细胞的细胞核染色质分布不规则,核仁明显,胞质丰富,嗜酸性或透明,核分裂象可多可少。免疫组织化学 EMA 染色 100% 阳性,CK20、CK7、Leu M1、CEA 染色 65% 阳性,其他标志物如 CA125 抗原、BerEp4、B72.3、PLAP 染色阳性。微乳头癌属高级别、高分期的尿路上皮癌,具有很高的转移率和复发率。该肿瘤常发生肌层浸润,如果标本中肿瘤表面有微乳头成分或存在尚未突破肌层的固有层浸润,建议重新活检。在处理来源不明的转移癌时,要特别注意微乳头的组织学结构。尤其在男性和常规妇科检查的女性患者中,一定要考虑到原发性伴有微乳头成分的尿路上皮癌。

(6)淋巴瘤样和浆细胞样变异型:该变异型是指肿瘤细胞类似于恶性淋巴瘤或浆细胞瘤,发生率极低。组织学特征是在疏松或黏液样间质中出现单个恶性细胞,瘤细胞胞质透亮或嗜酸性,核增大、深染、偏位,具有小核仁。除了散在的单个恶性细胞外,还具有高级别的尿路上皮癌成分。CK7 和 CK20 部分阳性,淋巴细胞标志物阴性。该变异型诊断困难,尤其是在以该类型肿瘤成分为主或不包括其他成分的取材小的活检标本中。识别该肿瘤的重要性在于不要将其误诊为淋巴瘤或浆细胞瘤。

(7)淋巴上皮样瘤癌:淋巴上皮瘤样癌可以是单一性肿瘤也可以呈灶状与典型的尿路上皮癌、鳞状细胞癌、腺癌混合存在,当出现混合性组织学特征时,应计算淋巴上皮瘤样癌所占的比例。组织学上,肿瘤由巢状、片状及条索状具有大的多形性及突出核仁的未分化细胞组成,胞质分界不清,呈合体样外观,背景具有显著的淋巴样间质,包括 T 和 B 淋巴细胞、浆细胞、组织细胞,偶尔可见嗜中性粒细胞或嗜酸性粒细胞。该肿瘤 AE1/AE3、CK7、CK8 等细胞角蛋白标志物阳性,但 CK20 罕见阳性。该组织类型很少见,多见于老年人、男性,多数患者具有血尿。肿瘤多为实性包块,常位于膀胱顶部、后壁或三角区,表现为无蒂的生长方式。

主要鉴别诊断包括具有淋巴样间质的低分化尿路上皮癌、低分化鳞状细胞癌和淋巴瘤,即使存在能够识别的尿路上皮癌或鳞状细胞癌成分,也不能除外淋巴上皮样癌。对该肿瘤的诊断应依据发现典型的类似鼻咽部淋巴上皮样癌的结构。有时肿瘤较难与淋巴瘤鉴别,但如果出现体积较大的恶性细胞呈合体样外观并伴有多种淋巴样背景,应为诊断的重要线索。有文献报道,单一性或以其为主性淋巴上皮样癌有较好的预后,但如果肿瘤灶状存在于其他类型的尿路上皮癌中,其生物学行为就与并存的尿路上皮癌分级和分期相同。成分单一的尿路上皮癌对化疗敏感。

(8)肉瘤样变异型:尿路上皮癌肉瘤样变异型被用于诊断所有形态学和 / 或免疫组织化学证实具有向上皮和间叶组织双向分化的恶性肿瘤。大体上,肿瘤呈肉瘤样外观,边缘有浸润,暗灰色,常表现为体积巨大的腔内息肉样包块。镜下肿瘤由具有不同分化程度的尿路上皮、腺管或小细胞成分组成,少数肿瘤可具有明显的黏液样间质,这些间质性成分多为一种高级别、未分化梭形细胞肉瘤。最常见的异源性成分是骨肉瘤,其次分别是软骨肉瘤、横纹肌肉瘤、平滑肌肉瘤、脂肪肉瘤、血管肉瘤或几种异源性成分混合存在。免疫组织化学染色:上皮成分 CK 阳性、间叶成分 Vimentin 或与不同分化的相对应的特异性标志物阳性。免疫组织化学和电镜检查证实其肉瘤样表型仍保留上皮细胞的特征。在鉴别诊断方面,细胞的异型性可除外非肿瘤性病变,此外还需要与罕见的间质内出现化生性良性表现的骨和软骨的癌或其他具有假肉瘤样间质反应的病变鉴别。该肿瘤的发病年龄平均 66 岁(50~77 岁),多数患者存在血尿,常有因癌应用放疗与环磷酰胺联合治疗的病史,少数肿瘤可发生与输尿管和肾盂。

(9)伴巨细胞的尿路上皮癌:高级别的尿路上皮癌可以出现上皮性瘤巨细胞或未分化的类似于肺的巨细胞癌,此类型肿瘤罕见,需要与偶见的间质内巨细胞(破骨细胞样或异物巨细胞)病变或滋养叶分化的尿路上皮癌鉴别。

(10)伴滋养叶分化的尿路上皮癌:尿路上皮癌中可出现不同程度地滋养叶分化,高级别的浸润性尿路上皮癌可仅在免疫组织化学水平上表达异常的人绒毛膜促性腺激素和其他胎盘糖蛋白,或还能见到许多合体滋养巨细胞。罕见有绒毛膜癌样分化。

(11)透明细胞变异型:尿路上皮癌透明细胞亚型是一种富含胞质内糖原的透明细胞类型。肿瘤可以呈灶状或弥散性生长。该变异型需要与膀胱透明细胞腺癌以及来自肾和前列腺的转移癌鉴别。尽管肿瘤可以表现为典型的乳头状或原位癌,但更多的成分是低分化尿路上皮癌。

(12)类脂细胞变异型:罕见的尿路上皮癌富含类似于印戒细胞腺癌的类脂细胞,鉴别诊断主要有典型的脂肪肉瘤和印戒细胞癌。

(13)未分化癌:该诊断包括其他不能被分类的肿瘤,非常罕见。

(二)非浸润性尿路上皮癌

1. 低度恶性潜能的乳头状尿路上皮肿瘤　由相互不融合的纤细的乳头组成,细胞从正常～轻度异性,排列为多层,与正常上皮相比,细胞密度明显增加,但极向保存完好,肿瘤无论从细胞核形态还是组织结构上仅有微小或无变化。与正常细胞相比,肿瘤细胞轻度增大,底层细胞排列呈栅栏状,伞细胞保存完好,分裂象少见且位于底层。在适当的切面上可以看到这些结构和细胞学特征。肿瘤主要是二倍体细胞。

2. 非浸润性低级别乳头状尿路上皮癌　肿瘤由纤细、多分支和轻度融合的乳头组成,即使在低倍镜下也很容易辨认肿瘤在组织结构和细胞学特征上的改变。与低度恶性潜能的乳头状尿路上皮肿瘤不同,该病变很容易看到细胞核极向、大小、形态和染色质的变化。细胞核形状和染色质分布可以发生轻度改变,细胞核呈不规则增大,分裂象少见,核仁不明显,可出现在上皮全层,但以底层多见。如果在通过轴心的纵切面或与纵轴垂直的横切面上,可以看到乳头状叶片,否则可能会产生细胞数增多、核极向消失、分裂活性增加的错误印象。尽管肿瘤排列有序,但也可以出现灶状高级别的区域,此时应将该病变划分至高级别的肿瘤中。免疫组织化学 CK20、TP53、CD44、P63 的表达介于低级别与高级别非浸润性乳头状癌之间,肿瘤通常为二倍体。

3. 非浸润性高级别乳头状尿路上皮癌　肿瘤的特征是乳头状结构,虽然部分乳头纤细但常出现融合和分支,排列明显无序,组织结构和细胞形态上的改变即使在低倍镜下也容易辨认。与非浸润性低级别乳头状尿路上皮癌不同,该病变在细胞核极向、大小、形态、染色质方面的改变更为明显。细胞核多形,大小呈中度至显著变化,染色质分布不规则,核仁明显,核分裂象常见,可以有病理性核分裂象,并可在上皮全层(包括表层)出现,上皮不同程度增厚,细胞粘合力下降。在该诊断中,肿瘤可以出现最大限度地包括明显异性及弥漫性多形核在内的一系列改变,病理医师可以描述有无弥漫性间变。从通过轴心的纵切面或横切面上可以判断乳头的叶片结构。因为该病变常出现浸润,因此需要认真寻找乳头轴心在内的浸润性特征。CK20、P53 和 P63 检查比低级别肿瘤更常用。肿瘤常为非整倍体。

4. 尿路上皮原位癌 尿路上皮原位癌出现与高级别尿路上皮癌相同的细胞核间变。细胞核增大、多形、深染,呈粗糙或密集分布,核仁大、明显,包括病理性核分裂象在内的分裂象多见,并可扩展到上皮表层。癌细胞胞质嗜酸性或嗜碱性,极向消失,排列不规则、拥挤,肿瘤的改变可以累及/未累及整个黏膜的厚度,伞细胞可存在,位于基底层或呈良性表现得上皮之上,在正常的上皮细胞中,可出现散在的癌细胞或癌细胞克隆,称为"Paget"样扩散。细胞黏合力下降,形成剥脱性外观(剥脱性膀胱炎),或者出现残余的单个肿瘤细胞贴附在黏膜表面(黏附性尿路上皮原位癌)。这些病例的细胞学对于诊断很有帮助。Brunn 巢和囊性膀胱炎可以完全或部分被恶性细胞替代。固有层常出现炎性浸润、不同程度的水肿和充血。尿路上皮原位癌可以小细胞为主(小细胞亚型)或相当大的细胞为主,病变常为多灶性或弥漫性,可在多部位同时发生或先后发生,细胞异型程度也可随部位的不同而不同。在浸润性和乳头状尿路上皮中异常表达的标志物也可以用在尿路上皮原位癌诊断中,CK20 在原位癌中可异常表达,而 P53、RB 的异常表达与原位癌的预后有关,核基质蛋白 NMP22 表达阳性。DNA 分析显示肿瘤为非整倍体,一些病例中同一病变也可以出现不同的非整倍体细胞。

（三）鳞状细胞癌

起源于尿路上皮的恶性肿瘤,其组织学为单一的鳞状细胞表型。较少见,占男性膀胱肿瘤的1.3%,女性的 3.4%。鳞状细胞癌的诊断仅限于成分单一的肿瘤,如果出现明确地包括尿路上皮原位癌在内的尿路上皮成分时,应诊断为尿路上皮癌伴鳞状分化。病变附近的扁平上皮具有伴角化的鳞状化生,尤其是异型增生,支持鳞状细胞癌的诊断。

（四）腺癌

起源于尿路上皮的恶性肿瘤,其组织学为单一的腺性表型。发病率不到膀胱恶性肿瘤的2%。膀胱单一型腺癌有不同生长方式,包括肠型、印戒细胞型、非特殊性的腺癌、黏液型、透明细胞型、肝样和混合型。这些肿瘤的免疫表型各不相同,类似于结肠腺癌。CK7 阳性率为 0~82%,CK20 在大多数膀胱腺癌中为阳性。

四、临床表现

尿路上皮癌临床表现的类型和严重程度取决于肿瘤发生部位及扩散范围,绝大多数患者存在不同程度的血尿。

（一）膀胱癌 膀胱癌最常见的症状是无痛性肉眼血尿,约占患者总数的 85%,间歇性血尿可自行停止或减轻。可表现为全程血尿,终末加重。出血量和肿瘤大小、数目、恶性程度并不一致。此外还可以出现凝血块和尿痛。体积较大的肿瘤因为使膀胱容量减少引发尿频;位于膀胱颈或累及范围广泛的膀胱癌可出现尿急、尿频、排尿困难等膀胱刺激症状;肿瘤浸润输尿管开口部会引起肾盂积水,被认为是预后不良的指征;部分患者因为肿瘤体积大出现压迫症状和下肢水肿;进展期的患者会出现体重下降、腹痛、严重贫血或骨骼疼痛。初诊就出现尿潴留和下腹肿块的患者多数已属晚期。鳞癌和腺癌高度恶性,病程短。

（二）肾盂癌　无痛性肉眼血尿为早期常见症状,少数患者因肿瘤阻塞肾盂输尿管交界处后可引起腰部不适、隐痛,可因凝血块或肿瘤脱落引起肾绞痛,少部分患者有尿路刺激症状。

（三）输尿管癌　以肉眼血尿为首发症状,肉眼血尿的特点是无痛性、间歇性、肉眼全程血尿,有些患者可由于短时间内出血量稍多,在输尿管内塑形成长条状血块,也有人称为"蚯蚓状血块"从尿液中排出。少数患者有腰部不适、隐痛,可因凝血块或肿瘤脱落物通过输尿管时可引起肾绞痛。因肿瘤长大或梗阻引起肾盂、输尿管积水时患者表现为腰部钝痛,但出现腰部包块者少见。

（四）尿道癌　男性尿道癌会出现尿道梗阻、脓肿、尿道瘘,部分患者有疼痛、血尿或血精。女性尿道癌多见于老年女性,常见出现尿道流血和血尿,也可有尿路刺激征或性交痛,局部可触及肿块,可有尿道或阴道异常分泌物。

五、诊断

（一）影像诊断

1. 膀胱尿路上皮癌

（1）X 线平片：平片对本病价值有限,很少能发现膀胱阳性征象。

（2）尿路造影：膀胱的顺行和逆行造影是膀胱影像学检查的主要方法之一。膀胱充盈缺损,膀胱壁僵硬,膀胱轮廓不规则呈锯齿状,是膀胱癌的典型表现,即使只出现膀胱形态的不对称,也应高度怀疑膀胱癌。若输尿管口被肿瘤浸润,会出现输尿管积水扩张。若能显示膀胱周围脂肪,则可确定膀胱壁的厚度及肿瘤对膀胱周围脂肪的浸润。外生性乳头状瘤有时发生于膀胱憩室内,传统放射学及膀胱镜则难于显示,CT、MRI 和超声将有助于肿瘤的检出与准确定位,但传统的尿路造影对于并发的上尿路肿瘤和输尿管积水的检查,对于本病治疗后的定期复查,仍具有重要作用。此外,造影还可以显示伴随的结石、炎症、积水、憩室等病变。

（3）超声：为膀胱检查的重要方法之一,经腹、经直肠或经尿道超声可以显示膀胱壁的高回声肿块,尤其是后者的检查,可以清楚显示肿瘤在壁内侵犯的程度,但超声的缺陷非常明显,如不能显示淋巴结转移、骨转移及其他并存的病变等。

（4）CT：为膀胱肿瘤检查的重要方法之一。平扫可显示乳头状肿瘤,但对壁内浸润显示不清。增强扫描能够显示膀胱壁增厚及突入膀胱壁内的肿块,呈出充盈缺损改变。肿瘤侵透膀胱壁,侵犯周围组织并形成肿块,使得膀胱轮廓不规则,膀胱周围脂肪间隙消失,甚至形成瘘道。盆腔内淋巴结增大,任何径线大于 1.0cm,则高度怀疑为转移。输尿管开口受累及后,可见输尿管和肾盂积水扩张。骨骼转移多表现为溶骨性破坏,膀胱癌偶可发生钙化。尽管螺旋 CT 能以极快的速度扫描全部的泌尿系统,也还存在经济因素和辐射量的不足之处。因此,静脉尿路造影检查对于本病的多中心、多源性发病特征具有重要作用,但也有其敏感性较差的缺陷,两者结合使用,可相互克服其缺点。CT 用于本病的一个缺陷为若病变沿膀胱壁生长,而检查时膀胱壁又不垂直于 CT 的扫描线束,容易造成误诊或漏诊。

（5）MRI：随着 MRI 技术的发展,尤其是扫描速度和空间分辨率的改善,其大范围、多角度、多方位成像及水成像等功能,可克服 CT 的上述缺陷。另外,MRI 容易显示肿瘤在膀胱壁内外的侵犯程度、淋巴结转移及骨转移情况,但由于空间分辨率的限制,小病灶也有可能不显示。尽管如此,MRI 已成为膀胱肿瘤影像学检查的重要方法之一、肿瘤在 T_1WI 上与膀胱壁等信号,高于尿液信号,但低于膀胱周围脂肪信号。因此,若 MRI 显示膀胱周围脂肪受侵犯,说明肿瘤已进入 T3b 期。肿瘤在 T_2WI 上多呈中等信号,但高于逼尿肌信号强度。因此,若肿瘤呈偏心性生长,但膀胱壁肌层信号仍保留,说明肿瘤在 T1 期以内。Cd-DTPA 增强扫描利于显示肿瘤及协助肿瘤分期,一般而言,肿瘤强化早于膀胱壁,在增强早期即可出现不均匀明显强化,45~60 秒强化程度达到高峰,而膀胱壁强化的高峰时间为 90~120 秒,两者之间可形成明显对比,MRI 动态扫描显示肿瘤强化早于瘤周水肿及肉芽组织增生,表浅或非浸润型癌,局部膀胱壁无增厚,动态扫描早期与膀胱壁之间多有一光滑的腺样低信号分隔。浸润型癌,多数病例膀胱壁有明显增厚。若肿瘤累及输尿管开口,MR 水成像可清楚显示输尿管、肾盂积水扩张。普通 MRI 显示淋巴结转移的精确性与 CT 相似,但也有研究显示 3D 磁化准备快速采集梯度回波成像(3D-MP-RAGE)能够显示可疑的淋巴结转移,有助于对肿瘤精确分期。特异性淋巴结对比剂,如超小顺磁性氧化铁,能够区分良性与恶性淋巴结增大,良性淋巴结增大,其内有对比剂聚集,而恶性者无聚集。

(6)虚拟膀胱镜:多层螺旋 CT 扫描速度快、图像清晰,其获得的原始图像可在工作站进行多种图像后处理,在膀胱癌的诊断中具有较大的优势,对于临床上膀胱镜检查难以发现的憩室癌等都具有较高价值。CT 仿真膀胱镜(CTVC)和多平面重建是最常用的方法,可获取膀胱任意的冠状、矢状及斜面的二维图像。随着计算机技术的不断发展,CT 技术也逐步成熟完善。CTVC 的成像方法有两种,一种是注气法 CTVC 成像,另一种是引入阳性对比剂 CTVC 成像。

(7)血管造影:髂内动脉造影与膀胱内注气相结合,可显示肿瘤内扭曲、异常的肿瘤动脉及螺旋状毛细血管,肿瘤实质可有染色,另外,还可见动静脉分流。若需要,还可同时行介入治疗。

(8)淋巴管造影:淋巴转移后,由于淋巴液引流受阻,于髂血管和腹主动脉旁淋巴结内可见充盈缺损,但转移的首站淋巴结(闭孔内和髂内淋巴结)通常不能显示。

2. 肾盂、输尿管尿路上皮癌

(1)X 线平片:对肾盂、输尿管肿瘤诊断帮助不大,极少能发现有意义的阳性征象。偶尔可显示肾区肿块,瘤内偶可见钙化,发生率为 1%~7%。

(2)肾盂、输尿管造影:包括静脉肾盂造影和逆行肾盂造影。目前仍为肾盂、输尿管肿瘤最为常用的检查方法之一。主要表现:肾盂、肾盏、输尿管区可见特征性散在不规则充盈缺损,肿瘤内偶可有小条片状钙化。若肿瘤侵犯肾盏漏斗部,常易引起梗阻,导致肾盏呈壶腹状扩张。肿瘤引起输尿管或肾盂狭窄,则出现肾盂、肾盏积水、扩张,其内也可形成继发性尿路结石。输尿管肿瘤的患者还可见到狭窄后方的输尿管扩张,与输尿管结石的狭窄后痉挛不同。逆行肾盂造影可用于显示静脉肾盂造影所不能显示的肿瘤形态特征,尤其是对位置固定的充盈缺损并高度怀疑为肿瘤时需转动患者体位进行观察。另外,对于肾盏前壁的肿瘤,由于静脉肾盂造影只能仰卧位观察,有可能遗漏病变。逆行造影还可对无功能肾脏的肾盂和输尿管进行检查和评价。

(3)超声:可用于鉴别非阻光性结石、血块、肿瘤及其他软组织肿块。本病最常见的表现为肾盂内散在、实性、低回声肿块,中央区可有分隔,但与肾脏腺癌、淋巴瘤、转移瘤及炎性病变有时不能区分。

(4)CT:可良好显示肾盂和输尿管区的解剖结构,但直接显示较小的肾盂、输尿管肿瘤有困难,只有合并集合系统扩张、积水时才能显示病变。肿瘤一般呈等或略低密度(CT值8~30Hu)肿块突入管腔,肾盂、输尿管壁呈结节状增厚或呈哑铃状由肾盂延伸至肾盏。增强扫描肿瘤与肾实质相比,呈轻度强化,CT值18~55Hu。肿瘤一般呈向心性。膨胀性生长,可引起肾窦脂肪受压、移位或消失,但多不引起肾脏外形的改变。肾盂、肾盏受压、变形,可出现扩张、积水改变,肿瘤在尿液或含对比剂尿液的衬托下,可出现充盈缺损改变。肿瘤偶可侵犯肾盂周围脂肪或肾实质。

(5)MRI:由于有腹部运动伪影的影响,MRI常不用于肾盏、输尿管肿瘤的检查。MRI的主要功能为协助检出肿瘤的肾盂外侵犯及肾外播散。与CT相似,肿瘤较小时MRI直接显示肿瘤较困难,只有在合并集合系统扩张时才能显示。肿瘤较大时MRI可直接显示。在T_1WI上,肿瘤的信号强度与正常肾实质相似,T_2WI上呈略高信号,与肾脏其他肿瘤信号相似,无特异性。肿瘤合并尿路梗阻积水时,MR水成像有助于确定梗阻部位。

(6)血管造影:肾盂、输尿管肿瘤多为乏血管肿瘤,病变较小时血管造影多无异常发现。侵袭性肿瘤可显示周围血管的包绕或闭塞。有时在肿瘤区可见新生的肿瘤血管。药物性血管造影时,可见扩张的肾盂轻度、均匀染色,有时可见纤细的病理性血管起自肾盂或输尿管动脉。肾盂、输尿管肿瘤不常累及肾静脉,有时在病变的晚期偶尔可见到,发生率约为7%。

(二)膀胱镜检查

可直接看到肿瘤所在部位、大小、数目、形态、蒂部情况和基底部浸润程度等。原位癌除局部黏膜发红外,无其他异常。表浅的乳头状癌呈浅红色,似水草在水中飘荡。有浸润的乳头状癌呈暗红色,较实性,乳头融合,部分呈团块状,蒂周围黏膜水肿,肿物在水中活动性很小。浸润性癌呈褐色团块状,表面坏死形成溃疡,边缘隆起水肿,并可有钙质沉着。膀胱镜检查需注意肿瘤与输尿管口和膀胱颈的关系,并可进行肿瘤活组织检查。应特别重视膀胱黏膜病变,随机活检,如在肉眼正常的黏膜发现原位癌、非典型增生,提示预后不良。

(三)输尿管镜检查

对于影像学反应上尿路充盈缺损和血尿的患者,输尿管镜是一种非常重要的检查方法,诊断上尿路尿路上皮癌的准确率为56%~94%。使用硬质输尿管镜检查上尿路的充盈缺损准确性达93%,通过输尿管镜对上尿路病变进行组织活检增加了诊断的准确性。输尿管镜活检是诊断早期输尿管癌最可靠的方法。输尿管镜对肿瘤小、其他检查难以明确诊断者有较高的诊断价值。当病变位于肾下盏或输尿管过于迂曲时硬质输尿管镜无法通过,纤维输尿管镜在检查方面具有更多的优势,可以更准确地观察肾盂、肾盏的情况。

(四)实验室检查

1. **尿常规** 可发现肉眼不见的血尿。

2. **尿液脱落细胞学检查** 是早期诊断方法,简单、易行、无创伤。但当低级别肿瘤细胞分化较好敏感性较低。尿液脱落细胞吖啶橙染色法检查:膀胱癌细胞生化变化比细胞的形态变化要早,吖啶橙有高度异染性,能与DNA分子结合。利用吖啶橙染色荧光显微镜检查能够做到早期诊断。但脱落细胞学敏感性较低,容易漏诊,对于分化差的肿瘤敏感性为60%左右,对分化良好的肿瘤则不足20%。

3. **尿液流式细胞术** 流式细胞术(floweytometry,FCM)是一项新型的、发展迅速的生物医学分析技术。细胞周期由G1期、S期、G2期和M期所构成,对于正常细胞群,各周期时相的细胞数的比例是同一的；对于恶性病变的细胞群则是非均一的，DNA 非整倍体细胞峰的存在可为肿瘤诊断提供有力的依据。

4. 血卟啉衍生物的光敏诊断 肿瘤组织在一定波长的激光诱发下会产生自体荧光，该荧光可用于肿瘤的诊断，但自体荧光光谱复杂、荧光强度弱、诊断的特异度低，难以满足临床诊断的需要。恶性肿瘤细胞对血卟啉衍生物有较强亲和力，并将其潴留于肿瘤组织内部，使用血卟啉衍生物辅助，以增加灵敏性和特异性。

5. 尿液肿瘤标志物 常见的尿液膀胱肿瘤标志物包括尿纤维蛋白原 / 纤维蛋白降解产物（FB/FDP）、膀胱肿瘤抗原（BTA）、细胞核基质蛋白 22（NMP22）；透明质酸（HA）和透明质酸酶（HAase）、生存素、端粒酶等。其中 FB/FDP、BTA 和 NMP22 已被美国 FDA 批准用于膀胱癌的临床诊断。膀胱肿瘤抗原检测阳性率高，但需注意良性疾病影响，细胞核基质蛋白 22 是尿路上皮特异度肿瘤相关标志物，特异度较高，接近于尿液细胞学检查。尿 FB/FDP 检测对膀胱癌的早期发现有指导意义，可用于健康人群的普查。

6. 荧光原位杂交（FISH） 膀胱癌的发生与 3、7、17 号染色体非整倍体改变及 9 号染色体 p16 位点缺失密切相关，FISH 方法可以检测染色体的变异。尤其在低级别尿路上皮癌中，FISH 敏感性明显优于尿细胞学，对尿脱落细胞学检查可疑的标本再行 FISH 检测，敏感性可达 100%，特异性达 89%。

六、鉴别诊断

（一）**上尿路肿瘤** 肾盂、输尿管肿瘤也可出现无痛性全程肉眼血尿。膀胱癌血尿可同时伴有尿路刺激症状，有可能影响排尿，可以尿出血块或脱落组织。但肾脏或输尿管肿瘤一般没有尿路刺激症状，排尿通畅，尿出的血块呈条状。通过影像学检查以及膀胱镜检查可以区分，需要注意膀胱癌可合并有上尿路肿瘤。

（二）**泌尿系结核** 常出现低热、盗汗、消瘦，终末血尿，可有尿路刺激症状，以尿频为主。尿结核杆菌培养可为阳性。膀胱镜检查和活检可以明确诊断。

（三）**前列腺增生** 无痛性肉眼血尿常伴有尿路梗阻症状，可伴有感染和结石。但前列腺增生的血尿常为一过性，膀胱癌可以和前列腺增生同时存在。尿细胞学检查、尿肿瘤标志物、超声、CT 以及膀胱镜检查可以帮助鉴别。

（四）**前列腺癌** 前列腺癌常出现尿道梗阻，如果侵犯尿道和膀胱可尿血，血清前列腺特异抗原（PSA）、直肠腔内超声、前列腺穿刺等有助于诊断前列腺癌。

（五）**尿石症** 常见症状是排尿疼痛，血尿较轻，多为镜下血尿，劳累后加重，膀胱结石有尿路刺激症状，可出现排尿中断，尿路平片、超声、膀胱镜检查可鉴别，结石对局部黏膜的长期刺激可导致肿瘤发生。因此，长期膀胱结石出现血尿时，应排除膀胱癌的可能。上尿路结石可有恶心、呕吐，肾、输尿管绞痛，超声、腹部平片和静脉肾盂造影检查可以确诊结石。

（六）**非特异性膀胱炎** 女性常见，有尿路刺激症状伴血尿，尿常规检查可见白细胞、脓细胞，中段尿培养发现细菌生长等炎性证据。必要时可膀胱镜检及活检。

（七）**其他** 如放射性膀胱炎，多有盆腔放疗史，可行膀胱活检诊断，盆腔其他恶性肿瘤侵犯膀胱时，可见血尿。

七、分期（AJCC 分期）

（一）膀胱癌（表 26-5、表 26-6）

第

26

章

表 26-5　膀胱癌 AJCC 分期

T	原发肿瘤
T_x	不能评价原发肿瘤
T_0	未见原发肿瘤
T_a	非浸润性乳头状癌
T_{is}	原位癌（"扁平瘤"）
T_1	肿瘤侵及上皮下结缔组织
T_2	肿瘤侵及固有肌层
pT_{2a}	肿瘤侵及浅肌层（内 1/2）
pT_{2b}	肿瘤侵及深肌层（外 1/2）
T_3	肿瘤侵及膀胱周围组织
pT_{3a}	镜下所见
pT_{3b}	肉眼所见（膀胱外肿块）
T_4	肿瘤侵及以下任一：前列腺、精囊、子宫、阴道、盆壁和腹壁
pT_{4a}	肿瘤侵及前列腺、子宫、阴道
pT_{4b}	肿瘤侵及盆壁、腹壁
N	区域淋巴结：包括所有主要和次要的引流区域,主要引流区包括：闭孔淋巴结、髂内/外淋巴结、膀胱周围/盆腔淋巴结、骶骨周围淋巴结。次要引流区域：髂总淋巴结。其他所有位于主动脉分叉以上的淋巴结均属于远处转移
N_x	不能评价区域淋巴结
N_0	无淋巴结转移
N_1	真骨盆内单区域淋巴结转移（髂内、闭孔、髂外或骶前淋巴结）
N_2	真骨盆内多区域淋巴结转移（髂内、闭孔、髂外或骶前淋巴结）
N_3	髂总淋巴结转移
M	远处转移
M_0	无远处转移
M_1	有远处转移

表 26-6　膀胱癌 TNM 分期

分期	原发灶	淋巴结	远处转移
0_a 期	T_a	N_0	M_0
0_{is} 期	T_{is}	N_0	M_0
I 期	T_1	N_0	M_0
II 期	T_{2a}	N_0	M_0
	T_{2b}	N_0	M_0
III 期	T_{3a}	N_0	M_0
	T_{3b}	N_0	M_0
	T_{4a}	N_0	M_0
IV 期	T_{4b}	N_0	M_0
	任何 T	$N_{1\sim3}$	M_0
	任何 T	任何 N	M_1

（二）肾盂癌和输尿管癌（表 26-7、表 26-8）

表 26-7 肾盂癌和输尿管癌 AJCC 分期

T	原发肿瘤
T_x	不能评价原发肿瘤
T_0	未见原发肿瘤
T_a	非浸润性乳头状癌
T_{is}	原位癌
T_1	肿瘤侵及上皮下结缔组织
T_2	肿瘤侵及固有肌层
T_3	（肾盂癌）肿瘤侵犯超出固有肌层，侵及肾盂周围脂肪或肾实质； （输尿管癌）肿瘤侵犯超出固有肌层，侵及输尿管周围脂肪
T_4	肿瘤侵及邻近器官或者穿过肾脏侵及肾周脂肪
N	区域淋巴结：（肾盂癌）肾门淋巴结、腔静脉旁淋巴结、主动脉旁淋巴结、腹膜后淋巴结 （输尿管癌）肾门淋巴结、髂总淋巴结、髂内 / 外淋巴结、腔静脉旁淋巴结、输尿管周围淋巴结、盆腔淋巴结
N_x	不能评价区域淋巴结
N_0	无淋巴结转移
N_1	单个淋巴结转移，且最大直径 ≤ 2cm
N_2	单个淋巴结转移，且 2cm＜最大直径 ≤ 5cm；多个淋巴结转移，且每个淋巴结最大直径均 ≤ 5cm
N_3	转移淋巴结的最大直径＞5cm
* 注：对侧淋巴结转移不影响 N 分期	
M	远处转移
M_0	无远处转移
M_1	有远处转移

表 26-8 肾盂癌和输尿管癌 TNM 分期

分期	原发灶	淋巴结	远处转移
0_a 期	T_a	N_0	M_0
0_{is} 期	T_{is}	N_0	M_0
Ⅰ 期	T_1	N_0	M_0
Ⅱ 期	T_2	N_0	M_0
Ⅲ 期	T_3	N_0	M_0
Ⅳ 期	T_4	N_0	M_0
	任何 T	N_{1-3}	M_0
	任何 T	任何 N	M_1

八、治疗

目前尿路上皮癌患者化疗的研究多为针对膀胱癌患者化疗的数据，其他部位尿路上皮癌患者化疗可参考膀胱尿路上皮癌化疗经验。

（一）新辅助化疗

目前针对肌层浸润性膀胱癌（T2 以上）推荐术前新辅助化疗。有两项大型随机试验显示患者能从以顺铂为基础的新辅助治疗中获益。在 SWOG8710 研究中，317 例肌层侵犯的膀胱癌患者（$T_{2\sim4a}N_0$）接受根治性膀胱癌切除术，根据年龄（65 岁以下 vs 65 岁及以上）、分期（肌层浸润 vs 更广泛浸润）等因素分层，随机分为两组，一组单独接受手术，一组接受 3 周期 MVAC 方案化疗。患者在长达 11 年的时间中先后入组，10 例患者不符合入组条件被排除，154 例患者接受单独手术治疗，153 例患者接受新辅助化疗 + 手术联合治疗。单独手术组中位生存期 46 个月，新辅助治疗组为 77 个月（$P=0.06$），两组的 5 年生存率分别为 43% 和 57%，均显示新辅助治疗组占优，但均无统计学意义。新辅助治疗组的病理完全缓解率更高（38% vs 15%，$P<0.001$），并且强烈预示其能够改善长期生存，有 85% 的病理完全缓解患者存活期超过 5 年。单独手术组较新辅助治疗组的死亡风险更高，差异有统计学意义（$HR=1.33$；95% CI 1.00~1.76），进一步行临床 T 分期的分层显示，所有患者均有益于新辅助治疗组，最大获益群体是 T3 及以上的患者。另一项Ⅲ期，130 例肌层浸润性膀胱癌（$T_{2\sim4a}N_0M_0$）患者随机分入两组，66 例患者为单纯根治性手术组，64 例患者为接受 2 周期 MVAC 新辅助化疗 + 根治性手术组。两组的 5 年生存率分别为 62.4% 和 72.3%，中位生存期分别为 82 个月和 102 个月，无进展生存期也更有利于新辅助化疗组（$HR=0.64$；95% CI 0.37~1.11，$P=0.054$），5 年无进展生存率分别为 56.4% 和 67.9%，中位无进展生存期分别为 78 个月和 99 个月。进一步亚组分析，性别、年龄、临床 T 分期、肿瘤形态、肿瘤数目、肿瘤大小和组织学分级均有利于新辅助化疗组。与 SWOG8710 研究相同，本研究新辅助治疗组的病理完全缓解率更高（34.4% vs 9.4%，$P=0.001\ 1$），单纯手术组中病理完全缓解在 T_2 组和 T_3/T_4 组的发生率分别为 29.2% 和 16.1%，在新辅助治疗组中病理完全缓解在 T_2 组和 T_3/T_4 组的发生率分别为 43.8% 和 29.6%。

有两项大型 meta 分析结果也支持新辅助化疗可使肌层受侵的膀胱尿路上皮癌患者受益。2004 年的 meta 分析总结了 1984—2002 年共 16 项肌层受侵膀胱尿路上皮癌患者的新辅助化疗临床试验，共涉及 3 315 例患者，生存期风险比 0.90（95% CI 0.82~0.99，$P=0.02$），其中 8 个试验采用顺铂为基础联合新辅助化疗的风险比 0.87（95% CI 0.78~0.96，$P=0.006$），生存率获益 6.5%，从 50% 提高到 56.5%。同样，对无进展生存期的分析得到同样的结果。另一项，2005 年的 meta 分析总结了 11 个试验，共 3 005 例尿路上皮癌患者，以顺铂为基础的联合新辅助化疗有明显的生存获益（$HR=0.78$，95% CI 0.71~0.86，$P<0.000\ 1$），5 年总生存率和无进展生存率分别提高 5% 和 9%。

顺铂为基础的新辅助化疗目前是肌层受侵的膀胱癌患者的标准治疗，但对化疗毒性及有可能延迟手术也存在一定顾虑。剂量密集 MVAC 方案（甲氨蝶呤、长春碱、多柔比星、顺铂，dose-dense MVAC，ddMVAC）已经被证实是安全方案，且缩短手术前化疗时间，并与传统方案具有相似病理完全缓解率。一项Ⅱ期临床试验入组 44 例肌层受侵膀胱尿路上皮癌患者（$T_{2\sim4a}$ 和 $N_{0\sim1}$），其中 60% 为Ⅲ期或Ⅳ期患者，中位年龄 64 岁。接受 3 个周期 ddMVAC 方案新辅助化疗 40 例患者可评价，其中 15 例（37.5%）在手术后达病理完全缓解，另有 6 例患者（15%）降期为非肌层浸润。治疗过程中耐受良好，82% 患者出现 1/2 级不良反应，没有 3/4 级不良反应，没有治疗相关死亡。仅 1 例患者出现远处转移而无法手术。43 例患者在 8 周内完成化疗，从开始化疗到手术的中位时间为 9.7 周。另一项Ⅲ期临床试验显示了 CMV 方案在新辅助化疗中作用，1989—1995

年，共 20 个国家 106 个中心的 976 例肌层浸润的膀胱尿路上皮癌患者随机分为 2 组，491 例患者接受 CMV 方案新辅助化疗 3 周期后接受局部治疗（手术和 / 或放射治疗），485 例患者单纯局部治疗。中位随访 8 年后，CMV 新辅助化疗组死亡率下降 16%（$HR=0.84$；95% CI 0.72~0.99；$P=0.037$），远处转移发生率下降 23%（$HR=0.77$；95% CI 0.66~0.90；$P=0.001$），局部复发率下降 13%（$HR=0.87$；95% CI 0.75~1.01；$P=0.067$），均有利于新辅助治疗组。

吉西他滨联合顺铂已经作为晚期膀胱尿路上皮癌的标准一线治疗方案，但目前还没有前瞻性研究证实其在新辅助治疗中的地位。有回顾性研究显示 MVAC 方案与 GC 方案有着相似的病理完全缓解率、生存期。2008 年斯隆 - 凯特林纪念癌症中心回顾性分析了 2000 年 11 月至 2006 年 12 月 96 例接受新辅助化疗的肌层浸润性膀胱癌患者，42 例接受 4 周期 GC 方案治疗，54 例接受 4 周期的 MVAC 方案治疗，接受 GC 方案治疗的患者病理完全缓解率（pT_0）达 26%，病理降期（<pT_2）率达 36%；接受 MVAC 方案治疗的患者病理完全缓解率（pT_0）达 28%，病理降期（<pT_2）率达 35%，由此可见 GC 方案在新辅助治疗中与 MVAC 方案大致相仿。实际上，MVAC、ddMVAC、CMV 和 GC 方案均属于以顺铂为基础的新辅助化疗方案。

新辅助化疗能够提高高危患者的生存期，但上述新辅助化疗方案均是基于顺铂为基础，而对于肾功能和心功能欠佳的患者便需要非顺铂的方案。2013 年报道了基于异环磷酰胺的新辅助方案，对于具有高危因素尿路上皮癌：经膀胱镜检查的 3D 肿物、肿瘤侵犯前列腺、侵犯阴道、侵犯子宫、淋巴血管侵犯、肾盂积水、组织学微乳头、高级别上尿路癌。采用 3 周期 IAG 方案（异环磷酰胺 + 多柔比星 + 吉西他滨）序贯 4 周期 CGI 方案（顺铂 + 吉西他滨 + 异环磷酰胺），随访 85.3 个月，65 例患者切除术后病理分期 ≤pT1N0 的占 50%，60% 接受肾输尿管全切术。不同术后分期 5 年生存率明显不同：≤pT_1N_0，87%；$pT_{2~3a}N_0$，67%；≥pT_{3b} 或 N_+，27%（$P \leqslant 0.001$，比较 ≤pT_1 与 ≥pT_2）。最常见的 3 级不良反应：感染（38%）、中性粒细胞减少性发热（22%）、黏膜炎（18%）。

（二）辅助化疗

目前针对膀胱尿路上皮癌术后辅助化疗的证据尚不充分，也缺乏大型 Ⅲ 期临床试验数据支持。建议对 T_3 的膀胱癌或盆腔淋巴结转移的患者，可选择顺铂为基础的辅助化疗。总体上，膀胱尿路上皮癌接受单纯手术切除约有 50%~60% 可长期生存，对于侵犯肌层或者淋巴结阳性的患者，远期生存较低，分别为 40% 和 10%。因此，虽然缺乏大型随机对照试验结果支持，但在真实世界中对于具有高危因素的膀胱尿路上皮癌根治术后的患者，大多给予辅助化疗。当然，也有一些小型临床研究或回顾性分析支持术后辅助治疗。

2005 年的一项 meta 分析共纳入 6 个试验 491 例患者，90% 的患者接受以顺铂为基础的辅助化疗，接受辅助化疗的患者与单纯手术相比死亡风险下降 25%（$HR=0.75$，95% CI 0.60~0.96，$P=0.019$）。另一项小型试验纳入了 1987 年 5 月 ~1990 年 12 月共 49 例局部晚期膀胱尿路上皮癌患者，23 例接受单纯手术，26 例接受术后 3 周期 MVAC/MVEC 方案（甲氨蝶呤 $30mg/m^2$，d1，d15，d22，长春碱 $3mg/m^2$ d2，d15，d22，多柔比星 $30mg/m^2$ 或表柔比星 $45mg/m^2$ d2、顺铂 $70mg/m^2$ d2，每 28 天为 1 周期）辅助化疗，试验设计入组 100 例患者，但入组 29 例患者后中期分析显示两组在 10 年无进展生存率有明显差异，治疗组与对照组分别为 43.7% 和 13.0%（$HR=2.84$，95% CI 1.46~5.54；$P=0.002$），10 年总生存率分别为 26.9% 和 17.4%（$HR=1.75$，95% CI 0.95~3.23；$P=0.069$），10 年肿瘤相关生存率分别为 41.7% 和 17.4%（$HR=2.52$，95% CI 1.28~4.99；$P=0.007$），

以顺铂为基础的辅助化疗对膀胱根治术后患者能显著提高无进展生存率和肿瘤相关生存率。

一项Ⅱ期研究长期随访 78 例名 T3、T4 或淋巴结阳性的膀胱癌患者,其中 46 例患者根治术后观察,32 例患者接受术后辅助化疗(包括吉西他滨 + 顺铂方案或甲氨蝶呤 + 长春碱 + 表柔比星 + 顺铂),接受辅助化疗的患者 1 年、2 年和 5 年无复发生存率分别为 74%、56.8% 和 51.1%,而单纯手术的患者分别为 50.6%、31% 和 27.6%(P=0.032),辅助化疗的患者中位生存期和无复发生存期分别为 31.03 个月和 28.4 个月,单纯手术的患者分别为 22.17 个月和 18.09 个月,虽然均无统计学意义(P=0.142 和 P=0.196),但在数值上两者均有 10 个月左右差距,辅助化疗的患者有可能获益。

总体来讲,对于尿路上皮癌术后高危患者($T_{3\sim4}$,N_+),如果未接受新辅助化疗,可考虑接受顺铂为基础的辅助化疗。对于 T_2 以下、淋巴结无转移且脉管无侵犯的低危患者可不必接受辅助化疗。也有观点认为可以根据 P53 的状态判断患者的危险程度,超过 20% 的阳性可认为是高危患者。

(三)进展期治疗

1. 化疗　进展期尿路上皮癌首选方案均是以顺铂为基础,故对患者的身体情况、心功能、肾功能等有一定要求,能够承受以顺铂为基础的多药联合治疗。

20 世纪 90 年代,MVAC 方案(甲氨蝶呤 30mg/m² d1,d15,d22;长春碱 3mg/m² d2,d15,d22;多柔比星 30mg/m² d2;顺铂 70mg/m² d2;每 28 天为 1 周期)是身体状况良好且肾功能良好的患者一类推荐。Ⅲ期研究显示,MVAC 方案与单药顺铂相比,生存期由 8.2 个月提高至 12.5 个月。但是,由于是四药联合治疗,其不良事件同样需要特别注意,3/4 级中性粒细胞减少的发生率达 70%~80%,3/4 级口腔黏膜炎和恶心、呕吐的发生率同样超过 20%,对患者的进食、生活质量和身体素质的影响很大,故国内很少应用标准的 MVAC 方案治疗。

目前,针对膀胱尿路上皮癌首选的一线治疗方案为 GC 方案(吉西他滨 1 000mg/m² d1,d8,d15;顺铂 70mg/m² d2;每 28 天为 1 周期)和 ddMVAC 方案(剂量密集型 MVAC 方案)(甲氨蝶呤 30mg/m² d1;长春碱 3mg/m² d2;多柔比星 30mg/m² d2;顺铂 70mg/m² d2,每 14 天为 1 周期 +GCSF 支持 d3~7)。这两个方案同样都是以顺铂为基础的多药联合化疗,对患者的身体状况、肾功能和心脏功能有一定要求。一项针对局部晚期或转移性膀胱尿路上皮癌患者的大型随机对照Ⅲ期临床研究共纳入 405 例患者,1∶1 分为两组,GC 组 203 例,MVAC 组 202 例,均最多完成 6 周期治疗。随访 7 年后,GC 方案的耐受性更好,GC 组中位治疗 6 周期,全组共完成 943 周期,MVAC 组中位仅为 4 周期,共完成 792 周期,并且 GC 组未减量周期占 63%,治疗相关死亡占 1%,而 MVAC 组未减量周期仅为 37%,相关死亡 3%。两组患者的有效率及生存期基本相仿,GC 组中位 TTP 为 7.7 个月,中位 OS 为 14.0 个月,有效率 49%;MVAC 组分别为 15.2 个月、8.3 个月和 46%,均差异无统计学意义。GC 组与 MVAC 组 5 年生存率分别为 13.0% 和 15.3%,无进展生存率分别为 9.8% 和 11.3%,同样均差异无统计学意义。副反应方面,GC 组 3/4 度 AE 更少,中性粒细胞减少(71% vs 82%)、粒细胞减少性发热(2% vs 14%)、粒细胞减少性败血症(1% vs 12%)、黏膜炎(1% vs 22%)和脱发(11% vs 55%),均有统计学差异,GC 组 3/4 度贫血(27% vs 18%)和血小板减少(57% vs 21%)较 MVAC 组更多,总体来说,GC 方案与 MVAC 方案疗效基本相当,严重毒副反应更少。

由于 MVAC 方案不良反应明显,2001 年 JCO 杂志报道 ddMVAC 方案,与 MVAC 方案比较甲氨蝶呤和长春碱的剂量密度下降为 70%,而多柔比星和顺铂的剂量密度上升至 200%,同时应注意 ddMVAC 方案需要在化疗的 3~7 天加用 GCSF 预防性治疗以克服明显的中性粒细胞减少,由于甲氨蝶呤剂量下降,口腔黏膜炎的发生率也相应下降。由于多柔比星和顺铂的剂量密度增加一倍,ddMVAC 方案的疗效进一步提高,有效率由 58% 提高至 72%(P=0.016),CR 率更是由 11% 提高至 25%(P=0.006)。同样,2 年生存率由 26.2% 提高至 36.7%,5 年生存率由 13.5% 提高至 21.8%(P=0.042)。MVAC 与 ddMVAC 的中位无进展生存期分别为 8.0 个月和 9.5 个月(P=0.017,HR=0.73,95% CI 0.56~0.95),两者中位生存期分别为 14.9 个月和 15.1 个月(P=0.042,HR=0.76,95% CI 0.58~0.99)。疗效提高的同时,由于有 GCSF 预防性治疗,2~4 级白细胞减少的发生率由 MVAC 方案的 74% 减少至 41%(P<0.001);中性粒细胞减少性发热的发生率由 26% 减少至 10%(P<0.001);2~4 级血小板减少的发生率有所增加,由 29% 增至 38%(P=0.033);2~4 级黏膜炎的发生率由 37% 减少至 28%(P=0.034)。总的来说,ddMVAC 方案在 GCSF 支持之下疗效进一步提高,而主要副反应也有所下降。

上述两个方案作为目前一线治疗的推荐方案在疗效上表现出色,但毒副反应仍然偏重,尤其是对于身体状况较差,肾小球滤过率(GFR)<60ml/min 的患者,可以考虑用卡铂代替顺铂。一项针对不适合顺铂为基础方案治疗的晚期尿路上皮患者(30ml/min<GFR<60ml/min,或 PS 评分 2)的 Ⅱ/Ⅲ 期研究,共 178 例患者 1:1 接受 GC 方案(吉西他滨 1 000mg/m² d1、d8;卡铂 AUC=4.5,每 28 天为 1 周期)或 M-CAVI 方案(甲氨蝶呤 30mg/m² d1、15、22;卡铂 AUC4.5 d1;长春碱 3mg/m² d1、d15、d22;每 28 天为 1 周期)一线治疗。GC 组中位接受 4.5 周期治疗,M-CAVI 组中位接受 3 周期治疗。PS 为 2 分或 GFR<60ml/min 的患者有效率 39.5%,严重急性毒副反应发生率 15.5%;PS 为 2 分和 GFR<60ml/min 的患者有效率 26.1%,严重急性毒副反应发生率 26.1%。GC 组有效率 42%,严重急性毒副反应发生率 14%;M-CAVI 组有效率 30%,严重急性毒副反应发生率 23%。

目前在针对晚期膀胱尿路上皮癌一线治疗失败后,或者存在肾功能欠佳、ECOG PS>1、心功能欠佳、神经病变等因素,不宜使用含顺铂的化疗方案,也可考虑采用替代药物,如紫杉醇、吉西他滨、培美曲塞、白蛋白结合型紫杉醇、异环磷酰胺、氟尿嘧啶类等。但目前多集中在小型 Ⅱ 期研究。

紫杉类药物在膀胱尿路上皮癌的治疗中表现出一定疗效,多为 Ⅰ/Ⅱ 期研究,包括顺铂/紫杉醇,吉西他滨/紫杉醇,顺铂/吉西他滨/紫杉醇,卡铂/吉西他滨/紫杉醇,顺铂/吉西他滨/多西他赛。2012 年 JCO 杂志报道一项 Ⅲ 期随机对比研究,未经治疗的 626 例局部晚期或转移性尿路上皮癌患者按 1:1 比例接受 GC 方案(吉西他滨 1 000mg/m² d1、d8、d15;顺铂 70mg/m² d2,28 天为一个周期,n=314)和 PCG 方案(紫杉醇 80mg/m² d1、8;吉西他滨 1 000mg/m² d1、d8;顺铂 70mg/m² d2,21 天为一个周期,n=312)治疗,其中膀胱癌 513 例(81.9%)、肾盂癌 52 例(8.3%)、输尿管癌 30 例(4.8%)、尿道癌 19 例(3.0%)、其他部位 8 例(1.3),加用紫杉醇后 PCG 方案的有效率由 GC 方案的 43.6% 提高至 55.5%。同时,mPFS(8.3 个月 vs 7.6 个月,P=0.113)和 mOS(15.8 个月 vs 12.7 个月,P=0.075)也相应提高,虽然两者均无统计学意义,但生存期延长 3.1 个月是比较理想的。同样,两组的 1 年生存率分别为 61.4% 和 52.8%,4 年生存率分别为 17.2% 和 16.4%。三药方案与两药方案相比消化道反应、肝肾毒性和心脏毒性等均无明显加重,PCG 方案在 4 级中性粒细胞减少的发生率(35.8% vs 20%,P<0.001)和中性粒细胞减少性发热的发生率(13.2%

vs 4.3%，$P<0.001$）更高，而 4 级血小板减少的发生率因吉西他滨的剂量强度下降而减少（4% vs 6.2%，$P=0.03$）。

白蛋白结合型紫杉醇是紫杉类药物中疗效较为突出的一种药物，在多种肿瘤的治疗中要优于普通紫杉醇。一项白蛋白结合型紫杉醇单药治疗晚期尿路上皮癌的 II 期临床试验，共 47 例经含铂方案治疗 12 个月内进展的晚期尿路上皮癌患者，接受白蛋白结合型紫杉醇 260mg/m² d1，每 21 天重复，至疾病进展或不能耐受，首要终点为有效率。全组患者中 CR 1 例（2%），PR 12 例（26%），SD（超过 4 个月）24 例（21%）。其中既往接受过化疗的 32 例患者有效率为 CR 1 例（3%），PR 7 例（22%），SD（超过 4 个月）7 例（22%），单药二线治疗的有效率达 25%，也是比较理想的结果。15 例一线治疗的患者有效率进一步提高，PR 5 例（33%），SD（超过 4 个月）3 例（20%）。中位 PFS 为 6.0 个月，中位 OS 为 10.8 个月，1 年生存率 47.9%。常见不良事件为乏力（79%），疼痛（77%），脱发（71%），神经反应（63%），其中 3~4 级不良事件为疼痛（23%）、乏力（23%）、高血压（6%）、神经反应（6%）、关节痛（4%）。其中 16 例患者（33.3%）需要减量，常见减量原因是乏力（29%）和神经反应（21%）。有 7 例患者（14.6%）因治疗反应停止化疗。

聚合物胶束技术是一种新型纳米给药系统，胶束化紫杉醇（Genexol-PM）与传统的紫杉醇相比，耐受性更好，抗肿瘤效果更好。既往接受过吉西他滨和铂类治疗的晚期尿路上皮癌患者 37 例（膀胱癌 26 例，输尿管癌 9 例，肾盂癌 2 例），接受 Genexol-PM 单药治疗，240mg/m²，d1，21 天重复，耐受好可增加至 300mg/m²，中位剂量密度 84.9mg/（m²·周）。首要终点为有效率。有 34 例患者进行疗效评价，CR 1 例（3%），PR 6 例（18%），SD 15 例（44%），中位 TTP 2.7 个月，中位 OS 为 6.5 个月。Genexol-PM 单药治疗的副反应较轻，常见不良事件为脱发 33 例（97.1%），外周神经反应（感觉）26 例（76.5%），肌肉痛 24 例（70.6%），乏力 21 例（61.8%），外周神经反应（运动）18 例（52.9%），厌食 15 例（44.1%），恶心 / 呕吐 14 例（41.2%），其中 3~4 级不良事件发生率较低，外周神经反应（运动）3 例（8.8%），外周神经反应（感觉）2 例（5.9%），贫血 1 例（2.9%），中性粒细胞减少 1 例（2.9%）。

多西他赛针对尿路上皮癌的报道较少，有一项针对晚期尿路上皮的回顾性分析，共 29 例患者，其中膀胱癌 17 例，肾盂及上尿路癌 10 例，脐尿管癌 2 例，其中一线治疗 8 例，二线治疗 21 例。共分为 2 个治疗组，一组为 18 例，采用单药卡培他滨 1 000mg/m² d1~14，21 天重复；另一组 11 例，卡培他滨 1 000mg/m² d1~14，多西他赛 75mg/m² d1，每 21 天重复。单药希罗达组无有效患者，疾病控制率 7/18（38.9%），中位无进展生存期 3.0 个月，中位生存期 11.3 个月；多西他赛 + 希罗达组有效率 2/11，疾病控制率 5/11（45.5%），中位无进展生存期 2.2 个月，中位生存期 18.0 个月，总体来讲两药方案优于希罗达单药。不良反应方面，希罗达单药组贫血 22.2%，白细胞减少 11.1%，黏膜炎 11.1%，厌食 11.1%，且无 3~4 级不良反应；两药组贫血 81.2%，白细胞减少 63.6%，黏膜炎 27.3%，厌食 18.2%，其中 3~4 级白细胞减少 18.2%，血小板减少 9.9%。

近年来，培美曲塞在尿路上皮癌的治疗上有了一些探索。2015 年报道一项培美曲塞单药治疗尿路上皮癌的研究，共 129 例铂类耐药的晚期尿路上皮癌患者，其中膀胱癌 90 例（69.8%），上尿路癌 37 例（28.7%），未知 2 例（1.5%）。包括二线治疗 60 例（46.5%），三线治疗 48 例（37.2%），四线及以上 21 例（16.3%）。前期治疗中顺铂 74 例（57.4%），卡铂 55 例（42.6%），紫杉类 52 例（40.3%）。本组研究中培美曲塞 500mg/m² 有 109 例（84.5%），<500mg/m² 20 例（15.5%）。二线治疗有效率 4%，中位 PFS 2.2 个月，三线有效率 4%，中位 PFS 2.6 个月。剂量达 500mg/m² 的患者

有效率达 6%，中位 PFS 2.6 个月；而 <500mg/m² 的患者有效率为 0，中位 PFS 仅为 1.9 个月。不良事件主要表现在骨髓抑制和肝功能异常，其中贫血 55%，血小板减少 34%，中性粒细胞减少 17.7%，ALT 升高 40%，AST 升高 33%。同样是 2015 年报道了培美曲塞联合顺铂治疗晚期尿路上皮癌的 II 期临床研究，共 42 例晚期尿路上皮癌患者（23 例膀胱癌，11 例输尿管癌，8 肾盂癌），其中 35 例未接受过化疗，7 例接受过新辅助 / 辅助化疗。患者均接受培美曲塞联合顺铂治疗，培美曲塞 500mg/m² d1，顺铂 70mg/m² d1，21 天重复，最多 8 周期。42 例患者共完成 266 个周期，中位 8 周期（1~8）其中有 8 个周期（3%）接受减量：肾毒性（5 个周期）；肝毒性（1 个周期）；过敏（1 个周期）；感染（1 个周期），其中有 35 个周期（12.8%）出现延迟，33 个周期是因为血液学毒性延迟。最终疗效：CR 0 例、PR 27 例（64.3%）、SD 7 例（16.7%）、PD 8 例（19.0%），中位 PFS6.9 个月（95% CI 6.2~7.6），中位 OS14.4 个月（95% CI 10.4~18.4）。不良事件主要表现为骨髓抑制，中性粒细胞减少 26 例（61.9%），3~4 级 12 例（28.6%）；贫血 23 例（54.8%），3~4 级 2 例（4.8%）；血小板减少 5 例（11.9%），3~4 级 2 例（4.8%）；恶心 25 例（59.5%），3~4 级 1 例（2.4%）；厌食 24 例（57.1%），3~4 级 1 例（2.4%）；乏力 36 例（85.7%），3~4 级 1 例（2.4%）。

长春氟宁是长春碱类化合物，通过抑制微管聚集，使细胞在有丝分裂中期停止，其微管结合活性和其他长春碱相比有很大的不同，显示出更强的抗肿瘤作用，临床上目前应用于膀胱癌治疗。2015 年一项 II 期研究报道，77 例接受过铂类治疗的晚期尿路上皮癌患者（一线 12%，二线 67%，三线 18%，四线及以上 3%）接受长春氟宁单药治疗，37 例 320mg/m²；40 例 ≤280mg/m²，每 3 周一次，中位治疗 4 周期，CR4 例（5.2%）、PR14 例（18.2%）、SD23 例（29.9%），有效患者共 18 例（23.4%），疾病控制 41 例（53.2%）。mOS 7.7 个月（95% CI 4.1~10.4 个月），其中 320mg/m² 组 10.4 个月，≤280mg/m² 组 4.5 个月，两组间有显著差异（P=0.016）。全组发生不良事件 38 例（49.4%），3/4 级 23 例（29.9%），白细胞减少 17 例（22.1%），3/4 级 13 例（16.9%）；贫血 13 例（16.9%），3/4 级 5 例（6.5%）；转氨酶升高 16 例（20.8%），3/4 级度 5 例（6.5%）；乏力 12 例（15.6%），3/4 级度 1 例（1.3%）。

2013 年一项长春氟宁二线治疗铂类治疗进展的局部晚期或转移性尿路上皮癌的 III 期临床研究的长期随访结果，共 370 例患者按 2：1 分组，253 例患者接受长春氟宁联合最佳支持治疗，长春氟宁 320mg/m² 或 280mg/m² d1，21 天重复，117 例患者仅接受最佳支持治疗。长春氟宁组有效率 8.6%，支持治疗组无有效患者（P=0.006 3）；长春氟宁组疾病控制率 41.1%，支持治疗组为 24.8%（P=0.002）。357 例实际治疗患者中长春氟宁组中位生存期 6.9 个月，支持治疗组 4.3 个月（P=0.022 7）。不良事件方面长春氟宁与支持治疗比较：贫血（93.1% vs 61.3%），中性粒细胞减少（77.2% vs 2.7%），血小板减少（51.2% vs 16.2%），脱发（29% vs 1.7%），恶心（39.1% vs 21.4%），呕吐（29% vs 14.5%），便秘（47.6% vs 24.8%）。

2016 年报道一项长春氟宁的 II 期临床结果，69 例局部晚期或转移性尿路上皮癌且不适合顺铂治疗的患者一线治疗，第一组 34 例患者包括膀胱癌 17 例、上尿路癌 17 例，接受长春氟宁 250 或 280mg/m² d1+ 吉西他滨 1 000mg/m² d1、8，21 天重复；第二组 35 例患者包括膀胱癌 19 例、上尿路癌 15 例、尿道癌 1 例，接受长春氟宁 250 或 280mg/m² d1+ 卡铂 AUC 4.5，d1，21 天重复。第一组 CR2 例，PR13 例，有效率 44.1%，疾病控制率 77%，中位 PFS 5.9 个月，中位 OS 14.0 个月；第二组 CR4 例，PR6 例，有效率 28.6%，疾病控制率 77%，中位 PFS 6.1 个月，中位 OS 12.8 个月，两组基本相仿。两组的不良事件中骨髓抑制以第二组更为明显，3~4 级中性粒细胞减少（38% vs 68%），血小板减少（6% vs 21%），中性粒细胞减少性发热（3% vs 14%），不良事件两组基本相仿。

2. 免疫治疗　PD-1/PD-L1（程序性死亡受体 1 及其配体）是一对免疫共抑制因子。PD-1/PD-L1 信号通路可抑制 T 细胞介导的免疫应答，使肿瘤细胞逃避机体免疫系统的识别和杀伤。近几年，关于免疫检查点 PD-1/PD-L1 在尿路上皮癌领域有探索性研究。

2016 年报道阿替利珠单抗针对顺铂为基础化疗方案治疗失败的局部晚期和转移性尿路上皮癌患者二线治疗的队列研究，310 例患者接受阿替利珠单抗 1 200mg 静脉输注，每 3 周一次直至不可接受毒性或任一放射影像或临床进展。在这个队列中，中位年龄为 66 岁，78% 为男性，91% 患者为高加索人，78% 患者有内脏转移，62% 患者 ECOG PS 评分 1，35% 患者基线肌酐清除率 <60ml/min，19% 患者为含铂新辅助或辅助化疗后。73% 患者接受过顺铂，26% 患者接受过卡铂，1% 用其他基于铂方案治疗过。根据肿瘤浸润免疫细胞 PD-L1 的表达状况分为三组：IC 0（<1%），IC 1（≥1%，<5%），IC 2/3（≥5%），依据独立审核的有效率：IC 2/3 组为 26%（95% *CI* 18~36），IC 1/2/3 组 18%（95% *CI* 13~24），全部患者组 15%（95% *CI* 11~19）。中位随访 11.7 个月，45 例有效的患者中有 38 例（84%）持续缓解。在 310 例患者中，50 例患者（16%）出现 3 或 4 级治疗相关不良事件，其中疲劳为常见［5 例患者（2%）］；15 例患者（5%）出现 3 或 4 级免疫介导的不良事件，其中肺炎、天冬氨酸氨基转移酶升高、丙氨酸氨基转移酶升高、皮疹和呼吸困难最常见。无治疗相关死亡。美国 FDA 于 2016 年 5 月 18 日批准抗 PD-L1 单抗阿替利珠单抗用于经既往化疗进展的晚期尿路上皮癌患者，成为 30 多年来的治疗突破。

一项多中心、单臂、Ⅱ 期研究，在北美及欧洲的 47 个医学中心进行；研究人群为不适合顺铂治疗、初治的局部晚期或转移性尿路上皮癌患者。患者给予阿替利珠单抗治疗（每 3 周）直至疾病进展。主要研究终点为中心影像学按照 RECIST 版本 1.1 评价、确认的 ORR，并按照不同 PD-L1 表达水平进行分析 ORR。所有接受至少 1 剂阿替利珠单抗的患者纳入主要分析与安全性分析。从 2014 年 6 月 9 日到 2015 年 3 月 30 日纳入 123 例患者，其中 119 例接受至少 1 剂阿替利珠单抗治疗。中位随访 17.2 个月，所有患者 ORR 为 23%（95% *CI* 16~31），11 例患者出现完全缓解（9%），27 例出现客观缓解的患者中 19 例患者缓解是持续的。中位缓解持续时间尚未达到。在各 PD-L1 亚组均出现 ORR：IC 2/3 亚组 ORR 为 28%（95% *CI* 14~47），IC 1/2/3 亚组 ORR 为 24%（95% *CI* 15~35），IC 1 亚组 ORR 为 21%（95% *CI* 10~35），IC 0 亚组为 21%（95% *CI* 9~36）。中位 PFS 为 2.7 个月（95% *CI* 2.1~4.2）；中位 OS 为 15.9 个月（95% *CI* 10.4 到不可估计）。肿瘤突变负荷与肿瘤缓解相关。至少 10% 的患者出现的治疗相关性不良事件为疲劳（36 例，30%）、腹泻（14 例，12%）和瘙痒（13 例，11%）。有 1 例治疗相关死亡（脓毒症）。9 例患者（8%）因不良事件导致治疗终止。14 例患者（12%）出现免疫介导不良事件。对于初治的转移性尿路上皮癌患者，阿替利珠单抗有令人鼓舞的持久肿瘤缓解与生存率，耐受性良好；支持其作为一线治疗。

Ⅰb 期 Keynote-012 提示对于复发或转移性、PD-L1 阳性的尿路上皮癌患者，抗 PD-1 单抗帕博利珠单抗有初步抗肿瘤活性，安全性可接受。患者为复发或转移性尿路上皮癌（膀胱、肾盂、输尿管或尿道）。给予帕博利珠单抗 10mg/kg 每 2 周，直至完全缓解、疾病进展或不可耐受的毒性。在中心实验室对于基线肿瘤标本进行 PD-L1 评价（抗体为 22C3）。如果 PD-L1 表达 ≥1%，将允许患者入组。每 8 周由中心影像学按照 RECIST 版本 1.1 进行肿瘤缓解评估。共入组 33 例患者（33% 的患者接受 ≥3 既往治疗；66% 的患者有内脏或骨转移）。中位随访时间为 13 个月。5 例患者（15%）有 3 或 4 级药物相关不良事件。在 28 例基线有可测量病灶的患者，中心影像学评估的 ORR 为 25%：3 例为 CR，4 例为 PR。缓解持续时间尚未达到，12 个月 PFS 率为 19%。肿瘤细胞 PD-L1 表达阳性的患者 ORR 为 38%。对于晚期尿路上皮癌患者帕博利珠单抗能够带来持续的肿瘤缓解。PD-L1 表达阳性的患者 ORR 更高。

2016 年 ESMO 大会报道了 Keynote-045 Ⅲ期临床研究结果,共 542 例经顺铂为基础化疗方案治疗后进展的尿路上皮癌患者(包括肾盂、输尿管、膀胱和尿道),1∶1 随机分组,270 例患者接受帕博利珠单抗 200mg 静注,每 3 周一次;272 例患者接受化疗,方案由研究者选择(紫杉醇 175mg/m² 每 3 周一次;多西他赛 75mg/m² 每 3 周一次;长春氟宁 320mg/m² 每 3 周一次),首要终点为全组患者和 PD-L1 CPS ≥ 10% 患者的 OS 和 PFS,帕博利珠单抗组和化疗组的中位 OS 分别为 10.3 个月和 7.4 个月(P=0.002 2),CPS ≥ 10% 的患者帕博利珠单抗组(44 例)和化疗组(60 例)的 OS 分别为 8.0 个月和 5.2 个月(P=0.004 8),两组间均有显著差异。帕博利珠单抗组和化疗组的 PFS 分别为 2.1 个月和 3.3 个月(P=0.42),化疗组在数值上有优势,但差异无统计学意义。在有效率方面,全组患者中帕博利珠单抗组和化疗组的有效率分别为 21.1% 和 11.4%,CR 率分别为 7.0% 和 3.3%;CPS ≥ 10% 的患者帕博利珠单抗组(74 例)和化疗组(90 例)的有效率分别为 21.6% 和 6.7%。不良事件方面,帕博利珠单抗组和化疗组的治疗相关不良事件发生率分别为 60.9% 和 90.2%,3 级以上不良事件发生率分别为 15.0% 和 49.4%,帕博利珠单抗组均较低。

2016 年 6 月 27 日,nivolumab 已获美国 FDA 授予治疗晚期膀胱癌的突破性疗法认定,具体适应证为含铂化疗期间或化疗后出现疾病进展的不可切除局部晚期或转移性尿路上皮癌。

一项多中心、开放性 Ⅰ/Ⅱ期研究,在美国及欧洲 16 个医学中心进行;研究人群为晚期尿路上皮癌患者(肾盂、输尿管、膀胱及尿道),年龄 ≥ 18 岁。不根据 PD-L1 水平筛选患者,而回顾性评价肿瘤细胞膜表面 PD-L1 表达水平(检测抗体为 Dako 的 28-8 pharmDx kit)。主要研究终点为研究者评估的 ORR。所有接受至少 1 剂治疗的患者被纳入分析。2014 年 6 月 5 日至 2015 年 4 月 24 日研究纳入 86 例转移性尿路上皮癌患者进入 nivolumab 单用组,其中 78 例患者接受至少 1 剂治疗。数据截止日期为 2016 年 3 月 24 日,最少随访时间为 9 个月(中位随访时间为 15.2 个月)。78 例患者中有 19 例患者出现经研究者评估、确认的客观缓解(ORR 24.4%,95% CI 15.3%~35.4%)。17 例患者(23%)出现 3~4 级治疗相关不良事件;2 例患者因治疗相关不良事件导致治疗终止(4 级肺炎、4 级血小板减少)并在随后出现死亡。对既往治疗的局部晚期或转移性尿路上皮癌患者 nivolumab 能带来显著而持久的肿瘤缓解,安全性可管理;本研究支持在尿路上皮癌继续探索 nivolumab 治疗。

nivolumab 在既往治疗失败的晚期尿路上皮癌患者更大规模的 Ⅱ期研究:CheckMate-275(NCT02387996)在 ESMO2016 年大会公布,该研究为一项开放性、单臂、Ⅱ期研究,患者接受 nivolumab 治疗,剂量为 3mg/kg,每 2 周直至疾病进展或不可接受的毒性。主要研究终点为经盲态独立审核委员会按照 RECIST 版本 1.1 评估、确认的 ORR。对所有患者及所有 PD-L1 亚组对疗效进行分析(≥ 1% 和 ≥ 5%,抗体为 Dako PD-L1 PharmDx)。共纳入 270 例患者。7 个月中位随访时,24.4% 的患者仍在治疗。确认的 ORR 为 19.6%(95% CI 15.0~24.9),在无或低 PD-L1 表达的患者 ORR 为 16.1%(95% CI 10.5~23.1)。中位缓解持续时间尚未达到,出现缓解的患者中 76.9% 的患者缓解仍在持续。中位 PFS 为 2.00 个月(95% CI 1.87~2.63),中位 OS 为 8.74 个月(95% CI 6.05~ 不可估计)。18% 的患者出现 3 或 4 级治疗相关不良事件,主要为疲劳及腹泻(均为 2%)。对于晚期尿路上皮癌患者,nivolumab 治疗效果满意、安全性可管理。在各 PD-L1 亚组均显示有临床获益。

3. **靶向治疗** 目前关于尿路上皮癌的靶向治疗并无统一的结论,也缺乏大型临床研究数据,有一些Ⅱ期临床试验报道,尽管包括一些阴性结果,但可供后续研究参考。

(1)贝伐珠单抗:贝伐珠单抗已被证实能够提高多种实体瘤的治疗疗效和生存期,其在尿路上皮癌领域也有一些探索性研究。2011 年 ASCO 大会报告了一项Ⅱ期临床试验,共 43 例晚期尿路上皮癌患者一线接受 GC 方案联合贝伐珠单抗治疗(吉西他滨 1 000~1 250mg/m^2 d1、8+ 顺铂 70mg/m^2 d1+ 贝伐珠单抗 15mg/kg d1,21 天为一个周期),患者接受化疗的中位周期为 6 周期(2~8 周期化疗),完成的剂量强度分别为:吉西他滨 60%、顺铂 65% 和贝伐珠单抗 46%。治疗疗效:CR 8 例(19%),PR 23 例(53%),有效率达 72%(95% *CI* 56%~85%),稳定超过 12 周的患者 4 例(9%),在 12 周之内进展的患者 6 例(14%),2 例患者稳定超过 12 周但未经影像确认。3 例患者治疗 8 周期后接受贝伐珠单抗维持治疗,疗效由稳定变为 PR 或 CR。中位 PFS 8.2 个月,中位 OS 19.1 个月。3/4 级不良事件包括中性粒细胞减少(35%)、血小板减少(12%)、贫血(12%)、中性粒细胞减少性发热(2%)、高血压(5%)、蛋白尿(2%)、深静脉血栓(21%)、出血(7%)和心脏毒性(7%)。

同样在 2013 年 ASCO 大会报道晚期尿路上皮癌患者一线接受吉西他滨 + 卡铂方案联合贝伐珠单抗治疗的Ⅱ期临床试验,吉西他滨 1 000mg/m^2 d1、8+ 卡铂 AUC 4.5 或 5.0,d1+ 贝伐珠单抗 15mg/kg d1,21 天为一个周期,治疗 6 个周期后稳定或有效的患者继续贝伐珠单抗维持治疗。共 51 例患者,中位年龄 67 岁,3 例 CR,20 例 PR,有效率 49%,11 例稳定。中位 PFS 和 OS 分别为 6.5 个月和 13.9 个月,PFS 在卡铂 AUC 5.0 组更好(*P*=0.04)。3~4 级不良事件发生率 39%。

(2)西妥昔单抗:原发或转移性尿路上皮癌患者中 EGFR 表达率 85%,过表达率 65%。在尿路上皮癌中,EGFR 的过表达与组织学高分化、疾病进展和较短的生存期相关。与结直肠癌相比,尿路上皮癌的 *KRAS* 突变率很低,多数报道<5%。2014 年一项随机对比的Ⅱ期临床研究报道,针对晚期尿路上皮癌患者按 2:1 比例分别接受吉西他滨 + 顺铂 + 西妥昔单抗方案(吉西他滨 1 000mg/m^2 d1、8、15,顺铂 70mg/m^2 d1,西妥昔单抗 500mg/m^2 d1、15,28 天为一个周期,N=59)治疗和吉西他滨 + 顺铂方案(吉西他滨 1 000mg/m^2 d1、8、15;顺铂 70mg/m^2 d2,28 天为一个周期,N=28)治疗。三药组中位接受 5 周期治疗,两药组中位接受 6 周期治疗。三药组有效率 61.4%,两药组为 57.1%。三药组中位 PFS 为 7.6 个月,两药组为 8.5 个月。两者的生存期分别为 14.3 个月和 17.4 个月。加用西妥昔单抗后有效率和生存期未见明显提高,且在绝对值上看三药组的 PFS 和 OS 反而略低。最常见的 3~4 级不良事件为骨髓抑制和恶心,在三药组血小板减少、痤疮样皮疹、乏力、疼痛、变态反应、转氨酶升高、低钠血症和低镁血症的发生率更高。

另一项针对晚期尿路上皮癌的Ⅱ期临床研究,共 39 例患者,11 例接受西妥昔单抗 250mg/m^2 每周 1 次,28 例接受西妥昔单抗 250mg/m^2+ 紫杉醇 80mg/m^2 每周 1 次。单药组 11 例患者中有 9 例在治疗 8 周后进展。联合治疗组中有 12 例患者的 PFS 超过 16 周,有效率达 25%(3 例 CR,4 例 PR),中位 PFS 为 16.4 个月(95% *CI* 12~25.1 周),中位 OS 为 42 周(95% *CI* 30.4~78 周),3/4 级不良事件包括皮疹、乏力和低镁血症。

(3)依维莫司:有研究表明雷帕霉素通路在膀胱癌中会出现上调,故尿路上皮癌患者 mTOR 抑制剂治疗可能会有效。2013 年一项Ⅱ期临床显示,45 例二线以上尿路上皮癌患者接受依维莫司 10mg 每天一次。2 例患者获得 PR,1 例患者接近 CR(肿瘤消退 94%),23 例患者(51%)在治疗两个月时未进展,中位 PFS 为 2.6 个月,中位 OS 为 8.3 个月。3~4 级不良事件为乏力、感染、贫血、淋巴细胞减少、血糖升高和低磷血症。

2015 年德国一项 II 期临床研究,共 27 例铂类为基础化疗失败的尿路上皮癌接受紫杉醇 175mg/m²,每 3 周 1 次 + 依维莫司 10mg 每天 1 次治疗。最多治疗 6 周期,24 例患者进行评价,3 例患者达 PR,中位 PFS 为 2.9 个月,中位 OS 为 5.6 个月。3~4 级不良事件包括贫血(285)、外周神经反应(28%)和乏力(24%)。

(4)曲妥珠单抗:有研究报道在尿路上皮癌中,HER2 蛋白过表达率 9%~81%,*HER2* 基因扩增率 0~32%,故针对 HER2 的曲妥珠单抗在尿路上皮癌的治疗中也进行过探索性研究。

一项 II 期临床研究,共筛查 563 例晚期尿路上皮癌患者,HER2 阳性(IHC 2+/3+ 和 / 或 FISH+)患者 75 例(13.3%),其中 61 例患者随机分为两组,A 组(吉西他滨 1 000mg/m² d1、8+ 顺铂 70mg/m² 或卡铂 AUC=5 d1,21 天为一个周期,*n*=29);B 组(化疗联合曲妥珠单抗首剂 8mg/kg,维持 6mg/kg,每 3 周重复)。A、B 两组的中位 PFS 差异无统计学意义(10.2 个月 vs 8.2 个月,*P*=0.689),两组有效率分别为 65.5% 和 53.2%(*P*=0.39),中位 OS 分别为 15.7 个月和 14.1 个月(*P*=0.684)。曲妥珠单抗联合顺铂的疗效优于联合卡铂(中位 PFS:10.6 个月 vs 8.0 个月;中位 OS:33.1 个月 vs 9.5 个月)。

(5)吉非替尼:有研究报道,EGFR 在尿路上皮癌表达率为 27%~91%,并且 EGFR 的表达与侵袭性疾病相关,且能预测肿瘤进展和生存期。2009 年一项单臂 II 期临床研究,共 58 例未经治疗的晚期尿路上皮癌患者接受 GC 方案化疗 6 周期(吉西他滨 1 000mg/m² d1、8；顺铂 70mg/m² d1,21 天为一个周期)+ 吉非替尼 500mg/d,有效率 42.6%,中位 PFS 为 7.4 个月,中位 OS 为 15.1 个月,与晚期尿路上皮癌化疗的历史数据比较,加用吉非替尼并未提高有效率及生存期。

2016 年一项 II 期临床研究,105 例未经治疗的晚期尿路上皮癌患者按照 1:1:1 分为 3 组,A 组:GC 方案(吉西他滨 1 250mg/m² d1、8；顺铂 70mg/m² d1,21 天为一个周期)化疗 6 周期同时加用吉非替尼 250mg 每天;B 组:GC 方案化疗 6 周期序贯吉非替尼治疗;C 组:单纯 GC 方案化疗 6 周期。A、B、C 组的 TTP 分别为 6.1 个月、6.3 个月、7.8 个月,有效率分别为 58.6%、53.3%、42.8%。最常见的不良事件为恶心、呕吐。化疗联合吉非替尼并未提高晚期膀胱尿路上皮癌患者的疗效。

(6)VEGFR-TKI:VEGFR-TKI 主要抑制靶点包括 VEGFR1、2、3,PDGFR 等,主要抑制 VHL-HIF-VEGFR/PDFR 轴,有研究表明在许多实体瘤 HIF-α 的表达增高,其中也包括尿路上皮癌,因此舒尼替尼、索拉非尼和帕唑帕尼等 TKI 药物可能会有治疗作用。

一项 II 期临床研究报道了 77 例晚期尿路上皮癌患者,二线接受舒尼替尼治疗,A 组为 50mg,连四停二治疗;B 组为 37.5mg 每日 1 次。A 组 45 例患者中有 3 例 PR,B 组 32 例患者中有 1 例 PR,全组临床获益率 43%,其中 29% 的患者维持时间超过 3 个月。两组的中位 PFS 分别为 2.4 个月和 2.3 个月;中位 OS 分别为 7.1 个月和 6.0 个月。

2016 年报道一项帕唑帕尼联合紫杉醇治疗晚期尿路上皮癌的 II 期临床研究,共 32 例晚期尿路上皮癌患者,均为 2 个化疗方案治疗失败,所有患者接受紫杉醇 80mg/m² d1、8、15,28 天重复;帕唑帕尼 800mg 每天 1 次。其中 28 例患者评价疗效,3 例 CR,12 例 PR,有效率 54%,中位 PFS 和 OS 为 6.2 个月和 10.0 个月。常见不良事件为乏力(63%)、腹泻(44%)、恶心呕吐(41%)、贫血(69%)、中性粒细胞减少(38%)和血小板减少(47%)。

2013 年报道一项索拉非尼随机对照 II 期临床研究,共 89 例晚期尿路上皮癌患者接受一线治疗,吉西他滨 1 250mg/m² d1、8,顺铂 70mg/m² d1,21 天重复;40 例患者联合索拉非尼 400mg 每日 2 次,49 例患者联合安慰剂治疗。索拉非尼组 CR 12.5%,PR 40%;安慰剂组 CR 12%,PR

35%。中位 PFS 分别为 6.3 个月,安慰剂组 6.1 个月。中位 OS 分别为 11.3 个月和 10.6 个月。索拉非尼组腹泻和手足皮肤反应的发生率更高。

总体来讲,虽然尿路上皮癌有一些靶点表达,但是针对各种靶点的靶向药物治疗疗效仍不理想,有待后续研究,探索特定治疗人群。

九、预后

尿路上皮癌对化疗相对敏感,目前的研究以膀胱尿路上皮的数据较多,其他部位的尿路上皮癌多借鉴膀胱癌的经验。对于侵犯肌层的膀胱尿路上皮癌患者,新辅助化疗疗效明确,可延长患者生存。手术切除后的患者,虽然辅助治疗的大型研究不足,但对于高危患者经辅助治疗后,多可获得长期生存。目前晚期患者一线治疗仍以化疗为主,但免疫治疗已经被批准用于二线治疗,且展现出良好的治疗效果,相信随着研究的深入将会发挥更大的作用,且进一步延长患者生存。

第 4 节 睾 丸 肿 瘤

一、流行病学与病因学

睾丸肿瘤较少见,其发病率仅占男性肿瘤的 1%~1.5%,占泌尿系统肿瘤的 5%。然而在 15~34 岁的年轻男性中其发病率列所有肿瘤之首。其发病率在不同地区具有明显的差异,睾丸肿瘤的标准化年龄发病率最高的分别是西欧(7.8%)、北欧(6.7%)和澳大利亚(6.5%),亚洲和非洲的发生率最低(<1.0%)。不同种族之间发病率也具有明显的差异,美国黑人是美国白人的 1/3,是非洲黑人的 10 倍。在以色列,犹太人比非犹太人的发病率至少高 8 倍。20 世纪以来,全球发病率有逐渐增加的趋势。欧美男性年发病率为(3~7)/100 000。2018 年,美国 9 310 例新发病例中 95% 为精原细胞瘤,偶见原发于性腺外的病例。我国发病率为 1/10 万左右,占男性全部恶性肿瘤的 1%~2%,占泌尿生殖系统恶性肿瘤的 3%~9%。睾丸肿瘤多为一侧发病,双侧睾丸肿瘤仅占 1%~2%。

睾丸肿瘤病理分型多样,但大部分(90%~95%)为生殖细胞肿瘤。非精原细胞瘤高发年龄为 21~30 岁,精原细胞瘤好发于 31~40 岁男性。睾丸肿瘤的发病原因目前尚不清楚,其危险因素包括睾丸癌的既往病史、家族史、隐睾或睾丸未降(睾丸发育不全综合征)和克兰费尔特综合征等。

基因学研究表明各种病理类型的睾丸肿瘤与 12 号染色体短臂异位特异性相关,*TP53* 基因的改变也与睾丸肿瘤的发生具有相关性。进一步的基因筛查提示睾丸肿瘤相关的基因突变还包括了 4、5、6 和 12 号染色体。

近年来,睾丸肿瘤的生存率发生很大的变化,从 20 世纪 60 年代的 60%~65% 到 90 年代的 90% 以上。睾丸肿瘤治愈率的提高依赖于早期诊断,正确判断临床和病理分期、早期治疗,包括化疗结合手术、放疗的综合治疗以及严格的随访、挽救治疗。

二、睾丸肿瘤的分类

有关睾丸肿瘤的分类标准很多,根据目前临床应用情况,推荐使用改良的 2004 年国际卫生组织（WHO）制定的分类标准（表 26-9）。

表 26-9 2004 年国际卫生组织（WHO）制定的分类标准

1. 生殖细胞肿瘤
曲细精管内生殖细胞肿瘤
精原细胞瘤（包括伴有合体滋养细胞层细胞者）
精母细胞型精原细胞瘤（注意精母细胞型精原细胞瘤伴有肉瘤样成分）
胚胎癌
卵黄囊瘤（内胚窦瘤）
绒毛膜上皮癌
畸胎瘤（成熟畸胎瘤、不成熟畸胎瘤以及畸胎瘤伴有恶性成分）
一种以上组织类型肿瘤（混合型）—说明各种成分百分比
2. 性索 / 性腺间质肿瘤
间质细胞瘤
恶性间质细胞瘤
支持细胞瘤
——富含脂质型（lIpId-rIch varIant）
——硬化型
——大细胞钙化型
恶性支持细胞肿瘤
颗粒细胞瘤
——成人型
——幼年型
泡膜细胞瘤 / 纤维细胞瘤
其他性索 / 性腺间质肿瘤
——未完全分化型
——混合型
包含生殖细胞和性索 / 性腺间质的肿瘤（性腺母细胞瘤）
3. 其他非特异性间质肿瘤
卵巢上皮类型肿瘤
集合管和睾丸网肿瘤
非特异间质肿瘤（良性和恶性）

三、睾丸肿瘤的分期

推荐国际抗癌联盟（UICC）2002 年公布的分期标准（表 26-10）。对于原发灶分期使用在原发病灶切除后确定侵犯范围的病理分期，然后结合术前术后血清肿瘤标志物水平、CT、MRI 以及胸部 X 线检查结果进行判断。

表 26-10　TNM 分期(UICC,2002 年,第 6 版)

原发肿瘤(T):

pT_x　原发肿瘤无法评价(未行睾丸切除则用 T_x)

pT_0　无原发肿瘤的证据(如睾丸瘢痕)

pT_{is}　曲细精管内生殖细胞肿瘤(原位癌)

pT_1　肿瘤局限于睾丸和附睾,不伴有血管/淋巴管浸润,可以浸润睾丸白膜但是无鞘膜侵犯

pT_2　肿瘤局限于睾丸和附睾,伴有血管/淋巴管浸润,或者肿瘤通过睾丸白膜侵犯鞘膜

pT_3　肿瘤侵犯精索,有或没有血管/淋巴管浸润

pT_4　肿瘤侵犯阴囊,有或没有血管/淋巴管浸润

临床区域淋巴结(N):

N_x　区域淋巴结转移情况无法评价

N_0　没有区域淋巴结转移

N_1　转移淋巴结最大径线 ≤2cm

N_2　转移淋巴结最大径线>2cm,但 ≤5cm

N_3　转移淋巴结>5cm

病理区域淋巴结(PN):

pN_x　区域淋巴结转移情况无法评价

pN_0　没有区域淋巴结转移

pN_1　转移淋巴结数 ≤5 个,且最大径线 ≤2cm

pN_2　单个转移淋巴结,最大径线>2cm,但 ≤5cm;或者 5 个以上 ≤5cm 的阳性淋巴结;或者存在扩散到淋巴结外的证据

pN_3　转移淋巴结>5cm

远处转移(M):

M_x　远处转移情况无法评价

M_0　无远处转移

M_1　远处转移

M_{1a}　区域外淋巴结或者肺转移

M_{1b}　其他部位转移

血清肿瘤标志物(S):

S_x　无法评价标志物

S_0　标志物水平不高

S_1　AFP<1 000ng/ml,且 hCG<5 000 IU/L,且 LDH<正常值上限的 1.5 倍

S_2　AFP1 000~10 000ng/ml,或 hCG 5 000~50 000 IU/L,或 LDH 正常值上限的 1.5~10 倍

S_3　AFP>10 000ng/ml,或 hCG>50 000IU/L,或 LDH>正常值上限的 10 倍

注:AFP:α-fetoprotein,甲胎蛋白;hCG:human chorionic gonadotropin,人绒毛膜促性腺激素;LDH:lactic acid dehydrogenase,乳酸脱氢酶。

第
26
章

为了临床应用方便，AJCC 根据以上标准制定了简化分期（表 26-11）。

表 26-11　睾丸肿瘤的简化分期（AJCC 8 版，2018）

分期	标准			
0	pT_{is}	N_0	M_0	S_0
I	$pT_{1\sim4}$	N_0	M_0	S_x
Ia	pT_1	N_0	M_0	S_0
Ib	$pT_{2\sim4}$	N_0	M_0	S_0
Is	任何 pT/T_x	N_0	M_0	$S_{1\sim3}$
II	任何 pT/T_x	$N_{1\sim3}$	M_0	S_x
IIA	任何 pT/T_x	N_1	M_0	$S_{0\sim1}$
IIB	任何 pT/T_x	N_2	M_0	$S_{0\sim1}$
IIC	任何 pT/T_x	N_3	M_0	$S_{0\sim1}$
III	任何 pT/T_x	任何 N	M_1	S_x
IIIa	任何 pT/T_x	任何 N	M_{1a}	$S_{0\sim1}$
IIIb	任何 pT/T_x	$N_{1\sim3}$	M_0	S_2
	任何 pT/T_x	任何 N	M_{1a}	S_2
IIIc	任何 pT/T_x	$N_{1\sim3}$	M_0	S_3
	任何 pT/T_x	任何 N	M_{1a}	S_3
	任何 pT/T_x	任何 N	M_{1b}	任何 S

　　睾丸肿瘤预后与肿瘤本身的组织学类型、细胞分化程度、临床及病理分期、肿瘤标志物的水平等有关，同时与所采用的治疗方法密切相关。1997 年，国际生殖细胞癌协作组（IGCCCG）根据肿瘤的组织类型，病理分期以及肿瘤标志物的情况，制订出了睾丸肿瘤的预后分期系统，分为预后良好、预后中等以及预后差 3 个等级。推荐参考此标准进行预后的判断（表 26-12）。

表 26-12　国际生殖细胞癌协作组预后因素分期系统

分组	非精原细胞瘤	精原细胞瘤
预后良好	睾丸或腹膜后原发； 且无肺外器官转移； 且 AFP<1 000ng/ml，hCG<5 000IU/L，LDH< 正常值上限的 1.5 倍	任何部位原发； 且无肺外器官转移； 且 AFP 正常； hCG 和 LDH 可以为任意值
预后中等	睾丸或腹膜后原发； 且无肺外器官转移； 且有下列之一者： AFP 1 000~10 000ng/ml，或 hCG 5 000~50 000IU/L，或 LDH 高于正常值上限的 1.5~10 倍	任何部位原发； 且肺外器官转移； 且 AFP 正常； hCG 和 LDH 可以为任意值
预后不良	纵隔原发； 或肺外器官转移； 或 AFP>10 000ng/ml； 或 hCG>50 000IU/L； 或 LDH>正常值上限的 10 倍	无

注：该分期系统用于转移性睾丸肿瘤，包括非精原细胞瘤和部分精原细胞瘤；AFP：α-fetoprotein，甲胎蛋白；hCG：human chorionic gonadotropin，人绒毛膜促性腺激素；LDH：lactic acid dehydrogenase，乳酸脱氢酶。

四、诊断

（一）症状和体征

睾丸肿瘤好发于 15~35 岁，一般表现为患侧阴囊内无痛性肿块，也有 30%~40% 患者出现阴囊钝痛或者下腹坠胀不适。10% 左右患者出现远处转移的相关表现，如颈部肿块，咳嗽或呼吸困难等呼吸系统症状，食欲减退、恶心、呕吐和消化道出血等胃肠功能异常，腰背痛和骨痛，外周神经系统异常以及单侧或双侧的下肢水肿等。7% 的睾丸肿瘤患者还会出现男性女乳症（gynaecomastia），尤其是非精原细胞瘤。少数患者以男性不育就诊或因外伤后随访而意外发现。

有些睾丸肿瘤患者为偶然发现，但是又有 10% 患者由于表现为睾丸附睾炎症状而延误诊断，因此，对于可疑病例应进行 B 超检查。体格检查方面除检查双侧阴囊了解肿块特点以及对侧睾丸外，还要进行全身情况检查，以便发现可能存在的远处转移。

（二）影像学检查

超声检查是睾丸肿瘤首选检查，不仅可以确定肿块位于睾丸内还是睾丸外，明确睾丸肿块特点，还可以了解对侧睾丸情况，灵敏度几乎为 100%。对于睾丸内不能触及肿块，而腹膜后或脏器上有肿块以及 AFP/hCG 升高的年轻患者更应进行超声检查。B 超除了解睾丸情况外还可探测腹膜后有无转移肿块、肾蒂有无淋巴结转移或者腹腔脏器有无肿块等。对于高危患者利用超声检查监测对侧睾丸也是非常有必要的。

胸部 X 线检查是最基本的放射学检查，也是睾丸肿瘤的常规检查之一，可以发现 1cm 以上的肺部转移灶，因此，对睾丸肿瘤肺部转移的诊断有很大价值。

腹部和盆腔 CT 目前被认为是腹膜后淋巴结转移的最佳检查方法，可以检测到小于 2cm 的淋巴结。

正常睾丸组织的 MRI 影像在 T1 和 T2 加权上为均质信号，肿瘤组织在 T2 加权上表现为低信号，其对睾丸肿瘤诊断的敏感性为 100%，特异性为 95%~100%，但其较高的检查费用限制了它在临床中的应用。也有报道 MRI 对区分精原细胞瘤和非精原细胞瘤有一定作用，但还没有得到广泛认可。MRI 对腹膜后淋巴结转移的检测总体上来讲并不优于 CT 而且费用昂贵，所以在很大程度上限制了其在睾丸肿瘤转移方面的常规应用。

PET 作为一种高新检查手段在睾丸肿瘤腹膜后淋巴结转移方面也有应用，但是其与 CT 相比并没有显示出优势所在，两者均不能检测到微小的转移病灶。

（三）血清肿瘤标志物检查

血清肿瘤标志物对诊断、分期和预后有重要作用。主要包括：甲胎蛋白（α-fetoprotein，AFP）、人绒毛膜促性腺激素（human chorionic gonadotropin，hCG）和乳酸脱氢酶（lactic acid dehydrogenase，LDH），其中 LDH 主要用于转移性睾丸肿瘤患者的检查。

AFP 是一种单链糖蛋白，分子量 7 万左右，半衰期 5~7 天，胚胎时期由卵黄囊细胞和肝脏产生。通常 50%~70% 的睾丸非精原细胞瘤患者血清 AFP 升高，其中卵黄囊瘤患者血清 AFP 几乎 100% 升高，70% 胚胎癌和 50% 畸胎癌患者血清 AFP 也会升高，而绒癌和纯精原细胞瘤的血清 AFP 一般是正常的。因此，一旦纯精原细胞瘤 AFP 升高，则意味着极有可能该肿瘤中含有胚胎癌等非精原细胞成分。

hCG 是一种多肽链糖蛋白，分子量 3.8 万，半衰期 24~36 小时。正常胚胎发育中 hCG 由胚胎滋养层组织分泌，睾丸发生肿瘤时 hCG 由肿瘤合体滋养层细胞产生，因此，睾丸肿瘤患者 hCG 浓度明显升高时应高度怀疑有绒癌或含有绒癌成分的可能。非精原细胞瘤 hCG 升高者一般占 40%~60%，绒癌患者几乎 100% 升高。40%~60% 的胚胎癌和 10%~30% 的精原细胞瘤也因含有合体滋养层细胞而导致 hCG 升高。

LDH 是一种特异性不高的血清肿瘤标志物，与肿瘤体积相关，在 80% 进展性睾丸肿瘤中升高。也有人认为纯精原细胞瘤能够分泌胎盘碱性磷酸酶（placental alkaline phosphatase，PALP），在进展性精原细胞瘤 PALP 升高者可达 36%~100%，而非精原细胞瘤仅为 10%~60%。PALP 对精原细胞瘤的分期也有一定参考价值，Ⅰ期精原细胞瘤升高者只有 30%，而Ⅱ期患者可达 59%。此外，还有人发现 γ- 谷氨酰转肽酶（gamma-glutamyl-transpeptidase，GGTP）在睾丸肿瘤检测中也有一定作用，其他一些细胞遗传学和分子水平的肿瘤标志物目前仍处在实验研究阶段。

总体来讲，非精原细胞瘤出现一种或两种瘤标升高者可达 90%，AFP 升高者占 50%~70%，hCG 升高者占 40%~60%。精原细胞瘤出现血清肿瘤标志物升高者为 30% 左右。因此，血清肿瘤标志物在睾丸肿瘤诊断中具有重要价值，但是肿瘤标志物不升高的患者也不能完全除外存在睾丸肿瘤的可能。

（四）腹股沟探查及根治性睾丸切除术

任何患者如果怀疑睾丸肿瘤均应进行经腹股沟途径探查（inguinal exploration），将睾丸及其周围筋膜完整拉出，确诊患者在内环口处分离精索切除睾丸。如果诊断不能明确，可切取可疑部位睾丸组织冰冻活检。对于转移患者也可以在新辅助化疗病情稳定后进行上述根治性睾丸切除术（radical orchiectomy）。

目前也有一些保留睾丸组织手术的报道，他们认为对于双侧睾丸肿瘤患者或者孤立睾丸的肿瘤患者，如果睾酮水平正常并且肿瘤体积小于睾丸的 30% 可考虑行保留睾丸组织手术，但是该种情况出现睾丸原位癌（TIN，testicular intraepithelial neoplasia，又称 carcinoma in situ of the testis）比率可高达 82%，因此，这些患者术后都要进行辅助放射治疗。放疗后会导致不育症，孤立睾丸在放疗后出现间质细胞功能不足的危险性也会升高，对于有生育要求的患者可考虑延缓放射治疗。总之，选择保留睾丸组织的手术一定要与患者和家属充分沟通，而且该种治疗方案尚未有大规模病例报道。

虽然经阴囊睾丸穿刺活检在远处转移和生存率方面和根治性睾丸切除术相比没有显著性差异，但是局部复发率明显升高，因此，经阴囊的睾丸穿刺活检一直不被大家所认可。

［推荐意见］

1. **症状与体征**　对于伴有和不伴有局部和全身症状的睾丸肿瘤患者均应进行局部和全身相关部位体格检查。

2. **影像学检查**　睾丸肿瘤患者常规行 B 超、胸部 X 线、腹部 / 盆腔 CT 检查，怀疑有转移患者进行相应部位的 CT 检查。有条件地区必要时也可采用 MRI 和 PET 检查。

3. **血清肿瘤标志物**　睾丸肿瘤患者常规行血清 AFP、hCG 检查。对于考虑有转移的患者进行 LDH 检查。PALP 可以作为精原细胞瘤检测的一个参考指标。

4. **根治性睾丸切除术**　睾丸生殖细胞肿瘤患者均应行腹股沟探查及根治性睾丸切除术，可疑患者在行腹股沟探查术时可进行术中冰冻活检。保留睾丸组织手术必须在与患者及家属充分沟通后在严格适应症下进行，且目前尚处于探索阶段。经阴囊活检一般不予以推荐。

五、Ⅰ期生殖细胞肿瘤的治疗

（一）Ⅰ期精原细胞瘤的治疗

按照最新睾丸肿瘤分期标准，15%~20% Ⅰ期精原细胞瘤患者存在腹膜后亚临床转移性病灶，行根治性睾丸切除术后肿瘤仍有可能复发。复发中位数约 12 个月，也有在术后 5 年以上出现复发者。

1. 严密监测　据报道，在有经验的医学中心，Ⅰ期精原细胞瘤患者经严密监测，其肿瘤特异性生存率可达 97%~100%。目前认为对Ⅰ期精原细胞瘤患者在行根治性睾丸切除术后进行严密监测是合理的，但要求患者有一定经济能力和较好长期随访依从性。监测方案见睾丸精原细胞瘤随访部分。

2. 辅助性放疗　由于精原细胞瘤对放射线高度敏感，临床上绝大多数中心推荐把主动脉旁辅助性放疗作为Ⅰ期精原细胞瘤的标准治疗方案。针对主动脉旁区域或联合同侧髂腹股沟区域的中等剂量（20~24Gy）照射，即可把肿瘤复发率降至 1%~3%。经过照射后，几乎所有的复发病灶首先发生在照射野之外（膈上淋巴结或是肺内）。不推荐预防性纵隔照射。

放疗应在术后 1 个月内进行，每次放疗剂量及总放疗时间主要取决于患者耐受情况。主动脉旁照射野：上起 T_{11} 上缘，下至 L_5 下缘，野宽 9~10cm。右侧睾丸肿瘤的照射野参照人体中线，左右对称。左侧睾丸肿瘤的照射野向左移 1cm。髂腹股沟区照射野为：上缘与主动脉旁照射野下缘间隔 2cm，下缘平阴茎根部上缘，野宽 10cm，内侧过中线 2cm。主动脉旁照射野以中平面计算深度量，髂腹股沟区照射野以前后径 1/3 计算深度量，每次照射量可在 1.8Gy 左右，在 3~4 周内完成全部剂量。

放疗常见的副作用：消化不良、消化性溃疡、肠炎、慢性胃炎、生精抑制及不育、心血管毒性和放射野内继发恶性肿瘤（白血病或肺、膀胱、胃肠道等部位肿瘤）等，以上副作用和放疗剂量有关，照射量低于 25Gy 时副作用发生率明显减小。放疗时进行肾脏和阴囊保护具有积极意义。近年研究表明，单纯行主动脉旁区域照射和联合同侧髂腹股沟区域照射相比，同样可以取得理想无瘤生存率，但是毒性更小，同时也可以防止精子计数下降。

3. 辅助化疗　近年来，化疗在睾丸肿瘤治疗中的地位已经得到广泛肯定。研究发现单周期卡铂辅助化疗（浓度 - 时间曲线下面积，AUC=7）与辅助性放疗相比，在肿瘤复发率、复发时间及平均随访 4 年后的生存率方面未见明显差异。因此，对于Ⅰ期精原细胞瘤进行单周期卡铂辅助化疗也是一种合理的选择。计算方法：单剂量卡铂剂量 =7×［肾小球滤过率（GFR，ml/mln）+25］mg。有研究表明两个疗程的卡铂辅助化疗可将肿瘤复发率降至 1~3%，但是仍然缺乏更多的循证医学证据。

4. 联合放疗和化疗　多数研究认为，放疗和化疗联合应用仅能提高晚期病例的生存率。因此，对于Ⅰ期精原细胞瘤在根治性睾丸切除术后不推荐立即进行联合放疗和化疗。

5. 腹膜后淋巴结清扫术（retroperitoneal lymph node dissection，RPLND）　一项针对Ⅰ期精原细胞瘤行辅助放疗与 RPLND 的前瞻性非随机对照研究发现，RPLND 作为初次治疗的肿瘤复发率可达 9.5%。因此，这种治疗不被推荐。

［推荐意见］

1. Ⅰ期精原细胞瘤在行根治性睾丸切除术后推荐进行主动脉旁区域或联合同侧髂腹股沟

区域的中等剂量（20~24Gy）辅助放疗，不推荐预防性纵隔照射。

2. 单周期卡铂辅助化疗（AUC=7）相比辅助放疗亦是合理的选择。

3. 对于随访依从性好、有相应经济能力的Ⅰ期精原细胞瘤患者，如果患者同意，可在根治性睾丸切除术后进行严密监测。

（二）Ⅰ期非精原细胞瘤的治疗

临床Ⅰ期非精原细胞瘤（non-seminoma germ cell tumor，NSGCT）的治疗主要是指对原发肿瘤行根治性睾丸切除术后根据患者具体情况进行腹膜后淋巴结清扫术、辅助化疗（adjuvant chemotherapy）或监测（surveillance）。

1. 原发肿瘤的治疗

（1）根治性睾丸切除术：一般应尽早实施，手术前后应检测血清肿瘤标志物。根治性睾丸切除术应取腹股沟切口，游离精索至腹股沟管内环处离断，然后沿精索向阴囊方向剥离并切除睾丸。如阴囊壁有浸润，应连同浸润部位一并切除，不提倡经阴囊手术。切除标本经病理检查后，根据其病理类型及临床分期决定下一步治疗方案。

（2）保留器官手术（organ-preserving surgery）：即睾丸部分切除术。双侧同时或先后发生的睾丸肿瘤和孤立睾丸的肿瘤，如睾酮分泌水平正常且肿瘤体积小于睾丸体积的30%，可考虑该术式。但是曲细精管内生殖细胞肿瘤（TIN）发生率可高达82%，因此术后需行辅助放射治疗。如患者有生育需求，应暂缓放疗。睾丸部分切除术亦应取腹股沟切口，沿肿瘤假包膜小心切除部分睾丸组织，完整切除睾丸肿瘤。

2. 腹膜后淋巴结清扫术

对临床Ⅰ期的NSGCT患者行RPLND可以对肿瘤进行更加准确的病理分期。有研究表明临床Ⅰ期的NSGCT患者中约30%存在腹膜后淋巴结转移（病理分期Ⅱ期）。如术后证实存在腹膜后转移淋巴结，则应辅助化疗或在其复发时再化疗。如无转移淋巴结（病理分期Ⅰ期），一般无需进一步治疗，但值得注意的是有资料显示大约10%的病理Ⅰ期患者存在远处转移。

RPLND一般采用自剑突下向下绕脐达耻骨联合上方的腹正中切口，将患侧肾蒂上方2cm平面以下的腹膜后脂肪、结缔组织及淋巴结完全清扫干净，也有学者提倡双侧清扫的扩大根治术。关于手术清扫的范围是单侧还是双侧目前仍没有统一意见。一般来说，左侧睾丸的主要淋巴引流不越过腹主动脉，肿瘤向右转移机会小，主张经左侧结肠旁沟进路行单侧腹膜后淋巴结清扫术。因右侧睾丸淋巴引流到对侧，肿瘤可累及对侧淋巴结，主张沿右侧结肠旁沟切开后腹膜至盲肠下方转向屈氏韧带，显露腹膜后组织并行双侧腹膜后淋巴结清扫术。

RPLND是属于创伤性较大的手术，虽然手术死亡率较低，但术中、术后并发症较多。可发生肾蒂出血、乳糜腹、肺不张、肠粘连、肠梗阻、肠瘘、胰腺炎、胰瘘、应激性溃疡、切口感染或裂开等并发症。

传统的RPLND损伤了腹下神经及盆神经丛，几乎所有患者术后都会出现逆行射精、阳痿或不育等。为减少和避免这类并发症，推荐采用保留神经的腹膜后淋巴结清扫术（nerve-sparing retroperitoneal lymph node dissection，NS-RPLND），采用该术式肿瘤复发率与传统术式相仿，而逆行射精、阳痿或不育等并发症的发生率大大降低。

NS-RPLND采用标准腹部正中切口，术中剥离并注意保护肠系膜下神经节周围和沿主动脉下行的主要内脏神经，在清扫淋巴组织的同时尽量保护交感神经支干，以保留勃起和射精功能。

3. **辅助化疗**　目前多采用以顺铂（cisplatin，DDP）为中心的联合化疗方案。DDP 能与 DNA 结合并破坏其功能，从而抑制肿瘤细胞内 DNA 合成达到治疗目的。采用 DDP 联合化疗方案睾丸肿瘤的 3 年无瘤生存率可达 80% 以上。临床常用的化疗方案如下：

（1）PVB 方案：DDP20mg/m² 第 1~5 天静脉滴注，长春碱（VLB）10mg 或长春新碱（VCR）2mg 第 2 天静脉滴注；博来霉素（BLM）30IU 第 1、8、15 天静脉滴注（或第 2、9、16 天）或平阳霉素（PYM）16mg 第 2、9、16 天静脉滴注。每 21 天为一周期，一般 3~4 周期。

（2）BEP 方案：DDP20mg/m² 第 1~5 天静脉滴注，依托泊苷（依托泊甙，EtoposIde，VP-16）100mg/m² 第 1~5 天静脉滴注，BLM30IU 第 1、8、15 天静脉滴注（或第 2、9、16 天）。每 21 天为一周期，一般 4 周期。

（3）EP 方案：DDP20mg/m² 第 1~5 天静脉滴注，VP-16 100mg/m² 第 1~5 天静脉滴注。每 21 天为一周期，一般 4 周期。

（4）VIP 方案：VP-16 75mg/m² 第 1~5 天静脉滴注，异环磷酰胺（IfosfamIde，IFO）1.2g/m² 第 1~5 天静脉滴注，在 IFO 给药前及给药 4.8 小时分别给予美司钠（Mesna）240mg/m² 静脉滴注（每天 3 次，15 分钟 / 次），DDP20mg/m² 第 1~5 天静脉滴注。每 21 天为一周期，一般 3~4 周期。

上述方案中 PVB 化疗方案是经典的睾丸肿瘤化疗方案，问世以来几经修改，目前仍可作为一线化疗方案。BEP 方案因对部分 PVB 治疗失败的病例也有效，并发症相对较少，现已成为一线化疗的首选方案。EP 方案作为博来霉素禁忌而不宜采用 BEP 方案患者的替代化疗方案。VIP 方案作为一线治疗方案，也常用于初次治疗失败病例的挽救性治疗。其他化疗方案还包括 VelP（VLB+IFO+DDP）、TIP（紫杉醇，PTX+IFO+DDP）、COC（环磷酰胺 + 长春新碱 + 卡铂）方案等。

4. **监测**　对根治性睾丸切除术后的 I 期 NSGCT 患者进行监测和密切观察亦属于治疗方案的范畴。监测内容包括定期体格检查、血清肿瘤标志物、胸部 X 线以及腹部 / 盆腔 CT 检查等。详细的监测方案见肿瘤随访部分。

临床 I 期 NSGCT 患者行根治性睾丸切除术后治疗方案的选择应遵循以下原则：既要避免治疗不充分导致复发率增高，又要尽量减少因过度治疗而导致的不良事件。对于临床 I 期 NSGCT 患者来说，只要选择适当治疗措施，治愈率可达 99%。有无血管和淋巴管浸润是重要预测指标，有血管和淋巴管浸润的患者发生转移性肿瘤的风险是 48%，而没有血管和淋巴管浸润的患者其复发风险仅为 14%~22%。2008 年 EAU 和 NCCN 的睾丸肿瘤诊疗指南中均推荐根据有无血管和淋巴管浸润制订相应的风险适应性治疗方案（risk-adapted treatment）。

［推荐意见］

1. I 期 NSGCT 的患者首先进行根治性睾丸切除术，术后根据病理有无血管和淋巴管浸润，选择相应的风险适应性治疗方案。睾丸部分切除术的实施应慎重考虑并严格掌握适应证。

2. 推荐采用保留神经的腹膜后淋巴结清扫术。

3. 化疗方案目前仍推荐以顺铂为中心的联合化疗方案。首选 BEP 方案，复发或初次化疗失败的病例采用 VIP 方案。

六、转移性睾丸生殖细胞肿瘤的治疗

（一）ⅡA/ⅡB 期睾丸生殖细胞肿瘤的治疗

1. ⅡA/ⅡB 期精原细胞瘤的治疗　ⅡA/ⅡB 期精原细胞瘤的标准治疗到目前为止仍然是

放射治疗。ⅡA 期和ⅡB 期的放射剂量分别是 30Gy 和 36Gy。标准的放射野与Ⅰ期相比，从主动脉旁扩展到同侧的髂血管旁区域。ⅡB 期放射边界应包括转移淋巴结周围 1.0~1.5cm 范围。ⅡA 和ⅡB 期放疗后 6 年无瘤生存率可以达到 95% 和 89%。对于不愿意接受放疗的ⅡB 期患者可以实施 3 个疗程 BEP 或 4 个疗程的 EP 化疗。

2. ⅡA/ⅡB 期非精原细胞瘤的治疗 肿瘤标志物不升高的ⅡA/ⅡB 期非精原细胞瘤可以选择腹膜后淋巴结清扫术，但是肿瘤标志物不升高的非精原细胞瘤相对少见，包括成熟（已分化）畸胎瘤或纯的胚胎癌。肿瘤标志物升高的ⅡA/ⅡB 期非精原细胞瘤治疗应在 3~4 疗程的 BEP 化疗后实施残留肿瘤切除，大约 30% 的患者在化疗后不能完全缓解，需要实施残留肿瘤切除；不愿实施基础化疗的患者也可以选择保留神经的腹膜后淋巴结清扫术，术后实施 2 个疗程的 BEP 辅助化疗。尽管基础化疗和腹膜后淋巴结清扫术的副作用和毒性反应是有差别的，但治愈率都可以达到 98%。

（二）ⅡC/Ⅲ期睾丸生殖细胞肿瘤的治疗

ⅡC/Ⅲ期转移性生殖细胞肿瘤的基础治疗按照 IGCCCG 分类不同包括 3 或 4 个疗程的 BEP 联合化疗，该方案已经证实优于 PVB 方案。资料显示 3 天给药方案与 5 天给药方案疗效相同，但不良事件有所增加。

对于预后好的患者，标准治疗包括 3 周期 BEP 或 4 周期 EP（针对禁用博来霉素患者）方案。化疗剂量应充足，仅在粒细胞计数 $<1.0 \times 10^9$/L 而且发热或血小板计数 $<100 \times 10^9$/L 时考虑暂缓化疗。没有必要预防性给予 rhG-CSF 或 PEG-rhG-CSF 等造血生长因子，但如果化疗时出现感染则推荐在后续化疗周期中预防性应用。

对于预后中等的患者，5 年生存率大约是 80%，目前资料支持 4 周期 BEP 化疗方案为标准治疗方案。

预后好和预后中等的患者化疗后行胸部、腹部/盆腔 CT 扫描和瘤标检查，如未发现残余肿瘤且瘤标正常，后续随访即可；如瘤标正常，但影像学仍发现可疑肿瘤，进一步行 PET 检查，阴性者随访，阳性者则行活检或补救性化疗或放疗；如无条件行 PET 检查，以 CT 为标准，>3cm 可行随访或手术或放疗，≤3cm 可单纯随访即可。

对于预后差的患者，标准治疗为 4 周期 BEP 方案。4 周期的 PEI（DDP，VP-16，IFO）方案化疗也有同样的疗效，但毒性反应更大。5 年无进展生存率为 45%~50%。肿瘤标志物下降缓慢往往提示预后不佳。一项随机试验表明提高化疗剂量对于该组患者无益，但前瞻性研究显示高剂量化疗联合自体造血干细胞移植有助于改善患者预后。

（三）转移性睾丸生殖细胞肿瘤再评估及后续治疗

1. 肿瘤再评估 转移性睾丸生殖细胞肿瘤经过 2 周期化疗后需再次评估，包括影像学检查和肿瘤标志物检测。当肿瘤标志物水平下降且肿瘤稳定或缓解，则继续完成化疗方案，通常为 3~6 周期。如果肿瘤标志物浓度降低，而转移灶进一步生长，除非有手术禁忌证，则推荐在诱导化疗结束后行肿瘤切除术。

如果 2 周期化疗结束后，肿瘤标志物水平仍持续增高，则采用新的化疗方案。治疗后肿瘤标志物水平稳定，无论是否达到完全缓解均需随访观察。若发现肿瘤标志物水平明显增高，则需再进行补救性化疗（salvage chemotherapy）。

2. 残余肿瘤切除 残余的精原细胞瘤是否需要切除主要取决于影像学表现和肿瘤标志物

水平。FDG-PET 检查对判断是否存在残留精原细胞瘤和患者的预后有重要价值,肿瘤有进展者则需行补救性化疗,必要时可选择手术切除或放疗。

非精原细胞肿瘤有可见残余肿瘤时,即使肿瘤标志物正常,也推荐行外科手术切除,因为即使病灶<1cm,残余癌或畸胎瘤的可能性也较高。主要转移灶应在化疗结束后 4~6 周内切除,如果技术允许尽可能选择保留神经的手术方式。到目前为止,尚无有效的影像学检查(包括 PET)和预后模型用于预测残余非精原细胞瘤的存在,而 BEP 诱导化疗后的残余肿块中仍有 10% 的组织为有活性的癌组织,因此必须切除残余肿瘤。

手术范围应该考虑患者的复发风险和对生活质量的要求,不同部位的病灶病理也可能会不完全相同。总之,手术对所有病灶的完整切除比术后化疗更重要。

3. 二次手术后的巩固化疗　如果二次手术切除的组织为坏死或成熟畸胎瘤则无须进一步治疗。对于未能完整切除有活性的肿瘤或切除组织中含有不成熟畸胎瘤的患者可考虑应用以顺铂为基础的 2 周期辅助化疗。肿块中活性癌组织小于 10% 并且病灶已完整切除者也不必进行辅助化疗,进一步化疗并不能降低复发率。如果二线、三线化疗后切除的标本中仍存在活性肿瘤,则预后很差,也不再推荐化疗。

（四）复发病灶的挽救性治疗

1. 非手术治疗

（1）精原细胞瘤

1）化疗:睾丸肿瘤复发病灶的挽救性化学治疗常采用顺铂或卡铂加用一线方案中未用过的药物。目前主要化疗方案:VIP(DDP、VP-16、IFO)、TIP(PTX、IFO、DDP)、VeIP(VLB、IFO、DDP)。经一线化疗后复发的精原细胞瘤患者 50% 经上述联合挽救性化疗方案治疗可获得长期缓解。VIP 方案是目前最常用的挽救性化学治疗方案。在治愈率和不良事件方面,TIP 方案略优于 VeIP 方案。

对于上述挽救性化疗方案治疗无效或者治疗后复发的患者,可以选择进行高剂量联合化疗 + 自体造血干细胞移植(high-dose chemotherapy+autologous hematopoietic stem cell transplantation,HDCT+AHSCT)治疗。HDCT+AHSCT 能有效地克服肿瘤细胞的耐药性从而提高疗效。该方案具体步骤:在诱导化疗治疗中或结束后进行自体造血干细胞(autologous hematopoietic stem cell,AHSC)的采集。采集的富于造血干细胞血浆经处理后与冷冻保护液(终浓度为:6% 羟乙基淀粉、5% 二甲基亚砜、4% 血清蛋白)混合,经二步法冻存,最终置于液氮中长期保存。解冻时将冷冻保存袋从液氮中取出,置 40℃水浴中解冻,融化后不作任何处理直接回输给患者。预处理方案为:卡铂(CBP)700mg/m^2,VP-16 750mg/m^2,于移植周期的 -5、-4、-3 天给药;AHSC 于移植周期的第 0 天回输(采集的 AHSC 中 CD34$^+$ 细胞数需达到 2×10^6/kg 体重以上)。整个移植期间在层流洁净病房中进行,患者需接受必要的对症支持和抗感染治疗。

睾丸肿瘤患者的 HDCT+AHSCT 需序贯进行 2 次,亦有采用高剂量 PTX+IFO 方案序贯 3 次高剂量 CE 方案的 HDCT+AHSCT 研究设计。

由于化疗药物均有一定的不良反应,应及时根据患者体质、化疗中的不良事件等调整药物剂量,制订个性化的化疗和支持治疗方案。

2）放疗:由于精原细胞瘤对放射线高度敏感,因此对于睾丸原位或者<3cm 复发病灶直接予以 35Gy 照射 4~5 周,62.5%~85% 能获得长期缓解;而对于体积>3cm 的复发病灶则以化学治疗为主,辅以放射治疗控制局部转移病灶。

（2）非精原细胞瘤：一线化疗后，非精原细胞瘤复发病灶的标准挽救性化学治疗方案有 VIP、TIP、VeIP 方案。15%~40% 的非精原细胞瘤复发患者经上述联合挽救性化疗方案治疗可获得长期缓解。挽救性化疗疗效的影响因素主要包括：①原发肿瘤的位置和组织学类型；②一线化疗的疗效；③缓解持续时间；④复发时 AFP 和 hCG 水平。

大量临床实验研究表明 VIP 方案（表 26-13）优于上述另外两种化疗方案（表 26-14、表 26-15），超过三种药物的联合化疗方案不但不增加疗效，反而增加了不良事件。对于上述化疗方案无效、肿瘤标志物水平高、肿瘤体积大的复发患者，可行高剂量联合化疗。一些 II 期临床试验和回顾性配对分析证实高剂量联合化疗能提高 10%~20% 的生存率。如果高剂量联合化疗仍无效，又无法行姑息性手术切除的复发病灶，可行放射治疗和 GEMOX 方案化疗（吉西他滨、奥沙利铂）（表 26-16）。紫杉醇和吉西他滨已被证实在复发、顺铂抵抗等难治性生殖细胞肿瘤中有积极的治疗作用，并且两种药物与顺铂有协同作用。

表 26-13 标准化疗方案（VIP 方案）

VIP	剂量和用法	时间周期
顺铂 /cisplatin	20mg/（m²·d），第 1~5 天	21 天
依托泊苷 /etoposide	75~100mg/（m²·d），第 1~5 天	
异环磷酰胺 /ifosfamide	1.2g/（m²·d），第 1~5 天	

表 26-14 标准化疗方案（TIP 方案）

TIP	剂量和用法	时间周期
紫杉醇 /paclitaxel	250mg/（m²·d）第 1 天持续 24 小时输注	21 天
异环磷酰胺 /ifosfamide	1.5g/（m²·d）第 2~5 天	
顺铂 /cisplatin	25mg/（m²·d）第 2~5 天	

表 26-15 标准化疗方案（VeIP 方案）

VeIP	剂量和用法	时间周期
长春碱 /vinblastin	0.11mg/（m²·d），第 1.2 天	21 天
异环磷酰胺 /ifosfamide	1.2g/（m²·d），第 1~5 天	
顺铂 /cisplatin	20mg/（m²·d），第 1~5 天	

表 26-16 标准化疗方案（GEMOX 方案）

GEMOX	剂量和用法	时间周期
吉西他滨 /gemcitabine	1 000~1 250mg/（m²·d），第 1.8 天	21 天
奥沙利铂 /oxalipatin	130mg/（m²·d），第 1 天	

2. **手术治疗** 挽救性手术主要包括 RPLND、保留神经的 RPLND 和远处残余灶切除术。根据睾丸淋巴引流途径，左侧睾丸的主要淋巴引流不越过腹主动脉，故左侧睾丸肿瘤从左向右转移的机会很小，左侧睾丸肿瘤可经左侧结肠旁沟入路行单侧 RPLND。右侧睾丸肿瘤常常有对侧

淋巴结受累,需经右侧结肠旁区进路行双侧 RPLND。传统的 RPLND 损伤了腹下神经和盆神经丛,几乎所有的患者术后都会出现阳痿、射精障碍或者不育,而保留神经的 RPLND 引起的并发症少,尤其是阳痿、射精功能障碍会大大减少,两者在肿瘤复发率方面并无明显差异。对于远处复发病灶,可以直接行手术切除或者放化疗后再行手术切除。

精原细胞瘤患者经检查证实已有腹膜后淋巴结复发灶者,在放射治疗或化学治疗后仍有界限清楚的肿块时也可进行 RPLND。此手术目的在于进行准确的病理分期和治疗腹膜后转移淋巴结。非精原细胞瘤经以顺铂为基础的联合化疗后,1/3 的 ≤2cm 的腹膜后残余病灶仍有肿瘤组织存活,因此,完整切除复发病灶或者放化疗后的残余灶能有效降低再次复发率。如果肿瘤标志物进行性升高,上述各种化疗方案疗效不佳,并且能够完整切除影像学可见的肿瘤组织时,也可行手术切除残余肿瘤组织,术后约 25% 患者能获得长期生存。

（五）睾丸肿瘤脑转移的治疗

睾丸肿瘤脑转移通常是全身转移的一部分,单纯脑转移者少见。初次诊断时已有脑转移者长期生存率较低,复发患者出现脑转移预后更差,5 年生存率仅 2%~5%。这类患者首选化疗,联合放疗对该类患者更有益,即使对化疗有完全反应的也推荐联合放疗。对持续存在的孤立性脑转移灶,综合全身情况、原发肿瘤的病理类型和转移灶的部位,也可考虑手术治疗。

七、睾丸生殖细胞肿瘤随访

有关睾丸生殖细胞肿瘤患者的随访国内尚无大规模的统计数据,参考欧美相关资料就随访相关因素归纳总结如下。

随访目的:①发现复发的病灶。资料表明 50% 复发的 TGCTs 患者仍可治愈,主要取决于复发形式和分期。晚期复发(完全缓解 2 年后复发)的患者,对化疗耐药性较高,预后差。研究表明,通过监测血清肿瘤标志物以及影像学检查可以较好的监测 TGCTs 的复发。CT 扫描的密度以 8~10mm 较好,否则易出现假阴性结果。血清肿瘤标志物(AFP 和 / 或 hCG)在大约 2/3 的非精原细胞瘤复发患者以及约 1/3 的精原细胞瘤复发患者中会升高。LDH 是预测肿瘤转移的重要指标,但用于预测复发还有争议。由于一些复发患者的肿瘤标志物并不升高,因此临床体检和影像学的随访亦非常重要。②发现第二原发肿瘤病灶。目前关于对侧睾丸原发肿瘤的监测还缺乏特异性的监测指标。危险因素有睾丸下降不全、不育症、睾丸萎缩、睾丸微小结石、发病年龄轻等。一般不推荐做对侧睾丸活检,但由于睾丸萎缩是第二原发病灶的主要危险因素,所以建议当睾丸体积小于 12ml 时可作对侧睾丸活检(化疗前或化疗结束 2 年后)。③监测化疗或 / 和放疗的不良事件。睾丸肿瘤患者放化疗后的远期危险因素主要有心血管疾病、继发肿瘤以及感觉神经障碍等。④监测远期心理健康。由于睾丸肿瘤的治疗可能会对性功能有影响,随访可帮助这些患者重建信心。⑤监测放射反应。

随访原则上包括临床体格检查、血清肿瘤标志物和影像学检查,影像学检查由于各国的情况不同而有所变化。总的原则是有效经济而且对人体的副作用小。胸部 CT 检查由于价格昂贵、射线高于胸片约 400 倍,而胸片对 1cm 以上的肺部病灶效果又很可靠,所以胸部随访首先推荐胸片检查。腹部、盆腔随访仍然推荐 CT 检查。PET-CT 虽然对肿块分类的准确性(约为 56%)高于 CT(约为 42%),然而灵敏度较低且费用高,一般不予推荐。随访的时间应和肿瘤复发的最大风险及肿瘤本身的自然特性相一致,检查应该对肿瘤复发有很好的指导性,并且具有较好的阴性和阳性预测值。由于大多数肿瘤在治疗后 2 年内复发,应密切监测。2 年后复发者也有报道,因此对于该类患者也应每年随访。此外治疗的效果和病灶的大小相关,所以对无症状肿瘤患者也应进行详细检查。同时对于化放疗后的并发症也需密切观察。

（一）Ⅰ期精原细胞瘤的随访

大约 75% 的精原细胞瘤为Ⅰ期病变,15%~20% 患者腹膜后有淋巴结影像表现,5% 患者有远处转移。复发率波动于 1%~20%,主要取决于根治性睾丸切除术后治疗的选择。睾丸网膜的侵犯、瘤体大于 4cm、年龄小于 30 岁以及病理分期 T2 以上等也是危险因素。资料统计显示,如无危险因素,则复发的危险概率为 12%;存在 1 个因素,复发危险概率为 15%;存在 2 个因素,复发危险概率为 30%。2 年内复发率为 15.2%~19.3%,2 年后复发较少,但也有报道 6 年后复发的。复发的部位依次为腹主动脉旁淋巴结、纵隔、锁骨上淋巴结以及肺。仅有 30% 的精原细胞瘤患者复发时有肿瘤标志物阳性反应。80% 的Ⅰ期精原细胞瘤患者单纯行根治性睾丸切除术后即可达到治愈,而另外 20% 的患者将从术后辅助治疗中受益。根治性睾丸切除术后的治疗有监测、腹膜后放疗和辅助化疗,放疗和化疗均很敏感,生存率可达 99%,每种治疗的费用和副作用各异。大约只有 30% 的精原细胞瘤患者表现为 hCG 升高,所以随访时完全依靠血清肿瘤标志物并不可靠。

1. **Ⅰ期精原细胞瘤放疗后随访** 统计显示,术后配合辅助放疗的治愈率可达到 97%~100%,2~6 年的复发率为 0.25%~1%。虽然也有晚期复发的报道,但复发最常见于治疗后的 18 个月内。复发部位主要在横膈上淋巴结、纵隔、肺或骨。少数患者肿瘤会在腹股沟、髂外淋巴结复发。

放疗的副作用包括生精能力减弱、胃肠道症状（消化性溃疡）和继发性肿瘤。50% 患者可出现中等度的毒性反应。腹主动脉旁淋巴结放疗后 2 年内应每 3 个月临床体检及肿瘤标志物监测,第 3 年每半年复查一次,以后每年一次直至 5 年随访结束。每年复查盆腔 CT 一次（如有临床指征,则根据需求检查）,第 5 年结束随访前再复查。胸片复查 3 年内应每年 2 次,以后每年一次直至随访结束。

2. **Ⅰ期精原细胞瘤化疗后随访** Ⅰ期精原细胞瘤术后行辅助化疗的复发率较低,一组长期随访报道表明,复发率约为 3%。另一组 5 年的随访报道显示复发率为 6.1%,其中 80% 的复发发生在腹部,而腹主动脉旁淋巴结放疗的患者则很少有腹部复发。鉴于辅助化疗后,仍有发生腹膜后迟发缓慢生长的畸胎瘤的风险,故仍需行腹部 CT 检查。因此,推荐化疗后 3 年内每年复查胸片 2 次,5 年随访结束前再检查。第一年腹部 CT 检查 2 次,以后每年检查一次,如有阴囊侵犯或盆腔手术史,需做盆腔 CT 检查。临床检查和肿瘤标志物检查的时间为化疗后 1 个月,2 年内每 3 个月复查一次,第 3 年每 6 个月复查一次,以后每年一次,直至 5 年随访结束。也有人认为随访应持续到 10 年（表 26-17）。

表 26-17 Ⅰ期精原细胞瘤放、化疗后患者的随访

	1 年	2 年	3~4 年	5~10 年
体检	每 4 个月	每 4 个月	每 6 个月	每年
肿瘤标志物	每 4 个月	每 4 个月	每 6 个月	每年
胸片	每 6 个月	每 6 个月	每年	每年
腹部盆腔 CT	每 6 个月	每 6 个月	每年	每年

（二）Ⅰ期非精原细胞瘤术后的随访

大量研究显示根治性睾丸切除术后临床Ⅰ期 NSGCT 患者的复发率为 30%,其中约 80% 在随访的 12 个月内复发,有 12% 的患者在第 2 年复发,在第 3 年复发的比例为 6%,复发率在第 4 年和第 5 年降至 1%,偶尔也有在更长时间后复发的报道。35% 的患者在复发时血清肿瘤标志物正常,约 20% 的患者复发的病灶位于腹膜后,10% 左右位于纵隔和肺。

治疗措施的选择:①密切监测;②保留神经的腹膜后淋巴清扫术;③辅助化疗。随访日程表因选择的治疗措施不同而不同。

1. 术后监测患者的随访　如果患者愿意并且服从监测,可以进行长期随访(至少 5 年)。在密切监测的措施下,30% 患者可能复发,复发大多发生在 2 年内,有报道 19% 的患者出现胸部复发灶,并且胸片呈阳性改变。因此,胸部 CT 扫描仅在有必要时检查,推荐进行胸片复查。随访推荐术后 2 年内尤其是第一年需密切监测。第一年每 3 个月进行临床体检、瘤标和胸片检查。有研究表明,一年 2 次 CT 检查和 5 次 CT 检查无明显统计学差异。因此,推荐第一年每 6 个月做腹部盆腔 CT 检查(表 26-18)。

表 26-18　Ⅰ期非精原细胞瘤放、化疗后患者的随访

	1 年	2 年	3~4 年	5~10 年
体检	每 3 个月	每 3 个月	每 6 个月	每年
肿瘤标志物	每 3 个月	每 3 个月	每 6 个月	每年
胸片	每 3 个月	每 3 个月	每 6 个月	每年
腹部盆腔 CT	每 6 个月	每年	必要时	必要时

2. 术后化疗患者的随访　研究显示辅助化疗效果较好,复发率为 3%~4%,大多数发生在 2 年内,且有发生腹膜后畸胎瘤的报道,因此推荐化疗后 2 年内做腹部 CT 检查,2 年后在有必要时检查。

3. 腹膜后淋巴结清扫术后患者的随访　RPLND 后腹膜后复发的患者较少,如果复发,一般发生在胸部、颈部和手术切缘。无淋巴转移的病例,复发率在 10%~13%,大多发生在第一年;因此,术后第一年需每 3 个月复查胸片。此外,RPLND 后腹膜后复发率低的前提是精准而完全的腹膜后淋巴结清扫术,推荐术后 2 年内做腹部盆腔 CT 检查(表 26-19)。

表 26-19　Ⅰ期非精原细胞瘤 RPLND 或化疗后患者的随访

	1 年	2 年	3~4 年	5~10 年
体检	每 3 个月	每 3 个月	每 6 个月	每年
肿瘤标志物	每 3 个月	每 3 个月	每 6 个月	每年
胸片	每 3 个月	每 6 个月	每 6 个月	每年
腹部盆腔 CT	每年	每年	必要时	必要时

（三）ⅡA/ⅡB 期进展(转移)性生殖细胞肿瘤的随访

进展(转移)性生殖细胞肿瘤病灶的范围和对治疗的反应与生存率相关。通常情况下 N 分

期越高,则越容易复发,原发肿瘤的体积也影响原发肿瘤的体积也影响 NSGCT 患者治疗的结果。在 Ⅱ 期 NSGCT 患者中,不管采取什么治疗方法,若复发能及早发现,仍可以达到 97% 的存活率。化放疗在大多数患者中能达到较好的疗效。以顺铂为基础的联合化疗及手术可以达到 65%~85% 的治愈率,主要取决于最初的病灶范围。化疗完全敏感的患者,治愈率为 50%~60%,另外 20%~30% 患者化疗后再经过手术治疗仍可以实现长期无进展生存。进展性 NSGCT 患者治疗失败的原因主要有:大体积病灶对化疗完全不敏感或是化疗后没有清除残余畸胎瘤,部分患者(8.2%)发生化疗耐药。Ⅱ A/ Ⅱ B 期进展性生殖细胞肿瘤化放疗后随访策略:临床检查、肿瘤标志物和胸片的检查时间推荐治疗后 3 年内每 3 个月复查一次,以后每半年复查一次,直至 5 年,以后每年一次。腹部盆腔 CT 扫描仍推荐每年 2 次检查。

（四）ⅡC~Ⅲ期进展（转移）性生殖细胞肿瘤的随访

患者在化放疗后常有肿瘤残留,通过外科手术很难去除,如果肿块大于 3cm,PET-CT 诊断价值较高。建议每半年作 CT 检查(表 26-20)。

表 26-20　进展期生殖细胞瘤患者的随访

	1 年	2 年	3 年	4~5 年	6~10 年
体检	每 3 个月	每 3 个月	每 3 个月	每 6 个月	每年
肿瘤标志物	每 3 个月	每 3 个月	每 3 个月	每 6 个月	每年
胸片	每 3 个月	每 3 个月	每 3 个月	每 6 个月	每年
腹盆腔 CT*	每 6 个月	每 6 个月	每 6 个月	每年	每年
胸 CT*	必要时	必要时	必要时	必要时	必要时
头颅 CT*	必要时	必要时	必要时	必要时	必要时

注:* 为可选择,如果有腹膜后畸胎瘤存在,应每年检查腹部盆腔 CT,化疗后肿瘤仍超过 3cm,应在 3 个月后复查相应部位 CT 以检查肿瘤的进展情况。必要时作 PET-CT 检查。如果胸 X 线片提示异常,应做胸部 CT 检查。如出现头痛等脑部神经症状,应做头颅 CT 检查。

八、睾丸非生殖细胞肿瘤

睾丸非生殖细胞肿瘤较为少见,仅为成人睾丸肿瘤的 2%~4%,但种类较多,性索 / 性腺间质肿瘤占该组肿瘤的大部分,其中以睾丸间质细胞瘤和支持细胞瘤为主。具体分类参见睾丸肿瘤的分类部分。

（一）睾丸间质细胞瘤

睾丸间质细胞瘤又称 Leydig 细胞瘤,是来源于睾丸间质细胞的一种罕见肿瘤,由 Saechi 首先描述,多为良性,只有 10%~20% 可能出现恶变,且多为成人型。目前睾丸间质细胞瘤的发生原因尚未清楚。

1. **流行病学**　Leydig 细胞瘤占成人睾丸肿瘤的 1%~3%,占婴幼儿和儿童睾丸肿瘤的 3%。成人发病年龄主要集中在 30~60 岁,儿童高发年龄为 3~9 岁。约 3% 的 Leydig 细胞瘤为双侧性,偶伴有克兰费尔特综合征。

2. **病理学**　Leydig 细胞瘤通常边界清楚,直径超过 5cm,实性,黄色至褐色,约 30% 伴有出血和 / 或坏死。Leydig 细胞瘤的细胞呈多角形,胞质丰富且多为嗜酸性,偶见 Reinke 结晶,核排列整齐,可见大量具有管状嵴的线粒体。细胞表达波形蛋白、抑制素、蛋白 S100、类固醇激素、钙视网膜蛋白和细胞角蛋白(局部)。约 10% 的 Leydig 细胞瘤为恶性肿瘤,常伴有以下特征:①肿瘤大于 5cm;②细胞异型性明显;③有丝分裂活性增加(每 10 个高倍视野大于 3 个);④ MIB-1 表达增加(恶性为 18.6%,良性为 1.2%);⑤ 组织坏死;⑥血管侵袭;⑦边缘浸润;⑧病变蔓延至睾丸实质外;⑨ DNA 非整倍体。

3. 诊断　常表现为无痛性睾丸肿大或偶然发现。由于 Leydig 细胞瘤的细胞可产生睾酮、雌激素、黄体酮和皮质类固醇等,所以患者可能出现与肿瘤细胞分泌的激素相关的症状。近 80% 患者伴有激素水平紊乱,雌二醇水平升高而睾酮水平下降,也有报道黄体生成素(luteinizing hormone,LH)和卵泡刺激素(follicle stimulating hormone,FSH)水平升高,但是甲胎蛋白、人绒毛膜促性腺激素、乳酸脱氢酶和血清胎盘碱性磷酸酶等睾丸生殖细胞肿瘤标志物常为阴性。30% 左右患者出现男性女乳症,3% 患者为双侧性。

临床诊断要点:应包括肿瘤标志物、激素水平(至少睾酮、LH 和 FSH,此外还可包括雌二醇、孕酮和皮质醇等)、双侧睾丸的超声检查、胸部和腹部 CT 检查。当超声提示为界限清晰、血流丰富的低回声小结节时应考虑 Leydig 细胞瘤的可能,但是其形态也多种多样,也难与睾丸生殖细胞肿瘤相鉴别。在所有出版的资料数据中统计显示转移率只要 10%,但是在三个大样本长期随访病例发现,83 例中 18 例(21.7%)出现肿瘤转移,老年患者是恶性肿瘤的潜在人群。

4. 鉴别诊断　Leydig 细胞瘤发病率低,肿瘤体积小,临床上不易与其他睾丸疾病相鉴别,主要通过病理确诊。肿瘤良恶性的鉴别也有一定困难,绝大多数为良性,10%~20% 为恶性,且以成人型多见,恶性肿瘤患者多出现男性女乳症等激素水平异常,但是鉴别点还是主要参考病理,Reinke 晶体也不能作为良恶性肿瘤的鉴别。病理诊断时还要注意与睾丸间质细胞增生、睾丸肾上腺迷离瘤等鉴别,一般可以根据其发病部位、曲细精管生精现象正常与否及瘤细胞的结构形态得以区别。

5. 治疗　由于 Leydig 细胞瘤是一种很少见的肿瘤,很难确定其是否为良性肿瘤,所以给患者治疗和随访带来很大困难。对于睾丸实质内小体积肿瘤,尤其出现男性女乳症或激素异常的病例,非生殖细胞肿瘤应当被考虑,应避免立刻行根治性睾丸切除术,而考虑行术中冷冻切片,争取术中明确肿瘤良恶性,确定行保留睾丸组织的肿瘤切除术还是睾丸根治性切除术。一般青春期前的 Leydig 细胞瘤患者常常表现为良性过程,尽量行保留睾丸组织的手术,仅行病灶切除术。保存患侧睾丸对于男性的外观、心理健康具有重要意义。对于青春期后发病的患者应当行根治性睾丸切除术。在间质肿瘤出现恶性病理特征时,尤其是老年患者,推荐行根治性睾丸切除术和腹膜后淋巴结清扫以防止肿瘤转移。对于晚期恶性 Leydig 细胞瘤也只能采取手术、放疗和化疗的综合治疗。

6. 随访　对于良性 Leydig 细胞瘤应定期行胸部和腹部 CT 检查,定期测定睾酮和雌激素的水平。目前大部分病例资料中都缺少随访资料,转移性肿瘤缺少致死性因素调查。

（二）睾丸支持细胞瘤

1. 流行病学　睾丸支持细胞瘤又称 Sertoli 细胞瘤,仅占睾丸肿瘤的 1% 以下,平均诊断年龄为 45 岁,20 岁以下发病罕见。偶出现在雄激素不敏感综合征和 Peutz-Jeghers 综合征患者中。

2. 病理学　睾丸支持细胞瘤病灶局限,外观呈黄色、褐色或白色,平均直径 3.5cm。镜下肿瘤细胞呈嗜酸性,胞质含空泡;细胞核边界清楚,可有包涵体;细胞排列成管状或团状,也可呈索状或网状;细胞间质完整,成细管状;少数病例间质硬化明显。肿瘤细胞表达弹性蛋白、角蛋白、抑制素(40%)和 S-100 蛋白(30%)。恶性支持细胞瘤占 10%~22%,目前仅不足 50 例报道。恶性支持细胞瘤的证据:①体积大于 5cm;②细胞核核仁多型性;③有丝分裂活性增加(大于 5/HP);

④坏死和血管侵犯。

3. 诊断 睾丸支持细胞瘤通常表现为睾丸肿大或超声检查偶然发现,分为经典型、大细胞钙化型和硬化型三个亚型。大多数经典型支持细胞瘤为单侧、单发,有时可见男性乳房发育,但激素水平紊乱比较少见,AFP、hCG、LDH 和 PLAP 等睾丸生殖细胞肿瘤标志物常为阴性。

诊断性检查包括:肿瘤标志物、激素水平(包括睾酮、LH、FSH,如果仍未确诊,还可进行雌二醇、孕酮、皮质醇等的检测)、双侧睾丸超声、胸腹部 CT 等;超声上通常呈低回声且具有多种图像表现,所以仅通过超声检查不能与生殖细胞肿瘤相鉴别。大细胞钙化型通常见于青年男性,可同时伴有遗传性综合征(Carney 综合征和 Peutz-Jeghers 综合征),40% 左右患者存在内分泌紊乱。44% 的患者双侧发病,可同时发生,也可先后发生。28% 的患者表现为多灶性。目前最大规模、最长时间的随访调查发现,7.5% 患者初步诊断为“恶性”肿瘤,而 11.7% 患者在随访中出现了转移。出现转移的患者通常为高龄、肿瘤较大、同时含有一个以上恶性肿瘤的征象。大细胞钙化型因具有钙化灶,超声表现为强回声,具有特征性图像表现。20% 左右的硬化型支持细胞瘤为恶性,但是出现转移很少见。

4. 治疗 体积小无症状的睾丸肿瘤很容易被诊断为生殖细胞肿瘤而行根治性睾丸切除术。目前一般推荐对于较小睾丸肿瘤可先行睾丸部分切除术,得到最终病理后再做进一步处理,尤其对于具有男性乳房发育、激素紊乱、钙化超声图像(具有钙化灶的小而局限的肿瘤)等明显支持细胞肿瘤征象的肿瘤患者。如果最终病理提示为非间质细胞肿瘤(如生殖细胞瘤)可二次行根治性睾丸切除术。当然睾丸部分切除术的前提是必须要保证保留的睾丸组织有足够的内分泌功能。对于既往有恶性肿瘤病史,尤其高龄的支持细胞瘤患者,为预防肿瘤转移可行根治性睾丸切除术和腹膜后淋巴结清扫术。没有恶性肿瘤征象者可进行个体化随访(由于没有特异的肿瘤标志物,最好选择 CT 检查),如果已有淋巴结、肺、骨等处转移,支持细胞瘤对放化疗不敏感,预后很差。

5. 随访 由于缺少大量病例随访资料,目前还没有有效的随访方案可供选择。

(三)颗粒细胞瘤

颗粒细胞瘤(granulosa cell tumor,GCT)属于性索间质肿瘤的一种,有 2 种不同的类型:幼年型和成人型。发生在成人睾丸的颗粒细胞瘤均为成人型,是一种潜在恶性肿瘤;幼年型是一种良性肿瘤,其临床行为不同于成人型。睾丸幼年型颗粒细胞瘤(juvenile granulosa cell tumor,JGCT)是最常见的良性先天性睾丸肿瘤之一,多发生在 6 个月以内的新生儿或婴幼儿(约 50%),平均诊断年龄为 1 个月。睾丸幼年型颗粒细胞瘤约占 12 岁以下男性儿童原发睾丸肿瘤的 3%,双侧发病者非常罕见。典型表现为较小(<2cm)的单侧阴囊内包块(左右两侧发病率相同),新生儿表现为腹腔内肿块。除偶伴有外生殖器畸形外,一般和性染色体异常无关,且无明显内分泌异常。AFP 和 hCG 等瘤标检测在患者年龄的正常范围内。影像学表现为复杂的多房性囊性肿块。

睾丸幼年型颗粒细胞瘤直径通常小于 2cm,但也有报道最大肿瘤为 10.5cm。典型表现是黄褐色、实性和囊性相间的肿块,坏死和出血罕见。镜下观:睾丸幼年型颗粒细胞瘤为含有黏液样物质的囊肿,由单层或多层颗粒细胞形成间隔样结构,可见颗粒细胞的固性结节,但是缺乏成人型颗粒细胞瘤的 Call-Exner 小体或“咖啡豆”核的典型表现。睾丸幼年型颗粒细胞瘤可依靠其显微镜下病理特点与其他性索间质肿瘤相鉴别。虽然睾丸幼年型颗粒细胞瘤在组织学上可见相当数量的有丝分裂象,但其仍是一种良性病变,保留睾丸组织的手术治疗是推荐治疗方案,多数患者术后无复发和转移。睾丸成年型颗粒细胞瘤非常罕见,占所有睾丸颗粒细胞瘤的 4%~6%,两侧睾丸发病率相同;常偶然发现,也有患者表现为缓慢的无痛性睾丸肿胀,部分患者合并有男子乳腺发育和阳痿。发病年龄平均 44 岁,最年轻者 16 岁。肿瘤大小似乎和发病持续时间相关,0.5~13cm。超声表现为具有不同内在回声的低回声团块。

大多数睾丸成年型颗粒细胞瘤为黄色、实性、边界清晰、分叶状团块,偶可见压迫周围纤维组织形成的假包膜,较大肿瘤可出现出血和坏死;转移瘤则表现为囊性、出血和坏死。镜下观为具有嗜酸性细胞质的圆细胞,含有特征性纵沟的卵圆核(“咖啡豆”外观);生长模式包括实性、微滤泡状、回状、岛状、小梁状、假肉瘤样等;偶可见泡膜间质细胞;瘤体周边可见含 Leydig 细胞增生和 Sertoli 细胞结节的睾丸实质;肿瘤细胞可排列形成小囊性结构的卵巢滤泡(Call-Exner bodies,卡 - 埃二式小体);肿瘤为恶性的组织学特征包括肿瘤直径>7cm、有丝分裂活性增加、坏死范围增大、淋巴管浸润。免疫组化(Vimentin 阳性,上皮膜抗原阴性,细胞角蛋白 ±)在颗粒细胞瘤的诊断上作用有限,特别是在年龄较大的病例。

虽然成年型颗粒细胞瘤多数具有良性生物学行为,但有潜在远处转移的能力(20%),所以该类患者均推荐根治性睾丸切除术。淋巴结转移者也可有较长的生存时间,但远处转移者往往疾病进展迅速,常数月后死亡,总体生存率极低。对颗粒细胞瘤患者的治疗除根治性睾丸切除术外还要进行详细的临床和组织病理学检查以排除远处转移,评估其恶性潜能,进一步确定进展性肿瘤的治疗方案。目前为止,对于睾丸颗粒细胞瘤远处转移尚无标准的治疗方案。多种治疗方法的联合应用可能对进展性恶性睾丸成人型颗粒细胞瘤有一定效果。

（四）睾丸泡膜细胞瘤 / 纤维瘤

睾丸泡膜细胞瘤 / 纤维瘤患者发病年龄 5~67 岁,平均年龄 31 岁。常表现为单侧阴囊肿胀,有时伴有阴囊疼痛。没有激素相关的症状。目前尚没有睾丸纤维瘤转移和复发的报道。肉眼观:睾丸纤维瘤直径为 0.8~7cm,平均 2.7cm。瘤体实性、界限清晰、黄灰相间团块,没有坏死和出血。重要特征是厚的纤维包膜,将瘤体与睾丸实质分离。囊性包裹比较罕见。镜下观:瘤体含有短的交织状或席纹状排列的梭形细胞,细胞质中到大量不等,纤维胶原间质较少,血管丰富。有丝分裂象可见,没有颗粒细胞或 Sertoli 细胞。睾丸实质正常或轻度精子发生减少。免疫组化:Vimentin 阳性、平滑肌肌动蛋白阳性、细胞角蛋白阴性、S-100 蛋白阴性、结蛋白阴性、CD99/MIC2 阴性、CD34 阴性。

（五）其他性索 / 性腺间质肿瘤

性索 / 性腺间质肿瘤可能以未完全分化型或混合型存在。对于未完全分化型的性索 / 性腺间质肿瘤尚无临床经验,未见有转移的报道。在混合型性索 / 性腺间质肿瘤中所有组织成分均应该报道,肿瘤的临床行为可能由肿瘤含量最多或最具侵袭性的成分来表现。

（六）含有生殖细胞和性索 / 性腺间质的肿瘤(性腺母细胞瘤)

性腺母细胞瘤是一种罕见肿瘤,常伴有性腺发育不全。大多数(约 80%)患者合并尿道下裂和隐睾。性腺母细胞瘤是一种良性肿瘤,但具有发展成精原细胞瘤和其他侵袭性生殖细胞肿瘤的潜能。组织病理学:生殖细胞呈巢式分布,瘤体其余部分由性索 / 性腺间质组成;80% 以上病例可见局限性钙化。瘤体内的玻璃样变和钙化可将其与其他罕见生殖腺肿瘤、混合生殖细胞 - 性索间质肿瘤区分。性腺母细胞瘤的标准治疗方案是性腺切除术。根据瘤体内生殖细胞成分的多少可进一步行放疗和化疗。由于性腺母细胞瘤具有较高的双侧发生率(40%),所以当对侧性腺异常或未降时推荐双侧性腺切除。该肿瘤具有恶性肿瘤的生物学行为,术后应密切随访,定期阴囊超声检查以防对侧肿瘤的发生。

（七）卵巢上皮细胞型肿瘤

睾丸卵巢上皮细胞型肿瘤与卵巢的上皮性肿瘤相似。肉眼为囊性、偶尔含有粘蛋白样物质；显微镜下与卵巢类似，肿瘤的进展取决于不同的卵巢上皮亚型，一些 Brenner 型可能表现为恶性。

（八）睾丸网及集合系统肿瘤

睾丸网及集合系统肿瘤非常罕见。良性腺瘤和恶性腺癌均有报道。恶性腺癌局限性生长，但死亡率高达 56%。

（九）非特异性间质肿瘤（良性和恶性）

非特异性间质肿瘤非常罕见，其诊断、预后、治疗和软组织肉瘤类似。

九、其他问题

（一）生育

睾丸肿瘤的治疗要求不仅要治愈，还应具有良好的生活质量，而生育能力和性功能的保存是衡量生活质量的重要指标。睾丸肿瘤影响局部睾丸微环境、性腺 - 垂体轴、全身等，其中任何一个因素的失常都能对精子发生产生损害。确诊睾丸肿瘤后的心理因素也能影响性功能和生育，而盆腔放疗、化疗、腹膜后淋巴结清扫术等治疗方法更会对生育产生潜在的影响。研究发现睾丸肿瘤患者在接受治疗后，生育能力下降 30%，放疗可能对生育影响最大。但是也有许多睾丸肿瘤患者在治疗开始前就发现精液分析异常。因此，我们应该对睾丸肿瘤患者进行生育能力方面的相关检查，包括睾丸体积、附睾、前列腺；精液分析包括精液量、精子浓度、活力、形态；激素分析包括血清卵泡刺激素、黄体生成素、睾酮、催乳素；必要时行阴囊超声和经直肠超声检查。只有完成了这些评估才能选择合适的治疗方案来保留患者的生育能力。

目前保留生育能力可以有很多方法，包括精液低温保存、辅助生殖技术（宫内人工授精（intrauterine insemination，IUI）、体外受精（vitro fertilization，IVF）、精子卵浆内注射（intracytoplasmic sperm injection，ICSI）、胚胎冷冻（frozen embryo replacement，FER）、睾丸精子提取（testicular sperm aspiration，TESA 或 testicular sperm aspiration extraction，TESE）等。虽然有上述保留生育能力的方法，但是一些年轻人在根治性睾丸切除术前常规收集精液样本很困难，需要我们通过在麻醉下振动刺激射精收集或者在手术中进行睾丸精液收集。此外直到睾丸切除术后 7 天仍然可以对精液进行收集。对于青春期患者即使在睾丸组织中没有发现精子也应该冷冻保存，因为体外精原细胞的成熟只是时间问题。对于精子数量和活力低的青春期后患者也应该积极冷冻保存他们的精液样本。对于青春期前的睾丸肿瘤患者化疗前可将未成熟睾丸组织冷冻保存，以后再考虑体外培育成熟，虽然该方法目前还在实验阶段，但也是一种可接受的方法，也可能成为他们生育的唯一选择。研究表明睾丸肿瘤患者化疗后与化疗前所取精液相比，有 45%~55% 的睾丸肿瘤患者在接受治疗后出现无精症或少精症，体外受精或精子卵浆内注射受孕率均降低，因此，在患者接受治疗前应该保存精液。另外，虽然睾丸肿瘤患者治疗后的后代中没有出现罹患非遗传性肿瘤危险因素的升高（除视网膜母细胞瘤外），但其治疗后仍有出现染色体异常的可能性，所以我们还是推荐患者应该在治疗后 12~18 个月再考虑怀孕，以尽可能减少潜在的胎儿畸形危险性。总之，我们建议睾丸肿瘤患者在抗肿瘤治疗前应该和医生讨论关于精液的保存问题。

（二）性功能障碍

睾丸肿瘤能直接对患者心理上的男性意识产生影响，其中性功能障碍是其最常见且严重的并发症,而肿瘤的治疗和肿瘤本身也都可能会导致性功能障碍。对照研究表明由于生物或 / 和心理因素的影响,性功能障碍甚至可持续至肿瘤治疗后 2 年。性功能障碍的评估包括性欲、性唤起、阴茎勃起、性高潮、射精、性活动、性满意度等方面。研究表明,射精障碍最常见,可能与腹膜后手术密切相关,也可能与肿瘤本身有一定联系。勃起功能障碍往往和放疗有关,但比较少见。其他方面性功能障碍和治疗往往没有太多关联。在治疗期间,除了性欲下降和性满意度下降外,性功能并没有进一步恶化,心理方面的影响可能会更大些。由于现有研究都是建立在无对照样本、无效问卷调查的基础上,而且患者又都是接受了不同治疗,所以目前文献报道的数据都不理想。只有收集足够数量的样本,在治疗前后采用标准化的方法检测性功能,才能进一步明确肿瘤和性功能两者之间的关系,并采取合适方法进行干预。

(三)睾丸原位癌

原位癌的诊断提倡进行睾丸肿瘤的对侧睾丸活检。在一些国家,对侧睾丸活检已经成为一种常规检查,原位癌检出率达 9%。对于对侧不同时间发生的睾丸肿瘤的检出率平均为 2.5%,如此低的检出率再加上大多数对侧不同时间发生的睾丸肿瘤通常为低级别等因素,使得是否进行系统性对侧睾丸活检存在争议。但是对于睾丸体积小于 12ml、既往有隐睾病史、40 岁以下的高危患者,对侧睾丸活检还是有必要考虑的。此外,为提高检查的敏感性也可进行重复活检。一旦原位癌诊断明确,则应对原发病灶进行放射治疗(20Gy,每次 2Gy)。由于放疗可能导致不育症,放疗前应与患者充分沟通,共同商榷。除了可导致不育症外,原位癌长期放疗还可能引起睾丸间质细胞功能和睾酮分泌功能受损。对处于生育期患者有生育计划的可以考虑推迟放射治疗。

第 5 节　前 列 腺 癌

一、流行病学

2012 年,美国约有 24 万例新诊断的前列腺癌患者,同时大约有 2.8 万例前列腺癌患者死亡。2012 年中国肿瘤登记年报显示,全国肿瘤登记地区前列腺癌的发病率为 9.92/10 万,中国人口标化率为 4.34/10 万,世界人口标化率为 6.25/10 万;城市地区发病率高于农村。同期前列腺癌的死亡率为 4.19/10 万,城市地区死亡率高于农村。前列腺癌年龄发病率在 55 岁前处于较低水平,55 岁后逐渐升高。城市地区发病高峰出现在 80- 岁组,农村地区出现在 85+ 岁组。年龄别死亡率在 60 岁前处于较低水平,60 岁后逐渐升高,85+ 岁组最高。在 31 个城市肿瘤登记处,前列腺癌标化发病率最高的是上海市,其次是广州市、杭州市;前列腺癌标化死亡率最高的是广州市,其实是上海市、中山市。武威市凉州区、淮安市淮阴区、楚州区的发病率、死亡率相对较低。在 41 个农村肿瘤登记区,前列腺癌标化发病率最高的是新源县,其次是嘉善县、海宁市;前列腺癌标化死亡率最高的是景泰县,其次是新源县、嘉善县。云梦县、尚志市的发病率、死亡率相对较低。前列腺癌已经严重影响国人健康。

二、病因学

前列腺癌发生、发展的确切病因还不完全清楚,但遗传与环境因素在其中起着重要的作用。

(一)遗传及家族因素 大量流行病学证据显示,前列腺癌与家族和遗传因素有密切关系。前列腺癌的相对危险度与家庭成员中发病人数、血缘关系亲疏级别以及亲属发病年龄相关。按照家族史,前列腺癌可分为散发性、家族性和遗传性。散发性前列腺癌患者无相关家族史;家族型患者指家族成员有 1 名及以上的前列腺癌患者;而遗传型指核心家庭成员有 3 名以上患病或连续三代均有前列腺癌。大部分前列腺癌是多基因性的,而某些遗传性前列腺癌是由单基因或相对少数基因变异形成的。

(二)炎症、感染及遗传易感性 前列腺的慢性炎症可导致细胞过度增殖,从而形成感染相关性癌症。流行病学显示性病或前列腺炎患者前列腺癌风险明显增高。

(三)输精管结扎术 输精管结扎与前列腺癌相关,两者呈线性关系,并随着时间延长而增加。

(四)吸烟 吸烟可以增加血液循环中雄激素的水平并增加对细胞的氧化损伤。因此,吸烟是前列腺癌形成的危险因素之一,同时吸烟与前列腺癌确诊时分期晚、病死率增高有关。

(五)肥胖 通过减少脂肪的摄取量和锻炼来控制肥胖可以减少前列腺细胞的氧化损伤程度,并能降低前列腺癌风险。

(六)酒精 酒精摄入量及种类与前列腺癌发病风险相关:少量饮酒不增加前列腺癌风险;葡萄酒及啤酒与前列腺癌没有相关性;大量饮用烈性酒增加前列腺癌风险。

总之,前列腺癌的发生、发展与多种因素有关。既包括内因的遗传因素,又包括外部的吸烟、饮酒、肥胖等因素。

三、临床表现

前列腺癌的临床表现取决于原发肿瘤及转移瘤的部位、大小及周围器官侵犯情况。

早期前列腺癌一般没有症状。患者合并有前列腺增生或者肿瘤侵犯尿道、膀胱颈时会出现不同程度的下尿道梗阻或尿路刺激症状,表现为尿频、尿急,严重者可能出现急性尿潴留、血尿;前列腺癌侵犯前列腺包膜及附近神经时,可出现会阴部疼痛及坐骨神经痛;肿瘤压迫输精管时会出现腰痛及患侧睾丸疼痛;侵犯和/或压迫输尿管开口处可导致单侧或双侧肾积水;侵犯神经血管束时可致勃起功能障碍;肿瘤侵犯直肠时可导致排便困难或结肠梗阻;侵犯尿道膜部时可发生尿失禁。

前列腺癌最常转移的部位是骨骼,有时也会转移到盆腔淋巴结、肺部、肝、肾上腺等脏器。骨转移时可引起骨骼疼痛、病理性骨折、贫血、脊髓压迫等;转移到盆腔淋巴结时会引起下肢水肿;转移到肺部会出现咳嗽、咯血等症状。

晚期前列腺癌还可能会出现乏力、低热、进行性贫血、恶病质等临床症状。

四、诊断和鉴别诊断

(一)诊断

1. **直肠指诊和 PSA 检查** 临床上大多数前列腺癌患者可根据直肠指诊或血清 PSA 检查,

及前列腺穿刺活检明确诊断。直肠指诊联合 PSA 检查是目前公认的前列腺癌筛查方法。

大多数前列腺癌起源于外周带。直肠指诊（digital rectal examination）对前列腺癌的早期诊断和分期有重要价值。但直肠指诊是一种非特异性检查，发现的可疑结节需要与其他前列腺疾病相鉴别。

PSA 的阳性预测率更高，同时可以提高局限性前列腺癌的诊断率。50 岁以上男性应每年接受 DRE、PSA 检查。对于有前列腺癌家族史的男性人群，应从 45 岁开始每年 1 次例行检查。PSA 检测应在射精 24 小时后，直肠指诊、膀胱镜检查、导尿等操作 48 小时后，前列腺按摩 1 周后及前列腺穿刺 1 个月后进行。PSA 检测时应没有急性前列腺炎、尿潴留等疾病。目前认为 tPSA>4ng/ml 为异常。当 tPSA 在 4~10ng/ml 时，发生前列腺癌的概率在 16%~25%，随着年龄增加，前列腺增生也可能会引起 tPSA 升高。这时要参考游离 PSA、PSA 密度、PSA 速度等多个指标。PSA 在血液中以结合 PSA（cPSA）和游离 PSA（fPSA）两种形式存在。总体来说，前列腺癌患者 PSA 中有更高比率的结合 PSA。这种差别的原因是前列腺移行带细胞和外周带细胞中 PSA 存在形式不同。非前列腺癌患者的血清 PSA 主要来源于前列腺的移行带上皮。对 PSA 进行前列腺体积调整，或者进行更精确的移行带体积调整，可以鉴别前列腺癌与良性前列腺增生。

临床上，fPSA 和 tPSA 通常同时检测。当血清 PSA 在 4~10ng/ml 时，fPSA 水平与前列腺癌的发生率呈负相关，国内推荐 fPSA/tPSA>0.16 为正常参考值。PSA 密度是指血清 tPSA 与前列腺体积的比值，前列腺体积可通过经直肠超声计算得出。PSA 密度正常值<0.15。PSA 速度用（PSAV）来评价 PSA 随时间上升的快慢。前列腺癌的 PSAV 显著高于前列腺增生患者和正常人，正常值为每年小于 0.75ng/ml。

2. 前列腺癌的影像学检查

（1）经直肠超声检查（transrectal ultrasonography，TRUS）：前列腺癌 TRUS 检查的典型征象是前列腺外周带的低回声结节，少数病例为前列腺内部出现点状、斑状或团块状不规则的强回声。TRUS 对前列腺癌诊断特异性较低，前列腺低回声病灶应与前列腺增生、急性或慢性前列腺炎和前列腺萎缩等相鉴别。目前 TRUS 最重要的作用是超声引导下行前列腺穿刺活检。

（2）MRI 检查：MRI T2 加权像上前列腺癌图像的特点为高信号的前列腺外周带内出现低信号的缺损区或前列腺带状结构破坏，外周带与中央带界限消失等；MRI 检查可以显示前列腺包膜的完整性，当病变侧包膜模糊或中断、不连续时，提示包膜受侵；肿瘤侵犯前列腺周围脂肪在 T2 加权像上表现为在高信号的脂肪内出现低信号区，尤其在前列腺的后外侧；MRI 还能显示前列腺周围器官是否受侵，显示盆腔淋巴结受侵情况及骨转移病灶。因此，MRI 检查对于临床分期具有重要作用。

（3）CT 检查：CT 检查的目的主要是进行肿瘤临床分期。CT 对早期前列腺癌诊断的敏感性低于 MRI，对于肿瘤侵犯邻近组织和器官及盆腔内转移性淋巴结肿大，CT 的诊断敏感性与 MRI 相似。

（4）全身骨显像（ECT）：前列腺癌最常见的远处转移部位是骨骼。ECT 比常规 X 线片能提前 3~6 个月发现骨转移灶，敏感性较高但特异性较差。建议前列腺癌患者，特别是 PSA>20ng/ml，Gleason 评分>7 分的患者常规进行全身骨显像检查。

（5）超声引导下前列腺穿刺活检：前列腺系统性穿刺活检是确诊前列腺癌最可靠的方法。前列腺穿刺的指征包括：直肠指诊发现结节，任何 PSA 值；B 超发现前列腺低回声结节或 MRI 发现异常信号,任何 PSA 值;PSA>10ng/ml,任何 f/tPSA 和 PSAD 值;PSA 在 4~10ng/ml,f/tPSA 异常或者 PSAD 异常。研究显示,10 针以上穿刺的诊断阳性率明显高于 10 针以下,并发症并未明显增加。另外,穿刺引起的出血有可能影响影像学检查,建议在穿刺前行前列腺 MRI 检查。

（二）鉴别诊断

前列腺癌在临床上需要与前列腺增生鉴别。两种疾病均发生于老年男性,都可以有下尿路症状,都可以引起 PSA 升高。但前列腺增生的病史通常比较长,PSA 升高很少超过 20ng/ml。也可以通过 fPSA、PSA 密度、PSA 速度等进一步鉴别。

前列腺增生直肠指诊表现为腺体增大,表面光滑,边缘清楚,质地为中等硬度而有弹性,中央沟变浅或消失,而前列腺癌表现为腺体不规则增大、表面不光滑、肿瘤坚硬如石。MRI 显示前列腺增生多发生在移行带,前列腺增大,压迫、推压膀胱底壁,边缘光整。增生明显时前列腺可有分叶,明显突入膀胱内,可能误诊为膀胱肿瘤。前列腺增生密度相对均匀,很少有坏死,而前列腺癌常常密度不均匀,有坏死,肿瘤较大时常伴有转移灶。鉴别困难时可考虑前列腺穿刺活检。

五、病理学

（一）组织学分类　前列腺癌的组织学分类包括:腺癌、导管腺癌(筛状型、乳头状型、实性型)、尿路上皮癌、鳞状细胞肿瘤(腺鳞癌、鳞状细胞癌、基底细胞癌)、神经内分泌癌。通常非特别说明的前列腺癌指腺癌。

（二）组织学分级　常用 Gleason 分级系统。该系统根据癌组织在低倍镜下所见的腺体分化程度及肿瘤在间质中的生长方式分成 5 级,又将肿瘤不同区域的组织结构差异概括为主要和次要两种生长方式,将占优势的主要结构称为主级,次要结构称为次级,次要结构的面积不得少于肿瘤面积的 5%。若肿瘤生长方式只有一种,仍按主级、次级计算,即主级和次级相等。三种以上生长方式的归纳为两种进行计算。主级和次级都按 5 级标准评分,每级为 1 分,主级加次级为总评分,分化最好的为 2 分,最差的为 10 分。

1 级:肿瘤由细密、单个、分离、圆形、均匀一致的腺体组成,边界规则。

2 级:肿瘤由单个、分离、圆形,但欠均匀的腺体组成,腺体被相当于腺体直径厚度的间质分离,肿瘤边界欠规则。

3 级:肿瘤由单个、分离、大小不一的腺体组成,包括筛状癌、乳头状癌,肿瘤边界不规则。

4 级:肿瘤由小细胞、深染或透明细胞组成的相互融合并浸润的腺体组成,有乳头状、筛状、实性结构。

5 级:只有少量或无腺体形成,呈实性或团块状,癌浸润极明显,如粉刺癌。

Gleason X:病理组织学分级不能评价。

Gleason ≤ 6:高分化(轻度间变)。

Gleason 7:中分化(中度间变)。

Gleason 8~10:低分化 / 未分化(重度间变)。

近年来,有学者依据 Gleason 分级系统,构建了 Gleason 分级分组。这种分组能够更精确地指导患者治疗和判断预后,减少前列腺癌的过度治疗。

1 组:Gleason 评分 ≤ 6 分。

2 组:Gleason 评分 3+4=7。

3 组：Gleason 评分 4+3=7。

4 组：Gleason 评分 4+4=8 ；3+5=8 ；5+3=8。

5 组：Gleason 评分 9~10。

六、分期

前列腺癌分期通常采用 TNM 分期系统,现行的 TNM 分期整合了术前 PSA 水平和 Gleason 分级(表 26-21、表 26-22)。

表 26-21　前列腺癌 TNM 分期(AJCC,第 7 版,2010 年)

T—原发肿瘤	
临床分期	
T_x	不能评价原发肿瘤
T_0	没有原发肿瘤证据
T_1	前列腺隐匿癌,不能触及,影像学也无法发现
T_{1a}	在偶然的组织学检查时发现,瘤组织 ≤ 被切除组织的 5%
T_{1b}	在偶然的组织学检查时发现,瘤组织＞被切除组织的 5%
T_{1c}	PSA 检查异常,并经针刺活检证实有前列腺癌
T_2	肿瘤局限在前列腺
T_{2a}	肿瘤侵及范围 ≤ 一叶的 1/2
T_{2b}	肿瘤侵及范围＞一叶的 1/2,但肿瘤局限在一侧叶内
T_{2c}	肿瘤侵及两侧叶
T_3	肿瘤蔓延超过前列腺包膜
T_{3a}	肿瘤蔓延超过前列腺包膜(单侧或双侧)
T_{3b}	肿瘤侵及精囊
T_4	肿瘤固定或侵及除精囊外的邻近结构:膀胱、肛提肌和 / 或盆壁
病理分期	
pT_2	肿瘤局限在前列腺
pT_{2a}	肿瘤侵及范围 ≤ 一叶的 1/2
pT_{2b}	肿瘤侵及范围＞一叶的 1/2,但肿瘤局限在一侧叶内
pT_{2c}	肿瘤侵及两侧叶
pT_3	肿瘤蔓延超过前列腺包膜
pT_{3a}	肿瘤蔓延超过前列腺包膜或显微镜下侵犯膀胱颈
pT_{3b}	肿瘤侵及精囊
pT_4	肿瘤侵犯膀胱、直肠
N—区域性淋巴结	
临床分期	
N_x	不能评价区域性淋巴结
N_0	无区域性淋巴结转移
N_1	有区域性淋巴结转移

续表

病理分期

　　PN$_x$　区域淋巴结未取样

　　PN$_0$　区域淋巴结没有转移

　　PN$_1$　区域淋巴结转移

M—远处转移

M$_0$　无远处转移

M$_1$　有远处转移

　　M$_{1a}$　远处淋巴结转移

　　M$_{1b}$　骨转移

　　M$_{1c}$　其他部位转移

注：PSA：prostate specific antigen，前列腺特异性抗原。

表 26-22　大体分期 / 预后分组

分组	T	N	M	PSA	Gleason
I	T$_{1a～c}$	N$_0$	M$_0$	PSA<10	Gleason≤6
	T$_{2a}$	N$_0$	M$_0$	PSA<10	Gleason≤6
	T$_{1～2a}$	N$_0$	M$_0$	PSA X	Gleason X
ⅡA	T$_{1a～c}$	N$_0$	M$_0$	PSA<20	Gleason 7
	T$_{1a～c}$	N$_0$	M$_0$	10≤PSA<20	Gleason≤6
	T$_{2a}$	N$_0$	M$_0$	PSA<20	Gleason≤7
	T$_{2b}$	N$_0$	M$_0$	PSA<20	Gleason≤7
	T$_{2b}$	N$_0$	M$_0$	PSA X	Gleason X
ⅡB	T$_{2c}$	N$_0$	M$_0$	任何 PSA	任何 Gleason
	T$_{1～2}$	N$_0$	M$_0$	PSA≥20	任何 Gleason
	T$_{1～2}$	N$_0$	M$_0$	任何 PSA	Gleason≥8
Ⅲ期	T$_{3a～b}$	N$_0$	M$_0$	任何 PSA	任何 Gleason
Ⅳ期	T$_4$	N$_0$	M$_0$	任何 PSA	任何 Gleason
	任何 T	N$_1$	M$_0$	任何 PSA	任何 Gleason
	任何 T	任何 N	M$_1$	任何 PSA	任何 Gleason

注：PSA：prostate specific antigen，前列腺特异性抗原。

七、危险度分级及治疗策略

（一）危险度分级

　　根据血清 PSA、Gleason 评分和临床分期将前列腺癌分为极低危、低危、中危、高危、极高危、转移性前列腺癌等不同的危险度，用于指导治疗和判断预后。危险度分级标准如下。

　　1. **极低危险度**　T$_{1c}$，Gleason 评分 ≤6 分 /Gleason 分组 1，PSA<10ng/ml，活检组织中 3 条

以下病理学阳性,每条组织中肿瘤 ≤ 50%,PSA 密度<0.15ng/(ml·g^{-1})。

2. **低危险度**　$T_{1~2a}$,Gleason 评分 ≤ 6 分 /Gleason 分组 1,PSA<10ng/ml。

3. **中危险度**　$T_{2b~2c}$ 或者 Gleason 评分 3+4=7/Gleason 分组 2 或者 Gleason 评分 4+3=7/Gleason 分组 3 或者 PSA10~20ng/ml。

4. **高危险度**　T3a,或者 Gleason 评分 8/Gleason 分组 4,或者 Gleason 评分 9-10/Gleason 分组 5,或者 PSA>20ng/ml。

5. **极高危险度(局部晚期)**　$T_{3b~4}$,或者主要 Gleason 模式 5/Gleason 分组 5,或者>4 条穿刺组织中 Gleason 评分 8-10/Gleason 分组 4-5。

6. **转移性癌**　任何 T、N_1,或者任何 T、N、M_1。

（二）治疗策略

根据不同的危险度,选择不同的治疗策略。

1. **极低危险度**　对于预期寿命小于 10 年的患者,推荐单纯观察;预期寿命为 10~20 年的患者可以积极监测;预期寿命超过 20 年的患者,可以采取 EBRT(外照射放疗)、短距离放疗、根治性手术等治疗策略。

2. **低危险度**　预期寿命小于 10 年的患者,建议观察;预期寿命 10 年以上的患者,可采取的治疗策略包括主动监测、EBRT 或者近距离放疗、根治性手术。不推荐冷冻疗法。

3. **中危险度**　预期寿命小于 10 年的患者,可采取的策略包括观察、EBRT、近距离放疗,EBRT 可同时联合 ADT 治疗。预期寿命超过 10 年的患者,可采取的策略包括根治性前列腺切除联合淋巴结清扫、EBRT 联合 ADT 治疗、近距离放疗。

4. **高危险度**　首选的治疗策略是 EBRT 联合 2~3 年的 ADT 治疗。部分患者在 EBRT 治疗后可用多西他赛化疗 6 周期。部分年轻患者可选择根治性前列腺切除联合淋巴结清扫。

5. **极高危险度**　首选治疗策略是 EBRT 联合长期 ADT 治疗。部分年轻患者可选择根治性前列腺切除联合淋巴结清扫。部分患者在 EBRT 治疗后可用多西他赛化疗 6 周期。

6. **转移性前列腺癌**　淋巴结阳性没有远处转移的患者可采取 ADT 或者 EBRT 联合 ADT 治疗。远处转移性前列腺癌患者首选 ADT 治疗,后续还可以采取化疗及免疫治疗等。

（三）治疗方法概述

1. **等待观察治疗**　等待观察指主动监测前列腺癌的进程,在出现肿瘤进展或临床症状明显时给予其他治疗。等待观察适合于危险度低和预期寿命短的患者。晚期前列腺癌患者选择等待观察仅限于治疗带来的危险和并发症大于生存和生活质量的获益。局部晚期前列腺癌患者如选择等待观察治疗,患者必须了解并接受局部进展和转移的危险。

等待观察的患者需密切随访,每 3~6 个月复诊,必要时缩短复诊间隔时间。DRE、PSA 检查(每 3~6 个月)和影像学检查进展的患者考虑采取其他治疗。

2. **外科手术治疗**　外科治疗是前列腺癌重要的治疗方式,包括双侧睾丸切除术、根治性前列腺切除术和盆腔淋巴结清扫术。双侧睾丸切除术是 ADT 治疗中外科去势的基本方法。

根治性前列腺切除术:是治疗局限性前列腺癌有效的方法,常用的术式包括经会阴、经耻骨后及近年发展的腹腔镜前列腺癌根治术。根治性前列腺切除术应该用于可能治愈的前列腺癌。手术适应症不仅要考虑肿瘤的临床分期,也要考虑患者的预期寿命和健康状况。耻骨后根治性前列腺切除术:术野开阔,操作简便易行,可同期完成盆腔淋巴结切除,达到根治的目的。腹腔镜根治性前列腺切除术：疗效与开放手术类似，优点是损伤小、术野及解剖结构清晰，术中和术后并发症明显减少，缺点是技术操作比较复杂。目前机器人辅助前列腺癌根治术正逐渐替代开放手术和传统腹腔镜手术。

根治性前列腺切除术的手术切除范围应包括完整的前列腺、双侧精囊和双侧输精管壶腹段、膀胱颈部。盆腔淋巴结清扫应整块切除髂动脉、髂静脉前面、后面及血管之间的纤维脂肪组织，下至腹股沟管，后至闭孔神经后方。

经直肠穿刺活检者应等待 6~8 周、经尿道前列腺切除术者应等待 12 周再行手术，以免因炎症反应造成直肠及周围组织损伤，也更容易开展保留神经手术。

转移性前列腺癌首选系统性治疗。但对于激素治疗敏感的前列腺癌骨转移患者，经过仔细选择，在 ADT 基础上，部分患者可选择减瘤性前列腺癌切除，能延长其进展为 CRPC 的时间，可以改善 CSS（cancer-specific survival，癌症特异性生存）率。

3. 前列腺癌外放疗（EBRT）　放疗是前列腺癌重要的治疗手段之一，现代放疗与根治性前列腺切除术在局限性前列腺癌治疗中疗效相当；术后辅助放疗与随诊观察相比可显著降低根治性前列腺切除术后具有高危复发因素（精囊腺受侵、前列腺包膜外侵犯、广泛切缘阳性及术后 PSA 持续升高等）患者 PSA 进展和局部复发风险。根治性前列腺癌切除术后生化复发或局部复发患者通过挽救放疗可有效控制局部复发灶，降低远处转移风险和前列腺癌相关死亡风险。放疗联合内分泌治疗可提高局限性中危和高危前列腺癌患者的总生存及无生化进展生存。早期患者（$T_{1~2}N_0M_0$）行根治性放射治疗，其局部控制率和 10 年无病生存率与前列腺癌根治术相似。局部晚期前列腺癌（$T_{3~4}N_0M_0$）治疗原则以辅助性放疗和内分泌治疗为主。前列腺癌盆腔扩散或淋巴结转移可导致盆腔疼痛、便秘、下肢肿胀、输尿管堵塞或肾积水等。进行姑息性放疗，能显著改善症状。对前列腺癌骨转移的姑息性放疗可明显缓解疼痛症状和脊髓压迫。

目前三维适形放疗（3D-CRT）和调强放疗（IMRT）等技术逐渐应用于前列腺癌治疗并成为放疗的主流技术。适形放疗（3D-CRT）的优点为最大限度地减少对周围正常组织及器官的照射，提高肿瘤局部的照射剂量及靶区的照射总量。提高肿瘤局部控制率，降低并发症。IMRT 是 3D-CRT 技术的新扩展。应用螺旋 CT 薄层扫描，绘出患者靶区和正常组织的几何模型并建立数字重建图，使外照射的剂量更符合肿瘤特征。靶区边缘也可达到标准照射剂量。IMRT 可使照射剂量达 81.0~86.4Gy，但对直肠及膀胱的副作用无明显增加。放疗时需确定肿瘤体积、靶体积和治疗体积，再根据治疗目的、患者身体状况确定照射剂量。

不同分期所需的最小照射剂量：T_{1a} 64~66Gy；$T_{1b~2}$ 66~70Gy；T_3 70~72Gy；$T_{1~3}$ 肿瘤切除不完全患者：66~70Gy；复发性前列腺癌：70~72Gy；T_4：50~65Gy。T_{1a} 期只需照射前列腺而不需包括精囊。$T_{1~3}$ 期照射靶体积应包括前列腺、精囊及周围 0.5~0.7cm 范围内的组织。照射 50Gy 剂量后，可缩小照射靶体积，仅照射前列腺区。盆腔淋巴结出现转移时建议行盆腔淋巴结照射。

4. 前列腺癌近距离治疗　近距离治疗（brachytherapy）包括腔内照射、组织间照射等，是将放射源密封后直接放入被治疗的组织内或放入人体的天然腔内进行照射。前列腺癌近距离治疗包括短暂插植治疗和永久粒子种植治疗。后者也就是放射性粒子的组织间种植治疗，其目的在于通过三维治疗计划系统的准确定位，将放射性粒子植入到前列腺内，提高前列腺的局部剂量，以减少直肠和膀胱的放射剂量。永久粒子种植治疗常用碘 125（^{125}I）和钯 103（^{103}Pd），半衰期分别为 60 天和 17 天。短暂插植治疗常用铱 192（^{192}Ir）。

对单纯近距离治疗的患者，^{125}I 的处方剂量为 144Gy，^{103}Pd 为 115~120Gy；联合外放疗者，外放疗的剂量为 40~50Gy，而 ^{125}I 和 ^{103}Pd 的照射剂量分别调整为 100~110Gy 和 80~90Gy。

所有患者在接受粒子种植治疗前均应制订治疗计划，根据三维治疗计划系统给出预期的剂量分布。通常先用经直肠超声（TRUS）确定前列腺体积，再根据 TRUS 所描绘的前列腺轮廓和横断面来制订治疗计划，包括种植针的位置、粒子的数量和活度。术中应再次利用 TRUS 作计划，根据剂量分布曲线图放置粒子，在粒子种植过程中也应利用经直肠实时超声来指导操作，随时调整因植入针的偏差而带来的剂量分布的改变。需要指出的是，前列腺靶区处方剂量所覆盖的范围应包括前列腺及其周边 3~8mm 的范围。因此前列腺靶区大约是实际前列腺体积的 1.75 倍。

5. 前列腺癌内科治疗 内科治疗包括内分泌治疗、化学治疗、免疫治疗及针对骨转移的治疗等。内科治疗常用药物如下。

（1）内分泌治疗

1）雌激素类药物：通过下丘脑水平的反馈调节，抑制垂体促性腺激素分泌，使 LH-RH 和 LH 产生降低。

己烯雌酚为人工合成的非甾体雌激素，是雌激素类的代表药物。每日口服 3mg，1~3 周后血浆睾酮可达去势水平。可使患者主观症状改善、骨转移性疼痛及尿道梗阻减轻、骨及软组织转移灶减小。

2）抗雄激素药物：在靶器官上与内源性雄激素竞争性和受体结合，在细胞质内与双氢睾酮受体结合，抑制双氢睾酮进入细胞核，以阻断雄激素对前列腺癌细胞的作用。可分为类固醇和非类固醇两类。

醋酸甲地孕酮：类固醇类抗雄激素药物。口服，每次 40mg，每日 2~4 次。或每次 160mg，每日 1 次。3 月后改为维持量：每次 40mg，每日 2 次。

甲羟孕酮（甲孕酮）：类固醇类抗雄激素药物。口服，每次 500mg，每日 1~2 次，3 个月后改为维持量：每次 500mg，每日 1 次。甲地孕酮和甲孕酮服药 6~12 个月后，血清睾酮水平会逐渐回升，给予小剂量的己烯雌酚（0.1mg/d）可防止这种现象发生。

氟硝基丁酰胺（flutamide、氟他胺、福至尔）：非类固醇类抗雄激素药物。口服，250mg，每日 3 次。通常与 GnRH-A 联合应用，也可单独或与 5α- 还原酶抑制剂（finasteride，保列治）合用。该药可以使很多患者保持性欲及生殖能力，主要适用于希望保持性能力的患者。

比卡鲁胺（bicalutamide，康士得）：非类固醇类抗雄激素药物。半衰期长（约 5.8 天），适合每日给药 1 次。单独应用时 150mg，每日 1 次；与其他治疗联合应用时 50mg，每日 1 次。

阿比特龙（abiraterone，Zytiga）：阿比特龙是阻断雄激素合成的口服剂型药物，能够不可逆的抑制雄激素合成的限速酶——细胞色素酶 P450c17（CYP17），从而阻断睾丸、肾上腺、前列腺内雄激素的合成，且不会导致肾上腺功能不全。在去势治疗失败的转移性前列腺癌并已接受化疗的患者中，一项多中心Ⅲ期研究显示，阿比特龙 - 泼尼松组的总生存较安慰剂 - 泼尼松组延长近 4 个月（14.8 个月 vs 10.9 个月）。次要终点至 PSA 水平升高时间（10.2 个月 vs 6.6 个月）、无进展生存期（5.6 个月 vs 3.6 个月）以及 PSA 反应率（29% vs 6%）等也优于安慰剂 - 泼尼松组。目前，未接受化疗的转移性 HRPC 患者，阿比特龙的 3 期临床研究中期分析也显示，阿比特龙治疗组总生存期及无进展生存期均优于对照组。阿比特龙每日口服 1 000mg,每日一次,与泼尼松 5mg 每日 2 次口服联合应用,必须空腹给药。

恩杂鲁胺(enzalutamide,MDV3100,Xtandi):该药有三重作用机制,它可以与雄激素受体更加紧密结合,还抑制受体核转位以及受体与 DNA 的结合,从而诱导肿瘤细胞凋亡。对于多西他赛治疗后的 HRPC,enzalutamide 治疗组总生存期(18.4 个月 vs 13.6 个月)、无进展生存期(8.3 个月 vs 2.9 个月)、至 PSA 进展时间(8.3 个月 vs 3.0 个月)、PSA 反应率(54% vs 1.5%)及生活质量均显著优于安慰剂组。推荐剂量,160mg,口服,每日一次。

3)促性腺释放激素类似物激动剂(gonadotropin releasing hormone agonists,GnRH-A 或 luteinizing hormone-releasing hormone agonists,LHRH-A):天然促性腺释放激素作用于垂体,使之分泌促黄体生成素(LH)和促卵泡素(FSH)。LH 作用于睾丸间质,分泌睾酮;FSH 作用于睾丸支持细胞,产生雄激素结合蛋白。LHRH-A 与垂体亲和力强,LH 释放量可比正常情况增加 15~20 倍,大剂量长期应用可造成垂体促性腺激素耗竭,使 LHRH 受体调节功能降低,最终使血清睾酮降至去势水平,其作用持续时间较长。

戈舍瑞林(goserelin,诺雷得):每次 3.6mg,腹壁皮下注射,每 4 周 1 次。

亮丙瑞林(leuprorelin,抑那通):每次 3.75mg,腹壁皮下注射,每 4 周 1 次。

曲普瑞林(triptorelin,达菲林):控释剂:每次 3.75mg,肌内注射,每 4 周 1 次;注射剂:开始 0.5mg/ 次,皮下注射,每日 1 次,连续 7 天,然后以每日 0.1mg/ 次皮下注射维持。

4)LHRH 拮抗剂(LHRH antagonists):LHRH 拮抗剂能竞争性的与 LHRH 受体结合,从而阻断生物信号向下传递,迅速减少 LH、FSH 和类固醇性激素的释放。LHRH 拮抗剂能迅速降低 LH、FSH 和类固醇性激素,达到去势水平,不会出现雄激素水平短暂升高。目前美国 FDA 批准上市的药物有阿巴瑞克(abarelix)和地加瑞克(degarelix)。

阿巴瑞克:推荐剂量为 100mg,臀部注射。治疗开始后第一个月,应于第 1、15 和 29 天给药 1 次,以后每 4 周一次。本药易出现 I 型超敏反应,每次给药后都应监测 30 分钟。本药也可引起低血压或晕厥。

地加瑞克:初始剂量 240mg,分两次皮下注射,然后每 28 天给予维持剂量 80mg 或 160mg。地加瑞克注射部位反应发生率可高达 40%。

5)抗肾上腺药物:适用于睾丸切除及雌激素治疗无效或复发的患者。氨鲁米特:每次 250mg,口服,每日 3~4 次。由于神经垂体分泌的 ACTH 能对抗氨鲁米特抑制肾上腺皮质激素合成的作用,所以每日需同时服用氢化可的松 20~40mg,以阻滞 ACTH 的作用。

6)酮康唑(ketoconazole):大剂量时可抑制睾丸和肾上腺睾酮的合成。用法:每日 600~1 200mg,分 3 次口服,24~48 小时雄激素可降至去势水平。常用于需快速抑制睾酮至去势水平的患者,如缓解脊柱转移所致的脊髓压迫症。但停药后激素水平很快恢复至治疗前水平。

必须指出,双侧睾丸切除术也是一种有效降低睾酮的手段,能快速达到内科药物内分泌治疗的疗效。

(2)化学治疗和免疫治疗

1)雌二醇氮芥(estramustine,ETM):氮芥类化合物,以雌二醇 17- 磷酸酯为载体,具有烷化剂及雌激素的双重作用,其主要代谢产物雌二醇氮芥和雌酮氮芥对前列腺具有特殊亲和力,既能通过下丘脑抑制促黄体生成素(LH),降低睾酮的分泌,又有直接细胞毒作用。用法:每日 600mg/m²,

分 2 次口服,如连服 3~4 周无效,则应停药;如有效,原剂量继续服用,共 3~4 个月。

2)多西他赛(docetaxel):抗微管药物,能特异性地导致微管聚合成团块和束状并使其稳定。多西他赛是细胞周期特异性药物,将细胞阻断于 M 期。一般不抑制 DNA、RNA 和蛋白质的合成。国内常用剂量为 75mg/m^2,联合用药 60mg/m^2。静滴 1 小时,每 3 周重复。

3)卡巴他赛(cabazitaxel):一种新型的微管蛋白抑制剂,用于治疗晚期 HRPC,可用于多西他赛治疗失败的前列腺癌。Ⅲ期研究结果显示,对于转移性 CRPC,卡巴他赛组比米托蒽醌组中位生存期延长了 2.4 个月(15.1 个月 vs 12.7 个月),次要终点肿瘤无进展生存时间和至 PSA 进展时间也优于对照组。推荐剂量:25mg/m^2,3 周一次,与泼尼松联合应用。

4)米托蒽醌:一种拓扑异构酶Ⅱ抑制剂,干扰 DNA 复制、转录与修复。米托蒽醌的骨髓抑制和心脏毒性为延迟性作用。最严重的不良事件是不可逆心肌病,并可能引起心力衰竭。每周给药的米托蒽醌 + 泼尼松方案虽然不能延长总生存,但可控制、缓解疾病,提高患者生活质量。

5)Sipuleucel-T(provenge):一种治疗性疫苗。本药利用前列腺酸性磷酸酶与粒细胞巨噬细胞集落刺激因子(GM-CSF)的融合重组蛋白作为抗原,在靶抗原和患者自身的树突细胞相结合后,致敏树突状细胞,再回输到患者体内以刺激免疫应答,特异性杀死癌细胞。Ⅲ期研究表明,在去势治疗失败的、接受过化疗的转移性前列腺癌患者中,治疗组的中位生存期比安慰剂组延长 4.1 个月(25.8 个月 vs 21.7 个月)。

(3)骨转移治疗:除了临床上广泛使用的帕米膦酸钠、伊班膦酸钠、唑来膦酸等双膦酸盐外,有两种新的药物可用于治疗前列腺癌骨转移。

1)地舒单抗(denosumab,Xgeva):可与破骨细胞异化因子(RANKL)特异性结合的人源化的 IgG2 单克隆抗体,可预防或显著延迟 HRPC 性前列腺癌患者的骨转移发生时间。对于基线无骨转移、骨转移风险高的 HRPC 患者,一项Ⅲ期研究结果显示,地舒单抗组无骨转移生存期较安慰剂组显著延长(29.5 个月 vs 25.2 个月)。另一项Ⅲ期研究表明,地舒单抗预防前列腺癌导致的骨相关事件的效果优于唑来膦酸。推荐剂量:120mg,皮下注射,4 周一次。

2)氯化镭 -223(alpharadin):能够产生 α 射线,靶向作用于转移到骨骼组织的癌细胞,从而减少对周围正常细胞,特别是骨髓的损害;半衰期为 11.4 天,未被骨转移灶吸收的药物会迅速被肠道清除。本药能够降低 PSA 水平,缓解疼痛。一项Ⅲ期研究探索了标准治疗基础上联合氯化镭 -223 或安慰剂治疗有症状性骨转移(没有内脏转移)的 HRPC 的疗效和安全性,结果显示氯化镭 -223 组患者的总生存期(14.0 个月 vs 11.2 个月)和首次骨相关事件(13.6 个月 vs 8.4 个月)较安慰剂组显著延长。推荐剂量:50kBq/kg,4 周一次。

前列腺癌内分泌治疗(hormonal therapy,HT)又称雄激素剥夺疗法(androgen deprivation therapy,ADT),主要通过两种途径:去势治疗(抑制睾丸分泌雄激素)和抗雄激素治疗(阻断雄激素和受体结合)。具体实施方案包括单纯去势治疗(手术或药物去势)、单一抗雄激素治疗(AAM)、最大限度雄激素阻断疗法(MAB)、早期或延迟内分泌治疗、间歇内分泌治疗等。目前推荐的血清睾酮去势水平是<50ng/dl(1.7mmol/L)。

1941 年 Huggins 和 Hodges 证实手术去势或应用雌激素可减缓前列腺癌进展,是前列腺癌内分泌治疗的先河。此后数十年,睾丸切除和大剂量雌激素一直是晚期前列腺癌的标准治疗。但是睾丸切除对患者心理、生理的双重打击以及术后的不可逆性影响了睾丸切除手术的广泛应用。大剂量雌激素也容易出现严重的心血管不良事件。药物去势常用的药物包括促性腺激素释放激素类似物（GHRH-a，临床常用戈舍瑞林、亮丙瑞林和曲普瑞林）以及促性腺激素释放激素拮抗剂（地加瑞克、阿巴瑞克）。由于 LHRH-A 类药物应用后，早期可造成血浆睾酮水平短暂升高，使患者出现肿瘤转移或症状加重（闪耀现象），应联合进行抗雄激素治疗。

Seidenfeld 等对 24 项随机对照研究进行了荟萃分析，对比单一内分泌治疗方案治疗晚期前列腺癌的有效性，结果显示手术去势与药物去势（GnRH-a）疗效基本相同，总生存期没有统计学差异。

20 世纪 70 年代初，第一代抗雄激素药物开始应用于晚期前列腺癌的治疗。第一代药物包括两类：类固醇类药物，如醋酸甲地孕酮，该类药物具有孕激素和糖皮质激素活性，副作用较大，临床上极少单独使用；非类固醇类药物，如比卡鲁胺、氟他胺，既可以单独用药，也可联合去势治疗。

Tyrrell 等的研究纳入 1 435 例患者，结果表明对于 M1 期患者单独应用比卡鲁胺的有效率低于去势治疗，对于局部进展期前列腺癌患者，两者 OS 差异无统计意义。另一项回顾性研究发现，对于转移性前列腺癌，非类固醇类抗雄激素单药治疗在总生存、临床进展及治疗失败等方面劣于药物去势或手术去势。因此，不推荐但单独应用非类固醇类抗雄激素单药治疗转移性前列腺癌。

去势治疗联合抗雄激素药物，称为雄激素联合阻断治疗或者最大雄激素阻断治疗，目的是全面抑制睾丸和肾上腺两个途径产生雄激素，最大程度降低雄激素对前列腺癌细胞的作用。一项Ⅲ期随机对照研究结果显示，单纯手术去势与手术去势联合氟他胺两组没有明显的疗效差异。但有系统性回顾研究显示，联合方案相比单纯去势，生存期方面略占优势。

去势治疗经过 18~24 个月后，肿瘤会出现进展，称为去势抵抗性前列腺癌（castration-resistant prostate cancer，CRPC）。诊断 CRPC 应同时具备以下 2 个条件：①血清睾酮达到去势水平（<50ng/dl 或 1.7mmol/L）②生化进展：间隔 1 周或以上连续 3 次测量 PSA 上升，连续两次较最低值升高 50% 以上，且 PSA>2ng/ml；或影像学进展：骨扫描发现 2 个或 2 个以上的新病灶或符合 RECIST 标准的软组织病灶增大。目前认为，仅有症状进展不足以诊断为 CRPC。

研究表明，如果在肿瘤进展前停止去势治疗，肿瘤的后续生长可能仍然只依赖于雄激素诱导的干细胞增殖，肿瘤干细胞对抗雄激素治疗仍然敏感，间歇内分泌治疗可以延迟雄激素非依赖性癌细胞的出现。间歇内分泌治疗依赖于间歇去势，只有药物去势适用于间歇内分泌治疗。手术去势不存在间歇内分泌治疗。目前间歇内分泌治疗多采用联合方案，推荐 LHRH 类似物联合非类固醇类抗雄激素药物。

有荟萃研究显示，间歇内分泌治疗与连续内分泌治疗相比，两者在总生存上没有显著差异，而间歇内分泌治疗可以减少治疗相关不良事件，在勃起功能和生活质量方面优于连续内分泌治疗，也减少了治疗费用。但 Hussain 等的研究纳入 765 例连续内分泌治疗患者和 770 例间歇内分泌治疗患者，结果显示间歇治疗组死亡风险增加，同时间歇治疗在勃起功能和心理健康方面的优势主要体现在初始治疗的 3 个月内。接受间歇内分泌治疗的患者必须充分知情同意且具有良好的依从性。

转移性前列腺癌患者连续内分泌治疗 7 个月后，有研究按 PSA 水平将患者分成 3 组：PSA<0.2ng/ml 的低危患者（mOS 75 个月）、PSA 为 0.2~4ng/ml 的中危患者（中位 OS 44 个月）以及 PSA>4ng/ml 的高危患者（mOS 13 个月）。转移性前列腺癌患者在连续内分泌治疗 7 个月后，对于低危或者中危患者,在患者及家属充分了解间歇内分泌治疗的利弊后,可考虑间歇内分泌治疗;但对于高危患者应接受连续内分泌治疗。对生化复发的前列腺癌患者,可考虑间歇内分泌治疗,但 Gleason 评分在 8 分以上的生化复发患者需选择连续内分泌治疗。

对于非转移性前列腺癌,欧洲研究表明,间歇内分泌治疗和连续内分泌治疗具有同等的疗效、耐受性和生活质量;间歇内分泌治疗最大的优势在于降低治疗费用。

前列腺癌进入 CRPC 阶段后,阿比特龙和恩杂鲁胺这两种药物值得临床关注。除睾丸外,肾上腺也可分泌产生雄激素;此外,前列腺癌内部雄激素也能在去势治疗后维持相当高的水平。从胆固醇到雄激素和双氢睾酮,需要多种酶参与,阿比特龙可以抑制代谢酶 CYP17A1 活性,抑制脱氢表雄酮的产生,进而减少肾上腺及前列腺癌细胞中双氢睾酮的产生。COU-AA-301 研究纳入了 1 195 例接受过多西他赛化疗的 CRPC 患者,结果显示阿比特龙联合泼尼松方案较对照组中位 OS 延长 4.6 个月(15.8 个月 vs 11.2 个月)。COU-AA-302 研究纳入未经化疗的 CRPC 患者,结果表明阿比特龙组可显著延长中位 OS(34.7 个月 vs 30.3 个月)。值得关注的是,LATITUDE 研究结果显示,对于新诊断的激素敏感型高危转移性前列腺癌患者(metastatic hormone-sensitive prostate cancer),在标准 ADT 治疗基础上,联合使用阿比特龙和泼尼松,死亡风险降低 38%,PFS 可以从 14.8 个月延长至 33 个月。该研究表明,阿比特龙可以在前列腺癌进入去势抵抗前就发挥作用,这为晚期前列腺癌患者的内分泌治疗提供了新模式。

TAK-700 是另外一种 CYP-17 抑制剂,在动物实验中,其抑制雄激素合成的能力更强,并具有更好的选择性,理论上疗效会优于阿比特龙,期待进一步研究验证其临床疗效。

雄激素通过结合雄激素受体(AR)激活相应信号通路进而促进前列腺癌发生发展。第二代抗雄激素药物恩杂鲁胺作为 AR 拮抗剂通过与 AR 受体结合区结合,阻止雄激素与 AR 结合,从而抑制 AR 信号通路。其对 AR 的亲和力高出比卡鲁胺 5~8 倍。AFFIRM 研究纳入了 1 199 例化疗后的 mCRPC 患者,与对照组相比,恩杂鲁胺可显著延长中位 OS(18.4 个月 vs 13.6 个月)。随后进行的 PREVIL 研究表明,对于未经化疗的 mCRPC 患者,恩杂鲁胺可显著延长无影像学进展生存期。与阿比特龙相比,恩杂鲁胺的优势在于无需联合泼尼松,从而减少类固醇激素导致的不良事件。

另一种新药 TOK-001 也可用于治疗 CRPC,该药可以阻断睾酮与受体蛋白结合、抑制激素信号通路中 CYP-17 酶,同时减少肿瘤中 AR 数量。临床研究表明,接受 TOK-001 治疗,50% 的患者 PSA 水平降低了 30%。ODM-201 是新的 AR 拮抗剂,和其他抗雄激素药物不同,其主要是通过阻断细胞核转运从而抑制 AR 功能。

目前阿比特龙和恩杂鲁胺序贯应用也是 CRPC 常用的治疗模式。阿比特龙上市更早,安全性也优于恩杂鲁胺,所以阿比特龙序贯恩杂鲁胺的治疗顺序更为常见。对阿比特龙和恩杂鲁胺治疗顺序的回顾性研究显示,无论是第 2 个药物的 PSA 反应率,还是两个药物的总体反应率,先用阿比特龙后用恩杂鲁胺的方案均有优势;而 PFS 方面,先用阿比特龙似乎更有优势(19.5 个月 vs 13.0 个月)。

1997 年以来,美国 FDA 先后批准米托蒽醌、多西他赛和卡巴他赛作为 CRPC 患者的化疗药物。需要强调的是,mCRPC 患者在化疗过程中应维持去势水平。

TAX-327 和 SWOG-9916 两项前瞻性研究证实了多西他赛的疗效,确立了多西他赛治疗转移性 CRPC 的重要地位。近年来,CHAARTED、STAMPEDE 和 GETUG-AFU15 等随机对照研究证实：针对激素敏感性转移性前列腺癌（mHSPC）患者，传统内分泌治疗联合多西他赛化疗不但可以降低患者总体死亡风险，还可以显著延长患者总生存时间。因此，mCRPC 和 mHSPC 的治疗中，多西他赛为基础的化疗均有重要地位。

mCRPC 接受化疗的适应症：①未经化疗的无症状或有轻微症状且体能状况良好（ECOG 0~2）的患者；②未经化疗有症状但体能状况良好的（ECOG 0~2）的患者；③未经化疗有症状但体能状况差（ECOG 3~4）的患者，尤其是当患者症状和体能状况与肿瘤发展直接相关时；④体能状况良好（ECOG 0~1）且既往多西他赛化疗有效的患者。

对于高肿瘤负荷（内脏转移和 / 或 4 个或以上骨转移灶，其中至少 1 处骨盆或脊柱外的骨转移灶）且体能状况适合化疗的 mHSPC 患者，推荐在 ADT 治疗基础上联合多西他赛化疗。低肿瘤负荷 mHSPC 患者也可选择联合化疗，但生存获益需要进一步研究。

对于局限性高危前列腺癌，一项Ⅲ期随机对照研究纳入 413 例高危前列腺癌患者，随机分为标准治疗组（局部治疗联合内分泌治疗）和标准治疗联合化疗组，中位随访 8.8 年，患者 8 年无复发生存率分别为 50% 和 62%（$P < 0.05$）。随后，Sandler 报道的随机研究显示，563 例患者随机分为标准治疗组（内分泌治疗 + 放疗）和研究组（内分泌治疗 + 放疗 + 多西他赛 + 泼尼松），中位随访 6 年，患者的 4 年总生存率分别为 89% 和 93%（$P < 0.05$），但该研究统计方法存在局限性，需要更长时间随访。Vale 等进行的荟萃分析也显示，多西他赛能够延长局限性高危前列腺癌患者的无进展生存时间，但目前的总生存数据还不成熟。

目前还没有足够的证据表明高危非转移性激素敏感性前列腺癌患者能够从单纯 / 联合新辅助 / 辅助化疗中获益。化疗在根治术前后的新辅助或辅助治疗价值需要更多的前瞻性研究证实。

前列腺癌化疗的疗效评估应该将 PSA 检测、影像学检查和患者报道临床结局（PROs）三者相结合。血 PSA 是最常用的前列腺癌疗效评估指标，在 mCRPC 患者中，PSA 下降超过基线值 50% 并维持 4 周以上认为有效。PSA 进展是指 PSA 升高超过最低值 25% 且绝对值较最低值增加 >2ng/ml，并于 3 周后再次确认。对于 mHSPC 患者，可以评估治疗 12 个月后的绝对 PSA 应答（即血清 PSA<0.2ng/ml，且 3 周后第 2 次 PSA 确认）。特别需要注意的是 PSA 闪烁现象，即化疗初期有可能出现 PSA 一过性升高，随着化疗进行，PSA 下降至基线以下。PSA 闪烁发生率不高，通常在治疗 12 周内出现，PSA 闪烁与化疗疗效预测无关。影像学评价通常采用 RECIST 标准，但 mCRPC 患者中只有 10%~20% 的患者有影像学可测量的病灶，大部分患者不能用 RECIST 标准评价化疗效果。骨转移相关疼痛是晚期前列腺癌患者最常见和严重影响生活质量的症状，骨痛缓解率是重要的临床疗效观察指标。治疗过程中要关注患者的疼痛缓解情况及生活质量评分（FACT-P 量表）。治疗进行 12 周后，PSA、影像学和 PROs 等 3 项评价指标中至少出现 2 项指标进展，才能确定患者不再临床获益。

多西他赛耐药后，除内分泌治疗药物阿比特龙外，化疗药卡巴他赛也是一种治疗选择。卡巴他赛是一种新颖的具有微管蛋白聚合活性的紫杉类药物，是多西他赛的二甲氧基衍生物，通过对多西他赛两个羟基的甲氧基化，消除了其对多药耐药基因 *MDR1* 编码 P- 糖蛋白（P-gP）的亲和力，该蛋白介导的多药耐药被认为是肿瘤细胞抵抗传统紫杉类药物的经典机制。通过该修饰，卡巴他赛对多西他赛耐药的 CRPC 患者仍然有效，同时也更容易通过血脑屏障。

其他被用于 CRPC 的化疗药物还包括米托蒽醌、蒽环类药物、吉西他滨、顺铂等。对于神经内分泌分化或小细胞癌为主的 mCRPC 患者,可采用以铂类为基础的化疗方案。

卡博替尼是一种新型的口服多靶点受体酪氨酸激酶抑制剂,能同时作用于 MET 和 VEGFR2,而 MET 和血管内皮生长因子信号与肿瘤的血管生成、浸润和转移相关。纳入 68 例 CRPC 患者的临床研究显示,86% 的患者出现完全或部分骨扫描缓解。与此同时,患者骨痛也得到明显缓解,生活质量改善。最近一项纳入 171 例 CRPC 的 Ⅱ 期临床研究显示,卡博替尼组平均无进展生存期为 23.9 周,安慰剂组为 5.9 周,患者的骨痛症状较安慰剂组改善 67%。

前列腺癌还获批了一种有效的肿瘤疫苗。Sipuleucel-T 是一种自体免疫疗法,由人体外周血单核细胞组成,包含丰富的 CD54 阳性表达的树突状细胞,由人重组 PAP-GM-CSF(前列腺酸性磷酸酶 - 粒细胞 - 巨噬细胞集落刺激因子)激活。纳入 512 例 CRPC 患者的研究结果显示,Sipuleucel-T 组中位生存 25.8 个月,安慰剂组为 21.7 个月($P=0.032$)。在 311 例 Sipuleucel-T 组患者中,8 例患者 PSA 下降超过 50%,安慰机组 153 例患者中仅有 2 例观察到 PSA 下降。但 Sipuleucel-T 没有延长疾病进展时间。目前适用于无症状或轻微症状的转移性 CRPC 患者。

前列腺癌其他的免疫治疗包括 DCvax 疫苗、GAVX 疫苗、PROSTVAC-VF 疫苗、免疫检查点抑制剂等。DCvax 疫苗是前列腺特异性膜抗原多肽疫苗,同样基于 DC,基本制备流程与 Sipuleucel-T 类似。抽提患者的 DC 前体,经成熟、激活后,再加载前列腺特异性膜抗原制成个体肿瘤疫苗,通过辅助性 T 淋巴细胞以及细胞毒性 T 淋巴细胞来发挥抗肿瘤作用。GAVX 疫苗是利用粒细胞 / 巨噬细胞集落刺激因子基因通过不同的方法(非病毒载体和病毒载体)修饰自体或异体的肿瘤细胞,经辐照灭活后给肿瘤患者进行多次皮下注射,诱导机体产生肿瘤特异性的细胞免疫反应,以达到特异性治疗肿瘤的目的。PROSTVAC-VF 是一种以病毒载体为基础的肿瘤疫苗,包括两种成分,一种是重组的牛痘病毒,可刺激产生初始免疫反应;另一种是鸡痘病毒,用以增强以及维持这种免疫反应,两种载体均含有 PSA 和多个 T 细胞共刺激分子,能特异性的针对前列腺肿瘤。免疫检查点抑制剂包括 CTLA-4 抑制剂、PD-1 抗体和 PD-L1 抗体。

前列腺癌经常出现骨转移。对于仅有骨转移的患者,可以采用 ^{223}Ra 治疗,共 6 个疗程,可延长生存期 3.6 个月。为减少骨相关事件,可每 4 周应用地舒单抗 120mg 或唑来膦酸 4mg。相对于安慰剂,接受唑来膦酸治疗的 CRPC 患者更少发生骨相关事件。需要注意的是,对于肌酐清除率<30ml/min 的患者,不能用唑来膦酸治疗。相对于唑来膦酸,地舒单抗可以进一步延迟骨相关事件的发生时间。另外,应用地舒单抗时无须根据肾功能进行剂量调整。前列腺癌骨转移大多对放疗敏感,针对特定部位的外照射放疗可使绝大对数患者的疼痛部分或完全缓解。对于有多处骨转移的 CRPC 患者,采用全身 ^{89}Sr 放射性核素治疗可能缓解症状,但有严重骨髓抑制和输血依赖的风险。怀疑有脊髓压迫的患者,需要立即诊断和治疗,治疗方式包括外科瘤体减灭术 + 放疗、内固定术 + 放疗或放疗 + 激素治疗。

八、预后与小结

总体看来,随着人口老龄化,前列腺癌发病率逐渐增加。通过 PSA 检测而进行的前列腺癌筛查,能够降低前列腺癌的死亡风险,同时也导致了部分非危及生命的前列腺癌的过度治疗。经直肠超声引导下前列腺穿刺是确诊前列腺癌的主要方法。分期、Gleason 分级和分组、PSA 水平是影响前列腺癌患者预后的主要因素。目前内科治疗方法包括去势治疗、抗雄激素治疗、化疗、免疫治疗以及针对骨转移的治疗。随着对前列腺癌发病机制、分子特征的进一步认识,新药的不断出现,治疗模式也在逐渐发生变化,期待前列腺癌患者能获得更好的治疗效果。

第6节　肾上腺肿瘤

一、肾上腺皮质癌

(一)流行病学

肾上腺皮质癌是一种少见的内分泌肿瘤,每年发病率为(0.7~2.0)/百万人口,40~50岁为高发年龄。

(二)病因学

肾上腺皮质癌根据其发病机制可分为家族性与散发性。

家族性患者主要表现为 Li-Fraumeni 综合征、Beckwith-Wiedemann 综合征、Gardner 综合征、MEN1 综合征及 Lynch 综合征等。Li-Fraumeni 综合征主要是由于患者 *TP53* 基因发生胚系突变,发生于 50%~80% 的儿童肾上腺皮质癌患者,以及 3.9%~5.8% 的成人患者。3.2% 的成人患者出现错配修复相关基因(*MSH1*、*MSH2*、*MSH6*、*PMS2*、*EPCAM*)胚系突变,提示为 Lynch 综合征。另有文献报道肾上腺皮质癌为 Gardner 综合征的表现之一,患者 *APC* 基因发生胚系突变,引起 Wnt 信号通路的激活,导致肿瘤的发生发展。MEN1 综合征是由 *MEN-1* 基因胚系突变引起的内分泌肿瘤综合征,其中约 7% 患者存在肾上腺皮质癌。

90% 的散发性患者存在 11p15 染色体结构异常,影响到该区域的 *IGF2* 基因,使其 mRNA 和蛋白质过度表达,从而与其受体 IGF1R 结合增加,进一步激活其下游的 PI3K/AKT/mTOR 和 RAS-MAPK 信号通路,促进细胞增殖。目前研究表明 *IGF1R* 基因在肾上腺皮质癌中也存在过度表达,特别是在儿童病例中。另有研究表明,beta-catenin 异常表达存在于 38.5% 的肾上腺皮质腺瘤及 84.6% 的肾上腺皮质癌中;同时,beta-catenin 突变存在于约 30% 的肾上腺皮质腺瘤及 30.8% 的肾上腺皮质癌中,这些结果表明 Wnt/beta-catenin 信号通路在肾上腺皮质肿瘤发生发展中起到重要的作用。约 70% 的成人肾上腺皮质癌存在 *TP53* 体细胞突变,并且提示预后不良。其他一些常见的突变基因包括 *ATM*(约 13%)、*CDKN2A*(约 11%)、*MEN-1*(约 7%)、*DAXX*(约 6%)及 *TERT*(约 6%)等。

(三)病理学

肾上腺皮质癌通常体积较大,可见有包膜,切面呈灰黄或多彩状,质地较松软,局灶可见坏死、出血或囊性变。镜下肿瘤细胞呈巢片状、粗梁状或腺泡状排列,细胞体积大,胞质宽,弱嗜酸或透明,核异型性明显,核仁清楚。间质血窦丰富。免疫组化上,肾上腺皮质癌表达 α-inhibin、MelanA 和 Syn。

在病理上诊断上,肾上腺皮质癌主要与皮质腺瘤相鉴别。两者形态学相近,较难区分。肾上腺皮质癌核分裂象多见,增殖活性高,侵犯周围被膜,出现脉管瘤栓并引起远处转移,或堵塞血管引起肿瘤出血坏死。因此,具有鉴别意义的病理学指标包括核分裂象、包膜侵犯、脉管瘤栓及远处转移等。目前研究者利用积分的方法来鉴别肾上腺皮质肿瘤的良恶性,如 Weiss 评分系统。

该系统采用 9 个形态学指标,包括核异型性(Ⅲ 或 Ⅳ)、核分裂象>5/50HPF、病理性核分裂象、透明细胞占比≤25%、肿瘤呈弥漫性生长、坏死及脉管侵犯。该研究认为当肿瘤具备 4 个或 4 个以上恶性指标时,出现复发或远处转移的概率高,可以考虑为恶性。

透明细胞的肾上腺皮质腺癌还需与肾透明细胞癌侵犯肾上腺相鉴别。后者通常表现有肾脏占位,细胞核异型性通常较小,肿瘤细胞表达 CD10,不表达 α-inhibin、MelanA 和 Syn。同时,肾上腺皮质腺癌还要与肾上腺髓质嗜铬细胞瘤相鉴别,后者通常表达 CgA。

(四) 临床表现

肾上腺皮质癌临床表现主要分为功能性和无功能性两类。

功能性肿瘤的患者常表现皮质激素分泌异常的症状:

1. 皮质醇增多症(库欣综合征)　主要因糖皮质激素分泌过量引起,表现为血糖升高、向心性肥胖、高血压和低血钾等。由于肾上腺皮质癌可自主分泌大量的糖皮质激素,它不依赖于促肾上腺皮激素(ACTH)的调节,因此给予大剂量的 ACTH,患者体内的皮质醇也不会有很大的变化;相反,由于患者体内存在大量糖皮质激素,反而抑制了垂体分泌 ACTH 功能,降低患者血中 ACTH 浓度,从而使正常的肾上腺皮质发生萎缩。

2. 醛固酮增多症　主要因醛固酮分泌过量引起的,表现为高血压、低血钾等。

3. 性激素分泌异常　主要因大量的皮质醇反馈抑制垂体促性腺激素的分泌,引起雌激素与雄激素分泌异常,表现为男性女性化(如乳房发育、勃起障碍等),以及女性男性化(如痤疮、多毛、月经过少等)。

此外,肾上腺皮质癌还可表现有发热、消瘦、腹水等恶性肿瘤征象;局部可触及包块,体积大者可出现压迫周围器官等症状。

无功能性的肿瘤患者通常起病隐匿,主要表现为肿物体积增大所引起的症状,如腹胀、恶心、呕吐等。

(五) 诊断

肾上腺皮质癌诊断与鉴别诊断主要依据欧洲肾上腺肿瘤研究组(ENSAT)推荐的实验室检查结果及影像学。

实验室检查主要包括以下几种。

1. 糖皮质醇激素检测

(1)检测基础血清皮质醇、尿游离皮质醇:正常人血中绝大部分皮质醇与皮质醇结合球蛋白(CBG)相结合;肾上腺皮质癌分泌过多的皮质醇,超过 CBG 结合能力时,血中游离的皮质醇则会升高。

(2)检测促肾上腺皮质激素:肾上腺皮质癌自主分泌大量的皮质醇反馈抑制垂体 ACTH 分泌,导致肾上腺皮质癌患者血中 ACTH 是降低的。

(3)进行地塞米松抑制试验:肾上腺皮质癌分泌皮质醇是自主性的,不受垂体控制,因此进行大剂量的地塞米松抑制试验,也不会显著降低血中皮质醇浓度。

2. 性激素及其前体检测　硫酸脱氢表雄酮、17- 羟孕酮、雄烯二酮、睾酮及雌二醇。

3. 盐皮质激素检测　血钾、醛固酮 / 肾素比值。

4. 排除肾上腺嗜铬细胞瘤的检测　血或尿中肾上腺素水平。

影像学检查主要包括:①腹部 CT 或 MRI,确定肿瘤大小、分期及肿瘤与邻近器官的关系;

②胸部 CT，排除肺转移；③ PET-CT，评价全身转移情况。

（六）分期

美国抗癌联合会 TNM 分期（AJCC 第 7 版）见表 26-23、表 26-24。

表 26-23 肾上腺皮质癌的 TNM 分期（AJCC 第 7 版）

原发肿瘤评价（T）
T_x：无法评估原发肿瘤
T_0：无原发肿瘤证据
T_1：体积 ≥ 5cm，无肾上腺外侵犯
T_2：体积 < 5cm，无肾上腺外侵犯
T_3：不论大小，局部浸润，但无侵犯临近器官
T_4：不论大小，侵犯临近器官
临近器官包括肾、胰、肝、脾、横膈、大血管
区域淋巴结评价（N）
N_x：无法评估区域
N_0：无区域淋巴结转移
N_1：区域淋巴结转移
远处转移（M）
M_0：无远处转移
M_1：远处转移

表 26-24 肾上腺皮质癌 TNM 分期

Group	T	N	M
I	T_1	N_0	M_0
II	T_2	N_0	M_0
III	T_3	N_0	M_0
	T_1	N_1	M_0
	T_2	N_1	M_0
IV	T_4	N_0	M_0
	T_3	N_1	M_0
	T_4	N_1	M_0
	任何	任何	M_1

（七）治疗

1. **早期局限性肾上腺皮质癌治疗** 推荐手术完全切除病灶及淋巴结清扫；如果切缘不净、肿瘤体积大，囊性破裂或者肿瘤分级较高者，需要进一步考虑放疗或者米托坦辅助化疗，减少局部复发风险。

美国肾上腺皮质癌组于 2016 年发表了多中心回顾性研究结果，显示肾上腺皮质癌患者接受手术切除治疗后，其 5 年和 10 年的生存率分别为 27% 和 7%；生存时间小于 2 年的患者通常表现有皮质醇的分泌、淋巴结转移、远处转移以及肿瘤未完全切除,然而这些高危因素并不能完全决定患者的生存时间,在一些生存 10 年以上的患者中也会出现,并且有相当一部分长期生存的患者接受了多次复发后手术切除治疗。

对于局限性的肾上腺皮质癌患者术后(R0 或 R1 切除)进一步行放疗,可以显著降低局部复发概率,然而总体生存时间与单纯手术切除患者无明显差异。对于多次复发手术的患者,斯坦福大学的研究认为其独立的预后因子包括多灶性肿瘤、复发时间间隔小于 12 个月以及肺外器官转;该研究组将这三个因素分别设为 1 分,对患者进行评分,其中 0 分组的患者 5 年总体生存时间达到 72%,1 分组为 32%,而 2~3 分组为 0%,三组患者的生存时间具有显著性的差异。对于出现高皮质醇症的患者,即使临床分期是Ⅳ期,梅奥医学中心倾向于采用激进的手术治疗,因为该部分患者的死亡通常与高皮质醇分泌有关,而非肿瘤本身。

2. 晚期肾上腺皮质癌治疗　对于发生远处转移的肾上腺癌患者,考虑全身系统性化疗,如顺铂 / 卡铂＋依托泊苷 ± 多柔比星 ± 米托坦方案,链脲霉素 ± 米托坦方案,以及米托坦单药治疗等方案,同时可能需要终身氢化可的松替代治疗;如果原发灶和转移灶 90% 以上可以切除的患者,特别是功能性的肿瘤,可以考虑手术。

米托坦目前美国批准用于肾上腺皮质癌的化疗,其单药的总体反应率为 10%~30%,部分缓解率为 2%~21%。对于术后患者是否进一步常规行米托坦辅助化疗,目前仍较谨慎,因为患者并未从中获益。因此,目前建议只有出现复发高风险因素、切缘不净或者手术无法完全切除时才联合米托坦辅助化疗。

对于无法进行根治性手术的肾上腺皮质癌患者,考虑全身系统性化疗。2012 年美国多中心随机对照研究比较胃 EDP-M(顺铂＋依托泊苷＋多柔比星＋米托坦)方案与 Sz-M(链脲霉素＋米托坦)方案的疗效,尽管两者总体生存时间无显著性差异,但 EDP-M 方案总体反应率及无进展生存时间均显著高于 Sz-M 方案,且毒性反应相近。

3. 靶向治疗　随着分子机制研究不断深入,目前发现肾上腺皮质癌主要与 IGFR 信号通路相关。因此,许多靶向药物的开发也主要集中在这个信号途径上。IGF2 基因的过表达存在于 90% 的散发性患者中,并且与预后差相关。因此,目前开发出针对 IGF1R(IGF2 受体)的抑制剂,如 figitumumab(CP-751871)、linsitinib(OSI-906)及 cixutumumab。然而,最新的Ⅲ期临床研究(NCT00924989)表明,linsitinib 不能增加局部晚期或转移性肾上腺皮质癌患者的无进展生存时间及总生存时间,因此不能作为一般患者的推荐用药。另有研究利用下游信号分子 mTOR 的抑制剂来治疗进展期的肾上腺皮质癌,如依维莫司等,但最近的研究结果并不乐观。然而,联合 IGF1R 受体抑制剂(cixutumumab)和 mTOR 抑制剂(temsirolimus)可以使 42% 的转移性肾上腺皮质癌患者疾病稳定期达 6 个月以上。

（八）预后

肾上腺皮质癌预后较差,5 年总体生存率为 16%~37%。临床分期对患者预后有重要的提示作用,Ⅰ、Ⅱ、Ⅲ和Ⅳ期总体生存率分别为 66%~82%、58%~64%、24%~50% 及 17%。2015 年 Pennanen 等建立一个新的肾上腺皮质癌预后评分模型(Helsinki Score,HS),模型计算公式为"3× 核分裂象(>5/50HPF)＋5× 坏死＋增殖指数",以 8.5 分为截断值,可以将转移性肾上腺皮质癌很好地区分出来,敏感性达到 100%,特异性 99.4%;因此,HS 评分模式可以用于预测肾上腺皮质癌的潜在转移能力。

二、肾上腺嗜铬细胞瘤

（一）流行病学

肾上腺嗜铬细胞瘤是一种少见的内分泌肿瘤,起源于神经外胚层嗜铬组织的肿瘤,主要分泌儿茶酚胺。该肿瘤多发生于肾上腺髓质,也可发生在神经节丰富的身体其他部位,称为副神经节瘤。由于两者在临床表现、生化检测及病理学方面无明显区别,常统称为嗜铬细胞瘤。肾上腺嗜铬细胞瘤每年发病率约(0.3~0.7)/百万人,高发年龄为 40~50 岁,其 10% 为恶性。

（二）病因学

肾上腺嗜铬细胞瘤/副神经节瘤发病的分子机制目前尚不明确。目前研究认为至少 1/3 患者存在基因致病性突变,其中约 40% 患者存在 SDHB 突变导致的远处转移。目前发现的主要致病基因包括 SDHB、SDHD、VHL、RET 及 NF1 等。大部分患者表现为散发性,少数为家族性。

家族性主要表现为 Von Hippel-Lindau（VHL）综合征、MEN2 综合征、I 型神经纤维瘤病及遗传性嗜铬细胞瘤/副神经节瘤综合征等。VHL 综合征主要是因 VHL 基因突变引起的常染体异常,该患者中 10~30% 可出现肾上腺嗜铬细胞瘤。MEN2 综合征是由于 RET 基因突变引起的。I 型神经纤维瘤病主要是因 NF1 基因突变引起;遗传性嗜铬细胞瘤/副神经节瘤综合征主要是因 SDHB、SDHC 和 SDHD 基因突变引起的。

（三）病理学

肾上腺嗜铬细胞瘤大体质软,切面呈灰黄灰褐,常有包膜,可见坏死及出血。镜下肿瘤可见有特征性的器官样结构,周围界限清楚,由纤维血管包绕,称为 "Zellballen"。该结构主要由两种细胞构成,包括嗜铬细胞和支持细胞。嗜铬细胞胞质呈嗜双色或嗜碱性,颗粒状,细胞核仁明显,可有假包涵体。免疫组化显示嗜铬细胞 Syn 和 CgA 阳性,而支持细胞 S100 阳性。当肿瘤呈弥漫性生长时,支持细胞可减少或消失。

10% 的嗜铬细胞瘤为侵袭性进展,但良恶性的鉴别很困难。Thompson 提出一种肾上腺嗜铬细胞瘤的量化评分系统（Pheochromocytoma of the Adrenal gland Scaled Score,PASS）来预测其生物学行为;该评分指标包括血管侵犯(1 分)、包膜侵犯(1 分)、周围脂肪组织侵犯(2 分)、弥漫性或大巢状生长(2 分)、局灶或片状坏死(2 分)、细胞成分丰富(2 分)、肿瘤细胞成梭形(2 分)、细胞形态一致性(2 分)、核分裂象>3/10HPF(2 分)、病理性核分裂象(2 分)、重度核多形性(1 分)及核深染(1 分)。研究表明 PASS<4 分提示良性,而 PASS≥6 分提示潜在恶性;然而该评分标准受主观性影响较大,其临床意义仍存在争议,有待于进一步研究。最近 Kimura 等提出了新的嗜铬细胞瘤/副神经节瘤分级系统（pathological grading for adrenal phaeochromocytoma and paraganglioma,GAPP）来预测良恶性;该评分参数包括组织学类型、肿瘤细胞丰富程度、粉刺样坏死、血管或包膜侵犯、Ki-67 指数及儿茶酚胺类型;GAPP 在 0~2 分为高分化、3~6 分为中分化、7~10 分为低分化;其中,发生转移肿瘤患者 GAPP 分数要显著高于未转移患者(分别为 5.33 与 2.08);而且高分化患者 5 年总体生存率要明显好于低分化患者。然而,该评分系统还需要进一步验证。在生物蛋白标志物中,如 p53、Bcl-2、mdm-2、cyclin D1、p21 和 p27,目前研究都未能提示良恶性。

免疫组化上,肾上腺髓质嗜铬细胞瘤表达 CgA、Syn、NSE 及 S100,不表达 α-inhibin、MelanA 等,可以与肾上腺皮质癌（α-inhibin+ 和 MelanA+）相鉴别。

（四）临床表现

肾上腺嗜铬细胞瘤患者临床症状及体征取决于儿茶酚胺的分泌模式及机体敏感性等。典型表现为阵发性或持续性高血压，伴"心悸、头痛及大汗"三联征，严重者可出现高血压危象、脑出血及急性左心衰等。这主要是由于儿茶酚胺突然入血，激活 α 肾上腺素能受体引起交感神经兴奋。因此可以用 α 肾上腺素能受体拮抗剂或钙通道拮抗剂来降血压，而常规降压药效果不佳。交感神经兴奋还可引起患者基础代谢率增高、血糖血脂升高等。当发作结束后，可出现迷走神经兴奋的症状，包括瞳孔缩小，皮肤潮红等。其他不典型症状如呼吸困难、恶心、乏力、体重减轻、视力障碍、心律失常等。一部分无功能性肿瘤的患者，包括囊性嗜铬细胞瘤，症状表现不明显，需要高度警惕。还有一部分患者发生远处转移，出现相应器官受累表现，如骨痛、淋巴结肿大等。

（五）诊断

1. 生化检查项目　主要包括血浆或尿的儿茶酚胺及其代谢物，如肾上腺素、去甲肾上腺素和多巴胺等，但要注意避开患者用药期间、情绪波动、大量运动后的检测。对于无功能性的肾上腺嗜铬细胞瘤患者，仍无有效血清检测方法，其诊断主要依靠影像学检测。

（1）血儿茶酚胺：主要用于检测疾病发作时血浆儿茶酚胺瞬时浓度。

（2）尿儿茶酚胺：主要用于检测留尿期间的尿儿茶酚胺浓度。因此当疾病发作期的尿儿茶酚胺浓度超过正常值 2 倍以上具有临床提示意义。

（3）尿甲氧肾上腺素和甲氧去肾上腺素：该两项儿茶酚胺代谢物检测为肾上腺嗜铬细胞瘤诊断首选，因为它们性质稳定，不受肾功能影响。

2. 影像学检查　主要手段包括传统影像（CT 和 MRI）及功能显像（^{131}I-MIBG 和 PET-CT）。CT 和 MRI 是初筛的首选方法，重点检查腹部及盆腔，当未发现肿瘤病灶时，需要进一步行胸部及颈部影像学检查以除外远处转移。CT 和 MRI 可用于肿瘤主体的定位及临床分期，但缺乏特异性，对于微小转移灶的定位敏感性不够，因此可以结合 ^{131}I-MIBG、^{18}F-FDG-PET 及 ^{18}F-DOPA-PET 等功能性成像以提高诊断准确率。间碘苄胍（MIBG）在体内可被摄取和贮存于嗜铬细胞瘤内，经放射性同位素碘标记后，能显示出肿瘤位置及大小的信息。

此外，随着对嗜铬细胞瘤分子遗传学研究的深入，国际内分泌协会临床治疗指南推荐所有患者均进行 *SHDx* 突变检测，对于远处转移的患者需要进行 *SDHB* 突变检测。2016 年中国《嗜铬细胞瘤和副神经节瘤认治疗的专家共识》也推荐对所有患者均应进行基因检测（包括 *VHL*、*RET*、*NF1* 等），对所有恶性嗜铬细胞瘤均应行 *SDHB* 基因检测；对有个人及家族遗传史的患者可以直接行相关致病基因检测。然而由于基因检测费用较大，对于单侧、无肿瘤综合征和无家族肿瘤史的患者可以不进行检测。

（六）分期

美国抗癌联合会 TNM 分期（AJCC 第 7 版）见表 26-25、表 26-26。

（七）治疗

1. 抗儿茶酚胺治疗　肾上腺嗜铬细胞瘤引起大量儿茶酚胺入血，激活 α 和 β 受体，导致相关的症状与体征出现，因此，该肿瘤可用相应的 α 和 β 受体拮抗剂进行治疗。α 受体拮抗剂主要包括非选择性 α 受体阻滞药（酚苄明）和选择性 α1 受体阻滞药（特拉唑嗪、多沙唑嗪）等，β 受体阻滞药主要如普萘洛尔等。

表 26-25　肾上腺嗜铬细胞瘤 TNM 分期（AJCC 第 7 版）

原发肿瘤评价（T）
T_x：无法评估原发肿瘤
T_0：无原发肿瘤证据
T_1：体积 ≥ 5cm，无肾上腺外侵犯
T_2：体积 < 5cm，无肾上腺外侵犯
T_3：不论大小，局部浸润，但无侵犯临近器官
T_4：不论大小，侵犯临近器官。邻近器官包括肾、胰、肝、脾、横膈、大血管
区域淋巴结评价（N）
N_x：无法评估区域
N_0：无区域淋巴结转移
N_1：区域淋巴结转移
远处转移（M）
M_0：无远处转移
M_1：远处转移

表 26-26　肾上腺嗜铬细胞瘤 TNM 分期

Group	T	N	M
I	T_1	N_0	M_0
II	T_2	N_0	M_0
III	T_3	N_0	M_0
	T_1	N_1	M_0
	T_2	N_1	M_0
IV	T_4	N_0	M_0
	T_3	N_1	M_0
	T_4	N_1	M_0
	任何	任何	M_1

对于确诊的患者即可开始治疗，服用 α 受体阻滞药控制血压，并充分扩容及高钠饮食，以减少后期肿瘤切除术后低血压的发生；同时可以考虑用 β 受体阻滞药预防心动过速。需要注意的是，β 受体阻滞药不能在 α 受体阻滞药之前使用，以免发生高血压危象和左心衰。

2. **局限性嗜铬细胞瘤治疗**　如果肿瘤可以完整切除，则首选手术，根治性手术是目前嗜铬性细胞瘤唯一有效的治疗手段，条件允许时可行腹腔镜切除术；对于肿瘤灶不可完整切除者，可继续行药物治疗及放疗 ± 减瘤手术。

3. **转移性嗜铬细胞瘤治疗**　对于远处转移的肿瘤，无法行手术切除，可行药物治疗及放疗 ± 减瘤手术，或者行临床试验、化疗（CVD 方案）以及 ^{131}I-MIBG 治疗。术后患者需要进一步监测与随访，进行血压及相关标志物检测，还可以考虑 CT、MRI 或 FDG-PET-CT 等影像学复查。

目前研究认为 CVD 方案对晚期转移性嗜铬细胞瘤 / 副神经节瘤有治疗作用。Niemeijer 等荟萃分析了 50 例远处转移的病例，结果显示完全缓解、部分缓解和病情稳定的比例分别为 4%、

37% 和 14%。美国一项 22 年长期随访研究收集了 18 例嗜铬细胞瘤 / 副神经节瘤晚期转移病例,采用 CVD 方案治疗,55% 病例达到完全缓解或部分缓解,5 年总生存率小于 50%。

^{131}I-MIBG 治疗是晚期转移性嗜铬细胞瘤 / 副神经节瘤另一个重要手段。van Hulsteijn 等荟萃分析了 243 例 ^{131}I-MIBG 晚期病例,结果显示完全缓解、部分缓解和病情稳定的比例分别为 3%、27% 和 52%。美国一项高剂量 ^{131}I-MIBG Ⅱ 期前瞻性研究,入组了 50 例晚期转移的患者(15 例嗜铬细胞瘤及 34 例副神经节瘤),结果显示 22% 病例达到完全缓解或部分缓解,5 年总体生存率达到 64%,常见的副作用包括 3~4 级中性粒细胞减少及血小板减少,因此,对于部分晚期转移的选择性病例,可采用高剂量 ^{131}I-MIBG 治疗。

4. 靶向治疗 随着分子生物学的进展,部分靶向药物近几年运用到晚期嗜铬细胞瘤 / 副神经节瘤治疗中,包括哺乳动物雷帕霉素靶蛋白抑制剂依维莫司及多靶点酪氨酸激酶抑制剂舒尼替尼等。

Oh 等利用依维莫斯来治疗 7 例晚期嗜铬细胞瘤 / 副神经节瘤,其中 5 例病情稳定,2 例病情进展,无进展生存时间为 3.8 个月。MD Anderson 肿瘤中心回顾性分析了 17 例舒尼替尼靶向治疗的远处转移嗜铬细胞瘤 / 副神经节瘤,研究显示 8 例患者临床获益(3 例部分缓解和 5 例病情稳定),中位生存期 26.7 个月,中位无进展生存期为 4.1 个月;大部分临床获益的患者存在 *SDHB* 突变。

然而,目前嗜铬细胞瘤 / 副神经节瘤的靶向药物治疗的病例仍相对较少,具体的疗效与副作用仍有待于进一步研究。

(八)预后

恶性嗜铬细胞瘤 / 副神经节瘤总体生存时间个体差异较大。在自然病程中,Hescot S 研究表明其 1 年、2 年及 5 年总体生存率分别为 94%、85% 及 44%;1 年及 5 年无进展生存率分别为 46% 和 9%。国内的研究表明 5 年及 10 年总体生存率分别为 44.7% 及 11.8%。对于发生远处转移的患者,不同转移部位预后差异很大,国内研究表明肠道预后最差,单纯骨转移预后最好。Kimura 等提出的 GAPP 系统可以将恶性嗜铬细胞瘤 / 副神经节瘤划分为高、中和低分化,其 5 年总体生存率分别为 100%、66.8% 及 22.4%。

第 7 节 男性泌尿生殖系统其他恶性肿瘤

一、阴茎癌

(一)流行病学

阴茎癌是一种比较少见的恶性肿瘤,多发生于老年男性,平均发病年龄为 60 岁。阴茎癌发病率与包茎关系非常密切,在新生儿或童年即接受包皮环切的人群中几乎不发生阴茎癌。不同人群中阴茎癌的发病率差别很大,美国和欧洲阴茎癌的年龄标化发病率为(0.3~1.0)/10 万,占男性所有恶性肿瘤的 0.4%~0.6%,而在非洲、亚洲和南美部分国家和地区阴茎癌发病率很高,例如巴拉圭和乌干达阴茎癌的发病率分别为 4.2/10 万和 4.4/10 万,占男性恶性肿瘤的 10%。在我国,阴茎癌曾是我国男性泌尿生殖系统常见的恶性肿瘤,随着人民生活水平的提高以及卫生条件的改善,发病率逐年下降。1983—1987 年天津市阴茎癌发病率为 0.5/10 万;1982 年上海市阴茎癌发病率为 1.09/10 万,1988 年则下降至 0.34/10 万。

（二）病因学

目前公认的阴茎癌危险因素包括包茎、慢性炎症状态(如包皮炎、龟头炎等)紫外线 A 照射疗法、吸烟、人乳头状瘤病毒(HPV)感染。巴西的一项研究发现侵袭性阴茎癌有 75% 检测出 HPV DNA,HPV-16 为最常见的类型,然而研究又发现 HPV DNA 与预后无相关性,且不影响生存率。

（三）病理学

几乎 95% 的阴茎癌病理类型为鳞状细胞癌,好发于阴茎头、冠状沟或包皮部位。阴茎鳞癌主要包括以下 5 型,即鳞癌、疣状癌、湿疣样癌、乳头状癌和基底样癌。淋巴结转移的风险依次为基底样癌(50%)> 鳞癌(35%)> 乳头状癌(20%)> 湿疣样癌(15%)>疣状癌(0),治疗时需充分考虑此特征。

（四）临床表现

阴茎癌常起始于阴茎头、冠状沟及包皮内板的黏膜上,对于患有包茎的患者病变早期不易被发现,可触及包皮内有结节或肿块,且逐渐增大,并可穿破包皮露出癌肿。包皮口常有脓性或血性分泌物流出。包皮可以外翻能够显露阴茎头的患者则表现为病变处出现丘疹、乳头状或扁平突起、疣或菜花状斑块、溃疡,病变逐渐增大,表面常伴有恶臭分泌物。阴茎癌很少发生在阴茎体部。由于伴有感染,阴茎癌患者常伴有单侧或双侧腹股沟淋巴结肿大,约 50% 淋巴结肿大的患者经病理证实为淋巴结转移。

（五）诊断

典型的阴茎癌患者,通过临床查体,诊断并不困难。对所有可疑阴茎病变的最初评估包括原发肿瘤以及腹股沟区域的临床检查,确诊仍需病理学分析。影像学检查尤其是增强 MRI 是有意义的。Ferumoxtran-10 为增强剂行增强 MRI 检查,可达到灵敏度为 100%,特异度为 97%。

（六）分期

阴茎癌 TNM 分期(AJCC 2010 年第 7 版)见表 26-27、表 26-28。

（七）治疗

1. 外科治疗 对于原位癌,首选 5-FU 进行局部化疗。随后需密切随访,治疗失败时不能再次化疗。或采用其他疗法包括有激光治疗、完全或部分龟头表皮重建(完全移除头表皮,行刃厚皮片移植)。20% 病例的肿瘤具有侵袭性,故需组织学确诊。

对于低度侵袭损害(Ta/T1a),建议保留阴茎。对于局限于包皮的肿瘤,仅需行包皮环切术。推荐术中对切缘行冷冻切片病检。对于较小的阴茎癌,包皮和阴茎头切除在所有方法中局部复发率最低(2%),切缘 5mm 内阴性可以认为足够。

浸润性阴茎癌,T2 期以上的肿瘤采用阴茎全切除 + 尿道会阴造口术。阴茎部分切除残端癌复发,原发阴茎体(干)恶性度较高的癌,也应做阴茎全切术。

局部淋巴结清扫,局部淋巴结清扫决定了患者长期生存率。局部淋巴结转移可治愈。根治性腹股沟淋巴结切除术(ILND)可作为治疗选择。若盆腔淋巴结为阳性,其预后要比单纯腹股沟淋巴结转移差,可同时或之后再行盆腔淋巴结清扫术。

表 26-27　阴茎癌 TNM 分期（AJCC 2010 年第 7 版）

原发肿瘤（T）

T_x：原发肿瘤不能评估

T_0：未发现原发肿瘤

T_a：疣状的乳头状非侵润性癌

T_{is}：原位癌

T_{1a}：肿瘤侵犯上皮下结缔组织未侵犯淋巴血管而且分化较好

T_{1b}：肿瘤侵犯上皮下结缔组织伴随侵犯淋巴血管或者分化较差

T_2：肿瘤侵犯阴茎海绵体或尿道海面体

T_3：肿瘤侵犯尿道或前列腺

T_4：肿瘤侵犯其他邻近结构

区域淋巴结临床分期（cN）

cN_x：局部淋巴结不能评估

cN_0：未发现局部淋巴结转移

cN_1：单个表浅腹股沟淋巴结转移

cN_2：多个或双侧表浅腹股沟淋巴结转移

cN_3：腹股沟深层或盆腔淋巴结转移，单侧或双侧

区域淋巴结病理分期（pN）

pN_x：局部淋巴结不能评估

pN_0：未发现局部淋巴结转移

pN_1：单个表浅腹股沟淋巴结转移

pN_2：多个或双侧表浅腹股沟淋巴结转移

pN_3：腹股沟深层或盆腔淋巴结转移，单侧或双侧

远处转移（M）

M_0：无远处转移

M_1：有远处转移

表 26-28　阴茎癌 TNM 分期

分期	原发灶	淋巴结	远处转移
0 期	T_{is}	N_0	M_0
	T_a	N_0	M_0
I 期	T_{1a}	N_0	M_0
II 期	T_{1b}	N_0	M_0
	T_2	N_0	M_0
	T_3	N_0	M_0
IIIA 期	$T_{1\sim3}$	N_1	M_0
IIIB 期	$T_{1\sim3}$	N_2	M_0
IV 期	T_4	任何 N	M_0
	任何 T	N_3	M_0
	任何 T	任何 N	M_1

2. 辅助化疗 伴有区域淋巴结转移的根治性切除术后进行辅助化疗,5 年生存率可以达到 82%。单纯行根治性切除术的生存率仅获得 31%。常用的辅助化疗药物有:顺铂、5-FU、长春新碱、甲氨蝶呤、博来霉素。

伴有腹股沟淋巴结转移的新辅助化疗,联合应用顺铂和 5-FU 3~4 个疗程的化疗有效率达 68.5%,5 年生存率为 23%,化疗后有 42.8% 的患者可行根治性切除术。

对于晚期阴茎癌伴有远处转移的患者常用的化疗方案 TIP(紫杉醇、异环磷酰胺、顺铂)、PF(顺铂、5-FU)等。

3. 放疗 原位肿瘤外放射治疗及近距离放射治疗有效率分别达到 56% 及 70%。根治性放射治疗可用于一般情况良好,局部病灶直径在 2cm 左右、表浅、外生型,无浸润或轻度浸润无淋巴结转移或无远处转移者。姑息性放射治疗适用于原发灶直径大于 5cm 肿瘤已达阴茎根部,有深层浸润及邻近组织受累,双侧腹股沟淋巴结转移且已固定、皮肤红肿、但尚未溃烂。辅助放疗多用于有淋巴结转移的患者,以降低术后局部复发率。

（八）预后

多数阴茎癌恶性程度低,积极治疗预后良好。早期阴茎癌患者手术后治愈率可达 70%~80%,伴腹股沟淋巴结转移患者治疗后 5 年生存率仅有 20%~30%。如不治疗一般在 2 年内死亡,无 5 年生存率。阴茎癌是通过手术治疗即能获得较高治愈率的实体瘤之一。阴茎部分或全部切除术后,阴茎癌的局部复发率小于 10%,而保守治疗的复发率为 50%。单个淋巴结转移患者术后的生存率接近 80%,而多个淋巴结转移或淋巴结外播散的患者生存率降低至 30% 以下。

二、阴囊癌

（一）流行病学

阴囊癌(scrotal cancer)在普通人群中发病率甚低,据国内外不完全统计,当今阴囊癌在男性中的年发病率为 (0.09~0.18)/10 万人。阴囊癌发病率明显低于数十年前,这可能得益于:对高危人群的保护、职业教育的普及、物质生活水平的提高等。

（二）病因学

1744 年 Pott 发现打扫烟囱的工人阴囊癌的发病率高于普通人群,从而认为阴囊癌与职业有关。随后,许多研究表明接触焦油、石油、沥青、石蜡、酚油及各种类型的润滑油等都可明显提高阴囊癌的发病率。但从接触这些致癌物到癌的发生是一个漫长的过程,往往需要十余年,甚至数十年。总的来说,在这一过程中职业与环境因素较遗传等其他因素起着更大作用。

（三）病理学

阴囊癌常见的病理类型有:鳞状细胞癌(squamous cell carcinoma)、乳腺外佩吉特病(extramammary Paget's disease EMPD)与基底细胞癌(basal cell carcinoma);罕见的病理类型包括恶性黑色素瘤、肉瘤等。其中鳞状细胞癌最为常见,约占所有阴囊癌的 40%。

（四）临床表现

1. 阴囊鳞状细胞癌 多见于 50~70 岁的中老年人,病初阴囊皮肤上出现一个无痛的丘疹、结节或小疣,常伴有瘙痒,数月或数年后可增大、变硬、坏死、出血及形成溃疡等。出现脓液、恶臭或疼痛时往往提示合并感染。鳞状细胞癌常局限在阴囊,很少累及阴囊内容物及阴茎,所以以局部症状为主,很少出现全身症状。

2. 乳腺外佩吉特病　又称阴囊炎性癌,好发于 50 岁以上的中老年人,病初阴囊皮肤发红,继而出现小水疱样皮疹,常伴有瘙痒,数月或数年后局部增厚,如同橘皮状,且常同时伴有颗粒状结节、溃疡、糜烂,感染时常伴有恶臭。这些表现极易被误诊为阴囊湿疹。

3. 阴囊基底细胞癌　好发于 60 岁以上的老年人,病初阴囊皮肤出现丘疹、结节或斑块,进而形成溃疡。当有黑色素沉积时常与恶性黑色素瘤相混淆。总之,阴囊癌往往伴有溃疡、瘙痒、疼痛及感染,且抗感染治疗往往无效或者反复被感染。

（五）诊断

阴囊癌的诊断主要依据临床表现,如好发于 50 岁以上的中老年人,病初都有局限性的无痛皮损,往往经过相对漫长的时间才出现经久不愈的溃疡,继而伴发无法控制的感染等。在临床常规诊疗中,要仔细询问是否有职业相关的致癌因素及相关致癌因素的长期暴露,不能因为该病的发病率相对较低,而放松警惕。尤其对经久不愈的阴囊的局限性变病,如阴囊湿疹、皮炎、溃疡,临床医生必须提高警惕,此时应首选局部组织的病理活检。活检证实是阴囊癌时,必要时可选择 B 超、CT、MRI 及细针活检以明确是否有腹膜后淋巴结及骨转移等。对于肿大的淋巴结,也应活检明确其性质。阴囊鳞状细胞癌病变表现为缓慢生长的斑块、结节或溃疡,疾病晚期可侵犯睾丸或阴茎。佩吉特病以阴囊皮肤局限性红色皮疹伴渗出及脱屑,结痂为主要表现,且常常经久不愈,当无法与阴囊慢性湿疹鉴别时,也应当首选活检。取活检病理诊断是诊断阴囊基底细胞癌的"金标准",尤其当基底细胞癌伴有黑色素沉积,无法和恶性黑色素瘤相区别时。

（六）分期

Ray 将阴囊癌分 4 期。

A1 期:病变局限在阴囊。

A2 期:病变累及邻近器官如阴茎、精索,但没有其他转移。

B 期:可切除的腹股沟或髂腹股沟淋巴结转移。

C 期:髂腹股沟淋巴结转移无法切除。

D 期:有远处转移,如肺、主动脉旁淋巴结等处。

（七）治疗

阴囊癌的早期诊断和早期治疗很重要,早期尽力争取手术切除,原发灶需局部扩大切除,范围应超过肿瘤边缘 2cm 以上的阴囊壁,除非病变已侵犯阴囊内容物,否则应尽量予以保留。术后局部复发往往是切除不够所引起,但也可能是新发而非复发。对肿大淋巴结活检证实有转移的才行髂腹股沟淋巴结清除术。可在原发灶切除后 2~6 周进行。

手术后可例行或对切除不彻底者、不宜行清除术者加用深度 X 线做放射治疗,必要时可做化疗,辅助治疗可用药物包括顺铂、博来霉素、甲氨蝶呤等。

晚期阴囊癌,姑息性治疗采用化疗、放疗,常用药物包括顺铂、博来霉素、甲氨蝶呤等。

（八）预后

预后取决于临床分期,A 期 5 年存活率约 50%~70%,B 期以上<30%。

（张　雯　张　频　李恩喜　修　萌　宋　岩　刘　鹏　孙永琨　黄燕华　罗志国　施国海）

参考文献

［1］ BRAY F, FERLAY J, SOERJOMATARAM I, et al. Global cancer statistics 2018: GLOBOCAN estimates of incidence and mortality worldwide for 36 cancers in 185 countries [J]. CA Cancer J Clin 2018, 68 (6): 394-424.

［2］ 赫捷, 陈万青. 2012 中国肿瘤登记年报 [M]. 北京: 军事医学科学出版社, 2012.

［3］ LATIF F, TORY K, GNARR A, et al. Identification of the von Hippel-Lindau disease tumor suppressor gene [J]. Science, 1993, 260 (5112): 1317-1320.

［4］ HUNT J D, HEL O L, MCMILLAN G P, et al. Renal cell carcinoma in relation to cigarette smoking: Meta-analysis of 24 studies [J]. In J Cancer, 2005, 114 (1): 101-108.

［5］ PISCHON T, LAHMANN P H, BOEING H, et al. Body size and risk of renal cell carcinoma in the European Prospective Investigation into Cancer and Nutrition (EPIC)[J]. Int J Cancer, 2006, 118 (3): 728-738.

［6］ PALAPATTU G S, KRISTO B, RAJFER J. Paraneoplastic syndromes in urologic maliganancy: The many facts of renal carcinoma [J]. Rev Urol, 2002, 4 (4): 163-170.

［7］ EDGE S B, BYRD D R, COMPTON C C, et al. ACJJ Cancer Staging Manual [M]. 7th ed. New York: Springer Verlag, 2010.

［8］ YANG X J, ZHOU M, HES O, et al. Tubulocystic carcinoma of the kidney: Clinicopathologic and molecular characterization [J]. Am J Surg Pathol, 2008, 32 (2): 177-187.

［9］ JUNG S J, CHUNG J I, PARK S H, et al. Thyroid follicular carcinoma-like tumor of kidney: A case report with morphologic, immunohistochemical, and genetic analysis [J]. Am J Surg Pathol, 2006, 30 (3): 411-415.

［10］ GOBBO S, EBLE J N, MARTIGNONI G, et al. Clear cell papillary renal cell carcinoma: A distinct histopathological and molecular genetic entity [J]. Am J Surg Pathol, 2008, 32 (8): 1239-1245.

［11］ DELAHUNT B, CHEVILLE J C, MARTIGNORMI G, et al. The International Society of Urological Pathology (ISUP) Grading System for Renal Cell Carcinorma and Other Prognostic Parameters [J]. Am J Surg Pathol, 2013, 37 (10): 1490-1504.

［12］ PANER G P, AMIN M B, ALVARADO-CABRERO I, et al. A novel tumor grading scheme for chromophobe renal cell carcinoma: Prognostic utility and comprasion with Fuhrman nuclear grade [J]. Am J Surg Pathol, 2010, 34 (9): 11233-11240.

［13］ MOCH H, GASSER T, AMIN M B, et al. Prognostic utility of the recently recommended histologic classification and revised TNM staging system of renal cell carcinoma: A Swiss experience with 588 tumors [J]. Cancer, 2000, 89 (3): 604-613.

［14］ MOTZER R J, BACIK J, MARIANI T, et al. Treatment outcome and survival associated with metastatic renal cell carcinoma of non clear-cell histology [J]. J Clin Oncol, 2002, 20 (9): 2376-2381.

［15］ PAUL R, MORDHORST J, BUSCH R, et al. Adrenal sparing surgery during radical nephrectomy in patients with renal cell cancer: A new algorithim [J]. J Urol, 2001, 166 (1): 59-62.

［16］ 殷长军, 睦元康, 吴宏飞, 等. 肾癌根治术 326 例报告 [J]. 中华泌尿外科杂志, 2002, 23 (7): 735-740.

［17］ THOMPSON R H, BOORJIAN S A, LOHSE C M, et al. Radical nephtectomy for pT1a renal cell masses may be associated with decreased overall survival compared with partial nephrectomy [J]. J Urol, 2008, 179 (2): 468-471.

［18］ JODLEY P A. STINCHCOMBE T E. Renal cell carcinoma [J]. Curr Opin Oncol, 1999, 11 (2): 213-217.

［19］ HEMAR A K, KUMAR A, KUMAR R, et al. Laparoscopic versus open radicar nephrectomy for lalge renal tumors: A long-term prospective comparison [J]. J Urol 2007, 177 (3): 862-866.

［20］ HEMAR A K, KUMAR A. A prospective comparison of laparoscopic and robotic radical nephrectomy for T1-2N0M0 renal cell carcinoma [J]. World J Urol, 2009, 27 (1): 89-94.

［21］ GONG E M, ORVIETO M A, ZORN K C, et al. Comparison of lapsroscopic and open partial nephrectomy in clinical T1a renal tumors [J]. J Endourol, 2008, 22 (5): 953-957.

［22］ BLOM J H, van POPPEL H, MARECHAL J M, et al. Radical nephrectomy with and without lymph-node dissection: Final results of European Organization for Research and Treatment of Cancer (EORTC) Randomized Phase 3 Trial 30881 [J]. Eur Urol, 2009, 55 (1): 28-34.

［23］ 吴阶平. 吴阶平泌尿外科学 [M]. 济南: 山东科学技术出版社, 2004: 889-917.

［24］ SUTHERLAND S E, RESNICK M I, MACLENNAN G T, et al. Does the size of the surgical margin in partial nephrectomy for renal cell cancer really matter [J]. J Urol, 2002, 167 (1): 61-64.

［25］ BLUTE M L, LEIBOVICH B C, LOCHSE C M, et al. The Mayo Clinic experience with surgical management, compalications and outcome for patients with renal cell carcinoma and venous tumour thrombus [J]. BJU Int, 2004, 94 (1): 33-41.

［26］ SUBRAMANIAN V S , STEPHENSON A J, GOLDFARB D A, et al. Utility of preoperative renal artery embolization for management of renal tumors with inferior vena caval phrombi [J]. Urology, 2009, 74 (1): 154-159.

［27］ ANKEM M K, NAKADA S Y. Needle-ablative nephron-sparing surgery [J]. BJU Int, 2005, 95 (Suppl2): 46-51.

［28］ JEWETT M A, MATTAR K, BASIUK J, et al. Active surveillance of small renal masses progression patterns of early stage kidney cancer [J]. Eur Urol, 2011, 60 (1): 39-44.

［29］ ROSALES J C, HARAMIS G, MORENO J, et al. Active surveillance for renal cortical neoplasms [J]. J Urol, 2010, 183 (5): 1698-1702.

［30］ MOTZER R J, BACIK J, SCHWARTZ L H, et al. Prognostic factors for survival in previously treated patients with metastatic renal cell carcinoma [J]. J Clin Oncol, 2004, 22 (3): 454-463.

［31］ FLANIGAN R C, MICKISH G, SYLVESTER R, et al. Cytoreductive nephrectomy in patients with metastatic renal cancer: A combined analysis [J]. J Urol, 2004, 171 (1): 1071-1076.

［32］ HAAS N B, MANOLA J, UZZO R G, et al. Initial results from ASSURE (E2805): Adjuvant sorafenib or sunitinib for unfavorable renal cell carcinoma [J]. Clin North Am, 2011, 25 (4): 765-791.

［33］ MOTZER R J, HUTSON T E, TOMCZAK P, et al. Sunitinib versus interferon alfa in metastatic renal-cell carcinoma [J]. N Engl J Med, 2007, 356 (2): 115-124.

［34］ NAJJAR Y G, MITTAL K, ELSON P, et al. A 2 weeks on and 1 week off schedule of sunitinib is associated with decreased totoxicity in metastatic renal cell carcinoma [J]. Eur J Cancer, 2014, 50 (6): 1084-1089.

［35］ 崔传亮, 李思明, 迟志宏, 等. 舒尼替尼服药 2 周 / 停药 1 周方案一线治疗转移性肾细胞癌患者的探索性研究 [J]. 中华肿瘤杂志, 2015, 37 (5): 375-378.

［36］ ESCUDIER B, SZCZYLIK C, HUTSON T E, et al. Randomized phase Ⅱ trial of first-line treatment with sorafenib versus interferon Alfa-2a in patients with metastatic renal cell carcinoma [J]. J Clin Oncol, 2009, 27 (8): 1280-1289.

［37］ STERNBERG C N, DAVIS I D, MARDIAK J, et al. Pazopanib in locally advanced or metastatic renal cell carcinoma: Results of a randomized phase Ⅲ trial [J]. J Clin Oncol, 2010, 28 (6): 1061-1068.

［38］ STERNBERG C N, HAWKINS R E, WAGSTAFF J, et al. A randomized, double-blind phase Ⅲ study of pazopanib in patients with advanced and/or metastatic renal cell carcinoma: Final overall survival results and safety update [J]. Eur J Cancer, 2013, 49 (6): 1287-1296.

［39］ SARBASSOV D D, GUERTIN D A, ALI S M, et al. Phosphorylation and regulation of Akt/PKB by the rictor-mTOR complex [J]. Science, 2005, 307 (5712): 1098-1101.

［40］ HUDSON C C, LIU M, CHIANG G G, et al. Regulation of hypoxia-inducible factor 1αexpression and function by the mammalian target of rapamycin [J]. Mol cell Biol, 2002, 22 (20): 7004-7014.

［41］ HUDES G, CARDUCCI M, TOMCZAK P, et al. Temsirolimus, interferon alfa, or both for advanced renal-cell carcinoma [J]. N Engl J Med, 2007, 356 (22): 2271-2281.

［42］ ROSENBERG S A, YANG J C, WHITE D E, et al. Durability of complete responses in patients with metastatic cancer treated with high-dose recombinant interleukin 2 [J]. Ann Surg, 1998, 228 (3): 319.

［43］ RINI B L, ESCUDIER B, TOMCZAK P, et al. Comparative effectiveness of axitinib versus sorafenib in advanced renal cell carcinoma (AXIS): A randomized phase 3 trial [J]. Lancet, 2011, 378 (9807): 1931-1939.

［44］ AMATO R, ZHAI J, WILLIS J, et al. A phase Ⅱ trial of intrapatient dose-escalated sorafenib in patients with metastatic renal cell carcinoma [J]. Clin Genitourin Cancer, 2012, 10 (3): 153-158.

［45］ HATNSWORTH J D, RUBIN M S, ARROWSMITH E R, et al. Pazopanib as second-line treatment after sunitinib or bevacizumab in patients with advanced renal cell carcinoma: A Sarah Cannon Oncology Research Consortium Phase Ⅱ Trial [J]. Clin Genitourin Cancer, 2013, 11 (3): 270-275.

［46］ RAUTJOLA J, UTRIAINEN T, PELTOLA K, et al, Pazopanib after sunitinib failure in patients with metastatic renal cell carcinoma [J]. Acta Oncol, 2014, 53 (1): 113-118.

［47］ SOSMAN J A, PUZANOV L, ATKINS M B. Opportunities and obstacles to combination targeted therapy in renal cell cancer [J]. Clin Cancer Res, 2007, 13 (2 Pt2): 764s-769s.

［48］MOTZER R J, RINI B L, MCDERMOTT D F, et al. Nivolumab for metastatic renal cell carcinoma: Results of a randomized phase Ⅱ trial [J]. J Clin Oncol, 2015, 33 (13): 1430-1437.

［49］CHOUEIRI T K, PLANTADE A, ELSON P, et al. Efficacy of sunitinib and sorafenib in metastatic papillary and chromophobe renal cell carcinoma [J]. J Clin Oncol, 2008, 26 (1): 127-131.

［50］HAAS N B, LIN X, MANOLA J, et al. A phase Ⅱ trial of doxorubicin and gemcitabine in renal cell carcinoma with sarcomatoid features: ECOG 8802 [J]. Med oncol, 2012, 29 (2): 761-777.

［51］何惠清, 许晓军, 任志娟. 经皮椎体成形术缓解多发性骨髓瘤疼痛和预防截瘫的疗效 [J]. 实用肿瘤杂志, 2005, 20 (5): 438-439.

［52］BRINKMANN O A, SEMIK M, GOSHERGER G, et al. The role of residual tumor resection in patients with metastatic renal cell carcinoma and partial remission following immunotherapy [J]. Eur Urol, 2007, 6: 641-645.

［53］PATYNA S, PENG J. Distribution of sunitinib and its active metabolite in brain and spinal cord tissue following oral or intravenous administration in rodents and monkeys [J]. Eur J Cancer, 2006, 4: 21.

［54］MINOCHA M, KHURANA V, QIN B, et al. Co-administration strategy to enhance brain accumulation of vandetanib by modulating P-glycoprotein (P-gp/Abcb1) and breast cancer resistance protein (Bcrp1/Abcg2) mediated efflux with m-TOR inhibitors [J]. Int J Pharm, 2012, 434 (1-2): 306-314.

［55］GORE M E, HARIHARAN S, PORTA C, et al. Sunitinib in metastatic renal cell carcinoma patients with brain metastases [J]. Cancer, 2011, 117 (3): 501-509.

［56］VERHOEVEN R H, LOUWMAN W J, KOLDEWIJN E L, et al. Scrotal cancer: Incidence, survival and second primary tumours in the Netherlands since 1989 [J]. Br J Cancer, 2010, 103 (9): 1462-1466.

［57］PIZZOCARO G, ALGABA F, HORENBLAS S, et al. EAU penile cancer guidelines 2009 [J]. Eur Urol, 2010, 57 (6): 1002-1012.

［58］SCHEINER M A, CAMPOS M M, ORNELLAS A A, et al. Human papillomavirus and penile cancers in Riode Janeiro, Brazil: HPV typing and clinical features [J]. In tBraz J Urol, 2008, 34 (4): 467-474.

［59］CHAUX A, CUBILLA A L. Advances in the pathology of penile arcinomas [J]. Hum Pathol, 2012, 43 (6): 771-789.

［60］TABATABAEI S, HARISINGHANI M, MCDOUGAL W S. Regional lymph node stagingusing lymphotropic nanoparticle enhanced magnetic resonance imaging with ferumoxtran-10 in patients with penile cancer [J]. J Urol, 2005, 174 (3): 923-927.

［61］PIZZOCARO G, PIVA L. Adjuvant and neoadjuvant vincristine, bleomycin and methotrexate for inguinal metastases from squamous cell carcinoma of the penis [J]. Acta Oncal, 1988, 27: 823-824.

［62］CULKIN D J, BEER T M. Advanced penile carcinoma [J]. J Urol, 2003, 170: 359-365.

［63］汤钊猷. 现代肿瘤学 [M]. 上海:上海医科大学出版社, 1993: 936-937.

［64］MAHLMANN B, DOEHN C, FEYERABEND T. Radiochemotherapy penis carcinoma [J]. Urologie A, 2001, 40: 308-312.

［65］POTT P. Chirurgical observations relative to the cataract, the polypus of the nose, the cancer of the. scrotum, the different kinds of ruptures, and themortification of the toes and feet [M]. London: Hawes, Clarke and Collins, 1775.

［66］VERHOEVEN R H, KIEMENEY L A, COEBERGH J W, et al. Occupation and scrotal cancer: Results of the NOCCA study [J]. Acta Oncol, 2011; 50 (8): 1244-1246.

［67］LOWE F C. Squamous cell carcinoma of the scrotum [J]. J Urol, 1983, 130 (3): 423-427.

［68］STERN R S. Genital tumors among men with psoriasis exposed to psoralens and ultraviolet A radiation (PUVA) and ultraviolet B radiation: The Photochemotherapy Follow-up Study [J]. N Engl J Med, 1990, 322 (16): 1093-1097.

第**27**章 女性生殖系统肿瘤

第1节 卵 巢 癌

一、流行病学

卵巢癌是女性生殖系统三大恶性肿瘤之一,我国卵巢癌的发病率位于子宫颈癌和子宫体恶性肿瘤之后。在欧美国家位于子宫内膜癌之后,为发病率第二位的妇科恶性肿瘤。据 2016 年中国肿瘤登记年报的数据显示,卵巢癌的发病率为 8.04/10 万,死亡率为 3.85/10 万。在世界范围内,不同国家和地区,卵巢癌的发病率有所不同,工业发达的国家和地区通常发病率高于工业化程度相对较低的地区,例如北美、西欧等的发病率高于多数亚洲国家。各国之间发病率最高与最低之比可达 4∶1。根据卵巢癌的年龄发病率统计结果,卵巢上皮癌的高发年龄为 50~70 岁,年轻女性罕见。

二、病因学

由于卵巢上皮癌的早期诊断率低,而晚期患者的病死率高居不下,研究卵巢癌发病相关的危险因素,对预防和早期诊断卵巢癌具有重要意义。有关卵巢上皮癌的发生机制仍不十分明确,众多研究表明,其发生与内分泌、遗传等因素有关。

流行病学研究表明口服避孕药、妊娠和哺乳可以降低卵巢癌的发病风险。原因可能是无间断排卵对卵巢上皮的刺激可能会促使卵巢上皮发生恶性转化。多项研究对初潮早、绝经晚是否增加患卵巢癌的风险进行了分析,都没能得到阳性结果。避孕药对于卵巢的保护作用已基本得到了认可,其原理可能是抑制排卵和降低垂体促性腺激素对卵巢的刺激,从而有助于降低卵巢癌的发病风险。激素替代治疗对卵巢癌发生的影响目前仍不确定,已有的研究结果显示单纯雌激素替代治疗较雌孕激素联合应用对卵巢癌的发生影响更大,激素替代治疗的时间越长影响越大。一项前瞻性研究认为激素替代治疗超过 10 年者,卵巢癌的死亡率略有增高,比值比(odds ratio, *OR*)值为 1.23,95% 置信区间(confidence interval, *CI*)为 1.06~1.43,不孕症及其治疗是否影响卵巢癌的发生结论尚不一致。多数研究共有的不足之处在于随访期过短。在激素对卵巢癌发病风险的影响方面,可大致认为雌激素、促性腺激素和雄激素有促进作用,而孕激素具有保护作用。

遗传相关的卵巢癌约占所有卵巢癌的 10%,多数呈家族聚集性。癌症家族史是卵巢癌的一项重要危险因素,尤其是卵巢癌和乳腺癌的家族史。目前已知和卵巢癌的发生风险明确相关的遗传性肿瘤综合征主要有遗传性乳腺癌卵巢癌综合征(hereditary breast and ovarian cancer syndrome,HBOC)和林奇(Lynch)综合征。其中 HBOC 最常见,占遗传性卵巢癌的 85%。乳腺癌易感基因:乳腺癌易感基因 1(breast-cancer susceptibility gene 1,*BRCA1*)和乳腺癌易感基因 2(breast-cancer susceptibility gene 2,*BRCA2*),与 HBOC 的发生明确相关,目前认为这两个基因的突变是卵巢癌的危险因素。研究显示,*BRCA1* 和 *BRCA2* 突变携带者在一生之中发生卵巢癌的风险分别达 54% 和 23%。在 HBOC 患者中,*BRCA1* 和 *BRCA2* 的总突变率为 40%~50%,不同种族和地区之间存在一定差异。除了乳腺癌和卵巢癌以外,还有胰腺癌、前列腺癌及男性乳腺癌也与 *BRCA1* 和 *BRCA2* 突变有关。即使是没有乳腺癌或卵巢癌等上述癌症家族史的卵巢上皮癌,尤其是高级别浆液性癌的患者,*BRCA1/2* 的突变率也在 15%~20%,我国研究者的报道表明,在我国卵巢上皮癌的患者中,*BRCA1/2* 的胚系突变率为 28.4%,也应检测这两个基因的突变。

Lynch 综合征占遗传性卵巢癌的 10%~15%,多表现为家族性非息肉性结直肠癌、子宫内膜癌和卵巢癌。与 Lynch 综合征发生相关的基因包括 *MLH1*、*MSH2*、*MSH6* 和 *PMS2*。这些基因突变携带者终生卵巢癌的发病风险为 4%~24%。此外,还有 Peutz-Jeghers 综合征携带 *STK11* 突变者卵巢癌的终生累积发病风险为 18%~21%。对于有上述家族史的患者或者可疑与遗传相关的卵巢癌均应检测相应的基因突变状态,如携带致病突变,则为卵巢癌的高危个体,应采取相应的措施,以降低卵巢癌的发病风险,防患于未然。

另外,生活方式和环境因素也会影响卵巢癌的发病风险。无论是病原体感染、子宫内膜异位症还是激素水平异常,都可能引起盆腔内环境改变,包括炎症介质、免疫因子等的变化,可能增加癌变的风险,但具体机制还不清楚。饮食、烟酒等可能对卵巢癌的发生没有直接作用,但不除外有间接影响。有研究发现高胆固醇、低维生素饮食可能造成细胞毒物质堆积,间接引起卵巢癌。适当的体育锻炼不但能降低多种心血管疾病的发病风险,同样也有利于减少卵巢癌的发生。

三、病理学

世界卫生组织 2020 年更新版上皮性卵巢恶性肿瘤的病理类型主要有浆液性癌、子宫内膜样癌、透明细胞癌、黏液性癌、恶性 Brener 瘤、浆黏液性癌等。其中浆液性癌最为常见,占 60%~70%。根据镜下所见及免疫组织化学染色结果,浆液性癌分为高级别和低级别癌。两者发生的机制、临床生物学行为等均存在显著差异。高级别浆液性癌的预后较差,*TP53* 突变几乎发生于所有的高级别浆液性癌。低级别浆液性癌常伴有交界性浆液性肿瘤成分,预后较高级别癌好。卵巢子宫内膜样癌是与子宫体发生的子宫内膜样癌类似的浸润性癌,依据腺体的结构和实性区域比例,以及腺上皮细胞核的异型性,组织分化程度可分为高、中、低分化。透明细胞癌由透明、嗜酸性和靴钉样细胞组成的以管囊状、乳头状和实性结构为特征的浸润性癌,常伴有卵巢或盆腔子宫内膜异位症。黏液性癌由含有细胞内黏液的恶性胃肠型上皮细胞组成的浸润性癌,具有膨胀性浸润和毁损性间质浸润两种生长方式,后者的预后更差。

四、临床表现

(一)症状　早期卵巢上皮癌症状常不明显,多为查体发现的附件肿物。随着病情进展,肿块增大或有腹水产生时,可出现下腹不适、腹胀、消化不良等非特异性的胃肠道症状,或表现为短

第27章

期内腹部增大,部分患者可伴有乏力、消瘦等症状。有时可伴有大小便次数增多等肿块压迫症状。如合并胸腔积液,还可能出现气短、不能平卧等症状。

（二）体征 最常见的是盆腔包块:上皮癌多为双侧性,囊实性或实性,多与周围粘连。妇科检查时可触及盆腔内的囊实性包块,有时与子宫分界不清,肿物多数较固定,无明显触痛。如果肿瘤扩散转移,临床检查可于相应的部位扪及转移结节,如位于子宫直肠窝的盆底结节、表浅转移的淋巴结等。腹围增大或腹部移动性浊音亦是卵巢癌较常见的体征,可因肿物或腹水所致。

五、诊断

有上述症状、体征的患者,临床可疑卵巢癌,有必要行以下检查。

（一）血清肿瘤标志物测定 最常用的血清肿瘤标志物包括糖类抗原125（carbohydrate antigen 125,CA125）、糖类抗原199（carbohydrate antigen 199,CA199）、癌胚抗原（carcinoembryonic antigen,CEA）等,CA125上升多见于浆液性癌,CEA升高常见于黏液性癌,CA199升高可见于黏液性癌、未成熟畸胎瘤等多种类型的卵巢恶性肿瘤。对于CEA升高者还需警惕胃肠道来源恶性肿瘤的卵巢转移瘤。

CA125最初是由Bast等以卵巢浆液性囊腺癌细胞株OVCA433作为抗原所产生的单克隆抗体OC125在卵巢癌的裸鼠移植瘤内检测到的,命名为CA125。它是一种大分子糖蛋白,存在于人体内的多种组织中:苗勒管上皮组织,包括输卵管、子宫内膜和宫颈内膜;间皮细胞组织,包括腹膜、胸膜及心包膜等。在上述组织发生良性或恶性病变的患者血清中,CA125均有可能升高,但一般情况下其升高的幅度不同。例如子宫内膜异位、盆腔脓肿等炎性包块、盆腔结核等也多有CA125升高,但升高幅度常低于卵巢癌。据报道,在卵巢子宫内膜异位症、盆腔结核和卵巢上皮癌患者中CA125的中位值分别为:59、465和755U/ml。

血清CA125在80%~90%的上皮癌,尤其是浆液性腺癌中升高明显（正常值上限为35U/ml）,且常随病情的进展或好转而出现升高或降低。因此,临床上常作为卵巢癌诊断、病情监测和判断疗效的一个指标。

（二）影像学检查 影像学检查对卵巢恶性肿瘤的诊断具有非常重要的意义。常用的检查方法包括超声、计算机断层扫描（computerized tomography,CT）和磁共振成像（magnetic resonance imaging,MRI）检查等,可提供肿瘤的部位、大小、与周围组织的关系等信息,辅助明确肿瘤的性质和范围。

超声对腹盆腔实质脏器和组织有较好的分辨能力,对于肿物的大小、囊实性、位置、肿物的血流情况等有较好的诊断价值,而且具有简便、安全、无创等优点,多为初次就诊时采用的检查方法。但是缺点在于难以全面评估肿瘤转移的范围,另外存在肠道气体等的干扰,并受机器型号、超声医师的诊断水平等限制,所以手术前应行胸部、腹部及盆腔CT检查。

CT在卵巢癌的诊断、治疗和随访中均发挥着非常重要的作用。上皮性卵巢癌的盆腔包块在CT检查中多表现为盆腔内或下腹部的囊实性不规则形肿瘤。可呈结节状,囊实性成分的比例不一,实性成分可呈菜花状、手指状或乳头状,可呈多房囊性肿瘤。囊壁薄厚不一,不规则增厚。腹水及网膜转移在卵巢癌中常见,CT上可表现为横结肠与前腹壁间呈饼状或蜂窝状的软组织肿块,密度不均,边界不清。腹腔种植性转移者可于壁腹膜或脏器浆膜层播散,CT上可表现为肠管边缘模糊不清,腹膜或肝脾被膜的不规则软组织结节、肿块等。

正电子发射断层扫描(positron emission tomography,PET)是一项相对较新的功能影像学检查技术,主要利用良恶性组织在代谢活性上的差异将其加以区别。^{18}F-2-脱氧葡萄糖(18F-2-deoxyglucose,^{18}FDG)是目前常用的,在代谢活跃的组织发生浓聚。因肿瘤组织的代谢较正常组织活跃而将二者加以区分。但是一些炎症、结核等良性病变亦会导致^{18}FDG 的浓聚,因而可能产生假阳性结果,需仔细判断。单纯 PET 显像的缺点在于异常^{18}FDG 的摄取区域和具体解剖结构的关联性较差,因此临床上多将 PET 和 CT 同时应用,以准确显示^{18}FDG 异常摄取区域的确切解剖位置,确保对于病变的定性及定位诊断上的准确性。另外,还可通过 CT 快速、精确及低噪声的衰减校正改进 PET 图像质量,缩短检查时间。对于卵巢癌而言,PET-CT 的优势在于 CT 或 MRI 难以通过影像特点判断肿物性质时,可由检测肿物的代谢水平,协助判断肿物的良恶性。对于基本确诊的晚期卵巢癌,可全面评价肿瘤的播散范围,协助确定是否能实现满意减瘤。

(三)细胞或组织病理学检查 与大多数实体瘤一样,组织病理学诊断是确诊卵巢癌的金标准。腹水中查到腺癌细胞是初步的诊断依据,但应除外晚期胃肠道原发肿瘤的卵巢转移瘤。超声或 CT 引导下的肿瘤组织细针穿刺活检、腹腔镜探查活检或者手术切除肿瘤的组织病理学检查是最后的诊断及分期依据。

六、分期

卵巢上皮癌采用国际妇产科联盟(international federation of gynecology and obstetrics,FIGO)的手术病理分期,该分期于 2018 年再次更新,现将具体内容总结如下(表 27-1)。FIGO 分期相对应的美国癌症联合委员会(american joint commission on cancer,AJCC)分期亦总结于此(表 27-2)。

表 27-1　卵巢癌 2018 年 FIGO 手术 - 病理分期

I	肿瘤局限于卵巢或输卵管
I A ($T_{1a}N_0M_0$)	肿瘤局限于一侧卵巢(包膜完整)或输卵管,卵巢和输卵管表面无肿瘤;腹水或腹腔冲洗液未找到癌细胞
I B ($T_{1b}N_0M_0$)	肿瘤局限于双侧卵巢(包膜完整)或输卵管,卵巢和输卵管表面无肿瘤;腹水或腹腔冲洗液未找到癌细胞
I C	肿瘤局限于单或双侧卵巢或输卵管,并伴有如下任何一项: I C1(T1c1-N0-M0):术中肿瘤破裂 I C2(T1c2-N0-M0):手术前肿瘤包膜已破裂或卵巢表面有肿瘤(如为输卵管癌则输卵管表面有肿瘤) I C3(T1c3-N0-M0):腹水或腹腔冲洗液发现癌细胞
II ($T_2N_0M_0$)	肿瘤累及一侧或双侧卵巢或输卵管并有盆腔扩散(在骨盆入口平面以下)或原发性腹膜癌
	II A(T2a-N0-M0):肿瘤蔓延至或种植到子宫和 / 或输卵管和 / 或卵巢 II B(T2b-N0-M0):肿瘤蔓延至其他盆腔内组织
III ($T_1/T_2N_1M_0$)	肿瘤累及单侧或双侧卵巢、输卵管或原发性腹膜癌,伴有细胞学或组织学证实的盆腔外腹膜转移或证实存在腹膜后淋巴结转移

续表

ⅢA	ⅢA1（T3a1-N1-M0）：仅有腹膜后淋巴结阳性（细胞学或组织学证实） ⅢA1（i）期：淋巴结转移灶最大直径≤10mm； ⅢA1（ii）期：淋巴结转移灶最大直径＞10mm； ⅢA2（T3a2-N0/N1-M0）：显微镜下盆腔外腹膜受累，伴或不伴腹膜后阳性淋巴结
ⅢB （T3b-N0/N1-M0）	肉眼盆腔外腹膜转移，病灶最大直径≤2cm，伴或不伴腹膜后阳性淋巴结
ⅢC （T3c-N0/N1-M0）	肉眼盆腔外腹膜转移，病灶最大直径＞2cm，伴或不伴腹膜后阳性淋巴结（包括肿瘤蔓延至肝包膜和脾，但无脏器实质转移）
Ⅳ （任何 T，任何 N，M_1）	远处转移，不包括腹膜转移 ⅣA：胸腔积液中发现癌细胞； ⅣB：腹腔外器官实质转移（包括肝实质转移和腹股沟淋巴结和腹腔外淋巴结转移），肿瘤侵透肠壁全层

表 27-2　卵巢癌 2018 年 FIGO 分期与 TNM 分期比较

FIGO 分期	AJCC 第八版 TNM 分期		
	T（肿瘤）	N（淋巴结）	M（转移）
ⅠA	T_{1a}	N_0	M_0
ⅠB	T_{1b}	N_0	M_0
ⅠC1-3	$T_{1c\sim3}$	N_0	M_0
ⅡA	T_{2a}	N_0	M_0
ⅡB	T_{2b}	N_0	M_0
ⅢA1	T_{3a1}	N_1	M_0
ⅢA2	T_{3a2}	N_0/N_1	M_0
ⅢB	T_{3b}	N_0/N_1	M_0
ⅢC	T_{3c}	N_0/N_1	M_0
ⅣA-B	任何 T	任何 N	$M_{1a\sim b}$

注：FIGO（international federation of gynecology and obstetrics，国际妇产科联盟）。

七、治疗

手术联合化疗的综合治疗是卵巢癌患者的主要治疗模式。手术的目的主要包括：明确诊断、确定分期、切除肿瘤、判断预后及指导治疗。化疗的目的主要在于通过细胞毒药物的全身应用，杀灭残存及潜在的肿瘤细胞，降低复发转移的风险。近年来靶向治疗在卵巢癌的治疗中逐渐发挥作用，主要作为维持治疗或复发后的治疗。放射治疗仅用于部分复发肿瘤的姑息对症治疗。

（一）手术

手术治疗是卵巢癌的重要治疗方法。对于早期患者，实施全面分期探查术（comprehensive staging laparotomy）：目的是明确诊断，进行准确分期，为术后是否需要辅助治疗提供依据。

全面分期探查术手术的主要步骤：取下腹纵切口，进入腹腔后先取腹盆腔冲洗液的细胞学检查,实施全面探查,上腹部包括网膜、肝、膈、脾、肠管、肠系膜;两侧结肠旁沟;盆腔包括膀胱腹膜反折、子宫直肠窝等盆腔腹膜、子宫、双侧附件,以及盆腔及腹膜后淋巴结等。对探查发现的可疑有肿瘤的区域,如粘连区、腹膜粗糙增厚区,以及肿瘤易发生转移的区域如盆底腹膜、双侧结肠旁沟腹膜、膀胱腹膜反折、结肠脂肪垂等等行多点切取活检;切除全子宫双附件、大网膜;腹膜后淋巴切除术(最好达肾血管水平)。随着腹腔镜技术的发展,也有腹腔镜下行全面分期手术的报道和探讨。

对于晚期患者实施的手术称为肿瘤细胞减灭术(cytoreductive surgery),旨在尽量彻底地切除原发肿瘤及肉眼所见的所有转移灶,达到最大限度地减少肿瘤负荷。衡量手术是否彻底的指标为残存肿瘤的大小,无肉眼残存肿瘤为最理想减瘤,残存肿瘤小于 1cm 为理想减瘤。残存肿瘤越少,预后越好。除了切除子宫、双侧附件、大网膜,还要切除受累的腹膜,必要时部分脏器(如部分肠管切除、部分肝切除、脾切除等)和 / 或腹膜后淋巴结切除。阑尾受累或黏液性癌需切除阑尾。

部分晚期患者初诊时肿瘤在腹盆腔内广泛转移,肿瘤与周围脏器粘连严重,术中出血多、手术时间长、周围器官损伤风险大,而且难以实现理想减瘤。对于这种患者,可考虑新辅助化疗(详后化学治疗部分),然后再手术。这时的手术又被称为间隔减瘤术。2010 年发表在《新英格兰杂志》和 2015 年发表在《柳叶刀》的两项Ⅲ期前瞻性随机分组研究显示,新辅助化疗 + 间隔减瘤术组与直接手术组相比,手术时间缩短、术中出血量减少,两组患者的总生存期没有差异。这些结果提示,如患者一般状况欠佳,术前预计肿瘤难以实现理想减瘤,可先行新辅助化疗 2~4 个疗程,评估疗效后再考虑手术。

卵巢癌复发后也可考虑再次手术,称为再次减瘤术(second cytoreductive surgery)。适合手术的患者应符合下列条件:铂敏感复发,孤立复发灶或复发灶可全部切除,无腹水,患者一般状况好,可耐受手术。手术最重要的目的在于切除所有肉眼可见的肿瘤。研究表明,再次减瘤术后实现无肉眼残存肿瘤者,术后再行化疗,预后好于未手术仅行化疗的患者。

卵巢上皮癌保留生育功能的手术:虽然卵巢上皮癌的发病高峰年龄是在绝经以后,但是仍有少部分人在 30 岁左右发病,随着生育年龄的推迟,有保留生育功能要求的患者逐渐增加。由于卵巢上皮癌的预后差,其保留生育功能的条件苛刻,有保留生育功能要求者应具备下述条件:①肿瘤为ⅠA 或ⅠC 期,但不能是ⅠB 期,即不能为双侧卵巢均有肿瘤(黏液癌除外,ⅠB 期的黏液癌也可根据肿瘤情况和患者的意愿酌情考虑保留生育功能);②肿瘤分化程度好;③肿瘤病理类型属非透明细胞癌;④患者有定期随诊条件。建议患者完成生育后行补充手术,切除全子宫和保留的卵巢。

(二)化学治疗

半个多世纪前,随着化疗的发展,逐渐认识到卵巢癌属于化疗敏感型肿瘤。由此开始了卵巢癌手术联合化疗的综合治疗方式,卵巢癌患者的预后也得到了不断改善。早期研究表明,单纯手术治疗仅能使约 95% 的Ⅰa 期和Ⅰb 期没有高危因素的卵巢上皮癌患者获得治愈,而这样的极早期患者仅占所有卵巢上皮癌不到 5%。除此以外的卵巢癌,尤其是Ⅲ/ Ⅳ期卵巢癌患者单纯手术后的 5 年生存率几乎为 0。即使是Ⅰc 期或 $G_{2/3}$ 的Ⅰ期患者单纯手术后的复发风险也可达 30%~40%,辅助化疗组的 5 年生存率较单纯手术组明显提高(78% vs 57%)。因此,目前仅 G_1 的ⅠA 或ⅠB 期上皮癌术后可不进行辅助化疗,G_2 的ⅠA 或ⅠB 期可观察或行 3~6 个周期的化疗,其他卵巢上皮癌均需要术后辅助化疗,可提高 5 年生存率。

1. 术后一线辅助化疗　卵巢癌的化疗从单药烷化剂开始,至 20 世纪 80 年代,确定了铂类在卵巢癌中的治疗地位,顺铂联合环磷酰胺使Ⅲ期卵巢癌的 5 年生存率从 15% 提高到 25%。

1989 年细胞毒药物紫杉醇问世,使卵巢癌的化疗效果得到进一步提高。紫杉醇的抗癌机制在于抑制肿瘤细胞微管蛋白的解聚,使其停止在 G2/M 期,与铂类药物、多柔比星等无交叉耐药。20 世纪 90 年代初被广泛用于治疗复发卵巢癌。1996 年 McGuire 等报道美国妇科肿瘤组(gynecologic oncology group,GOG)采用紫杉醇加顺铂与顺铂加环磷酰胺治疗Ⅲ~Ⅳ期卵巢癌的随机对比研究,发现紫杉醇与顺铂联合的疗效明显优于对照组。此研究结果以后被欧洲和加拿大几组研究证实,奠定了紫杉醇与顺铂联合化疗作为卵巢癌初治一线化疗的基础。卡铂的神经毒性、肾毒性及消化道反应均较顺铂有所减低,GOG158 等研究表明,卡铂代替顺铂,联合紫杉醇的疗效与紫杉醇顺铂的疗效相近,所以将紫杉醇联合卡铂作为初治卵巢癌术后一线标准化疗。

为了进一步提高疗效,有研究在铂类紫杉醇联合方案的基础上增加第 3 个细胞毒药物进行尝试,旨在探讨是否能够增加疗效。几项国际随机分组研究在含铂化疗中增加蒽环类药物(多柔比星或表柔比星或多柔比星脂质体)、吉西他滨或拓扑替康,结果均显示未能改善生存期。

除此之外,美国国家综合癌症网络(national comprehensive cancer network,NCCN)指南基于一些大样本Ⅲ期临床研究的结果还提出了其他可供选择的治疗方案。根据日本 NCT00226915 研究结果,提出紫杉醇 + 卡铂的剂量密集型周疗方案[紫杉醇 $80mg/m^2$,静滴,d1、8、15,卡铂药时曲线下面积(area under the curve,AUC)6,d1,输注 1 小时,每 3 周重复,共 6 个周期]可作为术后一线化疗。该方案将中晚期卵巢癌的 3 年生存率得到了提高(72.1% vs 65.1%),但同时剂量密集方案组患者严重骨髓抑制的发生率也更高(69% vs 74%),仅不到一半的患者按照研究方案完成了治疗。2017 年欧洲肿瘤内科学年会(european society for medical oncology,ESMO)上报道的 ICON 8 研究,在欧洲人群中探讨剂量密集型周疗方案的疗效,研究共入组 1 566 例 ⅠC~Ⅳ期卵巢癌患者,结果表明,与三周方案相比,紫杉醇剂量密集型周疗并没有延长无进展生存期(progression-free survival,PFS),提示欧洲人可能不能从紫杉醇的剂量密集化疗中获益。我们的临床实践表明,紫杉醇 $80mg/m^2$/ 周联合卡铂 AUC 6 的剂量大多数卵巢癌患者不能耐受,故临床应用较少。

由于晚期卵巢癌患者中年老体弱者较多,为了进一步降低化疗的不良反应而不影响效果,也有研究对周疗的给药方案进行了探索。Pignata 等将紫杉醇联合卡铂的周疗方案(紫杉醇 $60mg/m^2$+卡铂 AUC 2,每周 1 次)与标准 3 周方案(对照组)作为晚期卵巢癌术后辅助化疗进行了对比,结果发现两组的中位 PFS 分别为 18.3 个月和 17.3 个月,没有明显差异。不良反应方面,周疗方案组患者的生活质量好于 3 周方案组,3/4 级骨髓毒性和 2 级以上神经毒性的发生率在周疗方案组更少见。2015 年 NCCN 指南基于该研究结果,在晚期卵巢癌术后辅助化疗选择中新增了这一方案:紫杉醇 $60mg/m^2$ 静滴>1 小时 + 卡铂 AUC 2,静滴>30 分钟,每周 1 次,共 18 周,并指出可用于老年人、合并症较多、一般状态不良的患者。

腹腔化疗也是卵巢癌治疗的研究热点之一,因为卵巢癌的主要转移方式是腹盆腔种植转移,腹腔灌注给药的方式可提高腹盆腔内药物的浓度,可能有助于提高疗效。由于腹腔化疗时药物渗透的肿瘤结节大小仅 1~2mm,所以其应用仅限于术后残存肿瘤小的患者。2006 年 1 月,美国国家癌症研究所(national cancer institute,NCI)签发一项临床建议,推荐在初次减瘤术获得满意减瘤者一线治疗可将静脉腹腔化疗联合应用。这是基于一项荟萃分析的结果,该荟萃分析中包含了 8 项随机研究,含腹腔化疗组的死亡风险平均降低 21.6%。但仅有一项研究中静脉化疗与腹腔化疗的剂量是相当的,这使我们对研究结论产生了疑问,到底是化疗剂量的增加还是腹腔给药途径对预后产生的影响更大。GOG 172 研究中,研究组为紫杉醇和顺铂静脉腹腔联合化疗(紫杉醇 135mg/m² 24 小时静注,d1,顺铂 75~100mg/m² 腹腔注射,d2,紫杉醇 60mg/m² 腹腔注射,d8),较传统静脉化疗的 PFS 和总生存(overall survival,OS)期均有所改善,但是腹腔静脉联合化疗组的不良反应较重,近 40% 因不良反应而导致退出研究,这些不良反应也不容忽视。

除了紫杉类药物联合铂类的方案之外,多柔比星脂质体 + 卡铂也是术后一线辅助化疗的选择之一,对于紫杉醇过敏或者不能耐受紫杉醇神经毒性的患者可以考虑采用这一联合治疗方案。

维持治疗是在化疗结束后经 CT 联合血清肿瘤标志物检测评价为完全缓解或部分缓解者,继续采用有效的药物治疗,旨在推迟复发,改善疗效。目前有效的维持治疗药物主要包括聚腺苷二磷酸核糖多聚酶(poly-ADP-ribose polymerase,PARP)抑制剂和抗血管生成药(可参照后续靶向治疗相关内容)。

卵巢交界性肿瘤的手术治疗原则与上皮癌基本一致(保留生育功能的指征更宽泛,Ⅰ~Ⅳ期的交界瘤患者均可考虑保留生育功能),所有患者接受全面分期手术或满意的肿瘤减灭术后,术后根据病理结果决定下一步治疗。若发现转移病灶没有浸润性种植,术后无须化疗;如转移灶为浸润性种植,也可观察,也可按低级别浆液性癌处理,辅助化疗。但其对化疗的反应率难以估计,一般认为低于高级别浆液性癌。

卵巢癌术后一线辅助化疗可选择的化疗方案:

- 紫杉醇 175mg/m²,静滴 3 小时,卡铂 AUC 5~6,静脉滴注,第 1 天,每 3 周重复。
- 多西他赛 60~75mg/m²,输注 1 小时,卡铂 AUC 5~6,静脉滴注,第 1 天,每 3 周重复。
- 紫杉醇 135mg/m²,静滴 24 小时,第 1 天,顺铂 75~100mg/m² 腹腔注射,第 2 天,紫杉醇 60mg/m² 腹腔注射,第 8 天,每 3 周重复。
- 紫杉醇 80mg/m²/ 周,静滴 1 小时,第 1、8、15 天,卡铂 AUC 5-6,静脉滴注,第 1 天,每 3 周重复。
- 联合贝伐珠单抗的方法,化疗方案为紫杉醇 175mg/m²,静滴 3 小时,卡铂 AUC 5~6,静脉滴注,第 1 天,每 3 周重复,根据 GOG218 和 ICON7 研究,贝伐珠单抗在术后第 2 个周期化疗时开始应用,剂量为 15mg/kg/ 周期,每 3 周一次,静滴 30~90 分钟,共计用药不超过 22 周期。或者剂量为 7.5mg/kg/ 周期,每 3 周一次,静滴 30~90 分钟,在化疗结束后维持治疗 12 周期。
- 紫杉醇 60mg/(m²·周),静滴 1 小时,卡铂 AUC 2/ 周,静滴 30 分钟,共 18 周。
- 多柔比星脂质体 30mg/m²,卡铂 AUC 5,静脉滴注,每 4 周重复。

卵巢癌常用的紫杉醇及顺铂在给药过程中有比较特殊的注意事项:

- 紫杉醇的变态反应约发生于 3% 的患者,严重者可能危及生命,为防止严重变态反应的发生,初次应用紫杉醇治疗需注意:①为预防变态反应,用药前 12 小时及 6 小时,分别口服地塞米松(0.75mg/ 片),每次 5 片。用药前半小时肌注苯海拉明 40mg,静脉冲入地塞米松 10mg 及西米替丁 400mg。②紫杉醇需采用高分子聚乙烯输血器或特制输液器输入,不能用聚丙烯塑料袋,以免药物变质。③用药前 15 分钟以及用药后每 15 分钟测量血压、脉搏各 1 次至 1 小时,观察变态反应。④脂质体紫杉醇的变态反应、神经毒性和肌肉酸痛都明显减少,但疗效是否与紫杉醇相当尚无大样本的研究证实。目前正在开展一项多中心、随机对照研究,以对比普通紫杉醇联合卡铂与脂质体紫杉醇联合卡铂作为晚期卵巢癌术后一线辅助化疗的疗效和安全性差异。另外,紫杉醇主要的剂量限制性毒性是末梢神经炎,治疗期间补充维生素 B,可能有助于减轻周围神经病变。肌肉关节酸痛明显者,可考虑芬必得对症处理。

- 顺铂是治疗卵巢上皮癌最有效的药物之一,但由于其有严重的胃肠反应、肾毒性、末梢神经和听神经毒性等,限制其临床应用。在卡铂过敏或者卡铂的骨髓抑制严重的情况可考虑应用顺铂。由于顺铂的毒性在治疗时应注意:①患者有肾功能不全或末梢神经病变者应慎用或禁用;②为减少肾毒性,当每日顺铂的剂量 ≥ $50mg/m^2$ 时,治疗同时需水化利尿:给药前一天患者大量饮水(2 000~3 000ml)或静脉输液>2 000ml。给药当日输液至少 3 000ml,用顺铂前 30 分钟,呋塞米 20mg 静脉注射,必要时加用 25% 甘露醇 125ml 静滴,用顺铂后 4 小时内每小时尿量应超过 150~200ml,不足者加快输液或用甘露醇 125ml。用药后第一天仍应输液 1 500~2 000ml;③由于顺铂的累积毒性,总剂量不应超过 800~880mg/m^2;④为缓解顺铂的严重胃肠道不良反应,可用 5- 羟色胺 3 受体拮抗剂、神经激肽(neurokinin 1,NK-1)受体拮抗剂等,必要时联合地塞米松;⑤给药前后注意肾功能的变化,监测血尿素氮、肌酐等。

2. 复发后的化疗 晚期卵巢癌手术加化疗后临床已达完全缓解的患者,仍有约 70% 的肿瘤会在 2 年内复发,绝大多数患者最终都将出现复发。化疗是复发后主要的治疗方法,再次减瘤术后肿瘤完全切除也应继续辅助化疗。随着复发次数的增多、化疗线数增加,肿瘤化疗敏感性下降,绝大多数患者面临化疗耐药,肿瘤进展。复发癌的治疗目的主要在于改善生存质量、延长生存时间。

根据末次化疗至复发的时间间隔,将复发卵巢癌分为两类:①铂类耐药复发:无化疗间隔<6 个月复发者被称为铂耐药复发,其中在前次化疗中进展的肿瘤又被称为铂难治复发卵巢癌;②铂类敏感复发:铂类为基础的化疗有效,无化疗间隔 ≥ 6 个月复发者被称为是铂敏感复发。这类患者再次含铂联合化疗的效果相对较好。末次化疗至复发的间隔时间越长,再次化疗的效果越好。

复发卵巢癌开始治疗的时机仍存争议。卵巢癌复发的临床诊断主要依靠查体、血清肿瘤标志物和影像学检查。腹水或胸腔积液细胞学、肿瘤穿刺或手术病理检查可予以证实。据报道,血清肿瘤标志物(最常用的是 CA125)的升高早于临床查体或影像学检查发现可见的肿瘤 2~4 个月。有研究报道,直到出现临床症状或影像学检查发现可见的肿瘤后再开始治疗与出现 CA125 升高即开始治疗相比,PFS 及 OS 均没有明显差异,而且无治疗间隔的延长有助于改善患者的生活质量。

(1)铂敏感复发卵巢癌的化疗方案:铂敏感复发卵巢癌的化疗仍首选为含铂联合方案。这类患者对再次含铂化疗的有效率具有较大差异,中位无化疗间期在 6~12 个月者再次化疗有效率约 30%,间隔 2 年以上者有效率可达 70%,疗效接近卵巢癌初次化疗的效果。

ICON4/OVAR 2.2 研究表明在复发性卵巢癌中紫杉醇 + 铂类方案优于常规环磷酰胺联合铂类的方案,奠定了紫杉醇联合铂类在铂敏感复发卵巢癌中治疗地位。随后在 AGO-VAGR 及 CALYPSO 等研究中,先后探讨了吉西他滨及多柔比星脂质体等药物联合铂类在铂敏感复发卵巢癌中的作用,结果表明这几种药物联合铂类也具有较好的疗效,被 NCCN 指南陆续纳入铂敏感复发卵巢癌的治疗选择。对于铂敏感复发者具体从上述化疗中选择哪个方案还要结合患者既往化疗的不良反应情况等,作出合理的选择。无论选择哪个化疗方案,如果化疗有效,推荐化疗 6 个周期。靶向治疗在复发卵巢癌的治疗中取得了较多进展,一方面体现在铂敏感复发卵巢癌化疗有效后的维持治疗,另一方面部分患者成为替代化疗的选择(具体内容详见后续(三)靶向治疗)。另外,抗血管药物贝伐珠单抗在化疗期间联合并在化疗结束后维持治疗,与单纯化疗相比 PFS 延长 4~6 个月。

铂敏感复发卵巢癌可选择的化疗方案总结:

- 紫杉醇 175mg/m²,静滴 3 小时,卡铂 AUC 5~6,第 1 或第 2 天,静脉滴注,第 1 天,每 3 周重复。如患者对紫杉醇过敏,可考虑换用白蛋白结合型紫杉醇,260mg/m²。
- 多西他赛 60~75mg/m²,输注 1 小时,卡铂 AUC 5~6,静脉滴注,第 1 或第 2 天,每 3 周重复。
- 紫杉醇 60mg/(m²·周),静滴 1 小时,卡铂 AUC 2/ 周,静滴 30 分钟,共 18 周。
- 多柔比星脂质体 30mg/m²,卡铂 AUC 5,静脉滴注,每 4 周重复。
- 吉西他滨 800~1 000mg/m²,第 1、8 天,卡铂 AUC 4~6,第 2 天,静脉滴注,每 3~4 周重复。
- 黏液腺癌复发者可考虑采用借鉴大肠癌的化疗方案 5-FU 或卡培他滨联合奥沙利铂。

(2)铂耐药复发卵巢癌的化疗:除了少数患者在初次治疗中进展或初次治疗结束后 6 个月内复发外,绝大多数患者在多次复发及多线治疗后最终会发生铂耐药复发。这些患者疗效差,预期生存时间较短,对治疗的耐受性较差,应全面衡量药物疗效、不良反应和患者身体情况的前提下确定治疗方案。同时鼓励患者参加临床试验。

铂类耐药复发卵巢癌的化疗应选择与一线化疗无交叉耐药的非铂单药或联合化疗作为挽救治疗。总体而言,铂耐药复发者再次化疗的有效率不足 20%。不同作用机制的药物包括紫杉类药物(紫杉醇、多西紫杉醇、白蛋白结合型紫杉醇)、拓扑异构酶 1 和 2 抑制剂(拓扑替康、多柔比星脂质体和口服依托泊苷)、烷化剂(六甲蜜胺、异环磷酰胺)和抗代谢药(吉西他滨、培美曲塞)等。如患者可耐受,联合化疗可考虑上述药物联合与顺铂、卡铂无完全交叉耐药的奈达铂(80mg/m²)或奥沙利铂(130mg/m²),也有一定的疗效。铂耐药复发卵巢癌可选用的单药化疗方案:

- 多西他赛 60~75mg/m²,输注 1 小时,每 3 周重复。
- 紫杉醇 60mg/(m²·周),静滴 1 小时,每 3 周重复。
- 多柔比星脂质体 40mg/m²,静脉滴注,每 4 周重复。
- 吉西他滨 800mg/m²,第 1、8、15 天,每 4 周重复。
- 口服 VP-16 50mg,2 次 /d,连用 10 天,每 3 周重复。
- 拓扑替康 1.25~1.5mg/(m²·d),第 1~5 天,每 3~4 周重复。

与铂敏感复发卵巢癌相似,贝伐珠单抗在铂耐药复发卵巢癌的治疗中与化疗联合应用也有助于延长 PFS,同时需关注贝伐珠单抗潜在的不良反应,及时对症处理。另外,对于腹水为主要症状的复发患者,难以耐受足量静脉化疗时,可考虑腹腔给药化疗,以控制腹水、改善患者生活质量为目的。还需要指出的是,黏液腺癌的患者术后可参照消化道癌的化疗方案,采用 5- 氟尿嘧啶(5-fluorouracil,5-FU)/ 叶酸联合奥沙利铂或者卡培他滨联合奥沙利铂。

(三)靶向治疗

靶向治疗的起步与发展有赖于肿瘤分子生物学等基础学科所取得的巨大进展。它以肿瘤细胞在分子水平的特征性改变为作用靶点,在发挥抗肿瘤活性的同时,减少对正常组织的损伤。根据靶向药物的作用机制可分为很多种,例如针对多种生长因子及其受体的单克隆抗体、受体酪氨酸激酶抑制剂、抗血管内皮生长因子的单克隆抗体、PARP 抑制剂等。已在卵巢癌的治疗中开展临床研究的靶向药物主要有:抗血管生成药物:贝伐珠单抗、阿帕替尼等;PARP 抑制剂:奥拉帕利、尼拉帕利、氟唑帕利、帕米帕利等;抗表皮生长因子受体(epidermal growth factor receptor,EGFR)单克隆抗体:曲妥珠单抗、西妥昔单抗等;EGFR 的受体酪氨酸激酶抑制剂:吉非替尼、甲磺酸伊马替尼等;以 Ras/Raf/MAP 激酶通路为靶点的索拉菲尼等。目前在卵巢癌中取得较好研究结果的是前两类药物,其他多种靶向治疗药物如吉非替尼、西妥昔单抗、曲妥珠单抗、索拉菲尼、甲磺酸伊马替尼等在卵巢癌中也有研究,但效果不佳,均止步于 Ⅰ/Ⅱ 期临床研究。

1. **抗血管生成药物**　血管生成是参与脉管系统重塑和新血管形成的正常生理过程,在女性生育期是维持卵巢正常生理功能的重要环节。其中血管内皮生长因子(vascular endothelial growth factor,VEGF)无论在生理状态还是卵巢上皮癌中均发挥重要作用。贝伐珠单抗是第一个在美国食品药品管理局(food and drug administration,FDA)获批用于治疗卵巢上皮癌的靶向药物。它是人源化抗 VEGF-A 的单克隆抗体,可以有效抑制 VEGF 及其受体的相互作用。贝伐珠单抗应用于术后一线辅助治疗中的临床研究主要有 GOG218 及 ICON 7 两项研究。这是两项多中心、随机分组、安慰剂对照研究,结果均显示,减瘤术后在化疗期间联合贝伐珠单抗,并在化疗结束后以该药作为维持治疗(15mg/kg 或 7.5mg/kg,每 3 周一次,静脉滴注,共计不超过 22 周期,或者在化疗结束后维持治疗 12 周期),可以延长患者的 PFS。因此,NCCN 指南也将其列入术后辅助治疗及维持治疗的选择,可作为同源重组修复功能正常的晚期卵巢癌一线维持治疗的选择之一。

贝伐珠单抗常见的副作用有高血压和蛋白尿等,最严重的并发症是肠穿孔、出血和血栓栓塞(1%~2%)。进一步分析提示,肠道的炎性疾病、小肠及大肠切除与严重消化道不良反应(包括末次治疗后 30 天内出现穿孔、瘘道、坏死或出血)的发生明显相关。此外,既往化疗方案数越多与发生肠穿孔的风险越高。治疗前 CT 扫描提示肠壁厚、肠道受累或者存在肠梗阻也是发生肠穿孔的高危因素。为避免或减少严重消化道不良反应的发生风险,具有上述危险因素的患者应慎重应用贝伐珠单抗。

贝伐珠单抗在复发卵巢癌中的临床研究表明,贝伐珠单抗单药或联合化疗治疗复发卵巢癌的客观缓解率为 16%~21%,肿瘤稳定者可达 67%。OCEANS 研究是一项多中心 Ⅲ 期随机分组研究,在铂敏感复发卵巢癌中评价吉西他滨联合卡铂化疗的基础上增加贝伐珠单抗与单纯化疗相比的疗效和安全性。结果再一次显示贝乏单抗联合化疗(吉西他滨 + 卡铂 + 贝乏单抗 15mg/kg,静注,3 周一次,化疗结束后继续维持治疗)有助于延长铂敏感复发卵巢癌的无进展生存期(12.4 个月 vs 8.4 个月)。

在铂耐药复发卵巢癌中,化疗联合贝伐珠单抗后续贝伐珠单抗维持治疗的模式再次得到了肯定。AURELIA 研究是以铂耐药复发卵巢癌为研究对象,结果显示,与化疗组(化疗方案包括单药紫杉醇、拓扑替康或多柔比星脂质体)相比,贝伐珠单抗联合化疗组较单纯化疗的中位 PFS 延长近 1 倍。

抗血管生成药物除了贝伐珠单抗以外,还有我国自主研发的阿帕替尼,在体内高度选择性竞争细胞内 VEGFR-2 的三磷酸腺苷(adenosine triphosphate,ATP)结合位点,阻断下游信号传递,抑制肿瘤血管生成。目前已经获批的适应证是晚期胃癌。在复发卵巢癌中的应用也有报道,2017 年 *Gynecologic Oncology* 发表的一项 Ⅱ 期研究显示,在铂耐药复发卵巢癌中阿帕替尼 500mg/d,中位 PFS 为 5.1 个月,中位 OS 为 14.5 个月,提示其在复发卵巢癌中的作用值得进一步研究。2022 年在 *JAMA Oncology* 上报道一项随机对照研究——APPROVE 研究显示,在铂耐药复发卵巢癌中,与单药聚乙二醇脂质体盐酸多柔比星(polyethylene glycol liposome doxorubicin, PLD)(40mg/m^2)相比,PLD(40mg/m^2)联合阿帕替尼(250mg qd)具有更好的客观缓解率(分别为 43.1% 和 10.9%,$P<0.000\ 1$)和 PFS(中位 PFS 分别为 5.8 个月和 3.3 个月,*HR* 0.449 5% *CI*:0.28-0.71,$P=0.000\ 5$),且不良反应可控。

2. PARP 抑制剂　人体内脱氧核糖核酸(deoxyribonucleic acid, DNA)复制、细胞分裂过程中或放射线、药物等作用后,DNA 损伤是常见的,对于这些损伤的修复机制主要有两种:一种是 DNA 单链断裂后的碱基切除等修复,另一种是同源重组修复。这两种机制中的任何一种能发挥正常功能使 DNA 损伤修复,则细胞可存活。反之如果这两种 DNA 损伤修复能力都受到抑制则可以促进细胞的凋亡。以往的研究发现,*BRCA1/2* 基因参与 DNA 的同源重组修复,存在 *BRCA1/2* 突变的肿瘤中存在同源重组修复障碍(homologous recombination deficiency, HRD),如应用 PARP 抑制剂阻断单链断裂的损伤修复,则可使细胞凋亡,发挥抗肿瘤作用,这种作用机制被称为协同致死作用。相反,如果细胞本身同源重组修复功能正常,则影响 PARP 抑制剂抗癌作用的发挥。目前已有多种 PARP 抑制剂进行了大量的临床试验,其中奥拉帕利、尼拉帕利、氟唑帕利和帕米帕利已经获得国家药品监督管理局(national medical products administration, NMPA)的批准,用于卵巢癌的治疗。

对于晚期卵巢癌一线化疗获得完全缓解(complete response, CR)或部分缓解(partial response, PR)之后,PARP 抑制剂维持治疗有助于延长 PFS,尤其是 *BRCA1/2* 突变携带者,获益明显。对于 *BRCA1/2* 为野生型的患者可参考 HRD 的检测结果。目前我国 HRD 检测正在临床研究中,尚缺乏获批的检测方法。对于 *BRCA1/2* 野生型、符合上述条件的患者、化疗期间未联合贝伐珠单抗,可考虑尼拉帕利的维持治疗。如化疗期间联合贝伐珠单抗,可在贝伐珠单抗基础上增加奥拉帕利,或单药贝伐珠单抗或尼拉帕利维持治疗。

PARP 抑制剂作为铂敏感复发卵巢癌的维持治疗研究较多,奥拉帕利的 19 号研究和 SOLO2 研究、尼拉帕利的 NOVA 研究和 NORA 研究、氟唑帕利的 FZOCUS-2 研究,各研究结果基本一致,不同生物标志物的状态的铂敏感复发卵巢癌患者均可从 PARP 抑制剂维持治疗中获益,但是疗效与其明确相关,获益程度 *BRCA1/2* 突变者>HRD/ 无 *BRCA1/2* 突变者>HRD 阴性者。以尼拉帕利的 NOVA 研究为例,该研究结果发表于 2016 年 10 月 8 日《新英格兰医学杂志》。胚系 *BRCA1/2* 突变(germline-mutated *BRCA1/2* breast cancer, gBRCA)队列和无胚系 *BRCA1/2* 突变(non-germline-mutated *BRCA1/2* breast cancer, non-gBRCA)队列中,尼拉帕利组的 PFS 均长于安慰剂组,分别为 21.0 vs 5.5 个月(*HR*=0.27,95% *CI* 0.17~0.41,$P<0.001$)和 9.3 vs 3.9 个月(*HR*=0.45,95% *CI* 0.34~0.61,$P<0.001$)。

除了维持治疗之外,PARP 抑制剂也可以替代化疗,治疗铂敏感复发卵巢癌。SOLO-3 研究表明,奥拉帕利单药治疗在既往接受了二线及以上化疗的 *gBRCA* 突变的铂敏感复发卵巢癌患者中的客观缓解率为 71%,中位无进展生存期为 13.4 个月。氟唑帕利的 FZOCUS-1 研究显示出相近的疗效,客观缓解率(objective response rate, ORR)为 69.9%,中位 PFS 为 12 个月。

对于铂耐药复发卵巢癌,奥拉帕利的 42 号研究和尼拉帕利的 QUADRA 研究中,均纳入了铂耐药复发卵巢癌患者,将奥拉帕利或尼拉帕利作为复发后的直接治疗,而非化疗后的维持治疗,评价了这类药物对于铂耐药患者的有效性,结果表明对于 *BRCA1/2* 突变携带者而言,仍有较好的疗效。奥拉帕利的缓解率(CR+PR)为31.1%,中位缓解期为225天。尼拉帕利对于 *gBRCA* 突变患者和HRD阳性患者的ORR分别为27%和10%,同样显示出了一定的抗肿瘤活性。

不同PARP抑制剂的不良反应均比较小,以乏力、血液学毒性较常见,贫血、白细胞减少、血小板减少等,发生率在不同PARP抑制剂间略有差异。

靶向治疗在卵巢癌中的应用主要为两种形式,一是作为化疗有效(CR或PR)后的维持治疗,二是作为复发肿瘤的治疗药物,可以为单药,也可联合化疗或者其他靶向药物。对于反复复发、接受过多疗程化疗后的患者体质较弱、骨髓储备差,靶向药物单药治疗的不良反应较小,耐受性较好。

3. **免疫治疗** 免疫检查点抑制剂(immune checkpoint inhibitor,ICPi)是在卵巢癌中研究较多的免疫治疗药物,常见的有抗程序性死亡受体1(programmed cell death protein-1,PD-1)、抗程序性死亡配体(programmed death ligand-1,PD-L1)、细胞毒性T淋巴细胞相关抗原4(cytotoxic T-lymphocyte associated protein 4,CTLA-4)的抑制剂。ICPi在卵巢癌中的总体疗效不如子宫内膜癌及宫颈癌。单药ICPi在复发卵巢癌中的有效率仅10%左右,但在这些少数治疗有效的患者中可观察到较长的缓解期。疗效预测标志物基本借鉴其他实体瘤的研究结果,主要为微卫星高度不稳定(high microsatellite instability,MSI-H)及高肿瘤突变负荷(high tumor mutation burden,TMB-H),但相关性并不满意。ICPi和PARPi、抗血管药物等存在潜在的协同作用,联合治疗可提高有效率,这一点在后线治疗复发性卵巢癌的研究中得到了证实,但免疫治疗联合化疗+/– 抗血管治疗在一线治疗的研究中目前尚无阳性结果。免疫治疗有其独特的免疫相关不良反应,在卵巢癌中观察到的不良反应谱与其他实体瘤相似,临床应用中应予以特殊关注。

4. **内分泌治疗** 单纯内分泌治疗在卵巢癌中的报道较少,多作为化疗耐药或不宜化疗者的姑息治疗,有效率为5%~20%,包括甲地孕酮或甲羟孕酮、他莫昔芬、芳香化酶抑制剂(如阿那曲唑、来曲唑)等。高效孕激素在卵巢子宫内膜样癌中的效果略好于其他组织学类型的卵巢上皮癌。

5. **放射治疗** 卵巢癌属于放射敏感的肿瘤,放射治疗作为卵巢癌的辅助治疗已有50余年的历史。但由于化疗等内科治疗手段的发展,且放疗的不良反应较大,目前在上皮性卵巢癌的治疗中应用的越来越少,仅作为部分复发肿瘤的局部姑息治疗手段。比如骨转移患者转移灶的放疗,以减轻疼痛;脑转移患者可考虑脑部放疗;阴道残端复发导致出血者可考虑腔内近距离放疗止血等。

八、预后

卵巢上皮癌的总体预后较差,主要原因为难以早期发现及化疗耐药。年龄、分期、肿瘤的组织学类型、分化程度、肿瘤细胞减灭术后残留病灶的大小等都对患者的预后有影响。Ⅰ期患者的5年生存率可达90%以上,Ⅱ期约80%,Ⅲ/Ⅳ期患者的5年生存率为40%~50%。相信随着靶向药物等新型治疗方法的出现和应用,卵巢癌患者的预后将得以改善。

第2节 宫 颈 癌

一、流行病学

宫颈癌是女性恶性肿瘤中第四大常见肿瘤,全身肿瘤总体排名在第十七位,据世界卫生组织(world health organization,WHO)2012 年数据,新发病例 52 800 例。大约 85% 的病例发生在发展中国家和地区。高发区域发病率可超过 30/100 000,这些地区包括东非(42.7),美拉尼西亚(33.3)、南非(31.5)和中非(30.6)。澳大利亚和新西兰(5.5)及西亚(4.4)的发生率最低。宫颈癌仍是东非和西非地区最常见的女性恶性肿瘤。

据 WHO 统计,2012 年的宫颈癌死亡病例为 266 000 例,占女性癌症死亡病例的 7.5%。大约 87% 的死亡病例发生在不发达国家。在西亚、西欧和澳大利亚 / 新西兰死亡率不超过 2 例 /100 000,而在美拉尼西亚、中非和东非则高达 20 例 /100 000,最大相差 18 倍之多。

根据美国 NIH 数据,2016 年美国宫颈癌新发病例 12 990 例,死亡病例 4 120 例。《2012 中国肿瘤登记年报》报道女性宫颈癌目前有年轻化的趋势。宫颈癌是唯一一个病因明确的恶性肿瘤,它的发病和人乳头瘤病毒(human papilloma virus,HPV)相关,过早发生性行为、有多个性伴侣、自身免疫缺陷和病毒感染等都可以导致感染 HPV。有专家认为,宫颈癌高发和相关地区的经济发达、思想开放程度有关,越是开放的生活方式,宫颈癌越是高发。根据全国肿瘤登记中心及中国医学科学院肿瘤医院的报道,利用 2003—2007 年中国 32 个肿瘤登记地区的宫颈癌统计数据,此期间宫颈癌的发病率为 9.62/10 万,中标率为 5.37/10 万,世标率为 6.75/10 万,在癌症发病构成中排列第 7 位,同期宫颈癌死亡率为 2.54/10 万,中国人口标化发病率为 1.31/10 万,世界人口标化发病率为 1.67/10 万,在癌症死亡原因中排第 14 位。全国宫颈癌年龄别发病率在 40 岁组达高峰,然后下降,但宫颈癌死亡率随年龄增长而升高,80 岁达高峰。虽然 2004—2005 年中国居民宫颈癌死亡率及女性肿瘤死因中的构成比持续下降,提示随着社会经济水平发展,我国妇女保健系统的逐步完善,以及宫颈癌筛查及诊疗技术进步降低了宫颈癌的死亡率,这与发达国家和地区宫颈癌死亡变化趋势较为接近。但 2003—2007 年间宫颈癌发病率和死亡率均呈上升趋势,且城市地区发病和死亡增长趋势高于农村。

二、病因学

宫颈癌的危险因素也通常被认为是宫颈癌前病变的危险因素。协同危险因素主要包括妇女产次、吸烟、口服避孕药及初育年龄等。

(一)过早性生活或性生活紊乱、多个性伴侣及男性性伴侣的性行为与宫颈癌的发病密切相关。在宫颈发育尚未完全成熟,宫颈黏膜对外界环境及刺进抵抗力弱,易引起感染,反复感染不易修复后致病。

(二)初次生育年龄过早、多次分娩与宫颈癌的发病密切相关。随着分娩次数增加,对宫颈造成的损伤增加,在修复过程中形成的新生上皮细胞抵抗力弱,对致癌因素易感性增加。

（三）已发现，宫颈癌在社会经济条件低下的国家和地区发病率高。与卫生条件差、营养缺乏、就医不及时等多种因素有关。

（四）**吸烟史**　长期吸烟的妇女宫颈癌患病率显著增高。有研究发现，在宫颈已经感染HPV的情况下，香烟中的致癌物导致DNA损伤长期存在，降低宫颈病变逆转可能，从而增加恶变风险。

（五）**病原体感染**　除了HPV，多种病原体与宫颈癌关系密切，如单纯疱疹病毒、HIV等，与HPV合并感染常见，破坏宫颈局部微环境或机体免疫力、协同致病，并抑制疾病转归。

（六）**避孕措施**　WHO的研究发现长期口服避孕药的女性其宫颈癌的患病风险增加3~4倍，可能与口服避孕药物使患者体内雌激素水平升高有关。但这些因素在我国妇女的暴露水平相对较低。

（七）**HPV感染**　目前已确认的可导致宫颈癌及其癌前病变发生风险增加的因素主要为高危型HPV感染。如前所述，高危型HPV持续感染已被公认为宫颈癌及其癌前病变发生的必要病因。

HPV是球形无包膜双链闭环小分子DNA病毒，包含一个长控制区（locus control regions，LCR）、6个早期表达基因（E6、E7、E1、E2、E4、E5）和2个晚期表达基因（L1、L2），在病毒生命周期的不同阶段起着重要作用；作为信使RNA（messenger RNA，mRNA）剪接的结果，这些基因编码大量的基因产物。从高危型HPV感染到宫颈癌发生是一个漫长过程。长期的HPV感染不能清除，病毒基因组整合到宿主基因组，通过宿主细胞对病毒基因组的表达，产生一系列蛋白产物，如E6、E7蛋白。这些蛋白起到细胞转化的作用，E6、E7蛋白通过与宿主细胞参与细胞周期调控的蛋白相互作用，从而使宿主细胞中的原癌基因与肿瘤抑制基因易发生突变，导致细胞的异常增殖，促使肿瘤的发生。此外，E6、E7蛋白可以增加端粒酶活性，诱导中心体异常，从而导致基因组不稳定产生有丝分裂缺陷和多倍体，最终发生恶变。这是高危型HPV感染后发生上皮内瘤变及宫颈癌的关键环节。感染主要通过性行为传播，90%以上两年内会自动清除，60%会出现型别特异性的抗HPV血清抗体；处于增殖性病毒感染期的宫颈细胞可能会出现低度病变。目前已确定的100多种HPV亚型中，有15种被归入高危型，可导致宫颈癌和高度癌前病变。

研究者将宫颈病变的发生发展归纳为四个主要阶段：宫颈交界处化生上皮HPV感染、病毒持续存在、上皮持续感染进展为宫颈癌前病变、突破上皮基底膜进展为癌。至此确立了HPV持续感染是癌前病变发生中的必要条件，提出：任何年龄段的新发HPV感染或一过性感染都不具有威胁力，但持续性感染有很大风险发展成宫颈癌前病变。

中国医学科学院肿瘤医院的数据显示，与宫颈腺癌、腺鳞癌及其他特殊组织类型相比，高危HPV在宫颈鳞癌中的总感染率（90.5% vs 64%~75%）及单一分型HPV感染率（76.9% vs 55%~69.6%）均是最高的，差异具有统计学意义。高危HPV在宫颈鳞癌HPV阳性病例中的相对分布以HPV16、18、58、52和33/31（3.4%）最常见，腺癌中以HPV18、16、58、52和39为主。

三、临床表现

（一）**症状**　早期宫颈癌大多无任何症状，易被忽略。一旦出现症状，病变往往已发展到相当的程度。最常见的是阴道不规则出血和白带增多，其他症状则随癌侵犯部位及程度不同而异。

1. **阴道出血**　是宫颈癌最常见的症状。在宫颈癌患者中80%以上有阴道出血。开始常为接触性出血,多为少量出血,经常自行停止,而后又出现不规则阴道出血。绝经后出血也应引起注意。血管丰富的菜花型肿瘤或肿瘤晚期侵袭较大血管可引起大量出血,出血时间过久过多则可导致继发性贫血。但阴道出血不是宫颈癌特有的症状。

2. **白带增多** 也是宫颈癌常见的表现之一。宫颈癌患者有多种不同情况和不同程度的白带增多。起初为浆液性或黏液性白带,随病程的进展白带可呈米汤样或混有血液。由于肿瘤的坏死、感染,阴道排物就具有特殊的臭味。

3. **压迫症状** 疼痛是常见的压迫症状之一。癌侵及宫旁组织开始为胀感、钝痛。若累及腹膜则有剧痛。癌侵及盆壁后进而压迫或侵犯神经时可引起初为断续性腰痛向下肢放射性疼痛。癌压迫或侵犯输尿管引起肾盂积水,也可有腰部钝痛。

宫颈癌侵犯盆壁压迫血管或淋巴管可造成循环障碍,可引起患侧下肢和外阴水肿。

宫颈癌向前可压迫或侵犯膀胱,引起尿频、尿血,严重者可产生排尿困难、尿闭或尿瘘,甚至发生尿毒症。肿瘤向后蔓延可压迫直肠,出现里急后重、黏液便等症状,肿瘤侵犯直肠而发生阴道直肠瘘者极少。

4. **全身症状** 早期一般无明显的全身症状。晚期继发的全身症状外,还可以出现发热或恶病质。

5. **转移症状** 由于转移的部位不同,其症状亦各异。盆腔以外淋巴转移以腹主动脉旁及锁骨上淋巴结为常见,表现为淋巴部位出现结节或肿块。肺转移可出现胸痛、咳嗽、咯血等症状;骨转移可出现相应部位的持续性疼痛。

四、诊断

正确诊断宫颈癌有赖于详细了解病史,熟悉临床表现以及必要细致的检查。

(一)一般检查 除一般的系统查体外,还要注意检查表浅淋巴结。淋巴结是宫颈癌远处转移的常见部位。正常妇女常可触及腹股沟淋巴结,但宫颈癌转移至腹股沟淋巴结者少见。癌转移的淋巴结一般表现为淋巴结增大,质地较硬而不平,进而可多个淋巴结融合、粘连、固定。腹腔与盆腔相通,所以腹部也应注意检查。

(二)妇科检查

1. **视诊** 在充足照明条件下进行,包括直接观察外阴和通过阴道窥器观察阴道及宫颈。观察外阴应注意大、小阴唇、尿道口、阴道口及会阴其他部分有无癌侵犯表现及异常情况。观察阴道要注意有无癌浸润及浸润范围。对宫颈的观察则要注意肿瘤的位置、范围、形状、体积及与周围组织的关系。如做阴道细胞学涂片检查,则阴道窥器应以水为润滑剂,放置窥器时应注意避免碰伤肿瘤引起出血。

2. **触诊** 肿瘤质地、浸润范围及与周围的关系等,须通过触诊来确定。有些黏膜下及颈管内浸润,触诊比视诊更准确。触诊应由外向内按步进行,首先对外阴、阴道及宫颈进行检查,尤其要注意检查视诊所见的异常的部位。然后进行双合诊检查子宫的位置、大小、质地、活动度等,再查两侧附件及宫旁组织有无肿块、增厚、结节及压痛等。必须注意检查所见与宫颈的关系。双合诊检查之后做三合诊检查,这是诊断妇科肿瘤不可缺少的一个步骤,三合诊检查主要了解周旁组织(包括阴道旁、宫颈旁及子宫旁)有无浸润,是否累及盆壁、子宫骶骨韧带、子宫直肠窝、直肠及其周围组织等的情况。

3. **宫颈/阴道细胞学涂片检查** 这是目前发现早期宫颈癌的主要手段,防癌普查中已广泛应用。特别是早期宫颈癌的诊断,细胞学涂片检查起着极其重要的作用。目前临床使用的有常规巴氏涂片、液基薄片(ThinPrep/autocyte)等。为了保证涂片质量,在刮取标本前要先擦净宫颈上的黏液、分泌物,刮取部位要准确,避免出血,涂片要薄而匀,涂片后要立即固定,以提高阳性率。随着细胞学制片技术和阅片技术的提高,宫颈癌前病变及宫颈癌的检出率大大提高。

4. **组织学检查** 宫颈癌的诊断均应有活体组织学检查证实。根据不同情况,有下列几种宫颈活体组织采取方法。

(1)咬取法:这是采取宫颈活体组织最常用的方法。绝大多数患者可以用此法得到确诊。此法可自一处或多处用特制的活检钳于病变部位咬取。如病变部位肉眼不明显,可行阴道镜检查提示咬取部位。

(2)切取法:多次咬取活检不能确诊者,可进一步用切取法取较深部组织。此法是在可疑部位做楔状切取,注意操作止血。

(3)宫颈管内刮取法:当宫颈表面活检阴性、细胞学涂片检查阳性或临床不能排除宫颈管癌时,可做宫颈管内膜刮取活检。

(4)宫颈锥形切除:如阴道细胞学检查多次异常,但上述检查方法均未得到证实,临床仍不能排除癌,或发现癌但不能确定有无浸润和浸润深度时临床上需要进一步确诊者,可行宫颈锥形切除。一般情况下,建议在阴道镜下多点活检及宫颈管刮术仍未确诊时再采用手术。

活检时应注意尽量减少对组织的挤压破坏;标本应注明采取部位,多点标本应分别注明;标本应立即置于10%甲醛液中固定;活检后用带尾纱布压迫止血,6~8小时后取出;锥形切除术后用纱布压迫,24小时后更换;急性盆腔感染期间不宜活检。

5. **腔镜检查**

阴道镜:特别是对癌前病变和早期宫颈癌的发现、确定病变部位有重要作用,可提高活检的阳性率。

膀胱镜:阴道前壁受癌侵犯较深或临床可疑膀胱被累及者,应行膀胱镜检查。

直肠镜:阴道后壁受侵深、可疑直肠受侵犯者。

6. **影像检查**

胸片:作为治疗前常规检查项目。有胸部症状者尤应注意,中晚期肿瘤建议胸部CT检查。

B超检查:可经腹部、阴道或直肠途径进行检查,以显示盆腔及腹腔脏器的情况,有无肿块、肿物的位置、囊性或实性、有无腹水等。

静脉肾盂造影:检查输尿管及肾盂有无积水并了解肾脏排泄功能,以帮助临床分期。晚期宫颈癌可以选择进行。此项检查对治疗后宫旁复发的诊断有一定帮助。

淋巴造影及血管造影:目前尚未广泛应用,可能有助于评估盆腔及腹主动脉旁淋巴结转移,但准确性尚有待进一步提高。

X线、CT、MRI及PET-CT诊断:可以测出肿块属性、结构、部位及大小、向宫旁及盆壁播散情况;可以显示增大的淋巴结。- 对于宫旁受侵、宫颈临近组织器官的受侵情况的判断更推荐使用MRI检查。

7. **放射性核素肾图** 可以检查输尿管梗阻及肾脏排泄功能。

8. **其他检查** 如鳞状细胞癌抗原(squamous cell carcinoma antigen,SCC-Ag)、CA125、

CA199、CEA 的检测可作为宫颈癌治疗后监测。

五、临床分期

临床分期是指导治疗、估计预后的指南。由于各人对盆腔肿瘤扩散情况在检查和判断上的差异,临床分期上常有分歧。因此应严格按国际临床分期的标准和要求进行分期,以缩小在分期上宽严的差距。目前广泛采用的是国际妇产科联盟提出的宫颈癌国际临床分期标准(表 27-3)。此分期法经国际妇产科联盟(International Federation of Gynecology and Obstertrics,FIGO)1994年、2009 年、2018 年会议修改,新版分期是临床和手术病理及影像相结合的系统。FIGO 与 TNM分期(2018 年)具体如下。

表 27-3 宫颈癌的国际妇产科联盟(FIGO)分期(2018)

分期	描述
I	肿瘤严格局限于宫颈(扩展至宫体将被忽略)
I A	仅能在显微镜下诊断的浸润癌,所测量的最大浸润深度 ≤5.0mm 的浸润癌
I A1	所测量间质浸润深度 ≤3.0mm
I A2	所测量间质浸润深度 >3.0mm 而 ≤5.0mm
I B	所测量的最大浸润深度 >5.0mm 的浸润癌(病变范围超过 I A 期),病变局限于宫颈。
I B1	间质浸润深度 >5.0mm 而最大径线 ≤2.0cm 的浸润癌
I B2	最大径线 >2.0cm 而 ≤4.0cm 的浸润癌
I B3	最大径线 >4.0cm 的浸润癌
II	宫颈肿瘤侵犯超出子宫,但未达盆壁且未达阴道下 1/3
II A	肿瘤侵犯限于阴道上 2/3,无宫旁浸润。
II A1	最大径线 ≤4 cm 的浸润癌
II A2	最大径线 >4.0cm 的浸润癌
II B	有宫旁浸润,但未扩展至盆壁
III	肿瘤扩展到骨盆壁和 / 或累及阴道下 1/3 和 / 或导致肾盂积水或肾无功能者和 / 或侵犯盆腔和 / 或腹主动脉旁淋巴结
III A	肿瘤累及阴道下 1/3,没有扩展到骨盆壁
III B	肿瘤扩展到骨盆壁和 / 或引起肾盂积水或肾无功能
III C	侵犯盆腔和 / 或腹主动脉旁淋巴结(包括微转移),无论肿瘤大小和范围(需标注 r 或 p,r 表示影像诊断,p 表示病理诊断)
III C1	仅有盆腔淋巴结转移
III C2	腹主动脉旁淋巴结转移
IV	肿瘤侵犯膀胱或直肠黏膜(病理证实)或肿瘤播散超出真骨盆。泡状水肿不能分为 IV 期
IV A	肿瘤侵犯膀胱或直肠黏膜
IV B	肿瘤播散至远处器官

注:FIGO. International Federation of Gynecology and Obstertrics,国际妇产科联盟。

六、治疗

(一) 手术治疗

根据 2018 版 NCCN 指南推荐,根治性手术是早期宫颈癌的首选治疗手段,根据临床分期选择不同的分级手术。

1. **手术范围**　宫颈癌的临床分期以宫颈原发病灶对宫旁主、骶韧带和阴道的侵犯而确定的宫颈癌根治性手术也是按切除宫旁主、骶韧带和阴道的宽度来分类的。根据宫颈病灶的侵犯程度手术方式可包括宫颈锥切、筋膜外全子宫切除、广泛性全子宫切除或广泛性宫颈切除。

宫颈癌根治性子宫切除术,即广泛性子宫切除的手术范围包括:子宫、子宫颈及宫骶、主韧带,部分阴道和盆腔淋巴结,以及选择性腹主动脉旁淋巴结取样或清扫。

盆腔淋巴切除的手术范围:双侧髂总淋巴结,髂外、髂内淋巴结,闭孔深、浅组淋巴结。如果髂总淋巴结阳性或 I B2 期及以上病例,还需进行腹主动脉旁淋巴结清扫或取样。

2. **宫颈癌手术分型系统**　2008 年提出了新的宫颈癌国际手术分型标准,即 Querleu and Morrow(Q-M)手术分型系统(表 27-4),受到 FIGO 大力推荐,现已逐渐被临床接受和广泛应用,逐步替代了传统的 Piver 分型系统(表 27-5)。Q-M 手术分型系统的优势在于更加清晰的规范了宫颈癌手术需达到的切除范围,并且首次强调对于盆腔自主神经是否进行保留,体现出对于盆腔解剖更加精细化的要求。手术可以选择经腹、腹腔镜或机器人辅助腹腔镜技术,目前有微创化趋势。

表 27-4　宫颈癌根治性手术 Q-M 分型(Querleu and Morrow 2008)

分型	宫颈旁切除	输尿管	膀胱 - 宫颈韧带	子宫 - 骶骨韧带	阴道	亚型
A 型 筋膜外	最小范围	直视 触诊	不切除	不切除	一般<1cm	
B 型 改良根治	切除宫颈旁组织 至输尿管水平	打开隧道 外推	部分切除	部分切除	至少 1cm	B1 型:如左述 B2 型:切除宫旁淋巴结
C 型 根治	切除宫颈旁组织 至髂内血管	彻底 游离	达膀胱	达直肠	1.5~2.0cm 阴道及阴道 旁组织	C1:保留自主神经 C2:不保留自主神经
D 型 侧盆扩大 根治	切除宫颈旁组织 连同髂内血管	彻底 游离	达膀胱	达直肠	根据需要	D1:切除髂内血管分 支,暴露坐骨神经根 D2:切除髂内血管及附 属筋膜或肌肉组织(侧 盆廓清)

3. **前哨淋巴结活检**　前哨淋巴结活检术已纳入 NCCN 指南,可用于经选择的 I 期宫颈癌患者。目前推荐用于肿瘤病灶直径<4cm 的患者,特别是当肿瘤直径<2cm 时检测率和显影效果最好。示踪方法采用在宫颈 3、6、9、12 点注射示踪剂,亚甲蓝及纳米碳可通过肉眼直接观察,放射性核素 99mTc 通过 γ 探测器探测,吲哚菁绿(indocyanine green,ICG)通过荧光摄像头显影,在术中识别前哨淋巴结,其位置多见于髂外血管内侧及闭孔窝上部。随后切除所有的显影淋巴结及可疑淋巴结送检术中病理检测。文献报道早期宫颈癌(I a~II a)淋巴结转移率为 5%~20%,因此

前哨淋巴结活检可使大部分淋巴结阴性患者避免由于系统性淋巴结清扫导致的淋巴水肿等术后并发症。但由于宫颈癌淋巴结转移对预后判断及后续治疗方案选择具有重要意义,前哨淋巴结活检仍有假阴性可能,因此即使该术式已进入临床指南,但尚未在临床广泛应用。

表 27-5 宫颈癌根治性手术 Piver 分型

分型	切除范围
Ⅰ型	筋膜外子宫切除术
Ⅱ型	改良根治性子宫切除术:切除 1/2 骶、主韧带和上 1/3 阴道
Ⅲ型	根治性性子宫切除术:靠盆壁切除骶、主韧带和上 1/2 阴道
Ⅳ型	扩大根治性子宫切除术即超广泛子宫切除术:从骶韧带根部切除骶韧带,在侧脐韧带外侧切除主韧带,切除阴道 3/4
Ⅴ型	盆腔脏器廓清术,包括前盆廓清术即切除生殖道和膀胱、尿道;后盆廓清术及切除生殖道和部分乙状结肠和直肠,全盆廓清术及切除生殖道和膀胱、尿道、部分乙状结肠和直肠

4. 早期宫颈癌的手术方式选择

(1)微小浸润癌

[ⅠA1 期无淋巴脉管间隙浸润]

不保留生育功能者,经锥切确诊后可行单纯子宫切除术(A 型)。锥切切缘阳性者,包括高度鳞状上皮内病变(high grade squamous intraepithelial lesion,HSIL)或癌,建议行再次锥切评估浸润深度排除ⅠA2、ⅠB1 期。若无法或拒绝二次锥切,切缘为 HSIL 者行筋膜外全子宫切除术,切缘为癌者行次广泛子宫切除术加盆腔淋巴结切除术,或可考虑行前哨淋巴结活检。

保留生育功能者可行宫颈锥切,阴性切缘要求 ≥ 3mm。要求整块切除,推荐冷刀锥切,也可以采用环形电切术(loop electrosurgical excision procedure,LEEP),但注意减少电灼烧对组织边缘的影响。若切缘阳性,可再次锥切。切缘发现浸润癌者,需行次广泛性子宫切除(改良根治术,B型)及双侧盆腔淋巴结切除术(或前哨淋巴结活检术)。

[ⅠA1 期伴有淋巴脉管间隙浸润和ⅠA2 期]

不保留生育功能者可行次广泛或广泛性子宫切除术(B 或 C 型)+ 盆腔淋巴结切除 ± 主动脉旁淋巴结取样术。可考虑行前哨淋巴结活检。

保留生育功能者可选择:①锥切 + 盆腔淋巴结切除 ± 主动脉旁淋巴结取样。锥切切缘阴性者术后随访观察;锥切切缘阳性者,再次锥切。②直接行广泛性宫颈切除术 + 盆腔淋巴结切除 ± 主动脉旁淋巴结取样。盆腔淋巴结切除均可考虑由前哨淋巴结活检代替。

(2)浸润癌

[ⅠB1 期、ⅠB2 期和ⅡA1 期]

不保留生育功能者选择广泛性子宫切除术(C 型)加盆腔淋巴结切除术。若髂总淋巴结阳性,或腹主动脉旁淋巴结增大或可疑阳性,需行腹主动脉旁淋巴结切除术。绝经前如双侧卵巢正常,可保留双侧卵巢。若技术成熟推荐行保留盆腔自主神经的宫颈癌根治术(C1 型)。ⅠB1 期肿瘤直径 ≤ 2cm 需保留生育功能患者,可行广泛性宫颈切除术加盆腔淋巴结切除术。

目前尚无数据支持神经内分泌肿瘤、微偏腺癌等病理类型患者保留生育功能,也不推荐伴有高危和中危因素患者保留生育功能。强烈建议术后细胞学和 HPV 持续异常患者在完成生育后切除子宫。

［ⅠB3 期和ⅡA2 期］

首选为同步放化疗。如行手术不推荐保留生育,选择广泛性子宫切除术加盆腔淋巴结切除术和 / 或腹主动脉旁淋巴结切除。

5. 晚期及复发宫颈癌的手术治疗

(1) ⅡB~ⅣA 期的手术分期:手术分期是指晚期宫颈癌先行腹膜外淋巴结切除术,当发现主动脉旁淋巴结阳性时,在除外其他远处转移后,在常规宫颈癌根治性放疗野外需行延伸野外照射。

(2) 复发宫颈癌的盆腔廓清术:完成规范手术治疗后 1 年,或放疗后 6 个月出现新的病灶为复发,短于上述时间为未控。复发须有病理诊断,影像学检查可作为参考。70%~80% 的复发发生在术后 2 年内,主要复发部位是盆腔。

对放疗后盆腔中心性复发或病灶持续存在者,可考虑行盆腔廓清术。术前需明确是否存在远处转移。如果复发局限于盆腔,可进行手术探查。未侵犯盆壁及淋巴结者可切除盆腔器官。根据肿瘤的位置采用前、后或全盆腔廓清术。保证足够的手术切缘同时可保留盆底和肛门括约肌。盆腔廓清术很少用于宫颈癌的初始治疗,仅用于不宜盆腔放疗或已接受过盆腔放疗的患者。

宫颈癌复发患者的治疗方案应该根据患者的身体状况、复发和 / 或转移部位以及首次治疗措施来定。应由妇科肿瘤学家、放疗和化疗专家、专科护士、造口师、心理学家等组成的治疗团队为患者制订全面的综合治疗方案,家人的配合也非常重要。

6. 宫颈癌手术治疗的特殊情况

(1) 手术意外发现的宫颈癌:术前诊断为子宫良性病变而做了简单子宫切除术,术后病理发现有宫颈癌;较多的情况是术前宫颈活检诊断为宫颈上皮内瘤变(cervical intraepithelial neoplasias,CIN)Ⅲ,没有经锥切确诊直接做了简单子宫切除术,术后病理发现为宫颈浸润癌。

对于这类患者,首先完善盆腔和腹部 CT 或 MRI 和胸部影像检查,如有必要行全身检查(如 PET-CT)来估计疾病的范围。如无全身其他部位的转移,按肿瘤的浸润深度和扩散范围进行相应的处理:

ⅠA1 期:无淋巴脉管浸润,无须进一步处理,可严密观察随诊。

ⅠA1 期伴淋巴脉管浸润、ⅠA2 期及ⅠA2 期以上:

如切缘阴性且影像检查未见残存肿瘤,可行盆腔体外及腔内放疗 ± 同步化疗,或广泛宫旁组织切除 + 阴道上段切除术 + 盆腔淋巴结切除术 ± 腹主动脉旁淋巴结取样术。

如切缘阳性或肉眼可见残留灶,但影像学检查提示无淋巴结转移,行盆腔体外照射,加同步化疗;如阴道切缘阳性,则根据具体情况加腔内近距离放疗。

如切缘阳性或肉眼可见残留灶,且影像学检查提示淋巴结转移,可考虑先切除肿大淋巴结,术后给予盆腔体外照射(腹主动脉旁淋巴结阳性则增加延伸野照射),联合同步化疗;如阴道切缘阳性则根据具体情况加腔内近距离放疗。

(2) 宫颈癌合并妊娠:根据临床期别及胎儿情况患者及家属意愿进行个体化治疗。

1) 妊娠 20 周前发现宫颈癌:如为ⅠB1 期或ⅡA 期,在妊娠 13 周后,可行新辅助化疗以达胎儿成熟后手术,连同胎儿一并进行根治性子宫切除术和盆腔淋巴结切除术;或终止妊娠后放化疗。

2）妊娠 28 周后发现宫颈癌：可等待胎儿成熟估计可存活时行剖宫产术，同时行根治性子宫切除术和盆腔淋巴结切除术；或产后放化疗。

3）妊娠 20~28 周发现宫颈癌：ⅠB1 期及ⅠB1 期以前患者可推迟治疗，在推迟治疗期间可化疗控制病情，待胎儿成熟估计可存活时行剖宫产，同时行根治性子宫切除术和盆腔淋巴结切除术；或产后放化疗。ⅠB2 期及以上患者一般不推荐推迟治疗。

所有患者终止妊娠时间不宜超过 34 周。

（二）放射治疗

早期宫颈（Ⅰ~ⅡA 期），单纯根治性手术与单纯根治性放疗两者治疗效果相当，5 年生存率、死亡率、并发症概率相似。但其中一些具有不良预后因素的患者预后仍较差，五年生存率可下降至 50%。ⅡB 以上患者放射治疗是公认的首选治疗方案。

1. 术前放射治疗 适用于ⅠB3、ⅡA2 患者，术前给予腔内放射治疗，可以达到缩小局部肿瘤，降低手术难度。大多数术前放疗者术后仍需辅助放疗，增加了放射不良反应，因此多数学者不主张术前行体外放射治疗。

2. 术后放射治疗 大量临床研究证明，手术、放疗和 / 或化疗三者的合理应用，能有效地改善早期宫颈癌的疗效。早期宫颈癌术后具有不良预后因素者，术后放疗提高局部控制率，改善生存。如具有切缘阳性、淋巴结转移、宫旁浸润任何之一因素，术后辅助治疗采用同期放化疗。其他不良预后因素者，如局部肿瘤体积巨大（≥4cm）、深层间质浸润、淋巴血管间隙受侵，术后建议放疗。2015 年起，NCCN 指南针对宫颈癌术后具有中危因素的患者是否需要进行术后辅助放疗提出了更详细的建议（表 27-6）。

表 27-6 淋巴结阴性、切缘阴性、宫旁组织阴性病例的子宫根治性切除术后盆腔外放疗 SEDLIS 标准

LVSI	间质受侵深度	临床触诊的肿瘤大小（cm）
+	深 1/3	任何大小
+	中 1/3	≥2
+	浅 1/3	≥5
−	中或深 1/3	≥4

注：LVSI（lymph-vascular space invasion, 淋巴脉管间隙浸润）；引译自 NCCN（clinical Practice Guidelines in Oncology Cervical Cancer, 宫颈癌肿瘤学临床实践指南），2017, v1。

术后辅助放疗需根据术后患者具体情况、结合手术范围、术后病理，可采用体外放疗或体外加腔内放疗。

但值得注意的是，合并手术和放疗两种治疗手段，其并发症将增加，初次治疗方案应避免合用两种根治性治疗手段。

3. 根治性放射治疗 是宫颈癌的主要治疗手段，适用于各期宫颈癌患者，疗效确定。ⅡB~ⅣA 期患者首选的治疗方式是根治性放射治疗。根治性放射治疗是体外照射联合近距离放疗。体外照射主要照射宫颈癌的盆腔蔓延和转移区域，近距离放疗主要照射宫颈癌的原发区域。

体外放射治疗：又称远距离体外放射治疗，主要照射宫颈癌的原发病灶及盆腔蔓延和转移区域。

1）放射野及剂量：放射野大小应根据治疗方案（根治性、姑息性或辅助放疗）、肿瘤范围而定，体外照射野的大小、位置、剂量和疗程也要根据患者肿瘤情况、身体条件、子宫位置以及近距离放疗剂量的高低等因素进行调整。

宫颈癌传统放疗常用的放疗野：盆腔大野照射：包括下腹及盆腔，前后各设一野相对垂直照射，野上缘在髂嵴水平（第 4、5 腰椎）水平，下缘在耻骨联合下缘（盆底），国际妇产科协会（international federation of gynecology and obstetrics，FIGO）分期是ⅢA 期患者建议下界包括全阴道。两侧缘在髂前上棘（股骨头内 1/3，真骨盆最宽处外 1.5~2.0cm）附近，包括髂总，髂外、髂内、闭孔、骶前等淋巴区，每次"B"点照射 1.8~2.0Gy，每周 5 次。盆腔大野照射"B"点剂量可给到 45~50Gy/5 周。

盆腔四野照射 / 盆腔盒式照射：即盆腔大野照射加两个侧野照射，前后野上缘达第 5 腰椎水平（覆盖髂总淋巴结），下缘在闭孔下缘水平（达阴道上 1/2），前后野侧缘在真骨盆边缘旁开 1.5~2cm，前后野一般为 16cm×16cm 大小。有研究报道：盆腔野上界在 L_5~S_1，38.7% 髂总分叉淋巴结和 98.9% 腹主动脉旁淋巴结漏照。如放射野上界在 L_3~L_4，可包括全部髂总分叉淋巴结和部分腹主动脉旁淋巴结。还可按照盆腔淋巴结引流分布将前后野放疗野设计成六边形。两侧野前界达耻骨联合（包括髂外淋巴结），后界在第 2~3 骶椎交界水平（覆盖骶前淋巴结），如宫颈原发灶较大且宫骶韧带受侵，后界应达第 3~4 骶椎水平，两侧野一般为（10~12）cm×16cm。侧野照射要对小肠进行防护。每次照射剂量为 1.75~1.8Gy。

延伸野：盆腔野中央通常以 8cm 的宽度向上延伸至 L_2 水平，甚至更高，放疗野覆盖盆腔及腹主动脉旁淋巴区。照射剂量在 40Gy 左右 5 周左右完成。对腹主动脉旁淋巴区的照射，有研究提出四野交叉照射。照射时要注意保护脊髓和肾脏。

局部照射：指对肿瘤残余或转移病灶进行小面积照射。照射范围和剂量则根据不同临床需要而定。对盆腔照射后的残留病灶，可用小野补充照射，剂量可追加 10~20Gy。如锁骨上淋巴转移灶，可给 60~70Gy 左右。如因骨转移而剧痛，可局部照射 20~30Gy。

2）体外照射剂量参考点：体外放射治疗主要对宫旁及盆腔淋巴结引流区有剂量贡献，1980 年 Fletcher 提出了淋巴区梯形定位法：即从耻骨联合上缘中点至骶骨 1~2 之间中点连线，再在此线中点与第 4 腰椎前中点连成一线，于此线中点平行向两侧延伸 6cm，此点可作为髂外淋巴区域。于第 4 腰椎前中点平行向两侧延伸 2cm，此点则为腹主动脉旁淋巴区域。髂外区与腹主动脉旁区联线中点为髂总淋巴区。随后 Chassagne 等提出在髋臼上缘最高点作一平行线，与髋臼外缘垂直线交叉处为盆壁参考点，代表宫旁组织盆壁及闭孔淋巴结的区域。ICRU 38 号文件提出宫颈癌放射治疗的剂量参照点包括 A 点、B 点、膀胱参考点、直肠参考点等。A 点位于宫口水平上方 2cm，距子宫中轴旁开 2cm。代表子宫颈旁剂量。主要由近距离腔内放疗完成。B 点位于宫口水平上方 2cm，距子宫中轴旁开 5cm。代表盆腔淋巴结剂量。主要由远距离体外放疗完成。多年来均以"B"点为宫颈癌体外照射量的计算点。

3）射线能量选择：射线能量越高，其穿透能力越强。射线能量增加，体表剂量下降，最大剂量点深度增加，百分深度剂量增加，需要的防护条件高，因此，放射线能量的选择既要考虑患者的治疗，同时也要考虑医护人员的防护。采用前后对穿照射一般应用高能 X 射线（要求防护高），四野箱式或多野等中心照射，可采用 6~10MV 的 X 线。我国国内的放射治疗机构多采用 6MV 的 X 线能量治疗。

4）治疗时间：治疗时间与预后有密切相关性，1993 年 Girinsky 报道治疗总时间大于 52 天，局部控制率和生存率每增加一日减少 1%；1995 年 Petereit 报道治疗总时间<55 天的局部控制率为 87%，而 ≥55 天为 72%（P=0.006），5 年生存率分别为 65% 和 54%（P=0.03）。

4. 精确放疗技术　传统的体外放疗（external-beam radiation therapy，EBRT）过去多采用二维前后野或四野箱式盆腔照射，其优点为靶区内剂量分布均匀，但肿瘤组织与正常组织接受放射剂量相同，提高靶区剂量受到正常器官放射耐受性的制约，故局部肿瘤大、淋巴结转移者，因剂量受限影响疗效，腹主动脉旁淋巴结转移者行延伸野放疗时，难以达到根治量照射，同时不良反应增加。随着医学影像、计算机、放射生物和物理技术水平的快速发展，宫颈癌的放射治疗从原来的二维放疗全面向以 CT、MRI、PET-CT/MRI 影像为基础的三维放疗技术迈进，体外三维照射技术在适形放疗的基础上不断更新，涌现出调强放疗（intensity-modulated radiotherapy，IMRT）、旋转调强放疗（intensity-modulated ARC therapy，IMAT）、螺旋断层放疗（helical tomotherapy，TOMO）等多项新技术。精确放疗技术是尽量保证靶区受照射剂量足够的同时，显著降低危及器官受照剂量，最大限度实现二者平衡，提高肿瘤局部控制率并且降低并发症发生率，使患者长期获益。

Igdem 等报道 IMRT 技术对于保护小肠、直肠、膀胱等器官的优势，尤其对骨髓的保护效果突出。Chen 等对术后分别接受了 IMRT 与传统四野放疗技术的 68 例宫颈癌患者的对比研究发现，两组均给予顺铂同步化疗 6 个周期后，IMRT 组的消化道与泌尿系毒性明显降低，可有效提高患者对辅助同步化疗的耐受性，同时对病灶的局部控制率与传统四野放疗相似。

各种精确放疗技术之间仍存在差异。最先应用于临床的固定野（intensity modulated radiotherapy，IMRT）是在三维基础上发展起来的体外照射技术，其剂量适形度及均匀度均明显优于传统 EBRT，但缺点为占机时间过长。旋转调强放疗（intensity modulated arc therapy，IMAT）可弥补这一缺陷，IMAT 通过动态多叶准直器（multi-diaphragm collimator，MLC）的连续运动，不断改变射野大小和形状，实施调强治疗，缩短了治疗时间，剂量分布也较 IMRT 更优化，更适合于器官生理运动度较小部位的放疗，但 IMAT 计划的优化更复杂，难度更大，计划所需时间明显长于 IMRT。无论是 IMRT 或 IMAT 技术均不适宜用于放疗野超长范围的宫颈癌病灶治疗，而螺旋断层放射治疗（Helical Tomotherapy，HT Tomo）的优势则能实现超长范围治疗，同时也具有图像引导（image guided radiation therapy，IGRT）和剂量引导（dose guide radiotherapy，DGRT）的功能。

宫颈癌放射治疗精确治疗的内涵包括精确定位、精确计划设计及精确照射。任何精确放射治疗技术的成功实施，均基于治疗各个环节准确性的控制，包括靶区准确定义及勾画、针对治疗中靶区变化和器官移动的应对和调整、摆位及质量控制，其中合理精确的靶区勾画不仅是治疗成败的重要因素，也直接影响放射治疗并发症的发生。

靶区定义及内涵：大体肿瘤体积（gross tumor volume，GTV）是指临床可及的或可通过检查证实的存在肉眼肿瘤的区域。术后辅助放疗患者没有 GTV，或为术中标记肿大淋巴结及残存肿瘤。GTV 的勾画，需结合妇科检查、CT、MRI、PET-CT 等多种检查结果来确定。盆腔 MRI 是确定宫旁受侵较理想的方法，常以 T2 加权序列显示的高 - 中信号区域勾画 GTV；全身 PET-CT 对转移淋巴结识别的灵敏度和特异度高于 CT 和 MRI。对于腹膜后转移淋巴结进行加量时，需要单独勾画转移淋巴结靶区可定义为 GTVnd。

临床靶体积（clinical target volume，CTV）包括 GTV 及显微镜下可见的亚临床肿瘤病变。对于宫颈癌根治性放疗，CTV 包括宫颈、宫体、宫旁、部分阴道及淋巴结引流区。对于术后辅助放疗，CTV 包括阴道残端及部分阴道、淋巴结引流区。CTV 的勾画与放疗医师的经验等多个方面有关。根据 NCCN 指南推荐，CTV 前界应该包括肿瘤可能向子宫体扩散的区域，后界应该包括肿瘤可能向宫骶韧带扩散的区域和骶前淋巴结，侧界应该包括足够的盆腔淋巴结。对肿瘤侵及阴道下 1/3 的宫颈癌患者，腹股沟淋巴结应该包括在治疗范围之内。对隐匿性或肉眼下的腹主动脉旁淋巴结肿大进行延伸野放疗时，应该进行详细的计划设计及评估，以保证肿瘤靶区有效的剂量（显微镜下病变剂量达 45~50Gy），同时应保证肠道、脊髓或肾脏受量在安全剂量范围内。

2005 年 Taylor 等根据增强 MRI 勾画 CTV 情况下，对淋巴结包含情况发现，CTV 中包含的淋巴结的数量与围绕血管的边界大小呈正比，3、5、7、10 和 15mm 血管旁边界勾画 CTV 包含的淋巴结比例分别为 56%、76%、88%、94% 和 99%。其推荐沿血管周围外放 7mm 边界勾画 CTV，可以较满意的覆盖淋巴结，适当调整各组淋巴结外放边界，并降低正常组织受量。2008 年，Small 等总结宫颈癌、内膜癌术后 CTV 勾画意见并形成共识（表 27-7）：推荐 CTV 应包括髂总、髂内、髂外淋巴结区，对于宫颈间质受侵的患者，CTV 应包括骶前淋巴结区。特别指出应考虑膀胱体积变化建立内靶区（internal target volume，ITV），若在计划 CT 检查中发现直肠过度扩张，则应考虑再次行 CT 检查模拟制订计划，具体方案如表 27-7 描述。

表 27-7　宫颈癌、内膜癌术后 CTV 勾画专家共识

靶区	定义
髂总	$L_{4~5}$ 下 7mm 至髂总动脉分叉水平
髂外	髂总动脉分出髂外动脉水平至股骨头上方水平
髂内	髂总动脉分髂内水平，沿其分支走向，至阴道旁水平阴道残端上方水平
阴道上部	阴道残端及残端下 3cm
宫旁 / 阴道旁	阴道残端至闭孔内肌中间 / 坐骨分支
骶前 *	$S_{1~2}$ 区域前淋巴结区域

注：* 对于宫颈间质受侵的患者，CTV（clinical target volume，临床靶体积）应包括骶前淋巴结区。

针对根治性放射治疗的宫颈癌 CTV 勾画，2011 年 Lim 等提出专家共识（表 27-8）。临床靶体积 CTV 包括 GTV 及显微镜下可见的亚临床肿瘤病变。包括宫颈、宫体、宫旁、部分阴道及盆腔淋巴结和或腹主动脉旁淋巴结引流区。盆腔淋巴结引流区采用上文中的共识。原发肿瘤区建议如下。宫颈：全部宫颈；宫体：全部宫体；宫旁：上界至乙状结肠跨过子宫及输卵管处，下界至泌尿生殖隔开始，前界膀胱后壁 / 髂外血管后缘，如子宫前倾明显，子宫前界为宫旁前界，后界宫骶韧带和直肠系膜前缘，内界子宫宫颈阴道，外界骨盆壁，不要包括肌肉和骨。值得注意的是：若宫骶韧带受累，则需将整个宫骶韧带全部包括在内，此时直肠系膜淋巴结及直肠周淋巴结都应包括在内，对 FIGO 临床分期为ⅢB 期及以上宫颈癌患者，应将直肠周淋巴结勾画在内，宫旁靶区常与髂淋巴结及闭孔淋巴结区重叠，阴道：如无受侵，勾画阴道上段 1/2，如上段受侵，包括上 2/3 阴道，阴道广泛浸润，包括全阴道。

表 27-8　宫颈癌根治性放疗 CTV 勾画专家组共识

宫颈	全部宫颈
宫体	全部宫体
宫旁	上界至乙状结肠跨过子宫及输卵管处， 下界至泌尿生殖膈开始， 前界膀胱后壁 / 髂外血管后缘，如果子宫前倾明显，子宫前界为宫旁前界， 后界宫骶韧带和直肠系膜前缘，内界子宫宫颈阴道，外界骨盆壁，不包括肌肉和骨。 注意：若宫骶韧带受累需将整个宫骶韧带全部包括在内，此时直肠系膜淋巴结及直肠周淋巴结都应包括在内，ⅢB 期及以上者应将直肠周淋巴结勾画在内，宫旁靶区常与髂淋巴结及闭孔淋巴结区重叠
阴道	如阴道没有受侵，勾画阴道上段 3cm，如受侵，下界在肿瘤下界下 2~3cm。

注：CTV（clinical target volume，临床靶体积）。

关于危及器官（organ at risk，OAR）的勾画意见见表 27-9，若照射平面涉及脊髓、肾脏、肝脏，则应分别勾画，按照实体器官勾画全部肾脏（分左右）及肝脏。

表 27-9　宫颈癌放疗危及器官勾画专家组意见

OAR	标准名称	勾画方式及限量
膀胱	Bladder	包括膀胱底到膀胱顶的完整膀胱
直肠	Anorectum	包括直肠和肛门，上界直乙交接处，下界位于肛外缘
乙状结肠	sigmoid	下界始于直乙交接处，上界止于降结肠起始处。包括临近或位于子宫或近距离放疗施源器之上的乙状结肠部分
肠管	BowelBag	除直肠外的全部的小肠、大肠。上下界位于 PTV 上下 1cm。Tomo 在 PTV 上和下界外 1~5cm，通常为 2.5cm。包括肠管及腹膜腔，不包括其他 OAR 及肌肉和骨
近段股骨	Femur_R & Femur_L	下界——坐骨结节 上界——股骨头顶端 包括股骨转子

注：OAR（organ at risk，危及器官）；PTV（planning target volume，计划靶区）。乙状结肠包含在肠管内，单独勾画以评估联合近距离放疗时乙状结肠总体受照剂量。

计划靶区（planning target volume，PTV）是为确保 GTV 和 CTV 得到足够剂量的照射而设定的靶区，需要包括与肿瘤退缩、器官的运动和形变、摆位误差等因素造成的位置移动范围。目前对于 CTV 如何外放形成 PTV 的标准差异较大，推荐的外放边界范围为 5~25mm，并出现更多确定 PTV 范围的新方法，目前并无一致推荐。Harris 等研究了 22 例宫颈癌术后患者，通过在阴道顶端设置标记研究其分次间位移，他们认为对于宫颈癌术后患者，CTV 外放 16mm 形成 PTV 可以最大限度地包括阴道的位移，左右方向外放 3.1mm，上下方向外放 9.5mm，前后方向外放 12.1mm 可以包括 95% 的阴道位移。Khan 及孙帅等分析 50 例宫颈癌患者每次治疗前行 CT 检查的结果，以统一标准勾画 CTV，通过设置标记优化 CTV 外放或均匀 / 不均匀外放形成 PTV。他们发现几种方法形成 PTV 均可以覆盖 95%CTV 体积；根据解剖标记外放覆盖 95% CTV 的 PTV 体积明显低于均匀外放及不均匀外放。他们认为若根据标记外放 PTV 可以更好地覆盖 CTV，并可以缩小 PTV 体积。中国医科院肿瘤医院报道以上界在腹主动脉分叉处，下界在闭孔下缘，以实体肿瘤或子宫体、子宫颈或淋巴结为标准，无实体肿瘤或淋巴结的层面以髂总、髂内外动脉为标准，旁开 7~10mm 作为前后及左右侧界勾画 CTV，以不同的方法外放形成 PTV 并进行比较,认为 CTV 向前外方 10mm、其余各方向外方 5mm 更能体现 IMRT 提高肿瘤剂量及保护危及器官的优势。

随着精确放疗技术的发展和靶区勾画标准的完善,对剂量的评估方法也提出新的要求。外照射放射治疗的指导性文件——辐射单位和测量国际委员会(international commission on radiation units and measurements,ICRU)系列报告对靶区和危及器官定义、处方剂量、计划报告和记录等内容制订了全面的推荐标准,至今已建立了 3 个水平的剂量描述和报告标准。ICRU29 号文件提出第 1 水平的报道方法,是基于点剂量的评估方法,适用于简单的放射治疗。ICRU50、62 号文件提出并完善了第 2 水平的剂量报告方法,是基于 DVH 图得到的吸收剂量和体积,并提出了 GTV、CTV、PTV 等概念,自 1970 年起已应用于 3DCRT、IMRT、电子线及其他重粒子治疗的剂量评估。2010 年 ICRU 新发布的 83 号文件对 IMRT 的处方、记录和报告提出了第 3 水平的要求,提出了肿瘤控制率(tumor-control probability,TCP)、正常组织并发症概率(normal tissue complication probability,NTCP)、生物等效均衡剂量(equivalent uniform dose,EUD)、其他危及体积(remaining volume at risk,RVR)等新概念,并推荐中位剂量($D_{50\%}$,即 50% 体积所接受的最低吸收剂量)用于评估 PTV 接受的剂量,同时需要评估 98% 体积所接受的最低吸收剂量($D_{98\%}$,即 $D_{near-min}$)和 2% 体积所接受的最低吸收剂量($D_{2\%}$,即 $D_{near-max}$);推荐最大剂量用于评估危及器官的剂量,并提出以 $D_{2\%}$ 作为评估指标。目前第 3 级水平的评估标准已经用于宫颈癌的放射治疗,其是否合理有待于临床更多资料的积累及验证。

5. 近距离放疗 将密封的放射源直接放入人体的天然管腔内(如子宫腔、阴道等)为腔内照射。放射源直接放入肿瘤组织间进行照射为组织间照射,二者统称为近距离放疗。宫颈癌的腔内放疗有其自然的有利条件,宫颈、宫体及阴道对放射线耐受量高、放射源距肿瘤最近、以小的放射体积量可取得最大的放疗效果。现今近距离腔内和 / 或组织间放射治疗多采用后装技术。

近距离放疗的放射源:1898 年居里夫妇首次提炼出天然放射性元素镭之后,1903 年 Margaret Cleavescaiyong 镭疗成功治愈 2 例宫颈癌。镭作为腔内放射治疗的放射源后相继被 ^{60}钴、^{137}铯、^{192}铱等所取代。各种放射源的特点见表 27-10。

表 27-10 宫颈癌近距离放射源的特点

放射源	^{226}镭	^{60}钴	^{137}铯	^{192}铱	^{252}锎
放射比度(Ci/cm^3)	2.1 最高 3.8	1 900 1.17	27.5 0.662	9 000 0.296~0.612	
有效 γ 能量(MeV)	平均 0.83	1.33			平均 2.35
γ 电离常数在 1cm 处 γ/mCi/h	8.25(0.5mm pt 滤过)	13	3.26	5.0	2.3
半衰期(年)	1 590	5.3	33	0.2(74 天)	2.65
特点	半衰期长,剂量恒定 衰变产生氡气 比度小 已被临床淘汰	能量高 防护困难 比度大 可用于高剂量率后装治疗	半衰期长 比度小 不能用于高剂量率后装治疗	半衰期短 比度大 广泛应用于高剂量率后装及组织间照射	对生长缓慢的肿瘤更有效

注:Ci(居里,放射性活度单位);pt(platinum,铂);MeV(million electron volts,兆电子伏)。

传统的腔内照射法历经一个多世纪的变迁，从手工镭疗到后装治疗，其发展至今主要基于欧洲学者建立的斯德哥尔摩、巴黎和曼彻斯特三大系统，其布源方式类似，后来改进多个经典的宫颈癌腔内放疗方法，也都遵循了相似特点：阴道照射的剂量不低于宫腔照射量，形成宫颈癌需要的理想的扁梨形放射曲线；在治疗上注重个体化原则，因而都取得了肯定的疗效。

斯德哥尔摩方法：1914 年建立的宫颈癌镭疗方法，根据宫腔深度可置镭 53~74mg，阴道容器有不同大小和形状型号，根据肿瘤形状及大小进行选择，阴道容器置镭 60~80mg。本法一般分两次进行，每次 24~48 小时，两次间隔 3 周，宫腔及阴道照射同时进行，总量 7 000~8 000mg·h，其中宫腔内为 2 400~3 000mg·h，阴道为 3 600~4 500mg·h，"A"点剂量相当于 75~85Gy。

巴黎方法：1919 年建立的宫颈癌镭疗方法，根据宫腔深度不同，可置宫腔管 2~4 支，每支含镭 13.3mg 或 6.6mg。阴道容器为橡胶制成的圆柱状体（colpostat），通过钢质弹簧片连接，将两个 colpostat 尽量撑向两侧穹隆，两个 calpostat 各置镭 13.3mg，阴道宽松时还可在其中间增加一个 colpostat，置镭 6.6mg。治疗时间尽量持续 5 天（120 小时），总量为 8 000mg·h，其中宫腔及阴道各 4 000mg·h，"A"点剂量相当于 80Gy 左右。

曼彻斯特方法：1938 年由巴黎方法演变而成，阴道容器为两个卵圆形容器，宫腔管置镭 25~35mg，阴道容器置镭 35~45mg，每次治疗 72 小时，分 2~3 次进行，每次间隔 1 周。宫腔及阴道同时照射，总剂量 8 640~11 520mg·h，"A"点剂量相当于 80Gy。

北京方法：此法是中国医学科学院肿瘤医院 1958 年根据斯德哥尔摩方法的原则设计的，其阴道容器是排管式可以任意组装的，并带有防护装置，故也称排管法。宫腔管分长、中、短 3 种，各装放射源为 60、40、20mg 镭当量，阴道容器每管内装放射源 10mg 镭当量，可以根据肿瘤大小及阴道宽窄任意组合 2~6 个放射源。宫腔及阴道同时照射，一般 4~5 次，多者可达 7~8 次。一般每次间隔 1 周，每次照射 20~22 小时，总剂量一般在 6 000~9 000mg·h，个别可超过 10 000mg·h，其中宫腔量在 3 000~4 500mg·h，"A"点剂量相当于 70Gy 左右。本法的特点是容器可组合，可适应各种不同局部病灶变化的治疗需要。

Fletcher 方法：宫腔容器根据宫腔深度布镭源，一般是 15-10-10mg 或 15-10-10-10mg。阴道布镭则根据阴道宽窄而定，阴道宽度为 2cm、2.5cm 及 3cm 各布镭 15mg、20mg 及 25mg，分两次进行，间隔时间为 2 周，置镭时间总计 120~140 小时，原发肿瘤区剂量在 70Gy 以上。

组织间照射：由针状容器内置放射源直接插入组织间或肿瘤间进行照射，应尽量减少创伤，操作宜在麻醉下进行。Pierpuir 1978 年发表巴黎方法的基本原则：①放射源为平行的直线源；②放射源长度相等；③放射源中点位于垂直放射源轴的同一平面；④插植面中的每条直线源活性长度相同；⑤插植时放射源间距相等，依插植体积大小的不等，其间距亦不同，可在 5~20mm；⑥立体插植时中心平面源排列成等边三角形或正方形。

后装放疗指首先把不带放射源的容器放入宫腔或阴道内，再通过管道将放射源从贮源灌送入容器，通过远距离控制及传送装置送入放射源，可减少或避免了工作人员的放射受量。这是近现代宫颈癌近距离治疗的主要方式。

近距离放疗剂量率：后装腔内治疗机根据其对"A"点放射剂量率的高低可分为三类。

低剂量率后装腔内治疗机"A"点剂量率在 0.667~3.33cGy/min 者为低剂量率后装腔内治疗机。与传统的腔内放疗极其相似。如法国的 Curietron 及荷兰的 LDR-Selectron 等。但因治疗时间长，每台后装机只能治疗 1~2 人次，经济负担重，防护要求高，且需有要求很高的放射防护病房,所以应用很受限制。

中剂量率后装腔内治疗机 "A" 点剂量率在 3.33~20cGy/min 者为中剂量率后装腔内治疗机,如法国的 Gynetron。未得到广泛的应用。

高剂量率后装腔内治疗机 "A" 点剂量率在 20cGy/min 以上者属高剂量率后装腔内治疗机。是目前宫颈癌腔内放疗最常应用的一种。高剂量率后装机代表为 HDR-Seleelron 机和北京型[192]铱后装机及多数国产后装机。高剂量率后装机的优点:治疗时间短,患者痛苦少,减小放射容器移位,减少了护理工作,降低了感染率,增加了患者的治疗量,可门诊完成,无须防护条件很高的放射病房。

腔内放疗剂量参考点:后装腔内放疗剂量是以 "A" 点为参考点计算的。需要注意的是,"A" 点作为参考点只用于宫颈癌的腔内放疗,对宫体癌及阴道癌则不适用。A 点位于宫颈口水平上方 2cm、距子宫中轴线旁开 2cm,代表子宫颈旁剂量。

膀胱参考点:Foley 管插入膀胱,注入 7ml 造影剂将其顶端充盈成球,再将充盈球拉回膀胱内口,其参照点在 X 线侧位片中定位为通过球心的垂直线与充盈球后壁的交点,在正位片中以球心为参考点。近距离治疗时,检测该点剂量为膀胱受量。治疗中其大小是制约治疗的重要因素之一。

直肠参考点:通过宫腔源末端(或阴道源中心)的垂直线与阴道后壁交界处下方 5mm。近距离治疗时,检测该点剂量为直肠受量。治疗中其大小是制约治疗的重要因素之一。

传统二维高剂量率腔内放疗的剂量及分割方式:传统二维高剂量率腔内放疗多采用单通道(即宫腔单管)/ 或三通道(宫腔单管加阴道双球),宫腔单管优点在于操作方便简单,但由于其只有一个通道,很难形成宫颈癌经典的扁梨形剂量曲线,每一个横断面均是圆形。增加两个阴道球,可以使阴道相应位置三个通道的剂量叠加一起,其横断面图形成椭圆形剂量线。但正因为是三通道,每次放置宫腔管与阴道双球之间的位置存在差异,要求每次腔内治疗时,需要 X 定位,确定施源器位置,标出各个参考点,通过计算机重新计算,方可开始治疗。相对单管治疗而言,增加了治疗时间。

与体外放疗方式不同,腔内放疗单次剂量较高,目前对于腔内放疗的剂量分割方式尚无明确标准。NCCN 总结既往经验,建议高剂量率近距离治疗推荐 30Gy/6Gy*5f,即相当于低剂量率近距离治疗时 A 点剂量 40Gy。腔内放疗一般在体外放疗后期进行,经过前期体外放疗以及阴道冲洗等对症处理,可以使宫颈局部肿瘤缩小,更易于宫腔内置入施源器操作,降低感染率。每周1~2 次,单次剂量(7.45 ± 2.0)Gy,治疗次数:4.82 ± 0.21,A 点总量:35~42Gy。体外加腔内放疗后A 点放射生物剂量 ≥ 85Gy。

三维近距离腔内放疗:由于每次治疗时肿瘤体积在变化,施源器的相对位置也不同。理论上的参考点 "A" 点剂量不能反应肿瘤实际剂量。只用一点的剂量来表示也同样不能反映出肿瘤的真正受量。传统的宫颈癌腔内放疗剂量学体系采用 ICRU38 号报推荐的参考点剂量方式进行评估,A 点作为处方剂量参考点,对于小体积肿瘤 A 点位于肿瘤之外,而肿瘤体积大者则在肿瘤内部,无法真正反映肿瘤和周围组织的准确受量。ICRU38 号文报道也提出了参考体积的概念,即 A 点等剂量面包绕的体积,用长、宽、高三个径线描述。不同的容器和不同放射源配置,其参考体积的形状、大小也不同。

鉴于传统腔内治疗剂量学发展的限制,近年来图像引导的三维近距离放射治疗(imageguided adaptive brachytherapy，IGABT）在逐渐建立完善。2000 年 GEC-ESTRO（Groupe Européen de Curiethérapie-European Society for Therapeutic Radiology and Oncology）成立了妇科工作组（Gynaecological working group，GWG），为方便各医疗机构之间就三维近距离放射治疗技术进行交流而提出相关基本概念和术语。2005 年 GWG 组织扩展并成立了欧洲三维近距离治疗协会（European Network for 3D Gynaecological Brachytheapy）。至今为止，该组织就宫颈癌的 IGABT 中的靶区、剂量评估和报告方式、施源器重建、影像学方式等多方面提出多个推荐。

靶区概念：GEC-ESTRO 早在 2005 年提出了三维近距离放射治疗 GTV、CTV 等概念，推荐应用 MRI 图像勾画靶区，以 T2WI 序列所示的肿瘤范围为 GTV，区分诊断时的 GTV_D、CTV_D 与近距离放疗时的 GTV_B、CTV_B；将 CTV 按照肿瘤负荷和复发的危险程度分三类：高危 CTV（HR-CTV）包括宫颈和近距离治疗时肿瘤侵犯的范围；中危 CTV（IR-CTV）为明显的显微镜下肿瘤区，包括外照射开始前的肿瘤范围，近距离治疗时需要描述 HR-CTV 及 IR-CTV；低危 CTV（LR-CTV）是可能的显微镜下播散区，一般用手术或外照射处理。根据肿瘤消退定义 IR-CTV，如肿瘤完全消退或消退直径>10mm，则 IR CTV 应包括 HR CTV 和最初诊断时肉眼可见肿瘤区，不增设安全边缘；若肿瘤消退直径<10mm，则 IR CTV 应包括超过宫颈的残存病灶并向可能扩散的方向外放 10mm 的安全边界；如肿瘤无明显消退，则 IR CTV 应包括最初肿瘤范围加 10mm 的安全边界。

剂量评估参数：紧接着 2006 年出台了 IGABT 实施中的剂量评估推荐标准，建议以 D_{90}、D_{100} 评估 GTV、HR CTV 和 IR CTV 的剂量，以 V_{150}、V_{200} 评估高剂量体积；以 $D_{0.1cc}$、D_{1cc}、D_{2cc} 或 D_{5cc}、D_{10cc} 评估危及器官（Organ At Risk，OAR）受量。对于传统剂量点是否可沿用，2009 年 ABS（American Brachytheraoy Society，美国近距离放疗协会）的调查显示，目前 A 点剂量常与 DVH（Dose-volume histogram，剂量体积直方图）参数一起报告，便于与传统的二维近距离放疗相比较；传统的膀胱剂量点并不能代表膀胱的最高受量，通常膀胱接受最高剂量的点位于参考点上方 2cm 左右；直肠参考点剂量尚能基本代表直肠的最高受量，可以沿用。目前尚无法实现体外和腔内治疗的精确融合和剂量叠加。研究多以 GEC-ESTRO 推荐的 L-Q 模型计算 EQD2（equivalent doses，等效剂量）剂量进行叠加，但该指标只能用于治疗结束后所有分次叠加进行计算。对于靶区作为早反应组织采用 α/β=10 评估，危及器官作为晚反应组织采用 α/β=3 评估远期不良反应。但是该模型尚不完善，尤其对于剂量分割较大（超过 7Gy/f 时）并不准确，尚需要进一步完善。

三维近距离放射治疗（IGABT）的布源和施源器重建的基本方式：对布源和施源器重建的基本方式进行了规定。近距离治疗中的剂量梯度陡峭，因此需对可能产生系统误差的布源和施源器重建进行控制。CT 对放射源路径显示最好，MRI 利于靶区勾画，而施源器的成像依赖施源器材质，因钛合金施源器可产生伪影。施源器重建过程中选择合适的 MRI 序列至关重要，推荐层厚 ≤5mm 的 3D MRI 序列。并建议施源器重建和靶区勾画在同一影像序列上进行，以减少融合的误差。通过采用合理的施源器重建方式可保证施源器重建产生的误差对实际剂量的影响降至最低。

MRI 引导的三维近距离放射治疗（IGABT）方式：MRI 因其对软组织分辨率较高，GEC-ESTRO 将其作为 IGABT 实施首选的成像方式，进一步完善了 MRI 引导的 IGABT 的实施规范，推荐通过盆腔表面线圈获得的多平面（横轴位、矢状面、冠状面和斜位）T2 加权影像作为肿瘤和重要器官可视化的金标准,放疗前及放疗过程中应行 MRI 检查作为对照。

目前制订的标准大多以 MRI 检查为基础。但是由于 MRI 的应用受到多方面的限制而难以多次进行,已有较多研究评估以 CT 引导近距离放疗的可行性。Beriwal 等发现应用 MRI 和 CT 成像勾画的 HR-CTV 体积平均分别为 $30.35cm^3$ 和 $36cm^3$（$P<0.001$）,认为 CT 成像可能会导致对 HR-CTV 体积的过度估计。而 Nesvacil 等选择使用 MRI 引导第 1 次治疗,此后行 CT 引导,他们发现对体积较小的肿瘤与应用 MRI 引导的结果非常接近,但是对于体积较大而复杂的肿瘤或乙状结肠等危及器官形状变化较大的,MRI 仍然是最佳的选择。未来,ICRU/GEC-ESTRO 更加注重将功能性成像方式用于图像引导,如行 PET-CT 检查了解 SUVmax 值改变以及行 MRI 的 DWI 序列测量表观扩散系数（ADC 值）逐渐被应用于确定靶区及了解预后。

三维近距离放射治疗（IGABT）的疗效和不良反应:随着 IGABT 实施的标准逐步建立,已有较多研究表明,IGABT 可显著提高靶区覆盖和剂量,并降低 OAR（危及器官）受量。Dimopoulos 及 Potter 等多项研究证实 HR-CTV 的平均 D_{90} 是预测局部控制率的最重要的参数,对于 $D_{90}>87Gy$ 的患者,局部复发率为 4%,而对于 $D_{90}<87Gy$ 的患者局部复发率明显增加约 20%。Tanderup 等对比 72 例患者应用点剂量与 DVH 剂量评估肿瘤和 OAR 剂量,应用 GEC-ESTRO 标准勾画 HR-CTV、IR-CTV、膀胱、直肠和乙状结肠,结果证实 94% 小体积肿瘤（$31cm^3$ 以下）的患者应用标准计划可以很好地覆盖 HR-CTV,但是 72% 的患者 OARs 超过限制剂量。剂量优化可以将 OARs 剂量超量控制在 6%,同时保证很好的靶区覆盖;在大体积肿瘤（大于 $31cm^3$）,MRI 图像引导放疗不仅可减少 OARs 超量,还使 72% 患者的 HR-CTV D_{90} 总量平均提高 7Gy。而靶区覆盖和靶区剂量与局部控制率显著相关,OAR 的热点数量和剂量与不良反应发生率相关。Beriwal 等进行 MRI/CT 引导的近距离放疗中,HR-CTV 的平均 D_{90} 达到 83.3Gy;局部控制率为 97.7%,2 年局部控制率和总生存率分别为 88% 和 86%。Schmid 等的研究中,局部复发患者的 HR-CTV 的平均 D_{90} 为 77Gy,未复发患者平均为 95Gy。然而,即使 HR-CTV $D_{90}>87Gy$,若存在低剂量区仍可能导致局部复发;该研究中,85% 的局部复发患者的 HR-CTV 内存在低剂量区（$<87Gy$）。因此,除了 DVH 参数的评估外,尚需要仔细了解每一层面的剂量空间分布,减少低剂量区的存在。

近距离放疗的不良反应的发生率与 OAR 受照剂量相关。Potter 等研究了 156 例 FIGO 分期为 ⅠB~ⅣA 的宫颈癌患者行根治性放疗,膀胱的 D_{2cc} 剂量平均（86 ± 17）Gy,直肠的 D_{2cc} 为（65 ± 9）Gy,乙状结肠的 D_{2cc} 为（64 ± 9）Gy,其 3~4 级膀胱毒性反应仅 2/156,3~4 级直肠反应为 4/156,3~4 级阴道不良反应为 2/156,无严重小肠、乙状结肠反应。中 - 重度泌尿系及消化道反应发生率明显降低。

国际临床指南推荐

FIGO 推荐的治疗指南是目前采用较多的临床治疗指南之一。2006 年 FIGO 推荐 ⅡB~ⅣA 期宫颈癌的放疗野及剂量,见表 27-11:放射野范围由触诊和 CT 扫描确定的肿瘤边界加 2cm 边缘,总治疗时间为 6~7 周。体外加腔内照射剂量（放射生物剂量）:A 点:85~90Gy,B 点:55~60Gy。

表 27-11　宫颈癌分期及临床实践指南（FIGO，2006 年，ⅡB~ⅣA）

放射技术	A 第一照射区	肿瘤 + 子宫
	B 第二照射区	盆腔淋巴结 + 髂总淋巴结
	设野	4 个放射野
外照射的范围界线	A	由触诊和 CT 扫描确定的肿瘤边界 +2cm 边缘
	B（A-P）	侧界：真骨盆边界外 2 cm 上界：位于 L_5 和 S_1 之间 下界：位于闭孔下 2cm 或低于临床肿瘤边缘 2cm
	C（BOX）	前后界：由肿瘤个体化决定
剂量	第一照射区	外照射：50Gy/5~6 周 + 低剂量率腔内照射　腔内照射：A 点　30~45Gy
	第二照射区	外照射：50Gy/5 周
总治疗时间：6~7 周；同期化疗：顺铂 $40mg/m^2$，外照射期间每周一次		

注：FIGO（International Federation of Gynecology and Obstertrics，国际妇产科联盟）。

2011 年 NCCN 指南第一次增加了宫颈癌放射治疗指南，建议：外照射采用 CT 定位，用 MRI 评估宫旁受侵情况，用 PET-CT 评估淋巴结转移，应用适形放疗技术。照射范围：宫颈病灶、宫旁、子宫骶韧带、阴道距离肿瘤 3cm、骶前淋巴结和其他可疑淋巴结。手术或影像无淋巴结受累：全部髂外、髂内和闭孔淋巴结。盆腔淋巴结可疑或证实转移，包括髂总淋巴结水平。髂总淋巴结或腹主动脉旁淋巴结受累，需行腹主动脉旁照射。放疗剂量镜下淋巴结受累需要外照射剂量：45Gy（1.8~2.0Gy/d），肿瘤区增加 10~15Gy。首选采用顺铂的同步放化疗。2012 年指南进一步明确了适形调强放疗在宫颈癌放疗中的地位："对于接受子宫切除的患者以及需要接受腹主动脉旁淋巴结放疗的患者，调强放疗和其他高度适形放疗技术有助于减少肠管及其他重要器官接受的受照剂量。对于因局部淋巴结肿大而需要接受加量放疗的患者，这些技术同样有效。"2013 年阐明了三维影像为基础的体外放疗成为宫颈癌根治性放疗之体外放疗的标准模式，推荐联合应用 MRI、PET-CT 以保证放疗靶区覆盖受侵宫旁及转移淋巴结组织。2015 年指南强调任何精确放射治疗技术的成功实施，均基于治疗各个环节准确性的控制，包括靶区准确定义、针对治疗中靶区变化和器官移动的应对、摆位及质量控制，以上是治疗成败的重要因素，也直接影响放射治疗并发症的发生。

（三）化疗

宫颈癌的治疗强调的是综合治疗，依据治疗指南、结合患者具体情况，有计划地、有序地合理应用手术、放疗、化疗等多种治疗手段的综合治疗。目前广泛用于临床的主要是 FIGO、NCCN 诊治指南。在宫颈癌的治疗中，手术、放疗占着主导地位，早期宫颈癌患者（Ⅰ~ⅡA）单纯根治性手术与单纯根治性放疗两者治疗效果相当，术后预后具有不良预后因素者，术后需辅助治疗；对于ⅡB 以上中晚期宫颈癌，公认的首选方法是同步放化疗。既往化疗主要应用于晚期复发性难治性宫颈癌的姑息治疗。近二十多年来不断发现新的化疗药物，使化疗这一手段在治疗宫颈癌的地位中逐渐转换。化疗可用于术前、放疗前的新辅助化疗、术后化疗、同步放化疗、术后同步放化疗后的巩固性化疗和复发癌的姑息性化疗，但这些化疗的疗效并不一致，有些存在很大争议。

1. 新辅助化疗（neoadjuvant chemotherapy，NACT）　宫颈癌的新辅助化疗主要针对

ⅠB2~ⅡB 期的患者,部分过往的研究还包括了Ⅲ期的患者,包括新辅助化疗后手术和新辅助化疗后放疗,其意义尚有争议。

对比 NACT 后手术与根治性放疗,Benedetti-Panici 的研究中共 441 例ⅠB2~Ⅲ期患者,随机分为 NACT 后手术组和根治性放疗组,结果显示 NACT 组 40% 无法手术,26% 术后需辅助治疗,ⅠB2~ⅡB 组较传统放疗可能获益。2004 年 Neoadjuvant Chemotherapy for Cervical Cancer Meta-analysis Collaboration(NACCCMA)的 META 分析提示 5 年生存获益 14%,但当时研究是基于单纯放疗。期待 EORTC55994 研究结果发布。

对比 NACT 后手术对比直接手术的研究中,2013 年发表的一项 META 分析结果显示 NACT 有缩瘤、减少淋巴结转移、降低远处转移的效果,从而降低辅助放疗比率,但对ⅠB1~ⅡA 期患者,NACT 后手术并未提高总生存。另一项 META 分析显示肿瘤对于 NACT 的反应是 PFS 和 OS 的预后影响因子,最佳病理缓解(optimal pathologic response,定义为手术病理表明残存病灶的间质浸润深度小于 3mm)为 NACT 后手术者局部无复发的最强预测因子。然而,对于 NACT 后淋巴结阴性、宫旁阴性是否还需进一步治疗仍不确定,目前常延用同术后辅助治疗指征。NCCN 指南仅对部分落后无法实施放疗的地区可考虑选择 NACT 后手术,但数据显示对于早期和局部晚期患者均无生存获益。总体来说新辅助化疗后手术的争议较大,仅推荐参与临床试验。

对比 NACT 后放疗与直接放疗尚无明确结论,一项荟萃分析包括了 18 项研究,诱导化疗后放疗并未显示出优势,诱导化疗的意义还需要进一步研究。但进一步分析发现化疗周期小于 14 天可降低死亡风险 17%(HR=0.83,95% CI 0.69-1.00),5 年 OS 获益 7%;每周顺铂剂量小于 25mg/m^2 增加死亡风险 35%,5 年 OS 降低 8%,增加顺铂剂量强度显示出获益趋势(HR 0.91,95% CI 0.78-1.05),作者考虑死亡风险与化疗间隔、剂量强度相关的原因可能为快速增殖、相对增殖分数高的肿瘤,长化疗间期、低剂量化疗导致放疗抵抗的肿瘤细胞再群体化。

2. 术后辅助同步放化疗 对于存在高危因素(淋巴结阳性、宫旁阳性、切缘阳性)的患者,推荐行术后辅助同步放化疗,方案为顺铂周疗或顺铂 + 氟尿嘧啶;对于存在中危因素的患者,建议术后辅助放疗,对于这部分患者,同步化疗意义尚不明确,回顾性研究显示可能获益。

GOG109 研究显示对于术后病理存在高危因素者(淋巴结阳性、宫旁阳性、切缘阳性)分为术后同步放化疗组与单纯放疗组,同步放化疗组 PFS(HR=2.01,P=0.003)和 OS(HR=1.96,P=0.007)均有提高,两组 4 年 PFS 率分别为 80% 和 63%,4 年 OS 率分别为 81% 和 71%。GOG 92 研究显示,无高危因素者中还需参考中危因素考虑是否行辅助放疗,SEDLIS 标准根据淋巴血管间隙受侵、间质浸润深度和肿瘤大小进行细分,但中危因素不仅限于 SEDLIS 标准,其他中危因素可能还包括肿瘤组织病理学类型为腺癌、近切缘等,日本一项回顾性研究纳入了 2 158 例患者,提出了其他参考分类方法。回顾性研究发现具有中危因素者同步化疗获益,5 年无复发生存率为 93.8%,盆腔复发率(P=0.012)和远处转移率(P=0.027)降低,急性 3~4 级血液学毒性增加(P<0.001),但急性 3~4 级胃肠道反应和远期毒性各组间未见明显差异。目前关于中危因素者是否行同步化疗的获益正在进行一项Ⅲ期临床试验 GOG263,期待其结果发布。

目前证据显示术后辅助化疗不能代替辅助放疗,术后存在危险因素者应尽快开始放疗或放化疗。对于没有条件行放射治疗的情况,辅助化疗的获益尚不明确。有研究认为高危腺癌组有获益:宫颈癌术后(广泛全子宫 + 盆腔淋巴结切除)具有危险因素者辅助化疗,方案为博来霉素、长春新碱、丝裂霉素、顺铂；中危组（间质浸润>50%, n=30）患者化疗 3 周期，高危（切缘阳性、宫旁阳性、淋巴结转移, n=35）患者化疗 5 周期；结果显示中危组 5 年 OS 率为 93.3%（鳞癌组为 100%，腺癌组为 71.4%），高危组为 85.7%（鳞癌组 89.3%，腺癌组 71.4%）；局部复发率中危组为 3.3%，高危组为 8.6%。

3. 根治性同步放化疗 1999 年美国先后报道了由 GOG、RTOG、SWOG 进行的 5 个以顺铂为基础的同步放化疗大样本前瞻性随机对照临床研究结果，结果都证明铂类为基础的同步放化疗能明显改善宫颈癌患者生存率，使死亡危险下降 30%~50%，因而奠定了同步放化疗在宫颈癌综合治疗中的地位，被 NCI 推荐为接受放射治疗的宫颈癌患者的治疗标准，基于此 NCCN 指南及 ESMO 指南推荐的单药顺铂每周方案或以顺铂为基础的联合方案作为同步化疗方案。其他研究的增敏化疗药物有卡铂、紫杉醇、拓扑替康、长春瑞滨等，联合方案如卡铂联合紫杉醇等。近期的荟萃分析显示，同步化疗可提高 5 年生存率 6%，每周方案较三周方案不良反应低。

此外，增加同步化疗周期或增加联合化疗药物可能对预后产生影响。RTOG90-01 试验表明同步化疗可以将远处转移率降低至 18%；Sirak 等 2006 年的研究表明顺铂增敏的同步放化疗次数 ≥3 次有助于局部控制率和生存率的提高，但加强同步化疗必将增加放疗的不良反应。

4. 根治性手术或根治性放化疗后的巩固化疗 随着手术和精确放疗技术进步，肿瘤局部控制率明显提高，有研究显示体外调强放疗联合三维后装近距离治疗的局部控制率可达到 70%~96%；而复发患者中远处转移率超过 40%。应重视局部晚期宫颈癌患者的远处转移的控制。那么，具有影响预后的高危因素者是否增加全身化疗及化疗周期数？一项Ⅲ期临床研究显示，同步放化疗后继续顺铂 + 吉西他滨巩固化疗 2 周期可提高 PFS 和 OS。本研究共 515 例ⅡB~ⅣA 期患者，随机分为巩固化疗组和未巩固化疗组，巩固化疗组 3 年 PFS 率提高（74.4% vs 65.0%; P =0.029），3 年 OS 率提高（HR, 0.68 ; 95% CI 0.49-0.95），但 3~4 级不良反应明显增加（86.5% vs 46.3%; $P<$ 0.001），出现 2 例死亡，但研究的数据处理尚存在争议，且其方案毒性偏高。一项Ⅱ期临床试验对宫颈癌同步放化疗后应用 TC 巩固化疗的疗效和不良反应进行了评估，共 37 例，其中 19 例ⅠB1~ⅡA 术后行同步放化疗及巩固化疗；18 例ⅡB~ⅣA 行根治性同步放化疗后巩固化疗，采用紫杉醇联合顺铂 3 周方案；结果显示，与既往研究相比，巩固化疗反而降低了 PFS 和 OS，不良反应无差异；故研究者认为早期、高危宫颈癌患者经过手术 + 辅助同步放化疗或根治性同步放化疗达到完全缓解后继续巩固化疗不可行。另一项纳入 333 例患者的回顾性研究显示，新辅助化疗后术后完全缓解的ⅠB2~ⅡB 患者不需要进一步治疗，反应欠佳（宫颈内残存肿瘤）的患者，辅助化疗可能获益，而宫颈外残存肿瘤的患者，巩固治疗未见明显获益，预后不良。目前的荟萃分析显示根治性同步放化疗后进行巩固化疗的获益证据不足。NCCN 指南专家组仅推荐根治性同步放化疗后继续系统性巩固化疗用于临床试验，目前有两项临床试验正在进行，OUTBACK（NCT01414608）和 RTOG0724（NCT00980954），期待其结果发布。

5. 复发、持续宫颈癌的姑息化疗 尽管治疗技术和手段不断进步，仍有超过 1/3 宫颈癌患者出现复发远转，姑息化疗总体有效率仅 20%~40%。单药方案的研究显示顺铂最优，为此后的临床研究提供了基础。在 1981 年发表的Ⅱ期临床研究 GOG 26 中，顺铂 50mg/m^2，3 周一次方案对进展期和复发鳞癌的总有效率达 38%,毒性反应可耐受。结果显示,对于初次接受化疗者有效率达 50%(11/22),曾接受过化疗者有效率为 17%(2/12)。1985 年发表的 GOG43 研究单药顺铂的用药剂量,结果显示,高剂量方案(100mg/m^2,3 周一次或 20mg/m^2 d1~5,3 周一次)不能提高无病生存和总生存,且增加骨髓抑制和肾脏毒性,仍以顺铂 50mg/m^2,3 周一次方案最优。这一结果为与顺铂相比,其他铂类单药方案,如卡铂、异丙铂和奥沙利铂均未显示出优势。

关于联合化疗方案,GOG 在 Ⅱ 期临床研究的基础上,对一些可行方案进行了 Ⅲ 期研究。

异环磷酰胺联合顺铂:1997 年发表的 GOG110 研究发现异环磷酰胺联合顺铂的有效率较顺铂单药明显提高(31% vs 18%,$P=0.004$),并明显提高无病生存期(4.6 个月 vs 3.2 个月,$P=0.003$),但不良反应发生率增加,且未能延长总生存(8.3 个月 vs 8.0 个月,$P=$ NS)。

顺铂、异环磷酰胺联合博来霉素:2002 年发表的 GOG149 研究对顺铂 + 异环磷酰胺是否联合博来霉素是否获益。结果显示,增加博来霉素不能提高有效率,不提高无病生存和总生存率,且增加了肺毒性。

紫杉醇联合顺铂:GOG169 结果显示,紫杉醇联合顺铂用于 ⅣB 期、复发和未控的宫颈癌患者,共入组 264 例,有效率为 19% vs 36%($P=0.002$)中位无病生存期为 4.8 个月 vs 2.8 个月($P<0.001$),且生活质量较高。但两组间总生存无差异(9.7 个月 vs 8.8 个月),紫杉醇联合顺铂的有效率明显高于顺铂单药,联合组严重不良反应发生率稍高,但差异无统计学意义。

拓扑替康联合顺铂:GOG179 结果显示顺铂联合拓扑替康较顺铂单药可提高总生存期(9.4 个月 vs 6.5 个月,$P=0.017$)延长无病生存期(4.6 个月 vs 2.9 个月,$P=0.014$)提高有效率(27% vs 13%,$P=0.004$)。顺铂联合拓扑替康虽然增加了 3~4 级血液学毒性,但并不影响患者自评估生活质量。GOG179 得出的中位生存期相比既往的研究并未提高,是第一项提高总生存的研究。GOG204 研究对四种含铂方案进行了研究(紫杉醇、长春瑞滨、吉西他滨、拓扑替康),共 513 例,其中 70% 既往接受放化疗。结果显示,紫杉醇联合顺铂的有效率、无病生存和总生存率有更优的趋势,但差异无统计学意义。

关于无铂方案的研究:多数复发患者已有铂类化疗既往史,GOG240 研究了紫杉醇 + 拓扑替康 vs 紫杉醇 + 顺铂方案,结果显示无铂方案复发风险更高($HR=1.39$,95% CI 1.09~1.77,$P=0.008$),但总生存无统计学差异($HR=1.20$;99% CI 0.82~1.76;$P=0.88$),可将紫杉醇 + 拓扑替康作为铂类抗拒患者的方案选择。研究显示,与单纯化疗相比,化疗联合贝伐珠单抗靶向治疗可提高远期生存 3.7 个月(17.0 个月 vs 13.3 个月,死亡 $HR=0.71$,98% CI 0.54~0.95,$P=0.004$),提高化疗有效率(48% vs 36%,$P=0.008$)。

FDA 批准贝伐单抗作为紫杉醇和顺铂或拓扑替康联合紫杉醇用于治疗持续性、复发性或转移性宫颈癌。基于 GOG240 和 JGOG0505 研究的结果,卡铂 + 紫杉醇 + 贝伐单抗作为复发和转移性宫颈癌的另一治疗推荐方案。卡铂 + 紫杉醇作为接受过顺铂治疗的患者首选,而既往未使用过顺铂的患者推荐顺铂联合紫杉醇(1 类推荐)。对于不能使用紫杉醇的患者,可采用顺铂 + 拓扑替康替代。无铂方案拓扑替康联合紫杉醇可作为无法耐受铂类化疗的患者的选择。

其他已被证实有效或能延长 PFS 可用于二线治疗(2B 类推荐)的药物包括:贝伐单抗、多西他赛、5-FU、吉西他滨、异环磷酰胺、伊立替康、丝裂霉素、白蛋白结合型紫杉醇、拓扑替康、培美曲塞和长春瑞滨。2018 年基于 KEYNOTE 158 研究(NCT02628067)的结果,美国 FDA 批准 pembrolizumab 治疗化疗期间或化疗后疾病进展的 PD-L1 阳性的复发或转移性宫颈癌。2021

年 KEYNOTE 826 研究结果发现在未接受全身化疗且不适合手术和 / 或放疗等治愈性疗法的持续、复发或转移性宫颈癌患者中，帕博利珠单抗(pembrolizumab)联合化疗 ± 贝伐珠单抗延长了无进展生存(PFS)期和总生存(OS)期。基于此结果美国 FDA 批准了此联合疗法用于 PD-L1 CPS ≥ 1 的复发转移性宫颈癌的一线治疗。

宫颈癌的主要治疗手段包括手术或放疗，顺铂为基础的同步化疗和姑息化疗作为辅助治疗手段具有重要的意义，巩固化疗和新辅助化疗的意义还需要进一步研究验证，贝伐珠单抗靶向治疗联合化疗可能进一步获益，更多的新型药物如免疫治疗及联合治疗，也为复发转移性宫颈癌患者提供更多治疗选择，尚需进一步探索。

七、预后

影响宫颈癌预后的因素包括临床分期、淋巴结状态、组织类型、治疗是否规范、是否合并贫血或感染等。不同临床分期差异较大，总体来说文献报道 5 年总生存率 Ⅰ 期 80%~95%，Ⅱ 期 50%~75%，Ⅲ 期 30%~55%，Ⅳ 期在 5%~20%。早期宫颈癌手术和放疗疗效相当。中国医学科学院肿瘤医院统计表明，宫颈癌放射治疗失败的患者中，70% 是盆腔内复发，30% 为远处转移，盆腔内复发者中 60% 以上是宫旁复发，近 40% 局部复发。远处转移以首先发现的部位计算，肺为第一位，其次是锁骨上淋巴，以下顺序是腹主动脉旁淋巴结、脊柱、肝等。2000 年后报道的多个以顺铂为基础的同步放化疗大样本前瞻性随机对照临床研究结果证明铂类为基础的同步放化疗能明显改善生存率，使死亡危险下降 30%~50%。一项 2017 年的 meta 分析结果显示，对于 ⅡB- ⅣB 期宫颈癌，与单纯放疗相比，同步放化疗提高 CR 率(+10.2%，P=0.027)、局部控制率(LRC，+8.4%，$P < 0.001$)及总生存率(OS，+7.5%，$P < 0.001$)。由于放射物理学、肿瘤放射生物学在临床的应用以及临床经验的积累和治疗技术的改进，宫颈癌的放射治疗效果虽有提高，但远非理想，尤其是晚期宫颈癌疗效更差，尚需继续努力。

第 3 节 子宫内膜癌

一、流行病学

子宫内膜癌又称子宫体癌，是女性生殖道三大常见恶性肿瘤之一。发生于育龄期和绝经期，多发生于绝经后妇女，发病高峰年龄为 50~59 岁。随着人口平均寿命的增加以及生活习惯的改变，子宫内膜癌的发病率近 20 年呈持续上升趋势。在西方国家，子宫内膜癌已经占据女性生殖系统恶性肿瘤发病率首位，在我国，作为继宫颈癌之后第二个常见的妇科恶性肿瘤，约占妇科恶性肿瘤的 20%~30%。2010 年我国子宫内膜癌新发病例数为 47 751 例，发病率居女性全身恶性肿瘤的第 8 位。北京市卫生局公布的资料显示，2008—2010 年子宫内膜癌发病率已居北京市妇女恶性生殖道肿瘤第一位。

二、危险因素

子宫内膜癌的发生与无孕激素拮抗的雌激素持续刺激直接相关。主要危险因素有:

(一)生殖内分泌失调性疾病 无排卵性月经异常、无排卵性不孕、多囊卵巢综合征等。由于无周期性排卵,子宫内膜缺乏孕激素拮抗,长期的单一雌激素作用致使子宫内膜发生增生,甚至癌变。

(二)肥胖、高血压、糖尿病(又称子宫内膜癌三联征) 肾上腺分泌的皮质类固醇激素可在皮下脂肪中转化为雌激素。体重超过正常的15%,患病风险增加3倍;糖尿病患者或糖耐量不正常者患病风险比正常人增加2.8倍;高血压者增高1.8倍。

(三)初潮早与绝经晚 晚绝经的妇女在后几年大多为无排卵月经,因此延长了无孕激素拮抗的雌激素刺激时间。52岁后绝经比49岁前绝经者罹患内膜癌的风险增加2.4倍。

(四)卵巢肿瘤 有些卵巢肿瘤,如卵巢颗粒细胞瘤、卵泡膜细胞瘤等,常产生较高水平的雌激素,引起月经不调、绝经后出血、子宫内膜增生甚至内膜癌。因此应对考虑存在上述疾病患者常规行子宫内膜活检。

(五)外源性雌激素 因疾病导致卵巢功能丧失的年轻女性以及需改善更年期不适、提高生活质量的围绝经期妇女是进行激素替代治疗(hormone replacement therapy,HRT)的主要人群。单一外源性雌激素治疗如达5年以上,发生子宫内膜癌的风险增加10~30倍。采用雌孕激素联合替代治疗则不增加罹患内膜癌的风险。

(六)遗传因素 约20%内膜癌患者有家族史。遗传性非息肉样结肠直肠癌(hereditary nonpolyposis colorectal cancer,HNPCC,又称Lynch综合征)患者发生结肠外癌的风险增高,主要包括子宫内膜癌、卵巢癌和胃癌等。其分子遗传学基础为DNA错配修复基因突变。

(七)其他 三苯氧胺是一种选择性雌激素受体修饰剂,既可表现出类雌激素作用,也可表现为抗雌激素作用,与不同的靶器官有关。三苯氧胺是乳腺癌内分泌治疗药物,有研究表明,长期服用可导致内膜增生,发生子宫内膜癌危险性增加。持续应用3~4年者,相对危险度增加6.4倍。

三、病理学

(一)大体 不同组织学类型内膜癌肉眼观察无明显区别。大体可分为弥散型和局灶型。弥散型子宫内膜大部或全部被癌组织侵犯,并凸向宫腔,早期常伴有出血、坏死,肌层浸润发生较晚。局灶型多见于宫腔底部或宫角部,癌灶小,呈息肉或菜花状,易浸润深肌层。

(二)病理类型 腺癌是子宫内膜癌的主要病理类型,其中以子宫内膜样腺癌最为常见(60%~65%),又称Ⅰ型子宫内膜癌。子宫浆液性乳头状腺癌、透明细胞癌、子宫内膜癌肉瘤列入子宫内膜癌特殊类型,均属Ⅱ型子宫内膜癌,较为少见、恶性程度高,早期易出现淋巴、血行转移及盆腹腔播散,预后不佳(表27-12)。

子宫内膜癌病理诊断还应进行组织学分级,以助于判断预后并选择合理的治疗方案。目前多采用WHO2003三级分法,其定义如下:

G1(高分化):以腺样结构为主,实性区≤5%。

G2(中分化):实性区占6%~50%。

G3(低分化):实性区>50%。

表 27-12 子宫内膜癌的病理类型

Ⅰ型：子宫内膜样腺癌（endometrioid adenocarcinoma）
1. 腺癌
绒毛腺型（villoglandular type）
分泌型（secretory type）
纤毛细胞型（ciliated type）
2. 伴鳞状分化亚型
腺棘癌（adenoacanthous carcinoma）
腺鳞癌（adenosquamous carcinoma）
黏液性腺癌（mucinousadenocarcinoma）
Ⅱ型：浆液性（乳头状）腺癌（serous adenocarcinoma）
透明细胞癌（clear-cell carcinoma）
癌肉瘤（carcinosarcoma）
其他：混合细胞腺癌（mixed adenocarcinoma）
鳞状细胞癌（squamous cell carcinoma）
移行细胞癌（transition-cell carcinoma）
小细胞癌及未分化癌（small cell,undifferentiated carcinoma）

2013 年以来,癌症基因组（The Cancer Genome Atlas,TCGA）提出了子宫内膜癌的分子分类计划,通过多平台分析,整合基因组学、转录组学、蛋白组学、基因拷贝数量和甲基化数据,将子宫内膜癌划分了不同类的分子亚型。经过多项临床研究和分子分型演变,2017 年 TCGA 结合基因组表征,将子宫内膜癌划分为 4 个不同分子亚组:*POLE* 超突变型、dMMR/MSI-H 型（错配修复系统缺陷 / 微卫星不稳定型）、低拷贝型（MSS 型：微卫星稳定型）和高拷贝型（浆液样）。2020 WHO 病理及目前多个国际国内子宫内膜癌指南均采纳该分子亚组,认为其能进一步判断子宫内膜癌生物学行为及预后,为相关的临床治疗方式选择、精准的靶向治疗、免疫治疗提供分子病理参考。

四、临床表现

早期患者可无明显症状,仅在普查或其他原因进行妇科相关检查时偶然发现。

（一）发病年龄 70%~75% 为绝经后妇女,平均年龄约 55 岁。

（二）阴道出血

1. 绝经后阴道出血:为子宫内膜癌患者的主要症状,90% 以上的绝经后患者以阴道出血症状就诊。

2. 月经紊乱:约 20% 的子宫内膜癌患者为围绝经期妇女,40 岁以下的年轻妇女仅占 5%~10%。患者可表现为月经周期紊乱,月经淋漓不尽甚至阴道大量出血。

3. 子宫内膜癌患者大多不出现接触性阴道出血。晚期出血中可杂有烂肉样组织。

（三）阴道异常排液 早期可为少量浆液性或血性分泌物。晚期因肿瘤体积增大发生局部感染、坏死,排出恶臭的脓血样液体。

（四）疼痛 多为下腹隐痛不适,可由宫腔积脓或积液引起,晚期则因病变扩散至子宫旁组织韧带或压迫神经及器官,还可出现下肢或腰骶部疼痛。

（五）其他　晚期患者可触及下腹部增大的子宫,可出现贫血、消瘦、发热、恶病质等全身衰竭表现。

（六）一般查体　注意是否因长期失血导致贫血而出现贫血貌。触诊锁骨上、颈部及腹股沟淋巴结是否肿大。因多数患者合并糖尿病、高血压或心血管疾病,应关注相关系统体征。

（七）专科查体　应行妇科三合诊检查。早期患者盆腔检查大多正常,有些患者子宫质地可稍软。晚期病变侵及宫颈、宫旁组织韧带、附件或淋巴结显著增大者,三合诊检查可触及宫颈或颈管质硬或增大、主韧带或骶韧带增厚及弹性下降、附件肿物以及盆壁处肿大固定的淋巴结。

五、诊断与鉴别诊断

（一）诊断方法

1. 子宫内膜检查　子宫内膜的组织病理学检查是诊断的最后依据。获取子宫内膜的方法主要为诊断性刮宫和宫腔镜下活检。诊断性刮宫应分别从宫颈管和宫腔获得组织(即分段诊刮术),以明确病变是否累及宫颈管,从而指导治疗方案的选择。对于体积较小或位于宫角内的病变,诊断性刮宫可能出现漏诊。宫腔镜可在直视下对子宫内膜病变进行检查并进行活检或切除,降低了漏诊率,但膨宫液可能导致部分肿瘤细胞循输卵管进入腹腔,其是否导致腹腔种植病灶的发生尚有争议。

2. 子宫内膜检查的指征　绝经后阴道出血或血性分泌物,排除宫颈病变及老年性阴道炎者;绝经前不规则阴道流血排除妇科内分泌疾病者;无排卵性不孕症多年的患者;持续阴道排液者;影像学检查发现子宫内膜异常增厚或宫腔赘生物者。

3. 影像学检查　经阴道超声检查可以了解子宫大小、宫腔内有无赘生物、内膜厚度、肌层有无浸润、附件肿物大小及性质等,为无创辅助检查方法。绝经后妇女内膜厚度<5mm 时,其阴性预测值可达 96%。MRI 检查对宫颈受累及肌层浸润深度的预测准确度优于 CT,是近年来较首选的检查方法。对疑有宫外病变的高危患者还可选用 PET-CT 检查。

4. 肿瘤标志物检查　子宫内膜癌无特异敏感的标志物。部分患者可出现 CA125 或 CA199 等异常,与组织学类型、肌层浸润深度及子宫外受侵等因素具有相关性,对疾病诊断及术后病情监测有一定的参考价值。

（二）鉴别诊断

1. 功能失调性子宫出血　以经期延长、经量增多或阴道不规则出血为特点,与子宫内膜癌症状相似,故对于此类患者,尤其是围绝经期患者及合并不孕、月经稀发或多囊卵巢综合征的年轻患者,即使妇科检查无阳性发现,亦应获取子宫内膜进行病理学检查排除内膜癌变。

2. 老年性阴道炎　常见于绝经后女性,表现为血性白带。查体阴道黏膜萎缩变薄,充血,可见出血点,激素治疗后可好转。对此类患者,需先行超声及宫颈细胞学检查排除内膜增厚、内膜赘生物及宫颈病变。

3. 子宫内膜息肉或黏膜下子宫肌瘤　表现为月经过多或经期延长,或出血同时伴有阴道排液或血性分泌物,与内膜癌相似。超声或 MRI 检查可见宫腔内赘生物,宫腔镜检查及赘生物切除后可明确病理诊断。

4. 宫颈癌、子宫肉瘤及输卵管癌　也可表现为不规则阴道流血及排液。颈管型宫颈癌经三合诊可触及宫颈管增粗、质硬呈桶状,分段诊刮病理学检查及免疫组化有助于诊断。如术前无法鉴别可行 HPV-DNA 检测,如 HPV 阳性则倾向为宫颈癌。子宫肉瘤有子宫短期内增大,变软,超声及 MRI 可见肿物大多位于子宫肌层,有助于初步判断。输卵管癌以阵发性阴道排液、阴道出血、腹痛为主要症状,查体可触及附件区包块,影像学检查宫腔内回声多无异常。

六、分期

采用 FIGO 2009 年发布的手术病理分期标准。对于无法手术仅行放化疗或行术前放疗的病例,仍采用 FIGO1971 年发布的临床分期标准。

(一)临床分期(表 27-13)

表 27-13 子宫内膜癌临床分期(FIGO 1971)

期别	肿瘤范围
I 期	癌局限于宫体
I A	子宫腔深度 ≤ 8cm
I B	子宫腔深度 >8cm
II 期	肿瘤累及子宫颈
III 期	肿瘤侵及宫体以外,但未超出真骨盆。盆腔内(阴道、宫旁组织可能受累,但未累及膀胱、直肠)
IV 期	癌扩散至真骨盆外,或明显侵犯膀胱、直肠黏膜。泡样水肿不属 IV 期

注:FIGO(Federation of International Gynecology Oncology,国际妇产科联盟)。

(二)手术病理分期(表 27-14)

表 27-14 子宫内膜癌手术病理分期(FIGO 2009)

期别	肿瘤范围
I 期	肿瘤局限于子宫体
I A	肿瘤限于子宫内膜或浸润深度 <1/2 肌层
I B	肿瘤浸润深度 ≥ 1/2 肌层
II 期	肿瘤侵犯宫颈间质,但无宫体外蔓延
III 期	局部和 / 或区域扩散
III A	肿瘤累及子宫体浆膜层和 / 或附件
III B	阴道和 / 或宫旁受累
III C	肿瘤转移至盆腔和 / 或腹主动脉旁淋巴结
III C1	肿瘤转移至盆腔淋巴结
III C2	肿瘤转移至腹主动脉旁淋巴结,有 / 无盆腔淋巴结转移
IV 期	肿瘤侵及膀胱和 / 或直肠黏膜;和 / 或远处转移
IV A	肿瘤侵及膀胱或直肠黏膜
IV B	远处转移,包括腹腔转移和 / 或腹股沟淋巴结转移

注:FIGO(Federation of International Gynecology Oncology,国际妇产科联盟)。

七、治疗

（一）治疗原则　子宫内膜癌的治疗以手术治疗为主,辅以放疗、化疗和激素等综合治疗。手术是子宫内膜癌的主要治疗手段,除不能耐受手术或晚期无法手术的患者外,均应进行全面的手术 - 病理分期。早期患者以手术为主,具有高危病理因素者术后需辅助放疗,必要时加以化疗。临床Ⅲ期及以上以及复发内膜癌的治疗应以综合治疗为主。应结合患者的年龄、全身状况和有无内科合并症等,综合评估以制订治疗方案。严格遵循各种治疗方法的指征,避免“过度治疗”或“治疗不足”。强调有计划的、合理的综合治疗,并重视个体化治疗。

1. 子宫内膜样腺癌的初始治疗原则

（1）肿瘤局限于子宫体肿瘤：如患者无法接受手术,可行肿瘤靶向放疗或内分泌治疗;能手术者,行腹腔细胞学检查、全子宫 + 双附件切除 + 系统性盆腔、腹主动脉旁淋巴结切除术（非随机活检）。部分患者可能不适合做淋巴结切除术。

（2）怀疑或有肉眼可见宫颈受侵：行宫颈活检或 MRI,若结果阴性,手术方式与肿瘤局限于子宫时相同。若检查结果阳性或宫颈已有肉眼可见的浸润病灶,能手术直接行广泛子宫 + 双附件 + 盆腔、腹主动脉旁淋巴结切除术,术中行腹腔细胞学检查;或先行放疗（A 点 75~80Gy）后再行全子宫 + 双附件 + 腹主动脉旁淋巴结切除术;不能手术者则行肿瘤靶向放疗。

（3）怀疑肿瘤扩散到子宫外：选择性行 CA125、MRI/CT 检查,若检查结果确定肿瘤局限于子宫者,手术方式与肿瘤局限于子宫时相同;若病变已超出了子宫转移部位包括腹水阳性、大网膜、淋巴结、卵巢、腹膜转移时,行子宫 + 双附件 + 腹腔细胞学检查 + 肿物切除 ± 盆腔及腹主动脉旁淋巴结切除术,以达到切除所有可见病灶的最终手术目标;病变超出子宫转移至阴道、膀胱、肠 / 直肠 / 宫旁,推荐放疗 ± 手术 + 阴道近距离放疗 ± 化疗;病变超出腹腔或转移到肝脏,考虑姑息性子宫 + 双附件切除 ± 放疗 ± 激素治疗 ± 化疗。

2. 不同期别子宫内膜癌全面分期术后辅助治疗的推荐

全面手术分期为子宫内膜癌术后辅助治疗选择提供了重要信息。全面分期后的 Ⅰ 期子宫内膜癌患者按不良危险因素（如年龄、LVSI 阳性、肿瘤分级、深肌层受侵、子宫下段或宫颈腺体受累）进行分层。当肿瘤分级和子宫肌层和 / 或宫颈侵犯加重时,应选择更积极的辅助治疗。腔内放疗应在阴道残端愈合后立即开始,不迟于术后 12 周。GOG 99 和 PORTEC 试验系列确定了高中风险（HIR）女性复发的危险因素,包括年龄、深部肌层侵犯、肿瘤分级和 LVSI。在 GOG 99 中,<50 岁必须集齐 3 个危险因素才能被认为是 HIR;50~70 岁有 2 个危险因素就被认为是 HIR;≥70 岁存在一个危险因素则被定义为 HIR。而在 PORTEC-1 中,3 个危险因素（如年龄>60 岁,深部肌层侵犯,G_3 级）中存在 2 个则是 HIR。Ⅱ期患者如果为筋膜外子宫切除术,术后应进行体外放疗 + 腔内放疗;但如已行根治性子宫切除术且手术切缘阴性,无子宫外病灶的Ⅱ期患者,可选择观察或阴道近距离治疗。

（1）子宫内膜样腺癌全面分期术后治疗原则

Ⅰ A（G_{1-2}）,首选随诊观察;如 LVSI 阳性和 / 或年龄 ≥ 60 岁,可考虑腔内治疗。

Ⅰ A（G_3）,首选腔内放疗;如无肌层浸润,也可随诊观察;如 ≥ 70 岁或 LVSI 阳性,可考虑体外放疗（2B 类证据）。

Ⅰ B（G_1）,首选腔内放疗;如<60 岁或无 LVSI,可考虑随诊观察。

Ⅰ B（G₂），首选腔内放疗；如 LVSI 阳性和 / 或年龄 ≥ 60 岁，考虑体外放疗；部分患者如无其他危险因素亦可随诊观察。

Ⅰ B（G₃），放疗（体外放疗和 / 或腔内放疗）± 系统治疗（系统治疗为 2B 类证据）。

Ⅱ（G₁₋₃）：体外放疗（首选）和 / 或腔内放疗 ± 系统治疗（系统治疗 2B 类证据）。

Ⅲ：化疗 ± 体外放疗 ± 腔内放疗。

ⅣA~ ⅣB 期（减瘤术后无或仅有微小残留者）：化疗 ± 体外放疗 ± 腔内放疗。

（2）非子宫内膜样腺癌全面分期术后治疗原则

Ⅰ A 期，系统治疗 + 腔内治疗 / 体外放疗 ± 腔内放疗，对于局限于黏膜内或无残存病变者，可腔内治疗或观察。

Ⅰ B 期及以上，系统治疗 ± 体外放疗 ± 腔内放疗的综合治疗。

3. 不同期别子宫内膜癌未做全面分期手术时治疗原则

不全手术分期多指未切除双侧卵巢或未行淋巴结清扫。处理方法如下。①Ⅰ A 期，G₁₋₂ 级且无淋巴脉管间隙浸润（LVSI），年龄 <60 岁；或Ⅰ A 期，G₃ 级且年龄 <60 岁，无 LVSI，无肌层浸润，术后可观察。②Ⅰ A 期 G₃ 级或Ⅰ B 期 G₁₋₂ 级，年龄 ≥ 60 岁且无 LVSI 者，可选择先行影像学检查，若影像学检查结果阴性，行阴道近距离放疗。③Ⅰ A 期 G₁₋₃ 级且有 LVSI、Ⅰ B 期 G₁₋₂ 级且有 LVSI、Ⅰ B 期 G₃ 级 ±LVSI、Ⅱ期患者，可选择先行影像学检查，若影像学检查结果阴性，按照相应Ⅰ或Ⅱ期全面分期术后辅助方案治疗；若影像学检查结果为可疑或阳性，则对合适的患者进行再次手术分期或对转移病灶进行病理学确诊，根据之后结果决定辅助治疗。也可直接选择再次手术分期，之后辅助治疗方案选择与上述完全手术分期后相同。

4. 复发性子宫内膜癌的治疗原则

仅局部复发，且复发部位无放疗史：手术切除 ± 术中放疗，根据病理，肿瘤局限于阴道，行肿瘤定向的放疗 ± 腔内放疗 ± 化疗；肿瘤复发超出阴道，但为淋巴区复发，行肿瘤定向的放疗（如腹主动脉旁放疗，盆腔放疗等，根据复发部位）± 腔内放疗 ± 化疗；肿瘤复发超出阴道，但为上腹部或腹膜区复发；如无残存或仅微小残存，化疗 ± 肿瘤定向的放疗；如上腹部明显残存肿瘤，处理方式与播散性复发相同，或直接体外放疗 + 腔内放疗。

仅局部复发，但复发部位有放疗史：既往仅行腔内放疗者，按复发部位无放疗史处理；曾行体外放疗者，根据情况，如有手术可能，行手术治疗，并按复发部位无放疗史处理，手术及术后处理原创相同；或激素治疗（无法手术）或化疗（无法手术）。

非局限但均孤立性复发可手术切除 ± 放疗，否则处理与播散性复发相同。

播散性复发：G1 或无临床症状者，可激素治疗，无效则可化疗，化疗无效可最佳支持治疗或进入临床试验；G2-3 或有临床症状或肿瘤大者，化疗 ± 安慰治疗，化疗无效可最佳支持治疗或进入临床试验。

（二）化疗

系统性化疗在子宫内膜癌中，主要应用于晚期（FIGO 分期Ⅲ~ Ⅳ期）或复发转移患者以及特殊病理类型患者。但早期具有深肌层侵犯、G₃ 级、局限于子宫体（FIGO 2009 分期Ⅰ B 期，G₃ 级）的患者预后相对较差，术后化疗的辅助治疗作用也相继引起关注。

子宫内膜癌的化疗始于 20 世纪 60 年代，既往因考虑晚期或复发的子宫内膜癌患者的生存期及化疗耐受情况，常用单一化疗药物，但有效率仅为 21%~36%。随着化疗方案的不断改进目前已被联合用药取代。NCCN 指南推荐如患者耐受,对于子宫内膜癌可采用几种抗肿瘤药物的联合方案。疗程根据患者病情、全身状况和术后是否放疗等确定,一般可应用 3~6 个疗程。

20 世纪 90 年代初美国 GOG 122 试验评估了 Ⅲ 期和腹腔内 Ⅳ 期术后有微小残留疾病患者的辅助治疗。患者被随机分配到全盆腔放疗与 7 个周期的阿霉素(60mg/m²)和顺铂(50mg/m²)联合治疗,再加一个周期的顺铂(AP)。结论为 AP 化疗组与单纯全腹放疗组相比,提高了 PFS 与 OS,但毒性较大,仅 75% 的患者完成了全部化疗。自 GOG 122 研究之后的国际国内指南中,系统化疗成为 Ⅲ 期或 Ⅳ 期患者辅助治疗的首位选择。此后有多项随机分组研究探讨双药与多药在子宫内膜癌中的治疗作用。GOG 177 试验比较紫杉醇联合阿霉素 + 顺铂(TAP)与单用阿霉素 + 顺铂(AP)的疗效。结果显示 TAP 方案明显优于 AP 方案,HRR(57% vs 34%)、中位 PFS(8.3 个月 vs 5.3 个月)、中位 OS(15 个月 vs 12 个月)均有显著提高,但毒性也明显增加。TAP 方案患者因血液学毒性明显,均需于化疗后第 4 天常规应用 G-CSF,甚至出现了治疗相关性死亡。2009 年 Homesley 等报道的 GOG 184 临床试验中,将 FIGO Ⅲ 期患者术后,残存小病灶(<2cm),行全盆腔或 / 和扩大范围或 / 和阴道断端近距离放疗,随后随机给予 6 个疗程的 AP 方案化疗或 TAP 方案化疗。结果显示 TAP 方案与 AP 方案相比,PFS 无改善,却增加了毒性,与 AP 方案比较主要表现为 3~4 级白细胞降低,贫血增加,以及周围神经炎明显增加。GOG 184 试验设计为术后放疗后再行化疗,是否由此产生与 GOG 177 试验 PFS 的差异需进一步分析。但由于毒性明显增加,尽管 TAP 方案临床疗效好,却较少应用。GOG 209 试验旨在评价 TC 方案(卡铂 + 紫杉醇)和 TAP 方案(紫杉醇 + 阿霉素 + 顺铂)的疗效,最终肿瘤结局相似,TC 非劣效于 TAP,且毒性更低,患者耐受性更好。因此 TC 方案已成为 Ⅲ~Ⅳ 期子宫内膜癌的标准辅助化疗方案。

晚期子宫内膜癌的辅助治疗是放化疗还是单纯化疗、联合放疗及化疗时的相互顺序,目前仍无统一结论。GOG 258 研究对比了 Ⅲ 期或 ⅣA 期子宫内膜癌患者术后采用化疗联合放疗与单纯化疗的无复发生存期的差异。其中 707 例接受了随机分配的治疗(346 例接受了放化疗,361 例接受了单独化疗)。放化疗方案:第 1 天和第 29 天给予顺铂静滴(50mg/m²),同时行定向外照射放疗,然后给予 TC 方案化疗(卡铂 AUC 5~6,紫杉醇 175mg/m²),间隔 3 周,共 6 程,并给予 G-CSF 支持。放化疗组无论有无腹主动脉旁侵犯,均接受盆腔放疗。单纯 TC 化疗方案:卡铂 AUC=6,紫杉醇 175mg/m²,间隔 3 周,共 6 程。只对放化疗组的患者进行调强放疗和阴道近距离照射。60 个月时,在放化疗组和单独化疗组中,无复发生存率的 Kaplan-Meier 估计值分别为 59%(95% CI 53%~65%)和 58%(95% CI 53%~64%)(HR=0.90,90% CI 0.74~1.10)。放化疗组与单独化疗组相比,5 年阴道复发率明显降低(2% vs 7%;HR=0.36,95% CI 0.16~0.82);盆腔和主动脉旁淋巴结复发率明显降低(11% vs 20%;HR=0.43,95% CI 0.28~0.66);远处复发率相对较高,但无统计学差异(27% vs 21%;HR=1.36,95% CI 1.00~1.86)。本试验中,单独化疗组超过 85% 的患者接受了计划的 6 个周期治疗,安全性良好。GOG 258 的结论:Ⅲ 期或 ⅣA 期子宫内膜癌术后辅助治疗放化疗组与单独化疗组相比无生存获益;但放化疗组明显减少局部或盆腔及腹主动脉旁淋巴结复发风险;完成化疗对预防远处复发转移尤为重要。

早期具有高危因素的子宫内膜癌患者(ⅠB~Ⅱ期,深肌层受侵,LVSI,G_3 级等)预后相对差,术后辅助单独放疗后仍有较大的远处转移风险。Aoki 等于 2004 年报道对 170 例高危组 ⅠB~Ⅱ 期子宫内膜癌患者术后辅助 CAP 方案化疗,5 年无瘤生存率(88.5% vs 50.0%)和 OS 率(95.2% vs 62.5%)均明显高于术后观察组。2008 年 Susumu N 等报道日本妇科肿瘤组 JGOG-

2033 的临床研究中,将 475 例初始术后 FIGO 分期为 I C~ III C、肌层侵犯 ≥ 50%、年龄<75 岁的子宫内膜癌患者,随机分成盆腔放疗组和化疗组(CAP 方案 ≥ 3 个疗程)。结果两组 PFS 和 OS 显示无明显差异。CAP 组较放疗组的副反应无明显增加。而在本组试验高中危子宫内膜癌患者亚组中,CAP 组较放疗组的 PFS 显著提高(83.8% vs 66.2%,$HR=0.44$,$P=0.024$),OS 率也显著提高(89.7% vs 73.6%,$HR=0.24$,$P=0.006$)。

近年来多项研究再次评估了系统化疗在这样高危的早期患者中的作用。几个研究认为辅助序贯化疗改善 PFS,但 OS 均无改善。NCCN 指南目前对于这种患者系统治疗仍然是 2B 类推荐。一项 3 期随机研究 GOG-249 纳入 601 例 I 期或 II 期中高危或高危的子宫内膜癌患者,比较阴道近距离治疗后辅助紫杉醇 / 卡铂 3 周期(近距离 + 化疗)与单独盆腔 EBRT,两者的总体生存率、复发模式和安全性的区别。中位随访 53 个月,两组患者 3 年无复发生存率均为 82%,近距离治疗 + 化疗组的 3 年 OS 率为 88%,盆腔 EBRT 组为 91%。阴道复发和远处转移在两组中无显著差异,但近距离 + 化疗组中盆腔和腹主动脉旁淋巴结复发风险是单纯 EBRT 组的 2 倍(9.2%;25 例复发,骨盆 20 例)vs(4.4%;12 例复发,骨盆 6 例)($HR=0.47$,95% CI 0.24~0.94)。近距离 + 化疗组急性毒性更为常见和严重,但迟发性毒性二者无显著差异。GOG 249 中序贯放化疗 OS 是否改善,尚需长期随诊的最终结果。

PORTEC-3 研究对比了辅助化疗联合放疗与单纯盆腔放疗对高危子宫内膜癌患者的疗效。纳入 FIGO 2009 分期子宫内膜样腺癌 I 期、G_3 级伴深肌层和 / 或淋巴管腔浸润;II 或 III 期;或伴有浆液或透明细胞组织学的 I ~ III 期患者。术后通过掷硬币方式随机(1:1)分配至单独放疗组或放化疗组(放疗第 1 周和第 4 周静脉给予 2 个疗程的剂量为 $50mg/m^2$ 的顺铂,放疗后接着进行 4 个周期的 TC 化疗,即卡铂 AUC=5 和紫杉醇 $175mg/m^2$)。主要探讨单独放疗组和放化疗组总生存(OS)率和无失败生存(FFS)率,次要终点为首次复发部位。共入组 660 例患者,中位随访 72.6 个月。结果显示相较于单独放疗,放疗后序贯化疗的 5 年总生存率和 5 年无失败生存率均有显著改善。放化疗组和单独放疗组的 5 年 OS 率分别为 81.4% 和 76.1%(校正后 $HR=0.70$;95% CI 0.51~0.97;$P=0.034$),5 年 FFS 率分别为 76.5% 和 69.1%($HR=0.70$;95% CI 0.52~0.94;$P=0.016$)。亚组分析显示,在 III 期子宫内膜癌患者中,放化疗组和单独放疗组的 5 年 OS 率分别为 78.5% 和 68.5%,5 年 FFS 率分别为 70.9% 和 58.4%,均有显著改善。在浆液性子宫内膜癌患者中,也显示了同样显著的改善效果。放化疗组和单独放疗组的 5 年 OS 率分别为 71.4% 和 52.8%,5 年 FFS 率分别为 59.7% 和 47.9%。试验中大多数复发患者的首次复发部位是远处转移,放化疗组发生远处转移的患者少于单纯放疗组(78/330 vs 98/330)。1 年后再次报道放化疗相较于单独放疗可显著提高患者 OS 率(81.4% vs 76.1%)和 FFS 率(76.5% vs 69.1%)。亚组分析中,III 期、浆液性子宫内膜癌患者获益更好,死亡风险下降更显著(HR 分别为 0.63 和 0.48)。同时还增加了复发事件的分析,其数据同样支持放化疗的优势,5 年时远处复发率明显低于单独放疗(21.4% vs 29.4%)。且治疗毒性和生活质量报道,虽然放化疗组的 12 个月和 24 个月的神经相关症状更常见,但随着时间推移,已有超过 2/3 的患者得以缓解(13/201,6%)。由此研究显示,放疗序贯化疗作为局部晚期高危子宫内膜癌患者的辅助治疗方案,在肿瘤控制方面较单独放疗有明显优势,尤其是对于 III 期和 / 或浆液性子宫内膜癌患者。该研究仍在进行随访以评估更长期的生存情况。

PORTEC-3 和 GOG 258 研究中的放化疗计划是基于放射治疗肿瘤组 RTOG 9708.6 的第 2

阶段方案。当设计 GOG 258 时,研究者对联合治疗组的方案产生了激烈的争论。最终选择了 RTOG 9708 的放疗序贯化疗联合治疗方法,因为此项研究数据是前瞻性获得的。但部分专家更倾向于选择"三明治"疗法(先行化疗,序贯区域放疗,再序贯化疗)。这是由于多项回顾性研究已经证明了"三明治"疗法的安全性和有效性。如 Secord 等于 2009 年的一项多中心回顾性研究中报道,将晚期子宫内膜癌术后辅助序贯化疗—放疗—化疗模式(CRC 模式)与其他治疗模式(放疗后化疗、化疗后放疗)进行比较,结果显示 CRC 模式的 PFS(69% vs 47%,52%)与 3 年 OS 率均有显著提高。Geller 等也对 23 例晚期子宫内膜癌患者术后应用 CRC 模式(又称为三明治模式)治疗,结果显示 1 年、3 年和 5 年生存率分别为 100%、80%、74%。因此很多专家经常将此方案作为局部晚期(Ⅲ期或ⅣA 期)子宫内膜癌的辅助治疗方法。但放疗组仍建议体外放疗应尽量于子宫内膜癌术后 4~6 周开始进行。

复发或转移子宫内膜癌的治疗以综合治疗为主,根据复发位置、既往是否接受过放疗决定包括手术、放疗、化疗、内分泌、靶向和免疫等治疗。对于低级别、无症状和激素受体阳性的播散性转移的患者,可选择激素治疗,再进展则进行全身治疗。有症状的、更高级别的或肿瘤负荷大的转移性子宫内膜癌,可以用系统治疗和 / 或姑息放疗、免疫靶向治疗等。

既往因考虑晚期或复发的子宫内膜癌患者的生存期及化疗耐受情况,常用单一化疗药物,包括顺铂、卡铂、阿霉素、脂质体阿霉素、紫杉醇、白蛋白结合型紫杉醇(如出现紫杉醇过敏)、贝伐珠单抗等,但有效率仅为 21%~36%。而作为二线治疗时,有效率仅为 4%~27%。其中紫杉醇在晚期或复发未治疗患者中反应率较高,为 36%,特别是对铂类抗拒的子宫内膜癌有效。多西紫杉醇为 17%~35%(2B 类证据)。其他试验中曾应用的单药包括异环磷酰胺、依托泊苷、环磷酰胺、拓扑替康等,反应率则更低。

若患者能耐受,复发或转移性子宫内膜癌患者推荐联合化疗方案,疗程根据患者病情、全身状况和术后是否放疗等确定。推荐应用的化疗方案为卡铂 / 紫杉醇(癌肉瘤 1 类证据),卡铂 / 紫杉醇 / 曲妥珠单抗(Ⅲ / Ⅳ 期或复发的 HER2 阳性子宫浆液性癌)。其他可应用的方案包括,多西紫杉醇联合卡铂(对于紫杉醇禁忌证患者可考虑),顺铂 / 阿霉素、顺铂 / 阿霉素 / 紫杉醇、卡铂 / 紫杉醇 / 贝伐珠单抗(仅针对晚期复发患者)、异环磷酰胺 / 紫杉醇(用于癌肉瘤)、顺铂 / 异环磷酰胺(用于癌肉瘤)、依维莫司联合来曲唑治疗等。使用细胞毒性药物仍然不能控制病情的患者可考虑加用贝伐珠单抗靶向治疗。

一项 NRG 肿瘤学试验组进行的Ⅲ期随机对照临床研究近期重新定义了妇科癌肉瘤的标准方案。该研究旨在比较紫杉醇和卡铂与紫杉醇和异环磷酰胺在子宫或卵巢癌肉瘤患者中的疗效及毒性情况。主要分析是针对子宫癌肉瘤患者,分别为 40 例 Ⅰ期、6 例 Ⅱ期、31 例Ⅲ期、15 例 Ⅳ期和 8% 复发。随机分配 228 例紫杉醇和卡铂组与 221 例紫杉醇和异环磷酰胺组。中位 OS 分别为 37 个月和 29 个月(HR=0.87;90% CI 0.70~1.075)。中位 PFS 分别为 16 个月和 12 个月(HR=0.73)。最终显示紫杉醇和卡铂组疗效不劣于紫杉醇和异环磷酰胺组,且存在 PFS 和 OS 的优势趋势。毒性研究显示,TC 组有更多患者出现血液学毒性,但紫杉醇和异环磷酰胺组更多患者出现意识模糊和泌尿生殖道出血。在 90 名符合条件的卵巢癌肉瘤患者中,TC 组的 OS(30 个月 vs 25 个月)和 PFS(15 个月 vs 10 个月)比紫杉醇和异环磷酰胺组均延长,但因例数较少精确度有限,这些差异无统计学意义。根据此项试验,紫杉醇和卡铂已成为子宫内膜癌肉瘤的标准化疗方案(1 类证据)。

Fader 等在一项 Ⅱ 期随机临床试验中,比较了 61 例 Ⅲ 期或 Ⅳ 期 HER2 阳性子宫浆液性癌患者使用卡铂联合紫杉醇方案 6 周期,加用或不加用曲妥珠单抗的疗效。加用组曲妥珠单抗一直用至疾病进展或出现不可耐受毒性。结果表明,接受初始治疗的 Ⅲ 期或 Ⅳ 期患者,曲妥珠单抗治疗组与对照组相比 mPFS 显著延长(17.7 个月 vs 9.3 个月)。在 17 例复发患者中中位 PFS 从对照组的 7.0 个月延长至试验组的 9.2 个月。总 OS 获益在 Ⅲ 期或 Ⅳ 期患者中最为显著,对照组为 24.4 个月,试验组则超出随访时间。复发病例中,联合曲妥珠单抗延长了无病间期,但未明显提高 OS。因此,对于晚期 / 复发的 HER2 阳性子宫内膜浆液性癌,推荐使用 TC 方案联合曲妥珠单抗。这项研究也是首次证明在子宫浆液样癌中标准铂类化疗加入靶向治疗可以改善 PFS 的研究之一,成为子宫浆液样癌患者的重要治疗选择。

常用的子宫内膜癌药物治疗方案如表 27-15 所示。

表 27-15 NCCN 指南子宫内膜癌常用方案

治疗类型	推荐方案	可应用方案
Ⅰ ~ Ⅱ 期术后高危患者辅助化疗	卡铂 + 紫杉醇	—
晚期(Ⅲ ~ Ⅳ)患者或复发、转移患者化疗	卡铂 + 紫杉醇(癌肉瘤 1 类证据) 卡铂 / 紫杉醇 / 曲妥珠单抗(Ⅲ/Ⅳ 期或复发的 HER2 阳性子宫浆液样癌)	多药方案: 卡铂 + 多西他赛 顺铂 + 阿霉素 顺铂 + 多柔比星 + 紫杉醇 卡铂 + 紫杉醇 + 贝伐珠单抗 异环磷酰胺 + 紫杉醇(用于癌肉瘤) 顺铂 + 异环磷酰胺(用于癌肉瘤) 依维莫司 + 来曲唑(用于子宫内膜样癌) 此外还有多项单药

以下列出子宫内膜癌常用的化疗方案,但需根据患者情况进行调整。

1. TC 方案

TAXOL 175mg/m^2,静滴,第 1 天

CBP(AUC=5),静滴,第 1 天

间隔 3 周

需要注意的是,在多数试验组中,CBP 的 AUC 均为 5~6,而相对中国人群可能骨髓抑制较重,可适当减低为 AUC 4~5。

2. TC 联合曲妥珠单抗方案

曲妥珠单抗:初始负荷剂量为 8mg/kg,随后 6mg/kg,第 1 天(第 1 次曲妥珠单抗用完后的第 2 天再应用化疗,之后无异常可同一天使用,但先用曲妥珠单抗后化疗)

TAXOL 175mg/m^2,静滴,第 1 天

CBP(AUC=5),静滴,第 1 天

间隔 3 周

3. AP 方案

ADM 60mg/m^2,静滴,第 1 天

DDP 50mg/m^2(水化利尿),静滴,第 1 天

间隔 3 周

4. TAP 方案

TAXOL 160mg/m²,静滴,第 1 天

ADM 45mg/m²,静滴,第 1 天

DDP 50mg/m²(水化利尿),静滴,第 2 天

间隔 3 周,合并应用 G-CSF

5. 多西紫杉醇 +CBP 方案

多西紫杉醇 75mg/m²,静滴,第 1 天

CBP(AUC=5),静滴,第 1 天

间隔 3 周

适用于患者对紫杉醇无法耐受或有禁忌者。相对中国人群,CBP 可适当减低为 AUC 4~5。

(三)靶向治疗

随着个体化肿瘤治疗和靶向研究热度不断升温,继贝伐珠单抗后,几种新型靶向药物已被开发和应用于子宫内膜癌的治疗,特别是在 I 型子宫内膜癌治疗中。

研究发现 80%~95% 的子宫内膜癌患者中存在 PI3K—PTEN—AKT—mTOR 通路异常,阻断 PI3K/AKT/mTOR 通路可降低 I 型子宫内膜癌对激素治疗的抵抗。mTOR 抑制剂的单药应用已证实对子宫内膜癌治疗有效。

血管内皮生长因子(VEGF)的过表达导致血管增生及肿瘤供氧和营养的增多。贝伐珠单抗是一种针对 VEGF 的单克隆抗体。在一项持续性或复发性子宫内膜癌的 II 期临床试验中,贝伐珠单抗显示有 13.5% 的缓解率和 10.5 个月的 OS。替西罗莫司(temsirolimus)已被用于复发或转移性子宫内膜癌的一线或二线治疗,二线治疗的部分缓解率为 4%。基于这些研究,贝伐珠单抗或西罗莫司纳入应用晚期或复发转移性子宫内膜癌的单药,可用于既往接受细胞毒性化疗的患者。

贝伐珠单抗可与化疗联合应用。一项 II 期试验后的回顾性分析评估了晚期或复发性子宫内膜癌患者中,在紫杉醇和卡铂的基础上添加贝伐珠单抗(15mg/kg)以及作为维持治疗的疗效。27 例患者总体中位 PFS 为 20 个月,中位 OS 为 56 个月。总体缓解率为 82.8%,其中在 8 例曾既往接受卡铂 / 紫杉醇二线治疗的患者中,缓解率为 87.5%。虽然例数少,但显示了贝伐珠单抗联合紫杉醇和卡铂作为晚期和复发性子宫内膜癌一线及二线治疗方案的高缓解率、无进展生存期和总生存期。

GOG 3007 研究评估了依维莫司 + 来曲唑与他莫昔芬 + 醋酸甲羟孕酮治疗晚期或复发性子宫内膜癌的有效性和耐受性。74 例(37 例 vs 37 例)入组,随机 1:1 应用依维莫司(10mg/d)和来曲唑(2.5mg/d)或他莫昔芬(20mg,b.i.d.)和醋酸甲羟孕酮(200mg/d,交替偶数周使用),均为口服。中位随访时间为 37 个月。8 例患者对依维莫司 / 来曲唑有反应(22%;95% CI 11%~37%),9 例患者对醋酸甲羟孕酮 / 他莫昔芬有反应(25%;95% CI 14%~41%)。依维莫司 + 来曲唑组的无进展生存期为 6.3 个月,醋酸甲羟孕酮 + 他莫昔芬组为 3.8 个月。既往接受过化疗的患者无进展生存期分别为 3.3 个月和 3.2 个月;醋酸甲羟孕酮 + 他莫昔芬组的总生存期为 16.6 个月,依维莫司 + 来曲唑组尚无法计算。常见的 3 级不良事件为贫血和黏膜炎。值得注意的是醋酸甲羟孕酮 + 他莫昔芬组(4/11%)观察到 3/4 级血栓栓塞事件,而依维莫司 / 来曲唑组未观察到。

人表皮生长因子受体 2(HER2)抑制剂曲妥珠单抗已完成晚期、复发或转移性子宫内膜癌的 II 期临床试验。按之前所述曲妥珠单抗已明确应用于 HER2 阳性的子宫浆液性癌晚期 / 复发患者。

(四)激素治疗

激素治疗包括甲地孕酮及他莫昔芬(两者可交替使用)、孕激素类、芳香化酶抑制剂、他莫昔芬等。激素治疗仅用于子宫内膜样腺癌,主要为孕激素,用于早期子宫内膜癌需保留生育功能的年轻患者及晚期、复发性或无法手术的患者。以高效药物、大剂量、长疗程为佳,4~6 周可显效。对肿瘤分化良好、孕激素受体阳性者疗效较好,对远处复发者疗效优于盆腔复发者。治疗时间尚无统一标准,但至少应用 1 年以上。总有效率为 25%~30%。最常用的孕激素主要有 3 种:①醋酸羟孕酮(MPA),500~1 000mg/d,口服;②醋酸甲地孕酮(MA),160mg/d,口服;③己酸羟孕酮(HPC),250~500mg/d,口服。不推荐早期患者术后常规应用激素治疗。

激素治疗在复发或转移癌中的作用已被证实仅存在于子宫内膜样腺癌的患者。激素治疗也用于选定的 ESS 患者(见子宫肉瘤部分)。既往研究中没有认定最佳的内分泌药物种类、固定剂量或使用时间。转移性疾病治疗疗效的主要预测因素是肿瘤分化良好、ER/PR 受体的表达情况、较长的无疾病间隔以及盆腔外(特别是肺)转移的位置和范围。对于无症状或低级别的播散性转移,孕激素治疗显示出良好的反应,特别是在 ER/PR 阳性的患者中。他莫昔芬在标准孕酮治疗无效的患者中有 20% 的有效率。他莫昔芬也可以与孕激素联合,但是有研究显示此组合少数患者发生 4 级血栓栓塞事件。在一些患者中,芳香化酶抑制剂(如阿那曲唑、来曲唑)可替代孕激素或他莫昔芬。激素治疗与细胞毒性药物没有相应疗效的比较。如果在激素治疗后观察到疾病进展,可以考虑细胞毒性化疗。对激素治疗和化疗反应较差的扩散转移性复发患者推荐临床试验或最佳支持治疗。

(五)分子分型指导下的治疗

随着子宫内膜癌分子分型及新的生物和分子疗法的不断进展,包括各种免疫检查点抑制剂在内的新型药物治疗晚期、复发或转移性子宫内膜癌的多项临床试验正在开展或已应用,为化疗失败后患者带来希望。

研究表明错配修补蛋白缺失(dMMR)/ 高度微卫星不稳定(MSI-H)肿瘤对 PD-1 阻断敏感,在免疫治疗中获益。免疫检查点抑制剂除 PD-1 抗体外,还有 PD-L1 抗体(如阿替利珠单抗)、CTLA-4 抗体(如伊匹木单抗)、双靶双抗等,包括国内外研发的多项抗体的临床试验正在进行,或已经取得喜人成果。子宫内膜癌中 MSI-H/dMMR 发生率为 25%~31%,在免疫治疗中具有一定优势,目前应用较多的是 PD-1 抗体。

KEYNOTE-158 评估了帕博利珠单抗应用于多种 dMMR/MSI-H 的晚期实体瘤疗效及安全性。之前有多项结果报道。O'Malley DM 团队在 *JCO* 发表了此项研究中 dMMR/MSI-H 子宫内膜癌队列的长期随访结果。患者中有 48% 既往接受过 ≥ 2 线治疗,而且大部分(68%)患者之前接受过放疗。中位随访时间为 42.6 个月。治疗方案为帕博利珠单抗 200mg,每 3 周一次,共使用 35 个周期。至本次分析数据截止时,90 例患者中有 79 例接受了 ≥ 1 剂帕博利珠单抗治疗且随访时间 ≥ 26 周,纳入疗效分析人群。52 例(58%)患者停止了研究治疗,18 例(20%)完成了全部 35 个周期的帕博利珠单抗治疗,20 例(22%)仍在继续接受研究治疗。帕博利珠单抗治疗的中位治疗持续时间为 8.3 个月。ORR=48%,其中完全缓解(CR)11 例(14%),部分缓解(PR)

27例(34%)。ORR在既往接受过1线和≥2线治疗的患者中分别为53%和44%。≥3年DoR率为68%,中位PFS为13.1个月,3/4年OS率为60%。在所有接受治疗的患者中,76%患者出现≥1种治疗相关不良事件(3~4级,12%)。没有致命的治疗相关事件。28%的患者发生了免疫相关的不良事件或输液反应(3~4级,7%);没有致命的事件。既往子宫内膜癌的二线化疗ORR最多达27%,而此项研究帕博利珠单抗总体ORR达48%,≤2线治疗的ORR更高。由此,美国FDA 2022年批准帕博利珠单抗作为单药,用于治疗既往治疗后进展且无标准治疗可用的晚期、复发转移性MSI-H/dMMR子宫内膜癌,并推荐复发性子宫内膜癌患者进行MSI-H或dMMR相关检查。

此外,目前可应用的PD-1还包括纳武利尤单抗、多塔利单抗,均可单药应用于既往治疗后进展且无标准治疗可用的晚期、复发转移性MSI-H/dMMR子宫内膜癌,多基于泛癌种研究中涵盖的小宗子宫内膜癌数据。

错配修补蛋白功能正常(proficiency of MMR,pMMR)患者表现为微卫星稳定(microsatellite stability,MSS)或低度微卫星不稳定(MSI-L),这种晚期或复发转移性子宫内膜癌使用当前临床上常规使用的化疗方案,中位总生存期仅有12.0个月,而单独应用免疫治疗疗效低。如果接受帕博利珠单抗+仑伐替尼的治疗,中位总生存期可以延长到16.7个月。仑伐替尼是多靶点酪氨酸激酶的多激酶抑制剂。作为复发性子宫内膜癌的二线治疗效果有限,客观缓解率仅有约14.3%。KEYNOTE-146研究已提示,仑伐替尼联合帕博利珠单抗对于既往接受过治疗的晚期pMMR子宫内膜癌患者有良好效果。24周ORR达38.0%,其中MSI-H/dMMR亚组ORR高达63.6%,非MSI-H/dMMR亚组ORR达36.2%。截至数据分析,经治患者的总ORR达38.9%,疾病控制率(DCR)为84.3%,中位缓解持续时间(DoR)为21.2个月,中位PFS为7.4个月,中位OS为16.7个月。该研究结果表明,联合方案用于治疗复发子宫内膜癌,不仅在MSI-H/dMMR患者中疗效显著,而且在非MSI-H/dMMR患者中的疗效也优于帕博利珠单抗单药治疗。由此美国FDA及欧洲药品管理局(EMA)分别于2021年7月及10月批准仑伐替尼联合帕博利珠单抗用于既往接受系统治疗后出现进展的子宫内膜癌患者,但获批人群不同,美国FDA获批的是非MSI-H/dMMR人群,而EMA获批的是全人群,即不论MMR状态如何都可以使用此联合疗法。

近期一项多中心、大样本、3期临床试验Study 309-KEYNOTE-775进一步证实了在前期研究中所发现的结果。该试验在经过至少一种铂类化疗后肿瘤发生进展的晚期子宫内膜癌患者中,比较了仑伐替尼联合帕博利珠单抗与化疗的有效性和安全性。纳入晚期或复发性子宫内膜癌患者;病理类型不限,但肉瘤和癌肉瘤被排除在外;患者在肿瘤进展前应至少接受过一种铂类化疗方案,但必须从未接受过抗VEGF或者抗PD-1治疗。以1:1的比例将患者随机分为两组:一组接受仑伐替尼(20mg,口服,q.d.)联合帕博利珠单抗(200mg,静脉注射,每3周一次);另一组接受医生选择的化疗方案(阿霉素60mg/m^2,静脉注射,每3周一次;或紫杉醇80mg/m^2,每周静脉注射,3周用药期和1周休药期交替)。主要终点为PFS和OS。次要终点包括ORR、安全性与不良反应等。试验总共纳入827例患者,其中697例pMMR,130例dMMR。仑伐替尼联合帕博利珠单抗组纳入了411例患者,化疗组纳入了416例。结果显示,仑伐替尼联合帕博利珠单抗组的mPFS超过化疗组。在pMMR患者中,仑伐替尼联合帕博利珠单抗组的中位PFS为6.6个月,而化疗组为3.8个月($HR=0.60$,95% CI 0.50~0.72;$P<0.001$)。对于总体患者,仑伐替尼

联合帕博利珠单抗组的中位 PFS 为 7.2 个月,化疗组为 3.8 个月($HR=0.56$;95% CI 0.47~0.66;$P<0.001$)。仑伐替尼联合帕博利珠单抗组的 OS 也优于化疗组(pMMR 患者:中位 17.4 个月 vs 12.0 个月;$HR=0.68$,95% CI 0.56~0.84;$P<0.001$;总体患者:中位 18.3 个月 vs 11.4 个月;$HR=0.62$;95% CI 0.51~0.75;$P<0.001$)。仑伐替尼联合帕博利珠单抗组有 88.9% 的患者在治疗期间发生 3 级或以上的不良事件,而化疗组 72.7%。对于晚期子宫内膜癌,不论是 pMMR 患者还是总体患者,仑伐替尼 + 帕博利珠单抗组的无进展生存期和总生存期均显著超过非铂化疗组。

此外,泛瘤种异病同治理念目前已为大家熟知。2022 年 4 月 1 日,JCO 公布了恩曲替尼治疗 $NTRK$ 融合阳性的多种实体瘤患者的疗效和安全性的最新分析结果。恩曲替尼在既往未接受任何转移性疾病全身治疗的患者中具有较高的缓解率:ORR 为 81.1%,而在既往接受过 ≥1 线全身治疗的患者中,ORR 为 52.4%。在 $NTRK1$ 基因融合的患者中,ORR 为 54.2%;在 $NTRK3$ 基因融合的患者中,ORR 为 70.1%。$NTRK$ 基因融合的发生与肿瘤的发病位置无关,与年龄无关,可见于多种实体瘤类型中,包括胰腺癌、甲状腺癌、唾液腺癌、乳腺癌、结直肠癌、肺癌等。因此如晚期、复发转移性子宫内膜癌检测 $NTRK$ 基因,可应用拉罗替尼或恩曲替尼作为二线或后线治疗。

（六）特殊类型子宫内膜癌（浆液性癌、透明细胞癌、癌肉瘤等）的综合治疗

对于这些组织学上具有高度侵袭性的肿瘤,通常推荐采用多方式治疗。无论临床诊断期别早晚,均应进行同卵巢癌细胞减灭术的全面手术分期,包括盆腹腔冲洗液细胞学检查、全子宫双附件切除术、盆腔淋巴结及腹主动脉旁淋巴结清扫术、大网膜切除术及腹膜多点活检术。晚期则行肿瘤细胞减灭术。术后辅助治疗是高度个体化的。对于没有子宫肌层侵犯的 ⅠA 期患者,选择包括:①化疗伴(或不伴)阴道近距离治疗(首选方法);②观察,如子宫切除标本无任何浆液性或透明细胞癌残留;或③ EBRT 伴(或不伴)阴道近距离治疗。对于其余 ⅠA~ Ⅳ期的更严重的患者,全身化疗伴(或不伴)肿瘤定向的放射治疗是首选。

特殊类型子宫内膜癌方案首选为紫杉醇 + 卡铂。对于有 HER2 阳性的浆液性癌还可加用曲妥珠单抗。对于晚期患者,可采用术前新辅助化疗,再行肿瘤细胞减灭术,之后再行综合治疗。现已不再推荐全腹放疗伴(或不伴)阴道近距离治疗作为晚期患者的主要治疗选择,而是以化疗为主,因此肿瘤定向放射治疗指的是针对已知或疑似肿瘤受侵部位的放射治疗,可以包括 EBRT 伴(或不伴)阴道近距离治疗。

对于治疗癌肉瘤,异环磷酰胺历来被认为是最有效的单一药物,缓解率达 29%~36%。Homesley HD 发表于 2007 年的一项 GOG 组Ⅲ期临床研究中,将 214 名Ⅲ~ Ⅳ期癌肉瘤患者术后随机分成应用 TAXOL+IFO 组(88 人)和 IFO 组(179 人),应用 3~8 疗程。结果显示 TAXOL+IFO 组 RR 为 45%,明显优于 IFO 组(29%)。中位 PFS(5.8 个月 vs 3.6 个月)与 OS(13.5 个月 vs 8.4 个月)也均显著提高。因此异环磷酰胺 / 紫杉醇可用于子宫内膜癌肉瘤。联合治疗方案还可以采用异环磷酰胺 + 顺铂的化疗方案。

【预后】

临床 Ⅰ 期和 Ⅱ 期子宫内膜癌患者的复发率约为 15%,其中 50%~70% 的患者有症状;对大多数复发患者来说,初次治疗后通常在 3 年内疾病复发。子宫内膜癌的预后影响因素和分期明显相关。早期患者影响预后的危险因素包括深肌层受侵、淋巴间隙受累、肿瘤分化差(G_3 级)、特殊肿瘤类型、宫颈受侵等。术后最重要的预后因素是有无淋巴结转移,即手术病理分期的提高。肿

瘤分级和肌层浸润深度可反应淋巴结转移的概率,淋巴间隙受累则淋巴结转移的概率增加。有鳞状细胞成分的恶性肿瘤,肿瘤的侵袭性主要和其中腺体的分化程度相关。而Ⅱ型子宫内膜癌较Ⅰ型子宫内膜癌预后差。

【随访】

完成治疗后的患者前 2~3 年每 3~6 个月随访 1 次,以后每 6~12 个月随访 1 次。随访内容:关于可能的复发症状、生活方式、肥胖、运动、戒烟、营养咨询、性健康、阴道扩张器及阴道润滑剂使用的健康宣教;若初治时 CA 125 升高则随访时复查;有临床指征时需行影像学检查。对于Ⅰ期患者而言,无症状阴道复发只有 2.6%,因此术后无症状患者不推荐常规阴道细胞学检查。推荐有乳腺癌、内膜癌、结肠癌等明确家族史的患者,应进行遗传学评估,以及时发现第二原发癌及家族中其他肿瘤患者。

第 4 节 子 宫 肉 瘤

一、概论

子宫肉瘤(uterine sarcoma)是来源于子宫间质的恶性肿瘤,占妇女生殖道恶性肿瘤的 1% 左右,占子宫恶性肿瘤的 3%~5%,占所有软组织肿瘤的 7% 左右。主要包括 2 类:间质肿瘤和间质、上皮混合性肿瘤。间质肿瘤进一步分为子宫内膜间质肉瘤(endometrial stromal sarcoma,ESS)、平滑肌肉瘤(leiomyosarcoma LMS)、子宫未分化肉瘤(undifferentiated uterine sarcoma,UUS);混合性肿瘤包括癌肉瘤(carcinosarcoma,CS)和腺肉瘤(adenosarcoma,AS)。腺肉瘤的上皮成分是良性的,而根据体外实验、免疫组化及分子学研究的结果,癌肉瘤可能来源于同一干细胞。目前认为多数癌肉瘤(恶性中胚叶混合瘤、恶性混合性苗勒氏瘤)可能来源于上皮,是子宫内膜癌的一个亚型。因此应该从子宫肉瘤中分出,但在很多回顾性研究中仍包括在子宫肉瘤之中。除外癌肉瘤,最常见的是平滑肌肉瘤、内膜间质瘤、未分化肉瘤、腺肉瘤及其他类型。

(一)流行病及病因学

盆腔照射史可能与平滑肌肉瘤和癌肉瘤有关,Mark 等通过文献复习,盆腔照射后(中位剂量 55Gy),平滑肌肉瘤、癌肉瘤的发病率为 0.003%~0.8%,潜伏期 3~30 年;与内膜癌相似,使用口服避孕药或三苯氧胺者,平滑肌肉瘤、内膜间质瘤的发病率升高,部分患者也伴有肥胖、高血压、糖尿病三联征,说明与无拮抗雌激素有一定的关系。有研究发现 *TP53* 基因突变者,发生平滑肌肉瘤的风险增加。部分患者有其他肿瘤病史。

有研究报道,子宫平滑肌肉瘤的发生率约 0.36/10 万,多发生于 40 岁以上的女性,超过 50 岁,发生率明显增加,癌肉瘤年发病率小于 2/10 万;≥50 岁发生子宫肉瘤的风险明显高于小于 50 岁者,6.4/10 万 vs 1.5/10 万。内膜间质肉瘤的发病年龄最小,腺肉瘤的发病年龄最大。有报道,中位发病年龄:内膜间质瘤患者 50.7 岁、平滑肌肉瘤患者 56.6 岁、未分化子宫肉瘤 58.8 岁、腺肉瘤 65.7 岁。

（二）病理学

子宫内膜间质肉瘤分为低级别子宫内膜间质肉瘤和高级别子宫内膜间质肉瘤,在2003年WHO分类中将高级别子宫内膜间质肉瘤归为未分化子宫肉瘤,该类肿瘤恶性程度高,认为它与低级别间质肉瘤差异十分明显,子宫内膜间质肉瘤即为低级别间质肉瘤;在2014年WHO的分类中,基于发现 *YWHAE-NUTM2A/B*（*YWHAE-FAM22A/B*）基因,再次将高级别子宫内膜间质肉瘤引入分类之中,仍保留低度恶性子宫内膜间质肉瘤、高度恶性子宫内膜间质肉瘤和未分化肉瘤三类。未分化肉瘤极少见,诊断采用排除法,即排除在形态学及免疫组化方面满足间质肉瘤者诊断为未分化肉瘤。

癌肉瘤是同时含有恶性上皮和间质成分,目前认为大多数是子宫内膜癌的一种特殊亚型,表现为:①同一个子宫切除标本中可含有子宫内膜样腺癌;②复发患者多为单纯腺癌的成分;③与子宫内膜腺癌的转移方式相似。

但癌肉瘤并不完全都是这种情况,特别是有异源肉瘤成分的患者。癌的成分2/3为浆液性癌,1/3为内膜样癌,其他可见透明细胞癌、黏液癌、鳞癌等;同源肉瘤成分来自子宫如平滑肌肉瘤、间质肉瘤等,最常见的是高级别内膜间质肉瘤。异源肉瘤成分可以是横纹肌肉瘤、骨骼肌肉瘤等,复发病灶可以是癌的成分也可以是肉瘤成分或两者混合,但以癌的成分最常见。

腺肉瘤是含有良性上皮成分及同源或异源间质恶性成分的肿瘤。良性上皮成分多为子宫内膜样腺体,有时伴鳞状或黏液样化生,部分有轻度不典型性改变;同源肉瘤成分仅来源于子宫如内膜间质瘤、平滑肌肉瘤或无支持组织的肉瘤,部分有性索间质样分化;异源肉瘤成分可以是骨、横纹肌等肉瘤。如果单纯肉瘤成分超过25%,称为肉瘤成分增生过长,镜下常为高级别、异型性明显、有丝分裂活跃、坏死。常有深肌层浸润和脉管瘤栓,与子宫未分化肉瘤相似,预后差。腺肉瘤复发病灶常为单纯肉瘤成分。

平滑肌肿瘤的病理诊断主要依据细胞的核分裂计数、细胞异型性、凝固性坏死、边缘浸润等,其中凝固性坏死对平滑肌肉瘤的诊断很重要。目前很多学者倾向于把恶性潜能未定型平滑肌瘤、生长活跃平滑肌瘤、核分裂活跃平滑肌瘤、富于细胞平滑肌瘤等称为交界性平滑肌肿瘤,这类肿瘤具有晚期局部复发和血行转移的可能,但其临床行为又完全不同于平滑肌肉瘤,放化疗无效,预后也好。但尚未取得共识。

（三）临床表现

绝经后出血或不规则阴道出血是最常见症状,其他有盆腔肿物或子宫长大、盆腹腔疼痛等症状。平滑肌肉瘤和肌瘤一样可出现子宫长大或盆腔肿物,部分患者可出现盆腹腔疼痛;约25%的内膜间质瘤患者无症状,部分患者可能有多囊卵巢或使用雌激素、三苯氧胺等病史,部分患者肿瘤可累及卵巢;癌肉瘤与内膜癌的临床表现相似,可出现腹水、大网膜饼及腹膜结节,肿瘤可占据整个宫腔,肿物可突出于宫颈外口(宫口脱出质脆的肿瘤是其特点之一),37%的患者有盆腔照射史,约1/3的患者有子宫外转移,部分患者CA125可升高;腺肉瘤常发生于绝经后妇女,阴道出血最常见,也可出现盆腔疼痛、盆腹部肿物或阴道分泌物增多等,部分患者有使用三苯氧胺或盆腔照射的病史。子宫肉瘤发生肺转移最常见,其他转移部位有肝、骨、脑等,患者可出现转移部位的相应症状。

（四）分期

最常采用的是FIGO 2009年的分期,也有人采用AJCC的软组织肉瘤的分期,有研究者认为,AJCC 分期比 FIGO 分期判断预后更准确,如平滑肌肉瘤 FIGO Ⅰ期的 5 年生存率为 57%, AJCC Ⅰ期的 5 年生存率为 95%,FIGO Ⅰ~Ⅲ期的 5 年 PFS 低于 AJCC Ⅰ~Ⅲ期的 5 年 PFS (表 27-16~ 表 27-19)。

表 27-16 AJCC(2002)软组织肉瘤分期

分期	分级	肿瘤	淋巴结	远处转移
Ⅰ期	低级别	$T_{1a\sim b}$ $T_{2a\sim b}$	N_0	M_0
Ⅱ期	高级别	T_{1b} T_{2a}	N_0	M_0
Ⅲ期	高级别	T_{2b}	N_0	M_0
Ⅳ期	任一级别 任一级别	任何 T 任何 T	N_1 任何 N	M_0 M_1

注:AJCC(American Joint Commission on Cancer,美国癌症联合委员会);

　　T_{1a} 对应 FIGO ⅠA,T_{1b} 对应 FIGO ⅠB,T_{2a} 对应 FIGO Ⅱa,T_{2b} 对应 FIGO Ⅱb。FIGO 2009 年的子宫肉瘤分期,分为平滑肌肉瘤和内膜间质瘤的分期、腺肉瘤的分期和癌肉瘤的分期。

表 27-17 FIGO 2009 子宫平滑肌肉瘤分期

分期	定义
Ⅰ期 ⅠA ⅠB	肿瘤局限于子宫体 ≤5cm >5cm
Ⅱ期 ⅡA ⅡB	肿瘤超出子宫但局限在盆腔 侵犯附件 侵犯其他盆腔组织
Ⅲ期 ⅢA ⅢB ⅢC	肿瘤侵犯腹腔组织(并非仅凸向腹腔) 1 个部位 2 个或以上部位 转移至盆腔或/和腹主动脉旁淋巴结
Ⅳ期 ⅣA ⅣB	 肿瘤侵犯膀胱或/和直肠 远处转移

（五）诊断与鉴别诊断

　　子宫肉瘤的诊断与鉴别诊断主要依据病理及免疫组化检查。临床表现无特异性,虽然阴道超声或 MRI 检查有助于诊断,胸、腹盆腔 CT 有助于术前分期,但到目前为止,还没有无损伤的手段能明确诊断。子宫内膜间质肉瘤、平滑肌肉瘤等子宫肉瘤可出现 CA125 升高,当怀疑或诊断肉瘤时应该全面了解病史及查体,并进行诊断性刮宫。术前诊断性刮宫可以诊断 70% 的子宫内膜间质肉瘤,但并不能与内膜间质结节准确鉴别,而仅有 30% 的平滑肌肉瘤可以诊断,多数为术后病理诊断,最近有研究认为,PET-CT 有助于鉴别平滑肌肉瘤与平滑肌瘤,但还需要进一步研究证实。

表 27-18 FIGO 2009 子宫间质肉瘤及腺肉瘤的分期

分期	定义
Ⅰ期	肿瘤局限于子宫
ⅠA	肿瘤局限于子宫内膜 / 颈管内膜,未侵及肌层
ⅠB	肌层侵犯 ≤ 1/2
ⅠC	肌层侵犯 > 1/2
Ⅱ期	肿瘤超出子宫但局限在盆腔
ⅡA	侵犯附件
ⅡB	侵犯其他盆腔组织
Ⅲ期	肿瘤侵犯腹腔组织(并非仅凸向腹腔)
ⅢA	1 个部位
ⅢB	2 个或以上部位
ⅢC	转移至盆腔或 / 和腹主动脉旁淋巴结
Ⅳ期	
ⅣA	肿瘤侵犯膀胱或 / 和直肠
ⅣB	远处转移

表 27-19 FIGO 2009 癌肉瘤的分期与子宫内膜癌的分期相同

分期	定义
Ⅰ期	肿瘤局限于子宫
ⅠA	肿瘤局限于子宫内膜或浸润深度 <1/2 肌层
ⅠB	肿瘤浸润深度 ≥ 1/2 肌层
Ⅱ期	肿瘤浸润宫颈间质
Ⅲ期	局部和 / 或区域扩散
ⅢA	肿瘤累及子宫浆膜和 / 或附件
ⅢB	阴道或宫旁受累
ⅢC	盆腔和 / 或腹主动脉旁淋巴结转移
ⅢC₁	盆腔淋巴结转移
ⅢC₂	腹主动脉旁淋巴结转移
Ⅳ期	肿瘤侵及直肠和 / 或膀胱黏膜;远处转移
ⅣA	肿瘤侵及直肠和 / 或膀胱黏膜
ⅣB	远处转移,包括腹腔转移和 / 或腹股沟淋巴结转移

注:FIGO(Federation of International Gynecology Oncology,国际妇产科联盟)。

子宫内膜间质肉瘤应该与良性子宫内膜间质结节及高度恶性的未分化子宫肉瘤相鉴别,过去将核分裂指数 >10MI/HPF 患者归为高级别子宫内膜间质肉瘤,有学者提出了病理学上鉴别这三类肿瘤的参考指标。临床上低级别子宫内膜间质肉瘤的预后好,高级子宫内膜间质肉瘤则多在 1 年内复发,多数患者死于肿瘤。未分化肉瘤恶性程度高,预后差,60% 为晚期患者,多在 2 年内死亡。

平滑肌肉瘤应该与平滑肌瘤、恶性潜能未定型平滑肌肿瘤(uterine smooth-muscle tumors of uncertain malignant potential,STUMPS)等相鉴别,术前影像学检查及血清标志物检查均不能可靠区分平滑肌肉瘤与平滑肌瘤。但临床上肌瘤患者发生肉瘤变者小于 1%,约 0.5%。部分患者,术前诊为子宫肌瘤而术后病理诊断为平滑肌肉瘤,而年龄超过 60 岁时发生肉瘤者超过 1%,因此,绝经后未使用激素替代治疗的患者,出现肌瘤长大的病史,应该怀疑肉瘤的可能;癌肉瘤和腺肉瘤的诊断主要依据病理检查结果。

（六）治疗原则

1. **手术治疗** 子宫肉瘤以手术为主,全子宫切除是标准的手术方式,如果是绝经后妇女,推荐双附件切除。肿瘤完整切除、无瘤切缘及防止肿瘤播撒十分重要,有研究发现,早期平滑肌肉瘤患者术中破坏肿瘤的完整性,增加盆腹腔种植的机会,影响患者的 5 年无进展生存（PFS）率及 5 年总生存（OS）率,与完整子宫切除相比较,5 年 PFS 率（65% vs 40%）、OS 率（73% vs 46%）均降低。目前腹腔镜及机器人手术等微创手术广泛开展,"肌瘤剔除术"导致未诊断的子宫肉瘤患者不恰当的治疗,对平滑肌肉瘤或间质肉瘤患者的无瘤生存造成明显不利的影响,2014 年美国 FDA 因腹腔镜行肌瘤剔除或子宫切除需要破碎组织可导致意外发现子宫恶性肿瘤特别是子宫肉瘤盆腹腔种植的危险,发出安全提示。2016 年欧洲妇科肿瘤协会也就相关问题提出建议。

有学者提出子宫肿物选择腹腔镜手术时应该注意:①绝经后妇女或怀疑恶性者不宜腹腔镜或组织毁损手术（剔除）。②绝经前患者选择这类手术,需要充分评估。有高危因素如盆腔照射史、使用三苯氧胺史、肿瘤快速生长等不宜选择上述手术方式。③与患者沟通,告知风险。肌瘤剔除仅适用于希望保留生育功能的患者。尽管内膜活检对肉瘤的阳性率低,术前建议取内膜。④使用毁损器应该使用保护袋。

多数研究发现子宫肉瘤淋巴结转移率低。在 2017 年 SGO 年会上美国南加州大学回顾性分析 SEER 中子宫肉瘤的研究结果,发现不同类型子宫肉瘤淋巴结转移率均较低,腺肉瘤的淋巴结转移率 2.9%,平滑肌肉瘤 3.4%,间质肉瘤 6.6%。因此子宫肉瘤手术原则上可不常规淋巴结清扫,但术中发现淋巴结长大者应该淋巴结切除或清扫,特别在腺肉瘤中,淋巴结转移明显影响无瘤生存率,是比肉瘤增生过长、异源成分、深肌层浸润等更重要的预后因素。癌肉瘤患者治疗原则与子宫内膜癌相似,建议常规淋巴结清扫。子宫肉瘤附件转移率均不常见,但子宫内膜间质肉瘤或含子宫内膜间质瘤成分的患者,以及部分平滑肌肉瘤患者,雌激素受体阳性,保留卵巢有一定的风险。癌肉瘤患者可以出现腹水、盆腹腔及大网膜转移,应该行大网膜切除及详细分期手术。

有学者通过大量研究及文献复习指出子宫肉瘤手术治疗的总体原则如下。

（1）完整手术切除肿瘤是子宫肉瘤根治的唯一方式,术中破坏肿瘤对生存有不利影响,推荐全子宫切除。

（2）癌肉瘤患者推荐双附件切除,早期平滑肌肉瘤患者可保留双附件;早期绝经前间质肉瘤患者,与患者充分沟通后可考虑保留卵巢。

（3）癌肉瘤推荐盆腔及腹主动脉旁淋巴结清扫;早期平滑肌肉瘤及间质肉瘤不需淋巴结切除,而有宫外病灶或肿大淋巴结,推荐淋巴结切除。

（4）有宫外病灶者,完整切除肿物十分重要。

（5）复发患者再次手术切除可延长生存时间。

2. **术后辅助治疗** 早期患者术后是否辅助治疗,不同类型的肉瘤各有不同:20 世纪 80 年代的一个随机研究发现,早期患者术后辅助多柔比星化疗与术后观察比较,对生存率影响不明显。欧洲的一个Ⅲ期临床研究发现（224 例患者中 99 例平滑肌肉瘤、30 例内膜间质肉瘤）,对Ⅰ、Ⅱ期肉瘤患者,术后放疗 vs 观察,复发率为 12.5% vs 21.4%,但对平滑肌肉瘤、间质肉瘤患者术后放疗并不改善总生存率;一个包括所有子宫肉瘤的 2 677 例患者 SEER 病例研究发现,术后放疗对

FIGO Ⅰ期患者放疗无益,而对Ⅱ期患者5年生存率55% vs 31%,Ⅲ~Ⅳ期患者5年生存率33% vs 25%。一个子宫肉瘤大样本的荟萃分析辅助化疗的情况发现,术后辅助化疗对提高局部无复发生存、总无瘤生存、总生存均有帮助。最近有学者进行多中心回顾性分析Ⅰ期子宫癌肉瘤术后辅助治疗的情况,比较治疗方式与复发的关系,包括41.5%患者术后单纯化疗,15.8%化放疗联合,8.4%单纯放疗。最常见复发部位是远处转移,5年发生率为28.1%,局部复发13.3%。多因素分析发现化疗是降低远处复发及局部复发的独立因素,复发率分别为21.2% vs 38.0%、8.7% vs 19.8%;化放疗较单纯化疗较低局部复发,但未到达统计学意义;在高级别癌肉瘤及腺肉瘤的肉瘤过长、深肌层浸润患者放疗明显降低局部复发,化放疗对具有多个危险因素的患者较单纯化疗明显降低局部复发。化疗对控制局部复发及远处转移均有效,具有多因素患者,增加放疗可降低局部复发。一个回顾性研究分析了多个中心118例Ⅰ/Ⅱ期癌肉瘤术后(80%患者进行淋巴结切除)辅助治疗的情况,分为观察组37例、单纯化疗组19例、单纯放疗组24例、放化疗组38例,放疗方式包括单纯阴道照射、盆腔外照射、两者结合;化疗以紫杉醇+卡铂为主,中位总生存97个月,单因素分析发现,术后辅助治疗者总生存、阴道复发、其他复发均优于观察组;放化疗联合者优于其他治疗,多因素分析放化疗及淋巴结切除是独立预后因素。观察组阴道复发占复发的44%(8/18)而阴道照射者阴道复发少,2.3%(1/42)。另一个多中心回顾性研究Ⅰ、Ⅱ期子宫平滑肌肉瘤患者,比较放疗、化疗、观察三组,复发率无差异,但化疗组复发者更有可挽救治疗,多因素分析化疗是预后因素。Sampath等对子宫肉瘤术后辅助放射治疗的意义进行综述分析,报道了3 650例子宫肉瘤的回顾性分析,多因素分析分析术后放疗降低了60%的局部复发风险。目前,多数学者认为,早期内膜间质瘤、平滑肌肉瘤及部分腺肉瘤患者术后不需要辅助治疗,其他类型的子宫肉瘤术后则应该辅助化疗 ± 放疗。

3. 化疗 ± 放疗 癌肉瘤、未分化肉瘤患者术后及其他子宫肉瘤晚期或复发患者则应该以化疗为主的综合治疗,可考虑:①盆腔照射 ± 腔内照射 + 化疗;②化疗。不同类型子宫肉瘤对化疗药物的敏感性不同,化疗方案也不同。多柔比星、异环磷酰胺、建则、多西紫杉醇等可选择用于子宫平滑肌肉瘤患者,而顺铂、异环磷酰胺、紫杉醇等对癌肉瘤有一定效果;高级别子宫间质肉瘤和子宫未分化肉瘤研究不多,可选择以多柔比星、异环磷酰胺为基础的化疗;最近在软组织肉瘤化疗方面有一些新的研究,最典型的莫过于替莫唑胺(temozolomide,DNA烷化剂)的老药新用,一种治疗胶质母细胞瘤的口服烷化剂,有研究发现,替莫唑胺对平滑肌肉瘤有效(冲击剂量疗法),其效果可能与O6-甲基鸟嘌呤DNA甲基转移酶(O6-methylguanine-DNA methyltransferase,*MGMT*)基因启动子超甲基化有关系,启动子超甲基化可降低*MGMT*基因的表达,并消除DNA修复的活性,使细胞对烷化剂更敏感。而在子宫平滑肌肉瘤中发现有*MGMT*基因启动子超甲基化的表现,并可能作为一个指示对替莫唑胺有效的潜在的标志物。化疗对低级别子宫间质肉瘤及无肉瘤增生过长的腺肉瘤作用有限。

4. 激素治疗 适合间质肉瘤、腺肉瘤和部分雌激素受体阳性的平滑肌肉瘤。孕激素抑制雌激素介导的生长因子,下调雌激素受体,增加雌激素的代谢与清除。但有体重增加、高血压、血栓等并发症。三苯氧胺是ER拮抗剂,但效果有限。芳香化酶抑制剂主要是抑制周围组织的雌激素合成,不良反应是骨质疏松和肌肉、关节并发症。一代及二代是非特异非甾体酶抑制剂,副作用是影响肾上腺糖皮质激素等的合成;三代有非甾体酶抑制剂来曲唑及甾体酶抑制剂阿那曲唑(瑞宁德、安美达锭)。部分患者也可选择促性腺激素释放激素(Gonadotropin-Releasing Hormone,GnRH)治疗。

5. 生物靶向治疗　伊马替尼（imatinib）治疗胃肠间质瘤有效，使靶向治疗在软组织肉瘤的治疗中广泛开展研究，但结果并不满意。一个针对平滑肌肉瘤的Ⅱ期研究发现，23 例以前接受过治疗的患者使用舒尼替尼（sunitinib），6 个月时 PFS 率仅为 17.4%，中位生存时间仅为 6.7 周。索拉非尼（sorafenib）治疗平滑肌肉瘤的效果也令人失望，一个研究发现，仅 4/12 为疾病稳定（stable disease，SD），中位生存时间为 3.2 个月。贝伐珠单抗联合多柔比星治疗软组织肿瘤的有效率仅为 12%，并不比多柔比星单药的有效率高。但值得注意的是有 11 例（65%）的患者 SD 维持时间达 4 周，中位进展时间为 8 个月。一个Ⅰ / Ⅱ期临床研究，贝伐珠单抗联合吉西他滨 + 多西他赛治疗以前未接受过化疗的软组织肿瘤，有效率 11/25。一个比较多西他赛 + 吉西他滨方案联合贝伐珠单抗与否治疗平滑肌肉瘤的 GOG Ⅲ期临床研究发现，在无病生存（disease-free survival，DFS）期及总生存均无差异。Pazopanib（帕唑帕尼）是一个多激酶抑制剂，不仅是 VEGF 受体激酶抑制剂，也是血小板衍化生长因子（platelet-derived growth factors，PDGF）受体激酶抑制剂及干细胞因子受体（c-kis）激酶抑制剂。一个Ⅲ期临床比较 Pazopanib 与安慰剂的研究，发现软组织肉瘤患者增加 DFS 3 个月（中位 DFS：4.6 个月 vs 1.6 个月），但总生存无差异。一个Ⅱ期随机临床研究发现，regorafenib（瑞戈非尼，一种多激酶抑制剂）与安慰剂治疗子宫或非子宫平滑肌肉瘤患者，在子宫平滑肌肉瘤亚组，使用该药与安慰剂相比，DFS：4.0 个月 vs 1.9 个月。olaratumab 是血小板衍生生长因子受体 a 的单克隆抗体，Ⅱ 期临床研究该药联合或不联合多柔比星治疗软组织肉瘤，联合该药与单纯多柔比星比较 DFS 延长（6.6 个月 vs 4.1 个月），对治疗有效者，总生存改善 26.5 个月 vs 14.7 个月，目前正进行Ⅲ期临床研究。2016 年 10 月 FDA 快速批准 olaratumab 用于治疗软组织肉瘤。trabectedin（曲贝替定）是在海鞘中提取的四氢喹啉类生物碱的半合成药物，除了可阻滞肿瘤细胞 G1/G2 周期转化外，还可抑制血管内皮生长因子（vascular endothelial growth factor，VEGF）的分泌及 VEGF1 受体的表达，已用于软组织肉瘤的二线治疗。目前，还在研究其他药物如 rapamycin（雷帕霉素，mTOR 抑制剂）和 vorinostat（伏立诺他，HDAC 抑制剂）在治疗软组织肉瘤方面的效果，值得期待。

（七）子宫肉瘤的预后

不同类型子宫肉瘤的预后不同，低度恶性子宫内膜间质肉瘤和子宫腺肉瘤的预后较好，癌肉瘤、平滑肌肉瘤预后较差，高级别子宫内膜间质肉瘤、未分化子宫肉瘤预后最差，多在 2 年内死亡。有学者对子宫肉瘤的预后做如下的概括。

1. 子宫肉瘤除间质肉瘤和腺肉瘤外，预后差，容易发生局部复发及远处转移。

2. 分期是最重要的预后因素，Ⅰ期患者 5 年生存率为 50%~55%，而其他期别仅为 8%~12%。

3. 除分期外，平滑肌肉瘤较癌肉瘤的预后差。

4. 平滑肌肉瘤患者保留卵巢不影响预后。

5. 低度恶性子宫内膜间质肉瘤预后较好，但 37%~60% 患者有远期复发，15%~25% 最终死于肿瘤。

6. 低度恶性子宫内膜间质肉瘤子宫切除术后雌激素替代治疗有不利影响。

7. 肿瘤范围、脉管浸润、细胞核形态是未分化肉瘤患者的预后因素。

8. 腺肉瘤预后较好，但 25% 的患者可死于肿瘤。

9. 肿瘤增生过长、深肌层浸润及淋巴结转移是腺肉瘤的预后因素。

10. 除分期外，癌肉瘤的其他因素如细胞类型、淋巴结状态、上皮成分的分级，肉瘤成分的分级及有丝分裂状态、深肌层浸润、脉管受侵、腹腔细胞学等,未取得一致结论。

据报道,局限于子宫的肉瘤(Ⅰ期)5年总生存率分别为:低度恶性子宫内膜间质瘤84%、平滑肌肉瘤51%、腺肉瘤76%、未分化子宫肉瘤57%、其他肉瘤43%,但即使肿瘤局限于子宫,也可同时出现远处转移,特别是肺转移,总的治愈率很低。

最近,Hosh等对13 089例子宫肉瘤患者进行分析,发现不同类型的子宫肉瘤(包括癌肉瘤)患者的预后与上述结果类似。

二、分述

(一)低度恶性子宫内膜间质肉瘤 低度恶性子宫内膜间质肉瘤占子宫肉瘤的10%~15%,占整个子宫恶性肿瘤的0.2%~1.0%。低度恶性子宫内膜间质肉瘤常见于更年期女性,约一半诊断时在绝经前,最常见的症状体征是不规则阴道出血、盆腔疼痛、闭经;约1/4患者无症状;约1/3有宫外病灶,盆腔宫外病灶,最常见于卵巢;盆腔外病灶常与内膜异位有关。有的患者表现为内膜息肉,并因内膜活检而获得诊断。肥胖、糖尿病、初潮早、服用三苯氧胺等与此病有关。

1. **手术** 是主要的治疗手段,推荐全子宫双附件切除。如果术前诊断为子宫内膜间质肉瘤,考虑到该类肿瘤常累及宫旁或脉管,可考虑根治性子宫切除,同时由于该类肿瘤是激素依耐性肿瘤,过去主张即使是未绝经妇女也应该双附件切除,保留卵巢可能增加复发的风险(复发率50% vs 4%),但有争论(表27-20)。最近,非随机的研究发现,Ⅰ期低度恶性子宫内膜间质肉瘤,保留卵巢并不影响预后。如果肿瘤完全切除,35岁以下妇女应该充分讨论保留或切除卵巢的风险与益处,肿瘤小于3~4cm,可以考虑保留双附件;无肉眼浸润或宫外病变者,卵巢转移并不多。早期低度恶性子宫内膜间质肉瘤的淋巴结转移率在0~6%(表27-21)。虽然淋巴结受累会提高分期,但研究发现各期患者淋巴结切除并不改善生存,因此,不需要常规淋巴结清扫。尽管晚期或有淋巴结长大的患者推荐淋巴结切除,但是清扫还是取样及主动脉旁淋巴结是否切除等还不清楚。最近研究发现,术中破坏肿瘤对预后有不利影响,建议完整切除。

有学者报道了年轻患者保留生育功能的情况,并提出保留生育功能的指征。

(1)小于40岁。

(2)强烈生育要求。

(3)有能力而且必须生育。

(4)Ⅰa期或高度选择的Ⅰb。

(5)没有孕激素或其他激素治疗的反指征。

(6)肿物边界清楚或完整切除;术后强烈推荐高剂量孕激素治疗6个月。

完成生育后推荐全子宫双附件切除。但确有报道,所有保守治疗的患者均复发,如有完整家庭,全子宫双附件切除是更好的选择。北京协和医学院报道17例ESS Ⅰa、Ⅰb期患者保留生育功能的情况,其中15例接受了激素治疗。中位随访39个月,10例复发,均为Ⅰb期,认为Ⅰa期患者可以保留生育功能。另一个研究也发现Ⅰa期患者无复发,是保留生育功能的对象。

2. **术后辅助治疗** 早期患者术后辅助放化疗的作用不能确定,由于病例较少,目前无前瞻性研究。Sampath等回顾性研究376例ESS,术后盆腔放疗较术后观察明显降低了局部复发(2% vs 8%)。不少研究发现肿瘤对激素敏感,雌孕激素受体阳性率达70%~95%,避免雌激素十分重要,可考虑孕激素或芳香化酶抑制剂或GnRH制剂治疗。Ⅰ~Ⅱ期患者手术后观察或激素治疗

（孕激素、GnRH、单胺氧化酶抑制剂），Ⅲ~Ⅳ期可采用激素治疗。

3. **晚期或复发患者的治疗** 低度恶性子宫内膜间质瘤有晚期复发的特点，早期患者初治后经过10~20年的潜伏期，37%~60%有复发，Ⅰ期中位复发时间65个月，Ⅲ~Ⅳ期9个月。复发部位多为多为盆腹腔。其他还有肺、阴道，15%~25%的患者死于肿瘤。单病灶可手术切除，多个不能切除的病灶可抗雌激素治疗或化疗。甲孕酮250mg/d或甲地孕酮160mg/d共2年。当芳香化酶枯竭或激素受体阴性或发展成高度恶性时可考虑化疗，化疗方案有：异环磷酰胺（IFO）+多柔比星（ADM）/表柔比星（EADM）+顺铂（PDD）长春新碱（vincristine，VCR）+多柔比星/表柔比星+氮希咪胺（DTIC）紫杉醇（Taxil）+异环磷酰胺、紫杉醇+表柔比星+异环磷酰胺等。

表 27-20 早期子宫内膜间质肉瘤是否切除卵巢对肿瘤复发的影响

研究	切除附件	保留附件
Berchuck, et al, 1990	6/13（46%）	6/6（100%）
Gadducci, et al, 1996	4/8（50%）	3/5（60%）
Blom, et al, 1999	2/6（33%）	1/6（17%）
Chu, et al, 2003	6/14（43%）	4/8（50%）
Li, et al, 2005	10/24（42%）	4/12（33%）
Kim, et al, 2008	5/11（45%）	5/11（45%）
Li, et al, 2008	10/44（22.7%）	9/9（100%）

表 27-21 低度恶性子宫内膜间质肉瘤淋巴结转移情况

作者	年份	例数	阳性率/%（阳性数/总数）
Goff, et al	1993	7	0
Gadducci, et al	1996	3	0
Ayhan, et al	1997	2	0
Riopel, et al	2005	15	33.33（5/15）
Reich, et al	2005	9	33.33（3/9）
Leath, et al	2007	23	8.7（2/23）
Amant, et al	2007	6	16.7（1/6）
Li, et al	2008	1	0（0/1）
Shah, et al	2008	100	7（7/100）
Koivisto-Korander, et al	2008	13	7.7（1/13）
Chan, et al	2008	282	9.9（28/282）
Signorelli, et al	2010	19	15.8（3/19）
Dos Santos, et al	2011	36	19.4（7/36）
Tanz, et al	2012	5	40（2/5）
Bai, et al	2014	46	2.2（1/46）
Hoellen, et al	2014	7	28.6（2/7）
Yoon, et al	2014	45	6.7（3/45）
Zhou, et al	2015	71	12.7（9/71）
合计		690	10.7（74/690）

4. **预后** 低度恶性子宫内膜间质肉瘤预后好，有报道Ⅰ期患者5年、10年生存率分别为

84%、77%；Ⅱ期者 62%、49%；所有患者 5 年生存率可达 69%。但有约 1/3 的患者复发，并具有晚期复发的特点，盆腹腔转移最常见，其他还见于肺转移、阴道复发等。单因素分析中，肿瘤分期、肿瘤大小、肿瘤坏死、有丝分裂数、细胞不典型性、切缘净、肿瘤分级及月经状态与预后有关；多因素分析中，肿瘤切缘、肿瘤分级、肿瘤直径、肿瘤坏死、月经状态等是预后因素。

（二）平滑肌肉瘤 平滑肌肉瘤占子宫肉瘤的 40%~50%，占所有子宫恶性肿瘤的 1%~3%，中位发病年龄为 51~56 岁。使用三苯氧胺超过 5 年，有发生子宫平滑肌肉瘤的风险，*TP53* 突变增加平滑肌肉瘤发生的风险，有照射史也增加其风险，子宫肿物明显长大（6~12 个月增加 6cm），增加肉瘤的风险，有报道患者表现阴道出血占 56%，腹胀或扪及子宫肿物占 52%，盆腔疼痛或压迫症状约 22%。有平滑肌瘤患者出现平滑肌肉瘤的概率<1%，但 60 岁后随着年龄增加，风险增加 1%。B 超、MRI 对诊断有帮助，但宫腔镜、诊断性刮宫、子宫内膜活检对平滑肌肉瘤的诊断意义不大。有学者对子宫内膜活检、MRI、PET 诊断平滑肌肉瘤的灵敏度和特异度进行比较（表 27-22）。

表 27-22 不同检查诊断子宫平滑肌肉瘤的敏感性及特异性

方法	灵敏度 /%	特异度 /%	例数	作者
内膜活检	86	67	72	Bansal，et al
	52	35	68	Hinchcliff，et al
MRI	94	96	8	Lin，et al
	100	93	10	Goto，et al
PET	100	NR	5	Umesaki，et al

注：MRI（magnetic resonance imaging，磁共振成像）；PET（positron emission tomography，正电子发射断层扫描）。

平滑肌肉瘤常分化较好，容易判断其来源，诊断包括核分裂指数、非典型性及凝固性坏死，需要与生长活跃平滑肌瘤、非典型平滑肌瘤及恶性潜能未定型平滑肌瘤等鉴别，凝固性坏死是关键。

1. **手术** 局限子宫的患者剖腹全子宫切除是标准手术，NCCN 推荐完整切除整块切除，切缘阴性是金标准手术，有转移者充分减瘤至无肉眼残存可改善预后。肿瘤组织破坏手术（腹腔镜、肌瘤剔除）对平滑肌肉瘤有不利影响，FDA 在 2014 年就提醒腹腔镜手术的风险。在子宫毁损性手术后发现子宫平滑肌肉瘤患者，需要再次手术，应行腹膜活检、大网膜切除或活检、种植灶切除、完整卵巢切除。子宫平滑肌肉瘤淋巴结转移率低（表 27-23），无长大淋巴结或无宫外病变的患者，不需要常规切除淋巴结。许多平滑肌肉瘤是术后病理诊断，如果全子宫及肿瘤完全切除，没有必要再次分期手术，而切除镜下转移的淋巴结对临床没有明显的益处。

由于平滑肌肉瘤激素受体可阳性，理论上讲，切除双附件有益。平滑肌肉瘤卵巢转移率为 3.4%~3.9%，卵巢转移与淋巴结转移或宫外病灶有关。早期患者保留卵巢并不增加复发的危险性（除非卵巢有肉眼浸润）。

表 27-23　子宫平滑肌肉瘤淋巴结转移的情况

作者	年份	病例数	阳性率 /%（阳性数 / 总数）
Barter,et al	1985	7	0
Chen,et al	1989	4	75（3/4）
Goff,et al	1993	15	26.7（4/15）
Major,et al	1993	59	3.5（2/59）
Gadducci,et al	1996	7	28.6（2/7）
Ayhan,et al	1997	17	5.9（1/17）
Gard,et al	1999	11	18.2（2/11）
Leitao,et al	2003	37	8.1（3/37）
Giuntoli,et al	2003	36	11.1（4/36）
Hsieh,et al	2003	9	0
Dinh,et al	2004	8	0
Wu,et al	2006	21	0
Kapp,et al	2008	348	6.6（23/348）
Koivisto-Korander,et al	2008	15	
Ayhan,et al	2009	34	8.8（3/34）
Hoellen,et al	2014	6	0
合计		632	7.4（47/632）

2. **术后辅助治疗**　虽然平滑肌肉瘤患者诊断时多为局限子宫的早期患者,但仍有50%~70% 复发转移,预后差。早期患者术后辅助治疗的随机研究显示,术后辅助治疗对患者未证实有益。欧洲的大宗病例研究发现术后辅助放疗对完整切除的平滑肌肉瘤Ⅰ、Ⅱ期患者无益。术后放疗并不改善局部控制、远处转移及总生存。但美国的一项回顾性研究分析 2 206 例无其他转移的平滑肌肉瘤术后放疗改善局部控制率;中国的研究发现术后放疗改善 5 年局部无进展生存率及总的 5 年生存率,77.8% vs 44%;71.8% vs 40.2%。Sampath 等研究 920 例平滑肌肉瘤患者,发现术后放疗较术后观察者 5 年盆腔复发率明显低 2% vs 16%。术后化疗的Ⅲ期随机研究很少,有研究分析 128 例平滑肌肉瘤患者,56 例化疗(多西他赛 + 健择),41 例放疗,31 例观察,在无瘤生存及总生存均无差异。也有研究发现Ⅰ、Ⅱ期患者术后化疗降低了盆腔外转移,改善了生存。法国对 53 例患者的随机研究发现,ADM+IFO+PDD 联合放疗较单纯放疗,改善了 3 年、5年生存率,分别为 51% vs 40%、51% vs 29%。Ⅱ期临床研究发现,局限子宫的平滑肌肉瘤患者术后 4 疗程吉西他滨 + 多西他赛,随后 4 疗程多柔比星,2 年及 3 年无瘤生存率达 78%、57%,优于历史对照病例。子宫平滑肌肉瘤远处转移率高,最近 GOG 研究发现吉西他滨 + 多西他赛化疗有效率高达 35%,化疗降低远处转移,放疗降低局部复发也许更合理。

3. **晚期或复发患者的治疗**　晚期或复发转移的患者手术切除减瘤至无肉眼残存肿瘤预后相对较好,如果能手术尽量手术。一个回顾性研究发现,手术至无肉眼残存者优于对照组:中位无瘤生存期 14.2 个月 vs 6.8 个月;中位总生存期 31.9 个月 vs 20.2 个月。不能手术切除者可考虑化疗,多柔比星是标准治疗软组织肉瘤的一线药物,有效率 20%,IFO 单药有效率为 17.2%,与多柔比星联合,有效率为 30%,健择有效率 20%,健择联合多西他赛的有效率达 53%,脂质体多柔比星 16%、紫杉类 9%,顺铂的效果差 3%。以多柔比星为基础的化疗,特别是多柔比星单药化疗是一线方案。以健择为基础的化疗结果不一致,CR 仅 5%,20%~30%PR,总结目前方案的研究令人失望,CR<10%,PR<1/3。多西他赛联合健择作为一线方案与多柔比星对比的三期临床研究,两者 DFS 相似,但多柔比星组毒性较低,建议多柔比星还是应该为一线。多柔比星是平衡有效性及毒性的最佳选择,在 2015 年 ASCO 会议上,来自英国的研究发现,在一线治疗中,多柔比星优于健择 + 多西他赛,且毒性小。健择单药或联合多柔比星亦有效,一项 II 期前瞻性随机研究发现,从有效率、无瘤生存、总生存看,健择联合紫杉醇较健择单药更有效,但有效率仅 16% vs 8%,联合组毒性更大。健择 + 多西他赛可推荐二线首选。表 27-24 列出了常用的药物及方案。

表 27-24 治疗平滑肌肉瘤的常用化疗方案

方案	剂量		周期 /d
曲贝替定(trabectedin)	1.5mg/m^2,>24 h	d1	21
多柔比星(doxorubicin)	50~75mg/m^2	d1	21
脂质体多柔比星(liposomal doxorubicin)	50mg/m^2	d1	28
异环磷酰胺(ifosfamide)	1.2~1.5g/m^2	d1~d5	28
紫杉醇(paclitaxel)	175mg/m^2 或 110~135mg/m^2	d1	21
依托泊苷(etoposide,VP-16)	50mg/m^2 口服	d1~21	28
多柔比星 + 曲贝替定	多柔比星　60mg/m^2	d1	21
异环磷酰胺 + 多柔比星	曲贝替定　1.1mg/m^2 异环磷酰胺　1.5g/m^2	d1	21
吉西他滨 + 多西紫杉醇	美司钠解毒	d1~d3	21
多柔比星 + 异环磷酰胺 + 顺铂	多柔比星　50mg/m^2 健择　600~900mg/m^2	d1 d1、d8	21
丝裂霉素 + 多柔比星 + 顺铂	多西他赛　60~100mg/m^2 多柔比星　50mg/m^2	d8 d1	28
氮希咪胺 + 丝裂霉素 + 多柔比星 + 顺铂	异环　1.5mg/m^2 顺铂　50~75mg/m^2 丝裂霉素　8mg/m^2 多柔比星　40mg/m^2 顺铂　60mg/m^2 氮希咪胺　750mg/m^2 丝裂霉素　6mg/m^2 多柔比星　40mg/m^2 顺铂　60mg/m^2	d1~3 d1 d1 d1 d1 d1 d1 d1 d1	28

复发平滑肌肉瘤患者应该测激素受体,25%~60% 的平滑肌肉瘤表达雌激素受体,35%~60% 孕激素受体阳性。平滑肌肉瘤对雌孕激素受体的靶向治疗有一定效果,可试用孕激素、芳香化酶抑制剂(来曲唑)。平滑肌肉瘤无瘤间期超过 6 个月,说明恶性程度相对较低,这组患者更可能表达激素受体,因此可以优先考虑激素治疗或手术而非化疗,手术切除单个转移灶对预后有利。目前,对子宫平滑肌肉瘤的靶向治疗研究发现,常用的靶向药物如舒尼替尼、索拉非尼效果不好,贝

伐珠单抗、帕唑帕尼、olaratumab 等有一定效果,期待进一步的研究结果。表 27-25 列出了子宫平滑肌肉瘤复发患者的治疗效果。

表 27-25　子宫平滑肌肉瘤复发患者的治疗效果

药物	有效率 /%	PFS/ 个月	作者
多柔比星	19	5.1	Muss,et al
多柔比星 + 环磷酰胺	19	4.9	Muss,et al
多柔比星 + 异环磷酰胺	30	4.1	Sutton,et al
吉西他滨	20	4.9	Look,et al
吉西他滨 + 多西紫杉醇	32	6.2	Hensley,et al
帕唑帕尼(pazopanib)	6	4.6	Van der Graaf,et al
曲贝替定(trabectedin)	10	5.8	Monk,et al
多柔比星 + 奥拉单抗(olaratumab)	18.2	6.6	Tap,et al

注:PFS. progression-free survival,无进展生存。

4. 预后　子宫平滑肌肉瘤预后差,分期是主要预后因素,Ⅰ期 5 年生存率 51%,Ⅱ期 25%,所有患者 32%,有远处转移者均在 5 年内死亡。平滑肌肉瘤复发率达 53%~71%,40% 的患者首先表现为肺转移,而盆腔复发仅为 13%。肿瘤大小是第二个重要预后因素:小于 5cm,总生存率86%;大于 10cm,则总生存率 18%。其他还有有丝分裂指数、肿瘤是否完整切除等,具体情况见图 8。美国西北大学的研究发现,早期及完整切除肿瘤是影响平滑肌肉瘤的重要预后因素。对晚期或复发患者,化疗可改善预后。

（三）癌肉瘤　占所有子宫恶性肿瘤的 2%~5%,常见于绝经后妇女,高峰年龄 60~70 岁。但也可发生在绝经前女性,最常见的症状是绝经后阴道出血,其次是血性或水样分泌物,盆腔疼痛、腹胀、盆腔肿物等。危险因素与子宫内膜癌相似如不育、肥胖、高龄使用雌激素等,部分与使用类雌激素的三苯氧胺也有关系。临床表现与分化差的内膜腺癌相似,但预后较分化差的内膜癌及浆乳癌还要差。盆腔照射史是癌肉瘤的病因之一,估计约占 15%。盆腔放疗后子宫癌肉瘤可因放疗导致估计阻塞,延缓阴道出血症状的出现,导致病情延误,出现子宫外病灶的机会增加。美国安德森医院报道的回顾性研究 199 例癌肉瘤患者,中位年龄 65 岁(32~92 岁),45% 患者肥胖(BMI>30kg/m²),29% 患者有使用激素替代治疗或三苯氧胺的历史,17.8% 患者有其他肿瘤病史,多数为Ⅰ期患者(61.6%)。术前 CA125 升高的患者提示宫外病灶及深肌层浸润,术后 CA125升高对预后的影响还不肯定。癌肉瘤患者常有阴道出血及宫腔肿物,通过内膜活检诊断,因肿瘤常外生性生长,40% 患者宫颈内有肿瘤。32%~61% 的患者在诊断时即有宫外转移,12%~23% 患者发现明显附件转移,23% 患者有隐匿附件转移。

1. 手术　即使年轻患者,也建议双附件切除。癌肉瘤容易淋巴结转移,14%~38% 局限子宫的患者,发现淋巴结转移而为ⅢC 期,50% 盆腔淋巴结阳性者主动脉旁淋巴结转移,7% 盆腔淋巴结阴性者仅有主动脉旁淋巴结转移。临床Ⅰ~Ⅱ期患者中 20% 手术分期为Ⅲ~Ⅳ期。淋巴结转移率为 20%~38%,有研究发现,是否淋巴结切除 5 年生存率与中位生存期均有差异(5 年生存率 49% vs 34%,中位生存期 54 个月 vs 25 个月)。表 27-26 列出部分研究的淋巴结情况。因此盆腔及腹主动脉旁淋巴结清扫而非取样,因后者可能错失隐匿转移的淋巴结。清扫淋巴结的数目与复发及生存有关。美国西北大学芬因博格医学院回顾性分析国家癌症中心资料中 5 614 例 I 期癌肉瘤患者,结果发现淋巴结清扫改善生存率,即使淋巴结阴性患者,淋巴结数目也是影响预后的因素。19%~44% 患者腹腔细胞学阳性,早期患者有高达 29% 细胞学阳性。而且有预后意义。美国 Magee-Womens 医院在 SGO 2017 年年会上报道癌肉瘤的研究结果发现,153 例患者有 106 例(69.3%)进行大网膜取样,17 例(16%)病理阳性,其中 35.3% 为镜下阳性。单因素分析发现大网膜转移、残存肿瘤、淋巴结转移、脉管瘤栓、分期、肿瘤大于 5cm 等是 PFS 的预后因素;多因素分析中,大网膜转移的影响总生存的预后因素。因而癌肉瘤推荐大网膜切除。

根据上述情况可考虑 I 期患者简单子宫切除,累及颈管或宫旁者可选择根治性。推荐双附件切除,盆腔及腹主动脉旁淋巴结切除,同时行大网膜切除及腹水细胞学检查,晚期患者则应该充分减瘤。

2. **术后辅助治疗**　多中心回顾性研究发现 I、II 期患者术后化疗(PDD+IFO)患者的 PFS 优于单纯手术患者的 PFS;几项非随机研究发现术后化疗与放疗相结合对患者有益。最近有学者回顾性分析多中心 443 例 I 期子宫癌肉瘤术后情况,评价术后辅助治疗与复发的关系。41.5% 术后单纯化疗,15.8% 化放疗联合,8.4% 单纯放疗。最常见复发部位是远处转移,5 年复发率为 28.1%,局部复发 13.3%。多因素分析化疗是降低远处复发及局部复发的独立因素(21.2% vs 38.0%;8.7% vs 19.8%);化放疗较单纯化疗较低局部复发,但差异无统计学意义;在高级别癌、肉瘤过长、深肌层浸润患者放疗明显降低局部复发,化放疗对具有多个危险因素的患者较单纯化疗明显降低局部复发。化疗对控制局部复发及远处转移均有效,具有多因素患者,增加放疗可降低局部复发。另一个研究回顾性分析了多个中心 118 例 I / II 癌肉瘤术后(80% 患者进行淋巴结切除)辅助治疗的情况,分为观察组 37 例、单纯化疗组 19 例、单纯放疗组 24 例、放化疗组 38 例,放疗方式包括单纯阴道照射、盆腔外照射、二者结合;化疗以紫杉醇 + 卡铂为主,中位总生存期 97 个月,单因素分析发现,术后辅助治疗者总生存、阴道复发、其他复发均优于观察组;放化疗联合者优于其他治疗,多因素分析放化疗及淋巴结切除是独立预后因素。观察组阴道复发占复发的 44%(8/18)而阴道照射者阴道复发少,2.3%(1/42)。另一个多中心研究术后辅助治疗的报道,其放化疗的方式:化疗后放疗 54.2%,三明治方式 43.1%,放疗后化疗 2.8%。研究发现,I A 期患者化疗较未化疗者 5 年无瘤生存率明显改善。化放疗 vs 单纯化疗 vs 单纯放疗 vs 未治疗:84.3% vs 77.5% vs 54.3% vs 57.0%。5 年总生存率:95.7% vs 87.1% vs 56.3% vs 66.6%。48 例化放疗者盆腔放疗较腔内照射好。完全切除的患者推荐三明治疗法即顺铂联合异环磷酰胺化疗 3 程 + 盆腔放疗 + 顺铂联合异环磷酰胺化疗。美国西北大学芬因博格医学院的研究发现,紫杉醇 + 卡铂是最为主要的辅助化疗的方案,化疗 + 阴道照射可改善患者生存率。

3. **晚期或复发患者的治疗**　晚期患者的化疗 PDD 是最有效的药物之一,一线有效率 19%,二线有效率 18%,一个研究发现客观有效率达 42%(5/12),IFO 也是有效药物之一,未接受化疗者,有效率达 32%,以前接受过 PDD 化疗者有效率达 18%。GOG III 期研究 IFO 联合顺铂或紫杉醇,较 IFO 单药化疗改善生存。因此被认为是标准的治疗方案。GOG 232B II 期研究 46 例患者,紫杉醇联合卡铂,其中 59% 完成至少 6 个疗程,总有效率 54%,安德森医院的 II 期研究发现有效率为 62%。可选择的其他化疗方案:异环磷酰 + 多西紫杉醇、紫杉醇 + 卡铂,顺铂 + 异环磷酰胺 + 表柔比星等。GOG 正在进行 III 期临床研究比较紫杉醇 + 异环磷酰胺与紫杉醇 + 卡铂的效果。

4. 预后 肿瘤分期是主要预后因素，但肿瘤超出子宫时预后差。有研究发现Ⅰ、Ⅱ、Ⅲ期5年生存率分别为55%、22%、9%。另一个研究发现，癌肉瘤患者总的5年生存率为30%，Ⅰ期的5年生存率为50%，而Ⅰ期含有异源成分者预后差。复发病灶以单纯癌成分最常见，含浆液或透明细胞癌的患者更容易发生转移。与预后有关的病理因素有肌层浸润深度、脉管瘤栓、附件及浆膜转移、细胞学阳性、淋巴结转移（表27-26）等。异源成分对预后影响不一致，多数认为异源成分并不影响预后。术后残存肿瘤大于1cm，降低OS，而淋巴结切除增加DFS及OS。癌的成分也影响预后，低级别与高级别5年生存率56.7% vs 40.7%。浆乳癌、透明细胞癌与高级别内膜样癌无差异。

表 27-26 癌肉瘤手术切除淋巴结及淋巴结转移情况

研究者	例数	分期	淋巴结切除/例（%）	淋巴结阳性/例（%）
Park,et al	41	Ⅰ~Ⅱ	41(100)	13(31.7)
Galad,et al	93	Ⅰ~Ⅳ	34(36.5)	13(38.2)
Nemani,et al	1 855	Ⅰ~Ⅲ	965(57)	119(14)
Callister et al	300	Ⅰ~Ⅳ	124(45.5)	33(26.6)
Inthasorn et al	37	Ⅰ~Ⅳ	20(54)	7(35)
Ayhan et al	28	Ⅰ~Ⅱ	14(50)	4(28.5)

（四）高级别子宫内膜间质肉瘤及子宫未分化肉瘤 高级别子宫内膜间质肉瘤恶性程度高，与其他高级肉瘤相似，无明显的内膜间质分化，雌孕激素受体常阴性，在2003年WHO分类中将高级别子宫内膜间质肉瘤归为未分化子宫肉瘤。但在2014年WHO的分类中，基于发现 *YWHAE-NUTM2A/B*（*YWHAE-FAM22A/B*）基因，再次将高级别子宫内膜间质肉瘤引入分类之中，即有别于未分化肉瘤，高级别子宫内膜间质肉瘤复发时，14-3-3肿瘤蛋白升高。

以下病理特征情况提示高级别子宫内膜间质瘤：①明显有丝分裂活跃，大于20~30/10HPF；②无激素受体；③平滑肌标志物阴性；④c-kit弥漫阳性，DOGI阴性；⑤CD1弥漫阳性而EMA和或光谱角蛋白阴性；⑥充分取材，除外纤维性或黏液样改变。

而未分化子宫肉瘤是高度恶性肿瘤，极少见，诊断时采用排除法，排除在形态及免疫组织方面满足高级别子宫内膜间质肉瘤的患者即为子宫未分化肉瘤。

1. 手术 高级别子宫内膜间质肉瘤恶性程度高，就诊时多为晚期，术后很快复发，有研究发现，超过3/4的患者肿瘤超过5cm，2/3患者有肌层浸润，18.7%的患者有宫颈受侵。手术治疗包括全子宫双附件切除，由于常有血行转移，淋巴结切除是否有意义还不肯定，但充分手术减瘤对患者有益。术后建议辅助化疗，可选择多柔比星、异环磷酰胺、吉西他滨＋多西紫杉醇等；一线化疗无效的患者再次化疗效果很差，可试用其他治疗肉瘤的单药或联合化疗如曲贝替定、紫杉醇、开普妥等。

未分化子宫肉瘤极少见，患者常表现为绝经后阴道出血或子宫外病灶的激发症状。恶性程度高，超过半数患者就诊时为Ⅳ期，术前约50%的患者已有肺等远处部位的转移，即使早期患者术后数月内进展。术中发现约60%的患者有腹腔转移，多在2年内死亡。标准手术是全宫双附件切除及减瘤术，术后有残存肿瘤者预后极差，淋巴结切除的意义还不明确。

2. **术后辅助治疗** 因其高的血行及远处转移,术后应该辅助化疗。GOG 的 II 期研究证实 IFO 的有效率 33%,其他药物有多柔比星、吉西他滨、紫杉醇、多西紫杉醇、异环磷酰胺、脂质体多柔比星等。一线化疗方案是吉西他滨 + 多西紫杉醇和以表柔比星、异环磷酰胺为基础的联合化疗,总有效率约为 62%。但即使化疗有效,很短时间内病情再次进展。二线化疗总有效率约为 19%,而且对初次使用的化疗方案无效,多数患者死于肿瘤。

3. **预后** 有报道,高度恶性子宫内膜间质肉瘤患者的中位无瘤生存 7~11 个月,中位总生存时间 11~23 个月;I A 期及 I B 期 5 年总生存率仅为 51.4% 和 43.5%;子宫未分化肉瘤总的 5 年生存率仅为 37%,I 期 5 年生存率 57%,而超过 I 期的患者均在 2 年内死亡。

（五）**腺肉瘤** 腺肉瘤占整个子宫肉瘤的 5.5%~9.0%。腺肉瘤的高峰发病年龄是更年期或绝经妇女,常见症状为阴道出血或盆腔疼痛,更多患者无症状,有研究认为使用三苯氧胺可能与此病有关。腺肉瘤常来源于息肉样病灶,常向宫腔内生长,充满宫腔。患者诊断时多数年龄超过 60 岁,早期患者超过 50%,肌层浸润较少,肿瘤小。良性上皮成分多为子宫内膜腺体,有时伴鳞状或黏液样化生,部分有轻度不典型性改变,恶性间质成分多数像子宫内膜间质肉瘤,非典型性有丝分裂少见,除非有增生过长;部分有性索间质样分化;肉瘤增生过长定义为纯粹肉瘤区域占整个肿瘤组织的比例超过 25%,镜下常为高级别、异型性明显、有丝分裂活跃、坏死。常有深肌层浸润和脉管瘤栓,约占癌肉瘤的 10%。其他同源成分可为平滑肌肉瘤、纤维、血管、淋巴管肉瘤等;异源成分最常见横纹肌样分化。间质成分一般为低度恶性,56% 的患者肉瘤成分为低度恶性子宫内膜间质瘤,9% 为混合性低度恶性子宫内膜间质瘤及纤维肉瘤。无肉瘤成分增生过长的腺肉瘤,腺肉瘤 33%~75% 雌激素受体阳性、50%~76% 孕激素受体阳性、35% 雄激素受体阳性。治疗与低度恶性子宫内膜间质肉瘤相同,有增生过长则恶性程度高,对激素治疗不敏感。腺肉瘤很少有子宫外病症,如果有,主要累及附件、盆腔组织及肠浆膜,子宫外的腺肉瘤可能与子宫内膜异位有关。

1. **手术** 治疗原则与低度恶性子宫内膜间质瘤的治疗相同,分期手术是恰当的,推荐全子宫切除,附件切除可切除或保留,因多数患者雌孕激素受体阳性,理论上讲,切除双附件是有依据的,但应与手术绝经权衡利弊。早期淋巴结的转移率在 0~6.5%,不需要常规淋巴结切除。有学者主张剖腹全子宫切除,因腹腔镜可导致肿瘤肉瘤成分种植并影响预后,不推荐采用。对有生育要求的患者,如果没有肌层浸润、无肉瘤增生过长,可选择单纯肿物切除术后联合化疗,完成生育后建议子宫切除。推荐双附件切除,因为长期雌激素暴露有不利影响。

虽然总体上腺肉瘤患者淋巴结转移率不高,但术中发现淋巴结长大者应该淋巴结切除或清扫,淋巴结转移明显影响无瘤生存率,是比肉瘤增生过长、异源成分、深肌层浸润等更重要的预后因素。

2. **术后辅助治疗** 不推荐术后盆腔照射,无肌层浸润或肉瘤增生过长的患者可以不化疗,可选择激素治疗如 GnRH、孕激素、雌激素拮抗剂三苯氧胺、芳香化酶抑制剂等。

3. **晚期或复发患者治疗（具体药物和方案可参考表 27-27）** 主要是盆腹腔复发,复发多位于阴道、盆腔、腹腔,远处转移很少见,主要见于肉瘤增生过长的患者,可晚期复发,因此需长期随访。治疗包括手术、化疗及姑息放疗。方案:多柔比星 + IFO、脂质体多柔比星、吉西他滨 + 多西他赛、曲贝替定。腺肉瘤的肉瘤成分增生过长或有异源成分的肉瘤患者的治疗原则与未分化子宫肉瘤的治疗相同,除手术分期外,还应该辅助化疗。常用的化疗方案:吉西他滨 + 紫杉醇、异

环磷酰胺 + 表柔比星 ± 顺铂等。

4.**预后**　多数患者为Ⅰ期,5 年总生存率 60%~80%,Ⅰ期 5 年、10 年生存率分别为 76%、61%;腺肉瘤有晚期复发的特点,应该长期随访。总复发率为 25%~30%,常见于阴道、盆腔复发,复发多为单纯的肉瘤成分(70%)。肉瘤成分增生过长的患者,预后与癌肉瘤患者预后相似,超过 50% 的患者死于肿瘤。影响预后的因素有肌层浸润、肉瘤增生过长、脉管瘤栓、坏死、异源成分。肉瘤增生过长明显增加复发风险,23% vs 77%,降低 5 年总生存率的 50%~60%。另有研究发现淋巴结转移是 DFS 最强的独立预后因素。5 年生存率 43% vs 81.8%。肿瘤大、深肌层受侵、肉瘤增生过长与淋巴结转移有关。还有研究发现,子宫腺肉瘤患者总的 5 年 10 年生存率分别为 72% 和 58%。术后 5 年内阴道或盆腔复发率在 25%~30%。多因素分析分析,肿瘤细胞坏死是最重要预后因素:5 年、10 年生存率为:92%、72% vs 43%、29%。

子宫肉瘤化疗药物及方案

子宫肉瘤可选择的药物见表 27-27。

表 27-27　子宫肉瘤可供选择的化疗药物

化疗药物	肉瘤类型
曲贝替定(trabectedin)	平滑肌肉瘤、腺肉瘤、间质肉瘤
帕唑帕尼(pazopanib)	平滑肌肉瘤
奥拉单抗(olaratumab)	平滑肌肉瘤
吉西他滨(gemcitabine,Gem)	平滑肌肉瘤、未分化肉瘤、癌肉瘤、间质肉瘤、腺肉瘤
异环磷酰胺(IFO)	癌肉瘤、间质肉瘤、平滑肌肉瘤、未分化肉瘤、腺肉瘤
紫杉醇(paclitaxel,PTX)	癌肉瘤、间质肉瘤、平滑肌肉瘤、未分化肉瘤、腺肉瘤
多西紫杉醇(docetaxel,DXT)	癌肉瘤、间质肉瘤、平滑肌肉瘤、未分化肉瘤
表柔比星 / 多柔比星(EADM/ADM)	平滑肌肉瘤、间质肉瘤、未分化肉瘤、腺肉瘤
顺铂(cis-platinum,DDP)	癌肉瘤、间质肉瘤、腺肉瘤
卡铂(carboplatin,CBP)	癌肉瘤、间质肉瘤
VP16(etoposide)	平滑肌肉瘤
DTIC(达卡巴嗪)	平滑肌肉瘤
丝裂霉素(MMC)	平滑肌肉瘤
长春新碱(VCR)	平滑肌肉瘤
替莫唑胺(temozolomide)	平滑肌肉瘤
激素治疗	间质肉瘤、平滑肌肉瘤、腺肉瘤

子宫肉瘤的化疗方案

【常用单药方案】

1.**表柔比星** 50~75mg/m^2　d1　3 周

2.**脂质体多柔比星** 35~40mg/m^2　d1　4 周

3.**表柔比星** 75mg/m^2　d1　3 周

4.**曲贝替定** 1.5mg/m^2　d1　3 周

5.**紫杉醇** 175mg/m^2　d1　3 周

6. 异环磷酰胺 1.2~1.5g/m^2　d1~5　4 周

7. VP16 50mg/m^2　d1~21　4 周

【常用联合方案】

1. **吉西他滨** 900mg/m^2　d1、8

多西紫杉醇 75~100mg/m^2　d8　3~4 周

2. **异环磷酰胺** 1.5g/m^2(2g)　d1~3

美司钠 20% 异环磷酰胺(400mg) 0、4、8 小时　d1~3

表柔比星 50~60mg/m^2 d1 或 20mg/m^2　d1~3　3~4 周

3. **吉西他滨** 900~1 000mg/m^2　d1、8

紫杉醇 175mg/m^2　d1　3~4 周

4. **表柔比星** 50~60mg/m^2

吉西他滨 900mg/m^2　d1、8　3~4 周

5. **表柔比星** 50~60mg/m^2　d1

曲贝替定 1.1mg/m^2　d1　3~4 周

6. **异环磷酰胺** 2g(1.5g/m^2)　d1~3

美司钠 400mg(20%IFO 的剂量)　0、4.8 小时　d1~3

多西紫杉醇 70~75mg/m^2　d1　3 周

7. **紫杉醇** 175mg/m^2　d1

异环磷酰胺 2g(1.5g/m^2)　d1~3

美司钠 400mg(20%IFO 的剂量)　0、4.8 小时　d1~3　3 周

8. **顺铂** 50mg/m^2 d1 或分 3~4 天或 20mg/m^2　d1~3

异环磷酰胺 2g(1.5g/m^2)　d1~3

美司钠 400mg(20%IFO 的剂量)　0、4、8 小时　d1~3

表柔比星 60mg/m^2　d1　4 周

9. **紫杉醇** 175mg/m^2　d1

卡铂 AUC 4~5　d1　3 周

10. **顺铂** 50mg/m^2　d1

异环磷酰胺 1.5g/m^2　d1~3

美司钠 400mg(20%IFO 的剂量)　0、4、8 小时　d1~3　3 周

11. **异环磷酰胺** 1.5g/m^2　d1~3

美司钠 400mg(20%IFO 的剂量)　0、4、8 小时　d1~3

达卡巴嗪 200~300mg/m^2　d1~4

表柔比星 50~60mg/m^2　d1　3~4 周

12. **长春新碱** 1.2mg/m^2　d1

达卡巴嗪 250mg/m^2　d1~5

表柔比星(多柔比星)20mg/m^2　d1~3　3~4 周

13. **长春新碱** 1.2mg/m^2　d1

表柔比星 50mg/m^2　d1

达卡巴嗪 750mg/m^2 d1

环磷酰胺 500mg/m^2 d1 3~4 周

14. 丝裂霉素 6~8mg/m^2 d1

表柔比星 40~50mg/m^2 d1

顺铂 50~60mg/m^2 d1 4 周

15. 丝裂霉素 6mg/m^2 d1

达卡巴嗪 750mg/m^2 d1

表柔比星 40mg/m^2 d1

顺铂 50~60mg/m^2 d1 4 周

【值得期待的药物】

1. temozolomide（替莫唑胺烷化剂与 *MGMT* 基因启动子超甲基化）

2. pazopanib（帕唑帕尼,多激酶抑制剂）

3. olaratumab（血小板衍生生长因子受体 a 的单克隆抗体）

4. rapamycin（雷帕霉素,mTOR 抑制剂）

5. vorinostat（伏立诺他,HDAC 抑制剂）

6. regorafenib（瑞戈非尼,一种多激酶抑制剂）

第 5 节　妊娠性滋养细胞疾病

妊娠性滋养细胞疾病（gestational trophoblastic disease,GTD）是源于胎盘绒毛滋养细胞增生所致的一组疾病,临床病理分为葡萄胎（完全性葡萄胎、部分性葡萄胎）、侵蚀性葡萄胎、绒毛膜细胞癌（choriocarcinoma,CCA）、胎盘部位的滋养细胞肿瘤（placental site trophoblastic tumor,PSTT）和上皮样滋养细胞肿瘤（epithelioid trophoblastic tumor,ETT）。完全性和部分性葡萄胎为异常妊娠,属良性病变。而其他四种（侵蚀性葡萄胎、CCA、PSTT、ETT）称为妊娠滋养细胞肿瘤（gestational trophoblastic tumor,GTN）,属恶性病变,具有局部侵润和远处转移的可能。GTN 是一种少见的恶性肿瘤,即使存在广泛转移也可能治愈。葡萄胎清宫术后的 GTN 包括:侵蚀性葡萄胎、CCA 以及少见的 PSTT、ETT。正常妊娠和流产后由于无葡萄胎组织,其可引起 CCA、PSTT 或 ETT。异位妊娠后可引起葡萄胎、CCA、PSTT 或 ETT。

正常妊娠时,功能性滋养细胞侵入子宫内膜生成血管系统来构建胎盘,为宫腔内胎儿的生长提供营养。这些滋养细胞组织与肿瘤组织有类似的侵袭性,但是被体内高度调控的。对于滋养细胞疾病而言,其失去正常的体内调控后,滋养细胞形成侵蚀脉管的肿瘤并具有了远处转移的风险。绒毛膜癌（choriocarcinoma）,简称绒癌,是一种高度恶性的滋养细胞肿瘤。其特点是滋养细胞失去了原来绒毛或葡萄胎的结构,散在地侵入子宫肌层,并可转移至身体其他部位。绝大多数绒癌继发于正常或不正常的妊娠之后,称为妊娠性绒癌。主要发生于育龄妇女,由妊娠滋养细胞恶变所致。少数绒癌发生于未婚或绝经后妇女,甚至男性,常和卵巢或睾丸恶性肿瘤（如内胚窦瘤、未成熟畸胎瘤等）同时存在,称为"非妊娠性绒癌"或"原发绒癌"。临床常见的为妊娠性绒

第 27 章

癌,原发绒癌极为少见。

长期观察表明妊娠滋养细胞疾病有一定的发病率和死亡率。在20世纪70年代前,由于缺少早期检测和有效的清宫手段,葡萄胎多合并严重出血和临床并发症。在过去的50年里,随着妊娠滋养细胞疾病诊治的发展,使其从一个高致死率的疾病转成所有人类肿瘤中治疗效果最佳的肿瘤之一,治愈率超过90%。全球的协作和专业中心促进和发展了有高度预见性的分期和预后评分系统,提高了治疗的个体化。此外,一些化疗方面的进展也使化疗方案变得精细化。对于死亡风险高的患者,综合治疗包括化疗、放疗和手术,可提高治愈率的同时降低治疗相关的并发症发生率。面对潜在的高治愈率,对妊娠滋养细胞患者的初始诊治要规范精准。

一、相关历史

GTD具有古老和有趣的历史,可追溯到希波克拉底,其在公元前400年就描述了水肿的绒毛来自宫腔,被称为子宫积水。首次记录葡萄胎妊娠是阿米达的埃提乌斯(483—565AD),其描述到"当停经后,患者没有妊娠,子宫充满了肿瘤和小气囊样的组织"。1565年,Von Grafenburg第一次描述了典型葡萄胎的临床表现。1827年,Velpeau和Boivin准确观察到绒毛的水肿和囊性扩张。1895年,Marchand证明了绒毛膜肿瘤是源于滋养细胞的上皮性肿瘤。

一个非常重要的GTD里程碑式事件出现在1928年,Ascheim和Zondek第一次描述了妊娠试验,成为人体绒毛膜促性腺激素(Human Chorionic Gonadotropin,hCG)早期检测的基础。1963年,MacVicor和Donald第一次使用超声诊断妊娠。1977年,Kajii和Ohama阐明了父源性的滋养细胞葡萄胎。1978年,Szulman和Surti描述了PHM为三倍体的基因型。

在有效的化疗前,GTN治疗包括全子宫或局部转移肿物切除,其生存率极低。1959年,Brewer回顾分析了西北大学的Albert Mathieu绒毛上皮瘤治疗中心的103例转移性CCA患者,其中只有6位患者诊断后存活超过5年。Brewer同时分析了无转移的CCA患者在全子宫切除后的5年存活率,只有29/70(41%),尽管很快进行了全子宫切除术。术后仍然发生了转移,并最终死于广泛的播散转移。

1956年起GTN的治疗进入了新时期,Li和其同事报道用甲氨蝶呤治疗3例转移性CCA患者,获得了完全缓解。1961年Hertz和Coworkers报道了国家癌症中心应用化疗治疗转移性GTN患者的5年情况,应用甲氨蝶呤(methotrexate,MTX)治疗转移性患者完全缓解率达到47%(28/63)。在播散性疾病取得惊人疗效后,Hertz等使用化疗治疗非转移的患者。很快显现出一些转移性GTN患者对单药化疗耐药,有很高的致死率。1965年Ross等报道诊断的延迟、高hCG水平、肝和或脑转移预示着患者有很高的耐药风险。随后多药联合化疗应用于上述患者,再生存率方面取得了持续性的提高。

自20世纪90年代始,GTN的治疗指南源于各个区域治疗中心。目前所有非转移和低危的转移GTN患者通过化疗可以获得治愈,同时可以保留了生育功能。即使那些广泛转移的患者,通过使用各种多药联合方案治疗,以期可以获得80%~85%的生存率。在人类治疗恶性肿瘤的进程中,GTN的治疗取得了最惊人的成功。

二、发病率和流行病学

发病率和发病危险因素事关GTN的研究发展,但是因为数据积累的可信度、数据偏移以及医院为基础的数据和人群数据的不同,上述两者很难得出清晰界定。尽管存在以上困难,但是仍有一些有效的数据显示完全性葡萄胎(complete hydatidiform mole,CHM)的发生率在不同地域间有很大的不同。据北美、澳大利亚、新西兰和欧洲报道 CHM 的每 1 000 次妊娠中发生 0.57~1.1 次,然而东南亚和日本的报道每 1 000 次妊娠中发生接近 2.0 次。和 CHM 进展相关的发病因素包括高龄(大于 40 岁)、前次葡萄胎妊娠。家族聚集性双亲 CHM 和 19q 染色体的 *NLRP7* 基因突变相关。此外,有很详实的营养数据显示,β 胡萝卜素和动物脂肪摄入与 CHM 成反比关系。依此理论,有趣的是在韩国逐渐降低的 CHM 发生率与韩国饮食西方化的增加相关。CHM 和 PHM 的流行病学特征显著不同,Parazzini 和 Coworkers 报道部分性葡萄胎的风险和母体年龄不相关,此外,部分性葡萄胎的风险和口服避孕药物和不规则月经史相关,和饮食无关。因此,部分性葡萄胎的患病风险显示和生育史相关,而非饮食因素。

总的侵蚀性葡萄胎(invasive mole,IM)发病率估计为 1/15 000 次妊娠,15%~29% 的葡萄胎导致侵蚀性葡萄胎。CCA 的发病率很低,由于病例稀少和临床难以区分转移性葡萄胎和葡萄胎后 CCA。在欧洲和北美,CCA 发生约 1/40 000 次妊娠,而在东南亚和日本 CCA 发生率分别为 9.2/40 000 次妊娠和 3.3/40 000 次妊娠。在过去 40 年间,发展中国家逐渐下降的 CHM 和 CCA 的发病率归因于社会经济条件的改善、分娩年龄的提早以及营养的提高。由于难以获得可信度强的流行病学数据,在各个临床病理中心获得的数据,是医院为基点的流行病资料,尚不能反映普遍人群中的发病率。一些早期妊娠流产资料缺失,同时 GTD 诊断的罕见都使其真实发病率的统计更加复杂。流行病研究支持葡萄胎的发病率有地区差异。在英国 CCA 发生率为 1/50 000 妊娠,胎盘部位的滋养细胞肿瘤占滋养细胞肿瘤的 0.2%。在过去的 30 年间,葡萄胎和 CCA 的发病率都在下降,在所有人群中比较一致公认的 GTD 风险因素包括非适龄妊娠和前次葡萄胎妊娠史。高龄或低龄妊娠是完全性葡萄胎的高危险因素。相比 21~35 岁的妇女,大于 35 岁或小于 21 岁妇女完全性葡萄胎风险为其 2 倍,大于 40 岁的妇女为其 7.5 倍。前次妊娠为葡萄胎的妇女再次妊娠葡萄胎的发生率大约为 1%。尽管风险是普通人群的 10 倍,但大多数葡萄胎史的妇女以后的妊娠为正常。如果一个妇女有 2 次葡萄胎史,她再次葡萄胎妊娠的风险增加到 15%~28%。该风险并不受伴侣更换的影响。

尽管很多可能的完全葡萄胎环境病因风险被研究,但是其中唯一得到认同的是 β 胡萝卜素和动物脂肪摄入与葡萄胎发生呈逆相关。CCA 的发生风险包括前次完全性葡萄胎、种族和高龄妊娠。GTN(侵蚀性葡萄胎和绒癌)15%~20% 源于完全性葡萄胎。绒癌源于完全葡萄胎的概率是源于其他妊娠的 1 000 倍。小于 5% 的部分葡萄胎患者会导致 GTN,很少发生转移,组织病理诊断的绒癌没有证实源于部分性葡萄胎的报道。亚洲妇女和美洲印第安后代、非洲裔美国人患绒癌的风险增高。和葡萄胎妊娠相似,绒癌的中位年龄高于正常妊娠。生育史在 GTD 的发生中至关重要,相比没有流产史的妇女,有自然流产史的妇女患葡萄胎妊娠的风险增加 2~3 倍。其他研究表明月经初潮晚于 12 岁,月经量少,口服避孕药增加罹患 GTN 的风险。GTD 的发病机制大多被揭示,90% 的病例中,完全性葡萄胎出现空卵受精,或休眠卵子受精导致单精子复制 DNA,产生 46 XX 父源性(完全来自父亲)核型。另外 10% 的完全性葡萄胎为 46 XY 或 46 XX 是由于空卵双精子受精所致。尽管 DNA 为父源性,线粒体 DNA 仍为母源性。部分性葡萄胎为 3 倍体核型(通常 69 XXY),是正常卵子的双精子受精所致。证据显示多次葡萄胎妊娠也发生于患者的不同男性伴侣时,这使父方因素在葡萄胎发生中的作用更难以参透。一些研究表明高龄妇女卵子相比年轻妇女异常受精的风险增高。此外,多量的父源染色体与滋养细胞增生相关。

CCA 的患病危险因素包括前次完全性葡萄胎史、种族和母亲高龄。CCA 发生于 CHM 后的概率是其他类型妊娠的 1 000 倍。CCA 的患病风险在亚洲妇女、美洲印第安人和非洲后裔中增高。

三、病因和发生学

过去几年间的研究一直在提高我们对葡萄胎和 GTN 疾病病因和发生学的认识水平。现在我们知道葡萄胎妊娠是由于异常受精和异常配子导致。近年来的研究显示有两种不同的葡萄胎:部分性和完全性葡萄胎。两者有不同的细胞发生进程,临床特征和组织病理发现。两者并不是代表从正常妊娠到葡萄胎妊娠的连续转化进程。

PHM 的特征为三倍体核型(69 染色体)源于两个父源和一个母源单倍体的结合。大多数为 69,XXX 或 69,XXY,为卵子双精子受精所致。PHM 胎儿为三倍体,有生长受限,遗传异常包括并指(趾)脑积水、脐膨出和唇裂。相对 PHM,CHM 通常为 46,XX 核型,其来源于空卵的单精子受精后复制。一小部分 CHM 具有 46,XY 核型,为双精子空卵受精所致。不论是 CHM 还是 PHM,过多的父源基因成分是由于卵子异常所致,或者是由于缺乏母源染色体,或者是双精子受精所致。

一些关于葡萄胎组织和 CCA 生长因子和癌基因的研究已经进行,CHM 中 P53 和 c-fins 高表达。在 CCA 中可检测到 *ras* 和 *c-myc* RNAs 表达增加。Floup 及其同事研究了多种生长因子和癌基因在正常胎盘、部分性葡萄胎和 CCA 中的表达情况,CHM 和 CCA 特征性的过表达 *c-myc*、*c-erbB-2* 和 bcl-2,这些癌基因蛋白在 GTN 的发生中有很重要的作用。c-fms 蛋白在正常胎盘和 GTN 中没有差异。CHM 和 CCA 特征性的过表达 p53、p21、Rb 和 MdM2.P53 突变检测在 22 例完全葡萄胎和 11 例 CCA 患者中显示:存在 P53 的过表达。尽管只有一例 PCR 检测 *TP53* 突变为无义突变,仍可相信 P53 的过表达具有普遍性。尽管研究显示 GTN 过表达一些生长因子,但是准确的分子发生机制仍不能得出。相比正常胎盘和部分性葡萄胎,CCA 和完全性葡萄胎的合体滋养细胞和细胞滋养细胞表达 EGFR 显著增高。此观察结果得到了免疫组化和原位杂交试验的验证。完全性葡萄胎,在绒毛层外高表达 EGFR 和 c-erbB-3 和葡萄胎后的肿瘤显著相关。EGFR 相关的癌基因家族在 GTN 的发生中可能起到很重要的作用。

细胞外蛋白酶如金属基质蛋白酶(matrix metalloproteinases,MMPs)被认为是在侵蚀和转移中突破基底膜和调节细胞基质反应中,有非常重要的作用。CCA 显著表达 MMP-1 和 MMP-2,而 MMP-1 的组织抑制子(tissue inhibitor of metalloproteinase-1,TIMP-1)表达降低。此现象在完全葡萄胎、部分葡萄胎和正常胎盘中少见。CCA 过表达 MMP-1 和 MMP-2,而 MMP-1 的组织抑制子(TIMP-1)低表达可归因于 CCA 细胞的侵蚀性。

某些特定基因在母源或父源染色体等位基因正常表达,被描述为双亲印记。双亲印记的改变和肿瘤的形成相关,CHM 和 CCA 都有双亲印记的减低。双亲印记的减低可能在 GTN 的发生中起到很重要的作用。

四、病理

(一)葡萄胎 根据大体形态、组织病理和染色体核型葡萄胎可分为完全性葡萄胎、部分性葡萄胎。

完全性葡萄胎(CHM)具有以下特征:①胎盘绒毛囊性增大;②滋养细胞不同程度的增生和不典型增生(包括合体滋养细胞和细胞滋养细胞);③充满液体的扩张绒毛,缺少或血管稀少;④无胎儿组织。

在过去 20 年间,由于早期的诊断,CHM 的病理学特征已发生了显著变化。过去环状化的滋养细胞增生占 CHM 的 3/4,目前却少于 1/2。Mosher 等对比观察了现今的 23 例 CHM 患者(1994—1997 年,平均妊周 8.5 周)和过去的 20 例患者(1969—1975 年,平均妊周 17 周)。组织学显示,CHM 直径较过去变小(5.7mm vs 8.2mm),周围滋养细胞增生变少(39% vs 75%),原始绒毛间质增多(22% vs 54%)。Keep 等观察到早期完全性葡萄胎有局灶滋养细胞不典型增生,小的绒毛空洞,伴细胞过多原始间质。完全性葡萄胎目前有很精细的形态学特征,但是也容易与部分葡萄胎和非葡萄胎水肿样流产混淆。DNA 倍体和核型分析有助于上述情况鉴别。母源基因的免疫组织化学染色也有助于鉴别 CHM、部分葡萄胎和非葡萄胎水肿样流产。

部分性葡萄胎(PHM)具有以下特征:①大小不同的绒毛,局灶水肿,局灶滋养细胞增生;②种植部位滋养细胞局灶中度不典型增生;③标志性的扇状绒毛和显著性的滋养细胞包涵体;④有胎儿或胚胎组织。

侵蚀性葡萄胎(IM)源于葡萄胎妊娠,可通过脉管或直接浸润肌层,15% 的患者出现远处转移,最多见的转移部位为肺和阴道。肿瘤的特征为胎盘绒毛水肿伴有滋养细胞增生,通常在子宫宫腔外为发育不良。

(二)绒毛膜细胞癌　绒毛膜细胞癌(CCA)是一种高度恶性的肿瘤,特征为异常的滋养细胞增生、间变,缺少绒毛结构,出血和坏死。可侵蚀子宫壁直接或转移至远处,造成出血。最多见的部位为肺、阴道、脑、肝脏、脾脏、肾脏和肠道。

(三)胎盘部位和上皮样肿瘤　PSTT 和 ETT 很罕见,是来自胎盘种植部位的中间型滋养细胞生成的单细胞克隆肿瘤。PSTT 患者,肿瘤细胞穿透肌层在平滑肌间生长,伴脉管浸润。ETT 的特征是形成结节团块侵入肌层,较少发生出血和坏死,两者都缺少胎盘绒毛。在 PSTT 中,应用酶免检测人胎盘泌乳素显著增高。而 hCG 低值。两者血清 hCG 不高,相比 GTN 两者有相对增高的 β-hCG。这些都直接造成 PSTT 的诊治和预后存在不确定性。

五、免疫生物

GTN 惊人的治疗效果部分可能归因于滋养细胞父源抗原引发的宿主免疫反应。妊娠 CCA 的预后与淋巴细胞和单核细胞在肿瘤 - 宿主界面渗透聚集密度相关。因为淋巴细胞和巨噬细胞渗透聚集于父源抗原和癌抗原。通过释放细胞因子,免疫激活细胞可提高 GTN 的临床缓解。在体外细胞因子可抑制 CCA 细胞的增殖,在体内增加人白细胞抗原(human leucocyte antigen, HLA)在 CCA 细胞上的表达,因此可以增加免疫原性。

理论上推论 GTN 的发生和进展,可能和夫妻双方的组织相容性相关。如果夫妻双方组织相容,滋养细胞上的父源抗原对母体没有免疫性。母体免疫反应依赖于滋养细胞的免疫原性。

从另一面来说,夫妻双方的组织相容性对 GTN 发展和持续并不是必要条件。Tomoda 等报道夫妻间的组织相容性增加和 CCA 耐药相关。相同的是 Morgenson 等观察到夫妻双方组织相容和高风险的转移相关。由于 CHM 的所有染色体为父源性,CHM 为一个完全的同种异体移植,可刺激母体产生免疫反应。证据显示包括了体液和细胞免疫。相比正常胎盘,葡萄胎种植部位辅助 T 细胞的穿透力为 5 倍。当患者肿瘤消退时,CHM 患者的循环免疫复合物显示增加。

CHM 患者循环免疫复合物中证实包含有 HLA 抗原,因此,CHM 患者对父源 HLA 抗原是敏感的。通过免疫荧光检测可测定葡萄胎绒毛中 HLA 的分布。HLA A、B 和 C 抗原在葡萄胎绒毛间质中可测到,在绒毛滋养细胞中没有。但是在葡萄胎绒毛液不含可溶性的 HLA 抗原,当绒毛滋养层破裂后 HLA 阳性绒毛间质细胞进入循环,母体才对父源 HLA 产生敏感性。

六、临床表现

(一)完全性葡萄胎 随着超声的广泛应用以及 hCG 检测的提高,CHM 的临床表现在过去的 20 年间,发生了巨大的改变。在 1980 年前,CHM 通常在妊娠中期诊断,然而目前多在妊娠早期诊断,典型的临床症状和体征较少见到。当患者具有典型的临床症状和体征时,其有很高的风险进展为 GTN。Soto-Wright 等比较新英格兰滋养细胞疾病中心(New England Trophoblast Cell Disease Center,NETDC)在 1988 年至 1993 年、1956 年至 1975 年收治的 CHM 的临床表现和治疗结局后,指出尽管临床表现发生了改变,但是在 GTN 发病率方面无改善。

(二)部分性葡萄胎 除非诊断延迟至中期妊娠,部分性葡萄胎典型症状无法和自然流产、先兆流产区分,而不表现 CHM 症状。PHM 的诊断通常依据超声检查和刮宫后内容物的病理检查。PHM 患者的 hCG 水平不如 CHM 患者高,当妊娠中期发现 PHM,超声诊断变得更加准确,通过发现胎儿三倍体畸形和胎盘水泡样改变。许多妊娠中期的 PHM 患者,典型的症状和体征与 CHM 相似,包括:先兆子痫、甲状腺功能亢进症、滋养层栓塞和其他并发症。尽管 CHM 患者目前诊断提早,但是部分性葡萄胎并没有提高早诊率,其临床体征没有发生改变

(三)妊娠性滋养细胞肿瘤 妊娠性滋养细胞肿瘤(GTN)的名称用于临床、放射学、病理学和或持续性 GTD,其可继发于任何形式的妊娠后。有些时候前次妊娠并不好界定。GTN 包含两部分疾病,依据病灶是否超出子宫,分为转移性和非转移性。对于葡萄胎后的 GTN 建议采用国际妇产科联盟癌症委员会(FIGO)标准:① hCG 增高平台期超过 3 周;② hCG 增高 10% 达 3 周或更高值持续至少 2 周;③葡萄胎清宫后持续性 hCG 达 6 个月;④组织学证实 IM、CCA、PSTT、ETT。

非转移性或局部侵润性 GTN(NMGTN)15% 源于 CHM 清宫后的患者,1%~6% 发生于 PHM,其他妊娠后少见。NMGTN 患者临床表现为阴道不规则出血,hCG 异常升高可造成卵巢黄素化囊肿,肿瘤可引起子宫复旧不全和子宫不规则增大。肿瘤侵入子宫脉管,可造成阴道出血,穿透肌壁,引起腹腔内出血。一些 CCA 患者肿瘤的大块坏死,梭菌属感染可造成败血症。深肌层的浸润可通过超声或 MRI 影像诊断。

转移性 GTN(MGTN)出现于 5% 的葡萄胎清宫后患者,少见于其他妊娠。IM 不经常转移至远处,绝大多数的 MGTN 源于 CCA。特点为血行广泛播散。由于滋养细胞肿瘤脉管丰富,转移病灶会自发出血。最常见的转移部位是肺(80%)、阴道(30%)、脑(10%)和肝脏(10%)。普遍的观点认为脑和肝转移是不常见的,其往往伴有肺转移和或阴道转移。

(四)肺转移 肺实质是最常见的转移部位,80% 的肺转移患者表现为咳嗽、胸痛、咳血和或呼吸困难,或无症状性的胸片病灶。呼吸症状可以是急或慢性的,依赖病灶范围不同。肺转移病灶在影像学上有四个模式:①孤立或多个散发的圆形病灶;②"雪暴"或泡状模式;③栓塞导致

肺动脉堵塞;④胸膜渗出。

患者由于肿瘤性血管堵塞可引起肺动脉高压,由于肺部的体征在影像学上表现明显,患者可被诊断为肺部原发疾病,而延误治疗。因此,在转移病灶来源不明的情况下,任何一个生育年龄的妇女检测 hCG 是非常重要的。广泛肺转移的患者妇科体征可以不明显或缺乏。早期的呼吸功能衰竭需要机械通气,在有效的化疗开始前可导致死亡。1 个月内的早期呼吸功能衰竭的危险因素包括肺浊度大于 50%、呼吸困难、贫血、发绀和肺动脉高压。化疗时,患者会发生转移部位的出血,加重肺部症状和影像学体征。Kelly 等观察到减少初始化疗剂量不能减少呼吸功能衰竭的发生,推荐初始化疗采用检测下的大剂量化疗。

(五)阴道转移 30% 的 MGTN 患者有阴道转移,阴道的转移部位多见于尿道下方或穹窿处,是 IM 或 CCA 静脉瘤栓常见的部位。通常表现为脓性分泌物或不规则出血。除非一些特殊情况下,要避免外科切除阴道病灶,因为常会导致难控制性的大出血。在化疗开始后,肿瘤出现缩小,必要情况下,切除阴道病灶的风险缩小。但是阴道转移灶引起的出血首选动脉栓塞。

(六)肝转移 CCA 转移至肝脏占 MGTN 患者的 10%,多发生于诊断延迟的患者。肝脏病灶可以有腹腔内出血,但是大多数肝转移患者无明显体征。

(七)脑转移 MGTN 的患者中约 10% 会发生脑部病灶,和肝转移类似,脑转移的患者也归因于诊断的延迟。中枢神经系统受累通常表现为头痛、呕吐、癫痫发作和局部定位体征,如言语不清、轻偏瘫、视觉障碍或脊髓病灶引起的症状。神经方面的体征多源于颅压增高或出血。

Bagshawe 和 Harland 报道脑转移患者血清 - 脑脊液 hCG 比值<60,但是单一的血清 - 脑脊液比值会引起误导,因为有效治疗开始后,血清 hCG 水平迅速下降而脑脊液 hCG 并不能同步。目前一些隐匿性无症状中枢系统转移的患者可通过影像学技术诊断(特别是 MRI),这样可在患者神经后遗症出现前进行治疗。

(八)其他转移部位 胃肠道、肾脏和脾转移的患者通常出现于那些晚期的诊断延迟的患者。尽管全身 ^{18}F FDG-PET 应用日渐广泛,但是腹部 CT 扫描仍是最好的影像学技术对于这些转移的患者。

(九)胎盘部位和上皮样肿瘤 PSTT 和 ETT 很罕见,来源于种植部位细胞滋养层的中间产物。可继发于任何妊娠,最多见于足月妊娠或流产,在前次妊娠后月到年不等,出现不规则阴道出血或闭经,子宫增大,罕有肾病综合征。血清 hCG 水平相对较低,30% 的患者诊断时有转移。

七、实验室和影像学研究

GTN 的最佳治疗需要在治疗前评估病灶的分布范围,所有疾病持续状态的患者需要全面的治疗前评估,包括:病史、体格检查、血常规、肾功能、便检查。盆腔超声检查对于探测附件情况、宫腔残留组织情况和深肌层受侵情况有帮助。胸片有胸部转移的患者应该行盆腔和腹部的 CT 检查以及脑部 MRI 来明确分期。

(一)hCG 检测 可信度高的 hCG 检测对于治疗滋养细胞疾病至关重要,大多数商业使用或医院实验室测定 hCG 的整分子,医生治疗 GTN 患者必须意识到 hCG 检测的受限,同时要参考临床、形态学和放射影像发现。CHM 患者在清宫术前 hCG 异常增高。Genest 等报道 1980—1990 年在 NETDC 治疗的 153 例 CHM 患者(46%),清宫前 hCG 水平>100 000mIU/ml,然而 PHM 患者清宫前 hCG 较之低。复习 NETDC 数据,2/30 的 PHM 患者表现为 hCG>100 000mIU/ml。

假阳性 hCG 的产生是由于血中一些物质的干扰所致。尽管发生率很低(估计 1∶10 000 至 1∶100 000 次试验),但是当医生诊断异常妊娠包括 GTN 时,假阳性 hCG 会造成干扰。假阳性 hCG 会导致不合适的手术和化疗,如果仅根据持续升高的血清 hCG 水平。临床和实验室检测不符合时,如果患者没有明确的前次妊娠或如果患者低 hCG 对治疗不敏感时,要怀疑是否存在假阳性 hCG。异嗜抗体被认为是干扰血清免疫检测的原因。这些患者同样存在其他血清检测的假阳性。为了避免假阳性 hCG,很重要的是医生要分析临床表现和实验检测是否符合。如果不符合,可重复不同免疫方法的 hCG 检测,和敏感的尿 hCG 检测。绝大多数的商业的检测试剂盒已经克服了上述问题。

休眠 GTN 是另一种罕见的病变,其特点为持续低水平的 hCG。休眠 GTN 被认为源于高分化的、非侵袭性的合胞体滋养层细胞。该疾病的病灶在临床上可见,治疗中 hCG 也可下降,推论其细胞生长周期比正常细胞长。密切观察这些患者显示 6%~10% 的患者最终发展为 GTN,而需要治疗。休眠 GTN 患者的 hCG 并非高糖基化,此点可作为该病的鉴别。

(二)超声 超声检查早期妊娠子宫,特别是联合经阴道彩色多普勒血流检查,使早期妊娠的异常被发现。CHM 的诊断几乎都来自超声,特别是在一些早期妊娠类似稽留流产时。同样早期超声诊断 PHM 有些问题。当葡萄胎疾病和以下情况怀疑 GTN 时可采用超声:①早期妊娠出血;②有葡萄胎妊娠的症状和体征;③超高 hCG 水平。

CHM 的超声表现在早期和中期妊娠并没有不同,表现为复合性回声团、在子宫内可见多个小囊结构,没有胎儿。PHM 有 2 个超声特点:胎盘局灶水泡样改变和妊囊横径和前后径比值>1.5。妊囊形状的改变归因于三倍体的胚胎异常。在一些罕见的情况下,PHM 可以生长至妊娠早期的末期和妊娠中期的早期,超声可以显示多重的胎儿异常,胎盘局部水肿,羊水过少,和胎盘血流多普勒显示异常。这些改变在妊娠早期不易看到。

在葡萄胎清宫术后,当阴道异常出血或 hCG 升高或平台期,利用超声可以判断是否有宫腔残留,来决定是否再次清宫。也可发现是否是侵袭病灶或存在附件转移。超声还可以帮助医生判断子宫的肿瘤受侵情况,来决定是否切除子宫。超声还可以监测黄素化囊肿的消退情况,患者有症状时也可引导囊肿的穿刺减压。

(三)CT 和 MRI 显像 对于 NMGTN 患者,切除子宫是一种首选的方法。胸部 CT 检查优于胸部 X 线检查,因为可以发现隐匿的转移病灶而选择化疗。虽然阴道转移或盆腔转移较肺转移多见,但是检查肺转移,是全面分析转移所必需的。当 CT 阳性时,需补充腹部 CT 扫描,来判断肝脏、肾脏、脾脏和 / 或胃肠道是否有转移? 也需补充脑部 MRI 检查。NMGTD 患者治疗开始时发现 CT 胸部转移,不应影响临床治疗措施,因为这些大多数为低危患者,单药化疗有很好的疗效。

(四)PET-CT PET-CT 对于那些既往 GTD 治疗过的患者复发后,可以帮助检查残留病灶。Dhillon 等报道 PET-CT 可以很好的发现那些被成功切除的肺部病灶,和 CT 检查相当。但是 PET-CT 假阳性可出现于非恶性的情况,如结节病和代谢增高的良性病灶。因此联合其他影像检查可以降低假阳性。

八、分期、预后和评分系统

表 27-28~ 表 27-30 是 FIGO 肿瘤委员会 2002 采纳的解剖分期和预后评分系统,被广泛应用

于临床。它不但作为选择治疗方案的指南,同时也是各肿瘤中心对比治疗疗效的依据。一名患者的分期和预后评分分别用罗马数字和阿拉伯数字描述,分别写出,如Ⅲ:8,该系统在预测患者耐药和调整用药以期获得好的预后方面被证实十分有用。

预后评分中的变量包括肿瘤体积、hCG 水平、转移数目、部位、前次化疗情况和疾病进程。每个因素都是独立的。评分为 ≤ 6 为低危耐药,可采用单药治疗。评分 ≥ 7 分,可采用多药化疗有利于预后。总之,Ⅰ 期的患者常为低危,Ⅳ 期患者往往为高危,因此,评分系统最适用于 Ⅱ、Ⅲ 期患者,尤其是足月产后的 CCA 患者,来指导哪些患者需要多药化疗。

我们回顾分析了 1964—1996 年的 NETDC 治疗的足月产后绒癌患者,7/44(16%)的患者临床有母体 - 胎儿失血,导致胎儿严重贫血和非免疫性水肿,或晚期妊娠出血。尽管没有婴儿受 CCA 转移侵犯的报道,但是还是罕见胎儿 CCA 受累,通常导致胎儿或新生儿死亡。其他危险因素包括:诊断至妊娠间隔、转移部位、治疗前 hCG 水平。我们评分 ≤ 8 分的患者均存活,然而 46%(6/13)的 >8 分的患者预后不良。

表 27-28　滋养细胞肿瘤 TNM 分期

原发灶	
T_x	无法评价
T_0	无肿瘤
T_1	局限于子宫
T_2	通过直接浸润或转移至生殖道器其他部位
远处转移	
M_x	无法评价
M_0	无远处转移
M_1	远处转移
M_{1a}	肺转移
M_{1b}	其他部位转移

注:被美国癌症联合委员会(American Joint Committee on Cancer, AJCC)授权,AJCC 分期指南第 6 版,2002,芝加哥,伊利诺斯州。施普林格 - 纽约出版。www.springeronline.com.

表 27-29　滋养细胞肿瘤 TNM 分期

期别	T	M	预后因素
Ⅰ 期	T_1	M_0	未知
	T_1	M_0	低危 Ⅰ B
	T_1	M_0	高危
Ⅱ 期	T_2	M_0	未知
Ⅱ A	T_2	M_0	低危
Ⅱ B	T_2	M_0	高危
Ⅲ 期	任何 T	M_{1a}	未知
Ⅲ A	任何 T	M_{1a}	低危
Ⅲ B	任何 T	M_{1a}	高危
Ⅳ 期	任何 T	M_{1b}	未知
Ⅳ A	任何 T	M_{1b}	低危
Ⅳ B	任何 T	M_{1b}	高危

表 27-30 FIGO/WHO 滋养细胞肿瘤预后评分系统（2000）

预后因素	0分	1分	2分	4分
年龄	<40	≥40		
前次妊娠	葡萄胎	流产	足月产	
妊娠中止至化疗开始的间隔 / 个月	<4	4~6	7~12	>12
治疗前 βhCG/(IU·ml^{-1})	<103	103~104	104~105	≥105
肿瘤最大直径 /cm,包括子宫	<3	3~4	≥5	
转移部位	肺	脾,肾脏	胃肠道	脑、肝
转移瘤数目		1-4	5-8	>8
既往化疗失败			单药	≥2 种药
合计 / 分 ≤6 分为低危, ≥7 分为高危				

注：Ngan HY, Odicino F, Maisonneuve P, Creasman WT, Beller U, Quinn MA, Heintz AP, Pecorelli S, Benedet JL. Gestational trophoblastic neoplasia. FIGO 26th Annual Report on the Results of Treatment in Gynecological Cancer. Int J Gynaecol Obstet. 2006 Nov；95 Suppl 1：S193-203.doi：10.1016/S0020-7292（06）60034-9.PMID：17161158.

九、治疗

（一）葡萄胎妊娠　葡萄胎首选治疗是清宫,清宫前要全面评估患者的合并症,如妊娠先兆子痫,妊娠剧吐导致的电解质紊乱,甲亢和 / 或贫血。清宫后必须监测 hCG 变化。

1. **手术治疗**　如果患者无禁忌证,必须采用最适宜的手术治疗。如果患者无生育要求,50岁的患者有葡萄胎后 GTN 风险,所以应该采用全子宫切除术。行全子宫切除术时,可对卵巢黄素化囊肿行减压术而保留卵巢。很重要的一点是要告知患者,尽管切除子宫降低了局部侵润的风险,但是并不能避免一些隐匿病灶所导致的术后化疗。

对于那些要求保留生育功能的患者,不论子宫大小,都可行清宫治疗。如果子宫大于妊娠12 周,在扩宫后,可行缩宫素治疗以利于子宫收缩。使用大号吸管(12 号)操作可减少出血,并清宫彻底。对于那些部分性葡萄胎妊娠中期的患者需要采用更大号的吸管。有些医生采用超声引导下清宫。如果子宫大于 14 周,清宫时术者操作时按摩宫底,有利于子宫的收缩。清宫术后的锐性操作刮宫,应当避免穿孔和子宫粘连的风险(Asherman 综合征),RH 阴性血的患者,清宫时要接受 RH 免疫球蛋白的治疗。因为滋养细胞表达 RH D 因子。

尽管一些研究者建议采用促宫颈成熟的方法,来便于清宫操作和减少宫颈损伤。但是我们发现适当采用 Pratt 扩宫器械,无须促宫颈成熟。术后那些大于妊娠月份的子宫和 hCG 高值的患者(>100 000mIU/ml),应该观察甲状腺危象和滋养细胞团栓塞造成的急性呼吸功能衰竭。

2. **预防性化疗**　完全性葡萄胎患者清宫术前 hCG>100 000mIU/ml 和子宫明显大于妊娠月份是持续性 GTN 的危险因素。对于有高危 GTN 因素的葡萄胎患者行 MTX 和放线菌素 D 的预防化疗,可降低局部病灶浸润和远处转移的风险。预防性化疗也适用于那些无法随访 hCG 的患者。

（二）滋养细胞肿瘤　持续性滋养细胞肿瘤可继发生于任何形式的妊娠后,但是最多见于葡萄胎妊娠后，FIGO 癌症委员会制定的葡萄胎后滋养细胞肿瘤的诊断标准：①连续 3 周或 3 周以上测定人绒毛膜促性腺激素（hCG）共 4 次，其值处于平台；② hCG 增高大于 10%，至少 2 周或 2 周以上；③当 hCG 水平葡萄胎清宫术后 6 个月仍然升高；④如果组织学诊断为绒毛膜癌。

如果诊断时只有 hCG 升高，而没有妊娠史或临床、影像学和病理的病灶，则要避免 hCG 假阳性的干扰。非葡萄胎妊娠后诊断 GTN 是很困难的，所以任何妊娠后的异常阴道出血都要检测 hCG。

1. 化疗药物 GTN 患者的治疗和耐药风险密切相关。总之，当患者耐药风险低（预后评分 <7 分）可采用单药治疗，耐药风险高（预后评分 ≥7 分）要采用多药联合治疗。但是也有证据表明对于那些低危但是肿瘤负荷大，hCG>100 000mIU/ml，预后评分 5~6 分的患者，有很高的单药耐药风险，需要多药联合化疗。

2. 单药化疗 在非转移和低危患者，应用 MTX 和放线菌素 D 单药治疗都有很好的缓解率。一个好的化疗方案应具备低不良反应和高治愈率，表 90-5 列举了对于非转移和低危患者的化疗方案。一些 MTX 和 ActD 的方案对于肺转移的 GTN 患者完全缓解率为 70%~100%，对于低危转移 GTN 患者可达 50%~70%。幸运的是，如果一个患者对初始的单药耐药，更换化疗方案也可取得缓解。

（1）MTX 和甲氢四氢叶酸解救：1964 年 Bagshawe 和 Wilde 采用 MTX 联合甲氢四氢叶酸（FA）来降低不良反应，该方案是 Charing Cross 滋养细胞疾病治疗中心治疗低危患者的方案。尽管 MTX/FA 非常有效，但是其有 20% 的耐药率，NETDC 统计显示：Ⅰ 期完全缓解率为 90%（147/63），Ⅱ 期和Ⅲ期低危患者完全缓解率为 68%（15/22）。23 例患者对 MTX/FA 耐药中，14 例采用 ActD 后完全缓解，9 例需要多药联合化疗。血小板减少、粒细胞减少和肝脏毒性的发生率分别为 6%、2%、26%。1 例患者需要输注血小板同时骨髓抑制导致了败血病。没有患者出现秃发。该方案的有效归因于 MTX 的延长时间输注，因为如果大剂量 MTX（300mg/m²）输注小于 12 小时的话，缓解率下降至 69%。

（2）5-FU：尽管 MTX 和 ActD 在美国和欧洲是最常用的治疗 GTN 的单药。5-FU 在中国仍是一个很好的治疗 GTN 的单药。有学者报道 5-FU 诱导的完全缓解率在 Ⅰ 期 GTN 患者可达 93%，在Ⅱ期患者中可达 86%。

（3）放线菌素 D：对于低危的 GTN 患者，单药放线菌素 D 和 MTX 一样有效。有 2 种方案：5 天方案和双周方案。双周方案已经代替了 5 天方案，由于其不良反应小同时可行性好。主要的副作用有恶心、呕吐、皮疹、黏膜炎和脱发。5 天方案采用 10~12μg/（kg·d），双周方案采用 1.25mg/m²，其缓解率相同可达 90%~95%。对于 MTX 耐药的非转移 GTN 患者，可采用 ActD 的治疗，此时采用 5 天方案比双周方案有高的缓解率。

（4）依托泊苷：依托泊苷口服治疗用于非转移和低危 GTN 患者，有很高的缓解率可达 93%（56/60）。依托泊苷也可用于对于 MTX 和 ActD 耐药的患者。

3. 联合化疗 联合化疗适用于高危 GTN 患者和低危单药耐药的 GTN 患者。

（1）MAC 方案（MTX+ActD+CTX）：19 世纪 80 年代前，NETDC 在 EMACO（VP16+MTX+ActD+CTX+VCR）方案未使用前，对于高危 GTN 患者采用 MAC 联合方案（MTX+ActD+CTX），对于高危患者，尽管 MAC 方案不如 EMACO 方案，但是其可用于那些对单药耐药的低危患者。

（2）EMACO 和 EMAEP 方案：Bagshawe 报道转移性 GTN 包括那些高危评分患者，采用

EMACO（VP16.MTX、ActD、CTX 和 VCR）治疗缓解率可达 83%。相同报道见于 Lurain 等,他们
采用 EMACO 治疗高危 GTN 患者缓解率可达 90%。该方案适用那些高危 GTN 和低危 GTN 患
者的挽救方案。对 EMACO 耐药的患者可采用 EMA/EP（第 8 天替换为 VP16+ 顺铂）,Bower 等
报道 EMAEP 单独或联合手术治疗 EMACO 耐药患者缓解率可达 76%（16/21）。不幸的是,GTN
患者适用 VP16 可增加第二肿瘤的发生风险,包括髓样白血病、黑色素瘤、结肠癌和乳腺癌,发生
时间多在 25 年后,依托泊苷治疗的患者 1.5% 继发白血病。当那些非转移和低危转移患者对单
药耐药时,在使用含依托泊苷方案前我们多采用 MAC 方案。

（3）VBP 方案（长春碱、博来霉素、顺铂）: 对于耐药 GTN 患者,采用 VBP（长春碱、博来霉素、
顺铂）二线方案治疗缓解率可达 18%~63%。

（4）5-FU 和氟尿苷:Matsui 等使用 5-FU 联合 ActD 治疗高危 GTN 耐药患者,缓解率可
达 81.8%（9/11）。其中 2 例复发患者随后采用了其他方案挽救。同样万等报道 13 例耐药
患者采用含 5-FU 方案治疗缓解率可达 100%。北京协和医院绒癌治疗中心多采用 VCR +
5-FU+KSM+VP-16 方案治疗。

（5）其他多药方案: 很有 IFO 和紫杉醇的方案也有不少成功报道。同样也有自体骨髓移植或
干细胞治疗配合大剂量化疗治疗 GTN,尽管目前对其作用仍不明确。Osborne 等报道三药联合
方案（TE/TP 紫杉醇、顺铂、VP-16）治疗双药耐药的患者,取得了不错的疗效。以上方案的临床
经验还较少,尽管这些新方案仍需探讨,但是对于耐药患者可以积极尝试治疗。

十、监测方法

在 NETDC 治疗中,每程化疗后的每周都要检测 hCG 水平。化疗疗程间隔为 2~3 周。对于
Ⅰ期 GTN 患者、出现耐药或需多药联合的患者及所有Ⅱ、Ⅲ期 GTN 化疗完全缓解后（连续 3 周
检测 hCG 正常）化疗需要巩固 1~2 个疗程。我们认为对于Ⅰ期单药化疗完全缓解的患者不需要
巩固化疗。Ⅰ期和评分低危（FIGO 评分<4 分）的患者在首次治疗后要密切监测 hCG 水平,如
果 hCG 出现平台期连续超过 2 周或再次上升,或 18 天内非对数下降（1log）时需要调整治疗方
案。如果患者对第一程的化疗敏感,第 2 程的 MTX/FA 的剂量无须调整。完全反应被定义为每
程化疗后 hCG 呈对数下降。当对上程化疗非完全反应时,可增加剂量 50%。如果 2 程化疗均为
非完全反应,则患者可判定为对 MTX 和 ActD 耐药,此时可采用 MAC 或 EMACO 方案。

多药联合化疗的患者需大剂量化疗同时密切监测,以期获得最好疗效。联合化疗间隔 2~3
周直至连续 3 次周测 hCG 正常。患者 hCG 正常后,3~4 疗程的巩固治疗可降低复发风险。耐药
病灶产生的 hCG 往往检测不到,是复发的原因之一。

十一、治疗原则和结局

（一）Ⅰ期

采用手术或化疗,依据患者保留生育的愿望。对于那些拒绝化疗、无生育要求或减少化疗疗
程的患者可首选全子宫切除术。我们推荐在手术时采用辅助化疗的方法（ActD 1.25μg/m²）来降
低隐匿性转移病灶,其并不增加术后病率。

1965 年至 2011 年 12 月 NETDC 治疗的Ⅰ期 GTN,600 例患者中,514 例取得完全缓解
（85.6%）,其中 468 例接受了 MTX/ActD 治疗,45 例进行了手术。34 例初次治疗为手术的患者取

得治愈。1 例评分为 6 分的患者,进行了多药联合化疗。86 例患者初始治疗后耐药,改用手术或多药联合化疗后治愈。

（二）Ⅱ 期和 Ⅲ 期

低危患者（评分<7 分）需要单药化疗,高危患者（评分 ≤6 分）需要多药联合化疗。对单药耐药的患者更换为 MAC 或 EMACO 治疗,MAC 耐药后可换 EMACO、EMAEP 治疗。手术切除耐药病灶对于那些脏器转移的患者是很重要的治疗手段。

1965 至 2011 年 12 月 NETDC 治疗的 Ⅱ、Ⅲ 期 GTN,所有 32 例 Ⅱ 期患者采用单药或联合化疗取得了缓解,Ⅱ 期低危患者单药完全缓解率为 79.2%（19/24）,高危患者仅为 50%（2/4）。1965 年至 2011 年,Ⅲ 期 GTN 患者的完全缓解率为 99.5%（200/201）,所有单药耐药的患者行联合化疗后缓解。1 例死亡患者由于中枢神经系统的复发导致。

（三）阴道和附件转移的处理

阴道转移是富血管性的,所以常导致大出血。当出现大出血,栓塞止血是非常有效的。经过 1~2 疗程的化疗后,肿瘤缩小后很少发生出血了。附件受累不常见,由于无症状常需 B 超检查发现。一旦开始化疗,病灶通常会治愈,但是对于那些有腹腔内出血的患者,手术治疗也常是必需的。

（四）肺转移的处理

对于 Ⅲ 期 GTN 患者开胸手术的治疗作用是有限的,如果肺部病灶为产生 hCG 的非妊娠性肿瘤可采用手术治疗。肺叶切除术可用于那些大剂量化疗后肺部结节持续存在的患者。行开胸手术治疗前,要全面评价全身是否有别处转移病灶。对于完全缓解的肺转移的患者,并不建议切除肺部持续性结节,因为 X 线胸片上的结节可能为肺部病灶纤维化形成。如果无法鉴别病灶和纤维化时,PET-CT 检查有很大帮助。Tomoda 等回顾性分析了 19 例肺转移耐药患者行肺叶切除术的成功治疗准则:①适合手术的患者;②原发病灶控制;③无其他脏器转移;④肺转移局限于一侧肺;⑤ hCG<1 000mIU/ml。Tomoda 等研究中,完全缓解的患者为 14/15,其都符合上述 5 条准则。其余 4 例患者有 1 条或多条不符。Fleming 等也报道了 11 例耐药患者选择后,进行肺叶切除术完全缓解可达 90.9%（10/11）。一些研究报道肺部病灶切除术后 1~2 周,hCG 检测正常为好的预后因素,当然病灶的数目、术前化疗疗程数和预后评分都是影响预后的因素。

（五）Ⅳ 期

所有 Ⅳ 期患者均为高危患者,需要综合治疗,包括化疗、手术和放疗。

所有患者首选 EMACO 治疗。有中枢神经系统受累的患者,MTX 的剂量可降低至 $1g/m^2$,分次剂量可避免碱化尿液。我们推荐采用全脑或局部伽马刀治疗,结合化疗可降低出血风险,以利于最大限度消灭瘤灶。EMACO 耐药患者可行 EMAEP 治疗。Yordan 等报道单独应用化疗治疗中枢神经系受累的患者死亡率为 44%（11/25）,但是 18 例应用放疗和化疗治疗患者均存活。另外,Newlands 等报道 MTX 大剂量静脉化疗和鞘内注射治疗 35 例患者完全缓解和持续缓解率为 86%（30/35）。

（六）脑转移的处理

开颅术适用于那些进行性神经病灶需要紧急开颅减压或控制颅内出血的患者。颅内转移化疗耐药需要开颅治疗是很少见的,特别是病灶位于脑部边缘。绝大多数完全缓解的患者很少有神经后遗症,除非是有急性出血的患者。

（七）肝转移的处理

肝转移的治疗是困难的。如果患者出现化疗耐药,肝动脉灌注化疗是很有效的方法。对于肝脏局部耐药病灶或急性肝出血的患者,肝叶切除手术是很有效的。Grumbine 等报道采用联合化疗和肝动脉栓塞治疗那些肝转移出血的患者,取得了缓解;Wong 等报道了采用大剂量多药联合化疗治疗肝转移 10 例患者,9 例完全缓解率;Bakri 等也报道了采用单独的联合化疗治疗肝转移患者,缓解率可达 63%(5/8)。

NETDC 治疗的Ⅳ期 GTN 的治疗结局:1975 年前未使用多药联合化疗,Ⅳ期患者仅有 30%(6/20)获得缓解,1975 年后治疗 84% 获得治愈(16/19)。令人称奇的疗效的发生归因于危险因素的认识、综合治疗的采用以及支持治疗和并发症的处理。

复发和化疗耐药的 GTN 的处理:当肿瘤发生耐药或复发,hCG 显示平台或再次升高,此时重新评价临床状况和发现隐匿病灶十分必要。Mutch 等报道首次治疗缓解的非转移 GTN 患者有 2% 会发生复发,低危转移病灶复发率为 4%,高危患者复发率为 13%。3 个月和 18 个月复发分别为 50%、85%。在 NETDC 我们观察到Ⅰ期、Ⅱ期、Ⅲ期、Ⅳ期复发率分别为 3%、8%、4% 和 9%。平均复发时间为 6 个月,不受期别影响。所有的Ⅰ~Ⅲ期患者复发后又被治愈,仅有 2 例Ⅳ期患者复发后死亡。相比 GTN,葡萄胎妊娠治疗后 hCG 正常后罕见复发。

（八）PSTT 和 ETT 的处理

PSTT 和 ETT 的临床治疗很相似,即使有转移,其首选都是手术治疗而不是化疗。手术治疗时,不同于 CCA,发生深肌层受侵的患者需要做淋巴结取样。因为此类肿瘤可通过淋巴转移。如果采用多药联合化疗,特别是那些前次妊娠距发病 4 年内的患者,非转移患者生存率为 100%,转移患者也可获得缓解。PSTT 转移患者的高危因素包括:前次妊娠距发病大于 2 年,深肌层受侵,肿瘤坏死和肿瘤有丝分裂相高倍视野大于 6 个。目前化疗选用含铂的方案如 EMAEP,生存率为 50%~60%。目前最大规模的报道来自英国查令,31 例患者采用子宫切除术结合辅助化疗获得了完全缓解,而没有补充其他治疗。

十二、随访

（一）葡萄胎清宫术后随访

葡萄胎患者清宫术后,应每周监测 hCG,直至连续 3 周 hCG 转阴。尽管目前美国妇产科协会指南建议再次妊娠前应连续半年每个月监测 hCG 值,NETDC 和其他中心最新报道显示,葡萄胎患者 hCG 阴性后复发的风险很低。

随访期间,患者需被告知有效的避孕方式。在患者 hCG 转阴之前,不推荐采用宫内节育器等避孕方式。因为宫腔内尚存残留肿瘤病灶时,宫内节育器的放置存在宫腔感染和穿孔的风险。有效的避孕方式推荐药物避孕或屏障避孕,亦可依患者意愿行绝育术。尽管报道称,在 hCG 转阴前应用口服避孕药的患者葡萄胎治疗后滋养细胞肿瘤发病率会升高,NETDC 和其他中心的数据显示,口服避孕药的应用并未增加葡萄胎后滋养细胞肿瘤的风险。

按上述方式完成随访后,即可继续妊娠。但应告知患者再次妊娠时再发葡萄胎的风险会增加。因此,强烈建议患者孕 10 周时行盆腔超声检查,可明确有无再发葡萄胎妊娠。有报道称滋养细胞肿瘤患者即使经历正常妊娠后,再发滋养细胞肿瘤的风险仍较高。因此,所有既往葡萄胎或滋养细胞肿瘤病史的患者在妊娠后或流产后 6 周需复查 hCG。

（二）滋养细胞肿瘤治疗后随访

Ⅰ~Ⅲ期滋养细胞肿瘤患者应每周监测 hCG，直至连续 3 周 hCG 转阴后，再持续 1 年每个月复查 hCG 值。监测 hCG 期间，应建议患者采取有效的避孕方式。按上述方完成随访后，即可继续妊娠。应告知患者，再次妊娠时发生先天畸形、早产或其他产科并发症的风险并未增加。Ⅳ期滋养细胞肿瘤患者应每周监测 hCG 值直至连续 3 周 hCG 转阴后，再持续 2 年每个月复查 hCG 值。因为其晚期复发风险较高。

（三）继续妊娠

1. 完全性葡萄胎　NETDC 总结完全性葡萄胎患者继续妊娠结局。尽管其再发葡萄胎的风险升高，但仍可正常妊娠。

2. 部分性葡萄胎　NETDC 总结部分性葡萄胎患者继续妊娠结局。与完全性葡萄胎妊娠结局相似，尽管其再发葡萄胎的风险升高，但仍可正常妊娠。

（四）复发葡萄胎

完全性或部分性葡萄胎后，再发葡萄胎的风险增加。1965 年 6 月至 2011 年 12 月就诊我中心患者中有 34 例（1.6%）发生至少 2 次以上葡萄胎妊娠。再发葡萄胎妊娠中可表现为完全性或部分性葡萄胎，与前次妊娠性质无关。2 次葡萄胎妊娠后，该 34 例患者中又发生 35 次再次妊娠，其中 20 次（57%）为足月产，7 次（20%）为葡萄胎妊娠（6 次完全性葡萄胎，1 次部分性葡萄胎），3 次自然流产，1 次异位妊娠，1 次宫内死胎。另有 3 例患者在早期妊娠时选择人为终止妊娠。上述结局与 Lurain 127 报道相似。Bagshawe 等报道，2 次葡萄胎妊娠后第 3 次葡萄胎妊娠的发生率高达 15%。128 我们中心报道的患者中有 6 例在与不同的性伴侣之间均发生了葡萄胎妊娠。

（五）滋养细胞肿瘤治疗后

滋养细胞肿瘤患者治疗后仍可正常妊娠，尽管其再发滋养细胞疾病的风险升高。尽管化疗药物具有致畸性和致突变性，其先天畸形的发生率并未升高，这点是确定的。关于滋养细胞肿瘤化疗后的妊娠结局，我们与其他诊治中心的经验是一致的。据报道，共计 2 657 次继续妊娠中，77% 为足月活胎，5% 为早产，1% 为死产，14% 为自然流产。尽管死产的发生率相对较高，仅 1.8% 患者中出现先天畸形，这与总体人群发生率一致。Woolas 等指出，单药化疗与联合化疗患者中受孕率与妊娠结局无明显差异，且仅 7% 治疗后有生育计划的滋养细胞肿瘤患者无法受孕。

（六）滋养细胞肿瘤患者社会心理影响

滋养细胞肿瘤患者经受着严重的情绪障碍、婚姻及性心理障碍，甚至影响未来的生育。因为滋养细胞肿瘤为妊娠相关疾病，患者与其伴侣需在接收丧失一次妊娠的同时面度恶性肿瘤的发生。患者将在相当长一段时间内经受严重的焦虑、乏力、愤怒、疑惑、性功能问题及对未来妊娠的担心等情绪。转移性滋养细胞肿瘤或者病变活跃的患者发生严重心理障碍的风险尤为突出。

对于滋养细胞肿瘤患者和其伴侣，应提供社会心理评估和干预，尤其是对于转移性滋养细胞肿瘤或者病变活跃的患者。持续性滋养细胞肿瘤患者的社会心理压力甚至可持续至病情缓解数年后。

十三、展望

在过去的三十年中，一方面，具备高特异性和高敏感性 hCG 监测应用于诊断、治疗和随访，另一方面,根据患者预后危险因素评分应用有效的化疗方案,滋养细胞肿瘤患者的预后大幅提高。未来的发展将着眼于通过早期检测、干预和有效的化疗方案治疗难治性滋养细胞肿瘤。众所周知,有经验的专家在治疗滋养细胞肿瘤,尤其是高危滋养细胞肿瘤患者,取得了很好的疗效。因此,加快咨询或诊治中心的建立会为患者带来更多福音。

第6节 外阴和阴道肿瘤

一、外阴恶性肿瘤

外阴恶性肿瘤较为少见,发病率居妇科生殖道恶性肿瘤第 4 位,患病人数占妇科生殖道恶性肿瘤的 4%~5%,占全身恶性肿瘤的 0.4%,死亡人数占妇科肿瘤的 3.2%。鳞状细胞癌是其主要病理类型,占 85%~90%。外阴恶性肿瘤的治疗以手术治疗为主,放疗及化疗在综合治疗中处于辅助地位,近年来外阴癌的治疗更加注重于个体化治疗及综合治疗,以提高患者治疗后的生活质量,在此背景下内科治疗在外阴癌中的应用逐渐受到重视。

(一)流行病学 外阴癌多见于老年女性,其发病率随年龄的增长而升高。2006 年我国外阴癌新发病例约 27 000 例,发病率约为 2.5/10 万,平均发病年龄 52 岁,中位年龄 53~61 岁,以 50~59 年龄组最为多见,均较国外报道年轻。2011 年德国报道发病率为 3.6/10 万。美国 2012—2014 年发病率为 2.5/10 万,其中以白人妇女发病率最高,为 2.7/10 万,亚裔妇女最少见,为 0.9/10 万,患者平均年龄 68 岁,55 岁以上者占 78%,55~84 岁为高发年龄组,45 岁以下患者仅占 7.4%。在全球范围内,外阴癌的发病率呈逐年上升趋势,德国从 1999—2011 年以每年 6.7% 的速度增长,尤以 30~69 岁年龄组的发病率增长为主。英国 1992—2009 年发病率每年增长 18%,以 40~59 岁年龄组增长为主,美国、加拿大和中国均呈增长趋势。外阴癌发病率的升高,尤其是绝经前妇女发病人数的增加,可能与性生活方式的改变及人乳头瘤病毒(human papilloma virus,HPV)感染率的上升有关。

(二)病因学 目前认为外阴鳞状细胞癌有两种不同的病因学起源:一种发病机制为非HPV 依赖性途径,多见于老年妇女,高血压、糖尿病等可能是这类患者的患病风险因素;另一种发病机制与 HPV 感染有关,患者多为绝经前妇女,高危型 HPV 检出率达 50% 以上,可合并宫颈病变,这类外阴癌的协同致病因素包括吸烟、性生活过早、合并性传播疾病及免疫抑制等。HPV阴性与 HPV 阳性外阴癌,发病机制存在基因水平上的不同。

非 HPV 依赖性机制:70% 以上的外阴癌患者为老年女性,多为典型角化鳞状细胞癌,常合并慢性外阴营养障碍,在病理标本中可见到慢性外阴营养障碍向外阴癌移行的组织变化。病灶中HPV-DNA 检出率低于 15%,而 TP53 基因异常是较为常见的遗传学改变,可能是 HPV 阴性外阴癌的主要发病原因之一,但具体发病机制尚未完全明确。在 HPV 阴性外阴癌组织中,TP53 突变率为 70.4%,而 TP53 密码子 72 优先丢失的杂和性缺失也起一定的作用。此外,PTEN 基因突变及微卫星不稳定可能是 HPV 阴性外阴癌发生的早期事件。

HPV 感染相关机制:28% 的外阴癌组织中可检测到 HPV-DNA,在 HPV 阳性的外阴癌中,

16型占75%~90%。HPV E6蛋白与细胞内 *TP53* 基因产物结合,使其快速降解,细胞周期失控,从而导致外阴癌的发生,其效应等同于 *TP53* 突变。此外,高危型 HPV E6蛋白还可不依赖 p53途径而与血管内皮生长因子(VEGF)作用,促进外阴癌的发生、发展。*TP16* 基因的表达异常与HPV感染在癌变的过程中具有协同作用,常提示病毒基因与宿主基因发生整合,但其具体机制和作用关系还需进一步探讨。

(三)病理学 外阴恶性肿瘤主要发生部位为阴唇(80%),其次为阴蒂(10%)和会阴体(10%)。鳞状细胞为主要病理类型,占90%,其次为恶性黑色素瘤,占5%,巴氏腺癌和肉瘤均罕见。

(四)临床表现 多数患者发病前有慢性外阴营养障碍病史,在病变向外阴癌发展的过程中患者可有局部瘙痒、肿块、疼痛、排尿后烧灼感或性交困难等临床表现,肿瘤破溃后可出现排液或出血等症状,晚期肿瘤侵及尿道可出现尿频、尿急,当肿瘤较大堵塞尿道口,可发生排尿困难及尿潴留。病灶外观呈白色、红色或褐色等糜烂、溃疡、局部缺损及皮肤增厚等改变,以单侧发生为主,病变增大时可累及外阴对侧组织。病灶生长方式主要为外生及局部浸润,可累及尿道口、阴道前庭、阴道或肛周组织。部分患者可出现同侧或双侧腹股沟淋巴结肿大,晚期患者淋巴结可融合成团、固定或发生溃疡。

(五)诊断 根据患者的年龄及临床表现,对于老年女性,出现外阴糜烂、溃疡或肿物,应进行活检病理检查,外阴癌的最终诊断必须有组织病理学检查证实。如病变表浅或不易辨识,可在阴道镜指引下进行活检,以提高诊断的准确率。同时还应常规进行宫颈细胞学检查和阴道的检查,以排除转移性外阴癌。影像学检查,如腹盆部 CT、MRI 或 PET-CT 检查可以提示腹盆腔是否有肿大淋巴结以及是否有远处转移,有助于制订治疗方案。

外阴癌应与外阴良性病变和感染性病变进行鉴别,一般经病理组织学检查可明确诊断。

1. 外阴尖锐湿疣 由 HPV 感染所致,年轻女性多见。呈淡红或褐色的带蒂突起,逐渐增大,可为鸡冠状或融合成菜花状而易误诊为外阴癌。镜下可见角化过度伴角化不全,出现挖空细胞,无恶性表现。

2. 外阴慢性营养障碍 是外阴癌前病变之一,多见于40~60岁女性,患者多有长期外阴瘙痒病史,皮损呈白色,萎缩型病变较硬,粗糙,上皮变薄;增生型病变呈斑块状,肥厚粗糙,隆起皮肤表面。确诊需病理检查。

(六)分期 临床上采用国际妇产科联盟(FIGO)制订的分期方法,1988年起FIGO对外阴癌开始采用手术分期,并于2021年进行了更新(表27-31)。

(七)治疗 手术是外阴癌的主要治疗方法,传统的根治性外阴切除术对外阴癌具有较好的疗效,但手术创伤大,对患者的生活质量影响较为严重。近年来外阴癌手术范围倾向于缩小,并重视与放疗和化疗相结合的综合治疗的应用。目前,外阴癌的化疗主要用于术前新辅助化疗、术后辅助治疗以及晚期或复发患者的姑息治疗。随着化疗在外阴癌治疗中地位的提升,近年来有关外阴癌化疗的研究也日益受到关注。但由于患者年龄普遍较大,一般状况欠佳,骨髓造血储备差,且慢性病合并症相对较多,因此对化疗耐受性相对较低。此外,外阴癌发病率低,具有化疗适应证的患者相对较少。因此,外阴癌的内科治疗研究进展较为缓慢,缺乏大样本的前瞻性研究。

表 27-31　FIGO 2021 外阴癌分期

FIGO 分期	肿瘤范围
Ⅰ期	肿瘤局限于外阴
ⅠA	病变≤2cm,且间质浸润≤1mm[a]
ⅠB	病变>2cm 或间质浸润>1mm
Ⅱ期	任何大小的肿瘤蔓延到邻近的会阴结构(下 1/3 尿道、下 1/3 阴道和下 1/3 肛门),且淋巴结阴性
Ⅲ期	任何大小的肿瘤蔓延到邻近的会阴结构的上部,或存在任何数目的不固定、无溃疡形成的淋巴结转移
ⅢA	任何大小的肿瘤蔓延到上 2/3 尿道、上 2/3 阴道、膀胱黏膜、直肠黏膜或区域淋巴结转移≤5mm
ⅢB	区域淋巴结[b]转移>5mm
ⅢC	区域淋巴结[b]转移且扩散到淋巴结包膜外
Ⅳ期	任何大小的肿瘤固定于骨盆,或固定的、溃疡形成的淋巴结转移,或远处转移
ⅣA	病灶固定于骨盆,或固定的或溃疡形成的区域淋巴结转移
ⅣB	任何远处转移包括盆腔淋巴结转移

注:a. 浸润深度的测量是从邻近最表浅真皮乳头的皮肤 - 间质结合处至浸润的最深点。
　　b. 区域淋巴结包括腹股沟淋巴结和股淋巴结。

1. 新辅助化疗　新辅助化疗即在手术之前应用的化疗,主要用于局部晚期患者。主要目的:一是缩小瘤灶,创造手术机会,提高手术切除率,减少术后并发症;二是对于肿瘤较大或位于阴道、尿道或肛门附近者,直接手术可能影响患者排尿和排便等功能,甚至行膀胱造瘘、结肠造瘘等,严重影响患者生活质量和心理状态,通过新辅助化疗,可减小手术范围,保留患者的正常器官及功能。2015 年 FIGO 指南中提到,小型回顾性研究表明,累及尿道和肛门的局部晚期外阴癌患者采用新辅助化疗后手术,有助于保留肛门括约肌和 / 或尿道。此外,新辅助化疗可能消灭亚临床病灶,降低肿瘤局部复发风险。

最早的关于外阴癌新辅助化疗的研究是欧洲癌症研究与治疗组织(EORTC)于 1990 报道的Ⅱ期临床研究,化疗方案为博来霉素、甲氨蝶呤联合洛莫司汀,EORTC 于 2001 年又发表了该化疗方案减低剂量的第二项Ⅱ期临床研究,两项研究中共 31 例局部晚期和 22 例复发患者接受了化疗,缓解率为 60%,52.8% 的患者获得了手术机会,1 年生存率为 32%。但化疗有效者中有近 1/3 不能耐受手术,因此研究者认为外阴鳞癌对化疗敏感,但是最佳的化疗方案仍需要继续探讨。2004 年的一项 9 例局部晚期患者的回顾性研究中,应用环磷酰胺、甲氨蝶呤联合氟尿嘧啶方案取得了较为满意的效果,8 例患者部分缓解,1 例达到病理完全缓解(pCR),所有患者均获得手术机会且切缘阴性。经过 48 个月随访,7 例无复发生存。迄今为止,局部晚期外阴癌患者新辅助化疗研究例数最多是 2012 年的多中心回顾性研究,35 例患者分为顺铂联合氟尿嘧啶组(12 例),顺铂联合紫杉醇组(6 例),顺铂、氟尿嘧啶及紫杉醇组(6 例),长春新碱、博来霉素及顺铂组(6 例),博来霉素单药组(5 例)。总缓解率为 90.9%,有 27 例患者化疗后可行手术治疗,随访 49 个月,无复发生存率为 68%(24/35),术后复发率为 15%(4/27),4 种化疗方案组复发情况无差别。研究显示,外阴鳞状细胞癌在体外对紫杉醇(TAX)非常敏感,且其与顺铂或与放疗联合对10 余种外阴癌细胞系肿瘤细胞的杀伤作用有相加作用,TAX 使细胞周期停止在放疗最敏的 G2、M 期。2014 年的一项的研究中,9 例局部晚期患者接受了紫杉醇联合顺铂方案的新辅助化疗,有效率 80%,1 例达病理 CR,中位随访 40 个月,55.5% 的患者无复发生存,2 例复发后存活 5 年和 9 年。

有学者对不同方案进行了比较,Geisler 的研究比较了氟尿嘧啶联合顺铂和顺铂单药的效果,化疗后 64% 的患者避免了脏器清除术的痛苦,联合化疗组的总缓解率为 100%,部分缓解率为 60%(6/10),病理 CR 率为 40%(4/10);而顺铂单药组均无效(0/3)。中位随访 49 个月,联合化疗组无复发生存率 90%,而单药组全部复发,平均生存时间仅 9 个月。Domingues 比较了博来霉素单药连续输注 10 天、紫杉醇单药周疗和氟尿嘧啶联合顺铂周疗方案的效果,博来霉素组的完全缓解率为 10%(1/10),部分缓解率 50%(5/10);紫杉醇组部分缓解率为 40%(2/5);联合用药组部分缓解率为 20%(2/10)。中位随访 22 个月,3 组无复发生存率分别为 30%(3/10)、20%(1/5)和10%(1/10)。平均生存期分别为 46、17 和 7 个月。40%(10/25)的患者化疗后避免了实施盆腔廓清术。

然而,也有研究对新辅助化疗的效果提出质疑。1993 年,Benedetti 采用顺铂、博来霉素联合甲氨蝶呤方案用于 21 例局部晚期外阴癌患者(FIGO 分期ⅣA 期),缓解率达 77%,手术切除率为90%,表明新辅助化疗后手术是可行的,且手术病率降低。但该组患者 3 年生存率仅 24%,68%的患者在治疗后 3~17 个月复发,50% 的患者复发时发生远处转移。作者认为新辅助疗虽然创造了手术机会,但并不能改善预后。该组患者期别较晚是生存率低以及远处转移率高的主要原因,也提示对于ⅣA 期患者全身系统性治疗较为重要。

20 余年来的研究显示,局部晚期外阴癌术前新辅助化疗的疗效较为肯定,但由于病例数较少,缺乏大样本前瞻性随机对照研究,远期效果及适宜的化疗方案仍需继续探讨。

2. **同步放化疗** 同步放化疗已在多个实体肿瘤的治疗中应用,疗效优于单纯放疗。同步放化疗治疗外阴癌的疗效也高于单纯放疗(49.9% vs 27.4%),可降低患者死亡风险(HR=0.76)。对于不能手术的晚期外阴癌患者,放、化疗是首选的治疗方法,并有部分患者获得了手术机会并避免脏器切除术。此外,同步放化疗也是因合并症不能耐受手术的患者的最佳治疗方法。

5 项大型随机对照研究结果使顺铂单药或顺铂联合氟尿嘧啶成为宫颈癌放疗患者标准的同步化疗方案。该方案对外阴癌患者也取得了较好效果。妇科肿瘤协作组(GOG)开展了前瞻性Ⅱ期临床研究(编号 GOG101),同步化疗方案为顺铂 $50mg/m^2$ d1+ 氟尿嘧啶 $1\,000mg/m^2$,d1~4,每周一次。研究的第一阶段入组 71 例外阴局部肿瘤无法切除的患者,34 例(47%)患者获得临床CR,其中部分患者接受了手术,病理 CR 率达 70%,放化疗耐受性较好,但有 4 例患者死于治疗并发症,随访 50 个月,56 例患者无瘤生存。研究的第二阶段入组了 46 例腹股沟转移淋巴结无法切除的晚期患者,治疗后 38 例患者获得手术机会,淋巴结病理 CR 率为 40%,外阴肿瘤病理 CR 率为52%。2 例死于治疗并发症,中位随访 78 个月,手术治疗的患者无瘤生存率达 32%。

多项回顾性研究证明,对于无手术机会的晚期外阴癌患者,根治性同步放化疗完全缓解率可达 53%~89%,中位生存时间可达 37 个月。GOG205 Ⅱ期研究采用顺铂 $40mg/m^2$,每周一次,用于 58 例无法手术或需行盆腔廓清术患者的根治性同步放化疗,放疗剂量较 GOG101 研究高20%,69% 的患者完成了全部治疗,临床 CR 率 64%,病理 CR 率 50%,未达到病理 CR 者接受了手术治疗,中位随访 24 个月,病理 CR 者中 75% 无瘤生存,27% 的手术患者无瘤生存。

目前认为,同步放、化疗对于外阴癌的治疗效果较为肯定,NCCN 指南推荐的化疗方案首选顺铂单药或顺铂联合氟尿嘧啶,也可借鉴肛门癌的治疗选择不良反应较小的氟尿嘧啶 + 丝裂霉素方案。但治疗并发症不容忽视,大多数患者出现外阴阴道中度以上黏膜炎、排尿困难、局部疼痛,经对症治疗均可得到缓解,仅部分患者被迫中止治疗,严重治疗并发症较为少见。关于同步放化疗的化疗及放疗的合理剂量尚需深入研究,以减少治疗并发症的程度和发生率。此外,需要开展多中心前瞻性研究,比较局部晚期外阴癌根治性同步放化疗与新辅助化疗(或放化疗)后手术的远期疗效。

3. **术后辅助化疗及放化疗**　外阴癌根治术后病理证实腹股沟淋巴结转移或切缘阳性是术后辅助治疗的指征。关于术后辅助治疗效果的研究甚少,唯一一项前瞻性研究对 14 例术后病理腹股沟淋巴结阳性的患者应用顺铂 $100mg/m^2$,3 周一次,共 4 周期的辅助治疗,中位随访 57 个月,复发率 29%,3 年 OS 率和 PFS 率分别为 86% 和 71%。另外 3 项回顾性研究均不足 10 例患者,应用氟尿嘧啶、丝裂霉素方案同步放化疗,但所用化疗及放疗剂量均有较大差异,因此结论不一。

4. **单纯化疗**　单纯化疗一般只作为姑息治疗手段用于发生远处转移的ⅣB 期患者及复发病例中不能接受手术或放疗的患者。复发患者曾接受强度较大的治疗,对姑息性化疗的耐受性降低,而放射野内的复发病灶由于血液供应较少、化疗药物难以达到较高浓度,因此化疗效果相对不佳。20 世纪 80 年代,GOG 开展了 2 项Ⅱ期临床研究探索单药的疗效,采用顺铂 $50mg/m^2$、哌嗪二酮(piperazinedione)$9mg/m^2$ 和米托恩醌 $12mg/m^2$ 三种方案,均为每 3 周一次,但无一例有效。Cormio 对 15 例复发性外阴癌患者行顺铂($80mg/m^2$,d1)+ 长春瑞滨($25mg/m^2$,d1、8)方案化疗取得了较好的疗效,4 例患者完全缓解(27%),2 例部分缓解(13%),4 例病情稳定,5 例病情进展,但研究资料未显示是否为放射野内复发。EORTC 的Ⅱ临床研究应用博来霉素、甲氨蝶呤联合洛莫司汀每周一次治疗 12 例复发患者,9 例无放疗史的患者中 8 例有效,其中 2 例达临床CR,而放射野内复发的患者无效。由于前一项研究化疗不良反应耐受性差,另一项 EORTC Ⅱ期研究将该方案降低剂量后用于 12 例复发患者,但仍有 2 例患者死于化疗并发症,结果显示,无放疗史的患者均有效,而放射野内复发者化疗中进展。EORTC 还对紫杉醇治疗复发性外阴癌进行了Ⅱ期临床研究,剂量为 $175mg/m^2$,每 3 周一次。结果显示,放射野外复发患者的有效率为14%,而放射野内复发者无一例有效,研究者认为单药紫杉醇耐受性好,但疗效低,需探索联合方案的疗效。NCCN 推荐用于复发及转移性外阴癌的化疗方案有单药卡铂、顺铂以及顺铂联合长春瑞滨、顺铂联合紫杉醇。

5. **靶向治疗**　在移植有外阴鳞癌细胞系(A431)的小鼠组织中 EGFR 呈表达高水平,吉非替尼(gefitinib)可以使部分肿瘤衰退,酪氨酸激酶抑制剂可以显著增加顺铂和 TAX(Taxol,紫杉醇)的抑制生长的作用。在外阴癌组织中,EGFR 表达阳性率达 90%。2007 年首次报道了 2 例应用埃罗替尼 150mg/d 口服治疗无法手术的外阴癌患者。2008 年报道了 1 例西妥昔单抗联合化疗治疗复发性外阴癌患者,均获得意想不到的疗效。2012 年报道了首个Ⅱ期临床研究,41 例患者每日口服埃罗替尼 150mg,部分缓解率达 27.5%。NCCN 指南已推荐埃罗替尼可用于复发及转移性外阴癌。Fukutome 报道外阴癌中 HER2(human epidermal growth factor receptor 2,人表皮生长因子受体 2)表达增加,抗 HER2 与 EGFR 抑制剂联合能增加外阴鳞状细胞癌癌细胞系(A431)放疗敏感性。因此抗 EGFR 及 HER2 的靶向药物单独或联合应用或与化疗联合应用,在外阴癌的治疗中具有良好的前景。

（八）预后　外阴癌的预后与患者的年龄、肿瘤的期别及腹股沟淋巴结转移等因素有关，5 年生存率为 70%~79.7%，Ⅰ、Ⅱ、Ⅲ、ⅣA 期分别为 86.9%，82.5%，59.2%，43.6%。生存率随年龄增大而降低，70~79 岁组为 63.7%，80 岁以上患者生存率仅 53%。腹股沟淋巴结阴性者的 5 年生存率可达 90%，而淋巴结阳性者仅 37%~57%，淋巴结转移的数目与生存率呈负相关。原发灶组织中 EGFR 过表达或者扩增与预后不良相关，EGFR 表达水平高于 90% 与低于 90% 的患者 5 年无瘤生存率显著不同，分别为 25% 和 54%。

（九）外阴恶性黑色素瘤　外阴恶性黑色素瘤是仅次于外阴鳞状细胞癌的外阴恶性肿瘤，占 5%~6%。大多数位于阴蒂或小阴唇。组织学类型有黏膜型（占 27%~57%）、结节型（占 22%~28%）、未分类（12%~16%）和表浅扩散型（占 4%~56%）。目前采用 Clark 或 Breslow 的改良镜下分期系统。外阴黑色素瘤的治疗以手术为主，免疫治疗、化疗或放疗用于术后辅助治疗以及复发及转移患者。外阴恶性黑色素瘤的内科治疗多参照全身其他部位的恶性黑色素瘤治疗方法。生殖道恶性黑色素瘤的预后较其他部位恶性黑色素瘤差，5 年生存率低于 20%。

二、阴道肿瘤

（一）流行病学　原发于阴道的肿瘤比较罕见，约占女性生殖道恶性肿瘤的 2%。大多数侵及阴道的肿瘤为转移性，其原发肿瘤包括宫颈癌、外阴癌、子宫内膜癌、卵巢癌，乳腺癌，结直肠癌和肾癌等。只有 10% 左右的阴道肿瘤为原发阴道癌。

（二）病因学　目前已经基本明确宫颈癌的发生与长期持续性的高危型 HPV 感染相关，但是阴道癌的发生是否也和 HPV 感染相关，目前尚不肯定。Ikenberg 等对 18 例阴道癌进行研究，在其中 10 例（56%）中检测到了 HPV-DNA 检测，提示 HPV 可能是阴道癌形成过程中的病因之一。虽然阴道上皮内瘤变（vaginal intraepithelial neoplasia，VAIN）的真正恶性潜能现在尚未明确，仍认为其是一部分阴道癌的癌前病变。既往接受过盆腔放疗也被认为是阴道癌发生的可能的病因。

阴道透明细胞腺癌可能与胎儿期己烯雌酚暴露相关。据报道有宫内暴露于合成雌激素病史的患者仅占全部病例的 2/3，剩余 1/3 患者的病因目前尚不清楚。

（三）病理　阴道原发肿瘤最常见病理类型为鳞状细胞癌，占 90% 以上。大多数阴道鳞状细胞癌的患者发病时间为绝经后，超过 75% 的患者诊断时年龄超过 50 岁。鳞状细胞癌可以为结节状、溃疡状等。组织学形态方面，阴道鳞癌与其他部位的鳞状细胞癌类似。大约 1/3 的肿瘤伴有角化，而超过一半则是不伴角化。另一常见阴道原发肿瘤是阴道腺癌，亚型可包括乳头状腺癌、黏液腺癌及透明细胞癌等各种类型。其余少见病理类型还有阴道肉瘤，阴道恶性黑色素瘤等。

（四）转移途径　阴道癌可能通过以下几种方式转移。

1. 直接浸润　可转移至周围软组织如阴道旁 / 宫旁、膀胱、尿道、直肠，最终侵及骨盆。

2. 淋巴转移　淋巴转移的方式取决于原发肿瘤的位置。阴道上 2/3 淋巴引流至盆腔淋巴结，与子宫动脉和阴道动脉并行至闭孔、髂内和髂外淋巴结。阴道下 1/3 淋巴回流至腹股沟淋巴结。阴道后壁的区域，可能通过直肠旁淋巴通道回流至骶前淋巴结。

3. 血行转移　常见侵犯的器官包括肺、肝、骨。

（五）临床表现　阴道癌最常见首发症状包括无痛性阴道出血排液。因尿道与阴道前壁邻近,阴道前壁肿瘤可引起尿频或排尿困难症状。同样阴道后壁肿瘤可能引起里急后重或便秘症状。当病变超出阴道侵犯到其他邻近组织,可能引起盆腔疼痛。

(六)诊断 原发阴道癌的确诊需要病理诊断,一般通过妇科检查发现阴道肿物,取活检或切取活检送检病理可确诊。但有些仅表现为阴道充血或糜烂样改变,则需要借助细胞学检查以及阴道镜下活检病理来确诊。如果肿瘤接近宫颈或宫颈可疑受侵时需要在阴道及宫颈分别取活检送病理。

由于原发阴道癌少见,而转移性阴道癌较常见,故原发性阴道癌诊断时需要遵循以下的原则:

1. 肿瘤原发部位于阴道,应除外来自妇女生殖器官或生殖器官外的肿瘤转移至阴道的可能。

2. 肿瘤侵犯到宫颈阴道部并达宫颈外口区域应诊断宫颈癌。

3. 肿瘤限于尿道者应诊断尿道癌。

4. 肿瘤侵犯外阴应诊断为外阴癌。

(七)分期 阴道癌分期最常采用的是由FIGO(国际妇产科联盟)提出的分期标准(表27-32),亦有部分学者采用美国癌症联合会(AJCC)提出的分期标准。阴道癌分期标准主要为临床分期,主要根据全面的体格检查、妇科检查、全身影像学检查以及必要时的膀胱镜和直肠镜检查。

表 27-32 阴道癌:AJCC 及 FIGO 分期系统

类型	TNM	FIGO	定义
原发肿瘤	T_x		原发肿瘤无法评估
	T_0		无原发肿瘤证据
	T_{is}		原位癌
	T_1	I	肿瘤局限于阴道
	T_2	II	肿瘤累及阴道旁组织但未达盆壁
	T_3	III	肿瘤侵犯盆壁
	T_4	IVa	肿瘤侵犯膀胱或直肠黏膜和/或超出真骨盆
区域淋巴结	N_x		区域淋巴结无法评估
	N_0		无区域淋巴结转移
	N_1	III	盆腔淋巴结转移或腹股沟淋巴结转移
远处转移	M_x		远处转移无法评估
	M_0		无远处转移
	M_1	IVb	有远处转移

注:AJCC. American Joint Committee on Cancer,美国癌症联合委员会;FIGO. international federation of gynecology and obstetrics,国际妇产科联盟。

(八)治疗 由于阴道癌非常罕见,目前尚无关于阴道癌治疗方面的前瞻性的随机分组研究报道。目前FIGO指南推荐阴道癌的治疗需要根据肿瘤部位、大小、浸润程度以及阴道与邻近器官的功能状态等因素来制订个体化的治疗方案。一般来说,阴道癌上段病变可参照宫颈癌的治疗原则,下段病变参照外阴癌的治疗原则。

1. **手术治疗**　由于阴道周围缺乏明显的解剖学界限,故阴道癌相对容易侵犯邻近正常器官,从而导致大部分阴道癌患者不适合接受手术治疗。手术治疗主要用于早期病例,预期手术切缘干净而且能够保留膀胱和直肠功能的患者。对于肿瘤局限于阴道上 1/3 的 Ⅰ 期病例可行广泛子宫 + 部分阴道切除术及盆腔淋巴结清扫术,通过该手术可保留大多数病例的阴道及卵巢功能。特别是那些术后病理无危险因素无须辅助放疗的患者。阴道下 1/3 的早期病例可行部分阴道及外阴切除及腹股沟淋巴清扫术。如病变浅表病灶小,也可行扩大阴道部分切除术,其后再行辅助腔内放疗。如果阴道病变较广,但病灶浸润较浅,患者年纪轻,适宜手术,则可行全宫及全阴道切除术,盆腔和 / 或腹股沟淋巴结清扫术,再行阴道成形术。

另外,对于一部分ⅣA 期患者,特别是合并直肠阴道瘘或膀胱阴道瘘的患者,可以考虑行盆腔廓清术,同时行盆腔淋巴结切除术。当阴道下 1/3 受累时,应行双侧腹股沟淋巴结切除术。

2. **放疗**　阴道癌原发肿瘤位置不同,淋巴引流范围的不同,从而也导致如果采用放疗的所要照射的靶区也会有所不同。总的原则是应该联合体外放疗加腔内放疗,使得肿瘤剂量达到 75~85Gy。

体外放疗的剂量一般建议要达到 45~50.4Gy,用以缩小原发肿瘤和解决微小的潜在转移灶或临床隐匿性播散病灶,放射野应该包含原发肿瘤以及淋巴引流区,包括盆腔和 / 或腹股沟淋巴结,具体淋巴引流区范围由肿瘤的位置决定。如果影像检查发现辅助动脉旁淋巴结可疑转移,经手术病理或穿刺病理证实后,应给予腹主动脉旁延伸野放疗。目前已经广泛应用的调强放疗能够在保证靶区剂量的前提下,尽可能降低正常组织的受照射剂量。

腔内放疗根据阴道肿瘤的位置、大小以及浸润深度,可以选择不同的容器,如宫腔管、阴道卵圆体或阴道塞等。对于肿瘤厚度较大的肿瘤,还可以联合组织间插植放疗,近年来逐渐广泛应用的三维后装放疗技术,与以往的二维后装放疗相比,能够使得肿瘤靶区的剂量分布更加合理,同时能够降低正常靶区的受量。

3. **化疗**　阴道癌的治疗方式主要为手术或者放疗,主要的研究报道也集中在这两种方式上。化疗方面的研究报道非常少,而且主要为小样本的回顾性研究。化疗在阴道癌中的应用可大致分为两类,一类是晚期阴道癌的姑息性化疗或者针对无法手术治疗或者放疗的复发阴道癌的姑息性化疗;一类是阴道癌在接受放疗同步采取的增敏化疗。第一类化疗方案主要参考宫颈癌的化疗方案,即铂类为基础的联合化疗方案。目前复发宫颈癌推荐的化疗方案为紫杉醇联合顺铂 ± 贝伐珠单抗,但是目前尚无该方案用于阴道癌化疗的研究报道。

同步放化疗作为主要治疗方法越来越多地被应用于晚期宫颈癌、肛管癌和晚期外阴癌,因此近年来越来越多的学者将该治疗方式应用于阴道癌的治疗,采用的化疗药物也是参考宫颈癌增敏化疗方案,包括顺铂和 5-FU 等。但是由于阴道癌非常罕见,病例数少,目前尚无大型的前瞻性随机分组研究的报道,目前最大宗的一项报道是 Rajagopalan 等报道的一项回顾性研究,分析了 13 689 例阴道癌患者的治疗方式和预后数据,有 8 222 例(60.1%)患者采用放疗,其中 3 932 例(47.8%)采用的是同步放化疗,采用同步放化疗的患者比例从 1998 年的 20.8% 升高到 2011 年的 59.1%。采用放疗和同步放化疗治疗的患者的中位生存时间分别为 41.2 个月和 56.2 个月 ($P < 0.001$)。所以目前认为阴道癌如果选择放疗,建议同时采用化疗增敏,可以延长患者生存,化

疗方案可参考宫颈癌增敏方案采用顺铂为基础的化疗方案,如顺铂周疗或 5-FU 联合顺铂方案。

（九）预后 鉴于阴道癌比较罕见,即使大型肿瘤中心经验亦有限,关于预后的相关数据资料主要是一些回顾性研究。影响预后最重要的因素是临床分期,包括肿瘤大小和浸润深度。文献报道中阴道癌患者总的 5 年生存率为 42%~56%。据预测,阴道癌患者总的 5 年生存率为42%~56%。不同期别生存率:Ⅰ期,72%~87%;Ⅱ期,50%~75%;Ⅲ期,17%~42%;Ⅳ期,0~15%。

中国医学科学院肿瘤医院 1958—1987 年曾用传统镭疗治疗过 114 例原发阴道癌,其 Ⅰ~Ⅳ期 5 年生存率分别为 71.43%、62.06%、42.62%、0%,而 1989—1999 年治疗的原发性阴道癌共 51例,Ⅰ~Ⅳ期 5 年生存率分别为 80.0%、76.9%、65.2%、0%。总的 5 年生存率为 58.8%。

（十）特殊病理类型

1. 阴道腺癌 原发阴道癌中腺癌所占比例不足 15%。阴道发生的腺癌包括乳头状腺癌、黏液性腺癌和透明细胞癌。与和阴道鳞癌类似,阴道腺癌患者需要除外阴道病灶是否为转移性,如来源于子宫内膜、宫颈、外阴、卵巢、乳腺、结直肠以及肾脏等。阴道腺癌总的治疗原则基本与阴道鳞癌相同。

2. 阴道肉瘤 原发阴道恶性肿瘤中阴道肉瘤约占 3%,病理类型包括平滑肌肉瘤、子宫内膜间质肉瘤、癌肉瘤以及横纹肌肉瘤等。治疗首选手术治疗,由于病例比较罕见,放疗和化疗的有效性以及方案均不成熟,主要参考其他部位原发肉瘤的放疗或化疗方案来进行治疗,常用的化疗药物包括多柔比星、异环磷酰胺、达卡巴嗪、吉西他滨及多西他赛等。

其中有一类特殊肉瘤例外,就是横纹肌肉瘤(rhabdomyosarcoma,RMS),它也是一类罕见肿瘤,多发生于儿童和青少年,成年人少见,占所有软组织肉瘤的 2%~5%。大约 2/3 的病例诊断时年龄<6 岁,占所有儿童恶性肿瘤的 5%,但是能占到儿童软组织肉瘤的一半。横纹肌肉瘤按照其病理类型可以分为三类:胚胎型横纹肌肉瘤(embryonal Rhabdomyosarcoma,ERMS)、腺泡状横纹肌肉瘤(alveolar Rhabdomyosarcoma,ARMS)及多形性横纹肌肉瘤(pleomorphic Rhabdomyosarcoma,PRMS)。其中 ERMS 及 ARMS 最常见,主要发生于儿童和青少年。PRMS少见,主要发生于成年人。

横纹肌肉瘤国际协作组(Intergroup Rhabdomyosarcom Study Group,IRSG)提出了一个基于手术后病理的 RMS 患者的危险分组系统用于预测预后(表 27-33)。Ⅰ、Ⅱ、Ⅲ组的 3 年无进展生存时间分别为 83%、86% 和 73%($P<0.001$),Ⅳ组 RMS 的 3 年生存率<30%。紧接着 IRSG 又提出了一个治疗前临床分期系统(表 27-34),1、2、3 期的 3 年无进展生存期分别为 86%、80% 和 68%($P<0.001$)。

表 27-33 RMS 临床分组系统

分组	定义
Ⅰ	局部肿瘤,完整切除
Ⅱ	大体完整切除,存在局部转移
A	完整切除,有镜下残存肿瘤
B	区域淋巴结受累,完整切除,无镜下残存肿瘤
C	区域淋巴结受累,完整切除,有镜下残存肿瘤
Ⅲ	仅行活检或者不完整切除,存在肉眼可见残存肿瘤
Ⅳ	存在远处转移(除外区域淋巴结及邻近器官受侵)

注:RMS. rhabdomyosarcoma,横纹肌肉瘤。

表 27-34　RMS 治疗前 TNM 分期系统

分期	部位	T	大小	N	M
1	眼眶、头颈(不包括软脑膜)、泌尿生殖系统(不包括膀胱和前列腺)、胆管	T_1,T_2	a 或 b	N_0,N_1,N_2	M_0
2	膀胱、前列腺、四肢、软脑膜、脑、其他(包括躯干、后腹膜等)	T_1,T_2	a	N_0,N_x	M_0
3	膀胱、前列腺、四肢、软脑膜、脑、其他(包括躯干、后腹膜等)	T_1,T_2	a	N_1	M_0
			b	N_0,N_1,N_x	
4	任何	T_1,T_2	a 或 b	N_0,N_1	M_1

注:a,≤5cm,b,>5cm。T_1:局限于原发解剖部位;T_2:侵犯周围组织;N_1:区域淋巴结受侵;N_x:区域淋巴结状态不详;M_1:远处转移。

目前联合治疗,包括化疗、手术,加或者不加放疗,已经成为 RMS 的标准治疗模式。RMS 的生存率从 20 世纪 70 年代的 25% 提高到 20 世纪 90 年代的 71%。目前 IRSG 结合危险分组和分期情况来将儿童 RMS 患者分为低危组、中危组和高危组(表 27-35)。低危组、中危组和高危组的 3 年无进展生存率分别为 88%、55%~76% 和<30%。由于低危组的良好预后,目前的研究正在尝试减少治疗强度以减轻治疗相关并发症。

表 27-35　RMS 危险分级系统

危险分组	5 年无进展生存率 /%	分期	分组	组织类型
低危组,亚组 A	90	1 或 2	Ⅰ 或 Ⅱ	ERMS
		1	Ⅲ眼眶	ERMS
低危组,亚组 B	87	1	Ⅲ非眼眶	ERMS
		3	Ⅰ 或 Ⅱ	ERMS
中危组	73	2 或 3	Ⅲ	ERMS
	65	1,2 或 3	Ⅰ、Ⅱ 或 Ⅲ	ARMS
高危组	<30	4	Ⅳ	ERMS 或 ARMS

注:RMS. rhabdomyosarcoma, 横纹肌肉瘤;ERMS. embryonal Rhabdomyosarcoma, 胚胎型横纹肌肉瘤;ARMS. alveolar Rhabdomyosarcoma,腺泡状横纹肌肉瘤;PRMS. pleomorphic Rhabdomyosarcoma,多形性横纹肌肉瘤。

针对儿童 RMS,IRS 进行了一系列的研究。在 IRS-Ⅲ研究中采用长春新碱联合放线菌素 D(VA)方案,低危组 A 亚组和 B 亚组的 5 年无瘤生存率分别为 83% 和 70%,而在 IRS-Ⅳ研究中采用长春新碱、放线菌素 D 联合环磷酰胺(VAC)方案将 5 年无瘤生存率提高到 93% 和 84%,但是增加了环磷酰胺虽然改善了生存,但是也增加了骨髓抑制,感染以及不育等并发症。

目前长春新碱、放线菌素 D 联合环磷酰胺(VAC)方案是儿童非转移性 RMS(中危组或高危组)的标准方案。IRSG 进行的一项随机对照研究(D9803)中,一组中危组 RMS 患者接受 VAC 化疗,另一组中危组 RMS 患者接受长春新碱,托泊替康联合环磷酰胺化疗,中位随访时间为 4.3 年,两组患者的 4 年无进展生存期分别为 73% 和 68%(P=0.30),托泊替康并不能显著改善生存。

另一项研究结果显示长春新碱,多柔比星联合环磷酰胺与异环磷酰胺联合依托泊苷交替进行的方案对于中危组 RMS 患者是有效的,但是并不能改善生存。

针对中危组及高危组 RMS 患者 IRSG 还进行了一系列 Ⅱ 期临床研究(表 27-36),其中长春新碱联合伊立替康的有效率最高达到了 70%,目前 COG 正在进行的 ARST0531 研究就是在比较该方案与 VAC 方案对于中高危组 RMS 患者中的优劣。

而对于转移性,复发的或者持续性 RMS,预后很差,5 年生存率仅为 17%,一些初步研究结果显示一些新药如卡铂、伊立替康、托泊替康、长春瑞滨是有效的,但是尚有待进一步的研究。

表 27-36 RMS 化疗有效率

方案	CR/%	PR/%	PD/%	RR/%
IFO+ADM	11	41	7	52
VCR+melphalan	4	51	8	55
IFO+VP-16	5	36	7	41
Topotecan	3	46	31	49
Topotecan+CTX	4	46	19	50
Irinotecan	0	45	32	45
VCR+irinotecan	2	68	8	70

注:ADM. adriamycin,多柔比星;CTX. cyclophosphamide,环磷酰胺;CR. complete response,完全缓解;IFO. ifosfamide,异环磷酰胺;Irinotecan. 伊利替康;melphalan. 美法兰;PR. partial response,部分缓解;PD. progressive disease,疾病进展;RMS. rhabdomyosarcoma,横纹肌肉瘤;RR. response rate,缓解率;VCR. vincristine,长春新碱;VP-16. etoposide,依托泊苷;Topotecan. 拓扑替康。

针对成年人 RMS 患者的化疗多根据儿童 RMS 的经验选用药物,多项回顾性研究结果显示成人 RMS 采用了许多联合方案,包括环磷酰胺、异环磷酰胺,多柔比星,放线菌素 D,长春新碱或者其他药物如卡铂,顺铂和依托泊苷。MD Anderson 肿瘤中心的研究结果显示,成年 RMS 患者接受包含长春新碱加环磷酰胺,联合放线菌素 D 或者多柔比星方案化疗的,10 年总生存率,无瘤生存率分别为 47% 和 45%。Esnaola 报道成年 RMS 患者接受长春新碱,多柔比星联合环磷酰胺方案或者其他基于多柔比星的化疗方案,有效率为 82%,其中 CR 率为 45%。最近 Ogilvie 报道在 11 例成年 PRMS 患者中,采用长春新碱,多柔比星联合异环磷酰胺化疗方案,有效率为 86%,2 年总生存率和无瘤生存率分别为 55% 和 64%。

3. **阴道黑色素瘤** 阴道黑色素瘤较少见,属于黏膜型黑色素瘤,黏膜型黑色素瘤占所有黑色素瘤的 3%,最常见于外阴部位,而宫颈、阴道及子宫原发黑色素瘤非常罕见。首发症状多为阴道不规则出血、阴道排液或者自己扪及阴道肿物,多表现为蓝黑色或灰黑色肿物或斑块。预后极差,5 年生存率仅为 15%~20%。阴道黑色素瘤的分期目前还存在一定的争议,由于除了来源于眼之外的黏膜型黑色素瘤目前没有统一的分期,多数学者采用阴道癌的 FIGO 分期系统来对阴道黑色素瘤进行分期,但是也有的学者认为 FIGO 分期系统并不能完全反应出肿瘤厚度和淋巴结转移数目等可能影响黑色素瘤预后的病理因素,而建议采用皮肤恶性黑素瘤的 AJCC 分期系统,目前到底采用哪种分期系统更好尚无肯定的结论。

阴道黑色素瘤的治疗首选手术切除,根据病灶位置不同,来决定手术切除的范围。有时候为确保切除范围可能需要切除周围部分正常的器官。

放疗对该病治疗意义暂不明确,多应用于无法手术或拒绝手术的患者。

阴道黑色素瘤术后一般建议需要接受辅助治疗,早期患者可仅接受大剂量的干扰素治疗,国外推荐的标准剂量为 2 000 万 IU/m²,第 1~5 天 ×4 周,然后改为 1 000 万 IU/m²,每周,3 次 ×48 周,该剂量强度下中国人群往往难以耐受,中国黑色素瘤指南推荐了适合中国人群的经验剂量,即 1 500 万 IU/m²,第 1~5 天 ×4 周,然后改为 900 万 IU/m²,每周 3 次 ×48 周。对于晚期阴道黑色素瘤,术后应辅助化疗,有效的化疗药物包括达卡巴嗪、替莫唑胺、铂类、紫杉类以及白蛋白结合紫杉醇,有效率为 10%~30%。

近来针对黑色素瘤的靶向治疗以及免疫治疗的研究非常多,取得了可喜的效果,比较有效的药物包括伊马替尼(蛋白酪氨酸激酶抑制剂)、维罗非尼(BRAF 抑制剂)、达拉非尼(BRAF 抑制剂)、曲美替尼(MEK1/2 抑制剂)、伊匹木单抗(细胞毒性 T 细胞抗原 -4(CTLA-4)阻断抗体)、帕博利珠单抗(PD-1 单克隆抗体)、纳武利尤单抗(PD-1 单抗)等。虽然研究主要集中在皮肤黑色素瘤,但是可能在阴道黑色素瘤也会取得较好的疗效,尚有待进一步的研究。

4. 阴道内胚窦瘤　阴道内胚窦瘤罕见,可见于小于 2 岁的幼儿,多表现为阴道肿物和阴道出血或排液。同卵巢原发内胚窦瘤相似,血清中甲胎蛋白多升高。治疗方案包括手术以及化疗,化疗方案可参考卵巢内胚窦瘤方案选用 BEP 方案(博来霉素 + 依托泊苷 + 顺铂)。

第 7 节　输卵管肿瘤

一、流行病学

输卵管恶性肿瘤有原发和继发两种,绝大多数为继发癌,占输卵管恶性肿瘤的 80%~90%,原发灶多数位于卵巢和宫体,也可由对侧输卵管、宫颈癌、直肠癌、乳腺癌转移而来。Finn 等报道 33 例转移性输卵管癌,原发癌分别是卵巢(20/33)、子宫(11/33)、对侧输卵管(1/33)及直肠(1/33)。但子宫颈癌很少转移至输卵管。症状、体征和治疗取决于原发灶,预后不良。原发性输卵管癌(primary fallopian tube carcinoma,PFTC)临床罕见,发病率占所有妇科恶性肿瘤的 0.14%~1.80%。PFTC 的概念由 Reynaud 于 1847 年首次提出。

原发性输卵管癌在人群中的平均发病率为每年每百万妇女 3.6 人。由于在组织病理学上与卵巢癌很难鉴别,很多输卵管癌被诊断为卵巢癌,所以 PFTC 的真正发病率应该更高。

初次诊断的 PFTC 分期相当均匀分布:局部(36%)、区域(30%)、远处(32%)。发病年龄以 40~65 岁居多,平均年龄 55 岁,大多数 PFTC 发生于绝经后妇女,年轻患者极少见。Ma 等报道北京妇产医院 10 年间 PFTC 患者 36 例,发病年龄 42~72 岁,平均年龄 57.2 岁,绝经后妇女占 69.40%。

输卵管良性肿瘤少见,来源于副中肾管或中肾管。凡可发生在子宫内的肿瘤均可发生在输卵管内,故种类很多。其中腺瘤样瘤相对多见,其他如乳头状瘤、血管瘤、平滑肌瘤、脂肪瘤、畸胎瘤等均罕见。由于肿瘤体积小,无症状。术前难以诊断,预后良好。

二、病因学

PFTC 发病原因尚不明确。传统上,大多数恶性卵巢上皮癌被认为是卵巢原发性疾病,原发性输卵管癌和腹膜癌是罕见的。然而,研究表明,一些明显的卵巢浆液性癌起源于输卵管,然后蔓延到卵巢。同样,这些类型的输卵管病变可蔓延至腹膜,造成明显的原发性腹膜癌而无卵巢病变。因此,浆液性卵巢癌、输卵管癌以及腹膜癌被视为一个整体。上皮性卵巢癌(epithelial ovarian cancer,EOC)、输卵管癌以及腹膜癌的发病风险增加与下列因素相关:年龄增加、不孕、子宫内膜异位、多囊卵巢综合征、使用宫内节育器和吸烟。有研究认为 PFTC 与慢性输卵管炎症、不孕不育、结核性输卵管炎及输卵管子宫内膜异位症有关。70% 患者有慢性输卵管炎,50% 有不孕史,单侧输卵管癌患者的对侧输卵管经病理检查多有炎性改变,推断慢性炎症刺激可能是发病的诱因。慢性输卵管炎多见,输卵管癌却罕见,炎症并非是唯一诱因。降低风险的因素包括前次妊娠、哺乳史、口服避孕药和输卵管结扎术。

目前,研究发现 PFTC 与基因异常有关。PFTC 患者中 *TP53*、*c-erb* 和 *KRAS* 基因突变较为常见。遗传性卵巢肿瘤、乳腺肿瘤相关的 *BRCA1* 和 / 或 *BRCA2* 基因突变,也成为 PFTC 和腹膜肿瘤的病因之一。*BRCA* 基因突变是输卵管癌的最危险因素。输卵管癌的患者中 16%~43% 发现 *BRCA* 突变,主要是 *BRCA1* 突变。Vicus 等研究发现约 30%PFTC 患者具有 *BRCA1* 和 / 或 *BRCA2* 基因突变。一项多中心前瞻性研究中,对 647 例 *BRCA1* 和 / 或 *BRCA2* 基因突变患者进行预防性输卵管卵巢切除术,术后病检发现隐匿性卵巢 /PFTC 达 2.50%。因此,患有这些肿瘤的女性应给予 *BRCA* 突变检测,对于 *BRCA* 携带者的女性,输卵管切除术可以降低风险。

三、病理学

肉眼观察特点:单侧居多,病灶好发于输卵管壶腹部,其次为伞部。病变段输卵管增粗呈"腊肠"状,剖视管腔内可见乳头状或菜花状赘生物,呈灰白或灰红色,伴或不伴积血,分裂相多,构成乳头状、腺泡状结构。

组织学分类:PFTC 多数为腺肿瘤,其中 80% 为浆液性腺肿瘤,而黏液性腺肿瘤较少见。偶尔可出现透明细胞肿瘤、宫内膜样腺肿瘤和未分化肿瘤等组织学亚型。卵巢癌、输卵管癌和腹膜癌最常见的组织学类型是上皮癌,占 90%。

PFTC 的诊断依靠组织病理学检查,90% 浆液性乳头状腺癌(表 27-37)。病理分级依据分化程度及实性成分数量来确定。

表 27-37　PFTC 组织病理类型及比例

病理类型	比例 /%
浆液性	45~90
内膜样腺癌	8~50
混合型	4~20
未分化癌	7~12
透明细胞	1.9
移形细胞癌	12
黏液性	3~8

注:PFTC(primary fallopian tube carcinoma,原发性输卵管癌)。

现在普遍认为高级别浆液性癌（high-grade serous ovarian cancer，HGSC）和低级别浆液性癌（low-grade serous ovarian cancer，LGSC）彼此间是不同的肿瘤，有着不同的分子发病机制。然而，有研究提出，两者可能都是来源于输卵管前驱病变，如果是 HGSC，则来源于浆液性输卵管上皮内瘤/癌；如果是 LGSC，则来源于输卵管子宫内膜异位/苗勒管残余（副中肾管残余）。移行细胞癌一直被认为是不同的亚型，尽管最近的分子证据支持其是浆液性癌的一个亚组，不再单独列出。不同组织类型预后有差异，免疫组化和分子生物学指标也因组织类型不同而不同。HGSCs 通常有 TP53 和 BRCA 基因突变。LGSCs 通常携带 Kirsten 大鼠肉瘤 2 病毒癌基因同源物（Kirsten rat sarcoma 2 viral oncogene homolog，KRAS）和 V-raf 小鼠肉瘤病毒癌基因同源物 B（V-raf murine sarcoma viral oncogene homolog B，BRAF）突变。表 27-38 中显示了不同组织学亚型的常见免疫组化图谱和基因突变。

表 27-38　不同组织学亚型的常见免疫组化图谱和基因突变

组织学亚型	常见免疫组化图谱	基因突变
高级别浆液性	P53+ WT1+ Pax8+ High Ki-67	TP53 BRCA1,2
低级别浆液性	WT1+ Pax8+ TP53 wild type Low Ki-67	BRAF KRAS
宫内膜样	Estrogen receptor（ER）+ Pax8+ Vimentin+ WT1− TP53 wild type	PTEN CTNNB-1（beta-catenin）
透明细胞	HNF beta+ WT1− ER−	KRAS PTEN PIK3CA
黏液性	CK20+ cdx2+ CK7+ ER− WT1−	KRAS

四、临床表现

原发性输卵管癌发病的平均年龄为 55 岁，大多在 45~60 岁，早期可无症状，原发性诊断是非常困难的，只有 0~10% 的 PFTC 患者在手术前被诊断，50% 的患者手术中被错过。

在有症状患者中最主要的表现为阴道排液量多，液体可为黄色水样液或为淡血水，排液可为间断性，是因为输卵管的收缩，将积聚在管内的液体向子宫及阴道排出，排液时可伴有下腹疼痛及腰酸，偶尔患者可有里急后重，小便不畅或尿频等症状。盆腔检查时一侧或双侧可摸到粗大的输卵管或肿块，早期可能只有增厚。诊断较困难，当患者主诉反复的阴道排液或流出血水，尤其是在绝经后，未生育过的妇女，经诊断性刮宫及宫颈活组织检查均为阴性时，则应考虑有输卵管癌的可能。

临床上将阴道排液、腹痛、盆腔肿块，称输卵管癌"三联症"。

（一）阴道排液　最常见。排液是输卵管癌患者最具特殊的症状，为浆液性黄水，量多少不一，呈间歇性，有时为血水样稀液。一般无气味，但个别有恶臭。

（二）腹痛　约半数患者有下腹部疼痛，多发生于患侧，为钝痛，一般不重，以后逐渐加剧呈痉挛性绞痛。

（三）下腹或盆腔包块　查体时可及盆腔包块，部分患者自己能在下腹扪及肿块。

（四）阴道出血　阴道不规则出血亦是常见症状之一，出血为肿瘤坏死侵破血管，血液流入子宫经阴道排出。

（五）腹水　较少见，呈淡黄色，有时呈血性。

（六）其他　晚期肿块压迫附近器官或广泛转移，可出现排尿不畅，部分肠梗阻的症状。

饶爱勤等报道 45 例 PFTC 患者中盆腔包块占 88.90%、阴道排液占 28.90%、腹胀占 22.20%、腹痛占 20.00%、异常阴道流血伴流液占 15.60%。国外对于 PFTC 的症状报道见表 27-39。

表 27-39　PFTC 的临床表现

临床表现	比例 /%
阴道出血或者排液	50~60
腹部或盆腔包块	60
腹部疼痛，绞痛或者钝痛	30~49
异常巴氏涂片	10~36
腹胀	14~23
腹水	15
尿急	8
少见症状（急腹症、腹股沟淋巴结肿大、脑转移）	

注：PFTC. primary fallopian tube carcinoma，原发性输卵管癌。

五、诊断与鉴别诊断

（一）诊断　疾病最终的诊断是依靠病理诊断。PFTC 缺乏特异性诊断方法，但辅助检查有助于提高术前诊断准确率，常用方法有以下 7 种。

1. **超声检查**　超声检查是 PFTC 主要辅助检查手段。典型超声影像学特点：附件区不均质混合性或实性肿块，呈"腊肠"状，囊壁有锯齿状或结节状回声；同侧卵巢形态正常；附件区包块实质或结节内血流阻力低下，阻力指数（resistance index，RI）小于 0.5。RI 降低可能与肿瘤细胞侵蚀血管，导致血管上皮不完整，形成大量动静脉吻合支、微动脉瘤有关。

2. **CT 或 MRI**　PFTC 的 CT 影像学特点为附件区呈"腊肠"状、分叶状或不规则状囊实性包块,以实性包块为主。CT 在了解包块与周围邻近器官关系、确定病变范围方面,较超声更有优势。MRI 具有软组织高分辨力,在鉴别 PFTC、子宫肌瘤及卵巢良恶性肿瘤,显示肿瘤浸润膀胱、子宫、阴道、盆壁和直肠等周围器官方面,较超声和 CT 效果更好。典型 MRI 影像表现为附件区呈"腊肠"状、梭形扩张囊实性包块,内伴乳头状突起或柱状软组织形;肿瘤实性成分 MR 信号特点为 T1WI 呈低信号,T2WI 呈相等或稍高信号。

3. **CA125**　多种肿瘤标志物被应用于术前检测以提高诊断准确性,同时能够监测疗效和随访肿瘤复发。应用较普遍的是 CA125。CA125 并非特异性指标,但 PFTC 患者中约 80.00% 术前血清 CA125 水平升高。87% 的肿瘤组织 CA125 染色阳性。大量研究证实 CA125 阳性率与临床分期相关。随着分期增加,CA125 阳性率同步升高。Koo 等分析 PFTC 26 例,治疗前检测血清 CA125,15 例患者>35.0U/ml,占 57.70%(Ⅰ 期占 40.40%,Ⅱ 期占 50.50%,Ⅲ 期占 69.00%,Ⅳ 期占 100.00%),CA125 均值分别为 Ⅰ 期 116.1U/ml、Ⅱ 期 222.0U/ml、Ⅲ 期 349.9U/ml、Ⅳ 期 120.5U/ml。疾病进展或复发也可用 CA125 来评价。术前的 CA125 水平是疾病预后的独立因素,包括疾病缓解和总体生存率。也跟对化疗的敏感度有关,是在疾病随访中疾病发展的敏感指标。

4. **细胞学检查**　阴道、宫颈和宫腔脱落细胞学检查中,若细胞学涂片检查发现非典型腺上皮细胞或腺肿瘤细胞,但阴道镜、宫颈活检、宫腔内膜病检无异常,应考虑 PFTC 的可能性。

5. **分段诊刮术**　价值有限,若宫颈管内膜、子宫内膜病检未提示恶性变,附件区存在包块,需警惕 PFTC。

6. **宫腔镜检查**　观察宫腔内膜和输卵管开口处排血、排液情况,并可吸取液体行细胞学检查、可疑病灶活检。

7. **腹腔镜检查**　可直视观察输卵管大体形态改变(如增粗、积水、赘生物等),判断其与邻近器官关系,并行腹水肿瘤细胞检查及组织病理检查。

(二)鉴别诊断　PFTC 主要与继发性输卵管肿瘤相鉴别。继发性输卵管肿瘤在临床中更常见,发病率约为 PFTC 的 10 倍。输卵管和卵巢、子宫内膜及宫颈上皮均来源于苗勒管上皮,不能单凭形态鉴别。需结合病史、影像学检查、病理检查等,排除卵巢、子宫、腹膜、乳腺等其他部位原发性肿瘤时,方可诊断 PFTC。PFTC 和继发性输卵管肿瘤较难区别,主要依靠病理诊断标准:① PFTC 中输卵管病灶体积大于邻近组织的病灶;② PFTC 早期瘤变处可找到正常组织到瘤变移行区;③ PFTC 病灶多位于输卵管黏膜层,继发性输卵管肿瘤病灶多位于浆膜层、肌层间质。

六、分期

原发性输卵管癌采用国际妇产科联盟(International Federation of Gynecology and Obstetrics, FIGO)的手术病理分期,与卵巢癌采用相同的分期,参见卵巢癌部分分期的内容。

七、治疗

PFTC 与卵巢恶性肿瘤有相似生物学行为和病因学基础。近年来,"卵巢上皮性肿瘤的卵巢外起源学说"认为,高级别卵巢浆液性肿瘤发生与 PFTC 有高度相关性。国际妇产科联合会于 2018 年公布最新分期指南,指出卵巢肿瘤与 PFTC 分期标准相同。美国国立综合肿瘤网络临床实践指南,将卵巢肿瘤、PFTC 及原发性腹膜肿瘤归于一类。PFTC 处理原则参照卵巢上皮性肿瘤,以手术为主,辅以化疗、靶向治疗等综合治疗。

（一）手术 与卵巢上皮癌手术原则相同,输卵管癌的手术目的是最大限度的肿瘤切除。早期患者行全面分期手术,包括全子宫及双附件、大网膜切除、腹膜外盆腔淋巴结、腹主动脉旁淋巴结清扫。晚期患者行肿瘤细胞减灭术,尽可能切除原发及转移病灶,最大残余灶直径小于1cm。强调首次手术彻底性和计划性。争议存在于为了对疾病进行正确分期,是采取腹膜后淋巴结采样活检术还是常规淋巴结清扫术。大多数学者推荐在有淋巴结转移倾向的肿瘤中行腹主动脉及盆腔淋巴结的系统全面清扫术。由于 PFTC 较卵巢肿瘤更易发生淋巴和远处转移,尤其是腹膜外盆腔淋巴结及腹主动脉旁淋巴结转移,所以无论分期及组织类型,均推荐常规性腹膜外盆腔淋巴结及腹主动脉旁淋巴结清扫。Deffieux 等研究发现,早期 PFTC 术中发现腹膜外盆腔淋巴结或腹主动脉旁淋巴结转移率达 33.00%,提示腹主动脉旁淋巴结在 PFTC 淋巴清扫术中重要地位。

（二）辅助治疗 辅助治疗同卵巢上皮癌。高级别浆液性癌、肿瘤浸润到浆膜层或是术前或术中破裂的肿瘤都应该接受化疗,所有患者均推荐接受以铂类为基础的联合化疗为主。中晚期患者减瘤术后也需要辅以铂类为基础的联合化疗,改善预后。详细方案及进展请参照卵巢癌的术后辅助治疗。放疗可作为肿瘤复发姑息性治疗手段。近年来,随着三维放疗技术的进步,肿瘤精准治疗降低了放疗不良反应,提高了放疗效果,但放疗在 PFTC 治疗中的应用仍存在争议。

八、预后

原发性输卵管癌在生物学和临床特点中与卵巢癌有很多共同点,但是原发性输卵管癌在腹膜后淋巴结和远处转移上更常见。总的来说,输卵管癌的 5 年生存率在 22%~57%。与 PFTC 预后相关因素有国际妇产科协会分期、残余肿瘤灶大小、分化程度、术后化疗敏感性等。其他被报道的与预后相关的因素有病理分型、有无肿瘤破裂、阳性的腹腔液脱落细胞检查结果、病变部位(是否包括伞端)、*HER2/nu* 基因的表达、*TP53* 基因突变和治疗前 CA125 的水平等。分期是影响 PFTC 预后最重要的因素,分期越晚,生存率越低。不同分期 5 年生存率:Ⅰ期 65.00%,Ⅱ期 50.00%~60.00%,Ⅲ~Ⅳ期 10.00%~20.00%。术后残余肿瘤灶大小与 PFTC 预后密切相关,若术后残余病灶大于 1cm 则提示预后差。有学者发现,术后残留灶>2cm、≤2cm、无肉眼残瘤病灶患者 5 年生存率分别为 27.30%、55.60%、69.40%,强调首次手术彻底性对预后有较大影响。此外,是否行腹膜外盆腔淋巴结及腹主动脉旁淋巴结清扫、伞端有无闭锁对预后也有重要影响。Gunqorduk 等多中心临床研究发现,进行过腹膜外盆腔淋巴结及腹主动脉旁淋巴结清扫的 PFTC 患者能获得更长总生存期。Isabel 等回顾分析 127 例 PFTC 患者,发现输卵管伞端闭锁患者预后较好。CA125 可作为随诊和判断 PFTC 预后监测指标。众多文献报道 PFTC 得到有效控制后,CA125 水平显著下降。而 CA125 再度升高可作为肿瘤复发敏感指标。血清 CA125 水平也可用于判断患者对铂类为基础化疗的敏感性及预后,为临床医师及时调整化疗方案起指导作用。复发患者预后极差,二次细胞减灭术对提高生存率的意义有限,二线治疗方案参照复发性卵巢癌化疗方案。

（吴令英 李宁 李斌 安菊生 黄曼妮 孙阳春 李晓光 雷呈志 向阳

李楠 袁光文 张功逸）

参考文献

［1］ ZHENG R S, ZHANG S W, ZENG H M, et al. Cancer incidence and mortality in China, 2016 [J]. Journal of the National Cancer Center, 2022, 2 (1): 1-9.

［2］ RODRIGUEZ C, PATEL A V, CALLE E E, et al. Estrogen replacement therapy and ovarian cancer mortality in a large prospective study of US women [J]. JAMA. 2001, 285 (11): 1460-1465.

［3］ WU X, WU L, KONG B, et al. The first nationwide multicenter prevalence study of germline BRCA1 and BRCA2 mutations in Chinese Ovarian Cancer Patients [J]. Int J Gynecol Cancer, 2017, 27 (8): 1650-1657.

［4］ BONADONA V, BONAITI B, OLSCHWANG S, et al. Cancer risks associated with germline mutations in MLH1, MSH2, and MSH6 genes in Lynch syndrome [J]. JAMA, 2011, 305 (22): 2304-2310.

［5］ 张欣，吴令英，李晓江，等. 盆腔良性肿物伴血清 CA_(125) 水平升高的临床意义 [J]. 中华妇产科杂志，2005 (03): 37-41.

［6］ VERGOTE I, TROPÉ C G, AMANT F, et al. Neoadjuvant chemotherapy or primary surgery in stage ⅢC or Ⅳ ovarian cancer [J]. N Engl J Med, 2010, 363 (10): 943-953.

［7］ KEHOE S, HOOK J, NANKIVELL M, et al. Primary chemotherapy versus primary surgery for newly diagnosed advanced ovarian cancer (CHORUS): An open-label, randomised, controlled, non-inferiority trial [J]. Lancet, 2015, 386 (9990): 249-257.

［8］ KELLAND L. The resurgence of platinum-based cancer chemotherapy [J]. Nat Rev Cancer, 2007, 7 (8): 573-584.

［9］ ROBERT F. OZOLS, et al. Paclitaxel (Taxol)/carboplatin combination chemotherapy in the treatment of advanced ovarian cancer [J]. Semin Oncol, 2000, 27 (3 Suppl 7): 3-7.

［10］ KATSUMATA N, YASUDA M, TAKAHASHI F, et al. Dose-dense paclitaxel once a week in combination with carboplatin every 3 weeks for advanced ovarian cancer: A phase 3, open-label, randomised controlled trial [J]. Lancet, 2009, 374: 1331-1338.

［11］ PIGNATA S, SCAMBIA G, KATSAROS D, et al. Carboplatin plus paclitaxel once a week versus every 3 weeks in patients with advanced ovarian cancer (MITO-7): A randomised, multicentre, open-label, phase 3 trial [J]. Lancet Oncol, 2014, 15 (4): 396-405.

［12］ ARMSTRONG D K, BUNDY B, WENZEL L, et al. Intraperitonealcisplatin and paclitaxel in ovarian cancer [J]. N Engl J Med, 2006, 354 (1): 34-43.

［13］ MARKMAN M 1, LIU P Y, WILCZYNSKI S, et al. Phase Ⅲ randomized trial of 12 versus 3 months of main-tenance paclitaxel in patients with advanced ovarian cancer after complete response to platinum and paclitaxel-based chemotherapy: A Southwest Oncology Group and Gynecologic Oncology Group trial [J]. J Clin Oncol, 2003, 21 (13): 2460-2465.

［14］ GUARNERI V, DIECI M V, PIACENTINI F, et al. Timing for staring second-line cheomotherapy in recurrent ovarian cancer [J]. Expert Reivew: Anticancer Therapy, 2011, 11 (1): 49-55.

［15］ PFISTERER J, PLANTE M, VERGOTE I, et al. Gemcitabine plus carboplatin compared with carboplatin in patients with platinum-sensitive recurrent ovarian cancer: An intergroup trial of the AGO-OVAR, the NCIC CTG, and EORTC GCG [J]. JClin Oncol, 2006, 24: 4699-4707.

［16］ PUJADE-LAURAINE E, WAGNER U, AVALL-LUNDQVIST E, et al. Pegylated liposomal doxorubicin and carboplatin compared with paclitaxel and carboplatin in patients with platinum-sensitive recurrent ovarian cancer in late relapse [J]. J Clin Oncol, 2010, 28: 3323-3329.

［17］ BURGER R A1, BRADY M F, BOOKMAN M A, et al. Incorporation of bevacizumab in the primary treatment of ovarian cancer [J]. N Engl J Med, 2011, 365 (26): 2473-2483.

［18］ PERREN T J, SWART A M, PFISTERER J, et al. A phase 3 trial of bevacizumab in ovarian cancer [J]. NEJM, 2011, 365: 2484-2496.

［19］ AGHAJANIAN C, BLANK S V, GOFF B A, et al. OCEANS: Arandomized, double-blind placebo-controlled phase Ⅲ trial of chemotherapy with or without bevacizumab in patients with platinum-sensitive recurrent epithe-lial ovarian, primary peritoneal, or fallopian tube cancer [J]. J Clin Oncol, 2012, 30: 2039-2045.

第
27
章

［20］PUJADE-LAURAINE E, HILPERT F, WEBER B, et al. Bevacizumab combined with chemotherapy for platinum-resistant recurrent ovarian cancer: The AURELIA open-label randomized phase Ⅲ trial [J]. J Clin Oncol, 2014, 32 (13): 1302-1308.

［21］MIAO M, DENG J, LUO S, et al. A phase Ⅱ study of apatinib in patients with recurrent epithelial ovarian cancer [J]. Gyncol Oncol, 2018, 148 (2): 286-290.

［22］MIRZA M R, MONK B J, HERRSTEDT J, et al. Niraparib maintenance therapy in platinum-sensitive, recurrent ovarian cancer [J]. N Engl J Med, 2016, 375 (22): 2154-2164.

［23］BHATLA N, DENNY L, FIGO cancer report 2018 [J]. Int J Gynaecol Obstet, 2018, 143 (Suppl 2): 2-3.

［24］WANG T T, TANG J, YANG H Y, et al.Effect of Apatinib plus pegylated liposomal Doxorubicin vs pegylated liposomal Doxorubicin alone on platinum-resistant recurrent ovarian cancer: The APPROVE Randomized Clinical Trial [J]. JAMA Oncol, 2022, 8 (8): 1169-1176.

第
27
章

第 **28** 章　骨肉瘤与软组织肉瘤

第 1 节　骨　肉　瘤

一、流行病学

骨肉瘤（osteosarcoma）也称为骨源性肉瘤（osteogenicsarcoma），是最常见的原发恶性骨肿瘤，占恶性骨肿瘤的 40.51%，占所有骨肿瘤的 15.5%，年发病率为 1/100 万 ~3/100 万，男女发病比例为 1.4∶1。骨肉瘤是儿童和年轻患者最常见的原发恶性肿瘤，中位发病年龄约为 20 岁。骨肉瘤起源于未分化的骨纤维组织，其特征性的形态学表现是能产生骨样组织的梭形基质细胞。骨肉瘤主要有髓内、表面、骨外三种亚型，其中髓内高级别骨肉瘤发生率最高，占全部骨肉瘤的 80%。骨肉瘤常见的病变部位为生长活跃的股骨远端、胫骨近端的干骺端、肱骨近端，约 3/4 的骨肉瘤发生于膝部和肩部，扁骨和不规则骨中以髂骨最多见。骨肉瘤恶性程度高、发展快，多早期发生肺转移。

二、病因学

骨肉瘤的病因尚不明确，大部分骨肉瘤病例散在，很少有已知的环境暴露或基因相关性。已知有几个遗传倾向综合征可增加骨肉瘤发病风险，如以 *TP53* 基因突变为特征的 Li-Fraumeni 综合征和以 *RB1* 基因突变为特征的视网膜母细胞瘤。另一个导致继发性骨肉瘤发生的原因是原发性骨畸形，其中 Paget 病最常见，约 1% 的 Paget 病可发生骨肉瘤。此外放射线也可诱导骨肉瘤的发生。

三、病理学

（一）大体病理　骨肉瘤的大体形态因瘤性成骨细胞的多少、分化程度及有无出血、坏死而不同。当分化成熟、成骨显著时，肿瘤骨多呈浅黄色，质硬如象牙，称为成骨型骨肉瘤；当分化较原始、成骨较少时，肿瘤骨多呈灰白色，瘤骨稀少，质地软，易出血，掺杂少量砂砾样骨板，称为溶骨型骨肉瘤；而介于上述两型之间者称为混合型骨肉瘤。大多数骨肉瘤的肿瘤骨血供丰富，常呈紫红色。此外生长迅速、体积较大的肿瘤因内部血液循环不良缺血可发生液化或坏死，可形成棕色或含有血性液体的囊腔。

（二）组织病理 骨肉瘤主要由瘤性成骨细胞、瘤性骨样组织和肿瘤骨组成,部分肿瘤可见多少不等的瘤性软骨组织和纤维肉瘤样成分。肿瘤细胞大小不一,但均较正常骨母细胞大,染色质丰富,常见核分裂象。肿瘤细胞分化越成熟,分泌的骨基质越多。一般越靠近中心区域骨化越多,越靠近周围区域骨化越少。

骨肉瘤可依照肿瘤性骨样组织、肿瘤性软骨组织、肉瘤样纤维组织和血腔的有无和多少分为以下 5 型:①骨母细胞型骨肉瘤:以异型骨母细胞为主,瘤骨丰富,溶骨性破坏较少见;②软骨母细胞型骨肉瘤:此型的软骨肉瘤样组织占比超过半数,并由此化生为肿瘤骨质;③纤维母细胞型骨肉瘤:此型的肉瘤样纤维组织多见,瘤细胞间常见局灶性分布的少量瘤骨;④混合型骨肉瘤:由以上三型中两型的主要成分较为等量地混杂于一起;⑤毛细血管扩张型骨肉瘤:罕见,肿瘤由多个大的血腔和少量实质成分构成。

四、诊断与鉴别诊断

骨肉瘤患者除病史和体格检查外,实验室检查中需关注碱性磷酸酶（alkaline phosphatase, ALP）和乳酸脱氢酶（lactate dehydrogenase, LDH）的水平,还应完善病变部位影像检查;如发现转移灶,则对转移灶行专门检查。根据患者发病年龄、部位、临床和影像学表现可以初步诊断骨肉瘤,但切开活检和穿刺活检下的病理诊断是骨肉瘤确证的金标准。

（一）临床表现 骨肉瘤早期最常见的症状是疼痛和肿胀。骨肉瘤导致的疼痛最初多为间断性,因常与生长痛混淆导致确诊较晚,随后疼痛的间歇时间缩短并逐渐变为持续性剧痛,以夜间为甚。发生于关节可表现为活动障碍,当侵犯周围软组织时,即可出现肿块。当肿瘤发生在脊椎,可引起截瘫。约 5% 的患者因病理性骨折就诊。通常就诊时一般情况尚良好,但如果出现体重下降和 / 或贫血等情况,常提示肿瘤已发生转移。

（二）影像学表现

1. **X 线检查** 是诊断骨肉瘤最方便、实用和廉价的影像学检查方法。骨肉瘤可发生于任何骨,但股骨远端胫骨近端多见。它可分为 3 种类型:硬化型、溶骨型和混合型。

（1）硬化型骨肉瘤:有大量肿瘤新生骨形成。表现为:①骨内大量云絮状、斑块状瘤骨,密度较高,明显时呈大片象牙质改变;②软组织肿块内也有较多瘤骨;③骨破坏一般不显著;④明显的骨膜反应,包括 Codman 三角、日光放射征、葱皮样变。Codman 三角是指骨膜增生病变进展,导致已形成的骨膜新生骨被破坏,破坏区两侧的残留骨膜新生骨与骨皮质之间呈三角形改变。日光放射征指在 Codman 三角形成时骨膜返向皮质的血管受到牵拉而垂直于骨皮质的分布,在垂直小血管周围血运丰富,新生骨较多、呈放射状与骨表面垂直分布,在 X 线片上表现为日光放射状阴影。葱皮样变指与骨纵轴平行的分层状骨膜反应。

（2）溶骨型骨肉瘤:以骨质破坏为特征。表现为:①筛孔样、虫蚀状、大片状骨破坏;②易引起病理性骨折;一般仍可见少量瘤骨及骨膜增生,但如果瘤骨不明显,则 X 线确诊困难。

（3）混合型骨肉瘤:骨质增生与骨质破坏并存。

2. **电子计算机断层扫描** 电子计算机断层扫描（computed tomography, CT）较 X 线能更清晰地显示肿瘤骨病变范围、软组织受侵情况及肿瘤与主要血管关系,是外科手术界限定位的重要参考依据。CT 可表现为:①病灶呈现不规则溶骨性破坏、骨皮质变薄或中断,残缺不全;②内外肿瘤块,肿瘤病灶密度高低不等,代替了脂肪密度的骨髓组织;③形态各异的瘤团块或瘤软骨环形钙化,其内常有液化坏死灶形成囊腔,CT 值差别较大;④不完整的包壳自皮向外垂直伸展的针状瘤骨;⑤肿瘤侵犯关节,在关节软骨层面见到肿瘤骨,并突出关节软骨面形成关节内肿块。

3. 磁共振成像　磁共振成像(magnetic resonance imaging,MRI)对软组织有更高的分辨率,是观察骨肉瘤侵袭软组织范围的最佳方法,很好地评估了肿块与周围组织的关系,对制订手术方案至关重要。

（三）血生化检查

可表现为血沉增快、贫血、ALP 升高。其中 ALP 可作为观察病情转归的重要参考指标,70%的骨肉瘤患者 ALP 会升高,手术及化疗后明显下降,而疾病复发或转移时 ALP 可再度升高。ALP 水平显著影响患者的无事件生存:对于 ALP 水平升高 ≥4 倍的患者 5 年无事件生存率为24%,而 ALP 升高低于此水平的患者 5 年无事件生存率为 46%。广泛期患者的 LDH 水平明显高于局限期患者。

（四）鉴别诊断

骨肉瘤应与软骨肉瘤、纤维肉瘤、骨转移癌、骨化性肌炎、急性骨髓炎、尤因肉瘤(Ewing's sarcoma)等相鉴别。

五、分期

骨肉瘤的分期见表 28-1~ 表 28-4。

表 28-1　Enneking 骨肿瘤外科分期系统

分期	病理组织学分级	部位
Ⅰ A	低级别(G_1)	间室内(T_1)
Ⅰ B	低级别(G_1)	间室外(T_2)
Ⅱ A	高级别(G_2)	间室内(T_1)
Ⅱ B	高级别(G_2)	间室外(T_2)
Ⅲ	任何 G+ 区域或远处转移	任何 T

表 28-2　骨肿瘤 TNM 分期(AJCC 第 8 版)

原发肿瘤(T)	
四肢骨、躯干骨、颅骨和面骨	
T_x	原发肿瘤无法评估
T_0	无原发肿瘤证据
T_1	肿瘤最大径 ≤8cm
T_2	肿瘤最大径 >8cm
T_3	原发骨部位的非连续性肿瘤
脊椎	
T_x	原发肿瘤无法评估
T_0	无原发肿瘤证据
T_1	肿瘤局限于一个椎骨段或两个相邻的椎骨段
T_2	肿瘤局限于三个相邻的椎骨段

续表

原发肿瘤（T）	
T_3	肿瘤局限于四个或更多相邻的椎骨段，或任何不相邻的椎骨段
T_4	扩展到椎管或大血管
T_{4a}	扩展到椎管
T_{4b}	有大血管受侵或大血管内瘤栓的证据
骨盆	
T_x	原发肿瘤无法评估
T_0	无原发肿瘤证据
T_1	肿瘤局限于一个骨盆段且无骨外侵犯
T_{1a}	肿瘤最大径 ≤ 8cm
T_{1b}	肿瘤最大径 > 8cm
T_2	肿瘤局限于一个骨盆段且有骨外侵犯或是局限于两个骨盆段且无骨外侵犯
T_{2a}	肿瘤最大径 ≤ 8cm
T_{2b}	肿瘤最大径 > 8cm
T_3	肿瘤越过两个骨盆段且有骨外侵犯
T_{3a}	肿瘤最大径 ≤ 8cm
T_{3b}	肿瘤最大径 > 8cm
T_4	肿瘤越过三个骨盆段或穿过骶髂关节
T_{4a}	肿瘤累及骶髂关节并扩展至骶神经孔内侧
T_{4b}	肿瘤包绕髂外血管或盆腔大血管中存在肉眼可见的瘤栓
区域淋巴结（N）	
N_x	区域淋巴结无法评估
N_0	无区域淋巴结转移
N_1	有区域淋巴结转移
远处转移（M）	
M_0	无远处转移
M_1	有远处转移
M_{1a}	肺
M_{1b}	骨或其他远隔转移

注：AJCC：American Joint Committe on Cancer，美国癌症联合委员会。

表 28-3　骨肿瘤组织学分级

组织学分级（G）	
G_x	分级无法评估
G_1	分化良好 - 低级别
G_2	中度分化 - 高级别
G_3	分化不良 - 高级别

表 28-4 骨肿瘤分期（AJCC 第 8 版）

分期				
ⅠA 期	T_1	N_0	M_0	G_1, G_X
ⅠB 期	T_2	N_0	M_0	G_1, G_X
	T_3	N_0	M_0	G_1, G_X
ⅡA 期	T_1	N_0	M_0	G_2, G_3
ⅡB 期	T_2	N_0	M_0	G_2, G_3
Ⅲ 期	T_3	N_0	M_0	G_2, G_3
ⅣA 期	任何 T	N_0	M_{1a}	任何 G
ⅣB 期	任何 T	N_1	任何 M	任何 G
	任何 T	任何 N	M_{1b}	任何 G

注：AJCC：American Joint Committee on Cancer，美国癌症联合委员会。

六、治疗

（一）手术 手术切除是骨肉瘤的主要治疗方式，包括截肢和保肢两种类型。

1. 截肢手术 20 世纪 70 年代以前针对骨肉瘤患者临床上常采用截肢术。目前截肢术仍然是治疗骨肉瘤的重要手段之一，包括经骨截肢和关节离断术。截肢术往往用于肿瘤解剖位置不佳、无法通过保肢手术获得足够手术切缘的患者。截肢术的适应证包括：化疗无效的ⅡB 期骨肉瘤、侵犯重要血管神经束、缺乏保肢后骨或软组织的重建条件、预估义肢功能优于保肢、患者要求截肢。

2. 保肢手术 若骨肉瘤病灶局限，保肢术与截肢术在复发和生存率上无显著差异，而保肢手术一般能带来更好的功能，改善患者生活质量。对于新辅助化疗疗效较好的高级别骨肉瘤患者，若手术能达到广泛的外科边界，应首选保肢治疗。约 90% 的患者可接受保肢治疗，保肢手术适应证包括：ⅡA 期肿瘤、化疗有效的ⅡB 期肿瘤、肿瘤未侵犯重要血管神经束、软组织覆盖完好、预估保留肢体功能优于义肢。部分Ⅲ期肿瘤也可进行保肢治疗，甚至可行姑息性保肢治疗。

保肢手术在肿瘤切除后需行功能重建，重建方法包括骨重建与软组织重建。目前临床上可供选择的重建方法有人工假体、异体骨关节移植、人工假体 - 异体骨复合体、游离的带血管蒂腓骨或髂骨移植、瘤段灭活再植术等。

（二）化疗 骨肉瘤单纯手术治疗后的 5 年生存率仅为 5%~10%，无症状肺转移是骨肉瘤常见的远处转移形式。20 世纪 70 年代，化疗开始应用于骨肉瘤治疗，高剂量足疗程化疗显著提高了骨肉瘤患者的生存率和保肢率。术前化疗 - 外科手术 - 术后化疗是通常采用的骨肉瘤综合治疗模式，患者 5 年生存率为 50%~80%。早期临床试验多采用包含以下药物中的至少三种：多柔比星、顺铂、环磷酰胺或异环磷酰胺、博来霉素、放线菌素 D 和高剂量甲氨蝶呤。此后的临床试验结果显示：顺铂和多柔比星的短期、密集化疗方案（含或不含高剂量甲氨蝶呤和异环磷酰胺）与多药联合方案疗效类似，可获得较好的远期疗效。

1. 术前化疗 术前化疗又称新辅助化疗，可以诱导肿瘤细胞凋亡、控制肿瘤生长、延缓转移速度，为保肢手术争取时间；同时可以促使肿瘤边界清晰化，便于进行手术；有效的新辅助化疗可以降低术后复发率。

骨肉瘤新辅助化疗推荐药物为高剂量甲氨蝶呤、异环磷酰胺、多柔比星、顺铂,选用两种或两种以上药物联合化疗,并保证足够的剂量强度。给药方式可考虑序贯用药或联合用药。用药剂量参考范围:甲氨蝶呤 $8\sim12g/m^2$(甲氨蝶呤化疗需行血药浓度监测),异环磷酰胺 $12\sim15g/m^2$,多柔比星 $90mg/m^2$,顺铂 $120\sim140mg/m^2$,以上为单药应用时的推荐剂量,若联合用药则需酌情减量。

可以通过临床症状改善、实验室及影像学检查结果等评价新辅助化疗的疗效,但最可靠的方法是通过组织病理学评估肿瘤坏死率。Huvos 评级系统是最为公认的病理学评价金标准(表 28-5)。新辅助化疗后的组织病理学反应率(坏死率是否 $>90\%$)是判断预后的一个重要指标。一项关于非转移性肢体骨肉瘤新辅助化疗的研究结果表明,反应好和反应差的患者 5 年无病生存率分别为 67.9% 和 51.3%、5 年总生存率分别为 78.4% 和 63.7%(P 均 $<0.000\ 1$)。

表 28-5 Huvos 评级系统

分级	Huvos 评级系统的标准
Ⅰ级	几乎未见化疗所致的肿瘤坏死
Ⅱ级	化疗轻度有效,肿瘤组织坏死率>50%,尚有存活的肿瘤组织
Ⅲ级	化疗部分有效,肿瘤组织坏死率>90%,部分组织切片上可见残留的存活肿瘤组织
Ⅳ级	所有组织切片未见肿瘤组织

2. **术后化疗** 术后化疗亦称为辅助化疗。依据术前化疗疗效及术后患者全身状况恢复情况选择术后化疗方案。术后化疗方案选择的总体原则是:未进行术前化疗的患者,术后应常规进行一线方案化疗,即新辅助化疗方案;接受过术前化疗的患者,术前化疗疗效好,维持原化疗方案;术前化疗疗效不好,调整化疗方案,包括考虑增加新药。

3. **无转移骨肉瘤患者的治疗** 对于髓内型和表面型的低级别骨肉瘤及骨膜骨肉瘤的患者应首选广泛手术切除。骨膜骨肉瘤患者可考虑术前新辅助化疗。髓内型和表面型低级别骨肉瘤和骨膜骨肉瘤在接受广泛切除后,病理若发现存在高级别骨肉瘤成分,推荐进行术后辅助化疗。对高级别骨肉瘤更倾向于在广泛切除手术前进行术前化疗。对于初始/新辅助/辅助治疗或转移性骨肉瘤患者,初始化疗方案包括:①顺铂联合多柔比星;②多柔比星、顺铂、异环磷酰胺,联合高剂量甲氨蝶呤;③高剂量甲氨蝶呤、顺铂、多柔比星;④异环磷酰胺、顺铂、表柔比星。

4. **复发转移性骨肉瘤患者的治疗** 30% 的局限期骨肉瘤患者和 80% 的晚期骨肉瘤患者治疗后会复发。复发的危险因素包括转移灶数目 >1 个、无法耐受手术等。肺转移是骨肉瘤最常见的转移部位。对于就诊时即存在的包括肺、腹腔脏器或骨在内的可切除转移灶,推荐先行术前化疗,再广泛切除原发肿瘤。对于不可切除性转移灶应当行化疗和/或放疗,再对原发病灶重新评估。对化疗过程中出现的肺转移或化疗结束一年内出现的肺转移,可选择二线药物治疗。二线化疗方案包括:①多西紫杉醇和吉西他滨;②环磷酰胺、依托泊苷;③环磷酰胺、拓扑替康;④吉西他滨;⑤异环磷酰胺、依托泊苷;⑥异环磷酰胺、卡铂、依托泊苷;⑦高剂量甲氨蝶呤、依托泊苷、异环磷酰胺;⑧索拉非尼。^{153}Sm-EDTMP 可用于复发难治性骨肉瘤患者的超二线治疗。目前应用较多的二线化疗方案是吉西他滨联合多西他赛、依托泊苷联合异环磷酰胺、索拉非尼等。

第 2 节　软组织肉瘤

一、流行病学

软组织肉瘤是指起源于黏液、纤维、平滑肌、横纹肌、脂肪、间皮、血管和淋巴管等软组织的恶性肿瘤,发病率较低,为 1/10 万 ~3/10 万,美国 2016 年有 12 310 例患者被诊断为软组织肉瘤,其中 5 330 例患者死亡。软组织肉瘤可发生于任何年龄,胚胎型横纹肌肉瘤好发于青少年的头颈和眼眶,多形性横纹肌肉瘤好发于成人躯干,滑膜肉瘤好发于中青年人,脂肪肉瘤、平滑肌肉瘤、未分化多形性肉瘤和恶性周围神经鞘膜瘤多见于中老年人,男性略多于女性。虽然软组织肉瘤在中老年人中最常见,中位年龄 65 岁,但在儿童和青少年的相对发病率更高,占成人恶性肿瘤的0.73%~0.81%、儿童青少年恶性肿瘤的 7%~10%,是 14~29 岁年龄段重要的死亡原因之一,儿童患者中软组织肉瘤的发病率位于所有恶性肿瘤第 4 位,仅次于白血病、脑肿瘤和淋巴瘤,儿童软组织肉瘤主要为神经母细胞瘤和横纹肌肉瘤。

软组织肉瘤有 19 种组织类型和超过 50 种亚型。综合各大诊治中心的数据,未分化多形性肉瘤即恶性纤维组织肉瘤占 25%~35%、脂肪肉瘤占 25%~30%、平滑肌肉瘤约占 12%、滑膜肉瘤约占 10%、恶性周围神经鞘膜瘤约占 6%。软组织肉瘤可发生在全身任何部位,较常见的好发部位为四肢(59%)、躯干(19%)、腹膜后(15%)和头颈部(9%)。未分化多形性肉瘤、脂肪肉瘤和滑膜肉瘤多见于肢体,其中脂肪肉瘤好发于臀部、大腿和腹膜后等部位;滑膜肉瘤好发于中青年的关节附近,腺泡状软组织肉瘤好发于下肢;60% 的内脏器官软组织肉瘤的类型为平滑肌肉瘤。

二、病因学

软组织肉瘤的病因尚不明确,化学、物理和病毒感染是已知的参与软组织肉瘤发生过程的重要因素,某些特殊病种与遗传因素相关。

(一)化学、物理因素和病毒感染　长期吸入石棉粉尘的人可以引起胸膜间皮瘤,有一定比例的肝血管肉瘤患者证实长期暴露在氯乙烯工作环境中。放疗辐射对人体也可造成较大危害,接受放疗 5~10 年后的恶性肿瘤患者可以引起第二肿瘤,以软组织肉瘤最为常见。人类疱疹病毒8 型(human herpesvirus 8,HHV8)在卡波西肉瘤(Kaposi sarcoma)、爱泼斯坦 - 巴尔病毒(Epstein-Barr virus,EBV)在部分平滑肌肉瘤的发生中起到重要作用,有免疫缺陷或免疫抑制如艾滋病的患者易并发这两种肿瘤。

(二)遗传因素　一些软组织肿瘤具有家族史或遗传史,如神经纤维瘤病是由神经纤维瘤蛋白 1 基因(Neurofibromin 1,NF1)或神经纤维瘤蛋白 2 基因(Neurofibromin 2,NF2)突变所导致的常染色体显性遗传病,大约 5% 的神经纤维瘤病患者被认为会发生软组织肉瘤,最常发生的类型是恶性周围神经鞘膜瘤,一种源发自既往良性神经纤维瘤的肉瘤类型。再如由视网膜母细胞瘤抑癌基因(retinoblastoma 1,RB1)种系突变导致的遗传性视网膜母细胞瘤也与软组织肉瘤的发病风险增高有关,平滑肌肉瘤是最常见的继发软组织肉瘤亚型,78% 的平滑肌肉瘤诊断于视网膜母细胞瘤诊断 30 年或更久以后。

另外，一些由许多不同基因种系突变导致的遗传性肿瘤综合征与软组织肉瘤发病遗传易感性相关，如 *TP53* 抑癌基因突变与 Li-Fraumeni 综合征，*APC* 基因突变与家族性腺瘤性息肉病。Gardner 综合征被认为是家族性腺瘤性息肉病的一种变异，具有明显的结肠外表现，例如皮肤囊肿、骨肿瘤、视网膜色素上皮先天性肥大以及硬纤维瘤等。7.5%~16% 的家族性腺瘤性息肉病患者会并发硬纤维瘤，家族性腺瘤性息肉病患者发生硬纤维瘤的相对风险显著高于一般人群。

三、病理学

2013 版世界卫生组织（World Health Organization，WHO）软组织肿瘤分类（表 28-6）依据肿瘤生物学行为，将软组织肿瘤分为良性、中间性（局部侵袭性）、中间性（偶有转移性）和恶性四大类（表 28-7）。

表 28-6　世界卫生组织软组织肿瘤组织学分类（2013）

脂肪细胞肿瘤

  良性

    脂肪瘤

    脂肪瘤病

    神经脂肪瘤病

    脂肪母细胞瘤 / 脂肪母细胞瘤病

    血管脂肪瘤

    肌脂肪瘤

    软骨样脂肪瘤

    肾外血管肌脂肪瘤

    肾上腺外髓脂肪瘤

    梭形细胞 / 多形性脂肪瘤

    冬眠瘤

  中间型（局部有侵袭性）

    非典型脂肪瘤性肿瘤 / 高分化脂肪肉瘤

  恶性

    去分化脂肪肉瘤

    黏液样脂肪肉瘤

    多形性脂肪肉瘤

    脂肪肉瘤，非特殊类型

纤维母细胞 / 肌纤维母细胞性肿瘤

  良性

    结节性筋膜炎

    增生性筋膜炎

    增生性肌炎

    骨化性肌炎

肢端纤维—骨性假瘤

缺血性筋膜炎

弹力纤维瘤

婴儿纤维性错构瘤

颈纤维瘤病

幼年性透明变纤维瘤病

包涵体纤维瘤病

腱鞘纤维瘤

促结缔组织增生性纤维母细胞瘤

乳腺型肌纤维母细胞瘤

钙化性腱膜纤维瘤

血管肌纤维母细胞瘤

富细胞血管纤维瘤

项型纤维瘤

Gardner 纤维瘤

钙化性纤维性肿瘤

中间型（局部有侵袭性）

掌/跖纤维瘤病

韧带样型纤维瘤病

脂肪纤维瘤病

巨细胞纤维母细胞瘤

中间型（罕见转移）

隆突性皮肤纤维肉瘤

纤维肉瘤型隆突性皮肤纤维肉瘤

色素性隆突性皮肤纤维肉瘤

孤立性纤维性肿瘤

孤立性纤维性肿瘤, 恶性型

炎性肌纤维母细胞肿瘤

低度恶性肌纤维母细胞肉瘤

黏液炎性纤维母细胞肉瘤/非典型黏液炎性纤维母细胞肿瘤

婴儿纤维肉瘤

恶性

成人型纤维肉瘤

黏液性纤维肉瘤

低度恶性纤维黏液样肉瘤

硬化性上皮样纤维肉瘤

所谓的纤维组织细胞性肿瘤

　　良性

　　　腱鞘巨细胞肿瘤

　　　　局限型

　　　　弥漫型

　　　　恶性

　　　　深在性良性纤维组织细胞瘤

　　　中间型（罕见转移）

　　　　丛状纤维组织细胞瘤

　　　　软组织巨细胞瘤

平滑肌肿瘤

　　良性

　　　深部平滑肌瘤

　　恶性

　　　平滑肌肉瘤（除外皮肤）

周细胞性（血管周细胞性）肿瘤

　　血管球瘤及其变异型

　　　血管球瘤病

　　　恶性血管球瘤

　　肌周皮细胞瘤

　　　肌纤维病

　　　肌纤维瘤病

　　血管平滑肌瘤

骨骼肌肿瘤

　　良性

　　　横纹肌瘤

　　　　成人型

　　　　胎儿型

　　　　生殖器型

　　恶性

　　　胚胎性横纹肌肉瘤（包括葡萄状和间变型）

　　　腺泡状横纹肌肉瘤（包括实性和间变型）

　　　多形性横纹肌肉瘤

　　　梭形细胞／硬化性横纹肌肉瘤

血管性肿瘤

　良性

　　血管瘤

　　　滑膜血管瘤

　　　静脉性血管瘤

　　　动静脉血管瘤 / 畸形

　　　肌内血管瘤

　　上皮样血管瘤

　　血管瘤病

　　淋巴管瘤

　中间型（局部有侵袭性）

　　卡波西型血管内皮瘤

　中间型（罕见转移）

　　网状血管内皮瘤

　　乳头状淋巴管内血管内皮瘤

　　混合性血管内皮瘤

　　假肌源性血管内皮瘤

　　卡波西肉瘤

　恶性

　　上皮样血管内皮瘤

　　软组织血管肉瘤

软骨—骨性肿瘤

　软组织软骨瘤

　骨外间叶性软骨肉瘤

　骨外骨肉瘤

胃肠道间质瘤

　良性胃肠道间质瘤

　胃肠道间质瘤,恶性潜能未定

　胃肠道间质瘤,恶性

周围神经肿瘤

　良性

　　神经鞘瘤（包括变异型）

　　色素性神经鞘瘤

　　神经纤维瘤（包括变异型）

　　　丛状神经纤维瘤

　　神经束膜瘤

　　　恶性神经束膜瘤

　　颗粒细胞肿瘤

第
28
章

皮肤神经鞘黏液瘤

孤立性限局性神经瘤

异位性脑膜瘤 / 脑膜上皮型错构瘤

鼻神经胶质异位

良性蝾螈瘤

混合性神经鞘肿瘤

恶性

恶性外周神经鞘膜瘤

上皮样恶性外周神经鞘膜瘤

恶性蝾螈瘤

恶性颗粒细胞瘤

外胚叶间叶瘤

不确定分化的肿瘤

良性

肢端纤维黏液瘤

肌内黏液瘤（包括富细胞型）

关节旁黏液瘤

深部（侵袭性）血管黏液瘤

多形性玻璃样变血管扩张性肿瘤

异位错构瘤性胸腺瘤

中间型（局部有侵袭性）

含铁血黄素沉着性纤维脂肪瘤性肿瘤

中间型（罕见转移）

非典型纤维黄色瘤

血管瘤样纤维组织细胞瘤

骨化性纤维黏液样肿瘤

骨化性纤维黏液样肿瘤，恶性

混合瘤，非特殊类型

混合瘤，非特殊类型，恶性

肌上皮瘤

肌上皮癌

磷酸盐尿性间叶组织肿瘤，良性

磷酸盐尿性间叶组织肿瘤，恶性

恶性

滑膜肉瘤，非特殊类型

滑膜肉瘤，梭形细胞型

滑膜肉瘤，双相型

上皮样肉瘤

腺泡状软组织肉瘤

软组织透明细胞肉瘤

骨外黏液样软骨肉瘤

骨外尤文肉瘤

恶性间叶瘤

促结缔组织增生性小圆细胞肿瘤

肾外横纹肌样瘤

恶性血管周上皮样肿瘤

内膜肉瘤

未分化/未分类肉瘤

未分化梭形细胞肉瘤

未分化多形性肉瘤

未分化圆形细胞肉瘤

未分化上皮样肉瘤

未分化肉瘤,非特殊类型

表 28-7　世界卫生组织软组织肿瘤生物学行为分类(2013)

分类	生物学行为
良性	绝大多数肿瘤不复发,即使复发也为非破坏性,局部完整切除几乎可治愈
中间性(局部侵袭性)	常复发,伴局部浸润和破坏,但无转移
中间性(偶有转移性)	侵袭性生长,偶有远处转移(<2%),通常转移到淋巴结和肺
恶性	恶性软组织肿瘤又称软组织肉瘤,除局限破坏性生长和复发外,还能发生远处转移(20%~100%),转移率取决于组织学类型和分级

四、诊断与鉴别诊断

(一)临床表现　软组织肉瘤亚型众多、表现形式多种多样,很难清楚定义其临床特点。软组织肉瘤患者最常就诊原因为无痛性肿块,虽然 1/3 的患者有疼痛。就诊时肿块大小取决于肿瘤发生部位。长在远端肢体的肿瘤被发现时通常较小,而长在近端肢体或腹膜后的肿瘤通常生长到较大时才被发现。软组织肿瘤常偏心性生长并压迫周围正常结构,但侵犯骨骼或神经血管束,引发疼痛、血肿或水肿的情况较罕见。虽不常见,有时患者的首发症状可表现为消化道梗阻或腰椎或骨盆神经受压所致的神经症状。

当肿块表现出下列特点中任意一项时,需首先考虑恶性可能:①体积进行性增大;②直径>5cm;③位于深筋膜深层;④疼痛。上述临床表现越多,恶性可能越大。不同类型软组织肉瘤在恶性程度上存在明显差异,同一类型软组织肉瘤其恶性程度也有一定差异。某些恶性肿瘤可以转移灶为首发症状,如神经母细胞瘤和腺泡状软组织肉瘤。部分软组织肉瘤起病隐匿,病史可长达数年之久,如滑膜肉瘤和硬化性上皮样纤维肉瘤,可误诊为良性肿瘤,一些位于表浅部位的肉瘤,体积可以很小,如皮肤平滑肌肉瘤,容易误诊为良性肿瘤。恶性病变除肉瘤之外,还需考虑癌的可能,如原发性或转移性癌、黑色素瘤、淋巴瘤等。

软组织肉瘤区域淋巴结转移率低于4%,透明细胞肉瘤、上皮样肉瘤、血管肉瘤和胚胎型横纹肌肉瘤等淋巴结转移率较高,超过10%。常见的远处转移部位包括肺、骨、肝、脑、腹膜后和其他软组织。肢体肉瘤最常见转移至肺,腹膜后和胃肠道肉瘤最常转移至肝脏。

（二）影像学检查

1. X线检查 软组织肉瘤易发生远处转移,且大多发生在肺、纵隔,因此常规胸部X线摄片很重要。

2. 超声 超声价格低廉、容易推广,常用作软组织肉瘤初筛的检查方法,但其具有主观性较强、对精细结构显示不理想以及对腹腔内病变受肠管干扰较大等局限性,难以作为制订治疗方案的可靠依据。

3. 电子计算机断层扫描 电子计算机断层扫描(CT)能较清晰显示肿块全貌以及与邻近骨、血管的关系,常用于辅助分期诊断。

4. 磁共振成像 磁共振成像(MRI)比CT的软组织分辨率更高,是四肢和躯干、脊柱等部位软组织肉瘤诊断、分期、随访的首选影像学检查方法。

5. 核医学

(1)全身骨骼放射性核素显像:是早期发现软组织肉瘤骨转移的首选方法,由于假阳性率较高,其不能作为诊断依据。

(2)正电子发射计算机断层扫描:正电子发射计算机断层扫描(positron emission tomography-computed tomography,PET-CT)主要用于评估软组织肿瘤有无手术后残留、复发和远处转移,或协助寻找原发病灶。

（三）病理学 病理是诊断软组织肿瘤的金标准,可以通过穿刺活检、钳取活检、切取活检获得组织标本。

1. 细胞学 是一种简单、快速、准确的病理学检查方法。常见方式是通过涂片或刮取已破溃的瘤体,胸腔积液、腹水涂片,穿刺涂片等。

2. 免疫组织化学 用于软组织肉瘤免疫组化的标志物很多,如一般标志物、内皮细胞标志物、肌细胞标志物等。病理学诊断应包括患者的详细信息,如初始诊断(根据WHO软组织肿瘤分类进行标准化命名)、部位、肿瘤深度、大小、组织学分级、有无坏死、切缘是否干净、有无淋巴结转移、TNM分期、肿瘤细胞有丝分裂率、有无脉管浸润、炎性浸润类型和程度等。

3. 遗传学 由于许多软组织肉瘤类型存在特征性基因畸变,包括单碱基置换、缺失和扩增以及易位,分子遗传学检测成为特别有效的辅助性检测手段。大多数分子遗传学检测使用基于原位荧光杂交(fluorescence in situ hybridization,FISH)技术或多聚合酶链式反应(polymerase chain reaction,PCR)的方法。

（四）鉴别诊断

软组织肉瘤应注意与以下疾病相鉴别。

1. 良性肿瘤 良性病变包括脂肪瘤、淋巴管瘤、平滑肌瘤和神经瘤等。软组织良性肿瘤与恶性肿瘤之比超过100∶1,大多数良性肿瘤位于身体的浅表部位,表现为局部缓慢膨胀性生长的无痛性肿块、有包膜、全身症状及组织异型性不明显、无转移,压迫阻塞症状主要与肿瘤生长部位有关,预后好、生存期长。

2. 其他恶性肿瘤 如原发或转移癌、黑素瘤或淋巴瘤等。腹膜后软组织肉瘤应与腹膜后淋巴瘤、嗜铬细胞瘤、睾丸肿瘤腹膜后转移相鉴别。

腹膜后淋巴瘤有时以腹膜后肿块首诊。淋巴瘤的治疗以内科治疗为主,术前应予以鉴别,以避免不必要的手术。腹膜后淋巴瘤患者常有发热、消瘦、盗汗等症状,其肿块在 CT 和 MRI 上常显示为多个肿块融合成团,较为均质,怀疑者可采用超声或 CT 引导下穿刺活检以明确诊断。

腹膜后嗜铬细胞瘤多来源于肾上腺,也可发生于肾上腺外腹膜后间隙,有时被误诊为腹膜后软组织肉瘤而行手术治疗。对未经准备的嗜铬细胞瘤贸然进行手术,极有可能在手术时出现血压剧烈波动,甚至心脏骤停。即使对无高血压表现的患者,对腹膜后肿块,尤其是位于肾上腺附近和紧贴脊椎的肿块,可先作肿块按压试验,观察按压肿块前后血压变化,做出初步诊断,并测定 24 小时尿液中香草基杏仁酸(vanillymandelic acid,VMA)含量,VMA 含量高于正常者有诊断价值。

睾丸精原细胞瘤占睾丸肿瘤的 60%,治疗策略是采取非手术的化疗和放疗。少数睾丸肿瘤原发灶不明显,最初表现为巨大腹膜后转移淋巴结,易误诊为原发性腹膜后软组织肉瘤。体检注意睾丸触诊,对腹膜后融合性肿块行穿刺活检以明确诊断。

3. 结节性筋膜炎 此病为发生于深、浅筋膜的纤维母细胞结节状增生的良性瘤样病变,并非真正炎症。

4. 皮肤蕈样霉菌病 是原发于皮肤淋巴网状组织的恶性肿瘤。

5. 炎性肿块 炎性肿块发病较快、局部温度高、有触痛,皮肤可有红肿,细胞学穿刺为炎性细胞表现。

五、分期

2016 年美国癌症联合委员会(American Joint Committe on cancer,AJCC)公布了第 8 版软组织肉瘤分期,较第 7 版做出了一些改变,增加了 T3、T4,并把淋巴结转移分到Ⅳ期(表 28-8~表 28-14)。

表 28-8 AJCC 躯干及四肢软组织肉瘤 TNM 分期(第 8 版)

原发肿瘤(T)	
T_x	原发肿瘤无法评估
T_1	肿瘤最大径 ≤5cm
T_2	5cm<肿瘤最大径 ≤10cm
T_3	10cm<肿瘤最大径 ≤15cm
T_4	肿瘤最大径>15cm
区域淋巴结(N)	
N_0	无局部淋巴结转移
N_1	有局部淋巴结转移
远处转移(M)	
M_0	无远处转移
M_1	有远处转移

注:AJCC:American Joint Committe on Cancer,美国癌症联合委员会。

表 28-9　AJCC 肢体或躯干软组织肉瘤的解剖学分期/预后分组(第 8 版)

解剖学分期 / 预后分组	
ⅠA 期	T_1; N_0; M_0; G1/GX
ⅠB 期	$T_{2/3/4}$; N_0; M_0; G1/GX
Ⅱ期	T_1; N_0; M_0; G2/G3
ⅢA 期	T_2; N_0; M_0; G2/G3
ⅢB 期	T_3; N_0; M_0; G2/G3
Ⅳ期	T_4; N_0; M_0; G2/G3
	任意 T; N_1; 任意 M; 任意 G
	任意 T; 任意 N; M_1; 任意 G

注:AJCC:American Joint Committee on Cancer,美国癌症联合委员会;G:组织学分级。

表 28-10　FNCLCC 组织学分级

组织学分级	
G_X	分级无法评估
G_1	完全分化,核分裂象计数和坏死积分为 2 或 3 分
G_2	完全分化,核分裂象计数和坏死积分为 4 或 5 分
G_3	完全分化,核分裂象计数和坏死积分为 6、7 或 8 分

注:FNCLCC:Fédération Nationale des Centres de Lutte Contre Le Cancer,The French Federation of Comprehensive Cancer Centers,法国国家抗癌中心联合会;G:组织学分级。

　　法国国家抗癌中心联合会(Fédération Nationale des Centres de Lutte Contre Le Cancer,The French Federation of Comprehensive Cancer Centers,FNCLCC)组织学分级是由三个参数确定的:分化、核分裂活性和坏死程度。每个参数的计分:分化(1~3 分)、核分裂活性(1~3 分)和坏死(0~2 分)。这些分数相加即可确定肿瘤的分级。

　　头颈部软组织肉瘤、胸腹脏器软组织肉瘤、胃肠道间质瘤的 T 分期与躯干四肢不同,N 和 M 分期一致(表 28-11~ 表 28-14)。

表 28-11　AJCC 头颈部软组织肉瘤 TNM 分期(第 8 版)

原发肿瘤(T)	
T_x	原发肿瘤无法评估
T_1	肿瘤 ≤ 2cm
T_2	2cm < 肿瘤 ≤ 4cm
T_3	肿瘤 > 4cm
T_4	肿瘤侵犯邻近结构
T_{4a}	肿瘤侵犯眼眶、颅底部、中央区脏器,累及面骨或翼状肌
T_{4b}	肿瘤侵犯脑实质、经动脉鞘、椎前肌,或通过神经周围扩散侵及

注:AJCC:American Joint Committee on Cancer,美国癌症联合委员会。

表 28-12　AJCC 胸腹脏器软组织肉瘤 TNM 分期（第 8 版）

原发肿瘤（T）	
T_x	原发肿瘤无法评估
T_1	局限于器官
T_2	肿瘤侵犯器官外组织
T_{2a}	肿瘤侵犯浆膜或脏层腹膜
T_{2b}	肿瘤侵犯至浆膜外（肠系膜）
T_3	肿瘤侵犯另一器官
T_4	多灶性侵犯
T_{4a}	多灶性（2 处）
T_{4b}	多灶性（3-5 处）
T_{4c}	多灶性（>5 处）

注：AJCC：American Joint Committe on Cancer，美国癌症联合委员会。

表 28-13　AJCC 胃肠间质瘤 TNM 分期（第 8 版）

T_x	原发肿瘤无法评估
T_0	无原发肿瘤证据
T_1	肿瘤最大径 ≤ 2cm
T_2	2cm<肿瘤最大径 ≤ 5cm
T_3	5cm<肿瘤最大径 ≤ 10cm
T_4	肿瘤最大径>10cm

注：AJCC：American Joint Committe on Cancer，美国癌症联合委员会。

表 28-14　AJCC 胃肠道间质瘤解剖学分期 / 预后分组（第 8 版）

胃间质瘤 *	
Ⅰ A 期	$T_{1/2}$；N_0；M_0；低级
Ⅰ B 期	T_3；N_0；M_0；低级
Ⅱ 期	T_1；N_0；M_0；高级
	T_2；N_0；M_0；高级
	T_4；N_0；M_0；低级
Ⅲ A 期	T_3；N_0；M_0；高级
Ⅲ B 期	T_4；N_0；M_0；高级
Ⅳ 期	任意 T；N_1；M_0；任意有丝分裂率
	任意 T；任意 N；M_1；任意有丝分裂率
小肠间质瘤 **	
Ⅰ 期	$T_{1/2}$；N_0；M_0；低级
Ⅱ 期	T_3；N_0；M_0；低级

续表

小肠间质瘤 **	
ⅢA 期	T_1；N_0；M_0；高级
	T_4；N_0；M_0；低级
ⅢB 期	T_2；N_0；M_0；高级
	T_3；N_0；M_0；高级
	T_4；N_0；M_0；高级
Ⅳ期	任意 T；N_1；M_0；任意有丝分裂率
	任意 T；任意 N；M_1；任意有丝分裂率

注：* 同样适用于网膜；** 同样适用于食管、结直肠、肠系膜和腹膜。胃肠道间质瘤的分级取决于有丝分裂率：①低级：有丝分裂率 ≤ $5/5mm^2$（50HPF）；②高级：有丝分裂率 > $5/5mm^2$（50HPF）。

HPF：High power field，高倍镜视野。

六、治疗

（一）外科治疗

外科手术是绝大多数软组织肉瘤唯一可能治愈的治疗手段。手术需达到安全的外科边缘，安全外科边界是指 MRI 显示软组织肉瘤边缘或反应区外 1cm 处，手术是在保证安全外科边界基础上追求完整切除肿瘤。对于体积较大、侵犯较深或侵犯邻近重要血管、神经、关节和骨骼等的肿瘤，预计一期手术难以达到根治切除。如果软组织切缘 <1cm 或显微镜下骨、大血管或神经切缘阳性，术后应考虑行放疗。对化放疗相对敏感的肿瘤，如尤因肉瘤 / 原始神经外胚层肿瘤、胚胎型横纹肌肉瘤和其他小圆细胞恶性肿瘤，建议实施术前化疗。局部复发的软组织肉瘤，无论是否合并远处转移，局部复发灶均可考虑手术切除。

（二）放疗

放疗类型分为术前放疗、术后放疗和姑息放疗。

1. 术前放疗 对于肿瘤较大、侵犯较深、与重要血管神经关系密切，局部切除困难或难以达到安全外边界的患者，术前放疗联合或序贯化疗、介入治疗等可缩小肿瘤体积、提高 R0 切除率或保肢治疗率，但也有报道指出术前放疗可能影响手术伤口愈合，因此对于术前放疗的患者，手术前应有 3~6 周的间歇期。

2. 术后放疗 术后放疗可以杀灭手术后残存的肿瘤细胞，减少局部复发和远处转移的机会。

（三）内科治疗

1. 化疗 化疗是软组织肉瘤很重要的内科治疗手段，化疗类型包括新辅助化疗、辅助化疗和姑息性化疗等。

（1）新辅助化疗：新辅助化疗适应证包括：①对化疗相对敏感的高级别软组织肉瘤；②肿瘤体积较大，和 / 或与周围重要血管神经关系密切，无法达到 R0 切除或保肢治疗；③局部复发需行二次切除；④远处转移患者姑息术前的全身治疗。推荐的新辅助化疗方案：多柔比星 ± 异环磷酰胺方案、MAID 方案（美司钠 + 多柔比星 + 异环磷酰胺 + 达卡巴嗪）。

（2）辅助化疗：对存在以下情况的 Ⅱ~ Ⅲ 期软组织肉瘤患者强烈推荐进行术后辅助化疗：①化疗相对敏感的肿瘤；②高级别肿瘤、肿瘤位置深、直径>5cm；③手术未达到安全外科边界或局部复发二次切除后的患者。横纹肌肉瘤患者建议行 12 个周期术后辅助化疗,骨外骨肉瘤患者建议行 12~15 个周期术后辅助化疗,骨外尤因肉瘤患者建议行 16~18 个周期术后辅助化疗。其他软组织肉瘤的辅助化疗一致推荐多柔比星 ± 异环磷酰胺方案,建议行 6 个周期术后辅助化疗。

(3)姑息性化疗:对于晚期、不可手术切除或转移性软组织肉瘤患者,可以选择单药化疗方案(达卡巴嗪、多柔比星、表柔比星或异环磷酰胺),也可以选择联合化疗方案(多柔比星或表柔比星联合异环磷酰胺和 / 或达卡巴嗪)。以蒽环类和 / 或异环磷酰胺为基础的化疗是标准一线化疗方案,但有效率较低,约 10%~25%。软组织肉瘤目前尚无标准二线治疗方案,对于一线化疗已使用过多柔比星联合异环磷酰胺方案且无进展生存期超过 1 年的患者,可继续考虑原方案化疗;若一线化疗已使用多柔比星或异环磷酰胺,此两药可以互为二线;若一线已使用多柔比星和异环磷酰胺两药,二线化疗时采用多柔比星或异环磷酰胺单药高剂量持续静脉滴注。使用多柔比星 ± 异环磷酰胺方案辅助化疗后不足 1 年复发或转移者,可选用吉西他滨、达卡巴嗪、曲贝替定、艾瑞布林等药物单药或联合化疗。此外,有研究表明替莫唑胺、紫杉醇和长春瑞滨单药在晚期软组织肉瘤中也有一定疗效。

2. 靶向治疗 近年来,靶向药物在软组织肉瘤治疗上取得了一些进展。

(1)小分子酪氨酸激酶抑制剂:培唑帕尼、安罗替尼、索拉非尼、伊马替尼等在治疗软组织肉瘤中取得了不错疗效。PALETTE 研究是一项培唑帕尼 III 期临床试验,共纳入 369 例既往蒽环类为基础化疗方案治疗失败的转移性软组织肉瘤患者(除外脂肪肉瘤),研究结果显示培唑帕尼与安慰剂相比可以显著提高患者的中位无进展生存期(4.6 个月 vs 1.6 个月;$P < 0.000\ 1$)。2012 年 4 月 26 日美国 FDA 批准培唑帕尼用于治疗既往蒽环类为基础方案治疗失败的脂肪肉瘤之外的复发转移性软组织肉瘤患者。安罗替尼是我国自主研发的多靶点小分子酪氨酸激酶抑制剂,在一项安罗替尼的多中心 II 期临床试验中,共纳入 166 例软组织肉瘤患者,组织学类型包括滑膜肉瘤、平滑肌肉瘤、纤维肉瘤、未分化多形性肉瘤、腺泡状软组织肉瘤、脂肪肉瘤及其他软组织肿瘤,结果显示主要研究终点 12 周疾病无进展率为 68.42%,中位无进展生存期为 5.6 个月,安全性较好,治疗相关不良反应以 1~2 级为主,主要是甘油三酯升高、高血压、手足皮肤反应和蛋白尿等。索拉非尼的临床试验结果显示,索拉非尼治疗 37 例血管肉瘤的部分缓解率为 14%(5 例),中位无进展生存期为 3.2 个月,中位总生存期为 14.3 个月。索拉非尼治疗 28 例腺泡状软组织肉瘤的临床试验结果显示,12 例患者获得部分缓解,6 例患者稳定。伊马替尼对于一些侵袭性强、化疗敏感性差的软组织肉瘤如硬纤维瘤、脊索瘤和 *PDGFβ* 基因异常表达的皮肤纤维肉瘤有不错疗效。

(2)mTOR 抑制剂:哺乳类雷帕霉素靶蛋白(the mammalian target of rapamycin,mTOR)是一种细胞质丝 / 苏氨酸蛋白激酶。地磷莫司(Ridaforolimus)是一种选择性 mTOR 抑制剂,一项地磷莫司治疗接受过化疗的转移性软组织肉瘤和骨肉瘤的 III 期临床试验(N=711)结果显示,地磷莫司相比对照组可显著延长患者中位无进展生存期(17.7 周 vs 14.6 周,$P < 0.000\ 1$)。其他 mTOR 抑制剂如西罗莫司和依维莫司对血管周围上皮样细胞肿瘤和复发性淋巴管肌瘤或血管肌脂瘤也获得了不错疗效。

3. 免疫治疗 程序性死亡受体 -1(programmed cell death protein-1,PD-1)单抗杰洛利单抗(geptanolimab,GB226)在不可切除、复发或转移性腺泡状软组织肉瘤患者显示出有临床意义的抗肿瘤活性和较好安全性:共入组 37 例患者,客观缓解率为 37.8%,疾病控制率为 86.5%,中位无进展生存期为 6.9 个月,3 个月无进展生存期率和 6 个月无进展生存期率分别为 70.3% 和 56.1%,总生存期尚不成熟。

七、总结

整体而言,软组织肉瘤病理分型复杂,预后较差、复发率高、全身治疗效果不理想。综合其不同组织学类型、分子遗传学特点、分期及预后等因素,探索个体化治疗模式是软组织肉瘤未来的研究方向。

（黄莉玲　石远凯）

参考文献

［1］ KAZUHIR O, TANAK A, TOSHIFU M I, et al. New TNM classification (AJCC eighth edition) of bone and soft tissue sarcomas: JCOG Bone and Soft Tissue Tumor Study Group [J]. Jpn J Clin Oncol, 2019, 49 (2): 103-107.

［2］ LEHNHARDT M, SOGORSKI A, WALLNER C, et al. Soft tissue sarcomas: limb salvage using reconstructive plastic surgery techniques [J]. Chirurg, 2019, 201, 90 (2): 94-101.

［3］ 石远凯, 郏博, 软组织肉瘤治疗进展 [J]. 中国肿瘤临床, 2014, 41 (24): 1556-1560.

［4］ RECHL H, K WÖRTLE R, WEIRICH G, et al. Soft tissue carcinoma epidemiology, diagnostics and therapy [J]. Orthopade, 2006, 35 (12): 1269-1276.

［5］ ANTONESCU C R. The role of genetic testing in soft tissue sarcoma [J]. Histopathology, 2006, 48 (1): 13-21.

［6］ 陈晓东, 韩安家, 赖日权. 解读 WHO (2013) 软组织肿瘤分类的变化 [J]. 诊断病理学杂志, 2013, 20 (11): 730-733.

［7］ TOPHAM N S. Reconstruction for lower extremity limb salvage in soft tissue carcinoma [J]. Curr Treat Options Oncol, 2003, 4 (6): 465-475.

［8］ DALEN T V, GEEL A N V, COEVORDEN F V, et al. Soft tissue carcinoma in the retroperitoneum: An often neglected diagnosis [J]. Eur J Surg Oncol, 2001, 27 (1): 74-79.

［9］ PATEL D B, MATCUK G J. Imaging of soft tissue sarcomas [J]. Chin Clin Oncol, 2018. 7 (4): 35.

［10］ JONES R L, le CESNE A, IBRAHIM T, et al. Preserving quality of life as a key treatment goal in advanced soft tissue sarcomas [J]. Expert Rev Anticancer Ther, 2018, 18 (12): 1241-1248.

［11］ 王亚农. 软组织肉瘤的鉴别诊断 [J]. 中国实用外科杂志, 2007, 27 (04): 269-270.

［12］ 赵刚, 汪明. NCCN《软组织肉瘤临床实践指南 (2018 年第 1 版)》胃肠间质瘤内容更新介绍与解读 [J]. 中国实用外科杂志, 2018, 38 (5): 515-519.

［13］ JOHNSON A C, ETHUN C G, LIU Y, et al. A novel, simplified, externally validated staging system for truncal/extremity soft tissue sarcomas: An analysis of the US Sarcoma Collaborative database [J]. J Surg Oncol, 2018, 118 (7): 1135-1141.

［14］ STEFFNER R J, JANG E S. Staging of bone and soft-tissue sarcomas [J]. J Am Acad Orthop Surg, 2018, 26 (13): e269-e278.

［15］ WEI L I, SHIQUA N. Survival of patients with primary osteosarcoma and lung metastases [J]. J BUON, 2018, 23 (5): 1500-1504.

［16］ KARADURMUS N, SAHIN U, BAHADIR BASGOZ B, et al. Is there a role of high dose chemotherapy and autologous stem cell transplantation in the treatment of Ewing′s sarcoma and osteosarcomas [J]. J BUON, 2018, 23 (5): 1235-1241.

［17］ PEI H, CHEN L, QUAN-MING L, et al. SUMO-specific protease 2 (SENP2) functions as a tumor suppressor in osteosarcoma via SOX9 degradation [J]. Exp Ther Med, 2018, 16 (6): 5359-5365.

［18］ QI H, SUN Y, JIANG Y, et al. Upregulation of circular RNA circ_0000502 predicts unfavorable prognosis in osteosarcoma and facilitates cell progression via sponging miR-1238 [J]. J Cell Biochem, 2019, 120: 8475-

8482.

[19] MCEACHRON T A, TRICHE T J, SORENSON L, et al. Profiling targetable immune checkpoints in osteosarcoma [J]. Oncoimmunology, 2018, 7 (12): e1475873.

[20] LAI Q, YE C, GAO T, et al. Therapeutic effect of neoadjuvant chemotherapy combined with curettage to treat distal femoral osteosarcoma [J]. Medicine, 2017, 96 (46): e8672-e8676.

[21] ANGULO P, KAUSHIK G, SUBRAMANIAM D, et al. Natural compounds targeting major cell signaling pathways: A novel paradigm for osteosarcoma therapy [J]. J Hematol Oncol, 2017, 10 (1): 10.

[22] OMER N, le DELEY, MARIE-CÉCILE, et al. Phase-II trials in osteosarcoma recurrences: A systematic review of past experience [J]. Euro J Cancer, 2017, 75: 98-108.

[23] KUBO T, FURUTA T, JOHAN M P, et al. Long-term survival after sporadic and delayed metastases of conventional osteosarcoma: A case report [J]. Medicine (Baltimore), 2017, 96 (18): e6824-6287.

[24] MARIE-FRANCOISE, HEYMAN N, HANNA H, et al. Heymann, drugs in early clinical development for the treatment of osteosarcoma [J]. Expert Opin Investig Drugs, 2016, 25 (11): 1265-1280.

[25] RAVINDRA V M, ELI I M, SCHMIDT M H, et al. Primary osseous tumors of the pediatric spinal column: Review of pathology and surgical decision making [J]. Neurosurg Focus, 2016, 41 (2): E3.

[26] LI Y, LIAO F, XU H R, et al. Is There a reliable method to predict the limb length discrepancy after chemotherapy and limb salvage surgery in children with osteosarcoma [J]. Chin Med J (Engl), 2016, 129 (16): 1912-1916.

[27] OSASAN S, ZHANG M, SHEN F, et al. Osteogenic sarcoma: A 21st century review [J]. Anticancer Research, 2016, 36 (9): 4391-4398.

[28] O'KANE G M, CADOO K A, WALSH E M, et al. Perioperative chemotherapy in the treatment of osteosarcoma: A 26-year single institution review [J]. Clin Sarcoma Res, 2015, 5: 17-24.

[29] AHRARI A, LABIB M, GRAVEL D, et al. Primary osteosarcoma of the skull base treated with endoscopic endonasal approach: A case report and literature review [J]. Journal of Neurological Surgery Reports, 2015, 76 (02): e270-e274.

[30] DEEL M D, LI J J, CROSE L E S, et al. A review: Molecular aberrations within hippo signaling in bone and soft-tissue sarcomas [J]. Front Oncol, 2015, 5: 190-209.

[31] WANG W G, WAN C, LIAO G J. The efficacy of high-dose versus moderate-dose chemotherapy in treating osteosarcoma: A systematic review and meta-analysis [J]. Int J Clin Exp Med, 2015, 8 (9): 15967-15974.

[32] SHI Y, CAI Q, JIANG Y, et al. Activity and safety of Geptanolimab (GB226) for patients with unresectable, recurrent, or metastatic alveolar soft part sarcoma: A phase II, single-arm study [J]. Clin Cancer Res, 2020 Dec 15, 26 (24): 6445-6452.

第
28
章

第 29 章　皮肤恶性肿瘤

第 1 节　黑 色 素 瘤

一、概述

黑色素瘤是黑色素细胞来源的恶性肿瘤,主要发生于皮肤,是主要的皮肤恶性肿瘤之一,也有少部分发生在消化道、呼吸道、阴道黏膜、软脑膜、眼脉络膜,甚至内脏组织等。因为在胚胎发育的过程中,起源于神经嵴的黑色素细胞主要分布于皮肤,而其他一些皮肤以外的部位也有分布,如黏膜、脉络膜。黑色素瘤通常含有较深色素,但也可以是无色素的。即使是较小的肿瘤也有转移倾向,导致其预后较差,黑色素瘤占皮肤肿瘤总死亡率的90%。

二、流行病学

世界范围内,欧美白人人群中的发病率以每年3%的速度稳步上升,特别是日常皮肤接受过度阳光照射的人们。据世界卫生组织(world health organization,WHO)的2012年全球癌症报道,全球范围男性黑色素瘤发病率为3.3/10万,排在所有肿瘤发生率的第15位,女性为2.8/10万,登记发病总人数为232 130例,占所有新发肿瘤病例的1.7%,死亡人数为55 488例,占所有肿瘤死亡病例的0.7%。黑色素瘤的发病水平在不同的地域或国家差异很大,发病率最高的地区是澳大利亚和新西兰,为35.1/10万,其中男性发病率达到40.3/10万,女性30.5/10万,占当地所有肿瘤发生率的10.3%,排在第3位,死亡率为4.1/10万,占3.9%。其他发病率较高的国家还有瑞士、挪威、美国、英国、加拿大等,年发病率均小于20/10万,属于常见的恶性肿瘤之一。其中美国和加拿大的登记发病人数为74 515例,死亡11 343例,发病率为13.8/10万,占当地所有肿瘤发生率的4.2%,排在第6位,死亡率1.9/10万,占1.6%。可以看到,由于这些国家的诊断治疗水平高,死于本病的患者比例较低。

我国黑色素瘤的发病率和死亡率一直处于较低水平,但略呈上升趋势,尤其是在城市较为明显。根据我国全国肿瘤登记中心2003—2007年的数据,32个肿瘤登记地区合计发病率为0.49/10万,仅占全部癌症发病的0.18%,排在第31位。尽管如此,由于我国巨大的人口基数,估计黑色素瘤每年的新发病人数约有近万人。WHO的2012年全球癌症报道中我国的总发病人数是9 814例,占0.3%,发病率0.6/10万,男女比例相近,死亡人数6 154例,接近发病人数的

60%。全国肿瘤登记中心 2016 年发表在临床医生癌症期刊（*CA：A Cancer Journal for Clinicians*）上的中国癌症统计数据，根据 2009—2011 年登记数据估算我国 2015 年黑色素瘤新发病例约8 000 例，发病率约 0.58/10 万。与前述国家较低的死亡比例相比，我国患者的死亡率明显较高，超过一半的患者最终死于此病，说明我国黑色素瘤的早期诊断和治疗水平与发达国家相比还有一定的差距。

在黑色素瘤的研究与治疗方面，我国曾经长期处于落后状态。而近 10 余年来，在国内一批中青年肿瘤学家的不懈努力下，使我国的黑色素瘤研究和治疗水平获得了显著提升，一些具有中国黑色素瘤特点的诊疗经验和研究成果获得国际瞩目，为国际黑色素瘤的诊治进展做出了重要贡献。

三、病因学与发病机制

黑色素瘤起源于黑色素细胞的转化，后者起源于胚胎发育时的神经嵴。大多数的基底层黑色素细胞位于表皮或存在于良性的痣。黑色素细胞利用酪氨酸酶合成黑色素，它们有助于防止紫外线损伤。而紫外线辐射是促成皮肤黑色素瘤形成的主要因素，这是一个涉及多基因多步骤的过程。涉及长波紫外线（ultraviolet A，UVA）（波长 315~400nm）和中波紫外线（Ultraviolet B，UVB）（波长 280~315nm），尤其是后者的致癌能力更强。黑色素瘤发生发展涉及的分子遗传学机制较为复杂，尚未阐明，但经过多年在细胞学、动物模型、临床中的研究和验证，已经可以确定多个癌基因或抑癌基因异常参与了黑色素瘤的转化。这些基因异常影响着黑色素瘤的诊断和预后，同时也为针对性的治疗提供了靶点。

（一）*CDKN2A* 和 *CDK4* 基因　通过对家族性黑素瘤的研究发现了最重要的两个肿瘤易感基因，它们是位于染色体 9p21 的细胞周期依赖性激酶抑制因子 2A（cyclin-dependent kinase inhibitor 2A，*CDKN2A*）基因以及细胞周期依赖性激酶 4（cyclin-dependent kinase 4，*CDK4*）基因。细胞周期调控蛋白能够精确调控细胞生长和分裂，在细胞的恶性转化过程中起着至关重要的作用。*CDKN2A* 基因编码两种细胞周期抑制蛋白：p16INK4a 和 p14ARF，能够有效地抑制肿瘤。p16INK4a 缺失将导致视网膜母细胞瘤（retinoblastoma，RB）蛋白磷酸化，肿瘤抑制活性下降，而CDK4/6-cyclin D1 复合体活性增加，促使细胞周期度过 G1 期；p14ARF 通过增加 MDM2 活性而下调 p53 活性。因此，*CDKN2A* 基因缺失导致了两个关键的肿瘤抑制途径失活：Rb 和 p53 失活。*CDKN2A* 突变携带者发展成为皮肤黑色素瘤的风险，5 岁时为 30%，到 80 岁时为 67%。

CDKN2A 和 *CDK4* 基因与大多数家族性黑素瘤有关。在家族性黑色素瘤 *CDKN2A* 基因缺失很常见，接近 40%，而出现 *CDK4* 突变的家族要少得多。但只有不到 10% 的黑色素瘤患者存在真正的家族性黑色素瘤，表现为非典型的多个主要痣和黑色素瘤综合征，也称发育异常的痣综合征。其黑色素瘤发生年龄较为年轻，而且可以同时发生多个黑色素瘤。另外，高达 10% 的非家族性原发性黑色素瘤患者也存在 *CDKN2A* 突变，表明该基因在黑色素瘤发病机制中处于核心作用。

（二）MAPK 信号通路异常（RAS/RAF/MEK/ERK）　在正常细胞中，丝裂原活化蛋白激酶（mitogen-activated protein kinases，MAPK）信号通路的效应是调控细胞增殖和存活，调节分化和衰老。大量研究已经证实许多类型的肿瘤存在 MAPK 通路激活。MAPK 途径激活黑色素瘤，主要是由于突变的 V-raf 小鼠肉瘤病毒癌基因同源物 B（V-raf murine sarcoma viral oncogene homolog B，*BRAF*）基因激活，成神经细胞瘤大鼠肉瘤 2 病毒癌基因同源物（neuroblastoma-rat sarcoma 2 viral oncogene homolog，NRAS）或下游的 MEK 和 ERK 蛋白序列的磷酸化，最终结果是包括小眼畸形相关转录因子（microphthalmia-associated transcription factor，MITF）的转录因子被激活，诱导细胞增殖和存活。*BRAF* 属于重要的原癌基因，大部分突变形式为 *BRAF* V600E 突变，导致下游 MEK-ERK 信号通路持续激活。在黑色素瘤细胞中 *BRAF* 激活突变的发生频率差异较大，在慢性日光损伤型皮肤黑色素瘤中可高达 40%~60%，其他类型的发生率较低。选择性 BRAF 抑制剂如维莫非尼（vemurafenib）、达拉非尼（dabrafenib）能够明显抑制 *BRAF* V600E 黑色素瘤细胞的生长，而对缺乏这种突变的肿瘤细胞影响不大。

Ras 活化的癌细胞，可以通过增加 MEK 和 ERK 水平而增强 MAPK 信号。在 *BRAF* 或 *NRAS* 突变的黑色素瘤中，抑制 MEK 是一种新的治疗选择。临床研究证据有力的支持了这一设想，曲美替尼（trametinib）是口服的 MEK1 和 MEK2 抑制剂，与化疗比较，明显提高了 *BRAF* V600E 突变黑色素瘤患者的缓解率和缓解持续时间，但有效率低于 BRAF 抑制剂。进一步的临床研究证实，RAF 和 MEK 抑制剂联合用药的缓解率及无进展时间明显优于单用 RAF 抑制剂。

（三）磷脂酰肌醇 3- 激酶（phosphoinositide 3-kinase，PI3K）通路异常（RTK/PI3K/PTEN/AKT） PI3K 通路在细胞生长、增殖、凋亡和生存中起到重要作用。PI3K 是被细胞表面受体酪氨酸激酶（receptor tyrosine kinase，RTK）激活或被 G 蛋白偶联受体（包括 RAS）激活。在肿瘤中 PI3K 途径的激活主要是由磷酸酶和张力蛋白（phosphatase and tensin homolog，PTEN）活性缺失引起的，PTEN 的作用是抑制 AKT 蛋白的磷酸化和激活，而 AKT 的底物包括哺乳动物雷帕霉素靶点（mechanistic target of rapamycin，mTOR）通路在内的多种蛋白，其通过激活 mTOR 支持细胞的生存和增殖。黑色素瘤中最常见的 PI3K 通路异常包括 *NRAS* 突变、PTEN 活性缺失、AKT 过表达。MAPK 和 PI3K 信号通路失调，在黑色素瘤形成过程中可能有协同效应。

（四）*c-Kit* 基因 *c-Kit* 基因编码的跨膜蛋白 CD117 属于Ⅲ型受体酪氨酸激酶，它的配体是干细胞因子（stem cell factor，SCF）。*c-Kit* 基因对细胞增殖，生存和分化起到重要作用。在黑色素瘤发生和发展的早期过程中可能发生 *c-Kit* 激活的点突变，易出现在黏膜、肢端黑色素瘤，或慢性日光损伤型黑色素瘤等特定亚群。我国的一项Ⅱ期临床研究结果显示，使用 c-Kit 抑制剂伊马替尼治疗 *c-Kit* 突变的黑色素瘤可取得 31.3% 的缓解率，有效者的无进展生存（progression-free survival，PFS）期、总生存（overall survival，OS）期明显延长。

（五）*c-Met* 基因 已知 *c-Met* 基因产物及其配体肝细胞生长因子（hepatocyte growth factor，HGF）可激活 MAPK 通路，与人类肿瘤的侵袭性和转移性有关。c-Met 转录激活与黑色素瘤 MITF 表达调节有关，而 MITF 在黑色素瘤信号整合中起核心作用，从而在黑色素瘤的发生和进展中发挥重要的作用。因此，c-Met 抑制剂也有望成为黑色素瘤治疗的一个合理选择。

（六）Wnt 通路 Wnt 信号与多种癌症有关。它的下游转录事件的激活参与控制生长，分化以及增殖。Wnt 信号通路是决定神经嵴起源细胞向黑色素细胞系发展的主要因素。Wnt 途径似乎与 MITF 功能有相互关联，Wnt 信号可能增加 MITF 表达。

（七）凋亡通路 程序性细胞死亡（programmed cell death，PD）是放射治疗和传统化疗引起的细胞死亡的一个主要途径。黑色素瘤细胞对传统治疗的耐受，与其拥有逃避正常凋亡信号的能力有关。凋亡通路包括激活细胞膜相关死亡受体的外在通路和内在途径。黑色素瘤可逃避内在和外在的凋亡途径，这是传统细胞毒药物治疗肿瘤反应差的关键因素。细胞色素 c 相关的凋亡酶激活因子（apoptotic protease activating factor 1，Apaf-1）在晚期黑色素瘤中表达下调，影响黑色素瘤细胞对细胞毒性药物的死亡反应。在黑色素瘤的治疗策略中，如何绕过受损的凋亡途径，可能需要多个干预措施，以确保有效的持续激活死亡通路，这值得更多关注和研究。

四、病理学

黑色素瘤可以由表皮组织内的黑色素细胞恶性转化而来，也可以由原有的痣恶变而来。正常黑色素瘤细胞位于表皮基底层内，而良性痣的黑色素细胞多成簇或成巢排列，无明显核仁或核分裂现象，偶尔有黑色素细胞下行到真皮内，但细胞成熟变小。如果上述生长模式明显改变，需要考虑黑色素瘤的可能。黑色素瘤的大体轮廓，镜下黑色素细胞的分布、密度、细胞内色素含量等均具有不对称性。黑色素瘤细胞的异型性也比较明显，其形态、大小、细胞核、染色质、色素等差异很大。核分裂数目增多，溃疡形成，向真皮乳头层浸润生长，均提示黑色素瘤，且预后不良。

黑色素瘤的组织学诊断需要综合组织结构、细胞形态、核分裂、溃疡形成、浸润方式等来做出合理判断。有些情况下诊断相当困难，还需要参考免疫组化等技术手段，如 HMB-45（melanoma-associated antigen，gp100）、S-100、Melan-A 等结合临床帮助诊断。根据黑色素瘤的病因、部位、基因变异等特征，可分为以下 4 种基本类型。①非慢性日光损伤型（non-chronic sun-damage，non-CSD）黑色素瘤：发生于皮肤，并非由长期日光暴露诱发。②慢性日光损伤型（chronic sun-damage，CSD）黑色素瘤：发生于头颈部和四肢皮肤，由长期阳光暴露诱发，存在明显的日光性弹性组织变性。高倍镜下可观察到慢性日光晒伤小体。③肢端型黑色素瘤：多位于足底、手掌或甲下。④黏膜型黑色素瘤：位于黏膜。目前常用的黑色素瘤临床病理分类是采用 Clark 分型：恶性雀斑痣样黑色素瘤（malignant nevus-like melanoma，LMM）、浅表扩散型黑色素瘤（superficial diffuse melanoma，SSM）、肢端雀斑样黑色素瘤 / 黏膜黑色素瘤（acral freckle-like melanoma/mucous melanoma，ALM）、结节性黑色素瘤（nodular malignant melanoma，NM）。此分类的前三种类型大致可与非 CSD、CSD、肢端型和黏膜型黑色素瘤对应。而结节性黑色素瘤在白种人较常见，临床表现不典型，较早出现转移，预后差。

皮肤黑色素瘤的病理学特征是准确分期、预后判断和指导治疗最重要的依据。因此要求病理报告要准确、全面，遵循统一的规范。美国 NCCN 委员会推荐病理报告中应该至少包括以下内容：Breslow 厚度、是否有溃疡、有丝分裂率、浸润深度（Clark 分级）、切缘状态、肿瘤与切缘的横向或纵向距离、微卫星灶等。如果做了前哨淋巴结活检，还应报告阳性前哨淋巴结的大小、位置和数量，是否侵犯到淋巴结外。微卫星灶是指与原发灶至少间隔 0.3mm 正常组织，位于真皮网状层、脂膜层或血管的，直径超过 0.05mm 的肿瘤巢。建议所有患者都做 *BRAF*、*CKIT* 和 *NRAS* 等基因检测，与预后、分子分型和靶向治疗有关。还建议检测并报告与免疫治疗相关的肿瘤浸润淋巴细胞（tumor-infiltrating lymphocytes，TIL）、程序性死亡受体 1（programmed cell death protein-1，PD-1）、程序性死亡配体 1（programmed death ligand-1，PD-L1）表达情况等。

五、临床表现

大多数黑色素瘤是在原有色素性皮损基础上转化而来的。这些色素性皮损如果出现形状、颜色、大小、表面等的变化，少数患者还可伴有皮损局部瘙痒、刺痛、灼痛等症状，应该考虑早期黑色素瘤的可能性。35 岁以后新出现的色素性皮损，也应引起重视。美国国家癌症研究所

(national cancer institute, NCI)曾提出用"ABCD"分别代表 4 种征象来帮助鉴别良性病变与早期黑色素瘤,由于记忆简便,得到了广泛应用。A 是指不对称(asymmetry),普通良性痣通常为对称的圆形或卵圆形,而黑色素瘤常常形状不规则、不对称;B 是指边缘(border),普通痣边界清晰,光滑,而黑色素瘤边缘不规则,不整齐,与正常皮肤交错呈锯齿样;C 是指颜色(color),黑色素瘤往往颜色不均一,常常黑色、棕褐色、蓝色、红色掺杂,部分退变为灰色、无色;D 是指直径(diameter)大小,普通痣通常直径不超过 5mm,黑色素瘤常可超过 5mm。此后还增加了"E",E 是指隆起(elevation)或进展(evolving):普通痣通常很稳定,如果色素性病变迅速隆起或表面不平,扩展迅速,应考虑黑色素瘤。随着病变发展,黑色素瘤可以在局部形成皮肤肿块、卫星结节,病灶表面出现溃疡、出血、渗出,伴有疼痛。可出现区域淋巴结肿大。

皮肤黑色素瘤按照临床病理特征,常被分为 4 种类型:浅表扩散型、雀斑样痣型、结节型、肢端雀斑样黑色素瘤。①浅表扩散型黑色素瘤在白人中最常见,约占 70%,好发于中年人,病变多发生于躯干、四肢等阳光照射部位。早期呈缓慢扩散生长,瘤细胞浸润在表皮及真皮乳头层,可无明显隆起,后期可垂直生长,形成结节,常出现淋巴结转移。②雀斑样痣型黑色素瘤占 10%~15%,好发于老年女性,常见于头颈、肢体背面皮肤,发病与长期阳光暴露有关。发展缓慢,预后较好,早期过程可达 10 年,后期可形成隆起病灶。③结节型黑色素瘤约占 10%,多见于中年男性,可发生于任何部位皮肤,垂直生长,生长快,较早形成浸润较深的结节,并出现淋巴结转移,预后差。④肢端雀斑样黑色素瘤在白种人较少见,仅占 1%~5%,在有色人种中却最常见,在我国可占到 40%。好发于手掌、足掌、甲下皮肤,早期表现为不均一色斑,呈扩展生长,并不高出皮面,后期呈结节隆起,易发生淋巴结转移。

另一个与白种人不同的特点是我国的黏膜黑色素瘤更为常见,约占 20%,常见发生部位为头颈部黏膜、直肠肛管黏膜、生殖泌尿道黏膜等。眼脉络膜黑色素瘤因其具有相对独立的临床特点和诊疗原则,不在本文描述范围内。

黏膜黑色素瘤可发生于任何年龄段,其好发年龄为 40~70 岁。雀斑样黑色素瘤最为常见,在临床上表现为发展缓慢的扁平黑斑,诊断前可存在数年或数十年。黏膜黑色素瘤的早期临床表现也可基本参照 ABCDE 法则。如果进一步发展,可出现卫星结节、溃疡、出血、区域淋巴结转移等。晚期黏膜黑色素瘤容易转移到肺、脑、骨、肝等,进而引起相应部位的症状。发生在头颈黏膜的可引起头痛、复视、牙齿松动,发生在直肠肛管黏膜的可出现便血、肛周疼痛、排便习惯改变等,发生在女性生殖道黏膜的常引起阴道出血、肿块、疼痛等。

六、诊断

由于我国黑色素瘤的发病率较低,公众对此也缺乏认知,黑色素瘤的早期诊断率是比较低的。让更多人了解黑色素瘤的典型临床表现和体征是提高早诊率的关键,加强公众教育,宣传普及"ABCDE 法则",鼓励自我筛检是提高早诊率的好办法。更为重要的是要提高医疗专业人员对黑色素瘤的早期识别率。即使是医疗专业人员,对黑色素瘤的诊断水平也存在很大差距,临床经验是重要的影响因素,有调查发现没有经过培训的医生对黑色素瘤的漏诊、误诊比例很高,而经过培训的医生要明显好很多。

有经验的医生通过详细询问病史,仔细观察病灶,借助皮肤显微镜的帮助,多数黑色素瘤能够获得临床诊断。对于难以鉴别的可疑病灶,切除活检,进行病理学检查是必要的,这是确诊黑色素瘤的"金标准",免疫组织化学染色 S-100、HMB-45 和 Melan-A 是诊断黑色素瘤较特异的指标。黑色素瘤尚没有特异性的血清肿瘤标志物。对于未发生远处转移的黑色素瘤患者,活检时应完整切除病灶,尽量避免穿刺活检或部分切取活检,后者不利于准确诊断和分期,还增加了促进转移的风险。而对于较大病灶不能完整切除的,或已有远处转移的,可行局部切取活检。

影像学是必要的辅助诊断方法,包括增强 CT 或 MRI、超声、全身骨扫描等,必要时可行 PET-CT 检查,提高分期的准确性。增强 CT 或 MRI 多用于原发部位和肝、肺、脑、淋巴结等常见转移部位的检查,超声对区域淋巴结转移有独特优势,其超声表现特征包括:淋巴结呈类圆形,淋巴门正常结构消失,髓质消失,边缘型血流,局部组织液化性坏死或囊性变。

鉴别诊断,主要需要与其他皮肤色素性病损鉴别,如发育不良色素痣、蓝痣、脂溢性角化病、基底细胞癌、皮下出血等。

七、分期

准确的肿瘤分期可以帮助评估预后,制订临床治疗计划,促进学术交流。第七版 AJCC 黑色素瘤分期系统自 2009 年发表以来,被广泛采用。10 余年来,随着黑色素瘤分子发病机制的逐渐阐明,以及靶向治疗及免疫治疗药物的进展,不同分期,尤其是Ⅲ、Ⅳ期的黑色素瘤患者的治疗效果得到了显著改善。因此,根据一些国际最新循证医学数据,美国癌症联合委员会(American Joint Commission on Cancer,AJCC)对黑色素瘤的疾病分期进行了更新(第八版癌症分期手册),从而使其具有更好的适用性。

第八版癌症分期手册中,T 分期的黑色素瘤厚度阈值继续定义为 1、2 和 4mm。但是建议厚度四舍五入到 0.1mm。例如,通过四舍五入,T_2 期黑色素瘤的实际厚度应该为 1.05~2.04mm。T_1 期黑色素瘤患者的生存期与肿瘤厚度和溃疡明显相关,有丝分裂状态不再作为 T 分期的标准。因此,肿瘤厚度 T_1 亚期的定义做了修改:T_{1a} 定义为肿瘤厚度<0.8mm 的非溃疡性黑色素瘤,T_{1b} 定义为厚度<0.8mm 的溃疡性黑色素瘤和 0.8~1.0mm 黑色素瘤。

N 分期标准是根据区域淋巴结肿瘤受累的临床显性和肿瘤累及区域淋巴结数量定义的。分为临床隐匿性淋巴结转移(N_{1a}、N_{2a}、N_{3a})和临床显性淋巴结转移(N_{1b}、N_{2b}、N_{3b})。如果具有卫星转移、微卫星转移或在途转移,那么根据肿瘤累及区域性淋巴结数量分为 N_c 期(N_{1c}、N_{2c} 或 N_{3c})。临床隐匿性区域性淋巴结疾病患者比临床显性患者的预后更好。

M 分期是根据远处转移的部位将患者分为:M_{1a}、M_{1b}、M_{1c} 和 M_{1d}。转移至皮肤、皮下组织、肌肉或远处淋巴结为 M_{1a} 期,不论血清 LDH(lactate dehydrogenase,乳酸盐脱氢酶)水平;转移至肺部为 M_{1b} 期,不论是否同时转移至皮肤、皮下组织、肌肉或远处淋巴结,并且不论血清 LDH 水平;转移至任何其他内脏部位(除外中枢神经系统)为 M_{1c} 期;转移至中枢神经系统单列为 M_{1d} 期(表 29-1、表 29-2)。

病理分期见表 29-3。

表 29-1　AJCC 第 8 版皮肤恶性黑色素瘤分期(TNM 分期)

原发肿瘤(T)分期		区域淋巴结(N)分期		远处转移(M)分期
T_x	原发肿瘤厚度无法评估	N_x	区域淋巴结无法评估	

续表

原发肿瘤（T）分期		区域淋巴结（N）分期		远处转移（M）分期	
T_0	无原发肿瘤证据	N_0	无区域淋巴结转移证据	M_0	无远处转移
T_{is}	原位癌				
T_1	厚度 ≤ 1.0mm	N_1	1 个淋巴结或者无淋巴结转移但是出现以下转移：移行转移，卫星转移和 / 或微卫星转移	M_1	有远处转移
T_{1a}	厚度<0.8mm 且无溃疡	N_{1a}	1 个临床隐匿淋巴结转移（镜下转移，例如经前哨淋巴结活检诊断）	M_{1a}	转移至皮肤、软组织（包括肌肉）和 / 或非区域淋巴结转移
				$M_{1a}(0)$	LDH 正常
				$M_{1a}(1)$	LDH 升高
T_{1b}	厚度<0.8mm 且有溃疡 0.8~1.0mm	N_{1b}	1 个临床显性淋巴结转移	M_{1b}	转移至肺伴或不伴 M_{1a} 转移
				$M_{1b}(0)$	LDH 正常
				$M_{1b}(1)$	LDH 升高
		N_{1c}	无区域淋巴结转移但是出现以下转移：移行转移，卫星转移和 / 或微卫星转移	M_{1c}	非中枢神经系统的其他内脏转移伴或不伴 M_{1a} 或 M_{1b} 转移
				$M_{1c}(0)$	LDH 正常
				$M_{1c}(1)$	LDH 升高
				M_{1d}	转移至中枢神经系统的内脏转移，伴或不伴 M_{1a} 或 M_{1b} 或 M_{1c} 转移
				$M_{1d}(0)$	LDH 正常
				$M_{1d}(1)$	LDH 升高
T_2	1.0mm<厚度<2.0mm	N_2	2~3 个淋巴结转移或 1 个淋巴结伴有移行转移，卫星转移和 / 或微卫星转移		
T_{2a}	无溃疡	N_{2a}	2~3 个临床隐匿淋巴结转移（镜下转移，例如经前哨淋巴结活检诊断）		
T_{2b}	有溃疡	N_{2b}	2~3 个淋巴结转移中至少 1 个临床显性淋巴结转移		
		N_{2c}	至少 1 个临床显性淋巴结转移伴有移行转移，卫星转移和 / 或微卫星转移		
T_3	2.0mm<厚度<4.0mm	N_3	4 个及以上淋巴结；或 2 个以上淋巴结伴有移行转移，卫星转移和 / 或微卫星转移；边界不清的淋巴结无论是否伴有移行转移，卫星转移和 / 或微卫星转移		
T_{3a}	无溃疡	N_{3a}	4 个及以上临床隐匿淋巴结转移（镜下转移，例如经前哨淋巴结活检诊断）		

续表

原发肿瘤（T）分期		区域淋巴结（N）分期		远处转移（M）分期
T_{3b}	有溃疡	N_{3b}	4 个淋巴结转移中至少 1 个临床显性淋巴结转移或可见边界不清的淋巴结	
		N_{3c}	2 个及以上临床隐匿淋巴结或临床显性淋巴结转移伴有移行转移，卫星转移和 / 或微卫星转移	
T_4	厚度 > 4.0mm			
T_{4a}	无溃疡			
T_{4b}	有溃疡			

注：AJCC（American Joint Commission on Cancer，美国癌症联合委员会）；LDH（lactate dehydrogenase，乳酸脱氢酶）。

表 29-2　AJCC 第 8 版临床分期（cTNM）

	N_0	N_1	N_2	N_3
T_{is}	0	Ⅲ	Ⅲ	Ⅲ
T_{1a}	Ⅰ A	Ⅲ	Ⅲ	Ⅲ
T_{1b}	Ⅰ B	Ⅲ	Ⅲ	Ⅲ
T_{2a}	Ⅰ B	Ⅲ	Ⅲ	Ⅲ
T_{2b}	Ⅱ A	Ⅲ	Ⅲ	Ⅲ
T_{3a}	Ⅱ A	Ⅲ	Ⅲ	Ⅲ
T_{3b}	Ⅱ B	Ⅲ	Ⅲ	Ⅲ
T_{4a}	Ⅱ B	Ⅲ	Ⅲ	Ⅲ
T_{4b}	Ⅱ C	Ⅲ	Ⅲ	Ⅲ
M_{1a}	Ⅳ	Ⅳ	Ⅳ	Ⅳ
M_{1b}	Ⅳ	Ⅳ	Ⅳ	Ⅳ
M_{1c}	Ⅳ	Ⅳ	Ⅳ	Ⅳ
M_{1d}	Ⅳ	Ⅳ	Ⅳ	Ⅳ

表 29-3　AJCC 第 8 版病理分期

	N_0	N_{1a}	N_{1b}	N_{1c}	N_{2a}	N_{2b}	N_{2c}	N_{3a}	N_{3b}	N_{3c}
T_{is}	0	–	–	–	–	–	–	–		
T_0	–	–	ⅢB	ⅢB	–	ⅢC	ⅢC	–	ⅢC	ⅢC
T_{1a}	Ⅰ A	ⅢA	ⅢB	ⅢB	ⅢB	ⅢB	ⅢC	ⅢC	ⅢC	ⅢC
T_{1b}	Ⅰ A	ⅢA	ⅢB	ⅢB	ⅢB	ⅢB	ⅢC	ⅢC	ⅢC	ⅢC
T_{2a}	Ⅰ B	ⅢA	ⅢB	ⅢB	ⅢB	ⅢB	ⅢC	ⅢC	ⅢC	ⅢC
T_{2b}	Ⅱ A	ⅢB	ⅢB	ⅢB	ⅢB	ⅢB	ⅢC	ⅢC	ⅢC	ⅢC
T_{3a}	Ⅱ A	ⅢB	ⅢB	ⅢB	ⅢB	ⅢB	ⅢC	ⅢC	ⅢC	ⅢC
T_{3b}	Ⅱ B	ⅢC	ⅢC	ⅢC	ⅢC	ⅢC	ⅢC	ⅢC	ⅢC	ⅢC
T_{4a}	Ⅱ B	ⅢC	ⅢC	ⅢC	ⅢC	ⅢC	ⅢC	ⅢC	ⅢC	ⅢC
T_{4b}	Ⅱ C	ⅢC	ⅢC	ⅢC	ⅢC	ⅢC	ⅢC	ⅢD	ⅢD	ⅢD
M_{1a}	Ⅳ	Ⅳ	Ⅳ	Ⅳ	Ⅳ	Ⅳ	Ⅳ	Ⅳ	Ⅳ	Ⅳ
M_{1b}	Ⅳ	Ⅳ	Ⅳ	Ⅳ	Ⅳ	Ⅳ	Ⅳ	Ⅳ	Ⅳ	Ⅳ
M_{1c}	Ⅳ	Ⅳ	Ⅳ	Ⅳ	Ⅳ	Ⅳ	Ⅳ	Ⅳ	Ⅳ	Ⅳ
M_{1d}	Ⅳ	Ⅳ	Ⅳ	Ⅳ	Ⅳ	Ⅳ	Ⅳ	Ⅳ	Ⅳ	Ⅳ

八、治疗

黑色素瘤的治疗曾经多年未能改善生存数据,但近年来,黑色素瘤的治疗已取得了重大突破。为了规范治疗,多个国家或组织很早就推出了黑色素瘤治疗指南,包括美国国家综合癌症网络(national comprehensive cancer network,NCCN)黑色素瘤指南、澳大利亚/新西兰政府国家卫生和医学研究委员会(Australian Government National Health and Medical Research Counci,NHMRC)黑色素瘤指南、欧洲跨学科共识指南—黑色素瘤等。为适应黑色素瘤治疗迅猛快速的发展,并使我国黑色素瘤的临床实践更加规范和国际化,中国临床肿瘤协会(Chinese Society of Clinical Oncology,CSCO)黑色素瘤专家委员会自 2008 年开始编定的《中国黑色素瘤诊治指南》,近年来每年更新,可用于指导我国肿瘤医师的临床实践。

(一)早期黑色素瘤　早期黑色素瘤以手术为主,预后较好。应行肿瘤扩大切除术,尽量保证足够的切缘,根据病变深度,切缘范围 1~2cm 为宜。对于有溃疡,或深度大于 0.8mm 的病变,建议行前哨淋巴结活检,阳性者需行区域淋巴结清扫术。中高危患者术后建议辅助治疗。当切除边缘不充分时应考虑放疗。辅助放疗对降低区域淋巴结复发风险具有一定作用,但放疗的远期毒性作用不容忽视,其总体作用仍有争议。

黑色素瘤的辅助内科治疗既往推荐高剂量干扰素治疗。多个设计良好的临床研究显示高剂量干扰素治疗能够改善无病生存,但对总生存的作用仍有争议。近年来鉴于多个随机研究的成果,Ⅲ期黑色素瘤的辅助治疗更推荐免疫治疗、靶向治疗。高剂量干扰素辅助治疗需持续 1 年,或是长效干扰素治疗持续 3 年。

近年来,免疫治疗和靶向治疗在晚期黑色素瘤中取得显著效果,推动了这些药物在辅助治疗中的研究。在一项Ⅲ期研究(EORTC 18071)中,对比了针对免疫检查点细胞毒性 T 淋巴细胞相关抗原 4(cytotoxic T-lymphocyte associated protein 4,CTLA-4)的伊匹木单抗(ipilimumab)与安慰剂辅助治疗Ⅲ期黑色素瘤术后患者,研究组的无复发生存(relapse free survival,RFS)期明显延长了 9 个月,美国食品药品管理局(FDA)在 2015 年批准 ipilimumab 作为辅助治疗,但由于其 3~4 级毒性的发生率达到 42%,并未得到积极推荐。而针对另一组免疫检查点 PD-1/PD-L1 的单抗类抑制剂显示了优于 ipilimumab 的疗效和安全性。在Ⅲ期研究(CheckMate 238)中,选择术后的ⅢB/ⅢC 或Ⅳ期黑色素瘤患者,PD-1 单抗 nivolumab(纳武利尤单抗)对比 ipilimumab 辅助治疗 1 年,结果显示 nivolumab 的 RFS 优于 ipilimumab(HR=0.68;$P<0.0\,001$),3 年 RFS 率分别为 58% 和 45%,在 *BRAF* 突变亚组也同样获益。据此,美国 FDA 2018 年批准纳武利尤单抗用于Ⅲ/Ⅳ期黑色素瘤的辅助治疗。另一个 PD-1 单抗帕博利珠单抗(pembrolizumab)开展的 EORTC1325/Keynote 54 研究,选择术后的Ⅲ期黑色素瘤患者,帕博利珠单抗对比安慰剂,辅助治疗 1 年,3 年 RFS 63.7% 比 44.1%(HR 0.56,$P<0.001$),在 *BRAF* 突变亚组也同样获益。结果支持其用于Ⅲ期黑色素瘤的术后辅助治疗。

国外报道皮肤黑色素瘤的 *BRAF* 基因突变率可高达 60%,我国学者检测非肢端皮肤黑色素瘤的 *BRAF* 突变率也达到 40% 以上。鉴于在晚期 *BRAF* 突变黑色素瘤中 BRAF 抑制剂或 BRAF 抑制剂/MEK 抑制剂联合用药的疗效,在辅助治疗中也进行了积极探索。COMBI-AD 研究入组Ⅲ期 *BRAF* V600E/K 突变的完全切除术后患者,研究组采用 BRAF 抑制剂达拉非尼(dabrafenib)联合 MEK 抑制剂曲美替尼(trametinib),安慰剂对照,结果显示研究组 3 年 RFS 率为 58%，优于对照组 39%，3 年 OS 率为 86%，对照组 77%。美国 FDA 据此研究批准达拉非尼 / 曲美替尼对 *BRAF* 突变黑色素瘤辅助治疗适应证。由于缺乏 PD-1 单抗与靶向药物的对照研究，两者均可作为 *BRAF* 突变黑色素瘤的术后辅助治疗，具体如何选择则应综合考虑不良反应、耐受性、经济性指标等。

黏膜黑色素瘤单用 PD-1 单抗的有效率较低。国内的一项 II 期研究显示对于黏膜黑色素瘤，术后替莫唑胺 + 顺铂联合化疗与高剂量干扰素相比，RFS 及 OS 均显著延长。因而推荐对于黏膜黑色素瘤给予术后辅助化疗。

多项 II 期新辅助研究显示联合靶向药物达拉非尼 / 曲美替尼，或免疫药物 ipilimumab/nivolumab 能够获得 40% 以上的 pCR 率，术后的长期 RFS 数据较满意，尤其是免疫治疗获得完全缓解（complete response，CR）的患者。目前已有多项 III 期新辅助研究正在进行中。

（二）转移性黑色素瘤　转移性黑色素瘤以全身治疗为主，传统的治疗方法包括化疗、生物治疗、生物化疗等。近年来靶向治疗、免疫治疗等取得了突破性的进步，有望取代生物化疗成为更理想的治疗选择。

1. 传统药物治疗　传统的细胞毒化疗药物治疗晚期黑色素瘤的有效率仅 10%~20%，数十年来 OS 并没有明显提高。最常用的药物仍是应用已超过 40 年的烷化剂达卡巴嗪，中位生存期为 5.6~11 个月，至今尚无其他化疗药物在总生存期上优于达卡巴嗪。达卡巴嗪的类似物替莫唑胺，疗效与达卡巴嗪相当，但其口服应用更方便，更重要的是该药物能够透过血脑屏障，可用于预防和治疗脑转移。铂类药物如顺铂和卡铂，有效率与达卡巴嗪相当，但缓解期短，可与达卡巴嗪、紫杉类药物联合应用。紫杉类是常用的二线药物，紫杉醇 + 卡铂联合化疗有效率 11%，PFS 为 4.5 个月。一项 III 期研究对比了白蛋白结合型紫杉醇每周疗法和达卡巴嗪，前者的有效率、PFS 均优于达卡巴嗪，但 OS 无明显延长。

很早以前就发现部分黑色素瘤具有较强的免疫原性，大剂量 IL-2、IFN 等生物反应调节剂在少量病人中显示出了持久、甚至可治愈的疗效，过继性免疫细胞输注、黑色素瘤抗肿瘤疫苗的研发也在不懈进行，渐趋成熟。高剂量 IL-2 有效率可达到 20%，但因达到 IL-2 的有效剂量时，可同时引起严重的不良反应，多数患者不能耐受，限制了它的应用。生物化学治疗是将化疗与生物治疗联合，采用 CVD（顺铂 + 长春碱 + 达卡巴嗪）方案或单药达卡巴嗪、替莫唑胺联合大剂量 IL-2+IFN-α，可以提高治疗反应率，至肿瘤进展时间（time to progression，TTP）等，但总生存与单纯化疗相仿。

2. 靶向治疗药物

（1）靶向 *BRAF* 突变的药物：国外报道的皮肤转移性黑色素瘤 *BRAF* 突变率可高达 60%，我国学者检测非肢端皮肤黑色素瘤的 *BRAF* 突变率也达到 40% 以上。目前美国 FDA 已批准的 BRAF V600E/K 抑制剂包括维莫非尼（vemurafenib）、达拉非尼（dabrafenib）和 encorafenib，用于治疗 *BRAF* V600E/K 突变黑色素瘤。在针对 *BRAF* V600E 突变黑色素瘤的 III 期临床研究（BRIM-3）：维莫非尼对比达卡巴嗪（dacarbazine，DTIC），有效率 48% 对比 5%，中位 PFS 分别为 5.3 个月和 1.6 个月（*HR* 0.26，*P* < 0.000 1），中位 OS 分别为 13.6 个月和 7.9 个月，均显著改善。

（2）联合 BRAF/MEK 信号阻断治疗：曲美替尼（trametinib）是 BRAF 下游的 MEK1 和 MEK2 信号阻断药。在 III 期临床研究中 OS 和 PFS 同样显著优于达卡巴嗪，但其缓解率较低，仅 20%。由于单靶点药物治疗的初始治疗有效率高，但缓解期仍不理想，多数患者半年内仍会进展,因此尝试联合靶点阻断治疗,以期提高缓解率,延长缓解期。

coBRIM 研究采用维莫非尼＋考比替尼对比维莫非尼单药治疗晚期 *BRAF* 突变黑色素瘤,中位 PFS 分别为 9.9 和 6.2 个月($P<0.001$),缓解率为 68% 和 45%($P<0.001$),3~4 级不良反应未见明显增加。其他几项Ⅲ期研究均得到相似的结果:联合治疗在缓解率、PFS、OS 指标上均显著优于单药,而不良反应增加不明显。达拉非尼联合曲美替尼对比达拉非尼单药(COMBI-d 研究),缓解率提高到 68%,中位 PFS 延长到 11 个月;达拉非尼联合曲美替尼对比维莫非尼单药(COMBI-v 研究),缓解率 67%,中位 PFS 12.1 个月;encorafenib/binimetinib 对比维莫非尼或 encorafenib 单药(COLUMPUS 研究),三组缓解率分别是 64%、41% 和 52%,中位 PFS 分别是 14.9、7.3 和 9.6 个月。因此对于晚期 *BRAF* 突变黑色素瘤,推荐 BRAFi/MEKi 联合用药。目前维莫非尼、达拉非尼 / 曲美替尼在我国已上市。

(3)靶向 *c-Kit* 突变的药物:*c-Kit* 突变常见于黏膜和肢端黑色素瘤。这两类黑色素瘤可占我国黑色素瘤的 60%,因此,针对 *c-Kit* 突变的药物对于我国黑色素瘤患者有着更重要的价值。这类患者可采用 c-Kit 抑制剂伊马替尼治疗。我国的一项Ⅱ期研究显示 *c-Kit* 突变或扩增的 43 例黑色素瘤患者有效率达到 23.3%,肿瘤控制率 53.5%,中位 PFS 3.5 个月,可以作为二线治疗选择。

(4)抗血管药物治疗:晚期黑色素瘤血供丰富,血管生成因子含量高,肿瘤血管形成活跃。抑制肿瘤血管生成的靶向治疗是另一种合理选择。贝伐珠单抗是一种针对人血管内皮生长因子(vascular endothelial growth factor,VEGF)的单抗,可与血液循环中 VEGF 结合,阻止其与血管内皮细胞表面的受体结合,从而减少肿瘤血管形成。已有多项Ⅱ期研究显示出紫杉醇＋卡铂联合贝伐珠单抗延长 PFS 和 OS 的趋势。我国研制的另一种抗血管生成药物重组人血管内皮抑素,在与达卡巴嗪联合的Ⅱ期临床研究中,明显提高了肿瘤控制率,显著延长 PFS 和 OS,耐受性良好。目前国内外还有多个针对 VEGFR1 和 VEGFR2 的小分子抗血管药物也正在积极开发中,也有望在黑色素瘤的治疗中获得更多成功。

3. 免疫治疗药物 细胞毒性 T 细胞是抗肿瘤免疫过程中最重要的执行者,其识别并杀伤肿瘤细胞的过程非常复杂,涉及很多精细的调节分子。肿瘤抗原被 T 细胞表面的 T 细胞受体(T cell receptor,TCR)识别,进而激活一系列下游信号。而 T 细胞产生反应的状态受到多种共刺激分子和共抑制分子的调节,这些共抑制分子被称为免疫检查点。肿瘤细胞可以通过这些免疫检查点,抑制 T 细胞激活,从而逃避免疫杀伤。而阻断免疫检查点是增强 T 细胞免疫的有效策略之一。

PD-1/PD-L1 和 CTLA-4 是两个最为重要的免疫检查点信号通路,对其进行阻断的有效性已在临床研究中证实。针对 CTLA-4 的单抗伊匹木单抗治疗晚期黑色素瘤的中位生存期达到 11.2 个月,3 年 OS 率为 22%,而且 3 年以后的生存曲线几乎平直,预示这部分患者有可能经免疫治疗而获得治愈。伊匹木单抗的主要不良反应是引起自身免疫性损伤,腹泻最常见,可采用大剂量糖皮质激素治疗。2011 年伊匹木单抗成为最早获批治疗黑色素瘤的免疫检查点抑制剂。

PD-1 是 T 淋巴细胞表面的一个抑制性受体,其配体是 PD-L1 和 PD-L2。许多肿瘤细胞都会高表达 PD-L1,通过与 PD-1 相互作用抑制 T 细胞活化,使其不能有效的增殖和分泌细胞因子,造成肿瘤细胞的免疫逃逸。两个 PD-1 单抗药物纳武利尤单抗和帕博利珠单抗治疗黑色素瘤的缓解率均超过 30%,有效患者可以维持长期的缓解。2014 年这两种药物均获准上市,用于治疗晚期黑色素瘤患者。在 ipilimumab 治疗失败患者中,keynote002 研究对比了 pembrolizumab 和化疗,前者缓解率达到 21%~25%,PFS 显著优于化疗。keynote006 研究则进一步比较了 pembrolizumab 和 ipilimumab 的效果,研究结果奠定了 PD-1 单抗免疫治疗的一线地位,在中位随访时间近 4 年时,PD-1 单抗相比 CTLA-4 单抗的优势仍得到保持:中位 OS 分别为 32.3 和 15.9 个月,降低了 30% 的死亡风险 [HR=0.70(0.58~0.86)],中位 PFS 分别为 8.3 和 3.3 个月,降低了 44% 的进展风险 [HR=0.56(0.47~0.67)],客观缓解率(objective response rate,ORR)为 42% 和 17%,CR 率为 14% 和 3%,安全性和耐受性更好。长达 4 年的随访资料显示,无论初治还是经治的晚期黑色素瘤患者,pembrolizumab 均可以提供持久的抗肿瘤效应,获得缓解的患者在完成 2 年治疗后 20 个月时,仍有 86% 的患者无进展生存。即使肿瘤进展后,再次使用 pembrolizumab 治疗,部分患者仍可获得缓解。nivolumab 的 Checkmate-067 研究则比较了 nivolumab 联合 ipilimumab 以及这两个单药的疗效与安全性,结果显示联合组的 PFS、OS 和 ORR 对比 ipilimumab 单药均有显著优势,联合组 PFS 和 ORR 对比 nivolumab 单药有显著优势,OS 仅在 $BRAF$ 突变和 PD-L1<5% 亚组中有优势。单药组间比较,nivolumab 相比 ipilimumab 的 PFS、OS 和 ORR 均显著获益。因联合组的不良反应明显增加,在选择联合或 PD-1 单药时应该根据患者的个体情况具体分析。对于脑转移患者,nivolumab 联合 ipilimumab 也显示了 46%~57% 的高缓解率(Checkmate 204 和 ABC 研究)。

目前国内企业研发的 PD-1 单抗对黑色素瘤也显示出了良好的治疗效果。转移性黏膜黑色素瘤目前仍以化疗为主。临床前研究显示多靶点药物阿昔替尼可促使肿瘤血管正常化,增加免疫细胞浸润,降低骨髓来源抑制细胞(myeloid-derived suppressor cells,MDSCs)的免疫抑制能力。我国学者开展了国产特瑞普利单抗联合阿昔替尼治疗初治转移性黏膜黑色素瘤的 Ⅰb 期研究,入组 33 例,大部分为黏膜黑色素瘤,29 例可评价疗效,ORR 明显提高,达 48.3%,缓解持续时间(duration of response,DoR)84.8%,中位 PFS 7.5 个月,耐受性良好。

对于 $BRAF$ 突变患者,目前尚没有随机对照研究比较靶向药物与免疫药物的优先顺序,靶向治疗相对免疫治疗起效快,缓解率高,但缓解期短。由于靶向治疗可能在多方面影响免疫治疗的敏感性,靶向治疗联合免疫治疗不失为一种新的解决思路。目前采用靶向与免疫序贯治疗,以及靶向与免疫联合治疗的多项研究正在进行中。IMspire150 研究是首个靶向治疗联合免疫治疗用于晚期 $BRAF$ V600 突变黑色素瘤的 Ⅲ 期研究。研究组 PD-L1 抗体阿替利珠单抗 + 维莫非尼 + cobimetinib,对照组安慰剂 + 维莫非尼 + cobimetinib。共入组 514 例患者,两组客观缓解率相似(66.3% vs 65%),研究组的中位 DoR 达到 21.0 个月,对照组 12.6 个月,中位 PFS 显著改善(15.1 个月 vs 10.6 个月),治疗相关严重不良事件两组相似(33.5% 与 28.8%)。

九、预后

对于早期黑色素瘤(Ⅰ和Ⅱ期),肿瘤厚度、溃疡和有丝分裂率是预测结果的三个最重要的特征。对于发生淋巴结转移者(Ⅲ期),转移淋巴结的数量以及淋巴结临床状态(可触及和不可触及)是最重要的生存预测因素。对发生远处转移者(Ⅳ期),转移的位置是最重要的预后因素,分为 4 种情况:皮肤软组织和远处淋巴结转移、肺转移、非肺的内脏转移、中枢神经系统转移。LDH 升高也是Ⅳ期肿瘤的独立不良预后因素。

早期诊断对于改善预后无疑具有重要价值,随着分期的增加,治愈率随之迅速下降。Ⅰ期皮肤黑色素瘤的 5 年生存率可达到 90% 以上,远处转移者的 5 年生存率仅为 11%~16%。

第 2 节　原发皮肤鳞癌

一、流行病学

原发性皮肤鳞癌(cutaneous squamous cell carcinoma,cSCC)是一类以表皮或附属器的角质细胞恶性增殖为特点的皮肤恶性肿瘤。主要发生于 45 岁以上患者,白种人居多,男性多于女性,好发于面部、颈部、手背、前臂等光暴露部位。原发性皮肤鳞癌与皮肤基底细胞癌(cutaneous basal cell carcinoma,cBCC)同属于非色素性皮肤癌(nonmelanoma skin cancer,NMSC),占所有皮肤恶性肿瘤的 90% 以上。皮肤癌在我国的发病率很低,约占所有恶性肿瘤的 1.5%。在美国和欧洲,其发病率为(15~35)/10 万,仅次于基底细胞癌,占所有非色素性皮肤癌的约 20%,并正以每年 2%~4% 的速度逐年增长。与基底细胞癌相比,鳞状细胞癌有更高的局部复发率(8%~15%)和远处转移率(0.5%~16%),约有 20% 的皮肤癌患者死于鳞状细胞癌。有区域淋巴结转移和远处转移的患者往往预后不良,平均中位生存期小于 2 年。

二、发病因素

原发性皮肤鳞癌的发生一般认为与以下因素相关。

(一)紫外线照射

紫外线照射(ultraviolet radiation,UVR)是皮肤癌最常见的致病因素,90% 的原发性皮肤鳞癌是由于暴露部位长期受紫外线照射而引起。即使未被晒伤,长期暴露于紫外线下也会导致细胞内 DNA 受损、皮肤细胞功能丧失以及皮肤修复系统障碍,因此长期从事户外工作的人群患该病的风险较高。研究发现,紫外线照射可导致角化细胞中 DNA 损伤,并过度角化而形成日光性角化症(actinic keratoses,AKS),而日光性角化症通常被视为癌前病变,有演变为鳞状细胞癌的潜在可能。皮肤癌的产生机制较为复杂,一方面紫外线会引起呈递皮肤细胞抗原的朗格汉斯细胞数量减少,同时上皮细胞胸腺细胞激活因子(epidermal cell derived thymocyte activating factor,ETFA)减少,阻碍了免疫 T 细胞的激活,导致免疫抑制,从而使肿瘤细胞产生免疫逃逸。另一方面,有研究发现皮肤癌与多基因突变有关,涉及包括 *TP53*、*CDKN2A*、*HRAS*、*NOTCH*、*EGFR*、*KNSTRN* 等多条信号传导通路。*TP53* 抑癌基因突变在日光性角化症和原位皮肤鳞癌中较常见,早期 *TP53* 基因突变可因阻碍细胞凋亡而导致肿瘤发生。也有研究表明,UV 诱导的基因突变可导致表皮生长因子(epidermal growth factor receptors,EGFR)通路过度激活,引起细胞的过度增殖和分化,而激活的 EGFR 通路在另一方面可下调 *TP53* mRNA 和其相关蛋白质的表达。由此可见皮肤癌是多种因素协同作用下发生的。

(二)化学、物理因素

1775 年 Percival Pott 首次报道英国煤烟工人好发生阴囊鳞癌,之后发现长期接触砷、沥青、焦油等化学物质的工人易发生皮肤鳞癌。沥青、煤焦油、烟草焦油等所含的多环芳香烃碳氢化合物可刺激皮肤引起慢性炎症,诱发皮肤癌。电离辐射尤其是 X 线照射可导致皮肤癌。长期与放射线接触的人员若防护不当也可诱发皮肤鳞癌。

（三）HPV 感染

最新数据显示,β 人乳头瘤病毒（β-human papilloma virus,β-HPV）与鳞状细胞癌关系密切。有免疫缺陷或免疫抑制的皮肤鳞癌患者 HPV 的感染率明显高于免疫正常患者。HPV-5、6、9 型在接受器官移植的患者中的阳性率为 90%,而在免疫功能正常的患者中为 30%。但 HPV 相关的致病机制尚不十分清楚,HPV 蛋白 E7,E7 被认为可以抑制抑癌基因 *TP53* 和 *RB1*,也有专家推测 HPV 在 UV 等其他因素造成细胞 DNA 损伤后起协同作用,进一步促进基因突变,导致肿瘤形成。

（四）免疫抑制

免疫抑制状态易导致皮肤鳞癌的发生。其相关机制包括机体自身防御能力的减弱、细胞信号通路的改变、对紫外线的损伤修复反应受抑制等。处于免疫抑制状态的患者包括接受治疗的肿瘤患者、自身免疫病患者、器官移植患者等。其中实体器官移植的受者（solid organ transplant recipients,SOTRs）术后需长期接受免疫抑制剂治疗,此类患者皮肤鳞癌的患病风险是因其他原因而处于免疫抑制状态患者的 65 倍,同时患病概率随时间的推移而升高,皮肤鳞癌发生率在移植后 10 年为 10%~27%,移植后 20 年为 40%~60%。接受器官移植的患者无论是疾病复发率、局部或远处转移率还是死亡率均高于其他免疫抑制状态人群。其中,心脏移植受者患皮肤鳞癌的风险最高,其次依次为肾移植、肺移植、肝移植受者。骨髓移植的患者也有较高的皮肤鳞癌患病风险。

（五）其他原因

长期慢性皮肤炎症或刺激如慢性创伤、陈旧性烧伤、瘢痕、慢性溃疡、窦道形成等,慢性遗传性疾病如大疱性表皮松解症等因素也可导致皮肤鳞癌的发生。

三、病理表现

原发性皮肤鳞癌根据肉眼形态常分为两型（表 29-4）,根据组织细胞分化程度可分为 4 级（表 29-5）;Broders 分类则是根据未分化细胞在癌细胞中所占的比例,分为 4 级（表 29-6）。

四、临床表现

鳞状细胞癌发病率占所有非色素性皮肤癌的 20% 左右,多发生于老年人,平均发病年龄 60 岁,好发于面部、颈部、手背、前臂等光暴露部位,亦可发生于口腔黏膜、唇部、外阴等非暴露部位,且多继发于慢性溃疡、瘢痕、日光性角化病等。早期皮损常呈小而质硬的暗红色结节,边界不清,表面光滑,高于皮面,有时表面覆有鳞屑。随着肿瘤进行性增大,表面的角质层脱落出现红色的糜烂面,伴有渗血、渗液。肿瘤中央迟早会发生溃疡,发展迅速的肿瘤直径达到 1~2cm 前就发生溃疡。溃疡有的呈结节样或菜花状,向深部侵犯较小;有的呈蝶状,向深部浸润较明显,破坏性大,常累及骨骼。鳞状细胞癌常伴有化脓性感染,伴恶臭、疼痛,多见区域性淋巴结转移。巨大鳞状细胞癌恶臭无比,脓性分泌物较多,易出血,易发生颈部淋巴结转移。

表 29-4 临床形态分型

分型	具体形态
菜花样(乳头状)型	起初为浸润性的小斑块、小结节或溃疡,继而隆起呈乳头状以致菜花样,淡红至暗红色,底宽,质硬,表面可见毛细血管扩张,附以鳞屑和结痂,顶部中心区常有钉刺样角质,若将其强行剥离,底部易出血。此型多见于面部和四肢
深在型	起初为淡红色坚硬小结节,表面光滑,有光泽,渐增大,中央呈脐型凹陷,周围有新发结节。结节破溃后形成火山口样溃疡,边缘坚硬、高起并外翻,溃疡地面高低不平,有污垢坏死组织和恶臭、脓样分泌物,发展较快,向深处浸润,可达肌肉和骨骼

表 29-5 组织细胞分化程度分型

分级	特征
I级	分化成熟的鳞癌,具有细胞间桥和癌珠。癌珠是鳞癌特征性结构,是有同心性排列的角癌细胞组成
II级	以棘细胞为主要成分,并具有明显的异型性,包括癌细胞体积增大,核大小不等,染色深浅不一,核分裂见多,癌珠少,且其中央有角化不全
III级	细胞分化差,表皮层大部分细胞排列紊乱,细胞体积增大,核大异形明显,核分裂见多,无癌珠,但有个别细胞呈角化不良,病变在表皮内呈辐射状扩展,浸润真皮较晚
IV级	未分化型,无棘细胞,无细胞间桥和癌珠,癌细胞小呈梭形,核细长染色深,并有坏死核假腺样结构。少数呈鳞状细胞和角化细胞

表 29-6 Broders 分类

分级	特征
I级	癌组织不超过汗腺的水平,未分化细胞<25%,角珠较多
II级	未分化细胞<50%,只有少数角珠,角珠中心角化细胞较少,非典型细胞稍多,癌细胞界限不清
III级	未分化细胞<75%,无角珠,可见较大的角化不良细胞,胞质深红,核深染,核分裂象多且不典型
IV级	未分化细胞>75%,无角化,肿瘤细胞不典型,无细胞间桥,诊断较困难

五、诊断

(一)影像学检查

原发性皮肤鳞癌的诊断主要依据患者的临床表现和原发病灶的组织学活检。虽然目前仅有很少的临床研究评估了影像学检查在原发性皮肤鳞癌方面的灵敏性和特异性,而且没有明确的指南指出影像学阳性与哪些特异性的临床表现相关,但是在临床工作中影像学检查不仅对于全面评估局部进展或远处转移患者的病情有重要意义而且有助于评价临床分期。检查方法主要包括超声、CT、MRI、PET-CT。CT 在骨转移评价方面有优势,而 MRI 则在评价神经系统转移方面更优。PET-CT 常用于全身病情评估,尤其是有助于评价高风险 cSCC 患者是否存在局部或远处转移。

（二）前哨淋巴结组织活检

前哨淋巴结活检（sentinel lymph node biopsy，SLNB）已成为皮肤黑色素瘤和乳腺癌的常规检查，与常规影像学检查相比，SLNB 的优势在于可以检测并发现没有明显临床症状的亚临床淋巴结转移。活检结果可指导手术方案和/或新辅助治疗方案的制订，同时有助于预测预后。一项回顾性数据分析显示 SLNB 在 cSCC 检查中假阴性率为 4.6%，显示出了较高的灵敏度。SLNB 在 cSCC 诊断、治疗以及预后方面的价值尚需更多的临床研究进一步证实，目前推荐肿瘤较大或有高危因素的 cSCC 患者进行前哨淋巴结活检。

六、TNM 分期（表 29-7~ 表 29-9）

表 29-7　TNM 分级

原发肿瘤（T）	
T_x	原发肿瘤无法评估
T_0	无原发肿瘤的证据
T_{is}	原位癌
T_1	肿瘤最大径 ≤ 2cm 同时少于两个高危因素
T_2	肿瘤最大径 > 2cm 或任何大小的肿瘤伴两个或两个以上高危因素
T_3	肿瘤侵犯上颌骨、下颌骨、眼眶或颞骨
T_4	肿瘤侵犯骨骼（轴向或四肢）或颅底周围神经
*除外眼睑 cSCC	
区域淋巴结（N）	
N_x	不能确定区域淋巴结转移
N_0	无区域淋巴结转移
N_1	单发的同侧淋巴结转移，最大径 ≤ 3cm
N_2	单发的同侧淋巴结转移，最大径 >3cm，≤ 6cm； 或多发的同侧淋巴结转移，且最大径均 ≤ 6cm； 或双侧或对侧淋巴结转移，且最大径均 ≤ 6cm
N_{2a}	单发的同侧淋巴结转移，最大径 >3cm，≤ 6cm
N_{2b}	多发的同侧淋巴结转移，且最大径均 ≤ 6cm
N_{2c}	双侧或对侧淋巴结转移，且最大径均 ≤ 6cm
N_3	淋巴结转移，最大径 >5cm
远处转移（M）	
M_0	无远处转移
M_1	远处转移
高危因素	
深度 / 侵犯	病变厚度 >2mm Clark 分级 > IV 侵犯周围神经系统或淋巴血管
解剖学位置	肿瘤位于耳部 肿瘤位于无毛发的唇部
分化	组织学分化差或未分化

注：cSCC（cutaneous squamous cell carcinoma，原发性皮肤鳞癌）。

表 29-8 临床分期

临床分期	TNM
0 期	Tis N0 M0
I 期	T1 N0 M0
II 期	T2 N0 M0
III 期	T3 N0 M0
	T1 N1 M0
	T2 N1 M0
	T3 N1 M0
IV 期	T1 N2 M0
	T2 N2 M0
	T3 N2 M0
	任何 T N3 M0
	T4 任何 N M0
	任何 T 任何 N M1

表 29-9 组织学分期

Gx	无法评价
G1	高分化
G2	中分化
G3	低分化
G4	未分化

七、癌前病变和原位癌治疗

(一)日光性角化病

日光性角化病(actinic keratoses,AKs)皮损常表现为红色至褐色角化性斑片,表面覆以不易剥离的黑褐色鳞屑,常单发,呈慢性病程。常见类型分为肥厚型、萎缩型和原位癌样型。日光性角化病有 0.025%~20% 的可能性发展为皮肤鳞状细胞癌,通常被视为癌前病变,因此对于日光性角化病的治疗应采取积极态度。对于皮损单一或数目较少者可应用冷冻、激光、刮除和电干燥法、电灼烧;对于较大面积皮损可外用药物治疗如 5- 氟尿嘧啶(5-fluorouracil,5-FU)霜或溶液、维甲酸类软膏、咪喹莫特等。近年来开展的光动力疗法也有很好的疗效。

(二)Bowen 病

Bowen 病(Bowen Disease)也称原位鳞癌,常表现为椭圆形红斑,表面有结痂或渗出。如果不治疗,3%~26% 的患者可发展为侵袭性鳞状细胞癌。治疗方法以手术切除为主,该病细胞学范围与肉眼范围基本一致,所以通常扩切 3~5mm 就能够保证切缘阴性。若躯干、四肢的病灶面积较大,出于有利于术后缺损修复的目的,可以考虑行 Mohs 术。其他治疗方法包括冷冻术、刮除和电干燥法、光动力疗法、外用药物治疗。对于较大病灶或多发性病灶,放疗也是有效的治疗方法之一。未接受切除术的患者需密切随访,若病灶复发或难以控制应及时再次治疗。

八、治疗

(一) 刮除术和电干燥

刮除术和电干燥(curettage and electrodesiccation,C&E)是通过刮匙选择性刮除肿瘤组织直至正常表层并用电干燥法使局部变性。该方法在 cSCC 中 5 年治愈率为 96%。对于表浅病灶,该方法虽然快速、经济但无法进行切缘的组织学检查。有临床数据显示经该方法治疗的术后复发率在高危区域和高风险的病理亚型中分别为 21% 和 27%,因此刮除术一般用于低危病灶。需要注意的是刮除术和电干燥不能用于清除有毛发生长部位(如头皮、胡须)的病灶。在手术过程中若发现肿瘤侵袭皮下组织,应及时改为手术切除。

(二) 手术

手术是重要的治疗方法之一,是绝大部分原发性皮肤鳞癌患者的治疗首选。皮肤鳞癌的手术以彻底清除肿瘤组织为目标,又称为 CCPDMA(complete circumferential peripheral and deep margin assessment)手术,即完整圆周边缘和深部边缘评估手术。手术方式主要包括传统切除术(excision with postoperative margin assessment,POMA)和 Mohs 显微外科手术(Mohs micrographic surgery,MMS)。

POMA 手术治疗早期原发性皮肤鳞癌治愈率可高达 95%。手术的切除范围根据肿瘤的大小和浸润深度而定。一般推荐低危患者手术切缘距肿瘤 4~6mm,高危患者手术切缘距肿瘤 10~15mm,病灶周围红斑也应一并切除。术后应对组织学标本进行严格的病理学检查,确保达到组织学切缘阴性。Brodland 等报道的前瞻性研究表明,4mm 切缘足够切除 95% 的临床确诊为低风险的肿瘤。临床直径>2cm 或浸润深度>6mm 或伴高危因素的肿瘤切缘不小于 6mm 同样可达到 95% 肿瘤切除率,但专家共识指出 10mm 是更安全的切缘范围,因为稍大的切缘可以覆盖肉眼不可见的肿瘤浸润。

Mohs 显微外科手术(MMS)最早于 1941 年由 Frederic Mohs 首次提出,后被 Tromovich 和 Stegman 改进而推广至今。该术式可在显微镜视野下通过术中横向冷冻切片精准而完整地切除深部及边缘的肿瘤组织。MMS 是外科切除高危型皮肤鳞癌的金标准。MMS 对于早期 cSCC 的治愈率为 97%,对复发型 cSCC 的治愈率为 94%。一项 meta 分析显示 MMS 治疗 SCC 5 年生存率为 97%。MMS 术式不良反应较少,死亡率极低,也是门诊患者的常用术式。目前尚无前瞻性研究对比在 cSCC 治疗中传统切除术和 MMS 哪种术式更好。鉴于 MMS 手术时间较长,花费高以及需要接受专门技术训练的医疗团队,因此 MMS 多用于切除病变范围较大(SCC 直径>1cm,BCC 直径>2cm)同时伴神经功能受损或界限不清的肿瘤病灶。

由于接受手术的大部分高危 cSCC 患者不伴局部转移,因此手术常规不做区域淋巴结清扫。

(三) 放疗

放疗通常用于病变较小且低危的 cSCC 患者非手术的一线治疗和高危 cSCC 的辅助治疗。对于病变属于亚厘米级、低风险的 cSCC 患者来说一线行放疗的治愈率同手术治疗相当。两项 meta 分析显示放疗早期 SCC 5 年复发率为 10%。放疗需要持续数周,其缺点包括因无法获得病理组织而无法确认肿瘤切缘以及放疗相关不良反应如恶心、乏力、色素减退、毛细血管扩张及放射诱导的恶性疾病等。因此,一线行放疗一般只用于拒绝手术、病变在技术上难以达到 R0 手术切除、不能耐受手术、对术后外观有强烈要求等患者。

辅助放疗对于高度怀疑术后有肿瘤残留（手术残留病变或显微镜下切缘阳性）或者有高危因素的患者,可降低术后局部复发风险。推荐伴腺体或区域淋巴结转移的患者行手术联合辅助放疗。一般在术后 4~8 周开始针对术区或肿瘤侵犯的淋巴结行放疗。2004 年发表在《新英格兰医学杂志》的两项关于黏膜鳞状细胞癌的随机临床试验结果显示,术后辅助放疗联合顺铂在疾病的局部控制率和 PFS 方面均明显优于单用顺铂,但不良反应也随之增加。

免疫抑制患者应慎重考虑放疗。少血供或易破溃的病灶、侵犯肿瘤、关节、肌腱的病灶或既往接受过放疗的病灶区域禁止行放疗。疣状皮肤鳞癌放疗后可增加肿瘤转移风险,因此也不建议行放疗。

（四）化疗

化疗一般用于不能行手术或放疗的局部进展或远处转移患者。cSCC 对化疗不敏感,尚没有标准化疗方案,常为单药或联合用药。目前尚无 cSCC 前瞻性Ⅲ期临床研究。顺铂单用或联合 5-FU 在临床应用中显示出了较好的有效率,因此被 NCCN 指南作为一线方案推荐,但临床证据较弱,现有的临床数据多为小样本临床观察和病例报道。仅有的一项 Shin 等在 2002 年发表的Ⅱ期临床研究中,35 例 cSCC 患者接受干扰素、异维 A 酸、顺铂联合治疗,11 例远处转移患者中 1 例达 CR,12 例局部淋巴结转移患者中 2 例完全缓解（complete response,CR）,1 例部分缓解（partial response,PR）。该项研究为以顺铂为基础的治疗方案提供了一定的数据支持。联合用药疗效常优于单药。一些小样本临床观察显示顺铂联合 5-FU 的有效率最高可达 80%,而单用 5-FU 有效率最高为 60%。Sharon 等的临床研究中高危 cSCC 患者予铂类为基础的化疗同步放疗 ORR 为 40%,2 年无病生存率为 30%。然而以上研究样本量均较小,也并非临床对照研究,因此研究结果存在一定偏倚。

其他化疗药物包括卡铂、博来霉素、甲氨蝶呤、多柔比星、紫杉醇、吉西他滨等。生物反应调节剂目前尚无作为晚期 cSCC 一线治疗的足够临床证据。两项Ⅱ期临床研究中应用干扰素 α-2a $(3\sim5) \times 10^6$U,每周三次,13-cis- 维生素 A 1mg/(kg·d),联合或不联合顺铂在局部进展期 cSCC 患者中显示出了一定疗效。

在辅助治疗中,Tawee Tanvetyanon 等针对Ⅲ/Ⅳ期高危 cSCC 患者术后放疗和放化疗同步进行对比,结果显示放化疗同步明显延长了无瘤生存期（40.3 个月 vs 15.4 个月）。化疗作为新辅助治疗用于手术或者放疗之前也有一定疗效。总体来说,在 cSCC 的治疗中化疗只能起到减缓肿瘤进展和延长生存期的作用,有研究表明相比于最佳支持治疗,化疗可将转移性 cSCC 患者 4~6 个月的中位生存期延长 10 周。

（五）靶向治疗

研究发现,cSCC 过表达 EGFR 受体,导致细胞过度增殖,EGFR 受体过表达提示预后不良,因此目前的靶向治疗研究多是围绕阻断 EGFR 信号通路开展。靶向药物主要包括两种,一种是单克隆抗体,通过结合受体胞外区而阻断 EFGR 通路,如西妥昔单抗、panitumumab、尼妥珠单抗和 zalutunumab;另一种为小分子酪氨酸激酶抑制剂（TKI）,阻断细胞内信号通路,如吉非替尼、厄洛替尼、拉帕替尼、阿法替尼。EGFR 抑制剂在 cSCC 中的应用仍处于临床研究阶段,尚没有一种靶向药物被美国 FDA 批准用于 cSCC 的治疗。

西妥昔单抗已被美国 FDA 批准用于头颈部转移性鳞癌的治疗,可以作为化疗失败后的二线治疗药物。在 cSCC 治疗方面,Maubec 等 2011 年报道的 Ⅱ 期临床研究结果显示西妥昔单抗单药一线治疗 36 例不可手术切除或远处转移的 cSCC 患者,西妥昔单抗 250mg/m² 至少 6 周(首剂 400mg/m²),其有效率为 25%,疾病控制率 42%。Burtness 等进行的顺铂联合西妥昔单抗(每 4 周为一周期)对比顺铂联合安慰剂治疗头颈部 SCC 的 Ⅲ 期随机临床研究,入组 117 例患者,结果显示西妥昔单抗联合化疗提高了患者的有效率,但在 PFS 和 OS 方面较单纯化疗无明显改善。

Lewis 等的一项吉非替尼作为新辅助治疗 Ⅱ 期临床研究中,入组局部进展期 cSCC 患者 23 例,口服吉非替尼(250mg/d)2 周期后行手术或放疗,术后继续吉非替尼维持治疗 12 个月,ORR 为 45.5%(CR = 18%,PR = 27.3%),PFS 63%,2 年生存率 72%。吉非替尼和其他 TKI 药物的相关研究正在进行中。cSCC 的新辅助治疗尚未被指南列为标准治疗方案。

靶向治疗易产生耐药,因此多种靶向药物联合治疗例如 EGFR 抑制剂联合 HER2 抑制剂、EGFR 抑制剂联合胰岛素生长受体样因子阻断药的研究均在进行中。除 EGFR 通路外,研究者仍在寻找其他分子靶点。有研究发现一种与细胞生长和凋亡相关的蛋白 S100 A8、A9 在 cSCC 中过表达,该靶点或将为靶向治疗提供新的思路。

（六）免疫治疗

近年来以免疫检查点为靶点的免疫治疗在多种肿瘤治疗的研究中得到了可观的结果,尤其是在黑色素瘤的治疗中实现了革命性的变化。CTLA-4 抑制剂伊匹木单抗于 2011 年被美国 FDA 批准用于治疗晚期黑色素瘤。PD-1 抑制剂纳武利尤单抗、帕博利珠单抗也相继被美国 FDA 批准用于晚期黑色素瘤和非小细胞肺癌的治疗。一系列临床研究显示 PD-1 抑制剂在其他肿瘤中也发挥了重要作用,包括膀胱癌、肝癌、肾癌、头颈癌等。

一项 Ⅲ 期随机研究表明单药纳武利尤单抗或纳武利尤单抗联合伊匹木单抗治疗晚期黑色素瘤的疗效显著优于单药伊匹木单抗。纳武利尤单抗与伊匹木单抗联合治疗极大提高了患者的缓解率(57.6%),同时中位 PFS 较单药明显延长(11.5 个月)。

Pai 等的研究显示 70% 的 HPV 相关头颈部鳞癌中存在 PD-L1 高表达,这提示此类肿瘤可能对 PD-1 抑制剂敏感。Keynote-012 临床试验中有一小部分头颈部肿瘤患者,结果显示约 25% 的患者接受 PD-1 抑制剂帕博利珠单抗后达到了肿瘤缩小,而相比之下西妥昔单抗在前期临床研究中的有效率仅有 13%。其中有极少数应用帕博利珠单抗的患者出现了严重不良反应,包括面部水肿和免疫相关性肺炎。在既往治疗过程中发现 HPV 阳性者疗效优于 HPV 阴性者,但在 Keynote-012 临床研究结果中帕博利珠单抗的疗效不受 HPV 影响。Laura 等在 Keynote-012 的基础上进行了扩大研究,联合阳性评分(combined positive score,CPS)PD-L1 的 CPS 高表达患者疗效较好,这提示 CPS 可能是今后研究需要考虑的因素,研究还发现 IFN-γ6 基因与有效率、PFS、OS 均相关,有可能成为疗效相关标志物。

2016 年 ASCO 会议公布了 Keynote-055 临床研究的初步结果,帕博利珠单抗用于顺铂联合西妥昔单抗治疗失败的复发或转移性头颈部鳞癌患者,帕博利珠单抗 200mg,每 3 周一次,每 6~9 周进行病灶评估,接受超过 6 个月随访的 92 例患者 ORR 17%,中位 PFS 2.1 个月,中位 OS 8 个月。帕博利珠单抗能否明显延长生存期还需大样本临床研究证实。目前帕博利珠单抗与传统化疗相比较治疗复发或转移的头颈部肿瘤的 Ⅲ 期临床研究正在进行中(Keynote-040、Keynote-048)。

目前 PD-1 抑制剂在原发性皮肤鳞癌中的研究仅有少量个例报道。2016 年 L.Borradori 等报道了5例应用PD-1抑制剂的进展期cSCC病例,其中2例PR,3例SD。研究者通过对这5例患者的基因组分析发现,抑癌基因突变和一个意义不明的广谱基因组差异与cSCC相关,而后者有可能影响PD-1抑制剂的临床有效率。

九、随诊

30%~50%的皮肤鳞癌患者5年内可能出现新发病灶,大多数患者在2年内复发。

2年内发生复发或转移的概率约为75%,5年内发生复发或转移概率为95%,因此密切的随诊和定期复查尤为重要。NCCN指南推荐,对于高危鳞癌患者确诊后的前两年每3~6个月进行全面的皮肤检查和淋巴结检查,之后3年每6~12个月复查一次。对于局部转移患者第一年1~3个月复查一次,第2年2~4个月复查一次,之后4~6个月复查一次直至第5年,以后每年复查1~2次。

十、预后

大部分原发性皮肤鳞癌患者预后较好,5年治愈率大于90%,明显高于其他部位的鳞状细胞癌。影响预后的因素主要包括肿瘤部位、肿瘤大小、组织学浸润深度、组织学类型、分化程度、是否复发、生长速度、首次切除有无残留病灶等。免疫抑制状态也是影响预后的重要因素,免疫抑制状态的患者肿瘤生长更迅速,易发生局部转移,且远处转移的风险是正常的5~10倍。一个单中心研究对900多例cSCC患者进行了长达10年的随诊发现复发率4.6%,转移率3.7%,疾病相关死亡率2.1%。大多数cSCC患者转移风险很低,5年随诊发现转移率低于3%~5%。淋巴结转移占所有转移的85%,其他转移部位包括肺部、肝脏、颅脑、皮肤和骨骼。

(杨建良　胡　毅)

参考文献

［1］FIFE K M, COLMAN M H, STEVENS G N, et al. Determinants of outcome in melanoma patients with cerebral metastases [J]. J Clin Oncol, 2004, 22 (7): 1293-1300.

［2］TAS F. Metastatic behavior in melanoma: Timing, pattern, survival, and influencing factors [J]. J Oncol, 2012, 2012: 1-9.

［3］WRONSKI M, ARBIT E. Surgical treatment of brain metastases from melanoma: A retrospective study of 91 patients [J]. J Neurosurg, 2000, 93 (1): 9-18.

［4］WILHELM I, MOLNAR J, FAZAKAS C, et al. Role of the blood-brain barrier in the formation of brain metastases [J]. Int J Mol Sci, 2013, 14 (1): 1383-1411.

［5］LOK E, CHUNG A S, SWANSON K D, et al. Melanoma brain metastasis globally reconfigures chemokine and cytokine profiles in patient cerebrospinal fluid [J]. Melanoma Res, 2014, 24 (2): 120-130.

［6］SALDANA-CABOVERDE A, KOS L. Roles of endothelin signaling in melanocyte development and melanoma [J]. Pigment Cell Melanoma Res, 2010, 23 (2): 160-170.

［7］VLODAVSKY I, GOLDSHMIDT O, ZCHARIA E, et al. Mammalian heparanase: Involvement in cancer metastasis, angiogenesis and normal development [J]. Semin Cancer Biol, 2002, 12 (2): 121-129.

［8］HERWIG N, BELTER B, PIETZSCH J. Extracellular S100A4 affects endothelial cell integrity and stimulates transmigration of A375 melanoma cells [J]. Biochem Biophys Res Commun, 2015, 477 (4): 963-969.

［9］KLEIN A, SCHWARTZ H, SAGI-ASSIF O, et al. Astrocytes facilitate melanoma brain metastasis via secretion of IL-23 [J]. J Pathol, 2015, 236 (1): 116-127.

［10］ TANG Q, LI J, ZHU H, et al. Hmgb1-IL-23-IL-17-IL-6-Stat3 axis promotes tumor growth in murine models of melanoma [J]. Mediators Inflamm, 2013, 2013: 1-13.

［11］ VECCHIO S, SPAGNOLO F, MERLO D F, et al. The treatment of melanoma brain metastases before the advent of targeted therapies: Associations between therapeutic choice, clinical symptoms and outcome with survival [J]. Melanoma Res, 2014, 24 (1): 61-67.

［12］ SPERDUTO P W, CHAO S T, SNEED P K, et al. Diagnosis-specific prognostic factors, indexes, and treatment outcomes for patients with newly diagnosed brain metastases: A multi-institutional analysis of 4, 259 patients [J]. Int J Radiat Oncol Biol Phys, 2010, 77 (3): 655-661.

［13］ DAVIES M A, LIU P, MCINTYRE S, et al. Prognostic factors for survival in melanoma patients with brain metastases [J]. Cancer, 2011, 117 (8): 1687-1696.

［14］ SCHADENDORF D, FISHER D E, GARBE C, et al. Melanoma [J]. Nat Rev Dis Primers, 2015, 1: 15003-15022.

［15］ DUMMER R, GOLDINGER S M, TURTSCHI C P, et al. Vemurafenib in patients with BRAF (V600) mutation-positive melanoma with symptomatic brain metastases: Final results of an open-label pilot study [J]. Eur J Cancer, 2014, 50 (3): 611-621.

［16］ HARDING J J, CATALANOTTI F, MUNHOZ R R, et al. A retrospective evaluation of vemurafenib as treatment for BRAF-Mutant melanoma brain metastases [J]. Oncologist, 2015, 20 (7): 789-797.

［17］ SAKJI-DUPRE L, le RHUN E, TEMPLIER C, et al. Cerebrospinal fluid concentrations of vemurafenib in patients treated for brain metastatic BRAF-V600 mutated melanoma [J]. Melanoma Res, 2015, 25 (4): 302-305.

［18］ FALCHOOK G S, LONG G V, KURZROCK R, et al. Dabrafenib in patients with melanoma, untreated brain metastases, and other solid tumours: A phase 1 dose-escalation trial [J]. Lancet, 2012, 379 (9829): 1893-1901.

［19］ LONG G V, TREFZER U, DAVIES M A, et al. Dabrafenib in patients with Val600Glu or Val600Lys BRAF-mutant melanoma metastatic to the brain (BREAK-MB): A multicentre, open-label, phase 2 trial [J]. Lancet Oncol, 2012, 13 (11): 1087-1095.

［20］ AZER M W, MENZIES A M, HAYDU L E, et al. Patterns of response and progression in patients with BRAF-mutant melanoma metastatic to the brain who were treated with dabrafenib [J]. Cancer, 2014, 120 (4): 530-536.

［21］ CHU M B, FESLER M J, ARMBRECHT E S, et al. High-dose Interleukin-2 (HD IL-2) therapy should be considered for treatment of patients with melanoma brain metastases [J]. Chemother Res Pract, 2013, 2013: 1-7.

［22］ HONG J J, ROSENBERG S A, DUDLEY M E, et al. Successful treatment of melanoma brain metastases with adoptive cell therapy [J]. Clin Cancer Res, 2010, 16 (19): 4892-4898.

［23］ SPAGNOLO F, PICASSO V, LAMBERTINI M, et al. Survival of patients with metastatic melanoma and brain metastases in the era of MAP-kinase inhibitors and immunologic checkpoint blockade antibodies: A systematic review [J]. Cancer Treat Rev, 2016, 45: 38-45.

［24］ MARGOLIN K, ERNSTOFF M S, HAMID O, et al. Ipilimumab in patients with melanoma and brain metastases: An open-label, phase 2 trial [J]. Lancet Oncol, 2012, 13 (5): 459-465.

［25］ di GIACOMO A M, MARGOLIN K. Immune checkpoint blockade in patients with melanoma metastatic to the brain [J]. Semin Oncol, 2015, 42 (3): 459-465.

［26］ KNISELY J P, YU J B, FLANIGAN J, et al. Radiosurgery for melanoma brain metastases in the ipilimumab era and the possibility of longer survival [J]. J Neurosurg, 2012, 117 (2): 227-233.

［27］ GOLDBERG S B, GETTINGER S N, MAHAJAN A, et al. Pembrolizumab for patients with melanoma or non-small-cell lung cancer and untreated brain metastases: Early analysis of a non-randomised, open-label, phase 2 trial [J]. Lancet Oncol, 2016, 17 (7): 976-983.

［28］ KLUGER H M, ZITO C R, BARR M L, et al. Characterization of PD-L1 expression and associated T-cell infiltrates in metastatic melanoma samples from variable anatomic sites [J]. Clin Cancer Res, 2015, 21 (13): 3052-3060.

［29］ AHMED K A, STALLWORTH D G, KIM Y, et al. Clinical outcomes of melanoma brain metastases treated with stereotactic radiation and anti-PD-1 therapy [J]. Ann Oncol, 2016, 27 (3): 434-441.

第
29
章

第30章 神经内分泌肿瘤

第1节 总 论

一、概述

(一)概念

神经内分泌肿瘤(neuroendocrine neoplasms,NENs)是一种起源于肽能神经元和神经内分泌细胞具有高度异质性、相对罕见却部位分布极广的肿瘤。NENs 是所有神经内分泌肿瘤。1869 年,胰腺的内分泌结构第一次被描述。1907 年,Oberndorfer 提出"类癌"的概念,意指其与"癌"不同,具有良性特征。1914 年,Gosset 和 Masson 证明了类癌的神经内分泌特性。1929 年 Oherndorfer 认为这类肿瘤为恶性并可发生转移。现在统称神经内分泌肿瘤(neuroendocrine tumours,NET)。

(二)流行情况

纵观 NET 的发生,最常见于消化道(60%~70%),其次为呼吸道(约 30%)。就消化道 NET 的发生部位而言,欧美以小肠和直肠多见,其余依次为胰腺、胃、结肠、十二指肠、阑尾、肝脏和胆囊;而中东及亚太地区以胰腺和直肠多见。中国以胰腺、直肠、胃、肺多见。在过去 30 年间,NENs 的患病率提高了近 5 倍,尤以肺、小肠和直肠部位的发病率增长明显,发病率的上升可能与影像和内镜技术的发展密切相关。

(三)分类

2009 年欧洲神经内分泌肿瘤学会(European Neuroendo-crine Tumor Society,ENETS)提出 GEP-NENs 的诊断标准,2010 年北美神经内分泌肿瘤学会(North American Neuroendocrine Tumor Society,NANETS)提出 NENs 的病理报道要求,2010 年 WHO(world health organization,世界卫生组织)对 NENs 的命名和分类作出新修订,2010 年我国病理学专家也提出《中国胃肠胰神经内分泌肿瘤病理学共识》,2017 年 WHO 对胰腺 NEN 的命名和分类作出更新修订,2019 年 WHO 对胃肠 NENs 的命名和分类再次重新修订。这些指南或共识都提出在 NENs 的诊断中应注重分类、分级和分期。分类能更完整地为肿瘤命名。按照不同的标准,可将 NENs 分为功能性或无功能性、散发型或遗传性。按照胚胎起源,还可将其分为前肠肿瘤(胸腺、食管、肺、胃、胰腺和十二指肠)、中肠肿瘤(回肠、阑尾、盲肠和升结肠)和后肠肿瘤(从横结肠到直肠)。肺支气管原发的神经内分泌肿瘤（NEN）占全身神经内分泌肿瘤发病率的 20%~25%。2004 世界卫生组织（World Health Organization，WHO）标准将肺 NEN 分为四个组织学类型：典型类癌（typical carcinoid，TC）、不典型类癌（atypical carcinoid，AC）、大细胞神经内分泌癌（large cell neuroendocrine carcinoma，LCNEC）和小细胞肺癌（small cell lung cancer，SCLC）。肿瘤的原发部位分类是最主要的预后因素之一。

二、危险因素

多发内分泌肿瘤综合症 1 型（Multiple endocrine neoplasia type 1，MEN-1）基因缺失突变：致肿瘤抑制基因功能丧失所致多发性神经内分泌肿瘤综合征。MEN-1 以常染色体显性遗传方式遗传，两性均等分布。已知 MEN-1 携带者的亲属也应行检测。因为 DNA 测序检测的灵敏度为 70%~90%，阴性的基因检测结果并不能除外该综合征。约 20% 散发性甲状旁腺腺瘤及一部分散发性胰腺内分泌癌、肺类癌亦可出现 MEN1 基因突变。其他还有一些遗传性综合征和 NET 相关，包括 Von Hippel-Lindua 综合征，神经纤维瘤病 I 型以及结节性硬化等。

三、病理学

与其他类型肿瘤相比，NET 的形态学变异相对小，肿瘤细胞常呈器官样、梁状、岛状、栅栏状、带状或菊形团样排列。瘤细胞的形态较一致、异型性小、血窦丰富、间质少。总而言之，多数该类肿瘤的形态学表现比较"良性"。该类肿瘤的诊断性免疫表型标记有嗜铬粒蛋白 A（chromogranin A，CgA）和突触素（synaptophysin，Syn）。但是，部分 NET 不表达 CgA，如十二指肠的生长抑素阳性 NET、直肠 NET 和副神经节瘤等。

肺类癌起源于肺神经内分泌细胞（pulmonary neuroendocrine cells，PNECs），PNECs 是支气管和肺的上皮细胞的孤立的细胞或细胞群（神经上皮小体）。在成人中，神经上皮小体的功能是气道的化学感受器，在缺氧诱导血管收缩，分泌血清素调节肺部血流，改善缺氧。发病与吸烟史无明显关系。5%~10% 伴有多发性内分泌肿瘤 1 型（MEN-1）。

我国学者基于 2010 年 WHO 消化系统肿瘤蓝皮书中提出的 GEP-NENs 的分类，以及 klimstra 等提出的关于 NENs 的病理报道要求，对 NENs 的病理诊断进行了讨论和修改，并达成共识。该共识强调：①基本采纳 WHO 消化系统肿瘤蓝皮书中提出的 GEP-NENs 的分类和分级标准，即四个组织类型（神经内分泌肿瘤、神经内分泌癌、混合型腺神经内分泌癌以及部位特异性和功能特异性神经内分泌肿瘤）和三级分类（G1、G2 和 G3）；②明确了国内 NENs 病理报告内容的基本要求，包括标本类型、肿瘤部位、肿瘤大小和数目、肿瘤浸润深度和范围、脉管瘤栓和神经累及情况、核分裂象计数（个 / 10HPF）和 / 或 Ki-67 阳性指数、神经内分泌标志物（Syn 和 CgA）、切缘情况、淋巴结转移情况以及其他有关的改变和诊断等共 11 项内容；③不再凭免疫组织化学染色结果来诊断功能性的 NENs，在病理诊断报告的免疫组化中提示各种激素抗体的检测结果。

四、临床表现

（一）无功能性 NENs

90% 的胃肠 NENs 和 40% 的胰腺 NENs 无功能，无功能性 NENs 常缺乏典型的临床表现，就诊时 50% 患者已经出现肝转移。无功能性 NENs 的临床表现与相关激素的分泌无关,因而通常延误确诊时间,确诊时已是疾病晚期。从肿瘤发生出现症状、明确诊断,一般需要 5~7 年。胰腺无功能性 NENs 常见的临床症状、体征主要与肿瘤的大小、生长部位、局部浸润以及远处转移情况有关。

（二）功能性 NENs

功能性 NENs 常表现为过量分泌肿瘤相关物质引起的相应症状。

1. **类癌综合征** 突发性或持续性头面部,躯干部皮肤潮红,可因酒精、剧烈活动、精神压力或进食含 3- 对羟基苯胺的食物如巧克力、香蕉等诱发;轻度或中度腹泻,腹泻并不一定和皮肤潮红同时存在,可能与肠蠕动增加有关,可伴有腹痛;类癌相关心脏疾病,如肺动脉狭窄、三尖瓣关闭不全等;其他症状如皮肤毛细血管扩张症、糙皮病等,偶见皮炎、痴呆和腹泻三联征。

2. **胃泌素瘤** 常表现为 Zollinger-Ellison 综合征,腹痛、腹泻常见,呈间歇性腹泻,常为脂肪泻,也可有反复发作的消化性溃疡。

3. **胰岛素瘤** 胰岛素瘤的临床症状与肿瘤细胞分泌过量的胰岛素相关,特征性表现是 Whipple 三联征,自发性周期发作性低血糖症状、神经症状和晕厥,常见于空腹或运动后;症状出现时为低血糖;补充糖后症状缓解。

4. **胰高血糖素瘤** 常伴有过量的胰高血糖素分泌,典型表现是坏死性游走性红斑伴有贫血以及血小板减少,大约半数患者可有中度糖尿病表现,还可能有痛性红舌、口唇干裂、静脉血栓、肠梗阻及便秘等表现。

5. **血管活性肠肽（vasoactive intestinal peptide，VIP）瘤** 典型症状是 Verner-Mrison 综合征,即胰性霍乱综合征,表现为水样腹泻、低钾血症、胃酸缺乏症和代谢性酸中毒。

6. **副神经节瘤** 是起源于副交感神经节的一类特殊的神经内分泌肿瘤,根据其主细胞对铬盐的反应分为嗜铬性和非嗜铬性。嗜铬性副神经节瘤最常见于肾上腺髓质,称为嗜铬细胞瘤,而肾上腺外的嗜铬性肿瘤则称为异位嗜铬细胞瘤。嗜铬细胞瘤分泌大量儿茶酚胺,临床表现为高血压以及相关代谢症状。

五、诊断

（一）实验室检查

实验室检查血嗜铬蛋白 A（CgA）是诊断 NENs 最敏感的标志物。监测患者血清 CgA 水平可及时发现肿瘤进展或复发,血清 CgA 不断升高可能预示肿瘤的进展,预后不良。特定来源的肿瘤常分泌特异性较强的激素,检测这些成分对明确诊断有一定帮助。GI-NET 多分泌 5- 羟色胺（5-hydroxytryptamine，5-HT），5- 羟吲哚乙酸（5-hydroxyindoleacetic acid，5-HIAA）是其分解产物,检测患者血清 5-HT 水平和 24 小时尿 5-HIAA 的含量有助于 GI-NET 的诊断。其他标志物如神经元特异性烯醇化酶（neuron-specific enolase，NSE）、甲胎蛋白（α-fetoprotein，AFP）、血胃泌素、胰岛素、胰高血糖素、儿茶酚胺对相应的功能性肿瘤都有一定诊断价值。

（二）影像学检查

影像学检查在 NENs 的诊断中起到重要作用,包括筛查高危人群、明确原发灶位置、明确肿瘤分期、监测及评价疗效等。

1. **传统的影像学检查** 传统影像学检查包括超声、CT 及 MRI。腹部超声由于受到肠道气体的干扰,在诊断胃 NET 方面价值不高,主要用于胰腺、肝脏等实质性器官的肿瘤诊断。内镜超声(endoscopic ultrasonography,EUS)结合了腔镜和超声,主要用于胃肠道及呼吸道来源的 NENs,对于肿瘤的定位、浸润深度的评估最为准确,可以有效地发现胃肠道中直径小于 1cm 的肿瘤,且在探查中可同时行黏膜病变内镜下活检,对于胃肠 NET 术前分期有重大意义,并能指导 NET 患者的内镜下治疗。CT 检查空腔脏器的作用劣于内镜,但在评价网膜、淋巴结、肝脏等部位是否转移效果较好。CT 和 MRI 对直径在 1~3cm 的肿瘤检出率较高。

2. **功能性显影**　生长抑素受体(somatostatin receptor,SSTR)是一种跨膜糖蛋白,广泛存在于中枢神经系统、下丘脑及胃肠胰腺等消化器官。全身生长抑素受体显像(SSRS)利用 NENs 过度表达生长抑素受体的特点,放射性元素同奥曲肽等生长抑素类似物结合,在 SPECT 下通过观察放射性元素的分布判断全身各处肿瘤情况。

近几年,在 PET 基础上发展的 SSRS(^{68}Ga PET-CT)对 NENs 的诊断已显示出较高的敏感性和特异性,在高分化 Ki-67 增殖指数低的患者更为适用。Ki-67 指数较低的神经内分泌肿瘤 ^{68}Ga-PET-CT 的检出率明显优于传统 SSRS 和 ^{18}F-PET-CT。

六、分级和分期

胃肠胰神经内分泌肿瘤(GEP-NENs)WHO(2010 分类)采用根据组织学分化程度,将高分化神经内分泌肿瘤命名为神经内分泌瘤(neuroendocrine tumor,NET),低分化神经内分泌肿瘤命名为神经内分泌癌(neuroendocrine carcinoma,NEC)。根据核分裂象和 Ki-67 指数等指标对 NENs 再进行更为具体的分级;根据部位和神经内分泌功能的有无进行分类,根据肿瘤是否存在区域和远处转移进行分期。

新分类将 GEP-NEN 分为:①神经内分泌瘤(NET):NET 1 级(类癌,carcinoid)、NET 2 级、NET 3 级;②神经内分泌癌(NEC):大细胞 NEC、小细胞 NEC;③混合性神经内分泌 / 非神经内分泌肿瘤(M:NENs mixed neuroendocrine and non-neuroendocrine neoplasms);④部位特异性和功能性 NENs:包括产生 5- 羟色胺 NET、产生胃泌素 NET、节细胞副神经节瘤、产生胰高血糖素样肽和产生 PP/PYY 的 NET、产生生长抑素 NET、胃泌素瘤、胰高血糖素瘤、胰岛素瘤、生长抑素瘤和血管活性肠肽瘤等。

GEP-NENs 必须按增殖活性分级,增殖活性分级推荐采用核分裂象和 / 或 Ki-67 指数两项指标。分级标准见表 30-1。

表 30-1　胃肠胰神经内分泌肿瘤的分级标准

分级	分化程度	级别	核分裂象	Ki-67 指数 /%
NET G1	高中分化	低级别	<2	<3
NET G2		中级别	2~20	3~20
NET G3		中级别	>20	>20
NEC SCLC	低分化	高级别	>20	>20
NEC LCNEC		高级别	>20	>20
M:NEN	高中或低分化	不一	不一	不一

注:10HPF=2mm²(视野直径 0.50mm,单个视野面积 0.196mm²);Ki-67 指数:用 MIBI 抗体,在核标记最强的区域计数 500~2 000 个细胞的阳性百分比

肺类癌的病理组织学分类对预后和判断治疗选择至关重要。2015 年 WHO 标准将肺类癌分为四个组织学类型：典型类癌（typical carcinoid, TC）、不典型类癌（atypical carcinoid, AC）、大细胞神经内分泌癌（large cell neuroendocrine carcinoma, LCNEC）和小细胞肺癌（small cell lung cancer, SCLC）。AC 及 TC 的病理组织学差别详见表 30-2。

表 30-2 不典型类癌（AC）和典型类癌（TC）的区别

	TC	AC
分化程度	高	中等
形态学	分化良好	分化良好
核分裂相 2mm²(/10HPF)	<2	2~10
坏死	无	点状
Ki-67	≤2	≤20
细胞生长模式	类器官样	类器官样
核浆比例	适中	适中
核仁	无或弱	常见
核染色质	细颗粒状	细颗粒状

注：AC. atypical carcinoid, 不典型类癌；TC. typical carcinoid, 典型类癌；HPF. high power field, 高倍镜视野；10HPF=2mm²（视野直径 0.50mm, 单个视野面积 0.196mm2）；Ki-67 指数：用 MIBI 抗体, 在核标记最强的区域计数 500~2 000 个细胞的阳性百分比

七、治疗

对于局限期 NENs 患者，应争取彻底根治；对于无法根治的患者，仍应尽可能延长生存时间及缓解症状，提高生活质量。

（一）手术治疗

手术治疗是唯一可能根治肿瘤的手段，分化较好的患者单纯手术即可获得很好的疗效。手术方式根据肿瘤生长的不同部位、不同侵犯范围而有所区别。围手术期应注意控制患者的症状，尤其是伴有类癌综合征的患者需警惕类癌危象的发生，可预防性使用短效生长抑素。肝转移的患者中约 10% 仍可获得肝转移灶根治性切除的机会。

肺类癌中典型类癌（TC）经过根治性的手术切除后可获得良好的 5 年和 10 年生存率（90% vs 80%），非典型类癌（AC）术后的 5 年和 10 年生存率（70% vs 50%），AC 无论在手术方式选择和淋巴结清扫均比 TC 更需积极。TC 一般无须术中淋巴结清扫，淋巴结清扫与否并不改善生存获益。

肝转移瘤的治疗也是非常重要，减瘤术可以减少多肽类物质生成导致的类癌综合征，可延长生存。肝转移灶切除术的指征比其他实体肿瘤转移灶更加宽松。

（二）放射治疗

神经内分泌肿瘤中放射治疗疗效不明确。确诊时多数患者合并多发肝转移。立体定向放射

治疗（stereotactic radiotherapy，SBRT）在聚焦治疗寡转移灶的疗效有待进一步确认。放射治疗在骨转移的姑息治疗是可选治疗之一。

（三）抗激素治疗

轻度类癌综合征可通过治疗而长期成功控制，静脉内或皮下速效注射生长抑素可控制类癌所致的面部潮红，半衰期仅 2 分钟，每日 3 次用药实用性较差。生长素抑素类似物醋酸奥曲肽、兰瑞肽具有更长的半衰期。可重复注射用盐酸奥曲肽长效微球，对类癌所致的潮红和腹泻有良好的疗效。需要注意长期的生长抑素治疗所致胆结石，大约 50% 接受长期治疗的患者会出现胆石病，在行减瘤术时最好行胆囊切除术。

（四）化学药物治疗

高级别 NEC 选择含铂两药化疗，依托泊苷或伊立替康联合铂类药物。此类方案在低级别肿瘤化疗反应率较低，有效率大于 10% 的药物有多柔比星，7/33（21%）；5-FU，5/19（26%）；达卡巴嗪（DTIC），2/15（13%）。近年来报道在胰腺 NET 替莫唑胺联合卡培他滨治疗疗效约为 45%~70%。已有两项前瞻性研究证实替莫唑胺联合卡培他滨或替吉奥在 NET 中的疗效。

（五）干扰素

长期应用干扰素治疗不良反应较多，可诱发多种自身免疫疾病，如甲状腺疾病（甲状腺功能亢进、甲状腺功能减退），恶性贫血和脉管炎。因毒性和疗效有限，以及新的有效治疗出现，干扰素在神经内分泌肿瘤治疗极少应用。

（六）肝脏介入治疗

肝动脉检查治疗是无法手术切除的肝转移神经内分泌肿瘤治疗选择之一，肝供血动脉行栓塞、化学药物栓塞或者放射性栓塞，可显著改善类癌综合征相关症状，获得生物标志物改善和影像学缓解。

（七）靶向药物

mTOR 抑制疗法已证实在神经内分泌肿瘤临床疗效，多个大型临床研究证实，对于分化较好、既往治疗失败的 GEP-NENs 和肺类癌患者，依维莫司能够显著降低疾病进展风险，延长无进展生存时间。口腔炎、皮疹和疲劳是依维莫司相关的最常见的副作用。舒尼替尼作用于 VEGFR-2、VEGFR-3 以及 c-Kit 等靶点，对肿瘤血管生成以及肿瘤增殖都有抑制作用。已有研究证实对于分化好的进展期胰腺神经内分泌肿瘤，舒尼替尼同安慰剂对比显著降低了进展风险，延长了无进展生存时间。常见的不良反应有中性粒细胞减少、高血压等。

（八）放射性核素治疗

放射性核素介导治疗是生长抑素受体高表达的 NET 患者治疗选择手段。与受体结合的生长抑素类似物（DOTATOC for octreotide，DOTATATE for ocreotate）偶联 ^{90}Y 或 ^{177}Lu，已经在临床探索。^{90}Y DOTATATE 治疗后根据 RECIST（response evaluation criteria in solid tumors，实体瘤疗效评价标准）进行效果评价，部分缓解率为 23%，^{177}Lu DOTATATE 治疗后部分缓解率为 30%。

第 2 节 肺神经内分泌肿瘤

一、流行病学及临床病理特点

肺神经内分泌肿瘤占所有神经内分泌肿瘤的 20%~30%，在肺肿瘤中约占 25%。根据 2015 WHO 肺肿瘤分类，将肺神经内分泌肿瘤分为类癌、不典型类癌、大细胞神经内分泌癌和小细胞癌四个肿瘤亚型。其中小细胞癌占 15%~20%，大细胞神经内分泌癌占 3%~5%，类癌仅占 1%~5%。小细胞癌和大细胞神经内分泌癌的发生与吸烟关系密切，多见于中老年男性、重度吸烟者，而典型类癌发病多与吸烟无关，常见于女性，非典型类癌与吸烟轻度相关，亦多见于女性。

神经内分泌肿瘤病理诊断通常基于肿瘤的分化程度和分级，大体分为 3 大类：高分化，低级别（G1）；高分化，中级别（G2）；低分化，高级别（G3）。肿瘤分化和分级与核分裂象及 Ki-67 指数相关，WHO 对肺神经内分泌肿瘤的分类是基于肿瘤的形态学，结合核分裂指数和肿瘤坏死程度，高分化者包括典型类癌和非典型类癌，低分化者包括大细胞神经内分泌癌和小细胞癌。典型类癌病理诊断依据典型的神经内分泌肿瘤的特点，同时 <2 核分裂象 /2mm²，没有坏死形成。非典型类癌在病理上表现：2~10 核分裂象 /2mm²，或出现点状坏死、局灶坏死。大细胞神经内分泌癌镜下的核型改变为主要形态特征：细胞较大且多形性明显，泡状核、大核仁，核分裂象 >10/2mm²，多数情况可达 70~80/2mm²，常见坏死。约 30% 的大细胞神经内分泌癌合并非神经内分泌成分。大细胞神经内分泌癌周围型多见。小细胞癌病理形态上细胞较小，胞质少，巢片状分布，通常核分裂象 >10/2mm²，约 10% 的小细胞癌伴有非小细胞的成分。复合性小细胞癌预后往往较小细胞癌更差。

典型类癌影像学上约 3/4 表现为中央型靠近肺门的肿块，其中约 20% 可伴有肺门或纵隔淋巴结病，多数是由炎症反应引起，非典型类癌多表现为位于外周的边界清晰的结节，50% 合并淋巴结转移。30%~50% 的类癌无症状，中央型的、富血管病变可能产生咯血、咳嗽、喘息、复发性阻塞性肺炎、肺不张、疼痛或呼吸困难的症状，与胃肠道神经内分泌肿瘤相反，神经分泌综合征如库欣病（0.6%~6%）或类癌（1.5%~5%）、肢端肥大症（2.4%）、脑炎（1.6%）、重症肌无力（0.6%）、抗利尿激素分泌异常综合征、高血钙或低血钙等，在肺类癌中均很少见。小细胞肺癌影像学多表现为中央型近肺门或纵隔大肿块，临床上表现为咳嗽、咯血、喘息。此外小细胞癌常出现转移病变的症状，如体重减轻、疼痛、疲乏等。小细胞癌还常常合并神经内分泌症状，包括肌无力综合征、脑脊髓炎和感觉神经病变。小细胞癌常分泌多肽类激素、抗利尿激素和肾上腺皮质激素，前者可以引起抗利尿激素分泌不当综合征，引起低钠血症，后者可以引起库欣综合征，前者在临床上更加常见。

二、影像学诊断及分期

肺神经内分泌肿瘤的影像学诊断参照肺癌的诊断。CT 是主要的检查手段，对疾病分期诊断具有重要作用。全身生长抑素受体显像（somatostatin receptor scintigraphy，SSRS）技术利用神经内分泌肿瘤高表达生长抑素受体的特点,将放射性元素如 ^{111}In、^{68}Ga 同奥曲肽等生长抑素类似物结合,在 SPECT 下通过观察放射性元素的分布判断全身各处肿瘤情况。70%~80% 的肺类癌表达生长抑素受体,研究显示 SSRS 的特异度达 87%,灵敏度达 93%,在神经内分泌肿瘤的诊断方面优于传统的 FDG-PET-CT,大部分典型类癌在 FDG-PET-CT 上表现为无摄取或低摄取。

肺神经内分泌癌的分期参照 2017 年第 8 版 UICC 肺癌分期标准。

三、治疗

(一)肺类癌

肺典型类癌恶性程度较低,预后较好,早期病变术后 5 年生存率 90%,10 年生存率超过 80%,无淋巴结转移的非典型类癌 5 年生存率约 80%,有淋巴结转移者约 60%。晚期肺类癌预后相对较差,5 年生存率大约 27%,中位生存期约 17 个月。

手术切除是可切除的肺类癌的标准治疗手段。典型类癌由于其生长缓慢,研究显示亚肺叶切除的远期生存与肺叶切除无差别,对于低级别的典型类癌建议采用非解剖性的亚肺叶切除及淋巴结活检。非典型类癌发生淋巴结转移的风险较高,建议采用肺叶、全肺切除联合系统性淋巴结清扫术。

腔内型肺典型类癌还可考虑支气管镜下治疗,包括电刀治疗、光动力疗法、近距离放射治疗或机械切除。多个研究显示,采用 Nd:YAG(Neodymiumdoped Yttrium Aluminium Garnet;Nd:Y3Al5O12)激光支气管镜下治疗成功率在 45%~92%。Brokx 等 2015 年发表了一组 112 例内镜下切除肺类癌患者的随访 5 年的数据,结果显示治愈率 42%,其中典型类癌 42 例,非典型类癌 5 例。另外一项 Dalar 等的研究纳入 29 例肺类癌患者,中位随访时间 49 个月,72%(21 例)达到了镜下完整的肿瘤切除,其他 8 例患者接受了手术治疗。两组患者后续随访期间均未出现复发,生存无差异($P>0.05$)。

类癌的术后辅助治疗尚存在争议,现有临床研究的结论并不一致。一般认为,完全切除的且无淋巴结受累的患者建议随诊观察。未完全切除或切缘阳性、有淋巴结转移者可考虑行术后辅助放疗或放化疗。辅助化疗仅推荐用于有淋巴结转移的非典型类癌。辅助化疗的方案 NCCN 指南中推荐依托泊苷联合顺铂。

晚期病变的治疗 目前关于晚期转移性肺类癌的治疗尚无统一标准,缺乏大型随机临床研究的数据支持。治疗的目标是改善症状、提高生活质量,延长生存期。生长抑制素类似物仍为一线治疗,化疗效果多不理想,伊维莫司显示一定的效果。转移灶可切除的患者行转移灶切除后仍可获得较长生存期。

(1)手术治疗:类癌出现单发病灶转移较多发转移更常见。鉴于早期类癌手术切除术后预后较好,局部复发率较低,对于孤立性转移灶,如果评估可切除,建议行转移灶切除,仍可获得较长的生存期。肝转移灶完全切除的患者 5 年生存率仍可达 70%。其他局部治疗手段包括肝动脉栓塞、射频消融术等。Evans 等分析了 172 例神经内分泌癌肝转移患者的生存数据,相对缓和的治疗方式包括部分肝切除($HR=0.11$,95% CI 0.01~0.91)肝段切除($HR=0.37$,95% CI 0.12~1.15)及射频消融术($HR=0.35$,95% CI 0.11~1.09)优于创伤较大的手术方案。部分合并肿瘤压迫或副肿瘤综合征症状的患者可考虑行姑息性减瘤术来缓解症状。

(2)生长抑素类似物:生长抑素类似物(somatostatin analogues,SSAs)是激素分泌过量的神经内分泌癌的首选治疗药物,常用的有奥曲肽(octretide)和兰瑞肽(lanreotide),缓释型奥曲肽常用于类癌综合征患者长期症状控制。除此之外 SSAs 还具有抗肿瘤的作用。PROMID 研究中,缓释奥曲肽组与安慰剂相比,中位至疾病进展时间分别为 14.3 个月和 6 个月(P=0.000 72)。治疗 6 个月时,奥曲肽组有 66.7% 的患者维持稳定,安慰剂组为 37.2%。CLARINET 研究纳入了 204 例非功能性的局部晚期或转移胰腺或肠道神经内分泌肿瘤患者,随访两年的数据显示,兰瑞肽组无进展生存(progression-free survival,PFS)期明显优于安慰剂组(中位 PFS,未达到 vs 18 个月; HR= 0.47;95% CI 0.30~0.73;P<0.001)。目前尚没有专门针对肺神经内分泌癌使用 SSAs 的临床研究。对于没有症状的患者何时开始 SSAs 治疗也尚无定论。

此外同位素标记的生长抑素类似物也用于高表达生长抑素受体的神经内分泌肿瘤。Imhof 等使用 ^{90}Y-奥曲肽治疗神经内分泌肿瘤的 II 期临床研究中,1 109 例患者,客观缓解率达 34.1%,研究中包括 84 例肺神经内分泌肿瘤,客观缓解率 28.6%。另一项 Van 等的研究中,9 例肺类癌患者接受 ^{177} Lu-DOTA-Tyr3- 奥曲肽治疗,其中 5 例非典型类癌、4 例典型类癌,2 例达到病情稳定(stable disease,SD),5 例获得部分缓解(partial response,PR)。

(3)化疗:类癌患者多数对化疗敏感性低,典型类癌生长缓慢,生物学行为相对惰性,较非典型类癌对化疗敏感性更低。目前尚无推荐的标准治疗方案。经典化疗药物多柔比星(doxorubicin,ADM)、5- 氟尿嘧啶(5-fluorouracil,5-FU)、环磷酰胺(cyclophosphamide,CTX)、顺铂(cisplatin,DDP)、链脲霉素(streptozotocin,STZ)等,单药化疗有效率<20%,两药或多药联合化疗有效率无明显提高,已报道的研究中 STZ/5-FU、STZ/CTX 在晚期类癌中的有效率 12%~24%,依托泊苷联合顺铂的有效率 20%~23%。1991 年 Moertel 等评估了 EP 方案在转移性神经内分泌癌中的作用,依托泊苷 130mg/m^2,连用 3 天,顺铂 45mg/m^2,d2~3。27 例高分化类癌,仅 2 例获得 PR。18 例低分化的神经内分泌癌中,9 例获得 PR,1 例获得 CR,有效率达 67%,中位生存期 19 个月。Ekeblad 等回顾性分析了替莫唑胺在神经内分泌癌中的疗效及安全性,替莫唑胺 200mg/m^2,连用 5 天,每 4 周重复,36 例患者,14% 有效,53% 患者疾病稳定。2014 年发表在《肺癌》(*Lung Cancer*)上的一项研究回顾了 300 例肺类癌患者的治疗,15 例采用奥曲肽为基础的方案,缓解率(response rate,RR)10%,疾病控制率(disease control rate,DCR)70%,中位 PFS 15 个月,13 例依托泊苷联合铂类化疗者,RR 23%,DCR 69%,PFS7 个月;14 例采用替莫唑胺联合方案者,RR 14%,DCR 57%,中位 PFS 10 个月。2013 年 Fine 等的研究发现卡培他滨联合替莫唑胺对高分化的神经内分泌癌可能有效。研究纳入了 18 例肝转移的神经内分泌癌患者,卡培他滨 600mg/m^2,口服一日两次,连服 14 天,替莫唑胺 150~200mg/m^2,每日分 2 次服用,连服 14 天,每 28 天重复。结果显示,1 例患者达病理完全缓解(complete response,CR),10 例获得 PR,4 例患者 SD,总的有效率 61%,临床获益率 83.2%。中位无进展生存期 14 个月。该方案耐受较好,唯一的 3 级不良反应为血小板减少(11%)。以上研究,NCCN 指南中转移性肺类癌的患者可考虑选择卡培他滨联合替莫唑胺、依托泊苷联合顺铂或者替莫唑胺单药的方案化疗。

NORDIC 研究纳入 305 例晚期胃肠道神经内分泌肿瘤一线采用含铂方案,发现 Ki-67 指数是疗效预测的关键指标,Ki-67<55% 和 ≥ 55% 有效分别为 15% 和 42%(P<0.001),但是总生存前者明显优于后者,分别为 14 个月和 10 个月(P<0.001)。因此该研究认为高分化的类癌并不能从化疗中获得明显获益,其长期生存的获得与肿瘤本身的生物学特性相关,化疗可能更适合增殖

指数较高的神经内分泌肿瘤。

（4）生物靶向治疗：雷帕霉素靶点（mechanistic target of rapamycin，mTOR）和磷脂酰肌醇 3-激酶（phosphoinositide 3-kinase，PI3K）信号通路以及 *PIK3CA* 突变与神经内分泌肿瘤发生相关。依维莫司（everolimus）是一种口服的 mTOR 抑制剂，不良反应发生率相对较低。两项评估伊维莫司治疗晚期转移性神经内分泌肿瘤的回顾性分析，Ekeblad 等的研究包括 13 例肺类癌患者，其中 10 例典型类癌，3 例非典型类癌，疾病稳定率 31%，31% 的患者获得 PR；另一项研究纳入 31 例肺类癌患者，PR 率 14%，52% 的患者稳定。RADIANT Ⅲ 期临床研究比较了 LAR- 奥曲肽 / 伊维莫司与 LAR- 奥曲肽 / 安慰剂在神经内分泌肿瘤及类癌综合征中的疗效，其中肺类癌的亚组分析显示，两组中位 PFS 分别为 13.63 个月、5.59 个月（*P*=0.228），肿瘤缩小的患者分别占 67% 和 27%。RADIANT 后续随机安慰剂对照研究中，90 例肺类癌患者的分析，中位 PFS 在伊维莫司及安慰剂分别为 9.2 个月和 3.6 个月（*HR*=0.5，95% *CI* 0.28~0.88）。

研究显示神经内分泌肿瘤多数过表达促血管生成的相关因子，包括 VEGF、VEGFR、PDGF、PDGFR 等。因此血管生成抑制剂有可能对神经内分泌肿瘤有效。舒尼替尼是一种口服小分子靶向药物，可抑制 VEGFR-1~3 和 PDGFR 的酪氨酸激酶活性。Matthew 等使用舒尼替尼（50mg/d，第 1~4 周 /6 周）治疗 107 例神经内分泌肿瘤，其中 41 例类癌，客观缓解率（objective response rate，ORR）为 2.4%，SD 为 83%，1 年生存率 83.4%。疗效并不理想。帕唑帕尼是针对 *VEGFR-1~3*，*PDGFRA/B* 和原癌基因 *c-Kit* 的多靶点药物。PAZONET 研究帕唑帕尼用于既往治疗进展的转移性神经内分泌肿瘤，获得 9.1% 的 ORR、56.8% 的 DCR 和 9.5 个月的中位 PFS。另外 Yao 等还比较了奥曲肽 / 贝伐珠单抗联合干扰素与奥曲肽 / 干扰素在晚期神经内分泌肿瘤的作用，结果显示联合贝伐珠单抗组中位疾病进展时间（time to progression，TTP）明显获益（9.9 个月 vs 5.6 个月，*P*=0.003）。另外，干扰素具有一定的抗血管及免疫调节作用，治疗神经内分泌癌已有数据显示，ORR 12%~20%，DCR 32%~53%。

（二）大细胞神经内分泌癌

大细胞神经内分泌癌恶性程度明显高于类癌，临床生物学行为类似于小细胞癌，诊断时 60%~80% 伴有淋巴结转移，40% 合并远处转移，生存预后较差，5 年生存率 15%~57%。其临床治疗策略及方案尚无统一标准，已有的临床研究多为小样本的回顾性分析。基本的治疗原则：Ⅰ~Ⅲ 期可手术者首选手术治疗，术后行辅助化疗或联合放疗。晚期病变以内科化疗为主的综合治疗。

1. 早期病变治疗

即使是 Ⅰ 期大细胞神经内分泌癌，其预后生存也较差，5 年生存率大约 27%~67%。Iyoda 等分析了 335 例 Ⅰa 期完全切除术后的非小细胞肺癌患者的生存数据，其中包括 259 例腺癌、65 例鳞癌、11 例大细胞神经内分泌癌，单因素及多因素分析（*P*=0.02，*HR*=2.787）均显示大细胞神经内分泌癌是预后不良的一个因素，大细胞神经内分泌癌和其他类型非小细胞肺癌的 5 年生存率分别为 54.5% 和 89.3%。Veronesi 等的回顾性分析，144 例 Ⅰ~Ⅲ 期术后的大细胞神经内分泌癌患者，21 例接受了术前诱导化疗，24 例术后辅助化疗。73 例 Ⅰ 期患者中，未行辅助化疗和接受辅助化疗的 5 年生存率分别为 42.5% 和 52%（*P*=0.077）。Saji 等的研究得到同样的结论，Ⅰ 期大细胞神经内分泌癌患者也能从辅助化疗中获益。然而 2017 年发表的一项回顾性分析中，其中有 31 例 ⅠA 期及 36 例 ⅠB 期术后的患者，发现术后辅助化疗与不化疗的患者在 DFS 和 OS 方面无差异,辅助化疗的获益人群为Ⅱ期及Ⅱ期以上患者。

术后辅助化疗的方案,目前已有的临床研究多为含铂两药方案,多数参照小细胞癌的化疗方案。Iyoda 等进行的一项单臂研究,采用依托泊苷联合顺铂的辅助化疗方案,与历史无辅助化疗的病例对照,5 年生存率分别为 88.9% 和 47.4%,2 年的 DFS 率分别为 86.7% 和 47.8%。在新辅助化疗方面,Fournel 等回顾性分析了 63 例病例,其中 25.4% 接受了新辅助化疗,结果显示 5 年及 8 年生存率分别为 49.2% 和 42%。

Kenmostsu 等评估了伊立替康联合顺铂在Ⅰ~Ⅲ期完全切除的高级别肺神经内分泌癌中作用,纳入 23 例大细胞神经内分泌癌,17 例小细胞癌,化疗方案:伊立替 $60mg/m^2$,d1、8、15,顺铂 $60mg/m^2$,d1,每 4 周重复,共 4 个周期。23 例大细胞神经内分泌癌患者 3 年生存率 86%,无复发生存率 74%。目前日本正在进行一项对比伊立替康联合顺铂与依托泊苷联合顺铂用于高级别神经内分泌癌术后辅助化疗的Ⅲ期随机临床研究。

对于非小细胞肺癌患者,存在 N_2 区淋巴结转移或未完全切除者,建议行术后辅助放疗降低复发转移风险。Rieber 等的回顾性分析中,34 例仅接受手术治疗的早期大细胞神经内分泌癌患者与 30 例接受了辅助化疗、放疗或化放疗的患者,总生存及局部无进展生存相似,其中接受术后放疗的 N2 及 R1/R2 切除的患者,2 年及 5 年生存率分别为 50% 和 30%。因此大细胞神经内分泌癌术后辅助放疗的原则可参照非小细胞肺癌。

2. 晚期病变的治疗

晚期大细胞神经内分泌癌的治疗以内科化疗为主,亦无标准治疗方案,但目前已有的研究多支持采用小细胞肺癌的化疗方案。Sun 等回顾性分析了 42 例晚期大细胞神经内分泌癌的治疗,11 例采用小细胞肺癌的治疗方案(顺铂联合依托泊苷或伊立替康),34 例采用非小细胞肺癌的标准含铂方案(铂联合吉西他滨、长春瑞滨、培美曲塞或紫杉类)。两组患者的总生存分别为 16.5 个月和 9.2 个月,中位无进展生存期 6.1 个月和 4.9 个月,有效率分别为 73% 和 50%。34 例参照非小细胞肺癌方案治疗的患者中,1 例使用长春瑞滨联合吉西他滨,2 例 TKI(tyrosine kinase inhibitor,酪氨酸激酶抑制剂)治疗。含铂方案的有效率为 60%,其中联合吉西他滨者为 40%,培美曲塞联合铂类为 7%,2 例 TKI 治疗无效。这一研究结果提示晚期神经内分泌癌一线治疗宜选择铂类为基础的方案。

Fujiwara 等的回顾性分析,22 例晚期或复发 LCNEC,一线采用铂类联合伊立替康(9 例)、多西他赛(1 例)、长春瑞滨(1 例)、依托泊苷(4 例)或紫杉醇(6 例)。总的 PFS 为 4.1 个月,客观缓解率(objective response rate,ORR)为 59.1%,最有效的方案为紫杉醇 / 铂,ORR71.4%,伊立替康 / 铂,ORR55.6%。由于采用依托泊苷方案的仅 4 例,研究未报道该组的治疗数据。

Yoshida 等评估了氨柔比星用于晚期 LCNEC 二线治疗的疗效,18 例患者均接受过至少一个含铂方案的化疗,有效率(RR)27.7%,中位 PFS3.1 个月,OS5.1 个月。另一项 Shimada 等的研究,LCNEC 二线含铂方案化疗的有效率 17%,而小细胞癌二线有效率 45%。

关于靶向治疗方面,有报道存在 *EGFR* 敏感突变的 LCNEC 使用 TKI 类药物效果较好,但 *EGFR* 突变在这部分人群中较罕见。已有研究分析血管生成与 LCNEC 转移有关,但目前尚无抗血管生成药物相关的应用研究。此外,原肌球蛋白相关激酶(tropomyosin-related kinase B)和脑源性神经营养因子(brain-derived neurotrophic factor)在 LCNEC 中高表达,并与肿瘤侵袭性相关,有望成为新的治疗靶点。

（三）小细胞癌

小细胞肺癌具有增长快、早期出现远处转移的特点，确诊时 1/3 为局限期，余多数合并血行转移。小细胞肺癌主要的治疗手段是化疗，进行临床分期的一个重要意义即明确能否同时联合胸部放疗。因此临床常采用美国退伍军人协会（Veterans Administration Lung Study Group，VGLA）的分期，将小细胞癌分为局限期和广泛期。2016 版 NCCN 指南对既往局限期和广泛期小细胞癌重新定义，与 TNM 分期对应，局限期包括 AJCC-TNM 分期中的 I～III 期（任何 T、任何 N、M0），除外肺内多发转移或肿瘤太大无法包裹在一个放射野的情况。广泛期包括IV期病变，及 T3~4 因肺内多发转移或肿瘤太大无法包裹在一个放射野的情况。

小细胞肺癌的治疗没有太大进展。化放疗联合治疗仍然是局限期的标准治疗，化疗是广泛期的标准治疗。局限期化放疗的有效率达 70%~90%，中位生存期为 14~20 个月，2 年生存率约 40%，广泛期化疗的有效率为 60%~70%，中位生存期 9~11 个月，2 年生存率 5%。

1. 局限期小细胞肺癌的治疗

（1）手术治疗：根据目前的临床指南，仅临床分期 $T_{1-2}N_0$ 的患者可考虑手术切除。除此之外患者不能从手术治疗中获益。所有手术后的患者建议行 4~6 周期辅助化疗，如术后分期存在淋巴结转移，建议行同步化放疗。关于手术获益的数据支持多来自回顾性研究，I 期患者术后 5 年生存率在 40%~60%。对 SEER 数据库的回顾性分析，肺叶切除的 I 期患者 5 年生存率超过 50%。2015 年的一项回顾性分析纳入 277 例局限期小细胞肺癌，对比手术与常规化放疗的疗效，手术患者的 5 年生存率明显优于非手术者（62% vs 25%，$P<0.01$），有无手术的 II 期或 III 期患者生存无明显差异，然而倾向性评分配对分析（配对的因素包括性别、年龄和 PS 评分等）显示 II 或 III 期患者的 5 年生存亦有获益（$P=0.04$）。然而目前尚无前瞻性研究证实这一结论，尚不作为常规推荐。

（2）化放疗：1992 年 Warde 等的荟萃分析中，对比了单纯化疗与联合化放疗在局限期小细胞肺癌中的疗效，包含了 11 项随机研究 1 911 例患者，结果显示与化疗相比，联合化放疗能明显增加局部控制率，2 年生存率提高 5.4%（$P<0.05$）。另外一项包括 13 项研究共 2 140 例局限期病例的荟萃分析中，化疗联合胸部放疗能明显降低相对死亡危险（$HR=0.86$，$P=0.001$），即减少 14% 的死亡危险，联合化放疗的 3 年生存率为 14.3%，单纯化疗者为 8.9%。亚组分析表明 <55 岁者更能获益（$HR=0.72$），而大于 70 岁者不能获益（$HR=1.07$）。这两项荟萃分析确立了化放疗联合治疗作为局限期 SCLC 标准治疗的地位。

关于放疗时机的选择，日本一项随机 III 期研究比较了同步放化疗与序贯化放疗在局限期小细胞肺癌中的疗效，结果显示同步化放疗明显优于序贯化放疗，中位生存期分别为 27.2 个月和 19.7 个月，两组的 2 年、3 年和 5 年生存率分别为 54.5%、29.8%、23.7% 和 35.1%、20.2%、18.3%。

加拿大的一项随机研究，对 308 例局限期小细胞肺癌患者行 CAV（cyclophosphamide，doxorubicin，and vincristine）方案化疗每 3 周一次共 3 周期，后交替为 EP 方案（etoposide，cisplatin）3 周期，分别在化疗第 2 周期开始或第 6 周期开始联合放疗。结果显示早期放疗的无进展生存（$P=0.036$）和总生存（$P=0.008$）明显优于后期放疗，后期放疗组脑转移风险高于早期放疗组（$P=0.006$）。Fried 等的荟萃分析，评价了早期（ERT early radiation therapy，定义为化疗第 9 周之前开始放疗）或后期（LRT later radiation therapy，定义为化疗第 9 周之后开始）胸部放疗的疗效，共包括了 7 项研究共 1 524 例患者，ERT 组的 2 年生存率优于 LRT 组（$RR=1.17$，$P=0.03$），3 年生存率 ERT 与 LRT 相当（RR=1.13，P=0.2），选择含顺铂化疗方案者，ERT 的 2 年生存率（RR=1.30，P=0.002）、3 年生存率（RR=1.35，P=0.01）均优于 LRT，而选择非含 DDP 基础化疗者，ERT 和 LRT 之间的生存期无差别。2007 年另外一项荟萃分析亦显示早期联合含铂方案同步放化疗的 2 年和 5 年生存率明显优于后期放疗（2 年生存率：HR=0.73，95% CI 0.57~0.94，P=0.01；5 年生存率：HR=0.65，95% CI 0.45~0.93，P=0.02）。

化放疗联合治疗中，最常用的化疗方案为 CAV 方案和 EP 方案。EP 方案较 CAV 方案有效率更高，耐受更好，目前是首选化疗方案。Fukuoka 等比较了 CAV 和 EP 方案的疗效，其中纳入 146 例局限期小细胞肺癌患者，两组的总生存（12.4 个月 vs 11.7 个月）和 2 年生存率相似（15% vs 21%），但 CAV 组的不良反应明显高于 EP 组。另一项研究比较了 EP 和 CEO 方案（cyclophosphamide，epirubicin，vincristine），局限期小细胞肺癌两组的中位生存期分别为 14.5 个月和 9.7 个月（P=0.001），2 年生存率分别为 25% 和 8%。

此外，NCCN 指南中联合治疗中化疗方案的另一推荐为伊立替康联合顺铂（irinotecan，cisplatin，IP），其依据来自广泛期小细胞肺癌的数据。2010 年的一项荟萃分析结果显示，IP 方案在总生存及无病生存方面均优于 EP 方案，两组有效率相似（56% vs 53%，P=0.17）。IP 组的腹泻发生率明显高于 EP 组（P<0.001），血液学毒性低于 EP 组（P<0.001）。NCCN 建议：基于疗效及毒性反应两方面考虑，仍然建议 EP 方案作为局限期或广泛期小细胞肺癌的标准治疗方案。

对于联合方案中选择顺铂还是卡铂，一项包含 4 个随机研究的荟萃分析显示，顺铂为基础的方案和卡铂为基础的方案在有效率（67% vs 66%）、无进展生存期（5.5 个月 vs 5.3 个月）和总生存（9.6 个月 vs 9.4 个月）方面差异无统计学意义，提示两者在小细胞肺癌中的疗效相似。

（3）预防性脑放疗（prophylactic cranial irradiation，PCI）：初始治疗完全缓解的小细胞肺癌患者中脑为唯一复发部位者高达 45%。1999 年的一项荟萃分析回顾了关于 PCI 治疗的随机研究的数据，接受 PCI 治疗的患者 3 年脑转移发生率 33.3%，未行 PCI 治疗者为 58.6%，两组 3 年生存率分别为 20.7% 和 15.3%（P=0.01）。2009 年一项 SEER（Surveillance，Epidemiology，and End Results）数据库的回顾性分析，纳入 7 995 例局限期小细胞肺癌患者，中位随访 13 个月，结果显示 PCI 组的 2 年（42%）、5 年（19%）和 10 年（9%）生存率均优于未行 PCI 者（23% vs 11% 和 6%，P≤0.001）。多因素分析亦显示 PCI 是预后的一个重要因素。基于以上研究的数据，目前 NCCN 指南推荐局限期小细胞肺癌初始治疗有效者行预防性脑放疗。PCI 最受关注的不良反应为迟发的神经系统损害，因其是不可逆且是造成患者愈发衰弱的重要因素。因此 PS 评分 3~4 分或已有神经功能损害者不推荐 PCI。此外，有研究显示其对年龄>60 岁的患者慢性神经毒性增加，因此高龄患者宜不推荐 PCI。

2. 广泛期小细胞肺癌的治疗

（1）一线化疗：EP 方案目前是广泛期小细胞肺癌一线标准化疗方案。多个对比传统含蒽环类化疗方案与 EP 的随机临床研究显示，两者的疗效相当，而 EP 方案的毒性更小。一项比较 CEV 和 EP 方案治疗 SCLC 的随机Ⅲ期临床研究中，其中 214 例局限期小细胞肺癌患者，中位生存期分别为 9.7 个月和 14.5 个月（P=0.001），2 年和 5 年生存率在 EP 组分别为 25% 和 10%，CEV 组分别为 8% 和 3%（P=0.001）。222 例广泛期小细胞肺癌患者的中位生存时间分别为 6.5 和 8.4 个月，但差异无统计学意义。另一项Ⅲ期随机临床研究中，280 例患者随机接受 ACE（ADM 50mg/m^2，d1，CTX 1g/m^2，d1，VP-16 120mg/m^2 静注，d1，240mg/m^2 口服 d2~3）方案或 EP 方案治疗,ACE 和 EP 方案的有效率分别为 72% 和 77%,1 年生存率分别为 34% 和 38% (P=0.497)。局限期患者接受 ACE 和 EP 方案的中位生存时间分别为 10.9 和 12.6 个月 (P=0.51),广泛期患者的中位生存时间分别为 8.5 和 7.5 个月。两组的疗效相似,但 ACE 方案的 3~4 级粒细胞缺少和感染发生率高于 EP 方案组。

其他联合化疗方案在小细胞肺癌中的尝试最有效的为伊立替康联合顺铂(IP)的方案。最初的证据来自 2002 年日本的一线多中心 III 期研究,比较了 IP 与 EP 方案在广泛期小细胞肺癌中疗效。IP 组的中位生存期 12.8 个月,EP 组为 9.4 个月,P=0.002。两年生存率两组分别为 19.5% 和 5.2%。由于中期分析数据显著差异,该研究共纳入了 174 例患者。随后的 SWOG S0124 研究,共入组 651 例广泛期小细胞肺癌患者,IP 组和 EP 组的有效率分别为 60% 和 57%(P=0.56)。中位 PFS 分别为 5.8 个月和 5.2 个月(P=0.07),中位总生存分别为 9.9 个月、9.1 个月(P=0.71)。在不良反应方面,IP 组严重腹泻发生率较高(19% vs 3%),而中性粒细胞下降和血小板减少在 EP 组更常见(68% vs 33%,15% vs 4%)。JCOG9511 等研究得到类似的结论,IP 和 EP 方案的疗效相似。2010 年一项 meta 分析 IP 方案的 OS 和 PFS 均优于 EP 方案,两组有效率相似。IP 组腹泻发生率明显高于 EP,血液学毒性 EP 组高于 IP 组。伊立替康联合铂类可作为广泛期小细胞肺癌的一线治疗选择。NCCN 指南认为 IP 方案的生存获益需与其毒性相权衡,EP 方案仍为小细胞肺癌首选标准方案。

拓扑替康与伊立替康同为喜树碱衍生物,作用于拓扑异构酶 I。II 期研究显示在广泛期小细胞肺癌中的有效率 60%~63%。Eckardt 等进行的 III 期随机研究,对比拓扑替康联合顺铂(TC)方案(DDP/ 口服 TPT,topotecan 1.7mg/m^2 d1~5,DDP 60mg/m^2 d5,每 21 天一次)和静脉给药 EP 方案(VP-16 100mg/m^2 d1~3,DDP 80mg/m^2 d1,每 21 天一次)治疗。TC 和 EP 方案的有效率分别为 63% 和 69%、中位生存时间为 39.3 周和 40.3 周(HR 1.06,P=0.47)中位 TTP 分别为 24.1 周和 25.1 周(P=0.02),两组的 1 年生存率均为 31.4%。研究显示 TC 和 EP 方案一线治疗广泛期 SCLC 疗效相当。

其他在非小细胞肺癌治疗中有效的方案,如培美曲塞联合铂类、吉西他滨联合铂类、紫杉醇联合铂类,在小细胞肺癌中的尝试均未显示优于 EP 方案的疗效。在 EP 方案的基础上联合第 3 种药物(如异环磷酰胺、紫杉醇等)并未改善生存,且毒性明显增加。

目前一线化疗推荐 4~6 个周期,维持治疗未显示总生存的获益。2013 年的荟萃分析,包括了 14 个研究,1 806 例小细胞肺癌患者。与观察组对照,维持化疗组的 1 年死亡率(OR=0.88;95% CI 0.66~1.19;P=0.414)及 2 年死亡率(OR=0.82;95% CI 0.57~1.19;P=0.302)、OS(HR=0.87,95% CI 0.71~1.06;P=0.172)和 PFS(HR=0.87;95% CI 0.62~1.22;P=0.432)无明显获益。在广泛期小细胞肺癌中的亚组分析显示,维持化疗组的 PFS 明显延长(HR=0.72;95% CI 0.58~0.89;P=0.003),然而继续维持治疗方案的 PFS 反而劣于单纯观察组((HR=1.27;95% CI 1.04~1.54;P=0.018)。因此,目前尚不推荐小细胞肺癌患者进行维持化疗。

尽管小细胞肺癌初始化疗的有效率较高,但缓解期短,CR 率低,提示残存肿瘤细胞对细胞毒类药物相对耐药。为克服耐药进行的其他尝试包括:交替或序贯联合化疗、提高化疗剂量、缩短化疗周期等,但均未显示生存获益。

(2)放疗:Slotman 的 III 期研究奠定了预防性脑放疗(PCI)在广泛期小细胞肺癌治疗中的地位。研究中一线化疗有效的广泛期小细胞肺癌患者随机分组,一组接受预防性脑放疗,另一组不做进一步治疗。PCI 组无症状脑转移的发生率明显降低（*HR*=0.27,95% *CI* 0.16~0.44,*P*<0.001）,1 年脑转移发生率分别为 14.6% 和 40.4%,总生存亦有延长（6.7 个月 vs 5.4 个月,*HR*=0.68,95% *CI* 0.52~0.88,*P*=0.000 3）。

Jeremic 等评估了放疗在广泛期小细胞肺癌中的作用。研究共纳入 210 例患者,所有患者均接受 3 周期标准方案的 EP 治疗,获得 CR 或 PR 的患者随机分组,一组接受超分割胸部放疗（54Gy/36f,18 天）联合卡铂/依托泊苷化疗,另一组继续行 4 周期 EP 方案化疗。放疗组和单纯化疗组的中位生存期分别为 17 个月和 11 个月,两组的 5 年生存率分别为 9.1% 和 3.7%（*P*=0.041）。CREST Ⅲ 期研究 495 例初始 4~6 周期化疗有效的广泛期小细胞肺癌患者在化疗完成 6 周内接受总量 30Gy 的胸部放疗或不做胸部放疗,所有患者均行 PCI。两组患者 1 年生存率无差异（33% vs 28%,*P*=0.066）。但胸部放疗组的 2 年生存率明显优于无放疗者（13% vs 3%,*P*=0.004）,而且胸部放疗组的胸内进展发生率也明显低于未行胸部放疗者（43.7% vs 79.8%,*P*<0.001）。最常见的 3 级以上不良反应主要为疲乏和呼吸困难。鉴于以上研究结果,一线化疗有效,全身播散病灶较少,尤其胸部病灶持续存在的广泛期小细胞肺癌患者可考虑行胸部放疗。

鉴于胸部放疗的较好的疗效,作用于 DNA 损伤或修复途径的药物可尝试用于小细胞肺癌的治疗。目前正在广泛期 SCLC 进行研究的 veliparib,是一种阻止单链 DNA 修复的 PARP 抑制剂。Ⅰ 期试验表明在以前未治疗的 ES-SCLC 联合 veliparib 与顺铂和依托泊苷的安全性。Ⅱ 期研究结果显示 veliparib 组与安慰剂组在 ORR（71.9% vs 65.6%）、中位 PFS（6.1 个月 vs 5.5 个月）、中位 OS（10.3 个月 vs 8.9 个月）都没有显著差异。分层分析显示只有基线 LDH 水平升高的男性患者有明显获益,这些患者接受 veliparib 治疗相比安慰剂,疾病进展风险降低了 66%（PFS *HR*=0.34；80% *CI* 0.22~0.51）。安全性方面两组总体相似。

（3）二线化疗:复发转移的小细胞肺癌患者预后较差,中位生存期为 2~3 个月,二线化疗的中位生存期也仅有 4~5 个月。一线治疗有效的患者更可能从二线化疗中获益,根据一线疗效,接受二线化疗的小细胞肺癌可分为三类:敏感性（sensitive）是指一线治疗结束有效持续超过 90 天;难治性（refractory）指一线治疗无效或治疗过程中出现肿瘤进展;化疗耐药性（resistant）指一线治疗有效,但在结束治疗后 90 天内出现肿瘤进展。临床试验中经常把难治性（refractory）和化疗耐药性（resistant）归于一类。二线治疗的缓解率和缓解期均不如一线化疗,一线化疗有效者复发转移后接受治疗更可能获益,一线治疗结束 3 个月内出现复发转移者有效率约 10%,3 个月后复发转移者的有效率约为 25%。一线化疗结束 6 个月后复发者推荐重复原方案化疗,有效率仍可达 60%。如果一线给予 CAV 化疗,化疗结束 6 个月后复发者选择 EP 方案的有效率约 45%~50%,而如果一线 EP 化疗后,CAV 的有效率仅为 11%。紫杉醇（PTX）、多西他赛（TXT）、异环磷酰胺（IFO）、长春瑞滨（VNB）、吉西他滨（GEM）、伊立替康（IRI）、拓扑替康、氨柔比星等药物也在二线治疗 SCLC 中显示了有效性。

一项 Ⅲ 期随机研究比较了静脉使用拓扑替康单药与 CAV 联合方案在小细胞肺癌二线治疗中的作用,有效率分别为 24.3% 和 18.3%,中位生存期分别为 25 周和 24.7 周,而拓扑替康组的毒性更低。另一项比较口服拓扑替康与最佳支持治疗的研究显示,口服拓扑替康亦能显著改善患者总生存（26 周 vs 14 周）。因此推荐拓扑替康用于复发小细胞肺癌的二线治疗（复发时间超过 2~3 个月,而小于 6 个月者,为 1 类证据,复发时间小于 2~3 个月者为 2A 类证据）。比较口服与静脉使用拓扑替康的研究显示两种方式的疗效和不良反应相似。

关于氨柔比星用于小细胞肺癌二线治疗的Ⅲ期研究,氨柔比星与拓扑替康相比较,有效率分别为 31% 和 17%(P=0.000 2),中位 PFS 分别为 4.1 和 4.0 个月,中位生存时间分别为 7.5 和 7.8 个月(P=0.17),1 年生存率分别为 28% 和 25%。亚组分析显示两组对化疗敏感性 SCLC 的疗效相当,但对于难治性患者,氨柔比星优于拓扑替康,中位生存时间分别为 6.2 和 5.7 个月(P=0.047)。研究认为尽管氨柔比星的有效率高于拓扑替康,但并没有显示在 PFS 和总生存期的获益。

二线治疗的持续时间目前尚无定论,NCCN 指南中建议可持续至最佳疗效后 2 周期或疾病进展或不可忍受的不良反应。对于一般情况评分 0~2 者,仍可考虑三线化疗。

(4)抗血管生成治疗:血管生成在小细胞肺癌生长、侵袭和转移中起重要作用。抗血管生成药物在非小细胞肺癌治疗中应用较为成熟,在小细胞肺癌中的有越来越多的尝试。

1)贝伐珠单抗:贝伐珠单抗是一种重组人源化单克隆抗体,可选择性的与血管内皮生长因子(vascular endothelial growth factor,VEGF)的结合,从而抑制血管生成。在小细胞肺癌一线治疗中,顺铂 + 伊立替康联合贝伐珠单抗的Ⅱ期研究,纳入 64 例初治广泛期小细胞肺癌患者,使用贝伐珠单抗 15mg/kg,第 1 天,21 天 1 周期,最多 6 个周期,有效率 75%,中位 PFS 7.0 个月(95% CI 6.4~ 8.4 个月),中位 OS 11.6 个月(95% CI 10.5~15.1 个月)。另外几项Ⅱ期研究,贝伐珠单抗联合依托泊苷 + 铂或伊立替康联合卡铂化疗 4~6 周期后,继续贝伐珠单抗维持治疗,中位 PFS 在 4.7~9.1 个月,中位 OS 10.9~12.1 个月。IFCT-0802 Ⅱ / Ⅲ期研究,2 周期 EP 或 PCDE(cisplatin/cyclophosphamide/epidoxorubicin/etoposide)方案化疗后 PR 的患者继续化疗至最多 6 周期,或联合贝伐珠单抗 7.5mg/kg,第 1 天,每 21 天重复,至最长 2 年。两组 PFS(5.5 个月 vs 5.3 个月,P=0.82)和 OS(13.3 个月 vs 11.1 个月)均无显著差异。对比贝伐珠单抗联合 EP 方案与单纯 EP 方案化疗的Ⅲ期随机研究显示,贝伐珠单抗组的 PFS 优于单纯化疗组(5.7 个月 vs 6.7 个月,P=0.030),但 OS 无差异。在小细胞肺癌二线治疗中的Ⅱ期研究目前亦显示一定的 PFS 获益,尚需进一步的Ⅲ期研究证实。目前 NCCN 指南尚不推荐贝伐珠单抗用于小细胞肺癌的治疗。

2)TKI 类药物:舒尼替尼为多靶点小分子 TKI 类药物,可抑制 VEGF 受体。目前在小细胞肺癌方面的研究主要集中于二线和维持治疗。研究多为阴性结果。CALGB 随机Ⅱ期研究,舒尼替尼对比安慰剂用于广泛期小细胞肺癌 EP 方案诱导化疗后的治疗。舒尼替尼组 PFS 略优于安慰剂组(3.7 个月 vs 2.1 个月,P=0.02),OS 无显著差异(9.0 个月 vs 6.9 个月,P=0.16)。索拉非尼亦为一多靶点 TKI 类药物,可作用 VEGFR、PDGFR 及 RAF。目前在二线及一线联合化疗的研究结果无显著获益。cediranib 亦为口服 TKI 类药物,作用于 VEGFR-1、VEGFR-2、VEGFR-3 和 c-Kit。用于二线治疗的Ⅱ期研究 25 例患者,9 例疾病稳定,无 PR 患者。凡德他尼可以作用于 EGFR、VEGFR 和 RET 酪氨酸激酶,无论在一线联合化疗或单独用于诱导化疗有效的维持治疗,目前的Ⅱ期研究结果均未显示获益。

3)沙利度胺:近年来研究显示沙利度胺可通过抑制血管生成及发挥免疫调节作用从而达到抗肿瘤的作用。现已批准用于多发性骨髓瘤的治疗。法国一项Ⅲ期研究了广泛期小细胞肺癌行 2 周期 PCDE 方案化疗后有效的患者继续 4 周期化疗同时联合沙利度胺 400mg,每日一次或安慰剂治疗。联合沙利度胺组的 OS 略长于单纯化疗组(11.7 个月 vs 8.7 个月),但差异无统计学意义,PFS 亦无明显差异(6.6 个月 vs 6.4 个月,P=0.15)。联合沙利度胺的 2~4 级毒性反应明显增加,然而 PS 评分 1~2 的患者显示生存获益(HR=0.59;95% CI 0.37~0.92;P=0.02)。一项随机Ⅲ

期研究比较沙利度胺 100mg,每日一次联合依托泊苷+卡铂与单纯化疗在局限期或广泛期小细胞肺癌中的作用,两组 OS、PFS 及 ORR 均无显著差异。上述研究提示体能状况较好的患者可能从沙利度胺联合化疗中获益,但仍需进一步的研究证实。

4)ziv-afibercept:ziv-afibercept 是一种重组融合蛋白,由 VEGFR-1 和 VEGFR-2 的胞外区域融合到人免疫球蛋白 IgG1 的 Fc 区域,可以与 VEGF-A、VEGF-B 结合,阻断其与内源性 VEGFR-1 和 VEGFR-2 的结合,从而发挥抗血管生成的作用。目前 FDA 已批准其用于转移性结直肠癌的治疗。S0802 Ⅱ期研究,189 例一线含铂方案化疗后的小细胞肺癌患者随机接受拓扑替康 $4mg/m^2$ 静脉滴注联合或不联合 ziv-afibercept 6mg/kg,每 21 天 1 周期的方案治疗。3 个月的无进展生存率 ziv-afibercept 明显优于单纯化疗组(26% vs 12%,$P=0.01$),这一获益在一线含铂方案耐药复发的患者中尤其显著(27% vs 10%,$P=0.02$),而在敏感复发的患者中无显著差异(24% vs 15%;$P=0.22$)。总生存亦无显著差异(5.4 个月 vs 4.4 个月)。ziv-afibercept 组 3~5 级不良反应明显增加,包括肺出血、粒细胞减少等。因此 ziv-afibercept 联合拓扑替康在耐药复发患者中的获益与不良反应需要进一步的研究进行权衡评估。

5)恩度(endostar):恩度是一种重组人血管内皮抑素。2011 年的 Ⅱ期研究评估了恩度联合 EP 方案一线治疗广泛期小细胞肺癌的疗效,ORR 69.7%,中位 PFS 5.0 个月,中位 OS 11.5 个月,1 年生存率为 38.1%。2015 年另外一项随机 Ⅱ期研究,EP 联合恩度与单纯化疗的比较,两组在 ORR(75.4% vs 66.7%,$P=0.348$)、PFS(6.4 个月 vs 5.9 个月)及 OS(12.1 个月 vs 12.4 个月,$P=0.82$)方面均差异无统计学意义。

(5)免疫治疗:免疫治疗是近两年肿瘤研究领域的热点,PD-1 及 PD-L1 抑制剂在非小细胞肺癌领域有显著进展。ipilimumab 是一种单克隆抗体,能有效阻滞细胞毒性 T 细胞抗原 -4(cytotoxic T-lymphocyte associated protein 4,CTLA-4)分子。CTLA-4 是一种 T 淋巴细胞的负调节器,可抑制其活化。ipilimumab 与 CTLA-4 结合并阻碍后者与其配体(CD80/CD86)的相互作用阻断 CTLA-4,可增加 T 细胞的活化和增殖,从而增加 T 细胞介导的抗肿瘤作用。Reck 等的 Ⅲ期随机研究比较 ipilimumab 联合 EP 方案对比 EP 方案在广泛期小细胞肺癌的作用,ipilimumab 10mg/kg,每 3 周一次,化疗第 3~6 周期,之后每 12 周进行 ipilimumab 维持治疗。954 例患者至少接受一个周期的治疗,其中化疗联合 ipilimumab 组 478 例,化疗联合安慰剂 476 例。ipilimumab 联合化疗组与安慰剂联合化疗组的 OS 分别为 11.0 个月和 10.9 个月($P=0.377\,5$)。中位 PFS 分别为 4.6 个月和 4.4 个月($HR=0.85$;95% CI 0.75~0.97),两组的不良反应相似。

T 细胞表面表达 PD-1,肿瘤细胞表面表达 PD-1 配体(PD-L1),其与 T 细胞表面的 PD-1 相结合,抑制 T 细胞的活化,从而抑制 T 细胞对肿瘤细胞的免疫抑制作用。nivolumab 是一种人免疫球蛋白 G4(IgG4)单克隆抗体,可结合至 PD-1,阻断它与 PD-L1 和 PD-L2 相互作用,释放 PD-1 通路介导的免疫反应的抑制作用。checkmate302 Ⅰ/Ⅱ期研究,比较了 nivolumab(3mg/kg,每 2 周一次,直至疾病进展或不可耐受的不良反应)与 nivolumab 联合 ipilimumab(1mg/kg 和 1mg/kg,1mg/kg 和 3mg/kg,3mg/kg 和 1mg/kg,每 3 周一次,共 4 次,之后 nivolumab 3mg/kg,每 2 周一次)两种小细胞肺癌的治疗。目前中期分析的结果显示,在 nivolumab 组,ORR 为 10%(10/98),nivolumab 1mg/kg 联合 ipilimumab 1mg/kg 组 ORR 为 33%(1/3),nivolumab 1mg/kg 联合 ipilimumab 3mg/kg 组 ORR 为 23%(14/61),nivolumab 3mg/kg 联合 ipilimumab 1mg/kg 组 ORR 为 19%(10/54),联合治疗组总的 ORR 为 21%。期待进一步 Ⅲ期研究的结果。

(6)替莫唑胺:小细胞肺癌常过度表达 DNA 修复蛋白,包括 DNA 烷基转移酶(MGMT),聚 ADP- 核糖聚合酶 -1(PARP-1)等。因此抑制 DNA 损伤修复途径成为可能的治疗靶点。替莫唑胺是一种口服烷化剂,研究显示替莫唑胺的抗肿瘤活性与 *MGMT* 基因启动子甲基化状态相关,*MGMT* 高甲基化状态从替莫唑胺化疗中获益更多。Ⅱ 期研究显示在替莫唑胺在复发小细胞肺癌中有效率 20%。PARP 途径抑制剂 talazoparib,在敏感复发的患者中单药有效率为 10%,临床获益率为 25%。

(7)其他可能的治疗靶点:*MYC* 基因是肿瘤形成的重要促进因素,约 20% 小细胞肺癌表达 myc。myc 是 aurora 激酶 A 和 B 的转录调节因子,后者在 *TP53* 基因缺失的情况下可促进肿瘤生长。因此抑制 aurora 激酶可能抑制肿瘤生长,alisertib 是 aurora 激酶 A 的抑制剂,Ⅱ 期研究显示在复发进展的小细胞肺癌有效率 21%。另外抑制 myc 转录的关键因子的研究亦在进行中。研究显示大约 6% 的小细胞癌存在成纤维生长因子(fibroblast growth factor receptor,FGFR)过表达,对 FGFR 抑制剂敏感,相关的药物如 lucitinib、BIBF1120 在临床研究中。Notch 途径是早期肺癌发展、调节干细胞自我更新的关键,其被异常激活可造成肿瘤发生。基因组分析显示 25% 的小细胞肺癌存在 Notch 家族基因突变。tarextumab(OMP-59R5)是一种完全人源化的单克隆抗体,可作用于 Notch2 和 Notch3 受体,可延迟化疗后的肿瘤进展,其联合化疗的临床应用在进行。此外还有将作用与 Notch 途径的抗体与化疗药物结合的 rovalpituzumab tesirine、sacituzumab govitecan,在二线治疗中的有效率为 23%~30%。

第 3 节 消化系统神经内分泌肿瘤

一、胰腺神经内分泌肿瘤

胰腺神经内分泌肿瘤(pancreatic neuroendocrine tumors,pNET)包括散发肿瘤和遗传家族性具有内分泌系统多发性腺瘤病遗传倾向的明确证据,以常染色体显性遗传方式遗传。组织学活检明确诊,大多数内分泌肿瘤,pNET 血供丰富,在多相 CT 和 MRI 中出现特征性增强有助于同腺癌相鉴别。超声检查有助于胰腺原发肿瘤和肝脏转移瘤确诊,并在超声引导对可疑肝脏病变行经皮穿刺组织活检,超声内镜引导下胰腺原发灶活检。

(一)pNET 亚型

1. 胰岛细胞瘤 胰岛素瘤发病的平均年龄在 45 岁左右。诊断该病的必要条件是空腹或无规律的低血糖,伴血浆胰岛素水平相对升高。建议行其他的一些检查,包括对甲苯磺丁脲过度反应、注射葡萄糖酸钙后的血浆胰岛素反应和血浆胰岛素原与胰岛素的比例。散发胰岛素瘤以单发为主,约 10% 发生转移。根据病理学特点很难判断其转移风险。外科切除常是治愈性的治疗方式,小的胰岛细胞瘤转移风险低。手术方式取决于肿瘤大小和肿瘤与周围血管系统的关系,决定行剜除术或根治性手术。与其他 NET 一样,对于不能够通过非手术方式控制症状的患者,可行部分切除术以获得姑息治疗效果。无法手术切除和反复发作的低血糖患者,改善饮食和胰岛素拮抗物改善生存。

在有症状 NET 治疗中奥曲肽可降低 65% 胰岛细胞瘤患者血浆胰岛素水平。胰岛细胞瘤转移者奥曲肽治疗有效的。糖皮质激素、胰高血糖素也是有效的姑息治疗药物。

二氮嗪有强效升血糖作用，用于减轻胰岛素细胞瘤症状和亮氨酸敏感型早期低血糖症状。主要作用是直接抑制 B 细胞释放胰岛素及胰腺外升血糖作用。二氮嗪可以降低血糖水平，但不抑制肿瘤生长。

2. 胰高血糖素瘤 胰腺 A 细胞产生的胰高血糖素在调节血清葡萄糖浓度中有重要作用。A 细胞瘤的分泌胰高血糖素可带来相关临床症状。胰高血糖素瘤可导致坏死性游走性红斑以及体重下降、舌炎、唇干裂、静脉血栓等。胰高血糖素能抑制肠道蠕动，导致肠梗阻，便秘等。多数肿瘤增长至超过 4cm，50%~80% 发生转移。胰高血糖素瘤血浆胰高血糖素浓度升高（正常：<60pg/ml）。多数大于 1 000pg/ml。女性发病年龄是 50~60 岁。50% 的原发肿瘤位于胰腺体尾。CT、MRI 和 SSRS 有助于诊断。首选手术治疗，术后复发很常见，主要转移部位在肝脏。肝转移瘤外科切除首选，奥曲肽可使高达 90% 无法手术者的患者皮疹改善，30% 的患者皮疹完全消失。

3. 生长抑素瘤 生长抑素调节生长抑素分泌。随后，胰岛 δ 细胞分泌生长抑素。生长抑素对胰岛细胞分泌的激素进行旁分泌调节。这些激素分泌的抑制作用导致如糖尿病、腹泻和胆囊疾病的发生。生长抑素瘤多见胰腺头部，80% 的患者在确诊时已转移。手术切除治愈率低。减瘤术和化学治疗是首选姑息治疗。

4. 胃泌素瘤 胃泌素是由胃窦 G 细胞分泌多肽激素刺激胃酸分泌。胰腺肿瘤或十二指肠肠壁 G 细胞肿瘤的患者发生 Zollinger-Ellison 综合征的胃泌素分泌增高症状，以严重的消化道溃疡和胰腺胰岛细胞瘤为主。

胃泌素瘤综合征的主要特点是经过充分的药物和手术治疗难以控制的消化道溃疡。高胃酸导致小肠内消化酶失活引发间歇性腹泻伴脂肪泻。MEN-1 综合征中 50% 患者伴胃泌素瘤。胃泌素瘤除了胰腺，还可发生于十二指肠、胃和腹膜后淋巴结。Zollinger-Ellison 综合征（ZES）诊断包括空腹高胃酸分泌、基础胃酸分泌量大于 15mmol/h。胃泌素水平高于 1 000pg/ml；消化道溃疡病；原发肿瘤诊断和伴有远处转移。内镜超声、CT 扫描、MRI、血清胃泌素及腹腔动脉造影等检查有助于诊断。同其他 NET 奥曲肽扫描确定原发肿瘤和转移病变。胃酸分泌亢进的胃泌素瘤一般采用药物治疗。全胃切除术是治疗复发性十二指肠和空肠溃疡的唯一治疗选择。PPIs（proton pump inhibitors，质子泵抑制剂）可缓解胃酸分泌亢进所致的消化道溃疡症状。在难治性病例，可考虑行奥曲肽治疗。

（二）胰腺神经内分泌肿瘤的治疗

1. 手术治疗 根据我国"胰腺神经内分泌肿瘤专家共识"，手术方式包括肿瘤剜除术、局部切除术、节段性切除术、胰体尾切除术、胰十二指肠切除术以及联合脏器切除术等。直径<6cm、良性、功能性 pNET 可经腹腔镜手术；有恶性可能者选择开放性手术。直径<2cm 的类癌、功能性胰岛细胞瘤无须淋巴结清扫；其余建议行淋巴结清扫。

（1）无功能性 p-NET：局限、无功能性 pNET 除禁忌证外，应采取手术治疗。对直径>2cm 或有恶性可能者，行 R0 切除和淋巴结清扫，如胰十二指肠切除、胰体尾切除等；对直径 ≤2cm 者，可剖腹或在腹腔镜下剜除或局部切除。其中肿瘤 1~2cm 者应考虑淋巴结清扫，因为肿瘤虽小，但存在淋巴结转移的风险；直径<1cm 的肿瘤常规手术切除尚未达成共识，可选择非手术治疗。

直径 1~2cm、非手术治疗者,3 年内应严密随访;直径>1cm 者也要进行随访。

1)胰岛素瘤:多为良性、单发,家族性多发者居多。手术方式:胰腺体尾部局灶孤立性肿瘤可行摘除术;肿瘤在胰腺实质内或侵犯周围脏器者、肿瘤位于胰头者行胰十二指肠切除术,位于胰体尾者行中央段切除、保留或不保留脾脏的胰体尾切除术。

2)胃泌素瘤:手术方式依据术前定位和剖腹探查所见而定。隐匿性胃泌素瘤可严密随访或行十二指肠切开探查,发现肿瘤行术中超声引导下摘除或局部切除,并切除十二指肠周围淋巴结。胰头部胃泌素瘤、外生性且不邻近胰管者,行摘除术 + 淋巴结清扫;位于深部或具侵袭性,或紧靠主胰管,行胰十二指肠切除术;位于胰体尾时行伴或不伴脾切除的胰体尾切除术。

3)胰高血糖素瘤:多为恶性。位于胰头者行胰十二指肠切除 + 淋巴结清扫;位于胰体尾并累及区域淋巴结伴钙化者,行远端胰腺切除 + 淋巴结清扫 + 脾切除术;直径<2cm 的外周型胰高血糖素瘤少见,考虑摘除或行局灶切除 + 淋巴结清扫。

4)VIP 瘤:肿瘤位于胰体尾者行胰体尾及脾切除和淋巴结清扫术;肿瘤位于胰头者行胰十二指肠切除、淋巴结清扫术;直径<2cm 的外周型 VIP 瘤少见,行摘除或局切术、淋巴结清扫术。

5)罕见肿瘤:生长抑素瘤、促肾上腺皮质激素(adrenocorticotropic hormone,ACTH)瘤、甲状旁腺激素相关蛋白瘤和 PP 瘤的治疗方法类似于无功能性肿瘤。直径>2cm 或侵袭性肿瘤,位于胰头者行胰十二指肠切除术;位于胰体尾者行胰体尾 + 脾切除术。直径>2cm 或有恶性表现者,应整块切除(R0 切除)和区域淋巴结清扫。

(2)功能性 pNET:伴代谢性症状(如低血糖等)的 pNET、无论肿瘤大小都应切除。直径>2cm 者,应行 R0 切除(包括邻近器官)和区域淋巴结清扫术,位于胰头者行胰十二指肠切除术,位于胰体尾者行胰体尾加脾或保留脾脏的手术。

(3)肝转移瘤:对于原发胰腺肿瘤为 G_1 或 G_2 级、可切除的局限性肝转移瘤,最佳方案是 I 期或 II 期根治性切除原发和转移肿瘤;需行胰十二指肠切除和肝切除时,应考虑先行肝切除来降低由于胆道系统可能污染而导致的肝周败血症的风险。切除术可使临床受益,但大部分转移者均会复发,进一步切除或行消融术是可行的,部分患者复发后仍可获得长期生存。

姑息性手术的疗效不理想,但切除 90% 的肿瘤有助于减轻局部症状,并改善系统性治疗的疗效。肝移植仅作为研究性治疗而非常规治疗手段,对于原发灶已切除、不伴肝外转移、其他手段症状难以控制的年轻患者,肝移植可作为一种治疗选择。

(4)局部治疗:局部治疗肝转移包括介入治疗、肝移植等。介入治疗和消融治疗(射频、激光、冷冻)等手段控制肝转移灶,可有效减轻肿瘤负荷,减少激素分泌,从而改善患者的生活质量。肝动脉(化疗)栓塞(transarterial embolization/transarterial chemoembolization,TAE/TACE)TAE/TACE 常用于控制 pNEN 的肝转移灶,有症状缓解、肿瘤标志物下降以及影像学的有效。射频消融治疗(radiofrequency ablation,RFA)肝转移瘤无法手术行射频消融治疗。肝移植在年轻、肿瘤原发灶已切除、无肝外远处转移、分化好的 NEN(G_1/G_2),肝移植可作为一种治疗选择。

2. 肽受体放射性同位素治疗(PRRT)

肽受体放射性同位素治疗(peptide receptor radionuclide therapy,PRRT)是一种定点靶向治疗策略,专门使用放射性标记肽作为生物靶向载体,将辐射剂量的细胞毒性水平传递给过表达特异受体的癌细胞。由于胰腺神经内分泌肿瘤细胞大部分高表达生长抑素受体,PRRT 在体内靶向细胞受体具有高灵敏度、特异性和分子水平治疗的优势,在不能手术和转移的胰腺神经内分泌肿瘤患者提供了新方法。

3. 药物治疗　对于高、中分化(G1/G2)无法手术切除的局部晚期及远处转移患者,以全身治疗联合局部治疗的多学科治疗模式。全身治疗主要有如下几种选择。

(1)生物治疗:生长抑素类似物:SSA 治疗 pNENs 的有效率不到 10%,但疾病控制率可达 50%~60%。一项大型、前瞻性、随机对照Ⅲ期临床研究(PROMID)证明,长效奥曲肽明显延长中肠 NET 患者的中位 TTP(14.3 个月 vs 6.0 个月,$P<0.001$)。因此,长效奥曲肽能够提高分化良好的转移性 NET 患者的 TTP,建议作为有功能或无功能进展期中肠 NET(G1)的一线治疗。另一项兰瑞肽Ⅲ期随机对照 CLARINET 研究较安慰剂显著延长患者 PFS。根据大量回顾性研究以及非随机前瞻性研究,SSA 同样可用于进展缓慢的 pNEN(G2),不建议作为 NEC(G3)的治疗。对于奥曲肽扫描为阳性、肿瘤负荷较大的患者,应首选 SSA 治疗;扫描阴性的情况下仍可考虑使用 SSA。

干扰素 -α 因为毒性反应较大,通常被用于二线治疗:当单用长效奥曲肽治疗无效时,可加用干扰素。

(2)全身化疗:pNET、转移性前肠 NENs(G2)、任何部位的 G3 患者可推荐使用细胞毒性药物治疗,而对于 G1/G2 的中肠 NENs 患者,由于有效率较低,不推荐首选化疗。链脲霉素(我国未上市)联合 5-FU(或)表柔比星对于 G1/G2 的 pNEN 证据最为充分,客观有效率为 35%~40%。在此方案基础上联合顺铂对疗效并无提高。替莫唑胺联合卡培他滨治疗转移性 pNEC 的一项小样本(n=30)回顾性研究中,客观缓解率达到 70%,中位 PFS 达到 18 个月。2012 年一项小样本的前瞻性研究入组 35 例 NENs 患者,给予替莫唑胺联合贝伐珠单抗治疗,其中 pNET 患者(15 例)的有效率达到 33%,中位 PFS 达到 14.3 个月。我国开展的前瞻性Ⅱ期 STEM 研究显示,替莫唑胺联合替吉奥在晚期 pNE ORR 36.7% 中位 PFS、OS 均未达到;国外一项前瞻性 E2211 研究替莫唑胺联合卡培他滨较卡培他滨显著延长 PFS,且上述两项研究均发现 MGMT 低表达患者对替莫唑胺方案更敏感。替莫唑胺在临床使用中的良好疗效,推荐其单药或联合化疗或者靶向药物治疗转移性 pNET 或 pNEC。

顺铂联合依托泊苷或伊立替康为 pNEC 的首选方案。目前无标准二线治疗方案。5-FU 或卡培他滨联合奥沙利铂或伊立替康等方案也可以作为二线治疗的选择。

(3)靶向治疗:舒尼替尼与依维莫司两种靶向药物分别证明在转移性 pNET 中有较好的疗效及耐受性。舒尼替尼是一种多靶点酪氨酸激酶抑制剂,可抑制包括血管内皮生长因子受体与血小板源性生长因子受体在内的至少 9 种受体酪氨酸激酶。在Ⅱ期临床研究中,有效率为 16.7%,疾病控制率达 68%,一年生存率为 81.1%。一项随机、Ⅲ期临床研究比较了舒尼替尼和安慰剂用于治疗晚期 pNET 的疗效。该研究预计入组 340 例患者,但由于中期分析观察到舒尼替尼显著优于安慰剂而提前终止。舒尼替尼组患者的中位 PFS 为 11.4 个月,而安慰剂组患者仅为 5.5 个月(P<0.001)。根据交叉校正,提示舒尼替尼可产生 6.3~16.7 个月的生存获益。舒尼替尼的不良反应主要为高血压、蛋白尿、腹泻、呕吐、乏力等,但并不影响患者的生活质量,极少数患者出现充血性心衰。舒尼替尼可用于进展期无法切除的局部晚期或转移性 pNET。

依维莫司是一种口服的 mTOR 抑制剂。在一项前瞻性、随机、安慰剂对照的Ⅲ期研究(RADIANT-3)中,410 例高、中分化的晚期 pNET 患者分别接受安慰剂和依维莫司 10mg/d 的治疗。依维莫司组的中位 PFS 为 11 个月,而安慰剂组仅为 4.6 个月,两者之间差异无统计学意义($P<0.001$)。依维莫司常见的不良反应包括口腔炎、皮疹、腹泻、高血糖,少数患者可出现间质性肺炎等。该研究中还纳入 40% 未接受过治疗的患者,疗效与接受过治疗的患者类似,故依维莫司可用于进展期无法切除的局部晚期或转移性 pNET。

(4)症状控制:对于功能性 pNET 发生转移的患者常因激素分泌过多而出现症状,而非因为瘤体过大。若患者的肿瘤对奥曲肽亲和力高,生长抑素类似物通常能很好地控制激素过多的症状。

对于因为肿瘤过大而出现症状的患者,建议初始治疗不仅包括一种生长抑素类似物(如果未应用),还应联合使用一种靶向药物或化疗。对于症状明显或转移灶迅速增大的患者,建议将化疗作为初始治疗,因为化疗的客观缓解率高于其他治疗方法。有两种治疗方案可供选择:以链脲霉素为基础的联合方案或含替莫唑胺的方案。

二、胃神经内分泌肿瘤

gNET 的发生率不到胃部肿瘤 1%,约占消化系统神经内分泌肿瘤的 8%,由于胃镜检查的普及,gNET 的检出率明显提高。多数 gNET 源于胃体底的肠嗜铬样(enterochromaffin-like,ECL)细胞。

(一)亚型

根据病因、生物学行为和预后,可将胃神经内分泌肿瘤分为 3 型。

Ⅰ 型 gNET:最常见,占所有 gNET 的 70%~80%。此类肿瘤起源于肠嗜铬样(ECL)细胞。此型 gNET 和通常由自身免疫性萎缩性胃炎所致的持续高胃泌素血症有关,伴或不伴恶性贫血。该型更常见于年纪较大的女性。内镜下,肿瘤通常小于 1cm,常为多发性,可表现为息肉样病变伴中央小溃疡。

有观点认为萎缩性胃炎患者胃泌素水平较高使得 ECL 细胞收到慢性刺激后演变为 gNET 细胞。部分病例中实施的胃窦切除术能够实现 gNET 瘤体的缩小或消退,支持了这一观点。

此类 gNET 通常为惰性且无功能,多为良性。不超过 2cm 的 gNET 中,转移发生率不到 10%,但较大的 gNET 中,转移发生率约为 20%。5 年生存率可达 100%。<1cm 者,可予内镜下切除;1~2cm 者,可予内镜下切除或外科干预;>2cm 者,多需外科手术切除治疗。长期的生长抑素类似物或胃窦切除术可抑制高胃泌素血症,可能使<1cm 的瘤体消失。

Ⅱ 型 gNET:其发生与胃泌素瘤(卓-艾综合征)相关,常见于多发性内分泌腺肿瘤 1 型(MEN-1),约占 gNET 的 5%。目前认为此类肿瘤起源于血清胃泌素水平升高刺激 ECL 细胞,这与萎缩性胃炎患者的 gNET 相似。胰腺或十二指肠的胃泌素瘤可引起高胃泌素血症。

Ⅱ 型 gNET 的生物行为类似 Ⅰ 型:Ⅱ 型通常呈多灶性,但通常相对 Ⅰ 型较大,<1cm 者仅有 35%,>2cm 者多达 20%。此类 gNET 通常分化良好,且往往为惰性,但相较于 Ⅰ 型仍呈现稍高的侵袭性,15% 表现出局限于黏膜的侵袭性,60% 可侵入至黏膜下层,10% 可达肌层,远处转移也较 Ⅰ 型更多见。5 年生存率为 60%~90%,也低于 Ⅰ 型 gNET。其治疗方式与 Ⅰ 型大致相同。

Ⅲ 型 gNET:称为散发性类癌,Ⅲ 型占 gNET 的 20%,其与 Ⅰ 型和 Ⅱ 型不同的是,发生在无萎缩性胃炎、卓-艾综合征或 MEN1 综合征的情况下,Ⅲ 型 gNET 患者的空腹血清胃泌素水平通常正常。

内镜下Ⅲ型 gNET 瘤体通常为单个、较大、浸润性病损,可伴溃疡;组织学上通常为分化良好的 NET,但其 Ki-67 可能超过 3% 这一临界值而被归类至 G2。

Ⅲ型 gNET 侵袭性最强,多数前来就诊的患者中被诊断时已发生了肿瘤的浸润,局部转移或肝转移的发生率高达 65%。

该型 gNET 治疗前均应评估危险因素并进行影像学分期,如无远处转移,应采用外科干预,无论是否为高级别 gNET,切除瘤体的同时均应切除区域淋巴结。患者可能出现消化道出血或因高度恶性而需要内镜治疗。

低分化胃神经内分泌癌(gastric neuroendocrine carcinoma,gNEC):在一些分类方法中被划分至Ⅳ型 gNET。它是一种高度恶性的神经内分泌肿瘤,多有局部浸润和转移,不伴类癌综合征,发病年龄 60~70 岁,男性占优势。大多数肿瘤位于胃体或胃底,但 10%~20% 可能发生在胃窦。肿瘤一般较大,平均 4~5cm,常可深入侵犯胃壁并伴有转移。组织学上多被分至 3 级,常具有实质结构坏死、高度异型性、有丝分裂频繁、增殖指数高(一般在 20%~40%),几乎所有肿瘤均表现为血管和外周神经浸润。预后差,中位生存期为 8 个月,但随访 10~15 年后仍有部分患者存活。

(二)类癌综合征

多出现在少数的Ⅱ型或Ⅲ型胃类癌患者中,比如非典型潮热。非典型潮热是一种长时间的红紫样发热,可累及躯干和四肢,多由 5- 羟色胺的前体(5-HTP)所致。

Ⅱ型胃类癌伴随 MEN-I/ZES 的患者的类癌综合征可表现为腹泻、典型潮热、血清 5- 羟色胺升高、尿 5-HIAA 升高等。少数 gNET 可释放组胺,可引起支气管痉挛、皮肤瘙痒、面部潮红、流泪等症状。

(三)治疗

1. 手术

Ⅰ型 gNET:瘤体可能会自发消失,很少有显著进展。较小的、多中心的病变应当进行每年的内镜随诊。很少有较大的侵袭性肿瘤需要局部手术切除,罕见的更大的多灶性病变需行胃切除术。建议行 EUS 以评估侵袭性,对于恶性进展或复发,局部手术切除或全胃切除加淋巴结清扫者宜行部分或全胃切除术。胃窦切除术可能会使瘤体减小,可考虑在多中心或复发的肿瘤患者中应用,通常与较大的Ⅰ型 gNET 手术切除一同进行,但与反复内镜下切除相比,其结果和发病率尚不清楚。

Ⅱ型 gNET:手术治疗应同时以切除高胃泌素血症的来源和切除 gNET 为重点,十二指肠切开术的同时,暴露胰腺和十二指肠,定位胃泌素瘤和可能的 MEN-1 胰腺病变,最常见的是 80% 的胰腺远端切除。2 型腺瘤>1cm 者推荐行局部切除,如 EUS 排除肌层浸润者可考虑内镜下黏膜切除术。胃切除伴局部淋巴结清扫是治疗较大肿瘤的首选方法。

2. 全身化疗 胃神经内分泌癌的患者进展迅速、预后差,即使在临床上为局灶性病变,也很有可能转移扩散。单独使用外科手术很难治愈局灶性病变,推荐对大多数患者进行多学科治疗。全身性化疗对胃神经内分泌癌有效,早期和晚期胃神经内分泌癌的主要疗法都是基于铂类的化疗。

针对局灶性病变,首选一种铂类药物加依托泊苷。局限期 SCLC 的现有数据显示,卡铂和顺铂的总体生存期、无进展存活期和客观缓解率相当,仅在毒性方面存在差异:卡铂更有可能引起 3~4 级的血液系统毒性;顺铂更可能引起非血液系统毒性,主要是神经毒性和肾毒性。鉴于顺铂 /

第 30 章

依托泊苷使用经验更为丰富,可作为局限性病变的标准疗法,而卡铂应仅用于有顺铂禁忌证或者不能耐受该药的患者。北美神经内分泌学会(NANETS)推荐建议治疗 4~6 个周期。

转移性胃神经内分泌肿瘤具有侵袭性,一般不推荐手术切除转移病灶,有必要尽快对此类患者进行化疗,主要推荐在初始治疗中采用以铂类为基础的双药化疗方案,通常是顺铂或卡铂加依托泊苷。联合铂类和伊立替康的方案也得到了验证。但尚无试验在 gNEC 患者中直接比较过铂类 / 依托泊苷与伊立替康 / 顺铂双药治疗。

3. 靶向治疗　NET 是血管最为丰富的实体肿瘤之一,高度表达 VEGF 及其受体,即血管内皮生长因子受体(VEGFR),以 VEGF 为靶向的治疗 NET 的药物包括可抑制 VEGFR 的 TKIs——舒尼替尼、抗 VEGF 单克隆抗体——贝伐珠单抗及 mTOR 抑制剂依维莫司。

尽管一些 II 期试验对 TKIs 治疗晚期 gNET 的情况进行过评估,但其作用仍不确定,目前不推荐常规使用这些药物。

在有关奥曲肽加贝伐珠单抗与奥曲肽加干扰素的对比研究中,使用贝伐珠单抗治疗的患者中放射学缓解更常见(12% vs 4%),但中位 PFS 差异无统计学意义(16.6 个月 vs 10.6 个月),因此尚未确定贝伐珠单抗联合奥曲肽对于治疗 gNET 的作用。

对于尽管使用了生长抑素类似物治疗但病情仍进展的 gNET 患者,建议选择依维莫司治疗。2012 年美国临床肿瘤学会(ASCO)胃肠道癌症研讨会的分析报道发现,对 RADIANT 2 试验中随机化失衡进行校正后,依维莫司有显著性 PFS 效益(疾病进展 *HR*=0.62,95% *CI* 0.51~0.87,*P*=0.003)。依维莫司已被批准用于治疗起源于胃肠道的进展性、分化良好的、不可切除的局部晚期或转移性的非功能性 NET。

4. 肽受体放射性核素治疗(PRRT)　对于尽管给予了标准剂量长效生长抑素类似物治疗,或生长抑素类似物治疗加依维莫司,但是病情仍继续进展的生长抑素受体阳性 gNET 患者,可尝试给予 PRRT 治疗。

三、十二指肠神经内分泌肿瘤

十二指肠神经内分泌肿瘤(duodenal neuroendocrine neoplasms,d-NEN)是一种罕见的神经内分泌肿瘤,仅占所有胃肠神经内分泌肿瘤的 2% 或者更少。然而识别这类神经内分泌肿瘤十分重要的,因其可能与激素或遗传综合征有关,进而有相应的治疗需求。d-NENs 患者平均年龄是 60 岁,男性稍多于女性。由于大多数十二指肠类癌不出现临床症状,故多由于非特异症状行内镜而被发现并诊断。

(一)亚型

十二指肠神经内分泌肿瘤可分为 5 个亚型:十二指肠胃泌素瘤(48%~66%)、生长抑素瘤(15%~43%)、无功能神经内分泌肿瘤(19%~27%)、神经节细胞节旁体瘤(<2%)及低分化神经内分泌癌(<3%)。

1. 胃泌素瘤　即胃泌素细胞(G 细胞)肿瘤,是最常见的十二指肠神经内分泌肿瘤,约占60%。其中 15%~30% 可致临床上的卓 - 艾综合征,余者均无明显临床表现。40%~60% 可致卓 - 艾综合征的胃泌素瘤均位于十二指肠黏膜下层。多数胃泌素瘤位于十二指肠的第 1、2 段。体积上通常较小,多为 0.5cm 左右甚至更小,其中 30%~70% 患者伴有局部淋巴结的早期转移。肝转移发生通常需要较长的时间,这为外科治疗提供了一个有利的时间窗。

近 90% 的患者为多灶性十二指肠胃泌素瘤。十二指肠胃泌素瘤生长缓慢,虽然有随局部淋巴结转移而扩散的趋势,但由于其体积小,很少经内镜检查发现十二指肠胃瘤,而且往往难以显示。

ZES 中的十二指肠胃泌素瘤生长缓慢,虽然有局部淋巴结转移的可能,但依然是一种惰性恶性肿瘤。近 90% 的 MEN-1/ZES 患者的十二指肠胃泌素瘤为多灶性的。但由于其体积较小而很少被内镜检查所发现,而且在手术过程中也常常难以看到。推荐内镜下治疗,但更有效的方法是行十二指肠切开术,以便于直接触诊十二指肠黏膜时发现胃泌素瘤。

散发性和 MEN-1/ZES 胃泌素瘤患者行切除术后预后均良好,10 年生存率达 60%~85%。

2. **生长抑素瘤**　具有生长抑素反应活性的神经内分泌肿瘤占 d-NET 的 15%~43%,它们几乎仅生长在 Vater 壶腹,并引起梗阻性黄疸、胰腺炎或出血等临床表现。肿瘤呈 1~2cm 均匀的壶腹处结节,偶见体积较结节更大,或呈现为息肉样或溃疡样。近 50% 的患者存在局部淋巴结或肝转移。

与传统的 NET 不同,这些肿瘤有一种腺体生长模式,其特征是含有特殊的层状砂粒体,可通过嗜铬粒蛋白染色来鉴别。其中有 1/3 与 von Recklinghausen's 神经纤维瘤病(1 型神经纤维瘤病,NF1 型)有关,有时还伴有嗜铬细胞瘤。

根据肿瘤的大小和患者的年龄,生长抑素瘤可以通过胰 - 十二指肠切除术局部缩减或切除。

3. **神经节细胞性副神经节瘤**　这类肿瘤罕见,一般仅发生在十二指肠的第 2 段,有时与神经纤维瘤病(NF1)有关。肿瘤由副神经节瘤、神经节瘤和神经内分泌肿瘤组织混合而成,常包括上皮细胞、神经节细胞、梭形细胞和 S-100 蛋白免疫组化染色阳性的施万细胞。肿瘤对生长抑素和胰多肽(pancreatic polypeptide,PP)具有反应性。肿瘤多为良性,仅偶然或由于出血而被发现,手术切除后预后良好。

4. **无功能神经内分泌肿瘤**　这是一组不释放激素或无激素染色的十二指肠 NET。这些肿瘤有一些不同的生物学特性,通常比胃泌素瘤和生长抑素瘤更少发生转移。有些是无症状的,在内镜检查中偶然发现。另一些有非特异性的腹部症状,消化道出血,有时伴有呕吐或体重减轻。大多数肿瘤位于十二指肠的第一段,偶见于第二段,很少位于第三段(水平部)。多达 1/3 的患者同时伴其他原发恶性肿瘤,包括胃肠道腺癌或前列腺癌等。

5. **十二指肠低分化神经内分泌癌**　十二指肠的低分化 NEC 十分罕见。大多数发生在 Vater 壶腹。患者表现为梗阻性黄疸,并常伴有迅速死亡的病程。

(二)治疗

十二指肠神经内分泌肿瘤罕见,很难通过循证医学获得影响预后的因素从而决定最佳治疗方案,需要专业的 MDT 团队讨论决定治疗决策。

选择治疗方案时依据 NET 的大小、位置和类型:

体积小的(≤ 1cm)非壶腹部 d-NET 如果没有转移且肿瘤侵袭仅限于黏膜下层,可经内镜切除。然而,如果十二指肠类癌位于壶腹区,则建议手术切除并进行淋巴结清扫。

对于中等大小(1~2cm)的 d-NET,推荐内镜下肿瘤切除术或手术治疗。

大(>2cm)十二指肠网或任何有淋巴结累及的十二指肠网,均应行手术切除。

对于散发性卓 - 艾综合征(非 MEN-I)和十二指肠胃泌素瘤的患者,建议手术探查行十二指肠及瘤体切除,而非内镜治疗。因为十二指肠胃泌素瘤几乎均位于黏膜下层,且至少一半病例中存在淋巴结转移。

对于少数因 d-NET 表现出的功能性激素综合征患者,应给予相应的治疗来控制症状。

四、空回肠 NET

空肠回肠 NET 起源于小肠隐窝中的肠嗜铬细胞(entero-chromaffin cells,EC)。这类 NET 被称为"经典的"中肠类癌,并通常在肿瘤细胞中表现出 5- 羟色胺的免疫反应,是类癌综合征最常见的原因。小肠 NET 的发病率增加,约占胃肠胰腺神经内分泌肿瘤(gastroenteropancreatic neuroendocrine tumours,GEP-NET)的 30%,占小肠肿瘤的 25%,确诊年龄平均为 65 岁,男性略多于女性。

空回肠类癌一般体积较小,1/3 的体积小于 1cm,1/3 的体积为 1~2cm,最后 1/3 的体积>2cm(8%>5cm)。70%~80% 表现为单发息肉样瘤。通常,空回肠类癌的分化程度高,主要为 G_1 级,9%~19% 为 G_2,2% 为 G_3 级;但是常具有很强的侵袭性:仅有 28% 局限于黏膜 / 黏膜下层,52% 浸润至固有肌或透壁浸润。63% 的空回肠类癌患者可发生转移,常转移至肝脏、淋巴结、肠系膜 / 网膜 / 腹膜、肺或骨。

空回肠 NET 中许多遗传 / 表观遗传变化已被发现,包括 3p13 的缺失(预后良好)和 14 号染色体的获得(预后差)。

(一)临床表现

小肠 NET 生长缓慢,因此许多患者在疾病诊断前就经历了长期的前驱症状。有些患者有腹鸣或间歇性腹痛的症状,另一些患者则表现出难以辨识的类癌综合征症状,并伴有腹泻、间歇潮红、心悸或对特定食物或酒精不耐受。

1. **出血** 由于原发肿瘤的中等大小并位于黏膜下层,小肠出血通常很少发生。出血主要发生在大溃疡的原发肿瘤的晚期或者肠系膜转移已浸润肠壁。

2. **腹痛** 腹痛间歇性发作可能会作为首发症状出现,并且发作频率会逐渐增加,直到患者出现明显的亚急性或急性肠梗阻,需要手术治疗。

3. **类癌综合征** 发生在约 20% 的空回肠 NET 患者中。单胺氧化酶在肝脏中的活性一般可以代谢肠道和肠系膜肿瘤释放的物质,与类癌综合征相关的症状加重通常提示患者存在肝转移。

分泌产物超过解毒能力,或可绕过肝脏直接排入全身循环,包括潮红、腹泻、右心瓣膜病和支气管收缩。类癌综合征与某些分泌产物释放有关,如 5- 羟色胺、缓激肽、速激肽(P 物质、神经肽 K)、前列腺素和生长因子,如 PDGF 和 TGF-β,偶尔为去甲肾上腺素。

(1)分泌性腹泻:是类癌综合征最常见的特征,但有时它可能是轻微的和非特异性的。腹泻通常以晨泻最常见,而且与进食有关。然而,在已行小肠远端切除的患者中因为胆盐吸收减少可能会导致中度腹泻。

(2)皮肤发红:一般表现在面部、颈部和上胸部,是类癌综合征最典型的特征。然而,面部潮红可能被忽略,特别是在更年期女性。脸红可能由压力、酒精、某些食物引起。通常持续时间很短,持续 1~5 分钟,但有时会延长数小时甚至数天。

(3)心脏瓣膜纤维化:影响三尖瓣和肺动脉瓣斑块样纤维化心内膜增厚,是严重和长期类癌综合征的严重和晚期的后果。5- 羟色胺和速激肽可通过使心脏瓣膜的收缩和固定引起瓣膜纤维化和增厚,从而导致反流和狭窄。多达 65% 的类癌综合征患者有三尖瓣异常,19% 的患者中出现肺动脉瓣反流。类癌性心脏病可引起进行性心功能不全,典型的右心衰竭和严重嗜睡,是在开始应用生长抑素类似物治疗前的类癌综合征患者死亡的重要原因。然而在引入生长抑素类似物治疗后,患者更多地死于进行性肿瘤疾病。这类患者可能需要行瓣膜置换术,应在腹部手术前进行。

(4)支气管收缩:是小肠 NET 引起的类癌综合征的症状之一,但罕见。

(二)诊断

1. 生化诊断 空回肠 NET 的生化诊断通常基于 24 小时尿样本中 5-HIAA 代谢物浓度升高。5-HIAA 的升高在小肠 NET 中具有特异性,一般在疾病晚期阶段,提示存在肝转移。

血浆 CgA 测定是一种较敏感的检测方法,可用于对持续性或复发性小肠网病的早期诊断,循环中 CgA 的水平反映肿瘤负荷,可作为监测疾病播散、跟踪治疗结果及预测预后的重要参数。然而 CgA 是一种非特异性标志物,假阳性可发生在肝或肾衰竭、炎症性肠病、萎缩性胃炎或长期使用质子泵抑制剂的患者中。

人绒毛膜促性腺激素亚单位 α 和 β(human chorionic gonadotropin subunits alpha and beta,hCG-α/β)可能是预后不良的预测因子。

特殊情况下,NET 可分泌胰高血糖素和 PP,但 PP 是一种非特异性的标志物,可在腹泻患者中升高。

2. 五肽胃泌素激发试验 静脉注射五肽胃泌素可被用来证实隐匿性空回肠 NET 的存在,表现出潮红及血浆肽分泌的增加。

3. 影像学检查

(1)CT 平扫:很少能显示原发性小肠 NET,但通常能有效显示肠系膜淋巴结转移、肿瘤向腹膜后扩张和肝转移。肠系膜肿块通常是可疑的小肠 NET 肠系膜转移。

(2)增强 CT:肠系膜转移瘤与动脉、静脉的关系十分重要,因此增强 CT 对手术具有重要价值。在晚期肠缺血的病例中,增强 CT 可显示肠系膜周围血管的扩张,有时可显示肠管水肿的特征性图像。增强 CT 往往是肝转移瘤的主要显示方法。

(3)生长抑素标记的核素扫描(OctreoScan®):近 90% 的小肠 NET 具有生长抑素受体 2 型和 5 型,生长抑素类似物奥曲肽对其具有较高的亲和力。生长抑素受体显像(OctreoScan)检测小肠 NET 的灵敏度为 90%,用于确定转移范围。对腹部外转移尤其敏感,比常规同位素骨扫描能更好地显示骨转移,而同位素骨扫描可能会漏诊,尤其是溶骨转移。

(4)正电子发射断层显像(PET):^{11}C 标记的 5- 羟色胺前体 5- 羟色氨酸 PET(5-HTP-PET)或镓 -68(^{68}Ga)PET,可以灵敏地识别小肠 NE 并用于监测治疗效果。^{18}F 标记的脱氧葡萄糖(FDG)PET 在低增殖的小肠 NET 中很少呈阳性,阳性提示高度侵袭性 NEC。

(三)治疗

1. 手术 多数小肠 NET 的患者常因肠梗阻紧急手术确诊。因此必须提高小肠 NET 是小肠最常见肿瘤的意识,回肠原发肿瘤最为多见。

原发肿瘤和肠系膜转移应行肠系膜楔形切除和局部肠管切除,有淋巴结转移者应沿肠系膜动脉、静脉及其分支行淋巴结清扫术,无论有无肝转移。当肠系膜肿瘤较小时,应尽早切除肠系膜肿瘤。如果肠系膜肿瘤存在,患者在其他治疗下可能达到病情稳定,但出现腹部并发症,可能影响预后。

如果彻底切除原发肿瘤和肠系膜转移瘤,小肠 NET 患者通常可以维持长期无症状状态。然而,对于小肠 NET,应注意复发,大多数患者(>80%)发生肝转移。血清 CgA 相较于尿 5-HIAA 在早期诊断复发上更敏感。

2. 类癌危象的预防　类癌综合征患者进行手术或血管栓塞术通常会导致类癌危象,包括体温升高、休克、心律失常、过度潮红或支气管阻塞。

为预防手术或干预中危象,小肠 NET 患者最好于术前使用奥曲肽,如果发生类癌危象,则应增加长效奥曲肽剂量。术中发生低血压时,应避免使用肾上腺素类药物。

3. 药物

(1)生物治疗:生长抑素类似物(奥曲肽、兰瑞肽):在 NET 治疗方面显示出良好效果。这些类似物通过与特定的生长抑素受体(2 型和 5 型)结合,减少肿瘤细胞中生物活性肽的释放,并可阻断靶细胞的外周反应,抑制肿瘤生长,诱导凋亡,抑制血管生成,阻止转移性小肠 NET 的生长。其副作用包括胆石形成、胰酶缺乏和与胆绞痛有关的症状,必要时需行胆囊切除术。

干扰素 -α(IFN-α):降低激素分泌,刺激自然杀伤细胞。临床应用干扰素 -α 可引起 50% 左右的生化反应和不良反应,抗肿瘤作用约 10%,稳定疾病 35%。最近,一种聚乙二醇化的形式(PEGINTRAN)可用于每周一次皮下给药,并可能改善耐受性。

生长抑素类似物和干扰素联合使用可能会提高应答率。干扰素比生长抑素类似物有更多的副作用,主要是流感样症状,也可出现慢性疲劳或者抑郁。

(2)放射治疗

1)外照射:在 NTEs 疗效不明显,但可用于长期姑息性脑转移和骨转移导致的疼痛。

2)内照射 / 肿瘤靶向照射:近年来,使用 ^{131}I-MIBG 和放射性生长抑素类似物的内照射或肿瘤靶向辐射已经发展起来。^{131}I-MIBG 治疗效果有限,主观性反应占 30%~40%,生化反应<10%。

NET 通常表达生长抑素受体亚型 2 和 5,经放射标记的奥曲肽结合后,生长抑素受体亚型在肿瘤细胞内被内化。与生长抑素类似物相连的 β- 和 γ- 发射同位素的新复合物([^{90}Y-DOTA]奥曲肽和 [^{177}Lu-DOTA,Tyr 3]八溴环酸盐)与不同的生长抑素受体具有亲和力,并具有更好的肿瘤穿透性。

(四)预后

近年来,小肠 NET 生存率有所提高很大程度上取决于疾病的程度,肝转移和类癌心脏病是最重要的不良预后因素。其他预后不良的因素包括高水平 5-HIAA,老年(>75 岁),急诊手术时发现肿瘤,伴有体重减轻和腹腔外转移。

五、阑尾 NET

(一)概述

阑尾 NET 占 GEP-NET 的 5%~8%,发病率低。NET 是阑尾最常见的肿瘤之一。大多数阑尾 NET 起源于产生血清素的 EC 细胞。这类肿瘤起源于神经外胚层,并且相比于其他 NET,具有良性的生物学行为特征。阑尾 NET 在尸检时很普遍,很少有临床意义。

阑尾 NET 常是手术中偶然发现的。大约 75% 的 NET 位于阑尾尖端,少数病例因阑尾管腔闭塞而引起阑尾炎。阑尾 NET 患者通常比其他 NET 患者年轻,平均年龄约 40 岁,女性多于男性,儿童可见。总体转移率为 3.8%,远处转移率为 0.7%。

（二）治疗

大多数（约 90%）阑尾 NET 直径<1cm，并且转移瘤的风险最小，这意味着这些病变可以通过简单的阑尾切除术治疗。大多数 1~2cm 的肿瘤很少出现淋巴结转移，手术治疗为首选。

病灶>2cm，切缘残留肿瘤或淋巴结转移者，均应行右半结肠切除术。

阑尾底部的肿瘤需要积极的手术治疗。

如果手术标本显示血管浸润和阑尾中膜较大（>3mm）浸润征象，也可建议行半结肠切除术而浆膜受累对生存无影响。

（三）预后

阑尾 NET 的预后总体良好，区域转移患者的 5 年生存率为 84%，少数远处转移患者的生存率为 28%

六、结直肠 NET

（一）结肠 NET

结肠 NET 很少见，仅占 GEP-NET 的约 8% 和结肠直肠肿瘤的 1%~5%。好发于老年人，平均年龄为 65 岁，偶见儿童患病的报道。近端结肠（盲肠）的肿瘤最为常见，且很少（5%）与类癌综合征相关。

大多数结肠 NET 具有较低分化的组织学特征，一般体积较大且而向外生长，生长缓慢。这些肿瘤有较高的增殖率，通常是局部复发转移，肝转移的发生率很高。

患者通常会出现典型的恶性症状、疼痛、可触及的腹部肿块，偶尔也会出现隐匿性直肠出血。诊断明确时右侧结肠的肿瘤可能比左侧结肠的肿瘤更大，这可能导致肠梗阻。

无论肿瘤大小，都建议使用与结肠腺癌类似的手术方案治疗。所有手术切除患者可能是明智的。由于其生长速度缓慢，如果可能的话，也可能进行姑息性肿瘤切除术。结肠 NET 的 5 年生存率平均为 37%，略好于腺癌的生存率。

（二）直肠 NET

先前认为直肠 NET 不常见，但发病率正在增加，它们占 GEP-NET 的 15%~20% 和所有直肠肿瘤的 1%~2%。遗传易感性可能在不同的年发病率中有所体现，白种人和黑种人的年发病率约为每 10 万人中有 0.35 人，而亚洲人的发病率则高于非亚洲北美人群的 5 倍。发病率增加可能是由于对诊断和诊断方法如内镜超声检查的认识提高以及更准确的组织病理学结果。大多数直肠 NET 很小，在早期偶然发现。总体预后良好，5 年生存率高达 88.3%。

1. **临床表现** 大多数（高达 60%）的直肠 NET 直径小，多小于 1.0cm。因此一般在出现症状后发现，如肛周疼痛、瘙痒或出血行内镜手术时。

然而，大多数患者无症状，肿瘤是偶然发现的，这是预后良好的因素。较小的肿瘤通常表现为黏膜下淡黄色结节，高达 75% 的肿瘤可能距肛门边缘 8cm 处指诊范围内。指诊结果可能不同，但一致描述其坚实、光滑或橡胶感。

肿瘤较大的患者一般症状较多，而转移性疾病患者可能出现全身症状，如体重减轻甚至恶病质。

类癌综合征在这些患者中极为罕见，并且仅在肝转移病例中个别存在。

超过 1.0cm 的肿瘤更容易转移。因此，1.0~1.9cm 肿瘤患者转移扩散的发生率为 10%~15%，而大肿瘤患者(>2cm)的远处转移发生率高达 60%~80%。肿瘤扩散的主要部位是局部淋巴结和肝脏,少有转移至肺和骨。

2. 诊断和免疫组织化学　诊断通常在组织病理学检查后进行。直肠 NET 来源于由致密纤维间质包围的神经内分泌肠嗜铬细胞。最敏感的组织学肿瘤标志物是神经元特异性烯醇化酶(NSE),阳性率达 87%;前列腺特异性酸性磷酸酶阳性率达 80%~100%,这使其与前列腺癌的鉴别诊断变得困难。一部分细胞对 CgA 染色呈阳性,并且也可能对血清素染色。

在循环中释放可测量的多肽是非常罕见的,这意味着 CgA 或尿 5-HIAA 不能直肠 NET 的诊断或监测指标。

由于生长抑素受体缺乏或很少,直肠 NET 患者的奥曲肽显像(OctreoScan®)通常为阴性。

3. 治疗　体积小、无侵袭性的直肠 NET 安全地通过局部切除治疗。

对于肿瘤大小在 1.0~1.9cm 的患者,在没有局部浸润或局部转移的情况下,可行微创手术——经肛门内镜下黏膜切除术(TEM),生存率良好。

存在局部浸润或区域转移者更倾向于采用经腹 - 会阴或前部全直肠系膜切除术(TME)的积极手段。

大多数 2.0cm 以上肿瘤患者有局部浸润性疾病,且已有淋巴结转移或远处转移至肝,肺或骨,最近结果已经证实局部肿瘤切除在有转移的情况下也可提高生存率。直肠 NET 远处转移的 5 年生存率约为 32%,即使有骨盆或远处淋巴结局部侵袭,肝、肺或骨骼转移,均应予以积极治疗。通常与术前新辅助化疗联合应用,或者在 OctreoScan® 明确了生长抑素受体表达的情况下,使用 ^{177}Lu 标记的生长抑素类似物进行治疗。

在一些患者中,IFN-α 和紫杉醇可导致疾病进展减缓并且有转移灶消失。

偶有肝转移的患者可能受益于肝动脉化疗栓塞术,也可能需要肝脏切除术,但这些患者通常疗效差,存活时间短。

虽然肿瘤较小的患者一般可视为肿瘤切除后治愈,但肿瘤大小为 1.0~1.9cm 的患者需要彻底检查是否存在局部浸润和远处转移,术后也应密切观察。可使用经直肠内超声检查更准确地评估肿瘤扩展,固有肌层可能的浸润,并显示局部淋巴结转移。CT 或 MRT 可以明确骨盆局部肿瘤的生长情况,以及淋巴结和肝转移灶的存在。

4. 预后　直肠 NET 的预后因素包括肿瘤大小、组织学特点(典型或非典型特征)、微浸润性以及诊断时是否出现临床症状。其中肿瘤大小和微小浸润一般被认为是临床上最重要的因素。直肠 NET 患者的总体 5 年生存率约为 88%,远处转移患者为 20%~30%,局限性直肠 NET 患者为 91%。在一项研究中,深度浸润性肿瘤患者的中位生存期为 6~7 个月。肿瘤局限于黏膜下层且小于 1cm 的患者很少会死于该疾病。据报道,直肠 NET 复发后的平均生存时间为 4~5 个月。

(依荷芭丽·迟　王　静　李峻岭)

第31章 原发灶不明的恶性肿瘤

一、概述及流行病学

原发灶不明的恶性肿瘤主要是指原发灶不明癌(cancer of unknown primary site,CUP),其定义为经过详尽而全面的临床评估后(包括详尽的病史,包括盆腔和结直肠全面的体格检查,全血细胞计数、血生化、尿便常规,免疫组织化学(immunohistochemistry,IHC)染色,胸部、腹部及盆腔电子计算机断层扫描(computed tomography,CT)、胃肠镜检查,某些特定的情况下还需要钼靶检查和正电子发射计算机断层显像(positron emission tomography computed tomography,PET-CT),仍无法确定肿瘤原发部位的转移性恶性肿瘤。CUP 是一个临床综合征,其中包括许多不同类型的进展期肿瘤,并且具有缺乏原发病灶,早期播散、侵袭并且有不可预测其转移模式的特征。大多数患者预后不良,预期生存时间较短,中位生存时间为 6~9 个月。随着近年来诊断技术的不断进步,CUP 患者群体也在不断发生着演变。

CUP 占所有恶性肿瘤的 3%~9%。男性和女性发病率大致相同,诊断时平均年龄为 60 岁。目前尚未明确发病原因,有研究显示 CUP 发病与遗传基因相关,大约 2.8% 的 CUP 有家族聚集现象并且其发病与家庭成员患肺癌、肾癌和结直肠癌相关,另一项来自美国的调查研究发现 CUP 患者的一级亲属患 CUP 的风险明显升高($HR=1.35$,95% CI 1.07~1.70),同时患肺癌($HR=1.37$,95% CI 1.22~1.54)、胰腺癌($HR=1.28$,95% CI 1.06~1.54)、恶性黑色素瘤($HR=1.28$,95% CI 1.01~1.62)和非霍奇金淋巴瘤($HR=1.16$,95% CI 1.00~1.35)的风险也明显增加,其二级亲属患肺癌、胰腺癌、乳腺癌及卵巢癌的风险也有轻度升高。来自欧洲前瞻性癌症与营养调研群体($n=476\,940$)的随访数据显示,CUP 的发病风险与吸烟明显相关,相对危险度(relative risk,RR)为 3.66(95% CI 2.24~5.97),严重吸烟的患者(>26 支 /d)与未吸烟的患者相比 RR 达 5.12(3.09~8.47),其次饮酒史和教育水平与发病风险略有相关,最大腰围者较最小者发病风险增加大约 30%。

CUP 的临床表现和组织病理类型多种多样,大多数很难仅靠组织学特征进行分类。在尸检中大部分可以找到肿瘤原发部位(通常<2cm),在一项 1994—2000 年 12 个尸检群组的分析中发现 884 例患者中 644 例(73%)通过尸检确定了原发肿瘤,最常见的原发部位是肺(27%)和胰腺(24%),其次是肝脏和胆道占 8%,肾脏及肾上腺占 8%,结直肠占 7%,泌尿系统肿瘤占 7%,胃部占 6%。在诊断时约 10%CUP 患者肿瘤转移灶局限于淋巴结而其余的则播散至结外的器官。CUP 的生物学特性至今仍然是个谜,大多数患者都有一个临床无法发现的原发病灶。目前

有不同的理论来解释这一现象：第一，原发灶太小或原发灶位置隐匿，不能被目前的检测方法发现，只有当原发病灶发展到一定程度时才可以表现出来。第二，尽管转移病灶已经出现，但是原发灶自发性缩小或者完全消失了。例如在转移性生殖细胞肿瘤中有时候可以在睾丸中寻找到一些原发肿瘤的迹象。第三，原发病灶与转移灶距离较近，如原发灶恰好位于放射野内，在转移病灶放疗的同时被治愈，或者原发病灶在颈部软组织内，行颈部清扫术时同时被切除。如果原发灶未被切除但是因为手术瘢痕或血供改变使其生长受到抑制。第四，考虑原发病灶来源于胚胎上皮静止的细胞并且已经完成分化，但是不能在子宫内完全正确地迁移到它应该所在的组织或器官，例如原发于纵隔、腹膜后或为下降至睾丸的性腺外生殖细胞肿瘤。第五，肿瘤的致病原因可能来源于特异性细胞系的基因突变，并表现在所有的体细胞上，在这点上同卵双生兄弟可偶尔见到 CUP 的发生并伴有原发性免疫缺陷及紊乱。第六，这些肿瘤可能来源于成人干细胞并且可以分化为多种细胞系。如造血干细胞可以自我复制并且分化迁移至肝脏，也可以迁移到肌肉、胃肠道、皮肤和脑。出生后残留的前体干细胞可以存留在结蹄组织中并且可以分化或转化成任何组织。例如骨、肝脏、淋巴结或其他部位的转移性腺癌，实际上可能都来源于这个部位的干细胞，干细胞有能力分化为任何种类的细胞并且可以发展成这些部位的原发肿瘤。

近年来 CUP 诊疗上的主要进展是通过临床和/或病理学特征将不同的患者划分为预后良好（20%）和预后不佳（80%）两组不同的亚群，其中预后良好的人群又分为许多不同的亚群。这些亚群的患者给予对应的特异性一线治疗可以有生存获益。预后不佳的患者给予经验性化疗也可以在某种程度上获益。许多研究数据显示 50%~80%CUP 有激活的血管生成，10%~30% 过表达不同的致癌基因，25% 表达乏氧相关蛋白，16% 可见上皮 - 间质转化的标志物并且 20%~35% 的患者可以见到细胞内信号传导通路的激活，如蛋白激酶 B（protein kinase B，PKB）或丝裂原活化蛋白激酶（mitogen-activated protein kinase，MAPK）。

二、组织病理学分型及特征

通过苏木素和伊红（hematoxylin and eosin，HE）染色进行肿瘤活检标本的组织病理学检测是目前进行最初诊断的金标准。IHC 染色主要分为三个步骤进行：首先，要确定肿瘤的种类，如癌、恶性黑色素瘤、淋巴瘤或者肉瘤；其次，确定肿瘤的病理类型；最后，预测肿瘤可能的组织来源部位。光学显微镜组织学诊断可以将 CUP 分为 5 个亚型：①高中分化腺癌，约占 CUP 60%；②低分化腺癌或未分化癌，约占 CUP 30%；③鳞癌，约占 CUP 5%~8%；④低分化肿瘤，约占 CUP 5%；⑤神经内分泌肿瘤，约占 CUP 2%~4%。还有一些更少见的病例类型，例如肉瘤样癌、基底细胞癌和腺鳞癌等。

（一）高中分化腺癌

通常可以通过光学显微镜诊断，腺癌的诊断是基于光学显微镜的特征，特别是腺体结构的形成。这类患者常见于老年人而且具有多发转移，一般转移部位包括淋巴结、肝脏、肺和骨。

（二）低分化腺癌或未分化癌

其中大约 1/3 的患者可以发现一些腺癌分化的特征，所有患者都应当进行 IHC 染色和肿瘤分子学检测（molecular tumor profiling，MTP），有时候还需要进行电镜检查，其目的是帮助确定组织来源，同时除外是否为神经内分泌肿瘤及其他可能的肿瘤类型（如淋巴瘤、肉瘤、恶性黑色素瘤）。在某种程度上低分化腺癌的中位发病年龄更加年轻，通常肿瘤进展较迅速。转移部位更常见于纵隔、腹膜后和外周淋巴结,其中部分患者对化疗非常敏感。

（三）鳞癌

确诊首先依靠组织学检查,MTP 有时可以协助确定组织来源。大约 90% 的患者有特异性的临床症状表现并且可以获得有效的治疗。鳞癌通常表现为颈部、锁骨上、腋窝及腹股沟淋巴结转移。患者多为中老年,多有吸烟史或嗜酒史。如果为上颈部或者中颈部淋巴结受累,应该高度怀疑原发病灶在头颈部,临床应该检查的部位包括头皮、耳、鼻腔、鼻咽、口咽、扁桃体、舌根、口底和喉部,通过内镜进行下咽部,鼻咽部及食管检查,并对可疑的地方进行活检。CT 对于寻找颈部病变较为敏感 PET-CT,有时候优于常规影像学检查。肿瘤组织中 EB 病毒(Epstein-Barr virus, EBV)基因高度表达提示可能来源于鼻咽部。下颈部或者锁骨上淋巴结受累时,通常要怀疑原发部位为肺,其他检查无异常发现的情况下,建议行纤维支气管镜检查。有研究发现扁桃体切除术有时候可以发现原发病灶,所以必要时可以行单侧或者双侧扁桃体切除,用于诊断单侧或者双侧淋巴结受累的患者。大多数腹股沟淋巴结受累的患者可以在肛门及生殖系统寻找到原发病灶,对于肛管、外阴、阴道、宫颈、阴茎和阴囊仔细的体格检查是非常重要的,并且要对可疑的地方进行活检。其他部位的转移性鳞癌通常来源于肺,也可能来源于食管、皮肤、宫颈和 / 或肛管等,MTP 检测也可用于鉴定组织来源。

（四）低分化肿瘤

有报道 35%~65% 是淋巴瘤,其余大多数是癌,包括低分化腺癌,恶性黑色素瘤和肉瘤,约少于 15%。低分化肿瘤是一个异质性群体,其中包括部分可治愈性肿瘤。据报道许多纵隔肿瘤的年轻男性经过联合化疗后可完全缓解,这些患者常见血清 β- 绒毛膜促性腺激素（Beta-human chorionic gonadotropin,β-HCG）或甲胎蛋白（alpha fetoprotein,AFP）升高,虽然组织学上无法确诊,但是通常被认为是组织学非典型性性腺外生殖细胞肿瘤,包括以下人群:①性腺外生殖细胞肿瘤;②低分化肿瘤不是非特异性的;③间变性淋巴瘤误诊为癌;④胸腺癌;⑤原发腹膜肿瘤;⑥低分化腺癌;⑦以累及腹膜后淋巴结、纵隔和外周淋巴结为主的癌。这些患者应该按腺癌的方式进行评估,特别要注意要应用 IHC 和 / 或 MTP 来确定原发部位。

（五）神经内分泌肿瘤

可以转移至全身多个部位,包括头颈部、锁骨上淋巴结、肺、腹股沟淋巴结、肝脏、骨、脑和皮肤。通过组织病理学特征（分级和分化）通常可以划分为具有不同生物学特征的亚组。

低级别神经内分泌肿瘤通常和类癌有相似的病理学特征,其中胰岛细胞肿瘤可以分泌一些生物活性物质。当表现为原发灶不明时通常会累及到肝脏。其他转移部位包括淋巴结（通常为腹膜后或者纵隔）和骨,还可以有多种多样的临床表现,并且通过分泌一些生物活性肽产生类癌综合征（如高血糖综合征、Zollinger-Ellison 综合征等）。诊断时有时需要进行额外的临床检查,其中包括筛查血尿中生物活性物质,奥曲肽扫描及消化道内镜,因为这类患者大多可以在胃肠道发现原发病灶。MTP 检测可以用于诊断其中一些患者,确定胰腺来源很重要,因为有些靶向治疗可能有效（舒尼替尼、依维莫司）,但是这些肿瘤对于系统性化疗不敏感。

高级别神经内分泌肿瘤（包括小细胞癌、非典型类癌或者低分化神经内分泌肿瘤）具有典型的神经内分泌特征。还有一类因缺乏神经内分泌特征组织学检查无法确诊为神经内分泌肿瘤,通常表现为低分化肿瘤或者低分化癌,精确的诊断通常需要 IHC 染色、MTP 分析或者电镜检查来确诊。原发灶不明时通常会伴有多个部位转移,但是肿瘤很少分泌生物活性物质。患者如果有小细胞或大细胞组织学表现以及吸烟史,或者 IHC 中 TTF-1 阳性的患者通常要考虑原发病灶隐匿在肺部,需要行纤维支气管镜检查。肺外的小细胞癌可以来源于不同的原发部位(腮腺、鼻旁窦、食管、胰腺、结直肠、膀胱、前列腺、阴道、盆腔),CDX2 染色阳性的患者需要考虑做结肠镜检查。一些患者还可以通过 MTP 鉴别组织来源,比如在小细胞肺癌中常见一些染色体异常(染色体 3p、5q、10q 和 17p 缺失);而在惰性类癌中却通常看不到分子学异常。

三、临床病理学亚群及特征

CUP 有以下共有的临床基本特征:发病时间较短,临床症状及体征与肿瘤的转移部位相关,虽然无法寻找到原发病灶,但是具有早期播散及侵袭性的生物学特性,有时候无法预测其转移模式(比如转移的发生及部位不同于那些已知部位的肿瘤),1/3 的患者在最初诊断时即有三个或者更多器官受累。早期临床表现无特异性,可以出现食欲下降、乏力、体重减轻等,常见的转移部位有淋巴结、肺、肝、骨等,病理类型以腺癌为主。

自 2003 年开始 CUP 一般被分为预后良好(20%)和预后不佳(80%)两组不同的亚群。预后良好组通常包括女性腋窝淋巴结受累的腺癌、女性腹腔乳头状腺癌、颈部淋巴结鳞癌、高级别神经内分泌癌(原发灶不明 Merkel 细胞癌)、结肠表型的腺癌[细胞角蛋白(cyokeratin,CK)20+,CK7–、尾型同源盒转录因子 2(caudal type homeobox 2,CDX2)+];男性伴有成骨性骨转移或前列腺特异抗原(prostate specific antigen,PSA)升高的腺癌、孤立的腹股沟淋巴结转移性鳞癌、单部位体积小且潜在可切除的肿瘤。这个亚群一般对局部和 / 或全身治疗反应较好,通常生存时间较长。预后不良组包括肝转移或其他内脏转移的腺癌、低分化癌、非乳头状腺癌的恶性腹水;腺癌或鳞癌伴多发脑转移;腺癌伴多发肺、胸膜或骨转移;腹腔鳞癌。

(一)女性腹膜癌(腹腔乳头状腺癌)

临床可以表现为腹痛、腹水、腹部包块或者肠梗阻。中位发病年龄为 60 岁。腺癌特别是浆液性腺癌可以累及肠系膜、网膜,并导致腹膜弥漫性受累,通常是卵巢癌的典型表现,但是胃肠道肿瘤、肺癌或者乳腺癌有时候也可以有上述表现,但是在原发病灶不明的情况下首先考虑卵巢癌。弥漫性腹膜癌的女性患者有时即使剖腹手术也不能在卵巢或者腹部其他脏器寻找到原发病灶,临床上常见血清癌抗原 125(cancer antigen 125,CA125)升高,更常见于有卵巢癌家族史的女性患者。目前可以明确的是这类肿瘤来源于腹膜表面(原发性腹膜癌)或者来源于输卵管伞,病理通常具有卵巢癌典型的组织学特征,如乳头状浆液结构或者砂粒体,IHC 染色可以见黏蛋白16(mucin16,MUC16)、雌激素受体(estrogen receptor,ER)、间皮素、Wilms 瘤基因 1(Wilms' tumor gene 1,WT1)和角蛋白 7(keratin 7,KRT7)表达。像卵巢癌一样,原发性腹膜癌的女性患者乳腺癌 1 号基因(breast cancer1,*BRCA1*)、乳腺癌 2 号基因(breast cancer,*BRCA2*)的突变率增加,但是与卵巢癌比较其更多见于老年女性,并且更常见人表皮生长因子受体 -2(human epidermal growth factor receptor 2,HER2)及 Ki-67 过表达。如果恶性腹水病理为非乳头状浆液性腺癌,我们首先应当怀疑胃肠道来源,如果有黏蛋白产生时一般见于印戒细胞癌。

腹膜癌、输卵管癌或卵巢癌的来源和生物学特性相似,这些患者应该给予标准的卵巢癌治疗:首先外科减瘤术,术后给予紫杉醇联合铂类的方案化疗,有效率 80%,30%~40% 的患者可以达到完全缓解,中位总生存(overall survival,OS)期可以达到 36 个月,临床结果与卵巢癌相似。这种情况很少见于男性患者。

（二）女性腺癌伴有腋窝淋巴结转移

女性患者伴有腋窝淋巴结转移时应该高度怀疑乳腺癌,先进行淋巴结活检并进行乳腺癌标志物的 IHC 染色［ER、孕激素受体（progesterone receptor,PR）、CK7、CK20、巨囊病性液体蛋白 -15（gross cystic disease fluid protein-15,GCDFP-15）、乳腺球蛋白（mammaglobin,SCGB2A2）及 HER2］,如果阳性的话强烈支持乳腺癌的诊断。MTP 分析也用于诊断。中位发病年龄 52 岁,66% 为绝经后女性。

如果评估后患者没有其他部位转移,那么被认为是原发病灶隐匿的乳腺癌（N_2 或 N_3）,经过正确的治疗是有潜在治愈可能的。钼靶检查和超声检查无异常表现时,磁共振成像（magnetic resonance imaging,MRI）或者 PET-CT 有时候可以协助诊断原发性乳腺癌。即使是体格检查和钼靶检查正常的患者,也推荐首选乳腺癌改良根治术。在乳腺切除后有 44%~80% 被诊断为侵袭性乳腺癌,最常见的病理类型是导管腺癌,原发病灶通常直径 ≤2cm,甚至有些仅有数毫米。预后与其他乳腺癌患者相似,淋巴结活检后的放疗以及化疗作为初始治疗的合理选择,治疗可以参照指南上乳腺癌的治疗推荐。女性除了腋窝淋巴结转移外还有其他部位转移,特别是当 IHC 和 MTP 也支持乳腺癌诊断时可以按转移性乳腺癌进行治疗,而这些患者激素受体状态和 HER2 状态可以预测该患者是否能从内分泌治疗、化疗或者靶向治疗中获益,因此对于指导治疗特别重要。

（三）男性伴有血清 PSA 升高或者肿瘤 PSA 染色阳性

原发病灶不明腺癌的男性患者应该进行血清 PSA 浓度的测定,同时也应进行肿瘤 PSA 染色,甚至当临床特征（比如转移方式）并不支持前列腺癌诊断时,如果血清 PSA 升高或者肿瘤 PSA 染色阳性也可以考虑进行试验性去势治疗。这些患者细针活检可以确定原发部位但是对于治疗的选择并不是必须的。即便是缺乏明确的原发部位,不论血清 PSA 是否有异常升高,如果出现成骨性转移或其他部位转移也可以提示进行经验性激素治疗。一般 IHC 通常能进行诊断,MTP 也可以提供一个确定性诊断。

（四）淋巴结转移性鳞癌

常表现为单侧颈部淋巴结受累,通过推荐的临床评估方式可以确诊,约 85% 的患者原发部位为头颈部。对于无法确定解剖上的原发部位者,那也假定其头颈部有隐匿性病灶。当没有原发部位时,也应当给予局部治疗,包括根治性颈部淋巴结切除术、高剂量放疗或者上述方法联合,疗效基本相似,局部治疗控制率可以达到 80%~90%,中位 5 年生存率可以达到 65%。

原发灶不明的头颈部鳞癌（squamous cell carcinoma of an unknown primary,SCCUP）通常是指颈部淋巴结转移癌,但是经过详细的检查未能在头颈部及上消化道找到原发病灶。据报道占所有头颈部肿瘤的 1%~4%,常见于男性（80%）,中位发病年龄为 60 岁。其最常见的临床表现为单侧颈部无痛性包块,通常诊断时即为 N_2。马胜军对于 1980—1990 年 49 例颈部转移癌的分析发现,以鼻咽和肺最常见,3 年及 5 年总生存分别为 55.1% 和 18.4%。余树观等对 200 例原发灶不明的颈部转移癌随访发现经过不同时间的检查,143 例能查出原发灶,占 71.5%;3 年以上仍未查出原发灶者 57 例,占 28.5%。原发灶不明颈部转移癌的发病率 41.8%,50~69 岁的患者占 68.5%,以男性为主。上颈部转移癌主要来自头颈部,以鼻咽癌、甲状腺癌为多;下颈部转移癌主要来自锁骨以下部位,如食管、肺、胃为主。几乎 40% 患者淋巴结肿大位于 Ⅱ 区,提示原发灶有可能位于口咽部,如果肿大淋巴结位于 Ⅲ 区但未累及 Ⅱ 区,原发灶有可能位于咽喉及下咽部,如果位于Ⅳ区或者锁骨上区,那么原发灶几乎位于锁骨下。

在诊断过程中我们可以通过 CT 或 MRI 寻找原发病灶,内镜检查可以帮助寻找一些位置隐匿的微小原发病灶,比如鼻咽部和下咽部。CT 大约能发现 22% 的原发病灶,MRI 能发现 36% 原发病灶,而 PET-CT 能寻找大约 28%~57% 的原发病灶,还可以帮助我们寻找大约 29% 的黏膜肿瘤及一些远处转移病灶或者非上消化道来源肿瘤。如果病史和检查发现来源于头颈部,建议给予鼻咽镜检查,如果检查未能提示活检部位则建议行直接活检。如果为 Ⅱ/Ⅲ 区淋巴结转移,建议给予鼻咽部活检,包括两侧的舌根部、梨状窦。许多扁桃体癌位于扁桃体隐窝内,很难直接发现,因此推荐行双侧扁桃体切除术。由于鼻咽癌与 EBV 发病相关,口咽癌与人乳头瘤病毒(human papillomavirus,HPV)感染相关,因此也推荐患者行上述两种检查,如 EBV 阳性提示原发病灶可能来源于鼻咽,如果 HPV 阳性提示可能来源于非鼻咽,如舌、扁桃体或者咽喉部。

大多数 SCCUP 需要多学科的治疗方式,如口咽部肿瘤通常先行局部切除然后给予辅助放疗或联合化疗,或者先行放化疗然后手术。最初的外科手术治疗通常是颈部清扫术后,根据疾病的范围决定手术的范围,这种适用于低复发风险的患者。大多数 SCCUP 患者需要接受放疗,即便是术后的患者。既往的放疗方式都是三野放疗,包括所有的黏膜部位和双侧颈部,后来被保留咽喉部的放疗所取代,目前保留腮腺的调强放疗已经作为标准的放疗技术。化疗通常用于淋巴结外受侵的患者。因此对于 T_0N_1 的患者建议给予手术或者局部放疗。T_0N_{2a},根据危险因素决定治疗方式,如果 P16 阳性或者吸烟史少于 10 包/年且无结外受侵的患者建议给予手术或放疗。如果不符合上述条件的应该给予手术联合放疗。如果影像学检查提示有结外受侵的建议给予放化疗。T_0N_{2b} 的患者可给予手术及术后放疗或者放化疗。T_0N_3 大多数伴有结外受侵,因此建议最初给予放化疗,如果影像学检查未显示有结外受侵可以先手术,如果术中发现有结外受侵行术后放化疗。楼建林回顾分析了 125 例 SCCUP 患者,其中 97 例接受了颈淋巴结清扫术,72 例接受放疗,51 例接受化疗。全组 5 年总生存率为 66.2%,5 年无瘤生存率 60%,中位生存期为 70 个月,显示影响生存率的因素有 N 分级、淋巴结包膜外侵、双侧颈淋巴转移和接受颈淋巴结清扫手术。其他研究也提示颈部淋巴结分期影响患者的预后,N_1、N_2 患者治愈率明显高于 N_3 或者颈部巨块者。$N_{x~1}$ 复发率大约 13%,$N_{2~3}$ 复发率大约 32%。

大多数累及腹部沟淋巴结的鳞癌都可以在肛门和生殖器找到原发病灶。对于无法确定原发病灶的患者给予腹股沟淋巴结切除术,不管术后是否给予腹股沟放疗有时都可以获得长期生存。这些患者也可以给予新辅助或者辅助化疗,因为来源于宫颈或者肛管的鳞癌可能会对化疗敏感。

(五)高级别神经内分泌肿瘤

CUP 神经内分泌肿瘤中 90% 表现为高级别神经内分泌癌,常见于男性患者(65%),中位发病年龄为 65 岁。最常见的受累部位是腹膜后,纵隔或者外周淋巴结(40%),其次是肝脏(25%)和骨(10%~15%)。

高级别神经内分泌癌或进展期神经内分泌癌病理类型一般是小细胞癌或者低分化癌(通常大细胞癌),并且可以通过 IHC 神经内分泌染色如嗜铬粒蛋白染色阳性或者 MTP 分析诊断。这类患者一线给予以铂为基础的方案或者铂类及紫杉类药物联合化疗,有效率可以达到 55%,其中 20% 达到完全缓解,中位 OS 超过 15 个月,10%~15% 的患者可以长期存活。这类患者也可以考虑加入临床研究。血管内皮生长因子(vascular endothlial growth factor,VEGF)受体和哺乳动物雷帕霉素靶蛋白(mammalian target of rapamycin,mTOR)抑制剂对于小肠中或高分化神经内分泌肿瘤有效,但是舒尼替尼或 mTOR 抑制剂对于低分化神经内分泌肿瘤是否有效还是未知。虽然目前的临床研究数据有限,但是小细胞癌目前一线治疗首选含铂方案化疗。对于孤立病灶的患者,化疗应当联合局部放疗和 / 或行局部切除术。

（六）具有结直肠癌表型的腺癌

此类患者常见于女性,中位发病年龄为 57 岁,病变主要在腹腔内播散,大约 51% 累及腹腔淋巴结,约 50% 累及腹膜,约 30% 累及肝脏,约 27% 伴有腹水。这类患者有典型的临床特征（如肝、腹膜转移）,典型的 IHC 染色（CDX2+ 和 / 或 CK20+/CK7–）可以确定来源于结直肠。因为随着新型有效的化疗药物和靶向药物的出现,转移性结直肠癌的中位 OS 已经从 8 个月提高到了 24 个月,因此确定肿瘤是否为结直肠来源对于选择恰当的治疗非常重要。IHC 染色可以提高特异性,同时 MTP 分析也可以进一步帮助确定诊断。一个回顾性研究对于 1 544 例患者通过基因逆转录 - 聚合酶链式反应（reverse transcription-polymerase chain reaction,RT-PCR）技术进行分析检测,其中 42 例（8%）患者被预测组织来源于结直肠癌,并给予患者结直肠癌的治疗,客观缓解率（objective response rate,ORR）达 50%,较经验性化疗 ORR（17%）明显提高,且中位 OS 可达 27 个月。这部分患者的预后与已知的进展期结直肠癌相似,通常治疗有效并且可以获得长期生存。

（七）性腺外生殖细胞癌综合征

性腺外生殖细胞癌综合征最先是在 1979 年报道的。这个综合征只见于少数患者并具有如下特征:①发生在 ≤ 50 岁的男性;②肿瘤主要位于中线部位（纵隔以及腹膜后）或者伴有多发肺部结节,很少出现颈部及锁骨上淋巴结转移:③症状出现时间短（大多少于 3 个月）并且肿瘤进展迅速;④组织病理学通常是未分化或低分化癌;⑤血清 AFP 或 β-HCG 或两者均升高;⑥对于放疗或者化疗敏感。IHC 通常提示为胚胎癌,也可以见到其他恶性生殖细胞肿瘤的成分（如精原细胞瘤、卵巢内胚窦瘤、畸胎瘤及绒癌）,还需要与淋巴瘤、腹膜后肉瘤、腹膜后纤维化和肉瘤样癌鉴别。IHC 中,β-HCG 及胎盘碱性磷酸酶（placentalike alkaline phosphatase,PLAP）和八聚体结合转录因子 4（octamer-binding transcription factor 4,OCT4）通常可以协助确定诊断,或 MTP 分析及检测出特异性染色体 12 异常来确诊。如果经过检测诊断仍不明确时这类患者,则被认为是不典型的生殖系统肿瘤,推荐给予含顺铂方案的化疗。

性腺外原发的生殖细胞肿瘤,常见伴有神经内分泌分化或者肉瘤分化,但是也可以包括各种组织病理类型。原发生殖细胞肿瘤（性腺外）通常出现在非生殖系统并且在随后的病程中逐渐显现出来,所以最初诊断是很困难的。血清 AFP 或者 β-HCG 水平升高和 / 或纵隔或者腹膜后病变支持上述诊断的可能。染色体分析,IHC 染色或 MTP 分析可以协助确诊。如果条件允许,外科手术切除也是可以的,也推荐给予含顺铂方案的化疗。这些患者比典型的生殖细胞肿瘤患者预后差,有可能是因为体细胞肿瘤对于化疗更不敏感。

（八）恶性黑色素瘤和无黑色素恶性黑色素瘤

在所有恶性黑色素瘤中,有 10%~15% 会表现为原发病灶不明且被认为是无黑色素恶性黑色素瘤。尽管没有黑色素,但是其病理组织形式与恶性黑色素瘤非常相似。详尽的病理学及分子学研究有时候揭示其为另外一些特殊的肿瘤,如淋巴瘤、神经内分泌肿瘤、生殖细胞肿瘤或者肉瘤等。

如果电镜观察到黑色素小体或者黑色素前体则考虑恶性黑色素瘤的诊断,但是极偶尔的情况下,这些细胞微结构也可以见于其他肿瘤。一些人认为无黑色素恶性黑色素瘤通常不形成黑色素前体,所以随之而来的问题是是否这些患者是真正的黑色素瘤患者。IHC 染色和 MTP 分析通常可以帮助诊断。如果患者曾经有过切除、摩擦或者冷冻黑痣的病史,则更支持黑色素瘤的诊断,少见原发于内脏的黑色素瘤也应当在考虑范围(如眼部、肾上腺、肠道、肛门及其他)。如果一例患者诊断为无黑色素恶性黑色素瘤,特别是缺乏 IHC 染色、MTP 分析或者鼠科肉瘤病毒癌基因同源物 B(v-raf murine sarcoma viral oncogene homologue B1,*BRAF*)突变,那么也要考虑其他肿瘤的诊断。*BRAF* 突变见于 50% 的恶性黑色素瘤患者,如果出现该基因改变则更支持恶性黑色素瘤的诊断并且可以考虑给予 BRAF 抑制剂治疗。

（九）青少年原发灶不明肿瘤

青少年(15~39 岁)原发灶不明肿瘤是一个具有特殊临床生物学特征的群体。一项研究共入组 714 例患者,显示其中位患病年龄为 35 岁,腺癌为主要的病理类型(70%),应用基因检测的方法大约可以鉴定 73% 患者的组织来源,根据临床病理学特征和基因序列检测最常见的可能的原发部位是胆道,患者中位转移部位为 2 个(淋巴结转移 60%,肺转移 47%,肝转移 38% 和骨转移 34%)。所有患者中位 OS 为 10 个月(95% *CI* 6.7~15.4);如果患者接受过根治性手术或放疗,中位 OS 为 38.2 个月;接受吉西他滨、氟尿嘧啶和铂类 / 紫杉类药物治疗后中位 OS 分别为 15.4 个月、10.4 个月和 6.1 个月。还有许多儿童或青年患者肿瘤位于中线且与 t(15；19)(q13,p13.1)染色体异位相关,这类肿瘤呈低分化并且通常伴有广泛转移,常见核蛋白基因(nuclear protein testis,NUT)致癌基因,其原发部位很难确定。

（十）预后不佳的内脏转移或骨转移 CUP

这是 CUP 最常见的亚组,具有预后不佳及生存时间短的特点,最常见的病理组织类型是中低分化腺癌(64%),其余的是未分化肿瘤(20%)、神经内分泌肿瘤(9%)和鳞癌(7%)。其中 40%~50% 主要累及肝脏,其次是淋巴结(35%)、肺(31%)、骨(28%)和脑(15%)。

四、诊断方法及诊断流程

（一）诊断方法

1. 病理学评估　通过 HE 染色进行活检肿瘤标本的组织病理学检测仍然是目前最初诊断的金标准。通过 IHC 染色首先,应该确定肿瘤的种类:癌、恶性黑色素瘤、淋巴瘤或者肉瘤;其次,确定肿瘤的病理类型,如高中分化腺癌、低分化腺癌或未分化癌、鳞癌、低分化肿瘤或神经内分泌肿瘤;最后,预测组织来源的部位(表 31-1)。在最初取得病理标本的过程中由于细针穿刺活检通常不能为必须的病理学检测提供足够的肿瘤标本,因此不推荐应用。

（1）免疫组织化学(immunohistochemistry,IHC)染色:IHC 染色这项特殊技术广泛应用于鉴别肿瘤组织来源(癌、淋巴瘤、肉瘤、恶性黑色素瘤等),IHC 标志物在鉴别 CUP 上有不同特异性和敏感性,如下列举了在 CUP 鉴别诊断中常用的 IHC 标志物。

1）CK:存在于人体上皮细胞中,共有 20 种(CK1~CK20),分为两型,Ⅰ型 CK(CK9~CK20)相对分子质量小,Ⅱ型 CK(CK1~CK8)相对分子质量大。腺上皮及腺癌主要表达低分子 CK(CK7、CK8、CK18、CK19、CK20);鳞状上皮及鳞状细胞癌表达高分子 CK(CK1、CK5/6、CK14);而间皮肿瘤及移形细胞癌既表达低分子 CK,又表达高分子 CK。CK7 和 CK20 是最常用来鉴别 CUP 来源的 IHC 染色标志物(表 31-2)。

表 31-1 免疫组织化学染色鉴定原发灶不明的恶性肿瘤的步骤

	诊断
步骤 1	
AE1 or AE3 pan-cytokeratin	癌
Common leukocyte antigen	淋巴瘤
S100；HMB-45	黑色素瘤
S100；vimentin	肉瘤
步骤 2	
CK7 or CK20；PSA	腺癌
PLAP；OCT4；AFP；human chorionic gonadotropin	生殖细胞肿瘤
Hepatocyte paraffin 1；canalicular pCEA，CD10，or CD13	肝细胞癌
RCC；CD10	肾细胞癌
TTF1；thyroglobulin	甲状腺癌
Chromogranin；synaptophysin；PGP9.5；CD56	神经内分泌癌
CK5 or CK6；p63	鳞癌
步骤 3	
PSA；PAP	前列腺
TTF1	肺
GCDFP-15；mammaglobin；ER	乳腺
CDX2；CK20	结肠
CDX2（intestinal epithelium）；CK20；CK7	胰腺和胆道
ER；CA-125；mesothelin，WT1	卵巢

注：CK：cyokeratin，细胞角蛋白；PSA：prostate specific antigen，前列腺特异抗原；PLAP：placental alkaline phosphatase，胎盘碱性磷酸酶；OCT4：octamer-binding transcription factor，八聚体结合转录因子 4；AFP：alpha fetoprotein，甲胎蛋白；pCEA：polyclonal carcinoembryonic antigen，多克隆癌胚抗原；CD：cluster of differentiation，白细胞分化抗原；RCC：renal cell carcinoma，肾细胞癌；TTF1：thyroid transcription factor 1，甲状腺转录因子 1；PGP9.5：protein gene product 9.5，蛋白基因产物 9.5；PAP：prostatic acid phosphatase，前列腺酸性磷酸酶；GCDFP-15：gross cystic disease fluid protein-15，巨囊病性液体蛋白 -15；ER：estrogen receptor，雌激素受体；CDX2：caudal type homeobox 2，尾型同源盒转录因子 2；CA-125：cancer antigen-125，癌抗原 -125；WT1：Wilms' tumor gene 1，Wilms 瘤基因 1。

表 31-2 CK7 和 CK20 在不同原发肿瘤中的表达

组织来源	CK7/CK20 表达
结肠	CK7-/CK20+
胃	CK7-/CK20+；CK7+/CK20+
胆道	CK7+/CK20-；CK7+/CK20+
胰腺	CK7+/CK20-；CK7+/CK20+
肺	CK7+/CK20-
卵巢 - 非黏液	CK7+/CK20-
卵巢 - 黏液	CK7+/CK20+；CK7-/CK20+
乳腺	CK7+/CK20-
尿路上皮	CK7+/CK20+
子宫内膜	CK7+/CK20-
前列腺	CK7-/CK20-
肾脏	CK7-/CK20-
肝脏	CK7-/CK20-

注：CK：cyokeratin，细胞角蛋白。

2）甲状腺转录因子 1（thyroid transcription factor 1，TTF1）：主要表达于肺和甲状腺肿瘤，特别是肺腺癌阳性表达较高，偶见于其他肿瘤表达（3% 鼻腔小细胞癌），而未分化癌和鳞癌较少表达，同时进行 TTF1 检测还可以进一步将肺原发癌与其他 CK7+ 的肿瘤加以区分。

3）Napsin A：也是一个相对敏感的肺原发肿瘤的标志物，在 60%~80% 的肺腺癌中表达，其几乎不在甲状腺肿瘤中表达。

4）P63：用于鉴别鳞状细胞、尿路上皮和肌上皮分化的肿瘤，大多数（86%）低分化鳞癌 P63 阳性，只有 14% 非鳞癌 P63 阳性。恶性间皮瘤 P63 阴性，而 70%~95% 的尿路上皮癌 P63 阳性。

5）HepPar-1：是一种可与肝细胞特异抗原决定簇产生反应的单克隆抗体，80%~90% 肝细胞癌表达 HepPar-1，而胆管细胞癌不表达。

6）SCGB2A2 和 GCDFP-15：都是用来鉴别乳腺癌的 2 个胞质型标志物。Sasaki 等研究显示乳腺球蛋白在 48% 的乳腺癌中表达，但是并不在其他部位来源的肿瘤中表达，如肺癌、头颈部肿瘤、胃肠道肿瘤、卵巢癌和甲状腺癌。GCDFP-15 在诊断乳腺癌中灵敏度 74%，特异度可以达到 95%。其还可以兼备诊断包括印戒细胞特征的小叶癌，并且也可以与卵巢原发肿瘤相区分。

7）WT1：转录因子，在很多看似并不相关的肿瘤中表达，如恶性间皮瘤、小圆细胞肿瘤和原发卵巢浆液癌。相关研究显示 WT1 在超过 90% 的卵巢浆液癌中表达阳性。

8）CDX2：转录因子主要是肠道来源的。Werling 等和 Moskaluk 等研究显示 CDX2 在大于 90% 的结直肠癌中表达阳性。

在 IHC 染色检查的过程中值得注意的是，我们要尽量避免盲目选择大量的 IHC 标志物检测，临床医生应该和病理科医生充分沟通后尽可能为患者选择可能的合理的标志物进行检测（表 31-3），同时 IHC 染色结果还应该与临床表现及组织学病理特征相结合分析从而得出最终的结论。

（2）电子显微镜检查：电子显微镜检查在诊断上有时候是光学显微镜的补充。一些低分化的肿瘤可以通过电子显微镜进行诊断，通常在常规光镜检查、IHC 染色和 MTP 分析后仍不能确定组织来源时，可以使用电子显微镜协助诊断。电子显微镜可以让我们更深入了解细胞的超微结构特征，如神经内分泌颗粒（神经内分泌肿瘤）或前黑色素小体（恶性黑色素瘤）。但是有些未分化肿瘤有时候也会失去这些超微结构特征，因此有时缺乏这些超微结构也不能完全否定某些特异性诊断。电镜检查不能用于鉴别不同种类的腺癌以及确定组织来源。

（3）染色体检测或者遗传学分析：特异性染色体异常已经成为一些肿瘤的特征表现。大多数 B 细胞非霍奇金淋巴瘤与肿瘤特异性免疫球蛋白基因重排相关，并且在 B 细胞或者 T 细胞淋巴瘤中可以见到染色体异常改变。正如我们所认识的特异性染色体 12 的异常可见于生殖细胞肿瘤（如 i12p，12p 缺失，12p 多倍体），这些染色体异常可以用来检测青年男性原发病灶不明低分化癌，部分诊断为性腺外的生殖细胞肿瘤。Motzer 等对 40 例组织来源不明的中线肿瘤和性腺外生殖细胞综合征的年轻男性进行了染色体组型的分析，其中 12/40 例有染色体 12 的异常（如 i12p，12p 缺失，12p 多倍体），因此被诊断为生殖细胞肿瘤，其他特异性染色体异常分别诊断了 2 例恶性黑色素瘤、1 例淋巴瘤、1 例外周神经上皮瘤和 1 例小细胞肿瘤。基于基因分析诊断生殖细胞肿瘤，其中 5 例患者给予铂类为基础的化疗达到完全缓解。

还有其他一些染色体重排也可以用来诊断 CUP。其中包括 t（11：22）见于外周神经上皮肿瘤，结缔组织小圆细胞肿瘤和尤因肉瘤；t（15：19）见于儿童及青年中线结构组织来源不明的癌；染色体 12 异常见于生殖细胞肿瘤；t（2：13）见于腺泡状横纹肌肉瘤，3p 缺失见于小细胞肺癌；1p

缺失见于成神经细胞肿瘤；t（X：18）见于滑膜肉瘤；11p 缺失见于 Wilms' 肿瘤。

表 31-3　免疫组织化学染色在原发灶不明癌鉴别诊断中的应用

肿瘤类型	免疫组织化学染色标志物
癌	Pan-cytokeratin AE1/3（+），EMA（+），S100（−），CLA（−），vimentin（−），CK7，20（可变）
淋巴瘤	CLA（+），Pan-cytokeratin AE1/3（−），EMA（−），S-100（−）
恶性黑色素瘤	S-100（+），HMB45（+），melan-A（+），CLA（−），Pan-cytokeratin（−）
肉瘤	vimentin（+），desmin（+），CD117（+），myogen（+），Pan-cytokeratin AE1/3（通常 −），S-100（通常 −），CLA（−），HMB45（−），melan-A（−）
神经内分泌肿瘤	Epithelial stains（−），chromogranin（−），synaptophysin（+），CD56（+）
胃肠间质瘤	CD117（+），CD34（+），DOG1（+）
间皮瘤	Calretinin（−），CD5/6（+），WT1（+），mesothelin（+）
结直肠癌	CK20（+），CK7（−），CDX2（+）
肺腺癌	CK7（+），CK20（−），TTF-1（+），napsinA（+）
肺鳞癌	CK7（+），CK20（−），P63（+），CK5/6（+）
肺神经内分泌瘤（小细胞癌 / 大细胞癌）	TTF-1（+），chromogranin（−），synaptophysin（+），CD56（+）
乳腺癌	CK7（+），ER（+），PR（+），Her2（+），GCDFP-15（+），mammaglobin（+），GATA3（+）
卵巢癌	CK7（+），ER（+），WT1（+），PAX8（+），mesothelin（+）
膀胱癌（移行细胞）	CK20（+），CK5/6（+），P63（+），（+），urothelin（+）GATA3
前列腺癌	PSA（+），CK7（−），CK20（−），
胰腺癌	CK7（+），CA199（+），mesothelin（+）
肾癌	RCC（+），PAX8（+），CD10（+），Pan-cytokeratin AE1/3（+）
肝癌	Hepar1（+），CD10（+）
肾上腺皮质癌	Alpha-inhibin（+），melan-A（+），CK7（−），CK20（−），
生殖细胞肿瘤	PLAP（+），OCT4（+）
甲状腺癌（滤泡 / 乳头）	Thyroglobulin（+），TTF-1（+），PAX8（+）

注：EMA：epithelial membrane antigen，上皮膜抗原；CLA：cutaneous lymphocyte-associated antigen，皮肤淋巴细胞相关抗原；CK：cyokeratin，细胞角蛋白；CD：cluster of differentiation，白细胞分化抗原；DOG：discovered on gastrointestinal stromal tumor 1，胃肠间质瘤特征表达蛋白；WT1：Wilms' tumor gene 1，Wilms 瘤基因 1；CDX2：caudal type homeobox 2，尾型同源盒转录因子 2；TTF1：thyroid transcription factor 1，甲状腺转录因子 1；ER：estrogen receptor，雌激素受体；PR：progesterone receptor，孕激素受体；HER2：human epidermal growth factor receptor-2，原癌基因人类表皮生长因子受体 2；GCDFP-15：gross cystic disease fluid protein-15，巨囊病性液体蛋白 -15；PSA：prostate specific antigen，前列腺特异抗原；CA：cancer antigen-，癌抗原；RCC：renal cell carcinoma，肾细胞癌；PAX：paired box，配对盒子基因蛋白；PLAP：placental alkaline phosphatase，胎盘碱性磷酸酶；OCT4：octamer-binding transcription factor 4，八聚体结合转录因子 4。

（4）肿瘤分子学检测（molecular tumor profiling，MTP）：CUP 代表一个异质性群体且临床上无法确定其解剖的原发部位，理想的推荐是通过肿瘤分子学检测进行分类，目前采用 2 种不同的方法检测肿瘤基因表达谱。常用的一个是 92 个基因 RT-PCR mRNA 分析（Cancer TYPE ID；Bio Theranostics 公司）；另一个是利用微阵列（microarray）的方法去测量组织特异性 microRNAs（Cancer of Origin Test，Rosetta Genomics）以及 cDNA。在这两种方法中 92 个基因 RT-PCR 方法确定 CUP 组织来源精确性可以达到 75%~80%。Monzon 等进行了对于 1 550 例应用微阵列分析基因表达来确定肿瘤组织来源的研究,显示总体敏感性为 88%,特异性为 99%。

近年来有多个研究显示,不同的 MTP 检测能够正确预测 75%~85% 的组织来源,特别是肿瘤低分化或者是进行完第一轮 IHC 染色后诊断仍不明确时,MTP 诊断的精确性优于 IHC 染色。分子诊断不需要太多肿瘤组织标本(2~3 个未染色切片即可),因此当 IHC 染色后未得到明确结论或者只有有限的肿瘤组织时推荐应用 MTP。一个大型的前瞻性临床研究主要观察根据 MTP 检测鉴别组织来源并给予部位特异性治疗与常规治疗比较患者的生存时间,共入组 298 例患者,应用 92 个基因反转录聚合酶链反应鉴别组织来源,结果 252 例进行了分析,247 例(98%)的预测了组织来源,194 例患者接受了部位特异性治疗,中位 OS 为 12.5 个月,与经验性化疗后 9 个月比较明显延长,其中胆道来源肿瘤 6.8 个月,胰腺癌 8.2 个月,尿路上皮癌 8.4 个月,肾癌 11.7 个月,结直肠癌 12.5 个月,NSCLC 15.9 个月,卵巢癌 29.6 个月,乳腺癌最长达 24 个月。许多回顾性和前瞻性研究的数据也证实基因表达序列分析可以相对精准地预测组织来源,因此肿瘤分子检测对于某些患者可以作为 IHC 染色很好的补充。德国一项研究通过微阵列 DNA 甲基化特征来鉴别组织来源,研究中对于 2 790 例肿瘤样本包括 38 种肿瘤进行检测,并且使用改良的诊断技术预测了 216 例特征明显的原发灶不明肿瘤,通过尸检来验证检测的准确性。基于 DNA 甲基化特征鉴别组织来源的特异性可达 99.6%(95% CI 99.5~99.7),灵敏度 97.7%(95% CI 96.0~99.2),88.6% 的阳性预测值(85.8~91.3),99.9% 阴性预测值(99.9~100),成功预测了 188/216 例 CUP 患者的组织来源,并且根据其组织来源给予特异性治疗较经验性化疗的患者显著提高了总生存(HR=3.24,P=0.005 1,95% CI 1.42~7.38,log-rank P=0.002 9)。此研究证实了 DNA 甲基化检测明显提高了 CUP 的诊断并且可以指导临床医生给予患者更精准的治疗并进而提高这部分患者的生存。

现在随着应用第二代测序(Next generation sequencing,NGS)的方法进行驱动基因的个体化检测,我们进一步了解肿瘤分子学改变,并且这种检测可以帮助我们确定新的治疗方式、增加治疗选择、改善预后。根据研究报道,30%~85% 的患者可以通过检测找到潜在的治疗靶点,同时建议检测程序性死亡受体配体 1(programmed death ligand 1,PD-L1)表达、微卫星状态(microsatellite,MS)以及肿瘤突变负荷(tumor mutation burden,TMB)。CUP 分子检测显示存在多种异常,常见特异性基因改变有表皮生长因子受体(epidermal growth factor receptor,$EGFR$)、鼠类肉瘤病毒癌基因(kirsten rat sarcoma viral oncogene,$KRAS$)、$HER2$ 和间变性淋巴瘤激酶(anaplastic lymphoma kinase,ALK),此外还有肿瘤蛋白 p53(tumor protein p53,$TP53$)、B 淋巴细胞瘤 -2 基因(B-cell lymphoma-2,bcl-2)、细胞性骨髓细胞瘤病病毒癌基因(cellular myelocytomatosis viral oncogene,$CMYC$)、RAS、$NOTCH1$-3、齿状蛋白 1(JAGGED1,$JAG1$)、$MAPK$ 磷酸化、磷酸酶及张力蛋白同源基因(phosphatase and tensin homolog deleted on chromosome 10,$PTEN$)、$pAKT$、肝细胞生长因子受体(hepatocyte growth factor receptor,$HGFR/cMET$)、$HER2$ 和乏氧相关蛋白突变等,但是这些异常没有特异性。通过 MTP 检测诊断一些特异性组织来源会更有帮助,比如乳腺癌 $HER2$ 基因检测;非小细胞肺癌检测 $EGFR$、ALK 和 $ROS1$ 重排;结直肠癌 $KRAS$ 突变检测;恶性黑色素瘤 $BRAF$ 突变检测;胃食管交界肿瘤 $HER2$ 基因检测等。随着对特异性突变的有效药物出现,CUP 的治疗可能会追赶上已知部位肿瘤的治疗,但是目前尚缺乏高水平证据证明基于 NGS 检测结果给予相应靶向治疗可以改善 CUP 患者的预后。

应用 MTP 分析时,我们还需要注意:第一,肿瘤活检样本有限,应该审慎地应用这些标本,必要时也可以考虑二次活检。第二,MTP 检测甚至是在鉴别已知肿瘤时准确率也不是 100%,所以其预测结果应该与临床特征以及其他病理学检测结果相结合分析。第三,许多肿瘤有重叠的基因表达,在这种情况下有可能会导致误诊(比如乳腺,腮腺,皮肤附属器肿瘤有相似的基因表达序列)。第四,任何不包括在 MTP 检测序列的肿瘤不能通过检测而被诊断,有可能被认为是未分类的或者误诊为另一种有重叠基因表达的肿瘤。

2. **肿瘤标志物**   血清肿瘤标志物通常不能用来诊断肿瘤,但是检测样本容易获得并且可以和其他临床病理学指标结合分析用于鉴别诊断。血清肿瘤标志物都是非特异性的,但是在某些情况下肿瘤标志物对于鉴别组织来源也有帮助,例如男性腺癌且累及纵隔淋巴结或腹膜后肿物的患者,血清 β-HCG 和 AFP 升高提示结外生殖细胞肿瘤,AFP 升高也可用于肝癌的诊断。男性腺癌骨转移的患者,PSA 升高提示肿瘤可能原发于前列腺。其他一些肿瘤标志物,包括 CA125 检测用于女性腹膜癌,CA153 检测用于孤立性腋窝淋巴结转移性腺癌。癌胚抗原(carcinoembryonic antigen,CEA)虽然不是一个特异性标志物,但是其升高大部分见于上皮肿瘤。而且最初诊断时一旦有升高的肿瘤标志物也可以作为治疗疗效的监测指标。

3. **影像学检查**   如果没有禁忌证,作为基线检查所有的 CUP 患者都应该做头部、胸部、腹部和盆腔的 CT 扫描,在疾病最初诊断时即可以明确疾病是否局限或是存在转移,并且为进一步的治疗提供依据。CT 对于胰腺癌,结直肠癌和肺癌的诊断准确率较高,MRI 对于发现原发性乳腺癌非常敏感。女性患者应当进行钼靶检查和阴道超声,如果钼靶检查和阴道超声检查未发现异常,那么对于腺癌伴有腋窝淋巴结转移的女性患者均应行乳腺 MRI 检查,寻找可疑隐匿性乳腺癌。

内镜检查只限于那些有相应症状或者病理学及影像学有相应提示的患者。如果病理 IHC 显示 CK7、CK20 和 CDX2 阳性建议行结肠镜检查,如果 CK7 和 TTF-1 阳性建议行纤维支气管镜检查。

尽管应用了上述的检查方法,但是只有一小部分患者能寻找到原发病灶。PET-CT 是一种全身阳性显像的检查,即病灶表现为放射性浓聚,在图像上可以一目了然地了解全身各脏器组织的葡萄糖代谢,结合 CT 提供精准解剖结构,优于常规的影像学检查,常用于肿瘤的诊断、分期及明确全身转移部位,可以帮助寻找大约 30%CUP 患者的原发病灶,还可以发现之前检查尚未发现的转移灶。^{68}Ga-DOTA-NOC 受体 PET-CT 在诊断神经内分泌肿瘤的原发病灶时也非常精准。但是 PET-CT 也有局限性,首先 ^{18}F- 脱氧葡萄糖(^{18}F-fluorodeoxy glucose,^{18}F-FDG)摄取受肿瘤分化的影响,高分化的肿瘤一般无葡萄糖消耗或者较低因此也会呈现出低 ^{18}F-FDG 摄取。其次组织背景信号摄取较强也常会掩盖原发病灶,如生理摄取 ^{18}F-FDG 较高的部位,如胃肠道。另外 5mm 的断层扫描对于体积较小且低 FDG 摄取的肿瘤也无法通过 PET-CT 诊断。虽然 PET-CT (24%~40%)对于原发病灶的诊断优于常规影像学检查,但是目前尚缺乏大规模的随机对照研究来评价 PET-CT 在诊断 CUP 中的作用及性价比,因此在最初评估中不作为常规检查推荐,可以选择性应用于某些患者,比如伴有颈部淋巴结转移的 CUP 患者,对于这些患者 PET-CT 较常规检查更加敏感,并且还可以指导我们进行活检及更加精确地勾画放疗区域。

(二)诊断流程

最初诊断评估完整的病史采集(详尽的系统回顾)和详细的体格检查(包括盆腔检查)、基础的血液学和生化检测(肝肾功能、电解质、血钙等)、尿常规及便潜血检测。最后是病理学评估,包括筛查 IHC 标志物(如 CK7、CK20、TTF-1、CDX2 等),必要时给予电镜检查,遗传学物质检查和 MTP 检测。当 IHC 或者其他试验不能得出结论时需要 MTP 检测,IHC 染色序列和 MTP 分析是互补的,可以为诊断大多数 CUP 患者组织来源提供更多的信息。CUP 的诊断过程主要包括如下几个步骤(表 31-4):首先要确定组织病理类型,判断可能的原发部位,其次通过选择性的检查进一步来确定分属于哪个特殊的亚组,最后一步是着重于 IHC 染色或者分子遗传学检测来选择有针对性的治疗方案,尤其是对于某些治疗反应较好的患者,再给予个体化治疗后能获得生存的受益。在最初的临床及病理学评估中应该着重于:①确定解剖上的原发部位;②缩小可能的组织来源的范围;③确定患者特异性的亚组;④确定组织来源,即使无法发现解剖学原发病灶。

表 31-4　原发灶不明的恶性肿瘤诊断流程

诊断步骤 1　临床病理学数据
1. 组织学确诊为转移癌
2. 详细的病史
3. 全面的体格检查(包括盆腔和直肠)
4. 应用特异性免疫组化染色进行组织病理学检测

诊断步骤 2　对所有患者进行实验室检查
1. 全血细胞计数
2. 血生化
3. 尿液分析
4. 便潜血试验
5. 胸部 X 线
6. CT(头部、胸部、腹部和盆腔)

诊断步骤 3　选择性患者进行的相关实验室检查
1. 钼靶检查(对于所有女性患者)
2. 乳腺 MRI 检查
3. 睾丸超声
4. PET-CT
5. 血清 AFP 和 β-HCG 检测
6. PSA(对于所有男性)
7. CA125 和 CA153
8. 内镜检查

注:CT:computed tomography,电子计算机断层扫描;MRI:magnetic resonance imaging,磁共振成像;PET-CT:positron emission tomography computed tomography,正电子发射计算机断层显像;AFP:alpha fetoprotein,甲胎蛋白;β-HCG:Beta-human chorionic gonadotropin,β-绒毛膜促性腺激素;PSA:prostate specific antigen,前列腺特异抗原;CA:cancer antigen,癌抗原。

五、治疗

CUP 患者是一组异质性群体,有的患者经过正确的治疗可以获得长期生存,而另外一些患者很少从治疗中获益或不能获益。经过临床评估找到解剖学上的原发部位然后根据确定的肿瘤类型选择合适的治疗,或者根据不同的临床病理学特征将患者归为不同的亚组,这类患者虽然解剖学上没有寻找到原发病灶,但是可以通过检查推断其组织来源并给予部位特异性治疗。

（一）化疗

最初 1980 年报道的以 5- 氟尿嘧啶或顺铂为基础的化疗方案,大多应用于腺癌和 5%~10% 低分化腺癌。近些年来,随着三代新药的出现,抗肿瘤药物治疗谱不断增加,在实体瘤的治疗和预后得到提高的同时也适当的提高了 CUP 经验性治疗水平,一系列与铂类药物联合的治疗方案（如紫杉类、吉西他滨、长春瑞滨、伊立替康、拓扑替康、奥沙利铂）显示出一定的抗肿瘤活性并且成为标准治疗方案。

由于目前的治疗模式已经从经验性化疗过渡到以组织来源为基础的部位特异性治疗。因此对于初诊患者首先给予标准的临床和病理学评估（IHC 染色）,必要时给予额外的检查,确定原发部位的患者给予相应的治疗。不能确定原发部位的患者治疗要根据临床病理学特征划分的不同亚群进行,能进入适合亚群的则接受不同亚群所对应的特异性治疗。如果患者不属于上述群体应当进行 MTP 检测,然后根据组织来源再进行部位特异性治疗。经验性化疗只适用于一小部分未确定组织来源也不能归入任何亚群的患者,这类患者也可以考虑加入临床研究。

（二）靶向治疗

靶向药物可以阻断一些肿瘤的信号传导通路（如 VEGF 和 EGFR 抑制剂）,目前已经成为许多实体瘤的标准治疗。其中一些 CUP 患者也可以从靶向治疗中获益,虽然我们对于靶向治疗药物的临床经验相对有限,但是这类药物确实有效。

贝伐珠单抗联合厄洛替尼二线治疗 51 例具有不良预后特征 CUP 患者,中位 OS 7.4 个月,1 年生存率 33%,2 年生存率 18%,生存优于既往报道的二线化疗。随后又进行了一个标准化疗（紫杉醇联合卡铂）联合贝伐珠单抗和厄洛替尼的 II 期临床研究,共入组 60 例患者,中位 OS 12.6 个月,2 年 OS 率 27%。但是在上述两个研究中选择的患者都没有基于肿瘤分子改变来预测靶向治疗的疗效。赵宗芳等对于 35 例 CUP 患者给予恩度联合多烯紫杉醇及顺铂方案治疗,总 ORR 54.29%,疾病控制率（disease control rate, DCR）91.34%,不良反应可以耐受。

CUP 可以表现为许多类型的转移性癌,这就有机会去寻找不同的有活性的基因改变。许多 EGFR 突变和 ALK 重排的患者对于上述靶点的抑制剂有效。Ross 等对 200 例 CUP 患者进行了广泛的基因检测,其中 125 例是腺癌,75 例不具有腺癌特征。结果 96%（192 例）患者至少发现有 1 个基因突变,平均每例患者有 4.2 个基因突变,较常见的基因突变是 *TP53*（55%,110）、*KRAS*（20%,40）、周期蛋白依赖激酶抑制因子 2A（cyclin dependent kinase inhibitor 2A,*CDKN2A*）（19%,37）、*MYC*（12%,23）、AT 丰富结构域 1A（AT-Rich Interaction Domain 1A,*ARID1A*）（11%,21）,髓系细胞白血病因子 1（myeloid cell leukemia 1,*MCL1*）（10%,19）,磷脂酰肌醇 -3- 激酶癌基因（phosphatidylino-sitol 3-kinases cancer,*PIK3CA*）（9%,17）、*HER2*（8%,16）、*PTEN*（7%,14）、*EGFR*（6%,12）、*BRAF*（6%,11）、*BRCA2*（6%,11）等。其中具有 1 个或者多个可治疗的靶点的患者占 85%（169/200）,HER2 扩增更常见于腺癌 10%（13）,而非腺癌患者仅 4%（3）。*EGFR*（8% vs 3%）和 *BRAF*（6% vs 4%）更常见于腺癌,临床相关的受体络氨酸激酶通路上的基因改变包括 *ALK*、*ARAF*、*BRAF*、*EGFR*、成纤维细胞生长因子受体（fibroblast growth factor receptor,

FGFR)*1*、*FGFR2*、*KIT*、*KRAS*、丝裂原活化蛋白激酶激酶 1(mitogen-activated proteinkinase kinase 1,*MEK1*)、*MET*、神经纤维瘤蛋白(neurofibromin,*NF*)*1*、*NF2*、*NRAS*、*RAF1*、RET 原癌基因(RET proto-oncogene,*RET*) 和 c-ros 原癌基因 1- 受体酪氨酸激酶(c-ros oncogene 1 receptor tyrosine kinase,*ROS1*),见于 72%(90)腺癌,但是在非腺癌中仅占 39%(29)($P < 0.001$)。虽然这些发现的治疗意义尚未进行探索,但是确定组织来源可以进一步有针对性的寻找肿瘤特异性分子异常。例如恶性黑色素瘤的 *BRAF*,肺癌的 *EGFR*、*ALK*、*ROS1*,乳腺癌及胃肠、食管肿瘤的 *HER2* 以及结直肠癌的 *KRAS*,确定这些基因异常可以让我们为患者提供有效的治疗。

（三）手术治疗

CUP 患者治疗前首先通过评估确定患者是否可以纳入不同的亚群,这点非常重要并且决定患者的预后。外科手术治疗对于特定的亚组是可以延长患者生存,主要适用于如下亚群:①女性腹膜乳头状腺癌;②女性腋窝淋巴结转移性腺癌;③颈部淋巴结转移性鳞癌;④腹股沟淋巴结转移癌;⑤中线分布的低分化癌(如结外生殖细胞综合征);⑥体积小的可切除肿瘤。

（四）放疗及其他治疗

放疗主要适用于局限期肿瘤,特别是当累及腋窝淋巴结或腹股沟淋巴结并行手术切除术后,如果淋巴结侵犯在 2 个以上并且有结外受侵时建议给予局部放疗。放疗还适用于骨转移病灶、腹膜后肿物病理证实非生殖细胞肿瘤以及锁骨上淋巴结转移性鳞癌。

如果患者有不可切除的局部肝脏病变(腺癌或者神经内分泌肿瘤)也可以考虑做局部治疗,局部治疗可以包括肝动脉灌注、化疗栓塞、冷冻手术、射频消融术及经皮无水乙醇注射。其他治疗方法还包括姑息性治疗、放射性免疫治疗,还有不同的放疗方式,如术中放疗、调强放疗或者适形放疗等。这些治疗方法适用于所有转移的患者。

免疫检查点抑制剂帕博利珠单抗是一种抗程序性死亡受体 1(programmed cell death protein 1,PD-1)的单克隆抗体,2017 年美国食品药品监督管理局(Food and Drug Administration,FDA)批准治疗不可切除或转移性既往标准治疗失败的微卫星高度不稳定型(high level microsatellite instability,MSI-H)或错配修复基因缺陷型(defective mismatch repair,dMMR)实体瘤。研究显示在 dMMR 结直肠癌中,帕博利珠单抗单药 ORR 可达 40%。KEYNOTE-158 研究中,共入组 223 例既往治疗失败 MSI-H/dMMR 的患者,涉及 27 种不同的实体瘤(包括了胃癌、胰腺癌、子宫内膜癌等),给予帕博利珠单抗单药治疗,中位随访 13.4 个月,ORR 34.3%,中位无进展生存期(progression-free survival,PFS)4.1 个月,中位 OS 23.5 个月,取得了与治疗 dMMR 结直肠癌相似的临床疗效。同时基于 KEYNOTE-158 研究的回顾分析,结果显示对于肿瘤突变负荷(tumor mutation burden-high,TMB-H)(≥10Mut/Mb)的患者,ORR 可以达到 29%。因此 2020 年 FDA 还批准帕博利珠单抗用于治疗既往标准治疗失败 TMB-H 的实体瘤。基于以上研究结果,帕博利珠单抗也可以考虑用于 MSI-H/dMMR 或者 TMB-H 的 CUP 的治疗。

六、生存及预后

如果患者根据临床评估能够进入上述的不同亚群则预后相对较好,能确定组织来源是最重要的预后因素。

K.Hemminki 等对于瑞典 1987—2008 年 18 911 例 CUP 患者进行生存分析,发现腺癌占所有结外转移的 70%,1 年生存率 17%,中位 OS 3 个月,当转移局限在淋巴结内 1 年生存率为

41%，中位 OS 8 个月；在结外转移中，小肠转移预后不良，而纵隔转移预后相对较好。局限淋巴结转移的患者，头颈部、腋窝或者腹股沟淋巴结转移预后最佳，而腹部和盆腔内淋巴结转移预后最差。另一项研究共 9 360 例结外转移性腺癌和未分化癌的 CUP，中位 OS 最短的是肝脏转移（2 个月），神经系统转移 5 个月，呼吸系统、神经系统、骨和皮肤的转移 3 个月，腹膜及腹膜后转移 8 个月。不同患者亚群都支持 MTP 检测增加了预测组织来源的精确性以及给予根据分析结果进行治疗的有效性。对于头颈部 CUP，一项汇集 18 个研究共 1 726 例患者的荟萃分析显示患者生存与诊断时的 N 分期相关，而术后是否接受放化疗与单纯手术的患者比较生存时间无显著差异。

许多学者分析预后因素并提出预后模型，根据大多数有不良预后特征的患者接受过经验性化疗的数据，发现年龄、肝转移、PS 评分低、血清乳酸脱氢酶和 / 或碱性磷酸酶水平升高、低蛋白血症、器官转移数目、淋巴细胞减少、神经内分泌分化以及男性都是不良预后因素。一项超过 10 个回顾性研究单变量及多变量来分析预后因子，共 2 500 例 CUP 患者，结果显示预后不良因素有男性，PS 评分>1 分，多种并发症，年龄>64 岁，吸烟史（超过 10 包 / 年），体重下降，实验室检查包括淋巴细胞减少，低蛋白血症，乳酸脱氢酶和碱性磷酸酶升高。

基于分子检测给予患者部位特异性治疗可以提高患者总生存，其生存时间与相同部位肿瘤相接近。随着肿瘤诊疗水平的提高，对于能确定组织来源的患者可以接受到更有效的治疗。未来 CUP 的治疗模式可能将会是不论其原发部位均按特异性的肿瘤类型或者根据其关键的基因突变给予精准治疗。

（艾 斌 李 旭）

参考文献

［1］PAVLIDIS N, PENTHEROUDAKIS G. Cancer of unknown primary site [J]. Lancet, 2012, 379 (9824): 1428-1435.

［2］PAVLIDIS N, BRIASOULIS E, HAINSWORTH J, et al. Diagnostic and therapeutic management of cancer of an unknown primary [J]. Eur J Cancer, 2003, 39 (14): 1990-2005.

［3］VARADHACHARY G R, RABER M N. Cancer of unknown primary site [J]. N Engl J Med, 2014, 371 (8): 757-765.

［4］DAVID H B, JAROSLAW L, LESLEY A B, et al. Descriptive epidemiology of cancer of unknown primary site in Scotland, 1961-2010 [J]. Cancer Epidemiol, 2014, 38 (3): 227-234.

［5］BUGAT R, BATAILLARD A, LESIMPLE T, et al. Summary of the standards, options and recommendations for the management of patients with carcinoma of unknown primary site (2002)[J]. Br J Cancer, 2003, 89 (Suppl 1): S59-S66.

［6］SIEGEL R, WARD E, BRAWLEY O, et al. Cancer statistics, 2011: The impact of eliminating socioeconomic and racial disparities on premature cancer deaths [J]. CA Cancer J Clin, 2011, 61 (4): 212-236.

［7］HEMMINKI K, JI J, SUNDQUIST J, et al. Familial risks in cancer of unknown primary: Tracking the primary sites [J]. J Clin Oncol, 2011, 29 (4): 435-440.

［8］BAKER H. Familial risk in patients with Carcinoma of Unknown Primary [J]. Lancet Oncol, 2016, 17 (2): e48.

［9］RUDOLF K, DISORN S, KARI H. Risk factors for cancers of unknown primary site: Results from the prospective EPIC cohort [J]. Int J Cancer, 2014, 135 (10): 2475-2481.

［10］PAVLIDIS N, FIZAZI K. Cancer of unknown primary [J]. Crit Rev Oncol Hematol, 2009, 69 (3): 271-280.

第 31 章

［11］ HEMMINKI K, BEVIER M, HEMMINKI A, et al. Survival in cancer of unknown primary site: Population-based analysis by site and histology [J]. Ann Oncol, 2012, 23 (7): 1854-1863.

［12］ WOUW AJVD, JANSSEN-HEIJNEN MLG, COEBERGH JWW, et al. Epidemiology of unknown primary tumours: Incidence and population-based survival of 1285 patients in Southeast Netherlands, 1984-1992 [J]. Eur J Cancer, 2002, 38 (3): 409-413.

［13］ DEVITA V T, LAWRENCE T S, ROSENBERG S A. Cancer: Principles and practice of oncology [M]. 9th ed. Philadelphia Wolters Kluwer: Lippincott Williams & Wilkins, 2011: 1720-1737.

［14］ KAMPOSIORAS K, PENTHEROUDAKIS G, PAVLIDIS N. Exploring the biology of cancer of unknown primary: Breakthroughs and drawbacks [J]. Eur J Clin Invest, 2013, 43 (5): 491-500.

［15］ STOYIANNI A, GOUSSIA A, PENTHEROUDAKIS G, et al. Immunohistochemical study of the epithelial-mesenchymal transition phenotype in cancer of unknown primary: incidence, correlations and prognostic utility [J]. Anticancer Res, 2012, 32 (4): 1273-1281.

［16］ GOLFINOPOULOS V, PENTHEROUDAKIS G, GOUSSIA A, et al. Intracellular signaling via the AKT axis and downstream effectors is active and prognostically significant in cancer of unknownprimary (CUP): A study of 100 cases [J]. Ann Oncol, 2012, 23 (10): 2725-2723.

［17］ HAINSWORTH J D, GRECO F A. Treatment of patients with cancer of an unknown primary site [J]. N Engl J Med, 1993, 329 (4): 257-263.

［18］ BOHUSLAVIZKI K H, KLUTMANN S, KROGER S, et al. FDG PET detection of unknown primary tumors [J]. J Nucl Med, 2000, 41 (5): 816-822.

［19］ BASU S, ALAVI A. FDG-PET in the clinical management of carcinoma of unknown primary with metastatic cervical lymphadenopathy: Shifting gears from detecting the primary to planning therapeutic strategies [J]. Eur J Nucl Med Mol Imaging, 2007, 34 (3): 427-428.

［20］ KOCH W M, BHATTI N, WILLIAMS M F, et al. Oncologic rationale for bilateral tonsillectomy in head and neck squamous cell carcinoma of unknown primary source [J]. Otolaryngol Head Neck Surg, 2001, 124 (3): 331-339.

［21］ RANDALL D A, JOHNSTONE P A, FOSS R D, et al. Tonsillectomy in diagnosis of the unknown primary tumor of the head and neck [J]. Otolaryngol Head Neck Surg, 2000, 122 (1): 52-55.

［22］ 初培国 . 细胞角蛋白染色在肿瘤诊断中的应用 [J]. 中华病理学杂志 , 2004, 2004 (3): 85-88.

［23］ KERR S E, SCANNABEL C A, SULLIVAN P S, et al. A 92-gene cancer classifier predicts the site of origin for neuroendocrine tumors [J]. Modern Pathology, 2014, 27 (1): 44-54.

［24］ NICHOLAS P, HUSSEIN K, RABAB G. A mini review on cancer of unknown primary site: A clinical puzzle for the oncologists [J]. J Ade Res, 2015, 6 (3): 375-382.

［25］ SØRENSEN R D, SCHNACK T H, KARLSEN M A, et al. Serous ovarian, fallopian tube and primary peritoneal cancers: A common disease or separate entities-a systematic review [J]. Gynecol Oncol, 2015, 136 (3): 571-581.

［26］ DEFFIEUX X, TOUBOUL C, UZAN C, et al. Chemoprevention and prophylactic surgery in ovarian carcinoma [J]. J Gynecol Obstet Biol Reprod (Paris), 2007, 36 (8): 756-763.

［27］ ROBELLA M, VAIRA M, MARSANIC P, et al. Treatment of peritoneal carcinomatosis from ovariancancer by surgical cytoreduction andhyperthermic intraperitoneal chemotherapy (HIPEC)[J]. Minerva Chir, 2014, 69 (1): 27-35.

［28］ BERTOZZI S, LONDERO A P, PETRI R, et al. Isolated axillary nodal swelling and cancer of unknown primary [J]. Eur J Gynaecol Oncol, 2015, 36 (2): 131-137.

［29］ PENTHEROUDAKIS G, LAZARIDIS G, PAVLIDIS N. Axillary nodal metastases from carcinoma of unknown primary (CUPAX): A systematic review of published evidence [J]. Breast Cancer Res Treat, 2010, 119 (1): 1-11.

［30］ PILEWSKIE M, KING T A. Magnetic resonance imaging in patients with newly diagnosed breast cancer: A review of the literature [J]. Cancer, 2014, 120 (14): 2080-2089.

［31］ GRUENEISEN J, NAGARAJAH J, BUCHBENDER C, et al. Positron emission tomography/magnetic resonance imaging for local tumor staging in patients with primary breast cancer: A comparison with positron emission tomography/computed tomography and magnetic resonance imaging [J]. Invest Radiol, 2015, 50 (8):

505-513.

[32] GRAU C, JOHANSEN L V, JAKOBSEN J, et al. Cervical lymph node metastases from unknown primary tumours: Results from a national survey by the Danish Society for Head and Neck Oncology [J]. Radiother Oncol, 2000, 55 (2): 121-129.

[33] KELLER L M, GALLOWAY T J, HOLDBROOK T, et al. P16 status, pathologic and clinical characteristics, biomolecular signature, and long term outcomes in unknown primary carcinomas of the head and neck [J]. Head Neck, 2014, 36 (12): 1677-1684.

[34] DEMIROZ C, VAINSHTEIN J M, KOUKOURAKIS G V, et al. Head and neck squamous cell carcinoma of unknown primary: Neck dissection and radiotherapy or definitive radiotherapy [J]. Head Neck, 2014, 36 (11): 1589-1595.

[35] JESSE R H, PEREZ C A, FLETCHER G H. Cervical lymph node metastasis: Unknown primary cancer [J]. Cancer, 1973, 31 (4): 854-859.

[36] IGANEJ S, KAGAN R, ANDERSON P, et al. Metastatic squamous cell carcinoma of the neck from an unknown primary: Management options and patterns of relapse [J]. Head Neck, 2002, 24 (3): 236-246.

[37] LIGEY A, GENTIL J, CREHANGE G, et al. Impact of target volumes and radiation technique on locoregional control and survival for patients with unilateral cervical lymph node metastases from an unknown primary [J]. Radiother Oncol, 2009, 93: 483-487.

[38] 马胜军, 刘洁, 马清珠. 原发灶不明的颈部转移癌 49 例临床分析 [J]. 临床肿瘤学杂志, 1997, 2 (3): 30-31.

[39] 余树观, 叶真, 齐金星, 等. 原发灶不明的颈部转移癌 200 例临床研究 [J]. 中国癌症杂志, 1988, 7 (4): 288-291.

[40] CIANCHETTI M, MANCUSO A A, AMDUR R J, et al. Diagnostic evaluation of squamous cell carcinoma metastatic to cervical lymph nodes from an unknown head and neck primary site [J]. Laryngoscope, 2009, 119 (12): 2348-2354.

[41] KWEE T C, KWEE R M. Combined FDG-PET-CT for the detection of unknown primary tumors: Systematic review and meta-analysis [J]. Eur Radiol, 2009, 19 (3): 731-744.

[42] JOHANSEN J, BUUS S, LOFT A, et al. Prospective study of ^{18}FDG-PET in the detection and management of patients with lymph node metastases to the neck from an unknown primary tumor: Results from the DAHANCA-13 study [J]. Head Neck, 2008, 30 (4): 471-478.

[43] KIM S H, KOO B S, KANG S, et al. HPV integration begins in the tonsillar crypt and leads to the alteration of p16, EGFR and c-myc during tumor formation [J]. Int J Cancer, 2007, 120 (7): 1418-1425.

[44] KOCH W M, BHATTI N, WILLIAMS M F, et al. Oncologic rationale for bilateral tonsillectomy in head and neck squamous cell carcinoma of unknown primary source [J]. Otolaryngol Head Neck Surg, 2001, 124 (3): 331-333.

[45] BARKER C A, MORRIS C G, MENDENHALL W M. Larynx-sparing radiotherapy for squamous cell carcinoma from an unknown head and neck primary site [J]. Am J Clin Oncol, 2005, 28 (5): 445-448.

[46] FRANK S J, ROSENTHAL D I, PETSUKSIRI J, et al. Intensity-modulated radiotherapy for cervical node squamous cell carcinoma metastases from unknown head-and-neck primary site: M. D. Anderson Cancer Center outcomes and patterns of failure [J]. Int J Radiat Oncol Biol Phys, 2010, 78 (4): 1005-1010.

[47] 楼建林, 郭良, 赵坚强, 等. 原发灶不明颈部淋巴结转移性鳞状细胞癌的治疗与预后分析 [J]. 中华耳鼻喉头颈外科杂志, 2013, 48 (1): 32-36.

[48] GALLOWAY T J, RIDEG J A. Management of squamous cancer metastatic to cervical nodes with an unknown primary site [J]. J Clin Oncol, 2015, 33 (29): 3328-3337.

[49] SPIGEL D Z, HAINSWORTH J D, GRECO F A. Neuroendocrine carcinoma of unknown primary site [J]. Semin Oncol, 2009, 36 (1): 52-59.

[50] HAINSWORTH J D, SCHNABEL C A, ERLANDER M G, et al. A retrospective study of treatment outcomes inpatients with carcinoma of unknown primary site and a colorectal cancer molecular profile [J]. Clin Colorectal Cancer, 2012, 11 (2): 112-118.

[51] VARADHACHARY G R, KARANTH S, QIAO W, et al. Carcinoma of unknown primary with gastrointestinal profile immunohistochemistry and survival data for this favorable subset [J]. Int J Clin Oncol, 2014, 19 (3):

479-484.

[52] HAINSWORTH J D, SCHNABEL C A, ERLANDER M G, et al. A retrospective study of treatment outcomes in patients with carcinoma of unknown primary site and a colorectal cancer molecular profile [J]. Clin Colorectal Cancer, 2012, 11 (2): 112-118.

[53] FOX R M, WOODS R L, TATTERSALL M H. Undifferentiated carcinoma in young men: The atypical teratoma syndrome [J]. Lancet, 1979, 313 (8130): 1316-1318.

[54] RAGHAV K, MHADGUT H, MCQUADE J L, et al. Cancer of unknown primary in adolescents and young adults: Clinicopathological features, prognostic factors and survival outcomes [J]. PLoS One, 2016, 11 (5): e0154985.

[55] SHATAVI S, FAWOLE A, HABERICHTER K, et al. Nuclear protein in testis (NUT) midline carcinoma with a novel three-way translocation (4; 15; 19)(q13; q14; p13. 1)[J]. Pathology, 2016, 48 (6): 620-623.

[56] DILORETO C, PGLISI F, DILAURO V, et al. Immunocytochemical expression of tissue specific transcription factor-1 in lung carcinoma [J]. J Clin Pathol, 1997, 50 (1): 30-32.

[57] TURNER B M, CAGLE P T, SAINZ I M, et al. Napsin A, a new marker for lung adenocarcinoma, is complementary and more sensitive and specific than thyroid transcription factor 1 in the differential diagnosis of primary pulmonary carcinoma: Evaluation of 1674 cases by tissue microarray [J]. Arch Pathol Lab Med, 2012, 136 (2): 163-171.

[58] KAUFMANN O, FIETZE E, MENGS J, et al. Value of p63 and cytokeratin 5/6 as immunohistochemical markers for the differential diagnosis of poorly differentiated and undifferentiated carcinomas [J]. Am J Clin Pathol, 2001, 116 (6): 823-830.

[59] SIDDIQUI M T, SABOORIAN M H, GOKASLAN S T, et al. Diagnostic utility of the HepParl antibody to differentiate hepatocellular carcinoma from metastatic carcinoma in fine-needle aspiration samples [J]. Cancer, 2002, 96 (1): 49-52.

[60] SASAKI E, TSUNODA N, HATANAKA Y, et al. Breast-specific expression of mgb1/mammaglobin: An examination of 480 tumors from various organs and clinicopathological analysis of MGB1-positive breast cancers [J]. Mod Pathol, 2007, 20 (2): 208-214.

[61] WICK M R, LILLEMOE T J, COPLAND G T, et al. Gross cystic disease fluid protein-15 as a marker for breast cancer: Immunohistochemical analysis of 690 human neoplasms and comparison with alphalactalbumin [J]. Hum Pathol, 1989, 20 (3): 281-287.

[62] RAJU U, MA C K, SHAW A. Signet ring variant of lobular carcinoma of the breast: A clinicopathologic and immunohistochemical study [J]. Mod Pathol, 1993, 6 (5): 516-520.

[63] YAMASAKI H, SAW D, ZDANOWITZ J, et al. Ovarian carcinoma metastasis to the breast case report and review of the literature [J]. Am J Surg Pathol, 1993, 17 (2): 193-197.

[64] ORDONEZ N G. The immunohistochemical diagnosis of mesothelioma: A comparative study of epithelioid mesothelioma and lung adenocarcinoma [J]. Am J Surg Pathol, 2003, 27 (8): 1031-1051.

[65] BARNOUD R, SABOURIN J C, PASQUIER D, et al. Immunohistochemical expression of WT1 by desmoplastic small round cell tumor: A comparative study with other small round cell tumors [J]. Am J Surg Pathol, 2000, 24 (6): 830-836.

[66] SHIMIZU M, TOKI T, TAKAGI Y, et al. Immunohistochemical detection of the Wilms' tumor gene (WT1) in epithelial ovarian tumors [J]. Int J Gynecol Pathol, 2000, 19 (2): 158-163.

[67] WERLING R W, YAZIJI H, BACCHI C E, et al. CDX2, a highly sensitive and specific marker of adenocarcinomas of intestinal origin: An immunohistochemical survey of 476 primary and metastatic carcinomas [J]. Am J Surg Pathol, 2003, 27 (3): 303-310.

[68] MOSKALUK C A, ZHANG H, POWELL S M, et al. CDX2 protein expression in normal and malignant human tissues: An immunohistochemical survey using tissue microarrays [J]. Mod Pathol, 2003, 16 (9): 913-919.

[69] ADACHI M, NAKANISHI K. Chromosomal translocation t (1; 22)(q21; q11) in a patient with angioimmunoblastic T-celllymphoma [J]. Int J Hematol, 2017, 105 (2): 113-115.

[70] FAHOUM I, ZIV M, BAR-EL H, et al. The prognostic impact of chromosomal aberrations in tumor tissue biopsies from patients with diffuse large B cell lymphoma [J]. Harefuah, 2016, 155 (1): 45-49.

[71] MOTZER R J, RODRIGUEZ E, REUTER V E, et al. Molecular and cytogenic studies in the diagnosis of

patients with midline carcinomas of unknown primary site [J]. J Clin Oncol, 1995, 13 (1): 274-282.

[72] ZUCMAN J, DELATTRE O, DESMAZE C, et al. Cloning and characterization of the Ewing's sarcoma and peripheral neuroepithelioma t (11; 22) translocation breakpoints [J]. Genes Chromosomes Cancer, 1992, 5 (4): 271-277.

[73] WHANG-PENG J, TRICHE T J, KNUTSEN T, et al. Cytogenetic characterization of selected small round cell tumors of childhood [J]. Cancer Genet Cytogenet, 1986, 21 (3): 185-208.

[74] SAMANIEGO F, RODRIGUEZ E, HOULDSWORTH J. Cytogenetic and molecular analysis of human male germ cell tumors: Chromosome 12 abnormalities and gene amplification [J]. Genes Chromosomes Cancer, 1990, 1 (4): 289-300.

[75] CRONIN M, PHO M, DUTTA D. Measurement of gene expression in archival paraffin-embedded tissues: Development and performance of a 92-gene reverse transcriptase-polymerase chain reaction assay [J]. Am J Pathol, 2004, 164 (1): 35-42.

[76] MEIRI E, MUELLER W C, ROSENWALD S, et al. A second-generation microRNA-based assay for diagnosing tumor tissue origin [J]. The Oncologist, 2012, 17 (6): 801-812.

[77] MONZON F A, LYONS-WEILER M, BUTUROVIC L J, et al. Multicenter validation of a 1550-gene expression profile for identification of tumor tissue of origin [J]. J Clin Oncol, 2009, 27 (15): 2503-2508.

[78] HAINSWORTH J D, RUBIN M S, SPIGEL D R. Molecular gene expression profiling to predict the tissue of origin and direct site-specific therapy in patients with carcinoma of unknown primary site: A prospective trial of the Sarah Cannon research institute [J]. J Clin Oncol, 2013, 31 (2): 217-223.

[79] GRECO F A, LENNINGTON W J, SPIGEL D R. Molecular profiling diagnosis in unknown primary cancer: Accuracy and ability to complement standard pathology [J]. J Natl Cancer Inst, 2013, 105 (11): 782-790.

[80] GRECO F A. Cancer of unknown primary site: Improved patient management with molecular and immunohistochemical diagnosis [J]. Am Soc Clin Oncol Educ Book, 2013, 2013 (33): 175-181.

[81] GRECO F A, SPIGEL D R, YARDLEY D A. Molecular profiling in unknown primary cancer: Accuracy of tissue of origin prediction [J]. Oncologist, 2010, 15 (5): 500-506.

[82] HAINSWORTH J D, RUBIN M S, SPIGEL D R, et al. Molecular gene expression profiling to predict the tissue of origin and direct site-specific therapy in patients with carcinoma of unknown primary site: A prospective trial of the sarah cannon research institute [J]. J Clin Oncol, 2013, 31 (2): 217-223.

[83] MORAN S, MARTÍNEZ-CARDÚS, ANNA, et al. Epigenetic profiling to classify cancer of unknown primary: A multicentre, retrospective analysis [J]. Lancet Oncol, 2016, 17 (10): 1386-1395.

[84] GRECO F A. The impact of molecular testing on treatment of cancer of unknown primary origin [J]. Oncology (Williston Park, N. Y.), 2013, 27 (8): 815-817.

[85] GRECO F A, VAUGHN W K, HAINSWORTH J D. Advanced poorly differentiated carcinoma of unknown primary site: Recognition of a treatable syndrome [J]. Ann Intern Med, 1986, 104 (4): 547-553.

[86] MOLINA R, BOSCH X, AUGE J M, et al. Utility of serum tumor markers as an aid in the differential diagnosis of patients with clinical suspicion of cancer and in patients with cancer of unknown primary site [J]. Tumour Biol, 2012, 33 (2): 463-474.

[87] KWEE T C, BASU S, ALAVI A. PET and PET-CT for unknown primary tumors [J]. Methods Mol Biol, 2011, 727: 317-333.

[88] MOLLER A K, LOFT A, BERTHELSEN A K, et al. ^{18}F-FDG PET-CT as a diagnostic tool in patients with extracervical carcinoma of unknown primary site: A literature review [J]. Oncologist, 2011, 16 (4): 445-451.

[89] PAK K, KIM S J, KIM I J, et al. Clinical implication of (18) F-FDG PET-CT in carcinoma of unknown primary [J]. Neoplasma, 2011, 58 (2): 135-139.

[90] SEVE P, BILLOTEY C, BROUSSOLLE C, et al. The role of 2-deoxy-2 [F-18] fluoro-D-glucose positron emission tomography in disseminated carcinoma of unknown primary site [J]. Cancer, 2007, 109 (2): 292-299.

[91] KELLER F, PSYCHOGIOS G, LINKE R, et al. Carcinoma of unknown primary in the head and neck: Comparison between positron emission tomography (PET) and PET-CT [J]. Head Neck, 2011, 33 (11): 1569-1575.

[92] GROHEUX D, GIACCHETTI S, MORETTI J L, et al. Correlation of high ^{18}F-FDG uptake to clinical, pathological and biological prognostic factors in breast cancer [J]. Eur J Nucl Med Mol Imaging, 2011, 38 (3): 426-

435.

［93］ WONG T Z, van DWG J, COLEMAN R E. Positron emission tomography imaging of brain tumors [J]. Neuro-imaging Clin N Am, 2002, 12 (4): 615-626.

［94］ BASU S, ALAVI A. FDG-PET in the clinical management of carcinoma of unknown primary with metastatic cervical lymphadenopathy: Shifting gears from detecting the primary to planning therapeutic strategies [J]. Eur J Nucl Med Mol Imaging, 2007, 34 (4): 427-428.

［95］ LEE J R, KIM J S, ROH J L, et al. Detection of occult primary tumors in patients with cervical metastases of unknown primary tumors: comparison of (18) F FDG PET-CT with contrast-enhanced CT or CT/MR imaging-prospective study [J]. Radiology, 2015, 274 (3): 764-771.

［96］ OIEN K A. Pathologic evaluation of unknown primary cancer [J]. Semin Oncol, 2009, 36 (1): 8-37.

［97］ VARADHACHARY G R. Carcinoma of unknown primary: Focused evaluation [J]. J Natl Compr Canc Netw, 2011, 9 (12): 1406-1412.

［98］ HAINSWORTH J D. Phase Ⅱ trial of bevacizumab and erlotinib in carcinomas of unknown primary site: The Minnie Pearl Cancer Research Network [J]. J Clin Oncol, 2007, 25 (13): 1747-1752.

［99］ HAINSWORTH J D, SPIGE D R, THOMPSON D S. Paclitaxel/carboplatin plus bevacizumab/erlotinib in the first-line treatment of patients with carcinoma of unknown primary site [J]. Oncologist, 2009, 14 (12): 1189-1197.

［100］ 赵芳宗. 恩度辅以全身化疗在治疗 35 例原发灶不明癌中的应用 [J]. 转化医学电子杂志, 2015, 2 (9): 17-18.

［101］ ROSS J S, WANG K, GAY L. Comprehensive genomic profiling of carcinoma of unknown primary site: New routes to targeted therapies [J]. JAMA Oncol, 2015, 1 (1): 40-49.

［102］ SCHMIDT T, ULRICH A. Surgical options in cancer of unknown primary (CUP)[J]. Radiologe, 2014, 54 (2): 140-144.

［103］ HEMMINKI K, BEVIER M, HEMMINKI A, et al. Survival in cancer of unknown primary site: Population based analysis by site and histology [J]. Ann Oncol, 2012, 23 (7): 1854-1863.

［104］ HEMMINKI K, R Ⅱ HIMÄKI M, SUNDQUIST K, et al. Site-specific survival rates for cancer of unknown primary according to location ofmetastases [J]. Int J Cancer, 2013, 133 (1): 182-189.

［105］ BALAKER A E, ABEMAYOR E, ELASHOFF D, et al. Cancer of unknown primary: Does treatment modality make a difference？ [J]. Laryngoscope, 2012, 166 (6): 1279-1282.

［106］ RAGHAV K, MHADGUT H, MCQUADE J L. Cancer of unknown primary in adolescents and young adults: Clinicopathological features, prognostic factors and survival outcomes [J]. PLoS One, 2016, 11 (5): e0154985.

［107］ AVLIDIS N, FIZAZI K. Cancer of unknown primary [J]. Crit Rev Oncol Hematol, 2009, 69: 271-280.

［108］ PAVLIDIS N, BRIASOULIS E, HAINSWORTH J, et al. Diagnostic and therapeutic management of cancer of an unknown primary [J]. Eur J Cancer, 2003, 39 (14): 1990-2005.

［109］ BINDER C, MATTHES K L, KOROL D, et al. Cancer of unknown primary epidemiological trends and relevance of comprehensive genomic profiling [J]. Cancer Med, 2018, 7 (9): 4814-4824.

［110］ TOTHILL R W, LI J, MILESHKIN L, et al. Massively-parallel sequencing assists the diagnosis and guided treatment of cancers of unknown primary [J]. J Pathol, 2013, 231 (4): 413-423.

［111］ GATALICA Z, MILLIS S Z, VRANIC S, et al. Comprehensive tumor profiling identifies numerous biomarkers of drug response in cancers of unknown primary site: Analysis of 1806 cases [J]. Oncotarget, 2014, 15 (23): 12440-12447.

［112］ KATO S, KRISHNAMURTHY N, BANKS K C, et al. Utility of genomic analysis in circulating tumor DNA from patients with carcinoma of unknown primary [J]. Cancer Res, 2017, 77 (16): 4238-4246.

［113］ VARGHESE A M, ARORA A, CAPANU M, et al. Clinical and molecular characterization of patients with cancer of unknown primary in the modern era [J]. Ann Oncol, 2017, 28 (12): 3015-3021.

［114］ ROSS J S, SOKOL E S, MOCH H, et al. Comprehensive genomic profiling of carcinoma of unknown primary origin: Retrospective molecular classification considering the CUPISCO study design [J]. Oncologist. 2021, 26 (3): e394-e402.

［115］ LE D T, URAM J N, WANG H, et al. PD-1 Blockade in tumors with mismatch-repair deficiency [J]. N Engl J Med, 2015, 372 (26): 2509-2520.

［116］ LE D T, DURHAM J N, SMITH K N, et al. Mismatch repair deficiency predicts response of solid tumors to PD-1 blockade [J]. Science, 2017, 357 (6349): 409-413.

［117］ MARABELLE A, LE D T, ASCIERTO P A, et al. Efficacy of pembrolizumab in patients with noncolorectal high microsatellite instability/mismatch repair-deficient cancer: Results from the phase Ⅱ KEYNOTE-158 study [J]. J Clin Oncol, 2020, 38 (1): 1-10.

第
31
章

第 **32** 章 中枢神经系统原发恶性肿瘤

第 1 节 原发中枢神经系统淋巴瘤

原发中枢神经系统淋巴瘤（primary central nervous system lymphoma，PCNSL）是指原发于中枢神经系统（包括脑、脊髓、软脑膜及眼）而无其他部位受侵的非霍奇金淋巴瘤，绝大多数患者的组织学类型为弥漫大 B 细胞淋巴瘤（diffuse large B-cell lymphoma，DLBCL）。PCNSL 发病急骤、病情变化快、死亡率较高，总体预后欠佳。但近年来随着治疗的进步，其预后已有所改善，5 年生存率约 20%~30%。

一、流行病学

PCNSL 是一种罕见的原发结外的侵袭性非霍奇金淋巴瘤，其发病约占所有非霍奇金淋巴瘤的 1%，结外非霍奇金淋巴瘤的 4%~6%，中枢神经系统肿瘤的 2%~3%。

先天性或获得性免疫缺陷疾病是 PCNSL 比较明确的危险因素。此外，老龄化也是 PCNSL 的危险因素之一。人类免疫缺陷病毒（human immunodeficiency virus，HIV）感染、器官移植、先天性免疫缺陷者发病率较高。近年来，PCNSL 的发病率呈增长趋势。胡毅等报道中国医学科学院肿瘤医院在 1958—2002 年间共收治 28 例 PCNSL，占所有淋巴瘤患者的 0.3%，1995 年以前仅 8 例，1995 年以后 20 例。2000 年以来，随着器官移植的开展及获得性免疫缺陷综合征（acquired immuno-deficiency syndrome，AIDS）又称为艾滋病患者的增多，PCNSL 的发病率增长速度已位于颅内肿瘤的首位，并且总体发病率仍持续增长。

PCNSL 可发生于任何年龄。免疫功能正常的 PCNSL 中位发病年龄为 60~65 岁，而免疫缺陷人群则为 31~35 岁，总体中位发病年龄为 55~60 岁；男性多于女性，免疫功能正常人群男女患者比例为 1.2∶1~1.5∶1，免疫缺陷人群男女比例为 7.4∶1~10∶1。中国医学科学院肿瘤医院报道的一组免疫功能正常 PCNSL 的资料显示男女患者比例为 1.8∶1，发病年龄 18~74 岁，中位年龄 52 岁。

二、病因

PCNSL 的病因尚不明确。HIV 感染者与 HIV 阴性 PCNSL 患者有不同的发病机制。HIV 阳性患者普遍有爱泼斯坦 - 巴尔病毒（Epstein-Barr virus，EBV）的感染，AIDS 相关的 PCNSL 患者多有 EBV 转录、EBV 核抗原 -2（Epstein-Barr virus nuclear antigen 2，EBNA-2）以及潜伏膜蛋白（latent membrane protein，LMP-1）表达，进而激活 B 细胞进入中枢神经系统，并灭活 *TP53* 及 *RB1* 抑癌基因的功能，影响细胞凋亡过程，促使 PCNSL 的发生。不同于 HIV 感染相关淋巴瘤，免疫功能正常的 PCNSL 患者中少有 EBV 感染。

三、病理学

90% 以上 PCNSL 患者的大脑实质受侵，50% 以上病变为多发。约 30% 的患者有可能发生脑脊膜侵犯，局限于受侵的脑实质邻近的脑脊膜或表现为弥漫性脑脊膜病变（脑脊液细胞学检查多呈阳性）。10%~20% 的患者病变可侵犯眼部。无论肿瘤是单发还是多灶，在 60% 的患者中，病变原发于脑室周围区域（脑室旁型），包括丘脑、基底核和胼胝体。此外，病变可位于大脑半球内（脑实质型），亦有一些病灶位于大脑的浅表部位并侵及脑膜（脑膜型或脑膜脑型）。

大体观察肿瘤组织呈褐、灰色或黄色，有的和周围脑组织有清楚的分界，有的表现为类似于胶质瘤的弥漫侵犯。肿瘤切面呈鱼肉状，通常无硬化和出血。AIDS 患者并发的 PCNSL 常有明显坏死。光镜下 PCNSL 表现为以小血管为中心的单克隆淋巴细胞增殖，形成肿瘤细胞套，并浸润血管间脑组织。

PCNSL 多为 B 细胞来源，其中 90% 为 DLBCL，血管周围肿瘤浸润更为明显，肿瘤细胞形态多类似生发中心母细胞。原发中枢神经系统的 DLBCL 基本上为非生发中心 B 细胞（non-germinal center，non-GCB）起源，Ki-67 阳性细胞比例常超过 90%。其他 B 细胞来源的 PCNSL 包括伯基特淋巴瘤或小 B 细胞淋巴瘤，T 细胞来源的 PCNSL 极其罕见，约占 2%。不同于 B 细胞来源的 PCNSL 多发于小脑幕上脑组织，T 细胞来源的 PCNSL 多发于小脑、软脑膜。近年来 T 细胞来源的 PCNSL 发病率升高，可能与检测手段的进步有关。

四、临床表现

（一）颅压增高的临床表现

头痛、恶心、呕吐、视神经盘水肿和脑神经功能障碍等均较常见。PCNSL 恶性度高，表现为快速增殖。由于 PCNSL 在血管周围弥漫增殖，所以肿瘤细胞易进入脑脊液（cerebrospinal fluid，CSF）并迅速通过 CSF 播散至软脑膜、脊髓等处，但 CSF 细胞学阳性结果不超过 40%。PCNSL 较少播及颅外，颅外侵犯的比例仅为 3%~4%，而且主要是淋巴结以外部位的受侵。PCNSL 较少出现发热、盗汗、体重减轻的淋巴瘤 B 症状。本病病程短，发展快，不治疗自然生存时间仅有数周至数月。

（二）眼病变的临床表现

确诊时，15%~20% 的患者有眼部受侵，可侵及玻璃体、视网膜、脉络膜，视神经受侵少见。大多数为双眼受侵，临床上主要表现为视物模糊、视力下降、视野缺损、眼痛、畏光、飞蚊症等，复视少见。50%~80% 原发于眼的淋巴瘤将进展到脑。眼淋巴瘤的临床表现与非特异性葡萄膜炎相似，但后者对激素敏感，而淋巴瘤引起的葡萄膜炎对激素治疗迅速抗拒。

（三）软脑膜病变的临床表现

原发于软脑膜的淋巴瘤罕见，一般仅占 PCNSL 的 7%，通常不合并脑实质占位。临床表现为进行性下肢无力，尿失禁或尿潴留，脑神经功能障碍，颅内压增高等。确诊依靠 CSF 的细胞学检查或脑膜的活检。CSF 常规及生化检查可发现淋巴细胞的异常增多(一般超过 100 个 /μl),蛋白浓度升高,糖含量降低。全脑全脊髓增强磁共振成像(magnetic resonance imaging,MRI)扫描可以显示脑膜信号的增强,脑水肿以及脑脊膜多发结节。

(四)脊髓病变的临床表现

原发脊髓的淋巴瘤较原发软脑膜的淋巴瘤更为少见,可以合并脑实质病变。临床表现为颈背部疼痛以及病变所在脊髓神经节段相关的神经系统症状和体征。CSF 检查可以正常,也可发现少数淋巴细胞和轻度蛋白升高。

五、诊断

辅助检查包括影像学检查及实验室检查等。

(一)影像学检查

MRI 较电子计算机断层扫描(computed tomography,CT)敏感,能检出 CT 无法检出的脑脊膜、脊髓病变及播散的小病灶。病灶在 T1 加权像呈低信号或等信号,T2 加权像增强后呈高信号。

PCNSL 细胞紧密堆积,糖代谢旺盛,PCNSL 的病灶常表现为 ^{18}F- 脱氧葡萄糖(^{18}F-fluorodeoxyglucose,^{18}F-FDG)的高代谢及高摄取,对于无症状 PCNSL 的局部病变,正电子发射计算机断层显像(positron emission tomography-computed tomography,PET-CT)可提高检查灵敏度 85%。PCNSL 对于 ^{18}F-FDG 的摄取远高于正常脑组织,也超过高度恶性的神经胶质瘤,有助于鉴别诊断。化疗或放疗后 ^{18}F-FDG 的面积和摄取程度均减低,因此 ^{18}F-FDG PET-CT 可用于早期评价 PCNSL 的治疗效果。对于鉴别治疗后残余的"冷"瘢痕组织,^{18}F-FDG PET-CT 检测的特异性可达 90% 以上。

(二)立体定向活检和手术切除活检

PCNSL 确诊依赖病理检查,可以通过立体定向活检或开颅活检获得肿瘤组织。

1. 立体定向活检 相对而言,立体定向活检具有创伤小、定位准确、患者恢复快等优点,已经成为确诊 PCNSL 的常规方法。立体定向活检术的出血率约为 4%,病理学检测阴性率为 8%~9%。采用的定向技术包括框架立体定向引导以及无架立体定向机器人引导两种方法,使用的影像学引导方法包括 MRI 图像引导、氢质子磁共振波谱成像引导、PET-CT 功能成像引导、立体定向引导神经内镜活检等。综合应用多种影像学技术,能够提高 PCNSL 确诊的阳性率。总体而言,立体定向活检安全、简便,几乎可以达到颅内任何部位,结合免疫组织化学、分子生物学技术多可确诊。

2. 开颅活检 多数 PCNSL 病灶位于大脑深部,开颅活检虽然可以获得更多组织,但创伤大,容易引起出血、重要神经功能损伤等严重并发症。此外,PCNSL 具有弥漫性浸润性之特点,并且对化疗、放疗均敏感,广泛切除肿瘤并无益处。

当影像学检查发现颅内占位、提示 PCNSL 后,应立即进行组织学诊断。除非患者颅压高,有发生脑疝的危险,应停用糖皮质激素。PCNSL 对糖皮质激素敏感,约有 2/3 患者单用糖皮质激素即可导致肿瘤消退,糖皮质激素还能够破坏肿瘤细胞形态,造成诊断困难。如果必须使用糖皮质激素,则应反复进行 CT、MRI 检查,直至肿瘤再次出现时立即活检。

3. 腰椎穿刺 10%~20% 的 PCNSL 病例表现为明显的脑脊膜病变。因此,腰椎穿刺应作为

PCNSL 常规检查手段。约 85% 的患者 CSF 蛋白增加,极少数甚可超过 150mg/dl。CSF 中糖含量一般正常,但软脑膜受侵时可以降低。约一半患者可以出现 CSF 淋巴细胞异常增多,CSF 肿瘤细胞学阳性率为 15%~31%。

CSF 流式细胞分析可作为辅助性诊断手段;CSF 中乳酸脱氢酶、β2 微球蛋白、β- 葡萄糖苷酸酶等水平升高都可为软脑膜受侵提供间接证据。

4. **EBV 检测** 免疫缺陷患者大多合并 EBV 感染,并且 EBV 与肿瘤的发生有关。通过原位杂交技术及聚合酶链反应(polymerase chain reaction,PCR)检测法可以发现大多数 AIDS 相关 PCNSL 和一些非 AIDS 相关 PCNSL 肿瘤组织中 EBV 的存在,这有助于 PCNSL 的诊断。

5. **鉴别诊断** 从病理组织形态学上,需与 PCNSL 鉴别的肿瘤性疾病包括小细胞型胶质母细胞瘤,生殖细胞瘤、转移性小细胞癌、原始神经外胚叶肿瘤,以及其他小细胞恶性肿瘤,如松果体母细胞瘤、室管膜母细胞瘤及髓母细胞瘤等。上述肿瘤有各自的形态学特点及免疫组织化学特征,肿瘤细胞均不表达淋巴瘤的标记白细胞共同抗原(leukocyte common antigen,LCA)。PCNSL 的最终确诊有赖于病变组织病理检查。需要注意的是,活检前糖皮质激素的应用可能造成病理诊断的困难。所以,应尽可能在应用糖皮质激素前进行组织病理检查。

六、分期检查

(一)增强脑 MRI 检查、腰椎穿刺、裂隙灯眼底检查,CSF 异常或有脊髓受侵症状时应进行全脊髓 MRI 检查。

(二)HIV 相关血清学检测。

(三)全身其他病灶相关检查 体格检查、血常规和生化检查(包括肝肾功能、乳酸脱氢酶和 β2 微球蛋白)、颈胸腹盆 CT 或 PET-CT 检查、骨髓穿刺细胞学检查或骨髓活检。

七、预后

国际结外淋巴瘤研究组(the International Extranodal Lymphoma Study Group)通过对 378 例 PCNSL 患者的回顾性分析,提出下列 5 个因素有可能提示患者预后不良:①年龄>60 岁;②美国东部肿瘤协作组(Eastern Cooperative Oncology Group,ECOG)体能状态(performance status,PS)评分>1 分;③乳酸脱氢酶(lactate dehydrogenase,LDH)>正常范围上限;④ CSF 蛋白浓度升高;⑤肿瘤位于颅脑深部(如脑室周围、基底核、脑干、小脑)。每具备一项,不良预后指数增加 1 分。预后评分 0~1、2~3、4~5 分的患者 2 年总生存率分别为 80%、48% 和 15%。

美国纽约 Memorial Sloan-Kettering 癌症中心通过对 338 例 PCNSL 患者的回顾性分析提出了基于患者年龄和卡诺夫斯基体能状态评分(Karnofsky performance score,KPS)的预后评估模型,该模型将患者分为 3 组:①年龄<50 岁、②年龄 ≥50 岁且 KPS ≥70 分、③年龄 ≥50 岁且 KPS<70 分,三组患者的中位总生存(overall survival,OS)期和中位无失败生存(failure-free survival,FFS)期均存在显著性差异(中位 OS:8.5 年 vs 3.2 年 vs 1.1 年,$P<0.001$;中位 FFS:2.0 年 vs 1.8 年 vs 0.6 年,$P<0.001$)。之后,针对放射治疗研究组(The Radiation Therapy Oncology Group,RTOG)进行的 3 项 PCNSL 前瞻性研究共 194 例患者的联合分析结果,进一步证实了基于患者年龄和 KPS 评分的预后评价模型的价值,上述三组患者的中位 OS 分别为 5.2 年、2.1 年和 0.9 年($P<0.001$);上述三组患者的中位 FFS 分别为 4.9 年、1.7 年、0.9 年($P<0.001$)。

八、治疗

皮质类固醇激素可以迅速缓解 PCNSL 的症状和体征,并改善患者体能状况。然而,由于皮质类固醇激素具有细胞溶解性,它们可以显著降低 CT 和 MRI 扫描肿瘤的强化和大小,并影响组织学表现。因此,在无明显占位症状和体征的情况下,如果患者临床表现提示 PCNSL,建议停用或慎用皮质类固醇激素,直至获得用于病理诊断的组织标本。

PCNSL 的治疗以内科治疗为主。手术在 PCNSL 中的作用仅限于活检,完整切除肿瘤并无益处。单纯全脑放疗虽然可以有效缩小肿瘤,但是复发率高,对老年患者神经毒性较为显著,因此仅限于不能接受有效内科治疗的患者。

(一)手术

对于 PCNSL,手术的作用仅是活检获取肿瘤组织,近来多以立体定向活检术取代开颅手术。

(二)放射治疗

PCNSL 一般为多灶性病变,既往采用全脑放疗(whole brain radiotherapy,WBRT),有效率80%~90%,其中完全缓解率约为 60%。尽管单纯放疗对肿瘤有控制作用,但放疗后疾病的频繁和快速复发导致总生存(overall survival,OS)期较短,为 12~17 个月。WBRT 的主要不良反应为迟发性神经毒性,包括尿失禁、小脑功能障碍、记忆力减退及认知能力损害等,60 岁以上患者尤为显著。因此,目前 PCNSL 一般不采用单纯放疗。

德国原发中枢神经系统研究组开展的一项 Ⅲ 期随机对照临床试验(G-PCNSL-SG-1)评价了在以高剂量甲氨蝶呤为主的一线化疗基础上进行 WBRT(45Gy)的作用。该试验共纳入了 551 例 PCNSL 患者(中位年龄 63 岁),接受“甲氨蝶呤 4g/m^2,d1/q14 天,共 6 周期”或“甲氨蝶呤4g/m^2,d1;异环磷酰胺 1.5g/m^2,d3~5/q14 天,共 6 周期”方案化疗方案。其中 318 例化疗后获得完全缓解(complete remission,CR)的患者随机接受 WBRT(n=154)或观察(n=164)。结果显示,放疗组中位无进展生存(progression-free survival,PFS)期较好(18.3 个月 vs 11.9 个月,P=0.14);观察组中位 OS 较好(32.4 个月 vs 37.1 个月,P=0.71),但差异均无统计学意义。在放疗组中,临床专家和神经放射学家评价的治疗相关神经毒性发生率分别为 49% 和 71%;在观察组分别为26% 和 46%,接受 WBRT 巩固治疗的患者治疗相关神经毒性更多见。该试验结果显示,在长期生存的患者中 WBRT 所带来的 PFS 获益被放疗相关迟发性神经毒性所抵消。因此,神经毒性严重的老年 PCNSL 患者可以单纯化疗。

Nguyen 等采用 WBRT 治疗高剂量甲氨蝶呤失败的年轻(<60 岁)PCNSL 患者,中位剂量为36Gy,总有效率为 74%,完全缓解率为 37%,放疗后中位 OS 为 10.9 个月,4 例患者(15%)出现放疗后迟发性神经毒性。该该试验结果显示,挽救性放疗是年轻复发难治 PCNSL 患者的一种治疗选择。

(三)化疗及分子靶向治疗

鉴于联合化疗对淋巴瘤的疗效,人们对 PCNSL 的化疗进行了积极探索。由于多数化疗药物分子量大或脂溶性低,不能透过血脑屏障,仅有亚硝脲类、甲氨蝶呤(methotrexate,MTX)、阿糖胞苷(Ara-C)、丙卡巴肼、5- 氟尿嘧啶(5-fluorouracil,5-FU)等少数几种能够通过血脑屏障。早期研究发现脑内皮细胞高表达多药耐药(multid rugresistance,MDR)P- 蛋白,能够有效排出有毒物质,包括化疗药物,更增加了化疗的难度。

1995—1996 年发表了三项多中心临床试验的结果,评价放疗联合化疗的效果。两组为 WBRT 前给予三周期 CHOP 方案化疗,中位生存期为 9.5 和 16 个月,与单纯放疗相似(12~18 个月),另一组放疗后给予 6 个周期 CHOP 方案化疗,结果也与单纯放疗相似。很多患者在化疗之初有效,CT、MRI 可见病灶缩小,但在完成预定的周期数之前,即在原来 MRI 检查无病灶的部位出现进展,很多患者出现软脑膜播散。现在还不清楚 PCNSL 与其他非霍奇金淋巴瘤(non-Hodgkin lymphoma,NHL)化疗敏感性明显不同的原因,可能的解释是大肿块区域血脑屏障不完整(CT、MRI 表现为给予造影剂后肿块增强),环磷酰胺(cyclophosphamide,CTX)、阿霉素(adriamycin,ADM)、长春新碱(vincristine,VCR)等药物也可到达肿块内部杀灭肿瘤细胞,但肿瘤缩小后,血脑屏障能够修复,CTX 等则不能进入,继续用药无效。PCNSL 是弥漫浸润的疾病,MRI 不能发现的许多小病灶尚处于完整血脑屏障的保护之下,造成日后疾病进展。这些研究基本否定了 CHOP 方案化疗对延长生存的作用,但并不说明化疗无意义,选择能透过血脑屏障的药物或突破血脑屏障的给药方法至关重要。

1. **高剂量甲氨蝶呤(high-dose methotrexate,HD-MTX)为基础的化疗** HD-MTX($>1g/m^2$)对血脑屏障有很高的穿透性并能产生较强的淋巴细胞细胞毒作用,所以目前被认为是治疗 PCNSL 最主要的药物。直接从蛛网膜下腔给药的方法药物仅能达软脑膜表面,很少能进入脑组织深部。HD-MTX 给药方法通常为 MTX $3\sim8g/m^2$ 持续 4、6 或 24 小时,每 7、14 或 21 天给药 1 次。患者一般能耐受,但毒性反应并不可忽视。Glass 等认为每 10 天或每 21 天 HD-MTX 给药缓解率并无差异。研究结果显示 MTX 先给予高剂量静脉冲入然后再短时间持续静脉输注 3 小时的给药方法与相同剂量持续 6 小时灌注的方法相比可以产生更高的血浆峰浓度及更高的中枢神经系统内药物浓度。看起来较高的血浆峰浓度更利于 MTX 透过血脑屏障。鞘内注射容易引起化学性脑膜炎现在已很少应用,事实上 MTX 按 $3g/m^2$ 剂量静脉给药在 CSF 中达到的浓度远远超过治疗阈浓度($10\mu mol/L$)。

Glass 等报道 25 例 PCNSL 患者给予 MTX $3.5g/m^2$ 1~6 周期,然后行 WBRT,中位总生存(median overall survival,mOS)期 33 个月。DeAngelis 等以 MTX $1g/m^2$ 静脉灌注及 MTX 鞘内注射,然后予 Ara-C $3g/m^2$ 及 WBRT(40Gy ± 14Gy 补量),mOS 为 42 个月,其中 7 例患者随访 5 年无病生存。无病生存(disease free survival,DFS)期为 40.3 个月,与该治疗中心既往单纯放疗(DFS10 个月)相比延长 4 倍。近期的研究报道予 MTX $3.5g/m^2$ 及鞘内注射,联合 VCR 及 PCB 治疗 52 例患者,其中 30 例接受放疗(45Gy 无补量),35 例给予高剂量 Ara-C 2 周期,mOS 为 60 个月。骨髓毒性较明显,Ⅲ~Ⅳ级占 59%;年龄及体能状态是重要的预后因素,年龄 <60 岁者预后较好,年龄 >60 岁者加或不加放疗对生存无影响,而且其中大多数患者死于放疗引起的白质化脑病。Abrey 等报道 31 例全身予 MTX $1g/m^2$,同时经侧脑室留置导管给予 MTX,继以高剂量 Ara-C 和放疗,中位生存期 4.2 个月,5 年生存率 22%,明显优于单纯放疗。此后他们用 HD-MTX($3.5g/m^2$)、VCR、PCB 治疗 5 个周期后加用放疗,中位生存期 60 个月,值得一提的是该组患者平均年龄 65 岁。Sandor 等对 14 例 PCNSL 患者应用 HD-MTX 为基础的单纯化疗,中位无进展生存期 16.5 个月,文章发表时尚未得到中位总生存期。Glass 等单纯用 HD-MTX 治疗 25 例 PCNSL 患者,中位生存期 33 个月,其中化疗有效者中位生存期 42.5 个月。Abrey 联合化疗治疗 52 例老年 PCNSL 患者,有效率 90%,大部分获 CR,其中 >60 岁者中位 OS 为 33 个月,而相同方案联合放疗的中位 OS 为 32 个月。老年患者接受放疗与否,生存期相同,但死因不同,放疗者死于神经毒性比例较高,化疗者多死于疾病进展。

Ara-C 也是治疗 PCNSL 较好的药物,但因为与周围组织相比颅内相对缺乏胞嘧啶脱氨酶,所以 Ara-C 的药效受到影响,目前多以 Ara-C 配合其他药物使用。国际结外淋巴瘤研究组开展了一项 Ⅱ 期前瞻性随机对照临床试验,评价了在以 HD-MTX 为主的一线化疗基础上联合 Ara-C 的疗效和安全性。该研究共纳入了 79 例 PCNSL 患者(中位年龄 58 岁),接受 "MTX 3.5g/m² 静脉输注,第 1 天;Ara-C 2g/m² 静脉输注 2 次 /d(间隔 12 小时一次),第 1 天和第 2 天,每 21 天为一周期,共 4 周期" 或 "MTX 3.5g/m² 静脉输注,第 1 天,每 21 天为一周期,共 4 周期" 方案化疗,2 组患者化疗后均接受 WBRT,主要研究终点为 CR 率。结果显示,MTX 联合 Ara-C 化疗组较单纯 MTX 化疗组具有更高的 CR 率(18% vs 43%,$P=0.006$)和总体缓解(40% vs 69%,$P=0.009$)以及 3 年总生存率(46% vs 32%,$P=0.01$)和 3 年无治疗失败生存率(38% vs 21%,$P=0.07$)。然而 MTX 联合 Ara-C 化疗组较单纯 MTX 化疗组也具有更严重的 3/4 级血液学毒性(92% vs 15%,$P=0.006$),MTX 联合 Ara-C 化疗组更多的患者死于治疗相关不良反应(3 例 vs 1 例,$P=0.009$)。研究结果提示,MTX 联合 Ara-C 化疗组较单纯 MTX 化疗组具有更高的获益,在年轻体能状态较好、肝肾功能正常的 PCNSL 患者中,联合适当的预防性抗感染治疗,可以作为一线治疗方案的选择。

2. 新的治疗药物

(1) 利妥昔单抗:利妥昔单抗(rituximab)是一种 IgG1 型人鼠嵌合抗 CD20 单克隆抗体。CD20 抗原仅表达于所有前 B 细胞和成熟 B 细胞中,而不表达于造血干细胞、浆细胞、其他造血系统细胞及其他细胞表面。利妥昔单抗特异性地与 CD20 抗原结合,通过以下三种机制发挥抗肿瘤作用:①补体依赖性细胞毒作用和抗体依赖细胞毒作用;②直接诱导细胞凋亡;③增加肿瘤细胞对化疗药物敏感性。国内外指南均推荐含利妥昔单抗的方案用于治疗弥漫大 B 细胞淋巴瘤和滤泡淋巴瘤等多种 B 细胞淋巴瘤。因为 T 淋巴细胞起源的 PCNSL 极其罕见,绝大多数 PCNSL 为 B 淋巴细胞起源,表达 CD20 抗原,而脑神经元和神经胶质细胞不表达 CD20 抗原,所以利妥昔单抗被尝试用于治疗 PCNSL 和原发外周的淋巴瘤继发中枢神经系统受侵的患者。

但是利妥昔单抗是一种大分子蛋白质,不易通过血脑屏障。静脉注射利妥昔单抗 375mg/m²,脑脊液中的药物浓度仅仅约为血药浓度的 0.1%。动物实验证实 PCNSL 可能导致血脑屏障破坏,使利妥昔单抗进入中枢神经系统浓度增加。在输注利妥昔单抗前应用甘露醇,可以提高脑脊液中利妥昔单抗药物浓度,达到更好的治疗效果。Batchelor 等采用利妥昔单抗单药治疗 12 例复发的 PCNSL(利妥昔单抗每周 375mg/m²,共 8 周),4 例 CR,1 例部分缓解(partial response,PR),客观缓解率(objective response rate,ORR)为 42%,中位 PFS 为 57 天,中位 OS 为 20.9 个月,研究结果显示利妥昔单抗可能是治疗复发 PCNSL 的有效药物。Holdhhoff 等回顾性分析了 HD-MTX 联合或不联合利妥昔单抗在初治 PCNSL 中的疗效。研究共纳入初治 PCNSL 患者 81 例,其中 1995—2008 年 54 例,单用甲氨蝶呤 8g/m² d1,每 14 天为一周期,完全缓解后改为每个月一次,治疗时长共 12 个月。2008—2012 年 27 例,在每次输注甲氨蝶呤时联合利妥昔单抗 375mg/m²。该研究主要终点为 CR 率,次要终点为 PFS 和 OS。结果显示,甲氨蝶呤单药组与甲氨蝶呤联合利妥昔单抗组的 CR 率分别为 36% 和 73%($P=0.014\ 5$),PFS 分别为 4.5 个月和 26.7 个月($P=0.003$),OS 分别为 16.3 个月和未达到($P=0.01$),研究结果显示在 HD-MTX 基础上联合利妥昔单抗可以提高疗效。Birnbaum 等将 36 例初治 PCNSL 患者前瞻性随机分为两组,试验组进行利妥昔单抗 + 甲氨蝶呤 + 异环磷酰胺方案治疗,对照组仅进行甲氨蝶呤 + 异环磷酰胺方案化疗。试验结果显示,试验组 CR 率 100%,6 个月 PFS 率 94.1%;对照组 CR 率 68.4%,6 个月 PFS 率 63.2%,采用利妥昔单抗联合化疗治疗 PCNSL 可能较单独化疗疗效好。2016 年,Ferreri 等报道了多中心前瞻性 2 期临床试验 IELSG32 的初步结果。227 例 18~70 岁 PCNSL 患者随机接受 3 个方案的治疗:A 组(MTX 3.5g/m^2 d1 + Ara-C 2g/m^2,每 12 小时一次,d2~3),B 组(利妥昔单抗 375mg/m^2 d-5,0 + MTX 3.5g/m^2 d1 + Ara-C 2g/m^2,每 12 小时一次,d2~3),C 组(利妥昔单抗 375mg/m^2 d5,0 + MTX 3.5g/m^2 d1 + Ara-C 2g/m^2,每 12 小时一次,d2~3 + 噻替哌 30mg/m^2 d4),中位随访 30 个月的结果显示:A 组 CR 率为 23%,ORR 为 53%;B 组 CR 率为 30%,ORR 为 74%;C 组 CR 率为 49%,ORR 为 87%。该研究的初步结果表明,在 MTX 联合 Ara-C 方案的基础上加入利妥昔单抗和噻替哌可以显著改善 PCNSL 患者的 CR 率和 ORR,支持将甲氨蝶呤、阿糖胞苷、利妥昔单抗、噻替哌联合方案作为年龄 <70 岁的 PCNSL 患者的一线治疗。

(2)替莫唑胺:替莫唑胺是一种口服的咪唑四嗪类烷化剂,可自行代谢为甲嗪咪唑胺,进而使 O6- 甲基鸟嘌呤 -DNA 的甲基转移酶活性缺失,发挥抗肿瘤作用。替莫唑胺最突出的优点是易透过血脑屏障,且在酸性环境下性质稳定,口服生物利用度为 98%,无蓄积性毒性,所有年龄组的患者对本药都有良好的耐受性。替莫唑胺是治疗胶质瘤的一线药物,对白血病、黑色素瘤、淋巴瘤和实体瘤亦有明显疗效。

Reni 等进行的一项临床 II 期试验结果显示,应用替莫唑治疗复发的 PCNSL 患者有效且耐受良好。在该项研究中,36 例 HD-MTX 治疗后复发的 PCNSL 患者接受替莫唑胺单药(150mg/m^2,d1~5,每 28 天为一个周期)治疗,达 CR 者 9 例,PR 者 2 例,疾病稳定(stable disease,SD)者 5 例,ORR 为 31%,1 年 OS 率为 31%,中位 PFS 和 OS 分别为 21 个月和 50 个月;患者仅有轻度恶心、乏力和神经毒性症状。Makino 等应用替莫唑胺单药(150~200mg/m^2,d1~5,每 28 天为一个周期)治疗 17 例 HD-MTX 治疗后复发耐药的 PCNSL 患者,达 CR 者 5 例,PR 或 SD 者 5 例,疾病进展(progressive disease,PD)者 7 例,疾病控制率为 59%,中位 OS 为 6.7 个月;1 例患者出现 3 级中性粒细胞减少及血小板减少。国内外指南均推荐替莫唑胺可以用于复发性 PCNSL 患者的治疗。

另有多项研究对替莫唑胺在 PCNSL 初始治疗中的价值进行了探索,首先是在老年患者中评价了替莫唑胺单药或替莫唑胺联合利妥昔单抗的疗效。Kurzwelly 等回顾性分析了替莫唑胺(100~200mg/m^2,d1~5,每 28 天为一个周期)一线治疗 17 例老年初治 PCNSL 患者的结果,患者年龄 62~90 岁,CR 率为 47%,中位 PFS 为 5 个月,中位 OS 为 21 个月,最长的 OS 达 72 个月,2 年 OS 率为 39.7%,2 例出现 3~4 级中性粒细胞和血小板减少。Wong 等回顾性分析了利妥昔单抗(375mg/m^2 d1)联合替莫唑胺(100~200mg/m^2,d1~5,每 28 天为一个周期)方案治疗 7 例老年初治或复发 PCNSL 患者的疗效,5 例 CR,2 例 PR,中位缓解持续时间为 6 个月,中位 OS 为 8 个月,2 例患者出现 2 级中性粒细胞减少及血小板减少。研究者认为利妥昔单抗(375mg/m^2,第 1 天)联合替莫唑胺(150mg/m^2,第 1~5 天)是值得进一步探索的老年 PCNSL 患者的治疗方案。之后,多项研究对年轻 PCNSL 患者接受替莫唑胺联合 MTX 等化疗药物的强化治疗方案的疗效和安全性进行了评价。Rubenstein 等完成的前瞻性多中心 CALGB50202 研究在 44 例初治 PCNSL 患者中采用 R-MTX 方案(利妥昔单抗 375mg/m^2 d3,每周一次,共 6 次;MTX 8g/m^2 d1,

第 32 章

每 2 周一次,共 7 次;替莫唑胺 150mg/m² d7~11,每 28 天一次,共 4 次)治疗,达到 CR 或未确定 CR 者行序贯 EA 方案(依托泊苷联合阿糖胞苷)强化治疗,所有患者均不进行 WBRT 及鞘内注射,R-MTX 方案治疗的 CR 率为 66%,2 年 PFS 率为 57%,4 年 OS 率为 65%,不良反应可耐受。Salamoon 等给与 40 例初治 PCNSL 患者 MTX(3g/m²,d1)+ Ara-C(3g/m²,每 12 小时一次,d1)+ 替莫唑胺(150mg/m²,d2~6),每 28 天为一个周期,化疗 6 个周期,所有患者均不进行 WBRT 及鞘内注射,CR 率 85%,PR 率 15%,5 年 OS 率 77%;2 例患者出现 2 级神经毒性,2 例出现 3/4 级血液学毒性。

(3)培美曲塞:培美曲塞与甲氨蝶呤同为叶酸拮抗剂,但前者作用靶点更多,应用更加简单,无须水化、碱化和亚叶酸钙解救。培美曲塞通过抑制胸苷酸合成酶、二氢叶酸还原酶和甘氨酰胺核苷甲酰基转移酶的活性,减少嘌呤与胸腺嘧啶核苷的生物合成,从而抑制肿瘤细胞 DNA 合成。Stapleton 等的研究结果表明,经静脉输注,培美曲塞在脑脊液中的浓度虽然仅为血浆浓度的 1%~3%,但是对肿瘤细胞仍有杀伤力,且增加剂量可进一步提高其血脑屏障透过率。

Raizer 等应用高剂量培美曲塞单药(900mg/m² d1,每 21 天为一个周期)治疗 11 例复发/耐药的 PCNSL 患者,其中 10 例患者既往接受过 HD-MTX,患者中位年龄为 68.9 岁,中位治疗时间为 5 个周期,ORR 为 55%,疾病控制率为 91%,6 个月 PFS 率为 45%,中位 PFS 为 5.7 个月,中位 OS 为 10.1 个月;不良反应主要为血液学毒性和感染。这项研究结果显示培美曲塞单药具有治疗 PCNSL 的活性,值得进一步探索。

Zhang 等回顾性分析了培美曲塞作为解救治疗在 18 例 PCNSL 患者和 12 例继发性中枢神经系统淋巴瘤(secondary central nervous system lymphoma,SCNSL)中的治疗效果。在 PCNSL 患者中,ORR 为 64.7%,有效患者全部达到 CR,中位 PFS 为 5.8 个月。在 SCNSL 患者中,ORR 为 58.3%,2 例患者达到 CR。3 级以上不良反应包括白细胞减少(5 例)、中性粒细胞(1 例)减少及乏力(3 例)。治疗过程中 3 例患者死亡,其中 2 例死于感染,1 例死于肺栓塞。这项研究结果表明,培美曲塞作为解救治疗在复发性 PCNSL 中具有一定治疗效果,但在 SCNSL 中的疗效相对欠佳。

中国学者王勇等报道了高剂量培美曲塞单药(900mg/m² d1,每 21 天为一个周期)治疗 7 例复发/耐药 PCNSL 患者的结果,ORR 为 71.4%,无 4 级不良反应,中位 OS 为 12 个月。之后,王勇等进一步探索了培美曲塞在初治 PCNSL 中的治疗作用,采用高剂量培美曲塞联合替莫唑胺方案一线治疗 9 例 PCNSL 患者(培美曲塞 900mg/m²,d1 + 替莫唑胺 150mg/m²,口服,d2~6,每 21 天为一个周期,每 3 个周期进行一次疗效评价)。初步结果显示,中位治疗周期为 6 个周期,6 例患者达到 CR,3 例患者达到 PR。3 例 PR 患者在接受 WBRT 后 2 例达到 CR,1 例疾病进展,CR 率为 88.9%。研究中的不良反应包括疲劳、白细胞减少、肝功能异常、便秘、贫血、血小板减少、恶心及周围神经功能异常;1 例患者出现 3 级白细胞减少,1 例患者出现 3 级肝功能异常,对症治疗后均缓解,无患者出现 4 级不良反应。这项研究结果显示,高剂量培美曲塞联合替莫唑胺一线治疗初诊 PCNSL 近期疗效较好,不良反应可耐受。但该研究病例较少,随访时间较短,高剂量培美曲塞联合替莫唑胺一线治疗初治 PCNSL 的远期疗效还需要大规模前瞻性临床试验进行评价。

(4)伊布替尼:Bruton 酪氨酸激酶(Bruton's tyrosine kinase,BTK)是 B 细胞受体(B-cell receptor,BCR)信号传导通路中的关键蛋白分子,活化的 BTK 可激活下游 NF-κB、丝裂原活化蛋白激酶(mitogen-activated protein kinase,MAPK)和磷脂酰肌醇 3 激酶/蛋白激酶 B(phosphatidylinositol 3 kinase-protein kinase B,PI3K-AKT)等信号传导通路,在正常 B 淋巴细胞成熟及 B 细胞淋巴瘤生长增殖过程中发挥重要作用。伊布替尼是 BTK 的小分子抑制剂,不可逆的与 BTK 结合,抑制下游信号转导通路的激活,从而抑制肿瘤细胞黏附、迁移、归巢,促进肿瘤细胞凋亡,抑制肿瘤细胞增殖。伊布替尼已经美国食品药品监督管理局(Food and Drug Administration,FDA)批准用于治疗复发性或难治性套细胞淋巴瘤(mantle cell lymphoma,MCL)、慢性淋巴细胞白血病(chronic lymphocytic leukemia,CLL)、华氏巨球蛋白血症(Waldenström macroglobulinemia,WM)、已经接受过系统治疗和至少接受过一种抗 CD20 单抗治疗的边缘区淋巴瘤(marginal zone lymphomas,MZL)。近期的多篇个案报道显示,伊布替尼可穿透血脑屏障,对 MCL 和 CLL 的中枢神经系统病变有显著疗效。

在伊布替尼治疗复发难治弥漫大 B 细胞淋巴瘤的 Ⅰ/Ⅱ 期临床试验中,GCB 患者的 ORR 为 5%,non-GCB 患者的 ORR 为 50%。其中,5 例携带 *MYD88* 突变的活化 B 细胞(activated B cell,ABC)患者中 4 例取得缓解。在 non-GCB 来源的 DLBCL 中存在 BCR 信号对 NF-κB 通路的持续激活,这是伊布替尼在 non-GCB 来源的 DLBCL 中疗效较好的原因之一。

PCNSL 主要为 non-GCB 来源的 DLBCL,并且在 PCNSL 中常见 NF-κB 通路中 *MYD88*、*CD79B* 和 *TBL1XR1* 基因突变。此外,伊布替尼作为一种小分子药物(MW=440)中枢神经系统分布较好,因此伊布替尼可能是治疗 PCNSL 的有效药物。

Chamoun 等回顾性分析了伊布替尼单药作为解救治疗在 13 例 PCNSL 患者和 1 例 SCNSL 患者中的治疗效果。这些患者既往均接受过 HD-MTX 治疗。12 例患者采用伊布替尼 560mg 口服,1 次/d,1 例患者伊布替尼起始用量为 140mg 口服,1 次/d,逐步递增至 420mg 口服,1 次/d,另 1 例患者起始用量为 420mg 口服,1 次/d,逐步递增至 560mg 口服,1 次/d。ORR 为 50%,中位 PFS 为 6 个月,中位缓解持续时间为 4 个月,有 2 例患者获得长达 8 个月以上的持续完全缓解。治疗中的不良反应包括中性粒细胞减少性发热(1 例)、腹泻(1 例)和治疗失败后的肿瘤周围出血(1 例),无患者出现严重骨髓抑制或肝肾功能损害。这项研究结果显示伊布替尼可能是治疗 PCNSL 的有效药物,伊布替尼单药治疗复发/耐药 PCNSL 患者的前瞻性 2 期临床研究正在进行中(NCT02542514)。

Grommes 等进行了一项伊布替尼单药治疗复发/耐药中枢神经系统淋巴瘤患者的前瞻性多中心剂量递增和扩展临床试验。在剂量递增阶段,3 例患者接受伊布替尼 560mg 口服,1 次/d,7 例患者接受伊布替尼 840mg 口服,1 次/d;在此阶段未见剂量限制性毒性,常见不良反应包括高糖血症、血小板减少、贫血和高甘油三酯血症。在剂量扩展阶段,10 例患者接受伊布替尼 840mg 口服,1 次/d 治疗,3/4 级不良反应包括中性粒细胞减少、败血症、淋巴细胞减少等,停药后可缓解。在 13 例 PCNSL 患者中,ORR 为 77%(5 例 CR,5 例 PR),另有一例患者病变缩小,中位 PFS 为 4.6 个月,中位 OS 为 15 个月。在 7 例 SCNSL 患者中,ORR 为 71%(4 例 CR,1 例 PR),中位 PFS 为 7.43 个月,中位 OS 尚未达到。对患者 CSF 伊布替尼药物浓度的检测显示,服药后 2 小时后 CSF 伊布替尼药物浓度 840mg 剂量组较 560mg 剂量组高(0.77ng/ml vs 1.95ng/ml),服药 29 天较服药 1 天时 CSF 伊布替尼药物浓度升高(1.65ng/ml vs 3.18ng/ml)。

3. **高剂量化疗联合自体造血干细胞移植**(high-dose therapy and autologous stem cell transplantation,HDT/ASCT) HD-MTX 为基础的化疗是治疗 PCNSL 的标准方案,然而大部分患者该

方案治疗后仍会复发。HDT/ASCT 能够通过血脑屏障,并可能清除中枢神经系统的残存病灶。

德国学者 Illerhaus 等开展了一项前瞻性、单臂、Ⅱ 期临床试验,对初治的 PCNSL 患者在 HD-MTX 为基础的化疗后进行 HDT/ASCT 巩固治疗的安全性和有效性进行了评价。该研究共纳入 81 例 18~65 岁初治 PCNSL 患者,所有患者免疫功能正常,且体能状态不受限。患者首先接受 4 周期利妥昔单抗联合 HD-MTX 治疗(利妥昔单抗 375mg/m² 静脉输注,在接受首次 HD-MTX 7 天前开始,之后每 10 天一次,共 5 次;MTX 8g/m² 静脉输注,每 10 天一次),之后进行 2 周期利妥昔单抗 + 阿糖胞苷 + 噻替哌治疗(利妥昔单抗静注 375mg/m² 静脉输注,第 1 天,阿糖胞苷 3g/m² 静脉输注,第 2~3 天,噻替哌 40mg/m² 静脉输注,第 3 天)。无论患者处于何种诱导化疗后的疾病反应状态,在最后一个周期化疗结束 3 周后接受 HDT/ASCT 治疗:利妥昔单抗 375/m² 静脉输注,第 1 天,卡莫司汀 400mg/m² 静脉输注,第 2 天,噻替哌 5mg/kg 静脉输注,第 3、4 天,第 7 天进行自体造血干细胞回输。在 HDT/ASCT 后未达到 CR 的患者将接受放疗。研究主要终点为 HDT/ASCT 后 30 天的 CR 率。共 79 例患者纳入分析,所有患者均接受诱导治疗,其中 73 例(92%)接受 HDT/ASCT 的患者中 61 例(77.2%)达到 CR。诱导治疗阶段最常见的 3 级毒性和 4 级毒性分别为贫血(47%)和血小板减少(63%)。在 HDT/ASCT 阶段最常见的 3 级毒性和 4 级毒性分别为发热(68%)和白细胞减少(93%)。研究中治疗相关死亡共 4 例(5%),包括诱导治疗阶段 3 例(4%)和 HDT/ASCT 治疗 4 周后 1 例(1%)。研究结果显示包含噻替哌和卡莫司汀预处理方案的 HDT/ASCT 可能是治疗年轻初治 PCNSL 患者的有效方案,需要进行更多病例数的前瞻性研究加以确认。

第 2 节 其他中枢神经系统肿瘤

一、流行病学

根据全国肿瘤登记中心发表的 2012 年中国恶性肿瘤发病和死亡分析的数据显示,中枢神经系统肿瘤的发病率位列第 9 位,发病率为 6.50/10 万。在男性,中枢神经系统肿瘤同样位列第 9 位,发病率 6.28/10 万,而在女性则未排进前 10 位。就死亡率而言,中枢神经系统肿瘤位列第 8 位(3.96/10 万),其中在男性中位列第 8 位(3.78/10 万),女性位列第 9 位(3.60/10 万)。就地域而言,中枢神经系统肿瘤在城市和乡村的数据有很大差别。在城市的发病率数据中,中枢神经系统肿瘤位列女性肿瘤第 10 位(6.81/10 万),而城市整体人群和城市男性人群中枢神经系统肿瘤均位列 10 位以外。就城市的死亡率而言,中枢神经系统肿瘤在城市人群(3.72/10 万)和男性人群(4.09/10 万)中均位列第 10 位,而在女性人群中位列 10 位以外。而在乡村人群中,中枢神经系统肿瘤无论是发病率还是死亡率排位均更靠前。其中乡村整体人群的中枢神经系统肿瘤的发病率位列第 8 位(6.51/10 万),男性位列第 7 位(6.39/10 万),女性位列第 10 位(6.64/10 万)。死亡率在乡村整体人群位列第 7 位(4.23/10 万),男性第 7 位(4.53/10 万),女性第 9 位(3.90/10 万)(表 32-1)。

第32章

表 32-1　中枢神经系统肿瘤流行病学数据

发病（所有人群 / 男性 / 女性）

发病率	排名	所有人群				男性				女性			
		病例/千	发病率/10万	%	年龄调整发病率/10万	病例/千	发病率/10万	%	年龄调整发病率/10万	病例/千	发病率/10万	%	年龄调整发病率/10万
全国	9	88.0	6.50	2.46	5.13	43.6	6.28	2.17	5.16	-	-	-	-
城市	-	-	-	-	-	-	-	-	-	23.7	6.81	2.61	5.03
乡村	8	41.8	6.51	2.59	5.27	21.1	6.39	2.23	5.38	20.7	6.64	3.10	5.16

死亡（所有人群 / 男性 / 女性）

死亡率	排名	所有人群				男性				女性			
		死亡/千	死亡率/10万	%	年龄调整死亡率/10万	死亡/千	死亡率/10万	%	年龄调整死亡率/10万	死亡/千	死亡率/10万	%	年龄调整死亡率/10万
全国	8	53.6	3.96	2.45	3.03	29.8	4.30	2.16	3.42	23.8	3.60	2.95	2.64
城市	10	26.5	3.72	2.34	2.77	-	4.09	2.10	3.15	-	-	-	-
乡村	7	27.1	4.23	2.57	3.33	15.0	4.53	2.22	3.71	12.2	3.90	3.20	2.95

二、中枢神经系统肿瘤分类

2016 年世界卫生组织（World Health Organization，WHO）发布了新版的中枢神经系统肿瘤分类。该版本的最大变化在于，在传统形态学分类的基础上，将近 20 年在分子遗传学上的发现，整合到了中枢神经系统肿瘤的诊断及分类之中。这种整合主要体现在弥漫性胶质瘤、髓母细胞瘤以及其他一些胚胎来源的肿瘤上。对于这些疾病的诊断，结合了形态学命名与分子遗传学的特定改变。例如，在弥漫性胶质瘤中，在原有的星形细胞瘤、少突胶质细胞瘤以及胶质母细胞瘤的形态学诊断基础上，根据异柠檬酸脱氢酶（isocitrate dehydrogenase，IDH）的突变状态，又进一步分为 IDH 野生型或 IDH 突变型。而髓母细胞瘤则根据激活的信号传导通路，进一步分为 Wnt 激活型以及音猬因子（sonic hedgehog，SHH）激活型等。此外，新分类中还加入了一些新认识的肿瘤类型，并删除了一些不再具有诊断意义的亚型。但是，从根本上讲，2016 版分类并不是一个全新的版本，而是在 2007 年分类基础上的更新。而这些改变将会接受临床实践的考验，在经验的不断积累中，为我们更准确地认识疾病的本质奠定基础（表 32-2）。

表 32-2　2016WHO 中枢神经系统肿瘤分类

		ICD-10 编码
1. 弥漫性星形细胞和少突胶质细胞肿瘤	1. difuse astrocytic and oligodendrogial tumours	
弥漫性星形细胞瘤，*IDH* 突变型	diffuse astrocytoma，IDH-mutant	9400/3
肥胖型星形细胞瘤，*IDH* 突变型	gemistocytic astrocytoma，IDH-mutant	9411/3
弥漫性星形细胞瘤，*IDH* 野生型	*diffuse astrocytoma，IDH-wild type*	9400/3
弥漫性星形细胞瘤，NOS	diffuse astrocytoma，NOS	9400/3
间变性星形细胞瘤，*IDH* 突变型	anaplastic astrocytoma，IDH-mutant	9401/3
间变性星形细胞瘤，*IDH* 野生型	*anaplastic astrocytoma，IDH-wild type*	9401/3
间变性星形细胞瘤，NOS	anaplastic astrocytoma，NOS	9401/3
胶质母细胞瘤，*IDH* 野生型	glioblastoma，IDH-wild type	9440/3
巨细胞型胶质母细胞瘤	giant cell glioblastoma	9441/3
胶质肉瘤	gliosarcoma	9442/3
上皮样胶质母细胞瘤	*epithelioid glioblastoma*	9443/3
胶质母细胞瘤，*IDH* 突变型	glioblastoma，IDH-mutant	9445/3*
胶质母细胞瘤，NOS	glioblastoma，NOS	9440/3
弥漫性中线胶质瘤，*H3K27M* 变型	diffuse midline glioma，H3 K27M-mutant	9385/3*
少突胶质细胞瘤，*IDH* 突变型和 1p/19q 联合缺失	oligodendroglioma，IDH-mutant and 1p/19q-codeleted	9450/3
少突胶质细胞瘤，NOS	oligodendroglioma，NOS	9450/3
间变性少突胶质细胞瘤，*IDH* 突变型和 1p/19q 联合缺失	anaplastic oligodendroglioma IDH-mutant and 1p19q-codeleted	9451/3
	anaplastic oligodendroglioma，NOS	9451/3
间变性少突胶质细胞瘤，NOS	*oligoastrocytoma，NOS*	9382/3

1287

续表

		ICD-10 编码
少突星形细胞瘤, NOS	*anaplastic oligoastrocytoma*, *NOS*	9382/3
间变性少突星形细胞瘤, NOS		
2. 其他星形细胞肿瘤	2. other astrocytic tumours	9421/1
毛细胞型星形细胞瘤	pilocytic astrocytoma	9425/3
毛黏液样星形细胞瘤	pilomyxoid astrocytoma	9384/1
室管膜下巨细胞星形细胞瘤	subependymal giant cel astrocytoma	9424/3
多形性黄色星形细胞瘤	pleomorphic xanthoastrocytoma	9424/3
间变性多形性黄色星形细胞瘤	anaplastic pleomorphic xanthoastrocytoma	
3. 室管膜肿瘤	3. ependymal tumours	9383/1
室管膜下瘤	subependymoma	9394/1
黏液乳头型室管膜瘤	myxopapilary ependyrmoma	9391/3
室管膜瘤	ependymoma	9393/3
乳头型室管膜瘤	papilary ependymoma	9391/3
透明细胞型室管膜瘤	clear cell ependymoma	9391/3
脑室膜细胞(伸长细胞)型室管膜瘤	tanycytic ependymoma	9396/3*
室管膜瘤, RELA 融合 - 阳性	ependymoma, RELA fusion-positive	9392/3
间变性室管膜瘤	anaplastic ependymoma	
4. 其他胶质瘤	4. other gliomas	9444/1
第三脑室脊索样胶质瘤	chordoid glioma of the third wentricle	9431/1
血管中心性胶质瘤	angiocentic glioma	9340/3
星形母细胞瘤	astroblastoma	
5. 脉络丛肿瘤	5. choroid plexus tumours	9390/0
脉络丛乳头状瘤	choroid plexus papiloma	9390/1
不典型性脉络丛乳头状瘤	atypic choroid plexus papiloma	9390/1
脉络丛乳头状癌	choroid plexus carcinoma	
6. 神经元和混合性神经元 - 胶质肿瘤	6. neuronal and mixed neutonal-glial tumours	9413/0
胚胎发育不良性神经上皮肿瘤	dysembryoplastic neuroepithelial tumour	9492/0 9505/1
神经节细胞瘤	gangliocytoma	9505/3
节细胞胶质瘤	ganglioglioma	9493/0
间变性神经节细胞胶质瘤	anaplastic ganglioglioma	9412/1
发育不良性小脑神经节细胞瘤	dysplastic gangliocytoma of cerebellum（Lhermite-Duclos disease）	9509/1
婴儿多纤维性星形细胞瘤和节细胞胶质瘤	desmoplastic infantile astrocytoma and ganglioglioma	9509/1
乳头状胶质神经元肿瘤	papillary glioneuronal tumour	
玫瑰花结样胶质神经元肿瘤	rosette-forming glioneuronal tumour	9506/1
弥漫性软脑膜胶质神经元肿瘤	*diffuse leptomeningeal glioneuronal tumor*	9506/1
中枢神经细胞瘤	central neurocytoma	9506/1

		ICD-10 编码
脑室外神经细胞瘤	extraventricular neurocytoma	8693/1
小脑脂肪神经细胞瘤	cerebellar liponeurocytoma	
副神经节瘤	paraganglioma	9361/1
7. 松果体区肿瘤	7. tumours of the pineal region	9362/3
松果体细胞瘤	pineocytoma	9362/3
中度分化的松果体实质瘤	pineal parenchymal tumour of intermediate differentiation	9395/3
松果体母细胞瘤	pineoblastoma	
松果体区乳头状瘤	papillary tumour of the pineal region	
8. 胚胎性肿瘤	8. embryonal tumours	9475/3*
髓母细胞瘤,遗传学分类	medulloblastomas,genetically defined	9476/3*
髓母细胞瘤,WNT 激活	medulloblastomas,WNT-activated	9471/3
髓母细胞瘤,SHH 激活伴 TP53 突变型	medulloblastoma,SHH-activated and TP-53-mutant	9477/3*
髓母细胞瘤,SHH 激活伴 TP53 野生型	medulloblastoma,SHH-activated and TP-53-wildtype	
髓母细胞瘤,非 WNT/ 非 SHH	medulloblastoma,non-WNT/non-SHH	
髓母细胞瘤,group3	medulloblastoma,group3	
髓母细胞瘤,group4	medulloblastoma,group4	9470/3
髓母细胞瘤,组织学分类	medulloblastomas,histologically defined	9471/3
髓母细胞瘤,经典型	medulloblastoma,classic	9471/3
髓母细胞瘤,多纤维性 / 结节增生	medulloblastoma,desmoplastic/nodular	9474/3
髓母细胞瘤伴广泛小结节型	medulloblastoma with extensive nodularity	9470/3
髓母细胞瘤,大细胞型 / 间变型	medulloblastoma,large cell/anaplastic	9478/3*
髓母细胞瘤,NOS	medulloblastoma,NOS	9478/3
胚胎性肿瘤伴多层菊形团,C19MC 变异	embryonal tumor with multilayered rosetes,C19MC-altered	9501/3
胚胎性肿瘤伴多层菊形团,NOS	embryonaltumor with multilayered rosettes,NOS	9500/3
髓上皮瘤	medulloepithelioma	9490/3
中枢神经系统神经母细胞瘤	CNS neuroblastoma	9473/3
中枢神经系统节细胞神经母细胞瘤	CNS ganglioneuroblastoma	9508/3
中枢神经系统胚胎性肿瘤,NOS	CNS embryonal tumour,NOS	9508/3
非典型畸胎样 / 横纹肌样肿瘤（AT/RT）	atypical teratoid/rhabdoid tumour	
中枢神经系统胚胎性肿瘤伴横纹肌样特征	CNS embryonal tumor with rhabdoid tumour	9560/0
9. 颅内和椎旁神经肿瘤	9. tumours of the cranial and paraspinal nerves	9560/0
施旺细胞瘤	schwannoma	9560/0
细胞型施旺细胞瘤	celular schwannoma	9560/1

续表

		ICD-10 编码
丛状型施旺细胞瘤	plexiform schwannoma	9540/0
黑色素型施旺细胞瘤	melanotic schwannoma	9540/0
神经纤维瘤	neurofibroma	9550/0
不典型型神经纤维瘤	atypical neurofibroma	9571/0
丛状型神经纤维瘤	plexiform neurofibroma	
神经束膜瘤	perineurioma	9540/3
混合型神经鞘肿瘤	hybrid nerve sheath tumours	9540/3
恶性周围神经鞘瘤（MPNST）	malignant peripheral nerve sheath tumour（MPNST）	9540/3
上皮样 MPNST	epithelioid MPNST	
MPNST 伴神经束膜分化	MPNST with perineurial differentiation	9530/0
10. 脑膜瘤	10. meningiomas	9531/0
脑膜瘤	meningioma	9532/0
脑膜上皮型脑膜瘤	meningothelial meningioma	9537/0
纤维型脑膜瘤	fibrous meningioma	9533/0
过渡型脑膜瘤	transitional meningioma	9534/0
砂粒型脑膜瘤	psammomatous meningioma	9530/0
血管瘤型脑膜瘤	angiomatous meningioma	9530/0
微囊型脑膜瘤	microcystic meningioma	9530/0
分泌型脑膜瘤	secretory meningioma	9530/0
淋巴细胞丰富型脑膜瘤	lymphoplasmacyte-rich meningioma	9538/1
化生型脑膜瘤	metaplastic meningioma	9538/1
脊索样型脑膜瘤	chordoid meningioma	9539/1
透明细胞型脑膜瘤	clear cell meningioma	9538/3
非典型性脑膜瘤	atypical meningioma	9538/3
乳头型脑膜瘤	papillary meningioma	9530/3
横纹肌样型脑膜瘤	rhabdoid meningioma	
间变性 / 恶性脑膜瘤	anaplastic/malignant meningioma	8815/0
11. 间质，非脑膜上皮性肿瘤	11.mesenchymal，non-meningothelial tumours	8815/1
孤立性纤维性肿瘤 / 血管外皮细胞瘤 **	solitary fibrous tumour/haemangiopericytoma**	8815/3
1 级	grade 1	9161/1
2 级	grade 2	9120/0
3 级	grade 3	9133/3
血管母细胞瘤	haemangioblastoma	9120/3
血管瘤	haemangioma	9140/3
上皮样血管内皮细胞瘤	epithelioid haemangioendothelioma	9364/3
血管肉瘤	angiosarcoma	8850/0

续表

		ICD-10 编码
卡波西肉	kaposi sarcoma	8861/0
尤因肉瘤 / 原始神经外胚层肿瘤	ewing sarcoma/PNET	8880/0
脂肪瘤	lipoma	8850/3
血管脂肪瘤	angiolipoma	8821/1
蛰伏脂瘤（冬眠瘤）	hibernoma	8825/0
脂肪肉瘤	liposarcoma	8825/1
硬纤维型（韧带样型）纤维瘤病	desmoid-type fibromatosis	8830/0
肌纤维母细胞瘤	myofibroblastoma	8810/3
炎症性肌纤维母细胞瘤	inflammatory myofibroblastic tumour	8802/3
良性纤维组织细胞瘤	benign fibrous histiocytoma	8890/0
纤维肉瘤	fibrosarcoma	8890/3
未分化多形性肉瘤 / 恶性纤维组织细胞瘤	undiferentiated pleomorphic sarcoma/malignant fibrous histiocytoma	8900/0
平滑肌瘤	leiomyoma	8900/3
平滑肌肉瘤	leiomyosarcoma	9220/0
横纹肌瘤	rhabdomyoma	9220/3
横纹肌肉瘤	rhabdomyosarcoma	9180/0
软骨瘤	chondroma	9210/0
软骨肉瘤	chondrosarcoma	9180/3
骨瘤	osteoma	
骨软骨瘤	osteochondroma	8728/0
骨肉瘤	osteosarcoma	8728/1
12. 黑色素细胞肿瘤	12. melanocytic tumours	8720/3
脑膜黑色素细胞增生症	meningeal melanocytosis	8728/3
脑膜黑素细胞瘤	meningeal melanocytoma	
脑膜黑色素瘤	meningeal melanoma	9680/3
脑膜黑素瘤病	meningeal melanomatosis	
13. 淋巴瘤	13. lymphomas	
中枢神经系统弥漫大 B 细胞淋巴瘤	diffuse large B-cell lymphoma of the CNS	
免疫缺陷相关的中枢神经系统淋巴瘤	immunodeficiency-asociated CNS lymphomas	9766/1
AIDS 相关弥漫大 B 细胞淋巴瘤	AIDS-related diffuse large B-cell lymphoma	9712/3
EB 病毒阳性弥漫大 B 细胞淋巴瘤，NOS	EBV-positive diffuse large B-cell lymphoma，NOS	
淋巴瘤样肉芽肿病	lymphomatoid granulomatosis	
血管内大 B 细胞淋巴瘤	intravascular large B-cell lymphoma	9714/3
中枢神经系统低级别 B 细胞淋巴瘤	low-grade B-cell lymphomas of the CNS	9702/3
中枢神经系统 T 细胞及 NK/T 细胞淋巴瘤	T-cell and NK/T-cell lymphomas of the CNS	9699/3
间变性大细胞淋巴瘤，*ALK* 阳性	anaplastic large cell lymphoma，ALK-positive	

第
32
章

续表

		ICD-10 编码
间变性大细胞淋巴瘤,*ALK* 阴性	anaplastic large cell lymphoma,ALK-negative	9751/3
硬脑膜黏膜相关淋巴组织淋巴瘤	MALT lymphoma of the dura	9750/1
14. 组织细胞肿瘤 *	14. histiocytic tumours	
朗格汉斯组织细胞增生症	langerhans cell histiocytosis	
脂质肉芽肿病	Erdheim-Chester disease	9755/3
罗 - 道病	Rosai-Dorfman disease	
青少年黄肉芽肿	juvenile xanthogranuloma	9064/3
组织细胞肉瘤	gisticytic sarcoma	9070/3
15. 生殖细胞肿瘤	15. germ cell tumours	9071/3
生殖细胞瘤	germinoma	9100/3
胚胎性癌	embryonal carcinoma	9080/1
卵黄囊肿瘤	yolk sac tumour	9080/0
绒毛膜癌	choriocarcinoma	9080/3
畸胎瘤	teratoma	9084/3
成熟型畸胎瘤	mature teratoma	9085/3
未成熟型畸胎瘤	immature teratoma	
畸胎瘤恶变	teratoma with malignant transformation	9350/1
混合性生殖细胞瘤	mixed germ cell tumour	9351/1
16. 鞍区肿瘤	16. tumours of the sellar region	9352/1
颅咽管瘤	craniopharyngioma	9582/0
釉质型颅咽管瘤	qdamantinornatous craniopharyngioma	9432/1
乳头型颅咽管瘤	papillary craniopharyngioma	8290/0
鞍区颗粒细胞肿瘤	granular cell tumour of the sellar region	
垂体细胞瘤	pituicytoma	
梭形细胞嗜酸细胞瘤	spindle cell oncocytoma	
17. 转移瘤	17. metastatic tumours	

注:形态学编码依据肿瘤性疾病国际分类(The International Classification of Disease for Oncology,ICD-O),/0 代表良性肿瘤;/1 代表非特定性、交界性或行为不确定的病变;/2 表示原位癌和Ⅲ级上皮内瘤样病变;/3 表示恶性肿瘤;* 表示新增的疾病 ICD-O 编码,斜体表示暂定的肿瘤类型;** 分级依据 2013 年 WHO 骨与软组织肿瘤分类标准。

（一）胶质瘤

1. 流行病学　胶质瘤是最常见的原发颅内恶性肿瘤。根据脑肿瘤的多中心横断面研究（multicenter cross-sectional study on brain tumor,MCSBT）数据,对于 20~59 岁年龄段人群,胶质瘤大约占原发脑肿瘤的 31.1%。其中,弥漫性星形细胞瘤和间变性星形细胞瘤占胶质瘤的 25.2%,少突星形细胞瘤、少突细胞胶质瘤和间变性少突细胞胶质瘤占 18%。而胶质母细胞瘤占 30% 左右。一般将 WHO Ⅱ级的胶质瘤称为低级别胶质瘤,而 WHO Ⅲ~ Ⅳ级称为高级别胶质瘤。根据中国脑胶质瘤基因组学数据库（Chinese Glioma Genome Atlas,CGGA）数据,低级别胶质瘤的中位生存期为 78.1 个月，WHO Ⅲ级患者为 37.6 个月，而 WHO Ⅳ级的胶质母细胞瘤中位生存期仅为 14.4 个月。患者 6 个月、1 年、3 年和 5 年的生存率：WHO Ⅱ级，99%、94%、79% 和 67%；WHO Ⅲ级，88%、75%、51% 和 36%；WHO Ⅳ级，87%、61%、15% 和 9%。

2. 分子诊断及预后指标　在过去的 20 余年里，胶质瘤在分子生物学领域取得的一系列进展，发现了多个与胶质瘤诊断和治疗有关的指标。这些指标的发现，不仅将胶质瘤的诊断从形态学水平提升到了分子水平，同时也为评估胶质瘤患者的预后以及指导临床治疗提供了依据。

（1）MGMT 启动子甲基化：氧 6- 甲基鸟嘌呤 -DNA 甲基转移酶（O6-methylguanine-DNA methyl transferase，MGMT）在修复烷化剂造成的 DNA 损伤中，发挥重要作用。烷化剂进入体内后，通过与 DNA 结合引起 DNA 的烷基化。其中位于鸟嘌呤的氧 6 位置是 DNA 中最容易发生烷基化的位点。发生烷基化的 DNA 形成双链的交联，引起细胞死亡。而 MGMT 可以迅速逆转由烷化剂导致的鸟嘌呤氧 6 位置的甲基化，从而避免致死性 DNA 交联的产生。MGMT 的水平在不同肿瘤之间差别明显，即使在同一肿瘤类型中，也存在差异。在胶质瘤中，大约 30% 的患者存在 MGMT 功能的缺失，因此这部分患者对烷化剂的治疗更敏感。由于 *MGMT* 基因很少发生突变或者缺失，因此目前认为 *MGMT* 表达的缺失可能是表观遗传学调控的结果。DNA 甲基化是表观遗传学调控的方式之一。位于抑癌基因或 DNA 修复基因启动子区域的胞甘磷酸鸟甘岛（cytidine phosphate guanosine island，CpG island）部位的异常甲基化，可以导致抑癌基因或 DNA 修复基因的表达丧失。而作为 DNA 修复基因的 *MGMT* 而言，其启动子区域的甲基化，抑制了 *MGMT* 基因的转录，导致 *MGMT* 表达的缺失。临床上采用两种方法进行检测，一种是应用免疫组化的方法检测 MGMT 蛋白，另一种方法是利用焦磷酸盐测序的方法，检测 *MGMT* 启动子的甲基化。从临床结果的可靠性来看，第二种方法更优。研究显示，*MGMT* 启动子甲基化既是烷化剂治疗的疗效预测指标，同时也是评估胶质瘤患者生存的预后指标。特别是对于 WHO Ⅲ/ Ⅳ级胶质瘤患者，伴有 *MGMT* 启动子甲基化者，不仅可以从烷化剂治疗中获得更高的缓解率，同时还可以获得更长的疾病缓解时间以及生存时间。

（2）*IDH* 突变：异柠檬酸脱氢酶（isocitrate dehydrogenase，IDH）是三羧酸循环中关键的限速酶，它催化异柠檬酸氧化脱羧，生成 α 酮戊二酸及二氧化碳，可为细胞新陈代谢提供能量和生物合成前体物质。*IDH* 突变是早期遗传学事件，常见的突变位点有两个，一个是精氨酸 132 位点（arg132，*IDH1* 突变），一个是精氨酸 172 位点（arg172，*IDH2* 突变）。其中，*IDH1* 突变更为常见，但是两种突变所产生的结果是一致的。*IDH* 突变可导致异柠檬酸脱氢酶正常功能的丧失，从而使细胞内的 D-2- 羟基戊二酸（D-2-hydroxyglutarate，D-2-HG）水平显著增高，其结果就抑制了组蛋白去甲基化酶和组蛋白羟化酶的活性，进而导致广泛的基因组表达改变。*IDH* 突变并不局限于特定的胶质瘤类型，但在 WHO Ⅱ~Ⅲ级的星形细胞瘤或少突胶质细胞瘤中突变率更高，可达 60%~80%。而在胶质母细胞瘤患者中，其突变率仅为 5%~15%。目前有观点认为，*IDH* 突变是继发胶质母细胞瘤的可靠遗传诊断指标。因为伴有 *IDH* 突变的胶质母细胞瘤患者，中位生存期可达 27 个月，预后要显著优于 *IDH* 野生型的胶质母细胞瘤患者（中位生存期 14.4 个月）。由此认为，伴 *IDH* 突变的胶质母细胞瘤患者，是从低级别胶质瘤进展而来的。

近期有研究显示，*IDH* 突变与 *MGM*T 启动子甲基化存在相关性。伴有 *IDH* 突变的患者，*MGMT* 启动子的甲基化比例更高。这可能是由于 *IDH* 突变所导致的细胞内 D-2-HG 水平变化，引起了 CpG 岛的甲基化。而 *MGMT* 启动子的甲基化正是 CpG 岛甲基化的表型之一。对于

IDH 突变的检测,可采用免疫组化的方法检测突变蛋白,也可以采用焦磷酸盐测序或者 PCR 的方法直接进行突变检测。对于免疫组化阳性的患者,可认为存在 *IDH* 突变。而对于阴性患者,推荐应用测序法进一步确认。

(3)1p/19q 联合缺失:1p/19q 联合缺失是指 1 号染色体长臂和 19 号染色体短臂发生非等臂异位,形成伴有 t(1;19)(q10;p10)遗传学异常的杂合子,是少突胶质细胞瘤中较为常见的分子遗传学异常。可见于大约 50% 的患者。检测方法为荧光原位免疫杂交(fluorescence in situ hybridization,FISH)或 PCR 的方法。伴有 1p/19q 联合缺失的患者预后良好,且对含有烷化剂的化疗方案敏感,有效率更高。

(4)EGFRv Ⅲ: 表皮生长因子受体(epidermal growth factor receptor,EGFR)在胶质瘤的发生发展中起着重要的作用。伴有 *EGFR* 过表达的患者,通常疾病进展迅速,对放化疗抵抗,预后不良。*EGFR* 扩增 / 过表达在胶质瘤的不同亚型之间是存在差别的。*EGFR* 扩增仅见于 3% 的间变性星形细胞瘤患者。在继发胶质母细胞瘤患者中,也仅见于 8% 的患者。但是在原发胶质母细胞瘤中,约 40% 的患者会伴有 *EGFR* 扩增,而 *EGFR* 过表达可达 60%。*EGFRv* Ⅲ是 *HER1*/*EGFR* 中一种突变形式,主要是由于 *EGFR* 基因的 2-7 外显子缺失形成的。这种遗传学异常导致 HER1/EGFR 受体的胞外配体结合区域缺失,从而导致受体发生非配体依赖的持续性激活。EGFRv Ⅲ的表达可导致细胞的恶性转化。20%~30% 的胶质母细胞瘤患者表达 EGFRv Ⅲ。体内外研究均发现,EGFRv Ⅲ表达对于细胞的恶性转化以及促进肿瘤的生长具有重要作用。其中,促进肿瘤生长主要是通过激活 PI3K/AKT 信号传导途径,而促进细胞增殖主要是通过 MAPK/ERK1/2 途径。EGFRv Ⅲ表达的患者预后不良。检测方法为免疫组化。

(5)*ATRX* 基因突变或缺失:α- 珠蛋白生成障碍性贫血(α 地中海贫血)/ 智力发育障碍综合征 X 染色体连锁基因(Alpha thalassemia/mental retardation syndrome X-linked,*ATRX*)的突变和缺失首先报道于胰腺神经内分泌肿瘤。*ATRX* 基因编码的蛋白具有多种细胞功能,其中包括染色体与组蛋白 H3.3 结合的端粒部位的改造。此外,还有研究发现 *ATRX* 基因的突变和缺失表达导致端粒酶长度改变(alternative lengthening of telomeres,ALT)和基因组的不稳定。很多 ALT 肿瘤存在 *ATRX* 或死亡结构域相关蛋白基因(death-domain associated protein,*DAXX*)突变产生的蛋白,并在端粒部位相互作用。*ATRX* 的突变和表达缺失常常同时存在,在伴有 *IDH* 突变的星形细胞瘤患者中,提示良好预后。检测方法为免疫组化或 Sanger 测序。

(6)*TERT* 启动子突变:端粒酶反转录酶(telomerase reverse transcriptase,TERT)对于维持端粒长度与活性起着至关重要的作用。正常情况下,端粒随着细胞的不断分裂而缩短,这对于维持机体生理功能的稳定性具有重要意义。而在包括胶质瘤在内的多种恶性疾病中,TERT 的活性异常增高,使得端粒的长度得以维持,导致细胞获得无限增殖的能力。在胶质瘤中,TERT 活性的增高主要由于 *TERT* 启动子的突变,引起 *TERT* 表达上调造成的。主要见于原发胶质母细胞瘤和少突细胞胶质瘤。检测方法为 Sanger 测序。目前临床上主要是对 *TERT* 启动子突变、1p/19q 缺失以及 IDH 突变进行联合检测,对胶质瘤患者进行预后分组。

(7)Ki-67:Ki-67 是一种核蛋白,与核糖体 RNA 转录有关。Ki-67 在细胞增殖的各个周期中(G1 期、S 期、G2 期和 M 期)均有表达,但在细胞静止期(G0 期)不表达。Ki-67 作为一个反映细胞增殖活跃程度的一个指标,被广泛用于包括胶质瘤在内的多种肿瘤的诊断。Ki-67 的表达程度是胶质瘤患者的独立预后指标,表达越高,预后越差。

3. 胶质瘤的治疗　以手术为基础的综合治疗,已经成为胶质瘤患者的主要治疗模式。在手术的基础上,联合放疗和化疗,可以进一步降低患者的复发风险,并提高患者的远期生存。特别是在高级别胶质瘤患者中,这种综合治理模式所带来的获益更为明显。但是,相对于其他实体瘤类型而言,在药物治疗方面,可供胶质瘤患者的选择还相对比较单一。特别是当其他实体瘤早已进入靶向治疗时代时,胶质瘤还停留在以烷化剂为代表的常规化疗阶段。因此,对胶质瘤发病机制的深入探讨,将有助于推动药物治疗的发展。

(1)手术:手术既是胶质瘤治疗的最重要手段,也是综合治疗的基石。肿瘤的切除程度是影响患者预后的独立因素。一项入组了565例胶质瘤患者的前瞻性研究结果显示,相对于活检而言,手术是影响预后的强力因素。回顾性研究也显示,根治性切除可以显著延长患者的生存,特别是对于那些体力评分好的患者。虽然手术的彻底程度与患者的预后显著相关,但在临床实际中,根治性切除会受到诸多因素的影响。对于高级别胶质瘤而言,其生长方式为浸润性生长,没有明显的边界。而且,与实体瘤的手术不同,在绝大多数情况下,胶质瘤手术很难能通过安全边界的方式,提高肿瘤的切除率。特别是当肿瘤毗邻重要的结构或者是功能区的时候,肿瘤的切除范围和功能保全之间的平衡,就成为一个关键的问题。相对而言,对于低级别胶质瘤如少枝细胞胶质瘤,其边界比较清楚,容易做到根治性切除。

此外,手术可以获取最完整的病灶标本,从而为病理学更充分地评估肿瘤性质提供保障。同其他实体瘤类似,胶质瘤也具有显著的异质性。在病灶的不同部位,其恶性程度存在差别。特别是对于初次手术为较低级别胶质瘤的患者,在病情的反复复发过程中,病灶的级别会有逐渐增高的情况发生。即使是初次手术即为高级别胶质瘤的患者,可能在部分区域混有相对较低级别的成分。当然,最终的治疗原则是以病灶中,级别最高的成分所决定的。但是,这种异型性对于了解疾病的发展过程,以及个体之间的差异是有着重要意义的。

此外,手术的目的还在于缓解肿瘤占位引起的相关症状及减少激素的使用。对于复发的患者,如果患者的一般情况以及复发部位具备再次外科干预的条件,手术仍然是重要的选择,这对于延长患者的无进展生存期是有益的。

(2)放疗:放疗给胶质瘤患者所带来的生存获益,已经得到了广泛的认可。在手术的基础上,辅助放疗可以降低患者的复发风险,并提高远期生存。而对于无法手术的患者,放疗的目的在于控制症状,并延缓肿瘤的进展时间。

基于两项前瞻性研究的结果,放疗确立了其在高级别胶质瘤辅助治疗中的地位。在20世纪70年代,Walker等在303例间变胶质瘤患者中,对比了最佳支持治疗、卡莫司汀单药治疗[$80mg/m^2/(m^2 \cdot d)$,d1~3,每6~8周重复]、单纯放疗(50~60Gy)以及放疗联合卡莫司汀的疗效差别。结果显示,各治疗组的中位生存期分别为14周、18.5周、35周和34.5周。含有辅助放疗的治疗方案效果更佳。另外一项入组了118例WHO Ⅲ~Ⅳ级幕上星形细胞瘤患者的研究也发现,术后放疗较单纯手术可以显著延长患者的生存期(10.8个月 vs 5.2个月)。目前对于高级别胶质瘤患者,放疗的常用方案为1.8~2.0Gy/f,总量60Gy。对于老年胶质母细胞瘤患者,则可选用减低剂量的大分割方案照射方案,如34Gy/10f、40.05Gy/15f和50Gy/20f,这样可以在保证疗效的基础上,降低副作用。

对于低级别胶质瘤患者,放疗的应用存在一定争议。EORTC 22845研究在低级别胶质瘤患者中,对术后辅助放疗的疗效进行了研究。患者随机接受总量54Gy的放疗或者观察。结果显示,虽然辅助放疗组的无进展生存显著优于观察组(5.3 年 vs 3.4 年,$P < 0.000\ 1$),但是两组的总生存无明显差别(7.4 年 vs 7.2 年,$P=0.87$)。基于上述结果,有研究者认为,对于低危患者而言,如年龄<40 岁、KPS ≥ 70、术后神经系统功能稳定、病理为少突胶质细胞瘤或混有少突成分、肿瘤<6cm、1p/19q 联合缺失或伴有 *IDH* 突变者,在根治性切除的基础上,可以暂时观察,待出现病情进展表现时,再考虑放疗。但是,对于这部分患者必须进行密切随访,因为大约 50% 的患者会出现病情进展。而另一部分研究者则认为,虽然放疗不能改善患者的预后,但立即治疗组患者的癫痫发生率更低。因此从控制神经系统并发症、提高生活质量的角度,可以考虑术后立即放疗。对于伴有高危因素的患者,如年龄 ≥ 40 岁、KPS<70、病理为星形细胞瘤、肿瘤 ≥ 6cm、肿瘤侵犯至中线对侧、术前存在比较明显的神经系统功能障碍者,以及不伴有 1p/19q 缺失、无 *IDH* 突变者,术后立即放疗是必须的。因为这部分患者的中位生存期仅有 3.9 年,显著低于低危患者的 10.8 年。此外,对于仅行活检或未能完整切除的患者,也应给予术后立即放疗。对于低级别胶质瘤的放疗剂量,至少有两项随机研究进行相关研究。一项由 EORTC 在低级别星形细胞瘤中进行,比较了 45Gy 和 59.4Gy 的差别。中位随访 6 年,5 年的 DFS 率和 OS 率差异无统计学意义。另外一项研究对比了 50.4Gy/28f 和 64.8Gy/36f 之间的疗效差别。中位随访 6.3 年,5 年的 DFS 率与 OS 率也未见显著差别。因此,目前对于低级别星形细胞瘤的标准剂量为 1.8~2.0Gy,总量 45~54Gy。

(3)化疗

1)胶质母细胞瘤(glioblastoma multiform,GBM):早期研究认为,辅助化疗在高级别胶质瘤的治疗中作用有限。直至一项回顾了 12 项研究总共约 3 000 例患者的研究结果显示,在术后放疗的基础上,化疗可以使患者的 1 年绝对生存从 40% 提高到 46%,中位生存期延长 2 个月。另外一项针对 16 项随机研究的 meta 分析同样显示,化疗使患者的 1 年和 2 年生存率分别提高了 10% 和 9%。因此,目前化疗已经成为高级别胶质瘤辅助治疗中不可分割的一部分。

Wafer:Wafer 是一种利用可生物降解的多聚物,包埋卡莫司汀而制成的一种制剂。在手术时将其放入术腔,随着多聚物的降解,药物缓慢释放,从而达到局部给药的治疗目的。对于复发的胶质瘤患者,Wafer 的植入可以使患者的中位生存期从 23 周延长至 31 周(*HR* 0.67,$P=0.006$)。在随后进行的 Ⅲ 期临床研究中也观察到,对于初治的胶质瘤患者,Wafer 与放疗联合治疗,可以显著延长患者的中位生存期,而且这种获益可以持续 2~3 年的时间。但是,在临床应用中需要注意,Wafer 与其他药物之间有潜在的相互影响,可能会影响患者的后续治疗。

替莫唑胺(temozolomide,TMZ):2005 年 Stupp 等在《新英格兰杂志》发表了有关高级别胶质瘤的 Ⅲ 期临床试验。该研究总共入组了 573 例病理确诊的胶质瘤患者,其中胶质母细胞瘤占 93%。该组 84% 的患者接受了手术治疗,中位随访时间达到 28 个月。结果显示,对于高级别胶质瘤患者,在放疗的基础上,联合口服化疗药物替莫唑胺,较单纯放疗,可以显著提高患者的无进展生存时间(6.9 个月 vs 5.0 个月,$P<0.001$)和总生存时间(14.6 个月 vs 12.1 个月,$P<0.001$)。因此,对于胶质母细胞瘤患者,在手术后给予同步放化疗(放疗 60Gy/30f,同步口服替莫唑胺 $75mg/m^2$,d1~42;随后替莫唑胺 $150~200mg/m^2$,d1~5,每 28 天重复,总共 6 周期),成为标准治疗方案。2009 年,在《柳叶刀肿瘤》(*The Lancet Oncology*)上又发表了该研究的 5 年随访研究结果。结果显示,联合治疗组仍然显示出了优于单纯放疗的优势,且该优势在包括手术方式(完全切除、部分切除或活检)、年龄(<50 岁或 ≥ 50 岁)以及递归分级分析(recursive partitioning analysi,RPA)(Ⅲ 级、Ⅳ 级或 Ⅴ 级)在内的各个亚组中,均稳定存在。此外,该研究还利用 206 例患者的组织标本,对

MGMT 启动子甲基化的情况,进行了回顾性分析。结果显示,*MGMT* 启动子甲基化是总生存的良好预后因素($HR=0.49$,95% CI 0.32~0.76,$P=0.001$)。此外,无论 *MGMT* 甲基化与否,联合治疗组的总生存均显著优于单纯放疗组。但是就无进展生存而言,联合治疗组的优势仅体现在伴有 *MGMT* 甲基化的患者中。

　　然而,鉴于胶质母细胞瘤的中位发病年龄为 64 岁,上述治疗方案在老年患者中是否有着同样的疗效,需要进行独立的验证。而且,EORTC(26981-22981)/NCIC CTG(CE.3)随机研究结果发现,当替莫唑胺与放疗联合应用时,其临床获益有随着年龄的增高而下降的趋势。为此,Perry 等在老年胶质母细胞瘤患者中,探讨了替莫唑胺联合放疗的价值。本研究的入组人群为 ≥65 岁、病理确诊的(手术或活检)、初治胶质母细胞瘤患者,ECOG 评分 0~2 分。入组患者随机接受 40Gy/15f 的短疗程放疗,或在该放疗的基础上,同步口服替莫唑胺 3 周,随后继续接受标准的替莫唑胺 4 周方案化疗,直至病情进展或总共 12 周期。之所以采用短疗程的 40Gy/15f 放疗方案,是因为有随机研究结果显示,对于伴有 *MGMT* 甲基化并接受替莫唑胺治疗的老年患者,40Gy/15f 方案的疗效并不逊于标准的 60Gy/30f 方案,而且有延长生存的趋势。该研究总共入组了 562 例患者,中位年龄 73 岁(65~90 岁)。其中 ECOG 0/1 占 77%,接受手术的占 68%。结果显示,联合治疗使患者的无进展生存从 3.9 个月延长到了 5.3 个月($HR=0.50$,95% CI 0.41~0.60,$P<0.000\,1$),总生存从 7.6 个月延长到了 9.3 个月($HR=0.67$,95% CI 0.56~0.80,$P<0.000\,1$)。此外,该研究还对 354 例患者 *MGMT* 启动子甲基化情况进行了检测,其中 165 例伴 *MGMT* 启动子甲基化。生存分析显示,对于伴有 *MGMT* 启动子甲基化的患者,联合治疗使患者的中位生存从 7.7 个月延长到了 13.5 个月($HR=0.53$,95% CI 0.38~0.73,$P=0.000\,1$)。而对于无 *MGMT* 甲基化的患者,虽然中位生存时间从 7.9 个月延长到了 10.0 个月,但是统计学差异并不显著($HR=0.75$,95% CI 0.56~1.01,$P=0.055$)。此外,两组的生活质量无显著差异。

　　基于上述研究结果,替莫唑胺与放疗的联合治疗,已经成为胶质母细胞瘤的标准治疗。虽然替莫唑胺的联合治疗,显现出了良好的治疗效果,但是对于其应用的最佳周期数并不清楚。鉴于胶质母细胞瘤的高复发风险,延长替莫唑胺的给药周期数,可能是进一步降低胶质母细胞瘤复发风险的措施之一。此外,作为一个口服化疗药物,替莫唑胺的应用更便捷,而且具有良好的安全性。这也为其长期应用,提供了可能。因此,很多研究者在标准 6 周期的基础上,探讨了延长替莫唑胺化疗周期的可行性和疗效。Freyschlag 等对 42 例间变性胶质瘤患者的资料进行了回顾性分析。其中,原发间变性胶质瘤 16 例,复发 9 例,继发 17 例。结果显示,对于原发患者,替莫唑胺应用的周期数对总生存有显著影响($P=0.045$)。对所有患者而言,替莫唑胺应用少于 6 周期($P=0.012$)或因不良反应终止者($P=0.000\,2$),预后不佳。Darlix 等在胶质母细胞瘤患者中,也探讨了替莫唑胺长周期应用的效果。该研究总共入组 58 例患者,其中 38 例接受替莫唑胺化疗 6 周期,其余 20 例接受替莫唑胺化疗中位 14 周期。多因素分析显示,延长化疗周期可以改善患者的无进展生存($P=0.03$)和总生存($P=0.01$)。

　　贝伐珠单抗(bevacizumab):作为一个针对血管内皮生长因子(vascular endothelial growth factor,VEGF)的单克隆抗体,贝伐珠单抗已经在多种实体瘤的治疗中,显现出了良好效果。其通过抑制肿瘤周围异常血管的增生,切断肿瘤赖以生存的血供,从而达到抗肿瘤的目的。而且,贝伐珠单抗在与其他细胞毒药物的联合应用中,也显现出了协同作用。胶质瘤属于血供丰富的肿瘤类型。基础研究显示,胶质母细胞瘤在病理上表现为显著的异常血管增生,并伴有广泛的坏死。此外,VEGF-A 在胶质母细胞瘤中呈过表达,且表达水平与肿瘤的恶性程度以及预后相关。而 VEGF-A 在对肿瘤相关血管的生成中,起着重要的调节作用。VEGF 的表达与乏氧有关,因此表达主要局限在胶质母细胞瘤边界部位的坏死区域。有鉴于此,很多研究者在胶质母细胞瘤患者中,探讨了贝伐珠单抗的治疗效果。

有关研究首先在复发的胶质母细胞瘤中展开。在单臂研究中,CPT-11 与贝伐珠单抗联合用于复发的胶质母细胞瘤的治疗。结果显示,联合治疗的有效率为 57%,6 个月无进展生存为 46%。在此基础上,Friedman 等又在 167 例复发的胶质母细胞瘤患者中,进行了多中心、随机对照的 Ⅱ 期研究。对照组接受贝伐珠单抗 10mg/kg 隔周一次治疗,研究组则在此基础上接受 CPT-11 隔周 125mg/m^2 治疗(如果同时服用抗癫痫药物,则 CPT-11 的剂量为 340mg/m^2)。结果显示,6 个月的无进展生存率和有效率在研究组和对照组分别为 42.6% 和 50.3%,28.2% 和 37.8%。而 OS 分别为 8.7 和 9.2 个月。3/4 级毒性在两组分别为 65.8% 和 46.4%。

对于初治的胶质母细胞瘤患者,替莫唑胺同步放化疗后序贯已经成为标准方案。而在此基础上联合贝伐珠单抗,是否能进一步获益,需要临床研究的解答。Lai 等在 70 例初治的胶质母细胞瘤患者中,进行了初步探讨。在标准替莫唑胺同步序贯方案的基础上,贝伐珠单抗 10mg/kg 隔周一次。结果显示,患者的中位总生存和中位无进展生存分别为 19.6 个月和 13.6 个月。该研究以加州大学(110 例)和 EORTC/NCIC(287 例)的研究数据作为对照,进行了比较。这两组患者的中位总生存和中位无进展生存分别为 21.1 个月和 7.6 个月,以及 14.6 和 6.9 个月。从数据上看,该研究的无进展生存优于两对照组,但是总生存不及 UCLA/KPLA。作者认为,这是由于 UCLA/KPLA 中的患者,绝大多数在复发后接受了贝伐珠单抗的治疗所造成的。

在上述结果的基础上,Chinot 等在初治的胶质母细胞瘤中,进行了有关贝伐珠单抗的 Ⅲ 期研究。该研究总共入组了 921 例幕上的胶质母细胞瘤患者。对照组接受标准的替莫唑胺同步放化疗及序贯治疗方案。研究组则在上述治疗的基础上,联合贝伐珠单抗 10mg/kg 静脉应用,每 2 周重复。在完成了上述替莫唑胺同步及序贯治疗后,研究组继续应用贝伐珠单抗 15mg/kg,每 3 周重复,直至疾病进展或患者不耐受。无进展生存和总生存为该研究的共同主要研究终点。结果显示,贝伐珠单抗可以进一步延长胶质母细胞瘤患者的无进展生存(10.6 个月 vs 6.2 个月,$P < 0.001$),但是总生存却没有得到有统计学意义的延长(2 年生存率为 33.9% vs 30.1%,$P=0.24$)。此外,虽然研究组的基线生活质量以及体力评分的维持时间更长,但是 3/4 级毒性的发生率在研究组也更高。同时发表的另外一篇关于贝伐珠单抗的随机双盲安慰剂对照的研究,也得出了类似的结论。虽然贝伐珠单抗一线用于初治的胶质母细胞瘤可以延长患者的无进展生存(10.7 个月 vs 7.3 个月,$HR=0.79$),但 OS 则无改善(15.7 个月 vs 16.1 个月,$HR=1.13$)。而且该研究还发现,随着时间的推移,贝伐珠单抗治疗组更容易出现认知功能和生活质量的下降,以及症状的复现和加重。

综上所述,替莫唑胺仍是目前胶质母细胞瘤辅助化疗的主要药物。贝伐珠单抗可能在复发的胶质母细胞瘤治疗中具有一定作用。而对于初治患者,目前无证据显示贝伐珠单抗可为患者带来总生存的获益。

2)间变胶质瘤:间变胶质瘤相对比较少见,大约只占原发颅脑肿瘤的 2%。间变胶质瘤的发病患者群多为年轻患者,发病年龄为 35~50 岁。间变胶质瘤具有较高的侵袭性,而且很多患者在诊断后的数年,逐渐进展成为胶质母细胞瘤。虽然间变胶质瘤的恶性临床经过,支持临床医生给予这部分患者积极的术后辅助治疗。然而,由于其发病率较低,使相关治疗研究的进展比较缓慢。术后辅助放疗已经成为间变胶质瘤患者的标准治疗,其对于降低患者的复发风险,有着积极的意义。但是辅助化疗的作用,似乎仅限于特定的人群。既往的研究结果显示,1p/19q 缺失是一个重要遗传变异。对于伴有 1p/19q 缺失的间变胶质瘤患者,化疗敏感性更高,而且化疗还可以延长这部分患者的生存。而对于缺乏该遗传异常的患者,化疗的获益尚不清楚。

由丙卡巴肼、洛莫司汀和长春新碱组成的 PCV 是最常用的化疗方案,在复发的患者中,其有效率为 60%~70%。1995 年,EORTC 的肿瘤研究组启动了 EORTC 26951 研究,在间变胶质瘤患者中,探讨了 PVC 方案用于一线治疗的效果。该研究总共入组了 368 例患者,随机接受总量为 59.4Gy 的放疗,或在放疗的基础联合 PCV 方案化疗 6 周期。中位随访 140 个月。结果显示,联合治疗组无论是无进展生存(24.3 个月 vs 13.2 个月,$P=0.000\,3$)还是总生存(42.3 个月 vs 30.6 个月,$P=0.018$),都得到了显著的延长。该研究还对 316 例患者进行了 1p/19q 的检测,其中有 80 例患者发现了 1p/19q 的联合缺失。对于伴有 1p/19q 缺失的患者,联合治疗可以显著改善患者的无进展生存(157 个月 vs 50 个月,$P=0.002$),总生存也达到了统计学边缘水平(未达到 vs 12 个月,$P=0.059$)。而对于不伴有 1p/19q 缺失的患者,联合治疗仅能改善患者的无进展生存(15 个月 vs 9 个月,$P=0.026$),而对总生存无改善作用(25 个月 vs 21 个月,$P=0.185$)。此外,该研究根据 MGMT 启动子甲基化以及 IDH 突变情况进行了亚组分析。结果显示,对于伴有 MGMT 启动子甲基化的患者,联合治疗既可改善无进展生存(55.6 个月 vs 15.2 个月,$HR=0.52$,95% CI 0.35~0.76),也可以改善总生存(54.8 个月 vs 41.9 个月,$HR=0.65$,95% CI 0.43~0.98);而对无甲基化的患者,联合治疗未带来生存获益。对于 IDH 突变患者,联合治疗可以改善无进展生存(71.2 个月 vs 36.0 个月,$HR=0.49$,95% CI 0.29~0.84)和总生存(未达到 vs 64.8 个月,$HR=0.53$,95% CI 0.30~0.95);而对于 IDH 野生型患者,联合治疗可以改善无进展生存(10.0 个月 vs 6.8 个月,$HR=0.56$,95% CI 0.37~0.86),但不能改善总生存(19.0 个月 vs 14.7 个月,$HR=0.78$,95% CI 0.52~1.18)。在 158 例 MGMT 启动子甲基化与 IDH 突变数据均完整的患者中,MGMT 启动子甲基化与 IDH 突变呈现出显著的相关性。71 例 IDH 突变患者中,仅有 2 例患者不伴有 MGMT 启动子甲基化。对 150 例 1p/19q 联合缺失、MGMT 启动子甲基化以及 IDH 突变数据均完整的患者进行多因素分析发现,1p/19q 联合缺失以及 IDH 突变是总生存的独立预后因素,伴 1p/19q 联合缺失以及 IDH 突变的患者有更低的死亡风险。

有鉴于替莫唑胺在胶质母细胞瘤治疗中显现出的良好效果,很多研究者在间变胶质瘤中,探讨了其应用的价值。在 2016 的 ASCO 会议上,来自荷兰的 van den Bent 教授报道了其牵头进行的一项Ⅲ期研究的结果。该研究在新诊断、无 1p/19q 联合缺失、WHO Ⅲ级的间变胶质瘤中,探讨了在放疗基础上联合替莫唑胺的疗效。该研究入组了 748 例患者,随机分为 4 组:单纯放疗组、放疗同步替莫唑胺组[75mg/(m²·d)]、放疗续贯替莫唑胺组(150~200mg/m²,d1~5,28 天重复,总共 12 周期)以及放疗同步并续贯替莫唑胺组。放疗方案为 59.4Gy/33f。主要研究终点为总生存。2015 年 10 月 6 日的中期分析结果显示,接受替莫唑胺续贯治疗的患者,疾病的进展风险($HR=0.586$,95% CI 0.47~0.72,$P<0.000\,1$)和死亡风险($HR=0.645$,95% CI 0.45~0.92,$P=0.001\,4$)都取得了有统计学意义的下降。此外,中期分析结果还显示,MGMT 甲基化是与总生存有关的预测指标($HR=0.54$,95% CI 0.38~0.77,$P=0.001$),但是否可以预测生存与替莫唑胺疗效之间的相关性,还需要等待最终的结果。据悉,该研究的最终数据预计在 2020 年发表,届时有关

MGMT 的数据将更加成熟。除了 *MGMT* 以外,*IDH* 突变也是该研究的重要内容之一。

3)低级别胶质瘤:2016 年《新英格兰杂志》发表了关于低级别胶质瘤放化疗的长期随访结果。该研究总共入组了 251 例 WHO Ⅱ级的胶质瘤患者,包括星形细胞瘤、少突星形细胞瘤和少突胶质细胞瘤。接受活检或手术的患者大约各占 50%。随后对照组接受 54Gy/30f 的放疗,研究组则在此基础上联合 PVC 方案化疗总共 6 周期(丙卡巴肼 60mg/m², d8~21,口服;洛莫司汀 110mg/m², d1,口服;长春新碱 1.4mg/m², d8,29,静脉,56d/ 周期)。中位随访 11.9 年,结果显示放化疗可以显著改善患者的无进展生存(10.4 年 vs 4.0 年,*P* < 0.001)和总生存(13.3 年 vs 7.8 年,*P* < 0.003)。从病理亚型分析,放化疗可以改善少突胶质细胞瘤和少突星形细胞瘤患者的无进展生存和总生存,而星形细胞瘤患者则未从上述治疗中获益。多因素分析显示,少突胶质细胞瘤的预后优于少枝星形和星形细胞瘤患者。该研究还对 113 例患者的 *IDH* 突变情况,利用免疫组化的方法进行了检测。在三种病理类型中,少突胶质细胞瘤的突变率最高,达到 78%,其次是少突星形细胞瘤 54%,星形细胞瘤突变率为 48%。多因素分析,*IDH* 突变是无进展生存的独立预后因素,伴突变患者预后更好。但在总生存分析中,则未显现出预后价值。对于伴有 *IDH* 突变的患者,放化疗可以改善无进展生存和总生存。对于 *IDH* 野生型患者,因事件数不足,未能得出相关结论。

4)其他有关胶质瘤治疗的药物:虽然胶质瘤的治疗水平有了一定的进步,但是可用于胶质瘤治疗药物仍非常有限。近几年随着对胶质瘤分子水平研究的进展,一些潜在的治疗靶点也逐渐浮出水面,这也为胶质瘤的治疗带来了新的曙光。在此基础上,很多研究者对一些新药物的疗效进行了探讨。

针对 EGFR 的药物:*EGFR* 扩增 / 过表达常见于高级别胶质瘤,且与不良预后有关。目前临床上有多个针对 EGFR 的小分子靶向药物和单克隆抗体。已完成 Ⅰ / Ⅱ期临床试验的药物有吉非替尼、厄洛替尼、拉帕替尼和西妥昔单抗。遗憾的是,这些药物均未在高级别胶质瘤的治疗中,显现出令人满意的疗效。究其原因,很多研究者认为与 EGFR 以外的旁路途经激活有关。有研究显示,EGFR 抑制剂可能对伴有 EGFRvⅢ 突变的患者有更好的疗效,但 PTEN 的缺失则对此产生负面影响。此外,对 PI3K/mTOR 通路的调控,可能也与 EGFR 抑制剂的疗效有关。因此了解与 EGFR 信号通路有关的调控和旁路途径,应成为下一步的研究方向。

尼妥珠单抗(nimotuzumab)是到目前为止唯一一个完成Ⅲ期临床试验的 EGFR 抑制剂。在此之前,很多 Ⅰ / Ⅱ期研究对尼妥珠单抗在胶质瘤中的疗效,进行了研究。Ramos 等进行的多中心开放研究,总共入组了 29 例新诊断的胶质瘤患者。其中胶质母细胞瘤 16 例,间变性星形细胞瘤 12 例,间变性少突胶质细胞瘤 1 例。所有患者在标准放疗的基础上,联合尼妥珠单抗 200mg 每周输注一次总共 6 次。结果显示,CR 17.2%,PR 20.7%,SD 41.4%。中位随访 29 个月,胶质母细胞瘤患者中位总生存 17.47 个月,间变性星形细胞瘤未达到。Wang 等在新诊断的胶质母细胞瘤患者中,研究了尼妥珠单抗与标准替莫唑胺同步放化疗联合的疗效。该研究总共入组了 26 例患者,在替莫唑胺同步放疗期间,尼妥珠单抗给予 200mg/ 周,共 6 周。随后单独给予标准的替莫唑胺序贯治疗 6 周期。结果显示,患者的中位无进展生存和总生存分别为 10.0 个月和 15.9 个月。

到目前为止,总共有两项关于尼妥珠单抗的Ⅲ期临床研究。一项是随机前瞻多中心安慰剂对照的Ⅲ期研究,在 70 例高级别胶质瘤患者中(41 例间变性星形细胞瘤和 29 例胶质母细胞瘤),对比了单纯放疗或放疗联合尼妥珠单抗的疗效差别。在与放疗同步期间,尼妥珠单抗给予 200mg/ 周总共 6 周,随后每 3 周 1 次至 1 年。结果显示,对照组的中位生存期为 12.63 个月,研究组为 17.76 个月(P=0.032)。另外一项Ⅲ期研究则在 149 例新诊断的胶质母细胞瘤患者中进行。该研究的对照组接受标准的替莫唑胺同步放化疗方案,结束后再序贯 9 周期替莫唑胺单药维持。而研究组则接受 400mg 尼妥珠单抗每周一次至第 11 周,从第 13 周开始隔周一次至 1 年。结果显示,对于全组患者而言,研究组与对照组的中位生存期分别为 22.3 个月和 19.6 个月,统计学差异不显著。但是亚组分析发现,对于 *MGMT* 启动子无甲基化并 *EGFR* 阳性的患者,联合尼妥珠单抗可以显著改善患者的总生存(13.8 个月 vs 23.8 个月,P=0.03)。

弥漫性内源性脑桥胶质瘤(diffuse intrinsic pontine glioma,DIPG)是一种多见于儿童的高度恶性肿瘤。中位生存期仅为 1 年左右。目前的标准治疗为放疗。而化疗无论与何种方式与放疗联合,均未显现出更好的疗效。Bartels 等在一线放疗失败的 44 例患者中,研究了尼妥珠单抗的疗效。所有患者接受 150mg/(m²·周)的尼妥珠单抗至第 7 周,以后隔周一次至总共 18 周。对于获得部分缓解或稳定的患者,方案允许尼妥珠单抗的继续应用。有 19 例患者完成了 8 周尼妥珠单抗治疗,其中 2 例部分缓解,6 例稳定,11 例进展。2 例部分缓解患者中的 1 例在 18 周时仍为部分缓解,6 例稳定的患者有 3 例在 18 周时仍为稳定。另外一项Ⅱ期研究在 25 例弥漫性内源性脑桥胶质瘤患者中,研究了尼妥珠单抗联合长春瑞滨和放疗的疗效。入组的患者首先接受长春瑞滨 20mg/(m²·周)联合尼妥珠单抗 150mg/(m²·周),共 12 周的治疗,在第 3~9 周给予 54Gy 放疗。随后长春瑞滨和尼妥珠单抗隔周一次直至进展或总共 2 年。中位随访 29 个月,96% 的患者获得客观缓解,中位无进展生存和总生存分别为 8.5 个月和 15 个月。

整合素抑制剂:整合素属于黏附分子家族成员,通过识别含精氨酸 - 甘氨酸 - 天冬氨酸序列(arginine-glycine-aspartate,RGD)的细胞外配体发挥作用,参与介导细胞与细胞、细胞与细胞外基质之间的相互黏附,并介导细胞与细胞外基质之间的双向信号传导。在肿瘤细胞中,可对肿瘤细胞的增殖、迁移、侵袭以及血管生成发挥重要而复杂的调控作用。其中,整合素 αvβ3 和 αvβ5 广泛表达于胶质母细胞瘤细胞以及肿瘤新生血管的内皮细胞。西仑吉肽(cilengitide,EMD121974)是一种带有 RGD 的环形多肽,可以选择性和竞争性抑制整合素 αvβ3 和 αvβ5,阻断整合素介导的血管生成和肿瘤迁移,并促进肿瘤细胞的凋亡。在Ⅰ/Ⅱ期研究中发现,西仑吉肽耐受性良好,并在复发或新诊断的胶质母细胞瘤中显示出了一定的抗肿瘤活性。在Ⅱ期西仑吉肽单药治疗复发胶质母细胞瘤的研究中,发现疗效与剂量存在一定的相关性,随着剂量的提高,有效率也相应提高。而在新诊断的胶质母细胞瘤中,西仑吉肽与标准的替莫唑胺同步放化疗并序贯替莫唑胺方案联合应用时,高剂量较低剂量(2 000mg vs 500mg,每周 2 次)显现出了改善生存的作用。因此 Stupp 等在伴有 *MGMT* 启动子甲基化的新诊断的胶质母细胞瘤患者中,进行了多中心、随机、开放的Ⅲ期研究,观察西仑吉肽与标准方案联合的效果。该研究总共随机了 3 471 例患者,在 3 060 例检测了 *MGMT* 启动子甲基化的患者中,有 926 例患者伴有 *MGMT* 启动子甲基化。在这部分患者中,545 例患者进行了随机分组。其中西仑吉肽组 272 例,对照组 273 例。主要研究终点为总生存。结果显示,两组的中位生存期均为 26.3 个月(P=0.86),且在任何预设的亚组中,均未观察到西仑吉肽的优势。

抗血管生成:肿瘤血管生成是胶质瘤的重要病理特征之一。与血管生成有关的细胞因子及受体的表达增高,特别是 VEGF 与 VEGFR2,在胶质瘤的血管生成中发挥着重要作用。而且,随着胶质瘤级别的增高,VEGF 与 VEGFR2 的表达水平也相应增高。贝伐珠单抗已经批准用于复发的胶质母细胞瘤治疗。而一些其他与抗血管生成有关的药物,也进行了相关的研究。西地尼布(cediranib)是一种口服的泛 VEGFR 的抑制剂,半衰期 22 小时。Ⅱ期研究中显示,对于复发的胶质母细胞瘤,西地尼布单药有效率为 27%。随后 Batchelor 等在 325 例既往接受过替莫唑胺和放疗的复发胶质母细胞瘤患者中,研究了西地尼布的疗效。入组患者随机接受西地尼布 30mg/d 单药治疗、西地尼布联合洛莫司汀 110mg/m² 以及洛莫司汀联合安慰剂治疗。主要研究终点为无进展生存。遗憾的是,虽然西地尼布可以推迟神经系统症状恶化的时间,但是并没有改善患者的无进展生存。

综上所述,以手术为基础、放化疗为辅助的综合治疗,已经成为胶质瘤的标准治疗模式。而分子生物学领域的研究进展,为合理安排现有的治疗手段,特别是放化疗,提供了更可靠的依据。但是,可用于胶质瘤治疗药物的单一性,在现阶段仍极大地限制了胶质瘤整体治疗水平的进步。而在其他实体瘤治疗中已经大放异彩的靶向药物,却没有在胶质瘤中再续传奇。因此,进一步深入研究胶质瘤的发病机制,寻找可供临床应用的治疗靶点,仍然任重道远。

(二)原发中枢神经系统生殖细胞肿瘤

原发于睾丸以外的生殖细胞肿瘤(germ cell tumor,GCT)占所有病例的 5% 左右,而中枢神经系统是最常见的睾丸外原发部位之一。目前对于中枢生殖细胞肿瘤的来源并不清楚,推测可能存在两种可能性。一种可能是,在婴儿发育阶段,起源于卵黄囊的原始生殖细胞在向睾丸的迁移过程中出现异常;而另外一种可能是,胚胎的多能干细胞在分化中出现异常。中枢生殖细胞肿瘤的发病率很低,美国的发病率为 0.06/10 万,约占儿童脑肿瘤的 5%。欧洲发病率约为 0.1/10 万。而在亚洲,其发病率似乎更高,约为 0.27/10 万,占儿童脑肿瘤的 9%~15%。中枢生殖细胞肿瘤一般被分为生殖细胞瘤(germinoma)和非生殖细胞性生殖细胞肿瘤(non-germinomatous GCTs,NGGCTs)。生殖细胞瘤组织学上类似睾丸的精原细胞以及卵巢的无性细胞,大约占诊断病例的 2/3;而 NGGCTs 则包含了一组疾病亚型,包括胚胎癌、卵黄囊瘤、绒癌、成熟畸胎瘤、未成熟畸胎瘤和畸胎瘤恶变。而单一标本中出现两种或两种以上上述成分的,则称为混合性生殖细胞肿瘤。

目前对于 GCTs 主要采用 WHO 的分类标准(表 32-2)。1992 年 Sawamura 和 de Tribolet 根据预后将 GCTs 分为三组:预后良好组(5 年生存率>90%),包括生殖细胞瘤和成熟畸胎瘤;预后中等组(5 年生存率 70% 左右),包括未成熟畸胎瘤和混合生殖细胞肿瘤(在生殖细胞瘤的基础上合并成熟或未成熟畸胎瘤成分);预后不良组(5 年生存率<50%),包括畸胎瘤恶变、胚胎癌、卵黄囊瘤、绒癌以及混合生殖细胞肿瘤(包含胚胎癌、卵黄囊肿瘤、绒癌或其他恶性肿瘤成分,如鳞癌)。

肿瘤标志物是 GCTs 诊疗过程中常用的检查项目之一,可以通过外周血和 / 或脑脊液进行检测。对于初次就诊的患者,肿瘤标志物的升高对于诊断的确立具有一定的帮助。此外,对于无法获取病理或者活检组织量不足的患者,肿瘤标志物也可以提供更多的信息供诊断参考。当然,对于伴有肿瘤标志物升高的确诊患者,肿瘤标志物的变化还可以用于疗效评估;而在整个治疗结束后,其也是随访复查时监测病情的重要指标。人绒毛膜促性腺激素 -β(human chorionic gonadotropin-β,β-hCG)和甲胎蛋白(α-fetoprotein)是 GCTs 诊断和治疗中最常用的肿瘤标志物。对于生殖细胞瘤而言,β-hCG 是最主要的肿瘤标志物。但是由于肿瘤的分泌量很少,绝大多数生殖细胞瘤患者不能在外周血清中检出 β-hCG。虽然有文献报道,脑脊液中 β-hCG 的检出率要高于血清。但由于有 60% 左右的患者并不伴有 β-hCG 的升高(血清和脑脊液),因此,β-hCG 用于生殖细胞瘤诊断的价值了受到了非常大的限制。虽然 β-hCG 的升高支持生殖细胞瘤的诊断,但是,如果 β-hCG 的水平超过 50IU/ml,应警惕混合成分的存在。而对于 β-hCG 显著增高的患者(>1 000IU/ml),应考虑绒癌成分的存在。AFP 是卵黄囊肿瘤分泌的肿瘤标志物。因此,只要在血液和或脑脊液中检出 AFP,即应考虑 NGGCTs 的诊断。除了 β-hCG 和 AFP 以外,胎盘碱性磷酸酶(placental alkaline phosphatase,PLAP)也常常用于 GGCTs 的诊断,但由于其敏感性和特异性均较差,特别是在用于与其他 GCT 亚型的鉴别中意义有限,因此临床上应用越来越少。

增强 MRI 和 CT 是影像学检查的重要手段,它们对于发现肿瘤病灶,评估和随访病情具有重要意义。鞍区、松果体区和底节区是 GCTs 的好发部位。位于鞍区部位的 GCTs 多见于女性儿童,尿崩和视力改变是常常伴随的临床症状。松果体区的 GCTs 常常伴有性早熟,而梗阻性脑积水通常是发病时的主要表现。位于底节区的 GCTs 在 MRI 上无论是占位效应还是病灶强化都不明显,但是在 CT 上却常常可以看到明显的高密度区域。而局部区域脑萎缩是常常伴有的影像学改变。由于上述这些好发区域毗邻脑室系统,因此 GCTs 经常可以发生脑室内播散,甚至转移至脊髓,因此包括脊髓 MRI 在内的检查都是十分必要的。同其他恶性肿瘤一样,病理是诊断 GCTs 的金标准。对于具备条件的患者,应积极通过活检或手术,获取病理诊断。但是,在临床实践中,由于 GCTs 表现的多样性,很多情况下病理标本的获取并不容易。如,鞍区和鞍上部位是 GCTs 的好发部位,但由于该位置毗邻重要的组织结构,无论是穿刺活检还是手术都是十分困难的。还有一部分位于该区域的肿瘤非常小,仅仅在影像学上表现为垂体柄的增粗或异常强化,这也使得病理标本的获取非常困难。即使是那些体积较大的肿瘤,由于有一部分患者因肿瘤的占位效应导致严重的临床症状,如梗阻性脑积水或视力急剧下降等,需要立即给予放疗以缓解急症,因此也会失去获取病理诊断的机会。此外,对于生殖细胞瘤而言,手术并不能给患者带来生存获益,因此很多患者通过肿瘤标志物来确立临床诊断,这也使这部分患者无法获取病理诊断。因此,丰富的临床经验对于权衡诊断与治疗决策之间的利弊,就显得尤为重要。

手术并不是所有 GCTs 的主要治疗手段。但是,在过去的 10 年里,由于手术技术的进步,其在 GCTs 治疗中的作用有了很大的改观。特别是对于位于松果体区的 GCTs,脑室镜技术可以显著降低该部位的手术风险。此外,手术不仅可以切除肿瘤本身并获取病理诊断,同时还可以解除肿瘤导致的梗阻性脑积水。但是,对于生殖细胞瘤而言,肿瘤完全切除的患者,预后并不优于部分切除以及仅行活检的患者。而且,生殖细胞瘤对放化疗非常敏感,即使伴有明显症状如梗阻性脑积水的患者,在接受放化疗后数天或数周内,肿瘤就可以明显缩小,从而迅速缓解症状并避免手术带来的相关风险。因此,手术在生殖细胞瘤治疗中的作用是非常有限的。但在 NGGCTs 的治疗中,手术具有重要意义。相对而言,NGGCTs 中的某些成分对放化疗并不敏感,因此常常在治疗后留有残存病灶,这将成为肿瘤复发的根源。譬如,畸胎瘤中的恶性成分通常可以在放化疗后缩小,而成熟畸胎瘤成分常常无明显变化,并在治疗后可以再次生长。因此,手术切除残余病灶,是这部分患者获得治愈的唯一途径。

放疗在 GCTs 治疗中的地位是非常重要的。特别是对于生殖细胞瘤而言,放疗的成功实施,是患者获得长期生存的关键。对于生殖细胞瘤而言,照射的范围和照射的剂量是两个非常关键的因素。既往考虑到生殖细胞瘤是一种高度恶性的肿瘤,生长迅速,且容易随脑脊液播散而发生脑室以及脊髓的转移,因此全脑全脊髓(craniospinal irradiation,CSI)照射曾经是本病的主要治疗选择。虽然这种治疗可以使生殖细胞瘤患者的 5 年生存超过 90%,但是这种高剂量和大范围照射所带来的远期副作用是不容忽视的,包括内分泌失调、认知功能障碍以及二次肿瘤等。

Shikama 等对 180 例生殖细胞瘤的临床资料进行了回顾性分析。其中 129 例为单发病灶,51 例为多中心或伴有播散。其中 114 例接受了累及野和 / 或 WBRT,66 例患者接受了 CSI 治疗。结果显示,中位随访 89 个月,原位复发率、颅内复发率和脊髓复发率分别为 1%、6% 和 6%。多因素分析显示,CSI 并不是无事件生存的独立预后因素。另外一项研究也发现,对于病灶局限的生殖细胞瘤而言,CSI 并不是必须的。因此,有研究者对病灶局限的生殖细胞瘤患者,不再采用 CSI 而采用全脑室照射(whole ventricle irradiation,WVI)。结果显示,WVI 并不会增加患者的复发风险。而 Matsutani 等对 123 例诱导化疗后接受放疗的生殖细胞瘤的临床资料进行了总结。研究发现,如果仅仅给予累及野照射,的复发率为 28%。如给予扩大野照射(相当于 WVI),则患者的复发率仅为 6%。

基于上述研究结果,目前对于病灶局限的生殖细胞瘤患者,照射范围已经形成共识,那就是至少要包括整个脑室系统,而全脊髓照射不再是必须的。而对于位于基底节的生殖细胞瘤,由于肿瘤深入脑组织中,因此照射范围仅仅包括脑室是不够的,应给予 WBRT。对于起病时伴有多个部位病灶、伴有脑室播散,甚至已经出现脊髓转移的患者,CSI 仍然是这部分患者的标准治疗。

对于放疗的合适剂量,目前仍存在争议。但在不影响疗效的情况下,降低放疗剂量已经成为共识。在与化疗联合应用的前提下,目前普遍采用的放疗剂量是 40Gy。虽然有研究结果认为,放疗剂量降低至 24~36Gy 并不影响疗效,但这些研究普遍存在缺乏对照以及样本量太少的缺陷。此外,随访时间过短也使得部分研究结果的说服力不强。因此,在获得高级别证据之前,减低剂量的放疗应仅限于临床研究范围。

对于 NGGCTs 而言,其包含了一组预后不同的病理亚型,各亚型之间对于放疗的敏感性存在差异。但总体上,这些成分相对于生殖细胞瘤而言,对放疗是不敏感的。因此对于 NGGCTs 的患者,放疗的总剂量应达到 54Gy。但即使给予更高剂量的放疗,仍会有相当一部分患者遗留残存病灶。而这些残存病灶最终只有通过手术的根治切除,才能为患者带来生存获益。因此,对于 NGGCTs 患者,新辅助放化疗成为很多临床医生的选择。新辅助治疗的目的在于获得影像学可见的肿瘤缩小、减少肿瘤的血供以及降低术中播散的风险等。

从 20 世纪 90 年代起,化疗逐渐成为 GCTs 治疗中不可或缺的一部分。以铂类为基础的化疗方案,成为这部分患者的首选。无论是在生殖细胞瘤中,还是在 NGGCTs 中,单纯化疗的完全缓解率均可达到 80% 左右。但是需要指出的是,对于 GCTs 患者而言,仅仅行化疗是不可取的。因为单纯化疗的患者,即使获得缓解,其复发率仍远高于单纯放疗或放化疗联合应用的患者。化疗在 GCTs,特别是生殖细胞瘤治疗中的重要作用在于,降低患者接受放疗的总剂量,从而减轻患者因放疗带来的远期副作用。因为很多研究结果发现,在联合化疗的情况下,对于生殖细胞瘤患者,放疗剂量降至 40Gy 并不影响患者的预后。对于 NGGCTs 患者,部分患者化疗疗效欠佳,甚至对含铂方案不敏感。因此有研究者进行了高剂量化疗联合造血干细胞支持的研究。Modak 等的应用含噻替哌的预处理方案联合骨髓或外周血造血干细胞支持,治疗了 19 例 GCTs 患者。经过中位 35 个月随访,9 例复发的 GGCTs 中有 7 例存活,而 12 例 NGGCTs 中仅有 4 例存活。

绝大多数 GCTs 患者的复发发生在 5 年之内,但是对于 GGCTs 患者,5 年后复发的病例也是可以见到的。对于复发的患者,绝大多数仍然对以铂类为基础的化疗方案敏感。但是对于化疗期间病情进展的患者,应考虑更改方案。异环磷酰胺、甲氨蝶呤以及噻替哌都是可选择的药物。既往接受过足量放疗的患者,再次放疗时骨髓耐受性较差。因此,造血干细胞支持下的治疗可能是一个解决的途径。

（三）髓母细胞瘤的治疗

髓母细胞瘤（medulloblastoma,MB）是小儿最常见的颅内原发恶性肿瘤,大约占儿童脑肿瘤的 15%~20%。美国每年的新发病例大约 500 例左右。而来自欧洲 2000—2007 年的数据显示,在 0~14 岁年龄组其年发病率约为 0.68/10 万。男女比例约为 1.5。MB 的发病高峰在 1~9 岁,而在 15~19 岁还有一个第二发病高峰。1925 年,Bailey 和 Cushing 首先对该病进行了报道。起先对于 MB 的治疗仅限于手术,但效果很差,患儿很快死于肿瘤进展。直至 20 世纪 60 年代,术后 CSI 治疗的引入,才使得患儿的预后得到了显著的改善。至 20 世纪 70 年代,一系列随机研究证实,对于高危的 MB 患者,在放疗的基础上联合化疗,可以进一步延长生存期。对于标危的患者,联合放化疗可以在不影响患者预后的情况下,将 CSI 的剂量降至 23.4Gy。目前儿童 MB 患者的 1、3、5 年生存率分别为 81%、63% 和 56%。其中婴幼儿预后最差,5 年生存率仅为 33%；1~4 岁的略好,为 47%；5~14 岁最好,为 67%。就 MB 的高危因素而言,有研究显示,出生时高体重（OR=1.27,95% CI 1.02~1.60）、出生后 1 年内与外界无接触（OR=1.78,95% CI 1.12~2.83）以及孕妇饮食油腻（OR=1.5,95% CI 1.0~2.2）都与儿童 MB 发病风险有关。此外,孕妇摄入腌制食品过多以及怀孕期间接触杀虫剂等与儿童脑肿瘤的发生风险有关,但与 MB 的风险尚不明确。

根据年龄、术后残存以及 Chang 分期的有无转移,将 MB 分为两组。高危组包括年龄< 3 岁、残存肿瘤 >1.5cm^2 和有转移；而标危组包括年龄 ≥ 3 岁,残存肿瘤 ≤ 1.5cm^2 和无转移。

Chang 分期

T_1：肿瘤小于 3cm,局限于小脑蚓部、第四脑室顶部、小脑半球。

T_2：肿瘤大于 3cm,累及一个相邻的结构,或部分进入第四脑室。

T_{3a}：肿瘤累及两个相邻的结构,或完全占据第四脑室并扩展至中脑导水管,第四脑室正中孔,Luschka 孔,有脑水肿。

T_{3b}：肿瘤起源于第四脑室底部并完全占据第四脑室。

T_4：肿瘤经中脑导水管侵入第三脑室、中脑或向下侵及上颈髓。

M 分期

M_0：无蛛网膜下腔和血源性转移。

M_1：脑脊液内有肿瘤细胞。

M_2：大脑组织内、小脑蛛网膜下腔、第三或第四脑室内有大结节种植。

M_3：脊髓蛛网膜下腔有大结节种植。

M_4：中枢神经系统外转移。

1. **病理分型**　根据 WHO 2007 版的中枢神经系统肿瘤分类,MB 分为经典型（classic medulloblastoma）和四个变异型,包括促结缔组织增生 / 结节型（desmoplastic/nodular）、BM 伴广泛结节型（medulloblastoma with extensive nodularity,MBEN）、间变型（aAnaplastic）和大细胞型（large cell）。由于间变型和大细胞型在形态学上有一定程度的重叠,因此在很多研究中都被归为大细胞 / 间变型（LC/A）。大细胞 / 间变型占 10%~22%,促结缔组织增生 / 结节型占 7%,MBEN

含 3%，其余为经典型。

近几年对 MB 最大的研究进展就是分子病理分类的引入。根据激活的信号通路，MB 分为 WNT 型（Wingless）、SHH 型（Sonic hedgehog）、Group3 型和 Group4 型。

（1）WNT 型比例最低，大约占 11%。WNT 型可见于各个年龄段，但主要见于 10~12 岁的儿童，是唯一一个女孩多于男孩的亚型。WNT 型在病理形态上主要为经典型，少部分为 LC/A 型。免疫组化检测 DKKK1、Filamin-A、YAP-1 和 β 链蛋白呈胞质阳性表达，核表达阴性或弱阳性。WNT 型很少发生转移，预后优于其他亚型，可能与对放疗敏感有关。WNT 亚型患者超过 75% 伴有 CTNNB1 基因（编码 β 链蛋白）3 号外显子突变，导致 β 链蛋白降解障碍并引起核聚集，同时还引起与细胞增殖相关的基因（包括 Cyclin D1 和 MYC）转录增加，最终导致 WNT 通路的过度活化。此外，80% 的患者存在 6 号染色体单倍异常。其他分子遗传学异常还包括 SMARCB4 突变、TP53 突变以及 MLL2 突变等。

（2）SHH 亚型：SHH 信号通路通过诱导神经元祖细胞的分化增殖，在小脑的发育中起重要作用。正常情况下，浦肯野细胞（Purkinje cells）分泌 SHH 的配体，促进颗粒细胞祖细胞形成外胚层。SHH 通路因旁分泌作用或者 PTCH1 突变可引起该通路的持续活化，并导致 G 蛋白偶联受体 SMO 与 PTCH 的脱离，SMO 移位至初级绒毛顶端并释放 GLI2。GLI2 迁移至细胞核并影响基因转录，促进小脑颗粒细胞祖细胞的增殖，导致肿瘤发生。SHH 型 MB 大约占 30% 左右，发病呈双峰模式，好发于 <3 岁和 >16 岁的患者，而 3~16 岁患者少见。男女比例接近 1∶1。SHH 型的病变多见于小脑半球，病理以促结缔组织增生 / 结节型和 MBEN 型为主。免疫组化 GAB1、SFRP 和 GLI1 阳性。PTCH1 突变是 SHH 型患者最常见的分子遗传学异常，见于 36%~54% 的患者，其中婴儿突变率 36%，儿童 43%，成人 54%。而 SUFU 突变基本仅限于婴儿，而 SMO 突变则多见于成人。伴有 MYC 或 MYCN 扩增的患者，多见于 LC/A 病理亚型者，预后较差。特别是如果还同时合并 6q 染色体异常者，预后更差。

此外，对于年长的儿童，TP53 突变可以见于 21% 的 SHH 型患者，其中一半伴有体细胞突变，也认为与预后不良有关。SHH 型患者诊断时很少伴有转移，属于预后中等，在当前治疗模式下，5 年生存约为 75%。

（3）Group3 型：该型占 25%~28%，基本仅限于儿童患者，男性多见，诊断时常常伴有转移，病理类型以 LC/A 型为主。虽然 Group3 型是通过免疫组化发现的，但是对其特征性的分子病理机制并不清楚，而且这种免疫组化的分型方法也没有得到广泛认可。MYC 以及 OTX-2 局灶高表达可见于 12%~16% 和 7% 的患者。染色体异常在 Group3 型患者中非常常见，可涉及多条染色体的缺失或获得，54% 的患者还可见四倍体。此外，由于基因拷贝数异常导致的 TGF-β 信号通路功能上调，在 Group3 型患者中也非常常见。这类患者预后非常差，长期生存率 <50%。临床前研究显示，Group3 型 MB 对 PI3 抑制剂和 mTOR 抑制剂敏感，而培美曲塞和吉西他滨也显示出了良好的抗肿瘤效果，这些药物可能会成为这部分患者的治疗选择。

（4）Group4 型：该型大约占 MB 的 35%。除婴儿外，几乎可见于各个年龄段，男性明显多于女性（3∶1）。病理类型以经典型为主，少部分为 LC/A 型。免疫组化主要指标为 KCNA1。该型患者预后中等，但伴有 11 号染色体缺失以及 i17q 的患者预后非常好。同 Group3 型类似，该型的分子病理机制不详，但染色体异常常见。i17q 可见于 80% 的患者，4 倍体大约见于 40% 的患者。而女性患者常常伴有 X 染色体的丢失，以及位于 X 染色体上的基因突变，如 KDM6A、

ZYMYM3 和 *CHD7*。这些基因突变常常和增强子 EZH2 过表达同时存在,维持神经元干细胞的未分化状态,参与肿瘤的形成。此外,*MYCN* 和 *CDK6* 基因扩增常见。

2. **治疗**　手术是 MB 治疗的基础。鉴于相当一部分患者会脑脊液循环通路的堵塞而引起梗阻性脑积水,所以很多患者在术前需要外引流或三脑室手术以减轻压力。20%~30% 的患者会永久保留脑室腹腔分流管。MB 患者术后并发症除了包括常见的感染、脑脊液漏、假性脑(脊)膜膨出以外,颅后窝综合征是较为特异的一种并发症。其主要表现为术后 48~72 小时出现的缄默症,同时伴有辨距不良、肌张力减弱、轻瘫以及情绪低落,一般会持续数月的时间。术后 48 小时内的 MRI 可以用于很好的了解手术切除的彻底程度。但是有一少部分患者,术中可见的肿瘤残存在影像学上却体现不明显。因此,与手术医生沟通,对后续治疗方案的制订有重要的意义。对于二次术后肿瘤残存 ≤ 1.5cm² 的患者,仍可按照标危组患者处理,但两次手术的间隔时间不能超过 2 周。

对于标危组患者,既往采用的照射方式是 CSI 总量 30~36Gy,局部加量至 54~55.8Gy。而目前,在联合化疗的情况下,通常采用所谓的 “减量 CSI”,即 CSI 总量减至 23.4Gy,而总照射剂量不变。CSI 包含的范围为全脑至 L5 或 S3 之间的脊髓区域。“减量 CSI” 一般在放疗期间同步给予单药长春新碱每周方案治疗,在放疗结束后给予含铂方案化疗,一般采用顺铂 / 长春新碱 / 洛莫司汀方案或顺铂 / 长春新碱 / 环磷酰胺方案。患者 5 年的中位无事件生存期超过 80%。除了常规分割照射以外,还有研究者对超分割方案的疗效进行了研究。超分割方案的理论基础是,其可以在不增加重要组织损伤的情况下提高对肿瘤细胞的杀伤作用,抑或在保证杀伤肿瘤细胞的同时,降低正常组织的损伤。2005 年 Carrie 等对不联合化疗的超分割方案进行了研究,给予患者 CSI 36Gy/36f,后单纯瘤床照射加量至 68Gy。该方案的 3 年无事件生存为 80%。在欧洲进行的 HIT-SIOP PNET4 研究,对比了常规 CSI(23.4Gy)或超分割 CSI(2 × 1Gy/d,总量 36Gy)联合局部加量,随后 8 周期顺铂 / 长春新碱 / 洛莫司汀化疗的疗效差别。该研究入组了 340 例 4~21 岁的患者,中位随访 4.8 年,5 年的无事件生存在常规照射和分割照射组分别为 77% ± 4% 和 78% ± 4%,5 年总生存分别为 87% ± 3% 和 85% ± 3%,两组差异无统计学意义。术后肿瘤残存 >1.5cm² 是最显著的不良预后因素,残留不超过 1.5cm² 患者的 5 年无事件生存为 82% ± 2%。此外,术后放疗延迟超过 7 周者,预后不良。

对于高危患者,术后放化疗的作用也已经得到肯定,但对于最佳的给药时间和方案尚不清楚。目前对于高危患者的研究主要集中于以下方面:常规放疗基础上联合放疗前化疗或放疗后维持化疗、常规放疗联合高剂量化疗、高剂量放疗联合高剂量化疗、分割放疗联合化疗以及放疗增敏等。

“夹心” 放疗,也就是 “化疗 -CSI- 化疗” 是目前研究较多的治疗方案。Verlooy 等在 118 例 3~18 岁的高危 MB 患者中,研究了化疗 -CSI- 化疗的效果。研究采用 “8 合 1” 方案,中位随访 81 个月,5 年 EFS 在 M1 患者为 58.8%,M2/3 患者为 43.1%。Kortmann 等在 137 例患者中随机对比了新辅助化疗与维持化疗之间的疗效差别。前者接受异环磷酰胺 / 依托泊苷 / 大剂量甲氨蝶呤 / 顺铂 / 阿糖胞苷化疗 2 周期,随后给予 CSI 及颅后窝加量。后者先接受放疗,期间同步长春新碱,随后接受 8 周期顺铂 / 洛莫司汀 / 长春新碱维持化疗。结果显示,中位随访 30 个月,3 年的无复发生存在 M1 患者为 65%,M2/3 为 30%。对于 M2/3 以外的患者,由于新辅助化疗方案不良反应明显,维持化疗组的疗效反而显著优于新辅助化疗组(78% vs 65%,*P*=0.03)。而对于

$M_{2/3}$ 的患者,两者之间无差别。

鉴于常规化疗的效果仍不尽如人意,很多研究者把目光放在了高剂量化疗联合造血干细胞支持上,结果令人鼓舞。Strother 等对 19 例高危 MB 患者给予了拓扑替康化疗,随后给予 CSI,其后再给予 4 周期化疗(环磷酰胺 $4g/m^2$、顺铂 $75mg/m^2$、长春新碱 $1.5mg/m^2$ 共 2 次,每 4 周重复),联合造血干细胞支持。结果显示,2 年无进展生存率 73.7%。Gajjar 等又应用上述方案在 134 例 MB 患者中进行了研究。在其中 48 例的高危患者中,5 年的无事件生存率达到了 70%。Dufour 等则在 21 例高危 MB 患者中,给予 2 周期高剂量噻替哌($600mg/m^2$)并干细胞支持,随后给予常规 CSI 放疗。结果显示,5 年的无事件生存率和总生存率分别为 72% 和 83%。Gandola 等报道了一项单中心结果。33 例髓母患者接受新辅助化疗(甲氨蝶呤 $8g/m^2$,依托泊苷 $2.4g/m^2$,环磷酰胺 $4g/m^2$,卡铂 $0.8g/m^2$ 和长春新碱),随后给予超分割放疗(CSI 39/Gy,1.3Gy/f,2f/d;颅后窝加量至 60Gy,1.5Gy/f,2f/d)。对于超分割放疗前仍有播散病灶的患者,给予 2 周期清髓化疗并造血干细胞支持。无播散者则给予长春新碱/洛莫司汀维持治疗 1 年。中位随访 82 个月时,患者的 5 年无事件生存率、无进展生存率和总生存率分别为 70%、72% 和 73%。需要指出的是,虽然上述结果令人鼓舞,但无论是高剂量化疗还是超分割照射,其证据级别仍较低,还需要通过Ⅲ期研究的验证,才能获得证实。

3. **成人髓母细胞瘤** 年龄 ≥ 19 岁的患者归为成人 MB,发病率约为 0.06/10 万,其只占中枢神经系统肿瘤的 1%。从有限的前瞻性研究结果看,其 5 年生存率在 75% 左右。SEER 登记处的数据也显示,成人与儿童的 5 年生存率类似,为 60%~70%。然而,SEER 数据库分析出的累积相对死亡率数据则显示,成人 MB 的预后更差(15 年生存率 43% vs 53%)。对于标危的儿童髓母患者,术后放化疗已经成为公认的治疗模式。但是对于成人而言,标准的治疗模式并未建立。一方面成人患者 CSI 治疗后的远期毒性低于儿童,而另一方面,成人对化疗的耐受性不如儿童。而且,有关化疗在成人 MB 中作用的仅有几项回顾性研究,结果也并不一致。

从好发部位上看,与儿童常见于小脑中线部位不同,成人多见于小脑半球。根据分子病理分型分析,成人 MB 中 SHH 亚型比例更高,大约占 60%。而且相对于儿童 SHH 亚型患者,成人 SHH 亚型基因突变更为广泛,特别是 *SMO* 突变,在成人患者非常常见。WNT 亚型大约占 15%,同样预后良好。Group3 型成人罕见。Group4 型在成人大约占 25%,预后差,5 年生存率为 45%~75%。

对于标危组的成人患者,术后放疗采用 CSI 30~36Gy 并局部加量至 54~55.8Gy。总剂量过低会导致局控率的显著下降。虽然对于儿童 MB 患者,业已证实在联合化疗的前提下,减量 CSI 并不影响患者预后,但这一结论并没有在成人获得完全证实。仅有的数项前瞻性研究结果虽然显示,成人 MB 标危组的 5 年生存可达 80%,但是入组病例数目过少,影响结果的可信度。而在一些回顾性研究中,由于成人对化疗的耐受性更差,导致化疗的延迟以及减量非常普遍。而且,研究的随访时间也偏短。因此,结果可靠性不足。在高危组成人 MB 患者中,也进行了"夹心"放疗模式的研究。至少在 Brandes 等的前瞻性研究中,成人患者对这种治疗模式的耐受性,与儿童患者无异。而且 5 年生存率达到了 73%。2016 年 Kann 等发表一篇有关成人 MB 的大规模回顾性研究数据。总共入组 751 例患者,520 例接受了放化疗,231 例接受单纯放疗。中位随访 5 年,多因素分析显示,化疗是总生存的独立预后因素($HR=0.53$,95% CI 0.32~0.88,$P=0.01$)。亚组分析显示,对于 CSI 剂量 36Gy 且分期为 M_0 的患者,化疗可显著延长生存。

(桂 琳 李 博)

参考文献

[1] CHEN W, ZHENG R, ZUO T, et al. National cancer incidence and mortality in China, 2012 [J]. Chin J Cancer Res, 2016, 28 (1): 1-11.

[2] LOUIS D N, PERRY A, REIFENBERGER G, et al. The 2016 World Health Organization Classification of Tumors of the Central Nervous System: A summary [J]. Acta Neuropathol, 2016, 131 (6): 803-820.

[3] JIANG T, TANG G F, LIN Y, et al. Prevalence estimates for primary brain tumors in China: A multi-center cross-sectional study [J]. Chin Med J (Engl), 2011, 124 (17): 2578-2583.

[4] YANG P, WANG Y, PENG X, et al. Management and survival rates in patients with glioma in China (2004-2010): a retrospective study from a single-institution [J]. J Neurooncol, 2013, 113 (2): 259-266.

[5] ESTELLER M, HAMILTON S R, BURGER P C, et al. Inactivation of the DNA repair gene O6-methylguanine-DNA methyltransferase by promoter hypermethylation is a common event in primary human neoplasia [J]. Cancer Res, 1999, 59 (4): 793-797.

[6] ESTELLER M, GARGIA-FONCILLAS J, ANDION E, et al. Inactivation of the DNA-repair gene MGMT and the clinical response of gliomas to alkylating agents [J]. N Engl J Med, 2000, 343 (19): 1350-1354.

[7] XU W, YANG H, LIU Y, et al. Oncometabolite 2-hydroxyglutarate is a competitive inhibitor of alpha-ketoglutarate-dependent dioxygenases [J]. Cancer Cell, 2011, 19 (1): 17-30.

[8] YAN W, ZHANG W, YOU G, et al. Correlation of IDH1 mutation with clinicopathologic factors and prognosis in primary glioblastoma: A report of 118 patients from China [J]. PLoS One, 2012, 7 (1): e30339.

[9] SCHNITTGER S, HAFERLACH C, ULKE M, et al. IDH1 mutations are detected in 6. 6% of 1414 AML patients and are associated with intermediate risk karyotype and unfavorable prognosis in adults younger than 60 years and unmutated NPM1 status [J]. Blood, 2010, 116 (25): 5486-5496.

[10] BALSS J, MEYER J, MUELLER W, et al. Analysis of the IDH1 codon 132 mutation in brain tumors [J]. Acta Neuropathol, 2008, 116 (6): 597-602.

[11] OHGAKI H, KLEIHUES P. Genetic profile of astrocytic and oligodendroglial gliomas [J]. Brain Tumor Pathol, 2011, 28 (3): 177-183.

[12] LEIBETSEDER A, ACKERL M, FLECHL B, et al. Outcome and molecular characteristics of adolescent and young adult patients with newly diagnosed primary glioblastoma: A study of the Society of Austrian Neurooncology (SANO)[J]. Neuro Oncol, 2013, 15 (1): 112-121.

[13] LEU S, von FELTEN S, FRANK S, et al. IDH/MGMT-driven molecular classification of low-grade glioma is a strong predictor for long-term survival [J]. Neuro Oncol, 2013, 15 (4): 469-479.

[14] van den BENT M J, BRANDES A A, TAPHOORN M J, et al. Adjuvant procarbazine, lomustine, and vincristine chemotherapy in newly diagnosed anaplastic oligodendroglioma: Long-term follow-up of EORTC brain tumor group study 26951 [J]. J Clin Oncol, 2013, 31 (3): 344-350.

[15] CAIRNCROSS J G, UEKI K, ZLATESCU M C, et al. Specific genetic predictors of chemotherapeutic response and survival in patients with anaplastic oligodendrogliomas [J]. J Natl Cancer Inst, 1998, 90 (19): 1473-1479.

[16] SALOMON D S, BRANDT R, CIARDIELLO F, et al. Epidermal growth factor-related peptides and their receptors in human malignancies [J]. Crit Rev Oncol Hematol, 1995, 19 (3): 183-232.

[17] CHU C T, EVERISS K D, WIKISTRAND C J, et al. Receptor dimerization is not a factor in the signalling activity of a transforming variant epidermal growth factor receptor (EGFRv Ⅲ)[J]. Biochem J, 1997, 324 (3): 855-861.

[18] KLINGLER-HOFFMANN M, FODERO-TAVOLETTI M T, MISHIMA K, et al. The protein tyrosine phosphatase TCPTP suppresses the tumorigenicity of glioblastoma cells expressing a mutant epidermal growth factor receptor [J]. J Biol Chem, 2001, 276 (49): 46313-46318.

[19] CHOE G, HORVATH S, CLOUGHESY T F, et al. Analysis of the phosphatidylinositol 3′-kinase signaling pathway in glioblastoma patients in vivo [J]. Cancer Res, 2003, 63 (11): 2742-2746.

[20] HLATSCH M E, SCHIMIDT U, BEHNKE-MURSCH J, et al. Epidermal growth factor receptor inhibition for

the treatment of glioblastoma multiforme and other malignant brain tumours [J]. Cancer Treat Rev, 2006, 32 (2): 74-89.

[21] JIAO Y, SHI C, EDIL B H, et al. DAXX/ATRX, MEN1, and mTOR pathway genes are frequently altered in pancreatic neuroendocrine tumors [J]. Science, 2011, 331 (6021): 1199-1203.

[22] HEAPHY C M, de WILDE R F, JIAO Y, et al. Altered telomeres in tumors with ATRX and DAXX mutations [J]. Science, 2011, 333 (6041): 425.

[23] SCHWARTZENTRUBER J, KORSHUNOV A, LIU X Y, et al. Driver mutations in histone H3. 3 and chromatin remodelling genes in paediatric glioblastoma [J]. Nature, 2012, 482 (7384): 226-231.

[24] CAI J, YANG P, ZHANG C, et al. ATRX mRNA expression combined with IDH1/2 mutational status and Ki-67 expression refines the molecular classification of astrocytic tumors: Evidence from the whole transcriptome sequencing of 169 samples samples [J]. Oncotarget, 2014, 5 (9): 2551-2561.

[25] KILLELA P J, REITMANN Z J, JIAO Y, et al. TERT promoter mutations occur frequently in gliomas and a subset of tumors derived from cells with low rates of self-renewal [J]. Proc Natl Acad Sci USA, 2013, 110 (15): 6021-6026.

[26] ECKEL-PASSOW J E, LACHANCE D H, MOLINARO A M, et al. Glioma Groups Based on 1p/19q, IDH, and TERT promoter mutations in tumors [J]. N Engl J Med, 2015, 372 (26): 2499-2508.

[27] ZHANG Z Y, CHAN A K, DING X J, et al. TERT promoter mutations contribute to IDH mutations in predicting differential responses to adjuvant therapies in WHO grade II and III diffuse gliomas [J]. Oncotarget, 2015, 6 (28): 24871-24883.

[28] JIN Q, ZHANG W, QIU X G, et al. Gene expression profiling reveals Ki-67 associated proliferation signature in human glioblastoma [J]. Chin Med J (Engl), 2011, 124 (17): 2584-2588.

[29] LAWS E R, PARNEY I F, HUANG W, et al. Survival following surgery and prognostic factors for recently diagnosed malignant glioma: Data from the Glioma Outcomes Project [J]. J Neurosurg, 2003, 99 (3): 467-473.

[30] LACRIOX M, ABI-SAID D, FOURNEY D R, et al. A multivariate analysis of 416 patients with glioblastoma multiforme: Prognosis, extent of resection, and survival [J]. J Neurosurg, 2001, 95 (2): 190-198.

[31] WALKER M D, ALEXANDER E, jr HUNT W E, et al. Evaluation of BCNU and/or radiotherapy in the treatment of anaplastic gliomas: A cooperative clinical trial [J]. J Neurosurg, 1978, 49 (3): 333-343.

[32] KRISTIANSEN K, HAGEN S, KOLLEVOLD T, et al. Combined modality therapy of operated astrocytomas grade III and IV: Confirmation of the value of postoperative irradiation and lack of potentiation of bleomycin on survival time: A prospective multicenter trial of the Scandinavian Glioblastoma Study Group [J]. Cancer, 1981, 47 (4): 649-652.

[33] KEIME-GUIBERT F, CHINOT O, TAILLANDIER L, et al. Radiotherapy for glioblastoma in the elderly [J]. N Engl J Med, 2007, 356 (15): 1527-1535.

[34] van den BENT M J, AFRA D, de WITTE O, et al. Long-term efficacy of early versus delayed radiotherapy for low-grade astrocytoma and oligodendroglioma in adults: The EORTC 22845 randomised trial [J]. Lancet, 2005, 366 (9490): 985-990.

[35] DANIELS T B, BROWN P D, FELTEN S J, et al. Validation of EORTC prognostic factors for adults with low-grade glioma: A report using intergroup 86-72-51 [J]. Int J Radiat Oncol Biol Phys, 2011, 81 (1): 218-224.

[36] SHAW E, ARUSELL R, SCHEITHAUER B, et al. Prospective randomized trial of low-versus high-dose radiation therapy in adults with supratentorial low-grade glioma: initial report of a North Central Cancer Treatment Group/Radiation Therapy Oncology Group/Eastern Cooperative Oncology Group study [J]. J Clin Oncol, 2002, 20 (9): 2267-2276.

[37] STEWART L A. Chemotherapy in adult high-grade glioma: A systematic review and meta-analysis of individual patient data from 12 randomised trials [J]. Lancet, 2002, 359 (9311): 1011-1018.

[38] FINE H A, DEAR K B, LOEFFLER J S, et al. Meta-analysis of radiation therapy with and without adjuvant chemotherapy for malignant gliomas in adults [J]. Cancer, 1993, 71 (8): 2585-2597.

[39] WESTPHAL M, HILT D C, BORTEY E, et al. A phase 3 trial of local chemotherapy with biodegradable carmustine (BCNU) wafers (Gliadel wafers) in patients with primary malignant glioma [J]. Neuro Oncol, 2003, 5 (2): 79-88.

[40] STUPP R, MASON W P, van den BENT M J, et al. Radiotherapy plus concomitant and adjuvant temozolomide

for glioblastoma [J]. N Engl J Med, 2005, 352 (10): 987-996.

[41] STUPP R, HEGI M E, MASON W P, et al. Effects of radiotherapy with concomitant and adjuvant temozolomide versus radiotherapy alone on survival in glioblastoma in a randomised phase Ⅲ study: 5-year analysis of the EORTC-NCIC trial [J]. Lancet Oncol, 2009, 10 (5): 459-466.

[42] FREYSCHLAG C F, SMOLCZYK D R, JANZEN E, et al. Prolonged administration of temozolomide in adult patients with anaplastic glioma [J]. Anticancer Res, 2011, 31 (11): 3873-3877.

[43] DARLIX A, BAUMANN C, LORGIS V, et al. Prolonged administration of adjuvant temozolomide improves survival in adult patients with glioblastoma [J]. Anticancer Res, 2013, 33 (8): 3467-3474.

[44] GODARD S, GETZ G, DELORENZI M, et al. Classification of human astrocytic gliomas on the basis of gene expression: A correlated group of genes with angiogenic activity emerges as a strong predictor of subtypes [J]. Cancer Res, 2003, 63 (20): 6613-6625.

[45] LAMSZUS K, ULBRICHT U, MATSCHKE J, et al. Levels of soluble vascular endothelial growth factor (VEGF) receptor 1 in astrocytic tumors and its relation to malignancy, vascularity, and VEGF-A [J]. Clin Cancer Res, 2003, 9 (4): 1399-1405.

[46] JAIN H V, NOR J E, JACKSON T L. Modeling the VEGF-Bcl-2-CXCL8 pathway in intratumoral agiogenesis [J]. Bull Math Biol, 2008, 70 (1): 89-117.

[47] PLATE K H, BREIER G, WEICH H A, et al. Vascular endothelial growth factor is a potential tumour angiogenesis factor in human gliomas in vivo [J]. Nature, 1992, 359 (6398): 845-848.

[48] BERKMAN R A, MERRILL M J, REINHOLD W C, et al. Expression of the vascular permeability factor/vascular endothelial growth factor gene in central nervous system neoplasms [J]. J Clin Invest, 1993, 91 (1): 153-159.

[49] HICKLIN D J, ELLIS L M. Role of the vascular endothelial growth factor pathway in tumor growth and angiogenesis [J]. J Clin Oncol, 2005, 23 (5): 1011-1027.

[50] CHINOT OL, de la MOTTE ROUGE T, MOORE N, et al. AVAglio: Phase 3 trial of bevacizumab plus temozolomide and radiotherapy in newly diagnosed glioblastoma multiforme [J]. Adv Ther, 2011, 28 (4): 334-340.

[51] CHI A S, SORENSEN A G, JAIN R K, et al. Angiogenesis as a therapeutic target in malignant gliomas [J]. Oncologist, 2009, 14 (6): 621-636.

[52] JOHANSSON M, BRANNSTROM T, BERGENHEIM A T, et al. Spatial expression of VEGF-A in human glioma [J]. J Neurooncol, 2002, 59 (1): 1-6.

[53] PHILLIPS H, ARMANI M, STAVROU D, et al. Intense focal expression of vascular endothelial growth-factor messenger-RNA in human intracranial neoplasms-association with regions of necrosis [J]. Int J Oncol, 1993, 2 (6): 913-919.

[54] SHWEIKI D, ITIN A, SOFFER D, et al. Vascular endothelial growth factor induced by hypoxia may mediate hypoxia-initiated angiogenesis [J]. Nature, 1992, 359 (6398): 843-845.

[55] FRIDMAN H S, PRADOS M D, WEN P Y, et al. Bevacizumab alone and in combination with irinotecan in recurrent glioblastoma [J]. J Clin Oncol, 2009, 27 (28): 4733-4740.

[56] VREDENBURGH J J, DESJARDINS A, HERNDON J E, et al. Bevacizumab plus irinotecan in recurrent glioblastoma multiforme [J]. J Clin Oncol, 2007, 25 (30): 4722-4729.

[57] LAI A, TRAN A, NGHIEMPGU P L, et al. Phase Ⅱ study of bevacizumab plus temozolomide during and after radiation therapy for patients with newly diagnosed glioblastoma multiforme [J]. J Clin Oncol, 2011, 29 (2): 142-148.

[58] CHINOT O L, WICK W, MASON W, et al. Bevacizumab plus radiotherapy-temozolomide for newly diagnosed glioblastoma [J]. N Engl J Med, 2014, 370 (8): 709-722.

[59] GILBERT M R, DIGNAM J J, ARMSTRONG T S, et al. A randomized trial of bevacizumab for newly diagnosed glioblastoma [J]. N Engl J Med, 2014, 370 (8): 699-708.

[60] ERDEM-ERASLAN L, GRAVENDEEL L A, DE ROOI J, et al. Intrinsic molecular subtypes of glioma are prognostic and predict benefit from adjuvant procarbazine, lomustine, and vincristine chemotherapy in combination with other prognostic factors in anaplastic oligodendroglial brain tumors: A report from EORTC study 26951 [J]. J Clin Oncol, 2013, 31 (3): 328-336.

[61] BUCKNER J C, SHAW E G, PUGH S L, et al. Radiation plus Procarbazine, CCNU, and vincristine in low-

grade glioma [J]. N Engl J Med, 2016, 374 (14): 1344-1355.

[62] RAMOS T C, FIGUEREDO J, CATALA M, et al. Treatment of high-grade glioma patients with the humanized anti-epidermal growth factor receptor (EGFR) antibody h-R3: Report from a phase I / II trial [J]. Cancer Biol Ther, 2006, 5 (4): 375-379.

[63] WANG Y, PAN L, SHENG X F, et al. Nimotuzumab, a humanized monoclonal antibody specific for the EGFR, in combination with temozolomide and radiation therapy for newly diagnosed glioblastoma multiforme: First results in Chinese patients [J]. Asia Pac J Clin Oncol, 2016, 12 (1): e23-e29.

[64] SOLOMON M T, SELVA J C, FIGUEREDO J, et al. Radiotherapy plus nimotuzumab or placebo in the treatment of high grade glioma patients: Results from a randomized, double blind trial [J]. BMC Cancer, 2013, 13 (1): 299.

[65] BARTELS U, WOLFF J, GORE L, et al. Phase 2 study of safety and efficacy of nimotuzumab in pediatric patients with progressive diffuse intrinsic pontine glioma [J]. Neuro Oncol, 2014, 16 (11): 1554-1559.

[66] MASSIMINO M, BIASSONI V, MICELI R, et al. Results of nimotuzumab and vinorelbine, radiation and re-irradiation for diffuse pontine glioma in childhood [J]. J Neurooncol, 2014, 118 (2): 305-312.

[67] DESGROSELLIER J S, CHERESH D A. Integrins in cancer: Biological implications and therapeutic opportunities [J]. Nat Rev Cancer, 2010, 10 (1): 9-22.

[68] BELLO L, FRANCOLINI M, MARTHYN P, et al. Alpha (v) beta3 and alpha (v) beta5 integrin expression in glioma periphery [J]. Neurosurgery, 2001, 49 (2): 380-3890.

[69] STUPP R, HEGI M E, GORLIA T, et al. Cilengitide combined with standard treatment for patients with newly diagnosed glioblastoma with methylated MGMT promoter (CENTRIC EORTC 26071-22072 study): A multicentre, randomised, open-label, phase 3 trial [J]. Lancet Oncol, 2014, 15 (10): 1100-1108.

[70] BATCHELOR T T, MULHOLLAND P, NEYNS B, et al. Phase III randomized trial comparing the efficacy of cediranib as monotherapy, and in combination with lomustine, versus lomustine alone in patients with recurrent glioblastoma [J]. J Clin Oncol, 2013, 31 (26): 3221-3118.

[71] ECHEVARRIA M E, FANFUSARO J, GOLDMAN S. Pediatric central nervous system germ cell tumors: A review [J]. Oncologist, 2008, 13 (6): 690-699.

[72] ACHARYA S, DEWEES T, SHINOHARA E T, et al. Long-term outcomes and late effects for childhood and young adulthood intracranial germinomas [J]. Neuro Oncol, 2015, 17 (5): 741-746.

[73] ALLEN J, CHACKO J, DONAHUE B, et al. Diagnostic sensitivity of serum and lumbar CSF bHCG in newly diagnosed CNS germinoma [J]. Pediatr Blood Cancer, 2012, 59 (7): 1180-1182.

[74] BALMACEDA C, FINLAY J. Current advances in the diagnosis and management of intracranial germ cell tumors [J]. Curr Neurol Neurosci Rep, 2004, 4 (3): 253-262.

[75] SAWAMURA Y, de TRIBOLET N, ISH II N, et al. Management of primary intracranial germinomas: diagnostic surgery or radical resection ? [J]. J Neurosurg, 1997, 87 (2): 262-266.

[76] KANAMORI M, KUMABE T, TOMINAGA T. Is histological diagnosis necessary to start treatment for germ cell tumours in the pineal region ? [J]. J Clin Neurosci, 2008, 15 (9): 978-987.

[77] SAWAMURA Y, IKEDA J, SHIRATO H, et al. Germ cell tumours of the central nervous system: Treatment consideration based on 111 cases and their long-term clinical outcomes [J]. Eur J Cancer, 1998, 34 (1): 104-110.

[78] SHIKAMA N, OGAWA K, TANAKA S, et al. Lack of benefit of spinal irradiation in the primary treatment of intracranial germinoma: A multiinstitutional, retrospective review of 180 patients [J]. Cancer, 2005, 104 (1): 126-134.

[79] ROGERS S J, MOSLEH-SHIRAZI M A, SARAN F H. Radiotherapy of localised intracranial germinoma: Time to sever historical ties ? [J]. Lancet Oncol, 2005, 6 (7): 509-519.

[80] SONODA Y, KUMABE T, SUGIYAMA S, et al. Germ cell tumors in the basal ganglia: Problems of early diagnosis and treatment [J]. J Neurosurg Pediatr, 2008, 2 (2): 118-124.

[81] NGUYEN Q N, CHANG E L, ALLEN P K, et al. Focal and craniospinal irradiation for patients with intracranial germinoma and patterns of failure [J]. Cancer, 2006, 107 (9): 2228-2236.

[82] DOUGLAS J G, ROCKHILL J K, OLSON J M, et al. Cisplatin-based chemotherapy followed by focal, reduced-dose irradiation for pediatric primary central nervous system germinomas [J]. J Pediatr Hematol Oncol, 2006, 28 (1): 36-39.

［83］ SHIM K W, KIM T G, SUH C O, et al. Treatment failure in intracranial primary germinomas [J]. Childs Nerv Syst, 2007, 23 (10): 1155-1161.

［84］ KELLIE S J, BOYCE H, DUNKEL I J, et al. Intensive cisplatin and cyclophosphamide-based chemotherapy without radiotherapy for intracranial germinomas: Failure of a primary chemotherapy approach [J]. Pediatr Blood Cancer, 2004, 43 (2): 126-133.

［85］ da SILVA N S, CAPPELLANO A M, DIEZ B, et al. Primary chemotherapy for intracranial germ cell tumors: Results of the third international CNS germ cell tumor study [J]. Pediatr Blood Cancer, 2010, 54 (3): 377-383.

［86］ MODAK S, GARDNER S, DUNKEL I J, et al. Thiotepa-based high-dose chemotherapy with autologous stem-cell rescue in patients with recurrent or progressive CNS germ cell tumors [J]. J Clin Oncol, 2004, 22 (10): 1934-1943.

［87］ KOHLER B A, WARD E, MCCARTHY B J, et al. Annual report to the nation on the status of cancer, 1975-2007, featuring tumors of the brain and other nervous system [J]. J Natl Cancer Inst, 2011, 103 (9): 714-736.

［88］ HARDER T, PLAGEMANN A, HARDER A. Birth weight and subsequent risk of childhood primary brain tumors: A meta-analysis [J]. Am J Epidemiol, 2008, 168 (4): 366-373.

［89］ HARDING N J, BIRCH J M, HEPWORTH S J, et al. Infectious exposure in the first year of life and risk of central nervous system tumors in children: Analysis of day care, social contact, and overcrowding [J]. Cancer Causes Control, 2009, 20 (2): 129-136.

［90］ KOOL M, KORSHUNOV A, REMKE M, et al. Molecular subgroups of medulloblastoma: an international meta-analysis of transcriptome, genetic aberrations, and clinical data of WNT, SHH, Group 3, and Group 4 medulloblastomas [J]. Acta Neuropathol, 2012, 123 (4): 473-484.

［91］ TAYLOR M D, NORTHCOTT P A, KORSHUNOV A, et al. Molecular subgroups of medulloblastoma: The current consensus [J]. Acta Neuropathol, 2012, 123 (4): 465-472.

［92］ GAJJAR A J, ROBINSON G W. Medulloblastoma-translating discoveries from the bench to the bedside [J]. Nat Rev Clin Oncol, 2014, 11 (12): 714-722.

［93］ SALAROLI R, RONCHI A, BUTTARELLI F R, et al. Wnt activation affects proliferation, invasiveness and radiosensitity in medulloblastoma [J]. J Neurooncol, 2015, 121 (1): 119-127.

［94］ ARCHER T C, WEERARATNE S D, POMEROY S L. Hedgehog-GLI pathway in medulloblastoma [J]. J Clin Oncol, 2012, 30 (17): 2154-2156.

［95］ ELLISON D W, DALTON J, KOCAK M, et al. Medulloblastoma: Clinicopathological correlates of SHH, WNT, and non-SHH/WNT molecular subgroups [J]. Acta Neuropathol, 2011, 121 (3): 381-396.

［96］ KOOL M, JONES D T, JAGER N, et al. Genome sequencing of SHH medulloblastoma predicts genotype-related response to smoothened inhibition [J]. Cancer Cell, 2014, 25 (3): 393-405.

［97］ NORTHCOTT P A, SHIH D J, PEACOCK J, et al. Subgroup-specific structural variation across 1, 000 medulloblastoma genomes [J]. Nature, 2012, 488 (7409): 49-56.

［98］ SKOWRON P, RAMASWAMY V, TAYLOR M D. Genetic and molecular alterations across medulloblastoma subgroups [J]. J Mol Med (Berl), 2015, 93 (10): 1075-1084.

［99］ ROBERTSON P L, MURASZKO K M, HOLMES E J, et al. Incidence and severity of postoperative cerebellar mutism syndrome in children with medulloblastoma: A prospective study by the Children's Oncology Group [J]. J Neurosurg, 2006, 105 (6 Suppl): 444-451.

［100］ CARRIE C, MURACCIOLE X, GOMEZ F, et al. Conformal radiotherapy, reduced boost volume, hyper-fractionated radiotherapy, and online quality control in standard-risk medulloblastoma without chemotherapy: Results of the French M-SFOP 98 protocol [J]. Int J Radiat Oncol Biol Phys, 2005, 63 (3): 711-716.

［101］ GATTA G, ZIGON G, CAPOCACCIA R, et al. Survival of European children and young adults with cancer diagnosed 1995-2002 [J]. Eur J Cancer, 2009, 45 (6): 992-1005.

［102］ VERLOOY J, MOSSERI V, BRACARD S, et al. Treatment of high risk medulloblastomas in children above the age of 3 years: A SFOP study [J]. Eur J Cancer, 2006, 42 (17): 3004-3014.

［103］ KORTMANN R D, KUHL J, TIMMERMANN B, et al. Postoperative neoadjuvant chemotherapy before radiotherapy as compared to immediate radiotherapy followed by maintenance chemotherapy in the treatment of medulloblastoma in childhood: Results of the German prospective randomized trial HIT'91 [J]. Int J Radiat Oncol Biol Phys, 2000, 46 (2): 269-279.

［104］STROTHER D, ASHLEY D, KELLIE S J, et al. Feasibility of four consecutive high-dose chemotherapy cycles with stem-cell rescue for patients with newly diagnosed medulloblastoma or supratentorial primitive neuroectodermal tumor after craniospinal radiotherapy: results of a collaborative study [J]. J Clin Oncol, 2001, 19 (10): 2696-2704.

［105］GAJJAR A, CHINTAGUMPALA M, ASHLEY D, et al. Risk-adapted craniospinal radiotherapy followed by high-dose chemotherapy and stem-cell rescue in children with newly diagnosed medulloblastoma (St Jude Medulloblastoma-96): Long-term results from a prospective, multicentre trial [J]. Lancet Oncol, 2006, 7 (10): 813-820.

［106］DUFOUR C, KIEFFER V, VARLET P, et al. Tandem high-dose chemotherapy and autologous stem cell rescue in children with newly diagnosed high-risk medulloblastoma or supratentorial primitive neuro-ecto-dermic tumors [J]. Pediatr Blood Cancer, 2014, 61 (8): 1398-1402.

［107］GANDOLA L, MASSIMINO M, CEFALO G, et al. Hyperfractionated accelerated radiotherapy in the Milan strategy for metastatic medulloblastoma [J]. J Clin Oncol, 2009, 27 (4): 566-571.

［108］SMOLL N R. Relative survival of childhood and adult medulloblastomas and primitive neuroectodermal tumors (PNETs)[J]. Cancer, 2012, 118 (5): 1313-1322.

［109］SPREAFICO F, MASSIMINO M, GANDOLA L, et al. Survival of adults treated for medulloblastoma using paediatric protocols [J]. Eur J Cancer, 2005, 41 (9): 1304-1310.

［110］BRANDES A A, FRANCESCHI E, TOSONI A, et al. Long-term results of a prospective study on the treatment of medulloblastoma in adults [J]. Cancer, 2007, 110 (9): 2035-2041.

［111］FRIEDRICH C, von BUEREN A O, von HOFF K, et al. Treatment of adult nonmetastatic medulloblastoma patients according to the paediatric HIT 2000 protocol: A prospective observational multicentre study [J]. Eur J Cancer, 2013, 49 (4): 893-903.

［112］BRANDES A A, ERMANI M, AMISTA P, et al. The treatment of adults with medulloblastoma: A prospective study [J]. Int J Radiat Oncol Biol Phys, 2003, 57 (3): 755-761.

［113］KANN B H, LESTER-COLL N H, PARK H S, et al. Adjuvant chemotherapy and overall survival in adult medulloblastoma [J]. Neuro Oncol, 2017, 19 (2): 259-269.

第
32
章

第**33**章 恶性肿瘤脑转移的治疗

第1节 总 论

脑转移瘤又称颅内转移瘤,系指原发于中枢神经系统以外的肿瘤细胞播散转移至脑组织的恶性肿瘤,这种播散必须是转移,因肿瘤侵犯穿透颅腔者不属于此类。

一、流行病学

脑转移瘤是最常见的颅内肿瘤,它的发生率因不同时期、检查方法、肿瘤类型有很大差异。随着肿瘤患者的生存期不断延长,发生脑转移的比例也逐年增加。在成人中脑转移瘤是最常见的脑肿瘤,发病率是原发性脑肿瘤的 3~10 倍。8%~10% 的肿瘤患者发生脑转移,尸检发生率比临床检出率更高,可高达 25%~30%。发生脑转移的原发肿瘤最常见的是肺癌,占所有脑转移瘤的40%~50%,以小细胞肺癌居多,其次为黑色素瘤、乳腺癌、泌尿生殖系肿瘤和消化道肿瘤。颅内转移瘤 70%~80% 是多发的,80%~85% 脑转移瘤位于大脑半球,10%~15% 位于小脑,3%~5% 位于脑干。

二、临床表现

脑转移瘤多见于男性,40~60 岁多见。大多慢性起病,但病程往往进展迅速,可在患原发肿瘤的任何时候出现症状和体征,但脑转移瘤的症状常迟发于原发肿瘤。脑转移瘤的临床表现因转移灶出现的时间、病变部位、数目等因素而不同,主要表现为颅内压升高症状、局灶性症状和体征、脑膜刺激症和精神症状。

(一) 颅内压升高症状

早期脑转移患者常出现颅内压增高的症状,如恶心、头痛等,这也是大部分患者的首发症状。脑转移瘤患者的颅内压增高常表现为头痛、智力改变、脑膜刺激征等,也可表现为视神经盘水肿、恶心呕吐,在临床工作中应注意和其他原因引起的颅内压增高进行区分。

(二) 局灶性症状和体征

由于转移灶数量和所在部位不同,会出现不同的症状和体征。这些症状可与颅内压增高的症状共同发展,常见的有局灶性癫痫发作、偏瘫、失语、偏身感觉障碍等。

(三) 脑膜刺激征

脑膜刺激征多见于弥漫性脑转移瘤患者,尤其是脑膜弥漫转移者,脑转移灶出血或合并炎症也会出现脑膜刺激征。

（四）精神症状

脑转移瘤的精神症状较原发肿瘤者更常见且明显。单发性脑转移时有精神症状者约有 1/3，多发性颅内转移时约有 4/5，而有脑膜弥散转移时几乎全部患者都有精神症状。脑转移瘤患者早期可出现躁狂，随后出现对自身及周围情况的认识减退、意识错乱、定向不能，晚期时则进入昏睡状态。部分患者表现为痴呆、谵妄、攻击行为等。

三、辅助检查

脑转移瘤的影像学检查主要包括电子计算机断层扫描（CT）、磁共振成像（MRI）、X 线、正电子发射计算机断层显像（positronemission tomography-computed tomography，PET-CT）等。实验室检查除一般检查外还包括脑脊液检查等，主要用于诊断及寻找原发肿瘤灶、分期与再分期、疗效监测及预后评估等。在脑转移瘤的诊治过程中，应根据不同检查目的，合理、有效的选择一种或多种检查方法。

（一）CT

CT 不仅能够发现脑转移瘤，还能够显示转移瘤的形状、大小、部位、数目、脑水肿情况和中线结构移位程度等，是颅内转移瘤常用的检查方法。由于脑转移瘤的细胞成分、血液供应、坏死程度、囊变程度不同，以及是否伴有出血和钙化，CT 平扫时病灶可表现为不同密度。CT 增强检查较平扫能更好地显示转移灶。

（二）MRI

MRI 可以提供脑转移瘤的影像学固有特点，并且可以发现多个病变。典型的脑转移瘤表现为长 T1、长 T2 信号，T1 加权像显示为低信号病灶，与脑灰质信号相仿，T2 加权像显示为高信号病灶，与脑白质信号相仿，但是也可因为病理变化出现不同的情况。颅内出现水肿时，在 T2 加权像上，水肿区的信号强度明显高于肿瘤本身，可用来区别水肿区与肿瘤本身。MRI 对于脑出血的显示颇具特征，随着出血时间的不同，可显示出不同的信号，通常在 T1 和 T2 加权像上都显示高信号。肿瘤内如有钙化，可结合 CT 进行诊断。增强 MRI 还能发现在非增强 MRI 中表现正常信号的病灶和颅内微小和多发转移灶，使转移瘤的检出率明显提高，增强 MRI 是脑转移瘤首选的影像学检查方法。

（三）脑脊液检查

腰椎穿刺脑脊液检查可用于确定恶性肿瘤是否发生了颅内转移，颅内转移时患者可出现脑脊液压力增高、蛋白含量增高，如细胞学检查见恶性肿瘤细胞可明确诊断。

（四）X 线

头颅 X 线检查较少，但其他部位 X 线检查对于明确原发灶位置及确定脑转移瘤有很重要意义。胸部 X 线检查可观察到某些肺癌征象，对于某些有特定指征的患者，应进行胃肠道、泌尿道及骨骼系统的 X 线检查。

（五）PET-CT

PET-CT 能够评价肿瘤及正常组织的代谢情况，有助于肿瘤的定性诊断，在寻找原发肿瘤灶、肿瘤分期、疗效监测、预后预测方面均有一定的价值。

四、诊断及鉴别诊断

对于已有颅外肿瘤病史,近期出现头痛、癫痫等症状的患者应高度怀疑脑转移瘤,行头颅 CT 和 / 或 MRI,根据影像学检查结果诊断脑转移并不困难。若患者无颅外肿瘤病史,近期出现颅内压增高症状及神经损害症状,影像学检查高度提示有脑转移瘤,应进行全面的体格检查,包括皮肤、浅表淋巴结、乳腺、直肠等,再根据原发肿瘤好发部位进行相应检查,以明确原发肿瘤。仍未发现原发灶的患者可考虑 PET-CT 检查,血清肿瘤标志物检查有一定意义。必要时可行立体定位或开颅手术取活检,根据病理类型推测原发肿瘤,再做相应检查。值得注意的是,尽管进行了全面检查,仍有 5%~12% 的患者找不到原发灶,称为"脑先行"转移瘤。

脑转移瘤需与原发性脑肿瘤、脑脓肿、脑出血、多发性硬化及猪囊尾蚴脑病等相鉴别。

(一)胶质瘤

胶质瘤在病史和影像学上均与单发性脑转移瘤有相似之处,鉴别较为困难,胶质瘤无肿瘤病史,瘤周水肿较脑转移瘤轻,可依此鉴别。

(二)脑膜瘤

脑膜瘤多居于脑外,侵及颅骨时可引起颅骨增厚,脑膜瘤瘤周水肿较转移瘤轻。

(三)脑脓肿

脑脓肿在 CT 上呈薄壁环形强化影,囊性转移瘤需与之鉴别,脑脓肿患者常有感染病史、疖肿病史,脑转移瘤患者有肿瘤病史。

(四)脑出血

当脑转移瘤发生卒中出血时,常呈急性起病,需与脑出血相鉴别。脑出血患者常有高血压病史,出血区域多为脑基底区域。

(五)多发性硬化

多发性硬化常在几周内消失,表现出时间多发性,与变态反应有关,患者常有服药史,脑脊液检查可以为鉴别诊断提供重要证据。

(六)脑猪囊尾蚴病

多发性脑转移瘤需与脑猪囊尾蚴病相鉴别,可根据有无接触史或生猪肉食用史、脑脊液囊虫免疫学实验、CT 及 MRI 是否有典型的囊虫病变进行鉴别。

五、治疗原则

脑转移瘤治疗措施包括外科手术、全脑放疗(whole brain radiotherapy,WBRT)、立体定向放射治疗(stereotactic radiosurgery,SRS)和全身治疗等。随着治疗手段的不断进步,脑转移瘤的治疗效果也有了一定的改善,应根据患者的具体情况选择合适的治疗方案,以尽可能延长脑转移瘤患者的生存期,改善患者生活质量。

(一)手术

手术切除肿瘤可以缓解肿瘤占位效应,逆转神经系统症状并且取得确定的病理诊断,达到有效的局部控制。

(二)立体定向放射治疗

立体定向放射治疗是通过立体定向技术精确定位颅内靶点,使用单次大剂量放射线集中照射靶组织,使靶组织产生局灶性坏死。由于边缘剂量的迅速衰减,可以避免累及靶区周围的正常组织。立体定向放射治疗的应用在一定程度上避免了传统手术相关的副作用,对于不能耐受手术的脑转移瘤患者是一种侵害性较小的治疗方法。立体定向放射治疗只是局部治疗方法,单独应用后靶区外脑转移瘤发生率较高,因此治疗后需密切观察,可采用立体定向放射治疗与其他方法联用。

(三)全脑放疗

放射治疗一直以来都是治疗脑转移瘤的重要手段,在其他治疗手段蓬勃发展的今天,仍然拥有不可替代的地位。手术后或立体定向放射治疗后辅助全脑放疗能有效降低复发,是术后患者很重要的补充治疗手段,当患者不适合进行手术或立体定向放射治疗时,全脑放疗可作为主要治疗手段。

(四)化疗

尽管传统观念认为化疗药物穿透血脑屏障有障碍,但化疗仍然是许多脑转移患者极其重要的治疗手段之一,需根据原发肿瘤的类型选择化疗药物。

(五)分子靶向治疗和免疫治疗

表皮生长因子受体酪氨酸激酶抑制剂(epidermal growth factor receptor-tyrosine kinase inhibitor,EGFR-TKI)、间变性淋巴瘤激酶酪氨酸激酶抑制剂(anaplastic lymphoma kinase-tyrosine kinase inhibitor,ALK-TKI)和 v-ROS 鸟类 UR2 肉瘤病毒致癌基因同源物 1 酪氨酸激酶抑制剂(v-Ros Avian UR2 Sarcoma Virus Oncogene Homolog 1-tyrosine kinase inhibitor,ROS1-TKI)分别对具有 *EGFR* 基因敏感突变、*ALK* 融合基因阳性和 *ROS1* 融合基因阳性的非小细胞肺癌脑转移瘤患者具有一定疗效。针对黑色素瘤脑转移瘤的药物伊匹木单抗(ipilimumab)和 v-Raf 小鼠肉瘤病毒致癌基因同系物 B1(v-raf murine sarcoma viral oncogene homolog B1,BRAF)抑制剂达拉非尼(dabrafenib)和维罗非尼(vemurafenib)也显示出较好的疗效。

(六)对症支持治疗

20 世纪 60 年代以来,糖皮质激素一直是治疗脑肿瘤不可缺少的药物,一定剂量的糖皮质激素可以减轻瘤周水肿与放疗后水肿、逆转或稳定神经症状,对于危重患者,糖皮质激素可以减轻头痛恶心等症状。但在使用糖皮质激素治疗时,应明确适应证和禁忌证。其他支持治疗手段包括原发肿瘤的对症治疗、抗癫痫治疗、缓解颅内高压的治疗等。

六、局限性脑转移患者的治疗

当患者全身情况稳定或有适当的治疗方法可供选择时,强烈建议积极治疗。仅有一个脑转移瘤时,患者可进行外科手术切除或立体定向放射治疗并联合全脑放疗,也可选择单独立体定向放射治疗或手术后立体定向放射治疗。手术目标是将肉眼可见的病灶全部清除,究竟选择开放性手术还是立体定向放射治疗取决于脑转移灶大小和位置,位置较深的小病灶推荐立体定向放射治疗。当肿瘤不可全部切除时,可选择全脑放疗和 / 或立体定向放射治疗。对于全身疾病严重、预期生存期在 3 个月之内的患者应考虑最佳对症支持治疗、全脑放疗、立体定向放射治疗或参加对脑转移有效的全身治疗临床试验。如果患者存在基因变异并有相应的靶向治疗药物(如非小细胞肺癌的 *EGFR* 基因敏感突变、*ALK* 融合基因阳性,转移性黑色素瘤的 *BRAF* 基因突变等),可选择相应的靶向药物治疗。

七、广泛性脑转移患者的治疗

当脑转移灶多于 3 个时,应首先选择全脑放疗或者立体定向放射治疗。全脑放疗的总剂量为 30Gy,分 10 次照射;或者 37.5Gy,分 15 次治疗。当患者出现神经系统症状时,可考虑立体定向放射治疗(20Gy,分 5 次)。若患者体能状态较好、肿瘤体积小,可考虑立体定向放射治疗。当脑转移瘤引起出血、脑积水等威胁患者生命时,可进行手术治疗以缓解症状。

在发现脑转移后的 1-2 年内应该每 2~3 个月进行一次脑 MRI 检查,此后每 4~6 个月检查一次,单独进行立体定向放射治疗或全身治疗的患者建议每 2 个月检查一次。当发现复发灶时,应该根据患者具体情况进行个体化治疗,可选择最佳对症支持治疗、手术、全脑放疗、立体定向放射治疗、全身治疗或参加临床试验。

八、脑转移患者的预后

在所有脑转移患者中,少数病灶是致命性的,如果不做任何治疗,中位生存期只有 1 个月。多个因素可影响脑转移瘤患者的疗效和预后,原发肿瘤进展情况及对治疗的反应性是脑转移患者很重要的预后因素,患者年龄、脑转移灶数目和大小、卡诺夫斯基体能状态(Karnofsky performance status,KPS)评分、是否有颅外转移、原发肿瘤类型、针对原发肿瘤的治疗措施、原发肿瘤到脑转移瘤的诊断时间等均会影响患者预后。近年来有学者提出了脑转移瘤患者的预后评分系统。1997 年 Gaspar 等采用递归分区分析(recursive partitioning analysis,RPA)方法判断接受全脑放疗患者的预后,该分析方法根据患者年龄、KPS、原发肿瘤控制情况、有无颅外转移灶分为三级,结果显示该项分级方法可有效预测生存期。在这以后,Sperduto 等提出了包括颅内转移瘤数目在内的等级预后评估(graded prognostic assessment,GPA),根据不同原发肿瘤脑转移的差异进一步提出了诊断特异性等级预后评估(diagnosis specific-graded prognostic assessment,DS-GPA)。根据 DS-GPA,非小细胞肺癌、小细胞肺癌、黑色素瘤、乳腺癌、肾癌、胃肠道肿瘤脑转移患者的中位生存期分别为 7.00 个月、4.90 个月、6.74 个月、13.80 个月、9.63 个月和 5.36 个月。等级预后评估对于临床工作具有指导意义。

第 2 节　肺癌脑转移

一、概述

脑部是肺癌最常见的转移部位之一。肺癌是脑转移性肿瘤最常见的原因,20%~65% 的肺癌患者会发生脑转移。不同组织学类型肺癌脑转移的发生率不同,美国监测、流行病学和最终结果(Surveillance,Epidemiology,and End Results,SEER)数据库的一项长期随访结果显示,在非转移性非小细胞肺癌(non-small cell lung carcinoma,NSCLC)中,肺腺癌、鳞癌及大细胞癌发生脑转移的风险分别为 11%、6% 和 12%。小细胞肺癌首次就诊时,脑转移发生率为 10%,诊疗过程中为 40%~50%,存活 2 年以上的患者脑转移发生率达 60%~80%,是影响患者生存和生活质量的重要因素之一。

肺癌脑转移的治疗是在全身治疗基础上进行针对脑转移的局部治疗,包括手术、全脑放疗、立体定向放射治疗、化疗、分子靶向治疗和免疫治疗在内的多学科综合治疗,目的是治疗转移病灶、改善患者症状、提高生活质量,最大程度地延长患者生存期。本节主要介绍肺癌脑转移的内科治疗。

二、非小细胞肺癌

(一)治疗原则

对于无症状非小细胞肺癌脑转移患者,可先行全身治疗:① *EGFR* 基因敏感突变阳性的患者优先推荐奥希替尼、埃克替尼、吉非替尼和厄洛替尼;*ALK* 融合基因阳性的患者优先推荐第二代 ALK-TKIs 治疗,如阿来替尼、塞瑞替尼、恩沙替尼等,第一代 ALK-TKIs 克唑替尼是可选方案;*ROS1* 融合基因阳性患者推荐 ROS1-TKIs 克唑替尼治疗。②驱动基因阴性,或驱动基因表达状况未知并伴有脑转移的晚期非小细胞肺癌患者,可考虑行全身化疗和／或免疫治疗。

对于有症状脑转移而颅外病灶稳定的晚期非小细胞肺癌患者,应积极行局部治疗。如果脑转移瘤数目不超过 3 个,可采用以下治疗方案:①手术切除脑转移瘤;②立体定向放射治疗;③立体定向放射治疗联合全脑放疗。如脑转移瘤数目多于 3 个,可行全脑放疗或立体定向放射治疗。

(二)化疗

尽管传统观点认为,由于细胞毒药物分子量较大、携带电荷并且容易与白蛋白结合,因此很难穿过血脑屏障对颅内转移病灶发挥抗肿瘤作用,但化疗仍然是非小细胞肺癌脑转移患者重要且不可或缺的综合治疗手段之一。对于非小细胞肺癌脑转移患者,选择细胞毒药物的关键是药物能否透过血脑屏障以及是否对原发肿瘤病灶有效。脑转移的存在一定程度破坏了血脑屏障,使部分药物可以通过血脑屏障。以顺铂、卡铂为主的铂类药物为基础,联合第三代细胞毒药物可以给非小细胞肺癌脑转移患者带来生存获益。

培美曲塞在非鳞非小细胞肺癌中有良好的抗肿瘤活性,是非鳞非小细胞肺癌患者一线治疗和维持治疗的重要药物。培美曲塞联合铂类对非鳞非小细胞肺癌脑转移患者的颅内病灶也有控制作用,化疗组总生存期(overall survival,OS)明显长于自然生存期,GFPC07-01 研究纳入初治的非鳞非小细胞肺癌脑转移患者,应用标准剂量顺铂联合培美曲塞方案化疗 6 周期,化疗结束或者脑转移进展时进行全脑放疗,脑转移病灶的客观缓解率(objective response rate,ORR)为 41.9%,颅外病灶的客观缓解率为 34.9%,中位总生存期为 7.4 个月。培美曲塞可以作为非鳞非小细胞肺癌脑转移患者一个有效的治疗选择。

替莫唑胺是一种新型咪唑四嗪类烷化剂,可以在人体内转化成有活性的烷化剂前体,能透过血脑屏障,对于控制非小细胞肺癌脑转移有较好的疗效。Ⅱ 期临床试验结果显示,对于既往接受过全脑放疗或全身化疗的非小细胞肺癌脑转移患者,替莫唑胺可以提高疾病控制率(disease control rate,DCR)、延长生存期。标准剂量替莫唑胺治疗后颅内病灶客观缓解率为 10%,颅内获得缓解的患者疾病进展时间(time to progression,TTP)和总生存期分别为 11~19 个月和 14~24 个月。替莫唑胺(或联合其他化疗药物)与全脑放疗序贯或同步应用,尤其是同步应用,可以提高颅内转移灶的疾病控制率,为非小细胞肺癌脑转移患者提供新的治疗方法。Ⅱ 期临床试验结果显示,替莫唑胺联合同步放疗的客观缓解率为45.0%~57.6%,总生存期为8.8个月。替莫唑胺联合顺铂化疗序贯全脑放疗非小细胞肺癌脑转移的客观缓解率为16%,疾病进展时间和总生存期分别为2.3个月和5个月。目前相关报道多为Ⅱ期临床试验,显示替莫唑胺在非小细胞肺癌脑转移患者的治疗中安全、有效,但由于样本量较小,尚需大规模的Ⅲ期临床试验进一步证实。

(三) 分子靶向治疗

靶向治疗是非小细胞肺癌脑转移患者的重要治疗手段。

1. EGFR-TKIs　多项临床试验结果显示,EGFR-TKIs治疗具有 *EGFR* 基因敏感突变的晚期非小细胞肺癌患者,可获得较好的客观缓解率。对于非小细胞肺癌脑转移患者,不同EGFR-TKIs的颅内缓解情况存在不同程度的差异。第一代EGFR-TKIs包括吉非替尼、厄洛替尼和埃克替尼。吉非替尼或厄洛替尼用于 *EGFR* 基因敏感突变型非小细胞肺癌脑转移患者的研究多为回顾性或Ⅱ期临床试验,不同研究的颅内客观缓解率差异较大,大约为50%~80%。厄洛替尼的血脑屏障渗透率和脑脊液浓度明显高于吉非替尼,但一项回顾性研究对比了厄洛替尼和吉非替尼分别用于 *EGFR* 基因敏感突变型非小细胞肺癌脑转移患者的一线治疗效果,结果显示两者颅内客观缓解率差异无统计学意义。BRAIN研究是一项Ⅲ期随机对照临床试验,研究结果显示,与全脑放疗联合或不联合化疗相比,埃克替尼显著改善了伴有脑转移的 *EGFR* 基因敏感突变型晚期非小细胞肺癌患者的疗效。全脑放疗组与埃克替尼组中位颅内无进展生存期分别为4.8个月和10.0个月($HR=0.56$,$P=0.014$),颅内客观缓解率分别为37%和65%($P=0.001$)。第二代EGFR-TKIs包括阿法替尼和达克替尼,在 *EGFR* 基因敏感突变型非小细胞肺癌脑转移患者的颅内疗效数据均较少。阿法替尼用于 *EGFR* 基因敏感突变型非小细胞肺癌脑转移患者后线治疗的颅内客观缓解率为35%,颅内疾病控制率为66%。阿法替尼一线用于 *EGFR* 基因敏感突变型非小细胞肺癌脑转移患者的回顾性研究结果显示,颅内客观缓解率为72.9%。LUX-Lung7研究的脑转移患者亚组分析结果显示,阿法替尼对比吉非替尼分别用于基线伴脑转移的 *EGFR* 基因敏感突变型非小细胞肺癌患者的总生存率差异无统计学意义。由于ARCHER1050研究中未纳入脑转移患者,因此达克替尼治疗非小细胞肺癌脑转移的证据尚缺乏。第三代EGFR-TKIs包括奥希替尼、阿美替尼和伏美替尼,这三种药物在控制非小细胞肺癌患者脑转移病灶方面均显示出较好的疗效。动物实验结果显示,奥希替尼在脑组织中的分布较吉非替尼和阿法替尼更高,药物的峰浓度(maximum concentration,Cmax)脑组织/血浆比(brain/plasma Cmax ratio)在奥希替尼、吉非替尼和阿法替尼分别为3.41、0.21和<0.36。FLAURA研究中脑转移亚组患者的分析结果显示,奥希替尼一线治疗 *EGFR* 基因敏感突变型非小细胞肺癌患者的中位无进展生存期获益明显优于第一代EGFR-TKIs(中位无进展生存期分别为18.9个月和10.2个月,$P<0.001$)。AURA3研究中脑转移亚组患者的分析结果显示,奥希替尼较培美曲塞联合铂类化疗组治疗 *EGFR* T790M突变阳性非小细胞肺癌患者的颅内中位无进展生存期(分别为10.1个月和4.4个月,$P<0.001$)及颅内客观缓解率(分别为71%和31%,$P<0.001$)均明显提高。基于中国非小细胞肺癌脑转移患者数据的APOLLP研究结果显示,奥希替尼对于第一代和第二代EGFR-TKIs治疗进展后 *EGFR* T790M突变阳性的脑转移非小细胞肺癌患者的颅内客观缓解率为68.8%,颅内疾病控制率为90.9%。奥希替尼对于脑膜转移的非小细胞肺癌患者也显示出良好的疗效。BLOOM研究结果显示,对于既往应用第一代或第二代EGFR-TKIs治疗后进展且伴脑膜转移的晚期非小细胞肺癌患者,后续应用奥希替尼治疗的颅内客观缓解率为62%,颅内缓解期为15.2

个月。AURA 系列研究的回顾性汇总分析结果显示，对于具有 *EGFR* T790M 突变且脑膜转移的非小细胞肺癌患者，奥希替尼治疗的颅内客观缓解率为 55%。另外一项针对具有软脑膜转移且 *EGFR* 基因敏感突变型非小细胞肺癌患者的研究结果显示，接受奥希替尼治疗组较其他治疗组（包括其他 EGFR-TKIs、化疗、鞘内注射化疗、免疫治疗、全脑放疗等）的总生存期明显延长（分别为 17.0 个月和 5.5 个月，*P*<0.01），且与 *EGFR* T790M 的突变状态无关。阿美替尼和伏美替尼均为国产第三代 EGFR-TKIs，在 Ⅱ 期关键注册临床试验中均纳入了脑转移患者。研究结果显示，阿美替尼治疗 *EGFR* T790M 突变阳性伴脑转移非小细胞肺癌患者的颅内客观缓解率为 60.9%，颅内疾病控制率为 91.3%，颅内中位无进展生存期为 10.8 个月。伏美替尼治疗 *EGFR* T790M 突变阳性伴脑转移非小细胞肺癌患者的颅内客观缓解率为 65.2%，颅内疾病控制率为 91.3%，颅内中位无进展生存期未达到；其中 160mg 剂量组的颅内客观缓解率为 84.6%，颅内中位无进展生存期为 19.3 个月。一项荟萃分析结果显示，EGFR-TKIs 联合脑部放疗对比单药 EGFR-TKIs 治疗 *EGFR* 基因敏感突变型非小细胞肺癌脑转移患者的颅内中位无进展生存期和中位总生存期均明显优于 EGFR-TKIs 单药治疗组（*P*< 0.05），但是不良事件数据缺失。目前，评价 EGFR-TKIs 联合全脑放疗或立体定向放射治疗是否可获益、毒性能否耐受的前瞻性研究结论不甚一致，需要进行更深入的临床研究。在临床实践中，部分初治非小细胞肺癌脑转移患者服用 EGFR-TKIs 后原发病灶和脑转移灶同时得到缓解，对这样的患者还应择期适时进行立体定向放射治疗或全脑放疗。一般脑转移瘤体积越小的患者，采用立体定向放射外科（stereotactic radiosurgery，SRS）越能获得更好的局部控制和对周围脑组织较小的损伤。

2. ALK-TKIs　*ALK* 融合基因是非小细胞肺癌另一个明确的治疗靶点。非小细胞肺癌患者 *ALK* 融合基因阳性率约为 5%。中国非小细胞肺癌患者 *ALK* 融合基因的阳性率为 3%~11%。目前，已经获得中国国家药品监督管理局（National Medical Products Administration，NMPA）批准上市的 ALK-TKIs 包括克唑替尼、阿来替尼、塞瑞替尼、恩沙替尼、布格替尼和洛拉替尼。克唑替尼治疗 *ALK* 融合基因阳性非小细胞肺癌脑转移患者的临床试验主要是与化疗进行对比。多项研究结果显示，与培美曲塞联合铂类化疗相比，克唑替尼对 *ALK* 融合基因阳性的非小细胞肺癌脑转移患者颅内转移瘤的控制率更高。但是与二代 ALK-TKIs 相比，克唑替尼对颅内转移病灶的疗效欠佳。阿来替尼对比克唑替尼一线治疗 *ALK* 融合基因阳性晚期非小细胞肺癌患者的 Ⅲ 期临床试验中脑转移患者的亚组分析结果显示，阿来替尼的颅内客观缓解率为 81%，中位颅内缓解持续时间（duration of response，DoR）为 17.3 个月；克唑替尼的颅内客观缓解率为 50%，中位颅内缓解持续时间为 5.5 个月。此外，一项研究汇总分析了两项克唑替尼耐药后应用阿来替尼治疗非小细胞肺癌脑转移患者的 Ⅱ 期临床试验结果，阿来替尼的颅内客观缓解率为 64%，颅内缓解持续时间为 10.8 个月。塞瑞替尼的 ASCEND 系列研究中均纳入了不同比例的脑转移患者，颅内客观缓解率为 30%~ 70%。ASCEND7 研究纳入的全部为有症状或进展期脑转移和 / 或脑膜转移 *ALK* 融合基因阳性的非小细胞肺癌患者，研究结果显示，无论之前是否接受过克唑替尼治疗或脑部放疗，塞瑞替尼均显示出较好的颅内疗效，对于伴有脑膜转移的非小细胞肺癌患者，颅内客观缓解率为 20%。Ⅱ 期临床试验结果显示，恩沙替尼用于克唑替尼治疗后进展的 *ALK* 融合基因阳性非小细胞肺癌脑转移患者的颅内客观缓解率为 70%。在布格替尼 Ⅱ 期临床试验中，脑转移患者的亚组分析结果显示，布格替尼 90mg 剂量组对于克唑替尼治疗后进展的脑转移患者的颅内客观缓解率为 42%，布格替尼 180mg 剂量组的颅内客观缓解率为 67%。在布格替尼与克

唑替尼一线治疗 *ALK* 融合基因阳性非小细胞肺癌的Ⅲ期临床试验中,脑转移患者的亚组分析结果显示,布格替尼组和克唑替尼组的颅内客观缓解率分别为 78% 和 29%。在洛拉替尼与克唑替尼一线治疗 *ALK* 融合基因阳性非小细胞肺癌患者的Ⅲ期临床试验中,脑转移患者的亚组分析结果显示,洛拉替尼组的颅内客观缓解率为 82%,颅内完全缓解率为 71%;克唑替尼组的颅内客观缓解率为 23%,颅内完全缓解率为 8%。

3. ROS1-TKIs　大约 1%~2% 的非小细胞肺癌患者具有 *ROS1* 融合基因。克唑替尼是目前唯一获得中国 NMPA 批准的 ROS1-TKI,可以作为非小细胞肺癌脑转移患者的治疗选择。ALKA-372-001、STARTRK-1 和 STARTRK-2 临床试验的汇总结果显示,恩曲替尼治疗 *ROS1* 融合基因阳性非小细胞肺癌脑转移患者的颅内客观缓解率为 55.0%。

（四）抗血管生成药物

贝伐珠单抗是抗血管内皮生长因子(vascular endothelial growth factor, VEGF)的重组人源化单克隆抗体。贝伐珠单抗联合化疗对于非鳞非小细胞肺癌脑转移患者是安全、有效的。一项贝伐珠单抗治疗非小细胞肺癌脑转移患者的荟萃分析结果显示,与对照组相比,贝伐珠单抗治疗组的疗效更好,经贝伐珠单抗治疗的患者颅内病灶的客观缓解率和疾病控制率均优于颅外病灶,且不增加脑转移患者的出血风险。除此之外,贝伐珠单抗对于放射治疗导致的脑坏死和脑水肿也有一定治疗效果。

（五）免疫治疗

免疫检查点抑制剂程序性死亡受体 1(programmed cell death protein-1, PD-1)和程序性死亡受体配体 1(programmed death ligand-1, PD-L1)对于肺癌脑转移有一定治疗效果。回顾性分析结果显示,纳武利尤单抗单药二线及二线以后治疗非小细胞肺癌脑转移患者的颅内客观缓解率为 9%~28.1%,中位颅内无进展生存期为 2.2~3.9 个月,中位总生存期为 7.5~14.8 个月。帕博利珠单抗单药一线和一线以后治疗 PD-L1 表达阳性(≥1%)的非小细胞肺癌脑转移患者的颅内客观缓解率为 29.7%。KEYNOTE-189 研究中对脑转移患者的亚组分析结果显示,与安慰剂联合培美曲塞和铂类相比,帕博利珠单抗联合培美曲塞和铂类显著延长了脑转移患者的总生存期,帕博利珠单抗联合培美曲塞和铂类组与培美曲塞联合铂类组的中位总生存期分别为 19.2 个月和 7.5 个月(HR=0.41,95% CI 0.24~0.67)。OAK 研究对比了阿替利珠单抗或多西他赛二线治疗非小细胞肺癌患者的疗效。在脑转移患者中,阿替利珠单抗组与多西他赛组的中位总生存期分别为 16 个月和 11.9 个月,虽然生存差异无统计学意义,但阿替利珠单抗组患者出现新发脑转移灶的中位时间比多西他赛组明显延长,分别为未达到和 9.5 个月。因绝大多数肺癌免疫治疗的前瞻性临床试验均排除了脑转移患者,目前 PD-1 和 PD-L1 单抗治疗肺癌脑转移的研究多为回顾性分析,这些研究均显示了疗效。

三、小细胞肺癌

（一）治疗原则

对于初治无症状的小细胞肺癌脑转移患者,可先行全身化疗后再行全脑放疗;对于有症状的小细胞肺癌脑转移患者,应积极行全脑放疗。预期生存期长于 4 个月的患者,可采用序贯立体定向放射治疗或同步加量的调强放疗对脑转移灶进行更高剂量的治疗。之前接受过全脑预防照射等全脑放疗的复发患者再次进行全脑放疗时要谨慎评估,或建议对复发病灶进行立体定向放射治疗。

（二）化疗

化疗是小细胞肺癌脑转移患者综合治疗的一种有效手段。依托泊苷联合铂类或伊立替康联合铂类是小细胞肺癌患者的标准一线化疗方案,对颅内转移病灶也有一定疗效。对于基线伴脑转移的小细胞肺癌患者,有研究显示,卡铂联合伊立替康方案的颅内客观缓解率是65%,依托泊苷联合顺铂方案的颅内客观缓解率为37%。因此,建议对于广泛期小细胞肺癌伴有无症状脑转移患者一线治疗可优先采用全身化疗,在全身化疗结束后或脑转移进展时再考虑全脑放疗。

替尼泊苷和拓扑替康治疗小细胞肺癌脑转移具有一定疗效和良好的安全性,可作为小细胞肺癌脑转移患者的治疗选择。两项小样本临床试验结果显示,替尼泊苷治疗小细胞肺癌脑转移的客观缓解率分别为22%和33%,替尼泊苷联合全脑放疗治疗小细胞肺癌脑转移的疗效优于单纯替尼泊苷治疗,联合治疗组脑转移病灶的疾病进展时间显著延长,但两种治疗方案总生存期无显著差异。拓扑替康为拓扑异构酶Ⅰ抑制剂,是小细胞肺癌标准的二线治疗药物之一。Ⅱ期临床试验结果显示,对于曾接受过化疗并伴有无症状脑转移的小细胞肺癌患者,拓扑替康二线治疗的客观缓解率为33%。

四、鞘内注射化疗

脑膜转移较脑实质转移少见,但预后更差。肺癌患者中脑膜转移发生率为5%~10%,病死率高,目前尚缺乏有效的治疗方法。鞘内注射化疗是将药物直接注入蛛网膜下腔,通过提高脑脊液内药物浓度杀伤肿瘤细胞。给药途径包括经腰椎穿刺蛛网膜下腔注射化疗药物和经 Ommaya 储液囊行脑室内化疗。与经腰椎穿刺鞘注给药相比,经 Ommaya 储液囊给药安全性更好,可避免鞘内注射误将药物注射到硬膜外间隙的风险;对于伴有血小板减少症的患者,可避免硬膜外和硬膜下血肿的发生。鞘内注射常用的化疗药物包括甲氨蝶呤、阿糖胞苷和噻替哌。鞘内注射化疗药物同时给予糖皮质激素可减轻化疗药物的神经毒性,缓解症状。腰椎穿刺时行脑脊液常规、生化及细胞学检查有助于监测疗效并指导治疗。鞘内化疗是非小细胞肺癌脑膜转移的重要治疗手段,但对于脑实质转移尚无明确证据。

五、对症治疗

肺癌脑转移患者常伴有颅内压升高导致的头痛、恶心、呕吐等症状,颅内高压属于肿瘤急症,首先应积极给予脱水和利尿治疗以降低颅内压,可选择的药物包括:甘露醇、甘油果糖和利尿剂。糖皮质激素,尤其是地塞米松可以减轻脑水肿、改善脑转移患者的生活质量,但不改善预后。其次是控制脑转移相关症状,包括抗癫痫和镇痛治疗。由于抗癫痫药物不能降低无癫痫症状的非小细胞肺癌脑转移患者的癫痫发作风险,因此一般仅用于有癫痫发作症状的患者,不做预防性应用。应该根据患者病情适时应用抗癫痫药物,并警惕抗癫痫治疗潜在的副作用,如肝功能异常、认知障碍和共济失调等。头痛明显的患者可给予止痛对症治疗。

第 3 节　乳腺癌脑转移

临床统计及尸检报告显示,乳腺癌脑转移率高达30%。乳腺癌脑转移患者中约有20%首发转移部位是脑,80%则发生在其他脏器部位转移之后。年轻、女性、雌激素受体(estrogen receptor，ER）阴性、人类表皮生长因子受体 2（human epidermal growth factor receptor 2，HER2）过表达及其他转移部位较多是乳腺癌脑转移的高发因素。脑转移的常见症状是颅内压升高。颅脑磁共振成像（magnetic resonance imaging，MRI）是脑转移的首选检查方式。

乳腺癌脑转移的治疗方式包括局部治疗和全身治疗两种，其中局部治疗方式包括手术、全脑放疗和立体定向放射外科，全身治疗包括化疗、生物治疗。根据患者的不同情况选择不同的治疗方式。

一、局部治疗

对于脑转移灶≤3 个的患者，若转移灶可完全切除且患者身体状况可以耐受手术，推荐行手术切除，可缓解肿瘤占位相关症状，并显著延长生存期。还可获取转移灶病理，指导下一步治疗策略的制定。另外，术后行放疗可降低局部复发率，进一步改善患者生存。

推荐行立体定向放射外科治疗的情况主要有：①无法手术切除的单个脑转移灶，大小在 4cm 以内；②脑转移灶数目在 3 个以内，但瘤灶总体积较小；③全脑放疗后颅内复发的患者，再次全脑放疗可造成脑坏死，推荐立体定向放射外科治疗。立体定向放射外科治疗的推荐剂量为 15~24Gy（根据肿瘤大小具体而定），局部控制率可达到 90% 左右。立体定向放射外科治疗可避免手术相关死亡。与全脑放疗相比，立体定向放射外科治疗可实现局部病灶高剂量照射而避免照射周围正常脑组织，放疗相关并发症少。

建议行全脑放疗的情况主要有：①多发脑转移灶（≥5 个）；②脑内转移灶弥散广泛分布；③脑膜转移伴相关症状；④肿瘤位于功能区或合并其他脏器转移；⑤脑转移灶立体定向放射外科治疗或手术治疗后行全脑放疗可降低原病灶复发率及脑其他部位出现转移灶的概率；⑥对于预计生存期不到 3 个月的患者推荐最佳支持治疗或全脑放疗。全脑放疗常用剂量为 30Gy/10f 或 37.5Gy/15f，放疗耐受差的患者剂量可减为 20Gy/5f。大约 75% 的患者接受全脑放疗后症状可缓解。全脑放疗相关的副作用主要是脑白质损伤，可造成急性疲乏、脑卒中风险增加。随着多学科综合治疗的发展，全脑放疗可使脑转移患者生存期最多延长 18 个月。

二、全身治疗

全身治疗方式包括化疗、生物靶向治疗、内分泌治疗等。

由于血脑屏障的存在，大多数化疗药物在常规剂量下不能通过血脑屏障，化疗对于乳腺癌脑转移的治疗作用目前存在很大争议。替莫唑胺、拓扑替康、卡培他滨可以一定程度的通过血脑屏障，并在临床试验中显现了一定的疗效：拓扑替康单药治疗乳腺癌脑转移的部分缓解率可以达到 38%，31% 的患者能够达到病情稳定；拓扑替康与放疗联合的缓解率达 31%；单药卡培他滨的缓解率可以接近 40%；替莫唑胺联合卡培他滨的总体有效率达到 18%。对于局部治疗后进展或者同时伴有其他部位转移、病情进展的脑转移患者，尤其是三阴性乳腺癌患者，可考虑使用化疗。但上述研究的样本量极小，需更大样本量的临床试验进一步探索。

小分子靶向药物可以通过血脑屏障，所以乳腺癌脑转移的生物靶向治疗备受关注，治疗相关靶点主要是 HER2。HER2 阳性乳腺癌发生脑转移的几率相对高，临床常用的抗 HER2 单抗曲妥珠单抗不能通过血脑屏障。但需要指出的是，脑放疗能够在一定程度上增加血脑屏障的通透性，进而提高化疗药物或靶向药物在脑脊液中的浓度，但这种提高是有限的。研究结果显示，行脑放疗后,化疗药物联合曲妥珠单抗能提高总生存率,但不排除这种提高是由于曲妥珠单抗作用于脑以外的全身转移灶所致。另外,有研究结果显示接受抗 HER2 治疗的患者群体(包括拉帕替尼方案和曲妥珠单抗方案)发生脑转移的概率或者脑转移灶的数量均低于未接受抗 HER2 治疗的患者群体。拉帕替尼是双靶点酪氨酸激酶抑制剂,同时针对表皮生长因子受体(epidermal growth factor receptor,EGFR)和 HER2,其分子量小且具有亲脂性,可通过血脑屏障,但通过量有限。体外研究结果显示,乳腺癌脑转移模型中,转移灶中的浓度明显高于周围正常脑组织,原因可能是病灶的破坏使血脑屏障通透性增加。LANDSCAPE 是一项 II 期临床试验,纳入了 45 例未接受过全脑放疗、立体定向放射外科治疗、卡培他滨或拉帕替尼治疗的 HER2 阳性乳腺癌脑转移患者,均给予拉帕替尼联合卡培他滨方案治疗(拉帕替尼剂量为 1 250mg,1 次 /d;卡培他滨剂量为 2 000mg/m²,d1~14 ;每 21 天为一个周期),44 例患者可评价疗效,67% 的患者(29 例)达部分缓解,中位随访时间约 21 个月,中位治疗无效时间为 5 个月余,多数为颅内转移,一半的患者出现了 3 级以上不良事件,不良事件较放疗轻,最常见的不良事件是手足综合征(主要是卡培他滨所致)和腹泻(主要是拉帕替尼所致),因不良事件停止治疗的患者有 4 例,后续很多患者接受了放疗。本项临床试验结果表明,拉帕替尼联合卡培他滨方案治疗 HER2 阳性乳腺癌脑转移安全有效,在放疗之前选择此方案,可以延缓放疗时间。还有一项研究比较了拉帕替尼联合卡培他滨方案和曲妥珠单抗为基础的方案,纳入了既往接受过曲妥珠单抗治疗的 HER2 阳性乳腺癌患者,46 例接受拉帕替尼联合卡培他滨方案治疗,65 例接受曲妥珠单抗方案治疗。研究结果显示,拉帕替尼联合卡培他滨组中位生存时间较曲妥珠单抗组延长 7.1 个月(19.1 个月 vs 12 个月,$P=0.039$),死于脑转移的概率两组无显著统计学差异($P=0.332$),但拉帕替尼联合卡培他滨组低于曲妥珠单抗组(32% vs 43.4%),多因素分析结果显示拉帕替尼联合用药方案对患者生存是一项独立的预后因素($P=0.02$)。还有研究结果显示,HER2 阳性乳腺癌脑转移患者行全脑放疗后,给予拉帕替尼联合卡培他滨方案治疗,与单独给予拉帕替尼治疗相比,脑转移瘤缩小更明显。

乳腺癌内分泌治疗起效慢,而乳腺癌脑转移患者多预后差,急需能够快速控制局部症状的治疗方式。因此内分泌治疗在乳腺癌脑转移中应用较少,相关研究也相对较少。有研究初步显示他莫昔芬在脑组织中的浓度高于在血液中的浓度。对于 ER 阳性且不急需控制症状的脑转移瘤患者,可以考虑他莫昔芬治疗,但乳腺癌患者多数在早期使用过他莫昔芬,使得发生脑转移后他莫昔芬的使用受到了限制。

综上所述,乳腺癌脑转移的治疗方式中,以局部治疗(手术、放疗)为主,但需严格把控适应证。全身治疗(生物靶向、化疗)也发挥了一定的作用。临床实践中需根据患者的具体情况,结合最新临床研究结果,选择最合适的治疗策略,以改善患者症状,延长生存期。

第 4 节 黑色素瘤脑转移

虽然黑色素瘤的发病率低,但是黑色素瘤脑转移的发生率却远高于绝大多数实体瘤类型,一般认为排在肺癌和乳腺癌之后。就整体而言,大约 20% 的黑色素瘤患者在诊断时即伴有脑转移,而 40%~60% 的患者会在病程中出现脑转移。诊断时即为 IV 期的黑色素瘤患者脑转移发生率为 6%~43%,尸检时脑转移率更是可高达 70%~80%。除了脑转移常见的临床表现以外,脑卒中是黑色素瘤脑转移较为常见和特异的并发症,27%~40% 的患者可以在头颅影像学上发现活动性出血的表现,而伴有陈旧性出血的患者可达 71%。

一、黑色素瘤脑转移的机制

对于黑色素瘤的脑转移机制,很多研究者进行了深入探讨。目前认为,脑转移的发生有以下几个重要步骤。

首先,当血液循环中的肿瘤细胞进入脑血管以后,会滞留在与肿瘤细胞直径类似的微血管部位,特别是血管分叉处。这种滞留除了与该部位的解剖结构特异性有关外,与肿瘤细胞本身的异质性也有密切关系。有研究显示,相对于那些未发生转移的黑色素瘤细胞,转移的黑色素瘤细胞更容易黏附于脑血管的内皮细胞。而在这一过程中,选择素、整合素、细胞黏附分子以及跨膜蛋白等都发挥了调节作用。但是对于每类分子所发挥作用的多少,目前尚不清楚。

其次,滞留在血管内分叉处的肿瘤细胞,会以直接或选择性的方式发生血管内位移,与趋化因子及其脑内配体的表达相关,而脑内配体的特异性表达体现了肿瘤细胞器官转移的非随机性。半胱氨酸-半胱氨酸基序细胞因子受体 4(C-C motif chemokine receptor 4,CCR4)是与黑色素瘤细胞脑转移相关的趋化因子。有研究显示,CCR4 在原发部位肿瘤细胞呈低水平表达,而在转移至脑部的肿瘤细胞则呈显著高表达。此外,一些脑内的可溶性分子,也可上调黑色素瘤细胞 CCR4 的表达水平,进而促进肿瘤细胞向脑部迁移。Lok 等检测了黑色素瘤脑转移患者脑脊液中 CCR4 的配体半胱氨酸-半胱氨酸基序细胞因子配体 22(C-C motif chemokine ligand 22,CCL22)、CCL4 和 CCL17 的水平,结果显示配体水平增高与不良预后相关。这一研究结果显示,这些细胞因子及其受体水平的变化,可能有利于黑色素瘤细胞向脑部"归巢",并促进脑转移的发生。但是这种分子水平的变化到底是由肿瘤细胞自分泌引起,还是脑组织对转移所产生的继发反应,尚不明了。而且,这种变化是否促进脑转移病灶进展或新病灶形成,也需要更进一步研究。内皮缩血管肽(endothelin receptor B,EDNRB)属于 G 蛋白偶联受体,与黑色素瘤细胞脑部的选择性定植有关。有研究结果显示,EDNRB 过表达肿瘤细胞的脑转移概率显著高于对照组。此外,神经生长因子(nerve growth factor,NGF)和转化生长因子 β2(transforming growth factor-β2,TGF-β2)也与黑色素瘤细胞脑转移有关。

肿瘤细胞进入脑内还需要透过血脑屏障。对于结构完整的血脑屏障而言,这一过程实际上是非常困难和低效的,大概需要 2 周。类肝素酶(heparanase,HPSE)可以降解富集在内皮细胞层的蛋白聚糖,在包括黑色素瘤细胞在内的多种肿瘤细胞中表达上调,其被认为与肿瘤细胞特异性脑转移有关。应用体外血脑屏障模型研究发现,黑色素瘤细胞穿过紧密连接还需要透明质酸酶的帮助。Herwig 等发现,黑色素瘤细胞可以分泌 S100A4(属于 S100 家族),其与位于内皮细胞表面的糖基化终末产物受体(receptor for advanced glycation end-products,RAGE)相结合,可减少内皮细胞间紧密连接分子的表达,进而破坏紧密连接,利于肿瘤细胞迁移。

已经穿过血脑屏障的肿瘤细胞,如果要存活并形成转移灶,还需要血供支持。通常这些肿瘤细胞采用紧紧贴附在毛细血管周围,或者延血管周围生长的方式来获取血供,而那些无法靠近血管的肿瘤细胞则逐渐消亡。除此之外,新生血管生成在维持肿瘤细胞生长过程中也起着至关重要的作用。有研究显示,STAT3 信号途径的激活可以促进成纤维细胞生长因子(fibroblast growth

factor，FGF)、血管内皮生长因子(vascular endothelial growth factor，VEGF)以及基质金属蛋白
酶 -2(matrix metalloproteinase 2，MMP-2)的分泌，参与血管重塑。黑色素瘤细胞分泌的 S100A4
可以与 VEGF 产生协同效应，促进血管生成，进而达到维持肿瘤细胞生长的目的。

总之，同其他实体瘤脑转移类似，黑色素瘤脑转移是一个多阶段、多因素参与的复杂过程，很
多机制还有待于进一步研究和探讨。

二、治疗

与其他肿瘤脑转移患者相似，黑色素瘤脑转移患者的预后差。在丝裂原活化蛋白激酶
(mitogen-activated protein kinase，MAPK)信号通路抑制剂以及免疫检测点抑制剂(immune
checkpoint inhibitors，ICIs)进入临床前，这部分患者诊断后的中位生存期仅为 2.2~4.7 个月，1 年
生存率为 25%。脑转移数目和卡诺夫斯基体能状态(Karnofsky performance status，KPS)评分是
预测患者生存的独立预后因素。从治疗上讲，除了以糖皮质激素为代表的姑息性治疗外，传统治
疗方式包括手术、放疗(全脑放疗 / 立体定向放疗)以及化疗，近几年靶向治疗和免疫治疗在包括
脑转移在内的黑色素瘤患者中取得了令人瞩目的疗效。

(一) 局部治疗

手术仅限于肿瘤转移数目较少、位置表浅以及体能状态较好的患者。手术对于获取病理诊
断和迅速解除占位效应，有着其他治疗方式无法比拟的优势。对于可手术切除的患者，术后中位
生存期可达到 9.83 个月。放疗一般包括立体定向放射外科和全脑放疗两种。虽然认为黑色素
瘤细胞对放疗不敏感，但作为一种非侵入性的局部治疗手段，放疗仍然广泛应用于那些无法手
术或不愿手术的患者。立体定向放射外科一般用于 1~3 个脑转移灶的患者，可以显著改善患者
预后，中位生存期可达 7.69 个月。而全脑放疗则用于多发脑转移患者，主要作用是缓解症状、推
迟复发时间，但对预后的改善作用不明显，中位生存期 3.86 个月。在实际临床工作中，这几种局
部治疗手段常常联合应用。在 Sperduto 等有关实体瘤脑转移的回顾性研究中，对不同局部治疗
模式及其组合之间的生存差异进行了比较。在 483 例黑色素瘤脑转移患者中，接受全脑放疗患
者的中位总生存期为 2.86 个月，立体定向放射外科的中位总生存期为 7.26 个月，全脑放疗联合
立体定向放射外科的中位总生存期为 6.67 个月，手术联合立体定向放射外科的中位总生存期为
12.78 个月，手术联合全脑放疗的中位总生存期为 11.1 个月，手术联合立体定向放射外科再联合
全脑放疗的中位总生存期为 13.11 个月。其中，手术联合全脑放疗(HR=0.61，95% CI 0.38~0.99，
P=0.044)以及手术联合立体定向放射外科再联合全脑放疗(HR=0.49，95% CI 0.28~0.86，
P=0.012)较单纯全脑放疗获得有统计学意义的生存获益。

(二) 分子靶向治疗

常规化疗在黑色素瘤脑转移治疗中的作用非常有限，常用药物包括替莫唑胺、沙利度胺以及
福莫司汀等，但有效率仅为 7%~10%，中位总生存期为 4.64 个月。最近几年，以 $BRAF$ V600E 抑
制剂为代表的小分子靶向药物进入临床，不仅在晚期黑色素瘤患者的治疗中取得了良好疗效，也
为黑色素瘤脑转移患者的治疗带来了新的希望。MAPK 信号传导通路的过度激活在黑色素瘤
的发病机制中起重要作用，引起 MAPK 过度激活的分子遗传学事件包括 $BRAF$ 突变(40%~50%)
和 $NRAS$ 突变(15%~20%)等。对于 $BRAF$ 突变而言，90% 的突变发生于 V600E 部位。因此，针
对 $BRAF$ V600E 突变位点的靶向治疗成为临床研究的热点。维罗非尼(vemurafenib)是第一个

在晚期黑色素瘤患者中证实疗效的 *BRAF* V600E 抑制剂。Dummer 等在 24 例既往接受过治疗的伴 *BRAF* V600E 突变的黑色素瘤脑转移患者中,观察了维罗非尼的疗效。研究结果显示,维罗非尼的整体客观缓解率为 42%(颅内 + 颅外);在 19 例伴有颅内可测量病灶的患者,有 37%(7/19)的患者观察到颅内病灶缩小超过 30%,16%(3/19)的部分缓解得到了疗效确认。本组患者的中位无进展生存期为 3.9 个月,中位总生存期为 5.3 个月。另外一项入组了 27 例患者的研究结果显示,维罗非尼治疗后的客观缓解率颅外和颅内缓解率分别为 71% 和 50%,中位无进展生存期为 4.6 个月,总生存期为 7.5 个月。鉴于维罗非尼在脑转移患者取得的客观疗效,有研究者认为维罗非尼具有一定的透过血脑屏障作用。但是,Sakji-Dupré 等的研究结果显示,在维罗非尼标准口服剂量情况下(960mg,2 次 /d),脑脊液中的药物浓度仅为血浆中的 0.98% ± 0.84%。考虑到该研究入组的 6 例患者均未证实伴有脑转移,因此对于维罗非尼在颅内病灶产生疗效的原因,就产生了两种推测:一种推测认为,维罗非尼在较低的浓度下即可产生良好的抗肿瘤效果;另一种推测则认为,在脑转移发生时,血脑屏障的完整性受到了破坏,使维罗非尼可以更多地进入到患者颅内,发挥良好的抗肿瘤作用。但是,这些推测均需要得到更多研究结果的验证。此外,Harding 等进行了一项小样本研究,应用 7 例对维罗非尼效果不佳患者的标本(维罗非尼治疗 4 个月内肿瘤增大 20%、出现新病灶或者病灶缩小 <50%),对治疗失败的可能机制进行了探讨。研究者应用二代测序方法发现,这些患者除了伴有 MAPK 信号通路的异常激活以外,还同时伴有 PI3K-AKT 途径的异常活化。因此,对于这部分患者,联合应用针对 MAPK 和 PI3K/AKT 通路抑制剂,可能是解决上述问题的途径。buparlisib 是一种可逆的 Ⅰ 类 PI3K 抑制剂。体外研究结果显示,buparlisib 可以有效抑制 AKT 活性,抑制黑色素瘤细胞的生长和增殖,并促进凋亡。而且在小鼠的黑色素瘤脑转移模型中也发现,buparlisib 可以透过血脑屏障并抑制颅内病灶的生长。目前对于 PI3K/AKT 通路在黑色素瘤脑转移机制中的作用尚不清楚,在实验室观察到的结果还有待临床试验的证实。

达拉非尼(dabrafenib)也是针对 *BRAF* V600E 突变的小分子靶向药物,在黑色素瘤脑转移患者中也观察到了良好的临床疗效。在一项 Ⅰ 期剂量递增临床试验中,入组了 10 例未经治疗的黑色素瘤脑转移患者,结果有 9 例患者观察到了颅内病灶不同程度的缩小。2012 年由 Long 等发表的一项 Ⅱ 期临床试验,是到目前为止有关黑色素瘤脑转移的最大一宗报道。该研究共入组了 172 例患者,对于既往未经治疗的黑色素瘤脑转移患者,达拉非尼的颅内病灶缓解率和颅内疾病控制率分别为 39.2% 和 81.1%,中位总生存期为 33.1 周。对既往治疗后进展的患者(手术、全脑放疗或立体定向放射外科),颅内病灶缓解率和颅内疾病控制率与未经治疗者类似,分别为 30.8% 和 89.2%,中位总生存期为 31.4 周。有研究结果显示,颅内转移灶的 *BRAF* V600E 突变与颅外病灶有着很高的吻合率,这与临床实践中观察到的达拉非尼对颅内和颅外病灶均可以取得相似的有效率和肿瘤控制时间的结果是相一致的。多项临床试验结果显示,达拉非尼治疗黑色素瘤脑转移患者的中位无进展生存期为 4 个月、中位总生存期 8~9 个月。

（三）免疫治疗

免疫治疗在黑色素瘤的治疗中占有重要地位,以高剂量白细胞介素 -2(interleukin,IL-2)输注为代表的免疫治疗方法,在黑色素瘤患者中进行了广泛研究。但是,这种治疗方法不仅不良反应明显,而且疗效也差强人意。特别是对于伴有脑转移的患者鲜有疗效。在 Chu 等的一项回顾性研究中,7 例脑转移患者在接受高剂量 IL-2 治疗后均进展,中位总生存期为 6.7 个月。细胞免疫疗法是另外一种经常用于黑色素瘤患者治疗的免疫疗法。通过收集患者 T 淋巴细胞进行体外培养扩增,然后再回输到患者体内,利用细胞免疫机制,特异性的杀伤黑色素瘤细胞。至少有一项研究,报道了这种细胞免疫疗法对黑色素瘤脑转移患者的治疗效果。在 17 例患者中,41%(7/17)获得了完全缓解,35%(6/17)获得了部分缓解。

　　免疫检测点抑制剂已经成为黑色素瘤患者新的免疫治疗方法。它们通过特异性拮抗那些抑制 T 细胞功能的分子,来达到恢复和增强 T 细胞免疫应答功能、杀伤肿瘤细胞的作用。伊匹木单抗(ipilimumab)是针对细胞毒性 T 细胞相关抗原 -4(cytotoxic T-lymphocyte-associated protein 4,CTLA-4)的全人源化单克隆抗体,2011 年 3 月 25 日由美国食品药品监督管理局(Food and Drug Administration,FDA)批准伊匹木单抗用于晚期黑色素瘤患者的治疗。纳武利尤单抗(nivolumab)和帕博利珠单抗(pembrolizumab)是针对 PD-1 的单克隆抗体。Spaqnolo 等进行了一项大规模数据分析研究,分析了 22 项临床试验中 2 153 例黑色素瘤脑转移患者的数据,其中 1 439 例患者接受了 BRAF 抑制剂治疗,714 例患者接受了免疫治疗。结果显示,接受 BRAF 抑制剂治疗的患者中位总生存期为 7.9 个月,接受免疫治疗的患者中位总生存期为 7 个月。

　　在一项伊匹木单抗治疗黑色素瘤脑转移的 II 期临床试验中,10% 的患者获得了部分缓解,疾病稳定率为 24%。另外一项 II 期临床试验探讨了伊匹木单抗联合福莫司汀治疗黑色素瘤无症状脑转移患者的疗效,在 20 例患者中 10 例获得了疾病控制,中位无进展生存期为 4.3 个月。一项回顾性研究分析了以立体定向放射外科为基础的联合治疗对黑色素瘤脑转移患者的疗效,结果显示立体定向放射外科与伊匹木单抗联合时,患者的中位总生存期达到 21.3 个月,远高于立体定向放射外科与其他治疗方案联合的 4.9 个月。2 年总生存率达到 47%。

　　对帕博利珠单抗和纳武利尤单抗在黑色素瘤脑转移的治疗也进行了相关研究,但数据非常有限。其中一项 II 期临床试验入组了 18 例未经治疗或既往治疗后进展的黑色素瘤脑转移患者,4 例在帕博利珠单抗治疗后出现了颅内病灶的缩小。另外一项 II 期临床试验入组了 14 例无症状黑色素瘤脑转移患者,4 例在帕博利珠单抗治疗后获得部分缓解,无进展生存期介于 6-17 个月之间。纳武利尤单抗也显示出了对黑色素瘤脑转移患者的疗效,在一项回顾性研究中接受纳武利尤单抗联合立体定向放射外科治疗患者的中位总生存期为 12 个月,研究者认为纳武利尤单抗联合治疗效果优于常规化疗与立体定向放射外科的联合。

　　综上所述,黑色素瘤脑转移属于全身转移的一部分。因此,对于已经发生脑转移的患者,其整体预后的改善有赖于全身疾病治疗效果的提高。脑转移机制的研究对于了解疾病的发生发展规律,寻找有效的预防和治疗手段是十分重要的。

(谭巧云　史幼梧　王琴　李博　娄宁　石远凯)

参考文献

[1] SCHOUTEN L J, RUTTEN J, HUVENEERS H A, et al. Incidence of brain metastases in a cohort of patients with carcinoma of the breast, colon, kidney, and lung and melanoma [J]. Cancer, 2002, 94 (10): 2698-2705.

［2］ OLMEZ I, DONAHUE B R, BUTLER J S, et al. Clinical outcomes in extracranial tumor sites and unusual toxicities with concurrent whole brain radiation (WBRT) and Erlotinib treatment in patients with non-small cell lung cancer (NSCLC) with brain metastasis [J]. Lung Cancer, 2010, 70 (2): 174-179.

［3］ PREUSSER M, CAPPER D, ILHAN-MUTLU A, et al. Brain metastases: Pathobiology and emerging targeted therapies [J]. Acta Neuropathol, 2012, 123 (2): 205-222.

［4］ BARNHOLTZ-SLOAN J S, SLOAN A E, DAVIS F G, et al. Incidence proportions of brain metastases in patients diagnosed (1973 to 2001) in the Metropolitan Detroit Cancer Surveillance System [J]. J Clin Oncol, 2004, 22 (14): 2865-2772.

［5］ GONCALVES P H, PETERSON S L, VIGNEAU F D, et al. Risk of brain metastases in patients with nonmetastatic lung cancer: Analysis of the Metropolitan Detroit Surveillance, Epidemiology, and End Results (SEER) data [J]. Cancer, 2016, 122 (12): 1921-1927.

［6］ STEWART D J. A critique of the role of the blood-brain barrier in the chemotherapy of human brain tumors [J]. J Neurooncol, 1994, 20 (2): 121-39.

［7］ MEHTA M P, PALEOLOGOS N A, T MIKKELSE N, et al. The role of chemotherapy in the management of newly diagnosed brain metastases: A systematic review and evidence-based clinical practice guideline [J]. J Neurooncol, 2010, 96 (1): 71-83.

［8］ BARLESI F, GERVAIS R, LENA H, et al. Pemetrexed and cisplatin as first-line chemotherapy for advanced non-small-cell lung cancer (NSCLC) with asymptomatic inoperable brain metastases: A multicenter phase Ⅱ trial (GFPC 07-01)[J]. Ann Oncol, 2011, 22 (11): 2466-2470.

［9］ BAI LON O, CHOUAHNIA K, AUGIER A, et al. Upfront association of carboplatin plus pemetrexed in patients with brain metastases of lung adenocarcinoma [J]. Neuro Oncol, 2012, 14 (4): 491-495.

［10］ BEARZ A, GARASSINO I, TISEO M, et al. Activity of Pemetrexed on brain metastases from non-small cell lung cancer [J]. Lung Cancer, 2010, 68 (2): 264-268.

［11］ GIORGIO C G, GIUFFRIDA D, PAPPALARDO A, et al. Oral temozolomide in heavily pre-treated brain metastases from non-small cell lung cancer: Phase Ⅱ study [J]. Lung Cancer, 2005, 50 (2): 247-254.

［12］ ADDEO R, DE-ROSA C V, LEO L, et al. Phase 2 trial of temozolomide using protracted low-dose and whole-brain radiotherapy for nonsmall cell lung cancer and breast cancer patients with brain metastases [J]. Cancer, 2008, 113 (9): 2524-2531.

［13］ CORTOT A B, GERINIÈRE L, ROBINET G, et al. Phase Ⅱ trial of temozolomide and cisplatin followed by whole brain radiotherapy in non-small-cell lung cancer patients with brain metastases: A GLOT-GFPC study [J]. Ann Oncol, 2006, 17 (9): 1412-1417.

［14］ WEBER B, WINTERDAHL M, MEMON A, et al. Erlotinib accumulation in brain metastases from non-small cell lung cancer: Visualization by positron emission tomography in a patient harboring a mutation in the epidermal growth factor receptor [J]. J Thorac Oncol, 2011, 6 (7): 1287-1289.

［15］ PORTA R, SANCHEZ-TORRES J M, PAZ-ARES L, et al. Brain metastases from lung cancer responding to erlotinib: The importance of EGFR mutation [J]. Eur Respir J, 2011, 37 (3): 624-631.

［16］ PARK S J, KIM H T, LEE D H, et al. Efficacy of epidermal growth factor receptor tyrosine kinase inhibitors for brain metastasis in non-small cell lung cancer patients harboring either exon 19 or 21 mutation [J]. Lung Cancer, 2012, 77 (3): 556-560.

［17］ HEON S, YEAP B Y, BRITT G J, et al. Development of central nervous system metastases in patients with advanced non-small cell lung cancer and somatic EGFR mutations treated with gefitinib or erlotinib [J]. Clin Cancer Res, 2010, 16 (23): 5873-5882.

［18］ ZHANG B B, LIN B C, HE C X, et al. A retrospective study of icotilib for patients with brain metastases from non-small cell lung cancer [J]. Chinese Clinical Oncology, 2013, 18 (9): 786-789.

［19］ WU Y L, ZHOU C, CHENG Y, et al. Erlotinib as second-line treatment in patients with advanced non-small-cell lung cancer and asymptomatic brain metastases: A phase Ⅱ study (CTONG-0803)[J]. Ann Oncol, 2013, 24 (4): 993-999.

［20］ IUCHI T, SHINGYOJI M, SAKAIDA T, et al. Phase Ⅱ trial of gefitinib alone without radiation therapy for Japanese patients with brain metastases from EGFR-mutant lung adenocarcinoma [J]. Lung Cancer, 2013, 82 (2): 282-287.

［21］ YANG J J, ZHOU C, HUANG Y, et al. Icotinib versus whole-brain irradiation in patients with EGFR-mutant non-small-cell lung cancer and multiple brain metastases (BRAIN): A multicentre, phase 3, open-label, parallel, randomised controlled trial [J]. Lancet Respir Med, 2017, 5 (9): 707-716.

［22］ FAN Y, HUANG Z, FANG L, et al. A phase Ⅱ study of icotinib and whole-brain radiotherapy in Chinese patients with brain metastases from non-small cell lung cancer: Cancer Chemother Pharmacol [J]. Cancer Chemother Pharmacol, 2015, 76 (3): 517-523.

［23］ WELSH J W, KOMAKI R, AMINI A, et al. Phase Ⅱ trial of erlotinib plus concurrent whole-brain radiation therapy for patients with brain metastases from non-small-cell lung cancer [J]. J Clin Oncol, 2013, 31 (7): 895-902.

［24］ SPERDUTO P W, WANG M, ROBINS H I, et al. A phase 3 trial of whole brain radiation therapy and stereotactic radiosurgery alone versus WBRT and SRS with temozolomide or erlotinib for non-small cell lung cancer and 1 to 3 brain metastases: Radiation Therapy Oncology Group 0320 [J]. Int J Radiat Oncol Biol Phys, 2013, 85 (5): 1312-1318.

［25］ CROSS D A E, ASHTON S E, GHIORGHIU S, et al. AZD9291, an irreversible EGFR TKI, overcomes T790M-mediated resistance to EGFR inhibitors in lung cancer [J]. Cancer Discovery, 2014, 4 (9): 1046-1061.

［26］ BALLARD P, YATES J W, YANG Z, et al. Preclinical comparison of osimertinib with other EGFR-TKIs in EGFR-mutant NSCLC brain metastases models, and early evidence of clinical brain metastases activity [J]. Clin Cancer Res, 2016, 22 (20): 5130-5140.

［27］ MOK T S, WU M J, NA H, et al. Osimertinib or platinum-pemetrexed in EGFR T790M-positive lung cancer [J]. N Engl J Med, 2017, 376 (7): 629-640.

［28］ SHAW A T, YEAP B Y, MINO-KENUDSON M, et al. Clinical features and outcome of patients with non-small-cell lung cancer who harbor EML4-ALK [J]. J Clin Oncol, 2009, 27 (26): 4247-4253.

［29］ LI H, PAN Y, LI Y, et al. Frequency of well-identified oncogenic driver mutations in lung adenocarcinoma of smokers varies with histological subtypes and graduated smoking dose [J]. Lung Cancer, 2013, 79 (1): 8-13.

［30］ WONG D W, LEUNG E L, SO K K, et al. The EML4-ALK fusion gene is involved in various histologic types of lung cancers from nonsmokers with wild-type EGFR and KRAS [J]. Cancer, 2009, 115 (8): 1723-1733.

［31］ SOLOMON B J, CAPPUZZO F, FELIP E, et al. Intracranial efficacy of crizotinib versus chemotherapy in patients with advanced ALK-positive non-small-cell lung cancer: Results from PROFILE 1014 [J]. J Clin Oncol, 2016, 34 (24): 2858-2865.

［32］ 刘雨桃，王子平，胡兴胜，等 . 克唑替尼对 ALK 融合基因阳性脑转移肺癌患者的疗效分析 [J]. 中国新药杂志，2015, 24 (15): 1760-1764.

［33］ OU S I, AHN J S, de PETRIS L, et al. Alectinib in Crizotinib-refractory ALK-rearranged non-small-cell lung cancer: A phase Ⅱ global study [J]. J Clin Oncol, 2016, 34 (7): 661-668.

［34］ de BRAGANCA K C, JANJIGIAN Y Y, AZZOLI C G, et al. Efficacy and safety of bevacizumab in active brain metastases from non-small cell lung cancer [J]. J Neurooncol, 2010, 100 (3): 443-447.

［35］ ZUSTOVICH F, FERRO A, LOMBARDI G, et al. Bevacizumab-based therapy for patients with brain metastases from non-small-cell lung cancer: preliminary results [J]. Chemotherapy, 2015, 60 (5): 294-299.

［36］ SOCINSKI M A, LANGER C J, HUANG J E, et al. Safety of bevacizumab in patients with non-small-cell lung cancer and brain metastases [J]. J Clin Oncol, 2009, 27 (31): 5255-5261.

［37］ BESSE B, LASSERRE S F, COMPTON P, et al. Bevacizumab safety in patients with central nervous system metastases [J]. Clin Cancer Res, 2009, 16 (1): 269-278.

［38］ NOVELLO S, CAMPS C, GROSSI F, et al. Phase Ⅱ study of sunitinib in patients with non-small cell lung cancer and irradiated brain metastases [J]. J Thorac Oncol, 2011, 6 (7): 1260-1266.

［39］ TWELVES C J, SOUHAMI R L, HARPER P G, et al. The response of cerebral metastases in small cell lung cancer to systemic chemotherapy [J]. Br J Cancer, 1990, 61 (1): 147-150.

［40］ KRISTJANSEN P E, SOELBERG SØRENSEN P, SKOV HANSEN M, et al. Prospective evaluation of the effect on initial brain metastases from small cell lung cancer of platinum-etoposide based induction chemotherapy followed by an alternating multidrug regimen [J]. Ann Oncol, 1993, 4 (7): 579-583.

第
33
章

［41］ SEUTE T, LEFFERS P, WILMINK J T, et al. Response of asymptomatic brain metastases from small-cell lung cancer to systemic first-line chemotherapy [J]. J Clin Oncol, 2006, 24 (13): 2079-2083.

［42］ POSTMUS P E, SMIT E F, HAAXMA-REICHE H, et al. Teniposide for brain metastases of small-cell lung cancer: A phase II study. European Organization for Research and Treatment of Cancer Lung Cancer Cooperative Group [J]. J Clin Oncol, 1995, 13 (3): 660-665.

［43］ POSTMUS P E, HAAXMA-REICHE H, SMIT E F, et al. Treatment of brain metastases of small-cell lung cancer: Comparing teniposide and teniposide with whole-brain radiotherapy: a phase III study of the European Organization for the Research and Treatment of Cancer Lung Cancer Cooperative Group [J]. J Clin Oncol, 2000, 18 (19): 3400-3408.

［44］ KORFEL A, OEHM C, von PAWEL J, et al. Response to topotecan of symptomatic brain metastases of small-cell lung cancer also after whole-brain irradiation: A multicentre phase II study [J]. Eur J Cancer, 2002, 38 (13): 1724-1729.

［45］ NEUHAUS T, KO Y, MULLER R P, et al. A phase III trial of topotecan and whole brain radiation therapy for patients with CNS-metastases due to lung cancer [J]. Br J Cancer, 2009, 100 (2): 291-297.

［46］ TSUKADA Y, FOUAD A, PICKREN J W, et al. Central nervous system metastasis from breast carcinoma: Autopsy study [J]. Cancer, 1983, 52 (12): 2349-2354.

［47］ ISTEFANO A, YONG YAP Y, HORTOBAGYI G N, et al. The natural history of breast cancer patients with brain metastases [J]. Cancer, 1979, 44 (5): 1913-1918.

［48］ GRAESSLIN O, ABDULKARIM B S, COUTANT C et al. Nomogram to predict subsequent brain metastasis in patients with metastatic breast cancer [J]. J Clin Oncol, 2010, 28 (12): 2032-2037.

［49］ MINTZ A H, KESTLE J, RATHBONE M P, et al. A randomized trial to assess the efficacy of surgery in addition to radiotherapy in patients with a single cerebral metastasis [J]. Cancer, 1996, 78 (7): 1470-1476.

［50］ KOCHER M, SOFFIETTI R, ABACIOGLU U, et al. Adjuvant whole brain radiotherapy versus observation after radiosurgery or surgical resection of one to three cerebral metastases: Results ofthe EOIHC 22952-26001 study [J]. J Clin Oncol, 2011, 29 (2): 134-141.

［51］ OBERHOFF C, KIEBACK D G, WIIRSTLEIN R, et al. Topotecan chemotherapy in patients with breast cancer and brain metastases: Results of a pilot study [J]. Onkologie, 2001, 24 (3): 256-260.

［52］ EKENEL M, HORMIGO A M, PEAK S, et al. Capecitabine therapy of central nervous system metastases from breast cancer [J]. J Neurooncol, 2007, 85 (2): 223-227.

［53］ PARK Y H, PARK M J, JI S H, et al. Trastuzumab treatment improves brain metastasis outcomes through control and durable prolongation of systemic extracranial disease in HER2-overexpressing breast cancer patients [J]. Br J Cancer, 2009, 100 (6): 894-900.

［54］ TASKAR K S, RUDRARAJU V, MITTAPALLI R K, et al. Lapatinib distribution in HER2 overexpressing experimental brain metastases of breast cancer [J]. Pharm Res, 2012, 29 (3): 770-781.

［55］ KAPLAN M A, ISIKDOGAN A, KOCA D, et al, Clinical outcomes in patients who received lapatinib plus capecitabine combination therapy for HER2-positive breast cancer with brain metastasis and a comparison of survival with those who received trastuzumab-based therapy: A study by the Anatolian Society of Medical Oncology [J]. Breast Cancer, 2014, 21 (6): 677-683.

［56］ FIFE K M, COLMAN M H, STEVENS G N, et al. Determinants of outcome in melanoma patients with cerebral metastases [J]. J Clin Oncol, 2004, 22 (7): 1293-1300.

［57］ TAS F. Metastatic behavior in melanoma: timing, pattern, survival, and influencing factors [J]. J Oncol, 2012, 2012: 647684.

［58］ WRONSKI M, ARBIT E. Surgical treatment of brain metastases from melanoma: A retrospective study of 91 patients [J]. J Neurosurg, 2000, 93 (1): 9-18.

［59］ WILHELM I, MOLNAR J, FAZAKAS C, et al. Role of the blood-brain barrier in the formation of brain metastases [J]. Int J Mol Sci, 2013, 14 (1): 1383-1411.

［60］ LOK E, CHUNG A S, SWANSON K D, et al. Melanoma brain metastasis globally reconfigures chemokine and cytokine profiles in patient cerebrospinal fluid [J]. Melanoma Res, 2014, 24 (2): 120-130.

［61］ SALDANA-CABOVERDE A, KOS L. Roles of endothelin signaling in melanocyte development and melanoma [J]. Pigment Cell Melanoma Res, 2010, 23 (2): 160-170.

［62］ VLODAVSKY I, GOLDSHMIDT O, ZCHARIA E, et al. Mammalian heparanase: Involvement in cancer metastasis, angiogenesis and normal development [J]. Semin Cancer Biol, 2002, 12 (2): 121-129.

［63］ HERWIG N, BELTER B, PIETZSCH J. Extracellular S100A4 affects endothelial cell integrity and stimulates transmigration of A375 melanoma cells [J]. Biochem Biophys Res Commun, 2015, 477 (4): 963-969.

［64］ KLEIN A, SCHWARTZ H, SAGI-ASSIF O, et al. Astrocytes facilitate melanoma brain metastasis via secretion of IL-23 [J]. J Pathol, 2015, 236 (1): 116-127.

［65］ TANG Q, LI J, ZHU H, et al. Hmgb1-IL-23-IL-17-IL-6-Stat3 axis promotes tumor growth in murine models of melanoma [J]. Mediators Inflamm, 2013, 2013: 713859.

［66］ VECCHIO S, SPAGNOLO F, MERLO D F, et al. The treatment of melanoma brain metastases before the advent of targeted therapies: Associations between therapeutic choice, clinical symptoms and outcome with survival [J]. Melanoma Res, 2014, 24 (1): 61-67.

［67］ SPERDUTO P W, CHAO S T, SNEED P K, et al. Diagnosis-specific prognostic factors, indexes, and treatment outcomes for patients with newly diagnosed brain metastases: A multi-institutional analysis of 4, 259 patients [J]. Int J Radiat Oncol Biol Phys, 2010, 77 (3): 655-661.

［68］ DAVIES M A, LIU P, MCINTYRE S, et al. Prognostic factors for survival in melanoma patients with brain metastases [J]. Cancer, 2011, 117 (8): 1687-1696.

［69］ SCHADENDORF D, FISHER D E, GARBE C, et al. Melanoma [J]. Nat Rev Dis Primers, 2015, 1: 15003.

［70］ DUMMER R, GOLDINGER S M, TURTSCHI C P, et al. Vemurafenib in patients with BRAF (V600) mutation-positive melanoma with symptomatic brain metastases: Final results of an open-label pilot study [J]. Eur J Cancer, 2014, 50 (3): 611-621.

［71］ HARDING J J, CATALANOTTI F, MUNHOZ R R, et al. A retrospective evaluation of vemurafenib as treatment for BRAF-mutant melanoma brain metastases [J]. Oncologist, 2015, 20 (7): 789-797.

［72］ SAKJI-DUPRE L, le RHUN E, TEMPLIER C, et al. Cerebrospinal fluid concentrations of vemurafenib in patients treated for brain metastatic BRAF-V600 mutated melanoma [J]. Melanoma Res, 2015, 25 (4): 302-305.

［73］ FALCHOOK G S, LONG G V, KURZROCK R, et al. Dabrafenib in patients with melanoma, untreated brain metastases, and other solid tumours: A phase 1 dose-escalation trial [J]. Lancet, 2012, 379 (9829): 1893-1901.

［74］ LONG G V, TREFZER U, DAVIES M A, et al. Dabrafenib in patients with Val600Glu or Val600Lys BRAF-mutant melanoma metastatic to the brain (BREAK-MB): A multicentre, open-label, phase 2 trial [J]. Lancet Oncol, 2012, 13 (11): 1087-1095.

［75］ AZER M W, MENZIES A M, HAYDU L E, et al. Patterns of response and progression in patients with BRAF-mutant melanoma metastatic to the brain who were treated with dabrafenib [J]. Cancer, 2014, 120 (4): 530-536.

［76］ CHU M B, FESLER M J, ARMBRECHT E S, et al. High-dose Interleukin-2 (HD IL-2) therapy should be considered for treatment of patients with melanoma brain metastases [J]. Chemother Res Pract, 2013, 2013: 726925.

［77］ HONG J J, ROSENBERG S A, DUDLEY M E, et al. Successful treatment of melanoma brain metastases with adoptive cell therapy [J]. Clin Cancer Res, 2010, 16 (19): 4892-4898.

［78］ SPAGNOLO F, PICASSO V, LAMBERTINI M, et al. Survival of patients with metastatic melanoma and brain metastases in the era of MAP-kinase inhibitors and immunologic checkpoint blockade antibodies: A systematic review [J]. Cancer Treat Rev, 2016, 45: 38-45.

［79］ MARGOLIN K, ERNSTOFF M S, HAMID O, et al. Ipilimumab in patients with melanoma and brain metastases: An open-label, phase 2 trial [J]. Lancet Oncol, 2012, 13 (5): 459-465.

［80］ di GIACOMO A M, MARGOLIN K. Immune checkpoint blockade in patients with melanoma metastatic to the brain [J]. Semin Oncol, 2015, 42 (3): 459-465.

［81］ KNISELY J P, YU J B, FLANIGAN J, et al. Radiosurgery for melanoma brain metastases in the ipilimumab era and the possibility of longer survival [J]. J Neurosurg, 2012, 117 (2): 227-233.

［82］ GOLDBERG S B, GETTINGER S N, MAHAJAN A, et al. Pembrolizumab for patients with melanoma or non-small-cell lung cancer and untreated brain metastases: Early analysis of a non-randomised, open-label, phase 2 trial [J]. Lancet Oncol, 2016, 17 (7): 976-983.

［83］ KLUGER H M, ZITO C R, BARR M L, et al. Characterization of PD-L1 expression and associated T-cell infil-trates in metastatic melanoma samples from variable anatomic sites [J]. Clin Cancer Res, 2015, 21 (13): 3052-3060.

［84］ AHMED K A, STALLWORTH D G, KIM Y, et al. Clinical outcomes of melanoma brain metastases treated with stereotactic radiation and anti-PD-1 therapy [J]. Ann Oncol, 2016, 27 (3): 434-441.

第
33
章

第**34**章　恶性肿瘤骨转移的治疗

一、概述

骨骼是晚期恶性肿瘤常见转移部位,约70%的晚期乳腺癌、肺癌、肾癌、甲状腺癌和前列腺癌存在骨转移,胃肠道恶性肿瘤发生骨转移的概率大约为20%。恶性肿瘤骨转移主要有三种表现型,溶骨型、成骨型和混合型。溶骨型骨转移较常见,约占70%,常见于乳腺癌和肺癌。成骨型骨转移较少见,约10%,多发生于前列腺癌和膀胱癌。

晚期乳腺癌骨转移的发生率为65%~75%,以骨转移为首发症状者为27%~50%。乳腺癌预后较好,即使发生骨转移,中位生存期仍可达2年。肺癌骨转移发生率为30%~40%,尸检发现肺癌骨转移的概率高达50%。肺癌骨转移好发于脊柱(50%)和躯干(股骨25%,肋骨和胸骨12%),肺癌骨转移患者预后较差,中位生存期6~10个月,1年生存率为40%~50%。肾癌发生骨转移者约占1/3,约70%为溶骨型,18%为成骨型,多见于中轴骨。肾癌预后良好,部分患者在切除肾原发肿瘤后转移灶也会出现好转倾向。前列腺癌患中65%~75%在疾病发展过程中出现骨转移,死亡尸检中85%~100%的患者存在骨转移,初诊时存在骨转移的患者高达85%。前列腺癌骨转移95%为成骨型,其次为混合型,约占5%,溶骨型少见。

二、临床表现

骨转移最常见的部分有长骨远端、盆骨、脊柱、肋骨和颅骨。50%的骨转移患者会出现骨相关并发症,常见的临床症状有疼痛(75%)、病理性骨折(5%~40%)、脊神经根压迫症状(<10%)、高钙血症(10%)等。病理性骨折、脊髓压迫、因突出的疼痛需要行手术或放射治疗,统称为骨相关事件(skeletal-related events,SRE)。晚期骨转移患者还可出现乏力、贫血、消瘦、低热等症状。这些事件影响患者的生活质量,造成患者睡眠质量下降,焦虑、抑郁等不良情绪,影响日常生活,大约60%骨转移疼痛未得到充分的治疗,是造成患者心理困扰的主要原因。另外,有多项研究显示SRE还可引起患者总生存的下降。

三、诊断

恶性肿瘤患者出现以下情况时,需高度警惕骨转移:骨痛/骨折,脊髓或神经受压表现,碱性磷酸酶水平升高,高钙血症。

（一）X 线

X 线是最常规的骨骼检查方法,可以显示骨骼局部的全貌,检查操作简单、价格低廉,通常是骨痛患者首选的检查方法。但早期病变普通 X 线检查难以发现,灵敏度较低(44%~50%),常比骨扫描显示骨转移灶晚 3~6 个月,骨破坏未累及皮质时,易被高密度皮质掩盖而漏诊。溶骨型病变直径大于 1cm,骨质缺失 25%~50% 时才能发现,早期病变容易漏诊。

（二）放射性核素发射型计算机断层扫描（emission computed tomography,ECT）

是骨转移的首选筛查方法,也是恶性肿瘤分期检查及随访监测最常用的检查方法,能较好地评估全身骨骼系统,并且价格相对低廉。目前广泛应用的是 ^{99} 锝 - 核素显像。ECT 能够早期发现在骨骼的成骨、溶骨或混合型骨破坏的转移病灶,具有敏感度高、一次性成像不易漏诊的优点,但其他骨病变也可以在 ECT 中表现出阳性结果,因此检查的特异度较低。此外,正电子发射计算机断层显像（positron emission tomography computed tomography,PET-CT）在诊断骨转移方面具有较高的敏感性和特异性,但由于其价格昂贵,不作为首选检查方法。

（三）电子计算机断层扫描（computed tomography,CT）/ 磁共振成像（magnetic resonance imaging,MRI）

CT 具有较高的分辨率并可三维成像的特点,在显示骨皮质连续性及评估骨结构破坏的范围方面优于 MRI。CT 为 ECT 阳性患者的确诊检查,以明确是否有骨破坏,并了解破坏程度。CT 可较好地鉴别溶骨型、硬化病变及软组织,对于定位穿刺活检具有重要作用。MRI 的敏感性和特异性均较高,在发现微小转移灶方面具有优势。对于鉴别椎体转移并评估其与脊髓的关系,通常首选 MRI 检查。但价格较昂贵,扫描范围局限,需要恰当选择。

（四）骨活组织检查（活检）

活检病理诊断是诊断骨转移的金标准,但对于有明确恶性肿瘤病史的患者出现全身多处骨破坏时,活检常常为非必需检查。对于单发骨破坏病灶,且原发肿瘤评估可切除的患者,进行活检明确骨病灶性质具有重要意义。

30% 左右无肿瘤病史的患者,尤其是 40 岁以上患者,其骨转移瘤的概率高于原发骨肿瘤,常常需要对胸腹腔脏器进行全面检查,以查找原发肿瘤的证据。

四、治疗

恶性肿瘤骨转移治疗的目标是缓解疼痛、预防病理性骨折、解除脊神经压迫等从而达到缓解症状,提高生活质量,并进一步延长生存期。治疗的原则为积极控制原发肿瘤(包括针对原发肿瘤的手术治疗、化疗或靶向治疗),辅助以局部治疗手段,手术是孤立性骨转移灶的积极治疗手段,放疗也是有效的局部治疗手段。双膦酸盐可以预防和延缓 SRE 的发生。镇痛治疗可以改善患者生活质量。

（一）手术治疗

参照我国 2014 年肺癌骨转移诊疗专家共识,并结合乳腺癌、前列腺癌及肾癌诊治共识,外科治疗的相关诊治意见如下:

外科治疗的主要目标:①获得骨转移灶的组织学诊断,便于肿瘤的进一步内科治疗;②缓解疼痛;③防止或固定骨折;④恢复或维持肢体的运动;⑤便于综合治疗;⑥便于护理;⑦脊柱病变,明确诊断,治疗原发肿瘤;⑧提高生活治疗;⑨减少或避免运动系统功能受损所引发的并发症,间接延长生存期。

外科治疗的原则:①预计患者生存期 3 个月以上;②全身情况较好,可耐受手术创伤及麻醉;③预计术后较术前有更好的生活质量,能够立即活动,要有助于进一步治疗和护理;④预计原发肿瘤治疗后有较长的无瘤期;⑤经全身治疗后,溶骨病灶趋于局限、骨密度增高;⑥孤立的骨转移灶;⑦病理性骨折风险高者。

手术适应证:①负重长管骨内固定的适应证:a. 即将发生骨折;b. 已发生骨折;c. 病变直径大于 2.5cm;d. 病变大于 50% 皮质;e. 完全溶骨;f. 负重下疼痛;g. 放疗后疼痛。②脊柱转移癌:a. 神经功能受损;b. 脊柱不稳定;c. 即将发生骨折;d. 疼痛。③骨盆转移癌:a. 髋臼即将或已发生病理骨折;b. 顽固性疼痛;c. 对侧即将发生骨折而需外科治疗。

外科禁忌证:①高度恶性侵袭性原发肿瘤;②预计原发肿瘤治疗后无瘤生存期短;③经全身治疗后,骨转移灶的溶骨性破坏未见好转;④全身多发骨破坏;⑤涉及多器官转移;⑥全身一般条件差,有手术禁忌证。

对于一般情况较差,不能耐受手术的患者,还可考虑微创外科,目前主要用于椎体病变的治疗,包括椎体成形术和后凸成形术。两种技术在缓解疼痛方面疗效相当,研究显示后凸成形术发生骨水泥外漏的风险相对较低。

(二)放射治疗

放射治疗可促进溶骨型病变的骨化,并能麻痹小的神经末梢,因此能够达到缓解疼痛,增加骨稳定性的作用,是恶性肿瘤骨转移局部治疗及缓解疼痛的有效治疗手段。外放射治疗(external beam radiotherapy,EBRT)目前是主要的放射治疗方式。对经系统性抗肿瘤治疗和双膦酸盐治疗后仍无法缓解的顽固性疼痛、椎体不稳、即将发生病理骨折和脊髓压迫症的患者(对于已有明显脊髓压迫者可先请外科确定有无手术指征),局部放疗可迅速有效地缓解骨破坏和软组织病变导致的疼痛。此外,双膦酸盐阻止肿瘤细胞由 G2 期和 M 期向 S 期的转换,使细胞停滞于放疗敏感的细胞周期时段延长,故放疗联合双膦酸盐以增强骨转移灶对放疗的敏感性。

体外放射治疗的适应证:①有疼痛症状的骨转移灶,缓解疼痛及恢复功能;②选择性地用于负重部位骨转移的姑息性放疗(如脊柱或股骨转移)。

研究显示,体外放射治疗,大约 85% 患者疼痛可得到的控制,50% 患者疼痛可完全缓解,多数在治疗的前两周内症状得到明显缓解。Karlijn 等回顾了放射治疗骨转移的相关研究,放疗后病理性骨折的发生率为 0~15%。多个前瞻性随机研究显示不同剂量的分割方案(30Gy/10f,24Gy/6f,20Gy/5f,单次 8Gy 照射)在缓解疼痛方面疗效相当,疼痛缓解率 50%~85%,单次 8Gy 照射镇痛效果佳,且不良反应少。多次分割照射的患者约 8% 因疼痛复发需要再次治疗,单次照射的患者中需要再次治疗的约占 20%。采用 EBRT 或立体定向放疗(stereotactic body radiation therapy,SBRT)再次治疗仍可有效,且安全性较好。单次放射治疗可考虑用于非中线股转移、行动不便急需解决骨痛的患者。

对于弥漫性、溶骨型骨转移患者,可考虑放射性核素治疗。^{89}Sr、^{153}Sm、^{186}Re 是常用的治疗药物。^{89}Sr 化学性质类似于钙,可直接结合至成骨活跃部位,其他两种同位素均螯合到有机磷酸酯以易于进一步结合到骨。三种核素均可在局部释放 β 射线,^{153}Sm、^{186}Re 还释放 γ 射线。Fuster 等的研究中,常规镇痛治疗无效的乳腺癌骨转移患者,^{89}Sr 治疗的有效率达 92%,大多数患者在治疗的 1~3 周疼痛得到缓解。Sciuto 等比较了 ^{89}Sr 和 ^{186}Re 在乳腺癌骨转移疗效,两者的有效率分别为

84% 和 92%，¹⁸⁶Re 组疼痛缓解的时间更早（$P<0.000\,1$），两组疼痛缓解的持续时间相似（$P=0.39$）。

²²³Re 是一种释放 α 射线的同位素，α 射线较 β 射线更能相对局限于骨表面，造成 DNA 双链断裂，从而引起细胞死亡，比 β 射线对健康骨组织的辐射更少。²²³Re 在去势治疗抵抗的前列腺癌骨转移患者中的 III 期研究显示，²²³Re 治疗组总生存明显优于安慰剂组（14 个月 vs 11.2 个月，$HR=0.70$，$P=0.002$），至首次症状性骨相关事件的事件，²²³Re 治疗组也明显长于安慰剂组（15.6 个月 vs 9.8 个月）。亚组分析显示，²²³Re 疗效与安全性与既往是否接受多西他赛化疗无关。目前 ²²³Re 已被美国食品药品监督管理局（Food and Drug Administration，FDA）批准用于有症状性骨转移的去势治疗抵抗的前列腺癌患者，且不合并内脏转移。

放射性核素治疗可能造成明显的骨髓抑制且恢复较慢，治疗前需要对患者前后治疗方案、骨髓功能等进行全面评估。放射性核素的适应证：①骨转移肿瘤伴有明显骨痛；②经临床、CT 或 MRI、全身骨显像和病理确诊多发骨转移肿瘤，尤其是前列腺癌、乳腺癌和肺癌骨转移患者，且全身 ECT 现显象病灶处有放射性浓聚；③原发性肿瘤未能手术切除或残留着，或伴转移者；④白细胞 > 计数 3.5×10^{9}/L，血小板计数 $>80\times10^{9}$/L。禁忌证：①骨显像显示转移灶仅为溶骨型冷区；②严重骨髓、肝、肾功能障碍的患者；③近期（6 周内）进行过细胞毒药物治疗的患者。④系统疾病不可控、骨转移病灶小于 3 个、骨髓储备差、预期生存少于 60 天是相对禁忌证。

放射性核素的常用剂量和方法：⁸⁹Sr 的常用剂量为 1.48MBq（40μCi）/kg 或 111~148MBq（3~4mCi）/ 次，3~6 个月后可重复应用。¹⁵³Sm 的常用剂量为 18.5~22MBq/kg（总量不超过 40mCi），2~3 个月后可重复应用。给药方法：一次静脉注射。

（三）镇痛治疗

镇痛药物是缓解骨转移疼痛的主要方法之一。镇痛治疗原则遵循世界卫生组织癌症三阶梯镇痛治疗的指导原则。镇痛药物与双膦酸盐及手术 / 放疗等方法联合，最大限度的缓解患者疼痛。癌痛治疗原则见表 34-1。

表 34-1　癌痛治疗原则

癌痛的治疗原则
1. 综合治疗
2. 从无创性和低危险性方法开始，然后再考虑有创性和高危险性方法
癌痛综合治疗
1. 癌痛综合评估
2. 姑息性抗癌治疗及全身性非阿片类 / 阿片类镇痛药物
3. 全身阿片类药物治疗弊大于利时，考虑非侵袭性干预措施
恰当姑息性抗癌治疗
加用非阿片类药物
加用辅助药物
应用认知和行为干预措施
辅助矫形疗法、其他物理疗法和社会心理干预
4. 全身阿片类药物治疗弊大于利时，考虑侵袭性干预措施
区域性镇痛技术
神经阻滞术
神经切断术
5. 若上述方法无效时，应用镇静剂等辅助药物协助处理顽固性疼痛

（四）双膦酸盐治疗

双膦酸盐是无机焦膦酸盐的类似物,以一个碳原子取代中间的氧原子形成 P-C-P 环,这种结构增加了抗水解性,同时一条侧链常含羟基,使钙离子与骨质高度亲和,另一条侧链的差别是不同膦酸盐抗骨吸收能力的不同的关键。双膦酸盐能够抑制破骨细胞的活性并诱导其凋亡,且能抑制癌细胞在骨质的聚集、浸润,从而达到治疗骨破坏和高钙血症,减少骨相关事件的发生的作用。双膦酸盐类药物主要分为两大类,含氮类和非含氮类。含氮类药物有帕米膦酸（pamidronate）、唑来膦酸（zoledronate）、伊班膦酸（ilbandronate）、阿仑膦酸（alendronate）、利塞膦酸（olpadronate）,非含氮类有艾地膦酸（etidronate）、氯膦酸（clodronate）、替鲁膦酸（tiludronate）。含氮类药物主要抑制甲羟戊酸盐途径中的 farnesyl pyrophosphate 合成酶,由于该酶的阻断,缺陷的信号蛋白和代谢物过量积累导致破骨细胞功能障碍并诱导凋亡。含氮类药物具有更强的抑制破骨细胞的作用,更常应用于临床。

Paterson 等在 1993 年进行的一项安慰剂对照的随机临床研究,是第一项证实双膦酸盐对于乳腺癌骨转移疗效的随机研究,纳入了 173 例患者,85 例接受口服氯膦酸盐 160mg,每天一次,88 例安慰剂对照。结果显示,在总的高钙血症事件（28 vs 52；$P<0.01$）、椎体骨折发生率（84 vs 124/100 人·年；$P<0.025$）及椎体变形的发生率（168 vs 252/ 人·年；$P<0.001$）方面,氯膦酸盐组均优于安慰剂组。另外一项 Kristensen 等的研究,乳腺癌一线治疗后接受氯膦酸盐 400mg 口服,2 次 /d 治疗。结果显示,与不做治疗的患者患者相比,氯膦酸盐组发生首次骨相关事件的时间明显延长（$P=0.015$）,骨折发生率也明显降低（$P=0.023$）。

两项大型多中心随机安慰剂对照研究验证了帕米膦酸在乳腺癌骨转移中的作用,两组研究中患者一线行化疗或激素治疗联合使用帕米膦酸 90mg 静脉输注 2 小时,每 3~4 周一次。随访 24 个月时,对两项研究综合分析显示,帕米膦酸显著降低骨并发症概率（51% vs 64%,$P<0.001$）,发生首次骨相关事件的时间也明显延长（12.7 个月 vs 7.0 个月,$P<0.001$）。

另外一项随机双盲 Ⅲ 期研究比较了唑来膦酸（4mg 静脉输注 15 分钟,每 3~4 周一次）与帕米膦酸（90mg 静脉输注 2 小时,每 3~4 周一次）在乳腺癌骨转移及多发性骨髓瘤中的疗效,总共纳入 1 648 例患者,治疗 24 个月,随访 25 个月,对乳腺癌的亚组分析显示,唑来膦酸明显优于帕米膦酸,比帕米膦酸额外降低约 20% 发生骨相关事件的风险（$P=0.03$）,在接受激素治疗的乳腺癌患者中尤其明显,降低约 30%（$P=0.009$）。两者耐受性均较好,唑来膦酸在降低 SRE 事件方面明显优于帕米膦酸。唑来膦酸用于肺癌和其他实体瘤中的研究,唑来膦酸组发生骨相关事件的患者比例（39% vs 46%,$P=0.127$）、中位时间（236 天 vs 155 天,$P=0.009$）均优于安慰剂组。Saad 等研究唑来膦酸在激素治疗抵抗的转移性前列腺中的疗效,唑来膦酸组至少一次 SRE 的发生率明显低于安慰剂组（38% vs 49%,$P=0.028$）,至首次 SRE 发生时间明显长于安慰剂组（488 天 vs 321 天,$P=0.009$）,且能持续降低 SRE 风险 36%（$RR=0.64$；$P=0.002$）。

伊班膦酸是新一代双膦酸盐,可口服或静脉使用。Body 等进行的安慰剂对照研究中使用伊班膦酸 2mg 或 6mg 静脉滴注,每 3~4 周一次,共 2 年。与安慰剂组相比,使用伊班膦酸骨并发症的发生率降低,6mg 剂量组效果显著（$P=0.004$）,伊班膦酸 6mg 较安慰剂组可降低约 38% 新的骨事件发生率。另外两项关于伊班膦酸口服用药的研究,伊班膦酸采用 50mg 口服,每日一次,亦能显著降低 SRE 风险（$HR=0.62$；$P=0.000\ 1$）。ZICE Ⅲ 期研究,比较了口服伊班膦酸 50mg 每日一次,与唑来膦酸 4mg 静脉滴注 15 分钟,每 3~4 周一次的疗效。两组的年骨相关事件发生率分别为 49.9% 和 43.5%，RR 1.148，因此口服伊班膦酸效果不如唑来膦酸，但相对实用方便。

骨转移患者，临床如无双膦酸盐应用禁忌证均推荐应用双膦酸盐治疗。包括：①骨转移引起的高钙血症；②骨转移引起的骨痛；③ECT 异常，X 线或 CT、MRI 证实骨转移；④ECT 异常，X 线正常，但 CT 或 MRI 显示骨破坏；⑤无骨痛症状，但影像学诊断为骨破坏。下列情况不推荐使用双膦酸盐：①ECT 异常，X 线正常，CT 或 MRI 也未显示骨破坏；②存在骨转移风险［乳酸脱氢酶（lactate dehydrogenase，LDH）或碱性磷酸酶（alkaline phosphatase，ALP）增高］的患者。

关于双膦酸的用药时间，在乳腺癌中已有用药 2 年以上的安全性数据，因此临床实践中推荐用药可达 2 年甚至更长时间，每 3~4 周一次。对于乳腺癌患者预防由于抗肿瘤治疗引起的骨丢失（cancer treatment-induced bone loss，CTIBL）导致的骨丢失则推荐使用 5 年，每年给药 2 次。停药的指征：①用药过程中检测到与双膦酸盐治疗相关的严重不良反应；②治疗过程中出现肿瘤恶化或出现其他脏器转移并危及患者生命；③继续用药不能获益；④经过其他治疗后骨痛缓解，不是停药指征。另外，研究表明患者治疗期间出现骨痛加重或 SRE 时，继续接受唑来膦酸治疗，可以减少再次发生 SRE 的风险，因此在应用某种双膦酸盐治疗过程中即使发生 SRE 仍建议继续用药，换药是否获益还需更多的临床研究证实。双膦酸盐的常规使用方法见表 34-2。

表 34-2　双膦酸盐药物治疗骨转移的用法用量

双膦酸盐药物治疗骨转移的用法用量
氯膦酸盐片剂 1 600mg/d，口服给药 氯膦酸盐针剂 300mg/d，静脉注射，>2 小时持续 5 天，之后换成口服给药
帕米膦酸盐 90mg，静脉注射，>2 小时，每 3~4 周重复一次
唑来膦酸盐 4mg，静脉注射，>15 分钟，每 3~4 周重复一次
伊班膦酸盐 6mg，静脉注射，>15 分钟，每 3~4 周重复一次
伊班膦酸负荷疗法 6mg，静脉注射，>15 分钟，连续 3 天，每 3~4 周重复一次

双膦酸盐最重要的副作用是肾毒性，可表现为急性肾损伤或慢性肾功能不全，帕米膦酸还可导致肾病综合征。双膦酸盐的肾毒性与输注时间和用药剂量相关，输注时间不能低于说明书中建议的滴注时间，剂量不小于推荐剂量。一般情况下肌酐清除率<30ml/min 不建议使用唑来膦酸或帕米膦酸。双膦酸盐其他的不良反应还有流感样症状、肌肉骨骼疼痛、胃肠道反应、心律失常（包括心房颤动和室上性心动过速等），长期应用还会出现下颌骨坏死。用药期间需注意：①监测电解质及肾功能，尤其是肌酐、血钙、磷酸盐和镁等指标；②长期应用，应注意每日补充 500mg 钙和适量维生素 D；③对少数患者长期使用双膦酸盐后有发生颌骨坏死的风险（由高到低为唑来膦酸、帕米膦酸、阿仑膦酸、利塞膦酸、伊班膦酸），应在用药前进行口腔检查，并进行适当的预防性治疗；用药期间应注意口腔卫生，尽量避免包括拔牙在内的口腔手术，如出现牙龈肿痛应停用，必要时下颌骨摄片评估风险。

（五）靶向治疗

1. 核因子 κB 受体活化因子配体（receptor activator of NF-κB ligand，RANKL）/核因子 κB 受体活化因子（receptor activator of NF-κB，RANK）抑制剂　骨质的形成是由破骨细胞骨吸收活性和成骨细胞骨沉积作用动态调节的结果。RANKL/RANK/骨保护素（osteoprotegerin，OPG）是肿瘤坏死因子（tumor necrosis factor，TNF）和 TNF-受体超家族的成员，是破骨细胞形成,功能和存活的主要介质。正常过程中的 RANKL 由成骨细胞分泌并结合于 RANK,而 RANK 则表达于破骨细胞前体和成熟破骨细胞。有研究表明 RANK 在原发肿瘤中的表达水平与骨转移相关,实体瘤骨转移的原发肿瘤中有 80% 存在 RANK 表达,表明 RANK 可促使癌细胞向骨转移。

地舒单抗(denosumab)是人源化的 IgG2 单克隆抗体,与 RANKL 结合,阻止破骨细胞介导的骨吸收过程。在乳腺癌中的一项纳入 2 046 例患者的研究显示地舒单抗(120mg,皮下注射)较唑来膦酸显著延长首次 SRE 事件时间(HR=0.82;P=0.01),骨并发症的概率也明显降低(P=0.004)。两组患者总生存及不良反应发生率相似,肾功能损害、急性期反应(如发热)在唑来膦酸组更多见,低钙血症在地舒单抗组更常见。在去势治疗耐药的前列腺癌骨转移中的研究显示,地舒单抗比唑来膦酸亦能明显延长首次发生 SRE 的时间(21 个月 vs 17 个月,P=0.008)。最近的一项荟萃分析再次确认了地舒单抗较唑来膦酸在实体肿瘤骨转移治疗中的优势(首次 SRE 时间:OR=0.82,95% CI 0.75~0.89;P<0.000 1),然而总生存无差异(OR=1.02;P=0.71)。

不良反应方面,研究数据中地舒单抗与唑来膦酸肾毒性相当,但地舒单抗多数通过网状内皮系统清除,在肾功能损害的患者可小心使用,密切监测。低钙和低磷血症也重更常见,建议患者同时补充维生素 D。下颌骨坏死的发生率与唑来膦酸相似,均在 2%~1.4%(P=0.39)。美国临床肿瘤学会(American Society of Clinical Oncology,ASCO)建议在治疗前应接受口腔检查,并采取口腔预防性治疗,开始治疗后保持口腔卫生,尽量避免口腔有创操作。

目前通常将双膦酸盐和地舒单抗称为骨改良药物。现有研究不支持其用于骨转移预防性治疗。ASCO 建议 X 线、CT 或 MRI 证实有明确骨转移者,需开始使用骨改良药物。仅骨扫描发现异常,而 X 线、CT 或 MRI 阴性者,也不建议使用上述药物。关于治疗的持续时间无统一定论,多数临床研究评估的时间是两年或至不可耐受的不良反应。

2. 其他可能的治疗靶点

(1)组织蛋白酶 K 途径:组织蛋白酶 K 是一种溶酶体半胱氨酸蛋白酶,可由激活的破骨细胞分泌,促进破骨细胞对 I 型胶原的消化,促进骨基质降解。体外实验显示组织蛋白酶 K 的拮抗剂有抑制肿瘤侵袭的作用。目前临床在研的有选择性组织蛋白酶 K 抑制剂 odanacatib,也称为 MK-0822,用于骨质疏松的治疗。Ⅱ期对照研究使用 odanacatib 5mg 每日一次与唑来膦酸 4mg 静脉滴注 1 次。4 周后两组均出现骨标志物下降,疗效相似。鉴于此,评估 odanacatib 在前列腺癌和乳腺癌骨转移中的Ⅲ期研究正在进行(NCT00691899 和 NCT00692458)。

(2)细胞 Src 激酶途径:原癌基因 *Src* 是一种膜相关酪氨酸激酶,能够调节恶性肿瘤细胞的增殖、血管生成、黏附与侵袭、转移等。此外,它对破骨细胞和成骨细胞的活化和调节起重要作用,对破骨细胞吸收活性起正性调节,并可抑制成骨细胞的成熟。临床前研究和动物实验显示 Scr 抑制剂能够抑制骨破坏和肿瘤细胞生长。目前在研的相关药物有 dasatinib、bosutinib 和 saracatinib。

dasatinib 是目前研究最广泛的 Scr 抑制剂。体外研究显示可抑制破骨细胞的形成和成骨细胞增殖。READY Ⅲ期研究纳入 1 500 例未化疗过的去势治疗抵抗的转移性前列腺癌患者,治疗方案为多西他赛联合泼尼松,联合或不联合 dasatinib 150mg,每日一次治疗,两组总生存无差异(21.5 个月 vs 21.2 个月,P=0.90)。

另外两种均为口服酪氨酸激酶抑制剂,已有的体外和体内试验显示 saracatinib 可抑制前列腺癌细胞的增殖和破骨细胞的分化及其介导的骨吸收。目前的 Ⅱ 期临床研究显示其耐受性良好。临床前研究亦显示 bosutinib 抑制骨转移的作用。但在乳腺癌的 Ⅱ 期研究，其与来曲唑联合的 3/4 级不良反应发生率明显升高，后续研究因此未继续进行。

（3）肝细胞生长因子受体（hepatocyte growth factor receptor，HGFR/MET）/ 肝细胞生长因子（hepatocyte growth factor，HGF）途径：受体酪氨酸激酶 MET 及其配体 HGF 信号通路目前在恶性循环肿瘤的研究较为广泛，该通路的激活可导致肿瘤生长，侵袭和转移。成骨细胞和破骨细胞均可表达 HGF 和 MET 并介导细胞应答，例如增殖、迁移和分化。卡博替尼（cabozantinib）是口服的酪氨酸激酶抑制剂，对 Met 及 VEGF2 均有较强的活性。在激素抵抗的转移性前列腺癌的 Ⅱ 期研究结果显示卡博替尼明显优于安慰剂，68% 的患者骨扫描明显改善，12% 达到完全缓解。67% 的患者骨痛缓解，麻醉性镇痛药使用下降 56%。两组患者的中位 PFS 分别为 23.9 周和 5.9 周（$HR=0.12$；$P<0.001$）。后续的进行的与泼尼松对比的 Ⅲ 期研究显示卡博替尼无明显总生存的获益。

（4）哺乳动物雷帕霉素靶蛋白（mammalian target of rapamycin，mTOR）途径：mTOR 是一种不典型的丝氨酸 / 苏氨酸蛋白激酶，最早在 1991 年酵母作为雷帕霉素靶蛋白时被发现。在哺乳动物中主要的功能是翻译调节，mTOR 激活后正性调节核糖体 S6 蛋白激酶（S6 protein kinase，S6K）和真核细胞始动因子 4E 结合蛋白 1（4E binding protein 1，4EBP1），增加促进细胞生长的关键蛋白的翻译。因此抑制 mTOR 可将细胞周期阻滞在 G1 期，从而触发细胞凋亡。依维莫司（everolimus）是一种口服的 mTOR 抑制剂。体外研究显示抑制 mTOR 途径可降低正常骨组织和骨转移瘤中的骨吸收活性。BOLERO-2 研究，雌激素受体阳性乳腺癌患者在非甾体芳香化酶抑制剂治疗进展后随机接受依维莫司联合依西美坦或单用依西美坦治疗。随访 18 个月，联合依维莫司组中位 PFS 明显优于依西美坦组（$P<0.001$），随访 12 周时联合组骨进展事件发生率低与依西美坦组（3.5% vs 6.6%），随访至 30 周时这种优势仍然存在（8.1% vs 15%）。RADAR 研究中，只有骨转移的 HER2 阴性乳腺癌患者口服依维莫司 10mg/d，8 周后患者进行随机分组，一组继续依维莫司治疗，一组安慰剂对照。持续依维莫司治疗组患者的 TTP 长于安慰剂组（37 周 vs 12.6 周，$P=0.081\ 8$）。提示仅有骨转移的患者可能从依维莫司治疗中获益。

（5）Wnt 途径：Wnt 途径是体内一条非常保守的信号传导途径，其在细胞增殖、分化及肿瘤形成中起重要作用。Wnt 途径的主要组成部分：Wnt 信号蛋白，胞膜受体卷曲蛋白（frizzied，Frz）、低密度脂蛋白受体相关蛋白 5/6（LDL-receptor-related protein，LRP）、胞质内 β-catenin 蛋白、散乱蛋白（dishevelled，Dsh）、腺瘤性结肠息肉病（adenomatous polyposis coli，APC）（一种抑癌基因）、糖原合成酶激酶 -3（glycogen synthase kinase-3，GSK-3）等蛋白分子，细胞核内 T 细胞因子 / 淋巴细胞增强因子（T cell factor/lymphoid enhancer factor，TCF/LEF）转录因子家族等。Wnt 与 Fr 及 LRP5/6 结合，作用于胞质内的 Dsh，Dsh 切断 β-catenin 的降解途径，使 β-catenin 在细胞质中积累，并进入细胞核，与 LEF/TCF 相互作用，调节靶基因的表达，促进基因转录。Wnt 通路的核心是胞质内 β-catenin，β-catenin 水平低下时，Wnt 通路关闭，当其水平较高时，Wnt 通路开放。在正常未受刺激的细胞中无 Wnt 信号，该通路成关闭状态。当 Wnt 通路活化时，会导致细胞出现异常增殖和分化，从而导致肿瘤形成。研究发现，许多肿瘤中存在不程度的 β-catenin 基因突变。在甲状腺癌、结直肠癌、肝细胞癌中突变率可达 50% 以上，胃癌中约 26%，前列腺癌中约 15%。

糖蛋白 Dickkop（Dickkop，DKK-1）是一种 Wnt 信号通路的抑制剂，它在细胞外与 Wnt 竞争性结合 LRP5/6,从而阻断下游信号的传导进一步阻断靶基因的转录。研究表明 Wnt 途径可促进破骨细胞增殖和活性,而肿瘤细胞可以分泌 Dkk1,Dkk1 则通过抑制 Wnt 途径抑制骨形成,同时又可通过核因子 -κB 受体活化因子(Receptor activator of NK-κb,RANK)/ 核因子 -κB 受体活化因子配体(Receptor activator of NK-κb ligand,RANKL)/ 骨保护素(osteoprotegerin,OPG)途径促进破骨细胞的分化与成熟。研究发现在多发性骨髓瘤和乳腺癌骨转移患者中血浆 DKK1 水平升高。BHQ88O 是完全人源化的抗 Dkk1 中和免疫球蛋白,目前在多发性骨髓瘤的 Ib 期研究显示 BHQ88O 与唑来膦酸联合耐受性较好,并显示出一定疗效。

(6)激活素 A(activin A)途径:激活素 A 主要由成骨细胞系分泌,通过与 RANKL 协同激活破骨细胞,同时抑制成骨细胞的分化。研究显示乳腺癌及前列腺癌骨转移患者中激活素 A 的水平高于无骨转移的患者。目前在研的激活素 A 抑制剂为 sotatercept(ACE-011),Ⅰ期研究结果提示其能增加骨形成,影响骨吸收。目前相关的 Ⅱ 期研究主要在多发性骨髓瘤患者中进行。

(7)内皮素(endothelins,ET)途径:多种组织均可产生内皮素(ET-1~3),可调节激素产生、血管舒缩及细胞增殖。研究显示转移性前列腺癌中循环 ET-1 的水平增加,在骨微环境中,ET-1 调节成骨细胞和破骨细胞的平衡来促进新骨形成,同时增殖的成骨细胞又可促进转移至骨的肿瘤细胞的生长。成骨型骨转移是前列腺癌的主要骨转移类型。阿曲生坦(atrasentan)是内皮素 A 的抑制剂,动物实验显示可以抑制小鼠成骨细胞的形成。在 Ⅱ 期临床研究中,与安慰剂相比,阿曲生坦可以明显延迟激素抵抗的转移性前列腺癌的进展时间。然而Ⅲ期研究未能得到同样的结论。zibotentan 是一种口服的内皮素抑制剂,相关的临床研究也未获得阳性结果。

(郝学志)

参考文献

[1] 孙燕,管忠震,廖美琳,等.肺癌骨转移诊疗专家共识(2014 版)[J]. 中国肺癌杂志,2014,17(2):57-72.
[2] 江泽飞,陈佳艺,牛晓辉,等.乳腺癌骨转移和骨相关疾病临床诊疗专家共识(2014 版)[J]. 中华医学杂志,2015,95(4):241-247.
[3] 恶性肿瘤骨转移及骨相关疾病临床诊疗专家共识专家组.前列腺癌骨转移临床诊疗专家共识(2008 版)[J]. 中华肿瘤杂志,2010,32(5):396-398.
[4] 恶性肿瘤骨转移及骨相关疾病临床诊疗专家共识专家组.肾癌骨转移临床诊疗专家共识(2008 版)[J]. 中华肿瘤杂志,2010,32(4):317-319.
[5] PATERSON A H, POWLES T J, KANIS J A, et al. Double-blind controlled trial of oral clodronate in patients with bone metastases from breast cancer [J]. J Clin Oncol, 1993, 11 (1): 59-65.
[6] KRISTENSEN B, EJLERTSEN B, GROENVOLD M, et al. Oral clodronate in breast cancer patients with bone metastases: A randomized study [J]. J Intern Med, 1999, 246 (1): 67-74.
[7] TUBIANA-HULIN M, BEUZEBOC P, MAURIAC L, et al. Double-blinded controlled study comparing clodronate versus placebo in patients with breast cancer bone metastases [J]. Bulletin Du Cancer, 2001, 88 (7): 701-707.
[8] ROSEN L S, GORDON D, KAMINSKI M, et al. Long-term efficacy and safety of zoledronic acid compared with pamidronate disodium in the treatment of skeletal complications in patients with advanced multiple myeloma or breast carcinoma: A randomized, double-blind, multicenter, comparative trial [J]. Cancer, 2003, 98 (8): 1735-1744.
[9] BARRETT-LEE P, CASBARD A, ABRAHAM J, et al. Oral ibandronic acid versus intravenous zoledronic acid in treatment of bone metastases from breast cancer: A randomised, open label, non-inferiority phase 3 trial [J]. Lancet

Oncol, 2014, 15 (1): 114-122.

[10] SAAD F, GLEASON D M, MURRAY R, et al. Long-term efficacy of zoledronic acid for the prevention of skeletal complications in patients with metastatic hormone-refractory prostate cancer [J]. J Natl Cancer Inst, 2004, 96 (11): 879-882.

[11] BODY J J, DIEL I J, LICHINITSER M R, et al. Intravenous ibandronate reduces the incidence of skeletal complications in patients with breast cancer and bone metastases [J]. Ann Oncol, 2003, 14 (9): 1399-1405.

[12] STOPECK A T, LIPTON A, BODY J J, et al. Denosumab compared with zoledronic acid for the treatment of bone metastases in patients with advanced breast cancer: A randomized, double-blind study [J]. J Clin Oncol, 2010, 28 (35): 5132-5139.

[13] FIZAZI K, CARDUCCI M, SMITH M, et al. Denosumab versus zoledronic acid for treatment of bone metastases in men with castration-resistant prostate cancer: A randomised, double-blind study [J]. Lancet, 2011, 377 (9768): 813-822.

[14] ZHENG GZ1, CHANG B1, LIN FX1, et al. Meta-analysis comparing denosumab and zoledronic acid for treatment of bone metastases in patients with advanced solid tumours [J]. Eur J Cancer Care (Engl), 2017, 26 (6): e12541-e12541.

[15] ARAUJO J C, TRUDEL G C, SAAD F, et al. Docetaxel and dasatinib or placebo in men with metastatic castration-resistant prostate cancer (READY): A randomised, double-blind phase 3 trial [J]. Lancet Oncol, 2013, 14 (13): 1307-1316.

[16] IYER S P, BECK J T, STEWART A K, et al. A Phase ⅠB multicentre dose-determination study of BHQ880 in combination with anti-myeloma therapy and zoledronic acid in patients with relapsed or refractory multiple myeloma and prior skeletal-related events [J]. Br J Haematol, 2014, 167 (3): 366-375.

[17] SMITH D C, SMITH M R, SWEENEY C, et al. Cabozantinib in patients with advanced prostate cancer: Results of a phase Ⅱ randomized discontinuation trial [J]. J Clin Oncol, 2013, 31 (4): 412-419.

[18] GNANT M, BASELGA J, RUGO H S, et al. Effect of everolimus on bone marker levels and progressive disease in bone in BOLERO-2 [J]. J Natl Cancer Inst, 2013, 105 (9): 654-663.

[19] MAASS N, HARBECK N, MUNDHENKE C, et al. Everolimus as treatment for breast cancer patients with bone metastases only: Results of the phase Ⅱ RADAR study [J]. J Cancer Res Clin Oncol, 2013, 139 (12): 2047-2056.

[20] HOSKIN P, SARTOR O, O'SULLIVAN J M, et al. Efficacy and safety of radium-223 dichloride in patients with castration-resistant prostate cancer and symptomatic bone metastases, with or without previous docetaxel use: A prespecified subgroup analysis from the randomised, double-blind, phase 3 ALSYMPCA trial [J]. Lancet Oncol 2014, 15 (12): 1397-1406.

第**35**章 肿瘤急症及并发症的治疗

第1节 肿瘤溶解综合征的治疗

肿瘤溶解综合征（tumor lysis syndrome，TLS）是可能导致严重临床后果的肿瘤急症之一，常发生于细胞倍增速度快、对治疗非常敏感的肿瘤类型，尤其是淋巴造血系统肿瘤如白血病、非霍奇金淋巴瘤等，它在其他实体肿瘤也可能发生。TLS 是由于肿瘤细胞快速崩解，使细胞内物质及其代谢产物释放入血液而引发的一系列病理生理过程，严重时可导致急性肾衰竭、心律失常，乃至死亡。这种肿瘤细胞的崩解可以是自发的，更多则是由针对肿瘤的药物治疗所致，后者一般发生在首次给药后 12~72 小时内。鉴于其可能导致的严重临床后果，TLS 在肿瘤患者的临床诊疗过程中必须给予充分的重视。

一、发病情况与危险因素

TLS 容易发生于增长快、对治疗敏感的肿瘤类型，如急性淋巴细胞白血病（acute lymphoblastic leukemia，ALL）、急性粒细胞白血病（acute myeloid leukemia，AML）、伯基特淋巴瘤等。任何可以杀灭肿瘤的手段（化疗、放疗、靶向治疗、免疫治疗等）均可能导致 TLS 的发生，而药物治疗是最主要的诱因。我国学者报道，在 265 例初治的儿童急性淋巴细胞白血病患者中，TLS 发生率为 22.6%（60/265）；在 380 例急性白血病患者中，TLS 发生率为 20.8%（79/380），其中还包括 6 例自发性 TLS。而在慢性淋巴细胞白血病（chronic lymphoblastic leukemia，CLL）、慢性粒细胞白血病（chronic myeloid leukemia，CML）、惰性淋巴瘤等其他造血系统恶性肿瘤中，TLS 的发生率则<1%。在实体瘤中，TLS 的发生率要低得多，文献中多为个案报道，但随着近年来治疗手段的进步以及患者生存期的延长，相关的病例报道呈现出增多的趋势。

TLS 的高危因素除了特定的肿瘤类型以外，肿瘤负荷大（如白细胞计数>25×10^9/L、乳酸脱氢酶>2 倍正常上限、肿瘤直径>10cm 等），治疗前尿酸水平>450mmol/L；机体存在脱水、酸中毒、肾功能损伤、肿瘤侵犯肾脏等情况均为 TLS 的高危因素。由于众多的危险因素难以单独用以判断 TLS 的发生风险，Cairo 等制订了风险分层标准用以指导临床评估和治疗（表 35-1）。

表 35-1　TLS 的风险分层

高危	中危	低危
伯基特淋巴瘤和淋巴母细胞淋巴瘤： Ⅲ/Ⅳ期， 或Ⅰ/Ⅱ期伴有 LDH≥2 倍正常上限	伯基特淋巴瘤和淋巴母细胞淋巴瘤： Ⅰ/Ⅱ期且 LDH<2 倍正常上限	–
成人 T 细胞淋巴瘤，弥漫大 B 细胞淋巴瘤，外周 T 细胞淋巴瘤，套细胞淋巴瘤： 成人患者：LDH>正常上限并伴有大肿块 儿童患者：Ⅲ/Ⅳ期伴有 LDH≥2 倍正常上限 –	成人 T 细胞淋巴瘤，弥漫大 B 细胞淋巴瘤，外周 T 细胞淋巴瘤，套细胞淋巴瘤： 成人患者：LDH>正常上限不伴有大肿块 儿童患者：Ⅲ/Ⅳ期伴有 LDH<2 倍正常上限 间变大细胞淋巴瘤： Ⅲ/Ⅳ期的儿童患者	成人 T 细胞淋巴瘤，弥漫大 B 细胞淋巴瘤，套细胞淋巴瘤： 成人患者：LDH 正常 儿童患者：Ⅰ/Ⅱ期 间变大细胞淋巴瘤： 成人及Ⅰ/Ⅱ期儿童患者 实体瘤，多发性骨髓瘤，惰性非霍奇金淋巴瘤，霍奇金淋巴瘤，CLL，CML
–	–	
AML：WBC≥100×10^9/L	AML：WBC 25~100×10^9/L 或 WBC<25×10^9/L 但 LDH≥2 倍正常上限	AML：WBC<25×10^9/L LDH<2 倍正常上限
ALL：WBC≥100×10^9/L 或 WBC<100×10^9/L 但 LDH≥2 倍正常上限	ALL：WBC<100×10^9/L LDH<2 倍正常上限	–
中危者伴有肾功能不全或肿瘤侵及肾脏 中危者伴血尿酸、钾、磷升高	低危者伴有肾功能不全或肿瘤侵及肾脏	–

注：AML：acute myeloid leukemia，急性粒细胞白血病；ALL：acute lymphoblastic leukemia，急性淋巴细胞白血病；CLL：chronic lymphoblastic leukemia，慢性淋巴细胞白血病；CML：chronic myeloid leukemia，慢性粒细胞白血病；LDH：lactate dehydrogenase，乳酸脱氢酶；WBC：white blood cell，白细胞。

二、肿瘤溶解综合征的病理生理

无论是自发性还是治疗性因素导致的肿瘤细胞快速崩解，都将释放出大量细胞内容物入血，从而导致一系列代谢紊乱，如高钾血症、高磷血症、高尿酸血症和低钙血症等。它们直接或间接导致的临床症状或生理功能改变正是 TLS 的危害所在。

（一）高尿酸血症　释放入血的核酸经分解代谢使嘌呤分解为次黄嘌呤，然后是黄嘌呤，在黄嘌呤氧化酶的作用下最后转变为尿酸。尿酸在正常情况下经肾脏排泄，难溶于水，在血尿酸明显升高的情况下，它会在远端肾小管的酸性环境下形成结晶沉积下来，从而导致肾功能不全或急性肾衰竭。它也是 TLS 最核心的代谢异常。

（二）高钾血症　肿瘤细胞崩解后细胞内钾离子快速大量释放入血将导致高钾血症，严重的高钾血症可导致心律失常，甚至心脏骤停；也可导致神经肌肉问题，如肌肉痉挛和感觉异常。

（三）高磷血症和低钙血症　肿瘤细胞内的磷含量本就远高于正常细胞，细胞崩解后，血液中的磷很难通过肾脏的正常生理功能外排，从而导致高磷血症。往往同时存在的高尿酸血症可能导致的肾功能异常将进一步降低机体对血磷的调节能力。血磷升高将导致更多的磷酸钙沉积于肾小管,这将继发引起低钙血症,同时它也会导致或加重肾功能异常。

三、肿瘤溶解综合征的诊断和分级

目前通用的 TLS 的诊断系统将其分为实验室 TLS(laboratory LTS,LTLS)和临床 TLS (clinical TLS,CTLS),以便于区分临床上不需治疗性干预的患者和可能危及生命的重症患者。 2004 年 Cairo 和 Bishop 针对既往的 TLS 诊断系统做了修订,以更好的贴合临床实践。Cairo-Bishop 诊断标准中 LTIS 的定义见表 35-2,CTLS 则定义为 LTLS 合并以下至少一项:①肾功能损伤,血肌酐≥1.5 倍年龄校正的正常上限;②心律失常 / 猝死;③癫痫。要注意的是,有些临床治疗或干预手段可能直接导致肾功能损伤等上述情况发生,是需要排除在外的。另外,也有学者提出,以血肌酐作为肾功能损伤的评价标准所受干扰因素较多,比如年龄、水化情况、肌肉含量等均可能造成影响,建议以肾小球滤过率≤60ml/min 作为 CTLS 诊断中对肾功能的评价标准。

表 35-2 LTLS 的诊断标准

	LTLS*
尿酸	≥476μmol/L 或较基线上升不少于 25%
血钾	≥6.0μmol/L 或较基线上升不少于 25%
血磷	≥2.1mmol/L(儿童),≥1.45mmol/L(成人)或较基线上升不少于 25%
血钙	≤1.75mmol/L 或较基线下降不少于 25%

注:*LTLS 诊断需满足表中至少 2 项;LTLS:laboratory tumor lysis syndrome,实验室肿瘤溶解综合征。

针对 TLS 的严重程度进行分级有利于进行临床评估和经验总结。在肿瘤治疗临床实践以及临床研究中,常见不良事件评价标准(Common Terminology Criteria for Adverse Events, CTCAE)是一个常用的通用型评价体系。在 CTCAE5.0 版中针对 TLS 的分级是较为简单的:出现 TLS 即为 3 级,危及生命或者需要紧急治疗干预为 4 级,导致死亡为 5 级。Cairo 和 Bishop 根据其制订的诊断标准中 LTLS 存在与否以及 CTLS 标准中各项的严重程度将 TLS 分为 0~5 级, Tosi 等则在此基础上将肌酐清除率加入肾功能的评价体系,并精减掉 Cairo-Bishop 分级标准中非 TLS 的 0 级和导致死亡的 5 级,将 TLS 分为 1~4 级(表 35-3)。

表 35-3 TLS 的分级

	1级	2级	3级	4级
LTLS	+	+	+	+
肾功能损伤	肌酐≤1.5 倍正常上限或肌酐清除率 30~45ml/min	1.5 倍<肌酐≤3 倍正常上限或肌酐清除率 20~30ml/min	3 倍<肌酐≤6 倍正常上限或肌酐清除率 10~20ml/min	肌酐>6 倍正常上限或肌酐清除率<10ml/min
心律失常	不需要干预	不需要紧急干预	有症状;症状控制不佳;需使用器械控制(如除颤仪)	危及生命(如心律失常合并充血性心力衰竭、低血压、晕厥、休克)
癫痫	无	一次短暂全身发作;抗惊厥药物可控或偶有不影响日常生活活动的局灶性运动性癫痫发作	有意识改变的癫痫;控制不佳的癫痫发作;药物干预后仍出现癫痫全身大发作	长期、反复发作或难以控制的癫痫(如癫痫持续状态或顽固性癫痫)

四、肿瘤溶解综合征的预防和治疗

（一）肿瘤溶解综合征的预防

有高危因素的患者进行抗肿瘤治疗时，预防 TLS 的发生十分重要。TLS 发病的危险因素及风险分层可以帮助选择预防的手段，使在治疗之初就避免 TLS 的发生或降低其发生可能带来的临床风险。TLS 的预防手段主要在于充分水化、药物预防高尿酸血症、诱导化疗这些方面。充分水化是预防 TLS 最基础的手段，它可以通过增加血容量、肾脏血流灌注和肾小球滤过率而更多排出尿酸和磷；为保证尿量，也可联合利尿药物治疗，但这并不适用于低血容量或有尿路梗阻情况的患者；一般建议患者每日入量不少于 3L。根据 TLS 的风险分层，其预防在低危患者只需进行水化和临床监测，一般无须针对高尿酸血症进行药物预防，但在已发生代谢紊乱或肿瘤负荷大、肿瘤增殖迅速等情况时可考虑加用别嘌醇预防性治疗。国外指南中针对高危患者的药物性预防建议选用拉布立海（rasburicase），这是一种重组尿酸氧化酶，可以促进尿酸分解为尿囊素，可以更好地控制和降低尿酸。在《中国急性淋巴细胞白血病诊断与治疗指南》中指出在特定的患者群，应考虑给予预治疗以防止 TLS 的发生，这些患者包括确诊伯基特淋巴瘤的患者，ALL 患者，若白细胞计数 $\geqslant 50 \times 10^9/L$，或肝、脾、淋巴结肿大明显，或有发生肿瘤溶解特征者。预治疗亦即诱导化疗，一般使用激素、环磷酰胺、长春新碱等单药或联合使用，这样可能避免此类对治疗敏感的肿瘤在初始阶段即出现大量肿瘤细胞崩解而诱发 TLS。对于存在 TLS 发病风险患者的临床监测包括乳酸脱氢酶、尿酸、血钠、钾、钙、磷、血肌酐、尿素等血液学指标以及生命体征、尿量等，对于中低危患者需密切监测至首程化疗完成后至少 24 小时，而高危患者则需要临床医生全程密切关注病情变化，有必要时需转入重症监护病房处理。

（二）肿瘤溶解综合征的治疗

即便是最充分的预防性处理也不能完全避免 TLS 的发生，严密的临床监测十分重要。及早发现 TLS 并及时进行临床干预才能降低其引发严重临床后果的可能性。针对 TLS 的治疗主要是以下方面：水化和碱化、降低尿酸、电解质紊乱和急性肾衰竭的治疗。

1. 水化和碱化

（1）水化：不论是 TLS 的预防还是治疗，充分水化都是最基本的措施。一般每日补液量需达到 $2 \sim 3L/(m^2 \cdot d)$ [体重 $\leqslant 10kg$ 时：$200ml/(kg \cdot d^{-1})$]，并需要监测尿量使之达到 $80 \sim 100ml/(m^2 \cdot h)$ [体重 $\leqslant 10kg$ 时：$4 \sim 6ml/(kg \cdot d^{-1})$]，利尿药物的使用需根据尿量是否达标以及是否存在急性尿路梗阻或血容量不足来决定。需要注意补液时应避免给予钾、钙、磷，否则可能加重 TLS 导致的高钾血症、高磷血症和磷酸钙沉积。

（2）碱化：因为尿酸在碱性环境的溶解度较酸性环境更高，使用碳酸氢钠碱化尿液过去常被认为可以用来促进尿酸的排泄，但这一点并无明确证据支持，而且碱化尿液还可能增加磷酸钙沉积的风险。因此，目前用碳酸氢钠碱化尿液仅推荐用于出现代谢性酸中毒的情况下。

2. 降低尿酸　尿酸来源于快速崩解的肿瘤细胞所释放的核酸嘌呤的代谢。嘌呤分解代谢依次产生次黄嘌呤、黄嘌呤，通过黄嘌呤氧化酶转化成尿酸。尿酸结晶沉积于肾小管是 TLS 造成急性肾功能不全乃至急性肾衰竭的主要原因。不论是减少尿酸的合成还是促进其分解都能够起到针对 TLS 的治疗作用，别嘌醇的作用机制针对的是前者，拉布立海则是后者。别嘌醇在临床使用已超过半个世纪，广泛应用于国内临床实践中；拉布立海在国外上市也已有二十余年，在我国于 2018 年批准上市。

(1) 别嘌醇:别嘌醇是通过竞争抑制黄嘌呤氧化酶的功能从而阻止次黄嘌呤和黄嘌呤转化为尿酸。多年的临床使用已证实它能够有效阻止尿酸形成,并降低尿酸所致肾功能损伤的风险。它的起效时间较长,一般需在诱导化疗前 1~2 天开始用药,推荐剂量:每 8 小时一次,每次 100mg/m² 口服(每日总量不超过 800mg);也可以静脉给药,总量 200~400mg/m²,分 1~3 次给予 (每日总量不超过 600mg);肾功能不全时用量减半。一般应持续使用至化疗后的 3~7 天,待尿酸水平恢复正常且 TLS 的风险评估降至低危级别后方可停药。别嘌醇的主要局限性在于不能减少已经产生的尿酸,因此其临床使用的意义更多在于预防,对于已经发生的高尿酸血症,疗效并不理想。它还会造成黄嘌呤和次黄嘌呤的堆积,黄嘌呤在尿中的溶解度低,其结晶在肾小管沉积可能导致急性尿路梗阻。

(2) 尿酸氧化酶:在大多数哺乳动物体内,存在一种尿酸氧化酶,它可将尿酸分解为尿囊素;后者在尿中的溶解度是尿酸的 5~10 倍,易于从尿中排出。由于基因编码区的无义突变,在人体并无这种酶的存在。20 世纪 90 年代,针对非重组尿氧化酶的研究已发现其降低尿酸的作用较别嘌醇更强。拉布立海则是基因技术进步带来的重组尿酸氧化酶。已有多项临床研究表明拉布立海在预防与降低 TLS 导致的高尿酸血症方面效果很好且起效速度快;在与别嘌醇进行对比的临床研究中,拉布立海也体现出控制尿酸更好的疗效和安全性。它与别嘌醇相比还能避免黄嘌呤、次黄嘌呤沉积导致尿路梗阻的风险,而与非重组尿酸氧化酶相比则副作用明显减少。别嘌醇与拉布立海特点对比见表 35-4。国外 TLS 诊疗指南中均将拉布立海作为一项重要的治疗选择,建议用于高危患者的预防、出现 LTLS 或 CTLS 伴高尿酸血症的儿童患者、出现高尿酸血症的中危患者。推荐剂量:0.1~0.2mg/kg,每日一次;使用时间需根据血尿酸水平个体化调整,现有的数据提示持续用药时间平均为 3 天(1~7 天)。拉布立海于我国上市后,尚需积累我国患者的临床使用数据,探索对于不同患者群体、不同使用时机下的最佳剂量。

表 35-4 别嘌醇与拉布立海对比

	别嘌醇	拉布立海
剂型	静脉和口服制剂	静脉制剂
作用机制	抑制黄嘌呤氧化酶	将尿素转化为尿囊素
对尿酸的影响	可在初始治疗后降低尿酸 对已存在的高尿酸无效	可在初始治疗后降低尿酸 可降低已存在的高尿酸
起效时间	慢(数日)	快(数小时)
肝肾功能受损时的剂量调整	肾功能受损时需减量 肝功能受损时不受影响	肝肾功能受损时均不受影响
潜在药物相互作用	噻嗪类利尿药,6- 巯嘌呤或硫唑嘌呤,氯磺丙脲,环孢素,环磷酰胺和其他细胞毒药物(加重骨髓抑制),氨苄青霉素或羟氨苄青霉素(加重皮疹)	临床试验未收集到相关数据 临床前活体试验未见细胞色素 P450 酶的诱导或抑制作用

3. 电解质紊乱和急性肾衰竭的治疗 高钾血症、高磷血症和低钙血症是 TLS 发生后常见的电解质紊乱,它们与肾功能的损伤互为影响,不积极进行处理,可能导致肾衰竭、心律失常、猝死。

(1) 高钾血症:最明显的影响是心律失常,严重时可以导致猝死。当血钾超过 7mmol/L 或心电图出现 QRS 波增宽时需要立即干预。无症状患者可给予阳离子交换树脂辅助排钾,有症状的患者要立即给予高张葡萄糖 + 胰岛素以促进钾离子进入细胞内,患者需全程密切心电监护。

(2)高磷血症:可用磷酸结合剂治疗。治疗过程中需注意避免进食含磷高的食物,通过调节血磷水平,低钙血症可自行恢复。若患者出现低钙所致的临床症状则可给予葡萄糖酸钙治疗,给药缓慢的同时还应做心电监护。

(3)高尿酸、高血磷:这些代谢紊乱、患者的水电解质平衡情况以及某些干预措施均会影响到肾脏功能。在国外,拉布立海应用于临床以后,只有大约 3%(儿童患者的 1.5%,成人患者的 5%)的患者需要接受血液透析。高危患者在化疗时应尽可能处于能够及时进行血液透析的环境中。TLS 的患者如果出现少尿、高磷难以控制等情况时,必须立即由专科评估血液透析的必要性。重症 TLS 患者如能及时进行血液透析,绝大多数可摆脱死亡危险。

综上,TLS 这种肿瘤急症,如果没有及时发现和处理,有可能导致最严重的临床结局。临床医生在治疗有高危因素的患者时需要从始至终地评估和关注病情变化,重症患者的治疗还可能需要多学科合作,也要求肿瘤科医生具备更开阔的视野。

第 2 节　高钙血症的治疗

高钙血症指血浆离子钙(血气分析)水平 >1.5mmol/L。由于血浆中钙的形式主要存在离子钙和结合钙,而结合钙又以白蛋白结合钙为主,所以血清校正钙(mmol/L)[测定钙 +0.02 × (40-ALB(g/L)]>2.5mmol/L 时也可以判读为存在高钙血症。

一、高钙血症的流行病学和临床表现

20%~30% 的恶性肿瘤患者中存在高钙血症。高钙血症是恶性肿瘤预后不良的独立危险因素。在恶性肿瘤中,高钙血症最常见于乳腺癌、肺癌、多发性骨髓瘤,且经常在恶性肿瘤临床诊断后发现。高钙血症的临床表现非特异,容易与恶性肿瘤骨转移或细胞毒性药物导致的消化道反应相混淆(表 35-5)。

表 35-5　与癌症相关的高钙血症临床表现

器官系统	临床表现
神经系统	乏力;焦虑、谵妄、痴呆等精神类症状或昏睡、昏迷等觉醒程度降低
心血管系统	心电图可表现为 QT 间期缩短,PR 间期延长,心动过缓等各种心律失常,对洋地黄类药物敏感性增强;血压升高
骨骼肌肉系统	肌无力、骨痛、骨量减少或骨质疏松
消化系统	厌食、恶心、呕吐、便秘、腹痛、肠鸣音减弱或消失、消化性溃疡、胰腺炎
泌尿系统	多饮、多尿,肾结石形成,肾钙质沉着症,远端肾小管酸中毒,肾源性尿崩症,急性或慢性肾功能不全

二、高钙血症的病因诊断

钙调节生理学：人体内细胞外钙代谢，主要由甲状旁腺激素、1,25-(OH)2D3 和降钙素（calcitonin, CT）三个激素作用于肾脏、骨骼和小肠三个靶器官调节的。在正常人体内，通过甲状旁腺激素（PTH）、降钙素、1,25-(OH)2D3 三者的相互制约、相互协调，以适应环境变化，保持血钙浓度的相对恒定。其中甲状旁腺激素起主要作用。在血浆游离钙水平降低时，甲状旁腺激素通过直接动员骨钙释放入血，促进尿钙重吸收，间接通过提高活性维生素 D 的血浆水平促进肠道中钙的重吸收来维持正常的血钙水平，反之亦然。血浆游离钙水平升高时，降钙素也起着短暂降低血钙水平的作用。

（一）基于对生理状态下钙平衡调节的认识的恶性肿瘤相关高钙血症的病因

1. 甲状旁腺激素相关多肽（PTH-related peptide, PTHrP）：占恶性肿瘤相关高钙血症患者病因的比例高达 80%。PTHrP 是一种表达于多种神经内分泌组织及上皮组织的正常基因产物，最常见于鳞癌、乳腺癌、卵巢癌、肾癌、膀胱癌等。PTHrP 介导的高钙血症抑制了患者自身的甲状旁腺激素（PTH）释放，表现为血全段 PTH 测定低水平。PTHrP 和 PTH 在结构上相似，使骨钙重吸收增加、肾清除钙能力降低，从而血钙升高。另一方面，与 PTH 结构上的差异可以解释 PTHrP 不易导致 1,25- 羟维生素 D 的产生，PTHrP 和肠道钙吸收无关。简言之，PTHrP 对骨和肾的作用导致了最终的血钙水平升高。

2. 溶骨性转移后局部释放细胞因子。除 PTHrP 导致的高钙血症外，其余 20% 的恶性肿瘤相关高钙血症患者存在溶骨性转移。此种情况多见于实体瘤（如乳腺癌、肺癌），在多发性骨髓瘤中亦多见。肿瘤细胞不直接产生骨破坏，但其产生的多种细胞因子刺激了破骨细胞的生成和活动。

3. 肿瘤相关的血钙升高：其原因是升高的血 1,25- 羟维生素 D 水平。在霍奇金淋巴瘤和 1/3 非霍奇金淋巴瘤患者中，肿瘤细胞以非 PTH 依赖的方式促使 25- 羟维生素 D 在肾外转换为 1,25- 羟维生素 D 的量增多，而血 1,25- 羟维生素 D 主要和肠道钙吸收增加相关。

（二）高钙血症的诊断

1. 首先确认存在高钙血症，即根据血浆离子钙水平或血清蛋白校正值确认存在高钙血症。

2. 由于严重高钙血症或急症甚至高钙危象是常见且可能危及生命的肿瘤代谢急症，需要立即治疗。判断其严重程度时首先进行血容量和意识状态的评估，并同时开始进行高钙血症的病因诊断。除血钙和血白蛋白水平外，其他必要的辅助检查项目为血磷酸盐、血全段 PTH、血肌酐、血尿素氮等。

若血 PTH 中高度升高（血磷酸盐水平常和血 PTH 呈相反方向变化），需要考虑：①原发性甲状旁腺功能亢进（常见）或三发性甲状旁腺功能亢进；②异位 PTH 分泌（相当罕见）；③遗传性疾病家族性低尿钙高血钙症（FFH，少见）。

若血 PTH 降低或水平处于正常下限，需要考虑肿瘤相关高钙血症或维生素 D 中毒，此时需测定 PTHrP 和维生素 D 代谢产物 1,25- 羟维生素 D 和 25- 羟维生素 D。血 PTHrP 水平升高提示恶性肿瘤体液高钙血症。1,25- 羟维生素 D 水平升高需要考虑：①外源性维生素 D 制剂摄入；②肾外产生维生素 D（肾外 1α- 羟化酶被激活），如肉芽肿性疾病或淋巴瘤、结节病、结核感染；③肾内产生维生素 D，PTH 升高需考虑甲状旁腺功能亢进或异位 PTH 分泌。而 25- 羟维生素 D 升高则提示维生素 D 中毒或草药摄入。

若上述检查均没有提示或临床怀疑溶骨性转移后局部释放细胞因子,需要测定血尿蛋白电泳、血游离轻链、促甲状腺激素释放激素(TSH)、维生素 A,并行骨影像学检查协助寻找溶骨部位。

三、高钙血症的治疗

1. **一般处理**　适应证为轻中度血钙水平升高(血钙<3.5mmol/L)且无严重症状。具体的处理措施如下:

(1)停用可能导致或加重高钙血症的药物,包括维生素 D 类、维生素 A 类、噻嗪类利尿药。

(2)评估血容量和意识状态,补足容量,可能需加用袢利尿药。对于需要治疗的患者,立即积极补液和利尿。根据患者的容量状态,在第 1 个 24 小时内静脉输注生理盐水 3~6L。注意心功能不全或肾功能不全时谨慎控制入量和速度。补足容量(尿钠>20~30mmol/L,尿量>2L/d)后可考虑静脉给予袢利尿药。在此过程中需保证入量大于尿量以防止利尿过多造成容量净丢失。

(3)骨钙重吸收抑制剂。应用双膦酸盐配合晶体液输注,但起效时间较长(1~3 天)。推荐唑来膦酸 4mg 配生理盐水 100ml 静脉输注,输注时间大于 15 分钟。注意肾功能不全的患者需要减量,且双膦酸盐可能导致发热、全身关节疼痛等不适,造成低镁、低磷血症。

(4)除以上对症治疗外,高钙血症的病因治疗同样重要。而且在肿瘤相关高钙血症患者中,高钙血症的持续加重常和肿瘤本身进展相关,可考虑每 3~4 周输注唑来膦酸或帕米膦酸预防骨相关事件。

(5)若存在严重心肾功能不全等禁忌或肌酐清除率<10~20ml/min,不适合短时间内大量补液者可考虑血液透析。

2. **急性处理**　适应证为血钙水平过高(血钙≥3.5mmol/L)或出现严重症状甚至高钙危象。除上述一般处理外,可加用:

(1)血液透析:适应证为极严重高钙血症(血钙 4.5~5mmol/L),存在神经系统症状但是血流动力学稳定或严重高钙血症但肌酐清除率过低。注意使用不含钙剂的透析液。

(2)降钙素:降钙素起效时间最短(4~6 小时),但作用强度有限(降低血钙水平约 0.5mmol/L),作用持续时间短(即使重复给药,也仅为开始给药的 48 小时左右)。注意可能导致超敏反应。鲑鱼降钙素(4U/kg)(如密钙息)可肌内注射或皮下给药 1 次,每 12 小时一次,给药;剂量可增至 6~8U/kg,每 6 小时一次。用药途径为肌内注射或皮下注射,鼻喷剂效果不佳。

(3)糖皮质激素:糖皮质激素在肉芽肿性疾病或淋巴瘤等疾病中能阻断 1,25- 羟维生素 D 形成,从而降低肠道中维生素 D 的吸收。可给予氢化可的松 100~200mg 静脉输注。

在高钙血症的治疗中需要严格把握适应证,警惕治疗不足或治疗过度所带来的相关风险。大量输注生理盐水联合应用袢利尿药可能导致体液和电解质失衡,如低钾血症、低镁血症以及体液容量不足等,因此必须对患者进行包括临床症状和实验室检查结果在内的密切监测。从病因方面考量,由于恶性肿瘤这一基础病因的存在,除血钙水平轻度升高外,单用生理盐水补足容量联合利尿治疗难以使升高的血钙水平恢复正常,故治疗时通常需同时给予双膦酸盐类药物,也可选择加用降钙素。

第3节 上腔静脉压迫综合征的治疗

一、概述

上腔静脉压迫综合征又称上腔静脉综合征（superior vena cava syndrome，SVCS）或上腔静脉阻塞（superior vena cava obstruction，SVCO），是一组由上腔静脉（superior vena cava，SVC）血流阻塞引起的症候群，以颜面及上肢水肿、血管扩张、呼吸困难及神经系统症状为主要表现，常隐匿起病、逐渐进展，亦可能急性或亚急性起病并威胁生命。

早在 1757 年，该病由 William Hunter 在患有梅毒性主动脉瘤的病例中第一次描述，故早先认为主动脉瘤、慢性纵隔炎等良性疾病是 SVCS 的主要病因，但这些疾病当今已很少见，恶性肿瘤才是上腔静脉压迫综合征的首要病因。因此对于恶性肿瘤相关 SVCS，明确肿瘤具体病理类型、分期及预后，对于制订下一步治疗方案非常有必要。

二、病理生理

上腔静脉及其周围组织器官的解剖特点与 SVCS 的发生发展密切相关。上腔静脉由左右头臂静脉在纵隔汇聚而成，走行于右主支气管前方、升主动脉右后方，注入右心房，长 6~8cm，汇集了来自头部、颈部、上肢以及上胸部的大量血流。上腔静脉的侧支循环血管包括奇静脉、半奇静脉、肋间静脉、纵隔静脉、椎旁静脉、胸腹壁静脉、内乳静脉、胸壁前静脉等，其中最主要的侧支血管——奇静脉直接连接上腔静脉与下腔静脉系统，沿后纵隔上升，跨越右肺门汇入上腔静脉。

上腔静脉及其侧支静脉血管壁菲薄，血流压力低，周边组织器官众多，因此当静脉血管受到肿瘤、增大的淋巴结或扩张的主动脉压迫时，血流常明显减慢，甚至完全阻断；肿瘤直接浸润、血栓形成也可导致血管梗阻，进而引起上腔静脉及相关静脉网络压力升高，出现 SVCS 典型临床表现。

SVCS 症状的严重程度取决于上腔静脉血流阻断的速度和部位：梗阻发生越快，侧支循环血管来不及开放容纳上半身大量回心血液，SVCS 临床症状越严重。当梗阻出现在奇静脉入口之上时，原本经由上腔静脉输送的血液能够通过奇静脉和下腔静脉回到右心房，头部、上肢及胸部的静脉压力还不至于非常高，故临床表现轻；一旦梗阻发生在奇静脉入口以下，上半身血液只能通过下腔静脉回心，静脉压明显升高，临床症状重。

三、病因学

SVCS 最早被描述是在梅毒性主动脉瘤患者中，但随着抗生素的广泛应用，晚期梅毒现在已非常罕见，恶性肿瘤逐渐成为 SVCS 的首要病因。20 世纪 70 到 80 年代的数据显示，78%~93% 的 SVCS 由恶性肿瘤引起；最新统计则认为 95% 左右的 SVCS 与恶性肿瘤有关。恶性肿瘤中支气管肺癌引起的 SVCS 约占 85%，排在所有瘤种的首位；非小细胞肺癌和小细胞肺癌均可能引起上腔静脉压迫,不同研究报道的比例不同。

淋巴瘤常伴纵隔淋巴结受侵,某些患者的首发表现就是纵隔肿块,因此淋巴瘤是另一类引发 SVCS 的主要瘤种。非霍奇金淋巴瘤较霍奇金淋巴瘤更容易发生 SVCS,特别是弥漫大 B 细胞淋巴瘤以及淋巴母细胞淋巴瘤,据报道,这两种非霍奇金淋巴瘤 SVCS 的发生率分别能达到 7% 和 20%。任何一种恶性肿瘤出现纵隔或胸腔转移,均可能导致 SVCS,转移瘤在 SVCS 中占 5%~10%,仅次于肺癌和淋巴瘤。此外,生殖细胞瘤、胸腺瘤、肉瘤、食管癌、甲状腺癌也可导致 SVCS(表 35-6)。

表 35-6　恶性肿瘤相关上腔静脉压迫综合征的病因

肿瘤类型	占 SVCS/%
非小细胞肺癌	22~57
小细胞肺癌	10~65
淋巴瘤	7~27
转移瘤	5~10
生殖细胞瘤	2~6
胸腺瘤	1~3
肉瘤	2

注:SVCS:superior vena cava syndrome,上腔静脉综合征。

近年来,中心静脉导管、起搏器、Swan-Ganz 导管植入术等血管侵入操作不断增加,血管操作相关血栓形成是引起 SVCS 另一类不可忽视的原因。在一项研究中血栓相关 SVCS 甚至可以占所有 SVCS 病例的 28%。深静脉置管、经外周中心静脉置管(peripherally inserted central catheter,PICC)是肿瘤患者输注化疗药物及肠外营养的常用通路,导管尖端正好位于上腔静脉,所以这些患者发生 SVCS 时,除恶性肿瘤本身,还需要鉴别导管相关血栓引起的上腔静脉阻塞。

四、临床表现

SVCS 临床症状具有特征性,典型表现包括颈部、颜面及上肢水肿,呼吸困难,胸痛,咳嗽,胸壁静脉及颈静脉扩张,消瘦,膈神经麻痹,吞咽困难;其他临床表现还包括头痛、眩晕、精神异常、声音嘶哑、盗汗、低钠血症等。体格检查除了上半身相应部位水肿外,还可能观察到前胸壁静脉或颈静脉怒张、发绀等阳性体征,当脑水肿发生时还可以出现意识障碍及颅高压等神经系统体征。虽然 SVCS 有时被认为是一种"肿瘤急症",但实际上其病程往往呈渐进性,75% 患者在就诊时病程已超过 1 周;大多数罹患 SVCS 的肿瘤患者并非死于 SVCS 本身症状,而是死于原发疾病进展。

由于严重颅高压及气道压迫是致命的,根据患者脑水肿、喉水肿程度以及血流动力学情况将 SVCS 分为致命(4 级)、严重(3 级)、非致命(0~2 级)几个级别,用来指导接下来是否需要积极干预、判断疾病预后。Kishi 评分系统则通过神经、咽喉、面部及血管症状和体征评估 SVCS 患者是否需要介入治疗:Kishi 评分 4 分及以上可选择支架置入(表 35-7),肿瘤性 SVCS 不一定行支架置入,例如小细胞肺癌不选择支架置入。

表 35-7　Kishi 评分系统

临床表现	分数 / 分
神经症状	
意识障碍或昏迷	4
视力异常、头痛、眩晕或记忆障碍	3
精神异常	2
倦怠不适	1
胸部及咽喉症状	
端坐呼吸或喉水肿	3
喘鸣、吞咽困难或憋气	2
咳嗽或胸膜炎	1
面部症状	
唇部水肿、鼻塞或鼻出血	2
颜面水肿	1
血管扩张	
颈部、面部及上肢	1

五、影像学检查

　　胸片对于 SVCS 的诊断非常重要,同时又相对简便。84% 的 SVCS 患者存在胸片异常,主要表现为上纵隔增宽及胸腔积液,但正常胸片并不能除外 SVCS。超声检查无法直接显示上腔静脉等深静脉影像;但 SVCS 发生时一些相对表浅的静脉,如胸廓内静脉,可出现反向血流并被多普勒超声探及,当上腔静脉梗阻解除后其血流又恢复正常。胸部增强 CT 则能够清晰显示 SVC 周围肿瘤及血管内血栓,并可观察到侧支循环,甚至在症状出现前就呈现上腔静脉压迫的影像学征象。SVCS 在增强 CT 中的典型表现是上腔静脉及其附属结构出现充盈缺损或显影减弱,侧支循环血管则扩张显影,根据典型 CT 表现诊断 SVCS 的敏感性和特异性分别高达 96%、92%。此外,CT 检查还可以指导穿刺活检以取得肿瘤组织病理,也是介入治疗的术前准备之一。增强 MRI 检查或 MRI 静脉造影(magnetic resonance venography,MRV)诊断 SVCS 的灵敏度和特异度更高,但费用贵、耗时长、有喘憋症状的患者很难全程配合,可以考虑应用于对 CT 造影剂过敏的患者。直接静脉造影目前仅用于准备行支架置入的患者,是诊断上腔静脉血栓的金标准。

六、病理学检查

　　由于恶性肿瘤是 SVCS 最主要的病因,因此对于原发病不明的 SVCS,在治疗开始前应尽可能取得病理诊断,周密地制订下一步诊疗计划,评估患者治疗反应和预后。取得病变组织的常用方法包括痰细胞学检查、支气管镜下活检、CT 引导下经皮穿刺活检、胸腔积液细胞学检查、骨髓穿刺活检、纵隔镜或胸腔镜下活检等,尽管这些手段大部分是侵入性的,总体来说还是比较安全,即便是纵隔镜检查,发生大出血或呼吸窘迫的概率也非常低。

　　SVCS 急骤起病的情况相对少见,临床医生往往有足够时间完成上述检查明确病因,只有当患者出现脑水肿、喉头水肿等危及生命的情况下（4 级）才考虑在完善病理检查前行紧急支架置入或紧急放疗，这类患者大约只有 5%，而且放疗后组织的病理学诊断难度增加甚至可能无法做出诊断。此外，如前所述，肺癌和淋巴瘤是导致 SVCS 的最常见瘤种，这提示临床医生应尽可能多取一些病变组织完善必要的免疫组化和基因检测，鉴别具体病理类型和分子分型（如非小细胞肺癌是否存在 *EGFR*、*ALK* 变异，非霍奇金淋巴瘤具体病理类型等），更好地指导综合治疗。

七、治疗

（一）急诊处理

SVCS 曾被认为是一种"肿瘤急症"，本章"临床表现"部分提到，多种分级或评分系统供临床医师识别需要紧急处理的 SVCS 患者，特别是合并脑水肿和喉头水肿时容易引发意识障碍和窒息，此时 SVCS 确实是致命的。急诊处理 SVCS 时首要关注的是患者的气道、呼吸和循环（airway，breathing，circulation，ABCs），保持坐位或头高足低卧位，尽量减轻上半身容量负荷，可考虑给予激素及脱水利尿药物。急症情况下，在取得病理前就可采取紧急支架置入或放疗来尽可能降低发生呼吸、循环系统严重并发症的机会。

（二）一般药物治疗

糖皮质激素能够减轻炎症反应，缓解组织水肿，故在 SVCS 的治疗中常使用甲泼尼龙、泼尼松减轻水肿症状，特别是喉水肿，也可作为放化疗的辅助治疗。但目前尚无临床试验证实应用糖皮质激素对 SVCS 远期预后有益，故提倡短期、足量给药。

利尿药能够减轻循环前负荷，降低上腔静脉系统压力，从而缓解症状。以袢利尿药呋塞米为例，治疗 SVCS 的起始剂量为 20~40mg，根据尿量个性化调整，两次给药至少间隔 6~8 小时；在利尿同时应注意限盐限水。

（三）放射治疗

放疗长久以来被认为是 SVCS 的主要治疗方式，虽然随着介入治疗的广泛应用其地位受到挑战，但对于多数 SVCS 患者放疗仍然十分重要。

在开始放疗前，临床医生必须仔细分析患者情况明确治疗目的，多数情况下放疗是为了减轻 SVCS 症状，预防局部疾病恶化，提高生活质量，称为姑息性放疗。常规分割剂量放疗需要患者连续接受照射，不利于预期寿命较短的 SVCS 患者耐受，因此姑息性放疗往往采用大分割剂量（≥3Gy），在局部治疗的同时将不良事件控制在较低范围。如果患者有治愈可能（如局部晚期非小细胞肺癌、局限期小细胞肺癌、早期淋巴瘤等），可考虑给予根治性放疗并与化疗相结合。制订放疗计划时可在前 2~3 天予 3~4Gy，序贯 1.8~2Gy/d 的常规分割剂量，直至达到根治剂量，这样压迫上腔静脉的肿瘤在前期就会迅速缩小，后续亦能得到良好的局部控制。当然，对于放疗剂量分割模式还存在争议，一些研究认为大分割放疗具有和传统常规剂量分割方式相当的疗效和安全性，但目前缺乏前瞻性临床研究，高质量回顾性研究也比较有限，必须个性化考虑。照射范围应根据症状严重程度、肿瘤范围、肺储备功能以及化疗类型等调整，初始照射范围通常需要包括病变整体及相邻淋巴结区域。

非小细胞肺癌（NSCLC）是引发 SVCS 的常见原因之一，在 NSCLC 中有更多研究支持大分割放疗具有常规放疗的疗效和安全性，立体定向放疗（stereotactic body radiation therapy，SBRT）对于早期 NSCLC 也显示了高达 97% 的局部控制率和良好的耐受性。McKenzie 等研究者报道了一例 82 岁老年 NSCLC 患者发生 SVCS,通过 SBRT 症状得以迅速缓解;SBRT 适用于病变范围小、解剖位置合适的 NSCLC 患者,但不适于急症 SVCS 患者,因其制订治疗计划耗时较长。

（四）支架置入治疗

经皮置入血管支架可直接增加上腔静脉内径,使血流再通,同时仅需局部麻醉,对患者一般状况要求不高,因此是治疗 SVCS 安全有效的方式,而且重要性与日俱增。97%~99% 患者的症状能在支架术后迅速缓解,颜面及上肢水肿往往在术后 24~72 小时明显减轻。尽管介入治疗能够显著改善 SVCS 症状,对于预期寿命较长的患者一线置入支架需谨慎考虑,因为在术后数月至数年有支架再狭窄的可能,而且支架术后是否应预防性抗栓治疗暂无高级别证据支持。有研究认为支架能迅速缓解症状,如果医疗机构有急诊支架置入条件,一线应选择介入治疗而非放疗。目前尚没有支架置入与放疗的随机对照研究,但当局部组织已经接受过最大照射剂量时应优先考虑支架。

由于 SVCS 主要病因是恶性肿瘤,因此多学科综合治疗可能是一种理想模式:支架置入术缓解临床症状后序贯针对性放疗或化疗。一项回顾性研究纳入 149 例接受支架置入的癌症相关 SVCS 患者,术前 16.1% 接受化疗,2.6% 接受放疗,6.0% 接受放化疗;术后 41.6% 没有后续治疗,29% 单纯化疗,7.4% 单纯放疗,21.4% 接受放化疗;研究发现支架术后行放化疗的患者较术前单纯行化疗或放疗的患者生存更有优势。但目前尚无研究支持支架术后行化疗、放疗或放化疗较最佳支持治疗有益。

（五）化学治疗

化疗在 SVCS 中的应用取决于恶性肿瘤的病理类型。小细胞肺癌、非霍奇金淋巴瘤、生殖细胞瘤对于化疗非常敏感,这几个瘤种引起的 SVCS 主要依靠有效化疗控制。

肺癌是 SVCS 最常见的病因。对于小细胞肺癌患者,SVCS 的出现对预后影响并不大,故治疗还是参照小细胞肺癌的标准治疗:局限期首选同步放化疗或序贯放化疗,广泛期以依托泊苷为基础的化疗为主,化疗有效的前提下增加胸部放疗。非小细胞肺癌则对化疗不敏感,一项 meta 分析认为,非小细胞肺癌的 SVCS 较小细胞肺癌预后更差,而且单纯化疗对比放疗症状完全缓解的比例差不多(59.0% vs 63.0%)。但绝大部分肺癌领域 SVCS 的研究都在靶向治疗时代以前,酪氨酸激酶抑制剂(tyrosine kinase inhibitors,TKIs)的出现大大提高了具有相应基因突变的肺癌患者的近期反应率和远期生存,可能对于缓解 SVCS 症状亦有良好效果,需要进一步研究证实。

淋巴瘤中弥漫大 B 细胞淋巴瘤和淋巴母细胞淋巴瘤是 SVCS 的常见病因。总的来说,淋巴瘤特别是淋巴母细胞淋巴瘤通常是全身性疾病,患者很少是因为局部疾病进展死亡,故治疗还是以全身化疗为主,化疗方案遵循具体病理类型。但弥漫大 B 细胞淋巴瘤引起 SVCS 往往是因为纵隔大肿块,因此在化疗后应进行大肿块局部放疗。

八、预后

SVCS 的预后取决于原发病,但总体预后不佳。早期研究提示 SVCS 患者整体中位生存期在 1.5~10 个月;1 年生存率 24%,5 年生存率只有 9%;恶性肿瘤相关 SVCS 预后显然较良性疾病引起的 SVCS 差。接受放疗或化疗后 SVCS 局部复发概率相对较低,小细胞肺癌约 17%,非小细胞肺癌 19%；支架置入后的复发率为 11%~12%。

第 4 节　癌性肠梗阻的治疗

癌性肠梗阻系指因恶性肿瘤导致肠内容物通过障碍,继而引起的一系列具有异质性的临床综合征。根据目前的文献资料,广义的癌性(恶性)肠梗阻内涵非常丰富,从单发的、可根治的肠腔内恶性病变引起的不全梗阻,到原发于腹盆腔以外的肿瘤广泛播散转移至腹盆腔内所引发的梗阻性疾病都包含在内。恶性肿瘤还可引起凝血功能障碍、副肿瘤综合征,继而导致肠梗阻。若将此类临床问题一并纳入癌性肠梗阻的概念之下,其内容将更为宽泛。在肿瘤内科领域,尤其是针对晚期患者的姑息治疗范畴内,癌性肠梗阻的含义则相对较为局限。国际恶性肠梗阻会议(International Conference on Malignant Bowel Obstruction)曾于 2007 年对癌性(恶性)肠梗阻进行了定义:具有肠梗阻的临床证据(病史、体格检查、影像学检查)且梗阻部位位于屈式韧带以下;既往曾诊断为不可根治的腹部肿瘤,或原发肿瘤不在腹部但有明确证据证实腹部脏器受累。上述定义旨在更为方便地开展相关的临床研究与学术交流,以利推进癌性肠梗阻相关的循证医学研究。本章节所论述的内容也主要围绕上述定义展开;而对于分期较早、病变局限、具有潜在根治可能的病变,可根据原发肿瘤的类型,参阅本书的相关章节,综合考量肿瘤的生物学性质、疾病分期以及患者的基础情况,予以相应处理。

一、病因及病理生理

癌性肠梗阻最为常见的病因是结直肠癌、卵巢癌和胃癌。既往回顾性研究对发病率的报道有所不同,但大致给出了可供参考的范围:10%~28% 的结直肠癌患者和 5%~50% 的卵巢癌患者会在病程中发生癌性肠梗阻。非腹盆腔来源的肿瘤也可能因腹盆腔内转移灶引起癌性肠梗阻,一般为多发转移,其中最常见的是乳腺癌和黑色素瘤,且往往出现在诊断原发肿瘤的数年之后。

癌性肠梗阻既可表现为完全性梗阻,也可表现为不完全梗阻;梗阻的部位可以是单发,亦可为多发。小肠梗阻(61%)较结直肠梗阻(33%)更为多见,而超过 20% 的患者发生小肠与结直肠同时受累。

恶性肿瘤所致的肠梗阻可分为机械性梗阻和动力性梗阻两大类。机械性梗阻系因位于肠腔内、肠壁内、肠腔外原发或转移性肿瘤、放射治疗所致的纤维化等原因导致的肠道受压。而动力性梗阻则包括肿瘤浸润生长累及肠壁肌肉及神经、腹腔内或肠壁肌间神经丛,导致节段性肠壁蠕动功能减退或丧失。动力性梗阻也可继发于副肿瘤综合征所致的自主神经系统疾病。此外,恶性肿瘤患者常为高凝状态,可能因发生肠系膜血管栓塞或血栓形成引起肠管血运障碍,继而发生肠道部分坏死、麻痹,影响肠道内容物通过。

发生癌性肠梗阻后,肠道的主要病理生理过程是"扩张 - 分泌增加 - 蠕动增加"。具体而言,肠道内容物无法顺利通过肠管,引起肠管肿胀。肠道上皮的表面积增加,引起肠道内水和电解质的分泌增加。发生机械性肠梗阻时,肠腔的不全或完全梗阻则会引起梗阻部位以上的肠管蠕动显著增加。上述病理生理改变逐渐引发腹痛、恶心及呕吐的临床症状。随着病情的进展,因进食困难及频繁呕吐引起大量体液丢失,而肠管扩张、肠壁静脉回流受阻则引起肠壁充血、水肿,并分泌前列腺素、血管活性肠肽及其他具有潜在损伤性的炎性介质,还可能因肠腔内细菌大量繁殖继发感染、中毒乃至休克。

值得注意的是,发生于肿瘤患者的肠梗阻并非全部直接由肿瘤所致。曾有研究回顾性分析了一组发生肠梗阻且既往有结直肠癌治疗史的患者,结果显示近一半患者的梗阻原因是良性病变,如术后粘连、放疗后肠道损伤、炎症性肠病及疝。因此,在对癌性肠梗阻进行处理前,要对其发生机制有全面的了解,并积极除外有无良性且可纠正的病因。

二、临床表现和诊断

不同类型的癌性肠梗阻,因其发病机制、病变部位、梗阻程度、有无全身并发症等不同,其临床表现亦不尽相同。但肠梗阻的症状有其共性,一般为腹痛、呕吐、腹胀和排气排便减少乃至停止。

根据患者的临床症状,可以对梗阻的部位进行粗略判断。表35-8列举了高位小肠梗阻与低位小肠梗阻或大肠梗阻在病史及症状上的鉴别要点。

表 35-8　不同部位肠梗阻的临床特点对比

症状	高位小肠梗阻	低位小肠梗阻或大肠梗阻
呕吐物	出现早,量较多,呈水样,可混有胆汁,无臭味或带有轻微臭味	出现晚或不出现呕吐,量较少,有明显臭味
腹痛	出现早,位于脐周,发作间隔较短	出现晚,为局限的深部内脏疼痛,发作间隔较长
腹胀	常无	常有
厌食	常有	常无

通常而言,癌性肠梗阻表现为慢性、不全肠梗阻,因此,其常见的临床特点包括逐渐进展的腹部绞痛、恶心、呕吐、腹胀,并可随排气、排便而缓解。随着肿瘤的不断生长,病情逐渐向完全性肠梗阻进展时,上述症状也会更加频繁,且持续时间更长。

若患者出现脱水、少尿甚至无尿、脉搏细速、血压下降、四肢厥冷等症状,则为中毒和休克的表现,提示病情危殆,需要紧急处理。

癌性肠梗阻的诊断需要结合患者的临床表现以及影像学检查结果。通常而言,通过既往病史及患者的症状,拟诊癌性肠梗阻并不困难,但仍应进行影像学检查进一步评估病情。目前推荐采用 CT 检查的方法明确诊断。如果条件允许,应当尽可能行薄层 CT 扫描,同时行多平面重建。进行 CT 检查不但能够明确有无肠梗阻、判断梗阻的程度,还能够提示引起梗阻的潜在病因,尤其是区分良性病因或恶性病因,因此能够对指导后续治疗起到决定性作用。癌性肠梗阻在 CT 上的特征性表现包括梗阻部位的实性占位、周围淋巴结肿大及肠壁增厚等。据报道,CT 用于明确肠梗阻的原因时,其敏感性约为 93%,而特异性接近 100%,这一结果远远优于普通 X 线检查;而另一项研究则发现,CT 检查准确提示了 93% 的病例的梗阻程度,准确揭示了 87% 的病例的梗阻原因。但上述研究也同时指出,影像科医师的经验是否丰富对于结果的影响很大。CT 检查也有其局限性:有针对结直肠癌及卵巢癌患者的研究曾经发现,当引起梗阻的病变小于 0.5cm,

或病变位于盆腔、肠系膜、小肠等处时,CT 检查的准确性不足 20%。除 CT 以外,MRI 检查也可用于癌性肠梗阻的诊断。曾有研究报道,使用 MRI 诊断癌性肠梗阻的敏感性、特异性在特定的诊疗中心甚至高于 CT 检查。

除影像学检查外,还应当完善血常规、电解质、尿常规等检查。若白细胞计数显著升高,应当考虑肠道坏死、感染的可能。电解质检查结果则有助于指导后续的液体复苏治疗。

三、治疗

尽管癌性肠梗阻在肿瘤患者中并不少见,但能够指导临床实践的相关前瞻性研究或随机对照研究却寥寥无几,缺乏高质量的循证医学证据,因而难以回答如何以最佳方式提高患者的生存质量。目前,可供选择的处理方式包括手术、支架置入、胃肠减压、药物治疗等。在开展治疗时,应当尽可能采用多学科综合治疗的模式,而诊疗团队应包括影像、外科、内科、内镜、姑息治疗、心理咨询等多科医师。在对癌性肠梗阻患者进行处理前,应当仔细分析患者梗阻的部位、原发肿瘤的性质、临床分期、预期生存、发生肠梗阻前后的抗肿瘤治疗方案、患者的既往病史、一般情况等。由于需要考虑的因素非常繁多,癌性肠梗阻的治疗也极富挑战:需要尽力平衡各种有利和不利因素,以期为患者争取更长且更具质量的生存。

(一)急症处理

恶性肠梗阻患者往往因恶心、呕吐丢失大量体液,梗阻部位较高的患者尤为明显。若经实验室检查证实存在明显水、电解质紊乱以及酸碱平衡紊乱,应当积极进行液体复苏,维持水、电解质及酸碱平衡及内环境稳定。补液量以及补液的种类应当综合考虑患者呕吐量、是否存在容量不足的体征、血液浓缩程度、尿量及尿比重,并结合电解质化验,尤其是钾、钠、氯、二氧化碳结合力等结果综合决定。若合并有肠壁血运障碍,则须通过输注血浆或血浆代用品,以补偿丢失至肠腔或腹腔内的血液。

应当监测患者的体温、血象,如有感染及脓毒症征象时,应当行血培养,并可行 C 反应蛋白、降钙素原等急性炎症反应标志物检测,以辅助判断发热的原因。必要时可应用抗感染药物进行治疗。

当患者出现肠穿孔、肠扭转、肠壁血运障碍等急症,即使已无根治肿瘤的可能,也应当积极行急诊手术,以挽救患者生命。

(二)姑息性手术治疗

对部分癌性肠梗阻的患者进行姑息性手术治疗可能使患者获益。评估并挑选合适的患者的重要性甚至远高于手术本身,筛选出合适患者的具体过程则有赖于详尽的术前评估。目前已有各类研究、专家共识、病例报道,从多个不同的视角总结出了一系列与癌性肠梗阻姑息性手术发生不良预后有着密切关联的因素。

与不良预后相关的患者自身因素包括年龄、营养状况、体能评分、合并疾病、既往及预期的抗肿瘤治疗、心理健康情况及社会支持情况等。高龄与不良预后相关:一项研究将 65 岁以上的患者按每 10 岁划分为不同年龄组,结果发现,每上升一个 10 岁年龄组,因癌性肠梗阻接受结肠切除术的术后死亡相对危险度为 1.85。营养状况一般通过有无体重减轻、恶病质、低白蛋白血症、淋巴细胞计数减少等指标进行评判。营养状况较差的患者术后死亡风险可比营养状况良好的患者高出 3 倍。此外,持续的腹水也提示预后不良;但是作为一项预后因素,目前对腹水量的界值尚未达成共识,且不同的研究所采用的界值差距悬殊。体能评分较差也提示预后不良。对于拟行手术的患者,可采用美国麻醉协会提出的 ASA 分级进行评估。ASA 评分为 2 分的患者与 1分患者相比,发生术后死亡的相对危险度为 3.3。既往是否接受过辅助治疗也与姑息性手术的预后相关。接受过腹部或盆腔放疗的患者,其术后并发症发生率及死亡率均升高。化疗本身对于手术的预后没有影响,但如果因化疗引起营养状况下降、体力虚弱,则为预后不良因素。值得注意的是,术前化疗的总剂量将会对术后再次化疗的成功率产生影响,从而间接地影响到患者的术后生存。

除了上述患者自身方面的因素,疾病的性质对预后也有影响。与不良预后相关的因素包括肠梗阻的病因、发生肠梗阻距发现原发肿瘤的时间、原发肿瘤的分级和分期等,均会对姑息性手术能否成功以及患者的预后产生影响。结直肠癌所致的癌性肠梗阻往往比其他来源的肿瘤所导致的梗阻预后好,因而更适宜应用手术治疗。肿瘤的病理学特征对于判断预后也非常重要,若肿瘤分化程度较差,接受姑息性手术的意义将远小于分化程度较好的肿瘤。从发现原发肿瘤到发生癌性肠梗阻之间的时间长短对于判断预后也有重要意义:症状出现的早晚反映了肿瘤生物学行为的差异,时间越短,则预后不良。有无远处转移及远处转移的多寡亦有助于判断预后,一般而言,分期越晚则预后不良。肿瘤负荷的大小及其具体部位也是姑息性手术前应当考虑的重要问题。多发转移、肿瘤负荷较大的患者若出现多发梗阻合并腹水,其预后极差,接受手术治疗几乎没有意义,一般推荐采用积极的药物治疗。

手术的具体方式包括肠管切除、改道造瘘或短路等多种。其原则是尽可能缓解癌性肠梗阻所致的症状,尽可能延长无症状生存时间,尽可能减少术后死亡及并发症风险。如条件允许,可考虑将引起症状的肿瘤完整切除且达到切缘阴性。如无法达到上述要求,则以姑息手术缓解症状通常意义不大,因为残留的肿瘤组织会在短时间内迅速生长,重新产生症状。

以往对于左侧梗阻,常采用分步手术进行处理。首先一期进行肿瘤切除及肠道造瘘术,后续如果条件允许,则二期行造瘘口回纳及肠道吻合术。造瘘时一般取未受累的肠管的最远端作为瘘口,以便保留尽可能多的肠管以完成消化、吸收的功能。通常而言,术后造瘘口近端的肠管至少需要保留 100cm 才能维持基本的营养需求,因此在术前应当精心计算和测量。此外,若造瘘口位于空肠等相对近端的位置,可能导致大量液体经造瘘口丢失,引起体液平衡问题,因此值得特别注意。

分步手术的方式涉及一期造瘘,是一大劣势。有研究显示急诊行一期造瘘的患者,能够完成二期回纳的比例小于 20%。目前,随着手术技术的发展,不论左侧还是右侧梗阻,都已经能够由有经验的外科医师通过一次手术解决问题。有回顾性研究发现,单次手术的方式给患者带来的生存获益并不劣于传统的分步手术。然而,客观比较两种手术方式往往比较困难,因为容易引入选择偏倚。既往认为在急诊手术的情况下,行分步手术可能更为适宜。不过,有证据表明,通过急诊置入肠道支架作为过渡,能够使更多患者在一期手术阶段即可完成肠道吻合而无须造瘘。

结肠切除术可在腹腔镜下完成。已有非劣效性研究发现,腹腔镜下实施结肠切除术与剖腹手术具有相当的安全性和有效性。而对于其他癌种,目前尚无相关报道。

如果肿瘤无法被完整切除,但肿瘤的近端和远端均有未受累的管腔通畅的肠管,可考虑行姑息性端-端旁路手术,以重建连续完整的肠管,使患者得以恢复进食。对于分期晚、一般情况弱、预期生存期短的患者,也可单纯行肠道造瘘术以达到姑息性缓解症状的目的。

总体而言,手术治疗具有相对较高的死亡风险,对患者生活治疗的潜在影响也较大。因此,术前应当仔细而充分地考量患者自身因素和疾病性质相关因素,根据情况决定是否手术,以及手术的具体方式。

（三）支架植入

支架植入是指通过放射介入或消化内镜等手段,将金属支架放置到肠道内梗阻的部位,随后支架自行膨胀,使肠道得以恢复通畅。在过去的 20 年间,肠道支架的应用越来越广泛,已经逐渐成为一种成熟而有效的治疗癌性肠梗阻的措施。支架植入既可以姑息性地用于缓解肠梗阻的症状,也可作为一种过渡,在拟行手术的患者中应用,以便提高后续手术的成功率。

据报道,金属自膨胀支架与手术相比,具有较高的成功率和较低的术后并发症发生率。一项发表于 2007 年的系统性回顾研究发现,金属自膨胀支架的操作成功率中位数为 96.2%,而最终临床成功率中位数为 92%;术后并发症方面,支架移位的中位发生率为 11%,穿孔为 4.5%,而再狭窄为 12%。再狭窄的原因主要是肿瘤向支架端口浸润,或突入支架网眼向肠腔内生长所致;一般可通过再次放置支架、内镜下扩张等方式处理。

在术前评估与患者选择方面,有多项研究从操作的成功率和术后并发症发生率两个方面进行了探讨。研究显示,梗阻部位的远近和梗阻段肠道的长度与支架植入操作的成功率有关,而梗阻的严重程度则未能显示出关联。梗阻部位越靠远端,且梗阻段的长度越短,则预示着支架植入的成功率越高,远期效果越好。但近端癌性肠梗阻并非支架植入的禁忌,因为有相应的证据表明近端肠管内植入支架也能获得安全而有效的临床结局。肿瘤的原发部位与支架植入术的成功率也有一定关联。有研究发现,结直肠外来源的肿瘤所致的肠梗阻,接受支架植入术的成功率为 20%~77%,这一结果远远低于结直肠来源的肿瘤行相同操作的成功率。然而相关研究的样本量偏少,证据级别较低,有待进一步证实。在术后并发症方面,目前各研究的结果未达成一致。有研究提示结直肠外来源的肿瘤接受支架植入术的术后并发症发生率高于结直肠来源的肿瘤,也有相关研究指出两者没有差异;但相关的研究均建议对结直肠外来源的肿瘤是否行支架置入术采取谨慎态度。有一项纳入了 233 例患者的研究发现,若存在内镜医师的经验较少、梗阻程度较重、既往因肠腔狭窄接受过球囊扩张治疗、男性患者、术后采用贝伐珠单抗治疗等因素,则术后并发症的发生率会升高;另一研究发现,支架植入前后若采用不含贝伐珠单抗的化疗方案进行治疗,则不会增加术后并发症的风险。由于现有的证据都倾向于认为内镜医师的经验与手术成功率和术后并发症发生率相关,因此在制订治疗计划前,应当基于所在医疗中心的实际情况,充分考虑这一因素。

与手术相比,支架植入术有许多优势。其所需的总费用较低,患者住院时间较短。虽然在支架植入术中肿瘤并未被切除,与手术相比看似不利,但却并未减少患者的生存时间。此外,对于部分患者,支架植入术为后续进行一期切除手术创造了可能性,避免了直接手术时,术中无法切除转而改行造瘘。目前还罕有关于支架植入术后患者生活质量的研究。一项在癌性肠梗阻患者中对比姑息性手术和支架植入术的研究发现,两组患者的症状均得到了缓解,但在生存期较长的患者中,接受支架植入术比接受手术能带来更高的生活质量。

（四）胃肠减压

对于无法进行手术,亦无法行支架植入的患者,如果因肠道梗阻导致顽固性恶心和呕吐,可通过鼻胃管或胃造口管进行减压。由于操作简便快速,通常情况下会先置入鼻胃管进行减压。

但鼻胃管有其局限性,如舒适度较差、患者不敢用力咳嗽导致排痰不畅、可能因刺激导致鼻黏膜损伤或糜烂、引流装置出口位于头面部,妨碍患者参与社交活动等。因此,患者往往难以长期留置鼻胃管,而鼻胃管更多被作为一种临时性的引流减压措施。若留置鼻胃管后患者肠梗阻的症状得到缓解,则后续可留置胃造口管以解决鼻胃管的耐受性问题。

胃造口管一般经内镜、经皮肤置入,称作经皮内镜引导下胃造口术(percutaneous endoscopic gastrostomy, PEG)能够迅速缓解症状,成功率可高达 92%。大多数患者在留置胃造口管后都能恢复口服液体或软食。虽然这种"进食"对改善患者营养状况的意义很小,但由于饮食是社交活动的重要组成部分,能够进食对于改善癌性肠梗阻患者乃至家庭的生活质量有着不可估量的意义。

PEG 的术后并发症发生率较低。常见的并发症包括皮肤穿刺点疼痛、胃内容物漏出导致穿刺点周围皮肤损伤、腹水由穿刺点出周围漏出,以及造口管阻塞等。上述并发症多可以通过正确的皮肤护理、穿刺及引流相关辅助器械以及定期冲洗造口管等方式进行预防。

对于因胃切除术后或其他原因无法接受 PEG 术的患者,可考虑行经皮空肠造口术。对于有大量腹水或腹腔内广泛转移瘤而导致 PEG 困难乃至失败的患者,可行经皮经食管穿刺置胃管。但此项操作仅在部分国家常规开展,而我国则缺乏相关报道。

(五)药物治疗

药物治疗是癌性肠梗阻处理中非常重要的环节。不论手术、支架植入或减压治疗,都需要同时辅助应用药物治疗,才能更好地缓解症状,为患者争取更多生存时间及更好的生活质量。药物治疗的理想目标包括:缓解患者的持续性疼痛及阵发性绞痛;缓解恶心的症状,并将呕吐次数减少到可接受的范围,最多不超过每天 1~2 次;尽可使患者达到能够出院、在家休养的标准。为了评估药物治疗的效果,以便及时对治疗方案进行调整,应当每天监测并评估患者的临床症状:除记录患者呕吐的频率及呕吐量外,还应当关注患者是否存在恶心、持续性腹痛、阵发性绞痛、口干、疲倦、呼吸困难、饥饿、口渴、腹胀等表现。

1. **直接缓解肠梗阻** 糖皮质激素能够减轻肠道水肿及炎症反应,有时能够达到解除梗阻症状的疗效。据一项回顾性研究的结果,有证据提示静脉应用 6~16mg 地塞米松可能缓能够缓解肠梗阻。虽然该研究没有对生存时间进行分析,但至少说明糖皮质激素在姑息治疗中的意义。根据专家共识的推荐,应采用短程激素治疗,总疗程 5~10 天。如果患者无法接受静脉糖皮质激素治疗,也可考虑其他的给药途径。应用糖皮质激素过程中,应当注意预防可能的副作用,包括口腔感染、消化性溃疡及糖尿病患者血糖水平异常波动等。

有研究人员采用多药联合的方式缓解癌性肠梗阻,药物方案包括一种高渗的放射造影剂联合奥曲肽、糖皮质激素及甲氧氯普胺。结果显示,首剂应用高渗造影剂后继续持续给药,同时每日应用 0.3mg 奥曲肽、12mg 地塞米松和 60mg 甲氧氯普胺,能够使大部分患者的梗阻症状得到缓解,且无明显不良反应。虽然研究者认为该结果尚有待更大规模的临床试验进行验证,但也为癌性肠梗阻的处理增加了一个选项,尤其是难以耐受手术、支架置入术等操作的部分患者。

2. **疼痛** 恶性肠梗阻所导致的疼痛大体分为两种:持续性疼痛和阵发性绞痛。对于持续性疼痛,应用阿片类药物往往能得到良好的效果。阿片类药物的制剂种类也很多样,若患者因呕吐较严重无法耐受口服给药,还可采用静脉、皮下等多种给药途径。对于阿片类药物难以缓解的阵发性绞痛,可应用抗胆碱能药物如东莨菪碱、格隆溴铵等,同时可联合应用生长抑素类似物如奥曲肽,以抑制肠道动力、减少肠腔内的分泌。根据目前的文献资料,应用丁溴东莨菪碱的相关证据较多,每次可口服或静脉给药 10~20mg,每日应用 3~5 次。

3. **恶心和呕吐**　恶心和呕吐往往是严重困扰癌性肠梗阻患者的主要症状。控制癌性肠梗阻所致的恶心、呕吐可从两个方面着手:应用镇吐药物以及减少胃肠道分泌。

有系统性回顾研究发现,传统镇吐药物在晚期肿瘤患者中的疗效相对较弱,其中仅甲氧氯普胺的效果稍好,且有证据支持。因此,该药便成为癌性肠梗阻患者止吐的首选。然而,因该药可促使肠道动力增加,故仅适用于不完全梗阻的患者。此外,因甲氧氯普胺与抗胆碱能药物的相互作用可能降低后者的疗效,因此也不适用于接受抗胆碱能药物缓解阵发性绞痛的患者。证据级别较低但有专家推荐的药物还包括氟哌啶醇、奥氮平、赛克利嗪、糖皮质激素等。

为减少胃肠分泌,可应用东莨菪碱或生长抑素类似物。有研究显示,东莨菪碱和生长抑素类似物奥曲肽均能缓解症状,但奥曲肽的效果稍好。据文献报道,奥曲肽的有效剂量为每日0.1~0.9mg。此外,目前已有奥曲肽的长效制剂(奥曲肽微球)可供选择,在短期应用普通奥曲肽达到治疗所需的血药浓度后,可每个月应用长效制剂维持治疗一次。在针对癌性肠梗阻患者的临床研究中,长效制剂也显示出较好的效果。

4. **反流**　目前尚无相关研究对质子泵抑制剂及组胺拮抗剂等抑酸药物在癌性肠梗阻中的应用进行评价。若患者因频繁呕吐出现反酸、胃灼热等上消化道症状,有专家共识认为可以应用上述药物减少胃液分泌,从而缓解症状。

5. **静脉补液及营养**　如果无法接受手术或支架植入等干预,而药物治疗亦未能有效缓解癌性肠梗阻症状,患者往往会出现进食困难。肠梗阻所致的肠道持续分泌引起水和电解质在肠腔内积聚,继而引发容量不足及营养不良。此时可考虑给予静脉补液或静脉营养。

目前在姑息治疗领域,尤其是对于预期生存期较短的癌性肠梗阻患者,通过静脉补液是否恰当仍然存在争议,而相关的证据也存在互相矛盾的结果。既有相关研究认为静脉补液并不能完全纠正患者存在的容量问题,同时还存在加重液体潴留、引发症状恶化的弊端;而同时也有研究发现,一些患者因容量不足使得阿片类药物代谢物在体内蓄积,引起嗜睡、幻觉及肌阵挛等症状,静脉补液恰恰能够缓解上述症状。还有研究发现,对接受抗胆碱能药物减少胃肠分泌的患者进行静脉补液,能够改善恶心和嗜睡。静脉补液量无论多寡,均无法有效缓解进食困难患者的口干症状,而让患者少量啜饮以减轻口干的主观症状的效果甚至优于静脉补液。

静脉营养会对患者及其家庭造成巨大不便,且费用昂贵,因此相较静脉补液,其争议更甚。静脉营养通常需要建立中心静脉通路,因为增加了一项有创操作,患者除了面临静脉营养本身所致的并发症风险,还有可能因中心静脉置管引发其他问题。静脉营养可能导致的严重并发症包括中心静脉导管相关感染、肝功能异常等。现有证据表明,对于体能状况较好的患者(评判标准为 Karnofsky 体能状态评分),采用静脉营养与其他支持治疗相比,能够带来生存获益,其中位生存期大约为 1 个月。但因相关研究均为回顾性设计,可能存在选择偏倚,导致生存获益被夸大。

因此,目前的共识是对于体能状况尚好的患者,应当根据其具体病情,仔细权衡营养不良的死亡风险与静脉营养的相关并发症风险,挑选适当的患者行静脉营养;同时,也亟待更有说服力的前瞻性研究能够提供更为可靠的循证医学证据。

(汪　麟　周颖磊　吴大维　张　博)

参考文献

［1］ CAIRO M S, BISHOP M. Tumour lysis syndrome: New therapeutic strategies and classification [J]. Br J Haematol, 2004, 127 (1): 3-11.

［2］ HOWARD S C, JONES D P, PUI C H. The tumor lysis syndrome [J]. N Engl J Med, 2011, 364 (19): 1844-1854.

［3］ CAIRO M S, COIFFIER B, REITER A, et al. TLS Expert Panel. Recommendations for the evaluation of risk and prophylaxis of tumour lysis syndrome (TLS) in adults and children with malignant diseases: An expert TLS panel consensus [J]. Br J Haematol, 2010, 149 (4): 578-586.

［4］ COIFFIER B, ALTMAN A, PUI C H, et al. Guidelines for the management of pediatric and adult tumor lysis syndrome: An evidence-based review [J]. J Clin Oncol, 2008, 26 (16): 2767-2778.

［5］ WILSON F P, BERNS J S. Tumor lysis syndrome: New challenges and recent advances [J]. Adv Chronic Kidney Dis, 2014, 21 (1): 18-26.

［6］ 王弘, 李爽, 王佳, 等. 儿童急性淋巴细胞白血病发生急性肿瘤溶解综合征的临床分析 [J]. 医学临床研究, 2012, 29 (4): 689-691.

［7］ 张琪, 刘凯奇, 刘兵城, 等. 380 例急性白血病患者肿瘤溶解综合征发病率与危险因素分析 [J]. 中国实验血液学杂志, 2015, 23 (1): 61-64.

［8］ MUGHAL T I, EJAZ A A, FORINGER J R, et al. An integrated clinical approach for the identification, prevention, and treatment of tumor lysis syndrome [J]. Cancer Treat Rev, 2010, 36 (2): 164-176.

［9］ BURNS R A, TOPOZ I, REYNOLDS S L. Tumor lysis syndrome: Risk factors, diagnosis, and management [J]. Pediatr Emerg Care, 2014, 30 (8): 571-576.

［10］ 中国抗癌协会血液肿瘤专业委员会, 中华医学会血液学分会白血病淋巴瘤学组. 中国成人急性淋巴细胞白血病诊断与治疗指南 (2016 年版)[J]. 中华血液学杂志, 2016, 37 (10): 837-845.

［11］ TOSI P, BAROSI G, LAZZARO C, et al. Consensus conference on the management of tumor lysis syndrome [J]. Haematologica, 2008, 93 (12): 1877-1885.

［12］ JONES G L, WILL A, JACKSON G H, et al. British Committee for Standards in Haematology. Guidelines for the management of tumour lysis syndrome in adults and children with haematological malignancies on behalf of the British Committee for Standards in Haematology [J]. Br J Haematol, 2015, 169 (5): 661-671.

［13］ PUMO V, SCIACCA D, MALAGUARNERA M. Tumor lysis syndrome in elderly [J]. Crit Rev Oncol Hematol, 2007, 64 (1): 31-42.

［14］ 石远凯, 孙燕. 临床肿瘤内科手册 [M]. 6 版. 北京: 人民卫生出版社, 2015.

［15］ HOLLAND. 癌症医学 [M]. 8 版. 黄洁夫, 译. 北京: 人民卫生出版社, 2014.

［16］ 尼德胡贝尔. 临床肿瘤学 [M]. 5 版. 孙燕, 译. 北京: 人民军医出版社, 2016

［17］ 周际昌. 实用肿瘤内科治疗 [M]. 2 版. 北京: 北京科学技术出版社, 2016.

［18］ STRAKA1 C, YING J, KONG F M, et al. Review of evolving etiologies, implications and treatment strategies for the superior vena cava syndrome [J]. Springer Plus, 2016, 5: 229.

［19］ NIEDERHUBER J E, ARMITAGE J O, DOROSHOW J H, et al. 临床肿瘤学 [M]. 5 版. 孙燕, 译. 北京: 人民军医出版社, 2016.

［20］ EREN S, KARAMAN A, OKUR A. The superior vena cava syndrome caused by malignant disease: Imaging with multi-detector row CT [J]. Eur J Radiol, 2006, 59 (1): 93-103.

［21］ RICE T W, RODRIGUEZ R M, LIGHT R W. The superior vena cava syndrome: Clinical characteristics and evolving etiology [J]. Medicine, 2006, 85 (1): 37-42.

［22］ WAN J F, BEZJAK A. Superior vena cava syndrome [J]. Hematol Oncol Clin North Am, 2010, 24 (3): 501-513.

［23］ YU J B, WILSON L D, DETTERBECK F C. Superior Vena Cava Syndrome: A proposed classification system and algorithm for management [J]. J Thorac Oncol, 2008, 3 (8): 811-814.

［24］ KISHI K, SONOMURA T, MITSUZANE K, et al. Self-expandable metallic stent therapy for superior vena cava syndrome: Clinical observations [J]. Radiology, 1993, 189 (2): 531-535.

［25］ EDWARD C H, DAVID E W, LUTHER W B, et al. Perez and Brady's principles and practice of radiation oncology [M]. Bethesda: LWW, 2007.

[26] MCKENZIE J T, MCTYRE E, KUNAPRAYOON D, et al. Stereotactic body radiotherapy for superior vena cava syndrome [J]. Rep Pract Oncol Radiother, 2013, 18 (3): 179-181.

[27] LANCIEGO C, PANGUA C, CHACON J I, et al. Endovascular stenting as the first step in the overall management of malignant superior vena cava syndrome [J]. Am J Roentgenol, 2009, 193 (2): 549-558.

[28] ROWELL NP AND GLEESON FV. Steroids, radiotherapy, chemotherapy and stents for superior vena cava obstruction in carcinoma of the bronchus [J]. Cochrane Database Syst Rev, 2001,(4): CD001316.

[29] JOHN E, NIEDERHUBER M D. Abeloff's clinical oncology [M]. 1600 John F. Kennedy Blvd.: Saunders, an imprint of Elsevier Inc., 2014: 581-590.

[30] ESBRIT P. Hypercalcemia of malignancy: new insights into an old syndrome [J]. Clin Lab, 2001, 47: 67-71.

[31] STEWART A F. Clinical practice. Hypercalcemia associated with cancer [J]. N Engl J Med, 2005, 352: 373-379.

第
35
章

第**36**章 副肿瘤综合征

副肿瘤综合征是指恶性肿瘤在患者体内未发生转移的情况下由肿瘤产生的自身抗体、细胞因子、激素或多肽等影响多个远隔组织和器官发生病理变化，引起与肿瘤无直接关系的各种症状和体征。该病可涉及全身多个系统，包括神经、内分泌、造血、骨和关节、消化、肾脏及皮肤等系统。根据靶器官不同，又分为不同的副肿瘤综合征。其中，以神经系统副肿瘤综合征（paraneoplastic neurological syndromes，PNS）相对常见。

第 1 节　神经系统副肿瘤综合征

一、概述

神经系统副肿瘤综合征（paraneoplastic neurological syndromes，PNS）是肿瘤通过远隔效应作用于神经系统（包括中枢神经系统、周围神经系统、神经肌肉接头），而非肿瘤直接侵犯或转移至神经和 / 或肌肉组织引起的一组综合征。它不包括肿瘤原发灶或转移灶对组织的直接压迫、浸润引起的症状，也不包括手术、化疗或放疗等治疗所产生的不良事件。PNS 包括一系列广泛累及中枢 / 周围神经系统的疾病，可损伤一个区域（如浦肯野细胞，突触前胆碱能突触）或多个区域（如脑脊髓炎），表现出神经系统多部位受损并存的症状。一般为亚急性起病，渐进性发展，约80% 的神经系统损害症状在肿瘤诊断之前数月甚至数年出现（表 36-1）。

PNS 的发病率约为 1%，远低于转移或非转移性病变，随着诊断技术的发展，近年来报道的PNS 发生率有所升高，该病的发生率根据具体的疾病与原发肿瘤有所不同。小细胞肺癌是引起 PNS 最常见的原发肿瘤，约 3% 的小细胞肺癌患者伴有兰伯特 - 伊顿肌无力综合征（Lambert-Eaton myasthenic syndrome，LEMS），约 9% 的患者存在至少一种 PNS（主要为 LEMS，感觉神经病和边缘性脑炎）。对于其他大多数实体肿瘤而言，PNS 的发病率较低，但重症肌无力（myasthenia gravis，MG）在胸腺瘤患者中发病率较高，约 33%~50% 的患者合并 MG。

表 36-1　神经系统副肿瘤综合征及分类

系统	临床综合征
中枢神经系统	脑脊髓炎
	边缘叶脑炎
	脑干脑炎
	亚急性小脑变性
	僵人综合征
	斜视性眼阵挛 - 肌阵挛
	肿瘤相关性视网膜病变
	黑色素瘤相关性视网膜病变
	副肿瘤性视神经病变
	运动神经元综合征（亚急性运动神经元病变，其他综合征）
周围神经	亚急性感觉神经病变
	慢性感觉运动神经病变
	浆细胞恶病质相关综合征
	急性感觉运动神经病变
	丛神经炎（如臂丛神经炎）
	自主神经病
	周围神经肌肉血管炎
神经肌肉接头及肌肉	Lambert-Eaton 肌无力综合征
	皮肌炎 / 多发性肌炎
	神经性肌强直
	急性坏死性肌病
	恶病质性肌病

二、神经系统副肿瘤综合征的发病机制

PNS 的发病机制目前尚不明确，但一般认为抗体介导的免疫反应是其最主要的发病机制。肿瘤细胞与人体神经元具有共同抗原决定簇，机体对肿瘤细胞表达的神经元抗原发生免疫反应生成抗体，这些抗体除肿瘤细胞外对正常的组织也会发生交叉反应，破坏正常神经系统及组织，从而引起 PNS。多数 PNS 可观察到特异性抗体和 T 细胞应答。特异性抗体能在血清和脑脊液（cerebrospinal fluid，CSF）中检测到，且不存在于（或效价太低以致很少发现）具有相似神经症状但未患肿瘤的患者。

根据作用靶点不同，PNS 相关抗体可大致分为两类（表 36-2）。

（一）作用于细胞内神经元抗原的抗体

作用于细胞内神经元抗原的抗体又称特异性副肿瘤抗体或癌旁抗体，这些抗体是判断 PNS 的特异性抗体（表 36-2），包括抗 -Hu 抗体［1 型抗神经元核抗体（anti-neuronal nuclear antibody-1，ANNA-1）］，抗 -Ri 抗体［2 型抗神经元核抗体（anti-neuronal nuclear antibody-2，ANNA-2）］，抗 -Yo 抗体（Purkinje 细胞胞质抗体型 1（PCA-1）），抗 -amphiphysin 两性霉素，抗 -Ma2 抗体，抗 -Tr 抗体

第
36
章

[delta/notch 样表皮生长因子相关受体(delta/notch-like epidermal growth factor-related receptor, DNER)]等。虽然尚无明确证据证实此类抗体是 PNS 的直接致病因素,但是可作为判断 PNS 的相关标志物。

表 36-2 抗体、综合征与原发肿瘤

抗体	常见临床综合征	常见原发肿瘤
抗 -Hu	脑脊髓炎、感觉神经元病变、小脑变性、自主神经功能障碍	小细胞肺癌、神经母细胞瘤、前列腺癌
抗 -Yo	小脑变性	卵巢癌、乳腺癌
抗 -Ma2	边缘叶脑炎、脑干脑炎	睾丸癌、肺癌
抗 -Ri	脑干脑炎、斜视性眼阵挛 - 肌阵挛	乳腺癌,妇科肿瘤
抗 -Tr	小脑变性	霍奇金淋巴瘤
抗 -amphiphysin	僵人综合征	乳腺癌,小细胞肺癌
抗 -CV2/CRMP5	脑脊髓炎、边缘叶脑炎、小脑变性、周围神经病变	小细胞肺癌、胸腺瘤
抗 -recoverin	视网膜病变	小细胞肺癌
抗 - 视网膜双极细胞	视网膜病变	黑色素瘤
抗 -VGCC	Lambert-Eaton 综合征、小脑变性	小细胞肺癌
抗 -AChR(肌肉)	重症肌无力	胸腺瘤
抗 -AChR(神经元)	自主神经病变	小细胞肺癌
抗 -Caspr2	周围神经系统过度兴奋(伴或不伴中枢神经系统受累)	胸腺瘤
抗 -LGI1	边缘叶脑炎	胸腺瘤、小细胞肺癌
抗 -GABA-B	伴明显癫痫发作的边缘叶脑炎	小细胞肺癌
抗 -mGluR5	边缘叶脑炎	霍奇金淋巴瘤
抗 -NMDA	边缘叶脑炎	畸胎瘤
抗 -AMPA	边缘叶脑炎	多种实体肿瘤

注:AChR:acetylcholine receptor,乙酰胆碱受体;AMPA:α-amino-3-hydroxy-5-methylisoxazole-4-propionic acid,α- 氨基 -3- 羟基 -5- 甲基 -4- 异噁唑丙酸;GABA-B:γ-aminobutyric acid-B,γ- 氨基丁酸 B 型;NMDA,N-methyl-D-aspartic acid,N- 甲基 -D- 天冬氨酸;VGCC:voltage-gated calcium channel,电压门控钙离子通道。

(二)作用于神经元细胞表面抗原或突触蛋白的抗体

作用于神经元细胞表面抗原或突触蛋白的抗体包括抗 N- 甲基 -D- 天冬氨酸(N-methyl-D-aspartic acid,NMDA)受体和抗 α- 氨基 -3- 羟基 -5- 甲基 -4- 异噁唑丙酸(α-amino-3-hydroxy-5-methylisoxazole-4-propionic acid,AMPA)受体的抗体(表 36-2)等。这些抗体与肿瘤的相关性因具体抗体种类而异,对肿瘤的特异性低于抗细胞内神经元抗原的抗体,未患肿瘤者也可以检测出抗体阳性。

此外,在一些 PNS 中,此类抗体被认为是直接致病因素,如 Lambert-Eaton 肌无力综合征是由抗体针对突触前神经肌肉接头处的电压门控式钙离子通道发生反应所致。根据目前的发现，由抗体作用直接致病的 PNS 多累及周围神经系统和神经肌肉接头等，包括 Lambert-Eaton 综合征（P/Q 型钙离子通道抗体）、重症肌无力（乙酰胆碱受体抗体）、抗 NMDA 受体脑炎（NMDA 受体抗体）、某些边缘叶脑炎（AMPA 受体抗体，LGI1 抗体）、自主神经病变（神经节乙酰胆碱受体抗体）、癌性视网膜病变（恢复蛋白 Recoverin 抗体）、难治性癫痫性脑病［γ- 氨基丁酸 B 型（γ-aminobutyric acid-B，GABA-B）受体抗体］、僵人综合征（两性蛋白抗体 amphiphysin）和皮肌炎等也可检测到自身免疫相关抗体。

细胞介导的免疫应答也是 PNS 的发病机制之一。一些研究显示在部分患者中可观察到针对相同肿瘤抗原的 T 细胞应答。此外，激素和多肽引起的代谢异常、病毒感染、营养等一些非免疫机制在 PNS 的发病过程中也发挥了重要作用。

三、神经系统副肿瘤综合征的诊断

虽然 PNS 发病率相对较低，但在临床上却十分重要。一方面，PNS 通常可引起严重、持久的神经功能缺失，早期诊断可以为神经功能恢复争取更多的时间；另一方面，PNS 多发生于原发肿瘤出现症状前数日到数年前，甚至神经系统症状是潜在肿瘤的仅有体征或首发表现，PNS 可提示机体患有尚处于隐匿阶段或早期阶段的肿瘤，此时原发肿瘤或可治愈，因此，PNS 的诊断对肿瘤的早诊、早治，提高患者的治愈率和生存期具有重要的意义。

（一）诊断标准

由于 PNS 表现复杂多样，缺乏特异性，而且其病情严重程度与原发肿瘤的病程以及恶性程度并不平行，因此神经系统症状在原发肿瘤发现前极易误诊。鉴于 PNS 诊断的重要性和挑战性，2004 年，一个由多名神经科医师组成的国际专家小组提出了 PNS 的诊断标准，该标准综合考虑神经综合征的类型、肿瘤检测及 PNS 相关抗体检测，将疑似患有 PNS 的患者分为两类：确诊 PNS 患者（definite）和疑似 PNS 患者（possible）。具体诊断标准如下。

1. 确诊神经系统副肿瘤综合征诊断标准

（1）具有典型 PNS 的临床症状，并且在症状出现后 5 年内发现肿瘤。典型 PNS 症状是指与肿瘤密切相关的神经系统综合征，包括脑边缘叶脑炎、脊髓炎、亚急性小脑变性、眼阵挛 - 肌阵挛、亚急性感觉神经元病变、Lambert-Eaton 肌无力综合征和皮肌炎等。

（2）在出现神经系统症状后 5 年内发现肿瘤并伴有不典型 PNS 的临床症状，同时可检测到相关抗神经元抗体（特异性或非特异性）。

（3）在抗肿瘤治疗后，不典型的 PNS 的临床症状可获得明显缓解，甚至消失，需除外症状自发缓解的情况。

（4）具有典型或非典型 PNS 的临床症状并可以检测到相关特异性抗体（包括抗 -Hu 抗体、抗 -Yo 抗体、抗 -Ri 抗体、抗 -Tr 抗体、抗 CV2/CRMP-5 抗体和抗 amphiphysin 抗体等），但未发现肿瘤。

2. 疑似神经系统副肿瘤综合征诊断标准

（1）具有典型 PNS 的临床症状而未发现抗神经元抗体和肿瘤，但是临床上高度怀疑肿瘤诊断。

（2）具有典型或非典型 PNS 的临床症状，并可检测到部分特异性抗体，但未发现肿瘤。

（3）具有非典型 PNS 的临床症状并在 2 年内发现肿瘤，但没有检测到抗神经元抗体。

（二）临床表现

临床上 PNS 累及范围较广，可影响神经系统的任何一个部位，包括大脑皮层、边缘系统、脑干、小脑、脑神经、脊髓、周围神经、视网膜、神经肌肉接头以及肌肉（表 36-1）。临床表现复杂多样，缺乏特异性，神经系统症状在原发肿瘤发现前极易误诊。好发于中年以上患者，呈亚急性进展，部分为急性、慢性进展或复发缓解病程，其症状和体征可发生在肿瘤发生之前、同时或之后。神经系统表现不符合原发神经病变规律，可出现神经系统多部位损害，症状和体征不能用单一疾病解释，病程及严重程度与原发肿瘤的病程以及恶性程度可不平行。一般根据 PNS 累及的部位，将其分为中枢神经系统 PNS、周围神经系统 PNS 以及神经肌肉接头以及肌肉 PNS。

1. 副肿瘤性中枢神经系统病变

（1）副肿瘤性小脑变性：副肿瘤性小脑变性又称亚急性小脑变性，是中枢神经系统最常见的 PNS，可单独发病，也可同时合并其他副肿瘤综合征。原发肿瘤常见于肺癌、卵巢癌、宫颈癌、乳腺癌和淋巴瘤（表 36-2）。临床表现包括：小脑性共济失调、构音障碍以及眼球震颤，可伴锥体束征及精神异常、认知障碍等大脑受损表现。有研究显示几乎所有的特异性副肿瘤抗体均可在副肿瘤性小脑变性患者中检测阳性，其中抗 -Yo 抗体和抗 -Tr 抗体被认为与小脑功能损伤有关。除抗体介导的免疫应答之外，细胞毒性 T 细胞介导的免疫应答也是副肿瘤性小脑变性重要的发病机制。病理可见小脑皮质弥漫性变性，浦肯野细胞大量脱失及血管周围淋巴细胞浸润。头颅磁共振成像（magnetic resonance imaging，MRI）主要用于排除脑血管等其他病变，对诊断副肿瘤性小脑变性帮助不大，疾病后期可见弥漫型小脑萎缩。

（2）副肿瘤性脑脊髓炎：副肿瘤性脑脊髓炎涉及神经系统的多个区域，包括边缘叶、脑干、小脑、脊髓、背根神经节和自主神经系统。病理可见周围血管和间质的 T 淋巴细胞炎性浸润、神经胶质增生、神经元吞噬结节和神经元脱失。抗 -Hu 抗体是副肿瘤性脑脊髓炎最常见的特异性抗体，可直接作用于神经元特异性 RNA 结合核蛋白，并且与副肿瘤感觉神经病变及脑脊髓炎相关。副肿瘤性脑脊髓炎或其变体（边缘性脑炎，脑干脑炎，脊髓炎）与多种肿瘤相关，其中以小细胞肺癌最为常见，约占 75%。

1）副肿瘤性脊髓炎：副肿瘤性脊髓炎很少单独出现，由于脊神经节受累，常见感觉神经病变，同时合并运动神经元综合征，临床表现为肌无力、肌束颤动、肌萎缩、感觉障碍、自主神经功能失调及脊髓空洞症的症状，血清和脑脊液中均可检测到抗 -Hu 抗体。

2）边缘叶脑炎：病变主要累及大脑边缘叶，包括胼胝体、扣带回、穹窿、海马、杏仁核、岛叶、额叶眶面和颞叶内侧面。常亚急性起病，可达数周之久，亦可隐匿起病。该病的典型症状是进行性痴呆和明显的记忆力障碍，尤其是近事记忆障碍明显，远事记忆力受损一般较轻。此外，患者还可出现焦虑、抑郁、幻觉以及部分性或全身性癫痫发作。头颅 MRI 可见内侧颞叶信号升高或对比增强。边缘性脑炎常见于肺癌、精原细胞瘤、睾丸癌、胸腺瘤、乳腺癌和霍奇金淋巴瘤。根据原发肿瘤的不同，边缘叶脑炎中的特异性抗体也有所不同，大多数小细胞肺癌患者可在血清和 CSF 中检测到抗 Hu 或抗 -CV2/CRMP5 抗体。

3）副肿瘤性脑干炎：副肿瘤性脑干脑炎常常合并其他副肿瘤综合征，如边缘叶脑炎、小脑变性或多灶性脑脊髓炎。然而，在部分患者中也可观察到仅限于脑干的神经症状和病理学改变，主要为下橄榄核和前庭神经核等下位脑干结构受累，尤其是延髓受损最为突出，可出现眩晕、恶心、眼震、复视、吞咽困难、构音障碍、凝视麻痹及共济失调等表现,甚至出现锥体束征。腰椎穿刺多数正常,无特异性改变。该病可见于多种实体肿瘤。特异性抗体与副肿瘤性脑干脑炎的脑干功能障碍有关。小细胞肺癌、乳腺癌、肾上腺和前列腺癌患者通常可检测到抗 Hu 抗体,睾丸癌患者通常可检测到 Ma2 抗体。

(3)副肿瘤性斜视性眼阵挛 - 肌阵挛综合征:副肿瘤性斜视性眼阵挛 - 肌阵挛综合征是一种以运动障碍为主的罕见疾病,同时也是最具特征性的副肿瘤综合征,儿童以及成人均可发病。临床表现为伴有眨眼动作的眼球不自主、快速、无节律、无固定方向的大幅度、集合性扫视运动,闭眼或入睡时仍持续存在,可同时伴有其他肌阵挛,如四肢、躯干、横膈、咽喉及软腭肌阵挛和共济失调。

该病多见于儿童,平均发病年龄为 18 个月,最常见于神经母细胞瘤患儿。此类疾病的患儿可检测到以 IgG3 为主要成分的自身抗体,这有助于与其他副肿瘤综合征相鉴别。成人患者常亚急性起病,通常合并眩晕、小脑性共济失调、精神障碍,甚至脊髓损伤。此综合征与小细胞肺癌和乳腺或妇科肿瘤有关,实验室检查脑脊液中可检测到抗 -Ri 抗体以及抗 -Yo 抗体,其中抗 -Ri 抗体更具诊断价值。脑部 CT 检查多无异常,脑 MRI 检查有时可见脑干内异常信号。

(4)亚急性运动神经元病:亚急性运动神经元病最初报道于淋巴瘤患者,主要侵及脊髓前角细胞和延髓运动神经核。临床上表现为亚急性、进行性上、下运动神经元损害的症状,尤其以双下肢无力、肌萎缩、肌束震颤和腱反射消失等下运动神经元受损多见,感觉障碍轻微。病理可见前角细胞的严重神经元变性、炎性浸润、脱髓鞘病变与脊髓后索的轻度轴索缺失。

2. 副肿瘤性周围神经系统和肌肉病变

(1)副肿瘤性周围神经病变

1)副肿瘤性亚急性感觉神经元病:亚急性感觉神经元病可同时伴有其他一些 PNS,如肌病、脑病、小脑变性等。常为亚急性起病但进展缓慢,初期可见疼痛和温度感觉受损,振动觉和关节位置觉消失,通常情况下患者肌力相对正常,但伴有严重的深浅感觉消失,可累及面部、躯干和四肢,造成患者无法起床以及生活不能自理,患者感觉障碍恢复困难,但可保持在稳定水平。组织学检查可见发现免疫介导的背根神经节单核细胞浸润、神经元变性和卫星细胞增殖,一些患者还可见脊髓前、后神经根病变以及脊髓后索继发性脱髓鞘。

该病常见于小细胞肺癌,多数患者可检测到抗 -Hu 抗体阳性。亚急性感觉神经元病还可见于乳腺癌、前列腺癌、结肠癌、淋巴瘤和子宫肉瘤。免疫疗法多无效,切除原发肿瘤后深浅感觉障碍常仍难恢复。

2)副肿瘤性感觉运动神经病:感觉运动神经病起病和发展方式有亚急性、急性和慢性 3 种类型。急性型临床表现与急性格林巴利综合征相似,伴有呼吸肌瘫痪和延髓麻痹,此型多见于霍奇金淋巴瘤的患者。症状可在发现肿瘤之前的数月或数年出现,也可在发现肿瘤之后出现。肌电图检查提示远端肌肉为失神经电位支配,且伴有自发纤颤电位,运动单位减少,多相电位增加。脑脊液检查可见细胞数正常而蛋白含量增高。慢性副肿瘤性感觉运动神经病相对常见,10%~15% 的实体瘤患者可见明显的感觉运动神经病变临床症状,35%~50% 的患者可见神经电生理检查异常,常见于晚期肿瘤患者,抗体检测可见抗 -CV2 抗体阳性。

3)副肿瘤性自主神经病变:副肿瘤性自主神经功能障碍常与脑脊髓炎和感觉神经病变等其他副肿瘤症状共同出现,临床症状包括低体温、低通气、睡眠呼吸暂停、胃轻瘫、假性肠梗阻和可导致猝死的心律失常。原发肿瘤包括小细胞肺癌、胰腺癌、甲状腺癌和霍奇金淋巴瘤。抗体检测可见抗 -Hu 抗体、抗 -AChR 抗体阳性。

4）副肿瘤性周围神经血管炎：副肿瘤性周围神经血管炎常与其他的周围神经病变同时出现，临床表现为血管炎造成的多发性单神经炎的症状。病理改变主要为周围神经和肌肉活检中发现小血管炎症改变。常见于肺癌、淋巴瘤和前列腺癌患者。应用免疫抑制剂有一定的疗效。

（2）副肿瘤性神经肌肉接头和肌肉病变

1）Lambert-Eaton 肌无力综合征：Lambert-Eaton 肌无力综合征是自身免疫性神经肌肉接头功能障碍性疾病，可有多种发病机制，其中最主要的是机体对肿瘤细胞的神经元样成分产生了交叉免疫反应，所产生的抗体（抗 -VGCC 抗体）对运动神经末梢突触前膜产生免疫应答，导致调节乙酰胆碱释放的电压依赖性钙离子通道无法开放。当神经冲动传导至神经末梢时，钙离子无法进入神经末梢，突触前膜无法正常释放乙酰胆碱，进而引起神经 - 肌肉接头传导功能障碍。

Lambert-Eaton 肌无力综合征是肺癌，特别是小细胞肺癌中最常见的非转移性胸外表现。该病变多见于中年男性，呈亚急性起病，以进行性对称性肢体近端及躯干肌力下降、消瘦、易疲劳，下肢重于上肢，且休息后症状不能缓解为临床表现。与重症肌无力不同的是，Lambert-Eaton 肌无力综合征的患肌短时间内反复收缩后肌力可得到增强，但持续收缩后肌无力症状又会加重。此外，大多数患者可同时合并胆碱能自主神经功能症状，如口干、排尿困难、便秘、阳痿、直立性低血压等。

Lambert-Eaton 肌无力综合征的诊断主要依靠临床症状、抗 -VGCC 抗体检测和肌电图。85%~95% 的患者抗 -VGCC 抗体检测阳性。肌电图的特征性表现是低频（3~5Hz）刺激时动作电位波幅变化不大，但高频（>10Hz）重复电刺激时波幅可递增到 200% 以上。

Lambert-Eaton 肌无力综合征的对症治疗主要以增加在突触后膜乙酰胆碱量为主，常用药物包括盐酸胍、3,4- 二氨基吡啶（diaminopyridine，DAP）等，胆碱酯酶抑制剂如溴吡斯的明及新斯的明通常无效，也可考虑应用免疫抑制剂、血浆交换或免疫球蛋白冲击治疗。

2）皮肌炎和多发性肌炎：自 1916 年首次报道皮肌炎 / 多发性肌炎与胃癌之间存在相关性以来，类似报道不断出现，15% 的多发性肌炎和 32% 的皮肌炎与副肿瘤性有关。常见的肿瘤包括卵巢癌、肺癌、胰腺癌、膀胱癌、直肠癌和非霍奇金淋巴瘤等。另外，流行病学研究显示，在亚洲人中，皮肌炎主要合并的肿瘤类型是鼻咽癌，欧洲人最常合并的是卵巢癌、肺癌和胃癌。肿瘤可在肌病诊断之前、同时或之后被发现，肌病诊断后的第一年是发现肿瘤的高峰期，在随后的 5 年随访中诊断率逐渐下降。

副肿瘤性皮肌炎 / 多发性肌炎多见于 40 岁以上患者，临床可见头面部皮肤红斑、皮疹或异色表现，同时可见不规则发热、乏力、头痛、关节痛、四肢肌肉酸痛、肌力减退等症状。一些研究报道，肿瘤相关肌炎可能与转录中间因子 -1γ 抗体和抗核基质蛋白抗体 -2 有关。

（三）抗体检测

PNS 患者的血清及脑脊液中存在肿瘤相关的特异性抗体，抗体检测具有微创、早期、标本易获得等优点，是肿瘤早期诊断的重要检测。特异性 PNS 抗体（作用于细胞内神经元抗原）多存在于血清中，仅有少数见于脑脊液；与之相反，非特异性 PNS 抗体（作用于神经元细胞表面抗原或突触蛋白）常见于脑脊液。例如，约 15% 的抗 NMDA 受体脑炎的患者中，仅能在脑脊液中检测到抗体，而在血清中不可检测。对于疑似患有 PNS 的患者，应将脑脊液纳入检测中。

在抗体检测中，应注意以下几点。

1. 一些抗体与特定 PNS 相关,如 LEMS 患者的 P/Q 型电压门控钙通道抗体、重症肌无力(MG)中的乙酰胆碱受体抗体等,但这些抗体并不能特异性地提示潜在肿瘤的存在;与之相反,一些抗体,如两性蛋白酶抗体则具有较好的肿瘤特异性,在僵人综合征中,两性蛋白酶抗体阳性的患者很可能患有肿瘤。

2. 没有 PNS 的肿瘤患者也可检测到抗体阳性,但一般效价较低。

3. 同一种 PNS 可能检测到多种抗体,同一种抗体可能与多种 PNS 相关。

4. 同一患者可检测到多种抗体阳性,这种现象在小细胞肺癌患者中最为常见。

综上所述,抗体检测对于 PNS 的诊断具有重要意义,尽管特异性抗体的存在并不总是与肿瘤或 PNS 直接相关,但正常机体很少能检测到该类抗体。一旦检测到特异性抗体阳性,应高度怀疑肿瘤。

(四)其他辅助检查

除临床表现和特异性抗体外,其他辅助检查方法也是 PNS 诊断的重要组成部分。特别是在已确诊肿瘤同时合并神经症状的患者中,特异性抗体检测阴性并不能完全排除 PNS 的可能,需要借助其他辅助检查明确导致该症状的病因。此外,在血清特异性抗体检测阴性的情况下,一些辅助检查对某些 PNS 有特别的诊断价值。

1. **MRI** 对于大部分 PNS 来说,神经系统 MRI 检查多为正常或非特异性的影像学表现,个别 PNS 可见典型影像学改变,具有重要临床意义。如边缘性脑炎患者可见头颅 T2WI 和 FLAIR 像在一侧或双侧颞叶及其内侧面呈高信号,小脑变性患者出现症状后数月 MRI 可见小脑萎缩。

2. **FDG-PET-CT** 氟代脱氧葡萄糖 - 正电子发射计算机断层显像(F-deoxyglucose positron emission tomography-computer tomography,FDG-PET-CT)作为一种功能显像技术,可在脑实质改变前检测出脑部葡萄糖代谢异常,对于某些脑部病变的检出较 MRI 更灵敏,如副肿瘤边缘性脑炎患者内侧颞叶或小脑变性患者小脑的高代谢。

3. **脑脊液** 尽管大部分特异性抗体均可通过血清进行检测,但脑脊液检查依然不可或缺,特别是某些 PNS 中,特异性抗体仅存在于脑脊液中,如抗 Tr 抗体;或在血清中效价低而在脑脊液效价高,如抗 NMDA 受体脑炎。此外,脑脊液的炎性反应征象,如淋巴细胞增多、出现免疫球蛋白 G 的寡克隆带等可提示炎性或免疫介导的神经系统异常。

4. **肌电图** 一些周围神经 PNS 会出现特征性肌电图表现,如肌无力、神经性肌强直和皮肌炎。然而,肌电图改变缺乏特异性,未患肿瘤而仅出现神经系统症状的患者同样可见相应表现。

5. **隐匿性肿瘤** PNS 出现神经系统症状常早于原发肿瘤的发现,甚至发生于数年前。一般合并 PNS 的肿瘤可通过 CT、抗体检测、B 超和 MRI 等常规方法进行诊断,而对于隐匿性肿瘤来说,全身 FDG-PET-CT 可能是发现隐蔽肿瘤最好的检查方法。在一项纳入 104 例患者的病例分析中,FDG-PET-CT 检测隐匿性肿瘤的灵敏度和特异性分别为 80% 和 67%,而 CT 仅为 30% 和 71%。另一项小样本研究显示,FDG-PET-CT 增加了肿瘤诊断的灵敏度和准确性。对于没有发现阳性结果的患者,要注意随访 5 年(Lambert-Eaton 肌无力综合征患者两年即可),每隔 3~6 个月复查 1 次,以免漏诊。

四、神经系统副肿瘤综合征的治疗

PNS 的治疗主要包括两个方面:针对肿瘤本身的治疗和针对 PNS 的治疗。

据报道,约80%的患者于肿瘤确诊前出现PNS,此时约50%的患者原发肿瘤尚处于可根治阶段,因此,早期识别,早期发现,对原发肿瘤采用积极合理的手术、放化疗,可使症状部分或完全缓解,显著提高患者的生存期和生活质量,并为恢复神经功能争取了更多的时间。

然而,针对PNS,目前尚无特异性的治疗方法,大多数患者治疗后仍遗留严重且持久的神经功能障碍。疗效不佳的原因可能是在疾病诊断的过程中,受累的中枢神经元已存在不可逆的损伤,因此应尽早进行针对PNS的治疗。常见措施包括使用糖皮质激素、环磷酰胺、血浆置换、静脉免疫球蛋白输注等免疫治疗,以及改善微循环、神经营养药物、B族维生素等对症治疗。

根据发病机制的不同,PNS接受治疗的疗效也有差别。由抗原抗体反应引起的PNS(即非特异性抗体阳性的PNS)疗效相对较好,治疗肿瘤的同时清除相关抗体或使用免疫抑制治疗对与致病性抗体相关的副肿瘤综合征(如重症肌无力、Lambert-Eaton肌无力综合征和神经性肌强直)以及与神经细胞表面蛋白抗体(如NMDA-、AMPA-、GABAB-、LGI1-以及Caspr2-)相关的脑炎疗效显著,静脉注射免疫球蛋白及血浆置换能在短期内抑制免疫应答和改善神经系统症状。与之相反,大多数特异性抗体阳性的PNS疗效较差,包括副肿瘤小脑变性、脑脊髓炎、针对细胞内抗原的抗体阳性的边缘性脑炎、脊髓炎和副肿瘤视网膜病等。细胞毒性T细胞介导的细胞免疫是这部分患者的主要致病机制,因此,从血清中去除抗体[例如血浆交换、静脉注射用丙种球蛋白(intravenous immunoglobulin,IVIG)]的治疗方法通常无效,应该尽早应用针对T细胞机制的免疫疗法,如环磷酰胺或利妥昔单抗,这两种药物可通过降低B细胞抗原提呈到T细胞起到治疗作用。需要指出的是,即使抗肿瘤和免疫治疗可暂时使部分症状改善或保持稳定,但此类患者的神经系统很少能达到由抗原抗体反应引起的PNS患者的恢复程度。此外,一些周围PNS患者中无法检测到副肿瘤抗体,但是可检测到免疫相关的炎性反应,如脑脊液中白细胞增多、蛋白升高,或出现炎性浸润。针对这类患者,特别是有典型脱髓鞘表现的患者,血浆交换、IVIG或利妥昔单抗等疗法可能有效。

PNS往往会导致快速而不可逆转的神经损伤,神经损伤一旦形成,即使积极治疗也难见成效,因此,PNS治疗的时机非常重要。尽管部分患者可能从免疫抑制剂治疗中获益,但由于PNS发病率较低,使得免疫抑制剂治疗效果难以评价。目前,尚无高质量循证医学证据证实免疫抑制剂对PNS患者的肿瘤治疗有利。因此,是否使用免疫抑制剂治疗须建立在特殊综合征,并结合患者个体差异决定。

第2节 其他系统副肿瘤综合征

一、副肿瘤内分泌综合征

由肿瘤产生的激素或激素样多肽引起,而非肿瘤直接导致的一系列内分泌功能紊乱的综合征,也称为异位激素综合征或异位内分泌综合征。常见的有库欣综合征、抗利尿激素分泌不当综合征、高钙血症、低血糖、男性乳腺发育、促性激素综合征等。

（一）库欣综合征（Cushing 综合征）

副肿瘤 Cushing 综合征是由肿瘤细胞分泌促肾上腺皮质激素（ACTH）或 ACTH 样物质进入血液循环后刺激肾上腺皮质增生，使得皮质醇分泌增多进而引起的一组综合征，属于异位 Cushing 综合征（表 36-3）。1928 年，Brown 首次在 1 例小细胞肺癌中进行了相关报告。约 10% 的 Cushing 综合征与副肿瘤有关，其中 50% 见于肺癌，此外胸腺瘤、胰腺癌、甲状腺癌、肝癌、前列腺癌、卵巢癌和未分化纵隔癌，乳腺癌、腮腺癌、结肠癌、食管癌、肾癌、睾丸肿瘤等也有报道。Cushing 综合征常见的症状和体征包括向心性肥胖、满月脸、高血压、糖代谢异常等（表 36-4）。副肿瘤 Cushing 综合征的诊断需结合病史、临床表现和实验室检查，当具有 Cushing 综合征相关临床表现的患者可通过 24h 尿游离皮质醇（urinary free cortisol，UFC）、午夜血清 / 唾液皮质醇测定和 1mg 过夜地塞米松抑制试验（overnight dexamethasone suppression test，ODST）等检查确诊。

表 36-3　异位 Cushing 综合征的特点

症状	激素	常见肿瘤	临床 / 生化特点	检查	影像学
Cushing 综合征	ACTH 或 CRH（极少）	小细胞肺癌、类癌、胸腺瘤、髓样甲状腺癌、嗜铬细胞瘤、其他	低钾血症 / 恶病质 Cushing 样症状	↑ ACTH HDDST（–），DDAVP 试验）（–）	垂体 MRI（–）双侧岩下窦静脉取血（–）、生长抑素受体现象（+）、18F-FDG-PET（+）

注：ACTH：adreno-cortico-tropic-hormone，促肾上腺皮质激素；CRH：corticotropin releasing hormone，促皮质激素释放激素；DDAVP：deamino arginine vasopressin，去氨加压素；HDDST：high-dose dexamethasone suppression test，大剂量地塞米松抑制实验。

表 36-4　Cushing 综合征的症状和体征

常见	少见
性欲下降	心电图异常或动脉硬化
向心性肥胖 / 体重增加	斑纹
赘肉多	水肿
满月脸	近端肌肉无力
月经不规则	骨质疏松症
多毛症	头痛
高血压	腰痛
淤斑	复发性感染
疲劳、抑郁	腹痛
水牛背	痤疮
糖尿量异常	女性秃头

有效的抗肿瘤治疗是副肿瘤 Cushing 综合征的最佳治疗方式。可手术切除的肿瘤，首选手术治疗，通过去除 ACTH 的来源治愈代谢紊乱。对于不能手术切除的肿瘤，可采用姑息性放疗或全身治疗，同时给予积极的对症处理。治疗 Cushing 综合征的有效药物不多，主要为肾上腺酶

抑制剂,如:酮康唑、美替拉酮和依托咪酯,此外还有米非司酮和奥曲肽,但总体有效率不佳。如果药物治疗失败,可行双侧肾上腺切除术,避免高皮质醇血症引起的相关并发症。

（二）高钙血症

高钙血症是最常见的内分泌副肿瘤综合征之一,在晚期患者中发生率可达 10%。超过 80% 的副肿瘤性高钙血症与肿瘤分泌甲状旁腺激素相关蛋白(parathyroid hormone related protein,PTHrP)有关,PTHrP 可直接作用于骨质,促进骨钙释放,引起血钙增多。此外,肿瘤分泌异位甲状旁腺激素(parathyroid hormone,PTH)促进骨钙释放,产生 1,25- 二羟维生素 D(骨化三醇)使肠钙吸收增加,分泌粒细胞集落刺激因子,促进破骨细胞的祖细胞增殖、分化等均可引起高钙血症。副肿瘤性高钙血症需与肿瘤骨转移引起的高钙血症相鉴别。常见引起高钙血症的肿瘤有乳腺癌、肾癌、多发性骨髓瘤、淋巴瘤及鳞状细胞癌(包括肺部和头颈部)。

轻度高钙血症(正常值上限<血钙<3mmol/L)可无症状或表现为非特异性症状,如乏力、抑郁、便秘等。中度高钙血症(3~3.5mmol/L)可能长期耐受良好,但重度高钙血症(>3.5mmol/L)则可以出现明显的症状和体征,如多尿、脱水、烦渴、厌食、恶心、肌无力和神志精神改变。副肿瘤性高钙血症最佳的治疗是特异、有效的针对原发恶性肿瘤的治疗。对症治疗方面,轻度高钙血症无须立即处理,可建议患者避免引起高钙血症加重的因素,鼓励患者大量饮水,降低肾结石的风险。对于无症状或轻微症状的中度高钙血症患者可参照轻度患者处理,若血钙急剧升高甚至引起神志精神异常,需积极对症处理。重度高钙血症是肿瘤急症,有可能危及生命,需积极有效的治疗,包括扩容、补液、降钙,避免摄入含钙食物和维生素 D 等。

（三）抗利尿激素分泌异常综合征(syndrome of inappropriate secretion of antidiuretic hormone,SIADH)

SIADH 是由于恶性肿瘤异位生成和分泌抗利尿激素(antidiuretic hormone,ADH)或 ADH 类似物引起水排泄受损,发生体液潴留导致的低渗性、超渗性低钠血症。在恶性肿瘤中发生率约为 1%~2%,最常见于小细胞肺癌,约 10%~45% 的小细胞肺癌患者可发生 SIADH。此外,非小细胞肺癌、前列腺癌、乳腺癌、泌尿系统肿瘤、胰腺癌、类肺癌、胸腺癌等也可能发生。

诊断 SIADH 的实验室指标包括:①低钠血症,常<130mmol/L,根据血钠水平分为轻度:130~134mmol/L,中度:125~129mmol/L,重度:<125mmol/L;血浆渗透压下降(<275mmol/L);②尿液渗透压增加(在体液性低钠血症的情况下>100mOsm/kg);③尿钠排泄增多,正常摄入盐时尿钠浓度升高>30mmol/L;血容量正常;④肾、肾上腺、甲状腺功能正常,无脱水或水肿表现。SIADH 的临床症状取决于低钠血症的程度和下降的速度。轻者可无症状或有轻微症状如乏力、厌食、恶心,若血清钠水平<125mmol/L,尤其是在 48 小时内下降,则表现神志精神改变、癫痫发作、昏迷、呼吸衰竭,甚至死亡。

SIADH 的最佳治疗是控制原发肿瘤、纠正低钠血症与水中毒,若治疗有效,在数周内血钠可恢复正常水平。对于轻度 SIADH,可通过限制液体摄入,一般每日<800~1 000ml;出现水中毒时应立即利尿、补钠,快速纠正低钠血症和低血浆渗透压。精氨酸血管加压素受体拮抗剂托伐普坦是治疗 SIADH 的有效药物。它可以与血管加压素竞争性结合 V2 受体,促进体内自由水排泄的同时不增加钠的排泄,起到降低尿渗透压,提高钠离子浓度的作用。目前推荐的剂量是 15mg,每天 1 次,最高不超过 60mg/d。也有回顾性研究显示,托伐普坦 7.5mg,每天 1 次安全有效。

（四）低血糖

副肿瘤性低血糖发生率较低，又称为非胰岛细胞瘤低血糖症（non-islet cell tumor hypoglycemia，NITH），可能的发病原因包括：肿瘤产生胰岛素样物质产生内源性胰岛素样效应，肿瘤负荷较大引起葡萄糖被过度消耗，肿瘤转移至肝脏影响糖原的存储与利用，肿瘤对垂体、肾上腺的破坏影响糖代谢调节等有关。最常见于间质瘤（肉瘤、胃肠道间质瘤）、肾脏、卵巢和神经内分泌肿瘤等。临床表现与常规低血糖发作相同，包括头晕、无力、出汗、心慌、震颤、饥饿、精神错乱，严重时可发生惊厥甚至意识昏迷。以对症处理和治疗原发恶性肿瘤为主。急性低血糖发作时需快速补充葡萄糖，必要时可使用激素治疗。

（五）促性激素综合征

促性激素综合征主要是由肿瘤分泌促性腺激素引起性激素生成增多引起，发病率极少。常见于垂体肿瘤、生殖细胞肿瘤，此外，肺癌、肝癌、胰腺癌等也可发生。主要的临床表现有：儿童性早熟；男性乳腺发育、女性溢乳、闭经或不规则子宫出血等。最好的治疗是针对原发恶性肿瘤的治疗，有效的治疗可使腺激素功能紊乱的症状消失。

（六）其他

肿瘤组织还可以分泌肾素，引起高血压、低血钾、醛固酮增多。异位分泌 β- 人绒毛膜促性腺激素，可引起男性妇科疾病，女性月经失调和男性化，儿童性早熟，甲状腺功能亢进等。

二、副肿瘤血液综合征

副肿瘤血液综合征发生率较低，多于肿瘤确诊后出现，通常与疾病病情较晚有关。常见的几种综合征有：

（一）嗜酸性粒细胞增多症

嗜酸性粒细胞增多症属于继发性嗜酸性粒细胞增多症的一种，可能与肿瘤产生嗜酸性粒细胞生长因子白介素（interleukin，IL）-3、IL-5 和粒细胞 - 巨噬细胞集落刺激因子（granulocyte-macrophage colony stimulating factor，GM-CSF）引起外周血中嗜酸性粒细胞增多有关。常见于淋巴瘤和白血病，也可发生于肺、甲状腺、胃肠道、肾、妇科肿瘤中。实验室检查示外周血嗜酸粒细胞绝对计数 $>0.5 \times 10^9/L$，常 $>1.5 \times 10^9/L$。轻者可无症状，严重者可出现呼吸困难。最好的治疗是针对原发肿瘤的治疗，若出现严重或致命性器官受累症状时可使用激素治疗。

（二）中性粒细胞增多症

副肿瘤中性粒细胞增多症可见于 15% 的实体肿瘤，常见于肺癌、胃肠、中枢系统、乳腺、肾和妇科肿瘤等。具体的发病机制尚不清楚，可能与肿瘤分泌粒细胞集落刺激因子，促进中性粒细胞增殖、分化有关。临床上可无特殊症状和体征，实验室检查示白细胞和中性粒细胞增多，白细胞计数一般在 $(12~30) \times 10^9/L$ 之间，部分患者可 $>50 \times 10^9/L$，中性粒细胞绝对值常 $>8.0 \times 10^9/L$。该病以治疗原发肿瘤为主，一般无特殊治疗。

（三）红细胞增多症

副肿瘤性红细胞增多症属于真性红细胞增多症的一种类型，可能与肿瘤自主生成促红细胞生成素引起红细胞增多有关。最常见于肾癌、肝癌、血管母细胞瘤、嗜铬细胞瘤、子宫平滑肌瘤等。实验室检查示外周血中血红蛋白浓度和 / 或血细胞比容增加。诊断标准包括：主要标准：①男性 HGB>165g/L、女性 >160g/L，或男性 HCT>49%、女性 >48%；②骨髓活检显示三系增生并伴有多形性巨核细胞；③伴有 *JAK2* 突变。次要标准：血清中 EPO 水平低于正常值。真性红细胞增多症的诊断需满足以上 3 条主要标准或第 1、2 条主要标准加上次要标准。治疗方式主要是针对原发肿瘤治疗。

（四）血小板增多症

约 35% 的血小板增多症与恶性肿瘤有关，常见于肺癌、乳腺癌、妇科肿瘤、间皮瘤胶质瘤等。该病的发病机制尚不清楚，可能与恶性肿瘤细胞产生促血小板生成素或相关细胞因子促进血小板生成增多有关。临床上把外周血中血小板 $>400 \times 10^9/L$ 定义为血小板增多。患者通常无特殊临床表现，实验室检查示血小板和 IL-6 升高。治疗上主要是针对原发肿瘤治疗。

（五）纯红细胞再生障碍性贫血

纯红细胞再生障碍性贫血最常见于胸腺瘤，也可见于白血病、淋巴瘤、骨髓增生异常综合征。该病的发病机制尚不清楚。临床表现相对隐匿，可仅表现为皮肤苍白、乏力，严重时可出现呼吸困难和晕厥。纯红细胞再生障碍性贫血的诊断需满足以下全部条件：①正细胞正色素性贫血；②网织红细胞计数绝对值 $<10\ 000/\mu l$（或网织红细胞百分比 $<0.5\%$，通常 $<0.2\%$）；③白细胞和血小板计数绝对值正常，并且未合并慢性淋巴细胞白血病等疾病；④骨髓造血面积正常，成红细胞总计 $<1\%$ 或原成红细胞及嗜碱性成红细胞总计 $<5\%$ 的有核细胞；髓系、淋系或巨核系三系正常，除非合并慢性淋巴细胞白血病或慢性髓系白血病。多克隆淋巴细胞或浆细胞可能轻度升高。研究显示该病最佳的治疗方式为手术切除，但术后很难获得完全缓解，需进行免疫抑制剂如环孢素 A 和 / 或糖皮质激素治疗。

三、副肿瘤性皮肤病

副肿瘤性皮肤病是一组由恶性肿瘤通过远隔效应引起的皮肤病症，其主要机制一般认为与肿瘤自身免疫有关：肿瘤细胞可异常地产生抗原，刺激机体免疫细胞产生自身抗体，这些抗体在对抗肿瘤异常抗原的同时，也对正常上皮细胞的表面抗原发生交叉反应，最终引起了副肿瘤综合征。此外，肿瘤细胞可诱导机体免疫系统产生许多细胞因子，这些细胞因子可促进 B 细胞分化并在 B 细胞内产生免疫球蛋白，肿瘤细胞坏死时释放出的抗原与上皮细胞、间质细胞等细胞的基底膜抗原具有同源性，B 细胞产生免疫球蛋白可以与上述抗原结合，从而导致皮肤损害。

皮肤病变的出现可能在肿瘤确诊之前或之后，也可能在恶性肿瘤发展很长时间后才出现。后一种情况最为常见，可能因为当肿瘤的体积需生长到一定大时才出现皮肤病变，也可能因为需要一种特殊分化的子代癌细胞。尽管肿瘤与副肿瘤皮肤病之间是否存在因果关系一般很难确定，但一些特征性皮肤病变对肿瘤的早期诊断具有重要意义。Curth 提出的肿瘤与皮肤病相关性假设指出，恶性肿瘤的皮肤病变有以下特点：恶性肿瘤与皮肤损害同时发生（concurrent onset）；两者病程相平行（parallel course），即皮损随肿瘤缓解而消退，随肿瘤的复发而再现；恶性肿瘤与皮肤病变特异性相关（uniformity）；恶性肿瘤与皮肤病变高度相关（statistical significance）；恶性肿瘤与皮肤病变存在一定遗传关联性（genetic basis）。需要指出的是，副肿瘤皮肤病并不需要同时满足以上所有条件，上述各条也并非适用于所有副肿瘤性皮肤病。副肿瘤皮肤病变表现多样，主要包括以下疾病。

（一）黑棘皮病

黑棘皮病以颈、腋窝、腹股沟、脐部等处皮肤出现对称性色素沉着和柔软光滑乳头状损害为特征的皮肤疾病，严重时可表现为疣状外观，皮损可广泛累及手、足和黏膜。若成人突然出现黑棘皮病应高度怀疑恶性肿瘤。该病常见于消化道肿瘤，尤其是胃癌，此外，还见于卵巢、子宫、肾、胰腺、膀胱、乳腺等部位的腺癌和肝细胞癌。该病的发生机制尚不十分明确，一般认为可能与肿瘤细胞分泌转化生长因子 α（transforming growth factor-α，TGF-α）对皮肤黏膜刺激有关。TGF-α 是一种重要的角质形成细胞过度增生的媒介，其结合的受体与表皮生长因子的受体相似，通过与相应受体结合可引起有丝原蛋白酶途径活化，从而刺激角质形成细胞过度增殖，引起表皮增厚。该病无特效的治疗方法，皮损的严重程度与肿瘤的发生、发展有关，最佳的治疗为针对恶性肿瘤的治疗，肿瘤治疗有效可使皮肤症状明显改善。

（二）Leser-Trelat 征

Leser-Trelat 征是指突发性脂溢性角化病或原有脂溢性角化的皮损突然增多或增大。常继发于消化系统的腺癌（如胃、肝、结直肠或胰腺癌）。此外，也可见于乳腺癌、肺癌、淋巴瘤等。需要注意的是，妊娠和一些良性肿瘤也与本病有关，临床需要进行鉴别。肿瘤产生的各种细胞因子和其他生长因子可能是导致突发脂溢性角化病的原因，约 50% 的患者在恶性肿瘤治疗后皮损可得到缓解。

（三）获得性鱼鳞病

获得性鱼鳞病一般发生于成人，临床表现为皮肤干燥，均匀脱屑，轻者呈轻微脱屑，重者表现为大量的叶片状鳞屑。鳞屑可为白色、灰色或褐色，可见掌跖角化增厚，有时伴有脱发。皮损主要见于躯干和四肢，以伸侧为主，很少累及屈侧。一般下肢皮损较上肢明显。获得性鱼鳞病通常在肿瘤的初期或之前出现，原发肿瘤多为霍奇金淋巴瘤（70%~80%），亦可见于其他 CD30+ 淋巴增殖性疾病（如间变性大细胞淋巴瘤）、皮肤 T 细胞淋巴瘤、卡波西肉瘤、乳腺癌、肺癌、膀胱癌等。获得性鱼鳞病的发病机制可能与肿瘤分泌角质化细胞生长因子和针对皮肤的自身免疫反应有关。皮损症状通常与恶性肿瘤的发生、发展有关，最好的治疗为针对病因的治疗。若肿瘤治疗有效，并发的皮肤症状可迅速消退，而肿瘤复发，并发的皮肤症状亦复发。

（四）Bazex 综合征（副肿瘤性肢端角化症）

Bazex 综合征与上呼吸道和消化道的鳞状细胞癌密切相关，但也可见于其他肿瘤。临床表现为肢端部位的红鳞状皮疹、指甲营养不良、掌跖角化和脱发等。多数患者的 Bazex 综合征的皮肤表现先于恶性肿瘤的诊断，但在约 1/3 的患者中，恶性肿瘤可与 Bazex 综合征可在肿瘤发现同时或之后出现。针对原发肿瘤的治疗通常能使皮肤症状缓解。

（五）Sweet 综合征

Sweet 综合征是一种以发热、外周血中白细胞数增多、疼痛性红色丘疹、结节、斑块，以及真皮浅层成熟中性粒细胞弥散性浸润为主要表现的一种反应性皮肤病，又被称为做急性发热性中性粒细胞皮肤病。该病的皮损（丘疹和斑块）最常见于面部，颈部和上肢，特别是手背。约 20% 的 Sweet 综合征与恶性肿瘤有关，以血液系统肿瘤（85%）最为常见。对于诊断了 Sweet 综合征的患者，需进一步排查可能并存的恶性肿瘤。该病的发病机制尚不明确，最有效的治疗为糖皮质激素，但停药后可能复发，控制原发肿瘤有可能使皮肤症状改善。

（六）匐行性回状红斑

匐行性回状红斑的特征性损害表现为快速移行的鳞屑性多环状红斑,每天可沿活动性边缘向外扩展达 1cm,形成同心圆形图案,外观呈树年轮状,常伴有中度到重度瘙痒。皮损好发于躯干和四肢近端,但不累及手、足和面部。多数患者(70%~80%)可合并肿瘤,其中肺癌最为常见,也可见于食管癌和乳腺癌。该病的最佳治疗为针对原发肿瘤治疗,肿瘤治疗有效皮疹可得到改善甚至消失。

（七）副肿瘤性天疱疮、类天疱疮

副肿瘤性天疱疮和类天疱疮是一种与肿瘤伴发的自身免疫性综合征,主要见于淋巴系统肿瘤,成人多见于非霍奇金淋巴瘤和慢性淋巴细胞白血病,儿童则以 Castleman 病(又称巨大淋巴结增生)多见。Nguyen 等提出了"副肿瘤性自身免疫性多器官综合征"这一更具包容性的术语来描述这种副肿瘤性综合征。该病常见于 45~70 岁的成年人,也可见于儿童。临床表现为黏膜糜烂和多形性皮损,黏膜糜烂多累及口腔。黏膜糜烂会进一步导致多形性皮损,患者可出现类似于寻常性天疱疮的松弛性大疱、类天疱疮的炎性大疱、炎症性丘疹、扁平苔藓样病变、类似移植物抗宿主病的斑块,或大面积皮肤脱屑。部分患者可合并呼吸系统受累,表现为阻塞性细支气管炎,后期可发展为呼吸衰竭,进而发生死亡。组织病理提示棘层松解,角质形成细胞坏死以及真皮表皮交界处致密单个核细胞浸润。直接免疫荧光显示表皮细胞间和 / 或基底膜带可见 IgG 和 / 或 C3 沉积;血清内存在针对多种上皮的自身抗体。

目前该病的发病机制尚未完全明确,但一般认为体液免疫和细胞免疫均在副肿瘤性天疱疮的发病过程中发挥了重要作用。研究显示副肿瘤性天疱疮患者的血清中可检测到针对斑蛋白家族的自身抗体。斑蛋白家族是一组在结构和免疫学上密切相关的蛋白,其包括桥斑蛋白 I 和 II、包斑蛋白、周斑蛋白、类天疱疮抗原 I、plectine 和 α2 巨球蛋白样 1 蛋白(A2ML1),它们在细胞骨架与桥粒、半桥粒的连接中起着重要作用。另外,一些表现为苔藓样皮炎的患者可在真皮表皮交界处检测到 CD8 + 细胞毒性 T 细胞、CD56 + 天然杀伤细胞、CD68 + 单核细胞和巨噬细胞,此外,副肿瘤性天疱疮患者还可检测到 IL-6、干扰素 -γ(interferon-γ,IFN-γ)和肿瘤坏死因子 -α(tumor necrosis factor-α,TNF-α)增加,这些均提示细胞免疫也是副肿瘤性天疱疮的发病机制之一。该病的主要治疗方式是控制原发肿瘤,完整手术是治疗的关键,术后皮损可逐渐消退,黏膜损伤也可得到改善。此外,糖皮质激素、免疫抑制剂和免疫球蛋白等也可用于该病的治疗。

四、副肿瘤性视网膜疾病

副肿瘤性视网膜疾病是一组因非眼部原发肿瘤的循环抗体与视网膜抗原发生交叉反应介导引起的视网膜功能障碍性疾病。包括:癌症相关性视网膜病变、黑色素瘤相关性视网膜病变、双眼弥漫性葡萄膜黑色素细胞增生、副肿瘤性视神经病变等。

（一）癌症相关性视网膜病变（cancer associated retinopathy，CAR）

CAR 是最常见的副肿瘤性视网膜病变,其主要发病机制为 B 细胞介导的自身免疫针对肿瘤和视网膜表达的抗原产生的交叉反应。目前已有近 20 种特异性抗体被报道与癌症相关性视网膜病变有关,其中最主要的是抗恢复蛋白(recoverin)抗体,恢复蛋白是一种存在于视网膜感光细胞中的钙结合蛋白,通过参与视紫质对视杆鸟苷酸环化酶的激活,调节感光细胞明暗适应过程。

主要的病理改变为弥漫性光感受器变性。引起 CAR 的恶性肿瘤较多，小细胞肺癌最常见，其次为妇科肿瘤、乳腺癌和血液系统肿瘤。

该病的典型临床表现包括：双眼进行性视力减退，视锥功能异常表现（如畏光、眼前闪光、色觉异常、中央视野缺损、明适应时间延长等），以及视出现杆细胞功能异常症状（如夜盲、暗适应时间延长、周视野缺损等），患者常于数周至数月内双眼同时或先后无痛性视力丧失。疾病早期眼底一般无异常，随着疾病进展可见视网膜动脉变细、视网膜色素上皮层变薄以及眼底呈斑驳状改变，数月后可出现视盘变白。视网膜电图可见异常，表现为熄灭型 a、b 波，提示视杆和视锥损害。脑脊液检测可无异常，也可见轻度淋巴细胞增多和 / 或蛋白质升高。针对该病的治疗，目前无标准治疗方案，在治疗原发肿瘤的同时需针对眼部病变进行治疗。

（二）黑色素瘤相关性视网膜病变（melanoma-associated retinopathy，MAR）

MAR 以视杆细胞受损为主，表现为夜盲、眼前闪光、幻视等，前者症状严重而持久，后两者时轻时重，患者可伴有轻微的周边视野缺损。双眼可同时或先后发病，程度相同，视力呈无痛性下降，但不如 CAR 明显。发病早期患者眼底一般正常，一段时间后可发生视网膜色素上皮色素增生、脱失，随着疾病的进展可出现视网膜动脉变细及视盘苍白。视网膜电图可表现为典型的 ON 型双极细胞功能障碍，即 a 波正常或相对完好，b 波波幅明显降低，最大反应呈负波型。脑脊液检测一般正常。该病的主要发病机制为抗黑色素瘤抗原的自身抗体与视网膜双极细胞发生交叉反应，引起视网膜细胞损伤和破坏有关。血清中可检测出特异性抗体，如抗双极细胞抗体、抗视网膜抗体等。MAR 可出现在诊断黑色素瘤之前，但多数患者在确诊黑色素瘤之后起病，平均潜伏期为 3.6 年。最佳的治疗手段是控制原发肿瘤，包括手术、放化疗等，糖皮质激素、免疫抑制剂和免疫球蛋白等可作为辅助治疗，但作用有限。

（三）双眼弥漫性葡萄膜黑色素细胞增生症（bilateral diffuse uveal melanocytic proliferation，BDUMP）

BDUMP 是以双眼弥漫性葡萄膜增厚和良性黑色素细胞增生为主要特征的一种副肿瘤综合征。常表现为双眼视力逐渐下降，甚至丧失。近一半的患者于确诊恶性肿瘤后发病。女性最常见于生殖系统肿瘤，男性则最常见于肺癌。眼底检查包括：色素上皮上多发的圆形或椭圆形的红色（暗）斑点或斑块，一般位于后极；荧光素眼底血管造影可见与斑点或斑块区域一致的早期高荧光灶；弥漫性葡萄膜增厚伴多发局灶性隆起；渗出性视网膜脱落；快速发展的白内障。关于该病的发病机制尚不清楚，可能与肿瘤细胞产生黑色素细胞生长因子或抗视网膜自身抗体有关。主要的治疗手段是针对原发肿瘤治疗，有效的抗肿瘤治疗可提高患者视力，但整体预后不佳。其他治疗如糖皮质激素和血浆置换等作用有限。

（四）肿瘤性视神经病变（paraneoplastic optic neuropathy/neuritis，PON）

PON 较其他病变少见，通常合并其他副肿瘤性神经系统综合征，如脑脊髓炎或视网膜炎等。该病常表现为双眼亚急性、进行性、无痛性视力减退，通常双眼不对称，可先后发病。视力丧失常在数天至数周快速进展。双眼视盘可表现为正常、水肿或者萎缩，视网膜可见出血。脑脊液常规检测多为正常，或可见淋巴细胞和蛋白增多。血清或脑脊液中可检测到抗 -CV2 抗体等副肿瘤抗体，但该抗体的特异性和敏感性较差。该病可于原发肿瘤诊断之前或之后发生，最常见于小细胞肺癌，此外，非小细胞肺癌、乳腺癌、胸腺瘤和甲状腺癌也有报道。最佳的治疗方式是针对肿瘤的治疗，也可以辅助行糖皮激素和免疫抑制剂等治疗。研究显示有效的抗肿瘤治疗可使患者的视力得到改善,甚至恢复正常。此外,激素治疗该病效果不确定。

五、副肿瘤风湿综合征

肿瘤非直接性引起风湿病或风湿病样的临床表现称为副肿瘤风湿综合征。恶性肿瘤与风湿病之间相互关系比较复杂,许多风湿综合征可与恶性肿瘤相关。副肿瘤风湿综合征的临床表现主要包括自身免疫性疾病、血管炎、关节病和混合性结缔组织病。该病的风湿病表现与肿瘤直接浸润或原发性风湿病引起的关节肌肉病变难以区分。通常情况下,若风湿病症状同步或在确诊肿瘤的 2 年内出现,考虑副肿瘤风湿综合征可能性大,若随着恶性肿瘤的治疗风湿病症状同步好转则更加支持副肿瘤风湿综合征的诊断。目前,该病的发病机制尚不明确,一般认为可能与异位激素分泌、肿瘤相关的自身抗体产生以及细胞因子过渡表达等有关。常见的副肿瘤风湿综合征包括肥大性骨关节病、副肿瘤性多关节炎、缓解型血清阴性对称性滑膜炎伴凹陷性水肿综合征等。

（一）肥大性骨关节病（hypertrophic osteoarthropathy,HOA）

肥大性骨关节病是以肢体远端的皮肤骨骼异常增生病变特征的一种疾病,常见于肺癌和胸膜间皮瘤,亦可见于鼻咽癌、食管癌、淋巴瘤和肉瘤等。副肿瘤性 HOA 的发病机制尚不明确,可能与肿瘤产生血小板衍生生长因子和血管内皮生长因子等有关。典型的临床特征是杵状指(趾),此外还有管状骨骨膜骨赘形成、滑膜炎和关节腔积液。肥大性骨关节病最常发生于长骨,以胫骨、腓骨最为常见,膝关节和踝关节也常受累。X 线检查可见骨膜增生和赘骨形成。骨扫描提示新生骨组织放射性浓聚。非甾体类抗炎药或其他镇痛药治疗可显著缓解疼痛症状。最佳治疗方式是针对恶性肿瘤的治疗,有效的抗肿瘤治疗可迅速改善症状。若抗肿瘤治疗后效果不佳,可考虑使用 VEGF 抑制剂如贝伐珠单抗治疗。

（二）副肿瘤性多关节炎（paraneoplastic polyarthritis,PP）

副肿瘤性多关节炎可见于多种恶性肿瘤,缺乏肿瘤直接侵犯或转移的证据和特异性的组织学和影像学相关表现。男性患者居多,平均发病年龄为 50 岁,多为急性起病。常见的临床表现包括:血清阴性非对称性关节炎,多为双下肢受累,双手小关节少见。实验室检查可见血沉、C 反应蛋白等言行指标明显升高。该病的诊断具有一定难度,需与风湿性关节炎相鉴别。PP 对非甾体类抗炎药、糖皮质激素和免疫抑制剂治疗无显著疗效。有效的抗肿瘤治疗可以改善关节炎症状。

（三）缓解型血清阴性对称性滑膜炎伴凹陷性水肿（remitting seronegative symmetrical synovitis with pitting edema,RS3PE）

RS3PE 是一种表现为伴滑膜炎的手足背部可凹陷性水肿,通常为对称性小关节受累,好发于老年人,男性多见。常见于淋巴瘤、白血病、骨髓增生异常综合征,也可见于多种实体肿瘤。目前病因学和发病机制尚不清楚。影像学上无骨破坏侵蚀表现的少见疾病。免疫相关性 RS3PE 对激素治疗敏感,但副肿瘤性 RS3PE 对激素治疗效果不佳,最佳治疗为针对恶性肿瘤的治疗。

（四）掌筋膜炎及关节炎（palmar fasciitis and polyarthritis syn-drome,PFPAS）

PFPAS 又称为掌纤维瘤病,是一种以进行性多关节炎、腱鞘炎、掌筋膜纤维化以及双侧手指末端挛缩为特征的综合征。最常见于卵巢癌,也可发生于乳腺、胃、胰腺、肺、结肠和前列腺等部位的恶性肿瘤。PFPAS 的发病机制目前尚不清楚。临床多表现为急性、对称、弥漫性的指间关

第 36 章

节、掌指关节肿痛,可伴手掌软组织明显增厚、变硬,甚至关节屈曲挛缩、腕管综合征。最常见掌指关节、近端指间关节受累,可累及双手十指、肘关节、腕关节、膝关节、踝关节和足,但程度相对较轻。本病通常不伴有指端硬化、雷诺征和内脏器官受累等情况。实验室检查未见自身抗体表达,但肿瘤标志物 CA19-9 或 CA125 可升高,可以为诊断提供线索。关节 X 线检查一般无异常。该病对非甾体类抗炎药、糖皮质激素和免疫抑制剂等治疗无疗效不佳。手术完全切除原发肿瘤后症状可得到改善,但弥漫性纤维化引起的关节挛缩难以恢复。

（五）肿瘤相关肌炎（cancer-associated myositis，CAM）

CAM 包括皮肌炎（dermatomyositis，DM）和多发性肌炎（polymyositis，PM）,欧洲人多见于卵巢癌、肺癌、乳腺癌,亚洲人则最常见于鼻咽癌和乳腺癌。DM 合并肿瘤的发生率高于 PM,且多于 DM/PM 确诊后 1 年内发生肿瘤。目前发病机制尚不清楚,可能与免疫细胞即其相关产物有关。该病常累及横纹肌,表现为慢性、非化脓性炎性病变。治疗上,多数患者对激素和免疫抑制剂治疗效果不佳,最好的治疗是针对肿瘤治疗,切除原发肿瘤后,患者肌炎症状可得到改善,但随着肿瘤的复发转移,可再次出现相关症状。

（六）肿瘤性骨软化症（Tumor-induced osteomalacia，TIO）

TIO 是一种由肿瘤引起的肾脏排泄磷增加而导致的获得性低磷性骨软化症。平均诊断年龄为 40~45 岁,男女发病率相似。常见于间叶组织来源的良性肿瘤,恶行肿瘤少见。TIO 的临床表现以进行性骨痛、肌无力严重时可出现肢体及身高变矮、病理性骨折、骨骼畸形等。实验室检查可见血碱性磷酸酶增高,血磷降低,血钙及甲状旁腺素正常,血 1,25- 二羟基维生素 D_3 水平降低或正常。手术是最佳的治疗方式,原发肿瘤根治术后症状得到改善。对于无法手术或无法完整切除肿瘤的患者可考虑磷和活性维生素 D 替代治疗,此外,FGF-23 单克隆抗体可能是潜在的靶向治疗药物。

（刘雨桃）

参考文献

［1］ RUDNICKI S A, DALMAU J. Paraneoplastic syndromes of the spinal cord, nerve, and muscle [J]. Muscle Nerve, 2000, 23 (12): 1800-1818.

［2］ DALMAU J, GULTEKIN H S, POSNER J B. Paraneoplastic neurologic syndromes: Pathogenesis and physiopathology [J]. Brain Pathol, 1999, 9 (2): 275-284.

［3］ DALMAU J, FURNEAUX H M, CORDON-CARDO C, et al. The expression of the Hu (paraneoplastic encephalomyelitis/sensory neuronopathy) antigen in human normal and tumor tissues [J]. Am J Pathol, 1992, 141 (4): 881-886.

［4］ ROSENFELD M R, EICHEN J G, WADE D F, et al. Molecular and clinical diversity in paraneoplastic immunity to Ma proteins [J]. Ann Neurol, 2001, 50 (3): 339-348.

［5］ GRAUS F, SAIZ A, DALMAU J. Antibodies and neuronal autoimmune disorders of the CNS [J]. J Neurol, 2010, 257 (4): 509-517.

［6］ ALBERT M L, AUSTIN L M, DARNELL R B. Detection and treatment of activated T cells in the cerebrospinal fluid of patients with paraneoplastic cerebellar degeneration [J]. Ann Neurol, 2000, 47 (1): 9-17.

［7］ BENYAHIA B, LIBLAU R, MERLE-BÉRAL H, et al. Cell-mediated autoimmunity in paraneoplastic neurological syndromes with anti-Hu antibodies [J]. Ann Neurol, 1999, 45 (2): 162-167.

［8］TANAKA M, TANAKA K, SHINOZAWA K, et al. Cytotoxic T cells react with recombinant Yo protein from a patient with paraneoplastic cerebellar degeneration and anti-Yo antibody [J]. J Neurol Sci, 1998, 161 (1): 88-90.

［9］石远凯, 孙燕. 临床肿瘤内科手册 [M]. 6 版. 北京：人民卫生出版社, 2014.

［10］GRAUS F, DELATTRE J Y, ANTOINE J C, et al. Recommended diagnostic criteria for paraneoplastic neurological syndromes [J]. J Neurol Neurosurg Psychiatry, 2004, 75 (8): 1135-1140.

［11］范耀东, 杨慧勤. 肿瘤合并神经系统副肿瘤综合征的诊治 [J]. 中国临床医生杂志, 2016, 44 (07): 4-8.

［12］王湘, 白春梅. 神经系统副肿瘤综合征的研究进展 [J]. 癌症进展, 2011, 9 (01): 58-76.

［13］DALMAU J, ROSENFELD M R. Paraneoplastic syndromes of the CNS [J]. Lancet Neurol, 2008, 7 (4): 327-340.

［14］MOTOMURA M, JOHNSTON I, LANG B, et al. An improved diagnostic assay for Lambert-Eaton myasthenic syndrome [J]. J Neurol Neurosurg Psychiatry, 1995, 58 (1): 85-87.

［15］BASU S, ALAVI A. Role of FDG-PET in the clinical management of paraneoplastic neurological syndrome: detection of the underlying malignancy and the brain PET-MRI correlates [J]. Mol Imaging Biol, 2008, 10 (3): 131-137.

［16］CHOI K D, KIM J S, PARK S H, et al. Cerebellar hypermetabolism in paraneoplastic cerebellar degeneration [J]. J Neurol Neurosurg Psychiatry, 2006, 77 (4): 525-528.

［17］PATEL R R, SUBRAMANIAM R M, MANDREKAR J N, et al. Occult malignancy in patients with suspected paraneoplastic neurologic syndromes: Value of positron emission tomography in diagnosis [J]. Mayo Clin Proc, 2008, 83 (8): 917-922.

［18］LINKE R, SCHROEDER M, HELMBERGER T, et al. Antibody-positive paraneoplastic neurologic syndromes: Value of CT and PET for tumor diagnosis [J]. Neurology, 2004, 63 (2): 282-286.

［19］TITULAER M J, SOFFIETTI R, DALMAU J, et al. Screening for tumours in paraneoplastic syndromes: Report of an EFNS task force [J]. Eur J Neurol, 2011, 18 (1): 19-23.

［20］DIMITRIADIS G K, ANGELOUSI A, WEICKERT M O, et al. Paraneoplastic endocrine syndromes [J]. Endocr Relat Cancer, 2017, 24 (6): R173-R190.

［21］中国垂体腺瘤协作组, 中国垂体腺瘤协作组. 中国库欣病诊治专家共识 (2015)[J]. 中华医学杂志, 2016, 96 (11): 835-840.

［22］BILEZIKIAN J P. Clinical review 51: Management of hypercalcemia [J]. J Clin Endocrinol Metab, 1993, 77 (6): 1445-1449.

［23］BERARDI R, RINALDI S, CARAMANTI M, et al. Hyponatremia in cancer patients: Time for a new approach [J]. Crit Rev Oncol Hematol, 2016, 102: 15-25.

［24］HARBECK B, LINDNER U, HAAS C S. Low-dose tolvaptan for the treatment of hyponatremia in the syndrome of inappropriate ADH secretion (SIADH)[J]. Endocrine, 2016, 53 (3): 872-873.

［25］PELOSOF L C, GERBER D E. Paraneoplastic syndromes: An approach to diagnosis and treatment [J]. Mayo Clin Proc, 2010, 85 (9): 838-854.

［26］STONE S P, BUESCHER L S. Life-threatening paraneoplastic cutaneous syndromes [J]. Clin Dermatol, 2005, 23 (3): 301-306.

［27］MOLINA GARRIDO M J, GUILLÉN PONCE C, SOTO MARTÍNEZ J L, et al. Cutaneous metastases of lung cancer [J]. Clin Transl Oncol, 2006, 8 (5): 330-333.

［28］WEISS P, O'ROURKE M E. Cutaneous paraneoplastic syndromes [J]. Clin J Oncol Nurs, 2000, 4 (6): 257-262.

［29］EHST B D, MINZER-CONZETTI K, SWERDLIN A, et al. Cutaneous manifestations of internal malignancy [J]. Curr Probl Surg, 2010, 47 (5): 384-445.

［30］唐鸿珊, 朱一元. 副肿瘤性皮肤病 [J]. 中国皮肤性病学杂志, 2009, 23 (07): 449-451.

［31］THIRKILL C E, FITZGERALD P, SERGOTT R C, et al. Cancer-associated retinopathy (CAR syndrome) with antibodies reacting with retinal, optic-nerve, and cancer cells [J]. N Engl J Med, 1989, 321 (23): 1589-1594.

［32］LU Y, JIA L, HE S, et al. Melanoma-associated retinopathy: A paraneoplastic autoimmune complication [J]. Arch Ophthalmol, 2009, 127 (12): 1572-1580.

第
36
章

［33］SZEKANECZ Z, SZEKANECZ E, BAKÓ G, et al. Malignancies in autoimmune rheumatic diseases: A mini-review [J]. Gerontology, 2011, 57 (1): 3-10.

［34］MANGER B, SCHETT G. Paraneoplastic syndromes in rheumatology [J]. Nat Rev Rheumatol, 2014, 10 (11): 662-670.

［35］刘英 . 副肿瘤性风湿病的研究进展 [J]. 中华风湿病学杂志 , 2019, 23 (05): 352-356.

第
36
章